中华麻醉学

第2版

主　编　赵　俊

科学出版社

北　京

内 容 简 介

本书由我国近100位麻醉学专家和学者共同撰写，由麻醉基础、临床麻醉、临床监测和麻醉治疗四篇组成。麻醉基础包括麻醉的解剖生理、相关病症的病理生理、麻醉药及辅助用药的药理、麻醉物理学；临床麻醉包括各种麻醉方法、手术的麻醉、特殊患者的麻醉、麻醉前后的准备和处理；临床监测包括全身麻醉深度的判断、麻醉药物的监测、各种生理功能的检测和检查等；麻醉治疗包括呼吸道管理、心肺脑复苏、输血、氧疗等麻醉治疗方法和技术，各种危重症及意外伤害的救治、镇痛及阿片类药物依赖的治疗，对有关战伤方面的麻醉亦作了比较详尽的介绍。

全书内容新颖，紧密结合临床，适合各级麻醉医师和相关学科医师阅读参考。

图书在版编目(CIP)数据

中华麻醉学 / 赵俊主编 .—2 版 .—北京：科学出版社，2013
ISBN 978-7-03-037170-6
Ⅰ. 中　Ⅱ. 赵　Ⅲ. 麻醉学　Ⅳ. R614
中国版本图书馆 CIP 数据核字（2013）第 051792 号

责任编辑：戚东桂 / 责任校对：李　影
责任印制：肖　兴 / 封面设计：范璧合

科学出版社 出版
北京东黄城根北街 16 号
邮政编码：100717
http://www.sciencep.com
中国科学院印刷厂 印刷
科学出版社发行　各地新华书店经销
*
2000 年 8 月第　一　版　由人民军医出版社出版
2013 年 3 月第　二　版　开本：787×1092　1/16
2013 年 3 月第一次印刷　印张：85
字数：2 086 000
定价：298.00 元
（如有印装质量问题，我社负责调换）

《中华麻醉学》(第 2 版) 编写人员

主　编　赵　俊

副主编（以姓氏笔画为序）

叶铁虎　刘怀琼　罗爱伦　赵斌江　黄宇光

编　委（以姓氏笔画为序）

叶铁虎　刘　进　刘怀琼　李树人　吴新民
张　宏　罗爱伦　岳　云　赵　俊　赵斌江
徐建青　黄宇光　潘贤relevantVariable　薛富善

编著者（以章节出现顺序排列）

叶铁虎　赵　俊　王保国　薛富善　李　钊
金清尘　程卫平　王　刚　靳　冰　张　宏
郭向阳　罗爱伦　李　军　尹大光　王　玲
高文华　刘　宿　刘怀琼　刘桥义　孙广运
钟河江　杨天德　许　幸　王忠懋　吴新文
聂发传　毕　敏　刘　进　郭志荣　杨拔贤
李彦平　李树人　吴新民　邓硕曾　李立环
米卫东　罗富荣　张利萍　赵斌江　云　虹
孙家骧　候　娟　徐建青　杨克勤　任洪智
高慕良　安建雄　林艳君　贺柏林　宋　青
龙　村　安　刚　罗　芳　李淑琴　王恩真
张炳熙　刘克英　刘鲲鹏　李成辉　贾乃光
王廷杰　林培容　张东亚　伍丽明　陈　雷

陈知进　潘贤俶　张生锁　葛衡江　李文瑶

陶国才　吴家瑞　王心怡　王大柱　苗　克

宋运琴　陈　愉　刘雄华　吉　勇　黄宇光

王海龙　佟永生　张秀华　温　洪　岳　云

于钦军　袁　素　张　毅　吕建农　胡小琴

何原文　史　忠　董秀华　赵晓琴　文　亮

马　遂　秦伯益

第 2 版前言

《中华麻醉学》（第 2 版）是在原《新编麻醉学》的基础上改编而成。《新编麻醉学》从 2000 年出版以来，已经过去 10 年有余，由于受到广大麻醉工作者的关爱与支持，书店早已售罄。近 10 年来，国内外麻醉学又有了较大的发展，无论在基础理论方面还是临床实践方面都有不少新的进展。因此，为了顺应时代前进的步伐，满足广大读者新的需求，有必要对前一版进行修订，经编者与科学出版社协商，决定在前一版内容的基础上进行适当的修改补充，相应地对编者与编委作了适当的调整充实。

本书仍然保留了前一版的框架结构，除绪论外，包括麻醉基础、临床麻醉、临床监测、麻醉治疗等四篇，每一篇内容均组织有关编委进行了审改定稿。本书仍然力求体现科学性、系统性、先进性和实用性，尽量做到理论与实践、基础与临床、临床麻醉与监测治疗相结合，仍以各级医院从事麻醉专业的医师为主要对象，兼顾基层或教学科研单位的其他医务工作者。

《中华麻醉学》（第 2 版）的出版发行，首先应感谢参与本书编写的作者，同时感谢科学出版社的鼎力支持。尽管我们作了最大的努力，本书肯定还有许多不足之处，希望广大读者予以批评指正。

赵　俊

2012 年 12 月

第1版前言

麻醉学是手术学和治疗学的重要组成部分。随着基础医学和外科学、手术学等临床医学的发展，医学科学新技术、新理论、新知识和新方法的不断涌现，麻醉学理论和实践也取得了很大的进步，在临床麻醉、急救复苏、重症监测治疗和疼痛治疗等方面有许多创新和发展，并在医疗、教学、科研实践中得以不断充实和提高。

麻醉学的发展和麻醉专业队伍的不断壮大，为活跃学科理论和经验的交流提供了广阔的空间和需求。有鉴于此，我们在人民军医出版社的大力支持下组织编写了这部《新编麻醉学》。全书共有84位作者，其中以中青年作者占多数。他们均具有扎实的麻醉学基础、丰富的临床经验和一定的写作能力。内容上体现了科学性、系统性、先进性和实用性的统一，突出了理论与实践、基础与临床、临床麻醉与监测治疗密切结合。读者以医院麻醉科中高级医师为主，兼顾基层和医学院校实习医师。

全书共分为麻醉基础、临床麻醉、临床监测、麻醉治疗四篇，共118章。麻醉基础包括麻醉的解剖生理、某些危重杂症的病理生理、麻醉及辅助药物的药理，麻醉物理学；临床麻醉包括各种麻醉方法、临床各种手术的麻醉、特殊病人病情的手术麻醉、麻醉前后的准备和处理；临床监测包括全身麻醉深度的判断、麻醉药物的监测、各种生理功能的监测和检查等；麻醉治疗包括呼吸道的管理、心肺脑复苏、输血、氧疗等麻醉治疗方法和技术，各种危重症及意外伤害的救治，疼痛及阿片类药物依赖的治疗，特别在有关战伤方面的麻醉，包括创伤、航海、航空、核武器损伤等，针对不同的特点，联系麻醉作了比较详尽的介绍。

本书的编写出版，正值21世纪来临之际。随着世界科学技术不断地向前发展，麻醉学将面临许多新的变化和问题，需要我们不断地努力学习和探索，以赶上时代前进的步伐。感谢全体编著者的辛勤写作，编委们的组织审改，出版社的大力支持，使本书得以面世，为广大读者提供有益的参考。虽然我们已尽了最大的努力，但缺点和错误在所难免，希望广大读者不吝批评指正。

赵　俊

1999年12月

目　　录

第二篇 临床麻醉

第三篇　临床监测

第四篇 麻醉治疗

绪　论

麻醉学已有100多年的历史，目前已发展成为临床医学中的一个重要学科，正在演化为知识结构更完整的“围手术期医学学科”。医学知识和科学技术的发展进步给麻醉学带来新的变化，也提出了新问题，麻醉医师将面对这些变化和问题，肩负起新的任务和责任。

第一节　麻醉学面临的新问题

社会的进步、医学的发展，使人口结构、疾病的构成和医学模式等方面发生重大的变化，这种变化给麻醉学带来新的问题，提出新的要求。

一、人口结构的变化

由于医疗卫生和妇幼保健事业的进步，在人口结构方面出现的变化，首先表现在人的寿命逐年延长和随之而来的老年人口增长。从人类发展历史来看，在原始社会人的寿命不到20岁，旧中国平均寿命为30岁。新中国成立后，据北京人口的生命统计，1950年4个城区的调查显示，平均寿命男性53.88岁、女性为50.82岁；1975年，男性69.46岁、女性71.42岁；1993年，男性72.73岁、女性76.29岁。根据WHO 2011年的数据，从全国来看，我国男性平均年龄已达到71岁、女性达到74岁，高龄人群已不仅仅限于发达的大城市了。我国60岁以上人口每年以3%的速率增加。据1990年全国人口普查，60岁及60岁以上老年人口占总人口数的8.59%，65岁以上占5.58%。而据上海市1982年调查，60岁以上老年人口已占总人口的11.52%，北京市1987年调查为10.4%。从2011年全国人口普查数据看，60岁以上人口为1亿7千万，占总人口13.26%，65岁以上人口为1亿1千万，占总人口8.87%。一般认为60岁以上人口占总人口的10%以上，或65岁以上人口占人口的7%以上属老年人口型社会。中国老年化的速度已超过发达国家，已进入老年人口型社会。人均寿命的延长和老年人口的增长，使老年医疗保健问题成为当今的世界性问题，老年医学的重要性日益突出，麻醉亦将面临病人年龄越来越高的局面。对此，围手术期安全以及老年危重症的监测治疗等问题更显突出，需要进行深入研究探讨。

另一与人口结构有关的变化表现在，随着外科手术的发展进步，年龄越来越小的手术也逐年增加。主要表现在婴幼儿先天性畸形的手术年龄越来越小。据1995年对中国33个心血管外科医疗单位的调查结果，先天性心脏病手术趋向更小的年龄。在某些发达国家已开展了针对胎儿病变的手术，包括施行心脏手术。据英国学者格洛弗的研究认为，大约从13周开始，随着孕期的增长，胎儿的生理反应也开始增强，科学家们发现给子宫内胎儿输血时，肾上腺素和抗疼痛的β内啡肽明显增多，格洛弗等主张在对子宫里的胎儿手术时应该使用镇痛的麻醉药。随着胎儿外科手术的开展，将给临床麻醉提出新的问题和要求。

二、疾病构成的演变

据世界卫生组织预测，随着寿命的延长，将会导致就诊病人的疾病谱构成发生变化。主要表现在慢性病的增长，如癌症、冠心病、其他营养代谢性疾病及精神障碍性疾病的病人也会逐年增加，其中主要有：①糖尿病，随着经济发展，生活模式改变和社会老龄化，在我国糖尿病的发病率急剧增长。就北京地区而言，糖尿病已由1980年的1.1%上升到1985年的5.3%。1997年为7%，特别是城区发病率为15.2%。目前已成为国内发达地区主要疾病之一。糖尿病的各种并发症是病人致残和死亡的主要原因，例如糖尿病病人比非糖尿病病人的肾衰竭发生率高17倍、高血压为2倍、高血脂为3倍、冠心病为4倍。糖尿病及其并发症都对麻醉提出了新的问题和要求。②肥胖病，据世界卫生组织肥胖问题工作组的专家警告："人们变得越来越肥胖，这一世界趋势可能成为人类的一种灾难。"该工作组组长苏格兰营养学家詹姆斯说：肥胖症正以每5年增加一倍的趋势发展，认为"肥胖症是一种需要治疗的慢性病"。另据国内上海市的一项调查报道，单纯性肥胖症成人发生率为12.6%，已达到发达国家水平；儿童发生率为11.35%。其中成年男性为14.7%，女性为10.68%；男孩为14.7%，女孩为7.9%，男性肥胖发生率普遍高于女性。从发生年龄段分析，9～12岁和60～70岁为高发生率年龄段。肥胖可能带来心血管、呼吸、代谢等多系统功能的障碍，严重肥胖病人的手术，亦将给麻醉带来新的挑战。③阿尔茨海默病，是发病于老年期的慢性进行性智力减退和老年性精神障碍。病理改变主要是大脑萎缩和神经细胞退行性变化。据统计，英国65岁以上的老人中严重阿尔茨海默病病人占5.6%，美国近6%，据我国调查在65岁以上老年人口中占3.75%。病人发病原因，近半数为阿尔茨海默病，近1/4为脑血管病性痴呆，其余为多种原因的脑部病变所致痴呆。患病者女性多于男性，农村多于城市，随年龄的增高而发病率增加。因此，随着人口老年化，老年性痴呆亦将在临床麻醉、复苏、急救和危重症临床治疗工作中逐渐增多，需要对本病及其并发症做好综合性治疗和对症处理。此外，某些传染病如艾滋病、结核病仍然会是我们经常要碰到的问题。

从疾病的死亡原因来看，1996年全世界死亡5200万人中，慢性病死亡2400万人，约占总死亡人数的1/2，其中癌症死亡630万人，冠心病死亡720万人；传染病死亡1730万人中霍乱等传染病死亡390万人，结核病死亡300万人，艾滋病死亡150万人。据北京市调查，建国初期北京人的死亡原因居前列的为传染病、消化系统病、呼吸系统病等感染性疾病，现在感染性疾病死因已退居第10位，而心、脑血管疾病及恶性肿瘤占死因的前两位。

这些疾病构成的变化必然反映在临床麻醉、重症监测和疼痛治疗等领域，使麻醉学不断面临新的形势和问题。

三、医学模式的转变

随着科学技术的进步，医学模式不断发生新的变化，从古老的"巫术"发展到近代的医术，直到现代的学术。使医学从单纯的经验医学逐渐过渡到与实验医学、循证医学、社会学相关的综合学科。包括整个基础与临床医学，逐渐发展形成社会生物医学的模式。其中由于对人体解剖生理学的观察研究逐步深入，同时通过细菌学、病理学和药物学的实验研究，对疾病的认识和防治发生了重大变化，使临床上对疾病的诊断和治疗更加科学。其次，在研究方法上，分析和综合的方法并重，一方面从宏观到微观的研究逐步细微深入，例如从研究蛋白质、酶、核酸的结构及其相互作用的分子生物学，进一步发展成为分子生物医学，如分子遗传学、分子细胞学和分子药理学。另一方面，又从微观到宏观方面更加全面综合。从人体、人群、社会、环境（包括宇宙）的关联，医学发展出心理医学、医学伦理、社会医学等，使人们越来越认识到医学不仅仅是单一的自然科学，而是与社会学、哲学、人文学密切相关的总和。这是因为个人不能摆脱社会属性，与家庭、工作、社会环境密切相关，特别在物质生活高度发展的现代社会，人们生活和工作节奏不断加快，精神心理方面受到的压力越来越大。另外，如战争、灾荒、贫穷、饥饿、环境污染等仍然是现代社会的诟病，都直接或间接地影响人体的健康和疾病。

1977年美国医学家恩格尔就提出了从生物医学、心理学、社会学三方面综合考察人类健康和疾病的模式，以弥补单纯从生物学角度考虑的缺陷。这种转变对医学的发展具有重大意义。

而现代麻醉学的发展亦与医学模式的转变紧密相关。乙醚、氧化亚氮等麻醉药物问世，并成功地应用于外科手术，解决了手术病人的痛苦，因而促进了外科学的发展。随着麻醉药物和技术的不断充实改进，从简单的麻醉术，逐步发展形成由基础医学、临床医学和医学生物工程等现代科学技术综合发展的现代麻醉学。通过医学专业的精细分工和多学科的综合，麻醉学已经从外科学中分离出来，并随着临床医学的发展，麻醉学又分支出小儿、老年、神经外科、心胸外科、产科等临床麻醉亚专业学科，同时发展出急救复苏、重症监测治疗和疼痛治疗等新的业务领域。麻醉学在新的医学模式影响下，将在临床麻醉、急救复苏、重症监测治疗、疼痛治疗以及与病人围手术期相关的病理生理、器官功能等领域中起到领导作用，在提高医疗质量和服务水平方面发挥更好的作用。

第二节 高科技促进麻醉学的高速发展

21世纪是一个高科技、信息高速传播的时期，由于不断地进行技术革命，促进了医学科学的进步，而技术革命将以信息技术为先导，大量的科学技术知识得到快速的传播更新，从而促进了麻醉学科的快速发展。

一、高科技的应用

随着高科技的不断发展及其在临床麻醉方面的应用，例如各类电子化或微电脑控制的麻醉机和呼吸器，具备精良的麻醉通气系统、报警系统、精密的麻醉蒸发器、回路中的氧气、麻醉气体、二氧化碳气体监测系统等；许多生理监测仪器的实时使用，如电子血压计、血流动力学监测系统、心电图监测仪、脑电图、脑功能监测仪、肺功能测定仪、血气分析仪、血氧饱和度监测仪、肌松监测仪等，为精确地判断、有效安全地施行麻醉和监测治疗提供了极其有利的条件。临床上其他的高科技医疗设备，如CT、磁共振、PET(正电子发射断层显像)、TEE(经食管B超)、内镜、神经刺激仪、功能齐全和型号完整的纤维支气管镜和各种可视喉镜及B超引导下的血管和神经解剖定位技术等先进技术的出现，使诊断和治疗处理过程的可视化程度大大提高，令医疗手段更准确而便利。

在医学基础理论研究迅速发展的过程中，也不断充实了麻醉学的理论知识，例如医学分子生物学、生物物理学、免疫学、遗传学、神经生理学、麻醉药理学等学科的进步，为麻醉学提供了许多新概念、新观点和新认识。

临床各学科特别是手术学科的发展，新技术的应用，均给临床麻醉提出了新问题和新要求。

二、信息的高速传播

当今处在“知识爆炸”的时代，大量的科技信息高速度传播，特别从20世纪50年代以来，科学技术突飞猛进，有人估计最近20余年来科学技术的发明、发现，比过去2000年的总和还要多。新发表的科技论文、书籍、期刊不计其数。以科技杂志为例，从1665年世界上出版了第一本科技杂志，经过200年到1865年计有科技杂志1000种，1965年突破了10万种。据估计，全世界每一分钟就有一本新书出版，每一分钟就有10篇科学论文发表，一分多钟就有一项发明创造的专利问世。仅以麻醉专业杂志为例，全世界约有50种以上，其中英语20种、德文8种、日文7种、中文10多种，如果再加上全世界和全国每年召开的各种学术会议论文资料，则可谓浩如烟海、不计其数。新知识的更新周期日益缩短，由 Dykes 教授提出的“知识半衰期”概念，亦称为“知识废旧率”，认为 1900 年知识半衰期为 30 年，到了 30 年代缩短为 20 年，60 年代缩短为 10 年，70 年代为 4 年，80 年代只有 2～4 年，目前更短。姑且不论麻醉学的知识半衰期具体缩短年限是否相同，但肯定由于高科技知识的不断涌现，麻醉学知识的半衰期亦在缩短，因而知识更新的周期变化日益加快。以全身麻醉药为例，从研制生产问世到临床应用的周期越来越短，例如从 1772 年发现 N_2O 到 1844 年用于牙科经历了 72 年；1818 年发现乙醚，1846 年用于外科手术经过了 28 年；1951 年合成氟烷，1956 年用于临床共 5 年，1963 年合成恩氟烷（安氟醚），1966 年用于临床为 3 年。

三、计算机的普及应用

电子计算机（简称计算机或电脑）这种具有高速、准确、自动进行数学和逻辑运算、信息收集储存处理和自动化控制的工具，是现代高科技快速发展、信息高速传播的重要标志。由于计算机向小型化发展，微型计算机在医学领域的应用日趋广泛。在麻醉的医疗、教学、科研等各个方面，日益发挥重要作用。另一方面，通过电子计算机网络，可以快速查询掌握最新的学术信息和科技成果，甚至于在全球范围内可以通过清晰的视频技术进行实时的学术交流、病案会诊和手术操作的合作，实现国内外的信息交流和资源共享。

第三节　麻醉学科的使命

麻醉学科在一个多世纪的发展历程中，已经从医学的边缘走向中心，正在发展成为内容丰富的围手术期医学。这完全是社会文明发展的结果，是人类逐渐加深对生命的认识，更珍惜生命存在的结果。它不仅仅关注各种疾病的发生、发展，而且更把视角聚集在机体正常功能的维持与保护，使我们在与自然界的共生中生活得更舒适。应该说麻醉学是 21 世纪生命科学中最深奥、最具挑战性的学科之一。所以，凡是在一个现代化医院中，麻醉学都是最大的平台学科，触须延伸到医院的各个角落，名副其实地成为医院这台庞大机器的原始驱动力和枢纽。医院对麻醉学的期望和投入也同步增长。

在这个平台上，我们将不断地培养出具有雄厚的医学基础理论知识、扎实的临床操作技术的麻醉医师，才能肩负起这样的历史重任，特别是年轻的医师，将成为 21 世纪的重要专业人才，面对日新月异的科学技术发展趋势，除了树立敬业爱岗的负责精神外，还需要有认知自然现象的良好悟性和深厚的有关学术知识基础，才能迎接新的挑战。

（叶铁虎　赵　俊）

参考文献

刘俊杰，赵俊 . 1997. 现代麻醉学 . 第 2 版，北京：人民卫生出版社，1～8

Miller RD. 1990. Anesthesia. 3rd ed. New York: Churchill Livingstone

第一篇

麻醉基础

第 1 章　中枢神经与麻醉

麻醉的首要目的是消除手术中病人的疼痛。疼痛的产生及机体所发生的一系列反应均由中枢神经系统参与完成。另外，麻醉状态下的神志变化、应激反应的调控及内环境平衡的维持均与中枢神经系统密不可分。所以，对中枢神经系统解剖和生理功能的系统了解，对于理解和掌握麻醉药物的作用机制、麻醉深度的合理调节及药物的合理应用等具有重要的意义。

第一节　神经元的细微结构和功能联系

中枢神经系统主要由神经元(神经细胞)和神经胶质细胞构成。通常认为，神经元是神经系统的基础结构和功能单位，具有接受刺激、传递信息和整合信息的功能。神经胶质细胞对神经元起保护、支持和营养作用。人的大脑皮质神经元总数估计在 100 亿个以上，一般认为是 140 亿个。

一、神经元的细微构筑

神经元在形态上由胞体和胞突(轴突和树突)两部分组成，均有细胞膜包绕。

细胞膜很薄，在光镜下看不到。在电镜下为两条黑线，由一个同样厚度的亮区隔开。每条黑线厚约 25nm。膜的基本成分为脂质(主要为磷脂)和蛋白质。初步认为，细胞膜由液态脂质双层基质构成：磷脂分子的脂肪酸链(非极性端)朝向脂质双层内部，极性端面向细胞质或细胞外液，蛋白质复合体以球形单位插入膜内(图 1-1)。膜蛋白质可归纳为泵蛋白、通道蛋白、受体蛋白、酶和结构蛋白 5 类。泵蛋白消耗能量，逆浓度梯度转移离子。如钠-钾泵(简称钠泵)将 Na^+ 转出细胞外，将 K^+ 转入细胞内，以维持静息时细胞内高钾低钠状态。静息神经元所消耗的能量的 40%是用来维持钠泵运转的。通道蛋白起通道作用，在特定情况(如膜兴奋等)下被"激活",容许某些离子通过脂质双分子层。实质上,细胞膜不是一种稳定和硬性的构造,而是液态,且在环境因素的影响下发生变化。神经元的膜通常由3个部分组成:以树突和胞体为代表的"感觉和整合"部分、由轴突构成的"传导"部分以及由轴突末梢形成的"传递"部分。

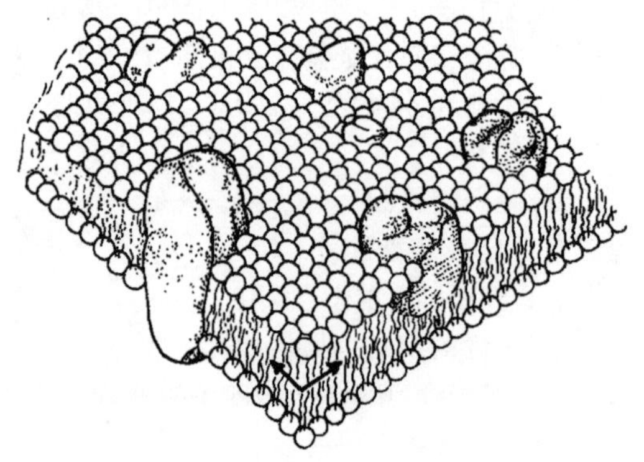

图 1-1 细胞膜的液态镶嵌模型

神经元胞体大致呈圆形或锥形,直径4～150μm不等,内含核和胞质。胞质内除含有线粒体、高尔基体、蛋白质、核酸、溶酶体及无机离子等物质外,还具有尼氏体(Nissl's body)和神经原纤维(neurofibrils)。尼氏体实际上是由许多平行排列或排列不规则的粗面内质网及其之间的游离核糖体和多聚核糖体所组成。这些核糖体的作用主要是合成、复制细胞器以及产生与递质有关的蛋白质和酶。所以,尼氏体是合成蛋白质的场所。神经原纤维是一些细丝状结构,由神经微管、神经微丝和细微丝组成。它们由各个方向通过细胞质,在胞体内呈网状,进入胞突后变直,彼此平行,可一直到胞突的末端。目前认为神经原纤维与轴浆的运输有关。

细胞体的主要功能是进行合成代谢,它摄取葡萄糖、氨基酸和无机离子等,并以这些物质作为原料和能源,合成神经递质和酶类,并在高尔基体内进行浓缩,成为有一定形态的分泌颗粒,随后由轴浆运输到神经末梢。若干功能相近的神经元胞体往往集合成群或连成一片,形成神经核、皮质或神经节。

胞突是胞体原生质的伸延,分为树突和轴突。树突往往具有众多短而密的分支,起接受传入信息的作用,并将它们传向细胞体。轴突通常细而长,可达1m以上,又称神经纤维。其功能是将细胞体加工、处理过的信息传出。起止部位和功能相近的神经纤维,往往集合成束,若干束可以组成索。中枢内,神经纤维集中的部位也称为白质。不论在中枢或周围神经系统,神经纤维均被胶质细胞包围。在周围神经纤维为施万细胞(Schwann's cell),在中枢为少突胶质细胞。它们环绕轴突盘旋一圈至多圈,其细胞膜的一侧则相应生成一层至多层髓板(髓磷脂)包裹轴突,形成有髓纤维的髓鞘。髓鞘不是连续的,每间隔1～3mm即被郎飞结(Ranvier node)所中断,此处施万细胞侵入深部并与轴突膜相附着,形成环形的间隙(图 1-2)。实际上,无髓纤维表面也有一层菲薄的髓磷脂,在光镜下不易辨认。

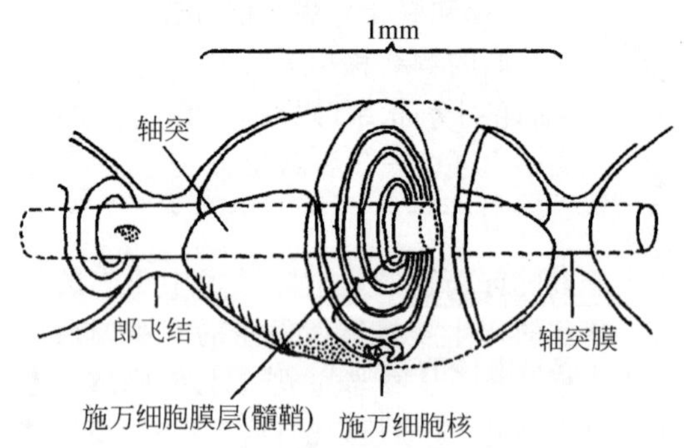

图 1-2 有髓纤维模式图

神经元的形态因部位和功能不同而异,根据形态特征可分为T形神经元、短轴突神经元、粒状神经元和Purkinje细胞等;根据胞突的数目多少可分为单极、双极和多极神经元3种;根据功能可分为传入(感觉)、中间(联络)和传出(运动)神经元3种;根据对后继神经元的作用可分为兴奋性神经元和抑制性神经元2种;根据神经元的投射方式可分为投射神经元(接替神经元)和局部回路神经元2种。

二、神经元的跨膜电位

(一)静息电位

所有的神经元在静息时,细胞膜内外两侧

存在着电位差，称为静息膜电位，简称静息电位或膜电位。若将膜外规定为零电位，则膜内比膜外低，约－90～－70mV。大多数神经细胞的静息电位都表现为稳定的直流电位，只要细胞保持正常新陈代谢并且未受到刺激，则总保持在一定电位水平的内负外正状态，此状态称为膜的极化(polarization)。静息电位的产生主要取决于 K^+ 平衡电位。在细胞膜上存在着 Na^+、K^+、Cl^- 等离子蛋白通道。静息状态下，只有 K^+ 通道的通透性较强，细胞内的 K^+ 因浓度高于细胞外而被动性地移到细胞外，但有机阴离子则不能移出。这样，K^+ 的逐步外流，就在细胞膜的两侧形成一个外正内负的电位差，可对 K^+ 的外流产生阻碍作用。当二者达到平衡时，膜内外的电位差即稳定于一定的数值，此即 K^+ 平衡电位。实际上，平衡电位的产生和维持可能更复杂，Cl^- 起一定的调节作用。另外，细胞膜上的钠-钾泵也随时消耗能量将细胞内的 Na^+ 移出，而将细胞外的 K^+ 移入(每消耗一分子 ATP，可排出 3 个 Na^+，摄入 2 个 K^+)。所以，静息电位可能是多种因素平衡的结果。

(二)动作电位

在静息电位的基础上，若神经元受到一次有效的刺激或多次刺激叠加达到一定的强度，经过一个十分短暂的潜伏期后，细胞膜内存在的负电位迅速消失，进而变成正电位(即膜的极性发生倒转)，然后正电位很快减小并恢复负值，直至重建原先的极化形态。这个过程称为动作膜电位，简称动作电位。在神经生理学上，这种因刺激而产生动作电位的反应称为兴奋。可见，细胞受到刺激，其极化状态就可能发生改变，如膜内电位的负值增加，称为超极化(hyperpolarization)；如膜内负电位的负值减小，称为去极化(depolarization)；如膜的极性发生倒转，其正值部分称为超射(overshoot)；去极化后，又恢复安静时的极化状态，称为复极(repolarization)。目前认为，动作电位的产生主要与 Na^+ 的平衡电位有关。当神经元受到刺激时，细胞膜脂质内某种带电荷的感受装置受触动，产生电荷移动，导致 Na^+ 通道蛋白的分子构象改变，使通道开放，细胞外的 Na^+ 迅速涌入细胞内，静息电位迅速消失而变成正电位，正电位增大直至足以抵抗 Na^+ 内流为止，使膜两侧的电位差达到一个新的平衡点，此时的跨膜电位即 Na^+ 的平衡电位。此电位停留的时间很短，随即开始复极，膜对 Na^+ 的通透性迅速下降，Na^+ 内流停止，并且 K^+ 通道开放，逐渐形成新的静息电位。

(三)神经冲动的产生和传导

神经元被有效刺激后可产生动作电位，其中的锋电位成分即为神经冲动。神经冲动为信息传递的基本单位，呈全或无(all or no)特征。动作电位的幅度在整个传导途径是保持恒定的。其传导方式在有髓和无髓纤维不同(图 1-3)。在无髓纤维的兴奋区，膜电位倒转，而相邻的静息区则仍维持内负外正的极化状态，于是兴奋区和邻近的静息区之间将由于电位差而出现局部电流，使冲动依次传递。在有髓纤维，因为髓鞘有高度绝缘特性，在郎飞结之间的结间区电阻很高，而在结区则相对较低，且 Na^+ 通道和线粒体的分布在结区也较密集，容易发生去极化，神经冲动呈跳跃式传导。然而，跳跃传导不能理解为兴奋仅仅从第一个郎飞结跳到第二个，而第三个则无动于衷。跳跃传导和无髓纤维一样，也是以局部电流为基础，有一定的连续性。由于动作电位的波长等于传导速度和单位时程的乘积，假定动作电位以 100m/s 的速度传导，其锋电位的持续时间为 0.4ms，那么其波长为 40mm。假定郎飞结的结间区为 1.5mm，那么该动作电位的前方有 22 个郎飞结处于不同的去极化状态，平均每隔 15μs 就有一个郎飞结进入兴奋状态。神经冲动传导首先要求神经纤维在结构和生理功能上均要完整。若神经纤维被切断、加压、冷冻或药物麻痹，均可中断冲动的传导，称为传导阻滞。神经传导从定义上讲，是指冲动在单个神经元的传导。神经纤维越粗，传导速度越快。神经纤维可根据其粗细和电位特征进行分类(表 1-1)。

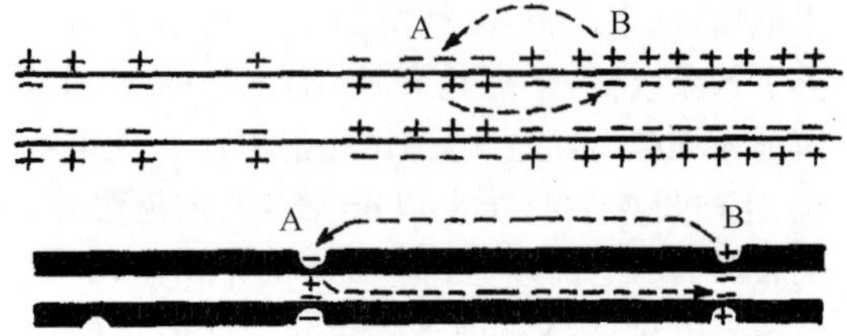

图 1-3 神经冲动的传导方式

上图为无髓纤维，下图为有髓纤维

表 1-1 神经纤维的分类和传导速度

纤维类型	功能	直径（μm）	传导速度（m/ms）
Aα	运动性，到骨骼肌	15～20	70～120
Aα，Ⅰa	感觉性，肌梭(初级)	15～20	70～120
Aα，Ⅰb	感觉性，腱器官	15～20	70～120
Aβ，Ⅱ	感觉性，触、压、肌梭	5～10	30～70
Aγ	运动性，到梭内肌	3～6	15～30
Aδ，Ⅲ	感觉性，疼痛、温度	2～5	12～30
B	自主性，节前纤维	3	3～15
sC	自主性，节后纤维	0.5～1	0.5～2
drC，Ⅳ	感觉性，疼痛	0.5～1	0.5～2

三、突触和突触传递

神经冲动在神经元之间的传递是通过突触(synapse)来实现的。突触是指一个神经元与另一个神经元或细胞(肌细胞、腺上皮细胞等)发生接触，并进行兴奋或抑制传递的部位，是神经元相互连接中的基本单位。根据信息传递的机制，突触可分为化学性突触和电突触两大类。前者通过突触前末梢释放化学递质而引起突触后膜去极化(兴奋)或超极化(抑制)。中枢神经系统内以化学性突触为主。神经元之间的突触是多种多样、相当复杂的。一个中枢神经元具有数百至数千个突触。据估计，一个运动神经元共有 6000 个轴-体和轴-树突触。一个神经元可以通过多突触对其他许多神经元产生影响，也可以接受许多不同种类的突触和不同种类神经元的影响。因此，一个神经元的活动究竟是产生兴奋或抑制，是由许多突触共同活动和相互制约所决定的。

(一)冲动在突触处的传递过程

当突触前神经元的动作电位扩布到突触前膜时，使膜对 Ca^{2+} 离子的通透性增加，Ca^{2+} 进入细胞内，不但降低轴浆的黏度，而且消除突触前膜的负电荷。这样，促使突触囊泡与突触前膜融合、破裂，使囊泡内的神经递质释放到突触间隙中去，并作用于突触后膜的受体，从而改变突触后膜对不同离子的通透性，使突触后细胞发生电位变化。如果为兴奋性递质，可提高突触后膜对 Na^+ 和 K^+ 的通透性，使 Na^+ 内流、K^+ 外流，膜电位降低，并以电紧张的形式扩布，称为兴奋性突触后电位(excitatory post synaptic potential，EPSP)。当 EPSP 的幅值增大到一定程度，便引起突触后神经元的轴丘处发生扩布的动作电位，使突触后神经元兴奋(图 1-4)。若为抑制性递质，可提高突触后膜对 K^+ 或 Cl^- 的通透性，使 K^+ 外流或 Cl^- 内流，使膜电位进一步向负增加，称为抑制性突触后电位(inhibitory postsynaptic potential，IPSP)。IPSP 可降低突触后膜的兴奋性，抑制突触后神经元兴奋(图 1-4)。突触间隙的递质在发挥了效应后，通过酶的破坏而“失活”，或经突触前膜重摄取等途径而终止作用。

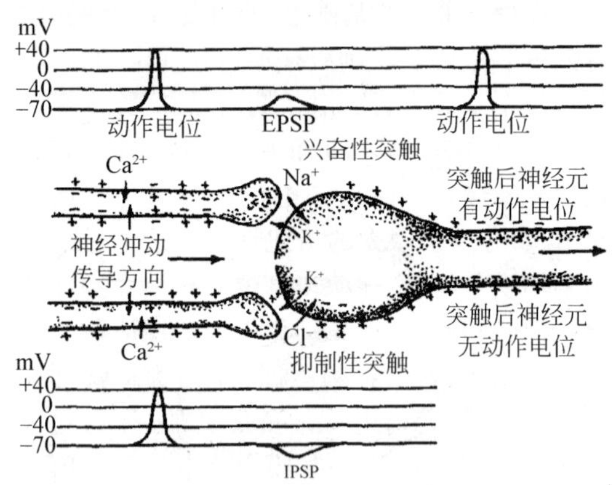

图 1-4 兴奋性突触后电位和抑制性突触后电位

(二)突触前抑制

如图 1-5 所示，轴突 1 与神经元 3 胞体构成轴-胞型突触，轴突 2 与轴突 1 构成了轴-轴型突触。当轴突 1 被激活后，其末梢释放兴奋性递质，使神经元 3 产生 EPSP；如果轴突 2 先于轴突 1 而被激活，由于轴突 1 已处于部分极化状态，轴突 1 末梢释放的递质数量就比较少，因而神经元 3 所产生的 EPSF 幅值降低。这种不改变突触后膜本身而使 EPSP 受到抑制的方式，称为突触前抑制（presynaptic inhibition）或去极化抑制（depolarization inhibition）。突触前抑制在调节中枢神经系统的生理活动中占有重要的地位。关于突触 2 所释放的递质，目前公认在粗的初级传入纤维是 γ 氨基丁酸（GABA），而在细的传入纤维可能是内源性吗啡样物质。突触前抑制多见于脊髓的初级传入神经元的末梢上。脊髓初级传入神经元兴奋时，除了通过一定的神经环路产生效应外，还经过多个中间神经元的接替，最后一级中间神经元与其他的初级传入末梢构成轴-轴型突触。此中间神经元兴奋时，释放特殊递质，可引起初级传入神经元的轴突末梢发生持续去极化，称为初级传入去极化。这样形成的突触前抑制对外周传入信息的控制比突触后抑制更为有效。GABA 能使突触后膜对氯离子的通透性增加，氯离子向膜内移动而出现超极化，产生抑制性突触后电位。有研究发现，GABA 引起的末梢去极化也依赖于钠离子的参与。

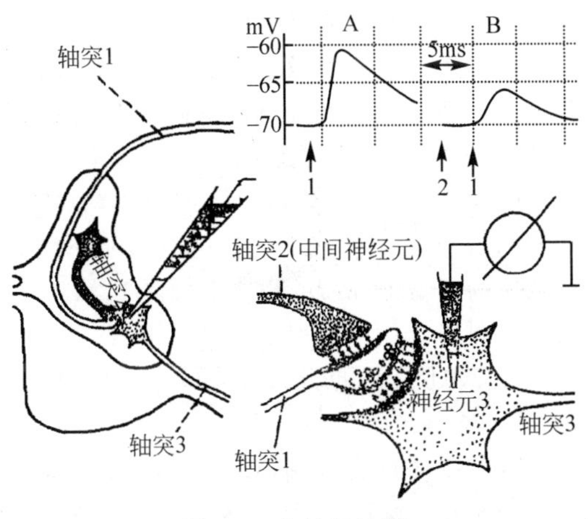

图 1-5　突触前抑制

突触前抑制在中枢神经系统内的广泛存在，其生理意义可能是全面地控制从周围传入中枢的感觉信息，在调节感觉的传入作用方面有重要意义。此外，各种上行感觉束的各级细胞转换核、皮质-脑干下行束或其他侧支与感觉径路之间，也存在有突触前抑制；中缝核及脑干网状结构的下行抑制径路也可能属于突触前抑制。

（三）突触后抑制

突触后抑制（postsynaptic inhibition）是由抑制性中间神经元引起的一种抑制。当抑制性中间神经元兴奋时，其末梢释放抑制性递质，使所有与它形成突触联系的突触后神经元超极化，产生抑制性突触后电位。突触后抑制又称超极化抑制（hyperpolarization inhibition）。抑制性中间神经元所释放的递质在脊髓几乎全是甘氨酸，而在脊髓以上是 GABA。

（四）传入侧支性抑制（交互抑制）

传入侧支性抑制是突触后抑制的一种形式，在感觉传入纤维进入脊髓后，一方面兴奋某一神经中枢，产生传出效应；另一方面经其侧支兴奋一个抑制性中间神经元，后者释放抑制性递质，使另一中枢的神经元产生抑制性突触后电位而呈现抑制。此种抑制方式称交互抑制。其生理意义在于使互相拮抗的两个中枢的活动更加协调起来。

（五）回返性抑制

回返性抑制是突触后抑制的另一种形式。它是指某一中枢的神经元兴奋时，经过轴突分支兴奋一个抑制性中间神经元。这个抑制性中间神经元的轴突返回来又与同一中枢原先产生兴奋的神经元以及其他神经元发生联系，抑制它们的活动。这种抑制可使反射活动中处于同一中枢内的许多神经元的活动步调一致。

在丘脑和皮质之间的返回活动对于脑电图同步活动的产生是很重要的。每次丘脑神经元放电时，通过侧支激活一个抑制性中间神经元，转而使放电的神经元以及周围的神经元产生同步的抑制性突触后电位。而这些丘脑神经元在一段时间的抑制后，其兴奋性增高，因而再次出现同步的自发放电。这样，周而复始便形成了节律性放电。

（六）初级传入抑制

在感觉传入途径中，存在突触前抑制，它对于调节感觉传入活动有重要作用。实验中看到，当出现初级传入去极化抑制时，位于脊髓背角第Ⅴ层中的细胞放电受抑制。这些细胞的活动与传递伤害性信息有关。因此，初级传入去极化抑制在控制伤害性信息的传递上起重要作用。电针刺激的镇痛作用可能是由于刺激了深部肌肉感受器，传入冲动到达脊髓后引起突触前抑制，从而抑制伤害性信息的传入，呈现镇痛效应。

突触前抑制也可由末梢超极化而引起，它多见于C类纤维。末梢超极化使逆行动作电位的阈值提高，即不易发生动作电位。有人认为，在感受伤害性刺激的C类纤维，其末梢释放P物质。后者可激活位于背角第Ⅳ、Ⅴ层中枢神经元的活动。而位于脊髓背角第Ⅱ、Ⅲ层的神经元含有内啡肽，其轴突与C类纤维形成轴-轴型突触。当内啡肽神经元兴奋，释放递质时，可使C类纤维末梢出现超极化，不易产生动作电位，结果P物质释放减少，从而起镇痛作用。

可以看出，在突触前抑制中，无论是末梢去极化抑制或超极化抑制，均可使感觉初级传入纤维释放的递质量减少。末梢去极化使兴奋时的动作电位幅度变小而减少递质的释放；末梢超极化则使动作电位不易发生而减少递质的释放量。它们的结果均使脊髓背角神经元的兴奋性突触后电位变小，不易发生兴奋，从而调节了感觉信息的传入。

（七）信息在突触后膜的跨膜传递

神经递质需与受体结合而诱发突触后膜的电位变化及其他的代谢或功能反应。跨细胞膜信息传递包括受体识别、信号传导和细胞内效应3个环节。据目前所知，与受体偶联的信息传递方式有3种：

1. 化学门控离子通道 受体蛋白质本身带有离子通道，当神经递质直接与受体上的受点（binding site）结合后，引起受体-离子通道复合物的构型发生变化，改变了膜对特殊离子的通透性，使离子通道由关闭状态变为开放状态，结果膜电位发生变化，产生EPSP或IPSP。这种反应潜伏期短，通常在1ms内产生，持续时间也短，一般只有几毫秒。N胆碱、$GABA_A$和甘氨酸受体均属此类。

2. 酶活性受体 受体本身具有某种酶的活性，其催化部位在细胞膜的内面。激动剂与受体结合后改变酶活性，从而导致一系列效应。此类的代表是一些具有酪氨酸激酶活性的激素受体，如某些生长因子和胰岛素的受体。

3. G蛋白相关受体 受体与位于细胞膜中的G蛋白（鸟核苷酸调节蛋白，guanine nucleoside regulatory proteins）相偶联。当受体被激活时，通过G蛋白将信息转入胞质内，进而通过腺苷酸环化酶（AC）、鸟苷酸环化酶或磷脂酶C等效应器，促进或抑制第二信使物质的生成，如环磷酸鸟苷（cGMP）、1，4，5-三磷酸肌醇（inositol-1，4，5-trisphophate，IP_3）、二酰甘油（diacyllycerol，DG）和Ca^{2+}等，从而影响细胞的活动。

（1）与G蛋白偶联的受体的结构和功能特点：由350～500个氨基酸组成，其肽链形成7个α螺旋区段，反复7次穿越细胞膜的双脂层。其上存在受体的识别区（偏膜外侧）和与G蛋白的结合部位（偏膜内侧）。

（2）G蛋白的种类和功能：具有信息传递功能的G蛋白存在于细胞膜中，由3个不同的亚单位构成（α、β、γ），总分子质量在100kDa左右。不同G蛋白的β和γ亚单位相似，主要差别在α亚单位上。据此可分为Gs、Gi、Go和Gt等。Gs与α_2、β等受体耦合激活AC；Gi与α_2、β及M等受体耦合抑制AC；Go与α_2、M等受体耦合而发生百日咳毒素性效应；Gt与视紫红质、α、β等受体耦合激活cGMP、磷酸二酯酶。G蛋白的γ、β亚单位通常紧密结合，具有保护α亚单位的作用。在α亚单位上有受体结合位点、三磷酸鸟苷（GTP）结合位点、GPT酶活性部位及细菌毒素修饰点。当不存在受体激动剂时，受体并不与 Gs 蛋白结合，Gs 的 3 个亚单位呈聚合状态，α 亚单位与二磷酸鸟苷（GDP）结合。当递质与受体结合时，受体构象发生变化，与 Gs 蛋白结合，并在 Mg^{2+} 存在的条件下，GTP 取代 GDP，α 亚单位脱离聚合体，形成 α-GTP 复合体，激活存在于细胞膜上的 AC。AC 催化细胞内的 ATP 生成第二信使物质 cAMP。cAMP 活化蛋白激酶而引起细胞效应。另外，也可能存在 G 蛋白调控性离子通道（钾或钙），G 蛋白活化后可使这些通道开放而引起细胞效应。

4. 第二信使的作用

（1）cAMP：细胞内 cAMP 的绝大多数生理功能是通过腺苷酸蛋白激酶 A（adenosine protein kinase，APK）实现的。cAMP 与 APK 的调节亚单位结合后，APK 释放出催化亚单位，促使靶蛋白酶磷酸化，进而产生多种生理、生化效应：①使突触后膜上的某种特殊蛋白质磷酸化，从而改变膜对某种离子的通透性，使突触后膜电位发生变化。最后，在磷酸蛋白磷酸酶的作用下，使磷酸化的蛋白质失去磷酸，同时细胞内的 cAMP 由磷酸二酯酶催化降解为 5′-AMP，整个过程又恢复原状。这种通过酶催化的电位变化潜伏期和持续时间均长，一般为数百毫秒至数秒。②使脂肪酶磷酸化，分解脂肪。③使红细胞膜上的蛋白酶磷酸化，调节细胞膜的理化性质和红细胞形态。④使血小板膜上的一种蛋白酶磷酸化，调节血小板的集聚、收缩等功能。

（2）cGMP：cGMP 介导了与 cAMP 作用相反激素的效应。它激活鸟苷酸蛋白激酶（GPK），催化 cAMP 磷酸二酯酶、G 激酶、Ca^{2+}-ATP 酶等。

（3）IP_3 和 DG：在磷脂酶 C 的作用下，磷脂肌醇-4,5-二磷酸（PIP_2）水解为 DG 和 IP_3 等磷酸肌醇。IP_3 与细胞内质网上的特异受体结合后，可打开钙通道（3 个 IP_3 打开一个钙通道），使 Ca^{2+} 从内质网进入胞质。内钙释放可促进细胞外的 Ca^{2+} 内流，使细胞内 Ca^{2+} 进一步增加。Ca^{2+} 激活 Ca^{2+}/CaM 蛋白激酶，引起特异的蛋白质磷酸化所介导的细胞效应。DG 则特异地激活蛋白激酶（PKC），使效应蛋白磷酸化而发挥生理功能。PKC 在大脑中的含量较高。PKC 的调节单位上有 DG、磷脂和 Ca^{2+} 的结合部位，DG 能增加 PKC 对 Ca^{2+} 的亲和力。受 PKC 催化的底物蛋白很多。一般认为，IP_3/Ca^{2+} 和 DG/PKC 两个系统共同调节着 PKC 的活化和灭活。另外，DG 在脂酶作用下可释放出花生四烯酸（AA），AA 的代谢产物 PG 等具有调节细胞效应的功能。

（4）Ca^{2+}：Ca^{2+} 常被看做是一个独立的第二信使。胞质内的 Ca^{2+} 浓度正常约为 0.1μmol/L，而细胞外液和内质网、线粒体内的 Ca^{2+} 浓度在 mmol/L 水平。这种浓度差成为 Ca^{2+} 发挥第二信使作用的基础。Ca^{2+} 的效应多数是通过钙调节蛋白（CaM）及某些受 Ca^{2+} 调节的酶或蛋白（如 PKC、磷脂酶、离子通道蛋白等）来介导。CaM 被认为是细胞内的 Ca^{2+} 受体。CaM 内部有 4 个 Ca^{2+} 结合位点，Ca^{2+} 与之结合后其构象发生改变，易于和各种酶或蛋白结合而修饰它们的活性。Ca^{2+} 以 CaM-Ca^{2+} 复合物的方式作用于靶酶。胞质内 Ca^{2+} 浓度的微小变化即可引起 CaM 活性的改变，且浓度不同引起的 CaM 构型也不同，从而识别不同的酶系统，引起不同的生物效应。例如，低浓度的 Ca^{2+} 激活 AC，高浓度则抑制 AC 同时激活磷酸二酯酶，从而达到调控 cAMP 和 cGMP 的目的。Ca^{2+} 和 CaM 一起参与环核苷酸、蛋白甲基化、磷脂甲基化、蛋白磷酸化等各个环节的调节。另外，Ca^{2+} 和 CaM 结合，可激活一氧化氮（nitric oxide，NO）合成酶，使 NO 合成增加。NO 浓度升高，可激活鸟苷酸环化酶（guanylyl cyclase，GC），使 cGMP 增加。

从上所述可以看出，蛋白质的磷酸化是生物调节最基本和最重要的公共途径。

5. 第三信使的作用　脑内第二信使在作用于相关的蛋白激酶，引起细胞瞬时反应的同时，也可激活第三信使，引起基因转录的变化。第三信使是一类由即刻早期基因（immediate-early genes，IEG）编码、由第二信使诱导的特定核蛋白，它们在胞质内合成后又进入细胞核内，与靶基因的特异序列结合，调节其转录水平，发挥着转录因子或转录调节因子的作用，故也被称为核内第三信使或DNA结合蛋白。其蛋白产物在复杂的中枢信号传递中起重要的作用。现已明确，各项刺激要激活细胞核内某一基因的表达，首先必须激活核内的一组原癌基因，后者的表达产物作为第三信使激活特定的靶基因，使之加速表达。目前已发现的IEG有十几种，根据其结构和功能特征可分为c-fos和c-jun家族、c-myc家族和egr(early growth response gene)家族。目前研究较深入的是c-fos和c-jun家族。不但在培养的神经细胞中某些递质、药物、激素等可诱导c-fos和c-jun的一过性迅速表达，而且在整体动物的中枢神经元，电、外科手术、生理和药理的刺激也可诱导c-fos和c-jun的表达。c-fos的转录激活在5分钟内即可发生，一般可维持15～20分钟。c-fos mRNA的蓄积在刺激后30～45分钟达高峰，然后逐渐降低，半衰期为12分钟。c-fos转录产生的成熟的mRNA为2.2kb，它编码一个由380个氨基酸残基组成的、分子质量为61.5ku(62kDa)的核磷蛋白，简称fos。fos为基因转录调节因子，半衰期约为2小时。c-jun成熟的mRNA为3.3kb，它编码的核磷蛋白分子质量为38.7ku(39kDa)，称为jun，为基因转录因子。fos和jun共同参与对靶基因的转录调节。关于第三信使的作用及其调节，是当前生物学界研究的一个热点。对它们的研究可能会使人们对记忆、学习、药物的中枢作用有更深入、更明了的认识。

绝大多数神经纤维的末梢中含有多种神经递质(共存递质)。每种递质可有多种受体，每种受体可有多种第二信使，第二信使可能激活不同的第三信使，再加上受体和信使系统之间的交互作用，使神经元之间的信息传递非常复杂。表1-2归纳了一些神经受体及其亚型所引起的效应器反应。

表1-2 神经受体分型及其效应系统

受体名称	受体亚型	效应系统
腺苷(adenosine)	A_1	cAMP↓，K^+(G)↑，Ca^{2+}(G)↓，IP_3/DC↑
	A_2	cAMP↑
肾上腺能(adrenergic)	α_1A	IP_3/DG↑
	α_1B	IP_3/DG↑
	α_1C	IP_3/DG↑
	α_2A	cAMP↓，K^+(G)↑，Ca^{2+}(G)↓
	α_2B	cAMP↓，Ca^{2+}(G)↓
	α_2C	cAMP↓
	$\beta_{1,2,3}$	
血管紧张素(angiotensin，AngⅡ)		IP_3/DG↑
缓激肽(bradykinin)	B_2	IP_3/DG↑
胆囊收缩素(cholecystokinin，CCK)	CCK_A	IP_3/DG↑
多巴胺(dopamine)	D_1(D_{1A})	cAMP↑
	D_2	cAMP↓，K^+(G)↑，Ca^{2+}(G)↓
	D_5(D_{1B})	cAMP↑
γ-氨基丁酸(GABA)	$GABA_A$	Cl^-离子通道
	$GABA_B$	cAMP↓，K^+(G)↑，Ca^{2+}(G)↓
谷氨酸(glutamate)	NMDA	Na^+/K^+/Ca^{2+}离子通道
	AMPA	Na^+/K^+离子通道

续表

受体名称	受体亚型	效应系统
红藻氨酸(kainate)		Na^+/K^+离子通道
甘氨酸(glycine)	Gly_A	Cl^-离子通道
	Gly_B	加强 NMDA
组胺(histamine)	H_1	$IP_3/DG\uparrow$
	H_2	cAMP↑
5-羟色胺(5-HT)	$5\text{-}HT_{1A}$	cAMP↓,$K^+(G)\uparrow$
	$5\text{-}HT_{1C}$	$IP_3/DG\uparrow$
	$5\text{-}HT_{1D}$	cAMP↓
	$5\text{-}HT_2$	$IP_3/DG\uparrow$
	$5\text{-}HT_3$	阳离子通道
	$5\text{-}HT_4$	cAMP↑
毒蕈碱型乙酰胆碱性(muscarinic Ach)	M_1	$IP_3/DG\uparrow$
	M_2	cAMP↓,$K^+(G)\uparrow$
	M_3	$IP_3/DG\uparrow$
	M_4	cAMP↓
	M_5	$IP_3/DG\uparrow$
神经肽 Y 型(neuropeptide Y,NPY)		$K^+(G)\uparrow$,$Ca^{2+}(G)\downarrow$,$IP_3/DG\uparrow$
烟碱型乙酰胆碱性(nicotinic Ach)	肌肉型	$Na^+/K^+/Ca^{2+}$离子通道
	神经型	$Na^+/K^+/Ca^{2+}$离子通道
阿片(opioid)	μ	cAMP↓,$K^+(G)\uparrow$
	δ	cAMP↓,$K^+(G)\uparrow$
	κ	$Ca^{2+}(G)\downarrow$
缩宫素(oxytocin)		cAMP↑
嘌呤(purinoceptors P_2)		cAMP↓,$IP_3/DG\uparrow$
生长抑素(somatostatin,SOM)		阳离子通道,cAMP↓,$K^+(G)\uparrow$
P 物质(substance P,SP)		$IP_3/DG\uparrow$
血管活性肠肽(vasoactive intestinal peptide,VIP)		cAMP↑
加压素(vasopressin)	V_1	$IP_3/DG\uparrow$
	V_2	cAMP↑

注:(G)指 G 蛋白调控离子通道。

(八)化学突触的主要功能特点

1. 单向传递　即只能从突触前细胞向突触后细胞传递,突触后细胞的兴奋却不能传向突触前细胞。因为只有在突触前细胞中合成递质,在突触后细胞存在接受该递质的受体。

2. 突触延搁　与冲动在轴突上的传导速度相比,在化学性突触传递需通过递质的释放、扩散及对突触后膜的作用,耗费的时间较长,约 0.5～2ms,称为突触延搁。

3. 总和　一次冲动及其引起的递质释放的量,常不足以使突触后神经元产生扩布性兴奋,因为此时引起的兴奋性突触后电位达不到应有的临界水平。如果由同一突触前末梢连续传来一系列冲动，或由许多突触前末梢同时传来一排冲动，引起了较多的递质释放，则将产生较大的兴奋性突触后电位，从而诱发突触后神经元产生扩布性兴奋，这种现象称为兴奋的总和。

4. 易疲劳 由于化学突触的传递伴随递质的释放，所以当突触前细胞受到较高频率的刺激而兴奋时，会因递质的消耗和再生速度的缓慢等原因，而出现传播疲劳现象。

5. 易受到环境的影响 突触部位最易受内环境变化的影响。凡是影响递质的代谢、释放和受体功能等因素，都会阻滞或促进化学突触的传递。不仅体内的血流、供氧和温度等可敏锐地影响到化学突触的传递，作用于化学突触的药物也是很多的。因突触后膜的受体对递质有高度选择性，因此，有可能应用一些药物特异性地作用于某些突触传递的特定环节，阻断或加强突触的传递。目前所知，麻醉药和许多中枢性药物大都是通过影响突触生理而发挥作用的。

第二节 中枢神经递质及其功能

中枢神经递质有上百种，但只有少数是完全明确的。目前研究较为清楚且较为重要的递质有：①胆碱类，如乙酰胆碱（Ach）；②单胺类，包括去甲肾上腺素（NE）、多巴胺（DA）、肾上腺素（E）和 5-羟色胺（5-HT）；③氨基酸类，包括 γ-氨基丁酸（GABA）、甘氨酸、谷氨酸、门冬氨酸等；④多肽类；⑤其他，如 P 物质、内源性阿片肽、胆囊收缩素、前列腺素、组胺、一氧化氮等。

一、中枢神经递质的条件

1. 生物合成 在突触前神经元内存在合成这一递质的前体和合成酶系，可以合成某种神经递质。

2. 囊泡储存 合成的递质通常储存于突触前末梢的突触小泡内，这样可以防止被胞质内的其他酶系所破坏。

3. 释放 当神经冲动到达突触前末梢时，递质从突触小泡内破裂而出，进入突触间隙。

4. 作用于受体 释放出的神经递质能与突触后膜上的特殊受体结合，使突触后膜产生兴奋性或抑制性突触后电位。

5. 失活或移除 在突触处有使递质失活的酶或其他摄取回收该递质的环节，使递质的作用能迅速终止以实现突触传递的灵活性。

6. 人为干涉 用适当的方法可人为地把该物质直接作用于突触后膜，引起与突触前膜释放该递质时同样的生理效应。另外，用递质的拟似剂或受体阻断剂等药物，能够模拟或干扰该递质的突触传递功能。

二、胆碱能神经递质

（一）中枢乙酰胆碱的分布

目前较为明确的有脊髓前角运动神经元和润绍细胞间的突触联系为乙酰胆碱能的；特异性感觉系统中的第二、三级神经元和运动系统的末级传出神经元均属胆碱能神经元。此外，脑干网状结构上行激动系统、边缘系统、纹状体以及大脑皮质内也存在大量的胆碱能神经纤维联系。

（二）中枢胆碱能神经通路

（1）运动神经元，直接由脑和脊髓发出传出纤维。

（2）特异性感觉传入的第二、三级神经元：由丘脑向皮质投射。

（3）脑干网状结构上行激活系统的部分神经元。

（4）边缘系统和大脑皮质内的胆碱能联系：①从内侧隔区和斜角带核经穹隆到海马；②僵核脚间束和隔区、视前区和脚间核；③新纹状体胆碱能通路。

（三）乙酰胆碱受体及其功能

按照受体结构和对药物的反应不同，Ach 受体分为 M 和 N 两大类。

1. M 受体 M 受体有 M_1、M_2、M_3 和 M_4 4 种亚型。中枢神经系统的 M 受体大部分为 M_1

亚型，主要存在于大脑皮质、海马、纹状体、听神经核、脑干、丘脑、上下脑和顶盖前区等部位。神经节细胞、脊髓润绍细胞和运动终板突触前膜上也存在 M 受体。

中枢 M 受体功能复杂，可分为兴奋作用和抑制作用两种。兴奋性 M 受体分布于大脑皮质浅层、海马、纹状体以及听神经核等部位的 Ach 敏感细胞。抑制性 M 受体分布在大脑皮质深层、脑干、上丘、顶盖前区、丘脑前腹核、小脑等区域。

中枢 M 受体激动的主要功能表现为：①加强不自主运动：在脑内黑质纹状体系统，Ach 和多巴胺两种递质共同维持不自主运动。多巴胺减少或 Ach 增多是出现帕金森症的原因。②维持意识清醒和记忆功能：脑干网状激活系统中有大量胆碱能神经元，且中枢 Ach 能抑制中缝背核 5-羟色胺能系统触发的慢波睡眠，对激活并维持脑电和行为的觉醒有重要作用。M 受体激动时可引起神经元缓慢而持久的放电，使神经元兴奋性提高，这与维持机体意识清醒密切相关。当 M 受体被阻断时，可出现镇静甚至意识消失，此为东莨菪碱“中药麻醉”的主要机制。为避免这种麻醉时间过长，常使用胆碱酯酶抑制剂毒扁豆碱催醒。毒扁豆碱可阻止内源性 Ach 水解，表现拟胆碱作用。隔区-海马-杏仁核胆碱能系统的 M 受体与学习、记忆密切相关，应用抗胆碱药可致健忘。临床术前药中加用东莨菪碱可产生较为理想的遗忘效应，对病人的术后恢复有一定帮助。另外，从有中枢作用的拟胆碱药方面探讨巩固记忆的药物是一个颇有意思的课题。③中枢胆碱能系统参与镇痛，且不被阿片受体拮抗剂所拮抗，但可被阿托品、东莨菪碱逆转。拟胆碱药卡巴胆碱难以透过血脑屏障，外周给药无镇痛作用，而脑室注射则有效，说明其镇痛部位在中枢。④中枢 Ach 的其他生理功能还包括参与体温、摄食、饮水、应激反应的调节等。

抑制性 M 受体被激活后，产生缓慢而持久的抑制性效应，使神经元的兴奋性降低、放电减少，起到调节突触传递速率的作用。

2. N 受体 N 受体有神经型和肌肉型两种亚型。它们激动时改变 Na^+、K^+、Ca^{2+} 通道的电生理学特性。N 受体在脑内主要分布在边缘系统，以海马和下丘脑为最多，其功能尚不完全清楚。脊髓前角运动神经元兴奋后，通过它的侧支使郎氏细胞上的 N 受体发生神经元的快速放电。

在一个神经元上可同时存在 M、N 两种受体。如郎氏细胞和自主神经节上同时存在 N 和 M 兴奋型受体；在下丘脑的神经分泌细胞上同时有 N 兴奋型和 M 抑制型受体。

三、单胺类神经递质

(一)儿茶酚胺类神经递质的分布

从延髓到间脑，依次有 14 个细胞群（图 1-6），并依次命名为 A_1～A_{14}，是儿茶酚胺能神经元的分布部位。其中 A_1～A_7 位于脑桥和延髓，为去甲肾上腺素（NE）能细胞群；A_8～A_{10} 为中脑多巴胺能细胞群；A_{12}～A_{14} 为间脑多巴胺能细胞群；A_{11} 为去甲肾上腺素和多巴胺能混合细胞群。

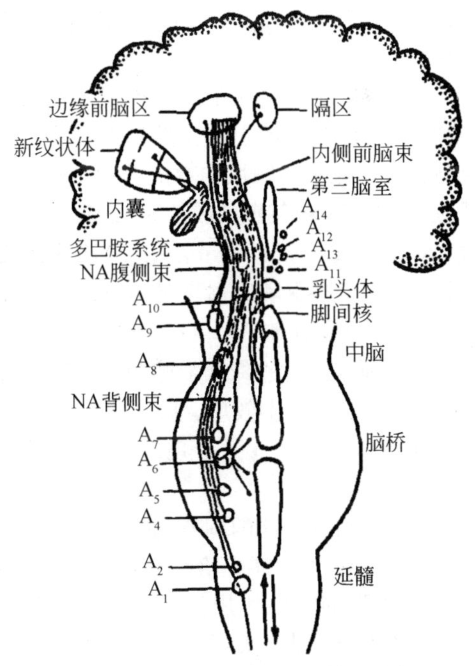

图 1-6 A_1～A_{14} 细胞群立体示意图

(二)中枢NE的分布及功能

1. 中枢NE能神经元通路上行纤维 分为背侧束和腹侧束。

(1)背侧束NE能神经元的胞体位于蓝斑核附近的A_6细胞群,其轴突及其侧支广泛向上投射至全脑,主要是大脑皮质、海马、杏仁核、下丘脑前区和小脑皮质等处。NE背侧束是网状结构上行激活系统的组成成分,它为觉醒及神经系统的其他活动提供条件。电刺激此束EEG出现低幅快波,而毁坏时则出现慢波睡眠。

(2)腹侧束始于延髓、脑桥的A_1、A_2、A_5及A_7等NE细胞群,分别向上投射到中缝核、中脑、下丘脑和边缘系统等处。

2. 中枢NE能神经元通路下行纤维 其背侧束始于脑桥A_6,向下达到脊髓侧角;腹侧束从延髓A_1、A_2发出,向下分两支分别终止于脊髓前角和侧角,支配α和γ运动神经元,与躯体活动及内脏活动有关。

3. 中枢肾上腺素受体及功能 肾上腺素受体分为α受体和β受体两种。α和β受体又分为α_{1A}、α_{1B}、α_{1C}、α_{1D}、α_{2A}、α_{2B}、α_{2C}、β_1、β_2和β_3等亚型。

α_1受体在外周存在于交感神经节后纤维支配的效应器内。α_2受体在外周既存在于突触前膜,也存在于突触后的效应器内。位于肾上腺素能神经末梢突触前膜的α_2受体,对神经末梢NE释放起负反馈调节作用。当突触间隙NE浓度增高时,激动突触前膜α_2受体,抑制神经末梢进一步释放NE。α_2受体激动,抑制AC和Ca^{2+}通道,通过降低细胞内cAMP和胞质内Ca^{2+}浓度而产生效应。脑干神经元80%对NE有反应,其中20%表现兴奋,60%表现抑制。

(1)对心血管功能的调节:脑内NE与外周NE在调节心血管功能上恰恰相反。①脑内α受体参与NE的降压作用:NE的降压作用主要与α_2受体的活动有关,而其心率减慢作用与α_1受体有关。受体部位在低位脑干及丘脑下部。②脑内的β受体参与NE的升压作用:NE升压的作用部位可能在下丘脑后区,并通过β受体实现。③NE可通过激活脊髓中的α_1和α_2受体,使交感神经张力降低,导致血压下降和心率减慢。④孤束核内微量注入NE和E均可出现降压作用,且E的作用大于NE。但由于在脑内E的含量仅为NE的1/100~1/50,E的作用易被NE所掩盖。

(2)在镇痛中的作用:①脑内的NE通过α_1受体拮抗吗啡和针刺的镇痛作用。针刺镇痛时,可见蓝斑、中脑导水管周围灰质、中缝大核等核团的NE释放减少。②脊髓内的NE通过α_2受体加强吗啡和针刺的镇痛作用,且与α阿片受体有明显的协同作用,与δ、μ阿片受体无关。③可乐定兴奋脑内的α_2受体也产生镇痛作用。在脑干,吗啡等阿片受体激动剂可通过NE能神经末梢上的阿片受体抑制NE的释放,这也许是与阿片受体间协同效应的机制之一。

(3)NE与人类的精神活动也有密切关系。有人观察到,忧郁症患者脑中NE含量降低,而狂躁病人脑内NE升高,说明脑内NE与情感障碍的发生有关。

(4)调节体温:NE可使动物体温降低0.5~2.0℃,同时伴有外周血管舒张。

(5)中枢α受体激动还可引起内分泌激素(如促肾上腺皮质激素、抗利尿激素等)的释放增加。

(6)其他:参与调节摄食、维持觉醒。

(三)多巴胺(DA)的中枢分布及其功能

DA占脑中CA的50%以上,其中80%存在于纹状体内。

1. DA能神经元通路

(1)黑质纹状体多巴胺系统:由A_8、A_9细胞群发出纤维,大部分最后终止于尾核、壳核,有部分纤维终止于苍白球和杏仁核。电刺激该系统,动物出现好奇、探究、运动增加、觅食、舔舌、咀嚼等行为觉醒反应;破坏该系统则出现不食、不饮、运动减少、情绪淡漠、对周围无反应,呈木僵状态。

(2)中脑边缘系统:起自中脑A_{10}细胞群,

止于前联合、杏仁核及隔区等处，与精神活动有密切关系。DA过剩可能是引起精神分裂症的原因之一。

(3)结节-垂体系统：起自下丘脑的 A_{12} 和 A_{14}，止于垂体中后叶，与垂体激素释放有关。

2. DA受体及其功能　脑内DA受体分为 D_1 和 D_2 两亚型。D_1 的作用与Gs偶联，而 D_2 的作用与Gi偶联。脑内DA的主要功能有以下几个方面。

(1)调控锥体外系的运动功能：DA是锥体外系重要的神经递质，与躯体运动密切相关。DA增加，运动量明显增加；剂量过大，出现刻板行为；DA阻断，则出现运动减少。

(2)调控精神活动：中脑-边缘叶DA系统主要调控情绪；中脑-大脑皮质系统主要参与认识功能，包括思想、感觉、理解和推理。DA增加可出现妄想型精神病。DA减少则出现忧郁型精神病。然而，这种精神的改变与NE及5-HT等递质的作用不能截然分开。DA能受体对焦虑也有明显作用。临床上急性应用溴隐亭可通过兴奋DA能神经传递而治疗可卡因戒断症状中的焦虑；不同程度的焦虑病人对DA能药物的反应也截然不同，高焦虑病人突触前 D_2 受体的敏感性比低焦虑病人更高。因此，对于极为焦虑的病人，处理应以兴奋突触前 D_2 受体而减少DA活性为主；相反，在低焦虑病人，可通过阻断 D_2 受体，增加多巴胺的合成与释放以增加DA功能，从而达到抗焦虑作用。

(3)调控脑垂体激素的分泌。

(4)调控心脑血管功能：脑血管和脑膜血管受中枢DA神经末梢支配，并有 D_1 受体。交感神经末梢的突触前 D_2 受体兴奋可反馈性抑制NE释放，达到降压的目的。

(5)中枢催吐作用：分散在延髓孤束核及闩部的 D_2 受体兴奋可出现中枢性呕吐。

(6)药物滥用成瘾的基础：麻醉性镇痛药、吸烟、吸毒、酗酒、中枢兴奋药等都优先兴奋中脑-边缘叶DA系统，引起DA释放，兴奋心理活动，成为成瘾性的心理基础。$5\text{-}HT_3$ 拮抗剂可阻滞吗啡等药物对 A_{10} 神经元的兴奋和DA释放，因而可消除药物依赖的精神症状。

(7)抵抗药物镇痛作用：尽管DA及DA受体激动剂对基础痛阈无明显影响，但能减弱吗啡的镇痛作用。凡能增强中枢DA能系统功能的药物，均能明显对抗吗啡镇痛和针刺镇痛。DA拮抗剂如氟哌啶醇，对基础痛阈也无影响，但能加强吗啡镇痛和针刺镇痛。

(8)参与胃肠道功能、眼内压及视网膜信息传递的调控。

DA能神经元有较强的DA摄取能力，从而在正常情况下通过重摄取维持末梢DA含量的稳定，如长时间重摄取受阻，可使末梢DA耗竭。如可卡因、利血平等，能阻止细胞膜或囊泡膜摄取DA，最终导致DA耗竭而产生药理学效应。

(四)5-羟色胺(5-HT)的中枢分布及功能

1. 5-HT能神经元的分布及通路　脑内5-羟色胺能神经元胞体主要集中在中脑下部、脑桥上部和延髓的中缝核群。其纤维走向同样分下行和上行两大部分，其通路与NE能纤维大体相似。

(1)上行纤维：起自中缝背核与中央上核，行于被盖腹侧，在下丘脑前端分散成大小不等的纤维束，终止于视前核、杏仁核、尾状核、新皮质、海马等处，与精神活动、睡眠觉醒有关。

(2)下行纤维：中缝大核、隐核及苍白球接受来自大脑皮质的纤维，大部分下行至脊髓前角、侧角和后角。此为下行性抑制通路，与疼痛的调控密切相关。

另外，中脑脑桥核与中央上核发出纤维，终止于小脑皮质与小脑中央核，参与锥体外系的运动调节。

2. 5-HT的受体及功能(表1-3)

(1)感觉抑制：5-HT可抑制皮质诱发电位，其作用方式可能是突触后抑制。

(2)调节体温：下丘脑体温调节中枢内的NE和5-HT的动态平衡与体温的调节和维持有关。5-HT升温，而NE降温。

(3)调节睡眠：睡眠时间与脑内的5-HT含量呈正比。5-HT含量下降可出现严重失眠，尤以慢波睡眠减少为显著；增加 5-HT，则可促进睡眠。

(4)对内分泌的影响：①抑制皮质激素的分泌；②参与性周期的维持。

(5)升高痛阈：5-HT 是内源性镇痛系统的重要组成部分。5-HT 能神经元向下发出长纤维产生所谓"长反馈"镇痛效果，并与内阿片肽相互作用，提高痛阈。耗竭 5-HT 出现痛觉过敏。脑内 5-HT 在针刺镇痛中起重要作用。

(6)维持精神状态的稳定：狂躁症和抑郁症病人脑脊液中 5-HT 的代谢产物减少。许多抗精神病药及麻醉性镇痛药均与 5-HT 有密切关系，如利血平耗竭神经元中的 5-HT；三环类抗抑郁药抑制神经元对儿茶酚胺和 5-HT 的摄取。脑内 5-HT 具有普遍的维持精神稳定作用。狂躁和抑郁症病人脑内 5-HT 含量均较正常为低，而在此基础上其他递质如儿茶酚胺的增减可引起特定的情绪增高等反应，如抑郁症病人的儿茶酚胺含量下降，而狂躁病人的儿茶酚胺升高。

表 1-3 5-HT 受体的脑内分布及功能

受体亚型	中枢分布	对第二信使的作用	对离子通道的作用	对膜电位的影响
5-HT_{1A}	中缝背核、海马、齿状回	Gi，cAMP↓	K^+(G)↑，增加 K^+ 外流	超极化，突触后抑制
5-HT_{1B}	苍白球、黑质、大脑皮质	Gi，cAMP↓	?	5-HT 神经元上的自身受体
5-HT_{1C}	脉络丛、皮质、底节、下丘脑、海马、脊髓	Gp，IP_3↑	Cl^-(G)↑，增加 Cl^- 内流	缓慢去极化
5-HT_2	大脑皮质、尾核、面神经核、嗅结节	Gp，IP_3↑	K^+(G)↓，减少 K^+ 外流	缓慢去极化
5-HT_3	大脑皮质、外周神经元	直接偶联	Na^+(G)↑，增加阳离子内流	快速去极化
5-HT_4		Gs，cAMP↑		

注：(G)为 G 蛋白调节性离子通道。

四、氨基酸类神经递质

(一)兴奋性氨基酸(EAA)类神经递质

1. EAA 类神经递质的分布 谷氨酸和天冬氨酸是中枢神经的主要 EAA 神经递质。谷氨酸在大脑皮质、尾核、小脑和海马中含量最高，脊髓中含量虽较低，但有特异性分布，背根含量高于腹根，是初级传入神经元递质。天冬氨酸含量在中枢仅次于谷氨酸，分布遍及中枢神经系统，以脊髓灰质内含量最高。

2. EAA 的受体和作用 EAA 受体种类繁多，可分为两大类：一类为 N-甲基-天冬氨酸(N-methl-D-aspartate，NMDA)受体；另一类为非 NMDA 类，包括 α-氨基-3-羟-5-甲基-4-异噁唑丙酸(α-amimo-3-hydroxy-5-metyl-4-isoxazolepropionic acid，AMPA)/海人藻酸(Kaninc acid)受体和亲代谢性谷氨酸盐(mGlu)受体等。AMPA 受体与 Na^+ 通道相联系；mGlu 受体与 G 蛋白相偶联；NMDA 受体与钙通道相偶联，形成 NMDA 受体/钙通道复合体(图 1-7)，其上有不同的药理学结合位点：位于通道表面的谷氨酸受点、甘氨酸受点、锌离子受点、多胺(polyamine)受点，位于离子通道内的镁离子受点和苯环己哌啶(phencyclidine)受点，以及位于细胞内侧受体上的磷酸化位点。氨胺酮即作用于苯环己哌啶受点而产生非竞争性的拮抗作用。因此，NMDA 受体与麻醉关系更密切。

谷氨酸和天冬氨酸均可兴奋 NMDA 受体及非 NMDA 受体，产生迅速、普遍而持久的中枢兴奋效应。谷氨酸的作用比天冬氨酸强，

10～15mol/L 即对皮质神经元产生兴奋作用。它们在中枢神经系统中的作用极为重要，在兴奋依赖性突触形成、突触可塑、痛觉形成、学习和记忆等多方面均发挥着重要作用，并可能与一些神经病及精神病的发病机制有关，如癫痫、亨廷顿病、Schizophrenia、Alzheimer 病等。

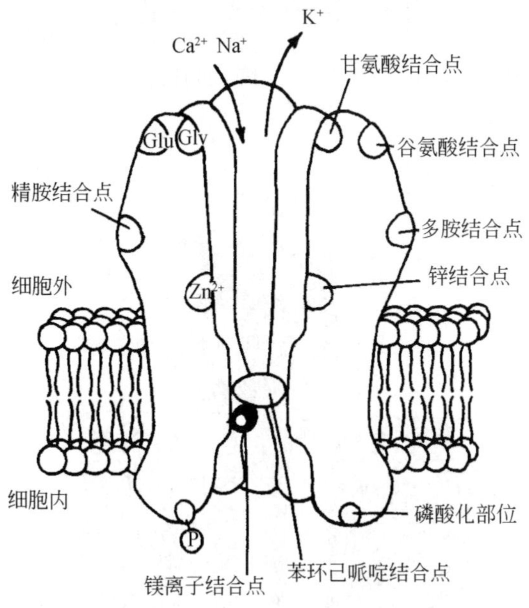

图 1-7　NMDA 受体模式图

研究发现，兴奋 NMDA 受体能够产生 Wind-up 现象（有人也称之为叠加现象），即使神经冲动在时间上经短暂的刺激，即可产生长时程的动作电位，在空间上将动作电位的幅度不断叠加放大，得以在时间和空间上整合，出现长时间的不断增强的反应。这种作用表现在疼痛方面即为慢痛，在突触的可塑性、记忆方面表现为长时程动作电位（LTP），均与麻醉有不可分割的联系。谷氨酸是 LTP、记忆形成的主要氨基酸递质。实验表明，低频刺激主要兴奋 AMPA 受体，使 Na^+ 内流；弱的强直刺激主要兴奋 mGlu 受体，使细胞内 Ca^{2+} 增加，并通过 PKC 使 NMDA 受体磷酸化，加速钙离子内流；而强的强直刺激主要兴奋 NMDA 受体，使 Ca^{2+} 内流。另外，强直刺激的脉冲频率一旦超过 100Hz，LTP 的出现可以不通过 NMDA 受体，而是利用非 NMDA 受体产生的，对于这一途径目前正在深入研究。谷氨酸也可作用于突触前的自身受体，起到自我调节作用。

实验表明，大鼠出生后 2～3 周谷氨酸等 EAA 才真正行使神经递质功能。此时，EAA 对脑的发育具有神经营养特性，参与神经通路和细胞结构的形成，尤其对突触可塑、记忆功能的形成起到关键性作用。

谷氨酸作用于神经元上 NMDA 受体，引起钙内流的过程也伴有 NO 的产生。NO 可穿过细胞膜到达细胞外，继续作用于自身细胞、周围细胞甚至信息传递的上一级细胞，反馈调节细胞前膜的功能。

近年来实验证实，大量的谷氨酸释放，持久兴奋 EAA 受体，的确可引起神经细胞的损伤直至死亡，其机制可能与长期、持续的去极化，使 Cl^- 内流增加，Ca^{2+} 释放并在细胞内堆积等有关，最终导致神经细胞死亡。

在脊髓，谷氨酸是唯一的一种含量在脊髓背根高于腹根的氨基酸，在背根神经节，其分布更高，已经肯定是感觉初级传入递质，由于其可以同时兴奋 NMDA 和非 NMDA 受体，可能同时参与快痛和慢痛的形成。

（二）抑制性氨基酸

1. γ-氨基丁酸（GABA）　GABA 是脑内最主要的抑制性氨基酸，在脑内的含量比单胺类递质高 1000 倍以上。人类中枢中以黑质和苍白球中含量最高。脑内约有 30% 的突触以 GABA 为递质。谷氨酸经脱羟酶的作用生成 GABA，在胞质内的含量很高。尚未发现有贮存 GABA 的囊泡。所以当有神经冲动时，它直接从胞质释出作用于 GABA 受体而发挥生理效应。释出的 GABA 有一部分被重新摄入神经末梢。多数 GABA 能神经元属于中间神经（90%～95% 含神经肽的中间神经元都是 GABA 能的），也有投射神经元存在，它们的轴突终扣围绕着其他非 GABA 能神经元（如皮质和海马的锥体细胞、黑质的 DA 神经元、中缝背核的 5-HT 能神经元、蓝斑的 NE 神经元、脊髓背角的投射神经元和前角的运动神经元等）形成突触，起到突触后抑制性调控作用；也可轴轴突触，产生突触前抑制。另外，GABA 神经元也接受 GABA 神经元的支配，发生负反馈调节。

GABA 受体分为 GABAa 和 GABAb 两种亚型。GABAa 受体是一个由 GABA 识别位点、Benzodiazepine(BD，苯二氮䓬)识别位点及氯离子通道 3 个部分组成的复合体。GABA 和 BD 识别位点都在同一受体蛋白的不同亚单位上，它们之间存在着变构性相互作用。GABA 与 GABA 的识别位点结合，可快速开启突触后膜上的氯离子通道，产生超极化电位，导致突触后抑制。BD 类药物可与 BD 识别位点高亲和力地稳定结合，通过变构性调节作用，增强 GABA 与其识别位点的结合，增加开启氯通道的频率(而不影响每个氯离子通道的启开时间)，起到加强 GABA 的抑制效应，产生抗焦虑、镇静的作用。所以安定类药物是 GABA 受体的正性变构调制剂。Flumazenil 是 BD 识别点稳定的纯拮抗剂，它本身没有作用，但可阻断安定类药物的作用。有些药物不影响 GABA 及 BD 与各自的识别位点结合，但可直接影响氯通道而产生效应。如巴比妥类药物通过延长每个氯通道启开的时间，除本身可产生超极化作用外，还可增强和延长 GABA 的超极化作用。印防己毒素则关闭氯通道而阻断 GABA 受体的作用。进一步研究表明，GABAa 受体是由 4 个(或 5 个)亚单位(2 个 α+2 或 3 个 β，或 2 个 α+2 个 β+1 个 γ)围绕氯离子通道组成。GABA 和 BD 识别位点分别位于 β 和 α 亚单位上(图 1-8)。

GABAb 受体分布在整个神经系统，其数量在大部分脑区少于 GABAa 受体，主要位于突触前膜。在脊髓背角 GABAb 受体主要分布在细纤维传入终止区，可能主要介导细纤维传入的突触前抑制效应。GABAb 兴奋可激活 Gi 蛋白，阻滞钙通道，减少钙离子内流，从而减少兴奋性递质的释放，起到突触前抑制作用。此外，GABAb 兴奋可通过激动 G 蛋白，调节细胞内蛋白激酶产生磷酸化作用，增加钾外流，产生突触后抑制效应。但这种效应与 GABAa 兴奋产生的突触后抑制相比显得微乎其微。

GABA 对神经系统的作用主要是抑制性调控。

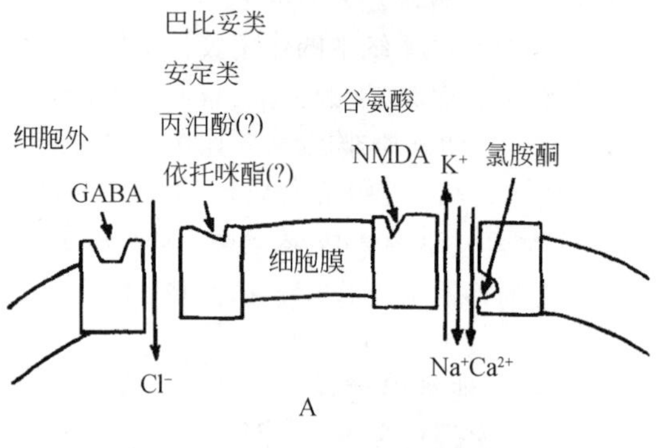

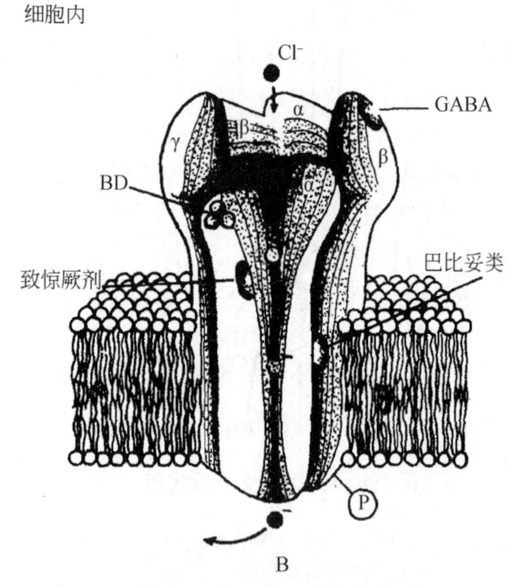

图 1-8 GABAa 受体模式图

(1)抗焦虑：主要通过 GABAa 受体实现。

(2)抗惊厥：各类惊厥的发生几乎都与脑内 GABA 减少有关。皮质 GABA 含量下降，易引起癫痫发作，而且其含量降低程度与癫痫发作强度相一致。增加 GABA 的合成或减少其降解，或给予安定类药物加强 GABA 与受体结合，均可达到提高惊厥阈或防治惊厥的作用。GABA 合成或释放抑制药，都可引起惊厥。

(3)镇痛：脑内 GABA 含量增加可强化吗啡的镇痛效应。在脊髓水平，GABA 的突触前抑制是针刺镇痛的机制之一。脊髓 GABA 能神经元多为中间神经元，位于腹角(主要 GABAa 受体)和背角Ⅰ、Ⅱ层(主要 GABAb 受体),参与肌肉的运动和伤害性刺激的调节。背角 GABA 中间神经元构成痛觉调节机制所谓的短反馈(局部回路),如皮肤的伤害性刺激可通过抚摸等机械刺激而减轻,即可能就是通过粗纤维传入至 GABA 能中间神经元产生的。

(4)对内分泌的调节:GABA 对垂体激素具有普遍的抑制分泌作用,如抑制 CRF 的释放等。

(5)对其他神经递质的影响:如前所述,GABA 对脑内的很多神经元都有抑制性调节作用。

2. 甘氨酸　甘氨酸是中枢神经系统另一具有抑制性功能的氨基酸类递质,但其作用较弱,仅是 GABA 的 1/20。甘氨酸在脊髓中的含量增高(前角高于后角)。郎氏细胞释放的递质可能是甘氨酸。由于甘氨酸只抑制脊髓神经元而对脑神经元无效,故推测它可能是脊髓中间神经元的抑制性递质。近年来的研究表明,甘氨酸可能通过变构性作用易化 NMDA 受体/通道对兴奋性氨基酸的效应。临床上,可通过阻断甘氨酸此效应来治疗 EAA 过多所致的神经毒性。

五、神经肽

多肽类中枢神经递质种类较多,如内阿片肽、P 物质、心钠素、血管紧张素、垂体后叶素、降钙素基因相关肽(CGRP)、胆囊收缩素(CCK)等,这里重点介绍内阿片肽和 P 物质。

(一)内阿片肽

内阿片肽分为内啡肽、脑啡肽和强啡肽 3 大类。它们在脑内分布不均匀,而且可与经典递质或激素共存,如脑啡肽和肾上腺素共存于肾上腺髓质细胞的嗜铬颗粒内;强啡肽与加压素并存于垂体后叶的细胞内颗粒中。大部分内阿片肽神经递质通路较短小,形成局部回路,分布广泛,提示阿片肽递质以调节功能为主,其生理效能呈多样化。

内阿片肽受体有 μ、δ、ε、κ 和 σ 5 种亚型,在脑中的分布亦不均匀。新皮质深层、黑质区、海马以 κ 受体为主;中脑、小脑分子层以 μ 受体为主;齿状回以 δ 受体为主。不同的受体亚型所产生的生理功效不完全一致。μ、δ 亚型兴奋可产生心血管和呼吸抑制;σ 亚型反而可兴奋心血管和呼吸;κ 亚型有抗癫痫作用;μ 和 κ 亚型则具有镇痛作用。阿片的作用主要是通过 G 蛋白来实现的,如 cAMP↓、K^+(G)↑、Ca^{2+}(G)↓。吗啡激动 μ 受体,抑制 AC,促进 K^+ 通道开放,表现为镇痛、缩瞳、心率减慢、体温下降、呼吸抑制和对外界反应迟钝。酮基环唑新激动 κ 受体,抑制 AC,表现为缩瞳、镇静和屈肌反射抑制。N-烯丙去甲间唑新激动 δ 受体,抑制 Ca^{2+} 通道,表现为扩瞳、呼吸急促、心跳加快、体温上升与谵妄。一般认为,μ_1 受体与脊髓以上水平的镇痛、木僵、催乳素的释放、降温等有关;μ_2 受体可能关系到呼吸抑制、心动缓慢等作用。δ 受体可能引起调节痛觉的功能,也可能参与呼吸调节和边缘系统有关的一些作用。κ 受体除了与镇痛、运动障碍、安定等作用有关外,还可能参与中枢食欲调节。

内阿片肽的灭活主要靠酶分解,如 β-内啡肽通过 N 端乙酰化而灭活,脑啡肽主要由氨肽酶及脑啡肽酶分解。强啡肽的酶解环节还不清楚。研究内阿片肽降解酶抑制剂可能对临床镇痛药的开发大有益处。内阿片肽的活性部分主要是 N 端四肽,其中第 2 位和第 5 位氨基酸可以改动。因此,人工合成耐酶的脑啡肽类似物大都将第 2 位甘氨酸用右旋丙氨酸取代,并在羧基端加酰胺基或醇基,这样可增加脑啡肽对羧肽激酶和氨肽酶的抵抗力。脑啡肽可通过突触前或突触后作用,抑制痛觉信息的传递。

临床应用阿片类药物可出现诸多不良反应,尤其是成瘾性和呼吸抑制。将作用于不同亚型的阿片类药物慢性注入动物体内使之产生耐受成瘾后,发现同一亚型的阿片药存在交叉耐受及交叉抑制戒断症状,但不同亚型间无明显的交叉现象。如对吗啡耐受的动物对芬太尼、去甲吗啡等作用于 μ 亚型的阿片药也同样耐受,但对环唑辛、喷他佐辛(镇痛新)等作用于 κ 及 σ 亚型的阿片药并不产生耐受;对吗啡成瘾的动物,用纳洛酮可激发戒断症状,此时注射吗啡、芬太尼或去甲吗啡均可抑制戒断症状，但注射环唑辛或喷他佐辛则不能。

(二)P 物质

P 物质是最早发现的神经肽之一。在中枢神经系统，至少有五群不同的 SP 阳性细胞体，并已发现一些传导通路。SP 激活多巴胺能黑质纹状体通路，而 GABA 抑制该通路。某些通路可能与心血管活动有关。在脊髓，SP 主要分布于脊髓背角浅层灰质内，作为初级传入神经元的一种递质存在于初级传入 C 纤维和 Aδ 纤维及神经节内，对痛觉传递的二级突触起易化作用。辣椒素可通过阻断、破坏 C 纤维而使之在脊髓内的含量下降。SP 在脊髓水平致痛，而在其以上的中枢水平镇痛。在脑内，SP 对痛感觉有调节作用，可降低对痛觉的敏感度。另外，小剂量 SP 可促进内啡肽的释放。

P 物质是第一个被确定为初级感觉传入纤维的递质，有着十分重要的意义。首先，结束了自主神经只有传出纤维的历史。已证实迷走神经中有 90%的肽能纤维，内脏神经中有 75%，盆腔神经有 50%，它们主要传导内脏感觉；其次，为疼痛研究提供了更为客观的指标。人们可以根据脊髓背角 P 物质免疫反应物的阳性程度判断一种药物能否产生镇痛效果。一般认为 P 物质参与疼痛的慢性过程；另外，也为神经源性炎症提供了实验依据。目前认为，感觉神经纤维受到刺激后，不但向中枢端释放 P 物质，传递疼痛信息，而且通过其外周释放该类递质，导致外周炎症，从而形成神经源性炎症，如关节炎、过敏性鼻炎等。已有一些 P 物质拮抗剂问世，用于镇痛已取得一定疗效，有望开发为临床应用药。

(三)胆囊收缩素(CCK)

脑内的 CCK 主要是 CCK-8。CCK-8 存在于大脑皮质、纹状体、杏仁核、丘脑腹侧核、中脑等处，脑干和脊髓含量较低。CCK-8 可拮抗吗啡的作用，其原理可能是减弱阿片受体对阿片类物质的结合力和通过 IP_3 提高细胞内钙离子水平而发挥作用。

六、其他神经递质或调质

(一)组胺

组胺虽然在中枢的含量较低，但构成组胺能神经元系统，参与多种脑功能的调节，起着神经递质或神经调质的作用。在外周，组胺受体 H_1 参与过敏和炎症反应，H_2 受体促进胃酸分泌。在脑内，除了 H_1 和 H_2 受体外，还发现有 H_3 受体。脑内 H_2 受体与 AC 相偶联，在多数部位抑制神经元放电；H_1 受体激活时增加钙内流（通过 IP_3）、促进糖原分解、强化 H_2 受体的 cAMP 效应。H_1 和 H_2 受体位于突触后，也存在于星状胶质细胞和脑血管。H_3 受体位于突触前，为自身受体，对组胺的合成和释放均有抑制作用。H_3 受体还存在于其他神经末梢上，可抑制 5-HT 和 NE 等递质的释放。脑内组胺的功能主要有：

(1)调节神经内分泌：H_1 受体兴奋可促进加压素的释放，引起抗利尿作用。组胺还可引起血浆 ACTH、皮质激素等激素的含量增高。

(2)调节边缘系统的功能：大脑边缘系统有组胺受体的分布。脑室注射组胺可降低体温（H_2 受体）、升高血压、抑制摄食、改善学习记忆。

(3)调节觉醒和睡眠：脑室注射组胺通过 H_1 受体增加觉醒反应。组胺神经元对大脑皮质有广泛的投射，具有与网状上行激活系统相似的作用。

(4)镇痛作用：脑室与中缝背核注射组胺可镇痛，但中缝中央核注射会引起痛觉过敏。

(二)嘌呤类物质

嘌呤（purine）在机体代谢中占有重要地位。腺嘌呤（adenine）是组成核酸的一种主要碱基，参与蛋白质的生物合成。它和戊糖合成的腺苷（adenosine）及其衍生物一磷酸腺苷(AMP)、二磷酸腺苷（ADP）和三磷酸腺苷(ATP)不仅是体内核酸合成和能量代谢的重要物质，而且参与血管及神经功能的调节。

1. 嘌呤受体和腺苷受体

(1)嘌呤受体（purine receptor）：嘌呤受体

存在于外周组织，分为两类。P_1 受体对腺苷最敏感，其他依次为 AMP、ADP 和 ATP。P_2 受体对 ATP 特别敏感。在自主神经传递中，可能存在于嘌呤能神经，其兴奋后释放腺苷和 ATP。ATP 作用于突触后膜上的 P_2 受体，使膜对钾离子的通透性提高，引起突触后平滑肌细胞的超极化而表现为松弛。腺苷则作用于 P_1 受体使兴奋性神经末梢的钙内流减少，进而使 Ach 释放减少，表现为突触前抑制。

（2）腺苷受体（adenosine receptor）：腺苷受体存在于中枢，分为 A_1 和 A_2 两类。A_1 受体和 Gi 蛋白偶联，对 cAMP 的生成起抑制作用；A_2 受体与 Gs 蛋白偶联，使 cAMP 生成增加。

2. 腺苷的中枢作用

（1）中枢抑制作用：腺苷能降低中枢各个水平的神经元的兴奋性，抑制自发电和诱发电，表现为镇静、嗜睡。其机制和外周作用相似，在突触后是由于钾离子电导增加引起的膜超极化；在突触前是由于钙离子内流减少，使兴奋性递质（Ach、NE、5-HT 等）释放减少。二者均由 A_1 受体介导。

（2）神经保护作用：内源性腺苷具有抗惊厥作用。脑缺血缺氧时所释放的腺苷可防止神经元死亡。

（3）扩张脑血管作用：腺苷和 ATP 能扩张脑血管。引起脑血管扩张的腺苷有效浓度在细胞外液正常腺苷浓度范围之内，因而认为神经细胞释放的腺苷或 ATP 在控制脑血流方面起自稳作用，可保持内环境的相对稳定（homeostasis）。

（4）镇痛作用：脑内和脊髓内的腺苷和 ATP 可能参与镇痛的调节。脑脊液内或静脉注射腺苷或 ATP 均可强化麻醉药的镇痛效应。近年来开发的“腺苷调节药物”即通过减少腺苷的代谢以提高内源性腺苷的水平而发挥作用。

（5）参与某些中枢性药物的药理作用：①咖碱的中枢兴奋作用是在受体水平拮抗了腺苷作用的结果。②苯二氮䓬类药物能抑制腺苷的重摄取，其镇静作用部分是因为细胞外液中腺苷水平的提高。③吗啡能促进大脑皮质释放腺苷，可能部分因此产生中枢抑制。④其他一些抗焦虑、抗惊厥类药物的作用可能与腺苷有关。

（三）一氧化氮（NO）

NO 具有扩张血管作用。硝基类血管扩张药（硝普钠、硝酸甘油）松弛血管平滑肌的最终介质可能就是 NO。NO 是在 NO 合成酶（NOS）的作用下由精氨酸水解生成。在中枢神经系统，NOS 活性的分布与 NMDA 受体的分布一致。NOS 的活性依赖于神经元中的钙离子。当细胞内钙离子浓度处于正常静息水平时，NOS 并无水解活性。当兴奋性递质谷氨酸释放并与 NMDA 受体结合，导致钙内流，形成 Ca^{2+}-CaM 复合体，从而活化 NOS，生成 NO。

NO 对靶细胞的直接作用是活化 GC，从而升高 cGMP 水平，再发生一系列生物效应。NO 在中枢的突触可塑性中起重要作用。另外，脊髓中 NOS 活性存在于胶状质和中央管周围灰质，推测 NO 可能参与脊髓伤害性感受传递或外周伤害性感受的环节。

第三节　脑和脊髓的解剖和功能

中枢神经系统的解剖和功能非常复杂。本节仅以图表的形式给予简介。

一、脑的解剖和功能

根据发生可将脑分为端脑（左、右大脑半球）、间脑、小脑、中脑、脑桥和延髓。通常又把中脑、脑桥和延髓总称为脑干。

（一）大脑半球（图 1-9）

按颅骨的对应部位，大脑半球可分为额叶、颞叶、顶叶和枕叶 4 部。脑岛位于大脑外侧裂的深部。边缘叶位于大脑半球的内侧面，环绕脑干上界，包括胼胝体下回、扣带回、海马回、齿状回及海马结构。边缘叶的功能很复杂，与

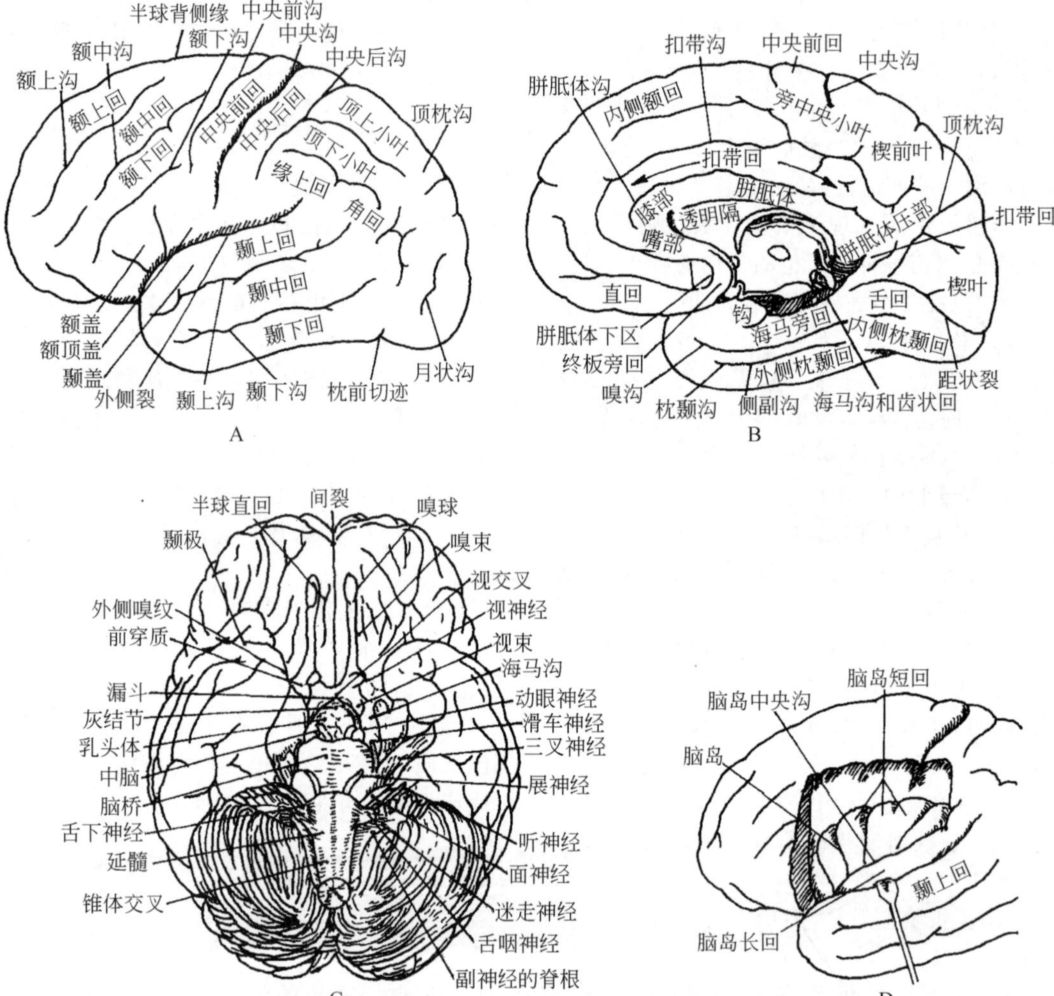

图 1-9 大脑半球的背外侧面观(A)、内侧面观(B)、底面观(C)和岛叶的位置(D)

情感表达、性格特征、本能冲动、学习记忆、自主性反应等有关。两侧大脑半球之间由胼胝体相连。大脑半球是生命的高级中枢。大脑皮质可分为不同的功能区(图 1-10)。

(二)间脑

间脑位于两大脑半球之间,连接大脑半球和中脑(图 1-11)。两侧间脑之间的窄腔为第三脑室。视神经发自间脑。间脑可分为丘脑、下丘脑(丘脑下部)、丘脑上部和丘脑底部(腹侧丘脑)。丘脑是一对卵圆形的灰质块,它与大脑皮质间的往返联系,形成丘脑放射,构成内囊的大部分。丘脑上部包括髓纹、缰三角、缰连合和松果体。丘脑底部包括红核和黑质的嘴侧部。下丘脑包括视交叉、灰结节、乳头体和由灰结节向下伸延的漏斗。

1. 丘脑的助能

(1)丘脑是最大的皮质下接受站和中继站,它接受来自皮肤、内脏感受器、视觉和听觉通路、下丘脑、小脑和脑干网状结构的传入冲动,并传递到大脑皮质。即所有传入冲动必须经过丘脑到达大脑皮质才能产生意识,所以丘脑被称为“意识闸门”。并且,丘脑对传入冲动还进行协调和整合,使信息具有感情色彩,然后

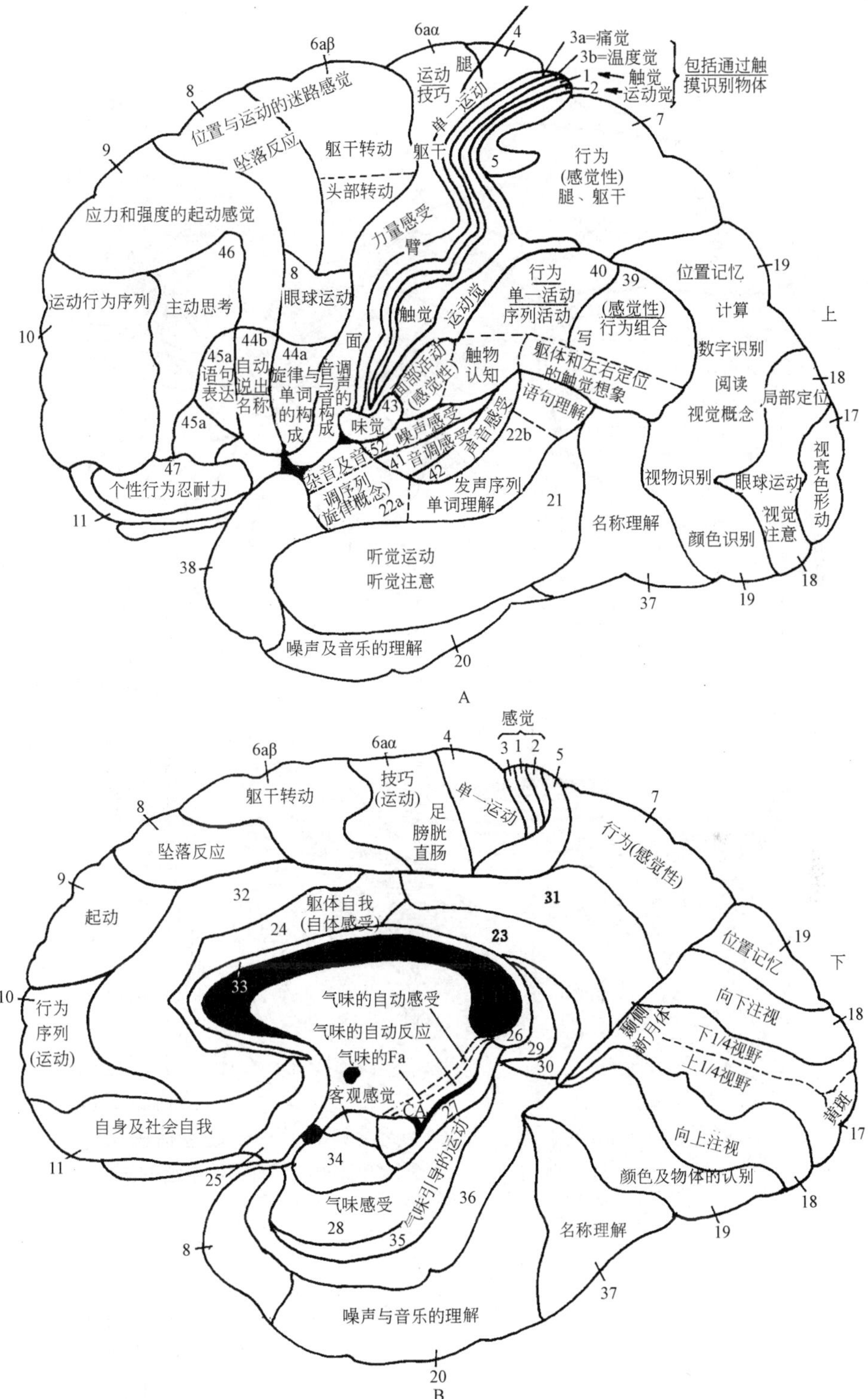

图1-10　细胞构筑基础上的大脑皮质功能定位

A. 左侧半球凸面观；B. 右侧半球内面观

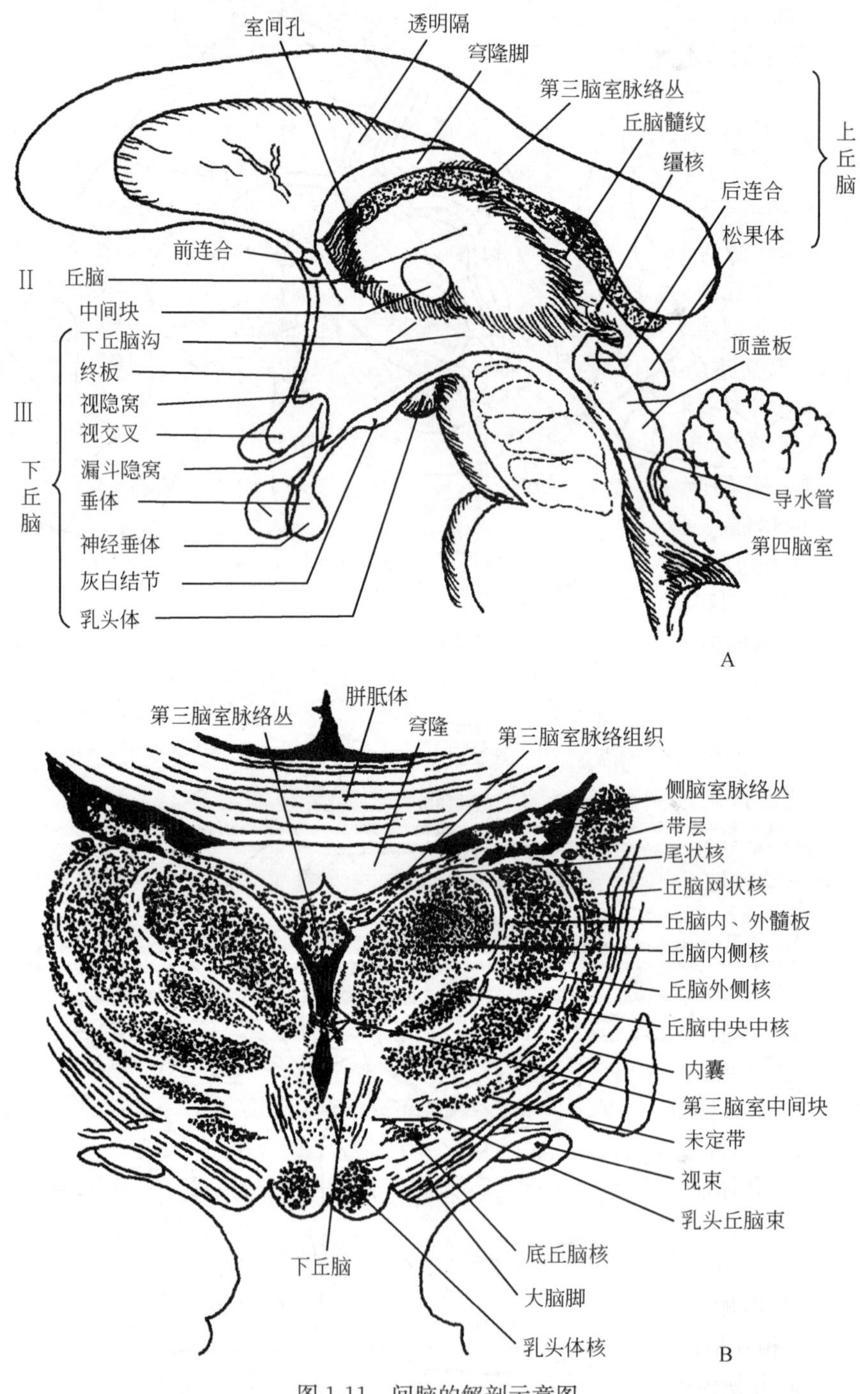

图 1-11　间脑的解剖示意图

A. 矢状切面；B. 冠状切面

再传入大脑皮质。

(2)丘脑可能是皮质下感觉中枢，一些基本的感觉，如疼痛、热和冷，可在丘脑产生感觉。所以，大脑感觉皮质切除后仍有痛觉意识。

(3)丘脑与锥体外系有联系，在对疼痛和其他影响情感的刺激发生反应的表情和情感运动中起重要作用。

(4)丘脑是网状激活系统的一个非常重要的部分，刺激特异性丘脑核团只激活大脑皮质的某些特定区域，而刺激非特异性丘脑核团和中脑网状结构能激活整个大脑皮质。

(5)丘脑也接受来自大脑运动皮质的信息，通过和锥体外系之间的侧支环路联系，对运动有类似小脑一样的调节作用。

2. 下丘脑的功能　下丘脑神经元由特别致密的毛细血管所包围，犹如一个特殊的测量感受器，使中枢能控制和调节机体所有的自主活动，以维持内环境的恒定。

(1)对温度调节：在下丘脑的嘴侧，特别是视前区，存在着特殊的温度感受器核团，它可感受通过下丘脑的血液温度，并把信息传给下丘脑尾侧部的特定核区。该区还接受来自皮肤冷感受器的信息，经过整合处理，发出控制散热或产热的信号给自主神经等系统，维持体温的相对恒定(36.5～37.5℃)。若体温高于正常，散热活动兴奋(皮肤毛细血管扩张、汗腺分泌增加)而产热活动抑制。当体温低于正常，散热活动抑制(皮肤毛细血管收缩、汗腺停止分泌)而产热活动兴奋(脂肪和糖类代谢增加，甚至肌肉颤抖)。目前认为，下丘脑体温调节中枢的活动受中枢神经递质的控制。5-HT增加产热效应(升高体温)，NE 则增加散热效应(降低体温)，Ach 也具有升温作用。

(2)对摄食的调节：灰白结节外侧区是饥饿或贪食中枢，腹内侧区为饱食或厌食中枢。两中枢在功能上相互拮抗又相互协调，维持着摄食的时间和量，并使体重保持相对恒定。

(3)对水平衡的调节：下丘脑视上核和室旁核的神经元分泌抗利尿激素(ADH)。正常时，ADH 沿视上核-垂体神经纤维的轴浆被运送到垂体后叶贮存，只有少量直接释放到血中。当血液渗透压升高，会刺激视上核及其周围的渗透压感受器，促使垂体后叶释放 ADH，后者促进肾远曲小管对水的重吸收，使尿量减少。临床上，若病变或手术损伤了下丘脑或垂体区，可能会使 ADH 产生不足而出现尿崩症。

(4)对垂体前叶激素的调节：由下丘脑结节小细胞合成的释放激素或因子(如促皮质素释放因子、促甲状腺激素释放激素、催乳素释放因子、生长激素释放激素等)沿着结节垂体束下行至门脉血管网，并经这些血管到达垂体前叶，刺激特异的激素产生细胞产生和释放各种促激素(如 ACTH、生长激素、促甲状腺激素、催乳素等)。这些促激素进入血流，刺激特异内分泌腺产生相应的激素，作用于受体而发挥效能。同时，血中的激素水平通过反馈机制影响特异的下丘脑核团及垂体前叶的腺细胞，其结果为垂体前叶释放或不释放促激素，使血中的激素水平保持在正常范围。

(5)对自主性功能的影响：下丘脑是皮质下自主性功能的高级调节中枢。刺激下丘脑嘴侧，尤其是视前区，副交感性活动增强，表现为出汗、血管扩张、流涎、肌张力减弱、心率减慢、膀胱收缩、胃肠蠕动增强等。刺激下丘脑的尾侧部，尤其是后核和外侧区，交感活动增强，表现为血压升高、心率增快、瞳孔扩大、气促、胃肠蠕动减弱和高血糖症。下丘脑对交感和副交感系统的调节和控制是通过前脑内侧束、乳头顶盖束和背侧纵束 3 条下行传导束来实现的。它们联系下丘脑和中脑的下行网状系统，把中枢冲动传递到交感和副交感神经的各个部分(其中包括脑干自主神经中枢)。另外，下丘脑也可通过垂体激素而进行体液调节。

(6)对情绪反应的作用：下丘脑参与发动和整合伴随情绪(emotion)而出现的自主性和躯体性活动。下丘脑手术后病人可能出现发狂、愤怒、害怕、攻击他人等情绪反应。

(7)对睡眠的影响：电刺激视前区或局部注射 Ach、毒扁豆碱、5-HT 可诱发动物入睡；若损伤该区则不能入睡，故被认为是“睡眠中枢”。在下丘脑或内侧的低位区域可能还存在

"觉醒中枢",受刺激后动物觉醒。有人认为睡眠是"睡眠中枢"对"觉醒中枢"抑制的结果。

(8)对学习和记忆的影响:临床上,乳头体肿瘤病人可有记忆缺损表现。毁坏海马结构、穹隆和乳头体后动物的近期记忆明显障碍,而且不能学习新的事物和技艺。下丘脑弓状核是脑内β-内啡肽和ACTH能神经元胞体集中的部位。在导水管周围灰质腹侧微注β-内啡肽,可明显增强动物的分辨学习能力。所以,下丘脑与学习和记忆有密切关系。

(三)脑干

脑干包括中脑、脑桥和延髓3部分。其外部和内部结构如图1-12~图1-15所示。脑干内部除了上、下行传导纤维和众多脑神经核外,还存在着呼吸、循环等重要调节中枢。

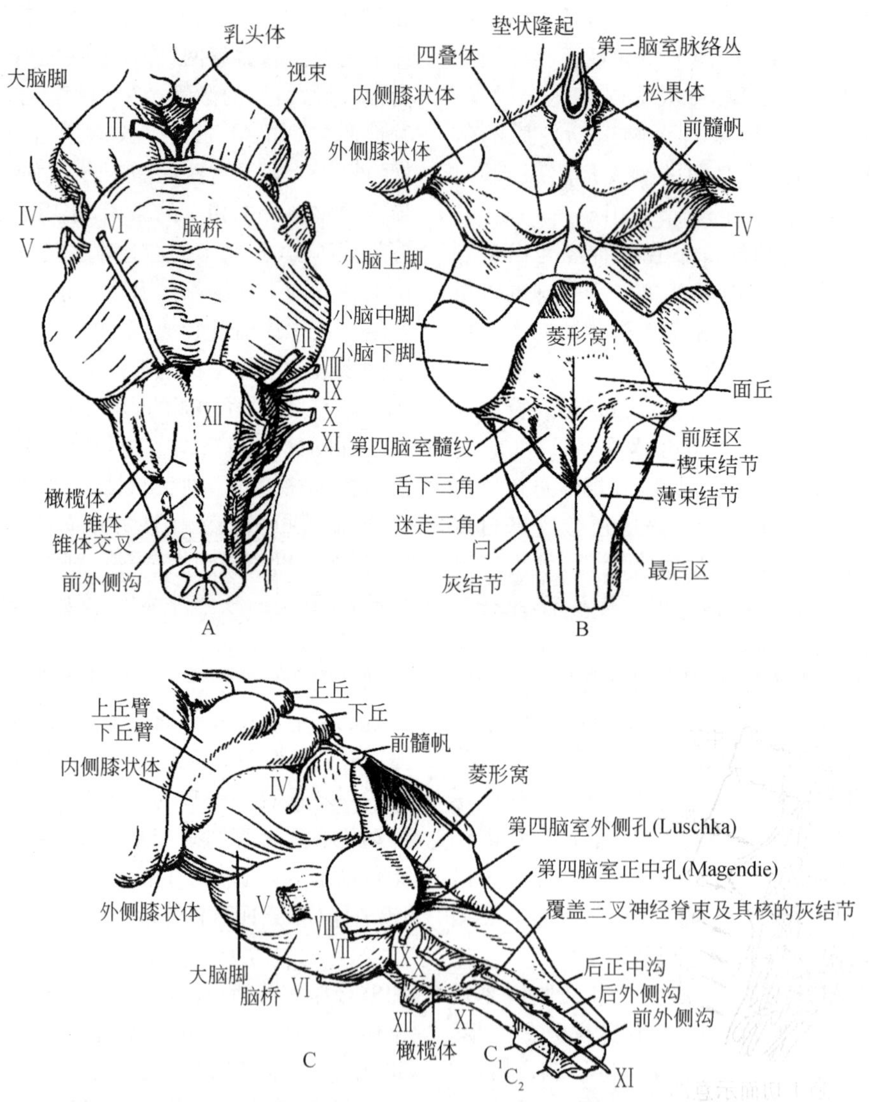

图1-12 脑干的正面观(A)、背面观(B)和侧面观(C)

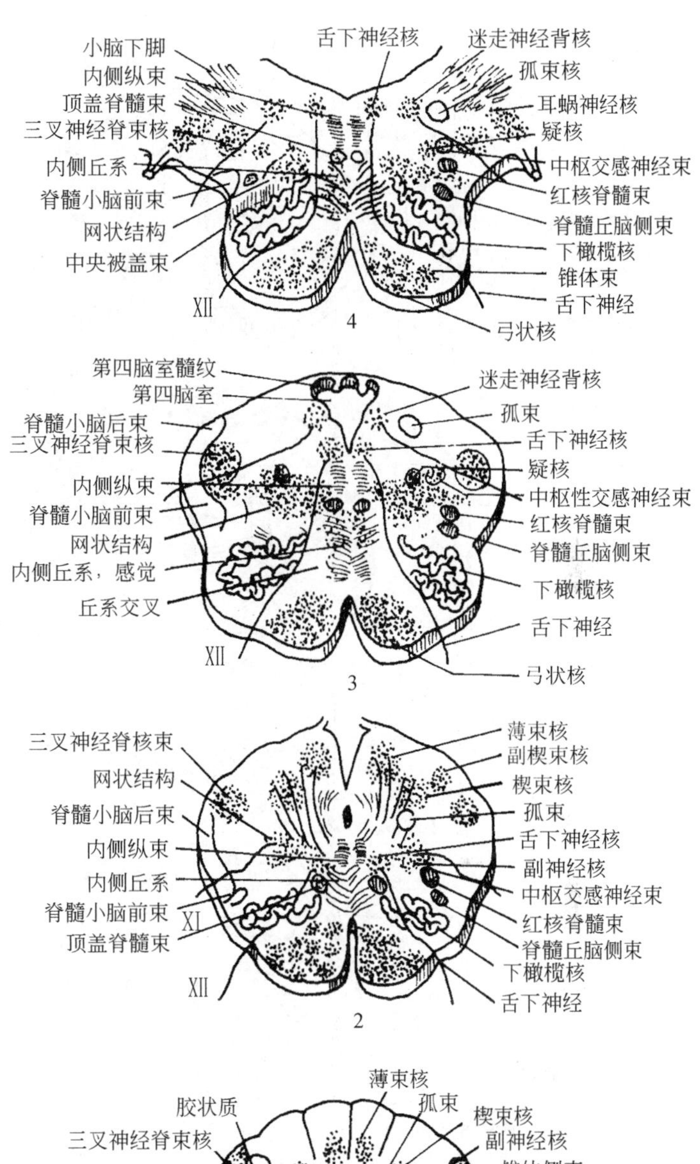

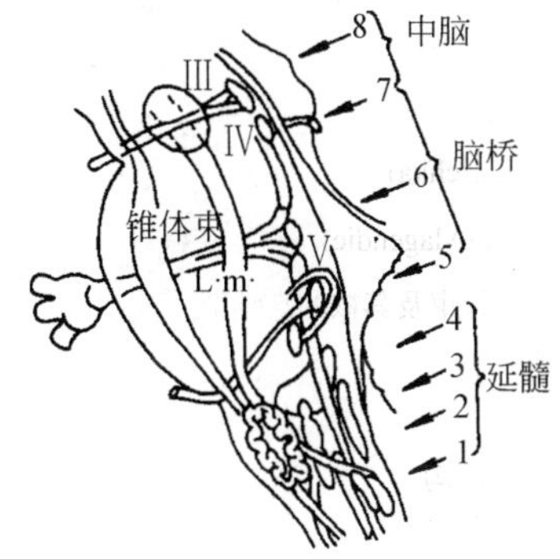

图 1-13　脑干切面示意图

L·m·＝内侧纵束

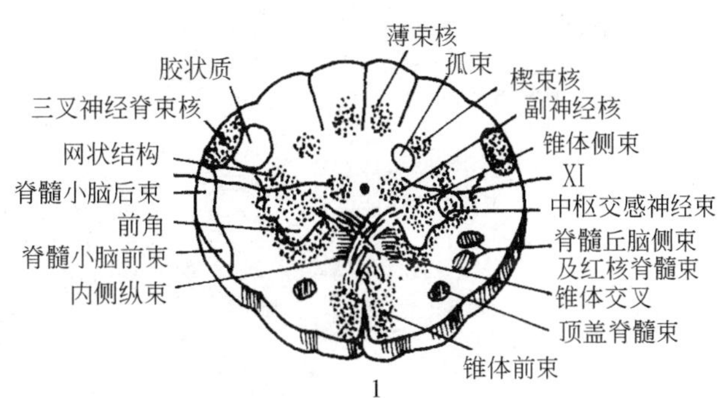

图 1-14　延髓内部结构示意图

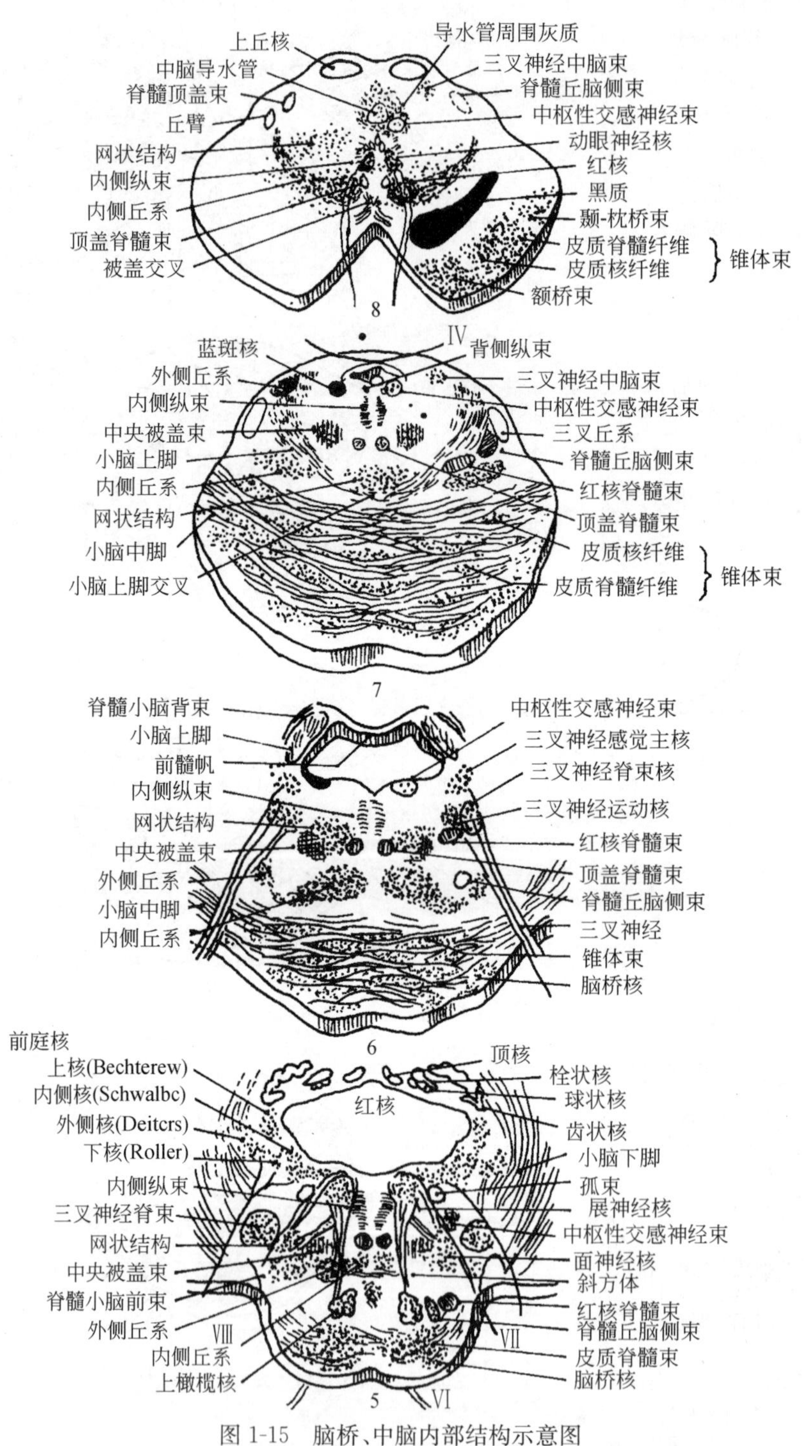

图 1-15 脑桥、中脑内部结构示意图

1. 中脑　中脑长约 15～20mm，包括背侧的四叠体和腹侧的大脑脚。它斜行通过小脑幕切迹，把小脑和脑桥连于间脑。中脑导水管从中脑中通过，连通第三、第四脑室。

2. 脑桥　位于颅底斜坡上。其腹侧正中表面的纵行浅沟可容纳基底动脉。沟的两端隆起内有锥体束和脑桥核。

3. 延髓　其腹侧位于颅底斜坡上，长约 3cm。

(四)小脑

小脑位于脑干的后方。小脑为维持平衡和肌张力的协调中枢，它如同计算机一样协调感觉传入并调节运动传出，以使躯体肌肉系统能够完成精细的技巧性运动。

二、脑干网状结构及其功能

(一)网状结构的简明解剖

网状结构(reticular formation，RF)具体是指遍及整个脑干被盖部的一些大小不等的神经元核团。它们及其本身的树突、轴突以及来自不同部位的轴突侧支混杂在一起，充斥于脑神经核和橄榄体间的间隙及上、下行纤维之间(图 1-16)。近年来，一些作者将某些与 RF 联系密切的核团(中缝核、蓝斑、孤束核、疑核等)也纳入脑干 RF。RF 神经元接受来自脊髓、脑神经核、大脑和小脑的传入冲动，并发出冲动至这些结构。由于 RF 内的突触传递多而复杂，干扰突触传递的药物(如镇静药、全麻药)对 RF 功能的影响比特异性传导要明显。

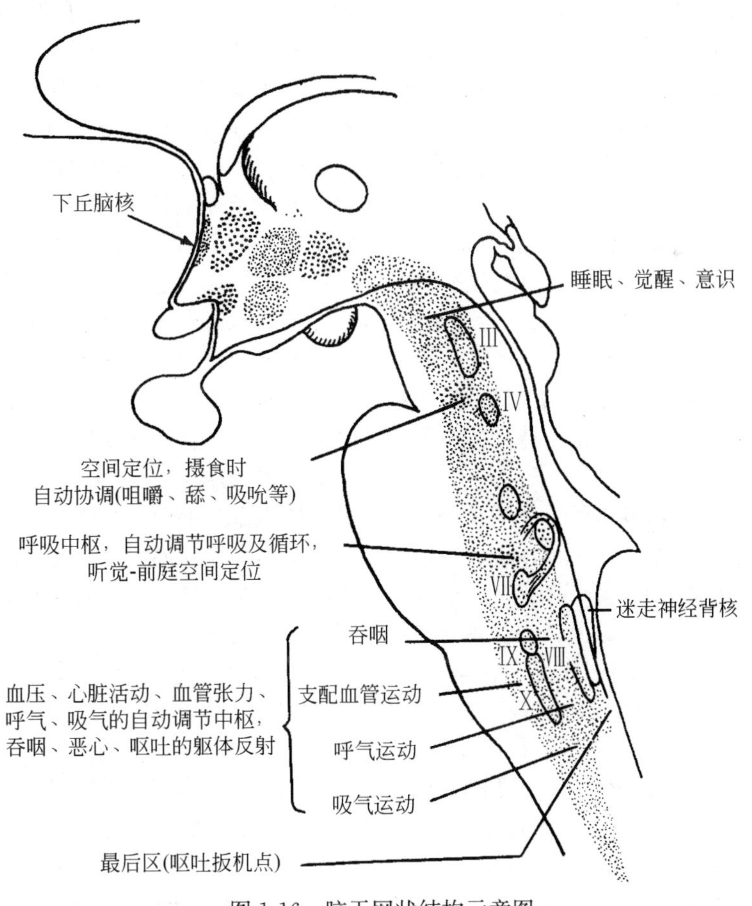

图 1-16　脑干网状结构示意图

(二)网状结构的功能

1. 维持大脑皮质的紧张性和觉醒状态 在 RF 内存在着上行网状激活系统(ascending reticular activating system,ARAS)。正常情况下,外周的躯体感觉直接通过脊网束或通过特殊投射系统的侧支进入 RF,从而激活脑干 RF 神经元的活动,后者又通过网状上行投射纤维至间脑,再从间脑发出纤维广泛地投射到大脑皮质各区,对皮质施加紧张性的易化影响,为大脑皮质提供导致觉醒的基础。虽然深睡的动物可被各种感觉性刺激(疼痛、本体感觉刺激、声光等)或直接刺激 RF 唤醒,使 EEG 的睡眠波变为觉醒波,但若在中脑水平破坏 RF 而保留特殊投射通路,动物的行为和脑电均呈现昏睡状态,这时即便给予强刺激唤醒动物,刺激停止后不久便又回到昏睡状态。然而,若损伤特殊投射系统而保留 RF,则动物在行为和脑电方面均维持清醒状态。在临床上,若中脑 RF 病变或手术损伤,病人可呈现昏迷状态。所以,RF 为大脑皮质提供动能,以维持清醒时的皮质紧张性。

2. 维持肌张力和调节姿势反射 RF 对躯体运动具有下行性抑制和易化作用。它通过网脊束易化或抑制 α-运动神经元直接调节肌肉的收缩,或易化或抑制 γ-运动神经元,通过改变肌梭的敏感性间接地调节肌肉运动。这样使复杂的运动(直立、行走和保持身体平衡)表现得更为完善。

3. 对感觉功能的调节作用 一般认为,感觉冲动应当迅速正确毫不失真地自感受器传到大脑皮质,在那里进行分析和综合。然而,研究表明 RF 对感觉冲动(触觉、痛觉、视觉、听觉)的中枢传递过程也有调节作用。它能在感觉信号到达更高的整合中枢之前进行信号挑选。这种选择是根据刺激的意义和机体以往的体验而完成,有重要意义的信号可被易化,而次要的信号则被抑制,从而使注意集中于一个特殊的事物上。所以,RF 可能是我们认识世界、思维、学习能力的基础。

4. 对呼吸的调节 脑桥和延髓的 RF 内存在着呼吸中枢。是产生节律性呼吸的基本中枢。位于下橄榄体背侧,由腹侧的吸气中枢和背侧的呼气中枢两部分组成,它们支配和调整着呼吸肌运动神经元,使之完成节律的呼吸运动。脑桥下端(可能是网状巨细胞核)存在着长吸中枢,其作用是加强吸气。在脑桥的上部有呼吸调整中枢,具有抑制长吸中枢、调整呼吸深度的作用。大脑皮质对呼吸中枢也有控制作用。正常情况下,机体的呼吸运动依赖于各呼吸中枢之间的相互协调、相互制约以及对各种有关冲动的整合。

5. 对心血管活动的调节作用 早期认为延髓内存在心血管中枢,并机械地划分为缩血管中枢、扩血管中枢、心加速中枢和心抑制中枢 4 个区。此概念已陈旧。后来简单地分为加压区和降压区,但范围不准确。近年来通过较先进的生理学方法证实:中脑、脑桥和延髓 RF 近中轴部分都有升压反应的神经元核团,如巨细胞核、外侧网状核、腹侧网状核、小细胞核等。这些核团有纤维至脊髓灰质侧角细胞,兴奋时可产生全身性升压反应。而降压反应神经元位于孤束核、旁正中核、中缝大核、腹侧延脑中央核和迷走疑核。降压效应神经核团在性质上多属反射弧的传入部位,它们接受传入冲动(如窦神经)而兴奋,传出冲动至 RF 内的其他核团,进而抑制巨细胞核等升压核团,出现降压效应。可见,与心血管活动有关的核团广泛地分布在脑干 RF 中,并且还受下丘脑前部核团、边缘叶甚至大脑皮质的调节。所以延脑的心血管中枢不是孤立活动的,而是与脑干以上的网状结构、下丘脑、边缘叶和大脑皮质组成一个完整的心血管中枢,从而完成心血管功能的调节。

6. 其他 延髓 RF 中的一些核团可能为吞咽、恶心、呕吐中枢。

三、脊髓的解剖和功能

脊髓呈前后稍扁的圆柱状,位于椎管内。上端在枕骨大孔处与延髓相连,下端在成人达第 1 腰椎下缘,然后形成终丝经椎管终于第 2 尾椎体的背面。脊髓是中枢神经的低级部位,在结构上仍保持着节段性。每段脊髓分别从相应的椎间孔发出一对脊神经，共31对。腰椎以下的脊神经在穿出椎间孔前，在椎管内围绕终丝，集聚成束，形成马尾。在脊髓的表面有6条沟裂：后正中沟、左右后外侧沟（由脊神经后根根丝穿过）、左右前外侧沟（由脊神经前根根丝穿过）和前正中裂（为脊髓前动脉所在）。在颈髓和胸髓上部，后正中沟和后外侧沟之间还有后中间沟（为薄束和楔束间的分界沟）。在脊髓的横切面上，可见内部有呈“H”形的灰质和周围包绕的白质（图1-17）。灰质主要为脊髓神经元所在处；白质主要为上、下行传导通路。灰质的背（后）角主管感觉，腹（前）角主管运动。在胸髓和腰髓还有侧角，分别发出交感和副交感神经的节前纤维。脊髓灰质可分为10个板层。各层的功能不同。在脊髓的传导通路中，与麻醉关系比较大的为疼痛的上行通路（图1-18）。

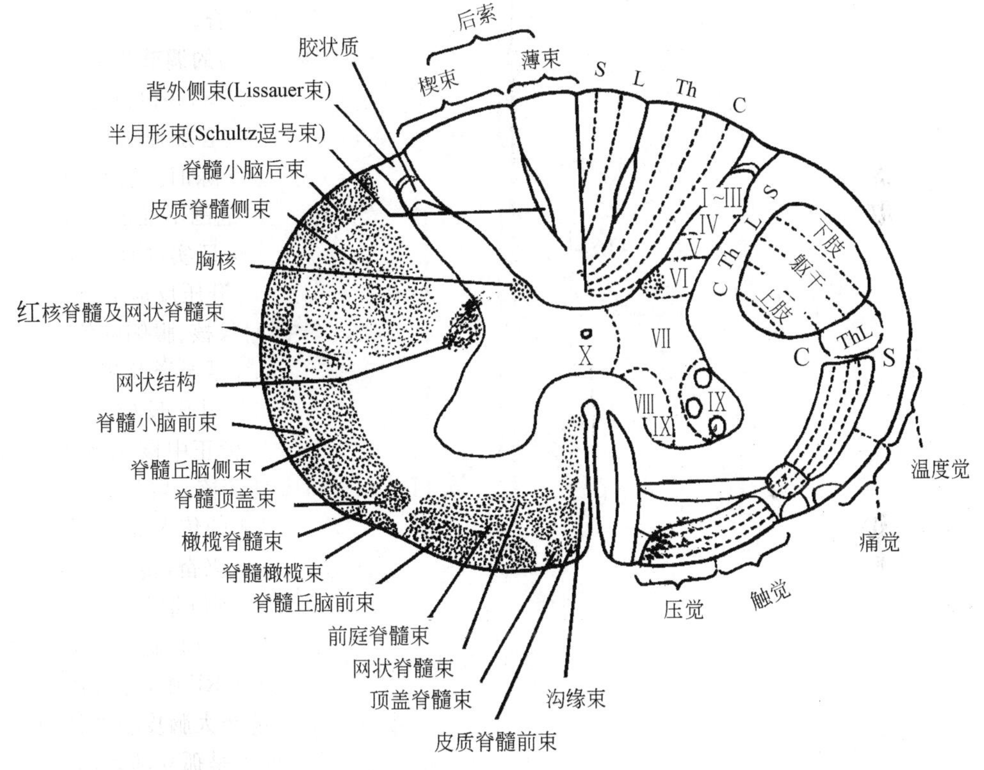

图1-17　脊髓断层示意图

C、Th、L、S分别代表与颈、胸、腰、骶部相连的纤维

第四节　觉醒和睡眠

睡眠和觉醒是人和高等动物的普遍生理现象。在觉醒时，机体主动与外界环境密切联系，并以适当的行为来应答环境的各种变化。在睡眠时，中枢与周围环境复杂的感觉、运动联系受到了抑制。但严格地说，即使在深睡时机体与周围环境并非完全隔绝。外界的刺激能通过感觉传入系统反映在大脑中，大脑皮质的活动也能通过运动传出系统引起一定的运动。不过，机体对环境刺激的整合能力发生了改变，不能产生在觉醒时所具有的完善的行为反应。为此，睡眠为一种特殊的行为。睡眠时的这一切变化随着觉醒的出现而易于迅速恢复，这是睡眠与麻醉或昏迷的不同之处。

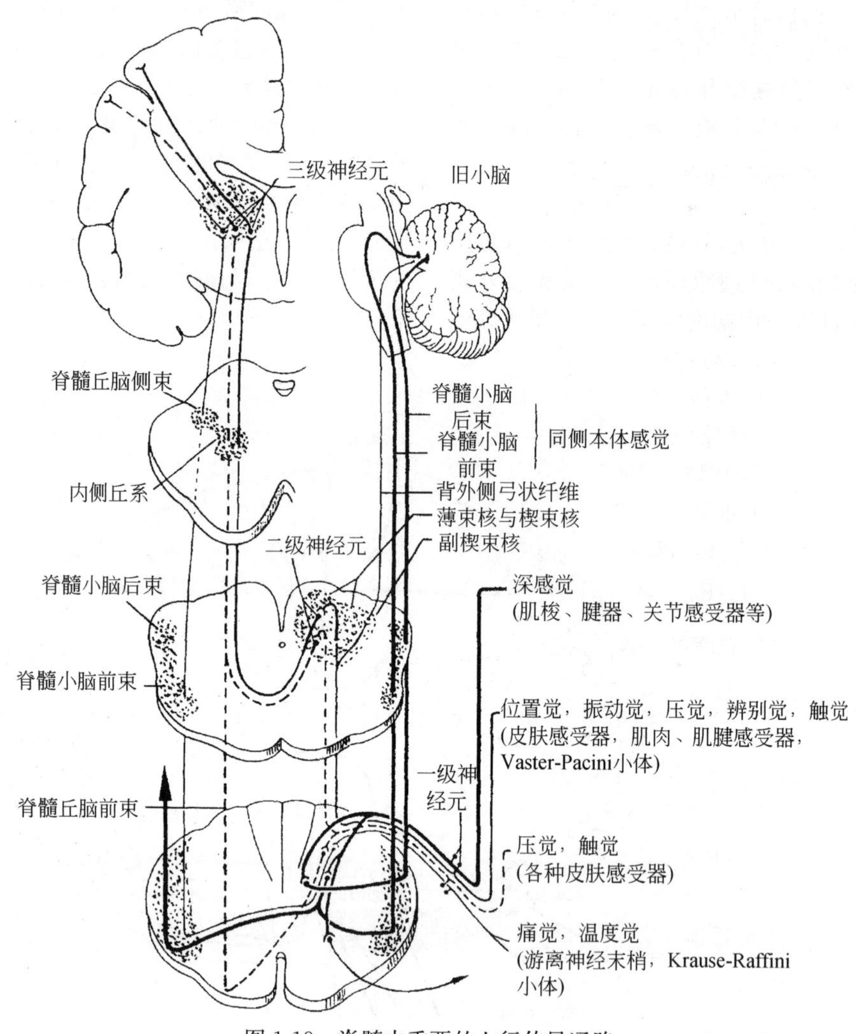

图 1-18　脊髓内重要的上行传导通路

一、觉醒反应

睡眠时，网状激活系统的活动水平降低。但任何一种感觉刺激只要到达一定程度均可激活该系统，从而使动物觉醒，此称为觉醒反应(arousal response)。能够中断睡眠而引起觉醒反应的最低刺激强度，叫做唤醒阈。睡眠越深，唤醒阈越高。在引起觉醒反应方面，痛觉和躯体的本体感觉性传入更易引起觉醒反应。唤醒刺激的效果，似乎是刺激的“性质”比强度更为重要。有时，一个微弱的刺激足以唤醒一个沉睡的人，而其他较强的刺激却不能。

觉醒反应表现在脑电觉醒和行为觉醒两方面。

(一)脑电觉醒

正常人觉醒时，脑电图(EEG)一般呈现去同步化的低幅快波，以 α 和 β 波为主，可见少量的 θ 和 σ 波。在癫痫病人可见到棘波。

(二)行为觉醒

整个机体处于活动状态，如肌肉的紧张性增高、交感系统的活动加强、副交感系统的活动减弱、基础代谢率增高等。

二、觉醒状态的维持及其机制

觉醒状态的维持及其机制至今尚未完全清楚。这里仅介绍目前的认识。

(一)脑干网状结构对维持觉醒是必要的

早期的观点认为,觉醒状态的维持依赖于大量的感觉传入信息冲动的支持。但实验研究表明,单纯破坏中脑网状结构的头端而保留各种感觉上行传导,动物处于持久的昏睡状态,各种感觉均不能唤醒动物。若在中脑水平切断特异感觉传导通路而不破坏网状结构,则动物处于觉醒状态,其脑电图呈现去同步化的低幅快波。因此,一般认为觉醒的维持有赖于外周各种感觉信息的传入及脑干网状结构上行激活系统的完整存在。

(二)中枢神经递质的作用

目前已知 DA、NE、Ach 等神经递质参与觉醒过程。

(1)中脑蓝斑核头部的 NE 系统与脑电觉醒的维持有关。NE 上行背束到达大脑皮质能维持其紧张性。若 NE 系统破坏后,大脑皮质的紧张性即不能维持,这时如果有外界感觉刺激信息传入,只能短暂地唤醒动物,使 EEG 呈现脑电觉醒反应。

(2)中脑黑质-纹状体 DA 递质系统与行为觉醒反应的维持有关。

(3)脑干网状结构和大脑皮质内的 Ach 递质系统与脑电觉醒的维持也有关。此被认为是中药麻醉的基础。

三、睡眠的分类及睡眠时的生理功能变化

睡眠和觉醒都是正常生理活动所必需的。机体只有在觉醒状态下,才能进行各种活动,而机体又只有通过睡眠,才能充分消除疲劳,使精神和体力得到恢复。睡眠的习惯,在种系之间和个体之间有很大的差别。人的一生中,大约有 1/3 的时间在睡眠中渡过。每人每天所需要的睡眠时间,随年龄、个体和职业性活动而不同。新生婴儿每天约需睡眠 18～20 小时,儿童 12～14 小时,成年人 7～9 小时,老年人则减少到 5～7 小时。

根据睡眠过程中 EEG、肌电图(EMG)和眼动电流图(electrooculogram,EOG)的表现特点,可将睡眠分为非快速眼动睡眠(non-rapid eye movement sleep,NREM)和快速眼动睡眠(rapid eye movement sleep,REM)两种不同的状态(表 1-4)。也可根据睡眠的程度分期。

表 1-4　睡眠分期及其 EEG、EOG 和 EMG 的特点

国际分明		按程度分期	EEG 特点	EOG 特点	EMG 特点
MREM 睡眠	1	浅睡期	α 波受抑制,低幅 β 和 θ 波混合,后期顶部可有棘波	钟摆样慢速眼球运动	波幅降低,肌张力下降
	2	轻度睡眠期	在混合节律的基础上出现梭形波和 K-复合波	几乎无眼球运动	波幅低平,肌张力明显下降
	3	中度睡眠期	梭形波和高振幅的 δ 波	无眼球运动	波幅平坦,肌张力显著下降
	4	深度睡眠期	梭形波消失,出现连续的高振幅 θ 波	无眼球运动	波幅平坦,肌张力显著下降
REM 睡眠		清晨睡眠期	以 α 波为主,混有低幅快波	快速眼球运动	肌张力仍显著下降
睡眠潜伏期			全导低幅 α 波。当对周围的注意力消失时,α 波振幅降低	少许眼球运动	持续高振幅肌电,肌张力正常

(一)非快速眼动睡眠

这一睡眠状态的特点是:脑电图呈同步化慢波,故又称慢波睡眠或同步化睡眠。此时,循环系统、呼吸系统和交感系统的活动水平都有一定程度的减低。表现为:呼吸减慢、呼吸道肌张力减低、瞳孔缩小、动脉血压下降、脉率减慢、皮肤血管扩张、胃肠道的蠕动有所增强、胃液分泌增多而唾液分泌减少、体温下降、尿量减少、发汗功能增强、基础代谢率可以下降10%～20%。眼球无快速转动性活动。7%的人在此期做梦。

(二)快速眼动睡眠

出现在非快速眼动睡眠之后,脑电图重新出现低电压,快频率的 α 波,故又称去同步睡眠或快波睡眠。此时脑电图与觉醒时的模式相似,但实际上睡眠更深,更不易唤醒,从而又称异相睡眠。此时,肌张力进一步降低,呈完全松弛状态,但眼球却例外,呈快速的眼转动,50～60 次/分。此睡眠期还可出现呼吸浅快、心率加快、血压升高、脑血流增加、睑及四肢常有抽动等。约 80%的人在 REM 期做各式各样丰富多彩的梦。由于此期中出现的生理活动加速和波动,可促使慢性疾病恶化或某些潜伏的疾病突然发作。

无论在 NREM 或 REM 睡眠中,人都可被唤醒而转入觉醒状态。但一般正常情况下,入睡总是从 NREM 开始,而不能直接由觉醒进入 REM 睡眠中。NREM 和 REM 睡眠反映了脑的不同的功能状态。一般认为,NREM 睡眠是消除疲劳、恢复体力的主要方式。在此睡眠期间,机体能量消耗减少,垂体的各种促激素分泌增多,特别是生长激素。在中度和深度睡眠期分泌达高峰。生长激素有助于蛋白质和核酸的合成,促进全身细胞的新陈代谢,有利于体力恢复和储备,为觉醒期间的紧张活动准备条件。在 REM 睡眠时,脑细胞处于活动增加状态,脑组织的蛋白合成率最高。推测这对儿童的中枢神经系统发育和成年人的突触活动都有重要意义。另外,REM 睡眠也可能与学习记忆功能有关。随年龄增长,每天总睡眠时间逐渐减少,REM 睡眠占总睡眠持续时间的比例也大大缩短。婴儿时期 REM 睡眠占时最多,可达 38%～50%,直至 1 岁后才与成人相仿,每晚共约 100 分钟,占总睡眠时间的20%～25%。

四、睡眠的机制

(一)去传入机制

早期理论认为睡眠是被动的。脑干网状上行激活系统因内外环境刺激的来源减少而发生睡眠。

(二)脑干内存在特定的睡眠诱发区

近年来,根据对中枢神经系统的刺激实验研究,认为睡眠是由中枢某些特定结构进行主动功能活动的结果。在脑干内存在特定的睡眠诱发区(sleep-inducing area),位于脑桥中央水平至延髓尾侧,包括中缝核、孤束核、蓝斑及网状结构背内侧的一些神经元。其兴奋可诱发 NREM 睡眠。至于 REM 睡眠的原因至今尚不了解,推测是由于在自然睡眠机制的基础上,附加有短期的网状激活系统的内在活动。这种附加活动可引起 EEG 的去同步化和做梦。

(三)睡眠的化学机制

1. 与睡眠有关的神经递质 研究证明,中缝核是脑内 5-HT 能神经主要集中的地方,其头端细胞的轴索经前脑内侧束投射至前脑,在慢波睡眠的发生和维持中起着重要作用;中缝核尾端的 5-HT 能神经元作用于脑干中的 Ach 神经元和蓝斑中、后部的 NE 神经元,从而触发REM。蓝斑中含有丰富的 NE 能神经元,其轴索主要有上行背束投射到间脑和大脑皮质,在维持觉醒中起着主要作用。蓝斑中部支配脑桥网状结构,可引起脑桥网质-外侧膝状核-枕叶皮质周期性高幅放电和眼肌快速运动等时相性现象;蓝斑后部则通过网状脊髓束和副神经产生肌紧张减退等现象。Ach 在睡眠和觉醒机制中具有与 NE 协同的作用，即抑制 NREM 睡眠，引起 REM 睡眠和维持皮质觉醒。一般认为，脑内黑质-纹状体多巴胺系统不参与睡眠和觉醒的交替过程。多巴胺系统主要和觉醒时的注意行为有关，与 NE 的脑电激醒作用存在着协同的关系。

2. 睡眠肽 除了上述神经递质外，某些肽类物质在睡眠机制中的作用近年来也引起了人们的注意。如促睡眠因子(S 因子，分子质量 300～500Da)，注入动物脑室则能引起慢波睡眠。另外还发现了由 9 个氨基酸组成的促睡眠多肽物质，称之 δ 致眠肽，可引起动物脑电图出现慢波。但是，关于这些物质的来源及其作用机制，目前仍在研究中。

3. 前列腺素 D_2 它可能是生理睡眠的内源性调节者，可促进睡眠。

4. 褪黑素(melatonin) 由松果体产生，有轻度的镇静催眠作用。

5. 其他 血管活性肠肽(vasoactive intestinal peptide，VIP)、精氨酸、缩宫素均有促进睡眠作用。

(四)昼夜节律生物钟

根据实验结果推测，某些动物的视交叉上核存在着自我控制的昼夜节律振荡器，使动物的内源性昼夜节律系统和外界环境的光-暗周期耦合起来。

第五节 全身麻醉原理

对于全身麻醉(简称全麻)原理的研究已百余年。随着医学的发展，各阶段都有不同的学说提出。早期以物理化学方面为主，近年来从受体的角度研究较多。不过迄今为止仍不完全清楚，需要继续深入的研究。

一、全麻药物的理化作用

(一)脂质理论

具有全麻作用的化合物有百种。分属于脂肪类、脂环类、芳香族、醇、醛、酮、酯、醚和卤化烃类。尽管它们的化学结构和活性彼此不同，可具有相似的中枢作用。可能它们作用于神经元的同一部位而发生效应，即脂质理论。其理论依据是全麻药物(尤其是吸入全麻药物)的脂溶性与麻醉效能密切相关，认为麻醉药分子主要作用于神经细胞膜脂质，使其物理状态或分子结构发生改变，致使膜体积膨胀，从而干扰了膜蛋白的正常功能和细胞膜的电活动，因而发生麻醉作用。比较有代表性的学说有 Meyer-Overton 脂质学说、脂溶性学说、临界容积学说、多部位膨胀学说、质子泵渗漏假说、膜流体化全麻假说、侧相分离假说等。这些学说多数是随着医学的进步逐渐提出的，说明了对全麻原理的研究过程。细胞分子生物学的研究对脂质理论进行了更深入的探索(见下文)。

(二)其他学说

1. 水相学说 由于脑组织的水分占脑总重量的 78%，鉴于某些吸入麻醉药(如氯仿)在体外能形成水合物微结晶，故推测全麻药进入脑组织后与水分子发生作用，形成以麻药分子为中心的拢合物或冰障，干扰了膜表面的电传导或突触部位的冲动传递，使中枢神经系统的正常功能受抑。此即水相学说。由于用现代医学方法无法证实在活体上述水结晶的存在，此学说基本被否定。

2. 氢键断裂学说 此学说认为全麻药进入脑组织后，可使作用部位和邻近部位的水分子氢键断裂，从而干扰神经元的功能。

3. 其他 还有热力学活性学说、自由能学说、分子体积学说、介电学说、分子极化度学说等。由于不能被进一步的证实，多不被广泛接受。

二、全麻的细胞生物学机制

现代医学对神经元的细胞生物学研究，使我们对全麻的机制有了进一步的认识。目前认为全麻药主要是通过影响突触传递功能而发挥麻醉作用的。但全麻药是以减弱兴奋性突触为主，还是以增强抑制性突触功能为主，尚难有结论。目前还只能认为全麻药是通过综合方式抑制了各种信息在中枢神经系统中的传递。

(一)对递质释放过程的影响

业已肯定,临床常用浓度的吸入和静脉全麻药都可减少兴奋性突触前膜释放兴奋性递质,如L-谷氨酸、L-门冬氨酸及Ach等。有些全麻药也增加抑制性突触前膜释放抑制性递质,如GABA和甘氨酸,尤其低浓度的巴比妥类。两种递质改变的程度,一般与所用全麻药剂量相关,但是中枢部位不同,所用全麻药不同,每种递质释放的减少或增加程度也不一致。例如,通过Ach转换率的测定表明,氟烷对于皮质、纹状体、海马和间脑的胆碱能活性都有比较强烈的抑制作用,但乙醚、戊巴比妥、吗啡和氯胺酮等对上述部位的胆碱能活性的影响强弱不一,表现有明显的选择性。再如低浓度巴比妥类可使皮质区的GABA释放增加,但氯胺酮等则无此作用。

有关全麻药影响递质释放的机制,目前尚不能详尽解释。全麻药可能是直接影响递质释放过程。例如影响递质囊泡壁的结构和功能,以致影响递质释放。也有实验表明,全麻药对递质的合成、释放、吸收和降解过程均有影响,由此可解释全麻时GABA在抑制性突触部积累、增多现象。另外,根据Ca^{2+}在递质释放中所起的作用,认为全麻药通过改变神经末梢中线粒体的膜结构,干扰了该膜上的钙泵功能,使轴突末梢内Ca^{2+}浓度增加,最后导致抑制性递质释放增多。但此学说难以说明兴奋性递质为何释放减少的机制。

(二)对突触后膜受体的影响

常用吸入和静脉全麻药多数可改变受体对神经递质的敏感性,从而影响递质与受体相结合。在脑皮质、楔核、海马及嗅皮质等区域,乙醚和巴比妥类等均抑制兴奋性递质-谷氨酸受体的敏感性。但氟烷则无此作用。全麻药对于抑制性递质-GABA和甘氨酸受体敏感性的影响,不仅各种全麻药之间差异很大,而且同一麻醉药对不同部位的同种受体敏感性的影响也很不一致。

全麻下脑啡肽释放可能有不同程度增加,并可增强阿片受体与相应递质结合后促使cAMP合成的能力。氯胺酮的镇痛作用可能通过阿片受体和NMDA受体(见本章第二节),而与GABA关系不大。BD受体与GABA受体协同作用于突触后膜Cl^-通道蛋白,使IPSP幅度增加。另外来自鼠脑的突触体模型研究表明,BD药物可抑制GABA的再次吸收,使突触局部GABA增加。

在大脑皮质、小脑、尾状核及脊髓等部位进行的在体和离体实验均已证实,多数全麻药可降低脑组织cGMP含量。cGMP和脑中GABA能神经活性之间存在着特殊关系。如应用能阻断GABA受体的药物或应用能降低GABA生成和释放的药物(异烟肼、本防己碱)时,由于减低了GABA能神经的抑制活性,则表现兴奋痉挛,此时皮质中cGMP含量增高。当应用氟烷、恩氟烷、巴比妥类以及地西泮(安定)等对抗上述的痉挛时,则大脑和小脑皮质中的cGMP含量减低,同时GABA的抑制效应增强,此说明全麻药的这种惊厥作用,可能是干扰了cGMP脑含量和GABA突触之间以某种形式存在的反馈机制,导致脑中cGMP含量降低,使GABA能神经抑制效应增强。

(三)对突触后膜及离子通道的影响

高浓度氟烷和戊巴比妥可增加突触后膜上"静息膜"通道的通透性,使K^+外流增加,静息电位增加,从而减低该膜的兴奋性,影响EPSP的被动传导,并据此提出全麻的超极化假说。然而大量的实验表明,临床浓度的各种全麻药对静息膜通道并无重要影响,所以这种理论目前很少有人接受。

全麻药是否直接干扰突触后膜上Na^+化学性通道蛋白,意见不一。用微量离子电渗析施加递质的方法研究低等动物的突触后反应,证实多种常用浓度的静脉全麻药均可减弱突触后由Na^+引起的去极化反应,表明突触后膜上的电压敏感性通道可能受抑,以致造成EPSP向轴突的被动性扩布受阻。但是在哺乳动物的嗅皮质和海马区所做的实验表明，巴比妥类和氟烷对神经元胞体的电传导性无重要影响。两种看法的是与非，尚难定论。

各种全麻药可直接影响突触后膜上的 Na^+ 化学性通道蛋白，使该通道开放时间缩短，并因此引起 EPSP 衰减加快。对于 Cl^- 化学性通道的影响，实验结果不一致，一般认为，全麻药尤其是巴比妥类可直接作用于和 GABA 相关的 Cl^- 化学性闸门通道，使之开放，增加 IPSP。BD 类药物对这类通道虽无直接作用，但当与 BD 类受体结合后，则 GABA 易于打开 Cl^- 通道。

第六节　脑血流、脑代谢、颅内压和麻醉

一、脑的血液供应

脑是机体高级神经活动的器官，它的功能和代谢活动极为活跃，并且严格依赖于血液的连续供应。在生理条件下，为保证正常的神经功能和代谢活动，脑血流量必须始终保持相对的恒定。脑的血液供应不仅在量上丰富，其流速也很快。血液由动脉进入颅腔，到达静脉窦仅需要 4～8 秒，平均为 6 秒。椎-基动脉系统的血流速度比颈内动脉系统稍慢。

脑血管种类有动脉、小动脉、毛细血管和静脉。就其血管性质而言，可分为阻力血管和容量性血管。

（一）脑动脉系统（图 1-19）

1. 颈内动脉系统　颈总动脉在颈部甲状软骨上缘分成颈内与颈外动脉。颈内动脉至颅底后进入颞骨岩部颈动脉管，在破裂孔穿入颅内，在蝶鞍背突处穿入脑膜外隙进入海绵窦，在蝶骨小翼突附近穿出海绵窦，穿过硬脑膜进入蛛网膜下隙。在此向后急转，形成颈动脉虹吸部，并分成眼动脉、后交通动脉和脉络膜前动脉，最后分叉成大脑前动脉及大脑中动脉。颈内动脉主要供应大脑半球前 2/3 和部分间脑。

2. 椎-基底动脉系统　椎动脉起始于两侧颈根部的锁骨下动脉，它在颈椎横突孔组成的椎动脉管内上行，至寰椎横突后穿出，向外上方绕行一段后进入枕骨大孔。这种卷形的安排可容许头部剧烈运动而不致对血管或其分支有任何损害。在颅内它沿延髓向前往内行，在脑桥下缘与对侧椎动脉呈 50°角联合成基底动脉。在联合之前，它分出两支，一支为脊髓前动脉，另一支为小脑后下动脉。

基底动脉沿脑桥腹侧面的脑桥沟内上行，沿途发出小分支，多数供应脑桥，其中两对较大的为内听动脉和小脑前下动脉。在基底动脉的上部，分出两支小脑上动脉，在基底动脉的末端分成两支大脑后动脉。椎-基底动脉系统供应延髓、脑桥、小脑、中脑以及通过大脑后动脉供应部分间脑及大脑半球后下部分。

3. 脑的侧支循环　在正常情况下，甚至某些病理情况下，脑通过以下 4 条吻合通路对脑的各部分供应足够量的血液。

（1）脑基底动脉环（Willis 环）：两侧大脑前、后动脉起始段、颈内动脉、前及后交通动脉相互连接，在蝶鞍的上面环绕视交叉、灰结节及乳头体，形成脑基底动脉环。此环的功能意义为：①在正常情况下，可调节脑内动脉血流，使来自两侧颈内动脉和椎动脉的血液各有其供血区，互不相混以保持正常的平衡；②当构成此环的某一动脉，由于某些原因引起血流减少甚至被阻断时，若动脉环发育良好，血液可通过此环而重新分配，建立新的平衡，得到一定的代偿。

（2）颅外吻合通路：①椎动脉的颈分支和颈外动脉的分支枕动脉之间的吻合。②两侧椎动脉相同分支之间及锁骨下动脉的颈甲和颈肋动脉之间吻合。③颈内动脉的眼动脉和颈外动脉的颞浅、深颞、内颌、脑膜中、外颌或面动脉之间的吻合。

（3）软脑膜动脉：在大脑前、中、后动脉的软脑膜分支之间互相交通。①大脑前动脉与大脑中动脉分支的吻合，数量较多，而且最有效。②大脑中动脉与大脑后动脉分支的吻合。③大脑前动脉和大脑后动脉分支的吻合，最稀少。④两侧大脑前动脉除前交通支外，在两侧胼周动脉及胼缘动脉之间也可有吻合。

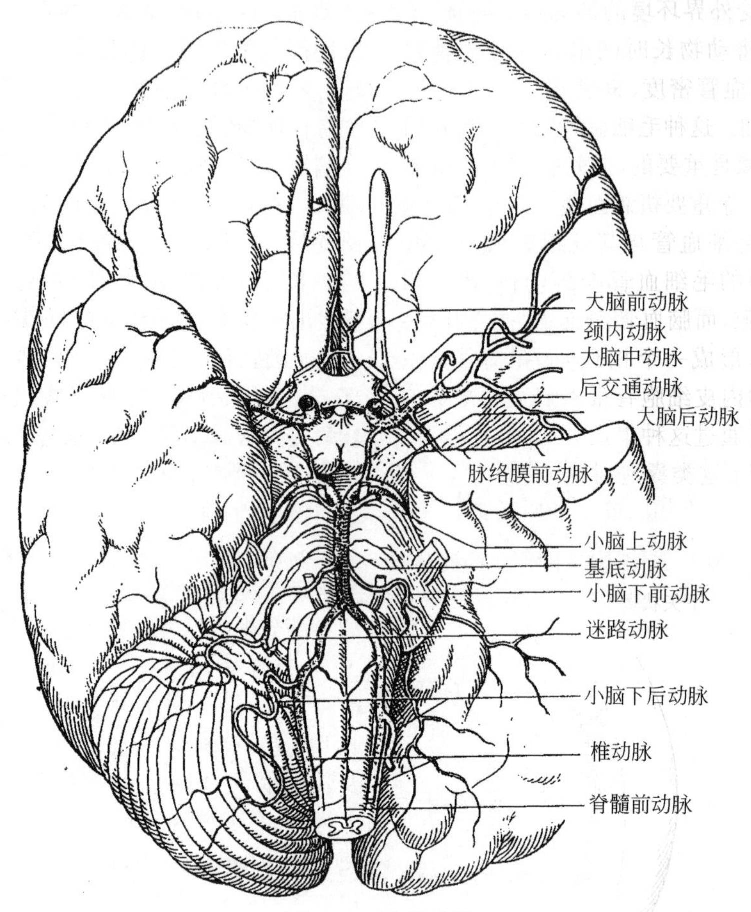

图 1-19 脑的动脉

(4)小动脉在脑组织内部吻合形成丰富的毛细血管网。

(二)脑毛细血管系统

脑具有丰富的毛细血管。在软脑膜和神经组织内毛细血管相互交织，构成吻合网。没有一个神经细胞能远离供应它的毛细血管。从形态学上看，脑毛细血管85%的表面积都被星形细胞的终足所包绕。神经元和毛细血管形成完整的神经胶质鞘。研究发现，同一胶质细胞的一些终足与毛细血管壁接触，另一些则与神经元相接触，说明胶质细胞具有将毛细血管与神经元相联系的作用，为神经元提供营养。脑内毛细血管与神经元之间的物质交换主要是由胶质细胞的胞质进行传递的。

脑内毛细血管的分布密度有很大差别，平均每立方毫米的灰质具有1000mm毛细血管，它可以营养1mm^{3}容积内的10万个神经元。灰质内的毛细血管量是白质内的3倍。

灰质内毛细血管分布大致与细胞分布直接有关，与突触数目更加有关；但毛细血管密度与细胞体的数目和大小之间无明显关系。在人脑，血管分布最密的是小脑颗粒层(3.3%，即每单位组织容积中毛细血管所占容积百分值)，其次是被壳(2.4%)、小脑分子层(2.1%)，大部分灰质为1.4%～1.6%，而白质在0.5%左右。脑毛细血管密度是局部氧需的解剖学标志，直接与脑的功能活动有关。有人曾提出脑毛细血管直径几乎与它们的数目及其总和成反比。后来又有人提出白质中毛细血管直径大于灰质中毛细血管直径。毛细血管的密度和口径可以受外界环境的影响，尤其是低氧环境的影响。将动物长时间暴露在低氧条件下，其脑内毛细血管密度、直径和毛细血管/组织比例明显增加。这种毛细血管的变化对于机体适应低氧环境是重要的，亦是机体代偿低氧下血氧不足的一个重要机制。

脑组织的毛细血管与其他组织还有一些区别：一般组织的毛细血管，相邻的内皮细胞之间有一定空隙，而脑血管内皮细胞之间的连接则十分严密，形成一个相当完整的表面；另外，一般血管的内皮细胞有很多起胞饮作用的囊泡，很多物质通过这种渠道在血管内外进行转运，而脑血管上这类囊泡则很罕见。

(三)脑静脉系统

由于脑没有淋巴系统，静脉为唯一的血液出口。脑静脉中没有瓣，细小静脉由脑实质出来后，汇合成较大的静脉。脑的静脉不与动脉伴行，可分浅、深两组：浅静脉收集皮质及皮质下髓质的静脉血，注入邻近的由硬脑膜构成的静脉窦；深静脉收集大脑深部髓质、基底核、内囊、间脑、脑室脉络丛等处的静脉血，最后汇成一条大脑大静脉，注入直窦。人颅内的大静脉窦主要有上矢状窦、下矢状窦、直窦、横窦和乙状窦等(图 1-20)。静脉窦最终把脑的静脉血汇全，流入颈内静脉。

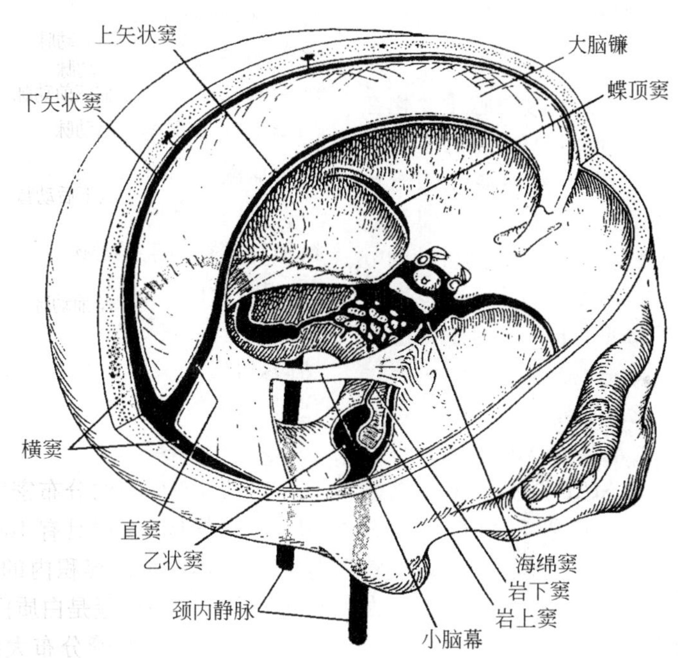

图 1-20　硬脑膜静脉窦

二、脑血流(CBF)的调节

(一)CBF 的自动调节

1. CBF 的自动调节(图 1-21)　CBF 自动调节是机体的一种适应功能，是脑循环的内在功能。广义地说是指脑组织按其功能和代谢需要来调节脑血液供应的内在能力；狭义地说仅指脑灌注压(CPI)在一定范围内变化时仍能保持恒定的脑血液供应。

(1)CPP 与自动调节：CPP 系指输入颅内的平均动脉压(MAP)与出颅的平均静脉压力差。正常情况下，颈内静脉压接近于右心房压，故 CBF 主要取决于颈内动脉的压力。由于颅内静脉压在正常时与颅内压(ICP)近似，通常用 MAP-ICP 来计算 CPP。当颈内动脉压升高时，CBF 相应增多；颈内动脉压降低时，CBF 减少。但 CBF 自动调节效应往往大于颈内动

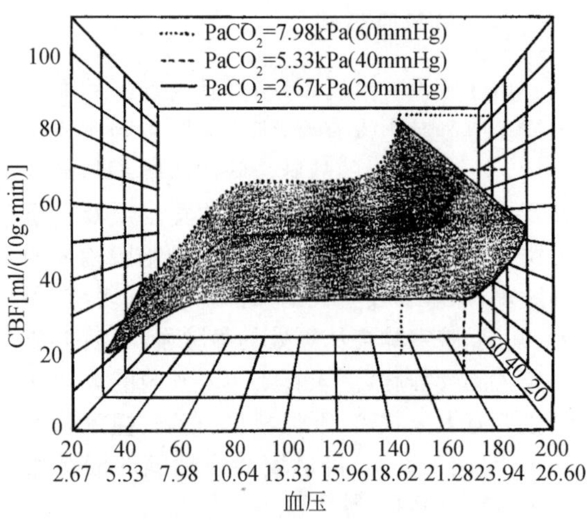

图 1-21 脑血流的自动调节

横坐标上排数字单位为 mmHg,下排为 kPa

脉血压对 CBF 的影响。当颈内动脉压变化在 6.67～20kPa(50～150mmHg)的范围时,CBF 能保持相对恒定。当 CPP 升高到维持 CBF 恒定的最高值时,此时血管阻力最大;若 CPP 超过维持 CBF 恒定的最高值时,CBF 的自动调节机制已不能维持 CBF 的稳定,CBF 呈线性增高,脑血管阻力反而降低,此时毛细血管压升高,管壁受到过分的牵张,血管内液体成分过多地漏至血管外,形成脑水肿。

维持 CBF 恒定的最高 MAP 即 CBF 自动调节的上限。相反,如 MAP 降低到维持脑血流恒定的最低值时,脑血管阻力最低。若 MAP 进一步降低则 CBF 呈线性减少,导致脑功能障碍。维持 CBF 恒定的最低 MAP 为 CBF 自动调节的下限。MAP 降低到出现脑缺血症状的压力称为机体最低耐受压。

(2)脑血管阻力与自动调节:脑血管阻力系指 1 分钟内在 100g 脑组织内流过 1ml 血液所需要的压力,正常为 0.17～0.21kPa/(100g·min)[1.3～1.6mmHg/(100g·min)]。

在 CBF 自动调节中,之所以能在一定范围内 CPP 波动不引起 CBF 的改变是通过脑血管阻力的改变来完成的。CPP 升高,脑血管阻力亦增高;CPP 降低,脑血管阻力亦降低。当 CPP 增高至自动调节的上限时,脑血管阻力值最大,超过这一界限,则脑血管阻力降低,CBF 增加。若 CBF 和 ICP 不变,则脑血管阻力直接与 MAP 成正比。高血压病人,自动调节的上限上移,脑血管阻力随之增加。高血压病人脑血管阻力可较正常人高 88%。通过此自动调节,使脑组织免受因 CPP 增高引起的 CBF 过度灌注损害,是一种保护性反应。

脑血管阻力主要与脑血管直径、血管壁摩擦力、血液黏滞性、静脉回流等因素有关。血管口径减少,血管阻力增加。血管口径扩张,脑血管阻力降低,CBF 增高。若血管口径和 CPP 不变,CBF 与血液黏滞性成反比,即血黏滞度越高,CBF 降低越明显;反之,CBF 增高越明显。所以,高血黏度的病人虽无神经系统定位症状,但有呵欠、思睡、头昏、反应迟钝等弥漫性脑供血不足等症状。若不计算脑血管壁因素对脑血管阻力的影响时,血黏度即为主要的决定因素。血黏度主要受红细胞数量、血小板等血液有形成分及血浆胶体成分的影响。

颅内静脉回流受阻后,脑血管阻力可急剧增加,同时引起急性颅内压增高和 CBF 的降低。机体在产生代偿性侧支循环之前,由于血液迅速在颅内贮积,使脑组织肿胀、水肿、ICP 增高,可出现头痛、呕吐、抽搐、昏迷或脑疝等症状,如不及时积极处理,常可危及生命。

2. CBF 自动调节的原理

(1)肌源性学说:血管平滑肌对 CBF 的控制有其固有能力,能在几秒钟内对管腔内压力的梯度变化产生快速代偿性反应。当血压升高时,血管平滑肌收缩,CBF 减少;血压降低时血管平滑肌松弛,血流量增加,从而完成对 CBF 的自动调节。但肌源性因素对 CBF 调节的能力仅限于小的压力范围内。当 CPP 有巨大波动时,CBF 的自身调节反应时间较长(30 秒至 3～4 分钟)

(2)代谢学说:局部代谢产物释放后,局部 CBF 增加;当代谢产物清除后,血流迅速降至正常范围。组织氢离子浓度的增加是引起脑血管扩张的主要代谢产物。其他局部代谢产物,如腺嘌呤、二磷酸腺苷及自然存在的血管活性物质,也促使局部 CBF 的改变。

(3)神经控制学说:颅外和颅内血管均由

肾上腺素能神经和胆碱能神经支配，多数来自颅外的交感和副交感神经系统。正常情况下，神经因素对脑血管活动的调节作用很小。至目前为止，尚不能肯定神经调节在正常 CBF 自动调节中的作用。但在休克等应激情况下或血 CO_2 过高时，神经因素才表现出改变 CBF 自动调节的能力。

(二)CBF 的化学调节

CBF 的化学调节系指内外环境中各种化学因素对脑血流的调节作用。这些因素主要包括氧、二氧化碳、血液和脑脊液酸碱状态及离子等。

1. 氧对 CBF 的调节

(1)低血氧对 CBF 的调节：在 CBF 调节中，低 PaO_2 是一个有效的血管扩张因素。在低氧条件下，脑功能和能量代谢的维持通过减少能量消耗、降低脑代谢率及增加 CBF 这几个机制来代偿动脉氧含量的减少。增加 CBF 是保持脑组织氧供稳定的一种重要方式。低血氧下 CBF 的增加，可使脑的总氧量增加 17%。低血氧的原因不同，对 CBF 调节的机制亦有所区别。①在稳定的 $PaCO_2$ 条件下，PaO_2 在 8.0～18.7kPa(60～140mmHg)范围内变动时，CBF 基本不变。而当 PaO_2 低于 6.67kPa (50mmHg)水平时，CBF 就开始明显增加。在 PaO_2 为 3.33kPa(25mmHg)时，人全脑 CBF 为对照值的 300%。脑血管对低血氧的反应也存在一个限阈，正常人的低血氧限阈 PaO_2 大约为 4.67kPa(35mmHg)。也有以静脉氧分压 (PvO_2)为标准，认为引起人 CBF 增加的 PvO_2 反应限阈在 4.0kPa(30mmHg)以下，为3.33～3.73kPa(25～28mmHg)；临界限阈为 2.53kPa (19mmHg)；致命限阈 2.27kPa(17mmHg)以下(接近 12mmHg)。有酸中毒存在时，引起 CBF 增加的 PvO_2 值要大于非酸中毒时。②慢性低血氧对 CBF 的影响：慢性低血氧是指机体长时间经受低血氧的作用。低血氧往往引起过度通气，导致 $PaCO_2$ 下降。因此在低血氧下，CBF 受低 PaO_2 和低 $PaCO_2$ 的双重影响。轻度降低 $PaCO_2$ 可以掩盖低血氧的扩血管和增加 CBF 的作用；中度降低 $PaCO_2$ 可对抗低血氧的血管扩张效应；严重过度通气可以抵消低血氧的 CBF 增加。在慢性低氧条件下，CBF 在低氧最初 24 小时的反应最大，以后逐渐降低，在3～5 天时 CBF 不再增加，脑血管对低血氧的反应消失，出现 CBF 的适应。脑血管对慢性低血氧的适应现象可能与脑中毛细血管的微循环增加有关。③窒息性低血氧对 CBF 的作用：在窒息性低血氧时，PaO_2 很快下降，接着引起皮质的 PO_2 和颈静脉 PO_2 的减少，同时动脉和组织的 PCO_2 增加，引起 CBF 的升高。这种 CBF 的增加是由于血中低 PO_2 及高 PCO_2 的综合效应，这两个因素在同一方向上作用，CBF 可增加 2 倍以上。CO_2 不仅有助于脑血管的扩张，而且它还可对抗严重低血氧对脑功能的有害作用。动物实验表明，在临界低血氧时，如果增加吸入气中 CO_2，则动物存活，其原因除了 CO_2 的脑血管舒张、增加通气外，CO_2 可右移血红蛋白的氧解离曲线，在一定的氧饱和度下，有更多的氧移至组织。随着窒息时间的延长，心衰发生，血压下降，CBF 减少。④贫血性低血氧对 CBF 的作用：贫血性低血氧是血红蛋白(Hb)含量减少所引起的脑供氧量减少。其性质与低氧性低血氧一样，但 PaO_2 正常，有利于氧从血液到组织的弥散。当 Hb 减少至60～30g/L 时，CBF 可增加至正常值的 250%～500%，而脑氧代谢率和 PvO_2 保持不变；Hb 降至 30g/L 以下时，组织乳酸增加，提示组织缺氧。贫血性低血氧时，CBF 增加主要是由于氧容量减少的结果，而与血液黏滞度的关系不大。⑤低血氧对 CBF 自动调节的影响：在中度低血氧下，即使有 CBF 的增加和皮质 pH 的降低，自动调节仍保存，一直到 PaO_2 低于 3.33kPa(25mmHg)4～6 分钟后，其自动调节才丧失。低氧所引起的 CBF 自动调节机制损害是血管壁平滑肌细胞中酶系统在氧缺乏时受到破坏的结果。然而，一般情况下自动调节易被低 O_2 所扰乱，但不易被破坏。如过度通气引起脑血管收缩、血流下降，由此所致的脑低氧不但不损害脑血管自动调节能力，反而因血中低 CO_2 分压的缘故而提高自动调节能力(图 1-21)。

(2)高氧对 CBF 的调节作用：机体处于常压高氧时，其 CBF 基本不发生变化；清醒人在高压氧下，CBF 减少，是由于血管收缩和血管阻力增加的结果。人在 353.8kPa(3.5 个大气压)高压氧时，脑血管阻力增加 55%，CBF 减少 25%。此大概是脑组织对体内过多氧的一种保护机制，可对抗组织高 PO_2 的中毒效应。高压氧下脑血管收缩的机制是氧的直接效应。长期暴露于高压氧下，血中高 PO_2 直接作用于动脉壁平滑肌，导致血管失去对氧的收缩控制，可使血管平滑肌松弛和引起继发性血管扩张，CBF 增加。CBF 增加促进氧中毒的发生。因此一般主张机体在进入高压氧环境时，不仅要采用逐步加压，而且在每个高压阶段要停留一段时间，使脑血管的反应逐渐适应。在高压氧条件下，麻醉和清醒对高压氧的反应有所不同。清醒时具有对氧敏感的调节，脑血管收缩，CBF 降低和组织 PO_2 下降。但在麻醉条件下，则抑制或消除了这种对氧的控制机制，表现为脑血量增加，血管阻力下降，组织 PO_2 明显升高，易发生氧中毒。

2. CO_2 对 CBF 的调节作用 脑血管对 CO_2 的反应特别敏感，CO_2 是调节 CBF 的最重要因素。脑血管对 $PaCO_2$ 的变化虽然反应迅速，但仍有一个短暂的潜伏期(20～30 秒)，这表明 CO_2 对脑血管的作用不是直接作用，而可能是通过改变脑血管平滑肌周围间隙的成分而实现。血管外组织 PCO_2 变化引起 CBF 变化的时间要比血管内的长，故 $PaCO_2$ 在控制 CBF 中占主导地位。

(1)高碳酸血症对 CBF 的作用：在人和动物的研究中已观察到 $PaCO_2$ 在2.0～9.33kPa(15～70mmHg)范围内，CBF 和 $PaCO_2$ 之间呈"S"形曲线(图 1-22)。CBF 随 $PaCO_2$ 的增加而呈阶梯式增加，脑血管对血压的自动调节范围逐渐变小(图 1-21)，其最大血流变化范围在 5.33～8.0kPa(40～60mmHg)。$PaCO_2$ 超过 9.3～10.7kPa(70～80mmHg)，脑小动脉扩张的幅度很难再增加，脑血管的自动调节也趋于消失。

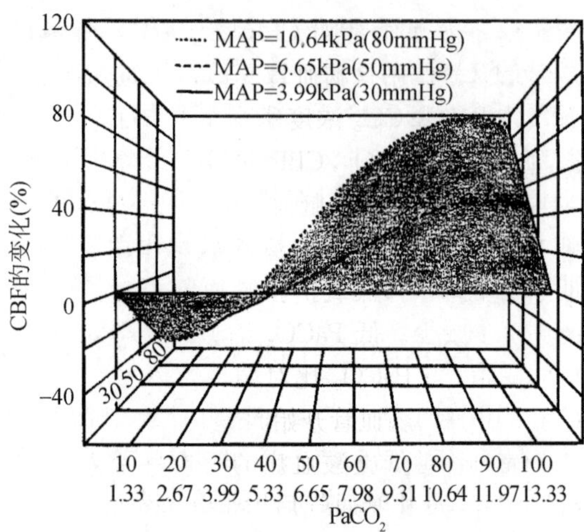

图 1-22 $PaCO_2$ 对 CBF 的调节

横坐标上排数字单位为 mmHg，下排为 kPa

在血压正常的情况下，$PaCO_2$ 从正常值 5.33kPa (40mmHg) 每升高 0.133kPa(1mmHg)，CBF 增加 3%左右。由于不同脑区代谢的差别，CBF 对 CO_2 改变的反应程度也不一致。在 $PaCO_2$ 4.8～8.6kPa(36～65mmHg)时，每增加 0.133kPa(1mmHg)的 $PaCO_2$，灰质血流增加 1.4ml/(g · min)，而白质仅增加 0.46ml/(g · min)。

脑血管对 CO_2 变化也具有适应性。长时间暴露于高 CO_2 环境中，最初有一个 CBF 的增高阶段，但几天后，血流升高反应降低，到第 14 天，部分动物的反应消失。CBF 对高碳酸血症的适应是通过脑脊液[HCO_3^-]调节，使脑脊液 pH 逐渐恢复正常。

CO_2 对 CBF 的作用还受一些因素的影响：①在相同的 CO_2 浓度下，麻醉动物对 CO_2 反应的程度小于清醒动物，这可能与麻醉降低脑能量代谢和减 CO_2 产物有关。②CO_2 对脑血管的作用随年龄的增加而减少。③血压的影响(图 1-22)，当 MAP 在 6.67kPa(50mmHg)时，每升高单位 $PaCO_2$，对 CBF 的影响明显低于正常血压时的变化；如 MAP 继续降至 4.0kPa(30mmHg)，则在整个 $PaCO_2$ 试验范围，CBF 保持不变。其原因大概是阻力血管在对低血压的反应中已经处在最大扩张状态，因此 $PaCO_2$ 的变化不再能引起 CBF 的改变。

(2)低碳酸血症对 CBF 的作用:低碳酸血症的缩血管作用是脑血管所特有的,是由于脑血管失去正常 CO_2 浓度所产生的张力效应的缘故。降低 $PaCO_2$,CBF 减少。$PaCO_2$ 低于 2.67kPa(20mmHg),脑血管不再进一步收缩。可能是由于在这种低血流水平时存在脑组织低 PO_2 的倾向,低氧扩张脑血管可对抗 CBF 的进一步减少。低 $PaCO_2$ 缩血管效应也存在反应阈值,当 $PaCO_2$ 比对照值下降 0.267kPa(2mmHg)时,脑血管开始收缩。

脑血管对低碳酸血症的反应性要低于高碳酸血症,如过度通气后 $PaCO_2$ 降低 2.0kPa(15ramHg),CBF 可减少至对照值的 40%左右。此值已接近脑血管对低碳酸血症反应的极限。过度通气引起 CBF 减少的程度在青年人(35 岁以下)要比老年人强,其反应性随年龄而减少。

严重过度通气可导致脑缺氧,这是由于在低的 $PaCO_2$ 下,CBF 减少,同时又由于血液 pH 增加,使氧解离曲线左移,氧同 Hb 的结合更牢、不易释放。过度通气后,CBF 开始下降,持续通气 4～5 小时,CBF 有所回升,当恢复正常通气后,CBF 可超过对照值的 24%。低碳酸血症也影响脊髓血流,在 $PaCO_2$ 5.07kPa(38mmHg)时,脊髓血流量为 17.4ml/(100g·min);当 $PaCO_2$ 下降至 2.27kPa(17mmHg)时,血流量减少至 8.5ml/(100g·min)。由于过度通气可减少 CBF 和脑血容量,故在临床上常将过度通气作为降低颅内高压的一种措施。

3. 血液和脑脊液 pH 对 CBF 的调节作用　在静息条件下,脑脊液中[HCO_3^-]浓度比血浆中要小,而脑脊液中的[H^+]浓度大于血浆,血液和脑脊液间的[HCO_3^-]梯度通过[HCO_3^-]的主动转运来维持,由血脑屏障(BBB)的脑毛细血管内皮细胞完成。在脑组织的 pH 调节中,BBB 是十分重要的。[HCO_3^-]仅能慢慢地通过 BBB,而 CO_2 可自由弥散,所以脑中 pH 取决于脑组织中[HCO_3^-]浓度和 $PaCO_2$。

(1)血浆 pH 对 CBF 的作用:CBF 同 $PaCO_2$ 有关,但与动脉 pH 却没有关系。这是由于 CO_2 能很快弥散入脑,引起细胞外液酸度变化。而由代谢性酸中毒引起的急性血液 pH 变化对脑细胞外液 pH 只有极小影响。静脉注射盐酸改变血液 pH,对 CBF 亦没有明显影响。因此,一般认为在 $PaCO_2$ 稳定的条件下,CBF 不随血液 pH 的变化而变化。

(2)细胞外液 pH 对 CBF 的作用:脑细胞外液是指脑小动脉平滑肌细胞外的间隙液,其化学成分类同于脑脊液。近年来,脑细胞外液 pH 被认为是控制脑血管阻力的主要因素。pH 降低,脑血管扩张;增高 pH 则脑血管收缩。在脑小动脉周围灌注不含重碳酸盐的脑脊液,可引起明显的血管扩张;相反,灌注含有高浓度重碳酸盐的脑脊液,则引起明显的血管收缩。这表明细胞外液[H^+]通过脑动脉血管壁张力的变化来调节 CBF。脑血管平滑肌对血管外 pH 改变的反应速度十分快,大约在 10 秒或更短时间内。

4. 离子及其他物质对脑血管的作用

(1)K^+的作用:K^+与脑的功能状态密切相关。当神经活动时,可引起脑细胞间隙的 K^+浓度升高,于是导致活动区域血管扩张,血流增加。在软脑膜血管周围灌注含不同 K^+浓度的人工脑脊液,可以得到浓度-反应曲线,K^+浓度在 0～10mmol/L 范围内,血管直径和 K^+浓度之间呈线性关系;但当 K^+ 浓度增至 20mmol/L 时,血管直径不再随浓度的增加而扩张;高于 20mmol/L 或低于正常脑脊液中的含量,则引起脑血管收缩。

K^+对血管平滑肌的作用机制不同于氢离子。在生理浓度范围内,K^+对血管张力的作用机制可能是:增加 K^+可以使平滑肌细胞膜超极化;K^+引起的血管扩张可能是通过直接的 β 受体刺激所调节,并且导致 cAMP 的增加;减少细胞外 K^+所引起的血管收缩可能是由于释放内源性去甲肾上腺素;另外,细胞外 K^+也可能影响细胞膜 Na^+-K^+-ATP 酶的活力以及改变钠向外转运的活动。细胞外 K^+升高使钠泵的活动性增加,导致细胞膜超极化。

(2)Ca^{2+}的作用:脑脊液中 Ca^{2+}从正常值 1.5mmol/L 增加至 3、4.5、9mmol/L,可观察到血管收缩,血管直径分别降低 12%、21%和

30%。并且，血管收缩程度也随 Ca^{2+} 作用时间的延长而增加。

Ca^{2+} 进入脑动脉的量随 pH 而变化。在碱性 pH 时，Ca^{2+} 进入平滑肌的量多，而在酸性 pH，进入的量少。在血管外碱毒症时，血管是否收缩取决于有无 Ca^{2+} 存在。Ca^{2+} 对脑实质内血流的影响也是明显的，无论在正常还是在高 CO_2 条件下，脑实质 Ca^{2+} 浓度增加均明显降低 CBF。

由于脑血管周围液体环境中的各种离子相互作用于脑血管，因此脑血管的舒缩作用不是单一因素所决定的。一般认为 Ca^{2+} 是起重要作用的一种离子，但在脑血管的生理调节中，H^+、K^+，尤其是 H^+ 具有一定作用。

(3)氯离子的作用：减少血管周围氯离子对脑血管有强烈的收缩效应。在正常 pH 时，将含低浓度（72mmol/L）氯离子（正常值为 144mmol/L）的脑脊液灌注至血管周围间隙，可引起血管收缩 12%；当 pH 为 8.0 时，正常氯离子引起血管收缩 18%。

(4)腺苷的作用：腺苷在脑血管阻力的代谢性调节中具有一定的作用。腺苷存在于正常脑和脑脊液中，它可影响血管平滑肌对钙离子的摄取，因此对脑血管有扩张作用。在电刺激、过度通气、低氧和低血压时，腺苷的释放量增加，而吸入 CO_2 可减少腺苷释放。

直接应用腺苷于软脑膜小动脉周围，血管随腺苷浓度的增加而扩张，其中大的软脑膜动脉亦扩张，此扩张效应可被茶碱所阻断。如从血管系统给予腺苷时，CBF 的增加量很少，而且持续时间也短，可能是受 BBB 限制的缘故。血管对腺苷的反应还取决于血管周围的氢和钾离子。在碱性溶液中加入腺苷，可减少碱性液的缩血管作用，如将腺苷浓度提高，甚至可使血管扩张。在酸性液中腺苷的扩张效应减少。高钾引起的扩血管效应可被腺苷减弱或消除。此外，氧供减少或氧消耗的增加可能升高腺苷和乳酸的量。这两种物质的结合作用可引起血管扩张和 CBF 增加。腺苷、氧供应和 pH 三者在增加 CBF 方面具有协同作用。

（三）CBF 的神经调节

1. 脑血管上的神经分布

(1)脑实质外动脉上的神经分布：所谓脑实质外动脉主要指 Willis 环血管及其分支和蛛网膜下隙的软脑膜动脉。超微结构的研究发现脑血管上的神经与其他血管床上一样，其纤维位于脑血管壁的外膜或外膜与中层的交界处，不穿过血管壁的平滑肌细胞。轴突末梢缺乏施万细胞，外形膨大，含有许多小泡。有的小泡含有颗粒，为贮存 NE 的部位。根据所含小泡的类型可分为两种轴突末梢。含有颗粒小泡的轴突是肾上腺素能纤维；含有无颗粒小泡的轴突是胆碱能纤维。

一般认为脑实质外动脉上的肾上腺素能神经起源于颈上神经节。荧光技术表明，阻断或切除颈上神经节后，动脉周围的特殊儿茶酚胺荧光消失。肾上腺素能神经在颅内血管上的分布以 Willis 环的主要动脉及其分支上为最密集，颈内动脉的颅内部分次之，大脑中动脉和基底动脉上最少。肾上腺素能神经沿着软脑膜血管一直分布到直径为 15～20μm 的血管上。脑实质外动脉上的肾上腺素能神经除了大脑前动脉、小脑后动脉、基底动脉属于双侧分布外，其余都是同侧分布的。在软脑膜上，邻近的动脉之间存在肾上腺素能神经相互结合形成的神经丛。

脑血管上的胆碱能神经来自面神经的分支岩浅神经，最后形成颈内动脉丛。脑实质外动脉上胆碱能神经分布的范围和肾上腺素能神经相似。

另外，脑血管上还存在一种具有血管扩张功能的肽能神经系统。其突触小泡中含有具有扩张血管作用的血管活性肠肽。肽能神经不仅存在于软脑膜血管，而且也分布于大血管，如椎动脉、Willis 环的前部血管、大脑前动脉、大脑中动脉、后交通动脉以及小动脉分支的壁上。偶尔也出现在脑实质内血管上。

(2)脑实质内血管上的神经分布：脑实质内动脉上的肾上腺素能神经纤维分布的数量与供应其所在部位的软脑膜血管上的神经纤

维数量有关。例如，由神经纤维分布较多的大脑中动脉供血的尾核，其半数的小动脉上有肾上腺素能神经分布；而在神经分布稀少的大脑后动脉供血的外侧膝状体中，其小动脉很少有肾上腺素能神经分布。

虽然在脑实质内动脉血管上发现有胆碱能神经末梢，并推测脑实质内动脉可能与脑实质外动脉一样有胆碱能神经分布，但到目前为止这方面的资料还非常少。

已发现脑实质毛细血管上也有肾上腺素能和胆碱能神经分布，二者可能均来源于中枢。脑内毛细血管上的神经不但具有运动血管的功能，而且还能影响毛细血管的通透性。如将 Ach 注入双侧蓝核，可导致 CBF 下降、毛细血管通透性增加；给予 α 肾上腺素能受体阻滞剂则出现相反效应。

2. 外周和中枢神经对 CBF 的调节作用

(1)外周神经对 CBF 的调节作用：一般认为，起源于颈上神经节的肾上腺素能神经对脑血管主要起收缩作用；行走于面神经、迷走神经内的胆碱能神经的功能是舒张血管。

交感神经缩血管的主要作用部位可能是直径 10～15μm 的毛细血管前动脉。脑实质外血管上有丰富的肾上腺素能神经支配，主要受交感神经影响；脑实质内血管上的神经支配较少，主要受代谢的控制；软脑膜血管上不仅有肾上腺素能神经支配，并且也与大脑接触，处在神经和代谢的双重影响下。

交感神经对脑各个部位血流的影响程度不同。电刺激颈交感神经，脑前区组织的血流平均下降 22%，后区组织的血流平均下降 12%，说明 Willis 环前分支所供应的组织血流比后分支或基底动脉分支所供应的组织血流更易受交感神经调节的影响。另外，交感神经对脑血管的影响与其神经分布的密度有关。例如尾核和外侧膝状体的小动脉数量是相等的，但尾核小动脉上有丰富的交感神经分布，是外侧膝状体的2～3 倍。刺激交感神经使尾核的血流减少 25%，外侧膝状体仅减少 15%。交感神经阻断后，虽两个部位的血流都升高，但尾核的血流增加比外侧膝状体更为明显。

交感神经对 CBF 影响的程度也与 $PaCO_2$ 有关。正常 $PaCO_2$ 下电刺激交感神经，引起脑实质外血管收缩，其远端血管的压力和血流量下降；通过自动调节机制，使脑实质内血管扩张，阻力降低，血流可恢复至对照水平。但在高碳酸血症时，脑实质内血管已处于扩张状态，再电刺激交感神经引起脑实质外血管收缩时，脑实质内血管不能再有效地进一步扩张，从而使 CBF 降低。

刺激迷走神经中枢端时，两侧软脑膜血管扩张，直径增加 9%～22%；切断交感神经后，这种扩血管效应仍然存在，并且不依赖于 $PaCO_2$ 水平。由此可见，迷走神经兴奋不仅抑制交感缩血管活动，而且具有直接的脑血管扩张作用。面神经也含有脑血管扩张纤维，并经过膝神经节。刺激面神经，同侧软脑膜血管扩张，其直径可增加 16%。电刺激一侧岩浅大神经，CBF 随着电刺激频率的增加而升高，最大值可达 11%。

静脉内注射阿托品或其他短效胆碱能抑制剂时，脑血管对动脉压下降的扩张反应消失。所以，动脉血压降低时，CBF 的维持有赖于完整的胆碱能扩血管神经。另外，胆碱能神经还参与高碳酸血症对脑血管的扩张反应，阿托品可以阻断 CO_2 的扩血管效应，而拟胆碱药却能提高脑血管对 CO_2 的反应性。

(2)中枢神经对 CBF 的调节：脑干的一些部位参与了 CBF 的反射性调节。电刺激猴大脑皮质，对 CBF 和代谢无影响，但刺激中脑网状结构，其脑血管扩张效应与吸入 8% CO_2 气体相同。电刺激引起的 CBF 增加效应非常迅速，平均潜伏期仅 4～5 秒，而且该效应不受 $PaCO_2$ 水平和颈交感神经切除的影响。

脑干中蓝斑的细胞体发出纤维分布于脑实质内血管，具有调节 CBF 的功能。损伤猫的蓝斑能引起下丘室旁核、丘脑前腹核、大脑皮质顶区的 NE 明显减少，并明显损害脑血管对高、低碳酸血症的反应，但对改变血压时 CBF 的自动调节反应没有明显影响。电刺激蓝斑可引起脑实质内小动脉上的神经末梢释放 NE，使脑血管张力增加，血流量减少。电刺激鼠一侧蓝斑，同侧扣带皮质、外侧隔区、尾核壳核腹侧端的血流量分别减少 65%、40% 和 70%，而对侧这 3 个部位的血流无明显变化。

丘脑在 CBF 调节中可能具有一定作用，刺激下丘脑后部，可引起血压升高和双侧软脑膜血管收缩，脑血管收缩出现在血压变化前几秒钟，并与血液气体张力的水平无关。刺激下丘脑腹部可引起双侧软脑膜血管扩张和血压下降。

一些临床现象可用中枢神经调节 CBF 的机制来解释，如长时间昏迷的局限性脑桥出血病人和局部脑干梗死病人，可出现 CBF 和脑氧耗减少。

3. 脑血管上的受体

(1)肾上腺素能受体：脑血管壁上存在调节血管运动反应的 α 和 β 受体。α 受体兴奋，脑血管收缩；β 受体兴奋，脑血管扩张。脑血管壁上 β 受体对 NE 反应的阈值可能低于 α 受体。小剂量的 NE 能激活脑血管壁上的 β 受体，使血管扩张；大剂量 NE 激活了 α 受体，引起血管收缩。有报道认为，α 受体对脑血管的调节作用要比 $[H^+]$ 浓度改变更强有力。静脉内灌注 NE 能明显减弱高碳酸血症和低氧血症增加 CBF 的效应；而 α 受体阻断剂能消除 NE 在高碳酸血症和低氧血症时对 CBF 的降低作用。

(2)胆碱能受体：脑血管上的胆碱能受体属 M 型。在生理条件下，胆碱能受体兴奋使脑血管扩张，而在大剂量拟胆碱药作用下则引起脑血管收缩，这两种效应均能被阿托品所阻断。正常条件下，阿托品对 CBF 的自动调节和脑氧耗无影响，但限制了高碳酸血症的增 CBF 效应和低碳酸血症时的降 CBF 效应，说明胆碱能受体参与了高、低碳酸血症时的 CBF 调节。

(3)多巴胺受体：脑血管上存在扩张性多巴胺受体。多巴胺对脑循环的调节作用是通过直接作用于脑血管上的受体实现的。静脉注射多巴胺受体阻滞药能明显减弱低氧血症对脑血管的扩张效应；但脑血管对 CO_2 的扩张反应仍存在。多巴胺受体还参与了 CBF 的自动调节。

(4)5-羟色胺受体：5-HT 通过血管壁上的相应受体使脑血管收缩，CBF 减少。血管内灌注 5-HT，在正常 $PaCO_2$ 时，CBF 降低 35%；在低氧血症时减少更明显，可达 62%。

(5)组胺受体：组胺通过 H_1 和 H_2 受体作用于脑血管。H_1 受体兴奋使脑动脉收缩；H_2 受体兴奋引起脑血管扩张。组胺对 H_1 和 H_2 受体的兴奋作用与剂量有关。在猴，小剂量组胺(50μg/kg)可使大脑前动脉显著扩张；中等剂量(150μg/kg)时血管直径无明显变化；但大剂量(300μg/kg)时大脑前动脉收缩。组胺对脑血管的作用迅速而短暂。组胺在作用于血管内皮细胞时，NO 合成酶催化 L-精氨酸生成 NO。NO 作为一种局部调质通过增加 cGMP 作用可引起血管平滑肌的扩张。

(6)肽能受体：脑血管壁上可能存在肽能受体，可被血管活性肠肽兴奋而产生脑血管扩张作用。血管活性肠肽本身对静息血管几乎无影响，但对已处于收缩状态的软脑膜血管具有扩张作用，其扩张程度类似 Ach 和异丙肾上腺素。

三、颅内压的构成和影响因素

颅腔是一个由骨骼所组成的空腔，它的容积是固定的，不能伸缩。颅腔内的主要内容为脑、脑脊液及循环的血液，并且它们各占一定的比例和维持其相对稳定。正常人脑脊液约占颅腔总体积的 10%；血液约占 2%～11%；其余部分均由脑组织所充盈。

脑脊液充斥于脑室系统(两侧侧脑室、第三和第四脑室)及脑蛛网膜下隙，起着缓冲颅内压力的作用，并且对脑组织有一定的营养作用。脑脊液主要从脑室内的脉络丛分泌出来(80%～85%)，一部分也来自蛛网膜下隙的血管周围间隙，每日产生量约 500～600ml。脑脊液循环从侧脑室经室间孔到第三脑室，又经大脑导水管到第四脑室，再经第四脑室的侧孔与正中孔到达小脑延髓池，一部分流向脊髓蛛网膜下隙，一部分由颅底循环经外侧裂池到脑表面，经蛛网膜颗粒吸收入静脉窦。

在正常情况下，颅腔与它的内容物之间有适应性，使颅内压(ICP)在平卧时保持在 0.98～

1.96kPa(100～200mmH_2O)。如果颅内容物中的任何一项体积增加,就必须由其他二者的体积减小来适应,不然,超过一定限度就产生颅内高压(ICP高于1.96kPa)。由于脑实质和脑脊液均和颅椎外不直接相通,仅脑血流通过动脉和静脉与颅外相通,所以颅内三大组成成分的失衡最易通过CBF的改变敏感地反映出来。

ICP与CBF虽然呈反比例关系,但ICP在一定范围内波动,可通过CPP的调节使CBF保持相对的恒定。实验表明,当ICP逐渐升高,而CPP仍维持在13.3kPa(100mmHg)以上时,CBF无明显变化;当CPP下降至8.13～13.3kPa(61～100mmHg)时,CBF下降仍不明显;直至CPP下降至6.8～8.0kPa(51～60mmHg)时,CBF才明显减少。可见,在ICP呈渐进性增高时,CBF的减少主要取决于血压与ICP的关系,而不是ICP本身。ICP升高至一定程度,并且CPP低于8.0kPa(60mmHg)时,CBF随CPP下降而减少,呈现脑循环自动调节障碍。在颅内高压导致CBF严重减少的情况下,如放出适量脑脊液,使ICP恢复至升高前的对照水平,CBF会增多,甚至还高于ICP升高前的水平。迅速向小脑延髓池注入人工脑脊液,使ICP急剧升高至6.67～9.33kPa(50～70mmHg),MAP显著升高,CPP非但不下降,反而较对照水平高。CBF可出现暂时的增加,大约40分钟后,MAP明显下降,CPP和CBF亦随之减少,至2小时后MAP下降为10.7kPa(80mmHg),CPP降低为1.33kPa(10mmHg),CBF几乎降低至零。将ICP降至正常水平后,也出现CBF的暂时增加。若急剧升高ICP至MAP相近水平,虽MAP有短暂显著升高的现象,但不久即迅速明显下降,CBF和CPP相伴而降,并发生心脏功能衰竭和心电图的异常改变。

临床上,当颅内有血肿、脓肿、肿瘤、积液、脑水肿或脑肿胀等,颅腔容积与增长的内容物体积失去平衡,就会引起颅内压的增高,影响脑的血液供应,造成脑缺血性损害。临床表现为头痛、呕吐、眼底视神经乳头水肿。程度严重时有意识改变,甚至昏迷和脑疝形成。常见的脑疝有:①小脑幕切迹疝,又称颞叶钩回疝,是大脑半球颞叶内侧的脑回(钩回及海马回)受挤压推移到小脑幕切迹下,致使中脑、大脑后动脉与小脑上动脉受压及动眼神经牵拉,出现同侧眼睑下垂、瞳孔扩大、光反应消失、眼球外斜、昏迷,同时对侧肢体出现瘫痪并有锥体束征。②枕骨大孔疝,又称小脑扁桃体疝,是小脑扁桃体受压而疝入枕大孔内,甚至可经枕大孔疝出至寰椎下平面,使延髓受到急性或慢性压迫,出现血压升高、脉搏减慢、呼吸减慢甚至停止、深昏迷、四肢强直、角弓反张等临床表现。

四、脑代谢

(一)脑代谢的特点

脑是体内代谢活动最活跃的器官之一,其重量只占体重的2%～3%,但CBF占心排血量的15%～20%。成人脑氧耗量占全身氧耗量的20%,儿童更高,占全身氧消耗量的50%左右。大脑灰质的氧消耗量高于白质3～5倍。大部分氧用于葡萄糖的氧化过程。糖代谢是脑能量的主要来源。脑所需要的葡萄糖量占全身葡萄糖总消耗量的17%。脑组织中虽有糖原,但含量甚微,对脑的能量供应是微不足道的。由于脑组织不能贮存大量葡萄糖和氧,必须通过血液循环及时输送能源。

当脑血液供应减少或中断时,可导致神经细胞的缺血性缺氧,如不及时恢复血液供应,最终会导致脑水肿和坏死。正常成人全脑CBF为750ml/min左右,约合50ml/(100g·min)[(0.52±0.12)ml/(g·min)]。当平均半球血流量减少到25～30ml/(100g·min)时,可发生精神紊乱。神经功能衰减的临界血流水平大约是18ml/(100g·min)。在常温下,正常中枢神经系统各部位能够耐受缺血的时间为大脑皮质3～4分钟、小脑10～15分钟、延髓20～40分钟、脊髓45分钟、交感神经节60分钟。在正常体温非麻醉的情况下,脑需要的能量约为33.5J/(100g·min)[8cal/(100g·min)],在血流完全中断之后,脑全部可利用的贮存能量是83.7J/(100g·min)[20cal/(100·

min)],也就是说,只能维持功能活动2～3分钟。即使机体通过很快的自发电活动减弱来节省能量消耗,这些贮存的能量在清醒条件下于5分钟内即可被完全耗尽。在深度麻醉状况下,10分钟也将完全耗尽。

(二)脑的糖代谢

脑的能量代谢中,60%的能量消耗用于维持神经生理功能;40%用于维持神经结构的完整性。正常情况下脑的呼吸商为1,说明脑的能量需要是由葡萄糖提供的。葡萄糖以易化扩散方式从血摄取入脑,此过程具有饱和竞争特性。静息状态下,脑从血液中摄取的葡萄糖量约占其总运输量的10%;CBF降低时,摄取比率将增大。全脑葡萄糖消耗量约占总体消耗量的1/4[31μmol/(100g·min)]。在正常条件下,脑所需的葡萄糖主要来自肝贮存糖原的分解,部分来源于肌肉,小部分来自其他器官。肝脏单位组织重量中贮存的糖原量是脑的100倍,肌肉组织是脑的10倍。脑中90%以上的葡萄糖是通过糖酵解和三羧酸循环分解的。

与其他组织相比,脑组织的己糖激酶活性特别高,并且有一种特别的己糖激酶同工酶。这可能解释脑对葡萄糖的较高利用效率。与其他组织相似,脑的磷酸果糖激酶在调节葡萄糖的利用上起主要作用。

脑中葡萄糖在正常情况下主要进行有氧代谢,而通过无氧酵解的量约为5%～15%。酵解酶体系不仅位于细胞体,并且也存在于轴突末端,参与突触前末端能量代谢的需要。在有氧条件下,1克分子葡萄糖经过脑的有氧氧化途径,可生成36～38个ATP。在无氧条件下,1克分子葡萄糖经无氧酵解仅生成2～3个ATP。

高能磷酸化合物是脑组织功能活动的直接能源,脑内ATP的转换率很快。脑的代谢率随着功能状态(兴奋、抑制)和环境因素(温度等)呈大幅度的变化。但在脑代谢速率明显改变时,脑组织的ATP含量和腺苷酸池大小仍能维持不变。说明脑的能量代谢机构具有很有效的代偿能力。在正常动脉血液葡萄糖浓度为4.4mmol/L(80mg/dl),脑消耗O_2的速度约3.4ml/(100g·min);使用胰岛素将血糖降至0.44mmol/L(8mg/dl)时,O_2的消耗降到1.9ml/(100g·min)。这样的O_2消耗水平已无法依靠氧化磷酸化提供足量ATP进行正常的脑功能活动,于是出现昏迷,久之可造成脑不可逆性损伤。由于胰岛素不能透过BBB,它只能通过对血糖浓度的影响来改变脑中糖代谢。但末梢神经的葡萄糖代谢可直接受血浆胰岛素的影响。

在无酮体情况下,成人脑仅用葡萄糖作为其代谢的物质。虽然葡萄糖可从非糖类途径形成(如氨基酸、脂肪分子的甘油部分),但糖原异生不是脑的主要能量来源。脑中也存在着氧化酮体的酶系,在特殊情况下,脑可以通过氧化酮体获得能量,如在新生儿的生理条件下和在成人饥饿中,则可有相当一部分酮体代替葡萄糖以供能。在长时间饥饿时,酮体、乙酰乙酸和β羟丁酸均可取代葡萄糖作为脑代谢物质。研究发现,健康患者禁食12～16小时即可见脑对酮体的摄取增加。但是,即使酮体成为脑代谢物质的主要来源,脑组织也不能耐受低血糖,仍需供给少量葡萄糖。

在缺氧情况下,脑中乳酸和丙酮酸增加,γ氨基丁酸由于通过琥珀半醛氧化途径受阻而在脑中的水平也升高,严重时脑组织出现不可逆性损伤。

(三)脑的氨基酸和蛋白质代谢

脑中氨基酸有两个来源:血液提供及在糖代谢中生成。血中的氨基酸能与脑中的交换,但脑中的氨基酸含量却相当有限。脑内有一维持氨基酸稳态平衡的机构,因此提高血浆氨基酸浓度却并不能因而提高脑内氨基酸的水平。多数氨基酸是通过载体系统进入脑细胞的。脑中葡萄糖可转变成一部分氨基酸,主要为非必需氨基酸。

大约75%的脑中自由氨基酸是天冬氨酸、谷氨酸、谷氨酰胺及γ氨基丁酸。其中谷氨酸的含量最多。

进入脑中的氨基酸参与蛋白质的合成,主

要在细胞体进行，但轴突中也有合成。脑中氨的产生是通过腺苷酸脱氨酶作用的，即氨基酸的氨基经过转氨基而形成谷氨酸和天冬氨酸，再生成腺苷，而后脱去氨基，如此形成的氨大多数用于合成谷氨酰胺。

(四)脑的核酸代谢

脑中 RNA 含量特别高。脑中 RNA 的代谢速度随神经的功能活动而变化。在短期的强烈刺激之后 RNA 含量升高。但长期刺激后却趋于降低。由于脑的功能活动随特定的细胞和区域而异，故脑中 RNA 含量的变化并非均匀一致。

因为脑缺乏氨基甲酰磷酸合成酶，不能从 CO_2、氨和谷氨酰胺新合成嘧啶。但脑组织能将鸟苷转变为一磷酸鸟苷，然后转变为二磷酸鸟苷等，参与核酸的合成及脂类、黏多糖的代谢。

脑也和其他组织一样贮存核酸及传递遗传信息，并将这些信息翻译成蛋白质。神经细胞受到刺激时，细胞体内酪氨酸羟化酶合成增多，此酶催化酪氨酸转变为神经递质儿茶酚胺；另外，局部神经元中 RNA 及蛋白质的合成速度增加。

(五)脑的脂类代谢

大脑发育之初，脂类的含量并不多，随着发育过程的进展，出现神经髓鞘。神经髓鞘形成后，神经组织中脂类增加。脑中的大多数脂类，包括胆固醇、脑苷脂、磷脂酰乙醇胺和神经磷脂仅仅在脑中缓慢代谢，但是磷脂酰胆碱则代谢迅速，磷脂酰肌醇的代谢速率更快。脑中甘油磷脂的合成途径与其他组织相同。脂肪酸、甘油和肌醇来自糖代谢。脑接受血浆的乙醇胺，并将其掺入磷脂。

随年龄增长，脑中羟甲基戊二酸单酰辅酶 A 还原酶活性迅速下降，于是脑合成胆固醇的能力逐渐减弱。合成的胆固醇大量成为髓鞘成分。成年人脑中的胆固醇大部分是非酯化的。在髓鞘化活动活跃时，该部位聚集有高浓度的胆固醇酯。

神经鞘酯类也是髓鞘的重要成分，脑中进行着神经氨基醇、神经酰胺、脑苷酯和糖鞘酯的合成和降解。在髓鞘化过程中，脑苷酯，尤其是硫酸脑苷脂的合成代谢，最为活跃。神经节苷脂作为神经元的组成部分，在突触小体中含量最为丰富。自出生到成年，脑中神经节苷脂浓度增大 2 倍。

(六)CBF 和脑代谢的关系

脑局部血流的变化与局部代谢活动之间具有密切关系。皮质、丘脑、内外膝状体及上下丘的葡萄糖利用率比下丘脑、脑桥灰质或大脑白质的要高。最高利用率是在听皮质、内侧膝状体和下丘，而局部 CBF 在这些部位也最高。局部葡萄糖利用率和局部血流量之间存在显著相关性。在麻醉条件下，几乎在脑的所有部位的代谢率和血流量均比清醒时要少。由此可见，脑不同部位血流量的差别，反映了脑局部功能、代谢活动的差别。这种局部 CBF 与局部代谢及局部功能活动的相适应，使机体在各种内外环境发生变化时不致使中枢神经系统受损。

(七)脑功能与脑代谢的关系

脑功能与脑代谢率具有明显的相关性。脑功能抑制时脑氧代谢率减少。麻醉时引起的脑功能抑制亦导致脑氧消耗量的减少。相反，癫痫发作或中枢兴奋亢进时，其脑氧和葡萄糖代谢明显增加。

大脑皮质氧消耗和脑电图之间也存在相关性。在脑电图快波占优势时，脑具有高的代谢率；而高电位慢波占优势时，脑具有低的氧消耗。当脑的总氧耗量从 3.3ml/(100g·min) 减少至 2.0ml/(100 g·min)时，脑处于昏迷状态，脑电图显示出高电位的 δ 慢波。以意识丧失为特点的昏迷状态，脑氧代谢率明显减少。麻醉药降低脑氧代谢率的程度大致与麻醉药对意识抑制程度成比例。另外，一旦脑的局部功能活动发生改变，其相应区域的葡萄糖代谢率也改变。

脑功能与代谢之间的密切关系不仅存在

于大脑，而且在脊髓中也有类似情况。

（八）影响脑代谢的生理因素

1. 年龄 儿童的CBF和脑氧代谢率明显高于成年人，可能归因于组织快速生长发育中生物合成活动的需要。从儿童到成人期，CBF和脑氧代谢率呈逐渐降低趋势，此非病理原因所致。但在60岁以上老年人，其CBF和脑代谢率的进一步下降可能与其患有脑血管疾病或有脑损害有关。

2. 睡眠 人在快波睡眠时CBF增加，大脑半球的额、顶部最明显。慢波睡眠时，脑氧代谢率和CBF无明显变化。

五、麻醉中影响CBF和脑代谢的因素

（一）麻醉药和麻醉辅助药

总的来说，大多数麻醉药能降低糖类代谢，使ATP和ADP能量储存及磷酸肌酸增加；吸入麻醉药均可呈浓度相关性增加CBF；除氯胺酮外，静脉麻醉药则降低CBF；麻醉性镇痛药对脑循环和脑代谢的影响轻微。

1. 吸入麻醉药 吸入麻醉药都增加CBF和降低$CMRO_2$，在一定吸入浓度范围内，CBF/$CMRO_2$的变化与浓度大致呈直线相关。在氟烷、氧化亚氮、恩氟烷、异氟烷和七氟烷5种常用吸入麻醉药中，氟烷对脑血管的扩张效应最强，恩氟烷次之，氧化亚氮、七氟烷和异氟烷的作用较弱。在1.5MAC麻醉浓度下，氟烷和恩氟烷分别增加CBF66％和35％，而异氟烷和七氟烷对CBF影响较小。氟烷和恩氟烷麻醉中，CBF的自动调节机制明显损害，而异氟烷对CBF的自动调节机制则影响轻微。70％氧化亚氮可使$CMRO_2$降低2％～23％，但对CBF无或仅有轻微作用。

氟烷、恩氟烷、异氟烷和七氟烷对$CMRO_2$的抑制呈非线性关系，在脑电图出现暴发性抑制前，随吸入浓度增加，$CMRO_2$呈快速明显下降；当脑电图出现暴发性抑制后，再增加吸入浓度，$CMRO_2$则缓慢下降或不下降。异氟烷、恩氟烷和七氟烷对脑代谢的抑制作用似较氟烷更强，在1.0～1.5MAC的麻醉浓度下，氟烷、恩氟烷、异氟烷和七氟烷大约分别使$CMRO_2$降低25％、34％、50％和50％。即使在极高吸入浓度时，恩氟烷和异氟烷对葡萄糖的氧化磷酸化也无毒性作用。

吸入麻醉药能增加脑能量贮备。在4.5％乙醚麻醉鼠，脑能量贮备增加1.4倍；脑葡萄糖和6-磷酸葡萄糖分别增加80％和56％；而鸟苷酸二磷酸葡萄糖、ATP和磷酸肌酸则降低。在1MAC氟烷、恩氟烷和异氟烷麻醉的鼠，脑葡萄糖升高，尤其异氟烷对脑葡萄糖的升高作用最明显。在0.4％甲氧氟烷麻醉的鼠，脑对葡萄糖、ATP和磷酸肌酸的利用下降，虽血糖水平正常，但脑葡萄糖和糖原分别升高至对照值的170％和275％。

2. 静脉麻醉药

（1）巴比妥类：应用巴比妥类药物时，如果$PaCO_2$维持正常，CBF、$CMRO_2$、脑葡萄糖代谢率（CMRg）和脑电图呈剂量相关性抑制。当脑电图出现高幅慢波时，对CBF和$CMRO_2$的抑制作用达平台，大约降低50％，同时伴有脑血管阻力（CVR）增加；当出现暴发性抑制时，CBF和$CMRO_2$降低40％，几乎达到最大限度。硫喷妥钠麻醉中，CBF的自身调节机制和CBF对$PaCO_2$升高的反应正常。静脉注射镇静剂量的巴比妥类药物，意识消失前，CBF和$CMRO_2$无改变；意识消失但部分肌肉对疼痛仍有反应时，$CMRO_2$降低36％；在外科麻醉深度时，$CMRO_2$降低36％～50％。如果在巴比妥麻醉中采用过度通气，CBF的降低更明显。巴比妥类药物的作用顺序一般认为是：巴比妥类药物麻醉→脑代谢降低→脑CO_2产生减少→脑PCO_2趋于降低→脑血管收缩→CBF和CBV减少→ICP下降。

巴比妥类药物对CBF和$CMRO_2$的抑制具有耐受性，首次用药后2小时，再注射同等剂量，对CBF-$CMRO_2$的抑制仅为首次剂量的1/2。用巴比妥类药物维持深麻醉，24小时内CBF和$CMRO_2$呈逐渐升高趋势。

在巴比妥麻醉的动物，脑能量状态正常，但脑内果糖磷酸激酶明显抑制，从而糖酵解减

慢,脑中 6-磷酸葡萄糖升高;1,6-二磷酸果糖、三羧酸循环的中间产物及谷氨酸降低;天冬氨酸浓度升高;而脑中谷胺酰胺、γ 氨基丁酸和丙氨酸浓度则无明显改变。

动物实验表明,严重低血压和(或)低氧血症时,应用巴比妥类药物麻醉对缺血或缺氧的脑组织有保护作用,能减轻神经后遗症或延长动物的存活时间。这可能是由于其降低了 $CMRO_2$ 和 CBF,从而降低 ICP 的结果。但因严重缺血已造成功能活动消失时,巴比妥类则无保护作用。

(2)阿法多龙(安泰酮):阿法多龙能降低 CBF、$CMRO_2$ 和已升高的 ICP,保持 CBF 对 $PaCO_2$ 变化的反应,对 CBF 的自身调节机制无影响。

阿法多龙对 CBF 的作用与硫喷妥钠非常相似,可能是继发于脑代谢抑制。人首次应用 0.1mg/kg 后持续静脉滴注维持麻醉,CBF 和 $CMRO_2$ 分别降低 37%和 45%,但 CVR 增加。有报道,阿法多龙可使脑组织一定区域的局部 CBF 增加,此可能是由于反窃血效应使局部血由正常区域向异常区域重新分布之故。

(3)依托咪酯:依托咪酯能明显收缩脑血管,呈剂量相关性降低 CBF、$CMRO_2$ 和 ICP。人静脉注射 15mg/kg 后,以每分钟 2~3mg/kg 的速率静脉滴注,CBF 和 $CMRO_2$ 分别降低 36%和 45%。依托咪酯麻醉中,CBF 对 CO_2 的反应性良好,脑能量状态正常。另外,依托咪酯与钙通道阻滞剂一样,对脑缺血具有保护作用。由于在应用大剂量时依托咪酯对循环功能的影响轻微,而且能降低 CBF、$CMRO_2$ 和颅内病变病人的 ICP,故认为其是神经外科手术较好的全麻诱导药。

(4)氯胺酮:是目前认为唯一具有独特脑功能激活作用的静脉麻醉药。氯胺酮麻醉中,CBF 的自身调节机制完整,但脑血管对 $PaCO_2$ 变化的反应性增加大约 60%。氯胺酮对脑血管具有直接扩张作用,能迅速升高 CBF。给犬静脉注射氯胺酮 2mg/kg,CBF 和 $CMRO_2$ 分别增加 80%和 16%。给鼠静脉注射氯胺酮 10~30mg/kg,脑听区和感觉运动区的 CMRg 降低,而边缘系统、锥体外运动系统和胼胝区的 CMRg 增加,与氯胺酮对脑活动的影响相一致。由于局部代谢率增加,通过血流-代谢链,使局部 CBF 增加,因而升高 ICP。预先应用硫喷妥钠 5mg/kg 可消除氨胺酮对 CBF 和 $CMRO_2$ 的影响。

健康成年人静脉注射氯胺酮 3mg/kg,CBF 增加 60%,CVR 降低 27%,但对 $CMRO_2$、CMRg 和脑乳酸利用率无影响。氯胺酮促进脑代谢的机制仍未确定,有人认为与氯胺酮刺激脑活动,引起海马区癫痫活动有关;也有人认为氯胺酮是 NMDA 受体的竞争性拮抗剂,氯胺酮与受体结合后,导致某些区域神经活动增加,从而 $CMRO_2$ 和 CMRg 增高。

(5)安定类:安定类药物能降低人和动物的 CBF 和 $CMRO_2$。头部外伤病人应用地西泮后,CBF 和 $CMRO_2$ 呈相同程度的下降(约为 25%)。氧化亚氮能明显增强地西泮对脑循环和脑代谢的作用,但氧化亚氮则减弱咪达唑仑对脑代谢的抑制作用。给用氧化亚氮和氮气通气的鼠静脉注射咪达唑仑 0.057mg/kg、0.57mg/kg 和 5.75mg/kg,CBF 和 $CMRO_2$ 呈剂量相关性下降,而且用氮气通气鼠的 $CMRO_2$ 降低 55%,明显高于用氧化亚氮通气鼠(35%)。给健康自愿者静脉注射睡眠剂量的咪达唑仑 0.15mg/kg,CBF 降低 33%,CBF 对 $PaCO_2$ 变化的敏感性轻度增加。特异性拮抗剂能完全阻断咪达唑仑对 CBF 的影响。给猴静脉注射劳拉西泮(氯羟安定)4mg/kg,CBF、$CMRO_2$ 和 CMRg 分别降低 26%、21%~30%和 42%。安定类药物不增加 ICP。

(6)丙泊酚:丙泊酚像巴比妥类药物一样呈剂量相关性降低 CBF 和 $CMRO_2$。对 ICP 无影响或降低作用。体外实验表明丙泊酚可抑制细胞外 Ca^{2+} 内流。

(7)神经安定药:对 CBF 和 $CMRO_2$ 的影响仍无一致意见。一般认为,神经安定药降低 CBF,但对 CMRg 和 $CMRO_2$ 仅有较小影响。氟哌利多(0.3mg/kg)和芬太尼(0.06mg/kg)合用时,脑静脉氧含量和脑血管对 $PaCO_2$ 的反应降低,CBF 和 $CMRO_2$ 分别降低 50%和

23%；但对 ICP 仅有轻度降低作用。

(8)γ-羟丁酸钠：静脉滴注时，随着剂量的增加，可出现代谢性碱中毒，脑血管收缩，CBF 和脑氧代谢逐渐降低，最大可达 50%，而且 CBF 减少的速度快于脑氧代谢的降低，故可造成暂时性、相对性脑缺血。脑外伤昏迷病人，静脉注射 60mg/kg，$CMRO_2$ 降低 24%，并可缓解去大脑强直姿势。小脑的血流则相反，随着剂量增大而增加，剂量为 750mg/kg 时，小脑 CBF 较对照值高 58%；脊髓的血流量则是降低的。γ羟丁酸钠使脑内多巴胺合成加速及多巴胺代谢减少，继而影响多巴胺能神经元的功能。

3. 麻醉性镇痛药　麻醉性镇痛药对 CBF、ICP 和 $CMRO_2$ 的影响报道不一，受复合用药的影响较大。

(1)吗啡：氧化亚氮麻醉病人静脉注射吗啡后，CBF 轻度下降，$CMRO_2$ 中度降低，CBF 的自动调节机制完整。给 $PaCO_2$ 和体温正常的犬，每次应用吗啡 0.2mg/kg，连续追加，总量至 1.2mg/kg 时，$CMRO_2$ 降低 15%；剂量为 2 和 3mg/kg 时，$CMRO_2$ 进一步降低。人静脉注射吗啡 1mg/kg 60 分钟后，CBF、$CMRO_2$ 和 CMRg 分别为对照值的 73%、74%和 50%。静脉注射纳洛酮 40μg/kg，上述指标很快恢夏至对照水平。但单用同样剂量的纳洛酮，对 CBF、$CMRO_2$ 和 CMRg 则无影响。

(2)芬太尼：对 CBF 和脑代谢的作用明显受复合用药的影响。在与氧化亚氮、氟烷和地西泮复合应用时，芬太尼能明显降低 CBF 和 $CMRO_2$，但单独应用时，对 CBF 和 $CMRO_2$ 无明显影响或 CBF 呈轻度增加。给戊巴比妥麻醉的犬应用芬太尼 25 或 100μg/kg，对 $CMRO_2$ 和 CBF 无明显影响；脑血管对 $PaCO_2$ 或缺氧的反应和 CBF 的自动调节作用正常。在地西泮和氧化亚氮麻醉的病人，芬太尼 6μg/kg 约能降低 CBF 和 $CMRO_2$ 34%。

(3)舒芬太尼：在氧化亚氮麻醉的鼠分别应用舒芬太尼 5、10、20、40、80 和 160μg/kg，CBF 和 $CMRO_2$ 呈剂量相关性抑制。在剂量为 80μg/kg 时达最大抑制，CBF 和 $CMRO_2$ 分别为对照值的 40%和 53%，更大剂量无进一步的影响。随剂量增大，脑电图上癫痫发生率也增加(2%～8%)，但癫痫波的出现似不影响 CBF 和 $CMRO_2$。择期幕上肿瘤切除术病人应用舒芬太尼后 ICP 增加而 CPP 降低。重度脑外伤病人也可见此现象，应注意预防。

(4)阿芬太尼：应用足以产生深度麻醉作用的阿芬太尼 300μg/kg，脑血管对 PaO_2、$PaCO_2$ 和 MAP 变化的反应性影响很小，脑血管自动调节的上、下"阈限"与对照值无明显差别，但 $CMRO_2$ 降低。

4. 局麻药　于 20 分钟内静脉滴注普鲁卡因 750mg，对人的 CBF 动力学无影响。给犬单次静脉注射利多卡因 3 和 15mg/kg，$CMRO_2$ 分别降低 10%和 27%，且伴有一过性中度 CBF 降低。当以每分钟 3.8mg/kg 的速率静脉滴注达惊厥水平时，$CMRO_2$ 开始降低 3%，惊厥中增加至对照值的 112%，同时 CBF 增加至对照水平的 115%。惊厥后，CBF 于 5 分钟内恢复至对照水平；而 $CMRO_2$ 迅速降低至惊厥前水平，然后在 1 小时内恢复至对照水平。无论是较低剂量还是惊厥剂量，利多卡因不降低脑内能量，也不引起无氧代谢活动。在利多卡因引起惊厥时，脑中 cGMP 水平升高，而 cAMP 水平降低。

体外循环中，于不同体温下(37℃、28℃和 18℃)应用利多卡因具有良好的脑代谢保护作用。低温能逐渐降低完全性脑缺血中的 K^+ 外流，在 18℃时，K^+ 外流降低至对照值的 25%。但加用利多卡因能使各体温水平的 K^+ 外流进一步降低 50%。在 3 个体温水平，给犬应用戊巴比妥，然后应用利多卡因，或者先应用利多卡因，而后应用戊巴比妥，尽管均能产生等电位脑电图，但在戊巴比妥后应用利多卡因能使 $CMRO_2$ 进一步降低 15%～20%；而在利多卡因后应用戊巴比妥则无此作用。利多卡因除具有突触传递抑制作用外，还具有膜稳定作用，从而降低膜离子泵负担和 $CMRO_2$。据此认为利多卡因可能较巴比妥类具有更强的脑保护作用。

5. 肌肉松弛药　肌松药不能通过 BBB，从而对脑血管无直接作用。但在神经外科病人，肌松药对CBF具有间接作用。肌肉松弛可降低CVR和静脉回流阻力，从而使ICP下降。但若肌肉松弛中血压升高，可进一步增加颅内高压病人的ICP。

静脉注射α筒箭毒0.4mg/kg，由于其组胺释放作用，CBF在10～20分钟持续增加，$PaCO_2$升高(由于支气管痉挛)，脑脊液生成增加。预防应用苯海拉明可减弱α筒箭毒对CBF和$PaCO_2$的影响，但脑脊液的产生进一步增加。由于泮库溴铵具有升高血压的作用。在CBF自动调节机制损害和颅内病变病人，可明显增加CBF和ICP。阿曲库铵的代谢产物N-甲四氢罂粟碱，具有兴奋脑功能作用，大剂量时可使脑电图转变成唤醒型式，但并不明显影响CBF和$CMRO_2$。应用琥珀胆碱时，因骨骼肌成束收缩，CBF可增加至对照水平的151%，并持续15分钟；在15～20分钟，CBF降至对照值的127%；然后恢复至对照水平。在CBF增加的同时伴ICP升高。应用琥珀胆碱后脑电图显示有唤醒反应，可能系肌梭的传入兴奋所致。

6. 血管活性药　单胺类全身性血管活性药有神经介质功能，并可改变CVR和脑代谢而间接影响CBF，但需首先穿透BBB到达血管受体，并改变其突触的传导功能才能起作用。因此，血管活性药对CBF的影响，包括内在和药物作用两方面。

临床剂量的血管活性药物并不透过BBB，但在血压升高时，CBF也增加。静脉注射大剂量肾上腺素，人的CBF和$CMRO_2$增加，小剂量则无影响。去甲肾上腺素和间羟胺为缓和的脑血管收缩药，使CBF降低不显著；由于自身调节反而使CBF增加，但对$CMRO_2$无影响，可用来纠正严重低血压时的低CBF状态。血管紧张素和去氧肾上腺素(新福林)对正常人的CBF和$CMRO_2$均无影响。美芬丁胺增加$CMRO_2$，对CBF影响小。大剂量麻黄碱增加CBF和$CMRO_2$，小剂量则无此影响。异丙肾上腺素和酚妥拉明可扩张脑血管，增加CBF。组胺和乙酰胆碱也可增加CBF。酪胺及5-羟色胺则降低CBF。多巴胺的作用不肯定，用于纠正低血压时CBF增加。

罂粟碱直接降低CVR。当罂粟碱导致血压下降时，CBF也减少。若血压不下降，而CVR已降低时，可引起颅内窃血综合征。

(二)体温

大量实验表明，在一定范围内，高温可增加$CMRO_2$，而低温则降低之，随体温降低，CBF和脑代谢率呈线性降低，体温每下降1℃，脑代谢率降低6.7%。温度降低10℃，$CMRO_2$降低大约55%。25℃时，脑代谢率仅为正常的23%～25%；18～21℃时脑电活动即消失。低温时脑血管仍保持着对CO_2的反应性，CBF的减少是脑血管收缩的结果。低温时$CMRO_2$的降低对脑实质中的氧没有明显影响。低温作用的基本机制可能是抑制神经元进行代谢活动的酶系统，降低代谢活动中的各种化学反应速率。

常温下脑能耐受完全缺血5分钟，在27℃和17℃时，脑分别能耐受缺血10、20分钟，将大脑皮质直接降温至32℃以内，树突电位基本上无变化；在31～29℃时，电反应幅度和传导速度都开始下降；至28℃以下，电反应幅度和传导速度急剧下降，潜伏期明显延长；在22℃时，大脑皮质的电活动几乎完全停止。由此可见，脑温降到28℃以下可起到明显的脑保护作用。

(三)二氧化碳

中度高碳酸血症时($PaCO_2$ = 7.33～8.00kPa，55～60mmHg)动脉pH降低至7.29，虽CBF增加，但脑代谢率无变化；进一步升高$PaCO_2$至10.7～11.3kPa(80～85mmHg)，CBF可继续增加一些，但$CMRO_2$仍无变化。人在中度高碳酸血症时，葡萄糖利用减少。

在严重低碳酸血症时，脑循环的变化不同于动脉低氧血症，因脑血管收缩和CBF降低，脑组织可能存在不同程度的低氧。当$PaCO_2$降低至大约1.33kPa(10mmHg)时，$CMRO_2$轻度下降，葡萄糖消耗增加。氧/葡萄糖指数下降，乳酸/葡萄糖指数升高，意味着有氧代谢下降，而无氧代谢增加。

（四）低氧血症

人在中度低血氧（PaO_2 6.67～8.00kPa，50～60mmHg）时，主要表现为精神紊乱和记忆力减退；PaO_2 低于 5.33kPa（40mmHg）时，神经功能减退；PaO_2 在 4.0kPa（30mmHg）左右或更低时，也不存在脑氧消耗的减少。主要原因在于低氧血症时 CBF 增加了 4～5 倍，保证脑能维持稳定的能量代谢。因此，$CMRO_2$ 作为脑组织低氧的指标是灵敏的。脑电图仅在 PaO_2 低于 4.67kPa（35mmHg）时才出现明显的变化。

人在重度低氧血症时（PaO_2 4.67kPa，35mmHg），脑的葡萄糖消耗和乳酸产物增加。低氧血症时，颈静脉乳酸浓度比脑脊液更能反映细胞内乳酸变化。因此从动-静脉乳酸浓度差可以估计出有多少葡萄糖被脑组织分解成乳酸。给清醒人吸入6.9%～7.5%氧后，脑葡萄糖代谢率升高，摄取量从 4.48 增加至 5.73mg/(100g·min)；乳酸产物增加 4 倍多；氧/葡萄糖指数从 91.2%减少到 75.8%，而乳酸/葡萄糖指数从 4.5%升高到 18.9%。因此认为脑低氧的最可靠指标是葡萄糖摄取和乳酸量的增加。PaO_2＜6.67kPa（50mmHg），细胞内不仅乳酸增加，而且丙酮浓度亦增加。

在严重的低氧血症时（$PaO_2$3.33～4.67kPa，25～35mmHg），可引起脑细胞乏氧症状。表现为脑电图慢波、脑乳酸中毒、充血等，而组织中 ATP、ADP 和 AMP 的浓度保持不变，只有磷酸肌酸下降。当 PaO_2 突然减少至约 3.33kPa（25mmHg）时，ADP 浓度明显升高。

此外，低氧血症可引起脑组织中兴奋性氨基酸浓度减少，抑制性递质 γ 氨基丁酸增加。在中度低氧血症时，可伴有儿茶酚胺和吲哚类神经递质的合成减少。这些结果提示在低氧血症时，至少某些功能紊乱可能继发于脑内递质的变化。

（五）麻醉方法和管理

1. 颅内静脉回流不畅 机械通气时，呼气时间不足、呼气阻力增加、气管内插管的刺激、术中呛咳或用力、颈部弯曲或扭转、头低位和胸、腹腔内压增高时，都能使脑静脉回流受阻，ICP 升高，从而明显改变 CPP 和 CBF。

2. 血液稀释 在急性等容血液稀释病人，当 Hct 降至 0.30 以下时，由于血液黏度下降，心排血量增加和脑血管阻力降低，CBF 明显增加。研究发现，等容血液稀释期间皮质血流量增加源于脑血管扩张；而脑皮质下区域流量增加与血液黏度减低和心排血量增加有直接关系。血液稀释可使脑局部缺血区 CBF 增加，因此，有局灶性脑缺血的病人，维持 Hct 在 0.30～0.34 范围内较为合适，而且血液仍具有较好的携氧能力。

3. 控制性降压 用硝普钠、樟磺咪芬（咪噻吩）、硝酸甘油、氟烷、尼莫地平等行控制性降压中，CBF 自动调节曲线较出血性低血压时的自动调节曲线左移。当用上述药物降低 MAP 至 6.67kPa（50mmHg）时，脑血管对 $PaCO_2$ 的反应性消失；但若用异氟烷降低 MAP 至同样水平，脑血管对 $PaCO_2$ 的反应仍部分存在。

控制性降压对脑氧耗和脑能量代谢的影响与降压方法和降压程度有关。用硝普钠和樟磺咪芬降低 MAP 至对照值的 50%，硝普钠组的 $CMRO_2$ 明显增加，而樟磺咪芬组的 $CMRO_2$ 无明显改变；当 MAP 降低至 5.33～6.67kPa（40～50mmHg）时病人脑动-静脉氧含量差均明显升高，说明脑摄氧能力增加；但当将 MAP 降至 4.0kPa（30mmHg）时，两组的 $CMRO_2$ 均有中度降低。用 ATP 或腺苷降压时，脑血管阻力和 CBF 明显降低，$CMRO_2$ 无明显改变，但乙状静脉窦氧分压明显降低。应用氟烷和异氟烷降压时，$CMRO_2$ 明显下降。

用不同降压方法将 MAP 降至 6.67kPa（50mmHg）持续 1 小时，氟烷和硝普钠降压无或仅有轻微脑代谢紊乱，但用樟磺咪芬降压或放血降压时，脑乳酸和乳酸/丙酮酸比率明显升高(说明无氧代谢增强),ATP 明显降低。若降低 MAP 至 5.33kPa(40mmHg)持续 1 小时,各组脑能量代谢紊乱程度相同。用 ATP 或腺苷使 MAP 降低至 5.33～6.67kPa(40～50mmHg),脑乳酸和乳酸/丙酮酸比率明显升高,ATP 浓度趋于下降,但磷酸肌酐含量正常。用异氟烷降低 MAP 至同样低血压水平时,脑能量代谢途径无变化,脑能量贮备增加。

（王保国）

参考文献

顾正中 . 1983. 脑循环与临床 . 上海:上海科学技术出版社,6～148

韩济生 . 1993. 神经科学纲要 . 北京:北京医科大学、中国协和医科大学联合出版社,189～433

刘俊杰,赵俊 . 1997. 现代麻醉学 . 第 2 版 . 北京:人民卫生出版社,10～29

唐仲良 . 1991. 神经系统生理学 . 上海:复旦大学出版社,30～335

王保国 . 1994. 实用呼吸机治疗学 . 北京:人民卫生出版社,3～24

徐淑云 . 1996. 现代实用临床药理学 . 北京:华夏出版社,35～61

薛富善,刘雄华 . 1989. 全麻药对脑循环和脑代谢的影响 . 国外医学·麻醉学与复苏分册,10:213

周绍慈 . 1994. 神经生理学概论 . 上海:华东师范大学出版社,15～204

Bashein G, Nessly ML, Bledsoe SW, et al. 1992. Cottrell JE, Smith DS. 1994. Anesthesia and Neurosurgery. 3rd ed. St. Louis: Mosby-Years Book, Inc. ,1～174

Electroencephalography during surgery with cardiopulmonary bypass and hypothermia. Anesthesiology, 76:878

Hemelrijck JV, Tempelhoff R, White PF, et al. 1992. EEG-assisted titration of propofol infusion during neuroanesthesia: effect of nitrous oxide. J Neurosurgical Anesth, 4:11

Muzzi DA, Losasso TJ, Dietz NM, et al. 1992. The effect of desflurane and isoflurane on cerebrospinal fluid pressure in human with supratentorial mass lesions. Anesthesiolgy, 76:720

Peter Duus. 1995. 神经系统疾病定位诊断学 . 刘宗惠等译 . 北京:海洋出版社,1～300

Roberts C P, Stramin L. 1993. Sympasiccm on cellular and molecular aspects of onaesthesia. Br J Anaesth, 71:1

Sperry RJ, Bailey PL, Reiohman MV, et al. 1992. Fentanyl and sufentanil increase intracranial pressure in head trauma patients. Anesthesiology, 77:416

Wang BG, Tang J, White PF, et al. 1997. The effect of Gp683, an adenosine kinase inhibitor, on the desflurane anesthetic requirement in dogs. Anesth Analg, 85:675

White PF. 1996. Anesthesia Drug Manual. Philadelphia: W. B. Saunders Company, 2～335

White PF. 1997. Textbook of intravenous anesthesia. Maryland: Williams & Wilkins, 27～62

第2章　血脑屏障与麻醉

中枢神经的神经元正常活动时，需要一个非常稳定的内环境。这个内环境的轻度变化，如pH、氧、离子浓度等的改变，都能影响神经元的功能活动，而这种稳定性的实现，有赖于在血液和脑之间存在的一种保护性屏障，即血脑屏障(blood brain barrier)。一般认为脑屏障应包括三部分：①血脑屏障，由脑毛细血管与软膜-胶质膜所组成；②血脑脊液屏障，位于脉络丛和软膜；③脑脊液脑屏障，由脑表面的软膜和室管膜组成。

由于科学技术的飞速发展，特别是CT、磁共振显像、核素示踪、电子显微镜和免疫生化技术的发展和应用，近年来又从新的角度认识了血脑屏障的形态学、生物物理学、生物化学和分子学特性，大大加速了对这一功能现象的认识。血脑屏障的正常生理功能不仅表现在机械性阻挡作用上，而且也表现在易化扩散和酶降解作用上。目前认为，血脑屏障是维持脑内环境稳定，保证中枢神经系统(central nerve system，CNS)正常活动，并能根据脑内各种需要做出相应反应的控制系统，而且血脑屏障在许多CNS疾病(如脑水肿)的发生机制以及神经药理学方面也具有重要作用。

因此，了解血脑屏障的正常结构和功能以及血脑屏障损害时的影响，对于正确选择和合理应用麻醉药物、脑水肿和脑缺血的治疗以及神经外科病人的围手术期处理，均具有重要意义。

第一节　血脑屏障的解剖

目前已肯定，血脑屏障的结构基础是脑毛细血管的内皮细胞，主要特征是内皮细胞之间以紧密连接的方式相结合，能有效阻碍细胞间物质的扩散。在脑血管内皮、脉络丛上皮、蛛网膜和神经束膜的上皮，其紧密连接互相结合的部位，就像一层连续的细胞层，血脑界面交换就在这些连续细胞层发生。现从以下几个主要方面来讨论血脑屏障的解剖学。

一、脑毛细血管的结构特点

每克脑组织中，毛细血管的表面积大约为 $240cm^2$，如此大的表面积有利于 O_2 和 CO_2 在血脑之间进行快速交换。与外周毛细血管相比，脑毛细血管在结构和功能上具有明显不同的特征。除内皮细胞以紧密连接形式相结合外，基膜外又有 85%～95%的毛细血管表面被胶质细胞的终足所覆盖。

(一)脑毛细血管内皮细胞

在形态学上，脑毛细血管内皮细胞与外周血管有所不同，其特征为：①低水平的囊泡转运：在脑毛细血管和小静脉的内皮细胞内很少或缺乏囊泡，脑脊液(CSF)中蛋白含量约为血浆的 0.4%，说明血脑屏障能有效阻止大分子物质进入 CNS，但在肌肉和皮肤毛细血管内则富含此种囊泡转运；②收缩性极低：脑毛细血管内皮细胞不含收缩蛋白，从而无收缩能力。但在非神经组织的毛细血管，内皮细胞含收缩蛋白，可使内皮细胞收缩，体积变小，从而加宽细胞间隙，导致通透性增加，因而脑毛细血管接触组胺、5-羟色胺或去甲肾上腺素时，对蛋白的通透性也不升高；③酶调节：脑毛细血管内皮细胞具有独特的酶系统，对物质转运具有重要调节作用。例如正常血液中的单胺类物质不能透过血脑屏障，因为脑毛细血管内皮细胞中的单胺氧化酶阻止了这些物质的通过，仅当单胺氧化酶抑制时，血中的单胺类物质才能通过。因脑毛细血管存在 γ 氨基丁酸和 α 酮戊二酸转氨酶，能将 γ 氨基丁酸转化成琥珀酸而失活，因此不能透过血脑屏障进入 CNS。所以，脑毛细血管内皮细胞系统的存在，保证了 CNS，尤其是脑内神经递质的相对稳定性。

(二)内皮细胞之间的紧密连接(tight junction)

在脑毛细血管，内皮细胞之间接合处无空隙，因此脑毛细血管不能通过正常肌肉毛细血管能够通过的分子质量为 20～30kDa 的蛋白质分子。即使分子质量较小的示踪剂微过氧化酶(microperoxidae，分子质量 2kDa)和分子质量更小的镧离子，也不能通过内皮细胞紧密连接点。辣根过氧化酶和铁蛋白也不能通过血脑屏障，但若将辣根过氧化酶水解成分子质量为 1.9kDa 的小分子时，则能通过脑毛细血管进入脑组织。当把蛋白质示踪剂或镧离子通过 CSF 或直接注射入脑时，示踪剂向内皮细胞管腔侧扩散，但均被阻在紧密连接处。

在电镜下，细胞膜分内、中、外 3 个带，当 2 个细胞共同构成紧密连接时，2 个细胞的外带形成均匀的接合中间带，使之成为 5 层融合结构。在高倍电镜下，紧密连接处呈一连续的吻合嵴，完全环绕在邻近内皮细胞的边缘部，在切面上呈绑鞋带样的结构(图 2-1)。

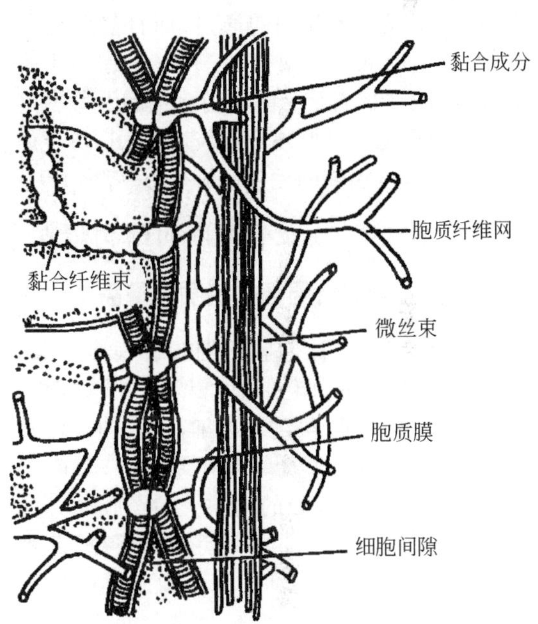

图 2-1　脑毛细血管内皮细胞之间的紧密连接

用冰冻断裂法观察发现，紧密连接并不是相互融合，而是 2 个细胞膜被同一纤维束绕绑在一起。此种连接方式相当牢固，只有在细胞发生损伤时才能发生分离。

(三)基膜(basement membrane)

在脑毛细血管内皮细胞基底部，是一薄而

连续的基底膜，厚约为4.0nm(40Å)，内皮细胞基底和基膜之间仅有一狭小的间隙，在电镜下，基膜是由微纤维形成的网状骨架，中间充填有无定形物质。基膜本身可能具有一定的负电荷。

关于基膜在血脑屏障中的作用仍有争论。在脑毛细血管和小静脉起始段，基膜紧密包绕着这些小血管，并附着于血管周围的神经胶质或神经成分，使毛细血管周围不留间隙，而且在基膜上有核苷磷酸酶、非特殊胆碱酯酶的活性，可起到酶屏障作用。当用胶质酶破坏基膜后，CSF中的羟脯氨酸浓度增高，也提示基膜与血脑屏障有关。有人将基膜作为血脑间的第二道屏障。但在脑脉络丛，极后区的毛细血管基膜不能限制铁蛋白、过氧化酶或镧离子通过。正在生长中的动物，脑毛细血管缺乏基膜，但也能限制示踪剂的通过；而且静脉注射菊粉、铁蛋白和辣根过氧化酶后，示踪剂不是在基膜处受阻，而是受阻于内皮细胞及紧密连接处。目前认为基膜主要起支持作用，防止由于静脉压改变引起的毛细血管变形。

二、CNS毛细血管周围的结构特点

(一)毛细血管周围由胶质突覆盖

在脑实质中，神经胶质细胞有很多突起，伸至周围的空间和毛细血管壁上，形成近端小、末端大的终足，包绕着毛细血管，构成血管外的胶质膜，终足末端紧贴在基膜上，其间只有2～3nm(20～30Å)的间隙。神经胶质突的胶质膜包绕了85%～95%的毛细血管壁，此种屏障作用进一步完善和提高了血脑屏障的效能(图2-2)。

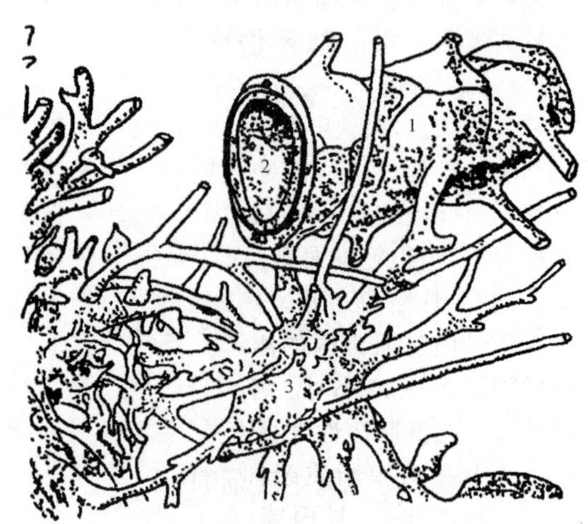

图2-2 神经胶质突与脑毛细血管关系模式图
1. 胶质突形成的足板覆盖在毛细血管壁上；
2. 毛细血管；3. 胶质细胞

(二)细胞外间隙狭窄

在脊椎动物，未成熟脑都有宽大的细胞外间隙，但随着年龄的增加，细胞外间隙逐渐缩小。在鼠出生1周后下丘脑细胞外间隙占神经毡的15%～16%，第10天为11.8%，第14天为11%；成年为8%。细胞外间隙的缩小可能与胶质细胞突起的增多和增大有关。

从形态学观察估计，人全脑细胞外间隙的平均值大约为5%。而用蔗糖作示踪剂测量时为13.5%～14.5%，用硫酸盐作示踪剂时为12%。由于脑细胞外间隙极小，从而物质扩散面积也极小，因此物质扩散阻力极大，使很多非脂溶性物质透过血脑屏障极其缓慢。

第二节 血脑屏障的生理和生化特征

关于血脑屏障在血-脑物质交换之间的重要作用，仅根据其形态结构很难充分阐明。因为血脑屏障的生物物理、分子学特征及生物化学机制是该问题的一个重要方面，因此，必须结合这些方面来探讨维持CNS内环境恒定的血脑屏障机制。

一、被动扩散

因血脑屏障的重要组成部分脑毛细血管内皮细胞及其紧密连接是类脂质膜结构，因此其通透性受物理、化学机制的控制，即物质跨越血脑屏障受渗透压差、流体静压、电化学性、脂溶性、溶质分子半径、脂膜的有效孔径和血管壁的物理状态等因素的影响。

脑毛细血管的有效孔径为1.4～1.8nm(14～18Å)，但小孔密度极低，所有孔隙总面积

只占脑毛细血管表面积的0.8%。因此，分子直径必须在1.8nm以下才有可能扩散过脑毛细血管内皮细胞。

一般认为，血脑屏障对水溶性非电解质分子和自由扩散离子是相对不通透的，通透系数大约为肌肉毛细血管的1%，但水和CO_2却能自由通过，组织毛细血管对溶质通透性的顺序为：心脏＞骨骼肌＞脑。例如静脉注射$^{42}K^+$，在1小时内与肌肉内的离子交换完毕。而在脑中则需24～36小时。各类物质通过血脑屏障的速度与其脂溶性大小有关，脂溶性的非离子型化合物对膜脂质亲和力极大，故容易入脑。例如巴比妥、异丙嗪、硫代水杨酸、氯胺酮、普鲁卡因和利多卡因等，因脂溶性极高，能自由通过血脑屏障进出脑组织，而水溶性物质则不易透过血脑屏障入脑，如已糖、戊糖、单糖、胺和一些有机酸，这些物质通常是神经递质、脑代谢基质或代谢产物。因为蛋白质不能通过血脑屏障，因此，即使脂溶性极高的小分子物质，如果与血浆蛋白结合，也不能扩散入脑，如胆红素和偶氮蓝。

脑毛细血管内皮细胞紧密连接处带有负电荷，故对离子扩散具有一定的选择性作用。碱性物质、带正电荷或无电荷的物质比带负电荷的物质更易透过血脑屏障。如台盼蓝分子中有4个负电荷，故不能入脑，而中性红则易入脑。

二、易化扩散

在血脑屏障部位，被动扩散作用仅占物质交换的一小部分。易化扩散又称载体运载扩散，为双向性，需要与细胞膜内的一些载体成分结合，使扩散物质的脂溶性增加，易于穿过血脑屏障。其特点如下：

(一)饱和性

因易化扩散需细胞膜内载体协助，因此当血中溶质浓度增加至膜上所有可利用的载体均被物质占据时，再提高物质浓度也不能使反应速度加快，如当血糖浓度＜700mg/L时，随血糖浓度升高，血脑屏障对葡萄糖的转运速率呈线性增加；但当血糖＞700mg/L时，再升高血糖浓度，血脑屏障对葡萄糖的转运速率则不再增加。现已证明，血脑屏障对氨基酸、单羟酸和D、L-羟基丁酸均具有饱和动力学效应。

(二)竞争性抑制

在易化扩散中，有时几种底物共用同一载体，那么竞争的结果取决于载体对底物的亲和力，如3-氧甲基葡萄糖、D-葡萄糖和D-甘露糖具有相似的性质，但3-氧甲基葡萄糖则很少在脑内代谢，因此同时应用时，3-氧甲基葡萄糖能抑制D-葡萄糖和D-甘露糖的转运。半乳糖和葡萄糖之间也有中度竞争性相互抑制作用。

(三)立体结构特异性

易化扩散有明显的立体结构特异性，能区别同分异构体分子。例如右旋葡萄糖比左旋葡萄糖更易透过血脑屏障。D-型亮氨酸和赖氨酸入脑速率较L-型低；而亮氨酸、苯丙氨酸、赖氨酸、脯氨酸的L-型由脑内的流出量大于相应的D-型。

三、主动转运

CSF和血液之间的离子浓度差说明血脑屏障不单是一被动保护性屏障，主动转运是血脑屏障物质转运的一条重要途径。因主动转运需要细胞膜上的酶蛋白作中介，因此不仅耗能和逆浓度差，而且也具有饱和性、竞争性和立体结构特异性等特点。

正常情况下，CSF中的K^+-Na^+、Ca^{2+}和Mg^{2+}明显有别于血浆，而且血浆浓度改变对这些离子在CSF中的浓度无影响。这些离子进入CSF中的速率取决于CSF中的浓度。在脉络丛和脑毛细血管内皮细胞内已分离出为主动转运提供能量的K^+，Na^+-ATP酶、Ca^{2+}泵和Mg^{2+}泵。

血脑屏障的主动转运功能与CSF生成活动具有密切联系，当CSF分泌增加时，离子的转运就增加；当脉络丛的离子转运系统被抑制时，CSF生成就减少，故脉络丛在分泌CSF的同时还主动将某些物质泵回血液，在具有脑脊液-脑和血-脑脊液屏障功能活动的结构，几乎均显示分泌过程。目前已知，在血-脑脊液和脑脊液-脑之间，均有活跃的离子泵活动，可向内输送物质入脑，也能向外将物质送回血液，这种双向转运在维持CNS内环境恒定的机制中具有重要作用。

四、血脑屏障上的特殊转运载体

血脑屏障除具有生物特性的酶和蛋白质结合能力外，另一重要的功能是通过许多专一性很强的特殊载体将小分子物质转运至脑内。事实上，载体系统亦是在酶的作用下完成，转运过程呈曲线形，不仅需要消耗能量，而且各种载体系统也具有一定的专一性。目前，已证实的载体系统有己糖载体、中性氨基酸载体、碱性氨基酸载体、单羧酸载体及嘌呤化合物载体等。

第三节 血脑屏障的功能

对不同种属动物的研究结果表明，血脑屏障是生命活动进化和完善的必然结果。越高级的动物，血脑屏障的效能就越高；越低级的动物，血脑屏障的效能则越低；而且脑整合及分析越精密复杂的部位，血脑屏障的功能越完善。

一、维持脑内环境恒定

脑内环境恒定是保证CNS发挥正常生理功能的先决条件，因为脑细胞外液成分的轻微变动都能直接影响到神经元的兴奋性和传导性。血脑屏障具有被动转运、易化扩散、主动转运和载体转运等完善的选择性交换系统，而且该系统能根据脑内各种成分的需要做出相应的反应性调节，血脑屏障交换系统的调节取决于脑内环境和CNS活动的变化，而不受血中物质浓度的影响，从而保证了脑内环境的稳定。

二、保证神经元的正常活动

神经元产生静息电位、动作电位、发生器电位和突触电位都有赖于血脑屏障主动转运形成的离子梯度，而且神经冲动的传递和准确再现也有赖于血脑屏障对神经元和神经纤维的屏障作用。

CNS有许多化学递质作为数十亿神经元相互联系的化学信使，包括乙酰胆碱、多巴胺、去甲肾上腺素、5-羟色胺和γ氨基丁酸等。正常情况下，神经递质在特定部位发挥正常功能也有赖于血脑屏障功能的完整，如果血脑屏障损伤导致递质的分布和递质之间的平衡紊乱，可直接或间接影响神经信息传递。血脑屏障使递质仅在局部环境中循环，而且也使突触周围环境免受神经活性药物和循环中类神经递质的影响。

血脑屏障通透性改变能影响CNS功能，如交感神经兴奋时，血脑屏障的通透性增加，大量的交感胺透过血脑屏障入脑引起情绪激动；而当机体疲劳时，血脑屏障通透性增加，一些肽类激素、乳酸等入脑，CNS活动降低，使注意力分散，甚至陷入睡眠。处于生长发育阶段的脑，葡萄糖和氨基酸等物质透过血脑屏障进入脑组织的速度较快。抑郁症患者，这些物质进入脑的速度相应减慢，应用烟酸能使葡萄糖的摄入增加，可缓解抑郁症，故调节血脑屏障功能，可有效地调节脑内细胞外成分，从而影响中枢神经元的活动。

三、血脑屏障在神经药理学中的作用

脑毛细血管内皮细胞独特的酶系统不仅在物质转运的限制和维持脑内环境中具有重要意义，而且对于一些作用于神经系统的药物也有重要作用，对临床治疗的意义也是众所周知的。内皮细胞中一些酶的活性还随机体功能状态和血中成分的变化而变化，如长期应用巴比妥类药物后，可诱导一些酶系统促进药物分解，使脑内药物含量减少，药效降低。

γ氨基丁酸是CNS重要的抑制性递质，对CNS的活动有很大的作用，但它不能透过血脑屏障。因为血中的γ氨基丁酸在透过内皮细胞时被γ氨基丁酸转氨酶变为琥珀酸而失去

活性。脑毛细血管内皮细胞中的 L-多巴脱羧酶、单胺氧化酶、乳酸脱氢酶和胆碱酯酶等多种分解酶，均能对特定药物发挥屏障作用，使药物在到达脑细胞外液前失效。

第四节　影响血脑屏障功能的因素

一、脑缺血和缺氧

脑毛细血管内皮细胞对缺血缺氧的耐受性大于神经细胞和胶质细胞。当脑血供突然中断时，血管内皮细胞扁平或水肿，但连续性无紊乱。随缺血时间延长，血脑屏障功能必遭损害。脑缺血性损伤后，血脑屏障功能损害出现的时间取决于损伤持续时间，在沙土鼠脑动脉阻塞 30 分钟后恢复脑血流（CBF），仅 50% 的动物于 20 小时后出现血脑屏障开放；如果脑动脉阻断 6 小时，血流恢复后的 1 小时内，全部动物的血脑屏障开放。

脑血流突然阻断能导致脑细胞坏死、脑 pH 下降，并释放腺苷和前列腺素，从而引起脑血管扩张、脑血流自身调节障碍和血脑屏障通透性增加。在脑梗死后 1～3 天，组织水肿明显，4～5 天时血脑屏障的通透性最高，并持续 20 天。

全身性血管代谢和退行性疾病时，血脑屏障的功能遭到破坏，如动脉粥样硬化、结节性血管周围炎、闭塞性血栓性脉管炎及糖尿病性脉管炎等，这些疾病往往引起缓慢性脑缺血，使外周神经和脑部毛细血管变性，通透性增高。

二、脑血管自动调节功能障碍

血管周围 pH 降低，腺苷和前列腺素 E_2 增加以及全身血压升高超过脑血管自动调节限度时，脑血流的自动调节发生障碍。长时间应用具有脑血管扩张作用的药物时，如氟烷、氧化亚氮和罂粟碱，脑血流自身调节亦能出现障碍，使脑血流增加，脑内血压升高，当此种血管扩张达到某一限度时，血脑屏障的通透性便随之增加。高碳酸血症时脑血管扩张，脑血流增加，血管通透性增加。惊厥和癫痫持续状态时，脑代谢增加远远超过了脑血流的自动调节代偿范围，同时组织酸中毒等均可导致血脑屏障通透性增加。

三、破坏性及增生性损伤

外伤性脑血管破裂造成内皮细胞对蛋白质和各种溶质广泛通透，导致脑代谢紊乱、缺血、出血和水肿。创伤引起的内皮细胞损伤大致需要 1 个月才能恢复。

当把细胞毒类药物作用于内皮细胞膜时，能引起血脑屏障可逆性损害，如表面活性剂。内皮细胞对氧化抑制剂的早期反应是水肿，但血脑屏障功能完整；延迟性血脑屏障开放可能是由于缺血性坏死，细胞溶解和脑血流自动调节的丧失等。

脑肿瘤时，瘤体压迫周围组织及血管能引起缺血性坏死、损害和水肿，表现为血管内皮细胞肿胀、破裂和脑血流自动调节障碍。同时肿瘤产生的抗原物质释放入脑内，使毛细血管增生，但新生毛细血管内皮细胞不规则，胞吞作用活跃。

四、炎症及自家免疫性反应

细菌性脑炎时，血脑屏障对甘露醇、抗生素及白蛋白的通透性升高，多形白细胞也能越过血脑屏障。细菌性脑炎时血管通透性增加伴有血管炎，从而可能引起脑缺血坏死，但在开始治疗后的几天内即可恢复正常血脑屏障功能。

五、血浆渗透压和 pH 改变

高渗溶液使血脑屏障通透性增加，颈动脉内注入 2 克分子的尿素高渗溶液后，20～30 秒内再静脉注射 ^{3}H-肾上腺素、^{125}I-血清白蛋白、台盼蓝或辣根过氧化酶等，可见注射高渗溶液侧有弥漫性示踪剂渗出，而对侧则无。其机制是在高渗溶液作用下，毛细血管内皮细胞皱缩，使细胞间连接加宽，从而引起通透性增加。高渗溶液引起的血脑屏障通透性增加属于可复性。

血 pH 波动对血脑屏障功能状态具有一定

影响，但血 pH 主要影响血脑屏障对小分子物质的通透性，而对大分子物质的通透性无明显影响。当血 pH 升高时，可促使阴离子透入 CSF 中，而抑制阳离子的透入；当血液 pH 降低时则相反，可促进阳离子和抑制阴离子的透入。

六、自主神经系统

当以 100mg/kg 的剂量注射肾上腺素时，血脑屏障对青霉素、链霉素和氯霉素的通透性增加；应用 1ms 的方波刺激双侧交感神经 2.5 分钟后，脑毛细血管对放射性核素水和钾的通透性增加，血清和 CSF 中钾钙比值下降，钙磷比值升高，而副交感神经紧张性增高时，则血清和 CSF 中的钾钙比值增加，钙磷比值降低。

七、脑的特殊区

在 CNS，血脑屏障的分布是不均匀的，在某些部位的效能极好；而在另一些部位则缺乏血脑屏障功能，这些部位的毛细血管内皮细胞有小窗孔，常可看到很多胞质内小泡，而且内皮细胞间无紧密连接形成的闭锁带，只有漏形的紧密连接或连接复合体，可让小分子物质透过。因此，这些部位毛细血管的通透性极大，可让台盼蓝、普鲁士蓝、过氧化酶及蛋白质通过。这些脑特殊区包括极后区、正中隆起、松果体、后连合下器官、垂体后叶等几个部位。

八、其他

电离辐射也能影响血脑屏障的通透性，用 X 线和 α 粒子照射 72 小时，血脑屏障破坏，脑白质明显水肿。电镜观察发现，受照射部位的毛细血管因基膜变薄而逐渐闭塞，脑血流降至一定程度即出现缺血性坏死。重金属铝、汞和锰可影响全身细胞膜系统，增加血脑屏障通透性，引起亚急性或慢性铅中毒脑病。

第五节 麻醉与血脑屏障

一、麻醉药与血脑屏障

（一）全身麻醉药（全麻药）

全麻药对 CNS 产生作用的先决条件是药物必须通过血脑屏障入脑，进入脑细胞外液并达一定临界浓度才能发挥药效。全麻药通过血脑屏障的能力基本符合 pH 分配理论原则。吸入全麻药氧化亚氮、氟烷、恩氟烷和异氟烷及静脉麻醉药物氯胺酮、硫喷妥钠和依托咪酯等具有较大的分配参数 *P* 值，易透过血脑屏障，故起效极快。

一些具有明显脑血管扩张作用的药物，如氟烷、甲氧氟烷、氧化亚氮和三氯乙烯及氯胺酮，可随用量加大和应用时间延长，使脑血流、脑血容量和颅内压(ICP)不同程度升高。麻醉药物扩张脑血管，使脑灌注压位于自动调节障碍的上限，引起脑内血压增加。当此种脑血管扩张达到一定限度时，血脑屏障的通透性便随之受到影响，甚至崩溃，使水和溶质甚至血清蛋白透过血脑屏障进入脑实质，形成脑水肿。应用具有明显脑血管扩张作用麻醉药物的病人，突然升高动脉压能引起血脑屏障功能明显障碍。

在用 30～60mg/kg 硫喷妥钠－70％氧化亚氮或氟烷－70％氧化亚氮麻醉的兔，应用去甲肾上腺素将 MAP 升至 13.3～18.7kPa（100～140mmHg），经 5～4 秒，氟烷组动物血脑屏障紊乱的程度明显大于硫喷妥钠组。过度通气使 $PaCO_2$ 降至(2.9±0.27)kPa[(22±2)mmHg]的氟烷组动物，血脑屏障紊乱的程度也明显轻于 $PaCO_2$ 正常组。因此，认为氟烷对血脑屏障功能影响的主要原因是其对脑血管的扩张作用。

在巴比妥或 N_2O 麻醉的鼠，用血管紧张素突然升高动物的血压至 21.3kPa（160mmHg），两组动物的血脑屏障功能均遭破坏。在 N_2O 麻醉的鼠，如果 MAP＜20.5kPa（155mmHg），无血脑屏障功能障碍；MAP＞21.3kPa（160mmHg），血脑屏障对血浆白蛋白的通透性增加；一旦 MAP＞22.7kPa（170mmHg），全部动物出现明显的血脑屏障功能障碍。因此，若单纯从损坏血脑屏障所需的 MAP 值来看，氟烷和氧化亚氮对高血压中血脑屏障的损伤具有协同作用。

在鼠还发现，N_2O 加重急性血压升高中的血脑屏障功能紊乱，而利多卡因则对急性血压升高中的血脑屏障功能具有保护作用。

在1.5%～2%氟烷或60mg/kg戊巴比妥麻醉的鼠，戊巴比妥对葡萄糖跨血脑屏障转运无影响，而氟烷则能减弱血脑屏障对葡萄糖的主动转运能力[从1.9降至0.4mmol/(g·min)]，K_m降低83%（从12mmol/L降至2mmol/L)；但氟烷能增加血脑屏障对葡萄糖的扩散转运能力，氟烷对血脑屏障转运葡萄糖能力的抑制可能与其对血脑屏障部位己糖载体及其载体亲和力的影响有关。

(二)局部麻醉药

用作局麻的叔胺类药物如普鲁卡因和利多卡因等是中度离子化的碱性物质，在pH升高时，分配系数P值增加。周围神经束膜也具有血脑屏障效能，可阻止药物的离子通过。神经纤维越细其神经束膜就越薄，就越易让药物透过。从药物本身性质看，是与分配系数的规律相一致的，即P值越大，则透过神经束膜就越容易。

当剥离神经外膜的疏松组织后，局麻药的作用与pH的关系不变。但剥离神经束膜后，当pH升高时，其作用强度反而减小，说明叔胺类化合物在无屏障存在时，其作用强度与P值成反比。因此，有人设想叔胺类化合物是以其非离子型跨过神经束膜，一旦跨过神经束膜后便以其离子型(BH^+)与神经轴突上的内外侧受体结合而发生作用(图2-3)。

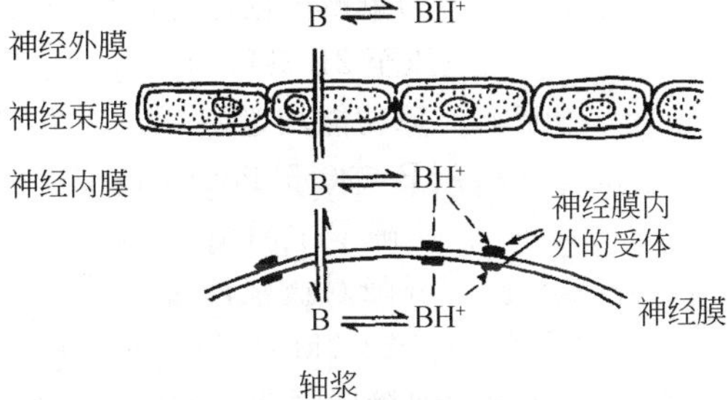

图2-3　叔胺类局麻药对周围神经作用的模式图

只有非离子型(B)才能透过神经束膜和轴突的神经胞质膜，但只有其离子型(BH^+)才能作用于神经内外侧的受体而发挥局麻作用

(三)镇静、催眠药

此类药物常属弱电解质。对中枢神经系统的作用也符合pH分配理论，即P值越大，则越易透过血脑屏障，对中枢神经系统的作用就越强。但最大的效应是在log pK_a=2时，以后脂溶性增大其效力反而减小。药物的辛醇/水分配系数与作用强度呈抛物线关系。这种现象称限速扩散。例如巴比妥类药物中，甲巴比妥、苯巴比妥、甲苯比妥的分配系数是按顺序逐渐递增，其作用强度也逐渐增加，但Pethabarbital的分配系数最大而作用强度反而减小。这可能是药物透过脑毛细血管、神经胶质细胞和神经元的多种胞质膜时受到限制所致。

二、血脑屏障损害与麻醉管理

众多的研究表明，在麻醉状态下，突然升高血压可引起血脑屏障功能障碍，尤其在有高血压、代谢性疾病、动脉硬化、脑血管疾病、颅脑外伤和颅脑疾病病人，麻醉中应务求血压平稳，特别是在气管插管和麻醉恢复期。

在颅内高压和血脑屏障功能可能已有损伤的病人，应选择对脑血流、脑血容量、MAP和颅内压影响较小和抑制脑代谢的麻醉药物，术中避免缺氧，维持适宜的$PaCO_2$，应谨慎应用过度通气。

如果麻醉中需要应用血管活性药物控制高血压时，对血管扩张剂的选择也应注意，因为此类药物易透过血脑屏障入脑，从而可能产生中枢神经系统副作用。一些对脑血管作用较强的药物如罂粟碱能使脑毛细血管过度扩张，增大内皮细胞间隙，使血脑屏障通透性增加，水和大分子物质渗出进入脑组织，促使脑水肿的形成。

在颅脑手术麻醉中，如果需要减轻脑水肿和降低颅内压，可先用糖皮质激素、降温和中度高通气等措施，尽可能少用高渗脱水剂。因为，此时的脑水肿常是脑血管受损或手术对脑组织损伤导致血脑屏障通透性增加的结果，脱水剂难于在创伤局部的血-脑界面形成渗透压梯度，故不能消除创伤局部的脑组织肿胀。相反，脱水剂进入脑组织则能升高脑组织渗透压和(或)增加血脑屏障通透性，有可能使脑水肿加重。

研究发现糖皮质激素能稳定血脑屏障和细胞膜，促进受损脑组织脑血流自动调节作用的恢复，防止坏死组织细胞溶酶体释放，因此对于麻醉中有可能出现血脑屏障损伤或血脑屏障功能已损伤的病人，可应用激素预防或治疗血脑屏障损伤引起的脑水肿和颅内压升高。

在动物实验性脑水肿研究中发现，戊巴比妥和芬太尼-氟哌利多合剂能限制脑水肿的范围和发展，但氟烷、恩氟烷和异氟烷则无此种保护性作用。

三、控制性降压与血脑屏障

由于降压中脑血管扩张，脑血流自动调节障碍和脑血流降低等，从而降压中应注意血脑屏障的功能状态。用偶氮蓝穿透实验研究降压中的血脑屏障功能发现，硝普钠降压中的血脑屏障功能紊乱大于樟磺咪芬降压中。氟烷降压后，快速复压也能引起明显的血脑屏障功能紊乱。所以，从血脑屏障功能方面考虑，除应选择合适的麻醉方法和降压药物外，诱导降压和复压均应缓慢，以使脑血管有一适应过程，此外还要注意降压的程度和时间。

四、脑复苏与血脑屏障

各种原因使CBF供应中断时，脑组织贮存的能量在4～5分钟全部耗尽，从而使脑组织的全部需能反应终止，K^+从细胞内外逸，Na^+和水进入细胞内，导致细胞水肿。同时组织无氧化谢增强，产生乳酸性酸中毒；如果缺血时间过长，脑组织可产生梗死。

CBF中断后有可能因脑组织酸中毒、组织坏死、脑血管自动调节丧失或缺氧组织释放溶血管物质(游离脂肪酸、PGE_2和自由基)而使血脑屏障功能损害。因此脑血流恢复后，应尽可能避免增加血脑屏障通透性的因素，如惊厥、高血压、ICP升高、缺氧、CO_2蓄积、酸中毒和体温过高等。

研究发现，心脏骤停复苏后，大部分动物的血脑屏障功能遭到破坏。复苏后血脑屏障破坏是血压过度升高和高CO_2血症联合对血脑屏障作用的结果。

脑毛细血管对缺氧耐受性极强，夹闭脑血管1小时，脑血管通透性无增加，仅在有严重高CO_2性缺氧时才能对血脑屏障产生不良影响。因此，脑复苏中除降温、降低颅内压和应用药物治疗外，还应严防呼吸功能不全导致的缺氧和CO_2蓄积，以保证CNS系统功能尽快恢复。

第六节　颅脑损伤时血脑屏障的改变及意义

颅脑损伤时，血脑屏障受损，易于导致脑水肿、缺血缺氧等一系列病理生理改变，与伤情发展直接相关。血脑屏障的改变主要表现在形态与功能两方面。

一、形态学改变

(一)光镜

轻型伤一般观察不到直接的血脑屏障形态学改变，仅可见血管周围间隙扩大，空泡样结构增多等间接征象。这些改变在伤后半小时时即可观察到，伤后6小时比较明显。重型伤，如广泛脑挫裂伤，血脑屏障的完整性受到破坏，可见脑的微血管断裂、管壁缺损、有大量红细胞涌入脑实质内等。

(二)电镜

血脑屏障损伤的超微结构改变分为可逆性与不可逆性。可逆性改变主要见于轻型颅脑损伤(脑震荡)、中型颅脑损伤及局限性脑挫裂伤的周围邻近区域。主要表现为血管腔面微绒毛和小凹样结构形成增多，胞饮小泡异常增加，紧密连接疏松开放，大分子示踪剂能通过血脑屏障等。血脑屏障的上述可逆性改变一般在伤后7～15天随着水肿的消退逐渐消失，并恢复正常。但如果脑损伤恶化，脑水肿加剧，内皮细胞缺血缺氧加重，持续时间太长，血脑屏障的改变即发展为不可逆性损害。

血脑屏障的不可逆性损害主要见于广泛脑挫裂伤、弥漫性脑水肿和严重缺血缺氧。血脑屏障的不可逆性损害在脑损伤的瞬间即可发生，并随水肿加剧，损害范围逐渐扩展。血脑屏障的不可逆性改变主要表现为脑毛细血管内皮细胞的结构破坏，细胞肿胀并突向管腔，血管腔变窄或完全闭塞。严重者可见到内皮细胞坏死、脱落，血管壁部分缺损或血管完全断裂并发脑出血等。血脑屏障的正常结构完全消失，严重影响脑功能。血脑屏障不可逆性损害引起的结构与功能改变是不能恢复的。但也存在脑血管的修复与再生过程，一般需要 3 周以上时间，并与内环境优劣有密切关系。但血脑屏障可以由周围区域的微血管代偿，其功能恢复则需要很长时间。

二、血脑屏障的功能改变

(一)通透性改变

通透性改变是血脑屏障功能障碍的最重要表现。颅脑损伤时血脑屏障通透性增高，其程度与伤情的轻重、持续时间以及是否并发出血等密切相关。血脑屏障通透性增高与脑微血管内皮细胞的超微结构改变相一致。轻型、中型颅脑损伤及局限性脑挫裂伤，主要表现为血脑屏障对水分及 Na^+、K^+ 等小分子物质的通透性增加，产生局限性脑水肿。脑损伤时血脑屏障对小分子物质的通透早期增加，并可持续到伤后相当长时间。如对伤后 6 个月以上的脑震荡后综合征病人进行放射线检查，发现有明显后遗症状者，显示血脑屏障通透性增加。可见血脑屏障通透性增加不仅在脑损伤早期，而且在脑损伤后遗症中也起着重要作用。由于血脑屏障通透性增加，使脑内环境稳定受到损害，影响脑细胞的正常代谢和功能，从而引起一系列的脑损害症状。

脑损伤时血脑屏障对大分子物质的通透性增加可能迟于小分子物质。伤后 3 小时，内皮细胞的胞饮小泡增多，部分大分子物质进入胞饮小泡被转运入脑。至伤后 6 小时，血脑屏障通透性增加已达高峰，各种大分子物质不仅从胞饮小泡透过血脑屏障，而且也可经开放的内皮细胞紧密连接处入脑。血脑屏障对大分子物质限制性通透的恢复早于小分子物质。

颅脑损伤时血脑屏障通透性增加，使血浆蛋白、水分等易于通过血脑屏障进入脑实质，导致血管源性脑水肿发生。并可加重脑的缺血缺氧，引起脑的一系列继发性病理改变，应特别予以重视。

(二)受体改变

近年来的研究表明，脑微血管内皮细胞膜上存在多种受体，如 α 受体、β 受体、5-HT 受体、组胺受体等。在脑损伤、缺血缺氧及其他损害因素作用下，可使脑血管内皮细胞膜上的受体构型发生改变，影响膜的流动性与通透功能。在沙土鼠缺血性脑损害时，脑微血管壁 β 受体与羟基苄酯吲哚心胺的结合率明显下降，受体密度亦有减少，影响其功能。由于内皮细胞受体功能改变，对血液中各种物质的反应也发生改变，如清除 5-HT、P 物质能力下降，合成纤维连接蛋白能力下降等。

(三)血脑屏障酶系统改变

脑毛细血管内皮细胞存在 γ 氨基丁酸转氨酶、单胺氧化酶、多巴脱羧酶、乳酸脱氢酶等。正常情况下，这些酶是血脑屏障作用的一个方面，它加强血脑屏障效能。实验证实，脑损伤时血脑屏障上述酶的效能机制降低，严重影响血脑屏障功能。如脑损伤时 γ 氨基丁酸转氨酶活性降低，使 γ 氨酪酸这一中枢抑制性递质入脑增加，影响脑功能。单胺氧化酶活性降低，对 5-HT、组胺的消除能力下降，影响局部脑微血管舒缩功能，加重其功能障碍。而乳酸脱羧脱氢酶的活性降低，消除乳酸能力下降，加之脑损伤时脑组织无氧代谢增加，乳酸堆积，发生乳酸性酸中毒，加重血脑屏障的损害和神经细胞损伤。此外，脑损伤时可促发自由基反应，内皮细胞“钙超载”，以及花生四烯酸系统代谢紊乱，这些内在因素也可以加剧血脑屏障的损害。

总之，颅脑损伤时，血脑屏障在形态、功能

和代谢方面都有不同程度改变。这些改变取决于损伤的程度与持续时间。重型伤，持续时间长，血脑屏障的损害越重，预后也越差。

三、血脑屏障功能障碍与脑水肿

脑水肿是一种病理状态。脑水肿的直接原因往往是血脑屏障功能的障碍。有些脑水肿开始不是由血脑屏障功能改变引起的，但发展到一定阶段时，血脑屏障功能也受到损害，并使脑水肿进一步加剧。无论脑水肿的起因如何，其发生发展的演变规律都一样，基本上可分为两个阶段。

（一）第一阶段为脑血管功能紊乱

主要为脑毛细血管和小静脉的麻痹性扩张，造成脑体积增加。例如实验性颅脑损伤、全脑缺氧，或受压脑的局部缺氧、血压下降等，导致脑血管自动调节机制的紊乱。此时动脉压直接传导到毛细血管及小静脉段，由于液体静力压升高，血管内水分过多地渗出到血管外，进一步增大了脑容积。

脑血管功能紊乱的原因未明，刺激大脑脚或脑干可引起动物的脑水肿，表明可能存在着神经反射机制。临床所见的外伤性急性脑水肿可能是对脑的直接暴力弥散地损伤脑血管或神经反射所致。

（二）第二阶段是脑组织代谢功能紊乱

此为脑血管功能紊乱的直接后果。由于血管功能的紊乱，血液淤滞，造成脑组织缺氧，细胞代谢障碍，代谢产物堆积，高能磷酸键减少，能量供应减少，从而不能满足脑组织对于能量的需要，引起正常细胞向外排钠离子的能力降低，因此由细胞外进入细胞内的钠离子增加，氯离子和水也随钠离子进入，造成细胞肿胀。脑水肿时，星状胶质细胞的肿胀是主要原因。

脑细胞肿胀（cerebral swelling）或脑水肿（cerebral edema）时，脑容积增大，导致颅内压增高，脑静脉回流受阻，淤血和血流减慢。组织缺氧，血脑屏障功能进一步损害，加重脑水肿的发展。组织缺氧使代谢障碍，能量减少，钠泵失去控制，更促进了脑水肿。脑水肿的继续恶性发展，颅内压增高就更严重，使颅内血液循环和脑脊液循环障碍加剧，还迫使脑组织向压力较低的部位移位，形成脑疝。

（薛富善）

参考文献

邓孔昭. 1984. 血脑屏障. 北京：人民卫生出版社

薛富善，顾振华. 1990. 麻醉与血脑屏障. 国外医学·麻醉学与复苏分册，3：111

Bakayl J. 1969. Changes in barrier effect in pathological state. Prog Brain Res，29：135

Rollay M. 1980. Blood brain barrier：A definitation of normal and altered function. Neurosurgery，6：675

Smith AL. 1976. Anesthetics and cerebral edema. Anesthesiology，45：64

第3章　呼吸与麻醉

机体通过呼吸进行气体交换以保证氧的供给和排除二氧化碳，麻醉和手术期间机体的气体交换必然受到干扰，为此我们首先要对正常的呼吸生理有所认识。

第一节　肺的通气和灌流与气体交换

肺的主要功能是进行气体交换。这种交换只在呼吸性细支气管、肺泡管、肺泡囊进行，气管、总支气管及其以下各级支气管则只有通气功能。肺泡周围被致密的肺毛细血管包绕，肺泡与毛细血管内的气体在此进行交换。

成人的正常肺泡通气约 4L/min，总灌流量约 5L/min，通气血流比率（$\dot{V}_A/\dot{Q}$）为 0.8。由于重力的影响，在竖直位时，自肺底至肺尖通气量逐渐增加，而灌流量则逐渐减少，所以肺底的通气/血流比率最低；因为要克服重力，从肺底向上每增高 1cm，肺动脉的压力（P_{pa}）就降低 0.098kPa（$1cmH_2O/cm$），在 P_{pa} 低于肺泡内压（P_A）的部位，肺泡周围的毛细血管就无血流灌注，此处也就不可能进行气体交换，称之为肺泡无效腔；在正常情况下肺泡无效腔很小，麻醉和手术期间引起 P_{pa} 下降和 P_A 上升的各种情况如休克、大出血、控制性低血压、IPPV，都可能使肺泡无效腔增加。

一、通气

（一）肺的解剖与通气

肺由气管、主支气管、不断分叉的各级支气管及肺泡组成。从气管直至终末细支气管只是气体的通道，并不进行气体交换。从呼吸性细支气管开始，其管壁已有少数肺泡，再往下是由肺泡组成其壁的肺泡管，肺泡囊是肺脏这一管道系统的盲端（图 3-1），肺泡是进行气体交换的场所。肺有约 3 亿肺泡（2 亿～5 亿），肺泡的平均直径约为 0.2mm，肺泡的面积约 50～100m²，肺泡周围由致密的毛细血管网包绕，因此肺内的气体交换非常充分。

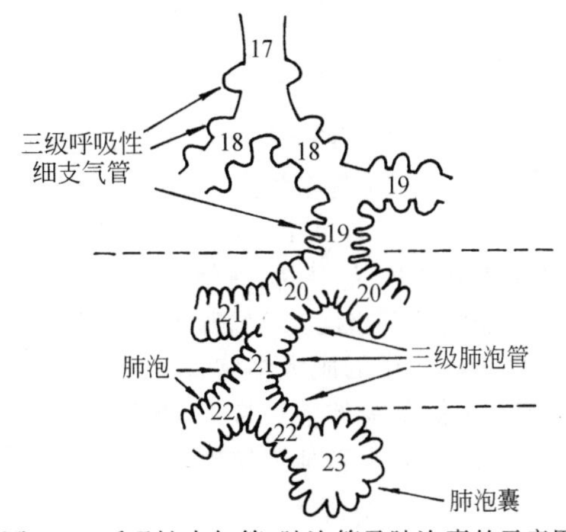

图 3-1　呼吸性支气管、肺泡管及肺泡囊的示意图

各级支气管的内径随着不断分叉而逐渐减小，但其数量的增加比其口径的减少更甚，所以其总面积不断增加，终末细支气管的总截面积可达大气管处总截面积的 30 倍，因此，在较小气道处（直径＜2mm）对气流的阻力只有整个气流阻力的 1/10。

从气管到肺泡管都被有平滑肌，虽然随着支气管变细其肌层越来越薄，但肌层在整个管壁中的相对厚度却逐渐增加。直径为 1mm 的细支气管其肌层的相对厚度为 10mm 支气管的 5 倍。终末细支气管的肌层相对较厚，管腔最窄。肌肉收缩将使气道变窄，增加通气的阻力。

气道内衬以上皮。气管直至小支气管内衬柱状纤毛上皮；从呼吸性细支气管开始变为无纤毛立方形上皮，肺泡内衬无纤毛扁平上皮（表 3-1）。

表 3-1　气道的结构特点

<table>
<tr><th>结构</th><th>级别（平均）</th><th>数目</th><th>平均直径(mm)</th><th>支配区域</th><th>软骨</th><th>肌肉</th><th>血液供应</th><th>位置</th><th>上皮</th></tr>
<tr><td>气管</td><td>0</td><td>1</td><td>18</td><td>两侧肺</td><td rowspan="2">U 形</td><td rowspan="2">将软骨开放端联结</td><td></td><td></td><td rowspan="5">柱状有纤毛</td></tr>
<tr><td>主支气管</td><td>1</td><td>2</td><td>13</td><td>单个肺</td><td rowspan="5">来自支气管循环</td><td rowspan="4">位于动脉旁的结缔组织鞘内</td></tr>
<tr><td>分叶支气管</td><td>2
↓
3</td><td>4
↓
8</td><td>7
↓
5</td><td>肺叶</td><td rowspan="3">形状不规则及螺旋状板</td><td rowspan="3">螺旋带</td></tr>
<tr><td>分段支气管</td><td>4</td><td>16</td><td>4</td><td>肺段</td></tr>
<tr><td>小支气管</td><td>5
↓
11</td><td>32
↓
2000</td><td>3
↓
1</td><td>第二段肺小叶</td></tr>
<tr><td>细支气管
终末细支气管</td><td>12
↓
16</td><td>4000
↓
65 000</td><td>1
↓
0.5</td><td></td><td rowspan="4">无</td><td>坚强的螺旋肌肉带</td><td rowspan="2">直接埋于肺实质内</td><td>立方形</td></tr>
<tr><td>呼吸性细支气管</td><td>17
↓
19</td><td>130 000
↓
500 000</td><td>0.5</td><td>第一级肺小叶</td><td>在肺泡间有肌肉带</td><td rowspan="3">来自肺循环</td><td>立方形到扁平，在肺泡之间</td></tr>
<tr><td>肺泡管</td><td>20
↓
22</td><td>1 000 000
↓ 4 000 000</td><td>0.3</td><td rowspan="2">肺泡</td><td rowspan="2">在肺泡隔之间有薄肌肉带</td><td rowspan="2">形成肺实质</td><td rowspan="2">肺泡上皮</td></tr>
<tr><td>肺泡囊</td><td>23</td><td>8 000 000</td><td>0.3</td></tr>
</table>

气管和大支气管上皮间含支气管腺，细支气管内则较少，这些腺体分泌浆液性及黏液性分泌物。细支气管以上的各级支气管的内皮均有杯状细胞分布，杯状细胞内有黏液颗粒，它所产生的分泌物比支气管腺的更黏稠。

气道内皮中的肥大细胞多分布在气道的远端，它表面的受体能被抗原、激素及药物激活，释放出组胺及其他递质颗粒，引起支气管痉挛。

（二）通气的调节系统

这是一个复杂的反馈系统，由三个部分组成。

1. 感受器

（1）中枢化学感受器：位于延髓腹外侧表面，对 CO_2 发生反应。

（2）周围化学感受器：颈总动脉体，位于颈总动脉分叉处，缺氧刺激使其兴奋。

(3)肺、气道及呼吸肌中的感受器：又称牵张感受器，主要分布在支气管和细支气管的平滑肌里。吸气时，肺扩张，当肺内气体容积增大到一定程度，就能使牵张感受器兴奋，发放冲动，冲动沿迷走神经传入纤维到达延髓，抑制吸气中枢的活动，使吸气向呼气转化，吸气终止；随着吸气终止开始呼气。呼气使肺缩小，对牵张感受器的刺激减弱，传入冲动减少，吸气中枢再次兴奋，又开始吸气，开始再一次呼吸周期。这种反射称之为黑-伯反射。除肺牵张反射外，呼吸肌的被动拉长也能反射性地引起受牵拉的肌肉收缩。

代谢性酸中毒引起的过度通气是通过中枢还是外周化学感受器，尚有争议。

2. 控制器(controller)　位于脑干，除接受上述感受器的冲动外，也接受其他冲动，如休息、运动、自然睡眠、焦虑、清醒状态、体温等都对呼吸产生影响，它所发出的冲动是综合各种中枢和外周的刺激的结果。

3. 效应器(effector)　即呼吸肌，包括肋间肌、膈肌、辅助呼吸肌以及包括咽和喉在内的上呼吸道的肌肉。

(三)肺容量

肺容量是指肺内的气体容量，它随胸廓的扩张和收缩程度而改变。

1. 肺容量(亦称肺总量)　肺容量由以下几部分组成(图 3-2)。

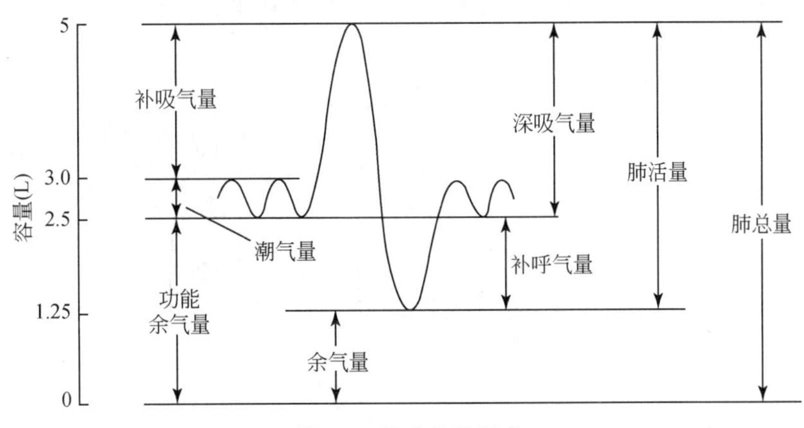

图 3-2　肺容量的组成

(1)潮气量：平静呼吸时，每次吸入或呼出的气体量。正常成人约 400～500ml。

(2)补吸气量：平静吸气后，再作最大吸气所能吸入的气量，即为补吸气量。正常成人约 1500～2000ml。

(3)深吸气量：平静呼气后，作最大吸气所能吸入的气量，称为深吸气量，等于潮气量加补吸气量。

(4)补呼气量：平静呼气后用力作最大呼气所能呼出的气量，称为补呼气量。正常成人约 1500～2000ml。

(5)肺活量：最大吸气后，再作最大呼气所能呼出的气量，称为肺活量。它实际上是补吸气量、潮气量、补呼气量三者之和。正常成人男性约 3500ml，女性约为 2500ml。

(6)余气量：最大呼气末肺内所余留的气体量。正常成人男性约 1500ml，女性约 1000ml。

(7)功能余气量：平静呼气末余留在肺内的气量。它实际是余气量和补呼气量之和。正常成人男性约 2500ml，女性约 1600ml。

(8)肺总量：深吸气后肺内所含的气量。正常成人男性约 5L，女性约 3.5L。

肺容量是解剖学的测量，是静止的，并不能充分衡量肺功能的强弱，但肺容量是肺功能测定的基础。

麻醉对肺容量均有不同程度的影响。几乎所有的全麻药都使潮气量减少；高位硬膜外麻醉也使潮气量减少，但主要减少的是补呼气量而对深吸气量影响较小。

2. 功能余气量(FRC)　功能余气量指肺的弹性回缩力被作用方向相反的胸廓弹性回缩力抵消时肺的容量。FRC受体位和全身麻醉的影响。清醒成人从竖立位(erect position)转为仰卧位时，FRC平均减少800ml。这是因为腹腔脏器的质量通过膈肌影响肺。麻醉诱导后，仰卧位病人的FRC进一步减少20%。肌松药和全身麻醉药也都有减少肺容量的作用，但二者的作用并不相加，即仰卧位的全麻病人在用肌松药后FRC并不进一步减少。

3. 闭合容量(即闭合气量加余气量)　闭合容量是指气道开始闭合时肺内的容量。小气道无软骨支撑，其通畅程度取决于气道内外的压差(跨壁压)及小气道周围组织的弹性拉力，当小气道内外压差≥小气道周围肺组织的弹性拉力时，此气道将闭合。由于重力的关系，肺内负压不均匀，于竖立位，肺尖部胸内负压高于肺底部。Glazier(1967)证明，竖立位的犬，其肺于FRC时，肺尖部肺泡负压为肺底部的4倍。因此，当低肺容量时，下垂肺内的小气道先开始闭合(图3-3)。体位与全麻对闭合容量的影响远比对FRC的影响小(表3-2)。若闭合容量大于FRC，则当潮气量呼吸时已有气道闭合，肺内分流即增加。侧卧时下垂肺的FRC大大减少，闭合容量容易超过FRC。老年人的闭合容量增加，65岁者，竖立位以潮气量呼吸即有气道闭合，而45岁者，在仰卧位潮气呼吸时才有气道闭合。

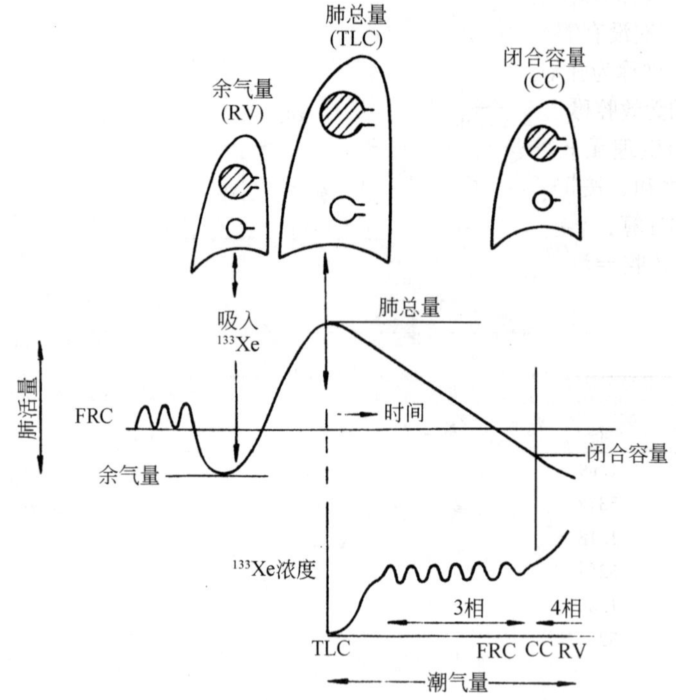

图3-3　不同肺容量时的示踪气体(^{133}Xe)浓度

于余气状态作深吸气，先吸入一团示踪气体，它主要进入肺上半部；再吸氧，然后在深吸气之后将气体慢慢呼出，并不断测定口腔内示踪气体的浓度。当肺底部气道开始闭合时，示踪气体浓度就开始升高(第4相)；第3相＝纯肺泡气；第4相＝肺底部气道逐渐闭合

表 3-2 体位与全麻对 FRC 和闭合容量的影响

	竖立体		仰卧位	
	清醒	全麻+肌肉麻痹	清醒	全麻+肌肉麻痹
FRC	对照	↓3%	↓24%	↓44%
闭合容量			⟷↑(轻微)	⟷↑(轻微)

注:⟷无变化;↑增加;↓减少。

(四)无效腔和肺泡通气

为保证摄入足够的氧及充分排出 CO_2,必须有足够的通气。假如潮气量为 500ml,呼吸频率为 15 次/分,则每分通气量为 500×15=7500ml/min。因为自口腔、鼻腔直至终末细支气管不能进行气体交换,所以被称为解剖无效腔。进入肺泡的气体,如果此肺泡没有灌流,也无法进行气体交换,这部分气体被称为肺泡无效腔。麻醉面罩、接头等所造成的无效腔称之为机械无效腔。

临床上所谓的生理无效腔是指解剖无效腔与肺泡无效腔之和。按 Bohr 公式,生理无效腔可按下列公式计算:

$$生理无效腔=潮气量\times\frac{动脉血\ PCO_2-混合呼出气\ PCO_2}{动脉血\ PCO_2-吸入气\ PCO_2}$$

公式(3-1)

因此,只要收集混合呼出气并测其 CO_2 分压,再取动脉血并测其血气,即可测出生理无效腔。正常人生理无效腔/潮气量(V_D/V_T)的值约为 0.3,即 30%的通气量浪费于无效通气。有效通气量或肺泡通气量为:

$$肺泡通气量(有效通气量)=(潮气量-无效腔气量)\times呼吸频率$$

公式(3-2)

在麻醉和手术期间生理无效腔可能有明显增加,如当发生大出血、休克和控制性低血压时。

(五)吸入气的分布

清醒的正常人取坐位时,右肺通气略大于左肺,这是因为右肺的容量稍大于左肺。仰卧位时两侧肺的相对通气也没有什么改变。侧卧位时,下肺通气优于上肺,这是因为下侧的膈肌顶在胸廓内的位置较高,弯度较大,因而在吸气时收缩得更有力。但在麻醉下,无论病人保持自主呼吸或者人工通气,总是上肺通气较好(表 3-3)。若侧卧位开胸行控制呼吸,则上肺过度通气的倾向更突出。

表 3-3 人两肺间 FRC 和通气量的分布

	仰卧位		右侧卧位		左侧卧位	
	右	左	右	左	右	左
受试者(清醒)	1.69	1.39	1.68	2.07	2.19	1.38
	53%	47%	61%	39%	47%	53%
全麻下自主呼吸	1.18	0.91	1.03	1.32	1.71	0.79
	52%	48%	45%	55%	56%	44%
全麻下人工通气	1.36	1.16	1.33	2.21	2.29	1.12
	52%	48%	44%	56%	60%	40%
全麻下开胸	—	—	—	—	—	—
	—	—	—	—	83%	17%

注:表中各项第一行数据是单侧的 FRC(L);第二行数据是肺通气百分数。

竖立位时肺各水平带通气程度不同,越靠近膈肌,通气量越大(每单位肺容量的通气量)。这是因为:①上胸部肋骨的弯度较小,因而上胸部活动度小,影响了上叶肺的扩张;②吸气时膈肌下降,下叶肺扩张超过上叶;③上叶位于肺门之上,它们向下的活动受制于气管和支气管,所以向下的活动度小于下叶。此外,吸气时胸廓扩张,胸内压下降,首先影响浅表肺组组织，因而周围肺组织的扩张优于深部肺组织的扩张。另外，较大、较硬的气道也影响深部肺组织的扩张。

由于重力的影响，胸腔内压的分布并不均匀，肺尖部低于肺底部，因而肺尖部的静止肺容量大于肺底部(图 3-4)。但是，肺底部的扩张比肺尖部的好，这是由肺顺应性曲线所决定的。若病人作最大呼气，使肺处于余气量状态，这时肺底部的胸内压可为正压，可致肺萎陷，小气道闭合。从余气量状态开始吸气，气体首先进入肺的上部(参见"闭合容量")。

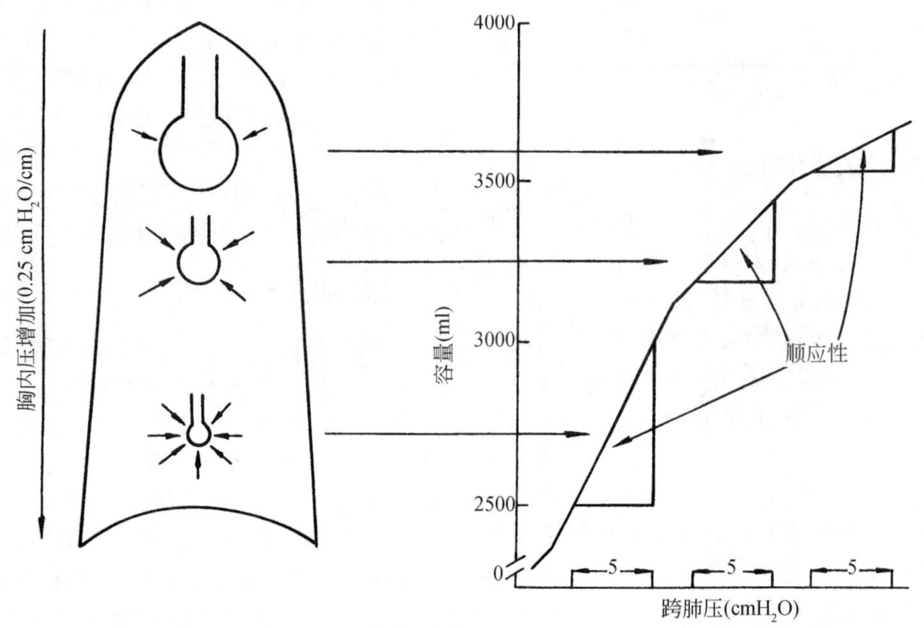

图 3-4　竖立位时肺的质量对胸内压及肺内气体分布的影响

从肺尖至肺底，胸内压逐渐增加(0.25cmH_2O/cm，1cmH_2O=0.098kPa)，因而容量减小，气管的口径也随着容量而减小。根据跨肺压-肺泡容量曲线，当吸气时小的肺泡(肺底部)的扩张较好，即顺应性较好。在深吸气(肺容量从 2500ml 增至 3000ml)时，压力-容量呈线性相关

(六)通气对肺泡分压的影响

肺泡气介于空气和肺毛细血管血液之间。血流不断从肺泡气摄取 O_2，同时将 CO_2 排入肺泡，肺泡通气才能向肺泡气供 O_2 并清除其中的 CO_2。随着肺泡通气量的增加，肺泡气的成分越来越接近吸入气。肺泡气的 CO_2 分压受通气的影响，通气量越大，肺泡气 CO_2 分压越低，而肺泡气氧分压受吸入气 O_2 浓度及肺泡气 CO_2 分压的影响。其关系可用下式表示：

$$P_AO_2 = \text{干气压} \times FiO_2 - \frac{P_ACO_2}{R}$$

公式(3-3)

其中，P_AO_2 为肺泡 O_2 分压；FiO_2 为吸入气 O_2 浓度；P_ACO_2 为肺泡 CO_2 分压；R=CO_2 排出量/O_2 摄入量，即呼吸商，不同食物的 R 值不同，糖类为 1.0，脂肪为 0.7，蛋白质为 0.8，混合食物的 R 标准值为 0.82 或简化为 0.8。

气道内所有的气体都是水蒸气充分饱和的，37℃ 时水蒸气的压力为 6.27kPa (47mmHg)。

所以，干气压=101.32－6.27=95.05kPa (海平面)，或者，干气压 = 760 － 47 = 713mmHg(海平面)；空气中氧浓度为 20.93%≈21%。由于 CO_2 的弥散能力是氧的 20 倍，所以，可以假定，P_ACO_2=P_aCO_2。正常 P_aCO_2=5.33kPa(40mmHg)，故

$$P_AO_2 = 95.06 \times 21\% - \frac{5.33}{0.8} = 19.96 - 6.66 = 13.30\text{kPa},$$

或 $P_AO_2 = 713 \times 21\% - \frac{40}{0.8} = 150 - 50 = 100mmHg$。

若通气不良，P_ACO_2 上升，假设 $P_ACO_2 = 10.67kPa(80mmHg)$，则 $P_AO_2 = 19.998 - \frac{10.67}{0.8} = 6.67kPa$，或 $P_AO_2 = 150 - \frac{80}{0.8} = 150 - 100 = 50mmHg$。

若将 FiO_2 由 21%提高到 30%，则

$P_AO_2 = 95.06 \times 30\% - (10.67 \times 1.25) = 15.19kPa$，

或 $P_AO_2 = 713 \times 30\% - (80 \times 1.25) = 114mmHg$。

由此可见，若病人呼吸空气又有通气不足，则使 P_aCO_2 上升，必然使 P_AO_2 下降，但这可以很容易地用增加氧浓度来纠正。因此，术后病人若发生通气不良，在吸氧的条件下，只有 P_ACO_2 升高，而没有缺氧。

二、灌流

流经肺循环的血流量与流经体循环的血流量大致相等，约 6(安静时)～25L/min(剧烈运动时)。但肺动脉压却只有体循环动脉压的 1/6，因此肺血管的阻力明显小于体循环的。肺循环缺乏选择性分布血流的能力，其分布受重力的影响很大。

肺血管无论是动脉或静脉，管壁都比较薄，易受跨壁压(transmural pressure)即血管内外压差的影响，使管径被动地扩张或萎陷。肺泡血管(alveolar vessels)是指肺毛细血管、小的动脉和静脉，其管径随肺泡内压和血管内压差的变化而改变。肺泡外血管(extra-alveolar vessels)包括经过肺实质的肺动脉和肺静脉，其管径受肺容量的影响，靠近肺门的更大的血管，其管径则受胸腔内压的影响。

(一)重力对血流分布的影响

由于平均肺动脉压低，仅约 2.00kPa(15mmHg)，重力所致的静水压差对肺各部位灌流的影响极大。当竖立位时，肺动脉压自肺底部向肺尖部递减，肺不同部位的血流量取决于该部位肺动脉压与肺静脉压差(图 3-5 区 1，区 2)。在肺的下部，肺静脉压大于肺泡压，血流量由肺动脉/肺静脉压差调节(图 3-5 区 3)。在肺的最底部，组织间隙压升高，压迫较大的血管，则血流又有所减少(图 3-5 区 4)。

肺叶切除术后应尽可能将术侧肺置于高位，这样可使病侧肺的血流减少，分流也减少。另外，高位肺内肺血管压力较低，有利于液体重吸收，有助于病肺的愈合。

(二)心排血量的影响

随着心排血量($\dot{Q}$)的增加，肺动脉压(P_{pa})呈被动性增高。可是，$\dot{Q}$ 增加也使肺血管扩张，这样就又限制了 P_{pa} 的增高。因为肺血管阻力(PVR)等于 $P_{pa}/\dot{Q}$，而 P_{pa} 增加的程度小于 $\dot{Q}$ 增加的程度，所以 PVR 降低。相反，当 $\dot{Q}$ 下降时，P_{pa} 也随之下降，肺血管的管径减小，肺血管阻力增加。

当心排血量减少而肺动脉压保持不变或增加时，必然有主动的肺血管收缩。急性呼吸窘迫综合征(ARDS)的发生常与此有关。反之，当心排血量增加，而肺动脉压保持不变或下降时，必然有主动的肺血管扩张，用硝普钠行控制性低血压时可见到这种现象。

心排血量增加引起的 P_{pa} 增高还可以使肺的灌流更均匀(图 3-5 区 2、3 增加，区 1 减小)，但也会使肺的自动调节减少，发生肺水肿的机会增加。

(三)肺容量的影响

肺容量大于或小于 FRC 时，肺血管阻力都增加(图 3-6)。这是因为肺容量大于 FRC 时，小的肺泡内血管受压，而肺容量小于 FRC 时，肺血管的扭曲和主动的肺血管收缩(容量小的肺泡缺氧)，又可使肺泡外的血管阻力增加。

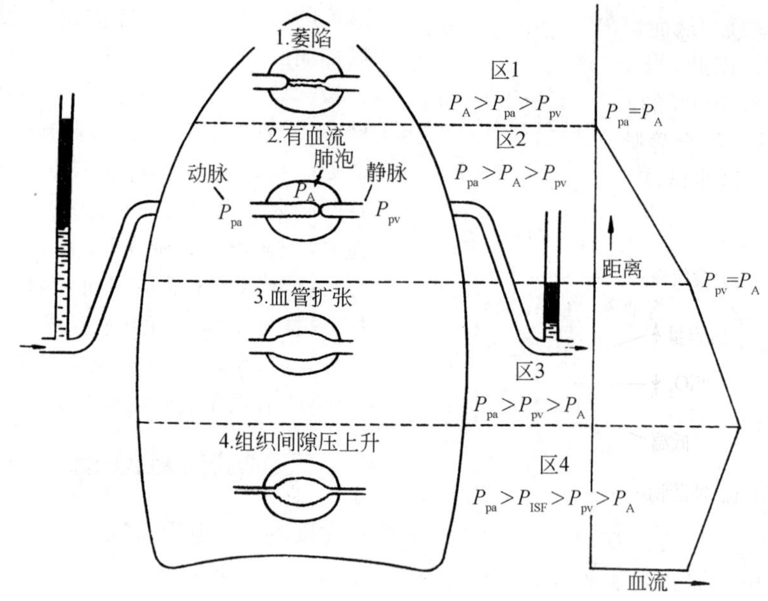

图 3-5 肺血流的分布

P_{pa}=肺动脉压；P_{pv}=肺静脉压；P_A=肺泡压；P_{ISF}=肺组织间隙压

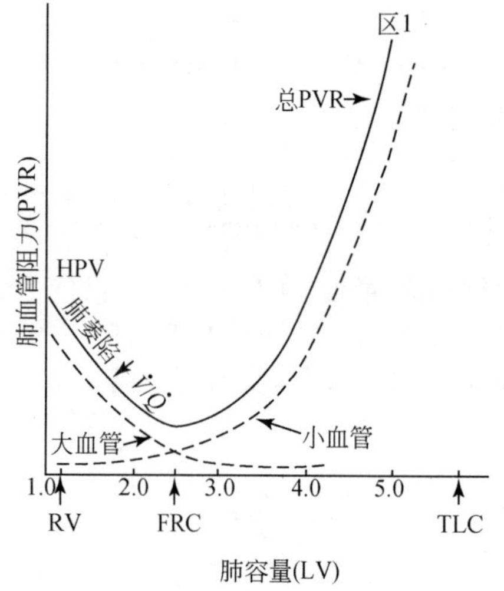

图 3-6 肺容量对肺血管阻力的影响

RV=余气量；FRC=功能余气量；TLC=肺总量

(四)缺氧的影响

由于肺泡缺氧（P_aO_2 < 9.33kPa，即70mmHg）而造成的肺血管收缩称之为缺氧性肺血管收缩（HPV），可分为全肺 HPV 和局部 HPV。

1. 全肺 HPV 若全肺缺氧，则全肺的血管收缩，肺动脉压和肺血管阻力增加，PaO_2 明显下降。全肺缺氧的原因有：①氧供应不足，如麻醉设备故障、爬山；②全肺通气不足或呼吸暂停；③广泛的肺部疾患。

急性或慢性呼吸衰竭都会使肺血管阻力大大增加，如果用 PEEP 治疗呼吸衰竭，可使肺血管阻力进一步增加。PEEP 所造成的血流动力学改变（回心血量减少）又需用扩容来治疗，这将使右心室内压力增高，甚至扩张；由于心包没有弹性，心室不能向外扩张，只能使室间隔左移，就必然影响左心室的顺应性及收缩。

2. 局部 HPV 若肺的局部缺氧，该局部肺血管收缩，血液向不缺氧的部位转移，所以，HPV 又是一种自动调节机制，能调节局部通气/血流比值，减少分流，维持 P_aO_2。

凡是能增加肺动脉压的临床情况都能抑制 HPV，如二尖瓣狭窄、扩容、低温、血管活性药物等（图 3-7）；碳酸过少（hypocapnia），血管扩张药（如硝酸甘油、硝普钠等），吸入麻醉药（如氟烷、恩氟烷、异氟烷）也都能直接抑制局部 HPV。当一侧肺通气时，若吸入氧浓度（FiO_2）从 100%逐渐降低至 50%～30%。虽然其浓度仍超过空气中的氧浓度，但能使通气侧肺血管的阻力增加，从而影响血流从萎陷肺向通气肺的转移。因此，当单侧肺通气（支气管内麻醉）时，应吸 100％的 O_2 以促进萎陷肺的 HPV，减少分流。混合静脉血氧分压（P_vO_2）正常时，HPV 反应最明显，P_vO_2 的增加或减少都能抑制 HPV。

气道压的增加可以增加肺血管阻力，单侧肺通气时使用 PEEP 也能影响萎陷肺的 HPV。

（五）肺的微循环

肺微循环的结构如图 3-8 所示。

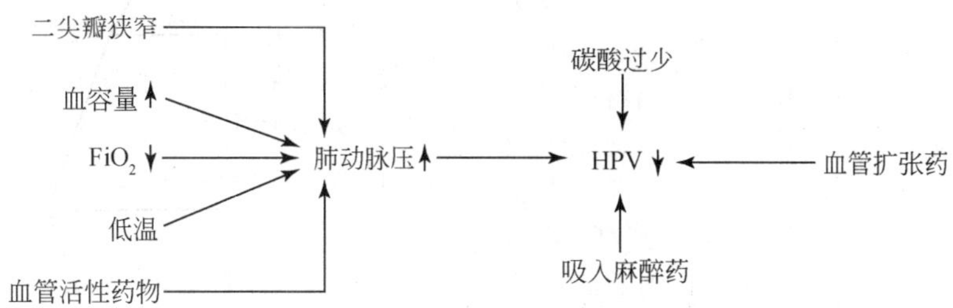

图 3-7　影响缺氧性肺血管收缩（HPV）的因素

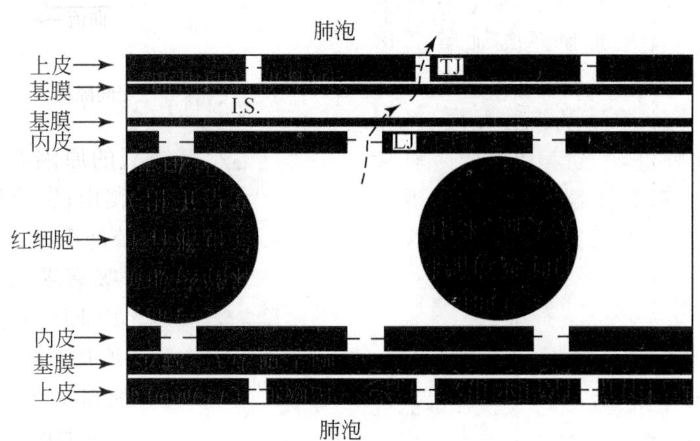

图 3-8　肺泡间隔超微结构示意图

I. S. ＝组织间隙

毛细血管血液与肺泡气之间隔有毛细血管内皮、内皮基膜、组织间隙、上皮基膜和肺泡上皮。部分肺泡-毛细血管界面上的上皮基膜和内皮基膜之间无组织间隙，所以肺泡-毛细血管界面有 0.5～1.0μm 不等的厚度。上皮细胞与内皮细胞间以及内皮细胞与内皮细胞间有间隙，该间隙又称孔、缝或连接（inter-cellular junction），这是液体从血管腔进入组织间隙，最后进入肺泡腔的潜在通道。肺毛细血管的通透性与这些孔的大小有直接关系。内皮细胞间的孔大于上皮细胞间的孔，因此毛细血管内的液体进入组织间隙后，不容易进入肺泡。毛细血管周围的间隙与含有毛细淋巴管的终末支气管和小动静脉周围的组织间隙相通，而肺泡间隔的组织间隙却无毛细淋巴管。当过量的液体不能被淋巴系统充分清除时，液体堆积而形成小支气管周围和小动脉周围的水肿袖口。如果这时血管内压力升高，则液体能越过上皮细胞间的孔进入肺泡腔。

经肺毛细血管的液体交换也受 Starling 公式支配，即

$$F=K[(P_C-P_{ISf})-(\pi_C-\pi_{ISf})]\qquad 公式(3\text{-}4)$$

式中，F 为经毛细血管的液体净滤过量；(P_C-P_{ISf}) 为毛细血管内外的静液压差，该压差是将液体驱向组织的动力；$(\pi_C-\pi_{ISf})$ 是毛细血管内

外胶体渗透压差，该压差是将液体保持或重吸收回血管的力量；K 是毛细血管的滤过系数，即每单位压力差(0.133322kPa 或 1mmHg)通过毛细血管膜的滤过量(ml/min)，通常以单位组织质量为基础(100mg)，故其单位是 ml/(min · mmHg · 100mg)(1mmHg＝0.133322kPa)。由此可见，当毛细血管内静脉压上升或胶体渗透压降低，或者毛细血管通透性增加时，都能使组织间液增加，其增加程度一旦超出淋巴系统的清除能力，就将导致液体积聚。单纯血浆胶体渗透压降低，很少引起肺水肿。出现肺水肿最常见的原因是毛细血管内压力升高(高压性肺水肿)，如左心衰、输液过量，或毛细血管通透性增加(低压性肺水肿)，如败血症、吸入有害气体，但往往是综合的原因，如急性呼吸窘迫综合征。休克能增加肺毛细血管通透性。休克后酸中毒、血内儿茶酚胺增加、交感神经活动度增强、前列腺素及组胺释放、微血栓、颅内压升高及肺泡缺氧等因素会使血管内压升高。作为休克的代偿反应，没有蛋白质的组织液进入血管内以恢复血容量，这将使血浆胶体渗透压下降。

三、肺的气体交换

肺的气体(主要是 O_2 和 CO_2)交换在肺泡气与毛细血管血液之间进行，这种交换必须经过弥散过程。因此，除了适当的通气和血流以外，弥散的界面和气体的弥散率都将影响气体的交换。CO_2 自气相向液相的弥散率仅为 O_2 的 85%，而从液相向气相的弥散率却是 O_2 的 20 倍，因此弥散障碍(如肺泡膜增厚)的病人只有缺 O_2 而没有碳酸过多。但在临床上，真正的弥散障碍很少见，不伴有碳酸过多的缺 O_2 最常见的原因是通气/血流比($\dot{V}_A/\dot{Q}$)值的下降，即分流。

(一)正常肺内通气与血流的关系

成人的正常肺泡通气量约 4L/min，总灌流量约 5L/min，通气量/血流量的比值以 $\dot{V}_A/\dot{Q}$ 表示，肺的不同部位的通气量和灌流量不同，其 $\dot{V}_A/\dot{Q}$ 值也就不同，全肺的 $\dot{V}_A/\dot{Q}$ 值是每个肺泡 $\dot{V}_A/\dot{Q}$ 综合的结果(图 3-9)。肺底部的 $\dot{V}_A/\dot{Q}$ 值为 0.63，因而通气相对较低，肺泡不能供给血液足够的 O_2，P_AO_2 低，为 11.87kPa(89mmHg)，离开肺底部的血浆的 P_aO_2 也低，但由于氧解离曲线呈 S 形(图 3-10)，虽然 PO_2 为 11.87kPa(89mmHg)，也只能造成氧饱和度(SO_2)微小的下降(SO_2 96%)。通气不足也同样不足以清洗掉从静脉进入肺泡的所有 CO_2，使 P_ACO_2 有轻度上升。因此，离开肺底部的血浆呈轻度缺 O_2 及碳酸过多。

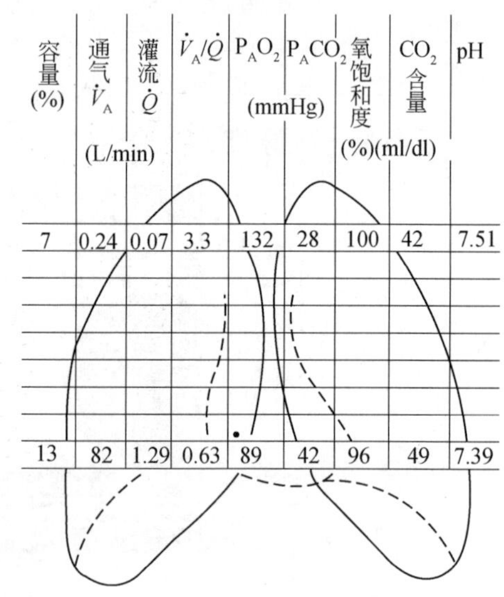

容量(%)
通气 $\dot{V}_A$
灌流 $\dot{Q}$
(L/min)
$\dot{V}_A/\dot{Q}$
P_AO_2
P_ACO_2
(mmHg)
氧饱和度
(%)
CO_2 含量
(ml/dl)
pH
7 0.24 0.07 3.3 132 28 100 42 7.51
13 82 1.29 0.63 89 42 96 49 7.39

图 3-9 竖立位正常肺内通气、血流及气体交换的差别

从肺底部向肺尖部，通气与灌流都逐渐减少，但灌流减少的速度是通气的 3 倍。在肺尖部，灌流几乎是 0，通气大大超过血流，$\dot{V}_A/\dot{Q}$ 值可达 3.3，由于 P_AO_2 高 17.60kPa(132mmHg)，离开肺尖部的血液 PO_2 也与此相近，所以 SO_2 接近于 100%；由于通气量大形成过度清洗，P_ACO_2 也比肺底部的低。肺尖部的通气因为没有足够的血流参与气体交换，有相当大的部分浪费了，这也是生理无效腔(肺泡无效腔)的一部分。

(二) $\dot{V}_A/\dot{Q}$ 比配合不当对气体交换的影响

$\dot{V}_A/\dot{Q}$ 值的变化对 CO_2 排出的影响小于 O_2

的摄取，这是因为血流经 $\dot{V}_A/\dot{Q}$ 比值高的部分所排出的比正常多的 CO_2 能代偿流经 $\dot{V}_A/\dot{Q}$ 比值低的部分排出 CO_2 的不足；而在血液流经高 $\dot{V}_A/\dot{Q}$ 处氧摄取的增加却不足以代偿流经低 $\dot{V}_A/\dot{Q}$ 处氧摄取的不足。因此，混合流经 $\dot{V}_A/\dot{Q}$ 高和低两部分的血液，其 P_aCO_2 和 CO_2 含量接近正常，而 P_aO_2 和 O_2 含量却有所降低(表 3-4)。

表 3-4　$\dot{V}_A/\dot{Q}$ 比值与血气的关系

	O_2 含量	CO_2 含量
(1)$\dot{V}_A/\dot{Q}$ 比值低	低	高
(2)$\dot{V}_A/\dot{Q}$ 比值高	增加，但不足以代偿(1)	低
(1)+(2)	低	正常

(三)肺泡-动脉血氧分压差(P_AO_2-P_aO_2，$P_{A\text{-}a}O_2$)

正常年轻人的 P_aO_2 约为 12.93kPa(97mmHg)，P_AO_2 约为 13.47kPa(101mmHg)，$P_{A\text{-}a}O_2$ 约为 0.53kPa(4mmHg)。呼吸空气时 $P_{A\text{-}a}O_2$ 正常值为 0.67～3.33kPa(5～25mmHg)，且随年龄增长而增大。$P_{A\text{-}a}O_2$ 增大的主要因素有：①吸入气氧分压增加(P_IO_2 增高)使 P_AO_2 增高，但由于 O_2 解离曲线的特点，在 PO_2 高水平处，氧含量微小的变化可以使 PO_2 发生明显的变化(图 3-10)，所以使 $P_{A\text{-}a}O_2$ 增大；而在 PO_2 低水平处，同样的氧含量的变化，所产生的 PO_2 改变却小得多。②静脉血掺杂，静脉血掺杂是指混合静脉血掺杂入肺末端毛细血管血(即充分氧合的血)中的程度。我们可以假设回到左心的血由来自“理想”的肺泡血，即 $\dot{V}_A/\dot{Q}$ 完全配合，氧合充分的血和混合静脉血，即 $\dot{V}_A/\dot{Q}$ 配合不良的血两部分混合而成。可以认为前者 $P_aO_2=P_AO_2$，那么，$P_{A\text{-}a}O_2$ 必然是由混合静脉血掺杂所致。静脉血掺杂包括真的分流(表 3-5)和 $\dot{V}_A/Q$ 比值低的血液两部分。③混合静脉血氧分压低，由于心排血量减少或耗氧增加，都可以使 P_vO_2 降低。P_vO_2 越低，混合静脉血掺杂对 $P_{A\text{-}a}O_2$ 的影响就越大。

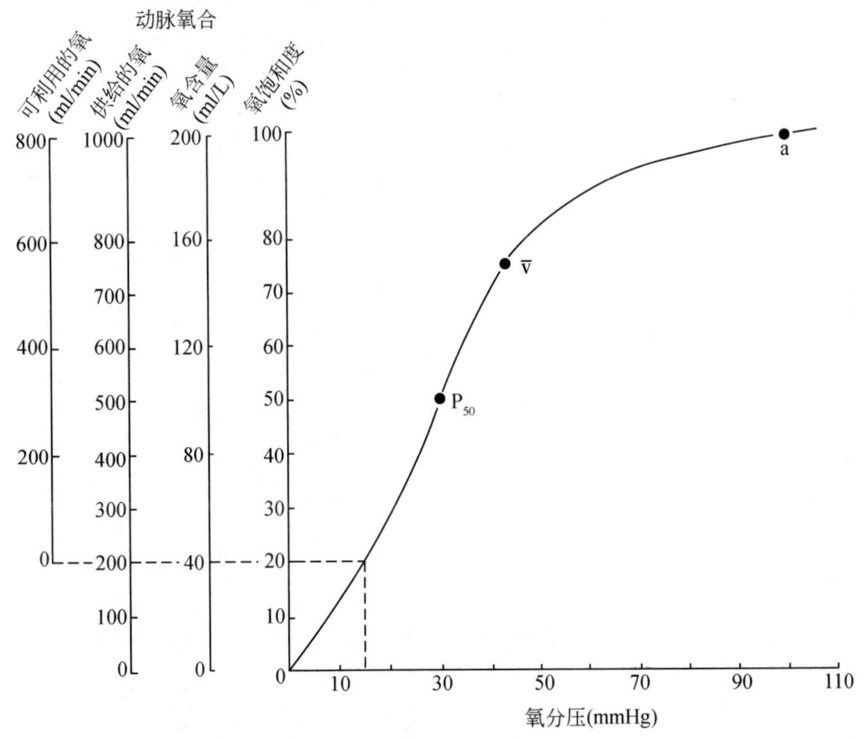

图 3-10　氧-血红蛋白离解曲线

1mmHg=0.133322kPa

表 3-5 真正分流的原因

	正常	异常
肺外	心最小静脉(Thebesius 静脉)	伴有右到左分流的先天性心脏病或大血管疾病
肺内	支气管静脉 可能存在的轻度肺不张	肺不张 肺部感染 肺动静脉分流 肺的肿瘤 肺水肿、挫伤

第二节 麻醉期间的呼吸功能

麻醉对呼吸功能的影响是多方面的,包括麻醉药、麻醉深度、病人术前的呼吸功能状态、手术中的特殊情况(如体位、大失血、术中牵拉肺)以及麻醉仪器的功能状态等。

一、麻醉药对通气、气道和肺血管的影响

常用的麻醉药对通气都有一定的抑制,主要表现为潮气量减少,但一般有呼吸频率代偿性增加(氟烷除外),只是频率的增加不足以代偿潮气量的减小,所以当病人自主呼吸时,随着麻醉的加深,P_aCO_2 也随之升高。呼吸抑制的程度因麻醉药及其剂量的不同而异,从表3-6可以看出恩氟烷对呼吸的抑制最明显,乙醚基本上不抑制呼吸。因此,恩氟烷不宜用于诱导,因为通气抑制明显,麻醉很难加深;而乙醚则宜用于诱导。亚麻醉剂量及镇静剂量的麻醉药对通气都没有明显的影响。随着病人意识的消失,抑制开始。

过去认为地西泮不抑制呼吸。现已证实,静脉注射地西泮可抑制通气,并使病人对二氧化碳通气反应明显减弱。丙泊酚对通气的影响表现为 V_T 减少和呼气时间缩短,呼吸急促,其抑制程度与剂量和注射速度呈正相关。其他静脉麻醉药如硫喷妥钠、氯胺酮、依托咪酯等对通气也都有不同程度的抑制,并与剂量和注射速度呈正相关。吗啡对呼吸的抑制表现为频率减慢,但潮气量不变,仅有轻度通气不足,P_aCO_2 上升约 0.4～0.5kPa(3～4mmHg);随着剂量的增加,通气被抑制的程度和时间都增加。静脉注射吗啡 2mg/kg,自发呼吸完全停止,明显的通气抑制将继续 14 小时以上。

表 3-6 自主呼吸者于不同麻醉深度的 P_aCO_2 或 P_ACO_2 (mmHg)

药物	MAC						
	0	1.0～1.1	1.3～1.6	1.8～2.0	2.4～2.5	2.9	3.3
恩氟烷	36	61	76				
异氟烷	39	49	61				
氟烷	36	48	60	64	74		
甲氧氟烷	37	46	52	63			
Fluroxene	34	41		42	54		
环丙烷	38		45	52	53		
乙醚	36		38	36	38	37	55

注:1mmHg=0.133322kPa。

对气道平滑肌有松弛作用的常用麻醉药有氟烷、恩氟烷、异氟烷、氯胺酮、利多卡因等。氟烷等卤族麻醉药不仅能直接松弛气道平滑肌使支气管扩张,还是肺血管的扩张药,而且浓度越高作用越明显。氯胺酮不仅能直接作用于气道平滑肌,还能间接地通过儿茶酚胺的释放使支气管扩张,是支气管哮喘病人有用的麻醉药。利多卡因可直接作用于支气管平滑

肌使之松弛，雾化吸入有轻度的支气管扩张作用。

吗啡能使组胺释放并增加迷走神经张力，所以可使支气管收缩，尤其是有哮喘的病人，甚至可导致哮喘持续状态。有人认为哌替啶有支气管平滑肌解痉作用，但动物试验表明，它与吗啡一样也有支气管收缩作用。芬太尼静脉注射不影响血浆组胺的浓度，所以很少引起支气管收缩。

临床剂量的硫喷妥钠对支气管平滑肌无明显影响，高浓度则可使支气管收缩。

氧化亚氮是肺血管收缩药。

筒箭毒碱静脉注射可导致血浆中组胺浓度上升，增加支气管平滑肌的张力。琥珀胆碱释放组胺的作用只有箭毒的 1%，但少数病人可出现支气管痉挛。

新斯的明、毒扁豆碱及溴吡斯的明是胆碱酶抑制药，因此可增加乙酰胆碱活性使气道阻力增加，所以当用于对抗非去极化肌松药作用而使用新斯的明时，须与阿托品合用，因为阿托品不仅能对抗乙酰胆碱的毒蕈碱样作用，还能直接扩张气道。

二、麻醉深度对呼吸型式的影响

呼吸的型式因麻醉的深度而改变。当麻醉深度未达到 1 个最小肺泡浓度(MAC)时，呼吸可表现为过度通气、出声或屏气；当浅麻醉，麻醉深度达到 1MAC 时，呼吸渐趋规律，潮气量常大于正常。随着麻醉进一步的加深，呼吸更规律，吸气末可有停顿，呼气相较长，而且可有主动的呼气。当麻醉达到中等深度时，呼吸变得浅而快，吸气末停顿消失，吸气与呼气期相等。当用卤族麻醉药深麻醉时，呼吸浅而快，而用 N_2O-麻醉性镇痛药麻醉，则呼吸深而慢。麻醉过深时，不论用何种麻醉药，都表现为呼吸急促、不规则，呈喘息样，这是因为肋间肌已失去了收缩力，吸气只靠膈肌收缩所致。

椎管内阻滞麻醉，尤其是高位硬膜外麻醉，由于呼吸肌的收缩已被抑制，如果再辅以镇静药(如地西泮)和麻醉性镇痛药，对通气的抑制将更明显，容易引起低氧血症。因此，当使用椎管内阻滞时，一定要注意避免麻醉平面过高，必要时应给予吸氧，甚至辅助呼吸。

三、麻醉药对 CO_2 通气反应及缺氧通气反应的影响

CO_2 通气反应和缺氧通气反应都是机体的保护性机制，麻醉药对其均有不同程度的抑制。正常清醒病人的每分通气量随 CO_2 浓度的增高呈线性增加(图 3-11)。当吸入氟烷时，镇静剂量对二氧化碳通气反应无明显影响，浅麻醉时使：PCO_2-换气曲线右移，曲线斜率减小。其他卤族麻醉药对潮气量的影响与此相似。对健康男性成年人，在不给刺激时吸入 1MAC 的氟烷、异氟烷或恩氟烷，可分别使 P_aO_2 达到 46、48 和 62mmHg(1mmHg＝0.133322kPa)(图 3-2)。

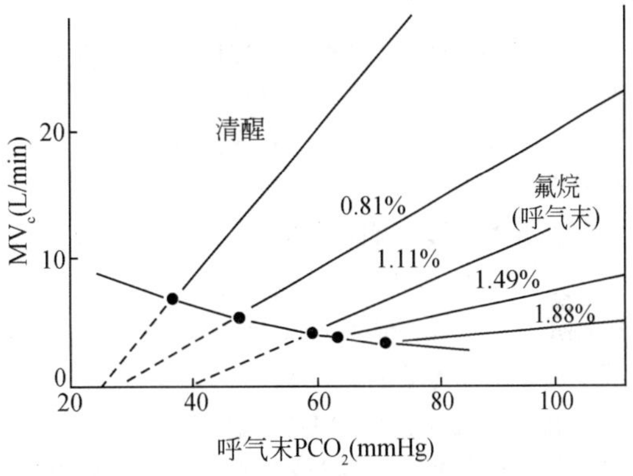

图 3-11　氟烷麻醉对 CO_2 反应曲线的影响

氧化亚氮是一种呼吸抑制药。35%～50%的 N_2O 能抑制缺 O_2 引起的通气反应，但并不抑制碳酸过多所引起的通气反应。N_2O 与其他麻醉药合并使用时产生的通气抑制比单独用该麻醉药达到同样深度麻醉时产生的抑制小，例如异氟烷 1.4MAC 时 P_aCO_2 为 8kPa(60mmHg)，而 0.75%异氟烷合并 70% N_2O(也是 1.4MAC)时，P_aCO_2 为 6.93kPa(52mmHg)。氟烷、恩氟烷等与 N_2O 合并应用时对通气的抑制也比单独应用达到同样麻醉深度时轻。

正常清醒病人 CO_2 水平维持恒定，逐渐降低吸入氧气浓度，当 P_aO_2 在 8kPa(60mmHg)以上时，对通气的影响很小，但 P_aO_2 低于此水平时，通气进行性增加。氟烷和恩氟烷明显削弱这一反应。亚麻醉剂量(0.1MAC)对 CO_2 通气反应无影响，但使低氧血症的通气反应降低，浅麻醉(1.1MAC)可使此反应消失(图 3-12)。

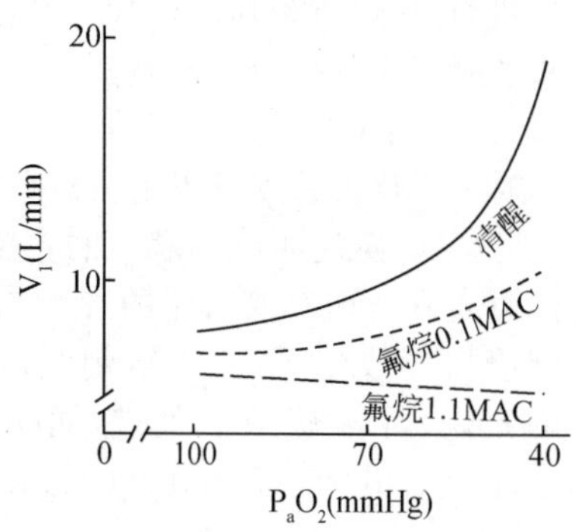

图 3-12 氟烷麻醉对低氧血症通气反应曲线的影响

巴比妥类药及麻醉性镇痛药对低氧血症通气反应和二氧化碳通气反应的抑制相同。

给清醒者突然增加一种机械负荷，如从口呼吸改为鼻呼吸，或取俯卧位使腹部受压，通常最初几次呼吸的通气降低，若此负荷持续，经 5～10 次呼吸后，通气恢复到原水平，但其机制不明。麻醉期间病人对持续的机械负荷反应减弱，通气不能恢复到负荷前水平。

在麻醉下，手术刺激仍能使每分通气量增加，降低 P_aCO_2。异氟烷或氟烷/N_2O 麻醉时，即使麻醉深度达 1.8MAC，使自主呼吸的病人 P_aCO_2 高达 8.26kPa(62mmHg)，手术刺激仍能使通气增加，P_aCO_2 可下降到 6.67kPa(50mmHg)。手术结束，手术刺激停止，若不及早减浅麻醉，由于麻醉药对 CO_2 通气反应和低 O_2 通气反应的抑制，有可能造成高碳酸血症和低氧血症。所以，手术接近结束时应及时减浅麻醉及辅助呼吸以维持 P_aCO_2 于正常范围。

四、预先存在的呼吸功能不全

麻醉对已存在呼吸功能不全病人的呼吸功能的影响与对正常人的影响不同。因此，在术前发现以下情况时，麻醉医师应特别慎重：①急性胸部疾病（肺炎、肺不张）或全身疾病（败血症、心或肾功能衰竭、多发性损伤）病人需行急诊手术；②有长期吸烟史并伴有肺实质改变和气道敏感的病人；③有典型肺气肿和支气管疾病的病人；④肥胖病人；⑤胸厚畸形；⑥高龄病人。例如，正常人的功能余气量(FRC)竖立位时大于闭合容量(CC)，仰卧位虽然使 FRC 减少，但仍大于 CC 值(图 3-13 Ⅰ)。某些病人虽然竖立位的 FRC 值大于 CC 值，但仰卧位的 FRC 已低于 CC，如肥胖、支气管炎、肺气肿等(图 3-13 Ⅱ)；还有些病人竖立位的 FRC 已低于 CC 值，如严重的肺气肿等(图 3-13 Ⅲ、Ⅳ)。如果麻醉再使 FRC 减少，正常人的 FRC 值仍大于其 CC 值，而后三类病人的 FRC 值将小于其 CC 值，导致肺内分流增加。麻醉易引起慢性支气管炎病人的分泌物增多。如果使用的麻醉药能抑制 HPV，将使有 HPV 的病人的肺内分流增加。

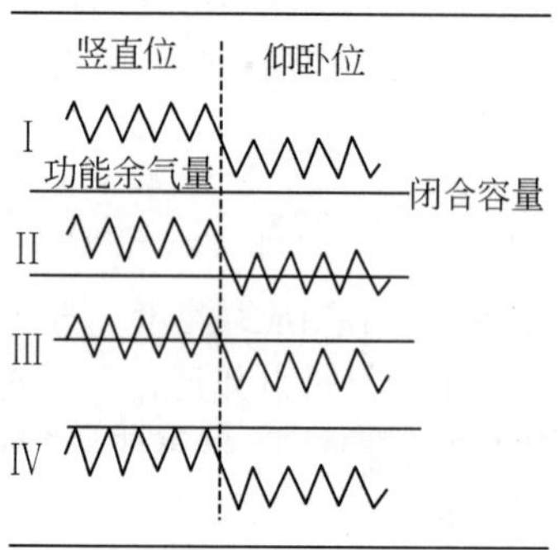

图 3-13 不同病人竖立位和仰卧位时的 FRC 与 CC 的关系示意图

五、麻醉期间低氧的原因

(一)仪器的功能障碍

现代麻醉所使用的仪器设备，其功能日益精密，这对麻醉病人的管理及呼吸功能的维护十分有利。但是，因仪器故障而使麻醉机不能向病人供氧，以及气管导管插入位置不正确或发生扭曲妨碍正常通气而造成的麻醉意外仍时有报道，应该引起高度重视。

(二)通气不足(V_T 减少)

全身麻醉可能因为以下原因导致潮气量 V_T 的减少:①浅、快呼吸,常见于深麻醉;②气道阻力增加,可由仪器故障、气道梗阻、肺容量减少引起;③由各种原因引起的 FRC 减少,使肺顺应性下降;④手术体位妨碍了膈和胸壁运动。如果 V_T 下降,而呼吸频率(RR)适当增加,每分通气量(MV)不变,则这种浅而快的呼吸可使 FRC 下降,甚至引起肺不张;如果 V_T 下降而 RR 增加不足,则每分通气量(MV)下降,P_aCO_2 就上升。因为麻醉时吸入的氧浓度高,所以低通气常常只导致高 CO_2,而很少见低 O_2。

(三)通气过度

通气过度也能引起低氧,这是因为过度通气所造成的低碳酸性碱中毒(呼吸性碱中毒)可致心排血量(CO)减少,增加氧耗,氧-Hb 离解曲线左移,减轻了 HPV 和(或)增加气道阻力,以及降低肺顺应性。

(四)功能余气量减少

全麻诱导使 FRC 明显减少(约减少15%～20%),这会导致肺顺应性降低。虽然 FRC 的减少主要发生在麻醉开始的几分钟内,麻醉期间一般也不再继续减少,但这种低 FRC 的状态一直持续到术后。用呼气末正压通气(PEEP)治疗,可使 FRC 恢复或高于正常值。引起 FRC 减少的原因主要有:

1. 仰卧位　仰卧位是手术最常用的体位。从竖立位到仰卧位,FRC 可降低 0.5～1.0L,因为腹腔脏器把膈向头侧推了约 4cm。

2. 全麻诱导改变了胸壁肌张力　当正常呼吸时,只有吸气肌有一定张力,呼气肌无张力,因此呼气末有一个维持肺容量的力而没有减少肺容量的力。全麻诱导后,吸气肌张力消失,而腹部呼气肌(膈肌)在呼气末出现张力,这种张力增加了腹腔脏器将膈推向头侧的力,因而使 FRC 减少(图 3-14)。用 Innovar 可使呼气肌张力增加,加重了 FRC 减少的程度。

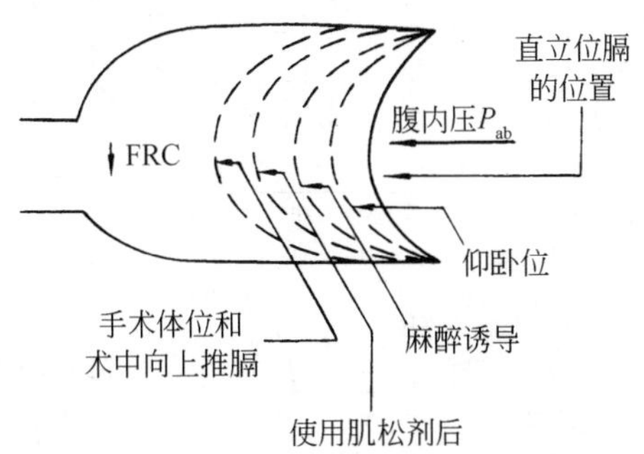

图 3-14　引起膈肌上移使 FRC 下降的因素

肺气肿病人呼吸时常以收拢嘴唇或部分关闭声门的方式呼气,以使呼气时间延长,产生胸内 PEEP 以减少细小气道关闭、肺泡气不能充分呼出的可能性。气管内插管破坏了这种自我保护作用,此时如果自主呼吸,可能引起气道关闭和 FRC 减少。

3. 肌松药的应用　当竖立位时,FRC 和膈的位置由将膈拉向头侧的回缩力和腹腔脏器将膈拉向尾侧的质量之间的平衡所确定。这时没有跨膈压力梯度。

当仰卧位时,胸腔一侧压力升高的程度较腹腔的小,即在水平位置时,跨膈压力是向尾侧以保持将腹腔脏器推向胸腔以外。这种张力因膈的拉力和形态改变(引起收缩力增强)以及神经调节的主动收缩而有所加强。全麻使用肌松药将使这两种机制消失,所以膈向上移,FRC 减少。

4. 麻醉深度不当　浅麻醉时常有用力的呼气,呼气量也较大;在受刺激时将引起更用力的呼气。自主呼吸时用力呼气提高了胸腔内的压力,使之高于大气压,加快了气体外流的速度。由于呼出气流经小气道时须克服其阻力,气道内压将逐渐下降,在此过程中胸内压可高于支气管内压。如果这种情况发生在其壁没有软骨的胸内细支气管,这些小支气管就会发生塌陷,造成呼气时关闭的“气瓣”(air trapping)(图 3-15)。

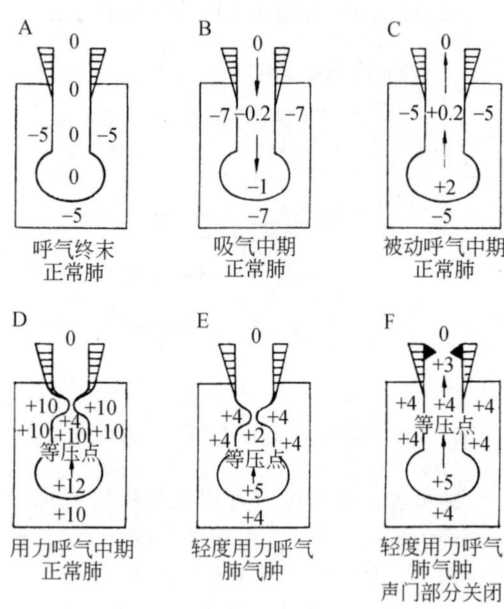

图 3-15　跨气道压示意图

麻醉下机械通气的呼气相压力如果低于大气压，也能引起气道关闭，所以不能用正负压通气。

(五)气道阻力增加

麻醉期间肺总量的各组成部分都减少，使气道的口径减小，所以就增加了气道阻力并伴有气道关闭的倾向。仰卧位时 FRC 下降(约 0.5～1.0L)，麻醉诱导又使之下降约 0.4L。这就是正常麻醉病人呼吸道阻力增加的原因。

此外，气管内插管减小了气管的截面积(约 30%～50%)(图 3-16)；不清醒病人的舌后坠，以及喉痉挛和呼吸通道阻塞(分泌物、导管扭曲、气囊疝等)，都可以使呼吸道阻力增加。

机械呼吸时呼吸道的阻力一般高于正常人，这种阻力增加的程度与呼吸机环路的型式和气管内导管的内径有关(图 3-17)，呼吸做功也因此可能比正常高 2～3 倍。

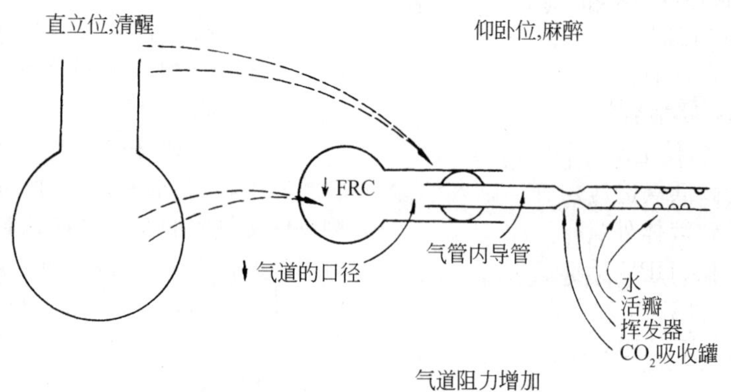

图 3-16　气道阻力增加的原因示意图

(六)肺内液体潴留

麻醉和手术时病人长时间仰卧或侧卧，部分肺持续处在低于左心房的位置。上述处于低位的肺易使液体潴留，如果再加上输液过多，液体就容易透入肺间质甚至肺泡而导致肺间质水肿并使 FRC 减小。将麻醉下的犬侧卧数小时，输液使细胞外液扩张，就能引起 PO_2 下降。可以看到，从下侧肺采集的混合静脉血的 PO_2 急剧下降(因无氧摄取)，从而使上侧采集的混合静脉血的 PO_2 可在一段时间内(5 小时)维持正常，随后也下降，说明肺内分流逐渐增加(图 3-17)。如果仍输同样的液体，将犬每小时翻一次身，则只有在下侧的肺才有低 PO_2；若每半小时翻一次身，两肺均无低 PO_2。所以，侧卧位手术的病人，如果输液过多，下侧肺发生肺间质水肿的概率增加。这也可以部分说明为什么定期翻身或用翻身床可以减少危重病人的肺部并发症。

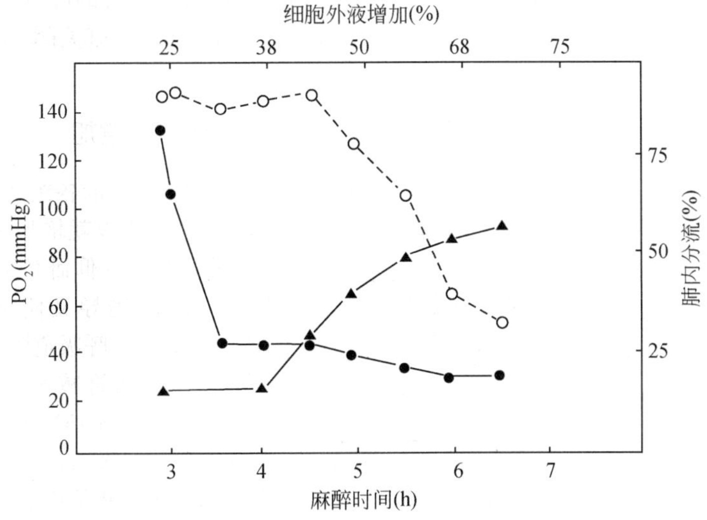

图 3-17　输液过多对犬 PO_2 肺内分流的影响

▲肺内分流曲线；●来自下重肺血的 PO_2；○来自非下垂肺血的 PO_2

休克、酸血症等可使循环内儿茶酚胺增加、交感神经系统被激活、白三烯(leukotriene)和前列腺素、组胺释放，以及肺泡低氧可造成肺血管收缩，因此它们均可引起肺动脉压增高。休克后对低容量的代偿是无蛋白的组织间液进入血管以补足血容量，血管内液中的蛋白质因此而被稀释，使毛细血管内胶体渗透压降低。以上因素和低氧造成的肺毛细血管壁渗透性增加将导致液体外渗和肺水肿。若再加上心排血量降低、HPV 受抑制、静止不动、仰卧位、输液过多和 F_iO_2 过高，就能发展成为急性呼吸窘迫综合征(ARDS)。

(七)高吸入氧浓度和吸收性肺不张

麻醉时常吸入高浓度氧。如果病人的肺有中度低 $\dot{V}_A/\dot{Q}$ 比值(0.1～0.01)的区域，给予高于 30% 的氧，进入这些区域的氧就足以消除分流的影响，使总的右向左分流减少。如果有大量血流经极低 $\dot{V}_A/\dot{Q}$ 比值(0.01～0.0001)的肺，当吸入氧浓度提高到 100% 时，低 $\dot{V}_A/\dot{Q}$ 比值的区域 P_AO_2 也增高，氧自肺泡气进入毛细血管的量明显增加；当氧弥散入血的量超过了气体的吸入量时，肺单位将进行性缩小，从而造成肺不张。$\dot{V}_A/\dot{Q}$ 比值越低，暴露在高浓度氧中的时间越长，在混合静脉血中的氧含量越低，越容易发生塌陷。因此，对吸入氧的浓度及吸入高浓度氧的时间必须给予足够的重视。

(八)手术体位

仰卧位、截石位均有使肺 FRC 减少和发生肺不张的倾向；肺血流量增加和重力对纵隔的作用也使肺顺应性和 FRC 降低；过度的截石位使大部分肺处于低于左心房的位置，这部分肺很容易发生肺间质水肿；有肺动脉高压的病人(如二尖瓣狭窄)不能耐受截石位。

侧卧位时，虽然下侧肺的 FRC 中度降低，倾向于肺不张，但上侧肺的 FRC 却增加，所以有可能表现为轻度或中度 FRC 增加。如果侧卧位行开胸手术，则无此代偿作用。肾体位 FRC 的减少比仰卧位的稍多。俯卧位可中度增加 FRC。

(九)心排血量降低和氧耗增加

心排血量(CO)降低而氧耗($\dot{V}_{O_2}$)不变，$\dot{V}_{O_2}$ 增加而 CO 不变或体温升高伴 $\dot{V}_{O_2}$ 增加，都可导致静脉血氧含量(C_aO_2)降低。低 C_VO_2 的静脉血流经短路混合入氧合充分的肺动脉末梢血中,使动脉血氧含量(C_aO_2)降低(图3-18)。肺内分流越多,C_aO_2 越低。心排血量(CO)降低可能由心力衰竭和低容量引起;$\dot{V}_{O_2}$ 增加可由交感神经过度兴奋、高温或寒战等引起。

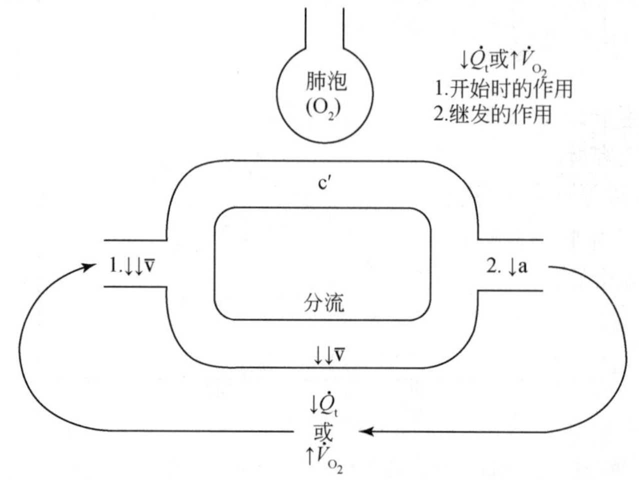

图 3-18　心排血量下降或氧耗增加对动脉和混合静脉氧含量的影响

心排血量($\dot{Q}_t$)降低或耗氧量($\dot{V}_{O_2}$)增加均可使混合静脉血($\bar{v}$)的氧含量降低,因此,当氧合的肺毛细血管血(c′)与 $\bar{v}$ 混合后,混合后的动脉血(a)的氧含量必然降低

(十)HPV 被抑制

局部 P_AO_2 降低可发生局部 HPV,可以减少静脉血掺杂。因为肺血管缺乏平滑肌,任何情况下血管外压力的增加都必然使血管内径缩小,增加肺动脉压,这将会减少 HPV。二尖瓣狭窄、容量负荷过大、健侧肺低 F_iO_2、病肺面积进行性增加、血栓栓塞、低温和血管活性药物都能增加肺动脉压。直接扩血管药(硝酸甘油、硝普钠等)、吸入麻醉药和低氧也能直接减少 HPV。对健侧肺用 PEEP,能使其血管阻力增加而使血流转向患侧,这都不利于动脉血氧合。

六、麻醉期间高 CO_2 和低 CO_2 的机制

(一)高 CO_2

低通气与死腔通气增加、CO_2 产生增多和错误地关闭 CO_2 吸收器等均可导致高 CO_2。

1. 低通气　由手术体位、气道阻力增加、肺顺应性降低所致的呼吸困难,以及因麻醉降低了呼吸动力(如椎管内麻醉平面过高)使呼吸减弱等,均可导致低通气。

2. 死腔通气增加　控制性低血压、肺动脉压力降低、气道压增高(使用 PEEP 时)均可引起区 1(图 3-5)和肺泡死腔通气增加。肺栓塞、血栓形成和无血流灌注(术中曲折、夹闭或阻断肺动脉)可使肺有换气而无灌流的部分增加。快而短的吸气可使肺顺应性下降并使肺泡灌流不良(相当于死腔通气);慢而长的吸气则顺应性和灌流都较充分。所以,应避免短而快的呼吸。

使用麻醉机行机械通气能增加总死腔量(包括仪器的机械死腔在内),可将气管内插管病人的死腔从 33%增加到 46%,而用面罩呼吸者将增加到 64%。不同麻醉机环路使病人重复呼吸的程度不同,死腔增加的程度也不同,自主呼吸时重复呼吸最多的是 Mapleson A 环路(Magill),其次是 Mapleson D、C 和 B。在控制呼吸时则依次为 D、B、C 和 A。若用 Mapleson E(Ayre T 管),如果新鲜气流充足,呼气时间够长,一般没有重复呼吸。

由于死腔增加,为保证足够的肺泡换气,就必须相应地增加每分通气量(MV)。例如

MV 为 10L/min，死腔量(V_D)/潮气量(V_T)是30%，肺泡换气为 7L/min。如果发生肺栓塞，使 V_D/V_T 增加到 50%，每分通气量要增加到 14L/min 才能使肺泡换气量不变($14 \times 0.5 = 7L/min$)。

3. 二氧化碳产生量增多　所有增加氧耗的因素(高温、寒战、浅麻醉时儿茶酚胺释放、高血压和甲状腺功能亢进等)，均可使 CO_2 的产生量增加。如果 MV、总死腔量和 $\dot{V}_A/\dot{Q}$ 比值不变，CO_2 产生量增多就会导致高碳酸血症。

(二)低 CO_2

低 CO_2 的机制与产生高 CO_2 的机制相反，高通气(自主或控制呼吸)、死腔换气减小(由面罩换为气管导管通气、降低 PEEP 的正压、增加肺动脉压或减少重复呼吸)、CO_2 产生量减少(低温、深麻醉、低血压)等将导致低 CO_2。最常见的低 CO_2 机制是由机械呼吸产生的高通气。

(李　钊　金清尘)

参考文献

金清尘．1989. 麻醉与呼吸．见：刘俊杰，赵俊主编．现代麻醉学．北京：人民卫生出版社，31～46

Comroe J H Jr. 1974. Physiology of Respiration. 2nd ed. Chicago：Year Book Med Publ

Coonan TJ. 1983. Cardio-respiratory effects of change of body positon. Can Anaesth Soc J，30：424

Nuun JF. 1977. Applied Respiratory Physiology. 2nd ed. London：Butterworths

Rehder K，et al. 1975. General anesthesia and the lung. Am Rev Resp Dis，112：541

Ronald D Miller. 1995. Anesthesia. 4th ed. New York：Churchill Livingstone

第4章　循环与麻醉

循环系统由心脏、血管和血液组成，是人体赖以生存的最重要的组成部分。其引导血液流经全身，将氧和养料输送给全身每个细胞，并运走代谢所产生的副产物。同时循环系统还起细胞间传递信息的作用。麻醉对循环系统的影响是麻醉学的重要基础之一，本章重点介绍心脏、体循环的解剖、生理及其调节和麻醉的影响。

第一节　循环系统解剖

一、心脏

心脏的收缩活动为血液流动提供动力是循环系统中关键的组成部分。心脏有4个腔：左、右心房和左、右心室。腔壁全层由心内膜、心肌和心外膜3层组成，心内膜由结缔组织构成，覆盖于心腔内表面，在此结缔组织内走行的有由心肌分化而产生的具有特殊功能的心脏传导系统。心外表面也被一层结缔组织所覆盖组成心外膜，在此层结缔组织内走行的有冠状动脉主干及伴随的迷走和交感神经，心交感神经纤维起自T_1～T_5的灰质侧角神经元。两心房心肌层较薄，房内压较低。房间隔由胚胎期的卵圆孔衍化而成，是心脏最薄的部位。心脏的自律活动由窦房结和房室结产生，二者都位于右心房。两心室心肌层较厚且左心室心肌厚度约为右心室的2倍，因而左心室产生的压力高于右心室。室间隔由上部较薄的膜部和下部较厚的肌部组成，膜部与房间隔相连，肌部构成了室间隔的主要部分，以及左心室游离壁的一部分。左右房室间和左右心室与外周循环间有瓣膜分隔，分别为二尖瓣（面积约6～8cm^2）、三尖瓣（面积约8～11cm^2）、主动脉瓣（面积约3～4cm^2）和肺动脉瓣（面积约4cm^2）。心脏上述结构的先天性发育异常或获得性损害，可导致先天性或获得性心脏病。

从细胞水平看，心脏由3种重要成分组成：心肌组织（收缩性心肌细胞）、传导组织（传导性细胞）和细胞外结缔组织。

（一）收缩性心肌细胞的结构特点

单个的收缩性心肌细胞是长度介于20mm（心房肌细胞）至140mm（心室肌细胞）的大细胞，由细胞膜、细胞核、细胞质和肌原纤维构成。心肌细胞有分支，分支间靠闰盘连接，闰盘包括缝隙连接、“点状”和“片状”桥粒。从而使细胞间接触面积增大，细胞间信息交流速度快，形成功能上的合胞体，有利于心肌在动作电位作用下进行整体协调活动。与骨骼肌相比，心肌细胞细胞膜向细胞内陷入在Z线处包绕、穿行于肌原纤维间形成粗大的横管系统，有利于细胞外信息及时快速地与细胞内进行交流。心肌细胞的肌质网不发达，在Z线处不能形成典型的终池，因而无骨骼肌的三联体结构，表现为细胞对细胞外钙离子的依赖性弱，与骨骼肌相比，心肌细胞内肌原纤维排列不典型，细胞核位于细胞中央。严重缺血、缺氧时心肌细胞可发生水肿，线粒体肿胀，颗粒消失。

（二）心脏起搏、传导系统的组成和分布

心脏的特殊传导系统是由不同类型的特

殊分化的心肌细胞组成。整个系统包括窦房结、心房传导束、房室交界、房室束和浦肯野纤维网(图 4-1)。窦房结:位于右心房和上腔静脉连接处,含有 P 细胞和过渡细胞,P 细胞为自律细胞,其自主节律为 60～100 次/分,过渡细胞将冲动传播到心房肌和心房传导束。心房传导束又分为结间束和房间束。结间束是连接窦房结和房室交界的特殊心肌纤维构成的细束,共有 3 条,称前结间束、中结间束和后结间束。前结间束分出一支连到左心房,称房间束。心房传导束含浦肯野细胞,其具有较低的自律性和较高的传导性,其传导速度为 1000mm/s。房室交界:是心房和心室间的特殊传导组织,分房结区、结区和结希区,除结区外均有自律性,正常时房室交界的自主节律为 40～60 次/分,传导速度为 200mm/s。希氏束及其分支:希氏束走行于室间隔内,在室间隔膜部开始分为左右两支,右束支较细,分支少,通过浦肯野纤维网分布于右心室;左束支分支多,通过浦肯野纤维网分布于左心室。希氏束主要含浦肯野细胞,因其直径较大,浦肯野纤维的传导速度也较其他传导系统快,为 4000mm/s。正常情况下,电活动起源于窦房结,终止于整个心脏去极化,时间不超过 0.2 秒。传导系统中还存在一类具有发放和传导电活动能力的细胞,称为起搏细胞。心脏传导组织位于心内膜下,一些心内操作,如压迫、牵拉、切割等极易损伤传导束,发生传导阻滞。临床上基于这一特点应用射频消融技术治疗一些心律失常。

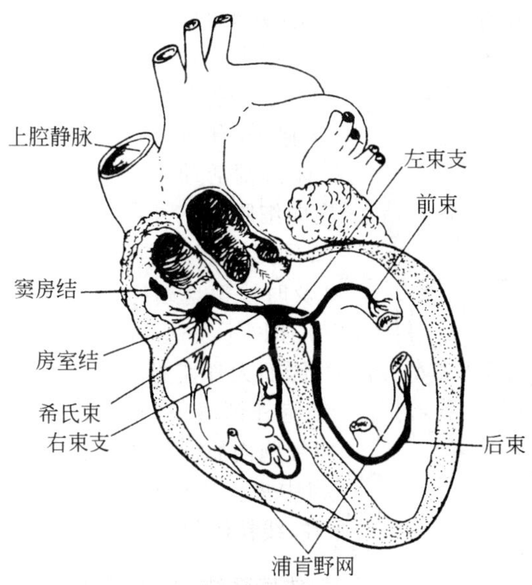

图 4-1　心脏的搏动起源及其传导系统

(三)冠状动脉的结构及分布

心脏的血液供应主要来自左、右冠状动脉,其起自主动脉根部的主动脉窦,左冠状动脉主要供应左心房、大部分室间隔和左心室(除后壁)的心肌,其主干很短,走行于主动脉与左心房之间,在距其开口 2～3cm 处分出前降支和回旋支,前降支血流供应左心室前部、室间隔前 2/3 的心肌。回旋支血流供应左心室侧壁、左心房的心肌,约 40%和 20%的个体从回旋支发出的分支供应窦房结和房室结。约 15%个体回旋支移行为后降支,供应室间隔上后侧和心室后壁(称左优势型冠状动脉)。左冠状动脉的血流量占冠状动脉总血流量的 60%～70%。右冠状动脉主要供应左心室后壁、右心房、右心室及室间隔后 1/3 的心肌,约 60%和 80%的个体从右冠状动脉发出的分支供应窦房结和房室结。约 85%个体由右冠状动脉发出后降支供应室间隔上后侧和心室后壁(称右优势型冠状动脉)。右冠状动脉血流量占冠状动脉总血流量的 30%～40%。冠脉血流绝大部分通过冠状静脉经冠状窦返回右心房,少部分血流通过心内最小静脉返回各心腔。传统上冠状血管从功能上被分为 3 个部分,即冠状动脉主干及大的分支(其对血流仅产生很小的阻力)、小的阻力血管和静脉。过去人们认为冠状动脉阻力大部分来自直径 $<50\mu m$的毛细血管前小动脉,但最近资料表明,静息时有 45%～50%的冠状动脉阻力来自直径 $>100\mu m$ 的小动脉。在小动脉外膜中有弹力纤维、胶原纤维、成纤维细胞、肥大细胞、巨噬细胞及包围神经轴索的施万细胞,而小动脉中层平滑肌内无上述结构,小动脉中层由环形排列的呈扁平梭形的平滑肌细胞组成,在直径为 $300\mu m$ 的小动脉,中层平滑肌排列有 6

层，以后随动脉直径减小，平滑肌层数减少，在直径为 30～50μm 的小动脉其中层平滑肌仅有 1 层。正常的心脏血流十分丰富，其毛细血管数与心肌纤维数的比值为 1∶1，心肌肥厚时此比值下降。当冠状动脉发生粥样硬化时，一方面粥样斑块本身向管腔内突入阻塞血管，另一方面斑块区的血管内皮细胞和平滑肌由于斑块隔在其中，而失去内皮细胞对平滑肌的调节作用，使该区域的平滑肌易发生痉挛，临床上发生心绞痛。临床上反复冠状动脉痉挛可使痉挛冠状动脉的远端建立侧支循环，以代偿远端的供血不足。若冠状动脉发生急性严重痉挛而远端侧支循环未建立或侧支血流代偿不足时，临床上就会发生心肌梗死。

二、体循环

由心脏射出的血液流经主动脉、小动脉、微动脉、毛细血管括约肌、毛细血管、微静脉、小静脉和腔静脉返回右心室完成体循环。血管壁由内膜、中层和外膜构成，各类血管因其在整个血管系统中所处位置不同，其构成管壁的内皮、弹力纤维、平滑肌和胶原纤维 4 种主要成分的相对比例也有很大差别(表 4-1)。

微循环是指微动脉和微静脉之间的血液循环，是血液与组织间进行物质交换的场所。典型的微循环由微动脉、后微动脉、毛细血管前括约肌、真毛细血管网、直捷通路、动-静脉吻合和微静脉组成(图 4-2)。

表 4-1 各类血管的管径、管壁厚度和管壁 4 种基本组织的比例

	主动脉	小动脉	微动脉	括约肌	毛细血管	微静脉	小静脉	腔静脉
内径	25mm	4mm	30μm	35μm	8μm	20μm	5mm	30mm
壁	2mm	1mm	20μm	30μm	1μm	2μm	0.5mm	1.5mm
内皮	+	+	+	+++	+	+	+	+
弹力纤维	++++	+++	++	+			++	++
平滑肌	++	++++	+++	++++			++	++
胶原纤维	+++	++	++	+		+	++	+++

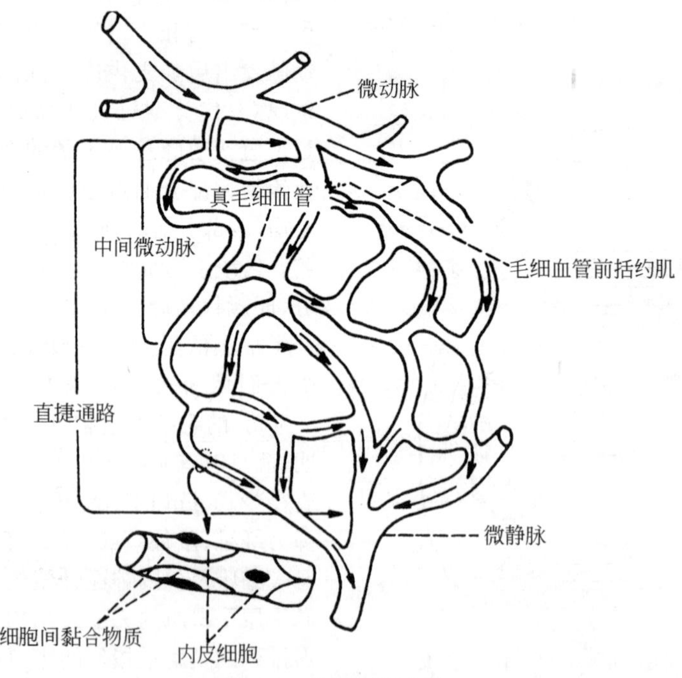

图 4-2 微循环模式图

第二节　循环系统生理功能

一、心脏

(一)心肌收缩原理

心肌细胞的收缩成分是肌原纤维，肌原纤维由四种收缩蛋白组成，即肌凝蛋白(myosin)、肌动蛋白(actin)、原肌凝蛋白(tropomysin)和原宁蛋白(troponin)(图4-3、图4-4)。肌凝蛋白是组成粗肌丝的主要成分，分为头部和尾部。头部由一对轻肽链和一对重肽链构成横桥，其作用是水解ATP释放能量同时与肌动蛋白结合产生横桥扭转使肌肉收缩，每条粗肌丝有100对横桥。尾部由两条螺旋链组成粗肌丝的骨架。肌动蛋白、原肌凝蛋白、原宁蛋白组成细肌丝。肌动蛋白作用是激活横桥的ATP酶和与横桥结合产生肌缝滑动。原肌凝蛋白作用是调节肌凝蛋白和肌动蛋白的关系，在静息期阻止肌凝蛋白和肌动蛋白结合与原宁蛋白共同执行钙受体的功能。原宁蛋白分原宁蛋白I、原宁蛋白T和原宁蛋白C三部分，原宁蛋白I起抑制肌动蛋白和肌凝蛋白的作用，原宁蛋白T起连接原肌凝蛋白和原宁蛋白的作用，原宁蛋白C是钙离子受体。当胞质钙离子浓度达10^{-5}mol/L时，Ca^{2+}与原宁蛋白C结合使原宁蛋白I及原肌凝蛋白对肌动蛋白的抑制解除，位点暴露，肌凝蛋白与肌动蛋白结合，横桥ATP酶激活水解ATP释放化学能，使横桥扭转，肌丝滑动肌肉收缩。当胞质钙回吸收Ca^{2+}降至10^{-7}mol/L同时另一个ATP分子结合到横桥上时，横桥回位，肌肉松弛，心肌收缩时的肌张力上升速度和心肌舒张时肌张力下降速度均与胞质Ca^{2+}的变化速度和胞质ATP含量有关。当胞质ATP耗竭和Ca^{2+}回吸收障碍时心肌则难以舒张，表现为“石头心”。

(二)心脏泵功能

1. 心脏收缩功能　心动周期指每一次心房和心室收缩和舒张的过程，包括：心房收缩期、等容收缩期、快速射血期、减慢射血期、等容舒张期、快速充盈期和减慢充盈期。在心脏收缩期(从等容收缩期开始至射血期结束)所表现的一系列活动特点反映心脏收缩功能，它体现了心脏射血的能力，是判断心脏疾病治疗效果和预后的重要指标。心脏收缩功能的监测是临床心功能的基本监测，其中心排血量(CO)是临床最常用的监测指标，心排血量是指每分钟心脏泵出的血量，它不仅反映心脏功能状态也反映外周组织代谢状况，正常时机体通过自身调节改变CO以满足机体代谢需要。

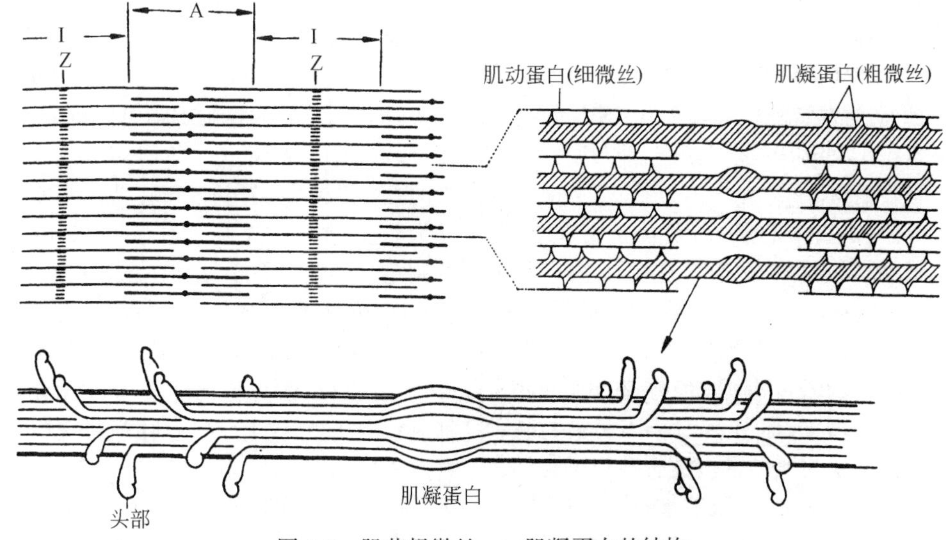

图4-3　肌节粗微丝——肌凝蛋白的结构

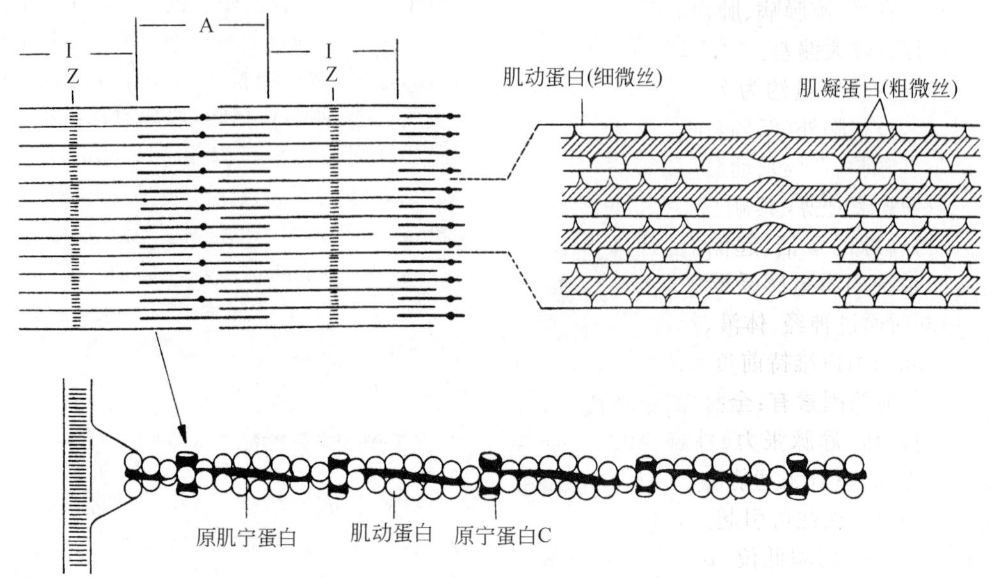

图 4-4 肌节细微丝——肌动蛋白的结构

CO等于每搏量(SV)与心率(HR)的乘积。在正常70kg的男子，静止时CO为5～6L/min，心指数(CI)为2.5～3.5L/(min·m^2)[心指数(CI)=心排血量(CO)/体表面积]，活动时CO可增加至25～30L/min。静脉回流、体循环阻力(SVR)、外周组织氧需求、血容量、呼吸和体位均可影响CO，但CO的决定因素是SV和HR。

(1)每搏量(stroke volume,SV)：每搏量是指每次心脏收缩所射出的血量，是评价心功能的最敏感指标。

$$SV=LEDV-LESV \quad 公式(4\text{-}1)$$

式中，LEDV为左室舒张末容积，LESV为左室收缩末容积。决定SV的因素有：前负荷、后负荷和心肌收缩力。

前负荷：在离体心肌，前负荷是指在心肌收缩前施加于心肌的力，通常是在心肌纤维的纵轴上悬一重物而获得。Frank的早期研究表明在一定范围内心肌收缩时产生的张力与心肌收缩前的初始长度有关(张力-初长关系)，随着前负荷的增加，肌节(sarcomere)被拉长，肌凝蛋白的横桥与肌动蛋白结合数目增加，收缩时产生的张力增加，当肌节被拉至最佳长度(L_{max})时心肌收缩力最大，当肌节长度超过L_{max}时，由于横桥与肌动蛋白错位使其结合数目减少，心肌收缩力减弱。在整体心脏，前负荷等于心室舒张末的室壁应力(wall stress)，其由心室舒张末容积(EDV)、压力(EDP)和室壁厚度所决定。此三者关系可由Laplace方程表示。

$$P=2hT/r \quad 公式(4\text{-}2)$$

式中，P为心室发展压(developed pressure)，T为室壁张力，h为室壁厚度，r为心室半径。在临床由于不易直接测定室壁应力，而用EDV来代替室壁应力。实验显示，在正常心脏，EDV在一定范围内变动时，EDV与SV呈线性相关，即随EDV的增加SV成比例的增加，射血分数(EF)保持恒定。当EDV增大超出此范围时SV将减小，在小儿和心功能不全者表现尤为明显，易导致充血性心力衰竭。由于EDV的测定需依赖影像学，所以临床更为广泛的是用EDP来估计EDV。当EDV为70～100ml/m^2时，EDP为12mmHg。在心血管功能正常时，左房压(LAP)、肺动脉嵌压(PAOP)、肺毛细血管嵌压(PCWP)、肺动脉舒张压(PADP)、右房压(RAP)和中心静脉压(CVP)通常被用来估计左心室舒张末期压力(LVEDP)和左心室舒张末期容积(LVEDV)，但在心血管功能异常如心力衰竭、瓣膜病、肺血管病变等时，上述估计往往有较大偏差。

人体全身血容量约为70～75ml/kg，分布于胸内(15%)和胸外(85%)血管床，胸外血容量又分布于静脉(70%)、动脉(10%)和毛细血管(5%)。静脉壁薄，其顺应性为动脉的20倍，容量为动脉的7倍，起储血器作用。机体通过静脉系统的容量感受器紧张性调节全身血容量，同时通过神经、体液、局部因素调节静脉顺应性和张力以维持前负荷的稳定，临床影响心室前负荷的因素有：全身血容量、体位、胸内压、心包内压、静脉张力、骨骼肌的泵功能、心室顺应性、心室舒张功能和心房的收缩功能等。麻醉和手术往往可引起上述因素的改变，如脱水、失血、头高脚低位、正压通气、交感神经阻滞(椎管内阻滞)及麻醉药和血管扩张药的应用等均可降低心脏前负荷，而输血、补液、头低位、交感神经兴奋(疼痛和应激)及血管收缩药的应用等均可增加前负荷。

临床上，尤其在手术中LVEDV的监测很困难，但经食管超声心动图(TEE)可通过二维图像测量左心室面积来估计左心室容量。研究表明，心室面积和心室容量之间相关性很好，由二维图像得到的EDV是影响SV的一个重要因素。对于LVEDP的监测，在二尖瓣正常的情况下，最直接的方法是通过外科手术经肺静脉置入左心房导管，所得左房压(LAP)近似于LVEDP。而临床最常用的方法是置入肺动脉导管，所得肺动脉楔压(PCWP)也可较好地反映LVEDP，但机械通气和呼气末正压通气(PEEP)会在一定程度上影响其相关性。同样，中心静脉压(CVP)也可较准确地反映右心室舒张末期容积(RVEDV)，是反映右心室前负荷的重要指标。

后负荷：后负荷是决定心肌机械活动的第二位因素。在离体心肌，后负荷是指阻止心肌缩短的能力，其与心肌缩短速度呈负相关(力-速度曲线)，即随后负荷的增加心脏等容收缩期延长，心肌纤维缩短速率降低，缩短程度减少。在整体心脏，后负荷是指在心脏收缩期作用于室壁的应力或动脉对心脏射血的阻抗。

$$\sigma = Prh/g \qquad \text{公式(4-3)}$$

式中，σ为室壁应力，P为心室收缩期的压力，r和h分别为心室半径和室壁厚度。室壁张力与σ是两个不同的概念，T是指在心脏周径上每厘米长的心肌所受的与肌纤维方向一致的力(单位：dyn/cm，达因/厘米)，而σ是指作用于心脏横切面上的力(单位：dyn/cm^2，达因/厘米^2)。σ在心脏收缩期是一个变量，人们常用左心室心缩末的σ来描述后负荷，试验显示左心室收缩末的σ与心脏轴向缩短速率呈相关。由于心室应力是一个复杂的物理量，临床难以获得，所以阻抗这一概念被引进。阻抗是指循环系统中阻止心脏射血和产生搏动血流的力，其大小为在一定的血流搏动频率下，驱动血液流动的压力与血流速度的比值($dyn \cdot s/cm^5$，达因×秒/厘米^5)，血流搏动频率对阻抗可产生较大影响。临床上为了简化计算，假设血流搏动频率为零(非搏动血流)，外周血管为刚性管道，从而计算外周阻力(SVR)，其公式为：

$$SVR = 80 \times (MAP - RAP)/CO \qquad \text{公式(4-4)}$$

式中，MAP为平均动脉压，RAP为右心房压，SVR与CO呈负相关(图4-5、图4-6)。SVR正常值为900～1500 $dyn \cdot s/cm^5$，是临床上最常用的描述左心室后负荷的指标。在心脏形态和功能没有较大异常时，也可用体循环收缩压作为左心室后负荷的近似值。而右心室后负荷主要依赖于肺血管阻力(PVR)，PVR=80×(PAP－LAP)/CO，式中，PAP为平均肺动脉压，LAP为左心房压，正常值为50～150 $dyn \cdot s/cm^5$。机体通过动脉系统的压力和化学感受器调节交感神经和副交感神经的平衡来改变外周阻力、维持稳定的动脉压。临床上椎管内阻滞和应用一切有扩血管作用的药物如α_1受体阻滞药、β_2受体兴奋药、硝酸盐类扩血管药、神经节阻断剂及使用一些吸入和静脉麻醉药等均可降低后负荷。缺氧晚期、酸中毒、细菌内毒素和一些炎症介质的作用也可降低后负荷。反之，交感神经兴奋、外周血管床的急剧减少、血管收缩药等可使负荷增加。

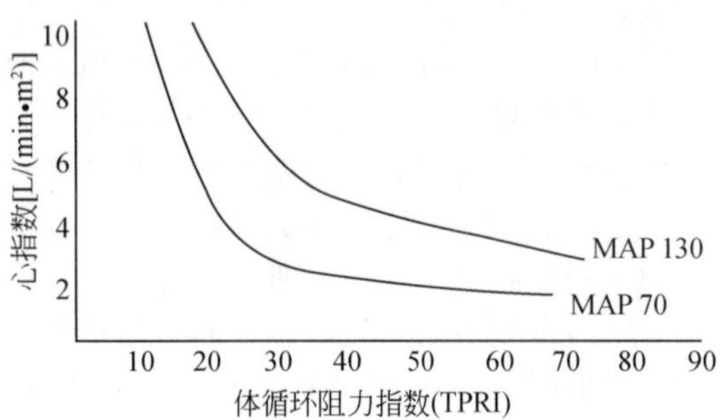

图 4-5　不同平均动脉压对心指数——体循环阻力指数关系的影响

心肌收缩力：心肌收缩力是心肌细胞的内在特性，它表现为在给定的负荷下心肌的做功大小。决定心肌收缩性的主要因素是细胞质 Ca^{2+} 和 ATP 含量。在离体心肌心肌收缩力可通过固定前负荷和后负荷后观察心肌收缩速度来评价。在整体心脏，可用心室压力变化率（dP/dt）的峰值除以 LVEDV 来评价心肌收缩力。在射血期用射血分数（EF）来评价心肌收缩力。

$$EF = SV/EDV \qquad 公式(4\text{-}5)$$

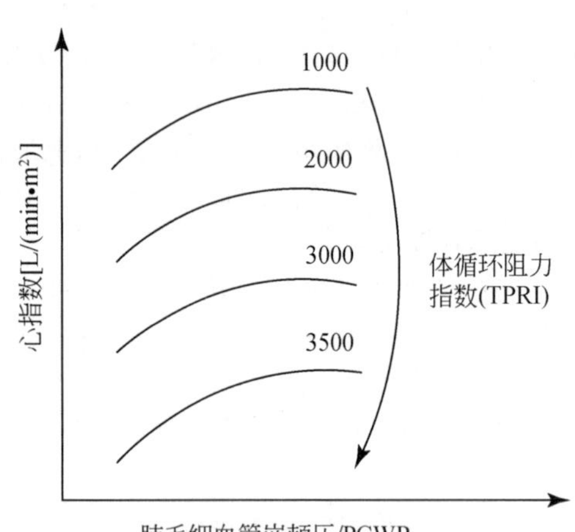

图 4-6　不同体循环阻力下的 Frank-Starling 曲线

近期，两个非负荷依赖性参数指标收缩末期压力-容量关系（ESPVR）和前负荷补偿性每搏功（PR-SW），也被尝试用来测量心肌收缩性，并取得了有价值的结果。

很多因素可影响心肌收缩力。其中交感神经和副交感神经是一对最重要的紧张性调节因素。交感神经兴奋时可激活 β_1、β_2（在左心室心肌有 15% 的 β 受体为 β_2 受体）受体，通过 G 蛋白系统（G_s）激活腺苷酸环化酶（AC），使胞质 cAMP 增加而增加细胞膜和肌质网钙泵活性，快速改变胞质钙离子浓度来增加心肌收缩力。最近证明 α_1 受体兴奋可通过 G 蛋白（G_p）系统催化磷酸酯酶 C 而使胞质钙增加。而副交感神经通过 M_1 受体与交感神经起相反作用。另外儿茶酚胺类药、M_1 受体阻滞药和非儿茶酚胺类正性肌力药都有增强心肌收缩力的作用，而 β_1 受体阻滞药、M_1 受体兴奋药、慢钙通道阻滞药、原发性心肌病变及麻醉手术中的心肌缺血、缺氧、酸中毒等都可减弱心肌收缩力。一些静脉麻醉药如硫喷妥钠、丙泊酚在临床浓度下对心肌收缩力就有明显抑制作用，而氯胺酮对心肌收缩力有增强作用。吸入麻醉药对心肌收缩力也有抑制作用，在相等的 MAC 值时，其心肌抑制作用的强弱依次为氟烷、恩氟烷、异氟烷、氧化亚氮。

（2）心率和心律：在正常心脏由于窦房结起搏细胞Ⅳ相自动除极速度最快，对窦房结以下的起搏点起抢先占领和超速抑制作用，因而控制着整个心脏的节律。当上级起搏点功能障碍时，低位起搏点发挥功能，在临床出现节性心律或室性心律。在心动周期中舒张期要明显长于收缩期，心率的改变对舒张期影响较大，随心率的增加，心室充盈减少、SV 下降（图 4-7）。在正常心脏，当心率在 50～170 次/分变动时，心率的增加可代偿 SV 的下降而维持 CO 恒定，在心肌顺应性下降（冠心病、高血压、心肌肥厚）或心脏瓣膜功能异常（二尖瓣狭窄）时此心率变动范围缩小。心脏传导系统在维持心功能方面也起重要作用，传导系统的功能是把动作电位快速、协调的传至每一个心肌细胞。正是由于传导速度快，使得心房或心室肌细胞几乎同步收缩，从而产生较大的合力，而房室传导的时间延搁将有利于心房向心室射血。交感神经和迷走神经也控制着心脏的自律性和传导性，左侧交感神经主要支配房室交界和左心室，其兴奋以产生正性变力作用为主，右侧交感神经主要支配窦房结，其兴奋主要产生正性变时作用。而左右迷走神经的作用相反。在麻醉和手术中，各种机械、化学、炎症刺激及药物作用，使心脏自律细胞和传导系统发生异常时，可出现各种心律和心率失常，严重时可明显影响心肌整体收缩功能。临床有些抗心律失常药就是通过改变心肌的自律性和传导性而发挥作用的。

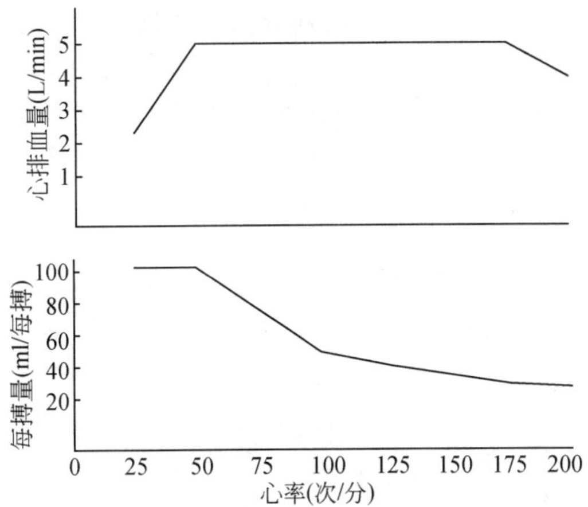

图 4-7　不同起搏心率对每搏量和心排血量的影响

2. 心脏舒张功能　近 10 年来人们观察到，在充血性心力衰竭时，约 50% 的患者心脏收缩功能正常甚至增加，进而逐渐认识到心脏舒张功能的重要性。心室舒张功能异常是指心室对充盈的阻抗增加，常见于高血压和冠心病患者，也可见于瓣膜病、缩窄性心包炎、限制性心肌病和容量过负荷等。心室舒张功能包括主动舒张和被动充盈两部分，前面已提及心肌的主动舒张也是一种耗能过程，其占整个心脏耗能的 15%。心肌主动舒张功能与胞质 Ca^{2+} 的变化速度和胞质 ATP 含量有关。当心肌缺血时细胞内 ATP 合成减少、内质网钙泵功能减弱、Ca^{2+} 回吸收障碍、胞质钙过负荷时心肌则难以舒张，此过程发生在心肌收缩功能受损之前。目前已知临床上影响左心室主动舒张的因素见表 4-2。

表 4-2　影响左心室舒张的因素

因素	左室舒张速度
后负荷：	
收缩早期	减慢
收缩晚期	增快
正性肌力：	
儿茶酚胺	增快
氨力农、米力农	增快
地高辛	减慢
负性肌力：	
丙泊酚(异丙酚)	减慢
普萘洛尔(心得安)	减慢
强效吸入麻醉药	减慢
硫喷妥钠	减慢
心率增加(正常心脏)	增快
人工心肌缺血(运动试验)	减慢

左心室的被动充盈是指血液跨二尖瓣向左室充盈的过程，决定左心室被动充盈的因素是跨二尖瓣压差的上升速度、左心室的顺应性和二尖瓣瓣口面积。左心房压增高、左心室舒张末期左心房的有力收缩，将增加跨二尖瓣压差的上升速度，反之则减小，如在房颤时，左心房的收缩作用消失，左心室充盈可减少 30%，导致 CO 下降。心肌肥厚、缺血缺氧、心肌纤维化、纵隔内占位及强效吸入麻醉药中的氟烷等都可影响心室顺应性，而导致心室充盈障碍。在二尖瓣狭窄时，跨瓣血流阻力明显增加，心室的充盈对舒张期时间有明显依赖，此时如心率过快将导致严重低心排血量。

随着 TEE 技术的成熟和推广，人们对于心脏舒张功能的了解和相关监测方法的进展有了很大的进展。目前二尖瓣区脉冲多普勒血流检测、肺静脉区二维多普勒血流检测和彩色 M 型多普勒超声心动图等技术均可以较好地估测左心室舒张功能。

3. 冠状动脉循环和心肌的能量代谢　静息时 70kg 的成人的冠状动脉循环血流量为 225L/min，约为心排血量的 4%～5%，最大活动时能增加至 10%；正常人运动时其冠状动脉血流随心肌做功增加而增加。冠状动脉血管阻力由三部分组成：①基础黏滞阻力（viscous resistance），是指冠脉最大程度扩张并不受任何压力时的血流阻力，其仅占冠状动脉阻力的很小部分；②自身调节阻力（autoregulation resistance），是指冠状动脉血管在各种因素作用下收缩时产生的阻力，其占冠状动脉阻力的主要部分；③压迫阻力(compressive resistance)，是指心肌收缩或室内压上升时对冠状动脉小血管压迫所产生的阻力，其在左心室表现明显，是引起左心室收缩期心内膜下血流减少甚至停止的主要原因；由于右心室室内压和室壁张力低于左心室，因而右心室冠状动脉灌注压高于左心室，故无论收缩期或舒张期，冠状动脉血流都可顺利进入右心室。左心室室壁厚，室内压和室壁张力高，小动脉垂直穿过室壁，因而在收缩期，冠状动脉灌注压低，心肌对血管的压迫使血管阻力增高，冠状动脉血流减少甚至停止。而在舒张期，室内压和室壁张力均下降，流入左心室心肌的血流增加，正常时，左心室心肌血液约70%～90%是在舒张期获得的，因此舒张期在左心室冠状动脉供血中非常重要。在缺血性心脏病患者，减慢心率、适当降低室内压和室壁张力将有助于心肌的血供和改善心肌氧的供需平衡。冠状动脉血管阻力受神经、体液和局部自身调节，其中局部自身调节占有重要的作用，其使得灌注压在 6.67～16.0 kPa(50～120mmHg)变动时冠状动脉流量维持不变。任何有扩血管作用的药物，如硝基化合物、α_1受体阻滞药、强效吸入麻醉药等都将损害这一调节。

静息状态下人体心肌耗氧量为 7.4ml/(100g · min)，冠状血管动、静脉含氧差大，为12ml/100ml，而体循环动、静脉氧差仅 5ml/100ml。因而当心肌氧耗量增加时，主要会通过增加冠状动脉血流量来代偿。影响心肌耗氧的因素有：心肌张力(心脏前后负荷)、心肌收缩力、心率和心肌温度。应用血管扩张药降低血管阻力，增加心排量，可以减少心肌氧耗。而应用正性肌力药，在心脏正常时会增加心肌氧耗，在心衰或心肌缺血时则会减少心肌氧耗。在 21～25℃时心肌耗氧可降至 0.66ml/(100g · min)。心肌耗氧主要用于合成能量物质，正常时心肌能量有 2/3 来自脂肪酸和酮体的有氧氧化，1/3 来自葡萄糖的有氧氧化，当此两种物质缺乏时，心肌也可氧化乳酸、丙酮酸和氨基酸而生成 ATP。缺氧时 ATP 生成下降，ADP、有机磷(Pi)、cAMP 增加，使磷酸果糖激酶活性增加，葡萄糖的无氧酵解增加以代偿 ATP 生成不足，同时伴有大量乳酸生成。当 ATP 生成过剩时，ATP 与心肌细胞内的肌酸结合以磷酸肌酸的形式贮存起来，此贮备可维持心肌做功约 5 分钟。

二、体循环

体循环的功能是将心脏射出的血液按组织需求量大小进行按需分配，在心排血量不足时按各脏器承担功能的重要程度进行按劳分配，以保证重要脏器的血供。体循环的这一分配作用是通过形成动脉血压和调节各脏器毛细血管前小动脉张力来完成的。

$$Q = \Delta P / R \qquad \text{公式(4-6)}$$

式中，Q 为血流量，ΔP 为血管两端压差，R 为血管阻力。

$$R = 8\eta L / I\pi r^4 \qquad \text{公式(4-7)}$$

式中，η 为血液黏滞度，L 为血管长度，r 为血管半径。从公式中可看出血管阻力与半径的四次方成反比，因而血管半径的轻微变动将引起血管阻力的明显改变。

体循环平均压正常为 0.93kPa(7mmHg)，足够的体循环血容量、有效的心脏射血和外周阻力是形成动脉血压的基础，而心率和大动脉的弹性则影响血流的性质。体循环依靠此动脉压驱动血液来完成组织灌注。在动脉系统存在血压下降梯度(表 4-3)。

表 4-3 体循环压力梯度[kPa(mmHg)]

主动脉	3mm 的小动脉	微动脉前	微动脉后	毛细血管前
13.3 (100)	12.7 (95)	11.3 (85)	7.33 (55)	4.00 (30)

从表 4-3 可看出，从主动脉至微动脉，动脉压仅有轻度下降，因而有利于机体在微动脉水

平调节器官血流。机体通过神经(交感神经和副交感神经)、体液、自身调节和局部因素来完成器官血流的调节。支配外周血管的交感神经起始于脊髓 $T_1 \sim L_3$,侧角分布于血管的外膜,其末梢支配血管平滑肌中外 1/3,因而其对交感末梢递质去甲肾上腺素敏感,而血管平滑肌的中内 1/3 对血中递质肾上腺素敏感。交感缩血管纤维分布密度以微动脉为最大,大动脉和静脉次之,毛细血管前括约肌最少。安静下,交感缩血管纤维持续发放低频冲动(紧张性活动),交感兴奋时其频率增快,交感缩血管纤维在各脏器的分布密度依次为皮肤、内脏、骨骼肌和脑血管。有少数器官如脑、唾液腺、胃肠道的腺体等除接受交感缩血管纤维外还受副交感舒血管纤维支配,其中枢部位起始于脑干的某些核团和脊髓骶段的灰质中间外侧柱,神经末梢释放乙酰胆碱引起血管舒张。其作用主要是调节器官血流,对体循环阻力影响小。除神经调节外,体液中的肾上腺素、肾素-血管紧张素系统及局部因子如激肽、缓激肽、组胺、前列腺素、内皮素、一氧化氮和组织代谢产物等对血管阻力也起经常性调节作用。椎管内阻滞、麻醉和手术中缺氧、酸中毒、二氧化碳蓄积及细菌毒素等可干扰这一调节作用。所有具有扩血管作用的药物对此调节也有影响。

(程卫平)

参考文献

De Bruijn NP. 1996. Right Ventricular Function: Importance and Assessment. Dordrecht/Boston/London: Kluwer Academic Publishers, 39

Nathan HJ. 1993. Coronary physiology. In: Kaplan JA ed. Cardiac Anesthesia. 3nd ed. New York: W. B. Saunders Company, 235

Thys DM, Dauchot PJ. 1993. Advances in cardiovascular physiology. In: Kaplan JA ed. Cardiac Anesthesia. 3nd ed. New York: W. B. Saunders Company, 209

Thys DM, Kaplan JA. 1990. Cardiovascular physiology. In: Miller RD ed. Anesthesia. 3nd ed. New York: Churchill Livingstone, 551

Warltier DC. 1996. Ventricular function. In: Stanley TH, Bailey PL ed. Anesthesiology and the Cardiovascular Patient. Dordrecht/Boston/London: Kluwer Academic Publishers, 39

第 5 章　肝脏与麻醉

第一节　肝脏的解剖和循环

一、肝脏的解剖

肝脏是体内最大的器官，在许多生理功能中发挥重要作用。成人肝脏重 1200～1500g，约为体重的 2%，在新生儿占体重的 5%。肝脏的大部分被肋骨和肋软骨遮盖。肝脏有两个表面，即膈面和脏面。膈面前部腹膜反折形成的镰状韧带是一重要的解剖标志，胎儿发育过程中的脐静脉位于其中。镰状韧带常作为左右肝叶区分的解剖标志，但这并不符合功能区分，因其与血管和胆管的分布走行无关。

根据肝动脉和门静脉的左右分支把肝脏分成两叶没有明显的标志，主要分界线是从前方胆囊窝的中部到后方腔静脉的左侧。尽管门静脉和肝动脉的分支在一起，且以此作为肝脏分段的基础，但由于肝静脉跨越其间，故肝脏部分切除时并无真正的无血管分割线可寻。

肝脏的基本微循环单位是肝小叶，由中央静脉和向周围辐射状排列的肝细胞即肝板，以及肝板之间的血窦组成。几个相邻小叶之间的区域叫汇管区，内含门静脉小叶间末端支及伴行的小叶间动脉和小叶间胆管。肝脏的基本功能单位则是肝泡，肝泡是以汇管区为中心，相邻两个中央静脉之间的结构。肝泡被分成三个呈同心圆分布的区带，1 区代表门静脉小叶间末端支周围的肝细胞，获得的营养物质较多；3 区代表中央静脉周围的肝细胞，该区对缺氧最敏感，缺氧造成的肝损害即表现为肝小叶中央坏死；2 区介于 1 区和 3 区之间。

二、肝脏的循环

肝血流量大约为 100ml/100g 组织，其总量相当于心排血量的 25%。门静脉血流占肝脏总血流的 65%～75%，但因其含氧量低而仅能提供 50%～55%的氧需。肝动脉血流占肝脏总血流的 25%～35%，却满足 45%～55%的氧需。

门静脉血流主要由门静脉前器官的小动脉调节，门静脉压力决定于门静脉血流和肝内血流阻力。肝动脉的阻力血管在小动脉水平，其小动脉的张力与门静脉血流有关。门静脉血流减少时肝动脉血流增加，以保证肝脏的总血流和氧供。肝血流还依赖于神经、代谢及肌源性因素，例如高碳酸血症、缺氧、疼痛等刺激儿茶酚胺释放增多，导致肝血流减少。在低血容量或失血情况下，肝脏还可作为重要的储血器官参与代偿，但在慢性肝病时此功能减弱。

肝微循环由微血循环和微淋巴循环组成，其结构单位由门静脉小叶间末端支、小叶间动脉、胆管周围毛细血管丛、肝窦、淋巴管及中央静脉共同构成。近年来，认为肝微循环存在许多调节机制，对维持正常的肝血流动力学起着重要作用，许多神经体液因子介导这些调节机制而影响肝内循环。

第二节　肝脏的功能

一、代谢功能

(一)蛋白质代谢

肝脏在调节蛋白质的合成、分解、利用、转化及运输分布等方面具有重要作用。正常人维持健康稳定状态，每天需补充30～60g蛋白质或相应量的氨基酸，其中富含必需氨基酸的一级蛋白质的每天最低需要量为0.5g/kg。肝脏合成的肝蛋白和血浆蛋白是体内可动用蛋白的主要部分，用于满足机体生理需要和对疾病作出反应。肝脏合成的蛋白中仅20%供其本身需要，而80%释入血中成为血浆蛋白的主要来源。体内蛋白质的分解，是先经组织蛋白酶水解成氨基酸，再经脱氨作用，进入三羧酸循环(citric acid cycle)。而脱下的氨在肝内合成尿素，释入血液循环由肾清除。由于尿素的合成使氨转变为非毒性尿素化合物，故尿素合成障碍可致血氨增高，这也是肝性脑病的发生机制之一。

(二)糖代谢

肝脏是参与糖代谢和调节血糖浓度的主要器官。肝脏具有各种糖代谢的酶体系，其中的葡萄糖激酶，催化葡萄糖转变为6-磷酸葡萄糖，血糖浓度较高时催化作用加强，加速糖的氧化作用。同时转变成肝糖原和脂肪。肝细胞内有活性很高的葡萄糖-6-磷酸酶，在血糖浓度降低时，肝糖原分解加强，以补充血糖。另外，肝细胞内有诱导糖异生作用的酶体系，能将非糖物质转变成糖，维持禁食或饥饿时的血糖正常浓度。肝糖原含量仅能维持供糖12～24小时，当饥饿超过1～2天或肝糖原含量低于10g时，糖异生是产糖的唯一来源。正常每天约需150～200g葡萄糖转换产能，其酵解-氧化产能通路中，无氧酵解经丙酮酸还原成乳酸产能，而有氧分解为丙酮酸氧化脱羧形成乙酰辅酶A后经三羧酸循环氧化产能，后者每克分子葡萄糖分解所得的ATP较前者高18倍。

(三)脂类代谢

脂类主要在小肠内消化和吸收，在小肠黏膜细胞滑面内质网，三酰甘油、胆固醇、磷脂、载脂蛋白共同组成乳糜微粒，通过淋巴及胸导管进入血液而至肝脏。肝脏是脂肪分解氧化的重要器官，脂肪首先分解为甘油和脂肪酸。脂肪酸分子具有长的碳氢链，其氧化分解是在线粒体内一系列酶的催化下，依次逐步脱氢和碳链的降解并释放出大量能量的过程。甘油通过甘油激酶的作用，进入糖代谢途径。酮体是肝脏中脂肪酸氧化的正常中间产物，在糖尿病、饥饿等异常情况下，由于脂肪动员增加，酮体生成量超过肝外组织利用酮体的能力，出现酮血症。此外，肝脏也是合成磷脂最活跃的器官，是血液中磷脂的主要来源。

体内胆固醇的来源，除了来自食物的外源性胆固醇，还有各组织细胞合成的内源性胆固醇。肝脏是合成的主要场所。胆固醇的合成是在微粒体和细胞的可溶性部分进行的。在胆固醇合成酶系的作用下，利用糖、脂肪分解代谢产生的乙酰辅酶A为基本原料，以及胞液中的辅助因子参加合成的。胆固醇在体内不能彻底分解，约80%转化为胆汁酸，以胆盐的形式存在，对脂类的消化吸收有重要作用。另有少量转变为7-脱氢胆固醇和类固醇激素。

二、肝脏的分泌、排泄和生物转化作用

肝细胞分泌的胆汁，既是消化脂类的消化液，又作为一种排泄液，将体内一些代谢产物及生物转化产物，如胆汁酸盐、胆红素、药物、毒素等物质送入小肠排出。肝细胞每天分泌600～1100ml胆汁，胆汁进入胆囊后，其中的水、盐等成分不断被胆囊壁吸收，且胆囊壁又分泌黏液，使胆汁浓缩。浓缩的胆汁仍与血浆等渗。

胆红素是血红蛋白的代谢产物，胆红素在血液中以白蛋白结合形式运输，此时尚未经肝细胞转化，故仍称为未结合胆红素或间接胆红素。肝细胞有Y蛋白和Z蛋白两种胆红素结

合蛋白质，胆红素进入肝细胞与Y蛋白或Z蛋白结合后，进一步在肝细胞内形成葡萄糖醛酸胆红素，亦称为结合胆红素或直接胆红素。这种转变使原来脂溶性的变成水溶性的胆红素，结合胆红素自肝细胞释入胆管，成为胆汁的一种特征性成分，故胆道梗阻时，血清胆红素水平增高，尤以结合胆红素的增高更为显著。

肝脏是药物代谢的最重要的场所。参与肝脏代谢的酶系主要是微粒体药酶，其中主要为混合功能氧化酶，该酶主要存在于肝细胞滑面内质网上，由3种内源成分构成一个电子传递链，即：①黄素蛋白，包括还原辅酶Ⅱ-细胞色素C还原酶(或称还原辅酶Ⅱ-细胞色素P-450还原酶)及辅酶Ⅰ-细胞色素 b_5 还原酶，都是电子传递的载体；②血红素蛋白，包括细胞色素P-450及细胞色素 b_5；③磷脂酰胆碱。黄素蛋白和血红素蛋白中的4种主要成分固定在磷脂质膜上，并相隔一定空间距离，以利电子传递。这些成分中，细胞色素P-450最重要，因还原型P-450与一氧化碳的复合物 P^{2+}_{450}-CO在450nm处有一强吸收峰，故名细胞色素P-450，能直接参与药物的氧化。肝细胞对药物、毒素以及各种非营养物质的代谢称为生物转化。很多药物是脂溶性的，在血液中与血浆蛋白相结合。药物经生物转化使其活性发生改变并成为水溶性的产物，从而能够经尿或胆汁排除。

生物转化过程主要有4类反应，氧化、还原、水解称为生物转化的第一相反应。结合反应称为生物转化的第二相反应。第一相反应主要由细胞色素P-450催化，其产物的水溶性仍较差。但第一相反应可以使经生物转化的物质具备一功能基团，如羟基，而成为第二相反应结合的结构位点。细胞色素P-450在肝泡的3区含量较高。结合反应是一些内源性小分子与经生物转化的物质结合，如葡萄糖醛酸、乙酰基、硫酸、氨基酸等极性基团。有些药物直接或主要经第二相反应转化。参与第二相反应的酶系主要位于肝泡1区。由于3区的酶系更易受肝病影响，故在肝病晚期，第一相反应受损，而第二相反应可得以较好保持。例如地西泮，作为细胞色素P-450的作用底物，在肝硬化病人其代谢会受到明显影响。

三、肝脏与血液凝固

血液凝固是生理性止血的一个重要方面。参加凝血过程的物质称为凝血因子，除Ⅳ因子(Ca^{2+})外，均为蛋白质。肝脏合成6种凝血因子：因子Ⅰ(纤维蛋白原)、Ⅱ(凝血酶原)、Ⅴ、Ⅶ、Ⅸ和Ⅹ，其中凝血酶原和因子Ⅶ、Ⅸ、Ⅹ还与维生素K有关。维生素K并不参与这4种因子的合成，这4种因子的前体在肝细胞内合成，但需维生素K将其活化。梗阻性黄疸时，肠道吸收脂溶性维生素K发生障碍，造成凝血酶原时间延长和凝血异常，应用维生素K后可获纠正。肝脏也参与合成阻止血液凝固和纤维蛋白溶解的抑制因子，并可清除已经活化了的凝血因子，防止血管内凝血，维持凝血、抗凝和纤溶系统的平衡。肝硬化病人的纤溶活性明显高于正常人。

第三节　麻醉和手术对肝脏的影响

一、对肝脏血流的影响

肝脏血供由低压的门静脉和高压的肝动脉两个系统组成。全麻药物和手术干扰均可造成肝血流的改变，包括门静脉和肝动脉之间的相互影响，以及肝脏总血流和氧供的减少。大多数全麻药物使门静脉血流减少，且与心排血量的减少相关。但肝动脉血流依所用药物的不同可以不变、减少或增加。肝动脉血流的增加对维持肝脏的氧供非常重要，但对门静脉血流减少的代偿是有限的，故全麻时肝脏总血流往往减少。麻醉对肝血流影响的机制包括麻醉药对内脏血管的直接作用，全身循环功能的变化，特别是心排血量的改变，以及神经、体液因素等。多数麻醉药在减少内脏和肝脏血流的同时，也减少其耗氧量。

氟烷在人和动物均减少门静脉血流，期间伴有动脉压和心排血量的降低，肝动脉血流在无手术干扰的情况下维持不变或增加，如果在开腹手术情况下则减少。恩氟烷麻醉时，门静脉血流随全身循环的变化特别是心排血量的降低而减少，但门静脉前器官的耗氧量降低，肝动脉血流占心排血量的比例增加。可见，与氟烷相比，恩氟烷保持肝脏血流和氧供较好。异氟烷和七氟烷对门静脉血流的影响与恩氟烷相似，但更好地保持了肝血流的自身调节作用，即门静脉血流减少时肝动脉血流增加，故肝脏总血流量可以不变。

关于静脉麻醉药对肝脏血流的作用也有广泛研究，但是结果很不一致。这与多种因素有关，包括研究方法、麻醉深度、呼吸抑制导致交感神经活动增强等。在肌肉松弛药中，泮库溴铵（本可松）和维库溴铵（万可松）对肝血流无明显影响，箭毒如果因组胺释放造成低血压，则能使肝脏血流减少。

在评价麻醉药物对肝脏血流的作用时，既要了解门静脉血流与肝动脉血流的关系，又要考虑全身循环变化对肝脏血流的影响。

与麻醉相比，手术对肝脏血流的影响有时更为重要。手术干扰特别是在开腹手术时的牵拉刺激可造成内脏血流减少，再加上麻醉药物的作用，使肝脏血流减少更甚。手术所致的门静脉血流减少，也伴有肝动脉血流的增加。

此外，持续正压通气，特别是当潮气量较大或有呼气末正压时，也减少内脏血流。其他因素如低碳酸血症、低氧血症及血流动力学变化也可影响肝脏血流，若非长时间作用，不致造成肝脏损害。

二、麻醉药对肝脏的影响

肝脏作为体内生物转化的最重要器官，多数麻醉药物都需在肝脏进行转化和降解，这就必然会对肝脏产生一定影响。

（一）吸入麻醉药对肝脏的影响

氟烷在人体内的代谢率达 20%，正常情况下主要为氧化代谢，代谢产物为三氟乙酸和溴化物。还原途径由缺氧引发。在人类氟烷麻醉后肝损害，女性及肥胖病人发生率较高，小儿发生少。氟烷麻醉后肝损害有两种形式：轻度非进展性肝损害和重度肝坏死。轻度肝损害表现为发热、恶心、呕吐、嗜酸粒细胞增多、黄疸等症状，并可伴有谷丙转氨酶、谷胱甘肽S-转移酶轻度升高。重度肝坏死少见，发生率在 1∶20 000～1∶6000，死亡率极高。

恩氟烷和异氟烷麻醉后肝损害非常少见。二者物理性质稳定，在人体内的代谢率分别为 2.5%和 0.25%。长时间恩氟烷麻醉后，血清乳酸脱氢酶和谷草转氨酶等轻度升高。多次重复应用恩氟烷，肝功能异常发生率并不显著增加。一般认为异氟烷对肝脏没有损害或损害很小，虽然异氟烷麻醉手术后血清乳酸脱氢酶、谷丙转氨酶和谷草转氨酶稍增加，但用于肝功能异常病人的麻醉仍属安全。

关于含氟吸入麻醉药致肝脏损害的机制仍未完全清楚。就氟烷而言，目前有 3 种主要的假说，第一是代谢产生的有反应活性的产物具有肝毒性作用；第二是在缺血基础上造成肝损害；第三是氟烷代谢产物引起的免疫反应，称为高敏反应或过敏反应。值得一提的是，除了体内代谢和缺氧的重要作用外，麻药在体内的溶解度越小，则从体内排出越快，体内代谢率就低。

七氟烷在体内的代谢率约占摄入量的 3.3%。在肝微粒体内的细胞色素 P-450 作用下，降解为六氟异丙醇、无机氟离子（F^-）和 CO_2。六氟异丙醇与葡萄糖醛酸结合，从尿液排出。由于七氟烷代谢不产生乙酰代谢产物（如三氟乙酰乙酸），故不可能产生 TFA 抗原及相关的免疫性肝损害，这与氟烷、恩氟烷、异氟烷和地氟烷不同。Taketa 等对 1801 例病人（七氟烷 1310 例，异氟烷 491 例）进行调查，七氟烷麻醉术后谷草转氨酶、谷丙转氨酶、乳酸脱氢酶等 9 项肝、肾功能指标变化，与异氟烷麻醉术后检查结果相似。在另一研究中，100 例接受七氟烷麻醉的病人术后 7～28 天谷草转氨酶、谷丙转氨酶、γ 谷氨酰转移酶和碱性磷酸酶升高较 102 名异氟烷麻醉病人更明显，虽然未见明显肝损害发生，但该作者认为，对于长时间七氟烷麻醉病人，术后应注意监测肝脏功能。

(二)静脉麻醉药对肝脏的影响

静脉麻醉药对肝脏功能的影响较小,常规剂量对正常肝脏不致造成危害。肝脏功能不全时,由于药物代谢能力减弱,肝脏负担加重,则容易产生毒副作用。机制包括以下几方面:①肝脏首过效应(first pass effect)减弱。所谓首过效应是指当药物进入肝脏后,在肝细胞微粒体酶作用下,部分药物被迅速代谢,致使进入血液循环的有效药物减少。在肝脏疾病时,肝脏的药物代谢能力减弱。②肝脏血流减少,对肝脏氧供及首过效应均有影响,使药物的清除时间延长。③血浆蛋白减少,造成药物与血浆蛋白结合减少,影响到药物的吸收和分布以及生物利用度。

巴比妥类药物的消除主要是经肝脏生物转化后由肾脏排出。它可增强肝细胞微粒体酶的活性,即所谓酶诱导作用,使一些药物的代谢速度加快,缩短药物作用时间。临床剂量的巴比妥类药物对肝脏影响很小。在肝硬化病人,硫喷妥钠的血浆游离型明显增多,游离型硫喷妥钠与血浆白蛋白水平呈线性关系,所以,其半衰期延长,药效和急性毒性作用均增加。

依托咪酯主要经肝脏代谢,在肝脏疾病时,半衰期延长,但对肝脏功能未见明显影响。γ羟丁酸钠对肝脏无毒性作用,对肝组织细胞结构无任何影响,肝脏疾病即使已出现黄疸,选用γ羟丁酸钠仍属安全。氯胺酮在肝脏转化成去甲氯胺酮,然后继续代谢为无活性化合物。有报道氯胺酮静脉滴注手术后血清肝脏酶学指标升高,但究竟是氯胺酮所致,还是手术或其他因素引起的,不得而知。临床上一般剂量对肝脏无太大影响,大剂量应用宜注意。

吗啡是通过与葡萄糖醛酸结合而清除的,有严重肝脏疾病者,这一过程将延长。肝硬化晚期,口服吗啡的生物利用度增大。哌替啶在肝硬化病人,清除半衰期也延长。给肝硬化病人单次静脉注射芬太尼或苏芬太尼,其药代动力学与正常人无明显差异。阿芬太尼用于肝硬化病人,其清除减慢,作用时间延长。

由于肝脏病人血浆假性胆碱酯酶的水平降低,导致琥珀酰胆碱的作用时间延长。阿曲库铵(卡肌宁)的代谢不依赖酶的作用,其使用基本不受影响。

(王　刚)

参考文献

Coalson DW. 1994. Hepatobiliary disease and anesthesia. In: Collins VJ. Physiologic and Pharmacologic Bases of Anesthesia. Baltimore: Williams & Wilkins, 395～420

Elliott RH, Strunin L. 1993. Hepatotoxicity of volatile anaesthetics. Br J Anaesth, 70: 339

Gumucio JJ. 1983. Functional and anatomic heterogeneity in the liver acinus: impact on transport. Am J Physiol, 244: G578

Laut WW. 1985. Mechanism and role of intrinsic regulation of hepatic arterial blood flow: hepatic arterial buffer response. Am J Physiol, 249: G549

Taketa J, Kobayashi Y. 1993. Clinical study of sevoflurane anesthesia on hepatorenal function. Anesth Analg, 76: S425

Thomson IA, Fitch W. 1986. Effects of certain i. v. anesthetics on liver blood flow and hepatic oxygen consumption in the greyhound. Br J Anaesth, 58: 69

第 6 章　肾脏与麻醉

肾脏是机体维持内环境稳定的最重要器官之一，其结构的复杂性，影响及调节因素的多样性是完成其功能的前提。本章从肾单位各部分主要生理功能的认识出发，讨论循环、呼吸、代谢改变与肾功能的关系；概述手术与麻醉对肾功能的影响以及肾功能改变对麻醉用药的影响。

第一节　肾脏基本结构与生理功能特点

人体内的两个肾脏各重 170g。每个肾脏所含有的约 120 万个肾单位是肾脏的生理功能单位。每个肾单位分为肾小球和肾小管两部分，在调控全身的液体量、渗透压、电解质和酸碱平衡，排除细胞代谢产物及多余物质等方面起重要作用。

一、肾脏血流动力学与调节

安静时，肾血流量是心排血量的20%～25%，其中 90%的肾血流至肾皮质。通常情况下，平均血压波动在 8.00kPa（60mmHg）至 21.33kPa（160mmHg）范围内，肾脏主要依靠自身调节来保持血流量的相对稳定，以维持正常的泌尿功能。在紧急情况下，全身血流将重新分配，通过交感神经及肾上腺素作用来减少肾血流量，以使心脏、脑等重要器官的血流供应得以改善，但肾灌注血流相对不足。

肾小球滤过率约为 120ml/min。肾小球动脉的压力可以达到主动脉的 60%，作为保持肾脏灌流和肾小球过滤所需要的压力。肾小球的滤过功能主要为一超滤过程，水及分子质量较小的非蛋白质部分可被滤出，其滤过率根据净超滤压以及超滤系数两大因素而定。肾小球的入球和出球小动脉受许多神经、体液因素所支配，从而影响肾单位的血流量。比较重要的体液因子包括血管紧张素Ⅱ、心房钠尿肽、内皮素以及交感神经等，其他如前列腺素、血管加压素、胰高血糖素、甲状旁腺素等也在各种情况下起不同作用。

大分子物质滤过除受肾小球血流动力学影响以外，还受滤过屏障中的许多因素，包括滤孔大小、电荷等情况而定。

二、近端肾小管功能与相应病理生理变化

近端肾小管功能主要是重吸收，其中 Na^+ 的重吸收是关键。推动 Na^+ 重吸收的主要动力是 Na^+ 泵，该泵由 ATP 供能使 Na^+ 泵出。细胞内 Na^+ 浓度维持低值，从而跨膜浓度梯度差成为 Na^+ 重吸收的动力。Na^+ 重吸收与许多氨基酸、葡萄糖、碳酸氢离子以及 H^+ 分泌相偶联；此外，近曲小管还对许多小分子蛋白质重吸收起重要作用。

全身有效血容量状况可以明显影响 Na^+ 的重吸收，其中容量过高时，重吸收减少；过少

时则重吸收增加。输注盐水可扩张有效血容量,使 Na^+ 重吸收减少,Na^+、H^+ 交换减少,HCO_3^- 重吸收随之也减少。因此,尿中可出现 HCO_3^-,血 pH 下降,此即容量过高性酸中毒。相反,有效血容量过低时,HCO_3^- 重吸收增加,出现容量缩减性碱中毒。容量对近曲小管 Na^+ 重吸收的影响主要通过:①改变了出球小动脉的蛋白浓度:容量减少使环绕近曲小管的毛细血管中胶体渗透压上升,通过 Starling 定律的作用,H_2O、Na^+ 重吸收增加;②交感神经:兴奋后可以通过影响出球小动脉阻力的改变,影响肾素分泌,对肾小管细胞的直接作用而发挥作用;③血管紧张素Ⅱ:可以直接增加滤过液及 HCO_3^- 在肾小管的重吸收。

在肾前性原因造成肾灌注不足而致尿素氮过高者,尿 Na^+ 明显下降;肾小管坏死时,尿 Na^+ 量增多,常>30mmol/L。

三、髓襻生理功能与临床

髓襻功能主要是稀释浓缩,其中上升支厚段 NaCl 的转运,是形成肾间质从髓质深部到皮质浅部渗透梯度的关键。目前已知抗利尿激素、交感神经活动以及血管紧张素Ⅱ可以促进 NaCl 在该段重吸收,前列腺素 E_2 则抑制。作用结果分别为尿液的浓缩或稀释创造条件。呋塞米类襻利尿药,可以直接抑制 NaCl 在上升支厚段的重吸收,因此有强大的利尿作用。

髓襻在皮质表浅部与远曲小管相连,该段除可重吸收 Na^+ 外,还是 Ca^{2+} 重吸收的主要场所。Ca^{2+} 在该段重吸收与 Na^+ 重吸收并不相连。噻嗪类利尿药既可抑制 Na^+ 在该段的重吸收,又可促使 Ca^{2+} 重吸收,后者可能主要通过影响该段上皮细胞对 Ca^{2+} 的通透性而致。

四、远端肾小管细胞生物学基础与水盐酸碱平衡代谢

远端肾小管的远曲小管、连接小管、集合管的功能受到许多激素作用的影响,主要有心房钠尿肽、醛固酮、前列腺素等,对决定尿钠、钾排出浓度,尿液浓缩与稀释,以及血液酸碱平衡的调节起最后控制的关键作用。

(一)对 K^+ 的调节

皮质部集合管细胞内 K^+ 浓度为 150mmol/L,较远端管腔液中 K^+ 浓度高,该化学浓度梯度差有利于 K^+ 的排泄。然而,细胞内外的电势差则倾向于将 K^+ 从管腔内重吸收到上皮细胞内,当 Na^+ 从管腔吸收至细胞内,管腔电负性可明显增加;管腔膜对 K^+ 的通透性也影响 K^+ 的分泌和重吸收,后者尚受醛固酮的影响。

(二)对酸碱的调节

酸排泄主要受皮质部集合小管的主细胞以及其和髓部 α 间细胞之间相互作用而影响;碱的分泌则由 β 间细胞所调节。

集合小管管腔侧有 H^+ 泵,在 ATP 作用下可分泌 H^+ 而使 HCO_3^- 水解生成 CO_2,HPO_4^{2-} 形成 H_2PO_4。H^+ 泵由 ATP 供能,而醛固酮则能加速细胞内三羧酸循环,使线粒体内产生 ATP 增加。由于醛固酮在酸化功能上起重要作用,当醛固酮分泌过低,或水平正常而肾小管对醛固酮作用反应欠佳,都可造成高钾型肾小管性酸中毒。

第二节 循环、呼吸、代谢改变与肾功能

肾脏的供血,与心排血量密切相关。维持正常心功能的任何一个因素失常,或多种因素综合的不利影响,都会使心排血量降低。肾血流在肾脏灌注压居于 10.7~24.0kPa(80~180mmHg)时,可依靠自动调节保持恒定。肾小球滤过率受肾血流、交感神经兴奋以及内分泌活性的多重影响,综合作用集中在改变肾小球入球小动脉阻力,是正常范围内自动调节的关键部位。由于出球动脉一旦出现痉挛,要比入球动脉更加严重,造成肾小球滤过率的下降,明显超过肾血流的减少,二者之间不成比例。当肾脏缺血时,如果肾灌流恢复迟缓。超过了肾小球耐受低血氧的阈限,即使应用各种血管扩张药,也不能改善肾小球滤过率。

控制呼吸的间歇正压，使胸腔内负压下降，导致回心血量减少，时间稍长，就有削减肾血流和肾小球滤过率的可能。呼吸衰竭情况下，肺动脉高压使右室负荷加重，造成右室的扩张。如用低气道压的高频通气，可降低休克或低心排血量综合征的右室衰竭超负荷，对于肾灌流有所改善。呼气末正压通气，虽有助于一些呼吸衰竭的换气障碍，但其限制静脉血回流所造成的对循环的不利影响，较间歇正压呼吸更大。机械呼吸所导致的水、钠潴留，多继发于循环功能改变，增加了肾脏的工作负荷。无论呼吸性酸中毒或碱血症，都能造成肾血流的下降。

肾脏的神经支配来自交感神经的 $T_4 \sim L_1$ 节段。交感神经兴奋，导致肾血管收缩，使肾血流减少。由于肾脏缺副交感神经的支配，对于交感神经β受体兴奋刺激肾素和血管紧张肽增多的血管挛缩，以及引起醛固酮释放导致的钠和水潴留，只能依靠反馈的内分泌生化调整，以促成生理上的平衡。对于缺氧（如吸入14%的氧），肾血流的反应表现为代偿性增加；减到吸入9%的氧时，肾血流与正常值相近。渐进性缺氧或低灌流，使肾血管压力感受器转变为交感系活性释放肾素，造成肾血管阻力大增，肾血流急骤下降。

第三节　手术与麻醉对肾功能的影响

机体对伤害性刺激的应激反应主要是靠神经和内分泌系统来调节。手术乃属伤害性刺激的激惹诱发兴奋作用；而麻醉则多为双向反应，有兴奋也有抑制，有利方面为谋求达到恰到好处的适当抑制。出现激烈的应激反应，能导致肾血流自动调节的丧失；过度的抑制同样也会造成肾功能代偿不全乃至衰竭。肾血流动力学及水、电解质维持平衡，与内分泌系统有密切的关系。

一、激素分泌与肾功能

（一）肾素-血管紧张素-醛固酮连锁

该系统主司血压和电解质平衡的调控，包括液量、液压、血压、水和钠、钾的动态平衡。肾脏对外来刺激诱发的肾动脉压下降，或肾小管远端的低钠的反应是肾素分泌。肾素进入循环经由血浆球蛋白，释放出血管紧张素Ⅰ，并由转化酶作用而生成血管紧张素Ⅱ，使血压上升；并且促使肾上腺皮质分泌醛固酮，直至钠和血压恢复到稳定平衡，消除了兴奋信号，肾素分泌才告终止。

（二）抗利尿激素

抗利尿激素系由下丘脑前叶合成，经脑垂体后叶分泌。它对血浆渗透压的改变，反应极为敏感。手术刺激可使抗利尿激素大量释放，从而导致水分潴留、低渗压透和低血钠，此反应常能持续至术后2～3天。

（三）前列腺素

不同结构的前列腺素，对肾血管的作用可以不同甚至相反。由于机体缺氧产生的花生四烯酸，衍化而生成的一些外源性前列腺素，能使肾血管扩张；而其他一些结构不相同的前列腺素则具有肾血管收缩作用，使肾素分泌减少。当缺氧造成肾灌流量下降时，前列腺素与肾素之间调控血管张力以保持血流动力学平衡的作用削弱，其影响已无足轻重。

二、麻醉方法和药效对肾功能的影响

硬膜外阻滞 $T_4 \sim L_1$ 节段，将交感神经兴奋引起肾血管收缩的因素解除，转为扩张。一旦血容量不足，使肾脏遭受到低灌流缺血而致功能减退。

吸入麻醉药影响肾功能多为肾外因素，如降低心排血量、低血压等。目前常用的恩氟烷、异氟烷、七氟烷以及地氟烷对循环的抑制程度，多呈剂量相关。N_2O 如不发生缺氧，对肾功能影响最少；恩氟烷、异氟烷则使肾小球滤过率下降和肾血流减少1/5至1/2不等，通常在停药后能较快恢复。但如发生休克或缺氧，会加重抑制而导致恢复延迟。

以前认为无机氟代谢物浓度的肾毒阈值

是 50μmol/L,现知肾毒性发生与无机氟峰值和持续高浓度时间二者相关。若血浆内无机氟的高浓度持续时间很短,瞬间一过性明显超阈值,尚不致产生不可逆的肾功能损害。

静脉麻醉药中,巴比妥类明显减少肾小球滤过率(20%～30%)和尿量(20%～50%),现已较少应用。神经安定镇痛药物如氟哌利多芬太尼合剂,抑制部分交感神经活动,使肾血流和肾小球滤过率下降。氯胺酮有升压作用,但不影响肾血流,使尿量减少约 20%。麻醉性镇痛药吗啡主要由肝脏裂解,其代谢产物大部分从尿中消除。吗啡减少肾血流 9%,降低肾小球滤过率则达 17%。哌替啶和吗啡相似,原形经肾排除不过 10%,肾小球滤过率却下降 21%～45%,肾血流的减少也超过吗啡,对肾功能不全者不利。丙泊酚的代谢主要是在肝内,一小部分在肝外。给药后 30 分钟代谢物即占 81%,其中的 88%经肾脏排出,对肾功能的影响取决于对心血管系统的干扰程度,临床尚未见严重后果的报道。

总之,麻醉用药对肾功能的影响要考虑其是否对肾脏有毒害和主要代谢排泄途径,注意避免对循环和呼吸的抑制,以免产生不良影响。

第四节　肾功能改变对麻醉用药的影响

肾脏是药物清除的主要途径,其功能改变对药效的变化有重要影响。药物的肾脏排泄与肾小球滤过、肾小管主动分泌和重吸收有密切关系。肾功能障碍不仅使药物排泄的速度显著减慢,还因蛋白质减少使血浆内游离药物分子浓度增加,极易出现药物过量的毒副作用。

麻醉药大多数是高脂溶性的,若不经代谢转化为水溶性的,则会被肾小管重吸收滞留于体内。药物分子与血浆蛋白结合后失去药效,并难以通过肾小球滤膜,药物的解离分子才具有药效并可被滤除。当清除率低于滤过率时,解离的药物分子仍会被重吸收,而出现药效增强或时效延长。

由于清除途径不同,吸入麻醉药作用一般不受肾功能改变的影响。静脉麻醉用药中,凡主要经肾脏排泄的药物,其药效均随肾功能改变的程度而延长。因此,对已有肾功能改变的病人,麻醉用药时应权衡利弊作选择。

肌松药的血浆蛋白结合率一般最多仅 50%,且药物的解离分子与结合分子间很快建立平衡,因此,蛋白结合方面的改变对肌松药的清除影响很小。值得注意的是肌松药经肾脏排泄的依赖程度。加拉碘铵(三碘季胺酚)全部经肾排泄,不能用于肾病病人;筒箭毒碱除经肾脏排泄外,尚可经胆道排泄,去肾后胆道排泄量可增加 3～4 倍。阿库溴铵不靠肾脏排泄,为目前肾功能障碍病人的首选肌松药。近年,有关肌松药代谢产物血浆浓度的研究,提供了一些新的认识。肾病病人的肌松药耐量常偏大,包括维库溴铵、阿曲库铵、哌库溴铵等。阿曲库铵本身不受肾功能不全的影响而改变药效,但它的有害代谢产物 laudanosine 则不然,由于肾衰可使其清除时间延长 10 倍,欲大量使用时须慎重。维库溴铵的排除,40%是通过胆汁,20%通过肾脏,其中一代谢产物是含 3-OH 的化合物,占注射用量的 20%,却有相当于母体 50%的肌松活性,也须注意不宜大量和连续使用。琥珀胆碱应用于肾功能不全时常顾及两方面的问题,其一是血钾浓度变化的潜在危险,其二是血浆胆碱酯酶浓度下降的影响,应根据具体病情酌选。拮抗药新斯的明对肾功能的影响了解尚少,现知该药经肾排泄量约 50%,故肾功能不全时,半衰期亦明显延长。

(靳　冰　张　宏)

参考文献

Adams DH. 1986. Non-steroidal anti-inflammatory drugs and renal failure. Lancer,1:57

Burchardi H. 1994. The effect of anesthesia on renal function. Eur J Anesth,11:163

Cohen RD. 1991. Roles of liver and kidney in acid-base regulation and its disorders. Br J Anesth,67:154

Colson P. 1992. Doses choice of anesthetic influence renal funcion. Anesth Analg, 74: 481

Kaplan AA. 1992. Fractional excretion of urea as a guide to renal dysfunction. Am J Nephrol, 12: 49

Lebowitz PW. 1983. Comparative renal effects of midazolam and thiopental in humans. Anesthesiology, 59: 381

Linws. 1990. Urine catecholamine excretion after large doses of fentany1, fentanyl and diazepam, and fentanyl-diazepam and pancurium. Can J Physiol Pharmacol, 24: 371

Rossaint R. 1992. Positive end-expiratory pressure reduces renal excretion without hormonal activation after volume expansion in dogs. Anesthesiology, 77: 700

Windhager EE. 1992. Renal Physiology. New York: Oxford University Press, 545～638

第7章　内分泌与麻醉

内分泌系统是机体适应和维持内外环境平衡的重要系统之一，它包括人体内分泌腺及某些脏器内分泌组织所形成的一个体液调节系统。近年来，随着分子生物学、细胞生物学的进展，内分泌学有了较大的发展，对内分泌系统的生理和病理生理变化、内分泌功能紊乱及其疾病有了更深入的了解，特别是对具有调控功能的体液因素的认识有了飞跃的发展。例如，早年人们对调控血压的体液因素了解甚少，如今陆续发现了许多物质参与对血压的调节作用，如前列腺素、心房钠尿肽、血管加压素、血管活性肠肽、血管内皮素等。并提出心脏不仅是一个循环动力器官，而且是人体内一个重要的内分泌器官、局部肾素-血管紧张素系统及神经内分泌免疫学说等理论。因此，现代内分泌学的内容已远远超过了传统内分泌学范畴。

内分泌系统对麻醉手术应激的反应，在病人手术期间及手术后恢复的整个过程都起重要作用。麻醉和手术常可引起一系列的内分泌变化，而内分泌腺疾病也会影响麻醉和手术的经过，在临床麻醉中常有内分泌功能失常需要施行手术的病人，所以麻醉工作者了解并掌握麻醉与内分泌有关的基本知识，对合理选择麻醉方法、改善麻醉管理、提高麻醉质量都非常重要。近年来，国内外有关麻醉与内分泌的研究较为活跃，围手术期内分泌、代谢改变的研究也不断深入。研究范围由皮质醇、甲状腺激素等扩大到儿茶酚胺、β-内啡肽、心房钠尿肽等诸多激素，并对下丘脑-垂体-肾上腺皮质轴、肾上腺髓质、肾素-血管紧张素-醛固酮系统和胰腺内分泌功能等开展了比较全面的研究；研究深度已开始深入到手术应激致内分泌、代谢改变机制的探讨，而且强调了这些改变对机体所产生的有利和不利影响。应激所致内分泌、代谢改变的研究成果开始促进临床麻醉技术的发展，如采用硬膜外阻滞复合全麻调控老年人、上腹部手术病人的应激反应，开展术后镇痛以降低术后应激反应等。为减少手术应激给机体造成的损害，提高临床麻醉水平奠定了理论基础及实践经验。

第一节　内分泌组织和系统

一、分泌激素的腺体、组织和细胞

自从应用放射免疫法测定激素浓度以来，几乎所有机体内的器官和系统都能检测出具有各种生物活性的激素，人们发现和认识的激素已逾百种。过去认为激素是内分泌腺的产物，现已知体内可分泌激素的细胞种类很多，概称之为激素分泌细胞。

(一)内分泌腺

激素分泌细胞集中的组织称为内分泌腺。内分泌腺无分泌导管，这可与有分泌导管的外分泌腺(如消化腺)相区别，以往被称之为无导管腺。人体内的内分泌腺有垂体、甲状腺、甲状旁腺、肾上腺皮质和髓质、胰岛、性腺(卵巢和睾丸)。近年研究证实松果体和胸腺也是内分泌腺。

(二)神经分泌细胞

在下丘脑，有许多神经细胞核及自主神经中枢，控制着交感和副交感神经，同时具有丰富的传导通路，上连大脑新皮质和边缘系统，下接垂体和脑干。有一部分神经细胞兼有神经细胞和腺体细胞的作用，称之为神经分泌细胞。神经分泌细胞无论位于身体何处，仍保留神经元的结构与功能，它们具有神经元的电生理特性，有神经元细胞的细胞器，能合成及分泌肽类物质，亦称之为肽能神经元。

神经分泌细胞分泌化学信息物质的部位有：①在神经末梢将神经递质分泌至突触间隙，如乙酰胆碱、去甲肾上腺素等；②通过轴质流动将下丘脑神经元合成的激素与载体蛋白运送至神经垂体的膨大部分，以待释放入血，如加压素及缩宫素；③下丘脑基底部促垂体区(主要包括正中隆突、弓状核、腹内侧核、室周核、视交叉上核等)的神经元细胞合成分泌促垂体神经激素，在正中隆突及垂体柄处释放入垂体门脉中，如生长激素释放激素(GHRH)、促甲状腺(激)素释放激素(TRH)、促肾上腺皮质(激)素释放激素(CRH)、促性腺(激)素释放激素(GnRH)、生长抑素(SS)及多巴胺(DA)等。

(三)APUD细胞(amine precurse uptake and decarboxylation cell)

在躯体神经系统和自主神经系统外，还广泛存在着第三类对身体功能有调节作用的神经内分泌系统，即APUD系统。APUD细胞能摄取生物胺的氨基酸前体如多巴及5-羟色胺(5-HT)，将之脱羧为多巴胺及血清素。局部产生的多巴胺可能是APUD细胞功能的重要调节因子。APUD细胞还有产生多肽激素的潜能，不少APUD细胞还可产生神经元特有的烯醇化酶及其他神经内分泌细胞的标志。近年来，学者们对APUD学说的确实根据存有争议。

(四)器官内的激素分泌细胞或兼有激素分泌功能的器官细胞

1. 心房细胞　可合成、贮存和分泌心房钠尿肽。心房钠尿肽是具有利钠、利尿作用的活性多肽。由于心房钠尿肽具有强大的利钠、利尿、舒张血管、降低血压、对抗肾素血管紧张素系统和抗利尿激素等作用，它在高血压、心功能不全、肾功能不全、肺水肿等疾病的发病和防治上亦具有重要意义。

2. 血管内皮细胞　可合成前列腺素(PGI_2)、血管内皮舒张因子[endothelium derived relaxing factor，EDRF，目前认为EDRF就是一氧化氮(NO)]、血小板激活因子、血管紧张素转化酶、内皮素(endothelin，ET)等激素，参与调节血管平滑肌张力；还可合成与释放能抑制血小板聚集的PGI_2；合成与释放对凝血酶、Ⅹa等多种凝血因子均有灭活作用的抗凝血酶Ⅲ等参与抗血栓形成；合成与释放Willeband因子(vWF)，参与止血功能；产生生长因子参与血管壁细胞的生长调节。目前对NO在麻醉药物作用机制、肺水形成中的病理生理学作用及肺动脉高压的治疗等方面的研究，成为麻醉界热门课题之一。

3. 心血管系统内的肾素-血管紧张素系统(RAS)　近年来，随着生物化学和分子生物学技术的发展，发现肾素不仅是肾脏近小球旁器分泌的一种循环激素，在肾外组织，特别是脑和心血管系统本身，还存在着局部的 RAS，它们不依赖于肾脏，可以自身合成，释放肾素和血管紧张素，起着自分泌和胞内分泌（intracrine）作用，调节局部的血流和血管紧张度，促进心肌和血管平滑肌的生长发育，在高血压、心肌肥厚、心肌梗死、心律失常等疾病及心肌缺血再灌注损伤等病理过程中具有重要作用。

4. 十二指肠和空肠 可分泌血管活性肠肽（vasoactive intestinal peptide，VIP），能引起体循环血管扩张和血压下降。现已公认 VIP 是广泛存在于中枢和周围神经系统的神经肽，起着神经递质和神经调节的作用。VIP 的生物作用如表 7-1 所示。

表 7-1 VIP 的生物作用

系统	作用
心血管系统	扩张周围血管、内脏血管、冠状血管、脑血管，降低血压，增加心肌收缩力
呼吸系统	扩张支气管和肺血管，增加通气量，刺激支气管分泌
消化系统	刺激胃酸分泌，刺激肠道水、电解质分泌和胆汁分泌，抑制吸收，松弛胃肠道平滑肌
代谢功能	促进糖原和脂肪分解，增高血糖，促进骨质吸收，激活腺苷酸环化酶
内分泌功能	刺激泌乳素、生长激素、黄体生成素等释放，释放胰岛素、胰高血糖素和生长抑素，刺激肾小球旁器释放肾素，刺激类固醇生成
中枢神经系统	激发大脑皮质和脊髓神经元，升高体温，刺激糖利用，催眠和抗渴作用
免疫系统	抑制有丝分裂素诱导下的 T 淋巴细胞转化，刺激免疫球蛋白合成，抑制肥大细胞释放组胺，抑制血小板聚集

5. 骨组织 主要由成骨细胞产生并释放血中的骨钙素（osteocalcin），对骨的生长代谢起重要作用。主要生理作用有：①维持正常的矿化速率；②抑制异常羟磷灰石结晶的形成；③抑制生长软骨矿化的速度；④其生理作用受维生素 K、D 及 Ca^{2+} 等因素的影响和调节。

（五）广泛存在于各组织中的组织激素细胞

人体许多组织的细胞能生物合成前列腺素和激肽。

二、激素在体内的分泌方式

（一）循环分泌（endocrine）

内分泌腺体细胞将分泌的激素直接分泌入血，运送至有此激素受体的靶细胞，发挥生理效能。这是经典内分泌的概念。

（二）旁分泌（paracrine）

肽类激素由细胞分泌后，弥散至细胞间隙，作用于邻近的靶细胞。旁分泌对协调细胞间的活动起重要作用。

（三）自分泌（autocrine）

靶细胞产生的肽类生长因子弥散至细胞间隙后，作用于靶细胞本身，促进其生长。

（四）核内分泌（intracrine）

激素在细胞内合成后，作用于核本身，调节其合成分泌过程。

三、内分泌系统

内分泌腺体和细胞的生理功能多是以级联步骤完成的，前一个步骤引起后一个步骤，后一个步骤也可作用于前一级组织使其激素的分泌量受到“正”或“负”的反馈调节。这种逐层作用的内分泌组织因其功能的调节关系形成以下几类内分泌系统。

（一）下丘脑-垂体-靶腺-周围组织

这些轴的功能始自下丘脑。下丘脑神经元接受神经冲动后释放的神经激素，兴奋垂体释放垂体促激素，后者又兴奋内分泌靶腺组织释放靶腺激素。因此，下丘脑是把神经释放的能量转变为内分泌物质的中枢神经内分泌换能器。

目前已知的 3 个下丘脑-垂体-靶腺轴为：

①下丘脑-垂体-肾上腺轴；②下丘脑-垂体-甲状腺轴；③下丘脑-垂体-性腺轴。各轴成平行关系，彼此之间没有调节作用。靶腺分泌的靶腺激素作用于周围组织细胞。

(二)下丘脑-垂体-周围组织

有些垂体激素是无靶腺激素，即不需要通过靶腺，直接在周围组织发挥作用；如生长激素除能使肝等器官产生生长介素，促进骨骺生长外，还能直接作用于周围组织，增加氨基酸和蛋白质的合成，并动员脂肪分解。垂体分泌的催乳素(PRL)可直接作用于乳腺，促进其生长发育，发动和维持泌乳。这二者垂体激素的分泌也是受下丘脑分泌的神经激素调节的。

(三)下丘脑-周围组织

下丘脑的视上核及室旁核能分泌神经肽，前者以抗利尿激素(ADH)为主，后者主要分泌缩宫素。在细胞体中合成的激素前体及神经垂体激素运载蛋白(neurophysin)以非共价键结合，与蛋白水解酶形成囊泡，以轴质流动方式运送至神经垂体血管上皮的神经末梢膨大部分，释放入血后，ADH 作用于肾集合管及远曲小管后段，促进水分子重吸收。缩宫素在妇女生产时刺激子宫收缩，在婴儿吮吸时兴奋乳腺平滑肌收缩。

(四)自主神经-靶腺-周围组织

肾上腺髓质的嗜铬细胞在胚胎发育上和交感神经组织同源，这些细胞在胆碱能神经纤维的兴奋下，释放肾上腺素和去甲肾上腺素。松果体的分泌活动受到颈交感神经节的节后纤维支配，分泌褪黑素(melantonin，MLT)，此激素可调节性腺功能。因此，肾上腺髓质和松果体也可视为周围神经内分泌换能器。

(五)内分泌腺-周围组织

有些内分泌腺的功能不受垂体分泌的促激素的控制和调节，而是受它们所控制的代谢物的反馈调节。例如胰岛素和升血糖激素调节糖代谢，高血糖刺激胰岛素分泌，抑制升血糖激素的释放，而低血糖则抑制胰岛素的合成，兴奋升血糖激素的产生。甲状旁腺激素(PTH)和甲状腺降钙素(CT)调节钙代谢，高血钙抑制 PTH 的分泌，兴奋 CT 的释放，低血钙的作用则完全相反。

(六)非内分泌组织中的激素分泌细胞

如分泌胃肠道激素、肾素、心房钠尿肽、内皮素、前列腺素等激素的细胞。

四、神经内分泌免疫学说

神经内分泌学是研究机体两大调节系统——神经系统和内分泌系统相互作用的关系的学科。近年来，研究的重要趋势是从神经内分泌学进一步发展为神经-内分泌-免疫网络(neuroendocrine immunonet work)，亦称神经内分泌免疫学(neuroendocrine immunology)。10 年来，学者们在整体、细胞和分子水平进行了多方面广泛而深入的研究，提示免疫系统的功能受神经和激素的调节；神经细胞、内分泌细胞和淋巴细胞可表达相同的神经肽、蛋白质激素和激素受体；淋巴因子也影响神经内分泌功能。因而神经、内分泌及免疫这三大调节系统的功能是相互联系、相互补充、相互制约，甚至在一些方面是相互重叠的。神经-内分泌-免疫网络的概念对学者们深入了解在生理和病理生理情况下，机体是如何保证生命活动正常进行是很重要的。麻醉对神经-内分泌-免疫的整体影响已成为近年来麻醉与内分泌研究领域的研究方向之一。

(一)神经、内分泌、免疫系统间的联系

神经内分泌免疫学说认为，神经内分泌系统与免疫系统间的调控是双向的。前者主要通过神经递质和激素作用于免疫细胞上的相应受体而实现；某些淋巴组织如胸腺、脾脏等亦受自主神经支配。近年来已不断证实，免疫系统对神经内分泌系统亦具有调节作用，主要借下述 3 条途径实现。

1. 免疫细胞产生的淋巴因子　免疫细胞受抗原刺激后分泌某些具有生物活性的肽类化

合物，称细胞因子(cytokine)。单核巨噬细胞分泌的细胞因子主要有白细胞介素-1(IL-1)、白细胞介素-6(IL-6)及肿瘤坏死因子(TNF-α)；淋巴细胞分泌的细胞因子有白细胞介素-2(IL-2)及干扰素 γ(interferon，INFγ)等。现已证实某些细胞因子具有调节神经内分泌系统的功能。将 IL-1 注射到动物腹腔或垂体后，其血浆中 ACTH、促甲状腺激素(TSH)升高，并可促进脑细胞合成黄体生成素(LH)，表明 IL-1 可作用于神经内分泌系统，增加垂体激素的释放。将 IL-2 输入人体后，血浆 ACTH、皮质醇及 LH 增高。静脉注射 IL-6 后，亦可增加血浆 ACTH。体外实验尚证实，应用微微摩尔量级的 IL-6 即可促使垂体细胞释放泌乳素(PRL)、LH 和促黄体生长素。目前认为，细胞因子主要作用于下丘脑的某些神经元，继而激活下丘脑-垂体-肾上腺皮质轴(HPA)。例如，静脉注射 IL-1 后，可见下丘脑-垂体门脉内促皮质激素释放因子(CRF)水平上升，随之血浆 ACTH 升高；如预先注入 CRF 抗体则可有效防止血浆 ACTH 的升高，说明 IL-1 首先作用于下丘脑 CRF 神经元，从而激活 HPA。免疫组化证明，在下丘脑基底部周围的某些细胞因子如 IL-1 可能具有神经递质作用，并存在 IL-1 受体。因此，有人将 IL-1 等细胞因子称作神经免疫递质(neuroimmunotransmitter)，并日益重视其在创伤、感染、休克和出血等应激状态下的作用。

2. 免疫细胞产生的内分泌激素 免疫细胞在各种抗原刺激下，可以合成并释放一些典型的内分泌激素及神经肽类，从而参与调节应激反应。早期曾发现阿片黑皮素(proopiomelanocortin，POMC)基因产物来自垂体细胞，应激时 POMC 释放后可分裂为 ACTH、α 促黑素(MSH-α)和内啡肽，现已证实多种免疫细胞内有 POMC 基因产物。现知 β-内啡肽、ACTH、TSH、GH、PRL 等 10 多种激素均可由免疫细胞合成、释放，并在体液中发挥作用。

此外，有人在切除垂体的鼠实验中证实，免疫细胞产生 ACTH 的机制与垂体相似，均受负反馈调节，离体实验还表明，CRF 也能激发白细胞释放 ACTH 及内啡肽。因此，传统的下丘脑-垂体-肾上腺皮质轴(HPA)中尚应包括免疫细胞这一环节，并已提出免疫细胞-下丘脑-垂体-肾上腺皮质轴(IHPA)的新观点。

3. 免疫细胞的感受功能 现知神经内分泌系统并不能感受来自病毒、内毒素、肿瘤、异体蛋白和衰老细胞等的刺激；而免疫系统对这些刺激却十分敏感，且可感受、识别与记忆，故有学者称其为“游动脑(mobilebrain)”。目前认为神经、免疫及内分泌系统间确实存在信息交流及相互影响的物质基础。

(二)临床意义

细胞因子在炎症、休克中的作用已渐受到公认，其在手术应激中的作用以及麻醉、手术诸因素对其影响亦日益重视。20 世纪 80 年代初即已有人注意到在大手术过程中或发生外科应激状态(感染、创伤)时免疫细胞与急性期蛋白(acute phase protein，APP)合成、术后产热及肌肉释放氨基酸等有关。晚近有关的研究报道日渐增多，有人检测了接受不同手术麻醉方法病人围手术期血浆 ACTH、皮质醇、内毒素和细胞因子含量的变化。结果表明，胰十二指肠切除术病人因内毒素作用诱发细胞因子产生；后者通过对 HPA 的作用使 ACTH、皮质醇释放增多，从而增强并延长应激反应，且不能被椎管内麻醉所阻断。

有人通过猪的实验进一步表明，在无感染、无致热原情况下，麻醉本身对血浆细胞因子含量的升高无影响。但也有研究表明，采用异氟烷-氧化亚氮麻醉病人的 IL-6 及血浆皮质醇的升高，比采用丙泊酚和阿芬太尼静脉麻醉者出现早，上升幅度高；并认为阿芬太尼因直接影响细胞内 cAMP 的含量，从而干扰了细胞因子的合成及释放过程。此外，尚已证实手术中细胞因子的产生可因手术类型和手术时间的不同而有明显差异。有人通过对 5 种不同手术病人的检测表明所有病人血清 IL-6 在切片后 2～4 小时均升高，但小手术者升高程度较低，结肠、直肠手术和大血管手术者为最高，同时发现升高程度与手术持续时间密切相关。因此，认为 IL-6 的升高可作为识别组织损伤的早期敏感指标。

鉴于神经内分泌免疫学说是一新兴概念以及人体调节机制的复杂性，目前尚不能详细了解其间的复杂联系及相互作用。但这种新学说为探究手术应激反应的发生机制以及寻求有效的调控手段开辟了新的途径。

第二节　内分泌功能障碍与麻醉

一、垂体

垂体可由于各种病因而发生功能障碍和疾病。在腺垂体表现为垂体功能亢进时可发生巨人症或肢端肥大症及皮质醇增多症。在青春期前发病由于骨骼尚未融合表现为巨人症。青春期后由于骨骼已融合而表现为肢端肥大症。功能减退的疾病有小儿垂体性侏儒症，主要由于生长激素分泌过少，同时促性腺激素分泌不足；成年人则发生垂体功能减退症。神经垂体功能减退可发生尿崩症，为抗利尿激素过少所发生的疾病。临床较常见的垂体功能障碍和疾病为功能性垂体瘤，现分述如下。

（一）垂体功能亢进症——功能性垂体瘤

主要为垂体腺瘤，以 20～50 岁中青年病人多见。肿瘤位于蝶鞍内，根据垂体细胞分泌激素的性质可分为生长激素（GH）垂体瘤、促肾上腺皮质激素（ACTH）垂体瘤、催乳素（PRH）垂体瘤、混合型及无功能腺瘤等。

1. GH 垂体瘤　可表现为巨人症或肢端肥大症，临床手术麻醉病人以肢端肥大症多见，其特点为四肢骨骼、软组织及内脏增大，肌肉发达，体重增加，下颌大而突出，口唇增厚，上下齿反咬合，舌体及软腭、腭垂等肥大，声门相对狭小，可合并糖尿病、高血压和睡眠呼吸暂停症等。

2. ACTH 垂体瘤　由于 ACTH 促使皮质醇分泌过多，产生脂肪、糖、蛋白质代谢异常库欣（Cushing）病症状，出现向心性肥胖、高血压、高血糖、低钾、低氯性碱中毒及性腺功能紊乱。

3. PRL 垂体瘤　由于催乳激素增加，雌激素减少，出现闭经泌乳症状，全身症状较少。

对功能性垂体瘤病人的手术麻醉处理，根据肿瘤大小决定手术的途径，如肿瘤较大则采取经颅开颅手术切除，如肿瘤直径＜10mm，则通过蝶窦进行经蝶鞍显微外科手术。麻醉的处理，主要针对不同病情和手术途径，一方面按照颅内手术麻醉的特点，处理好颅内压升高等问题；另一方面根据功能性垂体瘤病人不同的激素功能紊乱，结合病情特点妥善处理，例如肢端肥大症垂体瘤病人，可能遇到呼吸困难和气管内插管困难，库欣病垂体瘤病人，易发生上呼吸道梗阻。其他针对高血压、高血糖及水、电解质紊乱、酸碱失衡等做好麻醉前准备以及麻醉选择和操作。对无功能性垂体瘤如出现垂体功能减退症状，应针对不同激素的变化及症状进行激素治疗。

（二）垂体功能减退症

1. 垂体前叶（腺垂体）功能减退症　由于垂体肿瘤、炎症、增生、供血障碍，以及下丘脑和周围病变、先天发育不全，可引起垂体前叶功能减退的各种疾病。垂体性侏儒症始发于婴幼儿或儿童期，病因大多不明，可能是先天性发育不全所致。临床表现为身体生长缓慢，骨骼发育不全。如系肿瘤，则有颅内压增高、头痛、视力障碍等症状。病理变化以垂体萎缩为主，同时周围腺体亦有不同程度萎缩，出现垂体及其他内分泌功能减退症，血清中生长激素浓度明显降低。成人垂体前叶功能减退症见于产后腺垂体坏死及萎缩（即希恩综合征），以及肿瘤、炎症、手术等情况。轻者出现性腺、甲状腺、肾上腺皮质功能减退；严重者出现垂体危象，如精神失常、谵妄、高热或低温、低血糖、昏迷、痉挛、抽搐；循环系统高血压或低血压、休克、严重心律失常；水、电解质、酸碱平衡紊乱等严重代谢功能障碍。

2. 垂体后叶（神经垂体）功能减退症　主要是尿崩症。病因多为鞍内或附近肿瘤、炎症、结核、血管病变、颅脑外伤或垂体手术后，少数病人原因不明。临床表现为多尿、烦渴、多饮。继发性尿崩症者，常伴有原发疾病症状，用抗利尿激素治疗有效，术前应注意与肾性尿崩症鉴别，后者抗利尿激素并不缺乏，用抗利尿激素治疗无效。

对于垂体功能减退病人的麻醉处理，如系急症应根据病史判明诱发因素，采取纠正低血糖、补充肾上腺皮质激素等措施。如非急症手术应做详细检查，查明原因和原发疾病。针对内分泌腺体功能减退，分别进行相应的激素治疗，同时注意水、电解质平衡。此类病人代偿功能很差，对麻醉性药物很敏感，吗啡、巴比妥类、吩噻嗪类药物对成年垂体功能减退症病人可引起昏迷，宜慎用或不用。大手术用全麻时最好采用小剂量浅麻醉，防止缺氧和二氧化碳积蓄。小手术时可采用局麻或神经阻滞。本病患者心排血量减少，容易发生心功能不全或肺水肿，应注意输液速度和量。尿崩症病人于麻醉前 1～2 小时让病人尽量饮水，术中按尿量估计静脉输液量，术后可给予适当剂量的肾上腺皮质激素。

二、甲状腺与甲状旁腺

(一)甲状腺功能亢进症

甲状腺功能亢进症是由于甲状腺激素分泌过多所致。其病理变化多呈弥漫性、结节性甲状腺肿，亦有甲状腺腺瘤、癌肿、炎症伴有甲状腺功能亢进。毒性弥漫性甲状腺肿病因还不十分清楚。其病理生理变化有代谢率增高，耗氧量增高，产热量增多，因此，病人出现烦热、多汗。蛋白质分解明显增加，呈负氮平衡，体重明显下降，消瘦、疲乏无力。由于甲状腺激素过多，三磷酸腺苷及磷酸肌酸形成减少，肌酸转变为肌酐也减少，从而尿中排出增多，呈肌酸代谢负平衡，骨骼肌、眼肌、心肌中贮存的磷酸肌酸减少，也引起肌肉软弱无力、眼球肌麻痹、心律失常等。由于脂肪氧化分解加快，促进胆固醇合成，但多转化为胆酸从胆汁中排出，血胆固醇偏低。促使肠道对糖的吸收进入细胞而氧化，刺激肝及肌肉的糖原分解以及加速糖原异生，在甲状腺功能亢进症中血糖有增高的倾向，但由于氧化加速而血糖升高不明显。甲状腺功能亢进时还可以引起水、盐、维生素代谢变化。由于兴奋交感神经肾上腺系统，引起心动过速、心律失常、心排血量增加。刺激肠蠕动，引起排便次数增多，甚至腹泻。其他神经系统、性腺发生功能紊乱，以致临床上出现一系列的症状。为保证甲状腺功能亢进病人手术麻醉的安全性，应在手术前抑制和控制甲状腺功能亢进，使之接近正常范围，尽可能纠正其他并发症；麻醉后防止甲状腺功能亢进症危象的发生。

(二)甲状腺功能减退症

甲状腺功能减退症主要由于甲状腺激素分泌不足所致。因发病年龄的不同，严重的甲状腺功能减退症的病理生理变化和临床症状也各异。发生于胎儿或新生儿者称为呆小病(克汀病)，发生于儿童期或成人者为黏液性水肿。呆小病的病因为母体患缺碘性甲状腺肿或妊娠时发生自身免疫性甲状腺炎。胎儿甲状腺往往发育不全或小儿发育迟缓，身材矮小，前囟关闭迟，乳牙生长晚，智力低下等。黏液性水肿，幼年原发者病因不明，继发者可由于甲状腺手术切除，放疗或各种抗甲状腺药物治疗后，甲状腺炎，广泛肿瘤或下丘脑疾病及腺垂体功能减退症后导致。临床表现有反应迟钝，智力减退，严重时精神失常、痴呆，皮肤苍白或蜡黄，呈虚肿状，四肢冷，有非凹陷性黏液水肿，肌肉松软无力，脉率缓慢微弱，可以出现心脏扩大。发病时间长者，可发生肾上腺功能减退。麻醉前遇到此种病例的机会较少，首先应明确诊断，进行甲状腺激素治疗，改善全身情况。施行麻醉时应注意心功能障碍、贫血、电解质异常、胸腹水潴留、体温低下等。此类病人对麻醉和手术的耐受性较差，麻醉前仅给阿托品即可。麻醉药以局麻药、氧化亚氮、肌松药为宜，尽量避免用中枢神经高度抑制的药物。麻醉后因体位变化容易发生血压下降，对升压药反应较弱。如术中发生昏迷，应静脉注射碘赛罗宁(三碘甲状腺原氨酸)和肾上腺皮质激素抢救，同时予以给氧、保暖、补液和升压药治疗。

(三)甲状旁腺功能障碍

由于腺瘤、增生、肥大或腺癌引起甲状旁

腺分泌过多,发生甲状旁腺功能亢进,其病因不明。继发性甲状旁腺功能亢进,是由于体内血钙过低,血糖过高,刺激甲状旁腺分泌所引起。钙从骨中动员到血液循环,血钙增高。同时肾小管对无机磷再吸收减少,尿磷增多,血磷降低,因而出现了骨骼、泌尿、胃肠道等临床症状。治疗以手术为主,麻醉前应充分了解其病理生理特点,术前给予低钙、高磷饮食并饮水,摄钙量严格限制在0.2g/d以内,以减少肠道吸收的钙量。因钙和洋地黄制剂对心肌及传导系统有协同作用,洋地黄治疗有必要减量或停用。如高血钙病人需要洋地黄制剂,宜从小剂量开始。麻醉方式的选择可根据病人的具体情况而定,轻症病人可选择局部浸润麻醉或颈丛阻滞;重症病人可选择全身麻醉以便于呼吸循环的管理。因为甲状旁腺功能亢进病人常合并有严重的肾功能损害,故在选择具体麻醉药物时应注意该类病人的肾功能状态。既要避免应用有进一步损害肾功能的药物,又要考虑到肾脏对药物排泄的影响。术中输液可选择不含钙的0.9%生理盐水或5%的葡萄糖盐水,对高血钙起到一定的稀释作用。但要注意循环过负荷和严重的低血钾,应注意监测并做适当处理。其他降低血钙的方法有利尿、应用肾上腺皮质激素、静脉注射依地酸钠(Na_2EDTA)、普卡霉素(光辉霉素)、降钙素以及应用透析疗法等措施。在搬运病人或安置体位过程中动作应轻柔,以防发生骨折。术后应加强呼吸道管理,监测血浆游离钙的变化情况,注意是否有低钙血症,并对症处理。

甲状旁腺功能减退较少见,多由于手术不慎将甲状旁腺切除或损伤,临床上可出现手足搐搦症状。偶有此类手术的麻醉,病人应补充钙剂,迅速提高血钙浓度。甲状腺功能减低的病人可发生低钙血症,对神经肌肉接头部位有一定影响,对肌松药敏感性增强,容易发生喉痉挛,由于心肌的应激性降低,可发生心律失常,特别是在大量快速输库存血时应更加注意。对此类病人应进行甲状旁腺素、钙剂以及维生素D治疗。

三、胰岛

由于胰岛细胞分泌功能紊乱,如胰岛素分泌不足,可出现血糖、尿糖增高,成为胰原性糖尿病;相反,由于胰岛素分泌过多,则发生低血糖症。

(一)胰岛功能低下(糖尿病)

由于胰岛B细胞功能低下,胰岛素分泌不足,可引起血糖过高,发生糖尿病,其机制为对葡萄糖激酶及糖原合成酶的刺激减弱,使糖原合成减少。胰岛素对胰高血糖素、肾上腺素β受体及交感神经刺激糖原分解的拮抗作用较弱,使糖原分解增加,同时糖原的异生增多。胰岛素不足还降低脂肪的合成和对脂肪分解的抑制作用。糖尿病时因糖代谢障碍,能量不足,脂肪大量分解,脂肪酸经β氧化产生酮体。如酮体出现过多来不及氧化,则出现酮症酸中毒。麻醉前应详细了解病情,是否有糖尿病及其严重程度,有无并发症,结合手术大小、性质,一方面控制病情改善全身状况,以提高病人对手术及麻醉的耐受力;另一方面精选麻醉方法和药物,术中、术后仍应严密监测血糖等变化,防止糖尿病酮症酸中毒等并发症的发生。

(二)胰岛功能亢进(低血糖症)

由于胰岛素瘤等病变,引起胰岛素分泌过多,发生低血糖症,出现以神经症状为主的一系列症状,由于血糖过低,大脑皮质受到抑制,继而皮质下中枢包括下丘脑及自主神经中枢亦受到影响,严重者波及中脑及延脑。血糖过低可引起肾上腺素分泌增加,一方面促进糖原分解,同时引起对心血管的刺激,发生心动过速、心律失常等症状,麻醉前遇此类手术病人应在术前、术中纠正和防止低血糖。

四、肾上腺

根据肾上腺解剖生理特点,肾上腺皮质功能紊乱时可发生慢性、急性肾上腺皮质功能减退或亢进,产生各种疾病,如艾迪生病、皮质醇增多症和原发性醛固酮增多症等。肾上腺髓质功能亢进见于嗜铬细胞瘤及增生等。本节重点介绍肾上腺皮质功能减退症，其他疾病详见第 82 章。

(一)慢性肾上腺皮质功能减退症(艾迪生病)

由于两侧肾上腺结核、肿瘤等病变引起。两侧肾上腺皮质严重破坏或两侧肾上腺大部分切除等，均可引起肾上腺皮质激素分泌不足或缺乏，发生轻重不等的代谢紊乱与各系统和脏器的功能失调。有时仅在进行肾上腺皮质实验时才反映功能减退，临床上无明显症状，称为隐性肾上腺皮质功能减退症。慢性肾上腺皮质功能不全的临床表现有皮肤黏膜色素沉着，尤以面部、四肢、乳腺、生殖器等部位显著；头晕眼花、衰弱无力，因低血糖出现一系列精神症状；血压偏低，心电图呈低电压、T 波低平倒置、QT 间期延长；食欲不振、恶心呕吐、腹泻、腹痛，明显消瘦，体重减轻，月经失调等。此类病人对于手术麻醉的耐受性很差。当病人并发感染、创伤、分娩等情况时，可发生危象、循环衰竭，如抢救不及时，可发生死亡。麻醉前对可疑病人可根据病史、症状及实验室检查做出诊断。除病因治疗外，应给予皮质激素治疗。麻醉用药量宜轻，根据不同的手术选用对肾上腺皮质功能影响小的麻醉方法和药物。麻醉过程及手术后应注意发生急性肾上腺皮质功能减退危象。

(二)急性肾上腺皮质功能减退症

其原因有：感染、出血、血栓等发生肾上腺皮质破坏；肾上腺切除后，长期进行大剂量肾上腺皮质激素治疗后突然停药；原有肾上腺皮质功能减退(包括隐性)，因手术麻醉或其他应激情况诱发急性肾上腺皮质功能减退。临床上出现恶心呕吐、腹泻、腹痛、脱水、少尿、高热或低体温，嗜睡、昏迷，口唇、指甲发绀，血压降低，循环虚脱、休克等。手术前凡经检查证实有肾上腺皮质功能减退或术前 6 个月内进行过皮质激素治疗超过 1 个月，近期连续应用激素超过 1 周者，以及施行垂体、肾上腺手术的病人，一般主张在麻醉前适当补充肾上腺皮质激素，以防止发生急性肾上腺皮质功能减退。手术麻醉过程中凡遇有原因不明的低血压、发绀、高热、腹痛、昏迷时，应疑及发生本症的可能而积极抢救，不要等待实验室检查结果。对本症的救治包括激素治疗、补液、抗休克、控制感染、给氧等综合治疗措施。

五、多发性内分泌腺肿瘤

多发性内分泌腺肿瘤(multiple endocrine neoplasia，MEN)病是一种由 2 个或多个内分泌腺体发生肿瘤或增生的临床综合征，是一种常染色体显性遗传疾病，常呈家族性发病。其发病机制可能与遗传、APUD 细胞系统有关。MEN 分为两型，即 MEN-Ⅰ型及 MEN-Ⅱ型，MEN-Ⅱ型又分为 MEN-Ⅱa 型及 MEN-Ⅱb 型。也有的分类法将 MEN-Ⅱa 型称为 MEN-Ⅱ型，而将 MEN-Ⅱb 型称为 MEN-Ⅲ型。此外，还有 MEN 混合型。上述各型所涉及的内分泌腺体及病变如表 7-2 所示。

表 7-2 MEN 的临床分型

部位	MEN-Ⅰ(Wermer 综合征)	MEN-Ⅱ(MEN-Ⅱa)(Sipple 综合征)	MEN-Ⅲ(MEN-Ⅱb)(黏膜神经瘤综合征)
垂体	腺瘤(有功能或无功能)	—	—
甲状旁腺	增生或腺瘤	增生腺瘤	—
肾上腺	皮质腺瘤或增生	嗜铬细胞瘤	嗜铬细胞瘤
甲状腺	腺瘤	髓样癌	髓样癌
胰腺	胰岛细胞肿瘤(B 细胞或非 B 细胞)	—	—
神经系统	—	—	神经瘤、神经节瘤
肠	类癌	—	—
其他	脂肪瘤	—	马方体型

(一)多发性内分泌腺肿瘤Ⅰ型(MEN-Ⅰ)

MEN-Ⅰ型中主要受累腺体为甲状旁腺、胰岛、垂体前叶，其发病率分别为88%～97%、30%～81%及15%～65%；此外，肾上腺皮质(38%)、甲状腺滤泡细胞(19%)亦可受累；还有的病人可发生脂肪瘤或增生，呼吸道或消化道类癌等。约60%的病人累及上述各腺体中的两个腺体，40%的病人累及前3个腺体。MEN-Ⅰ的临床表现为：

1. 甲状旁腺　在MEN-Ⅰ中，甲状旁腺是最主要的受累腺体，因此，甲状旁腺功能亢进症(甲旁亢)亦为常见症状。早期可以较长时间无临床表现。由于甲状旁腺增生或腺瘤，甲状旁腺激素(PTH)分泌过多，致骨代谢障碍，出现骨痛、病理性骨折；由于血钙升高，可有肌无力、疲乏、便秘、恶心、呕吐，甚至因高血钙而产生神经精神症状；尿钙浓度增加可引起泌尿系统结石，表现为多饮、多尿、肾绞痛等。上述症状与甲旁亢病人无明显区别。

2. 胰腺　胰岛细胞是MEN-Ⅰ中第二种最常见的受累腺体，由于不同来源的胰岛细胞肿瘤分泌不同的激素或生物活性物质，因此，临床表现为相应激素分泌增多的症状。

(1)胃泌素瘤(gastrinoma，Zollinger-Ellison综合征)：由于肿瘤分泌过多胃泌素，使胃酸分泌增多，可反复出现消化道溃疡，常伴有腹泻，可有呕吐，体重减轻。

(2)胰岛素瘤(insulinoma)：胰岛素瘤是胰岛细胞中第二种常见的肿瘤，在MEN-Ⅰ中，约35%的功能性胰腺肿瘤为胰岛素瘤。其临床症状与散发的胰岛素瘤无区别，均有空腹或饥饿时发作低血糖，而此时血清胰岛素和C肽浓度反而增高，进餐或服糖后低血糖症状缓解。

(3)胰高糖素瘤(glucagonoma)：肿瘤分泌胰高糖素，使血糖升高，可有糖尿病，但一般不严重，多无酮症酸中毒。在MEN-Ⅰ型病人中，此肿瘤并不常见。

(4)舒血管肠肽瘤(VIPoma，WDHA或wDHH综合征，Verner-Morrison综合征，胰霍乱)：1958年Verner和Morrison首次报道2例，1967年Marks称之为水泄、低血钾、胃酸缺乏综合征(watery diarrhea hypokalemia and achlorhydria)，即WDHA综合征。后Verner和Morrison发现约半数病人为低胃酸，而不是胃酸完全缺乏，故建议改称WDHH综合征。由于此肿瘤分泌大量舒血管肠肽(vasoactive intestinal polypeptide，VIP)，故也称IVP瘤。临床表现为严重水泄，粪便量可达3～10L/d，排便次数可达10～15次/天，可致体重下降，脱水，因大量钾和HCO_3^-从粪便丢失，故有低血钾，胃酸缺乏或低胃酸，但无消化性溃疡。半数以上病例有高血钙，可能与肿瘤组织分泌PTH样物质有关，若腹泻引起低血镁，则虽有高血钙仍可有手足搐搦。还可有皮肤潮红，低血压，糖耐量异常，胆囊扩大，胆结石等。此综合征中恶性病变占35%，良性腺瘤占41%，其余为良性增生。

(5)胰多肽瘤(pancreatic polypeptide，PP瘤)：分泌腺多肽的肿瘤很少见，尽管分泌的胰多肽浓度增高，但临床可无症状，少数病人可有腹泻。

(6)降钙素瘤(calcitonioma)：胰腺肿瘤也可分泌降钙素(CT)，仅血浆水平明显增高，但临床无激素过多表现。

(7)生长抑素瘤(somatostatin，SMS瘤)：胰岛细胞分泌生长抑素，可抑制生长激素、胰岛素及胰升糖素的释放，临床上可出现轻度糖尿病，慢性腹泻。SMS还可抑制胆囊收缩，使胆囊扩大，胆汁淤积，发生胆结石、慢性胆囊炎。

3. 垂体　一半以上的MEN-Ⅰ型病人可发生垂体瘤，肿瘤可分泌过多激素，产生闭经，泌乳，肢端肥大，库欣病等临床症状。如为无功能瘤，可出现局部压迫症状如头痛、视力障碍、视野缺损等，或因正常垂体细胞被破坏而致垂体功能减退的症状和体征。在MEN-Ⅰ型的垂体瘤中，泌乳素瘤是最常见的肿瘤，而生长激素瘤为第二位常见的肿瘤。

4. 类癌(carcinoid tumors)　在MEN病人中，类癌并不常见，但在MEN-Ⅰ型病人中，类癌的发生率较MEN-Ⅱ型病人明显增多。类癌可发生在胸腺、肺、胃或十二指肠，而男性多见于胸腺，女性多见于肺，半数以上类癌可有局部浸润或远处转移，尤其是胸腺类癌。病人可有潮红、腹泻、腹痛、心瓣膜病变、支气管哮喘等类癌综合征的表现，但大多数 MEN-Ⅰ型病人的类癌多无症状，胃、肠类癌病人出现潮红症状时说明已有肝转移。

5. 其他 在 MEN-Ⅰ型病人中可因垂体的 ACTH 瘤，类癌异位分泌 ACTH 或异位分泌 CRH 而产生库欣综合征，但很少见。

MEN-Ⅰ的治疗顺序决定于每种病变的严重性。当胰腺内分泌肿瘤产生危及生命的症状时，原发性甲旁亢中的高血钙，垂体瘤所致的进行性视野缺损时，常需采取手术治疗。在手术切除 MEN-Ⅰ的单一腺体病变时，麻醉医生术前应了解在其他内分泌腺体中可能存在的病变，对各重要脏器的功能进行评估，纠正水、电解质、酸碱平衡紊乱。在麻醉方法及麻醉用药的选择上应权衡利弊，尽量选择对内分泌影响较小的药物。加强术中对循环、呼吸功能的监测，充分的术后镇痛，以减少围手术期应激反应，提高手术的安全性。对 MEN-Ⅰ手术麻醉管理详见第 83 章。

（二）多发性内分泌腺肿瘤Ⅱ型（MEN-Ⅱ）

在 MEN-Ⅱ病人中甲状腺髓样癌是主要病变，占 80%～90%，肾上腺嗜铬细胞瘤约占 70%～80%，而 29%～64%的病人发生甲状旁腺增生腺瘤。MEN-Ⅱ的临床表现为：

1. 甲状腺髓样癌 是 MEN-Ⅱ型的主要病变，一般出现在嗜铬细胞瘤中或甲旁亢之前，是最早的可诊断的表现。正常的甲状腺 C 细胞可分泌降钙素，由 C 细胞演变的甲状腺髓样癌细胞除分泌降钙素外，还可分泌多种激素及其他生物活性物质，如降钙素基因相关肽（CGRP）、生长抑素、前列腺素、ACTH 或 ACTH 物质、5-羟色胺、组胺酶、多巴脱羧酶、嗜铬粒蛋白 A 等，故临床上可偶伴库欣综合征及腹泻，以及其他相应的生化改变及临床症状。肿瘤可经淋巴管转移至颈部及纵隔，约占 50%～60%，也可血行转移至肺、肝、脾等脏器，而为 MEN-Ⅱ死亡的主要原因。

2. 肾上腺嗜铬细胞瘤 MEN-Ⅱ中嗜铬细胞瘤分泌激素以肾上腺素为主，其典型症状为高血压，发作时伴头痛、多汗、心悸、紧张、焦虑，面色先苍白，后可转为潮红，胸闷、憋气、腹痛等。约 45%的病人无典型发作史，仅有阵发性或持续性高血压，10%的病人不产生常见的症状和体征，为正常血压或血压偏低，MEN-Ⅱ型中在肾上腺外如膀胱、胸腔、腹主动脉旁等处的嗜铬细胞瘤较少见。

3. 甲状旁腺功能亢进症 临床表现与一般甲旁亢病人相似，但其肾损害较 MEN-Ⅰ型少见，骨病变也少见。

MEN-Ⅱ型明确诊断后，首先应考虑手术切除肾上腺嗜铬细胞瘤，否则在其他外科手术的强烈应激状态下，可诱发致死性的严重发作。术前准备及术中麻醉管理同散发性嗜铬细胞瘤，应充分做好服用 α、β 肾上腺素能受体阻滞药的准备工作，如手术需要切除双侧肾上腺，则术后应服用糖及盐皮质激素。当嗜铬细胞瘤切除后，应迅速处理甲状腺髓样癌及甲状旁腺病变。

（三）多发性内分泌腺肿瘤Ⅲ型（MEN-Ⅲ）

MEN-Ⅲ与 MEN-Ⅱ的主要区别是：多发性黏膜神经瘤及类马方体型仅见于 MEN-Ⅲ，而通常存在于 MEN-Ⅱ中的甲状旁腺病变却极为罕见。MEN-Ⅲ的手术及麻醉管理原则同 MEN-Ⅱ。

（四）多发性内分泌腺肿瘤混合型（MEN-混合型）

在一部分多发性内分泌腺肿瘤中其肿瘤的并发，既不属于 MEN-Ⅰ型，也不属于 MEN-Ⅱ型，而是分别重叠Ⅰ型及Ⅱ型中的一种或一种以上的病变，故称为混合型。临床类型有嗜铬细胞瘤并发胰岛细胞细胞瘤、垂体瘤合并 MEN-Ⅱ型或仅合并有嗜铬细胞瘤、类癌合并嗜铬细胞瘤或肾上腺外神经节瘤等。

本节着重介绍了几个重要的内分泌腺功能障碍的主要病理生理变化和麻醉处理原则，

说明：①内分泌腺发生的功能障碍，常常可以引起全身性的功能紊乱；②麻醉手术期间，由于各种因素，均可以影响到内分泌的正常生理功能；③麻醉时应全面正确了解内分泌腺功能的病理生理变化，针对不同情况做好麻醉处理。

第三节　围麻醉期应激反应及其调控

应激反应的概念是指机体受到强烈刺激而发生的以交感神经兴奋和下丘脑-垂体前叶-肾上腺皮质功能增强为主要特点的一种非特异性防御反应。应激反应发生的病变生理见图7-1。应激反应发生的机制尚不完全清楚，但内分泌系统和自主神经功能改变仍是造成机体应激状态下代谢、免疫和器官功能改变的主要原因。特别是应激激素导致的心率、血压和心肌收缩性能的改变，将使冠脉血流明显减少，破坏心肌氧供需平衡，导致心肌缺血和心律失常。鉴于麻醉和手术操作是围手术期机体应激反应发生的主要刺激因素，而麻醉可以调控这些应激反应，因此，围麻醉期应激反应已日益受到人们的关注。

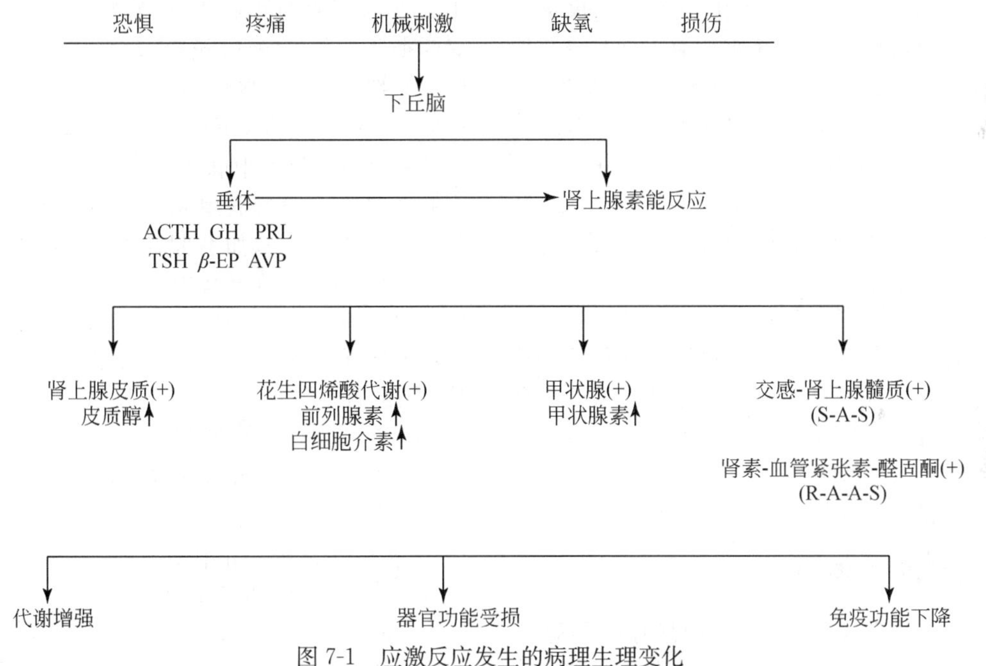

图7-1　应激反应发生的病理生理变化

一、麻醉与糖皮质激素

下丘脑-垂体-肾上腺皮质轴是内分泌系统中与应激反应最为密切的部分。当机体受到侵袭时，刺激通过上传纤维传至脑及下丘脑引起交感神经兴奋，后者作用于垂体前叶，促其分泌ACTH。ACTH促使肾上腺皮质分泌肾上腺皮质激素，以促进周身器官的功能与代谢，适应紧迫时的需要。麻醉手术可引起不同程度的应激反应，但适宜的麻醉状态又可使应激反应适度，保证手术安全而不致病人为手术而付出过高的生理代价。

(一)麻醉前用药

麻醉前病人的忧虑不安、疼痛、失眠等情绪反应，通过中枢大脑皮质作用于下丘脑，使垂体ACTH释放增加，肾上腺糖皮质激素随之分泌增多，血浆皮质醇浓度升高。术前用硝西泮(硝基安定)0.2mg/kg可获得充分镇静作用，血浆皮质醇与前一天相仿或稍有降低；如用戊巴比妥2mg/kg、羟嗪2.5mg/kg或地西泮0.2mg/kg均能起镇静作用，血浆皮质醇浓度降低，但 ACTH 不变；咪达唑仑不抑制肾上腺皮质功能；吗啡可抑制下丘脑 CRF 分泌，因而影响垂体 ACTH 分泌。

（二）吸入麻醉

现已少用的乙醚是吸入麻醉药中兴奋肾上腺皮质功能最强烈者。有研究表明，应用 0.5%～1%氟烷加 60%氧化亚氮吸入麻醉时，诱导后 15 分钟血浆皮质醇较诱导前升高 1.33 倍，术中高 2.24 倍。而恩氟烷则不同，吸入 15 分钟和 30 分钟后血浆皮质醇浓度不但不升高，反而较麻醉前轻度降低，ACTH 亦不增加。单纯七氟烷吸入对 ACTH、皮质醇浓度无影响，但手术刺激可使其增加。有人观察各种吸入麻醉药对血浆皮质醇的影响，发现以纯氧加 0.5～1mol/L 的氟烷、恩氟烷或异氟烷吸入麻醉时，血中皮质醇均减少，如与氧化亚氮并用则血中皮质醇升高，提示目前常用的挥发性吸入麻醉药对肾上腺皮质均有抑制作用。

（三）肌肉松弛药

有人研究了氟烷吸入麻醉时各种肌松药对肾上腺皮质功能的影响，发现应用琥珀胆碱、筒箭毒及泮库溴铵后血浆皮质醇浓度与单纯氟烷吸入麻醉无差别，表明常用肌松药不影响肾上腺皮质激素的分泌。

（四）静脉麻醉药

近来研究表明，硫喷妥钠静脉麻醉后 45 分钟，血浆皮质醇浓度降低，但不能抑制手术刺激引起的皮质醇浓度升高。氯胺酮及 γ 羟丁酸钠可使血浆 ACTH 及皮质醇浓度升高。有人发现危重病人应用依托咪酯镇静后死亡率增高，认为可能与该药抑制 11β 羟化酶和 17α 羟化酶活性导致皮质类固醇减少有关。氟哌利多（氟哌啶）、芬太尼神经安定镇痛麻醉至 45 分钟时，血浆皮质醇有一过性降低倾向，手术后明显升高。有人在大剂量芬太尼与地西泮麻醉下行冠状动脉搭桥手术的转流期间，分别静脉注射 CRF 0.1mg、0.2mg 与对照组进行对比观察，结果发现静脉注射 CRF 组于转流 50、65、80 分钟时 ACTH 含量较对照组明显上升，提示大剂量芬太尼对下丘脑有抑制作用。

（五）椎管内麻醉

多数研究表明，蛛网膜下隙或硬膜外阻滞时血浆 ACTH、皮质醇均无显著变化。在妇产科、前列腺及下肢手术时，行区域阻滞麻醉能有效地抑制创伤区伤害性刺激向中枢传导，从而抑制 ACTH、皮质醇的释放；但较大的手术尤其是上腹部手术，由于不能完全阻断迷走、交感神经及膈、躯体神经的传入途径，以致引起较强的躯体反应。有研究表明，皮质醇在手术进行 60 分钟时明显升高，至术毕 60 分钟仍居高不下。上述情况提示下丘脑-垂体-肾上腺皮质轴直接参与了调节上腹部手术的应激反应。有研究证实上腹部手术时，无论施行全身麻醉或全身麻醉复合上胸段硬膜外阻滞均不能阻断 ACTH 和皮质醇的分泌，并发现在胆、胰手术中由于内毒素的释放可激活免疫系统，致使细胞因子尤其是巨噬细胞与淋巴细胞衍生的白细胞介素-1（IL-1）、白细胞介素-6（IL-6）及肿瘤坏死因子（TNF）释放并作用于下丘脑-垂体-肾上腺轴，引起 ACTH、皮质醇增高，且不能被硬膜外阻滞所抑制。这些研究提示上腹部手术时内毒素的释放亦是应激反应的重要诱因。

二、麻醉与儿茶酚胺

不同的麻醉方法和药物对手术应激时儿茶酚胺（CA）的分泌也有不同的影响。研究表明，与全身麻醉相比，椎管内阻滞麻醉能明显抑制盆腔和下肢手术应激时 CA 分泌量增加的反应。上腹部手术时，硬膜外麻醉并不能有效地抑制应激反应所致 CA 分泌增加的反应。在健康受试者的研究表明，阻滞平面在 T_8 以上时，血浆去甲肾上腺素（NE）才开始有降低倾向，阻滞平面达 C_8 时血浆 NE 水平降低才有统计学意义，而血浆肾上腺素（E）降低仍无统计学差异。许多研究表明，全麻下手术病人的应激反应较硬膜外阻滞者强烈。恩氟烷、异氟烷或七氟烷均不能有效地抑制手术应激反应 CA

分泌增加。神经安定镇痛麻醉(NLA)不能有效地抑制胃切除术病人术中血浆CA的增高反应。应激时CA分泌量也受其他因素如病人年龄和原来的交感神经反应性等的影响。研究表明,≥65岁的老年病人应激NE分泌量增加没有年轻者明显;此外,应激时血浆可的松水平改变与CA无关,提示应激反应有不同系统中介。

三、麻醉与肾素-血管紧张素-醛固酮系统

对肾素-血管紧张素-醛固酮系统(RAAS)在应激状态的研究结果表明,在器官(例如肾脏)功能衰竭或休克进入对治疗无反应阶段时,血中血管紧张素-Ⅱ的水平急剧上升,其上升幅度远较肾上腺皮质激素和肾上腺素者为显著。因此,有人认为肾素系统的亢进较肾上腺者更为重要。有研究报道,在休克动物使用血管紧张素转化酶抑制剂卡托普利(captopril)能使不可逆性动物存活率提高,也有报道临床应用该转化酶抑制药取得良好效果,但其他临床试用单位却未取得同样效果。尽管如此,应激反应时血管紧张素-Ⅱ的水平之急剧和显著确系客观存在。考虑到血管紧张素-Ⅱ不仅本身具有强烈的心血管作用之外,它对其他内分泌系统,如儿茶酚胺系统、内皮素等的相互影响也很显著。因此,它在应激反应中的作用不容忽视。近年有研究表明,心脏局部肾素-血管紧张素系统在心肌缺血再灌注过程中被激活,并加重缺血再灌注损伤的程度。离体及在体的实验研究均表明,卡托普利可通过抑制心脏局部肾素-血管紧张素系统对缺血心肌具有保护作用,从而进一步证实了肾素-血管紧张素系统在应激反应病理生理中的作用。

麻醉对醛固酮的分泌有明显的影响。全麻诱导期间血浆醛固酮浓度可增加1～2.5倍,手术开始后再度上升,持续至术后1～2天才恢复正常。异氟烷吸入全麻与普鲁卡因复合麻醉相比较,血管紧张素-Ⅰ和血管紧张素-Ⅱ在手术开始1小时后,静脉复合麻醉组均高于吸入麻醉组,说明虽然普鲁卡因静脉复合麻醉加入一定剂量镇痛药和肌松药,仍不能有效地防止手术中各种伤害性刺激所造成的内分泌功能变化。

四、麻醉手术应激与下丘脑-垂体-甲状腺轴(HPTA)

(一)全身麻醉和硬膜外麻醉对HPTA的影响

由于硫喷妥钠具有硫尿素结构(HN—S=SNH),与硫尿嘧啶相似,故是强力的碘化和甲状腺合成的抑制药。硫喷妥钠麻醉后2小时,动物甲状腺摄碘率为对照组的20%,24小时后为49%。有人在鼠实验中发现,硫喷妥钠麻醉30分钟后促甲状腺素(TSH)含量降低,认为这是通过中枢神经改变TSH的分泌。但对人体的研究表明,无论是硫喷妥钠全麻还是硬膜外麻醉在手术期间均不影响TSH的分泌和血内水平。

有研究发现,采用硫喷妥钠、氧化亚氮和箭毒麻醉期间,甲状腺素(T_4)一直低于麻醉前水平。全麻和硬膜外麻醉术中三碘甲状腺原氨酸(T_3)和rT_3均明显降低,但全麻术后24小时T_3明显升高,而硬膜外麻醉术后的下降一直延续至术后24小时;硬膜外组病人术中T_4急剧下降,而全麻组病人T_4的减少仅发生于麻醉后25小时。因此,认为T_4下降的原因可能与甲状腺分泌T_4急剧减少、肝肾加强代谢循环中T_4、血管内T_4重新分布至细胞外或手术中血管间隙扩张等因素有关,而T_3、rT_3的改变则与T_4的降解加速及全麻对肝、肾的直接作用有关。目前多认为,氟烷、恩氟烷、异氟烷多数麻醉药均可使血清T_4升高,但甲状腺分泌T_4并不增加,增多的T_4是从周围组织内尤其从肝脏动员转移而来。

(二)体外循环对HPTA的影响

有关心脏手术体外转流(CPB)对HPTA影响的研究较多,但结果不完全一致,结论也不尽相同。有研究发现CPB后直至24小时,血清总T_3(TT_3)和游离T_3(FT_3)及甲状腺氨酸结合球蛋白(TBG)下降,rT_3增加,TSH、T_4

和游离 T_4（FT_4）无变化。异氟烷麻醉下行心脏手术病人 TSH、T_4、FT_4、T_3 及 rT_3 均下降，但发生时机及持续时间彼此不同。因此认为异氟烷和芬太尼一样，可减少手术时的甲状腺功能改变，但不能改变 CPB 对甲状腺功能的影响。

有人发现，CPB 期间 FT_4 明显升高，FT_3 明显下降。认为 FT_4 升高是由于肝素化后肝素替代 T_4 与蛋白的结合，致使 T_4 游离所致；此外发现 CPB 期间机体对 TRH 反应迟钝，认为 CPB 引起下丘脑-垂体水平释放 TSH 障碍以及术中出现的 FT_4 增高阻抑了垂体对低 FT_3 的反应；另外也认为与 CPB 期间的非搏动性血流引起垂体对 TRH 的反应降低有关。搏动性血流组 T_3 和 FT_3 下降的幅度明显比非搏动性血流组小，认为搏动性血流提供的较接近生理的循环方式，能较好地维持甲状腺功能。

（三）手术应激对 HPTA 的影响

机体受强烈刺激后多数产生 T_3 下降、rT_3 升高，而 T_4、FT_4 及 FSH 基本正常。这些改变通常称为“正常甲状腺病态综合征”（euthyroid ill syndrome），是机体为适应应激期间代谢增高的需要而减少机体能量消耗。有人在矫形术后观察到，TT_3 和 FT_3 明显减少，rT_3 增加，FT_4 无变化，但 TT_4 和 TSH 等于术后开始降低，并发现甲状腺功能的变化与血浆儿茶酚胺和皮质醇的改变无关。有研究表明，尽管术后 TSH 对 FRH 的反应正常，但 TRH 刺激产生的血清 TSH 生成和结合 HSH 对 TRH 的反应受到抑制，并与多巴胺的浓度增加密切相关。许多应激状态如心梗、烧伤时，T_4 转化为 rT_3 增加。有人发现手术后血清血管紧张素转化酶水平与甲状腺激素水平平行降低。此外，在犬休克模型中也发现 TT_4、TT_3 很快减少，并一直延续至整个休克及复苏期。

五、手术应激与胰岛素敏感性降低

胰岛素敏感性下降是指一定量的胰岛素在促进组织细胞摄取和利用葡萄糖方面低于预计正常水平。以前也称其为组织对葡萄糖的利用率下降。近年来文献尚采用“胰岛素抵抗（insulin resistance）”这一术语。

对于胰岛素敏感性下降的研究国外多偏重于创伤及术后。早在 20 世纪 70 年代即有研究报道病人术后糖耐量减退。80 年代研究证实了异氟烷全麻时术中病人的糖耐量减低，硬膜外阻滞下腹部手术中血糖上升，糖耐量降低，其主要原因是应激激素降低了胰岛素的生物学效应及刺激了肝脏的糖异生，而不是胰腺分泌胰岛素的能力下降。

目前，对胰岛素敏感性下降的发生机制尚不完全清楚。一般认为与应激状态下应激激素浓度升高有关。这是由于儿茶酚胺、胰高血糖素及皮质激素等应激激素不仅增加肝脏葡萄糖产生的速率和外周肌肉糖异生，尚有拮抗胰岛素的生物学效应。有人观察了胆囊术后第一天病人血浆中胰岛素、生长素、皮质醇和肾上腺素未有改变，而血糖、C 肽、去甲肾上腺和胰高血糖素等只有轻度上升。以正常血糖钳夹技术发现术后儿茶酚胺水平的轻度变化不足以造成胰岛素敏感性指标下降 50%。因此认为，导致术后胰岛素敏感性下降尚有其他因素。

有学者认为，创伤后胰岛素抵抗现象的出现牵涉到受体后机制，但详细机制尚不十分清楚。近年研究发现胰腺/肾脏移植术后产生的胰岛素抵抗与胰岛素受体下调（down-regulation）有关。也有人报道脓毒血症时的高血糖、高胰岛素血症的发生与肝脏中糖异生的关键酶之一——磷酸烯醇式丙酮酸羧激酶（PEPCK）活力失常有关。

手术、创伤或感染后胰岛素敏感性下降的病理生理学意义主要是造成代谢紊乱。在手术、创伤或感染等应激情况下，尽管胰岛素水平正常或升高，但由于组织细胞对胰岛素敏感性下降，摄取利用葡萄糖氧化供能能力下降，高血糖状态持续存在。然而，细胞内葡萄糖含量不足，刺激糖原水解和糖异生仍不断增加。机体转而利用不依赖胰岛素介导的脂肪供能超过了葡萄糖的利用。

在某些危重病人中虽然给予大剂量胰岛

素仍有高血糖现象，常说明其预后凶险，为病情加重的特征之一。手术、创伤等应激状态下产生的胰岛素敏感性下降也提示在围手术期的营养支持要注意这一问题。外源性葡萄糖并不能抑制糖原和脂肪酸的分解，对应激性高的病人在给糖类时要谨慎，特别要避免超剂量的葡萄糖，否则可引起血糖增高，刺激去甲肾上腺素的释放，增加代谢率，加重心肺负担。有学者认为，术前晚禁食同样可造成应激状态，加重术后胰岛素敏感性下降。他们将12例胆囊切除术病人分为两组，对照组术前晚不输液、不给糖，另一组于术前晚输葡萄糖液。术前两组病人胰岛素敏感性指标M(胰岛素介导的葡萄糖代谢率)相同。术后第一天对照组M值下降55%±3%，另一组下降32%±4%，两组有非常显著性差异；两组血浆胰岛素、C肽、胰高血糖素和儿茶酚胺水平之间无差异。因此，术前晚补充能量可能有利于术后糖代谢的恢复。

胰岛素敏感性下降的程度尚与手术大小有关。有研究表明，胆囊手术与腹股沟斜疝修补术相比，疝修补术引起的M值下降32%，胆囊手术M值下降56%，两组有非常显著性差异。

不同麻醉方法对术后胰岛素敏感性的改变也有一定的影响。有人研究比较了两组小儿在氟烷加阿片类药物全麻下或硬膜外麻醉加氟烷吸入麻醉下术中、术后血糖和胰岛素的改变。两组术中、术后血糖明显上升，组间无差异。前组术后胰岛素水平无明显上升，后组则上升显著。静脉给予一定量葡萄糖负荷后，只有硬膜外加氟烷麻醉组的胰岛素/葡萄糖比值升高明显。比值升高提示硬膜加氟烷麻醉组术后存在胰岛素抵抗现象。有人选择择期行胆囊手术的病人，一组接受硬膜外麻醉，术后连续3天从硬膜外导管给予吗啡止痛；另一组接受氟烷-氧化亚氮麻醉，术后全身给予止痛药物。硬膜外麻醉组与全麻组相比，术后尿中儿茶酚胺代谢产物、血浆中皮质醇浓度减少($P<0.05$)，M值下降程度减小($P<0.05$)。

综上所述，创伤、手术应激状态下胰岛素敏感性下降正引起麻醉和外科学工作者的重视。虽然其发生机制尚不十分明了，但这一现象的产生提示我们要注意围手术期和危重病人代谢紊乱的发生，积极开展该领域的研究工作，寻找有效方法维持围手术期和危重病人内稳态的平衡。

六、手术应激与胰高血糖素

胰高血糖素作为抗调节激素影响机体的代谢。一般认为，应激可引起胰腺胰高血糖素的分泌，主要经自主神经调节，并非葡萄糖对α细胞的直接作用。创伤后胰高血糖素的分泌主要经β肾上腺素能系统中介。应激反应的程度及机体所处的状态不同，胰高血糖素的反应性也不同。轻度应激时，仅表现为心率增快、血压升高、血浆肾上腺素和去甲肾上腺素增加，但胰高血糖素及血糖等并无明显改变。因创伤、烧伤、脓毒血症、休克及手术等引起的较为严重的应激则可使血浆胰高血糖素水平升高。

麻醉手术对胰高血糖素分泌较为复杂，动物实验表明，单纯麻醉下经腹腔镜或经腹胆囊切除术后，胰高血糖素等激素无明显改变。但亦有报道幼儿施行包皮环切等小手术，术中血浆胰高血糖素浓度升高。有文献报道，体外循环期间及术后早期血浆胰高血糖素的浓度无显著变化。但也有研究表明，自体外循环开始至转流结束后6小时，血浆胰高血糖素显著升高。

研究证实，大剂量阿片类药物如芬太尼可抑制垂体激素的分泌。苏芬太尼因对μ受体亲和力更强及难于解离，甚至在体外循环期间仍能抑制上述垂体激素的反应。临床观察表明，采用较大剂量的苏芬太尼麻醉的心内直视手术的患儿，术中胰高血糖素、β内啡肽、肾上腺素和去甲肾上腺素等激素反应均受到抑制，术后数小时内血糖、皮质醇、乳酸、游离脂肪酸虽有增加，但胰高血糖素、生长激素和甲状腺激素减少。术后3天逐渐恢复。

应激状态下胰高血糖素水平的变化，对判断疾病的严重程度、治疗效果及预后具有实用价值。烧伤病人的高代谢率与烧伤总面积、升高的去甲肾上腺素、胰高血糖素和降低的胆固醇相关，烧伤后静息代谢可能受胰高血糖素等抗调节激素控制，而不是甲状腺素。对脓毒血症的研究发现，内毒素和脓毒血症引起的血浆胰高血糖素的升高程度与损害的严重程度呈正相关。新生儿心脏手术时，施行较深的苏芬太尼麻醉并于术后给予大剂量阿片类药物者，其术中胰高血糖素等应激激素反应较对照组轻微，术后发生脓毒血症、代谢性酸中毒、弥散性血管内凝血(DIC)和死亡者也较少。

七、麻醉与心房钠尿肽(ANP)

(一)静脉麻醉药对ANP的影响

1. 阿片类药　目前，阿片类药对ANP的分泌影响存有争议。早先研究报道阿片类药可导致ANP分泌增加，该作用可被阿片受体阻断药所阻断。有学者认为阿片类药导致ANP分泌增加是继发于阿片类药血流动力学改变所致。吗啡和其他阿片制剂中枢注射比静脉注射更增加血浆ANP水平。体内外实验已证实AVP(精胺酸加压素)可增加ANP的释放，而吗啡及其他受体激动剂均促进AVP在体内的释放。由于ANP具有强大的利钠利尿、舒张血管、降低血压以及体液重新分配的调整作用，在左心衰竭的病人用吗啡治疗使心脏功能改善，可能是继发于循环中的ANP水平升高。近年来，有文献报道在保证 $PaCO_2$ 正常的通气条件下，芬太尼不增加血浆ANP水平。有学者认为出现上述差异的原因可能与采血时机有关。

2. 巴比妥类药及其他　巴比妥麻醉明显降低大鼠安静时的ANP水平，并抑制扩容时ANP的分泌。巴比妥药降低ANP释放的原因可能是心血管反应和儿茶酚胺释放受到抑制所致。丙泊酚不改变血浆ANP水平。氟哌利多可降低ANP水平。氯胺酮可增加ANP水平，其机制是兴奋了心血管系统。

(二)吸入麻醉药对ANP分泌的影响

乙醚麻醉增加ANP浓度。氟烷麻醉刺激动物分泌ANP，而不增加人的ANP分泌。恩氟烷、异氟烷及七氟烷麻醉期间ANP水平改变不明显。

(三)气管插管对ANP分泌的影响

当气管插管有严重心血管副作用时，ANP释放增加，从而加快了副作用的消失。

(四)机械通气对ANP分泌的影响

研究表明，PEEP通气 ≥ 0.98kPa ($10cmH_2O$)可抑制ANP的释放。连续胸外负压通气(CNETPV)对ANP影响不大。间歇正压通气(IPPV)和－0.98kPa(－$10cmH_2O$)高频喷射通气(HFJV)可使ANP释放增加。

八、麻醉与内皮素(ET)

心脏手术及麻醉均能影响血浆ET水平，有学者发现在大剂量芬太尼麻醉下冠脉搭桥手术病人转流前血浆ET水平并无明显改变，而心肺转流期间及转流之后却明显升高且与所需治疗的高血压程度相关。对瓣膜置换手术的观察表明，CPB开始后血浆ET增加，在术后4小时达高峰，术后12小时降至接近基础值，ET水平与CI、PVR及SVR无关。但也有研究表明，在大剂量芬太尼麻醉下心脏瓣膜置换手术中，外科操作及CPB均不引起ET的明显升高。麻醉手术期间血浆ET水平的变化与麻醉方法和手术刺激有关，此期间ET的变化规律及其对病人病理生理的影响尚待进一步研究。

九、非麻醉药与应激反应的调控

α_2 受体激动药可乐定或dexmedetomidine能激活孤束核突触后 α_2 受体，抑制交感神经发放冲动，降低交感张力，亦能激活心脏或交感神经末梢的突触前 α_2 受体，抑制去甲肾上腺素的释放，降低血浆CA及肾素的浓度，还能抑制肾上腺皮质激素和β-EP的释放。围手术期的应用可缓解病人术前焦虑状态，减轻气管插管应激反应并稳定术中心血管功能，改善麻醉恢复过程并提供镇痛，但是能否减少围手术期心肌缺血发作尚有争议。

β受体阻滞药美托洛尔、拉贝洛尔及埃莫洛尔主要用来减弱全麻插管心血管应激反应，也有人将埃莫洛尔用于 CABG 手术中的气管插管、切皮及锯胸骨，发现血流动力学稳定、心血管应激反应减弱，同时预防心肌缺血发生。

钙通道阻滞药能有效地控制高血压，减弱 NE 的升压反应，同时还可预防 CA 诱发的冠脉痉挛和心肌炎。围手术期常被用来控制高血压、心律失常及改善心肌缺血，但不宜与β受体阻滞药联合使用。

尽管硝普钠和硝酸甘油能有效地控制围手术期血压升高，但已属不得已的措施，其促进 CA 释放作用往往加重心血管外的应激反应，因此建议与β受体阻滞药或 α_2 受体激动药联合使用。硫酸镁可直接抑制肾上腺素能神经末梢和肾上腺髓质释放 CA，同时具有抗心律失常及稳定心血管功能作用，目前已被广泛应用于围手术期，尤其适用于嗜铬细胞瘤病人、妊娠期高血压疾病病人及心脑外科手术病人。

应激反应的发生可改变前列腺素的代射，反之，前列腺素代谢产物亦可恶化应激反应的程度。已证实非甾体抗炎药(NSAID)能缓解腹主动脉瘤切除术中肠系膜牵拉所致的血流动力学紊乱，减轻术后疼痛所致的机体应激。TXA_2/PGI_2 失衡是引起冠脉痉挛、心绞痛的机制之一。有研究表明全麻气管插管及子宫切除术时子宫牵拉所致的血流动力学紊乱与 TXA_2/PGI_2 失衡有关。因此推测 NSAID 对围手术期心血管功能稳定将起有益的作用，对于缺血性心脏病病人尤有意义。

苯妥英钠是一种抗惊厥、抗癫痫药物，近年来发现苯妥英钠通过中枢抑制交感，稳定神经细胞膜，扩张血管，因此，有人用来减弱围手术期心血管应激反应。有研究表明术前口服苯妥英钠的病人从手术室到恢复室全过程循环稳定。另有研究证实，手术前日下午 4 时和 10 时及术日上午 6 时各口服苯妥英钠 200mg，全麻气管插管时血压波动小，整个围手术期循环稳定，血浆 β-EP 较对照组明显降低。

总之，围麻醉期应激反应因人而异，而防治措施也种类繁多，只有具体问题具体对待，才能将围麻醉期应激反应调控到病人可耐受的最佳状态。

第四节　内分泌功能紊乱的麻醉处理原则

首先，应确定有无内分泌功能紊乱；其次，应明确分泌功能紊乱是由于分泌腺本身的病变还是继发于其他系统疾病，以及是否合并有多发性内分泌腺疾病(MEN)等特殊内分泌疾病。麻醉前有内分泌功能紊乱或疾病的病人，基本上包括因内分泌腺疾病进行手术治疗的病人，以及合并有内分泌腺疾病需要施行其他外科手术的病人。前一类病人多因内分泌腺体肿瘤(良性或恶性)、肥大、增生等引起功能亢进，需进行手术切除。不论何者，其内分泌功能紊乱基本上表现为功能亢进或减退。对于前者，除采用手术治疗外，常配合放射或药物激素或其他化学药物、生物制品等治疗。对于后者，一般采用补充替代疗法，补充生理上所缺乏的激素，以及中药、饮食等治疗。对于功能紊乱所产生的各种并发症，应针对不同问题，进行对症处理。

麻醉前无明显内分泌功能紊乱及疾病的病人，可能由于麻醉手术等各种因素引起麻醉期间或术后病人应激反应，导致内分泌功能紊乱。必须针对麻醉前后病人所出现的临床症状，术中化验检查，结合内分泌系统功能变化的病理生理学特点，从麻醉药物方法，麻醉期间有无出血性休克，二氧化碳蓄积、缺氧等影响进行对症处理。对于某些症状表现严重，经过一般对症处理仍无效果的麻醉手术病人，应考虑有无隐性内分泌功能障碍或疾病(如慢性肾上腺皮质功能减退症)，进行有效的对症治疗。同时，应根据个体化用药原则，精心设计麻醉方案以减少手术应激给机体造成的损害，不断提高临床麻醉水平，主动调控应激反应在“保护机体，保证生存”的适度范围。

(郭向阳　罗爱伦)

参 考 文 献

方圻 . 1995. 现代内科学(上卷). 北京:人民军医出版社,173～210

林桂芳 . 1990. 麻醉与内分泌 . 北京:人民卫生出版社,104～109

林桂芳 . 1997. 深入开展围手术期内分泌代谢改变的研究 . 中华麻醉学杂志,17:323

刘存明综述,林桂芳审校 . 1995. 麻醉应激与甲状腺 . 国外医学·麻醉学与复苏分册,16:197

刘俊杰,赵俊 . 1997. 现代麻醉学 . 第 2 版 . 北京:人民卫生出版社,102～113

钱燕宁综述,林桂芳审校 . 1995. 手术应激反应的新概念——神经免疫内分泌学说 . 国外医学·麻醉学与复苏分册,16:193

吴其夏 . 1991. 体液因素和血液循环病理生理学 . 北京:北京医科大学、中国协和医科大学联合出版社,67～84

徐道妙综述,林桂芳审校 . 1995. 围手术期应激反应及其调控 . 国外医学·麻醉学与复苏分册,16:207

张国楼综述,林桂芳审校 . 1995. 麻醉与儿茶酚胺 . 国外医学·麻醉学与复苏分册,16:203

周苏明综述,林桂芳审校 . 1995. 应激状态下胰高血糖素的变化及对机体的影响 . 国外医学·麻醉学与复苏分册,16:197

Amado JA and Diago MC. 1994. Delayed ACTH response to human corticotrotrin releasing hormone during cardiopulmonary bypass under diazepam-high fentanyl anaesthesia. Anaesthesia,49(4):300

Buket S,Alayunt A,Ozbran M,et al. 1994. Effect of pulsatile flow during cardiopulmonary bypass on thyroid hormone metabolism. Ann Thorac Surg,58:93

Howie MB, Hiestand DC, Romanelli VA, et al. 1991. Can preoperative oral clonidine reduce anesthetic requirement for CABG surgery? Anesthesiology,75:A41

Kirno K,Fribel P,Grzegorczyk A,et al. 1994. Thoracic epidural anesthesia during coronary artery bypass surgery:effects on cardiac sympathetic activity,myocardial blood flow and metabolism,and central hemodynamics. Aneth Analg,79:1075

Monk TG,Mueller M,White PF,et al. 1992. Treatment of stress response during balanced anesthesia. Anesthesiology,76:39

第 8 章　免疫与麻醉

第一节　免疫学基础

免疫学是研究机体免疫系统的组织结构和生理功能的科学。免疫系统的重要生理功能就是对“自己”和“非己”抗原的识别及应答。这种能力对疾病的发生、发展以及对生物的进化有着重大的影响。当生物体与具有抗原性的物质接触时，机体就会对该异物发生量和质上的反应，产生免疫应答。因此，免疫应答是机体的一种适应功能，可使机体与体内外环境保持相对的平衡。

免疫系统是机体一个重要的功能系统，概括起来有三方面作用：一是免疫防御功能，即阻止和清除各种病原体的侵袭。如果功能失调，可出现活性过高如变态反应；或活性过低如反复传染。二是免疫自稳功能，即维护体内细胞的均一性，不断清除衰老和受损细胞等废物，参与体内代谢活动。如其功能失调，可发生自身免疫病。三是免疫监视作用，即识别和清除体内经常发生的突变细胞如癌变细胞，这一功能失调时，突变细胞无限增生便会发展成肿瘤。

一、免疫系统的组织结构

免疫系统是由免疫器官、免疫细胞和免疫分子组成。免疫器官根据它们的作用，可分为中枢免疫器官和周围免疫器官。禽类的法氏囊、哺乳动物和人的胸腺与骨髓属于中枢免疫器官。骨髓是干细胞和 B 细胞发育分化的场所，法氏囊是禽类 B 细胞发育分化的器官。胸腺是 T 细胞发育分化的器官。脾和全身淋巴结是周围免疫器官，它们是成熟 T 和 B 细胞定居的部位，也是发生免疫应答的场所。此外，黏膜免疫系统和皮肤免疫系统也是重要的局部免疫组织。

免疫细胞广义的概念可包括造血干细胞、淋巴细胞系、单核吞噬细胞系、粒细胞系、红细胞及肥大细胞和血小板等。

免疫分子可包括免疫细胞膜分子，如抗原识别受体分子、分化抗原分子、主要组织相容性分子以及一些其他受体分子等。也包括由免疫细胞和非免疫细胞合成和分泌的分子，如免疫球蛋白分子、补体分子以及细胞因子等。

（一）免疫球蛋白分子

到目前为止已发现的免疫球蛋白(Ig)有五

大类：

1. IgG 是生物体内最主要的 Ig，人类血清中其含量最高，主要由脾和淋巴结中的浆细胞合成并释放至血清和组织液中。它对许多细菌和病毒有抑制和中和作用，还能固定补体，从而杀伤细菌。它是唯一能穿过胎盘的 Ig，故能保护胎儿和婴儿免遭感染。正常人含量 8000～16 000mg/L，小儿 2～5 岁时才逐渐达到成人水平。

2. IgA 其血清中含量仅次于 IgG，有血清型和分泌型两种：前者存在于血清中；后者存在于分泌液中，如泪液、鼻腔液、唾液、初乳以及气管、胃肠、生殖泌尿器官的分泌液等。这些开放器官对入侵微生物的防御与其关系密切。

3. IgM 是分子质量最大的。主要存在于血液中，是种属发育过程中最原始的 Ig，是个体发育中最先合成的抗体，1 岁以上小儿的血清 IgM 即达到或接近成人的水平。它主要是血细胞、细菌等细胞型抗原的抗体。现已证明：冷凝素、类风湿因子、梅毒补体结合抗体等都是 IgM 抗体。IgM 能固定补体，故能溶菌和溶血细胞（输血反应），也能中和病毒。在这方面，它要比 IgG 强约 100 倍，因此属高效能抗体。据最近报道，它对革兰阴性菌有很强的杀伤力，如单用抗生素无效，加些 IgM 即有效。

4. IgD 在血清含量甚少，平均少于 0.1mg/ml，功能尚不清楚。

5. IgE 主要在呼吸道及肠道淋巴结中合成，然后进入外分泌液及血中。是血清中含量最低的 Ig，平均 0.00033mg/ml，其生物学功能不十分清楚。易与嗜碱粒细胞、肥大细胞及血管内皮细胞结合，当抗原与 IgE 结合后能使肥大细胞、嗜碱粒细胞释放组胺、5-羟色胺、慢反应物质及缓激肽等药理活性物质，从而引起一系列速发型（Ⅰ型）变态反应。哮喘、枯草热病人的鼻液及蠕虫病病人的血液中 IgE 含量均高。此外，荨麻疹、特发性皮炎、血管性水肿等病人血中 IgE 也常高。

（二）补体系统

补体是人和脊椎动物正常新鲜血清和组织液中一种具有酶原活性的糖蛋白，是可被抗原抗体复合物或其他因素所激活的酶系统。在早期的研究中，发现它在抗体参加的免疫溶血和溶菌反应中是必不可少的物质，故称之为补体。其主要作用是杀菌、溶菌、灭活病毒和溶解细胞。补体不仅参与自身稳定的保护性反应，还可引起免疫病理的损伤性反应。

补体约占血清球蛋白总量的 10%。由 9 种成分组成，分别用 C1、C2、C3……C9 表示。其中 C1 又分为 C 1q、C 1r和 C 1s3 个亚单位，故共有 11 种成分。

补体各成分除 C 1q外，在机体内常以酶的前体形式存在。最初只知道抗原抗体复合物能激活补体，近年来发现补体还可通过另一途径被多糖或凝聚的免疫球蛋白激活。前者称为传统途径，后者称为替代（激活）途径。

传统途径可由抗原抗体复合物、积聚的免疫球蛋白（IgG、IgM）、抗体覆盖的红细胞（输血）等激活物质激活 C1，从而推动整个补体系统后继补体成分的激活过程，以 C1、C2、C3、C5～C9 的顺序而激活，成为分子质量超过 100 万 Da 的复合体，促使细胞溶解。

替代（激活）途径是若干种植物多糖、细菌内毒素、蛇毒、血浆素、备解素、胰蛋白酶、凝聚的免疫球蛋白、麻醉药等抗原物质不经过 C1 而直接激活 C3，完成后继补体成分的激活过程，抗体需经过 1～3 周才能达到一定的数量。

补体活化后，可促进吞噬和引起某些微生物的裂解，还可使肥大细胞释放组胺等，引起血管通透性增高，产生炎症反应，有利于杀菌因素和吞噬细胞集中至炎症局部，将免疫复活物清除。但在特定条件下也会导致组织损伤。

（三）免疫因子

机体的免疫细胞和非免疫细胞能合成和分泌小分子的多肽类因子，它们调节多种细胞生理功能，这些因子统称为细胞因子（cytokines）。细胞因子包括淋巴细胞产生的淋巴因子和单核巨噬细胞产生的单核因子等。目前已知白细胞介素（IL）、干扰素（IFN）、集落刺激因子（CSF）、肿瘤坏死因子（TNF）、转化生长因子(TGF-β)等均是免疫细胞产生的细胞因子,它们在免疫系统中起着非常重要的调控作用,在异常情况下也会导致病理反应。

1. 白细胞介素　在 1979 年第二届淋巴因子的国际会议上,将介导白细胞间相互作用的一些细胞因子命名为白细胞介素,并以阿拉伯数字排列,如 IL-1、IL-2、IL-3。随着分子免疫学的研究进展,不断有新的 IL 被命名,迄今已正式命名到 IL-15,可以预期,还会有更多的 IL 被发现。目前的研究发现,许多 IL 不仅介导白细胞相互作用,还参与其他细胞的相互作用,如造血干细胞、血管内皮细胞、成纤维细胞、神经细胞、成骨和破骨细胞等的相互作用。

2. 集落刺激因子　在进行造血细胞的体外研究中,发现一些细胞因子可刺激不同的造血干细胞在半固体培养基中形成细胞集落,这类因子被命名为集落刺激因子(CSF)。根据它们的作用范围,分别命名为粒细胞 CSF(G-CSF)、巨噬细胞 CSF(M-CSF)、粒细胞和巨噬细胞 CSF(GM-CSF)和多集落刺激因子(multi-CSF,又称 IL-3)。不同的 CSF 对不同发育阶段的造血干细胞起促增殖分化的作用,是血细胞发生必不可少的刺激因子。

3. 干扰素　干扰素(IFN)是最先发现的细胞因子,早在 1957 年,Issacs 等发现病毒感染的细胞产生一种因子,可抵抗病毒的感染,干扰病毒的复制,因而命名为干扰素。根据其来源和结构,可将 IFN 分为 IFN-α、IFN-β、IFN-γ,它们分别由白细胞、成纤维细胞和活化 T 细胞产生。IFN-α 为多基因产物,有十余种不同亚型,但它们的生物活性基本相同。IFN 除有抗病毒作用外,还有抗肿瘤、免疫调节、控制细胞增殖及引起发热等作用。

4. 肿瘤坏死因子(TNF)　是一类能直接造成肿瘤细胞死亡的细胞因子,根据其来源和结构分为两种,即 TNF-α 和 TNF-β。前者由单核巨噬细胞产生;后者由活化的 T 细胞产生,又名淋巴毒素(lymphotoxin)。TNF 除有杀肿瘤细胞作用外,还可引起发热和炎症反应,大剂量 TNF-α 可引起恶病质,呈进行性消瘦,因而 TNF-α 又称恶病质素(cachectin)。

5. 淋巴因子　由活化的淋巴细胞产生的细胞因子都可称为淋巴因子(lymphokine),如 IL-2、3、4、5、9、10、11、12、13,TNF-β,IFN-γ 等均为淋巴因子。

6. 单核因子　由单核巨噬细胞产生的细胞因子统称单核因子(monokine),如 IL-1、6、8,TNF-α,IFN-α 等。

(四)免疫细胞

免疫活性细胞是指受抗原刺激后能发生免疫反应的一类细胞,即具有免疫潜能的细胞。一般包括 T 淋巴细胞和 B 淋巴细胞两大群,前者主要负担细胞免疫,后者主要负担体液免疫。淋巴细胞表面都有识别抗原的受体,T 细胞表面约有 103 个这种受体,而 B 细胞则超过 105 个。每一淋巴细胞株一般认为只有一种类型的识别抗原的受体,体内存有无数淋巴细胞株,所以,机体免疫系统具有识别各种不同抗原的能力。

T 淋巴细胞来源于骨髓的多能干细胞,即一种未分化的前 T 细胞,其中一类迁入胸腺后在胸腺素的引导和作用下,约经10～30 天逐步分化、增殖成具有免疫潜能的小淋巴细胞,称为胸腺依赖性淋巴细胞(thymus dependent lymphocyte),简称 T 细胞,然后经血流、淋巴管定居于淋巴结深皮质区、脾中央小动脉周围和白髓以及淋巴组织中,并通过淋巴管和外周血、组织液等进行再循环,以发挥细胞免疫功能。在外周血液中 T 细胞占淋巴细胞总数的 70%。

哺乳类的 B 淋巴细胞是在类囊结构的骨髓等组织中发育的,故又称骨髓衍生淋巴细胞(bone marrow derived lymphocyte),简称 B 细胞。从骨髓来的干细胞或前 B 细胞在迁入法氏囊或类囊器官后,逐步分化为具有免疫潜能的 B 细胞,然后经过外周血迁出,首先进入脾脏,在此处接触抗原后再迁移到其他外周淋巴器官或组织中。B 细胞主要分布于脾中脾小结、脾索及脾淋巴鞘外层,在淋巴结中则分布于淋巴小结、淋巴索(髓索)以及消化道黏膜下的淋巴小结中。

体内还有一群具有吞噬异物能力的细胞，叫单核吞噬细胞。分大、小两类：大吞噬细胞包括单核细胞以及各种游走和固定的巨噬细胞；小巨噬细胞主要指中性粒细胞。

二、免疫系统的生理功能——免疫应答

机体的免疫应答一般分为感应、应答和效应三个阶段：①感应阶段是识别和处理抗原的阶段，是抗原第一次进入体内，经巨噬细胞处理后将抗原信息传递给免疫活性细胞的阶段。②应答阶段是免疫活性细胞接受抗原刺激后，进行分化、增殖和产生大量致敏 T 细胞和 B 细胞的阶段。此外，尚有小部分细胞转化为记忆细胞，当机体在抗原刺激消失数月或数年后，若再次接触相同抗原，机体能迅速而强烈地产生免疫应答，即回忆应答。③效应阶段是指致敏淋巴细胞再次接受相同抗原刺激时产生抗体和(或)淋巴因子，发挥体液免疫和细胞免疫效应的阶段。

(一)细胞免疫

细胞免疫是指 T 细胞在受到抗原或有丝分裂原刺激后分化、增殖、转化为致敏淋巴细胞所表现的特异性免疫应答，这种免疫应答不能通过血清传递，只能通过致敏淋巴细胞传递。

1. T 细胞亚群 T 细胞是个相当复杂的不均一体，又不断在体内更新，在同一时间可以存在不同发育阶段或功能的亚群，其分类和命名相当混乱，如：①细胞毒性 T 细胞(Tc 或 T_3)，也称杀伤(性)T 细胞(Tk)，只杀伤表面带有特异性抗原和相应组织相容性复合体的靶细胞；②辅助(性)T 细胞(T_H 或 T_1)，有辅助 B 细胞及其他免疫细胞的功能；③抑制(性)T 细胞(Ts 或 T_2)，有抑制 B 细胞及其他免疫细胞的功能；④效应(性)T 细胞(T_E)，有释放淋巴因子的功能；⑤放大(性)T 细胞(T_A 或 Ts)，可作用于 T_H 及 Ts，以扩大其免疫功能的作用；⑥记忆 T 细胞(Tm 或 T_4)，有记忆特异性抗原刺激的作用；⑦迟发型超敏反应 T 细胞(TD)等。

2. 细胞免疫的作用机制 有下列两方面：①直接杀伤作用。致敏淋巴细胞与带抗原的靶细胞直接接触，发生特异结合，使靶细胞膜的通透性发生改变，靶细胞肿胀、溶解以致死亡。致敏淋巴细胞却不受损害，仍可继续攻击其他靶细胞。参与此作用的致敏淋巴细胞称为杀伤(性)T 细胞。②通过淋巴因子相互配合发挥免疫作用。例如皮肤反应因子使血管通透性增高，以利吞噬细胞游出血管及体液因子的渗出；各种趋化因子将相应免疫细胞吸引到炎症区域，进行吞噬、杀伤和清除病原微生物；游走抑制因子吸引过来的粒细胞和巨噬细胞停留在病灶部位；巨噬细胞活化因子、特异性巨噬细胞武装因子加强巨噬细胞清除病原物质的作用；淋巴毒素直接杀伤靶细胞；干扰素阻止病毒在细胞内的增殖。通过各淋巴因子的协同作用，达到清除异物的目的。此外，有丝分裂因子使许多正常淋巴细胞转化为母细胞，放出淋巴因子；转移因子使正常 T 细胞转变为特异的致敏淋巴细胞，也扩大了免疫效能。

3. 细胞免疫的主要作用 ①抗感染作用：主要是针对细胞内寄生的病原微生物，以细胞-细胞方式播撒的病毒，以及某些真菌；②免疫监视作用：被肿瘤抗原致敏的 T 细胞通过特异的杀伤作用和释放各种淋巴因子杀伤肿瘤细胞；③移植物排斥：排斥同种异体器官移植物；④参与Ⅳ型(迟发型)变态反应和自身免疫病的形成；⑤辅助 T 细胞和抑制 T 细胞还参与体液免疫的调节。

(二)体液免疫

1. 抗体的来源 体液免疫中，B 淋巴细胞起主要作用。当可以直接或间接(通过巨噬细胞)与带有相应抗原受体的 B 淋巴细胞结合后，后者便母细胞化，增殖，最后成熟为浆细胞，后者合成和分泌抗体，抗体可游离于体液中，也可与细胞结合。

2. 抗体产生的规律 当抗原第一次进入机体时，经一段潜伏期，抗体效价逐渐上升，达

到高峰后维持一短暂时期，以后又逐渐下降，此为初次抗体应答。第二次再接触同样抗原后，开始抗体量略为降低，此乃原有抗体的一部分与再次进入的抗原相结合，随后抗体效价的上升较初次为快，其高峰时的效价也比初次为高，持续时间也长，是所谓二次或再次（抗体）应答。由抗原刺激所产生的抗体经过一段时间后即逐渐消失，以后再接触抗原可使已消失的抗体迅速上升，是为回忆应答。若再次刺激的抗原与初次相同，则为特异性回忆应答。若抗原与初次不同，则为非特异性回忆应答。后者的抗体效价仅暂时性升高，短时间内即很快下降。

3. 抗体的共同特性　①特异性：抗体只能与相应抗原发生特异性结合。②不均一性：抗体是存在于体液和淋巴细胞表面上由一组不同种类的免疫球蛋白的分子所组成。它们的氨基酸组成和排列以及立体构型既相似又略有差别，因而大小、形状、理化性质和功能也各有差别。③双重性：抗体既有特异免疫功能，又由于其本身是高分子蛋白质，当被注入异种动物体内时，就具有抗体和抗原的双重作用，必须认识到有发生过敏反应的可能性。

细胞免疫和体液免疫是密切相关的一对免疫现象。两种免疫既有分工又有协作，事实上是互相渗透、互相促进，而且互相制约的。首先，细胞免疫中有体液因素参加，例如抗体、补体与抗原结合为细胞吞噬创造了条件并加速了吞噬；又如K细胞的杀伤作用，如无抗体参加根本不能发挥作用。其次，这两种免疫也可能是互相抑制的：肿瘤抗体封闭了靶细胞，使T细胞无法杀伤肿瘤细胞；另一方面，抑制（性）T细胞可以抑制B细胞体液免疫的形成。最后，两种免疫还可以在不同情况下有所侧重。由于一般病原体都是许多抗原决定簇组成的复合体，某些成分可刺激体液免疫，而另一些成分可刺激细胞免疫；有时完全以某一种免疫为主；有时在疾病的不同阶段两种免疫的重要性发生变化，如病毒感染中，体液免疫有积极的预防作用（黏膜上分泌型IgA的局部免疫），而在恢复期可以细胞免疫起主要作用。

（三）免疫耐受

免疫耐受（immunologic tolerance）是指免疫活性细胞接触抗原性物质时所表现的一种特异性的无应答状态（a state of unresponsiveness）。它是免疫应答的另一种重要类型，其表现为对各种抗原均无应答或低应答。免疫耐受按其形成特点可分为天然和获得两种。针对自身抗原呈现的免疫耐受称自身耐受。按照免疫耐受的程度，又可分为完全耐受和不完全耐受。

影响免疫耐受形成的因素：

1. 抗原方面的因素　①抗原的性质；②抗原的剂量；③抗原注射途径。

2. 机体因素　①年龄因素；②遗传因素；③免疫抑制的联合应用。

免疫耐受的机制目前认为有克隆清除、克隆不应答、抑制细胞的作用。

（四）免疫调节

免疫应答作为一种生理功能，无论是对自身成分的耐受现象，还是对“非己”抗原的排斥都是机体的免疫调节机制的控制下进行的。免疫调节机制是维持机体内环境稳定的关键，如果免疫调节功能异常，对自身成分产生强烈的免疫攻击，造成细胞破坏，功能丧失，就会发生自身免疫病。

1. 免疫系统内的调节　①抗原的调节作用；②抗体的调节作用；③独特型网络调节。

2. 神经内分泌免疫网络调节

（1）神经内分泌对免疫系统的调节：已证明免疫细胞上有接受神经递质和激素刺激的受体，可以说几乎所有的免疫细胞上都有不同的神经递质及内分泌激素的受体。这些内分泌激素和神经递质都具有免疫调节功能，如肾上腺皮质激素，它是最早发现的具有调节免疫功能的激素，它几乎对所有的免疫细胞都有抑制作用，包括淋巴细胞、巨噬细胞、中性粒细胞和肥大细胞。除此之外还存在非垂体-肾上腺轴的免疫调节作用。

（2）免疫系统对神经内分泌系统的调节作用：免疫细胞本身可以产生和释放内分泌激

素，也可以通过它们所产生的细胞因子作用于神经内分泌及全身各器官系统。①免疫细胞产生的内分泌激素：白细胞干扰素中有 ACTH 和 γ-内啡肽的活性片段。目前已发现免疫细胞合成的神经递质和激素达 10 余种。②免疫细胞产生的细胞因子对神经内分泌系统的作用：免疫细胞产生的淋巴因子和单核因子除对自身活动进行调节外，还可作用到神经内分泌系统，从而影响全身各系统的功能活动，其中报道较多的有 IL-1、IL-2 及干扰素等。

三、免疫病理

（一）变态反应

机体受微生物感染或接触抗原后，呈现致敏状态，若同样的微生物或抗原再次进入机体，即可与致敏机体内所形成的特异抗体或致敏淋巴细胞发生反应，导致组织损伤，这种由相同抗原进入，引起致敏机体组织损伤的反应称为变态反应（allergy），也称超敏反应（hypersensitivity）。从本质上看，变态反应也是机体为了清除抗原异物的一种免疫反应，它不同于正常生理免疫反应是机体的反应性超过了正常人的生理水平，是一种异常或病理性免疫反应，结果往往造成机体损害（组织损伤或生理功能紊乱）。过敏反应（anaphylaxis）是一种即刻发生的超敏反应，是接触抗原后几分钟内即发生的爆炸性反应。

1. 变态反应的分型 Gell 和 Coombs（1936）根据变态反应中抗体和细胞是否参与、抗体的类型、抗原与抗体或细胞反应的方式以及有无补体参与，而将其分为 4 型。

（1）Ⅰ型变态反应：也称反应素型或速发型。是临床上最常见的变态反应，又称过敏反应。发生机制主要是在变应原刺激下产生以 IgE 为主的对应抗体，IgE 对分布在呼吸道和消化道黏膜、皮下松散结缔组织和血管周围组织中的肥大细胞，以及血液中的嗜碱粒细胞有特殊的亲嗜性，与上述细胞表面的受体结合，成为致敏细胞，使机体处于致敏状态，可维持半年至数年。当机体再次接触相同变应原时，变应原插入两个已与细胞结合的 IgE 抗体之间，使这两个 IgE 分子桥连（cross linking），引起细胞膜构型改变及钙离子流入，使细胞内颗粒脱出。后者释放出组胺、慢反应物质、缓激肽、前列腺素等活性介质和嗜酸粒细胞趋化因子。这些介质的药理效应决定变态反应的临床表现。

过敏反应最常见的变应原是药物、食物及昆虫刺伤。此型变态反应的特点是发生快、消失快，反应过程一般不破坏组织细胞，有明显的个体差异。临床表现决定于活性介质的作用：作用于皮肤可有红肿、荨麻疹；作用于呼吸道可出现流涕、打喷嚏、哮喘、呼吸困难；作用于消化道可有呕吐、腹痛、腹泻等；严重者因缓激肽过多可发生过敏性休克，甚至死亡。属此型者有青霉素过敏性休克、血清过敏症、支气管哮喘、过敏性鼻炎、过敏性胃肠炎等。另外，称作特应性的变态反应，如枯草热也属此型。

（2）Ⅱ型变态反应：又称溶细胞或细胞毒性型。其变应原多为药物半抗原和血型物质，有时也见于某些病毒及某些细菌成分。发生机制是 IgG 和 IgM 抗体与靶细胞上的抗原相结合，或与细胞表面所吸附的抗原或半抗原相结合，或抗原与抗体结合后吸附于细胞表面，由于补体参与引起细胞溶解，也可因抗体与细胞结合后被巨噬细胞吞噬裂解。受损的组织主要是血细胞和肺、肾血管的基底膜。常见疾病有输血反应、新生儿溶血病、溶血性贫血和链球菌感染后的肾小球肾炎等。

（3）Ⅲ型变态反应：又称免疫复合物型。其致敏机制是 IgG 和 IgM 抗体在抗原量稍多的情况下，形成大分子的可溶性免疫复合物，沉积于毛细血管基底膜或其间隙，激活补体，吸引中性粒细胞到局部，后者在吞噬作用过程中释放溶酶体酶，损伤血管及邻近组织，引起血管炎。最常见的沉积部位是皮肤、肾小球和关节滑液囊等。常见疾病有血清病，肾小球肾炎、过敏性肺炎以及局部过敏坏死反应（Arthus 反应）。

（4）Ⅳ型变态反应：又称迟发型或细胞反应型。此型是 T 细胞所介导的，与抗体无关。当致敏 T 细胞与相应抗原或靶细胞接触后，可转变为直接破坏靶细胞的杀伤细胞，或成为能生成淋巴因子的效应细胞产生炎症应答。常见病有传染性变态反应、接触性皮炎、过敏性脑脊膜炎等。还有器官移植的排斥反应。

还有人提出Ⅴ型和Ⅵ型，尚未获公认。

临床遇到的往往为混合型，不过以某一型表现较为突出而已。最常见的是Ⅰ型，其次是Ⅲ型，而Ⅱ、Ⅳ型少见。

在同一病人中产生变态反应的机制可能包括一种以上的机制。

2. 变态反应的防治原则　一方面尽可能找出变应原，避免与之接触，另一方面针对变态反应发生、发展的基本过程，切断或干扰其某个环节，以中止其继续发展。现用方法有：①脱敏；②阻止活性介质释放；③对抗活性介质的作用；④改善效应器官反应性；⑤肾上腺皮质激素。

(二)自身免疫性疾病

自身免疫是指免疫系统对宿主自身成分表现出免疫反应性增高而导致对自身组织损害的病理过程，其本质属于变态反应。根据变态反应的机制，自身免疫病有4型(Ⅱ、Ⅲ、Ⅳ、Ⅴ)。在自身免疫病中，往往存在两种或更多种机制，如红斑狼疮的溶血性贫血属Ⅱ型，皮疹、脉管炎及关节炎属Ⅱ型，狼疮性肝炎属Ⅳ型。自身免疫病与变态反应的区别在于，前者有明显的遗传倾向。感染、手术、药物或辐射等外因可改变自身物质的理化性状，使自身组织成了能被免疫系统所识别的自身抗原，因此，所形成的变态反应也属于自身免疫病。

第二节　麻醉与手术及应激对免疫功能的影响

麻醉药物对机体免疫功能有着直接或间接的影响，而麻醉与手术操作引起的应激反应对免疫的影响更大。麻醉过浅、手术创伤以及缺氧使得机体产生应激反应释放儿茶酚胺和肾上腺皮质激素而影响免疫功能。现已发现神经-内分泌-免疫三大系统间的相互作用、相互制约，构成一个复杂的网络，任何环节紊乱都会影响其他系统功能。神经介质及内分泌激素是神经内分泌系统作用于免疫系统的主要物质基础。

一、手术、麻醉与应激反应

术中创伤刺激持续作用于机体，其强度不断改变，机体应激反应的程度也不断随之变化。交感神经-肾上腺髓质反应是创伤后首先发生的反应，引起机体血浆CA分泌增加，心率加快，血压升高，血流重新分配。随后下丘脑-垂体-肾上腺轴等内分泌轴激活，表现为机体对应激最慢和最长的生理反应。

伤害性刺激信号首先经神经传入中枢，激活丘脑下部，引起交感神经兴奋。使外周交感神经末梢释放去甲肾上腺素和肾上腺髓质分泌肾上腺素增加，故术中血浆CA含量升高，上升的程度与手术刺激强度呈正相关。

创伤刺激信号传入中枢激活丘脑下部后，丘脑下部分泌促皮质素释放因子(proopiocortin)，此物再分解为ACTH和β-脂肪释放激素(β-TPH)两大系列产物。ACTH能刺激肾上腺皮质合成和释放糖皮质激素；促进肾上腺髓质合成和分泌CA。手术创伤条件下，肾上腺皮质-垂体轴负反馈机制遭到破坏，术中血浆ACTH和皮质醇含量显著升高，升高的程度随手术刺激强度增加而增加。

术前病人恐惧和焦虑可引起显著的应激反应；麻醉本身与手术操作引起的应激反应相比并不重要，然而气管插管、低温术以及麻醉处理不当引起的并发症却是应激反应很重要的原因。

术中手术刺激的强度无法控制，而选择合适的麻醉方法、麻醉药、改善麻醉技术和调节麻醉药的剂量则能调整和抑制应激反应。区域麻醉抑制手术应激反应比全麻好得多。

手术、麻醉所致的神经-内分泌功能紊乱引起机体内糖皮质激素、内啡肽、脑啡肽、ACTH等大量分泌，它们对淋巴细胞增殖、分化及功能发挥均有显著抑制作用。对吞噬细胞的移动、趋化性及白细胞透血管渗出抑制明显。B和T淋巴细胞功能都受麻醉和手术的抑制,术后B淋巴细胞减少。围手术期T淋巴细胞的抑制程度与手术应激的程度成比例,NK细胞的活性在术后几天明显下降,说明影响免疫抑制的重要因素是应激反应的激素方面。

小儿手术后白细胞数明显增加,白细胞的趋化性及补体的含量均增高,白细胞吞噬指数及细胞内杀伤能力下降,但这些指标的变化都没有统计学意义。小儿手术后导致的免疫变化是与年龄相关的,即年龄越小,手术及麻醉导致的免疫抑制越严重。小儿手术后所出现的免疫抑制与手术大小无明显关系。由于儿茶酚胺类激素使淋巴细胞滞留于淋巴结、骨髓、脾及胸腺,而致血中淋巴细胞数目减少,即淋巴细胞在网状内皮系统再分布的结果。手术病人血液中皮质类固醇激素水平升高,在这个高峰之后1~2天即出现淋巴细胞数目的减少,使循环中的淋巴细胞重新分布到淋巴组织中去。麻醉对免疫系统产生抑制作用,但手术的抑制作用更大。

二、麻醉与手术对感染和抗肿瘤作用的影响

(一)对机体抗感染的影响

术后感染在住院病人中占有一定比例。感染增加的因素很多,最重要的是手术时间延长和激素治疗,使宿主的防御机制受抑制,从而使病原体入侵机体。感染时的炎症反应需要产生和动员大量中性粒细胞,随后,这些细胞移动至炎症区,进行吞噬作用。实验研究发现,局麻药、静脉麻醉药和吸入麻醉药的临床常用浓度对白细胞趋化性移动和淋巴细胞转化作用均有一定抑制作用。各种浓度的静脉麻醉诱导药、麻醉性镇痛药和局麻药也能抑制吞噬细胞的活动。大量研究证明,麻醉与手术可以改变机体多方面的免疫功能。可以想象,由于手术与麻醉抑制了免疫系统,可使病人手术后发生感染的可能性增加,或使并存的感染加重。同时,麻醉与手术导致的免疫系统被抑制,可以干扰免疫系统抑制恶性细胞增殖的正常保护作用。吸入性麻醉药物对免疫功能的作用均与剂量相关。氟烷和乙醚都能直接抑制吞噬细胞的移动和吞噬作用本身。长期接触氧化亚氮(N_2O)和氟烷可使骨髓细胞发育停止和白细胞减少。硫喷妥钠等静脉麻醉药对淋巴细胞转化及抗体生成均有明显的抑制作用。以上各点均使围手术期潜在感染的危险性增加。在一般的麻醉时间和药物剂量下,对机体产生的抑制免疫活性作用在临床上是有意义的。但手术后感染的发生率似乎与病人体质、外科损伤和伴随的皮质醇、儿茶酚胺的释放关系更大。已知皮质醇和儿茶酚胺可抑制吞噬作用。如无手术刺激,麻醉药不能引起循环中皮质醇和儿茶酚胺水平的升高。同时,从已有的资料中了解到麻醉对免疫系统的抑制是短暂、可逆的,也不太重要(但对易感病人,有可能影响其术后并发症的发生率和死亡率),而手术所致应激反应的一部分——皮质醇和儿茶酚胺的释放,却可造成较长时间的免疫抑制作用。因此,麻醉和手术的应激反应,在术后感染中起重要作用。大量动物实验提示可改变宿主防御功能,致使感染发病率和死亡率增高。

因手术刺激可致应激反应,而使机体抗感染的能力下降。由此推理,适宜深度的麻醉比过浅的麻醉更合理,因为过浅的麻醉不能完全降低交感神经系统的兴奋性。未能证明通过麻醉深度或选择不同麻醉方法可以改变术后感染的发生率。但麻醉越完善,围手术期镇静止痛越充分,则应激反应越轻,对免疫的抑制也就越小。

(二)对机体抗肿瘤作用的影响

肿瘤细胞具有抗原性,宿主细胞的免疫应答可抑制肿瘤生长,因此,免疫活性对宿主抗肿瘤极为重要。在临床印象中,有些病人术前诊断癌症,在麻醉和手术后,肿瘤生长很快。有人报道乳腺癌病人在氟烷麻醉下做乳房切除术后,白细胞杀灭肿瘤细胞的能力降低,抑制状态可达7天之久。氟烷麻醉下切除Wilms瘤的病人也有类似情况。体外实验证明巴比

妥和氟烷能抑制细胞毒性T细胞杀灭肿瘤细胞的作用。麻醉和手术的免疫抑制作用可能使肿瘤在术后易生长或扩散。尽管如此，直至目前仍未能证明麻醉药的短期作用对宿主抗肿瘤有何意义。与抗感染一样，更重要的是手术刺激引起的应激反应抑制了机体的免疫活性。动物实验证明手术应激反应能促进动物肿瘤发育生长更快。逻辑上，采用区域阻滞或深度全身麻醉可抑制应激反应，但尚无强有力的证据支持这一理论。

三、麻醉药物与细胞因子

麻醉药物对机体免疫功能的影响。麻醉药物可以抑制淋巴细胞转化、抑制抗体的生成、影响自然杀伤细胞功能、影响吞噬细胞的数目和功能以及白介素2受体(IL-2R)表达。这些作用可能是通过对机体应激反应、内分泌调节、神经递质的释放、细胞因子的相互作用及对细胞表面受体和离子通道的影响而引起，其中细胞因子在麻醉药物作用中所处地位日益受到重视。

(一)麻醉药物与单核细胞激活因子

单核细胞激活因子(MAF)是由巨噬细胞分泌，具有激活巨噬细胞、提高其吞噬和消化能力，促进单核细胞成熟功能的物质。硬膜外麻醉病人的MAF术前与术后变化不显著，而全麻病人术中与术后MAF的产生有所减少，说明全麻病人的血清中有淋巴细胞抑制因素存在。

(二)麻醉与干扰素

干扰素是由于病毒的存在和刺激，由宿主基因所编码细胞产生的一种蛋白分子，其作用是抑制病毒的mRNA翻译作用。

吸入性麻醉药中氟烷能抑制单核细胞干扰素的产生。在氟烷环境中4小时，单核细胞在受到poly I∶C刺激，α-干扰素的产生明显受到抑制；淋巴细胞在PHA的刺激下产生α-干扰素的能力也受到一定程度的影响。干扰素可以治疗由于氟烷麻醉引起的人单核细胞γ-干扰素释放的增加，以减少细胞的损伤。阿片类物质对人单核细胞干扰素的产生有一定的作用。γ-干扰素能有效地降低吗啡和美沙酮合用依赖大鼠的戒断症状，但对单独使用美沙酮引起的戒断症状则无明显效果，故认为干扰素是治疗吗啡依赖的有效的调节剂。

(三)麻醉与白细胞介素(IL)及肿瘤坏死因子(TNF)

氯胺酮对单核细胞产生IL-1的能力有明显抑制作用。目前认为IL-1是一种神经免疫递质，故麻醉镇痛药物可以通过对它的作用而产生一定的生理效应。试验证实阿片类物质作用的单核细胞，IL-1的生成减少。IL-1可以增加促肾上腺皮质激素释放因子和加压素诱导的人体周血单个核细胞释放免疫活性物质β-内啡肽的含量。咪达唑仑可延迟促白细胞增多因子引起单核细胞分泌IL-1，说明镇静剂可影响应激引起的机体免疫反应。氯胺酮在低于临床用药的血液浓度时即开始抑制IL-2的产生，随着药物浓度的增加，IL-2的活性抑制维持。氯胺酮对IL-2产生的抑制可能与药物抑制淋巴细胞转化和增殖以及抑制了单核细胞产生IL-1有关。采用异氟烷-氧化亚氮麻醉病人的IL-6及血浆皮质醇的升高，比采用丙泊酚和阿芬太尼静脉麻醉者出现早，上升幅度高；并认为阿芬太尼因直接影响细胞内cAMP的含量，从而干扰了细胞因子的合成及释放过程。

麻醉和手术中，机体免疫反应过程中释放细胞因子，其释放量与手术大小、麻醉深浅及麻醉用药有关。细胞因子调节巨噬细胞、B细胞和其他细胞间的相互协作、识别和清除。对麻醉及术后病人感染的发生、肿瘤播散、移植组织存活时间及预后有极大的影响。因此，了解麻醉药物与细胞因子间的相互作用及对机体免疫功能的影响，为临床选用更适合的麻醉镇痛药有着重大的意义。

四、与变态反应有关的药物

所有麻醉时可能注射的药物，实际上都曾

有变态反应的报道。包括肌松药、麻醉诱导药、局部麻醉药、阿片类、木瓜凝乳蛋白酶(chymopapain)、抗生素、鱼精蛋白、血管内造影剂、血和血容量扩充剂等。虽然,由于麻醉药的作用,变态反应的临床表现可能有所不同,但尚未能证明麻醉药可以改变过敏反应的发生率。麻醉药引起的过敏反应较为少见,据国外报道,发生率为1∶5000～1∶25 000。

(一)肌肉松弛药(muscle relaxants)

报道过敏反应和类过敏反应最多的是在给肌松药后。而且,肌松药之间可能有交叉过敏反应。据估计,在对同一种肌松药有过敏反应的病人中50%对另一种或多种其他肌松药也有过敏反应。肌松药间有交叉过敏说明它们在结构上类似,特别是都存在一个或多个具有抗原性的季铵基。事实上,在对琥珀胆碱和其他肌松药有过敏反应的病人中已检测出有针对胆碱的特异性IgE抗体。全部肌松药都可能诱发肥大细胞和嗜碱粒细胞释放组胺,其中诱发作用最小的是维库溴铵(vecuronium)。

在第一次给肌松药就发生过敏反应者,说明病人以前接触过化学成分中含有季铵基的化妆品和肥皂,已被致敏。此种首次对肌松药过敏的报道大多为女性病例。

琥珀胆碱和青霉素虽然结构不同,但许多对琥珀胆碱过敏的病人对青霉素也过敏。此外,液体型的琥珀胆碱含有对羟苯甲酸甲酯保存剂,此保存剂可刺激机体产生抗体,导致过敏反应。

(二)麻醉诱导药(drugs used for induction of anesthesia)

巴比妥类药用以麻醉诱导时,引起变态反应的非常罕见,其发生率约为1∶30 000。但是,一旦发生,常威胁生命。此类病人大多数有过敏史,如哮喘、对青霉素过敏等,而且以前对巴比妥类等麻醉药无过敏反应。如曾报道1例长期口服巴比妥类平安无事,但在用硫戊比妥(thiamylal)进行麻醉诱导时,突然发生变态反应。巴比妥类药引起的变态反应最常见的机制是免疫介导的过敏反应。当怀疑病人对硫喷妥钠(thiopental)过敏时,可静脉注射硫喷妥钠10μg,40分钟后,若IgE的血浆水平显著下降,则证明该病人对此药确实过敏。硫代巴比妥类和氧化巴比妥类均能引起变态反应。但实验资料提示,美索比妥(methohexital)引起组胺释放的可能性很小。

依托咪酯(etomidate)曾被称为"免疫学安全"诱导药,在超过3 000 000次的用药中,未曾报道过敏反应。近来虽有报道,但其变态反应与其他麻醉诱导药不同,主要表现为皮肤潮红、荨麻疹以及胃肠道症状,而无心肺症状。同样,氯胺酮(ketamine)也未必能引起威胁生命的变态反应,但有引起皮疹的报道。

丙泊酚(propofol)近年被认为是目前免疫较安全的静脉麻醉药,变态反应发生率较低。

阿法多龙(安泰酮)和丙泮尼地(普尔安)的变态反应发生率较高,约1∶1000,其商品制剂的溶媒聚氧乙基化蓖麻油(cremophor)也可能引起变态反应。

(三)局部麻醉药(local anesthetics)

局部麻醉药虽然经常应用,但很少发生变态反应。而且,常错误地将因局麻药血浓度过高而产生的全身毒性反应当作变态反应。据统计,所有局麻药的不良反应中,只有大约1%属于变态反应机制。

1. 鉴别诊断 通过详细地询问病史、回顾分析以往病历记录中描述的症状及发病的情况,常可正确地鉴别出局麻药的中毒反应。例如,低血压和惊厥是局麻药血浓度过高引起全身反应的特点。相反,如病人表现荨麻疹,结膜炎和支气管痉挛,则变态反应的可能性最大。这些早期的过敏现象可以发展到后来的喉头水肿。此外,注射局麻药后,出现心率缓慢和晕厥,提示迷走神经反应,若出现心动过速和高血压,则可能由于混合在麻醉药中的肾上腺素被全身吸收所致。

2. 变应性的潜在因素 按局麻药的化学结构可分为两大类,酯类局麻药有普鲁卡因(procaine)、丁卡因(dicaine)等。酰胺类包括利多卡因(lidocaine)、辛可卡因(地布卡因,沙夫卡因,dibucaine)、布比卡因(丁哌卡因,麻卡因,marcaine)、甲哌卡因(卡波卡因,carbocaine)等。酯类局麻药可以分解产生与对氨苯甲酸有关的代谢产物,而对氨苯甲酸是具有高度抗原性的复合物。因此,酯类局麻药比酰胺类更易引起变态反应。事实上,酰胺类局麻药导致变态反应的报道极为罕见。此外,局麻药的溶液中还可能含有对羟基苯甲酸甲酯(methylparaben)或对羟基苯甲酸丙酯(propylparaben)作为保存剂,具有抑制细菌和真菌生长的作用。此类保存剂在化学结构上与对氨苯甲酸相似,故可成为半抗原。因此,变态反应的发生,可能是由于病人以前曾受此类保存剂的刺激而产生了特异性 IgE 抗体,并非是局麻药的刺激。

酯类和酰胺类局麻药之间无交叉致敏性。因此,对酯类局麻药过敏的病人可用酰胺类,反之亦然。

3. 变态反应的预防 要证明病人对局麻药过敏是很困难的,皮内试验仅对酯类局麻药有反应,而且,由于针刺损伤局部皮肤或因刺破皮肤后局部释放组胺,致使假阳性率较高。因而皮肤试验的结果不能作为判断是否对局麻药真正过敏的可靠指标。尽管存在上述缺点,为了安全使用局麻药,有人推荐通过病史(有无过敏史),结合皮内试验结果,选择合理的局麻药。对肯定有过敏史,且无法证明药物对其是安全的病人应该用无保存剂的局麻药做皮内试验,阴性反应者,可安全地接受该种局麻药。

(四)阿片类药(opioids)

阿片类为中枢神经系统镇痛药,主要有吗啡(morphine)、哌替啶(度冷丁,dolantin)、芬太尼(fentanyl)等。给以阿片类药后发生过敏反应的很少见,但也有可能。据文献记载,只有1例证实为哌替啶引起的过敏反应。此外,也曾观察到在注射芬太尼后,出现延迟的过敏反应症状。阿片类药,特别是吗啡,可直接刺激肥大细胞和嗜碱粒细胞释放组胺,对敏感的病人产生类过敏反应。临床实践证实吗啡静脉注射后的血浆组胺浓度与全身血管阻力及平均动脉压下降幅度之间有直接关系。

五、自身免疫病与麻醉管理

大多数自身免疫病病人在手术前均已接受激素治疗,因此,围手术期需进行激素保护。凡是仍在用药或过去半年内曾用药达1个月以上者,应于手术前晚或麻醉前用药中加氢化可的松100~200mg肌内注射,术中、术后再给予半量。其他免疫抑制药因有细胞毒作用,且有可能与某些麻醉药的免疫抑制作用重叠,故术前应停用。病人应在肝、肾、骨髓功能恢复后再行手术。

(一)系统性红斑狼疮

长期用激素治疗者须注意有无多发性消化道溃疡、肾上腺皮质功能不全、感染等。对面部有病变的盘状狼疮型病人,麻醉时应注意使面罩与面部接触良好。

(二)类风湿关节炎

颈椎受累病人,头后仰常受限制,全麻时行气管内插管极为困难,适宜用纤维光导镜清醒插管。据统计,约有26%的类风湿关节炎病人并发环状披裂软骨关节炎,表现为软骨黏膜肿胀,声门狭窄,甚至局部有纤维化,插管也极困难,且极易损伤声带,最好避免采用气管内麻醉,必要时应考虑做气管造口。

(三)贝赫切特病(白塞病)

表现为口腔黏膜和外阴的疼痛性小溃疡,咽部溃疡瘢痕形成而致局部变形的病人应估计到插管可能有困难。中枢神经系统受损害者称神经性贝赫切特病,其临床表现有时与麻醉后神经障碍的症状相混淆,因而最好避免椎管内麻醉。

(四)干燥综合征(sjögren syndrome)

由于泪腺、涎腺分泌减少,表现为角膜、结膜、口内均干燥。由于气管、支气管黏膜分泌减少,麻醉前可省去颠茄类药,麻醉中吸入的气体应增加湿化处理。

(五)多发性大动脉炎

病变主要在主动脉及其主要分支,锁骨下动脉狭窄或闭塞可致一侧或两侧桡动脉搏动微弱或消失,难以测出上肢血压,故又称无脉症。肾动脉狭窄可致肾性高血压、左室肥厚、心脏扩大。应以肾上腺皮质激素作保护,麻醉中应考虑各脏器血管狭窄并非一致,需用多种监测仪掌握各重要脏器的血流量,术前、术中应避免诱发心动过速或血压上升。

(六)多发性肌炎

表现为肌肉疼痛,无力。通常先侵犯四肢骨骼肌,使其肌力降低。上楼、蹲下均感困难。咽部和食管肌肉受累可使吞咽无力,肋间肌和膈肌受累则引起呼吸困难。麻醉中应尽量减少肌松药的用量。

(七)原发性肾上腺皮质萎缩(Addison病)

由于自身免疫而致肾上腺皮质萎缩,肾上腺皮质类固醇激素缺乏而表现为衰弱、皮肤黏膜色素沉着、体重减轻、低血压、低血糖、失盐性脱水等。术前应尽可能口服食盐,每日10g。术中、术后输液应注意补充氯化钠、乳酸钠等电解质,但要防止高血钾。激素保护需同时给予糖皮质激素和盐皮质激素。

(八)桥本甲状腺炎

表现为甲状腺功能低下。术前只用阿托品。以N_2O-氧-肌松药维持浅麻醉。病人怕冷,耐寒能力低,术中应注意保暖。需行急症手术时,最好先静脉注射速效甲状腺素。如无条件,可口服甲状腺片。病情允许下延迟手术至甲状腺功能改善。

(九)重症肌无力

重症肌无力是一种神经肌肉的兴奋传递功能障碍,并以骨骼肌疲乏、无力为特征的慢性自身免疫性疾病。75%重症肌无力病人的胸腺有病理改变,大部分病人需行胸腺切除术。麻醉前给药以剂量小、能镇静又不抑制呼吸为原则。但阿托品不得省略。术中尽可能不用对神经肌肉传导及呼吸功能有影响的药物,以防呼吸危象的发生。非去极化肌松药如筒箭毒碱因可加重肌无力的程度,应禁忌。去极化肌松药如琥珀胆碱用后一般无异常反应,为本病可采用的肌松药。

附:获得性免疫缺陷综合征

获得性免疫缺陷综合征又名艾滋病,是由人类免疫缺陷病毒(HIV)引起的传染性疾病。HIV是一种逆转录病毒,能破坏人体的免疫系统,其最终表现为致命性的感染。艾滋病易感人群为男性同性恋者、吸毒、围生期感染以及通过输血或血液制品等途径进行传播。主要是性感染,最常见的感染是卡氏肺孢子虫肺炎。25%的艾滋病患者可合并Kaposi肉瘤,其特点为四肢皮肤出现多处红棕色或紫色的斑块、斑点或结节,一般不痛。

麻醉管理和保护措施:目前认为直接接触HIV感染病人的医务人员的职业性HIV感染率低于2‰。尽管职业性传播的危险性非常低,但为保护医院工作人员,也应采取合理的预防措施:①避免被HIV感染者使用过的针头刺破皮肤,皮肤有开放伤口者绝对不能与已证实或怀疑艾滋病病人的物品接触;②进行气管插管、放置鼻胃管、动静脉插管等操作时均应戴手套。行气管镜检查可戴护目镜和口罩;③可能接触污染的体液、血性分泌物或排泄物时应穿隔离衣,脱手套和隔离衣后,离开病人的房间前,应仔细洗手;④一次性使用的器材接触病人后应焚化或遵照医院有关感染废弃物的规定处理;⑤重复使用的器材物品应按乙型肝炎病毒污染物的规定处理;⑥艾滋病病人应使用一次性针头及注射器,用后要及时放在专用容器内处理;⑦应使用一次性供呼吸的管道系统,用后即销毁。凡感染物可能飞溅过的麻醉设备表面均应用1∶10的5.25%次氯酸钠稀释液消毒;⑧化验标本或组织标本应标记上

"当心艾滋病"或"生化性危险物"等字样，并置于密闭塑料袋及器皿中，送往实验室；⑨已确诊或怀疑艾滋病病人的床旁应放置复苏设备，包括简易呼吸器、气管内插管等，以避免紧急情况时作口对口复苏。

第三节　围手术期输血的免疫抑制及其临床意义

输血在外科领域应用广泛，值得注意的是，输血具有许多潜在的危险性，其中输血反立、代谢紊乱、凝血障碍、病毒和细菌性疾病的传播等均已得到证实。除此之外，非手术病人输异体血能诱发一些免疫功能改变，如NK细胞活性降低，T淋巴细胞胚样转变抑制，T淋巴细胞抑制因子增加等。这些免疫功能在抗感染和恶性肿瘤细胞播散方面均有十分重要的作用。一些基础研究也证实输血后3～9年内患癌症的危险性增加。围手术期输全血加重术后免疫功能损害。输血可以传播肝炎、巨细胞病毒、人类免疫缺陷病毒及其他病毒感染性疾病，这使人们对输血的看法发生了改变。

一、输血后免疫抑制的原因

有以下几种说法：①选择假说，输血起了一种抗原免疫攻击试验的作用；②受体产生了类似于对血液、移植物共有抗原的耐受性应答；③输血广泛地降低了对各种抗原攻击的免疫应答，即产生非特异性免疫抑制。

具体的作用机制可能为：①T淋巴细胞减少；②自然杀伤细胞减少；③全身抗体的产生。

输血诱导免疫抑制主要是由于外源性组织相容性抗原出现在体内所引起。人类组织相容性抗原作为白细胞抗原(HLA)而发挥作用。输入血中的白细胞及血小板衍生物，可能是引起输血后诱导免疫抑制的主要原因。此外，红细胞及其分解产物的免疫抑制作用可能还与其促使吞噬细胞释放PGE_2有关，输入的损害红细胞被脾细胞扣压后能引起网状内皮系统受损。即使输入缺乏白细胞及血小板的红细胞也难以避免异体抗原刺激引起的免疫抑制。而血浆及血浆类似体液包含物质，如抗独特型抗体及其他免疫调节分子亦是引起敏感机体发生免疫抑制的重要原因。

二、输血对恶性肿瘤的影响

手术期间输血的头颈部癌患者生存率降低。Ⅰ、Ⅱ、Ⅲ期乳腺癌病人，围手术期未输血者累计5年生存率为65%，而输血组则为51%，各期均相似。围手术期输血与否对乳腺癌病人是一个重要的预后因素。非小细胞肺癌(NSCLC)输血2次以上者，肿瘤复发的危险性相对增加，并且输血可缩短存活期，肺癌发现手术期未输血组5年生存率为44%，而输血组为27%。围手术期输血能增高结肠癌根治术后复发率。前列腺癌输血病人致死的危险性较未输血者高2.82倍，并且输全血的病人复发率高。子宫颈癌术中输血对病人的预后等产生不良影响。胃癌术后5年存活率，输血组明显低于未输血组。

输血与肿瘤复发也密切相关。许多研究结果均表明，恶性肿瘤病人术中输血能增加肿瘤手术后复发率和降低长期存活率。输血与手术切除的结肠癌、肺癌、胃癌、前列腺癌、宫颈癌、肾癌及肉瘤等病人的长期存活率有比较肯定的负相关关系，能增加术后早期复发和癌症相关死亡，并且与混淆的多变因素如手术时间、肿瘤病程、肿瘤局限程度、术前贫血及年龄等无关。

三、输血免疫抑制的临床意义

(一)输血与移植器官存活

输血能延长移植肾的存活时间，早在20世纪70年代即已得到广泛证实。全血、浓缩白细胞甚至无白细胞的部分浓缩红细胞的输入在尿毒症病人及动物实验都能促进其移植肾的存活。但人们同时发现，肾移植病人术前接受输血有可能促使病人血液中产生降低肾移植存活的毒性抗体，且抗体产生量与输血量呈明显正相关，从而增加了在肾移植术前大量输血的顾虑。目前比较一致的看法是术前输血5～10次较为理想。

(二)输血与术后感染发生

在腹部创伤探查、结节性回肠炎、肢体开放骨折、体外循环等手术病人中，输血是引起感染最有意义的因素。输血的免疫功能抑制作用可能是造成术后感染并发症的主要因素。因为输全血增加这些并发症的危险，因而认为白细胞成分起重要作用。此外，输入异体全血制品似乎是造成手术和创伤后感染并发症的一独立危险因素。

(三)输血与器官系统衰竭

最近的研究结果表明，输血也是引起器官系统衰竭有显著意义的独立因素。接受大输血的战场伤员、急诊病人易发生呼吸衰竭。

输血对病人免疫功能的影响很明确，但是，由于慢性消耗、失血性贫血以及手术出血等原因，常常又面临着需要输血的挑战。对于确有必要输血的肿瘤患者，应采用成分输血，尽量避免全血输入。自身输血比同种异体血所引起的免疫抑制危险小得多，并提出择期手术病人自身输血或血液稀释有重要的作用。近年来，国内一些地方已开展了血液稀释自体输血在肿瘤手术中的应用，并已取得了良好的效果。

(李　军)

参考文献

钱天维．1994. 免疫系统疾病与麻醉．见：王天柱主编．人体疾病与麻醉．天津：天津科技翻译出版公司，577～596

史誉吾．1997. 麻醉与免疫．见：刘俊杰．赵俊主编．现代麻醉学．第 2 版．北京：人民卫生出版社，133～136

Salo M, Walking J. 1982. Effects of anesthesia and surgery on the immune response. In: Watkins J, Salo M eds. Trauma Stress and Immunity in Anesthesia and Surgery. London: Butter Worths, 121

第 9 章　水、电解质、渗透压平衡与失常

水、电解质、渗透压三者之间的关系极为密切而且相互影响。细胞内、外液中电解质含量决定了体液渗透压高低，而渗透压的高低又决定了水的分布与去向。反之亦然。三者又可通过复杂的神经、体液机制作用于肾脏，在机体代偿能力之下加以调节，使其尽量维持在正常范围内以适应细胞的生存。

第一节　水、电解质、渗透压平衡

一、水平衡

细胞要生存和发挥其生理功能就必须不断地进行新陈代谢，其本质为一系列复杂的生物化学反应。这些反应又必须在水溶液中进行并赖以载运和转归。机体内的水分不仅在数量上要相对稳定，而且在体内的分布上亦不能发生紊乱。

(一)总体水量

较简单和通用的方法是按体重计算，年龄越小所占比例越大。新生儿为 80%，婴幼儿为 70%，6～14 岁为 65%，成人为 60%。由于脂肪含水量少(20%)，肌肉组织含水量可达 70%以上，故肥胖者较肌肉发达者应相对较少(主要影响细胞外液含量)。细胞外液如按体表面积计算则较为准确，即每平方米体表面积含细胞外液为 6000ml，细胞内液和体重则关系密切且恒定，每千克体重含水量为 400ml。如一个体重为 70kg 的病人，体表面积为 1.75m^2，体液总量应为 6000ml × 1.75 + 400ml × 70 = 10 500ml + 28 000ml。细胞外液占总液量 27.3%。按体重计算则为 70 000ml × 0.2 + 70 000ml × 0.4 = 14 000ml + 28 000ml = 42 000ml。显然，细胞外液量偏多，约 30%，且占体液总量的 33.3%。

(二)总体水(体液)的分布

以细胞膜作为界限可划分为细胞内液和细胞外液。

1. 细胞内液　约占总体液的65%～75%。

2. 细胞外液　约占总体液的 25%～35%。其中又分为：

(1)血管内液：即血浆水(包括淋巴液)，约占细胞外液的 25%，体重的 5%。

(2)组织间液：为存在于细胞间隙的液体，含量最不稳定，约占细胞外液的 75%，比血浆量高出 3 倍，似一水库。被毛细血管内皮与血管内液隔开，不受晶体渗透压的影响。若丢失 1 份全血量需要 4 份晶体液才能补足血容量的道理即在于此。

(3)分泌液：主要指消化系统分泌液(如胃液、胆汁、胰液、肠液等)及脑脊液，此部分液体多被回吸至血液循环，故其量亦可包括在血管内液之中。当胃肠道液体(和血浆电解质近似)大量丢失至体外后，将导致低张性脱水(原

因见后)，使血浆容量锐减，甚至发生休克。

(三)水的来源和排出

正常情况下，水的来源和排出处于动态平衡，且受机体的有效调控。来源有外源水(饮料和食物，成人每日入量约2500ml)及内生水(代谢产生的水，成人每日约300～500ml)。经尿、粪便排出之水为显性失水，成人每日尿量为1500ml，粪便为100ml，汗液则因环境温度、湿度、劳动强度而有很大差别。经皮肤、呼吸道蒸发的水分为不显性失水，各约400ml/24h，在麻醉手术过程中，加上创面的蒸发，增加量甚为可观，每小时可达100～200ml。

(四)体液内部的交流与移动

1. 血浆与细胞间质液的交流　主要靠静水压(hydrostatic pressure，HP)与胶体渗透压(colloid osmotic pressure，COP)，即Starling平衡学说，在有平滑肌存在的毛细血管间进行交换。毛细血管动脉端静水压为6kPa(45mmHg)，大于胶体渗透压加组织内压之和，即3.3kPa+0.7kPa=4kPa(30mmHg)，则呈滤过现象，血管内水至组织间隙。在毛细血管静脉端的静水压为2kPa(15mmHg)，<4kPa即呈回吸现象。此为一动态平衡，如滤过量大于回吸量，组织间隙则含水量增加而形成水肿。机体对水肿有局部的调节作用：毛细血管前括约肌收缩以减少血管静水压为第一道防线(肺脏除外)；小量液体增加能和胶体结合产生足够大的组织间静水压以对抗血管内液的外渗；淋巴系统的引流在肺组织中占有重要作用。临床上当毛细血管通透性因缺氧而增加，同时又伴有毛细血管前括约肌松弛时，这有限的调节作用将难以发挥。

2. 细胞外液与细胞内液的交换与移动　细胞膜是由类脂分子所组成，除水分子外，溶质不能随意出入，需要一种消耗能量的作用来维持细胞外液和细胞内液成分的相对稳定，维持容量(水分)则靠渗透平衡，呈典型的渗透现象，即水分由渗透压低的一侧流向渗透压高的一侧，直至膜两侧渗透压达到平衡为止。

(五)机体对水分的调节

主要通过肾脏对水和钠排泄的改变来进行调节。尿的稀释(排水增多)最低可达50mmol/L(尿比重为1.008)，尿的浓缩(排水减少)可使尿渗透性增高至1200mmol/L(尿比重为1.030)。正常尿渗透性为300～400mmol/L(尿比重为1.015)。肾排水的多少受抗利尿激素(antidiuretic hormone，ADH)控制。当血浆渗透性增高(缺水)1～2mmol/L时，即可通过颈内动脉的张力感受器激发垂体后叶分泌ADH，限制肾脏排水。当血浆渗透性下降至280mmol/L时，则停止分泌。反之亦然。另外，低张性脱水引起血容量减少可刺激肾脏分泌肾素，继而使肾上腺皮质分泌醛固酮，增加远端曲管对钠和水的重吸收以维持血容量。

二、电解质平衡

电解质因能在水溶液中传导电流，并能解离成带电荷的阴离子和阳离子而得名。人的体液中除含非电解质外(如葡萄糖、尿素等)，主要成分即为有重要生理作用的电解质，其中以Na^+、K^+、Cl^-、HCO_3^-、HPO_4^{2-}等无机离子最多，有机离子有蛋白质和有机酸(阴离子间隙anion gap，AG)。在化学上，如离子重量与其原子量相等时，其重量即为1个当量。如Na^+原子量为23，故23g Na^+为1克当量，Cl^-原子量为35.5，故35.5gCl^-为1克当量，当二者结合为NaCl时，其分子质量为58.5Da，亦即58.5g NaCl为1克当量(1N)。若单位为mg，即为毫克当量(milliequivaleat，mEq)，按国家规定应换算为法定计量单位(mmol表示)。体液中电解质必须依电中性规律分布，即阳电荷必须和阴电荷数相等，此属电的平衡，与酸碱平衡有着根本区别。

(一)电解质在体液中的分布

由表9-1可以看出Na^+和Cl^-主要集中于细胞外液，而K^+和HPO_4^{2-}则在细胞内液。

表 9-1　体液中电解质的正常含量

电解质	细胞外液(mmol/L)		细胞内液(mmol/L)
	血清	组织间液	
Na^+	142	145	14
K^+	4	4	150
Ca^{2+}	2.5(5mEq/L)	1.8(3.6mEq/L)	1.5(3mEq/L)
Mg^{2+}	1(2mEq/L)	1.2(2.4mEq/L)	14(28mEq/L)
总计	149.5(153mEq/L)	152(155mEq/L)	179.5(195mEq/L)
Cl^-	102	114	2
HCO_3^-	26	31	8
HPO_4^{2-}	1(2mEq/L)	1.1(2.2mEq/L)	55(110mEq/L)
SO_4^{2-}	0.5(1mEq/L)	0.6(1.2mEq/L)	10(20mEq/L)
有机酸	6(6mEq/L)	5.1(5.1mEq/L)	?
蛋白质	16	1	3
总计	151.5	152.8	179.5

(二)电解质的生理功能

1. 维持体液正常的渗透压和血容量　细胞外液主要是 Na^+ 和 Cl^-，细胞内液为 K^+ 和 HPO_4^{2-}。

2. 作为体液的缓冲系统以维持酸碱平衡　体内缓冲系统主要有：①碳酸氢盐系统；②磷酸盐系统；③血红蛋白系统等。

3. 维持细胞代谢与功能　Na^+-K^+-ATP 酶、Ca^{2+}-Mg^{2+}-ATP 酶系统与维持细胞内环境稳定、肌肉收缩及细胞的除极和复极有密切关系。体内所有的离子泵 ATP 酶系统都需要 Mg^{2+} 参与。在以 ATP 形式储存化学能时，磷酸起着重要作用。K^+ 有对很多酶促反应的作用，对神经冲动的传导、维持正常心律和肌肉收缩很是重要。Ca^{2+} 亦与神经和肌肉的兴奋性、血液凝固和某些酶的活性有关。

(三)电解质平衡

1. 钠(Na)　正常人体内 Na^+ 的总量为 60mmol/kg(mEq/kg)。50%存在于细胞外液，称之为功能性细胞外液(functional extracellular fluid，FECF)。10%于细胞内液，其余 40%存在于骨骼和结缔组织中(此部分不参与钠交换)。单纯测血浆 Na^+ 含量除能指示血浆 Na^+ 水平外并不能说明总体 Na^+ 的多少。肾脏为排 Na^+ 或保 Na^+ 的主要器官，因此，尿 Na^+ 排量的多少对诊断血 Na^+ 失衡有重要参考价值。正常血 Na^+ 为 140mmol/L，如果肾小球滤过量每日为 180L，则每日滤过 Na^+ 总量 25 200mmol/L(580g)，实际上每日仅排出 3～5g，说明滤过的 Na^+ 有 99%被重吸收，其中 80%在近曲小管与 H^+ 交换并和 HCO_3^- 结合回吸入血，从而维持血浆的渗透性。酸碱平衡和 Na^+ 无直接关系[血浆中与 HCO_3^- 结合的 Na^+ 仅为 24～27mmol/L(mEq/L)]。远曲小管和集合管将继续重吸收剩余部分的 Na^+，所不同的是受抗利尿激素和醛固酮的调控。鉴别少尿是肾性或肾前性的指标可利用 Na^+ 排出分数(fractional excretion of sodium，FENa)。

$$\text{FENa}=\frac{\text{尿 }Na^+\ (\text{mmol/L})}{\text{血 }Na^+\ (\text{mmol/L})}\times\frac{\text{血肌酐}(\mu\text{mol/L})}{\text{尿肌酐}(\mu\text{mol/L})}\times 100\%$$

公式(9-1)

正常情况下，FENa 应<1%，其间并无重叠现象，因此，FENa 如>1%则为肾性损害。

2. 钾(K)　正常人体内 K^+ 的总量为 50mmol/kg，其中 98%在细胞内，血浆浓度为

3.5～5mmol/L，其他体液 K^+ 的浓度均高于血浆（汗液 10mmol/L，胃液 10mmol/L，胆汁、胰液为 5mmol/L，腹泻液为 40mmol/L）。肾脏虽是排 K^+ 的主要器官，但调节能力远不如 Na^+。肾小球滤过液中的 K^+ 有 70%在近曲小管被吸收。排泄受 Na^+ 重吸收的影响，Na^+ 重吸收多则排 K^+ 量增加，反之则减少。K^+ 和 H^+ 在肾曲小管的分泌也有相互竞争作用。肾外调节 K^+ 的因素还有醛固酮和胰岛素，但都需要在血 K^+ 升高时才被刺激而分泌增多，发挥其各自作用（K^+ 自尿排出和进入细胞内）使血 K^+ 有一定程度的下降。

3. 氯（Cl） 是细胞外液的主要阴离子，维持着机体的酸碱平衡、CO_2 的运输及渗透压。Cl^- 以 NaCl 的形式分泌在汗液中（45mmol/L），与 H^+ 结合以 HCl 的形式分泌在胃液中（90～155mmol/L）以及与 Na^+ 结合分泌在胆汁、胰液和小肠液中（100mmol/L）。血 Cl^- 水平的调节是被动的，和 Na^+ 水平呈正相关，和 HCO_3^- 水平有相反关系（电中性原理）。临床所见高氯性酸血症，即为此原因所致。

4. 碳酸氢盐 HCO_3^-、H^+ 和 CO_2 基本上起于一个来源，即细胞代谢产生的 CO_2 和 H_2O。细胞代谢每天释放约20 000 mmol 的 CO_2，绝大部分 CO_2 由肺排出。溶解在血中的大部分为 HCO_3^-（24～27mmol/L），其次为 H_2CO_3（以 $PaCO_2$ 为代表），它们之间的比值正常时恒定为 20∶1，使血中 pH 维持在 7.4。因此，HCO_3^- 是维持体内酸碱平衡的重要离子。

5. 阴离子间隙 AG 代表未能检验出的血浆阴离子含量，包括蛋白质、磷酸盐和有机酸。根据电中性原理（$AG = Na^+ - Cl^- - HCO_3^-$），其正常值应为 12～14mmol/L。

6. 镁、钙、磷 血清镁的正常值为 0.80～1.20mmol/L，相当于总体镁的 1%。镁的代谢过程主要在胞质、线粒体和细胞膜。镁的生理功能，特别是对心血管系统的影响已为医学界所重视。细胞外钙的浓度远高于细胞内的游离钙，浓度之比约10 000∶1。胞质中的游离钙离子（Ca^{2+}）相当稳定并发挥其生理作用。调节细胞内 Ca^{2+} 的分布主要是线粒体内膜。血清钙的正常值为 2.12～2.75mmol/L。虽参与凝血机制的全过程，但在影响凝血之前，早已引起心功能不全，甚或心跳停止，故临床上需注意其对心肌的影响。正常人血磷浓度为 0.96～1.62mmol/L，磷主要参与能量代谢，即底物经氧化磷酸化而将能量储存于 ATP 中供机体利用。钙与磷在机体内维持动态平衡而各自发挥其活性。调节此平衡的有甲状旁腺激素、降钙素及维生素 D 等。

三、渗透压平衡

低血容量休克状态不能很快好转，肺水肿、水中毒、高渗性昏迷之所以发生都和体液渗透压（osmotic pressure of body fluid）的紊乱有直接关系。

（一）渗透压的概念

只要溶液中有不能透过膜的溶质，膜的两侧就必然存在着渗透压。如不相等时，水分则由“渗透分子”低的一边流向“渗透分子”高的一边，直到膜的两边“渗透分子”浓度达到平衡为止。当水通过半透性的生物膜渗入溶液时，其所携有的压力即为渗透压。一种溶液渗透压的大小由溶解在其中的带电荷或不带电荷溶质的颗粒数来决定，和溶质的种类及颗粒大小无关。任何溶质每克分子浓度（1 克分子溶质溶于 1 升水中的浓度）所含的颗粒数均为 6.02×10^{23}个，其所产生的渗透压为 1 渗量/升（1Osm/L），即 1000mOsm/L，如为电解质溶液，离解后可产生 2000mOsm/L，故 1 克分子浓度能完全解离的任何溶液的渗透压都相当于血浆（280～320mOsm/L）的 6 倍。同理，1 毫克分子浓度（1mmol/L）产生的渗透压即为 1 毫渗量/升（1mOsm/L）。当离子为 1 价时，1mmol/L 即等于 1mEq/L，产生 1mOsm/L。血浆中 Na^+ 为 140mmol/L（即为 140mEq/L），故能产生 140mOsm/L。若为 2 价时，1mmol/L 则为 2mEq/L，产生 1mOsm/L，如是 1mEq/L，则产生 0.5mOsm/L，血清中 Ca^{2+}、Mg^{2+} 离子即是。

每 1 克分子不能离解的物质溶于 22.4L

水中所产生的渗透压皆相当于1个大气压(100kPa),因此,溶于1L水中(1mol/L)即产生100×22.4=2240kPa(17 000mmHg),亦即1mmol/L(1mOsm/L)为2.24kPa(17mmHg)。血浆渗透压为阴、阳离子的总和所产生,故为280～320mOsm/L,相当于633～723kPa(4760～5440mmHg),细胞只能在正常范围内的等渗体液中维持正常的形态和功能。体液中含有晶体(Na^+、K^+、Cl^-、HCO_3^-、HPO_4^{2-}、Ca^{2+}、Mg^{2+})和胶体(蛋白质等),其所产生的渗透压分别称之为晶体渗透压和胶体渗透压。血浆白蛋白含量为5.0g%(50g/L),其分子质量为69 000Da,所产生的胶体渗透压应为50 000mg÷69 000=0.7mOsm/L,相当于1.57kPa(12mmHg),为血浆总胶体渗透压(分子质量>3000Da者)的1/2。体内水的分布就决定于各区渗透压的大小。

(二)渗透压的生理功能

在血糖和血脂正常的情况下,临床常以血清Na^+含量作为衡量血浆渗透压的标准,即血浆渗透压(mOsm/L)=血清Na^+含量(mmol/L)×2.1(按此计算与实测数值相近)。渗透压对维持各区间水的平衡至关重要。成人每日为运送营养物质及代谢产物而进出血管的水分约10万ml即依赖于胶体渗透压。水和Na^+的比例失调使渗透压发生改变,继之则影响各区容量的变化,主要有:①细胞外液量减少,以低张性脱水影响最大;②细胞内液增多或水肿,水中毒;③细胞内脱水;④细胞内水分不变。胶体渗透压在防止高压性肺水肿中起着重要作用,特别是组织液压力的增高超过了肺淋巴引流能力时为然。

(三)机体对渗透压的调节

机体对渗透压调节的实质是通过肾脏排水多少来完成(参见本章前述:机体对水分的调节)。需要提出的是,当细胞外液容量与体液渗透压发生矛盾时,机体将首先增加ADH分泌以保住水分而牺牲张力,血液呈低张性脱水,否则临床上将更易发生休克。不难理解当低张性脱水时,如再补充不含盐的5%葡萄糖溶液,必然有导致水中毒的危险。

下面举例说明不同物质的摩尔浓度与渗透摩尔浓度的关系。

葡萄糖	1mol/L=1Osm/L
尿素	1mmol/L=1mOsm/L
NaCl	1mmol/L=2mOsm/L
Na_2SO_4	1mmol/L=3mOsm/L
$MgSO_4$	1mmol/L=2mOsm/L

第二节 水、电解质、渗透压失常

水、电解质、渗透压的失常非过多即过少,其为导致病理生理变化的主要原因。尽管相互影响,密切相关,但临床上仍常以缺乏或过多、高或低而提出诊断名称。

一、脱水

临床上可分为低渗性脱水、等渗性脱水和高渗性脱水3种。主要根据血清Na^+含量的多少而定。Na^+低者为低渗,反之为高渗。这仅反映了血浆水和Na^+的比例以及对细胞内液的影响,与总体Na^+的多少毫无关系。外科发生的脱水多为胃肠道液体的丢失,而消化液所含电解质又和血浆相近,大量排出体外后应为等渗性脱水,只使血管内液和组织间液减少而不影响细胞内液。例如,在临床上,肠梗阻病人何以低张性脱水最为常见,其原因:①肠梗阻近端的肠管膨胀后,肠管分泌正常而吸收障碍(水分吸收较Na^+相对多),致使肠腔内大量积聚高渗液体(可达3000ml以上);②病人口渴饮水后呕吐,由于饮水不含电解质而呕吐物含量很大,如此反复则可使缺Na^+量大于缺水量;③机体抗利尿激素增加,为保存水分,增加容量而牺牲张力。对脱水的处理就是补液。补液前必须查电解质。低渗性脱水必须先补高渗液,如补充葡萄糖溶液势必使细胞外液渗透压更低而引起细胞内水肿,严重者可发生惊厥,甚至死亡。如有酸碱失常和K^+的变化,应同时予以纠正。液量是否补足主要看循环状况(包括血压、脉率、中心静脉压等),血细胞比容、血电解质和尿排血量是否已达正常范围。过多或错误补液常可导致严重后果(水中毒、心衰、肺水肿等),应予避免。

二、血钠失常

血浆 Na^+ 的水平并不代表总体 Na^+ 的多少,主要反映和血浆水的比例关系,水多钠少为低血钠,水少钠多则为高血钠。

(一)低钠血症

低钠血症(hyponatremia)指血钠低于135mmol/L。

1. 低渗性低血钠 即低渗性脱水,渗透压的降低确为低血钠所致,钠的丢失较水多,细胞外液容量减少,为临床所常见。如水摄入过多或贮留,细胞外液容量增加,此为稀释性低钠血症,充血性心力衰竭、肝肾综合征或医源性皆可发生。在 TUPR 术中,虽灌洗液(如 Cytal 液)有很大改进,但仍可发生稀释性低血钠。

2. 等渗或高渗性低血钠 当低血钠伴有高脂血症或高血糖时才有可能使血浆渗透性正常或增高,称之为假性低钠血症。

(二)高钠血症

高钠血症(hypernatremia)指血钠高于145mmol/L。高血钠最常见的原因是总体水的减少,如经皮肤、呼吸道丢失水分过多,中枢性或肾性尿崩症,库欣综合征,原发性醛固酮增多症等。也曾遇到在心肺复苏后,由于脑缺氧严重,肾脏排低渗尿而致无法纠正的高血钠(血钠>160mmol/L)。脑性高血钠的原因仍不太清楚。

术中如一律采用平衡盐液[10~15ml/(kg·h)]输注,Na^+ 无疑输入过多。根据临床观察血钠仍在正常范围,但尿 Na^+ 明显增加>150mmol/L。以输用 M_3A 液为好(含钠量为60mmol/L)。临床工作中,如血浆 Na^+ 的水平发生紊乱,应仔细分析,找出真正原因予以处理,才能达到预期效果。

三、血钾失常

由于血钾高低直接影响到心肌的传导和收缩功能,可发生致死性心律失常,故颇为麻醉医师所重视。

(一)低钾血症(hypokalemia)

血清钾减少(<3.5mmol/L)除因体内分布异常外,常显示体内总钾量已显著下降,亦即当体内总钾量缺乏时,血清钾不一定低于正常。如肾功能及酸碱平衡良好,尿 K^+ 浓度<20mmol/L 时,表明总体钾已经不足。低血 K^+ 发生的原因为钾摄入减少或排出过多(经消化道或肾脏)。低血钾可使心脏自律性、传导性和兴奋性增强,对洋地黄和缺氧更为敏感;可使骨骼肌肌力减弱,从而增强了肌松药的效应;严重低血钾有时也可导致室颤。成人如欲将血钾提高 1mmol/L,应需补钾 200~300mmol(15~20g)。为此在肾功能良好的情况下,每日补 5g,也需要 4 天才能补足。静脉滴注补钾浓度不应超过 40mmol/L(500ml 液体中加入 15% KCl 10ml,2 小时以上输入)。企图在术中纠正低血钾,实不足取。

(二)高钾血症(hyperkalemia)

血清 K^+ 增高(>5mmol/L)常见于钾排泄障碍,除肾衰外几乎皆为医源性(药物影响肾排 K^+ 或输 K^+ 过多过快)。大面积烧伤对琥珀胆碱(或乙酰胆碱)的高血钾反应可持续 2 年之久。高血钾可降低心脏的自律性、传导性、收缩性和兴奋性,严重时心电图可出现双向增宽的 QRS 波群,最终发展至室颤。作者曾遇到 1 例变异性心绞痛欲行冠脉搭桥手术的男性,56 岁,既往有慢性肾炎史,术前每天常规给极化液(葡萄糖、胰岛素和氯化钾),共 7 天。于麻醉诱导前抽查血钾,未等报告即开始麻醉,插管后发生室颤(机制可能为:①心肌传导缓慢;②单向传导阻滞;③有效不应期缩短,形成兴奋折返而致室颤),立即胸外按压(动脉直接测压一直维持在 8.0kPa 左右),行除颤 8 次皆无效。抢救近 1 小时,得知血 K^+ 为

7.2mmol/L，立即大量利尿（7000ml/2h），给氯化钙（可暂时恢复心肌兴奋性）、碳酸氢钠（50mmol 碳酸氢钠将在 5 分钟内使 K^+ 移入细胞内）、葡萄糖和胰岛素（此方法可在 30 分钟内使血清 K^+ 下降 1.5～2.5mmol/L）。经处理后 20 分钟血清 K^+。下降至 4.5mmol/L，再行除颤，立即恢复窦性心律，未行手术，5 小时后清醒，无任何后遗症。

四、血镁失常

镁是各种离子通道（特别是 K^+、Ca^{2+} 通道）的调节剂，对心血管的影响较大。

（一）低镁血症（hypomagnesemia）

血清 Mg^{2+} 的减少（＜0.75mmol/L 或 1.5mEq/L）主要由于肾排 Mg^{2+} 增多（利尿药或肾本身病变）。临床上对某些严重的心律失常若不易解释时，应想到是否有低镁血症的可能，硫酸镁为有效的治疗药物。低镁血症尚可加重洋地黄的毒性反应。当发生低镁血症时，总体镁已缺乏 0.5～1.0mmol/kg，补镁和补钾一样应逐渐补充并及时查血镁浓度。可静脉滴注 50％硫酸镁（每 2ml 含镁 4mmol）。如病人缺 40mmol，则可于第一天补 20mmol（即 50％硫酸镁 10ml），其余在 2～4 天内补足即可。

（二）高镁血症（hypermagnesemia）

血清镁的增高（＞1.25mmol/L 或 2.5mEq/L），主要由于肾排出减少（如肾衰）或过量镁制剂的应用（可见于用硫酸镁治疗妊娠期高血压疾病的病人）。当血清 Mg^{2+} 较正常高 1 倍时，即可发生低血压，3 倍时可致心脏完全性传导阻滞或停搏，同时伴有呼吸肌麻痹。因此，当妊娠期高血压疾病产妇行剖宫产时，应注意是否用过硫酸镁及其用量，并检查膝腱反射是否存在或消失。对急性高镁血症伴有循环、呼吸抑制者，应给予人工通气，静脉补钙（10％$CaCl_2$ 10ml）合用利尿药，同时加用葡萄糖和胰岛素以促进 Mg^{2+} 和 K^+ 转移到细胞内，达到降低血清 Mg^{2+} 的作用。

五、钙、磷代谢紊乱

钙、磷代谢失常可引起低钙血症，钙＜2.2mmol/L 或 4.4mEq/L，高钙血症，钙＞3mmol/L 或 6mEq/L。低磷血症，磷＜1.0mmol/L 或 2.0mEq/L，高磷血症，磷＞1.6mmol/L 或 3.2mEq/L。由于 Ca^{2+}、P 的失常对机体的急性损害远不如 K^+、Mg^{2+}，麻醉亦较少考虑。

六、渗透性的失常

前已述及体液的有效渗透分子（包括晶体和胶体）抑或水分的增减都可使体液的渗透性发生紊乱（高渗或低渗）。紊乱首先从细胞外液开始，后波及细胞内液。机体虽然能通过神经、体液经肾脏对渗透性有一定程度的调节作用，但如病情太重或不恰当的输液致使细胞外液和细胞内液由于渗透性的紊乱而发生容量的变化（低容量或高容量），严重时可危及生命。因此，输何种液体必须首先针对细胞外液的渗透性和电解质状况，亦即将水、电解质、渗透性三者由失常纠正至平衡，并根据循环系统的压力监测参数决定其输入量，才能维持正常的有效循环血量和心排血量，从而保障细胞内环境的稳定，维持器官的正常功能。

（尹大光）

参考文献

戴自英．1993．实用内科学．第 9 版．北京：人民卫生出版社，567～591

王大柱．1994．人体疾病与麻醉．天津：天津科技翻译出版公司，452～476

谢荣．1994．麻醉学．第 3 版．北京：科学出版社，441～450

第 10 章　体液酸碱平衡与失常

细胞在代谢过程中主要产生酸，正常成人每日产生可挥发性酸($H_2O+CO_2 \rightleftharpoons H_2CO_3 \rightleftharpoons H^+ + HCO_3^-$)20 000～25 000 mmol 及 50～100mmol 非挥发性酸(乳酸、丙酮酸、乙酰乙酸、酮体可继续代谢为 H_2O+CO_2，谓之可代谢酸。磷酸、硫酸则为不可继续代谢的酸)。这些酸性产物必须及时排出体外才能维持细胞的生存。其中 CO_2 由肺部经呼出气排出。H^+、磷酸、硫酸等则由肾脏经尿排出，其间尚经过体液的缓冲系统，此综合作用得以使体液酸碱度处于稳定状态。当此动态平衡一旦由于各种原因而发生紊乱时，使体液过酸(酸血症)或过碱(碱血症)即为体液酸碱平衡失常。

第一节　维持体液酸碱平衡的机制

一、酸碱度的定义

溶液中所含 H^+ 的浓度决定该溶液的酸碱度。为了表达方便，将溶液中所含 H^+ 浓度以其负对数($-\log[H^+]$)加以表示，命名为 pH，故 $pH=-\log[H^+]$。当$[H^+]$为 0.4×10^{-7} gEq/L (40nmol/L)时，pH 即为 7.4，虽然，溶液中$[H^+]$越高，pH 越低，但二者之间并非是量的直线关系，比值虽相同，但$[H^+]$含量的绝对值则相差甚远。如 pH=7，$[H^+]$浓度为 100nmol/L，6 为 1000nmol/L，8 为 10nmol/L。pH 由 7 降至 6，$[H^+]$增加 900nmol/L；而 pH 由 7 升到 8 时，$[H^+]$则仅减少 90nmol/L，故临床上不允许血 pH 低于 7.0，原因是血液中$[H^+]$浓度太高。机体的生存范围和血 pH 有密切关系，为 6.9～7.7。最适宜的 pH 为 7.35～7.40。正常细胞外液 pH 为 7.40，细胞内液 pH 较细胞外液低 0.4～0.5($[H^+]$，80～200nmol/L)，这是由于大部分生化反应是在细胞内进行，直接受 CO_2 影响之故。

二、细胞外液的缓冲系统

所谓缓冲系统指弱酸(与$[H^+]$有较大的亲和力而使其分解受限制的酸)以及其可以和游离$[H^+]$相结合的阴离子，最主要的是碳酸氢盐系统：为碳酸(H_2CO_3)及碳酸氢盐(HCO_3^-)配对组成，根据化学质量反应定律，当产生缓冲作用时，H^+ 浓度即与释放 H^+ 的弱酸成正比，和结合 H^+ 的碱基成反比，再乘以 H_2CO_3 的解离常数 K_a(800nmol/L)。K_a 的负对数($-\log K_a$)为 pK_a，即为 6.1。根据$[H^+]=K_a\times(H_2CO_3/HCO_3^-)$公式，$-\log[H^+]=-\log K_a+\log(HCO_3^-/H_2CO_3)$，即 $pH=pK_a+\log(HCO_3^-/H_2CO_3)$。$H_2CO_3$ 含量和动脉血 CO_2 分压有直接关系。即每 0.13kPa

(1mmHg) CO_2 分压每升血浆可溶解 CO_2 0.03mmol/L(0.67ml/L，CO_2 的溶解系数比 O_2 大22倍)，血浆中 HCO_3^- 正常值为24mmol/L，代入公式，则 pH＝6.1＋log[24/(0.03×40)]＝6.1＋log(24/1.2)＝6.1＋1.3＝7.4。维持此平衡的条件是需要肺不断地排出 CO_2，使 $PaCO_2$ 维持在5.3kPa(40mmHg)，同时肾脏也要不断地排[H^+]和回吸 HCO_3^-，使其维持在24mmol/L的浓度。二者之间如有一方功能减弱，另一方必须相应予以代偿，才能保持20∶1的比值，使血pH得以恒定，故在抢救中维护肺、肾功能是保持酸碱平衡的基本条件。

三、二氧化碳的排出

CO_2 是细胞组织代谢的产物，80%～90%的 CO_2 在血中是以重碳酸盐形式存在。在肺内，重碳酸盐通过碳酸酐酶的作用成为碳酸，碳酸又分解成为 CO_2＋H_2O，CO_2 即被肺脏排出，每分钟 CO_2 排血量和每分钟 O_2 耗量之比为0.8∶1(即呼吸商)，如成人正常分钟 O_2 耗量为250ml，则 CO_2 分钟排血量即为200ml，亦即每日经肺排出的 CO_2 近300L，肺在维持酸碱平衡方面的重要性显而易见。

在进行 CO_2 的等氢运输时，需要 Cl^- 和 HCO_3^- 行相反方向扩散而进出红细胞以维持电中性，在毛细血管床的 CO_2 入血浆后，必须进入红细胞内(内有碳酸酐酶)才能快速形成 HCO_3^-，然后再出红细胞而入血浆，与此同时 Cl^- 就进入红细胞，故静脉血 HCO_3^- 比动脉血高，而 Cl^- 则比动脉血为低。在肺内，还原血红蛋白氧合后释放出的 H^+，将与 HCO_3^- 在红细胞内形成 H_2CO_3，同时伴有 Cl^- 转移到血浆，然后再形成 CO_2 经肺排出。

除此之外，维持良好的通气功能(潮气量和分钟通气量)是使 CO_2 得以从肺泡排出体外的基本条件。凡是影响 CO_2 从血浆弥散至肺泡或从肺泡经气道排出体外各环节的任何病理变化都会造成 CO_2 在体内蓄积，导致呼吸性酸中毒。

四、氢离子的排出

肾小管细胞分泌 H^+ 有4条主要途径：①肾小管分泌出 H^+ 可被滤液中的 HCO_3^- 中和形成 H_2CO_3，然后 H_2CO_3 分解生成 H_2O＋CO_2，CO_2 再进入肾小管细胞与 H_2O 结合成 H_2CO_3，经碳酸酐酶作用分解为 HCO_3^-，并和 Na^+ 同时回吸入血，肾曲小管的 Na^+、H^+ 交换不需要ATP驱动，排 H^+ 保 Na^+ 为其基本功能。②肾小管细胞对 K^+ 和 H^+ 的分泌则呈相反关系，血液 H^+ 浓度增高时，远曲小管细胞分泌 K^+ 受抑制，H^+ 排出增多，尿呈酸性。但当血液 H^+ 浓度下降时(碱血症)，K^+ 则排出增加，尿pH比正常偏碱，血 K^+ 下降(碱血症继发低血钾)。原发性低血钾则不同，可使 H^+ 分泌增加导致血碱、尿酸的现象，故尿和血的酸碱度变化是否一致可判断低钾血症为原发或继发，如为原发性低血钾，在纠正碱血症时补钾尤为重要。③H^+ 与 Na_2HPO_4 中的一个 Na^+ 交换生成 NaH_2PO_4 经尿排出而保留 Na^+。④肾小管细胞分泌 NH_3，与管腔中的 H^+ 结合生成 NH_4Cl 由尿排出。据统计每秒钟所产生的[H^+]即超过细胞外液[H^+]的总量，而肾脏则为调节和代偿的主要器官，对 HCO_3^- 的重吸收相伴随的是 H^+ 的分泌、排出和 Na^+ 的重吸收，借以维持碳酸氢盐和碳酸20∶1的比例。

五、乳酸的清除和利用

乳酸是一种较强的代谢酸，pK_a 为3.86。机体对乳酸的基础生成率和转化率是处于一动态平衡而使乳酸含量维持在1mmol/L左右。乳酸每日最大生成率可达3500mmol/L；而其最大转换率，仅在肝脏通过Cori循环每日即可达4400nmol/L。主要途径：①氧化磷酸化转变成丙酮酸进入三羧酸循环；②作为糖原异生底物在肝、肾被重新合成葡萄糖；③过高时(＞10mmol/L)才可经肾排出体外。组织缺氧的后果可造成乳酸酸血症，治疗较为困难。

第二节　体液酸碱平衡失常

正常血液pH介于7.35～7.45，平均为

7.4。低于此范围为酸血症，高于此范围为碱血症。其值的变化和 $PaCO_2$(呼吸因素)呈反比，和 HCO_3^-(代谢因素)呈正比。因此，酸碱平衡紊乱可分为呼吸性、代谢性和混合性 3 大类。各种类型的酸、碱中毒可相互代偿而使血 pH 仍处于正常范围是为代偿性酸碱紊乱，若超出正常范围则为失代偿酸碱紊乱。其间关系仍以 Henderson-Hasselbalch 公式为代表，即 $pH=pK_a+\log\frac{[HCO_3^-]}{\alpha PaCO_2}$。当 HCO_3^- 固定不变时，$PaCO_2$ 每升高 1.33kPa(10mmHg)，pH 下降 0.08。当 $PaCO_2$ 不变时，HCO_3^- 每升高 10mmol/L，pH 升高 0.15。用此计算法虽非十分精确，但能基本分析酸碱紊乱的类型和程度。

一、呼吸性酸中毒(respiratory acidosis，简称呼酸)

由呼吸因素引起体内 CO_2 潴留(高碳酸血症，hypercapnia)而使血 pH 移向酸性，谓之呼吸性酸中毒。特点是 $PaCO_2$ 升高，此值在 2.6～8kPa(20～60mmHg)范围内，其和分钟通气量(MV)的关系极为密切，几乎为一常数，MV(L)×$PaCO_2$(mmHg)＝K。正常成人 K 为 240，$PaCO_2$ 为 5.3kPa(40mmHg)，则 MV 为 6L。如此时病人 MV 为 4L，则 $PaCO_2$ 必为 8kPa(60mmHg)。麻醉中使用机械通气，通气量的调节是根据 $PaCO_2$ 值。MV＝MV′(已知)×$PaCO_2$(已知)/$PaCO_2$(5.3kPa 或预计值)

(一)高碳酸血症的病因

主要是由于各种原因所致的通气功能障碍，可有急性、慢性之分。

1. 阻塞性通气障碍 从鼻腔、口咽部至毛细支气管通气途径中的任何部位发生阻塞皆可导致 CO_2 潴留。如慢性阻塞性肺疾病(COPD)、睡眠呼吸暂停综合征(阻塞型最常见)、呼吸道肿物、异物、分泌物等。

2. 限制性通气障碍 肺泡的膨胀和收缩是排出 CO_2 的原动力。但要依靠呼吸肌的收缩使胸腔内压发生节律性的变化来完成，故凡能影响呼吸肌收缩力和胸廓运动者皆属限制性通气障碍。为肺外因素引起，如呼吸神经元功能抑制(特别是麻醉中用药)；神经系统病理性损害，神经肌肉疾患(影响胸廓运动)；肌松药的残留作用等。

3. 混合性通气障碍 即两者兼有之，使病情发展得更为迅速和严重。

(二)机体对发生高碳酸血症的调节

机体对呼酸的调节要靠肾脏增加对 HCO_3^- 的重吸收和对 H^+ 的分泌(K^+ 的分泌减少)，另外，血中 H^+ 可进入细胞内而使 K^+ 逸出细胞外，故酸血症常伴有血清 K^+ 的增高，肾脏的代谢较慢，完全代偿需要 2～4 天，即 $PaCO_2$ 每升高 1.33kPa(10mmHg)，HCO_3^- 升高约 4mmol/L，代偿的最大范围是血 HCO_3^- 值不能超过 40mmol/L，如若超出此范围则肯定有代谢性碱中毒存在。当发生急性呼酸时，血液缓冲体系也使 HCO_3^- 升高，$PaCO_2$ 升高 1.33kPa(10mmHg)，HCO_3^- 升高 3mmol/L，最大范围不超过 30mmol/L。

(三)解决高碳酸血症的方法

解决高碳酸血症的唯一方法是恢复正常肺泡通气量：解决梗阻；使潮气量和呼吸次数恢复至正常。对慢性疾病所造成的慢性呼酸，如病因不易去除则难以纠正(详见第 12 章缺氧及二氧化碳蓄积)。

二、呼吸性碱中毒(respiratory alkalosis，简称呼碱)

临床上造成呼碱的疾病远少于呼酸。主要见于癔症、急性高山病、严重肝损害，早期败血症等，临床多见者为医源性，如机械通气过度所致，故多为急性呼碱，当 $PaCO_2$ 下降 1.33kPa(10mmHg)时，HCO_3^- 将下降 2mmol/L 加以代偿，但最大代偿范围不能<20mmol/L(血浆 HCO_3^- 值)。解决方法是按上述公式调整通气量(主要是减低潮气量)，不难达到预期目的。对因疾病所致的慢性呼碱，肾脏多已很好代偿[$PaCO_2$ 每下降 1.33kPa(10mmHg)，

HCO_3^- 下降 5mmol/L,代偿后的血浆 HCO_3^- 值最低不能<15mmol/L],不再需要做进一步处理(也无有效方法)。

三、代谢性酸中毒(metabolic acidosis,简称代酸)

因疾病致成的代酸在临床较为多见,如再合并呼酸,将使血 pH 明显下降导致严重的酸血症。有机酸引起的酸血症(高 AG 型酸中毒),如乳酸酸血症(lactiacid, acidemia, LA)的治疗更为困难。

(一)代谢性酸中毒的病因

血中的阴、阳离子根据电中性原理而分布,其中阴离子主要有 Cl^-、HCO_3^- 和 AG(AG 又称为阴离子间隙),如 AG 正常,HCO_3^- 下降时,Cl^- 必然上升;若 AG 升高,HCO_3^- 下降,则 Cl^- 可无变化,故临床上将代酸分为:

1. 正常 AG 型代谢性酸中毒　亦称高氯性代谢性酸中毒。体内 HCO_3^- 因丢失过多(如消化液的丢失,胰液、胆汁中含 HCO_3^- 约为50～70mmol/L)或肾曲血管对 HCO_3^- 合成回吸障碍,肾小管不能充分分泌 H^+ 所致,故又称之为肾小管性酸中毒(renal tubular acidosis),临床以前者多见。

2. 高 AG 型代谢性酸中毒　此为有机酸酸血症,临床常见为乳酸酸血症和酮症酸血症。

(1)乳酸酸血症:当组织发生缺氧时(常见于休克),线粒体不能再把组织代谢中所产生的还原型辅酶Ⅰ(NADH,还原型烟酰胺腺嘌呤二核苷酸)脱氢为氧化型辅酶Ⅰ(NAD^+)以进行糖的有氧酵解,能量供应要靠葡萄糖无氧酵解及丙酮酸接受 H^+,使 NADH 变成 NAD^+,二者结果都生成乳酸,而使血中乳酸增高。当血中乳酸浓度超过 5mmol/L,pH 低于 7.25,即为乳酸酸血症。如休克不能纠正,肝、肾功能受损,乳酸酸血症则无法纠正。$NaHCO_3$ 用于治疗各种类型的 LA 至少已有 50 年历史,结果可称无效,甚至或使死亡率有所增加。二氯醋酸钠(dichloroactate, DCA)可望有较好的效果,可促进丙酮酸向乙酰辅酶 A 的反应,间接减少了乳酸的生成并促进了乳酸的分解。动物实验证明,以 100mg/kg 用量较为恰当,如无效,剂量再增加也无作用,解决细胞缺氧才是最基本的治疗措施。

(2)酮症酸血症:是依赖胰岛素 1 型糖尿病病人的危险并发症,主要是由于胰岛素分泌不足,葡萄糖不能被氧化利用而动员脂肪能力增强的结果。肝氧化脂肪酸增加,由肝细胞线粒体生成的酮体(乙酰乙酸、β-羟基丁酸和丙酮)加速,当其堆积超过了肝外组织氧化酮体的最大能力时,血中酮体水平上升,当血中 β-羟丁酸浓度达 50mmol/L,乙酰乙酸浓度达 10mmol/L 以上时,即发生酮症酸血症,细胞外液渗透压增高,水、电解质失衡,促使昏迷发生。机体为代偿严重的酸血症(血 pH 可下降至 7 以下)导致深大呼吸。

(二)机体对代谢的调节作用

发生代谢性酸中毒时,机体将立即加大通气量,以呼碱的方式进行代偿,其代偿能力可用 0.2(HCO_3^-)+1.07±0.27kPa[1.5(HCO_3^-)+8±2mmHg]公式计算,但代偿后的 $PaCO_2$ 不能低于 1.33kPa(10mmHg)。如血气报告 pH=7.38,$PaCO_2$=3.73kPa(28mmHg),HCO_3^-=13mmol/L(mEq/L),首先肯定是代酸(因 pH 低于 7.4),$PaCO_2$ 应为 1.5(13)+8±2=28±2=26～30mmHg=3.47～4kPa,故呼碱完全是代偿所致,是机体对代酸的正常反应。治疗应首先针对代酸。此血气报告指示 BE=－10mmol/L,按细胞外液总量来予以补充,剂量为 10mmol×体重(kg)×0.2。若病人体重为 60kg,则为 120mmol/L(mEq/L)。1g $NaHCO_3$ 为 12mmol(mEq)Na^+、HCO_3^-,1g 乳酸钠为 9mmol(9mEq),亦即用 $NaHCO_3$ 应给 10g(5% $NaHCO_3$ 200ml),若用乳酸钠应给 13g(11.2% 乳酸钠 120ml)。一般是先给一半剂量,复查血气后再决定下次给药剂量。更重要的是针对代酸的病因进行治疗。

四、代谢性碱中毒(metabolic alkalosis,简称代碱)

除胃液大量丢失的疾病及原发性低血钾外,临床很少发生代碱。用药不当(如大量利尿,输入 HCO_3^- 过多等)可导致代碱。由低血钾引起的代碱必须补钾才能纠正。为了便于记忆,酸碱的代偿限度和最大范围如表 10-1 所示。

表 10-1 酸碱紊乱机体代偿限度速查表

	呼吸性(每升高或下降 1.33kPa,即 10mmHg)				代谢性(12~24 小时) 每升高 10mmol/L	
	急性(立即)		慢性(2~4 天)			
	碱	酸	酸	碱	碱	酸
代偿限度	2mmol/L↓	3mmol/L↑	4mmol/L↑	5mmol/L↓	0.8kPa↑ (6mmHg)	1.5(HCO_3^-) +8±2mmHg
代偿最大范围 (mmol/L)	20↓	30↑	40↑	15↓	8kPa↑ (60mmHg)	1.33kPa (10mmHg)

五、治疗中应注意的问题

(一)在治疗酸碱失常的整个过程中要密切注意血清 K^+ 的变化

由于血 pH 和血清 K^+ 的浓度有明显的反比关系,故在酸碱紊乱时,血清 K^+ 的浓度亦随之而变化。酸血症时血 K^+ 高,碱血症时血 K^+ 低。关系是 pH 每下降 0.1,血 K^+ 浓度升高 0.6mmol/L。这点在纠正肺心病所致严重呼酸时尤为重要,如果利用机械通气使 $PaCO_2$ 急剧下降,则 pH 立即上升,就可发生致命的低血钾。如 pH 为 7.20,$PaCO_2$ 为 9.33kPa(70mmHg),血 K^+ 为 3.5mmol/L,由于血清 K^+ 尚在正常范围,心脏还无太大问题,当将 $PaCO_2$ 下降至 5.33~6.67kPa(40~50mmHg),pH 上升达 7.4,血清 K^+ 将下降 1.2mmol/L,即为 2.3mmol/L,有导致心脏骤停的危险。因此,无论治疗酸血症抑或碱血症,都应该估计到纠正后的血 K^+ 浓度并给予相应的处理。

(二)治疗前应分析何者为原发,何者为代偿及代偿能力如何

特别是在两型属同样性质之间的紊乱,如代酸合并呼酸,代碱合并呼碱为然。

1. 确定 HCO_3^- 的变化为原发还是继发 除根据临床诊断外,尚可由 HCO_3^- 和 $PaCO_2$ 的正常比值(24∶40=0.6)及代偿不能过头的观点作初步分析,当 $HCO_3^- < PaCO_2 \times 0.6$ 即为纯代偿作用;$HCO_3^- > PaCO_2 \times 0.6$ 即仍有代谢因素在内。在非同相性的紊乱中(如代酸呼碱,代碱呼酸),也可简单地认为如 pH<7.4,呈酸者(呼酸或代酸)即为原发。

2. 呼酸和代酸 血气结果可显示 3 种类型(表 10-2)。

表 10-2 呼酸和代酸的 3 种类型

类型	pH	$PaCO_2$(kPa)	HCO_3^-(mmol/L)
A	7.04	8.67(65mmHg)	17.0
B	7.19	5.33(40mmHg)	15.0
C	7.25	8.67(65mmHg)	28.0

(1)在 A、C 中 HCO_3^- 皆小于 $PaCO_2 \times 0.6$,故原发为呼酸。在 B 中则原发为代酸(因 $PaCO_2$ 为正常值)。

(2)呼酸应由代碱来代偿,慢性呼酸的代偿限度应为每升高 1.33kPa(10mmHg),HCO_3^- 升高 4mmol/L,因此,在 A 中,显然毫无代偿,明显为呼酸和代酸。在 C 中,HCO_3^- 值虽高于正常,但如代偿良好时应代偿 10mmol/L(即 34mmol/L),故仍有代酸,结论还是呼酸合并代酸。在 B 中,原发为代酸,如呼吸代偿,$PaCO_3$ 应为 1.5(15)+8(±2)=28－32mmHg=3.73－4.27kPa,但实际上为 40mmHg=5.33kPa,故有呼酸存在(呼吸代偿

能力弱）。

3. 呼碱和代碱　血气结果也可显示 3 种类型（表 10-3）。

表 10-3　呼碱和代碱的 3 种类型

类型	pH	$PaCO_2$(kPa)	HCO_3^-(mmol/L)
A	7.68	3.47(26mmHg)	32.0
B	7.55	5.33(40mmHg)	36.0
C	7.55	3.33(25mmHg)	22.0

（1）A、B、HCO_3^- 皆大于 $PaCO_2 \times 0.6$，故原发为代碱。

（2）代碱应由呼酸代偿，从 A、B 两种类型来看没有代偿，故诊断为代碱合并呼碱。

（3）从 C 看，表面为代酸和呼碱，因 pH 为碱，故原发仍以呼碱为恰当，如代酸代偿良好，HCO_3^- 应为 17mmol/L 左右，故仍存有代碱。

（尹大光）

参考文献

王大柱．1994. 人体疾病与麻醉．天津：天津科技翻译出版公司，480～487

王迪浔．1994. 病理生理学．北京：人民卫生出版社，271～294

谢荣．1994. 麻醉学．第 3 版，北京：科学出版社，441～450

第 11 章　疼痛的病理生理

疼痛是一种令人不愉快的感觉和情绪上的感受，伴随着现有的或潜在的机体组织的损伤。疼痛经常是主观的，是身体局部或整体的感觉，也是令人不愉快的甚至于痛苦的感受。疼痛是个复杂的病理生理状态。

第一节　疼痛的解剖生理学基础

当机体受到某种伤害性刺激时，组织细胞便会破裂并释放出胞内的化学物质，这些物质将激活伤害感受器，而感受器的传入神经纤维则将这些刺激转化为神经冲动并迅速将冲动传入神经中枢而产生痛觉。痛觉是一种复杂的感觉，常伴有不愉快的情绪活动和防御反应，且易受心理和其他因素的影响。痛觉在个体间有很大差异。痛觉的产生和传导涉及周围和中枢神经系统许多部分的活动。目前，人们对痛觉的外周传入途径比较清楚，从头面部来的冲动通过三叉神经感觉核进入中枢，而从躯体其他部位来的冲动则是通过脊髓后角神经元的突触传入中枢。对痛觉在中枢的传导途径目前所知尚少，一般认为有特异性传导通路（经新脊髓丘脑束）和非特异性传导通路（经旧脊髓丘脑束）两个痛觉传导系统（图 11-1）。

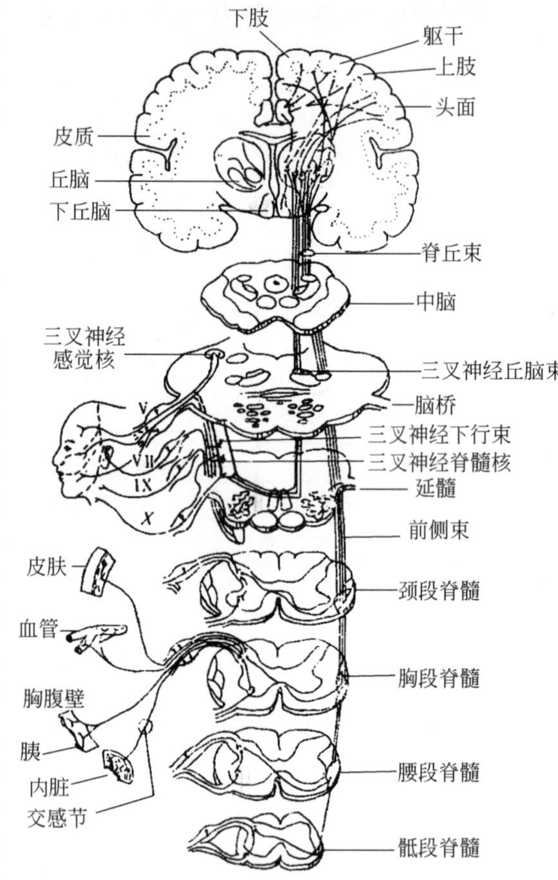

图 11-1　伤害性刺激从身体各部到脑的主要传导通路

一、痛觉感受器

身体各个部位的痛觉是通过痛觉感受器感受的。感受器是一种特殊的结构，能被体外环境的变化所刺激，并将不同形式的刺激能量转化为神经冲动。因此可以说，感受器是将各种能量转换为神经冲动的换能器。

根据所接受适宜刺激种类的不同，可将人体感受器分为温度感受器、视觉感受器、听觉感受器、痛觉感受器和触压感受器等。

一般认为痛觉感受器是游离的神经末梢(图 11-2)。痛觉感受器广泛分布于皮肤、角膜、牙髓、血管壁及深部组织如肌腱、关节和内脏中。当机体受到伤害性刺激时,组织细胞破裂释放的化学物质使这些痛觉感受器发放神经冲动并经神经纤维传至中枢,产生疼痛。

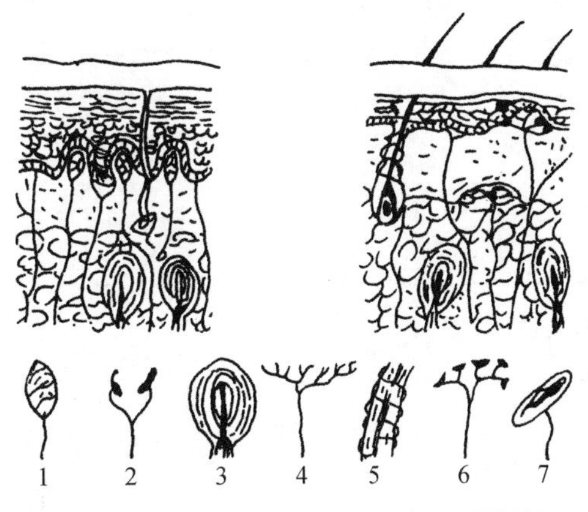

图 11-2　皮肤上不同类型的感受器结构分布及功能

1. Messner 小体(触觉);2. Pacinian 小体(压觉);3. Merkel 小体;4. Bare endings 神经末梢(痛觉);5. Hairfollicle recepter 毛囊感受器;6. Tactill disks;7. Ruffini endings(温觉)

任何伤害性刺激均是痛觉感受器的适宜刺激。一般来说,每一种感受器都有它的适宜刺激,即某一感受器对某一形式的能量变化特别敏感而对其他形式的能量变化不敏感。所谓伤害性刺激就是对身体有害的刺激,包括炎症、损伤、冷、热以及压迫等物理刺激和酸碱等化学刺激。任何形式的刺激,只要达到一定的强度就会成为伤害性刺激而引起痛觉。痛觉感受器几乎不产生适应,疼痛反应在停止刺激前一直存在。

皮肤的痛觉感受器位于皮肤的表层,当压迫、寒冷等刺激作用于皮肤表面时,痛觉的产生先于其他感受,而各种感觉消失的顺序依次为痛觉、温度感觉、触觉,但在缺氧时各种感觉消失的顺序与此相反,痛觉最后消失。

深部痛是肌腱、关节及骨膜发生的疼痛。深部痛觉感受器仍是游离神经末梢。深部痛是一种持续广泛的钝痛,和皮肤痛觉相比更接近于内脏痛。

内脏痛的感受器也是无髓鞘的游离神经末梢。除伤害性刺激外,脏器本身的运动和疾病如扩张、痉挛等以及伴随产生的致痛物质都可以成为痛刺激。内脏的疼痛感觉也与皮肤不同。内脏痛缓慢、持续、定位不准确且对刺激的分辨能力差,对切割、烧灼等刺激不敏感,而对机械牵拉、缺血、痉挛和炎症刺激更敏感。内脏除痛觉外几乎没有其他感觉。胸膜和腹膜从内侧受刺激时产生的疼痛称为浆膜痛,是由压力、摩擦等刺激引起的。

体表的痛觉感受器呈点状分布,称为痛感觉点。痛点分布随部位不同而有差异,因而表现为躯体不同部位对疼痛刺激敏感性的差异,如颈部皮肤对疼痛的刺激敏感性较手背部差,手背部皮肤表面痛点(每平方厘米约 100～200 个)较颈部密集。

在某些特殊情况下,痛觉阈值降低的现象称为痛觉过敏。痛觉感受器的阈值是指要使这个感受器兴奋,刺激所需达到的一定程度。正常情况下,其他感觉纤维对痛觉有抑制作用,但在特殊情况下如脊髓损伤时,这种抑制作用减少则出现痛觉过敏。

在疼痛研究中发现,将某些化学物质涂布在人或动物暴露的神经末梢上即可引起疼痛,因此,有人认为痛觉感受器的神经末梢实际上是一种化学感受器。目前所知的可以引起疼痛的化学物质有 H^+、K^+、组胺、5-羟色胺、缓激肽、前列腺素、乙酰胆碱、血浆激肽等。

二、痛觉的传导纤维和传导通路

(一)痛觉的传导纤维

神经纤维是由神经元细胞质突起的延长部分,主要是轴突的延长部分所组成。轴突外表包有髓鞘的称为有髓鞘纤维;另外一些轴突仅有一层施万细胞包裹甚至包裹不全而裸露者称为无髓鞘纤维。根据神经纤维的电生理特征可将其分为 A、B 和 C 三类(表 11-1),A、B 类纤维是有髓鞘纤维,C 类是无髓鞘纤维。神经纤维具有生理完整性、绝缘性、双向传导及相对不疲劳性等 4 种主要生理特性。神经纤维的传导速度与其直径成正比(有髓鞘纤维),或与其直径的平方成正比(无髓鞘纤维)。

表 11-1 神经纤维的分类

纤维分类		功能及来源	纤维直径(μm)	传导速度(m/s)
根据电生理特征分类				
A	α	初级肌梭传入纤维 支配梭外肌的传出纤维	15(12～20)	100(70～120)
	β	皮肤的触压觉传入纤维	8(5～15)	50(30～70)
	γ	支配肌梭的传出纤维	6(6～8)	20(15～30)
	δ	皮肤痛温觉传入纤维	<3(1～4)	15(12～30)
B		自主神经节前纤维	3(1～3)	7(3～15)
C		后根痛觉传入纤维 自主神经节后纤维	1 (0.4～1.2) (0.3～1.3)	1 (0.5～2) (0.7～2.3)
根据纤维直径大小及来源分类				
Ⅰa,b		肌梭及腱器官的传入纤维	13(12～22)	75(70～120)
Ⅱ		皮肤的机械感受器传入纤维(触、压、振动等)	9(4～12)	55(25～70)
Ⅲ		皮肤痛温觉、肌肉深部压觉传入纤维	3(1～4)	11(10～25)
Ⅳ		无髓的痛温觉、机械感受器传入纤维	1(0.5～1.5)	1(0.5～2)

一般认为,痛觉是 Aδ(有髓鞘)和 C(无髓鞘)纤维传导的。Aδ 纤维传导速度快,兴奋阈较低,主要传导快痛。C 类纤维兴奋阈较高,传导速度较慢,主要传导慢痛。

(二)痛觉传导通路

1. 痛觉第一级传入神经元 细胞体位于脊神经带内,其周围突终于所分布区的末梢痛觉感受器,中枢突经后根外侧部进入脊髓后外侧束,分为升支和降支,升降支和终支最后进入后角灰质。传导快痛的 Aδ 纤维由后根进入脊髓后在后角顶端的胶状质区换神经元,其中一部分经前联合交叉至对侧,经外侧脊髓丘脑束上行直达丘脑的后腹核。来自脊丘束的信息,经内囊投射到大脑皮质中央后回的第一感觉区,引起有定位特征的痛觉。这部分直达丘脑的长纤维,只见于人类和高级猿类,在种系发生上较晚,为"新脊髓丘脑束"。另有一部分纤维经直接通路或网状结构的多突触通路,上行到达丘脑的髓板内核群,投射到大脑的边缘叶和第二感觉区,引起伴随痛觉的强烈情绪反应。这类纤维除人类外也见于低等动物,在种系上发生较早,称为"旧脊髓丘脑束"。来自 C 纤维的冲动进入脊髓后,在脊髓灰质周围的固有束上行,经多次换元后到达脑干网状结构和丘脑,这些短纤维多突触的通道,称为旁中央上行系统,与慢痛和情绪反应有关。由新脊髓丘脑束构成的传导快痛的特异传导通路与由旧脊髓丘脑束构成的传导慢痛的非特异性传导通路二者之间的功能和作用是相辅相成的。同时大脑皮质和网状结构又通过下行的返回纤维,对脊髓后根纤维、后角胶状质等较低水平的传导活动,起控制和调节的作用。疼痛是中枢神经系统内特异与非特异传导系统之间以及大脑皮质和皮质下各结构之间相互作用的结果。

2. 头面部痛觉的传导径路　其中第一级神经元细胞体的位置,三叉神经在半月神经节,舌咽神经在上神经节,迷走神经在颈静脉神经节,面神经在膝神经节,它们的中枢突全部终于三叉神经感觉核,第Ⅸ、Ⅹ、Ⅻ对脑神经的痛觉纤维,经三叉神经脊束终于三叉神经脊束核。三叉神经主核和脊束核发出的二级纤维,有的终支和侧支至三叉神经和面神经的运动核以及网状核组成的各种反射弧。主核和脊束核越至对侧的二级纤维组成三叉前束,主核的不交叉纤维组成三叉后束,此二束总称三叉丘系。三叉丘系上升终止于丘脑腹后内侧核并发出三级纤维经内囊枕部,投射至中央后回。

3. 内脏感觉的径路　其末梢主要与交感神经一同走行,由后根进入脊髓。此后与躯体痛觉走行相同。但食管、气管、直肠和外阴部的痛觉纤维是与副交感神经一同走行的。盆腔脏器的痛觉是经盆神经(副交感神经)进入脊髓。脊髓内脏二级上升纤维皮质的进路比较分散,经脊髓丘脑侧束深部上行,再经网状结构多次中继,经下行丘脑投射到嗅皮质或投射到额叶和脑岛等部皮质。

三、阿片受体的分类和功能

根据类阿片肽生物合成过程中前体的特征可将其分为三大类(表 11-2),即脑啡肽、内啡肽、强啡肽与新啡肽。在三大类中有数十种独立的神经肽,它们除参与疼痛调节外,还参与各种神经与内分泌的调节,并影响动物和人的精神活动。类阿片肽可与其他神经介质和激素拥有共同的前体。中枢神经系统和其他器官,特别是内分泌腺和胃肠道,都可以合成类阿片肽前体和前体元。类阿片肽前体与前体元经分解转化,肽链不断缩短造成短肽脱落进而形成各种有活性的物质如脑啡肽等。

不同种类的阿片受体在中枢内的含量差别很大,纹状体内阿片受体含量最高,而小脑内含量最低。各类阿片受体在脑内不同部位分布密度也不同(表 11-2)。分布密度的差别,多与相应的功能有关,且与类阿片肽的分布大体平行。在延髓和脊髓中阿片受体含量较低,但其中第四脑室底部和脊髓灰质中的受体含量又高于周围其他部分,这与其在脑室底部的致恶心呕吐和神经胶质区的镇痛作用是一致的。20 世纪 70 年代后期,有人提出了下行类阿片肽镇痛系统,有大脑皮质、丘脑、中脑导水管周围灰质和髓质缝际核参与,下行神经束是脊髓侧束。该系统中的阿片受体以 μ 受体为主,正常时处于静息状态,有伤害性刺激时被激活,抑制脑啡肽的酶降解,镇痛作用加强。

表 11-2　内源性类阿片肽的分类

类别	前体	类阿片肽
脑啡肽	脑啡肽前体元 (Proenkephalin,Proenkephalin A)	甲啡肽(Met-enkephalin) 亮啡肽(Leu-enkephalin) 甲啡肽 7 肽 甲啡肽 8 肽
内啡肽	类阿片肽-促黑素-促肾上腺皮质激素前体元 (Proopiomela nocortin POMC)	α-内啡肽(Alpha-endorphin) β-内啡肽(Beta-endorphin) γ-内啡肽(Gamma-endorphin)
强啡肽和新内啡肽	强啡肽前体元 (Prodynorphin,Proenkephalin B)	强啡肽 A(Dynorphin A)(1-17) 强啡肽 B(Dynorphin B)(1-8) α-新内啡肽 β-新内啡肽 新强啡肽(?)

脊髓中的阿片受体分布于脊髓灰质，特别是脊髓后角的Ⅰ～Ⅳ层，由μ、κ和δ受体组成。阿片类物质与罗氏胶质区受体结合后可抑制伤害性刺激从初级神经元向二级神经元的传导，并抑制P物质的释放，已知P物质可以加速伤害性刺激的传导速度。脊髓阿片受体对各种刺激的敏感性差别很大，不同受体对各种刺激引起的疼痛信号具有一定程度的选择性阻断作用。κ受体对化学性和机械压力性刺激敏感，对温度刺激的敏感性次之，对腹膜刺激不敏感；δ受体对温度刺激最敏感，但对机械性刺激不够敏感；μ受体对温度和化学刺激均敏感，对内脏痛也有抑制作用，但对机械刺激不够敏感。应用不同的受体激动剂可产生不同的作用，经椎管内注入κ或μ受体激动剂不足以完全抑制温度刺激的传导，而静脉注射阿片类药物，则可在脊髓和脊髓上中枢两个水平发挥作用，完全抑制温度和机械性刺激所致的伤害性神经反射。

位于游离神经末梢和传入神经的多层次神经轴上部的阿片受体，对疼痛信号起多阶梯选择性滤过作用而不减弱其他感觉的传入。这些受体的作用仍未完全阐明。

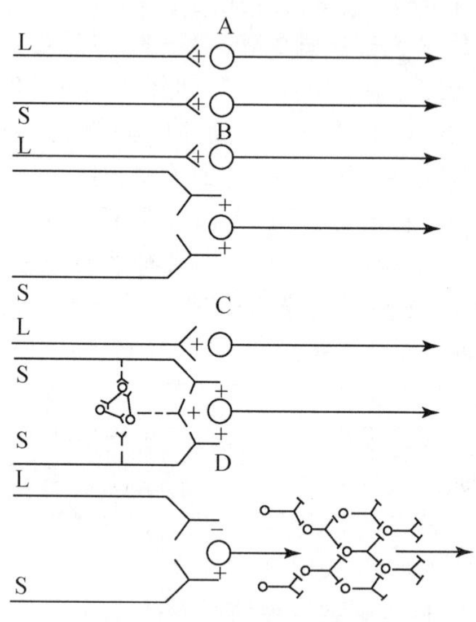

图 11-3 疼痛机制图解

A. 特异性理论：粗纤维(L)和细纤维(S)分别经过绝缘的、特异的和直接的通路传递痛觉冲动到达大脑的触觉和疼痛中枢；B. 整合理论：细纤维和粗纤维分别作用于DH，产生疼痛和触觉；C. 中枢整合理论的反射回路模型，即在慢性疼痛中的伤害性刺激冲动使自身兴奋神经元环链兴奋，并强烈刺激DH细胞，后者传递异常模型的神经冲动分别到大脑、脊髓侧角和前侧角神经元，引起不正常的反射活动，导致骨骼肌痉挛和交感神经活动性增强；D. 感觉交叉理论：认为粗纤维抑制中枢传递神经元而细纤维使之兴奋。这些纤维投射到可上行于脑的多突触系统，后来Melzack和Wall将该理论的要素并入闸门学说中

第二节 疼痛的病理生理

一、疼痛的机制与学说

(一)疼痛的机制和近代学说的图解

见图 11-3。在此基础上 Melzack 和 Wall 于 1965 年提出了门控理论。该学说不仅包括疼痛的生理特异性、中枢整合及整合模式、传入冲动的调节等，还包括心理学因素的影响(图 11-4)，并随着科学的发展不断修改和补充。

门控理论认为，外周感觉神经将疼痛刺激冲动传入脊髓，进入 3 个系统：脊髓后角细胞(DH)神经胶质、T细胞和后柱纤维。神经胶质被认为是神经闸门，对伤害性刺激的传入冲动进行前处理；T细胞作为第一级中枢传递细胞介导冲动上传；而后柱纤维将冲动传入脑中枢。细的外周感觉神经(C纤维)传递的冲动作用于闸门可以产生正反馈信息到T细胞，使闸门开放，痛神经冲动上传；粗的感觉神经(Aδ)作用于闸门可以产生负反馈信息到T细胞，使闸门关闭，冲动不形成痛觉。痛觉产生与否，主要取决于两类纤维所兴奋的数量和下行抑制系统的功能状态。Aδ是可触发中枢控制的快速特殊传导系统，可将刺激的性质、部位等信息上传至脑，激活选择性识别过程，并经传出道发放抑制性冲动影响相应阶段的门控系统和其他水平神经轴突的感觉冲动。该传导系统使脑中枢在反应系统被激活之前即对感觉传入冲动进行识别、估价、定位和选择性调节。而当由C纤维兴奋的T细胞的数量超过临界水平时，便激活了反应系统，表现为复杂

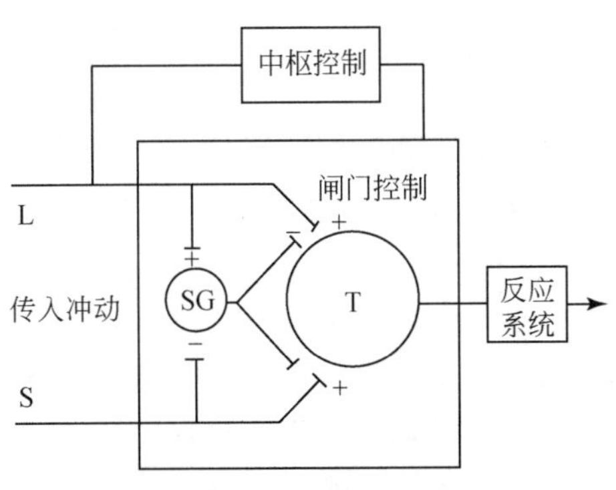

图 11-4　门控理论原型

L 为粗纤维，S 为细纤维，二者投射到 DH 胶质（SG）和第一级中枢传递细胞（T 细胞）。L 活动使传入纤维终点处 SG 的抑制作用增强而 S 使其抑制作用减弱。从粗纤维系统到中枢控制机制用实线表示，该控制机制下行到闸门系统。T 细胞可直接将刺激投射到反应系统

的行为模式和对疼痛性质的体验。

该理论的提出受到了人们普遍的关注，并促进了疼痛研究的发展。有关生理学和行为医学的研究更加强调疼痛体验诱发情绪和认知方面，而这些方面的调节已超出了闸门部位，由高位神经系统进行，另外，新脊丘束、旧脊丘束投射系统和新皮质之间的相互作用也参与了此调节过程。据此，Melzack 和 Casey 于 1968 年补充和扩展了门控理论。他们认为，新脊丘束投射到脑内，负责有关定位、刺激强度、时间和对感觉信息的识别过程；而经旧脊丘束和旁正中上行系统上传的冲动可激活网状结构和边缘系统，引起强烈的疼痛诱发、厌恶感和不愉快的情绪体验及其他系统的反应动作。新皮质中枢系统主要负责估价与过去痛体验有关的传入信息并对痛识别和诱发系统进行控制。

20 世纪 80 年代初对门控理论作了第二次修改。神经科学的新发展已证实，大脑皮质运动感觉区具有分辨疼痛的功能，可参照过去的体验、认知和情绪，通过复杂的反射来调节皮质下与痛有关的神经活动。实际上，在伤害性冲动上传过程中需要在脊髓的多处部位进行调节，经过各种异化和抑制过程传达至大脑形成痛觉。在体内存在有独立的下行疼痛抑制通道，涉及脑干系统（特别是中脑）和脊髓等处的阿片肽的释放。下行抑制通路（也包括认知机制）也可和直接的脑刺激一样，产生相当程度的镇痛。修改后的门控理论进一步强调了心理因素对疼痛的重要影响及下行抑制通路的作用（图 11-5）。

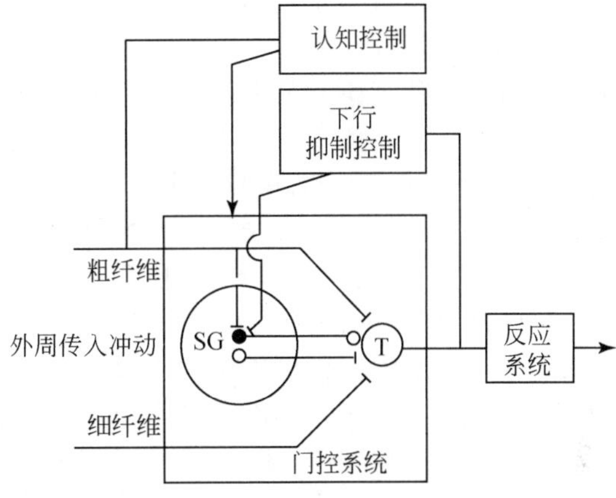

图 11-5　再次修正的门控理论

包括从神经胶质（SG）到 T 细胞的兴奋（白环）和抑制（黑环）链及来自脑干系统的下行抑制控制。抑制链终端的圆圈提示其作用既可能在突触前也可能在突触后或者二者皆有，所有连接均有兴奋作用。只有从胶质到 T 细胞是例外，为抑制性连接

该学说解释了许多临床现象，如断肢病人的神经痛、按摩止痛和针灸治疗的机制、带状疱疹病毒所致的感觉迟钝和痛觉过敏等。该学说还促进了一些镇痛技术的发展，如 TENS（经皮电神经刺激）、后柱刺激和脑刺激术等。MeGill 和 Melzack 还据此制定了疼痛测定表。门控理论极大地推动了疼痛机制、疼痛生理、药理、心理学和治疗学的研究和发展。关于疼痛的机制，还需要继续进行深入的研究和探讨。

（二）疼痛的心理因素

先前的所有理论都集中于解释机体的外周和中枢神经受损所致的疼痛的机制。近年来，无器质性病变或组织损害的慢性疼痛病例不断增加，人们称之为“心源性疼痛”。人们发现，这种疼痛在精神病人，尤其是歇斯底里病人中发病率最高，而在反应性抑郁和其他心理疾病病人中发病率较低。而这些病人对于疼

痛的描述都与由于躯体性疾病引起的疼痛的表现相同。这种对于两种不同类型疼痛在描述方面的相似否定了一些学者关于躯体和精神分离的观点。

有关精神病学和心理学方面的研究，使人们对许多因素在疼痛及其表现方面所起的作用有了新的理解和认识，这些因素包括学习、人格、文化、认识、心理、情绪、诱发因素及各种环境影响等。并在此基础上提出了一些假说和概念，试图对仅有极轻微或无明显病理表现的慢性疼痛作出解释，较重要的有"慢性异常病态行为"等。人们已认识到，急性和慢性疼痛在病因、机制、功能、诊断和治疗等方面都有很大差异，因此，关于疼痛机制的学说也要充分兼顾这些差异。在急性疼痛时疼痛本身是一种症状，而在慢性疼痛病人疼痛本身就成为一种疾病。以往有关疼痛的大多数神经生物学研究都集中于分析皮肤痛感觉识别的外周和中枢机制，这些研究极大地增进了人们对于来自皮肤的伤害性冲动识别机制的认识，但却忽略了对其他种类疼痛机制的了解。近来，人们开始用新的方法和实验手段在神经生理、神经病理、神经内分泌、受体分子生物学、神经心理和行为等方面对疼痛机制进行更深入的研究，以期对疼痛机制做出更全面、更合理的解释，从而促进疼痛的研究和治疗的发展。

二、疼痛的病理生理变化

疼痛是临床疾病常见的症状，是医生最常听到的病人主诉。通过对疼痛的深入研究，认为疼痛有以下病理生理特点：①疼痛是机体组织器官受到较强物理、化学等因子刺激所产生的比较复杂的病理生理变化；②几乎每个人都有疼痛感受的经验，机体对疼痛的感受程度、反应大小与疼痛的性质、强度、范围、持续时间以及机体内外各种因素有密切关系；③疼痛与精神心理状态相联系，往往产生不愉快的情绪反应；④疼痛的发病可分为原发性和继发性，一般前者发病急，消失快，常表现为锐痛；后者发病缓慢，或由急性转为慢性，持续时间长，表现为钝痛；⑤有时与疼痛相伴出现其他的感觉异常，如对疼痛敏感、局部知觉异常、肌肉紧张、运动障碍等。

(一)临床常见的疼痛可有不同的病理生理变化

1. 急性痛 常有明确的病因，为疾病和损伤所致，严重者伴有虚脱、休克和高热等全身症状，病人常表现为兴奋焦虑状态，有防御反应。疼痛程度较重，多为锐痛和快痛，一般发病及持续时间较短。临床常见于急性炎症、心肌梗死、脏器穿孔、创伤和手术等。

2. 慢性痛 可有多种明确的病因或原因不明。病人常有复杂的精神情绪和心理变化，常表现为抑制状态，精神忧郁和逃避行为，久病者还可能出现悲观失望和厌世情绪。疼痛程度与病程变化有关，一般发病慢、病程长，常伴有自主神经功能紊乱如食欲不振、脉缓和低血压等。临床上见于慢性腰腿痛、神经血管疾病性疼痛及晚期癌痛等。

3. 浅表痛 系指皮肤、黏膜等感受的疼痛，如穿刺、压迫、捻挫、冷热、酸碱等物理、化学刺激所引起的疼痛。性质多为锐痛、快痛，比较局限，有防御反应，严重者可产生休克等全身症状。

4. 深部痛 是肌腱、韧带、关节、骨膜、内脏、浆膜等部位的疼痛，性质一般为钝痛，不局限，定位不明确。严重者常伴有呕吐、出汗、缓脉、低血压等症状。

5. 内脏痛 也属于深部痛，疼痛刺激多由无髓鞘纤维传入，痛阈较高。由于其传入通路不集中并可涉及几个阶段的脊神经，故疼痛定位不精确。内脏痛可产生反射痛，由于该脏器传入神经纤维进入脊髓神经后根，内脏传入和躯体传入在同节脊髓后角发生聚合，相互影响，内脏痛时在远距离脏器的体表皮肤发生反射痛。

6. 中枢性疼痛 包括由中枢神经病变，如炎症、肿瘤、创伤、先天性畸形、血流障碍等引起的疼痛以及由于神经官能症、精神分裂症等疾病而出现的各种疼痛症状。

(二)疼痛对全身各系统的影响

1. 对精神心理状态 急性剧烈的疼痛可

以引起病人精神兴奋、烦躁不安以及大哭大喊等强烈反应。长时间的慢性疼痛可使大部分病人呈抑制状态，如情绪低落，表情淡漠。

2. 对神经内分泌系统　急剧强烈的疼痛刺激可使中枢神经系统表现为兴奋状态。其中表面痛多表现为交感神经兴奋，深部痛为副交感神经兴奋。内分泌系统，由于疼痛刺激兴奋交感神经和肾上腺髓质，儿茶酚胺分泌增多，肾上腺素抑制胰岛素分泌，促进胰高血糖素分泌，增加糖原分解和异生，使血糖增高。由于垂体肾上腺皮质激素增加，皮质醇、醛固酮、抗利尿激素增加，甲状腺素和三碘甲状腺氨酸亦增加。

3. 对循环系统　在剧烈疼痛时心电图可出现 T 波变化，特别是在冠状动脉病变的病人。脉搏频率在浅表痛时增快，深部痛时减慢，变化与疼痛程度有关，剧烈的内脏痛可引起心搏停止。血压一般与脉搏变化一致，高血压病人因疼痛而导致血压升高，但剧烈的深部痛可引起血压下降，发生虚脱、休克、失神。

4. 对呼吸系统　剧烈疼痛时呼吸快而浅，特别是发生在胸壁痛和腹壁痛时明显，一般每分通气量无变化，但发生在与呼吸系统无关部位的疼痛，由于精神紧张、兴奋不安也可以产生过度换气。

5. 对消化系统　剧烈的深部疼痛可引起恶心、呕吐，一般多伴有其他自主神经系统症状，表现为消化功能障碍，消化管运动和腺体分泌过缓或停止。

6. 对泌尿系统　由于反射性血管收缩，垂体抗利尿激素增加，尿量减少。

(三)影响疼痛的因素

影响疼痛的因素有主观因素和客观因素。

1. 主观因素　包括人的性格和精神心理状态。一般性格内向的人对疼痛的耐受性大于性格外向者。战场上的士兵等性格坚强者对疼痛的耐受大于一般人。情绪不良时可使痛阈降低，增加对痛的感受。在日常生活中疼痛可因从事注意力集中的工作而忘却，疼痛的冲动可因其他刺激而改变或减弱。另外，既往对疼痛的经验和生活经历都与人们对疼痛的感受和反应有关。精神分裂症、神经官能症、精神忧郁症等病人，常伴有各种疼痛症状，这种没有躯体器质性损伤病变的心因性疼痛，主要不是一种感觉而是一种复杂的心理状态。

2. 客观因素　包括环境和社会文化背景的影响。环境的变化比如在充满噪声的条件下或强光照射下都可以影响病人对疼痛的感受和反应，在昼夜不同的时间内，夜间疼痛可以加重。每个人所受的教育程度和文化水平不同，对疼痛的耐受性和反应也不同。性别和年龄也对疼痛的感受有所影响，一般认为男性对疼痛的耐受大于女性，老年人对疼痛的耐受性降低。暗示也可以起作用，在临床上利用暗示、催眠或采用安慰药可产生镇痛作用。

(四)疼痛的临床分类

临床上根据疼痛的病因、病机、病程及疼痛的程度及部位的不同进行分类。临床疼痛的分类对于了解疼痛的性质及进行诊断和治疗等有一定帮助。

常用的分类有以下几种：

(1)按刺激原的性质分为物理性(机械性和温度性)和化学性疼痛。

(2)按发病机制分为病理生理性和精神心理性疼痛。

(3)按病情分为急性痛和慢性痛。

(4)按疼痛感觉分为快痛(刺痛、锐痛)、慢痛(延缓痛、钝痛)、顽固性痛。

(5)按疼痛的程度分为轻度痛(微痛、隐痛、触痛)、中度痛(切割痛、烧灼痛)、重度痛(绞痛、疝痛)和极度痛(剧痛、惨痛)。

(6)按情绪反应分为有快感的痛、不愉快的痛和痛苦的痛。

(7)按时间分为一过性痛、间断性痛、周期性痛和持续性痛。

(8)按机体部位分为躯体性痛(表面痛)和内脏痛(深部痛)。

(9)按神经系统分为中枢神经痛和周围神经痛。

(10)按致痛病因分为炎症性疼痛、非炎症性疼痛和恶性肿瘤疼痛。

(11)按疼痛的表现分为原位痛、牵扯痛、反射痛和转移性痛。

临床上可以根据以上不同的因素作出各种疼痛的分类,但由于疼痛包含有许多复杂的因素,不是一种分类方式可以概括的,因此要结合具体病人,根据病情、病因的主要特点进行分类。

(王 玲 高文华)

参考文献

刘俊杰,赵俊.1997.现代麻醉学.第2版.北京:人民卫生出版社,895～903

赵俊,张立生.1994.疼痛治疗学.北京:华夏出版社,17～25

Bonica JJ. 1990. The Management of Pain. 2nd ed. Philadephia:Lea & Febiger,1:18～27

Tollison D. 1989. Hand Book of Chronic Pain Management. Baltimooe:Williams & Wilkins,1～9

第 12 章　缺氧及二氧化碳蓄积

第一节　缺　　氧

机体组织细胞的生长、发育以及完成各自的功能都需要能量,其根源皆来自氧化反应,氧化释放出的能量将存放在一种化合物中,此种化合物以三磷腺苷(ATP)为典型代表。底物氧化移去 H^+,H^+ 和 O_2 结合形成 H_2O 的同时即生成 ATP,因此这个过程又称为氧化磷酸化。细胞内线粒体呼吸链的主要功能就在于把底物的氧化和 ATP 的生成偶联起来,而且十分紧密。底物的浓度、ADP、ATP 及 O_2 的浓度都是呼吸运转时所必需的物质,缺一不可。每一条呼吸链皆是一系列复杂的酶和辅酶反应,有 3 个可以产生 ATP 的部位。底物在线粒体内被氧化,引起质子从基质排至膜间隙,使膜间隙的质子浓度升高及酸性增大,从而驱动 ATP 的合成。当 ATP 浓度因缺氧而下降至最低水平时,细胞功能即发生障碍,首先是“钠泵”失灵和细胞通透性的改变,组织肿胀。与此同时,大量 Ca^{2+} 进入线粒体,使 ATP 生成更加减少,形成缺氧后的恶性循环,缺氧继续发展的结果即是细胞的死亡。

一、主要脏器的氧耗量

氧耗量不能以出入该组织氧含量之差来决定,原因是由于体内各脏器的分钟血流量有很大差异。如两个器官氧耗量相等,则分钟血流量大者,入血和出血氧含量之差就越小,故单位(100g 组织重量)血液灌流量和单位氧耗量能更加了解该组织氧供和氧耗的情况。主要脏器灌流量和氧耗量见表 12-1。

表 12-1　主要脏器血液灌流量和氧耗量的正常值

脏器	血灌流量 [ml/(100g·min)]	氧耗量 [ml/(100g·min)]
心脏	84	9
肾脏	420	5
脑	54	3
肝脏	58	3
骨骼肌	2.7	0.15

各脏器细胞对缺氧的耐受性也有很大不同。大脑皮质细胞最不耐受缺氧,原因可能是因其代谢极为活跃,功能很细微,即使在睡眠时仍有频繁的脑电活动,离子泵在不停地工作,耗能很多,其所储存的 ATP 在无氧的情况下仅可供 3 分钟的消耗,临床上常看到当因各种原因引起急性脑缺血或缺氧时病人可立即发生晕厥或意识消失。相反,心肌虽然是氧耗量最多的组织,但心肌细胞耐缺氧的能力远胜于脑细胞,缺氧达 20 分钟以上亦未必发生不可逆的损伤。在心肺复苏过程中,不难看到心、肺、肝、肾功能已经恢复,但病人仍处于脑死亡状态。

二、缺氧的机制

机体需要的氧来源于外界环境，氧经呼吸系统、循环系统输送至细胞内而被线粒体所利用。当此过程中任何环节发生障碍，细胞即发生缺氧，临床多以其产生缺氧的原因来加以命名。

(一)缺氧性缺氧

为氧治疗的主要适应证。

1. 外界供氧不足 多由于意外事故导致，如机械呼吸时接头脱开，氧化亚氮吸入浓度过大及弥散性缺氧等。

2. 肺泡通气量不足 常见于阻塞性或限制性呼吸系统疾患，应用肌松药后行机械通气时潮气量和分钟通气量过低以及麻醉药物对呼吸的抑制等原因，影响了肺部气体交换；此种缺氧多合并高碳酸血症。

3. 通气、血流比率($\dot{V}/\dot{Q}$)失调 $\dot{V}$指肺泡通气量，成人正常值为 4L/min，$\dot{Q}$指经肺泡间的血流量，成人正常值为 5L/min，其比率为 0.8。当$\dot{V}/\dot{Q}<0.8$时即表明肺泡通气量不足，静脉血不能被充分氧合，肺内分流量增加，动脉氧分压下降导致缺氧。常见于 ARDS、肺水肿、肺炎等疾患。

4. 弥散功能障碍 当肺泡-毛细血管膜增厚(水肿或纤维化)引起 O_2 向毛细血管内弥散障碍时可发生低氧血症，见于 ARDS 的早期(水肿)和晚期(纤维化)以及尘肺、结节病、肺结缔组织病等。

5. 右至左的分流 见于先天性心脏病、全麻药物的应用及单肺通气麻醉法等。

(二)贫血性缺氧

以治疗贫血为主要措施。

动脉血氧含量(CaO_2)的多少除决定于 PaO_2 外，更重要的是血红蛋白的含量(1g 血红蛋白可结合 O_2 的理论值为 1.39ml)，如果低于 60g/L，即使饱和度为 100%，氧含量亦不能满足机体氧的需要。由于血中还原血红蛋白达到 50g/L 时，才有发绀表现，故对贫血病人往往忽略已存在的缺氧现象。临床麻醉时(包括血液稀释措施)应使病人血红蛋白不低于 80g/L 为安全。CO 中毒及某些药物可使血红蛋白不能与 O_2 结合，虽不贫血，但实质上亦属此范畴。

(三)滞留性缺氧

改善微循环功能为主要措施。

氧的运输除了氧含量外，还要凭借良好的微循环灌流以将氧运送至细胞内。当心排血量减少，微循环淤滞，细胞势必得不到充分氧供而处于缺氧状态，如心力衰竭及各种原因导致的休克皆属之。病人如不贫血，甚至代偿性血红蛋白增高或血浓缩，可呈现显著的发绀体征。

(四)中毒性缺氧

以抗毒、解毒为主要措施。

有些药物和毒素可干扰线粒体对 O_2 的利用，致使摄取氧的能力下降(氧耗/氧供正常值为 0.3 左右)，混合静脉血氧分压升高。此种现象可见于中毒性休克病人。全身麻醉药除氧化亚氮、氯胺酮外，皆不同程度地降低对氧的摄取能力，此种现象是由于细胞代谢降低而需氧量减少抑或由于药物的干扰所致，值得进一步研究，如巴比妥酸盐类药物确为氧化磷酸化作用位点(第一部位：黄素蛋白及铁-硫组分)的特异性抑制药。动物实验也证明丙泊酚对电子传递链有抑制作用，增加丙泊酚浓度可使琥珀酸-细胞色素 C 的丢失有所增加，唯在临床应用的剂量下其程度较轻而已。

三、缺氧的症状

临床上缺氧可分为 4 期，在缺氧性缺氧病人可根据 PaO_2 之值行缺氧程度的划分。麻醉中很难依靠症状来估计缺氧程度。皆以 PaO_2 和脉搏氧饱和度(SpO_2)作为监测指标，务必使其维持在正常范围。

1. 早期 PaO_2 为 8.0～9.33kPa(60～70mmHg) 判断力减退，偶有头痛、恶心、软弱

无力等。

2. 抑制期 PaO_2 为 6.67～8.0kPa(50～60mmHg) 神志可处于半昏迷状态，脉搏虽弱但仍有规律。

3. 痉挛期 PaO_2 为 6.0～6.67kPa(45～50mmHg) 神志可消失，急性者可致肌肉痉挛，嚼肌痉挛使牙关紧闭，血压可代偿性增高，脉搏快慢不定，发绀。必须立即给予有效救治。

4. 麻痹期 PaO_2＜6.5kPa(＜45mmHg) 全身完全松弛，微循环内的氧分压已接近组织内氧分压，氧供几乎断绝。极易发生心跳、呼吸停止，应绝对避免。当急性缺氧时，也可直接导致心跳骤停。

四、缺氧的治疗

麻醉中缺氧和治疗缺氧的病人多为缺氧性。治疗前对病人的缺氧机制必须有充分的了解，以决定正确的治疗方案，如采用单纯氧治疗还是加用机械通气以及通气方式等。重点仍在于如何改善氧在肺泡毛细血管膜的弥散能力以达到提高 PaO_2 的目的。缺氧是急性肺水肿的主要诱因。肺泡上皮细胞及其周围的毛细血管内皮细胞乃直接由肺泡内取得氧气。这些细胞于缺氧后可造成通透性增加，血管内液大量渗出毛细血管外，肺泡间质增厚，从而使毛细血管内皮细胞更难得到氧气，导致恶性循环。临床上对肺功能欠佳的病人术后行预防性机械通气 12～24 小时，可取得显著效果。

(一)氧治疗

氧治疗为缺氧性缺氧的主要治疗措施。对正确氧治疗无效的呼吸衰竭病人，病情当属垂危，死亡率高。氧治疗的原则是不管采用何种方法皆以最低的吸入氧浓度保持动脉氧分压于 8～12kPa(60～90mmHg)为宜，当然在氧治疗的同时维持正常的 $PaCO_2$ 亦应予以重视。

1. 非机械通气法 靠自发呼吸增加吸入氧浓度(FiO_2)，即可使 PaO_2 ＞ 8kPa(60mmHg)者，采用此法。吸入氧浓度＜40％为低流量，每分钟增加 1L 氧流量，吸入氧浓度可增加 4％(鼻导管或鼻塞法)。应令病人闭住嘴用鼻腔呼吸，以保证吸入氧浓度。如仍需提高 FiO_2 可用面罩法(如 Venturi 面罩、储氧气囊面罩等)，能使 FiO_2 提高 60％～70％。慢性阻塞性肺疾病病人的低氧血症皆伴随高碳酸血症，呼吸中枢仅能被低氧所兴奋。如 PaO_2 过度升高可致呼吸中枢抑制，通气量下降而发生更为严重的低氧血症和高碳酸血症，故对此类病人进行氧疗时，FiO_2 不应＞40％，否则应采用机械通气(详见第 105 章氧疗及高压氧治疗)。

2. 机械通气 严重低氧血症用一般氧疗方法不能见效呼吸指数＞4 时(呼吸指数＝$P_{(A-a)}DO_2/PaO_2$＝0.1～0.3)，应果断地采用机械通气给氧法。虽然机械通气还能解决二氧化碳潴留问题，但其最直接的适应证仍为低氧血症，故亦应属于氧治疗范畴。如截然把二者划分为两种治疗方法，既不符合实际情况，又不利于临床氧治疗。由于缺氧长时间不能解决，直至病人心跳停止才请麻醉医师气管插管行机械通气者，至今仍屡见不鲜，疗效甚微。机械通气乃是利用机械的作用以一定的正压将气体经导管(气管插管或气管切开导管)吹入肺内，称为正压通气(positive pressure ventilation, PPV)。根据呼吸和肺部情况可采用不同的通气方式以达到提高 PaO_2 的目的(详见第 103 章机械通气的临床应用)。

(二)根据缺氧的机制治疗

特别是要了解呼吸系统的病变，积极消除导致缺氧的病因，始为治本之法。

五、氧供(oxygen delivery $\dot{D}O_2$)和氧耗(oxygen consumption $\dot{V}O_2$)的关系

组织中毒、维生素缺乏、线粒体损伤(如重症感染、尿毒症等)、组织水肿都可使氧的利用发生障碍导致缺氧。在此种情况下，氧供可以正常或高于正常，但动脉氧含量和混合静脉氧含量的差值减小，组织摄取氧的能力(CaO_2－

$C_{\bar{v}}O_2/CaO_2$)减小,此种现象亦为感染性休克的一个特点。根据作者对 45 例正常氧合非麻醉状态下的病人进行监测,结果证明:全身组织氧的摄取率为 0.23,脑组织氧的摄取率为 0.33。在心排血量不变的情况下,$CaO_2-C_{\bar{v}}O_2/CaO_2$ 直接反映 $\dot{V}O_2$ 的高低。当 $\dot{V}O_2$ 偏低时,增加 $\dot{D}O_2$,若 $\dot{V}O_2$ 随之上升,说明氧供不足,若再继续提高 $\dot{D}O_2$ 至 $\dot{V}O_2$ 不再随之上升,此时的 $\dot{D}O_2$ 之值即为该病人的氧供临界水平($\dot{D}O_2crit$),正常值为 330~380ml/(m^2 · min)。此值若高于正常,说明组织摄氧能力下降,与微循环衰竭和线粒体功能受损有关,临床也可据此来评估休克病人病情的严重程度和治疗效果。当全身血容量、血压和 PaO_2 都已恢复正常,如 $\dot{V}O_2$ 仍低,则提示组织仍处于缺氧状态,应继续加强治疗,直至 $\dot{V}O_2$ 升高至正常范围。虽有人认为 $\dot{D}O_2$ 和 $\dot{V}O_2$ 是监测组织灌流及氧合情况最敏感的指标,但临床并非如此简单,因此,其他监测项目仍不容忽视。

第二节 二氧化碳蓄积

正常空气中含 CO_2 很少,约占 0.04%,体内的二氧化碳为细胞代谢所产生。机体每消耗 1ml 氧气即产生 CO_2 0.8ml。正常成人氧耗量如以 250ml/min 计算,则 CO_2 产生量为 200ml/min,亦即每日将产生 CO_2 近 300L,强劳动时可增加 7~8 倍之多。产生的 CO_2 主要以与 HCO_3^- 结合的形式存在于血液中;以单纯溶解的方式(PCO_2)仅占 2.7%,但却对机体产生较大的影响,过高时称之为高碳酸血症(hypercapnia),即二氧化碳蓄积,过低则为低碳酸血症(hypocapina),麻醉中二者皆应避免。自机械通气应用于临床以来,过度通气引起的低碳酸血症并非少见。低碳酸血症可使颅内小动脉收缩,脑供血减少,氧解离曲线左移,细胞摄氧能力受到影响,麻醉苏醒时间延长,可发生心律不齐。因此,于麻醉中行机械通气时,潮气量不宜>10ml/kg 体重,成人在无气道狭窄、肺顺应性良好的情况下,气道压峰值以 1.5kPa(15cmH_2O)为佳。由于各种病理和人为因素(如高频通气)造成通气障碍,使 CO_2 排出受到影响导致高碳酸血症更为常见,严重者可使心跳骤停。麻醉医师在每例麻醉中不能只重视有无缺氧而忽视对 CO_2 蓄积的监测和预防,一般情况下二者多合并存在。

一、二氧化碳的生理效应

(一)中枢神经系统

CO_2 为脂溶性,能迅速通过血脑屏障,蓄积时可使脑脊液 H^+ 浓度增加,从而降低脑细胞的兴奋性,抑制皮质活动,使皮质下处于释放状态。临床表现为躁动不安、定向不好。当 CO_2 继续增加时,不仅大脑皮质细胞抑制加深,皮质下中枢亦受抑制,最终神志消失,称之为"二氧化碳麻醉"。多发生于急性二氧化碳严重蓄积的病人,$PaCO_2$ 达 12kPa(90mmHg)以上者,如术后由于舌下坠、呼吸道分泌物堵塞所致。对心肺复苏病人过多地给予 $NaHCO_3$ 造成中枢神经系统酸中毒,加之 CO_2 可使脑血管扩张,增高颅内压,对神经功能恢复不利,故 $NaHCO_3$ 的应用剂量要恰当。现已为临床所重视。

(二)循环系统

CO_2 对心肌有直接的抑制作用(可能与释放 H^+ 有关),导致心肌收缩力减弱,心率变慢。但临床所见为心率快、血压上升、瞳孔散大、皮肤潮红,也可发生心律失常,这主要是间接兴奋交感神经儿茶酚胺分泌增加所致。由于目前肌松药和机械通气的应用,病人不再发生深、快呼吸,胸腔负压变化不大,回心血量不受呼吸影响,心排血量无明显增加,故即使有二氧化碳蓄积,发生"CO_2 排出后综合征"已属少见。CO_2 可使脑血管明显扩张,$PaCO_2$ 每升高 1kPa(7.5mmHg)可使每 100g 脑组织血流量每分钟增加 7.50~11.25ml,因而增高颅内压。

(三)呼吸系统

CO_2 有强烈的呼吸中枢兴奋作用,但在深麻醉时，反而产生抑制作用。对肺部病变严重或慢性 CO_2 潴留者，呼吸中枢对 CO_2 反应可处于迟钝状态。

（四）CO_2 蓄积可导致呼吸性酸中毒

特别易发生在急性期，如合并代酸，则导致严重的酸血症，可使心律失常，甚至停搏。

（五）影响氧的解离曲线

氧饱和度与血 CO_2 分压成反比，亦即低碳酸血症时，氧不易脱离血红蛋白供细胞代谢之用。

二、二氧化碳蓄积的病因

正常情况下，机体对 CO_2 的调节非常灵敏，只有在致病因素使机体无法调节时，才发生二氧化碳急性或慢性蓄积，致病的根本原因在于通气障碍。

（一）急性 CO_2 蓄积

$PaCO_2$ 于数分钟即可上升至 10.67kPa（80mmHg）以上，超过 13.33kPa（100mmHg）可随时发生心跳骤停。

（1）伴有急性缺氧者，如气道梗阻、机械通气意外、药物或椎管内麻醉引起过强的呼吸抑制、高位截瘫、心跳骤停等。

（2）不伴急性缺氧者，如钠石灰吸收不好，误吸二氧化碳、高频通气（以肥胖者多见）等。

（二）慢性 CO_2 蓄积

通气量的减损往往由于长期慢性疾病导致，常见者为慢性阻塞性肺疾病，严重时 $PaCO_2$ 可达 10.67kPa（80mmHg）以上，对心、肾有较大影响，可发生心衰、氮质血症。中枢性或周围神经系疾患、呼吸肌或胸壁活动障碍所致限制性通气障碍皆可导致高碳酸血症。

三、二氧化碳蓄积的治疗

由于 CO_2 蓄积所引起的临床症状易于混淆，故凡有上述病情者，皆应想到有 CO_2 蓄积的可能，及时查血气，即可明确诊断。二氧化碳结合力正常值为 22～31mmol/L（50%～70vol%）可供参考（由于受代谢因素影响太大之故）。在设备齐全的麻醉科尚有呼气末 CO_2（$P_{ET}CO_2$）监测仪。正常屏幕上的二氧化碳曲线图更能动态地了解病人的通气情况。去除致病原因，维持正常的通气功能是治疗高碳酸血症的唯一办法。由于人为因素（如行机械通气时潮气量或分钟通气量过低）将不难处理，根据公式调节即可。因疾病而致者则复杂多变，处理困难颇多，如高位截瘫和慢性阻塞性肺疾病。高位截瘫在于伴有痰多、肺部急性炎症。慢性阻塞性肺疾病为难以恢复的小气道梗阻，对其高碳酸血症应用机械通气者不能使 $PaCO_2$ 下降速度过快、幅度过大，避免在纠正酸血症的同时，发生严重的低血钾，可致心脏停搏。对于慢性高碳酸血症病人，由于全身各脏器功能及水、电解质、酸碱平衡已有损害，治疗时应予全面考虑，不要只片面强调 $PaCO_2$ 的结果。

（尹大光）

参考文献

王迪涛．1994．病理生理学．北京：人民卫生出版社，193～200

王家和，王亚辉，尹大光，等．1995．恩氟烷对肺血分流的影响．中华麻醉杂志，15(10)：466

谢荣．1994．麻醉学．第 3 版．北京：科学出版社，410～414

俞森祥．1996．危重病监护治疗学．北京：北京医科大学、中国协和医科大学联合出版社，129～133

第 13 章　出血与凝血

第一节　血管壁的止血功能

一、血管壁的结构

血管的大小差异很大，可以从最小的毛细血管（平均直径 8μm）至最大的动脉（如主动脉）和静脉（如腔静脉）。但不论血管大小，均有血管腔，衬以内皮细胞层和在内皮层下的细胞外基质。毛细血管由内皮细胞层、基底膜和细胞外结缔组织构成，基底膜的裂隙间可见外被细胞，小动、静脉的内皮下层都有平滑肌，形成内皮层、中层及外层 3 层组织，一般来说，小静脉的 3 层分界常不明显，而动脉系的分层比较清楚，中层平滑肌的肌层较发达，常呈环行排列，与其收缩功能有关。

二、止血功能

血管的止血功能是通过以下几个环节实现的。

（一）血管的收缩

血管受损时血管平滑肌通过轴突反射使血管收缩，使受损血管的伤口缩小，血流减慢，有利于血液凝固和止血。除神经轴突反射使血管收缩外，还有许多体液因子可使血管收缩，如儿茶酚胺、5-羟色胺（5-HT）、血管紧张素、垂体后叶素。此外，纤维蛋白原在凝血酶作用下所释放的纤维蛋白肽 B，血小板被激活通过花生四烯酸代谢所产生的血栓素 A_2（TXA_2），内皮细胞产生的内皮素等，都可使血管收缩，出血减少或停止。血管内皮细胞还能产生血管紧张素转化酶，将血管紧张素Ⅰ（AGT-Ⅰ）转化成 AGT-Ⅱ，后者使血管收缩。

单纯血管收缩在止血中所起的作用是短暂的。如通过轴突反射所致血管收缩，历时仅数秒钟；即使内皮素的作用时间较长，但亦必须在血小板、凝血因子的共同作用下才能使受损血管处形成止血血栓而使出血停止。但大血管受损后所致出血需压迫或结扎血管才能止血。

(二)内皮细胞的止血与促栓功能

内皮细胞的止血功能是通过其分泌的蛋白质来完成的。如粘连复合物,存在于细胞间质及内皮下层的胶原、纤维连结蛋白、层素等结缔组织中,具有黏附蛋白的作用,使血管壁保持完整性;有的可使血管平滑肌收缩,如内皮素;有的可使血小板黏附和聚集,如 von Willebrand 因子(vWF);有的可激活血小板,如在某些因子刺激下内皮细胞产生的血小板活化因子;此外,内皮细胞还通过其所产生的促凝因子,如组织因子,促进血液凝固形成血栓,或产生一些因子如纤溶酶原激活物抑制剂,使已形成的血栓不被溶解,有利于血栓形成。总之,内皮细胞的止血与促栓功能是多方面的。

(三)中层及外层中的胶原

存在于基底膜中的Ⅳ型胶原及中层外间质中的Ⅰ及Ⅲ型胶原,血管受损时暴露,作用于血小板,使血小板发生聚集。

(四)组织因子

血管受损时产生的组织因子,可启动外源性凝血系统而止血。

三、血管因素所致出血性疾病或血栓形成

血管因素所致的出血是一组较为常见的出血性疾病。本组疾病的共同特点是自发性或轻微外伤后皮肤、黏膜有瘀点、瘀斑或出血。部分病例有出血时间延长和束臂试验阳性,部分病例可伴血小板功能异常或免疫缺陷。

血管壁异常的病因很多,分类尚难统一,主要可有以下几种:①血管壁遗传性和获得性异常;②自身免疫性血管性紫癜;③感染性血管性紫癜;④异常蛋白血症;⑤特发性色素沉着性紫癜;⑥其他血管性紫癜。

血管壁的管腔表面由内皮细胞覆盖,内皮细胞调节着止血与血栓形成的平衡,其正常生理功能是防止血栓形成,维持血液在血管内的正常流动;而在止血过程中,血管壁的促凝机制参与了止血过程,有利于止血栓子形成。

第二节 血小板的止血功能

一、血小板的生理功能

血小板的主要生理功能是参与止血与血栓形成,且在动脉粥样硬化、癌肿转移和炎症反应等过程中起着重要的作用。血小板在这些生理或病理过程中所起的作用与血小板黏附、释放和聚集等活性密切相关。

(一)血小板的初期止血功能

初期止血反应包括几个步骤,首先是受损的血管壁发生收缩,使局部血流变慢与减少。血液中的血小板在 vWF 存在下黏附于受损血管处暴露的内皮下组织,这是初期止血的第一步。黏附的血小板被内皮下组织(如胶原等)或局部形成的凝血酶所激活而发生释放反应和花生四烯酸代谢,前者分泌释放的 ADP 或后者形成的 TXA_2 均可引起血小板聚集,血浆纤维蛋白原参与聚集团块即白色血栓的形成。血小板在初期止血过程中发生黏附、变形、释放、聚集等反应,统称为血小板的活化反应。

(二)血小板的二期止血功能

血小板除了具有初期止血功能外,在血液凝固中起着重要的作用。血小板表面吸附有各种凝血因子,这些因子在血小板活化时被释放,参与凝血过程;血小板活化后在其膜表面凝血酶原和凝血酶原酶浓度大大增加,使凝血酶原迅速转变成凝血酶;血小板由胶原诱导的促凝活性,与结合于血小板膜的血小板因子Ⅺ相关;血小板还可通过其表面电荷,使因子Ⅻ容易被激肽释放酶水解活化,这称为接触产物生成活性。

(三)血小板与炎症、免疫反应

当血小板受到炎症刺激物的作用或在受

损血管处发生聚集时，就会释放产生一些炎症介质，包括 5-HT、通透性因子、趋化性因子和杀菌因子等，通过增加血管通透性或加强白细胞的趋化反应参与炎症过程。受炎症刺激物作用的血小板还可激活补体系统，亦可通过磷脂代谢产生前列腺素和血小板活化因子等炎症介质，这些物质不仅参加炎症反应，而且在过敏反应中亦有重要作用。

血小板在炎症过程中起作用，故被称为炎症细胞，而许多炎症反应又与免疫机制相联系，故血小板又与免疫反应相关。血小板不具有识别抗原的功能而是作为一个效应细胞参与免疫反应。

二、血小板功能的自身调节

血小板有黏附、聚集和释放等功能。除黏附功能与血小板膜有关外，聚集和释放功能都与血小板的内部调节有关。而血小板内部的调节是由血小板外因素激活血小板后而启动的。血小板外因素可与血小板膜上的受体结合，使血小板激活，如儿茶酚胺、凝血酶、胶原、腺苷等；血小板释放的因子对血小板起进一步激活的作用，如 ADP、5-HT、前列腺素 E_2 等；血小板内部的调节因子如 Ca^{2+}、TXA_2 和 cAMP 等可影响血小板功能。

三、血小板减少或功能异常所致的出血性疾病及在血栓形成中的作用

血小板减少包括血小板生成减少、血小板破坏过多和血小板分布异常。其中脾功能亢进、低温和血液稀释引起的血小板减少属于分布异常。脾功能亢进是一综合征，各种原因导致的脾脏肿大均可引起血小板减少。低温条件下，血小板可发生聚集，并释放 ADP。由于血小板黏附性增高，聚集成团，引起血小板减少，但这些现象一般是暂时的，偶尔很严重。在低温麻醉时，当体温降至 25℃以下，病人常可发生中度可逆性血小板减少，但无出血症状，这是由于血小板上纤维蛋白原受体暴露所致。在少数情况下，低温麻醉复温时，血小板持续减少并可引起出血。应用肝素者血小板减少的严重程度比不用肝素者轻。输注大量液体或库血后可发生 3 种止凝血功能缺陷，即血小板减少、血小板功能异常和凝血障碍。血小板降低程度与输注库血的量成正比。血小板降低一般在 3～5 天后恢复正常。

血小板功能异常包括遗传性和获得性血小板功能缺陷性疾病。血小板结构或代谢异常均可引起血小板功能障碍而导致出血，除此之外，皮下结缔组织结构异常（艾-唐综合征）、血浆 vWF 异常（如血管性血友病）和血浆纤维蛋白原质与量的改变（如无纤维蛋白原血症）均可影响血小板黏附或聚集功能。

获得性血小板功能缺陷性疾病中尿毒症病人出血原因非常复杂，如血管发育不良、血小板减少、凝血机制障碍、贫血及血管内皮损伤等，特别是血小板功能障碍是出血的主要原因。心肺旁路手术常有血浆凝血因子含量、活性降低及纤溶活性增高，且大多数病人有血小板数减少及功能异常，但血小板功能异常引起的出血发生率低于 10%。血小板功能异常的严重程度与手术持续时间有关。血小板于 22℃储存 72 小时后，血小板功能发生明显变化，但这些功能缺陷的血小板输给血小板减少的病人可缩短出血时间，说明这种缺陷在体内可能逆转，或其缺陷不引起明显的临床异常表现。4℃保存的血小板在循环中半衰期较短，致密颗粒的释放缺陷更为严重。弥散性血管内凝血（DIC）过程中，除有多种凝血因子消耗、血小板减少及纤维蛋白（原）溶解亢进外，血小板功能也有缺陷。DIC 病人的血小板由于体内受凝血酶或其他刺激而活化，发生获得性储存池疾病样缺陷，血小板聚集降低、纤维蛋白（原）降解产物增多及低纤维蛋白原血症也可能抑制血小板功能。不同原因引起的慢性肝病及肝硬化可有出血时间延长及其他血小板功能异常。许多药物可影响血小板功能。治疗药物，如低分子和中分子右旋糖酐，可影响血小板聚集及促凝活性，使血浆 vWF 浓度降低，出血时间延长，被广泛用于抗血栓治疗；另一些药物，如阿司匹林可引起血小板聚集或出血时间异常，有引起严重出血的潜在危险。骨

髓增生性疾病、白血病和骨髓增生异常综合征、异常球蛋白血症、抗血小板抗体等都可使血小板功能发生缺陷。

血小板在止血与血栓形成中通过它的促血栓作用及释放产物，有利于血小板聚集，刺激白细胞以及损伤内皮细胞，促进血液凝固，有利于血栓形成。黏附在内皮下的血小板启动了血小板的活化过程，释放 ADP、5-HT，形成花生四烯酸代谢中的重要产物 TXA_2，为血小板膜表面凝血瀑布的进行提供反应场所，使凝血酶迅速形成；另一方面，血小板释放产物可通过损伤内皮细胞起促血栓作用。总之，血小板活化与血栓形成之间关系密切。

第三节　凝血系统的功能

一、凝血过程

血液凝固简称凝血，是一系列血浆凝血因子相继酶解激活的过程，最终形成纤维蛋白凝块。凝血过程一般被分为内源性凝血途径和外源性凝血途径，两条凝血途径的主要区别在于启动方式及参与的凝血因子不同，结果形成两条不同的因子Ⅹ激活通路。

内源性凝血途径是指参加的凝血因子全部来自血液（内源性），这一凝血途径通常是因血液与带负电荷的异物表面（如玻璃、白陶土、硫酸脂、胶原等）接触而启动。临床上常以凝血时间（CT）或活化部分凝血活酶时间（APTT）测定来反映体内内源性凝血途径的状况。

外源性凝血途径是指参加的凝血因子中有来自血液以外的（外源性），即组织因子。此凝血途径因组织因子暴露于血液而启动，又称凝血的组织因子途径。临床上常以测定凝血酶原时间（PT）来反映体内外源性凝血途径的状况。

在内源性凝血途径和外源性凝血途径中，因子Ⅹ分别被因子Ⅸa、因子Ⅷa复合物和因子Ⅶa、组织因子复合物激活成因子Ⅹa，而因子Ⅹa生成以后的凝血过程是两条凝血途径所共同拥有的通路，因此称为凝血的共同途径。共同途径主要包括凝血酶的生成和纤维蛋白形成两个阶段。

尽管凝血过程被分为内源性和外源性两条途径，但两条凝血途径并非完全独立，而是相互联系的。实际上机体在血管破裂后发生凝血反应是非常复杂的生理过程，需要有内源性和外源性两条凝血途径同时进行，而两条凝血途径在整个凝血过程中所起的作用有所不同。一般认为外源性凝血途径在体内生理性凝血反应的启动中起关键性作用，组织因子被认为是生理性凝血反应的启动物，而内源性凝血途径对凝血反应开始后的维持巩固阶段非常重要。

二、凝血功能异常所致出凝血疾病

（一）先天性或遗传性凝血因子异常

血友病A是因子Ⅷ缺乏症，是最普通的先天性凝血因子疾病，发生率约为 1/10 000，血友病A的临床表现各不相同，取决于因子Ⅷ的水平。血浆因子Ⅷ水平在50%～100%时一般不发生出血；25%～50%则在严重创伤后发生出血；5%～25%则在术后发生严重出血；1%～4%则在小创伤后发生严重自发性出血。血友病A患者在外科手术时应使因子Ⅷ提高到一定水平（60%～100%），以防止出血。

血友病B是因子Ⅸ缺乏症，发病率次于血友病A。出血时采用替代疗法，一般采用血浆或凝血酶原复合物（PPSB），均有效。大手术时因子Ⅸ的水平应提高到25%。

血管性血友病是一种具有复杂的止血功能缺陷的出血性疾病，是由 vWF 的量或质的异常而引起。治疗可采用替代疗法，或输入 DDAVP（1-去氨基-8-D-精氨酸加压素）。

遗传性因子Ⅺ缺乏症在防治原则上同血友病A；先天性纤维蛋白原缺乏症者在出血发作、创伤和手术时，应输注富含纤维蛋白原的血浆或纤维蛋白原制剂；先天性低凝血酶原血症和凝血酶原缺乏症出血时可输新鲜冰冻血浆，4℃保存血浆、凝血酶原复合物或凝血酶原（FⅡ）浓缩剂；先天性因子Ⅴ缺乏症可用新鲜冰冻血浆、PPSB或FⅡ浓缩药；先天性因子Ⅹ

异常可用血浆、PPSB或FⅩ浓缩药治疗；先天性因子Ⅻ缺乏症一般无出血症状，有出血表现者可给予替代治疗；先天性因子ⅩⅢ缺乏症输少量血浆、冷沉淀物或因子Ⅻ浓缩药就可达到治疗目的。

(二)获得性凝血因子减少

获得性凝血因子减少比先天性缺陷更常见，其中依赖维生素K凝血因子缺乏症较常见，可由吸收不良、肝脏疾病、口服维生素拮抗药而引起。获得性因子Ⅴ减少症，是被凝血酶活化的因子Ⅴ又被激活的蛋白C所灭活，本病防治的根本措施是病因治疗(防治肝脏疾病和DIC)。获得性纤维蛋白原缺乏症远较先天性为多见，继发于某些原发性疾病。获得性因子ⅩⅢ减少症可致程度不一的延迟性出血，治疗原发性疾病是有效防治获得性因子ⅩⅢ缺乏的根本措施。

(三)凝血因子结构异常

遗传性异常纤维蛋白原血症是一组高度异质性的遗传性疾病，多数病人无症状，少数病人可有出血倾向或血栓形成，继发性异常纤维蛋白原血症常继发于肝脏疾病，但对体内出血机制的影响较小。异常凝血酶原血症是一种罕见的出血性疾病，其凝血酶原含量正常，凝血活性明显降低。

(四)凝血因子在血栓形成中的作用

先天性凝血因子Ⅻ缺乏症可引起出血，但多不严重。近年来发现有的因子Ⅻ缺乏症可发生血栓形成，可能与内源性纤溶活性下降有关。

血浆纤维蛋白增高、因子Ⅶ活性增高均可导致血栓形成，其增高的原因不清楚，可能与肥胖、糖尿病、吸烟、高脂血症、饮酒、服用避孕药等有关。

凝血因子分子结构异常，如异常纤维蛋白原血症、因子Ⅷ分子异常，都可导致血栓形成。

大手术、创伤时组织因子进入血液循环，促使凝血因子活化，血液凝固。

第四节　抗凝系统的功能

一、细胞抗凝

血管内皮细胞在防止血管内局部血栓形成方面起重要作用。它能够形成和释放纤溶酶原激活物，激活纤溶酶原使其转变为纤溶酶而溶解血栓，并能产生前列环素(PGI_2)抑制血小板聚集，扩张血管。

进入血液循环的组织凝血活酶、免疫复合物、内毒素、红细胞溶解产物(膜磷脂)、血液凝血活酶、纤维蛋白原的降解产物都可被单核巨噬细胞系统所清除。有些可溶性的、已被激活的凝血因子，如因子Ⅸa、Ⅹa、Ⅶa可被肝脏所摄取，可能通过肝细胞的有关抑制物而被灭活。肝脏还可形成α_2巨球蛋白、抗凝血酶Ⅲ、α_1抗胰蛋白酶等起抗凝作用。

二、体液抗凝

在抗凝功能中起重要作用是血液中的抗凝因子，主要有3个体系：抗凝血酶Ⅲ、蛋白C系统和组织因子途径抑制物。

抗凝血酶Ⅲ(AT-Ⅲ)是血浆生理性抑制物中最重要的一种抗凝物质，对凝血酶的灭活70%～80%由它完成。AT-Ⅲ是一种多功能的丝氨酸蛋白酶抑制物，除对凝血酶有抑制作用外，对血液中其他具有以丝氨酸为活性中心的活化凝血因子及蛋白酶也有抑制作用，如因子Ⅹa、Ⅸa、Ⅺa、Ⅻa等以及纤溶酶、胰蛋白酶、激肽释放酶等。肝素可作用于AT-Ⅲ的赖氨酸残基，明显地增强其抗凝血酶作用(2000倍以上)。

蛋白C系统包括蛋白C(PC)、血栓调节蛋白(TM)、蛋白S(PS)及蛋白C抑制物(PCI)，组成一组对血液凝固起重要调节作用的蛋白质。蛋白C系统起抗凝作用的3个步骤是：①PC被活化为APC；②APC发挥其抗凝活性；③APC自血液循环中被清除。

凝血酶、胰蛋白酶、蝰蛇蛇毒及高浓度因子Ⅴa轻链可激活PC，激活后的PC称活化蛋白C(APC)，具有明显抗凝抗血栓功能。APC

可使因子Ⅴa及Ⅷa灭活，也可阻碍因子Ⅹa与血小板结合。APC能刺激内皮细胞释放组织型纤溶酶原激活物（t-PA）等纤溶酶原激活物，也能灭活其抑制物纤溶酶原激活物抑制剂（PAI）。APC促纤溶作用不仅有利于血栓部位的血管疏通，而且能通过纤维蛋白降解产物增强APC的抗凝作用。

TM是凝血酶受体，它与凝血酶以1∶1比例形成复合物后，可抑制后者对因子Ⅴ及血小板的激活，从而可间接对凝血起抑制作用。

PS是由肝脏合成的依赖维生素K的蛋白质，可加速APC对Ⅴa的灭活，使Ⅴa丧失结合Ⅹa的能力，从而中断血液凝固“瀑布”反应。

目前发现，有几种蛋白酶抑制剂能与APC形成复合物而使之灭活，它们是蛋白C抑制物、α_1抗胰蛋白酶、α_2抗纤溶酶、α_2巨球蛋白。此外，酯酶及组织蛋白酶也能降解APC。

组织因子途径抑制物（tissue factor pathway inhibitor，FFPI）主要由内皮细胞合成，可直接抑制Ⅹa，并以依赖Ⅹa的形式在Ca^{2+}存在条件下抑制TF/Ⅶa复合物，除此之外还能抑制胰蛋白酶，对纤溶酶及糜蛋白也有轻微抑制，但不抑制凝血酶、APC、t-PA等。另外，由于TFPI可逆转动物DIC以及能够防止溶栓治疗时血管损伤引起的动脉再栓塞，故也被认为具有抗栓活性。

三、病理性抗凝物质所致出血性疾病

生理性抗凝物质或因子，如AT-Ⅲ、PC、PS及肝素辅因子Ⅱ等，一般不会因含量过多而引起出血。在病理情况下，血液循环中可出现抗凝物质而引起出血，这些抗凝物质称为病理性抗凝物质。

血友病A病人使用因子Ⅷ制品后可产生因子Ⅷ抗体；也可产生自发获得性因子Ⅷ抑制物，50%病人不伴有相关疾病。其他凝血因子抑制物包括因子Ⅸ抑制物，抗因子Ⅴ抑制物，因子Ⅱ、Ⅶ抑制物，因子Ⅺ、Ⅻ、ⅩⅢ及纤维蛋白原、纤维蛋白稳定或纤维蛋白聚合抑制物，vWF抑制物。

肝素样抗凝物质可继发于肝脏严重损害、流行性出血热、急性白血病、放射病、恶性肿瘤、器官移植、系统性红斑狼疮、过敏性休克、服用某些药物等，也可见于老年人无明显原发病所引起的异常。一般表现为皮肤瘀斑，注射部位皮下片状出血，黏膜出血，严重时可发生颅内出血。除病因治疗、输新鲜血等对症治疗外，主要是静脉注射鱼精蛋白，中和类肝素样物质。

四、抗凝因子在血栓形成中的作用

遗传性AT-Ⅲ缺陷症由于血浆中AT-Ⅲ浓度或活性降低，导致血液凝固性增高。获得性AT-Ⅲ缺乏症见于AT-Ⅲ合成减少（各种肝脏疾病）、丢失过多（消化道疾病和肾病）和消耗过多（肝素治疗和DIC病人）。

获得性肝素辅因子Ⅱ缺乏症见于肝病、DIC、肾移植，降低的原因与消耗增多有关。

遗传性蛋白C缺陷症病人有反复血栓形成史。获得性蛋白C缺陷症见于肝脏合成减少、消耗过多（如DIC、大手术后、深部静脉血栓等），以及活化蛋白C形成障碍。

活化蛋白C辅因子Ⅱ缺陷症在静脉血栓形成中的发病率可高达40%。蛋白S缺陷症可继发于妊娠、口服避孕药、急性炎症及维生素K缺乏。

抗磷脂抗体包括狼疮抗凝物及抗心磷脂抗体两类，均能引起血栓形成、血小板减少以及致命性衰竭。

第五节　纤维蛋白溶解系统的功能

一、纤溶系统的组成与激活

纤溶系统的最基本和核心成分是纤维蛋白溶解酶原（纤溶酶原），它在内外活化药的作用下，激活为纤溶酶。除此之外，纤溶系统还包括一些活化药的拮抗物质，以及灭活纤溶酶的成分，对纤溶系统的激活起调节作用。

纤溶系统的激活可有内、外激活途径以及外源激活途径。内激活途径主要是通过内源

性凝血系统的因子Ⅻ与带负电荷的表面接触，激活为因子Ⅻa，后者使激肽释放酶原转变为激肽释放酶，激肽释放酶能激活纤溶酶原为纤溶酶。外激活途径主要是t-PA和尿激酶型激活物（u-PA）使纤溶酶原转变为纤溶酶。t-PA和u-PA又受PAI的抑制，它们之间的作用、激活和抑制，调节着纤溶活性，具有重要生理和病理意义。外源激活途径主要是指将激活纤溶系统的制剂如链激酶（SK）、尿激酶（UK）重组t-PA注入体内，激活纤溶系统，达到溶栓的目的。

二、纤溶亢进所致出血性疾病

纤溶亢进是指纤溶酶的形成过多，或纤溶系统抑制机制减弱所引起的病理过程。

（一）先天性或遗传性纤溶亢进

可发生在以下环节：先天性循环纤溶酶原活化剂（PA）过多；先天性纤溶酶原活化药抑制物异常；先天性 α_2-纤溶酶原抑制物（α_2-PI）异常。

抗纤溶药物对以上原因引起的出血有显著疗效。手术前使用氨基己酸、氨甲环酸或氨甲苯酸等抗纤溶剂，可防止术后出血。

（二）获得性纤溶亢进

在有些原发病的病理过程中，PA被释放入血，或纤溶系统通过内或外激活途径被激活，或由于纤溶系统的抑制物减少，最终均可使纤溶活性增高。

体外循环进行心脏瓣膜修补、置换，冠状动脉搭桥等手术时纤溶酶激活系统被激活，是引起出血的主要原因。体内及体外的研究都证明使用抑肽酶后出血可改善。

在创伤、外科手术、低血压、热射病和癌肿等情况下，纤溶酶原激活物，包括组织型和尿激酶型活化剂，被释放入血激活纤溶系统。

严重肝脏疾病可使抑制和调节纤溶系统的功能障碍。严重肝病时 α_2-PI合成减少，形成的纤溶酶不能被抑制；PA尤其是t-PA在肝内灭活减少，故血浆中PA浓度升高；富含组氨酸糖蛋白在肝病时合成减少，纤溶酶原不被抑制或调节；PAI-1不升高，使血浆中PAI-1/PA之比下降；但可间接通过PC系统的激活促进纤溶系统的激活。

由原发病引起的局部或弥散性血管内凝血（DIC）称为继发性纤溶亢进，纤维蛋白形成并沉积在血管内皮表面，促使PA释放入血，导致纤溶活性过强。

获得性纤溶亢进除原发病的临床表现外，还可表现为局部伤口渗血，皮肤、黏膜、内脏出血，严重时颅内出血，成为致死原因。

除治疗原发病外，可选用抗纤溶药物，但效果不如先天性者显著。若出血主要是由于纤溶亢进所引起，且病因很快能被消除，则抗纤溶药的应用有效。

第六节　内皮细胞的功能与止血的关系

一、内皮细胞与凝血、抗凝及纤溶的关系

内皮细胞合成和释放vWF，它可使血小板在内皮下黏附；vWF和纤维连接蛋白可与血小板膜上糖蛋白Ⅱb/Ⅲa结合，诱导血小板聚集。vWF还可保护因子Ⅷ的活性，稳定因子Ⅷ的mRNA，促进因子Ⅶ的合成和分泌。内皮细胞产生的血小板活化因子是迄今所知最强的血小板诱聚药。

组织因子正常时存在于血管外膜组织中，血管受损时进入血液中，与因子Ⅶ结合，在Ca^{2+}存在的条件下形成复合物，使因子Ⅶ激活。因子Ⅶa与组织因子复合物将因子Ⅹ激活为因子Ⅹa，最后使血液凝固，即外源性凝血途径的激活。

结合在内皮细胞上的因子Ⅴ在凝血试验中具有活性，也可被凝血酶所激活。因子Ⅴ作为辅因子，参与凝血酶原转变为凝血酶。内皮细胞还结合因子Ⅸa和因子Ⅹa，使血液凝固过程局限于其表面，阻止激活的凝血因子进入血液循环。内皮细胞在生理浓度的Ca^{2+}及锌存在条件下，能与高分子量激肽原（HMW-K）结

合，HMW-K 结合在内皮细胞表面可使激肽释放酶原、因子Ⅻ及Ⅺ在局部聚集和激活。

内皮细胞能合成和分泌数种纤溶酶原活化物及其抑制药(PAI)。PAI 有抑制 t-PA 和 u-PA 的作用而使纤溶活力减低，已形成的纤维蛋白不被溶解，有利于局部血栓形成。

二、内皮细胞的抗栓作用

在正常情况下，内皮细胞表面不会形成血栓，这是因为内皮细胞具有许多抗栓功能。

内皮细胞合成和释放前列环素(PGI_2)，PGI_2 主要作用是抑制血小板聚集。大剂量 PGI_2 可抑制血小板黏附，促进纤溶和胆固醇代谢。内皮衍生松弛因子(EDRF)其本质是一氧化氮(NO)，内皮细胞是体内合成 NO 的主要细胞，NO 在血小板聚集中起负调节作用。6-酮-PGE_1、13 羟十八碳二烯酸也具有抑制血小板黏附、聚集和对抗 TXA_2 的作用。

内皮细胞表面的黏多糖主要是硫酸乙酰肝素及少量硫酸皮肤素，其中硫酸乙酰肝素通过与 AT-Ⅲ的结合，调节血液凝固系统；而硫酸皮肤素能与肝素辅因子-Ⅱ结合，调节血液凝固。

TM 可促进凝血酶激活 PC，且通过与凝血酶的结合，抑制凝血酶对大分子凝血蛋白质的酶解作用、激活作用和对 PS 的灭活作用。TM 也抑制凝血酶原激活为凝血酶，还可加速 AT-Ⅲ对凝血酶的灭活。

内皮细胞合成和分泌的纤溶酶原激活物，包括 t-PA 和 u-PA，可使纤溶活性增高。

三、内皮细胞损伤所致凝血纤溶功能变化

内皮细胞受损后导致内皮下组织暴露，或各种先天性疾病中的内皮细胞功能缺陷时，内皮细胞可丧失抗栓作用。

正常内皮细胞脱落后，内皮下组织即暴露于血液中，可促进血小板黏附与聚集。血小板活化因子是内皮细胞损伤时的一种产物，它促使血小板在局部损伤处发生聚集。血管内皮细胞分泌的 PGI_2 及 EDRF 在内皮细胞受损时，其释放量也下降，从而失去了调节正常血管舒张的功能，而对血小板的聚集和黏附功能的抑制作用减弱。

内皮细胞损伤或脱落时其抗凝作用明显降低或丢失，造成利于血液凝固的变化。其促凝作用包括：①内皮细胞受凝血酶、内毒素刺激后，细胞表面能表达组织因子，从而始动凝血瀑布；②内皮细胞具有结合凝血因子Ⅸa 的功能，促进凝血过程；③内皮细胞含有激活因子Ⅻ的功能。另一方面通过存在于内皮细胞表面的蛋白多糖、血栓调节蛋白、组织因子途径抑制物等因子的作用防止血管内凝血的发生。

第七节　细胞激活对止血功能的影响

在炎症进程中，中性粒细胞产生大量氧代谢物，形成自由基，这些反应性自由基对组织有强大损伤作用，能导致严重的细胞功能丧失甚至死亡。自由基可损伤内皮细胞，增加血栓形成的可能。此外，由于脂质氧化物能改变前列环素-血栓素的平衡，有利于血管收缩及血小板聚集作用，因而增强促血栓的效果。同时，脂质氧化物通过增加凝血酶的生成以及增强 EDRF 的降解而进一步促进血栓形成。

细胞因子是一个重要而迅速发展的领域，是一个独特的肽类连锁反应系统。细胞因子起到了感染、机体防御过程中的介质作用，通过动员免疫系统和止血系统的急性期蛋白而对损伤及组织破坏起反应。

肿瘤坏死因子(TNF)是细胞被激活后最早期的反应产物。淋巴细胞、单核巨噬细胞受到刺激释放出 TNF。TNF 可通过增加 t-PA 抗原而增加纤维蛋白溶解活性；激活的白细胞可诱发纤维蛋白聚集和血小板激活。血小板释放反应可促进白细胞黏附，从而形成正反馈作用。激活的单核细胞还可释放促凝血酶原激酶，该物质可诱发凝血反应。

第八节　血液流变学改变对止血功能的影响

血液流变学包括血液黏度及血液流动的

生物学意义。血浆黏度主要受血浆大分子蛋白质的影响，全血黏度则受血细胞及血浆蛋白的影响。

在许多疾病中，存在着使血浆或全血黏度增高的因素。血液黏度增高时，血液流量减少，造成组织缺血，有利于静脉血栓形成。采用血浆稀释疗法或用降低血浆纤维蛋白原药物，如蛇毒制剂，或应用右旋糖酐 40 等治疗方法来降低血液黏度，可改善临床症状，降低患者在冠心病、脑梗死疾病或高黏滞综合征中的死亡率。

正常的血液流动有利于内皮细胞生成和释放 t-PA、PGI_2、NO、PDGF 及 PDGFmRNA 的内在环境，血液流动通过切变应力对内皮细胞的直接作用及不断改变内皮表面的局部环境而影响内皮功能。流动过程可加速凝血酶原酶的生成。流动决定着血小板和凝血因子向管壁表面输送的速度和频率。流动产生的力可使沉着在血管表面的栓子脱落，血小板在内皮下组织的黏附和栓子形成是随切变率的增高而增加，在静脉、动脉和毛细血管内形成不同种类的血栓与不同的流速有关。血小板在切变应力作用下可发生聚集和释放，低切变应力下引起的血小板聚集是依赖于血小板膜糖蛋白 GPⅡb/Ⅲa 和血浆纤维蛋白原；高切变应力下引起的血小板聚集是依赖于血小板膜 GP Ⅰ b/Ⅸ和 GPⅡb/Ⅲa、vWF。

（刘　宿　刘怀琼）

参考文献

陈灏珠，李宗明．1990. 内科学．第 3 版．北京：人民卫生出版社，596～617

Colman RW，Hirsh J，Marder VJ，et al. 1994. Haemostasis and Thrombosis. 3re ed. Philadelphia：J B Lippincott Comp，705～803

Esmon CT. 1987. The regulation of natural anticoagulant pathways. Science，235：1348

Korbut R，Ocetkiewicz A，Dabros W，et al. 1990. A biological method for studying the interaction between platelet and vascular endothelillm. Thromb Res，57：361

Nemerson Y. 1988. Tissue factor and hemostasis. Blood，71：1

Rosenberg RD. Rosenberg JS. 1984. Natural anticoagulant mechanisms. J Clin Invest，74：1

第 14 章　休克的病理生理

第一节　基本概念及分类

一、定义

休克是一种由各种病因引起的组织血流灌注不足和组织代谢障碍、功能受损的综合征。无论哪种原因引起的休克，其共同特点是有效循环血量减少，所谓有效循环血量是指单位时间内通过心血管系统的血量，不包括存储于肝、脾和淋巴血窦中或滞留于毛细血管的血量。循环血量减少后导致组织细胞缺氧，出现一系列的代谢与功能障碍综合征。

二、分类

(一)按休克原因分类

1. 失血性休克　急性失血超过总血量的20%～50%。

2. 创伤性休克　严重创伤或烧伤通过神经反射、炎性物质刺激及血液、血浆的丢失导致。

3. 感染性休克　严重感染特别是革兰阴性细菌感染、释放出内毒素引起休克。

4. 心源性休克　心肌梗死、急性心肌炎及心脏压塞等。

5. 神经源性休克　剧烈疼痛、高位脊髓麻醉或损伤。

6. 过敏性休克　过敏体质病人在注射某些药物后(青霉素)，产生过敏性休克。

(二)按血流动力学特点分类

1. 低排高阻型休克　心排血量低，外周血管阻力高。皮肤血管收缩，血流量减少，皮温降低，又称冷性休克。

2. 高排低阻型休克　心排血量高，外周血管阻力低，皮肤血管扩张(早期)，血流量增多，皮温升高，又称温性休克。

(三)按休克的始动环节分类

1. 低容量性休克　全血、血浆或水分明显丢失造成的循环容量不足。大出血、烧伤后血浆丢失，大量出汗，严重呕吐与腹泻等。

2. 血管源性休克　又称分布性休克(distributive shock)。其特点是总血容量正常，由于广泛的外周血管扩张，正常的中心血容量被异常地分布到外周血管床，特别是静脉血管床，造成相对循环血量不足而致低血压。包括神经源性休克、感染性休克与过敏性休克。

3. 心源性休克　泵衰或回心血量不足。

4. 梗阻性休克　心脏压迫或大血管阻塞所致的心排血量不足，如心脏压塞、张力性气胸、肺动脉栓塞、左房黏液瘤、不适当的过度机械通气等。

(四)按失血量与休克程度分类

1. 轻度休克　血容量丢失20%，在成人约800ml。病人脉搏与血压正常或轻度增高，神志清醒，尿量正常，皮肤苍白、发凉。适当扩容治疗容易纠正。

2. 中度休克 出血与创伤较严重，血容量丢失 20%～30%，在成人约 800～1600ml。其特点为脉率增快，血压降低，表情淡漠，明显口渴，尿量减少，皮肤与黏膜苍白、发凉。充分扩容等综合治疗后，休克可得到纠正。

3. 重度休克 失血量在 40%以上，在成人超过 1600ml。严重脓毒血症或心衰常可致此型休克。表现为循环衰竭，意识模糊或昏迷，严重口渴，脉搏细速，血压低于 9.4kPa (70mmHg)或测不到，皮肤显著苍白、厥冷，少尿或无尿，疗效很差，故又称难治性休克。轻中度一般为可逆性休克，重度休克多为不可逆性休克。

第二节 病 理 生 理

一、病因与发病机制

休克的病因有多种，失血、感染、过敏、心脏泵衰与回心血量不足、脊髓损伤与麻醉等都可引起休克。发病机制随病因不同而有所不同，但在发病过程中各种休克又有相同的因素起作用。不论何种休克，都有绝对或相对的循环血量减少，组织灌注不足与细胞代谢障碍。

(一)血流动力学变化

休克的发生发展与结局都与血流动力学变化密切相关。有关血流动力学的因素很多，血压是最基本的因素。血压(BP)是心排血量(CO)与外周血管总阻力(TPR)的乘积：BP＝CO×TPR。心排血量是每搏量(SV)与心率(HR)的乘积：CO＝SV×HR。每搏量取决于左室的舒张容量与收缩容量，前者受心房压、心室顺应性影响。心率的快慢由交感与副交感神经兴奋所决定。外周血管阻力取决于动脉直径及到静脉的距离，血管收缩，直径缩小，阻力升高，血管扩张，直径扩大，阻力减小。

1. 自主神经的调节作用 延髓中有自主神经的心脏中枢与血管运动中枢，心脏中枢的交感兴奋使心率增快；副交感兴奋使心率减慢。血管运动中枢的交感兴奋使血管收缩，外周血管总阻力增加；副交感兴奋使血管扩张，外周血管总阻力下降。位于主动脉弓与颈动脉窦的压力感受器是自主活动的基本结构，压力感受器对这些大动脉壁上的应力或张力变化很敏感。当应力或张力降低时，通过感受器引起延髓的心脏中枢交感兴奋，使心率增快，心排血量增加。血管运动中枢兴奋使外周血管总阻力增加。相反，若大动脉壁的压力增高，压力感受器的反应是通过兴奋副交感，使心率减慢，心排血量降低，外周血管总阻力降低。液体容量与自主神经系统一样在调节血压方面有重要意义。

2. 休克期间的代偿与失代偿 无论何种休克，在早期均可通过不同途径兴奋交感-肾上腺髓质系统，引起血流动力学的变化。低血容量休克的反应出现最早而且强烈，实质上这是休克早期的一种代偿机制。当交感-肾上腺髓质系统兴奋亢进，大量释放儿茶酚胺，实验动物在失血性休克时，肾上腺素与去甲肾上腺素量增加10～100 倍。皮肤与内脏血管收缩，增加回心血量，保证重要器官的血液供应。脑血管的交感缩血管纤维少，α 受体密度较低，当交感兴奋儿茶酚胺增多时，脑血管的口径无变化，血流量不减少。冠状动脉有 α、β 受体，但 β 受体占优势，休克时代谢产物腺苷有明显扩张冠脉作用，冠状动脉趋于扩张。这些调节机制使休克早期心与脑的灌注得到保证。另外，肾素-血管紧张素-醛固酮系统激活，促进水与钠潴留，抗利尿激素分泌增多，水的重吸收增多，它可使回心血量缓慢而持续地增加，起着“自身输血”作用。故休克早期血压无明显变化。

休克期间组织血流灌注取决于影响心排血量的四大因素：前负荷、后负荷、心肌收缩力和心率。前负荷是指舒张末期心室内血量和压力，也就是回心血量。在低血容量休克，总血容量不足，回心血量减少，心室充盈不足，心排血量降低。后负荷是指全身外周血管阻力，当外周血管阻力增大时，心排血量减少，若外周阻力减少一半，静脉回流充足，则心排血量可增加。在分布性休克(包括感染性、神经源性与过敏性)，外周血管阻力降低，血管扩张，起初心排血量不减少，以后由于回心血量不足，加上血流在组织的分布异常，导致重要生命器官灌注不足。感染性休克由于细菌内毒素或外毒素使血管扩张，后负荷降低造成高排低阻。高位脊髓麻醉或损伤由于脊髓侧角的交感中枢传出通路受抑制或损害使外周血管扩张。过敏性休克则由于扩血管物质如组胺、5-羟色胺的作用使外周血管扩张，回心血量减少。在低血容量休克后负荷增加，这是由于外周血管 α 受体在儿茶酚胺的作用下发生兴奋，引起血管收缩，将血流转至对缺血较敏感的心、脑等重要器官，使正常时心肌仅接受心排血量的 4%～5%转变为重度休克时的 15%～20%。但过度的外周血管收缩是有害的，可导致肾功能衰竭。心肌收缩力降低与衰竭既可作为休克的原因也可以是休克的结果。在心源性休克，由于心脏病变导致泵衰，感染性休克内毒素可致心肌中毒，其特点是心室充盈压升高，心排血量降低。

休克期间血流动力学指标测定包括动脉压、中心静脉压、心排血量、每搏量、心指数、总外周血管阻力、肺动脉压与肺毛细血管楔压及总耗氧量等。由于有些指标的测量须采用 Swan-Ganz 导管，难以在临床上普遍采用，故动脉压(直接或间接测定)、中心静脉压、心率、休克指数(心率与收缩压之比)、休克度(心率与脉压之比)常作为观察休克最基本的指标。

(二)微循环变化

1. 微循环解剖生理　微循环是指血管内径在 300μm 以下的微动脉与微静脉间的血管系，微循环的解剖结构是由微动脉、后微动脉、前毛细血管(毛细血管前括约肌)、毛细血管、微静脉以及动静脉短路所组成。毛细血管的管壁是由一层内皮细胞组成，其外有薄层基膜和稀疏的外周细胞，毛细血管密布于全身细胞间隙，总数在 3 亿根以上，占全身血管总长度的 90%以上。正常情况下只有 20%开放，80%处于关闭状态，体循环毛细血管含血量占总血量的 6%，肺循环毛细血管含血量占总血量的 2.2%。毛细血管内血液流速非常缓慢，约为 0.5～0.7mm/s。在休克晚期大部分毛细血管开放，大量血液淤滞导致回心血量减少。毛细血管按其生理功能可分为：①阻力血管：包括微动脉、后微动脉、前毛细血管。微动脉调节微循环的总血流量，前毛细血管控制 1 至数个毛细血管的血流。阻力血管收缩增加外周血管阻力，维持动脉压。②交换血管：指前毛细血管以后的毛细血管网，管壁只由一层扁平细胞组成，细胞之间存有空隙，以利于血液与组织间的物质交换。③容量血管：指微静脉系统。它在收缩后使毛细血管网的血液淤滞。④动静脉短路：在微动脉与微静脉之间有动静脉吻合支，短路开放时，外周血管阻力降低，物质不能进行交换。感染性休克常出现这种情况。

2. 休克与微循环　休克时微循环的变化可分为以下 4 个阶段：①微动脉收缩期(休克代偿期)：休克早期交感-肾上腺系统兴奋，儿茶酚胺大量分泌，使脑、心以外的其他器官和皮肤的小动脉、微动脉、后微动脉和前毛细血管处于收缩状态，使回心血量增加。有人估计在早期休克，1 小时内仅骨骼肌就有 500ml 左右的组织间隙液进入血流，这种自身调节增加回心血量起了代偿性作用。②毛细血管和微静脉扩张期(微循环淤血期)：随着微动脉收缩期的延长，组织缺血缺氧加重，毛细血管前括约肌松弛，后微动脉和微静脉扩张，血管床扩大，血流淤滞，回心血量更加减少，乳酸酸中毒，毛细血管通透性增加，血浆外渗，休克进入失代偿期。③弥散性血管内凝血(DIC)期，休克可激活凝血因子和血小板的功能，使血液呈高凝状态，休克后期血液渐浓缩，纤维蛋白原浓度增加，红细胞凝聚、血液黏滞度增加，血流缓慢，代谢性酸中毒加重，在酸性条件下肝素失活，内皮细胞受损害，促使 DIC 发生。DIC 使微血管堵塞，加重微循环障碍，凝血因子和血小板减少，加上纤维蛋白降解产物的抗凝作用引起全身出血。④组织坏死与器官功能衰竭期：休克晚期缺血缺氧加重，乳酸堆积，组织内各种酶的活性降低甚至灭活，溶酶体膜破裂释放出蛋白水解酶使细胞自溶与坏死。当血中乳酸超过 10mmol/L,休克几乎不可逆转。测定血中酸性磷酸酶、β-葡萄糖醛酸酶及组织蛋白酶可反映溶酶体膜破裂情况。测定血中乳酸脱氢酶及其同工酶、谷丙转氨酶、谷草转氨酶的活性,可反映细胞坏死程度。当丧失功能的细胞达到一定数量时,则出现器官功能衰竭。

各种休克微循环的变化不完全一致,神经源性休克与过敏性休克,一开始就处于第二阶段的毛细血管和微静脉扩张期,失血性休克第一阶段的微循环收缩期较明显,但若机体对应激的反应能力差,则该阶段历时短暂,很快就转入第二阶段。在临床上各个阶段和变化也不易清楚地划分。

(三)体液因子和递质的影响

各种休克及其不同阶段,有多种体液因子和介质发挥不同的作用,一个因子或介质的产生可激发另一个因子或介质的形成,呈系列放大连锁反应(瀑布效应)。

1. 儿茶酚胺 休克时交感-肾上腺髓质系统兴奋,刺激儿茶酚胺释放,它是一种代偿机制。在休克早期儿茶酚胺从交感神经的节后纤维丛释放,在休克后期则由肾上腺髓质分泌,低血压是主要的刺激因素,通过压力感受器反射使儿茶酚胺释放。微循环对儿茶酚胺的反应在休克早期很敏感。它增加心率与外周阻力,增高血压,增加心肌收缩力,代偿性增加心排血量。

2. 组胺 它是一种血管扩张胺,由组织中的肥大细胞和血液中的嗜碱粒细胞、血小板释放出来,感染性休克组胺为正常浓度的 20 倍,可达 500μg/L。组胺使微循环功能障碍。

3. 5-羟色胺 它是一种强烈的血管收缩药,由血小板和胃肠器官所释放,也存在于中枢神经系统的神经元中。其血管收缩作用在肺循环中尤为显著,使肺血管阻力增加。静脉注射内毒素后几秒钟 5-羟色胺浓度大大增加,它的释放需要 Ca^{2+} 以及类似凝血酶原的血浆蛋白因子,肝素可抑制其反应,类固醇可抑制其释放。

4. 激肽 扩张微血管和小动脉,增加毛细血管通透性,使血压降低与血浆外渗。正常血浆含量＜3μg/ml,当发生休克或组织损伤时,由凝血因子Ⅻa 激活血浆激肽释放酶,后者水解血浆 α 球蛋白中的激肽原Ⅱ,使它释放出激肽,故休克时血中激肽增多。

5. 肾素-血管紧张素-醛固酮 低肾灌注刺激,促使肾素释放,肾素对血压无明显影响,但它可作用于血管紧张素原,形成血管紧张素Ⅰ,它在肺部转换为血管紧张素Ⅱ,对血管有强烈收缩作用,另外刺激下丘脑促使肾上腺皮质释放醛固酮,增加远端肾小管对钠与水的重吸收,保持血容量,维持血压。垂体后叶对缺水与低血容量的反应,释放抗利尿激素使水分重吸收增加,保持血容量。

6. 前列腺素 前列腺素在休克中既起有利作用,又起有害作用。PGE_2、PGI_2 扩张血管并有抗凝作用,PGF-α、PGA 有收缩血管作用,TXA_2 及 LTA_4 能促使血小板聚集,使血管收缩、支气管痉挛。白三烯 C_4、D_4、E_4 收缩支气管平滑肌,增加小静脉通透性。

7. 脑啡肽与内啡肽 脑啡肽主要来自肾上腺髓质和交感神经末梢,内啡肽来自垂体,休克时内啡肽在血液的浓度增加。如休克期间交感神经兴奋占优势,内源性阿片肽对其产生抑制作用,使血压下降、心率减慢。纳洛酮能改善休克的血流动力学。

8. 肿瘤坏死因子 它由巨噬细胞、单核细胞、淋巴细胞、库普弗细胞与血管平滑肌细胞分泌,与细胞特异性受体结合可引起休克。实验动物注入小剂量该因子可引起动脉压下降,当剂量超过 100μg/kg 时,动物进入不可逆性休克,并发生广泛急性炎症与毛细血管栓塞。脓毒症病人可测得大量肿瘤坏死因子。

9. 心肌抑制因子(MDF) 主要来自缺血的胰腺组织,由于胰蛋白酶、舒血管素和磷脂酶 A_2 的激活使溶酶体膜破裂释放出 MDF,直接抑制心肌收缩功能,收缩末梢血管和抑制单核巨噬系统。

10. 氧自由基 休克缺血使细胞进行无氧

代谢，黄嘌呤脱氢酶转变为黄嘌呤氧化酶，使次黄嘌呤不能转化成 ATP，而转化为黄嘌呤、尿酸和过氧化物自由基（O_2^-）。次黄嘌呤＋$H_2O+2O_2 \xrightarrow{\text{O 型酶}}$ 黄嘌呤＋$2O_2^-+2H_2^+$，黄嘌呤＋$H_2O+2O_2 \xrightarrow{\text{O 型酶}}$ 尿酸＋$2O_2^-+H^+$，2 个过氧化物自由基可与 2 个质子结合生成 H_2O_2，后者在金属催化剂作用下，又可与更多的过氧化物作用生成羟自由基（OH^-）^{2}，羟自由基活泼而毒性大，常引起细胞损伤。临床上用自由基清除药缓解缺血再灌注损伤取得了一定效果。

11. 一氧化氮（NO）　NO 也是一种活性很强的自由基，在休克的发病过程中有重要作用。研究表明低容量休克的大鼠及脓毒性休克病人的血浆中亚硝酸盐和硝酸盐含量及 NO 降解产物均增加，同时伴有血管阻力与平均动脉压下降。NO 的作用是损伤内皮细胞，损伤细胞氧代谢，降低血管对去甲肾上腺素的反应性，使血管扩张，抑制心肌收缩性。另一方面 NO 有抑制血小板聚集、抗微血栓及调节血流灌注等作用。

（四）弥散性血管内凝血（DIC）

各种休克的后期都发生不同程度的 DIC，凝血因子的激活与血小板聚集是 DIC 发生的病理生理基础。凝血过程包括三个阶段，第一阶段是凝血活酶生成期，该阶段分为内源性（血液）凝血系统与外源性（组织）凝血系统。前者起始于血液中因子Ⅻ的激活，相继激活因子Ⅺ、Ⅸ、Ⅷ，在血小板第Ⅲ因子和 Ca^{2+} 的参与下，最终形成血浆凝血活酶。外源性凝血系统是从组织凝血因子激活开始，经因子Ⅲ、Ⅶ及 Ca^{2+} 的作用，最终形成组织凝血活酶。血浆凝血活酶与组织凝血活酶都激活Ⅹ因子。第二阶段为凝血酶生成期，两种凝血活酶均可使凝血酶原变为凝血酶。第三阶段是纤维蛋白生成期。凝血酶作用于血浆的纤维蛋白原，使其释放纤维蛋白肽 A 及 B 后形成纤维蛋白单体，进一步形成纤维蛋白聚合体再经Ⅹ、Ⅲa 及 Ca^{2+} 的作用，形成稳定的纤维蛋白，标志着凝血过程的完成。正常人体内既有凝血系统，又有抗凝血系统与纤维蛋白溶解系统。其中以纤维蛋白溶解最为重要。血液中的促凝与抗凝两个系统处于动态平衡状态，使血液保持流动状态。一旦这种平衡被破坏，则发生异常的凝血与出血。

1. 休克中发生 DIC 的动因　创伤使组织释放大量的组织因子，也可以激活因子Ⅻ，使外源性和内源性凝血系统均被激活。若有红细胞破坏，则释放有促凝血作用的红细胞素。细菌毒素、病毒及微生物小体通过损害血管内皮或直接激活凝血因子Ⅻ，还可使血小板聚集并释放血小板脂蛋白，强烈激活内源性凝血系统。内毒素还能激活补体促进凝血。过敏性休克抗原与抗体复合物能引起血小板聚集并释放血小板脂蛋白，也能激活凝血因子Ⅻ。

2. DIC 对休克的影响　DIC 发生后血液中促凝物质增多，毛细血管被微血栓阻塞，血流受阻，加重组织缺血、缺氧与代谢障碍。另外，DIC 消耗了大量的凝血因子与血小板，引起继发性纤维蛋白溶解，释放出大量纤维蛋白降解产物（FDP）。由于纤维蛋白溶解过程较凝血过程为慢，故 DIC 早期以凝血过程为主，在后期则以纤维蛋白溶解过程为主，呈现出明显的出血倾向，皮肤、黏膜及内脏广泛性出血，穿刺点与伤口渗血难以止住。所有这些情况使休克进一步恶化，成为难治性或不可逆性。

3. DIC 的诊断　①有明确的诱发病因；②临床表现有低血压与广泛性难以止住的渗血；③纤维蛋白原浓度进行性降低，低于 1.0g/L 以下；④血小板进行性降低，$<10\times10^9$/L 以下；⑤TT、PT、aPTT 明显延长；⑥纤维蛋白降解产物（FDP）和 D-二聚体升高。

临床诊断时，必须将 DIC 与原发性纤维蛋白溶解亢进鉴别，后者可由前列腺癌转移，尿路损伤致含有大量尿激酶的尿液进入组织，或因肝硬化不能使循环内纤溶酶原激活物及时被清除而引起这些原发性纤维蛋白溶解疾病，无血管内凝血，化验时可见凝血块在试管内溶解速度加快，在 1～2 小时内完全溶解；血小板计数正常；红细胞无碎裂；无可溶性纤维蛋白单体复合物存在,因原发性纤溶亢进是由于单独纤溶酶作用所致。

二、病理变化

休克期间,机体器官的结构与功能均呈现出不同程度的病理变化,心、肺、肾、脑等重要生命器官的病变,对休克的归转与预后有着至关重要的影响。

(一)休克与心脏

休克时冠状血管供血不足,心肌缺血缺氧与酸中毒,心肌收缩力减弱、心排血量降低、心率增快、心律失常、心肌抑制因子(主要来自缺血的胰腺)使心脏收缩进一步减弱,最后心肌细胞膜、溶酶体破坏、线粒体氧化功能受损,使心脏衰竭。

(二)休克肺

休克肺的病理变化是肺充血、出血、水肿、局部肺萎陷,肺含水量可高达80%以上,肺重量比正常人重约3～4倍。显微镜检有肺间质水肿,肺泡内充满水肿液、红细胞与白细胞,肺毛细血管充血,偶可见微血栓。时间长可见透明膜形成。电镜检查可见肺因组织出血及间质水肿而呈实变,肺泡壁水肿变厚,内有透明膜与结缔组织附着,肺泡上皮细胞增生肥大,毛细血管内有血栓且含有脂肪颗粒。结果出现肺循环阻力增加,气道压力升高,血液发生静脉掺杂明显,肺泡表面活性物质减少或消失,出现严重的呼吸困难症候群。

(三)休克肾

休克时肾血管痉挛收缩,肾血流减少,肾脏血管进一步收缩,肾小球过滤能力下降。随着缺血缺氧的加重,肾细胞肿胀、坏死、线粒体损害、溶酶体破裂,最终致细胞死亡,肾功能衰竭。

(四)休克与脑水肿

休克时由于缺血缺氧,脑细胞发生变性、肿胀,血管渗透性增大,血浆和小分子物质外渗,细胞内液和细胞外液增多,从而引起脑体积增大,重量增加,形成脑水肿,使颅内压增加以致形成脑疝。

第三节 诊断与治疗

一、诊断要点

休克的诊断一般不困难,但早期休克常被忽视,因延误诊断而危及病人生命者时有发生,由于休克的原因不同,临床表现也不尽一致,诊断的依据既简单又复杂,这里只简述其诊断要点。

(一)症状与体征

1. 意识与表情 休克早期神志清楚,病人诉口渴、疼痛、呻吟,表情淡漠。随后则出现烦躁不安、焦虑、反应迟钝,最后发生嗜睡、浅昏迷、深昏迷。

2. 皮肤与黏膜 面色苍白、皮肤湿冷,口唇、指甲、趾甲发绀,甲床毛细血管充盈时间大于1秒,皮肤黏膜出现瘀斑与出血点。

3. 脉搏与血压 早期脉搏与血压正常,随休克进展,脉搏细速(120次/分以上),血压降低相当于患者平常值的30%以上。

4. 尿量 尿量减少(＜25ml/h),最后无尿。

5. 体温 一般无明显变化,有的低于正常,感染性休克常有高热或高热后体温骤降。

6. 休克指数 脉率与收缩压之比,正常值为0.5,休克状态该指数＞1。

(二)特殊监测

1. 直接动脉压测定 桡动脉或足背动脉直接穿刺置管测压,可连续观察休克低血压动脉变化。

2. 中心静脉压(CVP) 正常值0.588～1.18kPa(6～12cmH_2O),低血容量休克CVP降低,心源性休克则增高。

3. 肺动脉楔压(PCWP) 正常值1.1～1.6kPa(8～12mmHg),PCWP与左房压(LAP)有密切关系,PCWP较LAP高0.13～

0.26kPa(1～2mmHg)，LAP 较左室舒张末压(LVEDP)高 0.26～0.8kPa(2～6mmHg)，因此，PCWP 可间接反映 LAP 与 LVEDP，即左室功能状态。PCWP＞2.7kPa 提示左心功能降低，有中度肺水肿，PCWP＞4kPa 提示左心功能严重降低，有重度肺水肿。PCWP＜1.1kPa 提示血容量不足，心排血量降低。PCWP 1.6～2.4kPa 提示左心室舒缩功能合适。

4. 心排血量(CO)　休克时 CO 降低，只有正常的 1/2 或更低(正常值 5～6L/min)。

5. 总外周血管阻力(TPR)　正常值 120～180kPa(L/s)或 1200～1800dyn/(s · cm^3)，低容量性休克 TPR 培高，分布性休克则降低。

6. 脉搏氧饱和度(SpO_2)　正常值 97%以上，休克时低于 90%。

7. 总耗氧量　为心脏指数与动静脉血氧分压差的乘积。正常值 150ml/(min · m^2)。当＜115 时，提示氧输送严重不正常。

8. 心电图　休克时心率增快，心律不齐，若心肌缺血较重则 ST 段与 T 波均有改变，心源性休克其心电图变化更具特征。

(三)化验检查

1. 血常规化验　红细胞计数与血细胞比容明显降低，出血性休克，白细胞及中性粒细胞增多(感染性休克)，血小板少于 100×10^9/L 则可能有 DIC 发生。

2. 血中乳酸含量　正常值 0.6～1.8mmol/L，2～4mmol/L 表示轻度缺氧，4～8mmol/L 表示中度缺氧，微循环障碍较明显，＞10mmol/L表示严重缺氧，微循环衰竭。

3. 血中“未定阴离子”计算　缺氧时血中各种有机酸增多，碱储备量减少，故“未定阴离子”值增大。未定阴离子＝$Na^+ - (Cl^- + HCO_3^-)$。正常值＝142－(103＋27)＝12mmol/L。休克时该值＞13mmol/L。

4. 动脉血氧分析　休克时 pH、$PaCO_2$、HCO_3^-、BE^- 等均降低，$PaCO_2$ 初起就因过度换氧而降低，以代偿代谢性酸中毒。

5. 电解质测定　低血压缺氧、酸中毒时电解质可发生改变，测定 K^+、Na^+、Cl^-、Ca^{2+} 等对休克的诊断、治疗有参考价值。

二、治疗原则

(一)紧急处理

休克的诊断一确立，必须做紧急处理，包括压迫表浅的外出血部位，迅速建立静脉输液通道，鼻导管给氧，平卧体位下肢抬高 15°～20°，创伤者给予镇静止痛剂，应用升压药防止血压快速下降，避免随意、不必要地搬动病人，做好进一步治疗的准备工作。

(二)病因治疗

消除病因对某些休克是最根本的治疗措施，失血性休克应进行压迫、结扎与手术止血，补充血容量。感染性休克应采用手术切除化脓性坏死性组织，充分引流并抗感染。心源性休克应镇静、药物维持心功能及抗心律失常等。过敏性休克应静脉注射 0.1%肾上腺素 0.3～0.5ml，从静脉给予地塞米松 10～30mg，输液等；高位脊髓麻醉休克用升压药(麻黄碱、多巴胺)快速输液，气管插管呼吸支持。

(三)补充容量

除了心源性休克以外，其他各种休克均需快速充分进行扩容治疗。有时需建立两条输液通道或需从大静脉(颈内、大隐静脉)输液，紧急情况下晶胶液无需选择，以后可先用等渗晶体液(乳酸林格液)，然再考虑胶体液及血液等。血容量补足的依据为动脉血压与中心静脉压基本正常，尿量＞30ml/h，肢端温暖、唇色红润。

(四)血管活性药物的应用

血管收缩药物与血管扩张药对休克的治疗是不可缺少的。休克期间尽管儿茶酚胺释放增加，血管收缩，但血压仍很低，为了暂时性提高血压保证脑心血流供应，临床上必须使用升压药与输液。在分布性休克，由于血管扩张是重要的发病机制，α 受体兴奋缩血管药的使用最适宜，但使用时间不宜过长，剂量应适当控制，对肾血管收缩剧烈的药物不宜采用。为了保持微循环通畅，在使用血管收缩药后或同时使用适量血管扩张药（硝普钠、酚妥拉明、硝酸甘油、山莨菪碱等）对休克的治疗取得了良好效果。

（五）纠正酸中毒

休克使组织低灌注常导致严重酸中毒（pH<7.2），必须予以纠正，5%碳酸氢钠具有离解度大，中和酸根能力强的作用，宜首先选用，一般可粗略估计用量，轻度休克成人 400ml/24h，重度休克 600～800ml/24h，若按公式计算：碳酸氢钠量 mmol＝0.2×体重（kg）×（27mmol/L－病人血碳酸氢钠 mmol/L），酸中毒中和最后产生 CO_2 与 H_2O，所以必须利尿与保持充分的肺通气。

（六）新疗法的探索与应用

随着对休克认识的深化，在治疗上也有新的进展，在严重感染性休克中采用抗内毒素单克隆和多克隆抗体，白介素抑制药，肿瘤坏死因子抑制药，免疫球蛋白的应用等。为阻止缺血后 Ca^{2+} 内流，应用 Ca^{2+} 通道阻滞药，为改善细胞代谢，应用 ATP-$MgCl_2$、氧自由基清除药、TXA_2 抑制药、溶酶体酶抑制药等。

三、预后

休克的预后取决于原发病以及能否早期诊断，治疗是否及时正确，并发症能否得到防治。大多数休克的预后是良好的。

（刘桥义）

参考文献

李晓林，李守朝．1991．临床休克．西安：陕西科学技术出版社

刘怀琼．1997．休克．见：刘俊杰，赵俊主编．现代麻醉学．第 2 版．北京：人民卫生出版社，1143～1155

Bamberger DM，Gurley MB. 1994. Microbial etiogy and clinical characteristics of distributive shock. Clin Infect Dis，18(5)：726

David PC. 1992. Pathophysiology：Adaptations and Alterations in Function. 3rd ed. Pennsylvania：Cared E，241～260

Glauser MP. 1996. The inflammatory cytokiines. New developments in the pathophysiology and treatment of septic shock. Drugs，(Suppl)52：2～9

Haliamae H. 1993. The pathopysioligy of shock. Acta Anaesthesiol Scand，(Suppl)98：3

Parrillo JE. 1991. Shock. 12th ed. New York：Mograw-Hill，232～237

Revelly IP，Ayuse T，Brienza N，et al. 1996. Endotoxic shock alters distribution of blood flow within the intestinal wall. Crit Care Med，24(8)：1345

第 15 章　创伤的病理生理

创伤是指机械因素引起组织的破坏。国际创伤麻醉与急救学会将创伤分为 7 类:①车祸;②他杀;③自杀;④坠落伤及跌伤;⑤中毒;⑥溺水;⑦烧伤。也有将辐射伤、虫蛇咬伤等作为创伤的特殊问题。由于围麻醉手术期也存在创伤、失血等因素,手术应激反应与创伤时的病理生理变化有相似之处,列入本章一并叙述。

第一节　创伤的病理生理

一、有效循环血容量减少

创伤后由于失血(伤口出血、内脏破裂、腹膜后血肿等),加之伴发精神紧张、体力消耗、疲劳过度、饥饿、脱水、炎热、寒冷以及感染等,致有效循环血容量骤减而导致休克。损伤组织的分解产物进入血液循环,亦可引起一系列血流动力学变化,剧烈疼痛刺激促使神经反射性血管扩张,全身血液重新分布而使休克加重。其病理生理变化早期以血液动力改变为主,随后由于组织血液灌流不足可引起缺氧性损害,即使在灌注恢复之后也存在着缺血-再灌注损伤,组织缺氧性损害在创伤发生与发展中的重要性日益得到重视,组织缺氧的持续时间和严重程度已成为影响创伤预后的重要因素。

早期由于机体血容量不足,静脉回流量减少及心排血量下降,随即出现一系列代偿性反应:①体内生命器官的血管平滑肌具有自动调节功能,使主要生命器官的血流量仍能保持或接近正常水平。②交感-肾上腺髓质系统和肾素-血管紧张素系统功能亢进:休克早期,血中儿茶酚胺和血管紧张素含量增高,使心肌收缩力加强,心跳增快,小动脉和容量血管收缩使回心血量增多,组织间液渗入血管内以增加循环血量,血液重新分布,某些非生命器官(皮肤、脂肪、肠、胃等)的血管在休克时强烈收缩,以维持不受交感神经控制的生命器官(心、脑)的血液灌流。③抗利尿激素和醛固酮分泌增多,使肾排水和排钠减少,以维持血容量。

休克持续过久则出现失代偿性反应,引起的损害主要有:①缺血-再灌注损伤:自由基和活性氧(有氧参与形成的系列产物)由于组织缺氧-再灌注后发生的代谢异常使氧自由基和活性氧增多,这些物质通过多种机制直接或间接的参与细胞及组织的损伤。②微循环变化:休克早期微动脉比微静脉收缩强烈。失代偿期血液淤滞于毛细血管内,血液“只进不出”,大量血液分布于毛细血管导致循环血量持续减少;同时毛细血管内压力增高,内皮细胞受损,毛细血管通透性增加,使血管内液体外渗,淤滞于组织间隙内。由于红细胞聚集、黏性增加、血流缓慢、血小板和白细胞凝集等,形成微血栓，消耗凝血因子而可能发生弥散性血管内凝血(DIC)。③血管活性物质的作用：组织灌流不足或细胞缺氧时，产生和激活许多血管活性物质，重要的有儿茶酚胺、组胺、5-羟色胺、激肽、前列腺素等，这些物质参与休克的发生与发展。④细胞代谢障碍：细胞缺氧，乳酸堆积，细胞膜的钠泵作用失效，K^+外渗，以及Na^+渗入细胞内使细胞肿胀。细胞内溶酶体释放水解酶，破坏细胞，水解酶进入血液循环，还可激活凝血系统。代谢障碍引起的电解质异常可致多种急性危象的出现并使病情恶化。⑤器官功能障碍。

二、应激反应

创伤及其各种伴有因素(疼痛、感染、饥饿、情绪紧张等)引起的神经-内分泌反应为全身非特异性应激反应，属于防御适应性反应。对应激的调节功能降低或者应激的程度超出调节功能的范围是很多疾病产生的决定性因素，在所有疾病中75%～90%的疾病与应激机制有关。神经-内分泌反应中，以蓝斑-交感-肾上腺髓质、下丘脑-垂体及肾素-血管紧张素3个系统的反应最为重要。三者相互协同，共同调节全身代谢及功能，动员机体的代偿适应能力，以保持内环境稳定。

(一)蓝斑-交感-肾上腺髓质系统

该系统反应出现最早，损伤达一定程度时，应激原的刺激作用于脑干的蓝斑(中枢位点)向下引起交感-肾上腺髓质系统强烈兴奋，数秒钟内交感神经末梢及肾上腺髓质释放的儿茶酚胺即开始增加。适度分泌的儿茶酚胺发挥以下作用：①调节心血管系统功能，增强心肌收缩力和心率，使血液重新支配以保证心脏及脑的血液供应。②直接和间接促进肝与肌肉的糖、脂肪分解及酮体生成，为心脏和脑提供充分的能源。③促肾上腺皮质激素(ACTH)、糖皮质激素、胰高血糖素、肾素、胃泌素分泌增加，胰岛素分泌减少。而持续过高的儿茶酚胺，会加重组织器官的缺血性损害，如引起应激性胃肠黏膜病变、微循环障碍等。

(二)下丘脑-垂体系统

包括下丘脑-垂体前叶-肾上腺皮质轴及下丘脑-垂体后叶轴的反应。

1. 下丘脑-垂体前叶-肾上腺皮质轴反应　情绪(如紧张、忧虑)和创伤等应激原的刺激，激发下丘脑分泌促肾上腺激素释放因子(CRF)，后者刺激ACTH释放，ACTH使肾上腺皮质分泌皮质醇(糖皮质激素)增多。高水平的糖皮质激素使肌肉蛋白质分解、脂肪动员、糖原异生增加，抑制外周组织利用葡萄糖，使血糖升高；细胞外液渗透压增高，导致细胞内水分溢出细胞外和抗利尿激素分泌增加；保持毛细血管的完整性，减少血浆渗出；由于血管平滑肌对去甲肾上腺素的敏感性增强，使血管紧张性得以维持；保持细胞膜的完整性及减少溶酶体酶外漏；可与细胞内皮质醇受体结合，阻抑花生四烯酸的释放，从而减少前列腺素、白三烯、血栓素、缓激肽、组胺的生成和释放；减轻炎性反应及细菌毒素的作用。应激时高水平的ACTH可刺激醛固酮分泌增多，促使远端肾小管重吸收钠离子，排出钾离子。

2. 下丘脑-垂体后叶轴反应　下丘脑中视上核、室旁核合成的抗利尿激素，在垂体后叶储存备用。血容量减少刺激心房的容量感受器及颈动脉窦的压力感受器，使垂体后叶的抗利尿激素分泌增多；其次是细胞外液晶体渗透压增高刺激视上核和室旁核的渗透压感受器，以及疼痛、缺氧、情绪紧张等因素使抗利尿激素增加。抗利尿激素释放增多使远端肾小管及集合管水分重吸收增多以补充血容量。抗利尿激素还使内脏血管收缩以维持动脉血压。

(三)肾素-血管紧张素系统

由于交感神经兴奋使儿茶酚胺释放，并通过α-受体使肾皮质外层的入球小动脉收缩；血容量减少及动脉血压降低使肾动脉灌注压力降低，刺激肾血管感受器而使球旁细胞分泌肾素。肾素作用于血浆中的血管紧张素原使之产生血管紧张素Ⅰ，在转换酶(肺内最多)作用下形成血管紧张素Ⅱ。后者可促进儿茶酚胺、

ACTH、皮质醇、抗利尿激素和醛固酮的分泌，使肾血流量及肾小球滤过率减少，致钠水潴留，血钾降低、动脉压恢复和升高。

(四)β-内啡肽

来源于垂体前叶细胞，应激时 CRF 刺激垂体前叶细胞合成 β-内啡肽，可达正常5～10 倍。ACTH 和 β-内啡肽来自同一前体，二者升高程度相平行。β-内啡肽具有促进生长激素、促乳素分泌，镇痛等作用；也有引起血压下降、心率减缓等自主神经系统效应。

(五)其他激素的作用

除上述 3 个主要系统外，还有以下反应：①生长激素反应：失血、组织损伤、饥饿引起低血糖等可促使垂体前叶释放生长激素。生长激素可抑制组织对葡萄糖的利用，促进糖异生及脂肪分解，使血糖升高，促进蛋白质分解，以利于修复期的组织再建。②胰高血糖素反应：儿茶酚胺可使胰高血糖素增加，后者刺激肝糖原分解、糖异生及脂肪分解，使血糖升高，亦有促进酮体及尿素生成的作用。③胰岛素反应：应激时胰岛素分泌减少。④胃泌素变化：儿茶酚胺释放增加可刺激胃泌素分泌。

三、创伤与免疫

神经、内分泌、免疫和凝血系统等，均参与创伤病理生理过程及应激反应。神经、免疫、内分泌系统间存在着信息交流和相互影响的物质基础。神经内分泌系统通过神经纤维支配某些免疫器官，依靠神经递质和内分泌激素作用于免疫细胞上的相应受体。免疫系统则通过免疫细胞中释放的内分泌激素和细胞因子，对神经内分泌进行调节。创伤后免疫状态的改变表现为：①细胞免疫功能显著减弱，淋巴细胞增殖减弱，分泌 IL-2 能力下降，NK 细胞活性下降。相对而言，体液免疫变化不大，但仍可见 B 细胞数量降低，抗体水平减少。②吞噬细胞功能改变，表现为中性粒细胞和多核吞噬细胞趋化、游走、胞饮及胞内杀菌能力减弱。③休克后一些免疫炎性介质分泌增多，如肿瘤坏死因子(TNF)-α、IL-6 等。④创伤后继发的免疫功能低下成为发生感染的主要原因。

创伤后抵抗力较低的情况下，易于发生感染。一旦发生感染即引起局部和全身性反应。重度失血性休克复苏成功后仍有相当部分病例又出现脓毒血症及多器官功能不全综合征(MODS)，难以救治。血培养结果表明革兰阴性(G^-)菌的菌血症发生率相当高，这是由于严重失血性休克时肠屏障功能受到破坏，肠上皮细胞凋零增加，肠道内细菌穿越肠黏膜经淋巴或血管进入门脉系统，随后进入体循环，造成肠源性感染。重度失血性休克时血循环内各种细胞因子如 TNF、IL-1、IL-2、IL-6 等明显增高，这些体液因子的升高与脓毒血症的发生发展过程密切相关，与肝功能受损、单核巨噬系统功能损害也密切相关。严重创伤休克后 6 小时，血清脂多糖结合蛋白(LBP)等升高，使组织细胞对内毒素的敏感性提高数百倍至数千倍，加重了内毒素对组织细胞的损害。

细胞因子是由不构成内分泌腺的一类细胞所分泌的生物活性或自体活体物质。IL-1 是由活化的单核巨噬细胞、T 细胞、B 细胞、NK 细胞、内皮细胞等多种细胞分泌的细胞因子，也是重要的炎性介质。IL-1 有加强免疫的作用，诱导 T 淋巴细胞分泌 IL-2，促进 B 细胞活化、增殖、促使 B 细胞表面免疫球蛋白受体和补体受体表达。增强 NK 细胞、巨噬细胞的杀伤功能。但是 IL-1 也能引起低血压、心动过速，并与肿瘤坏死因子(TNF)协同引起组织损伤，对巨噬细胞、中性粒细胞、淋巴细胞都有趋化作用，增加血管紧张素、胰岛素和生长激素的分泌，从多方面影响创伤和炎症过程。细胞因子在创伤中的作用比较复杂。早期的细胞因子反应是机体炎性反应的一部分，是机体免疫调节的需要，细胞因子参与包括血流动力学变化、组织炎症、创面愈合、免疫防御、超高代谢以及分解代谢等病理和生理变化过程；而过度的炎症反应则对机体产生损害。细胞因子的其他作用：①内皮损伤：手术、创伤或接触内毒素后，从巨噬细胞、淋巴细胞和网状内皮细胞释放出的 TNF 可以改变内皮屏障功能而增加液体和低分子化合物的血管渗透性。内皮完整性受损可发生在间质液滞留、血容量不足和消耗性凝血病发病之前。②血液高凝状态及微血栓形成：TNF-α、IL-1 可活化凝血系统，造成高凝状态和形成血栓。③高代谢：IL-1 多种生物学效应包括刺激 T 细胞，引起厌食和发热，增加肌蛋白水解，激活中性粒细胞，诱导急性期蛋白的产生，在早期急性反应中起关键作用。

四、全身炎症反应综合征(SIRS)和多器官功能障碍综合征(MODS)

炎症是机体组织对有害刺激物引起的损伤所产生的保护性反应。创伤时多为急性炎症，包括炎性充血、富含蛋白质的血液液体成分渗出和白细胞活动。血液液体成分于炎性充血后开始渗出血管，此后有白蛋白、球蛋白、纤维蛋白原大量渗出，继之白细胞游至血管外。血液中的液体成分渗出血管的原因有三方面：①微循环血管通透性增加；②炎性充血所引起的毛细血管内流体静压升高；③组织液渗透压升高。其中以血管通透性增加为最重要。

全身炎症反应综合征(systemic inflammatory response syndrome，SIRS)：多器官功能衰竭(MOF)与感染有密切关系，但 30%以上有明显临床感染症状的病人手术或尸检没有发现感染灶，临床表现有严重感染的 MOF 病人血培养查不到细菌。20 世纪 80 年代以来，由于临床诊断技术的进步，发现这类病人共同的特征性变化是血浆中炎症介质增多，而细菌感染并非必要条件。基于上述原因，1991 年美国胸科医师学会和急救医学会(ACCP/SCCM)在芝加哥召开的联合会议上提出了 SIRS 这一概念，并于次年在 Critical Care Med 上发表。这个概念的提出得到了广泛关注和普遍认同，由此也推动了危重病学的发展。全身感染与 SIRS 在临床上有共同的特点，无论是否找到明确的感染灶，它们都由相似的介质引起相似的机体反应。对创伤、感染和休克病人生命构成主要威胁的不一定是原发病所致，而有可能是全身性炎症反应。这种炎症反应贯穿于 MOF 的始终。全身炎症反应一旦引发单个器官功能障碍，就有可能涉及多个器官并进行性加重而导致 MOF。MOF 是 SIRS 的最严重后果。

多器官功能障碍综合征(multiple organ dysfunction syndrome，MODS)的提出可以认为是 MOF 在诊断与治疗上的一个进步。MOF 是一个连续进展的综合征，原发病来势凶猛，如持续休克、严重创伤、严重感染等，器官功能从紊乱、障碍到衰竭有一个发展的过程，MODS 可认为是 MOF 的前期或可逆期。

MODS 的本质：目前较一致的看法主要是因为血流分布异常和致炎因素作用，机体炎症失控所导致的器官损伤，在创伤、休克或毒性物质(细菌及其产物)等第一期打击后，免疫细胞被激活，产生初期炎症反应；第二期机体产生新的内源性免疫炎症因子(主要是细胞因子)，以致出现瀑布反应，最终导致 MODS。

MODS 主要病理变化与细胞因子：①炎症失控：各种诱发因素可激活单核巨噬细胞系统及其他炎症细胞，产生 IL、TNF 等细胞因子及化学介质，再通过这些介质造成脏器的细胞功能损害，最终导致 MODS。需要强调的是，炎症介质多具有双重作用，即正常的炎症反应对机体有利，而过度加强并失控的炎症反应对机体有害。②微循环功能障碍：过度的炎症反应可作用于微血管内皮细胞。TNF 使具有抗凝特性的内皮细胞表面变成促凝，释放内皮-淋巴细胞黏附分子，与 TNF 协同作用于内皮和外周血单核细胞，促进二者黏附，导致血栓形成，甚至 DIC。有理论认为各种诱发因素导致 MODS 的共同途径是内皮细胞与白细胞发生黏附。细胞因子在微循环障碍中可能起着重要作用。③肠黏膜屏障功能的破坏：肠道作为严重创伤后 MODS 的始动器官已得到较多实验的支持，肠道实际上也是一个免疫器官。在休克期，肠道免疫细胞能加强细胞因子的表达，即使不发生细菌移位，也能生成多种炎症细胞因子。在 MODS 序贯发生的多个因素中，肠道为炎症反应的发生提供了另一来源。④不能忽视药物治疗对器官功能的损害作用，往往与 MODS 的诊断混淆在一起。

MOF 的定义：严重创伤、休克、感染等发病 24 小时之后，出现 2 个或 2 个以上器官或系统序贯性渐进性功能衰竭。MOF 过程中发生衰竭的器官不一定是原发病所直接累及的器官，往往是距离较远的器官。原发病与 MOF 的发生存在几天乃至几周的时间间隔，这提示 MOF 是经由血液循环中内源性或外源性因子引起的全身反应过程。

五、创伤的代谢反应

创伤应激的代谢变化特点是分解加强，合成减弱。体温增高 1℃，代谢率提高 10%～12%；严重感染、大手术、长骨骨折和大面积创伤，代谢率增高 10%～30%。

(一)糖代谢

早期常出现高血糖，甚至糖尿。这是由于交感神经兴奋，儿茶酚胺、高血糖素、皮质醇、生长激素等分泌增多，胰岛素分泌下降或胰岛素作用受抑制所致。高血糖为脑组织提供了充分的能量，对伤员早期存活有利，也有利于机体对休克的耐受。当出现严重休克或败血症时，可呈现低血糖，这是病情危重的征象。

(二)脂肪代谢

严重创伤后机体耗能的 75%～90%来自脂肪酸的氧化以及脂肪酸进入肝脏合成脂蛋白和酮体供外周组织利用。创伤引起的儿茶酚胺、高血糖素、ACTH、生成激素等分泌增多，在皮质醇的协同下，产生“脂动员”。

(三)蛋白质代谢

严重创伤后蛋白质分解显著增强，合成受到抑制。即使伤后摄入大量蛋白质，仍会发生负氮平衡。每日尿氮排血量可达 30～50g，为正常排血量的 2～3 倍。尿氮排血量增高在受伤后很快出现，1 周左右达高峰。一般负氮平衡可在几天内恢复。伤后血浆蛋白的质与量也发生改变，白蛋白合成速度可明显增高，但由于受伤部位有大量白蛋白进入血管外的渗出液中，故血浆白蛋白含量表现为下降。创伤可引起血浆急性相反应蛋白含量明显增高，如纤维蛋白原、结合珠蛋白、α_1 酸性糖蛋白、α 抗胰蛋白酶等。正常血浆中不出现的 C 反应蛋白在受伤后数小时即可出现，并在 1～2 天内达到高峰。

(四)水和电解质平衡

严重创伤由于大量体液可进入组织间隙，引起局部水肿和血浆容量下降。随着炎症反应的减轻和消失，体液分布可逐步恢复到原有状态。伤后抗利尿激素与醛固酮分泌增高，出现水、钠潴留，尿量减少，尿比重增高，尿钠排血量明显下降。当高水平激素分泌持续数天逐渐恢复正常后，病人可出现明显的多尿。伤后尿钾排出明显增高主要是由于肌肉组织的蛋白质分解，醛固酮分泌增强也可刺激钾的排出。在创伤中由于细胞的大量破坏导致细胞内的钾外流，虽然存在钾的排出增加，但有大量细胞内钾转移到血浆，血钾增高可不明显；但超出钾的排出范围可出现血钾的持续性或急性增高。

六、创伤与器官系统病理生理变化

严重创伤时，由于致伤因素对机体的伤害，破坏了机体内环境的稳定，在引起全身应激反应的同时，各系统器官也随之发生一系列功能、病理生理方面的改变，包括循环、呼吸、泌尿和消化等系统发生的多种反应。

(一)循环系统反应

伤后即出现心血管系统功能改变，一般先出现暂时的血液动力不平衡，随后因心血管系统代偿调节而恢复正常，若创伤严重或代偿不足则可引起休克、心力衰竭及其他心功能异常。失血总量为体重20%～30%以内，由于代偿作用，动脉收缩压尚可维持正常，若血容量迅速减少到此水平或继续减少就会引起低血压。

1. 体循环改变　早期儿茶酚胺释放增加，作用于 α-肾上腺素能受体，使外周阻力血管

(小动脉、微动脉、毛细血管前括约肌)及容量血管(静脉、小静脉)收缩,皮肤、胃肠道、肝、脾、肾(有时伴有骨骼肌)的血流量减少,微血管缺血。此时毛细血管静水压力降低,有利于组织间液进入毛细血管内,起到“自身输液”作用,可补充丧失血容量的20%~25%,并使血液稀释。儿茶酚胺还作用于β-肾上腺素能受体,使心率加快,收缩力加强,心排血量增加。β-受体兴奋,创伤或炎症区形成的缓激肽等的作用,使动静脉吻合支开放及分流量增大,也可增加回心血量和心排血量。通过以上调节,使动脉血压维持或恢复正常。有时因舒张压相对较高而脉压缩小,中心静脉压基本正常。冠状动脉及脑血管受交感神经及去甲肾上腺素的直接影响甚小,此时,心脏及脑的血管仍处于较为正常的舒张状态,保证了心脏及脑的血液供应。血管紧张素Ⅲ、抗利尿激素、皮质醇及醛固酮增多也参与维持血管紧张度及血容量的代偿性调节。严重和持久地微血管收缩,则会因组织缺氧及酸中毒加重而转变为外周组织淤血扩张状态,血液回流减少,有效循环血量减少。

2. 肺循环改变 伤后常伴有肺循环阻力增加,肺动脉压增高。单纯失血及失血性休克时,肺动脉压一般不增高,甚至可降低。肺动脉压增高可使闭合的肺毛细血管开放及血流量增加,有利于与增加的通气量保持正常比例。但肺动脉压增高使肺微血管未收缩区域的毛细血管压力增高,成为诱发肺水肿的因素之一;促使闭合的动静脉吻合支开放,增加分流血量及静脉血掺杂;同时增加右心室的压力负荷并导致右心功能不全。肺小静脉收缩可引起肺淤血、肺毛细血管压力增高及水分滤出增加,肺淋巴流量增多,若伴有体静脉回心血量增加、输液量过大或速度过快,均可加重上述改变并促成肺间质水肿或肺泡水肿。并发肺部DIC、肺部感染、败血症等。出现广泛肺栓塞时,肺循环阻力增加、肺动脉高压及肺微循环障碍更趋严重,肺动静脉分流量增大,肺毛细血管通透性增加,可发展为“休克肺”或创伤后“急性呼吸窘迫综合征”(ARDS)。

(二)呼吸系统反应

早期常有过度通气,情绪紧张、疼痛、失血、动脉血压降低、由缺氧及高碳酸血症等反射性引起呼吸中枢兴奋所致。呼吸增强可增加氧气吸入并呼出过多的二氧化碳,以确保组织细胞的氧供,防止或减轻酸中毒;胸腔负压增大,有利于静脉血回流并增加心排血量,使肺泡充分扩张,有助于防止肺不张等。但严重或持久的过度通气也会引起呼吸性碱中毒及低碳酸血症,使氧合血红蛋白解离曲线左移,导致组织缺氧,低碳酸血症使脑血管收缩、供血减少,加重脑缺氧。创伤应激时儿茶酚胺的大量释放、肺动脉高压及肺微循环障碍等可使肺动静脉吻合支开放增加,部分静脉血在流经肺泡时未经气体交换而与动脉血混合,称为解剖性分流;肺泡通气量减少而肺血流相对正常或增多(如肺泡水肿或肺实变),二者的比例低于正常的0.8时,流经该区域的混合静脉血不能充分氧合而汇入动脉血,称为功能性分流。解剖性或功能性分流都使静脉血掺杂增加,使PaO_2显著降低;但动静脉分流常为区域性,对二氧化碳排出影响甚小,故$PaCO_2$一般不增加。

(三)泌尿系统反应

轻度创伤和失血,肾血流量及肾小球滤过率(GFR)可维持正常,这是由于肾动脉灌注压轻度降低使入球小动脉代偿性扩张,因而维持了肾血流量。儿茶酚胺释放增多,肾动脉灌注压明显降低,二者均可刺激肾素-血管紧张素系统并使肾皮质外层的肾小球血流减少,入球小动脉及出球小动脉收缩,肾血管阻力明显增高,肾血流量及GFR可减少至正常的一半左右,但肾小管结构及功能尚未受到明显损害。肾髓质高渗区浓缩尿的能力仍可维持,加之抗利尿激素及醛固酮分泌增多,肾小管重吸收钠水增加等,因而出现“肾前性”或“功能性”少尿,尿钠减少,尿渗透压较高。严重创伤和失血导致休克失代偿时,心排血量明显减少,肾血流量锐减,肾皮质外层的肾小球严重缺血,入球小动脉高度收缩，肾血管阻力进一步增高，GFR 显著减少。肾小管上皮细胞因缺血、缺氧严重而变性、坏死并丧失主动重吸收功能。部分原尿可从肾小管破损处进入肾间质及血流，有时还有管型阻塞肾小管。由于肾皮质外层的血流减少，流经肾髓质区直小血管的血量增多、血流加快，从髓质区带走较多的 Na^+、Cl^-，故髓质高渗区难以形成，尿浓缩功能降低。以上改变构成急性肾功能衰竭的病理基础，临床表现为少尿、尿钠增高、高渗尿、酸中毒、高血钾、氮质血症及尿毒症等。

(四)消化系统反应

伤后常出现消化功能紊乱，胃肠运动减弱，消化液分泌减少，食欲降低，消化能力减弱、呕吐、腹胀、腹泻或便秘等。其原因是交感神经兴奋，尤其是消化道、腹膜腔损伤、感染及手术操作直接刺激局部交感神经丛，导致胃肠功能障碍，甚至引起无力性肠麻痹。应激可引起胃肠道微循环障碍，使胃肠壁缺血、淤血、水肿、出血、黏膜糜烂或形成溃疡，从而加重胃肠功能紊乱。肠道内的腐败及发酵过程增强，加上缺氧所造成的肠屏障功能、肝解毒功能及单核巨噬系统吞噬功能降低，肠道毒性代谢产物及细菌、内毒素容易进入全身血液循环，引起中毒症状和败血症，致使休克加重。

(五)肝脏代谢改变

应激引起肝脏代谢改变，严重时肝脏微循环障碍及缺氧导致肝脏组织结构损害及功能不全。氧化酶系统可发生障碍，有氧代谢能力减弱，高能储备缺乏，血氨增加，血清谷草转氨酶增加，凝血酶原时间延长，纤维蛋白原减少，有时出现黄疸和血清胆红素增加，并可因血肿、感染及其他原因引起的溶血而加重。肝解毒功能及单核巨噬系统吞噬功能降低，还可使活化的凝血因子及凝血酶等不易清除。肝细胞缺氧使溶酶体崩解释放出溶酶体酶，不仅加重肝细胞损伤及自溶，进入血液循环后还可损害其他组织细胞如血管内皮细胞，促使血小板聚集等，血液凝固性因而增快，可诱发或加重休克，休克又进一步加重肝损害形成恶性循环，严重者导致急性肝衰竭。

(六)胰腺功能改变

胰腺功能改变主要是胰高血糖素分泌增多而胰岛素分泌减少。由于胰腺缺血及溶酶体酶的作用，产生一种称为心肌抑制因子(MDF)的肽类物质，具有降低心肌收缩力、促使内脏血管收缩及抑制网状内皮系统功能的作用，创伤时 MDF 的产生可能是导致心功能不全及休克加重的有害因素。

第二节　手术和麻醉的应激反应

麻醉与手术刺激也是应激原，尤其是大手术对机体的刺激十分强烈，引起的应激反应更为明显。麻醉药物和麻醉操作亦为应激原，而平稳完善的麻醉能减轻手术应激反应的不良影响。应激反应的神经-内分泌变化各不相同，也有程度上的差别。由于应激原的强弱和持续时间不同，应激反应对机体的影响也不同。应激反应作为保护机体的防御性机制存在，但反应过强或持续过久，反而使应激机制趋向损害性，导致应激性溃疡、DIC、MOF 等严重后果。

一、手术和麻醉中的刺激因素

围手术期应激反应机制复杂，受多种因素影响，因人而异，应酌情采用调控措施，把应激反应调控于适宜强度。调控应激反应的措施，对于应激代偿功能低下者应尽力维持机体的生理功能平稳；对于应激反应过度者应加以控制，防止其对机体的损害作用。

(一)手术前的心理应激

手术前多数病人由于对手术和麻醉的未知感，恐惧、焦虑等心理应激，已使应激激素分泌增多，尤其是儿茶酚胺浓度增高使血压升高，心肌耗氧量增加，此时进行麻醉诱导及手术刺激将进一步增加心肌耗氧量，使心血管意外增加，不利于围手术期循环状态稳定。术前访视是控制术前应激的良好措施之一，向病人介绍麻醉实施方案及安全措施，可消除病人对麻醉和手术的顾虑，增强信心，主动配合麻醉及手术的要求；麻醉前适当用药有助于稳定病人情绪，控制术前心理应激，也可减少或预防反流、误吸、气道分泌物增多等情况的发生和减轻其严重程度，有利于提高麻醉和手术的安全性。

（二）麻醉药物

使用吗啡后血浆肾上腺素增高，去甲肾上腺素下降，血糖升高，有抗利尿作用。哌替啶有抑制 ACTH 作用。巴比妥类药对下丘脑、垂体、肾上腺等有抑制作用，血糖可增加，机体代谢率下降，还可增强肝细胞微粒体药物代谢酶的活性，使激素、洋地黄、抗凝药等的代谢速率加快。硫喷妥钠可降低氧耗量，对血糖浓度影响不大，但硫喷妥钠对血管的强烈收缩作用以及其存在注射时渗漏至血管外造成组织刺激甚至坏死，因而限制了其临床应用。术前应用地西泮（安定）可使血浆皮质醇减少。氯丙嗪对儿茶酚胺有一定抑制作用，氟哌利多等有 α 肾上腺素能受体轻度阻滞作用，对儿童和青少年可引起锥体外系反应。氟烷可增加心肌对儿茶酚胺的敏感性而致心律失常，同时其中间代谢产物可导致肝坏死。甲氧氟烷麻醉时血浆生长激素和抗利尿激素含量增高。氧化亚氮进入临床应用的历史很长，但其存在术后消化道症状、含气腔隙膨胀所致的副作用及影响胚胎发育几大问题使氧化亚氮的应用存在很大争议。恩氟烷麻醉时，ACTH 甲状腺素水平不变，醛固酮升高，儿茶酚胺降低，对皮质激素、胰岛素、ACTH、生长激素、抗利尿激素以及血糖浓度均无影响。吸入麻醉剂如异氟烷、恩氟烷、七氟烷对循环系统存在明确的剂量相关性低血压，三者对循环系统的影响程度：恩氟烷＞异氟烷＝七氟烷。肌肉松弛药对血浆皮质醇浓度无明显影响，但肌肉松弛药所致的恶性高热、术后肌痛、组胺释放引起的过敏等副作用日益得到关注与重视，对于肌肉松弛药的研究一直以来也致力于解决上述难题。

（三）麻醉方法

1. 区域阻滞与应激　无手术刺激时，区域阻滞较全身麻醉应激反应小，硬膜外麻醉后应激激素无显著意义升高。手术刺激时，硬膜外麻醉对上腹部手术的应激不能有效控制，即使平面达 T_4，血中儿茶酚胺、生长激素及泌乳素也会升至麻醉前的2～3 倍。这是因为硬膜外麻醉虽能阻断脊神经传导，但无法有效控制内脏牵拉反应，高平面阻滞也不能完全消除有害刺激的传入，因此，上腹部手术应给予辅助麻醉。近年来对上腹部手术采用全身麻醉复合硬膜外麻醉，既便于呼吸管理又能阻断有害刺激的传入。椎管内麻醉可以防止 ACTH、皮质醇、生长激素和儿茶酚胺增加，在一定程度上限制抗利尿激素分泌。交感神经阻滞使肾上腺素减少，甲状腺功能抑制，血糖则无变化。同时全麻与椎管内麻醉的复合有助于减少全麻药的用量，也便于使用术后镇痛技术。

2. 全身麻醉对手术应激的影响　仅用硫喷妥钠、琥珀胆碱作气管插管可致血压增高、心率增快，甚至严重心律失常，其原因就是交感异常兴奋，用 β 受体阻滞药或加深麻醉可减轻心血管系统不良反应；也有认为此时的应激反应主要由操作刺激及迷走反射而引起，应用抗胆碱能药物。但无论 β 受体阻滞药或抗胆碱能药物均不能有效阻止应激反应发生。应激时除儿茶酚胺升高外，β-内啡肽、ACTH、生长激素、皮质醇、醛固酮等大量分泌，除心血管系统反应外，对免疫、内分泌及代谢均有不同程度影响。有人提出用大剂量阿片类药抑制中枢有害反射的建立，如 50～70μg/kg 芬太尼能显著减少血浆 β-内啡肽、ACTH 等分泌，但单独大剂量应用阿片类药物所存在的不足（不能完全阻断所有患者的血流动力学变化和激素反应，并不能完全消除术中知晓和术中记忆，产生典型的 ECG 改变）使这种理论尚存在争议，临床上并未得到广泛的认可。利多卡因具有中枢镇静、降低轴突传递速度和对心血管系统的直接稳定作用，用于喉头喷雾能有效地阻止伤害刺激的传入，减轻气管插管引起的应激反应。吸入 0.5%～1%氟烷 30 分钟后，血浆 β-内啡肽、泌乳素明显上升。术中血浆儿茶酚胺、β-内啡肽、皮质醇的升高主要由于手术刺激，与麻醉深度有关，镇静药、镇痛药对降低应激激素均有较好作用。吸入麻醉诱导时皮质醇浓度升高可能与操作刺激有关。含氟类吸入麻醉药对手术刺激所致的应激激素升高抑制作用较小，与镇静药、镇痛药、肌松药合用可产生平衡麻醉效应，对患者在麻醉和术中的平稳提供了保障。麻醉机的机械通气系统在麻醉及术中的运行良好与否直接影响到患者的循环和呼吸系统，麻醉机故障而导致的负面效果作为一种应激原如不及时排除将导致十分严重的后果。

3. 术后恢复与镇痛　术后恢复期机体的应激反应最强烈，血浆肾上腺素、去甲肾上腺素水平可为诱导期的 2 倍。意识恢复，伤口剧疼使机体应激反应急剧上升。“疼痛”作为人体第五大生命体征与体温、呼吸、脉搏、血压具有同样重要意义，这一概念以得到世界的广泛认可并达成了共识，因此术后镇痛十分重要。椎管内给予镇静、镇痛药物和低浓度局麻药，具有药量小、维持时间长等优点，硬膜外持续镇痛（PCEA）已广泛应用。同时，采用小剂量镇静药物和镇痛药物进行静脉持续镇痛（PCA）也得到广泛的临床应用。

4. 低温　低温时肾上腺皮质功能受到抑制，血浆去甲肾上腺素和肾上腺素均降低，复温后恢复正常。甲状腺功能在降温开始有亢进现象，随体温下降而受到抑制。低温时胰腺功能受到抑制，胰岛素分泌减少，血糖和乳酸增高。术中及术后低体温对循环系统的影响和患者术后出现寒战、烦躁、血压急剧升高等表现密切相关。

5. 低血氧　低氧血症时垂体分泌的 ACTH 使血浆皮质醇浓度升高，呼吸性酸中毒时也有同样倾向。

（四）手术刺激

特别是一些较大的手术，可引起比麻醉更为显著的应激反应。

1. 手术创口出血　失血时机体的应激主要表现为交感神经兴奋，暂时地减少非重要生命器官组织（如骨骼肌）的血液供应，以使生命攸关的器官（如心、脑）能得到充分的血液供应。但在较大的手术中，如急性出血占全血量的 15%～25%（1～1.5L）时，即使机体充分发挥代偿功能，仍不能维持一定水平的平均动脉压及重要组织必需的灌流量。此时，则可能发生失血性休克。当急性失血量超过循环血量的一半时，即可导致死亡。术前禁食、纳差等在一定程度上产生了循环血量不足的情况，而同时伴有贫血、蛋白质缺乏、脱水、营养不良和慢性呕吐的病人则更易发生代偿不足，失血量不多也可出现严重的循环系统失代偿，造成严重后果。

2. 手术时低血压　手术时急性大失血可引起失血性休克；手术前过于紧张、对手术有疑虑、麻醉诱导不充分、术中镇痛不充分、内脏受强烈的牵拉以及过久地暴露、过多地触摸特别敏感的组织（如腹膜、胸膜、中枢神经系统、交感神经链上部、迷走神经、肺门和靠近心脏的大血管等），均可造成低血压；全身麻醉时由于药物对心肌的抑制作用，可能造成心排血量减低和血压下降；硬膜外麻醉或高位脊神经阻滞，可以阻断心脏的交感神经反射，引起心动过缓和心收缩力减弱，导致心排血量的急剧下降，严重者导致心跳骤停，尤其是合并有心脏疾患的病人更易发生。

总之，手术期间机体代谢的变化过程中，创伤和疾病本身以及手术操作的刺激所产生的影响是主要的，但麻醉及麻醉药物的影响仍需要十分重视，适当的麻醉深度和严格的麻醉管理应贯穿于整个麻醉和手术过程。

二、手术应激反应

手术应激反应时神经-内分泌的变化：手术应激反应在神经-内分泌系统的主要表现是交感神经兴奋和多种激素参与。在手术后 2～4 小时皮质醇水平逐步升高。没有并发症的病人，术后 24 小时血浆皮质醇的水平可恢复至正常。肾上腺功能过低的病人对各种刺激的抵抗力也显著降低。因此，术后血中皮质醇增多，对提高抵抗力、减少术后并发症都具有重要的意义。

(一)抗利尿激素

低血容量、低血压使抗利尿激素增加；甘露醇或高血钠使抗利尿激素释放，恶心、呕吐等反射通过中枢多巴胺机制诱发抗利尿激素释放。应激因素一般通过上述机制间接诱发抗利尿激素释放。麻醉诱导期如能避免低血压，抗利尿激素浓度变化很小，插管时可轻度升高，维持期恢复正常。麻醉性镇痛药对抗利尿激素无影响。手术操作可使抗利尿激素升高，深麻醉使之减轻，体外循环常致抗利尿激素升高，术后2～3天恢复正常。

(二)肾素血管紧张素系统

肾内压力感受器在压力低时接受冲动增多，β-肾上腺素能兴奋而致肾素释放，致密斑的液体量和成分影响肾素释放，高血钾促进肾素释放，α-肾上腺素能兴奋对肾素释放产生抑制。吸入麻醉下血浆肾素活性增高，巴比妥类药物用于麻醉时也导致其升高，不予手术可逐渐恢复，手术时升高，输注晶体液使之减弱甚至停止。血压正常者麻醉中使用芬太尼后血浆肾素水平并不升高，使用吗啡增高3～4倍，氯胺酮麻醉下大幅度升高。麻醉中使用吗啡后，醛固酮在切皮后可升高2倍。

(三)内源性阿片肽

内源性阿片肽属于神经肽的一种，吸入麻醉可能通过阻断手术应激而致内啡肽释放减少。手术应激使血浆β-内啡肽显著升高，气管插管和机械通气可使血浆β-内啡肽升高。有人提出可以测定血浆β-内啡肽作为判断麻醉时应激反应的客观指标，并以此衡量麻醉方法、药物及剂量选择对应激反应的控制。缺氧、酸中毒时血浆β-内啡肽升高。血浆肾素和去甲肾上腺素升高时血浆β-内啡肽升高。

(四)儿茶酚胺

面罩吸入氟烷时血浆去甲肾上腺素(NE)升高，气管插管促进NE释放，随氟烷、恩氟烷浓度升高血中NE降低，异氟烷气管插管时肾上腺素升高。小剂量芬太尼对儿茶酚胺上升的抑制作用不明显。阿芬太尼和苏芬太尼在体外循环中均不能防止儿茶酚胺升高。高龄病人胸段硬膜外麻醉血中NE减少。脊髓麻醉也抑制血中儿茶酚胺上升，降压本身可刺激交感神经系统。静脉滴注多巴胺时NE增高，多巴酚丁胺因改善心功能而使NE减少。气管插管、切皮、牵拉腹膜等强刺激时ACTH显著增高。

(五)皮质醇

吸入麻醉时血中皮质醇浓度无变化，手术刺激时则增高。硫喷妥钠和丙泊酚使血浆皮质醇下降。麻醉对肾上腺皮质功能影响较小，樟磺咪芬、硝酸甘油等控制性降压时ACTH、皮质醇浓度不受影响。

三、围手术期应激调控

用一定的药物或麻醉技术可有效地控制有害的应激反应。阻滞手术创伤产生冲动的上行性传导，是控制应激反应的较好选择，但并非所有手术都能施行有效的区域阻滞，况且区域阻滞病人术中心理应激和迷走神经反射存在，影响区域阻滞有效控制的可靠性。随着麻醉技术的发展和新仪器设备的使用，全凭静脉麻醉技术和全凭吸入麻醉技术对控制应激反应的效果有了长足的进步并日益成熟；全麻复合硬膜外阻滞及术后镇痛联合应用、静脉复合吸入的平衡麻醉技术作为控制有害应激的手段得到广泛应用。麻醉性镇痛药激活阿片受体有利于控制应激反应；外周受体阻滞药物可阻滞外周受体与中枢神经系统的输入和输出，使之基本保持稳定；许多麻醉技术亦能减弱应激反应。这些成果都鼓舞了对围手术期应激调控研究的继续深入。

提高患者应激能力：对于肿瘤、药物、创伤等因素导致某些神经内分泌功能不足者（如肾上腺皮质、垂体、甲状腺等功能不全），宜用相应激素替代治疗，提高应激反应能力，保障机体安全。围手术期常用药物如吗啡、巴比妥类、β-肾上腺素能受体阻滞药有抑制应激反应的作用，对这些病人应严格掌握用药指征和用药剂量，如有禁忌则避免使用；对正常人的使用也应严格控制剂量以防止其过度抑制应激反应。提高患者心理素质，改善机体器官功能，维持良好代谢状态是提高应激能力的重要基础，应予高度重视。

四、围手术期应激对机体影响和应激失控

（一）血浆生化成分的改变

除应激反应中起主要作用的神经内分泌系统所产生的激素外，机体还通过免疫系统和凝血系统的激活而生成多种介质性物质，补体、前列腺素、5-羟色胺、激肽、组胺、细胞因子等在创伤区域的炎症反应中起着重要作用，且可对全身多个器官功能产生影响，在提高免疫能力和维持细胞的正常功能方面有重要作用。补体浓度低于正常值的 50%时，创伤或感染的病死率可高达 80%。巨噬细胞在应激反应中可分泌许多介质以增强机体防御机制，如 IL-1、TNF 等，在创伤、感染的急相代谢反应中发挥了积极的作用。

（二）凝血及纤溶功能

为了保证血管内血液的流动性及血管的完整性，机体内凝血与纤溶等蛋白酶系统保持着一种动态的生理平衡。机体受损伤时，局部血管立即收缩以控制出血，损伤的血管内皮细胞下的胶原纤维暴露，引起血小板黏附，释放 ADP、血栓素 A_2 等物质，使更多的血小板发生聚集而形成血小板栓子；受损血管内皮细胞下的胶原纤维或其他组织，也同时激活血浆内的凝血因子，使纤维蛋白原转为成纤维蛋白促进凝血。手术创伤后，血凝加速、纤维蛋白原增多，血小板凝聚性增强，易发生血液凝聚，这对创面的自然止血和愈合都是很有利的，但又易于发生血栓形成、栓塞、血小板和凝血因子的消耗，甚至会出现 DIC。

（三）消化道的出血和溃疡

胃肠黏膜急性糜烂、出血和溃疡是应激反应的一个典型变化，急性应激性胃溃疡是大手术后最常见的并发症。这些溃疡通常较为浅表性，当应激原消失后，一般在术后几天即可愈合。

（四）肾功能和水、电解质平衡的改变

功能正常的肾具有很强的调节能力，能把体内过量的水、电解质排出体外。但由于手术时交感神经兴奋或血容量不足，可致外周血管收缩和肾血流量减少，醛固酮和抗利尿激素分泌增多可促进水、钠重吸收，造成少尿和水、钠潴留；对于肾功能异常的患者如果术中不恰当控制液体量可造成水中毒。应特别注意的是少尿可能是发生了术后急性肾功能衰竭的表现。

（五）手术后糖、脂肪、蛋白质的代谢

与创伤的应激后代谢改变相似，糖原分解增强和糖原异生增多，可发生手术后高血糖、糖尿，但术后补充葡萄糖仍属必要，其目的在于从根本上减少蛋白质和脂肪的消耗，防止氮质血症和急性肾功能不全的发生，低血糖对于中枢神经系统的损害远大于高血糖。此外，由于手术应激使促进分解代谢的激素如皮质醇、肾上腺素及生长激素等的分泌增多，胰岛素相对不足，故有建议在输入葡萄糖时加入适量的胰岛素。

（六）免疫功能

在手术应激反应时细胞免疫功能和单核-巨噬细胞系统的吞噬功能均降低。外科手术还可使恶性肿瘤病人外周血中的肿瘤细胞数目增多，促进肿瘤的转移，这和手术应激引起的单核-巨噬细胞系统的动能降低似有一定的关系。外科大手术后病人的抵抗力降低，容易

发生感染。

（孙广运）

参考文献

程天民．1992. 创伤、战伤病理学．北京：解放军出版社，12

刘怀琼，刘宿，俞卫锋．2003. 麻醉与应激反应．见：庄心良，曾因明，陈伯銮主编．现代麻醉学．第3版．北京：人民卫生出版社，167

Dutton RP，McCunn M，Grissom TE. 2009. Anesthesia for trauma. In：Miller RD ed. Miller's Anesthesia. 7th ed. New York：Churchill Livingstone Inc

Gelb A W. 2009. Monitoring the depth of anesthesia. In：Miller RD ed. Miller's anesthesia. 7th ed. New York：Churchill Livingstone Inc

Mingus ML. 1995. Recovery advantages of regional anesthesia compared with general anesthesia：adult patients. J Clin Anesth，7 (7)：628

Schlag G，Redl H. 1996. Mediators of injury and inflammation. World J Surg，20(4)：406

The ACCP/SCCM Consensus Conference Committee. 1992. Definitions for sepsis and organ failure and guidelines for the use of innovative therapies in sepsis. Chest，101：1644

第16章　挤压综合征的病理生理

第一节　概　　念

当机体(特别是肌肉丰富的四肢)受重物长时间压迫(通常为1～6小时以上)或严重挫伤所引起的以肌肉为主的软组织损伤等一系列病理改变,称为挤压伤(crush injury)。这种创伤可发生在身体的不同部位,其临床表现、严重程度和预后有很大差别。当肌肉丰富的肢体受压后,肌肉组织缺血坏死可出现Volkmann挛缩;当骨和筋膜组成的间室部位受损伤后,间室内压力不断升高,造成其中的肌肉、神经组织发生缺血坏死,并表现出一系列局部症状,即筋膜间室综合征;在头部由于外力作用产生的静态负荷(static loading)可引起脑组织的挤压伤。严重挤压伤病人,除具有挤压伤的局部表现外,如同时合并以肌红蛋白尿、高钾血症、酸中毒为特征的急性肾功能衰竭以及休克等危及生命的全身临床症候群时,被称为挤压综合征(crush syndrome)。

挤压伤和挤压综合征是创伤后严重程度不同的两个阶段,挤压伤是挤压综合征产生的前提,挤压综合征是挤压伤由局部向全身发展变化的结果。1944年Bywaters观察了伦敦大轰炸从倒塌建筑物中获救的伤员,首先对挤压综合征的病理生理进行了详细描述。受压肌肉组织大量变性、坏死,组织间隙渗出、水肿。临床表现为受压部位肿胀,感觉迟钝或缺失,运动障碍,以及肌红蛋白血症和一过性肌红蛋白尿,进一步发展则出现以高钾血症与肌红蛋白尿为特征的急性肾功能衰竭。早期诊断和治疗对降低挤压综合征发病率和死亡率有重要意义。

第二节　病　　因

挤压伤是挤压综合征产生的主要原因,二者也可认为是同一疾病的不同发展阶段。常见病因有:

1. 房屋、工事、矿井等建筑物倒塌　见于自然灾害(如地震、山体滑坡、泥石流、风暴等)、工程事故(如建筑物倒塌、坑道塌方)及战争等。

2. 交通事故　机体受车辆、货物挤压。

3. 止血带损伤　使用止血带时间过长,未定时松解,造成肢体类似于挤压伤的损害。

4. 各种原因导致的机体自身受压　如醉酒、昏迷、冻僵、麻醉及药物中毒等原因,机体处于无意识的单一体位,可造成局部肌肉挤压伤,重者发展为挤压综合征。

5. 其他　除挤压伤外,多种非创伤性因素,如化学药物、毒素及疾病(病毒、细菌及寄生虫感染、遗传或非遗传代谢性疾病)等可导致肌肉溶解或溶血、血红蛋白尿和急性肾功能衰竭,虽非挤压伤,但其发病机制、病理生理变化及救治原则与挤压综合征相同。

第三节　发病机制

一、病理基础

任何肌肉丰富的部位受压，都有可能发生挤压伤和挤压综合征。四肢肌肉成群地被周围肌间隔、骨间膜及骨骼所包裹，分隔形成筋膜腔，容易发生挤压伤。肢体受挤压、压迫时，组织血液循环被不完全阻断，肌肉和软组织因缺血而受损。压迫解除后，因受伤部位的动脉主干一般受损较轻或完好无损，被挤压的肌肉仍可得到血液灌注，缺血肌肉发生再灌注损伤，致使肌肉毛细血管通透性显著增加，大量血浆样液体渗到血管外，甚至有些血管破裂，血液从血管内流出，使肌肉突然肿胀，体积增加，导致肌肉鞘和骨筋膜间隔内压力迅速增高，进一步加重肌肉缺血、水肿及渗出，进而出现筋膜间隙综合征。肌肉由筋膜切开处膨出，呈灰白鱼肉状，质脆易碎，有时外观正常，但镜下有肌纤维束呈片状坏死。深层肌肉缺血改变常较浅层明显，镜下可见肌纤维变性、肿胀，横纹模糊，部分断裂、破碎，严重者肌核消失，呈溶解、固缩坏死状。肌肉间质水肿，炎性细胞浸润和出血。毛细胞血管损伤，内皮破损，平滑肌纤维断裂。神经受压，早期呈节段性缺血、肿胀、充血，严重挤压时，外观变扁、变细，呈带状。神经束间瘢痕形成，与周围组织粘连，可见神经鞘管断裂，部分神经纤维变性，严重者轴索断裂，营养血管中断。

其他脏器主要表现为组织细胞间质水肿，弥散性小出血灶，实质脏器可见淤血和营养不良性变化。心脏出现心肌细胞肿大，核固缩、破碎、肌质疏松，部分完全崩解、消化，列成小的坏死灶。挤压综合征还可合并脂肪栓塞、弥散性血管内凝血（disseminated intravascular coagulation，DIC）和多脏器功能障碍综合征（multiple organ disfunction sysdrome，MODS），出现相应全身与局部脏器的病理学变化。

二、局部病理生理改变

（一）毛细血管静水压升高

伤后局部儿茶酚胺、前列腺素、肾素等神经介质分泌增加，致使毛细血管收缩，同时因筋膜间室内压升高后，对毛细血管产生机械性压迫，造成毛细血管内静水压升高，促使液体从血管渗出。

（二）毛细血管通透性增加

由于毛细血管管壁受损和组织破坏后产生的血管活性物质（如组胺、肽类、前列腺素、白三烯、血小板激活因子等）和毒性产物（如酸根、氢离子等）的作用以及细胞因子（如肿瘤坏死因子、白介素-6 等）、脂质过氧化产物和其他炎症介质的大量释放，这些物质通过收缩或直接损伤毛细血管内皮，增加毛细血管通透性。

（三）组织间液胶体渗透压升高

由于毛细血管通透性增加，大量血浆蛋白进入组织间液，增加了组织间液的胶体渗透压，其结果是向组织间室的渗出增加，进一步升高组织间液压。毛细血管内静水压增高、毛细血管通透性增加、组织间液胶体渗出和组织水肿使组织内压不断剧增。组织内压增高，不仅可以直接压迫血管（小静脉、毛细血管和淋巴管等），使血管塌陷、闭合，淋巴回流受阻，而且可引起小动脉（肌性小动脉）“主动关闭”，从而使血液淤滞，加重组织缺血、缺氧。肌肉组织对氧供的需求很高，对缺血、缺氧的反应较为敏感。从临床症状和后果来看，缺血时间越长，症状越明显，后果越严重。神经组织缺血 30 分钟，即可出现神经功能异常，完全缺血 12～24 小时，会发生永久性神经功能丧失。肌肉缺血 2～4小时后出现功能改变；缺血 4～12 小时后，可发生永久性功能丧失，缺血 4 小时，即出现明显的肌红蛋白尿，在循环恢复后 3 小时达高峰，肌红蛋白尿可持续 12 小时。肌肉完全缺血 12 小时，即足以造成严重坏死，瘢痕形成而发生挛缩。

三、全身病理生理变化

挤压伤和挤压综合征全身病理生理变化的严重性与受伤部位、范围、严重程度以及是否早期减压有明显关系。其全身病理生理变化如下：

(一)神经体液因素的变化

受伤病人因恐惧、疼痛、紧张等应激因素的影响，产生明显的应激反应，下丘脑-垂体-肾上腺轴系统被激活，产生大量应激激素，血中儿茶酚胺、肾素血管紧张素、肾上腺皮质激素浓度增加，引发一系列病理生理变化，各内脏器官（如肾）血管收缩，引起缺血、缺氧性损害。

(二)低血容量

肌肉组织高度肿胀，大量组织间液潴留，体液丢失，回心血量减少，引起低血容量性休克(hypovolemic shock)，进一步加重组织器官缺血、缺氧，甚至器官功能障碍。

(三)间室综合征

在受伤初期仅受伤局部形成筋膜间室综合征(compartment syndrome)，随着病程的进展，特别是受伤初期未能及时复苏的病人，由于低血容量性休克，体内组织器官缺血、缺氧以及细菌、组织毒素和细胞因子的作用，引起广泛的毛细血管内皮损伤，通透性增加，大量血管内液体渗入组织间隙，导致组织器官水肿，形成全身性的间室综合征，加速了挤压伤病情的发展。

(四)全身性炎症反应综合征

创伤本身或合并感染时，受压肌肉组织破坏及多种免疫细胞激活，大量有毒物质（如肌红蛋白、血红蛋白）、组织毒素释放入血、局部炎症产生大量细胞因子（如肿瘤坏死因子、白介素-1、白介素-6 等）和其他炎症介质释放入血，受压组织缺血再灌注产生大量脂质过氧化物，局部感染大量细菌毒素释放入血，以及血浆源性炎症介质（如缓激肽、纤维蛋白肽和活化的补体成分等）大量产生，构成复杂的网络，诱发一系列瀑布样病理生理连锁反应，导致全身性炎症反应综合征（system inflammatory response syndrome，SIRS）和多脏器功能障碍综合征（multiple organ disfunction syndrome，MODS）。

(五)凝血功能障碍

挤压伤后局部软组织，特别是肌肉组织破坏，大量组织促凝物质进入血液，直接激活外源性凝血系统，同时由于毛细血管内皮受损，内皮下胶原暴露可以启动内源性凝血系统，加之毛细血管通透性增加，大量血浆样液体渗入组织间隙，使血液浓缩，造成血液的高凝状态，在局部或某些器官形成微栓，甚至引起弥散性血管内凝血（disseminated intravascular coagulation，DIC）。DIC 进展到晚期，可因继发性纤溶亢进导致出血倾向。

(六)水、电解质和酸碱失衡

挤压伤后，一方面损伤局部乃至全身毛细血管通透性增加，大量液体渗出，血液浓缩，血细胞比容升高，引起血管内脱水，甚至循环衰竭；另一方面，由于创伤、应激、醛固酮和抗利尿激素大量分泌，增加钠、水重吸收，同时肾血流量减少或肾功能障碍，尿量减少，此时如果大量、不适当地输入液体又可引起钠、水潴留，甚至水中毒。钾是体内含量最丰富的一种阳离子，大部分存在于细胞内，细胞外液钾仅占 2%。机体最大的细胞内钾池存在于肌肉。大面积挤压伤病人，由于肌肉组织破坏，可释放大量的钾离子入血，引起血钾升高。当合并肾功能障碍时，血钾升高尤为明显。钙在损伤的骨骼肌的沉积速度远快于正常肌肉。肌肉损伤时还可释放 1，25-二羟维生素 D_3［1，25-$(OH)_2D_3$］，促进磷的释放。此外，骨骼肌细胞受损后，肌膜通透性增加，细胞内 K^+ 外排增加，大量 Na^+ 内流，进而通 Na^+-Ca^{2+} 交换，使细胞内 Ca^{2+} 浓度增加，而血清 Ca^{2+} 浓度则降低。挤压伤后，组织分解代谢旺盛，机体多处于高分解状态，体内蛋白分解增加，产生大量酸性代谢产物，非蛋白氮、血清尿素氮（BUN）迅速增高。加之低血容量、组织破坏、肾功能受损，大量酸性物质堆积，可产生严重的代谢性酸中毒，如果合并呼吸功能受损或不适当的治疗措施，可引起更加复杂的双重或多重酸、碱失衡。

近年来的研究表明，创伤、休克和感染后体内磷脂酶 A_2（PLA_2）的产生与激活，可能是众多炎症介质引起全身性炎症反应与器官功能障碍的共同效应通路。特别是 PLA_2 激活后，血小板激活因子、前列腺素、白三烯等大量脂类炎症介质的释放，可能参与了挤压伤和挤压综合征的发生、发展过程，但这方面的文献不多，值得进一步探讨。

四、急性肾功能障碍

急性肾功能障碍是挤压伤和挤压综合征早期最严重的病理生理变化。挤压伤和挤压综合征时，可以伴随心、肝、脑等重要脏器功能障碍，重者发生急性肾衰竭，对其产生机制尚未完全阐明，可能与下列因素有关。

（一）肌红蛋白的作用

肌红蛋白和血红蛋白同属铁嘌呤类蛋白，肌红蛋白分子质量（17 500Da）仅为后者（68 000Da）的1/4，通过肾排出的阈值较低，很容易从肾小球滤过进入肾小管。挤压伤时，肌肉组织大量破坏分解，释放乳酸、磷酸等大量酸性产物，以及组织缺氧产生的酸性代谢物质，使肾小管中尿液呈酸性，肌红蛋白经肾小球滤出，流经肾小管时，在酸性尿液中形成不溶性酸性正铁嘌呤蛋白。这种酸性正铁嘌呤蛋白一方面可形成管型，阻塞肾小管，另一方面有毒性作用，可使肾小管上皮发生变性甚至坏死。

正铁嘌呤蛋白的阻塞对肾功能障碍的发生起一定作用，但不能解释所有问题。有时肾小管仅部分阻塞，排出的尿液仍然显示尿比重固定等变化。关于毒性作用，业已证明肌红蛋白中的非球蛋白部分的正铁血红蛋白是对肾小管上皮细胞有害的物质。在肾小管上皮细胞代谢功能正常时，正铁血红蛋白是难以进入该细胞而导致损害的。临床上发现单纯肌红蛋白尿并不发生急性肾功能衰竭。因缺血、缺氧使肾小管上皮细胞代谢功能下降时，细胞内 NH_4^+ 浓度增加，细胞膜的完整性和选择性受到抑制，正铁血红蛋白即可进入上皮细胞内并使其受到损害。当尿 pH 为 5.4 时（酸性尿），肌红蛋白很快分解成球蛋白和正铁血红蛋白，加之细胞膜的选择性降低，有利于正铁血红蛋白进入肾小管上皮细胞。有研究表明，灌注肌肉提取物而活化起来的一些生物效应（如凝血系统的变化，形成微血栓阻塞肾小球毛细血管），在肾损伤的发生机制中较肌红蛋白对肾的毒性更为重要。因为灌注肌球蛋白或单纯灌注正铁血红蛋白或溶血的血液（含正铁血红蛋白），并不能引起急性肾衰竭，只有同时在缺血、缺氧的情况下才能发生肾衰竭。

（二）低血容量性休克引起肾小管缺血、缺氧

低血容量性休克导致肾组织灌注不足，如程度严重和持续时间持久，可引起肾小管上皮细胞变性甚至坏死。通过肾小管的原尿大量无选择性地被重吸收进入血液循环或经破裂肾小管溢入肾间质，增加肾内压力，进一步加剧肾组织的缺血、缺氧。但临床上发现很多病人并未发生这种休克，却仍有急性肾衰的症状。

（三）肾血管痉挛、肾血流量降低

严重创伤应激时，机体大量释放肾上腺素、去甲肾上腺素等血管活性物质，使肾小血管发生强烈而持久的收缩。在低血容量时，肾血管收缩，肾小球滤过率下降，NaCl 滤过减少，近曲小管钠离子吸收减少，远曲小管钠离子增加，从而刺激致密斑分泌肾素增加，使入球动脉收缩和肾小球血流量下降。在挤压综合征时，血管痉挛收缩主要发生于小叶间动脉的外2/3 及其分支。肾皮质特别是外周部分发生缺血，使近端和远端曲管的血液供应减少以至丧

失，导致肾皮质呈苍白色而髓质因充血而呈暗红色的病理变化，但是单纯肾血流量下降，即使降至正常时的 1/3，血压降到 10.7 kPa (80 mmHg)，尿液分泌几乎停止，尚不至于发生急性肾衰。

(四)多种因素综合作用

无论是肌红蛋白的作用，肾缺血、缺氧，或者是肾血管痉挛和肾血流减少都难以单独解释急性肾功能障碍发生的确切机制。因此，目前一般认为挤压综合征时的肾病变和急性肾衰是由于肾血流量不足，大量肾毒性物质突然入血以及肌红蛋白沉积、堵塞肾小管等多种因素综合作用的结果。

第四节　临床表现与诊断

一、临床表现

(一)局部症状

受压部位和肢体呈渐进性红肿，随即变硬、变冷，多数受压部位最后坚硬如石。皮肤上可有红斑、水疱，或皮肤坏死，皮肤紧张而发亮，与周围组织界限清楚。在肿胀部位及其以下末梢部分，偶尔出现黄色水疱。肢体肿胀压迫血管，可使远端血供障碍，末端血管搏动细弱或触不到，温度较正常低，表现为手足色泽花白。如局部皮肤已破溃，则可有大量血性渗液和坏死组织。在肌肉丰富处可触及肿块和明显的局限性压痛，被动活动牵拉肌肉时，可引起伤肢剧痛。伤肢关节功能障碍，不能运动，呈瘫痪状态，触觉、痛觉、温觉和运动功能基本丧失。

(二)全身表现

挤压伤解除挤压后，可出现全身代谢及内环境平衡紊乱。主要表现为中毒症状、全身乏力、紧张、食欲下降、恶心、呕吐、腹胀、腹痛等。由于血容量突然减少，可出现以休克为特征的全身表现。可发生血压下降，收缩压多在10kPa(75mmHg)以下，导致心率快、脉细弱、体温低下。随着病情的发展，可发生意识障碍，意识状态取决于伤情轻重，表现不一。在受压时，意识多清楚，稍紧张，能正确回答问话；解除压迫后，有的出现躁动不安、意识恍惚，有的紧张兴奋，有的表现淡漠、少语，或呈嗜睡状态，有的沉睡但呼之能应，也有的完全昏迷。皮肤潮冷，面色苍白，睑结膜呈贫血样，同时呈现眼窝塌陷，口渴。末梢循环差，唇指(趾)发绀，甲床血流缓慢。如果临床医师掉以轻心，对病情评估不足，缺乏持续、细致的临床观察和及时有效的诊断、治疗，患者可因水电解质、酸碱平衡紊乱，可突发心脏停搏。

(三)挤压综合征的临床表现

挤压伤和挤压综合征是同一疾病的不同发展阶段，临床诊治中侧重点有所不同，前者重点是受伤肢体的局部表现，进入挤压综合征后，全身状况即成为重点，主要表现肌红蛋白尿、少尿、无尿以及因少尿、无尿所引起的水、电解质、酸碱平衡紊乱、氮质血症等，以及由这些问题所导致的心血管系统、中枢神经系统及消化系统等症状。肌红蛋白尿出现在挤压伤后早期，是挤压综合征发病机制中的关键环节。肌红蛋白尿呈褐色或者红棕色，尿中肌红蛋白浓度在解除挤压后 12 小时达到高峰，一般持续 12～24 小时。部分患者可同时伴有肾区疼痛。一般肌红蛋白尿与肢体肿胀程度和发生急性肾功能衰竭的可能性成正比，但临床肌红蛋白尿患者不一定都发生急性肾功能衰竭，也可见短暂肌红蛋白尿后发生急性肾功能衰竭者。因此，对于严重挤压伤患者应密切观察小便情况，注意每小时尿量、尿色、渗透压及 pH 等。若发现有深色或红棕色尿时，首先要与血尿和药物所致的色素鉴别。药物性色素尿潜血试验阴性，镜下无红细胞和色素管型，血尿镜下可见大量红细胞，一般无色素管型。肌红蛋白尿和血红蛋白尿的尿联苯胺试验阳性，可通过观察血清反应或采用硫酸铵盐析法鉴别。

(四)化验结果

第一次排出的尿常无变化，伤后 6～7 小时第二次检查，可出现血红蛋白尿，逐渐加深，严重者为“酱油样尿”。尿量逐渐减少，化验可出现肌红蛋白尿，血红蛋白尿，其 pH 在 5.5 以下呈酸性，比重偏低；血常规化验，血红蛋白增高，一般为 150～190g/L，多数在 180g/L 以上，血细胞比容在 0.55 左右。白细胞增多，可达 $(20\sim40)\times10^5/L$，甚至更高。出现肾功能不全或衰竭时，血细胞计数逐渐下降，血钾增高、血钠低、血浆蛋白降低。血尿素增高，二氧化碳结合力下降。

二、诊断

挤压综合征病情变化快，机体损伤重，治疗复杂，死亡率高。因此，应仔细询问病史，密切观察病情变化，及时诊治，是防治挤压综合征及其并发症，降低死亡率的基本条件。询问病史中应注意一切可能导致肌肉损伤或肢体缺血的因素，注意受挤压的范围和持续时间，解除压迫后肿胀时间和程度，伤后患者的精神状态、意识状况，有无恶心、呕吐等。注意观察尿量与尿色，对于红棕色、深褐色或茶色尿应高度怀疑肌红蛋白尿。但需注意从重压下解救出来后，不一定立即表现出严重症状，或可运动、进食，局部也没有引人注意的伤口和出血。此时可被误诊为轻伤而放松观察延误治疗。

挤压综合征的诊断应包括以下几点：

(1)病史及临床表现：对于有长时间的挤压病史（一般 2 小时以上），且压力足以阻断肌肉血液循环的患者，肢体出现渐进性肿胀，皮肤紧张、苍白、发亮，出现红斑、水疱、瘀斑；远端皮肤发白，皮温降低。血管搏动早期可触及。受压以下的知觉、运动觉障碍，筋膜切开后见有肌肉变性或坏死；受累肌肉收缩无力，被动牵拉剧痛。

(2)出现严重肌红蛋白尿，尿呈棕褐色或酱油色，内含肌红蛋白或血红蛋白、红细胞、色素管型，尿密度＜1.018。

(3)持续少尿（＜400ml/24h）或无尿（＜100ml/24h)48 小时以上。

(4)血肌酐(Cr)和尿素氮(BUN)每日递增 44.2μmol/L 和 3.57mmol/L 以上；血 K^+ 每日以 1mmol/L 上升，出现高钾血症。

(5)经补液及利尿剂激发试验排除肾前性少尿。

(6)出现脱水、创伤性休克、代谢性酸中毒等全身循环衰竭的临床表现。

第五节　治　　疗

挤压伤平时多见于工农业生产、交通运输中的意外事故和地震、滑坡等自然灾害，战时则多见于房屋、工事倒塌等，伤员多成批出现，要有秩序地作好现场抢救和后续治疗。及时搜寻营救相当重要，即使在废墟中被困 5 天甚至更长时间，受伤人员仍有可能获救。很多伤员可能已经出现了挤压综合征，因此必须迅速采取措施，从发现被困伤员开始就要积极预防肾及其他系统的并发症。由于长时间掩埋，伤员已处于脱水状态，当压力解除后，液体可迅速进入肌肉间隔，造成进一步的液体丢失，加重低血容量性休克。另外，由于坏死肢体发生再灌注，细胞内的 K^+ 通过受损肌细胞膜释放到全身血液循环中，使血钾骤然升高，产生高钾血症，可诱发心脏停跳，这种情况可迅速发生，有时伤员在被解救 2 小时后就可发生。同时，在营救过程中，具有肾毒性的肌红蛋白可从损伤的肌细胞中释放入血液循环，可诱发急性肾功能衰竭。近年来对挤压综合征的救治水平不断提高，但死亡率仍较高，因此，特别强调对挤压伤患者的早期救治，主要的原则有如下几点。

(一)现场抢救与早期处理

1. 现场抢救，妥善处理受伤部位　及时抢救，妥善早期处理是减轻病情、减少挤压综合征发生的关键。通过早期积极的处理，挤压综合征的并发症是可以预防的。早期液体复苏是预防并发症的关键，尤其是在最初 6 小时内，在伤员被救出之前进行液体复苏会更好，这样可预防急性肾功能衰竭。液体应首选等渗盐溶液（0.9％NaCl）。发现被困伤员后，应立即清理呼吸道，吸氧，尽可能在其四肢找到一条可用静脉，建立静脉通道以 1～1.5L/h[或 10～15ml/(kg · h)]速度输入等渗盐水，静脉输液应在整个营救过程中持续进行。若营救时间较长，则应对补液量进行相应调整。当静脉通道无法建立时，可通过骨内输液给予液体复苏。另外，如果无法对患者进行液体复苏，在解除压力之前，可用止血带捆绑受压肢体，直到能进行液体复苏。

被困伤员解救出后，立即检查生命体征，确定创伤类型，妥善固定伤肢。立即用夹板或代用品固定伤肢于适当位置，以避免搬运过程中加重损伤。不宜抬高、按摩和热敷，以减少毒素的吸收，止血尽量不用加压包扎和止血带，由于伤肢进行性肿胀需随时检查包扎绷带的松紧，以防包扎过紧而影响远端血供。如伤肢压迫超过 6 小时，应立即上止血带。

2. 积极抗休克　对于挤压伤的伤员，应例行检查是否有小便排出。如条件允许，应留置导尿管[尤其对于意识丧失和(或)有骨盆及腹部外伤的伤员]，以确定尿量。对于少尿或无尿伤员，查找引发低血容量原因。如有活动性出血，立即进行止血，同时进行输血、输液。但应注意，在没有排除合并有高钾血症及急性肾功能衰竭前，切忌输入含钾溶液。解除压迫后，受伤肢体迅速肿胀，出现“第三间隙异常”。组织大量破坏，代谢产物聚集，毒素吸收，血管扩张，通透性增加，有效循环血量减少，血压下降。应及时补液扩容，纠正低血容量休克和中毒性休克。补液量根据休克程度和尿量来决定。一般先给予平衡盐溶液或生理盐水，后给低分子右旋糖酐等胶体溶液。右旋糖酐每日量不超过 1000ml。必要时可输入血浆和新鲜血液(避免输入大量库存血，以免加重肾负担)。晶体液与胶体液的比例为 1∶1 或 1∶1.5。输液速度应根据临床症状、血压、中心静脉压和肺动脉楔压进行调整。扩容时要注意尿量，以防患者已发生挤压综合征，大量扩容导致水中毒。伤后微循环常处于低灌注状态，可给予血管活性药物，如多巴胺 3～5μg/(kg · min)静脉滴注，山莨菪碱 40～80mg 加入 5%葡萄糖溶液内静脉滴注以解除平滑肌痉挛，舒张血管，改善微循环增加组织灌注。同时注意止痛镇静，无禁忌情况下可使用哌替啶 50mg 和(或)异丙嗪 25mg 肌内注射，以减轻疼痛反应。每位患者的治疗反应存在差异，液体的给予量应根据患者的临床进程或中心静脉压监测进行个性化治疗。如缺乏足够人员对患者进行观察和监护，则应适量减少甘露醇-碱性液的入量(如每天<6L)，特别是对于排尿困难的老年患者，应更加谨慎，以免引起医源性容量超负荷。对于尿量不足的患者为防止高容量，应进行密切监护，如果有条件，应尽快进行透析治疗。

3. 碱化尿液　补碱不仅可以纠正代谢性酸中毒，降低血清 K^+，并且可以碱化尿液，减少肌红蛋白在肾小管内的沉积和其毒性作用，对挤压综合征患者治疗非常重要。可输入 5% $NaHCO_3$ 100～200ml，或 7ml/(kg · d)静脉滴注；或 $NaHCO_3$ 8g 加入 1000ml 饮水中口服。并根据尿 pH、血 BUN 水平及血气监测结果及时调整，避免造成代谢性碱中毒。

4. 后送伤员　后送时注意固定患肢，以防再次损伤。

(二)防治感染

感染是仅次于急性肾功能衰竭的致死原因。由于伤口污染，肌肉缺血坏死而失去自身的防御能力，极易发生感染，甚至可引起败血症。局部组织感染，毒素吸收，组织细胞破坏加速，加重氮质血症和高钾血症等急性肾功能衰竭的临床表现。继发感染是仅次于急性肾功能衰竭的致死原因，有效防治感染是救治挤压伤的重要原则之一。

(1)现场抢救中注意保护伤口，减轻污染，保持伤口引流通畅，必要是切开引流，清除坏死组织。

(2)及早应用足量有效的抗生素，勿等感染发生再给予治疗。可选用 1 种或 2 种广谱抗生素，待创面、血液的细菌学检查和药敏试验结果回报后再进行调整。

(3)避免使用对肾功能有较大影响的

药物。

(4)注意预防破伤风和气性坏疽。

(三)伤肢处理

挤压伤及挤压综合征的发生与肌肉缺血及筋膜腔内压力升高有关。正确处理受伤肢体,对防止或减轻挤压综合征的发生,以及加快肢体功能恢复都有重要作用。

(1)伤情较轻,肢体肿胀不明显,血液循环无明显障碍者可先制动肢体,严密观察。

(2)伤肢迅速肿胀,远端血液循环障碍,则宜及时切开减张。一般在伤后6～12小时内早期切开减张,可解除筋膜腔内压力,改善肢体血供,减轻肢体肿胀和肌肉缺血坏死。同时应充分引流,防止有害物质吸收,减轻肾功能损害,并可减轻对神经的压迫损伤,有利于肢体功能的保存。切开减张的原则:所有受累肌间隔都要彻底打开,充分减压和引流,坏死的肌肉组织彻底消除,以减少毒素吸收。伤口可作延期缝合或用蝶形胶布拉拢,以利愈合,一般不需植皮。

(3)高压氧治疗挤压伤和挤压综合征具有增强红细胞可变性、抑制凝血系统、降低血液黏稠度、改善微循环的调节功能,并增加溶解于血浆中的氧量,使组织供氧充分,有利于细胞氧代谢和血管再生。有助于改善伤肢及全身的缺氧状态,促进伤肢的恢复,防止和减轻其他器官的损害。

(四)急性肾功能衰竭的处理

严重挤压伤患者,都有发生挤压综合征的可能。应积极预防和治疗急性肾功能衰竭。预防应放在早期抗休克、增加肾血流量、碱化尿夜、利尿和解除肾血管痉挛等方面。一旦发生肾功能衰竭就应积极处理。由于挤压综合征并发急性肾功能衰竭时,组织分解较多,血尿素氨和钾的上升速度较一般肾功能衰竭快,因此应尽早进行透析疗法。

1. 抗休克 根据血压、中心静脉压、尿量等指标综合判定,计算液体量,保持足够的循环血量和重要脏器供血,有助于防止肾衰的发生。挤压伤后由于毒素刺激及血管代偿性收缩,微循环处于低灌注状态,此时应给予血管活性药物扩张血管。山莨菪碱为M受体阻滞药,有解除平滑肌痉挛舒张血管的作用,可改善微循环,并对细胞膜结构有保护作用,提高组织对缺氧的耐受性,有助于抗休克、预防肾衰的发生。用法及用量:1～5mg静脉注入,每隔3～15分钟一次,直到末梢循环改善为止。期间密切观察,一旦尿量不多,则应坚持"量出为入"的原则,以防水分过多。

2. 利尿

(1)早期使用利尿剂的意义

1)判定肾功能状态:20%甘露醇250ml,快速(1小时内)静脉滴入。如尿量增至40ml/h以上,表明肾功能尚好,此时补液量可增加,以有效扩容并利尿。如尿量无明显增加,则表明肾功能已严重损害或已发生器质性肾衰,需严格控制液体入量。

2)增加尿量,加快毒素排泄,并冲洗肾小管内肌红蛋白沉淀,防止形成肾小管梗阻。但发病初期应尽量避免使用可能导致尿酸性化的髓袢利尿剂。如利尿剂作用不明显,不应盲目加大利尿剂用量,应积极寻找病因,对症处理并加强支持疗法,必要时进行透析治疗。

(2)利尿剂的应用

1)呋塞米80～200mg,静脉注入,4～6小时可重复使用,每日总量不超过2g。

2)20%甘露醇,在尿量>20ml/h时静脉滴注,1～2g/(kg·h),速度为5g/h,有利尿、扩容、增加肾血流量、降低筋膜腔内压(intra-compartment pressure, ICP),保护伤肢等作用。但每日总量不超过500ml。

3)利尿合剂,5%～10%葡萄糖溶液500ml,加维生素C 3.0g、普鲁卡因0.5～1.5g、咖啡因250mg、氨茶碱250mg静脉滴注。有扩张肾血管、增加肾血流量、利尿等作用。

3. 补碱 大量分解代谢产物和毒素吸收可致代谢性酸中毒,需要补碱;碱化尿液可增大肌血红蛋白在尿中溶解度,减少管型形成,以防肾衰发生。根据血、尿pH和二氧化碳结合力测定结果,计算5%碳酸氢钠用量。

4. 透析治疗　对于挤压综合征患者提倡及早进行透析治疗，可迅速清除患者体内代谢产物，减少并发症，以免肾功能发生不可逆改变。特别是对于合并严重急性肾功能衰竭的挤压综合征患者，透析是最有效的挽救生命的方法。透析指征包括：①氮质代谢产物潴留，BUN≥100mg/dl 或血肌酐≥8mg/dl；②血钾 > 7mmol/L；③酸中毒时 pH < 7.1 或者 HCO_3^- < 10mmol/L；④肾功能衰竭的临床症状。即使以上实验室指标没有异常或实验室检查无法进行，任何肾功能衰竭相关的临床症状或体征（如容量超负荷，持续恶心呕吐，意识丧失）也是血透的绝对指征。在血钾水平有迅速增高趋势的患者中也可考虑进行预防性透析。由于腹膜透析对溶质（特别是钠离子等小分子物质）清除慢，因此只要有条件，都应该首选间歇性血液透析。在透析过程中需输注血浆或白蛋白、新鲜全血，以避免发生低血压，促使肾功能及时恢复。

在地震等自然灾害后，因基础设施破坏，专业人员缺乏，血管通路导管缺乏等都可导致血液透析无法实施，在这种情况下，应当考虑其他的透析方法，如应用动-静脉血液透析，其不需要转动系统、泵及电力，在地震等大灾害情况下较为实用。腹膜透析操作技术简单，不需要电力及其他复杂设备，并且可以迅速启动。然而，腹膜透析不能用于腹部或胸部创伤患者。在土耳其马尔马拉地震期间，间歇性血液透析是最常用的透析方法，共有 462 例患者使用，而连续性肾替代治疗和腹膜透析分别仅有 34 例和 8 例患者。患者发生循环和（或）呼吸衰竭、接受过腹部手术和（或）腹腔引流、腹部皮肤感染、肠梗阻导致腹胀、出血倾向、过度肥胖或极度衰弱患者等情况时不宜透析。

急性肾功能衰竭的预防和治疗：预防应放在早期抗休克、增加肾血流量、碱化尿夜、利尿和解除肾血管痉挛等方面。一旦发生肾衰竭就应积极处理。由于挤压伤综合征并发急性肾功能衰竭时，组织分解较多，血尿素氨和钾的上升速度较一般肾功能衰竭快，因此，应尽早进行透析疗法。透析疗法先采用腹膜透析，近年来，连续动静脉血液净化（CAVH）已广泛用于创伤、休克时肾功能衰竭后的血液净化。除可以清除尿素氨、高钾以外，还可以清除其他的中分子物质和相当分子量的体内毒素，维持机体内环境的稳定。但在透析治疗中应注意水、电解质平衡和营养的补充。

（五）积极处理水、电解质、酸碱平衡紊乱

挤压伤患者常发生水、电解质、酸碱平衡紊乱，其中发生率最高且最致命是高钾血症。在伤员被营救后的几小时内即可发生高钾血症，并随肾功能衰竭进一步发展。很多伤员因高钾血症导致的心脏停跳而死于灾难现场、转运途中或入院后不久。因此在现场抢救过程中应避免使用含钾溶液。血清钾离子水平应每日检测 3～4 次，并进行心电图监测，重点观察对心肌的损害，特别是严重创伤患者，其发生高血钾症的风险高于轻创伤患者。一旦出现高血钾症，可用 25％葡萄糖 300ml 加胰岛素 25U 作紧急处理，可促使血清钾转移到细胞内。另外可快速滴入碳酸氢钠溶液，口服离子交换树脂等，严重者应立即进行透析。

低钙血症是挤压综合征中另一常见的电解质紊乱。如果不合并心律失常、痉挛等临床情况，低钙血症不需要纠正。因为低血钙的原因是横纹肌溶解过程中钙沉积于肌肉组织，在恢复期这些钙会再次释放入血，过分积极的补钙可能增加高钙血症的风险。挤压伤患者常常需要输血，枸橼酸中毒极可能导致低钙血症，因此输入库存血或血制品时应及时补钙。另外含钙溶液不可与碳酸氢溶液共用一个输液管道。

（六）全身营养支持

严重创伤后组织分解代谢旺盛，机体多有营养不良，影响组织器官损伤后的修复。因此，对于挤压综合征的治疗更应强调热量和营养的补充，以提高机体抗病能力，争取早日康复。

（七）麻醉与手术

挤压伤与挤压综合征的麻醉可参照一般

外伤麻醉的处理原则进行，但应注意急诊手术应及时补充血容量，防止术中低血压。充分供氧，防止二氧化碳蓄积。有高血钾或大面积受伤病人，避免使用琥珀胆碱作快速诱导。麻醉中注意重要脏器功能的监测，特别是肾功能的监测，密切注意尿的颜色、酸碱度和尿量等。

筋膜腔切开术是挤压综合征患者最常应用的外科治疗手段，这不仅能起到减压作用，而且可改善受伤肢体局部及远端的血供，为挽救损伤肢体提供最佳机会，在挤压综合征的治疗中起重要作用。临床上将筋膜腔内压力>35mmHg作为决定进行筋膜切开术的指标，然而，在地震等灾害后，一般缺少检测筋膜腔内压力的设备，因此，常将损伤肢体远端动脉搏动消失作为反映筋膜腔内压增高的一个简单易行的临床指征，挤压综合征的发生、预后与手术切开减压时机有关，只要确诊，应立即手术，越早越好。根据解剖关系分别打开每个受累筋膜室，皮肤切口与筋膜切开一致，注意其他筋膜室如处于高压状态均应切开减压。由于伤口张力大，无法作一期缝合，可用开放的方法加盖无菌纱布，以后作二期缝合。筋膜切开术犹如一把双刃剑，在减压的同时，也留下一个开放性伤口，加重出血、体液丢失、恶化凝血功能，易并发感染、脓毒症甚至死亡。因此，筋膜腔切开术应果断而慎重进行，如果施行应注意同时加强抗感染治疗。

截肢也是挽救生命的必要手段，严格掌握截肢的适应证，截肢将造成患者终身残废，但是毒素一旦吸收，截肢也不能降低挤压综合征的发生率和病死率，所以切勿草率决定截肢，病情需要时又应果断决定，及时截肢。有以下情况可考虑截肢：①挤压面积占伤肢的40%以上，时间4小时以上。②伤肢严重血运障碍或已无血运，保留伤肢确无功能或筋膜腔内组织完全坏死。③经充分切开减张，全身中毒症状不能减轻或有加重趋势者。④伤肢伴有特异性感染，如气性坏疽等。⑤发生挤压综合征，又伴有伤肢广泛组织挫伤和粉碎性骨折，伤肢难以存活。⑥挤压综合征严重的复合伤，需积极抢救，牺牲患肢，保全生命。⑦有其他慢性疾病，如心脏病、慢性肾炎或高龄伤员，已构成挤压综合征者，需及时截肢。

（钟河江　杨天德）

参考文献

靳凤烁. 2002. 挤压伤和挤压综合征. 见：王正国主编. 王正国创伤外科学. 上海：上海科学技术出版社，362

吴悦惟，李永旺，杨天德，等. 2008. 地震掩埋伤患者的麻醉处理. 重庆医学，37(16)：1765～1766

钟河江，杨天德. 2008. 地震与挤压综合征. 中国医药指南，6(5)：3～6

Better OS，Rubinstein I，Reis DN. 2003. Muscle crush compartment syndrome：fulminant local edema with threatening systemic effects. Kidney Int，63(3)：1155～1157

Better OS. 1993. Acute renal failure in casualties of mass disasters. Kidney Int，Suppl 41：S235～236

Briggs SM. 2006. Earthquakes. Surg Clin North Am，86(3)：537～544

Cheney P. 1994. Early management and physiologic changes in crush syndrome. Crit Care Nurs Q，17(2)：62～73

Demirkiran O，Dikmen Y，Utku T，et al. 2003. Crush syndrome patients after the Marmara earthquake. Emerg Med J，20(3)：247～250

Duhaime AC，Eppley M，Margulies S，et al. 1995. Crush injuries to the head in children. Neurosurgery，37(3)：401～406

Duman H，Kulahci Y，Sengezer M. 2003. Fasciotomy in crush injury resulting from prolonged pressure in an earthquake in Turkey. Emerg Med J，20(3)：251～252

Gueugniaud PY，Fabreguette A，Perrin C，et al. 1996. Hemodynamic profile and serum cytokines in crush syndrome. Analogy with severe burns. Presse Med，25(9)：449～451

Gunal AI，Celiker H，Dogukan A，et al. 2004. Early and vigorous fluid resuscitation prevents acute renal failure in the crush victims of catastrophic earthquakes. J Am Soc Nephrol，15(7)：1862～1867

Macintyre AG，Barbera JA，Smith ER. 2006. Surviving collapsed structure entrapment after earthquakes: a "time-to-rescue" analysis. Prehosp Disaster Med, 21(1): 4～17

Matsuoka T, Yoshioka T, Tanaka H, et al. 2002. Long-term physical outcome of patients who suffered crush syndrome after the 1995 Hanshin-Awaji earthquake: prognostic indicators in retrospect. J Trauma, 52(1): 33～39

Reis ND, Better OS. 2005. Mechanical muscle-crush injury and acute muscle-crush compartment syndrome: with special reference to earthquake casualties. J Bone Joint Surg Br, 87(4): 450～453

Sever MS, Erek E, Vanholder R, et al. 2001. The Marmara earthquake: epidemiological analysis of the victims with nephrological problems. Kidney Int, 60(3): 1114～1123

Sever MS, Erek E, Vanholder R, et al. 2002. Clinical findings in the renal victims of a catastrophic disaster: the Marmara earthquake. Nephrol Dial Transplant, 17(11): 1942～1949

Sever MS, Erek E, Vanholder R, et al. 2003. Serum potassium in the crush syndrome victims of the Marmara disaster. Clin Nephrol, 59(5): 326～333

Sever MS, Vanholder R, Lameire N. 2006. Management of crush-related injuries after disasters. N Engl J Med, 354(10): 1052～1063

Vanholder R, Sever MS, Erek E, et al. 2000. Acute renal failure related to the crush syndrome: towards an era of seismo-nephrology? Nephrol Dial Transplant, 15(10): 1517～1521

第 17 章　弥散性血管内凝血的病理生理

弥散性血管内凝血（disseminated intravascular coagulation，DIC）是指在某些致病因子作用下凝血因子或血小板被激活，大量可溶性促凝物质入血，从而引起一个以凝血功能失常为主要特征的病理过程。此时微循环中有纤维蛋白性微血栓或血小板团块形成，同时一系列血浆凝血因子消耗，血小板减少，并继发纤维蛋白溶解（纤溶）过程加强，引起全身性出血。在临床上，DIC 病人主要表现为出血、休克、脏器功能障碍和贫血。

第一节　弥散性血管内凝血的病因

引起 DIC 的病因众多，可归纳为以下几个方面。

一、感染性疾病

由感染所诱发的 DIC 约占病例数的 30%。包括细菌感染、病毒感染、立克次体感染、原虫感染、螺旋体感染、真菌感染等。

二、产科意外

产科意外约占 DIC 病例数的 8.6%～20%。产科意外可见于羊水栓塞、前置胎盘、胎盘早期剥离、死胎滞留、感染性流产、子痫、高渗盐水或天花粉大月份流产、妊娠毒血症、葡萄胎、剖宫产、子宫破裂、绒毛膜上皮癌等。其中羊水栓塞是最常见的导致 DIC 的产科意外，临床表现为急性呼吸循环衰竭、休克和阴道大出血。

三、外科手术及创伤

外科手术及创伤约占 DIC 病人的 12.7%～15%。可见于胃、肺、胰腺、前列腺、子宫、心脏、胸腔、肾脏、胆道等手术，以及大面积灼伤、挤压综合征、骨折、毒蛇咬伤、脑组织创伤、肾移植排斥反应等。

四、癌肿与白血病

癌肿与白血病约占 DIC 病人的 20%～28.3%。癌肿引起 DIC，多发生于癌肿晚期，临床表现常以慢性型为主。可见于前列腺、肺、乳腺、胃、胰腺、胆囊、结肠、卵巢、膀胱、肝、食管和肾脏等癌肿，还有平滑肌肉瘤、黑色素瘤、血管内皮细胞瘤及神经母细胞瘤等，以广泛转移者易诱发 DIC。各种类型的急性白血病中以急性早幼粒细胞白血病诱发 DIC 较为多见。此外，恶性组织细胞病、淋巴瘤和慢性淋巴细胞白血病在化疗后亦可引起 DIC。

五、内科与儿科疾病

内科与儿科疾病约占 DIC 病人的 15%～21.4%。心血管系统疾病可见于各种原因引起的休克(以感染性休克者为多见)、恶性高血压、持续性低血压、肺梗死、巨大血管瘤、主动脉瘤、紫绀型先天性心脏病、克山病、肺源性心脏病、特发性肺动脉高压、非细菌性血栓性心内膜炎、低氧血症、心肌梗死、非感染性血栓性心内膜炎等。

消化系统疾病见于急性坏死性胰腺炎、急性出血性坏死性肠炎、急性肝功能衰竭、晚期肝硬化等。

肾脏疾病见于急性肾小管坏死与肾皮质坏死、肾病综合征、狼疮性肾炎等。

免疫性疾病见于溶血性输血反应、药物过敏反应、系统性红斑狼疮、多动脉炎、急性血管炎、系统性硬化症、输液反应等。

内分泌系统疾病见于糖尿病酸中毒、库欣综合征等。

儿科疾病常见于新生儿感染败血症、严重呼吸窘迫综合征、溶血性尿毒症综合征、新生儿窒息、新生儿硬皮症。

其他可诱发 DIC 的疾病有中暑、热射病、一氧化碳中毒、乳酸性酸中毒、脂肪栓塞、阵发性睡眠性血红蛋白尿等。

第二节　弥散性血管内凝血的发病机制

一、启动机制

(一)内源性凝血系统被激活

细菌、病毒、螺旋体、高热、抗原抗体复合物、休克时持续的缺血、缺氧和酸中毒、败血症时的细菌内毒素等，在一定的条件下皆可使血管内皮细胞发生损伤，胶原暴露，激活血流中凝血因子Ⅻ。血浆中游离饱和脂肪酸与体外循环器械的表面等接触均可直接激活因子Ⅻ。

在某些情况下，因子Ⅺ可不通过因子Ⅻa 的作用而被直接激活。如当内皮受损时，血小板与内皮下结缔组织的胶原接触后可产生胶原诱导的促凝活性，从而激活因子Ⅺ。此外，急性胰腺炎时，大量蛋白酶进入血液循环，亦可激活因子Ⅺ，且可使凝血酶原转变为凝血酶，并诱导血小板聚集，促发 DIC。

(二)外源性凝血系统被激活

在外科大手术、严重创伤、产科意外(羊水栓塞、感染性流产、前置胎盘与胎盘早期剥离、宫内死胎等)、恶性肿瘤或实质性脏器坏死等情况下均有严重的组织损伤或坏死，大量促凝物质入血，其中尤以组织凝血活酶(即凝血因子Ⅲ,或称组织因子)为多。当组织因子进入血浆后,血浆中的钙离子将因子Ⅶ连接于组织因子的磷脂上,形成复合物,后者可使凝血因子Ⅹ活化为Ⅹa,并与 Ca^{2+}、因子Ⅴ和血小板磷脂相互作用而形成凝血酶原激活物,然后通过与内源性凝血系统后阶段相同的途径,完成凝血反应。

此外,某些腺癌能分泌一种含有唾液酸的黏蛋白,可直接激活Ⅹ因子,从而启动凝血反应。

二、血细胞的作用

(一)血小板的聚集与释放

在严重感染等情况下,内皮损伤脱落,胶原组织暴露,血小板与之接触发生黏附、聚集和释放反应,释放产物 ADP、ATP、儿茶酚胺和 5-羟色胺等可使血小板进一步聚集,形成大量血小板微血栓,沉着于微循环。此外,免疫复合物、颗粒物质、凝血酶等都可直接损伤血小板,促进其聚集。血小板被激活后,通过花生四烯酸形成内过氧化物 PGG_2、PGH_2、TXA_2 等前列腺素产物,这些产物特别是 TXA_2 不仅可促进血小板聚集,还可使小血管收缩,进一步促进 DIC 的发生。血小板发生黏附、释放和聚集后,除有血小板微血栓形成堵塞微血管外,还能进一步激活血小板的凝血活性,其中血小板释放产物 PF_3 有促凝作用,参与凝血过程。一般来说,在 DIC 的发病中,血小板多起继发性作用。在外源性凝血系统被激活所致的 DIC 中,血小板不起主要作用;在内毒素引起的 DIC 中,血小板对白细胞的促凝机制有促进作用。

(二)红细胞大量破坏

红细胞大量破坏并伴有较强的免疫反应时,常可发生 DIC。急性溶血(如误输异型血,药物引起的免疫性溶血)、抗原-抗体复合物的形成对凝血起主要作用。此外,红细胞大量破坏释出的 ADP 与 DIC 的发生有关,因后者触动了血小板释放反应,使大量血小板第 3 因子入血,促进凝血过程。红细胞膜内大量的磷脂既有直接促凝作用,又能促进血小板的释放而间接促进凝血过程。

(三)白细胞释放促凝物质

正常的中性粒细胞和单核细胞内有促凝物质。在内毒素或败血症所引起的 DIC 时,内毒素可使中性粒细胞合成并释放组织因子,同时有大量白细胞在肺血管中停滞,并释放出大量促凝物质,这些物质进入体循环后进一步加速了凝血反应,所以,肺似乎起了凝血的放大作用。大量促凝物质从崩解的白细胞中释放出来,从肺血管经左心进入主动脉后,肾脏首先受累,因此肾脏微血栓发生率较高,病变程度较重。

三、其他促凝物质入血

一定量的羊水、转移的癌细胞或其他异物颗粒进入血液可以通过表面接触使因子Ⅻ活化,从而激活内源性凝血系统。急性胰腺炎时,蛋白酶进入血液能促使凝血酶原变成凝血酶。毒蛇咬伤时,某些蛇毒如蝰蛇的蛇毒含有一种蛋白酶,它可直接水解凝血酶原形成凝血酶;响尾蛇的蛇毒可直接使纤维蛋白原凝固。抗原抗体反应也可引起 DIC,这可能是抗原抗体复合物能激活因子Ⅻ或损伤血小板而引起血小板聚集并释放促凝物质所致。补体的激活在 DIC 的发生发展中也起着重要的作用,补体系统被激活后,可使血小板聚集、释放促聚促凝物质,C3b 激活激肽释放酶原,C5、C6 具活化素样活性,C5a 激活粒细胞,释放溶酶损害内皮细胞,促进 DIC。

总之,在 DIC 凝血激活反应机制中,可归纳为内皮损伤与组织损伤两方面。近年认为对 DIC 发病起主导作用的是外来性诱发因素,这些因素作用于血管内皮细胞、单核细胞和巨噬细胞引起促凝活性。

第三节 促进弥散性血管内凝血发生的因素

一、单核巨噬细胞系统功能受抑

单核巨噬细胞系统有吞噬及清除循环血

液中的凝血酶、其他促凝物质、纤维蛋白、纤溶酶、纤维蛋白(原)降解产物以及内毒素等物质的作用。因此,单核吞噬细胞系统的严重功能障碍会促使 DIC 的形成。例如在严重的革兰阴性细菌引起的内毒素休克中,单核吞噬细胞系统可因吞噬大量坏死组织、细菌或内毒素而使其功能处于“封闭”状态;同样,在严重的酮症酸中毒时,大量脂质有时也可“封闭”单核吞噬细胞系统,这时机体再与内毒素接触就易于发生 DIC。

二、肝功能严重障碍

肝功能严重障碍时肝脏产生的某些抗凝物质如 AT-Ⅲ减少;肝功能受损的情况下,灭活已被激活的凝血因子(如Ⅻa、Ⅺa 和Ⅹa)的功能降低,循环中活化的凝血因子积聚;引起肝功能障碍的某些病因如肝炎病毒、某些药物、抗原抗体复合物等均可激活凝血因子;肝细胞如有大量坏死,又可释放组织凝血活酶样物质。这些因素均增加了血液的凝固性,有利于 DIC 的发生。

三、高凝状态

高凝状态是指血液的凝固性增高而抗凝功能降低的一种病理状态。高凝状态有助于 DIC 的发生。如正常妊娠期多种凝血因子及血小板增多,而具有抗凝作用及纤溶活性的物质降低,来自胎盘的纤溶抑制物增多。此时,如发生产科意外(羊水栓塞、宫内死胎、胎盘早期剥离等),则 DIC 的发生率较高。酸中毒也是引起血液高凝状态的一个重要因素。酸中毒可直接损伤血管内皮细胞,使内皮下胶原暴露,激活因子Ⅻ,引起内源性凝血系统的激活;同时由于血液 pH 降低,肝素的抗凝活性减弱而凝血因子的活性升高,加之血小板的聚集性加强,由它释放的促凝因子增加,因此,酸中毒是导致 DIC 发生发展的一个重要诱因。

其他可引起高凝状态的因素有口服避孕药,肾病综合征、肝脏疾病,外科手术后 AT-Ⅲ降低以及血小板增多等。

四、微循环障碍

休克导致的严重微循环障碍,常有血流淤滞,血细胞聚集,血液甚至可呈淤泥状;低血容量时,肝、肾等脏器处于低灌流状态,无法及时清除某些凝血或纤溶产物,这些因素均有利于促进 DIC 的发生。

五、纤溶系统过度抑制

不恰当地应用纤溶抑制药如 6-氨基己酸、对羧基苄胺等药物造成纤溶系统的过度抑制可导致 DIC 病情恶化。

六、其他

DIC 的发生发展还与促凝物质进入血液的数量、速度和途径有关。促凝物质进入血液少而慢时,如机体的吞噬功能健全,可不发生或仅表现为症状不明显的慢性型 DIC;促凝物质入血过多过快,超过机体代偿能力时,则可引起急性型 DIC。此外,DIC 的定位与促凝物质入血的途径有重要关系,动物实验证明,股静脉内注入凝血酶所引起的 DIC,微血栓的分布以肺为主,主动脉内注入则微血栓主要分布在肾。

第四节　弥散性血管内凝血的发展过程与分型

一、发展过程

(一)高凝期

在 DIC 发病早期,凝血因子相继被激活,血液凝固性增高,形成大量凝血酶,导致微血管内(如肾、肝、皮肤等处)形成微血栓。血小板的激活与聚集也参与了微血栓的形成,故此期的表现以血液高凝状态为主。

(二)消耗性低凝期

由于体内大量血栓形成,消耗了纤维蛋白原以及因子Ⅶ、Ⅹ、Ⅴ、Ⅷ、Ⅻ等;血小板被激活后聚集形成血小板微血栓,因而也被消耗;此外，其他血浆因子也可减少，如激肽原及激肽释放酶原；AT-Ⅲ和 α_2 纤溶酶抑制物的浓度降低。由于凝血发生障碍，临床上有出血倾向。

（三）继发性纤溶亢进期

DIC时凝血机制被过度激活，微血栓大量沉积在小血管，刺激血管内皮细胞合成和释放组织纤溶酶原激活物（t-PA），加上Ⅻa与凝血酶、激肽释放酶的作用即使纤溶系统被激活。纤溶系统被激活后，大量纤溶酶出现在血液循环中，除降解纤维蛋白（原）形成纤维蛋白（原）降解产物外，还能水解各种因子如Ⅴ、Ⅷ、凝血酶原等使之进一步减少。此外，白细胞或其他细胞释放的蛋白酶也可降解纤维蛋白。纤维蛋白（原）降解产物统称为FDP，具有强大的抗凝作用。在此阶段由于凝血因子进一步消耗，纤维蛋白（原）降解，FDP强大的抗凝作用，因而出血症状进一步恶化。

二、分型

（一）根据机体的代偿情况分型

在DIC发生发展过程中，血浆凝血因子与血小板不断消耗，但骨髓和肝脏可通过增加血小板和血浆凝血因子的生成而起代偿作用。此时肝脏生成纤维蛋白原的能力可增加5倍，骨髓生成血小板的能力可增加10倍。

1. 代偿型 凝血因子及血小板的消耗与生成之间基本上保持平衡。主要见于轻度DIC。此型病人可无明显临床表现或仅有轻度出血和血栓形成的症状；实验室检查无明显异常，易被忽视。但若病情持续加重，则可转化为失代偿型。

2. 失代偿型 凝血因子和血小板的消耗超过生成。主要见于急性DIC。此型病人出血、休克等表现明显，实验室检查发现血小板和纤维蛋白原等凝血因子均明显减少。

3. 过度代偿型 机体代偿功能较好，凝血因子和血小板的生成迅速，甚至超过消耗。因此，有时出现纤维蛋白原等凝血因子暂时升高的表现。主要见于慢性DIC或DIC恢复期。此型病人出血或栓塞症状可不太明显，但当致病因子的性质和强度发生改变时，也可转化为失代偿型。

（二）根据DIC发生的快慢情况分型

主要与致病因素的作用方式、强度以及持续时间长短有关。

1. 急性型 DIC可在几小时或1～2天内发生，常见于各种严重的感染（如革兰阴性菌感染引起的败血症性休克）、血型不合的输血、严重创伤、移植后急性排斥反应等。病情凶险，分期不明显，临床表现常以休克和出血为主，实验室检查结果明显异常。

2. 亚急性型 DIC在数天内逐渐形成，常见于恶性肿瘤转移、宫内死胎滞留等。临床表现介于急性和慢性之间。

3. 慢性型 起病缓慢，病程较长，可持续几周以上，临床表现以血栓栓塞为多见，早期出血不严重。常见于恶性肿瘤、胶原病、慢性溶血性贫血等。在一定条件下可转化为急性型。

（三）根据DIC发生的部位分型

局部型的DIC主要是指局限于某一脏器的多发性微血栓症，但全身仍有轻度的血管内凝血存在，多见于静脉瘤、主动脉瘤、心室壁瘤及人造血管、体外循环、器官移植后的排斥反应等，此时常在病变局部有凝血过程的激活。因此，严格来讲，这是全身性DIC的一种局限表现。

第五节　弥散性血管内凝血的临床表现及机制

DIC时各种典型的病理变化及临床表现主要发生在急性、严重的DIC。形成这些变化的主要基础是凝血酶的生成增加、某些凝血因子的激活、消耗，纤维蛋白性微血栓的形成，以及继发性纤溶的增强。因此，其病理与临床表现复杂多样，并随原发疾病的不同而异，但是在各种表现中尤以出血及微血管中微血栓的形成最为突出。

一、出血

急性型发生率占 84%～100%。在 DIC 早期(高凝期)可无出血症状,反而有血液凝固性增高。在消耗性低凝血期尤其伴发继发性纤溶时,出现严重而广泛的出血,全身皮肤黏膜呈现紫癜、瘀斑和血肿,并可见消化道、泌尿生殖道或其他部位出血,严重者可引起胸腔、心包、呼吸道及关节腔出血,注射部位或手术创口渗血不止。颅内出血是 DIC 致死的主要原因之一。

引起出血的机制可能有以下几种。

(一)凝血物质的消耗

在 DIC 发生发展过程中,各种凝血因子和血小板大量消耗,特别是纤维蛋白原、凝血酶原、因子Ⅴ、Ⅷ、Ⅹ、ⅩⅢ和血小板普遍减少。因此也有人将 DIC 称为消耗性凝血病。

(二)纤溶系统的激活

凝血过程中通过酶性激活由Ⅻa 形成Ⅻf,Ⅻf 使激肽释放酶原转变成激肽释放酶,后者使纤溶酶原转变为纤溶酶;一些富含纤溶酶原激活物的器官(如肺、子宫、前列腺等)因血管内凝血而发生变性坏死时,激活物大量释放入血而激活纤溶系统;血管内皮细胞受损、缺氧、应激等也皆可激活纤溶系统,导致纤溶酶增多。纤溶酶除能使纤维蛋白(原)降解外,还能水解凝血因子Ⅴ、Ⅶ和凝血酶原等,使凝血因子进一步减少,从而引起凝血障碍而致出血。

(三)纤维蛋白(原)降解产物的形成

凝血过程的激活以及继发性纤溶过程的启动使血中纤溶酶增多,纤维蛋白(原)被降解。其中纤维蛋白原裂解产生 Y、D 及 E 片段,统称为纤维蛋白原降解产物(FgDP);而纤维蛋白降解为 X′、Y′、D、E′片段,各种二聚体、多聚体及复合物,统称为纤维蛋白降解产物(FDP)。两类 FDP 的功能特性基本相似。大部分 FDP 均抑制血小板的黏附和聚集,因此 FDP 可通过强烈的抗凝作用引起出血。

二、休克

急性型发生率占 42%～83%,表现为一过性或持久性血压下降。重度及晚期休克又可促进 DIC 的形成,二者互为因果,形成恶性循环。

急性 DIC 常伴发休克,是由于:①毛细血管和微静脉中有广泛血小板聚集和(或)纤维蛋白性微血栓形成,以致回心血量不足。②广泛出血所引起的血容量不足,使有效循环血量严重下降,心排血量减少。③若肝和肺内有广泛微血栓阻塞,则可相应地引起门静脉和肺动脉压升高,前者表现为胃肠道淤血、水肿,后者为右心排血障碍。④DIC 病理过程中激肽生成,补体激活,可致血管扩张,血管床增大,血流灌注更趋不足。此外,还可致血管通透性增加,血浆外渗,进一步降低血管内血容量。⑤微循环障碍,血流淤滞,局部营养代谢障碍,引起小血管调节功能紊乱,小血管扩张。

三、微血管栓塞致脏器功能障碍

DIC 微血管栓塞可发生在全身各脏器,较常见的有肾、肺、肾上腺和皮肤,其他可见于胃肠道、肝、脑、胰及心脏等。栓塞症状取决于受累脏器与受累程度。

微血管中形成的微血栓,可阻塞相应部位的微循环血流,严重时可造成实质脏器的局灶性坏死。严重或持续过久的坏死性病变可成为受累脏器功能衰竭的原因。如果微血栓在肾脏形成,则病变可累及入球小动脉或肾小球毛细血管,严重时可出现双侧肾皮质坏死和急性肾功能衰竭,临床表现为少尿、蛋白尿、血尿等。在肺部,可引起呼吸困难、肺出血,从而导致呼吸衰竭。消化系统的病变可导致恶心、呕吐、腹泻、消化道出血。肝脏受累时可出现黄疸及肝功能衰竭。内分泌腺的病变最常见者为肾上腺皮质出血性坏死造成的急性肾上腺皮质功能衰竭,称华-佛二氏综合征。垂体坏死可导致希恩综合征。神经系统的病变可导致神志模糊、嗜睡、昏迷、惊厥等非特异症状,这些症状可能是由蛛网膜下隙出血以及微血管阻塞、脑皮质和脑干的多处出血所致。

慢性型 DIC 的临床表现中，微血管栓塞的症状较出血为多见。

四、微血管病性溶血性贫血

在 DIC 中有时可伴发一种特殊类型的贫血，即微血管病性溶血性贫血。这种贫血除具有溶血性贫血的一般特征外，外周血涂片中还发现有某些形态特殊的变形的红细胞和裂体细胞，其外形呈盔形、星形、新月形等，统称其为红细胞碎片。这些碎片由于脆性高，故容易发生溶血。DIC 是产生红细胞碎片的主要因素，其机制是当微血管中有纤维蛋白性微血栓形成时，纤维蛋白丝在微血管腔内形成细网，循环中的红细胞流过由纤维蛋白丝构成的网孔时，常会黏着、滞留或悬挂在纤维蛋白丝上，加上血流的冲击，引起红细胞破裂。在微血流通道发生障碍时，红细胞还可能通过肺组织等的微血管内皮细胞间的裂隙，被“挤压”到血管外组织中去，这种机械损伤同样可使红细胞扭曲、变形和碎裂。近年认为，内毒素、纤维蛋白(原)降解产物、D 碎片可以通过激活补体-粒细胞-自由基途径损伤红细胞膜参与溶血过程。

第六节　弥散性血管内凝血的诊断标准

DIC 的诊断必须符合以下三方面的条件方可确立：①有引起 DIC 的病因；②DIC 的临床表现；③实验室诊断依据。

一、弥散性血管内凝血的一般诊断标准

(一)临床表现

(1)存在易引起 DIC 的基础疾病。

(2)有下列 2 项以上的临床表现：①多发性出血倾向；②不易用原发病解释的微循环衰竭或休克；③多发性微血管栓塞的症状、体征，如皮肤、皮下、黏膜栓塞坏死及早期出现的肾、肺、脑等脏器功能不全；④抗凝治疗有效。

(二)实验室指标

1. 主要诊断标准　同时有以下 3 项异常：①血小板＜100×10^9/L 或进行性下降(肝病、白血病：血小板＜50×10^9/L)或有 2 项以上的血浆血小板活化产物升高(β-TG、PF_4、TXB_2、GMP-140)；②血浆纤维蛋白原含量＜1.5g/L，或进行性下降，或＞4g/L(白血病及其他恶性肿瘤＜1.8g/L，肝病＜1.0g/L)；③3P 试验阳性或血浆 FDP＞20mg/L(肝病 FDP＞60mg/L)，或 D-二聚体水平升高(阳性)；④凝血酶原时间缩短或延长 3 秒以上或呈动态变化(肝病时凝血酶原时间延长 5 秒以上)；⑤纤溶酶原含量及活性降低；⑥AT-Ⅲ含量及活性降低(不适用于肝病)；⑦血浆因子Ⅷ:C 活性＜50%(肝病必须具备)。

2. 疑难病例有下列 1 项以上异常　①因子Ⅷ:C 降低，vWF:Ag 升高，Ⅷ:C/vWF:Ag 比值降低；②血浆 TAT 浓度升高，或 F_{1+2} 水平升高；③血浆纤溶酶与纤溶酶抑制物复合物(PIC)浓度升高；④尿纤维蛋白肽 A 水平增高。

二、基层医院 DIC 的实验室诊断参考标准

同时有下列 3 项以上异常：①血小板＜100×10^9/L 或进行性下降；②血浆纤维蛋白原含量＜1.5g/L 或进行性下降；③3P 试验阳性或血浆 FDP＞20mg/L；④凝血酶原时间缩短或延长 3 秒上或呈动态变化；⑤周围血破碎红细胞＞2%。

第七节　弥散性血管内凝血的防治原则

一、处理或去除引起 DIC 的原发病

去除和控制引起 DIC 的病因是防治 DIC 的根本措施。如产生意外所致的 DIC 必须排空子宫；严重感染引起的 DIC 必须使用敏感的抗生素以控制感染。此外，输液、输血、补充血容量，解除血管痉挛，改善微循环，保证微循环灌流充足，维持血压以及纠正电解质、酸碱平

衡失调等支持疗法也是重要措施之一。

二、抗凝治疗

抗凝治疗的目的在于阻断血管内凝血的进行。

(一)肝素

肝素是强力抗凝剂，可抑制凝血活酶的形成，抑制凝血酶对纤维蛋白原的水解作用。使用的原则是宜早不宜晚。使用的指征是：①羊水栓塞、胎盘早期剥离、死胎滞留等产科意外；②严重异型溶血性输血反应；③严重感染、败血症；④放射病；⑤某些急性肝功能衰竭；⑥急性白血病。

目前常用低分子量肝素治疗，它的优点是直接抑制Ⅹa因子，不引起出血，也不需监测。但缺乏对抗剂。用量根据各厂家的制剂而有所不同，可根据说明书使用(参阅第 34 章)。

对肝素使用的剂量，目前多数学者认为应采取肝素治疗个体化，剂量不应强求一致。使用剂量应结合下述情况予以调节：①根据 DIC 的临床类型与病期。急性型、重症 DIC 早期，肝素用量可增加至每天 160～240mg，持续 3～5 天；DIC 晚期或慢性型，每天 80～120mg，在慢性型，持续 1～2 周或更长。②酸中毒时，肝素灭活快，用量宜偏大。③肝肾功能障碍时，肝素灭活排出缓慢，用量宜小。④血小板重度减少，凝血因子明显低下时，应减少肝素用量。⑤血浆 AT-Ⅲ减少时，肝素用量适当增加，但应设法提高 AT-Ⅲ水平。

使用肝素的疗程必须根据原发病、临床症状及实验室检查结果而定。若病因已去除，则应及早停用肝素，但停药 6～8 小时应复查凝血指标，以后每天 1 次，连续3～5天，以观察凝血紊乱是否消失或 DIC 是否复发。若治疗过程中一般情况恶化，出血增加，则提示肝素过量，此时应立即停用肝素，并以硫酸鱼精蛋白中和体内过量肝素。

DIC 的发生几乎都是首先形成因子Ⅹa而后形成凝血酶。由于低分子量肝素对因子Ⅹa抑制作用远大于凝血酶，因而低分子量肝素对Ⅹa的作用较一般肝素(未组分肝素)要强，文献报道低分子量肝素抗 DIC 疗效亦优于一般肝素。

(二)抗凝血酶-Ⅲ(AT-Ⅲ)

AT-Ⅲ有抗凝血酶、活化因子Ⅴ等作用。实验研究证实 AT-Ⅲ可提高 DIC 疗效。

(三)水蛭素

从药用动物水蛭内提取的天然抗凝剂，对凝血酶有选择性抑制作用。另有一种长效水蛭素，其对凝血酶时间延长作用要超过天然水蛭素。水蛭素制剂在 DIC 抗凝疗法中具有良好的应用前景。

(四)蛋白 C

蛋白 C 具有抗凝作用，抑制激活的因子Ⅴ及Ⅶ，其临床前研究正在进行中。

(五)重组人可溶性血栓调节蛋白(rhs-TM)

TM 是内皮细胞膜上糖蛋白，中和凝血酶促凝活性，与凝血酶形成的复合物加速 PC 的激活。rhs-TM 用于动物 DIC 模型，可见血小板数和 Fg 回升，FDP 下降，肾小球纤维蛋白沉积减少，与肝素作用相似。

三、抗血小板功能药物

血小板的黏附和聚集是 DIC 发病机制中的重要环节之一，因而抗血小板功能药物在 DIC 中的应用已有不少实践与研究，现已知双嘧达莫(潘生丁)、右旋糖酐、阿司匹林等药物都有这方面的作用。这些药物一般用于临床表现较轻的 DIC 或诊断尚未肯定的病例。由于 DIC 后期血小板大量消耗，此时不宜使用抗血小板功能药物，以免增加出血的严重性。

氯吡格雷为目前常用的抗血小板制剂，常和阿司匹林合用。上述抗血小板药物多为口服，尚无静脉注射制剂。

四、抗纤溶药物

该类药物一般只用于 DIC 的继发性溶血

期，而且必须在使用肝素治疗的基础上应用，否则可使 DIC 恶化，引起肾功能衰竭。抑制纤溶酶生成的药物有氨甲苯酸、氨甲环酸、氨基己酸。这三种药物对已形成的纤溶酶则无作用。而抑肽酶则可抑制纤溶酶的活性。

五、补充所缺乏的凝血因子和血小板

DIC 中消耗大量凝血因子与血小板，这是造成 DIC 出血的主要原因之一，因此，补充缺乏的凝血因子与血小板是治疗 DIC 的一项重要措施。

可通过以下方法来补充：①输入新鲜全血；②输入新鲜血浆或干冻血浆；③输入纤维蛋白原；④输入凝血酶原复合物；⑤输入抗血友病球蛋白；⑥输入血小板浓缩液；⑦注射维生素 K_1。

在 DIC 病因并未去除之前，单独输血或上述血液制品，会使 DIC 恶化，因此需合并使用小剂量肝素抗凝。

（刘　宿　刘怀琼）

参考文献

孙关林．1996. 弥散性血管内凝血．见：王振义，李家增，阮长耿主编．血栓与止血——基础理论与临床．第 2 版. 上海：上海科学技术出版社，346～358

金惠铭．1994. 弥散性血管内凝血．见：冯新为主编．病理生理学．第 3 版．北京：人民卫生出版社，183～194

Bick BL. 1992. Disseminated intravascular coagulation. Hematol Oncol Clin North Am，6：1259

Coleman RW, Rubin RN. 1990. Disseminated intravascular coagulation due to malignancy. Semin Oncol，17：172

第 18 章　成人呼吸窘迫综合征的病理生理

成人呼吸窘迫综合征(adult respiratory distress syndrome，ARDS)是造成急性呼吸衰竭的病因之一，有时成为凶险的多器官功能衰竭综合征的先兆，临床没有特效治疗方法，病死率很高，须引起临床医师的高度重视。

第一节　ARDS 的病理生理

一、定义

最早完整描述此综合征并给出明确概念是在 1967 年，在此以前，人们以许多名称称呼此征，多达 20 余种以上。它现在被定义为，由多种疾病或致病因素引发的弥漫性、非心源性(非压力性)肺水肿，临床表现为以难治性低氧血症为特征的急性呼吸衰竭。

二、病因

大量的临床资料证明，引发 ARDS 的疾病很多，可累及所有年龄的病人，特别是青壮年，见表 18-1。当有数种致病因素并存时，ARDS 的发病率大大增高：有一种诱因时，发病率为 25%；两种时为 42%；三种时为 85%。

表 18-1　与 ARDS 相关的疾病

疾病
感染
细菌/病毒/真菌性肺炎
败血症
结核病
创伤
各种严重外伤
头部外伤
骨折/脂肪栓塞
烧伤
溺水
休克
感染性、心源性、过敏性、失血性休克
药物/毒素中毒
酸性胃内容物误吸
麻醉性镇痛药
消炎镇痛药
刺激性气体吸入：氧中毒、NO_2、NH_3、Cl_2 等
血液性病因
DIC
多次接受输血
心肺转流后
其他
空气栓塞
颅内高压
胰腺炎
子痫
羊水栓塞
高原病
放射性损伤

三、病理生理

(一)ARDS 所致肺损伤的机制

有很多因子被认为参与了肺损伤机制，但究竟何者为主要的、决定性的，迄今仍不清楚。虽然 ARDS 的致病因素众多，但引起的病理改变几乎相同，即没有特异性的变化，主要表现为肺泡毛细血管内皮的损伤。损伤主要通过4个途径：①直接肺损伤，如酸性胃内容物、有毒气体；②中性粒细胞所致的损伤；③花生四烯酸代谢产物所致损伤；④凝血产物所致损伤。

实验和临床研究都显示中性粒细胞聚集在急性肺损伤中起关键作用。如ARDS病人的肺泡灌洗液中有大量的中性粒细胞和其产物。但中性粒细胞并非是唯一参与ARDS发病的炎性细胞，因ARDS也发生于中性粒白细胞缺乏病人。因此，细胞和体液因素对于发病是同等重要的。

补体的激活特别是C5a的增多与ARDS的发病相关，它使中性粒细胞聚集、释放多种细胞胺、蛋白酶、氧自由基、花生四烯酸代谢产物、血小板激活因子(PAF)等。

(二)ARDS的病理生理(图18-1)

ARDS所致的肺水肿是非心源性的，是因肺毛细血管、肺泡上皮细胞损伤所致的漏出性肺水肿，因肺毛细血管静水压并不增高，也称为低压性肺水肿。在正常肺，肺泡表面活性物质可防止肺泡萎陷，但在ARDS时表面活性物质发生聚集和氧化而丧失功能。病理改变早期是肺泡间隔增厚、水肿、炎性细胞浸润。后期发展为肺纤维化、肺泡和肺毛细血管结构进行性破坏。这些病理变化导致肺泡萎陷、广泛的肺不张、肺顺应性、功能残气量下降。许多肺泡有通气但没有灌注或灌注不良，使肺的生理无效腔增加，肺内分流量增加，严重者分流量达到心排血量的50%，引起严重的低氧血症。低氧血症使肺血管收缩产生肺动脉高压，这是预后不良的征兆。在终末期，由于肺的有效通气面积大幅度减少，致使$PaCO_2$排除障碍、蓄积，形成呼吸性酸中毒。长时间的低氧血症使机体的乏氧代谢加强，大量乳酸产生又造成代谢性酸中毒。

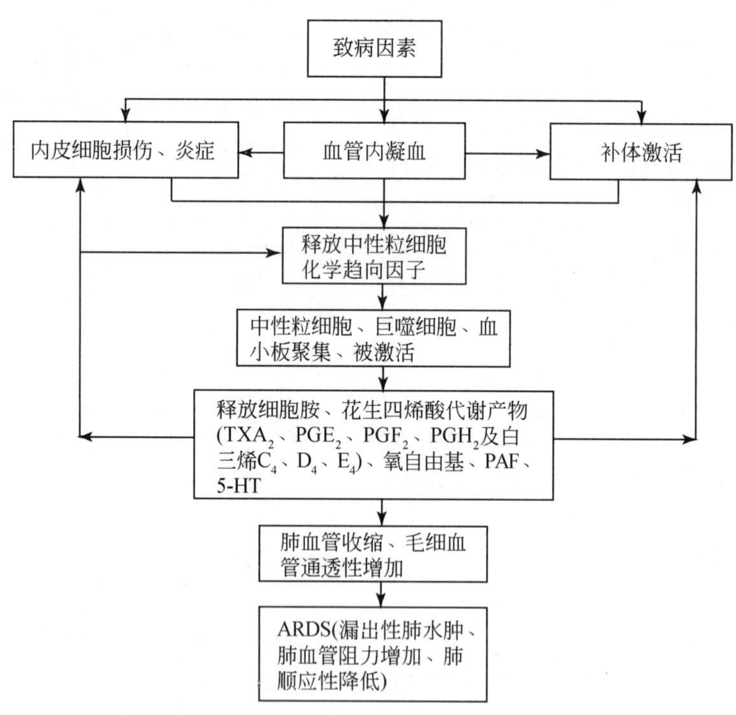

图18-1 ARDS的病理生理机制

引起ARDS的病因很多，但无论什么病因都可将ARDS的临床进展分成4个阶段：

第1期：损伤期。没有临床症状，肺X线检查无异常。此期可持续6小时。

第2期：稳定期。此期的表现为血流动力学稳定，呼吸浅快，开始出现PaO_2下降，即使吸氧也难以改善。此期的持续时间为数小时或 3～5 天。

第 3 期:呼吸衰竭进展期。肺听诊出现啰音,PaO_2 进一步下降,$PaCO_2$ 上升。肺 X 线检查出现弥漫性渗出。

第 4 期:终末期。即使吸入纯氧 PaO_2 也极度低下、$PaCO_2$ 上升。对治疗反应差,呼酸、代酸进行性进展,病人陷入深昏迷,数小时后死亡。

第二节　ARDS 的诊断与治疗

一、诊断标准

(1)存在上述的致病因素。

(2)以往无慢性肺疾病或左心衰史。

(3)出现浅快呼吸(>20 次/分)、呼吸窘迫,或机械通气病人出现肺顺应性低下[<6.67kPa(50mmHg)]。

(4)即使吸氧仍出现顽固性的低氧血症:$FiO_2>0.6$,$PaO_2<6.67kPa(50mmHg)$。

(5)肺 X 线检查:初期为双侧间质性肺水肿征象,此时 ARDS 诊断即可确立。以后进展为广泛的绒毛状肺泡渗出。ARDS 的 X 线征象与心源性肺水肿的鉴别,在于没有胸膜渗出和心脏扩大征象。晚期肺内渗出发生实变,呈斑块状。若病情进一步发展可出现肺的纤维化;若病情改善,肺 X 线征象可恢复正常。肺 X 线出现的改变比第 3、4 项症状晚 24 小时。

早期临床症状为呼吸频率快,病人呈呼吸窘迫状。血气检查 PaO_2 降低,病人因过度通气,$PaCO_2$ 也降低。这时增加氧吸入浓度,常能提高 PaO_2。随病情的进展,病人出现呼吸更加费力而使用辅助呼吸机。肺听诊有干啰音。此时有广泛的肺不张,肺顺应性降低,临床表现为呼吸机要用较高压力才能送进足够的潮气量。在病程晚期,由于肺通气/灌流比率失调和肺分流增加,而出现严重的低氧血症,此时,病人必须依靠机械通气维持生命。

二、ARDS 的实验室检查

ARDS 的临床特征为氧疗法也难以纠正的低氧血症和浅快呼吸。导致前者的原因是肺分流增加,导致后者的原因是肺顺应性下降,故可以通过检查肺分流率和肺顺应性来判断 ARDS 的进展情况。

(一)肺内分流(Q_S/Q_T)的检查

1. 吸纯氧(100%)实验　当吸入 100%的氧($FiO_2=1.0$ 时),PaO_2 的高低与肺分流率大小有关,当 $PaO_2=13.3kPa(100mmHg)$,分流率为 20%;当 $PaO_2=5.33\sim5.67kPa(40\sim50mmHg)$,分流率为 50%。肺分流的变化比肺不张、水肿引起的 X 线变化要早 24 小时。

2. 根据 $P_{A\text{-}a}O_2$(肺泡-动脉氧分压差)推断　(见第 109 章急性呼吸衰竭的治疗)$P_{A-a}O_2=P_AO_2-PaO_2$。当吸入空气时,$P_AO_2=150-1.2\times PaCO_2$;当吸入 100%氧气时,$P_AO_2=713-PaCO_2$。

3. 通过飘浮导管测定　$Q_S/Q_T=(Cc'O_2-CaO_2)/(Cc'O_2-CvO_2)$。

其中 $Cc'O_2$ 为肺毛细血管氧含量,CaO_2 为动脉血氧含量,CvO_2 为混合静脉氧含量。

(二)肺有效动力性顺应性的检查

详见第 109 章急性呼吸衰竭的治疗。肺顺应性的改变与肺不张、肺水肿、肺炎的病理变化一致。肺有效动力性顺应性=VT/(PIP-PEEP)。其中,VT 为潮气量,PIP 为最大吸气压,PEEP 为呼气末压。动态观察有重要意义。

(三)其他

1. 肺 X 线检查

2. 肺循环阻力　通过飘浮导管得到。

根据:平均肺动脉压/心排血量×80[正常值:90～150kPa/(L·s)或 900～1500dyn·s/cm^5]。持续高阻力提示预后不良。

三、ARDS 的治疗

目前为止,对 ARDS 没有特殊的治疗方法。治疗的重点首先放在逆转病人危险的低氧血症,其次还有支持治疗、原发病的诊断及病因治疗。在治疗过程中有三个难点，即须在短期内建立有效的肺气体交换。第二是脱离机械通气，通过营养、呼吸肌锻炼，控制肺部感染等综合措施实现。第三是能对病人的预后有较现实的正确判断，当生命支持不适宜时，唯一的目的是使终末期的病人尽量少受痛苦。

(一)氧疗与肺气体交换的维持

吸氧是治疗急性呼吸衰竭中的里程碑。目前鼻管和高流量面罩吸氧为有效的床旁应急治疗措施，通过血气、脉搏氧饱和度监测以及氧合血红蛋白解离曲线知识指导治疗。要达到的治疗目标是以最低的吸氧浓度将 PaO_2 维持在＞8.0kPa(60mmHg)或 SpO_2＞92%，因长时间吸入高浓度氧可引起或加重肺损伤。当单纯自主吸氧不能达到治疗目标时，如果病人神清合作，有自行保护呼吸道的能力，循环系统功能稳定，可首选使用面罩的持续呼吸道正压通气(CPAP via face mask)。本通气方式相对于气管插管的机械通气有无创伤、呼吸系统并发症低、便于实施，较 PEEP 机械通气对心排血量影响小等特点。根据一份对 164 例急性呼吸衰竭病人使用情况的研究结果：对 80%的病人可有效纠正肺气体交换障碍，使 65%的病人避免使用气管插管机械通气，且病人的存活率为 93%，而气管插管病人的存活率为 79%。本方法在实施时要逐渐增加气道压，以 0.245kPa(2.5cmH_2O)为增加阶梯，直至持续呼吸道内正压达到 0.49kPa(5cmH_2O)，压力支持达到 0.98～1.96kPa(10～20cmH_2O)。使病人的呼吸频率≤25 次/分，呼出潮气量＞7ml/kg体重。使用此方法的并发症有胃扩张、胃液反流误吸、面罩压力所致的组织坏死。当使用此方法仍不能纠正呼衰时，就使用气管插管机械通气。

气管插管时，使用的气管导管的内径至少为 8mm，以减少呼吸道阻力，便于吸痰和必要时做纤维支气管镜检查。气管套囊的压力以 2.0～2.67kPa(15～20mmHg)为宜。机械通气通常采用大潮气量(15ml/kg)、低频率(低于自主呼吸频率)的方式，以克服病人由于卧床、运动少造成的肺不张。但大潮气量可造成呼吸道阻力增高，引起气压伤发生：气胸、纵隔气肿等。因此，最大吸气压应＜4.9kPa(50cmH_2O)。维持机械通气常需要使用镇静药，必要时加用肌松药可进一步降低病人的耗氧量。能有效降低 ARDS 病死率的通气方式首推呼气末正压(positive end-expiratory pressure，PEEP)通气。PEEP 能使肺的功能残气量增加、逆转肺不张、降低肺内分流率；但对降低肺水肿和预防 ARDS 的发生无作用。PEEP 已被视为机械通气治疗 ARDS 的常规方法。通常是以较安全的氧吸入浓度(0.6)或更低，逐步增加 PEEP，每次 0.245～0.49kPa(2.5～5.0cmH_2O)，以使病人获得足够的氧合(动脉氧饱和度＞90%)。PEEP 副作用之一是可使心排血量降低，因而有些人认为最佳 PEEP 值，应是能以最小的氧吸入浓度维持氧合又对心排血量没有影响的 PEEP 数值。PEEP 另外的副作用是使颅压增高而降低脑血流量。此外，还可使肾血流降低、肾小球滤过率降低、尿量减少。值得注意的是，有时高 PEEP 反而使氧合降低。同时还要特别注意病人体位对氧合的影响，肺血流分布受到重力的明显影响，因此应将病变较轻的肺置于低位，有利于肺氧合。

(二)呼吸道净化

正常的肺因有气管、支气管黏膜上的纤毛蠕动，能将分泌物向上推送，经咳嗽排出体外，以保持呼吸道的清洁。当肺有疾患同时带有气管插管的条件下，这种功能受损，需要采取辅助措施。其中包括：

1. 加湿疗法 加湿器可将水变成 2μm 的水滴，形成水雾，随呼吸进入呼吸道。水滴越小，越容易达到呼吸道末梢。还可以在加湿器内添加所需的治疗药，以达到抗感染、解除支气管痉挛的目的。需要注意的是，雾化吸入增加气道的阻力。

2. 肺物理治疗 其中有体位引流。其原则是使病人采取头低、半俯卧位。另外还须定时叩击病人的胸背，以利病人的分泌物咳出。

叩击时手掌应拢成杯状，这样叩击的震动才能有效地传入肺。定时吸痰，为使痰变得稀薄，可在吸痰前向气管插管内注入 5ml 的生理盐水，进行充分的加压通气后，迅速(于 5 秒内)将痰吸出。

(三)原发病的治疗

可参见有关专著。

(四)呼吸衰竭并发症的治疗

参见第 109 章急性呼吸衰竭的治疗。

(五)特别的医疗措施

从 20 世纪 80 年代初期至中期，大剂量糖皮质激素对 ARDS 的治疗作用得到了广泛研究，结果表明激素并不能降低 ARDS 病人的死亡率，也不能降低是为 ARDS 重要病因之一的感染性休克的死亡率。此外，各种与致病有关的炎性因子拮抗药的疗效，也在不断地开发和研究中，但至今没有特效的药物出现。机械通气与体外膜肺氧合(ECMO)的治疗方法也没有显示在成人中能有效地降低死亡率。

(许　宰)

参 考 文 献

Lee CT, Fein AM, Lippman M, et al. 1981. Elastolytic activity in pulmonary lavage fluid from patients with adult respiratory distress syndrome. N Engl J Med, 304:192

McGuire WW, Spragg RG, Cohen AB, et al. 1982. Studies on the pathogenesis of the adult respiratory distress syndrome. J Clin Invest, 69:543

Meduri GU, Turner RE, Abou SN, et al. 1996. Noninvasive positive pressure ventilation via face mask. First-line intervention in patients with acute hypercapnic and hypoxemic respiratory failure. Chest, 109:179

Ognibene FP, Martin SE, Parker MM, et al. 1986. Adult respiratory distress syndrome in patients with severe neutropenia. N Engl J Med, 315:547

Pepe PE, Potkin RT, Reus DH, et al. 1982. Clinical predictors of the adult respiratory distress syndrome. Am J Surg, 144:124

Petty TC. 1982. Adult respiratory distress syndrome: definition and historical perspective. Clin Chest Med, 3:3

第19章 减压病的病理生理

减压病是机体暴露在某一气压环境下一段时间后，由于外界的气压下降过快，幅度太大，使机体组织中原来溶解的气体游离为气相，形成起泡，导致一系列的病理生理改变，根据机体原有暴露的气压环境，可产生一系列病症谓之减压病。高空减压病是飞机的机舱未密闭，当以较快的速度上升到8km以上高空一定时间后，因大气压降低，使体内溶解的氮气形成气泡而发生的病症。二者的发病条件虽然不同，临床表现略有差异，但其病理生理过程基本相似，所以可统称为减压病。可分为“潜水减压病”、“航空减压病”及“沉箱减压病”等。

潜水减压病是潜水员在一定深度和时程的水下作业，或在高气压下如沉箱、隧道作业，因突然减压速度过快和幅度过大，原来在高压暴露时溶于体内的惰性气体来不及经循环和呼吸系统排出体外，气体由溶解状态转为气相，形成气泡、气栓或压迫某些组织，从而产生一系列症状，是一种潜水员的职业病。

第一节 减压病发病的病理生理学过程

减压病的发病机制虽然尚不完全清楚，目前认识比较一致的是气泡学说，减压后也就是组织中氮气过饱和，溶解状态的氮气游离成气相，形成气泡。气泡可以在血管内也可在血管外，在血管外的气泡可以在细胞内也可以在细胞外。气泡形成后，由于其物理作用可以形成栓塞，压迫血管、神经和组织，气泡的迅速扩大而造成细胞涨破，激活了各种活性物质，通过神经或神经体液而引起一系列应激反应。

一、气泡形成的条件

体内气泡的形成有赖于外界的减压因素，体内溶解的惰性气体的量，惰性气体的张力与外界总气压以及组织的血液灌注，气泡形成和生长的生物物理学条件等。

（一）惰性气体在组织中的饱和

当机体暴露在一个大气压时，大气中各个气体成分都按其分压及溶解系数在组织中被饱和。氧和二氧化碳除物理溶解外，还有化学结合，因此组织中含量常常超过其溶解量，同时氧有被组织的可利用性，二氧化碳可由机体所产生，二者又有其各自的调节机制，因此其排出机制与惰性气体不一样。惰性气体特别是氮气，生理上不活泼，不被机体所利用，也不与机体其他成分相结合，更无调节机制，而且在大气中占的比例高达79%左右，所以当大气压升高时，氮的分压也随之增高，溶解在组织和体液的量也随之增加，从而达到新的饱和或称之为平衡，所以氮在机体内的饱和是与氮的分压相关的。与此同时，氮在各种组织中的溶解度也不一样，因此在各组织中饱和时氮的含量也不相同。众所周知，气体在组织中的饱和是与暴露在该气体（气压）的时间有关，时间越长，饱和越完善。饱和情况还与该组织血液灌注有关，血液灌注好，饱和快；血液灌注差，饱和慢，尤其是脂肪组织，在机体内所占的比例很大，但其血液灌注差，因而饱和最慢。

（二）惰性气体在组织中的脱饱和

机体暴露在某一气压中一定时间后，组织中对各种气体成分已经达到饱和状态，显示为不同程度的高张力，如果以合理的速度减压，随着外界静水压的降低，肺泡内气体的压力也随之下降，组织中溶解的气体张力与肺泡内气体压力形成一个梯度差，即组织中气体的张力高于肺泡内气体的分压，组织中饱和的气体将开始脱饱和。组织中排出的氧可被机体所利用，二氧化碳在吸入气中比例极小，机体亦对它有极大的敏感性，极易从肺中排出，不会造成任何问题，而惰性气体如氮的排出，就可产生一系列的影响。惰性气体-氮在体液中的含量，如一个 60kg 左右的人，常压下体液中溶解量为 850ml 左右，溶解量比较大，当惰性气体-氮的梯度差变化不大时，体内氮气的张力与外界的总气压的比率不超过饱和安全系数，仍维持在安全饱和的溶解状态，气体可以经血循环，从肺泡中排出，不致在机体内组织或体液中形成气泡。如果减压过速，外界压力下降幅度过大时，组织中气体张力与外界总气压的比率超过了过饱和安全系数，即已超过了过饱和状态。虽然体液是一种含白蛋白的溶液，由于其黏滞性，其溶解的气量较物理计算溶量为多，但仍有一定的限度，以氮来说，当组织内气体张力超过外界总气压 1.6～2 倍时，就无法继续处于溶解状态，必然要从溶解状态转为游离气相，以气泡形式出现在体内，气泡的形成除压力因素外还有其他物理因素存在。

通过动物实验和临床尸检发现，气泡中的成分和含量与所吸入气的成分和形成气泡的条件有关。在高压减压时，气泡内气体，82.8%～84%为氮，2%为氧，15.2%～15.9%为二氧化碳；在常压减压至高空时，气泡中二氧化碳及水蒸气含量可高达 50%。呼吸纯氧时，理论上说一般认为不会发生减压病，然而从实际情况来看，在高压下吸纯氧后，迅速减压，体内仍有气泡形成，而气泡的主要成分为氧，造成的主要症状是缺氧，由于缺氧，组织可从形成的气泡中摄取氧，使气泡逐渐缩小，最后消失，症状也逐渐迅速消失。

二、气泡形成和生长的生物物理学条件

减压后组织、体液中气泡的形成除与气体的压力梯度差、过饱和等有关外，还与气泡形成和生长的生物物理学条件等有联系。

（一）气泡形成与静水压的关系

从过饱和溶液中形成气泡的倾向与静水压相关。当减压速度较快，组织的绝对压力，其中包括大气压与血压、脑脊液压及组织压力等静水压的下降速率比组织中溶解气体，主要是氮的张力下降速率为大，使脱饱和过程来不及完成时，过饱和溶解的气体在体内形成气泡的倾向增加，其气泡形成倾向的大小可用下列公式（19-1）来表示：

$$\Delta P = t - p \qquad \text{公式(19-1)}$$

ΔP 压力差，即气体离开液体形成游离气相的倾向力；t 组织中溶解气体的张力；p 组织的绝对压力，包括血管内的静水压。

组织内惰性气体向外排出，主要决定于组织中气体张力与肺泡气中气体的压力梯度差，如从高压下减到常压，组织中惰性气体张力与肺泡内气体压力梯度差增大，$t > p$，组织内过饱和的惰性气体有离开体液游离为气相的倾向，这种压差越大，气泡形成的倾向越大。然而这一压力差中还包括有静水压，即血压的问题，要用肺泡内气体的压力加上静水压来确定其总压力（p），所以当 Δp 为正值时，游离为气相的倾向增加，当 Δp 为负值时，其倾向减少。从以上的计算来看，由于体内的血管部位不同而血压也有所不同，通常认为气泡形成的起始部位主要是在静脉和毛细血管。

根据 Haldane 学说，认为机体内的 t 不仅要大于 p，而且 t 要大于 p 的 1.6～2 倍时，惰性气体才有可能形成气泡，这即为过饱和安全系数或过饱和允许系数。在减压时形成气泡主要是氮气，在不考虑静水压的条件下，其过饱和允许系数(R)应为：

$$R=\frac{P_{N_2}(\text{氮气压力})}{P_B(\text{大气压力})} \quad \text{公式(19-2)}$$

当从高气压环境下(202.6 kPa)转为常压(101.3 kPa)时，则：

$$R=\frac{202.6\text{kPa}\times 0.79}{101.3\text{kPa}}=1.58$$

当从常压或海平面环境下(101.3 kPa)上升至 8 km(35.5 kPa)时，则：

$$R=\frac{101.3\text{kPa}\times 0.79}{35.5\text{kPa}}=2.25$$

因此，当在高压环境下减压时，R 值小于 1.58 是安全的，大于此值有可能发生气泡形成。同样，在高空、低气压中 R 值小于 2.25 是安全的，大于此值有可能发生气泡形成。

(二)气泡形成与“气核”作用的关系

对减压时气泡形成的机制尚不完全清楚，上述压力改变是一先决条件，除这一基本条件外，还要有一系列破坏过饱和气体稳定性的必要条件和其他未知因素。现知“气核”是其气泡形成的必要条件，气核是指组织或体液中以气相形式存在的极微量气体质量的集合。对形成气核的过程意见并不一致，文献上尚未有确实的实验来证实其来源和性质，有人认为，气核在所有水性介质本来就有；有人认为当血液流经肺泡时，常可带入非常小的微粒，可成为形成气泡的“核”。气核外面除有相应的惰性气体外，表面还围一层表面活性物质的分子膜。在机体某一部位形成气泡的数量，决定于具有一定半径的气核的数量。气泡可在血管外，也可在血管内，血管外气泡可在细胞外，也可在细胞内。

(三)气体在各种组织的溶解度与气泡形成的关系

各种气体都有其独自的溶解度，并且在各种组织中的溶解度也不完全一样。体内溶解的气体在减压过程中形成的气泡主要是氮气，因为氮是惰性气体，既不被机体所利用也不转化为其他化合物，在减压时只能脱饱和来排出体外；氮在脂肪组织中的溶解度较血液大 5 倍之多，而且脂肪组织中的血流较其他部位为差，故氮在脂肪组织中的溶解速度虽然稍慢，但容量以脂肪组织中最多。在脱饱和时也比较慢，气泡形成的机会也增加，因此说脂肪组织是气泡形成的主要地方。在分压相同的两种不同的惰性气体，可透过界面向对侧扩散，为“逆向扩散”。潜水中在同一压力下，若以氦更换氮，并给予减压，可形成的过饱和等压逆向扩散的气泡更多而且更大。

气泡形成后在其周围其他气体析出时，可以向此气泡内弥散，气泡逐渐长大，其长大速度与各种气体的溶解度和弥散系数相关。其中二氧化碳的溶解度最大，其弥散系数也最高，故对气泡形成和成长影响最大。有关的资料报道，气泡中氮占 80%，二氧化碳 20%；从常压减压到高空时，气泡中 50%为水蒸气与二氧化碳，其他为氮气。但二氧化碳随着时间的推移，可以逐步从气泡中弥散出来，然后自肺排出，气泡逐渐缩小。

有实验报道，吸入气中二氧化碳含量增加，减压病的发病率将升高，主要原因是二氧化碳可以增加通气量，影响通气与血流的比值，可加速氮在体内的饱和、脱饱和。

(四)组织的血液灌注与气泡形成的关系

气泡的形成在血管内常与血管内静水压有关，而血管外则与血液灌注情况相联系。动脉内的静水压较高，可影响到气泡形成，静脉内静水压较低，气泡易于形成。同样，血液灌注好的组织排至血液中气泡多，特别在静脉内，例如活动肌肉中出来气泡最多。相反，血液灌注差的组织局部形成的气泡多，排至血液的量为少，例如脂肪组织形成的气泡较多，而排出较其他组织为慢。从实践中观察到，气泡主要部位在静脉和毛细血管，但在实验中见动脉内也可有气泡。但一般认为，只有在较大的过饱和情况下动脉内才会有气泡，或者在机体肺灌注压特别高时肺动脉中气泡才能通过肺毛细血管而进入肺静脉到动脉系统。当然气泡也可以通过动静脉短路、心内间隔缺损、支气管循环和心肌内 Thebesian 小静脉进入心或体循环，在盆腔静脉及脊髓静脉中的气泡，可经 Batson 静脉丛而进入动脉，进入动脉的气泡可带至全身各处，形成气栓，使其远端的组织氧供不足，从而使其缺血和缺氧。

第二节　气泡引起病理改变及其转归

减压后，如血压可以克服气泡中的表面张力，可使气泡随循环而移动。如气泡数量大，可引起心、肺梗死而发生严重的心肺功能障碍，甚至死亡。如果数量小，则在小血管和前毛细血管，亦即在微循环内，气泡可以形成阻塞，形成广泛性微循环障碍。在血液灌流较差的组织中，气泡形成后，不易排出，即使进行再加压，亦不能迅速再溶解，气泡可以较长时间存在于某些组织中，例如脂肪、韧带、关节囊甚至某些神经周围。细胞内的气泡常见在脂肪细胞中，尤其是腹腔内脂肪，细胞内气泡可以逐渐膨胀。气泡主要形成在血管外的组织中，通过实验证明，在血液中的气泡绝大部分来源于组织，组织中所形成的气泡，通常直径为几个 μm，但当进入血管后，气泡直径一般可超过 50μm，在静脉中可见气泡，主要来自机体各组织，如逐步扩大，使脂肪细胞破裂，脂肪颗粒及气泡进入血液，形成脂肪栓。另外，血浆中的脂蛋白受血液内气泡的影响发生变性而分解，血脂的胶体悬浮状态受到破坏，造成血管内脂肪组织集中形成脂肪栓。同样，在减压病尸检时发现肝细胞内也有气泡形成，当肝细胞被胀破后，其内容物可进入血流。有时骨髓中的气泡也是栓子形成的场所。

研究中还发现淋巴系统中同样有气泡形成，使淋巴管阻塞。

在减压病实验中发现减压病动物，肺中除有气栓、脂肪栓外尚有血栓存在，已经证实，血管内气泡周围有血小板聚集物形成以及凝血时间缩短。有人认为在气泡和血液界面上，血浆纤维蛋白受到气泡的影响而变性，形成一层薄膜，黏住血小板，并网住血细胞，从而形成血栓，在血栓形成过程中也可能有脂肪的参与。

在动物实验研究中还发现血液中的气泡可以使机体释放“体液性平滑肌兴奋因素”物质，如缓激肽、5-羟色胺、组胺等，增强了平滑肌的兴奋性，引起支气管平滑肌收缩。最近在对花生四烯酸（AA）代谢研究中发现，重型减压病时血浆中 AA 代谢中间产物之一血栓素 A_2（TXA_2）浓度增加，使气道和血管平滑肌收缩、血小板和白细胞聚集并激活释放活性物质致组织，特别肺组织受损，增加呼吸困难和肺血管的通透性，造成肺水肿等病理变化。

如气泡体积小，数量少，而且在不影响生命的主要部位或在不敏感部位，可以不出现任何症状。这种气泡称为“隐性”或“潜伏”气泡，因此许多潜水员或沉箱工人，在例行体检时发现有减压性骨坏死或神经系统病灶，而未发现过有急性减压病的发病史。

第三节　减压对凝血机制的影响

早年在动物实验和临床中发现，减压病时体内有红细胞过度聚集，血管内红细胞淤滞、血液浓缩及高凝状态等现象。目前已知，由于气泡主要形成在毛细血管，因此在液气界面上形成一层含有纤维蛋白原及 γ 球蛋白为主的血浆脂蛋白薄膜，附在此薄膜表面还有一层聚集的血小板。血浆脂蛋白薄膜形成的目的是包裹气泡，使其不再扩大和聚合，但血小板聚集后，可影响凝血机制。正常情况下血小板存在于血液中，当血流减慢，血管阻塞时，血小板在一磷腺苷、凝血酶、胶原、儿茶酚胺等的作用下，可聚集成小块状，血小板与红细胞再聚合成团，进一步形成毛细血管阻塞。血液中可溶性成分很多，能通过与未溶解的气体界面相互作用而使活性加强或消失，其中主要的有凝血系统、补体系统和纤维蛋白溶解系统的酶原成分，靶蛋白的纤维蛋白原以及这些系统的抑制因子。凝血因子Ⅻ(FⅫ)即 Hageman 因子有数种不同的能力，且可以作为进入体内凝血系统、补体系统、激肽产生系统或纤维蛋白溶解通路的点。FⅫ是一种单链血浆酶原，当它与气泡表面相结合后，可能先被形态变化激活。被激活了的 FⅫa 或者 Hageman 因子继续与气泡表面相结合，并能激活血管舒缓素原和 FⅪ，附加键的分裂导致 Hageman 因子的分段释放，它是血管舒缓素介导作用于使血管引起疼痛的缓激肽生成的基质，使纤维蛋白溶酶生成、凝血系统受到潜在性损伤。以上这些现象已在严重减压病中发现，在潜水减压病中都有报道，并认为这与血管内弥漫性凝血的机制相似。

第四节　减压现象与应激性

在减压病的发病机制中，气泡是物理性原发因素，在许多物理、化学因素与气泡交叉作用下，使减压病的临床表现变得更复杂。在轻型减压病时，其病理变化主要是气泡的机械作用，而且仅在气泡很多，损伤较广泛，累及循环系统，才会发生上述症状。

减压时的应激反应与运动时相似，特别是与紧张性运动反应类同，可有血液浓缩、白细胞增多以及促凝血活性和纤维蛋白溶解活性增强等。生理学上的反应包括自主神经系统的肾上腺素能活性增加，并伴有儿茶酚胺水平的升高，目前已证实这些反应由于适应性的增加而被“调低”，可能是由刺激物分泌机制进行调整后，肾上腺素能受体对这些激素在循环系统效应的敏感性降低所致。

第五节　影响减压病发生及发病率的因素

减压病临床表现很不一致，从气泡开始形成到出现症状，有一段潜伏期，空气潜水多在减至常压后 24 小时内发病，1 小时以内发病者 54.7%，6 小时以内发病者 86.3%，24 小时以内发病者 95.2% 。一般发病较早者，病情也较重。

一、暴露深度、时间与减压速度的影响

根据调查统计发现，当潜水员在水深 12.5m 以内时，不论在该处时间多长，减压速度多快，一般都不会发生减压病。当水深超过 12.5m，停留一定时间后，上升太快，减压幅度过大，则往往引起减压病。因此，对潜水员的减压速度有一严格规范，亦即潜水减压表，此表的制定依据是“过饱和安全系数”，以保证不发生“气泡”等现象。在高空医学中，除个别在 600m，少数在 8000m 以下高度时可能发生减压病，其余病例都发生在 8000m 以上，而且必须暴露在这压力一定时间后才能发病，一般认为在 8000m 以上至少暴露 20 分钟才可能发生，亦有报道暴露达数小时后才发生减压病。

二、重复暴露的影响

如在 24 小时内重复暴露于高气压和低气压，容易发病，其原因可能是前次暴露后可能已有不同程度的气泡形成，恢复至常压时，虽然无症状，但气泡尚未完全消失，再次暴露时气泡的形成可以增多而出现症状。因此，一般认为再次暴露应相隔 48 小时以上为宜。

三、机体活动对减压病发生的影响

肌肉活动可以使减压病的发生率增加，有统计认为在减压时肌肉活动可使减压病的发生率增加 3 倍之多。其原因颇为复杂，可能为：①运动时，肌肉收缩，局部产生负压，可以促使气泡形成；②活动后肌肉可以产生大量二氧化碳，使组织溶解的气体增多，在多种气体影响下，气泡形成的机会增多，而且二氧化碳本身就容易进入气泡内，使气泡长大；③肌肉活动时，血液循环再分布，肌肉中血流增加，脂肪组织中血流减少，不利于脂肪组织中的氮脱饱和过程的进行。

四、环境温度与其他

寒冷可使减压病的发生率增加，主要原因

是寒冷时皮肤温度下降，皮肤及其他部位血管收缩，使氮气排出速率减慢，容易形成气泡。临床实践也证明，寒冷条件下发病者，重症较多。其他如肥胖者、女性发病率较高，都可能与体内脂肪组织的比例较高有关。在高压条件下，如在水下运动、作业，上升至高空前作运动时，机体在吸入氧同时也吸入许多氮，体内溶解的氮增多，减压时容易发病。

（王忠懋　吴新文）

参考文献

龚锦涵 . 1995. 潜水医学 . 北京：人民军医出版社，186，197

龚锦涵 . 1996. 航海医学 . 北京：人民军医出版社 . 831

彭润松，杨德恭，龚锦涵译 . 1990. 潜水生理学和潜水医学 . 北京：海洋出版社，452

涂通今 . 1995. 中国医学百科全书·军事医学 . 上海：上海科学技术出版社，629～1009

《航空医学》编委会 . 1992. 航空医学 . 北京：人民军医出版社，20

Geoffrey Athenians，1983. 航空医学 . 北京：中国人民解放军空军后勤卫生部，111

第 20 章　放射病的病理生理

第一节　电离辐射的生物学作用

一、概述

生物学中有意义的射线可分为电磁辐射与粒子辐射两大类(表 20-1,表 20-2)。其中除红外线、可见光、紫外线不能引起电离外,其他射线皆可产生辐射生物效应。

表 20-1　电磁辐射的主要性质及来源

名称	波长(nm)	天然来源	主要人工来源
红外线	1 000 000～760	太阳	电灯泡,加热线圈
可见光	760～400	太阳	电灯泡
紫外线	400～100	太阳	碳或汞蒸气弧
超软 X 线	1.0～0.1	无	X 线管
通用 X 线	0.1～0.01	无	X 线管
超高压 X 线	0.01 或更少	无	电子加速器
γ线	0.01～0.001	镭	人工放射性物质

表 20-2　粒子辐射的特性和来源

名称	性质	电荷	质量(g)	来源
α粒子	氦核	2 正电	6.6×10^{-24}	镭、放射性核素
β粒子	电子	1 负电	9.1×10^{-28}	镭、同位素、电子加速器
中子	—	无	1.6×10^{-24}	任何原子
质子	氢核	1 正电	1.6×10^{-24}	任何原子
正电子	—	1 正电	9.1×10^{-28}	任何原子

辐射的生物效应主要是由于它们在组织中产生的电离作用引起的。所以,从产生电离的角度看,可以把各种不同的射线当成性质相同的刺激物,其对生物机体的作用原理、原发生物效应及组织细胞反应都应当是相当的。只是由于不同射线电离密度不一样,要产生同样的生物效应,所需的不同类型射线的剂量不同。以下介绍几个放射生物学中常见的名词概念。

伦琴(Roentgen,常简称伦,R):是辐射照射剂量的计算单位。指一定量的辐射(只限于γ射线和 X 线)通过空气时在空气中产生的效应。1 伦琴等于 X 线或 γ 射线使 $1cm^3$ 标准空气生成 2.083×10^9 个离子对时的辐射量(1 伦琴=0.258 毫库仑/千克,1R=0.258mC/kg)。

拉德(Rad)辐射吸收剂量:1g 任何物质吸收射线的能量数为 100 尔格时的剂量叫做 1Rad。1 拉德 = 0.01 戈瑞/秒(1Rad = 0.01Gy/s);1 尔格 = 0.1 微焦尔(1erg = 0.1μJ)。

相对生物效应(RBE):不同类型的辐射,吸收剂量(Rad)相同时可引起程度明显不同的生物效应。以 X 线或 γ 射线效应为 1,其他射线所产生的生物效应的不同倍数叫做相对生物效应。质子、α 粒子 RBE 约为 10～20,热中子为 5,快中子为 10。

线性能量转移(LET):指每单位长度路程

上射线能量丧失的速度，它以每微米千电子伏（keV/μm）来量度。LET 可用来评判不同类型射线的相对生物效应。带电粒子的 LET 与其电荷平方呈正比，和其速度呈反比。而速度又大致与其质量成反比，故 LET 与粒子质量成正比。

电离：具有一定能量的射线作用于生物机体的分子或原子，将能量传递给其核外的电子，使之脱离该原子而形成带正电的阳离子和带负电的阴离子。

激发：生物基质的核外电子吸收了射线的能量，但尚不足以使电子脱离该原子，只产生电子从低能级轨道跃迁至高能级，此时的原子具有多余的能量，而处于"激发态"。

生物基质的电离和激发是辐射生物效应的基础。

二、电离辐射的基本生物学特性

（一）受照射的机体原发变化小继发生物效应强

被吸收的能量或原发化学效应与放射病的表现程度间存在极其明显的不相适应的情况。

（1）致死量射线（500R）全身照射时，在 1g 组织内仅产生 10^{13} 个离子对，而 1g 组织（肌肉）中原子总数有 10^{23} 个，因此，此时只有 $1/10^{10}$ 个原子发生电离。

（2）在放射损伤发病中有重要意义的氧化原子团，照射以后在体内的寿命仅数千分之一秒，按理所有原发反应在离子形成后立即产生并应发生在它所形成的地方。但实际放射效应的出现通常是经过一段潜伏期，并且可在照射以外的部位发生。

（3）照射引起离体细胞与整体损伤的剂量约相差 100～200 倍。哺乳动物机体全身受 800～1000R 照射时可引起死亡，而其细胞在离体时照射却能耐受极大的剂量。

对于辐射引起的原发反应与继发效应之间不相适应的关系，存在着多种解释。靶学说：认为细胞中有一处或数处特殊放射敏感的区域（靶区域），命中这些区域（即发生电离作用），即可导致细胞生命的不可逆变化。自动加速理论：认为照射后初级反应形成游离基，以后这种反应可在无射线作用的情况下继续进行，并且像自动催化过程一样，有越来越多的分子参加反应，以致形成一批又一批的毒素进入血液，引起机体继发病变，这也称物理、化学及生理的自动加速过程或链式反应。还有人认为照射以后出现的变化，在很大程度上与高等动物的机体反应性和神经体液调节有关。

（二）放射敏感性

1. 种族放射敏感性　低等动物有较高的放射抵抗力，随着机体组织愈益复杂，放射敏感性亦逐步提高。究其原因可能有：①生理过程的强度或新陈代谢的水平和性质与放射敏感性有直接的关系。②机体的完整作用愈益加强，其受害的途径愈多，而补偿的可能性相对要少。

2. 个体放射敏感性　同种系的小白鼠，有的受 400Rad 照射即死亡，而另一些在 800Rad 照射之后尚存活。在哺乳动物中，胎儿及幼年动物较成年者敏感，雌性较雄性敏感（差异约 50R）。个体敏感性也不是一成不变的，缺氧、高空锻炼、注射女性激素等可使耐受性升高。而营养不良、维生素缺乏、饥饿、过劳、月经期、妊娠期又可使机体对射线的耐受性降低。

个体敏感性的差异，一般在低剂量照射时表现较明显，而当剂量大的时候，这种差异就比较小。

3. 组织与细胞的放射敏感性　有机体受射线照射后，其各种组织受到损伤的程度并不相同。一般的规律是：多细胞生物体中分裂旺盛的细胞敏感，代谢（尤其是核酸代谢）旺盛的细胞较不旺盛的细胞敏感，胚胎的及幼稚的细胞较成熟的细胞敏感。机体受射线照射后，显示最早、最广泛破坏的组织有淋巴组织、造血组织、未成熟的性细胞及肠道上皮细胞。那些高度分化的组织，如骨骼和肌肉是较有抵抗力的。另一方面，分化最低、在发育上更原始的细胞，如骨髓、淋巴结中的网状细胞、卵巢中的原始细胞、睾丸中的初原精细胞等对射线有抵抗力。

(三)再生与恢复过程抑制

无论是全身照射或局部照射,被照生物体的生长、细胞分裂、生理性和病理性的再生过程均可受到抑制。生长和再生受射线抑制的根本原因是合成生物基质所必需的代谢过程受到破坏,其中核酸代谢的障碍有重要意义。在高等动物,神经体液调节的紊乱也是不可忽视的。

生理性再生过程明显的组织与器官,其细胞成分的消耗及生长现象进行得较频繁,一般在照射后很快出现明显的形态学改变,如造血器官、生殖腺和小肠黏膜。生理性再生不够活跃的组织中,射线伤害一般不太明显,但如附加的外伤引起了积极的再生活动,此时照射引起的伤害就会大大地加速和加重。

组织中生理性再生的活动性和射线伤害的发生及修复之间,有着明显的依存关系。即生理性再生明显的那些组织系统,对射线损伤较敏感,但其恢复得也较快。也有人认为在组织生理性再生的过程中所发生的组织破坏,可以刺激再生过程,从而促进组织恢复正常。

三、放射病的发生

超过一定剂量的射线作用于机体,引起一系列复杂的、有一定规律的功能上和结构上的改变,并且在经过上具有一定特点的全身性疾病就是放射病。放射病(损伤)的发生、发展按一定的阶梯式顺序进行,即经历照射、能量吸收、分子的电离和激发、分子改变、生理生化改变、细胞组织损伤及机体死亡等过程。为了便于研究,可将这一过程分为原发作用和继发作用两个阶段。

(一)原发作用

原发作用从时间上讲指射线作用于机体之后,至机体出现明显症状之前所经历的变化过程,从内容上讲指机体在射线作用下的能量吸收、传递、转化,以及与此相应的生物分子和细胞微细结构的损伤和破坏。它包括直接作用和间接作用。

1. 直接作用 指射线的能量直接破坏机体组织的核蛋白、酶等具有生命功能的物质,使它们的功能和结构发生重大变化,即辐射吸收发生在呈现出损伤的分子中。

直接作用的主要部位是细胞核。“靶学说”认为每一细胞的核具有体积小的能够感受放射线的靶子。靶子的大小是可变的,照射后的细胞核空泡样变出现的地方就代表“靶子”的部位。“靶子”存在于染色体,射线作用的对象是染色体内的重要物质——脱氧核糖核酸,照射后染色体内基因的改变造成了突变。

也有人提出对“靶学说”的不同看法。如实验证明细胞质受损伤时,细胞也会失去分裂能力;还有人把照射的胞质物质注射到另一个正常的细胞质中,可使后者的胞核产生相同于照射后的改变。

2. 间接作用 间接作用是分子间的能量转移,射线先使体液中的水电离产生许多自由基,再间接地作用于有机化合物分子而引起损伤。

$$H_2O \rightarrow H_2O^+ + e^-$$

$$H_2O^+ \rightarrow H^+ + OH^\circ$$

$$e^- + H_2O \rightarrow H_2O^-$$

$$H_2O^- \rightarrow OH^- + H^\circ$$

$$OH^\circ + OH^\circ \rightarrow H_2O_2$$

$$OH^\circ + OH^\circ \rightarrow H_2O + OH^\circ + O_2 \rightarrow HO^\circ_2$$

$$HO^\circ_2 + HO^\circ_2 \rightarrow H_2O_2 + O_2$$

$$HO^\circ_2 + HO^\circ_2 \rightarrow H_2O_4$$

这样,在射线作用下,机体内形成了大量有强氧化性能、对组织有高度毒性的自由基和过氧化物。自由基的寿命极短(数千分之一秒),但反应能力很大,成为产生各种损伤效应的原因。这些氧化自由基还可以将氧转移给有机化合物的分子,形成有机过氧化物,其寿命较长,可直接引起组织分子的破坏。

氧化自由基或过氧化物(OH°、HO°_2、H_2O_2、H_2O_4)对蛋白质(包括酶及核蛋白)的作用,在放射病的发病中有很大的意义。如许多酶(去氧核糖核酸酶、三磷酸腺苷酸、己糖触酶等)的催化活动都与酶分子中游离的 SH 基存在着密切关系，SH 基被氧化后，这些硫醇酶的活性随即消失，机体的正常生理平衡便遭破坏。

直接作用和间接作用究竟是哪一种起主导作用，决定于生命成分的浓度和构造。一般说来，水在机体中含量最多，应以间接作用为主。但除水之外，电离辐射对生物大分子的直接作用同样是存在的，尤其是当生物基质的浓度特别高时，直接作用就起了主导的作用。两种作用虽然方式不同，但都能造成明显的大分子损伤效应，表现为大分子的变性、断裂、交键或凝聚。

（二）继发作用

原发作用的时间不足 1 秒钟，而放射病的典型症状往往过一段潜伏期后才发生，显然在放射病发病机制中继发作用占有更重要的地位。

1. 放射病发病学说 放射病发病学说很多，这些学说很大程度上是根据比较局限的事实而得到的概念，均不能全面地阐明整个机制。以下仅举几例。

酶抑制学说：体内许多的 SH 基团在射线照射后丧失了活性，改变了代谢途径，而引起一系列损伤。但有材料证明照射后酶系统改变不是很大，含巯基酶也并不比其他酶更敏感。

蛋白质变性学说：大剂量照射后，可造成化学键破坏及蛋白质变性，成为射线损伤的发病原因。

细胞膜通透性改变学说：射线对细胞直接损伤，可导致细胞及核膜的通透性发生改变，同时照射后细胞的空泡形成或由于水分的吸收造成的核内渗透压增高，也可引起细胞膜渗透性的改变。

肾上腺皮质功能不全学说认为，放射病病人的变化与肾上腺皮质功能不全有很多相似点。

应力学说（适应合并症）强调，垂体和肾上腺皮质的主导作用，以生物机体对有害因子的适应现象来解释放射病的发生。

其他：如敏感性组织破坏学说、血管通透性增加学说等。

2. 射线继发作用的途径 在原发反应基础上，机体内所发生的具有发病学意义的病理变化，一般认为主要是通过 3 条途径来实现的。

（1）组织细胞损伤：核酸（尤其是 DNA）的变化：原发反应所生成的自由基可引起 DNA 的脱氨基和脱羟基作用、碱基的损伤、碱基-糖键的断裂、氢键破坏等。辐射还可使 DNA 分子变性（DNA 两条链分开）、解聚（多聚核苷酸键断裂）和分子间交联。辐射对聚合酶也有抑制作用。这些变化将导致 DNA 合成抑制，DNA 大分子结构破坏。此外，辐射也可妨碍 RNA 的合成，从而使蛋白质合成受到抑制。参与翻译作用的各成分（mRNA、tRNA、rRNA），因为分子质量低，其辐射抗性比转录和复制的功能高得多。而转录（RNA 合成）又比复制（DNA 合成）的辐射抗性高。因此，辐射对核酸的作用关键是引起 DNA 复制紊乱。细胞的功能和结构变化：细胞繁殖周期一般分为 4 期，即 G_1（DNA 合成前期）、S（DNA 合成期）、G_2（DNA 合成后期）、M（细胞分裂期）。射线对各期细胞均有影响。在 G_1 后期：射线破坏 DNA 移位酶、胸腺嘧啶等的激活酶等，抑制 G_1 期，延缓进入 S 期。在 S 期：射线破坏 DNA 合成酶，使 DNA 合成障碍。在 G_2 期：线粒体 DNA 合成障碍，延缓进入 M 期。一般认为 G_1 期敏感性最高，而 S 期较不敏感。射线可使细胞繁殖周期中的 DNA 链发生各式各样的断裂，如单链断裂、双链断裂、一次断裂、二次断裂等，有时也可使碱基损伤。断裂可以自行接上，有的接不上或接错了则引起染色体畸变，严重者使细胞死亡。射线也可引起染色体数量和质量的改变，如染色体丢失、移位，基因发生减少、增多、变异等。这些均可使细胞突变，当某些突变影响细胞繁殖和重要代谢时，可使后代死亡。射线损伤细胞，可使 DNA 仍能合成，但不能进行分裂（$G_1 \to S \to G_2 \to G_1 \to S \to G_2$ 等），则可形成多核巨细胞，常见于睾丸。这种巨型细胞常不能适应周围渗透压、机械力,或不能营养自身而死亡。

(2)神经反射作用:射线除了对神经系统有直接损伤外,原发作用的活性化学基团可兴奋器官组织中的内外感受器,引起中枢神经系统功能失调,导致自主神经功能紊乱及周围组织的营养性失调与代谢障碍,造成毒血症。

神经系统功能变化总的规律是出现短时间的兴奋,如心脏活动性加强、血糖升高、白细胞数增加以及醉态样兴奋等。以后有较长时间的抑制,表现为造血系统及免疫反应等进行性抑制及全身严重营养不良。

(3)体液因素:机体受射线作用后,在临床病症尚未充分发展前,体内可以形成某些毒性物质,经体液传递发挥远隔作用,使已经产生的病理过程加重或引起某些病理变化。毒性物质的作用表现多种多样,有关其本身特性尚无一致看法。多数学者认为机体受照射后形成的毒性物质不是单一的,而且不同时期起作用的成分不同。研究得较多的有以下几类物质:组胺、乙酰胆碱、铁蛋白、有机醌类、有机过氧化物、不饱和脂肪酸、脂蛋白(肝溶血素)、白细胞毒素、淋巴细胞毒素等。其产生的场所可能在细胞质、肝脏、脾脏、淋巴细胞等处。

第二节 急性放射病

一、血液系统

机体受射线作用后会产生一系列的反应,其中血液系统的改变是最早出现的现象之一,且变化明显而有规律。照射后血液系统的变化可作为观察放射损伤病理发展的重要指标,也可作为放射治疗的适应或禁忌指标。

照射后影响血液系统变化的因素很多。例如,①照射源:X线,α、β射线分别照射可引起不同生物效应;②照射剂量:在一定剂量范围内,剂量大则血液系统反应明显,剂量小则所引起的改变也较小;⑧照射时间:大剂量一次照射后所引起的效应较同一剂量分次照射为大;④照射部位和范围:同一照射剂量照射腹部对血液系统的影响远较照射胸部、头部及四肢为大,且机体受照射范围越大,损伤就越重;⑤照射方式:同样剂量进行全身照射与局部照射、内照射与外照射,后果也不相同;⑥物种下个体差异:血液及造血组织对射线的敏感性,人、犬、鼠、山羊最为敏感,大白鼠、小白鼠和鸡次之,家兔更次之。儿童比成年人敏感。如照射后又遇寒冷、发热、饥饿、重体力劳动等均可加重反应。以下着重介绍γ射线对动物全身一次照射后血液系统有形成分的变化及规律。

(一)造血组织和细胞对射线的敏感性

幼稚细胞比成熟细胞敏感性高。处于分裂期的细胞比处于静止期的更敏感些。淋巴组织又比骨髓组织更敏感些。骨髓中细胞敏感性递减次序为:淋巴细胞系统、红细胞系统(原始红、早幼红)、粒细胞系统(原粒、早幼粒、中幼粒)、单核细胞、巨核细胞、网状细胞、吞噬细胞及脂肪细胞。

(二)射线对造血组织的影响

急性放射病时造血组织(骨髓、淋巴结、脾)首先发生破坏,主要是影响造血细胞的分裂增殖过程,形成所谓造血型放射病,而对细胞的分化成熟影响不是很大。造血干细胞与其他细胞(如早期分化的细胞或已倾向于分化的细胞)相比,活动性比较低,对射线的抵抗力较强。机体受射线损伤后,只要造血组织还保留一定数量的干细胞,造血活动就有恢复的可能性,不然会引起造血衰竭,导致死亡。

机体受中等致死剂量照射后,骨髓可以表现出较明显的阶段性变化发展过程。

1. 初期破坏阶段 骨髓有核细胞、红细胞系统(原红细胞、早幼红细胞为主)总数减少;粒细胞系统中原粒、早幼粒、中幼粒细胞减少,而嗜中性带状核细胞增多,出现左移现象,这可能是由于细胞成熟加速所致;照射后3～4天巨核细胞开始减少,并出现裸核;淋巴细胞减少,有时出现核浓缩、破裂、溶解等。早期可出现分裂指数(每1000个有核细胞中的有丝分裂细胞数)下降,剂量越大,下降越明显。

2. 暂时性回升阶段 照射后7～11天,骨髓中细胞间接分裂指数增加，粒、红细胞系统都有回升。

3. 造血功能严重抑制阶段　于照射后10天左右即出现造血功能严重抑制。包括有核细胞极度减少，甚至完全消失；粒系统幼稚阶段细胞完全消失，而成熟阶段细胞亦较前减少，可出现嗜中性分叶过多，染色质减少，空泡形成等变化；淋巴细胞相对较高，可达90%以上；网状细胞、浆细胞相对增多，成堆聚集，可见胞体肥大、双核及三核浆细胞，多者可达40%以上；出现吞噬性网状细胞、浆细胞、小淋巴细胞、退化细胞等。

4. 恢复阶段　一般照射后20天，动物仍存活即进入恢复期。有核红细胞先恢复，粒红比值倒置，淋巴细胞、单核细胞、粒细胞渐趋正常，巨核细胞恢复较迟。

淋巴组织对射线的作用特别敏感，所发生的变化较骨髓早而明显。机体受照射后，淋巴结、脾脏和其他淋巴组织中的淋巴细胞迅速大量破坏，继之是细胞残骸的消除。在一定剂量范围内，淋巴细胞体积缩小的程度与持续时间同照射剂量成正比。随着机体的恢复，淋巴组织进入再生过程，其开始时间与再生的程度均与照射剂量成反比。

（三）射线对周围血的影响

周围血象的变化是造血器官功能状态的反映，但发生晚于造血器官的变化。周围血象变化的速度与程度直接反映放射损伤的轻重。

1. 白细胞变化　照射后白细胞总数很快上升而后下降，最后可以恢复或不断下降直至死亡。白细胞总数早期升高的原因可能是骨髓中粒系细胞成熟加速和释放增多及边缘池中粒细胞更多地进入循环池所致。也有人认为与照射后大量肾上腺皮质激素释放有关。由于骨髓的损伤，白细胞数量随即不断下降。

中等剂量（200～500Rad）照射后7～10天，白细胞下降后可出现顿挫性回升，可能与骨髓中残留的已受损的干细胞进行从增殖池再到循环池有关。

在中性粒细胞恢复之前可出现单核细胞增多，如给猴照射600～700Rad后第3周，单核细胞可增至占白细胞分类0.20左右。有人认为单核细胞增多为粒细胞缺乏症恢复的指标之一。

恢复期多数可以出现延发性嗜酸粒细胞比例增加，大部分为带状核。

机体受照射后白细胞除数量改变外，还可发生形态变化。主要表现为胞体增大，极期则可见胞体缩小，核固缩；细胞核肿大，染色质凝结或疏松，核膜粗糙，核分叶过多、核固缩、核崩裂、核空泡、核溶解；胞质中除中性颗粒外，出现紫黑色尘粒样颗粒，为中毒性颗粒，常出现在造血组织恢复前期，一般在中性粒细胞恢复之前突然增多，胞质中常有空泡形成。

2. 淋巴细胞变化　照射后立即出现淋巴细胞数量进行性减少，形态上出现细胞核变化：双叶或双核，核固缩、核溶解、核崩裂、核棘突、核空泡等。淋巴细胞的全部恢复较其他细胞慢。

3. 血小板改变　由于血小板寿命有9～10天，照射后人血液中血小板数量的下降要缓慢些，临床症状出现时方有明显下降。血小板形态变化为：衰老血小板数量相对增加，有时出现巨型血小板（可如红细胞甚至白细胞大）。电镜下可见血小板透明带缺损或消失，伪足减少、消失或变成鼓槌状。在超薄切片标本中亦可见血小板的线粒体破坏，透明带中有空泡形成。

4. 红细胞改变　红细胞寿命较长且对射线较不敏感，故全身照射后外周血红细胞在第3周才见缓慢下降。后期出现的贫血主要是出血所致，造血功能障碍、红细胞寿命缩短及感染引起的溶血也是贫血常见原因。少数个体在照射后出现红细胞增多主要是由于呕吐、腹泻等引起脱水，血液浓缩而形成。

大鼠红细胞在1000～2000Rad全身照射后，电镜下可见红细胞表面出现凸起，随剂量加大，凸起增多。也可见到巨红细胞、小红细胞、畸形红细胞、多染性红细胞、点彩红细胞、豪-周二氏小体、核棘突、核碎裂、核溶解等。

（四）急性放射病出血综合征

出血现象是急性放射病最严重的症状之

一，也是人和动物受照射后死亡的主要原因之一。出血严重程度、部位随着照射条件（包括照射源、剂量、剂量率、照射时间等）及受照射动物的不同而有很大差别。射线下死亡或照射后生存时间很短的动物常看不到严重的出血现象，而在绝对致死量以内致死的动物中，几乎均有明显的出血症状或凝血系统方面的改变。

放射损伤出血综合征引发原因目前尚未完全阐明，一般认为有以下几个方面。

1. 血小板改变

（1）数量改变：临床发现出血期总是发生在血小板减少开始以后。照射后由于骨髓中血小板成熟加快和释放之故，外周血血小板常于短时间内有增多趋势，以后则进行性减少，十余天后降至最低水平，甚至在循环中消失。此时，临床常开始出现广泛的出血。

（2）形态改变：照射后最初几小时，血液中可出现分化较早的幼稚型血小板。4～5天后，成熟血小板增多，5～7天出现巨大血小板。电镜下可见血小板伪足消失，5-羟色胺细胞器（致密体）减少，β颗粒（线粒体）肿胀液化，α颗粒（含纤维蛋白原、血小板因子Ⅲ、非代谢性ADP和ATP以及各种酶类）空泡化。进而颗粒溶解，透明区和颗粒区界线不清等。

（3）功能变化：血小板黏着和携带5-羟色胺功能减退。在放射病极期，当血小板减少至（20～60）×10^9/L时，凝血酶原利用率仅为10%，而在放射病恢复期，当血小板回升至（20～60）×10^9/L时凝血酶原利用率已达100%，说明放射病初期血小板功能显著低于恢复期。

由于血小板数量、形态和功能的改变，可以引发止血过程各阶段的障碍。如毛细血管脆性增加，凝血活酶形成减少，凝血酶原转变为凝血酶减少，阻碍了凝血过程。即使形成了血块，也是易碎和收缩不良的。所以血小板的改变是放射病出血综合征的重要原因。

2. 凝血因子改变 凝血系统的异常在临床出现出血症状以前就存在了。通常照射后3～5天即有凝血时间延长。凝血因子的改变主要表现在：凝血酶原含量减少；血小板减少、血浆因子Ⅴ、Ⅶ含量下降，引发凝血激活酶生成不足，凝血酶原转变为凝血酶的过程发生障碍导致凝血酶原利用降低，血浆因子Ⅷ下降致使纤维蛋白聚合障碍；血小板减少阻碍了纤维蛋白胶质化，因此照射后纤维蛋白酶活性增高，致使纤维蛋白溶解。此外，机体被照射后血中类肝素物质增加，正常机体出血后血液凝固性提高这一适应性反应丧失。

3. 血管壁改变

（1）形态改变：血管壁肿胀，血浆浸润，胶原纤维肿胀及崩解，嗜银纤维部分崩解等。

（2）毛细血管通透性改变：大剂量照射可直接破坏毛细血管内皮细胞，而组织细胞崩解析出的组胺或类组胺物质可引起毛细血管及小血管扩张，增加其通透性。射线还可使血液循环中透明质酸酶增加并激活而使血管壁细胞间黏合物质——透明质酸被分解。神经调节失去平衡，血管紧张性降低，也可影响血管的通透性。如果机体受到严重的细菌感染，细菌和毒素作用与血管壁损伤、血管通透性的增加二者之间可互相加重。

（3）毛细血管脆性增加：小剂量射线作用下毛细血管通透性增加，但血管壁尚可维持正常的脆性，而脆性改变是血管壁进一步破坏的表现，是一种继发现象。原因是肝脏解毒功能低下引起毒性物质在体内积聚，加上肾上腺功能降低或受到抑制。

二、免疫系统

免疫功能由复杂的免疫系统体现，它受遗传控制，受内外环境影响，对核辐射比较敏感。急性放射病时，感染、肿瘤和过敏的发生具有一定的特殊性，有的是由于核辐射削弱了免疫功能，有的则由于免疫功能在病程中发生了错乱。

（一）免疫细胞对核辐射的敏感性

在免疫器官中，胸腺和骨髓对射线最敏感，淋巴结和脾脏次之，而胸腺是照射过后恢复最早的免疫器官。

免疫淋巴细胞对射线较敏感。给大白鼠全身照射 200Rad，淋巴结内淋巴细胞的分化受到明显抑制；500Rad 照射可改变形态结构和抑制代谢合成。T、B 两种细胞对射线都敏感，但部分 T 细胞亚群对射线敏感性甚低。受亚致死剂量照射的动物，淋巴结内 T 细胞残存较多，恢复较早。

巨噬细胞对射线的敏感性较低，体内巨噬细胞对射线的敏感性高于体外，可能是由于它的前细胞——骨髓原单核细胞对射线敏感性较高的缘故。

浆细胞对射线不甚敏感。给小鼠全身照射 700Rad，淋巴结内浆细胞的存活数略有减少，胞内 Ig 含量仍有对照动物的 70%；950Rad 照射，IgA 仍在对照的 15%，IgG 和 IgM 仍有 50%。

(二)核辐射对免疫功能的影响

急性放射病时的免疫应答往往发生错乱，其性质和程度一般由照射后残存的免疫细胞的种类和数量来决定，这就与机体的遗传、射线的质量和受照射时的免疫状态有关。一般来说，免疫细胞在未成熟和未受抗原刺激时对射线最敏感，小剂量核辐射加强免疫应答，大剂量则削弱之。

1. 对体液免疫的影响　血清中 Ig 总量是天然抗体、正常菌丛抗体和临床上感染产生的抗体的总和。核辐射对血清 Ig 含量的影响，实质上是先免疫、后照射的影响，所以 Ig 下降较晚，下降是 B 细胞来源不足的结果。

在人的造血型急性放射病过程中，IgG、IgA 和 IgM 动态变化相似：假愈期升高，这是由于已合成 Ig 的释放；极期下降，这是由于 B 细胞大量损耗，浆细胞逐步减小之故；恢复期升高是免疫细胞适应性增生的结果。

IgE 则不一样。400Rad 全身照射大白鼠，照射前或照射后给抗原，血内 IgG 和 IgM 均明显降低时，IgE 抗体却长时间维持在较高水平。600Rad 照射后，IgE 滴度仍有对照动物的 50%。其原因有二：一是合成 IgE 的 B 细胞对射线敏感性较低；二是 IgG、IgM 下降使 IgE 合成的反馈抑制得到解除。实验性急性放射病时，有时出现速发过敏反应增强现象，原因可能在此。

生成抗体的细胞的恢复稍晚于血象和骨髓象(10 天左右)，任何维护骨髓干细胞和淋巴细胞的防治措施，均有助于免疫系统的恢复。

2. 对细胞免疫的影响　迟发性过敏反应是细胞免疫最基本的表现形式。以 T 细胞和巨噬细胞浸润为主的炎性反应是其特征性变化。

射线对细胞免疫的效应与照射时机相关。大白鼠全身照射 475Rad 后再给抗原，其抗体形成能力完全消失，但迟发过敏反应照样发生。虽然反应强度有些削弱，但回升迅速，并高于正常对照。700～800Rad 的剂量照射，方可完全抑制迟发过敏反应的发生。致敏后 48 小时给予 400Rad 照射，迟发过敏反应不受影响。

细胞免疫的射线敏感性低于体液免疫。原因有二：部分 T 细胞亚群对射线的敏感性甚低，因而受照射后 T 细胞残存较多；急性放射病病程中，胸腺恢复最早，因而 T 细胞也回升迅速。因此真菌感染仅见于严重的放射病病人，异体组织移植在重症病人较易成功。

三、物质代谢

机体受照射后吸收了高能辐射而造成损伤，物质代谢很快就可发生一系列变化，其特征是物质代谢的不协调、失去平衡。变化的深度和广度与照射的剂量有一定关系。

(一)射线对蛋白质的影响

机体吸收高能辐射后，组织耗损，体重显著减轻，主要是由于蛋白质合成代谢减少而分解代谢加强所造成的。

1. 负氮平衡　系胃肠道病变和食欲减退所致。如果将未照射动物的食物摄取量控制在照射动物的食量相当水平，照射动物的负氮平衡仍较未照射动物者为大，这说明负氮平衡的另一原因是由于核辐射造成组织破坏，加强了蛋白质的分解代谢。体重 6.46kg 的猴受 500R

照射后，每天体重平均减少 150g，负氮最高达 4g，死亡前共失氮 26.3g，相当于 790g 组织。

2. 血清蛋白变化 机体受照射后 2～4 天出现血清蛋白总量降低，有的在下降之前出现暂时性升高。蛋白质成分变化为白蛋白降低，白蛋白/球蛋白比值下降。α_1、α_2 球蛋白升高，γ 球蛋白降低，α/γ 比值升高。感染可引起 γ 球蛋白升高，而 β 球蛋白变化则是波动的。白蛋白含量下降，可能由于肝脏合成功能减退所致。用标记蛋白质显示，照射后循环中白蛋白消失很快，这种急性变化可能源于血管通透性改变而使白蛋白渗出增多。

3. 尿中含氮化合物变化 机体受照射后，蛋白质分解代谢增强，尿中低分子含量化合物主要是尿素、牛磺酸、氨基酸、肌酸及肌酐等排出量增多。动物照射后尿中色氨酸代谢产物增多，包括犬尿素、犬尿酸、黄尿酸及 5-羟色胺、5-羟吲哚乙酸等，并且随照射剂量加大而排出增多。检测这些化合物在尿中含量，对于放射病的诊断有一定意义。

（二）射线对核酸代谢的影响

很早就知道细胞核酸代谢，尤其是脱氧核糖核酸（DNA）代谢对射线很敏感。在细胞分裂期，35R 的小剂量射线也能使 DNA 合成受到抑制。射线对 DNA 代谢的早期影响主要有以下 4 个方面。

1. DNA 合成代谢抑制 实验动物观察发现在照射后半小时内许多核酸代谢前体如磷酸盐、胸腺嘧啶、腺嘌呤、甲酸盐及甘氨酸等掺入到 DNA 的量下降。致死量照射后组织中 DNA 合成通常抑制 50%左右，以后如动物存活，DNA 合成则有不同程度的恢复。

DNA 合成受阻的原因可能与有关酶活性、能量供应、基质浓度（如 TMP 及 dTTP 浓度）以及模板作用几方面有关。有人认为小剂量射线的效应与三磷酸脱氧核苷的形成，特别是涉及某些激酶（TdR 激酶、TMP 激酶等）和 DNA 聚合酶的抑制有关。大剂量射线照射效应则是 DNA 模板遭到破坏的结果。

2. 核氧化磷酸化抑制 体内生物氧化所释放的能量，通过磷酸化作用，生成高能磷酸键 ATP，从而使能量得以贮存起来。在正常细胞中高能磷酸键的产生与氧化同时进行，这一作用主要发生于细胞内的线粒体及细胞核。而射线对线粒体及细胞核的氧化磷酸化都有抑制。其原因认为与 K^+、—SH 基的变化及呼吸链的损伤有关。射线可损伤核膜使 K^+ 外流，而磷酸化开始时需要 DNA 作为受氢体的基质被氧化，这一步骤需要 K^+ 参与，由此可造成氧化磷酸化障碍；细胞核中—SH 与核磷化作用的偶联有密切关系，射线可使氧化磷酸化解偶联；在 1000R 照射后 4 小时，胸腺细胞核悬液中细胞色素 b 及 c 分别下降了 38%及 33.5%，说明呼吸链发生了损伤。由于氧化磷酸化受阻，ATP 合成减少，DNA 合成抑制，最后引起细胞死亡。

3. 核蛋白的分子结构损伤 核蛋白是细胞核中 DNA、组蛋白、脂类及 RNA 等形成的高分子质量复合体，是组织胶体体重的生物大分子。辐射可使核蛋白弱链广泛破坏（如 32eV 能量即可引起 100 个以上的氢键断裂）和大分子对热变性反应增高，从而干扰新的 m-RNA 和蛋白质合成，使代谢发生障碍导致细胞死亡。

4. 辐射使 DNA 降解加强 机体受照射后，在细胞发生形态改变的同时（照射 4 小时），DNA 的降解产物（如尿中嘧啶化合物）随之增多。DNA 降解的原因主要是照射使细胞破坏或使结合状态的 DNA 酶获得释放而呈活化状态，引起酶活性升高。

（三）射线对糖代谢的影响

放射病早期，肝内肝糖原含量增多，分解也增多，血糖在照射后几小时即出现暂时性升高，但在以后血糖恢复正常的时候，肝糖原含量急剧下降。前者可能是由于组织破坏，蛋白质分解增加，糖原异生作用加强的缘故；后者则可能与食欲缺乏，含量减少及肠损伤而吸收降低有关，也有人认为是肝细胞损伤的缘故。

（四）射线对脂肪代谢的影响

放射损伤使脂肪代谢变化的总趋势是利

用减少、合成增多。800R 全身照射 8 天后，大鼠骨髓的三酰甘油增加 6 倍，增加的原因可能是生物合成增加，即通过脂酰辅酶 A 途径加强了脂肪酸的合成及酯化作用。1000R 照射 24 小时也可使肝脏中性能脂肪酸合成增加。

射线还可以引起血中胆固醇含量增加。有人认为照射后动物肾上腺胆固醇含量先减少后升高，早期的减少与用促肾上腺皮质激素注入正常动物所引起的现象一样，可以预先注射肾上腺皮质提取液而得到预防。因此认为，血中胆固醇含量变化是皮质激素代谢增加的直接结果。

在放射病的极期可发生大量脂肪分解，血液脂肪和酮体含量增加，并出现尿酮。

(五)放射病时水和无机盐的代谢变化

放射病时水代谢的改变主要是由于胃肠功能障碍，发生呕吐、腹泻造成脱水现象。全身照射早期(照射后 1～2 天)出现多尿，可能与体内激素水平的变化有关。200R 以下照射后立即出现丘脑下部和垂体后叶的神经分泌颗粒消失。大鼠 500R 全身照射后，血中抗利尿激素活力降低。

急性放射病时常伴有水肿现象，易出现在动物鼻部、面部和嘴唇等部位。水肿的原因是白蛋白渗出，引起血浆胶体渗透压降低。

水代谢障碍的同时伴有无机盐平衡的改变。一般是钾、钠、氯的负平衡。可能是多尿期无机盐排出增加所致。大剂量照射后，往往引起中枢神经损伤，使许多器官组织如脑细织、肌肉、淋巴组织等释放钾离子而出现高钾血症。由于糖代谢障碍，在放射病后期出现酮血症及酮尿症，可造成代谢性酸中毒。

四、消化系统

消化系统放射损伤的突出病变发生于肠胃道，其中又以小肠最为严重，小肠病变又有上段重于下段的趋势。照射后几小时内肠黏膜红肿，肠壁增厚；而后 1～2 天内肠黏膜面变得较为粗糙，绒毛微粒感模糊，似乎覆有薄层"奶皮"样物。至病程第 2、3 天，肠壁开始变薄，皱襞和绒毛微粒感消失，黏膜面变得平滑，呈暗红色或胆色，此时肠腔内多含有大量血水便。死亡时肠壁极度变薄，甚至可以透光。临床上引起肠型放射病的剂量大于引起造血型放射病的剂量，这并不表明肠黏膜上皮细胞的敏感性低于造血细胞，而是由于肠隐窝的干细胞比骨髓的干细胞多得多，损伤后易于修复。如要使肠上皮细胞广泛损伤而不易再生，则需照射更大的剂量。小肠病变一般经历 3 个时期。

1. 坏死期　受照射后，肠腺隐窝增生库细胞分裂停止，很快发生变性坏死，形成细胞碎片，部分脱落入腺腔内排入肠腔，部分被吞噬细胞清除。黏膜(包括绒毛)固有层血管充血、水肿，黏膜下层也常发生水肿。固有层有为数不等的中性粒细胞和圆细胞浸润，有时甚至形成隐窝小脓肿样病变。

残留在隐窝的上皮细胞，往往肿大或拉长，胞体呈多角形、梭形、不整形等，胞核较大，可见核仁，成为畸形细胞，文献称之为终末细胞。畸形细胞的出现表明隐窝细胞受到严重损伤，是肠型放射病比较特征性的变化。在肠黏膜上皮广泛坏死脱落的基础上出现畸形细胞，是肠型放射病病理诊断的重要依据。

2. 枯萎期　由于增生库细胞坏死脱落，肠黏膜上皮的更新缺乏来源，在较短的时间内，整个肠道的黏膜上皮绝大部分或几乎全部脱落，在肠黏膜面形成巨大的创面，与肠腔内容物直接接触。黏膜面平滑，绒毛变短，其中的血管缩短或扭曲，血管内皮细胞肿胀，进一步影响局部血液循环。此时肠腔内多无成形粪便而代之以血水便。

肌层平滑肌常有不同程度变性，肠壁神经节细胞也常发生变性以及坏死。肠壁淋巴组织极度萎缩，或几乎消失，残留少数网状细胞。这一时期在犬约 2～3 天，人可能稍长一些。

3. 再生期　肠黏膜上皮虽然遭受极其严重的破坏，但在一定剂量范围内，只要有增生库的干细胞保存下来，即使为数极少，以后也具有再生能力。

再生始于原隐窝处。在一片枯萎的背景上，出现孤零、细小的再生腺体结构。新生细胞着色较深，核较大，核仁明显，可见有丝分裂，无分泌物形成。再生的上皮细胞由隐窝处逐渐向上延伸移行，再生明显者可见部分绒毛重新被覆盖着上皮细胞。

急性放射病消化系统病理生理改变中，胃和结肠病变较小肠为轻。在小肠发生上皮广泛坏死脱落的时候，胃和结肠黏膜上皮细胞有丝分裂停止，局部黏膜可坏死脱落形成溃疡，有时并有出血。胃黏膜上皮细胞更新移行周期较小肠长(犬约 10 天)，如存活时期超过这一周期，也可发生胃黏膜上皮的广泛坏死脱落，或伴有畸形细胞形成。

五、神经系统

引起神经系统病变的放射剂量较大。犬出现脑型症状的最低辐射剂量约为 6500Rad；小鼠照射超过 12 000Rad 时发生脑型症状。胎儿及幼年时的脑神经细胞比成年人要敏感得多，较小剂量照射也可引起神经系统病变。

神经系统病变部位可遍及大脑、小脑、间脑、脑干，以至脊髓，以小脑、基质核、丘脑和大脑皮质等处病变较为显著。小脑颗粒层细胞大量发生核肿胀、核固缩、核崩解，且因数量减少而变得松散。蒲氏神经细胞也常发生变性、坏死。小脑的这种病变是脑型放射病比较特异的变化。大脑皮质和其他部位的神经细胞发生变性、坏死，胞体皱缩或肿胀，而后为胶质细胞所包绕(“卫星”现象)或噬食(“噬节”现象)，有时还形成胶质细胞节。坏死神经细胞的轴突和髓鞘崩解。此外，脑组织中的小血管可发生管壁变性，血管周围水肿、出血和炎性细胞(主要是单核细胞)浸润。脑膜可发生充血、出血及炎性细胞浸润等病变。

动物全身照射后最初几天感觉纤维可发生轴索嗜银性增高、髓鞘消失、神经纤维变粗、扭曲。在放射病的极期，周围神经干可发生严重的神经膜下出血。这些周围神经变化以末梢部分最为明显。

以上阐述了急性放射病血液、免疫、代谢、消化、神经等系统的主要病理生理变化，事实上机体受大剂量射线作用后循环、呼吸、泌尿、内分泌系统等均有程度不同的改变，如心肌纤维肿胀、心壁出血、微血管结构改变，肺淤血、肺水肿、肺出血，肾小球变性、肾小管坏死等。尤以内分泌系统变化较为复杂，如睾丸、卵巢对射线较为敏感，肾上腺、垂体、甲状腺分泌变化将对全身产生重大影响。机体受到辐射后到底以何种变化为主，以及各系统发生反应的时间次序受辐射量、辐射部位、年龄、体质等诸多因素影响。本章仅介绍了一些共性的问题。

第三节　慢性放射病及中子损伤

一、慢性放射病

慢性放射病是由于在较长时间内受到超过控制剂量的电离辐射作用而引起的一种全身性疾病。按电离辐射作用于机体的方式，可分为慢性外照射放射病和慢性内照射放射病。

(一)慢性外照射放射病

人体长期或反复受到超控制剂量的 X 线、γ 射线或中子的体外照射，能引起慢性外照射放射病。辐射剂量和发病之间的关系非常复杂，目前还难以提出慢性放射病的剂量范围。有的学者认为，如经常受到超过现行控制剂量 3～8 倍的 γ 射线全身外照射，2～3 年内可引起部分受照射人员健康变化；也有人认为，在几个月内受照射总剂量达 300～400Rad 时，就能发生慢性放射病。

外周血液中一般以白细胞变化较早，数量可增加，或先增后减，或先降低后发生波动。白细胞分类中可见中性粒细胞减少，嗜酸粒细胞、淋巴细胞、单核细胞及嗜碱粒细胞增多。中性粒细胞有核固缩、溶解、疏松、空泡，核突增多，胞质出现空泡、中毒颗粒等。大、中型淋巴细胞增多，有双核、双叶、核芽生、卫星小体、固缩、空泡等变化。白细胞染色体畸变率增加。血小板和红细胞减少发生较晚，偶尔出现红细胞增多症。

骨髓早期常仅有增生旺盛表现，稍晚可以有以粒细胞系统为主的增生低下现象。骨髓间接分裂指数下降、畸形分裂细胞计数增高。

内分泌系统早期没有异常发现，稍后部分病人有肾上腺皮质功能减退，基础代谢率偏低，生殖能力下降。

慢性放射病可引起蛋白质代谢异常，表现为α和γ球蛋白增高。此外，有糖耐量减低、低血糖症等异常。

(二)慢性内照射放射病

放射性物质通过呼吸道、消化道和损伤的皮肤等进入体内，长期蓄积可引起慢性内照射放射病。慢性外照射放射病的主要危害来自X线、γ射线和中子，损伤取决于射线的辐射穿透能力；而慢性内照射放射病损伤取决于进入体内的放射性物质——粒子的电离密度，主要危害来自α粒子和β射线。

慢性内照射引起的损伤具有持续性和选择性特点。滞留体内的照射源作用一直持续到机体内的放射性物质排完或蜕变完为止。因此，发病过程极其复杂，原发作用和继发作用同时并存，交叉作用引起合并损伤效应。放射性物质进入体内后，如系人体的正常组成成分，则参加人体的新陈代谢。如不属于生理性物质，则其代谢过程与同族元素相似。因此，慢性内照射放射病除全身症状外，局部“沉积器官”可发生病变，亦即有选择性损伤。如^{80}Sr、^{226}Ra主要沉积在骨骼，引起骨痛、骨髓造血功能障碍等，一定量的亲骨性放射性物质进入体内沉积于骨内后，X线摄片可见密度减低区或密度增加区，骨小梁外形改变，甚至无菌性坏死等。^{282}Th主要是沉积在网状内皮系统和骨骼，可产生中毒性肝炎、肝硬化等。而铀主要对肾功能有影响，且除辐射作用外还有严重的化学毒性作用。内照射放射病引起外周血染色体畸变率升高，晚期可并发肿瘤、白血病等远期后果。恶性肿瘤大多发生于放射性物质选择蓄积的器官和组织中。

二、中子损伤

(一)中子特性

自由中子与组成原子核里的中子不一样，自由中子不稳定，要发生β衰变，而变成质子，其半衰期为11.7分钟，衰变能为782keV。自由中子具有不同的动能，可按不同速度运动。习惯上按照中子动能的大小分为4类：特快中子(＞10MeV)、快中子(10keV～10MeV)、中能中子(1～10keV)和慢中子(0～1keV)。慢中子又包括热中子(能量和室温下周围介质的大量分子处于热平衡状态)和超热中子(能量大于0.025eV)。

(二)中子源

中子通常都束缚于原子核内，自由中子可自发衰变而成质子。因此不能把自由中子储存起来，必须用人为方法产生。中子源就是一种可以产生大量中子的放射源或装置，大致可以分为3类。反应堆中子源：重核(如U^{285})链式裂变反应产生大量中子，平均能量1～2MeV；加速器中子源：加速质子或氘核轰出某些元素所制的靶(如Li或氚)引起核反应，获得单能中子，能量从几个eV到20MeV均有，中子强度可准确确定；同位素中子源：又分光中子源、α中子源和自由裂变中子源。核爆炸在产生大量γ射线的同时，有大量中子流产生，二者共同构成早期核辐射。

(三)中子与物质的相互作用

中子流是一种粒子辐射。中子与物质相互作用时，并不直接引起轨道电子的电离，中子的能量传递可借助于动能的转移或引起核反应这两种方式来进行。中子照射组织，主要与组织中氢、碳、氧、氮碰撞，产生反冲核，其中最重要的是与氢作用。反冲质子在组织中产生电离作用时的电离密度，比γ射线作用的次级电子引起电离作用时要高得多。一般氢含量多的组织(如胃肠)比氢含量少的组织(如骨骼)损伤重。

(四)中子损伤病理生理改变

1. 造血系统 相同物理剂量下，中子照射对造血组织损伤比γ射线重。除外周血较常引起白细胞和淋巴细胞下降外，红细胞系统也会发生严重损伤。红细胞减少,寿命缩短,恢复迟缓,故贫血明显。骨髓有核细胞总数、淋巴细胞、分裂指数、染色体畸变指标均有明显改变。骨髓造血再生也比X线慢。

2. 胃肠道损伤 中子照射后,胃肠道症状相比较γ射线,腹泻症状出现早,肠黏膜明显破坏,隐窝严重损坏,绒毛上皮大量脱落,肠黏膜上皮细胞分裂受到抑制,持续时间长,恢复也较慢,染色体畸变严重。有时能见到小肠黏膜糜烂,肠壁变薄,有明显的黏膜下出血、溃疡。

3. 感染 中子损伤常可发生口唇和齿龈的水肿和溃疡以及出血性和黏液性肠炎,菌血症及死亡都发生较早。

4. 生殖系统损伤 中子对性腺的损害较X线、γ射线严重,特别是对雄性动物。照射后睾丸重量下降明显。

5. 眼的损伤 晶体对于快中子、慢中子较γ射线或X线更为敏感。快中子10～20Rad照射后,即可引起影响视力的晶状体混浊。白内障出现的时间与X线比较,中子照射后发生快,恢复也慢。

6. 晚期效应 中子引起较大量的染色体断裂、畸变,其量几乎是γ射线的2倍,且维持时间长(1年左右),使细胞不再修复而死亡,或遗留较多的晚期效应,如致癌和寿命缩短。

(五)感生放射性

中子对机体作用的另一特点,是照射后某些元素转变为放射性元素,即感生放射性元素。大多数在照射后很快衰变,5天后仅见于牙和骨。主要的感生放射性元素有^{24}Na、^{32}P等。感性放射性所产生的剂量仅占中子组织剂量的1%,作用不大。

(聂发传　毕　敏)

第 21 章 麻醉的药理学基础

众所周知，麻醉工作中不仅用药种类繁多、用药方式较独特，而且所用药物多属剧毒药，麻醉必须产生预期的效应同时避免产生毒副作用。为此，需将生理学、病理生理学和药理学的原理有机地结合，由此产生合理使用麻醉药的科学基础，即麻醉药理学。麻醉药理学主要是阐明麻醉实践过程中应用各种药物对机体的作用及作用原理，即药物效应动力学。内容主要涉及药物的作用机制、受体学说、构效关系以及药物疗效的鉴定和参照标准等。同时，还要弄清麻醉药物在机体内的代谢过程，即药物代谢动力学。另外，还应包括药物的毒副作用及其药物之间的相互作用。

本章主要围绕药效动力学、药物的体内过程、药代动力学和药物相互作用的一些基本概念及其与麻醉实践的关系进行介绍。

第一节 药效动力学

一、药物的量-效关系

量-效关系是从量的角度阐明药物作用的规律性，即在一剂量范围内，随药物剂量或浓度的增减，其药物的效应也相应增减，这种关系称为量-效关系。量-效关系常用图解说明，以对数剂量为横坐标，纵坐标表示效应量，通常可绘制出一条两端基本对称的S形曲线，称为量-效曲线。如改用对数剂量，则使S形接近对称。如再经统计学处理(效应改为概率单位)则变为直线关系(图 21-1)。在量-效关系曲线中，能引起药理效应的最小剂量叫做最小有效量或阈剂量。

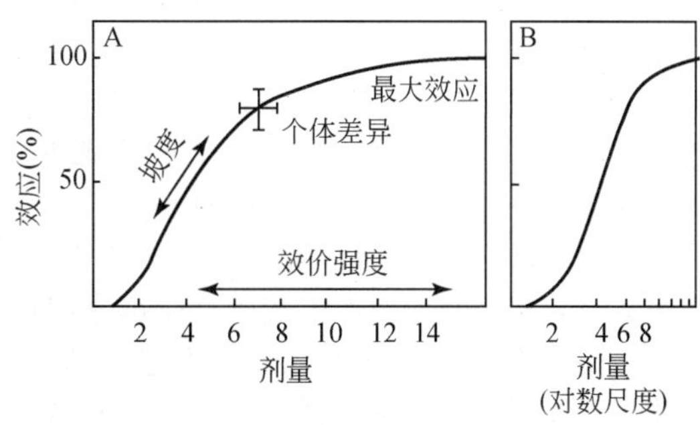

图 21-1 药物的量-效关系曲线

任何一种药物的量-效关系都具有 4 个特征性的变量：效价强度、最大效应、斜率及生物学差异。效价强度是达到一定效应量的相对剂量。一般是以标准品和被检品之间等效剂量的比值表示。最大效应，又称效能，是指药物引起最大效应的能力。能引起同一药理效应的药物，它们的效能和效价强度各不相同。例如以排钠利尿为效应指标，氢氯噻嗪的利尿强度较呋塞米（速尿）为强，环戊噻嗪又较氢氯噻嗪强100倍。但以效能比较，则呋塞米最强，是高极限药物；而氢氯噻嗪和环戊噻嗪相等。因此，不讲条件，只按一个标准评价某药比另药强若干倍很容易造成误解。斜率，常采用量-效曲线直线化后的斜率，它反映最大效应与最小效应之间的距离。斜率大（陡），此距离小，说明阈剂量与引起最大效应剂量间的差异较短，较小剂量变化即可引起较大的效应变化，此类药物容易引起中毒反应，即安全范围小。因量-效曲线是用每组若干动物所得实验结果取平均值绘出的曲线，与个体动物实验结果虽然近似，但不完全相同；甚至同一个体在不同的时间内对于同一药物的反应也可能是不同等，此即生物学差异。在统计学上，常用加减一个标准差表示个体差异范围，可在量-效曲线上的任何一个点用括号标示。纵括号表示同一剂量在不同动物引起药理效应强度差异的范围，横括号表示要引起同等药理效应强度在不同动物个体所需剂量的差异。

量反应和质反应以数或量分级表示药理效应强度时，称为量反应，如心率、血压、排钠量等；不以数值表示而以有或无、阴性或阳性等表示者，称质反应，例如生存或死亡、惊厥或不惊厥等。质反应量-效曲线的横坐标同样采用对数剂量，而纵坐标则用阳性反应发生频数，为常态曲线分布。如改用累加阳性频数为纵坐标也能得到标准S形量-效曲线（图21-2）。量反应和质反应的量-效曲线反映了药物作用量变与质变的规律性。在质反应量-效曲线中出现半数有效量（ED_{50}），系指引起一半实验动物阳性反应的剂量。半数死亡量（LD_{50}），系指引起一半实验动物死亡的剂量，LD_{50}与ED_{50}的比值为治疗指数。其意义在于指出该药的安全性，治疗指数越大，药物的安全性也越大。以LD_{50}/ED_{50}比值表示的药物安全性仅适用于治疗效应与致死效应的量-效曲线相互平行的药物。对治疗效应与致死效应量-效曲线不平行的药物，则应参考ED_{50}和LD_{50}，也有用ED_{95}和LD_5的比值代表安全范围，即安全范围$=LD_5/ED_{95}$。

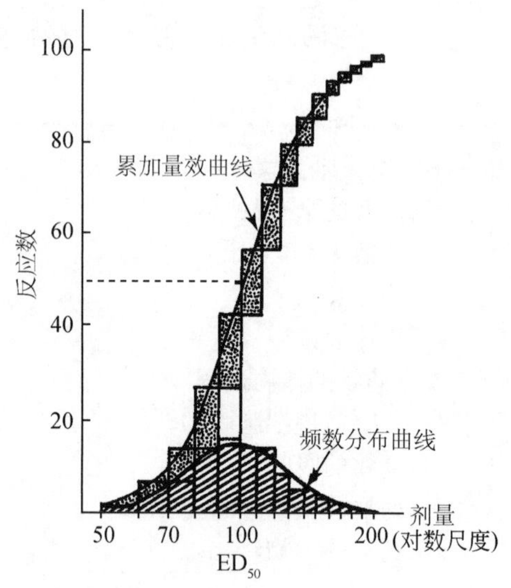

图21-2　质反应的频率分布和累加量-效关系曲线

临床用药有严格的剂量限制，根据剂量大小与药效关系通常依次分为最小有效剂量、常用量和极量。极量是由国家药典明确规定的限量，超过极量就有中毒的可能，具有法律意义。常用量或治疗量是临床常用的有效剂量范围，适用于大多数人，但影响药物作用的因素很多，常需进行适当调整。

二、时效关系

从给药开始，到效应出现，效应达高峰，效应消失，直至药物从机体内全部消除，经历一段或长或短的时间过程称为时效关系。在临床上常用时效曲线（图21-3）来表达时效关系，从曲线中不难理解，可把时效关系分为3期：从给药开始到效应出现为潜伏期，主要反映药物吸收的过程，静脉注射时一般没有潜伏期；从效应出现到效应消失持续期，其中包括效应达高峰的高峰期；从效应消失到体内药物完全消除尚需一段时间称为残留期，此期内，残留体内的药物虽无效应，但对随后用药有影响。时效关系的持续期是药物维持最小有效浓度或维持基本疗效的时间，其长短取决于药物吸收及消除速度。半衰期($t_{1/2}$)可分为血浆半衰期及生物半衰期,前者是指药物的血浓度下降一半的时间,其长短在多数情况下与原血浆药物浓度无关,它反映药物在体内消除(包括排泄、生物转化及储存)的速度。后者是指药物效应下降一半的时间。残留期虽与排泄缓慢有关,但在多数情况下反映了药物在体内形成储存,虽然血药浓度不高,体内储存量却不一定少,在反复用药时易致蓄积中毒。

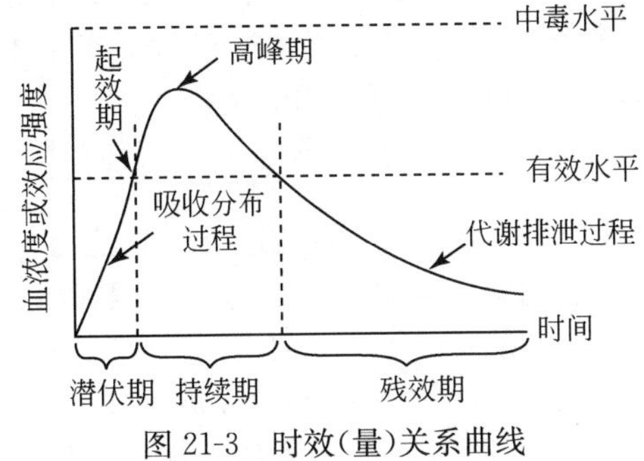

图 21-3　时效(量)关系曲线

三、构效关系

药物除少数是由其物理性能发挥作用以外,大多数药物的药理作用取决于它们的化学结构,包括其基本骨架、立体结构、活性基团及其侧链性质等。化学构型的专一性就形成了某种药物的特异性和选择性,这就是药物的结构-效应关系(简称构效关系),也就是药物作用特异性的物质基础。药物必须与其作用物结合才能产生生物效应。这种结合能力就叫做亲和力(affinity),如果能进一步引起机体反应叫做效应力(efficacy)或内在活性(intrinsic activity)。作用物主要是指受体、酶,但也包括载体、生物膜、蛋白质等机体的大分子物质。药物与作用物形成复合体并能产生药理效应,即药物兼具亲和力和效应力,则此药可称为激动药(agonist),又称兴奋药、促效药等;药物与作用物有亲和力但不产生效应者,称为对抗药或拮抗药(antagonist),因其虽不能引起效应却阻断了激动药的作用,所以又称阻滞药(blocker)。有些药物具有较强亲和力却仅有微弱效应力,当其单独作用时呈现较弱的激动作用,而当另有激动药存在时则呈现对抗作用,这种药叫部分激动药(partial agonist),如烯丙吗啡。化学结构非常近似的药物常能与同一受体或酶结合,引起相似作用的,即称为拟似药;引起相反作用者即为拮抗药。例如氨甲胆碱、毒蕈碱都具有拟胆碱作用,而溴丙胺太林(普鲁本辛)则为抗胆碱药。

化学结构完全相同的光学异构体,作用可以完全不相同,多数药物左旋体具有药理作用而右旋体则无作用。也有少数右旋药物药理活性较强的情况。药物作用的性质虽然取决于基本骨架的结构,但侧链也常影响其作用的量,侧链逐渐加长可使作用逐渐增加或减少,在到达一定限度后则作用向相反的方向转变或出现新的作用。这种同系物从量变到质变的现象是药物构效关系中的普遍规律。

药物与作用物或细胞成分的结合必然涉及药物分子上的特异性化学基团,这些基团也常按某特异的空间关系进行排列。因此,药物与细胞成分间能否形成共价键、配价键或氢键,就取决于药物的功能基团。结合作用部位之间距离的变化,局部电荷的强弱,都直接影响静电引力或范德华引力的强弱。所以,构效关系中有关药靶关系的分析以及探索其间的定量关系,都是药效动力学的重要课题。

四、受体学说

如果说药物作用是指药物与机体间第一步反应的话,那么受体就是指首先与药物直接发生反应的化学基团。受体学说是在亚细胞或分子水平阐明药物作用机制的一种理论,按受体类型进行药物分类将有助于掌握药物的作用规律。利用受体学说还可解释临床用药方面所产生的某些现象,并提出一些值得重视的问题。

(一)受体的性质

1. 灵敏度高　只要很低浓度的药物就能产生显著的效应,说明特异性药物具有高度的选择性。

2. 选择性强　引起某一类型受体兴奋反应的化学药物结构要很相似;不同光学异构体的反应可以完全不同或消失。激动药的选择性强于阻断药。同系化合物往往表现出明显的构效关系。

特异性药物的作用不但对结构有严格的要求，而且还有赖于立体构型，例如左旋肾上腺素的作用为右旋的12倍。有的药物构型改变后，作用完全消失，例如左旋伪麻黄碱为麻黄碱的立体异构体，但无升高血压的作用。

3. 反应的专一性大 同一类型的激动药与同一类型的受体结合时产生的效应相似。关于药物与受体结合后如何激发效应，肾上腺素β受体是以cAMP为第二信使引起一系列生化过程效应。乙酰胆碱激活M胆碱受体后，钙通道开放，Ca^{2+}流入细胞与钙调蛋白结合，激活蛋白激酶而引起生理或药理效应，故认为Ca^{2+}为第二信使。M受体和α肾上腺素受体激活时，磷脂酰肌醇的水解代谢产物三磷酸肌醇和二酰甘油是第二信使，并能引起Ca^{2+}的增加，Ca^{2+}为第三信使。在M受体激活后也引起cGMP增加，说明受体也与尿苷酸环化酶偶联。

（二）药物-受体的结合及结合后的效应

受体与药物间的结合首先具有特异性亲和力。这种结合是通过分子间的吸引力（范德华键）、氢键、离子键或共价键与受体的巯基、羧基、氨基等活性基团相结合的，符合质量作用定律。药物与受体结合只是第一步反应，反应产物再激活另一步反应，这样就使反应的范围扩大，速度加快，此即受体反应灵敏度高的原因。药物与受体的结合可能兴奋受体，也可能阻断受体，这取决于药物是否具有内在活性（或效应力）。受体兴奋的结果可能是效应器官功能兴奋，也可能是抑制。

（三）药物与受体相互作用的动力学

药物与受体相互作用的方式有多种学说，诸如占领学说（occupation theory）、速率学说（rate theory）、诱导契合学说（induced fit theory）以及两态模型学说（two-state model theory）等。占领学说是采用定量方法对受体与药物相互作用动力学的描述，至今仍是多数有关药物作用学说的基础，故本文将扼要介绍占领学说。

占领学说认为，药物作用的强度与受体被占领的百分数成正比，但不一定需要全部被占领才能发挥药物的最大效能。可用下列反应方程式表示：

$$\text{药物}(D)+\text{受体}(R)\underset{K_2}{\overset{K_1}{\rightleftharpoons}}DR\rightarrow\text{效应}$$

公式(21-1)

这一反应的程度与底物和酶的相互作用相似，效应的大小可采用类似分析酶促产物形成的方法进行分析。应用式在形式上和Michaelis-Menten方程式相同，即：

$$\text{效应}=\frac{\text{最大效应}(D)}{K_D+(D)}$$

公式(21-2)

式中D=游离药物的浓度，K_D是药物-受体复合物的解离常数。根据这一方程式绘出的图形是一条简单矩形双曲线。当$(D)=0$时不产生效应；当$(D)=K_D$时效应是最大效应的一半，亦即此时有一半受体被占领；当(D)在K_D以上渐增，则以渐近线的方式达到最大效应（图21-4A）。为方便起见，常以效应的大小对游离药物浓度的对数$\log(D)$作图，因为这样易于把较大范围的药物浓度在一张图内表示出来，而且有一段曲线更近似一条直线。这样得到的结果是大家所熟悉的S形对数剂量-效应曲线（图21-4B）。

如果把该方程写成直线形式，对实验数据的分析就更为方便。只要把等式的两边取倒数，就可以达到这个目的，构成相当于有关酶动力学的Lineweaver-Burk方程，即：

$$\frac{1}{\text{效应}}=\frac{K_D}{\text{最大效应}(D)}+\frac{1}{\text{最大效应}}$$

公式(21-3)

以1/效应对1/(D)作图，得一直线，在Y轴上的截距是1/最大效应，直线的斜率是K_D/最大效应。将直线外推至X轴，得截距值为$-1/K_D$（图21-4C）。这样可以很快地根据该图算出K_D值和最大效应值。这种表达方式对于分析药物的拮抗作用尤其有用。

已如前述，称为拮抗药的某些药物，与受体或效应器结构中其他成分相互作用而抑制激动药的作用，但它们本身并不激发效应。如果该抑制可因增大激动药浓度而逆转，最终也仍可达到同样的最大效应，那么这种拮抗药称为可克服性（surmountable）或竞争性（competitive）拮抗药，此种类型的抑制作用常见于可逆地作用于受体部位的拮抗药。拮抗药对其他部位发生可逆的或不可逆的相互作用以致改变受体对激动药的亲和力时，也会出现和上述情况大致相似的结果。拮抗药作用于远隔部位可能导致受体构象上的改变，亲和力随之降低，这种情况最好称为负性协同（negative cooperativity），比称为竞争性拮抗更为恰当。既然足够量的激动药仍能获得最大效应，在双倒数作图上激动药单独应用与激动药加上拮抗药合并应用时，得到的两条直线必定会在 1/效应轴同一点上交叉，激动药在此处的浓度是无限大。在激动药浓度较低处两条线岔开；激动药对受体的表观亲和力降低（图 21-4D）。在竞争性拮抗药存在时，激动药的对数剂量-效应曲线右移（图 21-4E）。最大效应不变，但激动药的效价强度降低。

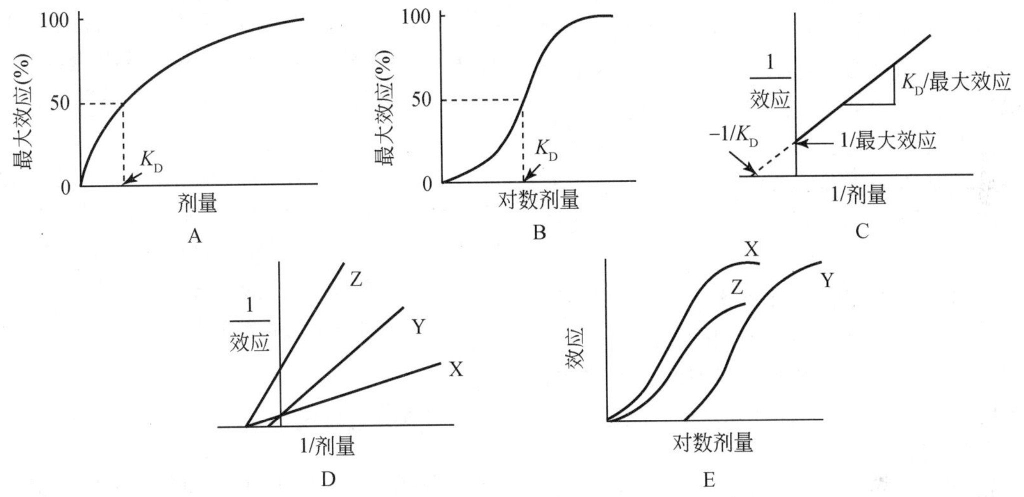

图 21-4　量-效关系的不同表达方式

A. 药物浓度（剂量）与反应（效应）大小之间的理想关系。剂量以线性尺度作图时得到一条典型的双曲线。B. 所观察效应的大小与药量的对数作图时，得到一条 S 形量-效曲线。C. 以药物浓度和效应的双倒数作图。D 和 E. 代表性的双倒数作图（D）和对数剂量-效应曲线（E）

X 和 Y 曲线是效能相同而效价强调不同（X 比 Y 强）的两种激动剂的量-效曲线，或是某一激动剂在没有竞争性拮抗剂时（X 曲线）和有竞争性拮抗剂（Y 曲线）时的量-效曲线。X 和 Z 曲线是效价强度相同但效能不同的两种激动剂（完全激动剂 X 和部分激动剂 Z）的量-效曲线，或是某一激动剂在没有非竞争性对抗剂（X 曲线）和有非竞争性对抗剂（Z 曲线）存在时的量-效曲线

非竞争性拮抗药可阻滞激动药在特定受体部位产生任何效应。这可能是拮抗药不可逆地作用于某部位以妨碍激动药与之结合的结果，也可能是因为拮抗药和该系统某种成分发生可逆的或不可逆的相互作用，这就阻断了激动药结合后的始动效应。可把这些结果予以概念化为受体或反应能力从该系统中消除。最大效应可能降低，但在那些不受这样影响的受体-效应器单位，激动药仍能正常地起作用，因而激动药对受体的亲和力及其效价强度并未改变。这样，可以把拮抗药按作用性质分为可逆性与不可逆性两类。若拮抗药结合的就是激动药所要结合的活性部位，那么可逆性拮抗药就是竞争性的，而不可逆性拮抗药就是非竞争性的。但若拮抗药在别的部位结合，这些简单规律就不适用，任何联合都是可能的。

第二节　药物的体内过程

从药物进入机体至排出体外的过程称药

物的体内过程，也称生理处置或广义的药物代谢。它包括药物在体内的吸收、分布、生物转化与排泄。其中吸收、分布与排泄统称药物转运；生物转化也称药物转化。

一、药物通过细胞膜的转运

药物通过细胞膜的能力主要取决于药物的脂溶性、解离度及分子质量。其转运机制可分为被动转运和载体转运两大类。

(一)被动转运

被动转运又名顺流转运，即药物从浓度高的一侧向对侧扩散渗透。不消耗能量，不受饱和限速和竞争性抑制的影响。这种转运受药物浓度梯度、分子大小、脂溶性、极性等因素的影响。当细胞膜两侧药物浓度达到平衡状态时就停止转运。被动转运包括滤过和简单扩散。

1. 滤过　是指药物通过亲水膜孔的转运。这是在流体静压或渗透压作用下，许多小的、水溶性的极性物质和非极性物质的转运方式，分子质量大于150Da的物质一般不能通过这种亲水孔道。

2. 简单扩散　又称被动扩散，是药物转运的一种最常见、最重要的形式。药物的脂溶性越大，浓度梯度越高，扩散就越快。另外，简单扩散还受药物解离度的影响。

多数药物是弱酸或弱碱，以解离和非解离两种形式存在。由于非解离型是脂溶性的，易于通过细胞膜，而解离型较难溶于脂类，不易通过生物膜。因此，在考虑扩散速度时必须了解非解离型与解离型的浓度比，该比值取决于药物本身的 pK_a 和环境的 pH，它们之间的关系可用 Handerson-Hasselbalch 方程式表示。

以 HA 代表弱酸的非解离型，B 为弱碱的非解离型，其解离式：

$$HA \rightleftharpoons A^- + H^+$$

$$BH^+ \rightleftharpoons B + H^+$$

式中 A^- 为弱酸解离型，BH^+ 为弱碱解离型，它们的解离常数分别为：

$$K_a = \frac{[A][H^+]}{HA} \text{与} K_a = \frac{[B][H^+]}{[BH^+]}$$

已知 $pH = -\log[H^+]$，$pK_a = -\log[K_a]$，上式取对数，并以 pK_a 及 pH 代入，则：

$$\text{弱酸性药物：} pK_a - pH = \log\frac{[HA]}{[A]}$$

公式(21-4)

$$\text{弱碱性药物：} pH - pK_a = \frac{[B]}{[BH^+]}$$

公式(21-5)

由此可见，从药物的 pK_a 与 pH 差可计算解离型与非解离型药物的浓度比，环境 pH 改变可明显影响药物的解离。当环境 pH 与药物的 pK_a 相等，其差值等于零，有50%解离。pH 高(碱化)，酸性药物解离多，碱性药物解离少。pH 较低(酸化)，酸性药物解离少，碱性药物解离多。

应该指出，药物的简单扩散并非一定受体液 pH 的影响，极弱或极强的酸(碱)性药物在生理范围内，pH 改变对药物的解离影响不大。一般地说，pK_a3～7.5 的弱酸药物以及 pK_a7～11 的碱性药物的简单扩散易受体液 pH 变化的影响。

(二)载体转运

载体转运是指细胞膜上的载体与药物结合，并载运它到膜另一侧的过程。包括主动转运与易化扩散。

1. 主动转运　又称逆流转运。它的特点是：①逆浓度梯度或逆化学梯度透过细胞膜；②细胞膜的载体对药物有特异的选择性；③消耗能量；④以同一载体转运的两种化合物可出现竞争性抑制；⑤转运速度有最高限度。即转运过程有饱和现象。弱酸与弱碱性药物自肾小管的分泌以及药物自肝细胞转运等都是主动转运过程。

2. 易化扩散　属不耗能的顺浓度差扩散。与主动转运的相似之处在于必须依赖载体，而且特异性高，可以饱和，又可出现竞争性抑制。如机体细胞摄取葡萄糖或某些氨基酸均是通过易化扩散完成的。

此外，还有一些药物可通过胞饮和胞吐的形式而被转运，均属不需要载体的主动转运方式，但需耗能。

二、药物的吸收

吸收是指药物从给药部位进入血液循环的过程。除直接注射药物入血管之外，给药后直至出现全身作用之前，都要经细胞膜的转运被吸收入血。吸收速率和吸收程度直接影响血药浓度和药物作用强度。

(一)影响吸收的因素

无论在什么部位，药物的吸收取决其溶解度。药物的水溶液比油溶液、混悬液或固体剂型吸收快。应用药物的固体剂型时，入溶的速度可能是吸收的限制因素，特别是胃肠道，如阿司匹林在酸性胃内容物中就不易溶解。药物以溶液形式口服或注射时，高浓度比低浓度吸收快。吸收部位的血液循环状况也影响吸收。按摩或局部加温使血流增加可促进药物的吸收；应用血管收缩药、休克或其他疾病使局部血流减少时则减慢吸收。接触药物的吸收表面面积的大小是决定药物吸收率的一个最重要因素。吸收表面积大，如肺泡上皮和肠黏膜，药物吸收很快。吸收表面积的大小主要决定于给药途径。

(二)给药途径与药物吸收

1. 口服　是最常用的给药方法，也是最安全、最方便和最经济的方法。其缺点有：由于药物对胃肠道黏膜的刺激可引起呕吐；有些药物可被消化酶或胃酸破坏；有食物或其他药物存在时，吸收和推进速度不规则；需要病人合作。另外，胃肠道的药物在进入体循环之前，可被黏膜中的酶、肠道菌群或肝脏所代谢。这种现象称为首过效应，又称第一关卡效应。

药物的片剂或其他固体剂型的吸收率部分取决于在胃肠道液体中溶解的速度，这一因素是所谓缓释、持续缓释或长效药物制剂的根据。其目的是让药物在 8 小时或更长时间内缓慢、均匀地吸收。这些制剂的优点是比普通剂型减少了服药次数，药效可维持过夜，可避免药物浓度峰值而减低不良反应的发生率等。

2. 舌下给药　尽管口腔黏膜可供吸收的表面积不大，但对某种药物来说，经口腔黏膜吸收具有特殊的意义。例如将硝酸甘油含在舌下是有效的，因为其脂溶性高，而且作用也很强，只要吸收较少量的分子就能生效。由于从口腔的静脉回流直接进入上腔静脉，这样就避免经肝脏的迅速灭活。舌下含化双氢埃托啡也能达满意的术后镇痛作用。

3. 直肠给药　因呕吐不能口服或病人意识消失时，直肠给药常是有用的。此外，吸收的药物在进入全身循环之前也不需要经过肝脏。但直肠的吸收常不规则、不完全，而且许多药对直肠黏膜具有刺激性。

4. 静脉注射　静脉注射药物水溶液可以排除一些能影响吸收的因素，可以准确地获得所需的血药浓度，这是其他给药方法所不能做到的。但因药物迅速在血浆和组织达到较高浓度，容易出现不良反应。因此，静脉注射时通常要缓慢并密切注意病人的反应。

5. 皮下注射　适用于对组织无刺激性的药物。皮下注射后药物吸收均匀而缓慢，药效持久。此外，吸收率也可根据需要而适当改变。例如不溶性鱼精蛋白胰岛素混悬液的吸收率比可溶性胰岛素要缓慢。在皮下注射的药液中加入血管收缩药可延缓吸收。

6. 肌内注射　药物水溶液经肌内注射后吸收迅速。药物的油溶液或将药物混悬于具有贮存作用的种种赋形剂中注射时，药物可从肌内注射部位缓慢、持久而均匀地吸收。

7. 经肺给药　气体和挥发性药物可以吸入，经肺上皮和呼吸道吸收。由于表面积大，药物迅速进入循环。药物的溶液可被雾化而后吸入空气中的细微小滴，药物也几乎被立即吸收入血，而对肺疾患必要时可把药物用到需要发挥作用的局部。

另外，急救复苏时常将急救药物，如肾上腺素、阿托品、利多卡因等，用生理盐水或蒸馏水稀释后，经气管导管注入支气管及肺泡内，据研究最快注药后 11～16 秒即可产生心脏效应。

(三)生物利用度

生物利用度(bioavailability)是指药物吸收

进入血液循环的程度和速度。通常，吸收程度是用血浆药物浓度与时间曲线下的面积表示的，而其吸收速率是以用药后所能达到的最高血药浓度（峰浓度）以及达峰浓度的时间（峰时间）来表示。

生物利用度分为绝对生物利用度和相对生物利用度。一般认为，静脉注射的生物利用度是100%，如果把静脉注射（iv）与血管外途径给药（ev）时的AUC值进行比较，并计算后者的生物利用度，即为绝对生物利用度。生物利用度也可在同一给药途径下，对不同制剂进行比较，这就是相对生物利用度。

$$绝对生物利用度=\frac{AUC_{ev}}{AUC_{iv}}\times 100$$

公式（21-6）

$$相对生物利用度=\frac{AUC_{受试试剂}}{AUC_{标准制剂}}\times 100$$

公式（21-7）

AUC_{ev}=血管外途径给药时的-药时曲线下面积，AUC_{iv}=血管内给药时的药-时曲线下面积。

应指出，生物利用度是描述药物吸收过程的总结果，它与吸收并不是同义词。因为有时尽管吸收很完全，但由于首过效应的影响，生物利用度也可能很低。

三、药物的表观分布容积

表观分布容积（V_d）是指药物分布平衡时，体内药量与血药浓度（C）的比值。

$$V_d=\frac{D}{C}$$

公式（21-8）

表观分布容积是一个假想的容积，它不代表体内特殊的生理空间，但从表观分布容积值可以推测药物在体液和组织中的摄取和分布情况。如在70kg体重的人血浆约为3L，细胞外液和细胞内液的量分别约为13～16L和25～28L。如果药物的V_d为4L，则提示药物主要分布于血浆；如为10～20L，则主要分布在细胞外液中；如为40L，主要分布在细胞内、外液中；如为100～200L，则提示药物大量分布或贮存在组织或某些器官中。

四、药物的生物转化

生物转化或称狭义的药物代谢，是指药物在体内发生的化学结构改变。生物转化具有特别重要的意义，因为绝大多数药物经过生物转化后失去药理活性，并提高了极性与水溶性，有利于最后排泄出体外。

（一）生物转化的类型

药物在体内的生物转化可分为两个步骤，第一步包括氧化、还原或水解过程，它是机体向母药加入极性基团如—OH、—COOH、—NH_2或—SH等过程。经过第一步反应，多数药物的活性降低，即从活性药物变成无活性的代谢物，可称灭活；另外，也有少数无活性药物或前体药物经生物转化后形成活性代谢物或毒性代谢物，可称活化。因此，不能将药物在体内的生物转化叫做解毒作用。第二步骤，即第一类型的产物再经过与体内的某种代谢物结合，如与葡萄糖醛酸、硫酸、醋酸、谷胱甘肽、甲基以及某些氨基酸结合等。结合的产物一般极性增高，水溶性加大，药理活性减小或消失。经过第二步骤生物转化，药物本身及其作用均趋消除。各种药物生物转化的方式不同，有的只需经受一相或二相反应，但多数药物要经受两相反应。

（二）生物转化酶系

药物生物转化的主要部位是肝脏，也可发生在肝外组织如肾、肺、肠、胎盘及血浆等。

1. 微粒体药物代谢酶系 肝脏代谢药物的酶系是肝微粒体药物代谢酶系，简称“药酶”。其中最主要的是细胞色素P-450依赖性混合功能氧化酶，亦称混合功能氧化酶或加单氧酶。该酶主要存在于肝细胞的滑面内质网上。

混合功能氧化酶由三部分组成：①血红蛋白类：包括细胞色素P-450以及细胞色素b_5；②黄素蛋白类：包括还原型辅酶-Ⅱ细胞色素C还原酶以及还原型辅酶Ⅰ-细胞色素b_5还原酶，它们是电子传递的载体；③磷脂类：主要是磷脂酰胆碱，它能促进还原酶与细胞色素 P-450 间的电子传递。上述三部分共同构成电子传递体系，执行氧化药物的任务。

肝药酶的作用专一性很低，现知 200 余种药物经此酶系统作用而发生生物转化。此酶系统活性有限，达到极限后则数种药物间会发生竞争性抑制现象。此酶系统的个体差异很大，除先天遗传性的差异外，生理的因素如年龄、营养状态、激素功能、应激反应及疾病等均影响肝药酶的活性。

2. 非微粒体酶系　生物转化也可被非微粒体酶所催化。除葡萄糖醛酸结合反应外，非微粒体酶能催化其他结合反应及某些药物的氧化还原、水解等反应。包括单胺氧化酶、黄嘌呤氧化酶、醇和醛脱氢酶、胆碱酯酶、乙酰转移酶、磺基转移酶及谷胱甘肽-S-转移酶等。

非微粒体酶催化反应主要发生在肝脏外，也可在血浆、消化道及肾脏等器官进行。

(三)肝清除率

药物的肝清除率是指单位时间内肝脏清除药物的血浆容积，即指单位时间内肝脏消除药物的总量与当时血浆药物浓度的比值，单位是 ml/min，或 L/min，可用下式表示：

$$CL_H = \frac{Q_H(C_A - C_V)}{C_A} \quad \text{公式(21-9)}$$

式中 Q_H 为肝血流量，C_A、C_V 分别代表进出肝脏的血药浓度。已知，药物的肝摄取率(E_H)是指药物通过肝脏时从门静脉血消除的分数，即：

$$E_H = \frac{C_A - C_V}{C_A}，故\ CL_H = Q_H \cdot E_H$$

公式(21-10)

肝脏对各种药物的摄取率不同，它介于 0 到 1 之间。$E_H = 0$ 表示药物未被肝清除；$E_H = 1$ 表明药物全被肝清除；$E_H < 0.3$ 的药物表明肝摄取率低；$E_H > 0.5$ 表示肝摄取率高。肝脏对摄取率高的药物，其内在清除率($CL_{H,int}$)很高，血浆中的药物通过肝脏时可立即被清除，几乎不能进入体循环，其清除率几乎等于肝血流，如利多卡因、吗啡、普萘洛尔等。这类药物受肝血流影响较大，在肝脏的清除被肝血流限定，故称流速限定性药物。它们受血浆蛋白结合的影响较小，口服后首过消除非常显著。肝摄取率低的药物，其内在清除率很低，即肝脏代谢这类药物的能力较低。由于只有游离型药物能被肝药酶催化，故这类药物受血浆蛋白结合的影响较大，而受肝血流影响较小，称能力限定性药物。这类药物首过消除不明显，如苯妥英钠、地西泮和洋地黄毒苷等。

五、药物的排泄

药物在体内最后的过程是排泄，是药物作用的彻底消除过程。多数药物经过生物转化变为极性高的水溶性代谢物再被排泄，这是因为其进入排泄或分泌管道后不易被再吸收，得以排出体外，也有一些药物在体内未经变化直接通过排泄器官的。肾脏是药物的主要排泄器官，某些药物也可由胆系、肺、乳腺、汗腺排泄。

(一)肾脏排泄

药物的肾排泄与肾小球滤过、肾小管主动分泌和重吸收有密切关系。极性高、水溶性大、不易穿透肾小管的药物，能顺利通过肾小管，排泄就快。否则药物在肾小管内部被重吸收，排泄就慢。弱酸性药物在碱性尿液中解离多，再吸收少，排泄快；在酸性尿液中解离少，再吸收多，排泄慢。弱碱性药物与此相反。根据这一规律，可以通过酸化或碱化尿液改变药物的肾排泄速度，尤其在药物中毒时。

肾小管具有有机酸和有机碱两类分泌系统，分别分泌有机酸类和有机碱类药物。当分泌机制相同的两种药物合用时，可发生竞争性抑制，如丙磺舒抑制青霉素类在近曲小管的分泌而使其排泄减慢。

肾清除率(CL_R)是指每分钟有多少毫升血浆中的药物被肾脏清除掉。计算公式为：

$$CL_R = \frac{\text{尿中药物浓度}(\mu g/ml) \times \text{每分钟尿量}(ml)}{\text{血浆药物浓度}(\mu g/ml)}$$

公式(21-11)

药物的肾清除率超过 125ml/min，表示有肾小管分泌；低于 125ml/min，表示有肾小管再吸收，但兼有两种过程的药物，对肾清除率值的解释要慎重。

(二)胆汁排泄

许多药物或其代谢物能从胆汁排泄。它是一个复杂的过程,包括药物在肝细胞的摄取、贮存、转化及向胆汁的转运。药物从肝细胞向胆汁转运的过程为主动转运。肝细胞至少有 5 个转运系统,分别转运有机酸、有机碱、中性化合物、胆汁及重金属。一般认为,对于从胆汁排泄的药物,除需具有一定的化学基团及极性外,对其分子质量似有一定阈值的要求,如分子质量超过 5000Da 的大分子化合物难以从胆汁排出。

自胆汁排进十二指肠的药物在肠中再吸收,经肝脏重新进入全身循环,这种小肠、肝脏、胆汁间的循环称为肠肝循环。肠肝循环可延缓药物的排泄,延长作用时间,尤其在从胆汁排除较多的药物。

(三)其他排泄途径

某些药物可经乳汁排泄,药物自乳汁排泄属于被动扩散转运。由于乳汁偏酸性,碱性药物如吗啡等较易进入乳腺管内,达到比血浆高数倍的浓度,弱酸性药物与此相反。经乳汁排泄虽对药物的总体消除意义不大,但对乳儿可能产生不良影响,值得注意。

有些药物可经肠黏膜排入肠腔,也可随汗液、泪液排出,这些途径对药物消除的意义不大。某些药物在唾液中的浓度与血浆浓度平行,故唾液可作为生物样品监测药物浓度。

第三节　药物代谢动力学

药物代谢动力学是应用数学模型和计算公式阐明药物的体内过程随时间而改变的量变规律,从而揭示药物在体内的位置(房室)、浓度与时间的关系。

一、房室模型的概念及原理

药物的体内过程是随时间不断变化的动态过程。为了定量地分析这些动力学过程,必须采用适当的模型以简化复杂的生物系统,进而用数学公式对其模型进行描述。房室模型的建立是将身体视为一个系统,系统内部按动力学特点分为若干房室,它的划分与解剖部位和生理功能无关,只要体内某些部位的转运速度和分布相同,均可归为一个房室。所以房室是理论上的空间组合,是一抽象名词,但房室的划分也得考虑组织和脏器的血流量、生物膜的通透性、药物和组织的亲和力以及血浆蛋白的结合率和释放率等因素。

房室可分为封闭式和开放式两类。药物进入机体后仅有转运而不再从机体排除或代谢转化者为封闭系统;药物以不同速度、不同途径不可逆地进行排除或转化者为开放系统。绝大多数药代动力学模型属开放系统。房室模型有繁有简,一室模型最简单,通用的是二室模型,而三室或多室模型虽更符合实际情况,但运算太繁,使用概率不多。

(一)开放性一室模型

开放性一室模型是最简单的动力学模型,该模型假定身体由一个房室组成。给药后药物可立即均匀地分布在整个房室,并以一定速率从该室消除。将属于该模型的药物单次静脉注射,用血药浓度的对数对时间作图可得到一条直线,即药-时曲线,呈单指数衰减(图 21-5A)。其药-时曲线的计算公式为:

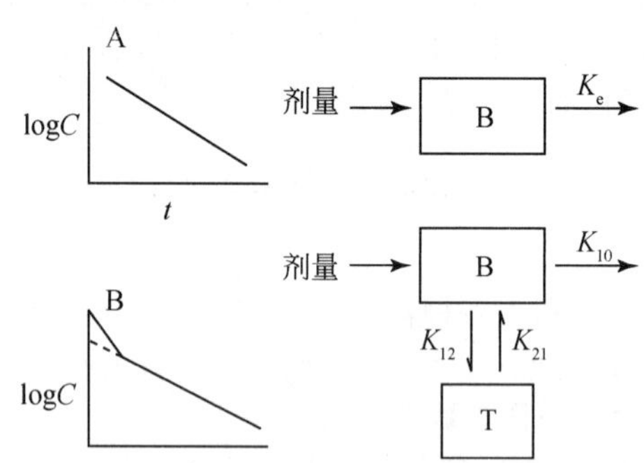

图 21-5　开放一室(A)和二室(B)模型

B:中央室,T:周边室,K_{12}:药物由中央室转运至周边室的一级速率常数;K_{21}:药物由周边室转运至中央室的一级速率常数;K_{10} 或 K_e:药物由中央室消除的一级速率常数 logC:血药浓度的对数,t:时间

$$C=C_0 \cdot e^{-K_e t}$$ 公式(21-12)

式中 C 为经过一定时间后的血药浓度，C_0 为静脉注射后零时的血药浓度，t 代表时间，K_e 为消除速率常数，e 代表自然对数，其数底为 2.718。该式可改为常用对数式：

$$\log C=\log C_0 \frac{K_e t}{2.303}$$ 公式(21-13)

式中 2.303 是自然对数转为以 10 为底数的常用对数换算值。按下式可求出该药的表观分布容积(V_d)、消除速率常数(K_e)、半衰期($t_{1/2}$)及清除率等有关参数。

$$V_d=D/C_0$$ 公式(21-'8)

$$斜率=\frac{\log C_1-\log C_2}{t_1-t_2}$$ 公式(21-14)

式中 D 代表给药剂量，C_1 和 C_2 为药-时曲线上任意两点浓度，t_1 和 t_2 分别为该浓度的相应时间。

$$K_e=斜率 \cdot -2.303$$ 公式(21-15)

$$t_{1/2}=0.693/K_e$$ 公式(21-16)

$$C_1=V_d \cdot K_e$$ 公式(21-17)

(二)开放性二室模型

对大多数药物来说，在给药后的初期，分布的速率实际上是不相同的，因此，一室模型不能精确说明大多数药物的动力学过程。而开放性二室模型则更符合大多数药物的体内情况。

该模型假定给药后药物不是立即均匀分布的，它在体内可有不同速率的分布过程。身体由两个房室组成，即表观分布容积小的中央室以及表观分布容积大的周边室。药物进入体内几乎立即分布到中央室，而后才缓慢分布到周边室。一般认为，中央室包括血液、细胞外液以及血流丰富的组织如肝、肾、心、肺、脑等；周边室则包括血流灌注较贫乏的组织，如肌肉、皮肤、脂肪等。该模型还假定，药物仅从中央室消除(图 21-5B)。

将属于二室模型的药物单次快速静脉注射，用血浆药物浓度的对数对时间作图可得双指数衰减曲线(图 21-6)。初期血药浓度迅速下降，称为 α 相或分布相，这条曲线是分布和消除同时进行的结果，但主要反映药物自中央室向周边室的分布过程。此时的血浆半衰期 $t_{1/2}=0.693/\alpha$。一旦分布平衡后，曲线进入较慢衰落的 β 相或消除相，它主要反映药物从中央室的消除过程。此时的血浆半衰期 $t_{1/2}=0.693/\beta$，即代表总消除特征的半衰期。其药-时曲线可用下式表示：

$$C=A \cdot e^{-\alpha t}+B \cdot e^{-\beta t}$$ 公式(21-18)

式中 α 和 β 分别代表分布相与消除相的速率常数，B 表示药-时曲线 β 相段外展至纵坐标的截距。将血药浓度的实测值减去 β 线上各相应的数值，其差值在同一半对数坐标纸上作图可得出另一条直线，此直线外展至纵坐标的截距即为 A。由截距和斜率分别算得 A、α、β、B 后，再按下式分别求出药物由周边室向中央室转运的一级速率常数(K_{21})、药物由中央室消除的一级速率常数(K_{10} 或 K_e)、药物由中央室向周边室转运的一级速率常数(K_{12})、中央室表观分布容积(V_1)，周边室表观分布容积(V_d)及 C_1 等。

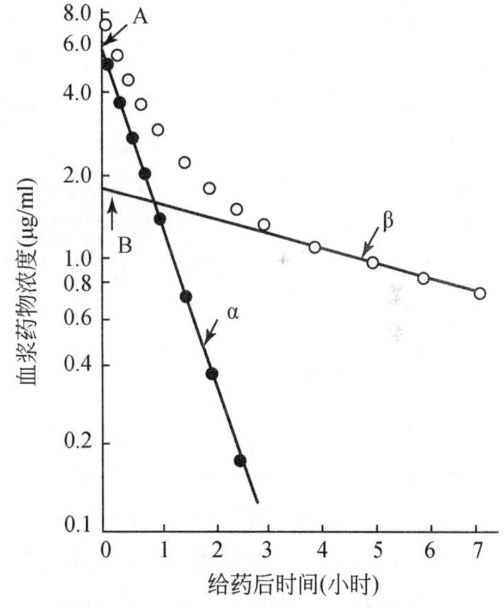

图 21-6　开放二室模型的药-时曲线
○实测值；• 实测值与 β 线上相应点之差值

$$K_{21}=\frac{A\beta+B\alpha}{A+B}$$ 公式(21-19)

$$K_{10}=\frac{\alpha\beta}{K_{21}}$$ 公式(21-20)

$$K_{12}=\alpha+\beta-K_{21}-K_{10}$$

公式(21-21)

$$V_1=\frac{D}{A+B}$$ 公式(21-22)

$$V_d=(K_{10}/\beta)\cdot V_1$$ 公式(21-23)

$$C_1=V_1\cdot K_{10}$$ 公式(21-24)

有时开放性二室模型还不能满意地说明药物的体内过程,例如药物可缓慢地进入骨或脂肪,或与某些组织结合得非常牢固,这时药-时曲线呈三相指数衰减,即为开放性三室模型。模型的选择主要取决于药物与实验设计的精确性。对于某一具体药物来说,准确地选择模型是进行药代动力学分析的关键问题。

(三)生理学模型

生理学模型是一种比较符合药物在体内动态变化的模型,它以"生理学室"代表房室。这些"生理学室"代表与药物分布有关的单一或群体脏器、组织或体液。该模型有两类参数:一类是生理解剖参数,如血流量、脏器容积等,主要取决于用药机体;另一类是生化参数,如组织摄取率、组织清除率等,主要取决于药物本身。了解这些参数后就可以根据具体生理学模型,对血液或各有关脏器组织中的药物变化进行模拟。

二、速率过程

房室概念是描述药物在体内空间的分布,而速率过程是表明药物在体内空间转运速度的特点,二者构成了药代动力学的基本要素。通常按药物转运速度与药物量或浓度之间的关系,可将药物在体内的转运过程分为一级、零级和米氏速率过程。

(一)一级动力学过程

一级动力学过程(*first-order kinetic process*)又称一级速率过程,是指药物在房室或某部位的转运速率(dC/dt)与该房室或该部位的药量或浓度的一次方成正比。描述一级动力学过程的方程式是:

$$\frac{dC}{dt}=-KC$$ 公式(21-25)

式中C为药物浓度,K为一级速率常数,表示单位时间内药物的转运量与药物现存量之间的比值,例如,$K=0.1/h$,表示剩余药量中每小时有10%被转运,负号表示药物浓度随时间而减少。将公式(21-25)积分,得:

$$\ln\frac{C}{C_0}=-Kt \text{ 或 } C=C_0\cdot e^{-K}$$

公式(21-26)

式中C是t时间的血浆药物浓度,C_0为零时的药物浓度。将公式(21-26)改为常用对数式,则:

$$\log C=\log C_0-\frac{K}{2.303}t$$

公式(21-27)

可见,将t时药物浓度的对数对时间作图,可得一条直线,其斜率为$-K/2.303$。

一级动力学过程是被动转运的特点,只要是按浓度梯度控制的简单扩散都符合一级动力学过程。由于多数药物的转运都是简单扩散,故多数药物均属一级动力学过程。它的特点是:①药物转运呈指数衰减,每单位时间内转运的百分比不变(或称速率不变),但单位时间内药物的转运量随时间而下降;②半衰期恒定,与剂量或药物浓度无关;③药-时曲线下的面积与剂量成正比;④按相同剂量间隔给药,约经5个半衰期达到稳态浓度:停药后约经5个半衰期药物从体内清除。

一级动力学过程又称线性动力学过程。由于该过程的K、$t_{1/2}$等药代动力学参数与剂量无关,故又称非剂量依赖性速率过程。

(二)零级动力学过程

零级动力学过程(zero-order kinetic process)又称零级速率过程,是指药物自某房室或某部位的转运速率与该房室或该部位的药量或浓度的零次方成正比。描述零级动力学过程的方程式是:

$$\frac{dC}{dt}=-KC_0=-K$$ 公式(21-28)

积分式为:$C=C_0-K_\tau$

公式(21-29)

式中K为零级速率常数。可见,t时的药物浓度与时间在普通坐标纸上作图可得一直线，其斜率为 $-K$。零级动力学过程的特点是：①转运速度与剂量或浓度无关，按恒量转运，但每单位时间内转运的百分比是变化的；②半衰期不恒定，它与初始药物浓度或给药量有关，剂量越大，半衰期越长；③药-时曲线下的面积与剂量不成正比，剂量增加，其面积可以超比例地增加。

零级动力学过程是主动转运的特点，任何耗能的逆浓度梯度转运的药物，因剂量过大，超过其负荷能力，均可出现饱和和限速，而为零级动力学过程。

（三）米-曼速率过程（Michaelis-Menten rate process）

一级与零级动力学过程并非能截然分开，二者可互相移行，这就是米-曼速率过程。此型在高浓度时为零级过程，在低浓度时为一级过程，描述米-曼动力学的方程式是：

$$-\frac{dC}{dt}=\frac{V_m \cdot C}{K_m+C} \quad 公式(21\text{-}30)$$

式中 $-dC/dt$ 是指 t 时的药物消除速率，V_m 是该过程的最大速率，K_m 是米-曼常数，它表示消除速率达到 V_m 一半时的药物浓度。

当药物浓度明显低于 K_m 时，即 $C \leqslant K_m$ 时，方程式可简化为：

$$-\frac{dC}{dt}=\frac{V_m}{K_m} \cdot C \quad 公式(21\text{-}31)$$

其积分式为：

$$C=C_0 \cdot e^{(-V_m/K_m) \cdot t} \quad 公式(21\text{-}32)$$

该公式与公式(21-26)相似，因为 V_m/K_m 相当于 K。显然，当药物浓度远小于 K_m 时，其药-时曲线将遵循一级动力学过程。当药物浓度接近或超 K_m 时，即 $C \geqslant K_m$ 时，方程式可简化成：

$$-\frac{dC}{dt}=V_m \quad 公式(21\text{-}33)$$

其积分式为：$C=C_0-V_m \cdot t$　　公式(21-34)

该公式与公式(21-29)类似。很明显，当药物浓度明显超过消除过程 K_m 时，其药-时曲线遵循零级动力学过程。

零级动力学过程与米-曼速率过程又称非线性动力学过程，由于该过程的 $t_{1/2}$ 等动力学参数随剂量而改变，故又称剂量依赖性速率过程。非线性动力学过程无论在药理学上或毒理学上均有重要意义。

三、药物的半衰期

在临床上，药物从血浆的消除速度常用血浆消除半衰期（简称半衰期，half-life，$t_{1/2}$）表示。半衰期是指血浆药物浓度降低一半所需的时间。虽半衰期因药而异，且变化范围很大，但每种药的半衰期基本上是恒定的。所以，了解半衰期具有重要的实际意义。根据半衰期可以确定最宜给药间隔，预计停药后药物从体内消除的时间以及预计连续给药时到达稳态血浆浓度的时间。例如一次给药后约经 4～5 个半衰期血浆浓度下降 95 %左右，可以认为药物已经基本消除。连续恒速滴注或重复恒量用药必须经过 4～5 个半衰期才能达到血浆坪值或稳态浓度，此时药物吸收速度与消除速度达到平衡，药物血浆浓度相对稳定于一定水平。这个简单的数学计算见表 21-1。

表 21-1　药物半衰期与其在体内蓄积量及排泄量的关系

半衰期数	药物排泄量	累加排泄（或蓄积）量
1	100%×1/2=50%	50%
2	100%×(1/2)²=25%	75%
3	100%×(1/2)³=12.5%	87.5%
4	100%×(1/2)⁴=6.25%	93.8%
5	100%×(1/2)⁵=3.13%	96.9%
6	100%×(1/2)⁶=1.57%	98.5%
7	100%×(1/2)⁷=0.79%	99.3%

由于药物在体内的半衰期是固定不变的，且与药物血浆浓度高低无关，因此，在一定范围内增加用药量并不能显著延长药物在体内的消除时间；在连续恒速滴注或反复恒量用药时也不能加速达到坪值的时间。增加用药量只能增加血浆的药物浓度或坪值，如反复用药间隔为 1 个半衰期的话，首次加倍可立即达到坪值。缩短给药间隔只能减少血药浓度的波

动，如单位时间内药物剂量不变的话也不能影响坪值及达到坪值的时间（图 21-7）。因此，半衰期短的药物，给药间隔时间应短；半衰期长的药物，开始用负荷量使血药浓度达到有效水平，再按消除量使用维持量。

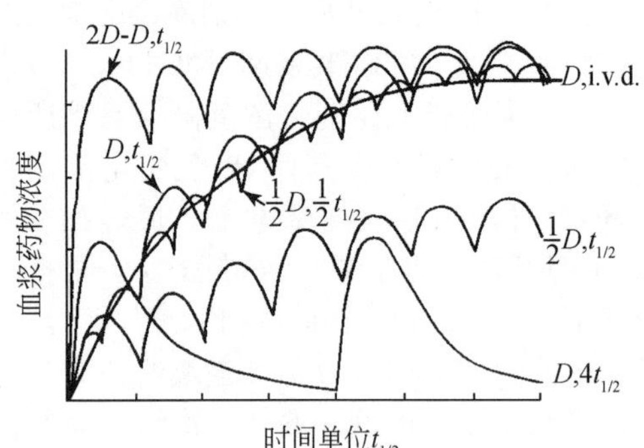

图 21-7 连续用药时的时量曲线

D=单剂量；$t_{1/2}$=半衰期

四、药代动力学和静脉给药方案

根据药物的药代动力学参数及其方程式可以帮助临床医师制订给药方案。合适的静脉麻醉给药方案应根据既定情况下的药代动力学参数及临床效应之间的关系来确定。应记住的是增加滴速不能缩短到达稳态浓度的时间，只能增加药物的稳态浓度。因此，必须用不同的给药方法尽早达到稳态血药浓度。

（一）静脉滴注

对于治疗指数小或半衰期短的药物，恒速静脉滴注是维持恒定有效血药浓度的最好方法。如氨茶碱、异丙肾上腺素及肝素等常采用静脉滴注给药。

恒速静脉滴注后血药浓度随滴注时间的增加而增加，直至 5 个半衰期后可达稳态浓度，此时，静脉滴注速度等于药物从体内的消除速度。恒速静脉滴注的血药浓度可用下列方程式描述：

$$C=\frac{R_0}{CL}(1-e^{-Kt}) \quad 公式(21\text{-}35)$$

式中 R_0 为滴注速度（mg/h），t 为静脉滴注时间，CL 为血浆清除率。在开始滴注时（$t=0$），e^{-Kt} 等于 1，（$1-e^{-Kt}$）为 0；达稳态浓度时（严格讲 $t=\infty$），e^{-Kt} 渐近零，故（$1-e^{-Kt}$）接近于 1。因此，在稳态浓度时上式可简化为：

$$C_{ss}=\frac{R_0}{CL} \quad 公式(21\text{-}36)$$

式中 C_{ss} 为稳态浓度。可见，稳态浓度的高低取决于滴注速度与全身清除率的比值。将 $CL=V_d \cdot K$ 代入公式(21-36)，则：

$$C_{ss}=\frac{R_0}{V_d \cdot K} \quad 公式(21\text{-}37)$$

式中 V_d 代表表观分布容积，K 为消除速率常数。因为 $K=0.693/t_{1/2}$，或 $1/K=1.44 \cdot t_{1/2}$，故：

$$C_{ss}=\frac{R_0}{V_d} \cdot \frac{t_{1/2}}{0.693} \quad 公式(21\text{-}38)$$

或

$$C_{ss}=\frac{R_0}{V_d} \cdot 1.44 \cdot t_{1/2} \quad 公式(21\text{-}39)$$

可见，恒速静脉滴注的稳态浓度与滴注速度及半衰期成正比，与表观分布容积成反比。在临床上若预先选定一个理想稳态浓度，其滴速可按公式(21-36)算出，即 $R_0=C_{ss} \cdot CL$ 或 $R_0=C_{ss} \cdot V_d \cdot K$

$$或\ R_0=\frac{C_{ss} \cdot V_d}{1.44 \cdot t_{1/2}}$$

例如一体重为 50kg 的病人，期望能使丙泊酚的稳态血药浓度达 5μg/ml，其消除率为 30ml/(kg · min)，其滴注速度应为：$R_0=C_{ss} \cdot CL$ = 5μg/ml · 30ml/(kg · min) = 150μg/(kg · min) = 450mg/h · 50kg 体重。

对于半衰期较长的药物，为加快达到稳态浓度的时间，可先给负荷量，其计算公式为：

$$D_L=C_{ss} \cdot V_d \quad 公式(21\text{-}40)$$

$$D_m=D_L \cdot K=D_L \cdot \frac{1}{1.44 \cdot t_{1/2}} \approx \frac{0.7D_L}{t_{1/2}} \quad 公式(21\text{-}41)$$

式中 C_{ss} 是指预先选定的稳态浓度，D_L 为负荷量，D_m 为维持量。可见负荷量的 70% 被半衰期(h)去除，并以此量按小时滴注，则可维持由负荷量所达到的浓度。负荷量可按一次或几次快速静脉注射给予。常用镇静、镇痛药药代动力学参数见表 21-2。

表 21-2　临床常用镇静镇痛药药代动力学参数

药物	C_{ss}(μg/ml)	V_c(L/kg)	V_{dss}(L/kg)	CL[ml/(kg·min)]
硫喷妥钠	5～20	0.4	2.5	3
甲己炔巴比妥	1～4	0.3	2	11
依托咪酯	0.1～0.5	0.3	4	17
丙泊酚	1～10	0.3	2	30
咪达唑仑	0.05～1.0	0.4	1.5	7
氯胺酮	0.5～2.5	0.5	3	18
吗啡	0.02～0.2	0.3	3	14
哌替啶	0.3～2.0	0.7	4	11
芬太尼	0.002～0.035	0.6	4	13
舒芬太尼	0.0002～0.002	0.2	2.5	11
阿芬太尼	0.05～0.5	0.15	0.7	6

(二)多次静脉注射

反复静脉注射时血药浓度有增有减。其峰浓度(C_{max})在静脉注射刚结束,其谷浓度(C_{min})在下一次静脉注射之前,达到稳态浓度的时间约需5个半衰期。如按半衰期给药,则其峰浓度是谷浓度的2倍。一室模型药物按固定时间与固定剂量静脉注射,稳态浓度的峰、谷浓度可按下式计算:

$$C_{ss,max}=\frac{D}{V_d}\cdot\left(\frac{1}{1-e^{-Kt}}\right)$$

公式(21-42)

$$C_{ss,min}=\frac{D}{V_d}\cdot\left(\frac{1}{1-e^{-Kt}}\right)\cdot e^{+Kt}$$

公式(21-43)

式中D为静脉注射剂量,t为给药间隔对间,K为消除速率常数,V_d为表观分布容积。当预选好稳态浓度,上式也可计算所需的给药量。多次静脉注射负荷量的计算公式为:

$$D_L=C_{ss,max}\cdot V_d$$

式中$C_{ss,max}$是希望达到的稳态峰浓度,V_d为表观分布容积。如按半衰期给药,负荷量是维持量的2倍。

第四节　麻醉期间药物的相互作用

麻醉过程中经常需要伍用多种药物,如果搭配得当,可利用它们之间的相互作用以增强效果或减轻不良反应。但是伍用不得法就可能适得其反,甚至导致意外。尤应重视的是不少病人术前往往已使用过多种药物,这些药物与麻醉前用药,以及围手术期使用的多种药物和麻醉药之间,很可能相互影响,改变各药物原有的效应。这种相互作用可能有益,但不少作用却有害,有些甚至是危险的。另外,伍用药物相互作用引起的反常现象在麻醉过程中常常判断困难。因此,对所用药物之间可能产生的相互作用,必须有所了解,防止不合理的联合用药。麻醉期间,药物常常通过如下机制发生相互作用。

一、药效动力学机制

主要指一种药物改变了另一种药物的药理效应机制,对药物的血浆浓度无明显影响,主要是影响药物与受体作用的各种因素。这种类型的药物相互作用可有以下几种形式。

(一)相加作用

两种药物合用的效应为两药单用的代数之和。只有在合用的两种药物作用于同一部位或受体,并对这个部位或受体作用的内在活性相等时,相加作用才能发生。凡能发生相加作用的两药合用时,如各药不减半剂量使用,就有产生药物中毒的可能。如抗胆碱(阿托品等)与具有抗胆碱作用的其他药物(氯丙嗪、抗组胺药）合用时，可引起胆碱能神经功能低下的中毒症状；氨基糖苷类抗生素与硫酸镁合用时，由于此类抗生素可抑制神经肌肉接头的传递作用，可加重硫酸镁引起的呼吸肌麻痹。

（二）协同作用

两种药物分别作用于不同受体或部位，而诱发出相同的效应，使两药合用时引起的效应大于各药单用时效应的总和，称为协同作用。临床上常见的例子是镇静催眠药、镇痛药与抗精神病药合用时，中枢抑制作用可相互增强。例如，哌替啶的镇静作用可消除病人手术前紧张和恐惧情绪，减少麻醉药用量，若与氯丙嗪和异丙嗪组成冬眠合剂，就可显著增强哌替啶的镇静作用，而且抑制呼吸和降低血压的作用也同时被增强，尤其是当静脉注射速度稍快时，可发生严重的呼吸和循环功能抑制。单胺氧化酶抑制剂与氯丙嗪类合用，不仅增强安定作用，并能增强降压效应。

（三）敏感化作用

敏感化作用是指一种药物可使组织或受体对另一种药物的敏感性增强，称为敏感化现象。例如氟烷可使心肌对儿茶酚胺敏感，再用肾上腺素就可能引起心律失常；应用排钾利尿药后可使血钾水平降低，从而使心脏对强心苷敏感，容易发生心律失常；并且还能加强肌松药的作用。

应用利血平或胍乙啶后能导致肾上腺受体发生类似去神经性超敏现象，从而使具有直接作用的拟肾上腺素药，如去甲肾上腺素或肾上腺素的升压作用增强。

（四）拮抗作用

两种或两种以上药物合用后所引起的药效降低现象，称为拮抗作用。产生拮抗作用的机制可以是药代动力学方面的，如一种药物对另一种药物的吸收、分布、生物转化、排泄的影响而使药效降低；亦可以是药效学机制，主要通过药物与受体作用而使药效降低。后者主要有两种形式。

1. 竞争性拮抗作用 两种药物是在共同的作用部位或受体上拮抗，亦即两种药物直接竞争受体。如阿片受体拮抗药纳洛酮的化学结构和吗啡类似，与吗啡受体有较强亲和力，所以能与吗啡类镇痛药发生竞争性拮抗。特别是用吗啡、哌替啶或芬太尼后出现的呼吸抑制、过度镇静等都可用纳洛酮拮抗。

如果两药在受体上竞争性拮抗（占位性竞争）则服从质量作用定律，即浓度高或亲和力强的药物能取代浓度低或亲和力弱的药物。例如筒箭毒占据神经肌肉接头的乙酰胆碱受体，形成无活性的复合体后，不再触发去极化，因此再注入琥珀胆碱则作用减弱或不起作用。

2. 非竞争性拮抗作用 两种药物与受体的不同部位相结合，因此，任何一个存在，不排除另一个的结合，但当拮抗物存在时，作用物就失去作用。这种拮抗现象不能被增加作用物的剂量所逆转。例如苯氧苄胺与肾上腺素能 α 受体结合后，受体性质产生改变，不再接受去甲肾上腺素的兴奋作用。

二、药代动力学机制

主要是一种药物能使另一种药物的体内过程（即吸收、分布、代谢、排泄）任何一环节发生变化，从而影响另一种药物的血浆浓度，进一步改变其作用强度。药物相互作用的药代动力学机制包括以下几个环节。

（一）药物在吸收部位的相互作用

某一药物的存在有时可能改变另一药物的吸收，例如一些局麻药液中加少量肾上腺素可减慢吸收，减少中毒，延长其作用时间，甚至还可改善利多卡因的快速耐药性。但是由于布比卡因、甲哌卡因或丙氨卡因与组织的亲和力大，扩血管作用不明显，所以，加肾上腺素延长局麻药作用的意义就不太大。

给病人口服麻醉前用药时，应注意是否已服用过影响胃排空或胃肠吸收的药物，必要时可改用肌内注射或静脉注射途径。曾服氢氧化铝凝胶或钙、镁化合物时可抑制其他药物的吸收。抗胆碱药（如溴丙胺太林、阿托品等）或具有抗胆碱副作用的药物（如三环类抗忧郁药）也抑制胃肠道对药物的吸收。

(二)血浆蛋白结合的竞争

大多数药物被吸收就与血浆蛋白结合成药物-蛋白质复合物。这既是转运药物抵达作用部位的方式，也是一种储存药物的手段。药物与血浆蛋白质结合往往暂时失去药理活性，而只有非结合的游离药物才具有药理活性和能够被肝脏代谢以及肾脏排泄。药物与血浆蛋白的结合是疏松的和可逆性的，且经常处于动态平衡。血浆蛋白与药物结合有一定的限量，达到饱和后如继续增加剂量，游离的血药浓度就会迅速升高而引起毒性反应。

伍用两种都能与蛋白结合的药物时，两种药物即竞争着与血浆蛋白结合，结合力强的可将已同蛋白质结合的另一药物置换出来，后者的游离型增多，药效就增强。同时还可能影响药物分布容积、半衰期、肾清除以及与受体结合的量等，从而导致药效的变化和不良反应。与蛋白结合率高的药物有双香豆素、洋地黄毒苷、奎尼丁、甲氨蝶呤、苯妥英钠、依他尼酸（利尿酸）和磺胺药等。如果并用与之竞争血浆蛋白结合的药物，就容易出现不良反应。普鲁卡因增强琥珀胆碱效应的机制比较复杂，其中之一可能就是两药都能较快地与血浆蛋白结合，伍用时普鲁卡因能促使游离型琥珀胆碱的比值增高，小量琥珀胆碱就有明显的肌松作用。与利多卡因伍用时也有类似现象。

(三)药物代谢的相互作用

虽然有些药物是以原形从肾脏排泄，但是大多数的药物在体内转化为极性高的代谢产物，使其较易由肾脏排泄。虽然有些药物的生物转化是在血浆、肾、皮肤或肠道，但是大多数药物是经肝细胞内质网膜的肝微粒体酶而转化的。合并使用两种药物时，某药通过药酶活性的改变而影响另一药物的代谢。凡诱导出药酶的活性，促使药物代谢增强加快，称为酶促作用（酶诱导）；反之，即为酶抑制。如果反复或长期使用某种药物使肝内酶系活动增强，加速该药的代谢，则称为自身诱导。有酶促进作用的药物称为诱导药。

具有酶诱导作用的常用药物有苯巴比妥、苯妥英钠、保泰松、格鲁米特（导眠能）或甲丙氨酯（眠尔通）等。一般在用药后 4～7 天出现酶诱导作用，约 6～8 周作用最强。可促使伍用的药物如氢化可的松、洋地黄、双香豆素、华法林等代谢增快，排泄增多，需加大剂量才能维持疗效。再如病人应用哌替啶具有很好的镇痛效果，但是如因病情需要服用苯巴比妥两周以预防癫痫时，随后再服用哌替啶却发生持久的镇静或是严重的中枢神经系统症状如惊厥。这是由于苯巴比妥明显促进哌替啶的代谢，而增加代谢产物去甲哌替啶的产生，它有镇静和较弱的镇痛作用，并有中枢神经系统兴奋作用，且其毒性较大。

具有肝酶抑制作用的常用药物有氯霉素、异烟肼、氯丙嗪。若这类药物与有关药物同时合用，可使药物代谢减慢，排泄减少而蓄积，易发生血药浓度增加以致出现中毒症状，单胺氧化酶抑制药能妨碍肾上腺素的代谢，如果它与加有肾上腺素的局部麻醉药同时合用，就可发生强烈的心血管反应。若它与丙咪嗪同时应用，则可能引起惊厥、谵妄与死亡。

除肝脏外，体内其他组织的酶系也常参与药物的生物转化，如血浆胆碱酯酶可催化普鲁卡因的水解，胆碱酯酶抑制剂通过抑制胆碱酯酶，即能增强它们的作用，如新斯的明能抑制血浆假性胆碱酯酶的活性，因而可增强和延长琥珀胆碱的骨骼肌松弛作用，甚至引起呼吸肌麻痹。

(四)竞争肾排泄的相互作用

除吸入麻醉药外，大多数麻醉中用药由肾脏排出体外。两种药物伍用，一种药可能通过改变肾小球滤过、肾小管功能、肾血流量以及尿的酸碱度来改变另一药物的排泄，就必然引起药效的变化。例如应用碳酸氢钠使尿 pH 增高（碱性尿），就可以使苯巴比妥以及 pK_a 在 3.0～7.5 的药物（如双香豆素）排泄增多，相反，应用维生素 C、氯化铵等使尿液酸化（酸性尿），则使吗啡、哌替啶、麻黄碱以及 pK_a 在 7.5～10.5 的药物（如美卡拉明、氨茶碱）排泄增多。

全麻时，可因改变肾血流量和肾小球滤过压而造成某些药物经肾排泄的一过性减少。甘露醇的利尿作用则使某些药物的排泄加快。

三、化学或物理学方面的机制

两药相混合，有时可产生物理或化学变化而使药物变质。药物的这种体外相互作用，主要属于药剂学方面的相互作用。在麻醉中须同时使用两种以上药物时，应熟悉它们的理化配伍禁忌。如硫喷妥钠溶液呈碱性（pH＝10.8），若与氯胺酮、潘库溴铵、哌替啶、麻黄碱、普鲁卡因、苯海拉明、吗啡、酚噻嗪类等混用，就可出现沉淀。

药液均有自身的 pH，只有在一定 pH 范围内才能保持药液的稳定。pH 升高，使酚噻嗪类、儿茶酚胺类、毒毛花苷 K 或胰岛素失效或作用减弱。

许多儿茶酚胺类药物加入某些静脉注射液中可被氧化；亚硝酸盐或重金属离子可使氯丙嗪等多种药物发生氧化反应而破坏；肝素的强酸基团可中和碱性的筒箭毒分子，所以应用了较大剂量的肝素，则有拮抗右旋筒箭毒的现象。另外，肝素分子中的酸性多糖，带有大量负电荷，其作用可被具强碱性带正电荷的鱼精蛋白所拮抗，属静电的相互作用。

有些药物是对光敏感的，例如硝普钠在滴注时必须用黑布罩住滴注瓶。有些药物混合于输液瓶中，可发生沉淀，但吸附于玻璃或塑料的表面，因而并不显示浑浊。输血时血液中不宜加用其他药物，尤其禁止与右旋糖酐或其他血浆扩溶液相混，因为后者可使红细胞聚集。血液也不可与高张性甘露醇溶液混合，二者如果相混，红细胞就皱缩，输入人体往往引起反应。

（薛富善）

参考文献

苏成业．1994. 药物的体内过程和药物的代谢动力学．见：杨藻宸主编．医用药理学．第三版，北京：人民卫生出版社，6～47

Benet LZ. 1984. Pharmacokinetic Basis for Drug Treatment. New York：Raven Press，7～36

Bowman WC，Rand MJ. 1980. Textbook of Pharmacology. 2nd ed. London：Blackwell，40～144

Watkins WD，Leslie JB，DeBruijn NP. 1986. Pharmacologic principles. In：Miller RD ed. Anesthesia. New York：Churchill Livingstone，55～73

Wood A. 1982. Drug disposition and pharmacokinetics. In：Wood M，Wood AJJ eds. Drug and Anesthesia，Pharmacology for Anesthesiotogists. Baltimore：Williams and Wilkins，3～75

第 22 章　吸入全身麻醉药

在我国，临床麻醉的基本方法正在从一个以神经阻滞为主的模式向以全身麻醉为主的模式转变。全身麻醉以静吸复合麻醉为主要方法。所以，普及对吸入全身麻醉药(简称吸入麻醉药)的基本理论和使用方法就自然成为当前促进我国临床麻醉现代化的工作之一。

据文献记载，中国的古代麻醉史是伴随着口服中药而发展，而西方现代麻醉学的产生和发展则是以吸入麻醉药的发现和普及为标志。150 余年来，吸入麻醉药一直是临床麻醉的主要用药。换言之，迄今为止，整个现代麻醉学的发展都伴随着吸入麻醉的进步。吸入麻醉药药理学基本知识主要是西方国家的研究结果和临床经验，在许多经典教科书中已有较详细的介绍。本章将在简述吸入麻醉药基本知识的同时，介绍我国麻醉工作者为解决中国的问题所进行的研究和临床实践。有的内容如吸入气中麻醉药浓度的调控鲜为人们所论述，但在临床工作中又十分重要，本章也将用较大篇幅加以介绍。

第一节　吸入麻醉药的历史和一般特点

1842 年 3 月 30 日，美国佐治亚州小镇 Jefferson 的医师 C. W. Long 在人类第一次使用吸入乙醚麻醉的方法为他的病人 J. M. Venable 摘除了颈部的两个小肿瘤，从而开始了吸入麻醉和现代麻醉学的历史。20 世纪 40 年代，卤素化学研究和工业的进步促进了卤素麻醉药的发展。在此之前，环丙烷、乙醚和乙烯醚为最常用的吸入麻醉药，但它们都是易燃品。而不易燃的卤素化合物氯仿和三氯乙烯又具有肝毒性或神经毒性。上述缺点致使这些麻醉药都被淘汰。

现在使用的吸入麻醉药除氧化亚氮外，全部是强效的氟化吸入麻醉药。1951 年合成了第一个新的氟化吸入麻醉药——三氟乙基乙烯醚。其优点为强效、诱导迅速、对呼吸循环无明显抑制。因此，它在临床上使用了近 20 年。但最终因易燃、导致室性心律失常、恶心呕吐和潜在的肝毒性等缺点被淘汰。几乎在同一时期，人们合成和检测了氟烷和甲氧氟烷，并把它投入临床和市场。发现与以前的麻醉药相比，它们有许多优点，但氟烷具有的肝毒性和甲氧氟烷的肾毒性促使人们寻找新的更好的吸入麻醉药。

Terrell 等在测试了几百种化合物后发现了恩氟烷和异氟烷为较理想的吸入麻醉药，这两种药同时进入了志愿者和病人的试验。但因 Corbett 等的试验提示异氟烷可能致癌，而使恩氟烷先投入临床和市场。此后，由 Eger 主持的试验证明异氟烷不具有致癌的作用后，它才被美国 FDA 批准继续试验并最终投入临床，现已成为当今世界使用最为广泛的强效吸入麻醉药。20 世纪 80 年代，人们又研究了七氟烷和地氟烷，并分别于 90 年代初期和中期投入临床，为临床麻醉用药提供了更多的选择。

吸入麻醉药主要用于能将不同药物的优点结合起来的“平衡麻醉”。如使用异氟烷时心率加快，合用少量芬太尼可拮抗此作用。现在可供选择的麻醉药种类很多，麻醉医师应根据不同的病情和手术选用不同的药物搭配，以达到最佳麻醉效果。因此，应对吸入麻醉药有正确的了解。外科手术时使用吸入麻醉药有如下目的：①提供麻醉，行吸入麻醉诱导和维持全麻；②消除术中记忆；③协助肌松；④控制血压；⑤其他，如治疗支气管哮喘和保护中枢神经系统等。与其他途径用药相比，经呼吸使用吸入麻醉药有两大优点。即能根据需要及时增加和减少机体内吸入麻醉药的浓度，以及能通过测量呼气末吸入麻醉药的浓度来估计其靶组织(中枢神经系统)的分压，从而判断麻醉深度和麻醉药的作用。

通过 150 余年使用吸入麻醉药的临床经验，人们提出了理想的吸入麻醉药的标准，即：①效价高，能使用高浓度的氧气；②血/气分配系数小，诱导和苏醒快；③不燃爆；④对呼吸道无刺激；⑤肌松好；⑥在 CO_2 吸收剂中稳定；⑦生物降解率低，无肝、肾毒性；⑧不抑制心血管系统；⑨不增加心肌对儿茶酚胺的敏感性；⑩不诱发癫痫和其他异常脑电波。麻醉医师一般根据上述 10 个标准来寻找新的吸入麻醉药，也根据上述标准来比较临床上所使用的吸入麻醉药，并根据临床需要和每种药物在上述方面的特点来选择用药。

吸入麻醉药的药理作用和药代动力学特点是多方面的，现将常用吸入麻醉药的物理、化学和生物学特性总结归纳列表(表 22-1)。

表 22-1　常用吸入麻醉药的物理、化学和生物学特性

特性	地氟烷	七氟烷	异氟烷	恩氟烷	氟烷	氧化亚氮*
分子质量(Da)	168.0	182.0	184.5	184.5	197.4	44.0
沸点(1 个大气压,℃)	23.5	58.5	48.5	56.5	50.2	—
比重(25℃)	1.45	1.50	1.50	1.52	1.86	—
饱和蒸气压(20℃ kPa,mmHg)	88.40 (663)	21.3 (160)	33.3 (250)	23.63 (175)	32.4 (243)	—
气味	刺激性	醚香味	刺激性	醚香味	甜味	甜味
保存剂	无	有	无	无	有	无
化学反应						
金属	无	有	无	无	有	无
碱	无	有	无	无	有	无
紫外线	无	有	无	无	有	无
爆炸性	无	有	无	无	无	无
分配系数						
血/气	0.42	0.68	1.40	1.90	2.30	0.47

续表

特性	地氟烷	七氟烷	异氟烷	恩氟烷	氟烷	氧化亚氮*
脑/气	0.54	1.15	2.09	2.60	4.79	0.50
脂肪/气	12.00	34.00	64.20	105.0	136.0	1.22
肝/气	0.55	1.25	2.34	3.80	5.13	0.38
肌肉/气	0.94	2.38	4.40	3.00	9.49	0.54
油/气	18.70	53.40	97.80	98.5	224.0	1.40
水/气	0.22	0.36	0.61	0.80	0.70	0.47
橡胶/气	—	—	0.62	74.00	120.00	1.20
最小肺泡气浓度(%)						
O_2	5.70	1.71	1.15	1.68	0.75	106
70%N_2O	2.83	0.65	0.50	0.57	0.29	—
肝毒性	—	—	—	?	+	—
肾毒性	—	?	—	?	—	—
体内代谢(%)	0.02	2	0.2	2	20～30	—
致畸	—	—	—	—	—	?
心律失常	—	—	—	?	+	—

*氧化亚氮(N_2O)。

第二节　吸入麻醉药的药代动力学

实施吸入麻醉诱导(麻醉加深)时，吸入麻醉药流经的途径中存在分压差，即挥发罐出口>吸入气>肺泡气>动脉>组织，在这些分压差的驱动下，吸入麻醉药由挥发罐到其作用的靶组织，进而发挥麻醉作用。实施吸入麻醉本质上是调节和维持吸入麻醉药在其作用部位——中枢神经系统的分压(或浓度)。与静脉全麻用药不同，吸入麻醉药通过呼吸由肺进入血液。一旦进入血液之后，其在机体内的分布规律与多数静脉全麻用药相似。所以，本节重点讨论吸入气麻醉药浓度的调控，肺泡气吸入麻醉药浓度和吸入麻醉药血/气分配系数。

一、吸入气麻醉药浓度调控

现代麻醉机中，吸入麻醉药多在呼吸回路外的挥发罐挥发，并由新鲜气体带入呼吸回路，再经呼吸回路的吸气支进入病人肺泡(图22-1)。吸入麻醉药在肺泡被吸收后由血液循环带入中枢神经系统，作用于一些关键部位而产生全麻作用。因此，吸入麻醉药在脑中的分压是决定其麻醉深度的最主要因素。经过一定的平衡时间后，一般认为肺泡气麻醉药浓度(F_A)可反映吸入麻醉药在脑中的分压，从而在一定程度上反映麻醉深度：

$$F_A \approx \text{脑中分压} \approx \text{麻醉深度}$$

公式(22-1)

一般吸入气中麻醉药浓度用Fi表示。在临床麻醉中若Fi>F_A，F_A将逐渐升高，麻醉则加深；若Fi<F_A，F_A将逐渐降低，麻醉则减浅。所以，麻醉深度的调控实际上是Fi的调控。为使叙述简单易懂，我们在此忽略呼吸回路的漏气，钠石灰对吸入麻醉药的吸收和降解，以及呼吸死腔等因素的影响来探讨吸入气麻醉药浓度(Fi)的调控。影响Fi的主要因素有：①挥发罐的开启刻度；②新鲜气体流量；③F_A的大小；④每分通气量。

只有经过流量表的新鲜气体(O_2、N_2O和空气)才进入挥发罐，并在挥发罐内分为两路。一路流经挥发室变为携带吸入麻醉药饱和气的气体。挥发室(不是挥发罐)出口处麻醉药的浓度决定于麻醉药的饱和蒸气压。在一定的温度下吸入麻醉药的饱和蒸气压是一个常数。如 20℃时异氟烷的饱和蒸气压为 32kPa (240mmHg)，挥发室出口处气体中的麻醉药浓度＝240/760×100%＝31.6%；另一路新鲜气体仅仅通过挥发罐，在挥发罐出口前与第一路含有饱和麻醉药的气体混合后流出挥发罐。挥发罐出口的麻醉药浓度决定于流经挥发室新鲜气体流量(VL)与直接通过挥发罐的新鲜气体流量(BL)之比。所以，调节挥发罐的刻度实际上是调节罐内新鲜气体的分流量。又因为不同的吸入麻醉药的饱和蒸气压不一样，所以吸入麻醉药的挥发罐不宜混用。

现代麻醉机设计中多将挥发罐安置在呼吸环路之外。流经流量表并经挥发罐携带吸入麻醉药的新鲜气体与重吸入的病人呼出气在呼吸环路的吸气支混合而形成新一轮的吸入气体。所以，挥发罐的开启浓度并不等于环路内吸入气的麻醉药浓度。我们可以通过下面的公式粗略估计吸入气中麻醉药的浓度：

$$\text{吸入气麻醉药浓度}=\frac{\text{新鲜气流量}\times\text{挥发罐开启浓度}+\text{重吸入流量}\times\text{呼气末麻醉药浓度}}{\text{每分通气量}}$$

公式(22-2)

$$\text{重吸入流量}=(\text{每分通气量}-\text{新鲜气流量})$$

公式(22-3)

将公式(22-3)代入公式(22-2)：

$$\text{吸入气麻醉药浓度}=\frac{\text{新鲜气流量}\times(\text{挥发罐开启浓度}-\text{呼气末麻醉药浓度})}{\text{每分通气量}}+\text{呼气末麻醉药浓度}$$

公式(22-4)

公式(22-4)中每分通气量一般不会变动，加之呼吸环路中排气阀门的存在，当新鲜潮气量＞每分通气量时按每分通气量计算。传统的快冲 O_2 是为紧急供 O_2 所用，它不经过挥发罐。因此，有意识地使用快冲 O_2 或快冲 O_2 阀门漏气可使呼吸回路中吸入麻醉药浓度下降。

根据公式(22-4)可用下列方法加深吸入麻醉(使 $F_i > F_A$)：①将吸入麻醉药挥发罐刻度开大；②将新鲜气流量/每分通气量之比加大，使其趋于或大于 1。下面举例说明：

例 1-1：男性，50kg，机械通气。潮气量＝0.5L，呼吸频率＝12 次/分，每分通气量＝6.0L/min，开始吸入异氟烷，新鲜 O_2＝1L/min，挥发罐开启刻度＝1.15%(图 22-1)。

根据公式(22-4)：异氟烷 Fi＝1×(1.15%－0.0%)/6.0＋0.0%＝0.19%。

显然，这样低的吸入气麻醉药浓度对加深麻醉几乎没有什么作用。

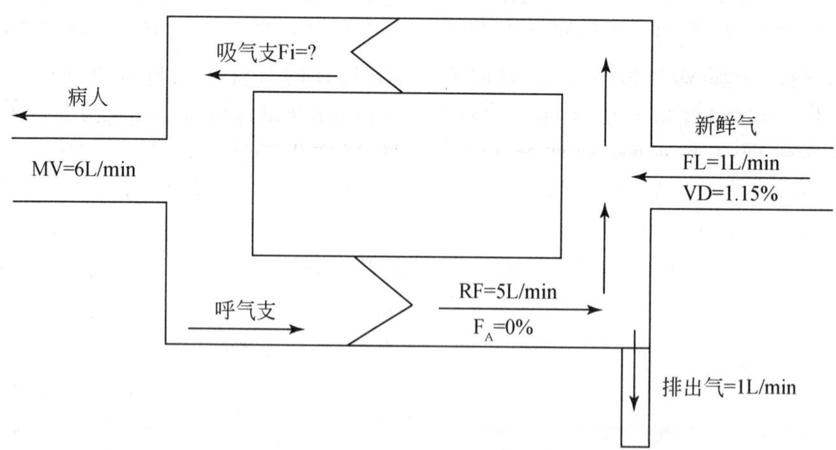

图 22-1 挥发罐、新鲜气流量和吸入气麻醉药浓度关系示意图

图中 VD：挥发罐开启浓度；FL：新鲜气流量；F_A：呼气末麻醉药浓度；RF：重吸入气流量；Fi：吸入气麻醉药浓度；MV：每分通气量。环路外的挥发罐开启浓度为 1.15%。异氟烷浓度为 1.15%，流量为 1L/min 的新鲜气进入呼吸环路，并与重吸入的呼出气(5L/min)混合形成新一轮的吸入气(6L/min)。病人的每分通气量为 6L/min

例 1-2：病人同例 1-1。假如一开始就将挥发罐开至 5%，而其他参数不变。则：

异氟烷 Fi＝1×(5.0%－0.0%)/6.0＋0.0%＝0.83%。

加大挥发罐开启刻度能增加 Fi，加深麻醉。但使用低流量时，即使将挥发罐开启到最大，加深麻醉的效果仍不显著。

例 1-3：病人同例 1-1。如果一开始就将新鲜气流量调为每分钟 6L 或更大，挥发罐开启至 3%，其他参数不变，则有：Fi＝6.0×(3.0%－0.0%)/6.0＋0.0%＝3.0%

可见要迅速加深吸入麻醉，在开大挥发罐的同时，使用高流量新鲜气也是非常重要的。

病人体重不同时设置的每分通气量就不一样，给予同一新鲜气流量时，麻醉加深的速度也不一样。

例 2-1：男性，10kg，潮气量＝0.1L，呼吸频率＝20 次/分，每分通气量＝2.0L/min，新鲜 O_2＝1.0L/min，挥发罐＝5.0%。Fi＝1.0×(5.0%－0.0%)/2.0＋0.0%＝2.5%。

通过比较例 1-2 和例 2-1，可见通过调节新鲜气流量来调控 Fi 的实质是要调节新鲜气流量/每分通气量之比值。

与加深麻醉相似(但方向相反)，减浅麻醉可通过下列两种方法实现：①将挥发罐关小或关闭；②将新鲜气流量加大。现举例说明减浅麻醉中的注意事项。

例 3-1：男性，50kg，潮气量＝0.5L，呼吸频率＝12 次/分，每分通气量＝6.0L/min，吸高浓度(5%)异氟烷已 3 小时，现新鲜 O_2＝0.5L/min，呼气终末浓度为 2.0%。再经 10 分钟手术完成，需减浅麻醉。此时若只关闭挥发罐，则：

Fi＝0.5×(0.0%－2.0%)/6.0＋2.0%＝1.83%

可见关闭挥发罐可使麻醉减浅($F_i<F_A$)。但在低流量下关闭挥发罐后麻醉减浅的速度很慢。10 分钟后手术结束时 Fi 仍可能会＞1%。

例 3-2：病人同例 3-1。若在关闭挥发罐的同时还将新鲜气流量加至 6L 或大，则：

Fi＝6.0×(0.0%－2.0%)/6.0＋2.0%＝0.0%。

此时，麻醉的减浅才达最快速度。所以，为减浅麻醉关闭吸入麻醉药挥发罐时，还需要检查新鲜气流量。也就是要问您自己：麻醉药真的停了吗？

流经流量表的 N_2O 和空气也是通过挥发罐的吸入麻醉药的载气。调整 N_2O 或空气时应考虑到对吸入气中强效麻醉药浓度的影响。

例 4-1：男性，50kg，潮气量＝0.5L，呼吸频率＝12 次/分，每分通气量＝6.0L/min，新鲜 O_2＝2.0L/min，挥发罐开启至 3.0%，吸 ISO 已 0.5 小时，现呼气终末浓度为 1.0%。

异氟烷 Fi＝2.0×(3.0%－1.0%)/6.0＋1.0%＝1.7%。

若此时麻醉偏浅，增加吸入 N_2O 4.0L/min，其他参数不变。

N_2O 的 Fi＝4.0×(100%－0%)/6.0＋0.0%＝67%的 N_2O≈0.6%的异氟烷。

但此时吸入气中不仅仅是增加了 N_2O，由于总的新鲜气流量(O_2＋N_2O)由原来的 2L 增加至 6L，使吸入气中的异氟烷浓度也增加了；异氟烷的 Fi＝6.0×(3.0%－1.0%)/6.0＋1.0%＝3.0%。

调 N_2O 流量后吸入气中麻醉药总的异氟烷等效浓度由原来的 1.7%猛增至 3.6%。

例 5-1：与上同一病人。吸高浓度 ISO 已 3 小时，现呼气终末浓度为 2.0%。新鲜 O_2＝2L/min，为减浅麻醉关闭挥发罐。因为是低流量，Fi 变化不大：

Fi＝2×(0.0%－2.0%)/6.0＋2.0%＝1.33%。

几分钟后你想略加深麻醉而加用 N_2O 4L/min，使总新鲜气流量增至 6L/min，挥发罐仍然关闭。异氟烷的 Fi＝6×(0.0%－1.67%)/6.0＋1.67%＝0%，

N_2O 的 Fi＝6×(100%－0%)/6.0＋0%＝67%的 N_2O≈0.6%的异氟烷。

本例为加深麻醉而加吸 N_2O，结果使吸入气中麻醉药总的异氟烷等效浓度由 1.33%降至 0.6%，反而使麻醉减浅。

前面关于加深麻醉的叙述，似乎给我们一个印象：要快速加深麻醉必须使用高流量的新鲜气，这将导致吸入麻醉药的大量浪费和手术室空气的污染。其实，使用一些特殊技术也可在使用低流量新鲜气的条件下快速加深麻醉：

1. 两个挥发罐的串联 若将两个串联的挥发罐都开到5%，则进入第一个挥发罐的新鲜气中的异氟烷浓度为0%，第一个挥发罐出口的异氟烷浓度为5.0%。由于进入第二个挥发罐的异氟烷浓度为5.0%，第二个挥发罐出口的异氟烷浓度约为9.5%。

2. 利用微量注射泵实现低流量时的快速加深麻醉

根据气态方程：

$$1\text{ml 液态麻醉药产生气体(ml)}=\frac{\text{液态麻醉药比重}}{\text{麻醉药分子质量}}\times 22.4\times 1000\times\frac{273+\text{室温(℃)}}{273}\times\frac{760}{\text{当地气压}}$$

公式(22-5)

$$\text{微量泵速度(ml/h)}=\frac{\text{欲增加的吸入气麻醉药浓度(\%)}\times\text{每分通气量(ml/min)}\times 60}{1\text{ml 液态麻醉药产生气体(ml)}}$$

公式(22-6)

微量泵替代吸入麻醉药挥发罐的优点为：①不受N_2O流量的影响；②适用范围广，一种微量泵可用于各种挥发性麻醉药和麻醉机；③校正方便；④能正确记录麻醉药用量和便于连接计算机操作。低流量下使用微量泵加快吸入麻醉诱导的办法具有诱导快、节约麻醉药和减少手术室污染等优点(高流量优点+低流量优点)。其缺点是若计算有误，可能导致麻醉过深。

二、肺泡气吸入麻醉药浓度

麻醉诱导期，从组织回到右心的静脉血(肺动脉血)中的吸入麻醉药分压低于肺泡气中麻醉药分压，该分压差导致肺中血液对肺泡气中麻醉药的摄取，并使呼气末麻醉药浓度(F_A)小于吸入气麻醉药浓度(Fi)。肺泡气吸入麻醉药浓度的高低是通气向肺泡运送吸入麻醉药与血液从肺中摄取麻醉药的平衡结果，其决定因素为：①吸入气麻醉药浓度：吸入气麻醉药浓度越高，进入肺泡的吸入麻醉药越多，肺泡气麻醉药浓度上升越快；②肺泡通气量：Fi恒定时，每分通气量越大，单位时间内进入肺泡气吸入麻醉药越多，F_A上升越快；③肺泡气混合静脉血麻醉药分压差：此分压差越大，吸入麻醉药从肺泡气向血中转运的速度越快，F_A上升越慢；④心排血量：心排血量越大，单位时间内流经肺泡的血液越多，血液从肺泡摄取的吸入麻醉药总量越多，F_A上升越慢；⑤血/气分配系数：吸入麻醉药的血/气分配系数越大，流经肺毛细血管的单位体积血液能从肺泡中摄取更多的吸入麻醉药，肺泡气的麻醉药浓度上升越慢。肺泡气和动脉血间的浓度差主要是取决于肺内静脉分流和呼吸膜对吸入麻醉药跨膜从肺泡向肺血间转运的阻力。理论上前者在正常人只有2%，不造成很大的影响。影响后者的因素主要是吸入麻醉药的血/气分配系数。动物试验已证明分配系数越大，经一定时间平衡后肺泡气和动物血间的浓度差越大。

在吸入一种高浓度气体如氧化亚氮的同时吸入第二种气体如氟烷时，第二种气体的肺泡气浓度上升速度加快。这是因为血液从肺泡中大量吸收氧化亚氮后，使肺泡中第二种气体的浓度上升所致。这种现象称之为第二气体效应。

三、吸入麻醉药在体内的分布

吸入麻醉药在血液和组织之间也存在分压差，其决定因素为组织/血分配系数，组织的体积、组织的血流量以及动脉血与组织中吸入麻醉药的分压差。前二者之积是组织对吸入麻醉药的容量，后二者是决定血液向组织供应吸入麻醉药速度的因素。总容量与供药速度之间的平衡是决定血液和组织间分压差的主要因素。混合静脉血吸入麻醉药分压决定于组织从动脉血对吸入麻醉药的摄取量，组织/血分配系数越大，组织血流量越大，动脉血-组织的吸入麻醉药分压差越大，组织从动脉血中摄取麻醉药越快。该组织的静脉血中吸入麻醉药分压越低。

四、吸入麻醉药的排出

停止吸入药物后，麻醉药从体内的排出基本上是上述吸收的逆过程。所以，组织/血和血/气分配系数越小的吸入麻醉药排出体外的速度越快，病人苏醒亦快。麻醉苏醒与麻醉诱导的主要不同之处有 3 点：

(1)部分麻醉药可由皮肤黏膜和肠道溢出体外。

(2)麻醉药在体内的代谢。在麻醉诱导维持和苏醒的早期，代谢对肺泡气浓度的影响不大。苏醒中若肺泡气浓度降低到麻醉药代谢的 KM 值(即 50%最大代谢速率时吸入麻醉药的浓度)以下时，其代谢对肺泡气浓度的影响就加大。代谢率越高的吸入麻醉药其影响越大。Carpenter 等的研究证明吸入麻醉药在体内的代谢也是决定麻醉苏醒时肺泡气浓度降低的因素。虽然氟烷和甲氧氟烷的 B/G 高于恩氟烷和异氟烷，但是在麻醉苏醒过程中，氟烷肺泡浓度降低速度分别于 69 分钟和 203 分钟后快于恩氟烷和异氟烷；甲氧氟烷也于 760 分钟后快于恩氟烷。产生这种现象的原因是氟烷和甲氧氟烷肝脏代谢率高。这种因代谢对肺泡气浓度降低的影响主要表现在停吸入麻醉药后的晚期。

(3)吸入麻醉维持的时间。吸入麻醉维持的时间越长，病人苏醒越慢。这是因为长时间吸入后有大量的麻醉药贮存于非靶组织如内脏、肌肉和脂肪。因其受血流和贮存量之间关系的限制，这些组织向血中的释放是缓慢的。

(4)麻醉加深可以通过将吸入气浓度提高到超过目标浓度来加快诱导速度。但苏醒时却不能将吸入气中麻醉药浓度变为负值，从而使苏醒速度受到限制。

五、吸入麻醉药的血/气分配系数

吸入麻醉药的血/气分配系数(blood/gas partition coefficient，B/G)是指吸入麻醉药分子于血液相和空气相之间的运动达到平衡(麻醉药在两相之间的分压相等)时血液中浓度(ml%)与空气中浓度(ml%)的比值。如异氟烷 B/G 为 1.40，表明异氟烷在血液和气体间平衡时，若气相中浓度为 1%，则每 100ml 血液中含气态异氟烷 1.4ml。B/G 是吸入麻醉药血液溶解度的一种表示方法，是决定吸入麻醉加深和减浅的最主要因素。一般来说，B/G 小的药物，如 N_2O，诱导和苏醒时间短。而 B/G 大的药物，如甲氧氟烷，诱导和苏醒慢。有许多因素影响吸入麻醉药血/气分配系数，包括吸入麻醉药本身、血液理化性质和成分、温度、年龄、体外循环以及药物之间相互作用等。

(一)吸入麻醉药种类

不同的吸入麻醉药具有不同的 B/G(表 22-1)。吸入麻醉药的 B/G 由高到低排列为：氟烷＞恩氟烷＞异氟烷＞七氟烷＞N_2O＞地氟烷。造成各种吸入麻醉药 B/G 不同的原因较复杂，推测与药物的分子组成和构象有关。在氟化吸入麻醉药分子组成中，F/C 原子数之比越大，B/G 越小。如地氟烷与异氟烷的差别仅为第 2 位碳原子的 Cl 由 F 取代，但地氟烷 B/G 比异氟烷下降约 40%。Eger 和刘进等研究了 35 种氟化烷链的麻醉效价、蒸气压和溶解度后发现，烷链部分氢化，特别是当氢原子分散于整个烷链分子时，其盐水溶解度升高。分子结构也是决定 B/G 的因素，如恩氟烷与异氟烷虽为同分异构体，但恩氟烷的 B/G 为异氟烷的 1.5 倍左右。

(二)年龄

Lerman 等的研究表明，甲氧氟烷、氟烷、恩氟烷和异氟烷的 B/G 随年龄而改变，新生儿＜儿童＝老年人＜成年人，并且血清白蛋白、球蛋白、三酰甘油和胆固醇随年龄变化而有明显改变，提示新生儿 B/G 较低是由于其血浆蛋白和脂类浓度较低的缘故。Malviya 等的工作也表明新生儿氟烷和异氟烷 B/G 低于成年人，与血浆胆固醇含量相关，而七氟烷的 B/G 与年龄无显著关系。周建新等测定了不同年龄中国人的吸入麻醉药血/气分配系数

(表 22-2)。5 种麻醉药的 B/G 在男女间均无显著性差异,但不同年龄组间存在显著性差异。新生儿的 5 种吸入麻醉药的血/气分配系数均只有成人的 81%～86%。这是新生儿吸入麻醉的加深和减浅比成人快的一个重要原因。恩氟烷和氟烷的 B/G 在新生儿<婴幼儿<成年人≈老年人,异氟烷 B/G 在新生儿≈婴儿<儿童≈成年人≈老年人。随年龄每增大 1 岁,B/G 的升高幅度为异氟烷(0.19%)<恩氟烷(0.23%)<氟烷(0.30%),其顺序恰与各药 B/G 的排列顺序相一致。本研究还首次系统测定了两种新型吸入麻醉药七氟烷和地氟烷在不同年龄人中的 B/G。发现七氟烷 B/G 在新生儿组<1 个月以上各年龄组,1 个月以上各年龄阶段无显著性差异,与年龄间的相关性未达显著性水平(r=0.17),但仍有随年龄增大而升高的趋势(随年龄增大 1 岁,B/G 升高 0.07%)。地氟烷 B/G 为新生儿<成年人≈老年人<儿童,与上述 4 种麻醉药 B/G 的变化趋势不同。这是否因为地氟烷 B/G 还受到其他本实验未测定的血液成分的影响,我们目前尚不清楚。

表 22-2　不同年龄中国人中的血/气分配系数(每组为 10 例,$\bar{x}\pm s$)

年龄组	平均年龄	地氟烷	七氟烷	异氟烷	恩氟烷	氟烷
新生儿	0.0±0.0	0.51±0.04	0.59±0.03	1.20±0.09	1.73±0.11	2.11±0.13
1 个月～1 岁	0.8±0.1	0.54±0.05	0.71±0.06	1.26±0.13	1.89±0.19	2.39±0.17
1～3 岁	2.2±0.6	0.62±0.04	0.70±0.05	1.32±0.06	1.90±0.13	2.23±0.09
4～6 岁	5.2±0.9	0.64±0.05	0.72±0.03	1.37±0.09	2.01±0.05	2.43±0.14
7～14 岁	10.6±2.1	0.59±0.05	0.72±0.05	1.39±0.13	2.03±0.13	2.37±0.23
15～18 岁	16.2±1.1	0.56±0.04	0.68±0.04	1.31±0.06	1.93±0.11	2.39±0.14
19～25 岁	21.3±0.7	0.57±0.04	0.69±0.05	1.34±0.06	2.14±0.08	2.54±0.13
26～45 岁	34.8±4.6	0.62±0.07	0.72±0.06	1.40±0.12	2.07±0.23	2.60±0.24
46～65 岁	55.5±6.6	0.59±0.02	0.73±0.02	1.42±0.09	2.13±0.07	2.68±0.15
66～84 岁	75.1±5.5	0.58±0.03	0.69±0.05	1.43±0.10	2.09±0.31	2.62±0.31

(三)血液成分

周建新等对表 22-2 中 100 例中国人的吸入麻醉药 B/G 和血液成分应用逐步多元线性回归分析,发现吸入麻醉药 B/G 受到血液成分的影响,并符合以下相关方程:

地氟烷:B/G=0.00029C+0.00023T−0.01124G+0.5556　　r=0.30

七氟烷:B/G=0.00047C+0.00050T−0.02049G+0.6484　　r=0.54

异氟烷:B/G=0.00093C+0.00088T+1.1514　　r=0.52

恩氟烷:B/G=0.00205C+0.00171T+1.5753　　r=0.64

氟烷:B/G=0.00247C+0.00291T+1.8733　　r=0.72

方程中 C 为胆固醇浓度(mg/dl),T 为三酰甘油浓度(mg/dl),G 为球蛋白浓度(g/dl),R 为复相关系数,方程中排列在前的血液成分对影响 B/G 贡献较大。

(四)血液稀释

用生理盐水稀释血液时 B/G 的改变取决于不同吸入麻醉药的 B/G 与水/气分配系数(W/G)之间的比例关系。当吸入麻醉药的 B/G>W/G 时 B/G 随血细胞比容(HCT)下降而减小;B/G=W/G 时,B/G 不随 HCT 改变而改变;B/G<W/G 时,B/G 随 HCT 下降而增大。除乙醚的 B/G<W/G,N_2O 的 B/G≈W/G 外,其他吸入麻醉药的 B/G 均大于其 W/G(表 22-

3）。因此，用晶体液稀释血液时随 HCT 下降，这些麻醉药的血/气分配系数会减小。

表 22-3　生理盐水稀释血液时各种吸入麻醉药 B/G 的变化(37℃)

麻醉药	B/G	S/G	B/G/S/G	%B/G/%HCT
地氟烷	0.55	0.31	1.77	1.02
七氟烷	0.68	0.39	1.74	1.09
异氟烷	1.38	0.61	2.26	1.34
恩氟烷	1.98	0.68	2.91	1.70
氟烷	2.56	0.85	3.01	1.67

(五)温度

外科疾病以及麻醉和手术过程中常伴随有病人体温的改变，B/G 又影响吸入麻醉药经肺吸收和排出过程。因此，研究温度对吸入麻醉药 B/G 的影响有重要的临床意义。随着血温的降低，溶解于血液的吸入麻醉药分子运动速度下降，药物分子从血液中溢出数量减少，血中溶解量增加，B/G 增大。各种吸入麻醉药的 B/G 随温度改变的幅度各不相同。温度每下降 1℃，氟烷 B/G 增加 3%～5%，恩氟烷 4%～5%，异氟烷 4%～5%，甲氧氟烷 5%，七氟烷和地氟烷都约增加 2%。

第三节　最小肺泡气浓度

最小肺泡气浓度(MAC)反映吸入麻醉药强度的半数有效量(ED_{50})，是吸入麻醉药的效价指标。MAC 的定义为在一个大气压下使 50%的动物(或人)对疼痛刺激无体动反应时肺泡气吸入麻醉药的浓度。MAC 是将吸入麻醉药药代动力学和药效动力学密切联系在一起的概念，研究吸入麻醉药的 MAC 值具有下列临床意义。

(一)表示吸入麻醉药的麻醉强度

不同的吸入麻醉药因麻醉强度不同(即效价不同)而具有不同的 MAC 值，MAC 值越大，麻醉作用越弱。由表 22-1 可见氧化亚氮的麻醉作用最弱，氟烷的麻醉作用最强。

(二)用于比较等效麻醉剂量不同吸入麻醉药对生理功能的影响

如将吸入麻醉药的呼气末浓度都维持在 1 个 MAC，测定病人自主呼吸时的 $PaCO_2$，N_2O 为 5.87kPa(44mmHg)，异氟烷约为 6.27kPa(47mmHg)，而恩氟烷为 8.26kPa(62mmHg)，这说明恩氟烷对自主呼吸的抑制作用最强。

(三)用来计算各种指数或安全度

1967 年 Regan 和 Eger 引进了麻醉指数概念，并定义为产生呼吸停止时的稳态肺泡气吸入麻醉药浓度与其 MAC 之比。1973 年 Wolfson 等将其进一步发展，提出了呼吸麻醉指数、心脏麻醉指数和心肺麻醉指数等概念。其中心脏麻醉指数为产生心血管衰竭时的心肌麻醉药浓度与其 MAC 之比。常温下氟烷、恩氟烷和异氟烷心脏麻醉指数分别为 3.0、3.3 和 5.7。一种吸入麻醉药的呼吸麻醉指数＝产生自主呼吸停止的肺泡气浓度/该药的 MAC。

(四)计算已使用吸入麻醉药的总量

这一般以 MAC-h 来表示。如一次麻醉中病人呼气末异氟烷浓度维持在 1.15%共 1 小时，2.30%共 0.5 小时，0.575 共 2 小时，已知异氟烷 MAC 值为 1.15%，则已使用的异氟烷的药效总量＝1.15÷1.15×1＋2.30÷1.15×0.5＋0.575÷1.15×2＝1＋1＋1＝3MAC-h。

(五)估计其他药物对吸入麻醉药的相互作用

如单次静脉注射芬太尼 3μg/kg，减少异氟烷的 MAC 值 62%，6μg/kg 芬太尼减少异氟烷的 MAC 值 76%。

(六)估计不同吸入麻醉药的相加作用

合用 60%N_2O 和 1%的异氟烷时，其联合作用既不等于 61%的 N_2O，也不等于 61%的异氟烷。估计二者的合用效果必须利用 MAC 的概念并通过下列公式进行计算：

$$\frac{\text{A 药 } F_A}{\text{A 药 MAC}}+\frac{\text{B 药 } F_A}{\text{B 药 MAC}}=\text{总 MAC}$$

公式(22-7)

如在上述情况下为：60/105＋1/1.15＝1.44MAC（1.66％）的异氟烷或1.44MAC（151.2％）的 N_2O。

（七）估计药效

将呼气末吸入麻醉药维持在不同的MAC值可获得不同的药物效应。如：

0.3～0.5MAC 病人无记忆；0.6MAC 从麻醉中清醒；1.0MAC 50％的病人切皮时不动；1.3MAC 95％的病人切皮时不动；1.5MAC 交感神经系统对切皮无反应。

临床工作中有很多影响MAC的因素（表22-4）。年龄就是影响MAC值的一个重要因素。人出生后6个月内，其MAC值在一生中最大，新生儿略小，青少年后随年龄增加MAC值逐渐减小，80岁老人的MAC值均为青年成人的3/4。低温对吸入麻醉药MAC值也有很大的影响。大量动物实验已证明低温使吸入麻醉药的MAC值降低（表22-5）。刘明政等首次在人类（4～10岁患左向右分流先心病小儿）证实了低温使吸入麻醉药MAC值下降。37℃组异氟烷MAC值为1.69％，34℃组为1.47％，31℃组为1.22％。鼻温每下降1℃，MAC值平均下降约为5.1％，其结果与其他哺乳类动物的结果一致（表22-5）。

表 22-4　降低 MAC 和不影响 MAC 的因素

降低MAC值的因素	不影响MAC值的因素
代谢性酸中毒	麻醉时间
缺 O_2（PaO_2＜5.07kPa，38mmHg）	刺激种类
低血压（MAC＜6.67kPa，50mmHg）	性别
中枢神经递质水平下降（α-甲基多巴、利舍平、左旋多巴等）	$PaCO_2$（2.80～12.70kPa，21～95mmHg）
低温	代谢性碱中毒
低钠血症	高氧
使用锂剂	等容血液稀释（HCT＞0.1％）
低血浆渗透性	单纯高血压
妊娠	甲状腺功能
乙醇中毒	镁
氯胺酮	高钾血症
新斯的明	高血浆渗透性
利多卡因	普萘洛尔（心得安）
阿片类药物	异丙肾上腺素
氯丙嗪	纳洛酮
地西泮（安定）	氨茶碱
维拉帕米（异搏定）	

表 22-5　低温对动物 MAC 值的影响

药物	动物	测量范围	MAC/℃	作者
异氟烷	小鼠	37～27℃	5.3%	Vitez
	兔	38～23℃	4.4%	晏馥霞
氟烷	犬	38～28℃	5.0%	Regan
	小鼠	37～27℃	5.3%	Vitez
	兔	38～23℃	5.1%	晏馥霞
恩氟烷	兔	38～23℃	3.6%	晏馥霞
七氟烷	兔	38～23℃	4.3%	晏馥霞
环丙烷	犬	38～28℃	2.5%	Regan

注：MAC/℃为体温每变化1℃时吸入麻醉药MAC值的变化程度。

第四节　吸入麻醉药对各系统的作用

一、中枢神经系统

吸入麻醉药对中枢神经系统的许多方面都产生较大的影响，这主要表现在以下几个方面。

(一)对精神心理方面的影响

主要表现在麻醉后的苏醒阶段，病人出现反应迟钝，智力一过性下降，主观症状增加，个人性格的改变，模拟开车技能下降，以及学习能力下降等。

(二)脑氧代谢的影响

几乎所有的吸入麻醉药都使脑氧代谢率($CMRO_2$)下降。$CMRO_2$ 的下降与脑电活动减弱相关。如使用异氟烷时随脑电活动减弱，$CMRO_2$ 逐渐下降。当脑电图呈直线后，$CMRO_2$ 不再下降。吸入恩氟烷过程中，若脑电活动减弱时 $CMRO_2$ 下降，当出现癫痫样脑电活动时，$CMRO_2$ 可增加。

不同的吸入麻醉药对脑血流(CBF)的作用不一。异氟烷、氟烷和七氟烷在降低 $CMRO_2$ 时增加 CBF，也增加了脑中血液的体积，从而影响到颅内压。不同的吸入麻醉药对脑脊液的生成和重吸收的影响不同(表22-6)，此作用也影响颅内压。

表 22-6　吸入麻醉药对脑脊液生成和重吸收的作用

吸入麻醉药	脑脊液的产生	脑脊液的重吸收
恩氟烷	增加	减少
异氟烷	无影响	无影响
氟烷	减少	减少

二、呼吸系统

了解吸入麻醉药对呼吸系统的作用对围手术期呼吸管理十分重要。几乎所有的吸入麻醉药都不同程度地抑制自主呼吸，随吸入浓度的增加，$PaCO_2$ 逐渐升高。虽然多数吸入麻醉药在减少潮气量的同时增加呼吸的频率，从而增加机体的耗 O_2 和 CO_2 的产生，但总的结果是减少了肺泡通气量，使 $PaCO_2$ 升高。异氟烷对呼吸频率无明显影响，但减少潮气量。

吸入麻醉药抑制呼吸主要是因为它们抑制呼吸中枢对 CO_2 潴留或缺 O_2 的敏感性。很低的吸入麻醉药浓度就可完全抑制呼吸中枢对缺 O_2 的反应，因此，自主呼吸时随吸入麻醉的加深，病人 $PaCO_2$ 随之升高。当麻醉加深到一定程度时，自主呼吸可停止，此时呼气末麻醉药浓度与该药 MAC 值之比定义为呼吸麻醉指数。恩氟烷对自主呼吸的抑制作用最明显。吸入麻醉药也抑制代谢性酸中毒所引起的呼吸代偿性加强的反应。

多数吸入麻醉药都有扩张支气管、减少呼吸道阻力的作用，其中以氟烷的作用最强，有人使用它治疗严重的哮喘持续状态。虽然吸入麻醉药不能阻止致敏物质引发的组胺释放，但它们能减轻组胺（还有 CO_2）所致的支气管平滑肌痉挛的作用。异氟烷，特别是地氟烷本身有刺激呼吸道的作用，不适于支气管哮喘病人的麻醉。

吸入麻醉药对肺血管阻力（PVR）有一定的作用。PVR 受几种因素影响：①肺血管牵张力的增加使肺血管床的横截面积增加，从而降低 PVR；②当肺容量小于功能残气量时，肺血管被扭曲，使 PVR 增加，当肺容量大于功能残气量时，由于肺内压的增加使肺血管受压，PVR 也升高；③局部的 O_2 分压下降或 CO_2 分压升高使 PVR 升高；④神经递质如儿茶酚胺等使 PVR 升高。吸入麻醉药对呼吸系统局部区域 PVR 的影响有较重要的临床意义：①改变肺内不同区域的血流分布；②改变不同区域的通气/血流比值；③改变气体交换；④改变右心室后负荷及其功能。如肺不张区域因局部缺 O_2 而发生肺血管收缩（PVR 升高）时，使右心射出的血液由肺不张区域向通气良好的非肺不张区域转移，从而改善通气/血流比值，避免或减轻低氧血症。这种因肺脏缺 O_2（通气不足）所致的肺血管收缩现象称之为缺氧性肺血管收缩（HPV）。HPV 是一种保护性机制，它起着调节非通气区肺部的气体交换和 $PaCO_2$ 的作用。在正常肺，当肺泡氧分压（P_AO_2）小于 13.3kPa（100mmHg）时就可出现 HPV 反应，当 PaO_2 降至约 4.0kPa（30mmHg）时，HPV 的反应最强烈。肺泡不缺 O_2 时酸中毒对 PVR 影响不大，缺 O_2 时酸中毒和 CO_2 潴留对 PVR 有较明显的影响。吸入麻醉药对 HPV 的作用有较大争议（表 22-7）。Bucklev 等于 1964 年最早报道氟烷抑制 HPV，以后关于各种吸入麻醉药的研究很多，而对同一吸入麻醉药的许多研究往往得到不同的结构，氟烷尤其如此。Marshall 等用游离的大鼠灌注肺同时研究了氟烷、恩氟烷和异氟烷对 HPV 的作用。根据剂量-反应曲线发现上述 3 种药都抑制 HPV，随吸入麻醉药浓度增加，抑制作用越强，抑制 HVP 的 ED_{50} 值与其 MAC 值相近。维拉帕米能使氟烷和异氟烷抑制 HPV 的作用再增强 35%～40%。Mathers 等和 Benumof 等报道，异氟烷和 N_2O 抑制犬的 HPV，但恩氟烷和氟烷无此作用。而另一些研究者发现氟烷抑制人、犬和大鼠的 HPV，而恩氟烷只抑制大鼠的 HPV。实际上，可能各种吸入麻醉药都抑制动物和人的 HPV，只是程度不同而已。表 22-7 所列资料为不同研究的结果。

表 22-7 吸入麻醉药对 HPV 的影响

麻醉药	实验者	模型	对 HPV 作用
氟烷	Buckley	犬，5%O_2，全肺	抑制
	Kaur	犬，10%O_2，全肺	无
	Mathers	犬，N_2，左下肺	无
	Sykes	猫，3%O_2，游离肺	抑制
	Loh	猫，3%O_2，去神经肺	抑制
	Bjertnaes	人，N_2，单肺	无
	Bjertnaes	大鼠，2%O_2，游离肺	抑制
N_2O	Buckley	犬，5%O_2，全肺	加强
	Sykes	犬，N_2，单肺	抑制
	Benumof	犬，N_2，左下肺	无
异氟烷	Benumof	犬，N_2，左下肺	抑制
	Mathers	犬，N_2，左下肺	抑制
	Marshall	大鼠，3%O_2，游离肺	抑制
恩氟烷	Mathers	犬，N_2，左下肺	无
	Marshall	大鼠，3%O_2，游离肺	抑制

三、循环系统

(一)心肌收缩力

用哺乳动物的正常心脏乳头肌可证明随着吸入麻醉药浓度加大，乳头肌收缩功能逐渐下降。犬的试验证实0.7MAC的恩氟烷和氟烷均可以使心肌收缩力下降20%，且两药间无显著差异。而等效的异氟烷对心肌收缩力的抑制作用明显弱于氟烷和恩氟烷。地氟烷(desflurane)对心肌收缩力的抑制作用与异氟烷相似。综合文献所报结果，现代吸入麻醉药对正常心肌收缩力的抑制作用顺序大致为：

氟烷≥恩氟烷>异氟烷=七氟烷=地氟烷>N_2O

异常心肌似乎对吸入麻醉药更敏感。异氟烷对充血性心力衰竭动物心肌收缩力的抑制作用强于正常动物，但另有试验却表明，氟烷对心肌收缩力的抑制作用在正常心肌和缺血心肌间无显著性差异。

(二)心律

使用不同的吸入麻醉药时心肌对儿茶酚胺的敏感性不一样。现代强效吸入麻醉药中，只有氟烷为烷的结构，其他均为醚类。正是由于这一化学结构的区别，使氟烷比其他醚类麻醉药都更易使心肌对儿茶酚胺的敏感性增加，从而导致心律失常。常温下给动物实施吸入麻醉时，心肌对儿茶酚胺敏感性增高(更易致心律失常)的顺序为氟烷>氟烷+利多卡因>恩氟烷>七氟烷>异氟烷。氟烷麻醉时小儿发生室性心律失常较成人少。硫喷妥钠使吸入麻醉药致房室传导阻滞和室性心律失常的作用加强，作用持续3～5小时，远超过硫喷妥钠的麻醉作用时间，其作用部位可能是房室结，但作用机制不清。

在对吸入麻醉药的研究中常用最小肺泡气浓度(MAC)的倍数来比较不同的吸入麻醉药对循环功能的抑制程度。心脏麻醉指数为产生明显的心电节律以及QRS波群改变或室颤时，呼气末吸入麻醉药浓度与其MAC之比。心脏麻醉指数越大，麻醉药越安全，临床麻醉中越不易引起心律失常和循环功能衰竭。常温下恩氟烷、氟烷和异氟烷心脏麻醉指数分别为3.3、3.0和5.7。晏馥霞等用兔所做的实验表明，深低温(23℃)时，恩氟烷、氟烷、七氟烷和异氟烷的心脏麻醉指数分别为3.2、4.4、4.6和6.3，且恩氟烷和氟烷麻醉下的室颤率明显高于七氟烷和异氟烷。传统上实施体表深低温停循环手术时为在低温下使心脏仍能有效地工作，维持有效的循环并使体表降温维持下去，一般使用深乙醚麻醉。但乙醚有许多缺点现已不再使用。如果上述实验结果也适合人类，则实施这种体表低温麻醉时异氟烷为最佳选择，而恩氟烷和氟烷不宜用于低温麻醉。

(三)体循环血管

吸入麻醉药增加cAMP合成，舒张动脉血管，这种作用被认为是对血管的直接作用。因为将吸入麻醉药溶于脂溶液后直接输入动脉系统，在维持灌注压不变时可以观察到动脉流量的增加，体外循环中也发现类似结果。各种吸入麻醉药的扩血管作用强度不一，如在给予1MAC氟烷时外周阻力下降仅为1MAC恩氟烷时的1/3。

(四)动脉血压

各种吸入麻醉药对志愿者动脉血压的影响都已有研究。这些研究对了解手术中吸入麻醉药对病人循环功能的影响，指导术中合理用药奠定了基础。所有的强效吸入麻醉药都降低动脉血压，且随麻醉加深，血压下降越严重。这是临床麻醉中常常根据血压的变化判断吸入麻醉深浅的基础。吸入麻醉药引起血压下降的主要原因为：①血管扩张，外周阻力下降；②抑制心肌收缩力，使每搏量下降。对氟烷而言，心排血量的减少是血压下降的主要因素；对恩氟烷而言，外周阻力的下降和心排血量的下降都是主要原因；对异氟烷而言，主要是外周阻力下降所致。所以，用吸入麻醉药做控制性降压时，选用异氟烷最为合理。因为其降压的主要机制是降低外周阻力，这样在控制性降压期间能更好地维持组织和重要器官的灌注血流。

(五)心率

在5种强效吸入麻醉药中,氟烷对心率的影响最小。在心脏充盈压不变或略升高时吸入氟烷不明显改变志愿者的心率和外周阻力,但因每搏量和每分心排血量下降而出现与麻醉深度相关的血压下降。同样条件下吸入恩氟烷时血压下降,HR轻微升高和每搏量(SV)下降。由于吸入恩氟烷时HR的上升不能抵消SV下降,因每分心排血量(CO)和SVR的下降而出现与麻醉深度相关的血压下降。与氟烷和恩氟烷一样,异氟烷也导致与麻醉深度相关的血压下降。但血压下降的主要原因是SVR下降所致。与恩氟烷不同的是吸入异氟烷时加快的HR能抵消SV的下降,从而使CO维持不变。七氟烷使HR轻微增加,CO维持不变或轻微下降。但SVR下降使动脉血压随麻醉加深而下降,其作用类似异氟烷。在志愿者人体试验结果,地氟烷为0.83和1.0MAC时HR无变化。此后,随MAC加大,HR加快。在1.0和1.5 MAC时受试者CO轻度下降,但2.0MAC时CO回升到基础值,这主要是HR增快更多所致。随吸入地氟烷时间的延长,受试者的SVR进一步下降,而HR和心指数进一步上升。与异氟烷相比,地氟烷的优点为:①麻醉较浅时HR改变不大;②麻醉加深时或时间延长时,因HR加快使CO维持不变。

(六)压力反射系统

压力感受器位于颈内和颈外动脉的交界处(颈动脉窦)以及其他位点。当动脉压变化时通过压力反射引起外周血管阻力、静脉张力、心率和心排血量的变化。吸入麻醉药对压力反射起抑制作用,但作用强度不一致。吸入麻醉药抑制压力反射的作用有两点临床意义:①麻醉中血容量不足或心排血量下降时的临床表现不典型;②麻醉中维持循环的各种代偿作用减弱。

(七)冠脉循环

多数研究表明氟烷对冠状动脉张力无直接作用。但氟烷导致的低血压可引起冠状动脉阻塞处远端的血流减少。吸入氟烷(终末呼气0.2%~1.0%)-N_2O麻醉对搭桥术病人心肌供氧/耗氧平衡的影响与吗啡麻醉(2mg/kg)无显著差异。恩氟烷扩张冠状动脉的作用强于氟烷。几乎所有的研究都表明,虽然吸入高浓度恩氟烷时冠状动脉的灌注压下降,但心肌的供O_2/耗O_2平衡仍能很好地维持,没有发现有缺血的心电图和代谢指标的变化。动物试验表明,地氟烷对血流动力学的影响与异氟烷类似。如果严格控制地氟烷对血流动力学的影响,其麻醉中心肌缺血的发生率与苏芬太尼麻醉相似;若不严格控制地氟烷对血流动力学的影响,则地氟烷麻醉比苏芬太尼麻醉易引起心肌缺血。动物试验中用七氟烷将血压从12kPa(90mmHg)降至9.33kPa(70mmHg),再降至6.67kPa(50mmHg),其减少冠状动脉血流(CBF)的作用比异氟烷强。由于该试验中七氟烷增加HR的作用比异氟烷强,其扩张冠脉的作用可能是因为心跳加快所致,而不是直接扩张冠状动脉。

许多研究都表明异氟烷为一冠状动脉扩张药,其强度大于恩氟烷和氟烷,但弱于腺苷。随麻醉深度加大,其扩张冠状动脉的作用增强。Reiz等在1983年首先报道了异氟烷扩张冠心病病人冠状动脉并导致心肌缺血。他们发现冠心病病人吸入1.0MAC异氟烷,冠脉灌注压(CPP)比清醒时下降35%,HR和充盈压未变,但11个病人中有5个病人出现了心肌缺血的ECG和(或)代谢指标的证据。尽管通过药物治疗使CPP、HR和充盈压恢复到麻醉前水平,心肌氧摄取率仍持续下降(表明冠状扩张作用仍持续存在),5例表现为心肌缺血的病人中有2例表现为持续心肌缺血。上述发现提示异氟烷扩张冠状动脉可引起冠脉血流异常分布而致心肌缺血,并由此提出下列具有重大临床意义的3个问题:①在什么样的解剖条件下异氟烷因扩张冠状动脉引起冠脉血流异常分布;②全身血流动力学稳定时,在上述解剖条件下异氟烷本身能否导致冠脉血流异常分布;③这种冠脉血流异常分布是否导致心肌缺血。

Becker 在 1978 年首先报道了导致冠脉窃血的猪的模型。Becker 在猪的 1 支冠状动脉上安一狭窄装置，在 3～4 周的时间里使该冠状动脉逐渐狭窄并完全阻塞。此间，侧支循环从另一支冠脉开始建立以维持阻塞支远端心肌的血供。此后，研究者将提供侧支循环的另一支冠脉也人为地造成部分狭窄，使该支冠状动脉血压狭窄前的 13.3kPa(100mmHg)降至狭窄后的 10.7kPa(80mmHg)。然后准确测量 2 支冠状动脉分布区心肌的血流量。此时，原完全阻塞支所供血区域的血流量为 20ml/(min·100g)，而部分狭窄支所支配区域血流量为 70ml/(min·100g)。在维持阻塞前血压仍为 13.3kPa(100mmHg)时使用双嘧达莫(潘生丁)。由于冠状动脉的扩张，阻塞远端的血管阻力下降，使部分狭窄支狭窄后的血压由原来的 10.7kPa(80mmHg)降为 6.67kPa(50mmHg)，而其支配区血流上升为 200ml/(min·100g)。但其侧支循环供应的缺血区(原完全阻塞支所供血的区域)因长期缺血冠状动脉早已充分扩张，对双嘧达莫不敏感而使血流由原 20ml/(min·100g)下降为 10ml/(min·100g)。这种现象被称之为“冠脉窃血(coronary steal)”。异氟烷是否引起“冠脉窃血”仍有争论。一般认为吸入异氟烷时，先有血流动力学的改变，然后可能出现冠脉血流异常分布。如 Buffington 等证明的“冠脉窃血”仅在 CBF 比自动调节值低 16%～26%时才发生。血流分布异常时主要是侧支循环支配区心内膜下心肌血流的减少和正常区域心外膜血流的增加。异氟烷可导致 HR 加快，从而使透壁心肌血流分布异常，即心内膜下血流减少，心外膜血流增加。在左前降支严重阻塞病人使用异氟烷麻醉时，当平均动脉压从 10.0kPa(75mmHg)降至 7.33kPa(55mmHg)，前降支所支配区域出现心肌缺血和功能下降，而回旋支支配区域却无功能变化。在类似的动物试验中发现，当血压从 12.9kPa(97mmHg)降至 7.33kPa(55mmHg)时，异氟烷所致心肌功能障碍较氟烷麻醉为重。而其他动物试验中，在维持正常 CPP 时，异氟烷并没导致心肌收缩功能异常。在一些动物实验里，当血流动力学参数被严格控制在清醒基础水平时，异氟烷麻醉并不引起血流异常分布。上述研究表明，异氟烷麻醉时只有出现血流动力学异常，如低血压和心动过速等时候，心肌缺血和功能异常才会发生。

冠心病病人是否能使用异氟烷麻醉仍有争议，一般认为可以使用。因为在临床麻醉中：①只有少数病人有出现“冠脉窃血”的解剖学基础。对 16 249 例需搭桥术的病人行冠状动脉造影发现类似冠脉窃血解剖情况的病人约为 1/4(23%)，腹主动脉瘤的病人约为 7%；②异氟烷使心肌耗 O_2 量下降，而使侧支循环支配区不易出现心肌缺血；③人体研究表明，只有以异氟烷为主要麻醉用药，其用量达 1 MAC 时，冠脉血流分布异常才会发生。而临床麻醉中异氟烷一般只作为阿片类药物或 N_2O 的辅助用药，血中浓度一般达不到高水平；④并非所有的冠脉血流异常分布都导致心肌缺血。多数的临床研究都没有明确表明异氟烷比其他吸入麻醉药和阿片制剂导致更高的心肌缺血发生率和死亡率。但所有这些观察中异氟烷都只是作为一种辅助用药，而这种辅助用药的剂量是不导致冠脉扩张的。确实也有一些临床观察表明，异氟烷比其他药物更易引起心肌缺血和功能障碍。迄今为止，异氟烷直接扩冠脉的作用是否增加心肌缺血发生率仍不清楚。由于心血管麻醉临床情况极为复杂，影响因素太多，要回答这个问题需将 10 万病人随机分组才能获得非常可靠的数据，而这在最近的将来是很难办到的。

根据前面所介绍的动物和临床试验的观察，可以得出下列印象：①异氟烷是一种比恩氟烷和氟烷作用更强的冠状动脉扩张剂。其扩冠作用与其麻醉深度呈正相关。②有冠状动脉狭窄时，异氟烷的扩冠作用可能引起冠脉血流重新分布，导致缺血区供血减少，而异氟烷降低心肌耗 O_2 量的作用将部分抵消这种作用。③这种血流再分布“有时”可能导致心肌供 O_2/耗 O_2 失衡。如果病人有“冠脉窃血”的解剖学基础，又使用高浓度的异氟烷，在血流动力学不稳定时心肌缺血的危险性增加。

四、内分泌系统

糖代谢：吸入麻醉可能通过减少胰岛素的释放和减少外周组织的糖代谢而使血糖水平升高。

抗利尿激素（ADH）：浅麻醉时外科刺激作为应激反应的一部分，病人分泌更多的 ADH。较深的麻醉可减轻机体的这种反应。

五、子宫和胎儿

挥发性吸入麻醉药可松弛子宫肌肉并引起产后出血增加。等效浓度下，氟烷、恩氟烷和异氟烷对子宫平滑肌收缩的抑制作用相似。剖宫产术使用高浓度挥发性吸入麻醉药导致出血增加，但使用少量（0.7MAC）的吸入麻醉药还是安全的。吸入麻醉药可透过胎儿屏障，进而影响到胎儿。吸入 1MAC 氟烷时因其也扩张外周血管阻力使胎儿动脉压下降，但各器官血流量无明显变化。但如果胎儿已有酸中毒，则吸入麻醉药将导致胎儿出现较严重的低血压，脑血流量和脑的供氧减少。恩氟烷在体内降解并使血清中 F^- 浓度升高，但其在剖宫产中使用的剂量不会使血清 F^- 浓度过高而损害胎儿的肾功能。有人怀疑氧化亚氮可能致畸，但迄今为止，尚未有确凿证据。当然，为保险起见，妊娠早期（头 3 个月）应尽量避免使用氧化亚氮。

六、神经肌肉系统

强效吸入麻醉药除本身有肌肉松弛作用外，还加强肌松药的作用。其机制尚不十分清楚。所有吸入麻醉药都加强去极化肌松药的作用，使用氟烷和恩氟烷时，较小量的琥珀酰胆碱就可出现Ⅱ相阻滞，也有研究表明使用琥珀酰胆碱时异氟烷加快Ⅰ相阻滞的转变。一般认为，吸入麻醉药加强非去极化肌松药的作用更强。异氟烷作用比氟烷强，而恩氟烷的作用和异氟烷相似。在常用的肌松药里，维库溴铵（万可松）被强效吸入麻醉药影响的程度最小。所以，当不监测病人呼气末麻醉药浓度时，使用维库溴铵可能对肌松作用的预见性最好。

第五节 心血管麻醉中吸入麻醉的特点

心血管手术所使用的体外循环（CPB）、控制性低血压和血液稀释等对吸入麻醉药的药代动力学有很大的影响，我们在此做专节介绍。通过了解心血管麻醉中吸入麻醉的特点，也能帮助理解非心血管麻醉中一些特殊情况对吸入麻醉药的影响。

一、氧合器与吸入麻醉药

CPB 中自体肺循环的终止（隔离肺）切断了吸入麻醉药自肺吸入和呼出的途径，但病人经 CPB 氧合器可吸入和排出吸入麻醉药。经氧合器吸入麻醉药的目的是为维持全身麻醉和调节外周血管阻力。若 CPB 中停止从氧合器吹进吸入麻醉药，则体内的吸入麻醉药将通过氧合器排出。由于多数强效吸入麻醉药对心肌收缩力都有一定程度的抑制作用，在 CPB 终止前一般希望通过氧合器将体内的吸入麻醉药排出。此时，对其药代动力学规律的了解对决定何时停止给药也是十分重要的。

目前在我国，大多数医院对多数心血管手术仍然使用鼓泡式氧合器。离体试验表明给药 4 分钟时血中异氟烷分压就超过氧合器入口处气源中异氟烷分压的 50%，16 分钟时就超过 90%。停止给药 4 分钟时血中异氟烷分压就小于停吸药时的 25%，16 分钟就小于 10%。CBP 前已吸入体内的麻醉药可在 CPB 中经氧合器排出。若氧合器型号相同，则血中麻醉药浓度越高，流经氧合器的氧/血流量之比越大，麻醉药的血/气分配系数越小，麻醉药挥发速度就越快，麻醉越易变浅。刘进等的研究表明，房间隔和室间隔修补术中的 CPB 中（平均 50 分钟）经广州Ⅰ型氧合器挥发的吸入麻醉药总量占 CPB 前吸入总量的百分率为氟烷（37.8%）＞恩氟烷（25.7%）＞异氟烷

(21.9%)，CPB 后仍有 60%～70%的吸入麻醉药残留在体内。这使 CPB 后终末呼气中吸入麻醉药的浓度仍为 CPB 前的 26%～28%。本研究还证实，吸入麻醉药自氧合器排出的总数随 CPB 时间延长而增加，但排出速度随 CPB 时间延长而减慢。这些结果肯定了 CPB 中吸入麻醉药经氧合器挥发，同时也证明"体外循环一转，吸入麻醉药跑完"的观点并不正确。CPB 结束时仍潴留在体内的吸入麻醉药在 CPB 后随体温的升高可逐渐由肌肉和脂肪中释放出来。此时若再行吸入麻醉，可使呼气末吸入麻醉药的浓度从较高起点开始上升。刘进等还将 14 例在 CPB 下行二尖瓣替换术的病人随机分为 A、B 两组，A 组在 CPB 前后均吸入恩氟烷，B 组仅在 CPB 后吸入恩氟烷。结果发现，由于 CPB 后体温较 CPB 前低，且 CO 较 CPB 前高，使 B 组呼气末恩氟烷浓度上升速度较 A 组 CBP 前慢；与 B 组相比，由于 A 组 CPB 前吸入的恩氟烷仍有相当一部分在 CPB 后潴留在体内，A 组 CPB 后呼气末恩氟烷从较高的起点开始上升，但上升速度和 B 组 CPB 后一致。

二、低温和血液稀释

低温使吸入麻醉药的 B/G 增大；当用晶体液稀释血液时，随着血细胞比容（HCT）的下降，多数吸入麻醉药的 B/G 减小，两种因素对 B/G 的作用方向相反。心血管手术中围体外循环期低温和血液稀释同时存在。周建新等对低温和血液稀释对吸入麻醉药的联合作用进行了系统的研究。他们用 0.9%生理盐水将 HCT 0.4 的血液依次稀释成 HCT 为 0.36、0.32、0.28、0.24 和 0.2 的血标本各 42ml。再将每份 42ml 血样分为 6 等份，分别应用注射器两次平衡法测定异氟烷和氟烷或地氟烷、七氟烷和恩氟烷在 37℃、33℃、29℃、25℃、21℃和 17℃6 个温度点的 B/G。低温和晶体液血液稀释对 B/G 的综合影响符合以下多元回归方程：

地氟烷：$Y=-0.0205X1+0.0063X2+1.0415, F=242.64, P<0.05$

七氟烷：$Y=-0.0248X1+0.0072X2+1.2778, F=198.87, P<0.05$

异氟烷：$Y=-0.0683X1+0.0268X2+2.8436, F=603.80, P<0.05$

恩氟烷：$Y=-0.1059X1+0.0514X2+3.9027, F=203.52, P<0.05$

氟烷：$Y=-0.1412X1+0.0738X2+5.0123, F=402.33, P<0.05$

方程中，Y 为 B/G，X1 为温度（℃），X2 为 HCT（%）。

虽然围 CPB 期血液温度和 HCT 的变化是并存的，但二者的变化并不平行，故在围 CPB 期血中吸入麻醉药的 B/G 也是在不断变化的。其意义为：①影响吸入麻醉药自氧合器排出的速度；②影响吸入麻醉深度的调控。表 22-8 模拟一般情况下心血管手术围体外循环期病人血温和血细胞比容的变化，以及根据前述公式计算出相应时期 5 种吸入麻醉药的 B/G。

表 22-8　围 CPB 期血温、HCT 及 5 种吸入麻醉药 B/G 的变化

时点	血温(℃)	HCT(%)	B/G				
			地氟烷	七氟烷	异氟烷	恩氟烷	氟烷
CPB 前	37	40	0.54	0.65	1.39	2.04	2.74
CPB 中	28	21	0.60	0.73	1.49	2.0	2.61
CPB 终止	37	21	0.42	0.51	0.88	1.06	1.34
缝皮	36	30	0.49	0.60	1.19	1.63	2.14

由表 22-8 可见围 CPB 期血温和 HCT 的变化并不平行，但吸入麻醉药的 B/G 变化有规律可循，依次可协助吸入麻醉药的安全使用。与 CPB 前相比，CPB 中的血温下降和 HCT 下

降平行，二者对吸入麻醉药B/G的影响作用相对抗，吸入麻醉药B/G无明显变化，此时若经氧合器给吸入麻醉药时血液对吸入麻醉药的摄取与CPB前相似。CPB刚结束时，血温已复至37℃，而HCT一般仍为0.21左右，吸入麻醉药的B/G只有CPB前的3/4或1/2，吸入强效挥发性麻醉药时麻醉很容易加深。CPB后随着大量排尿和输血，HCT逐渐升高，体温略为回降，吸入麻醉药的B/G略低于正常。缝皮时停止吸入麻醉后，麻醉减浅的速度可能略快于CPB前。

三、氟代谢

氟化吸入麻醉药均在肝脏代谢并产生无机氟离子(F^-)，使血清中F^-浓度升高。常温时，当血清无机氟离子浓度达50μmol/L可出现多尿性肾功能不全。刘进等研究了氟化吸入麻醉药用于体外循环手术时的氟代谢规律。发现心脏手术吸入氟化麻醉药时，血清中F^-浓度升高，其最高峰值的顺序是甲氧氟烷[(20.6±8.3)μmol/L]>恩氟烷[(8.0±2.4)μmol/L]>异氟烷[(4.3±1.2)μmol/L]>氟烷[(4.0±2.1)μmol/L]。最高峰值出现在CPB后1～6小时。吸入氟化吸入麻醉药后肾脏排F^-速度明显加快，其排列顺序上也相同。血清F^-浓度峰值的排列顺序与常温手术相同，但血清F^-峰值较常温手术为低。其可能的原因为：①CPB使肝脏对药物代谢减少；②CPB后机体大量排尿和F^-；③CPB中血液稀释使血清F^-浓度下降。研究还发现，虽然甲氧氟烷组的血清F^-浓度平均为20.6μmol/L，小于常温时血清F^-的肾毒阈值(50μmol/L)，但术后仍出现了多尿、血浆尿素氮浓度升高及蛋白尿等多尿性肾功能不全的表现。这可能是CPB中各种损害肾脏的因素，如酸中毒、低血压、游离血红蛋白等使血清F^-的肾毒阈值下降所致。所以，甲氧氟烷应列为体外循环手术的禁忌用药。对已有肾功能损害者，恩氟烷的使用也应谨慎。体外循环后保持足够的尿量，必要时碱化尿液，加快肾脏排F^-是减少氟化吸入麻醉肾毒性的重要措施。

四、氧化亚氮(N_2O)应用于心血管麻醉应注意的问题

N_2O对心肌收缩力的抑制作用轻微，它还激活交感神经而对抗其本身的抑制作用。由于N_2O对循环系统作用小，在保证吸入气O_2的前提下可安全用于心脏病病人。心血管麻醉中N_2O主要用于左向右分流先心病患儿的麻醉诱导。患儿入室，安置好监测设备后即可吸入70%～80%的笑气使其入睡。然后逐渐加大吸入气中氟烷或七氟烷浓度，此后建立静脉通路，注射肌松剂和其他静脉麻醉药，插入气管插管，完成麻醉诱导。实施吸入诱导的优点是患儿入睡平稳，并可避免肌内注射氯胺酮和麻醉前建立静脉通路所致患儿痛苦，减少精神创伤。但使用吸入麻醉诱导时切忌在静脉通路建立之前去实施气管插管，以免发生喉痉挛时抢救困难。

N_2O的MAC值约为105%。使用N_2O诱导时必须使用高浓度N_2O，这就限制了吸入气中O_2的浓度。所以，对紫绀型先心病患儿不宜做吸入N_2O诱导。陈雷等的临床研究表明七氟烷因血/气分配系数小和对呼吸道无刺激性，在小儿心血管麻醉中是一种很好的吸入麻醉诱导药。在房间隔缺损、室间隔缺损、主动脉瓣下隔膜和法洛四联症的吸入麻醉诱导中患儿均能迅速而安静入睡。诱导时血压平稳，心率有轻度下降(由诱导前97次/分至诱导后的80次/分)。由于七氟烷为强效吸入麻醉药(MAC=2.0%)，吸入诱导时可只用七氟烷而不必合用N_2O，从而能够使用高浓度O_2(>95%)，也适于紫绀型先心病患儿的诱导。

对呼吸循环功能基本稳定的病人，从麻醉诱导到CPB前10分钟也可吸入30%～70%的N_2O，以减少其他麻醉药的用量。CPB前10分钟应关闭N_2O，并加大新鲜氧气流量，使体内大部分N_2O在CPB开始前被洗出。否则，CPB开始时血中的N_2O因其血/气分配系数极小和血中分压高而迅速进入循环血液中的小气泡，使其直径成倍或几倍地增大而加重气栓对重要脏器的损害。

体外循环终止，关胸后最好不再使用

N_2O。必须使用 N_2O 时要十分谨慎，应严密观察气道压力的变化。因为病人的胸膜可能在手术中被撕破，空气进入胸腔而且未被发现。而心血管手术关胸时一般只置放心包和纵隔引流管，不放胸腔引流管。关胸后若再吸入高浓度 N_2O 可能导致张力性气胸。

Swan-Ganz 导管在心血管麻醉中的使用极为普遍。其最为严重的并发症是给套囊充气时将肺动脉胀破，从而导致失血性休克，甚至死亡。50%或 70%的 N_2O 可使空气充盈的 Swan-Ganz 导管套囊的容量迅速增加 65%或 96%，从而增加肺动脉撕裂的可能性。所以，吸入 N_2O 麻醉中应避免长时间充盈套囊，用 N_2O 充盈套囊亦可减少肺动脉撕裂的危险。实际上，在使用主动脉内球囊反搏(IABP)和心血管介入性治疗中带囊导管时也应考虑到此种危险性。

（刘　进）

参考文献

刘进，邓硕曾．1987. 体外循环对围手术期用药药代动力学的影响．国外医学·麻醉学与复苏分册，5:246

刘进，高静华，徐守春．1989. 二尖瓣替换术体外循环前、后终末呼气中恩氟烷浓度的动态变化．中华麻醉学杂志，9:359

刘进，高静华，徐守春．1990. 体外循环中鼓泡式氧合器对氟化吸入麻醉药的挥发作用．中华麻醉学杂志，10:202

刘进，胡小琴，高静华．1988. 4 种氟化麻醉药用于体外循环手术时氟代谢的研究．中华医学杂志，68:380

刘进，胡小琴，高静华．1989. 心内直视手术时氟化吸入麻醉药对肾功能的影响，中华麻醉学杂志，9:156

刘进．1990. 微量注射泵环路外吸入麻醉药挥发罐的研究．中华麻醉学杂志，10:262

晏馥霞，陈杰，周伟，等．1997. 深低温对吸入麻醉药的 MAC、心脏麻醉指数和心肌稳定性的影响. 中华麻醉学杂志，17:737

周建新，刘进．1998. 不同年龄国人的吸入麻醉药血/气分配系数及决定因素．中华麻醉学杂志，18:9

Barash PG. 1989. Clinical Anaesthesia. Philadelphia: J B Lippincott Co

Carpenter RL, Eger EI, Johnson BH, et al. 1986. Pharmacokinetics of inhaled anesthetics in humans: Measurements during and after the simultaneous administration of enflurane, halothane, isoflurane, methoxyflurane, and nitrous oxide. Anesth Analg, 65: 575

Dorsch JA. and Dorsch SE. 1984. Understanding Anesthesia Equipement. 2nd ed. Baltimore: Williams and Wilkins

Eger EI, Liu J, Koblin DD, et al. 1994. Moleeular properties of the "ideal" inhaled anesthetics: Studies of fluorinated methanes, ethanes, propanes; and butanes. Anesth Analg, 79: 245

Eger EL (Ⅱ). 1974. Anesthetic Uptake and Action. Baltimore: Willams and Wilkins, 77～160

Laster NJ, Taheri S, Eger EI, et al. 1991. Visceral losses of desflurane, isoflurane, and hatothane in swine. Anesth Analg, 73: 209

Lerman J, Gregory GA, Willismm, et al. 1984. Age and solubility of volatile anesthetics in blood. Anesthesiology, 61: 139

Liu J, Laster MJ, Taheri S, et al. 1994. Effect of nalkane kinetics in rats on potency estimations and the Meyer-Overton hypothesis. Anesth Analg, 79: 1049

Malvivya S, Lerman J. 1990. The blood/gas solubilities of sevoflurane, isoflurane, halothane and serum constituents in neonates and adults. Anesthesiology, 72: 793

Miller RD. 1994. Anesthesia. 4th ed. New York: Chruchill Livingstore. Inc

Mutoh T. 1993. Volatile anesthetics suppress cardiacfonction in man; an investigation based on systolic time intervals. Masui, 42(1): 83

Regan M, Eger EI Ⅱ. 1967. Effect of hypothermia in dogs on anexsthetizing and apneic doses of inhalation agents. Anesthesiology, 28: 689

Vitez TS, White PF, Eger EI Ⅱ. 1974. Effect of hypothermia on halothane MAC and isoflurane MAC in the rat. Anesthesiology, 4: 80

Wolfson B. Keilar CM, Lake CL, et al. 1973. Anesthetic index-A new approach. Anesthesiology, 38: 583

第 23 章　静脉全身麻醉药

第一节　概　述

经静脉注入后能产生全麻作用的药物，简称静脉全麻药。自 20 世纪 50 年代，特别是 60 年代以来，继硫喷妥钠之后，静脉全麻药有较大发展，在临床上先后应用丙泮尼地（普尔安）、羟丁酸钠、氯胺酮、依托咪酯、丙泊酚（异丙酚）等。

静脉全麻药有数 10 种，但临床应用仅 10 多种。理想的静脉全麻药，在物理化学性质上应易溶于水，溶液稳定，可长期保存；对静脉无刺激性，不产生血栓或血栓性静脉炎；漏至皮下不疼痛，对组织无损伤，误注入动脉不引起栓塞、坏死等严重并发症。在麻醉性能方面应能迅速发挥作用，具有镇痛功效，苏醒期短。在体内无蓄积，可重复用药或静脉滴注，与吸入全麻药相比是突出的优点。此外，静脉全麻药对呼吸、循环系统应无明显影响，术后并发症少。

药物进入体内后有一部分与血浆蛋白结合，暂时失去药理活性。当血中游离药物浓度降低后再分开，继续发挥药理作用。许多麻醉药在肝脏经药物代谢酶系统进行生物转化。绝大部分经肾脏，少量经胆汁排泄。

目前常用的静脉全麻药虽都各有优点，但到现在还没有一种各方面较理想的静脉全麻药，存在许多不足之处，如静脉全麻药其代谢物具有药理活性，可影响术后苏醒。静脉全麻药需在体内代谢，故其可控性不如吸入全麻药。全麻药量个体差异很大，耐受不一，作用出现时间受循环时间的影响，如充血性心力衰竭、周围循环衰竭时，循环时间往往延长，若依据常规给药容易发生逾量。某些静脉全麻药容易抑制咽喉反射，并使贲门括约肌松弛，引起胃内容物反流和"误吸"。有些静脉全麻药缺少镇痛性能，难以单独完成大、中型手术，只能与其他药物复合。多数静脉全麻药能使下颌松弛，呼吸或循环抑制，麻醉前应有维持呼吸道通畅、给氧和人工呼吸的设备，以及常用的升压药和紧急抢救措施，以防意外发生。我们必须继续努力，尽快地使全麻日趋完善。

静脉全麻药按其化学性质分为巴比妥类和非巴比妥类两大类，后者的种类不断增加。临床采取复合给药和适当加大剂量合并机械通气等措施，使一些不能独自产生完善的麻醉作用的药物也能在静脉麻醉中产生主要作用，因此，从临床应用的角度出发，也将有些药物泛指为静脉麻醉药。下面把临床常用的几种静脉全麻药作重点介绍。

第二节　巴比妥类静脉全麻药

一、硫喷妥钠

（一）临床药理

1. 药名　硫喷妥钠（thiopental 或 thiopentone，商品名 pemtotohal sodium）化学

名称为乙基(1-甲基丁基)硫代巴比妥酸钠盐。

2. 理化性质　硫喷妥钠系淡黄色、非结晶粉末，味苦，有硫臭气味。其钠盐可溶于水，2.5%～5%水溶液的 pH 为 10.6～10.8，呈强碱性。商品的硫喷妥钠都已加入 6%(重量)的碳酸钠，目的是使其化学性能稳定，不易为氧、二氧化碳、日光等所破坏。水溶液不稳定，一般可保存 24～48 小时。5%溶液在 5～6℃储藏，不能超过 7 天，在室温下以 3 天为限。溶液浑浊不透明者不能再用。

3. 药理作用

(1)药效学

1)对中枢神经系统的作用：与其他巴比妥类药一样，小剂量镇静和催眠，大剂量麻醉。其主要中枢作用部位是在大脑皮质和网状结构，抑制后者的上行激活系统，降低皮质的兴奋性，且直接影响皮质的多突触传导。对小脑、前庭和脊髓的抑制作用较弱。静脉注射 15～30 秒神志消失，持续约 15～20 分钟。初醒后继续睡眠，脑电图的变化类似自然睡眠，恢复正常需 48 小时。硫喷妥钠麻醉时脑耗氧量可减少 52%，脑代谢和需能量亦降低。由于脑水肿缓解和颅内压下降，在脑功能未完全停止的情况下，能对脑缺氧提供一定的保护作用，使脑耐受缺氧的能力增强，缺氧性脑损伤的后遗症减少。此外，硫喷妥钠可提高大脑皮质神经元的兴奋阈，故有抗惊厥作用。硫喷妥钠的离子化程度低，脂溶性高，易通过血脑屏障，使脑血管阻力增加，脑血流减少约 48%，颅内压下降 50%。

2)对呼吸的作用：硫喷妥钠对呼吸中枢有明显的抑制作用，其程度与剂量成比例。此药抑制呼吸与阿片类不同，主要是潮气量减少，而不是呼吸频率变慢，甚至呼吸可能略增快。麻醉后，呼吸中枢对二氧化碳的应激性降低或完全消失，即所谓“选择性的呼吸抑制”。因此所致的缺氧可刺激颈动脉体及主动脉的化学感受器，转而兴奋呼吸中枢以对抗硫喷妥钠的抑制作用。硫喷妥钠麻醉时对交感神经抑制较明显，副交感神经的作用占优势，喉头和支气管平滑肌处于敏感状态，有发生痉挛的倾向。局部的刺激(如口咽部、气道、气管导管和分泌物)和远处的刺激(如肛门、膀胱、骨膜和腹膜等手术刺激)，均可诱发喉痉挛或支气管痉挛。

3)对循环系统的影响：静脉注射后心指数下降，心肌抑制明显，深麻醉时心指数可下降 25%左右，说明心排血量不同程度地减少。随着麻醉的加深，平均动脉压逐渐降低，而且注射速度越快，下降的幅度越大，即使小量也能造成明显的循环抑制，故应特别注意给药速度。心脏应激性不受影响，麻醉时偶有心律失常，主要是缺氧和二氧化碳蓄积的缘故。硫喷妥钠对循环抑制的程度与心脏代偿功能有关，对于正常心肌可无明显影响，但对于休克、心肌梗死、缩窄性心包炎、严重瓣膜狭窄、冠状动脉狭窄、严重的高血压及血容量不足的病人，虽非绝对禁忌，但应十分慎重，以防意外。

4)对肝、肾功能的影响：临床剂量对肝功能无明显影响，但大量时术后肝功能可轻度抑制，数日内自行恢复，这种情况很难与缺氧引起的肝功能轻度抑制相区别。肝功能差的病人，麻醉后嗜睡时间可能延长。麻醉中因低血压导致肾血流量降低，故尿量减少，亦有人认为与麻醉时垂体抗利尿激素分泌增多有关。

5)其他：对妊娠子宫的张力和输尿管的运动没有影响，麻醉深至呼吸抑制时才使子宫平滑肌松弛，因此，它并非胎儿外倒转术良好的麻醉药。硫喷妥钠极易通过胎盘屏障，注药后 3～5 分钟胎儿血内便能达到高峰浓度。新生儿对此药极敏感，出生后四肢无力，反应迟钝，甚至持续 1 周之久，故剖宫产不宜用硫喷妥钠麻醉。

硫喷妥钠麻醉时骨骼肌不松弛，腹腔内手术不能单用此药。贲门括约肌松弛，胃内容物反流、误吸造成窒息，麻醉前给予适量的阿托品，可以减少呕吐的发生。硫喷妥钠可使颅内压降低达 1/2，因此对神经外科手术是很常用的全麻诱导药。硫喷妥钠可使眼内压下降，尤其与肌松药合用时更明显，有利于内眼手术。麻醉后血糖增高，系肝糖原的储存受干扰所致，一般并无临床意义，糖尿病病人并不禁忌。

此药对酸碱平衡无影响。深麻醉时皮肤血管扩张，基础代谢率有减低趋势，体温可能下降，故术后有时有寒战反应。

(2)药代学：硫喷妥钠具有很高的脂溶性，与中枢神经系统有特殊的亲和力，且由于脑血流丰富和此药脂/血分配系数很高，故易于透过血脑屏障，作用于中枢。硫喷妥钠在体内分布大致分三个阶段。首先到达血流灌注丰富的内脏器官，注药后 1 分钟，55%(亦有报道90%)的药物进入只占总体重 6%的脑、心、肝、肾等组织，28%进入肌肉等组织，脂肪吸收5%，而血浆内只剩留 12%。第二阶段，注药后半小时，只有 5%的药物存留于脑等内脏器官，脂肪的含量增高至 18%，而肌肉等组织内高达75%～80%，这一再分布过程使脑内浓度显著降低，病人很快苏醒。第三阶段，为脂肪摄取，此组织血流贫乏，开始时分布极少。药物由内脏器官向肌肉转移时，其含量也随之增多，随着时间的延长，脂肪中的硫喷妥钠再缓慢释放出来，使病人苏醒后又有较长时间的睡眠。由此可知，肥胖者硫喷妥钠用量应与同龄正常体重的人相同，而不应绝对按体重计算，否则会导致过量引起脑和呼吸、循环系统的抑制。心排血量的多少和周围循环的功能状态，影响到药物转运到脑组织的速度，从而影响全麻作用出现的快慢。伴有心、脑血管严重疾患的病人应禁用硫喷妥钠。

硫喷妥钠进入血液循环后，约 72%～86%与血浆蛋白(主要是白蛋白)结合而暂时失去活性。静脉注射较高浓度的硫喷妥钠，虽结合的数量有所增加，但因结合的比例降低，实际上未结合的部分增加，故麻醉作用增强；注射低浓度的药物时，绝大部分呈结合状态，故麻醉作用减弱，此现象可说明药物浓度与麻醉效果的关系。结合率受许多因素的影响，除药物的竞争外，某些疾病如贫血、营养不良和血浆蛋白低的病人游离部分增加。肝硬化和尿毒症的病人游离部分可由正常人的 28%分别升高至 33%和 55%，透过脑组织的数量增多，药物的消除和排泄减慢。此种病人对硫喷妥钠特别敏感，作用时间延长，麻醉程度亦较深。硫喷妥钠与血浆蛋白结合还受血液 pH 的影响。二氧化碳蓄积使 pH 下降时，结合的硫喷妥钠增多，因而麻醉效果降低，时限缩短；过度通气使 pH 升高时，麻醉效果增强，时限延长。酸中毒时解离度增加，进入脑组织的药物增多；碱中毒时恰恰相反，因此，酸中毒时麻醉加深，碱中毒时减浅，这种现象在代谢性酸中毒时较呼吸性酸中毒时尤为明显。另一影响药量的因素是快速减敏性。硫喷妥钠初次作用于脑以后，能迅速产生适应现象，需给较大剂量才能维持原麻醉深度。麻醉诱导的剂量越大，注射速度越快，病人苏醒时药物水平越高，维持原麻醉深度所需的追加量越多。血浆药物水平并不是影响麻醉深度的唯一因素，临床上麻醉药用量与体重有一定关系，但不易将体重作为掌握药量的唯一标准。应考虑病情、注速、病人对药物的反应和快速减敏性等因素作出决定。

硫喷妥钠除微量(0.3%)通过肾脏原形排泄外，绝大部分在肝内被微粒体酶代谢，肌肉也参与部分去毒作用。硫喷妥钠麻醉后精神完全恢复至少需 8 小时，24 小时内不能作驾车等精细动作，其代谢产物经肾脏和消化道排泄，一般需 6～7 天，仅较长效的巴比妥类略短。

(二)临床应用

1. 适应证

(1)速效巴比妥类药物单独用作全麻时，仅限于时间短的小手术，虽然如此，在反射敏感的区域，如咽喉、肛门、男性尿道等尽管是时间短的小手术，容易引起有危害性反射活动，选用要格外慎重。尤其门诊手术，均需备有保证病人安全的设备，如人工呼吸、供氧装置、抢救用具和复苏用药等，决不能因短小手术而对这方面忽视。

(2)全麻的诱导：用速效巴比妥类药诱导后，继以吸入全麻或其他静脉全麻维持。

(3)基础麻醉：小儿麻醉中广泛采用硫喷妥钠作深部肌内注射。患儿注药后 5～10 分钟内入睡，婴儿可采用直肠灌注给药，灌注后

15～30 分钟后入睡。

(4)治疗：主要用于控制局麻药逾量中毒、破伤风以及其他原因引起的惊厥，但用量不宜过大，必要时可以重复。用药时须做好抢救准备，因为小量也能促使呼吸停止。当惊厥的诱因尚未清除，肌颤一直存在，需要连续多次用药时，应注意到巴比妥类药的蓄积作用和全身毒性反应。

2. 禁忌证　速效巴比妥类药也有一些绝对或相对禁忌证。严重心功能不全或周围循环衰竭的病人，由于该药的心肌抑制和周围血管扩张的作用，即使小量也易发生意外，应禁用或慎用。严重肝功能不全已濒于衰竭或严重肾功能不全已有尿毒症的病人、持续发作哮喘病人、巴比妥类药过敏的病人、已证实有血紫质症的病人，均应避免使用速效巴比妥类药。麻醉前或麻醉中难以保持呼吸道通畅，或存在呼吸道堵塞风险的病人，如颈部、咽喉、口腔内的感染、畸形、瘢痕挛缩、肿瘤、气管狭窄或外来压迫、上消化道梗阻、出血、饱胃等病人，需作静脉全麻时，均应按相对禁忌原则处理，情况恶化可转为绝对禁忌。

临床上还有许多情况，虽非硫喷妥钠全麻用药禁用者，但应限制用量，而且在麻醉用药前就应给予相应有效的治疗措施；如低血压、肾上腺皮质功能不全或长期使用肾上腺皮质激素的病人，严重贫血、高血压、动脉硬化、心功能不全、颅内压增高、支气管哮喘、高血钾、甲状腺功能减退、严重糖尿病、临产的孕妇、呼吸功能不全等病人。

3. 用法和用量　一般采用单次注入法，与琥珀胆碱配合施行气管内插管。静脉穿刺后分次注入可作为短小手术的麻醉。2.5%硫喷妥钠 5mg/kg 静脉缓慢注射，一般成人不超过 0.5g；小儿基础麻醉 15～20mg/kg，臀部深部肌内注射。硫喷妥钠静脉全麻时，不仅要注意药液的溶度和用量，而且要注意注入的速度。一般以每 5～10 秒注入 1ml 的速度为最恰当。成人约需要 2.5%药液 3～6ml 即可入睡，再推入些直至睫毛反射消失，以后每隔 3～5 分钟按需追加 1～2ml，可以维持较长时间全麻。如用量已逾 8mg/kg 体重病人尚未进入全麻状态，指示应加快注药速度，单次用量一般最大不超过 1.0g。

(三)不良反应，应用注意事项

1. 局部刺激症状　硫喷妥钠为强碱性药，可刺激静脉管壁引起静脉炎，偶可形成血栓，如误入血管外或渗透到皮下和脂肪组织可引起烧灼样疼痛，局部可出现红斑、硬结、溃疡甚至皮肤坏死。如药液误入动脉，可出现上肢和指端剧烈灼痛，皮肤苍白，脉搏消失。局部应激反应使去甲肾上腺素大量释放，动脉痉挛，局部缺血坏死，发生严重休克反应可导致突然死亡。抢救方法为由动脉注入普鲁卡因、罂粟碱解痉，并做臂丛或星状神经节阻滞、肝素抗凝可治疗和预防血栓形成。

2. 中枢神经系统　硫喷妥钠浅麻醉时可表现为痛阈减低，病人对疼痛更为敏感，稍有刺激即引起躁动，可能与阻断了网状系统内疼痛传入的抑制系统有关。

3. 循环系统　硫喷妥钠可抑制心肌和血管运动中枢，使心排血量减少，外周血管扩张，心指数下降。临床表现为血压下降，心率代偿性增快。心血管系统抑制程度与剂量和注药速度呈正相关。硫喷妥钠还可降低冠脉灌注压和冠脉阻力，冠心病病人需慎用。偶有心律失常，可能与缺氧和二氧化碳蓄积有关。

4. 呼吸系统　硫喷妥钠对呼吸中枢有明显抑制作用，使呼吸中枢对 CO_2 的敏感性降低，需依靠缺氧对颈动脉体、主动脉体化学感受器的刺激维持呼吸，呼吸改变主要为潮气量减少。硫喷妥钠抑制交感神经，使副交感神经作用占优势，口咽分泌物增加，喉头和支气管平滑肌处于敏感状态，直接和间接刺激均易诱发喉痉挛或支气管痉挛。操作前麻醉要达到一定深度，给阿托品、地塞米松和钙剂对抗。

5. 消化系统　硫喷妥钠使胃贲门括约肌松弛，胃内容物溢出，易造成反流误吸，麻醉前尽量放置胃管减压，给阿托品可减少呕吐、误吸。

6. 其他不良反应　有应用硫喷妥钠后发

生过敏性休克的报道，症状有血压剧降，支气管痉挛、荨麻疹和腹痛、腹泻。偶有Ⅲ型过敏反应，即重复用药后注射部位出现潮红区。少数病人用药后出现皮疹和剧烈呛咳。还有用药后出现免疫性溶血性贫血伴急性肾功能衰竭的个案报道。

二、甲己炔巴比妥钠

(一)临床药理

1. 药名 甲己炔巴比妥钠，或称戊炔巴比妥钠（methohexital 或 methohexitone），商品名 Brietal、Brevital。1956 年应用于临床，是目前除硫喷妥钠外较有前途的巴比妥类静脉全麻药。

2. 理化性质 此药为白色粉末，易溶于水，1%溶液 pH 为 11.1，室温下稳定，可保存 6 周。

3. 临床药理 甲己炔巴比妥钠的药理作用与硫喷妥钠大致相同。但较同效量的硫喷妥钠对循环系统的抑制轻，低血压少见。对呼吸亦有不同程度的抑制，可使通气量减少。此药在体内 76%非解离型，较硫喷妥钠多，易透过血脑屏障，故发挥作用更快。此药的麻醉效力为硫喷妥钠的 3 倍，代谢速度亦为其 3 倍，作用时间约为其一半。2～3 分钟神志便恢复，蓄积作用轻。消除半衰期 70～125 分钟，但精神运动完全恢复的时间和等效量的硫喷妥钠相同。与血浆蛋白结合的情况也与硫喷妥钠相似，苏醒快同样也是再分布的缘故。

(二)不良反应

此药为甲基化药物，肌震颤发生率较硫喷妥钠高，剂量越大，肌震颤、咳嗽、呃逆和心动过速等不良反应较多。麻醉前给阿片类药可使其显著减少，1%溶液对静脉的刺激性较硫喷妥钠轻。虽注药的静脉偶有疼痛，但没有血栓性静脉炎发生。

三、硫戊巴比妥钠

硫戊巴妥钠又名硫代速可眠、丙烯硫喷妥钠（thiamylal，thioseconal，surital），1950 年首次临床报道。药理性能和作用强度与硫喷妥钠基本相同。尽管有的报道指出其较硫喷妥钠对呼吸的抑制轻，蓄积作用小，有效时间短和引起喉痉挛的机会少，但这些差异都不显著。静脉注射用 2.5%溶液，剂量与硫喷妥钠相同。

第三节 非巴比妥类静脉全麻药

一、氯胺酮

氯胺酮是一种非巴比妥类速效静脉全麻药，麻醉后产生一种完全无痛，同时伴有浅睡眠状态，诱导时病人对周围环境的改变不再敏感，意识和感觉分离，镇痛和遗忘显著，肌松不佳，与传统的全麻不同。

(一)临床药理

1. 药名 氯胺酮（ketamin）亦名 katalar。化学名 2-氯苯-2-甲基胺环已酮盐酸盐。商品名 Ketaject。此药为苯环已哌啶的衍生物。

2. 理化性质 氯胺酮为白色结晶，熔点是 259℃，易溶于水，为无色透明液体，制剂略呈酸性，水溶液 pH 3.5～5.5，内含 1∶10 000 氯化苄甲乙氧胺作为防腐剂。10mg/ml 的生理盐水溶液是等渗溶液。

3. 药理作用

(1)药效学

1)中枢神经系统：氯胺酮选择性地作用于中枢神经系统，主要抑制丘脑-新皮质系统和大脑的联络径路，对网状结构和边缘系统影响较轻。全麻过程一般都出现倔强或木僵状态，表现为不动，体位反射消失，骨骼肌张力增加；全麻转浅，意识清醒，出现睁眼、凝视和眼球震颤等，但无痛和遗忘仍可持续 30 分钟左右。

2)心血管系统：氯胺酮可升高动脉压 20%～30%，同时使脉搏加快，持续约5～15分钟。静脉注射 0.1mg/kg，受试者虽不能入睡，但可使收缩压增高 3.25kPa(25mmHg)，舒张压增高 2.08kPa(16mmHg)，脉搏稍加快，0.5mg/kg 时，血压增高与脉搏加快的程度最明显，再增大剂量，血压并不再升高，心率并不更加快。注药后3～5分钟血压增高达高峰。血压的变化有明显的个体差异，采用硬膜外阻滞、交感神经节阻滞药和α肾上腺素能阻滞药可阻断这种升压反应，并减慢心率。因此，推测氯胺酮的心血管反应是由α肾上腺素能活动增强与迷走神经抑制所造成的。亦有人认为此药兴奋血管运动中枢，抑制颈动脉窦压力感受器，使负反馈抑制减弱，导致心血管系统兴奋，心排血量增加，血液内儿茶酚胺增多，与病种和注药速度无关。氯胺酮全麻中极少发生心血管方面的意外，有抗心律失常的作用。但在个别病例偶有血压下降或心率过缓的表现。

3)呼吸系统：在不逾量和注药速度不过快的情况下，氯胺酮对呼吸的影响轻微。临床麻醉剂量时偶有短暂的呼吸抑制，若呼吸道能保持通畅，一般不需作辅助呼吸，呼吸暂停很少见。临床上在注药后1～2分钟呼吸减慢，经过3～5分钟慢慢恢复到注药前水平，有时较麻醉前略增快。氯胺酮对潮气量影响较对呼吸频率的影响明显。注射速度过快、剂量过大，或用麻醉性镇痛药辅助时，可造成明显的呼吸抑制，甚至呼吸暂停，此时应施行辅助呼吸或人工呼吸。不易依靠呼吸兴奋剂。

最近一些经验表明，氯胺酮相对逾量时，对1岁以下婴儿或60岁以上老年人呼吸抑制显著，PaO_2下降、$PaCO_2$升高，在$PaCO_2$升高时可反射性地使呼吸增快而得以维持通气量的正常。

氯胺酮麻醉时肺顺应性增加、呼吸道阻力降低，并能使支气管痉挛缓解。麻醉时咽喉保护性反射一般不消失，舌后坠和喉痉挛较少发生，所以易于保持呼吸道通畅。但由于涎腺和支气管黏膜腺分泌增多，因此仍应注意清理呼吸道。

4)其他作用：此药可升高颅内压、脑脊液压和眼压。颅内压增高与脑血流增多有关，严重者发生脑疝，延髓受压，导致窒息。眼内压升高与镇痛作用的持续时间一致，15分钟达高峰，可升高37%，30分钟后恢复到注药前水平，青光眼病人不宜用此药。麻醉时骨骼肌张力增加，有时肢体不由自主运动或突然抽动。因肌紧张，眼外肌失去平衡，故产生眼球震颤现象，眼内压增高可能与此有一定关系。一般认为氯胺酮对肝、肾功能没有明显影响，但静脉滴注氯胺酮后有转氨酶升高的报道。麻醉过程中病人出汗增多，血糖有轻度升高。对妊娠子宫能增强其张力。麻醉时体内电解质无明显改变。

(2)药代学：氯胺酮呈高度脂溶性，约为硫喷妥钠的5～10倍，因而能透过血脑屏障进入脑内。静脉注射1分钟后血浆药物浓度达高峰，脑血流量同时增加，促其在脑内很快分布，脑内药物达到一定水平，病人入睡。然后，血浆药物浓度下降，脑内浓度亦降低。但由于此药脂溶性高，故中枢神经系统贮留的药物较血浆多，二者约为6∶5∶1，氯胺酮从脑向其他器官和组织转移，这种再分布现象有助于神志迅速恢复。

此药主要在肝内代谢分解，约70%～90%经脱羟基、脱氨基、羟化等酶作用转成环己酮，随尿排出，后者的全部药效比氯胺酮低0.01以下，仅有小部分未经降解呈原形出现于尿内。

(二)临床应用

1. 适应证

(1)麻醉前、后用药：适用于体表的短小手术。

(2)用于复合全麻：氯胺酮可加于普鲁卡因-琥珀胆碱混合液中静脉注射，维持全麻。亦可与地西泮、γ-羟基丁酸钠、神经安定镇痛药等复合。氯胺酮不宜和加拉碘铵(三碘季胺酚)或潘库溴铵合用，以致血压增高和心搏增快更加显著。氯胺酮和氟烷配合，可减少氟烷用量，同时氯胺酮对心血管的影响减轻。

(3)作为局麻的辅助用药：一般浸润局麻、神经阻滞、椎管内麻醉、分次静脉注射氯胺酮作辅助，可以减少局麻药用量，减轻手术中病人不适感。

(4)用于基础麻醉：试用于小儿外科手术，包括诊断性检查和治疗，婴幼儿肌内注射、儿童静脉注射，效果尚好。在小儿心导管检查时，适当的麻醉前用药，局麻抑止了局部疼痛，减少了氯胺酮用量，防止心肌应激性亢进，麻醉与手术均平稳。

(5)用于烧伤：这类病人常有血容量不足，需要多次手术或更换敷料。氯胺酮镇痛效果强，作用迅速，苏醒快，对心血管有兴奋作用，保持自主呼吸、咽喉反射和咀嚼肌张力一直存在，呼吸道通畅，特别对头面部和呼吸道灼伤，比其他麻醉方法更安全和方便。

(6)用于低血压和休克：对于有低血压和休克的病人，用氯胺酮作全麻诱导和维持有一定优点。氯胺酮能使血压增高，心率增快，又有镇痛作用，配合其他全麻药有可取之处。

(7)其他：氯胺酮使眼内压增高，但为时短暂且轻微，能抑制或消除眼心反射，能拮抗心律失常，有利于手术中循环功能稳定，氯胺酮可用于外眼手术的麻醉。氯胺酮一般作为复合全麻的用药。

2. 禁忌证

(1)高血压病，凡收缩压高于 21.3kPa (160mmHg)，舒张压高于 12.0～13.3kPa (90～100mmHg)，或曾伴有脑血管意外。

(2)心功能不全。

(3)胸或腹主动脉瘤。

(4)病态窦房结综合征。

3. 用法和用量 静脉注射 1%溶液，初量 1～2mg/kg 体重，1 分钟后起作用，维持 5～15 分钟，然后在 0.5～1 小时内逐渐清醒。每 10 分钟追加半量，可延长全麻时间。长时间的全麻维持中，可和其他全麻药合用。或在静脉注射初量的基础上，继以 0.1%液静脉滴注。

肌内注射以 5%～10%溶液，初量 4～10mg/kg 体重，注药后 3～4 分钟作用开始，可维持 20～30 分钟，如麻醉时间不够长，接着不妨改用静脉注射，每次追加 1mg/kg 体重。肌内注射一般用于小儿基础麻醉。

(三)不良反应，应用注意事项

1. 中枢神经系统 主要是因边缘系统兴奋所致苏醒期的神经刺激症状，发生率为 5%～45%，临床表现多样，有恶梦、幻觉、谵妄、惊厥，甚至精神失常。成人，尤其女性，短小手术后易于出现。单纯氯胺酮麻醉，剂量大，注药速度快时发生率高。病人苏醒后精神症状立即消失，但有时说话似已清楚，实为谵妄。也有病人在数日或数周后再发惊厥，偶有梦游现象。术前给予氟哌利多、苯二氮䓬类、吩噻嗪类药或手术快结束时予苯二氮䓬类药均可有效降低上述精神症状的发生率。术后应保持病人安静，避免听觉、视觉的不良刺激。有癫痫病史、精神病史者不宜使用此药。

由于氯胺酮对外侧膝状体、视辐射皮质视觉区的影响，可能是术后暂时失明、视物变形和复视的原因。多在刚清醒时发生，持续 15～30 分钟，有时达数小时至数日，能自愈。

2. 循环系统 氯胺酮能兴奋交感神经中枢，使外周交感活动增强，同时又有心肌抑制作用，一般情况下以兴奋为主，而在应激状态下或儿茶酚胺耗竭时，则表现为对心功能的抑制，故个别病人用氯胺酮后血压极度升高，心率增快，对于有极度焦虑、重症甲亢、嗜铬细胞瘤病人和术中用肾上腺素收缩血管时，使用氯胺酮可诱发心律失常，可延长心肌有效不应期，使用前应掌握好用药的禁忌证。

3. 呼吸系统 当用药剂量>2mg/kg 时，可能会有短暂的呼吸暂停。诱发喉痉挛、气道梗阻及反流误吸的发生也有报道。氯胺酮可迅速通过胎盘，导致胎儿宫内窒息，不宜用于产科麻醉。

4. 其他不良反应 氯胺酮可使眼内压增高，眼球震颤；骨骼肌张力增强，麻醉中可见肌体不自主运动和抽动。颅内压、眼内压过高者不宜使用。氯胺酮不抑制咽喉反射，唾液分泌过多时吞进大量液体和空气，偶有并发急性胃扩张者，亦有呃逆、恶心、呕吐和麻醉后皮疹。

二、羟丁酸钠

γ-羟丁酸系 γ-氨丁酸的中间代谢物，其中枢抑制作用明显强于后者。此药静脉注射后可通过血脑屏障作用于中枢系统，于 1960 年被推荐作为静脉全麻药。

(一)临床药理

1. 药名　γ-羟基丁酸钠(sodium hydroxybutyrate)又名羟丁酸钠(简称 γ-OH),为饱和脂肪酸的钠盐,结构简单。

2. 理化性质　羟丁酸钠为白色微细结晶粉末,易溶于水,水溶液稳定,无色透明。临床用25%溶液,pH 8.5～9.5,对静脉无刺激性。

3. 药理作用

(1)药效学

1)中枢神经系统:γ-OH 主要作用于皮质、海马回和边缘系统,静脉注射后2～3分钟病人嗜睡,约10分钟进入睡眠,20～30分钟才能充分发挥作用,持续60～90分钟,个别可长达4～5小时,是静脉全麻药作用时间最长者。小量时,病人虽入睡但可被唤醒,可能会出现轻度躁动。适量时,病人昏睡,不能被唤醒,对交感、副交感神经系统抑制不明显,术中遇有强刺激可出现心动过速、血压增高、出汗等浅全麻的表现。γ-OH 不能镇痛,说明它对脊髓和丘脑的传导系统无抑制。γ-OH 在全麻诱导中常出现锥体外系症状,表现为无意识的阵挛,肩臂、面部的肌肉颤动,加用小量巴比妥类或噻嗪类药物抑制脑干的网状结构活动,可使肌肉颤动消失,诱导加快。

2)心血管系统:静脉注射 γ-OH 常出现心动过缓,心排血量和血压略为降低,可能是抑制了皮质的活动所致,阿托品能拮抗。手术刺激可使心率增快,心排血量增加,血压上升。γ-OH 在代谢过程中产生的能量,心脏能利用,心律失常因而好转。麻醉中病人肤色红润干燥,毛细血管充盈良好,脑血液灌流不变,心血管系统的功能非常稳定。

3)呼吸系统:给药后呼吸频率略为减慢,潮气量略有增加,每分通气量仍接近正常。有时可出现间歇性呼吸。对喉、咽及气管等反射虽没有明显抑制,但喉痉挛少见,呼吸道容易保持通畅,病人可耐受气管插管,无呛咳。由于下颌有一定程度松弛,可在表面局麻下即进行气管插管。γ-OH 与镇痉药或神经安定镇痛药并用时,易出现呼吸抑制,须及时进行辅助呼吸。

4)其他:γ-OH 不降低组织的氧耗量,不干扰体内的氧代谢,不增加眼压和颅内压,对肝、肾功能影响小。有抗惊厥作用,对中度的破伤风有效,严重的不能完全消除肌阵挛。γ-OH 能促进钾离子进入细胞或红细胞内,低血钾的病人,应适当补充钾盐。γ-OH 能抑制脊髓内中间神经元的活动,增加产程中子宫收缩的幅度和频率,并使子宫对催产药更加敏感,有利于分娩或剖宫产。

(2)药代学:静脉注射 γ-OH 后15分钟,血中浓度达高峰,约30分钟后即可在血中检出其中间代谢产物。血药浓度在60分钟时迅速下降,然后在较长时间内维持于较低水平。此药80%～90%在体内代谢成 CO_2 和水,前者自呼吸道排除,其余在4～5小时内随尿排泄,由此看来,γ-OH 的毒性小,相当安全。一般认为其代谢过程与脂肪酸一样,经β位氧化分解成乙酸和乙醛,偶尔有时出现酮尿。也有人认为先转化成氨丁酸,然后脱氨成丁丙酸,再进入三羧酸循环代谢,最后转化成 CO_2 和水,故长时间麻醉亦无酮体产生。

(二)临床应用

1. 适应证

(1)用于全麻诱导和维持:γ-OH 可使全麻药的用量减少,浓度降低,心血管功能更加保持平稳,血压出现微升。γ-OH 还有抗心律失常的作用,可用于心脏直视手术、体外循环和低温麻醉,以及体弱多病、危重和轻度低血容量的病人。γ-OH 不增加颅内压和眼内压,不改变脑血液灌流量,能加强子宫收缩,可用于神经外科、眼科、产科等手术。

(2)用于基础麻醉:小儿用 γ-OH 80mg/kg 体重静脉注射,同时与吩噻嗪类药合用,基础麻醉满意。

(3)作为局麻的辅助用药:由于 γ-OH 可促使病人排便,用于结肠镜则属可取。心血管和心导管造影等采用局麻,作为辅助用药,病人安静入睡,自主呼吸存在,不必给氧,不改变动脉血氧和二氧化碳分压。

2. 禁忌证

(1)严重高血压病人。

(2)严重低血钾病人。

3. 用法和用量 γ-OH 临床常用量 50～80mg/kg,小儿最大用量不超过 100mg/kg。根据病人具体情况而异,40～50mg/kg 静脉注射或静脉滴注,病人可在 5～15 分钟内入睡,但唤之可醒;60～70mg/kg 体重,病人较快地出现意识消失,进入深全麻状态,呼唤不应,持续 1～2 小时,个别长达 4～5 小时,然后迅速清醒。首次注药 1～1.5 小时后,再追加初量的 1/4～1/2,全麻可再延长 1 小时左右。新生儿、1 岁以内婴儿和紫绀型心脏病患儿,因代谢快,用量可增至 100mg/kg 体重以上,和其他全麻药合用时用量酌减。

(三)不良反应,应用注意事项

(1)由于羟丁酸钠不抑制网状激活系统,又减弱了大脑皮质对该区域的控制,用药后易出现肌肉抽搐,不随意运动增强和锥体外系征,术前可给巴比妥类或哌替啶等药预防。

(2)副交感神经兴奋作用使心率减慢,分泌物增多,有时引起恶心、呕吐,极个别病人引起排便、排尿失禁。

(3)γ-OH 一般不抑制呼吸,但大剂量、注射速度快、高龄、儿童、体弱者也可产生明显的抑制。

(4)γ-OH 有促进钾离子向细胞内转移的作用,注药 15 分钟左右可出现一过性血钾降低,低血钾病人可能会诱发心律失常,心电监测可及时发现 U 波等低血钾征象。

(5)麻醉中或苏醒期偶有躁狂、幻觉、兴奋、激动等,可用地西泮处理。

三、依托咪酯

依托咪酯系咪唑类衍生物,为一种快速催眠性全身麻醉药,其催眠效应较硫喷妥钠强 12 倍,具有中枢性抑制物质间位对氨苯甲酸样作用,可抑制大脑皮质及脑干网状结构。起效快,维持时间短。其制剂为丙二醇溶液,pH6.0,较水溶液对血管刺激为轻。

(一)临床药理

1. 药名 依托咪酯(ethomidate),又名甲苄咪酯,化学名称 R-(+)乙基-(1-苯乙基)1H-咪唑-5-羧化盐。

2. 理化性质 依托咪酯为白色结晶粉末,其盐类易溶于水,不稳定,仅在 24 小时内可安全使用。水溶液每毫升含 1.5mg,pH3.3。其碱基可溶于丙二醇,每安瓿含 0.2%10ml,在室温下可保存 2 年。亦能溶于聚乙二醇或聚氧乙基化蓖麻油。后几种配方,除药物稳定外,还可减少注射部位疼痛的发生率。

3. 药理作用

(1)药效学

1)中枢神经系统:依托咪酯起效快,病人可在一次臂-脑循环时间内迅速入睡,其效力比硫喷妥钠约强 12 倍。诱导安静、舒适、无兴奋挣扎,且有遗忘现象。在临床剂量范围内(0.1～0.4mg/kg),7～14 分钟自然苏醒,较硫喷妥钠快,无精神副作用,但手术后恶心、呕吐发生率较硫喷妥钠高。重复给药几乎没有蓄积现象。

2)心血管系统:无明显变化,有时动脉压轻度下降,有的略升高,周围阻力稍减少,心排血指数增加或不受影响。心率稍减慢,剂量增大时心率可加快,但未见心律失常。依托咪酯有轻度扩张冠状血管作用,使其阻力减小,血流增加,心肌耗氧量降低,心肌收缩力不受影响,这对心肌氧供或血供受损的病人有利。瓣膜病、冠心病等心脏病病人静脉注射 0.3mg/kg 后,循环系统稳定,中心静脉压、平均动脉压、平均肺动脉压均无明显改变。

3)呼吸系统:静脉注射依托咪酯诱导后,多数病人先呈短时间的过度通气,然后转平稳,对呼吸系统无明显抑制作用,较大剂量时偶有呼吸暂停,有时长达 45 秒。麻醉诱导后常有咳嗽和呃逆,发生率较硫喷妥钠显著增高,持续时间短,一般不影响麻醉过程。术前给地西泮或哌替啶可减少这种不良反应。

(2)药代学:静脉注射后,通过血液循环,很快进入脑和其他血流丰富的器官(心、肝、肾、脾、肺)与肌肉内,脂肪摄取缓慢。注药后 1

分钟脑内浓度达高峰，然后很快从脑内向外转移，脑内浓度下降后，病人迅速苏醒。依托咪酯在血液循环内76.5%与血浆蛋白(几乎全是白蛋白)结合。血浆白蛋白减少，游离部分增多，药效增强。此外，尚有小部分与红细胞及其细胞膜结合，且代谢产物亦有部分结合在血浆蛋白上。依托咪酯除3%以原形随尿排出外，绝大部分以代谢产物形式随尿排出体外，约10%的代谢产物经胆系排泄。此外，还有少量依托咪酯经氧化脱羟基作用，代谢为苯乙醇酸和苯甲酸由尿排出。

(二)临床应用

1. 适应证

(1)麻醉诱导，对其他静脉全麻药过敏或心功能受损的病人，有一定优点。

(2)门诊病人施行短小手术或操作。

(3)主要用于全麻诱导，是静吸复合麻醉常用药之一。

2. 禁忌证　无明显禁忌，但依托咪酯诱导时有10%～65.5%的病人出现肌阵挛，严重者类似抽搐，有时肌张力显著增强，因此，依托咪酯不复合肌松药时不宜与芬太尼合用。

3. 用法和用量　成人剂量0.3mg/kg单次静脉注射，亦可在术中静脉滴注，用芬太尼辅助，加强镇痛。

(三)不良反应，应用注意事项

(1)注射部位疼痛，发生率10%～63%。

(2)麻醉诱导时10%～65.5%的病人出现肌阵挛，严重者类似抽搐。术前给氟哌利多(氟哌啶)和芬太尼可减少其发生，再严重者可用其他全麻药控制。

(3)此药无组胺释放作用，但有用药后头颈和躯干上部出现皮疹的报道。

(4)肌阵挛明显的病人血清钾略升高。

(5)偶发静脉炎。

四、丙泊酚

(一)临床药理

1. 药名　丙泊酚(propofol，disprofol)亦名diprivan。化学名为2，6-二丙泊酚(2，6-diisopxopylphenol)，分子质量178Da。

2. 理化性质　丙泊酚为乳白色，水性等渗静脉注射乳液，每毫升含丙酚10mg，它同时含有甘油、纯化了的卵磷脂、氢氧化钠、大豆油和水。每支200mg/20ml。

3. 药理作用

(1)药效学

1)中枢神经系统：丙泊酚为一静脉催眠药，催眠强度较硫喷妥钠大1.8倍，起效快，维持时间短，以2.5mg/kg行静脉注射时，起效时间为30～60秒，维持时间约10分钟。苏醒快而完全，无兴奋现象。

2)心血管反应：静脉注射丙泊酚2mg/kg后，收缩压和舒张压有极短时间下降，系外周血管阻力下降，心肌抑制，心排血量减少以及抑制压力感受器对低血压的反应。心率增快是对低血压的反射性代偿，但其直接作用于心脏则使心率变慢。

3)呼吸系统：丙泊酚对呼吸也有较明显的抑制作用，呼吸减轻、变慢，常可有呼吸暂停，然后代偿性加快。

4)其他：丙泊酚使颅内压、眼内压下降，术后很少发生恶心、呕吐。抑制咽喉反射，可减轻喉部手术操作时的不良反应。且使声带处于外展位，其保护性反射在停药后可很快恢复。

(2)药代学：静脉注射后，98%与血浆蛋白结合，2分钟后血药浓度即达峰值。分布半衰期为2.5分钟，由中央室向外周再分布很快，使大脑及血中药浓度很快下降至清醒水平，消除半衰期为4.8小时，连续静脉滴注[9mg/(kg·h)]可维持稳定的血药浓度。丙泊酚主要在肝内代谢，80%在24小时内以代谢物形式随尿排泄，10%以原形由尿排出。

(二)临床应用

1. 适应证

(1)用于诱导和维持全身麻醉，属短效静脉麻醉药。

(2)用于门诊手术，如人流、脓肿切开等。

(3)可用于加强监护病人接受机械通气时

的镇静。

(4)局部麻醉或椎管内麻醉的辅助用药。

2. 禁忌证

(1)已知对丙泊酚过敏的病人。

(2)对癫痫病人使用时,可能有惊厥的危险,应慎用。

(3)在妊娠期间或产科手术麻醉不用。

(4)正在哺乳的母亲使用丙泊酚后对新生儿安全性尚未被肯定。

(5)有脂肪超载特殊危险的病人,应监测血脂水平。

(6)3岁以下小儿不建议使用。

3. 用法和用量 通过持续输注或重复单次注射给予丙泊酚,都能够维持麻醉所需要的深度。麻醉诱导,一般成人,大多数年龄小于55岁,需丙泊酚2.0~2.5mg/kg体重。小儿3岁以下不建议使用。8岁以上小儿用量2.5mg/kg。

持续输注:所需的给药速率在病人之间有明显不同,通常4~12mg/(kg·h)的速率范围能保持令人满意的麻醉。

重复单次注射:根据临床需要,每次可以给予25mg(2.5ml)至50mg(5.0ml)的量。

作为加强监护期间的镇静用药,建议持续输注,输注速率应根据所需要的镇静深度进行调节,通常0.3~0.4mg/(kg·h)的输注速率范围应能获得令人满意的镇静。

在给药方法上应注意的是,在注射器或玻璃输液瓶中,未稀释的丙泊酚用于输注,当使用未稀释的丙泊酚来维持麻醉时,建议使用微量泵或输液泵,以便控制输注速率。丙泊酚也可稀释后使用,但只能用5%葡萄糖静脉注射液稀释,存于PVC输液袋或输液玻璃瓶中。稀释度一定不超过1∶5(丙泊酚2mg/ml),稀释液应该无菌制备,在给药前配制。该稀释液在6小时内是稳定的。可用多种方法输注稀释的丙泊酚,但单独应用一套给药装置,将不能避免问题发生的危险,如无控制地输注大量的稀释液,在输注设备中必须包括一根滴定管或滴数计数器或带容量刻度的输液泵,当决定滴定管中稀释的倍数时,必须考虑无控制输注的危险。为了减轻最初注射时的疼痛,用于麻醉诱导的部分丙泊酚可以与利多卡因注射液混合。

(三)不良反应,应用注意事项

1. 局部刺激症状 丙泊酚注射后的局部疼痛发生率较高,与注射部位和溶媒有关。Briggs等报道背部注射的疼痛率为39%,而前臂血管的发生率为3%,改用含豆油、卵磷脂的丙泊酚乳剂后,发生率下降,但不能完全避免仍与注射部位相关。目前尚无是否形成血栓静脉炎的研究。清醒病人静脉注射时可先予少量利多卡因或混于药液中一同注入。

2. 中枢神经系统 截止到1989年,英国药品安全委员会接到37例丙泊酚诱导惊厥的报道,其中13例为癫痫患者,发病多在给药后30分钟或更长时间后发作。提示癫痫患者慎用。

3. 循环系统 丙泊酚对心血管的抑制程度与硫喷妥钠相当。临床表现为血压下降30%,心排血量降低19%,中心静脉压轻度下降,心律变化不规律,可因低血压而代偿性增快,亦可因直接抑制心肌而减慢。单次给药比持续输注或易抑制心血管系统。减慢注药速度可减轻低血压的程度。老年人用量需酌减,不适于有心血管疾患的病人和休克病人。

4. 呼吸系统 丙泊酚对呼吸的抑制略大于硫喷妥钠,静脉注射后对呼吸先抑制,呼吸变浅、慢,常有极短暂的呼吸暂停,然后代偿性加快。

5. 其他 麻醉维持和复苏期间偶见恶心、呕吐、头痛、肺部水肿、尿变色、手术后发热。当与其他药物合用时可能出现性欲抑制解除。

(郭志荣)

参考文献

韩田田.1996.静脉麻醉药的不良反应.见:高乐辰.张丽雅主编.药物不良反应监察指南.北京:中国医药科技出版社,226~243

尹大光.1994.静脉麻醉药.见:谢荣主编.麻醉学.第3版.北京:科学出版社,73~80

张立生.1997.静脉全身麻醉药.见:刘俊杰,赵俊主编.现代麻醉学.第2版.北京:人民卫生出版社,277~297

第24章 局部麻醉药

局部麻醉药(简称局麻药)是指能够暂时、完全和可逆地阻滞兴奋或冲动在组织中产生和传播的药物。从麻醉学来说,局麻药主要用于阻滞脊髓、脊髓神经和周围神经神经冲动的产生和传导功能。然而,局麻药也可作用于其他可兴奋组织,如心肌、骨骼肌、平滑肌和脑细胞。局麻药一般仅用于局部或区域而产生麻醉作用,但有时也经静脉给药以产生局部麻醉作用或全身麻醉作用。不管其用药方法如何,局麻药都可进入血液循环而产生全身作用。当血药浓度达到一定水平时,也可影响中枢神经系统、心血管系统及其他器官功能,这点在局麻药的全身毒性反应方面是十分重要的。自1860年Niemann从南美洲古柯树叶中分离出可卡因(cocaine),1884年Koller将可卡因应用于临床以来,人们合成了多种局麻药并应用于临床。1904年Einhorn人工合成了酯类局麻药普鲁卡因(procaine),并于1905年应用于临床。随后其他酯类局麻药如丁卡因(tetracaine,1932)、氯普鲁卡因(2-chloroprocaine,1955)也先后合成并应用于临床。第一个酰胺类局麻药辛可卡因(cinchocaine,dibucaine)于1929年合成,1943年Lofgren合成了利多卡因(lidocaine),1年后应用于临床。此后,数种酰胺类局麻药相继发现,包括甲哌卡因(mepivacaine,1957)、丙胺卡因(prolocaine,1960)、丁哌卡因(bupivacaine,1963)、依替卡因(etidocaine,1972)等。罗哌卡因(ropivacaine,1988)是近年来合成的一种新的、长效酰胺类局麻药,同丁哌卡因相比具有心血管毒性小的优点。

尽管在临床应用中可选择的局麻药有许多种,但都有其各自的优、缺点,并未达到理想的程度。理想的局麻药应具备以下条件:①局部麻醉作用确切可靠;②对于不同种类的神经(交感神经、感觉神经和运动神经等)具有一定的选择性作用；③麻醉作用完全可逆；④麻醉作用的潜伏期较短，而持续时间能满足不同临床需要；⑤全身毒性作用极微；⑥对局部组织无刺激作用，注射时不引起局部疼痛；⑦对神经组织无毒性作用，神经阻滞后不引起神经功能损害的合并症；⑧理化性能稳定，易于灭菌和储存。许多学者不断地研究和探讨更接近于理想的局麻药，但还没有一种局麻药完全达到理想的条件。因此，临床应用时必须正确认识局麻药的药理性质，根据需要合理选择局麻药及其浓度和用量，以减少局麻药不良反应的发生。

第一节 作用原理

一、正常神经传导功能

神经生理学研究表明，神经细胞传导功能的关键是动作电位的产生和传递，动作电位的产生是神经细胞传递信息功能的基础。动作电位的产生是 Na^+ 由细胞外向细胞内快速转移的结果。生物细胞膜内外离子的分布是不同的，膜内 K^+ 浓度约为膜外的 20～40 倍，且有较多不能通透的阴离子；而膜外 Na^+ 浓度约为膜内的 7～12 倍，而阴离子以 Cl^- 为主。在静息状态下，神经细胞膜对各种离子的通透性也是不同的，对 K^+ 的通透性是 Na^+ 的 25～30 倍，对 Cl^- 的通透性也比 K^+ 小得多；并能主动（消耗 ATP）将 Na^+ 泵向细胞外，将 K^+ 泵向细胞内。因此，由于膜内外离子浓度梯度的作用，K^+ 则可进入到膜外而形成膜内为负、膜外为正的电位差，即静息膜电位。当细胞受到刺激时，膜的通透性发生了短暂而可逆性的改变，对 Na^+ 通透性突然增加。由于离子浓度梯度和膜内负电位的作用，Na^+ 快速进入到膜内，使膜内电位迅速升高，并发生膜电位逆转（去极化），由静息时的内负外正变为内正外负，即形成动作电位。此间，膜电位的改变是非常迅速的，可高达 500V/s，离子转移的速度可达每秒 1 亿个离子，离子是通过特殊的离子通道转移的，并具有特异性，如钠通道、钾通道、钙通道等。离子通道的通透性能由闸门机制控制在静息（关闭）、开放和失活（关闭）状态。在静息状态时，不发生 Na^+ 的跨膜运动。当膜电位发生改变并达到阈电位时，钠通道开放，神经膜对 Na^+ 的通透性可增加 500～5000 倍，Na^+ 迅速内移使膜电位发生逆转。然后，钠通道处于一种暂时失活状态，Na^+ 不能通透，也不能再开放。直到膜电位恢复到静息电位水平（复极过程），钠通道才能被再次开放。

二、局麻药对神经电生理的影响

局麻药对神经细胞的静息膜电位几乎没有影响，使神经细胞处于一种极化静止状态。但引起细胞兴奋的阈值都有所提高，当刺激强度增加时，仍有可能引起细胞兴奋。随着阻滞程度的增加，神经细胞的兴奋性逐渐降低，直到完全阻滞。对动作电位的影响与药物的浓度及作用时间有关。随着药物浓度的增加，0 相去极化逐渐减慢，动作电位上升速率和幅度降低，传递速率也减慢。当药物浓度不变时，随着阻滞的时间延长，对去极化过程的抑制也增强。当局麻药的阻滞作用足以抑制动作电位不能达到阈电位时，则不能发生去极化，动作电位也不能产生，神经传导功能被完全阻断。局麻药对神经电生理的影响是与其抑制钠离子的跨膜运动分不开的，作用的部位是细胞膜内的钠通道。在局麻药的作用下，虽然跨膜离子浓度梯度和静息膜电位没有改变，但可抑制膜对 Na^+ 的通透性。当神经细胞遇到刺激时，Na^+ 不能由细胞膜外快速向细胞膜内转移，动作电位即不能产生。

三、作用机制

局麻药阻断钠通道的机制尚未完全明了。由于局麻药的化学结构不同，产生同样效果的作用方式也不尽相同。在离体实验中，离解的局麻药阳离子作用于神经细胞膜外侧，并不能抑制其传导功能；但作用于细胞内侧时，却很快产生传导阻滞作用。将离体带鞘神经纤维浸泡在碱化的局麻药溶液中，发生传导阻滞的速度增快；将无鞘神经纤维浸泡在酸化的局麻药溶液中，发生传导阻滞的速度也增快。表明局麻药分子未离解的碱基和离解的阳离子在阻滞神经传导功能的过程中都是必需的。碱基具有亲脂性，能穿透神经鞘膜及神经膜而进入到细胞内。碱基浓度越高，达到细胞膜的局麻药分子越多，穿透神经膜的能力也越强。局麻药进入细胞内后，因 pH 的改变，离解的阳离子浓度增加。只有阳离子才能与膜内的受体结合，阻断钠通道，从而阻滞神经传导功能。河豚毒素(TTX)是一不亲脂的钠通道阻滞剂，不能穿透细胞膜，只能在膜外侧阻断钠通道。有关各种局麻药如何阻断钠通道及确切作用部位仍在探讨之中。目前很难用一种理论来解释局麻药的作用机制，不同局麻药可能有不同的作用方式。许多学者根据自己的研究结果，提出了以下假说。

(一)钙离子学说

认为 Ca^{2+} 可在钠通道的外口控制细胞膜对 Na^{+} 的通透性。在正常情况下，神经兴奋时 Ca^{2+} 发生移位，钠通道开放，允许 Na^{+} 快速内流形成动作电位。但在局麻药的作用下，局麻药的胺基能与 Ca^{2+} 暂时结合，或与 Ca^{2+} 及磷脂等构成高分子聚合体，使其暂时失去活性。神经兴奋时 Ca^{2+} 不能移位，钠通道仍处于静息状态，动作电位不能产生，从而阻断神经传导功能。但实验表明，当细胞外 Ca^{2+} 浓度降低时，可增强局麻药的作用；而 Ca^{2+} 浓度增加时，可减弱局麻药的阻滞作用。因而认为 Ca^{2+} 不能直接干预局麻药的作用，对 Ca^{2+} 与局麻药的相互作用而导致钠通道关闭提出了质疑。

(二)表面电荷学说

神经细胞膜为双层类脂质膜，局麻药达到细胞膜外，其亲脂端循序插入细胞膜并与其发生非特异性结合，而带正电荷的阳离子端则排列在膜表面。当阳离子数量蓄积达到一定程度时，可使跨膜电位增加。任何神经刺激都很难使膜电位上升到阈电位水平，动作电位亦即不能发生。同时，排列在膜表面的阳离子层可排斥电荷相同的 Na^{+}，也可阻碍动作电位的产生。此外，如果局麻药被吸收到细胞内，又可使细胞内表面的正电荷增加，从而影响细胞的复极化过程，使细胞膜仍然处于失活(关闭)状态。该学说仅可解释可离解的局麻药的作用机制，而不能解释非离解性局麻药(如苯唑卡因，benzocaine)的作用机制。

(三)膜膨胀学说

认为局麻药的作用部位是神经细胞膜。相对脂溶性的局麻药分子，可弥散到细胞膜内而使膜膨胀和体积增加。结果，或因钠通道两侧的压力增加而直接压迫钠通道，或因钠通道蛋白的构型发生改变，降低了细胞膜对 Na^{+} 的通透性，从而阻碍了 Na^{+} 的流动和神经细胞的去极化过程。实验表明，局麻药可使细胞膜体积增加；在高压环境下，非离解型局麻药(如苯唑卡因)的作用减弱，而对离解型局麻药没有影响。提示膜膨胀机制对非离解型局麻药的作用更为重要。

(四)受体学说

认为局麻药分子可与钠通道内的一个或多个受体结合，直接抑制通道的闸门，阻滞了 Na^{+} 的内流，使动作电位不能产生和传导。Feinstern 等用生化方法观察到，局部药分子可以与游离膜蛋白及膜磷脂结合，提示神经细胞膜上可能存在局麻药受体。但局麻药受体位于钠通道的什么部位仍未明确。研究表明，用河豚毒素作神经膜外阻滞时，能加快抑制神经去极化过程；非离解型局麻在神经膜外应用时，几乎不影响 Na^{+} 的通透，而在膜内应用时，则可阻滞 90%以上的 Na^{+} 通透。因此，局麻药受体可能存在于多个部位，一个可能是钠通道内口附近，对离解型局麻药分子有较强的亲和力；一个可能在钠通道和膜结构的交接面，非离解型局麻药容易进入；而河豚毒素及其他生物毒素类可能作用于钠通道外口。

第二节　分子结构、理化性质和分类

一、分子结构

常用局麻药及其化学结构式如表 24-1 所

示。以利多卡因为例，局麻药的分子结构式可分为四部分（图 24-1）：芳香基团、酯链或酰胺链、碳氢链和胺基团。

芳香基团的苯核，包括苯甲胺、苯胺，是局麻药分子亲脂疏水性的主要结构。酰胺类局麻药的苯核为 2,6-二甲苯胺，酯类局麻药的苯核为 P-氨基苯甲酸（图 24-2）。酯链（—COO—）或酰胺链（—NHCO—）对局麻药的稳定性和代谢途径具有决定性作用，对维持局麻药制剂的稳定性及其在体内的水解代谢速度都是十分重要的。碳氢链将酯链或酰胺链与胺基团连在一起，该链延长可改变局麻药的脂溶性。胺基团多为叔胺（C_3N）或仲胺（C_2N），对分子的亲水性起重要作用。

表 24-1 局麻药的化学结构

类别	局麻药	化学结构	临床应用年代
酯类	可卡因（cocaine）	$CH_2—CH—CHCOOCH_3$；$NCH_3—CHOOC_6H_5$；$CH_2—CH—CH_2$	1884
	普鲁卡因（procaine）	$H_2N—C_6H_4—COOCH_2CH_2N(C_2H_5)_2$	1905
	氯普鲁卡因（chloroprocaine）	$H_2N—C_6H_3(Cl)—COOCH_2CH_2N(C_2H_5)_2$	1955
	丁卡因（tetracaine）	$H_9C_4(H)N—C_6H_4—COOCH_2CH_2N(CH_3)_2$	1932
酰胺类	利多卡因（lidocaine）	$(CH_3)_2C_6H_3—NHCOCH_2N(C_2H_5)_2$	1944
	甲哌卡因（mepivacaine）	$(CH_3)_2C_6H_3—NHCO—$（N-CH_3 哌啶环）	1957
	丙胺卡因（prilocaine）	$CH_3C_6H_4—NHCOCH(CH_3)—NH—C_3H_7$	1960

续表

类别	局麻药	化学结构	临床应用年代
酰胺类	丁哌卡因 (bupivacaine)	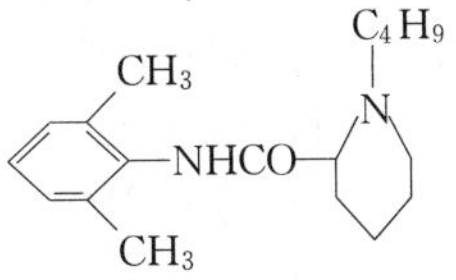 2,6-二甲苯基-$NHCO$-（N-C_4H_9哌啶-2-基）	1963
	依替卡因 (etidocaine)	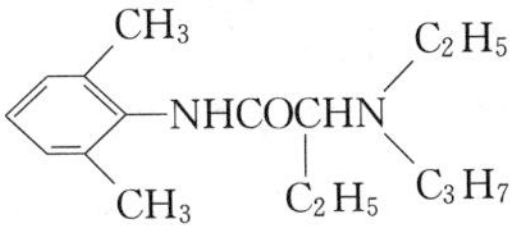 2,6-二甲苯基-$NHCOCHN(C_2H_5)(C_3H_7)$，CH 上连 C_2H_5	1972
	辛可卡因 (cinchocaine)	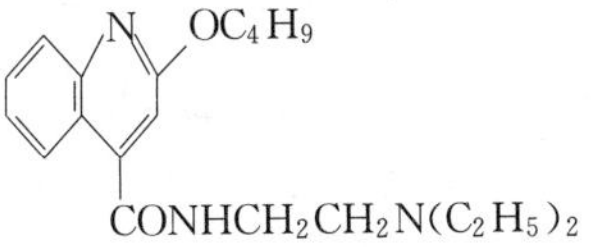 2-OC_4H_9 喹啉-4-$CONHCH_2CH_2N(C_2H_5)_2$	1929
	罗哌卡因 (ropivacaine)	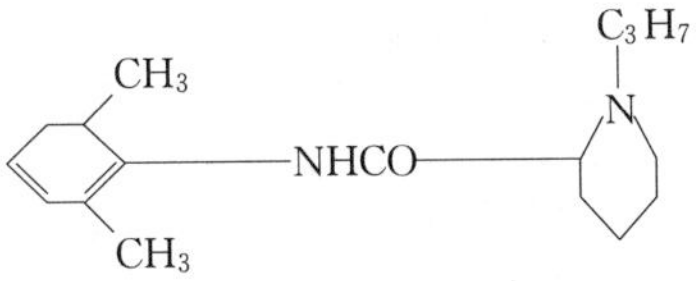 2,6-二甲苯基-$NHCO$-（N-C_3H_7哌啶-2-基）	1988

CH_3-苯环(CH_3)—NH—C(=O)—CH_2—N(CH_2-CH_3)(CH_2-CH_3)

1　2　3　4

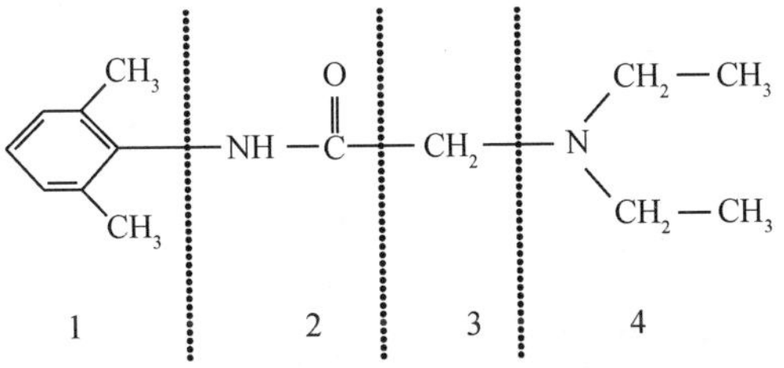

图 24-1　利多卡因分子结构

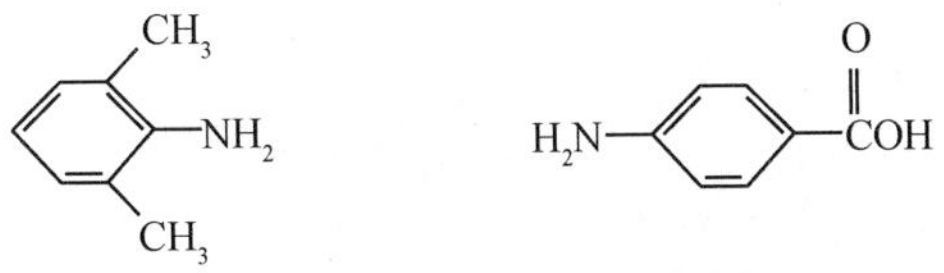

2,6-二甲苯胺　　P-氨基苯甲酸

图 24-2　芳香基团结构

二、影响局麻药药理特性的理化性质

(一)离解常数(pK_a)

氨基团的水溶性很差且不稳定，多数局麻药制剂均为强酸复合盐，水溶性好且性能稳定。其水溶液中含有已离解的阳离子(BH^+)和未离解的碱基(B)，而离解程度与溶液的 pH 相关。以酸碱滴定法使溶液中的碱基和阳离子浓度相等时的 pH，即为该药的 pK_a。pK_a 可影响局麻药的起效时间和弥散性能，pK_a 越大，起效时间越长，弥散性能也较差。由于局麻药穿透神经鞘膜和细胞膜主要依靠局麻药的碱基。因此，局麻药的起效时间与其离解程度及碱基含量有直接关系，根据公式：

$$pK_a = pH - \log \frac{[B]}{[BH^+]} \quad 公式(24\text{-}1)$$

当 pH 为 7.4 时，碱基浓度与局麻药的 pK_a 成反比。因此，pK_a 较低的局麻药，如利多卡因，其潜伏期较短，而 pK_a 较高的丁哌卡因，其潜伏期较长。然而在临床应用时，局麻药的潜伏期还受其他因素的影响，如局麻药在非神经组织中弥散速度、药物浓度等(表 24-2)。

(二)脂溶性

脂溶性是决定局麻药麻醉强度的重要因素。脂溶性越大，麻醉性能越强。由于神经细胞膜基本上是脂蛋白层，含类脂 90%，含蛋白质 10%。因此，脂溶性高的局麻药较容易穿透神经细胞膜，所需要阻断神经传导功能的分子数量也较少，易于发挥局麻药的阻滞作用。在离体实验中，酰胺类局麻药中的甲哌卡因和丙胺卡因脂溶性最低，其麻醉强度也最弱。而依替卡因的脂溶性最高，麻醉强度也最大。然而临床研究的结果却不尽然，如利多卡因的脂溶性约为甲哌卡因和丙胺卡因的 3 倍，而三者的麻醉强度却相同。这可能与不同局麻药对血管扩张及在组织内再分布的特性有关，如利多卡因的血管扩张性能强，血液吸收较快，而弥散到神经组织的分子数量则较少，影响其麻醉效果(表 24-2，表 24-3)。

(三)蛋白结合率

蛋白结合率可影响局麻药的作用时效。蛋白结合率越高，作用时效越长。局麻药可以与钠通道内的蛋白受体相结合而阻断神经传导功能。与受体结合越紧密，作用时间也越长。同样，局麻药与膜蛋白结合的程度与其蛋白结合率也密切相关。离体研究表明，蛋白结合率低的普鲁卡因能很快地从神经纤维中被冲洗掉，而蛋白结合率高的丁卡因则很难冲洗掉。临床研究也表明，蛋白结合率高者，作用时效长。如依替卡因和丁哌卡因用于臂丛神经阻滞时，最长时效可达 10 小时左右，而普鲁卡因则明显缩短(表 24-2)。

(四)分子质量

分子质量的大小可影响局麻药的脂溶性，在一定范围内，分子质量越大，麻醉强度也较大(表 24-2)。

表 24-2 局麻药的理化性质

局麻药	理化性质				溶液中碱基浓度(%)		
	分子质量	pK_a	脂溶性	蛋白结合率(%)	pH=7.0	pH=7.4	pH=7.8
普鲁卡因	236	8.9	0.6	6	1.2	3.1	7.4
氯普鲁卡因	271	8.7	0.14	—	2.0	4.8	11.2
丁卡因	264	8.4	80	76	3.8	9.1	20.1
利多卡因	234	7.9	2.9	64	11.2	24.0	44.3
甲哌卡因	246	7.6	1.0	77	20.1	38.7	61.3
丙胺卡因	220	7.6	0.8	55	20.1	38.7	61.3
丁哌卡因	288	8.1	28	95	7.4	16.6	33.4
依替卡因	276	7.7	141	94	16.6	33.4	55.7
罗哌卡因	274	8.1	115	94	7.4	16.6	33.4

表 24-3 局麻药的理化性质

局麻药	相对药理性质			毒性		
	起效	强度	时效	LD_{50}(mg/kg)	致惊阈量(mg)	最大用量(mg)
普鲁卡因	1	1	1	80	19.2	840
氯普鲁卡因	0.8	4	0.75	97	22.8	840
丁卡因	2	16	8	4	2.5	100
利多卡因	0.8	4	1.5	38	6.4	300
甲哌卡因	1	2	1.5	35	9.8	400
丙胺卡因	1	3	1.5	62	6	400
丁哌卡因	0.6	16	8	6	1.6	120
依替卡因	0.4	16	8	7	3.4	240
罗哌卡因	—	—	—	—	3.5	200

三、构效关系

局麻药分子结构的变化可以改变其理化性质，从而改变其药理性能，包括麻醉强度、起效时间和时效。芳香基团取代基的变化可以改变原分子的脂溶性，并影响整个分子的电化结构，结果改变了局麻药的离解常数（pK_a）。例如，在普鲁卡因的苯核上加一个 Cl^- 后，成为氯普鲁卡因（表 24-1）。结果 pK_a 从 8.9 降到 8.7，在 pH 为 7.4 时游离碱基浓度明显增加，麻醉强度也为普鲁卡因的 4 倍（表 24-2）。如将一个丁基加在普鲁卡因的苯核上，则成为丁卡因。结果脂溶性增加 100 多倍，蛋白结合率也增加 10 多倍。理化性质的变化明显改变了其生物学特性，丁卡因的麻醉强度约为普鲁卡因的 16 倍，作用时效也延长 8 倍，毒性也增加。酯类局麻药普鲁卡因、氯普鲁卡因和丁卡因，在分子结构上的主要差别就在芳香基团上，不仅药理性质有明显不同，代谢速度也不一样，氯普鲁卡因的水解速度比普鲁卡因者快 5 倍，而普鲁卡因比丁卡因快 3 倍。

碳氢链的延长可使其分子质量增加，其脂溶性也增加。例如，依替卡因的碳氢链上比利多卡因要多一个侧烷基（C_2H_5），结果依替卡因的脂溶性和麻醉强度都明显高于利多卡因。氨基团的改变可影响整个分子的离解程度，使分子的脂溶性与水溶性的平衡发生变化，可影响其穿透细胞膜的能力，以及对血浆和组织蛋白的亲和力，因而改变其麻醉强度和时效。如在甲哌卡因的氨基上加一个丁基，则成为丁哌卡因，其脂溶性和蛋白结合率都明显增加。丁哌卡因的麻醉强度为甲哌卡因的 8 倍，时效也延长 6 倍（表 24-2）。

四、分类

根据化学结构的不同，可分为两大类：酯类和酰胺类。含酯链（—COO—）者为酯类局麻药，常用药有普鲁卡因、氯普鲁卡因和丁卡因。含酰胺链（—NHCO—）者为酰胺类局麻药，常用药有利多卡因、甲哌卡因、丙胺卡因、丁哌卡因和罗哌卡因。两类局麻药不仅药理性质不同，代谢途径和方式也不相同。酯类麻药主要在血浆中由血浆假性胆碱酯酶水解，代谢速度较快，代谢产物为芳腔酸和烃醇。酰胺类局麻药主要在肝脏由肝脏微粒体混合功能氧化酶和酰胺酶代谢降解，代谢速度较慢。凡属同类的局麻药，其化学结构的改变只能引起不同生物学特性如麻醉强度、时效及代谢速度等的量变，而不改变其代谢方式和途径。在临床应用中也可根据局麻药作用时效的长短来分类。短效局麻药有普鲁卡因、氯普鲁卡因；中效局麻药有利多卡因、甲哌卡因和丙胺卡因；长效局麻药有丁卡因、依替卡因、丁哌卡因及罗哌卡因。

第三节　药　效　学

一、对外周神经的作用

（一）阻滞神经传导功能

局麻药作用于外周神经产生传导阻滞作用。阻滞的程度与局麻药的剂量、浓度、神经纤维的类别及刺激强度等因素有关。局麻药与神经组织接触后才能发挥作用。但神经内注药是非常痛的，而且可损伤神经，因此局麻药必须在神经周围注射。药物从注药部位到达神经组织，必须穿透其周围的结缔组织、脂肪、鞘膜及包膜。到达神经组织的药量主要取决于注射部位到神经的距离。在此过程中，药物是依靠其浓度梯度而弥散的。开始时神经束外周的药物浓度较高，而轴心部尚无局麻药，构成浓度梯度，促使药物向轴心部弥散。因此，外层的神经束阻滞较早，而轴心部的神经束因药物弥散距离较长，发生阻滞的时间也延迟。同时，由于组织、血液及淋巴的吸收而使到达轴心部的药物浓度也较低，因而影响其阻滞效果。在臂丛神经阻滞过程中，开始时神经干外面的药物浓度高于其中央部，因而先受到阻滞。临床上可见到运动神经阻滞先于感觉神经阻滞，因为运动神经纤维位于神经丛的外周，而感觉神经纤维在中央。

局麻药对不同神经组织的作用是不同的。

无鞘神经纤维较有鞘者较易阻滞，起效较快，消退较慢，阻滞较完善，较低浓度的局麻药即可阻滞。而有鞘神经纤维则需较高浓度的局麻药才能阻滞。不同神经组织的屏障极不相同，如脊神经根是浸泡在脑脊液中，小量局麻药即可产生明显的阻滞作用。而臂丛神经被神经鞘及脂肪所包围，要达到同样程度的阻滞，则需用较大药量。局麻药浓度不同，对神经阻滞的效果也不同。对同一神经，随着药物浓度的升高，首先表现为产生神经冲动传导所需要的刺激强度增加；其次为冲动传导的速度减慢，膜电位恢复的时间延长，不应期延长；最后神经冲动的传导完全终止。

在阻滞过程中，首先消失的是钝性感觉，如压痛等；其次是锐性短暂痛，如伤害痛、灼痛等；最后是运动麻痹。因此，临床上常见到感觉神经的阻滞比运动神经阻滞快。如果所用局麻药浓度较低，或达到神经阻滞的药物浓度较低，可出现分化性阻滞现象，即感觉或交感神经被阻滞，而运动神经可不受影响。

（二）最低有效阻滞浓度

最低有效阻滞浓度（minimum blocking concentration，C_m）是指能够阻断特定神经纤维传导功能的局麻药最低浓度。如同吸入麻醉药的MAC一样，是比较不同局麻药麻醉强度的指标。但其临床应用价值有限，因为C_m值是离体实验测定的结果，可受实验环境因素的影响，如温度、浴液的pH、Ca^{2+}及Na^+浓度等。此外，神经刺激的频率也可影响C_m。在临床的影响因素也较多，如药物弥散过程、组织结合、全身的吸收等。因此，临床应用时主要根据量-效关系来决定其用药浓度和用量。

（三）影响局麻药作用的因素

1. 药物剂量 剂量的大小可影响局麻药的潜伏期、阻滞深度和作用时间。剂量增加时可使潜伏期缩短，阻滞深度和作用时间也增加。增加药物的浓度和容量都可增加用药总量，但临床常以增加药物浓度来达到增加阻滞深度的目的。例如，用丁哌卡因行硬膜外镇痛时，容量不变而浓度由0.125%增加到0.5%，结果潜伏期明显缩短，镇痛效果改善，作用时间也延长。用丙胺卡因行硬膜外阻滞时，无论用2%溶液30ml，或3%溶液20ml，其潜伏期和作用时间没有改变，因为用药总量相同。但是，容量、浓度及总量在临床上的作用是很难完全分开的。因此，无论采用哪种局麻方法（包括神经阻滞），药物容量必须达到弥散到神经周围的最小容量和产生一定药物浓度梯度所必需的最小浓度。当药物浓度和容量都达到最小值时，药物总量则是决定其效果的主要因素。然而，用药总量的大小与毒性相关，应该结合病人的特点和临床要求，选择合适的浓度和容量，以求达到最佳临床效果而不致产生毒性反应。

2. 血管收缩药 在局部麻醉时，局麻药溶液中加入适量的肾上腺素或去氧肾上腺素，可减少其血液吸收，降低其清除速率，改变药物的再分布，增加到达神经纤维的药量，因而可增加阻滞深度和作用时间，又可减少毒性反应的发生。但不同局麻药加肾上腺素后的效果也有不同。可能与局麻药的脂溶性及其对血管的作用不同有关。例如，利多卡因加肾上腺素可延长时效，而丁哌卡因则不明显。在局部浸润麻醉时，肾上腺素的浓度以1∶20 000（5μg/ml）为宜。局部浸润时药液中加适量肾上腺素可使时效增加，而在腰麻或硬膜外阻滞时是否也可使时效延长仍不能肯定。有关药代动力学研究表明，硬膜外阻滞时药液中加肾上腺素后，局麻药的生物利用度未见有明显改变。

3. pH 常用局麻药制剂均为能溶于水的复合盐，其水溶液中含有已离解的阳离子（BH^+）和未离解的碱基（B）两种形式：

$$R{\equiv}N + H^+ \rightleftharpoons R{\equiv}NH^+$$

该反应式的方向取决于H^+浓度。在平衡状态时，

$$pH - pK_a = \log\frac{[B]}{[BH^+]} \quad 公式(24\text{-}2)$$

可见，pH的变化可改变碱基和阳离子浓度的比例。从理论上讲，局麻药分子到达神经膜的数量取决于碱基的浓度，只有当局麻药穿透神

经膜后，阳离子才能与受体结合并阻断神经冲动的传导。pH 升高时，碱基浓度增加，可加速局麻药的弥散，局麻药作用增强。例如，盐酸利多卡因溶液的 pH 一般为 6.5，95%处于离解状态，仅有 5%为碱基。当加入少量碳酸氢钠使其 pH 达 8.0 时，碱基浓度可增加到 60%。任何原因引起的细胞外液 pH 降低，如局部感染引起的酸中毒，都可因离解浓度增加而阻碍局麻药的弥散，作用减弱。

4. 局麻药碳酸化　局麻药碳酸化因改变了其溶液的 pH，可缩短潜伏期和增加麻醉强度。离体研究表明，局麻药碳酸化能增强局麻药穿透神经膜的能力，使药物的潜伏期缩短，降低局麻药的最低有效阻滞浓度(C_m)。由于 CO_2 容易穿透神经细胞膜进入轴浆内，使轴浆的 pH 下降，促进了局麻药的离解，使阳离子浓度增加，增强阻滞效应。细胞内已离解的局麻药在 pH 降低的情况下，更难以透过细胞膜而固滞在轴浆内，进一步增强了局麻药的效应。对于碳酸利多卡因及碳酸丁哌卡因的临床效果仍有不同报道。由于碳酸盐的性能不稳定，即使用高压 CO_2 制出的碳酸盐的性能较稳定，但仍未尽理想。因此，其临床应用仍有待于进一步研究。

5. 局麻药混合应用　临床上常以一种酯类和一种酰胺类局麻药混合使用，或以起效快的短效局麻药和起效慢的长效局麻药合用，以期获得起效快、时效长的效果，并减少局麻药毒性反应的发生率。国内常以利多卡因和丁卡因合用于硬膜外阻滞。有报道，氯普鲁卡因和丁哌卡因混合应用可缩短起效时间，延长时效。但也有研究提示，这二者混合后不仅未缩短潜伏期，作用时效也不如单独使用丁哌卡因者，其原因可能与混合液 pH 的改变有关。此外，离体实验表明，氯普鲁卡因的代谢产物可影响丁哌卡因与受体相结合，从而降低其效应。因此，混合应用局麻药时，应考虑到两种局麻药混合后所引起的理化性质的改变及对局麻药药理性质的影响。

6. 局麻药加右旋糖酐　局麻药中加入大分子的目的在于延长局麻药的作用时间。临床报道，用丁哌卡因加右旋糖酐行肋间神经阻滞时，有的能延长时效，有的则无明显改变。不同药物的效果也不同，短效局麻药丙胺卡因加右旋糖酐后可明显延长阻滞时间，但对丁哌卡因和依替卡因的效果不明显。对于右旋糖酐能延长局麻药时效的原因也有不同解释：有人认为可能与其分子质量和浓度有关；有人认为右旋糖酐可能与局麻药形成复合物，结果延长了局麻药的吸收时间；也可能与右旋糖酐或混合液的 pH 改变有关，当右旋糖酐的 pH 为 8.0 时可明显延长丁哌卡因的作用时间，而 pH 为 4.5～5.5 时则无明显效果。

二、对中枢神经系统的作用

局麻药从注射部位吸收或直接血管内注药后，可透过血脑屏障到达中枢，影响中枢神经系统的功能。对脑电图的影响可因单位时间内的用药量或血药浓度的不同而不同。在自愿受试者持续静脉泵入利多卡因或普鲁卡因的过程中，开始时的脑电图显示睡眠波形。在毒性反应发作之前，显示 α 波消失，θ 波和 σ 波增加。这是局麻药对 CNS 抑制的表现。在惊厥发作时，出现典型的癫痫波形，尤其在大脑边缘系统如杏仁核、海马部位，可突然出现棘波。如继续给药使血药浓度升高，癫痫波形消失，脑电图变为低平。

由脑电图所见，虽然所有局麻药都可引起典型的癫痫波形，但在临床上局麻药有明显的镇静作用和对癫痫发作的抑制作用。利多卡因在治疗心律失常的血药浓度(1～5μg/ml)时有抗癫痫作用；血药浓度为 4.5～7μg/ml 时，可增加皮质的兴奋性；血药浓度高于 7.5μg/ml 时，可引起癫痫发作。研究发现，普鲁卡因、利多卡因、丙胺卡因及丁卡因都能缓解或消除由化学或电刺激所引起的惊厥发作，并可明显提高电诱发惊厥的阈值。表明局麻药对 CNS 具有抑制作用。但由于其神经保护和神经毒性的血药浓度很接近，因而失去了其临床应用价值。

局麻药的血药浓度在不引起惊厥的范围内时，对病人的潮气量、每分通气量、PaO_2、

$PaCO_2$、血氧饱和度和 pH 都没有明显的影响，中枢对 CO_2 升高的反应也未受抑制。在惊厥发生之前，氧耗量呈进行性增加，通气量虽也随之增加，但仍不足以代偿，此时如能给予吸氧，可使临床症状改善。惊厥发作时的情况极为复杂，虽然临床可见呼吸抑制甚至呼吸停止，但不一定是局麻药直接作用的结果。严重缺氧和呼吸肌的痉挛也足以引起呼吸停止或呼吸中枢的暂时麻痹，一旦惊厥停止，呼吸亦即恢复。因此，目前还难以肯定局麻药能引起呼吸中枢功能的显著改变。

从局麻药毒性反应的临床表现来看，局麻药对中枢神经系统既有兴奋效应，也有抑制效应。Scott 观察自愿受试者静脉滴注局麻药后的表现，发现多数局麻药都有一相同过程，随着血药浓度的逐渐升高，开始出现兴奋症状，后表现出抑制症状，包括惊厥的中止和呼吸抑制。出现症状和体征的循序为：口舌麻木、头晕、耳鸣、视力障碍、口齿不清、肌肉震颤、谵语、意识消失、惊厥、昏迷及呼吸停止。而临床所见却并不尽然，多数病例表现为兴奋型，也有部分病例表现为抑制型。如先以全麻药使病人神志消失，再给予“中毒”剂量的局麻药亦不致诱发兴奋症状；如继续静脉滴注局麻药，即使全麻药的作用已消退，病人仍可处于抑制状态。一般来说，CNS 的表现与血药浓度相关。当利多卡因血药浓度为 4～4.5μg/ml 时(一般静脉注射 1mg/kg 后即可到达)，表现出较轻症状，如头晕；血药浓度升高，则表现出抑制症状；当血药浓度超过一定阈值时，惊厥即可发生。在血药浓度低时表现出兴奋症状，可能是局麻药阻滞了抑制型神经元，而兴奋型神经元的兴奋性相对增高的结果。当局麻药缓慢进入体内时，可在体内发生再分布，因而血药浓度升高较慢而不至于引起明显的毒性反应。如持续静脉注药或硬膜外给药使血药浓度缓慢升高，引起毒性症状的血药浓度可高于阈值；相反，如快速静脉注药时，血药浓度还未达阈值时即可出现毒性症状。因此，局麻药对中枢神经系统的作用机制较目前所知更为复杂，临床症状和体征也很不一致，许多问题还有待于进一步的研究和探讨。

局麻药对中枢神经系统的作用与脑血药浓度直接相关。影响脑血药浓度的因素包括用药剂量、注药速率、心排血量及脑血流量。外周血药浓度与剂量成正比，与心排血量及注药速率成反比。而到达脑组织的药量主要取决于脑血流量与心排血量的比例。若脑血流量占心排血量的 15%，则到达脑的药量约为用药总量的 15%。由于脑的自动调节机制，即使在休克状态时，心排血量虽然降低，脑血流量仍可维持相对稳定，而与心排血量的比例却明显增加。在这种情况下，即使局麻药用量相同，血药浓度升高，而脑血药浓度升高更加明显，更易于发生毒性反应。此外，在外周神经周围或静脉注药，动-静脉血药浓度差别很大，动脉血药浓度峰值的出现也先于脑组织者。而由椎动脉内注射利多卡因 100mg 后到达脑的药量，相当于由外周静脉注射 3g 的量。其差别如此之大，可能与肺对局麻药的摄取有关。局麻药的肺/血分布系数较高，药物经过肺循环时可被肺摄取，而减少到达其他器官的药量，起到一定的缓冲作用。

三、对心血管系统的作用

同 CNS 相比，心血管系统(CVS)具有更大的耐药性(表 24-4)。局麻药引起心脏毒性的血药浓度也远高于引起 CNS 毒性的浓度。实验中引起心血管毒性的局麻药量为引起 CNS 毒性的 3 倍以上。引起羊惊厥的利多卡因血药浓度为 12μg/ml，而引起低血压的血药浓度为 30μg/ml。因此，除非大量强效局麻药(如丁哌卡因)直接血管内注药，或 CNS 毒性症状被掩盖(如在全麻时)，心血管毒性症状的出现都在 CNS 毒性症状之后。局麻药的心血管毒性作用有直接心脏毒性或对外周血管的作用，也可因局麻药对 CNS 的毒性而间接影响心血管功能。临床表现包括室性心律失常、心动过缓、低血压、血流动力学不稳定以及心血管虚脱等。

表 24-4　局麻药对 CNS 和 CVS 毒性的比较

药物	CNS 毒性量 (mg/kg)	CVS 毒性量 (mg/kg)	CVS/CNS
利多卡因	22.0±6.7	76.2±15.1	3.5
依替卡因	8.0±2.2	40.4±6.0	5.1
丁卡因	4.0±2.2	26.9±4.6	6.7
丁哌卡因	5.0±0	20.4±2.4	4.1

由心电生理研究所见，非心脏毒性剂量的局麻药使浦肯野纤维 4 相去极化延长，动作电位的时程和有效不应期缩短，对静息膜电位和动作电位上升速率及幅度没有影响；浦肯野纤维的传导速度未见明显改变，但从浦肯野纤维到心肌的传导速率则有所增加。这些现象说明，局麻药都有程度不同的抗心律失常作用。在中毒剂量时，局麻药明显降低浦肯野纤维和心肌的最大去极化速度，降低心肌动作电位的幅度和传导速率，而静息膜电位无变化。随着剂量的增加，室内传导时间延长，心电图表现为 PR 间期延长，QRS 波增宽，最终抑制窦房结起搏功能，引起窦性心动过缓和窦性停搏。快速静脉注射丁哌卡因可引起严重的室性心律失常和致命的心室颤动，可能与其阻滞心脏钠通道的时间延长、负性心肌力作用及阻滞钙通道有关。随着血药浓度的升高，心内传导时间逐渐延长，表现为 PR、QRS、QT 增宽，降低自主节律而引起心动过缓。对 CNS 的作用也可影响心脏自主传导系统的功能。

局麻药的直接心肌力作用与血药浓度有关，不同局麻药的作用程度也很不同。一般来说，低浓度时对心肌收缩力、舒张末期容积、心室内压力和心排血量均无明显影响；达毒性浓度时则对心肌有直接抑制作用，表现为心肌收缩力降低、舒张末期容积增加、室内压力和心排血量降低。大剂量局麻药静脉注射时可抑制心房和心室的收缩力，但利多卡因在治疗心律失常的用量时对心肌收缩性的影响很小。丁哌卡因的负性心肌力作用明显大于利多卡因及罗哌卡因，如对电生理的作用一样，可能与其从钠通道和钙通道结合部位脱离慢有关。因此，局麻药对心肌力的抑制强度与对传导阻滞强度是相关的，脂溶性越大、蛋白结合率越高者，与心肌组织结合越多，结合时间也较长，引起心血管毒性后的心脏复苏也越困难。

局麻药的心血管毒性与其强度有关。强度大者的心脏毒性较大。在羊实验中，引起心血管虚脱与 CNS 毒性的药量之比（CVS ∶ CNS），强效局麻药如丁哌卡因及依替卡因远低于利多卡因，分别为 3.7、4.4 和 7.1。离体实验表明，高碳酸血症、酸中毒及低氧血症都可增强利多卡因和丁哌卡因的负性心肌力作用和降低心脏收缩速率的作用。特别是低氧血症与酸中毒同时存在时，局麻药的心肌抑制作用明显增加。

局麻药可直接作用于血管平滑肌而影响心血管功能。除可卡因外，局麻药在低血药浓度时可引起血管收缩，外周阻力增加，血流降低。而在血药浓度升高时引起血管扩张和血流增加。因可卡因能抑制神经末梢对去甲肾上腺素的再摄取，故只有血管收缩作用。不同局麻药对血管平滑肌的作用亦不同。甲哌卡因和丁哌卡因可使子宫血管收缩，而利多卡因的作用则不明显。局麻药对血管的作用可能与平滑肌钙离子的浓度有关，因为局麻药与钙离子在平滑肌有竞争性拮抗作用。此外，CNS 的兴奋作用及损害内源性 NO 的形成也可能是引起血管收缩的原因。

第四节　药代动力学

一、吸收

局麻药的吸收是指药物从注药部位离开，进入到全身血液循环的过程。其吸收速度以血药浓度和出现血药浓度峰值（C_{max}）的时间来评价。吸收速度快常表现为 C_{max} 高和达到 C_{max} 的时间短。测定局麻药血液浓度的改变主要用于评价非肠道给药后全身对局麻药的摄取。影响局麻药吸收速度的因素包括：用药量（包括浓度和容积），药物的理化性质，注药部位以及溶液中是否加入血管收缩药。

药物用量越大，C_{max} 也越高，用药量与 C_{max} 之间几乎是线性关系。例如腰部硬膜外腔注入利多卡因的剂量从 200mg 增加到 600mg 时，静脉血药浓度从 1.5μg/ml 增加到 4μg/ml。药物浓度和注药速度对吸收速率的影响很小。因此，在临床应用时应首先确定最大安全用量后，再根据临床需要来选择药物浓度的容积。

局麻药的理化性质及对血管平滑肌的作用不同，其吸收速度也不相同。例如，以相同剂量局麻药注入硬膜外腔，利多卡因和甲哌卡因的 C_{max} 约为 1μg/ml，而丁哌卡因和依替卡因的 C_{max} 为 0.4～0.7μg/ml。尽管出现 C_{max} 的时间相同，也可表明吸收的速度和程度在不同局麻药之间是不同的。这可能与药物的脂溶性有关，药物与局部组织结合的程度不同，因而影响了血药浓度。研究表明，水溶性大的局麻药（如利多卡因、甲哌卡因及丙胺卡因）的全身吸收速度要快于脂溶性大的局麻药（丁哌卡因、依替卡因）。利多卡因和甲哌卡因比丙胺卡因的直接血管扩张作用强，因而可使局部血流增加，吸收速度增快。此外，局麻药碳酸化可增加药物的吸收，可能与 CO_2 扩张血管的作用有关。

药物在不同部位注射时，由于局部血流和脂肪含量的不同，血液吸收的速度可有显著差异。血管丰富的部位，药物吸收速度快。脂肪多的部位，与局麻药结合较多，使吸收速度减慢。各部位注药后血药浓度按以下顺序递减：肋间＞骶管＞硬膜外＞臂丛＞蛛网膜下隙＞股神经＞皮下。血管非常丰富的黏膜如气管内黏膜、尿道等，对局麻药的吸收非常迅速，应特别注意。

临床常以局麻药溶液中加入适量血管收缩药的方法，来减少全身的吸收和延长作用时间，这可能与其对局部血流的影响有关。血管收缩药可直接引起血管收缩，并可对抗局麻药引起的血管扩张，因而使局部血流减少。但对不同局麻药的影响也不同。利多卡因和甲哌卡因加肾上腺素用于硬膜外阻滞时，可明显降低血药浓度，而对丁哌卡因或依替卡因血药浓度的影响不明显。影响长效局麻药吸收的主要因素可能是药物本身与局部组织或神经组织的结合程度，而不是局部血流。

在妊娠期间或病理生理改变时，常引起局部血流的改变。妊娠时，虽然硬膜外阻滞所需药量减少的主要原因可能是硬膜外血管充血，但 C_{max} 和达到 C_{max} 的时间未见明显改变，因而妊娠对局麻药吸收的影响不明显。在急性低血容量时，局麻药的吸收速度可减慢，而肾功能衰竭的病人，局麻药的吸收速度可增快。这可能与心排血量的变化引起局部血流的改变有关。

二、分布

局麻药注入体内后的体内分布一般为三室模式。快速分布相是人体高灌流器官对局麻药摄取的结果，通常以快速分布半衰期（$t_{1/2\alpha1}$）表示。例如，甲哌卡因的 $t_{1/2\alpha1}$ 比利多卡因短，表示甲哌卡因从血液到组织的分布速度较快（表 24-5）。慢分布相主要是低灌流器官对局麻药的摄取，以慢分布半衰期（$t_{1/2\alpha2}$）表示，局麻药的生物转化和排泄称为 β 相，以清除半衰期（$t_{1/2\beta}$）表示。如果 $t_{1/2\beta}$ 非常短，表示其生物转化速度非常快。例如甲哌卡因的 $t_{1/2\beta}$ 比利多卡因和丙胺卡因短，表示甲哌卡因在体内的代谢较迅速。局麻药在体内分布的速度取决于器官血流量、体液的 pH、药物与血浆蛋白及组织的结合率等因素。局麻药被吸收到血液后，首先分布到高灌流器官如心、肺、脑、肝等，称为中央室。肺脏不仅血流量高，局麻药在肺的溶解度也高。因此，肺对局麻药的摄取率很高，当局麻药意外静脉注药时，可明显减少到达体循环的药量，可减轻毒性反应的发生。然后再分布到低灌流组织如肌肉、脂肪和皮肤等，称为周边室。最后经代谢和分泌而排出体外。随着局麻药在体内被组织器官的摄取，药物分布逐渐达稳定状态。当药物在体内动态分布达到平衡时，体内药量与血药浓度的比值称为稳态分布容积（V_{dss}）。对局麻药来说，V_{dss} 越大，分布到组织器官的药量也越多，起到一个“贮存库”的作用，应用大剂量药物时可起到一定的缓冲毒性反应的作用，但如反复用药，“储存库”逐渐饱和，仍难免发生药物的蓄积。

表 24-5　酰胺类局麻药的药代动力学

局麻药	$t_{1/2\alpha1}$(min)	$t_{1/2\alpha2}$(min)	V_{dss}(L)	$t_{1/2\beta}$(min)	Cl(L/min)
丙胺卡因	0.5	5.0	261	90	2.84
利多卡因	1.0	9.6	91	96	0.95
甲哌卡因	0.7	7.2	84	114	0.78
丁哌卡因	2.7	28.0	72	210	0.47
依替卡因	2.2	19.0	133	156	1.22

注：$t_{1/2\alpha1}$. 快速分布半衰期；$t_{1/2\alpha2}$. 慢分布半衰期；$t_{1/2\beta}$. 清除半衰期；V_{dss}. 稳态分布容积；Cl. 清除率。

药理作用一般与游离药物浓度相关。各种局麻药的蛋白结合率不同，蛋白结合率越高，游离血药浓度或量则越低。如果总血药浓度升高，而与蛋白结合的浓度无明显改变，可能是与蛋白结合饱和的结果。药物的蛋白结合率影响其透过胎盘屏障，只有游离的药物能透过胎盘屏障。丁哌卡因的胎儿/母体总血药浓度比值较利多卡因低，在母体与蛋白结合的药物为胎儿的 2 倍。因此，丁哌卡因对胎儿较为安全。

三、代谢和排泄

局麻药的代谢途径和速率与其化学结构有关。酯类局麻药主要通过血浆假性胆碱酯酶水解代谢，代谢产物对氨苯甲酸由肾脏排泄；二乙氨基乙醇大部分进一步分解代谢，最后随尿排出。也有小部分局麻药以原形排出。不同药物的代谢速度各不相同，氯普鲁卡因最快[4.7μmol/(ml·h)]，普鲁卡因为 1.1μmol/(ml·h)，丁卡因为 0.3μmol/(ml·h)。肝功能严重损伤、严重贫血或营养不良的病人，血浆内假性胆碱酯酶浓度降低，导致局麻药的水解代谢速度降低，容易发生毒性反应。

酰胺类局麻药主要通过肝脏微粒体混合功能氧化酶和酰胺酶进行代谢，代谢过程比较复杂，代谢速度也较慢。因此，肝功能不良者对酰胺类局麻药的代谢速率也较慢。该类药物在肝内代谢的速率各不相同，其顺序为：丙胺卡因＞依替卡因＞利多卡因＞甲哌卡因＞丁哌卡因。代谢产物主要经肾脏排出，仅少量以原形随尿排出：利多卡因约 3%～5%，丁哌卡因约 6%，甲哌卡因约 16%。局麻药随尿排泄的量受尿液的 pH 影响，pH 降低时，局麻药处于高度离解状态，减少肾小管的重吸收，使排泄增加。此外，利多卡因及甲哌卡因的一部分还可通过胆汁排泄，即经肝脏代谢后经胆汁分泌到肠道，在肠道内大部分被再吸收经肾脏排出，只有小量经粪便排出。

第五节　不良反应

一、全身毒性反应

(一)概念

血液中局麻药的浓度超过机体的耐受能力，引起中枢神经和心血管系统各种兴奋或抑制的临床症状，称为毒性反应。从表 24-6 可见，毒性反应的临床表现和体征主要在中枢神经系统和心血管系统。

表 24-6　局麻药毒性反应的临床表现

系统	临床表现
中枢神经系统(CNS)	兴奋症状：耳鸣、精神错乱、多语好动、口舌麻木、头晕及恐惧感惊厥；肌张力增高，肌肉震颤，癫痫样发作 抑制症状：CNS 抑制，如深睡、意识消失，呼吸抑制和呼吸暂停
心血管系统(CVS)	兴奋症状：血压升高或波动、心动过速 抑制症状：负性肌力作用→BP、CO 和 SV 降低 外周血管扩张→BP 降低 心律失常和心血管虚脱

(二)临床表现

根据临床表现不同,毒性反应可分为两类:兴奋型和抑制型。兴奋型的临床表现以兴奋为主。轻度者表现为精神紧张、多语好动、定向障碍,心率轻度增快。但这些症状常被认为是病人主观精神因素所致,而未想到其与局麻药的关系。中度者病人烦躁不安,主诉气促甚至有窒息感,但呼吸频率和幅度未见明显改变;心率增快,血压升高。重度者表现为呼吸频率和幅度都明显增加,缺氧症状明显,有不同程度的发绀表现,心率和血压波动剧烈,肌张力增高、肌肉震颤甚至惊厥发作。严重毒性反应时,因呼吸肌严重痉挛而表现为呼吸行为消失,心律因缺氧而紊乱,最终可发生呼吸心跳停止。抑制型毒性反应表现为中枢神经和心血管系统的进行性抑制。轻度者表现为神志淡漠、嗜睡甚至神志突然消失。中度者表现为呼吸浅而慢,有时出现呼吸暂停。重度者表现为脉搏徐缓,心率慢于 50 次/分,出现心律失常,血压降低,最终可发生心搏停止。抑制型毒性反应虽较少见,但因症状较隐蔽,常易被忽略,其后果往往较兴奋型者更为严重,不应忽视。

(三)主要原因

主要原因为:单位时间内用药量过大;意外地将药物注射到血管内;注射部位对局麻药的吸收过快;病人因病理生理改变,影响了药物吸收和代谢的速度,对药物的耐受力降低。最终结果为局麻药的血药浓度升高并超过引起毒性反应的阈值。各种局麻药引起毒性反应的血药浓度虽不相同,但毒性反应受以下因素的影响:①药物的药理特性,如麻醉强度、代谢速度等。一般说来,麻醉强度越大则毒性越大,引起毒性反应或惊厥所需药量也越小。②给药的途径或速度不同,因吸收速度不同可直接影响血药浓度。③酸中毒、高碳酸血症和低氧血症都可降低局麻药引起惊厥的阈值。$PaCO_2$ 升高时,引起惊厥的药量和血药浓度都降低,这可能与 pH 及 $PaCO_2$ 的改变而改变了局麻药离解程度有关。同时,$PaCO_2$ 升高可使脑血流量增加,也增加了局麻药向脑中的分布。④并存疾病,如心、肝、肾功能障碍,维生素缺乏,恶病质或严重感染等,都可影响局麻药在体内的分布和代谢,并使机体对局麻药的耐受能力显著降低,增加毒性反应的发生率。⑤其他因素,如年龄、妊娠等,可明显降低对局麻药的耐受性。

(四)处理

处理原则为:①立即停止用药;②保持呼吸道通畅,以面罩吸氧,必要时行气管内插管和人工呼吸;③轻度兴奋者,可静脉注射地西泮 5～10mg,或咪达唑仑 3～5mg;④惊厥发作时应静脉注射硫喷妥钠 50～75mg;⑤循环抑制者,补充循环血量,或应用血管活性药物维持血流动力学稳定。但应根据临床具体情况酌情处理。轻度毒性反应多属一过性,吸氧可使病人的主观感觉明显改善;对于紧张或烦躁者,给适量地西泮类药即可控制症状。小剂量局麻药误入血管内引起的惊厥,也多属一过性,往往未待处理惊厥即已停止。大剂量所致惊厥的后果严重,应立即终止惊厥发作。小剂量硫喷妥钠静脉缓慢注射非常有效,仍为首选药物,但应注意呼吸管理。理论上缺氧的心肌对硫喷妥钠极为敏感,可加重对心肌的抑制,因而有主张以地西泮或琥珀胆碱代替硫喷妥钠者。但临床应用发现,后二者的效果及对血流动力的影响并不优于硫喷妥钠。发生严重毒性反应者应密切监测病人的体温变化,因长时间惊厥所致缺氧可引起中枢性高热,是缺氧性脑损伤的表现,应按脑复苏处理。

(五)预防

为预防局麻药毒性反应的发生,应采取能降低局麻药血浓度和提高机体耐受性的措施。合理选择用药浓度和容量,以减少用药总量;严格遵守操作规程,注药时应常规回吸以避免意外血管内注药;在局麻药中加入适量的肾上腺素可减少血液对局麻药的吸收;静脉部位麻醉时,注药速度不应太快,注药后 20 分钟内不应松止血带。以上措施均可降低血液浓度峰值。在阻滞麻醉时,长效与短效局麻药的混合应用,在一定程度上可减轻局麻药的毒性反应。可能与不同局麻药的吸收速度不同,各自的血药浓度峰值在不同时间出现有关。为了提高机体对局麻药的耐受性,麻醉前应尽量纠正病人的病理生理改变,如发热、低血容量、心衰等。麻醉前应用巴比妥或地西泮类药物,在一定程度上也可提高病人的耐受性。应该强调,即使采取了上述措施,也未必能保证不发生毒性反应。因此,必须提高对局麻药毒性反应的警惕性,早期发现和及时正确处理毒性反应,避免严重毒性反应的发生,并应做好复苏准备,以防意外发生。

二、高敏反应

不同个体对局麻药耐受性的差别很大,在接受小量局麻药即出现毒性反应者,称为高敏反应。过敏反应的特点为用药剂量与临床症状极不相称。虽然所用的剂量对一般病人可无明显影响,但对高敏者常可出现较为急剧的临床表现。高敏反应仍属毒性反应,除一般毒性反应的症状和体征外,常可突然发生晕厥,呼吸抑制,甚至循环虚脱。因此,一旦发生高敏反应,除治疗一般毒性反应的原则外,应积极恢复血流动力的稳定和维持呼吸功能。高敏反应与"过敏反应"(变态反应)不同,有高敏反应病史者不是使用局麻药的禁忌证。高敏反应的发生常与病人的病理生理改变及周围环境的影响有关,如脱水、酸碱失衡、严重感染及室温过高等都是促成发生过敏反应的因素。如能排除上述因素,术前给予适当镇静药,选择合适的最低有效药物浓度,减少用药总量,减慢药物的吸收速度,高敏反应是可以避免的。

三、特异质反应

极少剂量的局麻药即引起严重的毒性反应者,称为特异质反应。临床表现为惊厥、喘息、惊恐感,甚至发生循环虚脱和呼吸循环停止。有文献记载,仅用普鲁卡因 100～130mg 即引起死亡者,也有一例用 2%普鲁卡因作一皮丘即引起严重的发绀和间歇性惊厥反复发作者。局麻药特异质反应是极其罕见的病情,主要是由于病人体质的特异性所致。这种反应与变态反应不同,首次用药即可发生,没有一个致敏过程。凡对某种局麻药有特异质反应病史者,均不应再用此药,亦应避免使用化学结构相似或同类的局麻药。

四、变态反应

变态反应又称"过敏反应",系指病人以往曾接受过局部麻醉并无不良反应,但当再次使用该药时,却引起极严重的毒性反应。变态反应是抗原抗体反应,结果使肥大细胞释放组胺和 5-羟色胺等活性物质,引起机体快速而严重的全身防御性反应,严重者可导致机体衰竭和死亡。文献记载,可卡因可引起典型的变态反应。临床表现轻者仅见皮肤斑疹或血管性水肿;重者表现为呼吸道黏膜水肿,支气管痉挛,呼吸困难,甚至发生肺水肿及循环虚脱而危及生命。如发生变态反应,事先应中止使用局麻药,保持呼吸道通畅并进行氧治疗。维持循环稳定主要靠适当补充血容量,紧急时可适当选用血管加压药。皮质激素的应用十分必要,但应早用且用量宜大。抗组胺药对防止组胺的释放起一定作用,可以选用。

真正由局麻药引起的变态反应非常罕见,对于化学合成的局麻药能否引起变态反应尚有争议。因为合成的局麻药都是低分子量物质,理论上并不足以成为抗原或半抗原,能否与蛋白结合成为抗原至今仍无确切证据,因而不致引起变态反应。但临床可疑对局麻药"过敏"者偶有所闻,几乎涉及临床应用的各种局麻药。其中报道酯类局麻药,尤以普鲁卡因引起变态反应者较多,可能与其代谢产物对氨苯甲酸有关。报道酰胺类局麻药引起变态反应者更为罕见,但其防腐剂甲基对羟苯甲酸酯与普鲁卡因及对氨苯甲酸很相似,也有引起变态反应的可能。

关于预防局麻药变态反应的措施尚难肯定。以传统的局麻药皮肤试验来预测局麻药变态反应是不足置信的。因为在非变态反应人群中试验的结果表明，假阳性率竟达 40%，因此，没有必要进行常规局麻药皮试，否则可造成工作中的困惑。

五、神经毒性

在正常情况下，临床常用剂量和浓度的局麻药对正常神经组织无毒性作用，在神经周围注药也不损害神经阻滞的结构和功能的恢复。动物实验研究提示，可卡因、普鲁卡因、丁卡因和辛可卡因产生不可逆性神经传导阻滞作用的浓度，远远超过临床所用浓度。将丁卡因和依替卡因注入兔蛛网膜下隙引起脊髓病理组织学改变所需的浓度，为人腰麻时最高浓度的 2 倍。然而，临床报道和实验研究都认为，有关局麻药的神经毒性在临床麻醉中不宜忽视。Dripps 等报道，10 098 例腰麻中发生主观和客观的神经功能障碍者占 0.8%，包括麻木感和麻痹，主要局限于腰骶神经。几乎都在术后不久出现症状，多数都很快自行恢复，仅极少数症状可持续 6 个月以上。Dawkins 报道，6 万余例硬膜外阻滞后发生一过性下肢软弱无力者占 0.1%，而持续时间较长者占 0.02%。对原有神经系统疾病者，腰麻后可诱发或加重其神经症状已为熟知。实验所见，局麻药可造成离体神经不可逆性生物电阻滞，其程度与局麻药的浓度、作用时间和 pH 密切相关。电子显微镜观察发现，神经纤维长时间浸泡在强效局麻药中可引起组织形态的改变。例如，将兔坐骨神经浸泡于 0.6%利多卡因中 25 分钟后，发现细胞和细胞核发生肿胀，轴浆内微管数量减少一半；浸泡 75 分钟后，微管几乎全部消失，神经传导功能也受障碍。Adams 等在家兔实验中以 4%丁卡因行硬膜外阻滞后发现，脊髓有病理性改变。Selander 等的研究提示，在神经周围注药引起神经细胞变性的主要因素是局麻药的浓度，4%丁哌卡因可引起明显的神经细胞变性。在神经束内注药时，无论注入生理盐水或 0.5%丁哌卡因，都可使 35%的神经细胞发生病理性改变；注入 1%丁哌卡因则增加到 75%；注入 0.5%丁哌卡因加入肾上腺素（5μg/ml）可使 100%的细胞发生明显的病理改变。表明局麻药的神经毒性与注药部位、局麻药浓度和是否加肾上腺素等因素有关，神经束内注药对神经纤维的损伤与局麻药神经毒性的关系密切。因此，尽管临床所见的神经并发症可能与损伤、压迫、肾上腺素引起的细胞缺血、感染、防腐剂或 pH 等因素的影响有关，但局麻药本身的神经毒性仍不应忽视。尤其在一些特殊情况下，如原有神经系统疾病，腰麻或硬膜外穿刺时发生持续异感，脊髓外伤或炎症等，神经细胞对局麻药的敏感性增加，即使在正常用药的情况下，仍有可能诱发或加重麻醉后神经并发症。因此，在上述情况下，应从严掌握是否选用或继续采用阻滞麻醉，以减少神经并发症的发生。

第六节　常用局麻药

一、普鲁卡因

1. 普鲁卡因（procaine, novocaine, planocaine） 为短效酯类局麻药。起效较快，作用时间短，麻醉强度较低，弥散能力差。

2. 代谢 在体内主要由血浆假性胆碱酯酶水解，代谢速度快，消除半衰期短，代谢产物多由肾脏排泄。

3. 临床应用

（1）局部浸润麻醉用 0.25%～0.5%溶液。

（2）神经阻滞用 1.5%～2.0%溶液。

（3）蛛网膜下隙阻滞用 3%～5%溶液，常规剂量一般不超过 150mg。

（4）静脉注射小剂量［＜0.2mg/(kg · min)］普鲁卡因对中枢有镇静和镇痛作用，可用于镇痛、止痒；在全麻药（如硫喷妥钠）诱导后，静脉注射较大剂量［1～2mg/(kg · min)］的普鲁卡因可用于全麻的维持。临床研究表明，以 1mg/(kg · min)的速度静脉注射普鲁卡因 30 分钟后，血药浓度达稳定状态，并能降低恩氟烷的 MAC 约 39.3%。

4. 副作用

（1）临床报道有发生过敏反应者。

（2）血药浓度过高可明显抑制心脏传导和

心肌力作用。

二、丁卡因

1. 丁卡因(地卡因, tetracaine, dicaine, pontocaine, amethocaine)　为长效酯类局麻药。起效较慢,作用时间长,麻醉强度为普鲁卡因的 16 倍。弥散性能强,表面麻醉效果较好。

2. 代谢　由血浆假性胆碱酯酶水解代谢,代谢速度较慢,消除半衰期较长。代谢产物为对丁氨基苯甲酸和二甲胺基乙醇,由肾脏排泄。

3. 临床应用

(1)表面麻醉的有效浓度为 0.2%～2%。

(2)神经阻滞和硬膜外阻滞用 0.1%～0.5%溶液,常与利多卡因合用。

(3)蛛网膜下隙阻滞。1∶1∶1 重比重溶液含 1%丁卡因 1ml,3%麻黄碱 1ml,10%葡萄糖 1ml;轻比重溶液的浓度为 0.1%;用量为 8～15mg。

4. 副作用

(1)对中枢神经系统有明显抑制作用。

(2)对心脏有奎尼丁样作用,对心肌力的抑制作用较强,毒性较大。

(3)对血管平滑肌有直接松弛作用。

三、利多卡因

1. 利多卡因(lidocaine, lignocaine, xylocaine)　为酰胺类中效局麻药,起效快,麻醉强度较大,弥散性能强。

2. 代谢　主要通过肝脏微粒体混合功能氧化酶和酰胺酶代谢,代谢速度较慢,消除半衰期为 1.6 小时。代谢产物由肾脏排泄,小量经胆汁分泌到肠道经粪便排出,3%～5%以原形随尿排出。

3. 临床应用

(1)表面麻醉用 2%～4%溶液。

(2)局部浸润麻醉用 0.25%～0.5%溶液,成人一次最大用量为 350～400mg。

(3)神经阻滞和硬膜外阻滞用 1%～2%溶液。

(4)治疗室性心律失常。先静脉注射负荷量 1～2mg/kg,再以 15～50μg/(kg · min)的速度持续静脉滴注。

4. 副作用　利多卡因的毒性表现与血药浓度有关(表 24-7)。

表 24-7　利多卡因血药浓度与毒性表现

血药浓度(μg/ml)	临床症状
3	头晕
4	口舌麻木
6	视物不清
8	全身颤搐
12	惊厥
15	深昏迷
20	呼吸停止
25	CNS 严重抑制

四、丁哌卡因

1. 丁哌卡因(布比卡因, bupivacaine, marcaine)　为酰胺类长效局麻药,麻醉强度大,作用时间长。

2. 代谢　主要在肝脏代谢,代谢速度较慢,清除半衰期为 3.5 小时。大部分经代谢后由肾脏排泄,仅 6%以原形由尿排出。

3. 临床应用

(1)局部浸润麻醉或硬膜外镇痛用 0.25%～0.5%溶液。

(2)神经阻滞用 0.25%～0.5%溶液。

(3)硬膜外阻滞用 0.5%溶液,若需良好肌松时应与其他局麻药合用。

(4)蛛网膜下隙阻滞。重比重为 0.75%溶液,等比重为 0.5%溶液,轻比重为 0.1%～0.25%溶液。用量为 8～15mg。

4. 副作用

(1)心脏毒性较强,循环衰竭往往与惊厥同时发生。

(2)易引起室性心律失常,甚至心室颤动及死亡。一旦心跳停止,复苏十分困难。

五、甲哌卡因

1. 甲哌卡因(卡波卡因, mepivacaine, carbocaine)　为酰胺类局麻药,麻醉强度较大,起效快，作用时效中等。

2. 代谢 主要在肝脏代谢，代谢速度较慢，尤其在胎儿和新生儿中代谢很慢，消除半衰期为1.9小时。代谢产物由肾脏排泄，16%以原形由尿排出。

3. 临床应用

(1)局部浸润麻醉用0.5%～1.0%溶液。

(2)神经阻滞和硬膜外阻滞用1%～2%溶液。

4. 副作用

(1)经胎盘向胎儿转移迅速，不适合产科麻醉。

(2)神经毒性较大。

六、丙胺卡因

1. 丙胺卡因(prilocaine, propitocaine, citanest) 为酰胺类局麻药，起效快，麻醉性能强，作用时效中等，对血管扩张作用很弱。

2. 代谢 主要在肝脏代谢，代谢速度较快，消除半衰期为1.5小时。代谢产物主要由肾脏排泄。

3. 临床应用

(1)局部浸润麻醉用0.5%溶液。

(2)神经阻滞和硬膜外阻滞用2%～3%溶液。

4. 副作用 容易发生正铁血红蛋白症。

七、罗哌卡因

1. 罗哌卡因(ropivacaine, naropin) 为酰胺类局麻药，起效时间和作用时效与丁哌卡因相同，麻醉强度比丁哌卡因稍弱。在大剂量时产生有效的麻醉作用，感觉和运动神经均受到阻滞；在小剂量时，产生较好的镇痛作用，只阻滞感觉神经，而对运动神经无影响。

2. 代谢 主要在肝脏代谢降解，代谢速度较快，静脉注射消除半衰期为1.8小时。代谢产物主要由肾脏排出。

3. 临床应用 局部浸润麻醉或镇痛，硬膜外镇痛用0.25%溶液；硬膜外阻滞用0.5%、0.75%或1%溶液，随着用量的增加，可产生较好的运动神经阻滞。

4. 副作用 引起惊厥和心脏毒性的剂量，介于利多卡因和丁哌卡因之间，即其毒性大于利多卡因，而小于丁哌卡因。

（杨拔贤）

参考文献

谢荣. 1994. 麻醉学. 第3版. 北京：科学出版社

Covino BG. 1986. Pharmacology of local anesthetic agents. Br J Anesth, 69: 701

Liu PL. 1983. Comparative CNS toxicity of lidocaine, etidocaine, bupivacaine and tetracaine in awake dogs following rapid iv administration. Anesth Analg, 62: 375

Lofstrom JB, Sjostrand U. 1988. Local Anesthesia and Regional Blockage. Amsterdam: Elsevier

White FP. 1997. Intravenous Anesthesia. Baltimore: Williams & Wilkins

第 25 章　麻醉性镇痛药与拮抗药

阿片为罂粟科植物罂粟未成熟蒴果浆汁的干燥物。利用天然阿片的止痛作用医治病痛已有 2000 多年的历史，阿片是天然合成的，而阿片类药物则是人工合成和半合成复合物。阿片类药物一词常用来描述所有能与阿片受体结合的复合物。

第一节　阿片受体和阿片肽

一、阿片受体的中枢分布

脑内特异性阿片受体的发现和确定要归功于 20 世纪 70 年代放射受体结合技术的出现。此受体能与吗啡结合，并可为烯丙吗啡和纳洛酮竞争性抑制。药物对阿片受体亲和力的大小与阿片类药物镇痛作用的强度平行。阿片受体广泛存在于神经系统和某些外周组织。在神经组织内，阿片受体的分布不均，它们沿古脊丘束的通道分布，此外，还高度密集于杏仁核、四叠体、丘脑内侧、下丘脑、第三脑室和中脑导水管周围灰质等区域。受体密度最高的边缘系统及中脑蓝斑核与精神及情绪有关，它们是阿片类药物引起欣快及成瘾的部位。延髓孤束核处的阿片受体与药物引起的止咳及呼吸抑制可能有关。脊髓中的阿片受体主要分布在脊髓罗氏胶质区。该处是感觉神经把痛觉冲动传入中枢的重要中转站，阿片类药物能抑制该区中传递痛觉冲动的神经介质——P 物质的释放。阿片受体区分布在三叉神经脊束尾端核的胶质区，这里是接收来自手和面部的无髓鞘神经纤维痛觉冲动的部位。这说明阿片类药物的镇痛作用不单在脑内，而且还与脊髓的痛觉传导有关。

二、阿片受体的分型及生理特点

通过对阿片受体的深入研究，提出阿片受体不止一种，可能有几种亚型。内源性阿片肽的发现更支持此观点。如吗啡不同的药理作用是由于它作用于脑内不同区域的阿片受体的结果。不同部位的阿片受体受到激动可分别产生镇痛、止咳、呼吸抑制、欣快、缩瞳、腺体分泌及肠道蠕动抑制、催吐、降温、心血管抑制以及拟精神病等作用；并认为成瘾性和戒断症状与阿片受体功能有关。根据阿片类物质与脑和其他器官特异结合部位的研究提出可能有多达 8 种以上的阿片受体亚型存在，在中枢神经系统内至少有 4 种亚型，并分别被其典型激动药所作用：μ 受体——吗啡（morphine），κ

受体——酮环唑新（ketocyclozocine），σ受体——N-烯丙间甲唑新（N-allylnormetazocine，SKF-10047），δ受体——亮氨酸脑啡肽（leuenkephalin）（表 25-1）。

表 25-1 阿片受体类型及特点

受体	激动药	疼痛	瞳孔	呼吸	心率	体温	精神/情感
μ	吗啡	镇痛	缩瞳	抑制	过缓	降低	淡漠
κ	酮环唑新	镇痛	缩瞳	无	无	无	镇静
σ	N-烯丙间甲唑新	无	散瞳	刺激兴奋	过速	无	神志昏迷
δ	亮啡肽	轻度镇痛	无	抑制	无	无	无

目前正在集中研究由每一阿片受体介导所产生的特异性药理效应，已提示 μ 受体是镇痛作用的介导物，μ_1 受体与脊髓以上水平镇痛有关，也与降温等有关；μ_2 受体可能与呼吸抑制、心动缓慢等作用有关。κ 受体为脊髓部位镇痛作用的介导物，并与缩瞳、镇静等有关。σ 受体认为具有烦躁不安、幻觉、呼吸和血管运动中枢兴奋的效应。δ 受体可能起到调控痛觉与呼吸的作用。

三、阿片受体的外源性配体及其生理特点

凡属外源性给予的，并可与体内阿片受体结合产生相应药理作用的药物，被认为是阿片受体的外源性配体，根据药物与阿片受体产生的不同效应（表 25-2）将其分为 3 类。

表 25-2 外源性配体与阿片受体的亲和关系

药物	μ	κ	σ
吗啡及所有激动药	激动	激动	无意义
纳洛酮	拮抗	拮抗	拮抗
喷他佐辛	拮抗	激动	激动
丁苯诺啡	部分激动	无	拮抗
烯丙吗啡	拮抗	无	激动

（一）激动药

阿片类药物与受体结合产生吗啡样作用，称之为激动药。如吗啡、可待因、二醋吗啡（海洛因）、哌替啶、芬太尼、埃托啡等，它们主要是 μ 受体的激动药。

（二）部分激动药

药物在与受体结合后既表现出激动作用，又表现出拮抗作用，如烯丙吗啡和喷他佐辛（镇痛新）等双重作用药物，被称之为部分激动药。

（三）拮抗药

药物在与受体结合后仅可拮抗吗啡样作用，称为拮抗药，如纳洛酮等。

四、阿片受体的内源性配体及其生理特点

阿片受体的存在说明体内必然存在有能与阿片受体结合的内源性配体。现已知体内有三类阿片肽并具有吗啡样镇痛作用，对阿片受体有较高亲和力。它们是脑啡肽（enkephalin）、内啡肽（endorphin）及镇痛作用很强的强啡肽（dynorphin）。这些内源性阿片肽是机体内源性疼痛抑制系统的组成部分，具有重要的生理意义。当机体有伤害刺激时，内源性阿片肽被释放以对抗疼痛。内源性阿片肽释放后通过多种阿片受体亚型产生作用。所有的内源性配体都表现为与 μ 受体的亲和力；脑啡肽选择性地与 δ 受体结合，而强啡肽

则与 κ 受体具有选择性的亲和力。

五、阿片受体构象与激动及拮抗作用

在对阿片受体进行的研究中发现,钠离子能加强受体与拮抗药的结合,同时降低激动药与受体的结合力,从而提出受体的两种构象理论:一种是拮抗剂构象(又称有钠构象),另一种是激动药构象(又称无钠构象)。两种构象相互转变(图 25-1)。钠离子的作用是使拮抗药受体构象形成稳定,使平衡左移。脑细胞内钠离子含量很高,在正常情况下,受体大多以有钠构象存在,这可解释为什么少量的拮抗药纳洛酮或烯丙吗啡就可以抵消较大剂量吗啡的作用。激动药受体与拮抗药受体自然地保持一定的平衡,对内源性镇痛物质的刺激也保持平衡。当外源性给予激动药时,对受体的多次刺激可促使受体激动药构象转为拮抗药构象。当激动药受体减少后,引起同样刺激需要的激动药数量则增加,这样就对药物产生了耐药性。同时当激动药受体减少时,就打破了平衡,迫切需要外源性阿片类药物的刺激来保持平衡,因此产生了成瘾性。双重作用药物既可与激动药受体结合,又可与拮抗药受体结合,保持了两种受体构象的平衡,所以不产生成瘾性。

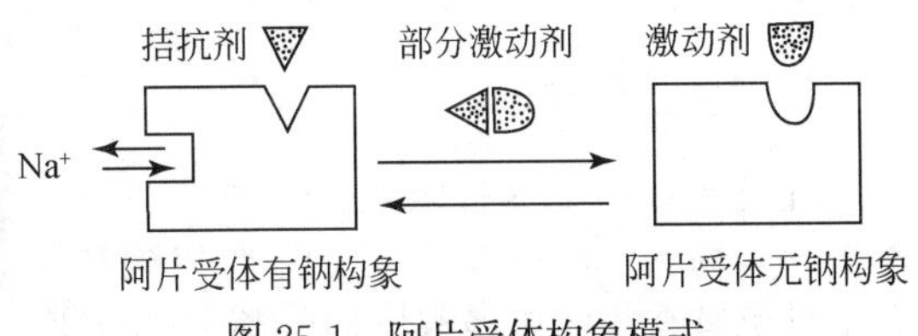

图 25-1　阿片受体构象模式

第二节　阿片类药物的分类及化学结构特点

一、天然药物

阿片中含有 20 多种生物碱。其结构分菲类和异喹啉两类。菲类中含吗啡(morphine)约 10%、可待因(codeine)0.5%、蒂巴因(thbaine)0.2%等;异喹啉类中含罂粟碱(papaverine)约 1%、那可丁(narcotine)约 6%(表 25-3)。

表 25-3　阿片生物碱及主要用途

类型	药物	主要用途
菲类	吗啡	镇痛
	可待因	止咳、镇痛
	蒂巴因	中枢兴奋、惊厥
异喹啉	罂粟碱	平滑肌松弛
	那可丁	镇咳

二、半合成药物

吗啡的化学结构见图 25-2。

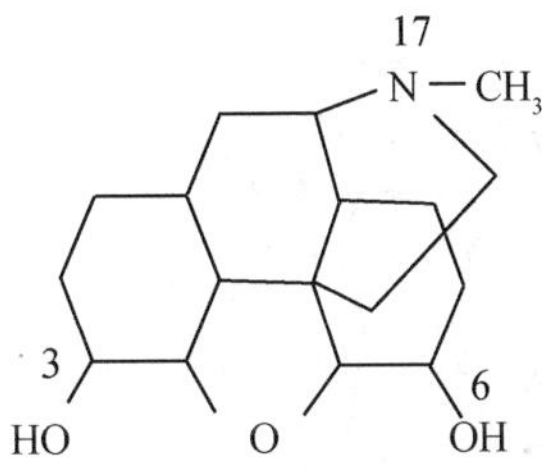

图 25-2　吗啡化学结构

(一)吗啡衍生物

吗啡系氢化吡啶菲的稠环母核,3 位上有 1 个酚羟基和 6 位上 1 个醇羟基。3 位或 6 位羟基的酰化、醚化,6 位醇羟基的氧化,氮上取代基的改变以及引入新的基团都影响吗啡的活性。但是如不改变其基本结构,除了氮原子取代基的改变外,镇痛活性的改变与成瘾性相平行。酚羟基被基团取代则中枢镇痛作用降低,如可待因、乙基吗啡等;醇羟基同时也被基团取代则中枢镇痛作用增强,如海洛因;叔胺氮上的甲基如被烯丙基取代则成为吗啡拮抗药,如烯丙吗啡、纳洛酮等(表 25-4)。

表 25-4 吗啡及其衍生物的构效特点

药物	3 位	6 位	17 位	作用特点
吗啡	—OH	—OH	$—CH_3$	镇痛易成瘾(激动剂)
可待因	$—OCH_3$	—OH	$—CH_3$	镇痛成瘾减低,止咳(激动剂)
乙基吗啡	$—OC_2H_3$	—OH	$—CH_3$	镇痛成瘾减低,滴眼(激动剂)
二醋吗啡	$—COCH_3$	$—COCH_3$	CH_3	镇痛成瘾增强(激动剂)
烯丙吗啡	—OH	—OH	$—CH_2—CH=CH_2$	吗啡拮抗剂(部分激动剂)
纳洛酮	—OH	—O	$—CH_2—CH=CH_2$	吗啡拮抗剂(拮抗剂)

(二)蒂巴因衍生物

在吗啡类药物的研究中,已发现的许多高效药物均以蒂巴因为原料经过半合成而制成。埃托菲(etorphine)是其中最突出的一个。在动物试验中,其镇痛效果为吗啡的 1000～10 000倍。在人体的镇痛效力为吗啡的 200倍。将埃托菲的桥乙烯基还原为双氢埃托菲,其镇痛作用比埃托菲更强,副作用亦小。将 N-甲基用烯丙基或环丙甲基取代时,可得到激动-拮抗双重作用的药物。最值得注意的是二甲菲(diprenorphine)和丁丙诺菲(buprenorphine,叔丁菲)(图 25-3)。

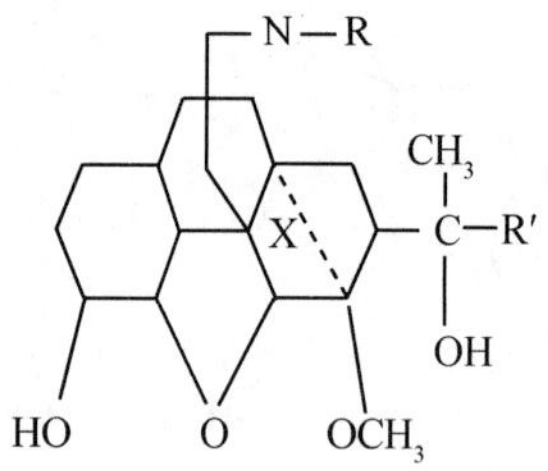

	R	R′	X
埃托菲	$—CH_3$	$—C_3H_7$	$—CH=CH—$
双氢埃托菲	$—CH_3$	$—C_3H_7$	$—CH_2—CH_2—$
二甲菲	$—CH_2—$◁	$—CH_3$	$—CH_2—CH_2—$
丁丙诺菲	$—CH_2—$◁	$—C(CH_3)_3$	$—CH_2—CH—$

图 25-3 蒂巴因衍生物的化学结构

三、人工合成药物

(一)哌啶类

哌啶类的基本化学结构中有 3 个可以替代的基团(图 25-4)。

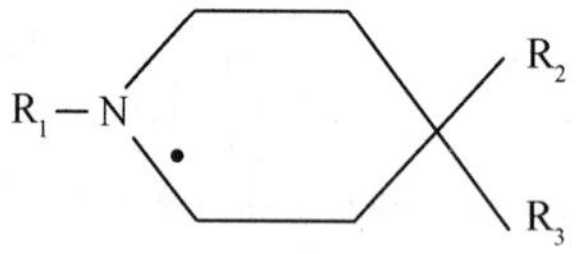

图 25-4 哌啶基本化学结构

R_1、R_2、R_3,它们分别为不同的化学基团所取代则合成具有吗啡类药物。临床常用的典型药物有 4 种(图 25-5)。

(二)氨基酮类

此类药物是由具有碱性侧链的芴-9-甲酸酯类化合物衍生而成,其典型代表是以酮基替代碱性侧链合成的美沙酮(methadone)和消旋吗酰胺(racemoramide)及其右旋体。

(三)吗啡烃类

吗啡分子中除去呋喃环后的母核即为吗啡烃。在此类药物的衍生合成过程中,近年来发现了布托啡诺(丁菲喃,butorphanol),它被认为是第二代部分激动药(激动-拮抗药)。同时发现简化吗啡的化学结构,便可能找到比吗啡更好的合成镇痛药。

(四)苯吗喃类

对吗啡痉的结构进行简化,合成了一系列苯吗喃类衍生物。药理作用具有一显著特点,即在其结构中氮原子上甲基的衍生物具有强镇痛作用的同时,大都具有拮抗性,属激动-拮抗双重作用药物。在研究过程中先后合成了苯镇痛新(非那佐辛,phenazocine)、镇痛新(喷他佐辛,pentazocine)、氟镇痛新等。喷他佐辛由于其副作用和成瘾倾向很小,而被认为是第一个非麻醉性的吗啡类镇痛药。对苯吗喃类镇痛药物的研究,使人们看到将镇痛效果与成瘾性分开的希望已初步成为现实。

(五)其他类

1. 盐酸曲马多(tramadol)。

2. 奈福泮(平痛新,nefopam)。

	R_1	R_2	R_3
1. 哌替啶(度冷丁,pethidine,dolantin)	$—CH_3$	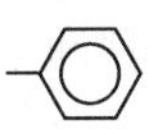 —(苯环)	$—CH{=}O$ 〔其下连 OC_2H_5〕
2. 芬太尼(fentanil)	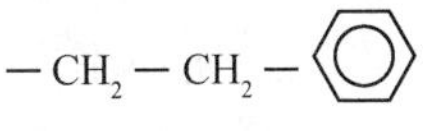 $—CH_2—CH_2—$(苯环)	—H	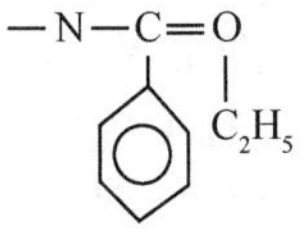 $—N—C{=}O$ 〔N上连苯环,C上连 C_2H_5〕
3. 苏芬太尼(sufentanil)	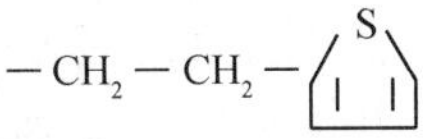 $—CH_2—CH_2—$(噻吩环,S)	$—CH_2OCH_3$	
4. 阿芬太尼(alfentanil)	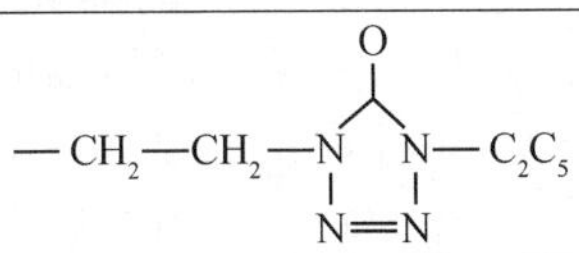 $—CH_2—CH_2—N$〔四唑酮环:C=O、N=N〕$N—C_2C_5$	$—CH_2OCH_3$	

图 25-5　4 种哌啶类药化学结构

第三节　阿片类药物的药代动力学及其药理作用

一、阿片受体激动药

阿片受体激动药主要是作用于 μ 受体而产生镇痛作用,同时也作用于 κ 和 σ 受体产生其他药效。吗啡是最古老,也是研究最清楚的麻醉性镇痛药,大多数阿片类镇痛药均以此为标准进行对比分析。

(一)吗啡

1. 药代动力学　肌内或皮下注射吗啡(morphine)后立即产生药理作用,但镇痛峰值的出现约延迟 30～40 分钟。由于观察到静脉给药后吗啡的镇痛峰值表现为一个相似的时间过程,认为这种延迟的出现,部分与药物向脑内相关部位的透入过程有关。药物的脂溶性越大则其作用的起效速度就越快,而吗啡为非脂溶性药物。

所有的麻醉性镇痛药均为弱碱性,中度离子化时 pH 为 7。吗啡口服是有效果的,但其生物利用率很低(10%～20%),在病人中的首量作用程度也各不相同,故口服的剂量和次数必须依个体情况而定。

吗啡吸收后迅速分布到实质器官,如肝、肾、脾及肺等。骨骼肌中的分布较少,但由于肌肉量大,故吗啡分布在肌肉的总量较多。吗啡主要作用在中枢神经系统,在成人中仅有少量吗啡能进入血脑屏障,但能产生高效的镇痛作用。

吗啡的代谢除小部分以原形排泄(1%～2%)外,大部分在肝脏内进行生物转化,将其结构上的 3 位和 6 位的羟基分别被葡萄糖醛酸替代及去甲基改变，其中 60%～70%代谢为吗啡-6-葡萄糖醛酸（M-6-G）及吗啡-3-葡萄糖醛酸（M-3-G），M-6-G 不仅具有吗啡样作用，而且药物效力为吗啡的数倍。在相关的动力学研究中，肌内注射吗啡后活性物质主要为吗啡；单纯口服药物后吗啡和 M-6-G 具有同样的活性水平。用于慢性口服者 M-6-G 积累量比吗啡更多；因此，在慢性治疗中 M-6-G 具有很重要的地位。

葡萄糖醛酸代谢物与一些游离吗啡一起由肾脏排泄；治疗性给药后已证明 90%的吗啡代谢物及原形存在于尿中的时间超过 24 小时。吗啡的代谢和排泄不仅对吗啡的活性作用具有重要意义，而且对可待因和海洛因也具有同样的重要性，因为后二者起码在体内部分地转变为吗啡。

吗啡的作用及代谢的持续时间直接与血药水平有关；血液水平越高则镇痛效果越强，疼痛缓解程度的下滑与血药水平的下降相平行（表 25-5）。

表 25-5 麻醉性镇痛药的药代动力学数据

药物	起效时间（min）	峰值时间（min）	作用持续时间（h）	血浆半衰期（h）
吗啡	30	30～90	3～7	2～3
可待因	30	45～90	4～6	3～4
芬太尼	10	20～30	1～2	3～4
哌替啶	15	30～60	2～4	2～4
美沙酮	15	60～120	4～6	21～25
喷他佐辛	15	30～60	2～3	2～3
丁丙诺啡	15	45～60	4～6	2～3

2. 药理作用

（1）中枢神经系统：以常规给药途径（肌内、皮下、静脉及口服途径）单纯使用吗啡时，其作用于中枢神经系统可以产生相关效应，如镇痛、镇静、意识蒙眬及嗜睡等作用；它也抑制呼吸和咳嗽反射，并引起便秘、缩瞳、恶心呕吐及对抗利尿激素释放的影响。

（2）镇痛、镇静作用：吗啡镇痛的特点是随着减少痛知觉和对痛反应的反射而减轻或消除疼痛，同时达到解除痛苦感觉和使人舒适的作用。它几乎可以缓解各种类型的疼痛。在其镇痛作用中，吗啡干扰痛觉的作用既不在神经末梢也不在疼痛冲动向脑的传导，它抑制皮质翻译疼痛信号的过程，同时吗啡又有刺激和抑制中枢神经系统的作用。使用吗啡后不仅提高了痛阈，而且也解除了疼痛以外的不适感觉，伴随痛觉的解除，也同时消除了由于疼痛而造成的紧张、焦虑及烦躁的情绪反应，使病人感觉放松和舒适。吗啡常常被认为可以产生一种欣快感，而事实并非完全这样。一些人使用吗啡及其他阿片类药后出现情感兴奋和欣快感，这种情感兴奋是由于药物增加了舒适的感觉、增加了能量和精神效力。而大多数人则感到烦躁不安或伴有焦虑和易感性。在无外界刺激的条件下，吗啡可以具有镇静、瞌睡和多梦睡眠的影响。不像巴比妥类催眠药作用得那样深，吗啡所产生的典型的镇静水平是病人瞌睡但可被随时唤醒。在大剂量下病人可昏睡或出现意识消失状态。尽管吗啡在人体的通常作用是镇静。然而一些人在使用吗啡后则出现兴奋状态。吗啡可以引起性欲降低，减弱性能力和性活动。尽管吗啡具有这些神经源性的作用，但它没有肌松作用，也无抗癫痫作用。

（3）呼吸抑制：吗啡及其他阿片类药物使用后，呼吸频率减低，肺潮气量和每分通气量也随之降低。肺泡和血浆中的 PCO_2 增加。这种呼吸抑制主要是由于药物使呼吸中枢对 CO_2 的反应性降低，伴随着睡眠状态，CO_2 不断滞留，通过颈动脉化学感受器反应的低氧状态将成为主要驱动呼吸的刺激信号。在这种情况下，增加吸入气体的氧浓度可导致呼吸停止，并进一步导致酸中毒和中枢神经系统的抑制。阿片类药物使用后出现的呼吸抑制是一种严重的、与剂量相关的副作用，所有阿片类药物都可产生剂量依赖性呼吸抑制；除可待因需要大剂量外，其他所有阿片类药物的镇痛剂量几乎都产生相同程度的呼吸抑制。

（4）抑制咳嗽反射：吗啡和其他许多阿片

类药物作用于延髓孤束核等的阿片受体，降低咳嗽刺激冲动对咳嗽中枢的传入，可以减低或消除咳嗽反射。在临床使用中，吗啡可以达到所希望的抑制咳嗽的作用，但同时也出现不利于病人主动咳嗽的抑制作用。

（5）恶心、呕吐：吗啡导致一些病人出现恶心，甚至呕吐反应，其发生可能与两个因素有关：①药物刺激延髓的化学感受器；②药物可以引起一定程度的直立性低血压。通常是站位和坐位者比卧床者发病率要高。

（6）缩瞳：吗啡及许多阿片类药物具有的典型作用是缩瞳。吗啡兴奋中脑盖前核的阿片受体，兴奋动眼神经缩瞳核，引起瞳孔收缩，此作用可被阿托品阻断。吗啡对瞳孔肌肉无直接作用。吗啡过量引起窒息时瞳孔亦可散大。

（7）内分泌系统：吗啡对内分泌功能具有复杂的影响，包括抗利尿激素、ACTH、催乳素、生长激素及促性腺激素等。

（8）心血管系统：吗啡在一部分病人中可以引起直立性低血压。这是由于其抑制延髓的血管运动中枢所致，也可能与吗啡致组胺释放有关。大剂量吗啡可出现低血压和心动过缓。

（9）胃肠道系统：口服吗啡所致的呕吐是因药物作用于上部胃肠道产生肠壁平滑肌和括约肌强有力的收缩和痉挛引起。导致胃肠蠕动的高张力性延迟、胃排空时间延长、便秘。阿片类药物的该作用不产生药物耐受现象，其机制尚不清楚。

（10）肝、胆：阿片类药物对肝脏无重要影响作用，甚至在大剂量慢性给药时也未发现特殊异常。吗啡对胆囊、胆管及括约肌的作用与胃肠道相同，使胆囊和胆总管的压力异常增高。

（11）皮肤：吗啡偶可引起荨麻疹，也曾有接触性皮炎的报道。因使组胺释放而使皮肤出汗增加，眼结膜充血和皮肤瘙痒。

（12）泌尿生殖系统：吗啡致尿量减少，可能由于抗利尿激素释放有关；吗啡引起尿道平滑肌痉挛，因此逼尿肌和括约肌处于痉挛状态。吗啡也影响性功能。慢性用药可造成性欲消失；据报道成瘾者虽能够勃起，但射精延迟或消失。在女性，慢性吗啡成瘾者由于抑制垂体的促性腺激素，可导致月经减少或闭经。吗啡在分娩过程中对子宫收缩无直接作用，但因影响促进宫缩的腹部肌肉的收缩，从而延长产程。

（13）副作用和急性中毒：吗啡引起的副作用包括恶心、呕吐、头晕、皮肤瘙痒、便秘及中枢神经系统抑制。荨麻疹和其他如哮喘等过敏反应现象偶可发生。

吗啡过量导致的死亡，几乎都是由呼吸抑制引起。尽管个体差异性很大，但都可因吗啡而发生严重的中毒反应甚至死亡。使用阿片类药物总伴随呼吸抑制的潜在危险，对有呼吸功能不全的病人，应慎用吗啡。由于婴儿的血脑屏障尚未发育完善，故在使用阿片类药物时可以有大量药物进入脑组织，呼吸抑制的危险性就更大。

昏迷、针尖样瞳孔和呼吸抑制三联症是阿片类药物中毒的典型症状。严重的呼吸抑制也可导致心血管系统的功能损害，有效的治疗方法是应用纳洛酮静脉给药，必要时可重复给药。在无吗啡拮抗剂时，必须实施人工通气。由于纳洛酮的药理作用时间比阿片受体激动剂短，因此，应注意在拮抗剂使用后呼吸恢复情况，并应加强呼吸功能监护。阿片类药物成瘾的病人使用纳洛酮时，可诱发严重的戒断症状，故应行特别护理。

在中毒原因不明或混合药物中毒时，使用纳洛酮尤为有利。它可拮抗所有的阿片类药物，包括部分激动药自身并无激动药特性，不会使病情恶化。

（14）耐受和生理依赖：长时间使用麻醉性激动药可产生耐受性和生理依赖性。重复使用一种剂量后引致一个低药物效应，或当大剂量使用时才能获得初始剂量的药物效应即产生药物耐受。最大程度的耐受剂量可以是初始剂量的 10～20 倍。生理依赖是指一种与持续药物使用有关的成瘾状态，而导致人体生化及精神状态的改变。生理依赖的重要信号是突然停药而产生的典型戒断症状。

药物耐受是针对某些吗啡的药理效应，如最常见的中枢抑制作用的耐受，镇痛、镇静、呼吸抑制、恶心呕吐、欣快感及镇咳，但极少发生对瞳孔缩小和便秘的耐受。耐受和生理依赖都发生在对药物剂量和使用时间（重复率和规律性）上的依赖。与小剂量长间隔给药相比，大剂量吗啡在短间隔使用后将很快产生耐受和高度依赖。吗啡持续使用2～3周便可出现严重的耐受现象。如果药物大剂量使用1～2周则可出现生理依赖。阿片类药物常见交叉依赖，阿片受体激动药均可发生。

戒断症状的体征和临床表现包括：自主神经系统反应如出汗、呕吐、腹泻、腹部痛性痉挛、流涕、寒战、起鸡皮疙瘩、心率增快及血压升高、体温升高、瞳孔散大；以及失眠、不安宁睡眠、易激动、震颤、关节及肌肉疼痛、厌食、打哈欠、脱水、酮症、体重下降、下隐斜视。症状在停药后36～72小时发作最严重，约2～5周逐渐减退。戒断症状对健康人没有生命危险，并可以被任何阿片类镇痛药所减轻和缓解。有的成瘾者的戒断症状可延长至数月。

3. 吗啡药物的临床应用 吗啡临床使用最重要的方面是解除疼痛。术前用药可解除焦虑，产生镇痛，减少麻醉药用量及术后镇痛；治疗严重疼痛，如骨折疼痛、广泛组织创伤、输尿管结石、癌症广泛骨转移；手术后解除疼痛和不适感。术后疼痛治疗通常延续不超过2～3天。使用吗啡的重要原则同所有阿片类镇痛药物一样，要有严格的规则和法律规范。由于阿片类药物对人体具有的潜在性危害，不依照规范用药将导致严重的悲剧性后果。临床应用注意：①药物种类、剂量、给药途径及治疗方案的选择应依疼痛的性质、特点及病人状态而定。②阿片类药物及任何镇痛药物都应在疾病得到初步诊断之后才可使用。镇痛剂可缓解疼痛掩盖病情，误导诊断，延误治疗。③对于严重的急性疼痛，药物剂量应足以解除疼痛，重复给药的频率应视维持解除疼痛状态而定。疼痛的强度、患病的程度，对阿片类药物的个体感受性差异很大。因此有效的疼痛治疗需要有规律的药物剂量管理。④自动静脉输入系统是目前对外科手术或癌症疼痛治疗的一种很有用的方法。病人自控镇痛（PCA）装置可以提供更恒定和专一的镇痛，避免了不规律肌内注射而造成的血药水平的大范围变动，给病人提供了一种自我控制、自我治疗的条件。⑤临床药物剂量的选择应注意避免因过量而引起中枢神经系统的抑制和呼吸的抑制。尤其在与其他中枢神经抑制药物合用时对伴有肺气肿、支气管哮喘及其他限制气体交换的呼吸系统疾患者更应警惕。

（二）可待因

1. 药代动力学 可待因（codeine）同吗啡一样，属天然阿片类生物碱。口服药物后体内约有10%的可待因转变为吗啡，这是可待因具有吗啡样作用的原因；其余经脱甲基化成为非可待因物质；大部分在肝脏代谢。其药物动力学作用基本与吗啡相似。

2. 药理作用

（1）作用特点：可待因是一种很有效的口服药，广泛应用于轻中度疼痛和镇咳。尽管吗啡的镇痛效力约是可待因的10倍，但只要剂量合适，可待因仍可产生很有效的镇痛作用。

（2）副作用：可待因的副作用基本上同吗啡。通常使用30～60mg口服剂量时，最常见的主诉是便秘。有些病人服药后可感觉愉快，但有的病人可感觉不愉快或意识模糊。可待因也可产生耐受和依赖现象，但依赖性不如吗啡多见。可待因比吗啡具有更多的中枢兴奋作用和较少的镇静作用。中毒剂量可引起癫痫样发作，特别是儿童。

3. 临床应用 可待因最大的口服镇痛剂量为60mg，镇咳剂量通常为15mg。在临床上，常常以小剂量可待因与阿司匹林或其他非甾体抗炎药物结合使用，治疗单独使用非甾体抗炎药无效或效果不佳的中度疼痛。如牙科疼痛或术后无需肠外途径给予吗啡的疼痛。联合用药比单独用药剂量少，且增强了镇痛效力，减少药物毒性作用。作为镇咳药，可待因比吗啡更安全。临床常用于治疗无痰干咳及剧烈、频繁的咳嗽。

(三)二醋吗啡

二醋吗啡是(海洛因, diamorphine, heroine)吗啡的二乙酰化衍生物。与吗啡相比具有较大的脂溶性,可以快速通过血脑屏障。因此静脉给予二醋吗啡,其药理作用起效时间比同等镇痛剂量的吗啡起效时间要快。二醋吗啡肌内注射,其效力影响与同样途径的吗啡作用很难区分。这是由于大量的二醋吗啡代谢为吗啡,其药理作用大部分同吗啡。

(四)哌替啶

哌替啶(pethidine, dolandin, meperidine)是人工合成的阿片类药物,其化学结构比吗啡简单,是临床上治疗中度和重度疼痛及术前、术后疼痛的常用药物之一。除少数例外,哌替啶具有吗啡的所有主要特性,包括对中枢神经系统的作用和作用于 μ 受体的其他药理效力。哌替啶的药理效力是吗啡的 1/10～1/6,并非比吗啡更安全,也不比吗啡更有效。在相同镇痛剂量中,哌替啶的作用比吗啡稍短,便秘较少,无瞳孔收缩和镇咳作用。哌替啶的药理作用除具有阿片类药物作用外,亦有阿托品样作用(抗胆碱作用)。哌替啶也可引起组胺释放和平滑肌痉挛,因而产生支气管收缩和胆囊痉挛。长期使用哌替啶可产生成瘾、耐受和伴有戒断症状生理依赖现象。

1. 药代动力学　哌替啶的平均作用时间较吗啡稍短,约 2～4 小时,以每 4 小时重复用药(100mg 肌内注射)方式,哌替啶达最低镇痛作用的平均血药水平可维持在 32 小时以上。因此,有规律地每 4 小时一次给药,其镇痛作用不会产生耐受性,目前认为:①2～4 天的术后镇痛不会产生对哌替啶镇痛作用的耐受现象。②多数病人在首次应用哌替啶后其血药水平难以达到最低镇痛水平。第二次及以后随剂量的积累方可达到该血药水平。因此,有规律用药比无规律给药可达到更好的镇痛效果。③个体差异在给药后的血药水平的明显不同,反映在所产生镇痛水平上的不同,达到镇痛水平的药物调整范围差异很大,哌替啶的半衰期因人而异,变化范围也很大,故可能有些病人的规律用药时间较短。

约有 90%的哌替啶在肝脏内被 N-脱甲基化代谢为非哌替啶物质以及加水分解为哌替啶酸。非哌替啶物质的毒性比哌替啶大两倍,且半衰期比哌替啶长,对中枢有刺激兴奋性(可引起肌肉痉挛和癫痫发作,特别是有肾功能损害的病人),也可导致精神错乱。非哌替啶物质所产生的作用不能被纳洛酮拮抗。长期服用者体内可形成非哌替啶的蓄积。另外,哌替啶的代谢可受其他药物的诱导。如长期服用苯巴比妥类药物,可伴有非哌替啶水平的增加。哌替啶不应长期使用;使用苯巴比妥药物或增加肝脏代谢的药物者应避免使用哌替啶。

2. 药理作用

(1)镇痛:哌替啶的有效镇痛剂量与吗啡产生的效果相同。肌内注射 80～100mg 哌替啶所产生的镇痛与肌内注射 10mg 吗啡的效力相同。

(2)精神和行为状态:哌替啶可以产生安静和感觉舒服的情感状态;可以解除焦虑,但常产生多梦睡眠。大剂量可导致进行性中枢抑制、知觉和分辨力障碍,最后出现昏迷。中毒剂量,可表现为中枢神经系统兴奋,同时伴震颤、肌肉痉挛,甚至癫痫发作。

(3)呼吸:在镇痛剂量下,哌替啶产生的呼吸抑制程度与吗啡镇痛剂量相同。

(4)咳嗽反射:与吗啡和可待因相比较,哌替啶无抑制咳嗽反射的作用。

(5)瞳孔:哌替啶不产生瞳孔收缩,可能与哌替啶具有阿托品样作用有关。

(6)平滑肌:哌替啶产生胃肠、输尿管及胆道平滑肌痉挛,但其作用较吗啡弱。

(7)副作用:直立性低血压比吗啡更常见、更严重。大剂量的哌替啶可产生心动过速及心肌收缩力下降、瞳孔散大、口干及失去判断力和产生幻觉的精神错乱等阿托品样作用。非哌替啶物质刺激中枢神经系统可引起意识错乱、癫痫发作。尤其是长期使用者。哌替啶可产生呼吸抑制，但对新生儿其抑制作用较吗啡弱。在镇痛剂量下，引起胆管痉挛的作用较吗啡弱。

哌替啶的急性中毒作用，不能被纳洛酮完全逆转，因纳洛酮只能有效拮抗阿片类作用，而不能对抗阿托品样作用。

3. 临床应用 产科及外科术后镇痛。哌替啶是许多类型疼痛的有效治疗方法，但不常用于病人自控镇痛（PCA）给药。哌替啶不单独作为麻醉药大量使用。主要因其在临床病人中可能出现明显的减弱肌肉收缩力作用和组胺的释放。哌替啶（1mg/kg 静脉）治疗术后寒战比吗啡和芬太尼更有效（哌替啶可能也作用于 κ 受体，而吗啡和芬太尼是纯 μ 受体激动药）。

（五）芬太尼

芬太尼（fentanyl）是一种效力很强的人工合成的阿片受体激动药，其效力为吗啡的 75～125 倍。

1. 药代动力学 芬太尼比吗啡有较大的脂溶性，故其具有起效快和作用时间短的特点。芬太尼再分布所累及非药物功能性组织包括：骨骼肌、脂肪及肺组织；其中约 75％的芬太尼药物首过剂量被肺组织摄取。多次或持续给药可导致非药物功能性组织的饱和，此时药物的再分布将不能降低血浆药物浓度。这样，芬太尼就变为一种长效的阿片受体激动药，类同于吗啡。肝脏对芬太尼（包括苏芬太尼和少量阿芬太尼）的首过剂量进行清除，形成对血浆药物二次峰值水平的影响。

芬太尼在肝脏内被 N-脱甲基成为非芬太尼物质，此物质的镇痛效力降低，并依靠肾脏排泄。非芬太尼物质的积累（结构上似非哌替啶物质）对肾功能有损害的病人可造成疼痛控制效果差和产生急性中毒性精神错乱现象。

芬太尼的作用时间短，但其消除半衰期比吗啡长。由于该药具有较高的脂溶性，组织再分布量大（药物从非药物功能性组织再释出以维持血浆浓度）。老年人消除半衰期延长与其药物清除能力降低有关。

2. 副作用 接受大剂量芬太尼（或苏芬太尼）麻醉的病人，实施机械通气管理，术后容易出现呼吸抑制；这与芬太尼自肺组织中释放出现二次血浆药物高峰有关。与吗啡相比，芬太尼在大剂量下也不引起组胺的释放，心动过缓作用比吗啡更明显。大剂量、快速芬太尼静脉注射可导致肌痉挛，但无脑电图改变。严重颅脑损伤的病人，给予芬太尼（3μg/kg 静脉）或苏芬太尼（0.6μg/kg 静脉）可伴有颅内压缓慢升高 6～8mmHg，15～30 分钟恢复至原水平，故在快速给予芬太尼或苏芬太尼时，应给予预防措施。芬太尼和苏芬太尼亦可使脑血流量增加。麻醉诱导过程中使用大剂量药物时，强直性肌僵直和肌阵挛可在快速给药后出现，其机制与脑干和基底神经节的阿片受体激动有关（纳洛酮可拮抗阿片类药物所引起的肌僵直）。

3. 临床应用 小剂量芬太尼（1～2μg/kg 静脉给予），手术前给药可在手术刺激前预先镇痛；减少喉镜或手术刺激所造成的循环影响，并可提供术后镇痛。大剂量芬太尼（50～150μg/kg 静脉给予），临床多用于危重病人的麻醉，以减少对心肌的抑制和组胺释放。芬太尼经黏膜（包括经鼻黏膜）给药途径可以有效减少术前和麻醉诱导过程中病人的焦虑情绪。但术后恶心、呕吐的发病率较高。芬太尼经黏膜给药方式的生物利用度比口服高，这是由于避免了肝脏的首过效应。芬太尼经皮给药途径可以维持阿片类药物的血浆浓度。

（六）苏芬太尼

苏芬太尼（sufentanil）是芬太尼的衍生物，其镇痛效力是芬太尼的 12 倍。苏芬太尼同阿片受体的亲和力比芬太尼强。

1. 药代动力学 苏芬太尼的高组织亲和力与其亲脂性相一致。该药可以快速透过血脑屏障并作用于中枢神经系统。小剂量、单次苏芬太尼给药后可因其快速再分布于非药物功能性组织而很快终止作用。但苏芬太尼的药物蓄积或多次重复给药可使其效力增大。与芬太尼相比，苏芬太尼具有较高的蛋白结合特性（主要是 α_1 糖蛋白）。新生儿临床使用苏芬太尼其作用效力增加是由于 α_1 糖蛋白浓度低而游离苏芬太尼增加所致。苏芬太尼对肥胖病人，由于其高脂溶性可表现为再分布量增加和消除半衰期时间延长的药代改变。除吗啡和阿芬太尼外，苏芬太尼及芬太尼静脉给药后的首过药物剂量大部分为肺组织所摄取。苏芬太尼绝大部分被代谢为无活性或弱活性物质，只有少数 1%的药物以原形自尿中排泄。

2. 临床应用　基本同芬太尼，小剂量：0.1～0.4μg/kg 静脉给予；大剂量：10～30μg/kg 静脉给予。

(七)阿芬太尼

阿芬太尼(alfentanil)为芬太尼的衍生物，药物效力为芬太尼的 1/10～1/5，其作用时间是芬太尼的 1/3。

1. 药代动力学　与芬太尼相比，阿芬太尼具有较低脂溶性和较高的蛋白结合率。快速作用(血-脑平衡时间 1.5 秒，比苏芬太尼和芬太尼的镇痛高峰快 3～4 倍)是由于在生理 pH 状态下阿芬太尼 p*K* 值低(p*K*＝6.5)，约 90%以非离子形式存在，它容易通过血脑屏障。阿芬太尼的短效特点是由于非药物功能性组织的再分布及肝脏代谢的结果。与芬太尼不同的是阿芬太尼持续静脉给药后不导致明显的药物蓄积作用。阿芬太尼给药后 60 分钟内，约 96%在肝脏代谢失活而被有效地从血浆中清除。只有不到 0.5%的药物以原形自尿中排泄。阿芬太尼的药物动力学有个体差异性，其药物代谢过程也有不同。如肝功能损害者其代谢改变较苏芬太尼或芬太尼更明显。阿芬太尼不引起脑血管的收缩和舒张，无明显增加颅内压作用。

2. 临床应用　阿芬太尼 150～300μg/kg 静脉给药，可产生约 45 秒的意识消失。麻醉的维持通常以 25～150μg/kg 静脉给药，并配合使用吸入药物。由于阿芬太尼的快速血脑平衡特点，临床可用于麻醉诱导与应激反应的预防。

(八)美沙酮

1. 药代动力学　美沙酮(methadone)是一种作用于 μ 受体，并与吗啡具有相同作用的人工合成阿片类制剂。其主要特点是口服非常有效，且作用时间长。美沙酮的药物半衰期为 24～36 小时。重复给药后美沙酮以组织结合形式在体内蓄积，并缓慢向受体释放，产生较轻的戒断症状。

2. 药理作用

(1)镇痛：美沙酮起效较快，并可获得与吗啡相同的镇痛作用。此药适合于口服，比吗啡作用时效更长。

(2)呼吸：在镇痛剂量下，美沙酮可与吗啡同样具有呼吸抑制的危险性。

(3)副作用：该药副作用基本与吗啡相同。慢性使用美沙酮可导致耐受和依赖，戒断症状可能维持数月。

3. 临床应用　美沙酮的临床应用主要有 3 个方面：①作为镇痛药；②治疗各类慢性阿片类药物使用者的急性戒断症状(它可替代其他 μ 受体激动药)；③阿片类药物依赖的长期维持治疗(如海洛因依赖者的美沙酮维持治疗)。

(九)曲马多

1. 药代动力学　口服后约 90%的活性成分被吸收，生物利用度为 90%。口服 2 小时达血药浓度峰值。血浆蛋白结合率低，约 4%。血浆半衰期为 6 小时。其部分代谢产物仍具一定生物活性。

2. 特点及临床应用　曲马多(tramadol)为阿片受体激动药，可为纳洛酮所拮抗，胃肠道给药所产生的镇痛作用相当于喷他佐辛的药物效力，与注射给药效果相同。临床适用于重度及中度急、慢性疼痛和术后疼痛的治疗。不宜用于轻度疼痛。此药可产生药物依赖，特别对长期服用该药的慢性疼痛病人。

3. 副作用　曲马多的副作用与其他镇痛药相似。偶有多汗、恶心、呕吐、口干、疲劳感。静脉快速注射可出现面部潮红、出汗、一过性心动过速。

(十)奈福泮

奈福泮(平痛新，nefopam)为非成瘾性镇痛药，明显不同于麻醉性镇痛药。它不被阿片受体拮抗剂纳洛酮所拮抗，与吗啡之间不产生交叉耐受性，也不拮抗吗啡的镇痛作用。未见呼吸抑制和循环系统影响。适用于各种手术后疼痛、牙痛、癌症疼痛及烧伤等。也用于急性胃炎等引起的内脏平滑肌痉挛收缩。

二、部分激动药

阿片受体部分激动药与μ受体结合(有时与κ或δ受体结合)产生有限的效应(部分激动)或无效应。

此类部分激动药的益处在于它可产生镇痛作用，呼吸抑制作用较吗啡受体激动药弱，产生生理依赖的效力很低。阿片受体部分激动药最大限度只能产生镇痛和呼吸抑制作用，即使再增大剂量也不能产生进一步的药理作用。此类药物的副作用与阿片受体激动药类同；还可引起焦虑不安反应。

(一)丁苯诺菲

丁苯诺菲(buprenorphine)0.3mg肌内注射可产生的镇痛作用与10mg吗啡相同(与μ受体的亲和力比吗啡大50倍)。该药的拮抗作用是其能从μ受体上替代吗啡激动药。其副作用包括昏睡、恶心、呕吐及呼吸抑制，程度类同于吗啡，但时间延长，纳洛酮不能所拮抗。焦虑不安等精神异常少见。

(二)烯丙吗啡

烯丙吗啡(nalbuphine)10mg的镇痛效力与10mg吗啡相同。静脉给药可逆转芬太尼所产生的呼吸抑制，同时可维持镇痛。烯丙吗啡对血压和肺动脉压无影响。因此它可作为心导管手术的镇静和镇痛用药。镇静是其常见副作用；焦虑不安等精神症状罕见。

(三)喷他佐辛

喷他佐辛(镇痛新，pentazocine)主要作用于κ受体，镇痛作用较强。10～30mg静脉用药或50mg口服相当于60mg可待因的镇痛效力，常用于中度疼痛。肌内注射20～30mg可产生镇痛，可能有呼吸抑制作用(相当于10mg吗啡的作用)。剂量增加至30mg上述症状也不会再增加。喷他佐辛对阿片类药物有拮抗作用，可使阿片类药物依赖者产生戒断症状。但它不能拮抗吗啡引起的呼吸抑制，也不能抑制吗啡和其他μ受体激动药所产生的戒断症状。喷他佐辛使用较大剂量可产生镇静、眩晕及焦虑不安。该药较少发生恶心、呕吐及胆道压力增高现象，无瞳孔缩小作用。但可引起血浆中儿茶酚胺的浓度增高，故给药后可出现心率增加、血压升高及肺动脉压升高。

(四)布托啡诺

布托啡诺(丁菲喃，butorphanol)静脉给药2～3mg可产生相当于10mg吗啡的镇痛作用和呼吸抑制。此药仅适用于肠外给药，故更适于急性疼痛的治疗。布托啡诺为作用于κ受体的部分激动药，用于寒战的治疗比芬太尼更有效。其副作用类同于喷他佐辛。

三、拮抗药

纳洛酮和纳曲酮是与μ受体具有高度亲和性(部分也作用于κ和δ受体)的阿片类药物拮抗药。可自阿片受体上替换阿片受体激动药，替换后的受体不具有生理活性，出现拮抗作用。

纳洛酮的临床应用：纳洛酮1～49g/kg静脉注射可迅速逆转阿片药物引起的镇痛和呼吸抑制。作用时间为30～40分钟。纳洛酮5μg/(kg·h)持续静脉给药，可预防呼吸抑制，并不影响由内源性阿片肽所产生的镇痛作用。其副作用包括：在拮抗呼吸抑制的同时也拮抗镇痛作用；恶心、呕吐；心血管反应有心动过速、高血压、肺水肿及心律失常(室颤)；阿片类药物依赖的孕妇所生婴儿可出现急性戒断现象。纳曲酮可口服用药，其拮抗作用可持续24小时。

四、其他类镇痛药

(一)布桂嗪

布桂嗪(强痛定，fortanodyne，AP-273)的

镇痛作用是吗啡的 1/3。其对黏膜、皮肤及运动器官的疼痛有明显的抑制作用，但对内脏器官的疼痛效果较差。临床上可用于偏头痛、三叉神经痛、炎症性和外伤性疼痛、关节痛、痛经和癌性疼痛。副作用包括：偶有恶心、头晕、困倦等神经系统反应，停药后即消失。个别病例可出现成瘾性和药物依赖，停药后出现明显的戒断症状，故应谨慎用药。

(二)罗通定

罗通定（rotundine）是罂粟科植物延胡索中提取的延胡索乙素。其镇痛效力不如哌替啶，但较一般的解热镇痛药强。其最大优点是毒性低，安全性大，无成瘾性，为一新型非麻醉性镇痛药。一次口服 60～100mg，10～30 分钟后起效，维持 2～5 小时。可用于胃肠、肝胆系统引起的疼痛；以及脑震荡、头痛、痛经等，对分娩疼痛亦有效，且对子宫活动、产程及胎儿呼吸无不良影响。对外伤和手术伤口的疼痛效果较差。罗通定可以抑制脑干网状结构上行激活系统，产生良好的镇静催眠作用，睡前服用 30～90mg，可减少多梦现象，维持睡眠 5～6 小时，醒后无异常感觉。治疗量无不良反应，偶见眩晕、乏力及恶心。可产生耐受性。

第四节　阿片类药物在临床麻醉中的应用

麻醉使用阿片类药物可通过肌内注射、静脉注射、口服、硬膜外腔、蛛网膜下隙及皮下等途径给药，临床作为术前用药、镇痛用药和麻醉药（表 25-6）。尽管各种阿片类药物的性能各异，但它们具有许多共同的生理作用特点。在麻醉中，使用阿片类药物后所产生的药理效应，其中一部分可以认定是阿片受体的活性作用所致，而另一部分，特别是与麻醉药相互作用方面则尚未明了。

表 25-6　临床麻醉中阿片类药物的应用

使用方法	有利因素	不利因素
麻醉前用药	1. 术前疼痛的镇痛，如骨折 2. 减少诱导用药的剂量	1. 病人在至手术室前可发生呼吸抑制 2. 术中呼吸抑制 3. 呕吐
辅助诱导	1. 减少咳嗽 2. 减少诱导药物的剂量 3. 诱导中减少高血压和心动过速	1. 静脉诱导后延长呼吸抑制时间 2. 低血压或心动过缓
大剂量阿片类药物麻醉	1. 极小的心脏抑制 2. 减少高血压和心动过速	1. 延长术后呼吸抑制时间 2. 低血压 3. 意识 4. 术后需要机械通气
平衡麻醉或复合麻醉的成分	1. 镇痛：减少儿茶酚胺的分泌 2. 降低 MAC，减少其他药用量	1. 可以减缓应激反应 2. 术后呼吸抑制

（李彦平　李树人）

参 考 文 献

迟传金．1993．镇痛药．见：李正化主编．药物化学．第 3 版．北京：人民卫生出版社，244

Stoeltig R K. 1995. Opioid agonist and antagonise. In: Pharmacology and Physiology in Anesthetic Practice. 2nd ed. Philadelphia: JB Lippincott，56～62

第 26 章　非麻醉性镇痛药

本章所述的非麻醉性镇痛药是一类具有解热、镇痛作用的药物。其中除苯胺类外，绝大多数兼有抗炎、抗风湿作用，有的还兼有抗痛风作用，故也称此类药物为解热镇痛抗炎药或非甾体抗炎药。

非麻醉性镇痛药的化学结构各异，依其结构不同将它们分为如下几类：水杨酸类(salicylates)、苯胺类(aniline derivatives)、吡唑酮类(pyrazolones)、灭酸类(fenamic acids)、吲哚乙酸类(indoleacetic acid derivatives)、丙酸类(propionic acids)和昔康类(oxicams)。它们的药代学及其药理作用各有特点(表 26-1)。

表 26-1　非麻醉性镇痛药的分类、药代学及药理特点

分类	药代动力学特性			临床治疗作用		
	峰值(h)	维持(h)	半衰期(h)	镇痛	抗炎	解热
水杨酸类						
阿司匹林	2	4～6	0.25	+++	+++	+++
苯胺类						
对乙酰氨基酚	0.5～1	4～6	1～4	+++	0	+++
砒唑酮类						
保泰松	2	6～8	50～100	++	+++	++
羟基保泰松	2	—	数天	++	+++	++
灭酸类						
双氯酚酸(双氯灭痛)	0.5～1.5	—	1.1～1.8	+++	+++	+
吲哚乙酸类						
吲哚美辛	2	6～8	2～3	+++	+++	+++
舒林酸(硫茚酸)	1～2	12	7～18	+++	+++	+++
丙酸类						
布洛芬	1～2	4～6	2	+++	+++	++
萘普生	2	8～12	12～16	+++	+++	++
酮洛芬	1～2	6	2	++	+++	+
昔康类						
吡罗昔康	2～4	>24	45	+++	+++	+

第一节　药物作用机制

非麻醉性镇痛药的化学结构虽各不相同，但抑制环氧化酶，减少 AA 转变为 PGs、TXA_2、PGI_2 是多种作用公认的共同机制。这些药物同时具有中枢性和外周性的作用。

一、镇痛作用

与吗啡类镇痛药不同，此类药物的镇痛部位在外周。目前已知慢性轻、中度钝痛都是致痛因素使组织释放 PG、5-HT、缓激肽等致痛因子，刺激痛觉神经末梢，引起痛觉神经兴奋所致。其中 PG 既有致痛作用，又对 5-HT 和缓激肽等的致痛有增敏作用。非麻醉性镇痛药通过抑制 PG 的合成，阻断 PG 的致痛作用而产生镇痛。

二、解热作用

外源性致热源包括病原体及其代谢产物和非传染性致热的各种因素。这些因素激活内源性产热细胞，形成并释放内源性致热源，进入中枢神经系统，作用于中枢，特别是视前区-下丘脑前部，促使合成释放大量 PGE，使热敏神经元的温热阈值提高，产热增加，散热减少，引起发热。本类药物是环氧酶抑制剂，通过抑制 PG 的合成，使热敏神经元的阈值恢复正常，散热增加，从而产生解热作用。

三、抗炎、抗风湿作用

在此类药物中，除苯胺类外，其余药物均有明显的抗炎作用。抗风湿作用实际上是抗炎作用的结果，因此，这些药物只能改善风湿病的红、肿、热、痛症状，而不能根除病因。炎症是一个复杂的病理过程，其发生与发展同 PG、缓激肽、组胺、5-HT 及 Lts 等炎症介质密切相关。其中 PGE 在炎症的病理过程中起着重要作用，根据有：PGE 存在于炎症局部；PGE 的血管扩张和增加毛细血管通透性的作用比其他致炎物质强 10 倍；PGE 可增敏其他致炎物质；增加白细胞的趋化性。药物的抗炎作用主要依靠两个方面：①抑制炎症部位的 PG 合成；②保护溶酶体膜，防止溶酶体破裂，抑制蛋白水解酶的释出，使致炎致痛物质减少。

四、药物的其他作用

见表 26-2。

表 26-2　非麻醉性镇痛的副作用

分类	胃肠系统		造血系统	肾脏毒性	肝脏毒性	过敏反应	中枢神经副作用
	消化不良	出血					
水杨酸类							
阿司匹林	+++	+++	抑制血小板凝聚	+	++	+++	过量后耳鸣
苯胺类							
对乙酰氨基酚	0	0	极少有影响	++	+++	+	
吡唑酮类							
保泰松	+++	+++	再生障碍性贫血	++	++	+	眩晕、失眠、视物模糊、欣快感
羟基保泰松	++	++	骨髓抑制	++	++	+	同上
灭酸类							
双氯芬酸(双氯灭痛)	+	0	白细胞减少	0	+	0	
吲哚乙酸类							
吲哚美辛	+++	++	全血细胞减少	++	++	+	头痛、神经病
舒林酸(硫茚酸)	++	+	影响血小板功能	+	+	++	精神性头痛
丙酸类							
布洛芬	++	+	抑制血小板凝聚	+	+	+	头痛、嗜睡、中毒性弱视
萘普生	+++	++	抑制血小板凝聚	+	+	+	头痛、头晕、嗜睡、疲乏
酮洛芬	+	+	抑制血小板凝聚	+	++	+	同上
昔康类							
吡罗昔康	++	+	抑制血小板凝聚、贫血	+	+	+	失眠

(一)液体潴留和血管扩张

非麻醉性镇痛药可引起液体潴留，但通常是轻微的。然而在心脏储备能力改变的情况下，长期使用药物时，此反应可显现为心衰的信号，具有一定意义。在大剂量使用药物时可见有血管扩张，但无特别意义。

(二)过敏反应

除对乙酰氨基酚，几乎所有非麻醉性镇痛药均可引起过敏反应。它们包括荨麻疹、哮喘、过敏性鼻炎、血管神经性水肿、紫癜等反应。有哮喘史者禁用。由于这类药物有交叉过敏现象，故在使用前要详问病史。

(三)肾功能异常

所有药物都可不同程度产生肾乳头坏死，并可导致肾衰，其中以非那西丁为著，故对肾功能不良者要慎重选择和使用药物。

(四)胃黏膜刺激

许多非麻醉性镇痛药可由于口服后直接刺激引起胃黏膜损害、溃疡及出血。经其他途径给药时也可出现同样的临床症状。目前认为，这种情况除与药物的直接作用有关外，与PG关系密切。PG(PGE_1、PGA)有抑制胃黏膜分泌和增加胃黏膜血流量的作用，可能是胃的保护因素。当PG合成受到抑制时，胃酸分泌增多，胃黏膜缺血，造成胃黏膜损害。此外，出血也与药物抑制血小板凝聚作用有关。

(五)对凝血系统影响

许多非麻醉性镇痛药可以抑制血小板凝聚，阿司匹林是作用最强的一个。它有阻止血小板释放ADP的作用，从而间接地抑制血小板的黏合和凝聚。服用药物可使出血时间延长，给手术及创伤带来一些问题，但同时临床上也利用这一作用减少冠脉血栓的危险。

(六)肝功能异常

肝功能轻度异常通常无临床意义。但对肝功能有损害的病人则应警惕，过量服用药物可导致肝坏死，特别是非那西丁和对乙酰氨基酚。

(七)尿酸尿

大多数非麻醉性镇痛药可以增加尿中尿酸的排出，例如水杨酸类等许多药物已被用来治疗急、慢性痛风症。此作用取决于药物剂量，治疗痛风症需要大剂量药物。

(八)中枢神经系统

许多非麻醉性镇痛药可以引起中枢神经系统副作用，包括头痛、头晕等。这些副作用有时很严重，特别是老年人，以致使病人中断治疗。

(九)对产科的影响

由于PGE和PGF可以增加子宫收缩，故认为使用此类药物可以延长产程。

第二节　水杨酸类药——阿司匹林

阿司匹林(aspirin，乙酰水杨酸，acetysalicylic)：

(一)药效特点

阿司匹林是使用最为广泛的非麻醉性镇痛药。除其镇痛作用外，它还具有很强的解热和抗炎作用。所有这些作用都是基于此药的中枢性和外周性抑制前列腺素的产生。药物对轻度和中度疼痛非常有效，也对中度和重度的骨性疼痛有效。该药很容易自胃及上部小肠吸收，故临床通常采用口服方式给药。此药物同样可以在其他任何肠黏膜处被吸收，故可以以栓剂形式给药。口服后的血浆浓度约2小时达高峰，而后逐渐降低。在血浆和组织内迅速被非特异性酯酶水解成乙酸和水杨酸，血浆半衰期为15～20分钟。水杨酸盐可迅速分布到全身许多组织，其中包括关节腔、脑脊液、乳汁及胎盘。水杨酸盐的代谢主要在肝脏进行，并通过肾脏和粪便排出。由于肝脏代谢有一定限度，因此其半衰期在剂量高低时有所不同；在低剂量时为 3～6 小时，在高剂量时为 15～30 小时。

(二)作用与用途

阿司匹林是一种有效的镇痛药物，可用于一些轻度和中度类型的疼痛，如头痛、关节痛、痛经、神经痛及肌痛等；用于中度和重度骨肿瘤引起的疼痛；也可用于减低冠心病的危险性。除镇痛外，它还兼有解热和抗炎作用。

(三)副作用

1. 胃肠道反应　易引起恶心、呕吐、上腹部不适及厌食等，并可加重、诱发溃疡，引起胃出血。

2. 延长出血时间和凝血时间　一般剂量即可抑制血小板凝聚，长期使用能竞争性对抗维生素 K，抑制肝脏凝血酶原形成，引起出血，故肝脏功能不全、凝血酶原功能不全者慎用，维生素 K 缺乏者和血友病病人禁用。

3. 水杨酸反应　过大剂量(5g/d)或敏感者出现，主要表现有：①胃肠道反应，如恶心、呕吐、腹胀等；②前庭神经反应，如眩晕、耳鸣；③视神经反应，如眼花、复视；④精神反应，如精神障碍、精神失常。一旦出现，即应停药，并服用碳酸氢钠加速排泄。

4. 过敏反应　偶见皮疹、荨麻疹、血管神经性水肿、哮喘或过敏性休克。

第三节　苯胺类衍生物——对乙酰氨基酚

对乙酰氨基酚(acetaminophen，paracetamol，扑热息痛)：

(一)药理特点

对乙酰氨基酚是非那西丁(phenacetin)的活性代谢产物。口服易于吸收，血药浓度于 0.5～1 小时达高峰。其 80%转变为葡萄糖醛酸和硫酸的结合物。约 3%以原形经肾脏排出，余 17%和对氨基苯乙醚都被代谢为对氨基酚，进而氧化成亚氨基醌。亚氨基醌可将血红蛋白氧化成高铁血红蛋白，造成组织缺氧和溶血，损害肝、肾。对乙酰氨基酚的半衰期为 2～3 小时，有肝脏疾患者可增加 2 倍。

(二)作用与用途

此药的解热作用较强，且比较持久，但其镇痛和抗炎作用较弱，更无抗风湿意义。临床常用其与弱吗啡类药物合用治疗轻度和中度类型的疼痛。在解热作用方面可用于对阿司匹林过敏者及儿童。

(三)不良反应

在治疗剂量下，对乙酰氨基酚很少出现不良反应。在大剂量下可以出现高铁血红蛋白血症及肝、肾功能损害。

第四节　吲哚乙酸衍生物

一、吲哚美辛

吲哚美辛(indomethacin；也叫消炎痛，antifen)具有与阿司匹林相同的有效镇痛、抗炎及解热作用。口服吸收完全、迅速，血药浓度 1～4 小时达高峰，90%与血浆蛋白结合，约 50%经肝脏去甲基代谢，血浆半衰期为 2 小时。吲哚美辛的副作用较多，副作用的发生率在 35%～50%，常见的有胃肠道反应，如恶心、呕吐、腹痛、腹泻；溃疡可发生在上部胃肠的任何部位，甚至出现出血和穿孔等。中枢神经系统症状包括头痛、眩晕、精神异常。偶见视物模糊，长期服用者可发生骨髓抑制、粒细胞减少、再生障碍性贫血、肝功能损害及皮疹、哮喘等。过敏反应在儿童中较多见，甚至有死亡病例，故小儿应忌用。

二、舒林酸

舒林酸(硫茚酸，sulindac)的化学结构与吲哚美辛相近，作用也与其类似，但强度较弱，然而药物代谢后的产物硫化物是环氧化酶的强抑制剂(为原药的 500 倍)。口服后 90%被吸收，血药浓度在1小时内达高峰，2小时后出现代谢产物硫化物。舒林酸的药物半衰期为7小时，但其具有活性的代谢物，硫化物的半衰期约18小时。不良反应较吲哚美辛少而轻，最常见的是胃肠道反应，如腹痛、恶心、便秘等。眩晕、嗜睡及头痛也可出现。也有报道皮疹和皮肤瘙痒。临床上基本用其来治疗类风湿疾患。

第五节　吡唑酮类衍生物

一、保泰松

(一)药理特点

口服吸收快且完全，血药浓度2小时达高峰。98%与血浆蛋白结合，关节腔内浓度可达血药浓度的50%，停药后关节腔中的较高浓度可保持3周。保泰松(phenylbutazone)主要在肝脏内代谢，生成具有活性的羟基保泰松和γ-羟基保泰松。保泰松有肝酶诱导作用。药物及其代谢产物自肾脏排泄缓慢，药物半衰期为50～100小时。药物能与双香豆素、胰岛素、磺胺类药物及口服降血糖药竞争与血浆蛋白的结合，使它们的血浆药物浓度增加，作用和毒性增强。

(二)作用与用途

保泰松的解热镇痛作用较差，且其毒性较大，故一般不用来作为解热镇痛药用。但其抗炎作用较强，临床上主要用于风湿性及类风湿关节炎。保泰松能减少尿酸盐自肾小管的再吸收，有轻度排尿酸的作用，因此也可用于急性痛风。

(三)副作用

本药副作用很多，临床已很少使用。

(1)胃肠道反应：恶心、呕吐、腹痛、腹泻、上消化道溃疡。

(2)促进肾小管对钠、氯和水的重吸收，导致水、钠潴留，禁用于高血压和水肿病人。

(3)抑制甲状腺对碘的摄取，偶致甲状腺肿或黏液性水肿。

(4)过敏反应有皮炎、皮疹，严重者有造血系统功能障碍，可产生粒细胞和血小板减少，甚至再生障碍性贫血。

(5)偶可引起肝、肾功能损害。

二、羟基保泰松

保泰松口服后，部分可以在肝内转化为羟基保泰松(oxyphenbutazone)，后者仍有同样的作用。其不良反应和用途与保泰松相似，但对胃肠道刺激较轻，也无明显排尿酸作用。

第六节　灭酸类衍生物——双氯酚酸

双氯酚酸(双氯灭痛，diclofenac sodium)：

药物口服吸收迅速，血药浓度0.5～1.5小时可达高峰，血浆蛋白结合率为99%以上，代谢广泛，排泄快。药物半衰期为1.1～1.8小时。长期服用无积蓄作用。其抗炎作用较强，镇痛作用也强于阿司匹林和吲哚美辛，是临床常用的解热镇痛药之一。药物副作用较少，偶可出现肝功能异常、白细胞减少。

第七节　丙酸类衍生物

丙酸类药物是近年来发展和应用起来的一族类阿司匹林的衍生物，较传统的解热镇痛药物如阿司匹林、吲哚美辛和吡唑酮类具有显著优点，易耐受。本类药物很多，但其作用及不良反应都大同小异。口服吸收快，血浆蛋白结合率高。此类药物都具有抗炎、镇痛、解热作用，只是强度各有差异。具有代表性的药物有布洛芬、萘普生、酮洛芬。三药对前列腺素合成酶均有抑制作用，但抑制的强度有差别。如萘普生抑制强度为阿司匹林的20倍，而其余两种药与阿司匹林相仿。由于丙酸类衍生物与血浆蛋白高度结合，故容易与其他药物发生血浆蛋白竞争现象，如口服抗糖尿病药、口服抗血凝药等，使原药物的血浆游离药物浓度增加，药物作用及毒性作用也随之增加。药物与呋塞米等利尿药合用时，排钠利尿效果下降，这与丙酸类药物抑制 PGs 合成有关，同时它又能抑制利尿药从肾小管排出，管腔中利尿药浓度较低，削弱利尿作用。

一、布洛芬

布洛芬（ibuprofen）为首先广泛使用的丙酸类衍生物。口服吸收快，血药浓度1～2小时达高峰，血浆蛋白结合率高，可达 99%。通过滑膜的速度较慢，这里也是治疗风湿性和类风湿疾病的最有效部位。药物在肝脏代谢，90%以代谢形式自尿中排泄，快且完全。药物半衰期为 2 小时。临床上常用其作为有效的抗炎镇痛药物，同时其也具有解热作用。其副作用包括恶心、腹痛等消化系统症状，但发生率较阿司匹林和吲哚美辛为低；偶有皮疹、头痛、头晕、视物模糊及血小板减少等。

二、萘普生

药物在胃肠道及直肠均吸收迅速，萘普生（naproxen）是 3 种药物中药物半衰期最长的，为 13 小时。临床用于抗炎镇痛效果较好，并具有更明显的抑制血小板凝聚的作用，使出血时间延长。但其副作用较布洛芬为强，包括胃肠道副作用和中枢神经系统症状。

三、酮洛芬

酮洛芬（ketoprofan）主要用于风湿和类风湿疾病的抗炎治疗。其副作用主要是胃肠道功能的影响，这常使一部分病人不得不停止用药。

第八节　昔康类药——吡罗昔康

吡罗昔康（炎痛喜康，piroxicam）：

该药是第一个长效抗风湿药物，具有很强的解热、镇痛、抗炎作用。口服完全吸收，起效迅速，药物半衰期为 35～45 小时。由于它较强的抗炎镇痛作用，临床上常用来治疗风湿和类风湿疾病及肌肉骨骼损伤所致的急性疼痛。其副作用主要是胃肠道反应，偶有过敏性皮疹及关节水肿等。

（李彦平　李树人）

参 考 文 献

李仁利．1993．解热镇痛及非甾体抗炎药．见：李正化主编．药物化学．第 3 版．北京：人民卫生出版社，206～225

Benedetti C, Butter S H. 1990. Systemic analgesics. In: Bonica JJ, et al. The Management of Pain. Vol. Ⅱ. 2nd ed. London: Lea & Febiger(UK) Ltd, 1660～1667

Ross JM, DeHoratius RJ. 1990. Nonna rcotic analgesics. In: Dipalma JR. Basic Pharmacology in Medicine. 3nd ed. New York: McGRAW-HILL Publishing Company, 309～323

第 27 章 安眠、镇静、安定药

本章药物具有镇静和催眠作用。它们在小剂量时可以使服用者处于安静或思睡状态，剂量增大则产生睡眠作用，故称为镇静催眠药。此类药物按临床麻醉使用状况可分为两大类，即弱安定药，又称为抗焦虑药；强安定药，又称为神经松弛药。前者主要是苯二氮䓬类药物，后者常用的是吩噻嗪类和丁酰苯类。另外，还有一组其他镇静催眠药类。

第一节 巴比妥类药

一、化学结构

巴比妥类药是巴比妥酸的衍生物。巴比妥酸（barbituric acid）本身无生理作用，5 位上的 2 个氢原子被羟基取代后才显示生理作用。最先用于临床的是巴比妥（barbital），后来发现的衍生物构成一类重要的镇静催眠药。临床上应用的有苯巴比妥（phenobarbital，luminal）、异戊巴比妥（amobarbital）、环己烯巴比妥（cyclobarbital）、司可巴比妥（secobarbital）、戊巴比妥（pentobarbital）、己瑣巴比妥（hexobarbital）、甲丙烯基甲戊炔基巴比妥（methohexital）、布塔巴比妥（butabarbital）、甲苯比妥（mephobarbital）、甲巴比妥（metharbital）等（表 27-1）。在巴比妥酸环第二位碳原子上保留氧原子的巴比妥类药物构成氧巴比妥类药物（oxybarbiturates）；而如氧原子的位置由硫原子取代，则构成硫巴比妥类药（thiobarbiturates）。硫化增加了药物的脂溶性，并有较大的催眠效力，具有起效快和作用时间短的短点。在巴比妥酸环的氮原子上加一个甲基，如甲丙烯基甲戊炔基巴比妥，则导致短时作用和表现为骨骼肌不自主运动的肌肉痉挛。

二、作用机制

巴比妥类药对中枢神经系统的作用表现

为许多方式，依剂量的不同而产生镇静、睡眠及麻醉等程度不同的作用。它们对于中枢神经系统各部位均有抑制作用，但其抑制程度各部位有所不同，脑干网状上行激活系统是对药物最敏感的部位。巴比妥类药的抑制特性目前被解释为两种作用的共同结果。其一认为：γ-氨基丁酸(GABA)在中枢神经系统中是抑制性神经传导介质，它在与 $GABA_A$ 受体结合后导致氯离子通过离子通道向神经元细胞组织内流，产生膜的超极化，并随之抑制突触后神经元。巴比妥类药能够促进 GABA 与 $GABA_A$ 受体的亲和力，减少 GABA 自其受体上的分解，加强并延长 $GABA_A$ 受体促使氯离子内流的活性过程。巴比妥类药物对中枢神经系统的另一个作用是它们能改变神经元细胞膜的通透性。药物分子进入膜的脂溶性成分中，减弱了结构排列的紧密性。通过增加膜的通透性，巴比妥类药物可以改变：①酶的形成；②离子流动；③神经传介质的释放。这些改变并非由受体机制造成，而是膜本身物理状态转变的结果。

表 27-1　常用巴比妥类药物的分类

分类	药物名称	起效(h)	半衰期(h)	作用时间(h)
超短效	硫喷妥钠	静脉注射 30 秒内	3～8	1/4
	甲丙烯基甲戊炔基巴比妥	—	—	—
短效	司可巴比妥	1/4	20～28	2～3
中效	戊巴比妥	1/4～1/2	21～48	3～6
	异戊巴比妥	1/4～1/2	16～24	3～6
长效	布塔巴比妥	—	62～138	—
	苯巴比妥	1/2～1	72～96	6～8
	甲苯比妥	—	—	—
	甲巴比妥	—	—	—

三、药代动力学

(一)吸收

巴比妥类药很容易自胃、小肠、直肠及肌肉途径吸收。吸收后药物存在于体内所有组织和体液中。而且此类药可以透过胎盘屏障，并广泛分布于胎儿组织中。静脉注射硫喷妥钠等短效和超短效药后，病人可很快清醒。这反映了药物自脑组织向非药物功能区再分布较快的特点。几乎不到1%的药物以原形从尿中排出体外，其绝大部分依靠药物代谢清除。

(二)与蛋白结合

巴比妥类药与蛋白结合力的强弱与其脂溶性的大小相平行。不同的药与血浆蛋白的结合程度各不相同，其中以硫喷妥钠的蛋白结合力量强。在尿毒症及肝硬化病人中，由于硫喷妥钠的蛋白结合减少，而表现为药物的敏感性增加。在新生儿，硫喷妥钠与蛋白的结合率是成人的一半，故有增加药物敏感性的可能。

(三)分布

巴比妥类药的分布特性决定于药物的脂溶性和组织的血流量。

1. 脑

(1)硫喷妥钠等短效及超短效药的脑组织摄入量很大(约为给药剂量的10%)。在 30 秒内起效，随之由于药物的再分布，5 分钟后降低原峰值浓度的一半。

(2)再分布发生迅速。因药物的高脂溶性，脑内组织和其他高血流组织的摄取，使巴比妥类药物的血浆浓度迅速降低，导致血液和组织间浓度梯度的倒转。

2. 骨骼肌 它们是药物最初再分布的主要部位。

3. 脂肪 脂肪是注射后30分钟硫喷妥钠持续积累的唯一场所。

(1)脂肪组织的血流量低，因而限制了巴比妥类药向这些组织的运送；单次静脉注射该类药物后脂肪组织的再分布对早期清醒无重要影响。

(2)大剂量或重复给予脂溶性巴比妥类药，可因脂肪组织的容量储存产生药物积累作用。

4. 离子化程度 硫喷妥钠自血至组织的分布受其离子化程度的影响(酸中毒时使药物趋向非离子化成分，由于其脂溶性高，故可大量进入中枢神经系统)。

(四)代谢

巴比妥类药代谢的第一步十分重要。此过程是巴比妥的苯环上第5位碳原子侧链氧合生成羟酸。肝脏进行氧合的储备量很大，只有在肝功能重度异常的情况下，继发性药物代谢减低所致药物作用时间延长方可出现。

硫喷妥钠的代谢完全(约99%)，加之其在非药物功能性组织中的再分布，对静脉给药后苏醒具有重要意义。由于肝硬化病人同正常人相比，硫喷妥钠自血中的清除无明显不同，故单次剂量的硫喷妥钠不会产生药物作用的延长。长期生活在污染环境中，肝脏酶的诱导能力强，故城市病人的药物(硫喷妥钠)用量比农村病人的为大。甲丙烯基甲戊炔基巴比妥的脂溶性比硫喷妥钠小，这表明其相对更多地留在血中，更有利于加快代谢(甲丙烯基甲戊炔基巴比妥的肝脏代谢清除是硫喷妥钠的3～4倍)。尽管甲丙烯基甲戊炔基巴比妥的肝脏清除量大，但早期苏醒仍要依靠药物在非药物功能性组织中的再分布。甲丙烯基甲戊炔基巴比妥的用药后恢复(包括心理活动恢复)明显快于硫喷妥钠，特别是在重复给药后。这反映其在血浆中代谢清除作用的增加。

在药物的肾脏排泄中，许多巴比妥类药物都是通过肾小球滤过。高蛋白结合度限制肾滤过量，而高脂溶性药物在滤过过程中易于再吸收。不到1%的硫喷妥钠、甲丙烯基甲戊炔基巴比妥等以原形自尿中排除。药物消除半衰期的特点为：甲丙烯基甲戊炔基巴比妥的清除半衰期时间短，是由于其被肝脏的清除量大；随年龄增加，硫喷妥钠自中央室至周边室的速度变慢，导致老年人血浆药物浓度增加(增大了麻醉作用)。

四、药效作用

(一)中枢神经系统

巴比妥类药物的临床中枢抑制作用类同于全麻药、乙醇及其他催眠药。其均匀分布于大脑中枢神经系统和网状激活系统，减少对外界刺激的知觉，表现为对感觉的明显抑制。在临床使用中可产生镇静、昏睡至麻醉状态的作用。

(二)镇静和催眠

一般来讲，短效巴比妥类药物，如司可巴比妥等常用做催眠药。但催眠作用通常需要30～60分钟，有时服用后15分钟便显效。睡眠可维持5～6小时。巴比妥类药能延长正相睡眠(非眼球快速运动睡眠)时间，缩短异常睡眠(眼球快速运动睡眠)时间。在睡眠过程中，眼球的快速运动和做梦现象减少。突然停药后，病人可出现“反跳”现象，即异相睡眠时间延长，伴有明显的多梦或失眠加重。此时往往促使一些病人长期服用巴比妥类药来催眠，这是造成巴比妥类药物成瘾的原因之一。由于苯二氮䓬类药物具有较好的镇静催眠作用，且一些危险性的不良反应、药物依赖和药物滥用问题比巴比妥类药物要少，故巴比妥类药物在使用方面受到限制。

(三)麻醉及麻醉前给药

在充足大剂量下，所有巴比妥类药物都能

产生达到外科手术水平的麻醉。然而临床上实际只有超短效药物作为有用的麻醉剂。硫喷妥钠的超短效作用是依靠药物自静脉注入后，其很快地进入脑组织，并相对缓慢地从脑组织到其他非药物功能性组织的再分布。此类型的麻醉可适用于外科短小手术。

在所有巴比妥类药物中，硫喷妥钠在静脉麻醉诱导中具有重要的地位。中枢神经系统对静脉途径的巴比妥类药物非常敏感，意识消失时间不超过 30 秒。常用诱导剂量硫喷妥钠为 3～5mg/kg 静脉注射。巴比妥类药物的直肠给药方法（甲丙烯基甲戊炔基巴比妥 20～30mg/kg）常用于不能配合操作病人的诱导麻醉，如上呼吸道梗阻通过直肠给药产生镇静作用。在甲丙烯基甲戊炔基巴比妥直肠给药后，应进行常规的麻醉护理和脉搏、血压及氧饱和度等的监测。

长效和中效巴比妥类药可用作麻醉前给药，以消除病人手术前的精神紧张。

（四）抗惊厥和抗癫痫作用

所有的镇静催眠药都是有效的解除惊厥的药物。在麻醉剂量下，药物可抑制破伤风性和癫痫发作性的肌强直。然而苯巴比妥的抗惊厥作用更有效。它也是在巴比妥类药物中唯一有明显抗癫痫作用的药物，长期小剂量服用可防止癫痫大发作。

（五）镇痛作用

巴比妥类药物不同于吗啡类药物及非麻醉性镇痛药，它明显缺乏抑制疼痛的能力，除非使病人意识消失。因此该药不作为镇痛的常规用药。但在使用非麻醉性镇痛药或吗啡类药时，可加用小剂量巴比妥类药，即病人无痛，也可产生镇静和舒适感。

（六）呼吸系统

同正常睡眠相比，由药物催眠剂量下引起的睡眠没有更多的呼吸系统抑制的危险。在大剂量下或静脉注射巴比妥类药行麻醉诱导后，可以引起进行性每分通气量的减少（合用其他镇静药会增加此作用），呼吸频率或可增加，或可减少；可达到刺激呼吸的 5%～10% CO_2 的作用越来越弱，并最后消失，导致短暂性窒息。急性巴比妥药中毒死亡的原因通常是呼吸衰竭。其机制是延髓呼吸中枢对 CO_2 刺激失去反应而麻痹。在成瘾者，用药过量后的呼吸抑制主要原因是肺水肿和坠积性肺炎。喉痉挛在药物中毒时较少出现，但在静脉注射硫喷妥钠行气管镜或呼吸道分泌物刺激上呼吸道时便可出现喉痉挛。

（七）循环系统

1. 血流动力学影响 巴比妥类药的镇静和催眠剂量对循环系统无重要影响。但对高血压病人的血压有较大影响，由于抑制中枢，收缩压和舒张压均降低。足以引起昏睡和麻醉状态的大剂量药物可出现持续平均动脉压降低和脉压降低。在血容量正常的情况下，静脉用硫喷妥钠 5mg/kg 可产生短暂的血压下降约 1.33～2.67kPa（10～20mmHg），快速和缓慢静脉注射效果相同，心率代偿性增快约 15～20 次/分。此作用主要是由于使用巴比妥类药物行麻醉诱导时，来自神经中枢的交感神经兴奋性降低，导致周围血管扩张。巴比妥类药物对心肌的直接抑制作用比吸入性麻醉药要小。

2. 心律失常 使用巴比妥类药物行麻醉诱导时，在正常通气和氧合的情况下不会出现心律失常。

3. 组胺释放 尽管快速静脉注射硫喷妥钠，此现象很少具有临床意义。

（八）肝脏

巴比妥类药在催眠剂量下，一般不会出现肝功检查结果的改变。但可使肝脏血流轻度减少。巴比妥类药物可以激活肝药酶的活性，包括各种药物的生物转换和体内正常成分的转化。肝药酶诱导作用在给药后产生（由于增加肝细胞内微粒体的蛋白含量），并可持续 2～7 天。这对临床具有重要意义。例如苯巴比妥连续用药可使抗凝血药双香豆素破坏加速，使凝血酶原时间缩短，突然停用苯巴比妥后，又可使双香豆素血药浓度升高，若不调整抗凝剂的剂量，则可导致出血。另外，苯巴比妥的肝药酶诱导作用，可促进葡萄糖醛酸转移酶的增加，加强胆红素与葡萄糖醛酸的结合，使之易溶于水，随胆汁排出，故对新生儿溶血症所致核黄疸和有可能发生新生儿溶血症的孕妇具有治疗和预防作用。

(九)降低颅内压和脑保护作用

当巴比妥类药物剂量增加时，脑电图电频率减低，这反映脑需氧量的减少。巴比妥类药物具有降低颅内压的作用，其降压作用主要是通过药物引起大脑血管收缩而减少脑血流量所致。已证实巴比妥类药物可以降低脑的氧耗(约 50%)。在降低颅内压的过程中，大剂量巴比妥类药所致的危险性是低血压。

在脑保护方面，巴比妥类药不能改善由于心源性意外等原因造成的脑缺血性损害，而仅能降低脑代谢。

五、不良作用

(一)急性中毒

巴比妥类药的广泛使用为偶然的药物中毒及自杀提供了机会。这是急性中毒的主要原因。巴比妥类药中毒的临床诊断应依靠病史、物理检查及血、尿、胃内容物的药物检查作出。此类药物的中毒很难从纯临床上与其他催眠药物中毒进行鉴别。主要的临床体征是昏迷或昏睡和呼吸抑制。呼吸在中毒过程中受影响较早，每分通气量减少，有时出现发绀。呼吸频率或快或慢，或成 Cheyne-Stokes 型呼吸。通常血压是在呼吸明显抑制后出现下降。可见低氧血症在低血压的诱因中占重要地位。因此，只要维持好正常的通气，血压便可恢复正常。巴比妥类药物中毒的治疗包括：去除胃内所有未吸收药物、呼吸和循环支持疗法、血液透析及预防并发症。应注意，急性中毒可以发生在慢性中毒的基础上。在急性昏迷复苏后，应询问慢性药物使用史及进行的有关治疗。

(二)慢性中毒

慢性中毒的临床体征类同于轻度急性中毒，或乙醇中毒。巴比妥类药物依赖者与酗酒的区别在于前者无营养不良状态。体征和症状因不同人和不同服用时间而各不相同。空胃服用药物影响最大。慢性中毒患者精神状态的改变包括：智能的损害、判断力不健全、不能控制情感及人格个性改变。许多成瘾者更喜欢服用短效巴比妥类药，如司可巴比妥等。戒断症状的严重性依每个病人每次服用剂量及中毒时间长短而不同。突然撤断慢性中毒病人的药物是绝对禁忌的。病人应送入医院，稳定在轻度中毒的小剂量上。2～3 周一个疗程的撤断治疗是比较安全的，治疗的内容还应包括康复和心理治疗。

(三)特异性反应

一些未服用过巴比妥类药的病人可出现对药物的异常反应。在催眠剂量下，有些病人可产生兴奋和醉酒状态。另一些反应包括头痛、恶性、呕吐及腹泻。偶尔出现肌肉疼痛、神经痛或关节痛，症状要持续到停药后数天。

(四)过敏反应

此类反应包括皮肤、血液及造血器官。苯巴比妥偶可引起剥脱性皮炎，同时可伴有肝实质性肝炎。粒细胞缺乏症和血小板减少性紫癜也在少数病人中发生。

(五)药物相互作用

使用巴比妥类药的病人，如再使用阿片类药、其他镇静催眠药、全麻药、神经肌肉阻滞药、乙醇或抗焦虑药等，可增加呼吸抑制作用。在慢性乙醇成瘾病人，由于乙醇的慢性使用造成巴比妥类药在微粒体中的转换增加，使巴比妥类药的镇静作用降低。利福平可减低巴比妥类药的药效。苯巴比妥也可降低抗凝血药双香豆素的药效，使凝血酶原时间缩短，突然停用苯巴比妥后，又可使双香豆素血药浓度升高，若不调整抗凝药的剂量，则可导致出血。

其他通过药-酶微粒体系统转换的药物，其治疗作用均受该类药物的影响。

（六）禁忌证

巴比妥类药对具有特异反应和过敏反应的病人有明确的禁忌。由于患有肺气肿的病人对药物的常用催眠剂量可产生非常敏感的呼吸抑制作用，故严重肺功能不全的病人禁忌使用该药。肝肾功能不全时，药物的生物转换和排泄会有明显改变，此类病人要慎用或禁用此药。对于有自杀倾向和药物滥用者应慎重开药。

第二节　苯二氮䓬类药

一、化学结构

此类药物为杂环化合物，其中 1,4 苯二氮䓬类化合物生理活性最强。首先应用的是氯氮䓬(chorodiazepoxide，librium；也叫利眠宁)。后发现利眠宁分子中氮上的氧和脒的结构都不是活性的必要成分。于是研制出了同型物地西泮(安定，diazepamvalium)。在代谢研究中发现奥沙西泮(去甲羟安定，pxazepam)、替马西泮(羟安定，temazepam)、劳拉西泮(去甲氯羟安定，lorazepam)。在研究 1,4 苯骈二氮䓬环上(1、2、3、5、7 位)的取代基与生理活性关系时发现了多种有价值的地西泮类药。如氟地西泮(fludiazepam)、氟托西泮(flutoprazepam)、硝西泮(硝基安定，nitrazepam)、氯硝西泮(clonazepam)。在 4,5 位骈入四氢恶唑环，则可获得氯沙唑仑(cloxazolam)、美沙唑仑(mexazolam)、氟他唑仑(flutazolam)。在苯二氮䓬环 1,2 位上骈入三唑环，增强了这类药物对受体的亲和力和代谢的稳定性，其他生理活性较一般苯二氮䓬类药物强。如艾司唑仑(舒乐安定，estazolam)、阿普唑仑(甲基三唑安定，alprazolam)、三唑仑(trizolam)等。在苯二氮䓬环 1,2 位上骈入咪唑环，仍然保持生理活性，如咪达唑仑(midazolam)、劳普唑仑(loprazolam)。在苯二氮䓬环的苯核由噻吩骈合，获得一类新型化合物，同样保持地西泮的安定作用，如依替唑仑(etizolam)、溴替唑仑(brotizolam)。

二、作用机制

目前认为苯二氮䓬类药的作用机制与 GABA 受体有关。该药可加强中枢神经系统内，特别是边缘系统的 GABA 在其受体上的活性。苯二氮䓬类药物不直接干预 GABA 受体，也不阻止 GABA 突触前膜储存小囊的再摄取。其与氯离子通道上的特异性受体结合，此受体的作用表现为通过诱导 GABA 受体的变构来增加 GABA 的抑制作用，由此增加了氯离子通道的开放频率，导致氯离子内流，使细胞膜超极化，产生中枢神经系统的抑制作用。

三、药代动力学

许多有关苯二氮䓬类药的药代研究都是以药效的长短分类进行的。为了更清楚地研究和了解这些药物的代谢动力学特点，还必须讨论单次和保持血浆浓度稳定状态的持续给药后的表现。

在单次用药的代谢动力学方面，苯二氮䓬类药物的起效过程依赖于药物的吸收和分布，并在很大程度上依靠药物的脂溶性和其排泄过程。然而，在药物稳定状态建立后(时间大约是排泄半衰期的 5 倍)，作用时间主要依靠药物的生物转换和排泄。这是药物分类的基础。如奥沙西泮、劳拉西泮、哈拉西泮及阿普唑仑，由于它们的快速排泄，药物半衰期在 3～20 小时，故被分类为短效药：而其他类排泄缓慢的苯二氮䓬类药则被分类为长效药。注射用有效的苯二氮䓬类药有 3 种：地西泮、氯氮䓬及劳拉西泮。口服地西泮和氯氮䓬比肌内注射吸收迅速，并更有效。在臀部肌内注射后，药物可产生一个较低的、不稳定的血浆药物浓度水平。因此，如肌内注射地西泮，则应在三角肌处注射，这里吸收完全、有效。劳拉西泮口服和肌内注射的吸收效果都很好，肌内注射后可更快地产生稳定的血浆峰值水平(约 60～90 分钟；而口服途径的为 2 小时)。其余苯二氮䓬类药如阿普唑仑、哈拉西泮、奥沙西泮及普拉西泮等均口服给药。

总的来讲，苯二氮䓬类药具有较高的人体血浆蛋白结合特性，以地西泮的为最高(98%～99%)。除阿普唑仑的较低(67%～73%)，其余药物的蛋白结合率在88%～97%(表27-2)。此类药物的体内分布是复杂的。在给药早期，药物在胆汁中具有一定程度的分布水平；药物在肝内的再循环过程中，伴随着药物生物转化过程的出现，药物的转换前形式及其转换后代谢产物(清除半衰期较长)显示有重要的临床意义。胃肠中的食物可延迟药物的再吸收，并产生血浆药物水平和药物活性在后期的再复活。

苯二氮䓬类药的生物转化反应及与其产物的相互关系十分复杂。这造成许多药物延长其药理作用的临床情况。主要的生物转化是药物的氧合和结合。该类药物的生物转化反应多数发生在肝内，它们与肝药-酶系统有关。许多苯二氮䓬类药经生物转化后成为有活性的产物，如去甲西泮。劳拉西泮和奥沙西泮仅转化为非活性代谢产物。

苯二氮䓬类药尽管在肝内代谢，但无肝药-酶活性诱导作用，也无对其他药物诱导酶活性、影响其代谢的作用。一些苯二氮䓬类药物的生物转化受西咪替丁的影响。西咪替丁是H_2受体抑制剂，可以通过抑制氧合过程来增加血液浓度，但药物的其他生物转化过程不变。

表27-2　苯二氮䓬类药的药代动力学

药名	口服后血浆高峰(h)	生物利用度(%)	与血浆蛋白结合率(%)	分布容积(L/kg)	清除半衰期(h)	清除率(ml/min)
地西泮	0.5～1.5	80～100	98～99	1.1	25～50	26
劳拉西泮	1～2	80～100	94	0.9	10～16	55
硝西泮	1～3	60～90	86	2.5	25～40	65
氟硝西泮	1～2	80～90	80	5	20～30	250
氯硝西泮	2～4	80～100	50	3.2	24～36	75
咪达唑仑	0.5～1	30～40	98	1.5	2～3	400

四、药效作用

苯二氮䓬类药物在中枢神经系统中产生5个主要作用：抗焦虑、镇静、骨骼肌松弛、抗惊厥作用及催眠。抗焦虑作用主要表现为药物作用于大脑边缘系统，这是此类药物的一个独特作用，与镇静和催眠作用相分离。在治疗剂量下，药物在中枢神经系统产生镇静和催眠的作用具有耐受的倾向，而药物的抗焦虑作用却无耐受情况出现。苯二氮䓬类药作为催眠药，它在对睡眠周期的作用方面不如巴比妥类药和非巴比妥类镇静催眠药。苯二氮䓬类药表现为对于睡眠周期的3期和4期作用减少，与镇静催眠药相比对REM睡眠的作用很少。临床意义尚不清楚。

通过苯二氮䓬类药的作用影响脊髓和脑干GABA的生理过程，可产生骨骼肌松弛作用。它们对抗焦虑作用具有重要意义，特别是该类药物(更准确的是地西泮，其作用最强)可抑制脊髓突触反射途径。此过程是通过加强突触前GABA的抑制来完成的。突触前抑制的生理意义在于其产生了一个转变传入冲动的强烈的负反馈，使正常肌肉收缩冲动永久受抑制，阻断了收缩反应过程。

已表明苯二氮䓬类药具有提高痉挛性癫痫发作阈值的作用，此作用的主要部位在边缘系统和中脑网状结构。其增强皮质下抑制机制，从而抑制癫痫活动的形成。这可能是药物(特别是 diazepam）增强 GABA 在异常神经元群的抑制作用。

五、副作用

(一)急性副作用

苯二氮䓬类药在治疗忧虑过程中最常遇到的不良反应是镇静、头晕目眩、运动失调及嗜睡症。且此类药物的特点各不相同。如短效作用类药劳拉西泮，尽管其在体内清除很快，但与其他同类药物相比具有镇静作用延长的特点。通常此类药物反应发生在治疗早期，在治疗几天后消失。催眠剂量的偶发反应包括精神和心理活动功能受损、意识茫乱、欣快感、反应时间延长、运动功能不协调、构语障碍、头痛及口腔干燥。如下反应较少发生，包括晕厥、低血压、视物模糊、性功能改变、皮疹、恶心、月经失调、粒细胞缺乏症、狼疮样综合征、水肿及便秘等。对苯二氮䓬类药呼吸功能方面的影响进行的研究发现，它们与巴比妥类药物不同。在口服途径给药时，甚至在中毒剂量，苯二氮䓬类药对呼吸也仅有轻微影响；大剂量口服后极少出现呼吸衰竭。但如与其他抑制性药物合用，如乙醇，则可引起严重的呼吸抑制。对老年病人和衰弱病人尤其要警惕这些药物对呼吸系统的影响。单独使用苯二氮䓬类药因剂量过量而致死亡的病例发生很少，病人服用超过治疗量的 50 倍也不会造成死亡。这是该类药物不同于其他镇静催眠药的另一特点。服用过量的苯二氮䓬类药时，同时又服用其他药物，如多量的乙醇，则造成死亡的比例便增大了。

(二)慢性副作用

使用苯二氮䓬类药的一个主要问题是长期用药。常把此类现象归结为对该类药物的依赖。此种依赖不同于对乙醇、阿片类药物及巴比妥类药物的依赖。短期服用该药（4～6 周）而突然停药时，通常不会产生明显的症状；但如服用剂量过高和（或）服用时间过长，特别是那些有过其他药物依赖或乙醇滥用者，在停药后可产生明显的症状。戒断症状的发作与药物的清除半衰期有关。短效药物的清除半衰期短，则戒断症状的发生时间较早；长效药物的血浆半衰期和清除半衰期长，则发作时间来得较慢。戒断症状的发作可归为 3 个期：第一期，或初始期，症状通常在立即停药后出现，病人可感到轻度焦虑。第二期，在一段时间后（短效药物 2～3 天，长效药物 5～14 天）戒断症状出现，常较轻微，包括：精神紧张、失眠、头痛和疲劳；很少有如低血压及痉挛等严重情况出现。第三期是在戒断症状反应减轻后，病人又重新出现初始的焦虑现象。

(三)药物相互作用

苯二氮䓬类药在与其他抑制性药物，包括乙醇、抗组胺药物、镇静催眠药、治疗精神病药及麻醉性镇痛药等合用时可产生附加性中枢神经系统抑制作用。苯二氮䓬类药与乙醇的相互作用在临床十分常见，通常认为可增加中枢的抑制作用，使此类药物的安全性下降，故应告诫正在服用该类药物的病人不要饮用含乙醇的饮料。其他存在药物相互作用的药物是西咪替丁。它可增加长效苯二氮䓬类药的生物转化；这一反应不包括劳拉西泮和奥沙西泮等短效类药物（由于这些药物在肝内仅进行葡萄糖醛酸化）。

六、临床应用

苯二氮䓬类药是临床上最常用的抗焦虑药物，并已取代巴比妥类药物。焦虑是一种迷茫、无助的十分不愉快的感觉，伴有各种临床症状，这种综合征包括无助、恐慌、惧怕和头痛，同时也有一些神经体征，如疼痛、出汗、呼吸加快、心动过速、恶心、颤抖及口干等。轻微的症状无需治疗，但严重时，可使病人感到明显的精神压力。苯二氮䓬类药是一种对抗神经性焦虑的有效药物，同时也有助于因伴有器官疾患，如冠心病、癌症、高血压及胃肠道疾患等所引起的焦虑。在发现该类药物前，治疗焦虑的主要药物是镇静催眠类药物，如巴比妥类药物。然而巴比妥类药的广泛使用却带来许多临床问题，包括：过量服用的比例很大，由于该类药物对呼吸的抑制作用而导致死亡的发生率也较高；药物依赖的高发生率。与此相比，苯二氮䓬类药的呼吸抑制作用和药物依赖的发生率均较低，这也是它们在临床上替代巴比妥类药物的主要理由。

此类药物在麻醉中应用广泛：麻醉前用药，消除焦虑、产生遗忘、减少局麻药的毒性反应。在全麻诱导中，应用于心血管功能较差的病人。作为全麻药的复合成分，增强全麻药作用，减少用药量，预防药物的不良反应。临床应用的其他方面包括治疗乙醇的戒断症状（氯氮䓬、氯拉䓬酸、地西泮、奥沙西泮），解除骨骼肌痉挛（地西泮），抗惊厥、控制抽搐，治疗癫痫发作和破伤风痉挛。

对此类药物过敏的病人应避免使用。阿普唑仑、氯硝西泮、地西泮、哈拉西泮、劳拉西泮和普拉西泮对急性窄角性青光眼为禁忌（可能是由于这些药物具有抗胆碱能作用）。由于药物可通过胎盘并分泌到母乳中，故妊娠和哺乳期妇女禁用。

七、常用药物的临床特点

（一）地西泮（diazepam，安定）

1. 药代动力学 地西泮的脂溶性高，口服后可以有效吸收，而后快速透过血脑屏障进入中枢神经系统，并再分布到非药物功能组织，特别是脂肪组织。其血浆蛋白结合率很高（98%～99%），与该药的高脂溶性相平行。绝大部分（99%）在肝脏内代谢为具有活性的去甲地西泮（比地西泮活性稍低），然后与葡萄糖醛酸结合后经肾脏排出。地西泮药物的清除半衰期较长（25～50小时）；而其代谢产物的清除半衰期更长（48～96小时），并可使催眠作用延长，特别是慢性服用者。肝硬化病人肝脏生物转化能力降低，可延长地西泮的血药半衰期，易产生蓄积性中毒。老年病人对地西泮的镇静作用敏感性增高，年龄增加与清除半衰期时间延长相平行。

2. 对各器官的影响

（1）通气：地西泮本身对通气仅产生轻微抑制作用，如静脉注射剂量不超过0.2mg/kg，则$PaCO_2$无明显增加。在与其他中枢性药物（阿片类药物、乙醇），或给有慢性阻塞性肺疾患的病人使用，可导致通气抑制程度的增加和抑制时间的延长。

（2）心血管系统：使用0.5mg/kg剂量的地西泮行静脉麻醉诱导，可能产生血压降低、心排血量和体循环阻力下降（10%～20%）。但其不作用于自主神经系统，故不引起直立性低血压。氧化亚氮不能增强地西泮对心血管系统的影响。

（3）骨骼肌：骨骼肌松弛作用是药物作用于脊髓中间神经元的结果，而并非作用在神经肌肉接头部位。然而，苯二氮䓬类药不能达到手术所要求的肌松程度，其作用也不影响肌松剂的需要量。

（4）其他：未发现药物对肝、肾功能有明显的抑制作用。药物也不会增加恶心、呕吐的发生率。

3. 药物相互作用 乙醇可以增加苯二氮䓬类药的抑制作用。可能是它们共同作用于GABA受体的结果。利用此特点可以用苯二氮䓬类药物治疗乙醇的戒断症状。西咪替丁延迟地西泮和去甲西泮的肝脏清除，使镇静作用增加。地西泮可以减少硫喷妥钠在麻醉诱导过程中的用药量。该药还可以降低吸入性麻醉药的MAC。

4. 成瘾和依赖 与阿片类药相比，苯二氮䓬类药的成瘾性和依赖性是较轻的。戒断症状包括烦躁、失眠，很少出现癫痫样发作。

5. 临床应用 地西泮是临床麻醉中常用的药物。口服5～10mg，常作为麻醉前用药，以消除焦虑，预防局麻药的毒性反应，减少琥珀酰胆碱所致的术后肌痛等不良反应。

（二）咪达唑仑

咪达唑仑（midazolam，咪唑安定）是目前临床上使用的唯一的水溶性苯二氮䓬类药，其药物效力是地西泮的2～3倍。

1. 药代动力学 咪达唑仑自胃肠道吸收迅速，并快速透过血脑屏障。但由于肝脏的首过效应，仅有50%可达到血液循环中。药物单次静脉剂量的短效作用是由于其脂溶性高，因而能从脑中快速再分布于非药物功能区，并同时被肝脏清除。咪达唑仑的清除半衰期短，约 2～3 小时，仅为地西泮的 1/10。其在肝脏的生物转化主要是通过肝脏微粒体酶的氧化机制进行羟基化，代谢产物为 1-和 2-羟基咪唑安定。代谢产物的药理作用远小于原始物，它们以葡萄糖醛酸结合物的形式自尿中排出。不到 1%的药物以原形排出。

2. 对各器官的影响　①脑血流：咪达唑仑产生与剂量相关的脑血流减少和脑代谢氧利用的降低。②通气：药物在 0.15mg/kg 静脉注射时，对通气的抑制程度比地西泮 0.3mg/kg 静脉注射时的要小。快速静脉注射咪达唑仑，特别在同时使用阿片类药的情况下，可发生短暂性呼吸停止。③心血管系统：在使用 0.2mg/kg 咪达唑仑静脉注射行麻醉诱导过程中，对血流动力学影响与硫喷妥钠相同。心排血量无明显变化。在低血溶量的情况下，咪达唑仑给药可导致血压的进一步降低。

3. 临床应用　①术前用药：肌内注射 0.05～0.1mg/kg 可产生健忘、镇静、抗焦虑及催眠作用。儿童可用 0.5mg/kg 口服方式作为有效的术前用药。②镇静：使用 1～2.5mg 静脉注射可在局麻和手术操作时产生镇静作用。该药起效比地西泮快，静脉注射引起的疼痛比地西泮轻。在婴儿病人，长期使用(4 天或更长时间)后突然停药可导致戒断症状，包括躁动及癫痫样发作。③麻醉诱导：使用剂量在 0.1～0.2mg/kg 静脉注射；老年病人的诱导剂量比年轻病人要少；在给药前 1～3 分钟先给一个小剂量阿片类药(芬太尼 50～100μg)，便很容易产生意识消失。④麻醉维持：使用咪达唑仑与阿片类药和吸入性麻醉药一起维持麻醉。该药可降低吸入性麻醉药的 MAC，增强其他全麻药的作用。

(三)劳拉西泮

劳拉西泮(lorazepam，氯羟安定)是一种很强的镇静、催眠和抗焦虑药，其抗焦虑作用为地西泮的 5～10 倍。有很强的顺行性遗忘作用。

1. 药代动力学　药物胃肠道吸收迅速，1～2 小时血药浓度可达高峰；肌内注射较地西泮快且安全。但由于其脂溶性较地西泮低，故透过血脑屏障的速度较慢，约 45～60 分钟产生最大药物效应。血药浓度维持时间较久，约 24～48 小时。药物的生物转化形式是与葡萄糖醛酸结合产生无药理活性的代谢产物，大部分自尿中排出。尽管其清除半衰期比地西泮短，但由于其与苯二氮䓬类受体的亲和力强于地西泮，故作用持续时间比地西泮为长。

2. 临床应用　作为术前用药时，该药口服和肌内注射的吸收效果可靠，且作用优于地西泮。但因此药作用时间长，故对于短小手术和希望手术结束时迅速清醒者不宜作为术前药使用。

(四)氯氮䓬

氯氮䓬(chlordiazepoxide；也叫利眠宁，librium)作用与地西泮相似，作用强度比地西泮弱 5～10 倍。口服吸收较慢，但吸收较完全，血药浓度 4 小时可达高峰。药物在体内转化为具有活性的去甲氯氮䓬和奥沙西泮。尿中排泄较慢，长期服用可致药物积蓄。临床可应用于焦虑症、神经官能症、癔症、失眠及高血压头痛等。

(五)奥沙西泮

奥沙西泮(oxazepam，去甲羟安定)实际上是地西泮在体内的代谢产物，口服吸收较慢，血药浓度 4 小时可达高峰，半衰期 7.6 小时。作用与地西泮相似，有较强的抗焦虑和抗惊厥作用，催眠作用较弱。临床主要应用于焦虑症。

(六)硝西泮

硝西泮(nitrazepam)口服较易吸收，血药浓度于 2 小时左右达到高峰，生物利用度约 78%。吸收后分布较广。清除半衰期长达 25～40 小时。药物在肝内生物转化为无活性的 7-乙酰氨基衍生物，经肾脏排出。药物有镇静催眠和抗惊厥、抗癫痫作用。催眠作用良好,服用后 15～30 分钟可入睡,维持 6～8 小时。临床麻醉中很少应用。

(七)氟硝西泮

氟硝西泮(flunitrazepam)口服吸收完全而迅速,血药浓度 1～2 小时可达高峰。药物分布范围很广。消除半衰期 20～30 小时。绝大多数(98%)药物在肝内进行生物转化,其主要方式是还原、去甲基和羟基化,代谢产物无生理活性,约 90%经肾脏排出,10%经胆道排出。

氟硝西泮的基本药理作用与地西泮相似,但效力很强,催眠作用是地西泮的 10 倍,静脉注射 2mg 后 1～2 分钟即可产生睡眠,持续 2.5 小时,并有长时间的遗忘作用。此药有降低颅内压的作用,平均下降约 30%。对心血管系统的影响较小,可使血压轻度下降,对心率无明显影响。对呼吸有轻度抑制作用,其程度与静脉注射的速度有关。不像地西泮使食管下段括约肌张力降低,氟硝西泮是使其张力增加,有助于防止胃液反流。

临床应用与苯二氮䓬类同,可用于焦虑症、失眠及痉挛性疾病等。由于其药物效力强,毒性较地西泮为低,临床麻醉可用此药替代地西泮。

(八)氯硝西泮

氯硝西泮(clonazepam)口服吸收较慢,2～4 小时血药浓度可达高峰。分布范围很广,消除半衰期为 24～36 小时。98%的药物经肝脏代谢为 7-氨基衍生物,自肾脏排出。

该药与其他苯二氮䓬类药的不同之处是其抗惊厥作用突出。临床主要应用此药控制癫痫小发作和其他痉挛状态。

(九)三唑仑

三唑仑(triazolam,三唑安定)口服容易吸收,服后 15～30 分钟起效,半衰期为 2.3 小时。速效、半衰期短及极少积蓄是三唑仑的突出优点。它有显著的镇静催眠作用,可以缩短入睡时间,延长睡眠持续时间、减少夜间觉醒。临床上适用于各种失眠症。

(十)艾司唑仑

艾司唑仑(estazolam,舒乐安定)口服后 20～60 分钟即可入睡,维持睡眠达5～8小时。药物半衰期为 10～30 小时,经肝脏代谢。该药也具有较强的镇静催眠作用、抗惊厥抗焦虑作用及较弱的肌松作用。临床适用于治疗各种失眠症,也可用于癫痫、惊厥、焦虑症及麻醉前给药。

八、苯二氮䓬类药物拮抗药(氟马西尼)

氟马西尼(flumazenil)是新近合成的特异性苯二氮䓬类药物拮抗剂,其化学结构与苯二氮䓬类药的相似,只是 5 位上无苯环。

(一)作用机制

目前认为该药并不影响 GABA 的传递,故本身并无药理作用。但其对苯二氮䓬受体有较强的亲和力,通过竞争性抑制机制来抑制苯二氮䓬类药与其受体的结合,从而消除苯二氮䓬类药的作用。在苯二氮䓬类药物不存在的情况下,氟马西尼本身既不产生苯二氮䓬类的激动效应,也不产生相反的效应。在苯二氮䓬类药存在的情况下,氟马西尼拮抗其所有药理作用,包括镇静、催眠、抗焦虑、遗忘、肌松及抗惊厥等。

(二)药代特点

胃肠道吸收迅速,20～40 分钟血药浓度可达高峰。但由于肝脏首过效应大,生物利用度仅为 16%。静脉注射后立即生效,约 1 分钟产生最大效应,持续约 90～120 分钟。药物清除半衰期为 50 分钟,较临床上常用的苯二氮䓬类药效为短,故单次注射后的拮抗作用短暂,一旦其作用消失,又可重现苯二氮䓬类药的作用。

(三)临床应用

1. 药物中毒的治疗性诊断 对可疑药物中毒所致的昏迷,可用氟马西尼(总量可达

2mg)进行鉴别,如有效,则基本确定为苯二氮䓬类药中毒,否则可行排除。

2. 对于明确为苯二氮䓬类药中毒的病人,使用氟马西尼进行治疗 小剂量分次静脉注射,0.1mg/min,直至病人苏醒。维持治疗时可用首次有效剂量的半量重复静脉注射,也可采用静脉滴注的方法(0.1～0.4mg/h)。

3. 麻醉后使用 麻醉中使用苯二氮䓬类药,致使病人麻醉后意识恢复延迟,可用氟马西尼拮抗其残余作用,以使病人手术结束后立即清醒。首次剂量 0.2mg,静脉注射,以后 0.1mg/min,直至病人清醒或总量达 1mg。

4. 以苯二氮䓬类药控制躁动 实施机械通气的病人,如要求恢复意识,停用呼吸机,则可用氟马西尼拮抗其作用。

第三节 吩噻嗪类药

一、化学结构

吩噻嗪类(plaenothiazines)是由硫、氮联结 2 个苯环的一种具有 3 环结构的化合物。母核上的 10 位 N 上及 2 位 C 上经取代后才具有地西泮作用,并由此得到各种衍生物。根据 10 位侧链(RI)的不同,这些衍生物可分为 3 类:第一类,二甲胺侧链:丙嗪(promazine)、乙酰丙嗪(acepromazine)、氯丙嗪(chlorpromazine)、三氟丙嗪(triflupromazine)。第二类,哌啶侧链:硫利哒嗪(thioridazine)。第三类,哌嗪侧链:奋乃静(perphenazine)、氟奋乃静(fluphenazine)等。吩噻嗪类的构效关系有如下特点:2 倍代入氯原子后作用增强,如氯丙嗪的作用比丙嗪强 3 倍。2 倍代入三氟甲基后作用比代入氯原子更强,如三氟丙嗪是氯丙嗪作用的 4 倍。具有哌嗪侧链(10 位)的衍生物,其作用比二甲胺侧链及哌啶侧链者为强。2 位有硫原子时,如硫利哒嗪,则锥体外系的副作用较小。

二、药效作用

吩噻嗪类药物的药理作用很复杂,其包括中枢神经系统的作用和周围神经系统的作用,另外还对重要代谢和内分泌有影响。每种药物有其自身特点,以此发生各自的药理作用。此类药物的中枢神经系统作用有:①镇静作用;②镇吐作用;③温度调节的改变,依环境温度出现体温过高或过低;骨骼肌张力的改变;④内分泌改变;⑤增强镇痛药物的作用。吩噻嗪类在中枢神经系统中的作用机制主要是阻滞多巴胺受体,从而产生一系列作用。阻滞边缘系统的多巴胺受体产生安定和抗精神病作用;阻滞结节漏斗部的多巴胺受体则产生对内分泌的影响;阻滞延髓化学感受区的多巴胺受体,产生镇吐作用;阻滞黑质纹状体的多巴胺受体,可使该部位的兴奋性神经介质乙酰胆碱在功能上处于相对优势,从而产生锥体外系症状。它们也作用于自主神经系统,并产生:α 肾上腺素能受体阻滞,出现降压作用;阿托品样作用,较弱地阻断 M 胆碱受体,产生抗胆碱作用。另外,它们还有阻断组胺受体和 5-羟色胺受体的作用。

三、氯丙嗪

(一)药代动力学

口服可吸收,但易受个体差异和剂型的影响,一般 2～4 小时达高峰,肠壁吸收后经肝脏时部分药物被代谢掉,故其生物利用度较低。吸收后体内分布广泛,血浆蛋白结合率为 90% 以上。容易透过血脑屏障,脑内浓度可达血浆的数倍至数十倍。肌内注射易吸收,迅速达到高峰。其消除半衰期为 6～9 小时。生物转化主要在肝脏进行,一部分代谢物失去药物活性,另一部分具有活性的代谢产物与葡萄糖醛酸结合。代谢物约 70%～80% 经肾脏排泄,20%～30%随胆汁自粪便中排出。

(二)药效作用

1. 中枢神经系统作用

(1)抗精神病作用:氯丙嗪可选择性地消除精神病人的躁狂、幻觉和谵妄等症状,使之对周围的事物不感兴趣,感情淡漠,有嗜睡感,但神志清楚,即使入睡也易唤醒。使用大剂量药物时也不能进入麻醉状态。较小剂量可治疗由于神经官能症所致的焦虑和紧张等。

(2)镇吐作用:小剂量氯丙嗪可选择性地抑制延髓催吐化学感受器的多巴胺受体,能对抗各种化学性刺激所致的呕吐及顽固性呃逆。大剂量时才直接抑制呕吐中枢,故对前庭刺激,如晕船、晕车所致的呕吐效果较差。

(3)降温作用:氯丙嗪能抑制丘脑下部的体温调节中枢,降低机体对寒冷的防御反应,不产生寒战,体温随外界温度的变化而变化。在低温环境下,氯丙嗪的扩血管作用也有助于降温。

(4)加强中枢抑制性药物的作用:氯丙嗪与镇痛药物合用能增强镇痛作用,也能加强全麻药和镇静催眠药的作用,故合用时应减量。

2. 周围神经系统作用

(1)α肾上腺素能受体阻滞:氯丙嗪能阻断α受体,翻转肾上腺素的升压作用,引起血管扩张和直立性低血压,注射用药时则更明显,反复用药时可因耐受而减弱。

(2)阿托品样作用:氯丙嗪可轻度阻断M受体,产生阿托品样作用,如口干、便秘、视近物模糊及尿潴留,大剂量时更明显。

3. 内分泌影响 氯丙嗪抑制丘脑下部正中隆起的DA受体,致使一些下丘脑释放因子进入脑垂体前叶的量减少,故垂体前叶分泌的促性腺激素和ACTH等减少,导致停经和排卵延迟,使催乳素增高,出现乳腺发育和溢乳。

4. 其他 氯丙嗪具有微弱的抗组胺、抗5-羟色胺的作用,同时还有奎尼丁样作用和局麻作用及抗休克作用。

(三)不良反应

1. 神经系统

(1)锥体外系症状:主要有4种表现:①震颤麻痹症(帕金森病);②静坐不能;③急性肌张力障碍;④迟发性运动障碍。

(2)药物性行为异常,表现为:①药物性精神委靡和淡漠迟钝,重者嗜睡;②药物性激动、兴奋,出现原不存在的激动与攻击现象;③药物性忧郁状态;④药物性谵妄。

(3)惊厥发作:少数病人在用药过程中发生局限性或全身性抽搐,有惊厥史者发病率较高。

(4)神经松弛药恶性综合征:主要表现为急剧出现的高热、严重肌强直、意识不清,呼吸循环衰竭的中枢性危象发作,死亡率较高。

2. 心血管系统

(1)低血压反应:有以下两种表现:①直立性低血压;②持续性低血压休克,指在病人并无明显体位改变的情况下,血压逐渐下降到休克水平,甚至发生呼吸心跳骤停。此类表现的病人大多为年龄较大,同时伴有高血压、动脉硬化和其他慢性疾病或体质较弱者。

(2)心电图异常:可见T波改变,出现双峰波,ST段下移,QT间隔延长,类似低血钾或奎尼丁样作用;也可引起室性或房性的多种心律失常,如心动过速、期前收缩、室颤及各种传导阻滞等。

3. 血液系统 粒细胞缺乏症、再生障碍性贫血、血小板减少或溶血性贫血。

4. 内分泌系统 内分泌紊乱、乳腺增大、泌乳、月经停止及儿童生长抑制。

5. 眼部并发症 结膜、巩膜和视网膜色素沉着,以及角膜和晶体混浊。由于氯丙嗪阻断M受体,故可引起眼内压升高。

6. 过敏反应 皮疹、接触性皮炎、光过敏等反应。

7. 猝死 可能的原因有:①心脏意外,与药物对心脏的抑制有关;②低血压休克;③窒息死亡与食物反流误吸有关。

8. 其他 偶见肝脏损害;注射部位刺激性疼痛;静脉注射有可能引起血栓性脉管炎。

(四)临床应用

氯丙嗪肌内注射可作为麻醉前用药,产生镇静作用,加强镇痛药和麻醉药的效应,并可减少手术后恶心、呕吐。术中发生顽固性呃逆,静脉注射药物10~20mg可迅速制止。冬眠1号是由氯丙嗪50mg、异丙嗪50mg、哌替啶100mg组成,此合剂曾用作静脉复合全麻的组成部分。由于此药的副作用很多,现已由苯二氮䓬类药和丁酰苯类药所取代。

四、异丙嗪

异丙嗪是最早合成的吩噻嗪类药。此药对中枢神经系统的作用，除无抗精神病作用外，其他方面与氯丙嗪相似。其镇静作用较氯丙嗪强，用药后易于入睡。此药与其他吩噻嗪类药物的显著不同处在于其具有突出的抗组胺作用，因此一般被归类于 H_1 受体阻滞药。体内过程也与氯丙嗪相似。异丙嗪在临床上主要用于治疗过敏性疾病。临床麻醉中作为麻醉前用药，肌内注射 25～50mg 可产生较好的镇静和抗呕吐作用。此药与哌替啶合用，称为度非合剂，作为麻醉辅助用药。

第四节　丁 酰 苯 类

丁酰苯类在作用上与吩噻嗪类相似，但化学结构却相差很大。

一、氟哌啶醇

氟哌啶醇(haloperidol)的作用与用途与氯丙嗪相似，它也可阻断多巴胺受体，抗躁狂、抗幻觉及抗妄想等作用显著。对自主神经系统影响较小，抗胆碱作用微弱，降压作用也较小，锥体外系副作用明显，特别是对年轻病人开始用药时应加以注意；药物还能降低惊厥阈值，诱发癫痫发作。

二、氟哌利多(氟哌啶)

氟哌利多(drpoeridol)作用与氟哌啶醇基本相同，在体内代谢快，作用维持不到 24 小时。能消除精神紧张，并具有镇吐、抗焦虑及抗休克作用；此药可以增强其他中枢抑制性药物的效应，但不产生遗忘，也无抗惊厥作用。氟哌利多可使脑血管收缩，脑血流减少，降低颅内压；但脑耗氧量不相应下降。药物对心肌收缩力无影响，轻度的 α 肾上腺能阻滞作用可在静脉给药后出现血压轻度下降，对于低血容量的病人则降压作用尤为明显。值得注意的是，此药对嗜铬细胞瘤病人反可引起显著高血压，可能与诱发肾上腺髓质释放儿茶酚胺或抑制摄取儿茶酚胺有关。氟哌利多对呼吸无明显影响，且可增强对低氧血症的通气反应。

氟哌利多的血浆结合率约为 85%～90%，消除半衰期 2～3 小时。除 10%以原形自尿中排除，其余均在肝内生物转化后 24 小时内大部分随尿和粪便排出。

该药可以增强镇痛药的作用。氟哌利多常与芬太尼一起使用，即“innovar 合剂”，可使病人产生一种精神恍惚、活动减少、不入睡但痛觉消失的一种特殊状态，称为“神经安定镇痛”(neurolepta-nalgesia)状态。此状态下可进行小手术，各种内镜检查、造影、严重烧伤的清创和换药等。

第五节　其他类镇静催眠药

一、水合氯醛

水合氯醛(chloral hydrate)的镇静、催眠、抗惊厥作用确实，该药本身以及药物吸收后在体内迅速还原成的三氯乙醇都具有这些作用。口服后一般 10～15 分钟就可诱导入睡，持续时间相当于中效巴比妥类药物。服后次日无头晕、乏力等副作用。此药也是小儿高热惊厥的常用抗惊厥药物。水合氯醛的副作用小，治疗剂量内基本上无毒性，偶见过敏反应如皮疹、皮炎等。但大剂量时抑制呼吸和降低血压，并对心、肝、肾有损害。由于它的局部刺激性较强，易引起恶心、呕吐，口服或灌肠都只能用稀释溶液。溃疡病人慎用。久用也可产生耐受和成瘾。

二、甲喹酮

甲喹酮(安眠酮，methaqualone；海米尔，hyminal)的催眠作用类似水合氯醛，入睡后不易被叫醒，醒后很少有困倦感。同时还具有抗焦虑、抗惊厥及抗组胺作用等。治疗剂量对血象、心、肝、肾无影响，主要用于神经衰弱、失眠病人的镇静催眠。副作用轻，部分病人服用后有轻度不适如头晕、恶心等；有的病人在服用后入睡前出现软瘫无力和暂时性感觉异常如口、舌、肢体发麻。个别出现暂时性精神异常，因此有精神病病史者不宜使用。该药久服也可成瘾,应警惕。

三、甲丙氨酯

甲丙氨酯(meprobamate;安宁、眠尔通,miltown)的药理作用机制与巴比妥类药物接近,用途也基本相同。主要作为镇静催眠药。其特点是:当用其镇静剂量时,有较明显的抗焦虑作用,思睡倾向较少,常用于神经官能症,此药催眠效果较弱,起效也较慢,持续时间相当于中效巴比妥类药物;此外,其阻滞中枢神经系统内神经元间的突触传递,并使运动神经元兴奋性降低,具有明显的中枢性骨骼肌松弛作用,故也用于某些肌肉紧张状态如关节疾病引起的局部肌肉痉挛、僵直和中枢性疾病引起的肌肉紧张、震颤。药物的不良反应少,毒性低。个别病人可能出现过敏反应如皮疹、药热等。严重毒性反应如白细胞减少、血小板减少和再生障碍性贫血等极少见。久服也可产生耐受性和成瘾性。长期大量应用后骤停药物可引起兴奋、惊厥等戒断症状。

四、格鲁米特

格鲁米特(glutethimide;导眠能,doriden)为中效非巴比妥类药物,口服后 30～60 分钟起效,维持时间 4～6 小时,睡眠较深,不易为外来刺激所惊醒。其治疗剂量下的副作用较少,偶见恶心、皮疹;久用可成瘾,大剂量则抑制血管运动中枢和呼吸中枢出现血压下降及呼吸抑制,但较巴比妥类药为轻。

(李彦平　李树人)

参考文献

陈连植. 1993. 镇静催眠药、抗癫痫药和抗精神失常药. 见:李正化主编. 药物化学. 第 3 版. 北京:人民卫生出版社,176～205

郑斯聚. 1990. 镇静催眠药与安定药. 见:郑斯聚,段世明主编. 麻醉药理学. 北京:中国医药科技出版社,30～51

Ferko AP. 1990. Sedatives and hypnotics. In: Dipalma JR. Basic Pharmacology in Medicine. 3rd ed. New York: McGRAW-HILL Pubishing Company, 209～213

Smith CM. 1992. Sedatives and hypnotics. In: Bowman WC. Textbook of Pharmacology. Philadelphia: WB Saunders Company, 236～243

Stoelting RK. 1995. Sedatives and hypnotics. In: Stoelting RK. Pharmacology and Physiology in Anesthetic Practice. 2nd ed. Philadelphia: Lippincott-Raven. 89～105

第 28 章　肌肉松弛药与拮抗药

第一节　神经肌肉的传导

一、神经肌肉结合部

神经肌肉结合部由突触前膜(运动神经末梢)、突触裂隙,即一级裂隙和突触后膜(终板)构成。当运动神经到达肌肉时,失去髓鞘并分出许多纤维,在神经肌肉结合部神经纤维大约在肌纤维的中部突入肌外膜并进入肌肉表面的浅凹陷中,这个肌肉凹陷部含有一组平行的皱襞并在肌肉中凹入很深形成次级裂隙。当神经纤维突入肌肉时,包裹神经的神经膜和肌纤维膜融合,突触前膜形成许多增厚的脊,脊间存在有乙酰胆碱囊泡释放乙酰胆碱的活动带。活动带的超微解剖显示,它们像 4 排成对的颗粒,每排是乙酰胆碱囊泡将乙酰胆碱释放到突触裂隙前的限定部位。这个活动带与突触前膜的跨膜钙转运紧密相关。与突触前膜相对的肌细胞膜很深地凹入肌纤维的部分含有一组平行的皱襞,形成次级裂隙,从横切面看次级裂隙很像一个狭窄颈口的囊,在次级裂隙开口处密集着烟碱样五角形受体。突触裂隙将神经末梢(突触前膜)和肌细胞膜(突触后膜)隔开,突触裂隙为 60～100nm 的间隙。突触裂隙包含有细胞外液和基底膜,基底膜是由具有皱褶的薄层黏多糖构成,从横切面看,似乎是不规则的格子,一组组长尾乙酰胆碱酯酶分子突出其间。整个神经肌肉结合部的结构为帐样施万细胞膜包绕,这层施万细胞膜能够保留胶体液和突触裂隙中的有形成分,水溶性药物如肌肉松弛药借助弥散,从细胞外液进入突触裂隙,作用于乙酰胆碱受体。

一根运动神经支配的所有肌肉纤维和该运动神经元构成一个运动单位。单支神经支配肌肉纤维的数目决定着这一神经所能产生反应的灵活性。

二、乙酰胆碱的合成、移动和代谢

乙酰胆碱主要在运动神经末梢的轴浆线粒体中由胆碱和醋酸在乙酰辅酶 A(胆碱-O-乙酰转移酶)的作用下,合成乙酰胆碱。合成乙酰胆碱的底物胆碱来自血浆,其中大约 50% 的胆碱是乙酰胆碱在突触裂隙中经乙酰胆碱酯酶水解后生成的,胆碱借助 Na^+ 依赖泵主动转运通过运动神经膜进入轴浆。小量的乙酰胆碱可能在神经元中合成,并经过神经轴突转运到运动神经末梢。还有小量的乙酰胆碱似乎由施万细胞合成,并释放到终板区。

乙酰胆碱合成后,溶解在轴浆中,在释放前必须“包装”在囊泡中,以足够浓缩的形式释放。轴浆中的乙酰胆碱利用 ATP 酶依赖机制和囊泡中的质子进行交换，逆着 10 倍的浓度梯度进入囊泡。胞质内的乙酰胆碱突触囊泡在神经体中合成，神经轴的微管将其转运到神经末梢。包绕囊泡的膜具有复杂的结构，其在乙酰胆碱的储存和释放中起重要的作用。在无神经冲动时，溶于轴浆中的乙酰胆碱从神经末梢漏出(分子漏出)，引起终板小的持续去极化，在运动神经兴奋时，这种漏出量会增加。另一种以量子形式(2 个/秒)从神经末梢自发释放乙酰胆碱(量子漏出)，每个量子含有 5000 个乙酰胆碱分子，可引起终板局部去极化。神经末梢去极化形成神经冲动时，约 200～300 个量子同步释放，引起整个终板持续去极化。

突触囊泡分为储备囊泡、可移动囊泡和可释放囊泡。储备囊泡借助触丝(构成囊泡一部分的复杂磷脂蛋白)使储备囊泡与轴浆中微管细丝相连，令其不能自由移动。Ca^{2+} 在突触囊泡的移动和释放中起重要的作用，Ca^{2+} 激活调钙蛋白并引起 ATP 酶磷酸化，激活轴丝尾部中的丝氨酸残基，使储备囊泡与轴浆中的微管细丝分离开，可以自由地移动；Ca^{2+} 激活可释放囊泡表面的糖蛋白，使囊泡膜和突触前膜活动带的 α 毒蜘蛛毒素受体融合引起囊泡的泡吐作用，将囊泡中的乙酰胆碱释放到突触裂隙。

释放到突触裂隙的乙酰胆碱，一部分在离开神经末梢后未达到终板之前就被乙酰胆碱酯酶水解，仅有一半的乙酰胆碱达到终板。乙酰胆碱半衰期是 1～2ms。乙酰胆碱水解的过程分几步，乙酰胆碱以静电力在季氮的头部和乙酰胆碱酯酶结合，而乙酰胆碱酯酶上的碳酰化基团裂解胆碱。

三、突触前烟碱样受体

突触前烟碱样受体分为两类，一类突触前烟碱样受体对高浓度乙酰胆碱有反应，与乙酰胆碱释放的正反馈机制有关。在起正反馈作用的这一组受体中，存在着不同的突触前受体，刺激其中一种突触前受体(N_{mob})能促使 Ca^{2+} 进入运动神经末梢，增加乙酰胆碱囊泡在轴突中迅速移动和释放乙酰胆碱，以满足对强刺激的需要，阻滞这些受体能产生强直刺激衰减和肌肉无力，四联刺激的衰减亦认为是突触前该类受体的阻滞；兴奋另一种突触前受体(N_{rep})能使运动神经末梢产生逆向放电和重复后放电，同样增加乙酰胆碱的释放，去极化肌肉松弛药的作用与兴奋该类受体有关。另一类突触前烟碱样受体对低浓度乙酰胆碱有反应，参与乙酰胆碱释放的负反馈调节，在量子漏出或分子漏出低浓度的乙酰胆碱作用下，该类受体兴奋，从而抑制乙酰胆碱的进一步释放。突触前烟碱样受体可能较突触后烟碱样受体简单，可能与神经节的五角形烟碱样受体有更多共同之处，全部仅由 α 和 β 亚单位构成。

四、突触后烟碱样受体

突触后膜上的烟碱样受体集中在与突触前膜活动带相对应的突触后膜皱折嵴处，成丛状，每一丛直径约 0.1μm，受体密度为 5000～10 000/μm^2。突触后烟碱样受体是一种五角形体的蛋白，直径为 6.5nm，并有 2.5nm 中央开口的环状结构。由不对称的 5 个亚单位(α、β、γ、δ、ε)构成，胎儿为 γ 亚单位而不是 ε 亚单位。每个亚单位像一个圆柱体穿过突触后膜伸入肌细胞胞质内 1.5～2.0nm，突出到突触裂隙 5.5～6.5nm。它的表面形状被比拟为形似面包圈。这个圆柱体穿过突触后膜的部分有一个狭窄的峡部，五角形体内的通道和细胞外开口的部分是离子通道，峡部是离子通道闸门，当通道关闭时，阻止 Na^+ 进入肌肉细胞内。α 亚单位是乙酰胆碱和拮抗药结合的部分，同时激活 2 个 α 亚单位，才能使五角形体内的离子通道峡部扩张，增加了 Na^+ 的传导性。

构成 α 亚单位的氨基酸序列有 4 个疏水区，这是 α 亚单位反复穿过突触后膜的部分。这就是 M_1～M_4。乙酰胆碱识别的区域位于 α 亚单位上氨基酸 172～201；这 30 个氨基酸之间 M_1 区和膜外带结合部所形成的二硫化物环，具有面向外羧基终末残基的半胱氨酸的两个硫化键连着这个氨基酸序列。螺旋结构的发针状环对于乙酰胆碱的激活是必不可缺的。它引起离子控制闸门开放，Na^+ 传导增强。有可能γ或ε亚单位的残基同样构成受体的基本部分。一个α亚单位上乙酰胆碱识别部位被激活后，引起另一个α亚单位上乙酰胆碱识别部位的协同加速激活。

在胎儿期ε亚单位缺失，由γ亚单位替代。γ亚单位的氨基酸序列60%都与ε亚单位相似。这种结构变化减低了受体对乙酰胆碱的敏感性，并且缩短了离子通道开放的时间。

五角形受体的生命周期约4～6天。正常神经支配的肌肉烟碱样受体的替换更新是恒定的。创伤和失去神经支配后，失去了功能性运动神经的营养性影响，突触和肌细胞膜的解剖出现退行性改变，正常突触后膜上的次级裂隙变紊乱，烟碱样受体开始成丛状排列，然后突触后膜上的烟碱样受体的局部集中变慢，并以随意的方式几乎是扩散到失去神经支配的整个肌细胞膜上（非终板区受体）。这些神经肌肉结合部外的烟碱样受体具有胎儿期的受体结构，含有γ亚单位没有ε亚单位，生命周期短（2天），替换更新快得多。借助膜片嵌制技术证实，单个离子通道开放时产生大约3～4pA和0.5μV的膜去极化。产生这种微电流的成人离子通道平均开放时间是10ms。胎儿和失去神经支配肌肉的非终板区肌细胞膜上含有γ亚单位的非终板区烟碱样受体，离子通道开放时间平均为100ms。协同药如琥珀胆碱能引起这些离子通道长时间的开放，促使大量K^+漏出。现在认为降钙素基因相关肽影响着正常状态时烟碱样受体在突触后膜神经肌肉结合部高度集中。

重症肌无力时并不出现神经肌肉结合部外烟碱样受体，只是出现了受体蛋白抗体，引起突触后膜烟碱样受体退行性改变，减少了受体的数量。

五、神经肌肉传导

神经纤维的动作电位以跳跃传导的方式从一个郎飞结向另一个郎飞结传导，同时激活Na^+、K^+通道。一旦动作电位到达突触裂隙中的神经末梢——突触前膜，压控Ca^{2+}通道就被激活，引起对于触发乙酰胆碱释放所必需的Ca^{2+}内流，Ca^{2+}通道存在于突触前膜的活动带。

所释放的乙酰胆碱通过突触裂隙激活次级裂隙肩部突触后膜上的突触后烟碱样受体，这些受体控制着突触后膜上的离子通道。突触后膜上的离子通道无论是对Na^+还是K^+都是非特异性的。不过在静息状态下，离子通道缩窄的部位限制了较大水化Na^+的通过，只能选择性地允许K^+沿其电化学梯度通过细胞膜，产生膜静息电位。一旦离子通道开放，Na^+和K^+都能通过激活的受体离子通道，产生皮安级（3～4pA）的电流，使局部膜电位下降。细胞膜上产生的总电流和同时开放的通道数目成比例。这样膜的去极化取决于同时激活的受体数目和静息膜电位。静息膜电位从－90.0mV升至－55.0mV是产生动作电位泛化传播和肌肉收缩的临界值。需要产生动作电位泛化传播的肌肉细胞膜去极化临界水平可能取决于多种因素。

第二节 神经肌肉传导的阻滞

普遍接受的有两种类型的神经肌肉传导阻滞：非去极化、竞争性或拮抗阻滞和去极化、协同性阻滞。

一、非去极化阻滞

非去极化阻滞是拮抗药与神经递质乙酰胆碱占据乙酰胆碱识别位置——五角形受体α亚单位之间的竞争。这是协同药（乙酰胆碱）和拮抗药（非去极化肌松药）分子间的随机竞争，因此，服从于质量作用定律和基本的竞争规律，但是，实际上有限的可利用受体数以及药物和受体的亲和常数使得情况复杂化。

（一）受体安全限

1967年，Paton和Waud提出受体安全限的概念。他们的实验结果指出，非去极化肌松药在和乙酰胆碱竞争产生颤搐反应抑制以前，需要占据大量的受体。Paton和Waud认为，在拮抗乙酰胆碱的作用产生颤搐反应抑制以前，需要占据78%可以利用的受体，神经肌肉传导被完全阻滞时，需要占据91%的受体。这些数字与Waser的放射自显影研究计算结果是相似的。后来Paton和Waud的研究证实，在较高的刺激频率及在较低水平的受体被占据时，强直反应就出现衰减。在100Hz强直刺激时，大约50%的受体被占据，才会限制乙酰胆碱受体激活后的终板去极化作用，以至于此时所产生的终板电流仅仅对于最敏感的肌纤维才能产生阈值去极化，随着增加拮抗药的浓度，越来越多的肌纤维会被阻滞。

毫无疑问，受体安全限理论认为，颤搐反应完全恢复时，仍有相当量的受体被拮抗药所占据。这个理论已经引导出这样的推论，对第二个剂量非去极化肌松药敏感的原因是存在有残留的神经肌肉松弛药占据着受体，并且尽管颤搐反应完全恢复，仍有可能出现再箭毒化。同样可以解释将肌肉松弛药分成两个剂量静脉注射所产生的预注效应，即给予小的预注量非去极化肌松药后4分钟，再给予剩余的量，剩余剂量的非去极化肌松药可以使神经肌肉传导阻滞作用迅速起效。受体安全限概念已经大大地影响了我们对于在神经肌肉结合部所出现现象的理解，但是，近来已经对于他们所提出的受体安全限概念提出了疑问。

（二）冰山理论

Waud提出的冰山理论认为，因为颤搐反应的抑制需要占据78%以上突触后膜的烟碱样受体，完全阻断颤搐反应是在91%以上受体被占据时出现，因此，使用颤搐反应是不可能测定<75%的残留受体占据情况。这个不可测定的受体占据部分就像冰山隐没在水下的部分。如果给予50Hz或100Hz的强直刺激没有衰减，就可以判定30%或50%的受体没有被肌松药分子占据，这就像随着刺激频率的增加更多的隐没在水下部分的冰山将显露出来。但是，即便是在100Hz刺激时，<50%的受体是否被肌肉松弛药分子占据仍然是不可能被测定出来的。

（三）生物相结合

Feldman等提出了非去极化肌松药生物相结合的观点。他们认为在突触后膜烟碱样受体（α亚单位除外）及其附近的一定组织对非去极化肌松药有高度的亲和力，而且是非去极化肌松药进入突触裂隙后的生物相结合部位。非去极化肌松药在与烟碱样受体α亚单位结合阻断神经传导之前，必须完全充满该生物相，随后再从该结合部位释放出来与α亚单位结合。同时Bowman还提出非去极化肌松药分子上的两个乙酰胆碱样基团，一个与生物相结合，另一个则与乙酰胆碱竞争α亚单位。与该生物相的亲和力、解离速度决定了非去极化肌松药的起效时间和消退速度。不同的肌松药与生物相的亲和力和解离速度不同。阻滞效能弱的肌松药则与生物相的亲和力低、解离快、起效时间短、消退速度快；强效肌松药则与此相反。静脉注射非去极化肌松药后，药物很快进入突触裂隙，并与生物相结合，部分药物分子与受体的α亚单位结合。血浆药物浓度不能长时间维持在较高水平，但生物相结合的药物分子能持续为突触后膜烟碱样受体所利用，从而产生数十分钟或数小时的神经肌肉阻滞。一旦药物从烟碱样受体解离，神经肌肉的传导将恢复。肌松药作用的消退取决于药物与烟碱样受体的亲和力、解离速度和药物在生物相的饱和度。如果生物相仍结合一定的药物，尽管此时血浆药物浓度低，但神经肌肉传导仍难于恢复。血浆药物浓度主要影响到血浆与生物相的浓度梯度。如果该浓度梯度足以使生物相尽快充满，并有足够的药物分子从生物相释放到烟碱样受体，则能维持神经肌肉的阻滞。只有当血浆药物浓度低于生物相浓度时，神经肌肉传导才能逐渐恢复。

二、去极化阻滞

已经普遍接受琥珀胆碱和十烃溴铵产生神经肌肉传导阻滞作用的机制是，它们减低突触后膜跨膜电位，引起突触后膜一定时间的部分去极化，这种突触后膜部分去极化的程度本身不足以触发动作电位，但可产生神经肌肉传导阻滞。这样，就将它们定为去极化的肌肉松弛药。近来认识到，琥珀胆碱和十烃溴铵除了作用于突触后膜烟碱样受体外，更主要的是作用于突触前膜 N_{rep}受体，引起运动神经逆向放电和重复后放电，加速乙酰胆碱囊泡的移动和释放。它们引起的去极化阻滞主要是由于其突触前作用释放乙酰胆碱以及突触前兴奋后脱敏感或乙酰胆碱储备下降的结果。琥珀胆碱引起的肌颤同样是作用于突触前膜 N_{rep}受体引起乙酰胆碱释放的结果。

第三节　肌肉松弛药

一、去极化肌肉松弛药

琥珀胆碱（司可林，slaxamethonium succinylcholine，scoline）自 1906 年合成，1951 年应用于临床。气管插管剂量为 1mg/kg（$5ED_{95}$），起效时间 60～90 秒，作用持续时间 5～10 分钟。琥珀胆碱被血浆胆碱酯酶水解。因琥珀胆碱起效迅速，作用时间短，作为唯一的去极化肌肉松弛药一直沿用至今，特别适用于饱胃病人和插管困难病人的诱导，对于饱胃具有误吸危险的急症手术病人，给予琥珀胆碱能在 60 秒内获得满意的气管插管条件，这就比琥珀胆碱可能产生的副作用要重要得多。对于老年病人和心肺储备功能差的病人尤其是这样。琥珀胆碱可能是插管困难病人选用的肌肉松弛药，这不仅是因为琥珀胆碱能够提供较好的气管插管条件，而且证明如果气管插管不可能完成时，在 3～5 分钟内病人能够恢复一定程度的自主呼吸，预先充分给氧就能保证病人 3～5 分钟无通气时的安全。但是琥珀胆碱具有如下缺点：

1. 肌肉疼痛　琥珀胆碱引起的肌痛在给予低剂量的麻醉诱导药和术后早期活动的病人特别常见，预先给予小剂量的非去极化肌肉松弛药可以减轻琥珀胆碱引起的肌痛。

2. 肌颤　这常常伴有肌痛。预先给予大剂量静脉诱导药和小剂量非去极化肌肉松弛药可以减轻琥珀胆碱引起的肌纤维自发收缩，给予全量琥珀胆碱前 2 分钟注入 0.1mg/kg 琥珀胆碱亦能够减轻这种肌颤。地西泮和分次给予琥珀胆碱并不能有效地降低肌痛的发生率。

3. 咬肌痉挛　发生率不到 1%。即使在没有肌颤时也可能出现。

4. 升高眼内压　虽然给予琥珀胆碱升高眼内压会构成一定的危险，但通常升高眼内压的时间较短，约 5 分钟，并且琥珀胆碱对眼内压的影响要小于一次咳嗽对眼内压的作用。在给予琥珀胆碱前先给非去极化肌肉松弛药，能够减缓琥珀胆碱对眼内压的作用，但这并不是对所有的病人都有效。对于一过性眼内压升高就能对病人构成严重危险时，应该避免使用琥珀胆碱。

5. 升高胃内压　琥珀胆碱使胃内压升高、胃内容物反流的危险在理论上是存在的，但临床麻醉中不常见。大多数病人给予琥珀胆碱后胃内容物反流是由于肌肉还未松弛以前企图进行气管插管造成的。

6. 心脏停搏　即使在正常情况下，琥珀胆碱能引起小剂量，但是可以测出的 K^+ 从细胞内向组织间液转移。在一定条件下，这种作用可以很显著，细胞外液 K^+ 浓度突然升高可导致心脏停搏。在去神经损伤和截瘫的病人中，已经明确地证实了这种作用。K^+ 外流的量是和去神经肌纤维的数量成比例的。在广泛的神经损伤时，例如脊髓横断后最常见。其原因认为是与失去了突触前分泌的降钙素基因相关肽有关，结果乙酰胆碱受体不能集中在运动终板而是广布于肌肉表面。

7. 恶性高热　琥珀胆碱特别是和氟烷同时使用时，对于易发恶性高热的病人是强有力的触发剂。

由于琥珀胆碱能触发恶性高热、引起心律不齐，特别是用于儿童时易出现心动过缓并有导致突然心脏停搏的报道，FDA 已正式禁止将它用于儿童，同时药理学界一直在努力研制起效迅速、作用时间短的非去极化肌肉松弛药，来替代琥珀胆碱。

二、非去极化肌肉松弛药

根据分子结构，非去极化肌肉松弛药分为氨基甾类化合物，即 1～2 个季铵附着在类固醇核上和苄异喹啉类单季铵或双季铵化合物。

(一)氨基甾类

1. 泮库溴铵(本可松,pancuronium,pavulon) 临床麻醉,特别是心脏手术时需要一种不引起低血压的肌肉松弛药,这就导致了Hewett 和 Savage 在苏格兰欧加农实验室里研制出了泮库溴铵。泮库溴铵的 ED_{96} 为0.07mg/kg,气管插管剂量为0.1~0.12mg/kg,起效时间2~3分钟,作用维持时间60~120分钟,维持剂量0.01~0.015mg/kg,维持剂量的作用时间是30~40分钟。泮库溴铵的血浆清除率为1.9ml/(kg·min),分布容积为280ml/kg,消除半衰期为130分钟。泮库溴铵主要以原形由肾脏排除,小量(10%~20%)在肝脏去酰化生成3-羟泮库溴铵、17-羟泮库溴铵、3,17-二羟泮库溴铵,这些羟化物少量经肝脏排除,主要还是经肾脏排除。3-羟泮库溴铵的作用时间和药代动力学与泮库溴铵相似。

泮库溴铵一经用于临床立即在心脏外科手术中替代了筒箭毒碱。不过,泮库溴铵被介绍到临床后不久,冠状动脉外科就取代了瓣膜置换外科,成为心脏外科中主要完成的手术。虽然泮库溴铵绝不是冠状动脉狭窄病人的理想肌肉松弛药,但是它一直持续在大多数心脏外科中心使用。泮库溴铵使心率增快是其具有拟迷走作用和阻断对心脏交感神经的抑制,以及其阻断去甲肾上腺素的再摄取,增加外周血管阻力,从而使心脏做功增加。麻醉医师很快就认识到,在给予泮库溴铵以前,需要给予大剂量的麻醉性镇痛药以缓解它对心肌的影响。在使用小剂量静脉麻醉药进行全麻诱导时,泮库溴铵使心肌做功增加就特别显著。随着冠状动脉病变病人广泛使用β受体阻滞药,泮库溴铵的这个副作用也就大大地被克服了。

泮库溴铵的另一个主要缺点,就是它的血浆清除在相当大程度上依赖于肾脏排泄,虽然也经历一定的代谢和胆汁排除,但注射剂量的大约40%是经尿排除。连续给药后有可能出现蓄积效应,神经肌肉传导功能恢复延迟。给予泮库溴铵后,常常报道病人在恢复室中四联刺激T4/T1仅>30%。

如所有氨基甾类肌肉松弛药常见的那样,泮库溴铵用于黄疸病人,其作用显著延长,认为是牛黄胆酸延缓了肝脏摄取泮库溴铵,使得泮库溴铵的胆汁排泄延迟或缺失。

2. 维库溴铵(万可松,vecuroninm) 由于泮库溴铵具有心血管副作用,就促使人们去研制没有心血管作用的氨基甾类肌肉松弛药。在研制的许多药物中,泮库溴铵的单叔铵衍生物——维库溴铵认为是药理特性最理想的肌肉松弛药。1980年它被介绍到了麻醉实践中。维库溴铵 ED_{95} 是0.05mg/kg,插管剂量为0.1~0.2mg/kg,起效时间是2~3分钟,作用时间为30~45分钟,维持剂量是0.01~0.02mg/kg,维持剂量的作用时间是15~30分钟。维库溴铵的血浆清除率为4.3ml/(kg·min),分布容积为28~50ml/kg,消除半衰期为58分钟。

维库溴铵以原形及其代谢产物在尿和胆汁中排除,不过维库溴铵在肝脏的代谢约为泮库溴铵的2~3倍,因此,经肝肾排除是维库溴铵的两个同等重要的消除途径。在肝脏的微粒体中维库溴铵去乙酰化,生成维库溴铵的3羟衍生物,3羟维库溴铵具有大约50%母本化合物的神经肌肉传导阻滞强度,其半衰期更长。30%~40%的维库溴铵是以3羟代谢物排出体外的。虽然和泮库溴铵相比,维库溴铵蓄积作用更少。但是在重症监护病房,给病人持续输注或重复注射维库溴铵超过48小时后,拮抗其神经肌肉传导阻滞作用就较为困难,病人中已经普遍观察到了这个问题。

已经证实维库溴铵是最不具有心血管作用的非去极化肌肉松弛药,它的剂量达到60倍 ED_{95} 也没有拟迷走作用或拟交感作用。最初证实这构成了一定的问题,因为麻醉医师使用的药物像阿片类镇痛药和吸入麻醉药都具有一定的拟迷走特性,当同时给予维库溴铵时,就会出现心动过缓。这也就是使得某些麻醉医师认为,适度的抗迷走作用不应该看成是肌肉松弛药的不利特性。维库溴铵即使剂量达到10倍 ED_{95} 也没有任何副作用,因此,它已经成为其他肌肉松弛药进行比较的“黄金标准”。

3. 罗库溴铵(rocuronium)　罗库溴铵分子结构与维库溴铵相似，是目前起效最快但作用强度最弱的非去极化肌肉松弛药，ED_{95} 0.3mg/kg，插管剂量为 0.6～1.0mg/kg，其起效时间为 50～90 秒，临床作用时间为 45～60 分钟，维持剂量为 0.1～0.15mg/kg，维持剂量的作用时间是 15～25 分钟，为维持恒定神经肌肉传导阻滞持续输注的剂量为 8～12μg/(kg·min)，稳态分布容积 235～320ml/kg，血浆清除率 2.4～3.0ml/(kg·min)，消除半衰期 100～170 分钟。25%罗库溴铵与白蛋白结合。罗库溴铵主要经肝脏代谢(主要代谢产物是 17 羟罗库溴铵)，胆道排除，部分原形经胆道排除，经肝胆机制排除的量占注射量的 76%，仅 9%的罗库溴铵经肾脏原形排除，临床剂量的罗库溴铵不引起组胺释放，对心率和血压无明显影响。

4. 哌库溴铵(pipecuronium)　哌库溴铵是双季铵氨基甾类肌肉松弛药，结构与哌库溴铵相似。其 ED_{95} 0.035mg/kg，插管剂量为 0.08～0.12mg/kg，起效时间为 2～4 分钟，作用持续时间 60～120 分钟，恢复指数 21 分钟，哌库溴铵的抗迷走作用比泮库溴铵少 10 倍，2 倍 ED_{95} 的哌库溴铵不产生任何心血管变化，迅速注射 0.1mg/kg 亦不增加血浆组胺浓度。哌库溴铵分布容积 282ml/kg，血浆清除率 2.1ml/(kg·min)，消除半衰期 79 分钟，哌库溴铵仅小部分在肝中代谢，40%原形从尿中排除，约 4%为 3-去乙酰哌库溴铵，从尿中排泄，约 2%从胆汁排除。肾功能衰竭的病人分布容积显著增加，血浆清除减慢，消除半衰期延长至 263 分钟。

(二)苄异喹啉类

1. 右旋筒箭毒碱(D-tubocuraraine, tubarine)　右旋筒箭毒碱是首先为临床使用的非去极化肌肉松弛药，是唯一一种天然产物，1935 年 King 提取出了右旋筒箭毒碱，并确定了它的化学结构，1942 年加拿大麻醉医师 Griffith 和 Johnson 首先在蒙特利尔将右旋筒箭毒碱用于阑尾切除术的病人，获得满意的肌肉松弛作用。

右旋筒箭毒碱的 ED_{95} 为 0.5mg/kg，插管剂量为 0.5～0.6mg/kg，起效时间为 2～4 分钟，作用时间 60～100 分钟，维持剂量为 0.1～0.15mg/kg，维持剂量的作用时间为 30～45 分钟。在体内 48%的右旋筒箭毒碱和血浆白蛋白结合，很少部分被代谢。66%以原形从尿中排除，12%原形从胆汁排除，其他排除途径还不清楚。当迅速给予右旋筒箭毒碱 0.3mg/kg 时，血浆中组胺将增加 10 倍，引起颜面潮红和血压下降。

2. 阿曲库铵(卡肌宁，atracurium)　阿曲库铵是 1978 年 Stenlake 等在苏格兰 Strathclyde 大学的实验室研制出来的苯肼异奎啉类化合物。阿曲库铵不是一种纯品，它是由 10 种同分异构体组成，其中主要是 3 种同分异构体，即反式-反式、顺式-反式和顺式-顺式。阿曲库铵 ED_{95} 为 0.25mg/kg，插管剂量为 0.5～0.6mg/kg，作用起效时间是 2～3 分钟，作用维持时间 30～45 分钟，维持剂量 0.1～0.15mg/kg，维持剂量作用时间 15～20 分钟，维持恒定神经肌肉传导阻滞的输注速率是 4～12μg/(kg·min)。阿曲库铵的血浆清除率是 6.6ml/(kg·min)，分布容积为 202ml/kg，消除半衰期为 21 分钟。

阿曲库铵这个药物的突出特性是其在碱性 pH 时自发裂解成两个没有活性的衍生物，在 21 世纪初霍夫曼(Hoffman)首先描述了这种依赖 pH 自发降解的过程。霍夫曼降解生成叔氨基副产物正甲基四氢罂粟碱(laudanosine)和一个单季氨残基。虽然单季氨残基本身可以在肝脏中被代谢，生成一个丙烯酸盐，但是已经明确证实，仅仅在给予大剂量阿曲库铵时才可能出现丙烯酸盐这个代谢产物。阿曲库铵同样被血浆胆碱酯酶代谢，相对于霍夫曼降解其被代谢的程度是有争议的。正甲基四氢罂粟碱具有显著的中枢神经系统抗痛作用，常规给予阿曲库铵后，正甲基四氢罂粟碱的血浆浓度是可以忽略的。不过当长时间给予阿曲库铵以及它的代谢成为其主要血浆清除途径时，有危险的副产物或代谢产物就可能引起一定的问题。大约10%注射的阿曲库铵从尿中排出。

虽然，阿曲库铵缺乏维库溴铵对神经肌肉结合部那样的高度特异性，但是在临床剂量下并不产生迷走作用。3倍ED_{95}或更大剂量时，由于组胺释放可能产生低血压。因此，阿曲库铵不适合大剂量单次注射。

阿曲库铵非常适合长时间的持续输注，在输注几小时后它并不在体内蓄积，从血浆中清除仍像开始时一样迅速。阿曲库铵从血浆清除并不依赖肝脏或肾脏功能，所以该药最适合于晚期肝病或肾功能衰竭的病人。

3. 顺式阿曲库铵 阿曲库铵是10个同分异构体组成的混合物，其中顺式-顺式异构体即为顺式阿曲库铵，其ED_{95} 0.05mg/kg，插管剂量为0.15～0.2mg/kg，起效时间2～3分钟，作用维持时间40～75分钟，维持剂量0.01～0.02mg/kg，维持剂量的作用时间15～20分钟。像阿曲库铵一样，顺式阿曲库铵经历霍夫曼消除，但不经历酯性水解。顺式阿曲库铵分布容积200ml/kg，血浆清除率为4ml/(kg·min)，消除半衰期45分钟。给予2倍ED_{95}顺式阿曲库铵后血浆中正甲基四氢罂粟碱的最大浓度为38ng/ml，远远低于给予1.5倍ED_{95}阿曲库铵后正甲基四氢罂粟碱的水平(190ng/ml)。顺式阿曲库铵即使达8倍ED_{95}(0.4mg/kg)也不引起组胺释放，不产生血流动力学的任何变化。

4. 咪伐库铵(mivacurium) 许多年以前已经提出，如果一种非去极化肌肉松弛药能像琥珀胆碱一样在血浆中水解，那么它将具有琥珀胆碱一样的作用起效时间和消退速度。这也就导致了一个20年的攻关计划，研制一系列在两个季铵基团之间具有酯键的苄异奎啉类肌肉松弛药。先后检验了许多研制出来的可能有希望的肌肉松弛药，但是除了咪伐库铵，其他所有研制的药物都产生不可能接受的副作用，特别是组胺释放。咪伐库铵是第一个能迅速被血浆胆碱酯酶水解、剂量达3倍ED_{95}时也不产生严重副作用的肌肉松弛药。

咪伐库铵为苄异喹啉二酯类衍生物，是目前作用时间最短的非去极化肌肉松弛药。咪伐库铵是由3个同分异构体组成，其中顺式-反式、反式-反式构成92%～96%，并且它们的神经肌肉传导阻滞作用比顺式-顺式异构体强13倍。顺式-反式、反式-反式异构体的消除半衰期分别为1.8分钟和1.9分钟，而顺式-顺式异构体的消除半衰期是53分钟，血浆清除率顺式-反式、反式-反式异构体分别为100和60ml/(kg·min)，顺式-顺式异构体为4.6ml/(kg·min)。由于顺式-反式、反式-反式异构体所占比例大、作用强，因此，它们决定着咪伐库铵药代动力学和药效学的特性。咪伐库铵ED_{95} 0.08mg/kg，插管剂量为0.2～0.25mg/kg，起效时间2～3分钟，作用时间15～20分钟，恢复指数8～12分钟，维持剂量0.05～0.1mg/kg，维持剂量作用时间5～10分钟，维持恒定神经肌肉传导阻滞的输注速率为3～15μg/(kg·min)。咪伐库铵以70%～88%琥珀胆碱水解速度被血浆胆碱酯酶水解，<5%的咪伐库铵从尿中排除。咪伐库铵无蓄积作用，即使连续10次给予咪伐库铵后，咪伐库铵的对数剂量反应仍然和第1个剂量的反应相同。咪伐库铵不适合大剂量单次注射，2～3倍ED_{95}咪伐库铵能产生临床意义的组胺释放，引起低血压和皮肤潮红。

5. 杜什库铵(doxacurium) 杜什库铵是双季铵苄异奎啉化合物，1995年开始在美国用于临床麻醉，是目前肌肉松弛药作用最强的非去极化肌肉松弛药。其ED_{95}是0.025mg/kg，起效时间较长，ED_{95}剂量时起效时间为10分钟，2倍ED_{95}是6分钟，插管剂量0.05～0.08mg/kg，临床作用时间90～150分钟，维持剂量0.005～0.01mg/kg，维持剂量作用时间30～60分钟。杜什库铵血浆清除率2.7ml/(kg·min)，分布容积为220ml/kg，消除半衰期99分钟。体外杜什库铵以6%琥珀胆碱水解的速度被血浆胆碱酯酶水解，在体内杜什库铵几乎不被代谢，31%原形从尿中排除，部分原形从胆道排泄。虽然多库氯铵为苄异喹啉化合物，但是其剂量达3倍ED_{95}时仍对血流动力学无影响，亦不增加血浆组胺浓度。多库氯铵和哌库氯铵适合于长时间手术，特别是高血压、心动过速以及术后需机械通气治疗的病人。

三、肌肉松弛药对循环系统的影响

右旋筒箭毒碱能阻滞自主神经节的烟碱样受体，在产生神经肌肉传导阻滞所需要的剂量范围内，同时能产生一定的自主神经节阻滞。右旋筒箭毒碱对副交感神经系统的作用略强于交感神经系统，因此，它能引起低血压，其他常用的肌肉松弛药(泮库氯铵、阿曲库铵、维库溴铵、哌库溴铵、咪伐库铵、罗库溴铵和多库氯铵)在临床使用的剂量范围内都没有自主神经节阻滞作用。琥珀胆碱具有轻度兴奋自主神经节的作用，这种兴奋作用具有一定的临床意义，有时能引起病人高血压反应。

泮库溴铵在临床使用剂量范围内能阻断心脏毒蕈碱样受体，产生心动过速。右旋筒箭毒碱、阿曲库铵、维库溴铵、哌库溴铵、咪伐库铵、罗库溴铵和多库氯铵仅在远远超过临床产生神经肌肉传导阻滞作用剂量时才出现心脏毒蕈碱样受体阻滞效应。琥珀胆碱主要是其代谢产物琥珀胆碱能兴奋心脏毒蕈碱样受体，引起心动过缓或心律不齐，在小儿可导致心脏停搏。

泮库溴铵能作用于小动脉上毒蕈碱样(M_1)受体，同时抑制交感神经末梢再摄取去甲肾上腺素，引起血压升高。

苄异喹啉类肌肉松弛药(右旋筒箭毒碱、阿曲库铵、咪伐库铵)均能引起剂量依从性的免疫介导和化学介导的组胺释放。人体对组胺是很敏感的，在血浆中组胺水平不高时，就可能引起严重的临床表现，出现皮肤潮红、荨麻疹、心动过速、支气管痉挛和低血压。减少给药剂量、减慢注药速度，给予组胺受体阻断剂(H_1和H_2受体阻断剂)就能够减轻或免除肌肉松弛药诱发组胺释放而引起的血流动力学改变。

总之，肌肉松弛药可能产生的心血管系统功能状态的变化是其作用于自主神经节、心脏毒蕈碱样受体及组胺释放的结果。右旋筒箭毒碱阻滞自主神经节并产生组胺释放而引起低血压和心动过速，已逐渐为其他的肌肉松弛药所替代。第一个研制出来的氨基甾类肌肉松弛药泮库溴铵能引起心动过速和血压升高，特别是在病人交感神经系统张力高、体内儿茶酚胺水平高、静脉麻醉诱导药剂量低时更为明显。泮库溴铵1969年用于临床，当时心脏外科主要完成心脏瓣膜置换手术，大剂量麻醉性镇痛药开始用于心脏外科病人的麻醉诱导，临床麻醉需要不致引起低血压的肌肉松弛药。因此，泮库溴铵对循环系统的影响不仅未构成其临床使用时的障碍，而且还是麻醉医师期望的特性。随着接受外科治疗的缺血性心脏病人的增多以及冠脉搭桥手术的开展，泮库溴铵可能引起心肌氧耗进一步增加就成为麻醉医师顾及的问题。为此，药理学家们研制了一系列对心血管系统无影响的肌肉松弛药，例如维库溴铵、哌库溴铵和多库氯铵。在临床产生肌肉松弛的剂量范围内，甚至给予$10ED_{95}$时维库溴铵都不改变病人的循环状态。不过必须清楚，当病人术前长期、大量服用β受体阻滞药、给予大剂量阿片类镇痛药和强效吸入麻醉药以及外科探查和牵拉脏器时，接受这些对心血管系统无任何影响肌肉松弛药的病人可能会呈现严重心动过缓甚至低血压，需要及时纠正。

四、影响肌肉松弛药作用的因素

(一)吸入麻醉药

吸入麻醉药以剂量依从的方式增强非去极化肌肉松弛药的神经肌肉传导阻滞作用，增强非去极化肌肉松弛药的作用异氟烷、地氟烷和恩氟烷要强于氟烷，氟烷又强于氧化亚氮。已经证实，给予维库溴铵一定时间后恩氟烷的浓度从2.2％减少到0.5％，维库溴铵的阻滞程度将从92％降低到8％。同时观察到恩氟烷、氟烷、异氟烷和地氟烷增强非去极化肌肉松弛药的肌松作用是时间依从性的，维持右旋筒箭毒碱血浆浓度恒定，恩氟烷能增强其神经肌肉传导阻滞的程度 1 小时达 9%。除了地氟烷外，吸入麻醉药并不直接抑制神经肌肉的传导，减低颤搐反应，而仅是降低了神经肌肉传导的安全限，地氟烷在呼气末浓度达 2MAC 时，可使四联刺激的反应抑制达 30%。

吸入麻醉药增加非去极化肌肉松弛药神经肌肉传导阻滞作用的机制可能是增加肌肉血流量，特别是吸入异氟烷时，使更多的肌松药分子到达突触裂隙；吸入麻醉药抑制中枢神经系统，减少运动神经末梢释放乙酰胆碱，延长突触后膜烟碱样受体离子通道开放的时间以及减低肌肉细胞膜的敏感性。

(二)抗生素

氨基糖苷类抗生素(阿米卡星、庆大霉素、卡那霉素、新霉素、链霉素和安布霉素等)主要作用是阻碍运动神经末梢 Ca^{2+} 的内流，减少或完全阻止突触前膜释放乙酰胆碱，从而延长非去极化肌肉松弛药的作用时间，加深其阻滞强度。多黏菌素 E、多黏菌素 E 甲磺酸钠、多黏菌素类、林可霉素及克林霉素都具有神经肌肉传导阻滞作用，能抑制运动神经末梢释放乙酰胆碱，同时也可能降低突触后膜的敏感性。没有必要避免非去极化肌肉松弛药和氨基糖苷类抗生素伍用，但对于每一种氨基糖苷类抗生素加强非去极化肌肉松弛药的作用，延长其作用的时间应有估计。根据动物实验研究结果显示，氨基糖苷类抗生素增强神经肌肉阻滞作用的强度为：庆大霉素＞链霉素＞阿米卡星＞西索米星＞卡那霉素＞地贝卡星。有报道庆大霉素能延长维库溴铵的神经肌肉传导阻滞作用，但对阿曲库铵的肌松作用没有影响，为什么会产生这种差别目前还不清楚，其相互作用的机制有待于阐明。

如果术中给予肌肉松弛药并使用上述抗生素，手术结束后应该严密地监测神经肌肉传导功能的恢复情况。此时使用新斯的明常规拮抗神经肌肉传导阻滞作用通常无效，现在亦不提倡给予钙剂。因 Ca^{2+} 能够拮抗抗生素的抑菌作用，因此，应维持机械通气，直至病人自主呼吸满意恢复。

(三)肌肉松弛药之间存在着相互作用

先给予小剂量的非去极化肌肉松弛药以避免去极化肌肉松弛药琥珀胆碱引起的肌颤，但小剂量的非去极化肌肉松弛药将部分拮抗琥珀胆碱的神经肌肉传导阻滞作用，为了获得满意的气管插管条件，必须增加琥珀胆碱的剂量。静脉注射非去极化肌肉松弛药右旋筒箭毒碱和维库溴铵获得满意的肌肉松弛后，当神经肌肉传导作用开始恢复时，给予去极化肌肉松弛药琥珀胆碱和十甲铵，亦呈现出这两类药物神经肌肉传导阻滞作用相互拮抗的效应。

单次静脉注射或短时间静脉滴注琥珀胆碱后给予非去极化肌肉松弛药右旋筒箭毒碱、泮库溴铵、维库溴铵和阿曲库铵，后给予的这些非去极化肌肉松弛药的阻滞作用增强、作用时间延长，表现为两类肌松药间相互协同的效应。

非去极化肌肉松弛药(除罗库溴铵外)起效都较慢，约 2～4 分钟。Foldes 在 1984 年提出了初量原则，即先给予 1/10 2 倍 ED_{95} 的非去极化肌肉松弛药 4～10 分钟后，再给予插管剂量的该种非去极化肌肉松弛药，这样，插管剂量的非去极化肌肉松弛药的起效时间明显缩短为 60～90 秒，插管的剂量亦减少。

通常情况下，化学结构不同的肌肉松弛药(苄异喹啉类和氨基甾类)间呈现神经肌肉传导阻滞作用的协同效应，而结构不同的肌肉松弛药间表现为神经肌肉传导阻滞作用的相加效应。

不同作用时间的非去极化肌肉松弛药先后使用时，只有经过第一个肌松药的 3 倍半衰期后，即 95%药物分子已经从体内清除，再给予另一个非去极化肌肉松弛药，神经肌肉传导阻滞消除的时间才与第二个非去极化肌肉松弛药的作用时间一致，否则随后给予的非去极化肌肉松弛药的作用时间将发生变化。在给予短效非去极化肌肉松弛药咪伐库铵完成气管插管，神经肌肉传导功能开始恢复，已经看到四联刺激中 2～3 个颤搐反应时，再给予维持剂量(0.01mg/kg)的长效非去极化肌肉松弛药多库氯铵，此时多库氯铵的作用时间明显比单独给予这个维持剂量的肌松药要短得多。只有再给予 2～3 次维持剂量的多库氯铵后，神经肌肉传导阻滞的时间才和多库氯铵单独使用的时间一致。另外持续给予右旋筒箭毒碱或其他长效非去极化肌肉松弛药维持神经肌肉传导阻滞 3 小时后，再给予 10～20μg/kg 的咪伐库铵，并不能使神经肌肉传导阻滞的作用时间缩短，此时肌肉松弛的持续时间仍然与给予小剂量右旋筒箭毒碱的作用时间一致。Feldman 等认为，这主要是非去极化肌肉松弛药在与突触后膜烟碱样受体结合以前必须先占据突触后膜受体生物相有关。他们使用止血带阻断前臂血液循环后，该前臂首次静脉注射短效非去极化肌松药，待其神经肌肉传导恢复 50%时，再次阻断该前臂的血液循环并第二次给予长效非去极化肌松药，可以看到该长效肌松药的作用时效明显缩短，若当短效肌松药的阻滞作用完全消退后再给予长效肌松药，则长效肌松药的神经肌肉传导阻滞作用的时间就无任何改变。说明当短效肌松药产生 50%阻滞时，受体生物相仍结合有相当数量的短效肌松药分子，即使长效肌松药进入突触裂隙后也不能充分与生物相结合，从而加速了长效肌松药的代谢和消除，缩短了其作用的时效。

第四节　肌肉松弛药的拮抗药

非去极化肌肉松弛药与乙酰胆碱竞争突触后膜烟碱样受体服从质量作用定律。胆碱酯酶抑制药竞争性抑制胆碱酯酶水解乙酰胆碱，从而拮抗非去极化肌肉松弛药的神经肌肉传导阻滞作用，但是胆碱酯酶抑制药将使依赖血浆胆碱酯酶代谢的肌肉松弛药（琥珀胆碱、咪伐库铵）的肌松作用延长。

胆碱酯酶抑制药分为 3 种：①滕喜龙；②氨基甲酸酯（新斯的明、吡斯的明和毒扁豆碱）；③有机磷。临床上用于拮抗肌肉松弛药的神经肌肉传导阻滞作用的胆碱酯酶抑制药是前两种。

（一）依酚氯铵

依酚氯铵（滕喜龙，edrophonium）为季铵盐，其季氨基团附着在胆碱酯酶的阴离子侧，氢键在胆碱酯酶的酯质位置，形成容易被迅速离解的滕喜龙-胆碱酯酶复合物。当血浆中滕喜龙浓度下降时，滕喜龙-胆碱酯酶复合物迅速离解。同时滕喜龙具有突触前作用，促使乙酰胆碱释放。

依酚氯铵是水溶性药物，进入体内后迅速分布至细胞外液，作用时间短，在肝内与葡萄糖醛酸结合后失活，剂量为 0.5～1.0mg/kg，起效时间 2 分钟，作用维持时间 65 分钟，分布半衰期 7 分钟，消除半衰期 110 分钟，分布容积为 1.1L/kg，血浆清除率 9.6ml/(kg · min)。小剂量用于诊断重症肌无力。中效肌肉松弛药（阿曲库铵、维库溴铵）出现后，更多地使用依酚氯铵以拮抗非去极化肌肉松弛药的残留作用。

（二）氨基甲酸酯

该类药物的离子部分和胆碱酯酶的阴离子侧结合，其甲基氨甲酰部分和胆碱酯酶酯性结合新斯的明是水溶性季铵盐，进入体内后能迅速分布到细胞外液，但不易通过血脑屏障和胎盘。给予新斯的明后，50%以原形从尿中排除，新斯的明在肝脏氧化失活。新斯的明起效迅速，起效时间 5～6 分钟，分布半衰期3～4 分钟，消除半衰期为 80 分钟，分布容积为 0.7L/kg，血浆清除率 9.0ml/(kg · min)，作用维持时间 72 分钟。术中非去极化肌肉松弛药的神经肌肉传导阻滞作用开始消退时，给予新斯的明 0.035mg/kg，在肌松剂的作用明显存在时，应给予新斯的明 0.07mg/kg。

胆碱酯酶抑制药抑制血浆胆碱酯酶，将延长乙酰胆碱对毒碱样受体和烟碱样受体的作用，能产生自主神经效应：心动过缓、支气管痉挛、呼吸道及唾液分泌显著增加和肠蠕动增加等。因此，使用该类药物时必须和抗胆碱能药物同时使用。给予新斯的明时，同时给予阿托品，阿托品的用量是 0.02mg/kg。应将所需新斯的明和阿托品同时吸入一个注射器后缓慢静脉注射。但因阿托品起效快于新斯的明,作用时间比新斯的明短,有的病人特别是交感神经优势和心动过速的病人,在给予上述混合液后可能会出现心动过速,对缺血性心脏病人极为不利。而对于心动过缓的病人,给予此混合液 20 分钟后可能出现心动过缓。因此,应该根据病人的状况,适当调整给予的阿托品剂量。在给予新斯的明和阿托品后,监测残留肌松药作用的同时,应该严密观察心率的变化。

(吴新民)

参考文献

Gissen AJ, Nastuk WL. 1970. succinylcholine and-decamethonium comparison of depolarizationand desensitization. Anesthesiology, 33:611

Gopinath S, Hood JR, UAAI Haq, et al. 1993. Effect of voluntary tetanus on recovery of vecuronium in the isolated forearm. Anaesthesia, 48:870

Paton WDM, Waud DR. 1967. The margin of safety of neuromluscular transmission. J Physiol, 191:50

Schiave G, Benfenoti F, Poulain B, et al. 1992. Tetanusand botulinnium B block neurotransmitter release by cleavage of synaptobrevin. Nature, 359:832

Sine SM. 1993. Molecular dissection of subumt interfaces in the acetylcholine receptor. Identification of residues that determine curare selectivity. Proc Natl Acad Sci, 90:9436

Waser PG. 1990. On receptors in the post-synaptm-membrane at the motor end plate. In: Porter R, O′Connor M eds. CIBA. Foundation Syposium on Molecular Properties of Drug Receptors. London: Churchill, 59

Waud DR, Waud BE. 1971. The relation betweentetanic fade and receptor occlusion in the presence of competitive neuromuscular block. Anesthesiology, 35:456

第29章　肾上腺素能受体兴奋药

第一节　肾上腺素能受体

一、受体激活

受体学说是一个巧妙又实用的学说，它虽然在组织学上尚未得到证明，但对肾上腺素能药应用具有指导意义。有人认为受体是亚细胞水平(分子水平)的某种受点，是生化的，在性质上可能是酶的作用。自 1948 年发表 Ahlquist 概念以来，使肾上腺素的作用原理翻开了新的一页。该概念根据对交感胺的反应不同，将效应器上的肾上腺素能受体分为兴奋、抑制两种相互对立的受体：α 肾上腺素能受体(简称 α 受体)、β 肾上腺素能受体(简称 β 受体)以及多巴胺受体(简称 DA 受体)等。

各脏器或组织中都有效应细胞，效应细胞上又有一种或两种以上受体，它们分布的部位及密度也各不相同。例如心脏效应细胞的受体多属 β 受体，皮肤血管的效应细胞多为 α 受体，骨骼肌的效应细胞多属 β 受体，肠的效应细胞兼有 α 及 β 受体，而支气管的效应细胞 β 受体占优势。除 α、β 受体外还有 DA 受体参与血管的扩张作用。多数拟交感药不止作用于一种受体，而且有剂量依赖性，它们最终的作用结果等于 α+β+DA 的代数和。

按照受体的激动理论，对药物剂量的反应一般能作出事先的估计，但有许多因素会影响对某一药物剂量的反应程度，如药代动力学涉及剂量与血浆药物浓度的关系，而后者又受到药物分布容积、消除、蛋白结合和吸收等改变的影响。药效学则涉及血浆药物浓度与作用的关系。

受体上的药物浓度受组织灌注以及药物蛋白结合、脂溶性、离子化状态、弥散特点以及局部代谢的影响。每个终末器官细胞上的受体数目可能不同，受体数量增加(上调)见于长期受体兴奋下降，如长期使用 β 受体阻滞药，则 β 受体数量增加，而受体数量减少(下调)则见于长期使受体过度兴奋，如长期用 β 受体激动药作抗哮喘治疗，β 受体的数量就会减少。

用药物使受体激活后，会产生细胞的生化改变，如 α 受体激活则使平滑肌细胞内的 Ca^{2+} 升高，β 受体兴奋则使细胞的 cAMP 水平上升。细胞内 Ca^{2+} 增加使平滑肌收缩，相反，cAMP 上升则使平滑肌松弛。如受体长期暴露于激动药之下，会导致细胞对激动药-受体结合反应的丧失，常发生受体脱敏。酸中毒和缺氧也能减少细胞对受体激活的反应。

由于血中儿茶酚胺的水平、组织儿茶酚胺受体的数量及细胞反应不同，β受体阻滞药的应用必须个体化。如长期使用β受体阻滞药治疗又突然停药，可能出现心动过速和高血压等停药综合征，可导致心肌缺血和梗死，因此用β受体阻滞药治疗的病人围手术期应当继续用药或逐渐减量。

二、肾上腺素能受体亚型

肾上腺素能受体亚型(表29-1)包括：①α肾上腺素能受体，又分α_1和α_2两种受体。α_1受体(兴奋的)旧称α受体，是与肾上腺素能神经末梢相关联的突触后受体。α_2受体(抑制的)是脑内占优势的α受体，它主要在肾上腺素能神经末梢的突触前，但突触后也有。外周也有α_2受体。②β肾上腺素能受体可分为β_1和β_2两大类，心脏的β受体称β_1受体，支气管和血管平滑肌的β受体称β_2受体。③血管的多巴胺受体(DA)，也分为突触后的DA_1和突触前的DA_2两种(图29-1)。

表29-1 肾上腺素能受体亚型

受体	部位	作用
α_1	突触后——血管平滑肌	血管收缩，阻力增加
α_2	突触前	兴奋——抑制去甲肾上腺素释放(负反馈)
β_1	突触后——心脏	兴奋——正性肌力，正性变时性增加自主性，加快传导速度
β_2	突触后——血管平滑肌 支气管平滑肌 子宫平滑肌	兴奋——血管扩张 支气管扩张 子宫弛缓
DA_1	突触后——肾和肠系膜血管平滑肌，冠状动脉?	血管扩张
DA_2	突触前	兴奋——抑制去甲肾上腺素和乙酰胆大事释放

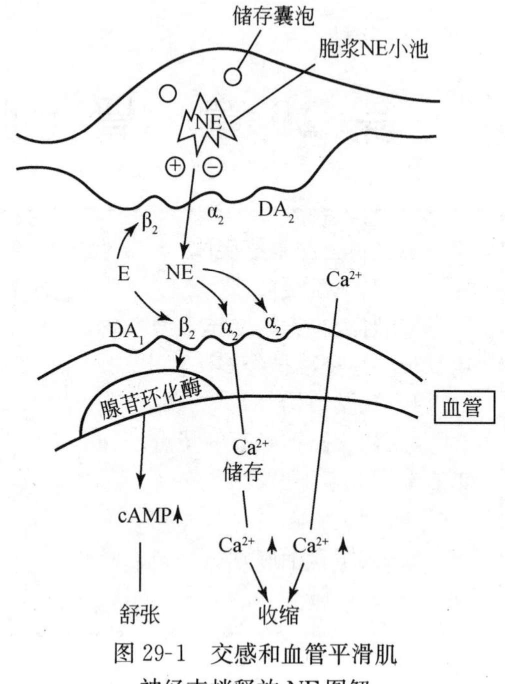

图29-1 交感和血管平滑肌神经末梢释放NE图解

(一) α_1突触后受体

负责外周血管(动脉和静脉)收缩，它对神经释放的去甲肾上腺素(NE)有特殊反应。心脏的α_1受体引致正性肌力作用，同时减缓心率。

(二) α_2受体

(1)突触前α_2受体位于神经末梢，它减少交感神经末梢NE的释放，这种负性反馈系统可以保存神经单位的NE。激活脑的α_2受体(如用可乐定或右美托咪啶)通过减少交感神经系统活动可产生抗高血压作用，同时还有镇静作用。

(2)突触后α_2受体介导血管平滑肌的收缩。

(三) β_1突触后受体

激活心脏，增加心率和心肌收缩力，加快房室结传导和自律性。它们还引起脂肪分解，增加肾素释放。

(四) β_2受体

(1)突触后 β_2受体介导外周血管扩张(尤其是骨骼肌)、钾的摄取、胰岛素释放、糖原分解、支气管扩张及子宫松弛等。这些受体还存在于心肌上，但心肌的 β_2受体类似 β_1受体。激活 β_2受体由于钾在肌肉内蓄积可引起低钾血症。

(2)突触前 β_2受体增加交感神经末梢释放 NE。

(五)DA 受体

DA_1(突触后) 受体介导肾和肠系膜血管的扩张，增加肾钠盐的排泄，减少胃肠运动。DA_2受体(突触前)抑制 NE 释放。

交感神经末梢和血管平滑肌上的肾上腺素能受体神经末梢去极化时释放 NE。交感神经末梢突触前 β_2受体可增加 NE 释放量，但突触前 α_2、DA 受体使 NE 释放量减少。在突触后膜上，α_1或 α_2受体兴奋使血管收缩，β_2受体兴奋使血管扩张。NE 不兴奋 β_2受体，但肾上腺素可兴奋 β_2 受体。

第二节　拟交感神经药

一、化学结构

交感神经系统兴奋释放的肾上腺素和去甲肾上腺素，统称交感胺。因此肾上腺素能兴奋药又称拟交感神经药。它们的基本化学结构是苯乙胺，苯乙胺是儿茶酚胺的基本结构，它由苯环和带烷基的侧链组成。以苯乙胺为骨架又合成了许多药理作用与交感胺相似的药物，如苯乙胺可以变成多巴胺，也可以合成去氧肾上腺素(苯福林)(图 29-2)。

拟交感神经药从化学结构上可分为儿茶酚胺类和非儿茶酚胺类。儿茶酚胺类指在苯环的 3、4 位上均有 OH(儿茶酚核)，而非儿茶酚胺类的区别仅在苯环上 OH 的部位和数目。苯环上有无 OH 可显著影响拟肾上腺素作用的强度和时间，无 OH 者作用强度减弱而时间延长。如 α 碳原子上的 H 被 CH_3取代，则拟交

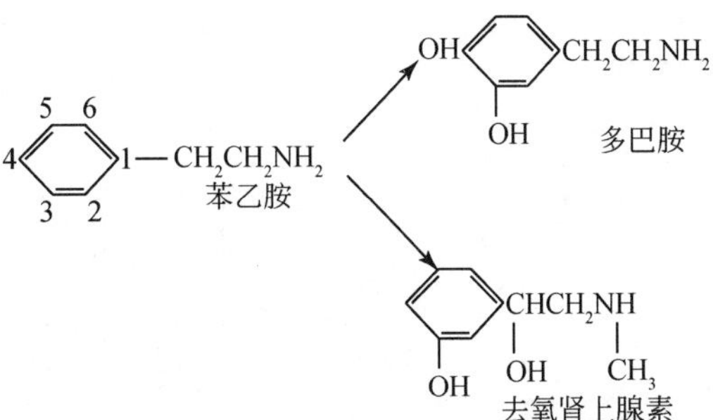

图 29-2　儿茶酚胺类的基本结构

感作用减弱，中枢兴奋作用增强(如麻黄碱)。氨基上 H 的取代基团与药物受体有关，如由 CH_3取代则 β 作用增强(如肾上腺素)，由异丙基取代则为纯 β 作用(如异丙肾上腺素)。表 29-2、表 29-3 分别示拟交感神经药的化学结构，药物的性质和作用。

二、拟交感神经药的特点

(一)共同点

(1)β_1受体激动主要是兴奋作用，其表现为心率加快，心收缩力增强，全心传导速度加快而房室传导阻滞减弱，但自律性和心律失常危险性增加。

(2)心脏 β 受体激活通过促进细胞内游离钙泵入储存部位，增强心室的舒张和松弛，降低左心室舒张末压(LVEDP)，改善舒张期充盈，另一方面它又使心室收缩期射血完全，减少了左心室收缩末容量(LVESV)，使心脏缩小，减低左心室收缩的室壁张力(通过 Laplace 定律)，因此，β 受体兴奋从改善心室舒张功能不全和收缩功能不全两个方面均降低心肌氧耗量(MVO_2)和氧供需比值。

(3)β 受体兴奋对心肌氧供需的影响因素较多而难以预测。一方面心率和心肌收缩力增加使 MVO_2 增加，另一方面 LVEDP 和 LVEDV 下降使 MVO_2 减少。因此，β 受体激动药对心肌缺血有不利的一面，也有有利的一面，尤其当心率上升或舒张压下降时对心肌的氧供需不利。

(4)用拟交感神经药之前必须纠正低血容量。但容量负荷过度会增加 LVEDV，从而限制了心内膜下的灌注，可引起心肌缺血。

表 29-2 拟交感神经药的化学结构

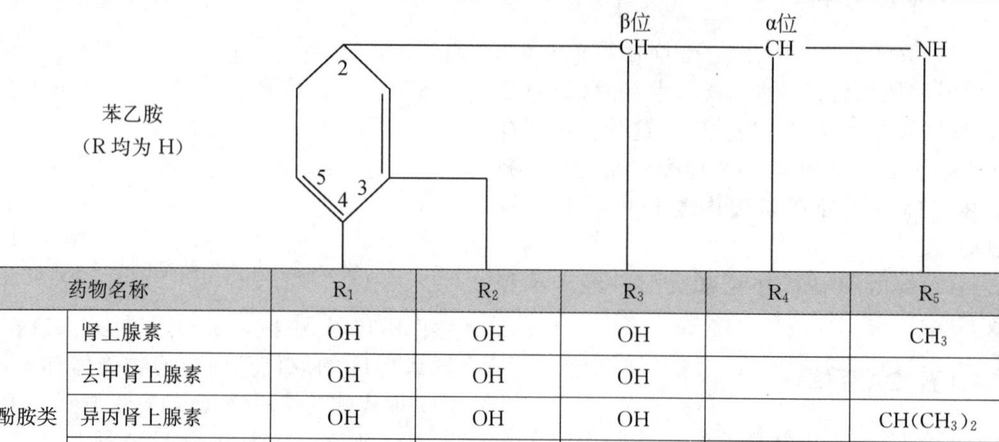

药物名称		R_1	R_2	R_3	R_4	R_5
儿茶酚胺类	肾上腺素	OH	OH	OH		CH_3
	去甲肾上腺素	OH	OH	OH		
	异丙肾上腺素	OH	OH	OH		$CH(CH_3)_2$
	多巴胺	OH	OH			
	多巴酚丁胺	OH	OH			$C_{10}H_{14}O$
非儿茶酚胺类	麻黄碱			OH	CH_3	CH_3
	间羟胺		OH	OH	CH_3	
	去氧肾上腺素		OH	OH		CH_3
	甲氧明*				CH_3	

*甲氧明 2、5 位上各有一个 OCH_3;空白格均为 H。

表 29-3 拟交感神经药的性质和作用

药物名称	α_1	β_1	β_2	DA
肾上腺素	+++	++	++	
去甲肾上腺素	+++	++	?	
异丙肾上腺素	.	+++	++	
多巴胺*	+++	+++	++	+++
多巴酚丁胺	+	+++	++	
麻黄碱**	+++	+++	+	
间羟胺**	+++	++	0	
去氧肾上腺素	+++	±	0	
甲氧明	+++	0	0	

*系直接作用的儿茶酚胺,但也有某些间接作用;**主要是间接作用,但也有某些直接作用。

(5)凡有 α_1 受体激动(血管收缩)作用较强的药物最好不从外周静脉持续输注,如果发生外渗或浸润就有导致组织损伤或坏死的危险。如无中心静脉可用,可从外周通畅的静脉导管针小剂量分次推注,但需密切观察注射部位。

(二)区别点

(1)由于不同拟交感神经药兴奋的靶受体不同,α、β_2 及 DA 受体的活性不同,故对外周血管的作用也有差异,而且与剂量有相关性。

(2)某些拟交感神经兴奋药具有直接和间接的双重作用,所谓直接作用即药物直接兴奋受体,而间接作用乃药物释放神经元储存的 NE 起作用,当 NE 储存耗竭时这些药物便丧失其作用,如长期使用间接作用的药物进行正性肌力治疗,慢性心衰病人及用利血平者。

(3)拟交感药药效的终止方式有神经元再摄取、组织摄取和代谢等。NE 在突触间隙中被肾上腺素能神经末梢再摄取达 80%左右,再摄取是终止药效的重要方式,而单胺氧化酶(MAO)和儿茶酚胺氧位甲基转移酶(COMT)则是儿茶酚胺的主要代谢酶。MAO 通过脱氨基作用灭活 NE、多巴胺和 5-羟色胺,MAO 抑制药增加神经元中和受体周围儿茶酚胺浓度,减少它们的破坏,因此给予有 MAO 抑制的病人肾上腺素能激动药或哌替啶可产生致命的高血压危险。

(4)使用间接作用的拟交感神经药如麻黄碱、间羟胺，最大的危险是诱发高肾上腺素能状态，因为，它们释放大量神经元内贮存的 NE 而迅速被 MAO 代谢。最好使用那些纯直接作用的药物如肾上腺素、去甲肾上腺素、异丙肾上腺素、去氧肾上腺素和多巴酚丁胺等，它们不会使 MAO 的作用"泛滥"。

(5)利血平耗竭神经元内的 NE，长期使用会使受体上调并诱发"去神经高敏"状态，这时使用间接作用的拟交感药显示作用减弱，而使用直接或双重作用的药物可能反应亢进。最好的办法是用直接作用的药物并从小量开始，同时小心监测血压。

(三)血管加压药与正性肌力药

血管加压药与正性肌力药有时难以截然分开。血管加压药包括儿茶酚胺类和非儿茶酚胺类，而正性肌力药则包含儿茶酚胺类和非肾上腺素类，或统称心血管药物。在非儿茶酚胺类中甲氧明和去氧肾上腺素为纯的血管加压药(纯 α 受体兴奋作用)，而麻黄碱则兼有血管加压和正性肌力作用。在儿茶酚胺类中药理作用更为多样，去甲肾上腺素虽有 β 受体兴奋作用，但实际上它属于强血管加压药。多巴胺为强正性肌力药和血管加压药，其作用与剂量有关，小量为正性肌力药，大量为血管加压药。多巴酚丁胺为相对选择性正性肌力药，有弱的扩血管作用，而异丙肾上腺素为正性肌力药和血管扩张药。

过去认为血压是压倒一切的，因而导致不加区别的使用升压药。血压＝心排血量×外周阻力。血管加压药可增加心排血量和(或)外周阻力而升高血压，但单纯根据血压不能判定组织的灌注，如果血压升高来自外周阻力的升高，则血压最高时组织血流反而最少。今天，人们已认识到充分补液和有创性血压监测的重要性，从而更加合理地使用血管加压药。由于人们对前负荷、后负荷和心肌收缩力三者关系的深入了解，血管加压药主要用于动脉压过低，如不及时升压便有危险。因此其使用目的是应急而不是消除病因：①维持生命器官的灌注压，直至采取根本的治疗措施；②心肺复苏；③治疗过敏反应；④延长局麻药作用时间。儿茶酚胺类药的作用见表 29-4。

表 29-4　儿茶酚胺类药的作用比较

药物	血压	心率	心律失常	外周血管阻力	肾血流
去甲肾上腺素	+++	−	+	+++	−−−
肾上腺素	+	++	+++	±	−−
多巴胺	+	+	+	+	+++
多巴酚丁胺	+	+	±	−	++
异丙肾上腺素	±	+++	+++	−	−

注：+为增加；−为减少。

第三节　儿茶酚胺类

一、肾上腺素

肾上腺素(adrenalin)是肾上腺髓质产生的儿茶酚胺。它是 α_1、α_2、β_1 和 β_2 受体的直接激动药，所有的剂量均增加心收缩力和心率，但由于剂量不同，外周阻力可以降低(1～2μg/min)、保持不变或明显升高(＞10μg/min)。心排血量一般可以增加，但大剂量时由于外周 α 受体兴奋反而使后负荷升高，可使每搏量下降。肾上腺素由神经元和组织摄取，同时被 MAO 和 COMT 迅速代谢而作用终止。

(一)优点

该药系直接作用，不依赖于内生性 NE 的释放。由于它对 α 和 β 受体均有强兴奋作用，故作用大大超过多巴胺和多巴酚丁胺。肾上腺素有强效的正性肌力作用而 α 作用可以调节和变化，其 β_1 作用又可增加心室的舒张速率。如果血压上升反射性引起迷走神经兴奋可降低心动过速。假如舒张压上升，心脏缩小，则心肌缺血可以减轻，但也可以发生心肌缺血。由于它缩短收缩期，如果心率无明显增加，则舒张期冠脉血流时间可稍延长。肾上腺素是最有效的支气管扩张药和肥大细胞稳定药,可用于支气管痉挛或过敏反应。

(二)缺点

使用肾上腺素可发生心动过速和心律失常,可导致血管收缩后继发性器官缺血,尤其是肾和皮肤,故必须监测尿量,但此问题可用血管扩张药对抗。它可使肺血管收缩,从而导致肺高压和右心室衰竭,但加用血管扩张药可以逆转。肾上腺素因增加心肌收缩力和心动过速,增加心肌氧需,减少氧供,故有心肌缺血的危险。因其使血浆葡萄糖和乳酸升高,可使糖尿病患者病情加重。使用肾上腺素时由于肝的释放可使血钾升高,继而由于骨骼肌的摄取又使血钾下降。如漏入皮肤可引起皮肤坏死。

(三)临床应用

(1)适应证:①是心脏骤停(尤其是心脏完全停跳和心室颤动)和电机械分离的首选药物,其主要机制是增加冠状动脉灌注压和心肌血流,使室颤由细转粗,易于电击除颤,此外它还增加脑动脉血流,可改善神经系统预后和减少死亡率。最近心肺复苏提倡使用大剂量肾上腺素,成人可静脉注射 1~5mg,每 5 分钟重复一次,总量可达 0.2mg/kg 以上,但仍有争议;②心源性休克(加用血管扩张剂);③是过敏反应和其他全身变态反应的选择药物;④支气管痉挛。

(2)皮下注射:10μg/kg(最大 400μg)用于治疗轻到中度变态反应或支气管痉挛。

(3)静脉注射:①小到中剂量(用于休克、低血压),一次静脉注射为 2~10μg,然后持续输注 1~16μg/min,小儿用量为每分钟 0.05~0.50μg/kg;②大剂量(用于心肺复苏),首次静脉注射 0.5~1.0mg,小儿 5~15μg/kg(也可经气管内注射,容量为1~10ml)。1mg 肾上腺素可以是 1ml(1 ∶ 1000),也可以是 10ml(1 ∶ 10 000)。如果首次剂量无反应可用较大剂量。

(4)静脉注射大剂量肾上腺素可导致严重高血压、脑卒中或心肌缺血,除极端严重病人外,开始剂量不要超过 10μg/kg。为了便于小剂量给药,应该用微量泵输注,将病人千克体重×肾上腺素 0.03mg 稀释在 50ml 生理盐水中,每小时输注 1ml,相当于 0.01μg/(kg · min)。

(5)为防止严重血管收缩,应监测全身血管阻力(SVR)、尿量和四肢灌注。加用血管扩张药(如乌拉地尔或尼卡地平)有助于维持器官灌注,因为它能对抗其 α 缩血管作用,而留下心脏的正性肌力作用。用肾上腺素调节心排血量,用血管扩张药(如乌拉地尔或尼卡地平)调节 SVR。

(6)如发生心肌缺血,可考虑使用主动脉内球囊反搏动泵,以改善心肌的氧供需比值。

二、去甲肾上腺素

去甲肾上腺素(NE)是节后交感神经的主要生理介质,也从肾上腺髓质中释放。它直接作用于 α_1 和 α_2 受体并有 β_1 受体激动作用,但实际上没有 β_2 受体(血管扩张)作用。NE 对心率的影响不定,如血压升高可反射性减慢心率,如血压降低则可使心率加快。NE 使心收缩力增强,使心排血量增加或减少,这主要取决于血管外周阻力。它使血压升高和 SVR 明显升高,SVR 升高不被 β_2 受体血管扩张作用所拮抗。NE 还使肺血管阻力 (PVR)升高和前负荷增加。但 NE 可使每搏量和心排血量减少,减少的原因是由于 SVR 和血压的明显升高,使射血分数减少。NE 由神经元摄取或经由 MAO 和 COMT 代谢而终止作用。

(一)优点

NE 是肾上腺素能的直接激动药,但对 β_1 受体的作用强度与肾上腺素相同。由于使其他血管床收缩,使脑和心脏的灌注得到重新分配。并且由于其有强效的 α_1 和 α_2 血管收缩作用,当使用去氧肾上腺素无效时,NE 可能有效。

(二)缺点

NE 减少器官的灌注,有发生肾、皮肤、肝和肠缺血的危险。由于它增加后负荷和心收缩力,可能有发生心肌缺血的危险,或使可疑的病人导致冠状动脉痉挛。NE使肺血管收缩，还可能导致心律失常。当毛细血管强烈收缩后，会使静脉内液体向组织间渗出，如渗入皮下就有发生皮肤坏死的危险。

(三)临床应用

(1)适应证：用于外周血管虚脱病人必须增加外周阻力时(如脓毒性休克或体外循环后血管麻痹综合征)，或在既需要升高外周阻力同时又需要兴奋心脏时应用。

(2)NE的静脉输注剂量：成人通常为1～2μg/min，一般为每分钟0.05～0.30μg/kg。通常应用微量泵输注，计算方法同肾上腺素。

(3)尽可能缩短使用时间，同时密切注意尿量。

(4)可以和血管扩张药(硝普钠)一道使用，以对抗α受体兴奋而保留β_1的兴奋作用，这样做可通过降低后负荷改善心排血量。

(5)为了治疗严重右心室衰竭，可通过左心房插管输注NE，同时从右心房插管输注肺血管扩张药前列腺素E_1(PGE_1)，这样NE首先达到全身血管床减轻PGE_1的扩血管作用，而在到达肺之前已被外周所代谢。

三、多巴胺

多巴胺(intropin)是交感神经末梢和肾上腺髓质中NE和肾上腺素的儿茶酚胺前体，是β_1、β_2、α_1和DA受体的直接激动药，但也有释放储存神经元中NE的间接作用。它由神经末梢摄取，同时也被MAO和COMT代谢，有少量多巴胺还可在神经末梢代谢成NE。其作用与剂量相关(表29-5)。

表29-5　多巴胺的量效关系

剂量[μg/(kg·min)]	激活受体	作用
1～3	DA_1	增加肾和肠系膜血流
3～10	$\beta_1+\beta_2(+DA_1)$	增加HR、心收缩力和CO，降低SVR，可能使PVR升高并开始出现α血管收缩作用
>10	$\alpha(+\beta_1+DA_1)$	增加SVR、PVR，减少肾血流，增加HR和收律失常，增加后负荷可能降低CO

注：HR＝心率；CO＝心排血量；SVR＝全身血管阻力；PVR＝肺血管阻力。

(一)优点

多巴胺小到中剂量时，由于DA_1的特殊激动效应能增加肾灌注和尿量。其导致心动过速比异丙肾上腺素少，而血管扩张作用比后者有更多的“选择性”，从而使血流从骨骼肌向肾和内脏血管床转移。尽管它具有混合型正性肌力和血管收缩作用，但主要用作正性肌力药，而不是血管加压药。

(二)缺点

多巴胺有明显的间接作用，当神经元中的NE耗竭时(如病人有充血性心衰或使用利血平治疗时)则反应减弱。多巴胺比肾上腺素或异丙肾上腺素的正性肌力作用小，也会发生心动过速和心律失常。它增加心肌氧耗，如冠状动脉血流没有增加，可导致心肌缺血。当剂量>10μg/(kg·min)时，α受体介导的血管收缩作用可使肾的扩血管效应丧失，并有发生肾、内脏和皮肤缺血坏死的危险，需监测尿量并防止漏出血管外。多巴胺可使肺血管收缩，对有自主呼吸病人可能减少呼吸动力。用较大剂量时因血压上升，对衰竭心脏可能有害，表明需加用血管扩张药。

(三)临床应用

(1)适应证：①由于低心排或低外周阻力引起的低血压；②在循环血容量恢复之前可作为低血容量的临时治疗；③用于肾衰或肾功能不全。

(2)多巴胺的静脉输注剂量为1～20μg/

(kg · min)，常将多巴胺 3mg×kg 体重溶于 50ml 生理盐水中，每小时泵入 1ml，相当于 1μg/(kg · min)。

(3)如同其他正性肌力药一样，使用前尽可能纠正低血容量。在扩容前或未作出明确诊断前它是低心排临时治疗的第一选择。

(4)如剂量已达 10～20μg/(kg · min)仍无正性肌力效应，可换用或加用直接作用的激动药肾上腺素。

(5)如需降低后负荷，可加用血管扩张药(如硝普钠)以拮抗其缩血管效应。为合理选择正性肌力药与扩血管药剂量，需行动脉压和心排血量的有创性监测。

四、多巴酚丁胺

多巴酚丁胺(dobutrex)是合成的儿茶酚胺消旋物。它直接作用于 β_1 受体，并有较弱的 β_2 受体作用，但没有 α 受体和多巴胺受体活性。

多巴酚丁胺对心脏的正性肌力作用有选择性，它通过 β_1 受体增加心肌收缩力和心率。多巴酚丁胺也是一种血管扩张药，它与多巴胺的区别是：①有兴奋 β_2 受体的扩血管作用，无 α 受体的收缩血管作用；②扩张肺血管，降低肺动脉压和肺血管阻力；③多巴酚丁胺的镜像异构物及其代谢产物 3-O-甲基多巴酚丁胺是 α_1 受体拮抗药，它能减少 α_1 受体介导的血管收缩(药理拮抗)，因此当它代谢时，也可使 α_1 受体作用随时间而减弱。

多巴酚丁胺的作用结果是使心率、心收缩力和心排血量增加，使左室舒张末压和外周阻力及肺血管阻力下降，但血压可以上升、下降或不变。它由 COMT 代谢或在肝与葡萄糖醛酸结合而被消除，并产生一种活性代谢产物。血浆半衰期为 2 分钟。

(一)优点

多巴酚丁胺仅有直接作用。心收缩力的增加来自 β_1 受体兴奋，而扩血管作用则来自 β_2 受体，它能降低后负荷(SVR 和 PVR)，改善左心室和右心室收缩功能，因此对单心室或双心室衰竭有利。由于它改善了收缩和舒张功能可使心脏缩小，从而可改善心肌的氧供需比值，减轻心肌缺血。小剂量多巴酚丁胺比异丙肾上腺素导致的心动过速少。由于它不经 MAO 代谢，对用 MAO 抑制药病人是一种好的选择。因多巴酚丁胺无血管收缩活性，外周应用危险性小。

(二)缺点

使用大剂量多巴酚丁胺时易引起心动过速和心律失常。如果它使外周阻力下降不能被心排血量的增加充分抵消也会发生低血压。它没有多巴胺样肾血管扩张作用，由于该药为非选择性血管扩张药，血流可以从肾和内脏血管床分流至骨骼肌。使用超过 72 小时可发生快速耐受性，还可发生轻度低钾血症。

(三)临床应用

(1)适应证为用于治疗低心排综合征(心源性休克)，尤其是外周阻力和肺血管阻力增加者。

(2)仅用于静脉(中心静脉)输注，剂量为 2～20μg/(kg · min)，一些病人对 0.5μg/(kg · min)就有反应，此量一般不加快心率。通常用微量泵输注，配制和计算方法同多巴胺。

(3)多巴酚丁胺的作用不如多巴胺与硝普钠合用，除非神经元中的 NE 耗竭。

(4)因多巴酚丁胺有血管扩张作用，较之多巴胺更能减少心肌氧耗量，增加冠状动脉血流，其作用相当于多巴胺加硝酸甘油的疗效，故对冠心病病人有益。

(5)用 β 受体阻滞药的病人再用多巴酚丁胺可使外周阻力增加，故需有创性监测以判明它对心排血量和外周阻力的影响。

五、异丙肾上腺素

异丙肾上腺素(isuprel)是合成的儿茶酚丁胺，是 $\beta_1+\beta_2$ 受体的直接激动药，无 α 受体作用。它使心率明显增快(直接的和反射的)，使心收缩增强和心排血量增加，但血压常下降(也可以增加)。外周阻力因末梢血管扩张而明显下降，肺血管阻力也下降。异丙肾上腺素作用消失快，半衰期仅 2 分钟。它由肝摄取、结合，60%无改变排除，但也被 MAO 和 COMT 代谢。

(一)优点

异丙肾上腺素是 β 受体的直接激动药，按微克计算也是最强的 β 受体激动药。它增加心排血量的机制是：①增加心率；②增加心收缩力和每搏量；③降低后负荷。异丙肾上腺素还是支气管扩张药，既可静脉注射也可吸入。

(二)缺点

异丙肾上腺素可导致心动过速，使舒张充盈时间缩短，而静脉扩张又降低了前负荷，故使心排血量的升高受限。异丙肾上腺素常使血压下降，低血压可产生器官的低灌注和缺血，使重要器官的血流分流至肌肉和皮肤。由于它可导致心肌缺血，因而禁用于冠心病病人，因为心动过速、正性肌力作用和低血压三者常使心肌氧供需失衡而恶化，并可导致冠状动脉窃血，因为冠状血管的扩张已超过了它的自主调节，从而使缺血区血流减少而非缺血区血流增加。异丙肾上腺素可发生心律失常，可以使有房室传导旁路(WPW 综合征)的病人提前兴奋。

(三)临床应用

(1)适应证：①心动过缓对阿托品无反应，而起搏器又未准备好的病人；②低心排血量病人，尤其需增加正性肌力作用而心动过速又无害处者，如小儿病人每搏量已固定，室壁瘤(小而固定的每搏量)切除术后及去神经后的心脏(心脏移植术后)；③肺动脉高压或右心衰竭；④房室传导阻滞：用于减轻阻滞的临时治疗或增加心室的自身频率，但对二度莫氏Ⅱ型心脏传导阻滞者需小心，因为它可使阻滞程度加重；⑤β 受体阻滞药过量；⑥哮喘持续状态等。

(2)异丙肾上腺素可通过外周静脉安全使用，不会发生皮肤坏死。心内注射一次为 2～5μg，静脉输注为 0.02～0.05g/(kg · min)。一般用微量泵输注，配制和计算方法同肾上腺素。

(3)将异丙肾上腺素与肾上腺素合用可增加 β 受体作用；比单用肾上腺素的 α 受体作用小。

(4)异丙肾上腺素不应用于治疗心跳停止，因为它引起血管扩张会导致心肺复苏中颈动脉和冠状动脉血流减少。

(5)静脉给药需连续监测血压和心电图。

六、非诺多巴

非诺多巴(fenol dopam)是合成的多巴胺(DA_1)受体激动药。DA_1受体位于肾和肠系膜血管平滑肌突出后膜，能间接起扩血管作用。非诺多巴可选择性扩张动脉血管系，维持肾灌注，可用于治疗合并肾功能损害的围手术期严重高血压，具有利尿及促进尿钠排泄的特性。

非诺多巴不主张静脉注射，持续静脉泵注剂量为 3μg/(kg · min)，5～15 分钟内起作用，并随时调整剂量直到血压得到控制。与 β 受体阻滞药合用时可能产生低血压。副作用包括剂量依赖性心动过速和偶有低血钾。

第四节　非儿茶酚胺类

一、麻黄碱

麻黄碱(ephedrine)是由植物中提取的一种非儿茶酚胺。它是 α、$β_1$ 和 $β_2$ 受体的直接兴奋药，作用温和，其作用机制主要是从神经元中间接释放 NE。麻黄碱使心率轻度增加，使心收缩力、心排血量和血压上升，它轻度增加外周阻力，增加前负荷(静脉收缩作用)。静脉注射麻黄碱 5～10 分钟作用消失，由肾排除，但不被 MAO 或 COMT 代谢。

(一)优点

作用温和，升压和正性肌力作用适当且易于给药。静脉给药持续时间短(3～10 分钟)，肌内注射持续时间大约 1 小时。麻黄碱一般无心动过速，不收缩子宫血管，对妊娠者安全。

(二)缺点

如神经元中的 NE 储存耗竭则作用减弱。由于它释放内源性 NE，与 MAO 抑制剂相互作用可发生高度危险。重复给药可发生快速耐受性。

(三)临床应用

(1)适应证:①适用于外周阻力低或低心排血量引起的低血压,尤其是心率减慢者;②在循环血容量恢复之前可作为低血容量的临时治疗;③常用于治疗腰麻或硬膜外麻醉引起的低血压和麻醉药过量引起的短暂心肌抑制。

(2)麻黄碱 1 次静脉注射量为 5～10mg,肌内注射为 20～30mg,可根据需要重复或增加。一般将麻黄碱稀释成 5～6mg/ml 应用。可以从外周静脉套管针中推注,不仅剂量便于掌握而且见效快。

(3)如对麻黄碱无反应者,可改用间羟胺。

二、间羟胺

间羟胺又称阿拉明(aramine),是合成的非儿茶酚胺,它是 α_1 和 α_2 受体的直接激动药,也有少许 β_1 受体活性,它还从神经末梢间接释放 NE,作用类似 NE。间羟胺使血压升高,外周阻力明显上升,可使心率反射性减慢。由于外周阻力增加,心排血量可以减少,间羟胺可使心收缩力增强。间羟胺的作用终止缓慢,肌内注射可长达 90 分钟,作用终止靠组织摄取,不经由 MAO 或 COMT 代谢。

(一)优点

在外周阻力低下时可显著增加外周阻力。当血压升高时可反射地降低心率。

(二)缺点

它以牺牲其他器官为代价保护脑和冠状动脉血流,故可产生肾和内脏缺血或皮肤坏死。它增加肺血管阻力。该药随着 NE 储存的耗竭而作用强度下降。当它被神经末梢摄取后便储存于 NE 处,之后当神经去极化时便释放出间羟胺,其作用相当于交感神经末梢的假介质,故作用强度远弱于 NE,此乃产生快速耐受性的机制。此现象见于使用数小时之后,因此,突然停药可导致严重低血压,而且一直持续到神经再次合成新的 NE 为止,故间羟胺必须缓慢减量。由于它有 β_1 受体作用,可产生心肌缺血或心律失常。间羟胺使子宫动脉收缩,可产生高血糖血症。

(三)临床应用

(1)适应证:①可用于低外周阻力引起的低血压如脓毒症,血管扩张药过量及区域麻醉等;②可作为低血容量病人恢复血容量之前的临时治疗。

(2)间羟胺一次静脉注射量为 500μg,成人静脉输注量为 20～50μg/min,肌内注射为 2～10mg。用微量泵输注,配制和计算方法为千克体重 × 0.3mg,每小时输注 1ml,为 0.1mg/(kg · min)。

(3)对纯 α_1 受体激动药去氧肾上腺素不反应的低外周阻力状态,应用间羟胺有效,因为间羟胺对 α_1 和 α_2 受体有直接和间接的双重激动作用,从而引起较强的血管收缩。

三、去氧肾上腺素

去氧肾上腺素又称苯福林(phenylephrine,neosynephrine),是合成的非儿茶酚胺。它是 α_1 受体的直接激动药,除用极大剂量外临床上无明显 β 受体效应。由于它使小静脉和小动脉收缩,使血压和外周阻力明显上升,可反射引起心率减慢,结果心排血量可能下降或无改变。去氧肾上腺素使心收缩力轻度增加,由于优先收缩小静脉,可增加回心血量。该药迅速由 MAO 代谢,但无 COMT 代谢。

(一)优点

去氧肾上腺素是直接作用的激动药和可靠的血管加压药,作用时间短于 5 分钟。当用于低血压时,它能增加冠状动脉灌注压,但增加心肌收缩力不明显,如能避免高血压则心肌氧耗量增加不多。假如由于缺血的心肌收缩力受到抑制,则该药可提高心排血量。它对冠状动脉病、主动脉瓣狭窄病人的低血压有矫治作用,在外周阻力低时,能增加脑、肾和心脏的灌注。对有室上性心动过速的病人,由于血压升高反射性兴奋迷走神经可终止心律失常，同时处理低血压和室上性心动过速。当四联症发生急性发绀发作时能减少从右向左分流。在脊麻或硬膜外麻醉时它能恢复功能性交感神经切除后的外周阻力。在体外循环下也能用于增加外周阻力。

去氧肾上腺素具有强的 α_1 缩血管作用，一般不通过胎盘，可用于剖宫产时低血压的治疗，而不影响胎儿代谢，可能较麻黄碱好。

(二)缺点

去氧肾上腺素使后负荷增加会导致每搏量下降，除非使冠状动脉灌注压恢复，才能使心肌缺血得到纠正。对罕见的敏感病人，可引起冠状动脉痉挛，遇此情况可用硝酸甘油或钙通道阻滞药对抗。去氧肾上腺素增加肺血管阻力，减少肾和其他器官灌注，故必须监测尿量和肢体的灌注。

(三)临床应用

(1)适应证：①由于外周血管扩张，低外周阻力状态引起的低血压，如感染性休克，血管扩张药过量；②在血容量未恢复之前用于低血容量的临时治疗；③低血压型室上性心动过速。

(2)静脉推注剂量每次为 20～100μg，一般将此药稀释成 20～40μg/ml，可根据需要增加，对某些外周血管严重虚脱病人，1 次推注可能需 0.5～1mg 才能提高外周阻力。小儿静脉推注为 1μg/kg。静脉输注为 10～500μg/min，用微量泵输注的方法同肾上腺素。

(3)当用去氧肾上腺素维持血压时，可加用硝酸甘油降低前负荷，此种联合应用可增加心肌氧供，减少心肌氧耗。它可以减轻钙通道阻滞药维拉帕米引起的血管扩张和低血压，也是多数冠心病病人或主动脉狭窄无充血性心衰患者短期选用的血管加压药。

(4)如血管床对去氧肾上腺素无反应者，可考虑改用间羟胺或 NE。

四、甲氧明(甲氧胺)

甲氧明(美速克新命，vasoxyl)系合成的非儿茶酚胺，是 α_1 受体的直接激动药，没有 β 受体作用。其作用时间比去氧肾上腺素长，肌内注射为 1.0～1.5 小时，不经由 MAO 或 COMT 代谢。甲氧明优先收缩小动脉，可用于治疗外周阻力低引起的低血压如脓毒血症和区域麻醉，可用于治疗低血压型室上性心动过速，也可作为低血容量的临时治疗，直至循环血容量恢复。但由于它持续时间长，不如去氧肾上腺素常用。甲氧明的剂量成人为 1～5mg 静脉缓慢推注，肌内注射一次为 10～20mg。

五、精氨酸血管加压素

精氨酸血管加压素(AVP)是一种合成的垂体后叶产生的抗利尿激素的类似物。AVP 通过直接刺激平滑肌 V-1 受体引起血管收缩。它是替代肾上腺素治疗成人难治性休克和室颤的推荐用药。单次静脉注射为 40U。小剂量(0.04U/min)静脉泵注用于血管扩张性休克。AVP 起效快，药效持续 10～20 分钟。

(邓硕曾)

参考文献

邓硕曾．1997．心血管围手术期用药．见：胡小琴．心血管麻醉及体外循环．北京：人民卫生出版社，177～184

Langesaeter E，Rosseland LA，Stubhaug A. 2008. Continuous invasive blood and cardiac output monitoring during cesarean delivery：a randomized double-blind comparison of low-dose versus high-dose spinal anesthesia with intravenous phenylephrine of placebo infusion. Anesthesiology，209：56～63

Larach DR，Solina AR，Cardiovascular drugs. 1995. In：Hensley FA Jr，Martin DE. A Practical approach to cardiac anesthesia. Boston：Little，Brown and Company，34～59

Ngan Kee WD，Lee A，Khaw KS，et al. 2008. A randomized double-blinded comparison of phenylephrine and ephedrine infusion combinations to maintain blood pressure during spinal anesthesia for cesarean delivery：the effects on fetal acid-base status and hemodynamic control. Anesth Analg，107：295～302

第 30 章　肾上腺素能受体阻滞药

第一节　α 肾上腺素能受体阻滞药

α 肾上腺素能受体阻滞药(α 阻滞药)可选择性地阻断 α_1 肾上腺素能受体,拮抗拟肾上腺素药收缩血管的作用,扩张血管。常用药物有酚妥拉明、乌拉地尔、哌唑嗪等。

(一)酚妥拉明

酚妥拉明(phentolamine)又名立其丁(regitine),为非选择性 α 受体阻滞药,即对 α_1 及 α_2 受体都有作用。此药的 α_1 受体阻滞作用可广泛扩张小动脉,使血压明显下降,并可扩张静脉及降低肺动脉压力。该药在扩张血管的同时伴有显著的心率加快,原因为儿茶酚胺释放增多和 β 受体兴奋的结果。心动过速严重影响了本药在临床上的应用。现临床麻醉中用于防治嗜铬细胞瘤引起的高血压。

酚妥拉明首次静脉注射的剂量为 2～5mg,静脉维持剂量为 0.1～1mg/min。单次静脉注射,作用时间短暂,常需静脉持续给药。

酚妥拉明的最主要副作用为心血管系统反应,包括低血压、心动过速和心律失常。可使病人抬高下肢,以增加回心血量,迅速输血或输液,静脉注射缩血管药物如去氧肾上腺素(苯福林)、甲氧明等处理低血压。往往随着低血压的逆转,心率可自行减慢。

(二)酚苄明

酚苄明(phenoxybenzamine)为非竞争性 α 受体阻滞药,对 α_1 受体作用较 α_2 受体强 100 倍。酚苄明 1mg/kg 静脉注入后,可完全阻滞 α_1 受体兴奋的血管收缩活性,剂量再大并不能增加阻滞程度。静脉注入后立即显效,1～2 小时可达高峰,作用时间可达26～28 小时。

酚苄明有明显的心血管作用,尤其在肾上腺素能张力增高时,降压作用更明显。用药后可出现直立性低血压及心动过速。该药还有较弱的抗组胺、抗 5-羟色胺作用。

(三)哌唑嗪

哌唑嗪(prazosin)为节后 α_1 受体阻滞药,对 α_2 受体作用较弱。试管内测定此药对 α_1 受体的亲和力较对 α_2 受体强 1 万倍。由于 α_2 受体未受阻滞,去甲肾上腺素释放减少,因此降压作用较非选择性 α 受体阻滞药为强,而且也无心动过速、血浆肾素活性增高的副作用。

药代动力学:哌唑嗪口服后 1～3 小时血浆浓度达峰值,生物利用率为 48%～68%,血浆蛋白结合率为 92%～97%,药物分布容积为 0.51～0.57L/kg,总血浆清除率为 0.14L/(kg·h),$t_{1/2}$ 为 2.5 小时。主要在肝内通过 O-去烷基和葡萄糖醛酸结合代谢,由胆道排泄。慢性肾衰时 $t_{1/2}$ 延长,主要是由于血浆蛋白结合减低,血中游离药物增加,故肾衰时作用延长。

药理学特性及临床应用:哌唑嗪既有扩张动脉,又有扩张静脉的作用,其机制除 α 受体阻滞外，对血管平滑肌细胞有直接作用，可能与抑制磷酸二酯酶有关。另外，此药也有轻微的变时性和变力性作用。

哌唑嗪对高血压病人有强大的扩血管作用，可使静息和运动时总外周阻力下降。有人观察到，哌唑嗪可使高血压病人静息时总外周阻力下降12％～15％，运动时下降23％。同非选择性α受体阻滞药酚妥拉明和直接扩血管作用的肼屈嗪（肼苯哒嗪）相比，较少引起代偿性心率增快，原因除选择性α_1受体阻滞外，也可能与对窦房结有直接负性变时性作用有关。研究报道，哌唑嗪对左室功能正常的高血压病人的静息心排血量无明显影响，但运动时心排血量可增加12％～15％。哌唑嗪不减弱冷刺激引起的生理性血管收缩反应及对运动的反应，也不减弱颈动脉窦的反射。哌唑嗪治疗高血压，血液黏滞度下降。

哌唑嗪的动、静脉扩张及轻度正性肌力作用对充血性心力衰竭有良好疗效，治疗后左室舒张末和收缩末内径缩小，左室收缩功能增强，心排血量增加。同时运动耐力增加，运动时间延长，体内耗氧量增加，肺淤血引起的呼吸困难缓解。但哌唑嗪治疗慢性充血性心力衰竭有时可发生亚急性血流动力学减弱反应，后期可发生迟发的血管扩张药耐受现象。

(四)乌拉地尔

乌拉地尔（urapidil）又名压宁定（edrantil），为脲嘧啶衍生物，具有外周和中枢双重作用机制。中枢作用主要通过激活5-羟色胺-IA受体，降低延髓心血管中枢的交感反馈调节而起降压作用。外周的血管扩张作用主要为阻滞突触后α_1受体，降低外周阻力，同时也有中等强度的α_2受体阻滞儿茶酚胺的收缩血管作用。本药的50％～70％及其代谢物通过肾脏排泄，其余经粪便排出。生物利用度为72％，蛋白结合率为80％，清除半衰期为4.7小时。

乌拉地尔缓释胶囊可用于各种类型的高血压。静脉给药在处理高血压危象、围手术期高血压和控制性降压方面效果良好。对高血压危象和恶性高血压病人，静脉注射乌拉地尔25～50mg，可使收缩压降低34％，舒张压降低31％，心率无明显变化。对围手术期高血压病人，乌拉地尔不仅可满意地控制血压，而且不增快心率，收缩压与心率乘积（RPP）显著下降，有利于降低心肌氧耗，对冠心病病人更为有利。乌拉地尔在降低动脉压的同时，也可降低肺动脉压和肺毛细血管楔压，并增加心排血量，有利于心力衰竭病人的治疗。麻醉中应用乌拉地尔施行控制性降压，不反射性增快心率，也不增加颅内压，停药后亦无明显高血压反跳现象。肌源性血管扩张药如硝普钠可损害肺血流的自动调节，导致血氧张力进行性下降。乌拉地尔作为受体介导的血管扩张药则可保持肺血流自动调节机制的完整性，应用过程中不仅不降低血氧张力，而且有血氧张力升高的报道。

麻醉中乌拉地尔应用于控制性降压的常用剂量为0.4～0.7mg/kg缓慢静脉注射，间隔3～5分钟后可重复注射。围手术期和体外循环中控制血压的维持剂量为50～120μg/(kg·min)。

第二节 β肾上腺素能受体阻滞药

β肾上腺素能受体阻滞药（β受体阻滞药）是心血管病治疗中极重要的一组药物。该类药物是治疗心绞痛、高血压、肥厚型心肌病、心律失常和法洛四联症等的基础药物，也是减少心肌梗死后死亡率的重要药物。麻醉过程中常用于治疗室上性心率增快和血压升高。

一、药理学特性

(一)构效关系

异丙肾上腺素为β受体兴奋药原形。各种β受体阻滞药分子结构与异丙肾上腺素相似，故能可逆性占据β受体，具竞争性β受体阻滞作用。

β受体阻滞药与β受体的亲和力及作用时效等与空间构型的关系主要表现在以下方面：①在末端以烷基或芳烷基取代胺根，将增强对

β受体的亲和力；②以甲基取代α位碳原子，则增加作用时效；③从侧链β碳原子上加OH，也增加对β受体的亲和力，几乎所有β受体阻滞活性均存在于左旋同分异构体中，右旋体无活性，但临床上应用的都是消旋化合物。

（二）膜稳定性

膜稳定性又称奎尼丁样作用或局麻作用，具备“膜稳定性”者，能降低心肌细胞动作电位上升速度，但不影响静息电位，也不延长动作电位的时限，普萘洛尔（心得安，propranolol）、氧烯洛尔（心得平，oxprenolol）、阿普洛尔（心得舒，alprenolol）及醋丁洛尔（醋丁酰心安，acebutoll）具有这种作用。

（三）$β_1$ 选择性

醋丁洛尔（醋丁酰心安，acebutolol）、阿替洛尔（氨酰心安，atenolol）、美托洛尔（美多心安，metoprolol）、普拉洛尔（心得宁，practolol）及艾丝洛尔（esmolol）可选择性地作用于$β_1$受体，在一般剂量时，$β_1$受体选择性阻滞可保留血管及支气管等组织的效应。但由于每一器官都含有$β_1$、$β_2$受体，仅比率不同而已，如肺内$β_1$与$β_2$受体之比率约为30∶70。具$β_1$受体选择性阻滞的药物在大剂量时也有$β_2$受体阻滞作用，即$β_1$受体选择性与剂量呈负性相关。现已知，普萘洛尔对心脏与肺的选择性阻滞比率为2∶1，普拉洛尔为15∶1，阿替洛尔为200∶1。

（四）内源性拟交感活性（ISA）

即药物与受体结合后不仅能阻滞激动药的作用，其本身又表现出一定的β受体激动药的特性，醋丁洛尔、阿普洛尔、氧烯洛尔、普拉洛尔、吲哚洛尔（心得静，品托洛尔，pindolol）、普瑞地洛尔（prizidilol）及巴森多洛尔（bucindolol）都具有这一特性。

ISA具有一定的临床意义，在预防支气管收缩方面，ISA可能较心脏选择性更重要。ISA能使快速心率减慢及运动期间的心率减慢，却能使静止期缓慢的心率加快，故静息卧位时、夜间交感张力较低时，心率下降较无ISA要轻。因此，较适用于老年、心动过缓、高气道压反应的患者。另外，在心力衰竭时，用具有ISA的药物，心排血量下降也轻一些。

二、药代动力学

β受体阻滞药均可被胃肠道吸收，口服后约1～3小时血中达高峰值，但由于“首次通过效应”，肝代谢很明显，故生物利用度很低。由于个体生物可利用性的差异，口服后血浆浓度差别可达7～20倍。

β受体阻滞药通过肝脏代谢、肾排泄及其他未明的机制清除。通过肝脏代谢清除的有普萘洛尔、氧烯洛尔、阿普洛尔和美托洛尔，这些药物为脂溶性，病人间生物利用度的差异显著，半衰期较短（2～6小时）。由肾脏排出的有阿替洛尔、纳多洛尔（nadolol，萘羟心安）、普拉洛尔和索他洛尔（sotalol），它们为水溶性，有相对持久的生物利用度，半衰期长达6～17小时。普萘洛尔的代谢物为4-羟普萘洛尔，仍具β受体阻滞作用。其他药物的代谢产物大多无药理学作用。

三、临床应用

β受体阻滞药在临床上主要应用于以下三个方面：高血压、心绞痛及心律失常。

（一）抗高血压

β受体阻滞药降压机制至今尚未明了，可能与以下四方面有关。

1. 降低心排血量　β受体阻滞药的负性肌力及负性变时性作用可减弱心肌的收缩力及减慢心率，故可降低心排血量，其降压作用尤其对高血压伴有心排血量增加者效果更好。但具有ISA的β受体阻滞药对心肌收缩力及心排血量的影响不明显或不稳定，也有肯定的降压效果，故降低心排血量不能完全解释β受体阻滞药的降压作用。

2. 中枢神经系统效应　β受体阻滞药可直接作用于中枢神经系统，减少交感神经冲动的传出而降低血压。具脂溶性的β受体阻滞药易通过血脑屏障，可能较非脂溶性药物有较强的中枢神经系统效应。

3. 抑制肾素-血管紧张素系统　β受体阻滞药的降压作用与其对肾素-血管紧张素系统的抑制有关。研究表明，β受体阻滞药的降压效果与治疗前肾素水平密切相关，血压降低程度与肾素降低程度也密切相关。但应用β受体阻滞药后，肾素-血管紧张素系统立即受到抑制，而血压下降则出现较晚。另外控制高血压的剂量较降低血浆肾素活性所需的剂量大得多，而且大剂量β受体阻滞药对低肾素活性病人也有降压作用等则与通过抑制肾素活性而降压的概念相矛盾。

4. 压力感受器敏感性重新调整　高血压时压力受体在较高水平进行调节，β受体阻滞药提高压力受体敏感性使血压下降，且很少引起直立性低血压，支持β受体阻滞药重建压力感受机制的学说。但β受体阻滞药降压时，压力受体敏感性提高应有心率增快，而且压力受体敏感性增强如何解释长期、稳定性血压下降，也是一个未能解决的问题。

总之，在各种高血压状态，β受体阻滞药可能通过上述一种或几种机制起作用达到降压目的。

(二)心绞痛

β受体阻滞药是抗心绞痛的基础药物，主要通过：①β受体阻滞作用降低心肌氧耗(MvO_2)从而改善心肌的相对缺血状态；②改善冠脉血流量的分布或增加缺血区的总血流量；③降低运动及缺血β受体受刺激的正性肌力和变时性作用；④抑制血小板凝集活性，降低血栓素A_2(TXA_2)的产生，减少血管收缩因素；⑤使氧合血红蛋白解离曲线右移，而改善氧向缺血心肌的转运。劳力型心绞痛病人接受β受体阻滞药治疗后，心绞痛阈值及运动耐量均明显提高，但对变异性心绞痛的疗效尚存争议。

(三)心肌梗死急性期治疗

β受体阻滞药能减少梗死面积。心肌梗死并非“全”或“无”现象，在梗死心肌的周围绕以缺血带，如降低MvO_2则周围缺血心肌不致发展成坏死，梗死范围得以缩小，反之则可扩展。使用β受体阻滞药后：①减弱交感活性，降低MvO_2。②交感活性增高时脂肪溶解增加，血游离脂肪酸升高。β受体阻滞药降低游离脂肪酸，使心肌代谢由脂肪酸转为利用葡萄糖而改善能量利用。③交感活性升高、冠状动脉扩张可发生冠脉窃血，β受体阻滞药能延长舒张期灌注，使血流更多地进入心内膜下区，增加缺血最重区域的血供。另外交感活性增高使存活的心肌收缩增强，加重局部肌壁运动异常，β受体阻滞药能对抗此作用。④β受体阻滞药的抗血小板凝聚作用，可减少冠脉循环的血栓形成机会。⑤急性心肌梗死时循环儿茶酚胺增加，诱发心律失常，游离脂肪酸也有致心律失常作用，β_2受体兴奋、血钾下降等都促发心律失常，β受体阻滞药能对抗之。但需注意：①对广泛梗死病人，β受体阻滞药的负性肌力作用可使左室容积及左室舒张末压上升而增加心肌氧耗；②由于病人的交感活性不同，β受体阻滞药常无一定的安全剂量，静脉注射此药必须谨慎并细心监测。即使如此，对需交感张力来维持心泵功能和心率的患者，也可导致循环衰竭。

(四)心律失常

β受体阻滞药的抗心律失常作用是由于其β受体阻滞作用，可减缓自主窦性心率和异位起搏点的频率，延长房室结的功能不应期，并延缓异常旁道中的前向和逆行传导，因此可有效地治疗各种室上性心律失常。对肾上腺素能过度兴奋或对儿茶酚胺高度敏感所致心律失常的治疗，β受体阻滞药可能最有效。β受体阻滞药的抗心肌缺血作用，亦为治疗某些心律失常的重要药理学基础。

临床上，β受体阻滞药的抗心律失常作用主要应用于以下几个方面：①洋地黄中毒、麻醉、嗜铬细胞瘤或心导管引起的心律失常，某些阵发性及急性心肌缺血导致的心律失常，β受体阻滞药治疗常能使之转为窦性心律；②能使窦性心动过速、房颤或房扑及室上性心动过速的心室率减慢；③预防阵发性心律失常特别是由活动或预激综合征引起的心律失常的复发；④与血管扩张药合用于控制性降压时，可预防或治疗血管扩张药引起的反射性心动过速，并利于控制性降压。

（五）充血性心力衰竭

交感神经的兴奋虽然在心衰的初期有助于循环的维持，但长期交感神经系统过度兴奋可使心肌β受体脱敏感（反应能力下降）和下调（受体数目减少）。1975年Waagstein等首次应用β受体阻滞药成功地治疗扩张型心肌病后，许多临床研究进一步证实β受体阻滞药可治疗各种类型的充血性心力衰竭。机制为抑制心衰病人β受体脱敏感，降低儿茶酚胺对心肌的毒性作用，减少心肌细胞能量消耗。但即至目前β受体阻滞药治疗充血性心力衰竭仍处于试用阶段，而且开始用药及增量必须格外慎重。

（六）法洛四联症

β受体阻滞药治疗法洛四联症缺氧发作已20余年，机制如下：①减弱心肌收缩力，包括右心室漏斗部，因而减轻了肺动脉梗阻和右向左分流；②降低心排血量，反射性增加外周血管阻力，使右向左分流减少；③因快速心率增加右向左分流，β受体阻滞药减慢心率的作用，故可减少右向左分流；④使氧合血红蛋白离解曲线右移，改善氧向组织的转运。

（七）其他治疗作用

β受体阻滞药可改善肥厚型心肌病的左室功能，缓解左室流出道梗阻，改善呼吸困难、心绞痛、晕厥等症状，为治疗肥厚型心肌病的基础药物。甲状腺功能亢进症用β受体阻滞药治疗能明显降低心率、改善脉压、震颤、反射亢进、突眼等症状，并能迅速控制甲状腺危象。β受体阻滞药也常用于嗜铬细胞瘤的术前准备，并能降低肝硬化食管静脉曲张出血率，延长存活时间。

四、临床注意事项及药物选择

（一）麻醉前不应突然停用β受体阻滞药

20世纪70年代初曾就麻醉前是否停用β受体阻滞药发生争议，目前认为不应停药。原因为：①长期使用β受体阻滞药可使心肌细胞膜的β受体数目上调，突然停药使增多的β受体与循环血液中的儿茶酚胺结合，导致β受体功能亢进；②某些β受体阻滞药降低血儿茶酚胺的清除率，突然停药使高浓度的儿茶酚胺占据β受体呈现激动现象；③围手术期许多因素刺激交感肾上腺髓质系统，儿茶酚胺释放增加，使β受体兴奋。停药后，上述因素将增加心肌氧耗量，血小板聚集性增高可阻塞冠脉血流，加重心肌缺血，肾素-血管紧张素也大量增加。临床表现为紧张、焦虑、心率加快、血压升高、心律失常、心绞痛等，甚至可出现心肌梗死。大量的临床实践也证实不应突然停用β受体阻滞药。

（二）选用药物时要考虑其药理学特性

由于β受体阻滞药存在循环、呼吸、中枢神经、胃肠道、代谢等方面的不良反应，故在选择何种β受体阻滞药时，应考虑各种药物的药理学特性。

1. β_1 选择性 β受体阻滞药引起疲倦、软弱、运动耐量下降、间歇性跛行等并不完全是肌血管收缩引起，也和中枢作用及心排血量减低等有关。非选择性β受体阻滞药收缩皮肤血管使皮温下降或雷诺现象恶化，而β_1受体选择性药物无皮温变化，故有周围血管病者应选用选择性β_1受体阻滞药。如支气管腔径的变化依赖于交感活性，即使选择性β_1受体阻滞药也能引起严重哮喘发作，故对高血压或心绞痛病人有气道阻塞病时不宜用β受体阻滞药，可改用钙通道阻滞药。门静脉高压食管静脉曲张用β_1受体阻滞药，只降低心排血量而不收缩内脏血管，不如非选择性β受体阻滞药药效好。胰岛β_2受体兴奋释放胰岛素，糖原新生通过肝内β_2受体，因此用胰岛素治疗的糖尿病病人应选用β_1受体阻滞药。但由于β_1受体阻滞的相对性，有报道β_1受体阻滞药也能引起严重的低血糖反应，故此类病人不宜使用β受体阻滞药。

2. ISA 应用具ISA作用的β受体阻滞药

治疗高血压能减轻 β 受体阻滞药治疗中老年人常发生的心动过缓及孕妇降压时的胎儿心动过缓。此类药物对血脂无不良影响，不降低 FIDL-胆固醇，也不发生普萘洛尔引起的皮肤发冷、发绀等不良反应。轻度心功能不全用后也未发生心排血量下降。虽有无 ISA 的 β 受体阻滞药抗心绞痛效果相同，但静息时心动过缓或心功能不全者应选用具 ISA 的药物，而静息时心率较快或稍活动心率即增快者宜选用非 ISA 药物。对心肌梗死后预防用 β 受体阻滞药治疗者应选用非 ISA 药物，因非 ISA 药物降低死亡率的效果明显好于具 ISA 的药物。另外，具 ISA 的 β 受体阻滞药亦无明显的撤药反应。

3. β 受体阻滞药对循环抑制的处理　β 受体阻滞药常见的严重副作用是对循环抑制，需及时处理。严重心动过缓者应首选阿托品治疗，机制为阿托品解除迷走神经的作用，使心脏交感神经的支配起效应。选择性 β_1 受体阻滞药治疗引起心动过缓时，应避免应用异丙肾上腺素，因此时需大剂量才能发挥拮抗作用。有报道异丙肾上腺素治疗 β 受体阻滞药引起的心动过缓时，剂量需提高 25～50 倍，拮抗负性肌力作用的剂量也需提高 8～13 倍。如此大剂量可引起 β_2 受体介导的严重血管扩张。此时宜选用 β_1 受体激动药，如多巴酚丁胺或羟苯心安（prenalterol），不宜选用多巴胺。因多巴胺只能在大剂量时拮抗 β_1 受体阻滞后的效应，此时将会激动 α 受体引起广泛的血管收缩，使外周阻力增高，降低心排血量。如循环抑制不伴有心动过缓，静脉注射氯化钙或葡萄糖酸钙可增加心肌收缩力，拮抗 β 受体阻滞药的负性肌力作用，提升血压。高血糖素能增加心肌细胞内 cAMP 含量，增强心肌收缩力，也可治疗 β 受体阻滞后的循环抑制。小剂量肾上腺素主要激动 β_1、β_2 受体，增强心肌收缩力和扩张血管，也可用于拮抗 β 受体阻滞后的循环抑制。

五、临床麻醉中常用的 β 受体阻滞药

（一）普萘洛尔

该药是最先在临床上使用的 β 受体阻滞药，非选择性地阻滞 β_1 和 β_2 肾上腺素能受体，无 ISA 活性，具有膜稳定作用。麻醉过程中静脉注射治疗心动过速和血压升高。

普萘洛尔对因交感肾上腺素能兴奋诱发的心动过速有良好的治疗效果，这些情况常见给予阿托品、潘库溴铵等药物，以及手术刺激、甲亢、嗜铬细胞瘤、病人的恐惧和焦虑等。普萘洛尔对缺血或正常心肌，可使室颤阈值增加 5 倍。由于普萘洛尔有良好的抗心肌缺血作用，故对因心肌缺血引起的心律失常，亦有良好的治疗效果。

1970 年，Gettes 等推测，由折返机制引起的室上性心律失常，无论有否预激综合征，都可用普萘洛尔治疗。但继后的研究存在较大争议：一些学者认为，静脉注射普萘洛尔对预激综合征无效；另有些学者则声称，普萘洛尔对预激综合征有明显的预防和治疗效果。现临床上普萘洛尔不作为预激综合征治疗的首选药物。

普萘洛尔口服后 1～2 小时血浆浓度可达高峰。由于个体间生物可利用性的差异，口服后血浆浓度差别可达 7～20 倍。普萘洛尔由肝脏代谢排出，清除半衰期为 3～6 小时。低温体外循环可显著减小普萘洛尔的分布容积及血浆清除速率，使血浆含量高于正常。

普萘洛尔血浆含量与药物疗效间的关系尚有争议。Mullane 等报道，普萘洛尔血浆浓度由 0.5ng/ml 向 80ng/ml 增高时，β 受体的阻滞程度随之增强。血浆浓度在 0.5～5ng/ml 时，60%的病人表现出明显的 β 受体阻滞。血浆浓度为 20～30ng/ml 时，几乎所有病人均出现显著的 β 受体阻滞。但另一些研究却表明，尽管连续用药较紧急用药使血浆普萘洛尔浓度增加 2 倍。但运动耐力改善类似。口服普萘洛尔后 1.5 小时或 12 小时进行运动实验，尽管药物血浆含量差别显著，但引起心绞痛的运动时间几乎一样。在对人类靶细胞肾上腺素能受体的几项研究中观察到，控制 50%以上病人的心律失常所需的普萘洛尔血浆浓度分别为 40 ～ 85ng/ml、40 ～ 322ng/ml 和 12 ～ 1100ng/ml。另外，由于普萘洛尔的生物半衰

期长于清除半衰期，因此，应结合普萘洛尔药代学特点和临床反应综合判断其疗效。

(二)美托洛尔

美托洛尔为选择性 β_1 受体阻滞药，无 ISA 活性，有一定膜稳定作用。根据血浆含量和对心率作用的评价，美托洛尔的效力约为普萘洛尔的 1/3。产生等同作用的美托洛尔与普萘洛尔的口服剂量比为 4∶5。

美托洛尔几乎全由肠道吸收。口服后 1.5 小时，血药浓度可达峰值。分布容积约为 5.5L/kg。美托洛尔的肾脏清除率为 109ml/min，给药后 95%以上的药物 72 小时内从尿清除，清除半衰期为 2.5～7.5 小时(平均 3 小时)。

美托洛尔的临床治疗适应证及用药注意事项与普萘洛尔和其他 β 受体阻滞药相同。有研究报道，在抗心绞痛治疗中，美托洛尔较普萘洛尔更能延长运动时间和改善 ST 段。在抗高血压治疗中，美托洛尔治疗的病人，不能耐受的副作用发生率为 8%，而阿替洛尔组则高达 28%。

静脉给药的剂量及注意事项：美托洛尔与其他 β 受体阻滞药一样，在麻醉中静脉给药，尤其对心血管病病人，应遵循以下原则：①在 ECG 和血压的监测下，稀释后以小剂量(0.5～1mg/次)叠加的方式从深静脉(锁骨下或颈内静脉)路径给药，避免从下肢静脉给药；②在治疗室上性心动过速，如窦性心动过速、心房颤动心室率过快时，一旦心率出现下降趋势，应立即停止注射。如此，则可避免循环意外。

美托洛尔治疗室上性心动过速的剂量一般为 0.1mg/kg，而控制血压的剂量则为 0.2～0.3mg/kg。

(三)艾丝洛尔

目前临床上多数可用的 β 受体阻滞药，由于作用时间较长，应用于血流动力学不稳定的病人常使病情复杂化。靠交感神经兴奋维持循环的病人，血流动力学可能因而急剧恶化，一旦发生，至少持续数小时，因而常常限制了 β 受体阻滞药的应用。

艾丝洛尔为具超短作用的心脏选择性 β 受体阻滞药，具极轻微的 ISA 和膜稳定作用，清除半衰期为 9.2 分钟。静脉给药几秒种内即起作用，5 分钟内达高峰，16 分钟内 β 受体阻滞作用消失。艾丝洛尔控制心率的静脉注射负荷剂量一般为 500μg/kg，维持剂量为 50～300μg/(kg·min)。

(四)索他洛尔

索他洛尔又名心得怡或甲磺胺心定，为非选择性和无内在拟交感活性的 β 受体阻滞药，具有第三类抗心律失常药的独有特性。

1. 药理作用 此药的 β 受体阻滞强度为普萘洛尔的 1/3，为脂溶性很低的亲水化合物。索他洛尔具有延长心肌复极时间的独特的电生理作用，以浓度依赖的方式延长动作电位时间，延长有效与绝对不应期，而对动作电位 0 相的上升速度无影响。此药延长窦房传导和心房至房室束的传导时间，延长心房、心室肌、房室结内传导、浦肯野纤维和旁道的顺向或逆向传导的不应期，提高心肌的室颤阈值而有抗室颤作用。静脉注射索他洛尔 0.2mg/kg，心率和心排血量下降，但每搏量不变，提示此药的药物动力学作用主要是负性频率作用。

2. 体内过程 口服吸收迅速，生物利用度 60%～90%，血浆峰值时间为 2～4 小时，半衰期 5～8 小时，静脉给药半衰期 5.2 小时。血浆浓度为(1.7±0.12)mg/L 时，血压下降，4.3～5.5mg/L 时降压作用最为明显。血浆浓度达 1.9mg/L 即有抗心律失常作用。此药 60%～75%经肾排泄，肾功能减退时，作用时间延长。

3. 临床应用 此药主要用于抗心律失常，可使室性期外收缩减少 80%以上，利多卡因无效时，此药特有效。对其他药物治疗无效的室性心动过速，此药的有效率可达 76%。终止阵发性室上性心动过速的有效率为 83%。

(李立环)

参考文献

Frishman WH. 1994. Beta-adrenergic blocking drugs. In:

Schlan RC ed. Hursts the Heart. Arteries and Veins. 8th ed. New York:McGraw-Hill,1272～1290

Hansson L. 1991. Review of state-of-the-art betablocker therapy. Am J Cardiol,67:43 B

Kaitin IK. 1994. The new drug approvals of 1990, 1991,and 1992:trends in drug development. J Clin Pharmacol,34:120

Turlapety P, Vary R, Kaplan JA. 1989. Nicardipine anew intravenous calcium antagonist: review a its pharmacology, pharmacokinetics, and perioperative appilcations. J Cardiothorac Anesth,3:344

第 31 章　抗胆碱药、抗组胺药与止吐药

作为麻醉及围手术期的治疗或辅助用药，抗胆碱药、抗组胺药和止吐药被广泛应用于临床麻醉。抗胆碱药是指能与乙酰胆碱或其拟似药竞争胆碱受体，从而阻碍其发挥对胆碱受体激动作用的药物。包括：①N_1 型胆碱受体阻断药，又称神经节阻断药，主要用于降低血压；②N_2 型胆碱受体阻断药，为骨骼肌松弛药；③M 型胆碱受体阻断药。前两类药物分别在其他有关章节叙述，本章只涉及上述第三类药物。抗组胺药是能在组胺受体上竞争性拮抗组胺的药物，根据作用的受体亚型分为 H_1 受体阻断药和 H_2 受体阻断药。止吐药是所有止吐作用药物的统称。由于多个受体系统参与这一病理反射过程，许多种类药物可分别作用于不同受体或位点而产生止吐作用。

第一节　抗 胆 碱 药

M 型胆碱能受体分布于外周胆碱能神经所支配的效应器细胞上，另外，皮质、皮质下中枢及自主神经节内也含此受体。M 型胆碱能受体又分为一些亚型，现已较为肯定的有 3 个亚型。其中，M_1 受体分布于分泌腺体和神经节内，M_2 受体位于心肌及平滑肌，M_3 受体则分布于腺体及平滑肌上。以阿托品为代表的一类药物可与乙酰胆碱或拟乙酰胆碱药物竞争 M 受体，从而阻断受体功能。这一类药物分为天然植物的提取物和其人工合成代用品两大类。前一类药物包括阿托品、东莨菪碱及山莨菪碱等，后者有格隆溴铵等。阿托品作为此类药物的代表，是一最古老但临床应用最为广泛的 M 型抗胆碱药物，本文将重点予以介绍。其他在麻醉或围手术期可能应用的抗胆碱药将分别与阿托品比较描述。

一、阿托品

(一)理化性质

阿托品(atropine)是自茄科植物颠茄、曼陀罗或莨菪等提取的生物碱，其托品酸部位的不对称碳原子使其具有旋光性。右旋品无药理活性，现用阿托品为消旋物。临床用药为阿托品的硫酸盐，是无色透明或白色粉末或结晶，分子质量 289.4Da，溶点 191～196℃，pK_a 值为 9.8。

(二)临床药理

口服吸收良好，主要吸收部位在十二指肠和空肠，经胃吸收很少。生物利用度为 50%。口服 1 小时血浆浓度达高峰，作用可持续 4 小

时左右。肌内注射吸收迅速,30分钟达高峰,作用也可持续4～5小时。麻醉中,阿托品最常见的用药途径为静脉注射。其对心血管的作用随血浆浓度的波动而变化,在1分钟时达高峰,而后逐渐减弱,而对腺体分泌的抑制则在90分钟时方达最高峰。阿托品可迅速通过血脑屏障和胎盘。消除半衰期为3～4小时,50%经肝代谢后经尿或肠道排出,50%以原形从尿液排出。

1. 心血管系统作用 通过阻断心肌M_2胆碱受体,阿托品可拮抗所有乙酰胆碱或迷走神经兴奋所致影响,如PR间期延长、传导延迟及心排血量减少等。麻醉中,最常用其治疗心动过缓。但在小量如0.2～0.3mg或缓慢静脉注射时,最初会出现短暂的心率减慢。其原因与它的外周拟胆碱作用及阻断神经节内兴奋性M_1胆碱受体有关。对心率的增快程度取决于原迷走神经的张力,原张力高者作用明显。阿托品除可增加窦房结的自律性,还可增快房室结及结下的传导。对动脉压影响很小,大剂量可扩张皮肤血管,出现颜面及其他部位皮肤潮红,此作用有人认为是阿托品对血管的直接影响所致。

2. 腺体分泌 有效地抑制唾液腺、皮肤小汗腺、泪腺及呼吸道腺体分泌。泪腺分泌减少易导致术中病人的角膜干燥。对腋窝、唇周及手心部大汗腺无抑制作用,对乳汁和胃酸分泌也无明显抑制作用。

3. 中枢神经系统作用 治疗剂量对中枢神经系统几乎没有影响。剂量至2～3mg时,可产生短暂的记忆缺失。增加剂量,则出现烦躁不安、易怒、定向障碍、幻觉甚至谵妄等。5～10mg时,呈严重中毒征象,中枢由兴奋转为抑制,出现麻痹和昏迷。阿托品可使脑电波频率减慢、电压降低,但脑电波变化与中枢作用未见明显相关。

4. 呼吸系统作用 可松弛支气管及细支气管平滑肌,降低气道阻力。静脉或气道内用药均有效,作用持续3～4小时。阿托品还可阻断气道病毒感染所致的气道高敏感状态。气管平滑肌是由M_3胆碱受体支配,而迷走神经末梢含有M_2胆碱受体,后者具有负反馈作用以防止乙酰胆碱的过度释放,病毒感染可使此M_2受体发生损害而使此负反馈作用缺失,故气道病毒感染病人行全麻插管时,应预先应用阿托品等抗胆碱药物,阻断平滑肌M_3受体的高兴奋状态。阿托品减少气管黏膜腺体的分泌,降低麻醉时呼吸系统并发症和喉痉挛的发生率。但同时也增加分泌物的黏稠度、减弱气管纤毛的运动而不利痰液排出。

5. 消化系统作用 拮抗迷走兴奋或拟胆碱药所致胃肠蠕动增加或张力升高,但对迷走兴奋所致效应拮抗不完全。对胃酸、胃液的分泌有短暂、轻度的抑制。使胆管平滑肌轻度松弛。对食管下段括约肌也有一定松弛作用,使胃液反流至食管的概率增加。

6. 眼的作用 局部用药可阻断眼虹膜环状肌M受体,使其松弛,瞳孔散大。由于散瞳,虹膜压迫前房角,使房水回流受阻,导致眼压升高。所致睫状肌松弛使悬韧带紧张,晶状体一直处于扁平状态致视近物模糊,这一调节视力功能受阻状态称为调节麻痹。

7. 其他 松弛输尿管及膀胱平滑肌。因抑制汗腺分泌,散热减少,在小儿或较大剂量时可使体温升高。

(三)临床应用

1. 麻醉前用药 可有效地减少唾液腺和呼吸道分泌,减少术中及术后呼吸系统并发症。降低迷走神经张力,预防术中内脏牵拉引起的缓慢型心律失常。成人0.5mg、小儿0.02mg/kg,麻醉前30分钟皮下或肌内注射。

2. 抗心律失常 治疗迷走过度兴奋所致窦性心动过缓、窦房阻滞和房室阻滞及继发于窦房结功能低下的异位节律。硬膜外麻醉时所致交感阻滞,心脏迷走相对高兴奋状态时引起的心动过缓并血压下降,阿托品为首选用药之一。用新斯的明等抗胆碱酯酶药拮抗肌松药作用时,应同时给予阿托品,以防止心动过缓。抗心律失常时多为静脉注射,每次0.5～1mg。

3. 解除平滑肌痉挛 适用于各种内脏绞

痛和肠道运动亢进。对胃肠绞痛及膀胱刺激症状效果较好。对胆、肾绞痛需与镇痛药合用。口服:每次0.3~0.6mg,3次/天;皮下、肌内注射或静脉注射:每次0.3~0.5mg,0.3~3mg/d。

4. 抗休克 以0.02~0.05mg/kg加入50%葡萄糖溶液10~20ml稀释后推注,治疗感染及中毒性休克,可解除小血管痉挛,改善微循环。但伴有心动过速(>140次/分)和有高热时不用。

5. 眼科应用 0.5%~1%的阿托品溶液滴眼,治疗虹膜睫状体炎及散瞳检查眼底。

6. 解救有机磷酸酯类中毒

(四)不良反应及禁忌证

由于阿托品作用广泛,临床上利用某一种作用时,其他作用就成为副作用。常见有口干、心悸、排尿困难、皮肤干燥、发热等。过量中毒时并发中枢神经系统症状,出现谵妄、幻觉、惊厥等,严重者可致昏迷、呼吸麻痹。

青光眼、前列腺肥大及幽门梗阻者禁用。老年人、心肌梗死、高热病人慎用。另外,吩噻嗪类和三环抗抑郁药有抗胆碱活性,慎与阿托品合用。

二、东莨菪碱

(一)理化性质

东莨菪碱(scopolamine,又名海俄辛、氢溴酸莨菪胺)为洋金花中的主要成分,临床用其氢溴酸盐,为白色结晶或白色颗粒状粉末,分子质量303.4Da,溶点195~198℃,pK_a值7.9。

(二)临床药理

口服吸收较阿托品差,肌内注射吸收迅速而完全。分布与消除过程类似阿托品,消除半衰期3小时,主要在肝分解,经尿原形排出不足1%。也能迅速通过血脑屏障和胎盘等。药理作用大部分与阿托品类似,仅中枢作用有较大差异。

1. 心血管系统作用 可增加心率和心排血量,作用弱于阿托品。

2. 中枢神经系统作用 比阿托品更易通过血脑屏障。另外,其分子结构中,较阿托品多一氧桥,故具有很强的中枢作用,约较阿托品强8~10倍。治疗剂量可产生镇静、催眠、遗忘等中枢抑制作用。但在老年人或有强烈刺激时,可引起烦躁、定向障碍及谵妄等中枢兴奋症状。具有很强的防晕止吐作用,与其阻断前庭冲动向中枢的传递和直接抑制延髓呕吐中枢有关。对影响运动的中枢M_2受体具有较强作用,故其抗震颤作用也是同类药中最强的。

3. 腺体分泌 对各种腺体分泌的抑制类同于阿托品。

4. 呼吸系统作用 松弛细支气管平滑肌、降低气管阻力,作用稍弱于阿托品。

5. 消化系统作用 对胃肠道平滑肌具有良好的解痉作用。

6. 眼的作用 治疗剂量对眼平滑肌具有明显的影响,出现散瞳、睫状肌麻痹等,同时使眼内压升高。

7. 其他 汗腺分泌抑制强于阿托品,故更易出现体温升高。平滑肌影响类似于阿托品。

(三)临床应用

1. 麻醉前用药 因具较强的镇静和腺体分泌抑制作用,为常用的麻醉前用药。成年人用量:0.3mg,麻醉前30分钟肌内注射。

2. 防治晕动病 口服或经皮贴附均有效,可防治晕动病的头晕、恶心和呕吐。对其他药物、放射病及妊娠呕吐也有效。口服0.2~0.3mg。

3. 治疗帕金森病 可缓解流涎、震颤和肌肉强直等。

4. 解救有机磷酸酯类中毒

5. 中药麻醉 为洋金花主要成分,曾代其行中药麻醉。可解除小血管痉挛、改善微循环、利于休克病人的麻醉处理。

(四)不良反应及禁忌证

基本与阿托品类似。另外,在老年人有时

易出现烦躁、幻觉甚至谵妄，需慎用。

三、山莨菪碱

(一)理化性质

山莨菪碱(anisodamine，又称654-2)自茄科植物唐古特莨菪中提取，其人工合成品为654-2。临床用其氢溴酸盐，为白色结晶，易溶于水。

(二)临床药理

口服吸收差，肌内注射效果佳。静脉注射后1～2分钟起效，并迅速经肾排出。半衰期40分钟。因分子结构在托品环上较阿托品多一羟基，故不易通过血脑屏障，中枢作用很弱，呈现明显的外周抗胆碱作用。对抗乙酰胆碱的平滑肌痉挛和心血管影响，强度类似于阿托品，并可解除外周血管痉挛，改善微循环。抑制腺体分泌及扩瞳作用仅为阿托品的5%～10%。

(三)临床应用

1. 感染中毒性休克 用于暴发型流行性脑脊髓膜炎、中毒性菌痢等感染性休克，每次10～40mg静脉注射，必要时10～30分钟后可重复用药。

2. 血管性疾病 血管神经性头痛、脑血管痉挛、血栓闭塞性脉管炎等。

3. 平滑肌痉挛 胃肠道、胆绞痛。

4. 其他 有机磷中毒、眼底疾患治疗等。

(四)不良反应及禁忌证

不良反应类似于阿托品。脑出血急性期、颅内高压及青光眼病人禁用。

四、格隆溴铵

(一)理化性质

格隆溴铵(glycopyrrolate，又名甲吡戊痉平、胃长宁)为季铵化合物，是人工合成的M胆碱受体阻断药，分子质量398Da，为白色结晶性粉末，无臭，味微苦，溶于水、乙醇等。

(二)临床药理

口服吸收差，多肌内注射或静脉注射用药，消除半衰期为5分钟。主要经肾原形排泄。不易通过血脑屏障及胎盘，故在治疗剂量几乎无中枢作用。

1. 心血管系统作用 拮抗乙酰胆碱的心血管影响，但不像阿托品，它很少产生明显的心动过速，故在对抗新斯的明的心血管作用等许多情况下，被推荐为首选用药。静脉注射时，发生心律失常的可能性低于阿托品。

2. 腺体分泌 类似于阿托品。

3. 呼吸系统作用 扩张支气管及细支气管，减低气道阻力，作用优于阿托品，并且时效较长。

4. 消化系统作用 减少胃液和胃酸分泌，作用强于阿托品。松弛食管下段括约肌，故用于预防术中胃液反流效果不佳。

(三)临床应用

1. 麻醉前用药 5μg/kg，麻醉前30分钟肌内注射。抑制腺体分泌少并发心动过速、视物模糊及发热等副作用。

2. 拮抗新斯的明的心动过缓 与新斯的明具有相似的起效时程。二者合用，既可预防心动过缓，又少有心动过速发生。于伴有心血管疾患的病人尤为可取。用法：每1mg新斯的明合用0.2mg格隆溴铵。

3. 治疗胃、十二指肠溃疡 已渐少用。

(四)不良反应及禁忌证

口干、口苦等副作用明显且持续时间较长。青光眼、幽门梗阻、前列腺肥大者禁用。

五、异丙托溴铵

异丙托溴铵(ipratropium bromide，又名异丙阿托品)为阿托品的衍生物。具强效抗胆碱作用，对支气管平滑肌有高度的选择性，可松弛支气管平滑肌。气雾剂吸入，极少经黏膜吸收。5～10分钟起效，对气道的作用持续5～6小时。用于治疗支气管哮喘、喘息型支气管炎及其他慢性阻塞性呼吸道疾病，尤适于因用β受体激动药产生肌颤、心动过速而不能耐受的病人。因不被吸收，副作用小，还可用于并发心血管疾病的病人。用法：每次40～80μg，4次/天，严重病人可酌情加量。除少数病人有口干、气管痒感外，常用吸入量无全身性反应。慎用于闭角型青光眼和前列腺肥大患者。

第二节 抗组胺药

组胺受体分布很广，以皮肤、胃肠道和肺内最多，有 H_1 和 H_2 两种亚型。H_1 受体主要位于肠、支气管和血管平滑肌，兴奋时使前二者收缩，后者扩张。H_2 受体分布于胃壁旁细胞，刺激胃酸分泌。一些血管平滑肌和心脏也含 H_2 受体。中枢神经系统的组胺受体参与脑内觉醒反应，H_1 受体在孤束核分布较集中，此核参与处理呕吐反应的感觉传入冲动。抗组胺药选择性地作用于不同受体亚型，分为 H_1 受体阻断药和 H_2 受体阻断药。

一、H_1 受体阻断药

(一)化学结构

人工合成的 H_1 受体阻断药种类很多，结构各异，但其共同之处是均含一乙基胺链，此结构与组胺的侧链相似，有人认为是与组胺竞争 H_1 受体的必需化学结构。

(二)临床药理

口服、肌内注射均可迅速吸收，口服1～2小时作用达高峰，可持续3～6小时或更长。多在肝内转化，然后经尿排出。

1. 阻断组胺 H_1 受体作用 与组胺竞争 H_1 受体，阻断其所致的气管、支气管及胃肠道平滑肌收缩。部分阻断组胺的心血管效应，对组胺引起的毛细血管通透性增加所致水肿有良好的抑制作用。

2. 抗晕、止吐作用 有效地防治晕动病的恶心、呕吐，对其他原因的呕吐也有效。与其中枢抗胆碱作用和阻断中枢 H_1 受体有关。

3. 中枢镇静作用 阻断组胺的中枢觉醒反应，呈镇静、催眠作用。第二代药物多难以通过血脑屏障，仅呈外周抗组胺作用。

4. 抗胆碱作用 有温和的类阿托品样作用，使腺体分泌减少。

(三)临床应用

1. 麻醉辅助用药 利用异丙嗪较好的镇静和抗呕吐作用，常与其他药物，如哌替啶合用，作为麻醉前用药、硬膜外阻滞或其他麻醉的辅助用药。再辅以氯丙嗪，时常用于长时间手术的麻醉。

2. 抗晕、止吐 苯海拉明、异丙嗪、氯丙丁嗪和美克洛嗪(氯苯甲嗪)等具有较强的镇吐作用，用于晕动病及一般原因所致的恶心、呕吐。

3. 治疗变态反应 对皮肤、黏膜的变态反应效果良好，为治疗过敏性鼻炎和荨麻疹的首选用药。与其他平喘药合用，可治疗支气管哮喘。与 H_2 受体阻断药合用，可完全对抗组胺的心血管反应。

(四)不良反应

日常用药中，嗜睡、乏力等中枢抑制症状为最常见不良反应。偶见胃肠道反应和口干、便秘、心悸及视物模糊等抗胆碱作用。过量中毒可出现中枢抑制或中枢兴奋症状，最后至深昏迷、呼吸衰竭。

(五)常用 H_1 受体阻断药

1. 苯海拉明(diphenhydramine) 又名苯那君，可对抗组胺对血管、胃肠和支气管平滑肌的作用，并具有较强的中枢神经系统抑制作用。临床用于皮肤和黏膜的过敏性疾病和乘船、乘车引起的恶心、呕吐。口服：25mg，2～3次/天。肌内注射：20mg，1～2次/天。

2. 异丙嗪(proethazine) 又名非那根，与氯丙嗪同为吩噻嗪衍生物，故除具有抗组胺作用外，还具有明显的中枢抑制作用。与麻醉药、镇痛药合用可增强其作用。临床与哌替啶(或加用氯丙嗪)复合应用，作为术前用药或麻醉辅助用药。另外，常用于治疗各种过敏症、晕动病及其他原因的呕吐等。口服：每次12.5～75mg，2～3次/天，肌内注射：每次25～50mg。麻醉中与哌替啶及氯丙嗪多以1∶2∶1的比例配用。单独应用时，在老人和小儿有时诱发锥体外系症状。

3. 氯苯那敏（chlorpheniramine） 又名扑尔敏，具很强的抗组胺和镇静作用，主要用于各种过敏性疾病。口服：4mg/次，3～4次/天。因可诱发癫痫，癫痫病人禁用。

4. 阿司咪唑（astemizole） 又名息斯敏，为作用强而且时效长的外周 H_1 受体阻断药。不能透过血脑屏障，无中枢作用。用于各种过敏性疾病，如过敏性鼻炎、过敏性结膜炎、急或慢性荨麻疹、支气管哮喘等。用量：每日10mg，6～12岁每日5mg，6岁以下小儿每日2mg/10kg。过量有时会引起罕见的心律失常反应，故切勿超量服用。主要在肝内代谢，肝病病人慎用。

5. 布克利嗪（氯苯丁嗪，buclizine，安其敏） 抗组胺作用和镇吐作用均强于苯海拉明，另外，还有一定的镇静作用。用于晕动病及各种过敏性疾病。也用于其他原因所致恶心、呕吐。口服：25mg/次，3次/天。

6. 去氯羟嗪（decloxizine） 又名克喘嗪、克敏嗪，有很强的抗组胺作用，对5-羟色胺、组胺所引起支气管平滑肌痉挛有解痉平喘作用。临床用于治疗支气管哮喘及其他皮肤过敏疾病。口服：25～50mg/次，3次/天。

7. 特非那丁（terfenadine） 又名丁苯哌丁醇，为特异性 H_1 受体阻断药，抑制组胺对毛细血管的扩张作用。不易透过血脑屏障，治疗剂量无中枢作用。用于过敏性鼻炎、急慢性荨麻疹、过敏性皮肤病等。口服：60mg/次，2次/天。

二、H_2 受体阻断药

（一）化学结构

化学结构与组胺类似的化合物，特别是早期合成的此类药物，均与组胺有类似的母核，只是有不同的侧链结构代替组胺的乙胺侧链。最先应用于临床的 H_2 受体阻断药是西咪替丁，后渐有雷尼替丁、法莫替丁、尼扎替丁、罗沙替丁及依溴替啶等新药问世并用于临床。

（二）临床药理

口服可迅速吸收，由于肝脏的“首过效应”，西咪替丁、雷尼替丁和法莫替丁的生物利用度为50%。因不能透过血脑屏障，无中枢影响。对组胺 H_2 受体有高度选择性，阻断胃黏膜壁细胞 H_2 受体，对组胺类刺激胃酸分泌有强大的抑制作用。阻断心血管系统 H_2 受体，部分拮抗组胺的舒血管和降压作用。

（三）临床应用

1. 麻醉前给药 用于麻醉前给药，有效地减少胃酸分泌，提高胃液pH，并减少胃液容积，降低吸入性肺炎的发生率，特别适用于发生误吸危险性较大的病人，如饱胃、昏迷、产妇及肥胖病人。

2. 治疗和预防应激性溃疡 应激性溃疡又称急性胃黏膜病变，通常在严重创伤、败血症、呼吸衰竭、低血容量休克、烧伤、脑外伤等基础上发生，出现上消化道出血，甚至穿孔。此类药物是有效的预防和治疗手段之一。

3. 治疗卓-艾综合征 可有效地缓解其腹痛、腹泻等症状，促进溃疡愈合。

4. 治疗消化性溃疡 减少基础和夜间胃酸分泌，减轻疼痛，促进溃疡愈合。

5. 抗过敏反应 因血管系统同时有 H_1 和 H_2 受体分布，需同时应用 H_1 和 H_2 受体阻滞药方可完全阻断组胺的心血管作用。用于治疗急性过敏反应、皮肤荨麻疹等。

（四）不良反应

由于组胺 H_2 受体所介导的功能较少，加之此类药物难以通过血脑屏障，故副作用也较少。因多为肝药酶抑制药，合用其他药物时出现一些相互作用。具体药物的不良反应在介绍药物中涉及。

（五）常用 H_2 受体阻断药

1. 西咪替丁（cimetedine） 又名甲氰咪

胍、泰胃美。口服吸收好，90 分钟达血药高峰，半衰期 2 小时。口服：每次 200μg，3 次/天。治疗上消化道出血时可静脉滴注：200～400mg，每 6 小时 1 次。不良反应轻微，有头痛、眩晕、乏力、便秘等。老年人可见神经系统症状。长期应用见少数男性乳房发育。静脉滴注后可有心律及心率的异常变化，偶见血压骤降。本品抑制肝微粒体药物代谢酶的活性，影响其他一些药物的生物转化。严重的心、肺、肝、肾、脑疾患病人慎用。孕妇、小儿、哺乳期妇女不宜使用。

2. 雷尼替丁(ranitidine) 又名甲硝呋胍、善胃得。口服吸收快，半衰期 2～3 小时。抑制胃酸分泌强度是西咪替丁的 5～12 倍。口服每次 150mg，2 次/天。麻醉前用药：术前晚和术日晨各服 150mg。上消化道出血时静脉滴注 50mg，每 6 小时 1 次。偶有皮疹、头痛、乏力、便秘等。男性乳房发育、老年人的神经症状少于西咪替丁。对肝微粒体酶影响很小。因可轻度升高眼压，青光眼病人慎用。

3. 法莫替丁(famotidine) 又名法莫丁、胃舒达。口服 2～3 小时血药浓度达高峰，半衰期 3 小时。拮抗 H_2 受体抑制胃酸分泌作用较西咪替丁强 30～100 倍。口服 30mg/次，2 次/天。上消化道出血时，10～20mg，稀释后缓慢静脉推注或静脉滴注，2 次/天。偶见皮疹、消化道症状、白细胞减少等。对其他药物代谢有轻度影响，肝、肾功能不全者、小儿及孕妇慎用。

4. 尼扎替丁(nizatidine) 口服吸收好，0.5～3 小时达高峰，半衰期 1～2 小时。生物利用度 90%以上。抑制胃酸分泌作用比西咪替丁强 5～10 倍。口服：每次 150mg，2 次/天。不良反应可见有头痛、肌痛、咳嗽、瘙痒等，对肝药酶影响很小。肝、肾功能不全及小儿、孕妇慎用。

5. 罗沙替丁(roxatidine) 口服 3 小时血药浓度达峰值，半衰期 4 小时，生物利用度 90%～100%。治疗消化性溃疡，愈合率很高。麻醉前给药防止发生吸入性肺炎，效果确切。口服：75mg/次，2 次/天。麻醉前用药时，术前晚和术前 2 小时各服 75mg。偶见过敏性皮疹、白细胞减少、消化道症状及失眠、头痛等。不影响肝药物代谢。肝、肾功能不全及有药物过敏史者慎用。

6. 依溴替啶(ebrotidine) 口服 2～3 小时血药浓度达高峰，消除半衰期较长，主要在肝内代谢。抑制胃酸分泌作用比西咪替丁强 10 倍。作为最新一代 H_2 受体阻滞药，此药的最大特点是对胃黏膜有强大的保护作用，可刺激胃黏膜上皮细胞再生，使胃黏膜发生有益的生化改变，从而对抗乙醇、药物或应激等因素所致的胃黏膜损伤。另外，还有抗幽门螺旋杆菌作用。口服 400～800mg/次，1 次/天，睡前服用，对消化性溃疡具有良好的治疗作用。

第三节 止 吐 药

诸多原因可致恶心、呕吐，各种传入信息刺激位于延髓的呕吐中枢，引起恶心、呕吐。其中一些药物，如麻醉性镇痛药，首先刺激位于第四脑室底部的催吐化学感受区，进而刺激呕吐中枢。在恶心、呕吐的发生过程中，至少有 3 种中枢神经受体系统涉及这一病理生理过程。多巴胺 D_2 受体位于催吐化学感受区；组胺 H_1 受体分布于孤束核及迷走的背侧运动区，前者参与处理与呕吐相关的感觉信息；胆碱能 M 受体分布于迷走的运动核区与核间结构，参与呕吐反射的运动传出过程。所以，治疗呕吐时，复合用药往往能收到更佳效果，另外，还需根据呕吐成因选择用药。

一、吩噻嗪类药物

此类药物临床用作抗精神病药，氯丙嗪也作为全麻复合成分之一用于临床麻醉。吩噻嗪类药物可阻断中枢多巴胺受体，抑制催吐化学感受区而发挥作用，是对抗麻醉性镇痛药恶心、呕吐副作用的主要药物之一。对晕动病呕吐无效。其中，具有哌嗪侧链的衍生物，如奋乃静、氟奋乃静和三氟拉嗪等，比二甲胺侧链者，如氯丙嗪、三氟丙嗪等，止吐作用更强。

二、丁酰苯类药物

尽管化学结构与吩噻嗪类有很大差别，但作用颇为相近。常用药物有氟哌利多(氟哌啶)、氟哌啶醇等。氟哌利多是临床麻醉中最为常用的止吐药之一，也是通过阻断中枢多巴胺受体抑制催吐化学感受区而发挥作用。因其还具有强大的安定、镇静及增强镇痛的作用，常与强效镇痛药配合用于麻醉。氟哌利多具有非常强的镇吐作用，而且在“超小”剂量，如0.005mg/kg时，镇吐作用依然很强。

三、抗组胺类药物

可阻断中枢 H_1 组胺受体，抑制呕吐中枢或催吐化学感受区，对前庭功能也有抑制作用。对晕动病呕吐效果好，也用于其他原因的呕吐。

四、抗乙酰胆碱药物

M型胆碱受体阻断药，如东莨菪碱、阿托品等，均具止吐作用，与哌替啶、吗啡等共同用作麻醉前用药时，可有效地减少恶心、呕吐的发生。作用机制与中枢M型胆碱受体阻断和抑制胃肠道蠕动有关。东莨菪碱对前庭神经内耳功能具有抑制作用，常与抗组胺药合用防治晕动病的呕吐。此类药也用于妊娠呕吐及放射病呕吐。

以上4类药物的有关药理，分别在有关章节中阐述，在此不再重复，本节重点介绍主要用于止吐的药物。

五、甲氧氯普胺

甲氧氯普胺(metoclopramide)又名胃复安、灭吐灵、氯普胺。

(一)理化性质

本品为白色结晶，易溶于水，在液体状态下具有极强的稳定性。

(二)临床药理

口服吸收好，生物利用度76%，15～30分钟起效，止吐作用持续4～6小时，半衰期为5小时，主要经肾排泄。可通过血脑屏障，阻断中枢多巴胺受体，抑制延髓催吐化学感受区而发挥止吐作用。其强大的镇吐作用约为氯丙嗪的35倍。另外能促进食管与胃蠕动，加速胃排空。

(三)临床应用

1. 止吐　对胃、肠功能失调所致恶心、呕吐效果良好，对放疗、化疗、手术后及药物引起的呕吐亦有效。治疗术后呕吐时，有人建议单次用药无效时，应换用其他止吐药，反复应用增加副作用的发生。口服用药5～10mg/次，3次/天。肌内注射10～20mg/次，每日成人不超过0.5mg/kg。

2. 治疗溃疡病和反流性胃炎

3. 全麻及胃肠道检查时辅助用药　可减少全麻时胃液反流及吸入性肺炎的发生。用于诊断性胃肠道检查时，利于肠道插管的进行，促进钡剂通过，减轻恶心、呕吐。

(四)不良反应及禁忌证

见有头晕、嗜睡、烦躁不安、便秘等。偶见溢乳、男性乳房发育。注射给药可引起直立性低血压，大剂量或长期给药可发生锥体外系反应。胃肠穿孔、机械性肠梗阻者禁用，乳腺癌病人及癫痫病人不宜应用。

六、多潘立酮

多潘立酮(domperidone)又名哌双咪酮、吗丁啉、度哌酮。

(一)理化性质

为白色或类白色粉末，难溶于水，微溶于乙醇。

(二)临床药理

口服易吸收，半衰期8小时，主要在肝代谢。尽管对血脑屏障通透性较差，但仍能通过阻断中枢多巴胺受体，抑制延髓催吐化学感受区而发挥镇吐作用。另外还具有很强的恢复和增进上消化道动力、促进胃排空作用。还可提高食管下端括约肌张力，阻止胃液反流。

(三)临床应用

1. 治疗胃肠道疾病 对功能性消化不良、反流性胃炎、反流性食管炎的各种症状有明显改善作用。口服：10mg/次，3～4 次/天。

2. 止吐 对胃肠道疾病的恶心、呕吐有良好的效果。对放疗、颅内病变及非甾体抗炎药等引起的恶心、呕吐也有效。用于治疗术后呕吐，尽管也有有效的报道，但其较短的作用时间(仅 2～4 小时)和静脉用药时的心脏毒性限制了它的使用。用于止吐时，口服：成人每次为 20mg。也可用肛栓：成人每个 60mg，2 岁以上儿童每个 30mg，2 岁以下每个 10mg，每日 2～4 个。肌内注射：每次 10mg，必要时可重复给药。

(四)不良反应及禁忌证

偶有便秘、口干、皮疹、困倦、溢乳等。禁忌证同甲氧氯普胺。

七、硫乙拉嗪

硫乙拉嗪(thiethylperazine)又名吐来抗、硫乙哌丙嗪、甲哌硫丙嗪。尽管也为吩噻嗪类衍生物，与氯丙嗪有相似的药理活性，但临床主要用于止吐。可阻断多巴胺受体，抑制延髓催吐化学感受区和延髓呕吐中枢而具有显著的止吐作用。治疗内耳眩晕症效果较好，对全身麻醉、晕动病、麻醉性镇痛药所引起的恶心、呕吐也有效。口服：10mg/次，1～3 次/天。不良反应偶见倦怠、眩晕、心动过速及食欲不振等，也可见锥体外系症状。全麻病人未完全清醒时用药，可能延长麻醉苏醒时间。另外，全麻后病人服用本药偶有中度低血压出现，需注意。癫痫、昏迷和严重抑郁症病人禁用。妊娠妇女慎用。

八、5-HT_3 受体阻断药

为新的一类止吐药物。5-HT_3 受体分布于催吐化学感受区和迷走神经传入神经。放疗或化疗引起的细胞损害，致使肠黏膜释出 5-HT，后者激活迷走神经和内脏向心神经元，引起恶心、呕吐。5-HT_3 受体阻断药通过抑制催吐化学感受区和阻断 5-HT 所致迷走传入神经去极化而控制恶心、呕吐。主要用于化疗和放射治疗引起的恶心、呕吐。主要药物有昂丹司琼(ondansetron，又名枢复宁)和格雷司琼(granisetron，又名康泉)。需于化疗或放疗前缓慢静脉注射或静脉滴注。孕妇及哺乳期妇女慎用，对此药物过敏者禁用。不良反应以头痛常见，其他有便秘、腹泻和嗜睡等。因此类药物无抗多巴胺作用，故不引起锥体外系症状。

(米卫东)

参考文献

潘沛恩，林森．1995. 抗消化性溃疡药．见：吴葆杰主编．现代临床治疗药物大全．北京：中国医药科技出版社，422～437

杨藻宸．1994. 医用药理学．第 3 版．北京：人民卫生出版社

周志锷．1997. 消化系统药物．见：汤光主编．现代药物学．北京：中国医药科技出版社，487～527

竺心影．1996. 药理学．第 3 版．北京：人民卫生出版社

Andrews AD, Brock-Utne, Downing JW. 1982. Protection against pulmonary acid aspiration with-ranitidine. Anaesthesia，37：22

Dundee JW. 1991. Anti-emetics and antihistamines. In：Dundee JW，Clarke RSJ，McCaughey W eds. Clinical Anaesthetic Pharmacology. Edinburgh：Churchill Livingstone，239～260

Fryer AD, Jacoby DB. 1991. Parainfluenza virus infection damages inhibitory M_2 nuscarinic receptors on pulmonary parasypathetic nerves in guineapig. Br J Pharmacol，102：267

Mirakhur DK, Dundee JW. 1983. Glycopyrrolate：pharmacology and clinical use. Anaesthesia，38：1195

Mirakhur RK. 1991. Anticholinergic(Antimuscarinic) drugs. In：Dundee JW，Clarke RSJ，Mc Caughey W eds. Clinical Anaesthetic Pharmacology. Edinburgh：Churchill Livingstone，317～331

Nimmagadda U. Coilins V. 1995. Anticholinergic agents in anesthesia. In:Collins V ed. Physiologicand Pharmaco-logic Bases of Anesthesia. Pennsylvania: Williams & Wilkins, 635～649

Patel SS, Wilde MI. 1996. Ebrotidine. New Drug Profile, 51:974

Simons FER, Simons KJ. 1994. The pharmacology anduse of H_1-receptor-antagonist drugs. Drug Therapy, 330(23):1163

Simons FER. 1994. H_1-receptor antagonists: comparatire tolerability and salty. Drug Saf, 10:351

第32章　正性肌力药、血管扩张药与利尿药

第一节　血流的生理学

一、血压与血流

过去人们一直把血压作为氧供给或氧运输(DO_2)最有价值的指标,而心肺功能监测的主要目的是判定 DO_2 能否满足器官的需要,因为血压易于测量并能反映心血管的功能,而测量血流比压力要困难得多。在临床麻醉中血压和心率一直是重要和可信的指标,导致对血压计的过多依赖。然而,多数器官主要需要血流而不是血压,因为血压、心率和 DO_2 之间仍缺少相关性,而今天,使用热稀释法测量血流已容易多了,这里测得的血流量称为心排血量(CO)。DO_2 即动脉血氧含量(CaO_2)与 CO 的乘积:$DO_2=CaO_2\times CO$。

血压常以 CO 和全身血管阻力的乘积表示:血压(BP) $=CO\times SVR$。这是直流电欧姆定律(电压=电流×电阻或电压=安培×欧姆)在血流动力学的应用。然而,用欧姆定律表达生物学公式会发生误导,即过分强调血压而把血流和阻力视为次要的调节因素,并进一步暗示提高 CO 和(或)SVR 都能提升血压。但在生理学上如血压升高主要来自阻力的增加,则血压达到最高时血流反而最少。为了强调 CO,将欧姆定律用数学方法重新安排为 CO=BP/SVR,血流与血压的梯度成正比,与阻力成反比。

这样表示的好处可能比较适合生物系统,而且与控制液体流动的 Poiseuilles 定律相接近,即血管内的流速与该管的截面积成比例。

$$血流=\frac{压力梯度(\Delta P)\times\pi\times半径^4(r^4)}{8\times黏稠度(\eta)\times长度(L)}\qquad 公式(32\text{-}1)$$

血流阻力与黏稠度和血管长度成正比,与 πr^4 成反比。将 Poisenilles 定律代入欧姆定律:

$$阻力=8\eta L/\pi r^4\qquad 公式(32\text{-}2)$$

$$血流=\Delta P/(8\eta L/\pi r^4)\qquad 公式(32\text{-}3)$$

血管的长度一般改变很小，但如血管半径增加 2 倍，阻力就会减少 16 倍，如果血压保持恒定，血流就会成比例增加。这是应用血管扩张药的理论出发点。但血液不是均匀流动的液体，循环系统是搏动性的弹性系统，当流速减慢时，血流量即不符合上述定律。

二、心排血量的决定因素

上述公式虽能解释血流的物理学，但不能解释生物系统内血流的产生。心排血量产生的生理学公式是：

$$\text{CO}=\text{心率(HR)}\times\text{每搏量(SV)} \qquad \text{公式(32-4)}$$

每搏量由 3 个因素决定：①前负荷；②心肌收缩力或收缩状态；③后负荷。因此，CO＝HR×SV，此公式用图解描绘（图 32-1）。

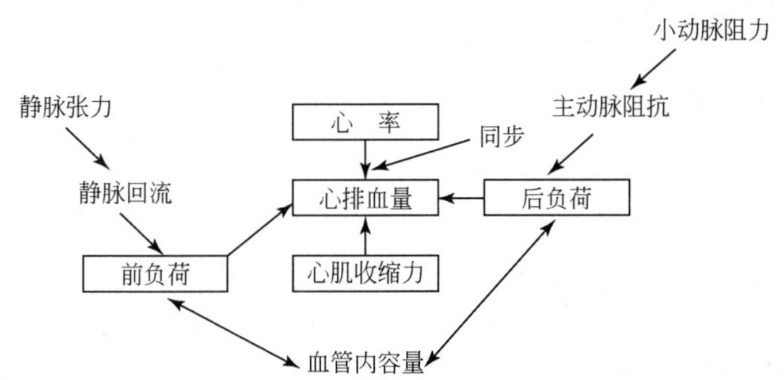

图 32-1　心排血量的决定因素图解

心排血量由 4 个因素调节，房室同步收缩为附加因素，如发生心律失常则很重要

$$\text{SV}=\text{心室舒张末容量(EDV)}-\text{心室收缩末容量(ESV)} \qquad \text{公式(32-5)}$$

EF（射血分数）可反映心肌收缩力，正常为 0.5

$$\text{EDV}=\frac{\text{SV}}{\text{EF}} \qquad \text{公式(32-6)}$$

$$\text{ESV}=\text{EDV}-\text{SV} \qquad \text{公式(32-7)}$$

EDV 由前负荷和心室的膨胀性决定，ESV 由后负荷和心室收缩力决定。CO 正常为 4～8L/min，心排血指数（CI）＝CO/体表面积，体表面积（BSA）＝[4×体重（kg）＋7]/[体重（kg）＋90]。CI 3L/(min·m^2)为良好，2.5L/(min·m^2)尚可，＜2.0L/(min·m^2)较差。

图 32-1 说明，前负荷是至关重要的，其次是心肌收缩力。前负荷和后负荷是产生 CO 的平衡力，它们相互对抗并依心肌是否健康呈现不同的优势，心肌健康者可耐受后负荷达 4 倍。相反，心肌有病或受到麻醉抑制，即使后负荷轻微增加也会使 CO 大量减少。因此对心衰病人使用血管扩张药降低后负荷正是基于此概念。

（一）前负荷

前负荷指血液回流至舒张心室的驱动压。血管内容量 80% 在静脉系统中，血管床的容量越大，驱动压越大。前负荷有 4 个不同的参数：右心室舒张末容量（RVEDV）和舒张末压（RVEDP），左心室舒张末容量（LVEDV）和舒张末压（LVEDP）。在多数情况下这些前负荷指标有很好的相关性，但如心室的顺应性发生改变，则舒张末压力与容量之间就不再相关了。

RVEDP 代表右心室前负荷，一般用 CVP 或 RAP 表示，为 0.58～1.18kPa（6～12cmH_2O）。LVEDP 代表左心室前负荷，用左心房压（LAP）或肺楔压（PCWP）表示，为 1.07～1.60kPa（8～12mmHg）。一般 CVP 可反映 LAP，但下列情况不能：①肺循环血管阻力发生改变；②肺动脉和三尖瓣病变可阻碍中心静脉的血液回流，使 LAP 下降；③左心功能异常等。

测定 PCWP 可反映 LAP：①它排除了肺动

脉和三尖瓣的影响；②肺毛细血管和左心房之间没有瓣膜，而且肺血管阻力较低。PCWP 如超过 2.67kPa (20mmHg)易产生肺水肿。

(二)心肌收缩力

心肌收缩力指心肌的内在性质和心肌缩短的力量和长度。如前负荷减少而后负荷增加，但 SV 仍增加者，说明心肌收缩力增强。增加心肌收缩力的因素有：①交感神经末梢释放去甲肾上腺素及肾上腺分泌肾上腺素，与心肌细胞膜的 β 受体相互作用；②细胞内储存钙的释放增加，使收缩蛋白间的横桥产生更大的力量。

(三)后负荷

心脏的后负荷包括：①心室射血或泵血遇到的动脉阻力；②左心室射血的阻抗及外周阻力；③右心室射血的阻抗及肺血管阻力。体循环的阻抗常用动脉收缩压(SAP)、平均动脉压(MAP)及全身血管阻力(SVR)代表。$MAP=\frac{(收缩压+舒张压\times 2)}{3(mmHg)}$，MAP 正常为 8.0～10.7 kPa (60～80mmHg)。$SVR=\frac{(MAP-RAP)\times 80}{CO(dyn/s \cdot cm^3)}$，RAP 可用 CVP 代表。SVR 正常为 90.0～150.0kPa/(L·s)，也可用单位表示，正常为 20～30 单位。

肺循环的阻抗用肺动脉压(PAP)、肺动脉平均压(mPAP)及肺血管阻力(PVR)代表。肺动脉压正常为 2.67/1.20kPa (20/9 mmHg)，脉动脉平均压为 2.0kPa(15mmHg)。$PVR=\frac{(PAP-LAP)\times 80}{CO\ (dyn/s \cdot cm^3)}$，LAP 可用 PCWP 代替。PVR 正常为 15.0～25.0kPa/(L·s)。

(四)降低后负荷的好处和危险

用血管扩张药降低后负荷可缓解围手术期高血压，减少术中出血和术后渗血，防止和减轻围手术期心肌缺血和心肌梗死，尤其是心肌血管重建之后，改善心肌收缩功能和心脏术后的转归。

但降低后负荷也有一定危险：①同时也使前负荷下降；②由于舒张压下降，可使冠状动脉血流减少；③由于降压可导致反射性心动过速，使心肌氧耗量增加或不变；④使用血管扩张药可因降压而掩盖麻醉深度不足。因此，后负荷的降低必须是可控性的，以保持器官有一定灌注压。控制性降压必须在加深麻醉的基础上进行。收缩压一般不低于 10.7kPa (80mmHg)，MAP 介于 8.0～9.3kPa (60～70mmHg)，高血压病人 MAP 不要低于 10.7kPa (80mmHg)。

降低后负荷的禁忌证有血容量不足、大出血及贫血等。因此，术中应有好而通畅的输液通路，并备有去氧肾上腺素等升压药物。

三、低心排治疗的步骤和规则

可用图 32-2 来表示，血容量不足是低心排的主要原因之一，因此要时刻不忘前负荷(Frank-Starling 定律)，首先补足血容量。如果在加快输液之后，PCWP 已 > 2.0kPa

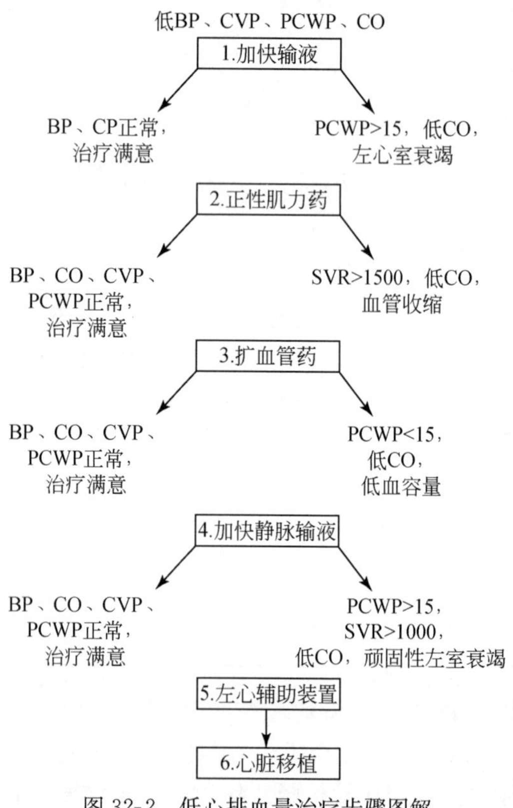

图 32-2 低心排血量治疗步骤图解

(15mmHg)而 CO 仍低，则应考虑有左心室衰竭而需应用正性肌力药，如果给予正性肌力药后 SVR>150.0kPa/(L·s)，仍为低 CO 而且出现外周血管收缩，则应考虑加用血管扩张药，以降低 SVR 改善 CO。

低心排处理的药理学原则是改善心肌功能和器官灌注，同时治疗代谢紊乱、心律失常及心肌缺血：①增加每搏量和 CO。②增加舒张压、舒张灌注时间及血氧含量，减少 LVEDP。最大限度增加心肌氧供，同时为其他器官的灌注提供足够的 MAP。③避免严重心动过速和左心室收缩期的室壁张力，尽量减少心肌的氧需。

第二节　正性肌力药

在第 29 章肾上腺素能受体兴奋药中已讨论过，正性肌力药与血管加压药常难以截然分开。自发现正性肌力性血管扩张药(inodilator)之后；又发现正性肌力药与血管扩张药也相互重叠，“inodilator”这个新词反映了心血管药理学进展的里程碑。我们通过改变受体的激动或拮抗作用可以设计产生有满意功能的药物，一些药物随剂量改变也可具有一种以上功能。这个概念加深了过去认为许多没有关联的药物具有同一作用的认识，而且大多数作用的相似性多于差异性。正性肌力药可按药物的生理反应类型分类，如根据拟交感作用分类(表 32-1)，也可以按功能分类(表 32-2)。

表 32-1　正性肌力药按拟交感作用分类

肾上腺素类药：	
肾上腺素	多培沙明
去甲肾上腺素	异丙肾上腺素
多巴胺	麻黄碱
多巴酚丁胺	间羟胺
非肾上腺素类药：	
洋地黄	米力农
钙剂	氨茶碱
胰高糖素	三碘甲腺原氨酸
氨力农	

表 32-2　正性肌力药的功能分类

正性肌力性血管加压药：
麻黄碱
去甲肾上腺素
肾上腺素
多巴胺(大剂量)
间羟胺
正性肌力性血管扩张药：
多巴胺(小剂量)
肾上腺素(小剂量)
多巴酚丁胺
多培沙明
氨力农
米力农
异丙肾上腺素

由于肾上腺素类正性肌力药已在第 29 章中讨论，本节重点介绍非肾上腺素类。

一、地高辛

地高辛(lanoxin)是从洋地黄植物衍生的多种糖苷中的一种，它抑制细胞膜的钠-钾 ATP 酶，使 Na^+ 在细胞内堆积，导致细胞内 Ca^{2+} 增加，而且随着每次心跳使 Ca^{2+} 从肌质网向胞质释放也增加，使心肌收缩力增强，心肌氧耗量(MVO_2)增加，心室自动性增强(提高去极化第 4 相速度)，使房室结传导减慢。但对充血性心力衰竭的作用则是减慢心率，提高每搏量，降低 SVR 和 MVO_2，地高辛的消除半衰期为 1.7 天，经肾排除。

(一)优点

有室上性抗心律失常作用，在房颤或房扑时可减慢心室率。地高辛是少数有口服效果的正性肌力药之一。

(二)缺点

地高辛的治疗指数低，有 20%的病人可同时出现中毒表现。它能使无充血性心衰的病人 SVR 和 MVO_2 增加，可能发生心绞痛。由于该药半衰期长，中毒症状有生命威胁，故难以找到恰当剂量，而且在治疗与中毒的血清浓度和剂量有很大个体差异，需将血清浓度与临床体征结合起来判断，接近中毒水平者往往都有房室传导改变。地高辛可产生各种心律失常，它既可治疗室上性心动过速（SVT），也能引起SVT，对预激综合征（WPW）出现心动过速和QRS综合波宽大的病人，可能加速他们房室旁路的传导使房颤迅速转为室颤，故对这种病人最好用β受体阻滞药、奎尼丁、双嘧达莫或普鲁卡因胺。

（三）临床应用

（1）适应证：①用于快速房颤，尤其是充血性心衰病人；②室上性心动过速（但WPW除外）；③慢性心室收缩功能不全。

（2）成人静脉注射和肌内注射的负荷量为0.25～0.5mg，之后逐渐增加，总量可达1.0～1.25mg或10～15μg/kg。维持量为0.125～0.25mg/d，根据临床效应和药物水平调整。

小儿静脉注射剂量：新生儿15～30μg/kg，2个月～2岁30～50μg/kg，2～10岁15～30μg/kg，10岁以上8～12μg/kg。地高辛逐渐起效时间为15～30分钟以上，静脉注射后峰值效应为1～5小时。

（3）地高辛的血清水平：①地高辛的治疗水平为0.5～2.5ng/ml，＜0.5ng/ml可除外中毒，＞3.0ng/ml则肯定中毒；②儿童、高血钾病人或洋地黄用于抗房性心律失常时，血清浓度虽高但可不发生临床中毒；③低钾血症、低镁血症、高钙血症、心肌缺血、甲状腺功能低下或体外循环后（组织敏感性增加）的病人，血清浓度虽低也可能发生临床中毒。

（4）麻醉医师永远要想到心脏中毒的可能性，因为麻醉和手术可以使正常洋地黄化的病人中毒，故手术和体外循环之前常不给予地高辛。洋地黄中毒的征象包括心律失常，这种心律失常具有自律性增加传导阻滞的双重特点，如交界区心动过速和2∶1房室传导阻滞，还可能出现房性期前收缩、快速交界区心动过速、室性心动过速或室颤（对去颤无反应）或胃肠道及神经中毒等。

（5）洋地黄中毒的潜在因素：①低钾血症、低镁血症、高钙血症、碱中毒、输注葡萄糖或胰岛素可导致的低钾血症、输注乳酸盐代谢产生HCO_3^-引起的低钾血症、酸中毒（细胞内钾减少）、肾功能不全以及甲状腺功能低下等；②琥珀酰胺胆碱可引起室性心律失常；③洋地黄化的病人给予钙盐，即使停用地高辛24小时以上还可发生恶性心律失常（包括室颤）；④同时使用奎尼丁会妨碍地高辛的清除。

（6）洋地黄中毒的治疗：①速将血清钾提升到正常上限（但房室传导阻滞除外）；②用利多卡因治疗室性心律失常，用苯妥英钠治疗房性心律失常；③β受体阻滞药对心律失常有效，但如发生房室传导阻滞则需用起搏器；④对难以消除的室颤用电击去颤可能无效，可使用低电能同步电转复并根据需要缓慢增加电能，可预防性应用利多卡因。

（7）使用β受体阻滞药、地尔硫䓬和维拉帕米时要小心。由于地高辛潜伏期和作用时间长，有中毒危险，洋地黄很少用于治疗急性心衰，最好用肾上腺素类正性肌力药或氨力农取代地高辛作第一线药，因为它们的功效和安全性均比较大。

二、钙剂

钙剂（calcium）是无机物，其生物学活性仅为钙离子（Ca^{2+}）。正常大约有50%血浆钙与蛋白质和阴离子结合，其余50%为游离钙。正常离子钙的血浆浓度为1.0～1.3mmol/L。影响离子钙浓度的因素有：①碱中毒（代谢性或呼吸性）降低Ca^{2+}；②酸中毒增加Ca^{2+}；③枸橼酸盐能与钙螯合直到其被代谢。

钙能使心肌收缩力增强，CO增加，尤其是在低钙血症时，它能使血压上升，SVR升高，但心率无改变或减慢（迷走作用）。它对前负荷无影响。钙进入肌肉和骨骼与蛋白结合后，或与肝素和枸橼酸结合后作用消除。

（一）优点

钙产生正性肌力作用而不增加心率。它作用快，持续时间约10～15分钟。钙能逆转许多情况下产生的心肌抑制：①氟族类麻醉药；②钙通道阻滞药；③低钙血症；④β 受体阻滞药（注意心动过缓）；⑤体外循环时，特别是稀释性或枸橼酸盐引起的低钙血症或心停跳液引起的高钾血症。此外，它还能逆转高钾血症的心脏毒性如心律失常、心脏阻滞和负性肌力作用，促进或减少拟交感胺的作用。

（二）缺点

钙能强化洋地黄的作用，对洋地黄化的病人可能促进洋地黄中毒，其中毒表现为室性心律失常、房室传导阻滞或心跳停止，甚至使心室颤动对心脏电转复不起反应。此外，钙能增强低钾血症对心脏的作用而导致心律失常。在少数情况下钙可发生严重心动过缓或心脏阻滞。如细胞外钙浓度增加，同时心肌有进行性缺血或正在进行再灌注，则会使细胞损伤加重甚至死亡。

（三）临床应用

（1）适应证：①低钙血症；②高钾血症；③来自低钙血症钙通道阻滞剂或鱼精蛋白等使心肌收缩力减弱所致的低血压；④麻醉药过量；⑤血浆 Mg^{2+} 浓度过高。

（2）葡萄糖酸钙可经外周静脉或中心静脉缓慢注射，剂量为 30～60mg/kg。氯化钙最好只经中心静脉缓注，以免引起静脉炎或静脉硬化，成人为 250～1000mg，小儿为 10～20mg/kg。

（3）大量输血超过 1 个血容量时，血中大量枸橼酸盐与钙结合，正常情况枸橼酸盐经肝脏代谢可迅速从血浆中清除，一般不会发生低钙血症，但低温、休克，正压通气或用 α 受体激动药治疗时，会减少枸橼酸盐的清除而导致严重低钙血症。

（4）为指导治疗应经常检查离子钙。有些重症低心排血量病人可能需要非常大量的氯化钙[达 1.5mg/(kg · min)]才能使 Ca^{2+} 升高到正常水平。

（5）以前曾用钙治疗心跳停止，但没有证据表明钙对停跳的心脏有利，故不再建议用钙处理心脏完全停跳或电机械分离，除非同时存在低钙血症、高钾血症或高镁血症。

（6）在发生心肌缺血或缺血心肌正进行再灌注时，使用钙剂应当小心。在冠状动脉搭桥体外循环结束时，最好不要常规给钙，尤其是在心肌再灌注头几分钟。

三、氨力农

氨力农（amrinone，inocor）是合成的非儿茶酚胺、非强心苷双吡啶衍生物，它通过抑制磷酸二酯酶的亚型——磷酸二酯酶Ⅲ，使心肌和血管平滑肌细胞中环磷腺苷（cAMP）升高，以增强心肌收缩力和扩张外周血管。因此，此类药又称正性肌力性血管扩张药（inodilator）。

在心肌细胞中，cAMP 能产生正性肌力作用，增加心肌顺应性，通过增加心肌收缩力，降低后负荷使 CO 增加。而在血管平滑肌细胞内 cAMP 则引起血管扩张，使 SVR 下降，SVR 下降常被 CO 的增加所代偿。由于它不增加心率，降低 LVEDP 和室壁张力，对心肌氧供需平衡有良好作用。

静脉注射氨力农 5 分钟可达到峰值效应，消除半衰期为 2.5～4 小时，但充血性心衰病人可达 6 小时。它在肝脏中被结合而终止作用，有 30%～35%无改变经尿排除。

（一）优点

氨力农不依赖于肾上腺素能受体，也不依赖于强心苷的作用，当病人对儿茶酚胺不敏感，β 肾上腺素能受体结合受损（如充血性心衰），或用 β 受体阻滞药仍有作用时，以及洋地黄类药物接近中毒剂量而停药时，磷酸二酯酶Ⅲ抑制剂是很好的选择。氨力农与肾上腺素能兴奋药有协同相加作用。由于它能增加心肌顺应性，即使小剂量便可使心室舒张。它对肺血管的扩张作用，降低 PVR，可用于改善肺动脉高压或右心室衰竭。

（二）缺点

氨力农可引起血小板减少症，但如使用不超过 24 小时则无临床问题。当一次紧急静脉注药时可引起明显血管扩张而导致低血压。

大剂量使用时可导致明显心动过速，从而增加心肌耗氧量。

(三)临床应用

(1)适应证：①低排综合征，尤其对LVEDP增加、肺动脉高压及右心室衰竭时有用；②可作为心脏移植病人的过渡用药。

(2)仅用于静脉滴注，一般将100mg混于250ml生理盐水中(400μg/ml)滴注，也可以不稀释用微量泵输注，但不要混合于葡萄糖溶液中。氨力农负荷量一般为0.75mg/kg，如用于体外循环中可增至1.0～1.5mg/kg。静脉输注量为5～20μg/(kg·min)，最大剂量为每日10mg/kg。

(3)如同时给予丙吡胺(达舒平)，可引起严重低血压，因此应予以避免。

四、米力农

米力农(milrinone，primacor)是双吡啶类第二代药，其血流动力学效应与氨力农相似，但其正性肌力作用约为氨力农的20倍。给米力农后出现心收缩力增强、每搏指数增加和血管扩张，但不伴有心率增快及心肌氧耗量的明显增加。如与小剂量肾上腺素合用，不仅作用相加，还显著增加右心室射血分数。最近有资料提示，米力农能改善心肌舒张，增加冠状动脉灌注，对治疗心脏术后的低心排也有效。其副作用较氨力农少，长期应用不引起血小板减少症。

米力农的剂量为37.5～50μg/kg，10分钟内静脉注射完毕，15分钟左右达到最大作用。维持输注量为0.375～0.75μg/(kg·min)，半衰期为36～61分钟。肾衰病人必须减量。

五、高血糖素

高血糖素(glucagon)乃多肽激素，它由胰腺α细胞产生。静脉注射1～5mg或持续静脉滴注0.3mg/min可增加心肌收缩力和心率，其作用机制乃激活胰高糖素受体，与β受体无关。它可使血压中度升高，但外周阻力无改变或减少。由于胰高糖素增强窦房结和房室结的自动性，可导致明显心动过速。

六、三碘甲状腺原氨酸(碘赛罗宁)

三碘甲状腺原氨酸(T_3，liothyronine，triiodothyronine)是甲状腺激素的激活形式，它对细胞核和线粒体具有多种细胞作用，并影响基因的转录和氧化磷酸化。有证据表明体外循环使血浆T_3处于低水平，最近的报告提示外源性补充T_3，可使用常规治疗不能停机的病人脱离体外循环，其剂量为先一次静脉注射0.4μg/kg，继而用0.4μg/kg持续输注6小时。T_3的作用超过甲状腺素是因为后者的起效时间太慢，但这一新疗法尚需进一步研究，T_3在心脏手术中的应用目前仍处于临床试验阶段。

七、左西孟坦

左西孟坦(levosimendan，LEV)是一种新型正性肌力药，是钙离子增敏剂，它通过心肌纤维对钙离子(Ca^{2+})的增敏作用而增强心肌收缩力，但不引起心律失常反应。而目前临床上应用的正性肌力药都增加细胞内Ca^{2+}释放，增加心肌耗氧量，并诱发严重心律失常。

LEV一方面在收缩期能改善收缩功能，在舒张期由于Ca^{2+}浓度下降，使舒张期松弛不受影响或甚至改善，另一方面通过开放K_{ATP}通道引起血管扩张，对冠状动脉、肺动脉、肾动脉、内脏动脉、脑动脉、体动脉以及体静脉和门静脉都有扩张作用。这两方面作用均使CO增加而不增加氧耗。

LEV主要用于急性失代偿性心力衰竭、急性冠脉综合征血管再通后的心肌顿抑和心脏手术围手术期心功能支持，还可用于心肺复苏后改善心肌功能和感染性休克等。

LEV一般需先静脉推注负荷量6～24μg/kg，继之静脉泵注0.05～0.2μg/(kg·min)，如此可产生血浆浓度达10～100μg/L，从而改善血流动力学。LEV与心衰病人常规用药：血管紧张素转换酶抑制药、利尿药、地高辛等均未发现重要的相互作用，与β受体阻滞药合用时也未发现不良影响。但由于其血管扩张作用，可产生低血压。对正发生心肌缺血病人慎用，以免增加心律失常发生率。

第三节 血管扩张药

一、血管扩张药的种类

血管扩张药按作用机制可分为：①直接血管扩张药：硝酸甘油、硝普钠、尼卡地平、肼屈嗪(肼苯达嗪)、米诺地尔(长压定)及钙通道阻滞剂等；②α 肾上腺素能阻滞药：氟哌利多(氟哌啶)、氯丙嗪、拉贝洛尔、苄胺唑啉、哌唑嗪及特拉唑嗪等；③神经节阻滞药：三甲噻方；④血管紧张素转换酶(ACE)抑制药：卡托普利、依那普利、依那普利拉及赖诺普利等；⑤中枢性 α_2 受体激动药(降低交感神经张力)：可乐定、甲基多巴、胍那苄及胍法辛等。血管扩张药按作用部位可分为静脉(降低前负荷)、小动脉(降低 SVR)及静脉＋小动脉三种类型(表 32-3)。

表 32-3 血管扩张药按作用部位分类

作用部位	药物
静脉	全部硝酸盐类
小动脉	氟哌利多、氯丙嗪、尼卡地平、苄胺唑啉、肼屈嗪、钙阻滞剂
静脉＋小动脉	血管紧张素转换酶(ACE)抑制剂、硝酸甘油、硝普钠、哌唑嗪、前列腺素 E_1 (PGE_1)、三甲噻方

二、适应证及注意事项

(一)适应证

(1)高血压及 SVR 增高者，应用小动脉或混合型药物。

(2)控制性低血压，最常用者为短效药物如硝普钠、尼卡地平和三甲噻方。

(3)瓣膜反流，降低 SVR 可提高前向 CO。

(4)充血性心衰，扩张血管通过降低前后负荷可降低 MVO_2，降低后负荷可减少左心室容积和压力从而降低收缩期室壁的张力。扩张血管可改善射血和心室顺应性。充盈压升高者选用静脉型血管扩张药，SVR 升高者选用小动脉型，二者均升高者选用混合型或二者合用。

(5)调节温度，在体外循环降温和复温时使用血管扩张药可促进组织灌注的均匀一致，并加快中心与体表温度的平衡，它对小儿全身停循环的心脏手术尤为重要。

(6)肺动脉高压，血管扩张药可以改善非解剖固定型肺高压，目前只有一氧化氮(NO)是真正选择性肺血管扩张药，其他药物如将 PGE_1 输入右心房而将去甲肾上腺素输入左心房，这种联合用药既能有效地扩张肺血管，又能避免 SVR 的严重下降。

(7)心肌缺血，血管扩张药通过降低 MVO_2(降低前后负荷)能改善心肌的氧平衡，而硝酸盐类和钙通道阻滞药能扩张冠状动脉的通路使心肌血流的分布受益。

(8)心内分流，血管扩张药可用于非限制的心脏分流，尤其对室间隔缺损和主肺间隔缺损，它可以操纵肺动脉与主动脉的血流比值，并控制分流量的方向和大小。

(二)注意事项

1. 高动力型反射 所有血管扩张药都降低 SVR 和血压，并激活压力感受器反射从而兴奋交感神经而产生心动过速，增加心收缩力。由于心肌氧需增加和低血压使冠状动脉血供减少可引起或加重心肌缺血。但加用 β 受体阻滞药可减弱这种反射。

2. 心室射血比值 反射性交感兴奋还增加心室射血比值(dP/dt)，使收缩期主动脉壁应力上升，这对主动脉夹层动脉瘤有害，因此对主动脉夹层、主动脉瘤、近期行主动脉手术或非特异性肥厚型主动脉瓣下狭窄病人最好加用 β 受体阻滞药或神经节阻滞药。

3. 反弹 血管扩张药兴奋肾素-血管紧张素系统可导致在突然停药时，出现 SVR 和 PVR 升高(反弹)，此时如加用 β 受体阻滞药可减弱肾素的释放。ACE 抑制剂也能减弱肾素的作用。

4. 颅内压(ICP) 多数血管扩张药对 ICP 不利,但三甲噻方例外。

三、硝酸甘油

硝酸甘油(glyceryl trinitrate,nitroglycerin,NTG)是直接的血管扩张药,它扩张静脉强于扩张动脉。含有代谢产物的硝酸能激活血管产生环磷鸟苷(cGMP)。NTG 扩张静脉使血液在外周淤滞,因而使回心血量减少,前负荷下降,心脏缩小,它减少了 MVO_2 并增加舒张期冠状动脉血流。NTG 能缓解冠状动脉痉挛,扩张侧支血管,促进血流再分布,从而使更多血流流向缺血心肌,使心内膜/心外膜血流比值上升。由于它减少心肌缺血,使心泵功能改善。大剂量 NTG 扩张小动脉,降低血压和 SVR,使收缩期心肌室壁张力下降,MVO_2 减少,射血分数和 SV 得到改善。由于 NTG 扩张小动脉常需要很大的剂量,许多病人超过 100μg/min,故想要可靠地扩张小动脉,一般选用硝普钠,也可以与 NTG 合用。NTG 经平滑肌和肝内代谢,半衰期为 1～3 分钟。

(一)优点

NTG 选择性降低前负荷,降低左房压和左、右心室舒张末压。它没有代谢毒性,遇光不易分解。NTG 能缩小冠状动脉闭塞后的梗死面积,在缺血产生应激之前作出有效预防,能保持冠小动脉的自家调节,故不会引起冠状动脉窃血。NTG 用于急性充血性心衰,可降低前负荷减少肺充血,因其扩张肺血管床,有利于治疗急性肺高压和右心衰竭。它能增加血管床容量,在体外循环结束后可帮助回输机器余血。此外,NTG 还能缓解胆绞痛和食管痉挛。

(二)缺点

大剂量 NTG 时由于前负荷和 SVR 下降使血压下降,可导致冠状动脉灌注压降低,故静脉注射 NTG 时应监测血压和 ECG。由于它引起反射性心动过速和增加心肌收缩力,可考虑增加液体输注和 β 受体阻滞药。NTG 能抑制低氧性肺血管收缩,虽比硝普钠弱,仍应增加吸入气中的氧并监测动脉氧分压。NTG 增加颅内压。NTG 可被聚氯乙烯管道吸收,最好备有不吸收药物的特殊输液管道(如聚丙烯管)。

NTG 可产生耐受性,如长期用 NTG 持续治疗超过 24 小时,可减弱它对血流动力学的作用和抗心绞痛作用,但如每天停药数小时可以避免。NTG 可引起依赖性,病人长期用药后停药可发生冠状动脉痉挛和心肌梗死。如长期使用 NTG 会导致正铁血红蛋白血症,应避免超过 7～10μg/(kg・min)。此外,NTG 可稍延长泮库溴铵的神经肌肉阻滞作用。

(三)临床应用

(1)NTG 舌下剂量为 0.15～0.60mg。局部应用为 2%软膏(nitropast)1.25～5.0cm,每 4～8 小时一次。也可以用控释的经皮制剂(nitrodisc)5～10mg 或再多,每 24 小时一次。

(2)NTG 一次静脉注射为 50～100μg,这对急性心肌缺血可能比静脉输注好,因为它能迅速达到血中浓度,扩张较多血管,但也更易产生低血压。静脉输注剂量为 0.1～7.0μg/(kg・min),常将 50～100mg 混于 250ml 静脉注射液体中滴注(200～400μg/ml)。

(3)除非使用非聚氯乙烯输液管(tridilset),否则在输注 30～60 分钟后需减慢输注量。

(4)如在体外循环中给予 NTG,可使机器内血平面明显下降,血容量减少。

四、硝普钠

硝普钠(nipride, nitroprusside, SNP)是直接作用的血管扩张药,其硝酸盐基团在血管平滑肌内转变为一氧化氮(NO),从而使细胞内 cGMP 增加。SNP 同时扩张阻力血管和容量血管,降低心脏的前后负荷,但以扩张小动脉优先降低后负荷为主。如果静脉充盈良好,便能增加心排血量。SNP 还能降低肺动脉压和肺血管阻力,缓和肺循环的应激反应。但 SNP 在降低动脉压的同时,可反射性地使心率加快，使心收缩力增强，且可引起冠状动脉血流减少。

(一)优点

SNP 对各种原因的高血压均有高的疗效，小剂量时对 SVR(后负荷)的降低大于前负荷。它除扩张全身血管外也是肺血管扩张剂。SNP 作用时间很短(1～2 分钟)，其剂量可以精确滴定。

(二)缺点

SNP 可产生硫氰酸盐和氰化物中毒。其溶液遇光不稳定，在若干小时内光可以分解灭活 SNP，但不释放氰化物离子。其反射性心动过速和增加心收缩力作用因增加剪切力对主动脉夹层动脉瘤不利，但对 β 受体阻滞药有反应。SNP 可减弱缺氧性肺血管收缩易导致动脉低氧血症。

SNP 可引起冠状动脉窃血，使血流从血管已最大扩张的缺血区流向非缺血区，从而加重心肌缺血。长期患高血压的病人其自家调节作用已转移至高压范围，故血压突然下降可诱发心、脑或肾的缺血，对严重高血压患者尤其危险。

输用 SNP 停药前应逐渐减量，如果突然中止可发生全身或肺高压的反弹，对充血性心衰病人尤其不利。SNP 有增加颅内压的危险，不过随着高血压的解除颅内压也会下降。SNP 能抑制血小板功能，但临床结果尚不肯定。

(三)临床应用

(1) SNP 的静脉输注剂量为 0.5～5μg/(kg · min)，应根据血压随时调整。常将 50mg SNP 混于 250ml 5%葡萄糖液中(200μg/ml)。由于 SNP 刺激性很强，最好用输液泵通过中心静脉给药。如果需通过同一管道输注其他药物时可使用载体液，这样在改变药物输注速度时就不会影响每一种药物每分钟进入病人的药量。

(2)瓶装或注射器装的 SNP 药液必须用金属箔纸包裹避光。将药液贮存于暗处可保持其强度 12～24 小时。输液管道一般无需用锡箔纸遮挡。

(3)增加吸入气中的氧浓度并监测氧合情况。最好用动脉插管连续监测血压。同时使用肺动脉插管者也可按 SVR 和前负荷调节剂量。

(4)不要突然停药，以避免全身和肺动脉压的反弹。

(5)对伴有甲状腺功能低下或严重肝肾功能不全的病人要慎用 SNP。

(四)硝普钠的毒性及防治

1. SNP 的代谢途径　化学结构式是 $Fe(CN)_5NO$，它与血红蛋白反应释放出 5 个有高度毒性的游离氰离子(CN^-)。SNP 分解释放 CN^- 后有 3 条代谢途径：①与正铁血红蛋白起反应，生成氰正铁血红蛋白，这是一条暂时的解毒途径；②经硫氰酸酶转变为硫氰酸盐，再经由肾排出，这是在肝肾中的主要代谢途径，但在代谢过程中必须有硫代硫酸钠和维生素 B_{12} 的参与；③与组织细胞色素氧化酶结合，阻止线粒体的氧化磷酸化而导致氰化物中毒，此时尽管有足够的氧分压组织仍然缺氧，这是最坏的代谢途径。

2. SNP 中毒的体征

(1)小剂量时对扩血管作用有抗药力者，如起始剂量必须大予 3μg/(kg · min)，或对 SNP 的扩血管作用出现心动过速反应或必须用大剂量[>8μg/(kg · min)]才能产生同样降压效果者。

(2)由于细胞氧利用下降，使混合静脉血的氧分压升高，而心排血量不升高。

(3)出现代谢性酸中毒。

(4)有氰化物中毒而未见发绀，而血氧饱和度仍高者。

(5)长时间治疗者可出现慢性中毒，慢性中毒来自硫氰酸盐升高。硫氰酸盐以原形从肾排除，其消除半衰期为 1 周。血中硫氰酸盐升高超过 50mg/L 可引起疲劳、恶心、厌食、精神紊乱及抽搐，甚至个别出现甲状腺功能减退。

3. 氰化物中毒的治疗

(1)使用 SNP 的病人(尤其是大剂量),如出现代谢性酸中毒或不明原因的混合静脉血氧分压升高者,应怀疑氰化物中毒。

(2)一旦怀疑中毒应立即停用 SNP,此时减少剂量是不够的,因为临床上明显中毒者表示细胞色素氧化酶活性已明显下降。

(3)用纯氧通气,并用碳酸氢钠治疗严重代谢性酸中毒。

(4)轻度中毒者(碱缺乏<10 mmol/L,停用 SNP 后血流动力学稳定),可一次静脉缓注硫代硫酸钠 150mg/kg,以促进氰化物的代谢。亦可静脉注射羟钴胺 12.5mg,每 30 分钟 一次,使之与氰化物结合成氰羟钴胺(即维生素 B_{12}),从尿中排出。

(5)严重中毒者(碱缺乏>10mmol/L,或停用 SNP 后血流动力学不稳定),除给予硫代硫酸钠或羟钴胺外,为了促成正铁血红蛋白的生成,使之与氰化物结合产生无毒性的氰正铁血红蛋白,把氰化物从细胞色素氧化酶上赶走,应立即给予亚硝酸钠 5mg/kg 静脉缓慢推注,2~48 小时后或根据需要再重复 1/2 剂量。紧急情况下给予亚硝酸异戊酯吸入,打碎一个安瓿放入呼吸袋内(易燃!)。

五、一氧化氮

一氧化氮(nitric oxide,NO)主要来自内皮细胞,是内皮细胞 L-精氨酸产生的天然血管活性气体,而且还是内皮衍生的舒张因子。NO 从内皮细胞向血管平滑肌弥散,它增加平滑肌的环磷鸟苷(cGMP)并使血管扩张,部分原因是降低细胞溶质中的钙。NO 是细胞间重要的生理标志物,如果缺乏 NO 就会出现冠状动脉痉挛和再灌注损伤等病理情况。

NO 通过吸入给药可使 PVR 和右室每搏功指数(RVSWI)下降,但 SVR 一般无改变。NO 迅速贪婪地与血红蛋白中的正铁血红蛋白结合,形成失活的亚硝基血红蛋白,之后再降解为正铁血红蛋白。NO 在血中的生物半衰期大约 6 秒。

(一)优点

NO 是长时间以来找到的“选择性”肺血管扩张药,由于它从肺泡膜向血液弥散时迅速被灭活,故避免了全身作用。吸入 NO 与静脉内输注肺血管扩张药不同,NO 主要扩张那些通气好的肺区域。

(二)缺点

使用 NO 时需严格注意安全,预防严重中毒,如过量或有毒二氧化氮(NO_2)引起的肺水肿。临床上可能出现明显的正铁血红蛋白症,必须每天监测血中浓度一次。此外长期给药可使终末小支气管的纤毛运动耗竭和上皮增生,并会腐蚀金属部分。

(三)临床应用

(1)适应证:NO 已用于新生儿持续肺高压、肺动脉高压、成人呼吸窘迫综合征及原发性肺动脉高压的实验性治疗。

(2)吸入 NO 时将稀释的 NO 与呼吸机入口的气体相混合,治疗浓度为 5^{-8}~8^{-5} mmol/L(0.05~80ppm)。应当使用最低有效浓度并用肺动脉插管监测病人反应。患肺动脉高压而解剖学尚未固定不变的病人,其 PVR 和 RVSWI 一般在 1~2 分钟开始下降。

(3)必须购买检定过的 NO 钢瓶,NO 已事先稀释在氮气中。使用时要间断用分析仪监测进入病人气流中的 NO 和 NO_2 浓度,为避免 NO 吸入过量,一般不在呼吸机与病人之间引入,而且使用前绝对不能与空气和氧接触,以防止 NO_2 有毒气体的形成,有人主张在吸气侧应用苏打石灰吸收 NO_2。

六、前列腺素 E_1

前列腺素 E_1(prostin VR,alprostadil,prostaglandin E_1,PGE_1)的直接扩血管作用,是通过血管平滑肌上的特殊前列腺素受体产生的,之后通过多数身体组织的酶迅速代谢灭活,尤其是肺组织。

(一)优点

PGE_1选择性扩张新生儿和婴儿的动脉导管，可保持导管开放达生后60天，也可使闭合的导管开放达10～14天。它有强效的肺血管扩张作用，但通过肺内皮细胞代谢后全身的血管扩张作用便减弱了。

(二)缺点

PGE_1能扩张全身血管产生低血压。在10%～20%婴儿中可产生呼吸暂停，特别是体重小于2kg者，还可产生发热或抽搐。PGE_1系合成药，价格非常昂贵。它虽抑制血小板功能，但可以逆转。

(三)临床应用

(1)适应证：①紫绀型先天性心脏病合并肺血流减少；②严重肺动脉高压合并右心衰竭。

(2)PGE_1可以经静脉或通过脐动脉插管输注。静脉输注的起始剂量为0.05μg/(kg·min)，输注时应将剂量调至最低有效值水平，也可能需要较大剂量达0.4μg/(kg·min)。

(3)静脉注射PGE_1与左心房内同时输注去甲肾上腺素，可治疗严重肺动脉高压和右心衰竭。

七、尼卡地平

尼卡地平(nicardipine，NIC)属第二代二氢吡啶类钙通道阻滞剂。虽然它是钙通道阻滞剂，它对血管平滑肌的选择性比对心肌的作用高30 000倍，故不像维拉帕米和地尔硫䓬那样有明显的负性肌力作用。它选择性扩张动脉血管，主要扩张椎动脉、冠状动脉和肾动脉，缓解脑血管痉挛，增加冠状动脉血流量，保护缺血心肌，在降压同时可以改善肾供血，保护心脑肾等靶器官。在麻醉中，它可显著抑制各种内源性升压物质引起的血压升高，且与用量呈正相关。

单次静脉注射NIC 0.5mg，收缩压降幅为17%，持续时间大于7分钟。静脉注射1.0mg时，降压幅度可达35%，作用时间大于20分钟。在麻醉下单次静脉注射一般不要超过0.5mg。用微量泵输注时，剂量为0.1～0.2μg/(kg·min)，对异常高血压者可达1μg/(kg·min)。NIC可用于围手术期高血压急症和亚急症，可用于减轻气管插管或主动脉插管期间的高血压反应。它与艾司洛尔合用，可维持冠心病病人术中的氧供需平衡，预防冠状动脉搭桥术中冠脉痉挛，及体外循环下心肌的缺血再灌注损伤。

NIC由于起效慢，半衰期长，老年人或肝功能异常患者血药浓度高，其在术前和术中的应用受到一定限制。

八、氯维地平

氯维地平(Clevidipine，CLV)是第三代L型二氢吡啶类钙通道阻滞剂，是新型短效血管扩张药。其结构与硝苯地平和尼卡地平相似，起效时间<2分钟，消除时间<5分钟。CLV没有蓄积作用，无论持续灌注15分钟或24小时，其消除半衰期不变。其代谢产物没有活性，在血液中能自行分解，不依赖肝肾代谢。其输注剂量为0.2～5μg/(kg·min)。

CLV起效迅速，作用时间短，由于其分子结构中的酯键易于水解，静脉注射后血液和血管中的酯酶可将其快速代谢，从而决定其迅速起效、快速失活的特点，其半衰期仅约1分钟，尤其适用于需快速降压的急性高血压。

CLV与尼卡地平均缺乏静脉扩张作用，不影响前负荷。停药后血压恢复至基础值的10%(在30%降幅之后)的平均时间：氯维地平2.4分钟，尼卡地平18.7分钟，硝酸甘油3.9分钟及硝普钠0.6分钟。但与硝普钠降压作用比较，后者心率偏快，心脏充盈压偏低，液体需要量较多。CLV与尼卡地平的降压效果没有显著差异，而硝酸甘油组患者的血压值容易偏高，硝普钠组血压值容易偏高或偏低。

第四节　利　尿　药

利尿药是增加尿量，促进水和电解质排泄

的药物。它是临床上常用的药物之一,且有典型的药理学效应。按利尿药对肾小管的作用部位及利尿机制可分为:①噻嗪类利尿药,如氢氯噻嗪(双氢克尿塞);②袢利尿药,如呋塞米(速尿)和布美他尼(丁尿胺);③渗透性利尿药,如甘露醇和尿素;④保钾利尿药,如氨苯蝶啶;⑤醛固酮拮抗药,如螺内酯;⑥碳酸酐酶抑制剂,如乙酰唑胺(酯唑磺胺)等。麻醉医师常用的利尿药是呋塞米、布美他尼和甘露醇。

一、呋塞米

呋塞米(lasix,furosemide)又名速尿,它主要抑制髓袢升支粗段髓质部和皮质部内 Na^+、K^+ 和 Cl^- 的共同转运系统,使小管液中 Na^+、K^+ 和 Cl^- 浓度升高,肾的稀释功能降低,同时也使髓质间液高渗状态下降,促进 Na^+、K^+、Cl^- 和水分大量排出。该药还促进肾素释放,肾素使醛固酮分泌增多,进而促进远曲小管 K^+、Na^+ 交换,使排钾增多。

(一)优点

呋塞米利尿作用迅速、强大而短暂,静脉注射后可增加肾血流量达 30%,对急性肾功能衰竭有利。用噻嗪类利尿药无效者,即使肾小球滤过率发生障碍时,应用该药有时仍能奏效。它通过药物原形和葡萄糖醛酸的代谢产物从肾小管排泄,半衰期 1.5 小时。

(二)缺点

呋塞米的不良反应是引起水和电解质紊乱,如过度利尿会引起低血容量、低血钾、低血钠及低氯性碱血症等。长期应用可致低血镁并增加强心苷的毒副作用。

(三)临床应用

(1)利尿作用有明显个体差异,成人最近未用过呋塞米者其静脉注射的起始剂量 2.5~5.0mg,但根据需要最大可增至 200mg。如病人已用过利尿药者,一般需 20~40mg 才能奏效。持续输注为 0.5~1.0mg/(kg·h),其优点是产生持久的利尿作用而降低每日总用量。

(2)由于呋塞米属磺胺类化合物,对磺胺类敏感病人可发生过敏反应。

(3)呋塞米常引起静脉和小动脉扩张,降低心脏前负荷。

(4)糖尿病患者用后可致血糖升高。它能增强降压药的作用,合用时要适当减少降压药用量。

二、布美他尼

布美他尼(bumex,bumetanide)又名丁尿胺,为一具有磺胺基团的高效利尿药。布美他尼的作用部位和作用机制以及作用特点均与呋塞米相似,但效价强度大,有效剂量仅为呋塞米的 1/50。它对近曲小管也有明显作用,除扩张肾血管促进肾血流量和肾小球滤过率外,在尿液中所需浓度较呋塞米低,肾衰时其利尿作用减弱的程度远低于呋塞米,对应用呋塞米无效者使用布美他尼往往有效。

布美他尼在肝、肾中消除,半衰期 1~1.5 小时。布美他尼的静脉注射剂量为 0.5~1.0mg,可每 2~3 小时重复一次。最大剂量可达 10mg/d。

三、甘露醇

渗透性利尿药甘露醇(mannitol)是一种乙六醇,临床上常用其 20%的高渗溶液。静脉给药后能迅速提高血浆渗透压,使组织间液水分向血浆转移,经肾排出 Na^+、K^+ 和水分,产生脱水和利尿作用,有利于脑脱水,降低颅内压。一般在滴注后 10 分钟左右显效,经 2~3 小时达到利尿高峰。甘露醇还是自由基清除剂,它以原形经尿排除。

(一)优点

甘露醇在体内不被代谢,容易经肾小球滤过,但不易被肾小管再吸收,也没有明显药理作用。甘露醇与袢利尿药不同,即使在肾小球滤过率下降时(如休克)仍保持其效力。它可以保护肾防止急性肾衰竭的发生。由于在血流中具有渗透活性,可以使器官脱水。

(二)临床应用

(1)甘露醇的起始剂量为12.5g,紧急情况下最大可达0.5g/kg。如快速大量静脉注射可产生低血压。

(2)在利尿作用开始前,由于血容量的扩充可导致一过性充血性心衰。

(3)它可以预防肾灌注不足,血红蛋白尿或肾毒素引起的肾衰。可用于治疗脑水肿。

(邓硕曾)

参考文献

邓硕曾.1986. 血管扩张药在体外循环围手术期的应用.中华心胸血管外科杂志,2(3):179

邓硕曾.1997. 心血管围手术期用药。见:胡小琴.心血管麻醉及体外循环.北京:人民卫生出版社,184～196

郑斯聚.2007. 新型正性肌力药——左西孟坦.国际麻醉学与复苏杂志,28(2):118～121

Aronson S, Dyke CM, Stierer KA, et al. 2008. The ECLIPSE trials: Comparative studies of Clevidipine to Nitroglycerin, Sodium Nitro prusside, and Nicardipine for acute hypertension treatment in cardiac surgery patients. Anesth Analg, 107:110～121

Larach DR, Solina AR. 1995. Cardiovascular drugs. In: Hensley FA Jr, Martin DE. A Practical Approach to Cardic Anesthesia. Boston: Little. Brown and Company, 34～59

第 33 章　抗心律失常药与钙通道阻滞药

第一节　抗心律失常药

抗心律失常药的分类方法有数种，目前，分类的主要依据是药物对离体心肌纤维的电生理学作用和对活体心脏电生理学特性的影响。较普遍接受的为四类分类法。

Ⅰ类药物有膜稳定特性（局麻样作用），Ⅱ类为β肾上腺素能受体阻滞药，Ⅲ类为延长动作电位药，Ⅳ类为钙通道阻滞药。虽然洋地黄及某些肾上腺素能受体激动药可用于治疗某些心律失常，但由于抗心律失常作用不是它们的主要药理学作用，一般不纳入抗心律失常药。β受体阻滞药将在其他章节内讨论。

一、Ⅰ类抗心律失常药

该类药物主要是通过抑制细胞膜快通道 Na^+ 内向除极电流，或同时增强 K^+ 通道的通透性，从而抑制 0 位相 V_{max}，减慢传导速度，降低自律性，影响动作电位和延长有效不应期。

（一）此类药物又分为 a、b、c 3 个亚组

1. Ⅰa 组　主要抑制快钠通道，降低动作电位 0 相上升速度，延长复极化，使传导速度中度延长，故可使：①QRS 增宽；②QT 延长：动作电位时间（APD）延长；③高浓度时使传导延缓。Ⅰa 组药物延长心房有效不应期的作用能使心房颤动和扑动转为窦性心律，也可用于治疗某些不涉及房室结的房性心律失常。此组药物有奎尼丁（quinidine）、普鲁卡因胺（普鲁卡因酰胺，procainamide）、丙吡胺（disopyramide）等。

2. Ⅰb 组　主要影响膜的 K^+ 通透性能，对 Na^+ 通透性能也有作用，对 0 位相除极与复极的抑制作用均不明显。因此，有：①QRS及传导延长不明显；②复极化及 QT 缩短；③心脏颤动阈值提高。该组药物主要用于抑制室性心律失常。常用药物有利多卡因（lidocaine）、美西律（mexiletine）、苯妥英（phenytoin）等。

3. Ⅰc 组　对 0 位相除极抑制明显，而对复极过程抑制较弱。因此，有：①减慢传导的作用明显；②降低自律性；③不明显影响不应期及 APD。此组药物对室性心律失常的治疗和预防有良好效果，有些药物对室上性心动过速及房颤也有效。该组药物有普罗帕酮（propafenone）、氟卡尼（flecainide）、劳卡尼（lorcainide）、英卡尼（encainide）、阿普林定（aprindine）等。

Ⅰ类抗心律失常药 3 个亚组的电生理效应见表 33-1。

表 33-1　Ⅰ类抗心律失常药 3 个亚组的电生理效应

生理效应	Ⅰa 组	Ⅰb 组	Ⅰc 组
0 位相最大上升速度	减慢	不变	减慢
动作电位时间（APD）	延长	缩短	不明显
有效不应期（ERP）	延长	轻度延长	不明显
PR 间期	不变	不变	延长
HV 间期	减慢	不变	延长
QRS 时间	延长	不变	延长
QT 时期	延长	不变	轻度延长

（二）常用Ⅰ类抗心律失常药

1. 奎尼丁　此药为金鸡纳衍生物，为奎宁

的右旋异构体，是Ⅰa组药的原形。奎尼丁主要的药理学特性为膜稳定作用，降低钠离子的膜通透性，使快 Na^+ 内流减慢，动作电位0期上升速度及幅度减小。此外，奎尼丁有直接β肾上腺素能受体阻滞作用和直接解迷走神经作用，但其抗肾上腺素能特性无明显的临床意义。

奎尼丁可降低窦房结和异位起搏点细胞的自律性，对异位起搏点的作用强于对窦房结的作用。虽然奎尼丁对窦房结有直接抑制作用，但该药的解迷走神经作用常使心率轻度增快。奎尼丁可降低浦肯野细胞4相除极，使阈电位升高，延长浦肯野纤维和心肌的不应期。

(1)临床应用：可用于终止室速发作，转复房颤及各种室上性心动过速为窦性心律。对强心苷不能控制的心房扑动，复合应用奎尼丁后可恢复窦性心律。但由于目前更为有效的手段如电复律及其他安全有效的抗心律失常药的出现，上述各种临床情况现多不应用奎尼丁治疗。目前奎尼丁主要应用于电复律前后的治疗及维持窦性节律，预防频发房性期前收缩转变为心房颤动。

(2)药代动力学：口服吸收良好，肌内注射不但疼痛，且吸收不完全。静脉注射由于严重副作用及其他安全有效抗心律失常药的问世，已不采用。口服吸收后80%～90%与血清白蛋白结合，主要在肝内羟化代谢，10%以原形由肾排出。碱性尿时排泄减少，心功能不全或肾功能不全不影响其半衰期，但如肝功能不全或低蛋白血症因游离药物增多及半衰期延长易中毒。

(3)不良反应：奎尼丁治疗中，约30%的病人因副作用需停药，大多数副作用为剂量依赖性，但个别病人一次用药后即可出现严重症状。常见症状有耳鸣、头痛、恶心、呕吐、腹痛、腹泻或视力障碍等。奎尼丁的致死性副作用是在心血管系统，如心律失常、传导阻滞、心肌收缩无力、心脏停搏、血管扩张和低血压等，发生率约为0.5%。另外奎尼丁也可引起血小板减少、溶血性贫血、粒细胞减少、呼吸骤停和哮喘发作等，但较少见。

2. 普鲁卡因胺 为普鲁卡因的衍生物，以酰胺键(—CO—NH—)取代酯键(—CO—O—)而成，能耐受血浆胆碱酯酶的水解，故口服、肌内注射或静脉注射都有效。

电生理学特性及治疗范围与奎尼丁相似，不同的是普鲁卡因胺对PR、QRS及QT间期的延长没奎尼丁明显。由于此药口服半衰期短，需每日多次，长期服药副作用大(特别是狼疮样综合征)，故主要用途为静脉注射治疗快速心律失常。一般情况下，奎尼丁对房性心律失常效果较好，而普鲁卡因胺对室性心律失常效果好。虽然两药抗心律失常的电生理机制基本相似，但临床上常常此药无效而另一药有效，因此，两药可以互相补充。

体内过程及不良反应：口服吸收迅速完全，1～2小时血浆浓度达峰值，蛋白结合率约15%～20%。由于半衰期短，应每3小时给药方能维持血中有效浓度。吸收后经肝N-乙酰转移酶代谢为N-乙酰普鲁卡因胺，后者也具有抗心律失常作用，再经肾排泄。原形排出约为30%～60%。

普鲁卡因胺的心血管副作用为窦性停搏、房室传导阻滞、各种室性心律失常及低血压等。口服可引起胃肠道反应。久用可诱发红斑狼疮综合征，因用药的持续时间及标准的不同，发生率为20%～90%，但停药后可逐渐消失。

3. 丙吡胺 虽然丙吡胺的化学结构与奎尼丁不同，但二者对心肌的电生理效应却非常相似，其差别仅为丙吡胺对房室结的抑制作用较奎尼丁轻，QRS延长的程度小，无明确的交感阻滞作用，对室性心律失常的效果较好。另外对心肌的负性肌力作用也强于奎尼丁。

丙吡胺的副作用是由其直接的电生理学和血流动力学作用或其抗胆碱能特性所致。临床上可见口干、排尿困难、视物模糊、恶心、便秘和尿潴留等。丙吡胺可加重充血性心力衰竭，导致严重低血压及加重心脏传导阻滞。偶尔也可出现抑郁、头痛、失眠、精神失常及眩晕等中枢神经系统症状。

4. 利多卡因 为Ⅰb组抗心律失常药，最常用于治疗室性心律失常。此药只能静脉给药，是目前常用抗心律失常药中疗效好、安全性高的药物，也是终止室性心律失常时用来比较各种新抗心律失常药物疗效的标准药物。利多卡因的另一优点是起效迅速，停药后作用消失也快。

(1)临床应用：利多卡因为标准的抗室性心律失常药，常用于治疗和预防手术、麻醉、强心苷中毒、心肌梗死、电复律后等各种室性心律失常。此药对房性心律失常效果不好，对房性或交界性期前收缩、阵发性室上性心动过速约 40%～50%有效。对其他室上性心律失常效果更差，仅约 0～15%。

(2)药代动力学：利多卡因常静脉给药。虽肌内注射也有效，但由于吸收缓慢，需 15 分钟后血中方可达有效浓度，故只用作预防。利多卡因主要由肝脏代谢，代谢物单乙基氨基乙酸二甲苯胺有一定的抗心律失常及致惊厥作用。利多卡因的分布容积约 1L/kg，有效浓度为 2～5μg/ml 血浆。浓度达 5μg/ml 血浆可出现某些毒性反应，达 10μg/ml 血浆可出现严重毒性反应。影响利多卡因药代学和药效学的重要因素为肝血流量及肝微粒体活性。心力衰竭、β 受体阻滞药治疗、急性心肌梗死等情况应减量使用。异丙肾上腺素及胰高糖素可增加肝血流，加快利多卡因的代谢。肝酶诱导药也增加代谢。肝病或使用氯霉素可增加中毒机会。

(3)不良反应及注意事项：利多卡因的副作用几乎都是由于血浆浓度升高所致。毒性反应多见于中枢神经系统。血浆浓度达 5μg/ml 开始出现欣快、失定向、意识模糊等，达 10μg/ml 出现惊厥。如继续增加剂量，达 12μg/ml 血浆则导致心血管抑制、延髓抑制、呼吸停止。全麻病人利多卡因中毒不出现中枢神经系统症状而首先出现心血管抑制。

病态窦房结综合征病人禁用利多卡因，因可发生窦性停搏。对高度传导阻滞、双束支阻滞的病人，除非已放置起搏器，也不应使用利多卡因。对老年人，利多卡因可引起血管扩张而发生低血压。

5. 美西律 结构与性能都类似利多卡因，故有“口服的利多卡因”之称。

(1)临床应用：美西律用于治疗各种心脏病之室性心律失常，为治疗慢性室性心律失常的二线药物，也常用于急性室性心律失常静脉注射利多卡因后的口服维持药物。一般情况下，静脉注射美西律常能使利多卡因治疗无效的室性心动过速转复为窦性心律，但副作用较大，特别是对用过大剂量的其他抗心律失常药物者。因此，对急性心肌梗死、心脏手术或强心苷中毒等情况下的严重室性心律失常，应首选利多卡因，只在无效时方可试用美西律。另外美西律可控制各种严重室性心律失常的复发。

(2)药代动力学及不良反应：口服后吸收完全，生物利用率高达 80%～90%。口服后 2～3 小时血药浓度达峰值。分布容积为 55L/kg，有效血药浓度为 1～2/μg/ml，$t_{1/2}$ 为 11.5 小时。美西律主要由肝脏代谢而清除，部分药物以原形从尿中排出。肝脏疾病、严重肾脏疾病或尿液呈碱性时美西律的清除将延迟。

静脉给美西律的副作用比口服多，有报道发生率可高达 54%。最严重的副作用为窦性停搏，其他为窦性心动过缓、低血压、传导障碍、充血性心力衰竭、恶心、头晕、神志模糊、共济失调及皮疹等。

美西律静脉注射常用剂量为 2.0～2.5mg/kg，静脉维持剂量为 1.0～1.5mg/min。

6. 苯妥英 主要用于强心苷中毒所致的各种室性及房性心律失常，对阵发性房性心动过速、阵发性房颤、房扑等使之转变为窦性心律。对室性心律失常包括多联律、单灶性或多灶性室性早搏、室性心动过速等都十分有效。此药对非强心苷中毒之心律失常效果不佳。

7. 妥卡尼 化学结构上与利多卡因类似，对室性心律失常有效，可静脉或口服给药。该药特别适于静脉注射利多卡因有效，需口服药物维持者。妥卡尼比美西律更像“口服的利多卡因”。

8. 普罗帕酮 为膜作用药，降低动作电位 0 期最大去极化速度，延长心房、房室结和希氏-浦肯野系统传导时间，延长心房、房室结、心室和预激附加束的有效不应期，并提高心肌细胞阈电位，显著降低自律性，延长窦房结恢复时间。该药具有竞争性β受体阻断作用及轻微钙拮抗作用。离体动物实验有松弛冠状动脉和支气管平滑肌的作用。

(1)临床应用：普罗帕酮为治疗室性、室上性和预激综合征并发的快速心律失常的广谱抗心律失常药。对室性期外收缩、室性心动过速和心室颤动有良好的治疗效果，并可用于处理心脏直视手术复苏困难、利多卡因治疗无效的顽固性心室颤动病人。该药可治疗室上性心动过速、预激综合征并发的房室折返性心动过速或引起的心房颤动。普罗帕酮可使心房颤动转复为窦性心律，并可用于电击转复后维持窦性心律，预防房颤复发。其对阵发性房颤的疗效优于慢性房颤。

(2)药代动力学：静脉注射后即有效。口服胃肠吸收良好，2～3小时抗心律失常作用达峰效，作用持续时间达8小时以上。血浆半衰期约4小时，蛋白结合率>90%。

(3)不良反应及注意事项：常见为恶心、腹部不适、便秘、头晕等。其负性肌力作用可使左室舒张末压升高，心排血量降低。严重心力衰竭、心源性休克和低血压病人禁用普罗帕酮。另据报道，普罗帕酮治疗的病人有20%出现心动过缓，2.5%～5%出现传导障碍。还可加重病态窦房结综合征和房室传导阻滞，并有致心律失常作用。

普罗帕酮静脉注射的常用剂量为70mg于5分钟内缓慢注射。应用于心脏直视手术心脏复苏时，应从小剂量(17.5～35mg/次)开始。

9. 恩卡尼(encainide)、氟卡尼(flecainide)、劳卡尼(lorcainide)　此3种药物为Ⅰc组新的抗心律失常药，作用类似，临床上主要用于治疗室性心律失常，对旁路和房室结内折返性心动过速及房颤亦有效，尤以氟卡尼疗效较好。但氟卡尼能明显提高起搏阈值，故用起搏器的病人用此药应谨慎。3种药物的不良反应为神经系统和胃肠道反应，致心律失常及发生心衰或使心衰恶化的副作用以恩卡尼明显。

3种药口服均易吸收，尤以氟卡尼吸收完全，而且无首次通过肝脏效应，生物利用率可高达90%以上。恩卡尼因肝代谢差异的缘故，生物利用率为(42±24)%(7.4%～82%)。劳卡尼在肝脏代谢饱和之后，生物利用率可高达95%。氟卡尼的消除$t_{1/2}$为7～30小时，劳卡尼为6～23小时，恩卡尼代谢产物的半衰期很长而且有抗心律失常作用，临床给药应注意间隔时间。

二、Ⅲ类抗心律失常药

该类药物延长动作电位时间和不应期，主要延长复极时间，对0相除极速率或静息膜电位影响极微。此类药物中最主要的是胺碘酮(乙胺碘肤酮，amiodarone)。另有溴苄铵(brotylium tosylate)、索他洛尔(sotalol，β受体阻滞药)、氯啡利(clofilium)等。

1. 胺碘酮　是苯丙呋喃衍生物，由非极性环和亲水正离子侧链组成，含碘量为39%。该药为常用的广谱抗心律失常药，对房性、连接区性和室性快速性心律失常均有效，并有一定的抗心绞痛作用。本药也具有非选择性β和α肾上腺素能受体阻滞及周围血管扩张作用，但无局部麻醉活性。胺碘酮对甲状腺素依赖性代谢的抑制有助于其长时间的抗心律失常和抗心绞痛作用。

(1)临床应用：①室上性心动过速：胺磺酮能有效地预防和治疗室上性心动过速，特别是患有预激综合征时。机制是由于胺碘酮能延长房室结及辅加通道的有效不应期。②心房颤动和心房扑动：胺碘酮能预防心房颤动的发生，并可使房颤转为窦性心律，甚至其他抗心律失常药无效时，也仍可有效。Stantos等报道了一大组由不同的心脏疾患引起的心房颤动病人，胺碘酮治疗后86%转复为正常窦性节律，维持1年以上者高达72%。③室性心律失常：胺碘酮对各种原因如缺血性心脏病、高血压心脏病、心肌炎、肥厚型心肌病及右室发育不良等引起的室性心律失常、手术后室性心律失常和特发性反复性室性心动过速等均有效。胺碘酮可使85%的室性期前收缩完全消失，使 94% 常用抗心律失常药物治疗无效的顽固性室性心律失常得到控制。有报道，13 例肥厚型心肌病并发难治性心律失常，经胺碘酮治疗后，10 例完全消失。77 例药物治疗无效的反复性室性心动过速和心室颤动接受胺碘酮治疗，(52±7)% 的病人在 12 个月内和(28±9)% 的病人在 24 个月内未再发生心律失常。

(2)药代动力学：口服吸收缓慢，约需(5.2±0.6)小时方达血清峰值浓度，生物利用度约 50%，分布容积为 1.2L/kg。胺碘酮主要聚集在脂肪组织，心肌中的浓度是血浆的 30～100 倍，停药后仍可维持疗效 4～6 周。口服给药最大疗效约需数周，但给负荷量(国人负荷剂量为 600mg/d，连用 3～5 日后逐渐减量)时，大约 7 小时后出现药物的最大作用。静脉给药后 5 分钟内出现抗心律失常作用，可维持 20 分钟～4 小时。消除 $t_{1/2}$ 为 10～50 日，偶可长达 100 日。在肝内代谢为有活性的脱乙基衍生物。

(3)不良反应：长期服用胺碘酮最严重的副作用是甲状腺功能失常。其他有角膜微沉积物沉着，但一般不影响视力，停药后可自行恢复。皮肤的光敏和变色也很常见，但停药后也可恢复。偶见间质性肺炎和肺纤维化。静脉给药可发生低血压、窦性心动过缓或窦性停搏、房室传导阻滞、T 波倒置、U 波明显、扭转性室性心动过速或室颤，并可明显增高钙诱发的心室颤动的发生率。

(4)剂量与用法：静脉给药应限于 5mg/kg 以下，注药时间大于 5 分钟，15 分钟内不能重复给药。心脏手术中静脉给药的剂量每次不应超过 3mg/kg。

2. 溴苄铵 最初用来治疗高血压，但因效果不佳不久就不再用作为降压药而用来治疗心律失常。溴苄铵延长心室肌及浦肯野纤维 APD 及 ERP，APD 延长主要在复极化 2 期，对静息膜电位、0 相去极化速度和幅度、传导速度及浦肯野纤维自主性无影响，可改变折返途径的波长而消除折返性心律失常。该药可减轻正常和缺血区的动作电位时间和传导时间之间异步现象而有抗心律失常作用。溴苄铵对心房肌的 APD 及 ERP 无作用，故对各种房性心律失常效果不佳。

静脉注射溴苄铵后 1.5～6 小时心肌内含量达高峰，抗纤颤作用与心肌内而非血清中含量平行。小剂量(2mg/kg)可使心室颤动阈提高 6～10 倍，大剂量(>6mg/kg)静脉注射 2 分钟即出现抗室颤作用，纤颤阈提高 12 倍，作用持续 12 小时以上。该药主要的副作用有胃肠道反应、低血压、腮腺痛等。

3. 氯啡利 一种新的叔铵化合物，延长动作电位和不应期时间，但对传导时间无明显影响，亦无其他叔铵化合物(Ⅰ类抗心律失常药)那样的副作用。此药对室上性和室性心律失常有良好效果，是一有希望的抗心律失常药。

第二节 钙通道阻滞药

1882 年，Ringer 首先认识到钙对维持心肌的收缩起一关键性作用。然而，钙阻滞作为一新的药理学概念乃是产生于对某些化合物能够阻滞心肌和血管平滑肌细胞兴奋-收缩偶联的作用机制的分析。1964 年，Fleckenstein 提出了钙阻滞作为一重要的药理学机制的概念。他声称，维拉帕米对心肌收缩力的作用就像去掉钙一样简单，即削弱了心肌收缩力，而对心肌的电活动没有大的影响。继后，许多学者证实，维拉帕米不仅抑制心肌的收缩力，而且其他许多需要跨膜钙内流的心血管功能，包括血管平滑肌的收缩，窦房结和房室结的自律性和传导性也受到抑制。在明确了硝苯地平(nifedipine)和维拉帕米(verapamil)的药理学性质后，Fleckenstein 指出，这些药物为一新的家族，并命名为"钙阻滞药"。目前，许多由不同成分组成的化合物加入了这一家族。这类药物在药理学上并非真正的钙拮抗药，而是与细胞膜相互作用来控制细胞内的钙浓度。因此，其正确命名应是"钙进入阻滞药"(calcium entry blocking drugs，CEBD)或"钙通道阻滞药"(calcium-channel blocking drugs，CCED)。

一、钙通道阻滞药的药理学

(一)钙通道阻滞的分类

CCBD有多种分类。世界卫生组织规定,CCBD分为A、B两类。A类为慢钙通道选择性阻滞药,主要有维拉帕米、地尔硫䓬(diltiazem)及二氢吡啶类的硝苯地平(nifedipine)、尼卡地平(nicardipine)、尼莫地平(nimodipine)和尼群地平(nitrendipine)等。B类为慢钙通道非选择性阻滞药,主要有二苯哌嗪类、普尼拉明(prenylamine)、苄普地尔(bepridil)和哌克昔林(perhexiline)等。但在临床工作中,较为实用的为4型分类法。第一型:对心肌及血管平滑肌钙通道均有阻滞作用。包括维拉帕米、地尔硫䓬、戈洛帕米(甲氧异搏定,gallopamil)、噻烷丙胺(tiapamil)等。第二型:对心肌及血管平滑肌钙通道有阻滞作用,但以血管作用突出,此组为二氢吡啶类。第三型:只对血管平滑肌钙通道有阻滞作用。此型为二苯哌嗪类,有氟桂利嗪(flunarizine)及桂利嗪(cinnarzine)。第四型:有复杂的电生理作用,在常用剂量内,对心肌快、慢通道和血管平滑肌钙通道均有作用。此型有苄普地尔、哌克昔林、普尼拉明、利多氟嗪(lidoflazine)等。

(二)常用钙通道阻滞药的药理学

1. 维拉帕米　静脉注射立即显效,血管扩张作用5分钟达高峰,维持10～20分钟。其抗心律失常作用虽也在给药后5分钟起效,但可维持约6小时,提示该药对房室结亲和性较强。维拉帕米血浆水平以双指数模式下降,分布半衰期3.5分钟,消除半衰期110.5分钟。血浆蛋白结合率90%,血浆$t_{1/2}$ 5～10小时。治疗有效血浆浓度100～200ng/ml。口服维拉帕米虽吸收完全,但首次通过肝脏约80%～85%即被代谢,生物可利用度只有10%～20%。口服后30分钟,即对房室传导有明显影响,1～2小时血药浓度达峰值,48小时消失。该药的一种代谢产物——去甲维拉帕米,具有维拉帕米15%的血流动力学效应。凡减少肝血流的药物都可延长其消除半衰期。

维拉帕米能阻滞心血管平滑肌的钙通道,使动作电位后期慢作用电流完全消失。抑制平滑肌细胞摄取Ca^{2+},但对线粒体的Ca^{2+}摄取结合或交换无影响。维拉帕米阻滞钙通道在β受体以远,故儿茶酚胺仍能使细胞内cAMP升高,但不能使钙内流增加。

在治疗剂量内,维拉帕米对快通道基本无作用。它虽具有局麻作用,但对膜静息电位或总的作用电位时期无影响。在离体心肌细胞组织,维拉帕米有明显负性肌力作用,抑制窦房结兴奋冲动频率。在整体中,这种抑制作用部分在于对窦房结的钙通道阻滞作用,部分在于非竞争性抗交感作用。据希氏束心电图及心房刺激研究,此药选择性抑制房室结传导。在抑制窦房结方面,心房快速起搏超速抑制后,窦房结恢复时间约延长10%～15%。

但在机体内,上述一些作用由于药物的扩血管作用受到很大影响。由于血管扩张动脉压下降,反射性提高心肌收缩力及心率,抵消了药物对窦房结及对兴奋-收缩偶联的抑制作用,心率可能无变化。如无明显的心力衰竭,由于后负荷下降,心排血量还可能增加。维拉帕米对心率的净效应取决于在血管扩张和窦房结、房室结作用之间的平衡。此药的心肌抑制作用一般能由血管扩张作用抵消之,但这决定于病人原来的心功能状态。如心功能良好,心排血量增加,如已处于严重的心力衰竭,则心排血量可进一步下降。

治疗剂量的维拉帕米,主要选择性作用于房室结上中结区,使房室结不应期明显延长,对心房传导及希氏束-蒲肯野纤维的不应期及传导无影响,其结果是ECG PR间期延长,QRS及QR间期无影响。希氏束心电图证明AH间期明显延长,而HV间期不延长。维拉帕米可阻断室上性心动过速的折返途径及消除自主性心律失常,为治疗室上性心动过速的一线药物。此药对房室结的阻滞作用是减慢心房颤动及心房扑动时心室率的电生理基础。

维拉帕米的静脉注射剂量一般为5～

10mg/次(0.075～0.15mg/kg)，注射时间 3～5 分钟，给药时需密切监测心电图和血压，30 分钟后可重复给药。持续静脉注射的剂量为3～5μg/(kg·min)。一般情况下无明显副作用。但如剂量过大，或病人原有心肌病变，窦房结或房室结有器质或功能紊乱时，可出现心动过缓、窦性停搏、低血压、心源性休克、心脏传导阻滞甚至无收缩等。因此，病态窦房结综合征、低血压、房室传导阻滞时均禁用。氯化钙或正性肌力药可拮抗维拉帕米的负性肌力作用，而维拉帕米引起的心动过缓和房室传导阻滞则需用异丙肾上腺素或暂时性起搏处理。

2. 硝苯地平　口服或舌下含化，吸收 90%以上。口服后 20 分钟发挥作用，舌下含化只需 5 分钟，30～60 分钟血中可达峰值，血浆 $t_{1/2}$ 4～5 小时，作用维持 8～12 小时。口服硝苯地平大部分通过肝脏代谢。与血浆蛋白的结合达 90%以上。静脉注射重吸收的半衰期为 13 分钟，消除半衰期为 1.3 小时。静脉一次给药量为 10～20μg/kg，维持量为 1～3μg/(kg·min)。

硝苯地平的主要靶器官在动脉平滑肌。对冠状动脉痉挛和变异型心绞痛有极好的疗效。此药也可治疗高血压、急性肺水肿及劳力型心绞痛。

硝苯地平对动物传导系统有维拉帕米样作用，但在人体则否。对窦房结及房室传导只有很轻微的直接抑制作用。由于此药无内在性抗交感作用，故血管扩张后血压下降之反射性心动过速现象不能抑制。因此，临床上看不出此药有抑制窦房结或房室结、直接抗心律失常的作用。

此药对冠状动脉平滑肌的作用较维拉帕米强 10～12 倍，对周围动脉也有强大的扩张作用。由于反射性交感神经兴奋使心率增快，心肌收缩力增强，很大程度上抵消了它对心肌的抑制作用，此外，也可能是因为扩张血管的剂量较心肌抑制所需的剂量为小，故用药后无心肌抑制现象。因此，硝苯地平的心血管总效应类似一般的血管扩张药。

硝苯地平的副作用轻微，约 10%～17%的病人出现头痛、呕吐、眩晕、指端麻木、颜面潮红等症状，多数在继续服药后可消失。由于此药对阻力血管的选择性作用，故毛细血管压升高，血管外液增多，可致外周水肿，此与剂量有关。反常型心绞痛虽然发生率极低，但却是硝苯地平治疗，尤其对老年病人所存在的一个重要问题：反常型心绞痛可能是由于硝苯地平过度降低血压和(或)心率增快所致。

3. 地尔硫䓬　此药能抑制窦房结及房室结功能，扩张冠状动脉及外周血管，具非竞争性阻滞交感神经活性作用。其电生理和抗心律失常作用与维拉帕米类似，而血流动力学效应与硝苯地平类同。此药适用于钙通道阻滞药的所有适应证，包括室上性快速型心律失常、冠状动脉痉挛和各种类型的心绞痛、体循环或肺循环高压、肥厚型心肌病等。

地尔硫䓬对缺血心肌有保护作用。实验研究证明此药能降低 ATP 的消耗，改进糖代谢、减轻缺血区酸中毒对组织的影响，使血游离脂肪酸下降，心肌纤维收缩力增强。但对线粒体功能及氧耗无影响，线粒体 Ca^{2+} 结合也不受影响。

此药有利尿作用，机制不明。

地尔硫䓬口服吸收迅速、完全，但由于首先在肝脏代谢，所吸收的生物利用度平均约 40%(25%～70%)。口服后 30 分钟显效，血中峰值约 60～90 分钟，血浆 $t_{1/2}$ 4～5 分钟。主要代谢产物脱乙酰地尔硫䓬，具有 25%～50%的药效。静脉一次注射的剂量为 150～300μg/kg，维持剂量为 2～3μg/(kg·min)。

为方便计，列表说明常用钙通道阻滞药物的异同(表 33-2)。

表 33-2　3 种主要钙通道阻滞药药理作用异同表

药物效应	维拉帕米	硝苯地平	地尔硫䓬
对心肌快反应电流的抑制	±	0	±
对心肌钙通道的阻滞	+++	+++	+++
抑制血管平滑肌兴奋-收缩偶联	++	++++	+++

续表

药物效应	维拉帕米	硝苯地平	地尔硫䓬
非特异性抗交感活性	+	0	++
抗心绞痛作用机制			
减慢心率	++	0	+
周围血管扩张	++	++++	+++
降低心肌收缩性能	++	0	+
冠状血管扩张	+++	+++	+++
心肌能量储备的保留	++	+	++
抗心律失常作用			
抑制房室传导	+++	0	++
减少室性期外收缩发生	+	0	?
副作用			
加重窦结病	++	0	+
加重房室阻滞	++	0	+
中度以上心衰的恶化	++	0	0
胃肠道功能失常	+++	+	+
面潮红、头痛、低血压	0	+++	+
踝水肿	0	++	0

注：0 无作用，± 可能有轻微作用，+ 有作用，++ 有明显作用；+++ 有强烈作用，++++ 有很强烈作用。

此 3 种药物分子结构式各异，但具同一钙通道阻滞作用，却在不同的组织有不同的反应，目前尚无充分解释。可能的假设有：①有 3 种不同的钙通道，即二氢吡啶、维拉帕米和地尔硫䓬3 种钙通道。②不同的钙通道状态对 3 种药物亲和性不同。二氢吡啶类具脂溶性，能通过脂质双层进入钙通道，对开放、静止及灭活 3 种状态的钙通道都有亲和性。而维拉帕米及地尔硫䓬具水溶性，只能由细胞外层的活化门进入钙通道，故只对开放和灭活两种状态有亲和性，对开放频率快的组织如房室结，特别在室上性心动过速时亲和性强。③作用于钙通道的不同部位，CCBD 必须进入钙通道内（胞质面）方有作用，不像无机的阻滞物如 Mn^{2+} 等插在钙通道开口处阻挡 Ca^{2+} 进入。4 种常用 CCBD 的临床电生理效应见表 33-3。

表 33-3　4 种常用 CCBD 临床电生理学效应

电生理效应	维拉帕米	硝苯地平	地尔硫䓬	苄丙咯
QRS	0	0	0	↑
QTC	0	0	0	↑
PR	↑↑	0	↑	↑
AH	↑↑↑	0	↑↑	↑
HV	0	0	0	↑
心房 ERP	0	0	0	↑
AVNERP	↑↑↑	±	↑↑	↑↑
AVNFRP	↑↑↑	±	↑↑	↑↑
心室 ERP	0	0	0	↑↑
HPS ERP	0	0	0	↑
付束 ERP	±	0	±	↑
窦结恢复时间	0+	0	0+	0
心室自主性	0	0	0	↓

注：ERP. 有效不应期，FRP. 功能不应期，AVN. 房室结，HPS. 希-浦肯野纤维。0 无作用，↑ 延长，↓ 抑制，± 不一定，+ 病态窦房结综合征时延长。

（三）钙通道阻滞药与其他药物的相互作用

Ca^{2+} 与麻醉之间最重要的关系为对心肌和血管平滑肌兴奋-收缩偶联的影响，对窦房结和房室结传导、递质释放以及对突触传递的作用，因之与麻醉药及神经肌肉阻滞药之间有重要的相互作用。

1. 吸入麻醉药　氟类吸入麻醉药在某些意义上也可看做为 CCBD，因这些药物对循环的抑制作用与改变 Ca^{2+} 流动有关，与 CCBD 合用有明显的相加作用。在对心肌的抑制方面，CCBD 同恩氟烷合用对心肌的抑制较氟烷或异氟烷强，氟烷同维拉帕米或地尔硫䓬合用比同硝苯地平或尼卡地平合用对心肌收缩力的抑制大。地尔硫䓬虽对心肌的收缩力无明显的抑制作用，但与异氟烷合用，却可严重抑制心肌的收缩功能，使左室 d*p*/d*t* 下降。CCBD 与氟类吸入麻醉药合用也降低动脉压，在相同麻醉深度下，恩氟烷同维拉帕米或苄普地尔合用降低动脉压较与氟烷或异氟烷强。硝苯地平和异氟烷合用，由于较强的血管扩张作用，可发生严重的低血压。对心肌血流量(CBF)的影响，决定于冠脉灌注压下降与冠状动脉扩张二者之间的平衡结果。如尼卡地平和异氟烷合用，虽使动脉压下降，但 CBF 却升高。

CCBD 与氟类吸入麻醉药合用，可明显加重对心脏传导系统的抑制。在恩氟烷麻醉下(1.2MAC)，静脉注射地尔硫䓬40μg/(kg · min)，可使犬发生窦性停搏。维拉帕米同氟类吸入麻醉药合用，对房室传导的抑制程度比与地尔硫䓬合用明显。Aflee 等报道，上述两种药同恩氟烷合用，引起 3 例房室传导阻滞。苄普地尔延长恩氟烷麻醉下犬的房室传导，但在氟烷或异氟烷麻醉下则否。硝苯地平与氟类吸入麻醉药合用，一般对房室传导无明显影响。CCBD 并不增加氟类吸入麻醉药对希氏-蒲肯野纤维和心室内传导的抑制效应，而维拉帕米和地尔硫䓬可对抗氟烷麻醉的犬因用肾上腺素所致的心律失常。维拉帕米可降低氟烷的 MAC，氟类麻醉药抑制压力反射，削弱交感神经对 CCBD 的反应。在 1%氟烷麻醉下，静脉注射硝苯地平 10μg/kg 可降低犬的动脉压和外周阻力，但伴有心率增快和心排血量增加。当吸入氟烷的浓度增加到 2%时，动脉压进一步下降，而心率和心排血量却不增加。氟烷、恩氟烷和异氟烷均可升高血浆 CCBD 水平，可能是由于肝脏血流量下降或自主神经系统功能减弱所致。

CCBD 和氟类吸入麻醉药合用引起的负性肌力作用被镁加强，同样也被氯化钙或正性肌力药逆转。从大量临床实践来看，围手术期应用 CCBD 病人，可以使用氟类吸入麻醉药。但在氟类麻醉药麻醉的病人，有心力衰竭或传导阻滞时，应不使用维拉帕米或地尔硫䓬。

2. 静脉麻醉药　在大剂量阿片类药物静脉麻醉时，一般情况下可以使用 CCBD。动物实验资料表明，给犬静脉注射芬太尼 150μg/kg 或阿芬太尼 160μg/kg 后，应用 CCBD 无有害反应。芬太尼麻醉的犬，静脉注射硝苯地平 20μg/kg 后的血流动力学效应类似于硝普钠。临床上，血管外科病人在阿片类药物麻醉下，静脉注射尼卡地平 0.5～2mg，即可明显降低收缩压和舒张压。对左室功能良好、心脏传导系统正常的冠心病病人大剂量芬太尼麻醉时，静脉注射维拉帕米 5mg/次，仅使外周阻力和动脉压轻度下降，PCWP 和心排血量无明显变化，临床上无不良反应。

巴比妥类药物抑制 Ca^{2+} 从肌质网中摄取，许多全身静脉麻醉药抑制肌纤维膜的钠钙交换，均可加强 CCBD 对循环的抑制作用，但 Pierrot 等用硫喷妥钠 100mg/kg 麻醉猪时，静脉注射地尔硫䓬0.15μg/kg，仅观察到平均动脉压短暂下降，心排血量无变化。目前，来自临床上的资料不多。

3. 骨骼肌松弛药　因 Ca^{2+} 可触发乙酰胆碱的释放，故理论上 CCBD 可加强神经肌肉阻滞药的作用。动物实验表明，CCBD 加强琥珀胆碱、维库溴铵的肌肉松弛效应，相互作用部位可能在胆碱能突触后膜。临床上 CCBD 治疗的病人所需的肌松药量小，二者合用时应进行肌松监测，但抗胆碱酯酶药物对非去极化肌松药的拮抗作用同样有效。

4. 心血管药物　CCBD 与心血管药物相互作用的研究多为洋地黄药物，其他药物有奎尼丁、β受体阻滞药及茶碱等。

(1)地高辛：直至新近几年，方才明确除维拉帕米能够改变地高辛的药代动力学外，地尔硫䓬、尼群地平也能提高血浆中地高辛浓度，增加地高辛对房室结的作用。维拉帕米可降低地高辛的消除率并使地高辛的血清浓度增高约 70%，半衰期延长约 1/3。这一相互作用对老年病人更为重要，因老年病人地高辛的清除率已经受损，再加用维拉帕米时，可引起洋地黄中毒，故联合应用时，需减少地高辛的维持量并测定其血清浓度。由于尼群地平对原发性和肾性高血压均有效，而且不影响器官的血流灌注，对老年人的窦房结和房室结也无直接影响，并能抑制醛固酮的释放，不发生低钾血症，具有利尿和保护肾细胞防止肾缺血性损伤的作用而被推荐作为第一线治疗用药。但增高地高辛血浆水平的作用使在同地高辛联合使用时出现了由地高辛引起的副作用。因此，尼群地平与地高辛联合使用时应同维拉帕米与地高辛联合使用时一样对待。虽然地尔硫䓬与地高辛联合使用的安全性尚未确定，有些学者认为，地尔硫䓬可完全替代维拉帕米，但其升高血浆地高辛浓度的作用亦应引起重视。硝苯地平与地高辛联合使用能否增加血浆地高辛浓度仍存在着争论。Ebner 等对 74 例病人进行为期 3 个月的治疗，没有观察到硝苯地平与地高辛之间有相互作用，地高辛的分布容积和消除半衰期没有变化。而有一组研究报道，硝苯地平能使血浆地高辛浓度增高 45%，是由于地高辛经肾脏的清除率降低所致，故现在主张，硝苯地平和地高辛联合使用时，不一定要减少地高辛的用量，但应监测地高辛的血浆浓度。

(2)奎尼丁：Maisel 等报道了在口服奎尼丁期间静脉注射维拉帕米后发生了低血压，而在停用奎尼丁后，再次给病人相同剂量的维拉帕米(5mg)，血压则未再下降。原因可能是由于维拉帕米和奎尼丁合用拮抗了儿茶酚胺对 α 肾上腺素能受体的作用所致。

(3)β 受体阻滞药：前已述及，维拉帕米因有房室结阻滞作用及负性肌力作用不宜与 β 阻滞药合用，但硝苯地平与 β 受体阻滞药合用不仅可提高疗效，而且可减少硝苯地平的副作用。

5. 其他　cAMP 增强肌质网摄取 Ca^{2+} 使之隔离，降低细胞内 Ca^{2+} 浓度。茶碱类药物对破坏 cAMP 的磷酸二酯酶有抑制作用，因而可拮抗 CCBD 对心血管系统的影响。反之，CCBD 对氨茶碱引起的心律失常也有疗效。CCBD 同局麻药合用能加强后者的心脏毒性。尽管维拉帕米并不影响利多卡因的药代动力学，但利多卡因通过增加维拉帕米的最初分布容积和总清除率而减低血浆维拉帕米水平。

二、钙通道阻滞药在围手术期的应用

(一)抗心肌缺血及围手术期心肌再梗死的作用

围手术期心肌缺血的主要原因为血流动力学的改变和(或)冠脉痉挛。CCBD 作为抗心绞痛的基础药物对冠脉痉挛有明显疗效，术前停用 CCBD 可诱发心绞痛，而持续服用地尔硫䓬，术中血流动力学变化较对照组并无差异。曾有报道，预充液中加入维拉帕米，使术前严重冠脉痉挛发作的病人在冠脉搭桥术(CABG)中及术后均未出现冠脉痉挛，维拉帕米可有效地预防围手术期冠脉痉挛的发生。冠心病(CAD)病人行非心脏手术，用地尔硫䓬，15mg/kg 静脉注射，以 3～5μg/(kg · min)静脉滴注，能降低心肌缺血的发生率，而几乎无心血管副作用。由于 CCBD 可降低心肌氧耗，扩张冠状动脉而增加心肌氧供，有利于围手术期心肌氧的供需平衡。此外，CCBD 可抑制血小板聚集，有利于防止冠脉血栓的形成，可起到预防心肌再梗死的作用。Boden 报道一组病例，服用地尔硫䓬可显著降低心肌再梗死的发生率和死亡率。我们在 CABG 围手术期给予 CCBD 治疗，也观察到有利于改善心肌缺血及降低术后心肌再梗死的发生。

(二)抗心律失常作用

维拉帕米为治疗室上性心动过速的一线药物，而阵发性室上性心动过速是围手术期常见的心律失常，维拉帕米治疗对成人和儿童同样有效。法利帕米(falipamil)是一新的 CCBD，曾报道应用于 11 例围手术期窦性心动过速患者，取得良好的效果，而且不伴有血压下降。因缺血引起的室性心律失常，CCBD 治疗效果显著。

(三)抗高血压作用

CCBD可用于防治围手术期高血压。维拉帕米0.1mg/kg静脉注射或硝苯地平10mg舌下含化,可以预防喉镜的升压反应,而对心率无影响。硝苯地平10mg溶于2ml盐水注入口腔,可快速有效地控制术中高血压,并可有效地预防和治疗气管拔管时的血压升高。尼卡地平用于嗜铬细胞瘤控制降压,其效应可能为阻滞突触后膜α_2受体和抑制儿茶酚胺从肿瘤中释放。硝苯地平10mg滴鼻,控制颈动脉内膜切除术后高血压,效果良好,同时心指数和混合静脉血氧饱和度升高,PCWP下降。Mullen等将地尔硫䓬静脉注射、硝苯地平滴鼻和硝普钠静脉滴注治疗CABG术后高血压的效果作了比较,等效剂量各为150～300μg/kg、20～50mg和1μg/(kg·min),只有地尔硫䓬降低心率和心肌氧耗,地尔硫䓬和硝苯地平降低左室收缩功能指数,硝普钠降低心肌乳酸的摄取。尼卡地平作用时间短(7分钟)、起效快(2分钟),无明显负性肌力作用,很少发生低血压和传导阻滞等并发症,使得它在处理围手术期高血压方面成为令人瞩目的药物。尼卡地平用于术后高血压,显效较硝普钠快,不改变心率,无停药后反跳现象,而且不降低前负荷,可增加心指数。用尼卡地平控制围手术期高血压,心肌缺血的发生率明显低于硝普钠。CCBD降压的特点是快而确定,外周阻力下降,心脏后负荷减轻,有轻度利尿作用,无快速耐药性,对有心肌缺血及脑血管病术后的高血压治疗更为合适。体外循环转流中给予控制血压,效果优于硝普钠、硝酸甘油、氯丙嗪等其他药物。

(四)麻醉中控制性降压的应用

CCBD用于术中控制性降压已取得较好效果。Zimpfer等静脉注射维拉帕米0.07mg/kg,使动脉压下降10%～20%。尼卡地平在髋关节手术中降低动脉压,外周阻力下降而心排血量增加。在血管外科给予尼卡地平控制高血压,心率和左右心充盈压均没有变化。我们在动脉导管未闭切断缝合术中静脉注射维拉帕米0.1mg/kg,可使血压下降25.6%,继之,用硝酸甘油把平均动脉压降至并维持在5.33kPa(40mmHg)。硝酸甘油的用量并不随降压时间的延长而增加,控制性降压的维持很平稳,而且心率较降压前亦不增加,脑氧饱和度亦无下降。平均动脉压降至并维持在5.33kPa(40mmHg)长达120分钟,术后亦无任何并发症。

CCBD控制性降压对颅内压的影响临床报道不多。Azar等观察到地尔硫䓬对术前颅内压正常者行控制性降压时,颅内压并不升高,但原颅内压升高者则可升高。CCBD用于麻醉中控制性降压的优点为:①在低灌注压时由于冠状动脉和脑动脉扩张,可使心、脑保持最大的血流灌注;②可抑制反射性心肌收缩力增强和心率增快;③无高血压反跳现象。

(五)心脏手术中心肌保护

心脏直视手术中的心肌保护是一非常棘手的问题,目前的各种保护措施均难以使心肌在阻断血运期间免遭缺血、缺氧及再灌注损伤的打击。实验表明,维拉帕米可降低缺血心肌细胞的酸性度,改善心肌细胞的代谢及缺血耐受能力。文献报道,CABG的病人于主动脉阻断前静脉注射尼卡地平,对照组中可监测出乳酸代谢产物,而尼卡地平组则否,心脏局部区域的射血分数在尼卡地平组显著改善。心脏停跳液中加入维拉帕米或地尔硫䓬可明显减少犬心肌细胞内钙、水含量及血清肌酸激酶水平,超微结构改变轻微,血流动力学恢复良好。Watts等的实验研究观察到,低浓度(1nm)尼卡地平于缺血前10分钟、缺血期及再灌注时加入灌注液使心肌血流动力学恢复良好,组织内ATP消耗减少,冠脉流量增加,复灌期间无灌流现象减轻。美国心肺血液研究所人员详尽的研究证明,硝苯地平可有效地保护缺血和再灌注期心肌的损伤。随机临床实验表明硝苯地平加入心肌保护液中使高危病人术后低心排血量综合征减少，血流动力学改善，放射性核素扫描证实减轻了心肌损伤，但临床上对 CCBD 在阻断心肌血运时的保护作用仍持保守态度。

（李立环）

参考文献

高诚，海滨，曹玄林译．1995. 心血管疾病内科治疗学．北京：人民卫生出版社

胡国昌，黄宇光．1996. 围手术期药物相互作用．北京：中国医药科技出版社

Crawford MH. 1989. Theoretieal considerations in theuse of calcium entry blockers in silent myocardial ischemia. Circulation，80：74

Kaplan JA. 1991. Vascular Anesthesia. New York：Churchill Livingstone Inc.

Roberts WC，Willerson JT，Parmley WW，et al. 1996. Cardiology. New York：Futura Publishing Company，Inc.

第34章　抗凝血药与止血药

第一节　抗凝血药

生理性的抗凝物质主要有丝氨酸蛋白酶抑制物与激活的辅因子抑制物两大类。前者包括抗凝血酶Ⅲ（ATⅢ）、肝素辅因子Ⅱ、肝素、C_1^- 抑制物（C_1^- INH）、α_1 抗胰蛋白酶（α_1-AT）、α_2 巨球蛋白（a_2-M）等。但目前能作为药品应用的不多。后者包括蛋白C、蛋白S等。临床使用的口服抗凝药（香豆素与苯茚二酮类）是非生理性抗凝物质。这两类抗凝物质的作用机制、时间与用法是各不相同的。

一、作用于凝血因子本身或其形成的药物

（一）肝素

1. 药名　1916年由Mclean首先在肝组织中发现，30年代末开始应用于临床。肝素除具有抗凝作用外，还具有广泛的药理活性，如抗血栓形成、激活脂蛋白酶、抗动脉粥样硬化、抗补体、抑制血管平滑肌细胞生长及调节血管生成等多种作用。

2. 理化性质　肝素（heparin）是由葡糖胺和糖醛酸双糖单位构成的多糖链，分子质量在3000～30 000Da（平均12 000～15 000Da）之间，与硫酸基团及羧基共价结合，呈酸性，带负电荷。

3. 临床药理

（1）抗凝血作用：肝素的抗凝作用主要通过与抗凝血酶Ⅲ（AT-Ⅲ）结合、加速后者的抗凝作用而实现。肝素可使AT-Ⅲ的作用加速达1000倍。较高浓度的肝素还可激活肝素辅因子Ⅱ，增强其对凝血酶的灭活作用。

（2）抗血栓作用：其作用机制除已知的抗凝作用外，还有其他机制：①增强血管内皮细胞的抗血栓作用；②与血管内皮细胞结合，置换出抗凝作用小的硫酸乙酰肝素，增强血管壁抗血栓能力；③增加血管壁的负电性，逆转由于代谢缺陷或损伤所致的相对正电荷，稳定管壁，预防血栓的形成；④促进内皮释放t-PA，增强纤溶活性；⑤改变血液黏稠度、促进血液流动和抗血小板活性作用。

（3）抗炎、抗过敏作用：肝素能抑制补体系统及白细胞的趋化作用，增强吞噬细胞的吞噬作用，也可中和许多致炎因子，具有抗炎作用和抗过敏作用。

（4）抗动脉粥样硬化：肝素可促进内皮细胞释放三酰甘油脂酶（HTGL）和脂蛋白脂酶（LPL），这两种脂酶可以迅速清除血清中的三酰甘油及中性脂肪，使高密度脂蛋白增多，有助于对抗动脉粥样硬化及冠心病。

4. 用途用法

（1）适应证：①预防和治疗血栓栓塞性疾

病包括肺栓塞、脑血管栓塞及心肌梗死等。虽然不能使已形成的血栓溶解，但可防止血栓的继续增大。手术病人在术中及术后常处于高凝状态，加之术后卧床缺乏活动，容易并发术后的深静脉血栓甚至肺栓塞的形成，围手术期肝素的应用对此有良好的预防作用。②治疗弥散性血管内凝血(DIC)。肝素治疗 DIC 应在早期使用，可防止纤维蛋白原和凝血因子的消耗。在晚期继发纤溶亢进、低纤维蛋白原血症而引起出血时应禁用。③体外抗凝：主要用于体外循环和血液透析中抗凝，也用于有创监测中各种管道的抗凝。④治疗烧伤：由于肝素有抗炎、抗变态反应及抗组胺的作用，可用于烧伤病人的治疗。

另外，尚有人尝试将肝素用于治疗肾小球肾炎、胆石症、类风湿关节炎等。

(2)禁忌证：不宜使用肝素的情况包括活动性出血、未良好止血的创面、遗传性或获得性凝血障碍、胃肠道或泌尿道的难愈性溃疡、脑出血、空洞性肺结核、严重肝功能不全等。

5. 剂量及用法　目前临床常用的肝素剂量及方法有 4 种：

(1)小剂量皮下注射法：10 000～18 000U/24h，主要用于静脉血栓的预防。

(2)常规剂量法：20 000～35 000U/24h，静脉滴注或注射，主要用于 DIC、血栓形成的治疗。

(3)大剂量持续静脉滴注法：35 000～70 000U/24h，主要用于急性 DIC、急性血栓栓塞(如急性大面积肺栓塞)的治疗。

(4)手术、动脉实验中抗凝(如体外循环、血液透析)时，肝素的有效抗凝浓度为 5～10U/ml 即可。

最近临床使用肝素有小剂量化的趋势，作为预防血栓形成时用 5000～12 000U/d，对早期预防高凝状态甚至可微量化，即 2000～3000U/d，但是存在凝血系统明显激活与血小板活化时，仍要用较大剂量的肝素。

6. 不良反应

(1)出血：是肝素的主要副作用，可表现为各种黏膜出血、伤口出血、肌内注射局部出血，也可有胃肠道和泌尿系出血。为防止出血，应监测全血凝固时间(CT)或活化部分凝血活酶时间(aPTT)，肝素用量以 CT 延长 2～3 倍、aPTT 延长 1.5～2.5 倍为宜。肝素引起的轻度出血，减量或停药后即可改善。若出血严重，应用鱼精蛋白中和。计算时以最后一次肝素用量为准，按鱼精蛋白 1mg 对抗肝素 100U 的比例静脉注射鱼精蛋白。

(2)血小板减少症：有两种原因，一是由于肝素直接引起血小板聚集、滞留于外周微血管。可伴有出血时间的延长，但一般程度较轻，很少伴发急性血栓形成，停药后可恢复。二是由于体内形成的肝素依赖性血小板抗体介导的过敏反应，激活补体、启动血小板内前列腺素代谢系统，产生强烈的血小板聚集、释放反应及血栓形成等变化，可致血栓栓塞及继发性血小板严重减少。因此，长时间使用肝素时应监测血小板数，血小板数持续下降应及时停药。

有新的血栓形成时可行溶栓治疗。

(3)其他不良反应：包括过敏反应、脱发、骨质疏松和自发性骨折等。

(二)低分子量肝素

普通肝素中分子质量小于 10 000Da 的组分称为低分子量肝素(low molecular weight heparin，LMWH)。普通肝素中的 LMWH 含量较少，目前可以通过分离或裂解普通肝素的方法生产 LMWH。

1. 理化性质　LMWH 也是由葡糖胺和糖醛酸双糖单位构成的多糖链，也与硫酸基团及羧基共价结合，呈酸性，带负电荷。但多糖链链长较 UFH 短。即使同为 LMWH，但由于分子质量、所带 SO_4^{2-}/$COOH^-$ 基团数目、电荷强度等的不同，在生物活性上也有不同特点。主要表现在抗 $Ⅹ_a$、抗 $Ⅱ_a$ 活性、对 aPTT 的作用，与 AT-Ⅲ的结合能力及药代动力学特征等方面。目前制备的 LMWH 有 CY216、CY222、PK10169 等。

2. 临床药理　与普通肝素相比，LMWH 具有以下特点。

(1)抗血栓作用强,出血副作用小,引起血小板减少症的可能性小。抗 X_a/抗 II_a 活性比值高。

(2)皮下注射生物利用度高。据测定,皮下注射时,LMWH 的生物利用度(抗 X_a 活性测定)普遍在 90%以上,而普通肝素仅在 20%~30%,但随剂量的增大生物利用度可逐渐增加。普通肝素由于分子较大,不易透过生物膜,口服无效,而 LMWH 口服也可吸收。

(3)生物活性半衰期长,可减少注射的次数。采用抗 X_a 活性测定时,LMWH 皮下、静脉注射的血浆半衰期分别为 120~300 分钟、60~150 分钟,且不受剂量的影响。普通肝素的半衰期分别为 100~120 分钟和 30~60 分钟,表现出明显的剂量依赖性。

由于上述特点,LMWH 基本上克服了普通肝素易导致出血和注射次数多的不足,日益受到临床重视。

3. 临床应用 LMWH 在许多方面优于 UFH,是一种新的抗血栓药物,其临床应用归纳起来主要有以下几个方面。

(1)预防深静脉血栓(DVT)形成:包括长期卧床的老年病人、孕产妇、脑卒中病人、截瘫病人的 DVT、预防。研究表明,上述病人使用 LMWH,比用普通肝素能更有效地防止 DVT 形成,且出血副作用更小。

(2)外科手术后 DVT 形成的预防:外科手术病人术中及术后血液呈高凝状态,利于 DVT 的形成。有统计表明,普外手术病人术后 DVT 发生率可高达 27%。LMWH 更好的抗血栓效果及更低的出血副作用可弥补普通肝素的不足。据报道,单次注射抗 X_a 5000U 的 LMWH 的效果好于相同剂量的普通肝素。

(3)治疗已形成的血栓:治疗已形成的血栓所需要的肝素剂量较大,引起出血的危险也较高,一般在 18%~22%。应用 LMWH 治疗血栓可降低出血副作用。

(4)血液透析及体外循环中的抗凝:在血液透析及体外循环中,使用普通肝素进行抗凝虽可防止血栓形成,但存在增加出血及导致血小板减少的副作用。应用 LMWH 则可在避免血栓形成的同时减少出血的危险性。另外,LMWH 的半衰期长,可以减少追加次数。

(5)治疗肝素引起的血小板减少症,多数患者可恢复正常的血小板数。

4. 不良反应 虽然 LMWH 的各种不良反应均小于普通肝素,但由于其分子结构上的同源性,普通肝素的副作用仍存在于 LMWH 中,尤其在使用剂量过大时表现更为明显。

(三)口服抗凝血药

口服抗凝血药又称维生素 K 拮抗药,有两类:香豆素类和茚二酮类,后者已逐渐被淘汰。前者包括双香豆素、双香豆素乙酯、醋硝香豆素(新抗凝)、华法林等。这类药物的抗凝机制相同,但由于药物代谢动力学上的差异,其作用发生的快慢和维持的时间各不相同。其中以华法林的作用较强且稳定而应用最为广泛。

1. 华法林(苄丙酮香豆素钠)

(1)临床药理:主要作用为抗凝血。与肝素相比,华法林的最大优点是可口服、应用方便、价格便宜、作用持久。缺点是起效慢,难以应急,作用过于持久,不易控制,在体外无抗凝作用。

华法林的作用机制是干扰维生素 K 依赖性凝血因子在肝脏的合成,包括Ⅱ、Ⅶ、Ⅸ、Ⅹ,故为间接性抗凝血药。由于该作用只存在于体内,故华法林在体外无抗凝作用。华法林抗凝作用的发挥依赖于体内上述凝血因子浓度的下降速度,而不仅仅是华法林的血药浓度。华法林口服后 2~8 小时血药浓度达高峰,而抗凝作用要 8~12 小时后方能发挥,24~48 小时达高峰。

华法林口服吸收后 90%以上与血浆蛋白结合,自胆汁排泄后存在肝肠循环,半衰期个体差异大,约 30~50 小时。由于凝血因子需一定时间才能恢复正常,故即使停药后其抗凝作用也要持续 4~5 日。

(2)适应证:主要用于防治血栓栓塞性疾病。①预防肺栓塞,尤其是术后长期卧床及心肌梗死的病人。②治疗肺栓塞。确诊后立即用药,至少用 6 周或更长,其目的是阻止肺动脉内纤维蛋白的继续沉积。③DVT。常用 2 周或更长时间，直到栓塞稳定。④脑血管疾病。用于暂时性脑缺血，现已多被溶栓剂和抗血小板药物取代。⑤心肌梗死。可减少继发性肺栓塞及其他血栓栓塞现象。⑥风心病心房颤动或左房肥大发生栓塞患者和人工心脏瓣膜预防栓塞时，应长期用药。

(3)用法、用量：个体差异大，口服一般 6～20mg。因华法林起效慢，开始治疗的 1～2 日内可并用肝素。维持量 2～8mg/d，用药期间应根据凝血酶原时间的监测结果调整用药量。一般应维持凝血酶原时间在正常值的 2 倍左右(25～30 秒)。

(4)不良反应：出血是最常见的不良反应，多见于长期用药者。常表现为血尿、消化道出血或颅内出血，严重者可致命。妊娠 3 个月以后用药者可因宫内出血致胎儿死亡。其他不良反应有皮疹、脱发等。

(5)注意事项：①用药期间应监测凝血酶原时间，当超过正常的 2.5 倍或有少量出血时，应减量或停用，必要时静脉注射维生素 K。②用药期间要密切注意有无血尿、消化道及其他部位的出血症状(如皮肤、鼻、齿龈等黏膜的出血)。③有下列禁忌证时不能用华法林：胃肠道、呼吸道或泌尿道的活动性出血、出血性疾病(如血友病)、中枢神经系统或眼的手术等。④注意药物的相互作用：增强华法林作用的药物有阿司匹林(盐)类、奎尼丁、甲状腺素、抑制肠道合成维生素 K 的抗生素(如四环素、链霉素、红霉素、氯霉素等)、依他尼酸、利血平等。减弱其作用的药物有巴比妥类、苯妥英钠、格鲁米特(导眠能)、甲丙氨酯(眠尔通)、利福平及口服避孕药等。华法林与上述药物合用时，剂量应予以调整。为安全计，尽量不合并用药。

2. 醋硝香豆素(新抗凝，硝苄酮香豆素)

(1)临床药理：醋硝香豆素在双香豆素类药中作用最强，作用速度与华法林相当。半衰期短(5～10 小时，平均 8 小时)，停药后药效可维持 2～3 日。一般 2～10mg/d，即长期维持抗凝作用。

(2)用法、用量：第一日 16mg，分 2～3 次服。维持量 2～10mg，也要监测凝血酶原时间，调整用药量。

(3)不良反应：包括胃肠道刺激、皮炎、过敏反应、脱发等。

二、溶血栓药物

(一)链激酶(SK)

1. 临床药理　是从 C 族 β-溶血性链球菌制取的一种无酶活性而具有抗原性的蛋白质。它可活化纤溶酶原的激活酶，后者使纤溶酶原活化为纤溶酶，进而水解纤维蛋白导致血栓的溶解。由于人体内普遍存在链球菌抗体，尤其是近期患上呼吸道感染者含量更多，可使链激酶被中和，故首次剂量要大到中和体内抗体之后才能发挥作用。

2. 适应证　适用于深静脉血栓形成、周围动脉血栓形成或血栓栓塞，如血管外科手术后的血栓形成、肺栓塞、心肌梗死、视网膜中央动静脉血栓栓塞及溶血、感染、创伤性休克并发 DIC 等。链激酶可使已形成的深静脉血栓和肺栓塞溶解，在大面积的肺栓塞治疗中比肝素更为常用。

3. 禁忌证　出血性疾病、手术后 3 日以内禁用本药。消化道慢性溃疡、空洞型肺结核、严重肝病伴出血倾向、妊娠 6 周以内、产前 2 周内和产后 3 日慎用。

4. 用法、用量　常常通过静脉给药，在严重肺栓塞时，可用导管将药物直接送到肺动脉。

(1)诱导剂量：链激酶 50 万 U＋100ml 生理盐水或 5% 葡萄糖液，30 分钟内静脉滴注完。

(2)维持剂量：链激酶 60 万 U＋250～500ml 5% 葡萄糖液，静脉滴注 6 小时，每日 4 次，全天不间断。用药期间用凝血酶时间监测，至血栓溶解或病情稳定为止。

5. 不良反应

(1)过敏反应：在第一次用药即可出现，与体内链球菌感染致链激酶抗体水平高有关，用药前使用地塞米松、氢化可的松有一定的预防作用。链激酶的注射速度不宜过快。使用前必须先给足量的诱导剂量以中和抗体。有活动性链球菌感染时禁用。

(2)出血:多为注射部位发生血肿,一般无须处理。严重者可给氨基己酸对抗链激酶的作用,补充纤维蛋白原或输注全血。

(3)其他:如发热、寒战、头痛等,可对症处理。

6. 注意事项

(1)链激酶治疗结束后可用低分子右旋糖酐作为过渡药,防止血栓的再度形成。

(2)用药中尽量避免肌内注射和动脉穿刺,以免形成血肿。

(3)链激酶溶解后应立即使用,室温下易失效。5℃时可保存12小时。

(二)尿激酶(UK)

1. 临床药理 UK是一种由肾小管上皮细胞产生的特殊蛋白分解酶,分子质量约54 000Da,有轻、重两条蛋白链,由双硫链联结。药用品由人尿液分离或从人肾组织培养液制备,无抗原性。UK可直接将纤溶酶原激活为纤溶酶,从而溶解纤维蛋白和纤维蛋白原,UK可渗入新鲜血栓内部发挥作用。

与链激酶相比,尿激酶的突出优点是无抗原性、不发生过敏反应。但价格昂贵,溶栓作用较弱。

2. 适应证 脑血栓、脑栓塞、肺栓塞、动静脉血栓形成、急性心肌梗死、中央视网膜血管栓塞等。

3. 用量、用法 国外多用大剂量疗法,先在10分钟内静脉注射4000U/kg作为负荷量,以后每小时静脉注射同样剂量,连续12小时。以后改用肝素或口服抗凝药。

国内多用小剂量疗法,尿激酶4万～6万U加10%～25%葡萄糖20～40ml静脉注射或加入5%葡萄糖250ml中静脉滴注,1～2次/天,连用5～10天。

眼科应用多在局部注射。

4. 不良反应 有出血、发热等。其表现与处理同链激酶。

(三)组织型纤溶酶原激活剂(t-PA)

t-PA是由血管内皮细胞等合成的丝氨酸蛋白酶,可催化纤溶酶原变为纤溶酶。动物试验证明能使冠状动脉内的血栓快速溶解(与链激酶相比)。其特点是具有高度的血栓纤维蛋白亲和力和选择性,对血循环中的纤溶系统几无影响,不引起全身性凝血障碍。t-PA的血浆半衰期短,仅5～10分钟,用药时需持续静脉滴注。本药以前由黑色素细胞瘤培养液中提取,现已由生物学工程技术DNA重组生产(称为rt-PA)。临床试用优于链激酶,是一种有前途的纤溶药物。

三、抗血小板药物

(一)阿司匹林(乙酰水杨酸)

1. 理化性质 口服易于吸收,除小部分在胃内吸收外,大部分在小肠上部吸收。起效快,2小时可达血浆浓度峰值。在体内被水解为水杨酸、水杨尿酸和葡萄糖醛酸结合物,从尿中排出。正常情况下水杨酸盐的半衰期为3～6小时,剂量过多时由于代谢速率受阻,半衰期可延长到15～30小时,可致蓄积中毒。

2. 临床应用 阿司匹林本是传统的解热镇痛药,其机制与抑制体内前列腺素的合成有关。近年来发现该药除有良好的解热镇痛、消炎抗风湿作用外,还具有较强的抑制血小板释放ADP、使环氧合酶乙酰化失活,阻断TXA_2形成的作用。阿司匹林在一般的解热镇痛剂量(0.3g)下能显著对抗血小板的聚集,0.65g时则可延长出血时间2倍,其作用不可逆转,一直要延续到新的血小板生成(7～8日)。因而被广泛应用于防止手术后血栓形成和预防心肌梗死等。

3. 适应证

(1)防治动脉血栓形成:阿司匹林用于一过性脑缺血病人,疗效较好,可减少脑缺血的发作次数和死亡率。也可用于预防动脉粥样硬化。目前多认为低剂量为有效的长期预防措施。

(2)与华法林合用:可降低体内人工瓣膜

血栓的发生率。也可用于断肢再植及带血管游离皮瓣移植术中预防血栓的形成。

(3)治疗肿瘤:鉴于血小板减少症有抑制肿瘤扩散的作用,WHO推荐阿司匹林用于肿瘤治疗。

4. 用法、用量　防止血栓形成时一般用0.3～0.6g/d。根据具体情况进行调整,高时可用至1.3～1.5g/d,分3～4次口服。

5. 注意事项　阿司匹林用量不可过大,否则不但抑制TXA_2的合成,而且抑制PGI_2的合成,反而减弱其抗血小板的作用。

6. 不良反应

(1)胃肠道刺激:可刺激胃黏膜而引起上腹部不适、恶心、呕吐和胃溃疡形成、胃出血。

(2)水杨酸样反应:系慢性水杨酸盐中毒所致,表现为头痛、头晕、耳鸣、视力下降、精神错乱、呼吸加快、酸碱失衡、皮疹、出血等。

(3)过敏反应:可表现为皮疹、哮喘、血管神经性水肿或黏膜充血等,以哮喘更为常见,被称为"阿司匹林哮喘"。

(4)其他:高温、体弱者使用时可因大量出汗导致虚脱。妊娠妇女应用可引起胎儿发育异常。

(二)双嘧达莫(双嘧哌胺醇,潘生丁)

1. 临床药理　可抑制磷酸二酯酶,阻碍cAMP的分解代谢,提高血小板内cAMP含量。另外尚可抑制细胞对腺苷的摄取,同时抑制腺苷分解酶,增加血浆中腺苷浓度。cAMP及腺苷浓度的增加均有利于冠状血管的扩张,因而本药是传统的冠状动脉扩张药物。同时因cAMP及腺苷浓度的增高可抑制ADP引起的血小板聚集,故也可用于抑制血小板聚集、对抗血栓形成。

2. 用法用量　用量在400mg/d以上可延长血小板的存活期,200mg/d则无此作用,但若100～200mg/d与阿司匹林合用也可延长血小板存活期。

3. 不良反应　少而轻,主要为头痛、眩晕、恶心、呕吐和腹泻等。

四、降低血液黏度的药物

右旋糖酐:

1. 理化性质　右旋糖酐是脱水葡萄糖分子的聚合物,临床常用的有中分子右旋糖酐(平均分子质量7万Da)、低分子右旋糖酐(平均分子质量4万Da)和小分子右旋糖酐(平均分子质量1万Da),临床上主要用低分子右旋糖酐来降低血液黏度。

2. 临床药理　低分子右旋糖酐易从肾排泄,半衰期3小时。其渗透压高于血浆蛋白,可将组织中液体吸收入血而使血液稀释,降低血细胞比容和血浆黏度,改善微循环。另外,还可因"封闭"血小板表面而抑制血小板的聚集,妨碍血小板第三因子的释放,因而也是一种温和的抗血小板聚集药物。

3. 适应证及用法用量

(1)防止脑血栓和动脉静脉术后血栓栓塞。静脉滴注500～1000ml/d,共7～10日,可降低脑梗死程度,增加脑血流量。

(2)血栓性血小板减少性紫癜、血栓性静脉炎、各种新发生的脏器梗死,可静脉滴注250～500ml/d,连续应用2～3周。

(3)DIC早期。

(4)体外循环,如人工肾血液透析回路和心脏手术时回路的预充。可增加红细胞的稳定性而减少溶血。

第二节　止　血　药

正常的止血功能主要通过管壁、血小板和凝血因子三方面的因素协同作用以实现。当血管受损时,先是血管出现收缩反应以阻碍血流,起暂时的止血作用。然后,血小板黏着于受损血管的胶原纤维和基底膜上,发生聚集和释放等反应,形成血小板血栓。同时凝血过程启动,通过内源性及外源性凝血途径的激活及"瀑布效应",使凝血酶原转变为凝血酶,凝血酶再使纤维蛋白原转变为纤维蛋白,促使血凝块形成。血小板及钙离子参与凝血过程。形成的血凝块通过激活纤溶系统而被溶解。

正常情况下，由于体内凝血与纤溶功能处于动态的平衡状态，血管内不断形成的少量的纤维蛋白血凝块由纤溶系统及时溶解，使体内血液既不会凝固堵塞血管，也不会因纤溶过度引起出血。某些疾病可引起凝血、纤溶系统的紊乱而导致出凝血功能障碍。临床使用止血药、抗凝血药不当也是导致出凝血功能异常的重要原因。

止血药指能防止或减少出血的药物。根据其作用环节的不同，可分为：①作用于凝血系统，促进凝血因子活性的止血药；②作用于纤溶系统，对抗纤维蛋白溶解的止血药；③作用于血管壁的止血药；④作用于血小板的止血药。不同类型的止血药适用于不同原因引起的出血，使用时应予注意。

另外，在体内肝素过量引起出血时，需用鱼精蛋白中和其作用而止血。

一、作用于凝血系统，促进凝血因子活性的止血药

（一）维生素K类

有维生素K_1、K_2、K_3、K_4 4种，前2种为脂溶性，经肠道吸收时需要胆汁协助。后2种为水溶性，无需胆汁协助吸收。其生理功能相似，以维生素K_1最为常用。

1. 临床药理　维生素K_1为肝合成凝血因子Ⅱ、Ⅶ、Ⅸ、Ⅹ等所需的辅助因子。上述凝血因子在合成中谷氨酸需经羧化酶作用形成γ-羧基谷氨酸后才能与钙离子结合，而维生素K_1是该酶的活化剂。当其缺乏时，上述因子不能形成γ-羧基谷氨酸，故无凝血活性。使凝血酶原时间、凝血时间延长，严重时表现为胃肠道、泌尿道及颅内出血，关节腔积血等。

维生素K还参与机体的氧化还原过程，是机体磷酸根转移和高能磷酸化合物正常代谢所必需的因素，其缺乏可致骨骼肌、平滑肌、血浆等组织中ATP含量、ATP酶和碱性磷酸酶活性降低，糖原分解增加，乳酸增加等。

2. 适应证　①梗阻性黄疸、胆瘘及肝脏疾病引起的出血，但在有肝功能损害时，疗效受影响；②早产儿和新生儿出血；③口服香豆素类抗凝血药过量而致出血时的拮抗；④其他出血如扁桃体切除、口腔手术、肝脏手术时的出血治疗。

3. 用法用量　维生素K_1常作肌内注射，10mg，1～2次/天，按具体情况调整。在对抗抗凝血药过量所致出血时，用5～20mg静脉注射，宜慢，1分钟内不超过5mg。

4. 不良反应　静脉注射速度过快可出现面部潮红、出汗和胸闷等，偶尔有血压剧烈下降。

（二）凝血酶

多自牛血浆提取，其1U可使1ml标准纤维蛋白原溶液在15秒内凝固，具有强烈的止血作用。

1. 适应证　主要外用于鼻腔、口腔、消化道和呼吸道黏膜出血的止血，术中用于手术局部的渗血止血。严禁静脉注射使用。

2. 注意事项　遇光易分解，遇酸碱易失效，如有油滴析出或分层现象，不宜使用。

二、作用于纤溶系统的止血药

主要为纤溶抑制剂，对由于纤溶过度以及其他原因所引起的出血有效。

（一）氨基己酸（EACA）

能抑制纤溶酶原的激活因子，使纤溶酶原不能激活，从而抑制纤维蛋白的溶解。适用于纤维蛋白溶解活性高引起的出血（如DIC进入低凝期并发继发性纤溶亢进时）。对因血小板减少引起的出血无效，也不能阻止血管性出血。

1. 用法、用量　本品在体内排泄较快，需持续用药才能维持有效浓度，故一般用静脉滴注法。

初量：4～6g加生理盐水100ml，15～30分钟内滴完。

持续量：1g/h，维持12～24小时。

2. 不良反应　①因血管扩张引起直立性低血压、结膜和鼻黏膜出血；②从尿中排泄快，浓度高，抑制尿激酶，有血尿者（如泌尿道术

后)慎用,以免形成血凝块堵塞尿路。肾功能不全者慎用;③易发生血栓,有血栓形成倾向者慎用。

(二)氨甲苯酸(对羧基苄胺、抗血纤溶芳酸、止血芳酸)

氨甲苯酸也能抑制纤溶酶原的激活因子,使纤溶酶原不能激活为纤溶酶。止血作用比氨基己酸强4～5倍,且排泄较慢,作用持久。适应证同氨基己酸。

用法、用量:静脉注射,100～200mg/次,也可与葡萄糖或生理盐水混合后缓慢滴注,2～3次/天。

本品的不良反应小于氨基己酸,注意事项与之相同。

三、作用于血管壁的止血药

卡巴克洛(carbazochrome,安络血,肾上腺色腙),为肾上腺色素的缩氨脲水杨酸钠盐,但不具有肾上腺素的作用,能增加毛细血管对损伤的抵抗力、降低毛细血管的通透性,从而缩短出血时间。止血棉为卡巴克洛(安络血)、明胶、依地酸二钠、甲醛等制成的海绵状物。

适用于毛细血管通透性增加所致的出血,尤其是出血局部应用止血棉效果较好,且可被组织吸收。

用法:口服时成人2.5～5mg,3次/天。肌内注射时5～10mg/次,也可静脉注射。止血棉局部外用时将之切成所需形状加压覆盖于出血处即可。

四、作用于血小板的止血药

巴曲酶(立止血,Batroxobin)是从巴西蛇的毒液中去掉神经毒素及其他毒素,经过分离和提纯得到的一种促进凝血的酶类。其单位为克氏单位(KU)。1个克氏单位指在37℃的试管内,使标准人血浆在(60±20)秒内凝固的巴曲酶数量。

巴曲酶使用后,可使正常成年人的出血时间缩短为正常的1/3～1/2,并保持其止血能力2～3日。但巴曲酶并不增加体内凝血酶原的数量,一般不会增加血栓形成的概率。

1. 适应证 需减少流血或出血的各种情况,如外科、内科、妇产科、口腔科、耳鼻咽喉科等出血。术前预防性应用可减少术中及术后的出血机会。有血栓病史者禁用。

2. 用法用量 可静脉注射、肌内注射或在局部使用。成人剂量1.0～2.0KU,儿童剂量0.3～0.5～1.0KU。用药过量可使功效下降。

3. 注意事项 用药期间应注意观察病人的出凝血时间。副作用少见,偶有过敏样反应。不宜用于妊娠期妇女。

五、鱼精蛋白

(一)临床药理

鱼精蛋白是低分子量的强碱性物质,由鲑鱼类的精液制取。可与强酸性的肝素结合成稳定的复合物而使之失去抗凝活性。作用迅速,静脉注射后30～60秒内即可中和肝素。鱼精蛋白本身也是一种弱抗凝药,可抑制凝血酶的生成及活性,但这种作用太弱而无重要的临床意义。

(二)适应证

(1)使用肝素过量引起的出血。出血不严重时,只需停用肝素数小时即可纠正。严重出血者立即使用鱼精蛋白。

(2)心血管手术、体外循环、血液透析等应用肝素者,手术或操作结束时需用鱼精蛋白中和体内残存肝素。

(三)用法用量

用药量取决于需中和的肝素量。一般1mg鱼精蛋白可中和100U肝素。用肝素后注射时间越长,鱼精蛋白需用量越小,用肝素30～60分钟后只需0.5～0.7mg鱼精蛋白即可中和100U肝素,2小时后只需0.25～0.37mg。静脉持续输注肝素者可在停用肝素后给予25～50mg鱼精蛋白。皮下注射肝素者,以1～1.5mg鱼精蛋白中和100U肝素。体外循环后中和肝素,按1.5mg鱼精蛋白中和100U肝素计算给药。更精确时应测定凝血时间(ACT),通过剂量效应曲线计算出体内肝素残留量。静脉注射浓度为10mg/ml,速度宜慢(大于1～3分钟),10分钟内用量勿超过50mg。

(四)不良反应

(1)注射速度过快可引起低血压、心动过速、呼吸困难、面部潮红,严重者可致休克。

(2)过敏反应,包括荨麻疹、血管神经性水肿等。

(罗富荣　刘怀琼)

参考文献

陈金林.1990.抗血小板药物暨血栓溶解药.见:陈金林主编.心血管药物十讲.第2版.重庆:重庆出版社,452～475

金有豫.1991.治疗各种血栓病的药物.见:李家泰主编.临床药理学.北京:人民卫生出版社,743～756

吕怡芳.1994.影响血液和造血系统的药物.见:徐叔云主编.临床用药指南.第2版.合肥:安徽科学技术出版社,815～841

张之南.1991.治疗血液病的药物.见:李家泰主编.临床药理学.北京:人民卫生出版社,773

Anderson JL.1987.Acute Myocardial Infarction: New Management Strategy.Rockville: Aspen Press,252～259

Gibvanni de Graetano.1987.Pharmacology of antiplatelet drugs.In: MacIntyre DE ed.Platelet in Biology and Pathology Ⅲ.New York:Elsevier,515～573

Verstraete M.1985.An overview of antiplatelet andantithrombotic drugs.Haemostasis,15:89

第 35 章　激素与维生素类药

第一节　激 素 类 药

一、肾上腺皮质激素及促肾上腺皮质激素

肾上腺皮质分泌的各种激素统称肾上腺皮质激素，属类固醇衍生物，又称甾体激素。根据分泌的部位及作用又分：①盐皮质激素，为肾上腺皮质最外层球状带所分泌，以醛固酮为代表，有明显的潴钠排钾作用，为维持血容量和血压所必需。受肾素-血管紧张素系统调节，与肾血流量和血中钠浓度明显相关，垂体分泌的促肾上腺皮质激素（ACTH）对其调节处于次要地位。②糖皮质激素，由肾上腺皮质束状带分泌。以氢化可的松为代表，有明显的影响糖代谢作用，对钠、钾的影响相对较弱。此类激素临床应用最多，起重要作用，但副作用也较大。③性激素，又称氮皮质激素。是由最内层的网状带分泌，雄激素分泌量较大，雌激素量少。氮皮质激素以脱氢异雄酮为主，刺激 mRNA 的形成，从而促进蛋白质和酶的合成。

（一）糖皮质激素

糖皮质激素，尤其各种人工合成的激素类物质具有强大的多种药理作用，几乎所有的细胞都是其作用的靶组织，具有相当重要的临床意义，也具有共同的作用机制和副作用，只是每种药物有不同的侧重。现将其共性概述如下：

1. 作用与影响

（1）抗炎症作用：本类药物可减轻充血，抑制炎症细胞，降低毛细血管通透性，抑制组织损伤的修复，减轻结缔组织的病理增生，从而减低炎症反应。

（2）抑制免疫反应：本类药物可缓解过敏反应及自身免疫性疾病的症状，大剂量能抑制抗体的产生，对抗异体器官移植的排斥反应。

（3）抗休克作用：增强心肌收缩力，增加心血管对肾上腺素能反应，用于治疗中毒性休克、低血容量休克及心源性休克等。

（4）对糖代谢的影响：增加糖原异生，与胰岛素拮抗，减少周围组织利用葡萄糖，从而使血糖升高，糖尿病病情加重，大剂量可引起类固醇性糖尿病。

（5）对蛋白质代谢的影响：促进蛋白质分解，抑制蛋白质及核酸的合成，导致负氮平衡，可通过增加蛋白质及热量的补充加以纠正。

（6）对脂肪代谢的影响：长期服用本类药物四肢脂肪组织被动员，面部、躯干及肠系膜脂肪合成增加，因而脂肪重新分布，呈向心性肥胖。

（7）对水盐代谢的影响：可有一定程度的潴钠、排钾作用，影响血容量和血压；此类药物还能增加肾小球滤过率，是水利尿作用的先决条件。

（8）对血液系统的影响，促进红细胞增生，

血红蛋白上升，血小板增多，使中性粒细胞从骨髓入血速率加快，并减慢其在网状内皮系统的清除，因而使白细胞增加；但淋巴细胞及嗜酸粒细胞减少。

(9)对维生素D与钙的影响：对抗维生素D，抑制肠钙的吸收及促尿钙排泄。

(10)提高中枢神经系统兴奋性：少量可有欣快感，大量可引起失眠，精神异常。

(11)对胃肠道的影响：刺激胃酸及胃蛋白酶分泌，增加食欲。

(12)对肾上腺素皮质的影响：长期大量服用糖皮质激素由于其抑制下丘脑以及垂体的分泌，使自身的肾上腺素皮质缺乏ACTH的刺激而发生萎缩，功能减低，其萎缩程度与激素用量及应用时间长短有关。

2. 临床应用

(1)严重感染并发毒血症时，以缓解炎症症状，减少后遗症如粘连瘢痕(结核性脑膜炎、心包炎、胸膜炎等)。

(2)过敏性疾病：过敏性休克、支气管哮喘、严重药物过敏、过敏性皮炎、输血输液反应。

(3)各种原因引起的休克。

(4)目前尚无其他优于激素治疗药物的疾病，如结缔组织病(类风湿关节炎、红斑狼疮等)、自身免疫性疾病、器官移植后的排异作用、肾病综合征，某些难治的血液病如白血病、再生障碍性贫血、原发性血小板减少性紫癜、自身免疫性溶血性贫血等。

(5)原发性或继发性肾上腺皮质功能减退的替代治疗。

3. 不良反应　比较常见，尤长期大量应用时容易出现：①出现皮质醇增多症的表现包括向心性肥胖，满月脸，多毛，痤疮，紫纹，月经紊乱或闭经，血压升高，糖耐量异常甚至发生糖尿病；②骨质疏松；③消化道溃疡及出血；④容易发生感染及结核扩散；⑤发生精神症状，尤有精神病家族史或原有精神病者；⑥低血钾，浮肿。

4. 药物相互作用　①与噻嗪类排钾利尿药或两性霉素B合用更易发生低血钾；②与洋地黄类强心药合用时因激素引起低血钾而容易发生洋地黄过量，产生心律失常；③影响抗凝药作用；④与水杨酸类药物合用更易发生溃疡及出血，本品使水杨酸清除加快，减低水杨酸的疗效；⑤使血糖升高，增加糖尿病病人胰岛素及降糖药用量；⑥尿崩症病人合并垂体前叶功能减退应用皮质激素替代治疗后尿量更为增加；⑦苯巴比妥和苯妥英钠、利福平等可增加肾上腺皮质激素的代谢清除；⑧有报道证明，术中应用皮质激素可拮抗非去极化类肌松药泮库溴铵的肌松作用，使该药用量明显增加。皮质激素影响肌松药效价的确切机制尚不清楚，动物实验结果表明，肾上腺皮质功能低下可引起神经肌肉传导功能障碍(肌肉终板处的敏感性降低)，而这种现象可被皮质激素纠正。另外，长期应用糖皮质激素可拮抗胆碱酯酶抑制药的药效，故对这类病人在肌松药的选择方面应慎重，多选用短效的非去极化肌松药如阿曲库铵或维库溴铵。

(二)氢化可的松(hydrocortisone)

1. 作用与用途　临床应用的为人工合成品。吸收迅速，具有免疫抑制、抗毒和抗休克作用，其抗炎作用为可的松的1.25倍。水钠潴留作用较明显，静脉滴注常用于临床紧急抢救。

2. 用法与用量　①静脉滴注：每日100～300mg，稀释在生理盐水或5%葡萄糖500ml中滴注。②局部用药：每次0.5～2ml，相当于12.5～50mg局部注射。③乙醇制剂对肝功能衰竭者禁用，醋酸氢化可的松用于关节腔注射时每次1～2ml，鞘内注射每次1ml。

(三)泼尼松(强的松，preanisone)

1. 作用与用途　有较强的抗炎、抗过敏作用，为临床最常用的激素类药物。可抑制结缔组织增生，降低毛细血管及细胞膜的通透性，减少炎症渗出，抑制组胺和其他毒性物质的形成和释放。在严重感染及有中毒性症状时，与抗炎症药物配合应用有很好的降温、抗毒素、抗炎以及抗休克作用。

2. 用法与用量　口服：①抗炎症作用及治疗自身免疫疾病等。每日 15～60mg，分次服，剂量、疗程随病因和病情各异。有时每日剂量可达 100mg，疗程在 1 年以上。长期用药拟停服用前可改为每日 1 次，顿服或数日 1 次顿服以减少副作用。②肾上腺皮质功能不全的替代治疗，一般早上服全日量的 2/3，下午服全日量的 1/3，以符合生理分泌节律，多用于继发性肾上腺皮质功能减退症。

3. 注意事项　①本品并不治疗炎症感染，只减低炎症反应，故应用本品的同时必须应用足量有效的抗生素；②长期服用本品的病人遇有手术、创伤等应激时应短期增加剂量；③外科手术病人使用本品影响伤口愈合，最好不用；④本品经肝脏代谢，肝功能不良者慎用。

(四)地塞米松(dexamethasone，氟美松)

1. 作用与用途　抗炎抗毒和抗过敏作用比泼尼松更强，水钠潴留和排钾作用较轻，对垂体-肾上腺皮质的抑制作用较强。本品针剂注射方便，不加深中枢抑制，也不加重肝脏负担。临床用于治疗各种重症感染合并休克或明显中毒症状，尤适于治疗脑水肿、先天性肾上腺皮质增生等，也可用于诊断皮质醇增多症及其病因。

2. 用法与用量　①肌内注射或静脉小壶滴入每次 5～10mg；②诊断用小剂量地塞米松抑制试验：每天 2mg 分 3 次服，以确定有无皮质醇增多症；大剂量地塞米松抑制试验：每天 8mg，分 3～4 次服，可帮助判断皮质醇增多症的原因。

3. 注意事项　长期大量使用可有皮质醇增多症表现，必须观察血糖、血压及有无精神症状。

(五)促肾上腺皮质激素(ACTH)

1. 作用与用途　ACTH 是垂体前叶分泌的一种多肽类促激素，临床应用的主要是由家畜脑下垂体前叶中提取而得的生物制品。该品能刺激肾上腺皮质合成和分泌氢化可的松、皮质醇等。临床用途与皮质激素基本相同，在极少数情况下用皮质激素疗效不佳时改用促皮质激素后有较好的疗效，但对肾上腺皮质已萎缩、肾上腺皮质功能完全丧失的病人无效，需改用皮质激素。

2. 用法与用量　本品口服无效，可被蛋白分解酶破坏。①肌内注射，每次 12.5～25U，1～2 次/天，肌内注射后 4 小时达最大作用，8～12 小时作用消失；②静脉滴注，12.5～25U 溶于 5%～10%葡萄糖液 500ml，6～8 小时滴注，1 次/天。静脉滴注 25 小时，可达最大兴奋肾上腺皮质的作用。

3. 不良反应　比较常见：①目前使用的 ACTH 为生物制剂，易发生过敏反应，甚至过敏性休克，因此应用较少；②长期应用可引起类似皮质醇增多症的表现。

二、性激素及促性腺激素

性激素为男女两性性腺所分泌，包括雄激素、雌激素和孕激素。在化学上多属于类固醇，临床应用的为天然性激素的人工合成品及其衍生物。促性腺激素是由垂体前叶分泌的一组蛋白质激素，这类药物的应用比较广泛，主要用于治疗两性性腺功能不全所致的各种病症，还用于计划生育、妇产科及抗肿瘤等。

(一)雄激素及蛋白质同化激素

1. 作用与用途　天然的雄激素为睾丸酮(睾酮)，具有雄激素活性，并有一定的蛋白质同化作用。目前临床应用的雄激素主要有睾酮的衍生物，包括甲睾酮(甲基睾丸素)、丙酸睾酮(丙酸睾丸素)等。睾酮经结构改造使一些睾酮衍生物的雄激素活性减弱而蛋白质同化作用得以保留或加强从而提高分化指数，这类药物称为蛋白质同化激素。目前临床应用的有苯丙酸诺龙、癸酸诺龙、羟甲烯龙(康复龙)和美雄酮(去氢甲睾酮)等。雄激素主要用于男性性激素不足的替代治疗、绝经期及老年骨质疏松症、再生障碍性贫血、垂体侏儒、乳腺癌姑息疗法以及子宫内膜异位症、子宫肌瘤、月经过多等妇科疾病。另外，对骨折不愈合以及大手术后加速组织修复多选用蛋白质同化激素。

2. 不良反应 ①男性性早熟及性功能亢进，长期应用可使精子生成受抑、睾丸萎缩；②女性男性化；③肝脏损害，胆汁郁积性黄疸甚至诱发肝癌；④潴钠水肿；⑤少数可有高钙血症。

3. 药物相互作用 ①有报道术前长期应用睾丸素治疗的病人在麻醉过程中对琥珀胆碱和维库溴铵的肌肉松弛作用表现出明显的拮抗效应，但确切机制尚不清楚；②由于雄激素类药物可能引起肝功能异常，对有长期应用此类药物的病人麻醉期间宜避免使用卤化烃类麻醉药；③此类药物可增加糖尿病病人用胰岛素控制血糖的难度；④与肾上腺皮质激素合用可加重水钠潴留；⑤增强抗凝药物作用。

(二)雌激素、孕激素

1. 作用与用途 雌激素主要由卵巢和胎盘产生，男女两性的肾上腺皮质以及男性睾丸也能产生少量雌激素。天然的雌激素包括雌二醇、雌三醇及雌酮。此外，非甾体合成雌激素药物己烯雌酚在临床上亦较为常用。本品在临床上多用于治疗女性性腺功能低下、前列腺癌，以及因雌激素缺乏所致骨质疏松。

孕激素主要由黄体分泌，妊娠后逐渐改由胎盘分泌。天然孕激素孕酮(黄体酮)及合成衍生物如甲羟孕酮、炔孕酮等均为临床常用药物。临床用于补充孕激素不足、功能性子宫出血、子宫内膜异位症及避孕等。

2. 不良反应 应用雌激素：①可常见浮肿、恶心、腹胀；②乳房胀痛也时有发生，可致乳腺增生；③阴道不规则出血；④精神抑郁；⑤子宫内膜增生，孕激素还可引发视力改变。

3. 药物相互作用 ①苯巴比妥、利福平可减低雌激素的作用；②雌激素有降低抗凝药、降压药药效的作用；③能增加三环类抗抑郁药的作用；④长时间服用此类药物可能引起肝损伤，肝功能异常，手术期间应避免使用烃类吸入麻醉药；⑤可促进地西泮的氧化代谢，致使地西泮的用量增大。

三、胰岛素及其他影响血糖的药物

(一)胰岛素

正常机体空腹血糖通常维持在相对稳定的水平(3.33～6.11mmol/L)(60～110mg/dl)，进食后血糖升高，经体内各种调节因素使之迅速恢复至原来水平，在这一作用中胰岛素起最重要的作用，它是体内使血糖降低的重要激素，当胰岛素相对或绝对不足时引起糖尿病。目前临床应用的胰岛素根据作用时间长短分为长效、中效和短效胰岛素，有人、牛、猪或牛猪混合胰岛素用于治疗胰岛素依赖型糖尿病(IDDM)及一些非胰岛素依赖型糖尿病(NIDDM)。下面以普通胰岛素(insulin)为代表进行重点介绍。

1. 作用与用途 属短效胰岛素，一般采用皮下注射或静脉滴注。胰岛素进入血液循环后大约5%与血浆蛋白结合，也可与胰岛素抗体结合而使胰岛素作用时间延长。主要在肝肾代谢，很少量从尿中排出。临床用于胰岛素依赖型或非依赖型疗效不满意的糖尿病治疗，合并酮症酸中毒、乳酸酸中毒以及高渗性非酮症糖尿病昏迷，合并消瘦及明显营养不良以及消耗性疾病的糖尿病患者。也用于心脏病激化疗法，与葡萄糖合用促进钾进入细胞内。

2. 用法与用量 ①皮下注射：于每日三餐前30分钟注射，一日2～4次，通常早餐前用量大些，晚上最少，然后根据血糖及尿糖量逐渐调整。24小时尿糖2～4g大约需胰岛素1U。②静脉注射：用于酮症酸中毒及高渗性非酮症糖尿病昏迷等急性合并症时。可将胰岛素加入生理盐水中以每小时3～8U的速度滴入，当血糖下降为13.9mmol/L(250mg/dl)时可用5%葡萄糖液代替生理盐水，继续应用小剂量胰岛素静脉滴注。

3. 不良反应 不多见，但由于使用不当可发生严重低血糖等而危及生命。低血糖反应可有明显的饥饿感、出汗、哆嗦，有的发生抽搐、癫痫样发作或昏迷。

4. 药物相互作用 ①与胰岛素拮抗的药物有肾上腺皮质激素、肾上腺髓质激素、生长激素、苯妥英钠、噻嗪类利尿药等，均可升高血糖，与其合用时需增加胰岛素用量。②有些药物可增强胰岛素的作用，如抗凝血药、水杨酸、磺胺、甲氨蝶呤可与胰岛素竞争与血浆蛋白结合，使血中游离胰岛素增加，因而作用加强。③β受体阻断剂与胰岛素合用时前者有阻止肾上腺素升血糖作用，有可能发生低血糖。

(二)口服降糖药

1. 作用与用途 口服降糖药主要适用于NIDDM，即2型糖尿病的治疗，目前有3类。

(1)磺脲类药：促进胰岛β细胞功能，临床上主要应用的有第一代甲苯磺丁脲(D-860)和第二代格列齐特(达美康)。

(2)双胍类：促进葡萄糖无氧酵解及其在外周组织的利用，包括格列吡嗪(美吡达)和格列本脲(优降糖)。

(3)葡萄糖苷酶抑制药：减低肠道吸收葡萄糖如阿卡波糖。上述药物可以单用或联合应用，后者可增加疗效，减少副作用，也可与胰岛素合用。

2. 药物相互作用 ①甲苯磺丁脲与β肾上腺素受体阻断药合用可能发生低血糖；②胰岛素、氯霉素、保泰松、水杨酸、丙磺舒与磺脲类药物同用使降血糖药物的作用加强；③糖皮质激素、肾上腺素、甲状腺素、生长激素均与降糖药物的作用相拮抗，使后者用量增大；④抗凝药双香豆素可抑制D-860的代谢，使D-860的降糖作用增强，同时D-860与血浆蛋白结合使双香豆素游离出来，抗凝作用加强；⑤口服降糖药对骨髓有抑制作用，在长时间的手术中应避免使用氧化亚氮，必要时在麻醉结束后补充适量甲酰四氢叶酸或维生素B_{12}。

(三)高血糖素(glucogon)

1. 作用与用途 为胰岛A细胞分泌，血糖降低时其分泌增加，血浆半衰期为3～6分钟，主要在肝脏中灭活。临床用于治疗胰岛素引起的低血糖症，治疗心源性休克、洋地黄治疗无效的心力衰竭、急性憩室炎、胆道痉挛，以及用于肠套叠有平滑肌痉挛时，或用以鉴别黄疸为阻塞性或肝细胞性，嗜铬细胞瘤激发实验。

2. 用法与用量 可皮下、肌内或静脉注射。①治疗胰岛素性低血糖，可用本品0.1%溶液0.5～1.0mg皮下或肌内注射，如无反应，20分钟后重复应用；②治疗心源性休克，静脉注射每次3～5mg或用5%葡萄糖稀释后静脉滴注，每小时3～5mg可持续24小时，最大滴速12mg/h，也可将本品3～5mg放入生理盐水稀释后缓慢静脉注射。

3. 不良反应 常见副作用为恶心、呕吐，偶尔亦可发生过敏反应，长期用药可引起低血钾，久用停药还可能发生低血糖。

4. 药物相互作用 抑制肝脏利用维生素K合成凝血因子，加强抗凝剂的作用。

四、甲状腺激素类药及抗甲状腺药

甲状腺内囊状小泡分泌的甲状腺激素其中包括甲状腺素(四碘甲状腺原氨酸，T_4)和三碘甲状腺原氨酸(T_3)。T_3是主要的生理活性物质，T_4转变为T_3才起作用。

甲状腺功能低下或亢进可致体内甲状腺素水平低下或过高，都会引起各种症状。甲状腺素制剂主要用于甲状腺功能低下症、单纯性甲状腺肿及甲状腺癌手术后的辅助治疗。而抗甲状腺药则用于治疗甲状腺功能亢进，缓解亢进症状及术前准备等。

(一)甲状腺素片(thyroid)

1. 作用与用途 本药可维持机体正常生长发育，促进蛋白质合成，促进骨骼及中枢神经系统的生长发育，增加产热，促进代谢，提高机体对肾上腺髓质激素及交感神经介质的敏感性。

本药为猪或牛的甲状腺提取物。根据所含碘量而被标准化，化合碘含量应为0.27%～0.33%，其内T_4/T_3比值约为4∶1。口服吸收仅40%左右，3～5天开始起作用，7～10天达作用高峰，停用4～5周后作用消除，所含T_4需在体内转化成T_3起作用。

临床用于各种原因所致甲状腺激素持久

缺乏及黏液性水肿的替代治疗；对单纯性及结节性甲状腺肿、慢性淋巴性甲状腺炎、腺瘤样甲状腺肿有一定的抑制作用，并对防治 TSH 依赖性甲状腺瘤及颈部放疗后甲状腺癌有一定效果。

2. 不良反应 ①长期过量或增量过快过大可致甲亢症状出现，如心悸、消瘦、多汗、震颤等，老年及心脏病患者诱发或加重心绞痛、心肌梗死或心力衰竭；②长期应用易加速骨吸收，促进骨质疏松发生；③大量长期应用可加重或促发肝损害；④长期应用者应监测心、肝、肾功能及骨吸收指标，以免发生积蓄中毒。

3. 药物相互作用 ①本药加速胰岛素、口服降糖药降解，合用可增加后者的需要量；②可与双香豆素类抗凝剂竞争性与蛋白结合而增加后者抗凝作用，合用时宜减少后者用量；③苯妥英钠抑制 T_4 与血清蛋白结合，拟交感神经药或三环抗抑郁药与本药合用可增加后者作用，故合用时应减少甲状腺素制剂用量；④对正进行甲状腺药物治疗的病人，麻醉期间应避免使用有可能诱发心动过速的麻醉药（如氯胺酮）和麻醉方法；⑤无论是原发性还是药物治疗诱发的甲状腺功能亢进均可影响吸入麻醉药物的 MAC，使吸入麻醉的诱导受到影响。

（二）丙硫氧嘧啶（propylthiouracil，PTU）

1. 作用与用途 本品抑制酪氨酸碘化及碘化酪氨酸缩合而抑制甲状腺激素合成，并能抑制 T_4 在外周组织脱碘转化为 T_3。本品尚可抑制免疫反应，使甲状腺刺激抗体阴转，口服吸收迅速，主要在肝脏代谢，60%～80%与血清蛋白结合，本品可透过胎盘，乳汁中含有一定数量；临床用于治疗甲状腺功能亢进症、甲亢危象、甲亢术前及 ^{131}I 治疗前准备等。

2. 不良反应 ①粒细胞减少，为致命性不良反应，故须定期监测血象，尤在初治及复治的 2 个月之内；②肝损害，ALT 增高，胆红素增高，重则出现阻塞性黄疸，应定期查肝功能；③皮疹、瘙痒皮疹、荨麻疹，重则出现剥脱性皮炎。

3. 药物相互作用 ①磺胺、对氨基水杨酸、保泰松、巴比妥类、酚妥拉明、妥拉唑林（妥拉苏林）、磺脲类等均可抑制甲状腺功能，甚至引起甲状腺肿大，合用时应注意；②与口服抗凝药及肝素合用可增强后者抗凝作用；③避免应用碘剂，以免加重病情，延长缓解时间；④因其对骨髓有抑制作用，手术期间应避免长时间使用氧化亚氮，必要时在麻醉结束后补充适量的甲酰四氢叶酸或维生素 B_{12}。

第二节 维生素类药

维生素是人体六大营养要素（糖、脂肪、蛋白质、盐类、维生素和水）之一，是一类参与机体多种代谢过程的有机物质。人体虽每日对维生素需要量很小，但由于机体不能合成或合成量不足，故必须从外界摄取。不合理的饮食，需要量的增加（如妊娠），某些疾病和药物都可导致维生素缺乏，这一类特殊疾病称“维生素缺乏症”。临床上维生素类药物可用于预防和治疗维生素缺乏症，也可作为某些疾病的辅助治疗药。按其理化特性可将维生素分为脂溶性和水溶性两类，常用的脂溶性维生素有维生素 A、D、E、K 等，水溶性维生素有维生素 B_1、维生素 B_2、维生素 B_6、维生素 B_{12}、叶酸、烟酸、烟酰胺和维生素 C 等。脂溶性维生素过量摄入将蓄积于体内，有潜在危险。水溶性维生素可迅速自尿排出，过多摄入很少有效。现就与麻醉用药和可能对麻醉过程有影响的维生素类药物作一介绍。

一、脂溶性维生素

（一）维生素 D_2（麦角骨化醇，vitamin D_2）、维生素 D_3（胆骨化醇）

1. 作用与用途 本品对钙磷代谢及小儿骨骼生长有重要影响。由于光照不够和饮食中摄入维生素不足可造成维生素 D 缺乏，导致低血钙、低血磷、骨软化和骨痛。成人为骨软化，儿童为骨骼变形，尤其在长骨部分，称为佝偻病。维生素 D_2 和维生素 D_3 在肝脏被维生素 D_{25} 羟化酶羟基化为 25-羟基代谢物（如骨化二醇），后者在肾脏经维生素-1 羟化酶代谢为抗佝偻病活性最高的1,25-双羟代谢物（如骨化三醇），并在肾脏被进一步代谢为1,24,25-三羟衍生物。母体药及其代谢物主要由胆汁和粪便排出，仅小量经尿排出。本品临床主要用于预防和治疗维生素D缺乏症，包括由于吸收不良低血钙、甲状旁腺功能减退和代谢性疾病引起的维生素D缺乏症。

2. 不良反应 大量久服维生素D可引起高钙血症，表现为眩晕、食欲不振、恶心、呕吐、便秘、腹痛、肌无力和骨痛，若肾功能受损，可出现烦渴、多尿，因肾钙质沉着所致，严重者导致心律不齐，应及时停用本品及钙剂。

3. 药物相互作用 ①巴比妥、苯妥英钠、抗惊厥药扑乐酮等可降低维生素D的效应，通过肝微粒体酶的诱导促使维生素D代谢。长期服用抗惊厥药时应补给维生素D，以防骨软化症。②降钙素与维生素D同用可抵消前者对高钙血症的疗效。③大剂量钙剂或利尿药与常用量的维生素D并用有发生高血钙的危险。④制酸药中的镁剂与维生素D同用，特别对慢性肾功能衰竭病人可引起高镁血症。⑤大量的含磷药物与维生素D同用可诱发高磷血症。⑥洋地黄类药物与维生素D同用时应谨慎，因其可引起高钙血症，容易诱发心律失常。

（二）维生素E（vitamin E）

1. 作用与用途 维生素E参与一些代谢反应，但其生化作用尚不完全清楚，此外常用作脂肪的抗氧化剂。依靠胆汁自胃肠道吸收，分布广泛，贮存于脂肪中，部分经肝代谢随尿排出，剂量的大部分缓慢从胆汁中排泄，难以透过胎盘。临床常用于习惯性流产、先兆流产、更年期障碍、进行性肌营养不良症、外阴萎缩症和外阴瘙痒症、早产儿溶血性贫血、小腿痉挛、间歇性跛行等。亦可用于冠心病、高脂血症、动脉粥样硬化等症，但无肯定疗效。

2. 不良反应 ①通常耐受良好，但大剂量可致腹泻、腹痛和其他胃肠道紊乱，也有引起疲劳无力的报道。②外用可引起接触性皮炎。③维生素E可增加肌酸激酶的水平，对怀疑有可能发生恶性高热的病人应注意其维生素E的使用情况。④有报道可引起肝脏肿大和肝功能异常，特别是婴幼儿接受大剂量静脉给药治疗后。

3. 注意事项 ①长期（6个月以上）应用易引起血小板聚集和血栓形成；②有报道一日量在300mg以上且长期服用时可引起出血、高血压、荨麻疹；③接受维生素E治疗的病人最好避免使用卤化烃类麻醉剂，因其可能干扰对术后肝炎病因的正确诊断。

二、水溶性维生素

（一）维生素 B_1（硫胺，vitamin B_1，thi-amine）

1. 作用与用途 维生素 B_1 是糖代谢必需的辅酶，摄入不足可致维生素缺乏，严重缺乏称之为“脚气病”。本品口服胃肠道吸收良好，肌内注射吸收迅速。吸收后分布于各组织中，也出现在乳汁中，体内不贮存，超出需要部分以原形或代谢物自尿排出。临床大剂量时用于非维生素 B_1 缺乏性疾患，如多发性周围神经炎的感觉异常、神经痛、四肢无力以及肌肉酸痛与萎缩等症状；某些心血管或中枢神经系统疾病如心悸、气促、胸闷，心脏肥大，肝、肺充血，周围水肿等心功能不全症状。近年来大剂量维生素 B_1 曾用于治疗铅中毒、纤维囊性乳腺病和发热性淋巴结肿大；用于脚气病的防治及各种疾病的辅助治疗，如全身感染、高热、糖尿病、甲状腺功能亢进和妊娠期。

2. 不良反应 ①注射时有时有过敏反应，个别甚至可发生过敏性休克。②呼吸功能不全被视为用药过量的一个突出症状，主要由于神经肌肉无力所致，目前机制尚不清楚，其中毒剂量可产生神经肌肉阻滞作用。

3. 药物相互作用 由于维生素 B_1 上述不良反应，故原则上禁止将该药与任何类型的神经肌肉阻滞药联合应用。如必须使用，则应在神经肌肉阻滞监测仪的密切监测下选择作用时间短的非去极化类神经肌肉阻滞药，例如阿曲库铵（atracurium）或维库溴铵（vecuronium）。

(二)维生素 B_{12}(氰钴胺,vitamin B_{12},cyanocobalamin)

1. 作用与用途 本品作为辅酶参与体内许多生化代谢反应,促进5-甲基叶酸还原为四氢叶酸并参与三羧酸循环,促进神经髓鞘中脂蛋白的形成,还可使含巯基酶维持活性状态,从而参与广泛的蛋白质及脂肪代谢。因此,本品是红细胞生长成熟,维持消化道上皮细胞功能及保持中枢和外周神经髓鞘功能完整所必需的因素。本品肌内注射吸收迅速,主要经肾脏排泄。临床主要用于治疗恶性贫血,也用于治疗其他原因引起的维生素 B_{12} 缺乏的巨幼细胞性贫血等,也可用于肝炎、肝硬化、多发性神经炎、银屑病等。

2. 药物相互作用 ①本品不应与氯丙嗪、维生素C、维生素B和C复合物或维生素K等混合于同一溶液中给药。②本品与葡萄糖液有配伍禁忌,也不可与双氨基水杨酸并用,以免削弱维生素 B_{12} 的作用。③对正在进行维生素 B_{12} 治疗的病人无论其施行局麻或全麻前均应检查血清钾水平,因维生素 B_{12} 可引起低血钾,从而增加心律失常的发生率;此外,对这类病人要慎用β肾上腺素能受体激动药。④接受维生素 B_{12} 治疗患者应尽可能避免使用氧化亚氮,因氧化亚氮可使钴离子失活,对于营养不良需依赖维生素的病人如术中应用氧化亚氮,应在术后立即补充适量维生素 B_{12} 加叶酸,将有助于患者恢复骨髓功能。

(张利萍)

参考文献

胡国昌,黄宇光.1996.围手术期药物相互作用.北京:中国医药科技出版社

贾博琦.鲁云兰.1996.现代临床实用药物手册.北京:北京医科大学、北京协和医科大学联合出版社

Smith NT. 1986. Drug Interactions in Anesthesia. Philadelphia: Lea, Febier

第36章　麻醉的物理学基础

现代医学中,物理学的知识已越来越多地渗入到理论研究和各种仪器的研制方面。与临床麻醉关系密切的生理学以及临床工作中经常应用或接触的麻醉机、监测仪等,所涉及的物理学知识就更为广泛。例如气体的压强及流动的规律、血液的流体动力学、物态之间的转变、物质透过生物膜的转运过程以及麻醉机的运转和电子监测仪器的工作原理等。虽然其中许多内容专业性很强,已属物理学或生物医学工程学的专业知识,但作为临床麻醉工作者,如能充实一些物理学的基础知识,不仅有利于对新理论的学习和接受,而且将会使临床工作的科学性、准确性和安全性都能有所提高。本章结合麻醉学的有关问题,简要介绍物理学的一些基础知识。

第一节　物理学的常用基本概念和单位

一、力、压力和张力

力就是物体对物体的相互作用。从力的概念中我们可以看出,只要有力的作用发生,至少要有2或2个以上物体存在:一个物体受到力的作用,一定还有另一个物体施加力的作用,前者叫受力物体,后者叫施力物体。力不仅有大小和方向,而且力的作用点不同,效果也不同,在物理学上把力的大小、方向和作用点,叫做力的三要素。

压力是垂直作用在物体表面的力。压力和重力是两种不同类型的力,重力是地球对物体的吸引作用而使物体受到的力，而压力是由物体间的相互挤压而产生的作用力。压力产生的效果是由支撑物的面积大小和所受到的压力大小共同决定的，支撑物单位面积上所受到的压力叫压强。用 P 表示压强，F 表示压力，S 表示受力面积，那么 $P=F/S$。

给物体如绳施加外力时，物体将产生内力，即张力，该力与物质分子间的吸引力相反，趋于使物质发生分离。例如在一半径为 R 的圆桶或球体中盛满水时(图 36-1)，作用于壁上的跨壁压为 P(单位面积上的力)，液体表面存在的力即为表面张力，用 T 表示(单位长度上的力)。

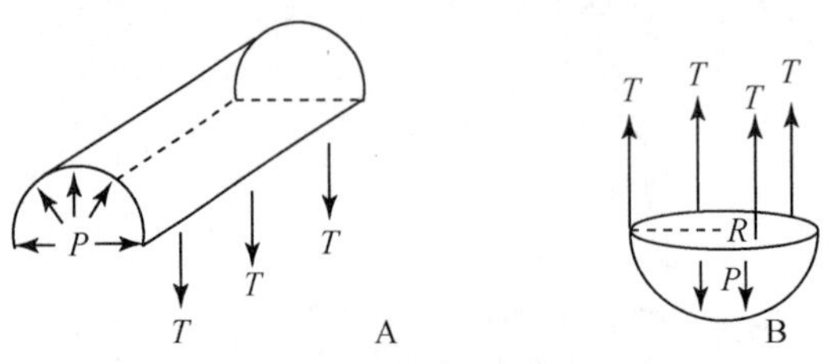

图 36-1 Laplace 定律和表面张力以及跨壁压的关系

P=跨壁压；T=表面张力

A. 在圆桶中，向下的力(T)×桶的长度(L)=向上的净压力(P)×桶的横截面积或 $T\times 2L=P(2RL)$ 或 $T=PR$；B. 在球体中，向上的力(T)=向下的净压力(P)或 $2\times\pi RT=\pi R^2P$ 或 $T=1/2PR$

根据 Laplace 定律，表面张力(T)与 $R\times P$ 的乘积成比例，若圆桶长度为 L，由跨壁压形成的向上净力为 P 乘以桶的横截面积或 $P\times(2R\times L)$，而由表面张力形成的向下力为 $T\times(2L)$。

在生理学和心血管病学中，张力的定义稍有别于物理学，因为血管和心室壁有较多的肌肉纤维，从而很易有较高的 T，医学术语中的壁张力为 T 除以壁厚度，在心血管教科书中，Laplace 定律通常被写成如下形式：壁张力≈跨壁压×[(血管半径)/(血管壁厚度)]。根据 Laplace 定律，静脉和动脉可具有同样的壁张力，尽管静脉腔的半径较大和壁较薄，但其跨壁压较小。该定律也说明，虽然心室肥大降低室壁张力，但在左室压病理性升高，高血压或主动脉狭窄病人，其室壁张力并不降低。

二、质量和重量

物体所含物质的多少，叫做这个物体的质量，其单位是千克(kg)。物体的重量是指这个物体由于地球的吸引作用而受到力的大小，一个物体在地球上某一位置所受重力的大小跟这个物体的质量成正比。但是，绝不能将上面的结论说成是：一个物体的质量与这个物体的重量成正比。因为根据牛顿第二定律，一个物体的重量(P)等于其质量(m)和由于物质重力作用而获得的重力加速度(g)的乘积，即 $P=m\cdot g$；因 g 在地球的不同部位或不同高度而各异，所以其重量可随 g 的变化而变化，如当物体离地球极远，地球对这个物体的吸引作用小到可以忽略不计时，物体的重量为零，而其质量却无变化。

三、功和能

功的概念是指物体在力的作用下在力的方向上所通过的距离，功的大小由力和距离的大小共同来决定，力(F)越大，移动的距离(S)越长，功(W)就越大。即 $W=F\cdot S$。在国际单位制中，力的单位用牛顿(N)，距离的单位用米(m)，功的单位就是牛顿·米(N·m)，又叫做焦耳(J)。在实际应用中，通常用千克·米(kg·m)作为“功”的单位。1 千克(kg)=9.8 牛顿(N)，所以 1kg·m=9.8 N·m=9.8J，或 1J=0.102 kg·m。

功率是指物体单位时间内完成的功，即功率=功/时间，反映了物体做功快慢的程度。功率的单位是 J/s，又叫做瓦特(W)。1W=1J/s=0.102kg·m/s，1kW=102kg·m/s。功率还有常用的单位，叫做马力(h·P)，1 马力=75kg·m/s≈735W。

能是表示物体做功本领的物理量。物体能够做的功越多，它具有的能就越大，所以物体的能可以用它能做功的多少来量度。因此，功和能的单位是相同的。物体的能等于其具有的动能、势能和内在能的总和。

四、密度和比重

密度是指单位体积中某种物质所具有的质量，固体以 g/cm^3 为单位，液体以 g/ml 为单位；气体在标准情况下（0℃，760mmHg）用 g/L 为单位，如已知气体分子质量（MW），其密度为 MW/22.4 = g/L。0℃时氧化亚氮（N_2O，MW=44）密度为 44/22.4≈2g/L；氧（O_2，MW=32）密度为 32/22.4≈1.43g/L；氟烷气（MW=197.4）为 197.4/22.4≈8.8g/L；恩氟烷气（MW=184.5）为 184.5/22.4≈8.2g/L；异氟烷气（MW=184.5）也为 8.2g/L；七氟烷气（MW=200.6）为 200.6/22.4≈8.9g/L。

挥发性麻醉药的液态密度单位为 g/ml，20℃时，氟烷、乙醚、恩氟烷和异氟烷的液态密度分别为 1.86g/ml、0.72g/ml、1.52g/ml 和 1.49g/ml。在实际应用中，对于挥发性麻醉药习惯以 ml 计量，而不是用重量。例如标准情况下，1ml(1.52g)液态恩氟烷全部蒸发为气态后的体积为 1.52/184（分子质量）×22.4L=0.185L=185ml。20℃时 1 克分子气态恩氟烷的体积为 24.04L，而不是 22.4L，故 20℃时 1ml 液态恩氟烷全部蒸发成气态后的体积为 1.52/184×24.04L=198ml。当吸入气流量为 5000ml/min，恩氟烷的浓度为 1%时，每小时恩氟烷的消耗量为 5000×0.01×60/198=15.2ml。同理，液态 N_2O 的密度在 20℃、51 个大气压时为 0.8g/ml，所以 1ml 液态 N_2O 蒸发成的气态 N_2O 为 0.8/44×24.04L=0.437L=437ml。如一钢瓶的 N_2O 重量为 50kg，当 N_2O 分钟流量为 3000ml 时，该瓶 N_2O 的使用时间约为 50 000×437ml/0.8×3000×60=151.7 小时；如果 N_2O 分钟流量为 1500ml 时，该瓶 N_2O 的使用时间约为 303.4 小时。

单位体积某物质的重量，叫做这种物质的比重，比重=重量/体积，各种物质的比重值与该物质的密度值相同。若重量采用实用单位制，即 g、kg、t，体积的单位对应地采用 cm^3、dm^3、m^3，那么，比重的单位与密度的单位相同，也是 g/cm^3、kg/dm^3、t/m^3。如果重量采用国际单位制，即用牛顿作单位，体积用 dm^3 为单位，物质的比重单位为 N/dm^3。那么，密度与比重的关系为：比重=密度·9.8。

一种气体单位容积的重量与相同容积的空气在同一温度、压力下的比值，也称为比重。一般都在标准状况下相比，水和空气的重量定为 1 个单位，所以比重也是重量的相对表示方法。如空气 1.00、O_2 1.11、N_2 0.96、CO_2 1.50、水汽 0.6、N_2O 1.53、乙醚气 2.60、氟烷 8.81。

第二节　物态的变化

物质分子可以聚集成固、液、气 3 种状态，在一定的温度和压强时，物质的固、液、气 3 态可以互相转变，称为相变。在呼吸和麻醉中常遇到的是液、气之间的相变。

一、汽化

物质由液态转变成气态的过程叫汽化。如麻醉中使用的吸入性麻醉药氟烷、恩氟烷和异氟烷就是从液态挥发成气态供病人吸入的。汽化有蒸发和沸腾两种方式。

（一）蒸发

蒸发是指液体的某些分子逸出其表面而成为气体的过程。液体在蒸发时要吸收热量，所以蒸发具有制冷作用，这是因为在蒸发过程中，只有动能较大的分子才能逸出液面，留下的液体分子平均动能较小，从而使液体温度下降，如液态 N_2O 迅速从贮气筒释放时，贮气筒温度可降至－60℃，若筒内有水，可以凝成冰块，导致减压阀堵塞，而乙醚、氟烷的蒸发也同样可引起温度降低，对输出浓度影响很大，是设计蒸发器时必须考虑的。

要保持液体的温度不变必须给液体加热，使单位质量的液体变成同温度蒸汽所需的热量为该物质的汽化热，不同的液体汽化热不同，同一种液体，其汽化热随温度升高而减小。蒸发可在任何条件下进行。蒸发的速率取决于蒸发的表面面积、流经蒸发表面的气流量和待蒸发液体的温度。蒸发的表面面积越大、表面上方通风越好和待蒸发液体的温度越高，则蒸发越快。在设计麻醉机蒸发器时对以上三个条件都应予以考虑，蒸发器的气流量均由麻醉机的流量表进行控制。在使用温度-气流量补偿型蒸发器时，若气流量＞1500ml，蒸发器的实际输出浓度与蒸发器刻度盘标定浓度相一致；当气流量＜1500ml，蒸发器输出浓度则明显低于其标定浓度。

简单的蒸发器多采用棉芯以加大蒸发面积，即增加蒸发速率；另一种方法是，使气体穿过麻醉药产生气泡，每个气泡相加使蒸发面积显著增加。复杂的蒸发器则有恒温（或温度补偿）装置，从而保持蒸发速率的恒定，亦即保持麻醉药浓度的恒定。目前蒸发器常采用的温度补偿措施是间接加热法，即利用青铜材料制作蒸发器，因为青铜的比热高，有良好的吸热和散热性能，在室温下，$1cm^3$ 青铜可提供3.39J（0.81cal）热量供给麻醉药液。

（二）沸腾

沸腾是液体分子积极活动互相撞击的结果，其活动并不只限于液体表面，而是在整个液体中进行，沸腾的出现必须取决于本身的温度和外界的压强，分子活动所产生的压强等于外部压强时便出现沸腾现象。此时，该液体的温度即为沸点，外部压强不同则沸点亦即各异。

液体沸腾时，虽然仍能继续吸收热量，但温度并不升高，直到液体全部汽化后，温度才继续上升，这时外界供给的热量全部用于液体的汽化。

（三）饱和蒸气压

蒸发时分子的活动极其活跃，蒸气分子活动所产生的压强称为蒸气压。蒸气分子既可由液相逸入气相，也可由气相逸入液相，在一定条件下（例如较密闭或完全密闭的容器内），当逸出、入液面的分子数量相等时，此时的蒸气压强称为饱和蒸气压。在一定温度下，因为饱和蒸气密度不变，所以饱和蒸气压不变。随着温度升高，分子无规则运动的动能增大，液体中逸出液面的分子数增加，饱和蒸气密度增大，因而饱和蒸气压随温度升高而增大。

挥发性麻醉药的汽化特点是：沸点低、气化热低、饱和蒸气压高，容易汽化（表 36-1）。氟烷的沸点比恩氟烷低，饱和蒸气压比恩氟烷高，所以氟烷比恩氟烷更容易汽化，而异氟烷的沸点、饱和蒸气压和氟烷相近，故二者的气化特点相似。

蒸发器内的麻醉气体浓度，实际上是一定温度下蒸发器所能蒸发的最大汽化浓度，即饱和蒸气浓度，例如 20℃时蒸发器内异氟烷浓度高达 250/760×100＝32.0Vol％，但是麻醉中需用的仅是 0.7～1.5Vol％，因此，必须经空气-氧气等气体稀释 64～32 倍，才能输入呼吸环路供病人使用。

表 36-1　常用含氟液的汽化参数

麻醉液体	分子质量（Da）	沸点（℃）	汽化热（J）	饱和蒸气压（kPa）
氟烷	197	50.2	272.14（65，20℃）	32.13（241）
异氟烷	184.5	48.5	259.58（62，25℃）	33.33（250）
恩氟烷	184.5	56.5	263.77（63，25℃）	23.33（175）
七氟烷	200.05	58.5	165.38（39.5，25℃）	20.93（156.9）
地氟烷	184.5	23.5		88.53（664）

注：沸点指 1 标准大气压下；汽化热括号内数为 cal/ml 值与温度条件；饱和蒸气压指 20℃时，其括号内数为 mmHg。

二、液化

气体在一定的温度条件下加压，均可转变为液体，此转变过程称为液化，也称为凝结。N_2O 即经加压液化而贮存于钢瓶中供麻醉使用。一定的气体必须在一定的温度时加压方能使之液化，否则无论压力多大，该气体仍不能液化。此温度称之为临界温度。于临界温度时，气体加压必须达到一定程度方能达到液化的目的，此时的压力称为临界压力。

例如氧的临界温度是－116℃，所以室温下不可能加压成液态。在－116℃时加压50大气压可使其液化。气态氧降温至－183℃，在一个大气压下即可液化，即单纯降温不必加压，这个温度就是氧的沸点。N_2O的临界温度是36.1℃，高于此温度，仅能以气态存在。在其临界温度时加压51个大气压可使其液化，如温度更低，液化所需的压力更小，如在－89℃时其气压等于1个大气压，故－89℃为其沸点。液态N_2O与任何液体一样，有蒸气和蒸气压，随温度而变。从临界温度以下升温至临界温度过程中，其蒸气压逐渐升高，直至全部汽化。所以N_2O瓶内的压力不总是51.7kg/cm²，而决定于36℃（临界温度）以下的任何温度时的蒸气压和决定于30℃以上的盖·吕萨克定律。

三、湿度和湿化器

（一）湿度

大气的干湿程度叫湿度，用来说明大气中水蒸气的多少，随温度而变。单位体积的大气中所含水汽的质量叫绝对湿度，或在某一温度时单位体积的空气中所含水汽的实际量（g/L）。一般情况下麻醉病人呼出气湿度为23mg/L（23g/m³）。但是直接测量大气中水汽的密度比较复杂，因此通常都用大气中水汽的压强来表示绝对湿度。

某一温度时空气的水汽压与同温度的饱和水汽压之比值叫做该温度时空气的相对湿度，或某一温度时空气中实际含的水汽量与饱和时所含水汽量的比值。以饱和百分比表示，如空气含饱和水汽，其相对湿度为100％。一般来说大气的相对湿度在60％～70％范围内，人体水分蒸发正常，感觉舒适。夏天雷雨前人们感觉特别闷热，就是由于大气相对湿度高，人体热量不易散失的缘故。

肺泡气的相对湿度在37℃时为100％，如吸入气的湿度低于此值就要从呼吸道吸收湿气，所以正常人呼吸道对吸入气有加温、湿化作用。进行气管切开及气管插管的病人，这种自然调节功能丧失，气道分泌物就会过干，因此长期使用呼吸器时必须有良好的湿化装置。

（二）湿化器

正常人呼出气为37℃，其饱和水汽密度为44mg/L。若每分通气量为8L，则每分钟从呼吸道丢失的水分为8×44＝352mg，每小时为352×60＝21 120mg＝21.12g，则每天为21×24＝504g，即500ml左右。因此，湿化器的容积应大于500ml，一般为900ml左右，蒸发面积要确保达到每小时20ml的蒸发量。为减少水汽在管道中的凝聚，应将湿化器尽量接近气管导管。湿化器的设计原理有以下3种。

1. 水容型湿化器　将水加热，产生水蒸气，然后随吸入气流带入呼吸道。一般都将湿化器制成扁圆形，以获得较大的蒸发表面。温度调节到32～35℃，经吸入管道冷却到30℃左右进入呼吸道，这种湿化器输出的是接近体温的饱和水汽，最接近生理要求。

2. 凝聚型湿化器　如人工鼻，呼出气流通过多层金属网冷凝成水，附着在网架上，同时产热，温度升高，吸气时，气体通过网架，将部分重新蒸发的水汽带入呼吸道，起到加温增湿的作用。但吸入气的湿度仅为呼出气的58％，效率较低。

3. 雾化器　常用的雾化器是利用空吸原理，即用高压空气或氧在内径不均匀的管道内流动，当气流通过狭窄部位时流速增大，压强降低，当后者低于大气压时产生空吸作用，将液体吸入并被气体带走，液体在被气流带走的过程中被冲击成细微的液滴，呈雾状，送入呼吸道，甚至肺泡，起到治疗作用。此外，进入呼吸道的液滴会吸收气道的热量蒸发成气，因此对呼吸道还有降温作用。

超声雾化器是利用电产生的振动使液体破碎成微滴，悬浮在气流中送入呼吸道，所产生的水滴非常细，要注意防止淹溺。

第三节 生物膜的输运过程

溶剂和溶质透过生物膜的输运机制包括滤过、渗透和扩散，其中以扩散为主。一种膜允许物质分子从它的一侧透到对侧的性质，叫做膜的通透性。某种物质在单位时间内从膜上单位面积透过的量与膜两侧浓度差之比叫做该物质的通透率。通透率与物质的油水分配系数、分子大小和膜的孔径有关。各种易溶于水而不溶于脂的溶质分子，只要它的有效直径＜0.8nm(8Å)就可以通过细胞膜。

一、渗透及渗透压

绝大多数的生物膜都是半透膜，半透膜两侧的溶液中，分子质量较小的物质如电解质可以自由透过半透膜；分子质量较大的物质如蛋白质则不能透过半透膜。半透膜两侧溶液的浓度不同时，浓度较低一侧的水分子即向浓度较高的一侧透入，直至两侧浓度相等为止，这种现象称为渗透。

(一)渗透压

若半透膜一侧是溶液，另一侧是纯水，在溶液上加一个适当的压强，使它恰好能够使两侧向对方渗透的水分子数相等，此时的压强即称为该溶液的渗透压。渗透压的高低只取决于该溶液中的粒子数，与溶质的性质无关。若认为使水离开溶液的外加压强是正压，那么使水进入溶液的渗透压就相当于负压，只要溶剂中有不能透过膜的溶质，就有渗透压。

渗透压与溶液的温度和浓度相关：①保持溶液的浓度不变，溶液的渗透压与它的绝对温度成正比；②保持溶液的温度不变，溶液的渗透压与其浓度成正比(浓度是指溶液的克分子浓度)。

渗透压只与不能透过膜的溶质分子数目有关，与分子的质量和大小无关。在相同温度下，两种溶液只要单位容积内溶质的分子数相同，两种溶液的渗透压就相等。电解质溶液中一个溶质分子可离解为两个以上的离子，在很稀的溶液中若完全离解，则渗透压等于未离解时的2倍或2倍以上。

(二)等渗溶液

渗透压相等的两种溶液称为等渗溶液。但在临床工作中，是把其渗透压等于血浆渗透压的溶液称为等渗溶液，红细胞在等渗溶液时，透过细胞膜进出红细胞的水分子数相等，红细胞不变形。等渗盐水的浓度为0.9%，等渗葡萄糖液的浓度是5%。渗透压高(低)于血浆渗透压的溶液叫高(低)渗溶液，红细胞在高渗溶液中皱缩，在0.4%的低渗盐水中破裂。

(三)血液与组织之间水分子的交换

血液和组织之间的物质交换是通过毛细血管壁进行的。管壁由单层内皮细胞组成，各个相邻内皮细胞之间有孔隙，宽8～9nm(80～90Å)，这些孔隙较一般溶质分子大许多倍，所以，水分子和各种溶质分子能够大量穿过单层细胞之间的孔隙进行交换。只有蛋白质分子太大，不能通过，驱使水分子通过毛细血管壁的压强因素有4个：①毛细血管血压(P_b)；②组织液压强(P_t)；③血浆胶体渗透压(π_b)；④组织渗透压(π_t)。

由于毛细血管血压为正，组织液压强为负，渗透压是负压，所以P_b、P_t、π_t都是驱使水透出血管，只有π_b是驱使水透入血管。若压强取绝对值，则使水透出血管的净压强为：

$$P=(P_b+P_\pi+\pi_t)-\pi_b \quad \text{公式(36-1)}$$

毛细血管床的一端靠近小动脉，另一端靠近小静脉。动脉端血压高，静脉端血压低，因此，靠近小动脉端血液中的水分透过管壁到组织中去，靠近小静脉端则是组织中的水分透过管壁进入血液中去。例如测得动脉端的血压3.33kPa(25mmHg)，静脉端的血压1.33kPa(10mmHg)，而P_t、π_t、π_b各处都相同，$P_t=|-0.84(-6.3)|$ kPa(mmHg)；$\pi_t=|-0.67(-5)|$ kPa(mmHg)；$\pi_b=|-3.73(-28)|$ kPa(mmHg)，透过各处血管的净压强$P=(P_b+P_t+\pi_t)-\pi_b$。

那么，动脉端净压强＝(3.33＋0.84＋

0.67)－3.73＝1.11kPa 或(25＋6.3＋5)－28＝＋8.3mmHg；静脉端净压强＝(1.33＋0.84＋0.67)－3.73＝－0.89kPa 或(10＋6.3＋5)－28＝－6.7mmHg，故在毛细血管动脉端透出血管的水分中约有 9/10 在靠近静脉端处又透入血管内，只有 1/10 的水留在血管外组织中，最后流入淋巴管。

(四)水肿的机制

过多的水潴留在组织中叫水肿。P_t、P_b、π_b 和 π_t 这 4 个压强的改变是发生水肿的基本因素：①血浆内蛋白质太少，则胶体渗透压 π_b 太小，从而透出毛细血管的水分太多，易发生水肿。②毛细血管血压太高，透出水分太多，发生水肿。小动脉扩张、小静脉阻塞，或心衰等使小静脉压升高，都会使 P_b 升高。③组织液中的胶体渗透压减小，可使透出管壁的水分减少，因此可以减少发生水肿的可能性。组织中的蛋白质进入淋巴管道，可使 π_t 减小；④正常情况下组织中液体较少，P_t 为负，发生水肿时液体含量增多，P_t 成为正值。

二、滤过

在液体静压的作用下，溶质和溶剂透过膜的过程叫滤过，如滤纸可以让所有的溶解物质通过，仅仅增加一些阻力，滤过率决定于两侧的静压差，与膜两侧的浓度差无关，这种移动是整体容积的移动，不应与扩散相混，后者是分子的移动，与浓度成正比。

肾小球由一个球状囊(即包曼囊)及其中的大量毛细血管组成，毛细血管壁与肾小球包囊向球内的膜，总称肾小球的滤过膜，血浆中除了蛋白质外，水及其他溶质都能透过这种滤过膜，血浆蛋白质的胶体渗透压很小，而毛细血管内的血压又较高，因此除了蛋白质外，血浆中的水和其他溶质都能透过滤过膜进入囊腔成为“原尿”。

滤过膜两侧的静压差叫滤过压，其大小与小动脉管径的改变有关。入球小动脉收缩时，血流阻力增大，它后面的毛细血管压就降低，滤过压也降低。出球小动脉收缩时，因阻力增大，会使其前面的毛细血管压和滤过压升高。滤过压通常在 2.67～4.00kPa(20～30mmHg)之间变化。

三、扩散

溶质和溶剂的主要输运形式是扩散，扩散又分为自由扩散和易化扩散。

(一)扩散及斐克(Fick)定律

在浓度不均匀的溶液中，溶质将从高浓度区向低浓度区扩散，即沿着浓度梯度的反方向扩散。单位时间通过垂直于扩散方向的单位面积的溶质数量，称为溶质的扩散通量。实验证明，在浓度不均匀的溶液中，任何部分溶质的扩散通量 N 与该处的浓度梯度成正比，方向与梯度相反，比例常数 D 称为该溶质的扩散系数：

$$N=-D\frac{\mathrm{d}c}{\mathrm{d}x} \qquad \text{公式(36-2)}$$

这个公式叫做斐克定律。

(二)膜平衡(董南平衡)

生物膜的一侧常有不能透过膜的蛋白质阴离子，而另一侧没有蛋白质。例如毛细血管内血液中有血红蛋白，而血管外的细胞间液中没有蛋白质，可透过的离子进行跨膜扩散达到平衡，叫做膜平衡，又叫董南平衡。其主要特征是跨膜电势差和膜两侧离子浓度差相互作用的结果。跨膜扩散过程如图 36-2 所示。右室是 K^+、Cl^- 溶液，左室是 K^+、P^-，中间由半透膜隔开，只有蛋白质阴离子 P^- 不能透过膜，这时右室中的 Cl^- 透过膜进入左室。于是右室电势升高，左室电势降低，左右室之间有了电势梯度。这就使右室中的 K^+ 也随着 Cl^- 透过膜进入左室。K^+ 的迁移是由于电势梯度，而不是因为浓度梯度。电势梯度促使 K^+ 透过膜扩散进入左室，浓度梯度则抗拒 K^+ 进入左室，对于 Cl^- 则相反，电势梯度抗拒它进入左室，浓度梯度促进它进入左室。当跨膜电势差达到一定数值时，进出任一侧的 Cl^- 和 K^+ 的数目都一样多，这就达到了膜平衡。经过跨膜扩散达到平衡后，有一定数量的 Cl^- 和 K^+ 从右室进入左室，且 Cl^- 和 K^+ 的迁移数量相同。扩散后和扩散前比较，右室中 Cl^- 和 K^+ 的浓度减少了 X，左室中浓度则增加了 X，但左右两室溶液内部阳离子和阴离子浓度仍然相等，仍然呈电中性。半透膜两侧两种离子都有浓度梯度，都有跨膜电势差。膜的右表面电势最高，左表面电势最低。膜内有电势梯度，但膜两侧无电势梯度。经过扩散后浓度的改变值仅仅与扩散前膜两侧的浓度相关。

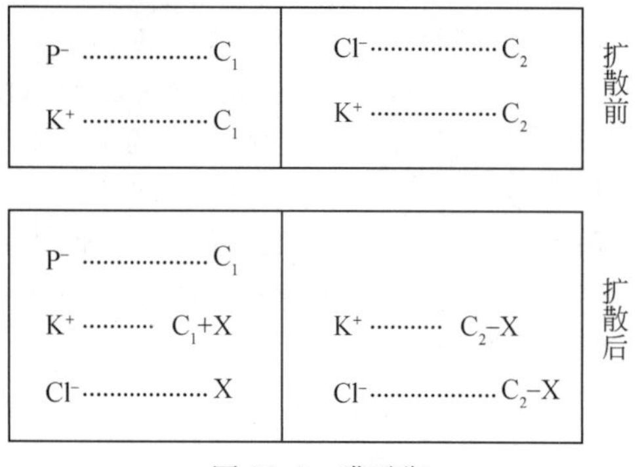

图 36-2 膜平衡

1. 蛋白质浓度与离子扩散的关系 ①在蛋白质浓度很低的情况下，右室的离子将近一半进入左室，这是能够进入左室最多的离子数量；②在蛋白质浓度很大的情况下，左室浓度远远大于右室浓度，尽管这种膜允许离子 Cl^- 和 K^+ 透过，但进入左室的离子仍然非常少。

2. 经扩散达平衡后对渗透压的影响 ①若蛋白质分子不离解，左室 $K^+=0$，达到平衡后左右两室的 K^+ 和 Cl^- 的浓度相等，则左室渗透压只由蛋白质浓度决定。虽然离子重新分配了，但不影响渗透压。②蛋白质分子完全离解，经过扩散离子重新分配，有蛋白质的一侧离子浓度增大，无蛋白质的一侧离子浓度减小，扩散后含有蛋白质的溶液渗透压增大。③若蛋白质分子部分离解，左室达到董南平衡后的渗透压增加，其增加量小于蛋白质完全离解时。

（三）扩散原理与血气分析电极

1. pH 电极 血液 pH 计的仪表部分与一般实验室用 pH 计相似，只是精密度要求更高，能够读出 0.001～0.02pH，信号输出可以采用数字显示或自动打印记录。要求读数高度稳定，并反应快速。

血液 pH 计与一般 pH 计的主要差别在于电极部分（图 36-3）。常采用毛细管玻璃电极和甘汞参比电极，其毛细管壁相当于普通球形玻璃电极的半透膜，对 pH 敏感并可以形成膜电位。玻璃电极与参比电极的外面均有恒温水持续循环，以保持电极温度为 37℃。毛细管置于一等长的玻璃管内，两端与玻璃管焊接，密闭的玻璃管内充满 pH6.4 的电解质溶液，并以 Ag/AgCl 电极与导线相连，用以测量膜电位的变化，通常有一装氯化钾饱和溶液的小杯，通过盐桥或以多孔的小块陶瓷与甘汞电极内的氯化钾溶液相通。玻璃电极充满血液后，其一端的尼龙管可以直接插入小杯内的氯化钾溶液中，尼龙管口血液（或标准缓冲液）与氯化钾溶液相接触，使毛细管玻璃电极与甘汞电极得以沟通。通过测量两个电极之间的电压差而获得 pH 读数。根据上述扩散原理，此电压差仅取决于对 pHI 敏感玻璃膜两侧扩散电位差的改变。每改变 1 个 pH，两电极之间的电压增加或减少 50mV。

2. CO_2 电极 直接测定血 CO_2（PCO_2）的电极，实际上是一种改良的 pH 电极（图 36-4）。只是这种电极不是用标准缓冲液来定标，而是用混合气中的 CO_2 按其 PCO_2 值来定标。PCO_2 电极是一个由稀释的碳酸氢钠溶液（即电极外溶液）所包绕的 pH 玻璃电极，以一层仅能透过 CO_2 的薄膜（聚四氟乙烯或硅橡胶膜）将测量室与电极外溶液隔离开，当气体或血液注入测量室接触此薄膜时，样本中的 CO_2 透过玻璃膜弥散到 pH 玻璃电极所接触的外溶液中，经过一段时间，薄膜两侧的 PCO_2 就平衡相等。此时可发生如下反应：

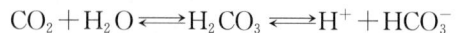

$$CO_2+H_2O \rightleftharpoons H_2CO_3 \rightleftharpoons H^+ + HCO_3^-$$

因此，电极外溶液中的 H^+ 增加，从而 pH 下降，二者之间的数量关系如下式：

$$pH=C-\log PCO_2 \quad 公式(36\text{-}3)$$

C 对于同一样本是一常数，所以电极外溶液中 pH 的变化与 PCO_2 的对数是呈线性关系，仪器

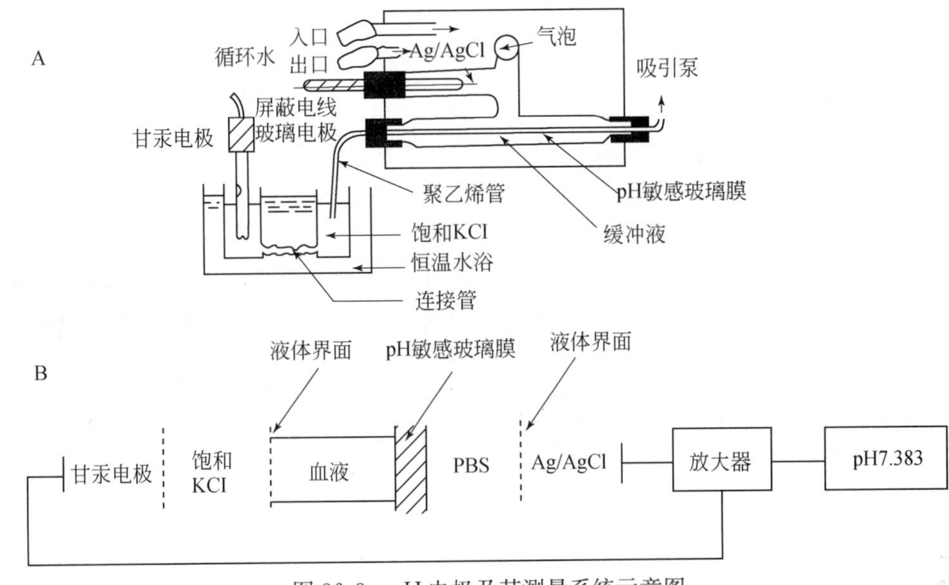

图 36-3　pH 电极及其测量系统示意图

A. pH 毛细玻璃管电极与甘汞电极的结构；B. pH 测量系统示意图

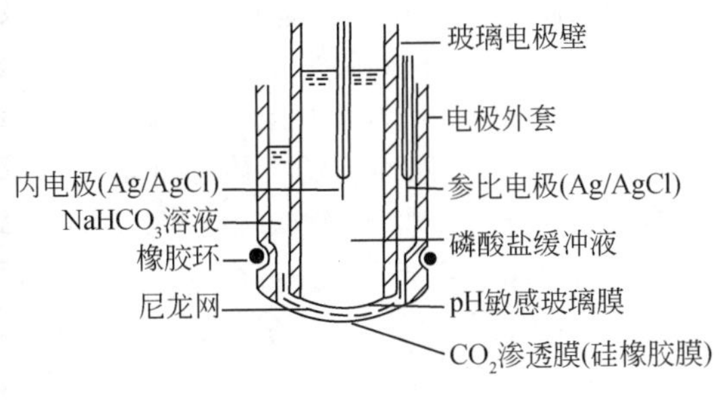

图 36-4　CO_2 电极示意图

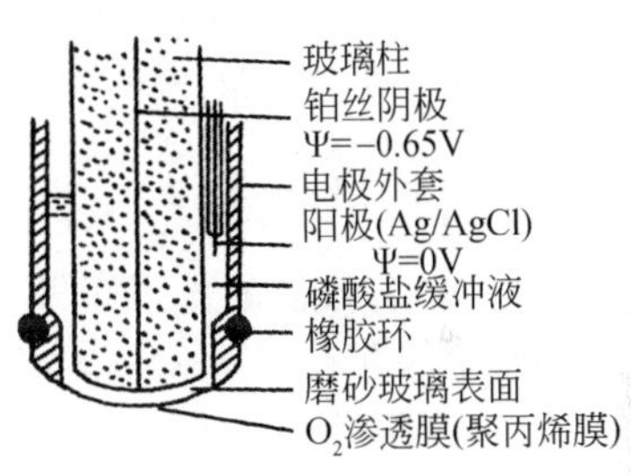

图 36-5　氧电极示意图

将电极测得的 pH 经反对数放大器转换成 PCO_2 值，再由仪表或数学显示器反映出来。

3. 氧电极　氧电极是一种极化电极，测定原理与极谱原理相同。氧电极以封闭在玻璃棒内仅露出截面的铂丝为阴极，以 Ag/AgCl 为阳极，二者组装成一个整体装入电极套内(图 36-5)。电极套内盛有磷酸盐氯化钾溶液，电极套一端装有 15～20mol 浓度的聚丙烯薄膜，它可以透过氧而阻止血液进入电极外溶液中，在阴极与阳极之间施加特定的 0.63～0.7V 的极化电压。

当被测血液中的氧分子透过聚丙烯薄膜而弥散到电极外溶液时，薄膜两侧氧分子很快达到平衡，此时电极外溶液中的氧分压就等于被测样本中的氧分压。由于极化电压的作用，氧分子从铂阴极得到电子，从而产生如下反应：

$$O_2 + 2H_2O \xrightarrow{2e} H_2O_2 + 2OH^-$$

这样就形成了以铂极为中心的扩散层，与此同时产生扩散电源，这种电源的大小与样本中氧分压呈线性相关。铂阴极上产生的氧电源讯号经放大由仪表显示，即可获得读数，一般电极的灵敏度为 10^{-11} A/mmHg PO_2。

第四节　气体的运动

一、理想气体的状态方程

描述气体状态一般采用压强、体积和温度 3 个物理量。在研究了气体的压强(P)、体积(V)和温度(T)之间的关系后，总结出了波义尔(Boyle)定律、盖·吕萨克(Cay-Lussac)定律和查理(Charles)定律。把这3个实验定律联系起来，进行逻辑推理，人们得出了理想气体的状态方程。所谓理想气体是指那些严格遵从上述3个定律的气体，实际上在不太高的温度与压强下，一般气体的状态变化均接近于理想气体所遵守的3个定律。气体状态方程的数学表达式可写成：

$$\frac{P_1V_1}{T_1}=\frac{P_2V_2}{T_2}$$ 公式(36-4)

即一定质量的气体，可以处在各种不同的状态，但每一状态下的体积和压强之乘积除以温度均是一定值。这里的温度是绝对温标，称Kelvin温标。虽然其每1度大小和摄氏温标一样，但它的零度为－273℃。换言之，绝对温标的温度＝273℃＋摄氏温标的温度。

例如满瓶氧的压力为120atm. 放出半瓶后压力就降至60atm，因为原来每ml所含氧的分子数现在要占据2ml，氧的比容增大一倍，压力下降1/2，恰好符合波义尔定律。

二、混合气体内分压强

在混合气体中各气体的压强叫做分压，其大小与其他气体的存在与否无关。混合气体中各分压之和即为该混合气体的压强，此即道尔顿(Dalton)定律。也可以说成是各气体分压强的大小与其在混合气中的容积百分比成正比。如空气在海平面、0℃时的总压强为101.33kPa(760mmHg)，氧的容积百分比为20.71%，那么，氧的分压强等于760×20.71%＝20.99kPa(157.4mmHg)。机体各部位的气体分压见表36-2。

表36-2 机体各部位的气体分压(mmHg)

	PO_2	PCO_2	PH_2O	PN_2	总计
干燥空气	159	微量	0	600	760
气管中吸入气	149	微量	47	564	760
肺泡气(平均)	104	40	47	569	760
动脉血(平均)	100	40	47	573	760
混合静脉血(平均)	40	46	47	573	760

注：1mmHg＝0.133kPa换算。

气体分压强的大小与气体的流动有密切关系，气体总是由分压大的地方向分压小的地方转移。

三、溶解气体的分压强(亨利定律)

当气体和液面接触时，由于气体分子的无规则运动，一部分气体分子会进入液体内部而溶于液体中，血氧含量、血CO_2分压、麻醉药的血浓度等都涉及气体在液体中溶解的物理现象。

在一定的温度、压力条件下，当液面上的气体和溶解的气体达到动态平衡时，该气体在液体中的浓度称为溶解度。气体的溶解度常用100ml液体中能溶解气体的ml数表示，写成ml/100ml，或Vol%。如37℃时，1个大气压下，100ml血中所能溶解的N_2O浓度为0.468ml，故N_2O的溶解度为0.468Vol%。气体溶于液体是放热过程，气体溶解度随温度的升高而减小，此和固体不同。

气体的溶解度除和温度有关外，还与压力有关。压强增大，液面上的气体密度增大，和液面接触的分子数增多，所以气体溶解度随压强增加而增加。若液面上是混合气体，则气体的溶解度与液面上该气体的分压强成正比。如用C表示溶解度，上述规律可用公式表示为

$$C=\alpha \cdot P$$ 公式(36-5)

此式称为亨利定律，α为比例常数，称为气体的溶解系数，其值相当于在压强为1个单位时气体的溶解度。

由于气体溶解度和气体分压强成正比，吸入空气时，肺泡内氧分压为13.9kPa(104mmHg)，100ml血中仅溶解0.3ml氧气，若吸入纯氧，肺泡内氧分压达89.7kPa(673mmHg)，则血内溶解氧增加6.7倍，100ml血内溶解氧增至2.1ml；氧压达3个大气压的高压氧舱，可使血内溶解氧比平常提高20倍，100ml血内溶解氧增至6.0ml。溶解氧增加，使血液和组织之间的氧分压差增大，有利于氧由血液向组织的弥散，以治疗组织缺氧性疾病。

麻醉气体在血中的溶解度与诱导及清醒

速度有关，溶解度小的麻醉药，如异氟烷，吸入后肺泡内分压及脑内分压达到平衡的时间短，所以诱导迅速。反之，由于血内溶解度低，一旦排出，迅速从体内消失，故很快清醒。相比之下，溶解度大的麻醉药，其分压上升缓慢，如乙醚，所以麻醉诱导和苏醒的速度均慢。

四、气体的扩散

气体从一处移到另一处依靠分子运动，叫扩散。扩散的方向取决于两处的分压差，而不决定于气体量的差。气体穿透肺泡与血中的气体进行交换取决于两侧的分压差。肺泡中的氧分压为 13.9kPa(104mmHg)，由静脉回流至肺毛细血管的血中氧分压为 5.33kPa(40mmHg)，与肺泡氧分压相差 8.53kPa(64mmHg)，所以氧由肺泡扩散至肺毛细血管的量要多于反方向扩散的量。从而流经肺毛细血管血的氧分压升高。另外，因有少量体循环的静脉血未与肺泡气进行交换而直接流入到体循环动脉中去，它降低了经肺循环后流入大动脉血液的氧含量百分率，使 PaO_2 从 13.9kPa(104mmHg)降至 12.7kPa(95mmHg)。

当血液流至组织的毛细血管时，它外面组织间液的氧分压平均只有 5.33kPa(40mm Hg)，内外压差为 7.33kPa(55mmHg)，因而大量的氧扩散至组织间液，进而扩散给组织细胞使用。因为组织细胞不断消耗氧，它的氧分压比组织间液还低，约为 3.07kPa(23mmHg)。经过这样的过程，流回静脉的血液的氧分压下降至 5.33kPa(40mmHg)。它由细胞组织弥散至组织间液，进而弥散至毛细血管，经静脉流至肺循环。

至于排出 CO_2 的过程，恰好与供氧的过程相反。肺动脉血的 CO_2 分压为 6.13kPa(46mm Hg)，而肺泡 CO_2 分压为 5.33kPa(40mm Hg)，虽然分压差只有 0.8kPa(6mmHg)，但其扩散速度比氧快得多(20 倍)，所以 CO_2 由肺毛细血管弥散至肺泡而呼出体外。在机体内，由于氧不断消耗，CO_2 不断产生，故不能达到静态平衡。而不被代谢的气体，如 N_2O、挥发性麻醉药等，则可以趋向静态平衡。平衡时，组织内 N_2O 分压和吸入气中 N_2O 分压相等。

五、分配系数

一般来说任何化合物在水中和血中的溶解度是不一样的，分子电极性越大，或电离程度越大，它们在水中的溶解度就越大，而在油中的就小；反之亦然。在一定温度下，某一物质在两相中处于动态平衡时，该物质在这两相中浓度的比值，称为分配系数。如挥发性麻醉药经肺泡进入血液，可把肺泡气和血液看成互相联系的两相，麻醉药在这两相中的浓度比值就称为该麻醉药的血/气分配系数。例如恩氟烷在 37℃时的血/气分配系数是 1.9，即表示溶解在血中的浓度是肺泡中浓度的 1.9 倍。常用麻醉药的分配系数见本书第 22 章。

物质透过生物膜的通透率取决于该物质在生物膜中的溶解度和该分子的大小。生物膜是类脂质，膜的两侧是水溶液，因此油水分配系数大和分子较小的物质通透率较大。脂溶性较大的药物口服后容易通过各种生物膜，即容易通过胃肠黏模而吸收，容易通过毛细血管进入组织，容易通过细胞膜进入细胞。离子一般不溶于脂，它的通透率远远小于分子的通透率，所以药物分子离解成离子就不容易透过生物膜被人体吸收。

六、N_2O 从贮气瓶释出的过程

因 N_2O 是液化后用贮气瓶供应的，当周围温度低于 N_2O 的临界温度 36.5℃时，满瓶的 N_2O 并非瓶内装满液态 N_2O，其上有一定容积的气态 N_2O，这些饱和气的压力随温度而变。20℃时，N_2O 的饱和气压为 51atm。如瓶内 N_2O 已用去很多，但尚余一些液态 N_2O，则室温下瓶内的气压仍为 51atm。因为在一定温度下饱和气和气体的体积无关，即是说在一定温度下饱和气的密度是一定的。如增大(或缩小)饱和气的体积，单位时间内飞回液面内的分子数就随着减少(或增多)，于是气的质量随着增加(或减少)，从而保持饱和气的密度不变。即在 36.5℃以下时，由液态 N_2O 不断蒸

发补充已用去的气态 N_2O。

液态 N_2O 蒸发所需的热量来自周围空气(经瓶传导),如果 N_2O 的释出速率足够高,瓶内温度可急剧下降并在瓶底结霜。由于瓶内温度下降,N_2O 流经瓶减压阀时,不可避免地将其中所混水汽凝结成冰,而堵塞阀。由此,生产 N_2O 时必须除去水汽。在实际工作中,N_2O 释出使瓶内温度降至−60℃是很可能的。

只要瓶内仍有液态 N_2O,并且其温度保持在 20℃,N_2O 瓶内压力即为 51atm,从而 N_2O 瓶压力表指示的是 N_2O 饱和气压。所以,实际应用时,N_2O 瓶的压力表所示的压力可能使人误解,满瓶时为 51atm,连续应用一段时间后液态 N_2O 的温度可降至−20℃,根据查理定律,饱和气的压力随温度而变,压力表上所示 N_2O 压便降至 18atm。但并不说明 N_2O 已用去大半,此时关闭气瓶,温度逐渐回升至室温,如瓶内尚存有液态 N_2O,压力表又可回升至 51atm。瓶内剩余的 N_2O 有多少只有通过称重法才能知道,空瓶的重量都打印在气瓶颈上。只待最后一滴液态 N_2O 用完后,气瓶内的压力才稳定下降,下降的程度代表瓶内气态 N_2O 减少的程度。

热天或外界温度高于 36.5℃时,N_2O 瓶中全都成了气体,在 37℃时瓶内压为 76atm。热带的气瓶温可达 65℃,满瓶 N_2O 的压力将是 175atm。在这种气温下使用时和使用氧气瓶一样,其压力表所示压力稳定下降。

N_2O、CO_2 和环丙烷瓶均不能盛满液态气体。若处于盛满状态,外界温度的轻度增加即能使瓶内压力升高至危险水平,因为液体几乎是非压缩性的。瓶能够被气和液体充满的程度用“可充满比率”表示:

$$瓶可充满比率=\frac{瓶内物质(液+气)重量}{瓶充满所需的水重量}$$

公式(36-6)

N_2O 瓶的可充满比率正常为 0.75,从而一个满 N_2O 瓶含有大约 9/10 的液体,其余为气体。

假如标准情况下 1 克分子 N_2O 所占容积为 22.4L,N_2O 的比容即为 22.4/44(分子质量)=0.509L/g。根据查理定律,15℃时 N_2O 的比容应为 0.509×287/273=0.537L/g。100 加仑容量 N_2O 瓶中含 455L N_2O(膨胀至 1 个大气压下),从而在 15℃时瓶内气态 N_2O 的重量为 455/0.537=847g,从而每盎司 N_2O 为 1.52L 气体,每克为 0.537L。100 加仑容量 N_2O 瓶的空重量为 4.32kg。瓶总重量−(气态 N_2O 重量+空瓶重量)=瓶内剩余液态 N_2O 的重量。

第五节 流体动力学

一、连续性方程

连续性方程说明液体的流速和流管横截面积的关系。众所周知,液体是很难压缩的,不可压缩且无黏滞性的液体叫做理想液体。流体在运动时,如果在任一固定点的速度是不随时间变化的,这种流动称为稳定流动。稳定流动的理想液体在粗细不匀的水平管中流动时,为了保持单位时间流经任一截面积的量恒定,流管粗处的流速慢,而细处的流速快,所以液体在管中保持稳定流动时,流速和流管的横截面积成反比,叫做流体连续性方程式,即 $S_1 \cdot V_1 = S_2 \cdot V_2$。

借助流体的连续性方程,可以帮助了解血液在机体各段血管中流速的大小。从左心室射出的血量与回到右心房的血量是相等的,各处的血流量也是相等的。由于毛细血管分支多,其总截面积($3150cm^2$)远远大于主动脉($4.5cm^2$)和上、下腔静脉($11.3cm^2$),所以静息状态下毛细血管血流的速率(0.05cm/s)远远低于主动脉(25cm/s)和腔静脉(10cm/s)。毛细血管血流缓慢有利于组织进行物质交换。

二、泊肃叶方程

泊肃叶方程(Poiseuille's equation)主要说明液体在稳定流动中的压强、流速和高度三者之间的关系。

实际流体与理想流体不同,是有黏滞性的流体,其在管内流动时同一截面上各点的流速是不同的。在管的中央轴线处流速最大,越靠近管壁,流速越小,与管壁接触处速度为零。这种分层流动形式叫层流。

实际流体在粗细均匀的水平管中作层流时,要维持管内的流体做匀速运动,必须有一外力来抵消内摩擦力,这个外力就是管子两端的压强差。实验表明,在水平细管内作层流的黏滞性流体,它的流量和管子两端的压强差成正比,即:

$$Q=\frac{\pi\gamma^4\Delta P}{8\eta L}\qquad\text{公式(36-7)}$$

式中γ是管子的半径,L是管子的长度,η是黏滞系数,此为泊肃叶方程。如果设$R=8\eta L/\pi\gamma^4$,则泊肃叶公式可以写成:

$$Q=\frac{\Delta P}{R}\qquad\text{公式(36-8)}$$

此式与电学中的欧姆定律类似,我们把R称为流阻。泊肃叶公式表明,流量与管两端压强差成正比,与流阻成反比。流阻的大小取决于流体的黏度及管的长度和半径。值得指出的是,流阻与管半径的四次方成反比,因此半径的微小变化将引起流阻的显著变化。例如γ减小一半时,流阻就要增加16倍,因此麻醉中气管导管的内径应尽可能大,需要大量输血的病人也宜选用粗针头。

三、黏滞系数

黏滞液体在层流状态下,相邻液层之间由于流速不同而表现有切向的相互作用力,流速较快的液层对流速较慢的相邻层有加速作用,流速较慢的液层对相邻流速较快的液层有阻滞作用,这一对力叫内摩擦力。对某些流体来说,内摩擦力的大小和两个相邻流层之间的接触面积S及速度梯度$\mathrm{d}v/\mathrm{d}x$成正比,即:

$$F=\eta\frac{\mathrm{d}v}{\mathrm{d}x}S\qquad\text{公式(36-9)}$$

式中的比例常数η叫黏度系数,也叫内摩擦系数或黏度,其值取决于液体的种类及温度。液体的黏滞系数随温度升高而减小,气体的黏滞系数则随温度升高而增加。

正常血液的黏滞系数约为水的4～5倍,其黏滞性主要来源于悬浮的红细胞。血液的相对黏度是指在任何温度时血液的黏滞系数与同温度水黏滞系数的比值。血细胞比容越大,血液的相对黏度越大,但并不恰好是正比关系。

有研究发现,当血液在直径小于1mm的细管内流动时,血液的黏滞系数将显著下降,原因是流体的黏滞性来源于层间的摩擦力,但血液不是均匀的液体,在很细的管中流动时由于血细胞的存在不能再把液层看成是很薄的,以及速度变化是连续的,所以黏滞系数下降。

四、湍流

当液体在管内流动的速度超过某一数值时,各层之间的流速相差很大,相邻两层液体由于摩擦力的作用相互牵拉,层流关系被破坏,流动线不再是平行的,而变为无规则的,叫做湍流或涡流。流体的流速增大到使层流变为湍流时的流率称为临界流率。临界流率与管内径成正比,即管径越粗,临界流率越大。

对于层流,只需较低的压力即可推动其前进;对于湍流则不然,必须施以较大的压力方能推动其前进。如当流率为临界流率2倍时,在光滑管道中压力的消耗是层流时的150%;如流率是临界流率的5倍,湍流阻力将是层流时的400%。当管内壁粗糙时,压强几乎随流率的平方改变。

一定流量的流体通过一定口径的管道时,压力越大则越易产生湍流。在一定的压力和一定口径的管道时,流体的容积越大,越易产生湍流。呼吸道中的气流可兼有层流和湍流,平静呼吸时,声门和隆突部的气流以层流为主,但也兼有湍流,气道及较平直的支气管内则以层流运行。呼吸过分激动时,湍流的成分即可增加,原来并无湍流的部分也可出现湍流。

在麻醉及呼吸器使用过程中,流量一般低于临界流量,气流形式以层流为主。如果管道扭曲、内壁粗糙、接头成角、管腔狭窄等均易造成湍流,使吸气负压和呼气阻力增加,如病人无力克服(小儿或重病人),则可引起吸气不足和呼气不尽。为了使呼吸费力减轻,气管导管和其他麻醉管道应尽量短、内径大、壁光滑、弯度缓和无狭窄。导管半径减小一半,阻力降低约

40%。用 F38 导管(外径 12.7mm,内径 9.5mm),胸内负压为 −2.0kPa(−15mmHg);改用 F29 导管(外径 9.5mm,内径 7.1mm),胸内负压为 −6.67kPa(−50mmHg)。

第六节　液体的表面现象

一、表面张力

液体内所有分子相互吸引以维持液态。液体表层的分子不是在各方面受到同等的吸引力,而是受液面下分子向内的拉力,所以表面就收缩,使表面积达到最小。液体收缩表面的力叫做表面张力,其方向与液面相切,垂直作用在表面周界线上,指向液膜的内部。表面张力的大小与液体表面周界线的长度成正比,施于液体表面周界线单位长度上的表面张力叫表面张力系数,其大小取决于液体的种类和温度。

二、润湿和毛细现象

一般情况下液体的自由表面是平面,但在细圆管中或相距较近的平行板间,由于液体与固体的相互接触,液体的表面就不是平面。液体与固体相接触有两种情况:一种是液体与固体分子间的相互作用力大于液体分子间的相互作用力,叫做液体润湿固体,润湿液体的表面呈凹形;另一种情况是液体分子间的相互作用力大于液体与固体分子间的相互作用力,叫做液体不润湿固体,不润湿液体的表面呈凸形。

由于表面张力欲使液体面积缩至最小,弯曲的液面有变平的趋势,如水为凹面,其表面张力使水柱向上提升,提升后又因润湿作用呈凹面,如此交替作用,水柱不断提升,直至提升后液柱的重量与表面张力相等时方静止。这种现象叫毛细现象。毛细管中液面上升的高度与表面张力系数成正比,与毛细管半径成反比,管径越细液面上升就越高。相反,不润湿液体的表面呈凸面,其表面张力使液柱下降,毛细管越细,凸面下降越多。

三、附加压强

弯曲液面和平面液面所受的力相比较,任何弯曲的液面都对液体施以附加压强,对液体单位面积上附加的压强叫做液体表面附加压强。凸面液体的附加压强向下为正,凹面液体的附加压强向上为负。附加压强与液体的表面张力系数成正比,与液面的曲率半径成反比。

四、肺泡表面活性剂

由于肺泡表面有一层液体分子层,与肺泡内气体形成了液-气分界面,因此存在着表面张力,故有使肺泡缩小的倾向。根据 Laplace 方程,$P=2\alpha/r$,P 是附加压强,α 是液-气面表面张力系数,r 是肺泡半径。若肺泡外的压强比肺泡内为大,肺泡就有萎缩趋势。因随着肺泡的缩小,r 逐渐缩小,附加压强逐渐增大,即肺泡回缩力越来越大,因此肺泡便加速变小,萎缩的趋势就越来越快。

肺泡表面黏液的表面张力系数为 50,肺泡半径为 0.5×10^{-2}cm,肺泡表面附加压强 $P=2\times50/0.5\times10^{-2}=2\times10^{4}=15$mmHg(2.0kPa)。正常吸气时由于膈肌下降和胸腔扩张可形成 −1.2～−1.33kPa(−9～−10mmHg)的负压,显然此负压不足以克服附加压强使肺泡萎缩的回缩力。但实际上因肺泡表面有一层由肺泡壁Ⅱ型细胞分泌的表面活性剂,情况就不一样。表面活性剂以单分子层形成一层厚约 5nm 的不溶性膜,覆盖于肺泡液体分子层表面,阻止水-隔面的形成,代之以“活性剂-气隔面”,后者的表面张力只有前者的 1/7～1/4。且由于“活性剂”的量是不变的,所以呼吸过程肺泡大小发生变化时“活性剂”浓度随之发生变化,从而改变表面张力。这样“活性剂”的存在就具有调节表面张力大小的作用,以维持肺泡大小不同时工作的稳定性。例如吸气时肺泡表面积增大,“活性剂”分子分散,浓度减低,其降低表面张力的作用减小,使表面张力不致过分降低,从而对抗因肺泡半径增加所致的回缩压减小,可以保证肺泡不致过分扩大，使肺泡内压强不致过分降低。呼气时表面活性剂在表面层更为密集，浓度增加，降低表面张力的作用增大，从而对抗由于肺泡半径缩小所致的回缩压增加，保证肺泡不致过分萎陷，使肺泡内压强不致过分升高。

另外，肺泡表面活性剂还具有稳定肺泡容积作用。因为人的肺泡大小不一，根据 Laplace 方程，当表面张力系数相等时，小肺泡内的压强高于大肺泡内的压强，而肺泡与肺泡间是相互有孔连通的，由于压强差的存在，小肺泡内的气体将流向大肺泡内，使小肺泡趋于萎陷，大肺泡趋于膨胀。但由于"活性剂"的作用，排气引起的肺泡缩小并不使其表面张力增加，而是显著降低，从而稳定大小肺泡的压强，使小肺泡不致萎缩，大肺泡不致膨胀。

正常压力和容量的长期间歇正压呼吸治疗不影响"活性剂"，每 10 分钟一次大潮气量通气可以预防肺顺应性逐渐下降。长期纯氧通气或持续过度通气，吸入气温度、湿度过低，均可损害"活性剂"，以致广泛肺萎陷。肺泡一旦缩小，由于肺泡曲率半径减小，附加压强增加，更促进了萎陷，需要比正常大得多的气管内压才有可能复张，纯氧通气不仅损害"活性剂"，而且在终止人工通气后肺泡中的氧很快吸收，肺泡中缺乏氮的支撑作用，更容易萎陷，故在终止人工通气前应换用空气辅助呼吸，逐渐过渡至自主呼吸。

第七节　射流技术的医学应用

射流就是喷射成一束流动的流体(液体或气体)。利用射流在流动中的某些物理现象，做成各种不同性能的元件，然后把这些射流元件与一些附件组成控制线路，进行自动控制，这就是射流技术。由于射流元件本身没有摩擦损耗，因此，射流装置具有可靠性能高、使用寿命长、制造简单和适应性强等特点。目前国内外已将射流技术广泛应用于医疗等部门。

一、射流的附壁与切换

当具有一定压强的流体从细小的喷嘴中喷出时，流束两侧的静止气体被高速流动的射流所带动(称为卷吸作用)，一部分气体随射流流动，从而在射流两侧造成局部低压区。而远处的气压未变，该区的气体将不断流向低压区，以补充被卷吸带走的气体。这样气体不断地被卷吸走，又不断地补充来，从而形成运动的全过程(图 36-6)。

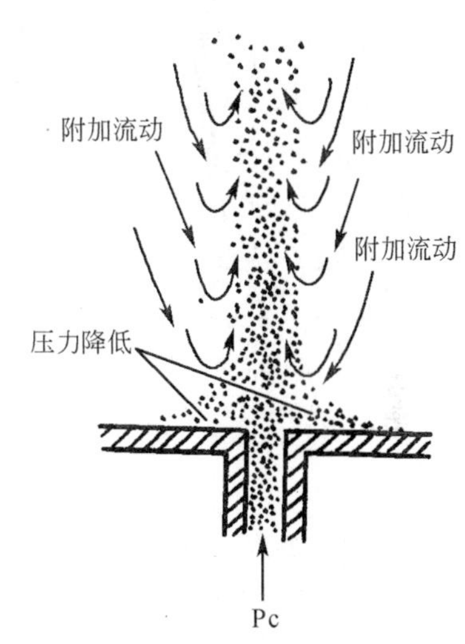

图 36-6　射流的卷吸作用

如果从喷嘴喷出的射流在两块挡板间流动，若喷嘴到两块挡板间的距离 S_1 和 S_2 不等，设 $S_1 > S_2$(S_1 和 S_2 叫做位差)。由于在同一时间里，射流在靠近喷嘴左右两侧带走的空气量相等，而喷嘴到两块挡板的距离不等，所以从右侧抽走的空气百分率要大于左侧，因为时间很短，可以认为大气来不及补充，因此射流右侧因附加流动而形成的压强要比左侧的小，即 $P_1 > P_2$。射流在这一压强差的作用下，被推向右侧(图 36-7A)。当射流偏向右侧时，右侧附加流动的空间进一步变小，卷吸流速变快；左侧附加流动的空间变大，卷吸流速减小，致使两侧压强差更大，射流被进一步推向右侧。最后射流附着在右侧挡板上，沿挡板喷射出去(图 36-7B)，这种现象称为射流的附壁效应。射流开始与壁面接触的点叫做附壁点。弯曲的附壁射流与附壁点之间的小空间形成一个低压旋涡区。

由上述分析可见，附壁效应是压强差作用

的结果，改变压强差就可改变射流的附壁情况。例如在右壁下方开一控制孔，通进气流，使 Pe＞P_1-P_2，也就是使射流右侧的压强大于左侧时，射流则被推向左壁，并附于左壁流动(图 36-7C)，这个过程叫做射流的切换。使射流完成切换时的压强 Pe 叫做切换压强(又称控制压强或讯号)。当撤去 Pe 时，由于 $S_1>S_2$，射流在原来的压强差 P_1-P_2 作用下，又从左壁返回右壁并附于右壁流动。

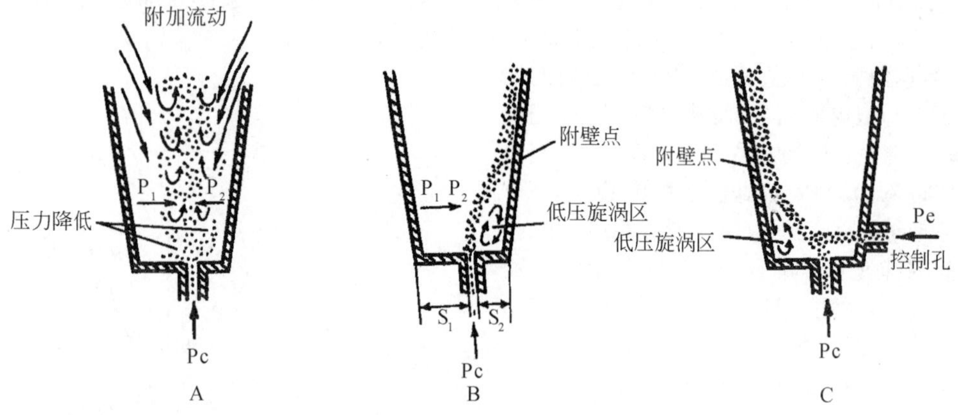

图 36-7 射流的附壁效应和切换

如果喷嘴到两侧挡板的距离相等，即 $S_1=S_2$，似乎射流两侧附加流动的流速应该相等，压强差为零，不会出现附壁现象。实践证明，这时射流还是要附壁的，或是附于左侧，或是附于右侧。这是因为射流两侧附加流动的流速完全相等的情况是不稳定的，只要外界某种偶然因素造成射流两侧条件微小的差异，比如引起射流向右偏斜少许，就会引起两侧附加流动的流速稍许不同，导致两侧产生压强差，该压强差将使射流向右进一步偏斜，进一步偏斜又将使压强差增大，如此循环影响，最后使射流附于右壁上。

二、附壁式射流元件

射流的附壁现象和切换处理在一定意义上可与晶体三极管者等效，所不同之处在于前者只能左右流束的改变，后者也只能左右电能的变化，亦即由于二者有近似之处，因此射流元件也可制成射流放大器、传感器、动作器以及各种非稳态线路。当然射流器件与半导体器件还不能完全等同，其优点主要在于以气流(或流体)为能源，故颇适于航天以及工业自动控制领域。呼吸器中也可用以对呼气和吸气时相进行切换，或对其他机械动作进行控制。

在附壁元件上加上负载或反馈回路，就能很容易地做成振荡回路。基本振荡回路的结构如图 36-8 所示。

1. 负载式振荡回路 做成负载式振荡回路所使用的附壁元件，必须是对负载敏感的元件，一般是没有排气孔的元件。在元件输出口加上负载就可以做成负载式振荡器。在两侧输出口都加上负载的叫双负载型(图 36-8A)；在一侧加上负载的叫单负载(图 36-8B)。

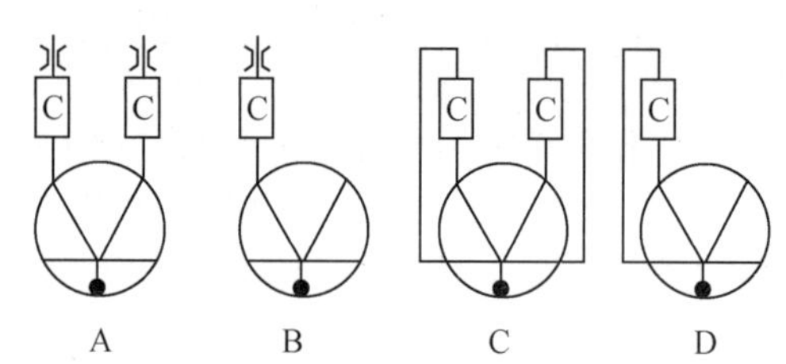

图 36-8 射流振荡回路的基本形式

A. 双负载型；B. 单负载型；C. 双反馈型；D. 单反馈型

如单负载型振荡回路中，在有供给气流时，若主射流附着在有外部附加容量 C(或气容)的左侧壁，射流被气容所引导，使气容内的压强不断增大，当气容内的压强上升到能使附壁破坏的返压值时，射流切换到右侧，经输出口向外部放出。由于射流的卷吸作用，被加压的气容内的气体通过右输出道放出，压强逐渐减小，当气容内的压强降低到比附着射流和侧壁间低压旋涡的压强还低的时候，则射流再次被切换而流入气容之中。于是振荡就继续下去。若使气容增大或在气容上加上向外部开放的节流孔（或气阻），就可使振荡频率降低。

2. 反馈式振荡回路　图 36-8C、D 所示为反馈式振荡。必须采用对负载不敏感的元件，即元件接负载后不影响切换特性，在单反馈的情况下，在输出道接上气容，再通过反馈回路与同侧控制道相连。射流附着于没有反馈回路的这边时，由射流的卷吸作用所产生的气容内负压和控制口内负压使射流切换，此时气容内压强上升，通过反馈回路使控制口的压强上升。控制口内压强上升到切换射流必需的压强，需要一定的时间，这个时间由气容和节流孔的阻力值决定。气容增大，对元件的供应压强越高，则振荡频率越低。

三、射流呼吸器工作原理

射流呼吸器就是利用附壁式射流元件组成的呼吸器。图 36-9 表示压力切换型射流呼吸器示意图，在附壁式射流元件的输出通道通过反馈回路接到控制道，输出道直接通向病人的肺，以肺作为负载，另一输出通道通向大气，这样就制成气体振荡器，执行输出气体和抽吸气体两个交替进行的动作，即完成呼吸的动作。工作过程如下：当气源喷出射流附着在左侧，就向肺充气，吸气相开始，肺内压上升，反馈通道的压强也随之上升，压强达到预定值时，使射流切换转向右侧输出道，病人呼气开始，肺内气体因受射流的卷吸作用通过右侧输出道不断排气，肺内压不断下降，反馈通道的压强也随之下降，当压强下降到低于大气压时，射流又开始向左侧切换，完成自动控制呼吸的要求，切换压强决定于可调气阻和气源压强的大小，预先调整后，呼吸器就能在一定压强下进行循环动作。该呼吸器也能用于辅助呼吸，因为病人一旦有微弱吸气的作用，就能减少反馈通道的压强，使射流因负压切换而转向吸气相，呼气则使射流发生正压切换，从而使切换与病人呼吸达到同步。

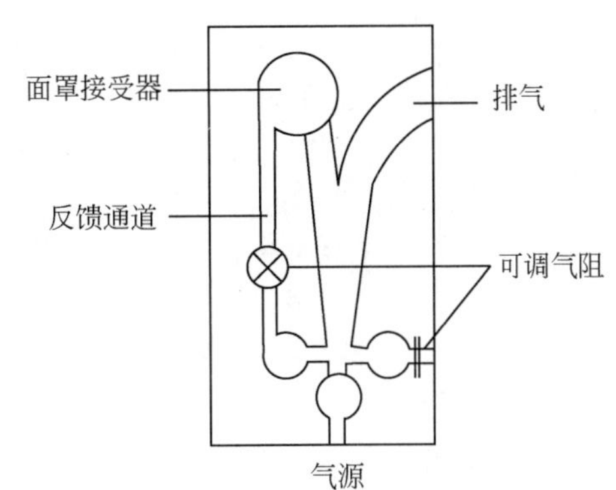

图 36-9　压力切换型射流呼吸器

此种呼吸器使用方法简便，输入气源可用氧气筒或压缩空气，元件输出接口直接与面罩和气管导管相连，只要回路呈密闭状态，呼吸器就能很好地完成控制呼吸或辅助呼吸。

另外，利用附壁式射流元件还可制成容量切换型和时间切换型等呼吸器，这里就不再详细介绍。

（薛富善）

参考文献

范从源．1991. 麻醉的物理学基础．见：郑方，范从源主编．麻醉物理学．北京：中国医药科技出版社，1～25

史誉吾．1987. 麻醉的物理学基础．见：刘俊杰，赵俊主编．现代麻醉学．北京：人民卫生出版社，334～359

Adriani J. 1977. The Chemistry and Physics of Anesthesia. Spingfield：Charles C. Thonas

Hill DW. 1980. Physics Applied to Anesthesia. London：Butterworth

Litt L, Rampil IJ. 1986. Physics and anesthesia. In：Miller RD ed. Anesthesia. New York：Churchill Livingstone，75～116

第37章　麻醉机的结构

麻醉机是实施麻醉必不可少的重要工具，在整个麻醉中起着给病人供氧、辅助或控制呼吸、吸入麻醉等作用。一台麻醉机的性能优劣，直接影响到麻醉过程中麻醉的平稳和病人的安危。现代麻醉机要求能从蒸发器内带出精确浓度的麻醉蒸气，同时还应具备防止缺氧的安全装置，必要的报警系统，各种监测手段，适宜于麻醉中呼吸管理的麻醉通气机和麻醉通气系统，以及废气排出系统。为此，麻醉医师必须全面熟悉麻醉机的结构、性能和使用等。当今麻醉的发展趋势是麻醉医师的技术水平与现代麻醉机的结合。

第一节　麻醉机的分类

关于麻醉机的分类，目前尚无统一的分类方法，一般多根据功能、价格、流量高低、适用年龄进行分类。

一、根据功能多少、结构繁简、价格高低进行分类

(一)多功能麻醉机(或全能型，或高档型)

结构较为复杂，各种功能齐全，如具有电子控制的呼吸管理系统、监测系统、报警系统，甚至还具备麻醉单自动记录系统等，价格也较昂贵，多在10万美元左右。比较有代表性的如德国Dräger公司生产的Cicero麻醉机。

(二)普及型麻醉机(或中档型)

具备麻醉机的基本功能和重要结构，但较多功能麻醉机简单，价格适中，多在4万美元左右，如北美Dräger公司生产的2B型麻醉机，欧美达公司生产的210型麻醉机。

(三)轻便型麻醉机(低档型)

具备麻醉机的基本功能，结构简单，轻便，搬动灵活，使用方便，价格低廉，一般不具有任何监测系统。

二、根据流量高低进行分类

(一)高流量麻醉机

此类麻醉机只能进行高流量麻醉，N_2O 的最低流量多在0.5L/min以上。

(二)低流量麻醉机

此类麻醉机 O_2 及 N_2O 流量计的最低流量可达0.02L/min，同时也可以进行高流量麻醉。

三、根据适用年龄进行分类

1. 小儿麻醉机

2. 成人麻醉机

3. 成人小儿兼用麻醉机 此类麻醉机分别附设有成人及小儿麻醉呼吸回路及风箱，在使用时根据年龄进行更换。

第二节 现代麻醉机的结构

现代麻醉机的结构主要包括以下几个部分：①供气装置；②麻醉蒸发器；③麻醉呼吸机；④CO_2 吸收器；⑤监测安全装置；⑥其他附属装置。见图 37-1。

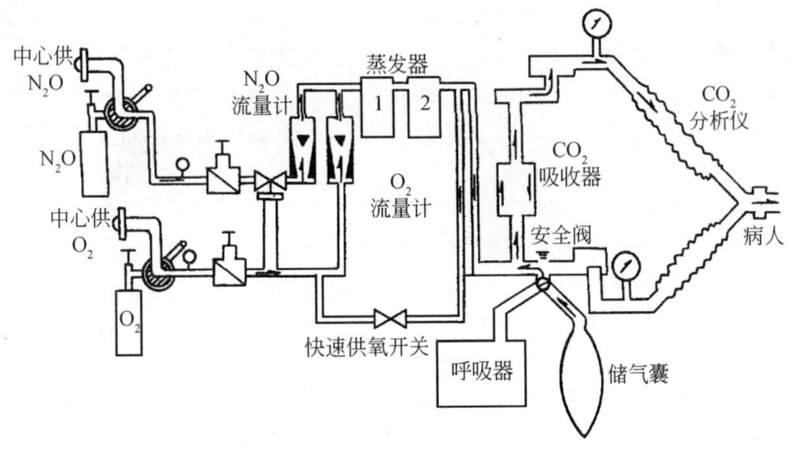

图 37-1 现代麻醉机的结构

一、供气装置

供气装置包括气源、压力调节器、压力表和流量计。

(一)气源

能与麻醉机连接的气体有空气、氧气和麻醉气体。后者主要是指氧化亚氮(N_2O)。这些气体或装于压缩气筒内或以中心供气系统与麻醉机连接，以供给气源。

1. 压缩气筒 又称贮气筒或气瓶，是用于贮存压缩氧气、二氧化碳、压缩空气和麻醉气体的密闭容器，分为高压大气筒和低压小气筒两种，由能抗理化因素影响、耐高温全钢制成，壁厚应不少于 0.94cm，有的低压小气筒采用无缝铝合金制成，以减轻重量。压缩气筒壁应有一定的膨胀性，但不应超过 10%。不同的气体应装在承受压力不同的压缩气筒内，气量的多少以压力表示(kPa 或 kg/cm^2)。在使用过程中，压力表的指针会逐渐下降。但对液化气体而言，如氧化亚氮、二氧化碳等，气筒压力所显示的压力值并不代表液化气体的真实含量，当压力表开始迅速下降时，表示筒的气筒气体已接近耗竭，只有依靠称气筒重量的方法来判断其含量。液化气体的流出率与周围温度的高低成正比。

为便于识别和保证使用安全，避免错用，各种压力气筒的外壁均油漆成规定的颜色。但目前尚无国际统一的颜色标准。我国氧气为淡蓝色，氧化亚氮为灰色，二氧化碳为铝白色，氮气为黑色等。同时国际上规定，在气筒的肩部必须有各种钢印标记。主要包括审核管理机构代号、气体的化学名称符号、筒体自重、耐受压力、出厂日期、复检日期及制造工厂等。

压缩气筒由筒体、阀门和保护帽 3 部分组成。位于气筒顶端的气筒阀门一般有两种类型，即适用于高压大气筒的隔膜型阀(为全开全关阀，必须与压力调节器连接，经减压后使用)和适用于低压小气筒的直接顶压型阀，可通过调节阀开关的大小控制输出气流。

压缩气钢筒有发生爆炸的可能，因此，必须加强管理，严格按以下具体规定执行：①严禁任何油、脂或易燃品等与气筒的阀门、出气口、压力表等处接触。②严禁用沾满油脂的手去安装气筒上的各种部件。③高压气筒必须接压力调节器。一经减压后方可使用。可用肥皂水来测试连接是否紧密有无漏气，禁忌用明火或油脂测试。④在使用期内，不应揭掉筒肩上的各种标签。⑤高压气筒应存放于阴凉通风处，周围温度不应超过 52℃，禁止接近高温、火源或有导电可能的场所。⑥气筒阀门应逐渐开启至完全开大，停用时应随即关严，用尽的气筒阀门也应关严。⑦当气筒阀门漏气时应请专人修理，严禁自行拆修。⑧卸除压力调节器之前，必须先关紧气筒阀门。⑨专用气筒严禁灌注另一种气体，或将两气筒的气体自行归并入一个筒内。⑩气筒重涂油漆或维修只允许供气厂进行。⑪气筒运输前，应仔细检查阀门是否关紧，并盖好筒帽保护。运输途中严禁筒体受到碰撞或剧烈震荡。⑫气筒应由供气厂定期检测耐压能力。

2. 中心供气系统 压缩气筒供氧存在如下缺点：①气筒压力较高，当温度升高或遇有强烈震动与碰撞时，会有潜在爆炸的危险；②气筒充气时会被油、水、细菌和气筒本身污染，气体质量不能保证；③气筒大而笨重，运输和搬运费时、费力；④更换气筒时需接表，调压，而且需要中断供氧，操作不当会给病人带来危险。

因此，当今各大医院多数已安装中心供氧系统，集中供给手术室 N_2O 和压缩空气，在有些现代化医院的手术室已开始采用专用集中吊塔设备，将各种管线如：O_2、N_2O、压缩空气、负压吸引、废气排出、电源线路等集中于塔内，甚至将麻醉机安置在吊塔上。吊塔还可灵活转动，自由升降高度，以便于手术室的整洁和清理卫生。中心供气系统有的只供给氧气。中心供氧系统一般由气源控制、输氧管道、安全装置、吸氧终端等部分组成。气源部分一般有 3 种形式：①用液氧供应；②用气筒集中供氧；③液氧和筒氧交替供氧。目前多趋向液氧供氧。集中控制部分是由控制台切换和报警等装置组成。目的是将气源减压，自动稳压，以确保连续稳压供气。输氧管道是将氧气不间断地输送到手术室或其他地方。安全装置部分主要由安全阀、自动转换和报警装置组成，当发生意外故障时能自动显示报警或自动转换以确保安全供氧。终端装置部分与麻醉机供气管道相连接。中心供气源的各种气体输出管接头，是遵循麻醉机轴针指数安全系统的规定而设计制造的。

(二)压力调节器

压力调节器又称减压阀。压缩气筒内气体的压力很高，如满筒氧气的压力一般可达 140kg/cm^2，若直接供给麻醉机，高压气流将不可避免地引起麻醉机的损坏和发生危险。而且压缩气筒内气体压力随周围环境温度和本身容积的改变有所变化，极不稳定。压力调节器的作用就是降低高压压缩气筒内的气体，使之成为使用安全、不损坏机器、恒定的3～5kg/cm^2 的低压，作为麻醉机的气源。

临床上常用的压力调节器有两种。间接型压力调节器是目前最通用的一种，见图 37-2。二重压力调节器是将高压和低压两个压力调节器串联起来，使气流压调节至直接供病人吸用的程度。

(三)压力表

压力表是指示压缩气筒内气体压力实际值的仪表。连接在压缩气筒阀出口与减压阀之间。常用的有两种类型。

1. 波纹管型压力表 由柔韧可胀缩性金属制成的波纹管为空心盲管，当高压气流从气筒阀门输出后吹胀该管，而带动指示针以反映气压值。本表为低压性质的仪表，只适合测量 1～2atm 的低压小气筒的压力。精确度 ±0.1%。

2. 波顿(Bourden)管型压力表 最为常用，见图 37-3。属高压性质的压力表。可测量 1～1000atm 的压力值。当高压气流进入一根半圆形、空心扁形、有伸屈性的盲端金属管时，吹胀该管，带动连杆和齿轮使指针移动。精确度为±1%。波顿管型压力表的规格很多，如安装在氧气气筒上的减压装置一般有两块压力表。一个为高压表，以指示气筒内氧气的压力。另一个为低压表，用以调整和测量机器工作的压力值。

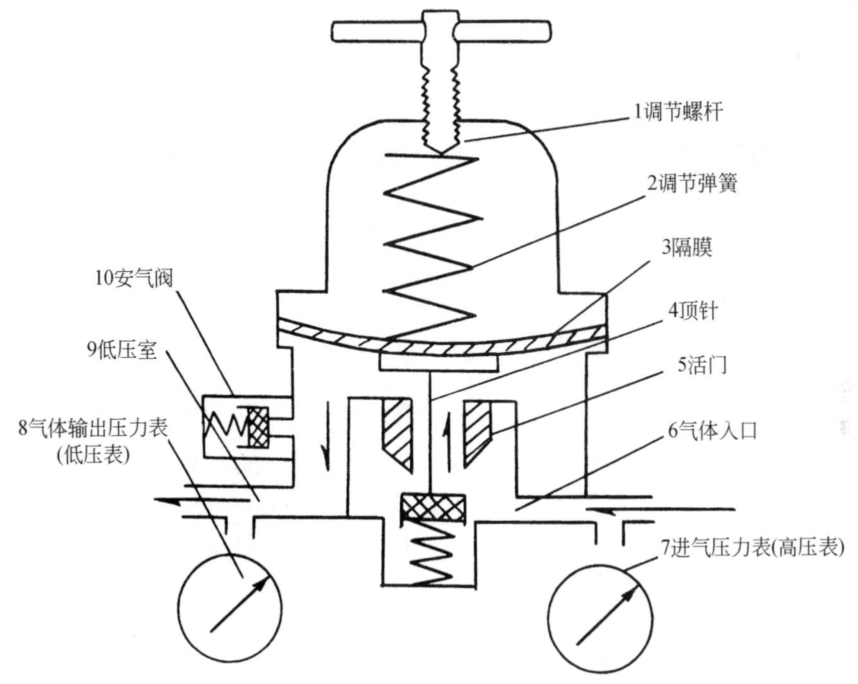

图 37-2　压力调节器示意图

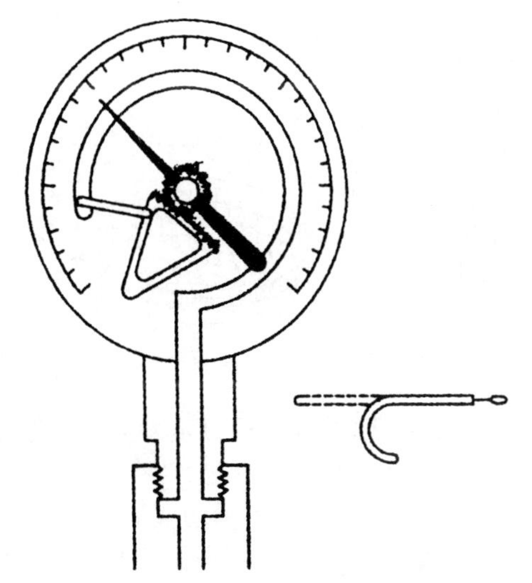

图 37-3　Bourden 管型压力表

国家计量局近年规定，压力表值的单位统一用 mPa 表示(1mPa＝10kg/cm^2)。

(四)流量计

流量计可精确地输出每分钟气体的流量。以 ml/min 或 L/min 为计量单位，是麻醉机的重要部件之一，包括 O_2、N_2O 和空气流量计，从结构上可分为进气口可变型及进气口固定型流量计两种。

1. 进气口可变型流量计　基本结构包括流量控制钮、针栓阀、针栓座、针栓制停器、刻度玻璃管和浮标，根据浮标的结构不同可分为以下几种流量计：

(1)转子式流量计：为目前最通用的流量计，刻度玻璃管下细上粗或等粗，轻质铝金属制成的锥形浮标置于其中。打开针栓阀，气流从玻璃管的下方冲入，将浮标向上顶，与浮标顶面平齐的刻度数即为气流量值。

(2)浮杆式流量计：将一根由轻质材料制

成的浮杆置于下细上粗、呈圆锥形的金属管中，上端伸入刻度玻璃管中，气流通过针栓阀时将浮杆向上托起，与杆顶端平齐的刻度数即为气流量值。

(3)滑球式流量计：将两个空心金属小球置于一根斜置的下细上粗的刻度玻璃管中，气流自下而上输入，推动小球向上滑行，与两小球之间平齐的刻度数即气流量值。

进气口可变型流量计的气流量值易受流量计出口处的气流阻力影响，而使流量计读数不够正确。为求读数准确，近年来设计了各种"宽范围的流量计"如：①并立型流量计：麻醉机上同时设计有高、低两个流量计，分别为1～15L/min和10～1000ml/min。根据需求选择使用。②串联型流量计：由两个浮标重量不同的流量计串联而成，轻浮标和重浮标分别测量低和高气流量，见图37-4。③单管双刻度流量计。

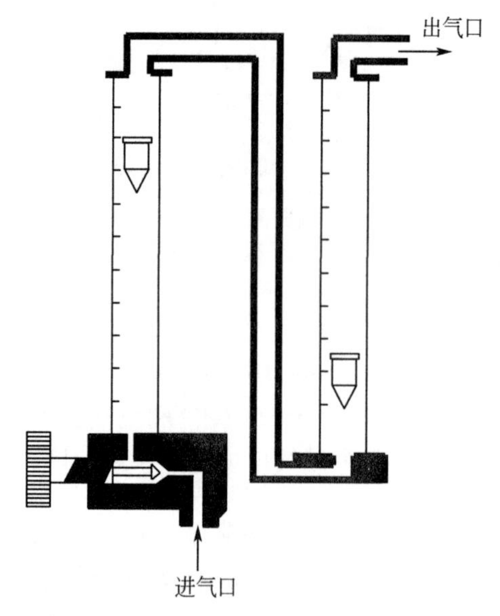

图37-4 串联型流量计

2. 进气口固定型流量计 包括水柱式流量计(湿性流量计)和弹簧指针式流量计两种。

3. 电子流量计 现代新型麻醉机的流量计如Drägre Julian采用电子控制，数字显示，可调范围为0和0.5～12L/min。

二、麻醉蒸发器

麻醉蒸发器又称挥发罐，是一种能将液态、可挥发性吸入麻醉药转变成蒸气并按一定量输入麻醉回路进行吸入麻醉的装置，也是麻醉机的重要组成部分。蒸发器质量的好坏直接关系到吸入麻醉的成败、病人的安危，因此，最好随时监测其输出的浓度。理想的麻醉蒸发器应当操作简单，精确耐用，不受环境温度、气体流量和压力等诸多因素的影响，重量轻，耐腐蚀，绝对安全且价格便宜。但目前为止还没有一种麻醉蒸发器能完全满足以上要求。

根据蒸发器的热源不同，将蒸发器分为以下几种：

(一)增加蒸发面积型蒸发器

1. 开放面罩 用金属网制成的面罩，上面覆盖几层纱布，以增加蒸发面积，药液间断滴注于纱布上，借病人呼出的温暖气流和空气中的热量，使麻醉药液蒸发(图37-5)。结构最简单，目前仍在使用，尤其是婴幼儿短小手术的麻醉。

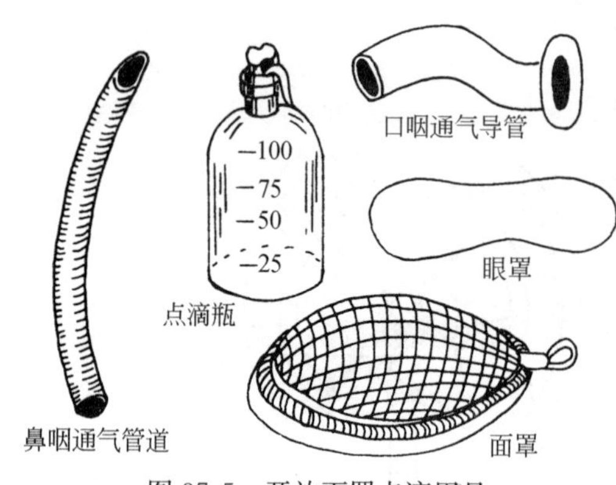

图37-5 开放面罩点滴用具

2. 鼓泡型蒸发器 通过蒸发器上的浓度调节钮，直接控制插入麻醉药液中铜质氧气导管氧气流量，并产生大量的气泡，以增加蒸发面积，热量来自氧气和周围空气的温度。因此，受环境因素影响较大，蒸发效能差，麻醉蒸气的浓度无法了解和控制。采用在插入药液中的导管前端，增设一带有许多细孔的碟形青铜圆盘或蒸发器的周围加用 30℃左右温水持续提供热源可提高蒸发的效能（图 37-6A）。

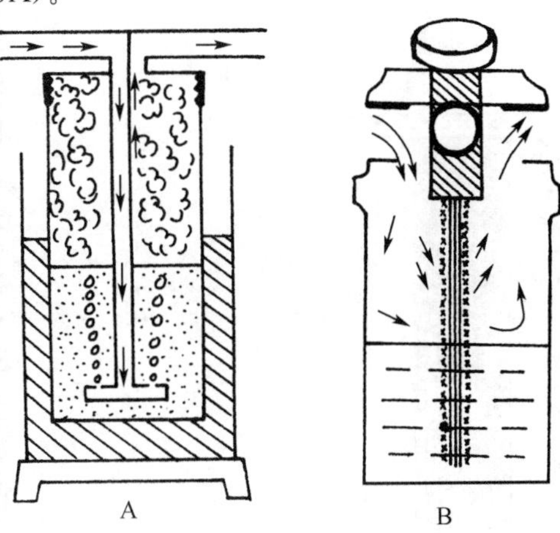

图 37-6　鼓泡型与抽吸型蒸发器
A. 鼓泡型蒸发器；B. 抽吸型蒸发器

（二）抽吸型蒸发器

位于蒸发器内用棉纱制成的芯，下半部浸于药液中，以增加蒸发面积，通过棉纱线的虹吸原理，在麻醉药液面上方的空隙内始终保持一定浓度的蒸气，当开启蒸发器上的调节开关后，通过很小的气流，即可带出麻醉蒸气供病人吸用，蒸发效能好而稳定，受周围环境温度影响小，但仍存在难以判断麻醉蒸气浓度的缺点。乙醚蒸发器即属此种蒸发器（图 37-6B）。

（三）直接加热型蒸发器

直接加热型蒸发器以电热板或温水浴槽直接对蒸发器进行加热，以加速麻醉药液的蒸发，但缺点多，操作繁琐，有致爆危险，麻醉药液的浓度不易控制，因此，现今已不再使用。

（四）间接热源型蒸发器

间接热源型蒸发器是根据青铜具有高比热和良好蓄热、散热性能，或利用理化性吸附热原理，或利用化学热原理而制造的蒸发器，目前较为通用的包括铜盘型蒸发器和温度-流量补偿型蒸发器。

1. 铜盘型蒸发器　类似于鼓泡型蒸发器，麻醉药液容器及其底部固定的细孔圆盘均由青铜制成，单独的氧气流导入青铜盘，以此蒸发麻醉药液，再经液面上方的导气管导出后与主气流混合供病人吸入。

2. 温度-流量补偿型蒸发器　为当今麻醉机最常采用的蒸发器，见图 37-7。气流到达蒸发器时分成两路，一路为＜20%的气流进入蒸发腔带出饱和麻醉蒸气，一路为＞80%的气流从旁路直接通过蒸发器，在出口处二者汇合后输入麻醉回路供病人吸入，二者之间的分配比例取决于各路气道内的阻力，而旋转位于蒸发器顶端的浓度控制钮时可引起其间阻力的改变。为保持麻醉剂浓度的恒定，麻醉蒸发器同时设有温度补偿、压力补偿和流量控制等装置，具有代表性的如 Ohmeda Tec 4 和德国 Dräger 公司的 Vapor19. 3。蒸发器即属双路可变、抽吸型、温度补偿、回路外型专用麻醉药物蒸发器。

（五）地氟烷蒸发器

与其他几种吸入麻醉药相比，新型吸入麻醉药地氟烷的蒸气压接近大气压，在 20℃时为 88. 53kPa（664mmHg），有较高的挥发性，比其他几种吸入麻醉药高 3～4 倍，气流通过蒸发室时可带出较多的麻醉蒸气。同时，地氟烷的 MAC 约为 6%，作用强度又较低，约为异氟烷的 1/5，在一定的时间内蒸发的量明显多于其他吸入麻醉药，若不外加热源，则无法适应临床应用的温度范围，这就需要使用专门设计的、能提供热量、专供地氟烷使用的蒸发器。Ohmeda 公司最近生产的 Ohmeda Tec 6 蒸发器即为地氟烷专用蒸发器，其外观与目前所用的可变旁路回路外专用蒸发器相似，如图 37-8 所示。但内部结构和工作原理大不一样，见图 37-9。当使用蒸发器，转动浓度控制转盘时，电信号使内部的关闭阀打开，此时，压力控制换能器在气体进入压与麻药蒸气压之间不断传送不同的信号给电路控制部分，再通过开或关压力调节阀使二者之间的压力得到平衡，蒸发器正常工作，输出麻醉混合气至呼吸回路。

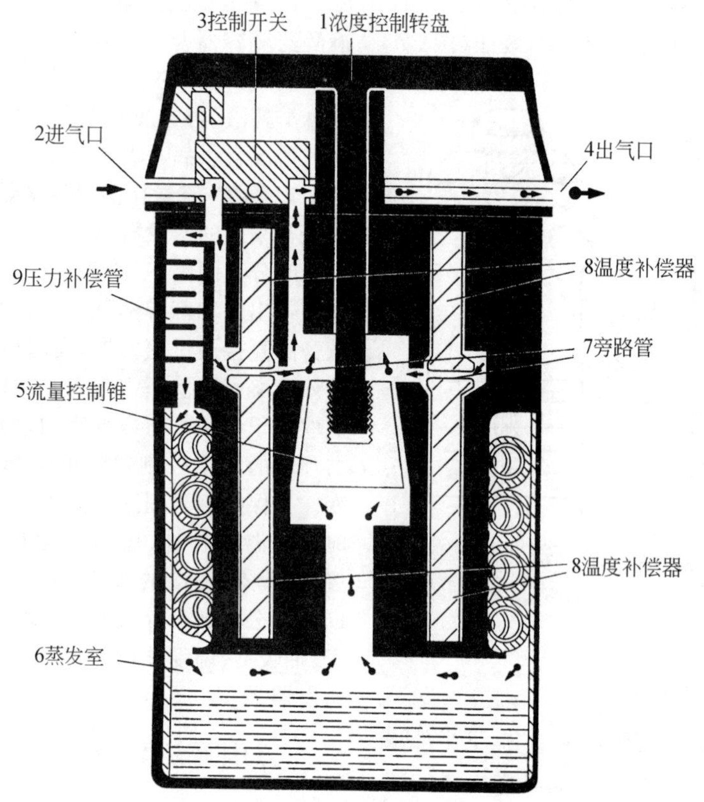

图 37-7 Dräger Vapor 19.3 蒸发器

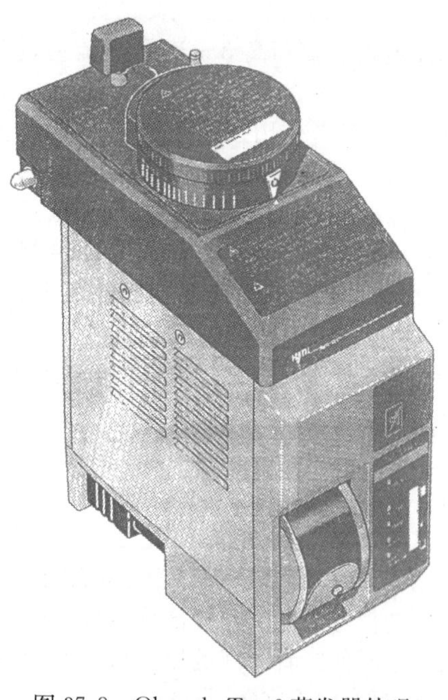

图 37-8 Ohmeda Tec 6 蒸发器外观

Tec 6 蒸发器为电加热型蒸发器，采用 220～240V 交流或 9V 电池提供电源，麻醉药浓度控制范围为 1%～18%，并设有各种操作显示及多种声光报警，如麻药液平显示、工作状态显示、加热显示、麻药不足报警、输出报警、电池不足报警等，以便随时提醒操作者。

三、麻醉呼吸机

麻醉呼吸机是现代麻醉机必配的设备，与治疗型呼吸机相比，结构较为简单，在麻醉过程中起着控制通气的作用，而且由于使用时间短，一般都不配备湿化器。多数无同步呼吸性能，需通过转换开关选择手控呼吸和控制通气。

麻醉呼吸机多为气动，电控，定时兼定容切换，直立型密闭箱内风箱式呼吸机，用压缩氧气或压缩空气驱动，吸气相时，呼吸机根据设定的通气量的大小，密闭箱内驱动的气体部分压缩

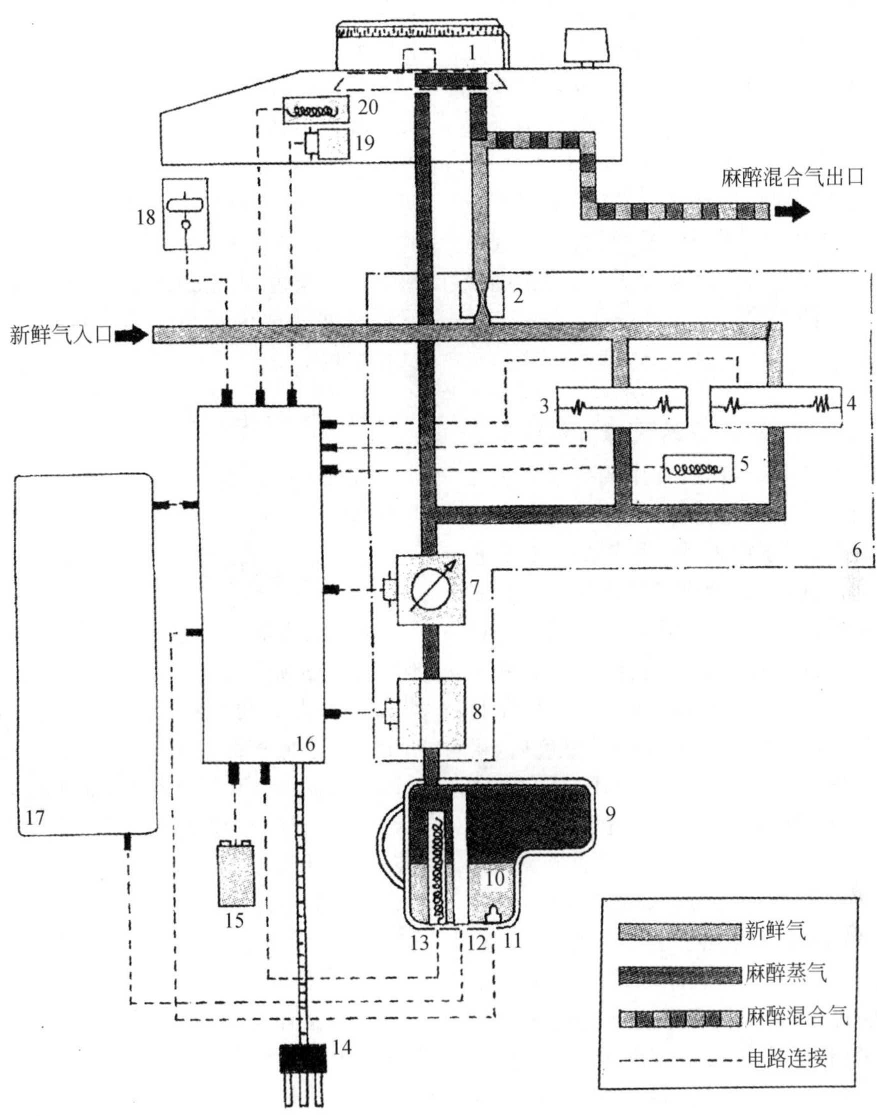

图 37-9 Ohmeda Tec 6 蒸发器结构原理图

1. 浓度控制转盘；2. 固定限制器；3. 压力控制换能器；4. 压力监测换能器；5. 蒸气控制加热器；6. 蒸气控制装置；7. 压力调节阀；8. 关闭阀；9. 加热装置；10. 麻药(地氟烷)；11. 液平开关；12. 液平感应器；13. 药池加热器；14. 总电源；15. 电池；16. 电路板；17. 正面显示面板；18. 倾斜开关；19. 交锁螺线管；20. 控制盘加热器

或完全压缩风箱，将风箱内的气体挤进病人的肺脏，同时也关闭呼吸器内的减压阀；呼气相时，驱动气停止进入密闭箱，由麻醉机流量计提供的新鲜气和部分呼出气进入风箱，同时减压阀开启，部分呼出气和余气经废气排除系统排出体外。根据风箱在呼气相的升降，可将风箱分为上升式和下降式两种类型。上升式在有呼吸回路漏气或脱开，或风箱破裂时可立即发现，所以，现代麻醉机大多采用上升式风箱，以利病人的安全。

麻醉呼吸机的呼吸参数设定包括潮气量或分钟通气量、呼吸频率、吸呼比值、吸气流速、PEEP、气道压限定等，在进行小儿麻醉时大多数呼吸机需要换成小儿风箱。新型的 Ohmeda-

7900 型呼吸机可提供压力控制和容量控制两种呼吸模式，在进行容量控制通气时，呼吸机的流量补偿系统会对新鲜气体流量的变化，较小的呼吸回路系统漏气，肺顺应性的改变等情况进行自动调整，使病人的通气量基本保持不变，后备电源可支持停电后呼吸机工作 30 分钟。麻醉呼吸机多设有窒息报警，潮气量、分钟通气量、气道压力、FiO_2 等上下限报警，气源中断或过低、电源中断报警等。

四、CO_2 吸收器

CO_2 吸收器为循环紧密式麻醉机确保无 CO_2 重复吸入的必备装置，常用的有来回吸收式和循环吸收式 CO_2 吸收器两种。前者结构简单，吸收罐安置于病人呼吸面罩或气管导管与储气囊之间使用，后者则安装在循环紧闭式麻醉机上使用。吸收罐多为圆形，采用无色透明材料制成。近年来广泛采用容积为 2L 的大容量碱石灰罐，分上下两罐串联使用，气流自上而下通过，当上罐碱石灰指示剂变色后，可随时将上下两罐位置调换继续使用，具有吸收完全、使用时间长的优点，尤其适用于体重较大的手术病人。

CO_2 吸收罐内所装的 CO_2 吸收剂有碱石灰和钡石灰两种，目前几乎全部采用碱石灰。碱石灰为含 94%的 $Ca(OH)_2$、5% NaOH、1% KOH 和硅酸盐等加 15%的水分所组成的颗粒状混合体，颗粒大小以每平方厘米 4～8 粒为宜，其中 $Ca(OH)_2$ 为主要活性成分，有良好的吸收 CO_2 的效能，碱石灰吸收 CO_2 时的化学反应方程式为：

(1)$CO_2+H_2O \rightarrow H_2CO_3$

(2) H_2CO_3 + 2NaOH（或 2KOH）→ Na_2CO_3（或 K_2CO_3）+ $2H_2O$ + 热 H_2CO_3 + $Ca(OH)_2 \rightarrow CaCO_3 \downarrow + 2H_2O$

(3) Na_2CO_3（或 K_2CO_3）+ $Ca(OH)_2$ → $2NaOH + CaCO_3$

(1)和(2)反应极为迅速，仅 0.032 秒即可完成，呼出气体中的 CO_2 只要与碱石灰接触立即被吸收，同时产生很大热量，使碱石灰罐温度上升，同时由于 $Ca(OH)_2$ 变成 $CaCO_3$，使碱石灰变硬，吸收 CO_2 的效能下降。(3)反应比较缓慢。

使用碱石灰时，必须先认真筛净粉末后方可装罐使用，以免吸入肺内诱发肺水肿或支气管痉挛，应按 CO_2 吸收罐上的标线装满碱石灰，以减少机械死腔。一般碱石灰都加用适当的着色指示剂，当通过透明的 CO_2 吸收罐观察到碱石灰颜色变浅或变白时，或质地变硬，或 CO_2 吸收罐过热时必须及时更换，以免造成 CO_2 蓄积。

五、监测安全装置

现代麻醉机都具备安全保证系统和各种监测装置。

(一)安全保证系统

自气源开始，为防止气体连接错误，近年来国际上已逐渐采用轴针指数安全装置，基本原理为：各种贮气筒与麻醉机连接处接口上均有两个大小不同和距离不等的"轴孔"，在麻醉机气筒口即轭头上有两个大小不同和距离不等的"轴针"，只有轴孔和轴针二者完全吻合时才能相互连接，按国际统一规定，每种麻醉气体有其各自固定的轴孔与轴针，此即为"轴针指数安全系统"(图 37-10)。为保证 N_2O 和 O_2 混合适当，避免发生麻醉机输出低氧混合气事故，流量计通路前设有 N_2O-O_2 比例调控保护装置，以保证输出混合气中 O_2 浓度不低于 25%，而 O_2 流量又可单独调节。为了保证使用安全，麻醉机一旦打开气流量总开关，即自动提供 200～300ml/min 的氧气，以绝对保证病人的供氧。现代麻醉机一般配备 1～3 个麻醉专用蒸发器，各蒸发器之间采用机械保险装置，当打开一个蒸发器的浓度控制钮时，其他蒸发器则自动锁定，以避免蒸发器同时输出两种以上不同麻醉气体。有的麻醉专用蒸发器采用蒸发器专药专用灌注嘴及排放装置，以防止无意中错把另一种麻醉药装入蒸发器。为避免挥发性麻醉气体污染室内空气，现代麻醉机多装备有废气排出系统，与现代手术室的废气排出管道相连接，以免危害医务人员的身心健康。

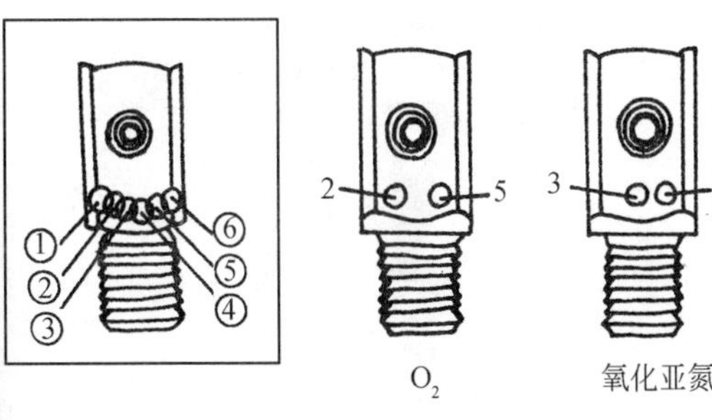

图 37-10　轴针指数安全系统

(二)监测系统

现代高档麻醉机如德国 Dräger 公司的 Cicero 麻醉机,几乎包括所有必需的监测,如在呼吸方面有潮气量、通气量、气道压、呼吸阻力、呼出气流、胸肺顺应性、呼气末二氧化碳、吸入氧浓度、麻醉药物浓度等监测。在循环方面有心电图,有创、无创血压监测,血氧饱和度监测等。同时设有各自的上下限报警和趋势图,并将报警分为 3 个等级,分别为紧急报警、注意报警和提示报警,以便操作者在处理报警时分清主次,以确保病人在麻醉中的安全。现代麻醉机大多还设有后备电源,当交流供电突然中断时,可保证麻醉机继续工作 30 分钟以上,并可提示后备电源的工作状态。

(三)麻醉机使用前的安全检查

为确保手术病人在麻醉中的安全,每一台麻醉机,尤其是一台新的、结构复杂型麻醉机,在使用于病人以前,应进行全面、仔细的检查、测试和调校。

六、其他附属装置

其他附属装置包括导向活瓣、逸气活瓣、面罩、贮气囊和呼吸管道。

导向活瓣是由两个方向完全相反的活瓣成对组成,是循环式麻醉机的主要部件之一,安置于 CO_2 吸收器的邻近部位,一个在吸气时开启,呼气时关闭,为吸气活瓣。另一个则为呼气活瓣,在呼气时开启,吸气时关闭,由此引导气流在呼吸管道内始终呈单向运行。在使用过程中,必须保持活瓣开启灵活,关闭严密,否则会导致通气量降低,呼吸阻力增加,甚至引起高浓度 CO_2 复吸和肺泡过度膨胀的危险。

逸气活瓣一般安置在麻醉机的吸气侧,由弹簧控制其阻力在 0～25cmH_2O(0～2.5kPa)之间的可调范围,平时处于关闭状态,仅于施行半紧闭麻醉、排出麻醉机内过剩气体、排出体内贮存的吸入麻醉药以减浅麻醉以及排出麻醉机内蓄积的热量和水分时按需要作临时开启。现代麻醉机已将逸气活瓣改制成废气清除阀,以减少逸出废气对医务人员的危害。

面罩、贮气囊和呼吸管道多为橡胶或塑料制成,有的装有细菌过滤器,甚至做成一次性使用,以防止交叉感染。其中面罩的大小需适合面形,无效腔要小,透明,边缘柔软,以防止漏气和面部损伤。贮气囊应薄而柔韧,富有弹性,可根据年龄的大小选择不同的规格,使用时保持 1/2～3/4膨胀度即可。呼吸管道为麻醉机与病人呼吸道之间的连接管,有小儿和成人管道之分,一般均采用橡胶或塑料制作,其内外管壁呈螺旋状,可减小呼吸阻力,所以称"螺纹管"。

第三节　麻醉通气系统

一、麻醉通气系统的分类

主要根据有无呼出气重复吸入、贮气囊、CO_2 吸收罐及导向活瓣等进行分类。通常分为开放、半开放、半紧闭和紧闭 4 类(表37-1)。

表 37-1　麻醉通气系统分类

麻醉通气系统	呼出气重复吸入	贮气囊	CO_2 吸收罐	导向活瓣
开放式	无	无	无	无
半开放式	无	有	无	1个
半紧闭式	部分	有	有	2个
紧闭式	全部	有	有	2个

开放式呼气通向大气,呼吸阻力小,不易产生 CO_2 蓄积,尤其适宜于婴幼儿麻醉。缺点是麻醉药消费多,室内空气污染严重。紧闭式

时病人的呼气、吸气均在一个紧闭的回路内进行交换，所以气体较为湿润，麻醉药和气体消耗较小，室内空气污染少，缺点是自主呼吸时阻力较大，CO_2 吸收不全时易引起 CO_2 蓄积。半开放式和半紧闭式有时很难区别。当新鲜气流量小于每分通气量，呼出余气被病人再吸入时，称为半紧闭式；而当新鲜气流量大于病人的每分通气量，呼出气再吸入量可忽略不计时，则称为半开放式。

二、常用的麻醉通气系统（呼吸回路）

（一）开放系统

结构简单，为数层干纱布片覆盖于金属网面罩的麻醉通气装置，造价低廉。实施吸入麻醉时，麻醉者左手持面罩放在病人的口鼻部，右手持抽有吸入麻醉药的注射器滴向面罩，麻醉药蒸发后随空气被病人吸入，呼出气全部经面罩排入大气。因此，麻醉药浪费较多，室内空气污染严重，麻醉深度不易维持平稳，临床应用逐渐减少，或仅用于小儿短小手术的麻醉。

（二）无重复吸入系统

无重复吸入系统是通过吸入和呼出两个单向活瓣来控制呼吸气流，病人吸气时经吸入活瓣吸入由麻醉机提供的麻醉混合气体，呼气时由呼出活瓣全部排入大气。所以，无重复吸入系统属开放系统原理的一种麻醉通气系统，种类很多，国内以 Ruben（鲁平）活瓣最为常用，见图 37-11。该活瓣小巧灵活，呼吸死腔和阻力小，特别适宜于给小儿施行辅助或控制呼吸。缺点是长时间使用时病人的呼出水蒸气或分泌物会进入活瓣而影响其活动度，应引起注意。

（三）T 形管系统

T 形管系统又称 Ayre-T 形管装置，由内径为 1cm 的主管和与主管相垂直内径稍细的侧管组成，主管的一端接气管导管，另一端为排气口，可与呼气管相连接，侧管为供气管，可

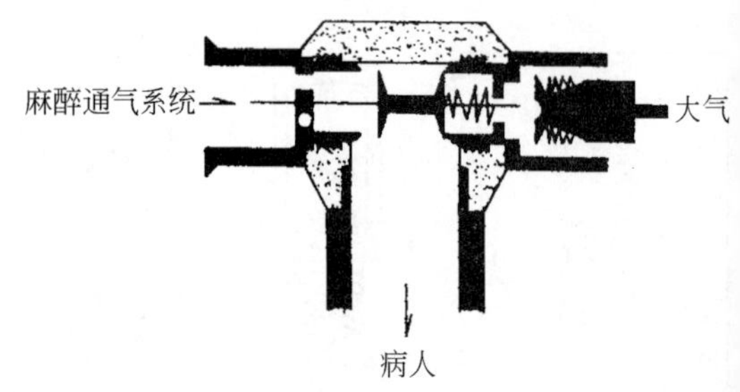

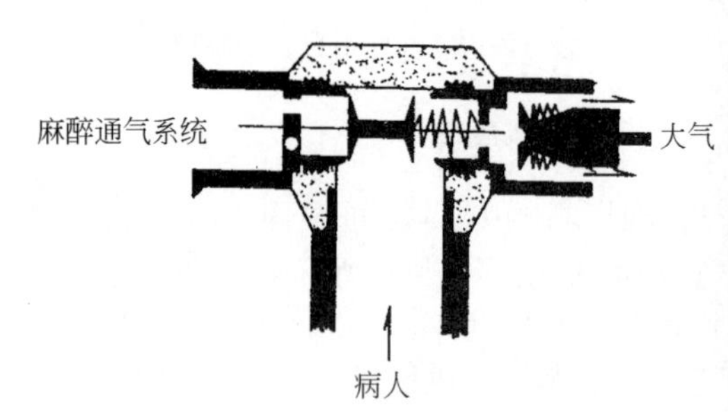

图 37-11 Ruben 活瓣

与麻醉混合气体送气管连接。T 形管系统是一种需要高流量麻醉混合气体的麻醉通气系统，具有结构简单，没有活瓣，呼吸死腔量和阻力极低等优点，尤其适合于小儿麻醉。临床上还有多种 T 形管改良装置，在此不再详述。

（四）麦氏（Mapleson）通气系统（半紧闭装置）

根据新鲜气流入口、螺纹管、贮气囊及呼气活瓣的安装位置不同，可分为 MaplesonA、B、C、D、E、F 6 型（简称麦氏 A、B、C、D、E、F 型），见图 37-12。该系统均无 CO_2 吸收装置，CO_2 的复吸入程度与新鲜气流量的大小密切相关，气流量越小，复吸入 CO_2 越明显。

1. 麦氏 A 型 又称 Magil 系统，见图 37-12A，仅用于保留自主呼吸的情况下。病人自主吸气时吸入麻醉机提供的混合气体或新鲜气流，不足部分由贮气囊供给；呼气时，呼出气流的最初部分为不含 CO_2 来自解剖无效腔的气体逆行流入呼吸管至贮气囊，并与新鲜气流相遇，系统压力上升，当压力上升到使逸气活瓣开放的程度时，含有 CO_2 的肺泡气经活瓣排入大气中，此时呼气初期逆行进入呼吸管的呼出气也被继续而来的新鲜气流顶回，并经活瓣排出，只要新鲜气流量不低于病人自主呼吸的

分钟通气量，就几乎没有 CO_2 再吸入的现象。但在施行控制通气时，新鲜气流量必须增加到每分通气量的 3 倍时，才能避免 CO_2 的再吸入。

2. 麦氏 B 型　将麦氏 A 型新鲜气流入口移到紧靠逸气活瓣的位置时，即为麦氏 B 型，见图 37-12B。可用于任何呼吸方式，其再吸入的程度取决于新鲜气流量的大小。为防止再吸入，新鲜气流量应大于病人每分通气量的 2 倍。

3. 麦氏 C 型　将麦氏 B 型的呼吸管显著缩短后即成麦氏 C 型，见图 37-12C。同麦氏 B 型一样，当新鲜气流量大于病人每分通气量的 2 倍时，才能防止再吸入现象的发生。

4. 麦氏 D 型　除逸气活瓣移至靠近贮气囊上方的位置外，其余同麦氏 B 型回路，见图 37-12D。

5. 麦氏 E 型　为 Ayre-T 形管的改良型，亦即麦氏 D 型去掉贮气囊和逸气活瓣，见图 37-12E。持续新鲜气流量为每分通气量的 3 倍时方可避免 CO_2 重复吸入。虽然没有贮气囊，但可采用间断堵塞呼气管，迫使新鲜气流进入气道的方法短时间进行控制通气。

6. 麦氏 F 型　将麦氏 D 型的逸气活瓣取消，同时贮气囊的末端开放于大气中即成麦氏 F 型，见图 37-12F。为防止 CO_2 重复吸入，新鲜气流量必须是每分通气量的 3 倍，可通过闭死贮气囊末端开口的同时挤压贮气囊来给病人进行控制通气。

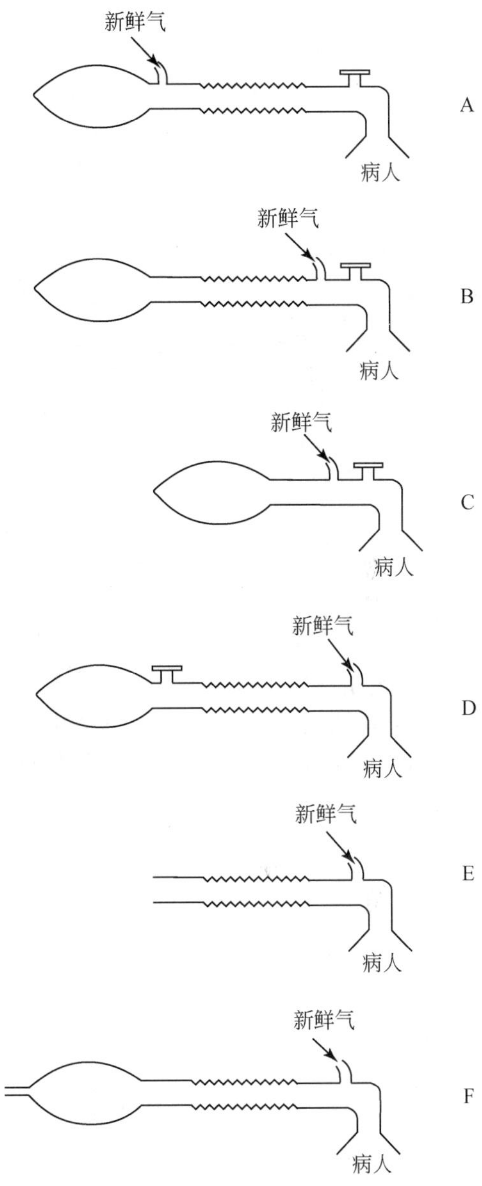

图 37-12　Mepleson A～F 通气系统

(五)同轴环路装置

1. Bain 同轴环路装置　又称双套管装置，见图 37-13A。亦即麦氏 D 型装置的改良型。在一根长 1.8m、直径 22mm 的螺纹管中央置入一根内径约为 7mm 的内管，一端固定于病人面罩端，另一端与新鲜气源相连，用于输送氧气或麻醉气体。螺纹管的末端可与贮气囊或呼吸机相连行辅助或控制通气。为维持 $PaCO_2$ 于正常水平，在自主呼吸时供气量应为 200～300ml/(kg · min)，控制呼吸时成人应为 70ml/(kg · min)，小儿为 100ml/(kg · min)。

2. Lack 同轴环路装置　与麦氏 A 型装置结构相似，和 Bain 环路装置相反，见图 37-13B。新鲜气流经容积为 500ml 的外套管输入，呼出气则由中心细管经逸气活瓣排出。

同轴环路装置的优点是结构简单，使用方便，当进行颅脑及头颈部手术时，麻醉者可远离病人的头部实施麻醉。适应于任何年龄和任何手术，以及自主呼吸存在或控制呼吸时，且呼气管内呼出气流可以加温新鲜气流。

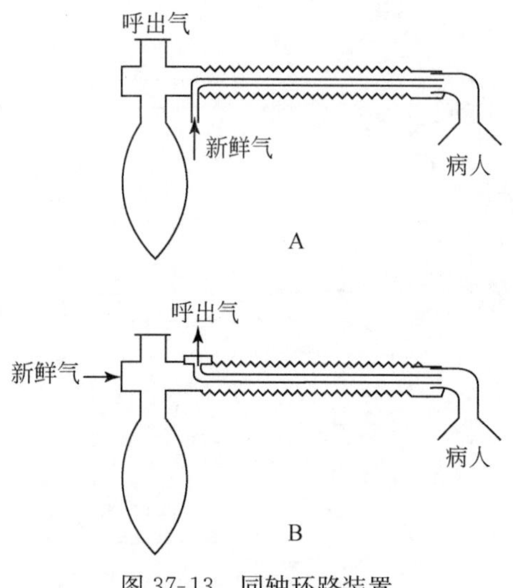

图 37-13 同轴环路装置

(六)循环紧闭装置

循环紧闭装置由供气装置、呼吸囊、逸气活瓣、CO_2 吸收器、呼气和吸气导向活瓣、两根螺纹管(呼气和吸气管)、三通接头等部件组成,参见图 37-1。手控或呼吸器控制通气可通过手控/控制通气转向开关进行。

循环紧闭装置的主要优点是:吸入气体的湿度和温度接近正常,使呼吸道保持湿润,节省麻醉药和氧气,手术室空气污染明显减少等。不足之处是自主呼吸时有一定的机械阻力。

关于麻醉机及其附件的消毒可参阅第 38 章。

(赵斌江)

参 考 文 献

范从源,郑方. 1996. 麻醉物理学. 上海:上海科学技术文献出版社

杭燕南. 1994. 当代麻醉与复苏. 上海:上海科学技术出版社

盛卓人. 1996. 实用临床麻醉学. 第 3 版. 沈阳:辽宁科学技术出版社

应诗达. 1997. 麻醉机. 见:刘俊杰,赵俊主编. 现代麻醉学. 第 2 版. 北京:人民卫生出版社

Dorsch JA, Doesch SE. 1984. Understanding Anesthesia Equipment. 2nd ed. London: Williams & Wilkins

第38章　呼吸机的结构

呼吸机(ventilator)即为干预、辅助人体呼吸完成通气功能的装置。临床上使用呼吸机的主要目的是改善氧合和通气,纠正低氧血症,可减轻病人的呼吸做功和氧耗,保持呼吸道通畅,是防治呼吸功能不全和支持心血管功能不可缺少的治疗仪器。随着医学的发展以及微机的应用,呼吸机的种类越来越多,结构越来越复杂,功能更趋于完善。本章将对呼吸机的主要原理、结构和分类等做简单介绍。

第一节　呼吸机的工作原理

一、基本原理

所有呼吸机的基本工作原理都在于建立大气-肺泡压力差,达到肺通气目的。目前临床上所用的呼吸机均为经呼吸道直接加压,建立大气-肺泡压力差,即在呼吸道开口如口腔、鼻腔或气管插管及气管切开插管导管处,以气体直接施加压力,高于肺泡内压时,气体进入肺内实现吸气,释去压力,肺泡压高于大气压,肺泡气排出体外,实现呼气,以达到机械通气目的。这种通气均为正压通气,负压通气如铁肺目前很少应用,不在此讨论。

机械通气的通气效果主要决定于胸肺顺应性、气道阻力、气道压力和气流速度等。呼吸机设计和临床应用时要考虑到这几方面因素,确保呼吸机治疗时,既能达到良好的氧合和通气效果,又能避免由于呼吸机的使用对呼吸循环带来的不良影响,减少呼吸机副作用及并发症,以利病人康复。

二、分类

呼吸机分类形式很多,目前临床上常用分类见表38-1。

表38-1　呼吸机的分类

分类	呼吸机
按用途	一般用呼吸机
	小儿呼吸机
	急救呼吸机
	麻醉呼吸机
	高频呼吸机
按使用习惯	定压型呼吸机
	定容型呼吸机

续表

分类	呼吸机
按驱动方式	电动呼吸机 气动呼吸机
按通气频率	常频呼吸机 高频呼吸机 高频振荡呼吸机
按复杂程度	简易呼吸机 多功能呼吸机 电脑控制智能呼吸机
按切换方式(吸-呼)	定压型呼吸机 定容型呼吸机 定时型呼吸机 流速控制型呼吸机 混合型多功能呼吸机

第二节　呼吸机的切换方式

呼吸机一个呼吸周期分为吸气期、吸气向呼气转换、呼气期及呼气向吸气转换 4 个阶段。

一、吸气期

呼吸机在吸气期的功能是向病人肺内输送气体，根据呼吸机驱动气体的发生器不同，可分为压力驱动及流速驱动。压力驱动又分恒压及非恒压，流速驱动又分为恒流及非恒流。

(一)恒压驱动

呼吸机在整个吸气期驱动压力保持恒定，向肺内输送恒定压力的气体，当驱动压与肺泡内压达到平衡时，输送气体停止，故恒压驱动呼吸机的工作压力要求保持恒定低压。吸入气量与吸气时间和驱动压成正比，与气道阻力成反比。

(二)非恒压驱动

呼吸机发生器的驱动压不是恒定的而是变化的，但每次吸气相时重复出现的变化是相同的。因此，恒压驱动器和非恒压驱动器的工作原理是可相互运用的。

(三)恒流驱动

基本特点为整个吸气期驱动气流的速度恒定，不论病人呼吸道阻力与肺顺应性如何，进入肺的气量完全由呼吸机决定。此类呼吸机的工作压力较高，至少为肺正常呼吸时所需压力的 10 倍以上，可以抵消病人肺的气道阻力及顺应性变化对呼吸机气源的影响。此种呼吸机须有压力保护装置，以防肺内压过高引起肺损伤。

(四)非恒流驱动

与恒流发生器的相同点是工作压力的要求也至少 10 倍于肺的呼吸压力，不同点为吸气期吸入气量可发生变化，但每次呼吸的流速变化恒定。应用偏心轮活塞原理，输出正弦波，波形特点是在一条直线上作周期性和谐波动，此种变化表现为流量在吸气开始时慢，此后流量逐渐增加，吸气中期流量最大，此后流量又逐渐减慢，吸气末期为零。此种通气方式与自然肺扩张过程近似，有利于克服肺及气道阻力，使肺接受较大流量，有利于气体均匀分布。此类驱动方式效果较好，多数定容型呼吸机采用这种结构。

二、吸气向呼气的切换

呼吸机产生正压将气体压入肺部完成吸气以后，接着应切换为呼气。常用切换方式有以下 4 种。先进呼吸机要求具备 3 种以上切换方式，能进行复合切换。

(一)压力切换

以压力切换(pressure cycling)完成吸气向呼气转化的呼吸机为压力型呼吸机。此种呼吸机内装有感知系统，当呼吸机产生气流进入呼吸道后，使肺泡扩张，气道压力不断升高，达到预定值时，即停止送气。此时呼吸机由吸气相切换为呼气相。吸气时间、吸气流速和潮气量均受预定压力值、气道阻力及肺顺应性的影响。由于呼吸机的压力是预定的，必须结合临床了解某压力条件下潮气量的大小，才能有助于正确判断使用呼吸机是否恰当。

(二)容量切换

容量切换(volume cycling)呼吸机称为定容型呼吸机。此种呼吸机将预定的吸入气量送入呼吸道,使肺泡扩张,当达到预定潮气量时,即转向呼气。吸入气量不受肺的顺应性及气道阻力的影响,吸气时间、气道压力和流速不恒定。应用此类呼吸机应特别注意气道压力变化,因在肺顺应性降低的病人,使用容量切换呼吸机时,气道压会有明显增高,所以要配有压力监测报警装置,不论病人或呼吸机方面的问题大都会在压力表上得到反映。

(三)流速切换

流速切换(flow cycling)即为在呼吸机内设置一个流速感应阀(flow sensitive valve),在吸气流速小于预定值时,一般为 1～4L/min,则停止吸气,完成吸气转向呼气。流速切换的呼吸机只能保证呼吸切换时的流速恒定,肺内压、吸入气量和吸气时间都不恒定。使用此种呼吸机应配有精确的通气量测定装置。对肺顺应性降低的病人,吸气时间缩短,驱动流速减慢,吸入气量减少,可采取提高驱动压,增加流速来恢复潮气量。对气道阻力增加的病人,吸气流速会减慢,但吸气时间能代偿性延长,所以吸气量几乎不减少,对于此种病人,用这类呼吸机有益。

(四)时间切换(time cycling)

呼吸机产生气流,进入气道,达到预定的吸气时间,即停止吸气,转向呼气。此种切换方式的呼吸机只能保证吸气时间,气道压、气道流速及吸入气量均受肺内情况影响。此种呼吸机应用时必须有潮气量监测。

三、呼气期

呼吸机呼气期的功能是允许吸入气体由肺内排出。呼气时呼气活瓣开放,依靠肺、胸廓弹性行被动呼气。在呼气期呼吸机工作时,根据呼气末肺内压力的高低情况可分为:

(一)呼气末达大气压(ZEEP)

呼气活瓣在呼气期开放,与大气相通,呼气末肺内压与大气压相等,降为零,此为临床上最常用的一种通气方式。

(二)呼气末负压(NEEP)

在呼气末采用负压,其目的是主动抽出呼出气,加速肺及气道内气体的排出,但由于呼气末负压可造成功能残气量减少,并使小气道闭合,肺泡萎缩,其方法弊大于利,近来已不再使用。

(三)呼气末正压(PEEP)及持续正压呼吸(CPAP)

对呼出活瓣施加可调节压力,在呼出气遇到阻力后出现呼气滞后现象,使呼气末为正压。可防止气道阻塞及肺泡萎缩,增加肺泡气体交换。呼气末正压时,气道内、肺内压力持续保持正压的通气则属于持续正压通气。

四、呼气向吸气的切换

呼吸机从呼气末转入吸气,转换方式可有自主切换、时间切换、容量切换及压力切换,还有人工切换。

(一)自主切换(patient cycling)

呼吸机对病人的吸气负压发生反应,触发吸气回路活瓣启开,进行吸气。可有自主呼吸间的间隙指令通气(IMV)装置,也可有与病人吸气同步的同步间隙指令通气(SIMV)装置。SIMV 时,病人的呼吸只有在呼气相达到同步触发带时才能启动由呼气转变为吸气。此种切换方式应注意触发灵敏度(sensitivity)要低,应低于病人潮气量的 0.5%,对婴幼儿,因通气量很小,灵敏度要求更高。再者,由吸气触发到吸气开始的时间即反应时间(response time)也有要求,理想者应小于整个吸气时间的 10%。

(二)时间切换(time cycling)

呼吸机有定时装置,当呼气期达到预定时

间后，呼吸机打开吸气阀转入吸气期。不受病人情况的影响。此种切换方式用于自主切换时，可保障病人安全。当预定呼气时间结束，而病人自主呼吸不能触发呼吸机，甚至无自主呼吸时，呼吸机可自动以时间切换进入吸气期。

(三)压力切换(pressure cycling)

气道压力达到某一值时即开始吸气。呼气终了时肺内仍有少量气体移出，故气道压力不易达到零，所以可利用达到某设定压力值时，行呼气向吸气的切换。

(四)容量切换(volume cycling)

将呼出气收集到气量计(spirometer)内，达到一定气量即开始吸气。缺点是呼吸回路中漏气，未达到所给定呼气量时，将持续呼气，不向吸气切换。有引起呼气量快速增加的因素时，如咳嗽等，则会出现即使是呼气未结束，也开始转向吸气。

(五)人工切换(manual cycling)

即人工手控，现代呼吸机上都装有人工切换装置，可随时触动，给予一个吸气，甚至能控制吸气时间和吸入潮气量。为临床应用增加了便利，利于病人治疗的随时调整。

第三节 呼吸机的基本结构

各种类型的呼吸机其基本结构是相似的。应包括气源、供气驱动装置、空氧混合器、安全阀、调节活瓣、调节监测和报警系统、呼吸回路、湿化雾化装置等。

一、气源

气源包括氧气和压缩空气。氧气和空气的输出压力均应在 5kg/cm^2 以下，故要装置减压调压设备。氧气可由中心供氧系统或氧气钢瓶获得。医用压缩空气是由空气压缩机获得。医用空气压缩机有其特殊要求，其简要原理为：空气经滤过器进入后被加压至 0.6mPa，再经冷凝器冷至室温，由一级调压阀调压至 0.5mPa，通过分水滤气器将冷凝水排出，再由二级减压阀减压至 0.3mPa，最终得到干燥压缩空气。

空气压缩机提供的压缩空气为干燥清洁的冷空气，供气量为 55～64L/min，最大输出连续气流为 120L/1.5s。并设有低压、高温及断电报警系统，其滤过器能消除 90%以上污染。

二、供气和驱动装置

呼吸机的供气装置是折叠气囊或气缸输送气体，其外部有驱动装置。呼吸驱动装置历史上有重力风箱、减压阀、吹风机、喷射器、线型驱动活塞、非线型驱动活塞、负荷弹簧风箱等多种机制。目前随着微机技术的应用，驱动装置越来越简单，但驱动效果同样达到要求，甚至更好。

三、空氧混合器

空氧混合器是呼吸机的一个重要部件，其输出气体的氧浓度可调范围为 21%～100%。

(一)空氧混合装置(文丘里装置)

用纯氧射流产生周围负压，将周围空气吸入，以降低吸入氧浓度，实现空氧混合。要达到预定浓度，通过调节氧输入量取得。该装置结构简单，空氧混合不精确，浓度不恒定，应用过程中最好直接监测吸入氧浓度，以防氧中毒(图 38-1 文丘里面罩吸氧装置)。

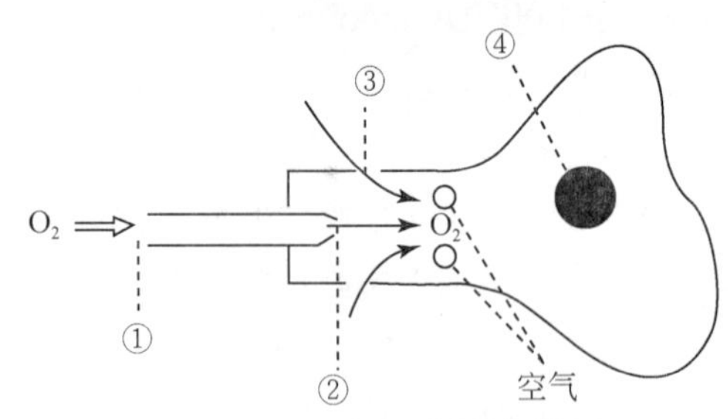

图 38-1 文丘里面罩吸氧装置

①输出 O_2；②喷射口；③空气进入侧孔；④呼气孔

(二)空氧混合器

减压后的 100%氧气和压缩空气经过空氧

混合器可将吸入氧浓度在 21%～100%范围内调试，所调氧浓度恒定，应用安全。

该装置结构精密、复杂，能保证原定氧浓度不变。通常组成为一级或二级压力平衡阀、配比阀及安全装置。输入空氧混合器的压缩空气和氧气必定会有波动，尽管如此，但在经过二级压力平衡阀的作用后，输出压力是均等的，对已调定的氧浓度不会受到影响。氧浓度的改变，唯有经过调节配比阀实现。安全装置的作用是确保病人供气安全，当两种压缩气体中的任何一种已用尽或不符合要求时，另一种气体则会自动转换以维持供气，确保安全。同时还能产生声光报警，提醒使用者。

四、调节活瓣(呼出阀)

呼出活瓣亦是呼吸器结构中的重要部件，其作用是向病人提供畅通的呼气通道。呼出阀的种类主要有活瓣或呼出阀、电磁比例阀、先导式呼出阀、呼气末正压阀和持续气道正压阀。其开放规律各自由机内的电磁元件或弹簧或气压等来调节，可进行多种排气方式，如 PEEP、CPAP 或呼气末阻力。

五、压力安全阀

压力安全阀是为病人提供安全保障的特殊装置，呼吸机上不可缺少，其作用是当气流循环系统压力过高，超过预置压力时，气流经安全阀排出，以防气道压过高而造成气压伤。

呼吸机上还应设置另一安全阀，即旁路吸入阀，其作用为一旦供气装置中断供气，此安全阀则可将空气吸入气道，以保证病人供气。

六、湿化装置

呼吸道的充分湿化，对保护和发挥肺脏及呼吸道的自然防御机制起着主要作用。正常情况下，吸入气体的湿化是借口鼻咽喉上呼吸黏膜水分蒸发加湿的。气管切开或气管插管后，上述湿化功能丧失，加之呼吸机增加通气量，使呼吸道大量失水，因此，长时间使用呼吸机的病人，必须配置湿化装置。

湿化装置不外乎两大类，即蒸汽湿化及雾化湿化。

蒸汽湿化目前多采用加温湿化。即在呼吸机治疗时，对湿化器加热，当湿化器内的水被加热至适当温度后，吸入气体进入湿化器，逐渐沿水面被加温，与湿化器内的水蒸气一起，送入病人呼吸道，大大提高了湿化效率。湿化器的加温调节温度一般控制在 32～35℃。

雾化湿化主要采用喷射雾化，利用 Bernoulli 原理，即喷射时产生周围负压，大气压使水沿毛细管流出，当水离开毛细管时，被喷射的气流撞成气雾颗粒。产生的气雾颗粒在有湿化作用的颗粒大小时(3～6μm)，才能通过挡板(图 38-2)，进入病人呼吸道，达到雾化加湿目的。雾化液中还可加入药物，起到治疗作用。

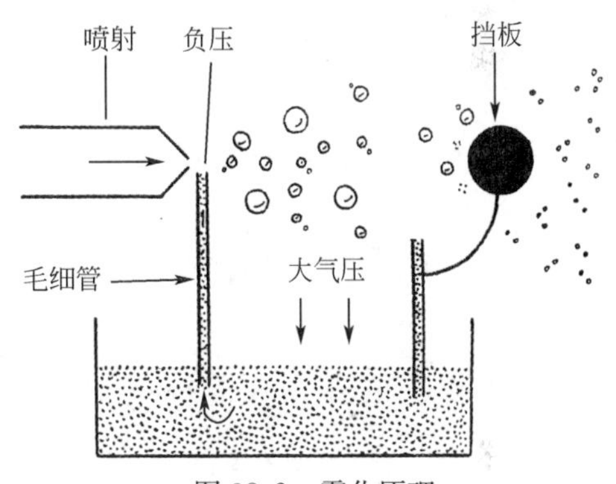

图 38-2 雾化原理

七、监测报警系统

呼吸机基本监测项目包括 Paw、RR、VT(吸气和呼气)、VE、PIP、EIP、FiO_2 和 I/E 等，高级呼吸机可监测 Raw、$ETCO_2$、SpO_2、Cl 和各种呼吸功能及呼吸波形显示，甚至可监测循环系统如 ECG 和 BP，同时呼吸机还设有声光报警系统，报警项目包括气源电源切断报警、气道高压低压报警、辅助呼吸或自发呼吸停止报警、人机对抗报警、分钟通气量不足报警、吸入氧浓度过高过低报警、气道温度过高或过低报警、吸呼比不正常报警、湿化器水量不足报警等。

八、标准呼吸回路

呼吸机的标准回路基本上采用管道呼吸回路(图 38-3)，主要由吸气管和呼气管组成，其中吸气管一端与呼吸机气体输出管相连接，另一端与湿化器或雾化器相连接，还可接有温度测定器。呼气管一端接有气动呼气活瓣，中段有贮水器。吸气管和呼气管通过 Y 形管与病人呼吸道相连。其中 Y 形管与病人气管导管（或气管切开导管）连接处为仅存的机械死腔。

另外，在 Y 形管吸气端还可连接细菌滤过器及可调减压活瓣。

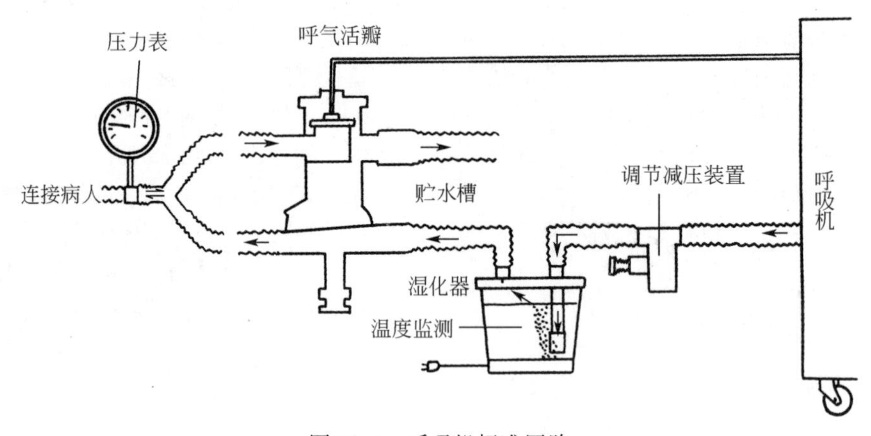

图 38-3　呼吸机标准回路

第四节　呼吸机的保养和消毒

一、呼吸机消毒和保养的意义

接受呼吸机治疗的病人多已伴有呼吸道感染，病情重，机体抵抗力差，而且行气管切开或插管后，使下呼吸道直接开放，更易继发气道感染，此种情况下，呼吸机进行严格消毒应引起足够重视，以防止院内交叉感染。

呼吸机为贵重机器，特别是先进呼吸机价格更昂贵，能妥善保管可延长仪器使用寿命，节约资金。

呼吸机在使用后，如能将呼吸机及时消毒，认真保养，无疑对随时可用于急救病人提供了有利条件。

二、呼吸机的消毒

各种呼吸机由于构造不同，需要消毒、清洁的部件也不尽相同。通常呼吸机的消毒重点是呼吸机的管道和湿化器，对主机只作清洁。

常见的 3 种呼吸机管道结构及其消毒的异同如下：

（一）全拆卸

全部呼吸管道均可拆卸，包括主机内部气路，病人吸气和呼气管路，可对管道彻底消毒，基本不留死角。

（二）部分拆卸

部分呼吸管道可拆卸。即只有病人吸气和呼气回路的管道可被拆下消毒。这种呼吸机有的装有细菌过滤器，能防止呼吸回路内细菌又回流到主机。

（三）呼出气体循环式回路的消毒

如麻醉用呼吸机，此种回路污染较重，这是因为呼出气体经钠石灰吸收 CO_2 后，又被病人重新吸入，所以更需严格消毒。

呼吸机的呼吸管道及湿化器的消毒有两种，一种为日常消毒，每日 1～2 次将病人用过的呼吸管道及湿化瓶拆下消毒，同时换上消毒的管道及湿化瓶继续工作。另一种为终末消毒，即停用呼吸机后，将所消毒的部分彻底消毒后安装好，以备下次再用，但此种方法远为不够，据观察使用呼吸机的病人，有湿化气体经过管道，在应用短期后即被污染(应用 1 天即有 1/3 被污染，应用 6 天后即有 1/2 被污染)，因此，有条件的情况下，建议使用前一种消毒方法：

呼吸机管道及湿化器要用高效消毒剂消毒。气体消毒方法较方便，但较费时间。需快速消毒时可用液体消毒剂。呼吸机主机部分不能用消毒液浸泡，外部可用湿纱布擦净，在室内用紫外线照射。

常用的可靠消毒方法如下：

1. 戊二醛 是目前公认的最好的液体化学消毒剂，被广泛重视。杀菌谱广，能杀灭芽胞，对大多数物品无损害。临床上使用 2%的戊二醛，有 3 种形式的药液，如表 38-2。

表 38-2 2%戊二醛药液

种类	药液特点
2%戊二醛碱液	3～10 小时可杀死孢子，10 分钟杀灭病毒，除结核菌外，其他细菌立即被杀死，有刺激性
2%戊二醛酸液	室温下 10 分钟杀死病毒、真菌，20 分钟杀灭结核菌，大部分细菌立即被杀死，不能杀灭孢子，无刺激性
2%戊二醛中性液	10 分钟可杀死细菌、真菌、结核菌和病毒，10 小时可杀灭孢子，对皮肤有刺激

2. 过氧乙酸 具有广谱、高效、速效杀菌作用。30～60 分钟可杀菌，对肝炎病毒也有效，毒性低，但具有腐蚀性，对金属、纤维制品不适用。

3. 苯扎溴铵(新洁尔灭) 对细菌、真菌和某些病毒均有较强杀灭效果。物品浸泡前应清洗干净，以防减弱其杀菌效果。

4. 压力蒸气灭菌 高压消毒是最为可靠的方法。压力为 1.05kg/cm，温度 121℃，20～30 分钟可消灭一切细菌病毒和芽胞。注意被消毒物能否耐受高压，否则，选用其他消毒法。

5. 40%甲醛溶液(福尔马林) 可用熏箱，每平方米空间用甲醛溶液 150ml，4 小时可消灭包括芽胞的一切细菌。此法主要用于各种导管、管道等的消毒，对物品无损害。应注意的是消毒后注意通气，促使残存甲醛排出，以防使用时刺激呼吸道。

6. 环氧乙烷 是可靠的高效气体消毒剂，穿透力强，可杀死真菌、细菌和较大病毒，对物品损伤小。通常在特制压力的容器内进行消毒。环氧乙烷有一定毒性，消毒后不能立即使用，要充分通风散气。

该消毒剂易燃、易爆，要注意安全。

7. γ 射线照射 γ 射线为某些放射性元素裂解时产生的一种电磁波，具有很强的杀菌力，能杀死所有细菌和病毒。消毒时要有特别设备和防护措施，价格昂贵，临床应用不广泛。

三、呼吸机的保养

(1)呼吸机由专人保管，保证各种管道消毒后备用，仪器外部保持清洁。

(2)湿化器用完后彻底清洁，消毒备用。

(3)定期检查更换电池、活瓣、皮囊、细菌滤过器等零备件。

(4)定期通电试验，综合检查呼吸机功能，包括漏气检验、报警系统检测及呼吸机的输出功能和附加的监护仪功能是否完好。

呼吸机的妥善保养，可延长使用寿命，保证呼吸机功能完好随时可用于病人的治疗及抢救，对抢救成功率有很大重要性。国外有专门人员定期维护保养。

四、室内环境的清洁和消毒

室内的清洁和消毒对于避免应用呼吸机患者吸入污染空气问题有着重要意义。为减少病室空气内的细菌量，应定期通风，减少室内人员来往，隔日紫外线照射消毒，室内地板、用品每日用 0.2%过氧乙酸擦拭，以防止交叉感染。为解决应用呼吸机吸入污染空气问题，比较先进的呼吸机入口处一般装有过滤空气的装置，对减少吸入空气中的细菌量有一定作用。

(云 虹 赵斌江)

参 考 文 献

董声焕．1992. 呼吸衰竭基础与临床．北京：人民军

医出版社
范从源,郑方 . 1996. 麻醉物理学 . 上海:上海科学技术文献出版社
杭燕南 . 1994. 当代麻醉与复苏 . 上海:上海科学技术出版社
刘俊杰,赵俊 . 1997. 现代麻醉学 . 第 2 版 . 北京:人民卫生出版社,1271～1285
王保国 . 1994. 实用呼吸机治疗学 . 北京:人民卫生出版社
朱贵卿 . 1984. 呼吸内科学 . 北京:人民卫生出版社
Mcpherson SP, Spearman CB. 1990. Respiratory Therapy Equipment. 4th ed. St. Louis: the CV Mosby Co

第 39 章　监测仪器的结构

麻醉医师的任务，除了解除病人手术痛苦之外，更重要的是确保病人在麻醉和手术期间的安全。特别是在外科手术种类和复杂程度，以及医疗水平不断提高的今天，后者的重要性就更为突出。利用现代科技，特别是高科技手段的监测，可以准确而及时地了解麻醉过程中主要生理功能的各种变化，从而给予科学的管理，减少或避免过量和不必要的用药，并使麻醉达到一种既能满足外科手术的需要，又能迅速苏醒的最佳状态。同时，监测技术可以向麻醉医师提供各种参数，使其清楚地了解麻醉和手术过程中机体功能的变化，了解用药和手术对病人的影响，使麻醉医师清楚地了解自己在做什么和应该做什么。这既可以帮助麻醉医师尽可能地少犯或不犯错误，又可以使其不断总结和积累经验，同时通过科学研究，迅速而有效地提高自己的专业水平。现在，临床医学虽然已经取得了突飞猛进的发展，但尚未达到完美的程度。在监测条件下仍有可能发生一些意外情况。科学的监测数据和完整而可信的记录可为我们提供科学而有效的原因分析，必要时，可以帮助麻醉医师弄清或澄清自己的责任，排除医疗纠纷的困扰，既能保护自己的权益，又能维护麻醉专业的尊严。正是由于上述原因，全世界的麻醉工作者都在努力改进和完善自己的监测条件，并制定各种监测标准。1992 年，世界麻醉安全委员会（International Task Force on Anesthesia Safety）成立了，同时制定了世界麻醉安全标准，为在世界范围内推动麻醉安全和实施标准的麻醉及手术期监测起到了促进作用。

第一节　监测仪器应用的发展

一、麻醉监测的初始阶段

眼睛盯住病人皮肤和血液的颜色，耳朵听着呼吸和心跳，人不离病人，手不离脉搏，这就是麻醉医生最初的监测方法听诊袖带血压计几乎是当时唯一的监测仪器。而最初的全麻，也只能用观察或手控呼吸的方法来体会和估计潮气量、气道压和肺顺应性等呼吸参数的大小和变化。现在，虽然这些以麻醉医师感觉和经验为主要手段的监测方法，正在被各种先进的监测仪所取代，但它们却是麻醉医师应该具备的基本功。因为这些方法要求麻醉医师的警觉和责任心，而且通过这种监测所得到的结果大都是第一手的，直接而可信的。应该强调的是，即或在现代监测条件下，也还需要这种方法辅助，特别要提倡这种精神。

二、监测的改善阶段

随着现代科学技术和社会经济的发展，也随着外科手术的不断复杂化和对麻醉重要性认识的提高，麻醉和手术期监测开始得到改善。首先表现为各种单项指标监测仪的问世，如 O_2 浓度、脉搏氧饱和度（SpO_2）、呼气末二氧化碳（$ETCO_2$）、无创血压（NIBP）、潮气量（VT）和肌松监测仪等。在最基本的心电和血压监测基础上，根据需要和财力的允许，增加某一项目的监测，对提高麻醉安全性是十分有益的，特别是 O_2 浓度、SpO_2、$ETCO_2$ 和 NIBP 等，任何一项都可明显提高监测质量，同时也较符合国情。

三、综合监测阶段

几种或多种功能监测的组合监测仪，现正在取代单项监测仪，按其特点基本可以分以下三类。

（1）血流动力学参数监测仪（如 Datex cadiocap），可进行心电、心率、无创血压、脉搏氧饱和度、有创压力和体温监测。

（2）机械呼吸、肺功能和气体监测仪（如 ultima 和 artima），可监测呼吸频率、潮气量、肺顺应性和气道压力、脉搏氧饱和度、呼气末二氧化碳、氧化亚氮和 5 种麻醉气体浓度等。

（3）多功能综合监测仪（如 Datex AS/3），这类监测仪可在以下 5 个方面进行监测：①全部血流动力学参数；②通气和肺功能；③ O_2、CO_2、N_2O 浓度和 5 种麻醉气体浓度；④心电、脑电和肌松；⑤体温、代谢率和其他。不仅监测项目齐全，而且全部电脑智能化，功能复杂但操作简单。功能设置为插件式，可以通过改变插件来改变或增加功能。除了监测之外，还可自动分析、记录和储存监测结果，并及时通过声音和图像两种形式提醒或报警。利用监测仪的键盘可以自行设计麻醉记录单和报告，不仅科学性增高而且减少了麻醉医师花在记录上的时间。该机系列还可以进行多机联网监测，进行手术室之间、手术室和恢复室或 ICU 之间的联网，互通和调用信息，即所谓的 AIM（anesthesia information management）系统。

四、麻醉仪器现代化的尝试

20 世纪 90 年代后期，世界范围内出现了生产监测仪厂家和生产麻醉机厂家合并或联营的趋势，它们联合研制出麻醉机和监测仪融为一体的最新机型。如 Datex-Engstrom 公司生产的麻醉工作站（anesthesia delivery unit，ADU）和德国生产的 CiceroEM 集中代表了这一新趋势。该机集麻醉（全麻）实施、各种参数监测、数据分析、记录和储存为一身，高度电子化、智能化和自动化。这种技术的出现，为重症及复杂手术的麻醉和科研提供了最理想的工具，并使麻醉技术的现代化成为现实。

第二节 监测仪器的基本结构

一、监测仪器的结构分类

（一）分体式

此类监测仪特点是，以某一监测项目为主，或兼设其他某些项目，如脉搏氧饱和度、心电示波器和肌松监测仪等。

（二）组合式

含几种或多种功能的监测仪。按功能分类为：①血流动力学监测仪；②呼吸和气体监测仪；③多功能或全功能监测仪。按结构特点分类为：①监测项目设置式，监测项目固定，无法改变；②监测项目插件式，可通过增加或改换插件而变更监测功能。

（三）系列式

由多个同品牌机组成，分主机和附机，可行联网监测。

（四）ADU 式

即监测仪和麻醉机结合为一体，统一监测，统一控制和操作，统一显示和记录。

二、监测仪的基本结构

（一）连接部分

连接部分是指监测仪和病人连接的各种装置，包括心电导联线、压力传感器、脉搏氧饱和度探头、气体取样器和肌松刺激导线等。其作用是将机体生理信号收集并转变成电信号传递给监测仪，或提取某些样品并传送给监测仪的分析器。在安装和使用该部分时要注意如下事项。

（1）要保持信号的通畅。凡无需换能而直接传递的电信号传导装置，要保证和病人连接牢靠和线路的完好，如心电导联线。而压力传感器和气体取样器，前者不能进入气体，后者则不能进入水分。

（2）要注意消毒，防止交叉感染。

（3）要定期检查，发现损坏要及时更换。

（二）信号或样品分析器

该部分一般安装在机内，负责将来自病人的信号或样品进行处理和分析。不同的项目需不同的装置，故体积最大，精密度最高，视为监测仪的心脏，要严防振动和水分、灰尘进入。有些项目如压力和气体分析器，还要定期或测前校准。

（三）单项功能程序板（PC 板）

将某一项功能监测得来的信息转化成数字，并进行进一步的处理和编程，使监测结果能按照该程序的要求进行计算、分析、储存和显示等。此板有一定使用寿命，老化时必须更换。

（四）CPU 板

其功能和 PC 板相同，只不过它的任务是将各单项 PC 板送入的监测信息进行统一编程，便于整机操作，综合分析、显示、记录、储存和打印，可以使多功能监测仪电脑化，功能繁多而操作合理，并易于掌握。一些监测仪还配有键盘，可以通过它进行电脑式操作，还可以自行设计麻醉记录和报告。在一定程度上可以说，CPU 板的水平决定着监测仪的档次。

（五）显示屏

监测仪的显示屏除有大小和显示颜色之分外，一些高档监测仪还有主显示屏和副显示屏。在显示屏的左侧或下部设有功能操作键，有些则在显示屏上设有触摸功能。副显示屏较大，一般被悬挂在手术室开阔部分，供室内所有人员观看。

（六）插件式功能盒

插件式监测仪带有此类功能盒。盒内有某一项功能监测所需要的全部技术设备。监测时，只需将此盒插入监测仪的相应部位，监测仪便具有了该项监测功能。监测仪功能的多少决定于拥有的功能盒的多少，通过改换和增加功能盒，可改换和增加监测仪的功能，使监测仪永不过时。

（七）记录仪

一些监测仪本身带有记录装置，一般较小，只能打印部分监测结果，而且大都是数字形式。较高档监测仪设有连接打印机的接口，可使用许多类型的打印机，既可以打印数字，又可打印图形，还可打印麻醉医生自己设计的记录单和报告。

第三节　监测仪器的主要监测项目及方法

一、循环系统监测仪器

（一）心电图监测（ECG）

心电图监测是最重要的监测项目之一，故几乎所有类型的监测仪均设有该项目。心电图机基本结构包括输入电路、前极放大电路、放大电路和记录器四部分。鉴于手术时体位的限制，除一些高档监测仪可提供 12 导联外，一般监测仪均采用双极肢体加压导联。联结方法以 CS_5 为最好（右上肢电极于右锁骨下，左上肢电极于 V_5 位置，左下肢电极接地），用此导联时选择Ⅰ导联为好。在因体位原因不能准确安放电极时，应在监测开始时，首先按标准电极位置记录一心电图形，以供必要时对照使用。对于术前已明确心脏功能异常者，应以术前心电图诊断为准，必要时应与术前心电图对照。

手术室中电器（特别是电刀）、病人各种原

因引起的震颤等，均可以引起干扰，应常规连接地线，并注意避免诊断失误。由于一般监测仪不能提供全导联监测，对于存在或怀疑有心肌缺血和心梗的病人，必要时要作心电图描记分析。一些高档监测仪带有ST段和心律不齐自动分析，但下诊断时要注意结合临床症状，同时要注意因干扰引起的误诊。

(二)动脉血压监测(BP)

术中动脉血压变化情况既是重要的生命指征，又可用于判断麻醉的深浅，因此是重要监测项目之一。一般监测仪均设有该项目，而且可进行两种方法，即无创和有创BP监测。

1. 无创监测(NIBP) 该法监测原理和听诊法相同，只不过在袖带的内层安放了能量转换传感器，将动脉搏动产生的动能转换成电信号。此信号被送入监测仪内的分析器和NIBP程序板进行分析、处理和储存，并转换成数字和图形两种形式，在荧屏上显示。同时监测仪内设有负责袖带充气的气泵，该泵受NIBP程序板控制，按其指令进行充气和放气转换。测量频率可根据病情需要设置，亦可进行手控测压。绑袖带时不能过紧也不能过松，以能留两个手指间隙为好。一些监测仪用NIBP法测出的结果较实际值有偏差，必要时监测前可用听诊测压值进行对照，特别是当血压过高或过低时。监测仪背面设有为充气泵设置的空气滤过孔和上面的灰尘过滤网，要注意该网的经常清洗。由于监测仪可以连续显示和记录，其监测结果既完全又可信，还可在很大程度上解放麻醉医生，使其更好地观察病人。

2. 有创BP监测(IBP) 一些监测仪上设有压力(press)监测项目，可供动脉血压(ABP)、中心静脉压(CVP)和肺动脉压(PAP)等压力监测。进行动脉压有创监测时，首先要进行桡(或股、足背)动脉穿刺，然后将穿刺针和压力能量转换传感器相连接。该传感器将动脉搏动产生的动能转换成电子信号，并将信号传入机内。经有关压力软件处理，变成动脉压力图形和数字形式显示。从荧屏上可以看到连续变化的动脉压力图形和收缩压、舒张压及平均压等参数，从而能随时了解任何瞬间的血压变化情况，而且结果直观、准确和可靠。心内手术(体外循环)、嗜铬细胞瘤及重症、复杂手术应采用有创监测方法。使用时应注意如下几点：①监测开始时，要首先进行标零；②为了防止动脉穿刺针被血凝块堵塞，要使用连续肝素盐水冲洗装置或间断注射器推注；③测量过程中，传感器换能头部分应始终放置于心脏同一水平。

(三)中心静脉压监测(CVP)

利用监测仪的压力(press)项目，可进行CVP连续监测。原理和方法与动脉压监测基本相同，只不过要进行深静脉(锁骨下静脉、颈内静脉或大隐静脉)穿刺和置入中心静脉导管，导管前端应达到或接近上(或下)腔静脉水平。换能传感器的换能头应放置在和右心同一水平，监测前要进行标零。荧屏上可同时显示波形和数字，要注意使用肝素盐水冲洗，或经导管连续输液以保证导管通畅。

(四)肺动脉压(PAP)和肺动脉楔压(PAWP)

利用监测仪压力(press)项目，可进行该项监测。首先进行飘浮导管(Swan-Gans)周围或中心静脉插入，经腔静脉、右心房、右心室到达肺动脉及其分支。方法是：颈内静脉常是首选通路。穿刺成功后，将Swan-Gans接上旁路输液管，经扩张导管送入颈内静脉，在监测仪荧屏连续显示压力波形的情况下送入导管，并根据波的形状判断导管前端所处位置。当确认导管前端已到达右心房时，即可将导管前端气囊充气(1～1.5ml)，使其膨胀并随血流前进，经右心室进入肺动脉，最后嵌入肺小动脉，此时测到的压力为PAWP，放开气囊后的压力为PAP。注意事项：

(1)图形显示引导Swan-Gans进入，是此项技术成功的关键，故在导管置入前要认真进行压力图形的标零、压力单位选择等调试工作(图39-1)。

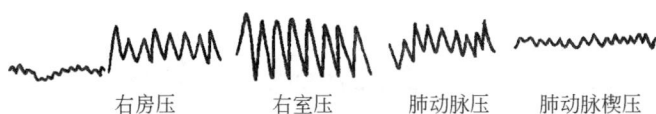

右房压　右室压　肺动脉压　肺动脉楔压

图 39-1　Swan-Gans 导管压力图

(2)要注意无菌操作和使用肝素盐水防止导管阻塞。

(3)术中体位变化可能使导管退出肺动脉，要固定牢靠，必要时进行调整。

(五)心功能监测

除了专门心功能测定仪之外，较高级监测仪(特别是插件式)才有此项监测。此类监测仪大都使用热稀释法测量心排血量(CO)。使用此法监测时，首先需放入 Swan-Gans 飘浮导管，然后经该导管向右心房注入冷生理盐水或葡萄糖液(现在许多监测仪只需常温溶液即可)，当该溶液与血流进入肺动脉时，发生短时间的温度变化，导管前端的热敏电阻可测到该变化。监测仪中的软件，根据这段温度变化和其他参数可推算出心排血量(CO)，并可自动推导出其他心功能参数，如心指数、每搏指数、左心室和右心室每搏做功指数、肺血管阻力、周围血管阻力等。监测仪可以进行连续观察，反复测定，其间隙可短到 2 分钟。虽然目前用于心功能监测技术和仪器很多，如心阻抗监测、多普勒监测和超声心动图等，但都不太适合麻醉中监测，且结果均不如热稀释法准确。

(六)混合静脉血氧饱和度监测(SvO_2)

有条件时，连续 SvO_2 监测可作为监测心功能的最重要手段之一。原理是：

(1)当心功能不全时，心脏排出的血量不能满足全身组织、器官代谢需要，组织间无氧代谢产生的酸性环境使氧解离曲线右移，从而使血流在组织间释放氧增多，最终导致腔静脉回心的混合静脉血血氧饱和度低于心功能正常时的 SvO_2 水平(75%)。反之，也就是说，当腔静脉的 SvO_2 低于 75%时，就可以确立已发生心功能不全的诊断。

(2)血液中血红蛋白(Hb)随氧饱和程度增加，颜色由紫变红，对不同波长光的吸收量也就发生变化。当用不同波长的光照射它们时，通过测定反射光的量，即可测出血管内血的氧饱和度。

一些高档监测仪具有此项功能。但监测时，必须使用与之相配的 Swan-Gans 导管，因为该导管头部设有发射和接收红外线特殊装置，可以连续测定 SvO_2 值，如 Datex AS/3 监测仪。另外还有 SvO_2 单项监测仪，可供术中或恢复室和 ICU 床边使用。由于可以及时发现心功能变化，故越来越被广泛应用。

二、呼吸功能和机械呼吸监测仪

(一)呼吸功能参数测定

传统呼吸机和监测仪对于呼吸频率(RR)和气道压力(P peak、P Plate、PEEP)的监测均采用压力传感器，测量潮气量使用风箱式或钟表式容量计。

但是，20 世纪 90 年代以来，芬兰 Datex 公司推出旁流呼吸功能监测技术(Datex Side Stream Spirometry)正在取代以上传统技术。此项技术的关键创新之处是一个被叫做 D-Lite 的传感器(图 39-2)。该传感器被安放在气管导管和呼吸回路中间，其上设有 3 个连接孔(为 A、B 和 C 孔)，A 和 B 两点在与呼吸气流平行的一条直线上，A、B、C 3 孔并分别用 3 根长管与监测仪相接。于 A 和 B 孔处，可分别测得吸入气的总压力(total pressure)和静压力(static pressue)，二者之差为动力压(dynamic pressure)。由于气体流速与动力压成正比，故可由动力压分别推算出气体流速和潮气量。而 C 孔主要用以抽取气体样品，送入机内进行质和量的分析。根据此技术生产的 Ultima 监测仪可测得如下参数：RR、Tv、MV、V1.0(第一秒呼出率)、Ppeak、Pplate、PEEP、IE ratio 和肺顺应性(compliance)。同时应用此技术，在监测仪荧屏上，可显示一个以压力为横坐标、

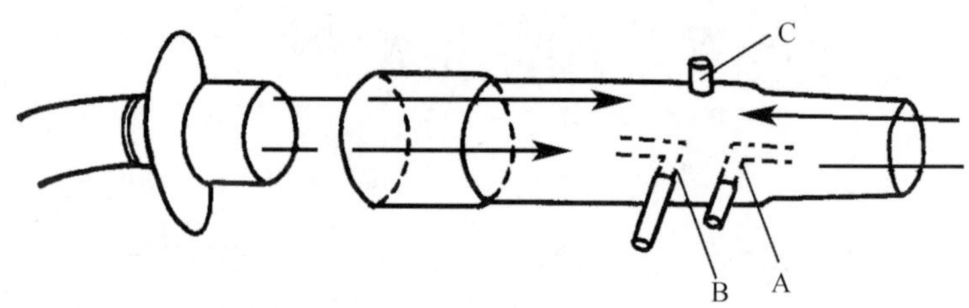

图 39-2 D-Lite 传感器

容量为纵坐标可变化的环(图 39-3 容量-压力环)和另一个以流量为纵坐标、容量为横坐标可变化的环(图 39-4 流量-容量环)。根据这两个环的形状和在坐标上的位置,以及不同时刻图形的比较,可以及时发现呼吸容量、压力、阻力和肺顺应性的大小和变化,并可分析和推断出麻醉中可能出现的许多错误和存在的问题。

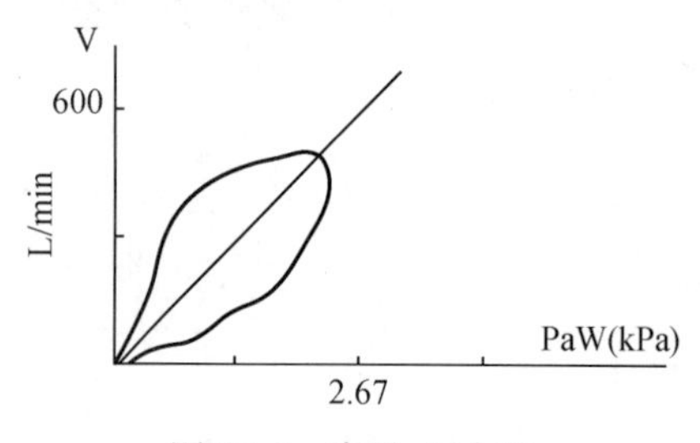

图 39-3 容量-压力环

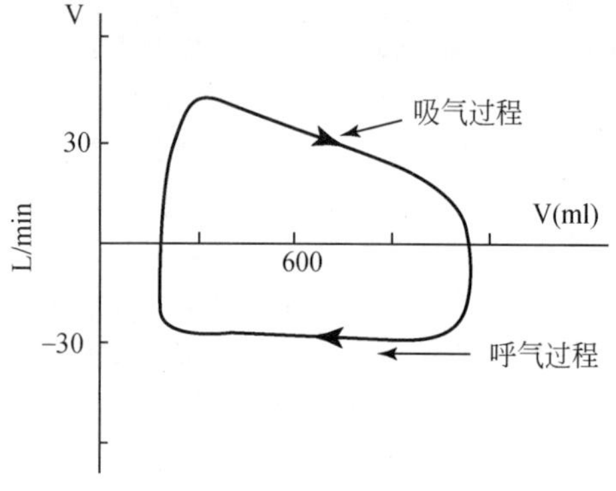

图 39-4 流量-容量环

(二)脉搏氧饱和度监测(SpO_2)

现在已经被认为是围手术期最重要的监测项目之一,原多见 SpO_2 单项监测仪,现大多数综合监测仪均设有此项目。因大多数监测仪传感器探头均夹在手指上,故又称作指脉搏氧饱和度。现在一些监测仪带有多种探头,除指脉搏外,还可放在唇、耳和头皮上,使用灵活方便。监测原理为:在传感器探头上,装有一个可同时发射红光和红外线两种光的光源和一个光接收器,利用不同形式的血红蛋白(Hb 和 Hb-O_2)对光谱不同的光吸收量不同的物理特性,即可测算出脉搏氧饱和度。

注意事项:

(1)由于正铁血红蛋白对 940nm 的红外线吸收率大于 Hb 和 Hb-O_2,因此在高 SaO_2(>85%)时,测量值接近真实,在 SaO_2 低(<85%)时,测量值偏离。

(2)虽然 SpO_2 和氧分压有一定对应关系,但一般不应进行推算,因为在 SpO_2>90%时,相对的氧分压值可能不准,此时应作血气分析。

(3)SpO_2 值与相关脉搏血管状态有关,当该血管因各种原因(如冷收缩或受压迫)而搏动不佳时,其值可能不准。

(三)吸入气氧浓度监测

全麻时应该监测吸入气的氧浓度,特别是在使用 N_2O 时更应注意。实际上,吸入气这个概念本身又包括了两层意思,一是指供气源,二是指呼吸回路中的气体,后者应被视为吸入气。对氧浓度的监测技术分类为:

1. 极谱电极法和电流电极法 这两种方法均是利用氧和氧化剂,在化学电池中可获得电子而被还原并形成电流,而且电流的大小和 O_2 分压成正比的原理。以上两种方法使用时都需要带有氧电池的传感器,而且氧电池使用一段时间后需更换,否则产生误差或无法监测,所以在选择此类监测仪时,厂家售后服务质量应在考虑之内。

2. 顺磁反应法　氧具有顺磁性，即 O_2 分子极容易进入电磁场，而其他气体，如氦气则对磁场有对抗作用。利用进入磁场的氧气流冲击磁场中装有氦气的玻璃球，其冲击力（表现为玻璃球摆动的大小变化）和氧的流量成正比的原理，可测定氧的浓度。该法的优点是：不需要更换氧电池之类的部件，一劳永逸。缺点是：测定时必须从呼吸回路中抽取气体样品，有的可高达 150ml，有影响潮气量之嫌，特别是用于小儿时需注意。而有的监测仪只需 20ml 即可，因此选择时要注意该参数介绍。

有些监测仪可同时监测供气源和呼吸回路两种氧浓度，而这两种浓度之差可间接反映回路内麻醉气体的浓度，但其数值一般不应超过 5%（N_2O 除外），如达到或接近 10%时，则可能是回路内 CO_2 浓度增高引起，此时要检查钠石灰是否需要更换和可能存在的其他原因。有一些麻醉机设有 CO_2 吸收罐旷置阀（如 Penlon 和 Ulco），当麻醉中误将此阀开启时，呼吸回路中的 CO_2 不被吸收，必然导致回路内 CO_2 浓度剧增，故特别应予以注意。

（四）呼气末 CO_2 监测（$ETCO_2$）

$ETCO_2$ 的数值是肺通气、全身循环及代谢状态诸因素综合作用的表现。该项监测不仅可以反映有关呼吸的参数，如通气量大小、气管导管位置、自主呼吸恢复和脱管等，还可以根据 CO_2 图形，特别是趋势图，判断机体在整个麻醉期间，有无麻醉过浅、躁动、缺氧、休克和心跳骤停等情况，故现已成为全麻不可缺少的监测项目之一。

监测原理和方法：大多数利用红外线吸收原理，根据不同浓度的 CO_2 可吸收不同波长的红外线，来计算 CO_2 浓度。但有两种采集气体样品方式，即主流式（main-stream）和旁流式（side-stream）。前者直接将气体分析器安装在气管导管口，当呼出气经过时即可进行分析；后者则由取样管抽取气体样品，送入监测仪中进行分析，用以监测吸入气中的 CO_2 浓度，而且后者正逐渐取代前者。监测准确度容易受水分的影响，所以在取样管和监测仪连接处均安有储水槽，或用一种可吸取并挥发水分的材料做成的取样管。使用过程中要定期用标准气体定标，以确保监测数值的准确。

近年来，在 CO_2 监测项目中增加了吸入气 CO_2 浓度值。此值过高，说明钠石灰该换或 CO_2 吸收罐的功能不正常，或吸收罐已经被旷置。一些发达国家已经开展全麻苏醒期 CO_2 催醒法，即在苏醒时将 CO_2 注入呼吸回路，以达到迅速提高血液中 CO_2 张力的目的，以刺激呼吸中枢，尽早建立自主呼吸。使用此项技术时，吸入气 CO_2 浓度监测应视为必备。

三、麻醉气体的监测仪器

吸入麻醉是通过肺将麻醉气体吸入体内而产生的全身麻醉。吸入麻醉药在体内代谢分解少，绝大部分从肺排出体外，因此吸入麻醉容易控制，比较安全有效，特别是近年来多种吸入麻醉药的研制，已使得吸入麻醉的使用越来越普及和广泛。因此，20 世纪 90 年代麻醉气体的监测技术已得到长足发展，并已被多种监测仪列入常规监测项目。

有关麻醉气体监测的内容，有 5 种麻醉气体的鉴别，即氟烷（halothane）、恩氟烷（enflurane）、异氟烷（isoflurane）、七氟烷（sevoflurane）和地氟烷（desflurane）的吸入和呼出浓度。一些监测仪还能同时识别气道内存在的两种麻醉气体，并在监测某种气体的同时还可显示该气体的 MAC 值。此技术采用了不同气体对不同波长的红外线吸收量不同的原理。如 ultima 监测仪，通过 Delite 取样管分别抽取吸入和呼出气体中样品，并送入监测仪中分析。由于一般麻醉气体挥发罐的刻度值往往与气道内实际值不符，而且挥发罐随着使用时间的延长，挥发功能可能下降（按规定应作定期检测），所以麻醉气体的监测是十分必要的。在麻醉苏醒期，麻醉气体呼出浓度的监测，可以反映体内气体积存量和排放程度，对于麻醉苏醒程度和预后极为重要。由于麻醉药的脂溶性特点，容易在肌肉和脂肪组织内积存和延迟排出，并造成苏醒的延迟，甚至引起苏醒后再麻醉的现象，故麻醉苏醒时，一定要待呼出气吸入麻药浓度等于或接近于零时再考虑拔管为好。

四、其他监测项目所用仪器

(一)体温监测

异常体温对呼吸、循环、代谢等多种重要功能以及麻醉的苏醒和手术的预后均有不同程度的影响。因此,除体外循环和低温麻醉必须有体温监测之外,小儿、老人、重症病人的麻醉,开胸、开腹时间过长,手术室内温度过高或过低,以及任何可能引起术中体温明显变化的手术均应进行体温监测。目前大多数监测仪都设有温度监测,一部分监测仪可同时监测两种温度(口腔温和肛温)。其技术是利用热敏电阻原理,用数字显示。监测时,要注意将探头放置到位,否则测量不准。测量后,探头应进行彻底消毒,以备再用。

(二)肌松监测

进行气管内全麻时,一般均使用肌松药,而且目前临床使用的肌松药,除去极化和非去极化分类之外,还分常效和短效,快速和慢速,种类繁多,不易掌握。如不监测,或用量不足造成肌松不够,或使用过量造成肌松药残留,或用药不当造成脱敏感。因此,除专门的肌松监测仪之外,肌松监测已成为综合监测仪的一个重要项目。如 AS/3 插件式监测仪,利用 4 个连串电刺激拇指内收肌的方法进行监测,可自动分析 4 个肌颤搐的情况和相互的比值,得出对肌松状态和性质的判断,并同步显示肌松状态,肌松减退时,还能自动提示给药。

第四节 选购监测仪器注意事项

(一)购置前要做好各种调研

选择购买监测仪,是一件受到诸多因素影响的事情,如监测目的、原有条件、投资大小和使用者情况等,而且一般费用较大,且使用期长,因此,事前要认真考虑、调研和计划,不可草率决定,否则一旦购买不当,无法弥补和纠正。

(二)条件允许应购多功能与插件式仪器

除非是为已有的监测仪提高功能之外,一般不要首选单一项目监测仪。只要资金允许,应首选综合监测仪,因为不仅功能多,而且较购买多个单项仪,其费用要小得多,放置起来节省空间,操作方便。综合性监测仪中,插件式虽然较贵,但功能选择灵活、实用,而且可以通过增加插件不断提高功能,做到“永不过时”,故如条件允许,可首先考虑。

(三)注意品牌不应太杂

购买多台监测仪时,应集中一个或几个品牌。因为同品牌之间可以使用相同配件和附件,功能相同,甚至出现的问题也相同,便于掌握、使用和维修。同时在条件成熟时,还可以进行手术室间联网监测。

(四)注意售后服务问题

监测仪使用状态和寿命,很大程度上决定于售后服务,因此,购买时应视为重要条件之一。使用过程中,应和厂家或代理公司保持良好关系和经常联系,以便得到定期保养、及时的维修和附件的补充与更换。

(孙家骧)

参考文献

顾本广 . 1997. 世界医疗器械发展的观察窗 . 世界医疗器械杂志,44

刘俊杰,赵俊 . 1987. 现代麻醉学 . 北京:人民卫生出版社,1033～1149

盛卓人 . 1996. 实用临床麻醉学 . 第 3 版,沈阳:辽宁科学技术出版社,225～239

郑方,范从源 . 1991. 麻醉物理学 . 北京:中国医药科技出版社,152～176

Armstrong PW. 1980. Hemodynamic Mornitoring in the Critically Ⅲ. London: Har Per and Row

Bardoczky GI, Vries JD. 1992. Side Stream Spirometry: Mornitoring Patient Ventilation During Anaesthesia. London: Darex Instrumentarium Corp

Publi. 9～40

Gravenstein JS. 1990. Gas Mornitoring and Pulse Oximetry. Florida: Butterworth-Heinemann Publi. 7～139

Tinker JH, Dull DL, Caplan RA, et al. 1989. Role of mornitoring divices in prevention of anaesthetic mishaps. Anesthesiology, 71: 541

Vickers Cardiff. 1993. mternational task force on aneasthesia safety: International standards for a safe practice of anaesthesia. Europ Anesth J, Supp 7: 1～15

第二篇
临床麻醉

第40章　麻醉前病情评估与准备

随着临床医学越来越注重预后和医疗成本，麻醉医生针对手术前患者的访视及病情评估的意义也日渐提高，术前评估之所以必要，是因为它包括以下内容：

(1)筛查病人是否有合并症并加以处理。

(2)评估并降低麻醉和手术的风险。

(3)确定病人是否需要特殊的麻醉技术或术后护理。

(4)对病人及家属进行宣教，使之了解麻醉及麻醉医师的作用。

(5)签订知情同意书。

(6)便于及时处理病情，避免手术当日取消手术。

有相当多的调查、研究结果证明，术前准备和教育可以促进病人恢复，减少术后并发症的发生，全面的术前治疗对缓解焦虑、术后疼痛和住院时间有积极的影响。这项工作的意义也符合当前重视医疗成本效益、缩短床位周转时间和降低术后并发症的精神。

但是，近20年来，常规的住院病人麻醉前病情评估与准备工作受到冲击，为了解决医院床位紧张及减轻病人医疗费用负担等问题，欧美各国在手术治疗学方面采取了大胆革新，其中较突出的有：①建立“昼间手术门诊”(day care surgery，DCS)，在门诊手术室施行小手术的基础上开展大量临床各科、各年龄组的中型手术；②建立“入院当天手术”(morning admission surgery，MAS)，病人于入院当天即手术，并于术后当天或1～3天内出院。据统计，在美英等国的许多医疗中心，DCS的例数已占总手术例数的50%，MAS的例数也已占20%～30%。

随着手术治疗的变革，给临床麻醉带来了新问题，麻醉医师往往只能在麻醉开始前短暂的有限时间(10～15分钟)内接触病人。草率了解病情后即开始麻醉，显然存在很大的不安全因素。为适应外科治疗学的变革，克服麻醉不安全现状，麻醉科业务也随之出现了相应的创新，即产生了麻醉科门诊，这是一项崭新的工作，其主要对象是DCS和MAS术前病人，工作内容包括：①对每一例已选定的手术病人汇总其有关麻醉的病史和既往史，体检和实验室检查等资料，进行分析、复查和补充；②衡量麻醉的适应与禁忌，选择麻醉方法、麻醉药和麻醉前用药，制定麻醉实施方案；③指导病人做好具体的麻醉前准备工作，阐明手术后注意事项；④与病人及其亲属全面谈话，征得理解及同意并签署具有法律效力的“麻醉协议书”；⑤协商并排定具体手术麻醉的日期和时间。

第一节　一般情况的术前评估

没有一种标准的麻醉方法能够满足所有患者的要求。麻醉计划的制订应该能够最好地适应患者基础生理状态，包括任何并存的疾病、既往手术史、拟行手术、药物过敏史、既往麻醉史以及心理状态。不完善的术前评估和术前准备失误是最为常见的导致麻醉并发症的原因，因此术前评估内容应该包括相关病史、体格检查和相关的实验室检查(表 40-1)。

表 40-1　常规的术前麻醉评估内容

Ⅰ. 病史
1. 当前存在的问题
2. 其他已知的问题
3. 药物治疗史
(1)过敏史
(2)药物不耐受性
(3)目前接受的治疗用药
1)处方药
2)非处方药
3)非治疗用药
饮酒史
吸烟史
4)违禁药物使用史
4. 既往麻醉史、手术史、生育史、疼痛史
5. 家族史
6. 器官系统功能检查
一般情况
呼吸系统
心血管系统
肾
胃肠道
血液系统
神经系统
内分泌系统
精神系统
骨骼系统
肌肉、皮肤
7. 最后一次进食时间
Ⅱ. 体格检查
1. 生命体征
2. 气道
3. 心
4. 肺
5. 四肢
6. 神经学检查
Ⅲ. 实验室评估
Ⅳ. ASA 分级

一、术前病史采集

术前访视期间的病史采集并非简单的复习住院病历，除了明确病人所患疾病以及拟施行的手术、治疗方法和诊断措施外，还应了解已知的伴随疾病、严重程度及既往或现在正在采用的治疗方法。为了避免药物之间的相互作用，必须询问患者的全部用药史，鉴别真正的药物过敏和药物不耐受史。详细询问既往手术和麻醉药使用情况可为分析、预测出现麻醉并发症的风险提供参考。

二、体格检查

病史和体格检查互为补充：体检有助于发现病史中未能明确的功能异常，而病史可将体格检查集中在需要严密监测的器官系统。对于健康状况较好患者的体格检查至少应包括生命体征的观察(血压、心率、呼吸频率和体温)和采取标准方法(视、触、叩、听)对气道、心、肺、肌肉骨骼系统进行检查。如需实施区域麻醉，简短的神经学检查是必要的，可能揭示术前已经存在的神经功能障碍。如果计划对患者进行神经阻滞、区域麻醉或有创监测，应该预先对相应解剖位置进行评价，穿刺部位或附近存在感染或特殊的解剖学异常是上述操作的禁忌证。

强调气道评估的重要性在任何时候都不过分。术前应对患者的牙齿进行检查，明确有无松动、断裂的牙齿，有无牙冠、牙桥或假牙。对于某些无牙以及存在明显面部解剖学异常的患者，应该预计到面罩通气时发生密封不严。对于小下颌、上切牙突出、巨舌、颞下颌关节或颈椎活动受限或颈部短粗的患者，插管过程中可能会遇到困难。

三、实验室评估

依据当前临床诊疗常规的要求，预行择期手术患者于术前应完成血、尿常规化验、出凝血功能检验、血清电解质浓度测定以及心电图和胸片检查。

对拟实施复杂大手术的病人或于常规检查中有明显异常者，或伴有各种内科疾病时尚需进一步作有关的实验室检查和特殊功能测定，包括：肺功能测定，心功能测定，动脉血气分析，肝、肾功能试验，基础代谢测定及内分泌功能检查等，必要时请有关专科医师会诊，协助衡量有关器官功能状态，商讨进一步手术前准备措施。

四、体格状态评估分级

根据麻醉前探视结果将病史、体格检查和实验室检查资料汇总，联系手术麻醉的安危进行综合分析，可对病人的全身情况和麻醉耐受力作出比较全面的估计。美国麻醉医师协会（ASA）颁布的病人全身体格健康状况分级，是目前临床麻醉较常采用的评估分级方法之一。其分级标准见表 40-2。第 1、2 级病人的麻醉耐受力一般均良好，麻醉经过平稳；第 3 级病人对接受麻醉存在一定的危险，麻醉前需尽可能做好充分准备，对麻醉中和麻醉后可能发生的并发症要采取有效措施积极预防。第 4、5 级病人的麻醉危险性极大，充分细致的麻醉前准备更属重要。

表 40-2　ASA 体格情况分级

分级	标准
1 级	正常健康
2 级	轻度系统性疾病，无功能受损
3 级	重度系统性疾病，功能部分受损
4 级	重度系统性疾病，已丧失生活能力，随时面临生命危险
5 级	濒死患者，如不接受手术，不大可能存活
E	人为急诊手术，则在相应的体格情况分级之后加上“E”

我国根据病人对手术、麻醉耐受力的临床实践经验，将病人的全身情况归纳为两类 4 级，详见表 40-3。对第Ⅰ类病人术前无须特殊处理，或仅作一般性处理，可接受任何类型手术和麻醉。第Ⅱ类病人必须对营养状况、中枢神经、心血管、呼吸、血液（凝血功能）、代谢（水、电解质代谢）及肝肾功能等做好全面的特定准备工作方可施行麻醉和手术。

表 40-3　手术病人全身情况分级

类级		评级依据			麻醉耐受力评估
		全身情况	外科疾病	重要生命器官	
Ⅰ类	1 级	良好	局限，不影响或仅有轻微全身影响	无器质性疾病	良好
	2 级	好	对全身已有一定影响，但易纠正	有早期病变，但功能仍处于代偿状态	好
Ⅱ类	1 级	较差	对全身已造成明显影响	有明显器质性病变，功能接近失代偿，或已有早期失代偿	差
	2 级	很差	对全身已有严重影响	有严重器质性病变，功能已失代偿需经常采用内科支持疗法	劣

五、知情同意书签署

术前评估的最终目的是就麻醉方法的选择为患者提供一个合理的解释，比如选择全身麻醉(全麻)、区域麻醉、局部麻醉(局麻)、表面麻醉；或是静脉镇静；或是多种方法的组合。无论选择何种麻醉方法，术前必须取得患者的知情同意。为防止麻醉效果不确切时改行全麻，建议将全麻的知情同意列为谈话的常规内容。

第二节 特殊病情的麻醉前评估与准备

一、过度肥胖

(一)过度肥胖对器官功能的影响

正常人的标准体重(kg)可按身高(cm)减100推算。即体重＝身高－100。体重超过标准体重10%～15%即为肥胖，超过15%～20%为明显肥胖，超过20%～30%则为过度肥胖。肥胖一般可分为3类：①单纯性肥胖，因营养过度引起；②继发性肥胖，因内分泌功能失调引起；③家族性肥胖，因遗传引起。不论病因如何，肥胖本身可引起呼吸循环等一系列病理生理改变。

1. 呼吸系统 过度肥胖可引起肺活量减少，深吸气量和呼气贮备量减少，这与胸腹部受过多的脂肪压迫，胸廓扩张受限(胸廓顺应性降低)，胸廓弹性回位增强，膈肌抬高等因素有关，尤其在水平仰卧位时的影响最为显著，易出现通气/灌流比值失调，低 PaO_2，高 $PaCO_2$ 和氧饱和度下降，部分病人还可出现肺动脉高压和肺毛细血管楔压增高，甚至肺栓塞，后者为肺泡慢性缺氧和酸中毒的结果。此外，在麻醉后较容易并发肺部感染和肺不张。

2. 心血管系统 据统计，肥胖病人中有58%并发高血压，血容量和心排血量均有所增加，增加量与肥胖程度成正比，由此可加重左心室容量负荷；久之可出现左心室肥厚，继而发展成右心室肥厚，其程度与体重增加呈正比。此外，由于肺通气功能不足所致的长时间慢性缺氧可刺激骨髓造血功能引起继发性红细胞增多，血液黏稠度增高，从而加重心脏负荷。肥胖多伴有脂质代谢紊乱，容易并发动脉硬化。一般认为肥胖伴高血压者容易继发冠心病和心肌梗死或脑动脉硬化和脑血管意外。

(二)麻醉前评估和准备

首先对肥胖的类型、病因及其程度做出估计，重点注意呼吸、循环和内分泌系统的改变。

1. 对呼吸系统的评估 对明显或极度肥胖病人应检查在水平仰卧位时的呼吸状况，如果出现气短、呼吸费力或呼吸道不全梗阻，甚至不能平卧者术前需做肺功能测定及动脉血气分析。选择麻醉方法应以能保证呼吸道通畅和通气量满意者为准。对气管内插管的难易程度应充分估计，必要时以采用清醒插管为妥。

2. 对循环与内分泌系统的评估 术前应对是否并存高血压、动脉硬化和糖尿病、胸透及心电图有无异常，以及心脏功能代偿程度做出全面估计并给予相应的治疗。如为择期手术，对继发性肥胖病人应先施行病因治疗后再手术；对单纯性肥胖病人，术前最好采取减肥治疗，包括合理的饮食限制，进行体育锻炼和药物治疗等。减肥可明显改善心肺功能，使肺活量和呼气贮备量恢复正常，慢性缺氧和 CO_2 蓄积得到纠正，增高的血容量和血压可明显降低，对预防高血压及减轻心脏负担可起到良好作用。但必须指出，减肥治疗一般需经过一个乃至数个月的过程，仅于术前几日内严格限制饮食，不仅无效反而会因此削弱肥胖病人对麻醉和手术的耐受力。

二、慢性乙醇中毒

(一)慢性乙醇中毒对器官功能的影响

长期嗜酒可致慢性乙醇中毒，其特征是对乙醇产生耐受和生理依赖，以及脏器出现一系列病理生理改变，对麻醉和手术的耐受力显著降低且有危险。慢性乙醇中毒的主要病理生理变化包括：

(1)长期嗜酒常伴有营养障碍,可致维生素 B_1 缺乏,再加乙醇本身及其代谢产物都可直接毒害神经系统,最容易出现多发性周围神经炎,亦可累及中枢神经发生急性出血性脑灰质炎及神经炎性精神病。周围神经和中枢神经系统二者同时受害者称“脑性脚气病综合征”。

(2)乙醇容易毒害肝而并发脂肪肝、乙醇性肝炎及肝硬化,使肝的代谢、解毒和合成功能均受到影响。临床表现为营养不良、体重减轻、厌食、黄疸等,亦可出现凝血功能障碍和白蛋白减少,如果出现腹水还将影响通气功能。

(3)酗酒10年以上者可危害心脏,出现乙醇性心肌病和心脏性脚气病,临床症状包括气急、咳嗽、心悸、呼吸困难和传导阻滞,最后可演变为右心衰竭或因突发心肌梗死而猝死。

(4)乙醇可抑制叶酸代谢而影响红、白细胞及血小板生成导致贫血,抵抗力低下和凝血障碍。

(5)约有20%慢性乙醇中毒病人可并发慢性阻塞性肺疾病。

(6)常伴发乙醇性低血糖,可引起肾上腺皮质激素分泌增高而诱发胰腺炎。

(二)麻醉前评估和准备

对疑有慢性乙醇中毒的病人手术宜推迟。麻醉前如果已明确存在乙醇中毒,需全面系统地了解心、肺、肝、脑等各脏器的损害程度,还需对正在出现的“戒酒综合征”及其治疗效果进行了解和评估。苯二氮䓬类药(利眠宁、地西泮等)是目前治疗震颤性谵妄的最佳药物,应在戒酒的最初2～4天内预防性用药,同时服用大剂量维生素 B_1 和补充营养,一般戒酒征象可被基本解除。在戒酒期间,各脏器功能尚未完全恢复时,任何麻醉药和麻醉方法均有一定的危险,故禁忌择期手术。对偶然大量饮酒而致急性乙醇中毒的病人如需急症手术,对各种麻醉的耐受性并不增加特异性,但对麻醉药的需要量可能减少较明显,应酌情合理用药,避免逾量。

三、昏迷

手术病人偶尔可并存昏迷病情,术前对其诱因要尽可能加以鉴别和纠正;对昏迷的程度应仔细观察正确估计。这类病人由于器官代谢功能已紊乱,任何麻醉药物的使用均可加重昏迷,对麻醉耐受性很差。从麻醉处理角度看,较常见的昏迷有以下几类:①意识消失,但存在呵欠、吞咽或舔舌等反射动作,提示为“浅”昏迷,脑干功能尚无损害。②意识消失,呼吸、瞳孔反应和眼球活动仍正常,亦无定位性运动障碍体征,最可能为代谢抑制(如尿毒症、低血糖、肝性昏迷、乙醇中毒、低磷血症、黏液性水肿和高渗性非酮症性昏迷等)或药物中毒(如麻醉性镇痛药,安定镇静药,催眠药等)所致。除非急症手术,术前应尽可能纠正昏迷,但对尿毒症或高渗性非酮症性昏迷的纠正不宜过快,否则可因尿素的反跳作用促进水向脑组织转移,导致脑水肿而加重昏迷程度。③昏迷伴上肢和下肢均呈伸直位肌强直者提示双侧上位脑干结构损害或深部大脑半球损害;昏迷伴上肢肘部呈屈曲位肌强直提示有双侧大脑半球功能障碍但脑干无损害,这类情况可见于脑外伤或心搏骤停复苏后脑缺氧损失后遗症,除非急症禁忌择期手术。④昏迷伴癫痫大发作,提示有深部中线性脑干或丘脑损害或运动中枢有局灶性改变,术前对其诱因应力求弄清并给予积极处理,麻醉中避免选用有可能诱发脑电图癫痫样改变的药物(如恩氟烷等)。

四、妊娠

妊娠合并外科疾病时,是否施行手术和麻醉必须考虑孕妇和胎儿的安全性。一般讲,妊娠头3个月期间,因缺氧、麻醉药或感染等因素易导致胎儿先天畸形或流产,故应尽可能避免手术,择期手术宜尽量推迟到产后施行;如系急症手术,麻醉时应充分供氧,避免缺氧低血压,妊娠后4～6个月期间一般认为是手术治疗的最佳时机,如有必要可施行限期手术。

五、抗凝治疗

应用肝素抗凝时,静脉注射5000U(相当

50mg)可使全血凝固时间延长 2 倍,持续 3～4 小时后逐渐自动恢复正常。于此期间如果需施行急症手术,术前需采用鱼精蛋白终止抗凝,具体方法为:①如静脉注射肝素不久者,鱼精蛋白剂量(mg)相当于末次肝素剂量(单位)的 1/100;②静脉注射肝素已隔 30 分钟以上者,因肝素的生物半衰期不足 1 小时,故鱼精蛋白的剂量只需上述用量的 1/2;③静脉注射肝素已隔 4～6 小时者,一般已无需再用鱼精蛋白作拮抗;④皮下注射肝素者,因吸收缓慢,鱼精蛋白的剂量只需静脉注射肝素量的 50%～75%(mg),但因肝素仍在不断被吸收需重复注射鱼精蛋白。

应用双香豆素或衍生物抗凝者,因凝血酶原时间仅延长 25%左右,故较肝素容易控制,如需终止其作用,只需在术前静脉注射维生素 K_1 5mg 即可,使凝血酶原时间恢复至安全水平的 40%以上维持 4 小时,但完全恢复正常水平则需 24～48 小时,且对今后再使用双香豆素抗凝可产生抗药达1 周以上。因此,如果手术仅需要数小时的暂时终止抗凝,可不必用维生素 K_1,只需静脉滴注新鲜血浆 250～500ml 即可,因双香豆素的作用仅是降低凝血因子Ⅱ、Ⅶ、Ⅸ和Ⅹ,而新鲜血浆中这些凝血因子含量充足,故可达到暂时恢复凝血酶原时间的目的。

第三节 小儿麻醉前病情评估与准备

一、术前访视

在小儿的麻醉前访视中除了对患儿病情进行评估外,更重要的是帮助患儿及其家长对手术、麻醉做好心理上的准备。总体上讲,患儿均惧怕离开他们的家长,患儿的家长则特别关心诸如穿刺针引起的疼痛、致残和死亡等问题。在 1～5 岁的患儿很易因手术的经历而产生长期的心理损害,因此需特别注意通过术前访视与患儿和家长的交谈来减轻他们的焦虑。手术室的相片、木偶像、让患儿直接接触麻醉用具(例如面罩)均可使术前准备获得成功。麻醉诱导前最有益的方式之一是用温柔平静和富于保证的方式与患儿谈论他(她)所熟悉的事情。

术前访视中阅读病历的重点应放在既往手术史和麻醉史(特别是手术)、麻醉的困难,对既往病史,家族史,急性内科疾病(如上呼吸道感染)、药物治疗经过等应做必要的记录。上呼吸道感染是儿科病人择期手术被延期的最常见原因之一,因为炎症引起的分泌物可增加呼吸道梗阻的危险、诱发喉痉挛、喉头水肿、菌血症及其他来势凶险的麻醉意外。有时很难将过敏性鼻炎与上呼吸道感染区分开,需注意发现有无近期发病史、脓性分泌物和发热等炎症指征。

由于具有可减少与感染疾病的接触时间,减少与父母分离造成的焦虑心情及减少医疗费用等优点,施行门诊手术的儿科病人数量逐年增加。对这类手术患儿要严格限制其术前经口摄入量,手术前,外科医生和麻醉医师均应不厌其烦地将禁食禁饮的意义、细节讲给患儿家长,以保证患儿术前禁食禁饮。

二、术前检查及准备

通过物理检查可了解患儿的一般情况包括心肺功能状况、是否存在严重的先天畸形。通过检查分泌黏液的黏膜、皮肤弹性、囟门、眼窝、脉搏、体温和四肢毛细血管的再充盈情况来评估患儿有无脱水。血细胞比容、尿量、尿比重以及体重的变化等均有助于评估脱水程度。明显的脱水应在麻醉诱导前得到纠正。液体丢失量可通过脱水百分比来计算:一般讲,脱水 1%需补液量为 10ml/kg,该量的一半于 6～8 小时补入,余下量在后 16 小时补足。如果患儿有心血管系统功能失代偿的症状出现,则需先按 10ml/kg 补充血浆或全血,余下量补充乳酸林格液或其他平衡液。鉴于钠、钾和水的缺乏多同时存在,故根据脱水的原因还需密切监测电解质和酸碱平衡的变化,发现问题及时纠正。

在麻醉诱导过程中,患儿的保护性反射(咳嗽及吞咽反射)受到抑制,可出现胃内容物反流和误吸，甚至发生吸入性肺炎，严重者可危及患儿生命。有报道儿科急诊手术与择期手术误吸的发生率分别为1/373和1/4544，小儿误吸死亡率为1/70 000。传统的小儿术前禁食要求至少8小时甚或于手术前一天午夜即开始。然而，如果禁食时间过长，患儿会感觉口渴和饥饿，引起不必要的哭闹、烦躁，严重时可能会出现低血糖或脱水。因此，术前禁食应在孩子对水和糖的需求以及胃排空二者之间寻求一种平衡。

在2009年颁布的小儿术前禁食指南中指出，小儿术前禁食的目的主要包括：减少患儿胃内容量，避免围手术期出现胃内容物反流而导致误吸；防止脱水、低血糖、过度禁食、禁饮所带来饥饿、恶心呕吐和易激惹等不适感。①小儿术前2小时内饮用葡萄糖水、橘汁或苹果汁5ml/kg，60分钟能够被排空80%，90分钟可被完全排空。清水在胃内吸收的半衰期为15分钟，因此，应缩短禁饮时间，建议术前禁饮清饮料的时间为2小时。②母乳在胃内的排空速度快于牛奶及配方奶，这可能是由于母乳中的蛋白成分低于牛奶和配方奶。母乳在胃内被排空的平均时间为2.43小时。但当母体食入脂肪含量较高的膳食后，母乳在婴儿胃内被排空的时间将有所延迟，因此建议术前禁食母乳的时间为4小时。③配方奶与牛奶在以液体形式进入胃内后会成为液体和固体（凝块），胃内排空时间慢于母乳，建议术前禁食配方奶与牛奶的时间为6小时。④固体食物排空速度：脂肪类食物时间＞蛋白质类食物时间＞糖类。脂肪类固体食物（肉类、油炸类）在胃内磨碎＜1mm时需要3～4小时，蛋白质类和糖类需要2～3小时，但在胃液中完全无颗粒需要6～8小时，因此建议术前禁食固体食物的时间为8小时。

三、病情评估

（一）心血管系统的评估

在评估心血管系统功能时需注意反映灌流情况的指征，有无心脏杂音或心律失常，脉率齐否和有无心衰的症状。有发绀型先心病、原因不明的心脏杂音或心衰的病儿，在手术及麻醉前需先行专科会诊。

（二）呼吸系统的评估

肺部情况的评估可通过听诊双肺呼吸音，观察呼吸运动时胸廓的起伏形态以及阅读胸部X线片，但胸片并非常规检查项目，只有在可疑肺部有病变时才考虑拍片。如果患儿有呼吸系统功能不全，为了平稳，手术时需施行气管内插管和控制呼吸。

（三）儿科病人术前常规化验检查

应包括血、尿、便常规，其他项目如电解质测定等则根据需要而定：在新生儿，特别是早产儿极易出现低温、低血糖、低血钙和高胆红素血症，由于维生素K缺乏和弥散性血管内凝血引发出血、败血症、窒息和IRDS等，这些情况可发生在术前，也可出现在术中。

四、麻醉前用药

在儿科麻醉中，术前用药一直是个有争议的问题。在削弱心迷走反射和减少上呼吸道分泌物的作用方面，阿托品优于东莨菪碱。阿托品可于术前肌内注射（0.03mg/kg，最大剂量0.6mg），或诱导前静脉输入（0.02mg/kg，最大剂量0.4mg），如果术中需重复给予琥珀酰胆碱时为预防心动过缓可考虑补充阿托品，但注意，发热的患儿禁用阿托品。

1岁以上的患儿术前需用镇静药。药物的选择可根据患儿的需要和麻醉医师的习惯而定，最终目的是达到镇静作用而非抑制。阿片类、巴比妥类（硫喷妥钠肌内注射、口服或灌肠）以及口服地西泮均是很好的方法。对于7岁以上儿童如果术前准备工作充分细致，一般无需术前给药。儿科病人术前用药需掌握两个原则：①因人而异，量体裁衣；②术前用药应在麻醉诱导前45～60分钟时给予，以确保有效。

（张利萍　侯　娟）

第四节 选择麻醉方法的原则

一、良好的麻醉效果

根据病人的具体病情和手术要求，选择相适应的麻醉方法。首先，应达到良好的麻醉效果，包括在手术或其他诊断治疗操作时，病人应安静、无痛，也无不良刺激反应。全麻后应在无知晓的状态下施行手术。不论采用全身麻醉、椎管内神经阻滞或局部麻醉，均应使病人对手术等操作刺激不感受到痛苦，应精神安静或入睡，对手术操作引起的刺激无不良反应，尤其应使意识消失的病人术后无记忆或知晓。为达到上述要求，除麻醉前作好病人思想工作外，可以通过麻醉前用药、基础麻醉、使用各种麻醉药和辅助药以达到目的。

二、保障病人的安全

在围手术期间应严密监测病人的各种生理功能变化，包括清醒病人的神志、言语、表情，以及循环、呼吸、神经、水电解质平衡、体温等。根据手术要求、病情变化，进行全身麻醉深度的调节、椎管内神经阻滞麻醉平面和范围的控制、局部麻醉用药品种、浓度和剂量的选择。针对麻醉期间各种功能的变化，进行血压、心率、心电图及其他心功能监测，经皮血氧饱和度、动脉血气分析等呼吸功能测定，测定出血量、尿量、体温以及其他肝、肾、凝血、内分泌等功能变化指标。针对各种监测和检查结果，施行吸氧、输血、输液、不同方式的机械通气和各种药物的应用等对症处理，力求在生理功能相对稳定的情况下完成手术。特别是对危重、紧急、病情复杂、时间长的大手术，更应注意麻醉时病人的安全，做好复苏急救准备工作，防治各种麻醉手术严重并发症和意外的发生。

三、尽力满足手术的要求

某些腹部、泌尿、产科及骨关节的手术，需要肌肉松弛，消除内脏牵拉反应，便于手术探查或复位等操作；胸内手术需要控制呼吸，进行呼吸管理；心内及大血管手术需要降低体温，暂时阻断循环，施行低温麻醉；某些头颈、盆腔及血管等手术，需要施行控制性低血压；针对创伤性休克、高血压、冠心病、颅内压增高、脑水肿、昏迷、严重心、肺、肝、肾、神经内分泌等功能衰竭病人，更应全面系统掌握病情，根据轻重缓急的原则和手术的要求（择期或紧急），采取综合性治疗措施，改善病情，为手术创作条件，尽量满足手术的各种特殊要求。

四、考虑经济条件，合理选择麻醉

随着科学技术的进步，现代化的麻醉机和呼吸器的应用日益广泛，各种精密的监测仪器普遍应用于临床麻醉，各种进口的或国产的新药，代替了过去的麻醉药、肌松药及其他药品。一方面提高了麻醉效果和安全性；而另一方面，这些现代化的麻醉设备、监测仪器和麻醉药品，特别是进口产品，价格十分昂贵，使麻醉费用明显增加，根据我国目前的经济水平，特别是基层医疗单位，非公费医疗病人实属严重负担，一定要结合不同地区、不同层次的医院病人，合理选择麻醉的方法、用药，尽力节约开支，减轻病人的经济负担。

五、结合医院及个人条件选用麻醉

我国幅员辽阔，医院层次不同，有科研院校、省地市县以及乡镇医院，其工作任务、治疗对象、管理水平、医疗设备、人员配备、技术水平完全不同，从事麻醉工作的各级医师，其理论知识、专业技术、资历和经验也不一样。因此在选择麻醉方法（和用药）时，应因地制宜，根据主客观条件，特别是结合个人的技术水平与经验，慎选麻醉方法与用药，尤其对于新的麻醉方法、药物、技术的开展应用，应该事先很好地学习。必要时应在有经验的医师指导帮助下进行。对复杂疑难危重症手术病人，要结合麻醉知识和技术的熟练程度、临床麻醉和急救复苏的条件和经验、手术与麻醉医师相互配合的默契和习惯等因素，选用适宜的麻醉方法和用药。

第五节　麻醉器械的准备和管理

一、麻醉器械的准备

麻醉前访视病人，仔细了解病情后确定麻醉方法，即应进行麻醉器械的准备，主要包括麻醉、监测和复苏用品与药物。

（一）麻醉器械的准备

根据各个医院的具体条件和不同的手术麻醉，基本上应准备：①不同功能的麻醉机、呼吸器；②血压表和听诊器；③心电图机和电除颤器；④气管及支气管插管用具；⑤口咽或鼻咽导气管；⑥吸引装置；⑦血氧饱和度和二氧化碳监测仪器；⑧其他输液、注射、消毒用品。麻醉前应检查各种器械、仪器、用品是否齐全以及正常，如麻醉机或呼吸器的氧气是否充足，麻醉机的流量表、呼吸活瓣、蒸发器等是否准确可靠，钠石灰是否新换可用，麻醉面罩、呼吸囊和呼吸管道是否清洁，椎管内阻滞（包）和神经阻滞应有各种型号的穿刺针、注射器、药杯、无菌巾、消毒皮肤用具等。

在科研教学等大型医院，除上述基本器械外，还设有脑功能、循环动力学、动脉血气、神经肌肉功能、体温等监测仪器，各种微量输液泵、体外循环机、心脏起搏等治疗装置。以上各种装置设备，均应在麻醉前进行检查，保证用品齐全和使用性能良好。

（二）各种麻醉药和急救药的准备

根据所选用的麻醉方法，分别准备好吸入或静脉全身麻醉药、肌松药、局麻药、镇痛药、安定药等，以及急救治疗药，如肾上腺受体兴奋药、抗胆碱药、抗组胺药、血管扩张药、抗心律失常药、止血药等。每次使用前应核对药名、剂量、浓度等，防止发生差错。注意药品质量、批号等安全检查，避免使用过期药品。

二、麻醉器械的管理

（一）器械专人管理

麻醉器械、仪器应有专人管理，大型精密设备应定期检查、保养维修，遇有故障应及时修理，防止发生损坏或零件丢失。在每次使用完毕后，一些部件应进行清洗、消毒，其他一般全麻或神经阻滞用品（包），除一次性用品外，亦应清洗、消毒备用。

（二）药品应有登记制度

对于麻醉剧毒药品，应有使用登记制度，专人负责清点保管，防止发生丢失。一般麻醉急救药品，应准备齐全，分类摆放整齐，防止发生错拿错用，用后每天应检查、核对，并及时补充。

（徐建青　赵　俊）

参 考 文 献

Longnecker DE, David Brown DL. 2010. 麻醉学. 范志毅主译. 北京：科学出版社

Miller RD. 2007. 米勒麻醉学. 第 6 版. 曾因明，邓小明主译. 北京：北京大学医学出版社

Morgan GE, Jr, Mikhail MS, Murray MJ. 2007. 摩根临床麻醉学. 第 4 版. 岳云，吴新民，罗爱伦主译. 北京：人民卫生出版社

第 41 章　麻醉前用药与基础麻醉

病人在等待手术期间，除少数表现充满信心和乐观情绪外，多数呈现出不同程度的恐惧、焦急或忧郁（统称为“焦虑”心理）。这种“术前焦虑状态”可因影响到患者休息、治疗而引发内环境失平衡，或伴随疾病的加重。因此，有必要强调手术前病房医生和护士对病人进行安慰和解释，麻醉医师通过术前访视协助消除焦虑的重要性，并给予适当的麻醉前用药，可以使手术患者的术前焦虑状态得到明显缓解。

第一节　麻醉前用药的种类

麻醉前用药（也称术前用药）是手术麻醉前的常规措施，主要目的在于：①解除焦虑，使患者充分镇静和（或）产生遗忘；②稳定血流动力内环境；③降低误吸胃内容物的危险程度；④提高痛阈，加强镇痛；⑤抑制呼吸道腺体分泌活动；⑥防止术后恶心、呕吐。针对上述目的，目前临床上常选用以下几类。

一、神经安定类药

麻醉前用作解除焦虑和引导镇静睡眠的药物有多类，早年主要应用巴比妥类和抗组胺类药。近 20 年来，苯二氮䓬类药已替代了巴比妥类和抗组胺类药的地位，目前最常应用的有咪达唑仑（midzolam）和地西泮（diazepam）。

（一）咪达唑仑（咪唑安定）

咪达唑仑为水溶性安定类药，具有镇静和解除焦虑等功效。其特点为：①起效迅速，作用时间短，分布半衰期为 7.2 分钟，消除半衰期为 2.5 小时（2.1～3.4 小时）。镇静有效时间 20～40 分钟；②代谢产物无镇静睡眠活性；③对局部组织和静脉无刺激，不致引起局部疼痛或栓塞性静脉炎。咪达唑仑降低焦虑的效应与剂量和用药途径有密切关系，一般口服剂量为 15mg，静脉注射剂量 7.5～10mg，或 0.1～0.15mg/kg，肌内注射剂量为 0.07～0.1mg/kg。目前，临床上最常采用的给药途径是静脉注射或肌内注射。

经临床研究表明，咪达唑仑具有良好的遗忘功效，明显优于地西泮。老年人对镇静药的敏感程度一般较年轻人高，同样对咪达唑仑也较敏感。因此，用它作为老年人术前药的剂量需酌减，一般规律是年龄每增长 10 岁，剂量需递减 15%，如给 20 岁病人用 0.15mg/kg 静脉注射时，60 岁老人仅需用 0.07mg/kg，90 岁老人只宜用 0.03mg/kg 或更少。尽管剂量大幅度减少但对老年人的镇静程度及镇静时间仍较佳。

（二）地西泮（安定）

地西泮是解除焦虑的常用药物，自 20 世纪 60 年代以来沿用至今。但近 10 年来的地位已逐渐被其他安定类药物所取代。由于地西泮对局部组织和血管壁的刺激性较强，可引起肌内注射部位剧痛或并发栓塞性静脉炎，故多主张采用口服途径。口服地西泮的镇静和解除焦虑效应确切可靠，作用峰值在口服1小时后出现，维持作用可达数小时，故口服地西泮需至少提前1小时用药，并不适用于短小手术的术前用药。

地西泮的镇静效应约是咪达唑仑的1/2～1/4，即口服地西泮0.1～0.3mg/kg的镇静效应仅相当于静脉注射咪达唑仑0.05～0.15mg/kg。地西泮有较强的呈剂量相关的遗忘作用，但弱于咪达唑仑，其他镇静药物可增强地西泮的遗忘作用。如地西泮10mg与东莨菪碱0.4mg并用，遗忘率可达63%，而单独应用地西泮10mg的遗忘率仅为5%。口服地西泮的遗忘出现于用药后20～30分钟，一般持续90分钟。另外，地西泮还有提高惊厥阈值的作用，可预防或治疗局麻药中毒等引起的惊厥，现已将地西泮类药物列为局麻术前常规用药，并有取代传统应用巴比妥类药物预防惊厥的趋势。

老年人排除地西泮的时间比年轻人显著延长，不论静脉注射或口服地西泮，消除半衰期在20岁病人仅需20小时，而80岁老人则需90小时，证明地西泮的消除半衰期与年龄呈正相关。另外，高龄老人对地西泮抑制效应的敏感性显著提高，表现年龄与药物活性呈正相关，与药物剂量呈负相关，因此，老年人用药量需酌情减少，一般年龄每增高10岁，剂量宜递减10%。

二、抗组胺药和抗酸药

为避免误吸危险，传统惯例强调术前病人至少禁饮禁食6～8小时，如口服用药可同时饮水15ml，但至少应距手术前1～2小时。误吸危害的根源是酸性胃液对肺组织的损伤，而这种损伤程度与胃液量及其pH有密切关系。研究表明，当误吸胃液量超过25ml，pH≤2.5时即可出现酸性胃液性肺损伤。如果pH仅为1.0，尽管误吸量不足0.3ml/kg，同样也会出现肺损伤。因此，减少胃液量和提高胃液pH成为术前用药的目的之一。目前用于这方面的药物主要有以下几种。

(一)西咪替丁(cimitidine，甲氰咪胍)和雷尼替丁(ranitidine)

此两种药均为可逆性竞争H_2组胺受体拮抗药。自20世纪90年代起被引用作麻醉前用药。主要抑制由乙酰胆碱、组胺或胃泌素引起的胃酸分泌，并降低氢离子浓度，有助于减免误吸后的严重程度。西咪替丁起效慢，约需60～90分钟，作用可持续3小时。用于十二指肠溃疡病人其胃酸分泌可减少95%，持续5小时以上。雷尼替丁的效能比西咪替丁强4～6倍，二者的半衰期近似，均2～3小时。西咪替丁的常用剂量为200～400mg，术日前晚睡前服用。雷尼替丁的通用剂量为西咪替丁的1/2，持续作用8～12小时，现已证明麻醉前应用这两种H_2受体拮抗剂可显著提高胃液pH和减少胃液量。

口服西咪替丁偶可出现精神错乱副作用，包括烦躁不安、意识混乱、定向障碍、激动行为、局部抽搐和惊厥等征象，继之可能出现急性肝肾功能衰竭，一般发生于首剂用药48小时之内，以老年人较多见，此时西咪替丁的血药浓度往往已超过2μg/ml，雷尼替丁则很少引起上述症状。

研究表明，由于西咪替丁可抑制细胞色素P450功能，从而干扰药物在肝中的灭活和代谢，故依赖肝代谢的药物与西咪替丁同用时可使前者的药效增强，作用时间延长，如局麻药利多卡因、布比卡因的用量需酌减。雷尼替丁与西咪替丁的区别在于雷尼替丁对细胞色素P450的作用较弱，因此雷尼替丁与上述药物的相互作用也不明显。

(二)法莫替丁(famotidine)和尼扎替丁(nizatidine)

法莫替丁和尼扎替丁是两种新型的H_2受体拮抗药。其效应与西咪替丁和雷尼替丁相似，在等效剂量下，法莫替丁的作用比雷尼替丁强5～6倍，比西咪替丁强20倍，法莫替丁或尼扎替丁对细胞色素 P450 均无影响，因此不会干扰经肝代谢的各种药物。例如西咪替丁可抑制地西泮的肝清除率约 45%，而雷尼替丁、法莫替丁和尼扎替丁均无此影响。从提高胃液 pH 的效应看，口服法莫替丁 40mg 的效应可与口服雷尼替丁 300mg 相当，从减少胃液量看，口服法莫替丁 40mg 的胃液量可较口服雷尼替丁 150mg 者稍低。

（三）甲氧氯普胺（灭吐灵，胃复安，metoclpramide）

甲氧氯普胺为中枢性止吐药，通过抑制延脑催吐化学感受区多巴胺受体而产生止吐效应，同时提高食管下端括约肌张力及增强胃肠蠕动而产生加速胃排空的功效。如将甲氧氯普胺与其他相关药物并用，胃液量可望进一步减少。有证明术前晚睡前口服西咪替丁 300mg，术日晨再口服甲氧氯普胺 10mg，可使全部病人的胃液 pH≥5.0，胃液量≤25ml，从而基本免除误吸导致肺损伤的危害。

甲氧氯普胺属较安全的药物，有证明即使将剂量增大到常用量的 100 倍，病人仍能接受，不致出现严重并发症。常见的副作用为中枢神经系统抑制，包括乏力、欲睡或一过性兴奋、躁动，约有 1%病人可伴有肌张力障碍，多见于年轻人，偶尔于用药 36 小时内出现锥体外系征象。

（四）奥美拉唑（洛赛克，omeprazole）

奥美拉唑是一种能够有效抑制胃酸分泌的质子泵抑制剂。通过选择性地作用于胃黏膜壁细胞，抑制处于胃壁细胞顶端膜构成的分泌性微管和胞质内的管状泡上的 H^+，K^+-ATP 酶的活性，从而有效地抑制胃酸的分泌，起效迅速，适用于胃及十二指肠溃疡、反流性食管炎和胃泌素瘤。由于 H^+，K^+-ATP 酶是壁细胞泌酸的最后一个过程，故奥美拉唑的抑酸能力强大。它不仅能非竞争性抑制促胃液素、组胺、胆碱及食物、刺激迷走神经等引起的胃酸分泌，而且能抑制不受胆碱或 H_2受体拮抗剂影响的部分基础胃酸分泌，对 H_2受体拮抗剂不能抑制的由二丁基环腺苷酸（DcAMP）刺激引起的胃酸分泌也有强而持久的抑制作用，对胃蛋白酶分泌也有抑制作用。对胃黏膜血流量改变不明显，也不影响体温、胃腔温度、动脉血压、静脉血红蛋白、动脉氧分压、二氧化碳分压及动脉血 pH。

静脉注射奥美拉唑 40mg 可迅速降低胃内酸度，24 小时内平均下降 90%。主要在肝中经细胞色素 P450 系统代谢，代谢产物主要为硫醚、砜和羟基衍生物。对胃酸的分泌无作用，代谢完全，仅少数以原形排泄。约有 80% 的代谢物经肾排出，部分（18%～23%）随粪便排出。有肠肝循环过程，血浆蛋白结合率高，达 95%左右。肾衰患者不影响该药的清除，肝功能受损者半衰期可有延长。

（五）昂丹司琼（恩丹西酮，ondansetron）

昂丹司琼为一种高度选择性的 5-羟色胺（5-HT_3）受体拮抗剂。与甲氧氯普胺不同，5-HT_3受体拮抗剂不影响胃肠道运动或食管下端括约肌的张力。所有的 5-HT_3受体拮抗剂已被证实是手术后有效的止吐药。有些研究显示，单独应用 5-HT_3受体拮抗剂对呕吐的预防作用明显优于单独应用甲氧氯普胺或氟哌利多。成人可在麻醉诱导前或手术结束时静脉给予 8mg 昂丹司琼。

三、麻醉性镇痛药

麻醉前应用麻醉性镇痛药有减轻疼痛，降低焦虑，稳定情绪及削弱气管插管期间心血管副作用等功效。但是易引起恶心、呕吐等副作用为其不足，其他副作用还有胃排空时间减慢、胃液量增加及抑制，个别甚至引起呼吸暂停。据此，目前认为麻醉性镇痛药不宜列为常规术前用药，只适用于某些场合如术前有剧烈疼痛的病人、采用局麻或气管内插管全麻的病例。

“超前镇痛”是近些年出现于麻醉及疼痛治疗诸文献中的新概念。随着临床、基础医学研究的争论和进展，该概念的内涵被不断改变、充实，这种改变也促使我们对术后急性疼痛的发生机制有进一步了解，并使疼痛治疗的观点、方法发生重要变化。超前镇痛是指在伤害性刺激作用于机体之前采取一定的措施，防止中枢或外周神经敏化，减少或消除伤害引起的疼痛。由于给药的时间多设定在麻醉诱导前，因此可以视为麻醉前用药。大量的研究结果表明，超前镇痛在减轻术后疼痛方面起到了重要作用，但其确切机制还没有定论。目前用于超前镇痛常用的药物主要包括阿片类药物、非甾体抗炎镇痛药(NSAIDs)、局麻药和 α_2 肾上腺受体激动药。与传统的阿片类药物发挥镇痛作用的机制不同，非甾体抗炎镇痛药(NSAIDs)通过降低外周环氧化酶(COX)和前列腺素合成酶活性，减少痛觉神经对内源性炎性因子的反应，抑制外周敏感化，从而达到镇痛的目的。

帕瑞昔布(parecoxib)是伐地昔布的水溶性前体，作为一种高选择性非甾体抗炎镇痛药，在治疗剂量下可选择性抑制环氧合酶(COX)-2，几乎对COX-1无作用，在达到良好治疗作用的同时明显降低了包括胃肠道不良反应在内的副作用的发生率，经临床观察其镇痛效果确切。帕瑞昔布单次静脉注射后30分钟血浆浓度达到峰值，后被肝迅速水解为伐地昔布，血浆分布半衰期约为22分钟，血浆清除率约为6L/h。伐地昔布的消除在肝内通过多种途径广泛进行，包括细胞色素P450、CYP3A4、CYP2C9同工酶代谢以及磺胺葡萄糖醛化(约20%)。给药后，约70%的药物以非活性代谢物形式经尿液排泄，少于5%的伐地昔布以原形排泄，尿液中未检测到帕瑞昔布的原形物质。作为超前镇痛目的的术前用药，帕瑞昔布推荐剂量为40mg，通过静脉注射。

迄今为止，虽然国内外已有大量关于超前镇痛的临床研究报道，但其确切的临床意义尚未得出一致结论。这可能与手术本身多样化、研究方法和镇痛措施不同等因素有关。超前镇痛应在疼痛产生之前针对疼痛传导途径中的不同靶点，运用不同药物，采用多种治疗方法来预防疼痛的发作。随着超前镇痛的基础和临床研究的不断加深，关于超前镇痛的争论终将有一个明确的结论。

四、抗胆碱能药

抗胆碱能药以往被广泛应用于口腔内手术，气管内全麻、小儿全麻及气管食管镜检查，目的在于减少唾液分泌和防止唾液稀释表面麻醉药。近年来，对抗胆碱能类药物的药理学认识又有了新的进展。该类药物还具有调节自主神经功能，改善和疏通微循环，保护细胞膜和溶媒体膜，改善心功能和抗心律失常，调节免疫功能，兴奋呼吸中枢及中枢神经系统作用，还有解除全身平滑肌痉挛及封闭胆碱能M受体和肾上腺素能α受体的作用。

盐酸戊乙奎醚(长托宁)是新一代M受体阻滞药，选择性作用于 M_1 和 M_3 受体，对 M_2 受体无作用或作用很小。术前应用可有效抑制腺体分泌，因其同时具有扩张支气管的作用，对心血管系统作用小，被誉为理想的术前用药。感染性休克时，在应用有效抗生素和补充血容量的基础上，应用大剂量长托宁可解除小血管痉挛，降低外周血管阻力和心脏前负荷，改善微循环和心功能。

鉴于阿托品、东莨菪碱、格隆溴铵(胃长宁)各有优缺点，临床上应选择性使用，尤其是老年患者为这类药物引起中枢神经系统毒性症状(包括谵妄、烦躁、意识模糊和感觉迟钝)等副作用的易感人群。

第二节　麻醉前用药的方法

麻醉前用药应采取“选择性用药”的原则，首先需根据病人的具体情况和预采用的麻醉方法拟定术前用药方案，有目的的选择药物的种类、剂量、用药时间和途径。应杜绝不论病情如何一律按“常规”用药的陈旧模式，使麻醉前用药的优势得以充分发挥。

一、特殊病情与麻醉前用药

麻醉前用药必须结合某些疾病的特殊情况，权衡利弊，酌情选用方为安全。

(一)呼吸系统

呼吸代偿功能不全,肺活量显著降低,呼吸抑制或呼吸道部分梗阻(如颈部肿瘤压迫气管、支气管哮喘)等病例,神经安定类药物和麻醉性镇痛药必须减量或禁用,尤其对呼吸道已受外来压迫而出现强迫性体位或有“憋醒”史的病例,在切实控制呼吸道通畅之前,应绝对禁用中枢抑制性药物,否则极易导致窒息意外。呼吸系统有炎症、痰量多者,在炎症尚未得到控制和痰液未彻底排出的情况下,禁忌使用抗胆碱药,否则易致痰液黏稠不易吸出,甚至造成下呼吸道阻塞。

(二)循环系统

各型休克和低血容量病人对吗啡类药物的呼吸抑制、$PaCO_2$升高,以及直立性低血压等不良副作用的易感性增加,用后可能加重休克程度故应减少或免用。在血容量未得到充分纠正时,吩噻嗪类药应绝对禁用,否则可致血压进一步降低,甚至猝死。由于休克常并存周围循环衰竭如采取皮下或肌内注射给药可因药物吸收缓慢而影响效果,此时采用静脉注射途径为妥。

高血压、冠心病病人一旦出现心率增快和血压进一步升高可加重心脏的心肌做功,导致心肌氧的供需失衡。对这类病人麻醉前用药应注意给予维持血流动力平衡和苯二氮䓬类药物,借以降低交感神经系统的过度兴奋和稳定情绪。心动过缓多见于黄疸病人,系迷走神经张力亢进所致需常规使用阿托品,剂量可增至0.8～1.0mg。先天性发绀型心脏病用适量吗啡镇静后可使右至左的分流减轻,缺氧可得到一定改善;较复杂的心内手术后常需保留气管内导管和施行机械呼吸治疗,对此类病例宜选用吗啡类药物作为术前用药。

(三)中枢神经系统

颅内压增高、颅脑外伤或颅后窝手术病例,轻微的呼吸抑制和$PaCO_2$升高即足以导致脑血管扩张,脑血流灌注增多和颅内压进一步增高,甚至可诱发脑疝而猝死。因此,麻醉前用药禁用吗啡类呼吸抑制药。颅内压增高病人对镇静催眠药的耐受量极小,按常规量用药有时即可导致术后苏醒延迟,由此可干扰对术后意识障碍诱因的正确鉴别,并造成处理困难。一般来说,对颅脑外伤手术病人除术前并存躁动、谵妄、精神兴奋或癫痫发作等病情外麻醉前禁用抑制性药物。

(四)内分泌系统

甲状腺疾病常显著影响基础代谢率(BMR),对术前未能满意控制BMR和心率增快的甲状腺功能亢进(甲亢)病人常需使用较大量的镇静药,注意避免应用阿托品,改用东莨菪碱或长托宁。相反,甲状腺功能低下、黏液水肿及BMR降低的病人有时小剂量镇静或镇痛药即可引起显著的呼吸循环抑制,故应减量或免用。某些内分泌疾病常并存过度肥胖,后者易导致肺通气功能降低和舌后坠,故应慎用对呼吸有抑制的吗啡类药和容易导致术后苏醒期延长的巴比妥类和吩噻嗪类药物。

(五)饱胃

未经严格禁食准备的病人(如急诊、临产妇)都存在误吸胃内容物的危险,贲门失弛病人取平卧位时容易发生反流误吸,有人建议对这类病人在麻醉前用药中常规加用抗组胺药和抗酸药。例如,三硅酸镁0.3～0.9g口服;西咪替丁100mg口服,以中和胃酸;甲氧氯普胺20～40mg肌内注射以促进胃蠕动加速胃排空。据观察,在不用阿托品类药物的情况下,甲氧氯普胺可使轻质饮食通过胃的时间只需30分钟,重质饮食的胃排空仅需75分钟。此外,苯二氮䓬类药亦有降低胃液酸度的作用可供选用。

(六)其他特殊情况

眼斜视矫正术中因牵拉外眼肌可能引起反射性心动过缓甚至心搏骤停(眼心反射),有常规使用阿托品的必要,一般剂量要达1.5～3.0mg方可有效。窄角性青光眼非绝对禁用阿托品，但必须先用缩瞳药滴眼，借后者收缩睫状肌的作用可拮抗阿托品的散瞳作用进而避免眼内压进一步升高。

临产妇手术前原则上应避免用各种镇静催眠药和麻醉性镇痛药，因均有可引起新生儿呼吸抑制和活力降低的危险。

门诊局麻手术病人同样存在恐惧紧张心理，为避免药物对苏醒恢复的影响，一般提倡通过安慰解释工作来缓解。遇创伤剧烈疼痛病人可考虑给以小剂量舒芬太尼或瑞芬太尼。

二、麻醉方法与麻醉前用药

麻醉前用药可视为麻醉方法的一个组成部分，恰当合理的选用可提高麻醉效果，保证麻醉平稳，尤其对吸入或静脉全麻具有特殊重要性。

(一)自主神经系统活动

某些麻醉操作刺激或椎管麻醉容易诱发自主神经系统的异常活动，宜选用相应的麻醉前用药进行保护。例如喉镜、气管内插管或气管内吸引有可能引起心脏迷走反射，宜选用足量抗胆碱药预防；椎管内麻醉下交感神经被抑制，迷走神经相对亢进，麻醉前应常规选用足量抗胆碱药以求平衡。

(二)药物相互作用

麻醉前用药与某些麻醉药之间存在相互协同作用，由此可使麻醉药的用量显著减少；也有的存在相互不良反应，应避免复合使用。例如，吗啡或地西泮可使吸入性麻醉剂的 MAC 降低，阿片类药可促使静脉麻醉药(依托咪酯等)出现锥体外系兴奋征象，麻醉性镇痛药可增加小剂量硫喷妥钠、地西泮、氯胺酮等出现对呼吸功能的抑制作用的概率。

(三)纠正不良反应

针对麻醉药的某些不良反应可通过选用相应的麻醉前用药加以拮抗，如在氯胺酮或羟基丁酸钠麻醉前，选用足量抗胆碱药以抑制呼吸道腺体分泌；使用大剂量局麻药施行局部浸润麻醉前宜常规选用巴比妥类或苯二氮䓬类药以预防局麻药中毒反应；肌松剂泮库溴铵易引起心率增快，抗胆碱药中选用东莨菪碱或长托宁较合适。多数麻醉药都有可能在苏醒期并发恶心和呕吐尤其易见于有呕吐倾向的病例(如腹腔、盆腔、眼和耳部手术)、晕车病史者、生育适龄的肥胖妇女等，对这类病例麻醉前应慎用吗啡或哌替啶，宜选用苯二氮䓬类和抗组胺类药物；也可考虑加用镇吐药(甲氧氯普胺、氟哌利多、昂丹司琼等)给予预防。

第三节　基础麻醉

麻醉前在病室内先使病人神志完全消失的方法称基础麻醉。基础麻醉无镇痛功效，仅使病人处于深睡眠状态，故必须配合其他麻醉镇痛方法才能施行手术。基础麻醉的目的主要在消除病人的精神创伤。近年来，由于许多能使病人意识模糊或产生遗忘的镇静催眠药已相继问世，其作用近似基础麻醉，故对基础麻醉的要求已日渐减少。目前除对某些难以合作的小儿还需采用外，其他病人已很少应用。

曾经用于基础麻醉的药物有水合氯醛和三溴乙醇(阿佛汀)，由于这些药物副作用较多，应用不便，目前临床上已不再用作基础麻醉。当前用于基础麻醉的主要药物有硫喷妥钠和氯胺酮。

一、硫喷妥钠基础麻醉

硫喷妥钠基础麻醉主要用于 3 个月至 6 岁以内的小儿，不仅有助于消除病儿的精神创伤更重要的是使局部麻醉、神经阻滞及椎管内阻滞能成功地用于小儿手术。

(一)硫喷妥钠直肠灌注基础麻醉

麻醉前需常规注射阿托品，禁食但无需灌肠，配制 10% 硫喷妥钠溶液按 45～50mg/kg 计算最大不超过 1.5g。于麻醉前 15～30 分钟经直肠灌入，一般 5～10 分钟起效，20～30 分钟后可达深睡眠状态，但对痛刺激反应灵敏。

用药后需加强对呼吸循环的监测。要注意因吸收过快而发生麻醉过深的危险。由于本法操作复杂，效果不稳定故目前已多改用肌内注射。

（二）硫喷妥钠肌内注射基础麻醉

一般用2.5％硫喷妥钠溶液按15～20mg/kg肌内注射，体弱者或3～12个月婴儿剂量宜减至10～15mg/kg，浓度也宜改为1.5％～2％，一次总用量不得超过0.5g。3个月内婴儿容易并发呼吸抑制，最好不采用。注药后一般5分钟左右入睡，维持深睡眠45～60分钟。如果注药后20分钟仍不入睡可再追加半量。手术时间长者可在首次用药45分钟后补注半量，注药后如果患儿于1～2分钟内即入深睡眠或对痛刺激无明显反应时，提示用药已过量，需密切注意呼吸变化，酌情处理，以后的追加剂量必须减少。肌内注射的部位应在臀部外上方的肌肉深层，禁忌注入皮下，更不能注入坐骨神经部位，术中追加药物时可作股外侧肌深层注射。

二、氯胺酮基础麻醉

氯胺酮是一种具有深度镇痛且对呼吸和循环系统影响较轻的静脉全麻药，尤其体表镇痛效果好，临床上常选用作小儿基础麻醉。鉴于氯胺酮的副作用较突出，包括精神症状、刺激唾液胃液分泌增多及术后恶心呕吐发生率高，故在氯胺酮基础麻醉前应常规给予安定类及抗胆碱类术前药。氯胺酮行基础麻醉的用药量为4～5mg/kg，行肌内注射，给药后5分钟内入睡，维持10～15分钟。因其有良好的镇痛作用小儿入睡后即可开始手术。如果辅以哌替啶，异丙嗪还可明显减少氯胺酮用量而且持续时间亦可延长。

（张利萍 候　娟）

参考文献

刘俊杰，赵俊．1997．现代麻醉学．第2版．北京：人民卫生出版社

谢荣．1994．麻醉学．第3版．北京：科学出版社

杨藻宸．1994．医用药理学．第3版．北京：人民卫生出版社

第 42 章　吸入全身麻醉

吸入麻醉是指麻醉药经呼吸道进入体内，从而产生全身麻醉。其特点为麻醉深浅易于控制，用药比较单纯，药物在体内分解代谢少，大都以原形从呼吸道排出。缺点是所需设备比较昂贵，如无排污措施可造成手术环境污染。

第一节　麻醉通气系统

到目前为止，国际上有关麻醉系统的分类标准繁多，但通常以其功能来分类，麻醉系统的功能要求考虑重复吸入的问题，重复吸入即为呼出气的再吸入。呼出气包括 CO_2 和麻醉气体，CO_2 大部分被麻醉系统内的钠石灰所吸收，再吸入气体的成分主要为麻醉气体或蒸气。应用最广泛的分类方法为美国的 Eger 分类标准和英国的 Conway 分类标准，前者是根据麻醉系统中是否配备钠石灰而将系统分为开放和半开放或紧闭和半紧闭；后者认为吸入气完全来自大气的称为开放系统，部分接触大气的为半开放系统，半紧闭和紧闭系统为完全与大气隔离。半紧闭系统又分为 3 种：①半紧闭吸收系统(应用钠石灰罐)；②半紧闭重复吸入系统(无钠石灰罐)；③无重复吸入系统(应用无重复吸入活瓣)。两种分类标准的比较见表 42-1。

表 42-1　Eger 和 Conway 分类标准的比较

Eger 分类标准	Conway 分类标准	钠石灰罐	气体	新鲜气体流量	实际应用
开放系统	开放系统	无	空气		麻醉面罩
	半开放系统	无	空气		麻醉面罩
无重复吸入系统	①无重复吸入系统(半紧闭系统)	无	O_2/N_2O	分钟通气量	采用单向活瓣系统
半开放系统	②半紧闭重复吸入系统	无	O_2/N_2O	高流量	Mapleson 系统
半紧闭系统	③半紧闭吸收系统	有	O_2/N_2O	中等至低流量	循环式系统来回式系统
紧闭系统	紧闭系统	有	O_2/N_2O	基础需要量	循环式系统来回式系统

第二节 新鲜气体流量的分类

紧闭循环系统新鲜气体流量的分类，到目前为止尚无统一的标准。比较具有说服力的是Aldrete提出的2.5倍数法则。该分类标准根据Brody公式将新鲜气体流量分为低流量、中等流量和高流量。Brody公式为：

病人每分钟的基础氧耗量(ml/min)＝10×体重(kg)$^{3/4}$ 公式(42-1)

2.5倍数法则：首先根据Brody公式计算出每分钟的氧耗量，即维持紧闭循环麻醉时所需新鲜气体的基础流量(ml/min)为10×kg$^{3/4}$，若氧流量低于此值，则病人可能缺氧；乘以2.5，即2.5×基础流量，等于25×kg$^{3/4}$，此值为紧闭循环高限或低流量的低限。可解释为，当麻醉气体中加用N_2O时，维持紧闭循环的新鲜气体流量的高限为25×kg$^{3/4}$，超过此值则过渡为低流量麻醉；在紧闭循环高限的基础上再乘于2.5，也即2.5×2.5×基础流量，约为60×kg$^{3/4}$，将此值定为低流量的高限或中等流量的低限；依此类推，可得出中等流量的高限或高流量的低限为150×kg$^{3/4}$，高流量的高限为无穷大。表42-2为不同体重时的新鲜气体流量分类的计算值。

表42-2 不同体重时的新鲜气体流量分类

体重(kg)	Brody值 kg$^{3/4}$	紧闭循环		低流量	中等流量	高流量
		O_2 10kg$^{3/4}$	N_2O/O_2<25kg$^{3/4}$	<60kg$^{3/4}$	<150kg$^{3/4}$	>150kg$^{3/4}$
100	31.6	316	790	1896	4740	∞
90	29.2	292	730	1752	4380	∞
80	26.7	267	667	1602	4005	∞
70	24.2	242	605	1452	3630	∞
60	21.5	215	537	1290	3225	∞
50	18.8	188	470	1128	2820	∞
40	15.9	159	297	954	2385	∞
30	12.8	128	320	768	1920	∞
20	9.4	94	235	564	1410	∞
10	5.6	56	140	336	840	∞
5	3.3	33	82	198	495	∞
3	2.2	22	55	132	330	∞

第三节 低流量吸入麻醉

随着吸入麻醉越来越广泛地应用于临床，节省麻醉药和减少环境污染的问题日益受到重视，麻醉药的消耗量与麻醉选择、新鲜气体流量和麻醉持续时间相关。Yasuda等经研究得出在不同新鲜气体的流量下，维持恒定的肺泡气浓度(1个MAC)所需的麻醉液体的毫升量(表42-3)。由表42-3可以看出，在不同新鲜气体的流量下，维持相同麻醉深度，同一吸入麻醉药的用药量最大可相差10倍以上。过去多采用高流量无重复吸入麻醉，虽然该方法可保持麻醉药的吸入浓度恒定，但其显著增加吸入麻醉药的用药量，使麻醉的效应价格比降低，同时还增加环境污染程度，显然不利于减少病人花费、保护生态环境的需要。鉴于此，现代吸入麻醉基本以低流量重复吸入麻醉为主。尽管低流量吸入麻醉的优点是显而易见的，但其缺点也不应忽视，如何有效而安全地管理低流量吸入麻醉是麻醉医师所关注的问题。

表 42-3　不同新鲜气体流量维持 1 个 MAC 吸入麻醉药液的毫升量

	新鲜气体流量（L/min）（不包括挥发性麻醉药）				
	0.2	1.0	2.0	4.0	6.0
氟烷					
30 分钟	3.0	4.1	5.4	8.0	10.5
60 分钟	4.6	6.5	9.0	13.9	18.8
异氟烷					
30 分钟	4.0	5.8	8.0	12.3	16.7
60 分钟	6.3	9.6	13.9	22.3	30.7
七氟烷					
30 分钟	3.3	6.3	10.1	17.8	25.2
60 分钟	4.9	10.9	18.2	33.0	47.8
地氟烷					
30 分钟	6.7	14.8	25.0	45.2	65.4
60 分钟	10.1	26.1	46.0	85.8	125.7

一、低流量吸入麻醉的定义、分类和优缺点

通常将新鲜气体流量低于 1L/min 的麻醉称为低流量麻醉。

（一）根据新鲜气体的减少程度将低流量麻醉分为 3 种

1. 低流量麻醉（low flow anesthesia）　新鲜气体流量为 1L/min（50%O_2 和 50%N_2O）。

2. 最低流量麻醉（minimal flow anesthesia）　新鲜气体流量为 0.5L/min（60%O_2 和 40%N_2O）。

3. 紧闭式麻醉（closed system anesthesia）　新鲜气体供给的麻醉药量和 O_2 量与病人的摄取量和需要量相等。

根据 Eger 的分类方法：低流量麻醉和最低流量麻醉均为半紧闭系统麻醉，最低流量麻醉是半紧闭系统的极限麻醉；紧闭式麻醉为紧闭系统麻醉。

（二）低流量吸入麻醉的优点

低流量麻醉可显著减少麻醉用药量，使病人的医疗费用降低；减少环境污染和大气臭氧层的破坏；保持吸入气的湿度，减少机体热量丢失；麻醉循环系统内的麻醉药浓度变化缓慢，有利于高血压病人、心脏病病人或糖尿病病人的麻醉；紧闭式麻醉还能准确地测量潮气量和呼气时的气流速度，并可直接监测机体的氧耗量，了解机体代谢率的变化。

（三）低流量吸入麻醉的缺点

不易改变麻醉的深度；钠石灰的利用率增加，有可能引起 CO_2 蓄积。最低流量麻醉和紧闭式麻醉易引起氮气、一氧化碳、甲烷、丙酮酸以及毒性降解产物烯烃的蓄积。

应用紧闭式麻醉时还要注意以下问题：对麻醉仪器的性能要求高；麻醉方式复杂，为保持一定的动脉血中麻醉药浓度，需计算给药剂量，注意给药时机，不断调节新鲜气体的流量，还要保持一定的吸入 O_2 浓度；吸入麻醉药的给药剂量不易掌握，这是由于：①MAC 受年龄、机体代谢率以及给予其他药物等因素的影响；②血/气分配系数可因体温、血细胞比容、饮食等因素的作用而发生改变；③麻醉和手术均可引起心排血量的变化，心功能不全的病人体重与心排血量不相关；④肺通气/血流比异常。

二、低流量吸入麻醉的有关原理

（一）气体摄取量的计算公式

按照 Arndt 和 Westenskow 的研究结果，麻醉过程中机体的氧耗量稳定在基础代谢率的水平，不同病人的基础氧耗量可根据 Brody 公式得出：

$$每分钟的氧耗量(ml/min)=10\times体重(kg)^{3/4} \qquad 公式(42\text{-}2)$$

麻醉时间与 N_2O 和挥发性麻醉药的摄取关系为指数关系，开始阶段机体对麻醉药的摄取高，随着麻醉时间的延长，摄取逐渐降低。

N_2O 的摄取量按 Severinghaus 公式计算：

$$N_2O\text{摄取量}=1000\times\sqrt{\text{麻醉时间}(\min)}$$

公式(42-3)

挥发性麻醉药的摄取量(Van)用 Lowe 公式计算：

$$\text{Van(麻醉蒸气的 ml/min)}=f\times MAC\times\lambda_{B/G}\times Q\div\sqrt{t}$$

公式(42-4)

f 为所需 MAC 的倍数；$\lambda_{B/G}$ 为血气分配系数；Q 为心排血量，等于 $2\times$体重$(kg)^{3/4}$；t 为麻醉时间(min)；$f\times MAC\times\lambda_{B/G}\times Q$ 是每分钟动脉运送麻醉药的剂量。

$$\text{麻醉药的累积吸收量}=2\times f\times MAC\times\lambda_{B/G}\times Q\times\sqrt{t}$$

公式(42-5)

通过注射式蒸发器给药证实，紧闭式麻醉每平方根的间隔时间所需麻醉药剂量相等，这一剂量常被称为剂量单位。紧闭式麻醉开始时应给予预充剂量使通气系统和血液内达到预计的麻醉药浓度，通气系统的容量等于麻醉回路的容量加病人功能残气量，一般为 10 000ml，即 10L。

预充剂量＝每分钟动脉运送麻醉药的剂量＋填充通气系统麻醉药的剂量

$$=f\times MAC\times\lambda_{B/G}\times Q+100\times f\times MAC$$

公式(42-6)

单位剂量＝2×每分钟动脉运送麻醉药的剂量

$$=2\times f\times MAC\times\lambda_{B/G}\times Q$$

公式(42-7)

(二)时间常数

时间常数＝环路内容积/(新鲜气体流量－体内麻醉药的摄取量)，由此可见，新鲜气体流量越低，时间常数越大，如果应用紧闭循环系统，分母为零，时间常数为无穷大，随着新鲜气体流量增加，时间常数相应地减小。

到目前为止，现行的麻醉机既无活性炭过滤装置，也无不依赖新鲜气体流量的蒸发器，因此快速改变环路内麻醉药浓度的唯一一种方法是，增加新鲜气体流量。

(三)新鲜气体流量与通气

以前的麻醉呼吸机的潮气量易受新鲜气体流量的影响，当给系统持续供应新鲜气体时，其流量的大小决定潮气量的增减，因此，应用这种麻醉呼吸机不易调节新鲜气体流量以适应不同病人对麻醉药的摄取和临床特殊情况的需要。

现代麻醉机带有一个贮气囊，能避免吸气时新鲜气体直接进入系统，其优越性是麻醉医师在调节新鲜气体流量时，可维持潮气量不变，此外，还能监测重复吸入技术的应用情况。

三、低流量麻醉方法

1952 年，Foldes 及助手提出了低流量麻醉方法，将新鲜气体的流量减少到 1L/min。至今，他们已进行了 10 000 多例低流量麻醉的临床实践。

新鲜气体中的麻醉药浓度与肺泡气中麻醉药浓度的比(F_D/F_A)影响麻醉深度的调节，它受两个因素的影响。其一，麻醉药的摄取取决于这一比率，溶解度大的麻醉药 F_D/F_A 高，麻醉不易加深。其二，新鲜气体流量决定 F_D/F_A，新鲜气体流量越大，F_D/F_A 越低。然而，增加新鲜气体流量并不能成比例地减少 F_D/F_A，F_D/F_A 较大程度地减少出现于新鲜气体从紧闭循环的基础流量升至 1L/min 时，而当新鲜气体流量从 2L 增至 4L，F_D/F_A 减少的程度并不大。一旦流量超过分钟通气流量，即无重复吸入，再增加新鲜气体流量也不会影响 F_D/F_A，F_D/F_A 等于吸入气浓度/肺泡气浓度。根据此原理，目前临床上均将低流量麻醉的新鲜气体流量定为 1L/min。

低流量麻醉操作简单，易于掌握，对麻醉机的性能要求不高，不带贮气囊的麻醉机也可实施该麻醉，推荐术中监测吸入 O_2 浓度、呼气末 CO_2 浓度以及麻醉气体浓度。

术前用药同一般的麻醉前用药。麻醉诱导可采用静脉快速诱导法，插入气管导管后，给气管套囊充气。吸入麻醉开始时新鲜气体流量为 5L/min，其中 O_2 ∶ N_2O 为 2(L/min)∶

3(L/min)，挥发性麻醉药浓度为预计浓度，10～15分钟将新鲜气体流量降至1L/min，O_2 ∶ N_2O 为0.5(L/min)∶0.5(L/min)，术中根据肺泡气麻醉药浓度和手术需要调节麻醉挥发罐浓度刻度。

低流量麻醉时的 O_2 浓度的变化是最引人关注的问题。Foldes认为，在如下情况，麻醉系统中的 O_2 浓度会降低：①在新鲜气体的成分不变时，新鲜气体的流量减少；②在流量不变的情况下，新鲜气体的成分中 N_2O 增加；③在新鲜气体的流量和成分都不变时，麻醉时间延长。在 O_2 和 N_2O 都作为混合气体的组成部分时，已知的新鲜气体流量，系统中要达到额定的氧浓度，可用下列简单公式进行计算：

$$VolO_2 = VO_2 + \frac{(FGFl - VO_2)}{100} \times KonzO_2$$

公式(42-8)

$$VolN_2O = FGFl - VolO_2$$

公式(42-9)

式中 $VolO_2$——预置的 O_2 容量

$VolN_2O$——预置的 N_2O 容量

FGFl——新鲜气体总流量

VO_2——计算出的氧耗量

$KonzO_2$——额定的氧浓度

外科手术刺激引起的心排血量的变化，能明显改变肺泡麻醉药浓度，继而影响麻醉深度，可出现正反馈，即手术刺激可增加摄取，降低肺泡麻醉药浓度，从而使机体对刺激的感觉更强。F_D/F_A 比例越大，麻醉越不易加深，所以临床上更倾向于应用 F_D/F_A 较小的麻醉药。麻醉药溶解度越低，新鲜气体的流量越大，则 F_D/F_A 越大。如没有麻醉气体监测仪，使用 F_D/F_A 较小的麻醉药更具优越性。不能用麻醉药挥发罐刻度来判断肺泡内麻醉药浓度，尽管挥发罐刻度与肺泡内浓度相关，但这种相关性差，其原因是：①不同麻醉药的相关系数不同；②即使同一种麻醉药，新鲜气体的流量不同，相关系数也有差异；③高溶解度的麻醉药即使在高新鲜气体流量麻醉时，其相关性亦差，而低溶解度的麻醉药如七氟烷和地氟烷，新鲜气体流量为1～2L/min，麻醉30～60分钟后，F_D/F_A 虽然小于1.2，但仍有差异。

低流量麻醉方法可在很大程度上避免紧闭式麻醉存在的肺泡气不稳定的缺陷。该方法与开放系统比较，可减少病人的花费，维持呼吸系统的湿度和温度，减少麻醉气体对大气的污染。低流量麻醉方法可减少因应用紧闭式麻醉所导致的以下缺陷：供氧恒定，麻醉深度不易调节，一氧化碳气体和毒性降解产物在麻醉循环内蓄积。

四、最低流量麻醉方法

1974年，Virtue提出了最低流量麻醉法，新鲜气体流量为0.5L/min。由于当时已经有了连续监测吸入氧浓度的电化学方法，所以这一技术能在没有低氧血症危险的情况下实施。

最低流量麻醉的要求：推荐使用带上升式的垂直型折叠囊的呼吸机，麻醉回路在2kPa(20mbar)的压力下，气体的泄漏不能超过100ml，气体流量计的最低流量应小于100或200ml/min，刻度间隔小于50～100ml/min，术中监测吸入氧浓度、呼气末 CO_2 浓度以及麻醉气体浓度。应用精确度高的可行流量补偿的蒸发器。确保钠石灰无失效。

术前用药和麻醉诱导同低流量麻醉方法。吸入麻醉开始新鲜气体流量为4.4L/min，其中 O_2 1.4L/min，N_2O 3.0L/min，异氟烷浓度为1.5%，或恩氟烷为2.5%。15～20分钟后，将 O_2 流量减至0.3L/min，N_2O 流量减至0.2L/min。同时将异氟烷挥发罐浓度升至2.5%，或恩氟烷调至3.5%。每隔1～3小时采用吸入麻醉开始时的高流量新鲜气体冲洗回路5～10分钟，然后恢复低流量麻醉。主要目的是排出血液内溢出的氮气、一氧化碳气体以及麻醉药的毒性降解产物。

通过大量临床研究证实，该方法可使回路内的麻醉药浓度维持于相对稳定的水平。高流量阶段回路内的 O_2 持续而缓慢地降低，而 N_2O 和挥发性麻醉药逐渐升高，低流量30～40分钟后，O_2 浓度从31%升至38%，N_2O 浓度从68%降至50%，氮气自血液中溢出，使回路内氮气浓度升至10%左右，尽管低流量开始时，新鲜气体中的吸入麻醉药浓度高，但60分钟后，呼出端的异氟烷浓度仍然自0.9%缓慢地降至0.75%，恩氟烷的浓度逐渐从1.4%降至0.9%，60分钟时的异氟烷和恩氟烷呼出端的浓度为0.65MAC，60分钟后，回路内的气体浓度可维持相对恒定。Virtue指出，按上述新鲜气体组成成分，流量500ml/min，在3小时的麻醉时间内病人不会出现缺氧。

最低流量麻醉属于极低限的半紧闭麻醉，由于新鲜气体的成分和流量是固定的，因而操作简单。但应认识到，气体的摄取量是按指数的方式递减的，麻醉回路内的气体浓度是持续变化的，一般来说，新鲜气体的流量是不变的，只有在为满足临床需要和维持吸入氧浓度于正常范围的情况下才予以调节。临床上需要快速改变回路内不同气体浓度时，应增加新鲜气体的流量，以减小时间常数。

由于机体对气体的摄取量是随着麻醉时间的延长而减少的，这样回路内过剩气体逐渐增多，麻醉时间越长，回路内气体越多，因此有人认为该麻醉方法对麻醉机的性能要求也不是非常严格，甚至可采用老式的无贮气囊的麻醉机。

最低流量麻醉方法虽然不是完全的重复吸入麻醉，但它具有紧闭式麻醉几乎所有的优点，不仅如此，它还具有新鲜气体成分和流量一定、在大多数麻醉机上均可实施的优越性，因此，在临床上更为实用。但最低流量麻醉不同于紧闭式麻醉，所有术中不可能确切地得出机体对不同气体的摄取值。

五、紧闭式麻醉方法

(一)需要的设备

按照紧闭式麻醉的定义，麻醉回路应无漏气，气体流量计低流量段的刻度范围大，调节刻度应精确到10ml/min，最低刻度为50ml/min，麻醉前应校正流量计，由于所有呼出气的CO_2均经钠石灰吸收，所以麻醉前应保证钠石灰无失效。

应用带上移式折叠囊的呼吸机，上移式的折叠囊较下移式的折叠囊更为安全，当新鲜气体流量降低，机体氧耗量增加以及麻醉系统漏气时均可引起上移式折叠囊在呼气相不能恢复原位，便于麻醉医师及时发现问题，如果应用下移式的折叠囊，由于折叠囊在呼气相时恢复原位，因此产生下列问题：麻醉系统漏气时，折叠囊因重力下降，可将手术室内空气抽入回路，使回路内氮气浓度增加，O_2浓度下降；麻醉系统无漏气时，如果新鲜气体流量减低或机体氧耗量增加，引起回路内的气体容量减少，下移式折叠囊可使回路在呼气相出现负压。

目前临床上应用较多的麻醉药蒸发器是专药蒸发器和注射式蒸发器。专药蒸发器在低新鲜气体流量时，不能提供吸入麻醉开始阶段机体摄取的麻醉药量。注射式蒸发器能向系统输入与新鲜气体流量无关的相应数量的挥发性麻醉药，一般将麻醉液体注入回路的呼气端，以避免病人吸入高浓度的麻醉蒸气。

术中监测吸入氧浓度、呼气末CO_2浓度以及麻醉气体浓度。尽量将经气体监测仪分析过的气体送回回路，如不能做到，应改持续监测为间断监测。如有条件可采用质谱仪行气体监测，因为质谱仪不破坏吸入麻醉药的分子，而且分析结果准确。

(二)紧闭式麻醉实施

麻醉诱导同低流量麻醉方法。可采用注射式蒸发器和专药蒸发器实施紧闭循环麻醉。应用注射式蒸发器在吸入麻醉开始阶段即可使用紧闭式麻醉，给予纯氧吸入，氧流量和挥发性麻醉药的给药量按气体摄取公式计算。如病人为100kg，吸入麻醉药为恩氟烷，要求麻醉深度维持于1.3MAC。

O_2的摄取量$=10\times100^{3/4}=10\times31.6=$316ml/min。

麻醉药的预充剂量(蒸气)$=f\times MAC\times\lambda_{B/G}\times Q+100\times f\times MAC=1.3\times1.7\times1.9\times(2\times100^{3/4})+100\times1.3\times1.7=266+221=$487ml麻醉蒸气。

由于恩氟烷在37℃时，1ml液体可产生210ml的麻醉蒸气。因此，麻醉药的预充剂量

(液体)＝487ml 麻醉蒸气×(1ml 液体/210ml 麻醉蒸气)＝2.3ml 液体。

麻醉药的单位剂量(蒸气)＝$2\times f\times MAC\times\lambda_{B/G}\times Q=2\times1.3\times1.7\times1.9\times(2\times100^{3/4})$＝2×266＝532ml 麻醉蒸气。

麻醉药的单位剂量(液体)＝532ml 麻醉蒸气×(1ml 液体/210 麻醉蒸气)＝2.5ml 液体。

由此该病人紧闭式麻醉的新鲜气体流量(纯 O_2)为 316ml/min,吸入麻醉开始前给予预充剂量的恩氟烷 2.3ml,麻醉开始在 0 分钟、1 分钟、4 分钟等平方根的时间间隔点给予 2.5ml 恩氟烷,为使麻醉诱导平稳,可将吸入麻醉的最初几个剂量单位相加,然后平均给药,如麻醉开始的 9 分钟内应给予恩氟烷 2.3ml＋2.5ml×3,即 9.8ml,按平均给药方法,可在麻醉开始的 0、1、2、3、4、5、6、7、8 分钟的时间点分别给予 1.1ml 恩氟烷。一般将麻醉液体注入回路的呼气端,以避免病人吸入高浓度的麻醉气体。

用注射器行单次注入挥发性麻醉药的方法较简便,但有两个缺点,一者,环路内麻醉气体浓度容易波动,二者,麻醉医师需记忆给药时间。目前较为先进的给药方法是应用计算机控制的输液泵经回路持续输注吸入麻醉药,该方法可将吸入麻醉药的摄取随时间减少的程序模式写入计算机中,使注射式给药法更为精确。由于地氟烷具有高挥发性,可在室温和 1 个大气压下生成气泡,用输液泵和注射器给药时易造成注入速率的差异,尤其在小容量麻药注入时,所以在室温下行地氟烷麻醉时应避免采用注射式蒸发器,如因特殊情况需用注射式给药法时,应注意将无漏气的注射器放入冰袋中。

现代的专药蒸发器在新鲜气体流量降至 200ml/min 时亦可准确地给予挥发性麻醉药,但由于在吸入麻醉诱导期间麻醉药的需求量常常超过旁路蒸发器所能提供的麻醉药量,所以该方法不宜应用于麻醉诱导时。例如常用的异氟烷挥发罐的最大输出麻醉药浓度为 5%,O_2 的流量为 200ml/min 时,仅能提供 10.5ml/min 的异氟烷气体,远远低于诱导需求量的 87ml/min。甚至麻醉开始后 1 小时,这种方法所供给的异氟烷的蒸气量也不能满足麻醉的需求量,解决的方法:①与 N_2O 混合应用可减少麻醉药蒸气的需求量,并且加用 N_2O 亦可增加新鲜气体的流量;②选择一种能提供较大量麻醉药蒸气的蒸发器,如地氟烷第一分钟的摄取量为 200ml 时,地氟烷挥发器的最大挥发浓度为 18%,即可提供 44ml 的麻醉蒸气,10 分钟内地氟烷挥发器产生的麻醉蒸气即可满足麻醉需求。根据上述讨论,应用专药蒸发器行紧闭式麻醉时,诱导阶段不适宜采用低新鲜气体流量,一般采用 5L/min 的高新鲜气体流量,其中 N_2O 3L/min,O_2 2L/min。10～15 分钟后,改用低流量,根据不同气体摄取量的计算公式得出的值,调节新鲜气体流量和专药蒸发器的刻度值。为排出血液内溢出的氮气、一氧化碳气体以及麻醉药的毒性降解产物,每隔 1～3 小时采用吸入麻醉开始时的高流量新鲜气体冲洗回路 5～10 分钟,然后恢复紧闭式麻醉。临床上需要快速改变回路内不同气体浓度时,应增加新鲜气体的流量,以减小时间常数。

第四节　吸入麻醉深度

吸入麻醉深度参阅本书麻醉深度的判断章节,由于卤醚类吸入麻醉药和复合麻醉的应用,Guedel 提出的乙醚麻醉的分期已不再适宜于现代麻醉需要。值得注意的是,判断麻醉深度时,应根据不同条件区别对待,没有刺激时的麻醉深度不能代表有刺激时的麻醉深度。临床上常根据血压和心率来判断麻醉深度,有条件的单位可监测脑电图、食管下段的平滑肌张力。

第五节　麻醉诱导和维持

一、麻醉诱导

病人从清醒状态进入麻醉状态谓之诱导,在乙醚时代多用开放点滴法,自 1935 年硫喷妥钠问世后,静脉快速诱导逐渐取而代之,也是目前最常使用的方法。

(一)静脉快速诱导法

静脉快速诱导是最常使用的诱导方法,病人舒服,入睡快,乐于接受。几乎所有成人麻醉诱导均可采用静脉快速诱导。

诱导前应准备插管设备、麻醉机、通气导管、吸引器,并将心电图机、血压计等监护设备连接于病人。如有条件可准备麻醉气体监测仪、肌松监测仪。

病人平卧,头稍抬高,并后仰,头下垫枕,以便于管理呼吸道。开放静脉通路:以上肢为最好。摆好体位后,再检查输液管通畅情况,并观察输注速率。

放置面罩时,既要使病人舒适,又要尽量隔离室内空气,O_2 流量应大于 6L/min。去氮,如无重复吸入,病人正常呼吸 2 分钟后,体内氮气几乎可以完全去除,如病人采取肺活量呼吸,大约 4 次后即可洗去体内 94%的氮气。

诱导前用药:给予芬太尼 1～2μg/kg,氟哌利多 0.5～1mg,为预防琥珀胆碱引起的肌颤可给予小量非去极化肌松药(一般为肌松药初始剂量的 1/10～1/5)。

诱导:以硫喷妥钠 5mg/kg,或丙泊酚 2～2.5mg/kg,琥珀胆碱 1～2mg/kg,进行快速诱导。

应用神经刺激器刺激尺神经或面神经以了解神经肌肉功能,颤搐反应完全抑制后即可插入气管导管。诱导过程中加压给氧有困难时,如无齿、肢端肥大症等,可放置口咽通气道后再加压给氧。危重病人诱导前应放置桡动脉测压管或自动血压计以监测血压,或者在诱导过程中经常测量血压,以保安全。急诊饱胃病人在做全麻前,如无胃肠减压,可不加压给氧,由助手压迫环状软骨,使食管闭合,插管完成,给气囊充气后再松开。根据病情和具体情况,诱导用药可以是地西泮、氯胺酮等,用药剂量可视病人病情增减。

(二)面罩吸入麻醉诱导法

适用于不能建立静脉通路的病人的诱导。

给氧去氮完成后,确保面罩扣紧病人面部,开始给予低浓度的吸入麻醉药,也可复合吸入空气,吸入麻醉药的选择以氟烷为最佳,亦可选用其他吸入麻醉药。仔细观察病人,维持呼吸平稳和通畅,每 2～3 次呼吸,增加吸入麻醉药浓度 0.5%,直至 1MAC。如果需要,可插入口咽或鼻咽通气导管,以维持呼吸道通畅,同时可检测病人对刺激的反应,如果病人反应消失,即可通知手术医师准备手术。

使用该方法时,应注意麻醉中有可能出现的上呼吸道阻塞、喉痉挛、反流或呕吐误吸。麻醉开始后,静脉扩张,应尽可能早地建立静脉通路。

(三)一次吸入诱导法

将氟烷蒸发器的浓度调至 3.5%～4.0%或异氟烷的浓度调至 5%,用该浓度的麻醉气体预充麻醉环路,令病人由最大呼气位吸至最大吸气位,然后尽可能地屏气。允许病人持续呼吸直至达到浅麻醉深度。

病人较乐于接受这种方法。据报道,异氟烷的诱导时间短于氟烷。

(四)清醒插管

适用于估计有可能插管困难的病人。表面麻醉用1%丁卡因或2%～4%利多卡因进行喷雾。从口唇、舌尖、舌体、舌根至咽喉部,反复 3～5 次。必要时行环甲膜穿刺。具体方法是:在环甲膜处定好穿刺点,将装有 1%丁卡因的注射器刺入环甲膜后,抽吸有气体,快速注入麻药,迅速退针,病人咳嗽,可获得气管上段、声门下及喉面的麻醉。

此方法历时较长,病人有一定痛苦,成败决定于两个因素:一是表麻完全,二是病人配合,除非特殊情况,不要随意选用。

二、麻醉的维持

麻醉维持是指麻醉诱导结束至手术完毕减浅麻醉病人逐渐清醒为止。在此期间应满足手术要求,维持病人无痛、意识丧失,器官功能和酸碱、水、电解质于正常范围,减少应激反应和体温的波动。平稳的麻醉要求了解手术操作步骤，掌握麻醉药物的药理学特性，能提前3～5分钟预测手术刺激，及时调整麻醉深度。

若控制呼吸，气管插管后应立即投入非去极化肌松药，同时给予N_2O和挥发性麻醉药。N_2O一般维持在60%～70%的浓度，恩氟烷或异氟烷维持在1%～2%的浓度。O_2浓度以不低于30%为佳。潮气量可为8～10ml/kg，呼吸频率为10次/分左右。若不用非去极化肌松药，则需提高吸入药的浓度。

气管插管后的短时间内，若血压较高，可提高吸入药的浓度，数分钟后，视血压的变化再行调整。有时诱导后出现血压下降，其原因常常是吸入麻醉药在血液内浓度较高，直接抑制心血管系统所致，此时并未达到所需的麻醉深度。处理方法：扩充血容量，必要时给予血管活性药物，适当减小吸入麻醉药浓度，待血压恢复，再逐渐增加吸入麻醉药浓度。

手术开始时，血压应维持在正常偏低的水平，心率最好不超过100次/分。手术开始初期，若血压增高、脉搏增快，说明麻醉偏浅，应提示增大吸入药浓度，或用麻醉性镇痛药加深麻醉。整个手术过程中，血压应维持在正常偏低的水平，心率不超过100次/分为佳，应适时追加肌松药。手术结束前麻醉应减浅，有助于自主呼吸的恢复。

凡用过非去极化肌松药者，手术结束时应使用拮抗药，成人一般用新斯的明2mg和阿托品1mg。

第六节 吸入麻醉的新概念

1964年由Eger提出的最低肺泡有效浓度的概念，即MAC，一直为麻醉界所推崇。美国芝加哥大学医学院林重远通过大量的动物试验和临床观察认为，MAC存在较大的局限性，有鉴于此，林重远提出了一些吸入麻醉的新概念。经过临床应用，取得了较满意的临床效果。

一、吸入麻醉药向肺内输送的新概念

过去的观点认为肺泡内吸入麻醉药分压取决于两个因素：即促进向肺内输送的因素和被肺循环血液摄取的因素，但忽略了肺内功能残气量的存在，肺功能残气量与潮气量比例约为1∶6，因此，每次吸入的麻醉药易被已存在气体冲淡。Severinghaus于1954年给出了N_2O的摄入量与时间(T分钟)的关系式：

$$Q(\text{ml})=\frac{1000}{\sqrt{t}} \qquad 公式(42\text{-}10)$$

当时认为N_2O的摄取在第1分钟最大，可达到1000ml/min，随后的摄取很快减少到150～200ml/min(10分钟)。但是，该研究忽略了因肺功能残气量的存在而对气体吸入过程的影响，尤其像N_2O，需用高吸入浓度，因而需要大量的气体才能显著地与肺功能残气量的气体发生交换。林重远以人体内及离体实验来证明肺功能残气量对吸入麻醉开始阶段吸入麻醉药的呼出气浓度/吸入气浓度变化的影响。在同样的肺通气量、呼吸次数及吸入气体的条件下，以同等容量的橡皮囊袋代替人的肺残气量。吸入N_2O开始时，离体的吸入气与呼出气存在较大的浓度差，由于没有任何摄取，其浓度差很快消失(3分钟)，但是在人体内，其浓度差开始时与离体的情况相似，继后很快减小，随着时间的延长，浓度差持续而缓慢地减小。把离体的浓度差量从人体吸入量中减去时，就是体内真正的摄取量，由图42-1可见，显示在图下方的体内摄取，从零开始逐渐增加，在肺残气量洗入完成时达到最高点，以后逐渐减少，但变化不大。由此可见，机体对N_2O的摄取在吸入初期是非常有限的，低于通过Severinghaus公式得出的值，进而也证明呼出的浓度与吸入浓度比值在吸入初期的快速上升，只代表吸入气体与肺功能残气量的交换，并不代表机体对吸入气体的实际摄取。肺功能残气量为3000ml，当吸入70%的N_2O，首先需要3000×70%=2100ml的N_2O用于填充肺功能残气量，在呼出浓度和吸入浓度比值与时间的关系图中，因肺泡内浓度在诱导初期(3分钟)

不易达到吸入浓度，因此，吸入麻醉药的摄取在肺功能残气量完成其洗入过程后，由零开始逐渐达到高峰，其后随着时间的延长，吸入麻醉药的摄取缓慢减少。

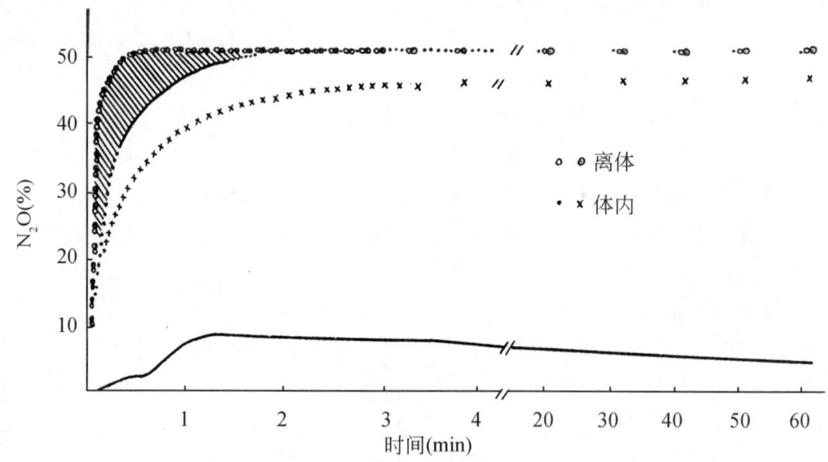

图 42-1　质谱仪所显示的吸入及呼出的 N_2O 浓度的变化

由于不存在麻醉初期 N_2O 的大量摄取，所以，第二气体效应是不存在的，应用 N_2O 而引起的麻醉起效时间缩短的现象只可用麻醉相加作用解释。

二、吸入麻醉药跨肺泡膜扩散到肺毛细血管内血液的过程

吸入麻醉药在肺泡膜的摄取过程是被动的，临床上，可通过调节麻醉药的吸入浓度来控制麻醉药的摄取量。吸入麻醉药的摄取应遵循 Fick 原理。根据 Fick 原理，吸入气的弥散速度与以下因素有关：

$$Q=DAK(P_A-P_V)/x$$

公式(42-11)

D：气体弥散常数；A：呼吸膜面积（与肺泡毛细血管流量或心排血量成正比）；K：血/气分配系数；x：呼吸膜厚度；P_A：吸入气体的肺泡分压；P_V：混合静脉血中的吸入气体分压。

Fick 原理强调气体摄取是浓度依赖性的，吸入麻醉药的摄取主要受 3 个因素的影响：吸入麻醉药的分压梯度（P_A-P_V）、血/气分配系数和心排血量（呼吸膜面积）。一般认为肺泡通气量对麻醉药的摄取影响最为明显，但林重远认为肺泡通气量本身不直接参与麻醉气体的摄取过程，像 Fick 公式中肺泡通气量没有参与影响气体弥散速度一样。由此，在一般情况下，肺泡通气量的改变对麻醉药的摄取只起到间接或辅助的作用，只有当肺泡通气量突然大量减少时，由于不能及时补充被肺血液循环带走的药量，而导致肺泡吸入浓度的降低，体内的摄取也随之减少。

一般认为肺泡气浓度/吸入气浓度（F_A/F_I）与时间的关系代表麻醉药的体内摄取。而林重远则仅承认 F_A/F_I 曲线的上面部分才是体内摄取，曲线的开始阶段是填充 FRC 所致（图 42-2）。由此得出摄取分率（fraction of uptake）为（$1-F_A/F_I$），各种麻醉药的摄取分率见表 42-4；体内摄取量＝摄取分率×吸入浓度×肺泡通气量。林重远将麻醉药的体内摄取归纳为：摄取由零开始，在 FRC 填充完成后，体内摄取才开始，3 分钟左右达到峰值，然后缓慢减少；体内摄取随吸入麻醉药浓度的升高而增加；在一定的麻醉药浓度下，麻醉时间对体内摄取量影响不大。

表 42-4　不同吸入麻醉药不同麻醉时间的摄取分率

药物	初始阶段	麻醉后 2h	麻醉后 3h
氟烷	0.5	0.4	0.35
异氟烷	0.4	0.35	0.30

续表

药物	初始阶段	麻醉后 2h	麻醉后 3h
地氟烷	0.2	0.15	0.12
N_2O	0.15	0.10	0.08
恩氟烷	0.4	0.35	0.30
七氟烷	0.25	0.2	0.16

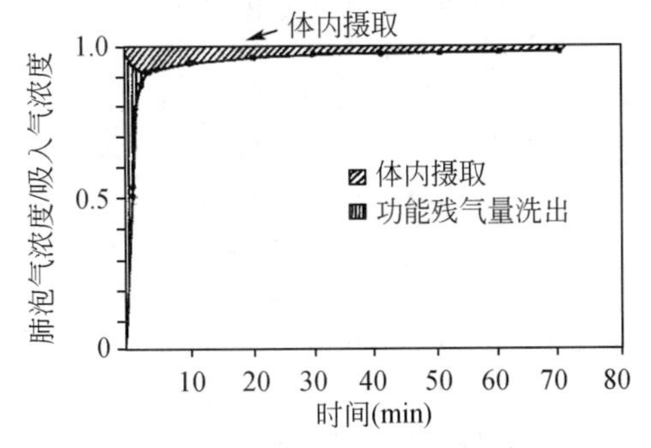

图 42-2　N_2O 呼出气浓度和吸入气浓度比值与时间的关系

三、有效血液浓度

目前临床上测定麻醉深度主要是依赖最低肺泡有效浓度(MAC),林重远认为 MAC 忽略了时间因素,其依据为:①业已证明,在麻醉过程中,肺泡气与血液中的麻醉药分压差始终存在;②吸入麻醉目的在于供给脑部适当的麻醉药浓度,脑组织麻醉药浓度与血液中麻醉药浓度达到平衡大约需要 10～15 分钟。由于心排血量70%～75%的血液是供给脑、心等血运丰富的器官。由此,林重远提出有效血液浓度(effective blood concentration)的概念,即用混合静脉血麻醉药的浓度代表脑中的麻醉药浓度,从而消除了时间对 MAC 的限制。肺泡内麻醉气体进入肺毛细血管应服从 Fick 定律。根据该定律可得出混合静脉血的麻醉药浓度为:$C_B=[C_I(K-1)+C_E]/K$;其中 C_B 为混合静脉血的麻醉药浓度,C_I 为吸入麻醉药浓度,K 为膜系数,C_E 为呼出气麻醉药浓度。根据这一公式可以求得麻醉任一时间点的混合静脉血浓度。不同麻醉药的膜系数是固定的,如恩氟烷和异氟烷均为 0.4,氟烷是 0.5,地氟烷是 0.2。将该公式得出的值与通过 Swan-Ganz 导管抽取混合静脉血测得的值比较,其相关系数高达 0.9。

四、根据吸入麻醉的新概念进行的紧闭吸入麻醉法

麻醉诱导采用静脉麻醉药快速诱导插管法。吸入麻醉开始需用高流量的新鲜气体填充麻醉环路的容量和肺功能残气量,填充时间依时间常数的大小而定,如麻醉环路的容量和肺功能残气量的总和为 10 000ml,新鲜气体流量为 10L/min 时,约 3 分钟即可完成填充;5L/min 时,约需 5 分钟,新鲜气体 N_2O 与 O_2 的比例为 1∶1,如用空气和 O_2 其比例也为 1∶1。麻醉蒸气可给予预计的浓度,不必用高浓度的麻醉药,如异氟烷则可用 1%的浓度。

紧闭循环麻醉的维持:由于病人在麻醉状况下 O_2 的消耗量一般不超过 250ml/min,所以 O_2 的流量为 200～250ml。如并用 N_2O,则 N_2O 的流量必须维持低于 O_2 的供应量,依摄取量公式计算,N_2O 在第 1 小时的摄取量为 180ml/min,第 2 小时为 126ml/min。如不希望吸入高浓度的 O_2,可以用压缩空气来调节病人吸入 O_2 的浓度,具体步骤为:高流量阶段采用空气和 O_2,比例为 1∶1,紧闭循环时停止使用空气,仅供给 200～250ml 的 O_2。虽然仅供给低流量的纯氧,但环路内的氧浓度并未改变,因为环路内的氮气分压降低,体内溶解的氮气可因分压差而从肺泡膜溢出,使环路内的氮气增加,但这种增加并不会引起氧浓度的明显降低,这是由于体内溶解的氮气大约为 1000ml,即使全部溢出到环路内,也仅使环路内的氮气增加 10%。

吸入麻醉药的供给:吸入麻醉药的摄取量主要受麻醉药吸入浓度的影响,而麻醉时间和摄取分率对其影响较小。以吸入 1%的异氟烷为例,麻醉第 1 小时,应供应的麻醉蒸气量为 1/100×0.4×3000＝12ml/min,紧闭循环期间气体的总量为 400ml 时应将蒸发器开至 12/400＝3%,气体总量是 250ml 时,吸入气浓度应为 12/250＝5%,摄取分率随时间的延长

也会减少，但变化很小，这是因为混合静脉血中的麻醉药浓度随麻醉时间的延长而逐渐增加所致。

麻醉苏醒阶段：手术关腹后，即可考虑给予肌松拮抗药，手术结束前20～30分钟关闭麻醉药蒸发器，并减少呼吸次数（潮气量不变），这样可防止肌松药和低CO_2血症引起的呼吸困难或呼吸抑制。这时麻醉药的浓度（吸入和呼出）慢慢下降到混合静脉血中浓度，该浓度足够满足适当的麻醉深度。当吸入与呼出浓度相等时，吸入、呼出与混合静脉血中麻醉药浓度达到平衡。手术结束前5分钟，可用高流量的O_2进行换气，以加快排除体内的吸入麻醉药。

（杨克勤　任洪智）

参考文献

杭燕南．1994．当代麻醉与复苏．上海：上海科学技术出版社

刘俊杰，赵俊．1997．现代麻醉学．第2版．北京：人民卫生出版社

盛卓人，王俊科．1996．实用临床麻醉学．第3版，沈阳：辽宁科学技术出版社

Aldrete JA, Romo-Salas F. 1979. Oxygenation with high, intermediate and low flow gas during thoracic and abdominal surgery: Studies at an altitude of one mile. New York: Grune and Straton

Barash PG, Cullen BF, Stoelting RK. 1992. Clinical Anesthesia. Philadelphia: Lippincott J B

Conway CM. 1985. Anaesthetic breathing systems. Br J Anaesth, 57: 649

Eger El Ⅱ. 1974. Anaesthetic Systems: Construction and Function. Baltimore: The Williams Wilkins Co

Lin CY. 1994. Uptake of anaesthetic gases and vapours. Anaesth Intens Care, 22: 363

Miller RD. 1994. Anesthesia. 4th ed. New York: Churchill Livingstone

Nunn JF, Utting JE, Brown BR. 1989. General Anaesthsia. 5th ed. London: Butterworths & Co. (Publication) Ltd

第 43 章　静脉全身麻醉

将全麻药注入静脉，经血液循环作用于中枢神经系统而产生全身麻醉的方法称为静脉全身麻醉。

静脉全麻具有对呼吸道无刺激，诱导迅速，苏醒较快，病人舒适，不燃烧，不爆炸，操作比较简单等优点。但静脉麻醉药多数镇痛不强，肌松较差，一旦过量，只能依靠机体缓慢解毒为其缺点。因此，使用前应详细了解药理性能，尤其是药代动力学特点，严格掌握用药指征和剂量，以避免发生意外。

第一节　方法分类和应用原则

一、方法分类

静脉全麻的给药方法可分静脉基础麻醉、静脉诱导麻醉和静脉维持麻醉。

静脉麻醉的给药方式有单次注入法、分次注入法和持续注入法 3 种。单次注入法系一次注入较大剂量的静脉全麻药，以迅速达到适宜的麻醉深度，麻醉诱导和简短手术可采用本法，但须防止过量。分次注入法系先静脉注射较大剂量静脉麻醉药，使进入适当的麻醉深度，根据病人的反应和手术需要再分次追加，以维持麻醉深度，其总用量应有限制，否则药物蓄积，可导致呼吸、循环抑制。持续注入法系在麻醉诱导后采用速度不等的连续静脉滴注方法以维持麻醉。本法应选用半衰期短、体内代谢快及无蓄积作用的药物，以避免长时间给药造成蓄积中毒。

根据用药种类不同，静脉全麻又有单一药物麻醉与复合麻醉之分。前者系仅用一种静脉全麻药完成麻醉，方法简易，但总药量有限制。后者系采用两种以上的静脉全麻药，包括催眠药、镇痛药和肌松药，麻醉效果较为理想，可用于长时间手术，能充分发挥每种药物的优点，相互弥补缺点，每种药用较小剂量，便能达到镇痛、记忆消失和肌松目的，这种用药法可称为平衡麻醉。

静脉复合全身麻醉的技术尚未统一，目前国内外常用的方法有以下几种：①普鲁卡因静脉复合麻醉；②神经地西泮镇痛麻醉；③氯胺酮静脉复合麻醉；④依托咪酯、丙泊酚静脉复合麻醉等。其中有的方法用药方式接近，甚至难以绝对分开。

二、应用原则

在具体应用中应掌握以下基本原则。

(1)严格适应证及禁忌证,根据病情和手术需要选择麻醉用药及麻醉方法。

(2)多种静脉麻醉药合用时,对每种药物的药效学和药代动力学应有全面了解,必须注意药物之间的相互增强作用。例如普鲁卡因与琥珀胆碱合用,药效增强,剂量应酌减。氟哌利多与芬太尼合用,在作用相互增加的同时,副作用相互减弱。此外,有时需避免药物协同,有时需利用相互拮抗,还应注意药物的酸碱配伍禁忌,避免药物混合后发生变性而导致药物失效或形成血栓,发生栓塞性静脉炎等并发症。

(3)药物的选配应以能满足手术基本要求,即镇痛、睡眠、遗忘和肌肉松弛为原则。单一的静脉全麻药很难达到上述要求,临床上常需同时并用多种药物,例如用麻醉性镇痛药获得镇痛;用地西泮使病人睡眠、遗忘;给筒箭毒碱获得肌肉松弛。药物的选配应合理,避免用不必要的药物,更不能凭主观愿望任意加用药物。

(4)静脉维持用药应选用半衰期短、在体内代谢快的药物较为安全,可避免多次用药或持续用药所致的蓄积引起中毒。

(5)静脉全麻醉期间保证呼吸道通畅,除短小手术外,均应在气管内插管下施行。静脉全麻药对呼吸、循环均有不同程度的影响,除应重视药物选择和掌握剂量外,当麻醉减浅时,禁忌将多种麻醉药一并静脉注射,否则易造成呼吸、循环系统的严重抑制。

(6)药物起效时间与循环时间有密切关系。末梢循环衰竭和心脏功能不全者,因循环时间延长,麻醉作用出现较慢,应等待足够时间再追加注药,否则容易过量。

(7)麻醉过程中,应保持静脉输注畅通,需要时开放两条静脉。持续注入法中需经常监测滴注速度。

第二节　普鲁卡因静脉复合麻醉

早年,普鲁卡因静脉麻醉系于硫喷妥钠诱导后,单纯用1%普鲁卡因溶液作静脉滴注维持全身麻醉,显然既不安全,麻醉效果又差。随后与肌松药、镇痛药、神经安定药或多种非巴比妥类静脉全麻药复合,使其效果显著改善,普鲁卡因用量减少,毒性相应减弱,安全性也随之增高,至今已成为国内一些医院临床较多采用的全麻方法之一。

一、麻醉方法

术前用药:常规用抗胆碱药和镇痛药,精神紧张或体重较大的病人复合地西泮或苯巴比妥钠。

(一)诱导

麻醉诱导应采用硫喷妥钠或其他非巴比妥类静脉麻醉药,辅以琥珀胆碱或其他肌松药施行气管内插管。

(二)维持

在麻醉诱导后开始静脉滴注1%普鲁卡因复合液,该溶液必须配制成等渗液,习惯用5%葡萄糖液,每500ml内含普鲁卡因5g、哌替啶100mg,称为1单元。需肌肉松弛或控制呼吸的手术可再加琥珀胆碱200mg,否则,亦可单次静脉注射非去极化肌松药。第2、3单元内哌替啶剂量需减半,或暂不加,根据需要分次静脉注射追用。复合液开始滴速为60～100滴/分,若增至120滴/分时仍不能达到适宜的麻醉,不应再加快,宜单次静脉注射哌替啶50mg或2.5%硫喷妥钠5ml,以利加深。进入外科期后需及时减慢滴速,一般均可维持平稳的麻醉。成人第1小时平均约需普鲁卡因2～3g,第2小时1～2g,第3小时约1g。麻醉转浅时,宜用硫喷妥钠或用其他非巴比妥类静脉麻醉药加深,切忌贸然加快普鲁卡因滴速,否则极易发生普鲁卡因急性中毒。2.5%硫喷妥钠总量(包括诱导量)一般应控制在30ml以内,最多不超过40ml(1g),哌替啶以200～300mg为限。术终前15～30分钟即可停滴复合液。

(三)改良方法

为增强本法的麻醉效果,适应多种手术的

需要，可采用不同的复合药配方。但各有优缺点，其中有的尚需进一步研究，才能作出恰当的评价。具体用法有：

1. 强化普鲁卡因静脉复合麻醉　在上述普鲁卡因复合麻醉前或麻醉过程中用冬眠 1 号或 4 号 1～2ml 分次静脉注射，最多 6ml。本法能显著增强麻醉效果，减少麻药量，但血压易下降，术后苏醒期延长。

2. 羟基丁酸钠（或地西泮）、普鲁卡因、哌替啶静脉复合麻醉　麻醉诱导用羟基丁酸钠 50～80mg/kg 静脉注射，术中再酌情追加，亦可用地西泮或咪达唑仑静脉诱导或术中辅助。苏醒期缩短。

3. 普鲁卡因、氯胺酮、琥珀胆碱静脉复合麻醉　复合液内含 0.1%氯胺酮。镇痛效果可增强，但血压稍升高。此法苏醒较早，适宜于需早期苏醒或一般情况差的病人。

4. 普鲁卡因、哌替啶与吸入麻醉药复合麻醉　麻醉中间断吸入或在麻醉减浅时吸入低浓度恩氟烷、七氟烷等，亦可吸入 50%氧化亚氮与氧。

5. 普鲁卡因、芬太尼复合麻醉　复合液中用芬太尼代替哌替啶，每单元含0.1～0.2mg。

6. 普鲁卡因、依诺伐（氟芬合剂）复合麻醉　麻醉中分次静脉注射依诺伐（芬太尼 0.1mg 加氟哌利多 5mg 合剂）。此法对循环系统影响轻，苏醒亦较快，适宜于瘦弱的病人或合并心血管疾病的病人。

二、适应证与禁忌证

本法的优点为：诱导和苏醒均较快；呼吸道分泌物不增多，术后并发症少；普鲁卡因可抑制咳嗽反射，在浅麻醉下即能耐受气管导管，并有一定的抗心律失常作用；麻醉中可同时吸入高浓度氧，对肝、肾功能无明显影响。缺点为：麻醉不易加深，需借助辅助药，从而使苏醒延长；容易过量，呼吸、循环将严重抑制，有时还会出现中毒惊厥。选用本麻醉时应全面考虑上述优缺点。

（一）适应证

本法适应范围广，头颈、脊柱、四肢等全身表浅性大、中型手术均可采用；与肌松药复合亦适用于胸、腹腔等需要肌肉松弛和施行控制呼吸的大手术。

（二）禁忌证

普鲁卡因过敏病人；严重心功能不全的病人；颅内压增高或肾功能障碍等需要限制输液量的病人；休克或恶病质病人；婴幼儿或肥胖等静脉穿刺困难的病人。新斯的明可延缓普鲁卡因水解，故重症肌无力病人慎用或不用。

三、药物的相互作用与配伍的合理性

静脉普鲁卡因与琥珀胆碱均由血浆胆碱酯酶水解，由于相互竞争胆碱酯酶，普鲁卡因与此酶的亲和力大，从而使琥珀胆碱的水解减慢，因此作用时间将延长，一般认为这是普鲁卡因使琥珀胆碱增效的原因。经体外试验证实，单独应用临床常用量的普鲁卡因或琥珀胆碱对正常人离体血清胆碱酯酶的活性影响不大，但两药混合时，胆碱酯酶受明显抑制，其活性可下降 10.4%，且其抑制程度随药物剂量而递增，似乎表明两药的协同作用与胆碱酯酶的抑制有关。但在活体内则不然，胆碱酯酶的活性并无明显改变，用胆碱酯酶竞争性抑制的理论不能解释临床麻醉时普鲁卡因可促使琥珀胆碱增效的原因。普鲁卡因作用于神经肌肉接头，并可使琥珀胆碱产生脱敏感阻滞，这或许是普鲁卡因与琥珀胆碱协同作用的关键所在。此外，普鲁卡因与非去极化肌松药合用时，肌松作用可增强。为拮抗非去极化肌松药而注射新斯的明时，胆碱酯酶受抑制。普鲁卡因和琥珀胆碱的时效均可延长。

普鲁卡因复合麻醉的药物配伍应注意其合理性，避免在同一时间内同类药物的重复使用。无论怎样搭配均不应失去本法诱导快，循环系统平稳，手术后苏醒早与并发症少的优点。按此要求，应摒弃严重抑制循环系统或影响动脉压，以及时效长、苏醒期延长的静脉全麻药。

四、注意事项与并发症的防治

(一)注意事项

(1)全麻诱导后方可应用普鲁卡因静脉滴注,严防诱发心律失常。

(2)严格掌握普鲁卡因静脉滴入的浓度和滴速。

(3)严密观察药物毒性反应,采取必要治疗措施。

(二)并发症的防治

1. 呼吸抑制 由于复合较大量的肌松药和麻醉性镇痛药,呼吸抑制难免,但术中可通过辅助或控制呼吸得以纠正。如果术毕时呼吸抑制仍不恢复,应针对原因防治。

2. 循环系统 麻醉诱导时,硫喷妥钠可使平均动脉压、心排血量、心指数明显下降,心率和周围血管总阻力代偿性增加。麻醉维持阶段,血流动力学趋于稳定。麻醉过量时,血压下降,脉压减少,心动过缓,脉搏细弱,应立即停药,并用升压药处理。

3. 惊厥 是普鲁卡因急性中毒的严重症状,多在静脉滴注速度过快时发生,缺氧系诱因之一。惊厥前一般先有短时间的先兆征象,如眼球震颤、头面部或四肢小肌肉抽动,有时有不明原因的血压下降或突然上升,此时应立即吸氧并静脉注射 2.5%硫喷妥钠或肌肉松弛药进行控制,否则易致呼吸循环骤停。惊厥停止后,如果血压、脉搏仍然稳定,可继续麻醉至术终,但滴速需减慢,亦可改换其他全麻方法完成手术。

第三节 神经安定镇痛麻醉

神经安定镇痛麻醉(NLA)是以神经安定药丁酰苯类如氟哌利多和强效镇痛药芬太尼为主的一种静脉复合麻醉方法。其特点是:在神志不完全消失的情况下,反射活动轻度抑制,内环境稳定,且有相当的镇痛作用,称为神经安定镇痛术;再加少量全麻药和肌松药,使病人神志消失,肌肉松弛,即可施行外科手术,称为神经安定镇痛麻醉。本法能在较浅的麻醉下,获得满意的镇痛,心血管功能维持良好,对肝、肾功能影响轻微,意识及反射活动抑制较轻,术后苏醒较快。

一、麻醉方法

(一)神经安定镇痛合剂配方

氟哌利多与芬太尼按 50∶1 混合,称为依诺伐(innovar),1 单元内含氟哌利多 5mg 和芬太尼 0.1mg,稀释成 5ml。前者有安定作用,对循环系影响轻微,心血管功能稳定,给药后心率轻度增快,血压可轻度下降;后者有镇痛作用,对呼吸有抑制作用,心率稍减慢。氟哌利多还有抗心律失常作用,从而保持心律和心率稳定。

(二)麻醉诱导

一般可用依诺伐诱导,按 0.05 单元/kg 体重计算诱导量(氟哌利多 0.25mg/kg,芬太尼 0.005mg/kg),分 2～3 次自静脉输液器滴壶内缓注。为了便于掌握用药量并根据不同情况分别给药,可先静脉注射氟哌利多,5～10 分钟后注射芬太尼,亦有将依诺伐稀释后静脉滴注者。注药后呼吸逐渐抑制,故应同时用密闭面罩辅助呼吸供氧。由于依诺伐仅有镇静和镇痛功能,故诱导时加用硫喷妥钠或其他静脉全麻药较为理想,诱导更为迅速。

(三)麻醉维持

根据病人有无疼痛反应,酌加依诺伐。一般在插管后给 1 单元,术中每隔 30～60 分钟给 0.5～1 单元。氟哌利多的总量不宜超过 20～25mg,芬太尼则以 0.4～0.5mg 为限。用量过大或注射过快,呼吸、循环抑制难以避免,尤其老年和低血容量病人,血压可明显下降,此种病人有时 1～2 单元便可维持平稳的麻醉,时间长的手术可适当增量。由于氟哌利多的时效长达 3～4 小时,而芬太尼的作用仅 30～60 分钟,故目前多主张单独追加芬太尼,每次 0.05～0.1mg,以心率不过慢、血压无明显下降为掌握剂量的原则。芬太尼的呼吸抑制作用很明显，必须常规予以呼吸管理，自主呼吸停止后，以手法或机械控制呼吸，胸、腹腔内手术尚需加用肌松药。维持阶段，通常均采用复合麻醉，不宜单独依靠依诺伐。为减少用量和避免循环抑制，术中可持续吸入1∶1氧化亚氮与氧，在手术刺激强烈时，静脉注射氯胺酮或吸入低浓度的恩氟烷或七氟烷。为保持此法苏醒快的特点，辅助药不宜用长效者。手术结束前45～60分钟，应停用芬太尼，以避免术后呼吸抑制。

本法既往曾用氟哌啶醇与镇痛药哌替啶（苯丙苯哌酯）复合，配成Ⅰ型合剂，但循环系统抑制明显，锥体外系症状较多。因此，现均改用Ⅱ型合剂，即氟哌利多与芬太尼复合，氟哌啶醇单次静脉注射剂量为5～10mg。

神经安定药亦可用苯二氮䓬类代替，其中地西泮较常用。此药的催眠与遗忘作用较氟哌利多强，对血压的影响亦较轻，缺点为术后嗜睡时间长，偶有精神症状，如精神错乱、兴奋、躁动。常用量为5～10mg，静脉注射。咪达唑仑时效较短，常用量5～10mg，静脉注射。

镇痛药尚可用喷他佐辛、哌替啶或阿法罗定代替，但其效果均不如芬太尼，近年来也有用舒芬太尼、阿芬太尼，据报告可获得更好的效果。

二、适应证与禁忌证

（一）适应证

选择麻醉时应考虑到此法的优点和缺点。芬太尼产生显著的呼吸抑制，可持续至术后，除非用拮抗药，否则不得不继续控制呼吸。氟哌利多可使周围阻力降低，动脉压下降。此法适应范围较广，概括起来有以下几方面：

（1）胸内和心血管手术。

（2）腹腔内较大手术需全麻者。

（3）颅脑及五官科手术，需病人在术中回答问话者。

（4）老年人手术需用全麻者。

（5）严重烧伤的清创、切痂、植皮手术可采用神经安定镇痛术，剂量要适中。

（6）内镜检查，如食管镜、气管镜、心导管检查等。

（7）肝、肾功能不全的病人。氟哌利多使肾血流量增加，尿量增加，是较好的选择。

（8）局麻、神经阻滞和硬膜外阻滞时可用氟芬合剂辅助，但短小手术不宜采用。

（9）手术后需长时间机械呼吸的病人，宜用依诺伐保持镇静。

（二）禁忌证

（1）婴幼儿，因对芬太尼异常敏感。

（2）剖宫产，因芬太尼易透过胎盘。

（3）帕金森病（震颤麻痹）病人，氟哌利多易引起锥体外系兴奋，而使病情加重，有癫痫史者慎用。

（4）严重呼吸功能不全和支气管哮喘病人。

（5）身体强壮和体重大的病人效果差，需用麻醉性能强的全麻药复合。

三、注意事项与并发症的防治

应掌握给药时机与剂量。一般根据药物时效和病人反应给药。镇痛不足时心率增快，血压增高，瞳孔散大，流泪，皮肤苍白、出汗，睁眼、皱眉、头动等。即应追加镇痛药。如仍不能达到镇痛要求，则应加其他辅助药或吸入全麻药。

注意避免药物过量。芬太尼过量时心动过缓、脉搏细弱、血压剧降、肢端青紫或苍白。应加速输液扩充血容量，必要时输血，以维持循环系统的稳定。血压平稳后可用烯丙吗啡或纳洛酮对抗。氟哌利多过量可致血压明显下降，尤其出现直立性低血压，多见于体弱、血容量不足、高血压或高龄病人，可能与α肾上腺素能受体阻滞有关。除尽快扩容外，必要时可用升压药治疗。为避免发生，对上述病人应减量。

氟哌利多超过25mg，有时出现锥体外系症状，如肢体异常活动、肌肉震颤、肌紧张，四肢远端较明显，有时面颈部也有不自主动作。此症状可发生于麻醉的任何阶段，但常在用药后10～27小时出现，好发于儿童。剂量越大，发生机会越多,症状越明显,但有时 3～5mg 亦能发生。静脉注射东莨菪碱 0.3mg 或地西泮 5～10mg 症状可很快消失。

第四节 氯胺酮静脉复合麻醉

以静脉注射氯胺酮为主的复合麻醉方法。由于氯胺酮体表镇痛效果好,故此法并不少用,但适应范围有一定限度。

一、麻醉方法

(一)术前药

氯胺酮可引起唾液分泌增多,故应常规给阿托品。此外,术前 1 小时肌内注射地西泮 10mg。

(二)麻醉诱导

一般采用单次静脉注射氯胺酮法,通常按 2mg/kg 计算,酌情适当增减,缓慢静脉直接推注或自静脉滴管内滴注。根据注射的快慢和病人情况,1～2 分钟便进入麻醉状态。此时应密切观察呼吸有无控制,并注意保持呼吸道通畅。小儿等静脉穿刺困难者,亦可采用肌内注射法诱导,按 4～5mg/kg 计量,不必稀释,直接在臂部肌内注射,3～5 分钟入睡。氯胺酮麻醉后咽喉反射不消失,气管内插管需先用 4%利多卡因喉头和气管内喷雾表面麻醉后才能实施。成年人为加快诱导与便利插管,也可用硫喷妥钠诱导,继以琥珀胆碱配合进行快速插管。

(三)麻醉维持

静脉注射羟基丁酸钠 50～100mg/kg 作为基础麻醉,且能加强并延长氯胺酮的作用,手术切皮时再给氯胺酮 1mg/kg,以后每隔 30～60 分钟或在麻醉减浅时再追加 1mg/kg 左右直至术终。时间较长的手术,还需再给羟基丁酸钠。此法通称氯胺酮-羟基丁酸钠静脉复合麻醉,在小儿应用较多。氯胺酮单次注射法亦可改用 0.1%溶液静脉滴注,术中酌情加用咪达唑仑,静脉滴注 5～10mg。麻醉过程中,短时间的体表手术,保持自主呼吸,口罩或鼻管给氧。1 小时以上的手术均应施行气管内插管,用麻醉机吸入纯氧。胸、腹腔内手术必须加用肌松药,以麻醉机控制呼吸。其他复合方法还有氯胺酮、地西泮静脉复合麻醉:先静脉注射地西泮 5～10mg 诱导。根据睡眠深度再酌情分次追加,直至进入深睡,约需20～30mg。在口罩吸氧下,继用 0.1%氯胺酮静脉滴注,达 1mg/kg 左右,静脉注射琥珀胆碱施行气管内插管。麻醉维持期滴速为 0.3～0.5mg/min,如果麻醉转浅,可稍增滴速或追加地西泮 5～10mg,最好同时吸入 5%氧化亚氮。胸、腹腔手术需加用肌松药。

氯胺酮、地西泮、琥珀胆碱静脉复合麻醉:5%葡萄糖溶液 500ml 内加氯胺酮 500mg、地西泮 50mg,琥珀胆碱 500mg 备用。在硫喷妥钠(或氯胺酮)、琥珀胆碱诱导快速气管内插管后,静脉滴注上述溶液,初速 100～200 滴/分,逐渐减慢至 20～60 滴/分维持。

氯胺酮、普鲁卡因、琥珀胆碱静脉复合麻醉:在麻醉诱导气管插管后,静脉滴注 0.1%氯胺酮、1%普鲁卡因、1%琥珀胆碱复合液维持麻醉,初速 30～40 滴/分,维持期 15～30 滴/分。麻醉中酌情追加地西泮、羟基丁酸钠或其他辅助药。非胸、腹腔内手术无需加琥珀胆碱。

二、适应证与禁忌证

(一)适应证

单纯氯胺酮麻醉主要适用于:

(1)各种短小手术、体表手术和诊断性检查,如切开引流、骨折复位、外伤缝合、人工流产、心血管造影、烧伤清创、更换敷料、切痂、植皮等。

(2)配用琥珀胆碱可施行麻醉诱导气管内插管,适用于休克或低血压病人。

(3)硬膜外阻滞和神经阻滞镇痛不全时,可静脉注射氯胺酮作辅助麻醉,如再复合地西泮 10mg 静脉注射,效果更为确切,但对内脏无镇痛功效,故不能抑制内脏牵拉反应。

(4)小儿部分麻醉前,可采用肌内注射氯

胺酮作基础麻醉，镇痛效果好。

(5)用于老年或危重病人，呼吸、循环系统较稳定，术后精神症状较轻。用于支气管哮喘病人，氯胺酮有扩张支气管和治疗哮喘发作的功效。

(二)禁忌证

(1)血压超过 21.3～13.3kPa(160～100mmHg)的严重高血压，有脑血管意外史者更应禁用。

(2)颅内压增高，如颅内动脉瘤、颅内肿瘤和气脑造影时禁用。

(3)眼压增高或眼球开放损伤时；手术需要眼球固定不动时均禁用。

(4)心脏代偿功能不全、冠状动脉硬化性心脏病、心肌病或有心绞痛病史者禁用。

(5)甲状腺功能亢进、肾上腺嗜铬细胞瘤病人禁用。

(6)咽喉口鼻腔手术。气管内插管或气管镜检查时严禁单独使用此药，但如果结合表面麻醉或肌松药，则仍可用。

(7)癫痫和精神分裂症病人慎用。

三、注意事项与并发症的防治

(1)麻醉中有时出现一过性呼吸抑制，多因剂量过大或注药速度过快所致。麻醉期应加强呼吸道管理，注意维持呼吸道通畅。

(2)单独应用氯胺酮麻醉，苏醒时常有异常兴奋现象甚至狂喊、躁动、呕吐、幻觉、噩梦、肌肉不自主抽动。静脉注射硫喷妥钠能迅速控制。术后应避免机械刺激，保持安静。妥善安置体位，减少舌后坠或喉痉挛发生。

第五节　依托咪酯、丙泊酚静脉麻醉

一、依托咪酯静脉麻醉

依托咪酯系强效催眠药，起效很快，时效较短，苏醒迅速而完全。

(一)应用范围

1. 全麻诱导　与琥珀胆碱配合施行气管内插管。此药对心血管系统很少影响，冠状循环能保持稳定，心肌耗氧减少，常用于心脏和大血管手术的诱导，如冠状动脉搭桥、瓣膜置换等。

2. 门诊手术　如扁桃体摘除、人工流产、切开引流等。

3. 特殊检查或治疗　如内镜、心律转复术等。

4. 全麻的诱导　如全凭静脉麻醉常用静脉滴注依托咪酯并复合镇痛药的方法，亦可与氧化亚氮、芬太尼等合用。

(二)麻醉方法与剂量

单次静脉注射 0.3mg/kg(0.1～0.4mg/kg)，注速 15～60 秒，年老体弱和危重病人酌减。给药前，宜先静脉注射芬太尼 0.1mg，可减轻静脉注射处疼痛。静脉滴注时用 0.1%依托咪酯，先溶于纯乙醇，继用 5%葡萄糖溶液稀释。初速 100μg/min，维持量 10μg/min，酌情增减。麻醉中用芬太尼辅助、加强镇痛。胸、腹腔手术需给肌松药。依托咪酯与琥珀胆碱可能有协同作用，两药同时给予，有利于气管插管时的肌松。

(三)注意事项与并发症的防治

麻醉中有时出现肌震颤，溶媒用聚乙二醇(polyethyleneglycl)较用丙二醇(propyleneglyeol)的发生率低，可用氟哌利多、地西泮、芬太尼或东莨菪碱作预防。静脉穿刺不宜选择手背等小静脉，否则局部疼痛的发生率较高。

二、丙泊酚(异丙酚)静脉麻醉

丙泊酚是新的快效、短效静脉麻醉药，除催眠性能外，适当深度短时间可达镇痛。在其制剂改用水乳剂配方后，过敏反应减少，临床应用日渐增多。

(一)应用范围

(1)静脉诱导、单次静脉注射诱导,气管内插管后再用其他药物维持,气管内插管时的升压反应较其他药物诱导时轻微。

(2)门诊、齿科等小手术与诊断性检查。

(3)目前主要用为全静脉麻醉成分之一,与芬太尼等复合维持麻醉,因其时效短、苏醒迅速而完全、无药物蓄积作用的缘故。

(二)麻醉方法与剂量

为加强镇痛效果与减少副作用,麻醉前应给麻醉性镇痛药或在麻醉中复合应用。单次静脉注射按 2mg/kg 计算剂量(1.5~2.25mg/kg)。根据年龄与是否合用芬太尼等麻醉性镇痛药,剂量应适当增减,过量时循环抑制。静脉滴注时,视复合药物的种类而定。目前主要是用此药物构成全静脉麻醉。

(三)注意事项

主要值得重视的问题是对心血管系统的抑制。尤其是在初次应用时,对老年体弱者更应注意。此药的药代动力学特点适合于静脉连续滴注及间断重复静脉注射,务必保持液路的通畅。

(郭志荣)

参 考 文 献

张立生.1996.复合全身麻醉.见:刘俊杰,赵俊主编.现代麻醉学.第2版.北京:人民卫生出版社,525

AMA Departmant of Drugs. 1980. AMA Drug Evaluations. 4th ed. New York: John Wiley & Sons Ine,318~323

Morgan M. 1983. Total intraxenous anaesthesia. Anaesth,38(Suppl):1

第 44 章　局部麻醉

利用阻滞神经传导的药物，使麻醉作用局限于躯体某一局部称为局部麻醉（local anesthesia）。感觉神经被阻滞时，产生局部的痛觉及感觉的抑制或消失；运动神经同时被阻滞时，产生肌肉运动减弱或完全松弛。这种阻滞是暂时和完全可逆的。根据产生局部麻醉的方式不同，局部麻醉可分为表面麻醉、局部浸润麻醉、局部区域阻滞、神经阻滞、神经节阻滞和静脉局部麻醉。椎管内麻醉理论上也属于局部麻醉，但因在临床应用及理论基础方面都有其特点，已成为一种独立的麻醉方法。局部区域阻滞、神经阻滞及椎管内阻滞都是使躯体某一部位产生麻醉作用，因而也统称为部位麻醉（regional anesthesia）。

第一节　局部麻醉的一般原则

局部麻醉主要适用于各种小手术，或因病人病情不宜选用其他麻醉时。局麻也可作为全身麻醉时的辅助手段，以增强麻醉效果，减少机体的应激反应。同时也可减少全麻药用量，减轻药物对生理功能的影响。对于小儿、精神病人、神志不清等不能合作者，不宜单独选用局部麻醉。如必须行局部麻醉时，应在基础麻醉或强化麻醉下施行，或者局麻与全麻相结合。相对禁忌证包括合并凝血障碍、穿刺部位感染，或其他神经疾病者。

任何局部麻醉都应力求完善，完全阻滞疼痛传导的径路可使病人达到完全无痛，而且任何刺激不能上传到中枢，避免因疼痛刺激引起的全身不良反应。局部麻醉与全身麻醉的不同之处，在于全身麻醉时疼痛的冲动仍然可以传到中枢，病人虽不感觉到疼痛，但疼痛刺激所引起的全身性反应仍然存在。尽管可以通过加深麻醉来减弱其不利影响，但深麻醉及麻醉药对生理的影响也随之增加。但临床情况是复杂的，有时局部麻醉也难以完全阻断神经冲动的上传。因此，适当应用镇静药、镇痛药或与全身麻醉相结合，或可能更有效地减弱因手术引起的应激反应。

麻醉前对病人的病情估计、麻醉前准备和用药同其他麻醉方法基本相同。麻醉前应禁食、禁饮。局麻时更需要病人的充分合作，因此，术前应向病人作充分解释，如手术或麻醉时所需的被动体位、神经阻滞时可能出现的异感及其放射部位，以及术中可能出现的不适感。

麻醉前询问病人对局麻药有无不良反应，并根据需要选择适当的局麻药及其浓度和用量（表 44-1）。应用前应经过至少 2 人对所用药物名称和浓度进行核对。操作者应熟悉所用局麻药的药理性质和不良反应，具有处理发生意外情况的能力。

表 44-1　局麻时常用局麻药浓度（%）

药名	表面麻醉	局部浸润	神经阻滞
普鲁卡因	—	0.5～1.0	1～2
丁卡因	0.5～1	—	0.1～0.3
利多卡因	2～4	0.25～0.5	1～2
丁哌卡因	—	0.2～0.25	0.25

第二节 局部麻醉方法和临床应用

一、表面麻醉

(一)概念

将穿透性能强的局麻药直接与黏膜接触，可穿透黏膜阻滞其内的神经末梢而产生局部麻醉作用，称为表面麻醉（surface anesthaesia)。人体感觉的各种信号是通过感受器而传入的。在皮肤和黏膜的游离神经末梢都分布有疼痛感受器。因此，只有当局麻药到达感受器时，才能产生阻滞作用。因黏膜细胞的指状突起与邻近细胞交错形成功能性表面，局麻药容易透过，因此，黏膜的表面麻醉效果最好。对表皮及真皮内的感受器也可有一定作用，如以利多卡因与丙胺卡因按一定比例互混于赋剂中而成的软膏(EMLA)，可阻滞表皮内的神经末梢，用于肌内注射、动脉或静脉穿刺等。

(二)分类

表面麻醉给药的方法多种多样，根据给药方法的不同可分为滴入法或喷雾法，即用滴入方法或喷雾器将局麻药喷于黏膜表面；涂抹法，即以棉球将药涂抹在黏膜表面；填充法，即以浸有局麻药的棉球或纱条填充于黏膜腔。为了达到完善的麻醉作用，常需要多次重复用药。

(三)临床应用

1. 眼部表面麻醉 角膜内的神经末梢非常表浅，感觉也很灵敏，表面麻醉的效果好。一般采用滴入法将局麻药滴在结膜表面后闭眼，每次滴药2～3滴，每隔2分钟滴1次，重复3～5次，即可使结膜和角膜麻醉。因角膜较娇嫩，应选择刺激性小、浓度较低的药物，如2%利多卡因或0.25%～0.5%丁卡因。

2. 鼻腔表面麻醉 鼻腔感觉神经来自三叉神经的眼神经支，进入鼻腔后分布于黏膜下，易于被局麻药阻滞。一般选用喷雾法或填充法将局麻药用于黏膜表面。喷雾时每次喷3～4下，每隔2分钟喷1次，重复3～4次。用充填法时，将浸有局麻药的棉球或纱条充填于鼻甲或鼻中隔之间，3～5分钟后将纱条取出即可。目前常用药为2%～4%利多卡因和1%～2%丁卡因。

3. 咽喉、气管及支气管表面麻醉 咽喉部及气管黏膜对外来刺激都非常敏感，容易引起强烈的咳嗽反射和呕吐反射。因此，在进行清醒气管插管、气管镜或支气管镜检查时，应首先对咽喉部黏膜进行麻醉。一般采用喷雾法将局麻药喷洒在黏膜上。让病人张口，对舌面及咽部喷雾3～4下，2～3分钟后病人咽部及舌根部出现麻木感。然后将舌体拉出，向咽喉部黏膜喷雾3～4下，每间隔2～3分钟，重复喷雾2～3次。最后以喉镜显露声门，在病人吸气时对准声门喷雾3～4下，每间隔3～4分钟，重复喷雾2～3次，即可行气管镜检查或气管插管。当气管镜进入气管较深部时，仍需通过气管镜向气管或支气管内注入2%～4%利多卡因2～3ml，以免引起剧烈反射。

另一简单方法是以环甲膜穿刺将局麻药注入，使气管黏膜、声门及咽喉部黏膜麻醉。穿刺点在环状软骨与甲状软骨之间的环甲膜。让病人仰卧并头后仰，皮肤消毒后以22G针穿刺，在穿透环甲膜时有一突破感，以注射器回吸有气体，表明穿刺针到达气管内。先嘱病人屏气，将2%～4%利多卡因或1%丁卡因2～3ml快速注入，待拔针后让病人咳嗽数次，将药液在气管内、声门及咽喉部均匀分布，达到表面麻醉作用。

(四)注意事项

(1)应选用穿透性能强的局麻药行表面麻醉，不同部位应选择不同药物浓度，如角膜应选用刺激性小、浓度较低的药物，以免损伤角膜。

(2)由于黏膜对局麻药的吸收速度较快，不同部位的黏膜对药物吸收的速度也不相同，尤其是气管黏膜和尿道黏膜对局麻药的吸收最快，如同静脉注射一样。而所用药物浓度较大，又需反复用药，因而容易发生局麻药毒性反应。故应严格控制用药量。

(3)以填充法表面麻醉时，充填前应挤去纱条所浸的过多药液，以防吸收过多而引起局麻药的毒性反应。

(4)为了确保局麻药能与黏膜充分接触，药液不被分泌物所稀释，在咽喉、气管及支气管表面麻醉前应给予阿托品。

二、局部浸润麻醉

(一)概念

将局麻药沿手术切口分层注入手术区域的组织内，阻滞其内的神经末梢而达到麻醉作用的方法，称为局部浸润麻醉(local infiltration anesthlesia)。是一种常用的局部麻醉方法。这种方法适用于体表手术和介入性检查的麻醉。

(二)操作方法

操作时应掌握“一针技术”，先在手术切口的一端行皮内注射形成橘皮样皮丘，然后从皮丘边缘进针注药形成第二个皮丘，如此重复操作，沿手术切口形成一条皮丘带(图 44-1)。若需要向周围或深层部位浸润时，也应从已经浸润过的组织进针(图 44-2)。这样可减少病人因多次穿刺引起的不适感。为达到完善麻醉的目的，可采用“分层注药”的方法，即浸润一层切开一层，使手术部位都被浸润。注药时应适当加压，使药液在组织内形成张力性浸润，以到达神经末梢充分阻滞的目的。

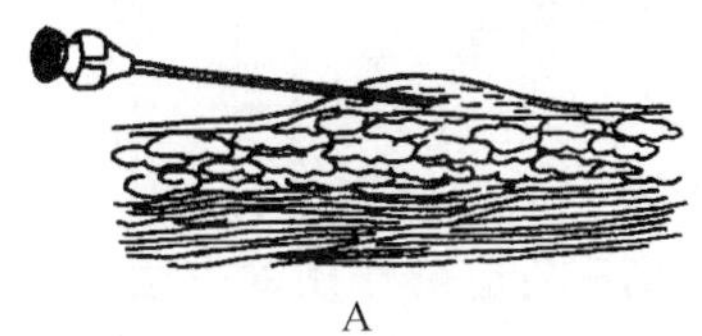

A

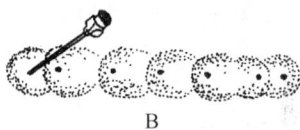

B

图 44-1　局部浸润麻醉

(三)常用局麻药

常用局麻药有0.25%～1%普鲁卡因和0.25%～0.5%利多卡因。药液中加 1∶200 000肾上腺素(5μg/ml)可延长作用时间。

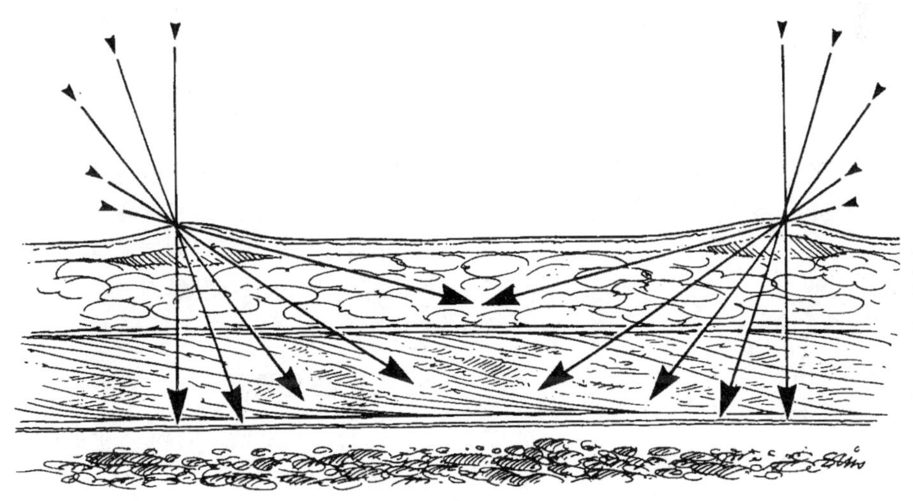

图 44-2　皮下组织的浸润

(四)注意事项

(1)每次注药前应回吸，或一边进(或退)针一边注药，以免血管内注药引起局麻药的毒性反应。

(2)由于注药的容量较大，应根据手术需

要选用低浓度局麻药，并严格计量，以免用药过量。

(3)对于手术部位有感染或恶性肿瘤者不宜施行局部浸润麻醉，以免感染或肿瘤的扩散。

三、区域阻滞

(一)概念

将局麻药注射于手术部位的周围和基底部，使手术野的神经干及神经末梢都受到阻滞，以达到完善麻醉作用的方法，称为区域阻滞(regional block)(图44-3)。区域阻滞多用于体表小肿物切除或悬垂组织(如舌、乳腺或阴茎等)的手术。区域阻滞可避免直接穿刺病变组织，也可避免因局麻药液的浸润而引起的组织肿胀，便于病变组织的辨认。

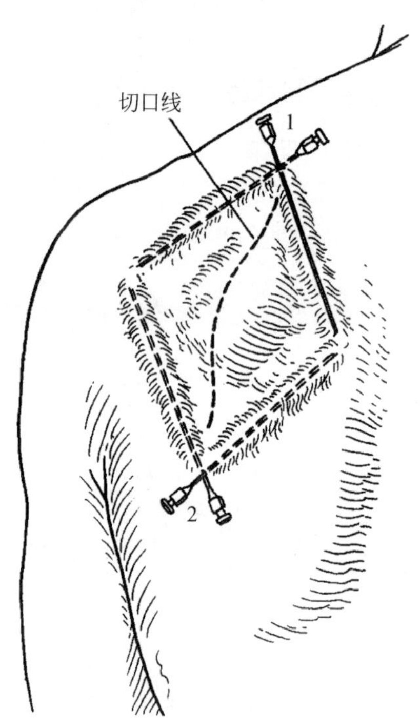

图44-3　区域阻滞法

(二)操作方法和用药

所用局麻药和基本操作要点与局部浸润麻醉相同。但注药的部位不是在手术的切口，而是围绕被切除组织(如体表小肿物)作包围性浸润，或者在悬垂组织的根部及基底部注药。

(三)注意事项

局麻药液中加入适量的肾上腺素是通过收缩局部的血管以减少血液对局麻药的吸收，预防局麻药的毒性反应。但在悬垂组织基底部阻滞时，一般不加肾上腺素，以免引起远端组织的缺血和坏死。

四、神经阻滞

(一)概念

将局麻药注射于神经干、丛、节的周围，阻滞其冲动传导，使受该神经支配的区域产生麻醉作用，称为神经阻滞(never block)。由于外周神经干是由多种神经纤维组成，包括感觉神经、运动神经、交感及副交感神经。因此，神经阻滞的临床效果及其对生理的影响与阻滞程度有关。感觉神经被阻滞只产生镇痛作用；运动神经同时被阻滞可产生无痛和运动麻痹；交感神经被阻滞引起外周血管的扩张。

(二)适应证

神经阻滞是常用的麻醉方法之一，只要手术部位局限于某一或某些神经干(丛)所支配范围，并且阻滞时间能满足手术的需要者，即可选用。神经阻滞可以单独应用，也可与基础麻醉或全身麻醉复合应用。对于小儿或不能合作者常在基础麻醉下施行神经阻滞。阻滞麻醉与全麻的结合，既可阻断周围疼痛对中枢神经的刺激，又可减轻或消除病人对手术的恐惧感和手术环境的刺激，对减少围手术期的应激反应有利。

(三)注意事项

(1)对穿刺部位有感染、恶性肿瘤或难以定位者不宜选用。

(2)神经阻滞成功的关键在于正确选定穿刺部位和方向。因此，麻醉医师必须熟悉其解剖位置和体表标志，有时也需要病人的合作，如让病人保持适当体位，及时说出异感的发生和方向，以便达到更为满意的阻滞效果。

(3)神经干往往与血管伴行,穿刺时有因损伤血管引起局部血肿,意外血管内注药引起局麻药毒性反应的危险。因此,操作时应力求定位准确、轻巧,避免误伤周围血管或其他器官。

五、静脉局部麻醉

(一)概念

在肢体近端束扎止血带,将局麻药由远端注入肢体静脉内,局麻药可透出血管与神经接触,引起远端肢体的感觉消失或(和)运动麻痹。对静脉麻醉的作用部位仍有不同观点。多数实验提示,局麻药主要作用于神经-肌肉接头和神经末梢;但也有人认为主要作用部位是神经干。静脉局部麻醉适用于肢体短小手术(<45分钟)。易于操作,起效和恢复都很迅速,且有良好的肌肉松弛。但作用时间较短,有发生局麻药毒性反应的危险。由于恢复快,术后无镇痛作用。

(二)操作方法

(1)先在肢体远端(应尽量远离手术部位,一般在手背或足背)以静脉留置针作静脉穿刺,并与肝素帽相连接,以防穿刺针堵塞。如果不事先放置静脉留置针,待肢体驱血后则静脉穿刺十分困难。

(2)在肢体近端、手术部位以上束扎充气止血带。然后将肢体抬高2～3分钟或用弹力绷带驱血后,将止血带充气。充气压力应高于病人血压的收缩压,一般为20kPa(150mmHg),充气后肢体远端的动脉搏动消失。

(3)将局麻药在5分钟以内由静脉注入,注药后约5～10分钟即可产生麻醉作用。

(三)常用局麻药

成人上肢用0.5%普鲁卡因60～80ml,或0.5%利多卡因40～50ml。下肢用0.25%普鲁卡因100～150ml,或0.25%利多卡因100ml。利多卡因用药总量不应超过3mg/kg。局麻药液中不加血管收缩药。

(四)注意事项

(1)静脉局部麻醉时,多数病人在注药30分钟左右即可出现因止血带引起的疼痛,如应用双止血带可使麻醉时间延长15分钟左右。

(2)为了预防局麻药毒性反应的发生,如果手术时间很短,也应在注药后15～20分钟才能松开止血带,以避免松止血带后大量局麻药进入血液循环。

(3)松开止血带时应采取间歇放气的方法,禁忌骤然减压。

(杨拔贤)

参考文献

刘俊杰,赵俊.1996.现代麻醉学.第2版.北京人民卫生出版社

杨拔贤.1994.局部麻醉.见:谢荣主编.麻醉学.第4版.北京:科学出版社

Morgan EG, Mikhail SM. 1996. Clinical Anesthesiology. 2nd ed. Appleton: Lange

Raj PP. 1985. Handbook of Regional Anesthesia. New York: Churchill Livingstone Inc.

第 45 章　神经阻滞麻醉

神经阻滞麻醉，是将局麻药注射于神经干或神经丛的部位，因而阻断它所支配部位的疼痛刺激的传导，以达到麻醉而进行手术；也可以利用局麻药或其他药物（如神经破坏药）等进行神经阻滞，暂时或较长时间以至于永久地阻断所支配部位的疼痛传导，是进行疼痛治疗时比较常用的方法之一。

第一节　头面部神经阻滞

一、半月神经节阻滞

（一）适应范围

（1）应用于治疗和诊断面部与头部前 2/3 部位的疼痛。

（2）施行三叉神经手术，单纯阻断一个分支麻醉作用不充分时。

（3）三叉神经痛。

（二）解剖标志（图 45-1）

三叉神经是脑神经最大的混合神经，在颞骨岩部扩大为半月神经节，然后分为三叉神经第 1 支眼神经；第 2 支上颌神经；第 3 支下颌神经。半月神经位于半月神经节窝内，卵圆孔的后内侧，颈动脉及海绵状静脉窦的外侧，阻滞一般经卵圆孔施行，卵圆孔为卵圆状，孔呈管状，深约 5mm，孔径约 2～7mm，它在蝶骨大翼下方颞骨翼板后，翼板的中心是穿刺的重要标

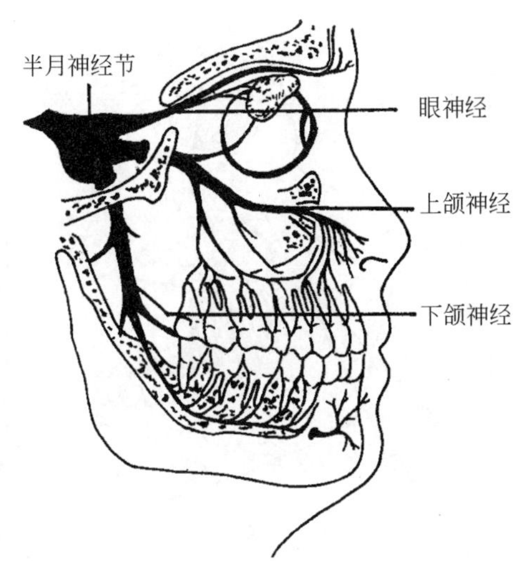

图 45-1　半月神经节及三叉神经分支解剖图

志，同位于颧骨弓根部关节结节处在同一个冠状平面上，卵圆孔位于颧骨弓的关节结节内侧深部 4cm 处，此处离眼眶底部中点约 7cm，当眼向正前方看时与瞳孔在同一直线上。

(三)操作步骤(图 45-2)

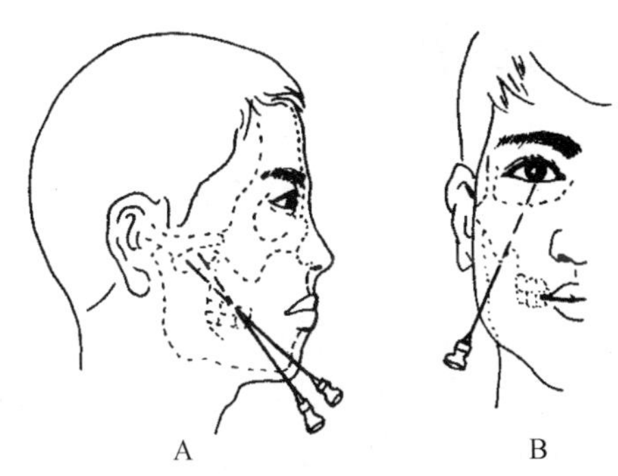

图 45-2　半月神经节阻滞

A. 侧面观穿刺针方向；B. 正面观穿刺针方向

(1)病人取仰卧位，双眼向前看，自颧骨弓中点及关节结节处作标志，局部皮肤消毒。

(2)从口角外侧 3cm 处皮肤穿刺作皮泡。

(3)用 22 号 8cm 穿刺针并带有小块橡皮以便在穿刺针上作标志，经过皮泡向后内偏上的方向进针，穿刺针的方向从头部侧面看是指向颧骨的中点，从正面看是指向瞳孔。

(4)穿刺针经过颊肌在下颌骨升支与粗隆之间，在翼突底部的外侧，刺及颞下板，正好在卵圆孔的前面，穿刺深度约 5cm。

(5)此时将穿刺针上的橡皮标志放在距离皮肤 1.5cm 处，然后将穿刺针退至皮下，改变方向，从侧面看指向关节结节，从正面看仍指向瞳孔。此时可刺及下颌神经而有疼痛等异感。

(6)将穿刺针上橡皮深度标志调节到离皮肤 0.5cm 处，然后继续进针，刺入卵圆孔，此时穿刺针深度标志与皮肤接触。注入局麻药，如需注射神经破坏药，则经过 30 分钟再注射乙醇。

(7)若无异常感，表示穿刺针位置不正确，应重新调整穿刺针角度，直至针尖进入卵圆孔，抽吸无血液或脑脊液可注射局麻药 2～4ml，或乙醇 0.1ml。

(四)并发症

(1)刺破血管发生血肿。

(2)误注入蛛网膜下隙引起神志消失。

(3)三叉神经第 1 支麻痹，发生角膜炎或溃疡。

二、眼神经阻滞

(一)适应范围

(1)眼部包括眶内容的手术。

(2)筛窦、蝶窦及上唇手术。

(2)前额、头皮前 1/3 部位的手术。

(二)解剖标志

眼神经为三叉神经第 1 支，通过眶上裂进入眼眶，分为泪神经、鼻睫神经和额神经，额神经又分支为眶上神经及滑车上神经等。

(三)操作步骤(图 45-3)

(1)病人仰卧位，皮肤消毒。

(2)先在眼外眦上方作皮内小泡，然后用 25 号 5cm 长针向后外侧方向刺入，刺到眼眶外壁骨板，沿骨板向后内侧方向眼眶底部进针，约在 3.5cm 深度针尖到达眶上裂的外侧部位，此时将针尖与骨板脱离接触，不可再进针。

(3)抽吸无液体，可注入局麻药 2～3ml。5

分钟后可出现瞳孔扩大，眼肌麻痹。

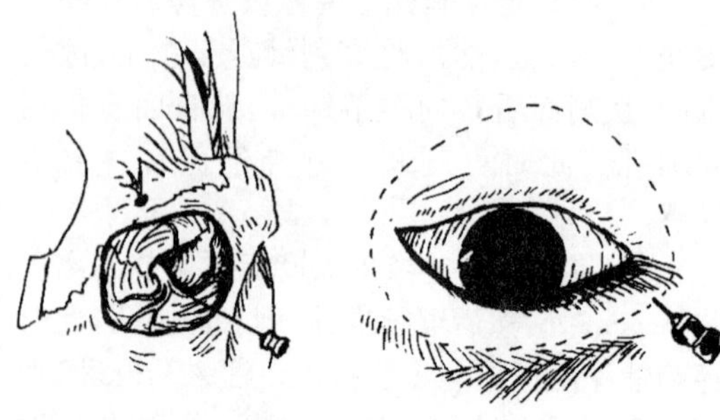

图 45-3 眼神经阻滞

(四)并发症

(1)血肿，尽量用细针穿刺，出血时暂停手术。

(2)进针太深误入蛛网膜下隙或颈内动脉。

(3)误伤视神经。

三、上颌神经阻滞

(一)适应范围

(1)上颌部、上颌窦、颊部、上口唇、鼻外侧及软硬腭的手术。

(2)三叉神经(第 2 支)痛。

(二)解剖标志

上颌神经为三叉神经第 2 支，由蝶骨大翼上的圆孔，经翼口盖窝进入眼窝裂为眶下神经，进入牙槽孔为上牙槽神经，分布于上颌的黏膜及牙齿。

(三)操作步骤(图 45-4)

(1)病人仰卧面部向上，局部消毒。

(2)触及颧弓，在颧弓下缘下颌骨升支翼状切迹中点稍后处作皮泡。

(3)用 22 号 8cm 长针由皮泡刺入皮肤，经颧骨中点微向上方徐徐进针，触及翼突处再将针略微退出，再向上向前翼腭窝进针，深度约为 4.5～5cm，出现上颌及牙齿异常感即三叉神经第 2 支上颌神经，注入局麻药 2ml 或乙醇 0.5ml。

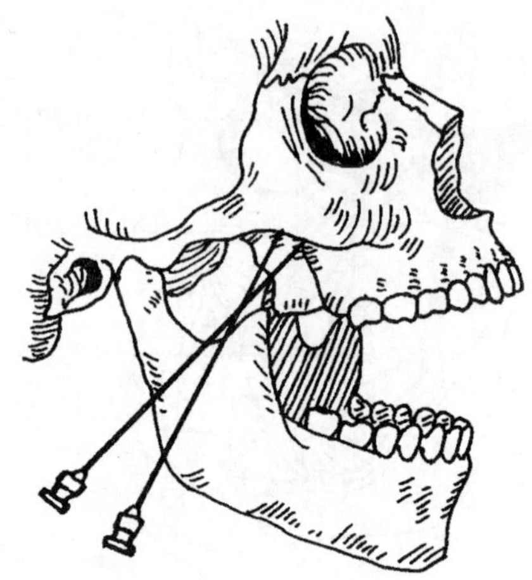

图 45-4 上颌神经阻滞

(四)并发症

(1)血肿。

(2)霍纳综合征。

(3)附近面神经受影响出现面肌麻痹，闭眼困难，注射乙醇后应注意保护眼及角膜。

四、下颌神经阻滞

(一)适应范围

(1)舌及下颌骨的手术麻醉。

(2)三叉神经(第 3 支)痛。

(二)解剖标志

下颌神经是从半月神经节分出的最粗神经纤维，经卵圆孔出来，其后支在耳介上半部走行为耳颞神经，向下颌走行为下牙槽神经，支配舌前 2/3 部位的知觉神经及出颏孔的终支颏神经。

(三)操作步骤(图 45-5)

(1)病人仰卧位，头部用枕头固定，面向上，嘱病人反复张口，以触及位于下颌关节粗隆及小头间的下颌切迹，于此切迹中央作皮肤小泡，以 22 号 8cm 长针穿刺。

(2)穿刺针垂直于皮肤表面的方向刺入，穿刺针到达卵圆孔前约 1cm 时，病人诉下齿痛，将针固定注入局麻药 2ml。

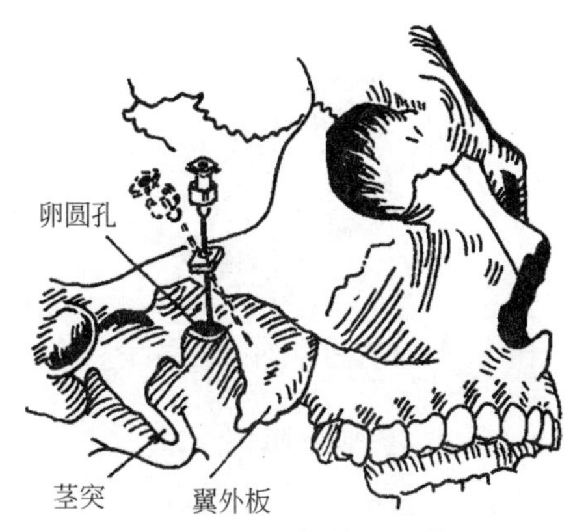

图 45-5　下颌神经阻滞

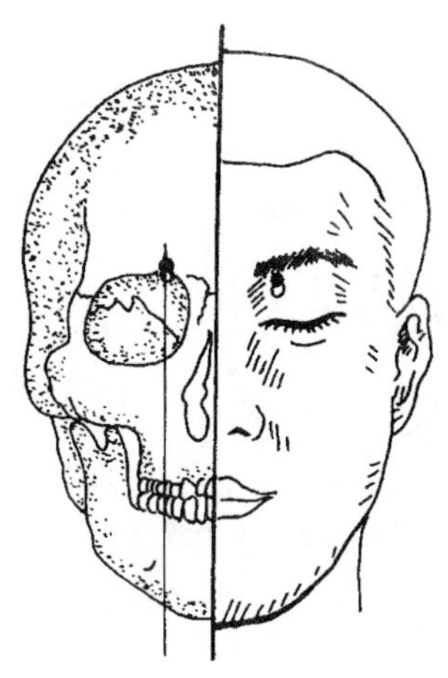
图 45-6　眶上神经阻滞

(四)并发症

(1)出血血肿,可暂时压迫。

(2)穿刺误入鼻腔。

五、眶上神经阻滞

(一)适应范围

(1)前额至头顶部、额窦及前头皮部手术。

(2)上述部位的疼痛治疗。

(二)解剖标志

三叉神经第 1 支眼神经从眶上裂进入眼窝,分为内、外侧支,在其内侧 0.5～1cm 处为滑车上神经。

(三)操作步骤(图 45-6)

(1)病人取仰卧位,面向上,术者站于病人头顶部,便于穿刺,局部消毒。

(2)于面部中线距鼻侧 2.5cm 处,在眼窝上方触及眶上切迹及眶上孔,左手将眉向上推移,右手持 25 号 2cm 长穿刺针刺入眶上孔注入 1%利多卡因 0.5～2ml,可加1∶20 万肾上腺素。

(3)疼痛治疗时在附近压痛点注射局麻药或神经破坏药乙醇 0.1～0.2ml。

(4)如需阻滞滑车上神经,则在眶上神经阻滞后,退针再向中线方向 0.5～1cm 滑车上神经处穿刺,注入局麻药 1ml。

(四)并发症

(1)局部血肿。

(2)眼睑肿胀。

六、眶下神经阻滞

(一)适应范围

(1)下眼睑、鼻窦部、上唇及口腔黏膜手术。

(2)上述部位的疼痛治疗。

(二)解剖标志

为三叉神经第 2 支上颌神经的终末分支,在眼窝下缘约 0.5～0.8cm 下方,距离中线外侧 2.5～3.0cm 处可触及眶下孔,眶下神经由此出来分布在下眼睑、鼻、上口唇、颊部等。

(三)操作步骤(图 45-7)

(1)病人取仰卧位,面向上,局部消毒。

(2)触及眼窝下缘,在其下方 0.5～0.8cm 距中线 2.5～2.75cm 处找到眶下孔,在其下方 1cm 处,鼻侧 0.5cm 外侧,用 25 号 5cm 针向头、向外、向后方向刺入眶下孔,出现异感即停针,回吸阴性,注入局麻药 1ml。

(3)疼痛治疗时可注入乙醇 0.5ml,注药前均应先抽吸无液体。

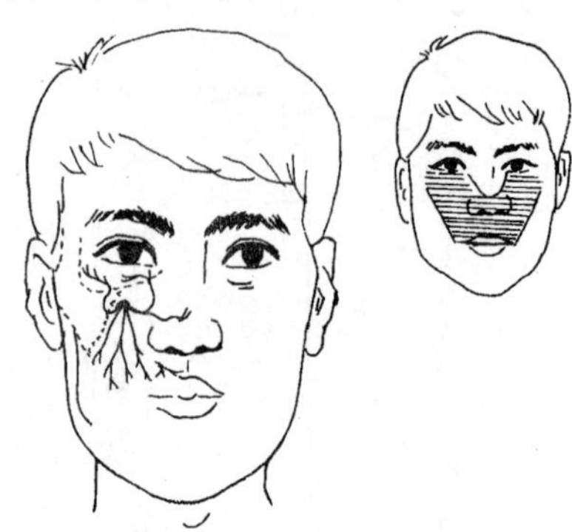

图 45-7 眶下神经阻滞

(四)并发症

(1)局部血肿可局部压迫下眼睑及颊部肿胀。

(2)复视、视力障碍。

七、上牙槽神经阻滞

(一)适应范围

(1)上颌窦、上颌、下眼睑、上口唇、上颌牙齿的手术。

(2)相应部位的疼痛治疗。

(二)解剖标志

上牙槽神经为上颌神经眶上神经的上颌牙齿分支,经过牙槽孔和牙槽管在上颌内侧分出后上、中上、前上牙槽神经。

(三)操作步骤(图 45-8)

(1)外侧进针,病人仰卧位,从上颌骨颧骨突起与下颌骨肌突起交点处,穿刺针刺入3~4cm,相当于上颌骨的部位注入局麻药1~2ml。

(2)经口进针,病人头稍后仰,半张口,将病人颊部尽量向上牵开,充分显露出牙槽区,穿刺针在第 2 磨牙根部黏膜反转部2~3cm 处穿刺,穿刺针与𬌗面呈 45°角刺入,向上、向后、向内方向之上颌结节推进,进针约 2cm 时抽吸阴性即注局麻药1~2ml。

(四)并发症

穿刺针进针过深刺破血管发生血肿。

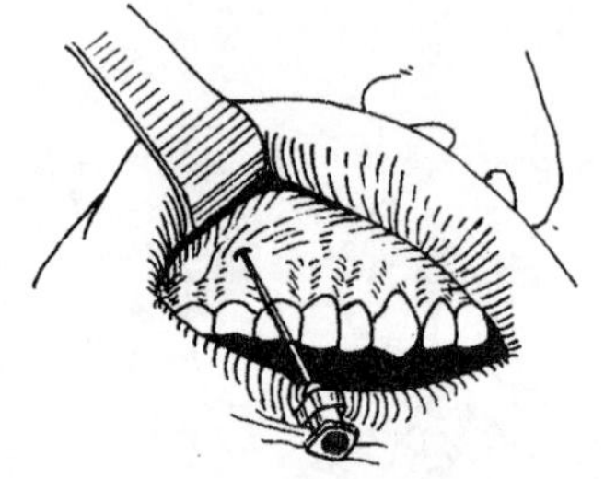

图 45-8 上牙槽神经阻滞(经口进针)

八、下牙槽神经阻滞

(一)适应范围

(1)下颌牙齿齿龈手术。

(2)上述部位的疼痛治疗。

(二)解剖标志

下牙槽神经是下颌神经的最大分支,在卵圆孔下方舌神经前侧走行,分布于下牙槽。

(三)操作步骤

(1)经口法(图 45-9),病人仰卧,让病人张大口,在口颊侧翼下颌皱襞外侧黏膜进针,用22 号 10cm 穿刺针,穿刺针与𬌗面平行,通过翼下颌间隙,触及下颌骨壁,退出稍许注射局麻药 2ml。

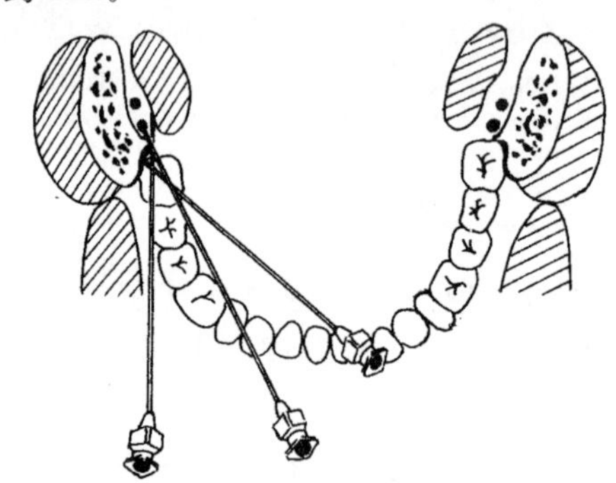

图 45-9 下牙槽神经阻滞

(2)外侧法,与下颌神经阻滞同样的方法步骤,在下颌骨内侧缘用 22 号 8cm 针由下颌角前方 1cm 刺入,从下颌角至颧骨进针,有异感或疼痛即注入局麻药。

(四)并发症

出血肿胀,采用外侧法容易刺破血管应注

意，穿刺时抽吸有无血液。

九、颏神经阻滞

(一)适应范围

(1)下颌、下口唇手术。
(2)颏部疼痛治疗。

(二)解剖标志

从下牙槽神经分出，在第 2 尖牙部位的颏孔穿出，分布于下口唇及下颌颏部。

(三)操作步骤

(1)自下颌中线外侧 2.5cm 处触及颏孔，局部消毒。

(2)手术麻醉时，于颏孔后上方约 1cm 处作穿刺点，用 24 号 5cm 针向内下方颏孔进针，注入局麻药。

(3)疼痛治疗时可经颏孔注入麻药。

十、舌咽神经阻滞

(一)适应范围

(1)很少用于手术麻醉。

(2)舌咽神经痛时用于鉴别三叉神经痛，舌咽神经疼痛治疗。

(二)解剖标志

舌咽神经从延脑后外侧沟出来，通过颈静脉孔，经过茎咽肌斜后方，在颈内动脉外侧茎状突起前内侧，迷走神经和副神经外侧，支配咽及茎咽肌的运动和咽、扁桃体及舌后 1/3 部位黏膜知觉。

(三)操作步骤(图 45-10)

(1)病人仰卧，头转向对侧，局部皮肤消毒。

(2)用 24 号 5cm 穿刺针，针上附小橡皮标志，在乳突前缘外耳道下部作皮小泡，与皮肤垂直刺入约 2cm 触及茎突，在距皮肤 0.5cm 处固定，将橡皮标记放在距皮肤 2cm 处。

(3)将穿刺针稍退出，略向前方移动进针，

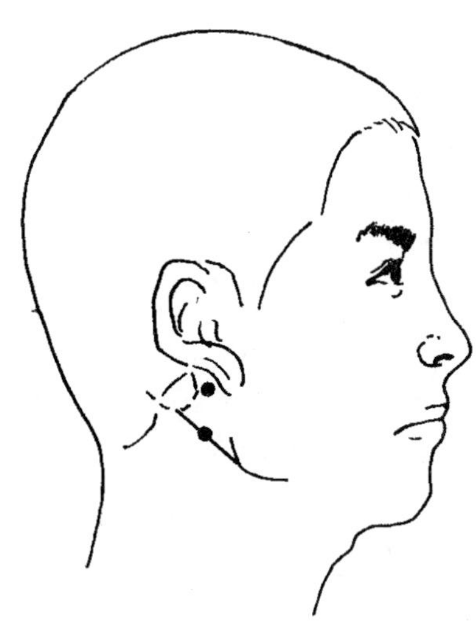

图 45-10　舌咽神经阻滞

在茎突后面通过深度达到橡皮标记与皮肤接触处，抽吸无血液，注入局麻药 1～5ml。迷走神经、副神经、舌下神经可同时受到阻滞。

(四)并发症

(1)血肿。

(2)同时阻滞迷走、舌下副神经，可出现心动过速、声音嘶哑、舌麻痹。

(3)颈交感神经阻滞症候群。

十一、面神经阻滞

(一)适应范围

(1)面部痉挛。
(2)与三叉神经痛鉴别。

(二)解剖标志

面神经自耳屏出来，经茎乳突孔，位于茎突和乳突之间走行于外耳道后下缘，经过腮腺前方分布于颜面。

(三)操作步骤(图 45-11)

(1)病人仰卧，头转向对侧皮肤消毒。

(2)用 25 号 2.5cm 穿刺针自乳突前缘外耳道下方，刺入约 1cm 可达到茎乳突孔的一面，注射局麻药 1～2ml。

(3)一般不用乙醇注射，局麻药效果不能

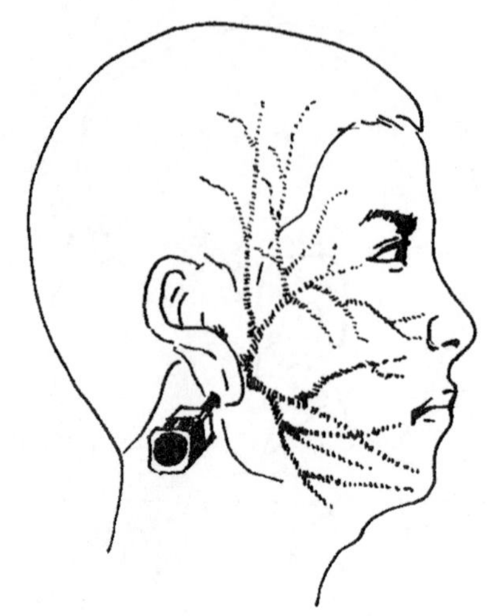

图 45-11 面神经阻滞

达到面肌麻痹时，可作乙醇微量 0.03ml 注射。

(四)并发症

(1)外耳道出血，味觉障碍。

(2)穿刺过深或注药过多，可同时阻滞迷走、舌咽和副神经而出现相应症状。

第二节 颈枕部神经阻滞

一、颈丛神经阻滞

(一)适应范围

(1)阻滞范围主要在颈部前和侧面。

(2)甲状腺、颈淋巴结手术。

(3)颈部及后头枕部疼痛治疗。

(二)解剖标志

(1)颈丛由颈脊神经(C_1～C_4)前支组成，位于胸锁乳突肌与中斜角肌及肩胛肌之间，于胸锁乳突肌后缘中点分支为枕小神经、耳大神经、颈横神经及锁骨上神经等，这些颈神经构成 3 个神经袢，各分出深、浅 2 支，形成深、浅神经丛。

(2)浅丛(图 45-12)沿胸锁乳突肌后缘，从肌膜下绕出至表面支配皮肤。深丛(图 45-13)分支支配颈部肌肉和其他深部组织。

(3)标志

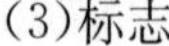

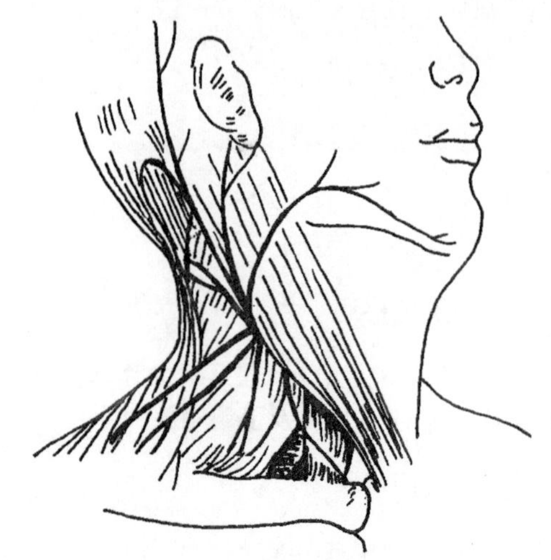

图 45-12 颈浅丛神经分布

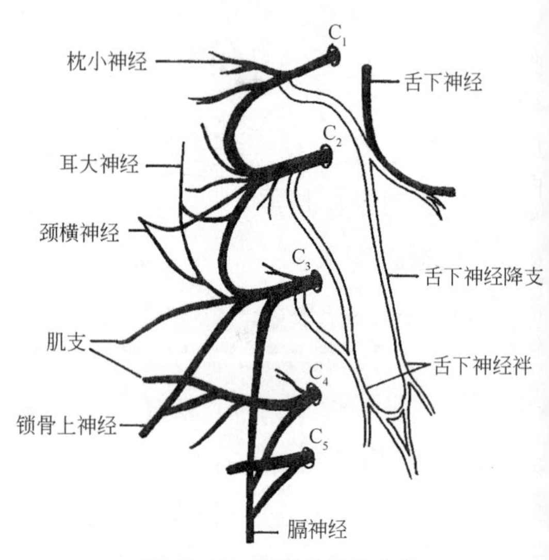

图 45-13 颈深丛神经分布

1)触及乳突，于乳突下 1.5cm 处定点为第 2 颈椎横突，然后在胸锁乳突肌后缘与颈外静脉交叉点之上 1.5cm 处，相当于甲状软骨上缘，触及第 4 颈椎横突，压迫时可有异常感，在第 4 颈椎横突上 1.5cm 处，相当于舌骨水平为第 3 颈椎横突。

2)第 6 颈椎横突是颈椎横突中最突出的横突，容易摸到，相当于环状软骨水平。从第 6 颈椎横突与乳突画一连线，在此连线上，从第 2 颈椎横突下 2cm 为第 3 颈椎横突，其下 3cm 为第 4 颈椎横突，各点用甲紫在皮肤上标记。

(三)操作步骤(图 45-14)

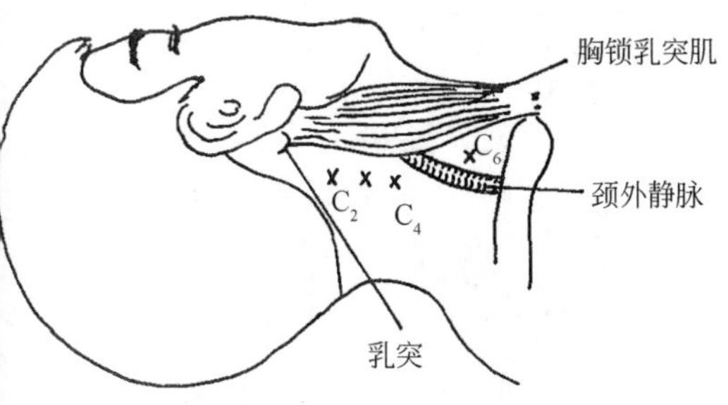

图 45-14　颈深丛神经阻滞

(1)病人去枕仰卧,将头转向对侧,按常规消毒皮肤。

(2)先用 24 号针分别在颈 2、3、4 横突标志点作 3 个皮内小泡。然后用 22 或 24 号 3.5cm 穿刺针刺向横突,此时病人有酸胀异感,回吸无血液及脑脊液,即可分别注射局麻药 2～4ml,为深丛阻滞。最后注药后将穿刺针退至皮下,在颈阔肌之间沿胸锁乳突肌后缘,向上、向内、向后分别注射局麻药 3ml 为浅丛阻滞。

(3)一针阻滞法:在甲状软骨上缘胸锁乳突肌外缘,触及前中斜角肌肌间沟处作皮内小泡,然后将穿刺针与皮肤垂直,略向后、向下进针抵达第 4 颈椎横突有异感,注入局麻药 10～15ml。局麻药可沿斜角肌间隙扩散,然后退针至皮下与颈阔肌之间,再注射局麻药 5ml 阻滞颈浅丛,本法易引起喉返神经阻滞,仅限于单侧阻滞。

(4)根据手术范围采用单侧或双侧阻滞,双侧阻滞时应控制局麻药剂量,防止药物过量发生毒性反应。

(四)并发症

(1)刺破血管局部血肿。
(2)误注入蛛网膜下隙。
(3)局麻药毒性反应。

二、喉上神经阻滞

(一)适应范围

(1)喉和声门手术,全喉切除时,同时阻滞喉返神经。

(2)喉部癌性疼痛治疗。

(二)解剖标志

喉上神经是颈部迷走神经的分支之一,来源于下结状神经节,经过颈内动脉后内侧,位于甲状软骨上角与舌骨大角尖端的下方,分为内、外支。外支从甲状软骨的外侧向下伸展至咽下收缩肌、下舌骨肌、环甲状肌主管运动;内支与上喉动脉一道通过甲状舌骨膜分布于咽喉、会咽、舌根黏膜主管感觉。

(三)操作步骤(图 45-15)

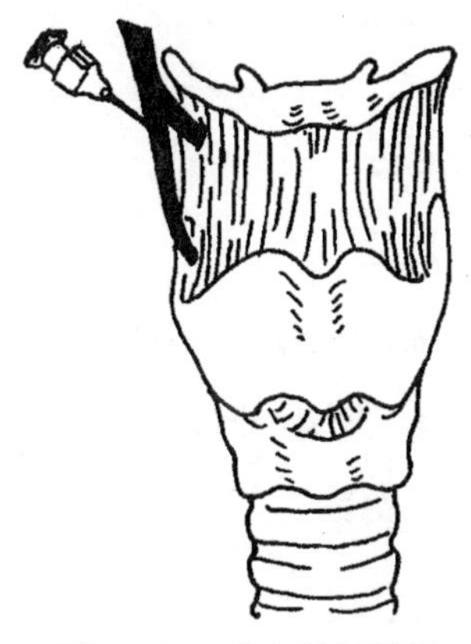

图 45-15　喉上神经阻滞

(1)病人仰卧,头正中位,面向上,触及穿刺侧的舌骨大角,将大角尖端位置在皮肤上作标记,局部皮肤消毒。

(2)在舌骨大角下方约 1cm 距中线 2cm 处作皮内小泡,用 25 号 3cm 穿刺针经皮泡穿刺,向标记方向进针,如有向耳侧的放射痛,注局麻药 2～4ml。

(3)操作中嘱病人勿讲话、吞咽或咳嗽,如痛时用手示意。

(四)并发症

(1)穿刺针刺破血管。
(2)吞咽困难、不能咳痰等。

三、喉返神经阻滞

(一)适应范围

(1)全喉摘除术与喉上神经阻滞并用。

(2)声带手术。

(二)解剖标志

左侧从迷走神经分出，环绕主动脉弓经气管食管间沟走行到达喉头，右侧在颈部从迷走神经分出折返喉部，两侧喉返神经在环状软骨下缘进入喉部，穿过下咽收缩肌，支配声门附近的黏膜及除环状甲状肌以外的全部喉肌。

(三)操作步骤

(1)病人仰卧，头正中位，局部皮肤消毒。

(2)用 22 号 5cm 穿刺针，从颈部中线喉结下方，甲状软骨上切迹，用 22 号 5cm 穿刺针穿刺，然后沿后下方向甲状软骨下角进针，达下角处注射局麻药 1～5ml。

(四)并发症

两侧阻滞时出现呼吸困难。

四、枕大、枕小神经阻滞

(一)适应范围

(1)后头枕部手术。

(2)后头部神经痛治疗，同时并用 C_2 椎旁阻滞。

(二)解剖标志

枕大神经来自 C_2 神经后支，分布于颈项肌及枕部皮肤。枕小神经来自颈丛神经前支，支配枕外部、耳郭后面及乳突部皮肤。

(三)操作步骤(图 45-16)

(1)病人取侧卧位，触及病人枕后结节，局部皮肤消毒。

(2)从枕后结节皮肤注射皮内小泡，然后横向外侧 2.5cm 及 5cm 处，为枕大、枕小神经，分别注射局麻药 2～4ml(加 1/20 万肾上腺素)或作局部浸润注射。

(四)并发症

局部血肿。

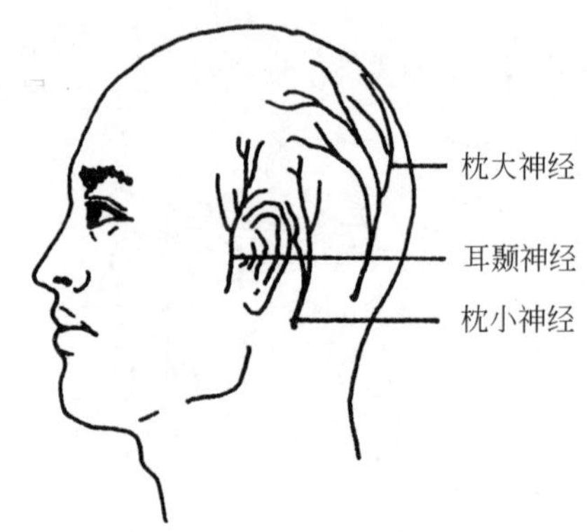

图 45-16 枕大、枕小神经阻滞

第三节 上肢神经阻滞

一、臂丛神经阻滞

(一)适应范围

(1)上肢手术或骨折复位。

(2)上肢手术后止痛及其他疼痛治疗。

(二)解剖标志(图 45-17)

臂丛神经由 C_5～C_8 及胸脊神经前支组成，部分人 C_4 及 T_2、T_3 神经也参入。这些分支组合成上、中、下神经干与锁骨下动脉一同穿过前斜角肌与中斜角肌之间隙，向前下外侧方向伸展，通过第 1 肋骨和锁骨中点，进入腋窝，在腋动脉处重新组成外内后神经束，然后分支分别分布到肩、上肩外侧、前臂及手。

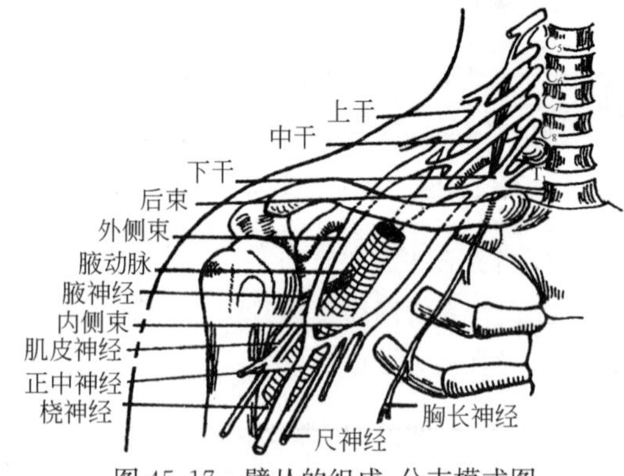

图 45-17 臂丛的组成、分支模式图

(三)操作步骤

1. 经锁骨上穿刺(图 45-18)

(1)病人仰卧,头转向对侧,背肩部垫一小枕头,使颈部后仰,肩臂向下靠于身躯,局部皮肤消毒。

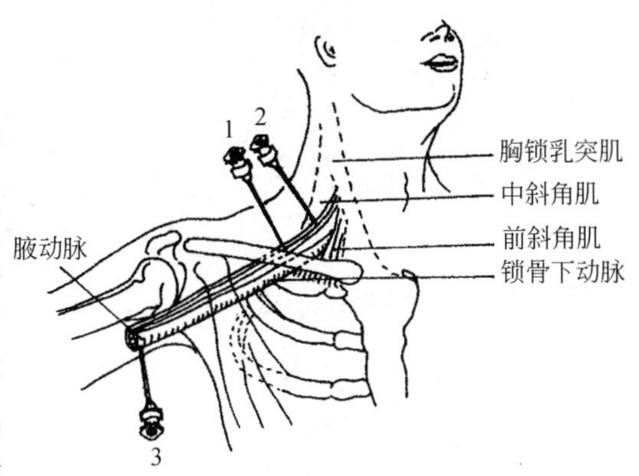

图 45-18　臂丛神经阻滞不同入路示意图
1. 锁骨上穿刺;2. 肌间沟穿刺;3. 腋窝穿刺

(2)于锁骨中点上方约 2cm 处作皮内小泡,用 20 号 4cm 穿刺针,取向下、向内、向后方向徐徐向第 1 肋骨刺入,注意深度勿超过第 1 肋骨以免刺破胸膜,同时嘱病人注意手或臂有无触电感,一旦出现异感即将穿刺针固定,回吸无气、无血,注入局麻药,成人 30～40ml,小儿 5～20ml。

(3)若无触电异感,则将穿刺针沿第 1 肋骨移动,直至出现手指异感,然后注射局麻药。如仅拇、示指出现异感,则可能出现尺侧阻滞不全。

2. 经腋窝穿刺(图 45-18)

(1)病人仰卧,阻滞侧手臂外展 90°,肘屈曲成直角呈行军礼状,腋窝皮肤消毒。

(2)于腋窝前缘胸大肌和背阔肌之间触及腋动脉,从上臂沿其搏动逐渐向近心端找出搏动的最高位置为穿刺点,作皮内小泡。

(3)术者左手示指、中指按压固定腋动脉,右手持 22 号 3cm 穿刺针垂直穿过皮肤,然后斜刺向肱骨徐徐进针,当通过腋鞘时有突破感,同时有明显的腋动脉搏动感,穿刺针可随之摆动。回吸无血液,注射局麻药 20～30ml。

(4)经腋窝穿刺阻滞,麻醉范围仅及上臂上 1/3 以下,有时桡神经阻滞不全。

3. 经肌间沟阻滞(图 45-18)

(1)病人仰卧,头偏向对侧后仰,局部皮肤消毒。

(2)用 22 号 3cm 穿刺针,从环状软骨水平画一横线,相当于第 6 颈椎横突,在前中斜角肌之肌间隙与皮肤垂直作皮内小泡。

(3)穿刺针沿肌间沟向内后及下方推进,穿过肌膜时有突破感,深约 1～2cm 有异感,回吸无血液及脑脊液,可注入局麻药 20～30ml。

(四)并发症

(1)经锁骨上穿刺过深发生气胸或血气胸。

(2)误入蛛网膜下隙或硬膜外腔。

(3)刺破血管发生血肿。

(4)膈神经、星状神经节阻滞发生神经麻痹。

二、肩胛上神经阻滞

(一)适应范围

(1)肩关节疼痛的诊断。

(2)肩周炎、肩锁关节炎等肩部疼痛的治疗。

(二)解剖标志

肩胛上神经属于臂丛锁骨上分支,从臂丛分出后向外后下方走行,沿肩胛骨前面抵达肩胛骨上缘,沿肩胛切迹在肩胛上韧带走行至肩胛骨后面,分布于肩关节支配冈上肌及冈下肌。

(三)操作步骤(图 45-19)

(1)病人取坐位,两臂屈肘放在桌上,头部自然下垂使肩背部突出。在阻滞侧肩胛骨触及肩胛冈从其内侧缘至肩峰画一连线,在连线中点与脊柱相平行画线,在两线相交中点的外上方画一等分线,在此等角线上距中点 2cm 左右(1.5～2.5cm)为穿刺点,局部皮肤消毒。

(2)用 22 号 6～8cm 长穿刺针,先作皮内小泡,垂直刺入皮肤,先向下内方进针,刺入 4～5cm,针尖抵肩胛骨冈上窝,然后改变方向向外侧沿肩胛切迹,勿超越肩胛骨上缘,穿刺

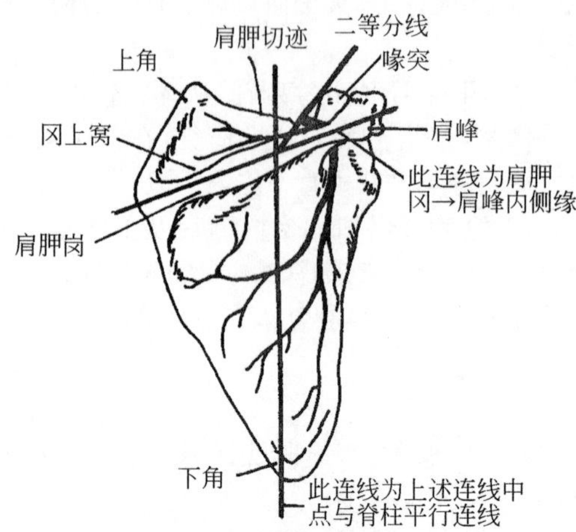

图 45-19 肩胛上神经阻滞

针退至皮下向内侧 1cm 处进针抵肩胛骨切迹处，针刺可出现异感放射至肩部，抽吸阴性，注局麻药 10ml。

(3)肩胛上神经与皮肤知觉无关，阻滞成功后不出现知觉麻痹，主要根据注射后肩部疼痛与否判断效果。

(四)并发症

(1)误刺入胸腔发生气胸。

(2)局部出血血肿。

三、正中神经阻滞

(一)适应范围

(1)肘部以下正中神经分布范围的小手术。

(2)局部疼痛的鉴别诊断与治疗。

(二)解剖标志

正中神经来自臂丛神经外侧束，在肘部位于肱动脉内侧向前臂走行于浅层和深层屈肌及肌腱中间向手掌延伸，支配前臂及手掌面桡侧肌肉及皮肤。

(三)操作步骤

1. 肘部阻滞(图 45-20)

(1)病人手臂伸直掌心向上，于肱骨内外髁作连线与肱动脉交叉点内侧约 0.7cm 处即正中神经，作标记并局部皮肤消毒。

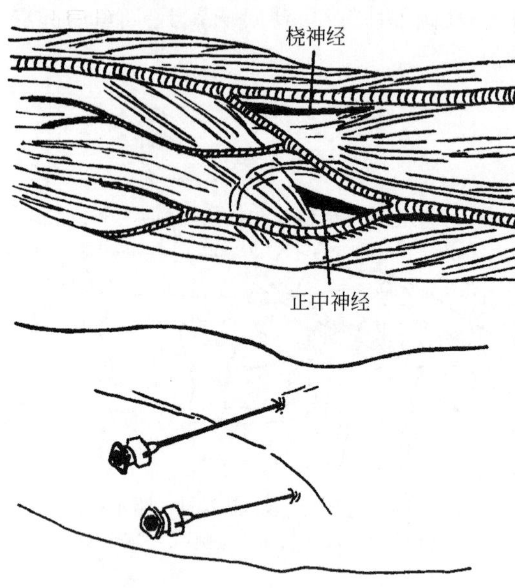

图 45-20 正中神经阻滞(经肘部)

(2)在标记下方 2.5cm 处作皮内小泡，用 24 号 4cm 穿刺针向上方与皮肤呈 20°角穿过皮肤与肌腱寻找异感，然后将穿刺针与肱动脉平行注射局麻药 5～10ml。

2. 腕部阻滞(图 45-21)

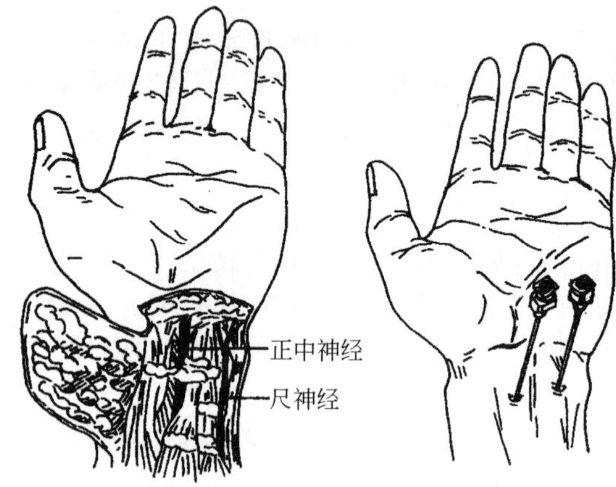

图 45-21 尺神经、正中神经阻滞(经腕部)

(1)病人仰卧位或坐位，将手臂伸出，手掌向上，皮肤局部消毒。

(2)在掌长肌及桡侧屈腕肌的肌腱之间相当于尺骨茎突部位作皮内小泡。

(3)用 24 号 3cm 穿刺针与皮肤垂直进针，

直刺及正中神经有触电样异感，若刺及骨质仍无异感，则将针退至皮下，偏向外侧进针寻找异感，有异感后注射局麻药3ml。

(四)并发症

(1)刺破血管出现局部血肿。

(2)刺入血管出现局麻药毒性反应。

四、桡神经阻滞

(一)适应范围

(1)桡神经支配范围的小手术，并用正中神经、尺神经阻滞施行前臂手术。

(2)上肢疼痛的鉴别诊断与治疗。

(3)臂丛神经阻滞时如发生桡侧神经阻滞不全，可用此法完善麻醉效果。

(二)解剖标志

桡神经来自臂丛神经后支，在肘部肱二头肌外缘、肱骨外髁内侧走行，分支为桡神经深支与浅支，分布于前臂，支配臂和前臂背面伸肌及皮肤。

(三)操作步骤

1. 肘部阻滞(参见图45-20)

(1)手臂伸直，掌心向上，在肱骨内、外髁连线上，肱二头肌外缘外侧1cm处作皮内小泡。

(2)用24号3cm穿刺针与皮肤垂直进针，找到异感或触及骨质，注局麻药5～10ml。

2. 腕部阻滞(图45-22)

(1)在腕关节上方6～8cm处肱桡肌的下方穿刺，注入局麻药3～5ml。

(2)或从病人桡侧屈腕肌腱处穿刺，横绕过腕关节的桡侧直至背侧中点，作皮下半环状浸润阻滞，注局麻药5ml。

(四)并发症

(1)刺破皮下静脉发生血肿。

(2)局麻药误注入血管发生毒性反应。

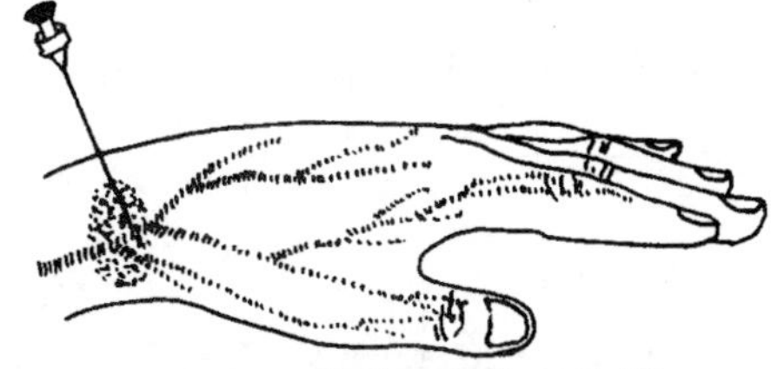

图45-22 桡神经阻滞(经腕部)

五、尺神经阻滞

(一)适应范围

(1)前臂或手掌与手背尺侧手术，与正中神经、桡神经阻滞并用可行前臂手术。

(2)上肢疼痛的鉴别诊断与治疗。

(二)解剖标志

尺神经来自臂丛内侧束，沿肱骨内上髁与尺骨鹰嘴突之间尺神经沟、向下沿尺骨走行，分支为尺神经掌侧支和背支。

(三)操作步骤

1. 肘部阻滞(图45-23)

(1)病人屈肘，前臂外旋，用手指按压尺神经沟处有异感，局部皮肤消毒。

(2)用24号2cm穿刺针注射局麻药5～10ml。

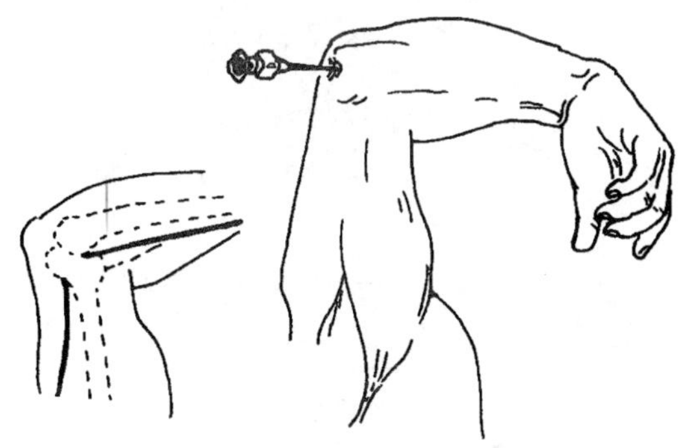

图45-23 尺神经阻滞(肘部)

2. 腕部阻滞(图45-21)

(1)病人屈腕握拳，找出尺侧屈腕肌腱，在肌腱外侧可触及尺动脉，局部皮肤消毒，作皮内小泡。

(2)用24号2cm穿刺针，与皮肤垂直刺入，出现小指触电感，注局麻药 5ml，同时沿腕关节尺侧作皮下环状浸润，注局麻药 5ml。

(四)并发症

局部出血血肿。

六、指神经阻滞

(一)适应范围

(1)手指及指甲的手术。

(2)骨折脱臼复位固定。

(二)解剖标志

位于手指两侧各有 4 根指神经，各分布于手指掌侧及背侧。

(三)操作步骤(图 45-24)

(1)病人仰卧，手背向上，阻滞侧手指皮肤消毒。在手指根部偏背侧，行左右两侧浸润注射。

(2)也可以在手指两侧中线上作皮内小泡，穿刺针分别向手指背腹两侧穿刺，浸润注射局麻药。

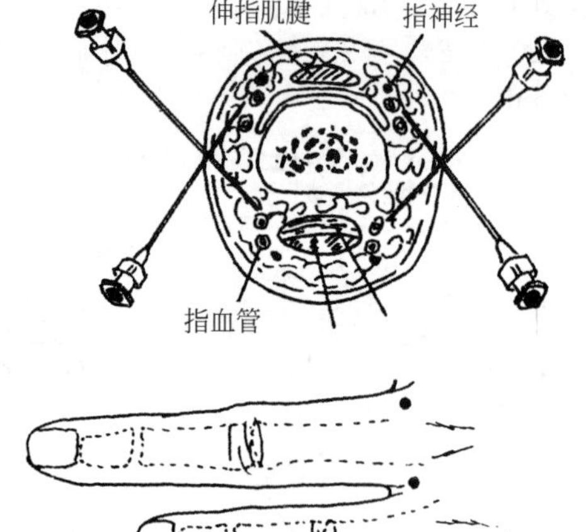

图 45-24 指神经阻滞

(四)并发症

(1)肾上腺素血管收缩或局麻药压迫血管，引起血运障碍。

(2)局部血肿。

第四节 胸腹背部神经阻滞

一、肋间神经阻滞

(一)适应范围

(1)胸壁、腹部短小手术或年老体弱病人不适于作全麻或椎管内麻醉者。

(2)肋间神经疼痛治疗。

(3)腹壁与腹腔内病变的鉴别诊断。

(二)解剖标志

(1)肋间神经为 $T_1 \sim T_{12}$ 的前支，每根肋间神经从肋间孔出来后，经过椎旁间隙，在肋骨角处沿肋骨下缘的肋骨沟内与肋间动脉向前延伸，在腋前线肋间神经分出外侧皮神经，至靠近胸骨处又分出前皮神经。

(2)第 1～6 肋间神经支配胸壁，第 7～12 肋间神经延伸到腹壁腹内斜肌与腹横肌之间。肋间神经支配着肋间肌和腹肌的运动，每支皮神经呈带状支配着皮肤。

(三)操作步骤(图 45-25)

(1)病人取侧卧位或俯卧位，侧卧时两臂尽量前伸，屈肘放在头前，预定阻滞范围的肋间神经沿背部及腋线皮肤消毒。

(2)在脊柱中线触及棘突，距棘突外侧 4～6cm 处肋骨下缘作皮内小泡。用 20 号 2cm 斜口穿刺针刺入皮肤，首先使穿刺针刺及肋骨骨面，然后将穿刺针稍立起，沿肋骨背面下缘滑行针尖在肋缘向内深刺 0.3cm，回吸无气、无血，注入局麻药 3～5ml。

(3)病人侧卧或仰卧，经腋前线穿刺，阻滞肋间神经分出的外侧皮神经。

(4)肋间神经阻滞的范围，可根据手术在胸部阻滞所分布的肋间神经及其上、下各 1 支肋间神经。上胸部阻滞第 5～10 肋间神经，下胸部阻滞第 8～12 肋间神经。

(四)并发症

(1)穿刺过深刺入胸腔发生气胸。

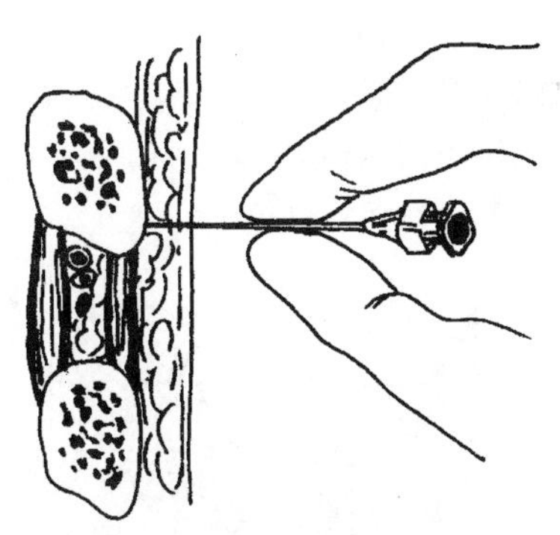

图 45-25　肋间神经阻滞

(2)局麻药注入血管发生毒性反应。

二、胸部椎旁神经阻滞

(一)适应范围

(1)胸部及上腹部手术。

(2)与臂丛阻滞合用,进行上肢、腋窝、乳腺癌根治手术。

(3)与腰部椎旁神经阻滞合用,行腹部及后腹膜手术。

(4)胸痛的鉴别诊断。

(5)术后止痛、肋骨骨折、肋间神经痛及胸腹痛治疗。

(二)解剖标志

胸神经由脊髓分出沿肋骨下走行,在胸腹部皮肤、肌肉及躯干其他组织分布,胸神经从椎间孔穿出后分为前、后支,前支向外侧走行在上下横突间通过为肋间神经,后支分布在背肌及背部皮肤。

(三)操作步骤

(1)病人取俯卧位或侧卧位,脊柱保持垂直,身体尽量前屈,使容易触知棘突,可根据颈椎最突出的第 7 颈椎棘突或髂前上嵴连线为第 4 腰椎棘突,然后依次数出预定穿刺范围的胸椎棘突,局部皮肤消毒。

(2)于棘突上缘外侧约 3cm(2.5～4cm)处作皮内小泡。用 22 号 8cm 穿刺针,经皮内小泡向皮下组织浸润注射,当穿刺针触及横突(深度约 2.5～3cm,肥胖者可达 5cm),此时在穿刺针上距皮肤 2.5cm 处用橡皮作标志。

(3)然后将穿刺针退至皮下,针尖略向尾侧斜刺至横突下缘,在穿刺针上橡皮标志以内距离进针,如病人诉放射痛,则注局麻药 5ml。如无放射痛,则穿刺针刺及椎体后退出 1cm 左右,注局麻药 5～8ml。

(4)由于上下胸神经分布重叠,因此阻滞范围应比预定胸神经分布的范围多阻滞 2～3 支。

(5)腹壁前面正中线两侧 2～3cm 范围,也由于左右两侧胸神经分布重叠,为了取得良好效果,可沿中线进行局麻药浸润注射。

(四)并发症

(1)穿刺过深发生气胸。

(2)麻药注入血管发生毒性反应。

(3)注入硬膜外形成硬膜外腔阻滞。

(4)误注入蛛网膜下隙发生全脊髓麻醉。

三、腰部椎旁神经阻滞

(一)适用范围

(1)下腹壁、下肢手术。

(2)相应部位的疼痛鉴别诊断与治疗。

(二)解剖标志

腰神经从椎间孔穿出分为前、后支,后支分布于腰背肌肉、皮肤,L_1～L_4 前支与 T_{12} 神经组成腰神经丛。

(三)操作步骤

(1)病人取俯卧或侧卧位,脊柱保持垂直,下腹部或腰部可垫一小枕,身体向前屈使棘突容易触知,按预定腰神经阻滞范围,局部皮肤消毒。

(2)于腰椎棘突上缘(相当于同一脊椎横突的水平,上下横突的距离约 2cm)向外侧 3～4cm(根据病人体格不同)进行阻滞。用 22 号 8cm 穿刺针先作皮内小泡,与皮肤垂直进针抵横突,距皮肤深度约 3～4cm,胖者约 5cm,先在穿刺针距皮肤 2.5～3cm 处作橡皮标志,将穿刺针退至皮下。

(3)穿刺针略向内下方进针,通过横突下

缘,向椎间孔与椎体侧方向进针,病人出现放射痛时,注射局麻药5ml,如无放射痛,则可触及椎体后稍退出1cm注局麻药10ml,10分钟后可出现麻醉作用。

(四)并发症

(1)误入硬膜外腔或蛛网膜下隙。
(2)腰部交感神经节阻滞。
(3)局麻药毒性反应。

四、阴部神经阻滞

(一)适应范围

(1)直肠、大腿外侧等部位手术。
(2)会阴及外生殖器手术。

(二)解剖标志

阴部神经为S_1～S_4神经,分布于会阴及外生殖器肌肉及皮肤。

(三)操作步骤

1. 经会阴法(图45-26) 病人取截石位,找出两侧坐骨结节,在结节下内侧缘,左手示指插入肛门,局部皮肤消毒,右手持22号8～10cm穿刺针与皮肤垂直作穿刺及浸润麻醉,在左手示指的引导下,缓慢进针深度2.5～4cm,抵达坐骨结节外侧及前方注局麻药5～10ml,然后退出穿刺针,向坐骨结节内侧注局麻药5～6ml。

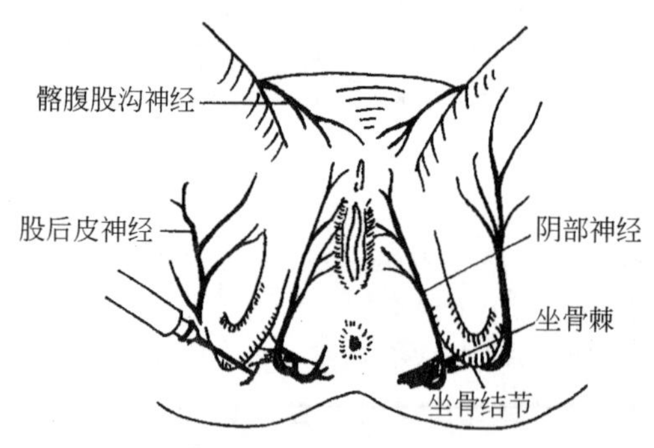

图45-26 经会阴阴部神经阻滞

2. 经阴道法(图45-27) 术者左手示指伸入阴道,触知坐骨棘及骶棘韧带,以二者的交界处作为穿刺方向。在左手示指的引导下,穿刺针刺进阴道黏膜抵坐骨棘,注入局麻药3ml。再将穿刺针偏向内侧,在坐骨棘后侧刺过骶棘韧带注入局麻药8～10ml。

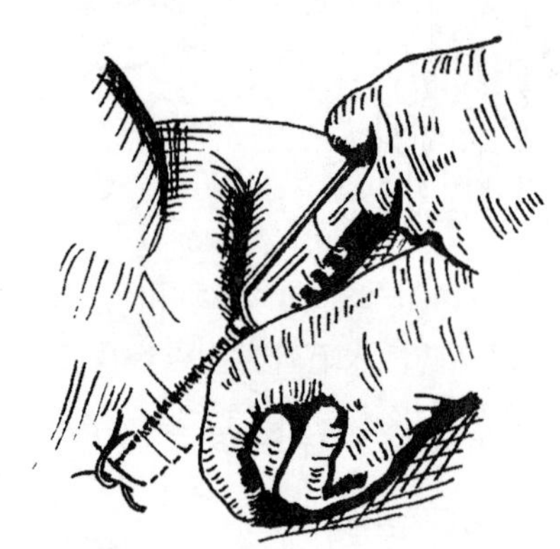

图45-27 经阴道阴部神经阻滞

(四)并发症

(1)局麻药中毒反应。
(2)刺破血管出现大腿及臀部血肿。
(3)误刺入直肠。

第五节 下肢神经阻滞

一、腰丛神经阻滞

(一)适应范围

(1)下肢、下腹壁手术。
(2)相同部位的疼痛鉴别诊断与治疗。

(二)解剖标志(图45-28)

腰丛神经由T_{12}及L_1～L_4前支组成,腰丛的分支有髂腹下神经、髂腹股沟神经、生殖股神经、股外侧皮神经、股神经及闭孔神经。其中股神经、闭孔神经及股外侧皮神经都包裹在腰大肌后内方的筋膜间隙中,局麻药注入腰大肌间隙,即可阻滞腰丛神经。

(三)操作步骤(图45-29)

(1)病人俯卧或侧卧位,在两髂嵴连线上,距脊柱中线外侧5cm,向尾侧延伸3cm处局部皮肤消毒。

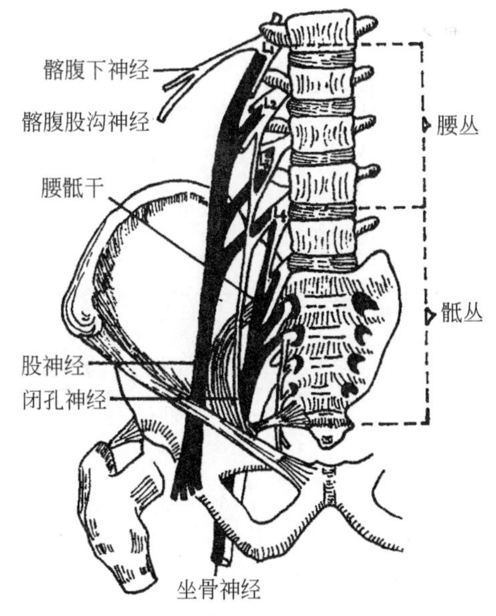

图 45-28　腰骶丛神经模式图

(2)用 22 号 8cm 穿刺针，按上述定位注射皮内小泡，经皮内小泡垂直进针，直达第 4 腰椎横突，然后穿刺针向尾侧斜刺，滑过第 4 腰椎横突进针 0.5cm 左右，有明显落空感即注射局麻药 30～40ml。

(四)并发症

(1)局部血肿。
(2)腰交感神经阻滞。

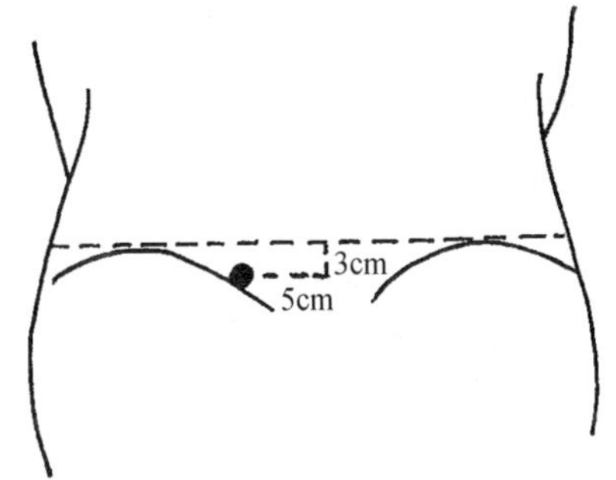

图 45-29　腰丛神经阻滞

二、坐骨神经阻滞

(一)适应范围

(1)大腿外面、膝及踝关节外侧手术。
(2)坐骨神经痛、下肢疼痛治疗。

(二)解剖标志

坐骨神经来自骶丛神经，为最粗的神经，自梨状肌下孔穿出骨盆，位于臀大肌的深面，经股骨大转子和坐骨结节之间下降至大腿后面，至腘窝分支为腓总神经和胫骨神经。

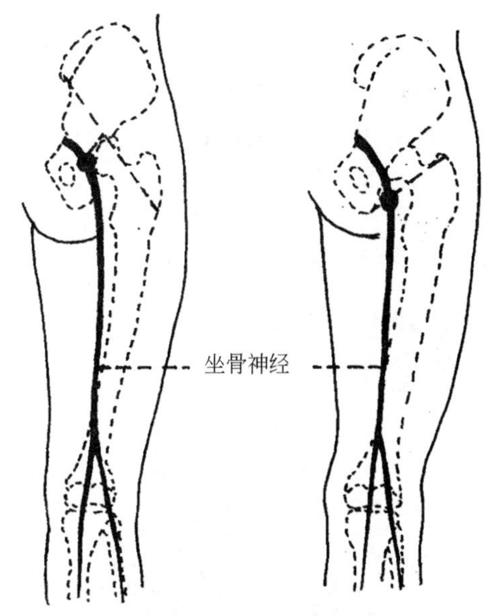

图 45-30　坐骨神经阻滞

(三)操作步骤(图 45-30)

(1)病人侧卧位，阻滞侧在上，髋关节屈曲，由股骨大转子与髂后上嵴作一连线，在连线中点向尾侧作垂直线，以垂直线上距中点 3cm 处作为穿刺点；或坐骨结节与股骨大转子之间作一连线，将连线 3 等分，以其中内侧 1/3 处作穿刺点，局部皮肤消毒。

(2)用 22 号 8～10cm 长穿刺针，先作皮内小泡，与皮肤垂直穿刺进针，出现异感多向下肢放射，稍退针注入局麻药 15～20ml。若无异感则将穿刺针偏向内侧再穿刺，抵髂骨后壁取得异感后注射局麻药。

(3)疼痛治疗时勿用乙醇注射。

(四)并发症

(1)进针过深误入盆腔。
(2)注入血管发生毒性反应。

三、股神经阻滞

(一)适应范围

(1)大腿前面手术,与坐骨神经阻滞并用行膝以下手术。

(2)股骨骨折疼痛、股神经痛的治疗。

(二)解剖标志

股神经为 $L_2 \sim L_4$ 神经前支,股神经是腰丛中大的分支,在髂腰肌前面和股动脉外侧,经腹股沟韧带进入大腿前面。在腹股沟韧带下面触及股动脉,于股动脉外侧 1cm 处相当于耻骨联合上缘做穿刺点。

(三)操作步骤(图 45-31)

(1)病人仰卧,局部皮肤消毒。

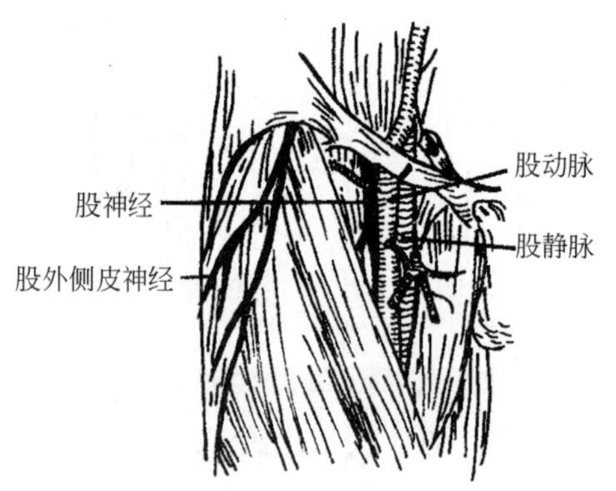

图 45-31 股神经阻滞

(2)用 22 号 5cm 穿刺针,先做皮内小泡,再与皮肤垂直刺入,在股动脉外缘向深部缓慢进针,穿过筋膜时有异感出现,注局麻药 5~10ml。

(3)无异感时,可在附近寻找异感注局麻药。

(四)并发症

(1)刺破血管发生血肿。

(2)局麻药毒性反应。

四、股外侧皮神经阻滞

(一)适应范围

(1)大腿外侧面手术,配合股神经阻滞行大腿手术。

(2)相应部位的疼痛治疗。

(二)解剖标志

股外侧皮神经是腰丛的分支,来自 $L_2 \sim L_3$ 神经前支,经过腰肌前外侧面进入大腿,分布于大腿前外侧面皮肤。

(三)操作步骤(图 45-32)

(1)病人仰卧,在髂上嵴内侧 1.5cm 接近腹股沟韧带下缘作穿刺点,局部皮肤消毒。

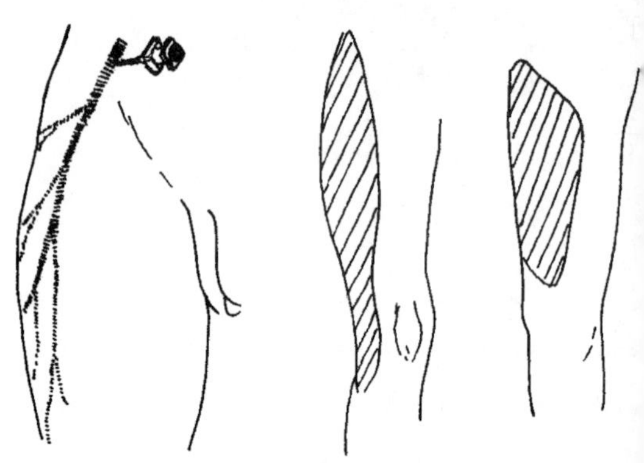

图 45-32 股外侧皮神经阻滞

(2)穿刺点作皮内小泡,用 25 号 5cm 穿刺针向内、向下与皮肤呈 40°角,触及阔筋膜时如有异感注局麻药 5ml,若无异感则将针退至皮下,向外、向上进针寻找异感注入局麻药。

(四)并发症

注入血管发生毒性反应。

五、闭孔神经阻滞

(一)适应范围

(1)膝以上、大腿部手术需与坐骨神经、股神经、股外侧皮神经阻滞并用。

(2)闭孔神经痛、大腿及膝关节内侧疼痛治疗。

(二)解剖标志

闭孔神经来自腰丛神经 $L_2 \sim L_4$,闭孔神经通过闭孔出骨盆在大腿分为前、后支,支配大腿内收肌群及大腿内侧皮肤。在耻骨结节水平线与股动脉交叉点中间、腹股沟韧带下 1.0cm 处作标志。

(三)操作步骤

(1)病人仰卧,局部皮肤消毒。

(2)用 22 号 8cm 长穿刺针与皮肤垂直缓慢进针,刺到耻骨下支骨板,然后在穿刺针上距皮肤 2.5cm 处用橡皮作标记,退针至皮下改变穿刺方向,向外、向上、向后与皮肤呈 80°角,与耻骨上支平行,沿耻骨上支下缘缓慢进针,直至离开骨质或橡皮标记已接触皮肤,穿刺针已进入闭孔管,抽吸阴性注局麻药 10ml,退针至皮下再注局麻药 10ml 阻滞副闭孔神经。

(四)并发症

局麻药误入血管发生中毒反应。

六、股、股外侧、闭孔神经阻滞

(一)适应范围

(1)髋关节大腿部手术。

(2)下肢各种疼痛治疗。

(二)操作步骤

(1)病人仰卧,患侧大腿稍外展,在腹股沟韧带下方局部皮肤消毒。

(2)触知股动脉搏动点,在其外侧缘用左手指将股动脉挤向内侧,以 22 号针紧靠股动脉外缘穿刺进针,针尖略向上、向内,穿过股鞘时有突破感同时病人有异感出现,此时左手放松股动脉并在穿刺针下方压迫股鞘,防止局麻药扩散,回吸无血液,注入局麻药20～25ml。

(三)并发症

(1)穿破血管发生血肿。

(2)误入骨盆刺入膀胱。

七、腓总神经阻滞

(一)适应范围

(1)小腿前外侧手术。

(2)小腿及足的疼痛治疗。

(二)解剖标志

腓总神经来自坐骨神经,在腘窝上分为腓总神经和胫神经。腓总神经又分支为深腓骨神经与浅腓骨神经,支配小腿前和外侧肌群及皮肤。

(三)操作步骤

(1)病人侧卧位,患肢在上膝关节屈曲,摸出腓骨头,手指可触及条索状腓骨神经,局部皮肤消毒。

(2)用 22 号 5cm 穿刺针,在腓骨头下作皮内小泡,同时用手指将神经按压固定,经皮内小泡向腓骨头部下方穿刺,有放射痛时注入局麻药 5ml,如无异感则可在附近作浸润麻醉,注局麻药 5ml。

八、胫神经阻滞

(一)适应范围

(1)足部手术,与腓总神经阻滞并用。

(2)相应部位的疼痛治疗。

(二)解剖标志

(1)胫神经来自坐骨神经,与腓总神经分支后沿腘窝及小腿后面垂直走行,到达足关节内侧面。

(2)沿胫骨下端内踝上缘绕足关节水平连线与跟腱的内侧缘之交叉点为穿刺点。

(三)操作步骤

(1)病人仰卧位,下肢屈曲,足置于手术台边缘,穿刺点作局部皮肤消毒。

(2)用 22 号 5cm 穿刺针,先作皮内小泡,与皮肤垂直穿刺后略向外侧方向刺入,通过肌层脂肪组织,到达深部肌膜,病人诉放射痛时注局麻药 5ml。如无放射痛则穿刺针退至皮下,向内或外侧逐步试探穿刺,寻得放射痛后注局麻药 5ml。

(四)并发症

无特殊。

第六节 交感神经节阻滞

一、星状神经节阻滞

(一)适应范围

(1)头、颈、上肢血管梗阻、痉挛、水肿等功能性障碍的治疗。静脉炎、雷诺病的治疗。

(2)偏头痛、末梢性面神经麻痹、肌挛缩性头痛、视神经炎、特发性耳聋、带状疱疹等疾病的治疗。

(3)颈肩肘综合征、颈椎病、乳腺切除后综合征的治疗。

(4)心绞痛、肺栓塞、心肌梗死等疾病的辅助治疗。

(二)解剖标志

(1)星状神经节由下颈交感神经与第1胸交感神经节融合而成,又称颈胸交感神经节,是支配头颈、上肢的主要交感神经节。

(2)一般触及第6颈椎横突或由胸锁乳突肌后缘中点以上1cm为第4颈椎,向下数至第6颈椎横突为穿刺点。

(三)操作步骤(图45-33)

(1)病人仰卧,头转向对侧,局部皮肤消毒。

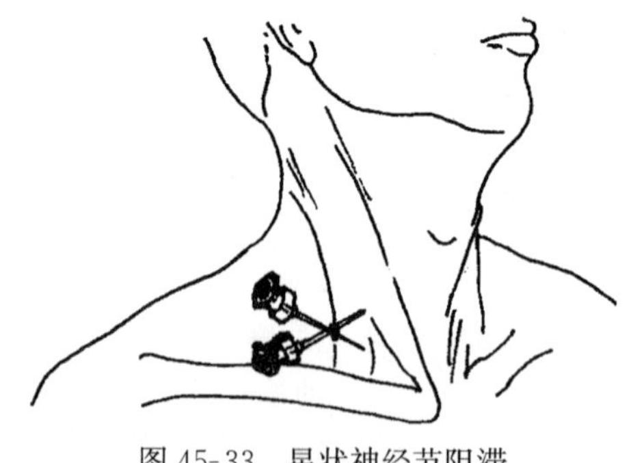

图45-33 星状神经节阻滞

(2)用22号3.5cm穿刺针上置橡皮标记,在第6颈椎横突顶端与前方肌前缘处作皮内小泡,与皮肤垂直穿刺进针触及第6颈椎横突。

(3)将橡皮标记放在距皮肤1cm处,将针退至皮下,改变穿刺针方向呈45°角倾斜,针尖向第7颈椎横突方向(相当于胸锁关节上方3cm)进针深度至穿刺针橡皮标记处,抽吸无血液,注射局麻药10ml。

(4)阻滞有效时,5～10分钟后出现霍纳征。

(四)并发症

(1)误伤血管形成血肿。

(2)血气胸。

(3)声音嘶哑、喉返神经被阻滞。

(4)误入蛛网膜下隙。

二、腹腔神经丛阻滞

(一)适应范围

(1)急性胰腺炎的疼痛治疗。

(2)上腹内脏痛。

(3)麻痹性肠梗阻鉴别诊断与治疗。

(二)解剖标志

(1)腹腔神经丛又称太阳神经丛或上腹神经丛,位于膈肌脚及主动脉前面,在腹腔动脉和肾动脉之间,脊柱前的交感神经丛,其外侧为肾、肾上腺,腹侧为胰,背侧为脊柱,存在于疏松的组织中。腹腔神经节左右各2～4个有交通支相连接。

(2)在第1腰椎棘突上缘,中线外侧3～5cm处,相当于第12肋下缘作标志。

(三)操作步骤

(1)病人侧卧,阻滞侧在上,腰部垫一枕头,保持胸腰挺直,髋膝关节稍屈曲,背部皮肤消毒。

(2)用22号10cm穿刺针与皮肤呈45°角缓慢进针,越过椎体再深入进针约1cm,回吸无液体注射局麻药20～40ml(不加肾上腺素)。

(四)并发症

(1)误入下腔静脉或腹主动脉导致出血血肿。

(2)误入腹腔刺伤脏器。

(3)误入蛛网膜下隙。

(4)低血压或直立性低血压。

三、腰交感神经节阻滞

(一)适应范围

(1)盆腔内脏痛或癌性痛。

(2)下肢血管性疾病、雷诺病、下肢溃疡。

(3)职业性肢端感觉异常。

(4)痛经等。

(5)带状疱疹。

(二)解剖标志

腰交感神经上与胸交感神经相连,下面延伸至骨盆,腰交感神经节通常有 3～4 个,支配肾、肾上腺、尿管、骨盆脏器及下肢。腰交感神经位于第 1～4 腰椎椎体前面,在腰椎横突前方约 4cm 处。

(三)操作步骤

(1)病人侧卧,阻滞侧在上,腰部垫枕保持脊柱平直。找出拟阻滞的腰椎棘突,在棘突上缘外侧 3～4cm 处标为穿刺点,局部皮肤消毒。

(2)用 22 号 10cm 穿刺针与皮肤垂直刺入遇横突而停针,将穿刺针上橡皮标记置于距皮肤 4～5cm 处,然后退针至皮下,针尾向内倾斜 45°角,穿刺进针触及椎体侧面,再向椎体内侧进针至橡皮标记触及皮肤,回吸无液体注入局麻药 10～20ml(血管性疾病不加肾上腺素)。

(3)一般施行 L_2～L_4 交感神经阻滞。

(四)并发症

(1)误入血管发生局麻药毒性反应。

(2)误入硬膜外及蛛网膜下隙。

(高慕良　赵　俊)

参考文献

郭光文,王序.1996. 人体解剖彩色图谱. 北京:人民卫生出版社

刘俊杰,赵俊.1997. 现代麻醉学. 第 2 版. 北京:人民卫生出版社,595～617

于频.1997. 系统解剖学. 第 4 版. 北京:人民卫生出版社

于彦铮,罗宝国.1993. 局部解剖学. 上海:上海医科大学出版社

赵俊,张立生.1994. 疼痛治疗学. 北京:华夏出版社

第 46 章　椎管内阻滞麻醉

将局麻药注射至椎管内不同腔隙，被药物浸润到的部分脊神经根，脊神经受到暂时阻滞，使脊神经所支配的相应区域产生麻木、麻痹，而脊髓和脑则仍保持其固有生理功能称为椎管内麻醉，一般分为两大类：蛛网膜下隙阻滞（含鞍区麻醉）和硬脊膜外腔阻滞（含骶管阻滞麻醉）。

第一节　椎管内麻醉的解剖生理

一、解剖

（一）脊柱

（1）是支持全身重量与保护脊髓的重要骨结构。脊柱由 33 块脊椎骨重叠组成。

（2）正常脊柱有 4 个生理弯曲，即颈曲、胸曲、腰曲、骶曲（图 46-1），颈、腰曲向前突，胸与骶曲向后突，正常的脊柱处于仰卧位时，其最高点约位于第 3 腰椎及第 3 颈椎，最低点约位于第 5 胸椎及骶部，这种弯曲特点在临床麻醉实践中对局麻药液在椎管内腔隙的扩散、分布有着重要影响，特别是蛛网膜下隙阻滞麻醉时，注入重比重药液，则易集中在骶部或胸曲最低处，产生会阴部麻醉或内脏大神经麻痹，发生腹腔血管扩张、血压下降等现象。

（3）33 块脊椎骨分别为：①颈椎（C）7 块；②胸椎（T）12 块；③腰椎（L）5 块；④骶椎（S）5 块；⑤尾椎（Co）4 块。

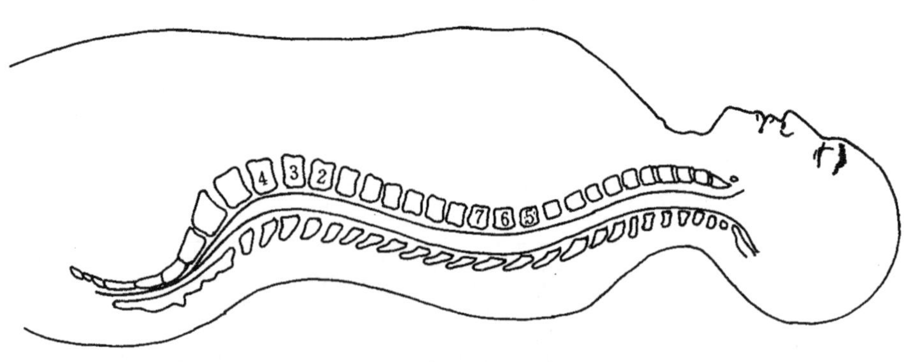

图 46-1　脊柱的生理弯曲

(4)除第 1、2 颈椎椎骨结构各异以及骶、尾椎骨均自相融合为一外,典型的脊椎骨由以下各部组成:

1)椎体,扁平,呈心形或肾形,功能是承重。

2)椎弓根及椎板,与前方椎体相连接较细部分称椎弓根,其向后延伸部分构成椎板,左、右椎弓根与椎板融合在一起形成椎孔。

3)横突,起于椎弓根与椎板交界处,左右各一。

4)棘突,起于左右椎板融合处;颈腰椎棘突基本呈平行排列,胸椎棘突则呈"叠瓦"状排列,这种解剖上的特点,与临床麻醉行棘突间椎管穿刺时进针角度有密切关系。

5)4 个小关节突,上、下,左、右各二。

(5)棘间孔,椎间孔,椎管

1)棘间孔:颈、胸、腰椎骨重叠后,位于上、下两个相邻椎板,棘突之间形成略呈梯形的孔,称为棘间孔,又称椎板间孔,棘间孔是椎管内麻醉穿刺针必经之处(图46-2)。

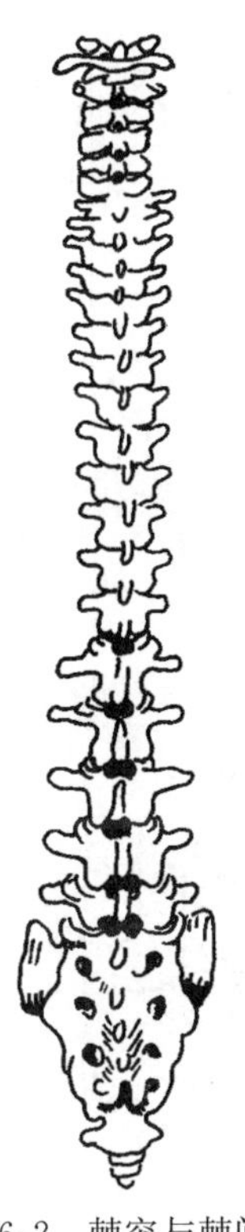

图 46-2　棘突与棘间孔

2)椎间孔:相邻两个上、下椎弓根之间围成一个孔,称椎间孔,左右各一,脊髓发出的脊神经由此穿出。

3)椎管:所有脊椎骨的椎孔重叠在一起,呈管状,称为椎管,椎管在末端骶部形成骶管,它位于融合在一起的骶椎骨中央,末节骶椎骨其椎板常缺如,骶管在此形成近似三角形或 U 形裂隙,称骶裂孔(图 46-3)。

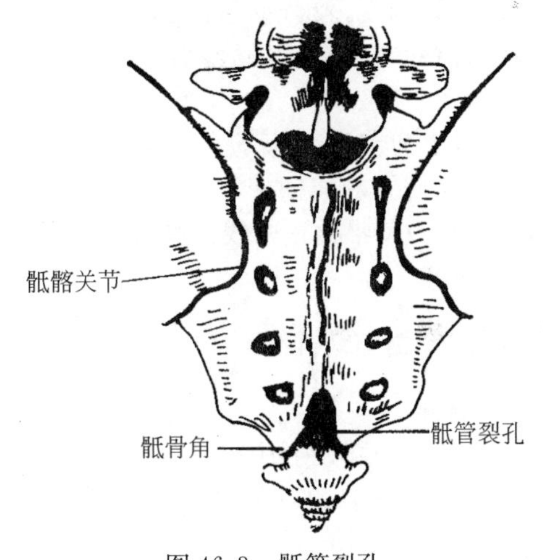

图 46-3　骶管裂孔

(6)脊柱韧带,把脊椎骨连接在一起,并起稳定脊柱,保护脊髓的作用,从前向后共有 5 条,顺序为前纵韧带、后纵韧带、黄韧带、棘间韧带,棘上韧带(图 46-4)。

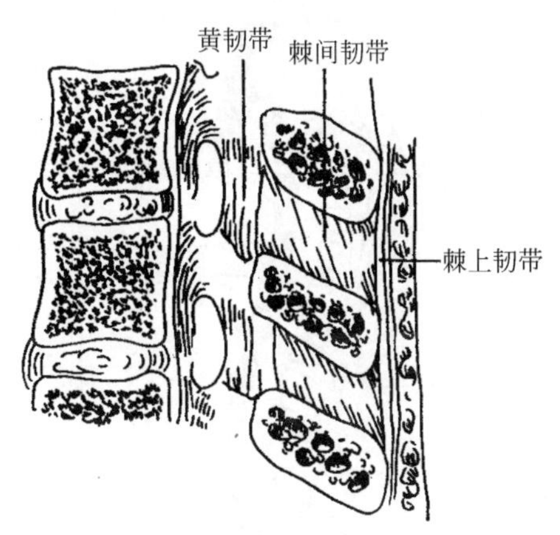

图 46-4　脊柱韧带

1)前、后纵韧带,自上而下贯穿整个脊椎椎体的前、后(椎管之前壁)方,这两组韧带使各椎体与椎体间的软骨盘(椎间盘)连接起来,起稳定脊柱的作用。

2)黄韧带,坚韧而富有弹性,呈黄色而得名,连接毗邻的椎板、椎弓,至椎弓中线后变薄,黄韧带的宽度约占椎管后壁的1/2左右,腰部的黄韧带最坚实,针头通过此韧带时有明显阻力,针头再向前方,一旦阻力消失便知进入了前方的硬膜外间隙。

3)棘间韧带,较黄韧带薄弱,连接邻近两个棘突,前面与黄韧带融合,后方移行至棘上韧带。

4)棘上韧带,连接棘突的尖端较坚实的纤维束,它与前方棘间韧带相融合,老年人该韧带常钙化,致使沿此正中线穿刺困难而需采用正中旁进针。

(二)脊髓与脊神经

1. 脊髓

(1)为长条圆柱形中枢神经组织,全长约42～45cm,脊髓自颈以下逐渐变细,末端呈圆锥状,称为脊髓圆锥,终止于第1与第2腰椎之间,圆锥向下伸出一根纤维膜状细丝叫终丝。脊髓于颈部及腰部有两处膨大,是为臂丛神经与腰骶丛神经起点。

(2)脊髓与脊柱椎体、平面关系,在胚胎期脊髓与脊柱几乎等长,胎儿成熟期后,脊髓生长落后于脊柱,至新生儿时脊髓末端终止于第3、4腰椎之间,在成人一般终至于第1与第2腰椎之间,故成人的脊髓各段的位置要比相应脊柱椎体的位置高出好几节段,自颈脊髓下段开始,越往下越明显。①第7颈椎相当于颈脊髓第8节;②第4胸椎相当于胸脊髓第6节;③第12胸椎相当于腰脊髓第5节;④第1腰椎相当于骶圆锥。

(3)这种解剖上的特点,对椎管麻醉临床及麻醉术后某些并发症的早期判断(如硬膜外血肿等)有一定意义。由于脊髓比椎管短,故从颈脊髓以下的脊神经从脊髓发出后,在椎管内必须向下斜行一段才能从相应的椎间孔穿出,这种情况在胸腰段的脊神经斜行更明显。在第2腰椎脊髓终止后剩下的脊神经几乎垂直游离在蛛网膜下隙中,称为马尾神经,在做蛛网膜下隙阻滞麻醉时,穿刺多在第2腰椎以下间隙进行,可避免损伤脊髓。

(4)脊髓的血流供应(图46-5)

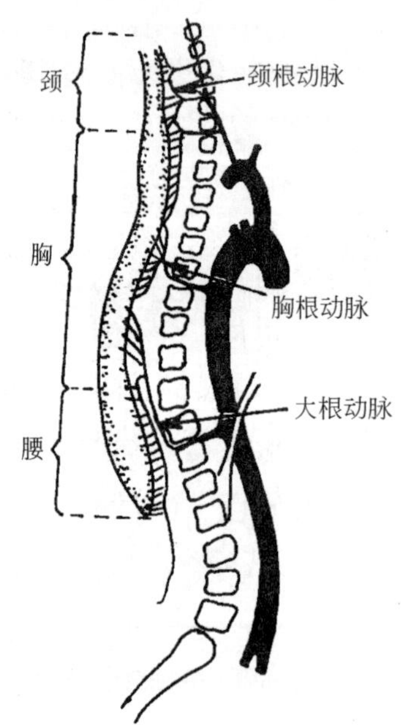

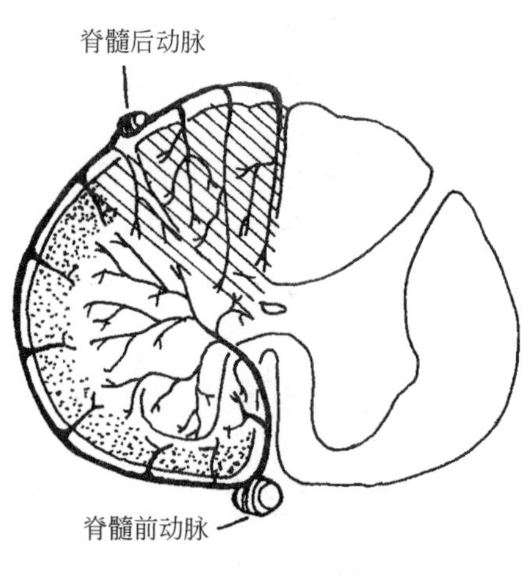

图46-5 脊髓的血流供应

1)动脉:脊髓的动脉供应主要有以下三大总干:①脊髓前动脉,起始于颅内双侧椎动脉,经延髓腹侧合并为 1 支沿脊髓前方下行,供应脊髓全长的前外侧 2/3;②脊髓后动脉,起于颅内双侧椎动脉,经延髓背侧左右各 1 支,沿脊髓后外侧下行,供应脊髓全长后外 1/3;③根动脉,其中颈根动脉来自颈升动脉,胸根动脉来自肋间动脉,腰根动脉(大根动脉)来自腰动脉、髂腰动脉、骶外侧动脉。脊髓前、后动脉较细长,其在末端脊髓部血管内径较细,压力也低,而各根动脉发出的颈根、胸根、腰根动脉与脊神经并行穿过椎间孔进入椎管,然后分为前、后、升、降各支与脊髓前、后动脉相吻合,加强脊髓前、后动脉的血流,方能保证脊髓下段的血流供应,外科手术操作时如损伤腰动脉或髂腰动脉可导致截瘫,原因就在于此。

2)静脉:脊髓共有 6 条纵行静脉:①脊髓前静脉;②脊髓后静脉;③4 条脊髓外侧纵静脉。这 6 条静脉与引流来自椎体、椎弓的脊椎外静脉丛及引流来自硬脊膜外腔的脊椎内静脉丛相互有侧支交通吻合,最后回到上、下腔静脉及右心。静脉回流路线如图 46-6 所示。

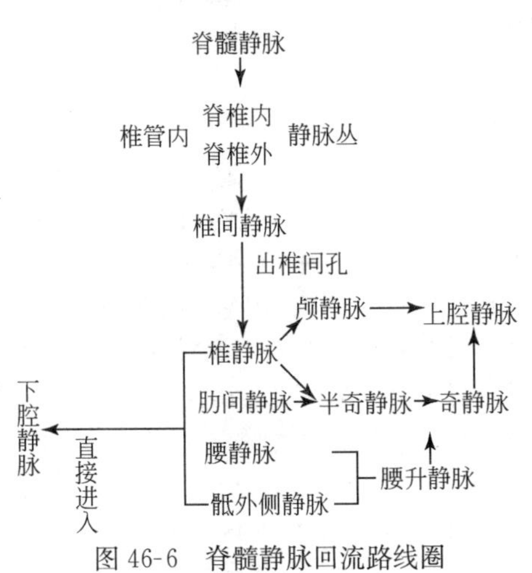

图 46-6　脊髓静脉回流路线圈

2. 脊神经

(1)为脊神经发出的前、后根合并而成,前根由脊髓前角发出,由运动神经纤维和交感神经传出纤维组成,后根是脊髓后角发出,由感觉纤维与交感传入纤维组成。

(2)脊神经共 31 对,按其从脊髓干同节段发出而分为:①颈神经 8 对;②胸神经 12 对;③腰神经 5 对;④骶神经 5 对;⑤尾神经 1 对。

(3)以上脊神经各节段在人体体表的支配区也呈节段性,它在体表的解剖标志对临床椎管内麻醉平面的判断有着重要意义,其支配区大致如表 46-1 所示。

表 46-1　体表部位及脊神经支配

体表部位	神经支配
甲状软骨部皮肤	C_2
锁骨部皮肤	T_2
乳头连线	T_4
剑突	T_6
双肋缘下连线	T_8
脐部	T_{10}
耻骨联合	T_{12}

(4)对骶神经阻滞如在椎管前腔即蛛网膜下隙阻滞麻醉这些骶神经时称鞍区麻醉,在椎管后腔即硬脊膜外腔阻滞该骶神经区时称骶管麻醉。

(5)注入椎管内局麻药对脊神经纤维阻滞作用的速度、强弱除与药物本身特性、浓度有关外,脊神经的种类、粗细则至关重要,在蛛网膜下隙的脊神经根是裸露的,而硬脊膜外腔的脊神经有硬脊膜包裹着,因此前者比后者较易被药物渗透,故蛛网膜下隙阻滞麻醉作用快而完全。一般来讲,无髓鞘的、较细的神经纤维(如自主神经及大部分感觉纤维)较有髓鞘的、粗的神经纤维(如运动神经)阻滞得早。

3. 脊髓被膜及椎管内腔隙

(1)脊髓在椎管内,为脊膜所包裹,从内向外分 3 层(图 46-7):①内层为软膜,由极薄的上皮细胞组成,分两层,内层紧贴、包裹着脊髓及脊神经根,外层朝蛛网膜下隙,软膜上含有丰富的血管分支,故又名血管膜。②中层为蛛网膜,为薄而透明结缔组织层,它向内生出许多丝状小梁与软膜相连,软膜与蛛网膜之间的腔隙称为蛛网膜下隙(图 46-8),在椎间孔处蛛网膜增生,形成绒毛状,使该处蛛网膜下隙闭塞,同时绒毛又突入或穿透硬膜,该处的蛛网膜下隙又称为“墨汁套囊”。③外层为硬脊膜,

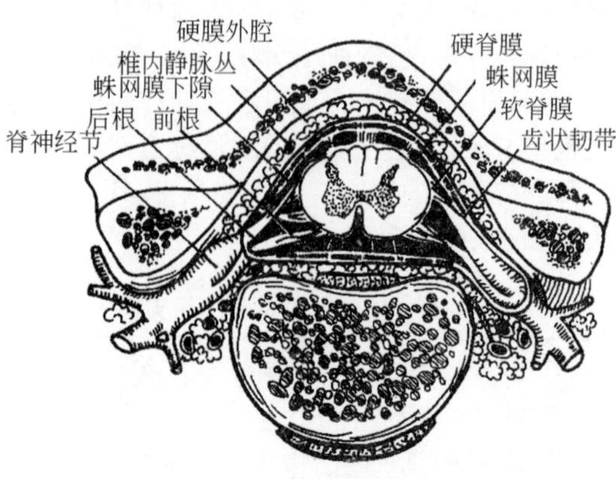

图 46-7 脊髓的被膜

在蛛网膜之外，分两层，外层与椎管内壁骨膜融合在一起，内层紧贴蛛网膜，包裹着脊髓及脊神经，终止于第 2 骶椎(也即蛛网膜下隙的下界)，通常所说的硬脊膜实际上指的是硬脊膜内层，内外层之间的间隙称为硬脊膜外腔(该腔在枕骨大孔处因内、外层闭合为一层延续为颅腔的硬脑膜，故硬脊膜外腔与颅腔不相通)。硬脊膜坚韧而厚实，本身血流供应少，故一旦刺破该膜，破孔愈合较慢。

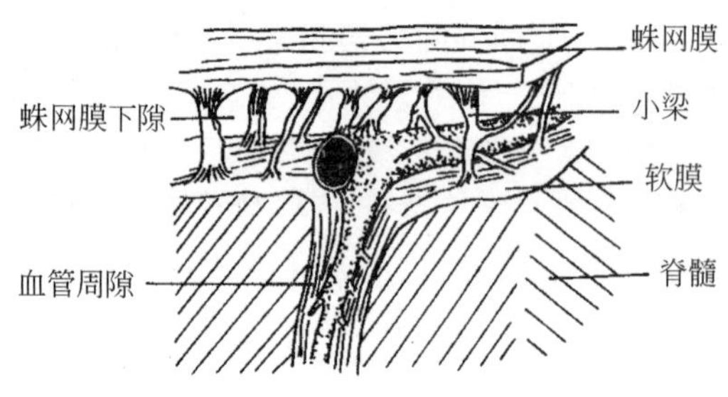

图 46-8 蛛网膜下隙结构

(2)椎管内腔隙主要有 3 个。

1)蛛网膜下隙：①位于软膜与蛛网膜之间，内含脊髓、马尾神经与脑脊液；②脑脊液为无色透明液，主要来自侧脑室的脉络膜，正常压力下每天分泌 12ml，总量成人 120～150ml，蛛网膜下隙部的脑脊液容量约 25～30ml(图 46-9)；③对脑脊液压力影响的因素较多，正常成人平卧位为 9.81kPa($100mmH_2O$)，侧卧位为 9.33～22.70kPa(70～170mmHg)，坐位为 26.70～40.00kPa(200～300mmHg)；④酸碱值，pH 约 7.4，含少量淋巴细胞，葡萄糖约为 450～800mg/L，蛋白约为 200～300mg/L，氯化物约为 7000～7500mg/L，它们对脑脊液的比重、渗透压变化有重要影响。

2)硬脊膜下腔：①为蛛网膜与硬脊膜内层间存在的潜在间隙，比较窄，间隙中有少量浆液组织；②此腔在临床中很难穿刺着，但此腔隙在颈部较宽，双侧方也稍宽，故颈部硬膜外腔阻滞或颈丛、肌沟阻滞麻醉时也可能误入此腔的机会多些；③临床上如穿刺针或导管误入此间隙，局麻药从此间隙渗透过蛛网膜进入脑脊液，作为硬膜外阻滞用的正常量即引起全脊髓麻醉。

3)硬脊膜外腔与骶管：①为硬脊膜内层(即硬脊膜囊)与紧贴椎管骨膜的硬脊膜外层之间形成的潜在腔隙，内含纤维结缔组织、脂肪以及丰富、较粗的静脉丛，其在枕骨大孔处闭合，与颅腔不直接交通，末端延伸至骶管的骶裂孔。②骶骨部的硬脊膜外间隙称为骶管，呈底向上的倒置三角形，骶管末端为骶裂孔，是骶管麻醉时的穿刺部位，成人该孔约呈 V 形，因其个体差异较大，故骶管长度有所不同，因硬脊膜内层(又称硬脊膜囊)终止于髂后上棘部(相当于第 2 骶椎)，故穿刺针切勿超过髂后上棘连线，以免刺破硬脊膜进入蛛网膜下隙。整个硬脊膜外腔的容积约为 100ml，其中骶管约占 25～30ml。③硬膜外间隙前部及侧方均较窄，而后部则较宽，从颈部至腰部逐渐增宽，至第 2 骶椎以下则又逐渐变窄小，直至骶裂孔。硬膜外间隙的后部是硬膜外腔阻滞麻醉与骶管阻滞麻醉的主要部位，硬脊膜外腔后腔各段宽度如表 46-2 所示。④该腔还有以下特点：首先硬脊膜外腔在穿刺时呈现出“负压”现象，产生原因说法不一，如穿刺时硬脊膜移位造成，悬垂的腹腔内脏下坠产生负压及胸膜腔之负压经椎间孔传导而来等。目前大家比较容易接受的说法是穿刺针将硬脊膜向前推移，使局部间隙增大而产生负压现象。另一特点是其腔隙的前、外侧有粗大、不规则、没有膜的脊椎内静脉丛，这些静脉壁薄，注入该腔的局麻药易被迅速吸收；同时穿刺或置管时易损伤这些静脉丛而出血，有出血倾向的病人更

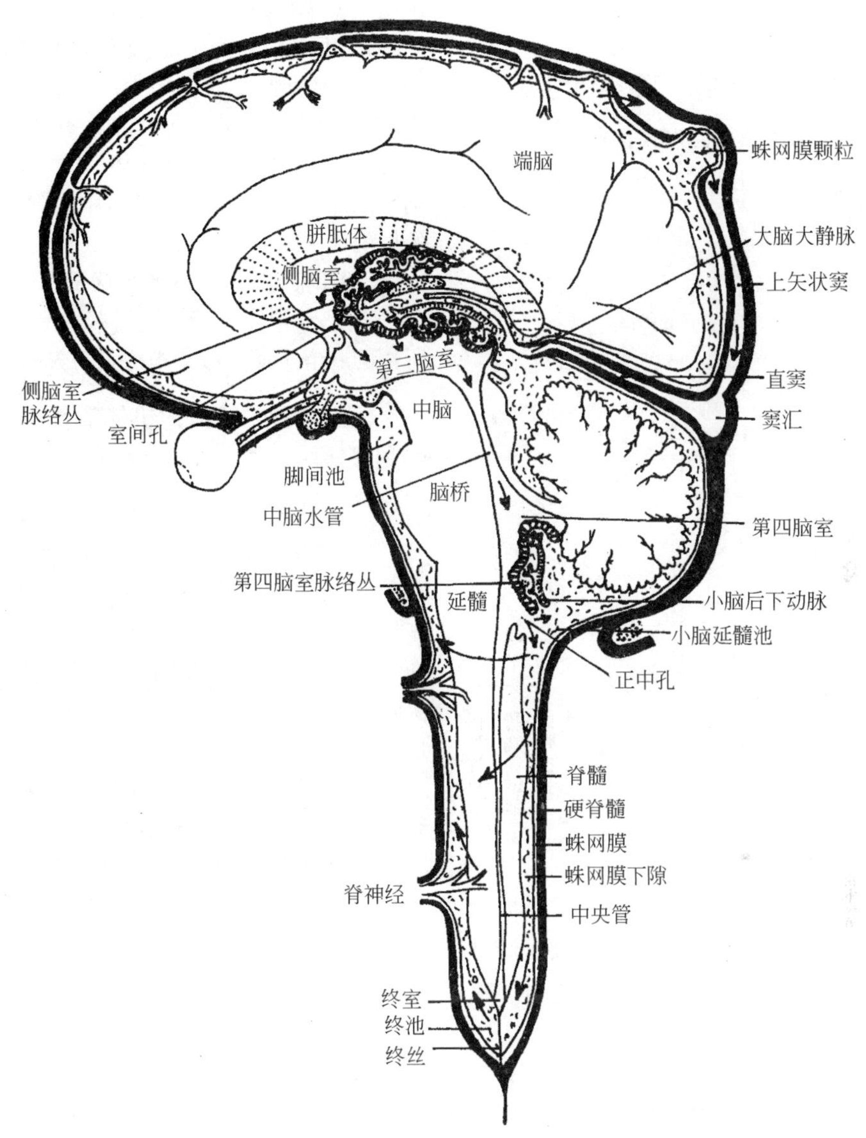

图 46-9　脑脊液的产生与分布

易引起血肿等并发症，因而穿刺时要动作轻柔或取背部正中穿刺以避免损伤静脉，导管如插入硬膜外腔血管，注药后病人可立即出现头晕、耳鸣、面色苍白、血压升高乃至惊厥、心律失常等中毒反应，且麻醉也失败。因此，置管后，一般应先回抽吸，无血性液体或脑脊液后再注药，对妊娠或肿瘤等腹内压增高或下腔静脉受压的患者，其下肢与盆腔的静脉则经脊椎内静脉丛回流至奇静脉、上腔静脉，这时患者的硬膜外间隙静脉丛更加扩张增粗，使硬膜外间隙变窄、变小，穿刺更易引起出血，麻醉范围也较广。

表 46-2　硬脊膜外腔后腔各段宽度

部位	宽度(mm)
颈段	1～1.5
上胸段	2.5～3.0
下胸段	4.0～5.0
腰段	5.0～6.0

二、麻醉生理

(一)椎管内麻醉药物的直接作用

1. 蛛网膜下隙阻滞与鞍区麻醉

(1)药物直接作用,如图 46-10 所示。

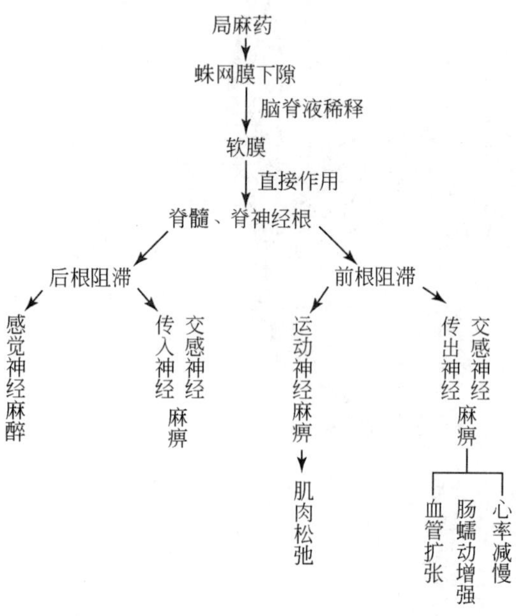

图 46-10 蛛网膜下隙阻滞作用图解

(2)作用特点:①由于是直接作用,故阻滞速度快而完全;②因为注入的局麻药要被脑脊液稀释,故局麻药的浓度要求高;③阻滞的范围主要取决于药物剂量与体位。

2. 硬脊膜外腔阻滞与骶管阻滞

(1)到目前为止尚不清楚其阻滞的机制,但多数意见认为硬膜外阻滞是局麻药到达硬脊膜外间隙后,通过多种途径发生作用:①直接透过硬脊膜及蛛网膜→蛛网膜下隙→脊髓表面;②通过椎间孔漏出→阻滞椎旁躯体神经及自主神经;③脊神经根硬脊膜墨汁套囊→蛛网膜绒毛→蛛网膜下隙→神经根;④血管吸收一部分。

(2)作用特点:①因其作用的神经根有鞘膜包裹,渗透需一定时间,所以起效时间较长;②药物浓度较蛛网膜下隙阻滞为低,阻滞的范围主要取决于药物的容量多少,因为其注入硬膜外腔后不存在药物稀释问题;③由于神经纤维粗细不等以及功能不同,在相同浓度的局麻药物作用下,阻滞产生之快慢、强度均不一。

(3)神经阻滞的顺序为:交感神经→温度觉(冷觉→温觉)→痛觉(钝痛→锐痛)→触觉→运动神经→压力觉→本体感觉。消退过程则与阻滞过程相反,所以交感神经阻滞最先开始而消失又最晚,故易造成术后低血压。

(4)阻滞范围:交感神经宽于感觉神经2～4 节,而感觉神经高于运动神经 2～4 节,临床所指的麻醉平面一般是指痛觉消失的平面。

(二)椎管内麻醉对机体的影响,对机体的间接作用

1. 对呼吸影响

(1)椎管内麻醉(包括脊麻与硬膜外)如阻滞平面超过 T_4～T_2 或颈段,同时局麻药的浓度较高,可使肋间肌、膈肌麻痹,则呼吸即受到抑制,通气储备功能及肺活量明显减弱,故高位阻滞时,局麻药的浓度宜低,还应有呼吸支持的准备。

(2)年迈、体弱、贫血、肥胖等病人,在原来通气储备不足的情况下,选用椎管麻醉时对阻滞平面的控制以及呼吸支持更应重视。

(3)某些术前用药、辅助用药均可能对呼吸中枢产生一定抑制作用,在用药量上应严格控制,以防影响静息通气。对麻醉后体位、开腹后腹腔内纱垫填塞、牵开器的应用等也应重视,这些都可对肺通气产生干扰。

2. 对循环影响

(1)椎管内麻醉时,由于交感神经纤维被阻滞,阻滞部位的阻力血管及容量血管扩张,前者使血压下降,后者使回心血量减少,直接影响心排血量及血压。

(2)如果阻滞平面达 T_4 以上,心脏交感神经纤维麻痹,迷走神经兴奋性相对增强,使心率徐缓,心脏射血力量也减弱,则心排血量进一步下降,血压也进一步降低。

(3)年轻病人,心脏功能正常的,有一定代偿能力,在年迈、体弱、失血、贫血或心脏功能差的,则影响较大,应及时给予体位调整、对抗迷走神经兴奋药物、血管活性药物、输液等处

理，以防重要器官脑、心、肾因血流灌流不足，发生缺氧。

3. 对其他系统的影响

(1)椎管内阻滞使交感神经麻痹，迷走神经兴奋性相对增强，使胃肠蠕动亢进，产生恶心、呕吐，加之血压下降，胃肠本身血液灌流减少，也可产生恶心、呕吐等副作用。

(2)血压的下降，对肝、脾、肾等组织的灌流减慢、减少，一般对其功能影响不大，但低血压时间过长，或血液灌流量减少过多，也会有一定影响。

(3)椎管内阻滞后，膀胱内括约肌收缩，而逼尿肌则松弛，使膀胱排尿功能受抑制，特别在蛛网膜下隙阻滞时，这种抑制较直接、明显，可引起尿潴留。

第二节　蛛网膜下隙阻滞麻醉

将局麻药注入蛛网膜下隙内，使一部分脊髓、脊神经根产生可逆性阻滞作用，称为蛛网膜下隙阻滞麻醉。因穿刺部位都在腰椎，故简称腰麻，国外多称为脊麻。根据麻醉范围的不同，可分为高位、中位、低位、鞍区麻醉(鞍麻)、单侧麻醉；根据不同麻醉方式或给药方式不同又分为单次或连续蛛网膜下隙阻滞麻醉。随着现代麻醉学的进展，高中位腰麻目前大部均由硬膜外阻滞麻醉所取代。连续蛛网膜下隙阻滞麻醉由于使脊髓、神经损伤，血肿、感染等机会增加，故要慎用，原则上不主张应用。

一、适应证与禁忌证

任何麻醉方法的适应证与禁忌证均为相对的，主要取决于手术要求、病人情况及麻醉医师的技术水平。

(一)适应证

(1)中位蛛网膜下隙阻滞，麻醉最高平面为 $T_6 \sim T_8$。

1)子宫及其附件手术。

2)膀胱、前列腺手术。

3)疝修补术。

4)低位肠道手术。

(2)低位蛛网膜下隙阻滞，麻醉最高平面在 T_{10}。

1)剖宫产。

2)前列腺电切术。

3)下肢手术。

(3)鞍区阻滞

1)肛门会阴手术。

2)人流、诊断性刮宫术。

3)尿道手术。

(4)单侧阻滞

1)腰交感神经节切除术。

2)一侧下肢骨关节、软组织手术。

(5)治疗性蛛网膜下隙阻滞、晚期肿瘤止痛。

(二)禁忌证

(1)患有中枢神经系统疾病的病人，如颅内压增高、脊髓及脊神经根病变。

(2)有显著代偿功能不全的心脏病人或严重高血压动脉硬化病人。

(3)全身严重感染或穿刺部位有化脓性感染病人。

(4)休克低血容量病人。

(5)腹内压明显增高，如腹水、腹内巨大肿瘤等。

(6)血红蛋白在50g/L以下贫血病人。

(7)年迈体弱、小儿不合作者。

(8)精神病病人。

(9)严重脊柱畸形。

二、常用药物

临床常用的腰麻药物较多，在选择应用时，要按病人情况(如脊柱长短)、手术种类、手术时间长短来决定使用何种药物。

(一)常用局麻药、剂量及其特点(表46-3)

(1)由于腰麻目前多应用于短小手术，上述常用局麻药中，大多采用普鲁卡因，国外则多采用丁卡因；利多卡因弥散较快，平面不易控制，应用较少。

（2）各种药物在蛛网膜下隙麻醉的平面范围，除与注药速度快慢有关外，主要与药物剂量、容量有关，故临床上常限定剂量，以防麻醉平面过高、过广。

（3）蛛网膜下隙麻醉持续时间则与药物种类、剂量、浓度相关，其中以药物浓度较为重要，药物浓度高，则持续时间长，麻醉效果也较确切，但浓度过高，可损害神经组织而造成永久性麻痹，故对各种药物的浓度限制是极重要的。

（二）麻醉药的比重

利用重比重液"下沉"轻比重液"上浮"的特性，配合体位调节，可使注入蛛网膜下隙内的麻醉药向一定范围移动，以控制麻醉范围，凡高于脑脊液比重（1.005～1.009）的均属重比重，轻比重液则低于此范围。临床多主张采用5%葡萄糖液来配制局麻药，成为重比重液，便于使用、调节麻醉平面，轻比重液已很少应用。

表 46-3　常用局麻药剂量及其特点

麻醉药	常用量（低位 mg）	鞍麻（mg）	药液比重	配制方法	适宜浓度（%）	诱导时间（min）	维持时间（min）
普鲁卡因（procaine）	75～100	50～100	重	150mg 晶粉＋生理盐水 3ml	5～6	1～5	45～90
利多卡因（lidocaine）	60～100	40～60	重	5%利多卡因 2ml＋5%葡萄糖液 1ml	2～4	1～3	75～150
丁卡因（pantocaine）	5～10	4～6	重	1%丁卡因 1ml＋5%葡萄糖液 1ml＋3%麻黄碱 1ml	0.33	5～10	60～120
布比卡因（bupivacaine）	5～10	3～6	重	0.5%布比卡因 2ml＋5%～10%葡萄糖液 1ml	0.5～0.75	5～10	180～360
辛可卡因（nupercaine）	5～10	3～5	重	0.5%辛可卡因 2ml＋5%葡萄糖液 1ml	0.3	10～20	180～360

（三）局麻药的辅佐药

（1）选用麻黄碱、去氧肾上腺素（neosynephrine）、肾上腺素作为局麻药之辅佐药是利多或弊多一直有争议。近年来大多麻醉医师认为不宜采用。

（2）麻黄碱、去氧肾上腺素与肾上腺素一样具有较强的血管收缩作用，使麻醉持续时间延长外，还使脊髓因较长时间血液灌流不足，可并发术后阻滞平面以下肢体无力，有潜在截瘫的可能，浓度越大，其副作用则更显著；同时肾上腺素类药物经血液循环吸收后，可出现血压上升、心悸、头晕等一系列不良反应。临床如要求腰麻时间长，一般主张选用长效局麻药为妥。如为减少局麻药吸收后毒性反应，减慢局麻药的吸收作用，必须应用肾上腺素，其剂量应以 0.1%0.2～0.3ml(即200～300μg)为极量。

三、麻醉方法

（一）麻醉前处理

（1）访视病人，了解病人全身情况，包括精神状态，消除其疑虑，了解药物过敏史及其他疾病史。检查循环系统、呼吸系统功能，有无器质性病变等。

（2）午夜后禁食，术前洗肠。

（3）给麻醉前用药。常用巴比妥类药，如苯巴比妥钠 0.1～0.2g 肌内注射或地西泮 10mg 肌内注射，忌用氯丙嗪，以免引起血压骤降。

（二）麻醉前准备

（1）根据病人情况、手术范围及时间长短，作出麻醉设计。手术短小的可选用普鲁卡因，手术较长者可选用丁卡因或其他局麻药。

(2)麻醉用品准备

1)局麻用 2ml 空针及针头各一。

2)5ml 配局麻药空针 1 个。

3)20 及 22 号腰穿针各一(如有 24～26 号更细的针则更理想,国外多采用这类针,用 24～26 号针时,须配一 18 号引针)。

4)50ml 搪瓷药杯 1 个。

5)纱布数块、孔巾 1 块(或无菌巾 2 块)。

6)消毒钳 1 个。

7)无菌手套 1 副。

上述物品包成腰麻包,经高压灭菌后使用。

(3)麻醉前,测量病人血压、脉搏一次,并检查病人有无特殊变化。如病人情况较弱或有其他合并症,也可以先接上心电图及末梢动脉血氧饱和度监测仪(SpO_2)进行监测,先输上林格液。

(4)将手术台调整为麻醉所需的位置(水平位、头高足低位、头低足高位等)。

(三)麻醉操作

1. 病人体位

(1)一般采用侧卧位(左、右侧卧均可,根据麻醉者习惯),后背与手术台边缘靠齐,以便操作。尽量把腰部向后弯曲,病人双臂抱膝,头向前屈,臀部及双肩应保持与手术台面垂直这样的位置,使棘突间隙开大,以利穿刺(图 46-11)。

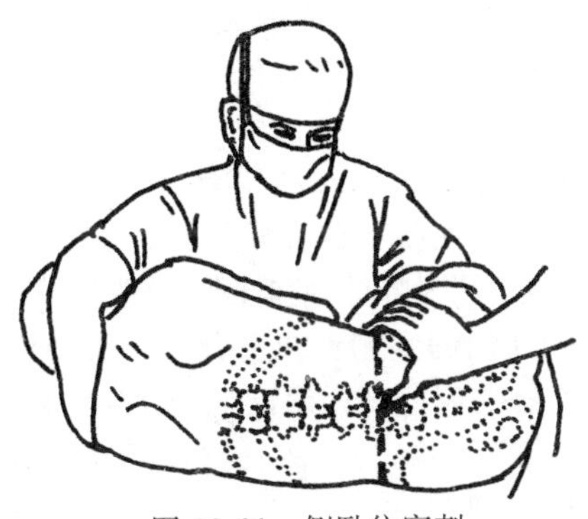

图 46-11　侧卧位穿刺

(2)坐位大多用于鞍区麻醉,臀部与手术台缘相齐,两足踏于凳上,头部尽量向前下垂,腰向后弓出。以上两种位置均需有人在旁帮助,以保持姿势不变(图 46-12)。

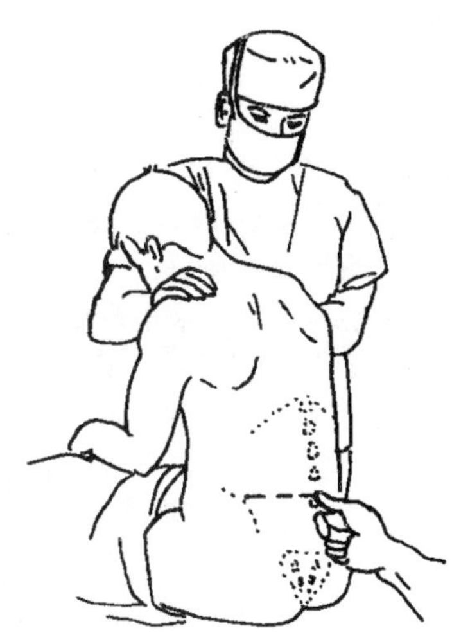

图 46-12　坐位穿刺

2. 穿刺部位与消毒范围

(1)一般取第 3～4 腰椎间隙穿刺,即以两髂嵴最高点连线与脊柱交叉处为穿刺点,该处蛛网膜下隙最宽,且脊髓于此已形成终丝,无损伤脊髓之顾虑,小儿脊髓中止在 L_3,故选点最好在 L_3～L_4 以下为妥。

(2)穿刺前,病人皮肤需用 3%～5%碘酒及 75%乙醇严格灭菌,消毒范围上至肩胛下角,下至第 2 骶椎,两侧至腋后线。

3. 穿刺方法　穿刺点用 0.5%～1%普鲁卡因作皮内、皮下棘间韧带逐层浸润。常用的脊椎穿刺术有以下两种:

(1)直入法:局麻皮肤小泡应做在欲穿刺的两棘突间,腰穿针刺入方向应保持水平位,并记住针尖斜面与针尾缺口的关系,针尖斜面一般采用向头侧,缓缓刺入,并从阻力变化体会层次,经棘上、棘间、黄韧带时阻力增加,一旦阻力突然消失,即所谓"落空感",表示针尖已进入蛛网膜下隙,此时拔出针芯,始有脑脊液流出,即证明穿刺成功。

(2)侧入法:在棘突间隙中点外 1.5cm 处注射皮肤小泡,穿刺针注皮小泡向中线倾斜,约与皮肤成 75°角,对准棘间孔方向刺入,与直入法一样,一旦阻力消失,即可达蛛网膜下隙。

此法特别适用于韧带有钙化的老年人。

(3)穿刺成功后，一般拔出针芯即有脑脊液流出，如无脑脊液流出，应考虑病人脑压过低，可采取压迫颈静脉或让病人咳嗽、屏气等增加颅压法，使脑脊液流出。另外也可能因穿刺针被凝血阻塞，可试再插入针芯来通透。如针尖斜面被阻，也可轻轻转动一下针体。经上述方法处置无效，可能针未进入蛛网膜下隙，应调节针的深度或重新穿刺。

(4)如穿刺成功，脑脊液也流出，则立即将预先抽好的麻药与穿刺针紧密衔接，稍加回吸后证实有脑脊液，则以适当的速度(10～45 秒)注入，注入后再稍加回吸，仍有脑脊液流出，则将回抽出的脑脊液注入，证明药物确实完全注入蛛网膜下隙内，稍等数秒，待注射局部压力稍降后把穿刺针连同注射器一起拔出，以免脑脊液外溢。

(四)麻醉平面的检查与调节

(1)麻醉平面是指皮肤感觉消失的界限。临床上通常以大头针斜刺皮肤测痛的方法来作判断。但对一些精神紧张或儿童在测试时易把触觉与痛觉相混淆，因此，除测痛外，还应观察皮温、血管扩张情况以及运动神经麻痹的进展情况来综合判断，推测感觉消失的平面。一般运动神经阻滞的平面要比感觉神经阻滞低两个脊神经节段。如阻滞平面超过骶神经时，足趾即不能活动；腰神经上段阻滞后，膝关节即不能屈曲；T_7 神经阻滞后，腹直肌则松弛；如全部脊神经阻滞，则呼吸、循环全抑制，四肢麻痹，不能发音，甚至意识丧失，称“全脊髓麻醉”，极为严重。脊神经在体表的节段分布如图 46-13 所示。

(2)麻醉平面的调节是将局麻药注入蛛网膜下隙后，在局麻药起效前这段极短时间内，使阻滞平面限制在手术所需要的范围内，从而避免对病人的生理干扰过多。调节麻醉平面高低受以下因素影响。

1)局麻药比重：重比重向低处移动，轻比重向高处移动。

2)体位：用重比重液，则头低位时麻醉平面可升高。一般体位影响多在 5～10 分钟内起作用，一旦平面确定后，则体位的影响较小，麻醉者必须了解各局麻药的诱导时间(潜伏期)，在诱导时间内，不宜随便改变体位。

3)注药速度：注药速度越快，一般来讲其平面越高。

4)剂量：药液容量固定，则剂量越大，麻醉平面越高。

5)容量：药液剂量固定，则容量越大，麻醉平面越高。

6)穿刺针斜面位置：斜面向头部，所得麻醉平面高于斜面向足侧。

7)药物本身性质：如利多卡因、普鲁卡因易于扩散，平面易上升。

总之，麻醉平面的调节应综合考虑上述因素间相互制约关系，不能单纯强调某一因素，故麻醉者术前应做好麻醉设计，以达完美理想结果。

(五)麻醉不全或失败

(1)阻滞不全或失败常因技术操作不当。例如穿刺后，穿刺针移动，局麻药未注入蛛网膜下隙或一半入蛛网膜下隙，一半在硬膜外腔。

(2)阻滞平面过低是常遇到的失败原因之一。这可能与注药速度过慢或体位放置不当引起。如发现早，立即改变体位，有时尚可使平面上升。

腰椎穿刺如有血管损伤，血液流入蛛网膜下隙，混入脑脊液，血中的假性胆碱脂酶可水解脂类局麻药，使麻药效价降低，麻醉作用则不全。

(3)个别病人脑脊液偏碱，大部分局麻药偏酸，注入蛛网膜下隙后可能产生沉淀而失效或药物效价明显降低，使麻醉不全或失败。

(4)使用的穿刺针或空针如系煮沸消毒，水碱过大，与麻醉剂相遇，产生沉淀，也是麻醉不全与失败因素之一，故在做麻醉操作时，要把这些不利因素一一排除，是麻醉成功的关键。

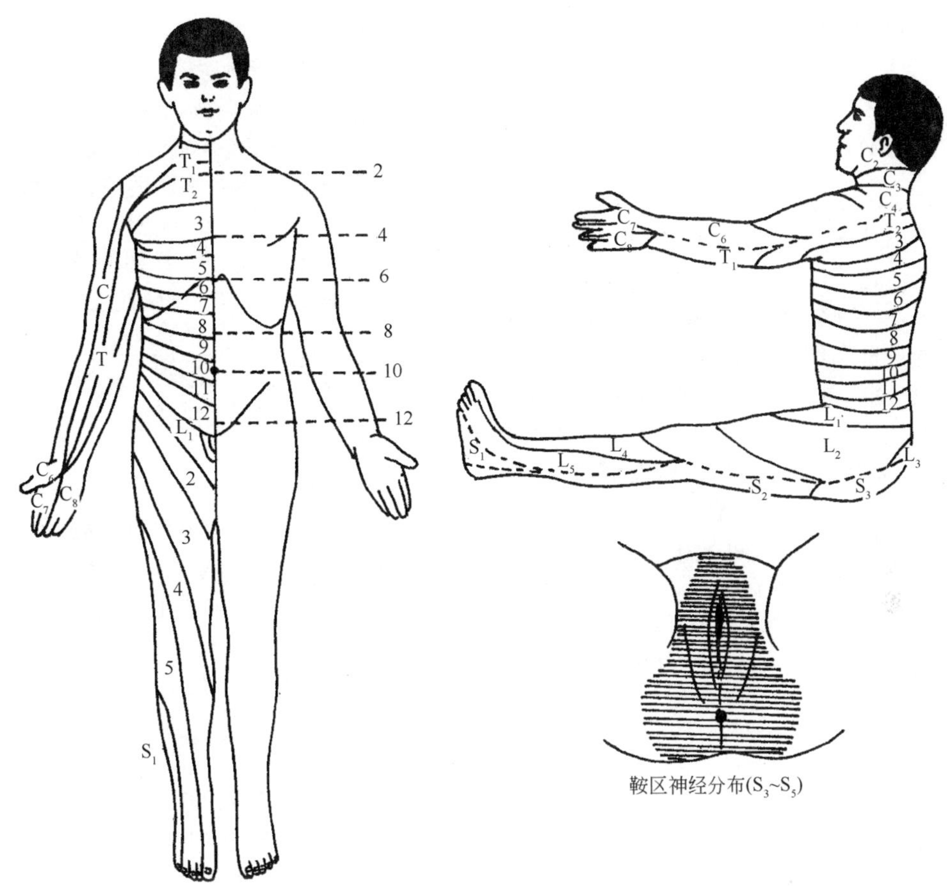

图 46-13　脊神经在体表的节段分布

C. 颈;T. 胸;L. 腰;S. 骶

四、麻醉过程中的管理

(一)血压的监测

脊神经阻滞后血管舒张引起血压的下降最常见,麻醉平面越广,血压下降越明显,大多在麻醉注药后 15～30 分钟内发生,故腰麻后血压的监测极为重要,这种情况一般只要用少量麻黄碱 10～15mg 静脉注射或加快输液即可恢复,在血压突然下降,而输液通路尚未建立时,则可暂时将双下肢抬高,增加回心血量,或肌内注射麻黄碱也可使血压回升。

(二)呼吸监测

如麻醉平面过高,胸段脊神经阻滞,可引起肋间肌麻痹,表现为胸式呼吸微弱,腹式呼吸增强,呼吸抑制,严重时潮气量明显减少,不能发音,甚至发绀,应迅速吸氧,进行辅助呼吸,直至肋间肌运动能力恢复,如全脊髓麻醉呼吸停止,应立即行气管插管人工呼吸,并采用血管活性药物维持循环。

(三)恶心、呕吐的处理

多因血压下降或呼吸抑制引起脑缺氧所致,也可因麻醉后肠蠕动增加或手术牵拉内脏引起。应对症处理,如用缩血管药提升血压、吸氧、辅助呼吸,如因手术刺激引起,可给予氟哌利多、异丙嗪、哌替啶静脉注射。

(四)严格遵守规章制度

麻醉操作过程要严格遵守无菌原则,操作要轻巧,以减少损伤。严格执行药物核对制度是麻醉成功、减少术后并发症的关键。

五、并发症及其处理

(一)麻醉后头痛

头痛是比较常见的并发症,多在麻醉作用消失后数小时至 24 小时内出现。产生的原因尚不完全清楚,可能是脑脊液自穿刺点外漏至硬膜外腔,以致脑脊液压力降低所引起,因此穿刺时尽量选用细针(国外大多用 25 号),减少脑脊液外漏。也有人认为头痛由局麻药化学刺激引起。处理方面预防重于治疗,穿刺避免用粗针,操作时要尽量减少脑脊液丢失,局麻药制剂选用纯度高等。轻度头痛者,卧床休息、多饮水即可,严重者可采用每日静脉补液 2000～3000ml,持续平卧数日,或硬膜外腔注射 5%葡萄糖液 15～20ml(生理盐水也可),同时还可进行对症治疗如针灸、口服激素、抗组胺类药。

(二)尿潴留

常见于肛门、会阴手术后引起疼痛时,另外,支配膀胱的骶神经恢复较慢也是引起尿潴留的原因之一,加之有些病人不习惯卧位排尿也是重要因素,处理方法可采用下腹热敷、针灸等治疗,如尿潴留时间过长,则需保留导尿管,再配合针灸治疗,一般 1 周左右即可恢复。

(三)腰背疼痛

可因穿刺局部损伤,或术后体位不当引起背部肌肉、韧带劳损所致,处理一般对症治疗即可,关键在于预防为主,如穿刺要轻巧,穿刺有困难可请其他麻醉师协助,切忌盲目滥穿刺,以免损伤背部软组织。将病人送回病室要嘱咐护理人员安置好病人体位等。

(四)其他少见并发症

(1)如穿刺损伤引起的硬膜外出血、蛛网膜下隙出血。

(2)化脓性感染,可为浅表皮肤、皮下感染,也可发生在深部硬脊膜外、蛛网膜下隙。

(3)误注入其他药品至蛛网膜下隙。

(4)药物化学性刺激或穿刺时带进滑石粉、乙醇等引起粘连性蛛网膜炎,造成永久性神经损害,如马尾综合征,下肢瘫痪等。

腰麻方法虽较简单,也不需要特殊医疗器械,但操作时必须严格掌握适应证与禁忌证;严格核对局麻药的浓度、纯度,了解每种药品的渗透压;严格无菌操作;掌握熟练、仔细的技术操作,才能取得良好的麻醉效果。

第三节 硬脊膜外腔阻滞麻醉

将局部麻醉剂注入椎管内硬脊膜外腔,使一定部位的脊神经根产生暂时麻醉,称为硬脊膜外腔阻滞麻醉,简称硬膜外麻醉。

硬膜外麻醉在我国临床应用已近 40 年,积累了大量经验,我国不仅用于成年人,也用于小儿,是我国广泛采用的麻醉方法之一,其分类如下:

按给药方式不同,硬膜外麻醉分为单次法与连续法两种。①单次法系穿刺后将局麻药一次性注入硬膜外腔产生麻醉作用,因一次用药剂量偏大,缺乏可控性,血压变化也较剧烈,且易并发全脊髓麻醉等意外,故已罕用。②连续法是在单次法基础上发展而来,通过穿刺针,在硬膜外间隙置入塑料导管,然后根据病情、手术范围和时间,分次给药,麻醉时间可灵活掌握,并发全脊髓麻醉也大大减少,目前临床已普遍应用此方法。

按脊神经阻滞部位的不同,可将硬膜外麻醉分为:①高位;②中位;③低位;④骶管麻醉。

一、适应证与禁忌证

(一)适应证

由于其麻醉范围广,对循环、呼吸功能的影响较蛛网膜下隙阻滞稍小,术后并发症亦少,故适应证范围较广,从颈部至胸腹部以及四肢手术均可采用此麻醉法。但此法技术操作较复杂,需要一定临床经验的麻醉者来执行,如应用不当,也可能发生严重意外事故,因此应根据病人病情、手术要求、医疗设备条件及麻醉者的技术水平全面考虑，选择应用。

(二)禁忌证

基本与蛛网膜下隙阻滞相同。但中枢神经系统有慢性疾病者并非禁忌。对呼吸循环、肝或肾功能不全的病人，可根据具体情况适当选择应用，并非绝对禁忌。有出血性疾病或应用抗凝治疗病人应慎用，以免发生硬膜外血肿。对呼吸困难的病人，不宜选用颈、胸段硬膜外阻滞。

二、常用药物

(一)选择硬膜外麻醉药的特点

(1)毒性作用小，无副作用。

(2)奏效快，潜伏期要短。

(3)弥散性强，易于扩散。

(4)穿透性强，使粗大的运动神经能完全阻滞。

(二)常用药物

1. 普鲁卡因 常用浓度为2%～4%，但因穿透性差，肌松常不完全，维持时间又较短，约30～60分钟，所以较少应用于硬膜外麻醉。

2. 利多卡因 作用快，一般5分钟即起效，且穿透、弥散作用强，阻滞较完善，作用时间约在60～90分钟，常用浓度为1%～2%。一次最大用量为400mg。

3. 丁卡因(潘托卡因) 潜伏期较长，约需15分钟才出现痛觉减退，阻滞完善则需20～30分钟左右，它的穿透力也较强，故麻醉效果较确切，作用持续时间约2～3小时，常用浓度为0.25%～0.33%，一次最大用量约为60mg。

4. 布比卡因(丁吡卡因) 奏效尚快，一般约在5～10分钟之间，阻滞完善则需15～25分钟，弥散作用与利多卡因相似，但作用持续时间则很长，可达4～7小时，有时甚至更长，常用浓度0.5%～0.75%，但要使肌肉松弛效果满意，常需应用0.75%的浓度，随着浓度的增加，在硬膜外阻滞时万一损伤或误入血管，其毒性反应，尤其对心脏、呼吸的抑制则很严重，故国外临床已很少应用0.75%浓度，而用0.25%～0.5%浓度。一次最大剂量不应超过75～100mg。

(三)局麻药的混合使用

目前临床上对中、低位以下硬膜外阻滞麻醉，多采用两种局麻药配成混合液使用，方法是将长效和短效局麻药及起效快和起效慢的局麻药配伍，其目的有二。

(1)使诱导期缩短而维持时间变长。

(2)减少每种局麻药的用量，以达到减少局麻药毒性反应的作用。

我国最常用的、效果较理想的是1%利多卡因和0.15%～0.25%丁卡因混合液。

(四)局麻药浓度的选择、容量及扩散

1. 浓度的选择

(1)注入硬膜外腔的药物，不会受到脑脊液稀释的影响；加之硬膜外间隙血管丰富、吸收迅速，容易出现局麻药中毒反应，所以不需选用注入蛛网膜下隙那种高浓度局麻液，而应选择较低的有效浓度为原则。

(2)局麻药的浓度，是决定硬膜外阻滞的深度(运动神经麻痹程度)如作用持续时间的主要因素。所以，临床常根据穿刺部位和手术要求不同，对局麻药的浓度作一定选择，以利多卡因为例，颈胸段手术，如浓度过大，可引起呼吸肌麻痹，所以应选择较低的1%～1.33%～1.5%为宜，腹部手术要求肌肉松弛，需麻痹运动神经，同时腰段神经鞘膜较厚，需用1.5%～2%为宜。

(3)局麻药浓度的选择，还应根据病人情况而定，老年、虚弱病人浓度要偏低，青壮年则宜偏高，婴幼儿又应偏低为宜。

2. 药物容量及扩散 由于硬膜外腔隙较大，故注入硬膜外腔的局麻药量也相应较蛛网膜下隙为大，注入硬膜外腔局麻药容量的大小是决定硬膜外阻滞范围多少的主要因素。当然，局麻药在硬膜外腔的扩散在容量一定时，则硬膜外腔的容积、注药速度及注药部位也影响药物的扩散，从而影响阻滞平面范围，老年人椎间孔变窄小，局麻液不易从该处溢出，故一般

用量的局麻药即可使麻醉范围很广，又如足月妊娠或腹内巨大肿瘤病人的硬膜外腔因静脉丛怒张而使容积变小，用药量也相对减少。

(五)注药方法

连续硬膜外阻滞给药方法一般应严格遵守两个步骤。

1. 试验剂量 一般在置管后，病人建立了输液通路后给予一个试验量，即3～5ml小剂量，观察5～10分钟，然后测试感觉减退范围，称为试验剂量，目的在于排除误注入蛛网膜下隙之可能，如注药后5分钟内即出现较广范围的感觉、运动消失以及血压急骤下降等症状，提示局麻药有误入蛛网膜下隙之可能，严重时可发生"全脊髓麻醉"，应立即准备抢救，试验剂量的另一目的为从测试出的阻滞范围大小及血压波动幅度，了解病人对局麻药物的耐受性，以指导继续给药的剂量。

2. 麻醉量即第2次剂量 试验剂量给完10分钟后，测试阻滞平面，根据试验量阻滞范围，病人血压波动情况，判断出病人的耐药量后，一次性给予较大容量的局麻药，一般在8～15ml之间，低位硬膜外阻滞(脐以下)可给到20ml。

3. 维持量 第2次给药60～90分钟后，如手术继续进行，则可考虑给维持量，一般为试验量与第2次剂量总和的1/2～1/3。

(六)辅佐药

一般主张局麻药中加用少量肾上腺素，目的在于减慢局麻药物的吸收，延长局麻药作用时间，肾上腺素的浓度一般为1∶200 000，即每20ml局麻药液中加0.1%肾上腺素0.1ml，这种浓度可使硬膜外腔血管轻度收缩而无明显全身反应。对于高血压病人可酌情免加或减低浓度。

三、麻醉方法

(一)麻醉前处理

与蛛网膜下隙阻滞相同。

(二)麻醉前准备

(1)根据病人全身情况、手术要求，作出穿刺部位、局麻药浓度和剂量麻醉设计处方，见表46-4、表46-5。

(2)麻醉用品

1)急救用具的准备。硬膜外阻滞一旦发生全脊髓麻醉则很严重，常引起心跳、呼吸骤停，故必须事先准备必要的药品及器械进行抢救，需常规准备麻醉机、导气管、气管插管、喉镜等必要设备，同时一些常用的基本抢救药品如阿托品、肾上腺素、异丙肾上腺素、血管活性药等也需放在手术间，以备使用。

表46-4 硬膜外腔阻滞应用参考表

手术部位	麻醉范围	穿刺点	麻醉剂量(ml)	消毒范围
甲状腺、甲状旁腺颈淋巴结	C_2～T_2	C_6～C_7	1%利多卡因10～15	发际至T_8
上肢各种手术	C_4～T_2	C_6～T_1	1%～1.33%利多卡因10～15	同上
乳腺手术	C_7～T_6	T_2～T_3	1%～1.33%利多卡因10～15	C_6～T_{10}
胃、肝、胆、脾、胰手术	T_3～T_{12}	T_8～T_9	1%利多卡因 0.25%丁卡因 } 10～20	T_3～S_2
小肠、升结肠、横结肠、肾上段输尿管、阑尾手术	T_3～T_{12}	T_9～T_{10}或T_{10}～T_{11}	同上	T_4～S_2
膀胱、前列腺、子宫	T_6～S_5	L_2～L_3或L_3～L_4	同上	T_8至臀、骶尾
卵巢癌根治术	T_4～S_5	双点穿刺T_9～T_{10}、L_2～L_3或L_3～L_4	上述合剂10～25	T_4至臀、骶尾
下肢、会阴	T_{10}～S_5	L_2～L_3或L_3～L_4	上述合剂10～20	T_8至臀、骶尾

表46-5　2%利多卡因配制的不同浓度方法

2%利多卡因20ml=1% 40ml(加生理盐水20ml)
2%利多卡因20ml=1.33% 30ml(加生理盐水10ml)
2%利多卡因20ml=1.3% 26.6ml(加生理盐水6.6ml)
2%利多卡因20ml=0.8% 50ml(加生理盐水30ml)
2%利多卡因20ml=0.5% 80ml(加生理盐水60ml)
2%利多卡因20ml=0.33% 120ml(加生理盐水100ml)

2)硬膜外麻醉用具,包括:①含针芯、针尖呈勺状硬膜外穿刺针(18或20号)1个及相应的塑料导管1根。②16号粗针头一枚,供穿刺皮肤用。③2ml及20ml空针各1付。④注射局麻药细针头1枚。⑤测定负压用的毛细玻璃管1个。⑥50ml配药用之药杯1个,小药杯盛局麻药用1个。⑦无菌巾3块、纱布数块、消毒钳1把、手套1副。以上用品包成小包,均应高压灭菌处理。

(3)麻醉前再测一下病人血压、呼吸脉搏,以及有无其他异常变化,如病人病情较重,也可在麻醉前先连接心电图机、血氧饱和度等监测仪。

(三)麻醉操作

1. 体位　基本采用侧卧位,左右侧卧均可,根据个人习惯而定,具体要求与蛛网膜下腔阻滞相同。

2. 穿刺点选择与消毒范围　详见麻醉前准备。

3. 穿刺方法　硬膜外阻滞穿刺术有直入法与侧入法两种。一般颈椎、上胸椎及腰椎的棘突较平行,多主张用直入法,胸椎中下段棘突呈叠瓦状,间隙较窄,如穿刺有困难时也可用侧入法。侧入法选点与蛛网膜下隙大致相同,现以直入法为代表介绍具体步骤如下:

(1)选用0.5%～1%普鲁卡因在穿刺点作皮内、皮下、椎间软组织逐层浸润。

(2)先用16号皮肤穿刺针刺透皮肤及棘间韧带,左手固定上、下皮肤使刺透的针眼不要移动。

(3)再将硬膜外穿刺针沿针眼刺入,感到前方阻力增强时,表示穿刺针已触及黄韧带。

(4)将硬膜外针针芯取下,针尾端接上玻璃负压小管管内注入水(局麻药或生理盐水),然后慢慢地将穿刺针向前方推进,一旦穿刺针有阻力消失感,玻璃管内水柱被硬膜外腔负压吸入,表示穿刺针已进入硬膜外腔。

(5)取下玻璃管,用2ml空针抽1ml盐水及少量空气,接到穿刺针尾部作回抽试验,如无脑脊液或血液流出,将空针内的水及空气注入也无阻力,且有气泡溢出,表明针已达硬膜外腔,可以进行下一步骤,即置导管入硬膜外腔。

(6)插管:首先测量皮肤至硬膜外腔距离,将穿刺针芯全长减去皮肤至针尾端距离即得此距离。插管时麻醉者左手背紧贴病人背部,左手拇、示指固定针尾,右手将塑料导管徐徐插入穿刺针内,一般导管进入10cm处稍有阻力,表明导管已达针尖部,再稍用力将导管置入3～5cm至导管15cm刻度时即可停止。

(7)拔管时一般用左手退针,右手将导管向前方顶住,以防将导管带出。拔针时不可随意改变针尖斜面方向,以防导管位置偏斜或将导管切割断。

(8)调整导管长度,如感到导管在硬膜外腔过长,可轻轻把导管拉至预定刻度。

(9)插好管,导管末端接上针头与注射器,注入少量盐水无阻力,再回抽无血与脑脊液,表示导管通畅、位置良好,即用胶布固定导管,将其拉至病人肩头部。

(10)插管时如遇阻力,不可勉强用力去插,应将导管连同穿刺针一并拔出重新穿刺置管,切忌只拔导管,这样有发生穿刺针斜口将导管切割断的危险。

(11)置管时,病人出现肢体异感或弹跳,提示导管已偏于一侧刺激脊神经,应将针与导管一并拔出,重新穿刺插管,以防神经损伤。

(12)置管后,由导管末端用空针回抽如有全血或导管内自动有回血,可能导管误入硬膜外静脉丛,此时可一边用盐水冲洗防止导管阻塞，一面试拔管 1cm，直至无血液再流出为止，拔出导管后如留置在硬膜外腔部分的导管已过短，则要考虑重新穿刺置管。

（四）进入硬膜外腔的判断方法

（1）穿刺时通过黄韧带阻力骤减（阻力消失感）。

（2）负压现象。玻管法显示管内水面向内移动。

（3）气泡外溢现象。取下穿刺针芯，接上含生理盐水及过滤的空气泡，作快速推入，取下注射器，如针尖确在硬膜外间隙，可见多个气泡外溢。针尖如在蛛网膜下隙或其他组织则无此现象发生。

（4）置管试验。针尖如确实在硬膜外腔，则置入导管一般均无任何阻力，很容易地置入 4～5cm。

（5）试验性用药。排除穿刺针进入蛛网膜下隙，但不能肯定针尖是否在硬膜外腔，可采用单次硬膜外阻滞法先注入局麻药 3～5ml，观察有无麻醉平面出现，如有，提示已进入硬膜外腔。

四、麻醉过程中的管理

（一）建立输液通道

在穿刺、置管成功后，首先要建立输液通路后再给局麻药，以防意外发生后，无给药进行急救治疗的通道。

（二）注药前反复证实穿刺部位正确

穿刺、置管成功后，麻醉给药前再次用空针回抽导管，有无脑脊液或血流出，如有血色透明液流出，要用皮肤来测试其温度，或压迫颈静脉看其回流是否加速，以防全脊麻或局麻药注入血管内引起药物中毒等严重并发症发生。

（三）监测血压、心律及心率的改变

硬膜外阻滞使大部分交感神经阻滞，血管扩张，尤其是胸段硬膜外阻滞，由于内脏大小神经麻痹，腹内血管床大部分扩张，回心血量骤减，导致血压下降，同时副交感神经相对亢进，出现心动过缓，这些变化多在给药后 25 分钟内出现，故一般先输液，补充血容量，同时静脉注入麻黄碱 10～15mg，血压大部分可回升，如病人本来心功能代偿较差，也可同时给予阿托品 0.3～0.5mg，使心动过缓得以纠正。对一般情况较差或有合并症的病人，对麻药耐量较小，除酌减用药剂量外，还应予以输血等综合处理。

（四）呼吸监测

颈部及上胸部硬膜外阻滞时，由于肋间肌及膈肌有不同程度麻痹，可出现呼吸抑制现象，故用药浓度要低，量不易过大。下胸段硬膜外阻滞时，也可能阻滞平面过高，局麻药浓度较大，引起呼吸抑制，严重时潮气量及每分通气量均明显减少，引起缺氧，故术中必须仔细观察病人的呼吸频率、幅度，并做好急救准备。

（五）恶心、呕吐的处理

硬膜外阻滞一般很难克服内脏牵拉反应，病人常出现恶心、呕吐、烦躁不安等现象，首先可给予适当的镇静剂如哌替啶 50mg、异丙嗪 25mg 或氟哌利多 1～2mg 静脉注射，同时请外科医生作适当的腹腔神经丛封闭，采用上述办法仍不能缓解，必要时可改用全身麻醉。

五、并发症及其处理

硬膜外并发症远较蛛网膜下隙为少，随着现代麻醉学的发展，麻醉医师的理论基础、技术操作技巧不断提高，临床循环、呼吸先进监测仪的出现，使并发症又有所下降，但有些较严重的并发症还时有发生，原因不外是操作时不够仔细，观察不严密，或穿刺针、导管不合格所致。

（一）全脊髓麻醉

多因大量局麻药误入蛛网膜下隙所致，处理原则是维持病人循环、呼吸功能，如病人神志消失，应行气管插管人工通气，心跳停止应

加速输液，同时给强心、血管活性药物滴注、心脏按压等复苏措施。

（二）神经系统并发症

1. 损伤 穿刺针或导管插入时，碰到神经根所致。表现为神经分布区剧痛，不能活动，感觉异常等，一般采用卧床休息、输液、注射维生素 B_1、B_{12}，针灸、理疗等对症治疗约 2 周内可逐渐恢复。

2. 硬膜外血肿 主要因穿刺针或导管置入时损伤静脉丛所致。该并发症如处理不及时则可引起病人终生瘫痪，故硬膜外麻醉后术后随访至关重要，以期早期发现、早期诊断，及早手术清除血肿。

3. 感染 主要由于无菌操作不完善、麻醉用具、药品严格灭菌不够所致。硬膜外感染与硬膜外血肿一样，在于早期诊断与治疗，否则预后较差，可造成病人终生残废。

（罗爱伦）

第 47 章　针刺镇痛与辅助麻醉

针刺疗法是指用针灸针在人体上选取一定的穴位，施以手法或电脉冲等刺激达到止痛和治疗某种疾病的一种疗法。针刺在我国应用已有2000多年的历史，在许多疾病的治疗中占有重要地位，在疼痛治疗中扮演着特别重要的角色。但镇痛的内在规律却未曾细究。引起对针刺在全世界范围内的关注是20世纪50年代针刺麻醉（accupuncture anesthesia，简称“针麻”）的出现。1958年8月，上海市第一人民医院五官科针刺双侧合谷穴，为一病人无痛摘除了扁桃体。引起全美及世界广泛关注系源于一个偶然事件：1972年，尼克松访华时的随行记者 Jame Reston 患阑尾炎在北京某医院手术后，用针刺消除了术后疼痛。此消息刊于当年7月26日的《纽约时报》，从而引起轰动效应。在20世纪60～70年代，我国针麻的临床应用达到了高潮，全国100多个医学院几乎全部参与了“针麻”的研究，但继之而来的结论是：实际上单靠“针麻”能进行的病例不超过5%～10%，因此，进入20世纪80年代末“针麻”的应用和研究逐渐衰弱。只有少数几个实验室，主要是神经生理学家们用现代科技手段，从动物和人类机体的整体—系统—细胞—分子不同水平对针刺镇痛（accupuncture analgesia，AA）的机制进行了系统的研究，有人认为已经初步解开了AA的千古之谜并认为AA机制的研究还促进了有中国特色的神经生物学和神经生理学的发展。这些成功促使人们重新思考针刺这一祖国传统医学瑰宝在今天如何能更好地发挥作用。于是，有些临床医师在针刺辅助麻醉、术后镇痛、产科镇痛、慢性疼痛治疗乃至药物脱瘾方面的实践中，为针刺进行了初步“定位”。针刺疗法同任何新的药物和方法一样，经历了“非常好—完全否定—还可以”的过程。本章就近年来针刺镇痛机制及其临床应用的研究成就简要进行介绍。

第一节　针刺镇痛的机制

一、针刺镇痛存在的证据及一般规律

针刺是否有镇痛作用？古代文献的记载、当今的医疗实践，特别是近40年来有关这一问题的深入研究，都给予了肯定的回答。早在1966年，北京大学生理实验室就得出了明确的结论：给正常人针刺合谷1个穴位，即可使皮肤痛阈提高80%～100%，这种效果在连续针刺后20～30分钟达到高峰，停止刺激后这种作用可继续维持一段时间（30～60分钟）称为

后效应(after effect),且半衰期为 15～17 分钟。但不是所有接受针刺的人都会产生镇痛效果,人群中大约有 20%～30%为针刺无效者(no responder)。连续刺激时间太长(5～10 小时),镇痛作用会减弱,称为耐受(tolerance)。但如果间隔适当时间反复进行针刺,其镇痛作用可以逐渐积累而加强,即所谓累加作用(accumulation)。以往的研究焦点几乎都集中于对急性疼痛的作用,近十多年来,人们已经关注其对慢性疼痛的作用,由于慢性疼痛更为广泛地存在,因此,累加作用无疑有更大临床价值。上述现象及规律在以后的家兔和大鼠等动物身上的实验也得到类似的结论。了解这些基本规律对临床医师科学地应用针刺手段和提高针刺疗效有重要的意义。

二、有关针刺镇痛的学说及可能的神经化学机制

有关 AA 机制的学说和研究很多,但较完整和有说服力的学说是闸门学说,而近 30 多年来科学家们的研究多集中于中枢神经系统,其中有不少神经介质在针刺镇痛中的作用已基本明确,研究也表明,外周机制也参与了针刺镇痛机制。

(一)闸门控制学说(gate control theory)

此学说由 Melzack & Wall(1965)提出,其要点是:在脊髓背角内的胶状质(SG)细胞有一种类似闸门作用的神经机制,它能减弱或增加来自外周上传到中枢的神经冲动。此细胞对粗纤维和细纤维传入的反应恰好相反,当细纤维(A、C)传入伤害性刺激时,SG 细胞被抑制,而背角投射神经元(T 细胞)则被激活而将信号传入中枢,即所谓闸门开放效应。当粗纤维兴奋时,SG 细胞被活化,从而抑制 T 细胞接收细纤维投射的过程,即所谓闸门关闭效应,也即闸门关闭效应阻止了痛信号的传入。粗纤维的信号还可上达中枢,再通过下行系统调节闸门控制系统的敏感性。闸门控制学说可部分地解释 AA 的现象,如手术切口旁,或在疼痛部位的同一阶段同一神经支配的穴位上给予针刺所引起的镇痛效果,正式通过兴奋粗纤维而抑制了细纤维对伤害性信号的上传,临床上则表现为缓解疼痛的作用。

(二)针刺镇痛的神经化学机制

1. 针刺镇痛的中枢神经化学机制　中枢神经系统中有很多神经介质(包括递质和调质)参与 AA。其中有些是加强其镇痛作用的,这类递质中,研究得最多也是较重要的当属内源性阿片肽。最初的证据是针刺或低频电针引起的镇痛作用可被阿片受体拮抗剂纳洛酮翻转。以后在针刺(电针)大鼠和人体前后脑脊液的检测中也得到了证实。以往由于通常剂量的纳洛酮不能翻转高频电针的镇痛作用,一度认为高频电针镇痛与阿片肽无关,但我国科学家进一步的研究发现,高频电针的镇痛作用是由于脊髓中释放强啡肽并与 κ 受体结合引起,常规剂量的纳洛酮只能拮抗 μ 和 δ 受体与内啡肽与脑啡肽的结合效应,而高频刺激引起释放的强啡肽与 κ 受体结合效应需要 10 倍常量的纳洛酮方能被翻转,这一结果在以后的大鼠和人体试验中同样得到验证。更有意义的是,当高、低频交替刺激时上述 3 种阿片肽同时在脊髓中释放,从而产生强烈的镇痛作用。

在神经系统中除内源性阿片肽外,5-羟色胺和乙酰胆碱、降钙素基因相关肽(CGRP)以及生长抑素(SS)等也可加强针刺的镇痛作用。

目前有学者认为腺苷在针刺镇痛机制中起到重要作用,他们观察到针刺后细胞外腺苷浓度增加,其作用于外周和脊髓等部位的腺苷 A_1 受体,从而减少伤害性刺激的传入。

另有一些神经介质在中枢的不同部位会产生不同的甚至截然相反的作用,如去甲肾上腺素在脑内对抗 AA,而在脊髓却加强 AA,P 物质在脑内加强 AA,在脊髓反而对抗之。β-内啡肽和强啡肽都加强针刺镇痛,但前者在脑内起作用,后者在脊髓起作用等等。

中枢神经中对抗针刺镇痛的神经介质主要包括八肽胆囊收缩素(CCK-8)和血管紧张素 II,现已证明,这两种递质是导致针刺镇痛

无效和耐受的主要原因。

另外,一氧化氮、早期基因 *c-fos* 和 *c-Jun*,细胞因子白细胞介素-2、干扰素,神经营养素,NGF、BDNF、NT-3,缓激肽、前列腺素及白细胞三烯等,均属于目前针灸镇痛研究的前沿性活性物质,对研究针刺镇痛有十分重要意义。

2. 针刺镇痛的外周机制 值得指出的是,近年来 AA 的外周机制越来越引起人们的关注。大量实验表明,在炎症状态下免疫细胞分泌的 β-内啡肽可作用于伤害感受末梢上的阿片类受体,发挥镇痛作用,曾有研究证实,在大量关节炎等炎性疼痛模型的 AA 中,β-内啡肽可能参与了其外周镇痛机制。越来越多的工作表明,外周机制也是 AA 的重要作用途径。

3. 针刺影响局部的脑活动 研究发现,针刺足三里与合谷这两个主要穴位,功能性 MRI 成像上显示下丘脑和副核活动增加,扣带回皮质前嘴部、杏仁核海马活动减弱。因此,针刺主要穴位获得镇痛效应可能与激动下行抗伤害神经,减弱与疼痛相关的边缘系统的活动有关。

Langevin(2002)等发现在尸体解剖组织切片中,针刺穴位与肌肉结缔组织位面的定位有 80%相符。这说明,针刺导致了针、组织和随后的机械信号至细胞反应偶联的发生,这也可能是针刺在局部和远处产生镇痛作用的基础。

此外,有些实验室用分子生物学手段研究 AA 的机制,也取得了许多令人瞩目的成果。

第二节 针刺镇痛的实施

一、取穴原则

(一)循经取穴

1. 局部与邻近取穴 在疼痛的局部和邻近部位取穴或痛点取穴(阿是穴),多用于疼痛较局限的部位。

2. 远道取穴 距离疼痛较远的部位取穴。

临床上常将上述两种方法结合起来,灵活配穴,可能获得更好的疗效。

3. 辩证取穴 按照中医经络学说选穴。值得一提的是,以往对经络是否存在一直存在争论,但近年我国有科学家已经在猴体发现经络结构,部分图谱已经绘制成功。

(二)循神经解剖取穴

即依病痛的部位沿其神经干走向或神经支配阶段取相应的穴位。这种方法更易被熟悉周围神经解剖的麻醉医生掌握和应用。对于一个不谙针灸学的西医来说,按这一原则选穴,配以合谷(已证明是全身镇痛作用最强的穴位)、足三里等常用穴位进行治疗,不失为明智而行之有效的选穴方法。

二、针刺方法

1. 直刺 针体垂直方向刺入。此法应用广泛,多用于肌肉丰富的部位。

2. 斜刺 将针体与皮肤成一定角度刺入。多用于肌肉薄弱或靠近内脏的皮肤的部位。

3. 横刺法 针体沿皮下方向横行刺入,多用于头部及重要脏器所在部位。

三、刺激方法

1. 手法运针 针刺入穴位“得气”(病人感到酸、麻、胀)后,利用提、插、捻、转为主的方法进行运针。其深度和频度可因人而异,以病人能忍受又可达到止痛目的为宜。

2. 脉冲电流 用电针仪与刺入机体的针体连接后,给予一定参数(包括电压、电流和频率)的电流刺激。特别注意在刺激前应将电流调到零位。研究表明,就镇痛而言,刺激频率是最重要的参数,其范围在 2~100Hz 为宜,不同频率的电针产生不同的镇痛效应。高频(100~200 Hz)电针产生的镇痛效应不能被纳洛酮拮抗,起效迅速,无累积作用。低频(2~4 Hz)和中频(15~30 Hz)电针产生的镇痛效应可以为纳洛酮所拮抗,并且具有累积性,在术后可以继续提供近 1 小时的镇痛效应。以往更高的频率实际并无科学依据,因为人类周围神经并不能传导 100Hz 以上的刺激冲动。最新型的电针仪设有变频刺激功能,可获得更好的镇痛效果。电流以病人能耐受而不引起疼痛为宜。用于慢性疼痛时，每次刺激时间不超过30分钟，每天1～3次。频繁和过度刺激容易产生急性耐受。

四、类针刺疗法

类针刺疗法(acupuncture-like therapy)是指利用机械、电磁、温度、化学等刺激方式，作用于机体表面或体表以下某些特定部位，诱导机体的功能变化，从而产生治疗效应的治疗方法。主要有两大类，一类是依照传统经络理论选点刺激的经典针刺疗法，另一类是依照现代生理学理论选点刺激的生理性针刺疗法。有两个原因促进了类针刺疗法的产生：①针刺工具的演变，入电针疗法、经皮电刺激镇痛(transcutaneous electrical nerve stimulation，TENS)、激光疗法、电磁辐射、频谱治疗，以及穴位注射、小针刀、拔罐、刮痧、点穴等；②针刺激点的演变，包括刺激点的模糊化和刺激点体系的微型化。前者是指由于类针刺疗法有刺激范围广的特点，使得对刺激点的定位变得模糊而不再需要那么精确，允许有一定的偏差，甚至可以选择痛点及与病变部位同节段的点。其结果就是使得复杂、神秘的经典针刺治疗手段变得易于被临床医生应用。所谓刺激点体系的微型化，是指刺激点的选择倾向于以身体某一部位密集分布的刺激点取代全身的腧穴，从而发展成为若干"微针"疗法，如耳针、眼针、头针等。

类似刺疗法与AA可能有相同的作用机制。现已证明，TENS在镇痛的时程、耐受等方面与AA的规律基本一致，其镇痛效果至少不低于AA。

第三节　针刺镇痛的临床应用

一、针刺镇痛在麻醉中的应用

(一)对"针刺(辅助)麻醉"的评价

针刺镇痛(AA)的研究已经经历了40多个春秋，事实清楚地表明，单靠针刺来消除手术刺激所致的疼痛是不切实际的。这是因为针刺是通过生理性外周刺激来调动机体本身的抗痛机制来发挥调节作用，因此，其镇痛作用肯定是有限的。这一机制也就决定了针刺镇痛具有镇痛不全和肌松不良等缺点。同样的机制决定了针刺镇痛的固有优点是对生理干扰小和术后恢复快。人们经过多年的研究终于得出了较为客观的结论：针刺不能独立承担麻醉的重任，麻醉是一门有深奥内涵的专门学科，非一般针灸师所掌握，但它应用于麻醉时确有一定的镇痛作用，且对生理干扰少，促进术后康复，因此，有人已明确提出AA在麻醉中的辅助地位，即针刺辅助麻醉(acupurcture assisted anesthesia，AAA)，今后的工作重点应该是，如何最大可能地发挥AA的止痛作用，使术中尽可能地减少麻醉药的使用，以达到更大可能维持生理平衡和促进术后病人的转归。

(二)针刺镇痛在临床麻醉中的应用

近年来，许多医院将简便易行的电针或经皮电刺激等针刺辅助麻醉(AAA)进行了探索，并获得了良好的效果，以往的研究大多集中于颅脑、甲状腺等手术，以后不少作者在剖宫产，腹部外科，甚至心脏外科等领域也进行了有益的探索。王保国等(1993)将2～100Hz疏密波的麻醉药恩氟烷相比，可减少恩氟烷用量45%，术中病人相对稳定，术后恢复快速而平稳。张建民(2004)等人将针刺麻醉用于脑功能区及幕上脑深部手术，便于对功能部位的观察，避免功能区的损伤。有作者(1996)按照中医循经取穴的原则，将高(80～100Hz)、低(2～4Hz)频的电针同时刺激复合硬膜外阻滞下行肾移植术时发现，电针复合硬膜外阻滞组与单纯硬膜外阻滞组相比，前者血流动力学更稳定，泌尿时间显著为快，硬膜外局麻药的用量较对照组减少了48%。以往一般认为，针刺用于头颈部手术镇痛效果较好，而腹部手术效果较差，然而，秦必光等(1996)对胃大部切除术病人同时行高(60Hz)、低(4Hz)频电针刺激，结果电针复合硬膜外阻滞组硬膜外局麻药用药量仅为对照组的54%～60%，而镇痛效果却优于对照组，其术后胃肠功能恢复也较对照组为快，“针麻”的一个公认的不足是术中牵拉反应明显。高成杰(2005)等人将针刺麻醉用于阑尾切除术中，也能有效抑制阑尾的牵拉反应。肖辉等(1998)用变频(2～100Hz)TENS也得出了类似的结论。上述两项工作的另一个类似的结论为TENS可减少术中麻醉性镇痛药的用量。此外，后一作者还发现TENS还可抑制术中的升血糖反应。任怀敏等将针麻用于腹腔镜胆囊切除术，结果针麻组中丙泊酚静脉麻醉液量较对照组减少44.9%。

张毅等(1996)将2～100Hz变频体表电刺激TENS用于心外科手术病人麻醉诱导，结果发现使七氟烷MAC(最小肺泡有效浓度)值减少17.3%，且在1MAC左右时，电刺激组具有一定的心血管(血流动力学)稳定作用。

有趣的是，虽然各研究组所处的地理位置、手术种类和麻醉药物选择不同，但其结果却具有惊人的一致性，即可使麻醉药量减少约40%～50%，而这一结论与大鼠高频(100Hz)电针实验的结论相似，提示这是一个接近事实的结论。

另外，近年来研究表明，利用经皮电刺激通过改善微循环，增加器官血流，降低氧耗等作用可用于脑、心、胃肠道、肾、肝等器官功能的保护。

总之，AAA的思想不仅克服了传统“针麻”存在的缺点，同时也保持了AA的优点，未来或许应加强研究如何更大地发挥AAA的作用，如刺激的部位、时间，及频率等参数的选择，从而进一步提高镇痛效果和促进病人术后的康复。然而，由于麻醉学的飞速发展，特别是药物和器械的日新月异，人们对AAA的兴趣似乎有下降的趋势。

二、针刺镇痛用于术后疼痛治疗

针刺镇病(AA)用于术后镇痛可能有较早的历史，但真正引起人们注意的工作是Hymes(1974)将类针灸疗法TENS用于胸、腹部手术后镇痛。结果发现TENS不仅可显著减轻术后疼痛，还可降低术后肺不张发生率、缩短在ICU停留时间及促进肠功能恢复。尽管其研究设计上有缺陷，但还是引起许多研究人员的兴趣，实际上起到了一石激起千重浪的作用。以后有许多文献不断公之于世。这些作者多采用高频、连续的类针刺疗法——TENS。刺激部位多为手术切口的两侧。多数作者的结论是：TENS确可减轻手术后疼痛并减少术后麻醉性镇痛药的用量，其疗效与手术部位和疼痛程度有关，依手术部位判断TENS的疗效的顺序：四肢＞腹部＞胸部，对轻度疼痛的疗效优于疼痛较重者。对呼吸功能、肠功能病人预后的影响尚无明确的结论。

毫无疑问，针刺及类针刺疗法在我国应用较早且普及，但很少有文献报道，一个重要的原因可能是受研究手段的限制，以后由于国内针灸技术的现代化使较高水平的研究成为可能。安建雄等(1977)将病人自控镇痛(PCA)技术作为对疼痛的客观评价指标，对TENS在心外科手术后的镇痛效果进行评价，发现变频(2～100Hz)TENS确可减少术后麻醉性镇痛药的用量，此研究中还有一个重要的发现是：实验组随着TENS刺激次数的增加，疼痛评分较对照组下降更为显著，认为反复TENS具有累加(accumulation)镇痛效应，此项研究刺激部位为合谷和劳宫，另一对置于相当于支配切口的神经根部位的T_2～T_6，每次刺激30分钟，每天刺激2～3次。赵国栋(1997)类似的研究也证明，变频TENS可减少术后硬膜外吗啡的用量。

针刺特别是类针刺疗法TENS作为一种微创(或无创)治疗手段，无副作用的优点是显而易见的，但它毕竟是在生理范围内起作用，因此，用于术后疼痛相对较轻者时，其作用和价值可能更大，而对于严重的术后疼痛，常难以单靠它来消除疼痛，常需其他方法来配合或补充。理论上不同刺激频率、部位、时间和强度无疑会影响TENS的疗效，但临床相关研究还嫌不足，对这些技术参数进行筛选，特有利于防止针刺(包括TENS在内的类针刺疗法)的耐受和提高其疗效。此外，将针刺(或

TENS)与镇痛药联合用于术后镇痛,通过减少后者的用量和副作用,从而促进术后病人的康复,应当是今后临床应用的主要目标。对年老体弱者可能有更大的临床价值。

三、针刺镇痛在产科镇痛中的应用

随着人们生活质量的提高和计划生育工作深入开展,产妇对产科镇痛的要求也越来越高。AA 在产科的应用报道相对较少。在瑞典,TENS 常用来减轻第一产程的疼痛。安建雄等(1997)将变频(2～100Hz)电刺激用于分娩镇痛,刺激部位为:一对电极置于合谷与劳宫,另一对电极置于至阳穴和脊中穴,每次 30 分钟,每隔半小时刺激 1 次。用病人自控硬膜外镇痛(PCEA)作为客观评价指标,结果表明:变频体表电刺激可减少硬膜外局麻药的用量;可能有促进宫缩的作用;在第一产程还有较好的镇静作用。由于分娩镇痛的安全性关系到病人和家庭的幸福,而安全是 AA,特别是 TENS 最为显著的特征,因此,今后应加强 AA 在分娩镇痛的应用研究。

以后,人们已将很多方法用于人工流产的镇痛术。有作者报道用 2～100Hz 的 TENS 分别刺激合谷、劳宫、足三里和阳陵泉等穴位,结果证明,变频 TENS 有显著的镇痛作用,而人流综合征(恶心、呕吐等)发生率相对为低。有作者分别将 2Hz、100Hz、2～100Hz 用于人流镇痛术,结果证实,2～100Hz 镇痛作用最强,并发现这种方法有良好的宫口松弛作用。

四、针刺镇痛在慢性疼痛治疗中的应用

针刺镇痛(AA)治疗疼痛具有安全、便宜、无副作用、可反复长期使用等优点,加之用于治疗慢性疼痛的药物有限,因此,AA 在治疗慢性疼痛的价值已为越来越多人的关注。在美国、瑞典等西方国家,AA、特别是 TENS 已被广泛地用于慢性疼痛的治疗。遗憾的是,作为 AA 发祥地的我国,AA 的临床研究长期以来由于科学性较差,有的作者报道的疗效甚至到了令人难以置信的程度(如罗非于 1996 对近 5 年的文献进行综述,发现 AA 治疗慢性痛的有效率高达 84.5%～100%,其中绝大多数有效率在 90%以上),而来自西方(Richardson & Vincent,1986)报道的有效率为 36%～90%,其结果是我国针刺疗效不易被掌握现代医学知识的同道认可,其经验难以被广泛传播。然而,后来使用的类针刺疗法(主要是电针和 TENS)临床研究的科学性方面,出现了可喜的苗头。

临床上慢性疼痛综合征名目繁多,但实际上大多属于炎性疼痛和神经病理性疼痛,其中前者更为普遍,但由于治疗此类疼痛的药物和方法较多且疗效较好,加之炎性疼痛的病种庞杂,在此不多赘述。然而,神经病理性疼痛迄今仍是世界范围的难题,AA (TENS)在这方面研究不乏令人鼓舞的效果。

(一)三叉神经痛

三叉神经痛是最顽固、最剧烈的痛症之一,被称为“世界上人类最大的敌人”。药物和手术的疗效均不理想且都可能出现严重的副作用和并发症。国内曾有报道 AA 对该症的治愈率达 92%,而有效率达 98%。这种过高的疗效结果令人难以置信,如前国际疼痛研究会主席 Loueser(1994)在权威的疼痛治疗著作中写到:以往 AA 治疗此症的报道根本不可信,我从未见到科学的研究报道。不过,罗非和安建雄(1997)的研究得出了较为客观的结论,他们采用 2～100Hz 变频 TENS 刺激部位:以合谷为主穴,对 3 支病变分别配以阳门、下关、四白、颊车、翳明、听会。每次 30 分钟,每天 1 次或隔日 1 次。结果痊愈、显效、有效和无效各占 1/4。有意义的是,本研究还证实,本法对部分手术或神经阻断术后无效或复发的病例也取得了良好的疗效。

(二)脊髓损伤后下肢痉挛性疼痛

袁毓等(1993)用不同频率的 TENS 刺激一组相同的穴位:合谷、劳宫、足三里及承山,结果发现高频刺激可有效地缓解痉挛及疼痛,经反复多次刺激可产生累加效应而痊愈(痉挛和疼痛长期消失)。其机制可能是高额刺激可

促使人脊髓释放强啡肽(安建雄等,1996),而强啡肽可抑制脊髓前角运动神经元而缓解痉挛。郝树萍等(1996)曾对唐山大地震中造成同样罹患的210个病例用13种治疗方法进行对照研究,也得出了类似的结论。这里值得一提的是,这种病例如果使用可编程埋藏式脊髓给药系统治疗,手术费用高达20万元,而且可能有各种手术并发症。因此开展研发适合于国情的治疗手段有极大的现实意义。

(三)顽固性心绞痛

虽然治疗冠心病心绞痛的药物和血管重建术(介入或搭桥手术)发展日臻完善,但一部分病人(10%)虽经各种治疗措施,但在休息时仍出现心肌缺血症状,称为顽固性心绞痛。瑞典、荷兰等国家的医师用TENS、针刺及类针刺疗法治疗顽固性心绞痛收到了令人鼓舞的效果。他们发现AA或TENS可以减少心绞痛发作的次数、减少抗心绞痛药物的用量、提高运动耐量和降低运动时ST段及T波的缺血性改变,从而提高生活质量。有的病人接受此疗法长达5年之久。深入的研究表明,本法治疗心绞痛不仅是缓解症状,其机制为抗心肌缺血作用。这些作者都采用高额(70Hz左右)的连续刺激,刺激部位为病人自觉胸部疼痛显著的点。此外将电极置于硬膜外间隙,用脊髓电刺激疗法(spinalcord stimulation,SCS)治疗顽固性心绞痛的报道也越来越多。在荷兰的Groningen大学医学院,由心脏学家、神经外科学家等组成了所谓的“神经心脏病学(neurocardiology)”小组来共同协作治疗顽固性心绞痛。

值得一提的是,我国的心脏内科医生王维庭曾多年从事类针刺疗法如机械按压、埋置刺激器、TENS等刺激至阳穴治疗心绞痛的研究,在一组对1245例心绞痛患者治疗的研究中,有效率高达92%。

笔者认为,根据我国学者的研究成果来推理,现有的国内外的刺激参数、部位、时间等诸多方面均有待改进,换言之,通过改进治疗方法,针刺和类针刺这安全而有中国特色的医疗手段,完全有可能获得更好的疗效贡献于人类。

第四节 针刺在治疗阿片类药物依赖中的应用

阿片肽一经被发现,就被推测可能是治疗阿片类药物依赖最有前途的药物。而在研究AA镇痛的机制时,恰好发现其镇痛作用与中枢神经系统释放阿片肽密切相关,敏感的科学家们自然会想到AA可能对治疗阿片类药物依赖有益,这一设想先后被吗啡依赖的大鼠实验(Auriacombe,1990)及随后的临床实践证实。有人对212例海洛因或吗啡成瘾的病人进行治疗,方法是选用2Hz、100Hz和2～100Hz不同频率的刺激同时刺激合谷、劳宫、内关及外关穴,每天1次,每次30分钟。结果刺激即时就有降心率、温热感、欣快感及催眠作用,4～5天后心率下降不再反跳,心慌消失、体重增加。7～10天可完全脱瘾。上述疗效以2～100Hz的变频刺激最为显著。安建雄等(1996)在治疗由于医疗行为(即阿片类药物治疗癌症痛或顽固性慢性疼痛时)导致吗啡或哌替啶依赖病人时,也得出了类似的结论,并认为AA治疗疼痛和阿片类药物依赖时,在时程上有相同的规律:即在第4天出现显著的累加效应(以心率为例,在下降到正常水平后不再出现反跳)。此结果在以后治疗海洛因成瘾的病人时,同样得到了证实(吴鎏桢等,1996;曹长安等,1997)。曹长安等(1997)的研究表明,2～100Hz TENS与替代药物丁丙诺啡联合应用治疗海洛因依赖,较单独应用丁丙诺啡替代有脱瘾时间缩短、替代药物和对症处理药物(氯氮平等)用量减少。此外,累加效应及其出现的时程与以往的研究一致。

AA(TENS)治疗阿片类药物依赖的理论依据和临床疗效已被初步证实。然而,为提高疗效,其频率依赖性、刺激部位、刺激时间及刺激频度等参数,还有待进一步筛选。此外,在预防复吸方面,据悉AA有作用,但尚无可靠的临床报道,尚需进一步实践的检验。

小 结

与任何事物发展的规律一样，针刺及类针刺疗法的发展也经历了一个曲折的过程。无论是几千年来的临床实践，还是近几十年来对其机制的研究，都证实了 AA 在大多数人身上都可获得良好的镇痛。对功能性疾病引起的疼痛可有治愈的效果。但对于严重的伤害性刺激引起的疼痛，只能减轻而不能完全缓解。因此，几十年“针刺麻醉”的研究和实践的最终结论是：把“针刺麻醉”定位为“针刺辅助麻醉”是合乎实际的。“闸门控制学说”、“神经系统可塑性”及“生理模板学说”(罗非，1995)等理论的提出，为针刺疗法包括神经病理性疼痛在内的许多慢性疼痛提供了理论依据。近年来，随着将现代科学技术(如 TENS)在针刺领域的应用，不仅使针刺的机制上取得了很大进展，而且在治疗各种急、慢性疼痛，包括神经病理性疼痛、顽固性心绞痛等难治性疼痛，乃至阿片类药物依赖的治疗等领域都取得了进展。但我们应清醒地看到：①目前有关高水平的研究还远远不够，在科研设计的完善性、科学的统计处理等方面，就整体范围来看，都有待于提高；②要清醒地认识到，AA 科学地(将现代医学手段)应用于临床尚处于初级阶段，在适应证、刺激参数、穴位特异性等诸多方面都有待于探索。

(*安建雄　林艳君*)

参考文献

安建雄，苏心境，范振玲，等．1997. 变频体表电刺激用于分娩镇痛临床效应的研究及其评价．河北医学杂志，3(5)：13

安建雄，苏心境，罗非，等．1996. 变频体表电刺激促进慢性痛患者脊髓释放强啡肽．中国疼痛医学杂志，2(2)：84

安建雄．2003. 头面部疼痛．见：李仲廉主编．临床疼痛治疗学．第 3 版．天津：天津科学技术出版社，384～413

曹长安，刘小滨，李东俊，等．1997. 韩氏神经学位刺激仪与丁丙诺啡联合应用治疗 72 例海洛因依赖者的临床观察．中国疼痛医学杂志，3(3)：143

高成杰，宁吉顺，李训关．2005. 针药复合麻醉在阑尾切除术中的应用．中国中西医结合杂志，25(7)：664～665

韩济生．1985. 针刺镇痛原理研究二十年．中西医结合杂志，5(8)：506

韩济生．1996. 针刺麻醉何处去? 中国疼痛医学杂志，2(1)：1～5

郝树萍，郭有仁，杨春伯，等．1996. 脊髓损伤并发下肢感觉丧失性疼痛的临床研究．中国疼痛医学杂志，2(2)：65

罗非，安建雄，张汉湘，等．1997. PCA 评价体表电刺激对心外科术后疼痛疗效的对照研究．中国疼痛医学杂志，3(2)：78

罗非，安建雄．1997. 穴位体表电刺激治疗三叉神经痛 28 例报告．中国疼痛医学杂志，3(2)：107

任怀敏，王际孟，张培庆，等．2005. 针麻复合静脉麻醉用于电视腹腔镜胆囊切除术的临床研究．中华实用中西医杂志，18(9)：1213～1214

王兆麟，秦潮，何量译．1990. 疼痛的挑战．西安：陕西科学技术出版社，288～291

袁毓，严尚诚，陈小红，等．1993. 跨穴位皮肤电刺激治疗脊髓性痉挛．中华医学杂志，73：593

张建民，张宏，祝向东，等．2004. 新配穴法针刺麻醉在幕上脑深部及重要功能区手术中的应用．中国中西医结合杂志，24(11)：969～972

张毅，安建雄，刘进．1998. 韩氏(HANS)仪对七氟醚最低肺泡浓度(MAC)的影响．中国疼痛医学杂志，4(4)：206

郑方，邓迺封．1996. 疼痛诊疗学．上海：上海科技文献出版社，3～4

Auriacombe M, Tignol J, Le Moal M, et al. 1990. Transcutaneous electrical stimulation with Limogo current poteniates morphine analgesia and attenuate opiate abstenence syndrome. Biol Psychiratr, 28: 650

Jessurun GAJ, DeJongste MJL, Blanksma PK. 1996. Current viewson neurostimulation in the treatment of cardiac ischemic syndromes. Pain, 66: 109

Langevin HM, Yandow JA. 2002. Relationship of acupuncture points and meridians to connective tissue planes. Anat Rec, 269(6): 257～265

Nanna G, Michael C, Takumi F. 2010. Adenosine A1 receptors mediate local anti-nociceptive effects of acupuncture. Nature Neuroscience, 13(7): 883～888

第48章 低 温

低温(hypothermia)的定义系指全身体温不正常的降温，一般地说低于37℃的体温都可称为低温，但严格地讲是指中心温度低于35℃而言。低温是近代外科一项新的成就，它不仅首次打开了心腔内手术这一“禁区”，而且为脑复苏提供了一项新的有效的治疗措施。低温在临床外科主要用于心脏、大血管、脑外科手术，各种原因引起的心跳骤停后脑缺氧的治疗等。低温的目的旨在降低全身及各组织器官尤其是脑组织的温度和代谢率，减少耗氧量，延迟细胞对缺氧的耐受力，从而保护大脑及其他新陈代谢率较高的器官，免受局部缺血或缺氧的损害。低温有意外低温和人工低温(即低温麻醉)。后者是本章的重点。

第一节 我国低温的发展概况

我国低温的研究发展与临床应用经历了逐步深入的几个阶段。

一、低温心脏直视手术发展阶段

我国低温的真正研究发展和临床应用与心血管外科的发展密切相关，低温是心脏手术的第一大进展。心脏直视手术的成功首先是在低温下完成的。20世纪50年代初期，我国低温的研究处于动物实验阶段，50年代后期是我国低温心内直视手术迅速发展的时期。据统计，全国自1957年至1959年12月3年内开展了心内直视手术268次，其中239次是在低温下进行的。这个时期低温的方法主要是采用体表与体腔降温法。经验证明，心内直视手术低温的深度以29～31℃为好，安全阻断的时间为6分钟，一般不超过8分钟，在如此短促的时间内只能完成简单的心内直视手术，对复杂的心内畸形矫正仍不可能进行，所以低温的方法不可能安全地用来做长时间的复杂心内手术，即使深低温停循环也只限于60分钟以内较安全。而温度低于28℃容易出现心律失常，尤其室颤难以避免。于是就出现了心内直视手术的第二大进展，一种代替心泵功能的机器——人工心肺机诞生了。

二、低温体外循环心内直视手术发展阶段

人工心肺机的研制成功，使心内直视手术迈向更新、更高水平。1958年6月在西安第一次用低温体外循环为一个6岁男孩施行室间隔缺损修补术并获得成功。此后，上海于同年7月用国产人工心肺机为一个9岁女孩施行了右室流出道的部分切除术亦获得成功。

三、低温深入研究阶段

低温的目的是降低全身组织特别是脑组

织的代谢率，延长细胞对缺氧的耐受力和防止或减轻再灌注损伤。这就涉及组织器官的保护问题，尤其是脑和心肌的保护问题。

（一）心肌的保护

无论是低温心内直视手术还是体外循环血液降温心内直视手术，都有一个心肌保护问题。对心肌的保护主要进行了心脏冷停跳液的研究，多数是在St. Thomas心停跳液基础上进行成分的加减，目前仍以冷晶体停跳液（0～4℃）为首选方法，即高钾高渗偏碱的原则，顺灌逆灌结合的原则。有人使用充氧晶体液或以氧合血（血细胞比容0.20～0.30）为基质的含钾停跳液，使心脏在有氧下停跳，在升主动脉阻断期，增加了心肌能量储备和有氧代谢。20世纪90年代后有主张用温血持续灌注停跳的心脏，避免了心肌再灌注损伤，使心脏自动复跳率达90%以上。

（二）脑的保护

无论是在脑复苏治疗，还是心脏直视手术中脑的保护都很重要。20世纪60年代初在进行低温心内直视手术时，就应用了我国首创的头部冰帽降温法，接着又应用头部低温治疗触电死亡复苏后脑缺氧病例，获得了意外的临床效果。近些年开展的选择性脑灌注因操作复杂，临床上少用。目前正在兴起的逆行性脑灌注，近期效果令人满意。

目前，脑保护方法有深低温停循环、逆行性脑灌注、脑分离体外循环等，每种方法都有其一定适用范围，各有优缺点，使用时要认真分析，正确把握，择其适者而用之。

第二节 低温的作用机制

一、局部低温

（一）心脏局部低温

主要是针对低温体外循环心脏直视手术中心肌保护而采取的一项重要措施。目前心肌保护主要着重于心肌缺血和再灌注损伤的研究。有资料表明，心肌缺血40分钟或更长时间后，心肌细胞损害常不明显，而在再灌注后可产生明显损害，其主要特点为细胞内钙集聚，心肌细胞水肿，使血流减少，心脏顺应性及心室功能低下，心肌利用氧的能力下降。因此，加强心脏局部低温很重要。近来研究认为，在心肌不结冻的前提下，温度越低，其保护效果越好。较适宜的方法是从主动脉根部灌注冷停跳液，使心脏停跳，再以心脏表面覆盖冰霄，维持心肌温度于5～10℃的深低温状态，使心肌深层乃至心内膜下都能较好地达到较深的低温，从而明显缩小心肌内外的温差。另外，在冷停跳液内加入钙拮抗剂、自由基清除剂、辅酶Q_{10}等有效成分，特别是最近在国内使用的磷酸肌酸（护心通），可提供心肌能量，这种低温和药物的加强作用，在抑制自由基的产生，减轻钙向细胞内流，保护心肌细胞能量，从而防止或减轻再灌注损伤，提高和完善心肌的保护效果，无疑起了积极的作用。

（二）脑局部低温

全身低温的最大缺点是可能引起室颤和血压降低。此外，还可能引起内脏器官的功能障碍，为了避免这些不利的影响，一般都采用头部单独降温的方法，使头部温度降低，而身体温度维持在一个较高的水平。

在人和恒温动物所能耐受的体温变动范围是很小的。如体温降到25℃以下或升到43℃以上而不加任何处理，均会毫无例外地死亡。神经细胞对体温的变化特别敏感，在10～37.5℃范围之内，体温越低，脑代谢越低，在体温降到30℃时，脑的氧耗量只有正常体温时的58%，脑温降到25℃时，脑电活动基本上处于停止状态，脑电波表现为一条直线。因此，降低脑温是降低代谢的一个最简单而又比较无害的方法。

头部低温降低脑代谢率，减少耗氧量和延缓ATP耗竭，减轻酸中毒和乳酸堆积，抑制兴奋性神经递质释放，减慢自由基与脂质过氧化连锁反应，抑制异常离子流产生，从而减轻脑水肿，降低颅内压，延长脑循环阻断的安全时限，提高脑对缺血缺氧的耐受性。低温在脑保护过程中以预防脑再灌注损伤为主，在脑复苏过程中以阻断再灌注损伤的发展并促进其恢复。这种保护作用与低温时机、程度、持续时间有关。

（三）肾脏局部低温

肾局部低温对肾脏具有明显的保护作用，这对提高异体肾移植的成功率是很重要的措施之一。实验表明，用冰保存肾脏时间超过72小时后，组织中过氧化脂质水平显著提高，组织形态结构损害加重，血流再灌注后，随着组织中过氧化脂质水平进一步提高，肾脏微循环及组织结构的损害更进一步加重。如在灌注前给予外源性过氧化物歧化酶（SOD），能显著降低肾组织脂质过氧化水平，肾脏近曲小管坏死程度减轻，肾小管内蛋白管型减少，髓质间质血管内红细胞淤滞情况也明显减轻。这表明氧自由基经脂质过氧化反应，在长期冷保存的肾脏以及再灌注后组织损伤中起重要作用；而肾脏更重要的损害主要是发生在血流再灌注后；外源性SOD能减轻肾脏冷保存24、72、96小时后再灌注时造成的进一步损伤，这对提高长时间保存的肾移植后成活率有重要意义。应当指出，冷保存时间越短，低温越深（0～4℃），则对肾的保护效果越好。低温和药物对肾脏的保护作用，将大大提高移植肾的成功率。

（四）其他器官局部低温

如肺和胸腔局部低温，腹腔、胃、肝和胰腺低温，膀胱低温，直肠低温，四肢局部低温，带蒂皮瓣游离移植物（如耳壳等）局部低温等；以及低温用于冷保存标本，其基本原理和方法与心脏局部低温相似。

二、全身低温

预防性和治疗性的全身降温术在国内沿用已久，并且有了长足的发展。

（一）低温与麻醉

低温引起机体的生理变化是多方面的。人是不能忍受过度寒冷的，寒冷对机体是一种强大的刺激，它会引起交感神经的过度活动，使产热增加，引起这个交感肾上腺系统极度兴奋，导致交感肾上腺衰竭与迅速死亡。只有在先消除了这些反应，才能顺利地降温。这就需要先施以麻醉。低温对麻醉的基本要求，即开始时麻醉要深，肌肉松弛要充分，以达到抑制交感肾上腺过度兴奋引起的一系列急性应激反应为目的。应当指出，浅麻醉也同样增加对低温的代谢反应，儿茶酚胺释放增加，引起外周血管和肺血管收缩，使右向左分流增加，加重缺氧和无氧代谢。同时低温中出现的寒战反应也使产热增加，因而二氧化碳的产生及氧耗量成倍（4～5倍）增加，导致酸中毒和低氧血症，使脑、心等重要器官缺氧加重；而且寒战干扰机械通气，升高胸内压，可出现中心静脉压及肺动脉压升高的假象，甚至诱发出血，增加颅内压，这些在低温麻醉中都是应当避免的。

低温下 CO_2 和 O_2 在水、血和组织中的溶解度增加，如果血氧饱和度明显下降（<90%），那么每降低1℃，氧分压下降7.2%。低温时氧离曲线左移，主要是由于低温下血红蛋白对氧的亲和力增加，体温每降低1℃，血红蛋白对氧的亲和力约增加5.7%；同时pH升高也导致血红蛋白对氧的亲和力增加，此时体温每降低1℃，血红蛋白对氧的亲和力约增加1.7%。低温时外周血管收缩，液体从血管中向组织间隙转移，使血浆容量减少，血液浓缩，温度每降低1℃，血细胞比容增加0.02，25℃时，血细胞比容可高达0.68，因而血液黏滞度增加，这又进一步妨碍组织氧合，加重缺氧和酸中毒。因此，保持适度的麻醉深度，麻醉中充分给氧和注意改善微循环，增加组织灌流和氧合，维持血气及酸碱平衡于正常范围内，加强麻醉中监测，以减轻低温带来的诸多危害。

（二）低温体外循环期间微循环的变化

心内直视手术低温体外循环时，保证组织灌注对维持机体代谢有重要意义，而微循环自主运动对组织灌注有明显影响。体外循环开始，特别是静脉引流管完全开放时，血容量减少，血压下降，自然搏动的血流改为机械性非搏动血流所引起的血流动力学急剧变化均影响微循环灌注，在同一温度条件下复温时的微循环灌注量比降温时明显增加，氧耗量及氧摄取率也表现出同样趋势。降温开始时肝对代谢产物处理能力尚保持，所以微循环的改变早于血液生化的改变。停循环1小时，组织缺氧，进行无氧代谢，血液中大量乳酸蓄积。虽然降温时静脉氧饱和度很高，但一些组织仍缺血缺氧。所以，当恢复循环且复温时，要相应逐步提高流量，并根据静脉氧饱和度调整流量，以偿还降温时形成的氧债，保证体外循环中微循环得到有效的灌注，在微循环恢复到术前水平时，乳酸仍处于高值。

一般临界血压为8～5.3kPa（60～40mmHg），微血流与流量和灌注压亦有密切关系。其临界的血流则为40ml/(kg·min)，随着血流的变慢，即出现血液的凝聚，为避免血液的凝聚必须保持血压和流量在临界水平以上。即使在深低温下血流量降至20ml/(kg·min)，血压降至5.33kPa(40mmHg)左右，小动脉血流仍然良好，但小静脉血流变慢，有时可见轻度凝聚。严重低血压或阻断循环后，可见小动脉的血液倒流和血液的来回摆动。在循环完全停止的情况下，小动脉的血流要经过相当长的时间，才逐渐趋于停止，甚至在31分钟后小动脉的血流仍未完全停止。传统的观念认为血液在体内的循环，主要依赖心脏“泵”的作用。但是现在完全排除了它的作用，又如何解释观察到的微循环的动力学呢？这可能与微循环自主运动有关。而小静脉的变化先于小动脉，血液的凝聚主要集中在静脉一侧，在恢复时小静脉也远远落后于小动脉。静脉侧的许多凝聚往往经久不能消散，这种凝聚现象无疑对机体有一定的危害。而低温本身对微循环的影响不如血压和流量对它的影响明显，一定时间的体外循环本身便可引起血细胞的凝聚，根据观察深低温对微循环的影响主要与低血压有关，故维持适当的灌注压则可预防之。深低温停循环是婴幼儿心内直视手术的基本方法之一，但是否会造成中枢神经系统并发症不无顾虑。用观察球结膜微循环的变化，借以了解脑内循环状况，对判断脑组织是否有损害可能有所帮助。

第三节 低温的分类及实施方法

低温按其程度分为亚低温（36～30℃）、中度低温（29～26℃）、深低温（25～15℃）、超深低温（12～10℃）。

一、亚低温

目前把从36～30℃的低温范围称为亚低温，即不需要体外循环血液降温的全身性体表降温。最早采用浴盆冰水降温法，以后采用特制降温油布冰块降温法，最简单的方法是头颈冰帽加全身大血管处表面冰袋降温。目前常使用头颈部冰帽和变温冰毯或半导体制冷降温毯，其优点可自动控制降温速度，当温度达到预定要求后，便维持一恒定的温度水平，降温及复温均由机器自动调控，只需人工按程序操作机器，而且降温快，效果确切。降温期间，心、肝、肾的功能维持比较好，很少发生心律失常。

亚低温用于颅脑伤尤其是重型脑外伤病人是20世纪90年代初的一大新进展，其机制为降低脑组织氧耗量，减少脑组织乳酸堆积；保护血脑屏障，减轻脑水肿；抑制内流性毒性产物对脑细胞的毒害作用；减少钙离子内流；阻断钙对神经元的毒性作用；减少脑细胞结构蛋白破坏，促进脑细胞结构和功能修复。在临床上最重要的是，亚低温可以减轻急性脑充血、脑肿胀，保护脑组织，为手术和药物治疗创造条件。目前，亚低温的治疗范围已拓展到脑卒中、脊髓伤、中枢性高热、恶性高热、心跳骤停病人复苏时的全身保护及脑保护，以及神经外科术前、术后治疗等。亚低温在心脑血管等疾病的治疗中都大有潜力，对救治各种创伤也很有意义。

亚低温治疗期间，越早应用对病人预后越有利。目前存在的问题是，对重型颅脑伤病人,不同伤情和不同年龄,亚低温的最佳温度和最佳时程尚不十分清楚,这些问题都有待今后进一步研究,亚低温医疗必有广阔发展前景。

二、深低温

深低温停循环是新生儿、婴幼儿心脏手术最主要的基本方法之一,也用于复杂的主动脉瘤手术和布-加综合征的治疗,还可用于颅内巨大血管瘤和脑膜瘤的切除等。

深低温的方法分为体表降温法、血液降温法、结合法。

(一)体表降温法

其优点是首先降低体表温度,包括肌肉,身体内部降温较晚、较慢。降温期间,心、肝、肾的功能维持比较好。如果实施得法,可一直使鼻咽温降至 22～20℃,停止体表降温后,体温还可续降,停循环后基本没有体温回升现象,从而可以保证停循环的安全时限,而没有人工心肺机的危害。其缺点是体表降温需时较长,一般从常温降至 26℃问题不大,在 26℃以下,由于心率减慢,心排血量减少,血压下降,循环迟缓,体温继续下降很慢。降温过程容易发生室颤或心脏停跳,增加处理的难度,并打乱和影响手术的顺利进行;再者术后复温慢,而且常需使用心脏按摩,不如使用体外循环血液降温复温方便有效。因此,目前很少用体表降温法达到深低温的目的。多采用选择性头部低温的方法,可使脑部深低温而全身维持温度较高,是行之有效而简单的方法,可替代体表降温法。

(二)全部体外循环变温法

这是目前常用的方法,麻醉后开胸插升主动脉供血管及右房引流管,开始体外循环血液降温,待鼻咽温降至 17～22℃,血温降至 15～17℃,停循环,阻断升主动脉,心腔用冰霄或 0～4℃冷盐水进行心包腔内灌注。在心脏处于低温、松弛、无血、静止状态下行心内手术。此法降温可控性和机动性强,降温可深可浅,复温快,复温期间心脏复跳早,不用心脏按摩,肝、肾功能恢复快,这些都有助于代谢性酸中毒的纠正。但血液降温越快,全身温差越大。降温时首先身体内部温度下降最多,心、肝、肾等器官的功能受抑制较早;全身肌肉的温度下降则慢而少。停循环后体温回升,如能辅助头颈部冰帽及心腔局部深低温,可使温度维持深低温理想水平,使停循环的时间适当延长且安全。不足之处是心肺机对血液的破坏和给机体带来的危害。婴幼儿对此耐力差,使用膜肺好些。

(三)体表降温与血液降温相结合法

采用头颈部冰帽或加体表冰袋降温到 34～32℃,与有限时间的体外循环降温以及心腔局部深低温相结合,可取得扬长避短的效果。其优点是明显缩短降温复温时间,缩小体内外温差,可避免降温过程发生室颤或心脏停跳,维持较满意的动脉压,使心脏复跳早,无需心脏按摩,肝、肾功能恢复也较快。必要时在术中加用短暂深低温全身灌注而使停循环时间延长达 90 分钟也属安全。如果停机后发生严重心律失常或三度房室传导阻滞,可允许时间进行相应处理。

第四节　复　　温

复温期间维持正常的酸碱平衡,将很少产生心血管和中枢神经系统并发症。复温时应根据病人当时的情况,决定采用被动的还是主动的复温方法。

被动的体温复温法,适用于患者以往身体健康,因高热、颅脑外伤、脑卒中、脊髓损伤以及心跳骤停后进行脑复苏,施行亚低温治疗的病人。被动复温就是将降温措施一次或逐步撤除,让病人体温自然缓慢上升。具体措施为加盖被褥保暖,温化室内环境,以减少病人热量丢失。

主动体外复温方法有热辐射法、电热通风法和电热毯法。在意识消失的病人用电热毯复温时应注意热烫伤。要注意的一个重要问题是复温开始后，中心温度持续下降，并表现出平均动脉压和周围血管阻力成倍降低。主动中心复温，可直接提供体内加热。气道复温是通过面罩或经气管导管加热湿化的氧气或空气，气道复温平均每小时升高1～2℃。目前使用的呼吸机，可使吸入温度达到40～45℃。加热空气的吸入可免除呼吸的热丢失，作为辅助复温方法，常常是有效的。

体外循环复温是目前心脏手术中唯一最有效和快速的复温方法。热交换器复温调到38～40℃，每3～5分钟将升高中心温度1～2℃，泵流量可逐渐增加到每分钟6～7L。连续动静脉复温是通过股动静脉插管与一个逆流液体的加温器相连进行复温的。体外循环静脉复温是另一选用的方法，血液从中心静脉管道抽出来加热到40℃，再通过另一静脉管道送回体内。血液透析复温法，即经皮血管套管法，插入两个方向流量的管道，可成功地达到每分钟200～250ml循环的容量交换。

对严重低温的病人，四肢完全冻僵的病人，心血管功能不稳或低温已使病人诱发危险因素（如室颤），都应考虑体外循环复温。

第五节 低温对麻醉药物及其他治疗的影响

总的来说，全麻抑制体温调节中枢和直接抑制交感神经节及血管平滑肌，引起血管扩张，使代谢产热减少，有利于降温的顺利进行。

（一）吸入全麻药

氟烷可降低外周血管收缩阈值，可降低体温2.5℃，异氟烷降低血管收缩阈值为1%的异氟烷降低体温3℃，恩氟烷和异氟烷也产生一定程度的肌肉松弛，并抑制产热。芬太尼-氧化亚氮降低血管收缩阈值与氟烷相同。

（二）静脉麻醉药

静脉麻醉药及麻醉性镇痛药抑制体温调节中枢和应激反应。吩噻嗪类安定药多能抑制体温调节中枢或影响其传入径路的活动，又能在不同程度上扩张皮肤血管，增加体热的散失。哌替啶是对寒战有抑制作用的唯一的阿片类药物，对下丘脑体温调节中枢有直接作用，和氯丙嗪、异丙嗪合用，对防治低温过程中的寒战反应效果更好，是低温中常用的药物组合。大剂量吗啡可抑制下丘脑，而且引起外周血管扩张，使体温降低；大剂量芬太尼有较明显的抑制机体对低温的交感肾上腺应激反应。神经节阻滞药和椎管内麻醉或注入镇痛药，均可降低脊髓温度调节中枢的作用，末梢温度感受器亦被区域麻醉所阻断。硬膜腔注入苏芬太尼可抑制寒战和降低体温。肌松药降低肌肉张力，使肌肉丧失产热的功能，是消除寒战的最好方法。在降温中采用静吸复合麻醉，二者互补可加强麻醉深度和加快降温速度，是低温麻醉常用的麻醉方法。

低温可影响吸入麻醉药的物理特性和静脉麻醉药的药代动力学和药效动力学。低温降低吸入麻醉药的MAC，体温每降1℃，吸入麻醉药MAC降低约5%，而且挥发性麻醉药易溶于冷的血液中，增加组织的溶解度，使苏醒延迟。低温减少非去极化肌松药、巴比妥类药、麻醉性镇痛药的用量。

在低温时最有希望的抗心律失常药物是溴苄胺（bretylium tosylate），它增加室性心律阈值，也增加儿茶酚胺水平，它的保护作用很可能是由于改变心肌组织的电生理特性，而没有肾上腺能阻滞作用。室颤时可静脉输入，开始输入率为10mg/kg。

（贺柏林 宋 青 张 宏）

参考文献

杜洪印，岳云．1995．低温脑复苏机制探讨．国外医学·麻醉学与复苏分册，16(2)：83

段满林，李德馨，徐建国，等．1994．头部重点低温脱水综合疗法脑复苏机制的研究（对再灌注脑高代谢的影响）．中华麻醉学杂志，14(4)：264

段满林，李德馨，徐建国，等．1995．头部重点低温对再灌注脑水肿的影响．解放军医学杂志，20(4)：281

段满林，李德馨，徐建国．1994．头部重点低温脱水综合疗法脑复苏机制研究-对激动性氨基酸酸变

化的影响．金陵医院学报，7(4)：357

方才．1995. 体外循环与脑保护．国外医学·麻醉学与复苏分册，16(2)：89

胡小琴．1996. 心肌保护．中华麻醉学杂志，16(5)：195

黄宇光．1994. 麻醉与低温．国外医学·麻醉学与复苏分册(增刊)，15：39

江基克，朱诚，张光霁．1994. 低温对实验性颅脑损伤中神经功能的保护作用．中华神经外科杂志，10(5)：263

蒋昭祥．1995. 花生四烯酸与脑缺血．国外医学·麻醉学与复苏分册，16(6)：346

李继昌．1995. 体外循环及低温对肌松药作用的影响．国外医学·麻醉学与复苏分册，16(1)：14

李景文，龙村．1998. 大血管手术中的脑保护．国外医学·麻醉与复苏分册，19(1)：10

梁玉敏．1995. 亚低温治疗与脑损伤．中国急救医学，15(5)：45

龙村，邓硕曾．1998. 心肌保护的几个热点问题．国外医学·麻醉学与复苏分册，19(1)：4

任振，钉文祥，苏肇元．1994. 深低温停循环脑能量代谢及超微结构变化的实验研究．中华胸心外科杂志，10(2)：165

孙衍庆，董培青，杨传瑞，等．1994. 深低温停循环上腔静脉逆行灌注再主动脉瘤手术中的应用．中华胸心血管外科杂志，10(10)：25

王新华．1995. 低温用于脑复苏的进展．临床麻醉学杂志，11(6)：345

魏荣贵，张瓦城，易延林，等．1995. 体外深低温下切除血运丰富脑膜瘤一例．中华外科杂志，33(11)：680

谢荣．1994. 麻醉学．第 3 版．北京：科学出版社，434～437

许建，王天华．1994. 复温与心脏手术．国外医学·麻醉学与复苏分册(增刊)，15：6

于代华．1995. 低温对脑血流灌注的影响．国外医学·麻醉学与复苏分册，16(6)：343

张欢，于德水．1994. 对围手术期发生意外低温的认识．国外医学·麻醉学与复苏分册(增刊)，21(6)：366

朱晓东，尚华．1995. 全国第十次心脏外科专题研讨会纪要．中华外科杂志，33(6)：333

Buwalda NB，Luiten PGM. 1996. Hypoxia and brain development. Progress in Neurobiology，49(1)：1

Chen YF，韩林．1994. 在低温心麻液停跳时辅酶 Q_{10} 的心肌保护作用．国外医学·心血管疾病分册，21(6)：366

Danzl DF，Pozos RS. 1994. Current concepts：accidental hypothermia. The New England Journal of Medicine，331：1756

Hartung J，Cottrell JE. 1994. In response to：Effects of hypothermia on cerebral protection. J Neurosurgy Anesth，6：222

Leben J，Trybam，Bading B，et al. 1996. Clinical conical concequences hypothermia in Trauma patients. Acta Anesthesiol Scand，40：39

Yli-Hankala HL，Edmonds JR，Jiang YD，et al. 1997. Outcome effects of different protective hypothermia levels during cardiac arrest in rats. Acta Anesthesiol Scand，41：511

第 49 章　体 外 循 环

第一节　体外循环原理和用品

一、体外循环概况和原理

(一)体外循环概况

体外循环在 1953 年首次成功地应用于临床,为心脏外科的发展奠定了基础。目前全世界每天开展 2000 例体外循环手术。2009 年全国心脏手术量为 157204 例,其中体外循环为 128358 例。近 5 年来手术例数平均每年增长约 15%。2009 年有 42 家单位开展体外膜式氧合(extracoporeal membrane oxygenation, ECMO),总数为 191 例。2009 年膜肺氧合器使用率为 70%。全国从事体外循环人员 1497 人,其中 55%为医生。体外循环已广泛地用于心脏外科、胸部肿瘤手术、肾脏肿瘤的切除、复苏术、创伤、介入治疗支持、肝移植、中毒抢救等方面。

体外循环是指将血液从左心房或右心房引出,经泵氧合注入动脉,从而为外科或其他的治疗方法提供有利条件。另外体外循环中还可进行有效的温度调控,心肌保护液的灌注,手术野的血液回收、超滤等。

本章体外循环主要包括两大部分的知识和技能。第一,机械性装置,如泵、氧合器、滤器、超滤器等;第二,人体对体外循环的病理生理反应和相应管理,如炎性反应、血液抗凝拮抗、流量和压力调节等。作为体外循环医务工作者应在两方面均有良好知识和技能。体外循环工作的开展尚需和外科医生与麻醉医生的充分配合,并需要良好监测手段。虽然体外循环有很大的发展,但很多问题尚需不断地完善和探索。

(二)体外循环基本原理

图 49-1 简述体外循环的基本原理。未氧合的血液通过静脉管从右心房(或上下腔静脉)以重力引流的方式至静脉回流室。在引流管上有氧饱和度监测装置可连续监测和判断机体的氧供和氧耗的平衡情况。在静脉引流管有一流量调控装置,可控制静脉回流量或心脏充盈情况。静脉回流室同时接受心外吸引和心内吸引的血液(或液体)。心外吸引或俗称右心吸引。一般通过吸引头和滚压泵将心腔外或可见视野的血液(或液体)吸至回流室。心内吸引(俗称右心吸引)一般以一特制导管置于右心房,通过滚压泵将心内非可见血液吸至回流室,它可防止左心膨胀。变温器一般和氧合器合成为一体,回流室的血液通过滚压泵或离心泵注入变温器和氧合器。气体混合器将一定浓度的氧送至氧合器使血液在其内发生氧合,氧合器的血流经动脉滤器去除栓子,通过动脉插管至患者体内,在动脉管道还有饱和度监

测装置和气泡监测装置。动脉滤器连有压力监测装置和循环排气管道,为了心肌保护专有一滚压泵和管道负责晶体和血流混合停跳液的灌注,在其管道亦有压力监测装置。另外为了维持水盐电解质稳定,在上述管道上还可安装超滤器。

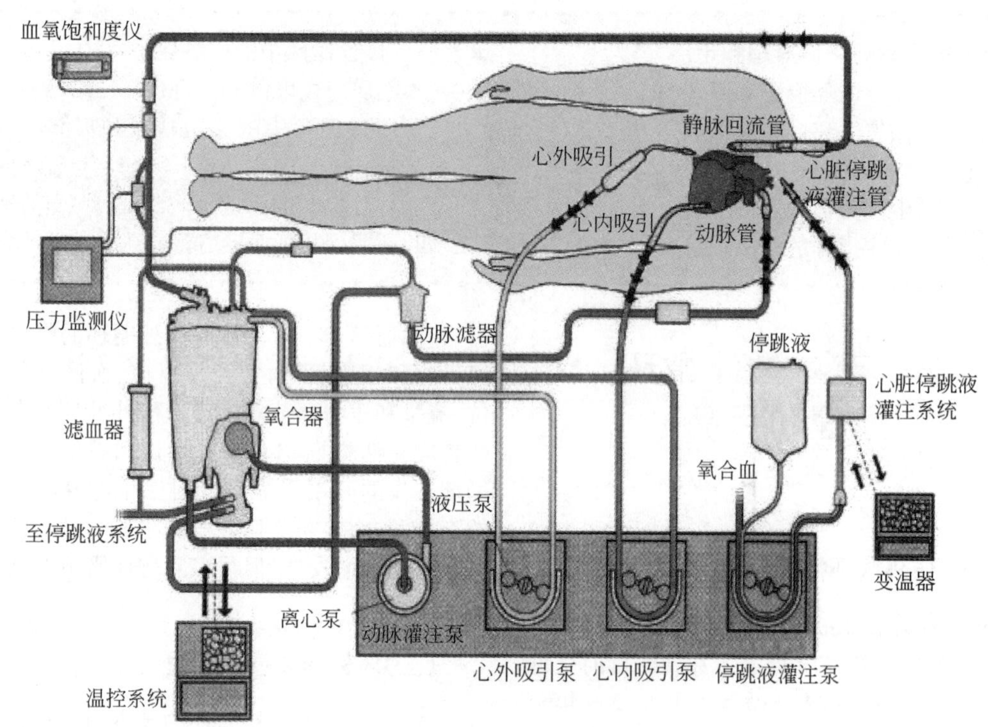

图 49-1　体外循环原理示意图

二、体外循环用品

(一)氧合器

心脏直视手术中体外循环任务之一就是将静脉血氧合成动脉血。这一过程是靠人工肺(氧合器)来完成。目前主要应用有鼓泡式氧合器、膜式氧合器(简称:膜肺)。

1. 鼓泡式氧合器　鼓泡式氧合器由氧合室、变温装置、祛泡装置、储血室所组成。

氧气经发散装置后,在氧合室内与血液混合形成无数个微血泡,同时进行血液变温,再经祛泡装置成为含氧丰富的动脉血。氧合室是鼓泡式氧合器的关键部分。发泡板由一金属碳化合物烧结而成,可透气,一侧的气体通过发泡板进入另一侧血液中即形成微泡。工艺上要求发泡板气体微泡分布均匀,通气阻力小,不透水。血气泡对血液的气体交换起有重要作用。将纯氧通过发泡板吹入血中,由于血液有一定的黏滞性,形成无数微血泡。微血泡为血液的气体交换提供了丰富的面积。根据气体交换的原理,因静脉血的 PO_2 低,PCO_2 高,即在血泡形成过程向气泡内摄取氧,排出二氧化碳。血气泡的大小决定着气体交换面积。随着气泡直径减小,二氧化碳的排除逐渐困难,什么是血气泡的最佳直径,目前尚无最后定论,一般是根据氧合器、呼吸商来判断,即氧的摄取和二氧化碳的排除比为 0.8 可视为较好的氧合器。微气泡的大小虽由发泡板的孔隙决定,但气流量对微气泡有一定影响。当气流量过大，气流阻力增加，气体冲出发泡板，不利血气泡的形成，并可加重血液的机械性损伤。

体外循环中因很多因素需要将温度降低，如停循环、低流量等。在体外循环结束时，又需将体温恢复到正常水平。这要求氧合器有很强的变温能力。一般情况下变温装置和氧合器合为一体。影响变温能力因素有：①原材料的导热性：这是热交换率的重要因素，金属和塑料为常用材料，其中金属导热性最为优良；②有效热交换面积：此面积越大越好，为了增加交换面积可采用多根细直径的塑料中空管道，也可在金属表面压上波纹；③血和水的温差：温差越大，热交换越好，但血液突然和过冷或过热的物体表面接触，可对血液造成损伤；④血和水流方向及流速：血流方向和水流方向应相反。血流越慢，变温能力越高，水流越快，变温性能越高。水流量大要求管道有较少的压力承受能力，不能有水的渗漏。为了增加热交换效能可在金属表面进行阳离子化学处理，亦可在变温器表面涂上黑色。

硅油可使微气泡的表面张力降低，使其消除。但硅油本身可形成油栓阻塞微循环，为了克服这一难题，人们将硅油附着于塑料网上，当血气泡流过含硅油的滤网时，血气泡消失，成为动脉血。这要求硅油在发挥祛泡作用时，不从塑料网上脱落，设计时塑料网的面积应适中，面积小，血气泡不能有效的消除，面积大，增加氧合器的动态预充量。

经过发泡、氧合、变温、消泡的过程，血液通过滤网进入储血室，最终通过动脉泵注入体内。储血室根据氧合器适用范围有一定的容量。一般储血室底部为漏斗状，精确估计容量。在储血室表面应有容量刻度。

鼓泡式氧合器的预充量大，对血液破坏重，对患者可造成较高的炎性反应，氧合性能有限。目前使用越来越少。

2. 膜肺　膜肺设计是参照肺部的呼吸方式，其方式有3个步骤：①气体在膜一侧被吸收溶解；②气体在膜内扩散；③气体从人工膜另一侧释放出来。这一弥散过程完全是按照Fick法则进行。大部分高分子薄膜（气体通过率D）DCO_2/DO_2 大于12∶1。硅胶膜的这一参数最接近人体肺泡膜，所以它是无孔膜肺的首选材料，其二氧化碳排除问题有待进一步完善。以后人们发现有微孔的薄膜具有很强的气体通透能力，DCO_2/DO_2 近似于人体。血液与这些微孔膜接触时，立即产生血浆的轻微变化和血小板黏着，使微孔膜涂上一层极薄的蛋白膜，这层膜使血液自由流动，气体易于扩散，但不直接接触微孔膜，减轻了血浆蛋白的变性和血小板的黏着。应该指出薄膜上的微孔不是圆形，而是如同带状。当筛孔越小，孔面积越大时，气体交换能力越大，同时附在筛孔上的蛋白膜可承受很大的压力，不易发生血浆渗漏。中空纤维管外走血管内走气，是解决层流的最好方法，血液在流动中不是直线运动，而是不断地改变方向，使血细胞血浆充分混合以达到单位面积的最佳氧合，正因为这种方式的血流，大大减少了中空纤维的用量，进而减少氧合器的预充量，另外这种方式氧合可靠性高，因为管内走血一旦某一中空纤维有微栓，将使整根纤维失去氧合作用，而管外走血可将血液分流它处，纤维内走的气体由于密度低，很难产生栓塞（图49-2）。

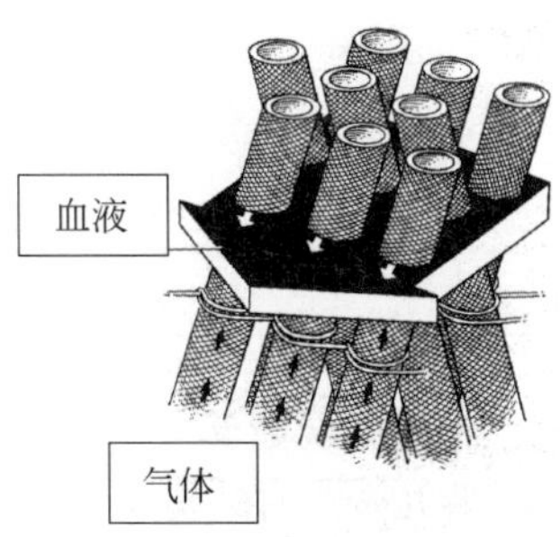

图49-2　膜肺工作原理示意图

膜肺具有强大的气体交换能力，提高二氧化碳的交换只需增加气体的吹入量，而血流无需变化。由于气血各走一边，在气流量增加时不会增加血细胞的破坏和降低氧合能力，也不会增加气栓的危险。由于膜肺对氧具有很高的通透性，在氧吹入量很小的情况下就可达到最佳氧合，这些氧的吹入可通过气体氧浓度来调节，因此，膜肺在使用过程中容易调节氧分压、二氧化碳分压和 pH。膜肺的氧合原理类似人肺，气血不直接接触，没有鼓泡肺时的气泡产生和消除过程，对红细胞的损伤较轻。膜肺可减轻血小板的消耗。体外循环中补体大量激活，激活的补体作用于白细胞膜上特异性受体使白细胞聚集，在肺毛细血管内大量沉积。白细胞趋化作用加强，释放溶酶体酶和组胺等炎性介质使血管通透性增加，这与术后急性呼吸窘迫综合征有密切关系。膜肺可减轻体外循环中补体的激活，从而减少白细胞在肺毛细血管中的沉淀。这对减少体外循环肺部并发症具有积极意义。在短时间的体外循环，膜肺和鼓泡式氧合器无明显差异，但在长时间的灌注中，膜肺的优势可得以充分的体现(表49-1)。

表 49-1 膜肺和鼓泡肺的性能比较

	膜肺	鼓泡肺
氧合方式	气体通过膜进行交换	气血直接接触交换
气体交换	可控性好	可控性差
气栓产生	极少	较多
血液损伤	较少	较重
使用时间	7～8 小时	2～3 小时
预充量	小	大
费用	贵	便宜
术后并发症	少	较多

3. 氧合器的发展趋势 常规体外循环(CPB)通常需要几个小时的辅助支持。体外膜肺氧合支持(ECMO)是一种特殊类型的 CPB，需要数天或数周的辅助支持，因而对氧合器和血泵的性能具有更高的要求。目前临床上使用的氧合器主要是微孔膜中空纤维膜式氧合器，其优点在于氧合能力较强，制作工艺相对简单，成本较低。但是基础及临床研究均显示，目前使用的氧合器仍存在较大缺陷。主要体现在迫切需要改善氧合器的气体交换功能，对于较长时间的 CPB 或 ECMO，目前临床使用的微孔膜式氧合器均会在较短时间内出现氧合不良、血浆渗漏等不良现象，需要更换氧合器，对于患者的诊治带来不利影响。非微孔紧密纤维构造的 Hilite 系列膜式氧合器以及 Quadrox D 膜式氧合器的问世，向真正意义上的无孔纤维膜式氧合器迈进了一步。文献报告 Quadrox D 最长支持时间达 1119 小时。

对于小体重的婴幼儿患者，CPB 管路的预充量一般都会接近甚至超过患者体内的血容量。为避免血液过度稀释，需要在管路中预充部分库血成分。大量血制品的使用，会造成患者体内炎性因子数量增加、电解质失衡和代谢性酸中毒，减少整个 CPB 管路包括氧合器的预充量对于此类患者具有显著的临床意义。新型研制的新生儿中空纤维氧合器 Dideco Kids D100，预充量仅为 31ml，膜表面面积为 $0.22m^2$，最大血流量为 700ml/min，适用于 5kg 以下的新生儿使用。初期临床结果良好。膜式氧合器内部的不同纤维设计，不但决定了氧合器的氧合功能、变温效果，对于血流动力学也有重要影响。具有低阻力设计的膜式氧合器，可以减轻血流通过时的血液破坏，因而在设计氧合器时剪切应力同样是重要参考指标。

CPB 时人体血液与人工材料直接接触，造成机体产生免疫源性反应，人工管路及患者体内血栓形成，血液学的不良反应(出血、血栓形成以及广泛的机体全身免疫反应)是影响 CPB 及 ECMO 成功以及患者预后的主要因素之一。CPB 管路表面涂层技术可以改善 CPB 管路的生物相容性，减少炎性反应、凝血酶的形成和术后的认知功能失调等并发症。目前已有多种涂层管路，包括如肝素化(肝素离子或共价结合)涂层、聚-2-磷酰甲氧乙基腺嘌呤(poly-2-methoxyethylacrylate，PMEA)涂层、X 涂层、磷酰胆碱(phosphorylcholine)涂层等。但是这些涂层管路系统与人体血管内皮相比尚存在差距，目前还不能完全避免各类并发症的发生。

(二)灌注泵

灌注泵是血液的驱动装置，目前应用的主要灌注泵为滚压泵和离心泵。

1. 滚压泵 滚压泵由泵管和泵头组成。泵头又分滚压轴和泵槽两部分。泵管置于泵槽中,通过滚压轴对泵管外壁以固定方向滚动挤压,推动管内液体向一定的方向流动。它要求泵管有很好的弹性和抗挤压能力。目前泵管主要有硅胶、硅塑和塑料三种管道。硅胶管弹性好、耐压耐磨性强,但在滚压时易产生微栓脱落。塑料管不易产生微栓脱落,但弹性差、耐磨性差。而硅塑管介于两者之间。滚压泵一般为两个同圆心等距离滚压轴,能自身旋转,可减少滚压中的摩擦。泵槽为半圆形和滚压轴同一圆心,其表面光滑。在灌注过程中滚压轴有可调性,即转速快则可达每分钟200余转,慢则每分钟一转。滚动均匀,无噪声。泵流量和泵转速呈正比,转速太高时泵管不能恢复弹性则无此正比关系。泵槽半径越大,泵管内径越大,每转滚压灌注的流量越多。泵管内径对流量有明显影响。一般大口径泵管适用于成人,小口径泵管适用于小儿。因为管内径小而流量大时,增加滚压轴的旋转次数,增加血液挤压机会,可加重血液破坏。管内径大而流量小时,不利于流量的精细调节,特别是在慢速时,滚压轴对泵管两端都有压力,在吸引泵管被滚压的瞬间有倒流现象,克服的办法是用小口径泵管并保证一定转速。泵流率是滚压轴压泵管一圈排出的血量乘以每分钟的转速。由于泵管内径不同,在更换新泵管时,需对流量进行准确的校正。泵管在泵槽内放置应舒展,在泵槽进出口两端应固定。一般用专用垫片和特制锁定装置固定。泵管安装时要注意方向,如果装反会产生严重后果。如主动脉泵管装反将使血液回抽,心内吸引泵管装反将使气体输入心内。

2. 离心泵 具有一定质量的物体在作同心圆运动时产生离心力,它与转速和质量呈正比。容器内的液体在作高速圆运动时,由于离心力受到容器壁的限制,液体将顺着容器的壁向上延伸,如果将容器密封,液体将对容器周边形成强大的压力,根据上述两种物理现象,人们设计了离心泵。液体在一个高速运动器内,圆心中部为负压区,外周为高压区,如果在腔的中心部位和外周部位各开一孔,液体就会因压差产生流动,当周边的压力高于腔外的阻力时,液体即可产生单方向运动。

离心泵可分为驱动部分和控制部分。驱动部分由泵头和电机组成。电机带动磁性转子高速旋转,通过磁力带动离心泵头内密封的磁性轴承旋转。这种独特的密封分离设计可防止血液渗漏造成的电机失灵,并使电机反复使用,而泵头一次性使用。离心泵的控制部分要求操作简便、调节精确、观察全面。所有的离心泵均采用计算机技术以达到上述要求。有的机器能对自身状态进行自检,一旦出现问题,及时报警并出现提示符以利调整。对于一些参数可以事先设定储存,如报警,各类报警上下限显示,所有离心泵都有流量转速二窗同时显示。每个离心泵配有一个流量传感器,分为电磁传感和超声多普勒两种类型。滚压泵使用较普遍,下述离心泵的特点均为与其对比而言,见表49-2。

表 49-2 离心泵和滚压泵的性能比较

	离心泵	滚压泵
流量	和转速压力正相关	和转速呈固定关系
类型	开放、限压	闭合、限量
血液破坏	较轻	较重
微栓产生	不能	可以
意外排气	不能	可以
远端阻塞	管道压力增高有限	泵管压力增高至崩裂
长期灌注	适合	不适合
机动性能	良好	较差
血流倒流	转速不够时可发生	不会发生

血液进入高速旋转的离心泵内,自身能产生强大的动能向机体驱动。离心泵内表面光滑可减少血液进入其内产生的界面摩擦。离心泵可避免压力过高,这样使离心泵破坏血液轻微。离心泵可视为无瓣膜开放泵。血液进入高速旋转的泵腔内,产生离心力,当压力高于输出的阻力,血液即输入体内。泵的转速越

高,产生压力越大,泵输出量就越高。同时它们受输出端阻力的影响,外周阻力高,流量会相应减少,这就是压力依赖性。如果泵输出端管道扭折闭合,管内压力上升而不易崩脱,因为离心泵是开放性的,管内高压难以形成。离心泵的压力依赖性使其在操作上和滚压泵有所不同,它的灌注压力是由转速来控制的。由于它是开放性的,要求 CPB 开始前和停止前维持一定的转速,不能用滚压泵逐渐加速和减速的方法,否则外周阻力高于泵压力而形成血液倒流。在灌注过程中,外周阻力不断变化,虽然转速相同但流量会有相应的变化,这就需要随时调整流量。

3. 重力皮囊滚压泵 又称非闭塞性滚压泵(nonocclusive roller pump)。Metaplus 泵(BAXTER 公司生产)是一种新型血泵,它在降低了传统滚压泵缺点的同时吸取了某些离心泵的优点。这种泵不会造成回流室打空、不产生负压和血液空洞化、泵后压力不致过高而且无血液倒流的发生。该泵泵管是由聚亚氨酯制成的囊性泵室,具有极佳的弹性和柔韧性,其泵管的充盈依靠回流室内血液的重力作用完成,当回流室内血液液面低于泵管入口时,泵管因弹性回缩闭合从而避免回流室打空和负压形成。该泵通常有三个或三个以上的泵头,与传统滚压泵不同,Metaplus 泵被认为是非闭塞性血泵是由于它没有滚压泵头挤压泵管所依靠的背板,泵头在旋转时只推动聚亚氨酯泵室内的血液向前移动。该泵预充量为 120ml,如图 49-3 所示。

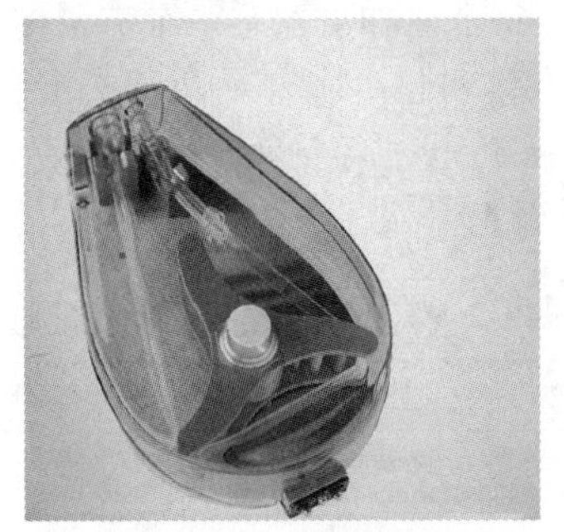
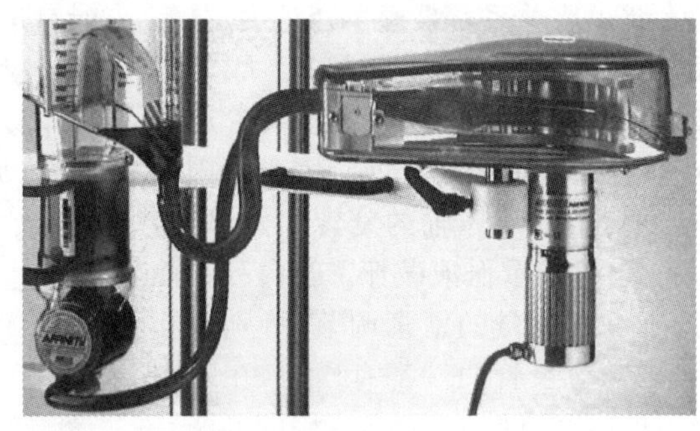

图 49-3 重力皮囊滚压泵泵头及工作示意图

泵不旋转时泵室由于泵头的支撑呈扁平形,然而一旦促使液体流动的压力超过泵室周围压力,液体将很快充盈泵管,液体向前流动依赖泵头的旋转,就如传统滚压泵。如果泵管入口受阻或无血液流入泵室,泵室将闭合到其自然的扁平状态,一旦发生这种情况前向血流立刻停止,泵室也不会返回其充盈状态,避免了负压形成,也不至于损害血液和组织,同时防止空气从松动的管道连接口进入循环管路。泵室依靠回流室液体被动充盈,因此回流室液面水平将会对泵流量产生很小的影响,即液面下降,血流量将随之减少,当回流室液面降至低于泵室入口时,将没有足够的压力促使液体充盈泵管而导致前向血流停止,但是泵头仍然旋转,一旦静脉回流重新恢复,泵管将重新充盈,血液继续向前推进,这就是该泵的前负荷敏感性,因此,避免了回流室打空和循环管道进气的弊端。

Metaplus 泵的聚亚氨酯泵室在各个泵头处因弹性而扁平闭塞,从而阻止了血液逆流。同样该泵对后负荷依然敏感,因为它所产生的压力是有限的,如果动脉管路梗阻后负荷过高,泵头端扁平的泵管将进一步舒张,使泵成为非闭塞型,这种情况常常发生在泵后压力低于管路连接处迸裂的压力。由于 Metaplus 泵对前后负荷均敏感,所以 CPB 期间需要无创性电子流量探测装置用来精确计算灌注血流,而且需要有独立的泵操作模块精确调控。

体外试验已经证实,当泵入口位置略高于回流室出口时即可有效避免 CPB 回流室打空;与传统滚压泵和离心泵比较可以降低微气栓的发生和较低的血液破坏能力;另外,该泵对前后负荷敏感性的特点也在 CPB 过程中被 Jaggy 和 Crockett 等人在临床工作中证实。Metaplus 泵的一次性耗材价格介于滚压泵和昂贵的离心泵之间，有望成为新一代 CPB 血泵推进心脏外科的发展。

4. 涡流泵　涡流泵因旋转的涡轮推动血液前进，并形成持续性血流而得名，是近年兴起的新型血泵，以其体积小、低预充、强劲动力为特点。工作原理类似于抽水机，依靠涡轮旋转产生动力，将血液吸入并从出口泵出（图 49-4）。泵头旋转可依靠电力直接驱动也可以通过磁铁耦合传动。以 MEDOS DELTA STREAM 为例，该泵预充仅为 30ml，电力驱动，转速 1000～10 000 转/分，流量最高可达 10L/min，安全可靠，24 小时连续使用无明显血液破坏；具有卓越的安全控制系统：触控面板，资料采集系统，可充电电池，可以与其他任何体外循环机相比；泵头旋转速度稳定，可提供平流和搏动灌注，停泵无血液逆流现象发生，既具有前负荷依赖性，又具有后负荷依赖性。尽管涡流泵具有如此多的优越性，由于缺乏大量临床资料的信息总结，目前使用仍处于探索阶段。有人设想依靠更加小巧的涡轮泵问世可以将其置入体内行心脏辅助，并已进入实验阶段。

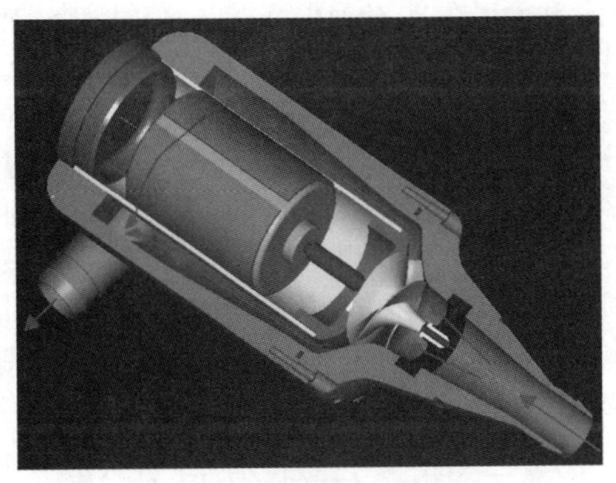

图 49-4　涡流泵工作示意图

5. 血泵的发展　人工血泵是 CPB 及辅助循环中另外一个主要的必需物品。临床上使用的人工血泵包括滚压泵和离心泵两种主要类型。理想的血泵应在提供血液动能的同时，对血液成分没有不利影响，其流量信号可以精确校正并监测。目前新型的 Stockert S5、Terumo System1 等机型均有非常完备的计算机监测软件设备，可以对 CPB 中的气泡和储血室安全平面进行监测，一旦发现异常即可报警，因而提高了 CPB 的安全性能。Jostra HL-20 具有搏动灌注模式，灌注医师在临床工作中可以根据需要加以采用。Stockert S5、Terumo System1 等还增加了悬挂型泵头设计，灌注师可以将血泵与患者近距离安置，从而缩短 CPB 管路，减少 CPB 管路中人工材料与血液的接触面积，CPB 管路预充总量同样减少。血泵随机配置的软件系统可以对转流中实时信号进行收集记录，为今后的分析整理提供依据。离心泵在近几年得到了明显的改良。早年的离心泵内部包括内置磁铁、锥体形叶轮。内置磁铁在电机的带动下，使得锥体形叶轮高速旋转，从而驱动血液向前运动，但是这种设计在临床上产生严重的血液破坏。新型离心泵如 RotaFlow、Levitronix 等均采用悬浮技术，离心泵内磁性设计的转子与离心泵内壁没有直接接触，从而使得溶血现象大为减轻，在长时间 CPB 和 ECMO 中取得了很好的效果。最近，研究人员将离心泵与氧合器一体化设计，为长时间辅助循环的发展开辟了新的道路。

（三）滤器

体外循环中有微栓产生，这些微栓直接阻塞微血管，对组织器官产生损伤，特别是脑和肺。滤器可有效地预防栓子进入体内。滤器根据滤除物质的大小可分为一般滤器、微栓滤器和无菌性滤器。一般滤器，滤除栓子大小在 70～260μm，在机制上以渗透式为主。微栓滤器滤除栓子在 20～40μm，以滤网式为主。无菌性滤器机制上为渗透吸收式，滤除细菌甚至病毒。

体外循环中滤器应用于多方面，由于篇幅的原因只介绍动脉滤器、回流室滤器、晶体液滤器和白细胞滤器。

1. 动脉滤器　动脉滤器是体外循环血液进入体内最后一道关口。大量的实验表明，动脉滤器的应用可明显减少心脏手术的脑并发症。使用动脉滤器时，应根据患者的体重选用适当的型号。滤器的网状结构易储存气体，排除较困难，预充前应吹入 CO_2，使滤器内的空气被 CO_2 置换，即使有小量 CO_2 气体残留，可以溶解形式储存于血液中。动脉滤器顶端有一排气孔，它可用来排除滤器的气体，同时也可用来监测管道压力。动脉过滤器的使用无疑会增加 CPB 管路的预充量。Terumo 公司新近推出的 Capiox FX05 氧合器将动脉过滤器与氧合器一体化设计，因而在 CPB 管路中无需添加动脉过滤器。Maquet 公司最近也有同类产品问世。尽管氧合器的重要功能是祛泡，但是由于缺乏良好的监测设备，使得氧合器的祛泡功能在过去不能得到很好的监测和评定。

2. 回流室滤器 回流室滤器是体外循环中微栓的主要滤除装置。它滤除来自心腔内或手术野吸引血带来的微栓，如组织碎片、赘生物、滑石粉、小线头等。对于鼓泡式氧合器，它还有消泡功能。回流室滤器一般为渗透式，在最外层有 60～80μm 的滤网，血液经混合方式滤过后 25μm 以上的微栓可清除 90%。随着滤器的改进，回流室滤器滤过能力大大提高，回流室的滤过特点表现在滤过量大、压力低，它要求滤网吸附水能力小，动态预充量小，流量高而压力低。

3. 晶体液滤器(预充滤器) 有研究发现氧合器、泵管、晶体预充液都含有一些微栓，大小在 5～500μm，包括插头、玻璃、纤维、化学结晶、塑料、毛发、蛋白等。体外循环前滤除这些可明显减轻栓塞，还可减少感染的发生率。体外循环管道预充时加 5μm 的滤器，流量 5～6L/min 条件下运转以滤除 5μm 以上微栓，这一标准仅对晶体液有效，预充完毕后将此滤器废弃。

4. 白细胞滤器 体外循环血液和异物接触，白细胞激活，使其表面电荷发生变化，易于黏附于毛细血管壁，激活的白细胞可塑性小、变形能力差、易嵌于毛细血管网中，体外循环中大量白细胞淤滞于肺微血管。体外循环中应用白细胞滤器可使粒细胞数目减少 70%，同时观察到沉淀于冠状动脉血管床的白细胞明显减少；血清中心肌细胞酶明显降低，冠状动脉循环阻力下降。应用白细胞滤器可以缓解心肌缺血后损伤，在心肺移植手术中，白细胞激活和氧自由基产生被认为是损伤肺组织的主要因素。白细胞滤器使氧自由基产生明显减少，左心房右心房白细胞计数差异明显减小，体外循环 90 分钟后白细胞仍处于低水平状态，肺内白细胞淤积、肺泡出血明显减轻。白细胞的激活是机体防御的一部分。心脏手术体外循环时，机体大面积暴露，感染机会增加，大量的白细胞减少，对细菌的抵御产生何种影响？术中使用白细胞滤器后白细胞减少至何程度为最佳？不同的病人如老人、儿童有何差异？上述一系列问题有待进一步探讨。

(四) 滤水器

滤水器的滤水原理是遵从 Starling 定理，血液通过滤过膜时，一侧为正压，另一侧为大气压和负压，液体因跨膜压差而滤出。滤出的液体分子量为 2000～20 000Da，不含蛋白质成分，其成分相当于原尿。影响滤水的因素有跨膜压差、血细胞比容、血浆蛋白浓度和温度等。用滤水器排除一些水分可减轻肾脏的负担，特别是婴幼儿的肾功能代偿能力差，应积极尽早使用。滤水器在 20 分钟内可排出 1L 的液体，对减轻水肿、排除毒素有积极的意义。滤水器的安装要注意时机，一般在体外循环结束前 40 分钟左右进行，在应用滤水器时要避免排出过多的水分，使灌注流量难以维持。滤水器对血液有一定的破坏作用，如异物表面接触、机械损伤等，且滤水器本身需要一定的预充量，对水负荷轻、肾功能和心功能好的患者可不安装滤水器。

第二节 体外循环中灌注指标及监测

一、生理指标的监测

(一)动脉压

动脉压是反映血容量、有效灌注流量、血

管阻力三者关系的一个指标，是体外循环中评价循环功能最重要的指标之一，但不能完全反映组织灌注的状况。动脉监测多采取动脉穿刺测压，常用的穿刺部位有桡动脉、股动脉、肱动脉、足背动脉。体外循环中动脉压尚无统一标准。有研究表明脑血流的自主调节阈在低温时下移，深低温时成人的阈值由 6.7kPa (50mmHg)降至 4.0kPa(30mmHg)，小儿的阈值降至 2.7kPa(20mmHg)。一般成人的桡动脉平均压(MAP)应维持在 6.7～12.0kPa(50～80mmHg)，过高或过低的血压均会造成组织的灌注不足。高龄、高血压病、糖尿病等患者因基础血压较高、脑的血流自主调节功能差，应维持较高的动脉压。婴幼儿的动脉压可适当降低，MAP 维持在 4.0～9.3kPa(30～70mmHg)。

动脉压主要由灌注流量及全身动脉阻力决定；动脉阻力主要与血管舒缩力和血液黏滞度有关；血液黏滞度随温度的下降而升高，随血细胞比容的下降而下降。体外循环初期，动脉压过低的原因有：出入量不平衡，腔静脉引流量多于灌注流量；血液稀释导致血液黏滞度下降，血流阻力下降；搏动血流消失，微循环血液淤滞，有效循环血量下降；血管活性物质快速稀释，血管张力下降，外周阻力下降；合并其他畸形，如动脉导管未闭、肺静脉异位引流等，造成血液分流，使动脉灌注流量不足；腔静脉引流不畅，影响动脉灌注流量；主动脉插管位置不当，包括错位、插入主动脉夹层、插入主动脉某一分支等，使全身灌注不足。以上原因造成的动脉压下降多为一过性，主要处理是保证有效的灌注流量，但低血压的时间过长应采取对策。

体外循环中，动脉压过高的原因有：麻醉深度不够，应激反应强烈，外周阻力升高；术前精神过度紧张，体内蓄积过多的儿茶酚胺等血管活性物质；出入不平衡，灌注流量过高；晶体液向细胞间质转移，利尿等造成血液浓缩，温度下降使血液黏滞度升高；儿茶酚胺等血管活性物质增多引起血管阻力持续升高；静脉麻醉剂被体外循环管道吸附，吸入麻醉剂排放至空气使麻醉变浅。主要处理是加深麻醉，适度降压。

(二)中心静脉压(CVP)

CVP 是靠近右心房的腔静脉压。体外循环中监测 CVP 可了解血容量的情况、判断右心室功能、反映上下腔静脉的引流状况，并通过测压管路补液或给药。目前多采取右侧颈内静脉穿刺测定 CVP，因其解剖关系明确、插管容易、并发症少。体外循环中由于落差虹吸效应，静脉引流通畅时 CVP 应为零或负值。

体外循环近结束时 CVP 过低，提示低血容量。CVP 过高提示静脉引流不畅，原因可能是插管型号不当、大量气体栓阻、引流路径阻塞或落差不足等。CVP 过高的主要副作用是脏器有效灌注压下降，组织缺氧，加剧水肿的发生。上腔引流管插入过深，可至一侧颈静脉，影响对侧静脉引流。上腔静脉压升高易造成术后脑水肿。下腔静脉管插管过深可越过肝静脉，易造成腹腔脏器水肿。特别是肝的水肿，或插入肝静脉肾及下肢静脉回流受阻，右心房插管过深，第二梯引流口被下腔静脉壁闭塞，使上腔静脉引流不佳。

(三)左心房压(LAP)

LAP 是反映左心室前负荷的可靠指标之一。应用 LAP 可调节最适的左心室充盈度，以期达到合适的心排血量，防止左心室过度扩张，监测左心功能和血流动力学变化。心功能差、左心室发育不良、完全性大动脉转位矫正术患者，监测 LAP 有特殊的意义。在房间沟与右上肺静脉连接处置管测压，也可切开右心房通过房间隔置管测压，Swan-Ganz 导管所测的肺毛细血管楔嵌压(PCWP)可近似反映 LAP。LAP 正常值为 0.7～2.0kPa(5～15mmHg)。体外循环中最高不宜大于 1.3kPa (10mmHg)。但重症瓣膜病或复杂先心病手术患者(如房坦手术、格林手术等)，常需维持较高的 LAP 才能保持动脉压的正常。

LAP 过低提示前负荷不足，可补充容量。LAP 过高，无论 CVP 如何，均说明前负荷已达一定阈值,此时盲目扩容可能导致左心衰竭,可适当应用正性肌力药和血管扩张药。成人巨大房缺和F4患者右心室相对收缩有力,在左心排血量降低,左心房压增加时,右心房压(中心静脉压)可表现正常。所以,成人巨大房缺体外循环后容量补给一定要慎重,一定根据左房压进行补充血容量。

(四)温度

鼓膜温度可准确反映大脑的温度。鼻咽温近似脑温,体现大脑基底环血流区域的温度,是常用的监测部位。食管中段温度近似心温。膀胱和直肠温主要反映腹腔脏器的温度,体现下半身的血运状况。手指、足趾等皮肤温度反映周围组织灌注状态。混合静脉血的温度反映全身平均温度。鼻咽温的探头应置于鼻甲位置。直肠的探头应置于肛门的齿状线以上。测心肌温度时可用针形电极插入心肌进行测量。

机体代谢与体温直接有关,每下降7℃组织代谢率下降50%,如体温降至30℃,则氧需要量减少50%,体温降至23℃时氧需要量则是正常的25%。体内需高血流量灌注的脏器有肾、心、脑、肝等,体外循环时为预防重要脏器缺血缺氧,提高灌注的安全性,经常与低温结合应用,低温下体外循环灌注流量可减少,血液稀释度可增加,氧合器血气比率可降低。降温程度根据病情、手术目的、手术方法等各种情况而定,有高温(>38℃)、常温(35～37℃)、浅低温(32～35℃)、中度低温(26～31℃)、深低温(20～25℃)、超深低温(14～19℃)。但目前各国及各单位低温标准尚未统一。需用低流量灌注时才采用深低温,需用停循环时才采用超深低温。采用深低温和超深低温体外循环时,氧合器应保证有良好性能,因为复温过程体内代谢率急剧上升,体温每升高1℃,物质代谢率提高13%,升温时氧债增加,如氧合器性能不好,不能满足机体氧需要量,则会发生严重缺氧及代谢性酸中毒。

(五)尿量及其性状

在无肾脏疾病前提下,尿量反映组织灌注状况和下腔静脉引流情况。尿pH间接反映酸碱状况,并受药物和电解质的影响,可作为纠正酸中毒的依据。根据尿比重可调整晶体的补充量。体外循环中肾糖阈下降常导致糖尿出现。多种原因造成血液破坏可致血红蛋白尿。体外循环一般要求转流中尿量大于1ml/(kg·h)。体外循环初期由于血压下降、肾血流量减少,尿量较少。转机一段时间后,由于血管活性物质增多,血压上升,肾血流恢复,加上稀释性利尿,尿量接近或超过正常。深低温低流量或停循环时,一般无尿或少尿。转流中尿pH通常在6.8～7.0。血红蛋白尿的程度可从淡红色至棕褐色,与血尿的鉴别为血尿一般为洗肉水色,静置后有红细胞沉积,镜检有红细胞。

尿路通畅而尿少首先应考虑体内容量不足、灌注流量不足和低心排造成的肾血流量不足,有效滤过压不够。下腔静脉引流不畅、静脉压过高也是造成少尿的原因之一。体外循环后期,麻醉减弱,血液中儿茶酚胺、肾素血管紧张素醛固酮和抗利尿激素等物质升高,均可造成尿量减少。尿管放置错误、尿管扭折、脱落可造成假性少尿。

(六)周围组织循环状况

1. 头面部、口唇 头面部,口唇发绀常提示上腔静脉引流不畅,如术中将左上腔静脉阻断时间过长。该部位充血水肿,可能原因有过敏、过度灌注等,如动脉插管位置不当,导致头面部动脉分支的流量过多;主动脉弓中断或主动脉缩窄者上半身灌注流量过高等。

2. 球结膜和腮腺 球结膜和腮腺水肿除与血液稀释度过大、晶体预充比例过高、转流时间长有关外,主要与上腔静脉回流受阻有关。

3. 外周组织的温度 复温阶段外周组织苍白冰冷,说明血管阻力高、灌注不足或稀释度过大。同时外周组织温度的监测可用于检测鼻咽温和肛温的准确性,外周组织温暖表明复温满意。

二、灌注指标的监测

(一)流量

灌注流量是体外循环中重要的灌注指标和监测项目之一。有效灌注流量是指最终灌注组织的血流,应从总灌注流量中减去以下几方面的流量损失:手术野吸走的动脉血量;大量的支气管动脉侧支循环分流血量;心内吸引血量;微循环异常灌注导致局部或全身组织间液增加,使氧从毛细血管到达细胞的距离增加而导致灌注流量损失;体外循环管道中的流量,如动脉滤器、血液标本环路、超滤器等。

体外循环的流量标准可按体表面积计算,成人大于 2.4L/(min · m^2)为高流量,1.8～2.4L/(min · m^2)为中流量,小于 1.8L/(min · m^2)为低流量。也可按千克体重计算,划分标准是:小于 50ml/(kg · min)为低流量,大于 80ml/(kg · min)为高流量。高流量对不同年龄组的患者有所区别,婴幼儿可达 3.5L/(min · m^2)或 150～200ml/(kg · min),而成人很少超过 2.8～3.0L/(min · m^2)或 80～100ml/(kg · min)。监测灌注流量是否充足可参考混合静脉血氧饱和度、尿量和 BE 值,一般维持混合静脉血氧饱和度在 60%以上、尿量 1～2ml/(kg · h)、BE 值±3。

(二)泵压

泵压是指动脉供血管路的压力,转流前后反映大动脉血压,转流中高于动脉压。当突然停电时,可参考停电前的泵压摇泵进行灌注。主泵压应小于 26kPa(200mmHg)为佳。动脉滤器进出口压差应小于 1.3kPa(10mmHg)。停跳液灌注管路的压力,成人在 32.0kPa(240mmHg),儿童在±20.0kPa(±150mmHg);在主动脉根部由于压力衰减,一般成人达 9.3～12.0kPa(70～90mmkg),小儿达 6.7kPa(50mmHg)。

泵压受灌注流量、动脉压、动脉插管及口径等多方面因素影响。开始转机时,泵压突然增高提示:主动脉插管过细或位置不当;动脉输出管路扭曲或阻塞;动脉插管插入主动脉夹层;动脉微栓滤器堵塞,进出口压差大于 4.0kPa(30mmHg)。泵压过低可出现在低流量或旁路开放时,发生凝血有时也会使泵压下降或难以测到。

(三)氧合器血平面

体外循环中应调整好体内外容量平衡,通过氧合器血平面的变化可推测容量情况。

血平面突然升高的原因主要有:静脉引流量大于动脉泵出量;体肺循环淤血或巨大心脏患者阻升主动脉后,心脏和全身血管床的血液回流入氧合器;停跳液和手术野液体大量回收;全身血管收缩,体内血容量减少。

血平面突然下降的原因主要有:静脉回流受阻,如静脉管路扭曲、静脉内大量气栓、静脉插管深度或位置不当;动脉灌注流量过高;失血过多或胸膜破裂大量血液滞留于胸腔;利尿或滤水量较大;血管床扩张,体内容量增加;各种原因引起的大量液体向细胞间质转移;血液随纱布、普通吸引器丢失。

(四)吸引泵的流量

体外循环中应调整好血液回收吸引和左心减压排气吸引,提供清晰的手术野,防止心脏膨胀和肺循环压力升高;同时避免过度吸引产生负压,造成血液破坏和气栓进入体内。

左心吸引血过多的原因主要有:发绀型先心病、支气管动脉侧支循环丰富;动脉导管未闭;主动脉瓣关闭不全;升主动脉阻断不全;左心回血多,且为静脉血,提示左上腔静脉的存在或腔静脉阻断不全。在心内直视手术中,心内回血主要来自于肺营养血管,其流量为灌注流量 1%～5%,超滤灌注流量的 10%为异常。

(五)动静脉管路情况

1. 有无气泡 动脉管路一旦发现气泡,立即停止循环,查明原因并予排除,如果体内进气,按意外情况及时处理;静脉大量气栓会影响回流,应尽快排除。

2. 管路有无梗阻或扭曲 动脉管路梗阻会造成泵管崩脱,静脉梗阻会影响回流。

3. 动脉管道的张力　如果动脉管路明显摆动，张力很大，提示前端梗阻。

(六)肝素抗凝和拮抗

1. 肝素抗凝　体外循环中抗凝药物主要为肝素。肝素在体内和体外都有抗凝作用，几乎对凝血过程的每一环节均有抑制作用，尤其是其通过 ATⅢ而使凝血酶灭活的作用更为强大，肝素为体外循环抗凝药物。肝素的个体差异很大，通常在体外循环前经静脉或右心房给一首次剂量(400U/kg)，全身肝素化后，根据抗凝后的激活凝血时间(ACT)酌情追加。肝素抗凝不足时，可导致血液凝固、凝血因子消耗过多、纤溶增加和血小板破坏；而抗凝过度时，使凝血机制紊乱，易发生颅内出血，并可导致术后出血增加。体外循环中 ACT 维持在 480 秒，基本检测不出纤维蛋白单体。当 ACT＜480 秒时，则须追加肝素，追加剂量视具体情况(病种、温度、流量等)而定，一般建议每相差 50 秒追加50～60U/kg。

不同厂家不同批号不同剂型的肝素，其提纯度、平均分子量及分子粒子的离散度各不相同，导致其效价差异很大。血液中 ATⅢ-凝血酶比例的差别是导致肝素个体差异的主要原因。低温可使 ACT 明显延长，使各种凝血因子的活性下降。ACT 测定之前，玻璃试管应在37℃检测槽中预热保温 3 分钟以上。转流中的血液稀释可使凝血因子大量稀释、难溶性纤维蛋白的形成及血小板的黏附聚集均受到影响，导致 ACT 延长。血栓弹力图(TEG)用于心血管外科围手术期凝血功能的监测，研究发现，临床上常规使用的抗凝检测如激活凝血时间对于心脏手术术后患者的血液内环境不能提供足够的信息，TEG 监测可以对于患者体内的凝血功能提供更为准确的资料。连续性血气监测设备如 CDI500 可以为手术期间的血气、电解质变化提供实时准确的信息。

2. 鱼精蛋白拮抗　鱼精蛋白是从鱼类精子中提取的蛋白质，分子量约 4500Da，呈强碱性。单独使用时具有抗凝作用，并可促进血小板黏附、聚集，肺小动脉收缩。在体内有大量肝素存在的情况下，强碱性的鱼精蛋白可与强酸性的肝素以离子键按1∶1 的比例结合，即每1mg 鱼精蛋白可中和 100U 肝素。体外循环后以鱼精蛋白拮抗肝素，肝素在转流中有部分已被代谢，鱼精蛋白的总剂量应偏小于肝素总剂量，按(0.8～1)∶1 的比例中和。有时出现“肝素反跳”现象，鱼精蛋白剂量宜偏大，主张按 1.2∶1 的比例中和。因肝素纯度和效价不同，剂量反应个体差异很大，体外循环中半衰期亦相差很大，鱼精蛋白中和应以 ACT 恢复或接近转流前生理值为标准。体外循环后将氧合器和管道内的剩余血回输时用鱼精蛋白(3～5mg/100ml)拮抗。

鱼精蛋白具有抗原性，少数患者会发生过敏和类过敏反应。临床表现为皮肤红斑、荨麻疹、黏膜水肿、体循环阻力下降、肺血管收缩、肺循环高压等，甚至出现心室颤动。术前应常规询问患者的鱼类过敏史和既往鱼精蛋白使用史，男性患者有无绝育史，对这类患者做好预防和抗过敏准备；鱼精蛋白拮抗时，经静脉缓慢给药，钙剂同时注入；高危患者可经升主动脉注入，以减少鱼精蛋白对肺血管的作用；给药时，根据血压，常规经升主动脉从体外循环机少量缓慢输血，以补充血容量。

(七)生化指标的监测

1. 低钾血症　体外循环中低钾血症的原因主要有：补充不足；尿丢失过多；异常转移(如酸中毒、低温、儿茶酚胺水平增高等)。低钾使心脏兴奋性增高。细胞外钾浓度降低使钙内流的抑制作用减轻，钙内流加速，复极化二期缩短，有效不应期缩短，易出现各种心律失常。缺钾时，颈动脉压力反射迟钝，血管对儿茶酚胺的反应减弱，可使体外循环中的血压偏低。低钾抑制糖原和蛋白质的合成，机体葡萄糖耐量降低。

低钾血症的诊断应以生化检查为标准，心电图、心功能情况作为参考。出现低钾应根据化验结果进行纠正。公式为：补钾量＝0.3×患者体重(kg)×(预纠正钾浓度－实际的钾浓度)。补钾后血钾的差异很大，纠正效果仍应以化验结果为准。体外循环中补钾速度和临床静脉补钾有很大的不同，在短时间内可将15%氯化钾从机器内分次给予。因为机器给钾可使钾在机器内进行一次稀释，进入主动脉后经微循环、静脉、右心房又进行了第二次稀释。体外循环有效地维持血流动力学稳定，为补钾提供了安全保障。若补钾效果不明显应考虑缺镁的可能，缺镁会严重影响补钾效果。体外循环中尿多或丢失的血液多，补钾时应同时注意补镁。体外循环中血钾变化有一定的规律。体外循环开始时血钾明显降低，体外循环后期由于复温，血钾逐渐回升，因此在复温时的低钾应予以足够重视。最好在开放升主动脉前5分钟测血钾。如有异常可及时纠正，为心脏复苏创造良好的条件。

2. 高钾血症 体外循环中高钾血症的原因主要有：假性高钾；肾排钾减少；血液破坏；酸中毒；摄入过多，如心脏停跳液灌注次数和容量过多，大量的血液预充。高钾血症的不利影响为静息电位接近阈电位水平，细胞膜处于极化阻滞状态，钠通道失活，动作电位的形成和传导发生障碍，心肌兴奋性降低或消失，兴奋-收缩偶联减弱，心肌收缩降低。

高钾诊断应以化验检查为准。复跳前应有血钾结果。在开放升主动脉后，心肌多次除颤不复跳应怀疑高钾，一旦怀疑或确诊为高钾，体外循环不能终止，以防高钾的心脏停搏。高钙抑制心肌动作电位3期的钾外流，钙在2期大量内流增加心肌细胞的静息电位，恢复心肌的兴奋性，并增加心肌收缩力。临床上可给氯化钙或葡萄糖酸钙。一般给1～2g钙盐后几分钟心电图可得到纠正，但作用短暂，此时血钾不降低。8.4%碳酸氢钠80～120ml可在30分钟内使血钾降低，持续4～6小时。碳酸氢钠中的钠离子使除极时钠内流加快，血钠增高可增加肾小管钾的排泄。碳酸氢钠碱化作用使钾向细胞内移动。钠盐使细胞外液渗透压增加，细胞外液容量增加，对高钾产生稀释作用。钠钾拮抗可减轻高钾对心肌的毒性作用。胰岛素可使细胞外钾进入细胞内，4～8单位的胰岛素静脉注射，可使血钾降低1.5～2.5mmol/L，持续至少6小时。胰岛素还刺激Na^+-K^+-ATP酶活性，增加肌细胞的钾摄取。特别强调，用胰岛素纠正高钾时一定要注意血糖的检测。一旦发现血糖有下降（<110mg%），应及时补糖。高钾时可用呋塞米（速尿）加强肾的钾排泄，但速度太慢。安装人工肾，可快速滤出含高钾的液体，同时补入10%葡萄糖。这种方法速度较快，效果较好。停机后如发现血钾很高，机器内血液不宜回输给病人。可用血细胞分离机（cell saver）处理，排出血液内的高钾血浆，将血液的有形成分回输。

3. 低钙血症 体外循环中低钙的原因主要有：血液稀释；碱中毒；预充大量库血。血钙降低可引起神经肌肉兴奋的一系列症状，如肌痉挛、喉鸣、惊厥等。在体外循环中主要表现为心血管系统的抑制，如钙离子小于0.66mmol/L，体外循环阻力下降，心肌收缩减弱，进而出现低血压。诊断低钙血症应以离子钙的化验结果为标准。目前国内临床化验大多反映血浆总钙水平。用离子电极法可直接测量钙离子浓度。当怀疑低钙引起血流动力学异常时，可试验性补钙。

成人患者体外循环中的低钙一般为低蛋白所致，此时血浆总钙下降，钙离子正常或偏高。对这类患者不易过分强调将钙维持在正常水平。因为体内钙含量丰富，加上完善的调节机制，患者在体外循环中或术后很少发生低钙血症。小儿患者需要预充大量血液，因枸橼酸和钙离子结合，血浆钙离子明显减少。婴幼儿钙代谢调节机制不健全，易产生低钙，导致低血压。应积极补钙，每100ml枸橼酸库血补钙0.1g。

钙与心肌缺血后再灌注损伤的关系密切。坏死的心肌细胞内有大量难溶性磷酸钙结晶沉淀。心肌缺血期细胞内钙聚积很轻；复灌期，特别是最初5～10分钟，细胞内钙含量可增加9倍，钙摄取可为正常的18倍。心脏复跳后，心肌刚从长时间缺血缺氧中恢复能量供应，需要偿还氧债，重建能量平衡。这时大量钙离子内流只会增加不必要的氧耗，使氧供需比失调。复跳初期血钙离子为0.6mmol/L可减少再灌注损伤。心肌恢复血运 5～10 分钟后再补入适量钙剂(10mg/kg)，使血钙恢复正常，增加血管张力和心肌收缩力。

(八)静脉氧饱和度(SvO_2)

SvO_2是体外循环监测的重要手段之一。它可以反映：①氧合器和患者肺的气体交换功能。②一定量的血红蛋白水平。③全身的氧耗和氧供平衡状态。④灌注流量和心排血量。一般在体外循环中 SvO_2 以高于 60%为尚可，70%～80%为佳。目前 SvO_2 监测已广泛用于体外循环，它可指导灌注时的流量和压力调节。在一些监测中还可附血红蛋白浓度的监测。SvO_2在体外循环开始较高通常为 85%，它主要和降温、氧耗下降有关。另一方面还和微循环短路、氧摄取率下降有关。这提示体外循环的降温要逐渐性、均匀性。在深低温停循环恢复血流灌注后，不要急于复温，待 SvO_2 大于 80%再进行复温。这样充分偿还氧债，减少缺血再灌注损伤。SvO_2 在心内手术结束后的并行期起有重要作用，如控制静脉回流、心脏完成大部分射血功能。SvO_2能维持或略有升高，说明心脏射血能满足机体的需要，此时可从容终止体外循环。反之，则要分析 SvO_2 降低的原因。一般情况下要辅以正性肌力药物或其他辅助措施。深低温停循环时，SvO_2 长期低于 50%，应降低体温或增加流量，这样可避免机体的缺氧缺血。

使用近红外氧饱和度仪，对于脑组织区域内的氧饱和度进行实时监测，为围手术期发现脑组织灌注异常提供了依据；阜外医院前期在国内率先开始将血液黏弹性监测设备应用于对 50 例 ECMO 病例的回顾性研究分析显示，动态乳酸监测可以判定患者的转归和预后。

第三节　体外循环中的心脏保护

一、心肌应用解剖和生理

1. 心肌的血管分布　心外膜下 3/4～4/5 心肌的血液由冠状动脉直角分支斜行穿入，侧支丰富。心内膜下 1/4～1/5 心肌经壁室小动脉直角穿入心肌，侧支少，心肌受压时，此处血流易中断。心内膜心肌代谢较高，所以此处是易遭缺血损害的部位。

2. 影响心肌的供血因素　心肌的血供可用公式表达：$Q=\frac{P_c-P_{im}}{R}$。其中，Q 为心肌血流量，P_c 为冠状动脉压，P_{im}为局部心肌内压，R 为血流阻力。舒张期 P 值最小，为心内膜血供主要时期，而收缩期近乎停止。在收缩时由于左心室压力较高，右心室压力较低，所以左心室为舒张期单向供血，右心室为双向供血。成人心率过快，舒张期相对缩短，不利左心室心内膜血供。

3. 心肌缺血时的能量产生　缺血心肌的能量主要来源于无氧代谢的糖酵解。它不受限于糖原，而受限于 ATP。而 ATP 的合成只有在磷酸肌酸尚未耗竭情况下方能进行。缺血心肌恢复主要决定于 ATP 和磷酸肌酸。心脏手术的心肌保护中心环节通过心肌机械活动停止有效降低能耗，其次通过低温进一步使代谢率降低。

4. 心肌超微结构　肌原纤维的细肌丝主要由肌钙蛋白、肌动蛋白、原肌球蛋白组成。它们排列有序，是心肌收缩结构基础，过度扩张可使超微结构破坏，直接影响收缩。心脏手术要避免心肌过度膨胀和过度牵拉。

二、体外循环中的心肌缺血和再灌注损伤

1. 体外循环中与心肌缺血有关的因素　间断停搏液灌注都会造成一定程度的心肌缺血性损伤，冠状动脉血流阻断时间越长，心肌损害越重，应尽快恢复心脏血流。心肌肥厚时心肌毛细血管相对减少，心肌内压增加，氧需增加，缺血耐受差。颤动时心肌机械活动仍存在，心肌因小血管间歇阻塞，心内膜下心肌组织压明显升高，需要 12.0kPa(90mmHg)灌注压，才能维持心内膜下心肌灌注。心室内压特别是主动脉瓣关闭不全、心肌停搏、左心室减压不畅，可造成心肌纤维过度牵拉，使其超微结构破坏。复跳时应避免心室过胀，有利于心肌尽快恢复。

严重冠状动脉疾患、顺行灌注停搏液效果不佳，需配合逆行灌注。50岁以上心脏病患者都要警惕并发冠心病的可能。心肌炎、风湿活动期、心肌代谢阻碍，缺血耐受明显降低。急性心肌梗死患者死亡率高，如有可能尽量在病情稳定后进行手术。主要发生在体外循环过度稀释或辅助循环自身肺氧合能力不佳时，使冠状动脉氧供减少，心肌缺氧缺血。冠状动脉栓塞包括气栓、血栓、油栓、粥样斑块等，微栓主要到达心内膜下心肌，广泛时可造成心肌梗死。

2. 体外循环中的心肌缺血再灌注损伤 心内直视手术中，为了获得安静无血的手术野，需要暂时阻断冠状动脉循环血流。心肌在第一次阻断冠状动脉灌注，其缺血缺氧期细胞内的生化反应及超微结构改变并不十分明显。当解除主动脉阻断重新恢复冠状动脉血流后，则可出现严重的病理性心肌细胞损害和顽固性心律失常，心肌肥厚或术前存在冠状动脉供血不足的患者更为明显。这种在缺血期心肌改变不明显，而在重新灌注后才充分表现出来的心肌损害称之为"心肌缺血再灌注损伤"。

心肌细胞液中 Ca^{2+} 的细微变化控制着以高能磷酸盐形式存在的化学能转变为以张力形式出现的机械能。Ca^{2+} 随着其电位及浓度梯度的差异通过细胞膜上的通道进入细胞内，其进入量的大小是根据其电位及高能磷酸盐有关的闸门机制而定的。细胞膜动作电位平台期 Ca^{2+} 从细胞外通过慢通道进入细胞内，触发了肌质网及线粒体中 Ca^{2+} 的释放。释放出的游离 Ca^{2+} 增强了心肌收缩力而过分地消耗了高能磷酸盐。当心肌舒张时 Ca^{2+} 主动反流入肌质网及线粒体中时亦需消耗高能磷酸盐。为了维持细胞内持久的 Ca^{2+} 平衡仍需将细胞内 Ca^{2+} 泵出细胞外以维持正常的浓度梯度。避免细胞内 Ca^{2+} 的积聚主要是依靠 Na^+-Ca^{2+} 交换机制，交换运动方向主要看细胞内外 Na^+ 的相对浓度如何，要维持一个细胞外-内 Na^+ 高浓度比及 Ca^{2+} 外流亦需消耗能量。如上述机制衰竭则细胞内游离 Ca^{2+} 浓度保持很高，结果使蛋白间形成牢固的结合。能量继续消耗而无补充则 Ca^{2+} 及 H^+ 激发释放带有破坏性的脂蛋白酶，结果引起细胞结构的破坏及功能的丧失。

心肌缺血再灌注损伤最常见和最早的表现为心律失常，这可能与再灌注细胞内钙超载及细胞外钾减少有关。动物实验表明：结扎冠状动脉60分钟未见细胞内钙离子含量增多，再灌注10分钟后细胞内钙离子含量增多10倍。血流灌注造成心肌细胞突发性水肿，质膜破坏，线粒体肿胀破裂，肌纤维收缩带坏死。未灌注的缺血梗死区只见苍白松弛的肌纤维，细胞结构仍保存。再灌注冠状静脉窦及体静脉血中CK、LDH均增高。在再灌注区常见部分小血管内皮细胞肿胀及白细胞堵塞而呈无复流状态。严重时心肌急性水肿，心肌顺应性降低，心室收缩力、血压及心排血量等均下降，严重者不能维持循环。

三、心脏保护的原理

1. 心脏保护的原则 体外循环心内直视手术中心脏保护是多方面的，简单概括为"慎于术前，严于术中，善于术后"。术前心脏保护工作主要为改善心功能，增加心脏能量贮备；术中主要是降低心脏氧耗，减轻或预防心脏缺血再灌注损伤；术后保证冠状动脉血供，控制心脏前后负荷，促进心肌顺应性的恢复。

传统的冠状动脉搭桥手术中的心脏保护主要是针对心肌细胞的保护。目前已将这一概念扩展为心脏血管和心脏传导系统的保护。

心脏血管保护对防止栓塞和血管痉挛的保护作用非常重要。血小板释放ADP和血清素引起内皮释放一氧化氮可减弱血小板黏附进一步阻止聚集，并抑制血管内血小板的聚集。由于这个过程血管舒张，血栓溶解使冠状血流维持正常。再灌注损伤使血管内皮一氧化氮释放减少，使冠状动脉内皮易于血小板黏附聚集。有内皮细胞损伤时，来源于血小板的产物如 TXA_2 和内皮素能直接作用于血管平滑肌引起收缩，增加血管张力和血小板聚集。局部组织缺血可能刺激内皮产生EDCF，引起或加重冠状动脉血管痉挛。在冠状动脉搭桥手术中更应注意保护血管内皮，手术轻柔操作，预处理移植动脉，如罂粟碱、钾通道开放剂，肝素化血液浸泡对血管损伤有积极意义。

传导系统的损伤来源于两大方面。一是手术中机械性损伤，如过度牵拉、冠状静脉窦逆灌管盲插损伤传导束。二是缺血再灌注，这也是最严重的问题。其预防为应注意减少机械性损伤如适度牵拉，准确细致的盲插管等。但更主要的是尽量缩短缺血时间，减轻再灌注损伤。缺血心肌再灌注过程中发生的心律失常，称为再灌注心律失常。以室性心律失常最常见，包括室性期前收缩、室性快速心律失常以及室性纤颤。目前，大多数专家将再灌注心律失常分为三类：良性、潜在致死性、致死性。触发活动和折返激动是再灌注心律失常的根本原因。而在缺血再灌注过程中许多生化变化又加重了心肌对再灌注心律失常的易损性，包括儿茶酚胺和肾上腺素能受体状态、脂肪酸和葡萄糖的获得率和利用率、溶血磷酸甘油酯的形成以及激活花生四烯酸途径。

心脏可在跳动、室颤、停搏的三种状态下进行手术。其中室颤状态的氧耗最高，低温停跳状态氧耗最低，其缺血耐受最佳。前两者状态要求冠状动脉有充分的血液供应，而低温停搏状态主要通过灌注心肌停搏液来实现。

绝大多数医院都采用化学停搏液方法进行体外循环中的心肌保护。它通过高钾，使心脏迅速停搏，减少心脏在停搏前因电机械活动所造成的能量损耗。化学停搏液中的能量物质以及其他药物在心脏停搏期间，为心肌提供代谢底物，维持心肌细胞的结构完整及细胞膜离子泵功能正常，保持正常的钠、钾、钙等离子跨细胞膜离子梯度。化学停搏液使心内直视手术中心肌耐受缺血的安全时限得以延长，预防或减轻心肌缺血再灌注损伤。

2. 停搏液中各种成分及其意义

(1)钾离子：它是化学停搏液中的重要成分。当细胞外 K^+ 浓度升高后，跨膜 K^+ 梯度下降使膜电位的负值下降，Na^+ 流入细胞内的速度减慢，结果使动作电位的上升速度、幅度及传导速度均减少。当膜电位降至 50mV 时则 Na^+ 通道停止工作，Na^+ 被阻止在细胞外，不能产生及传播动作电位。维持电位在此水平可使心脏处于舒张期停搏。晶体停搏液中 K^+ 最佳浓度为15～20mmol/L，含血停搏液中 K^+ 为20～30mmol/L。

(2)镁离子：镁离子是细胞内许多酶的激活剂，是许多酶的辅助因子。细胞外高镁时镁离子可通过竞争心肌细胞膜上的钙离子通道上的受体，阻止钙离子进入细胞内而产生停搏作用。研究表明，晶体停搏液中理想的镁离子浓度为 15mmol/L。

(3)钙离子：细胞膜的完整及细胞内许多生理作用也需要钙离子参与。要适当控制钙离子在停搏液中的浓度，婴幼儿在此方面显得尤为重要。晶体停搏液中适宜的钙离子浓度为 0.5～0.6mmol/L，成人含血停搏液钙浓度可为零。

(4)钠离子：停搏液中钠离子适宜浓度为100～120mmol/L。细胞外 Na^+ 浓度过高会引起心肌细胞水肿，而细胞外 Na^+ 过低会影响心肌细胞 Na^+-Ca^{2+} 交换机制，导致细胞内 Ca^{2+} 的大量积聚。

(5)膜稳定剂：目前认为体外循环中炎性介质激活对心肌细胞膜结构有明显损伤。抑肽酶可有效阻止体外循环中炎性介质反应。一些学者发现将其加入停搏液中对于心肌细胞有明显的保护作用。普鲁卡因、糖皮质激素等有一定的细胞膜保护作用，可以增加心肌保护的效果。

(6)能量代谢底物：许多研究表明，心肌缺血期间如果提供一定的能量代谢底物，例如葡萄糖、高能磷酸化合物(ATP、CP)、氨基酸(谷氨酸)等，有助于对细胞形态及功能的保护，减轻缺血再灌注损伤，在温血灌注尤为重要。

(7)钙通道阻滞剂和氧自由基清除剂：心肌缺血再灌注损伤的主要机制是钙超载和氧自由基的作用，在停搏液中加入钙通道阻滞剂[维拉帕米(异搏定)、硝苯地平等]或氧自由基清除剂(甘露醇、别嘌呤醇、中药丹参等)有良好的心肌保护效果。

(8)腺苷：腺苷是一种内源性保护物质，参与心血管系统的多种调整机制。正常生理条件下心脏中的腺苷主要来自血管内皮细胞。局部心肌缺血缺氧、儿茶酚胺或钙离子的释放、抗原或氧自由基的刺激都可使心肌细胞内ATP大量降解，产生高浓度的腺苷。腺苷的多种生理作用是通过效应器上特殊的腺苷受体来介导。给予外源性腺苷兴奋 A_1 腺苷受体可增强心肌对缺血的耐受性，减轻顿抑心肌在再灌注期所产生的损伤。

四、心肌保护的主要方法

心肌保护的方法很多，临床主要根据病情决定。另外，手术医师的灌注习惯、器械条件等也是重要因素，在选择上主要考虑下列问题。

1. 晶体和含血停搏液

(1)晶体停搏液：冷晶体停搏液机制在于：以高钾浓度灌注心肌，使跨膜电位降低，动作电位不能形成和传播，心脏处于舒张期停搏，心肌电机械活动静止。晶体停搏液的低温使心肌基本代谢进一步降低，能耗进一步减少，心肌缺血耐受能力增加。冷晶体停搏液优点表现为：心肌保护效果确实，操作简单、实用。不足表现为：不能为心肌提供氧和其他丰富营养物质；缺乏酸碱平衡和胶体的缓冲；大量灌注时如晶体停搏液回收可造成血液过度稀释；如果丢弃可导致血液丧失，不能满足严重心肌损伤的心肌保护的需要。

(2)含血停搏液：含血停搏液使心脏停搏于有氧环境，避免心脏停搏前短时间内电机械活动对ATP的消耗。心脏停搏期间有氧氧化过程得以进行，无氧酵解降到较低程度，有利于ATP保存。较容易偿还停搏液灌注期间的氧债。含血停搏液含有丰富的葡萄糖、乳酸、游离脂肪酸等，为心肌有氧氧化和无氧酵解提供物质基础。血液中的胶体缓冲系统、生理水平的电解质，有利于维持离子的正常分布以及酸碱平衡的稳定。血液中的红细胞可改善心肌微循环，对消除氧自由基等有害物质有一定作用。

晶体和含血停搏液的比较见表49-3。

表 49-3　晶体和含血停搏液的比较

	含血停搏液	晶体停搏液
氧含量	丰富	极少
胶渗压	较合理	零
缓冲碱	丰富	少量
多种灌注方法	适应性强	适应性差
灌注压力和容量	可控性好	可控性差
对转中血容量	影响小	影响大
常规操作	简单	复杂
专用器械	必需	不需

2. 灌注途径　见图49-5。

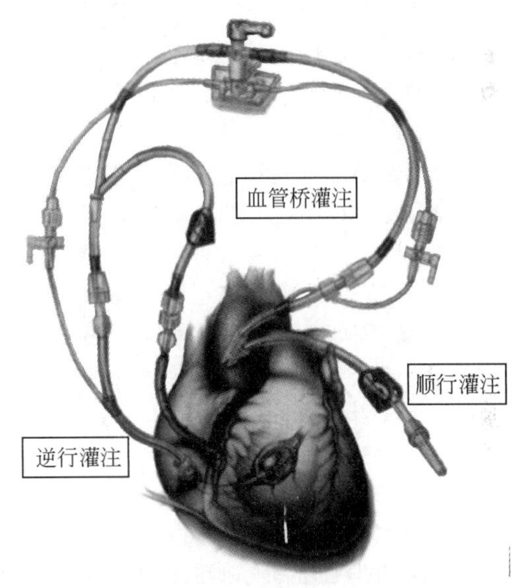

图49-5　心脏停搏液灌注途径示意图

(1)顺行灌注：停搏液从主动脉根部经冠状动脉窦顺行灌注，简称顺灌(ACP)。顺灌要求升主动脉钳阻断血流要确实，主动脉瓣闭合良好，冠状动脉基本通畅。由于此操作简单实用，所以是心脏手术中停搏液最常用的灌注途径。除此之外，顺行插管还可以用于心内减压和心内排气。

(2)冠状静脉窦逆行灌注：停搏液从右心房经冠状静脉窦逆行灌注，即RCSP。RCSP优越性体现在冠状动脉严重狭窄或完全阻塞时，ACP的心脏停搏液分布不均匀，因此减弱其在冠状动脉旁路术中对危险心肌的保护作用；RCSP不依赖冠状动脉的通畅情况，在保护左心室心肌方面优于ACP。

冠状静脉系统是无瓣膜管道，静脉通过毛细血管及窦状隙与心肌细胞交通。粥样硬化病变不累及冠状静脉系统。RCSP时心肌停搏液一部分经毛细血管床从冠状动脉窦（主要是左冠状动脉窦）流出，另一部分则经Thebesius窦状隙血管系统直接引流至右心腔。前者与后者之比为1∶3；前者是营养心肌的主要途径，后者在冲掉无氧代谢产物方面有较大的意义。小部分心肌停搏液由窦状隙血管流入左心室，由心前静脉流入右心房。

RCSP的操作技术有：直视插管是在主动脉阻断后，于右心房前壁距房室沟1cm处做约2～3cm的平行切口，直视下置导管于冠状静脉窦。闭式插管是在右心房壁或右心耳先做一荷包缝合，然后通过荷包插导管于冠状静脉窦。操作应注意导管切勿插入过深，以免气囊堵塞心小静脉开口，影响灌注效果。主动脉根部在灌流过程中插管引流心肌停搏液。灌注总量每次250～800ml。每间隔20～30分钟补充灌注一次。灌注压力不宜超过8kPa（50mmHg），否则静脉窦可因压力过高而破裂、出血。

RCSP的不足表现为RCSP对右心室及部分室间隔不能提供良好保护（ACP结合RCSP效果好）；操作繁琐；冠状静脉窦易损伤。其优点与缺点见表49-4。

表49-4 冠状静脉窦逆行灌注的优点和缺点

优点	缺点
冠状动脉严重狭窄心肌保护较佳，心功能在术后维持良好	可能造成冠脉静脉窦撕裂伤
无需主动脉穿刺；冠状动脉严重阻塞时不会因强行高压灌注进一步损伤冠状动脉	压力过高，可造成心肌水肿
逆灌可将气栓或其他栓子冲出	操作器械增多，步骤繁琐

续表

优点	缺点
可连续灌注而不中断手术	心脏停搏慢
改善心内膜灌注，减轻坏死和酸中毒	心电图可产生房室传导阻滞
再次搭桥患者操作更方便	右心室和室间隔灌注效果不理想
	短时间手术，轻症患者不宜采用
	逆灌管价格高
	冠状动脉阻塞90%，逆灌优势方能得到充分体现

（3）血管桥灌注：在冠状动脉循环阻断期间，如果完成血管桥的心脏端吻合，可经血管桥进行灌注含血停搏液。这可缩短心肌缺血时间，以及为心肌提供氧和其他营养物质，冲洗组织中的代谢产物，对严重缺血心肌起到积极的保护作用。另外，它还可以检查血管桥吻合口是否漏血。桥灌时应注意流量要小（每根桥15ml/min），压力要低（<20mmHg），否则易造成血管损伤。

3. 温度

（1）低温停搏：机体大部分的生理和生化功能都是在酶促反应下进行的，酶促活动随温度的降低而减弱。在低温状态下，由于各种耗能减弱，从而使细胞的高能物质得以储存。正常人在常温的氧耗量（VO_2）为150ml/(min·m^2)，动物实验中发现28℃的氧耗量为常温的一半，而25℃则为常温的33%。因此简单的推论温度每降1℃，氧耗量下降5%。一般在临床上的心肌保护低温（10℃左右）加停搏液可使心脏静止状态下安全维持30分钟左右。这种方法简单实用，手术中术野干净是目前的主流方法。

（2）温血停搏

1）温血停搏主要理论基础：心肌能量消耗主要用于其收缩时的电机械活动，心脏停搏以后其氧耗量仅为工作状态的10%。低温虽然能降低心肌的基础代谢率,增加对缺血的耐受性,但在心脏电机械活动停止以后,温度要降低到11℃才具有进一步减少心肌氧耗的作用。

低温可降低细胞膜脂质液态性,抑制细胞膜酶的功能,影响其通透性及运输功能,抑制心肌耐量产生和利用等;低温下血红蛋白氧离曲线左移,冠状动脉血管反应能力下降,阻力增加;红细胞变形能力差,限制冷血停搏液的供氧作用,并易造成微血管栓塞,影响微循环灌注等。

有实验表明,冷血停搏时冠脉血管呈收缩状态,会使停搏液灌注不均匀。而温血停搏液灌注可明显克服上述不足。还有研究表明,低温使心肌能耗减少,同时也使三羧酸循环的氧代磷酸化受到抑制。ATP和PC产生不足。这在心肌恢复血流时易造成再灌注损伤。

2)温血停搏的基本方法:大多数医院采用温血停搏液(37℃)和晶体停搏液按4∶1比例混合,首次采用高钾(K^+浓度20～25mmol/L)诱导停跳,灌注速度为300ml/min,共5～7分钟;然后用低钾(K^+浓度7～9mmol/L)维持,灌注速度为75～125ml/min。根据术中心电有无活动可持续或间断灌注。注意间断灌注的时间不宜超过8分钟。灌注方式可选择顺灌(主动脉根部)、逆灌(冠状静脉窦)以及顺逆灌结合等方法。

3)温血停搏存在的问题:持续血停搏液灌注可造成手术视野出血,影响手术操作。血钾易升高,这是由于连续高钾灌注停搏液所致。术后高钾影响心脏复苏,增加处理上的困难。术中为维持灌注压力或流量,使用较多的晶体液时可导致低钠血液稀释。常温状态炎性介质活动增高,术后神经并发症发生率较高。

温血和冷血停搏液效果比较见表49-5。

表49-5 温血和冷血停搏液效果的比较

	温血停搏液	冷血停搏液
氧代谢	合理	抑制
停搏液分布	均匀	不均匀
心肌保护	好	待完善
灌注方法	连续性	间断
手术视野	不清晰	清晰
高钾血症	易产生	少见
炎性介质	反应活跃	抑制明显

(3)联合方法(温-冷-温):为了克服上述不足,一些临床单位采用一种混合改良的方法。即温诱导,冷维持,温复苏(简称温-冷-温)。具体方法是用33℃左右的温血全钾(20mEq/L)灌注,直至心脏电机械活动停止。这样利于停搏液的均匀分布,然后用10℃左右的冷血停搏液继续灌注,总量达15ml/kg左右即停止停搏液灌注。以后每30分钟或心电机械活动出现,可用半钾10mEq/L左右含血停搏液灌注。10ml/kg可增加心肌缺血耐受能力,延长停搏时间,减少心肌ATP的消耗。在开放前5分钟灌注温血(33℃左右)半钾停搏液(10ml/kg左右),这样使心肌在常温下有大量ATP生成。此时由于心脏电机械活动停止,心肌能供大于能耗,同时将大量酸性(代酸)产物冲洗出心肌,为心脏在恢复血流供应后的电机械活动恢复打下良好基础。这是防止再灌注损伤的有效方法之一。

(龙 村)

参考文献

龙村. 1999. 体外循环. 北京:人民卫生出版社

Aziz TA, Singh G, Popjes E, et al. 2010. Initial experience with CentriMag extracorporal membrane oxygenation for support of critically ill patients with refractory cardiogenic shock. J Heart Lung Transplant, 29(1): 66～71

Deptula J, Valleley M, Glogowski K, et al. 2009. Clinical evaluation of the Terumo Capiox FX05 hollow fiber oxygenator with integrated arterial line filter. J Extra Corpor Technol, 41(4): 220～225

Gomez D, Preston TJ, Olshove VF, et al. 2009. Evaluation of air handling in a new generation neonatal oxygenator with integral arterial filter. Perfusion, 24(2): 107～112

Gorman R, Ziats N, Rao A, et al. 1996. Surface bound heparin fails to reducethrombin formation during clinical CPB. J Thorac Cardiovasc Surg, 111:1

Gravlee GP, Davis RF, Utley JR. 1993. Cardiopulmonary Bypass Principles and Practice. London: Williams & Wilkins

Hopper AO, Pageau J, Job L, et al. 1999. Extracorporeal membrane oxygenation for perioperative support in neonatal and pediatric cardiac transplantation. Artif Organs, 23(11):1006

Kulat B, Zingle N. 2009. Optimizing circuit design using a remote-mounted perfusion system. J Extra Corpor Technol, 41(1):28～31

Lorusso R, De Cicco G, Totaro P, et al. 2009. Effects of phosphorylcholine coating on extracorporeal circulation management and postoperative outcome: a double-blind randomized study. Interact Cardiovasc Thorac Surg, 8(1):7～11

Miller R D, Reves JG. 1999. Atlas of Anesthesia, Cardiothoracic Anesthesia. Boston: Current Medicine Inc.

Nilsson I. 1996. Response esinophil granulocyte activation and heprin coated cardiopulmonary bypass. Ann Thorac Surg, 61:1039

Tamim M, Demircin M, Guvener M, et al. 1999. Heparin-coated circuits reduce complement activation and inflammatory response to cardiopulmonary bypass. Panminerva Med, 41(3):193

第 50 章　控制性低血压

控制性低血压,是指在全身麻醉时,人为地将平均动脉压(MAP)降低到6.67～8.67kPa(50～65mmHg)。

第一节　控制性低血压的生理基础

血液循环的主要作用是供给机体组织氧以及营养物质,因而器官组织充足的血液灌流比单纯的血压高低更重要。

一、血压

血压∝周围血管阻力×心排血量。周围血管阻力降低,血压下降;心排血量下降也可以使血压下降。心排血量不变,单位时间通过全身组织的总血量不变。如果心脏输出的血液减少,通过各器官组织的血流必然下降。

二、组织灌流量

$$组织灌流量 \propto \frac{\pi \times 组织灌注压 \times 血管内径^4}{8 \times 血管长度 \times 血液黏度}$$

组织灌流量主要随血压和血管内径的变化而变化。血压降低,灌流量也降低。在组织里,如果血管内径增加,尽管灌注压下降,组织灌流量可以不变甚至增加。如果管内径增加 1 倍,尽管灌注压降低 1/2,而灌流量仍可以增加 8 倍。当然这只是物理学上的描述,不能代表活体实际情况。灌注压的降低程度大于血管扩张的代偿能力时,组织灌流量就会相应降低。

三、组织灌注压

小动脉扩张,血循环周围阻力降低,血流通过不发生显著的压力衰减,故实际上毛细血管前灌流压仍然不变(图 50-1)。正常情况下,多数脏器的毛细血管前血压在 4.27kPa(32mmHg)左右,以维持血管壁不塌陷。维持血管壁不塌陷的血管内压称为临界闭合压。理论上,只要保证毛细血管前血压大于这个值，就可保证组织的血流灌注。血管张力对临界闭合压有很大的影响，当血管平滑肌完全舒张时，临界闭合压就会降低。

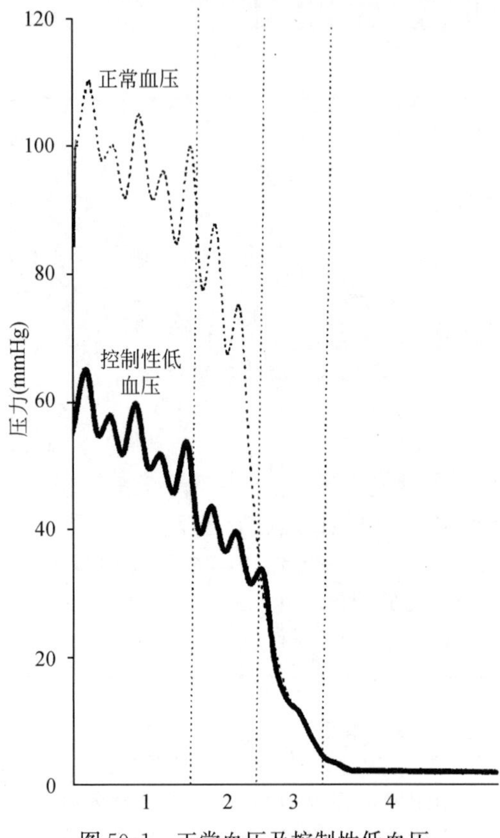

图 50-1 正常血压及控制性低血压
1. 动脉；2. 微动脉；3. 毛细血管；4. 静脉

四、控制性低血压明显减少出血

控制性低血压已在大量不同种类的手术过程中显示了它的优点。如一组全髋成形术的报道，正常血压（MAP12.5kPa）手术的出血量平均 1038ml，采用控制性低血压（MAP8.5kPa）的手术出血量仅平均 212ml。

不同程度的低血压，明显影响出血量，一项临床研究报道，平均动脉压降到（8±0.67）kPa 的病人，手术出血量为（263±98）ml，而平均动脉压降到（6.67±0.67）kPa 的病人，同一术者、同类手术出血量仅为（179±73）ml。

五、重要脏器血流是否减少

控制性低血压减少手术创面出血，是否减少重要器官的血供？控制性低血压对各器官血流的影响很复杂，其影响程度与所用药物、降压程度、持续时间及器官本身的生理状态等有关。

（一）对脑血流

所有对脑的研究几乎一致认为，控制性低血压对脑的血流动力学不会产生明显变化。对施行了控制性低血压的老年病人，进行精神心理测验，也没有发现与术前有任何差异。其原因都归结于脑血管有极强的自主调节能力。目前所公认的控制性低血压“安全”低限 MAP 为 6.7～7.3kPa（50～55mmHg），其依据就是脑血流量的自主调节能力在这个范围之内，一旦 MAP 低于这个限度，脑血流量就会随血压降低而减少（图 50-2）。

脑血流减少并不意味就开始发生脑缺血。研究发现，脑血流即使降低 50%，也没有脑缺血的表现。这说明脑灌注压从自主调节低限 8kPa（60mmHg）降低 50%，即达 4kPa（30mmHg），也不会发生脑缺血。Eckorhoff 的研究认为，人的大脑在动脉收缩压短时间低到 2.3kPa（17mmHg）时也可以耐受。这个水平大大低于临床所能接受的值，且临床上也没有必要用如此低的血压。但这个研究显示了脑灌注压可以降低到什么程度。有人对脑动脉瘤的病人进行了极度低血压的研究，控制性降低病人血压到 4～5.3kPa（30～40mmHg），脑血流量降低到了 18ml/(100g · min)［正常为 50ml/(100g · min)］，发现脑的氧代谢仍能维持正常，术后亦没有发现对脑功能有任何不良影响。

慢性高血压的病人，脑血流的自主调节曲线会发生右移。也就是说，这类病人保持脑血流自主调节能力的最低血压限要高于正常血压病人的最低限度。但是，如果这类病人术前进行了有效的抗高血压治疗，其自主调节曲线会移回到它的正常位置，此时仍可以在术中安全实施控制性低血压技术。

必须注意的是，对脑血管自主调节影响最重要的是脑的灌注压，而不是血压。灌注压是

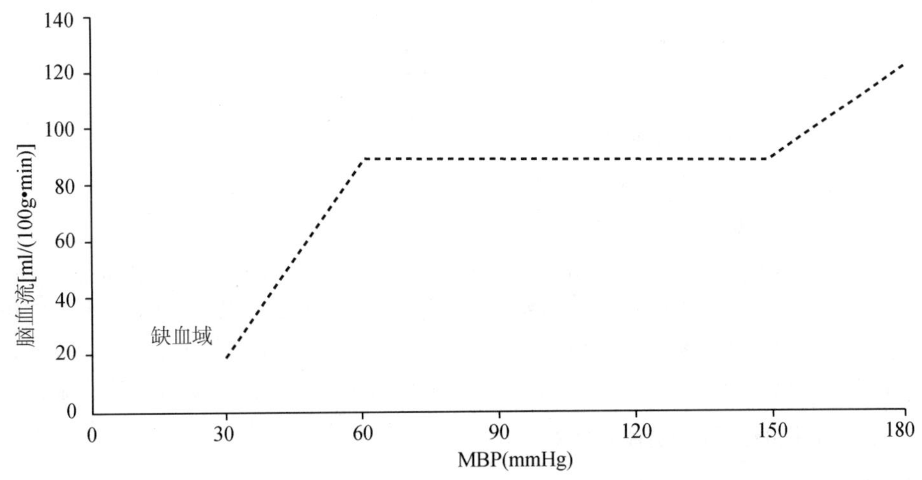

图 50-2　脑血流自主调节曲线

动-静脉的压力差，由于脑的静脉压与颅内压差不多，脑灌注压一般计算为：

脑灌注压＝平均动脉压－颅内压

颅内压增高的病人，在颅腔打开之前，最好不要施行控制性低血压，以免造成大脑缺血。当颅骨打开后，脑灌注压基本等于颈内动脉的平均动脉压。

蛛网膜下隙出血及脑创伤的病人，脑血管的自主调节能力可能受到损害。脑肿瘤周围的组织及术中受牵拉的脑组织，局部区域可能丧失自主调节能力。

动脉血二氧化碳分压（$PaCO_2$）也是对脑血流重要的影响因素。正常血压时，当 $PaCO_2$ 处于 2.7～9.3kPa(20～70mmHg)，脑血流变化与 $PaCO_2$ 成线性关系。$PaCO_2$ 每增加 0.133kPa (1mmHg)，脑血流增加 2.65%。当血压逐渐降低，这种线性关系的斜度就逐渐变小，当 MAP 低于 6.7kPa(50mmHg)时，脑血流对 $PaCO_2$ 的变化不再有反应。

(二)对心脏的灌流

在控制性低血压期间，维持足够心肌代谢所需要的氧供是十分重要的。正常的冠状循环具有很好的自主调节能力，控制性低血压的扩血管药物会部分消耗冠脉扩张储备。硝普钠等药物施行的控制性低血压常引起反射性心动过速，除了增加心肌氧耗，还缩短舒张期，降低心肌血流灌注。但研究发现，即使这样，由于心脏负荷减轻，心肌总的氧耗明显下降，心肌代谢的氧供需平衡仍能维持正常。

冠状动脉有疾患的病人，其冠脉扩张能力降低，对这种病人施行控制性低血压会直接减少心肌灌注，是否会出现心肌缺血依赖于心肌氧代谢需要的变化。实验表明，用降低心肌代谢的药物（如氟烷、β受体阻滞药艾司洛尔）可避免心肌缺血，硝酸甘油通过改善缺血心肌的血流灌注也可避免心肌缺血，强力扩血管药会引起心肌窃血，对这类病人十分有害。一般说来，疑有缺血性心脏病的病人，不应施行控制性低血压。

(三)对肾脏的血流

正常情况下，肾血流量占心排血量的 20%～25%，与肾的泌尿功能相适应。在静息状态下，肾动脉的血管张力很低，因而对降压药物的进一步扩血管作用反应有限。控制性低血压时，如 MAP 低于 10kPa(75mmHg)，肾小球滤过率就会降低，尿量减少甚至无尿。但这并不意味着肾的血流灌注不能满足肾组织的代谢需要。临床研究发现，控制性低血压时，肾血流灌注减少，但肾组织并没有缺血缺氧的证据；肾小球滤过率降低，但血肌苷、尿素氮并没有明显增加；停止控制性低血压后，泌尿很快恢复正常。因而没有必要非在降压期间维持一定的尿量。

六、器官对血流的自身调节能力

器官对血流的自身调节能力在一定血压范围内发挥作用。不同的器官发挥自身调节血流作用的血压范围亦不同。当控制性低血压使平均动脉压低于某器官自身调节血流能力的最低限时(表 50-1)。该器官血液灌流就会随血压的降低而平行减少。

表 50-1 器官丧失自身调节血流能力的最低压

器官	自身调节低限(kPa)
肌肉	2.67～4.0(20～30mmHg)
肠	4.0～5.33(30～40mmHg)
脑	6.67～8.0(50～60mmHg)
肾	8.0～9.33(60～70mmHg)
皮肤	13.3(100mmHg)

手术操作主要在皮肤、结缔组织间进行，这些部位的血管自主调节能力有限，当 MAP 低于 10.7～12kPa(80～90mmHg)时，其血管的自主调节能力就基本丧失，组织血流灌注就会随血压的降低而减少。当控制性低血压 MAP6.7～8.7kPa(50～65mmHg)时，手术创面的血流灌注明显降低，手术出血量减少，而此时重要器官血管仍具有较强的自主调节能力，维持足够的组织血供。另一方面，皮肤、结缔组织对缺氧有很大的耐受力，即使完全缺血数小时，恢复再灌注后，仍然能够健康存活。因而控制性低血压引起的皮肤、结缔组织血流灌注减少，不会对其造成明显损伤。

器官血压的自身调节低限并不是该器官缺血阈。器官组织丧失自身调节血流能力的最低压高于该组织缺血的临界血压。

七、体位对血压的影响

由于重力的影响，距心脏水平位每增高 2.5cm，血压将降低 0.267kPa(2mmHg)。当控制性低血压时，心脏位置血压为 8.0kPa(60mmHg)情况下，如果手术区高于心脏 10cm，则手术区血压为 6.93kPa(52mmHg)。

第二节 控制性低血压常用药物及应用方法

一、广泛椎管内麻醉

广泛椎管内阻滞是早期采用的控制性低血压技术。最近又被重新在临床上应用，同时采用了从静脉滴入小剂量(1～5μg/min)的肾上腺素来保证对血流动力学的控制，以克服该方法对低血压程度可控制性差的缺点。

二、挥发性麻醉药

过去常用的有氟烷、异氟烷，近年有人试用七氟烷、地氟烷。新吸入麻醉药在控制性低血压方面与老药的基本特点大同小异。随着吸入浓度的增加，MAP 可相应降低。在临床麻醉浓度，一般主要是血管扩张。但其扩张血管能力不强，降压程度有限，往往不能有效地使出血量减少。进一步增加吸入浓度则对心肌收缩力抑制增大，降低心排血量而加深低血压程度。

三、樟磺咪芬(阿方那特，咪噻吩)

其属短效神经节阻断药，和乙酰胆碱竞争神经节内的 N_1 胆碱能受体，静脉滴注3～5 分钟起效，停药后 10～15 分钟血压复原。该药有较多的副作用，目前单独用它作控制性低血压已很少见。部分研究者极力推荐用 10∶1 的樟磺咪芬与硝普钠混合液，这样可以大大降低两药的用量及其各自的缺点。

四、硝酸甘油

硝酸甘油是亚硝酸类药物。直接松弛血管平滑肌，能减轻心脏前负荷。不产生明显的毒性产物，没有反跳性高血压是优于硝普钠之处。但该药有时难以产生足够低的低血压，某些年轻病人用量达 40μg/(kg · min)，MAP 还不能降到 8kPa(60mmHg)。

(一)临床作用特点

(1)以扩张静脉容量血管为主,回心血量下降,使血压降低。

(2)血压降低引起反射性心动过速。

(3)心绞痛、心肌梗死病人及心功能不全的病人,用药后心功能增强,心排血量增加。但血压降低有使心肌灌注减少的危险。

(4)作用迅速短暂,静脉给药3分钟起效,血浆半衰期2分钟。停药后5～15分钟血压复原。

(5)低血压初始颅内血管扩张可造成颅内压升高。但血压降低以后,颅内压可回到正常或略低。

(6)药物在肝内代谢。

(7)病人有可能对该药产生耐药性。

(二)应用方法

(1)用0.01%溶液静脉滴注或0.1%溶液通过微量输液泵输注,从1μg/(kg·min)开始,根据临床反应调节滴入的速度。

(2)应避免用塑料容器储装该药液。

(3)对年轻体壮病人效果不佳。用于深度低血压效果不可靠。

(4)中等程度低血压一般用量3～6μg/(kg·min)。

五、硝普钠

每分子含有5个氰(CN^-)根。硝普钠直接作用于血管平滑肌。主要扩张阻力血管(小动脉),是目前最强有力的血管扩张药。近年研究认为,作用机制是其在血中释放一氧化氮(NO)自由基,通过一些中介酶,引起血管舒张。由于其强有力的扩血管作用,可控性好,不降低心排血量,而多选用于控制性低血压。

硝普钠引起心动过速的问题很复杂,包括交感神经系统、肾素血管紧张素系统的激活,血管加压素释放增加,以及代谢产物氰离子的浓度。研究发现,辅助应用普萘洛尔(心得安),对降低交感活性,降低肾素活性,减少硝普钠用量有明显效果。

硝普钠代谢产物的毒性作用是其应用的主要顾虑,解决的唯一办法是尽量减少其用量。近几年有许多硝普钠与其他药物联合应用于控制性低血压的报道。如与β受体阻滞药拉贝洛尔(柳胺苄心定)或艾司洛尔,或钙通道阻滞药尼卡地平合用、与神经节阻滞药樟磺咪芬合用、与吸入麻醉药合用,以及与可乐定、卡托普利(巯甲丙脯酸)等合用。

(一)临床作用特点

(1)扩张小动脉,总外周阻力下降,致使血压降低。

(2)心排血量基本不变。

(3)引起体内儿茶酚胺升高。

(4)常发生中等度心动过速。但由于前负荷降低,故心肌氧耗是降低的。

(5)肺内分流量增加。

(6)低血压初始颅内血管扩张可造成脑血流量增加,颅内压升高,但10～20分钟后颅内压可回到正常或略低。

(7)对血管外的平滑肌,如膀胱、肠等无作用。

(8)起效快,静脉输入30秒就开始产生作用。作用短,血内生物半衰期2分钟。易于控制调节血压。

(二)应用方法

(1)用0.01%溶液,避光条件下静脉滴注或0.1%溶液通过微量输液泵输注。

(2)溶液应在使用前临时配制。配制好的溶液保留和使用超过4小时就应更换新配制液。溶液正常颜色为浅棕色,当变为暗棕色或蓝色时,表明溶液不宜使用。

(3)硝普钠滴注应单独使用一条静脉通道。一旦停止控制性低血压,复压完毕,应从输液针处撤除输药管道,以免该管道内残留硝普钠液快速进入体内,引起血压骤降。

(4)最初的输注从1μg/(kg·min)开始。2分钟后,没有血压降低的迹象出现时,再小量增加注速。使血压在15～20分钟以上的时间里逐渐下降到需要的水平。

(5)低压维持量一般不超过 8μg/(kg · min),3 小时用量不应超过 1.0mg/kg。

(6)同时吸入氟烷或异氟烷,有助于控制性低血压的施行。如同时给予其他降压药物,可有效减少硝普钠用量。

(7)心动过速者可静脉注入普萘洛尔或艾司洛尔。对年轻体壮的病人,可在麻醉诱导前给普萘洛尔或艾司洛尔。

(8)复压时应逐渐减慢硝普钠滴速。让血压在 10～15 分钟内回到正常水平。如果出现复压缓慢的情况,可快速输入扩容液 100～200ml。一般不需要应用血管收缩药。

(9)复压太快易发生反跳性高血压,造成创面重新出血。

(10)氰化物中毒时病人表现为严重的代谢性酸中毒。

六、腺苷及三磷酸腺苷

腺苷及三磷酸腺苷(ATP)是人体内一种生理性代谢物质。ATP 主要为机体提供能量。腺苷是其中间代谢物。ATP 的降压作用也是通过腺苷来实现。腺苷有较强的调节心血管系统功能的作用,使体内(或局部组织)血管扩张,血流量增加。腺苷的降压作用比 ATP 强一倍。目前倾向于直接用腺苷作为控制性低血压的血管扩张药,而不用 ATP。腺苷起效快,扩张阻力血管作用显著,增加心排血量,而血浆儿茶酚胺及肾素活性不会增加;腺苷复压迅速,不会出现反跳性高血压。但是腺苷可干扰及损害各器官血管的自主调节能力,造成不开颅病人颅内压增高,部分病人会出现心肌窃血。该药的另一致命缺点是它可引起心脏传导阻滞。

(一)临床作用特点

(1)主要作用于小动脉壁上的腺苷受体,使阻力血管扩张,外周阻力下降,血压降低。不影响静脉血管张力。左右心充盈压不变。心排血量增加。

(2)对窦房结自律性和房室结传导有一定的抑制作用。低血压时可出现窦性心动过缓,PR 间期延长。

(3)作用迅速。1～3 分钟出现低血压作用。药物在血中半衰期 10 秒,主要通过细胞摄取,部分被分解代谢。

(4)对体内儿茶酚胺的释放、肾素的分泌有抑制作用。能有效地对抗内源性和外源性儿茶酚胺的作用。

(5)抑制组织代谢率,降低组织氧耗。

(6)对中枢神经元突触前后均有一定的抑制作用。

(7)冠状血流增加,心肌氧耗下降。脑血流增加,脑氧耗下降。

(8)不影响肺血管舒缩,不影响通气/血流比及血氧分压。

(9)抑制肾排钠、排水。

(10)有轻微抗血小板聚集作用。

(11)咖啡因是腺苷受体阻断药,可以对抗腺苷的作用。

(12)双嘧达莫能抑制细胞对腺苷的摄取酶解,使腺苷用量减少,作用时间延长。

(二)临床应用

(1)0.5%腺苷溶液静脉滴注,平均用量 88～530μg/(kg · min),或用 10%ATP 溶液静脉滴注,平均用量 0.2～0.6mg/(kg · min)。

(2)加用双嘧达莫(潘生丁)0.4mg/kg 静脉滴入,可使 ATP 或腺苷用量减少一半。

(3)原则上总量不受限制,但滴注时间超过 2 小时,应检查病人血内代谢物尿酸浓度。尿酸对肾功能有损害作用。

七、前列腺素 E_1

前列腺素 E_1(PGE_1)也是人体内一种体液性扩血管物质,最近被用于作控制性低血压。一些研究发现,其主要的问题是扩血管效力有限。

八、艾司洛尔、拉贝洛尔(柳胺苄心定)、尼卡地平

它们均被成功地单独用来进行控制性低血压。但临床上更多地把它们作为控制性低

血压的辅助药。

第三节　适应证、禁忌证、并发症

一、控制性低血压的优点

控制性低血压能减少出血和输血，以及输血并发症；使手术野清晰，提高手术精确性，减少对神经、血管的误伤及血管内的张力，有利于手术操作；缩短手术时间；减少结扎、烧灼组织，使水肿程度降低，伤口愈合快。

二、适应证

（1）血供丰富区域的手术，如头颈部、盆腔手术。

（2）血管手术，如主动脉瘤、动脉导管未闭、颅内血管瘤手术。

（3）创面较大，出血可能难以控制的手术，如癌症根治、淋巴结清扫术、髋关节断离成形、脊柱侧弯矫正术。

（4）区域狭小的精细手术，如中耳手术、腭咽成形术。

三、禁忌证

（1）没有绝对禁忌证。凡适于全麻的病人均可施行控制性低血压。如果麻醉医师对控制性低血压技术不熟悉，应视为绝对禁忌。

（2）对有脑梗死史、心肌缺血史、严重糖尿病，或颈动脉内膜炎的病人，应谨慎降低血压，降到中等低压即可。

（3）有哮喘史病人应避免用 β 受体阻滞药降低血压。

四、并发症

正确应用控制性低血压技术，麻醉并发症发生率在正常麻醉的并发症发生率之内，常见的有脑血栓形成、心跳骤停、肾衰少尿、术后继发出血、苏醒延迟、持续性低血压。

第四节　控制性低血压的管理

（一）控制性低血压的实施方法

控制性低血压可以通过心排血量下降达到，也可以通过全身血管扩张来进行。常见的应用实例中，采取这两种方法的都有。但降低心排血量的降压方法是不安全的，因为维持足够的心排血量是保证组织血流灌注不减少的关键。控制性低血压时，尽管血压降低，而心脏输出的血液仍全部灌流通过全身各组织，特别是重要器官。所以施行控制性低血压，采用血管扩张的方法，尽量避免抑制心肌功能，避免心排血量的降低。

有人认为，控制性低血压时，手术出血的减少主要与心排血量降低有关，而与平均动脉压关系不大；但严格的实验研究显示，同等程度控制性低血压时，心排血量增加组与心排血量减少组的术区出血量基本相同，从而明确了是血压，而不是心排血量决定手术创面的出血多少。

（二）开始降压应缓慢

开始降压时应让血压缓慢下降，给机体器官适应过程。研究表明，在 5 分钟内把血压降至 6.67kPa（50mmHg），机体组织出现明显缺氧；而在 15 分钟逐渐降低血压至同样水平，则机体组织不表现缺氧。

（三）控制性低血压时监测是十分重要的管理手段

目前常用的监测包括：动脉内有创血压、心电图、呼气末 CO_2、血气、脉搏氧饱和度、尿量；对出血量较多的病人还常测定中心静脉压、血电解质、血细胞比容等。由于病人常处于头高斜坡位，有创血压的传感器应置于头部水平位置。

(四)目前公认的控制性低血压"安全限"

目前公认的控制性低血压"安全限"为MAP不低于6.67kPa(50mmHg),或原血压1/2以上。应该认识到,上述监测对控制性低血压的安全性、有效性都是非特异的。病人之间有较大的个体差异,同样的控制性低血压水平,有的病人可能创面出血量尚未减少,而有的病人则可能已出现重要器官缺血。从临床角度看,根据皮肤、结缔组织的血供减少早于重要器官血供变化这一生理特性,施行控制性低血压时,应密切监测手术创面出血量(遗憾的是目前尚缺乏相应的科学仪器),观察到出血、渗血量明显减少(这需要一定的经验积累),术区无活跃渗血即可,这就是该病人最适低血压水平;如果手术区毫无渗血或渗血成暗红色,则表明血压过低;如果中心静脉(或颈静脉)血氧分压低于4.0kPa(30mmHg),说明组织缺氧。

(五)施行控制性低血压时还应注意下列要点

(1)病人适当的体位,尽量使手术部位高于心脏水平。

(2)应在全麻气管插管情况下施行控制性低血压。麻醉应具有适当的深度。

(3)严密的监测

1)动脉血压监测,最好用直接法持续监测血压。

2)心电图监测,V_5 导联较好。

3)密切注意术区出血情况。出血量超过全身血容量20%(或HCT低于0.25)时,应作等量补充。

4)尽可能保持低血压期间可见导尿管有尿液滴出。

5)常规做血气测定。尽量保持 PaO_2、$PaCO_2$、pH在正常范围。

(4)尽可能缩短低血压时间,仅在出血多的手术步骤时应用控制性低血压。

(5)复压也应缓慢,使血压在10~15分钟内逐渐恢复至原水平。

(6)对降低血压困难的病人,应查找原因。严禁大量药物快速输入强行降压。

第五节 控制性低血压与血液稀释联合应用

控制性低血压及血液稀释均是减少手术出血的有效方法。从理论上讲,两种技术联合应用有取长补短之好处。控制性低血压时,由于血管扩张,血流横切面增加,血流量不变的情况下,血流速度会变慢,个别病人有可能发生脑微血管栓塞;而血液稀释改善血液流变学,使血流黏滞度减小,血流速度增快,微循环得到改善。另一方面,血液稀释使血浆渗透压减小,有组织间液增多的倾向;而控制性低血压可使血管内压降低,起着平衡组织液生成滤过的作用,克服单纯血液稀释时组织间液增多的缺点。

临床上已经证实控制性低血压及血液稀释联合应用比应用单一技术更减少出血。

(安 刚)

参考文献

American Society of Anesthesiologists. 1998. 49th Annual refresher course lectures and clinical update program. Orlando, 17

Bernard JM, Passuti N, Pinaud M. 1992. Long-term hypotensive technique with nicardipine and nitruprusside during isoflurane anesthesia for spinal surgery. Anesth Analg, 75:179

Crystal GJ, Salem MR. 1991. Myocardial and systemic hemodynamics during isovolemic hemodilution alone and combined with nitroprusside-induced controlled hypotension. Anesth Analg, 72:227

Kick O, Van Aken H, Wouters PF, et al. 1993. Vital organ blood flow during deliberate hypotension in dogs. Anesth Analg, 77:737

Miller RD. 1994. Anesthesia. 4th ed. New York: Churchill Livingstone Inc

Sharrock NE, Mineo R, Urquhart B, et al. 1993. The effect of two levels of hypotension on intraoperative blood loss during total hip arthroplasty performed under lumbar epidural anesthesia. Anesth Analg, 76:580

第51章　神经外科麻醉

毋庸置疑神经外科麻醉也和其他手术麻醉一样，应做到无痛、镇静、肌肉松弛，维持有效、合理的呼吸、循环及重要器官的功能，力求达到氧供需平衡。但是，由于神经外科病人病变本身带来的一系列特殊问题，就麻醉而言，一方面，要考虑到颅脑解剖和生理的特殊性，另一方面，要充分认识颅内疾病不仅累及脑神经、脑干和脑内稳态的平衡，而且可能影响全身各主要脏器的功能，包括心血管、呼吸、肝、肾、内分泌、免疫、代谢以及体温调节等方面的变化。近年来由于神经影像学与神经外科手术模式的转化和进展，传统的手术模式已经由解剖学模式向现代解剖功能模式转化，过去所谓手术"禁区"的脑干髓内肿瘤及巨大血管畸形，脑、脊髓功能区的手术，均可以通过在严密的电生理监测下完成微侵袭手术，而麻醉学和麻醉技能及监测的进展，使得先进的临床技能、围手术期的全方位的监护，为维持围手术期血流动力学、颅压和脑灌注压的稳定、保证脑氧供和氧耗的平衡、保持颅内顺应性和血脑屏障的功能完好创造条件。正因为如此，麻醉医师必须熟悉神经外科手术病人的特点及神经外科麻醉的基本要求，熟练掌握临床技能和监测手段，才能做好术前准备和术中管理，从而为术者提供一个安静、低张力、无血染的手术野，使手术麻醉的并发症及神经功能损伤减少到最小。保障了围手术期的安全，提高手术后患者的治愈率和生存质量。

第一节　神经外科麻醉相关生理和病理生理

一、脑血流和脑代谢

脑的功能和代谢依赖于脑血液持续灌注。为维持脑功能和脑代谢正常，脑血流量(CBF)必须保持相对恒定。正常成人的脑血流和脑代谢与颅压具备以下特点：①CBF具有自动调节功能，即平均动脉压(MAP)波动在50～150mmHg范围时，CBF即可始终保持恒定。

超越上述范围，CBF 呈线性增高或减少，都将导致脑功能障碍。②脑灌注压（CPP）是 MAP 与颈内静脉压或颅压之差，正常 CBF 主要取决于颈内动脉压，后者变化在 50～150mmHg 范围时，CBF 可保持相对恒定。③脑血管阻力（CVR）正常为 1.3～1.6 mmHg/（100 g · min）。当 CBF 和颅压（ICP）不变时，CVR 与 MAP 成正比。高血压病人的 CVR 较正常人高 88%；脑动脉硬化时，CVR 逐步增高，如果血管口径和灌注压不变，CBF 与血液黏滞性成反比。④ICP 与 CBF 成反比。在一定范围内 ICP 的波动能引起 CPP 升高，但可无 CBF 改变，这一项自动调节过程称“库欣反射（Cushing reflex）”。ICP 渐进性增高时，CBF 的减少主要取决于 MAP 与 ICP 的关系，而不是 ICP 本身。ICP 升高后，CBF 随 CPP 下降而减少，当 CPP 低于 60mmHg 时，脑血流自动调节将出现障碍。⑤脑血流（CBF）化学调节系指内、外环境中氧、二氧化碳、血液和脑脊液酸碱度以及血液和脑脊液离子等各种化学因素对脑血管的影响。⑥脑实质毛细血管由中枢肾上腺素能和胆碱能神经支配，具有血管运动功能和影响毛细血管通透性作用。

二、麻醉药与脑血流和脑代谢

（一）静脉麻醉药

理想的神经外科麻醉方法应保证围麻醉期脑组织充足的氧供、血流动力学的稳定以及可以使患者术后早期苏醒以利神经功能评估。人们一直致力于研究关于适合用于神经外科手术麻醉的药物选择，以及麻醉方法、药物合理组合应用的研究。吸入麻醉与静脉麻醉之争仍在继续，目前还没有任何一种麻醉方法被公认为是最适用于神经外科手术的，尤其关于吸入麻醉与静脉麻醉用于神经外科手术孰优孰劣之争到现在为止仍无定论。

除氯胺酮以外，所有静脉麻醉药均对中枢神经呈剂量依赖性降低脑血流量（CBF）、脑代谢率（$CMRO_2$）和颅压（ICP）。巴比妥类药物由于抑制神经元的电活动而使代谢率降低到最大限度，并保护不完全的脑缺血，即使大剂量的巴比妥类药物也不会改变脑血流自身调节和对 CO_2 的反应性。丙泊酚、咪达唑仑、依托咪酯均收缩脑血管，呈剂量相关性降低 CBF、$CMRO_2$、ICP，维持 CBF 对 $PaCO_2$ 的相关性，保护离子通道及细胞膜的完整，维持血脑屏障的功能。临床及动物实验均证实有脑保护作用。丙泊酚微量血浆浓度即可较好地保护脑细胞，而且在和血浆蛋白结合状态下，仍能发挥其抗氧化作用，并有一定的脑保护作用。镇静剂量的丙泊酚能够改善重度颅脑损伤患者的脑组织氧分压，保持脑氧代谢和脑血流的良好匹配，可以作为颅脑损伤患者镇静的首选药物。依托咪酯仅在轻度或中度缺血时有脑保护作用，可使脑氧需减少约 50%，同时它维持脑灌注压，最初其减少脑血流的程度高于对脑代谢的影响，使脑处于危险情况，且有肾上腺皮质功能抑制作用，在 ICU 持续静脉滴注镇静可增加死亡率。咪达唑仑具有催眠、解痉挛、松弛肌肉及顺行性遗忘作用。静脉注射咪达唑仑 0.15 mg/kg 可使 CBF 降低 33%，$CMRO_2$ 降低 27%，血管阻力（CVR）增加 40%；动物实验将剂量增大至 5～10 mg/kg 时，$CMRO_2$ 降低 50%，而脑组织能量储备 ATP、ADP 和 AMP 维持正常，提示对脑缺氧具有保护作用。氯胺酮因其增加 $CMRO_2$ 和 CBF 有升高 ICP 的作用。近来，曾发现其有阻滞 NMDA 受体作用，被提议为脑保护的麻醉药，但在神经外科麻醉中应用的利弊仍有争议。

（二）吸入麻醉药

几乎所有吸入麻醉药均产生进行性脑电（自发或诱发脑电，EEG）的抑制，通过降低糖类代谢，使 ATP 和 ADP 能量储存及磷酸肌酸增加；呈浓度相关性增加 CBF 和降低 CVR、$CMRO_2$，CBF/$CMRO_2$ 的变化与吸入浓度大致呈直线相关。但有研究显示，当高浓度吸入后，使 $CMRO_2$、CBF、脑灌注压（CPP）以及 ICP 对 CO_2 的反应性降低及脑自动调节功能降低，但对 CO_2 的反应性仍然存在，于吸入前进行过度通气，可减弱其对 ICP 升高的作用。但是，对已有颅压升高和颅脑顺应性降低的脑外伤病人麻醉时，仍构成威胁。吸入麻醉药增加cAMP合成，舒张动脉血管。对脑血管的扩张效应氟烷最强，其引起脑血管扩张也可致ICP增高。恩氟烷次之，氧化亚氮、七氟烷和异氟烷的作用最弱。在1.5MAC麻醉状态下氟烷和恩氟烷增加CBF分别为66%和35%，而七氟烷和异氟烷对CBF几乎无影响。有研究证实，0.7MAC的恩氟烷和氟烷均可使心肌收缩力下降20%，且两药间无显著差异。而等效的异氟烷对心肌收缩力的抑制作用明显弱于氟烷和恩氟烷。地氟烷对心肌收缩力的抑制作用与异氟烷相似；新型吸入麻醉药七氟烷、地氟烷对脑血流与异氟烷相似，可用于神经外科麻醉。恩氟烷深麻醉时可出现癫痫样脑电活动，不宜用作神经外科麻醉。N_2O可使CBF增加和ICP升高，并轻度增加$CMRO_2$，不影响脑血管对CO_2的反应，但合用其他吸入麻醉药可增加此作用，与静脉麻醉药、麻醉性镇痛药、巴比妥类合用或采用过度通气时，可减轻或完全消除N_2O的血管舒张作用。

(三)麻醉性镇痛药

麻醉性镇痛药对脑代谢和血流影响小，同时支持心血管系统和脑灌注压，不损害脑血流的自身调节和对CO_2的反应性。芬太尼对脑血流和脑代谢的影响明显受复合用药的影响，有文献报道其与N_2O、氟烷、地西泮合用，可明显降低CBF和$CMRO_2$，但单独应用时CBF仅轻度增加而对$CMRO_2$无明显影响。阿芬太尼在深麻醉剂量下，脑血管对PaO_2、$PaCO_2$和MAP的改变不出现相应变化，$CMRO_2$降低。瑞芬太尼是新合成的超短效的阿片类μ受体激动药，它具有镇痛效果好、作用时间短和可控性好等特点。可迅速达到血-脑平衡，作用消失快；还可使脑血管收缩，CBF降低，ICP明显降低。研究证实，瑞芬太尼对通气的反应强度是阿芬太尼的40～70倍。另一项研究通过对比瑞芬太尼和阿芬太尼对精神运动的效应证实，瑞芬太尼至少要比阿芬太尼强40倍。有报告指出，大剂量阿片类在动物可产生癫痫发作，临床应慎用。

(四)局部麻醉药

局部麻醉药(局麻药)的作用机制是：稳定细胞膜，降低细胞膜对Na^+的通透性，阻断Na^+通道，阻滞Na^+内流，阻止神经细胞动作电位的产生而抑制冲动的传导。在20分钟内静脉滴注普鲁卡因750mg，对人脑的血流动力学未见影响。利多卡因除具有突触传递抑制作用外，还具有膜稳定作用，能阻断Na^+通道，限制Na^+-K^+外漏，从而降低膜离子泵负担和$CMRO_2$。利多卡因脑保护作用的机制主要为阻断钠通道，使缺氧的神经细胞具有一定剩余能量，为神经功能的恢复赢得时间；因此认为利多卡因具有较巴比妥类更强的脑保护作用。

(五)肌肉松弛药

神经外科手术中虽然不强调肌肉的松弛，但麻醉中合理的应用肌肉松弛药(肌松药)，可以减少全身麻醉药及麻醉性镇痛药的用量，降低麻醉药物的副作用，降低麻醉中病人心血管的不良反应，使麻醉过程更趋于平稳。肌松药不透过血脑屏障，对脑血管无直接作用。但在神经外科病人应用肌松药，对脑血管可产生明显的间接作用，表现脑血管阻力和静脉回流阻力降低，从而使ICP下降，但应用肌松药时，如果血压升高，则颅内高压病人的ICP可进一步升高。去极化肌松药琥珀胆碱有升高ICP、血钾的作用，对于神经外科创伤手术的病人可能是致命的。非去极化肌松药箭毒促进组胺释放，可直接和间接扩张脑血管，增加脑血流量、升高ICP。泮库溴铵不引起组胺的释放，但有轻度的解迷走神经作用和儿茶酚胺释放作用，可致心率增快、血压升高和心排量增加，对于严重高颅压的病人应慎用。维库溴铵不释放组胺也无解心脏迷走神经作用，不引起ICP的升高，阿曲库铵也不引起ICP的升高，二者都适用于神经外科麻醉。顺式阿曲库铵是阿曲库铵的同分异构体。具有阿曲库铵的Hoffmann降解特性，同时具有维库溴铵对心血管影响小的优点。

(六)血管活性药

单胺类血管活性药具有神经传递功能，可改变 CVR 和脑代谢而间接影响 CBF。临床剂量血管活性药物不透过血脑屏障，但因引起血压升高，CBF 也增加。如：①肾上腺素大剂量静脉注射时，CBF 和 $CMRO_2$ 增加，小剂量则无影响。②去甲肾上腺素和间羟胺为缓和的脑血管收缩药，不显著影响 CBF，但由于脑血管自动调节反应使 CBF 反而增加，而对 $CMRO_2$ 无影响，故可用于纠正严重低血压时的低脑血流状态。③血管紧张素和去氧肾上腺素对正常人 CBF 和 $CMRO_2$ 无影响。④美芬丁胺(恢压敏)增加 $CMRO_2$，对 CBF 影响小。⑤大剂量麻黄碱增加 CBF 和 $CMRO_2$，小剂量则无影响。⑥异丙肾上腺素和酚妥拉明扩张脑血管，增加 CBF。⑦组胺和乙酰胆碱增加 CBF。⑧酪胺及 5-羟色胺降低 CBF。⑨多巴胺对 CBF 的作用不肯定，用于纠正低血压时 CBF 增加。⑩罂粟碱直接降低 CVR，当罂粟碱导致血压下降时，CBF 也减少；若血压不下降，而 CVR 降低时，可引起颅内窃血综合征。

第二节　神经外科病人的麻醉管理

一、术前评估与准备

神经外科手术同于其他部位手术，术前需常规访视病人，了解病人全身情况及主要脏器功能，作出 ASA 评级。准确的麻醉前评估和充分的麻醉前准备可提高病人对麻醉和手术的耐受力，减少手术后并发症，有利于病人康复。

针对神经外科手术病人，全面的麻醉前评估工作应包括：①充分了解病人的健康状况和特殊病情；②明确全身状态和器官功能存在的问题，以及需要采取的治疗措施；③疾病本身对神经功能的影响；④评估患者接受麻醉和手术的耐受力，拟定具体麻醉实施方案。

(一)麻醉前用药和评估

(1)神经外科手术患者麻醉前应用镇静药物要小心谨慎，因为镇静药物可引起通气受限制或气道阻力增加，从而使 ICP 升高，并导致神经系统失代偿。对于已经有意识障碍的患者，手术前不应该给予镇静药物。一般仅在患者特别焦虑且无明显 ICP 升高的情况下给予。通常应用短效苯二氮䓬类药物即可。苯二氮䓬类药物具有良好的镇静和抗焦虑作用，但对呼吸中枢有抑制作用，慢性阻塞性肺病(COPD)患者对其尤其敏感，因此在用于呼吸功能障碍患者时应注意控制和调整剂量。

(2)神经外科手术患者对麻醉性镇痛药的耐受性降低，尤其是 ICP 增高、颅脑外伤或颅后窝手术的患者，此类药物可进一步加重呼吸抑制和升高 $PaCO_2$，引起缺氧、脑血管扩张、CBF 增加和 ICP 升高，甚至诱发脑疝。因此，麻醉前禁用麻醉性镇痛药，如吗啡、哌替啶等。

(3)抗胆碱能药物仅在需要时应用，通常选择作用时间较长的盐酸戊乙奎烷(长托宁)，心率慢者选用阿托品。抗胆碱能药物可解除迷走神经反射，减少气道分泌物，但会增加分泌物的黏稠度，不利于痰液排出。H_1受体拮抗药具有镇静和干燥气道作用，而 H_2受体拮抗药则可诱发支气管痉挛，应避免使用。

(4)癫痫患者手术前要持续应用抗惊厥药物。但是对于术中需要行电生理监测及脑功能区定位的手术，应酌情考虑减量或不用。

(5)肝功能的评估

1)麻醉耐受力的评估：轻度肝功能不全对麻醉和手术耐受力的影响不大，中度肝功能不全或濒于失代偿时，对麻醉和手术耐受力显著减退，手术前须经过较长时间的严格准备，方允许施行择期手术。重度肝功能不全，其麻醉的危险性极高，应禁忌施行任何手术。急性肝炎患者，除紧急抢救性手术外，一律禁忌实施手术。慢性肝疾病患者以及癫痫患者手术前长期服用抗惊厥药物，手术前必须注意纠正凝血功能异常。

2)肝功能的临床评估：见表 51-1。

表 51-1　肝功能不全的评分和分级

项目	肝脏功能不全程度		
	轻度	中度	重度
血清胆红素(μmol/L)	<25	25～40	>40
血清白蛋白(g/L)	35	28～35	<28
凝血酶原时间(s)	1～4	4～6	>6
脑病分数		1～2	3～4
每项异常的记分	1 分	2 分	3 分
手术危险性估计	小	中	大

注：1～3 分者为轻度肝功能不全；4～8 分为中度肝功能不全；9～12 分为重度肝功能不全。

(6)肾功能的评估

1)麻醉耐受力的评估：对慢性肾功能衰竭或急性肾疾病患者，原则上应禁忌施行任何择期手术。但因人工透析治疗的开展，慢性肾功能衰竭已不再是择期手术的绝对禁忌证，但总体上耐受力较差。手术前应将血细胞比容提升至 30%以上。

2)肾功能损害的临床评估：见表 51-2。

表 51-2　肾功能损害程度的分类

测定项目	正常值	损害程度		
		轻	中	重
24 小时内生肌酐清除率(ml/min)	80～100	51～800	21～50	<20
血尿素氮(mmol/L)*	1.79～7.14	7.5～14.28	14.64～25	25.38～35.7

* 血尿素氮 mg/dl×0.357=mmol/L。

(7)水、电解质及酸碱失衡。有血容量不足，应纠正至距正常血容量仅缺失大约 15%的水平。对于容易失血的手术或估计患者不能耐受少量失血时，可考虑补充至较正常血容量稍多的水平。能否输血，以红细胞比容为准，如果能超过 30%，能耐受麻醉及手术。低钠血症患者，血钠浓度至少应纠正至 130 mmol/L 以上，但不宜超过 150 mmol/L。血钾浓度应纠正至 3.5 mmol/L。动脉血酸碱度应纠正至正常范围。

(二)神经功能评价

手术前要充分了解和评估患者各方面与麻醉有关的临床资料，从病史、疾病过程特点、结合 CT、MRI、MRA(磁共振血管造影)、DSA(数字减影血管造影)、脑电图、脑干诱发电位检查等作出疾病诊断，依据发病急缓、神经系统定位症状和 ICP 增高情况、意识状态及相应的临床症状和生命体征进行神经功能评分。

1. 病史及神经病理学的症状和体征　涉及脑和脊髓的神经外科疾病既表现病灶直接侵犯、压迫、破坏局部脑组织、脑神经及脑血管，从而产生相应神经功能损害的症状与综合征，如偏瘫、失语、后组脑神经损害症候群等病灶定位体征，又有病变继发导致的脑水肿、ICP 增高等病理生理改变的特征。

(1)病史：中枢神经系统疾病多数涉及生命重要部位的功能状态，因此充分了解原发疾病病情和变化程度，包括任何特异性神经体征，才能对患者身体状况和麻醉耐受力做出准确评估，提高手术麻醉安全性。

(2)神经病理学的症状和体征

1)颅内压增高与脑疝危象：系颅腔容积与其内容物体积平衡失调的结果。颅内占位性病变是常见的危险因素，典型表现为头痛、呕吐、眼底视盘水肿，称之为 ICP 增高"三主征"。严重病例可发生脑疝和去脑强直。生命体征变化为血压升高、脉搏徐缓、呼吸不规则、体温升高等病危状态甚至呼吸停止。

2)意识障碍：常由颅内疾患(例如额叶、颞叶、丘脑下部、脑干网状结构病变)以及脑缺血、缺氧或 ICP 增高引起脑疝所致。随病情进展可出现嗜睡、躁动、浅昏迷至深昏迷。

3)癫痫：脑内疾患时常常引起癫痫发作，可分为局限性及全身性发作。发作时，脑血流量(CBF)、脑血容量(CBV)和颅内压(ICP)增加，引起脑组织酸中毒。癫痫活动未控制时，即便机体尚能维持正常的脑灌注，也同样会引起大量的神经坏死。

2. 神经功能评分

（1）Glasgow 昏迷评分（Glasgow coma score，GCS）见表 51-3。

表 51-3 Glasgow 昏迷评分法

检查项目	反应	评分
睁眼反应	自动睁眼	4
	对呼唤有反应	3
	对疼痛有反应	2
	无反应	1
语言对答	正常	5
	时有混淆	4
	不确切	3
	不理解	2
	无反应	1
运动反应	能听指挥	5
	能感觉出疼痛部位	4
	对疼痛有收缩动作	3
	对疼痛有伸展动作	2
	无反应	1

（2）神经影像检查（CT 或 MRI）：观察病变的部位、对脑组织的侵犯程度、病变性质、颅内压及脑顺应性的改变。

（3）神经病理学症状和体征：确定脑水肿的程度，ICP 的高低，脑神经损害程度，神经功能的缺失，这些结果评估直接影响对患者的处理、麻醉诱导的技术、气管插管途径、创伤性监测、甘露醇的使用和手术后远期生活质量的预测等（表 51-4～表 51-7）。

表 51-4 肌力分级

评分	描述
5	力量正常
4+	在强负荷下力量轻度下降
4	能够对抗中等负荷
4−	能够对抗轻度负荷
3	能对抗重力完成运动
2	不能对抗重力
1	仅有肌肉收缩，可能只能被触及
0	无任何运动

表 51-5 语言障碍程度分级评估

评分	描述
1 级	正常
2 级	可沟通意志及理解语言，但有时混乱
3 级	有时可沟通意志及理解语言，但多半不可能
4 级	完全不可能沟通意志及理解语言

表 51-6 运动功能障碍程度评估

分级	上肢	下肢
1 级	正常	正常
2 级	远端关节能活动（包括腕关节及手指各关节）	远端关节能活动（包括踝关节及足趾各关节）
3 级	臂可上举，肘可屈伸	下肢可上举，膝可屈伸
4 级	只能在床上屈伸	只能在床上屈伸
5 级	完全不能活动	完全不能活动

表 51-7 远期生活质量评估
（Karnofsky Performance Scale）

评分	描述
100	正常，无任何病症
90	可以正常活动，仅有轻微的病症
80	可以正常活动，但略感吃力
70	生活可以自理，但不能正常工作
60	偶尔需要帮助，但生活大部分能够自理
50	经常需要帮助和护理
40	绝大部分日常生活需要帮助和护理
30	卧床不起，需住院治疗，但无生命危险
20	病情严重，必须住院治疗
10	病情危重，随时有生命危险
0	死亡

（三）手术前伴发疾病的处理

神经外科手术患者由于中枢神经系统病变涉及多器官功能，一般起病较急，病史较短，病情变化易影响神志，甚至危及生命，伴发疾病的处理要考虑到对原发疾病的影响。

明确与麻醉相关的特殊情况以及相关的

其他合并症，采取适当的处理，改善患者手术前情况，做好麻醉前的准备工作。提高手术麻醉安全性。

1. 颅压增高与脑疝危象　需要进行紧急脱水治疗。快速静脉滴注20%甘露醇250～500ml，呋塞米40～80mg。对梗阻性脑积水，需要迅速实施脑室脑脊液引流术。常能解除脑疝危象。

2. 癫痫　临床治疗的一个重要目标是预防和快速控制癫痫活动。在围手术期持续应用抗癫痫药物，调整好剂量，确保至足够的血浆浓度水平。大多数患者手术前可应用苯二氮䓬类药物，但手术中如需监测记录暴发棘波活动时则需避免应用。

3. 呼吸困难　延髓的病变可造成呼吸中枢功能不全，患者表现呼吸节律及幅度改变，通气不足，对 $PaCO_2$ 敏感性降低，可引发低氧血症，所以应注意呼吸功能观察，必要时尽早进行吸氧及机械辅助呼吸。

4. 肺部感染　脑干肿瘤累及迷走和舌咽神经核时，患者常有吞咽困难和饮水发呛，容易导致误吸或吸入性肺炎。手术前应注意肺部X线检查及听诊，并应检查体温、血常规和血气分析，对症抗感染治疗。

5. 内分泌功能紊乱　当垂体瘤病变增大和压迫垂体组织时，可导致激素分泌功能丧失，首先是促性腺激素，其次是生长激素，第三是ACTH，最后是TSH。手术前应特别注意纠正严重的肾上腺皮质功能不全和低钠血症。如果发现甲状腺功能低下，应引起重视并在手术前予以纠正，因为患者不能耐受麻醉药物对心血管功能的抑制作用。

6. 电解质紊乱　肿瘤压迫导致中脑导水管狭窄和闭锁可产生梗阻性脑积水。患者常常是长期卧床和饮食差，并表现有头痛、呕吐、血压升高、脉搏减慢等ICP增高等症状，加之脱水治疗，应用皮质激素，易掩盖循环血容量不足、严重脱水等体征，尤其要注意电解质紊乱，手术前必须给予相应的治疗。

7. 脑血管痉挛　常见于脑损伤、高血压脑出血、脑动脉瘤破裂或脑动静脉畸形破裂引起的蛛网膜下隙出血。因血小板中释放的活性物质，脑血管壁平滑肌和微血管内钙超载致使血管痉挛。长时间动脉痉挛可引起CBF显著降低，导致不可逆性缺血性脑损害。应尽早应用钙通道拮抗剂。现有的资料表明，尼莫地平可明显降低脑血管痉挛并发症的发生率和死亡率。

8. 颅脑外伤合并低血压休克　需要注意维持好血压，防止脑缺氧造成不可逆性脑损害。

9. 维持心血管功能稳定　肢端肥大症、脑血管病患者通常合并高血压和心肌缺血，首先应进行相应的内科治疗。颈动脉狭窄患者常常伴有冠状动脉狭窄，如果手术前检查发现严重心肌缺血，应进行心血管造影，以排除冠状动脉狭窄，必要时可实施介入治疗后再行颈动脉内膜剥脱术，以防止手术后出现心功能不全和心搏停止，降低围手术期死亡率。有效的抗高血压治疗可改善CBF，恢复CBF的自动调节机制，手术前宜将血压控制在理想范围，但应避免快速剧烈的降压治疗，否则可损伤脑的侧支循环，加重脑局部缺血。

10. 心功能不全

(1)手术前准备：心功能衰竭患者应在控制2～3周后方可考虑手术，如果系急症手术，必须应用洋地黄类药物(老年人不必达洋地黄化剂量，以免增强心肌应激性而诱发严重的心律失常)、利尿和吸氧等措施使心功能衰竭基本纠正后再行手术。伴有心肌缺血的患者，单纯的心电图ST段和T波改变，结合临床情况，手术前无需特殊治疗；如果ECG出现异常Q波，同时合并有明显的S-T段压低和T波改变者，以及3个月以内有心肌梗死者，应经心内科治疗后再行择期手术。

(2)手术前用药调整：抗心律失常、抗高血压药应持续应用至手术日。突然停用β肾上腺素能受体阻断剂、中枢作用的抗高血压药(甲基多巴、可乐定)、硝酸甘油或钙通道阻滞剂有诱发心肌缺血、高血压意外和心律失常的危险。因此，原则上不能随便停药。

(3)心功能不全治疗：基本原则是改善心

肌收缩力、降低心室射血阻力、减轻肺充血、改善机体氧合和预防严重心律失常。通常是采用强心、利尿和改善心脏负荷等措施。

(4)心律失常：在闭合性颅内损伤、蛛网膜下隙出血和脑卒中患者，通常可见室上性心律失常和室性心律失常。动物和人体研究均证实，ICP 急性升高、脑干受压、蛛网膜下隙出血、血液刺激脑干或其他结构均可引起心律失常。因此，在处理有关神经外科手术患者中尤应注意二者之间的关系，并做好防治。

11. 高血压

(1)手术前准备：对于高血压患者，手术前应根据病史、实验室检查和详细的体格检查，全面了解患者的病情，然后做出合理的判断和麻醉选择。手术前需要对高血压进行适当地控制，对于基础血压超过 24.0/14.6kPa(180/110mmHg)的重度高血压患者，如果不是高 ICP 所致，在血压尚未满意控制前，应暂停择期手术。但对于轻、中度高血压患者，只要具备适当的监护和治疗条件，则无需暂停手术。

(2)手术前用药调整：高血压患者手术前大多进行抗高血压治疗，这些药物对麻醉具有不同的影响。利血平作用缓慢，维持时间长，通过交感神经递质耗竭来降低血压，麻醉中可出现严重低血压，所以手术前必须停药；长期服用氯噻嗪等排钾性利尿剂，如果不及时补充钾离子可导致低钾血症，麻醉中可发生心律失常甚至心搏停止；普萘洛尔等 β 肾上腺素能受体阻断剂可降低心肌氧耗量、抑制心脏传导和心率，并可与全身麻醉诱导药发生协同作用，只要手术前血压稳定可适量减量；血管紧张素转换酶抑制药作用缓和安全，能改善心功能，手术前不必停药。

(3)麻醉前用药：合理的麻醉前用药可消除患者的紧张情绪和焦虑，减少因精神因素引起的血压升高。苯二氮䓬类药物具有良好的镇静和遗忘作用，其镇静剂量对循环功能无明显影响，咪达唑仑是一种效果良好的麻醉前用药。麻醉前抗胆碱能药物可选用东莨菪碱、盐酸戊乙奎烷等，肌内注射盐酸戊乙奎烷 0.01mg/kg 后心率和血压不但无增加，反而可出现一定程度的降低，而应用阿托品后心率明显增快，心率增快可增加心肌耗氧，有诱发心肌缺血的可能，因此应避免应用阿托品。

12. 肺功能不全

(1)手术前准备

1)戒烟：减少呼吸刺激和气道分泌物；降低血液中碳氧血红蛋白浓度，增加氧摄取；降低肺部并发症。

2)控制呼吸道感染，清除呼吸道分泌物。

3)实施呼吸锻炼。

4)解除支气管痉挛。

(2)药物治疗：主要是应用治疗或预防气道阻塞的支气管扩张药物和抗炎药物，以降低气道反应性，提高患者对麻醉和手术的耐受能力，减少围手术期并发症。痰量较多者手术前应用蛋白溶解药物和支气管扩张药物，进行雾化吸入。有严重支气管哮喘的患者应用茶碱类药物和皮质激素进行治疗。解除支气管痉挛首选 β_2 肾上腺素能受体激动药，如沙丁胺醇(舒喘灵，salbutanol)、特布他林(博利康尼)、氯喘等。氨茶碱为治疗支气管痉挛的二线药物。对呼吸道细菌感染者应选用广谱抗生素，以控制感染。伴支气管扩张者应待炎症控制，痰量减少后两周再行手术。

13. 糖尿病 血糖水平对广泛颅内缺血后神经系统功能的恢复具有重要影响。研究发现，卒中时高血糖患者神经系统的短期和长期预后较差。许多动物试验发现，血糖水平是弥漫性中枢神经系统缺血后脑损伤程度的重要决定因素。目前大多数学者认为，接受手术的糖尿病患者，如果因低血压或其他原因造成 CBF 减少而导致脑缺血时，血糖水平应控制在 200mg/dl 以下。

(1)手术前准备：在择期手术前，空腹血糖水平应控制在 8.3mmol/L 以下，最高不超过 11.1 mmol/L；对难以控制的高糖血症，至少应降低至血糖水平 13.3 mmol/L、尿糖(—)和尿酮体(—)。合并酮症酸中毒和高渗性昏迷的患者，禁止实施择期手术。

(2)药物调整：对手术前口服降糖药物的患者，应在手术前 1 天改用正规胰岛素控制血糖;对于使用中、长效胰岛素的患者,最好是在手术前1～3天改用正规胰岛素,以免手术中发生低糖血症。

二、麻醉药物选择

不同药物对大脑均有不同程度的影响,对神经外科手术病人选择麻醉药物,原则上应符合以下标准:①诱导快,半衰期短;②镇静镇痛强,术中无知晓;③不增加颅内压和脑代谢;④不影响脑血流及其对 CO_2 的反应($CBF\text{-}CO_2$ 应答反应);⑤不影响血脑屏障功能,无神经毒;⑥临床剂量对呼吸抑制轻;⑦停药后苏醒迅速,无兴奋及术后精神症状;⑧无残余药物作用。目前,完全符合上述标准的药物还没有,因此需采用复合用药措施以扬长避短,同时需注意合理通气、安置体位和调控血压等,以尽量达到上述标准。目前,临床上神经外科麻醉多主张气管内插管全麻,结合中度过度通气,有利于降低颅压、保证充足的氧供。可采用全凭静脉(TIVA)或静吸复合麻醉等平衡麻醉。静脉诱导快速气管插管:常用镇静催眠药+肌松药+克服插管反应药,如芬太尼、维库溴铵和硫喷妥钠或丙泊酚、依托咪酯,并辅助过度换气,为克服气管插管期应激反应,在插管前静脉注射利多卡因或β受体阻滞药艾司洛尔等措施。全凭静脉麻醉(TIVA),将镇静催眠药、镇痛药、肌松药、应激反应抑制药联合应用,药物之间的作用能够相互补充,弥补不足。

(一)静脉麻醉药

1. 咪达唑仑(midazolam)　具有催眠、解痉挛、松弛肌肉及顺行性遗忘作用。药效为地西泮的1.5倍,时效为地西泮的1/10(30秒～1分钟)。麻醉效应于血药浓度为40ng/ml时出现,100～200ng/ml时达最大效应。麻醉诱导剂量为0.2～0.3mg/kg,维持量为每小时0.1mg/kg,麻醉稳态时的血药浓度为400ng/ml。在诱导剂量下,呼吸暂停发生率为10%～77%,故应予重视。对中枢神经呈剂量依赖性降低脑血流、颅内压和脑代谢。静脉注射咪达唑仑0.15mg/kg可使CBF降低33%,$CMRO_2$ 降低27%,CVR增加40%;动物实验将剂量增大至5～10mg/kg时,$CMRO_2$ 降低50%,而脑组织能量储备ATP、ADP和AMP维持正常,提示对脑缺氧具有保护作用。临床上对已有颅内顺应性降低或颅内压增高的病人,使用临床剂量仍有保护作用。咪达唑仑对脑电图也呈剂量相关性抑制,对诱发电位影响不大,临床剂量下ICP降低,但不影响 $CBF\text{-}CO_2$ 应答反应,也不影响脑血流自动调节功能。

2. 硫喷妥钠　可使 $CMRO_2$ 及CBF降低至清醒值的50%,也降低颅内压。目前仍是神经外科手术的常用麻醉诱导药,剂量按5～8mg/kg静脉注射。

3. 依托咪酯(etomidate)　作用类似中枢性GABA或非巴比妥类药。作用强度为戊炔巴比妥钠的4倍,硫喷妥钠的12倍。睡眠最低浓度为(1.5±0.35)μg/100g脑组织,静脉注射后1分钟脑内达到最高浓度。分布半衰期为(2.6±1.3)分钟,消除半衰期为(4.6±2.6)小时。按30～60 μg/(min · kg)维持麻醉,CBF降低,$CMRO_2$ 降低,脑氧供/氧耗比例正常。EEG在高浓度时呈现暴发性抑制。可使脑缺氧后的多巴胺及其他代谢产物释放减少,抑制兴奋性氨基酸生成,减少高能磷酸盐消耗,防止有害物质释放。因此,依托咪酯具有脑保护作用,特别适用于心功能不全的神经外科手术病人。麻醉诱导剂量为0.15～0.3mg/kg,因可能抑制肾上腺皮质功能,故不宜连续静脉输注。

4. 丙泊酚　可能影响中枢神经元的钠离子通道,为高亲脂性,代谢极快,再分布半衰期短,特别适用于神经外科手术的麻醉。药效为硫喷妥钠的1.8倍,时效相似,静脉注射后30秒起效,峰值维持3～5分钟。麻醉诱导剂量2～2.5mg/kg(老年、体弱或颅内高压病人应减量),麻醉维持每小时4～12mg/kg。按2mg/kg静脉注射,可使CBF降低、$CMRO_2$ 降低、CVR增加、ICP降低;随着剂量加大,可明显降低动脉血压,因此对颅内高压病人要特别注意避免严重影响颅内灌注压(CPP=MAP−

ICP)。丙泊酚不影响 $CBF\text{-}CO_2$ 应答反应。脑电图变化与丙泊酚剂量有相关性,大剂量使 EEG 呈等电位。

5. 冬眠合剂Ⅰ号(氯丙嗪 50 mg、异丙嗪 50 mg、哌替啶 100mg) 用于颅脑外伤病人手术麻醉的优点:①降血压,降 ICP,减轻脑水肿。②降体温,降低 $CMRO_2$。③降低机体应激反应,能从容应付强刺激。④机体处于"冬眠"状态,可长达 24~48 小时,使患者平稳度过脑水肿高峰期,有利于术后脑功能恢复。

(二)吸入麻醉药

所有吸入麻醉药对中枢的抑制均呈浓度依赖性下行性抑制,使 CBF 增加、$CMRO_2$ 降低、CVR 降低,EEG 由 α 波进入到 δ、θ 波,直至暴发性抑制时 ICP 增加。

1. 异氟烷 随吸入浓度增加,外周血管阻力降低,血压下降。对脑血流动力的影响也呈剂量-效应相关。呼出浓度小于 1MAC 时,CBF 变化不大,而 $CMRO_2$ 降低 50%;大于 1.5MAC 时,由于外周阻力降低导致 MAP 降低,CBF 轻度增加,$CMRO_2$ 仍下降,同时血乳酸、丙酮酸值降低,ATP 及磷酸肌酸增加,说明异氟烷具有脑保护作用。

2. 恩氟烷 随着吸入浓度增加,血压下降,主要系心排血量降低所致。吸入 1MAC 恩氟烷即可减少心排血量。低血压程度与心排血量减少的程度一致。对中枢神经系统呈现剂量-效应相关。恩氟烷是强大的大脑抑制药,麻醉愈深,$CMRO_2$ 降低愈多。吸入 3%恩氟烷,$CMRO_2$ 降低 50%。恩氟烷深麻醉时,EEG 特征是出现惊厥样棘波,如果同时伴有中度 $PaCO_2$ 下降,可出现癫痫样脑电活动,此时 $CMRO_2$ 增高。因此,在神经外科手术的麻醉中,恩氟烷不宜作为首选麻醉药。

3. 七氟烷(sevoflurane) 吸入 0.5~1MAC 时,CBF 增加,ICP 增高,而 $CMRO_2$ 降低,脑血流自动调节功能受损。EEG 的表现与恩氟烷相似,大于 1MAC 时出现暴发性抑制,大于 2MAC 呈等电位。吸入 4%~5%高浓度时 EEG 呈现兴奋状态。但其诱导和苏醒均快,仍不失为神经外科手术较好的吸入全麻药。

4. 地氟烷(desflurane) 对中枢神经系统的抑制呈剂量相关性,EEG 表现也与剂量相关,其抑制活动与异氟烷的 EEG 活动相似,不引起异常的癫痫样改变和异常脑电活动。1.5~2.0MAC 时,MAP 下降,CVR 降低,ICP 轻度增高,而 $CBF\text{-}CO_2$ 应答反应仍存在;大于 2MAC 时,脑血管自身调节功能消失。

(三)麻醉性镇痛药

1. 芬太尼 抑制 $CMRO_2$ 少而抑制 CBF 多,但尚不致造成脑缺血,相反可降低 ICP。

2. 舒芬太尼 使 CBF 及 ICP 快速升高,与氟哌利多配伍使用可减轻或避免发生。

3. 瑞芬太尼 具有独特的药理学特性,是高选择性的 μ_2 受体激动剂,能被非特异性酯酶迅速水解,具有起效快、作用时间短及持续输注后半衰期恒定等优点,非常适合全凭静脉麻醉(TIVA)。与芬太尼相比较,在神经外科手术时应用瑞芬太尼和丙泊酚实施全凭静脉麻醉,能提供更稳定的术中血流动力学,更快速的苏醒和更高的苏醒质量。对于需要施行术中唤醒的开颅手术,瑞芬太尼复合丙泊酚是目前公认的最佳麻醉组合。瑞芬太尼的不良反应主要与不恰当的用药量和用药方式有关。

4. 阿芬太尼 阿芬太尼使 CBF、ICP 及 $CMRO_2$ 降低,且对精神运动型癫痫及局灶型癫痫病人,给予阿芬太尼后,由其诱导病灶放电,可标定出病灶的范围。

(四)肌肉松弛药

神经外科手术虽然不强调肌肉的松弛,但是全麻中应用肌松药有利于呼吸管理、颅压控制、降低代谢和消除应激反应。但必须认识到如果使用不当可引起严重合并症。因此,必须严格掌握肌松药的适应证、应用原则及其可能发生的并发症。例如,琥珀胆碱配合全身麻醉药施行快速诱导气管插管可称简捷有效,但在严重创伤、大面积软组织损伤、眼球穿透伤、青光眼、高钾血症、颅内压增高、骨骼肌张力过高综合征、神经-肌肉疾病、下运动神经元疾病、瘫痪及恶性高热家族史等患者应用琥珀胆碱，可能引起高血钾反应，应选用非去极化肌松药，如罗库溴铵、美维库铵和维库溴铵等。特殊神经外科手术(脑干、延髓及上颈髓手术)后容易发生呼吸功能障碍，应用肌松药虽可使机械通气顺利进行，便于自主呼吸与呼吸机节律同步，但对于术中需监测自主呼吸者不宜使用。

1. 去极化肌松药　目前临床上应用的去极化肌松药只有琥珀胆碱一种，此药有起效快、作用迅速完善、时效短等特点，临床上多用于麻醉诱导作气管插管和短时间手术。过去国内长时间用静脉滴注琥珀胆碱维持，但近年来已明显减少，原因是持续静脉滴注或长时间反复间断静脉注射易引起Ⅰ相阻滞而造成术后恢复困难。颅脑外科手术一般时间较长，琥珀胆碱应用于颅脑外科手术的麻醉其优势往往得不到发挥。用于麻醉诱导，虽有起效迅速的优点，但静脉注射后引起短暂的肌纤维强直收缩(肌颤)，随即才出现肌肉松弛，其可升高颅压，故对于颅内手术尤为不利，而且琥珀胆碱还有引起血钾升高的反应，这对于颅脑外科创伤手术的病人可能是致命的。虽然许多麻醉医生致力于应用小剂量非去极化肌松药预充以减少琥珀胆碱引起肌震颤，如维库溴铵预注可以消除琥珀胆碱引起的肌震颤，但这并不比单独应用非去极化肌松药如罗库溴铵诱导作气管插管的优点多。近年来，由于许多起效迅速的非去极化肌松药的问世，琥珀胆碱的优势渐消，最终必然会被起效快、短时效的非去极化肌松药所取代。

2. 非去极化肌松药

(1)泮库溴铵：该药是一种较长效的非去极化肌松药。肌松时可达 120 分钟，半衰期为 50 分钟左右。临床应用不引起组胺的释放，但此药有轻度的解迷走神经作用和促进儿茶酚胺释放作用，可致心率增快、血压升高和心排量增加，所以临床上需要给予大剂量的麻醉性镇痛药，以缓解它对心脏的影响。近年来，由于受体阻滞药的广泛应用，泮库溴铵这一不良反应也就大大地被克服。但即使如此，对于一些有严重心血管疾患及严重高颅内压的病人应谨慎使用。

(2)维库溴铵：维库溴铵是一种中时效甾体类非去极化肌松药。血浆清除率为(5.2±0.7)ml/(kg·min)，消除半衰期为(71±20)分钟，具有起效快、作用时间短、无蓄积作用等优点，对心血管系统几乎无影响，不诱发组胺释放，既往较多的动物实验及临床方面的研究亦证实维库溴铵对颅内压无直接影响。不引起颅内压的升高，较适于颅脑外科手术的麻醉。可用于麻醉诱导行气管插管及术中维持肌松。但其代谢和清除依赖于肝肾功能，对于肝肾功能异常的患者应酌情减量。术中维持可间断静脉注射，也可持续静脉滴注用药。

(3)罗库溴铵：罗库溴铵是目前起效比较快的非去极化类肌松药，其起效时间接近于琥珀胆碱。注药 60～90 秒可作气管插管。其作用强度为维库溴铵的 1/7。时效为维库溴铵的 2/3。临床应用剂量无心率和血压变化。罗库溴铵不促进组胺释放，也不引起颅内压升高。主要经肝代谢，胆道排除。黎笔熙等观察发现梗阻性黄疸患者对罗库溴铵的药代动力学可产生明显的影响。因此，肝功能异常患者使用罗库溴铵时，追加药物时间可适当延长。尽管肾功能衰竭患者可以安全使用罗库溴铵，在肾功能正常和衰竭患者产生的肌松效果没有差异，但是阻滞时间明显延长，追加间隔应该延长，与维库溴铵一样用于维持肌松可间断静脉注射和持续静脉滴注。

(4)瑞库溴铵：瑞库溴铵是一种新型速效非去极化肌松药。其特点是起效快、时效短、恢复快、易拮抗。其起效速度几乎等于琥珀胆碱。瑞库溴铵被认为是可以替代琥珀胆碱用麻醉诱导作气管插管的非去极化肌松药。但静脉注射瑞库溴铵后可引起短暂的心率增快和轻度血压下降，被认为该药可能具有类似泮库溴铵的解迷走张力作用。瑞库溴铵行快速诱导插管较易产生肺部副作用，如支气管哮喘和气道压升高，其支气管痉挛发生率远高于其他非去极化肌松药，因此该药最终能否成为比较理想的短效肌松药还有待于进一步的临床证实。

(5)哌库溴铵：哌库溴铵是一种长效非去极化肌松药，对患者血流动力学影响较轻，无促组胺释放作用。在体内几乎不代谢，主要经肾以原形由尿排出，少量随胆汁排出。与维库溴铵比较其起效较慢，但作用时间较长。在临床应用中，哌库溴铵起效时间为 3～4 分钟，可维持 40～50 分钟，且其作用时间与阻滞程度成正比，即阻滞加深，时间延长，较为适宜用于颅脑外科手术的麻醉。

(6)阿曲库铵及顺式阿曲库铵：阿曲库铵是一个中效非去极化肌松药。其在体内代谢不依赖肝肾功能，而通过独有的 Hoffmann 消除自行降解。有轻微的促组胺释放作用，快速静脉注射大剂量时出现组胺释放引起的皮肤潮红、血压降低、心率加快，甚至过敏性休克。减慢静脉注射速度，控制用量以及在注药前给予 H_1 和 H_2 受体拮抗药可避免组胺释放所致的不良反应。阿曲库铵不引起颅内压的升高，较适于颅脑外科手术麻醉中的应用，尤其是对伴有肝肾功能异常的病例。维持肌松可间断静脉给药，也可持续静脉滴注。顺式阿曲库铵是阿曲库铵的同分异构体。具有阿曲库铵的 Hoffmann 降解特性，顺式阿曲库铵肌松效应与阿曲库铵相似，均为中时效，同等强度剂量相比，前者起效较慢，但增加剂量可使其起效加快，二者肌松恢复过程相似，无蓄积作用。顺式阿曲库铵的显著优点是自主神经作用弱，促组胺释放作用小，无心血管不良反应，血流动力学稳定，使用较大剂量而不必担心有组胺释放及血流动力学改变。目前在国外已逐渐代替阿曲库铵，成为麻醉用肌松药的主流，已安全用于临床，包括老人、小儿和肝肾功能受损、严重心血管患者以及 ICU 患者。顺式阿曲库铵临床应用无明显副作用是一种较有前途的中效非去极化肌松药，且不引起颅内压的升高，适用于颅脑外科手术。

综上所述，可以应用于颅脑外科手术麻醉的肌肉松弛药有很多，但各有其优点及弊端。到目前为止尚无一种完全理想的肌肉松弛药。故临床应用需要麻醉医生根据具体情况，灵活选择。以便充分发挥各种肌松药的优点而避免其缺点，使麻醉更平稳，更安全。

(五)对下列疾患病人肌肉松弛剂需特殊考虑

1. 颅内疾患

(1)偏瘫：多数系上运动神经元病变或损伤所致，对非去极化肌松药常出现耐药性，对琥珀胆碱则可出现高钾血症。偏瘫病人对非去极化肌松药的耐药常于脑卒中后第 3 天出现。应用局部箭毒试验进行测试，可显示麻痹侧对非去极化肌松药有耐药性，其耐药程度与病变的严重程度或脑卒中病人的年龄无明显关系。应用插管剂量泮库溴铵，正常侧完全麻痹，对四个成串刺激无反应，强直刺激也无衰减。因此，偏瘫病人应用神经-肌接头阻滞监测时，可能会过低估计神经-肌接头阻滞的强度，从而误导术毕过早停止机械通气，应予注意。

(2)多发性硬化症：是中枢神经系统脱髓鞘性疾病，表现为肌无力、麻木、感觉异常及视力障碍，偶尔出现肌挛缩。个案报道指出对阿曲库铵耐药，也有报道应用琥珀胆碱后出现高血钾和肌挛缩。一般认为此类患者使用肌松药还是较安全的。

(3)大脑性麻痹：是胎儿或新生儿因脑缺氧所引起的痉挛性运动麻痹，曾有个案报道对维库溴铵耐药，应用琥珀胆碱出现高钾血症致心搏骤停。由于此类患儿多数同时合并蛛网膜下隙出血，因此心跳停止的原因尚难定论。目前普遍认为此类病人应用肌松药尚称安全。

(4)弥漫性颅内病变：颅脑创伤、脑炎晚期或脑动脉瘤破裂等可引起弥漫性颅内病变，应用琥珀胆碱可引起高钾血症，甚至心搏骤停，原因尚不清楚。因此，除在脑损伤 24 小时以内，否则不宜应用琥珀胆碱。帕金森病和亨顿舞蹈病患者，对肌松药的反应无异常。

2. 脊髓病变或损伤

(1)截瘫：应用琥珀胆碱后可引起高钾血症，RCT 显示对非去极化肌松药的敏感性增强。

脊髓损伤平面较低仅涉及下肢者，用非去极化肌松药仍属安全。脊髓损伤平面较高并累及呼吸肌时，应用非去极化肌松药则可能引起术后呼吸衰竭。截瘫病人应用琥珀胆碱引起的高钾血症，与剂量无关，与损伤时间有关，伤后一周内用药即可出现高钾血症，于伤后85天用药仍可发生。由于化学敏感性的接头外受体，可在肌肉失神经支配2天内出现，因此，琥珀胆碱除在损伤后当时使用外，一般应予禁用。

(2)肌萎缩性侧索硬化症：属于中枢神经退行性病变，涉及部位包括运动神经节和脊髓锥体束，其神经-肌接头功能的异常主要是合成乙酰胆碱所需的酶含量异常降低。症状为肌无力和肌萎缩，偶尔肢体痉挛，表现为运动引起的渐进性无力、强直刺激反应衰减、对非去极化肌松药敏感。如果脊髓损害平面涉及呼吸肌，应用非去极化肌松药可能导致术后呼吸功能衰竭。用抗胆碱酯酶药可改善上述症状。

(3)脊髓灰质炎：肌电图检查表明，神经-肌接头损害为肌肉动作电位减小，强直刺激反应衰减，病人对非去极化肌松药的敏感性增强。脊髓灰质炎患者神经-肌接头功能异常的临床表现取决于脊髓损害的平面，如果已累及呼吸肌，用非去极化肌松药可导致术后呼吸功能衰竭。

(4)脊髓空洞症：因充填脊髓中心管内的脑脊液异常膨胀，可致下运动神经元破坏和肌肉失神经支配，应用肌松药的结果与截瘫病人相似。琥珀胆碱可引起高血钾，应予禁用；对非去极化肌松药敏感性增强，以慎用或不用为佳。

3. 外周神经病变

(1)末梢神经病变：症状为感觉丧失、感觉异常、偶尔肌无力和肌萎缩。但与重症肌无力有区别，对应用抗胆碱酯酶药的反应不敏感。多数患者RCT正常，有些病人的肌电图与重症肌无力相似。严重患者应用琥珀胆碱，可能出现高钾血症或室性心动过速，故应避用；也需慎用非去极化肌松药。

(2)神经纤维瘤：属遗传性疾病，一般对琥珀胆碱表现为耐药，对非去极化肌松药表现敏感性增强。

(3)吉兰-巴雷综合征：又称急性感染性神经炎，是急性外周神经病变。肌肉的失神经支配往往发生在起病后2～4周，神经再分布发生在第4～5周。有报道病人在失神经支配期间对维库溴铵表现耐药，而进入神经再分布期则出现高敏反应。此病于恢复期应用琥珀胆碱可引起高血钾，可能与肌肉失神经支配和化学敏感性接头外受体有关。

(4)肌肉失神经支配：常因末梢神经损伤所致。于损伤后1～2周内出现化学敏感性的接头受体，最后整个肌细胞对乙酰胆碱均敏感。去神经支配的肌肉对箭毒反应正常，但对琥珀胆碱可出现肌肉挛缩并释放钾。去神经支配的肌肉越多，注射琥珀胆碱后产生的高血钾危险性越大，最早在3周，最迟在6个月均可产生。现公认，此类患者禁用琥珀胆碱，预先应用非去极化肌松药也不能减轻或消除琥珀胆碱所引起的肌挛缩和高钾血症。

4. 原发性神经-肌肉接头病变

(1)重症肌无力：①重症肌无力患者的RCT表现为对箭毒敏感性增强，作用时间延长，系由正常乙酰胆碱受体减少所致。用泮库溴铵0.005mg/kg可致肌颤搐反应降低90%。重症肌无力患者的非去极化肌松药剂量约为正常人的一半，减少用量后的恢复时间与正常患者相似。②重症肌无力患者对琥珀胆碱反应异常，其初量的反应小于正常人，提示可能出现耐药，但重复用药则快速出现Ⅱ相阻滞和持续麻痹。有报道重症肌无力患者琥珀胆碱的ED_{50}和ED_{95}分别是正常人的2.0和2.6倍。此类病人常对琥珀胆碱耐药，但也有表现为敏感者，可能与常用抗胆碱酯酶药治疗，导致琥珀胆碱水解率降低有关。③由于这类患者对肌松药的反应异常，一般不主张应用肌松药。但也有人认为重症肌无力病人使用中、短效非去极化肌松药尚属安全，在胸腺切除时应用维库溴铵0.04mg/kg或阿曲库铵0.2mg/kg仍是安全有效的，但用药过程应常规监测神经-肌接头阻滞作用，并逐渐增加药量；对需伍用能增强肌松药作用的药物时，尤其需注意其作用可明显增强。例如，给重症肌无力患者应用泮库溴铵 1 mg 完全恢复后，再应用噻替派和庆大霉素，病人可出现深度肌麻痹现象。同样，奎尼丁和普鲁卡因胺也可加剧重症肌无力的症状。

(2)肌无力综合征：以肢体近端肌肉疲劳和肌痛为特点，与重症肌无力病人的不同点在于锻炼后可获得改善，且对使用抗胆碱酯酶药的反应差。其病理改变为神经-肌接头的突触前乙酰胆碱释放延迟。重复神经刺激可促进乙酰胆碱释放，故要通过锻炼逐渐改善肌肉收缩的强度。这类病人对非去极化肌松药和琥珀胆碱都极敏感，即使注射筒箭毒碱 5 mg 也可发生数小时的麻痹。

5. 肌肉病变

(1)肌强直：属遗传性肌肉功能紊乱，以强直性挛缩为特点。①主要病变在肌纤维，神经-肌接头处常有氯、钠通道受损，患者的 RCT 及其对非去极化肌松药的反应均正常，但也有报道用泮库溴铵和维库溴铵后恢复延迟。因此，这类病人应用非去极化肌松药时，应注意肌松监测，并以选用短效或中效非去极化肌松药为宜。②肌强直患者对琥珀胆碱反应正常；强直和呼吸衰竭病人应用琥珀胆碱，对神经-肌接头可出现双相作用。有报道静脉注射小剂量琥珀胆碱(40 mg)也可引起全身挛缩，而大剂量则仅出现肌肉松弛。此可能是琥珀胆碱对神经-肌接头的反常作用，即颤搐反应降低时，基础肌张力增加。③肌强直患者应用琥珀胆碱很不安全，因一旦出现全身挛缩，很难进行气管插管及控制通气。④琥珀胆碱引起的强直与恶性高热相似，提示二者可能存在相关性。此类病人应禁用琥珀胆碱。⑤电灼或手术刺激可引起强直性挛缩。由于其病理改变在肌纤维，因此肌松药和区域阻滞不能解除其痉挛，只有直接作用于肌纤维的药物如局麻药、苯妥英钠、丹曲林(硝苯呋海因)、挥发性麻醉药才能使肌强直松弛。切口周围肌肉应用局麻药浸润也可防止或减轻挛缩。

(2)家族性周期麻痹：特点为间断性急性发作性肌无力或骨骼肌麻痹，原因是骨骼肌钠通道通透性异常增加，肌电图的表现虽与肌强直病人相似，但应用非去极化肌松药或琥珀胆碱均安全有效。进行肌松监测以采用面部肌肉较手部为好，因前者不易受影响。

(3)肌肉营养不良：特点是骨骼肌和非骨骼肌渐进性无力，主要受损部位在肌纤维，神经-肌接头也受累。RCT 提示对箭毒的敏感性正常，仅阻滞时间延长。这类病人对应用琥珀胆碱后的反应报道不一，有报道反应正常，亦有报道出现高血钾而引起心搏骤停。鉴于其用药的结果难以预测，故以不用琥珀胆碱为妥。另外，有些肌肉营养不良病人于注射琥珀胆碱后可诱发非典型性恶性高热，肌肉活检阳性，并证实非因吸入麻醉药所致。

(4)多发性肌炎：系结缔组织病，特点是肌炎和退行性改变，应用维库溴铵可能发生恢复延迟，但使用其他非去极化肌松药和琥珀胆碱都未见异常。

三、麻醉方法

(一)局部麻醉

在病人合作的前提下，单纯局部麻醉(局麻)适用于简单的颅外手术、钻孔引流术、神经放射介入治疗、立体定向功能神经外科手术等。头皮浸润用 0.5% 普鲁卡因，含 1∶200 000肾上腺素；待切皮时静脉缓慢滴入氟哌利多 2.5mg、芬太尼0.05～0.1mg，可增强病人配合手术的主动性；麻醉期间需严密观察病情，监测 BP、HR、RR 和 SpO_2，适当补液。

(二)全身麻醉

对神经外科手术病人施行全身麻醉(全麻)，要求做到诱导迅速平稳、无呛咳或屏气、气管插管反应小，通气良好，静脉压无增高、$P_{ET}CO_2$ 控制满意，脑松弛、出血少、术野安静，并全面监测；术毕清醒快，无麻醉药残留作用。目前常选用静吸复合全麻。

1. 麻醉诱导 目前常用丙泊酚 2mg/kg，或咪达唑仑 0.3mg/kg，或丙泊酚 1mg/kg＋咪达唑仑 0.1～0.15mg/kg。对冠心病或心血管代偿功能差的病人选用依托咪酯 0.3～0.4mg/kg。也可采用硫喷妥钠(4～8mg/kg)，或地西泮 10～20mg+小剂量硫喷妥钠静脉注射，在使用非去极化肌松药和芬太尼 4～6μg/kg(或舒芬太尼 0.5～1.0μg/kg)并过度换气后均能顺利完成气管内插管。为克服气管插管期应激反应，插管前采取往气管内喷入 4%利多卡因 1～2ml，或静脉注射利多卡因 1～1.5mg/kg，或静脉滴注超短效β受体阻滞药艾司洛尔 500μg/(kg·min)(4分钟后酌情减量)等措施，都可显著减轻插管心血管反应和 ICP 升高影响。

2. 麻醉维持 常采用吸入全麻加肌松药及麻醉性镇痛药；也可静脉持续泵注丙泊酚 4～6 mg/(kg·h)或咪达唑仑 0.1 mg/(kg·h)，配合吸入异氟烷、七氟烷或地氟烷，按需酌情追加镇痛药及肌松药。

3. 麻醉期管理

(1)切开硬脑膜前应做到适当的脑松弛：方法有充分供氧；调整体位以利于静脉回流；维持肌肉松弛和麻醉深度适当；过度通气使 $PaCO_2$ 维持在(30±5)mmHg。必要时可在开颅前半小时给甘露醇 1～2g/kg 静脉注射，或加用呋塞米 10～20mg。一般均可做到脑松弛和颅压降低。

(2)硬膜切开后可适当减少用药量：长效麻醉性镇痛药应在手术结束前 1～2 小时停止使用，以利于术毕尽快清醒和防止通气不足。吸入全麻药异氟烷应先于七氟烷和地氟烷停止吸入。

(3)术中间断给予非去极化肌松药，以防止病人躁动，特别在全凭静脉全麻时为然。对上位神经元损伤的病人和软瘫病人，应避免肌松药过量。应用抗癫痫药物(如苯妥英钠)的病人对非去极化肌松药可能呈拮抗，应酌情加大用药剂量或调整用药频率。

(4)术中采用机械通气的参数为：潮气量 8～12 ml/kg，分钟通气量 100 ml/kg，呼吸次数成人为 10～12 次/分，保持 $PETCO_2$ 在 35mmHg 左右。

(5)苏醒应迅速；不出现屏气或呛咳；控制恢复期的高血压，常用药物有拉贝洛尔、艾司洛尔、尼莫地平、佩尔地平等，以减少颅内出血的可能。肌肉松弛拮抗药应在撤离头架，头部包扎完毕后再使用。待病人自主呼吸完全恢复，吸空气后 SpO_2 不低于 98%，呼之睁眼，能点头示意后，方可送回病房或 PACU 或 ICU。

4. 液体管理 液体管理可达到血流动力学和脑灌注压稳定的目的，在此前提下可为手术提供适当的脑松弛。但对神经外科手术病人输液，必须从血脑屏障功能着眼去进行专门考虑。①水可以自由通过血脑脊液屏障，因此血管内输水会增加脑的含水量和升高 ICP。等渗葡萄糖液代谢后可留下水分，在神经外科手术中应尽量避免使用。②多数离子包括钠离子一般都不能透过血-脑屏障，其决定因素主要是血清总渗透浓度(在血清总渗透浓度中胶体渗透压仅占一小部分，约为 1mmol/L)。维持高于正常血清渗透浓度时，能降低脑含水量，输入大量低渗晶体液会增加脑水含量。③分子通过血脑屏障的细胞运转过程取决于分子量，按浓度梯度由高向低运转。因此，大分子物质很难通过血-脑脊液屏障，例如白蛋白对脑组织细胞外液的效应影响很小。④一旦血脑屏障受到损害(例如低氧、颅脑创伤或肿瘤)，则大分子物质可进入脑，结果是等渗胶体液和晶体液都对脑水肿的形成和 ICP 有影响，产生同等的效应。

液体管理的总目标是：在维持正常血管内容量的前提下，形成一个恰当的高渗状态。

在临床上过分严格限制液体，会产生明显的低血容量，导致低血压和 CBF 减少，脑和其他器官面临缺血损害，而脑的含水量减少很小。当然，血容量过多会引起高血压和脑水肿。因此，本文作者所在单位推荐以下的输液方案：

(1)体液丢失的计算：颅内手术第三间隙丢失的液体量很小，因此可忽略不计。因术前禁食禁水可丧失液体量(按 8～10ml/kg)，此量可予进入手术室后开始补给。术中可输用乳酸林格液，按 4～6 ml/(kg·h)维持。如果病人长期限制入液量，或已使用甘露醇，且已有明显高张状态者，应选用生理盐水或等张胶体液输注。

(2)反复测量血清渗透浓度，作为输液的指南；如果无条件测定，可用晶体液和胶体液按 2∶1 的比例输注。市场供应的乳酸林格液其血清渗透浓度为 272～275 mmol/L，明显低于等渗晶体生理盐水(309mmol/L)，因此前者为低渗液。神经外科病人应维持血清渗透浓度达到 305～320 mmol/L 为理想结果。

(3)对脱水利尿药的使用应持慎重态度：甘露醇(2.0 g/kg 静脉注射)或呋塞米(5～20 mg静脉注射)或二者同时使用，可引起大量利尿，需严密监测血管内容量和电解质水平。临床常见问题是：①类固醇与排钾利尿药合用，可出现低钾血症；术中施行过度通气可加重低钾程度；②利尿药用于抗利尿激素异常分泌综合征(SIADH)，可导致低钠血症；③高血糖可加重缺血后的神经损伤，因此，有中枢神经缺血危险的病人应避免用含葡萄糖的液体；④显著的高渗状态可导致反应迟钝、抽搐及肾功能障碍。

5. 低温脑保护 在神经外科应用日趋普遍，不但用于颅脑外伤和某些特殊手术(如颅内动脉瘤、巨大脑膜瘤等)，还用于一般的颅脑手术。低温脑保护用于神经外科麻醉的优点：

(1)降低脑代谢和氧耗，增加脑组织的能量储备。

(2)减少皮质传播抑制扩散的发生。

(3)减少脑细胞蛋白破坏，促进脑细胞结构和功能恢复。至今全世界对低温范围无统一的界限，一般认为 30～35℃是安全可靠的温度。实施此项技术应熟练地掌握降温时机、降温措施、脑温监测方法及复温期的处理，否则只会恰得其反。

6. 血液保护在神经外科的应用 为减少神经外科手术失血与输血，“术中自体血回输辅助控制降压”的血液保护方法用于该类手术，效果显著。据报道，自体血回输可节约用血 10%～40%，控制性降压可减少失血 30%。当然，并非所有神经外科手术患者都能行自体血回输，应严格按自体血回输适应证执行。麻醉时采取控制性降压，能减少术中失血，但控制不当而导致严重脑缺血，脑细胞功能障碍及术后神经系统新的损伤发生，故术中控制性降压的安全监测相当关键。

7. 过度通气 神经外科麻醉中，常采用过度通气降低 $PETCO_2$ ($PaCO_2$ 降低)来减少 CBF，从而降低 ICP。术中要求控制 ICP，但又要维持充足的 CBF 以避免脑缺氧，因而控制过度通气降低 $PETCO_2$ 于适当范围是非常重要的。资料显示，不同 $PETCO_2$ 变化可使 ICP 改变，PET CO_2 为 30 和 20 mmHg 尤其是 20 mmHg 时，过度通气降低 CBF 和 ICP，使脑组织轻微回缩，这样一方面能充分暴露手术野，另一方面能降低脑组织受损害的程度。临床研究表明，不同 $PETCO_2$ 能较好地维持组织氧供需平衡及氧合状态。实验研究表明当 PET CO_2降为 20 mmHg 使 CBF 减少时，脑组织仍能获得充足的氧进行氧化磷酸化，合成高能量化合物 ATP 等。目前，通过大量临床观察提示：对于脑创伤及脑血管病变，血脑屏障已受到破坏的病例不宜采用过度通气，而一般手术病人也推荐保持 $PETCO_2$在 35 mmHg 左右，当然，$PETCO_2$＞40 mmHg 时 CBF、ICP 增加，所以临床上应予避免。

8. 术后管理 大部分颅脑手术后病人需在 ICU 严密观察，应详细记录术前神经系统情况、围手术期经过、术后神经系统功能缺陷和其他相关病史，并采取以下重点措施：①床头抬高 30°以利静脉回流。②评估神经功能，包括意识状态、定向力、瞳孔大小、肌张力。任何体征的恶化都可提示脑水肿、脑出血、脑积水或脑疝正在发生或发展。③充分通气和氧合，对意识障碍病人尤其重要。④对颅内压增高而减压又不充分的病人，应监测 ICP。⑤检查血清电解质及血清总渗透浓度。⑥出现低钠血症、血清低渗和尿高渗，即可诊断为抗利尿激素分泌失调综合征(SIADH)。⑦颅内手术后可能发生尿崩症，最常见于垂体瘤、颅咽管瘤及第Ⅲ脑室肿瘤。病人在术中或术后出现多尿，伴高钠血症、血清高渗透浓度和尿低渗浓度。对于意识清楚的病人可增加饮水来代偿,否则经静脉补充。可用水溶性血管加压素5～10U皮下注射,或3U/h静脉注射,但应注意由于大量应用血管收缩药可导致高血压。去氨加压素(desmopressin,DDAVP)1～2μg静脉注射,或6～12小时皮下注射,可作为替代药使用,其高血压的发生率较低。⑧术后癫痫或抽搐发作,表明存在进行性的颅内出血或水肿,应首先保持气道通畅,吸入纯氧,并采用硫喷妥钠50～100 mg静脉注射,咪达唑仑2～4 mg/kg缓慢静脉注射作为负荷量,以后改为每天300～500mg口服或静脉注射,可防止其再发作。⑨一旦发生张力性气颅,应积极手术处理。

(三)术中监测

除常规生命体征监测外,神经外科手术中还常需根据手术部位的特点进行一些特殊监测,主要包括诱发电位的监测、脑电图的监测以及脑血流的监测。另外关于麻醉深度的监测除传统的BIS外,近年来也进行了一些关于熵指数、末梢灌注指数等新型麻醉深度监测指标的研究。

1. 诱发电位监测　神经外科手术中应用的诱发电位监测主要包括:体感诱发电位(somatosensory evoked potential,SEP)、运动诱发电位(motion evoked potential,MEP)、视觉诱发电位(version evoked potential,VEP)及听觉诱发电位(auditory evoked potential,AEP)。监测的目的主要为指导手术操作,精确切除病灶,减少手术造成的中枢损伤。根据手术部位的特点,合理选择需进行的监测组合,可以为髓内占位等高风险神经外科手术提供高敏感度、高特异性的指导信息,为手术的安全进行提供有效帮助。

(1)体感诱发电位监测:麻醉药物对SEP有明显影响,大多呈剂量依赖性的抑制SEP的振幅、延长SEP的潜伏期。在应用SEP的神经外科手术中理想的麻醉方法应尽可能对SEP的影响最小且术后患者可快速苏醒、以利进行神经功能评估。对目前神经外科手术中最常用的两种麻醉方法——吸入七氟烷联合持续泵注瑞芬太尼及静脉持续泵注丙泊酚和瑞芬太尼维持麻醉,对SEP影响的前瞻性对照研究显示:改变七氟烷的吸入浓度对SEP振幅及潜伏期的影响更快、更明显,而麻醉后,吸入七氟烷的患者苏醒可配合神经功能评估的所需时间更短,丙泊酚与瑞芬太尼合用的全凭静脉麻醉更利于术中SEP监测,七氟烷联合瑞芬太尼麻醉更利于术后神经功能评估。作为一种在临床应用越来越多的新型静脉麻醉药,近年来关于右旋美托咪啶对SEP影响的研究显示:丙泊酚及瑞芬太尼全凭静脉麻醉中复合应用右旋美托咪啶,术中维持脑电双频指数(BIS)于45～60,对SEP的监测并无明显影响;全凭静脉麻醉中采用靶控输注右旋美托咪啶,其血浆靶浓度在不超过0.6 ng/ml的情况下,并不会对SEP及MEP造成任何可能影响临床监测效果的影响,提示右旋美托咪啶可安全的用于需行诱发电位监测的手术中,作为对全凭静脉麻醉药物的有益补充。

(2)动作诱发电位监测:吸入麻醉药、肌松剂以及低体温等因素均可对MEP的监测造成不利影响,尽量减小麻醉对MEP的影响也是术中麻醉管理过程中需重点关注的一个问题。肌松剂对MEP监测的影响呈剂量依赖性,研究显示,术中四个成串刺激(TOF)的值不低于2即不会对MEP的监测结果造成明显不利的影响。一般认为全凭静脉麻醉更有利于MEP监测的实施,吸入麻醉药由于对运动皮层的下行冲动有抑制作用,对MEP监测的结果影响较大。但这方面还存在一些不同的观点,有研究显示:在混合吸入异氟烷及氧化亚氮的情况下,118例脊柱手术患者呼气末异氟烷浓度为0.5～0.9 MAC时,85例患者为1～1.4MAC,9例患者在＞1.5 MAC时仍可监测到经颅MEP,提示吸入麻醉药物对MEP的抑制作用存在较大个体差异,临床应用剂量一般仍可保证MEP监测的顺利进行。除麻醉技术外,患者患有糖尿病及高血压也是导致无法获取有效下肢MEP信号的最重要的两个危险因素。

2. 脑电监测　大脑缺氧(PaO_2降低)或高碳酸血症($PaCO_2$过多)时,脑电图的反应比较灵敏而迅速。颅内手术、低温麻醉、控制性降压以及复苏过程中,进行脑电图监测有助于判断中枢神经的情况。

传统 BIS 监测是目前神经外科手术中应用最多的麻醉深度监测方法,但由于神经外科手术部位的需要,部分手术(如冠状切口开颅手术)中无法按照经典的方法放置 BIS 监测电极,研究显示:BIS 电极置于枕部与其置于额部相比,在麻醉诱导前 BIS 值明显低于额部($P<0.01$),而麻醉过程中各时点均明显高于额部($P<0.01$),麻醉前后枕部与额部 BIS 值具有正相关性($r^2=0.954$;$P=0.000$)。末梢灌注指数是用血氧饱和度换能器将采集到的机体末梢动脉的每搏容积波经过数学处理并指数化得到的 0～100 指数。在颅脑手术中的应用显示:末梢灌注指数可预测气管插管及上头架时的血压变化,其与血浆中去甲肾上腺素及肾上腺素浓度呈负相关($r=-0.679$ 及 $r=-0.364$,$P<0.05$ 及 0.01),其用于麻醉监测具有一定的临床价值。熵指数是通过采集原始脑电图及肌电图的信号,通过熵运算公式和频谱熵应用程序处理算出的值,是在全身麻醉过程中对中枢神经系统的抑制水平进行监测的全新参数。在颅内动脉瘤介入栓塞手术中,状态熵和反应熵与 BIS 均具有良好相关性,相关系数分别为 $r=0.92$ 和 $r=0.90$($P<0.05$),且以熵指数作为麻醉深度监测指标组患者无一例发生术中知晓。

3. 脑温监测 有直接测量法和间接测量法。直接测温法是把温度探头直接放于脑室内,此方法适于打开硬脑膜的神经外科手术,该方法比较准确可靠。间接测温法较多,主要有:鼻咽测温、直肠测温、食管测温、膀胱测温、鼓膜测温。

4. 脑静脉血氧饱和度($SJV\ O_2$) 颈静脉球置管测定 $SJVO_2$,其值可反映 $CMRO_2$。当出现脑氧供需失衡时,致脑氧摄取率增加,$SJV\ O_2$ 下降及动-颈静脉含量($a\text{-}jDO_2$)差增大。

5. 经颅超声多普勒(TCD) TCD 可以连续无创测定麻醉过程中脑血流速率改变及术中气栓监测。

6. 颅压测定 ICP 测定方法包括开放测压法、闭合测压法,其中临床常用的闭合测压法有脑室测压法、硬膜下测压法等。总之,熟悉脑的生理及病理生理知识有助于麻醉医生制订最佳麻醉方案,选择对大脑干扰最小的药物和技术而控制 ICP,维持最佳脑灌注是麻醉医生应遵循的基本原则。

第三节 围手术期的特殊问题

一、高颅压

(一)神经外科疾病或手术极易并存或诱发颅压(ICP)增高

其形成原因主要包括 5 个方面:

1. 脑脊液增多 有高压力性脑积水或正常压力脑积水两类,后者即慢性脑积水,又称间歇性脑积水。

2. 颅内血液容量增加 易见于严重脑外伤后 24 小时内,系脑血管扩张所致;也见于蛛网膜下隙出血。

3. 脑容积增加 常见于脑水肿,可分为血管源性、细胞毒性、渗透压性和间质性脑水肿。

4. 颅内占位病变水肿 因颅内容积增加、脑脊液循环障碍(多发生于脑室、脑组织中线附近及后颅窝肿瘤或肉芽肿)或灶周脑水肿(见于脑内血肿、脑脓肿)而引起,水肿的部位主要在白质,是颅压增高的最常见原因。

5. 良性颅内压增高症 又称假脑瘤(pseudotumor cerebri),是一种颅内压力调节障碍疾病,伴有颅内压增高、头痛、视乳头水肿和视力障碍,无阳性神经系统体征,脑脊液化验正常,放射线检查示脑室大小正常或偏小,无颅内占位病变和脑积水,以内分泌失调的育龄肥胖妇女最为多见;视力减退甚至视力丧失是假脑瘤最重要和最严重的征象,在治疗上以消除病因和降低颅内压为原则,同时要尽力保护视力和减轻颅内高压症状。

(二)高颅内压的主要征象

1. 头痛 开始为阵发性,间歇时间长,发作时间短；随后头痛发作时间延长，逐渐演变为持续性头痛，伴阵发性加剧；头痛的性质呈“炸裂样疼痛”或“铁圈勒住样头痛”，多在清晨或入睡后发作。

2. 呕吐　典型的呕吐呈喷射性，常与剧烈头痛并发，同时伴有脉搏缓慢，血压升高

3. 视神经乳头水肿　是颅内高压的主要体征，颅内压增高数小时即可出现轻度视乳头水肿，几天至数周内出现重度水肿。视乳头水肿持续数月后，可继发视神经萎缩，此时视力呈进行性下降。

4. 其他　颅内压上界在正常成人平卧位时为15mmHg，咳嗽和躁动时可暂时骤升高达100 mmHg，但瞬即恢复，如果这种颅内压升高持续一分钟以上者，提示有病理意义。临床上将颅内高压分为3类：15～20mmHg为轻度颅内高压；20～40mmHg为中度颅内高压；40mmHg以上为重度颅内高压。颅内压超过40mmHg时，脑血流量自身调节功能将严重受损，同时中枢神经缺血缺氧，严重时脑移位或脑疝形成。中枢缺血缺氧危害比颅内压高低本身更具有危害性。良性颅内压增高和交通性脑积水的颅内压有时可高达75mmHg，但病人尚能在短时期内耐受。

(三)治疗原则

1. 总原则　高颅内压的原因和发病机制各不相同，其治疗原则也各异。总的原则是：

(1)原发病及继发病症兼治：降低颅内压是临时性措施，解除颅内压增高的原因和终止其发病机制是根治性治疗。

(2)对急性颅内高压病人必须首先处理危及生命的病情，包括止血、保持呼吸道通畅、充分供氧排出二氧化碳、有效治疗休克、提升血压以维持脑灌注压，以及有效降低颅内高压。这些都是为下一步紧急手术做好准备。

(3)对慢性颅内高压主要是针对原发病进行确诊和治疗，采取直接降低颅内压的措施虽属重要，但不能替代原发病的手术治疗。

2. 降低颅内高压的途径

(1)减少脑脊液：主要用于各种脑积水。其永久性治疗方法为去除病因或脑脊液分流术。对交通性脑积水、脑膜炎以及四环素、维生素A等引起的脑脊液分泌过多，可行腰椎穿刺放液治疗。但腰椎穿刺减压禁用于阻塞性脑积水、脑挫伤性水肿等病人，否则因椎管内压力下降可引起枕骨大孔疝。

(2)缩小脑体积：针对脑水肿主要采用高渗性利尿药和肾上腺皮质激素等。

(3)减少颅内血容量，通过适度的过度通气可使脑血管收缩来减少血容量。

(4)脑减压：施行手术切除肿瘤或清除血肿，主要用于颅内血肿或肿瘤等占位病变所致的颅内高压，常将内、外减压术结合进行。

3. 药物性降低颅内高压　渗透性脱水药最为常用。早年使用尿素降颅内压效果强，但有血尿、皮肤坏死等副作用，并有明显的压力反跳现象(rebound phenomenon)，今已弃用。当前应用最广的高渗性降低颅内压药物首推甘露醇，其次为甘油。山梨醇的作用与甘露醇类似。近来有人试用高渗盐水和羟乙基淀粉治疗顽固性颅内高压。其他尚有利尿脱水药、激素类药等可资利用。

(1)甘露醇(mannitol)：甘露醇为强力脱水利尿药，其缩小脑容积和降低颅内压的效果迅速且持久，是当前应用最广的降颅内压药。有关其药理作用参阅第32章。①甘露醇在体内不被代谢，由肾排出；不进入细胞，无渗透压差逆转，基本上不引起压力反跳。其脱水降压效果只对正常脑或细胞中毒性脑水肿而血脑屏障(blood brain barrier，BBB)完整者有效；对血管源性脑水肿(BBB损害)无效。②输入甘露醇10～15分钟开始降颅内压，30～44分钟达高峰。中等剂量(1.5～2 g/kg)甘露醇使颅内压降低50%～90%，持续一小时，然后逐渐回升，在4～6小时内回升到用药前水平，约10%病人可出现轻度压力反跳。对重度颅内高压病人一般达不到上述降颅内压效果，甚至无效。③甘露醇降颅内压的程度与维持时间不完全取决于用药剂量和方法，颅内压越高者效果越差；连续用药4～5次后，降压作用逐渐减退；限制静脉输入量可延长其降颅内压的持续

时间，并能减少用药量和避免压力反跳。一次剂量为0.5～3g/kg，常用1～2g/kg。对颅内压25～50mmHg者，用20%溶液在15～44分钟内静脉滴注完，效果肯定而明显；若用量较大，可在60～90分钟滴完；可每6～8小时重复一次，连用48小时，之后减少每日给药次数。④对重度颅内高压(≥50mmHg)的病人，经两次用药无明显效果时，则不必再用，应改用其他降颅内压措施。⑤甘露醇最适用于颅内压突然增高，施行单次冲击治疗，同时适当限制液体补充，在第一次输入甘露醇后补充2小时的基础需要量，其后每小时补充与前一小时尿量等量的液体，这样可增强降颅内压效果。⑥用药期间应检查血清电解质和渗透压，婴儿每8小时、年长儿童和成人每12小时一次。施行高渗性药物降颅内压治疗，应有颅内压监测，即在持续监测血清渗透压下进行，需竭力防止血清渗透压过高。有些脑外伤病人其临床症状很重，但颅内压不一定增高，如果反复滥用甘露醇，不但无益，反而可增加血清渗透压。血清渗透压超过340mOsm/L将危及生命；高于375mOsm/L时，即超过血脑屏障对甘露醇的阈限，其结果是甘露醇进入脑脊液和脑细胞内，同时将水带入，反可诱发颅内压增高，存在潜在的危险，还可诱发急性肾功能衰竭。⑦脑外伤病人的颅内压一旦突然持续明显增高，常提示已发生颅内血肿。一般在排除颅内病变后，颅内压高于15mmHg并持续10分钟以上时，即可开始使用甘露醇、呋塞米或利多卡因，但应强调监测颅内压，绝不盲目治疗。⑧甘露醇的禁忌证有：颅脑外伤未能排除颅内血肿时；颅内活动性出血；慢性硬膜下血肿未能确诊；重症肾功能障碍；重度肝病；心力衰竭。⑨甘露醇的副作用有：清醒病人输注较快可出现暂时性头痛、视物模糊、眩晕及寒战。多数病人有暂时血压增高和血容量增加，除较重的心脏病外，一般不致引起循环负担过重。重度颅内压增高并存脑血管自动调节障碍者，因血压增高致脑血流量增加时，可使颅内压反而更高。大量多次应用甘露醇可引起急性肾功能衰竭，极个别可出现一过性血尿。

(2)甘油：为水溶性三价酒精，经肝脏代谢分解为二氧化碳和水，并产生热量，10%～20%由肾排出，与血液水分的增加共同促进利尿。降压机制主要是使血清渗透压增高，在血液与脑脊液和脑组织之间形成渗透压差，使后者的水分进入血液并由肾排出，由此产生脑容积缩小和颅内压降低的功效。血清甘油浓度改变的速度与程度决定其降压的程度和速度。因此，静脉输注的降压效果较口服者为快。动物实验发现甘油明显抑制分泌脑脊液所需要的钠-钾-ATP酶，因此甘油降颅内压的另一机制可能与脑脊液分泌减少有关。口服甘油，由胃和上肠道吸收，约30分钟内出现明显的颅内压下降，降压峰值在服药后60～90分钟，最大降压幅度75%以上，平均约为50%，降压高峰可持续40～60分钟，然后于数小时内恢复升到用药前水平。口服常用剂量为每次0.5～1g/kg，每日量可达5g/kg。首剂用1.5g/kg，以后每4小时0.5～0.7g/kg，用生理盐水配成50%甘油溶液口服。静脉输注甘油于10～20分钟内开始降颅内压，维持4～6小时。常用10%葡萄糖液或Ringer液制成10%甘油溶液，每次量0.5～0.7g/kg，30～44分钟内输毕，其后每6～12小时用0.5～0.7g/kg。可长期使用，很少反跳，不引起血压升高或轻微升高，脑血流增加缓慢且轻微，血电解质损失不明显，能补充热量。多次用药后其效力也减退，但程度较轻。缺点为静脉给药后发生血尿(浓度不超过10%)，降颅内压的幅度较小，偶尔出现静脉炎。

(3)高张盐水(hypertonic saline，HS)：脑外伤常伴全身多发损伤，在急救时采取降低颅内压和纠正休克措施，对避免继发脑缺血性损害具有同等重要的地位。高张盐水既能降低颅内压，又能快速恢复心排血量、提升血压和脑灌注压。高张盐水对顽固性颅内高压，尤其伴有多发损伤的脑外伤病人，具有特别优越的治疗作用。Hartl介绍用7.5%高张盐水和6%羟乙基淀粉(HES)静脉输入，每次最大用量为250 ml HS/HES，速度为20ml/min，30分钟时颅内压可由平均值44mmHg降至25mmHg，脑灌注压由平均值 52mmHg 升至 72mmHg，血浆钠于 30 分钟内恢复正常，可重复应用 2～10 次。HS 注射后全身血压增高，对血浆渗透压、胶体渗透压和血浆钠的暂时升高效果比甘露醇明显；HS 可使正常脑组织的含水量减少，甚至低于使用甘露醇时的水平，而对创伤脑组织的含水量则有一定的增加，与创伤脑组织钠离子显著增加和钾离子减少有关。

(4)呋塞米(速尿)等：呋塞米使血清渗透压增高，与脑组织间形成渗透压差，使脑组织脱水和脑容积缩小，从而降低颅内压，其优点为不必同时输入大量液体，用法简便，可口服、肌内注射或静脉注射。缺点是降压效果较差，易引起电解质紊乱。常用剂量为每次 20mg，肌内或静脉注射，每日 2～3 次，不宜多日连续应用。静脉注射后 30 分钟颅内压开始明显下降，持续 5～7 小时；肌内注射后 6 小时开始降颅内压，持续 10 小时。颅内压平均降低 41.7%，同时血压下降 10 mmHg，血清钾暂时轻度降低，但不引起明显的低钠血症。其他药物如乙酰唑胺(acetazolomide)，为碳酸酐酶抑制剂，抑制碳酸盐经肾小球再吸收而引起利尿作用，又有减少脑脊液生成的作用。常用于各种原因引起的脑积水，口服用药的降颅内压效果较弱，不能产生紧急降颅内压的作用。目前临床上多数将高渗性脱水药甘露醇与呋塞米联合应用，可提高降颅内压效果，减少副作用，延长降压时间，减少反跳现象。

(5)类固醇：类固醇降低颅内压的作用主要为防治脑水肿，从而降低颅内压，临床上已广为应用，但仍存在异议。①作用机制为加强和调整血脑屏障功能，降低毛细血管通透性，影响脑细胞内水、电解质代谢，使脑细胞从血液摄取钠的过程减慢，细胞内钠减少，从而减轻脑水肿；此外还有明显的抗炎作用，降低脑毛细血管对蛋白质等的通透性，防止或减轻间质性脑水肿，同时减少脑脊液生成。②类固醇中以地塞米松(dexamethasone)的抗炎作用最强，钠水潴留的副作用最弱，为治疗脑水肿的首选药，常用剂量为 2～4mg 口服，每日 3～4 次；5～10mg 肌内或静脉注射，每日 2～3 次；重症或紧急情况下，先 10mg 静脉滴注，其后每 6 小时 5～10 mg 静脉或肌内注射，数日后待情况允许时改为口服，并逐渐减量；其次为泼尼松龙和甲泼尼龙(methylprednisolone)，前者的作用较后者强 5 倍，剂量为 5～20 mg 口服，每日 3～4 次；或 10～25mg 静脉滴注，每日 3～4 次。③降颅内压作用在 48 小时开始显效，预防脑水肿较消除脑水肿的作用强，因此，应及早用药。为预防术后脑水肿，应于术前1～2 日开始用药。长时间应用(1～2 周以上)时需逐渐减量而后停药，避免突然停药，否则易致颅内压急性增高和症状迅速恶化。④适应证有：a. 脑肿瘤伴明显瘤周水肿。各种脑瘤均含糖皮质激素受体，数量则不等，其顺序为颅内转移瘤>脑膜瘤>胶质细胞瘤>肿瘤周围脑组织>脑挫伤病灶，用药后在瘤周水肿组织内形成激素受体复合物，由此产生降低病区毛细血管通透性的功效；b. 用于无颅内压增高的病人，为预防术后脑水肿；c. 脑垂体瘤和鞍区肿瘤，常有垂体和肾上腺功能障碍，应用类固醇可预防术后脑水肿和减少下丘脑损伤反应，还有补充激素的作用。⑤副作用：长期用药可使体重增加和血压升高，因此，对重度高血压病人应禁忌长期用药；轻度低钠血症，钾排出也增多；因钠、水潴留于细胞外间隙，可出现肢体水肿；诱发溃疡病活动，甚至出血和穿孔，宜同时口服西咪替丁、氢氧化铝胶胨和抗胆碱药预防；抑制促肾上腺皮质激素，使肾上腺皮质萎缩和功能减退。

(6)促肾上腺皮质激素(ACTH)：由脑垂体分泌，作用于肾上腺皮质而产生皮质醇。①作用机制为 ACTH 促使肾上腺皮质大量分泌皮质醇，后者与类固醇具有相同的作用，且不会导致继发性肾上腺皮质萎缩，停药后也不发生急性颅内压增高。②人工合成的 ACTH 制剂为合成促皮质素(synacthene)，有速效和迟效两种针剂，以后者为常用，每支含促皮质素 0.5mg 或 1mg，供肌内注射；注射后 1 小时血中皮质醇达高峰，维持 36 小时后逐渐降低，至 48 小时恢复至用药前水平；重病期用 1mg/d，连用 7～10 天，其后 0.5mg，每隔 2～3 天一次，再递减而停药。国产 ACTH 为每支 25 mg，肌内或静脉注射，静脉滴注每次25～50 mg，加入5%葡萄糖500 ml内，8小时滴完，每日一次；肌内注射25 mg，每日2次。③副作用有潴钠排钾作用，应减少输液或饮食中的钠量，适当补钾；上消化道出血，可给西咪替丁和氢氧化铝预防；静脉注射时应避免同时输血或血浆，以避免血中多肽酶被破坏而失效。

(7)巴比妥类昏迷疗法(barbiturate coma therapy)：应用全身麻醉作用剂量的硫喷妥钠或戊巴比妥(pentobarbital)，可产生降颅内压的效果。①作用机制为降低脑代谢，减少脑对氧和能量的需要，从而减少脑血流量；供氧障碍时保护脑细胞，稳定溶酶体膜、干扰游离脂肪酸释放、减少缺血脑组织细胞内钙含量、减少缺血时神经介质释放；抑制水肿形成的速度，减轻脑水肿的影响；清除脑缺血或损伤时产生的自由基，抑制过氧化时生成的儿茶酚胺；抑制癫痫发作；利于实施过度通气；减轻脑和全身应激反应；增加脑血管阻力，减少脑血流。②硫喷妥钠和戊巴比妥的剂量相同，前者作用时间较短。首剂可用50～100 mg(大剂量用至2～5mg/kg)，加于适量生理盐水或葡萄糖溶液，在20～30分钟内静脉滴入，继以2 mg/(kg·h)速率持续滴注。③副作用较多，必须在颅内压、血压和血药浓度监测下由经验丰富的医护人员施行，治疗时间一般为48～72小时，都需同时给予甘露醇、适度的过度通气和冬眠疗法。④停止巴比妥类昏迷疗法的时间，意见不一，可按如下标准执行：颅内容积/压力反应恢复正常，经脑室测压管注入1ml液体，颅内压增高不超过3mmHg，颅内压稳定降至15 mmHg以下。⑤多用于重度脑外伤，以辅助其他降压方法难以控制的颅内高压，作为第二线或最后应用的治疗方法。凡重度脑外伤病人，经适度的过度通气、冬眠和甘露醇等治疗而颅内压仍持续高达40 mmHg以上，并持续15分钟以上，或脑灌注压低于50 mmHg者，都有应用巴比妥昏迷疗法的指征，降压常较迅速而明显。有报道使67%病人颅内压得到控制，存活71%。但有人认为过度通气联用巴比妥并不比单用过度通气者有更高的疗效。⑥本法不适用于老年病人、患心脏循环疾病者，也不能用于预防。⑦副作用有扩张外周血管，抑制心脏收缩，易引起血压降低和心动过速，特别在用量较大或用药时间超过48小时或心脏复苏后脑缺血的病人为然；肺炎；神经系统感染；抗利尿激素分泌异常综合征。

(8)氨基丁三醇(缓血酸胺，tris-hydroxymethyl amino methane，THAM)：是一种氨基弱碱性缓冲剂，用于治疗酸中毒。①能通过血脑屏障，改善脑脊液和脑组织酸中毒，恢复缺血再灌注后的脑血管张力，抑制脑肿胀，保持缺血损害区脑血流和降低颅内压。但降颅内压的确切机制尚未充分了解。②THAM降颅内压在限制入水量的基础上用7.28%溶液静脉持续滴注，先用2ml/(kg·h)，1小时后减为1 ml/(kg·h)，必要时临时加用甘露醇，待颅内压控制后即可停药。间断用药时用THAM 50～100mmol，60～100分钟内滴完，按需重复用药，可与甘露醇交替用药，以减少各自的副作用。③THAM可引起低血糖；低血压；肺泡通气量明显减少，抑制呼吸甚至呼吸停止；溢出静脉外可引起局部坏死，应慎用。

(9)脑血管收缩药：动物实验提示某些脑血管收缩药具有降颅内压作用，临床已有治疗成功的个例报道。①二氢麦角胺(dihydroergotamine，DHE)：取其收缩动脉和静脉容量血管，减少脑血容量，而降低颅内压。但对其剂量有较高的要求，用量过大可致脑血管过分收缩，反而引起脑缺氧。猪实验用0.15 mg持续静脉滴注0.03mg/h，颅内压持续降低，不存在脑缺氧。Orliaguet 用 DHE 治疗1例无法控制的外伤性颅内高压获得成功。②吲哚美辛(indomethacin，消炎痛)：取其收缩毛细血管前阻力血管，减少脑血流量而降低颅内压。动物实验用0.1 mg/(kg·h)，只降低颅内压11%，0.3和3 mg/(kg·h)分别降低20%和25%，伴随脑血流量和脑静脉血pH降低，脑动静脉氧含量差增加，皮质电活动减慢，认为DHE主要收缩静脉容量血管，适当的剂量不致诱发脑缺血，而吲哚美辛只收缩毛细血管前阻力血管，只有当局部脑血流降至危险水平时才能降低颅内压到20mmHg左右。因此不主张临床应用吲哚美辛治疗脑外伤性颅内高压。Clemmesen在1例急性对乙酰氨基酚(acetaminophen)中毒性肝衰竭的颅内高压患者，应用吲哚美辛每次25mg，连用4次，使颅内压恢复正常。

(10)其他正在试验中的药物：①选择性的κ-阿片受体激动剂RU51599：可减少脑组织水含量，降低颅内压，同时升高脑灌注压，对血清电解质和渗透压无影响。②二甲基亚砜(DMSO)：降颅内压效果迅速，机制不清，具有增加脑血流、抗血栓、清除自由基和利尿作用。静脉滴注5分钟颅内压明显下降，幅度大，作用时间短，停药10分钟左右颅内压回升，需持续静脉滴注。一般用20%溶液，每次200 ml (2g/kg)静脉滴入，每日1～2次，可与甘露醇交替应用。③东莨菪碱：有解痉和兴奋呼吸中枢作用，解除小动脉痉挛，改善微循环，减轻血脑屏障通透性，常用于儿科治疗脑水肿，效果满意。④钙通道阻滞剂：常用尼莫地平(nimodipine)，对缺血性脑水肿治疗较有效，降低血管阻力，增加脑灌流量，改善脑氧耗，可恢复缺血后的线粒体功能，维持高能磷酸盐水平，从而预防脑组织不可逆损害。⑤促进脑细胞恢复的药物：参与脑代谢，提供能量，促进氧化过程，恢复脑细胞功能。常用ATP、细胞色素C、辅酶A、肌苷、维生素B_1、维生素B_6、维生素B_{12}、维生素C和维生素E。⑥促尿钠排泄房肽(atrial natriuretic peptide，ANP)：在动物缺血再灌注模型中，经侧脑室注入ANP可显著降低颅内压。

4. 生理性降低颅内高压

(1)过度通气：通过呼吸机施行过度通气，使$PaCO_2$降低，可使脑血管收缩、脑血流量减少和脑血容量降低，从而降低颅内压。①为达降颅内压的目的，需将$PaCO_2$降至25～30 mmHg，每降低1mmHg$PaCO_2$约使脑血流量减少2%；同时使中心静脉压降低，利于静脉回心血流；使正常脑血管收缩而脑梗死区周围血管麻痹不受$PaCO_2$影响；血液由正常脑区“分流”到梗死区(逆行盗血)，改善梗死区供血。②颅内高压的原因较多，过度通气仅能使大部分病人的颅内压降低，且降压程度也不一致。首次过度通气后，很快达到降压高峰，停止过度通气后，颅内压又很快恢复到治疗前水平；颅内压降低后继续过度通气，颅内压多数不能保持降低水平。③施行间歇正压过度通气，应以$PaCO_2$降至(35±5)mmHg为宜，30 mmHg为最适宜，过低将出现不良影响和症状恶化。或参考$P_{ET}CO_2$值，过度通气每次施行1小时或更长，然后将呼吸机调整到正常通气状态，按需间断重复施行。④常用于脑外伤后颅内压增高，作为第一线治疗；特别适用于重度脑外伤早期脑血管扩张和脑血容量增加期，过度通气引起的低碳酸血症还可缓解脑乳酸中毒。⑤持续过度通气可使乳酸增多，有可能加重脑水肿；过度通气前脑血流已经降低者，CO_2的急性减少可使局部缺血加重；机械通气压力可抑制循环和降低心排血量和血压；过长的过度通气可破坏血脑屏障。近年来国外通过大样本临床观察发现重度颅脑创伤病人施行过度通气结果与对照组相比，过度通气组病人手术后的病死率和神经功能恢复无明显差异。

(2)高压氧疗法：高压氧可使脑血管收缩，脑血流和脑血液容积减少，从而使颅内压降低。两个大气压的高压氧可使PaO_2增加到1000 mmHg，使颅内压迅速降低30%。高压氧引起脑血流减少，仅为过度通气的1/3，所以降颅内压效果较弱。过多或过久的高压氧治疗可引起氧中毒、支气管痉挛、肺泡损害，脑血流降低可加重脑缺血。

(3)气管内吹气法(tracheal gas insufflation，TGI)：颅内高压伴成人呼吸窘迫综合征(ARDS)的通气处理比较困难，治疗颅内高压需要降低$PaCO_2$和肺内压，而治疗ARDS需要较高的$PaCO_2$和使用呼气终末正压(PEEP)。为提高ARDS病人的氧分压，常使用反比通气(吸呼比大于1)和较高的呼吸频率，气道内压力甚高。为降低颅内压而不增加气压伤，Levy使用TGI治疗2例此类病人，先在气管导管内放细管(内径 1.1 mm)距隆突上 2cm,持续给予 4 L/min 氧,1 小时内颅内压持续降低而 $PaCO_2$ 仍在 50mmHg 以上。过度通气降颅内压的作用仅能持续 6 小时,而 TGI 能持续降低颅内压,但其机制尚不清楚。

(4)低温疗法:低温可降低代谢率,体温每降低 1℃,脑耗氧量降低 5%,同时脑血流量减少、脑容积缩小和颅内压下降。低温还降低脑细胞通透性,从而减轻脑水肿。①用于治疗颅内压增高的低温度数以 32～35℃为准,先给予冬眠药以控制机体御寒不良反应,然后施行物理降温,用冰袋置于四肢大动脉处,头戴冰帽,控制体温降至预定温度。②最适用于严重脑外伤病人,低温可增加未被破坏脑细胞对缺氧的耐受力,伤后 3 小时内开始降温的疗效最好;心肺复苏后脑缺氧应用低温治疗,具有重要价值。Shiozaki 给严重脑外伤病人在限制液体入量、过度通气和大剂量巴比妥治疗下,施行 34℃轻度降温,认为能显著降低脑血流、动静脉氧含量差和脑氧代谢率,增加成活率和减少病残率。③低温治疗中应避免寒战发生,否则全身耗氧增加,反而升高血压和颅压;复温过程中应注意复温休克(rewarming shock),因复温时的血管扩张可导致严重血压降低。

(5)脑室外引流:多用于严重急性脑外伤,宜在伤后 72 小时以后进行,此时脑水肿开始消退,而脑脊液产量增多、脑脊液动力学障碍,脑室扩大,颅内压增高较早期更甚。引流管高度不应低于 180～200mm,以免引起脑室塌陷而出现颅内血肿。

5. 颅内高压的补液 对重度颅内压增高病人的补液需持慎重态度。

(1)应适当限制输入水量:一般每日约 1500～2000 ml,伴有发热、多汗和应用脱水药者,需补充额外丢失的水分。每 24 小时尿量应保持 600ml 以上。输入水分过多容易加重脑水肿;过分限制输水量或反复应用脱水药可引起重度脱水,都应避免。

(2)限制 5%～10%葡萄糖溶液静脉内输入:因其在细胞外液与脑脊液和细胞之间形成渗透压梯度,从而使水分进入脑细胞,即构成水中毒,其结果是颅内压增高,这在血脑屏障受损者尤为显著,颅内压增高可达危险水平。

(3)使用 0.42%盐水+2.5%葡萄糖溶液,对颅内压无影响。

(4)10%～20%右旋糖酐使未损伤的脑组织水分增多和颅内压增高;在损伤的脑组织中右旋糖酐溢至细胞间液,反而加重脑水肿。

(5)对颅内压增高病人不应单独输入无盐溶液,适当的液体为 5%葡萄糖生理盐水,或 Ringer 液加等量 10%的葡萄糖,以减少钠和葡萄糖的输入为原则。

二、手术体位及相关并发症

神经外科手术大多需在全麻下施行,有些手术需要采取特殊体位。体位对中枢神经系统、呼吸系统和心血管系统都可能带来不利影响,特别在一定深度全麻下容易发生严重抑制和代偿失调。手术者为单纯追求操作便利的特殊体位而不顾病人生命安全,或麻醉者一味强调该体位对麻醉管理有困难而拒绝安置,这些都是不恰当的,关键要了解各种体位对生理状态的影响程度,如何加以避免,或将影响缩小至最低程度。

(一)俯卧位

如果能将骨盆和下肢用橡胶圈或充气垫等包裹和垫撑,以利于下肢血液回流,则对心血管系统影响不大,否则因腹部受压可造成下腔静脉受阻,致血压下降及脊髓手术区大量渗血,若将双腿下坠,则血压更不稳定。而且俯卧位对胸部及腹部的压迫,可造成通气不足,特别对横膈挤压,可严重阻碍呼吸有效功能。术中必须严密监测通气量和呼吸频率。应避免眼受压(可致视网膜受压而失明)、前额、颧骨受压(可引起局部软组织坏死)或俯卧头高位(可发生气栓及循环抑制)。

(二)从仰卧位改变为俯卧位

用于某些脊椎及关节损伤手术,由于在全麻下肌肉完全松弛,脊柱和各大小关节均处于无支撑、无保护状态,容易造成软组织韧带神经血管牵拉损伤；在改变为俯卧位时，应特别注意搬动体位时的统一步调，即保持头、颈、背、下肢围绕一个纵轴转动，否则极易发生脊柱（颈椎、腰椎）损伤和关节扭曲。

（三）坐位

常用于颅后窝、延脑和颈髓手术，容易发生空气栓塞、低血压、气脑、硬膜下血肿、周围神经压迫性损害、四肢麻痹、口腔分泌物反流误吸等并发症，目前已较少采用。但坐位有其优点，如手术视野暴露好，静脉回流好，利于脑脊液引流和降低颅内压。因此仍有神经外科医生喜欢采用坐位手术。坐位对血流动力学的影响较大，对神志清楚的病人心排血量可减少 18%，对心血管储备能力降低的病人可减少 50%，对 N_2O-氟烷麻醉病人，颈内动脉血流量可减少 52%，对术前有心力衰竭史、严重冠状动脉硬化或脑血管阻塞性病人，取坐位手术属相对禁忌证。坐位手术中应积极预防低血压，措施有双下肢弹性绷带包裹；术前补充适量血和液体；提高交感张力，少用血管扩张药；避免深麻醉；控制呼吸压力不宜过大；必要时给少量升压药等。坐位手术中容易出现的并发症有：

1. 空气栓塞　术中由于颈静脉、颅骨静脉窦或颅内静脉丛被撕破小口而未能及时察觉，空气被不断吸入静脉后发生。如伴有深呼吸或咳嗽动作，或施行控制呼吸，则危险性更大，可致肺动脉栓塞。当头高 60°及 90°时，双腿不抬高，静脉窦的压力分别为 －4.42mmHg 及 9.5 mmHg，若抬高双腿，静脉压可升高些。因此，坐位时要求双腿必须抬高。当病人存在卵圆孔未闭时，肺部气栓引起右心压力升高，从而导致反常的脑、心等动脉气栓。空气栓塞的后果取决于空气进入静脉系统的量和速度；心房卵圆孔是否闭合；是否应用 N_2O 麻醉及病人健康情况和心肺代偿功能。少量空气缓慢进入静脉可不出现生理变化，气泡可从肺排出；若进气量大，可致肺动脉压明显升高，心排血量降低及心脏流出口阻塞，心脏泵功能丧失，循环衰竭或骤停，一般进气量超过 40ml，即可致死。在 N_2O 麻醉中，进入血管内的空气泡将逐渐膨胀增大，则更容易致死。

（1）诊断：①坐位时 ECG 出现 T 波、ST 段改变，或肺性 P 波和电轴转位、不明原因的心律失常时，应提高警惕，但这并不是栓塞的早期征象。②中心静脉压可见管内液体平面不断增高，对诊断气栓有一定的帮助；当确定存在气栓时可经中心静脉抽出心内一部分带气体的血液，为治疗提供一项手段。③胸前或食管听诊是最基本的监测气栓的方法，但滚动性杂音（“磨房”样杂音）不是早期征象，一旦出现提示病人已处于危险状态，故只能作为诊断的依据。④血流动力学及 Swan-Ganz 导管肺动脉压监测，可做到半定量性估计静脉气栓的量。当中等量空气以中等速度进入静脉，肺动脉压及 $P_{ET}CO_2$ 的变化可先于动脉压及心排血量变化之前出现；当气栓的高潮过去后，肺动脉压可回至对照值，此时手术可继续进行，说明肺动脉压测定有一定的临床实用价值。⑤$P_{ET}CO_2$ 监测能及时发现栓塞，是较可靠和敏感的早期指标，对估计栓塞的严重性和治疗后肺部气泡消除程度也有一定的参考价值。当单位时间内空气进入静脉的量增加时，气体经心脏进入肺动脉系统，最后滞留在肺的微循环，其结果是肺灌流-通气比率进行性降低，生理死腔增加；死腔越大，$P_{ET}CO_2$ 中所含的 CO_2 浓度被稀释越多，$P_{ET}CO_2$ 下降越明显。在血压保持稳定的前提下，如果出现 $P_{ET}CO_2$ 进行性降低，可作为诊断肺气栓的有效依据；若气栓量较大，则血压及 $P_{ET}CO_2$ 可同时下降。⑥多普勒超声检查是监测气栓最敏感而快速的手段，可测出肺动脉腔内的气体容积，同时可以施行有效的抽气及心血管支持，由此可挽救病人的生命。国外报道神经外科坐位手术，采用食管超声多普勒，插入深度从门齿算起进入约 30cm，根据录像画面可估计静脉中混入空气的程度，评价有意义的空气栓子，采用 Grade 分类法，Grade 0＝无气泡；Grade 1＝少量微气泡，在一个画面内确认有 5 个以内的微气泡；Grade 2＝中等量微气泡，在一个画面中可见 10～25 个微气泡；Grade 3＝大量气泡。

在 Grade 2 的全部病例中都可出现肺动脉压上升及 $P_{ET}CO_2$ 降低，提示经食管超声多普勒监测确实有助于早期诊断微气栓，如能同时监测 $P_{ET}CO_2$、肺动脉压及中心静脉压，则确诊率可提高。

（2）预防：神经外科坐位手术必须在气管插管全麻下进行，控制呼吸的气道压需适当提高；在改体位为坐位之前必须先下肢裹弹力绷带，尽早补充足够的液体及血液，以提高中心静脉压；应避免使用 N_2O 麻醉。有人推荐使用间歇性颈静脉压迫法，配合呼气末正压（PEEP）及抗重力组合（anti-gravity suit）等方法对预防气栓有效；颈部压迫结合颈内静脉上球部留置导管以连续监测 $SJVO_2$，并维持颈内静脉压力（IJVP）在轻度正压状态，则对预防气栓更安全有效。

（3）治疗：当怀疑已发生气栓时，应通知外科医师用棉垫压迫静脉破口，以阻止气体继续进入静脉。将病人转为平卧位，施行心肺复苏术，有时即可奏效。若仍不奏效，采取左侧卧头低位，以驱使气泡从肺动脉的近端返回右心室，但此体位不利于心肺复苏术。与此同时经右心导管将气体抽出，同时间歇压颈，提高中心静脉压，严密观察血压及心率。为解决缺氧及呼吸困难，应施行正压通气。如果空气经左心已进入脑循环或冠状动脉循环，应开胸按压心脏，抽出空气，同时给肾上腺素以提高血压。气栓进入肺循环系统，严重者可因缺氧、急性肺动脉高压、心律失常、急性左心衰竭、低血压而迅速死亡。除上述处理外，要对肺动脉高压采取相应的药物处理和支持疗法，以挽救病人的生命。

2. 气脑 坐位姿势利于脑脊液自颅内引出，同时也利于空气进颅，特别当采取外科减压术和使用利尿剂及过度换气等情况下，更容易促使空气进颅。空气一旦进入颅腔，必然构成占位效应，术后可出现头痛、神志模糊、嗜睡、呕吐等征象，一般需数日后方消除，CT 检查可明确诊断。偶尔因空气腔内形成高压，可导致张力性气脑，这在 N_2O 麻醉后容易出现。因此，坐位手术或二次探查颅后窝时，不应采用 N_2O 麻醉也不宜施行过度通气。

3. 外周神经损伤 可出现四肢瘫痪或轻瘫，机制不清楚，可能与颈部过度前屈致静脉回流受阻、长期低血压造成脊髓缺血有关。故应保持颈静脉回流通畅。还可能出现压迫性损伤，如坐骨神经牵拉损伤、臀部皮肤压迫性缺血等，故要求保持双侧膝关节微屈，腘窝下垫厚棉垫以避免受压。

三、脑功能保护

围手术期重视脑保护，可提高病人的生存质量。围手术期脑缺血是发生脑功能障碍的主要原因，临床上对脑缺血可分为：①局灶性脑缺血，常见于脑卒中、动脉堵塞、栓塞病例，特点是缺血区周围存在非缺血区，而缺血区中还可能有侧支血流灌注；②不完全性全脑缺血，常见于低血压、ICP 增高病例，特点是脑血流仍然存在，但全脑血流减少；③完全性脑缺血，常见于心跳骤停病例，CBF 完全停止。

对脑缺血病例施行脑功能保护，主要采用药物治疗，包括：①巴比妥类药，通过抑制神经元电活动，最低限度降低脑代谢率，当 EEG 呈等电位时，可获得最大的保护作用，可促使局灶性或不完全性脑缺血的神经功能恢复。常用量为 10～20mg/(kg · h)。②吸入性全麻药如异氟烷，可以使 $CMRO_2$ 降低，但达到 EEG 等电位的麻醉深度，对全脑缺血并无益处。③浅低温，利用轻度低温（33～35℃）可明显降低 $CMRO_2$，并降低缺血后各种有害物质的产生。过去常采用中度或深低温保护，容易发生循环呼吸严重抑制，出现心律失常、组织低灌注和凝血障碍等并发症，后者的危险性高于脑保护作用。④控制高血糖，高血糖可加重缺血后脑损伤，葡萄糖无氧代谢可产生过多的乳酸，从而加重细胞内酸中毒。因此应控制血糖在正常水平。⑤Ca^{2+} 通道阻滞剂，常用尼莫地平，能改善脑卒中的预后，减轻全脑缺血后的低灌注，并对蛛网膜下隙出血后的脑血管痉挛有缓解作用，常用量为 0.5 μg/(kg · min)静脉持续泵注。⑥激素类固醇用于大多数脑卒中或严重脑外伤病例，经研究并未证实其有利效应。但大剂量甲泼尼龙对急性脊髓损伤后的神经功能恢复有轻度促进作用，应强调在损伤后8小时内开始用药。

第四节　特殊神经外科手术麻醉

一、颅内血管疾病的麻醉

脑血管病的病死率高、后遗症多，在我国是人口死亡的第一位，发病年龄多数在中年后，通常分出血性和缺血性两大类，前者主要是高血压性脑出血、颅内动静脉瘤和脑动脉畸形；后者主要是脑血栓形成和脑栓塞。外科治疗原则是：对血肿引起脑受压者，紧急清除血肿并止血；因动脉瘤或动脉畸形破裂出血者，予以切除或夹闭，以防再次出血而危及生命。对缺血性脑血管病可根据病情施行动脉内膜切除术、人工搭桥术或颅外-颅内动脉吻合术。

（一）动脉粥样硬化性脑出血

1. 脑出血最常见的病因是高血压动脉硬化　出血多者，积聚成大血肿或破入脑室或侵入脑干，后果严重，死亡率很高。剧烈活动或情绪激动常为发病诱因，起病急剧，突然头痛、呕吐，偶尔癫痫发作，伴意识障碍；若破入脑室或侵入脑干，很快转入深昏迷，四肢瘫痪，眼球固定，针尖样瞳孔，高热，病情迅速恶化，几小时内死亡。手术目的在于清除血肿、降低颅内压和解除脑疝。对出血不多、病情不重者暂不宜手术。对起病急而瞬间陷入深昏迷者，手术无价值。只有对起病之初意识障碍不重，经内科治疗有加重趋势，年龄较轻，无严重心、肺、肾病变者，应力争尽快手术。

2. 麻醉处理　全身麻醉仍是较佳的选择，必须注意以下几点：①由于急诊手术，麻醉前无充裕时间准备和了解过去史，应着重了解主要脏器功能及服药史，力争检查心肺功能，急查心电图。②多数病人伴有高血压史，或长期服用α、β受体阻滞药，麻醉诱导应慎重用药，减少对心血管功能抑制。减少喉镜刺激引起颅内压(ICP)升高和心血管反应。宜选用快速静脉诱导插管；对血压过高者先适当降压后再插管。对术前已昏迷且饱食病人，采用保留自主呼吸下的插管为妥。③术中尽量避免血压过度波动，对高血压病例尤为重要。对中枢损害、颅内压较高的病人，应防止血压过剧下降，因血压下降过剧可降低颅内灌注压及脑自动调节功能。④对病情较重的病人，术中应控制血压下降不低于麻醉前水平的30%。对高热病人宜在较深麻醉下进行头部降温至鼻咽温34℃，防止寒战反应，体温每下降1℃，ICP可下降约20mmHg。

（二）颅内动脉瘤(intracranial aneurysm)

1. 病因　患者多因出血、瘤体压迫、动脉痉挛或栓塞而出现症状，容易致残或死亡，幸存者也易再次出血。Hunt及Hess将颅内动脉瘤分成五级：Ⅰ级(无症状，或轻微头痛及轻度颈强直)；Ⅱ级(中度及重度头痛，颈强直，有神经麻痹，无其他神经功能缺失)；Ⅲ级(嗜睡，意识模糊，或轻微局灶性神经功能缺失)；Ⅳ级(木僵，中度至重度偏侧不全麻痹，可能有早期去脑强直及自主神经系统功能障碍)；Ⅴ级(深昏迷，去脑强直，濒死状态)。若伴有严重全身疾患如高血压、糖尿病、严重动脉硬化、慢性肺部疾患及动脉造影示严重血管痉挛者，其评级需降一级。

2. 手术时机与方式　手术时机尚有争议，有蛛网膜下隙出血(SAH)后48小时至8天内进行(早期手术)，或出血后8天至3周后进行(延期手术)两种。手术方式有：①动脉瘤颈夹闭或结扎术，为首选手术方式；②载瘤动脉夹闭及动脉瘤孤立术；③动脉瘤包裹术；④开颅动脉瘤栓塞，使瘤腔永久性闭塞，有铜丝导入法、磁凝固法、射频术和氟氩激光凝固等法；⑤经外周血管栓塞动脉瘤术。

3. 麻醉处理　麻醉处理的首要问题是防止麻醉诱导及手术过程中动脉瘤破裂，其次为预防脑血管痉挛和颅内压增高。

(1)在麻醉诱导过程发生动脉瘤破裂率约为1%～4%，一旦发生，死亡率高达50%；在手术过程的发生率为5%～19%，多发生在分离动脉瘤、夹闭瘤蒂、持夹钳脱离、剪开硬膜 ICP 降至大气压水平、过度脑回缩引起反射性颅内高压时。因此，在整个麻醉过程中应注意以下问题：①避免增高动脉瘤的跨壁压（transmural pressure，TMP）。TMP＝MAP－ICP。正常 TMP＝脑灌注压（CPP），为 85mmHg。动脉瘤 TMP 与壁应力之间呈直线相关。动脉瘤壁应力与其承受的压力呈正比，与瘤的半径平方呈正比 $F=\pi r^2 P$。因此，瘤越大，壁越薄，应力就越大。围手术期中不论 MAP 增高（浅麻醉，通气障碍等），还是 ICP 过度降低（如脑室引流、过度通气、脑过度回缩），都将增加动脉瘤的跨壁压和壁应力，动脉瘤破裂的危险性增高。②维持适当低的 MAP 或收缩压。由于收缩压与动脉流速呈正比，流速快可形成湍流而损害瘤壁。因此，需施行降压维持 MAP 50mmHg 以上，以防止动脉瘤破裂，但要考虑脑血管自动调节的范围，防止 CBF 长期低于正常值的 5%，否则将出现脑功能障碍。对于已存在脑血管痉挛和颅内高压的病人，MAP 的低限还应适当提高，以增加安全性。

（2）颅内动脉瘤破裂发生蛛网膜下隙出血后 6～15 天，约 30%～50%病人可出现脑血管痉挛，平均持续 14 天。手术后的脑血管痉挛发生率更高，脑血管造影证实有颅内血管狭窄。经颅多普勒超声检查可诊断脑动脉痉挛及其痉挛的程度，其依据是：①载瘤动脉的血流速度增高，表示该动脉痉挛；②出血后 1～2 天，大脑中动脉流速与同侧颅外颈内动脉的流速之比应等于 1.1～2.3（平均 1.7）；当大脑中动脉极严重狭窄时此比率可大于 10；③颅内压监测时，颅内脉波（pulse wave）与颅内搏动血管管径，二者的振幅改变一致。

（3）脑血管痉挛的发生机制与血红蛋白、氧自由基、前列腺素、血管紧张素、组胺、儿茶酚胺和血清素有关。①脑血管平滑肌内钙离子浓度增高，是各种原因引起血管痉挛的共同途径。因此，应用钙通道阻滞剂尼莫地平（nimodipine）或硝苯地平（nifedipine）阻断钙离子通道，可防止细胞外钙离子进入胞质，从而防止血管收缩。据此，术前 2～3 周口服尼莫地平 60mg，4 小时一次；术中按 0.5μg/（kg · min）静脉滴注，能有效缓解脑血管痉挛。②蛛网膜下隙出血后 30%～40%病人的脑血管内膜有损伤，血小板在损伤处凝集，释放血管收缩物质和血栓素 A_2（thromboxanes A_2，TXA_2），由此可引起血管痉挛。前列环素（prostaglandin I_2，PGI_2）的作用与 TXA_2 相反，具有抗血小板凝集和扩张血管的作用。目前 α 受体阻滞药（酚妥拉明）、5-羟色胺拮抗剂（甲基麦角新碱）、磷酸二酯酶抑制剂（茶碱和氨茶碱），以及各种血管平滑肌扩张剂（硝普钠、硝酸甘油、前列腺素 E_1 等）已广为临床应用。

（4）颅内高压：大部分颅内动脉瘤夹闭手术病人，颅内压虽已正常，但可能存在颅内顺应性降低。如果并存脑血管扩张、脑水肿、血肿或脑积水，则颅内压可增高，需要紧急手术。对已有颅内高压的病人，在颅骨切开前应避免采用吸入麻醉药，如需施行异氟烷控制性降压者，必须先采用过度通气，保持 $P_{ET}CO_2$ 在 25～30 mmHg，以抵消吸入性麻醉药引起脑血管扩张的负作用，同时更需避免高血压、麻醉过浅、呛咳及高碳酸血症等，以防止 ICP 进一步升高。

（5）麻醉要点：①术前准备如同脑出血病人，病人情绪紧张者应加用镇静剂，剂量相对较大。已中度意识障碍、偏瘫、早期去脑强直和神经障碍者，必须先积极内科治疗，以降颅内压和解除脑血管痉挛，防止呛咳和便秘，控制血压在接近正常范围。②术前 ECG 异常的病人，力求弄清病因。60% SAH 病人可能出现 ECG 异常，以出血后 48 小时内为多见，与 SAH 刺激自主神经中枢引起交感神经兴奋有关。常见的 ECG 异常为 T 波倒置或低平，ST 降低或抬高，U 波及 QT 间期延长，66%病人出现窦缓，22%出现偶发或频发室性期前收缩或室性阵发性心动过速，大多在出血后 10 天内恢复，也有少数延续至术前。因此，术前必须了解心律失常的病因。③麻醉过程力求平稳，如果血压过高，应先控制在合理水平后再开始诱导，严禁清醒插管及呛咳、屏气和呼吸道梗阻，尽可能减少气管插管心血管应激反应。此外，麻醉中易出现血压波动的阶段有摆体位、切皮和开颅、检查并游离动脉瘤、缝皮和苏醒期，可采取下列措施防治：加深麻醉和使用镇痛药，追加小剂量β受体阻滞药。④为确保分离钳夹动脉瘤前的动脉瘤及母动脉透壁压力稳定，头皮浸润的局麻药中禁忌加用肾上腺素；麻醉需维持相对较深；在开颅过程采用过度通气，维持 $PaCO_2$ 在 4 kPa(30mmHg)左右。⑤为便于分离动脉瘤，在接近母动脉前开始可适当行控制性低血压，可用佩尔地平或异氟烷控制性降压。⑥对高热或阻断脑主要血管需时较长者，可以采用低温，但低温可使麻醉时间及术后苏醒延迟，复温过程易出现寒战，增加肌体耗氧量，应予以注意。⑦在液体管理上近年来对脑动脉瘤手术病人，为防止其脑血管痉挛，倾向于扩容，有助于脑灌注及逆转神经功能损伤；也有人认为，颅内动脉瘤病人术前血容量低于正常17%，与仰卧位多尿，以及卧床休息使红细胞生成抑制和氮负平衡有关。因此，主张在动脉瘤夹闭后，应积极扩容（3H 法）以保持 CVP＞5 cmH_2O、HCT 0.30～0.35为宜。⑧加强监测，防止脑缺血。

（三）颅内血管畸形

1. 概述 颅内血管畸形（intracranial vascular malformations）是指脑血管发育障碍引起的脑局部血管数量和结构异常，并对正常的脑血流产生影响。颅内血管畸形分为四类：动静脉畸形（arteriovenous malformations，AVM）；海绵状血管瘤（cavernous angiomas）；毛细血管扩张（telangiectases）及静脉畸形（venous malformations）。常见的颅内动静脉畸形（AVM）是先天性脑血管异常，无明显家族史，其病理特点为非肿瘤性血管异常，临床上以癫痫、出血、偏瘫为主要症状。其发病部位以幕上远比幕下为多，约为9∶1。按脑解剖部位分，以顶、额叶最多，颞叶及枕叶次之，丘脑、脑干及脑室均可发生；其供应动脉以大脑中动脉分布区为最多（占50%左右），其次为大脑前动脉分布区。其发病年龄最多在20～30岁，绝大部分在40岁以前发病。AVM与袋形脑动脉瘤可同时存在，主要危险在病变中的小血管破裂出血，其他症状有抽搐、癫痫、脑实质出血伴脑萎缩、头痛、智力减退、面瘫、共济失调等，婴儿巨大AVM可引起心脏扩大及心力衰竭。手术治疗AVM能杜绝再出血，并阻止脑盗血，从而改善脑组织血供。AVM在重要功能中枢者不宜手术，可用血管内栓塞术，超选择导管及IBC塑胶注入治疗。

2. 手术处理 种类甚多，如结扎表浅供应动脉；局部去骨瓣减压＋深部放射＋颈动脉结扎术；结扎主要供应动脉；人工栓塞术及血管畸形切除术等。目前以血管畸形切除术最为理想，近年可在手术显微镜下进行，使手术损伤正常脑组织和脑血管显著减少，手术治愈率大为提高。手术原则与颅内动脉瘤手术相同，但需要广泛的手术剥离，操作时间较长，出血量极多。

3. 麻醉处理 选用全麻，按需施行中度控制性降压。①目前多已采用吸入异氟烷降压；对年老、体弱、心功能差的病人可用硝酸甘油降压，速率为0.02～0.04 mg/(kg·h)。②尼莫地平对脑血管有选择性扩张作用，对心肌抑制轻，用药后心排血量反而增加，停降压后无反跳现象，对预防术后心脑血管痉挛尤其有效，在脑血管手术中已被列为首选预防药，需仔细监测血流动力学、血气、酸碱平衡等。③因动静脉瘘致血流短路，可形成静脉动脉化和动脉静脉化改变，久之可引起心脏肥大、脉搏增快、循环时间缩短、血容量增多，血管畸形处脑组织更缺氧，有14%～30%病人出现智力障碍。所以，术中必须充分吸氧，维持脑灌注压，降低颅压，以减少颅内盗血现象。由于畸形血管周围的脑组织已处于缺氧状态，故慎用过度通气。畸形血管一旦被切除后要严密观察防止发生"正常灌注压恢复综合征"引发的出血、脑水肿。

（四）缺血性脑血管病手术的麻醉

1. 病因 脑缺血性疾病指脑血管狭窄和闭塞。在脑卒中患者中，缺血性脑卒中占75%～90%，其余10%～15%为出血性脑卒中,对50岁以上病人的危害更大。脑血管狭窄和闭塞的原因有脑动脉硬化,先天畸形、外伤、炎症、肿瘤、动脉瘤和手术损伤等。以往多采用内科治疗;目前以采用颅外-颅内动脉吻合术、颅外-颅内血管连通术和颈动脉内膜切除术为最常用。

2. 烟雾病 是原发性颈内动脉末端狭窄和闭塞、脑底出现异常血管扩张网所致的脑出血性或缺血性疾病,称烟雾病(Moyamoya disease)。因脑底异常血管网在脑血管造影时显示"烟雾状"或"朦胧状"(日文 Moyamoya)而得名。①目前对其病因尚不十分清楚,部分与细菌、病毒、结核和血吸虫感染有关。发病年龄在10岁以内,或在40～50岁成人。在蛛网膜下隙出血的原因中,烟雾病约占6.2%。②基本的病理部位在双侧对称性颈内动脉末端、大脑前动脉和大脑中动脉主干,表现狭窄,乃至闭塞,呈进行性发展。由于长期缺血,使Willis动脉环及其周围主干动脉与周围大脑皮质、基底节、丘脑和硬脑膜形成有广泛的侧支代偿血管,构成脑底广泛的异常血管网。病变的血管腔内呈结缔组织增生、内膜增厚、内弹力板重叠和破坏、平滑肌细胞变性、坏死;脑内其他血管(如眼动脉、大脑后动脉、基底动脉及脑底血管网)、颈外动脉系统(如颞浅动脉和脑膜中动脉)等处均有上述病理变化,但程度轻。③代偿性形成的侧支循环新血管,由于不能耐受异常的血流动力学压力,可构成微小动脉瘤、假性动脉瘤和真性动脉瘤,一旦破裂即可引起脑出血。微小动脉瘤和假性动脉瘤多位于脑实质内;真性动脉瘤常引起蛛网膜下隙出血。儿童患者主要表现脑缺血症状,如短暂性脑缺血发作(transient ischemic attack,TIA)、缺血性脑卒中和脑血管性痴呆等;成人患者多表现为脑出血症状,常为脑内出血、脑室内出血或蛛网膜下隙出血,表现头痛、昏迷、偏瘫及感觉障碍。④本病的诊断主要依靠脑血管造影、CT扫描和MRI检查。⑤对脑缺血患者,内科治疗和手术治疗的预后相同,故目前对出血灶较小者倾向于内科治疗,应用抗生素、激素、血管扩张剂和低分子右旋糖酐有良好反应。手术治疗主要用于出血灶较大、有脑压迫,或有脑室内出血者,主要方法有颞浅动脉-大脑中动脉吻合术(STA-MCA anastomosis)、脑-颞肌血管连通术(encephalo-myo-synangiosis)和脑-硬膜-动脉血管连通术(encephalo-duro-arterio-synangiosis)。

3. 手术及麻醉 该类手术的特点是出血量不多,输血较少,但属于显微外科手术,操作精细复杂,需要病人长时间制动。因此,①要求麻醉浅而平稳,镇痛完善,术野保持绝对安静。②周围循环维持良好,以利于术后吻合血管通畅。③苏醒期要平稳,无寒战、躁动,以免影响手术效果。④术中采用机械通气,加强监测,严格防止缺氧和二氧化碳蓄积,维持$PaCO_2$正常或轻度增高,以利于扩张组织微血管和血管吻合口血流通畅。⑤维持循环稳定,保证脑灌注压,严防麻醉过深引起血压剧烈波动;轻、中度血液稀释有利于减少血液黏滞度,防止吻合血管栓塞。⑥术中需用肝素,以局部使用为妥,尽量避免全身应用。⑦术中需应用利尿脱水药以减轻脑水肿,避免"脑搏动性膨出",可采取头高位、控制心率和血压、减少通气压和潮气量,必要时采用高频喷射通气来减少脑随呼吸的搏动等措施。⑧术后拔管不宜过晚,过浅麻醉下拔管常引起剧烈呛咳,可致吻合血管痉挛。一般在通气量、咳嗽和吞咽反射恢复正常后即予拔管,不必等待病人完全清醒。⑨术后给予适量镇痛、镇静和镇吐药物,保证苏醒期尽可能平稳;术后保证血运畅通,注意移植组织保暖,根据需要应用扩血管药,如罂粟碱和山莨菪碱。

(五)颈动脉内膜剥脱术的麻醉

颈动脉内膜剥脱术(carotid endarterectomy)的麻醉甚为复杂而棘手,病人面临脑缺血危险,且多数合并多系统疾病,因此,正确处理麻醉对病人的预后至关重要。

1. 术前估计 ①脑血管疾病病人施行颈动脉内膜剥脱术,围手术期的致残率(morbidity)和死亡率与脑血管疾病的严重程度有明显关系。对术前无症状颈动脉狭窄、短暂性脑缺血发作(TIA)、轻微脑卒中、严重脑卒中和渐进性脑卒中的病人，其围手术期残废率和脑卒中的发生率分别为 5.3%、6.4%、7.7%、9.8%和 21.1%。急性颈动脉阻塞伴明显神经损害的病人，施行急诊颈动脉内膜剥脱术，其病残率和残废率相当高。一般认为，由颈动脉疾病引起的急性脑卒中病人，如果有手术指征，颈动脉内膜剥脱术应在 2～6 周后实施；合并高血压的急性脑卒中病人，手术更应延迟。病人年龄越高，施行颈动脉内膜剥脱术时围手术期残废率越高。50～60 岁、60～70 岁、70～80 岁、80～90 岁和>90 岁的病人施行颈动脉内膜剥脱术的残废率分别为 0.81%、1.3%、1.93%、2.97%和 4.17%。②冠心病与颈动脉内膜剥脱术的预后具有极显著的相关性。在心肌梗死 3～6 个月内，施行颈动脉内膜剥脱术的死亡率极高，如无特殊情况，应先合理治疗，手术需延期。③术前有高血压(BP >180/110mmHg)和颈动脉内膜剥脱术后有神经损害的病人，术后更易出现高血压。颈动脉内膜剥脱术后高血压的发生率约为 20%，其中约10%～20%伴有神经损害。而术后血压正常病人，仅 3%～6%伴有神经损害。高血压病人围手术期发生出血性脑梗死的危险性增加。④同期施行冠状动脉旁路移植术(CABG)和颈动脉内膜剥脱术的目的在于预防 CABG 时出现脑血管意外，或颈动脉内膜剥脱术时发生心肌梗死。但结果表明，同期手术病人的病残和残废率与两种手术分期施行者类同，同期手术的死亡率为 4.6%～5.7%，围手术期脑卒中发生率为 3.8%。目前认为，同期手术仅适用于高危脑血管病人或高危心脏病人。⑤颈动脉内膜剥脱术病人约 50%以上合并糖尿病。糖尿病病人围手术期脑卒中发生率为 2.6%，非糖尿病病人为 0。长期随访结果是，糖尿病病人的死亡率明显高于非糖尿病病人。⑥颈动脉内膜剥脱术的最主要目的是预防脑卒中，同时减轻临床症状、增进生活质量和延长寿命。手术指征包括 TIA、无症状性颈动脉杂音、既往脑卒中病人出现新症状时。手术禁忌证为急性严重脑卒中、迅速进展性脑卒中、恢复迅速的脑卒中以及近期有心肌梗死或心衰的病人。

2. 麻醉前准备与估计　①除常规准备外，对颈动脉内膜剥脱术病人需做一些特殊考虑，仔细评估心血管状态，多次测定不同体位双上臂血压、清醒静息状态下的血压，以确定病人在通常情况下的血压范围，以此确定术中和术后可以耐受的血压范围，术中和术后应尽力据此指标范围维持循环。对术前双上臂血压存在差异者，术中和术后应以较高的上臂血压值作为依据，能更好反映脑灌注压。②术前选用最可能发生心肌缺血的导联检查心电图。长期应用抗高血压药的病人，术前不应停用。如果术前病情不允许缓慢控制高血压，则术中不能施行快速降低高血压措施，因容易诱发脑缺血发作，可在术后进行合理治疗。术前怀疑或证实有肺疾病的病人，应做血气分析以确定静息情况下的 $PaCO_2$，据此作为麻醉中维持适宜 $PaCO_2$ 的范围。③一般不主张大剂量术前用药，尤其是阿片类药。可用小剂量镇静催眠药，如氟硝西泮 10～30mg 或地西泮 5～10mg。格隆溴铵(glyopyrrolate)可在麻醉前即刻使用。麻醉前 12 小时分次口服普萘洛尔 1～2 mg/kg可稳定麻醉诱导和气管插管期的血管系统反应。

3. 麻醉处理　局部或区域阻滞的优点是病人在清醒状态下接受手术，术中能反复评估神经功能，如意识水平、说话和对侧手握力，且术后恢复快，但局麻需要病人合作、阻滞完善以及手术医师的配合。局麻下手术的缺点是病人可因不舒适或神经损害而不能合作；置入或移去分流的操作均需快速；颈动脉阻断中压力感受器活动常并发高血压；无法使用可能具有脑保护作用的药物如硫喷妥钠等。一般认为，全麻更适于颈动脉内膜剥脱术病人，能更好控制影响脑血流量(CBF)和脑氧耗($CMRO_2$)的因素。全麻药的选择应能达到以下 3 个特殊目的：①术中和术后能维持满意的脑灌注压；颈动脉阻断期能降低脑缺血区的代谢率；术后即刻对病人的神经功能反应做出全面的评估。一般需联合应用全麻药才能达到上述特殊目的。②麻醉诱导用硫喷妥钠或丙泊酚,能快速降低 $CMRO_2$ 至正常的 40%~50%,同时也降低 CBF 和 ICP,对脑缺血具有保护作用。③麻醉维持药的选择仍有争论。从维持 CBF 出发,似应选择脑血管扩张作用的麻醉药,但研究发现此类药物仅扩张正常脑区的血管,而对脑缺血区已最大扩张的脑血管无影响,因此易使 CBF 从缺血区向正常脑区转移,即所谓发生缺血区“窃血”。相反,具有脑血管收缩作用的麻醉药如硫喷妥钠,可能具有类似低 CO_2 的作用,增加缺血区血流。从脑代谢观点出发,选用异氟烷还是硫喷妥钠为主,仍有争论。两药均呈剂量相关性抑制脑代谢,但硫喷妥钠抑制脑代谢伴 CBF 降低,而异氟烷则无。硫喷妥钠的脑血管收缩作用,不仅能减少颈动脉内膜剥脱术中的栓子进入脑循环,而且还能使 CBF 向缺血区再分布,从而达到预防或减轻脑缺血的目的。但硫喷妥钠保护脑缺血所需的剂量高于通用麻醉,血流动力学抑制较明显,且术后清醒较晚,影响术后神经功能反应的早期评估。在异氟烷作用下施行颈动脉内膜剥脱术,脑电图(EEG)出现缺血性改变的临界 CBF 与术中 EEG 缺血改变的发生率,均明显低于氟烷和恩氟烷麻醉病人。目前多数主张将低浓度异氟烷、麻醉性镇痛药和中效非去极化肌松药联用施行平衡麻醉,可维持较浅麻醉,血流动力学较稳定,监测灵敏度较好。在颈动脉阻断中,如果监测证实脑灌注不满意,或置入分流存在困难,或置入分流不能纠正时,可用足量硫喷妥钠维持整个颈动脉阻断期的麻醉,保持 EEG 处于抑制状态,必要时用正性肌力药及血管收缩药对心血管功能进行支持。

4. 术中处理 ①用呼吸机控制通气,调节潮气量和呼吸频率,维持 $PaCO_2$ 正常或稍低。高 $PaCO_2$ 具有脑内窃血、增强交感神经活性、增加心肌氧需和诱发心律失常副作用。低 $PaCO_2$ 具有改善脑缺血区的 CBF,但 CBF 对 $PaCO_2$ 的反应不易预测。如果颈动脉修复后发生明显反应性充血,CBF 超过 80~100 ml/(min · 100g),可施行低 $PaCO_2$ 和中度低血压以降低 CBF。②控制和维持血压对颈动脉内膜剥脱术病人极为重要,因缺血区脑血管的自身调节功能已丧失,其血流需依靠脑灌注压。术中用药维持比通常最高血压值高 15%~25%,似可增加缺血区 CBF,但如果侧支循环差,提高血压并不能改善脑灌注,相反可加重心肌负荷和引起脑出血及脑水肿的危险。因此,提高血压似不能作为颈动脉内膜剥脱术术中的常规脑保护措施,但是预防和正确治疗低血压则仍是十分必要的。③暴露颈动脉后,应常规在颈动脉窦附近施行局麻药浸润,可有效预防手术刺激所致的突发性低血压和心动过缓。一旦发生低血压,经减浅麻醉、停止刺激、补充液体等无效时,可用 α 受体激动药支持血压,致心律失常作用最轻。对麻醉满意病人,如果术中出现高血压,用微量泵静脉输注硝普钠降压,优于咪噻吩或硝酸甘油。④充足的补液引起一定程度的血液稀释对脑缺血有利。根据需要可输入一定量的 6%羟乙基淀粉和血液代用品。⑤当准备阻断颈动脉时,静脉注注肝素 10mg,在完成颈动脉内膜剥脱后与缝合伤口前,在 10 分钟内缓慢滴入鱼精蛋白 50mg,以部分逆转肝素的作用,一般无需完全拮抗,部分抗凝可减少术后血栓形成的机会。⑥颈动脉内膜剥脱术中是否使用分流保护措施,意见尚不一致,但多数倾向于选择性应用,对下述情况可考虑分流:术前对侧颈动脉已闭塞,或颈内动脉颅内段严重狭窄,或术前已有神经损害症状,或有椎基底动脉明显缺血表现者;术中颈内动脉远端回血差,或手术估计较困难,需较长时间阻断颈内动脉血流者;在麻醉状态下颈内动脉残端压(ICASP)低于 50 mmHg 者;颈动脉阻断后,脑监测显示脑缺血,或 CBF 监测发现 rCBF＜18 ml/(100g · min)者。⑦术中常规监测心电图、食管听诊器、体温、SpO_2、$P_{ET}CO_2$ 及桡动脉直接血压和血气分析,以便及时发现突发性血压剧烈波动。如果在半坐位施术,为保证脑灌注压,传感器应放置在头部水平,而不是心脏水平。中心静脉置管可供液体治疗监测及应用血管活性药物的监测。穿刺对侧颈内静脉时,应尽可能避免误孖颈动脉。⑧脑监测对观察脑灌注甚为重要，旦迄今尚无绝对准确发现脑缺血和预测术后申经合并症的监测措施。再者，许多术中或术后神经合并症并非由于颈动脉阻断后的缺血，而是术中或术后血栓所致，而目前仍无灵敏监则小栓子的工具。持续 EEG 监测通常能反映脑缺血，对置入分流或纠正低血压采取纠正措施的绝对依据，但对发现脑缺血的敏感性有赖于稳定的麻醉深度和恒定的通气水平，换言之 EEG 异常不一定代表不可逆性脑损害。⑨其他监测脑电活动的措施有脑功能监测、脑功能分析监测、脑电强度-频谱分析和体感诱发电立等。如果条件许可，监测 rCBF 更能直接反映脑灌注，常用^{133}Xe 清除法。主要在颈动脉阻断前、阻断后即刻和修复血管时测定。如果置入分流，于置入后应测定一次，维持 CBF＞18 nl/(100g · min)；如果在颈动脉阻断前 CBF 接近临界缺血水平，即使无 EEG 改变，也应放置分流。评估脑灌注的另一常用措施是测定 ICASP，当 ICASP＞60mmHg 时，很少发生脑缺血；当 ICASP＜50mmHg 时，脑缺血的危险性增加；但在部分术前有神经损害的病人，ICASP 不能准确反映 CBF。⑩脑氧饱和度仪具有无创连续监测脑组织氧饱和度的功能，并能测定脑血流量，操作方便，适于床旁监测。在颈动脉内膜剥脱术需钳夹一侧颈动脉或做暂时分流时，监测脑氧饱和度改变可了解脑基底动脉环侧支循环的供氧水平。一侧颈动脉钳夹后，脑氧饱和度因缺血而明显下降，可出现平台，下降速度减缓，提示侧支循环可代偿患侧脑的氧供需，但不完全，脑组织仍有缺血缺氧的危险。当建立暂时分流后，脑氧饱和度能迅速恢复到钳夹前水平。

5. 术后合并症　术后最常见的合并症是血流动力学不稳定、呼吸功能不全和脑卒中。①术后低血压可能与低血容量、残余麻醉药对循环抑制、心律失常和心肌梗死等有关，应及时寻找原因进行纠正。②术后高血压的常见原因是手术损伤颈动脉压力感受器，可导致手术部位出血、心力衰竭、颅内出血和脑水肿等合并症，可联合应用硝普钠、α 和 β 受体阻滞药。③呼吸功能不全常见于 3 个方面原因：喉返神经损伤导致声带麻痹、局部血肿和颈动脉体功能损害。此外，空气经伤口进入纵隔和胸膜腔导致张力性气胸也可引起呼吸功能不全。应尽快找出原因及时处理。④颈动脉体功能损害一般在 10 个月内都不能恢复。双侧颈动脉内膜剥脱术后，病人将完全丧失对缺氧的通气和循环代偿机制，术后病人静息 $PaCO_2$ 比术前值约高 6 mmHg，应尽可能消除导致缺氧的因素，必要时吸入高浓度氧，同时避免使用抑制通气的药物，或在严密监测下使用。⑤颈动脉内膜剥脱术病人的围手术期脑卒中发生率约为 3%。如果术后出现新的神经功能损害，应立即行脑血管造影，以确定是否在手术部位形成内膜瓣，立即切除内膜瓣可减轻神经损害的程度。如果发现手术侧颈动脉已再栓塞，或疑有技术缺陷，应尽早重新探查。当病人有突发性症状和难以控制的高血压，应怀疑有脑出血的可能，再探查的时间最好在 1～2 小时内。术后心肌梗死发生率约为 1%。

二、颅后窝病变手术的麻醉

(一)颅后窝区病变的麻醉特点

1. 概述　颅后窝区的枕骨、肌肉和血管非常丰富，有心血管及呼吸调节系统的延脑、小脑及众多的脑神经，因此颅后窝手术较为复杂。颅后窝病变主要为肿瘤，包括小脑半球肿瘤、小脑蚓部肿瘤、第四脑室肿瘤、脑桥小脑角(cerebellopontine angle，CPA)肿瘤及脑干肿瘤。①CPA 肿瘤以听神经纤维瘤最多见，其次为胆脂瘤和脑膜瘤，肿瘤过大时可损伤后组脑神经，出现声音嘶哑、饮水发呛，常致误吸而急性呼吸道梗阻、窒息。②小脑蚓部及第四脑室易引起梗阻性脑积水，颅内压升高的症状出现早，且程度重；由于肿瘤直接刺激迷走神经背核呕吐中枢，早期可出现呕吐，在小儿往往被误诊为胃肠道疾患，住院时多已出现严重脱水状态。③小脑扁桃体疝常是对称性的，慢性脑疝常表现为头部前倾、强迫头位，晚期可出现阵发性去大脑强直和意识丧失，并出现急性延髓受压症状。病变影响第四脑室底前庭区，可出现眩晕、耳鸣；压迫第四脑室底下半部可出现吞咽困难、声音嘶哑。④第四脑室肿瘤有一定范围的活动性，变动头位或其他原因可使肿瘤突然阻塞第四脑室出口而出现急性脑脊液梗阻，颅内压急剧升高，特别容易发生在麻醉诱导插管期或安置手术体位时，可发生呼吸骤停、血压升高及心律失常，应立即施行脑室穿刺放液，排除急性脑脊液梗阻，否则因脑干受压时间过长而发生不可回逆性脑干损伤。⑤脑干为生命中枢所在部位，存在呼吸中枢（包括呼吸调节中枢、长吸气中枢、延髓基本呼吸中枢）、循环中枢（交感神经中枢、迷走神经中枢、循环调节中枢）、运动传导通路、感觉传导通路、上行网状激活系统等特殊结构。

2. 术前估计 颅后窝占位性病变除有后组脑神经损害外，术前或术中生命功能紊乱者较多见。脑干及其邻区病变所引起的临床表现，与麻醉处理的关系特别密切，主要包括：①第Ⅸ、Ⅹ、Ⅺ、Ⅻ对后组脑神经功能障碍，表现吞咽困难、饮水发呛、流涎等，极易造成误吸。②呼吸中枢功能不全及呼吸肌收缩乏力，出现通气量减少，咳嗽反射减弱，病人对麻醉药的敏感性增加，易发生呼吸停止或通气不足，术后可出现阻塞性局灶性肺不张、PaO_2 降低、$PaCO_2$升高等呼吸功能不全征象。③循环功能障碍，血压波动，心率和心律变化；明显高血压，可能系第Ⅴ对脑神经、脑室周围灰质、网状结构或传导束核团等受刺激引起；心动过缓和逸搏可能系迷走神经刺激引起；低血压可能是脑桥或髓质受压的结果；室性和室上性心律失常是脑干多个部位受压的结果。④脑干网状结构受损，出现神志障碍，术后清醒缓慢或持续昏迷。⑤运动传导通路受阻，骨骼肌运动障碍，对肌松药的敏感性改变。⑥枕大孔区病变，因牵拉脑干和脊髓病人可出现强迫头位和颈部活动受限，增加气管插管的难度。因此，在术前访视病人时，要特别注意发病以来的循环和呼吸功能方面的表现，应查血气及肺功能；同时要注意有无强迫头位及颈部活动受累；还需了解病变的位置、大小及脑干压迫程度等。下列情况是危象：脑脊液梗阻，颅压升高，脉率增快，成人 140 次/分，小儿 160 次/分，呼吸浅快或潮式呼吸；术中牵拉肿瘤引起呼吸循环剧烈波动；脑干受牵连时出现心律不齐或潮式呼吸。这些对于麻醉管理都具有特殊重要性，必须加以重视。

3. 麻醉处理 ①麻醉诱导力求平顺，避免呛咳、屏气等加重颅内压的因素。气管插管时应避免暴力托枕部及头过度后仰，否则有延髓过度受压的危险。②麻醉维持多采用静吸复合麻醉，多采用丙泊酚静脉持续泵入、异氟烷或七氟烷吸入辅以肌松药。吸入麻醉效能好便于调控，又有降低脑代谢率和脑保护作用，但应避免吸入浓度过高，否则易引起脑血管扩张、脑血流量增加，颅内压升高。③在我国颅后窝手术多数采用侧卧手术体位，坐位对颅后窝双侧病变手术有其突出优越性，但给麻醉管理及监测带来困难，也给病人带来呼吸循环明显干扰。④采用过度通气应使 $PaCO_2$ 保持在(35±5)mmHg，或可抵消异氟烷扩张脑血管的作用；以往手术医生常要求保留病人的自主呼吸，以便在分离肿瘤和脑干粘连时，及早判断手术操作是否涉及呼吸中枢，避免造成不可逆性损伤。随着神经外科医生手术技术的提高、术中神经功能监测的进步，目前术中无须保留自主呼吸。⑤心率及心律的变化在排除体温升高、缺氧、CO_2 蓄积及血容量不足等因素外，常见的原因为牵拉脑干引起，如果停止牵拉即可复原，一般不需要使用抗心律失常药。⑥颅后窝特别是中线占位病变，很快出现脱水状态，故诱导前应适量补充平衡盐液、胶体液或代血浆等以保证血容量充足，输液应首选平衡盐液，按 10 ml/(kg · h)的速率输入，维持尿量 2 ml/(kg · h)的安全水平。⑦术后如果自主呼吸良好，潮气量＞300ml，频率＞14次/分，咳嗽、吞咽反射恢复，SpO_2＞97%，可考虑早期拔管。病情危重、咽喉反射不灵敏，则拔管应慎重。⑧术后保持头位稳定，不过分转动，特别是术前脑干被肿瘤挤向一侧者，术后短期内应保持头位与术中相同，避免搬动病人时剧烈活动头颈部，否则有导致脑干移位而出现呼吸骤停意外。⑨术后要加强护理，定时翻身、捶背，积极防治肺部感染并发症。

(二)脑干肿瘤手术的麻醉

1. 概述　脑干分为延髓、脑桥和中脑。延髓下端平枕骨大孔，与脊髓相续，脑干中部膨大为脑桥，脑干内部有诸多神经核团、上下行传导束及网状结构，均参与呼吸循环重要生命功能的调节。网状结构含有呼吸中枢、循环中枢、内脏活动中枢及内分泌活动中枢等重要功能区。一旦受损可致呼吸、循环的变化甚至长期昏迷。

2. 手术及麻醉　近年来，由于显微手术技术的发展，脑干肿瘤手术切除，再配合放射治疗已日渐增多，病人的生存率有了明显提高，部分病人可以完全治愈。

(1)麻醉前估计与准备：①肿瘤压迫脑导水管，可产生梗阻性脑积水，病人表现头痛、呕吐、血压升高、脉搏和呼吸缓慢等，易掩盖循环血容量不足和严重脱水体征，导致麻醉用药相对过量，尤其是麻醉诱导期。②脑干肿瘤累及迷走和舌咽神经核，病人常有吞咽困难、饮水发呛，易造成误吸导致吸入性肺炎。③呼吸中枢功能不全，通气不足，对 $PaCO_2$ 敏感性降低，应警惕麻醉用药导致呼吸停止，围手术期应监测呼吸功能，尽早辅助呼吸。④循环中枢受损表现为血压波动大、心率快及窦性心律失常。⑤麻醉前用药应遵循以下原则：小剂量；禁用麻醉性镇痛药；一般仅用阿托品 0.5mg，儿童减半，以及苯巴比妥钠 0.2g。⑥麻醉方法选择：以采用气管内插管全麻为妥。选择能降低颅内压、减少脑氧耗量、利于维持呼吸循环功能的麻醉药，常用丙泊酚、依托咪酯，应注意注射速度及剂量。

(2)麻醉处理：①麻醉诱导、维持同于颅后窝手术；术中必须严密监测循环变化，做到及时发现，尽早处理。②术毕搬动病人、改变体位要注意保持头部不过分转动，以免脑干移位导致呼吸骤停；为保证氧供及呼吸道通畅应保留气管插管。③脑干肿瘤切除术后的主要问题为：呼吸变慢、变浅，甚至停止；胃肠道出血；吞咽困难。延髓肿瘤病人术后常需要气管造口插管，以保证呼吸道通畅，便于排痰，以降低肺部感染。持续 SpO_2 监测发现低氧血症者，需机械呼吸支持。消化道出血多在术后 3～5 天出现，可用抗酸和保护胃黏膜药物进行预防。吞咽困难者需防止误吸并发症。

三、唤醒开颅手术的麻醉管理

神经外科医生在对脑部重要功能区域病变行手术治疗时，为了更好地保护脑功能，可能有术中唤醒的要求，如位于语言及运动皮层的癫痫病灶或肿瘤切除术和动静脉畸形手术时。目前，由于更为完善的颅脑影像技术、显微神经外科技术、麻醉技术、神经电生理技术的发展和应用，使得术中唤醒颅脑手术逐渐发展并趋于成熟起来。通过术中唤醒全麻患者，使之在清醒状态下，运用神经电生理技术进行术中神经解剖功能定位，并在患者的配合下切除肿瘤等病灶，以便术中实时监测可能发生的脑功能区损伤，最大限度地保护脑功能已经是当前脑功能区手术的新策略。

术中唤醒颅脑手术对于麻醉的要求是：足够的镇静镇痛、及时的术中苏醒和配合，保证术中循环和呼吸的稳定。

临床应用研究显示，成功进行术中唤醒颅脑手术的基本要素为：①适当的病例选择及术前准备；②术中可依手术进程快速调节镇静及麻醉深度；③维持术中的血流动力学稳定及足够的通气；④尽量减少或避免对术中神经监测的干扰；⑤及时发现并处理有关并发症或突发情况。

(一)气道管理及术中通气的维持

关于唤醒开颅手术的气道管理，是关键也是难点，取决于以下几个方面：①术前气道的准备与评估，如术前精神状态、呼吸道评估、胃肠道准备、曾用的治疗药物协同作用。②麻醉前用药与否，如苯二氮䓬类(0.03～0.05mg/kg)、小剂量抗胆碱类(长托宁 1mg/次)减少分泌物以及抗呕吐药。③手术时的体位，镇痛及镇静药物的剂量。④口咽及鼻咽部局部麻醉的充分与否。过去放置鼻咽通气道的方法其应用效果虽然较好,呼吸道梗阻的发生率仅为7%左右,但术中患者被唤醒后,因鼻咽通气道的刺激所致不适主诉较多,而且在部分患者其保证气道通畅的作用仍有限。目前多应用喉罩(laryngeal mask airway,LMA),仅需要对喉部和咽部进行表面麻醉而不需做鼻腔及气管的准备,即可置入喉罩,而且患者对其耐受良好,目前采用食管引流型喉罩Supreme,或多样化的复用双管的Proseal喉罩,密封压高,在不用肌松药时比较理想,保证气道通畅的作用更为完善,但它也不能完全避免误吸的危险。在非唤醒全麻过程中仍应采用持续正压通气,可为手术中患者充足通气的维持提供有力的保证。

有呼吸道不通畅危险因素的患者以往认为不宜进行唤醒开颅手术,目前在持续正压通气(continuous positive airway pressure,CPAP)的条件下即使患有梗阻性睡眠呼吸暂停综合征的肥胖患者仍可成功进行唤醒开颅手术。随着麻醉技术以及麻醉器械的不断进步,唤醒开颅手术的适应证可能放宽,但仍应严格做好术前评估和术中管理及特殊病情变化的处理预案,特别是麻醉医师和病人之间的交流和信任,在保证病人安全的前提下扩大应用范围。

(二)麻醉与镇痛

麻醉医生对于唤醒开颅术中行头皮神经阻滞的重要性已达共识。不仅要在放头钉及皮肤切口处行局部浸润麻醉,更需要对涉及的神经分布进行区域阻滞。特别在开颅阶段若没有对患者进行适当的镇静,将会给患者的心理造成比较严重的负面影响,而在此阶段对患者进行适当的镇痛与镇静则可使其心理及生理的应激反应均明显减弱。常用的药物有丙泊酚、瑞芬太尼等,右旋美托咪啶由于可以使患者进入类似于自然睡眠的镇静状态而且无呼吸抑制作用,也有很好的应用前景。

(三)术中监测

除常规监测外,呼吸末二氧化碳浓度监测、有创动脉压等监测也应列为常规用于临床。脑电双频指数(bispectral index score,BIS)作为麻醉深度的判断及药物浓度的控制依据,已广泛地应用于唤醒开颅术的麻醉中。开颅术中唤醒时间的影响因素可能有初始麻醉深度、人种、性别、气道保障方式等,不同的麻醉方法和镇痛药物也可能影响唤醒时间。研究显示,不同的初始镇静深度对唤醒时间的影响是不同的:BIS维持在30～40其唤醒时间长于BIS维持于41～70时。术中不良事件的发生率在不同镇静深度下也不同,初始镇静水平越低,患者唤醒期间高血压和心动过速的发生率越高。术中维持患者BIS于41～50的初始镇静深度时,唤醒时间短、不良事件发生率低。利用心律变异性的监测,定量评价患者交感一迷走神经的平衡,以反映患者术中的应激反应情况,发现患者术中唤醒时存在中度应激,提示心律变异性的分析对于患者术中唤醒时的管理也具有一定的参考价值。

四、颅脑创伤手术的麻醉管理

传统上轻至中度的低温常被用于脑创伤患者的脑保护,但低温的实际脑保护作用还存在争议,而低温的并发症却是该疗法不可忽视的问题。因此,限制了其在临床上的推广应用。近来的一些关于低温脑保护作用的动物实验显示:低温可以抑制因脑创伤而引起的脑组织中凋亡调控蛋白-3的表达增加,可以减少海马区的细胞凋亡,提示轻度低温对液压冲击后的创伤脑组织具有一定的保护作用,轻度低温对于颅脑创伤患者的脑保护具有应用前景,但应对临床应用低温疗法的适应证、具体实施方法、降温程度的控制、升温方法及低温疗法的并发症的防治进行进一步的研究及总结,以为其在临床的合理应用提供基础。

除低温疗法之外,近来的基础及临床研究也提示:对于脑创伤患者的治疗不应仅局限于对其颅内情况的处理,还应注意其全身的病理生理变化,因为后者对于患者的预后也有非常重要的影响。动物实验显示,失血性休克可以加速脑创伤小鼠海马神经元的坏死,这也提示维持循环的稳定并及时补充血液的携氧能力对于脑创伤患者具有重要意义。临床回顾性研究显示，脑创伤患者围手术期高血糖的发生率较高，血糖升高以术中更为常见，这也提示围手术期尤其是术中应对脑创伤患者，尤其是小儿、老人等代偿力较差的患者及时检测血糖。合理的输血，尤其是对脑创伤患者凝血功能的及时监测和维持也是成功治疗该类患者的关键环节。脑创伤患者的凝血功能在开颅手术前即可能已经存在明显的异常，常表现为凝血功能的消耗性下降，若诊治不及时，可能促进患者颅内血肿的进一步发展、明显增加患者术后颅内再次出现血肿的可能性、延长患者在ICU内的停留时间，甚至可以使患者的死亡率增加10倍。研究显示凝血功能障碍于伤后出现的时间与脑损伤程度有关，伤后12小时内即出现凝血功能障碍的患者死亡率更高、预后更差。颅脑创伤患者发生凝血功能障碍的独立危险因素包括：格拉斯哥评分≤8、损伤严重程度评分≥16、院前即发生低血压、脑水肿、蛛网膜下隙出血及中线移位。对于重型颅脑创伤的患者应对其凝血功能进行及时监测，除常规的国际标准化比值、激活凝血酶原时间、血小板计数等凝血功能检测之外，D-二聚体也可以作为颅内出血继续进展的一项有效预测指标。重组激活Ⅶ因子可以有效纠正严重颅脑创伤患者的凝血功能障碍（将国际标准化比值>1.3的患者视为凝血功能障碍的患者），可以减少异体红细胞及血浆的输入量，还可以减少患者与输血有关的住院花费，近年来的有关研究较多，越来越受到人们的重视。

五、术中磁共振成像神经外科手术麻醉管理的有关问题

随着神经外科手术围手术期监测的进展，术中磁共振成像近年来越来越多地被用于颅脑手术中，其可以为术中颅内肿瘤的切除提供良好的影像学指导信息，有报道应用术中磁共振成像可以使因术中切除不完全而导致的再次开颅手术率由30%降至0。而该类手术中的麻醉管理对于麻醉医师来说是一项新的挑战。一方面，术中需应用可用于磁共振环境中的麻醉机、监护仪及微量泵；另一方面，还要注意磁共振仪器与监护仪之间的相互干扰。而且，对于小儿或其他代偿力较差的患者还应注意因手术室布局的需要，术中常需使用比其他手术更长的输液管路、呼吸回路及气体采样管，术中需注意对其进行妥善的固定，以防脱出，还应注意可能因此而增加的死腔量。术中磁共振仪器与监护仪之间的相互干扰也是一个不能忽视的问题，研究显示，专用监护仪对磁共振仪器造成的干扰均在可接受的范围内，而磁共振扫描时所产生的干扰信号则可以明显影响术中的心电监护，虽然专用监护仪自带的过滤单元可以减小这种干扰，但此时心电图的形态也会改变，心电监护的诊断价值将会下降。术中磁共振成像如何尽量减小心电监护所受到的干扰，仍是一个有待解决的问题。

第五节　神经外科手术后管理

一、呼吸系统并发症

神经外科手术患者的麻醉方式基本上均为全身麻醉，患者麻醉恢复期的呼吸功能常常受到不同原因和不同程度的影响。呼吸功能障碍的原因主要有脑神经功能不全、呼吸道保护性反射异常、机械性呼吸道梗阻和中枢性呼吸肌无力。脑神经在吞咽和呼吸道保护中发挥着重要作用。呼吸系统并发症可延长患者的住院时间、恶化神经功能预后和增加死亡率。因此，及时发现并正确处理十分重要。

（一）上呼吸道梗阻

上呼吸道梗阻是全身麻醉后常见并发症，清醒期患者亦可发生。上呼吸道梗阻可能是部分性或完全性梗阻，如果不及时发现和处理，可导致低氧血症和高碳酸血症，造成不可逆性甚至危及患者生命的严重后果，是患者在PACU监测和治疗的重点。神经外科手术后患者恢复期上呼吸道梗阻的常见原因为舌后坠、上呼吸道分泌物聚积、喉痉挛和呼吸道水肿等。

1. 舌后坠 常见原因是全身麻醉和(或)神经肌肉阻滞作用恢复不完全,从而导致呼吸道本身和外部肌肉张力降低和不协调。主要是发生在手术后麻醉较深的患者、伴肢端肥大症的垂体瘤患者和寰枕畸形患者。伴肢端肥大症垂体瘤患者的解剖学改变(如口唇增厚、高宽鼻子、下颌骨前伸宽大、舌体肥厚、声门增厚和声门下狭窄)以及寰枕畸形患者颈部活动受限等因素,均可增加手术后上呼吸道梗阻的发生率。另外,舌体肿大亦是导致神经外科手术后患者呼吸道梗阻的重要原因,手术中患者颈部屈曲、下颌部位收缩、口咽通气道的放置以及俯卧位手术等因素均是引起舌体肿大的原因。

对于此类呼吸道梗阻,常用的解决方法是托下颌、放置口咽或鼻咽通气道、给予麻醉拮抗药物等,如果仍不缓解可行气管插管、环甲膜紧急穿刺或气管切开术。

2. 上呼吸道分泌物聚积 垂体瘤经口鼻蝶或经单鼻孔入路手术、颅底手术、额窦开放等手术野的血液,口腔内分泌物以及手术后呕吐物等均可流至患者的口咽部造成呼吸道堵塞。解决的方法是掌握拔管时机,待患者吞咽、咳嗽等保护性呼吸道反射恢复和意识清醒后拔管。手术后注意及时清理呼吸道分泌物,并采取相应措施预防恶心呕吐的发生。

3. 喉痉挛 手术前上呼吸道感染是常见原因,此类患者气道应激性增高,咽喉部充血,麻醉变浅时分泌物过多刺激声门可引起喉痉挛。长期大量吸烟患者和小儿均是喉痉挛的高危因素。吸痰或放置口咽通气道可诱发喉痉挛。轻度喉痉挛通常在解除局部刺激、头后仰、去除口咽放置物和加压吸氧后可自行缓解。严重者需要静脉注射静脉麻醉药或肌肉松弛药进行气管插管。

4. 呼吸道水肿 小儿和有上呼吸道感染病史者更易发生,主要原因有:气管插管时间长;手术中输液输血过多、晶胶体补充不当;过敏反应;头低位或俯卧位手术;肥胖、颈短、会厌宽短、声门显露困难等导致反复气管插管操作。拔管后患者立即出现呼吸困难、口唇发绀,必须尽快诊治。解决的方法是纯氧吸入、糖皮质激素治疗和雾化吸入肾上腺素,如果效果不佳应尽快考虑再次气管插管,必要时实施气管切开术。

5. 手术部位 实施颈部手术的患者,如颈动脉内膜剥脱术和颈段脊髓手术,手术后伤口部位敷料包扎或内外固定可改变患者的呼吸道轴线,导致手术后呼吸困难的发生。另外手术后伤口血肿、手术体位造成的水肿和手术操作等因素均可影响患者手术后的呼吸情况,必要时要保留或重新建立人工气道。

6. 声带麻痹 声带麻痹的常见原因包括气管插管操作粗暴、神经系统疾病或手术创伤等。虽然皮层病变引起的声带麻痹在临床上非常少见,但是脑出血、基底动脉瘤、颅后窝炎症、颅底骨折、延髓及脑桥肿瘤则可引起声带麻痹。如果病变或手术部位是在喉返神经或迷走神经离开颈静脉孔至分出喉返神经之前的任何部位,也均有可能引起声带麻痹。单侧声带麻痹患者的预后良好,但是双侧声带麻痹则可导致完全性上呼吸道梗阻,需要人工气道维持。因此,麻醉医师必须注意神经外科手术中的神经功能监测,与手术医师保持沟通,准确评估患者的气道情况。

(二)通气不足

当肺泡通气导致动脉氧分压(PaO_2)<60mmHg 和动脉二氧化碳分压($PaCO_2$)>45mmHg 时,称为通气不足(低肺泡通气),表现为潮气量不足、呼吸频率减慢、分钟通气量降低。常与以下因素有关。

1. 中枢性呼吸抑制

(1)吸入麻醉药:均可抑制呼吸中枢,残余的低浓度吸入麻醉药即可使患者的通气功能减弱、潮气量降低和呼吸频率改变,导致通气不足。肺通气抑制较严重时 $PaCO_2$ 升高,同时抑制呼吸中枢对 CO_2 的反应,从而进一步加重肺通气障碍。应根据麻醉恢复期患者的 $PETCO_2$ 监测、动脉血气分析、脱氧试验和临床表现来判断拔管时机,防止残余吸入麻醉药所致的中枢性呼吸抑制的发生。

(2)阿片类药物：是强效呼吸抑制药，所有的μ受体激动药均可降低不呼吸阈值，阿片类药物过量的患者可有明显的疼痛消失和呼吸频率减慢，清醒患者可有呼吸遗忘和延迟性呼吸抑制的表现。阿片类药物中毒患者出现严重呼吸抑制时，常常伴有瞳孔针尖大小的特殊体征，不难确立诊断。临床常用纳洛酮拮抗阿片类药物的残余作用。但是必须注意，纳洛酮作用短暂，单次剂量拮抗成功后有可能很快再度出现呼吸抑制和昏睡状态，部分患者可因痛觉突然恢复而出现躁动和血压升高等交感神经系统活性增强状态，不利于全身麻醉后恢复。

(3)苯二氮䓬类药物及其衍生物类药物：较小剂量一般不影响呼吸，较大剂量也仅产生轻度呼吸抑制。咪达唑仑主要对呼吸中枢具有抑制作用，对呼吸动力几乎无影响，可降低潮气量、增快呼吸频率和缩短呼气时间，但不影响功能残气量和剩余肺容量。必须注意，此类药物与其他中枢抑制药物之间具有协同性呼吸抑制作用。苯二氮䓬类药物的拮抗用药是氟马西尼。

2. 呼吸功能不足　主要因素包括呼吸系统疾病、肌肉松弛药残余作用、过度肥胖、妊娠和手术后强迫不适体位等。

(1)呼吸系统疾病：手术前存在呼吸系统疾病是手术后发生呼吸系统并发症的危险因素，慢性阻塞性肺疾病、限制性疾病（如肺纤维化、胸水、脊柱侧弯）正常情况下均可导致呼吸做功增加，手术后发生呼吸功能不全的概率较高，手术前需积极控制这些高危因素。

(2)肌肉松弛药残余作用：根据神经肌肉传递功能监测仪和患者的临床表现，例如呼吸表浅、全身肌肉张力差、痉挛性抽搐等，可发现肌肉松弛药残余作用，应用足够剂量的肌肉松弛药拮抗剂即可满意拮抗残余肌肉松弛作用。但是，不能忽视新斯的明和阿托品可能存在的一些副作用，需要积极观察。同时也应注意观察患者是否存在可加重肌肉松弛药残余作用的特殊情况，如重症肌无力、肌无力综合征、肾功能不全和水、电解质代谢失调等。

(三)低氧血症

低氧血症的诊断主要通过血氧饱和度（SpO_2＜92%）和动脉血气分析（PaO_2＜60mmHg）。患者的主要表现是呼吸困难、发绀、意识障碍、躁动、迟钝、心动过速、高血压和心律失常。对于神经外科手术后患者，导致低氧血症的原因有很多，如肺膨胀不全、呼吸道梗阻、气胸、N_2O麻醉后、急性呼吸窘迫综合征（ARDS）、急性肺水肿等。神经外科手术后患者出现低氧血症的肺外原因包括：

1. 过度通气　过度通气引起的低碳酸血症可减少静脉回心血量和增加肺内分流，通气血流比率失调而造成低氧血症。

2. 手术中限制输液和利尿剂的应用　手术中限制输液和利尿剂的应用可导致低血容量，低血容量或心肌抑制导致低心排血量而造成低氧血症。

3. 手术部位影响呼吸中枢　颅底或脑干部位手术、脑外伤等手术，可影响呼吸中枢，使手术后呼吸功能发生改变并导致低氧血症。

低氧血症发生后，迅速判断其原因并积极进行救治可明显改善神经外科手术后患者的生存率。因此，麻醉恢复期患者意识状态恶化时，首先应保护好呼吸道，必要时可再次实施经口或经鼻气管插管，以降低低氧血症和呼吸道误吸的风险。如果通过吸氧不能使低氧血症获得改善，并且$PaCO_2$升高，则应进行人工通气支持，例如应用呼吸机进行机械通气。

虽然神经外科手术后患者发生低氧血症的危险高于发生高碳酸血症的危险，但是在临床管理中亦应注意到，神经外科手术患者手术前大多存在颅内高压和脑顺应性降低，不能耐受正常人可以耐受的高碳酸血症和酸中毒，从而引起脑血管扩张、脑血流量（CBF）增加甚至脑疝，可明显影响患者的神经功能预后。

(四)神经源性肺水肿

神经源性肺水肿（neurogenic pulmonary edema，NPE）是指在无原发性心、肺和肾疾病的情况下，由各种中枢神经系统损伤所致的突发性颅内压(ICP)增高而引起的急性肺水肿,亦称中枢性肺水肿。1874 年 Nathnagel 首次报道实验动物中枢神经系统损伤后可发生肺水肿,是中枢神经系统损伤后可能发生的一种严重肺部并发症。神经源性肺水肿的临床特点是发病急骤、治疗困难和死亡率极高。尸检发生率为 11%～70%。关于神经源性肺水肿的发生机制目前尚不完全清楚,有冲击伤理论(blast theory)和渗透缺陷理论(permeability defect theory)两种见解。

1. 临床表现 是以急性呼吸困难和低氧血症为特征的临床综合征,包括:①颅脑损伤和 ICP 增高;②急性肺水肿和呼吸困难。

2. 诊断 主要诊断依据包括:①颅脑损伤后出现意识障碍、恶心呕吐、瞳孔改变、视乳头水肿等 ICP 增高的症状;②颅脑损伤后突然出现呼吸窘迫、发绀和(或)粉红色泡沫痰;③两肺布满湿性啰音;④早期 X 线胸片检查显示轻度间质性改变或肺纹理增粗,晚期呈现大片云雾状阴影;⑤发病过程中无过量、过速静脉输液,也无原发性心和肺部疾病;⑥动脉血气分析:PaO_2<60 mmHg 和 $PaCO_2$>53mmHg。

3. 治疗原则 同时兼治肺水肿和颅脑损伤,强调降低 ICP 和抑制交感神经过度兴奋。

(五)肺栓塞

肺栓塞(pulmonary embolism)是指嵌塞物质进入肺动脉及其分支,阻断组织血液供应所引起的病理和临床状态。常见的栓子是血栓,其余为少见的新生物细胞、脂肪滴、气泡和静脉输入的药物颗粒等。肺栓塞重在早期诊断与治疗。

1. 病因 神经外科手术后患者发生深静脉血栓的概率较高,随之发生肺栓塞的风险明显增加,原因主要是血液高凝状态:颅脑手术创伤大、麻醉手术时间长和手术后卧床时间较长,从而可导致周围静脉扩张、下肢肌肉张力降低和静脉血流速减慢。麻醉及手术创伤可导致组织因子释放,直接激活外源性凝血系统,出现高凝状态。手术后为减轻脑水肿所致颅内高压,常常需要应用脱水药物(如甘露醇)和肾上腺皮质激素治疗。止血药物应用时间较长,手术前及手术中输血,手术后血小板数量增加。部分颅脑肿瘤(如颅咽管瘤)患者手术后可出现尿崩症。

关于神经外科手术患者是否应该预防性应用抗凝治疗目前尚有争议。皮下注射低分子量肝素或使用防止血栓的弹力袜也不能避免肺栓塞的发生。因此,对血栓形成的高危患者,围手术期需要特别注意发生肺栓塞的可能。

2. 临床表现 肺栓塞患者的临床表现可从无症状到突发性死亡。常见的症状为呼吸困难和胸痛,发生率均可高达 80%以上。胸膜性疼痛为邻近的胸膜纤维炎症所致,突然出现者常常提示肺栓塞。膈胸膜受累时胸痛可向肩部或腹部放射。如果出现胸骨后疼痛,颇似心肌梗死。其他症状为焦虑,可能是由疼痛或低氧血症所致。晕厥常常是肺栓塞的征兆。

肺栓塞患者常见的体征是呼吸增快、发绀、肺部湿啰音或哮鸣音,肺血管杂音,胸膜摩擦音或胸腔积液。循环系统体征有心动过速、P_2亢进以及休克或急、慢性肺心病的相应表现。大约 40%的患者有低至中度发热,少数患者早期有高热。

3. 治疗

(1)急救措施:肺栓塞发生常常病情危急,应将患者收入 ICU 病房,连续监测血压、心率、呼吸、心电图、中心静脉压和动脉血气等。

1)一般处理:使患者安静、保暖和吸氧;给予镇静和镇痛处理,如静脉应用吗啡或哌替啶;为预防肺内感染和治疗静脉炎,可静脉应用抗生素。

2)缓解迷走神经张力过高引起的肺血管痉挛和冠状动脉痉挛,静脉注射阿托品 0.5～1.0mg,如果不缓解可每 1～4 小时重复应用 1 次。皮下、肌内或静脉注射罂粟碱 30mg,每小时 1 次,该药亦具有镇静和减少血小板聚集的作用。

3)抗休克:合并休克的肺栓塞患者,静脉应用多巴胺 5～10μg/(kg · min)、多巴酚丁胺 3.5～10μg/(kg · min)或去甲肾上腺素 0.2～

2.0μg/(kg · min)，迅速纠正引起低血压的因素，如心律失常、心房扑动和心房颤动等。维持平均动脉压＞80mmHg，心脏指数＞2.5L/(min · m^2)和尿量＞50ml/h。同时积极进行溶栓和抗凝治疗，争取病情迅速缓解。必须指出，80%的急性肺栓塞死亡是发生在发病后 2 小时内。因此，必须抓紧时间进行治疗抢救。

4)改善呼吸：如果并有支气管痉挛，可静脉应用氨茶碱、二羟丙茶碱等支气管扩张剂和黏液溶解剂，亦可将酚妥拉明10～20mg 溶于5%～10%葡萄糖 100～200ml 内静脉滴注，既可解除支气管痉挛，又可扩张肺血管。呼吸功能衰竭严重的低氧血症患者可短时应用机械通气治疗。

(2)溶栓治疗：溶栓治疗是药物直接或间接将血浆蛋白纤溶酶原转变为纤溶酶，迅速裂解纤维蛋白，溶解血块；同时通过清除和灭活凝血因子Ⅱ、Ⅴ和Ⅷ，干扰血液凝血作用，增强纤维蛋白和纤维蛋白原的降解，抑制纤维蛋白原向纤维蛋白转变和干扰纤维蛋白的聚合，发挥抗凝效应。常用的溶栓药物有：链激酶(streptokinase)、尿激酶(urokinase)和阿替普酶(重组组织型纤溶酶原激活剂，rt-PA)。

(3)抗凝治疗：抗凝治疗对肺栓塞不仅有效，而且重要。常用的抗凝药物有肝素和华法林。

(4)手术治疗：适用于由中等或大血栓引起的大面积肺梗死。手术方法包括肺动脉血栓摘除术、导管破碎肺栓塞、安装下腔静脉滤器等。

二、循环系统并发症

神经外科手术后维持稳定的血流动力学和中枢神经系统渗透压十分重要。血压过高或过低均可影响患者的神经功能预后。根据患者的手术前状况和手术情况与神经外科医师讨论，以确定目标血压的范围。既要避免血压过高造成手术后脑出血或高灌注综合征，又要避免血压过低造成脑组织灌注不足。在神经外科 PACU，常规监测患者血压、心电图(ECG)和 SpO_2，必要时还应监测有创血压、中心静脉压和心功能。手术后常见的循环系统并发症是高血压、低血压和心律失常。

(一)高血压

收缩压、舒张压高于平静时基础血压的20%～30%即可诊断手术后高血压。如果血压升高未能及时纠正，则可增加心肌做功，容易引起心功能不全、心肌缺血、心律失常、脑血管意外、ICP 增高、眼压升高和手术后出血等。冠心病患者发生手术后高血压则可加重心肌缺血，甚至导致心肌梗死，危害严重。颅脑手术后高血压可引起脑水肿和颅内血肿等，直接影响患者的康复甚至危及生命，需要迅速降低血压，同时保护靶器官免受损害。因此，神经外科手术后患者尤其要警惕高血压的发生。如果高血压患者手术前未经系统的药物治疗，手术后发生高血压的风险明显高于无心血管疾病的患者。另外，手术后高血压还与以下因素有关。

(1)苏醒过程中麻醉药物的作用逐渐消退，患者伤口疼痛、保留气管导管所致的呼吸道刺激、留置导尿管所致的不适等均可刺激交感神经而使血压升高。

(2)低氧血症和高碳酸血症早期，患者代偿性呼吸做功增加，可引起强烈心血管反应，出现心率明显增快和血压明显升高。

(3)心功能正常患者手术中或手术后输液、输血过多，使血管内容量增加而导致高血压。

(4)膀胱膨胀、ICP 增高使交感神经兴奋，引起血压升高。

(5)低温、寒战、血管收缩药物使外周血管收缩引起血压升高。

(6)颈动脉内膜剥脱手术后和急性颅脑损伤患者手术后可发生高血压，后者的病因可能是机体自身调节机制受损后，CBF 增加致使 ICP 升高，继而通过库欣反射(Cushing reflex)引起高血压。

手术后高血压的治疗应主要是针对诱发因素，首先去除原因。躁动、伤口疼痛的患者应给予满意的镇静、镇痛处理；留置导管的患者还给予局部麻醉处理，并应用降低交感神经活性的药物；纠正缺氧和 CO_2 蓄积，以改善通气为主；血容量过多、ICP 增高的患者可给予利尿、脱水治疗；注意保暖，寒战者可应用曲马多；无留置导尿管的膀胱膨胀患者，可放置导尿管；颈动脉内膜剥脱手术后按压颈动脉窦及应用血管活性药物治疗。

如果经上述处理患者的血压仍持续升高，则可应用抗高血压药物或血管扩张药物。对于手术后恢复期患者，目前倾向于短期试验性用药，例如，单次静脉应用钙通道阻滞剂尼卡地平或苯哌嗪取代的尿嘧啶衍生物乌拉地尔（压宁定），一般均能快速使血压维持在适当水平。

如果降压维持时间短且效果不稳定，通常推荐采用微量注射泵持续静脉泵注尼莫地平、硝普钠或硝酸甘油（后者对心肌缺血者更为有利）。对于实施脑动脉瘤夹闭术和高血压脑出血手术的患者，手术前血压通常均处于较高水平，手术后常规静脉泵注尼莫地平 1～2mg/(kg · min)扩张脑血管，以预防手术后脑血管痉挛的发生。调整目标血压为手术前基础血压±(20%～30%)。神经外科手术后患者降压较少应用硝普钠或硝酸甘油，主要是前者应用中需要避光和容易引起氰化物中毒，后者是因为其具有脑血管扩张效应而容易导致 ICP 增高。

对于神经外科手术后高血压患者，在降低血压过程中需要注意以下事项：①对于手术中止血可靠的患者，手术后应用尼卡地平控制高血压是安全的；钙通道阻滞剂在降低血压的同时亦可扩张颅内小动脉，预防脑血管痉挛的发生；但是，对于手术中止血效果不佳的患者，则应慎用钙通道阻滞剂，以避免颅内出血的发生。②如果患者手术后出现高血压但无颅内高压，可积极控制血压以减轻脑肿胀和脑出血；如果患者同时出现高血压和颅内高压，降低血压则要慎重，因血压降低可使脑灌注压降低而导致脑缺血。

（二）低血压

收缩压、舒张压低于手术前基础血压20%～30%即可诊断为手术后低血压。低血压是神经外科手术后患者常见的并发症之一，严重低血压可引起脑血管痉挛而加重脑缺血，常因静脉回流减少和心排血量降低所致。具体原因包括：

1. 血容量不足 手术中失血较多、手术创面出血或渗血、手术中补液不足、第三间隙形成、脱水降低 ICP 和利尿药物应用后容量不足等使细胞外液大量减少，引起血容量相对或绝对不足。

2. 外周血管阻力降低 大多数全身麻醉药物具有血管扩张作用。另外，慢性肝功能不全患者全身血管阻力降低亦可导致低血压。

3. 心肌抑制 几乎所有的全身麻醉药物对心肌收缩力均具有抑制作用，如果患者已存在充血性心功能衰竭、心肌缺血和心律失常等，对心肌收缩的任何负性肌力影响均可导致心排血量降低，增强低血压的程度。

4. 颈髓或高位胸髓损伤后 发生神经源性休克。

5. 其他原因引起的低血压 如直立性低血压。另外，严重低氧血症和严重酸中毒所致的心肌抑制和外周血管阻力降低亦可引起低血压。

低血压的治疗主要是针对病因进行处理，同时维持重要脏器有效的血流灌注。容量不足者要迅速补足血容量，扩容效果不佳者可能存在手术部位的活动性出血，要综合评估患者的全身情况；如果出现突发性低血压，则应考虑有无急性心肌缺血、气胸、心脏压塞的可能心功能不全患者治疗的重点是支持心脏功能增强心肌收缩力或改善心肌缺血。

（三）心律失常

在全身麻醉的神经外科手术后，常常有一定数量的患者发生 ECG 的异常改变，原因较为复杂，可能包括交感神经兴奋、低氧血症、高碳酸血症、水电解质或酸碱平衡失调、心肌缺血、ICP 增高、药物中毒和恶性高热等。以下为几种心律失常常见的原因及处理。

1. 无症状性 ECG 异常 表现多样，但大多为良性，常常无需特殊处理。

2. 心动过缓　心率＜50次/分，可表现为窦性心动过缓、缓慢的结性心律或室性自主心律。主要是与手术前心脏疾病、手术中大剂量应用阿片类药物和手术后应用新斯的明拮抗肌肉松弛药等有关。对于窦性心动过缓的患者，要注意神志、瞳孔和肢体活动的变化，以及时发现可能的脑血肿和脑水肿。窦性心动过缓的治疗是静脉或肌内注射阿托品4～6μg/kg。

3. 窦性心动过速　心率＞100次/分。与手术中静脉输注甘露醇、呋塞米等脱水利尿剂导致手术后血容量相对不足有关。除非患者有发生心肌缺血的可能，否则在明确病因前不宜进行对症治疗。窦性心动过速的常用治疗方法是静脉注射艾司洛尔。

4. 阵发性室上性心动过速　包括阵发性房性心动过速、多源性心动过速、结性心动过速、心房颤动和心房扑动，可导致明显的低血压。治疗方法包括：①同步电复律；②快速静脉注射腺苷6～12mg；③静脉注射维拉帕米或地尔硫䓬；④静脉注射艾司洛尔；⑤地高辛0.25mg，分次静脉注射，总量可达1～1.5mg，以减慢心室率，但起效较为缓慢。

5. 室性心律失常　如果是多源的、短阵发作或R-on-T，需要立即治疗。此类心律失常一般是发生在低氧血症、心肌缺血、电解质异常（低钾血症、低镁血症）和酸中毒时，应积极纠正病因。治疗方法包括：静脉注射利多卡因1.5mg/kg，然后以1～4mg/min的速率持续静脉滴注。

6. 心肌缺血和心肌梗死

7. 脑心综合征　亦可导致心律失常，在保护心功能的基础上尽力保证脑氧供和脑血流灌注，并积极治疗脑水肿和降低ICP。

三、神经系统并发症

（一）麻醉苏醒延迟

手术结束后患者麻醉苏醒时间的变化很大，它主要是取决于患者的自身病理生理状况、麻醉用药和管理、手术种类和手术时间等许多因素。全身麻醉患者手术后超过2小时意识仍不恢复，可认为麻醉苏醒延迟。常见原因及其处理如下：

1. 药物选择、使用不当或过量　为手术后麻醉苏醒延迟的最常见原因，可能是由应用麻醉药物过多或患者极度敏感所致。体质瘦小或老年患者的麻醉药物需要量通常较正常体重健康人群小。肝肾功能损害或衰竭可使麻醉药物代谢延迟，应减少用药剂量。在某些特殊病理生理情况下，患者对某些麻醉药物敏感性增加，例如甲状腺功能低下患者和严重肾上腺功能不全患者，正常麻醉药物用量即可导致手术后麻醉苏醒延迟；重症肌无力患者对非去极化肌肉松弛药的敏感性目前增强；慢性贫血患者相对容易发生麻醉药物过量；急性低蛋白血症（＜20～50g/L）可导致患者意识障碍；过量使用镇静药物和阿片类药物亦可导致手术后麻醉苏醒延迟。因此，必须根据患者的具体情况选择麻醉药物和剂量。

手术后发生麻醉苏醒延迟时，应积极促进药物代谢和应用相应的药物进行拮抗，例如苯二氮䓬类药物用氟马西尼拮抗，阿片类用纳洛酮拮抗。但是，麻醉医师应严格掌握使用拮抗药的指征，避免不加选择常规且联合使用。

2. 缺氧和呼吸衰竭　吸入氧浓度过低、呼吸抑制和呼吸道部分梗阻等引起的急性缺氧，循环低灌注如低血压（收缩压＜50mmHg）引起的低氧和（或）高碳酸血症，均可导致意识障碍，是全身麻醉患者手术后苏醒延迟的重要原因之一。诊断可依据生命体征监测、呼气末二氧化碳监测及血气分析。必须注意，在供氧充分情况下患者脉搏血氧饱和度可能正常而同时存在高二氧化碳血症。处理措施包括保持呼吸道通畅、给氧，未清醒患者最好侧卧位，必要时给予鼻咽通气道、气管插管，或气管切开，严重时需要呼吸机支持治疗。

3. 糖代谢紊乱　麻醉和手术应激反应一般可增高血糖浓度，手术中危险性低糖血症（小儿血糖＜2.5mmol/L，成年人血糖＜2.0mmol/L）罕见。麻醉期间或麻醉苏醒期间低糖血症大多见于婴幼儿。糖尿病患者接受胰岛素治疗或手术前服用氯磺丙脲以及少数分泌胰岛素的胰腺肿瘤或后腹膜肿瘤患者，手术中和手术后可发生致命性低血糖昏迷；严重肝功能不全亦可因葡萄糖生成减少而促发低糖血症。如果患者出现低糖血症，可参考血糖监测静脉补充葡萄糖。糖尿病酮症性昏迷（血糖增高至 18～25 mmol/L、尿糖和酮体阳性、血酮体浓度增高和 $PaCO_2$ 降低）、高渗性昏迷等患者在经过降血糖治疗后一般都能缓解，具体治疗详见相关章节。

4. 严重水电解质平衡紊乱 血清钠浓度>160 mmol/L 或<100 mmol/L，血清镁浓度<0.2 mmol/L 均可引起持续抽搐和脑损害，导致意识障碍；血钾浓度<2 mmol/L 可并发严重心律失常而引起意识障碍。高钙血症和高镁血症也可引起中枢神经系统抑制，导致昏迷。大量失血补液过程中不注意电解质平衡、大量利尿不注意补钾引起钾低可延长苏醒时间。甲状旁腺功能低下引起的低钙血症往往伴有精神变化、弥散性 EEG 异常和颅内高压从而导致苏醒延迟。严重电解质紊乱可继发于内分泌疾病例如颅咽管瘤和垂体瘤患者，实施前充分准备十分重要，如果手术顺利，手术后严密监测，基本可避免该类情况的发生。上述原因所致的苏醒延迟一旦能够诊断，对症处理后一般均能恢复。

5. 酸中毒 大脑酸中毒的研究显示，pH＝7.25 时可出现意识障碍，包括精神错乱、谵妄或昏迷。二氧化碳可迅速弥散入脑细胞外液中，因此，急性高碳酸血症时脑脊液（CSF）酸中毒与中枢神经系统抑制更为严重，而碳酸氢根离子通过血脑屏障很慢。急性呼吸性酸中毒合并慢性代谢性碱中毒时，尽管动脉血 pH 正常亦可伴有明显的脑酸中毒和昏迷。其治疗可参加相关章节。

6. 颅内事件 神经外科手术后麻醉苏醒延迟可能因脑缺血、出血或栓塞所致神经学损害。适度的控制性降压可保证大多数无脑血管疾病患者的安全，但对糖尿病或高血压患者以及老年人尤其有害，血压管理不当可引起脑缺血、脑血栓形成，影响患者意识。手术后颅内出血可通过压迫脑干和脑疝形成而使患者意识丧失。

7. 中枢抗胆碱综合征 少见，但老年患者发病率较高。可能由于应用抗胆碱药物，尤其是东莨菪碱、戊乙奎烷（长托宁）所致，但抗组胺药、抗抑郁药、吩噻嗪和哌替啶也可诱发。应用挥发性麻醉药、氯胺酮和苯二氮䓬类药物后也有报道。考虑可能是由于脑内抑制性抗胆碱能力下降，表现为神智混乱、不安、躁动、幻觉、惊厥和昏迷，从而麻醉苏醒延迟。患者同时会表现有口干、心率增快、视物模糊等外周抗胆碱效应。静脉注射 0.04mg/kg 毒扁豆碱（5 分钟内缓慢注射）可有一定效果，但 1～2 小时后症状会重新出现。

8. 体温异常 低温通过降低抑制性药物的生物转化、增加吸入麻醉药溶解度而使患者手术后麻醉苏醒延迟。严重低温可降低患者意识能力，例如中心体温低于 33℃可产生明显的麻醉效应，并可加强麻醉药的中枢神经系统抑制作用。高温（>40℃）亦可导致患者意识丧失。对于时间较长手术，手术中应该监测体温，注意保暖，防止手术中发热或体温过低。

总之，导致麻醉后苏醒延迟的因素很多，应当认真分析，以使患者平稳苏醒。

（二）手术后谵妄

躁动、谵妄是神经外科手术后患者常见的并发症，主要表现为兴奋和嗜睡交替、定向力障碍、注意力不能集中、认知功能降低、理解力障碍等。虽然谵妄可发生在所有的患者，但是更常见于老年患者、有药物依赖史和精神疾病病史的患者，亦可见于对手术恐怖的年轻患者。

在部分患者，谵妄可能是一些异常或疾病的症状，如低氧血症、酸中毒、低钠血症、低糖血症、颅脑损伤、脓毒症、严重疼痛和酒精戒断综合征。谵妄亦可是患者手术后不适的临床表现，例如导尿管刺激、尿潴留、胃膨胀、不耐受气管导管等。另外，一些患者手术前应用东莨菪碱、戊乙奎烷（长托宁）、巴比妥类药物以及手术中应用氯胺酮、阿片类药物、苯二氮䓬类药物或大剂量甲氧氯普胺、阿托品等，手术后亦可出现谵妄。

当手术后患者出现谵妄的表现时，首先应仔细分析判别可能的原因。一般来讲，只要诊断明确，处理就比较容易，并且效果也好。处理包括：排除可能的尿潴留或胃肠胀气等；检查动脉血气，保证满意的机体氧合；满意补充液体和电解质，纠正酸碱失衡；满意的镇痛处理等。必要时可应用抗精神病药物，如氟哌利多、地西泮和咪达唑仑等。

Lepouse等曾经在PACU观察了1359例全身麻醉手术后患者，谵妄的发生率为4.7%，并且发现手术前镇静用药、胸部和腹部手术以及手术时间长是危险因素。神经外科手术后患者并发躁动、谵妄大多属躁狂型，患者挣扎、试图拔除各种引流管，可造成严重后果。北京天坛医院412例神经外科术后患者在PACU停留期间，躁动、谵妄的发生率是8%，常见的原因是疼痛和导尿管刺激等，并且60岁以上患者多发。手术前应用抗胆碱药物(如阿托品和长托宁)可增加老年患者手术后谵妄的发生率。部分患者因手术后应用麻醉拮抗药物(如氟马西尼、多沙普仑、纳洛酮等)而出现躁动，提示麻醉医师应严格掌握应用拮抗药物的指征，避免不加选择地常规应用。该类患者的治疗主要是针对原发病因进行治疗，如镇痛、镇静，改善环境等，以消除患者的紧张恐惧情绪，亦可采用语言或心理暗示进行安抚。王晓滨等曾经观察了10余例应用氟哌啶醇治疗手术后谵妄的患者，发现临床治疗效果满意，且无出现锥体外系症状。在其治疗的患者中，有1例手术后谵妄持续长达2小时，经镇痛等处理后效果不佳，静脉应用氟哌啶醇2mg后症状缓解。尽管如此，对于神经外科手术后患者，笔者仍然建议谨慎应用氟哌啶醇。

(三)手术后癫痫

神经外科手术后患者可出现癫痫发作，称为手术后癫痫。对于大脑半球脑膜瘤、胶质瘤、鞍区肿瘤、脑血管畸形、幕上动脉瘤、脑脓肿、颅后窝髓母细胞瘤等，虽然患者手术前未出现癫痫，但是手术后癫痫的发生率却较高。其他手术，如颅后窝手术、经鼻垂体手术和脑室引流术等，手术后患者亦可发生癫痫。手术后早期发生癫痫不利于患者康复，而且癫痫大发作可导致脑缺氧和颅内血肿等并发症。因此，应积极、有效地预防和处理手术后癫痫。

1. 手术后癫痫的影响因素

(1)手术前是否发生过癫痫：手术前发生过癫痫的患者，手术后发生癫痫的可能明显增加。统计学资料显示，在手术前未发生过癫痫的患者中，手术后癫痫的发病率：胶质瘤为19%、颅内出血为21%和脑膜瘤为22%；然而在同一组患者中，同样类型颅内疾病手术前曾发生过癫痫的患者，手术后癫痫的发病率则分别升高至40%、33%和56%。

(2)颅脑手术是对脑组织的创伤性操作，可导致脑组织结构改变，是手术后癫痫的重要原因之一。临床资料表明。手术后癫痫发病率较高的几种神经外科手术均是可造成较大范围脑组织创伤的手术，而不导致脑组织损伤或仅产生轻微脑组织损伤的手术(如脑室穿刺引流术)，手术后癫痫的发病率均低。这说明大脑皮质切开以及牵拉和切除脑组织造成的损伤是导致手术后癫痫的重要因素。

(3)病变部位：病变部位对手术后癫痫的发生率具有一定的影响。研究发现，位于大脑凸面和矢状窦旁的脑膜瘤以及大脑纵裂内的病变，手术后发生癫痫的机会较多。切除上述病变部位，手术后容易损伤汇入矢状窦的皮质静脉，静脉回流障碍和脑水肿可能是这些部位病变手术后患者容易发生癫痫的原因之一。另外，这些部位与癫痫阈值较低的大脑中央区接近，手术创伤容易累及该区可能也是手术后癫痫的发病诱因之一。

(4)神经外科手术后癫痫发作与手术损伤部位相关，通过观察手术后癫痫的临床发作特征，有助于定位和识别致痫病灶。脑部损伤所致的癫痫，以大脑皮质运动区和邻近中央沟的顶叶损伤时发生率较高。颞叶损伤，尤其是海马和杏仁核损伤亦常诱发癫痫，并且潜伏期较短。

2. 临床表现　开放性颅脑损伤后癫痫发作的平均潜伏期是6个月，闭合性颅脑损伤后癫痫发作的平均潜伏期是10个月。额叶损伤患者大多表现为癫痫全身性发作，顶叶损伤患者大多表现为局灶性运动发作，颞叶损伤患者大多表现为精神运动性发作。左侧脑损伤较重的患者意识障碍出现较早，表现为强直性阵挛发作、右侧肢体抽搐、尿失禁、头眼偏转、失神、失语、强迫症状、思维障碍，甚至连续发作。右侧脑损伤较重的患者大多表现为意识丧失、左侧肢体和面部抽搐、头眼偏转、精神障碍、幻觉、猝倒或全身强直性发作。

3. 治疗　对于手术前有癫痫病史的患者，手术后应继续应用抗癫痫药物进行治疗。虽然麻醉药物可抑制癫痫发作，但是由于手术当日禁食患者已"漏"服抗癫痫药物，手术中应静脉滴注抗癫痫药物，手术后继续给予适量的抗癫痫药物以维持有效的血药浓度。一般认为，对于潜在性癫痫患者，尤其是凸面脑膜瘤患者，即便手术前无癫痫病史，手术前1周也应开始应用抗癫痫药物进行预防性治疗。常用的抗癫痫药物，如苯妥英钠、卡马西平和丙戊酸钠等，均能满意地预防手术后癫痫发作。必须注意，为了预防手术后癫痫发作，应从手术前和手术中开始应用此类药物，这样手术后才能达到满意的血药浓度。

防治手术后癫痫的首选药物是卡马西平。在应用抗癫痫药物时，应尽量避免不必要的药物更换和同时应用两种药物；如果需要更换抗癫痫药物，两种抗癫痫药物应同时服用数日，待第二种药物的血药浓度达到有效范围后再逐渐停用第一种药物。药物治疗中，应定期进行血药浓度、肝功能和常规检查，如果发现异常应及时调整抗癫痫药物，尽量避免突然停药。

手术前无癫痫发作的患者，手术后应预防性应用抗癫痫药物3～6个月；手术前已有癫痫发作的患者，手术后应继续应用抗癫痫药物至少1～2年，如果无癫痫发作即可逐渐停药；如果服药期间患者出现癫痫发作，应首先检查血药浓度是否在有效范围，如果未达到中毒浓度可适当增加所用药物的剂量，否则可在临床医师指导下更换抗癫痫药物。

4. 预防　维持水和电解质平衡、预防高热和感染、手术中精细操作和尽量减轻脑组织损伤可有效减少手术后癫痫的发生。

(四)颅内血肿

由于颅内血运丰富而止血方法远不如其他部位可靠，加上开颅后脑组织水肿和颅骨的限制，颅内积血数十毫升甚至更少即可发生脑疝而导致患者死亡。所以，颅内出血和血肿在开颅手术患者死亡中占有相当的比例(10.5%)，如果能够及时发现手术后颅内血肿，并及时进行抢救性治疗是降低患者死亡率的关键。

1. 颅内血肿原因

(1)高血压脑出血患者，由于脑动脉血管硬化以及脑内血肿清除手术后ICP降低，血肿腔周围脑组织缺血、缺氧、软化，微动脉缺少原有的正常支持性结构，手术后血压波动等，均可引起手术后颅内再出血。

(2)在较大颅内肿瘤切除后或脑叶内减压后，颅内可形成较大的残腔，导致脑组织移位或塌陷，使脑组织内的穿支血管撕裂、硬脑膜与颅骨内板分离而形成血肿。

(3)手术后持续外引流或应用脱水药物，可导致ICP持续降低和脑组织移位，促发颅内血肿的形成。

(4)颅脑损伤可引起脑血管麻痹，酸性物质和局部CO_2蓄积可引起脑血管扩张，血细胞渗出。

(5)如果患者创伤后头颅CT扫描检查呈典型的急性脑肿胀或已有脑疝长达1小时以上，减压手术后继发颅内血肿的可能性较大。

(6)患者手术前存在有凝血功能障碍，如合并肝硬化、肝功能异常的患者，化疗引起骨髓造血功能抑制的患者、手术前曾发生低氧血症或低血压的患者等，均是发生迟发性颅内血肿的高危对象，手术后应注意密切观察。

2. 临床表现　无论是幕上或幕下血肿，患者最常见的临床症状和体征是意识、血压、呼吸和瞳孔改变。

(1)意识：颅内血肿患者以意识障碍最为常见，当手术后患者的意识逐渐恶化或突然恶化时，应首先高度怀疑颅内血肿的可能。

(2)生命体征：由于呼吸循环调节中枢主要是位于脑干网状结构，所以颅后窝血肿容易影响脑干功能。因此，手术后患者出现血压、脉搏和呼吸改变时，以颅后窝血肿多见。颅后窝血肿患者大多表现为血压升高，少数表现为血压降低；脉搏可慢或增快；呼吸有多种形式的变化，大多数患者表现为慢而深，以后为不规则而最后停止，少数患者的呼吸变浅变快，最后停止，这主要是与脑干受影响的部位和受影响的程度不同有关。患者的瞳孔改变为双侧不等大和对光反应迟钝，双侧瞳孔散大固定是脑疝的表现，脑疝可直接威胁患者的生命。其他鞍部手术的患者，如果手术后视力、视野正常，但不久迅速发生恶化，应考虑鞍部血肿的可能。

3. 处理　神经外科手术后患者的颅内血肿一旦明确诊断，手术治疗是必需的，同时还要注意患者的全身情况，如果患者合并有凝血功能障碍和高血压等，应给予相应的治疗。

4. 预防　手术中重在彻底止血，规范手术操作；手术后重在护理和进行并发症的治疗，特别注意患者体位改变、搬运、剧烈咳嗽、恶心呕吐、输液速度和手术后便秘等。

四、脑水肿

脑组织液体含量增多引起脑容积增大称为脑水肿，是ICP增高的一个重要原因。许多病理过程如缺氧、创伤、梗死、炎症、肿瘤和中毒等均可伴发脑水肿。由于脑水肿和脑细胞坏死是脑功能障碍的主要原因，而且脑细胞坏死是不可逆性的，所以防治脑水肿是临床治疗的重点。

脑组织容易发生水肿与其以下解剖生理特点有关：①血脑屏障的存在限制了血浆蛋白通过脑毛细血管的渗透运动；②脑组织无淋巴管以运走过多的液体。

(一)脑水肿的类型

临床常见的脑水肿类型有：

1. 血管源性脑水肿　最为常见，是脑血管通透性增加的结果，当脑毛细血管内皮细胞受损导致血脑屏障功能障碍，或新生毛细血管尚未建立血脑屏障功能时(例如转移性脑肿瘤和脑脓肿周围的大量新生毛细血管)，血液中的液体可大量渗入细胞外间隙而引起脑水肿。脑白质水肿较脑灰质更为明显。此型脑水肿常见于脑肿瘤、出血、创伤或炎症时，水肿液含有较丰富的蛋白质。

2. 细胞毒性脑水肿　多见于缺血或中毒引起的脑细胞损害。由于细胞膜上的钠-钾依赖性ATP酶失活，细胞内水、钠潴留，引起细胞(神经细胞、胶质细胞、内皮细胞)肿胀，细胞外间隙减小。此型脑水肿可同样累及脑灰质和脑白质。

在临床上，上述两型脑水肿常可同时存在，尤其是在缺血性脑病时。

(二)脑水肿的治疗

脑水肿的治疗与颅内高压的治疗原则基本相同，主要包括严格控制加重脑水肿的因素、降低ICP以及应用肾上腺皮质激素和利尿药物等，可参见本书第1章第六节中的相关内容，此章不再赘述。

(李　锦　岳红丽　罗　芳　王恩真)

第六节　神经外科病人术后疼痛的治疗

神经外科手术后疼痛治疗是神经外科麻醉学的重要组成部分，是神经外科医生和麻醉科医生共同关注的临床问题之一。神经外科颅脑手术、脊柱手术后的疼痛不仅使患者遭受痛苦，严重影响患者情绪，对手术效果产生怀疑，出现恐惧感、失眠、焦虑，更重要的是可对机体造成明显的不良影响，带来各种并发症，影响机体的恢复过程，延长住院时间，甚至增加围手术期的病死率。疼痛刺激可引起儿茶酚胺、醛固酮、皮质醇、抗利尿激素及血管紧张素释放。这些激素直接作用于心肌和血管平滑肌，增加水、钠潴留间接增加心血管系统的负担。血管紧张素引起血管收缩，儿茶酚胺使心率增快、心肌耗氧量增加及外周血管阻力增加，因此导致患者血压升高、心动过速和心律失常。体内多种激素和细胞因子释放增多，还可促进继发性中枢神经损伤并可导致术后出血等严重的术后并发症。

神经外科手术后重度疼痛是关键性临床观察指标，常与术后血肿、继发性脑或脊髓水肿导致的颅内高压或脊髓受压和感染密切相关，需要紧急针对性处理。麻醉科医生主要处理或预防的是手术后麻醉作用一旦消失，由于手术创伤导致的急性伤口疼痛，一般出现在手术后 24 小时内，属于术后急性疼痛。目前，国内外文献关于神经外科手术后的疼痛研究均将术后疼痛主要归为术后早期的伤口疼痛，对于除伤口疼痛外其他可能产生迟发疼痛的原因认识不足。临床上有些颅脑手术患者手术后恢复顺利，数天后却逐渐出现严重头痛；神经系统查体、反复头部 CT 和腰穿检查均呈手术后正常状态，处理甚为棘手，而且这些疼痛若处理不当极易发展为慢性疼痛。因此，麻醉科医生除了处理术后早期伤口疼痛外，还应协助神经外科医生处理术后迟发的与神经外科情况无关的剧烈疼痛。

急性痛是指短期的疼痛，通常不超过 1 个月。慢性痛常持续 3～6 个月以上。持续 1～3 个月的疼痛又称为亚急性疼痛，也可归结为急性疼痛。本章节主要介绍神经外科术后早期伤口急性疼痛的处理以及除伤口疼痛外迟发的急性、亚急性和慢性疼痛的诊治。

一、神经外科手术后急性伤口疼痛治疗

脑组织本身无痛觉，开颅手术后的疼痛主要来源于附着于颅骨的肌肉及软组织。目前，麻醉科医生多通过全身药物和局部阻滞两种途径进行神经外科手术后急性疼痛的治疗。其中，患者自控镇痛（patient-controlled analgesia，PCA）技术因镇痛效果确切、安全性高，被越来越广泛地应用于临床，给药途径为静脉或皮下给药。

（一）全身治疗药物

理想的神经外科术后镇痛药物应具有不影响患者的意识状态和瞳孔大小、不影响颅内压和脑血流量、无不良反应、镇痛效果好等特点，目前尚没有药物能完全达到这一要求。

1. 可待因 磷酸可待因一直以来是神经外科病人常用的术后镇痛药物，但其代谢有很大的个体差异，而且临床上所用的剂量大都偏低，再加上需要依赖肌肉的吸收，这就大大影响了它的镇痛效果。由于直接静脉注射有导致心血管虚脱的危险，所以一般采用肌内注射。该药通过在肝中去甲基转变成吗啡而发挥药理作用，一般无呼吸抑制、镇静过度、瞳孔变化等不良反应。一项在神经外科护理人员中的问卷调查也表明，神经外科患者术后最常用的镇痛方法是可待因间断肌内注射，但相当多的患者并未达到理想的治疗效果。

2. 麻醉性镇痛药 有研究表明吗啡用于神经外科术后镇痛要优于磷酸可待因，但由于吗啡、芬太尼等强效镇痛药物可能会导致患者意识水平的改变及呼吸抑制，影响对患者术后神经功能的判断。但最近有研究不支持上述结论。Goldsack 等比较了可待因和吗啡间断肌内注射治疗术后疼痛的效果，吗啡组并未出现呼吸抑制、镇静、瞳孔缩小等不良反应，而且药物作用效果以及持续时间都强于可待因组。Stoneham 等采用吗啡自控镇痛方法（PCA）治疗神经外科术后疼痛也取得了良好效果，疼痛评分低于可待因组，呼吸频率、恶心呕吐、镇静评分两组无差别。因此有人提出，只要监护充分，吗啡可以替代可待因用于神经外科术后镇痛。

舒芬太尼是 μ 阿片受体高选择性激动剂，与 μ_1 受体结合后较芬太尼具有更高的选择性，因此舒芬太尼的镇痛效应较芬太尼强而呼吸抑制效应则较芬太尼弱。与芬太尼、吗啡相比，舒芬太尼的血流动力学更稳定，安全范围

更大。舒芬太尼的亲脂性约为芬太尼的 2 倍，故更易透过血脑屏障，而且组胺释放作用小，血流动力学更稳定，适用于皮下给药。舒芬太尼静脉 PCA 存在着由于输液速度的改变使得连接管中的药液被快速冲入体内而发生呼吸抑制的风险。研究结果显示舒芬太尼用于神经外科患者术后皮下 PCA 模式输注镇痛效果确切，血流动力学稳定，镇痛总体满意度高，镇静作用适度，呼吸抑制轻，恶心呕吐发生率低，是一种较为理想的神经外科术后镇痛方式。

布托啡诺为完全人工合成的混合性阿片受体激动拮抗药，主要兴奋 κ 受体，对 μ 受体具有激动-拮抗双重作用，而对于 δ 受体亲和力低，很少产生烦躁不安等副作用。其镇痛效能强，镇痛时间久，呼吸抑制和药物依赖发生率较低，目前在国外已广泛应用于椎管内、神经阻滞等术后镇痛治疗。布托啡诺与吗啡、哌替啶和芬太尼具有相似的镇痛效果，但恶心、呕吐、皮肤瘙痒、呼吸抑制以及依赖性和成瘾性等不良反应明显减少，且对血流动力学的影响较小，因此临床上常用于治疗中到重度疼痛。研究结果显示，布托啡诺术后镇痛效果与曲马多组镇痛效果相当，但不良反应明显减少，更适合神经外科术后镇痛，是一种非常有前景的用于神经外科疼痛治疗的药物。

3. 曲马多　曲马多是一种弱阿片类中枢镇痛药，它通过作用于 μ 受体，还抑制脊髓去甲肾上腺素和 5-羟色胺的重吸收与释放，通过脊髓水平抑制疼痛传导发挥止痛效应，但作用于外周迷走神经末梢和中枢的疼痛触发带的化学受体引起的不良反应，如恶心、呕吐、眩晕、瘙痒、嗜睡及瞳孔变化等，常给病人造成术后观察困难及生理和精神上的痛苦。曲马多在治疗剂量下无呼吸抑制、镇静及心血管不良反应。Ferber 等用不同剂量的曲马多单次静脉注射治疗开颅术后疼痛，发现以 1.0 mg/kg 的剂量给药可使 88.0％的患者镇痛满意，而且各组对颅内压(ICP)和脑灌注压(CPP)都无影响，自主呼吸患者的呼吸频率以及二氧化碳分压($PaCO_2$)在治疗前后没有显著变化，说明曲马多用于这类患者的镇痛是一种不错的选择。但也有研究表明，曲马多与可待因单次肌内注射后，虽然镇痛效果在 24 小时内差异无显著性，但给予可待因的患者 48 小时的 VAS 评分却显著较低，而且较大剂量的曲马多易导致镇静和恶心呕吐等不良反应。

4. 非甾体抗炎药(NSAIDs)　NSAIDs 类药物药理作用主要是通过抑制还氧化酶-2(COX-2)来抑制血液中前列腺素 E_2(PGE_2)和前列腺素 $F_2\alpha$($PGF_2\alpha$)等物质的产生而发挥抗炎镇痛作用。氯诺昔康(lornoxicam，可塞风)是一种新型昔康类非甾体抗炎药(NSAIDs)，结构属于烯醇酸类，其半衰期为 3～5 小时，具有镇痛作用强、胃肠道不良反应少等优点。与其他 NSAIDs 类药物有所不同，氯诺昔康不抑制 5-脂质氧化酶活性，因而它不抑制白三烯的合成，也不改变花生四烯酸向 5-脂质氧化酶的转化途径；而花生四烯酸及其脂质氧化酶代谢物具有逆向递质作用，可刺激脊髓中疼痛冲动的处理过程；此外，氯诺昔康在中枢神经系统抑制脊髓内伤害性刺激冲动的传导，激活内源性吗啡的释放，发挥中枢性镇痛作用。氯诺昔康已在国内外应用于手术后镇痛。研究表明它是一种强效、半衰期短、胃肠道不良反应小、无明显肾毒性的非甾体抗炎药，临床应用无呼吸抑制的顾虑。

氟比洛芬是一种非甾体抗炎药，具有抗炎、止痛及解热作用。氟比洛芬酯脂微球载体注射液(凯纷)，采用微球载体技术，使药物具有靶向性，起效时间快，持续时间长，静脉注射药可以避免消化道局部刺激，无呼吸抑制等副作用，用于颅脑手术术后镇痛具有一定优势，口服非甾体抗炎药在临床上应用广泛，可通过其强效的前列腺素生物合成阻碍作用而发挥作用，但诱发消化道副作用发生率较高。而凯纷进入体内，靶向分布到创伤部位后，氟比洛芬酯从脂微球中释放出来，在羧基酯酶作用下迅速水解生成氟比洛芬，因其对创伤部位的靶向作用，不但镇痛效果好，而且不会像口服药物那样对胃黏膜产生直接的刺激作用，所以会减轻对胃黏膜的损害作用。研究发现，使用凯纷对开颅手术患者术后减轻疼痛具有明显的效果，采用 PCIA 模式可提供稳定的血药浓度，而且病人可以自我控制，镇痛效果满意安全。

帕瑞昔布钠是高选择性环氧化酶-2(COX-2)抑制剂的前体，静脉注射后迅速转化成具有强效镇痛作用的伐地昔布。伐地昔布对环氧化酶-2 的抑制作用是环氧化酶-1 的 28 000 倍，具有明确的镇痛作用。在角叉菜胶诱导的大鼠急性炎症和疼痛模型中，静脉注射该药有明显镇痛作用，30μg/kg 即可迅速产生镇痛作用并在 1 小时内完全阻断痛觉过敏。研究结果表明，手术结束即刻静脉给予帕瑞昔布钠 40mg 可显著地减少术后 24 小时内盐酸哌替啶用量，降低术后镇痛药使用次数，降低术后 2、6、12 和 24 小时 VAS 评分，明显提高术后 24 小时患者满意度。静脉单次注射 40mg 帕瑞昔布钠镇痛强度较高和持续作用时间较长，其镇痛效果明显优于氟比洛芬酯。这可能与 COX-2 主要作用部位在脑组织内有关，其所诱导的疼痛级联反应又处于炎性致痛反应的初始阶段，经前列腺素等疼痛因子的协同作用，强化了疼痛效应。术后单次给予 40mg 帕瑞昔布钠可满足神经外科术后镇痛需要。与非选择性 NSAIDs 不同，治疗浓度的帕瑞昔布钠，可维持血小板介导的正常凝血状态。其他类 NSAIDs 在神经外科手术术后镇痛还应慎用或降低用药剂量。

5. 超前镇痛 超前镇痛是一种增强术后镇痛的新概念，是指在疼痛刺激发生传递之前先给予一定剂量镇痛药，产生对伤害性感受阻滞效应，从而达到增强术后镇痛或减轻疼痛的目的，同时减少镇痛药的需求量。超前镇痛通过防止中枢敏化形成，可能减轻手术强烈刺激所致的中枢神经元兴奋，从而达到消除术后异常感受及术后镇痛的目的，术后疼痛包括多种刺激，神经外科术后疼痛的患者有 86%是浅表性疼痛，提示疼痛的主要根源是附着于颅骨的肌肉及软组织，损伤部位的炎症反应刺激也占重要地位，所以只有在术中、术后包括切皮前均有良好的镇痛，术后镇痛才可以得到真正的改善。

基于超前镇痛理念，许多研究者试图在术前或术中就对神经外科术后疼痛进行防治，以减少术后镇痛需求。Chiaretti 等于麻醉诱导的同时给予镇痛药曲马多间断静脉注射(1 mg/kg)或泵注[150μg/(kg · h)]或芬太尼泵注[2μg/(kg · h)]直至手术结束，仅曲马多间断静脉注射组有 2 例患者术后需要追加镇痛药物，该组恶心呕吐发生率也较高。曲马多泵注组则未发生明显不良反应，提示给药方式对镇痛效果有影响，曲马多采用泵注形式较好。不过芬太尼组的镇痛效果要优于曲马多组。随着短效镇痛药雷米芬太尼在神经外科麻醉中的应用，该药在术后全身麻醉苏醒期的镇痛中占据越来越重要的地位。最近，Cafiero 等于手术结束前 1 小时给予曲马多 200～300mg＋酮咯酸氨丁三醇 60～90mg 泵注，并于术毕前 30、15 分钟分别给予曲马多 100 mg 或舒芬太尼 0.1μg/kg 进行比较，结果表明舒芬太尼组在苏醒期 VAS 评分显著低于曲马多组，但曲马多组的苏醒时间较短。舒芬太尼可以作为一个镇痛过渡药物，用于降低患者因疼痛导致的苏醒期躁动。术前应用凯纷可靶向聚集在手术切口部位，提高痛阈，增强术后镇痛效果，达到超前镇痛的目的。

6. 多模式镇痛 多模式镇痛主张联合用药，以提高镇痛效果及减少药物不良反应。氯诺昔康在术后病人镇痛中不仅安全有效，不良反应小，而且复合小剂量芬太尼后使用不增加不良反应，又能获得更为满意的镇痛效果，联合用药可作为神经外科手术后病人镇痛的较佳选择。NSAIDs 如对乙酰氨基酚、酮洛芬等近年来也被用于神经外科术后疼痛的治疗，但单独应用一般效果不佳，可以通过联合应用其他药物如曲马多、纳布啡或其他非甾体类药物来提高疗效。但这类药物中有些对凝血功能有影响，有增加颅内出血的危险，所以用于神经外科术后镇痛应慎重选择。曲马多联合利多卡因镇痛可明显抑制开颅术后血浆 ET-1 水平的增高，从而有可能降低内皮素引起的脑缺血、缺氧、氧自由基生成及钙超载，抑制继发性脑损伤，对神经外科病人是非常有利的。

HANS 治疗仪具有镇痛作用，当采用 2Hz 和 100Hz 交替刺激时，可明显增加脑和脊髓内啡肽、内吗啡肽、脑啡肽和强啡肽的含量，显著提高痛域，同时能减慢针刺耐受的产生。高乌甲素是从毛茛科植物高乌头根中分离而得，具有镇痛、解热、消肿和局部麻醉作用，且无成瘾和积蓄作用。其镇痛作用比吲哚美辛强，与哌替啶相当，比吗啡弱。研究采用针药结合的方法治疗神经外科手术术后疼痛可以达到增强镇痛、减少并发症之效应。

(二)局部神经阻滞

如前所述，神经外科术后疼痛主要是浅表性疼痛。全身用药可能产生不良反应如呼吸抑制、神志改变、恶心、呕吐等，局部神经阻滞则不会引起这些不良反应。因此，研究者们试图采用外周神经阻滞方法来治疗疼痛。Honnma 等使用下列步骤来治疗开颅术后疼痛：①术前 2 小时口服长效 NSAID 安吡昔康(ampiroxicam)；②布比卡因阻滞眶上、眶下神经；③利多卡因沿头皮切开标记浸润阻滞；④术后布比卡因沿头皮缝合处浸润阻滞。结果表明术后疼痛显著降低，而且术后安吡昔康用量也显著减少。Nguyen 等在术毕患者清醒前通过给予罗哌卡因阻滞眶上神经、滑车上神经以及耳后神经丛来达到阻滞头皮神经的目的，术后按需给予可待因皮下注射。术后疼痛程度显著降低，而且作用持久。不过 Biswas 等的结果与 Nguyen 的研究结果不尽相同。前者于术前用 0.25%布比卡因 25 ml 沿头皮切开线行浸润阻滞，并以 0.9%氯化钠注射液组为对照。术后观察发现布比卡因浸润阻滞对开颅术后疼痛及镇痛药需求影响不大，而且两组患者中需要追加镇痛药物的人数相同，但布比卡因组延缓了追加镇痛药的时间。造成这种差异的原因可能是二者的阻滞时间与局麻药的选择不同的缘故。虽然这些研究中局部神经阻滞并不能完全抑制术后疼痛，但可以作为一种辅助方法，特别是在术后早期麻醉药的残余作用没有完全消除时，这种局部神经阻滞比全身用药更安全有效。镇痛对于神经外科手术患者的术后康复有着重要的意义。理想的镇痛方法既不能影响对病情的判断，更不能加重病情，又要有满意的镇痛效果。目前的镇痛方法还不能达到这一要求，但已取得不少进步。多种药物及治疗方法联合应用，新的镇痛药物如高选择性麻醉性镇痛药、长效局麻药等的研制成功都有可能解决这一难题。

二、神经外科手术后的迟发疼痛

颅脑手术后存在相当比例的术后急性头痛，多发生于手术后 24 小时内，通过应用常规的镇痛方法如口服、肌内注射或应用病人自控镇痛泵输注镇痛药物能够减轻症状。然而，神经外科术后迟发的非切口痛，特别是疼痛程度严重、常规镇痛药物无效时，应积极鉴别疼痛原因，采取针对性治疗。

(一)开颅术后神经痛

颅脑手术由于入路的不同，可累及的神经也不同。冠状切口经额下入路开颅可能损伤患侧眶上神经；翼点入路、额颞开颅可能损伤颞浅神经、耳颞神经；颅后窝开颅如旁正中开颅、远外侧入路、脑桥小脑角区开颅可能损伤枕大神经、枕小神经、耳大神经。冠切额部开颅为充分显露，术中尽量在帽状腱膜、骨膜下分离翻转皮瓣至眶上缘，使骨瓣设计尽量接近颅底，有可能对眶上神经的主干和分支造成损伤。同时术后少量血性渗出因重力积聚于皮瓣底部，也可对神经造成刺激。颞肌被牵拉和切开后痉挛导致组织缺血，代谢产物在局部积聚，引起颞区肌筋膜炎，直接刺激在软组织内穿行的颞浅神经神经干及神经末梢产生神经源性疼痛。

神经痛多发生于术后 4 天内，4～7 天逐渐加重达到高峰。疼痛的临床表现和查体结果与典型的眶上神经、颞浅神经、耳颞神经、枕大小神经及耳大神经痛高度一致。一旦发生重度神经痛，经口服、肌内注射或静脉药物治疗无效的患者应行神经阻滞为主的综合治疗。研究表明，类固醇激素行受累神经阻滞治疗有强大的局部抗炎抗水肿作用，治疗后疼痛明显减轻，局部抗炎治疗有效也表明神经痛与手术后神经及周围组织局部炎性反应有关。

(二)颅脑手术后颈源性头痛

1. 颅脑手术后颈源性头痛的定义 颈源性头痛由 Sjaastad 在 1983 年首次提出，是指由颈椎或颈部软组织的器质性或功能性病损所引起的以慢性、单侧头部疼痛为主要表现的综合征，疼痛性质是一种牵涉痛，病因多为椎间盘退行性变引起的神经压迫和伴随的局部无菌性炎症。1995 年，Bogduk 指出，颈椎退行性变和肌肉痉挛是颈源性头痛的直接原因。

颅脑手术大部分时间较长，为了显露病灶往往颈部过度旋转，颈部固定姿势造成颈部肌肉痉挛可引起组织缺血，代谢产物积聚于肌肉组织，引起肌筋膜炎，产生疼痛，并可直接刺激在软组织内穿行的神经干及神经末梢产生神经源性疼痛。

这类术后头痛仍属于急性疼痛，但非伤口疼痛。一般术后 3～5 天逐渐出现头痛，疼痛程度远较术后早期伤口疼痛程度严重，为一侧或双侧，疼痛部位位于枕颞顶部，部分病例可放散至额眶部，疼痛性质也不同。疼痛呈间歇性或持续性(初起多呈单侧)，同时伴有同侧颈枕部或(及)肩部疼痛酸困、僵硬等病状，影响睡眠及颈部正常活动。查体：颈部肌肉紧张，枕大、枕小、耳大神经或第 2 颈椎横突压痛明显，并向同侧头部放射，引颈试验阳性。复查头部 CT 呈颅脑手术后状态、未发现异常改变或仅轻度异常。高龄患者术后颈源性头痛发生率较高，可能由于随着年龄增加颈椎及椎间盘退行性变引起椎间孔狭窄日益严重，关节突关节慢性损伤和退行性变高发。

值得临床医生注意的是，部分颈源性头痛病人的症状非颈枕部疼痛而是头面部疼痛，主要集中在额、颞及眶部。研究表明颈部病损却表现为头面痛是由于三叉神经脊束核尾侧亚核内神经元的有序分布使三叉神经眼支与高位颈神经可发生最大程度的会聚。

长期以来临床医生忽略了颈源性头痛可能是颅脑手术后头痛的原因之一。因为颈源性头痛是一种牵涉痛，颈部病损可表现为头面部疼痛，如果“头痛医头”，忽略颈部病损，势必导致治疗失败。随着研究的不断深入，颈源性头痛的发病机制越来越清楚，治疗方法也将逐步完善。

2. 颅脑手术后颈源性头痛的治疗 对于病程较短、疼痛较轻的颈源性头痛患者，可采取休息、头颈部针灸、牵引、理疗同时配合口服非甾体抗炎药方法。对按摩要慎重，许多病人经按摩后病情加重，有的还发生严重损伤。重度颈源性头痛应以目前最常用的、疗效确实的方法——类固醇激素行神经阻滞为主的综合治疗，必要时辅以脱水剂和激素冲击治疗。根据头部相应疼痛部位的神经支配区和病人查体的阳性体征选择患侧枕大神经、枕小神经、耳大神经或颈 2 横突，应用曲安奈德 10mg 配成利多卡因浓度为 0.4%的消炎镇痛液，每个穿刺点注射 3ml。每周 1 次，2 周为一疗程。特别是在第 2 颈椎横突穿刺注射消炎镇痛药物，对多数颈源性头痛患者具有良好治疗效果。药液在横突间沟扩散可流到第 1、3 颈神经及周围软组织内，发挥消炎、镇痛、促进神经功能恢复的作用。由于药液直接注入病灶区域，疗效较好。

急性颅脑手术后颈源性头痛在消炎镇痛液中类固醇激素的局部消炎作用下，疼痛逐渐缓解。若患者由于神经受损严重，以类固醇激素为主的消炎镇痛液效果欠佳，后期可行神经射频热凝毁损术治疗。

3. 颅脑手术后紧张型头痛 部分颅脑手术后头痛符合国际头痛协会紧张型头痛的诊断特点。紧张型头痛，曾被称为紧张性头痛或肌收缩性头痛、心因性头痛、压力性头痛等，是原发性头痛中最常见的一种。紧张型头痛是由于额肌、颞肌、枕肌等头颈部肌肉持续性痉挛收缩所引起的。导致头颈肌痉挛收缩的原因很多，但往往与情绪紧张、焦虑、急躁有关。头痛多见于颈、枕、颞及额部，并可放射到背部。原发性的多见于青年人，继发性的多见于有颈椎病变的老年人或因外伤而引起的青年人。头痛性质为钝痛、酸痛或刺痛，并伴有发紧、麻木、重压感，而且不少病人有颈部僵硬、活动不灵的现象。头痛的发作，可持续数周和数月。头痛与精神刺激和疲劳有关，发作时常有恶心、呕吐，甚至有失眠、烦躁、记忆力减退等症状。经常规药物治疗效果差且头痛发作频繁，甚至天天发作，呈间歇性头部胀痛、闷痛、跳痛等，甚至呈持续性发作。查体额部、耳前，或枕部等有明显压痛点。

头颈和肩部肌肉持续性收缩，导致肌肉血液循环障碍和缺血，继发性地引起钾、乳酸、5-羟色胺、缓激肽等致痛物质的局部积贮而产生紧张型头痛。开颅手术可能导致额肌、颞肌、枕肌等头颈部肌肉持续性痉挛收缩或损伤后炎症水肿，产生紧张型头痛。治疗时在胸锁乳突肌、斜方肌、咬肌、颞肌、头夹肌、枕肌等处仔细寻找痛性结节或压痛点进行阻滞。曲安奈德10mg用生理盐水配成利多卡因浓度为0.4%的消炎镇痛液，每个穿刺点注射3ml。经颅周肌肉压痛点阻滞治疗后在消炎镇痛液中局部麻醉药物作用下，疼痛即刻明显缓解，即可诊断颅脑手术后紧张型头痛。

类固醇激素能稳定细胞内溶酶体膜，防止溶酶体释放，干扰补体激活，减少炎症介质的产生，降低毛细血管通透性，抑制炎症细胞的浸润和组织液渗出等，而起到抗炎抗水肿作用。以糖皮质激素为主要成分的消炎镇痛液行局部阻滞治疗可明显降低头痛程度，缓解头颈部肌肉持续性收缩，改善肌肉血液循环障碍和缺血，减少致痛物质的局部积贮，可迅速阻断局部恶性循环，有立竿见影的作用，治疗后症状改善迅速可增强患者的治疗信心。

4. 颅脑手术后偏头痛　偏头痛常被称作"呕吐性头痛"，世界神经学联合会将其定义为家族性疾病，表现为反复发作性头痛。疼痛程度、发作频率及持续时间有很大的差异，通常为单侧。头痛有时为搏动性强烈疼痛、一般不超过24小时，但也可持续数天。典型者每月发作1～4次，90%病人有家族史。颅脑手术后，患者的头痛特点符合偏头痛的诊断即可按照偏头痛的常规药物治疗，必要时可采取麻醉科医生特有的星状神经节阻滞方法治疗。

星状神经节阻滞治疗偏头痛是效果显著、易行的有效方法，配合常规药物治疗效果更佳。星状神经节阻滞主要通过改善头面部自主神经功能紊乱，使头面部血管扩张、缓解肌肉挛缩，以调节脑血管运动神经的功能、解除血管痉挛、改善脑的血流量来消除头痛。

综上所述，麻醉科医生在诊治神经外科手术后疼痛时应注重疼痛的病因分类，根据不同的病因选择不同的治疗方法可能是今后神经外科手术后疼痛诊疗研究的趋势。深入探讨术后疼痛发病率、发生机制、临床特征是规范其合理治疗方法的前提。当然，神经外科手术后疼痛的原因很多，有的疼痛原因至今尚未明确，有待广大麻醉科医生深入探索并积极解决。

（罗　芳　李淑琴　王恩真）

参考文献

步金梅. 2009. 肌肉松弛药在颅脑外科手术中的应用. 天津药学，21(4)：52～54

李锦，张雪梅，韩如泉. 2010. 神经外科麻醉后恢复室常见并发症及处理. 中华神经外科杂志，26：816～818

王恩真. 2000. 神经外科麻醉学. 北京：人民卫生出版社

王晓滨，黄公怡，李维斌. 2003. 老年患者手术后谵妄的预防和治疗. 中华老年医学杂志，22：126～128

庄心良，曾因明，陈伯銮. 2003. 现代麻醉学. 第3版. 北京：人民卫生出版社

American Society of Anesthesiologists Task Force on Postanesthetic Care. 2002. Practice guidelines for postanesthetic care: a report by the American Society of Anesthesiologists Task Force on Postanesthetic Care. Anesthesiology, 96: 742～752

Hogenson KD. 1992. Acute postoperative hypertension in the hypertensive patient. J Post Anesth Nurs, 7: 38～44

Lepouse C, Lautner CA, Liu L, et al. 2006. Emergence delirium in adults in the post-anaesthesia care unit. Br J Anaesth, 96: 747～753

Link J, Papadopoulous G, Dopjans D, et al. 1997. Distinct central anticholinergic syndrome following general anaesthesia. Eur J Anaesthesiol, 14: 15～23

Sedy J, Zicha J, Kunes J, et al. 2008. Mechanisms of neurogenic pulmonary edema development. Physiol Res, 57: 499～506

第52章 眼科麻醉

第一节 眼科麻醉的特点

一、眼科手术的麻醉问题

眼睛是人体最重要的感觉器官。眼部解剖结构复杂细微，神经支配涉及第Ⅱ至第Ⅵ对脑神经和自主神经系统。眼肌由第Ⅱ、Ⅳ、Ⅵ对脑神经支配。眼球的感觉神经来自三叉神经，其分支眼神经由眶上裂入眶，再发出鼻睫神经的睫状长神经。后者与位于眶内视神经外侧的睫状神经节发出的睫状短神经组成神经丛，进入角膜、虹膜、睫状体和巩膜。其感觉纤维传导疼痛等躯体感觉，副交感神经节后纤维(源于动眼神经内脏运动纤维)支配瞳孔括约肌和睫状肌，交感神经节后纤维支配瞳孔开大肌。常用眼科手术神经阻滞即以此解剖结构为基础。

20世纪80年代以来，随着显微外科技术的发展，眼科手术较以前更为精细复杂。对于合作的成年病人虽然相当部分手术可以在局部麻醉下施行，但局部麻醉难以克服病人的紧张焦虑心理。还由于局麻止痛范围有限，对于手术时间长、刺激较强的手术，病人常常感觉不同程度的疼痛和不适。近年来，镇静止痛术的应用受到欢迎和重视。

多数眼科浅表手术的全麻不要求术中控制呼吸，但要求麻醉清醒快而完全，无呛咳和躁动。尤其复杂的眼底手术在清醒期更要平顺。

某些眼科疾病实际上是全身疾病在眼部的表现。眼科手术病人中老年者比例大，并存呼吸、循环或内分泌系统疾病者相应较多。婴幼儿先天性眼疾有时合并多发性畸形。小儿眼外伤合并上呼吸道感染或饱胃也较常见。因此，应避免只注意局部病情而忽略全身状态的倾向。

二、眼压及影响因素

我国正常人的眼压是1.33～2.8kPa(10～21mmHg)。正常的眼压是保持眼内液体循环和维持晶体代谢所必需。正常人两眼眼压差最高限在0.4kPa(3mmHg)以内。眼压脉搏性和呼吸性波动亦在0.4kPa以内。眼外肌收缩使眼压升高。眼压还受血压波动的影响，约为血压升高量的百分之一。正常情况下，房水生成与排出率及眶内容物(晶状体、玻璃体、房水和血液)的容积处于动态平衡。凡影响房水循环、眼脉络膜血容量、中心静脉压、血压、眼外肌张力等因素均可影响眼压。

麻醉药和肌松药通过改变房水生成，影响房水流出道，或改变眼内血容量，影响眼外肌或眼内血管平滑肌张力使眼压改变。胆碱能阻滞药及交感胺类血管活性药均有散瞳作用，能升高眼压；苯二氮䓬类镇静药引起瞳孔散大，影响房水流出道；氯胺酮使眼外肌张力增高，升高眼压和颅内压，并引起眼球震颤。去极化肌松药琥珀胆碱作用开始时可致眼外肌收缩，使眼压急剧升高。而常用的含氟吸入麻醉药通过抑制中枢神经系统改善房水循环，松弛眼外肌，降低血压和眼压。大多数静脉全麻药和镇静药、麻醉性镇痛药、神经安定药等均有不同程度的降低眼压作用。静脉注射硫喷妥钠3～4mg/kg可降低眼压25%，而静脉注射丙泊酚1mg/kg降低眼压作用更显著，尤其对已有眼压增高者。

三、眼心反射

眼心反射是在压迫、刺激眼球或眼眶，牵拉眼外肌引起的由迷走神经中介的心动过缓。此反射弧由三叉神经的睫状长、短神经传入至脑干处理后经迷走神经背核、迷走神经心支和心内神经节传出，减弱心肌收缩力，抑制心脏不同部位传导通路的自动除极。眼心反射产生心动过缓的个体差异较大，有的病人可在心电图上无明显变化，而严重者心率减慢可达基础值的50%以上，甚至心跳骤停。有报道认为某些病人有所谓"眼心反射倾向性"。他们不但有可能发生严重的心血管反应，而且对其他的迷走神经刺激都会产生强烈反应。眼心反射在小儿斜视手术中最易发生，视网膜手术、眶内手术及眼球摘除术也时有发生。需要特别注意首次刺激引起的眼心反射最显著，且刺激强度越大，越易发生。浅麻醉、缺氧或二氧化碳蓄积以及迷走张力增加时眼心反射加重。

术前药阿托品可减少儿童眼心反射的程度，但对年长者则不明显。球后阻滞有预防作用，但实施时可引发眼心反射。应监测心电图及脉搏血氧饱和度或心脏听诊。当出现心律改变时应暂停手术刺激，加深麻醉，静脉注射阿托品。如伴低血压，应加用血管收缩药，可选麻黄碱静脉注射。

四、眼与全身疾病

许多眼病是全身性疾病在眼部的表现，如脑瘤的阵发性视物不清，眼肌型重症肌无力的眼睑下垂，血液病的结膜下出血等。患有眼病的老年病人较多，其并存疾病常需麻醉科医师会诊，对循环、呼吸代偿能力作出估计，并参与术中监测和治疗。

小儿眼科病人常伴有先天性疾病。与晶状体疾病有关的综合征有：

1. 马方综合征 晶体半脱位，中胚叶发育不良，心血管是否受累将对本病预后起决定性影响。

2. 眼-脑-肾综合征 先天性肾小管功能异常导致先天性白内障或青光眼，发育障碍，智力减退，肌张力减弱，酸中毒，多种氨基酸尿，蛋白尿，佝偻病，预后不佳。

3. 先天性白内障高胱氨酸综合征 由于丙氨酸、丁氨酸硫醚合成酶的缺乏或消失引起含硫氨基酸代谢障碍。

4. 阿波特(Alport)综合征 又称眼耳肾炎综合征、先天性白内障、家族性遗传性肾炎，男性病人预后较差，常在40岁前死于进行性肾功能衰竭。

眼外肌疾病有关的综合征有类重症肌无力综合征。与重症肌无力相似，不同点在于对非去极化肌松药敏感，但用胆碱酯酶抑制剂无效。肌电图表现与重症肌无力不同。糖尿病病人易发生糖尿病性白内障。5年以上者可出现眼底病变。

眼病综合征麻醉注意的重点在于其全身性疾病的进展情况，重要脏器功能受损程度。围手术期应作出相应处理，才能防止术中意外。

五、眼科用药的全身作用

眼科围手术期用药常干扰病人正常生理，如散瞳与缩瞳药不仅具有局部效果且作用于自主神经，对全身循环呼吸功能产生影响或与麻醉药/肌松药相互作用。其中拟胆碱药毛果芸香碱和乙酰胆碱可引起心动过缓、支气管痉挛。抗胆碱酯酶药依可碘酯、新斯的明、毒扁豆碱滴眼可延长琥珀胆碱肌松时间，并可抑制酯类局麻药代谢，易发生毒性反应。抗胆碱药阿托品、后马托品与丁酰苯类、吩噻嗪类和三环类抗精神病药物合用，使受体部位的抗胆碱作用增加。去氧肾上腺素（新福林）用于散瞳，升高血压。β受体阻滞药噻吗洛尔（timolol）、贝他根（betagan）用于控制眼压，全身吸收后可引起心动过缓，心功能不全、哮喘者禁用。局部用药经鼻泪管流入鼻腔，经鼻黏膜可迅速吸收入血。为减少药物吸收，在表面滴药后闭目压迫鼻泪管入口处1～2分钟。

青光眼病人为了降低眼压而长期服用乙酰唑胺（diamox），可引起低血钾和代谢性酸中毒，围手术期需注意纠正。甘露醇使血浆胶体渗透压升高，组织脱水，降低眼压。心功能不全者慎用。

第二节　麻醉选择和常见内眼与外眼手术的麻醉处理

一、一般原则

根据手术部位不同，眼科手术分为内眼与外眼手术，需切开眼球者属内眼手术，不需切开眼球者属外眼手术。成年人外眼手术和简单的内眼手术均可在局部麻醉下进行。

对虽能配合手术，但紧张、焦虑的病人或复杂的眼底手术可选局麻下镇静止痛术。而局麻和镇静止痛难以完成的手术及不合作的儿童均选择全麻。

局麻以表面麻醉、结膜下浸润、球后阻滞（阻滞睫状神经节）、眶下神经阻滞较常用。眼神经阻滞可代替球后阻滞。为创造有利的内眼手术条件，有人主张增加面神经的颞支和颧支阻滞，可消除眼轮匝肌和其他面部肌肉运动。

不同的眼科手术对麻醉的要求不同。外眼手术的重点在于完善的止痛和预防眼心反射，内眼手术则为防止眼压升高和维持眼压稳定。

二、麻醉前用药

麻醉前用药的目的是使病人镇静，抑制呼吸道黏膜和唾液分泌，减少麻醉中自主神经反射，减少恶心、呕吐，维持稳定的眼压。眼科手术常用麻醉前用药包括镇静镇吐药、抗胆碱药、镇痛药等。麻醉前用药剂量的抗胆碱药不会对眼压产生明显影响。地西泮有抗焦虑、遗忘作用，并能对抗氯胺酮的兴奋作用，如控制其用量在0.1mg/kg以内，一般不会使眼压升高。咪达唑仑起效快，半衰期短，肌内注射剂量0.07～0.1mg/kg，效果更满意。哌替啶、吗啡亦有镇静镇痛作用，但易致恶心呕吐，仅用于剧痛者，如与氟哌利多合用则有加强镇痛、减少呕吐的作用。1岁以内婴儿可只用阿托品，剂量为0.02mg/kg肌内注射。

三、常见内眼与外眼手术的麻醉处理

（一）常见外眼手术的麻醉处理

成年人外眼手术一般均可在局麻下完成。斜视矫正术和眼睑成形术是小儿眼科最常见的外眼手术，需行全麻，对于合作的大龄儿童可在镇静止痛和局麻下施行。眼睑手术要求完善的止痛。斜视病人要注意有无其他先天性疾病。斜视矫正术由于牵拉眼肌，特别是内直肌（medial rectus）时易引起眼心反射。术前应用阿托品有预防作用。术中监测心电图，一旦发生严重的心动过缓或心律失常，应暂停手术并做相应处理。

施行眼肌手术的病人发生恶性高热的比例大，应重视体温监测。如术中出现心动过速，呼吸频率加快，呼气末CO_2分压增高，但不能用麻醉浅解释者，应测体温。对于体温上升迅速，于15分钟内增高0.5℃以上者，必须警惕恶性高热。眼肌手术后易发生恶心、呕吐，是由于眼胃反射所致，氟哌利多和甲氧氯普胺（胃复安）有预防作用。

眼球摘除术需完善的止痛和预防眼心反射。眶内肿瘤摘除术也会发生眼心反射。术中出血可沿鼻泪管进入呼吸道，应选择气管内

全麻。

(二)常见内眼手术的麻醉处理

青光眼、白内障、角膜移植或角膜、巩膜修复术、较简单的眼底手术和玻璃体切割术对合作的成年人均可选择局麻或镇静止痛术。对不合作的儿童及复杂内眼手术则选择全麻。

较短小眼科手术有时不做气管内插管或喉罩通气，保持呼吸道通畅尤为重要。麻醉机和吸引器必须备好，随时可用。放置合适的头颈部位置，密切观察病人的呼吸运动及进行脉搏血氧饱和度监测，可及时发现呼吸道轻微阻塞情况。术中常规吸氧。

全麻诱导及维持要保持眼压平稳，无呛咳及激动，使用面罩位置得当，不压迫眼球。麻醉管理中应注意全麻不宜过浅。气管内导管应妥善固定，防止移动诱发呛咳。术毕麻醉减浅时刺激气管可引发剧烈呛咳，影响手术效果。对已做气管插管或喉罩通气的病人，使用肌松药能使眼轮匝肌、眼外肌充分松弛，有利手术操作。以非去极化肌松药为宜。控制呼吸，防止二氧化碳蓄积引起眼压升高。

巨大视网膜脱离复位术常向玻璃体注入氟化碳或惰性气体，注气前20分钟应停吸氧化亚氮，防止氧化亚氮对眼压及手术效果的影响。

(三)喉罩通气在眼科麻醉中的应用

眼科手术中麻醉医师相对远离手术野，增加了麻醉中呼吸管理的困难。气管内插管是呼吸管理的可靠手段，但插管操作刺激较大，术中需较深的麻醉维持，术毕麻醉转浅拔管呛咳和头部振动使眼压升高，均不利于内眼手术。而就手术的要求而言，多数眼科浅表手术不需要术中使用肌松药控制呼吸，但要求麻醉清醒快而完全。喉罩不需使用肌松药，在保留自主呼吸的情况下插入，操作简便，熟练者不需借助任何器具盲探插入成功率可达98%以上，而且不会像气管插管那样引起血流动力学的明显改变。对气管无直接刺激，浅麻醉下病人能耐受，轻度变换体位时不会诱发咳嗽反射。但饱胃、肺顺应性低、有潜在气道梗阻和呼吸道分泌物过多者不宜使用。

吸入麻醉诱导，经喉罩辅助呼吸用于婴幼儿眼科手术麻醉。可选用氧化亚氮-氧-七氟烷或氟烷，半紧闭吸入麻醉诱导，喉罩辅助吸入麻醉诱导。诱导时氧化亚氮3L/min，氧2L/min，七氟烷吸入浓度从1%开始，每呼吸2～3次增加0.5%，直至达3.5%。待婴儿入睡行辅助呼吸，维持较深麻醉2分钟左右，操作者持1号或2号喉罩经口插入。到位后套囊充气，妥善固定。调整吸入浓度继续吸入麻醉维持。术毕改纯氧大流量冲洗，患儿可在数分钟内清醒，拔出喉罩。

第三节　镇静止痛术在眼科麻醉中的应用

一、镇静止痛术与清醒镇静用药

局部麻醉虽可完成手术，但不能消除恐惧和焦虑。因此需要一种病人易于接受的，既可以减轻恐惧和焦虑的程度，又安全无痛的方法。镇静术(sedation)应此需要而出现。但在发展初期用药和命名各异，易造成理解和应用上的不当。1978年Bennett首先提出清醒镇静(conscious sedation)，随后美国牙科学会将“清醒镇静”定为“通过药物或非药物对病人意识产生最低水平的抑制，保留其独立维持呼吸道通畅的能力，并对物理刺激和语言指令产生相应反应”的技术。Scamman将清醒镇静的特点概括为3个方面：①可与病人保持语言交流；②遗忘，消除焦虑；③止痛。又有学者将其称为镇静止痛术(sedation-anlagesia)。根据这一技术特点，镇静止痛术已用于许多治疗领域，取得了良好的镇静、镇痛和遗忘效果，有利于稳定病人生理功能和心理保护。与清醒镇静相对应，美国儿科学会又于1992年针对儿童和精神障碍病人缺乏合作的特点，提出非清醒镇静或深度镇静(deep/unconscious sedation)概念，即病人意识消失，不能接受指令；保护性反射迟钝或完全消失，但生命体征稳定；中枢性镇痛、遗忘，有出现高危并发症的可能，常用于治疗困难或有精神障碍的病人。

根据镇静的不同,通常将其分为5级。1级:清醒,定向力好;2级:清醒,困倦;3级:瞌睡,易被唤醒;4级:入睡,必须给予身体刺激才能被唤醒;5级:入睡,不能唤醒,对刺激无反应。

常用清醒镇静的静脉用药及剂量见表52-1。

表52-1 常用清醒镇静的静脉用药及剂量

用药	负荷剂量(μg/kg)	维持量[μg/(kg·min)]
咪达唑仑	25～60	0.25～1.0
氟哌利多	5～17	
丙泊酚	250～1000	10～50
氯胺酮	300～500	15～30
依托咪酯	100～200	7～14
芬太尼	1～2	0.008～0.01
曲马多	500～1000	4～5

常用清醒镇静的吸入用药如氧化亚氮30%～50%,恩氟烷0.5%。

镇静止痛术给药必须是渐进性的,在病人舒适和安全之间获得一个满意的平衡点,防止镇静过深,同时对呼吸、循环系统的变化持续监护,否则难以保证病人安全。如需逆转过深镇静,可用相应拮抗药。

二、镇静止痛术在眼科麻醉中的应用

复杂的内眼手术刺激强,单纯局麻止痛不全,多数病人存在恐惧、焦虑心理,尤为再次手术者。在局麻完善的基础上,清醒镇静止痛术可获得满意效果。成年人可用氟哌利多10μg/kg加芬太尼1μg/kg静脉注射为首次量,此后不再应用氟哌利多,仅以芬太尼0.008～0.01μg/(kg·min)静脉注射维持。该法镇静、镇痛作用较好,但顺行性遗忘欠佳。咪达唑仑首次量25～60μg/kg静脉注射,0.25～1.0μg/(kg·min)静脉注射维持,多可维持镇静于2～3级。术中与病人保持语言联系,随时了解镇静程度,调整注药速度,可取得完善的镇静遗忘和心理保护作用。

学龄前儿童眼肌手术因牵拉眼肌刺激较强,以往多于全麻下完成手术,但全麻下眼球固定,术者不能准确观察眼位。可用氯胺酮镇静止痛术配合局麻,首次量400～500μg/kg静脉注射,以25～35μg/(kg·min)的速度维持镇静于2～3级。术中病人可按指令转动眼球,明显提高了斜视矫正术的质量。

(张炳熙)

参考文献

丁斌,张炳熙,李铭.1997.氯胺酮镇静镇痛术用于儿童眼肌手术的观察.中华麻醉学杂志,17:38

刘俊杰,赵俊.1997.现代麻醉学.第2版.北京:人民卫生出版社

申尊茂,李子良,谢立信.1991.新编眼科.北京:人民卫生出版社

Arnold RW, Dyer JA, Gould AB, et al. 1991. Sensitivity to vasovagol maneuver in normal children and adults. Mayo Cliv Proc,66(8):797

Barclay K,Wall T,Wareham K,et al. 1994. Intraocular pressure changes in patients with glaucoma,comparison between the laryngeal mask aiyway and tracheal tube. Anesthesia,49(2):159

Braun U,Feise J,Muhlendyck H,et al. 1993. Is there a cholinergie and all adrenergie phase of the oculocardiac reflex during strabismus surgery? Acta Anaesthesiol Scand,37(4):390

Carruthers JD,Mills K,Bagaric D. 1995. Can adjustable suture surgery be performed with conscious sedation? J Pediatr Ophthamol Strabismus,32(1):17

Cork RC,Depa RM,Standen JR. 1994. Prospective comparision of use of the laryngeal mask and endtracheal tube for ambulatory surgery. Anesth Analg,79(4):719

John V, Donlon-Jr. 1986. Anesthesia for eye, ear, nose, and throat surgery. In: Miller RD. Anesthesia. 2nd ed. NewYork: Churchill Livingstone Inc,1937～1994

Monk TG, Rater JM. 1991. Comparison of alfentanil and ketamine infusion in combination with midazolam for outpatients lithotripsy. Anesthesiology,74:1023

Paul F. White. 1990. Outpatient Anesthesia. New York:Churchill Livingstone Inc,3

Twersky RS, Donnelly RR. 1995. The Ambulatory Anesthesia Handbook. New York: Sons Company, 301～352

第53章 耳鼻喉科麻醉

耳鼻喉科手术在头面部和颈部,其解剖结构复杂,血供丰富。除一般感受器外还涉及特殊感受器。手术部位多在腔隙深处,术野小,止血不便。有时病变累及气道,威胁生命。手术与麻醉常合用同一气道,对麻醉有特殊要求。由于手术范围的扩大,内镜和显微外科配套技术的发展,手术的精细程度和治疗效果进一步提高。其中麻醉的进展发挥了重要作用。全身麻醉的比例有所增加,麻醉处理的难度也在不断增加。

第一节 耳鼻喉科麻醉特点

一、气道管理的难度及处理

鼻至喉的上呼吸道在清醒状态时给人们提供了一个稳定的气道通路。鼻和喉的两部分气道被骨和软骨组织很好地支撑着。然而从鼻咽至下咽部没有明显骨和软骨的支撑,可以被看做为一个中空的管道,而空气依赖于呼吸道肌肉运动维持气道的开放。耳鼻咽喉部血供丰富,主要来自颈内和颈外动脉的分支,经颈内静脉和无名静脉回流入上腔静脉,所以该部手术易出血,不利于维持气道通畅。

耳鼻喉科手术在病人头部操作,麻醉医师相对离手术野较远。鼻咽喉和气管内手术又直接在呼吸道上操作,故呼吸道管理十分重要,既要保证病人术中安全,又不要影响手术进行,往往需要手术医师与麻醉医师的密切合作。血氧饱和度和心电监测及必要时行血气分析可使病人安全更有保障。

患喉癌、会厌肿瘤的成年病人,围手术期已有不同程度的呼吸困难,可先在局麻下做气管造口,再行全麻诱导。已做喉部分切除,复发需再次行激光局部肿瘤切除术,而又未做气管造口者,气管插管难度较大,必要时用纤维喉镜引导完成。鼻咽部纤维血管瘤和上颌骨摘除手术出血多且急,有时需控制性降压术。气管插管应妥善固定,套囊充气满意,防止手术操作将插管上下移动。在导管周围以纱条填塞,防止血液流入气管,隔离效果较好。术毕彻底清除填塞纱条,吸净存血,观察无活动性出血,待病人清醒,咽喉部保护性反射恢复后拔管。拔管时做好再插管准备。儿童喉乳头状瘤拟行激光切除者已有部分呼吸道梗阻,因顾虑气管狭窄不宜气管造口,气管插管和气道管理难度大,需与术者密切合作完成气管插管。条件不佳者,仍以先做气管造口为安全。激光术中保护导管不要被激光束击穿。气管异物取出术和气管镜检查麻醉与手术共用气道，喷射通气可发挥较好效果。临床有时反复多次将气管镜插入左右总支气管甚至达叶、段支气管，影响通气功能。

全麻苏醒期病人由麻醉状态转至清醒，但仍存在不同程度镇静，应加强上呼吸道监测，尤其对鼾症和鼻咽部手术、肥胖病人及儿童，最好先送术后恢复室，以防转送过程中发生意外。

二、控制中耳及副鼻窦压力改变

中耳的鼓室通过咽鼓管与大气连通。鼻窦开口于鼻腔。当这些腔隙的开口阻塞时，其压力便不能与外界大气平衡。此时若吸入氧化亚氮麻醉，由于氧化亚氮的血/气分配系数是氮气的34倍，氧化亚氮便大量进入该腔隙，使腔内压急剧升高，甚至使鼓膜穿破。而当术毕停用氧化亚氮时，腔隙内的氧化亚氮又很快进入血液内，使中耳腔内压力下降。这种压力改变将影响中耳成形手术的效果，甚至使手术失败。

第二节　麻醉前准备和麻醉选择

一、麻醉前准备和术前用药

术前除检查耳鼻喉科情况外，还要了解全身状态，通过对既往病史的询问和细致的物理检查，结合实验室和影像学检查，对全身情况得出总的印象。对伴上呼吸道感染者施行全麻时麻醉并发症发生率较正常明显增高，择期手术应暂停。老年病人常并存呼吸、循环及内分泌系统病变，应了解病变的进展情况，尽量改善全身情况。鼾症、肿瘤、再次手术、发育畸形者应进行气道困难(airway difficult)程度估计，做好技术和设备上的准备。拟经鼻气管插管者的术前鼻道检查，气管异物的性质，有无肺不张、气胸，扁桃体手术出血再手术病人出血量的估计，有无凝血功能障碍等均应考虑。

术前用药常选颠茄类以抑制腺体分泌，保持呼吸道干燥。小儿阿托品0.02mg/kg。对于情绪紧张病人给予地西泮(安定)肌内注射或用少量水口服，有抗焦虑和顺行性遗忘作用。1周岁以内婴儿和已有气道阻塞病人一般不用阿片类术前药。严重气道梗阻或扁桃体出血再次手术者暂不开术前药，送至手术室后视病情给予颠茄类药。

二、麻醉选择

针对耳鼻喉科手术的特点，用表面麻醉和神经阻滞麻醉即可达到手术区无痛并完成手术者，可选择局麻。如单纯乳突根治术，成年人扁桃体摘除术，范围较局限、表浅的鼻内手术及咽喉部手术，气管造口及上颌窦手术等。

常用的局部麻醉为表面麻醉、局部浸润麻醉和神经阻滞麻醉。力求阻滞完善，消除病人疼痛等不适。耳郭和外耳道口手术可用1%利多卡因局部浸润。耳道和中耳手术如乳突根治术、鼓室成形术等需阻滞三叉神经的耳颞神经、耳大神经及迷走神经耳支。耳颞神经鼓室支的阻滞可在外耳道前壁用1%利多卡因2ml浸润；耳大神经阻滞可在耳后的乳突区用1%利多卡因作数点浸润，需深达颅骨骨膜；耳颞神经耳支阻滞一般在外耳道外上方的耳轮，耳的最高附着点穿刺深达骨膜，注入1%利多卡因1ml；迷走神经耳支阻滞在耳道上三角区棘、乳突前缘浸润深达骨膜。鼻腔内手术可用1%丁卡因和1∶100 000肾上腺素棉片，分别置入中鼻甲后1/3与鼻中隔之间以阻滞蝶腭神经节，中鼻甲前端与鼻中隔之间以阻滞鼻睫神经，以及下鼻甲以阻滞鼻腭神经。外鼻手术需阻滞鼻外神经、滑车神经和眶下神经。上颌窦手术需表面麻醉及蝶腭神经节阻滞。咽喉部手术可用1%丁卡因或2%～4%利多卡因表面麻醉，在舌骨大角与甲状软骨上角之间阻滞喉上神经。要严格控制局麻药剂量，防止逾量中毒。

凡手术范围较广，局麻难以完成，或手术在呼吸道操作，有误吸危险，需行气道隔离或必须充分抑制咽喉部反射，使声带保持静止的气管内手术和喉显微手术，以及不能合作的儿童则必须全麻。全麻常选用气管内麻醉。术前查体除全身一般情况外，应对气管插管的困难程度和原因做出评估,如:①声门暴露困难:舌体大、颈短、颈部活动受限、张口受限、小下颌、下颌间距小等解剖异常,会厌或气道内肿物外突遮挡声门;②插管困难:喉乳头状瘤等脆性肿物占据或遮挡声门、喉头狭窄、声门下狭窄、颌下蜂窝织炎至喉头水肿;③经鼻插管困难:鼻甲肥厚、后鼻孔闭锁;④极度肥胖。

对预测气管插管困难者,可在镇静表麻状态下用直接喉镜轻柔、快速地观察喉部,对于轻易窥视到会厌者可用快速诱导。经窥视不能轻易显露会厌者可用慢诱导或清醒镇静下完成插管。少数困难插管需借助喉罩、纤维气管镜引导。声门或声门下阻塞者不宜快诱导。表麻下准备中空管芯引导插管进入气管内,备好金属气管镜和喷射呼吸机,应急处理气道梗阻。

呼吸道外伤、声门部巨大肿物、经口、鼻插管可能造成严重损伤或插管失败者应行气管造口。

为减少局部出血,术中应用肾上腺素可致心律失常,应注意监测,且不宜选用氟烷吸入。颈动脉窦反射可致血压下降和心动过缓。气管镜检查和气管异物取出术较常见的并发症也是心律失常,以窦性心动过速常见,麻醉不宜过浅。

三、喷射通气在气道内手术的应用

支气管镜检查和异物取出术经常遇到的问题是麻醉者与术者如何在气道这一狭小空间内既能做好呼吸管理,又要完成手术。以往的方法难以预防和纠正术中低氧血症和高碳酸血症,时有紧急情况出现。自喷射通气应用于临床后,支气管镜检查和异物取出术的呼吸管理即呈现出全新的变化。这种通气只占很小的气道空间,而且气道可以完全开放,不影响窥镜操作,且能维持充分的供氧和有效的肺泡通气。

喉显微手术包括声带和喉室肿物、息肉、囊肿的切除或激光切除术,要求麻醉不但保持呼吸道通畅又不妨碍操作,术野清晰,声带完全静止不动。喷射通气由于气道完全开放,故可选用内径更小的气管内导管置于声带后联合部,使声带或喉室肿瘤暴露更加清晰,易于手术操作。

高频喷射通气常用频率为60～120次/分,成年人的驱动压为$1.2kg/cm^2$。常频喷射通气较常用的频率为18～22次/分,驱动压于控制呼吸时成年人$0.8～1.2kg/cm^2$,辅助呼吸时$0.5～0.6kg/cm^2$。儿童控制呼吸时$0.6～1.0kg/cm^2$,辅助呼吸$0.3～0.5kg/cm^2$,吸呼比为1∶2。

喷射通气的途径基本上有两种,即直接通过支气管镜或经镜外气管内置细吹氧管进行。后者成人用内径为2～3mm,小儿用内径为1.5～2.0mm,管子硬度适中。经气管镜外法的优点是通气不依赖气管镜独立进行,灵活性大,其缺点则是占据气道内一定空间以及管理不当,易于滑脱。

喷射通气的优点:①在保证充分供氧和排出二氧化碳的前提下,最大限度地减少了对镜检及异物取出视野和操作的影响;②由于气道开放,可以边检查边吸引,一定程度上防止了再误吸的发生;③手术结束后仍能保持通气功能,减少了术后呼吸系统的并发症。但是对喷射通气可能引起的并发症也应引起足够的重视,主要为:①气压伤和张力性气胸,主要原因是呼吸道梗阻;②当分泌物、血液等积存于喷射管前端以下时,可被喷射气流吹入肺内,造成肺部并发症。所以,术中应及时彻底地清除分泌物。

四、控制性降压在上颌骨切除、鼻内镜和中耳手术中的应用

头面部血运丰富,上颌窦恶性肿瘤行上颌骨切除术出血量大且猛;鼻腔内镜手术视野小,止血困难,出血使术野不清,影响手术进行。中耳及内耳手术术野内极少量出血也会影响手术操作。

控制性降压可明显减少出血,使术野清晰,缩短手术时间,减少手术并发症而受到欢迎。选择控制性降压应注意其禁忌证。

常用药物为硝普钠。如吸入麻醉维持,可

选用异氟烷，有浓度依赖性降压作用，可与硝普钠合用，减少硝普钠用量。

第三节 耳鼻喉科常见手术的麻醉要点

一、耳科手术麻醉

多数耳科手术不涉及呼吸道，但术中头部被消毒巾覆盖，麻醉者远离病人头部，应重视气道及呼吸管理。

时间短暂的耳部手术多在局麻下完成。涉及前庭的某些手术，由于对平衡功能的影响，病人术中可出现失平衡感，应防止发生意外。

中耳及内耳手术(电子耳窝植入术)时间长，应在全麻下进行。常用静吸复合全麻。对某些原因造成咽鼓管阻塞者应注意吸入氧化亚氮的浓度不超过50%。在关闭中耳前应停止吸入氧化亚氮15分钟以上，并用空气冲洗中耳腔。某些病例术中行面神经诱发电位监测，肌松药的用量应控制在测定时T4/T1＞20%。一般情况下耳科手术出血量不多，但出血使显微手术野不清，可取头高位10°～15°，以利静脉回流。术者常局部使用肾上腺素，应注意其全身作用。

有些耳科病变涉及颅内，需开颅手术，其麻醉管理应参照脑外科麻醉。

二、鼻腔及副鼻窦手术的麻醉

多数鼻腔及副鼻窦手术可在局麻下完成。随着鼻内镜手术的开展，鼻腔手术范围扩大。全麻下控制性降压可减少术中出血，保持术野清晰。异氟烷吸入全麻有降压作用，可控性好。为避免麻醉过深，可合用硝普钠降压，术中保持出入量恒定。降压期间最好停吸氧化亚氮，以增加氧浓度。气管导管套囊除充气外，应在下咽部填塞纱布。为减少术野渗血，可取头高位10°～20°。术中常用肾上腺素棉片止血，应注意对心血管系统的影响。术毕鼻腔填塞止血，应在完全吸尽残血清醒后拔管，确保经口呼吸通畅。术前应留置尿管。

鼻腔及副鼻窦手术后，多在术后2天将充塞的纱条自鼻腔及鼻窦中取出。病人常疼痛难忍。有的医院开展氯胺酮-咪达唑仑镇静止痛术用于鼻腔术后的换药。首先静脉注射咪达唑仑0.03mg/kg，3分钟后静脉注射氯胺酮0.3mg/kg，待病人闭目表情淡漠便可开始换药。术中与病人保持语言联系，必要时追加1/3～1/2的氯胺酮，不使病人意识消失。镇静过深可抑制吞咽反射，术中发生呛咳。年老体弱者应酌情减少用药量。

三、扁桃体摘除术

病人多为儿童，挤切法速度快，但痛刺激较强，病人难免恐惧。使用氯胺酮0.2～0.3mg/kg静脉注射可起到良好的镇痛作用。若注药前2分钟先注昂丹司琼(ondansetron)4mg可预防恶心、呕吐。术中应注意不要抑制保护性反射，术后不影响进食冷饮。

成人扁桃体剥离术可在局麻下完成，但不适感很强。全麻已更乐于被病人接受。小儿应选用气管内插管。导管以U形管为佳，一则不易扭曲打折，二则便于固定，注意术中操作有可能使导管脱出。开口器放置不当可压迫导管，应密切观察。麻醉多以氧-氧化亚氮-含氟麻醉药吸入维持，也可选择全凭静脉麻醉，喷射通气控制呼吸。避免CO_2蓄积。

全麻扁桃体手术中应做到气道隔离满意，防止误吸，止血完善。术后完全清醒，保护性反射恢复才可拔管。拔管前应吸尽咽部残血。术后侧卧、头后仰体位返回病房。在病房仍要监测呼吸、血氧饱和度及心率、血压。扁桃体术后出血多在术后数小时发生，应查明出血原因再行手术，并按饱胃病例诱导全麻，诱导时可取头高位，压迫环状软骨以防误吸。快速诱导有利于迅速控制气道，使用琥珀胆碱前预用小量非去极化肌松药。为便于止血，以经鼻明视插管为佳。

四、喉显微激光手术的麻醉

二氧化碳激光能穿透组织达200μm，适于喉及声带手术。这类手术多于支撑喉镜下完成。除气道管理外，尚有对固定支撑喉镜引起的血流动力学改变的处理。特别是既往有高血压病史者改变更为明显。该手术的特点是刺激强，手术时间较短，术毕要求尽早清醒。为便于手术操作，气管插管不宜过粗。吸入氧-氧化亚氮-含氟麻醉药维持麻醉，有利于对血流动力学改变和麻醉深度的控制，氧吸入浓度不宜过高，以防使用激光时发生燃烧和导管破坏。全凭静脉麻醉下喷射通气使用较细导管可获得较好通气。其气道内氧浓度较低，有利于防止燃烧。

为防止导管燃烧，可使用金属导管，也可在导管外包裹铝箔或湿纱布覆盖。使用密闭通气时套囊内注入含亚甲蓝的生理盐水，有助于及时发现套囊破坏，流出的生理盐水也可熄灭火焰。

静脉麻醉时血流动力学改变较明显。芬太尼具有很强的镇痛作用，在稳定血压的同时也可减慢麻醉过浅所致的心动过速。阿芬太尼作用短暂，更为可取。术前完善的表麻有助于减轻这一反应。

五、气管异物取出术麻醉

病人多为儿童，手术占用呼吸道，气道控制难度大。自喷射通气应用以来，这一问题得以较好解决。这类患儿多伴有肺部感染，通气/血流比例改变，对缺氧耐受差。麻醉诱导前应充分吸氧，完善表麻，诱导不宜应用肌松药，以防面罩加压通气改变异物位置及气管镜放入困难带来的通气障碍。目前多采用全凭静脉麻醉。咪达唑仑 0.05～0.07mg/kg，可产生良好的镇静；芬太尼可减少气管镜带来的心血管反应，一般用量 2～4μg/kg；氯胺酮有防止支气管痉挛作用，又可加深麻醉；丙泊酚苏醒快，副作用少，均可酌情用于麻醉诱导和维持。总之，诱导期麻醉不宜过浅，以利于放入气管镜和减少心血管反应。气管镜放入后可适当加深麻醉，并以喷射通气控制呼吸，采用常频不易发生二氧化碳蓄积。手术多将气管镜伸入一侧肺或叶支气管，阻塞健肺，易加重缺氧，应及时与术者联系，间断将气管镜退至正气管，充分通气后再行操作。气管异物取出手术刺激强，麻醉较浅时，常出现屏气、呛咳，甚至支气管痉挛、心动过速、血压升高，严重者可引起心衰，应随时加深麻醉。术前表麻或术中经气管镜表麻有利麻醉平稳。为防止麻醉药蓄积和改善通气，使用短效肌松药，常使麻醉变得较为平稳。这类病人常伴有肺部感染，异物取出后应在气管镜下吸尽深部气道分泌物，以防肺不张。术毕因麻醉过深而通气不佳时，不应急于退出气管镜，应给予拮抗或待情况改善后拔除。必要时以气管内插管替换，维持呼吸。由于机械刺激作用，气管镜退出后，可出现较长时间的刺激性呛咳，严重者可影响通气，造成缺氧，应给予氧气吸入。术毕应双肺听诊以及时发现肺不张。必要时应重新置入气管镜吸痰，吸净后可面罩正压吸氧，吹张患肺。

六、鼾症手术(UPPP)麻醉

鼾症手术是将腭垂、软腭、扁桃体切除或部分切除并加以咽成形，以改善睡眠状态下气道梗阻。手术刺激强，气道困难的病例较多，血流动力学波动大。病人多肥胖，血黏滞度增高，多伴有高血压和心肌缺血劳损。术前会诊应全面了解和正确估计其代偿能力。术前镇静药和麻醉诱导药物应减量。术前还应对气管插管难度作出估计，为便于手术操作，以经鼻插管为宜。对预计插管难度大者，应在镇静镇痛病人主动配合下，慢诱导盲探插管。在充分表麻下，静脉注射芬太尼 2μg/kg 和咪达唑仑 0.03mg/kg，可获得较好的镇静、镇痛、遗忘作用。盲探插管困难时可在导管到达咽后壁部位时，将套囊充气。因病人肥胖咽腔狭窄，套囊充气后位居中央，管尖略上仰正对声门的概率更高，有助成功。管尖部进入声门后病人可出现呛咳，导管内进出气流突然增强，此时吸尽套囊气体，继续推进即可成功。

手术操作可使导管扭曲打褶，应密切观察，术中应及时吸除残血，术毕止血要完善，病人完全清醒后方可拔管。由于麻醉残余作用及手术创伤、压迫造成的水肿，少数病例可发生拔管后气道障碍和再插管困难,应有相应技术和设备的准备。对术后出血再次全麻下止血者,应按饱胃病例处理。

七、全喉或部分喉切除术麻醉

喉切除创伤大,范围广。部分病人伴有气道梗阻和喉解剖上的异常,给气管插管带来困难。术前应做纤维喉镜或间接喉镜检查。对预计插管困难者不宜快速诱导,有些病例麻醉前无气道梗阻,但使用镇静及诱导药物后,可立即出现明显梗阻,应有所准备。全麻前先于局麻下气管造口,经造口气管插管,采用静吸复合全麻。导管妥善固定。术毕需更换用于气管造口的专用导管,但因这种导管多不能与麻醉机相接,故更换前呼吸功能应恢复完全,必要时拮抗残余肌松作用。喉切除病人多长期吸烟或患有慢性支气管炎,术中应及时吸除气道分泌物和漏进的血液,换管前应吸净残血,吸引时间不宜过长。

(张炳熙)

参考文献

刘俊杰,赵俊 . 1997. 现代麻醉学 . 第 2 版 . 北京:人民卫生出版社

赵燕玲,韩德民 . 1995. 鼾症病人手术前后微循环检测 . 耳鼻咽喉-头颈外科,2(4):223

Boushra NN. 1996. Anesthetic management of patients with sleep apnea syndrome, Can J Anesth,43(6):599

John V, Donlon Jr. 1989. Anesthesia for eye, ear, nose, and throat surgery. In: Miller RD. Anesthesia. 2nd ed. NewYork:Churchill Livingstone Inc,1937~1994

Mathias JA. 1984. Anesthesia for special situation. In: Churchill-Davidson HC. A Practice of Anesthesia. 5th ed. London: Hazell Watson and Viney LTD Aylesbury. Bucks,1142~1146

Miller DR, Martineau RJ, O'Brien H, et al. 1993. Effeets of alfentanil on the hemodynamic and catecholamine response to tracheal intubation. Anesth Analg,76:1040

Monk TG, Rater JM. 1991. Comparison of alfentanil and ketamine infusion in combination with midazolam for outpatients lithotripsy. Anesthesiology,74:1023

Philbin DM, Rosow CE, Schneider RC, et al. 1990. Fentanyl and sufentanil ansethesia revisited: How much is enough? Anesthesiology,73:5

Twersky RS, Donnelly RR. 1995. The Ambulatory Anesthesia Handbook. NewYork:Sons Company

第 54 章　口腔颌面外科手术的麻醉

第一节　口腔颌面外科麻醉的特殊性

一、口腔、颌面外科麻醉的特点

由于口腔颌面外科手术以及颌面部解剖和功能上的特点，如属呼吸道开口处，血运丰富等，麻醉也有自己的特点。

(一)麻醉医师远离头部进行麻醉管理

由于口腔、颌面部手术区在头部，为避免麻醉操作与手术操作之间的相互干扰，麻醉医师要远离头部进行麻醉管理，此时看不到眼睛的瞳孔变化，只能根据血压、脉搏、呼吸及肌肉松弛的程度来判断麻醉深度，不利于气管内插管麻醉的管理，给麻醉管理带来麻烦。

(二)采用气管内插管分开口腔和呼吸道

气管内插管使口腔、颌面部手术区与呼吸道分开，除气囊充气外，纱布填塞咽腔的方法也多采用，来防止血液（冲洗液、骨渣及异物）误入气管内。但纱布填塞不要过紧过深。否则，手术后会因压迫过紧而出现咽喉水肿。填塞过深过小的纱布，还会被病人苏醒期吞咽时咽下。被咽下的纱布在术后数日内应严密观察纱布是否自消化道排出。

(三)气管内插管的固定要牢固

由于口腔颌面外科手术时需要经常移动病人头部的位置。麻醉医师又远离头部，不利于气管内插管的管理，术中移动病人头部时可将气管插管脱出，扭曲和插入过深而出现窒息或通气障碍。置入或撤出开口器时以及颌骨切除时都可将导管脱出。因此，要求气管插管的固定一定要牢固。口腔颌面外科手术可采用经鼻腔的气管内插管来使导管固定牢固。因鼻腔可将导管夹紧，不易移动，而使导管固定牢固。术中不致发生导管脱出或插入过深。经口腔的气管内插管可将导管自舌根部就放置在非手术侧（而不是放在舌正中），使导管相对稳定地固定于一侧口周围皮肤。这样，在舌、咽及腭部手术时导管处于相对稳固状态，不致使导管脱出。

(四)应重视失血及失血性休克

口腔颌面部血液循环丰富，出血及渗血较多，有些手术是在大血管周围操作（如颈清扫术），术中不慎可发生大血管损伤。动静脉血管畸形手术时出血会很凶猛。整形修复的手术时间长，出血也不容忽视。上颌骨截骨或切除时需完全截骨后或颌骨切除后才能彻底止血，手术时间的长短决定失血量的多少。因此口腔颌面外科手术时应严格计算失血量，重视血容量的补充。因口腔颌面部手术后病人进食困难,术后营养难以维持。老年肿瘤病人同时若伴有血容量不足与电解质紊乱,术后恢复会更加困难。因此对老年手术患者术中出血的管理更应严格。

(五)口腔颌面外科疾病的影响

一些口腔颌面外科疾病常给麻醉诱导和气管内插管造成很大困难,清醒状态保持呼吸条件下,行经鼻腔或经口腔的气管内插管是经常采用的插管方法。

1. 张口受限或完全不能张口　上下颌、腮腺嚼肌区、颞下凹及翼腭凹的肿物或间隙感染可侵犯开闭口肌群使张口受限。颞下颌关节强直可致张口受限或完全不能张口。颌间瘢痕挛缩、烧伤后瘢痕口周畸形及放射治疗后的组织硬化都可造成张口受限。

2. 术前已有部分呼吸道梗阻的情况　舌根、口底、咽旁和腭部的较大肿物或严重的间隙感染都可部分地阻塞呼吸道。先天的小下颌畸形,严重颏后缩,可将舌根及口底组织向后压,使咽腔变窄(舌根至咽后壁的间隙变窄)出现呼吸道梗阻症状或同时伴有睡眠呼吸暂停综合征。腭裂伴有小颌畸形(Pierre Robin综合征)病人也可有部分的呼吸道梗阻。颌面部外伤、咽部、舌根、口底、颌下区及上颈部的血肿可造成呼吸道的阻塞。这些部位的颌面部间隙感染,蜂窝织炎也可阻塞呼吸道。

3. 颏颈部烧伤后瘢痕　瘢痕可使颏颈、颏胸或颈胸粘连,头后仰受限或完全不能后仰。瘢痕可使气管移位。瘢痕时间长还可使气管软化,导致术后拔管后的窒息。放射治疗导致的组织硬化也会使患者出现张口受限或头后仰受限出现插管困难,以至于紧急环甲膜穿刺时因颈部组织放疗后的硬化,很难分清气管的位置。

4. 口腔内出血　口腔内手术后,或外伤和口腔内血管瘤都可有大出血的紧急情况;口腔内的大出血常需全麻下止血;急诊外伤病人,如上下颌骨开放性骨折及软组织损伤、口腔颌面部出血明显或同时伴有咽、口底、舌根及颈部血肿时,气管内插管及呼吸道管相当困难。

5. 再次手术的病人　口腔颌面外科手术后需再次手术的病人及外伤、烧伤后畸形需要行手术矫正的病人,都会伴有口腔、颌面及颈部解剖位置的改变或组织缺损造成的明显畸形。麻醉时可因张口受限、气管移位和面部塌陷造成面罩漏气及下颌托起困难等,而使麻醉及气管内插管出现困难。

(六)术后拔管

口腔颌面外科病人手术后更多的时候要患者完全清醒后才能拔除气管内插管。手术后颌面部解剖位置改变,病人多需留置口咽或鼻咽通气道,个别病人需保留气管内插管。对疑有呼吸道问题者,床旁要做好紧急环甲膜穿刺及气管切开的准备。颌间结扎的患者床旁应备有钢丝剪,以备急用。

(七)术后吸痰

口腔内手术的患者,术后拔管前吸痰时应先吸除口咽部的血液及分泌物或组织碎屑,然后再吸除气管内的分泌物。否则,手术后吸痰刺激,患者呛咳时大吸气,会将口咽部存留的血液、分泌物及组织碎屑误吸入气管内,造成下呼吸道梗阻或气管内异物。

二、麻醉选择及应用原则

(一)麻醉前准备及麻醉前用药

口腔颌面外科手术病人麻醉前准备应注意以下问题:手术前访视病人时应注意了解口腔颌面外科的疾病情况,有无张口受限和开口困难;有无小下颌畸形和颏后缩;有无呼吸道梗阻的症状,睡眠时是否打鼾,有无睡眠时憋醒;口腔内病变有无出血或组织脱落的可能;6～13岁儿童为混合牙列期间,有无松动快脱落的乳牙;二次手术患者颌面部的畸形情况;估计有无气管内插管困难。小颌畸形患者,如果患者大张口时可以看到腭垂或下颌前伸时前牙可至反咬颌或对刃咬颌关系,一般不会有插管困难,可行快速诱导插管。张口受限,术前已有部分呼吸道梗阻,颏颈瘢痕头后仰受限，口腔内有活动出血及气管移位的患者，应当在保持自主呼吸的条件下行清醒气管内插管。小儿估计会有插管困难时，应严格禁食水 6～8 小时，术前一天的晚上也只能吃些易消化的食物，避免插管时的反流和误吸。手术前已有部分呼吸道梗阻，不能平卧的病人，可先置入经口或经鼻的咽通气道使患者的呼吸道通畅能够平卧，再行麻醉处理或气管内插管，对特殊患者为了保持呼吸道通畅，麻醉医生应在体位上对病人作出让步（不一定是仰卧位），同时应有紧急环甲膜穿刺、紧急环甲膜切开或紧急气管切开的准备。

麻醉前给药应注意的问题：对于严重小颌畸形、肿物或外伤导致的部分呼吸道梗阻患者，或伴有睡眠呼吸暂停综合征患者的麻醉前给药一定不能在病房实施给药。否则，容易加重呼吸道梗阻和缺氧，发生严重意外。这些病人的麻醉前给药应当慎重，应在手术室内，在麻醉医师的严密监护下，以及有复苏条件的情况下，麻醉前给药才能实施。

（二）麻醉术中管理

由于口腔颌面外科手术时麻醉医师远离头部进行操作，给麻醉管理带来诸多不便。术中易发生气管导管脱出和气管导管扭曲，或导管斜面贴在气管侧壁上发生呼吸道梗阻。麻醉时可采用经鼻腔气管内插管，经鼻腔气管内插管因鼻腔的限制可将气管导管夹紧，使气管插管的固定相对牢固，不致发生导管自气管内脱出。但上颌骨手术时经鼻气管内插管会有妨碍，影响和限制上颌手术时的操作。并且，上颌骨切除时不慎可将气管导管劈裂或折断，只能采用经口腔的气管内插管，因此术中要加强管理，可将导管用贴膜粘牢或用缝线与邻近组织缝在一起来防止脱管。口腔颌面部手术中将患者的头部转动时，应注意气管导管的扭曲。如双侧颞下颌关节及颜面的手术，术中需要转动头部时尤其是头偏向右侧并后仰时，气管导管的斜面可贴在气管壁上使气流无法通过而出现呼吸道梗阻。因此转动患者的头部时应轻轻地将头转向一侧，调整合适的位置并能保证气道通畅时方可进行手术。口腔内的手术，血液或分泌物可流入气管内造成误吸。因此，除气囊充气外，咽喉部可放入纱布填塞防止误吸，术中应避免麻醉浅呛咳时大吸气造成的误吸。术中应提醒手术医师及时清除咽喉部存留的血液和分泌物。若发生误吸时，应立即吸出。进入气管内的血块有时会堵塞一侧支气管，出现听诊一侧肺呼吸音弱或有痰鸣音，并同时伴有血氧饱和度的下降。此时，应当用长的吸痰管将血块或分泌物吸出。

（三）术后常见并发症及预防

口腔颌面外科手术后并发症与麻醉药物的影响（保护性反射待恢复），手术的直接创伤及患者原有的病理生理变化有关。最常见的术后并发症是呼吸道梗阻。手术结束后拔管前，应常规检查口腔内有无渗血、血块及遗留物（如碎骨渣、脱落牙齿及纱布等）。一般应在患者完全清醒后拔管。患者完全清醒后，可自行调整舌咽的功能状态，可以主动将血液或分泌物咳出或咽下，保持呼吸道通畅。

1. 恶心、呕吐　恶心、呕吐与麻醉药物的影响及作用残留，气管插管、拔管和吸痰的机械刺激，手术后腭咽部结构上的不适及咽下的血液等因素有关。麻醉药量过大，手术时间长：麻醉时间长，都使术后恶心、呕吐的发生率增加。咽喉部手术、腭裂及咽成形手术，80%患者发生恶心、呕吐，手术后可咽下渗出的血液，呕吐物常为咖啡色；斜视矫治手术恶心、呕吐的发生率为 85%，急诊手术禁食不够恶心、呕吐的发生率也会较高。

恶心、呕吐的预防：减少咽喉刺激，小儿应避免气体吹入胃内导致的胃胀气，维持呼吸循环稳定，适当镇痛。使用 5-HT_3 受体拮抗剂，昂丹司琼（枢丹）或格雷司琼（欧智宁）有较好的抗呕吐作用。术后及早拔管可减少恶心、呕吐，但应在保障呼吸道通畅的前提下拔管。

2. 术后咽痛　口腔颌面外科手术时间长，气管插管放置时间长，手术操作在头部，头部位置不稳定，气管插管与气管黏膜总处于摩擦的状态，咽喉部水肿和损伤明显，术后病人感到明显的咽痛。另外，口腔颌面部软组织疏松，手术后水肿明显。舌根、咽旁及软腭的水肿向下蔓延也会波及咽喉部。术中使用皮质类固醇和术后尽早雾化吸入可预防术后咽喉部的水肿。

3. 褥疮及肢体麻痹 口腔颌面外科手术时间长，上肢外展或约束内收时间过长，手术操作又在病人的头部及上肢处，操作的影响及不慎，手术后病人可出现副神经损伤及臂丛神经(或分支)损伤的症状，严重者会出现肩颈部麻木或上肢麻痹。口腔、颌面外科手术时间长的患者还会在受压部位出现红斑或褥疮，如头的顶枕部、肩胛骨、脊椎、髂后上嵴、尾骨及足跟处，手术时间长时经鼻气管内插管一侧的鼻翼旁也会出现受压的褥疮。因此，对手术时间较长的病人应在可能出现褥疮的部位垫上棉垫或海绵垫。术中约束病人要适当，双上肢不要过分内收或外展。手术当中应定时观察病人可能受挤压部位的情况，防止出现严重并发症。

4. 上呼吸道梗阻 上呼吸道梗阻是口腔颌面外科手术后常见的并发症。机械性上呼吸道梗阻最常见。上呼吸道梗阻的原因有：口腔内出血、血块、痰或分泌物堵塞，舌后坠，喉头水肿、喉痉挛或术后解剖位置的改变。下颌骨切除术后，口底及舌下的肌肉失去颌骨支撑，可出现严重的舌后坠。手术后应在没有渗血的情况下，吸净口腔内的血液、分泌物后再拔管。发生舌后坠时可用舌钳将舌牵出或手术结束前将舌留一缝线，缝线用胶布固定在口周，发生舌后坠时可以及时拉缝线将舌牵出。半侧下颌骨切除术后的病人，健侧的下颌骨因没有对侧的支撑，在肌肉作用下，可向后向内移位，出现舌后坠，导致呼吸道梗阻。尤其是在术后第一天，患者完全清醒后，行悬吊下颌的绷带包扎时，更会将健侧的下颌骨向后向内压，出现急性呼吸道梗阻。患者出现发绀，甚至意识丧失。此时，应立即剪开包扎的绷带，抢救者可将一只手的食指放在健侧下颌角处将下颌向前托起，将另一只手的食指放在健侧下颌骨的下前牙处向前向外拉，这样可将健侧下颌骨及口底组织和舌向前向外托出，解除呼吸道梗阻。对可能出现舌后坠的患者，可放置口咽或鼻咽的通气道。这种通气道可以保持气道通畅，并有利于血液及分泌物的吸出和经此通气道给氧。情况紧急时，紧急环甲膜穿刺(儿童穿刺针 ID 2mm，成人 ID 4mm)或紧急环甲膜切开术可以解除急性呼吸道梗阻，可为进一步的救治争取时间。颏部、双侧下颌骨切除或手术后缺损较大的患者应行气管切开术。颏部、双侧下颌骨切除后口底肌肉失去支持，口底组织和舌会向后坠而阻塞呼吸道。口腔组织缺损后由其他部位的组织瓣进行修复，组织瓣会明显水肿，严重影响舌咽的活动和功能，在水肿后呼吸道本身已经变窄的情况下，舌咽活动又有障碍，病人不能自行将痰或分泌物咳出或咽下，极容易发生上呼吸道梗阻。

喉痉挛是喉头肌肉痉挛使声门关闭而引起的急性上呼吸道功能性梗阻。常见的原因有：浅麻醉下拔管，婴幼儿插管后并发喉水肿，误吸酸性胃内容物，伴有喉头或呼吸道炎症及哮喘等。

喉痉挛症状：会有突然的呼吸困难，出现发绀、三凹现象，缺氧严重时会意识消失。喉痉挛轻度时会有轻度呼吸困难、轻度喉鸣音，此时有部分气流通过声门。中度喉痉挛时，呼吸困难加重，呼吸动作加大，吸气时喉鸣音明显增强，发绀加重，三凹更明显，通过声门的气流很少。重度喉痉挛时，无气流通过声门，没有喉鸣音，会有更加严重的发绀和明显的三凹现象，以及意识丧失。

喉痉挛处理：立即将下颌托起、吸氧，舌后坠严重可用舌钳将舌牵出，呼吸道梗阻严重者，必要时可行紧急气管内插管。痰或分泌物梗阻者应立即吸除。轻度喉痉挛时，立即给予托下颌及纯氧吸入或加压氧气吸入一般可以缓解。若喉痉挛仍不能缓解，可静脉注射氯琥珀胆碱(司可林)使喉部肌肉松弛行气管内插管术，应注意的是强行气管内插管可解除一部分喉痉挛但也可使喉痉挛进一步加重而使插管失败。气管内插管困难时可以采用紧急环甲膜穿刺或紧急环甲膜切开术来解除急性上呼吸道梗阻。

5. 下呼吸道梗阻　下呼吸道梗阻在口腔颌面外科手术中手术后都可发生。下呼吸道梗阻的原因包括：口腔内的出血，血液可直接误吸入呼吸道，血块、呕吐物的误吸，痰或分泌物阻塞小气道，脱落牙齿和骨渣等异物误入气管内和支气管痉挛。支气管痉挛为功能性下呼吸道梗阻，其他为机械性下呼吸道梗阻。下呼吸道梗阻未受到重视或未得到及时的纠正，还会发生术后肺不张、肺部感染或通气血流比例失调。

下呼吸道梗阻的症状有：患者出现呼吸困难，出现缺氧发绀或血氧饱和度下降，肺部可闻哮鸣音，肺顺应性下降，严重时氧气吹入困难。

下呼吸道梗阻处理：立即给予纯氧吸入，误吸或异物误入时不要加压给氧，应用长吸痰管吸除血块和分泌物。异物误入时应立即行支气管镜检查将异物取出。支气管痉挛时可给予氨茶碱 125～250mg 静脉滴注或给予地塞米松 5～10mg 静脉滴注，解除支气管痉挛。呼吸道梗阻解除后应给予抗生素预防肺部感染。对有哮喘或慢性气管炎等慢性阻塞性肺部疾患病史的病人应高度重视，手术前应进行系统治疗控制病情稳定后再手术。经过系统治疗的病人，麻醉和手术的风险会大大降低。

第二节　口腔、颌面外科常见手术的麻醉

一、唇腭裂手术的麻醉

唇腭裂是发生在口腔颌面部的最常见的先天性畸形。唇腭裂的发生是由于各种环境或遗传因素造成的胚胎时面部融合障碍，发病率为 1.6‰。近年来提倡唇腭裂的序列治疗，即婴儿期行唇裂修复术，幼儿期行腭裂修复术，学龄前开始语音训练，学龄期(9～12 岁)进行牙齿的正畸及牙槽突裂的植骨修复，青春发育完成后行正颌外科手术进行颌骨畸形的矫正。使唇腭裂患者既达到正常的口腔咀嚼、语言功能，又能达到良好的牙颌关系与面部外形。唇腭裂患儿还会同时伴有心脏、全身其他器官及颅颌面的畸形，使麻醉管理的难度增加，唇腭裂手术的麻醉严重并发症和麻醉相关死亡率与困难气道和潜在并发症有关。对唇腭裂手术患者麻醉前应当重视全身状况和困难气道的术前评估，提高麻醉和手术的安全性。

婴儿出生时的外在畸形使得家长难以接受，唇腭裂病人及家属多伴有精神或心理障碍。他们的求治愿望迫切，易敏感、易出现焦虑。这也使得患者及家属要求手术修复矫正的年龄越来越小。唇裂修复术的年龄已提前至 1～2 个月龄，腭裂修复术的年龄已提前至 7 个月～1 岁。唇、腭裂修复术多数是在婴、幼儿期进行，唇、腭裂修复手术的年龄提前，可以尽早改善面部外形，尽早改善患儿喂养困难，尽早开始语言功能训练和改善病人的心理、精神及社会行为。因此，麻醉医师访视病人时应注意安慰病人或患儿及家长，注意病人的情绪变化，争取病人的合作。术前访视应重视评估患儿的肺部情况、气道、是否患有先天性心脏病或潜在并发症及患儿的营养状况。

困难插管处理不当是麻醉并发症和死亡率的重要原因。插管困难会导致气道损伤、肺部误吸、低氧血症甚至死亡。唇、腭裂手术的插管困难大多与病人的先天畸形有关。下颌骨发育不足、小颌畸形会使喉镜置入困难和声门暴露困难。张口受限，如 Abbe 瓣术后需再次手术或小口畸形的病人也给插管造成困难。严重面裂时面罩无法密闭的病人，术前已有部分呼吸道梗阻者，如腭裂伴有小颌畸形(Robin 序列征)的病人可有部分的呼吸道梗阻，及腭咽部手术后出血需全麻下止血时，气管内插管及呼吸道管理都会相当困难。

口腔颌面部和呼吸道的先天畸形：颜面部发育畸形第一、第二鳃弓综合征会影响一侧面部和口咽部软组织的发育，影响颌骨及咽腭弓、舌腭弓的发育。颅颌面畸形中的综合征会出现插管困难。呼吸道的先天畸形，如喉蹼、喉头畸形、会厌缺如的病人会使气管插管难度增加。口咽部畸形的病人，如咽腔狭窄、闭锁、

系带粘连的病人,颈椎畸形头后仰受限的病人,以及牙齿、咬颌关系的畸形,如上颌过长、深覆颌、深覆盖、左侧较宽的牙槽嵴裂等都会使插管困难。

慢性呼吸道梗阻及睡眠呼吸暂停:腭裂患儿的家长会述说患儿有睡眠打鼾,睡眠时有明显的呼吸道梗阻,家长不敢让患儿独自睡觉。患儿还会有喂养困难,喂乳时可出现窒息,喂乳所需时间延长,患儿由于在喂乳时无法正常呼吸,出现缺氧、窒息,也会由于营养不足而使生长缓慢,身高、体重都可能低于同龄患儿。长时间上呼吸道梗阻引起的缺氧还可导致右心室肥厚和肺心病。早产儿唇、腭裂的发生率高,早产儿麻醉后呼吸暂停和心动过缓发生率明显高于足月儿。唇、腭裂患儿因呼吸道开口处的缺陷易发生上呼吸道感染,急性上呼吸道感染时应暂缓手术。手术应在上呼吸道感染痊愈后进行。否则,麻醉插管后易发生支气管痉挛或痰及分泌物阻塞小气道。

唇、腭裂患儿若伴有食管气管瘘时,正压通气更易引起胃膨胀,特别是同时还存在困难气道、通气困难时,麻醉的危险大大增加,过度的加压通气会造成胃扩张或胃破裂。胸X线侧位片可显示含有气体的瘘管,瘘管直径>2.5mm可以发现。气管食管瘘时,自主通气可能比机械通气更安全。

唇、腭裂患儿伴有先天性心脏病的发生率为3%~7%(或5%~10%),单纯的房间隔缺损、室间隔缺损最常见,平时可无症状,而在体检听诊时发现。唇、腭裂患儿也会伴有肺动脉狭窄、大动脉转位或法鲁四联征等严重的心血管畸形。若同时有喂养困难、容易疲乏、口唇青紫(进食哭闹时),出现皮肤、黏膜发绀,提示伴有动静脉分流,循环缺氧严重,这类患儿存在呼吸、循环代偿功能减退的问题。

唇、腭裂患儿常有喂养困难,身体发育差,手术前可能因喂养不足和禁食存在脱水,加上术中失血,可能对输血输液量估计不足。唇、腭裂患儿术前3小时喝些清水,可改善脱水症状,又不增加胃容量。完全母乳喂养的婴儿也可喂乳到术前4小时。铁和糖原主要在怀孕的后3个月生成,因此早产儿不给予葡萄糖会发生低血糖。早产的唇腭裂婴儿手术时应考虑输注葡萄糖溶液。出生后3~6个月时血红蛋白处于最低值,也称生理性贫血期。严重贫血会使脏器血供、氧供减少,可增加围手术期心搏骤停的发生率。此时的手术患儿血红蛋白应达到10g才安全。

有150多种疾病与困难气道和麻醉管理有关,与唇腭裂有关的常见综合征如下:

1. 21染色体三体综合征(唐氏综合征)[Trisomy 21 syndrome(Down syndrome)] 存在腭裂,身体短小,智力障碍,小颅畸形,枕扁平,内眦赘皮,短颈,肌张力减退,影响动作和语言。平均寿命35岁,伴发先天性心脏病多在2岁以内死亡。在高龄产妇中发生的概率高,妊娠期母亲血清的唐氏筛查(有争议)或羊水染色体分析可检出。

2. 13染色体三体综合征(Trisomy 13 syndrome) 唇腭裂,多指,小颌畸形(66%),先天性心脏病,短颈,喂养困难,喉头畸形。

3. Turner综合征 腭裂,腭盖高拱,颈蹼,性幼稚,肘外翻,内眦赘皮,上睑下垂,招风耳,小颌畸形。自然流产的胎儿中20%为Turner综合征。

4. Stickler综合征(Stickler syndrome) 腭裂,小下颌,二尖瓣脱垂,关节活动过度,视力下降,近视,视网膜剥脱,失明。也有人认为其中的30%为Robin序列征,建议Robin序列征的患儿应定期复查视力。

5. Crouzon综合征(Crouzon syndrome) 颅面部骨发育不良:颅缝早闭,上颌骨发育不全,眼眶浅,眼球突出,腭正中伪裂。

6. Apert综合征(Apert syndrome) 尖头并指畸形,腭裂,软腭裂或腭垂裂,颅缝早闭,面中部畸形,对称性并指(趾),智力迟钝,中耳炎,眼间距过宽,眼突出,睑裂外下斜,呼吸受阻,肺心病。

7. 脑膨出畸形(encephaloceles) 脑膜可在前部膨出,自筛骨、蝶骨处膨出伴腭裂,因此推测胚胎时脑膨出的形成影响了腭部闭合。

8. 发性翼状胬肉综合征(multiple

pterygium syndrome)　腭裂,颈部翼状胬肉,发髻低,睑裂偏斜。

9. 下颌骨、面骨发育不全(Treacher Collins syndrome)　腭裂,腭咽闭合不全,双侧对称性颧骨、眶骨发育不足,耳郭畸形,听力下降,鼻梁抬高,双睑裂短,斜向侧外方,小下颌,舌后坠,智力正常。

10. 鳃-耳-肾综合征(Branchio-oto-rental syndrome,BOR)　腭裂或腭垂裂,鳃裂囊肿,鳃裂瘘,耳郭畸形,听力下降,多囊肾。

11. Klippel-Feil 畸形　腭裂,颈椎融合或颈椎畸形,颈短粗呈蹼状,听力下降,神经性耳聋,面部不对称,胸椎融合(一个或几个),外展麻痹伴眼内缩或眼外转,眼裂窄。

12. Robin 序列征(Robin sequence)　腭裂,小下颌,舌后坠(三联征),发生率为 1∶(2000～3000),下颌小,双侧对称性后缩,"U"形腭裂。吸气相呼吸困难时胸骨或肋骨凹陷(仰卧时),出生时就存在呼吸困难,喂养困难,可能存在舌控制能力不足,小颌畸形与舌后坠妨碍了会厌运动。

13. 腭-心-面综合征(Shprintzen syndrome)　腭裂,鼻突,下颌后缩,心血管异常。

14. 半侧小颜面畸形(Goldenhar syndrome)　可有腭裂,面横裂或大口畸形,第一鳃弓综合征,一侧面部发育不良、面部不对称,下颌骨发育不良,眼、耳异常症状,同侧肺缺如或肺发育不足(可双侧),鼻后孔闭锁,颈部畸形,心脏异常。

15. 口-面-指综合征(Oral-facial-digital syndrome)　舌裂或分叶舌,或有腭裂,手指畸形,正中裂,小颌畸形。

16. 喉裂、喉蹼和腭裂(cleft larynx, laryngeal web, and cleft palate)　腭裂伴有喉裂或喉蹼,喉蹼时哭闹或发音时有声嘶和声音异常。

17. 肢弯曲综合征(Campomelic syndrome)　腭裂,小下颌,舌后缩,短颈,50%病例出生时或出生后几小时死亡,很少活过 10 个月,极少数活过几年,听力下降,智力下降,85%有呼吸窘迫,主要原因是胸廓狭小,咽腔狭窄,气管发育不良,中枢性张力低下。

唇腭裂患者的气道评估除一般评估外,应注意观察病人头面、颈、上下颌的外观,下颌活动度,头部伸展和颈部的活动度,牙齿、口咽及颈部软组织情况,近期的胸片和颈椎的 X 线片,以及以前的麻醉记录。

术前评估的原则:手术前看病人时应当了解口腔颌面部的疾病,了解唇、腭裂病人合并的畸形或综合征。查看有无张口受限,颈部的情况,病人张大口能否见到腭垂,有无小颌畸形、颏后缩,有无其他综合征,发音是否正常。必要时进行放射学、喉镜检查及会诊。伴有睡眠呼吸暂停综合征的病人应详细了解病史、睡眠后呼吸的情况预测有气管内插管困难的病人,应向患者及家属交代风险,争取患者及家属的配合。发生气管内插管困难时,要告知患者或患儿家长,以便再行手术时使麻醉医师了解。气管内插管存在困难应作详细记录。

综合评估的内容:注意观察头、面、颈部有无发育畸形、小颌畸形、牙颌关系、脊柱及四肢。有无漏斗胸(可能存在呼吸道不通畅)。预测有无插管困难。腭裂伴有小颌畸形(Robin 序列征)的病人会有不完全腭裂+小颌畸形,有严重的舌后坠,舌后缩,舌体像个球型阀一样阻塞呼吸道,吸气困难明显,麻醉诱导时会出现面罩给氧困难,吹肺费力;喉镜置入困难,无法暴露声门。第一鳃弓综合征会有一侧面部发育不足,一侧面裂、附耳等。严重面裂时面罩无法密闭影响通气。

仔细听病人说话的声音和婴儿哭的声音:喉蹼会有声嘶,会厌软骨钙化不全或喉头畸形时会有喉鸣音,Robin 综合征时会有咽部含东西的声音。有睡眠呼吸暂停综合征时,如果患儿正在睡眠,可以听到鼾声,可以根据鼾声的大小,判断呼吸道梗阻的轻重,预测有无面罩通气困难和气管内插管困难。

应详细向患儿家长了解有无出生时缺氧、发绀和窒息。小颌畸形、舌后坠、Robin 序列征、脑瘫和智力障碍多存在出生时的缺氧、窒息或缺血缺氧性脑病(HIE),可预测插管和拔管后的情况。了解睡眠能否平卧、睡眠姿势、是否打鼾，有无呼吸道梗阻及憋醒，可预测有无面罩通气困难和困难插管。了解有无喂养困难，喂养困难的患儿喂乳时间延长，患儿有营养发育不良，体重较轻，说明患儿存在吞咽功能不全和咽部运动的不协调，喂乳时会有呼吸困难，缺氧，可能会有面罩通气困难、插管困难，易发生呼吸道梗阻。

检查患者的张口度（Mallampati 分级）、仰头时颈部屈伸度、颏甲距离、前伸牙颌关系、喉镜检查，放射学检查（颈椎畸形），CT、MRI（咽腔、喉头）。下颌骨发育不足、小颌畸形时颏甲距离小，可以预测声门暴露困难。张口受限，如 Abbe 瓣术后需再次手术或小口畸形的病人插管困难是显而易见的。腭裂伴有小颌畸形（Robin 序列征）时，小颌畸形、严重颏后缩会将舌根和口底组织向后压，使咽腔变窄（舌根至咽后壁的间隙变窄）或同时伴有呼吸道梗阻、睡眠呼吸暂停综合征的病人可通过口腔检查、CT、MRI 进行困难气道的预测。颜面部发育不良、第一、二鳃弓综合征会影响一侧面部、颌骨及咽腭弓、舌腭弓的发育，Mallampati 检查时可能为 1 级，按常规预测应无插管困难。但口咽部软组织没有弹性，不能拉伸，而影响喉镜的暴露，导致气管内插管困难。呼吸道和口咽部的先天畸形，如喉蹼、喉头畸形、会厌缺如、咽腔狭窄、闭锁、系带粘连的病人需通过间接或直接喉镜检查才能确诊，并使气管插管的难度增加。颅颌面畸形中的综合征会出现插管困难，如 Klippel-Feil 综合征的病人会有腭裂、颈椎融合或颈椎畸形、颈短粗或胸椎融合，需通过放射学检查颈椎正侧位 X 线片进行确诊。第 1～2 颈椎的畸形或融合会使气管内插管极其困难。牙齿、咬颌关系的畸形，如上颌牙齿过长、深覆颌、深覆盖会影响喉镜的放置，使插管困难，还会造成牙齿损伤、松动或脱落。特别应避免脱落牙齿掉入呼吸道——导致气管内异物，阻塞呼吸道。左侧较宽的牙槽嵴裂会使喉镜叶片落入裂隙中，影响喉镜暴露的视野导致插管困难，这些都需要在麻醉前进行详细的检查。存在小颌畸形、下颌后缩时，下颌牙齿如果可以达到对刃或前伸的咬合关系时，一般不会有插管困难，否则会有插管困难。

腭裂修复手术麻醉中易发生气管内插管脱管或插入过深。气管插管应固定牢固。放置腭裂开口器时应格外小心，开口器易将气管导管压瘪或斜面贴在气管壁上导致呼吸道梗阻。反复放置开口器或去除开口器时易将导管带出，发生脱管。腭裂手术操作时应提醒手术医师保护好气管插管，并应随时做好紧急气管内插管的准备。唇、腭裂手术时应使病人处于头后仰位。此时，声门位置处于最高位，鼻咽腔处于最低位，血液和分泌物可暂时积存在鼻咽腔而不致流入气管内。同时可提醒手术医师及时吸净鼻咽腔的血液，而不是完全依赖导管的气囊来防止误吸。术中麻醉维持应平稳，避免病人呛咳。因为呛咳时病人头部位置会发生变化，血液会流入或吸入气管内。尽管导管的气囊充气或咽部纱布填塞可以起到封闭的作用，但在导管与气管之间仍留有潜在的缝隙，在病人呛咳或大吸气时及头部位置改变时，仍有误吸的可能。唇、腭裂患儿手术后采用侧卧位或俯卧位头偏向一侧，有利于呼吸道的通畅和分泌物及血液的流出。

唇腭裂手术后并发症可有喉头水肿，2～6 小时内发生，这是由于气管导管对声门的刺激所致或患儿手术前有上气道感染，或平时易患喉炎和喉水肿的患儿手术后极易出现呼吸困难。术后即刻出血可为术中止血不完善或患儿过度哭闹，出血部位可为切口前端的鼻腭血管或黏骨膜瓣边缘，断裂的腭大血管或其分支，及鼻腔的创面。术后延期出血多为术后感染或血液系统性疾病。可行压迫止血或全身治疗，止血困难时常需要气管内插管全麻下止血。牙槽嵴裂植骨手术患者插管时牙垫不要放置在牙槽突的裂隙内，因为裂隙内的牙齿生长位置异常，患者用力咬牙时，牙垫可造成生长位置异常牙齿的松动或脱落。牙槽嵴裂植骨手术分离牙槽嵴处的黏膜时会有一定的手术刺激，应当加深麻醉来减小血压的波动和减少出血。过度的二瓣后推式腭裂修复术和咽成形术可因水肿、出血发生气道梗阻或窒息，或因患者不习惯口呼吸而出现呼吸费力，咽成形手术患者不要过早拔管，应清醒后并可自行调整舌咽的关系且可以进行口呼吸时再拔管。先天性颈蹼的患者会有头后仰受限，麻醉诱导时应采用清醒、保持呼吸条件下行气管内插管，应使用纤维鼻咽镜或纤维插管镜帮助气管内插管。

二、口腔颌面部肿瘤手术的麻醉

口腔颌面部肿瘤的患病率为(2.5～3.6)/10 万。良性肿瘤可有牙源性、上皮源性和间叶组织肿瘤，恶性肿瘤多为上皮源性、腺源性肿瘤，也有肉瘤及淋巴瘤。口腔颌面部恶性肿瘤可引起牙齿松动、感染破溃、疼痛、面瘫、张口困难、进食困难、骨折及气道梗阻等症状。还可发生淋巴结及远位(肺、肝、脑)转移。口腔颌面部恶性肿瘤影响进食及肿瘤有害物质的吸收还可出现水电解质紊乱、贫血和恶病质。晚期恶性肿瘤还可引起高钙血症和白细胞增多症，出现厌食、虚弱，甚至昏迷。有些肿瘤还会侵及眼部、耳咽部和颅内。口腔颌面部肿瘤多以外科手术治疗为主要手段。口腔颌面部肿瘤患者会因张口受限、气道梗阻和全身状况差而使麻醉出现困难。肿瘤患者手术的年龄也在逐年增高，很多会伴有高血压、冠心病、糖尿病及慢性阻塞性肺疾患等全身疾病，也使麻醉管理的难度增加。

口腔颌面部肿瘤可发生在舌、牙龈、唇、颊、口底、腭、咽旁、腮腺嚼肌区、颌下区、翼腭凹、颞下凹、颈部及上、下颌骨等部位。发生在上颈部、颌下区、舌根、口底、软腭和咽旁部位的较大肿瘤，患者可以出现部分呼吸道梗阻的症状，如睡眠时打鼾明显或不能平卧入睡，吸气时有三凹现象。舌根部肿瘤麻醉时可出现通气困难，还会影响喉镜置入使声门暴露困难。腮腺嚼肌区和翼腭凹的肿瘤可以影响咀嚼肌群，出现张口受限或张口困难。上、下颌骨较大的肿瘤面部畸形严重，会妨碍麻醉面罩的放置，出现面罩漏气及给氧困难。上颈部肿物可将气管推向另一侧，使气管移位，出现气道梗阻及气管内插管困难。口腔颌面部肿瘤如果不影响呼吸道通畅，估计没有气管内插管困难的患者可采用快速诱导，给予肌肉松弛药行气管内插管。估计只有气管内插管困难而无通气困难的患者，可给予丙泊酚类短效静脉麻醉药使患者睡眠后保持呼吸条件下行气管内插管。呼吸道有部分梗阻的病人，张口受限，面罩无法密闭而同时又有通气困难的患者应行清醒经鼻或经口腔的气管内插管(保持自主呼吸条件下)。经口腔气管内插管行下颌骨切除时，特别是一侧下颌骨完全切除，最易发生脱管。因此，颌面部肿瘤切除手术时气管插管的固定一定要牢固，防止术中脱管。颈淋巴结清扫术的麻醉要求平稳，因为手术操作时是在颈部大血管的周围作锐剥离，若术中患者呛咳、躁动可损伤大血管出现大出血。颈淋巴结清扫术自下而上行至颈动脉分叉附近时，若麻醉深度不够时可能出现颈动脉窦反射，患者会出现呼吸不规则，血压波动和心律失常。颈动脉窦反射可通过局部注射局麻药或加深麻醉来阻断。口腔颌面部肿瘤切除手术后影响呼吸道通畅时要考虑气管切开术。如口底较大的肿物切除、下颌骨正中区段切除、双侧下颌骨切除、舌根及咽部较大肿物切除、组织缺损较大的患者也应行气管切开术。目前，随着手术的进步，对于肿瘤切除术后的口腔颌面部组织缺损，大都会采用同期的、身体其他部位的组织瓣(如前臂皮瓣、腓骨肌皮瓣、大腿外侧皮瓣及背阔肌皮瓣等)进行修复。口腔内组织瓣修复术后组织水肿明显，组织瓣会像一个异物起到阻塞作用，并且影响舌、咽的正常活动，使得痰或分泌物不能咽下或咳出(吞咽、咳痰功能障碍)，容易发生呼吸道梗阻。抢救时，又由于口腔内组织瓣的影响，紧急气管内插管也很困难。因此推荐对于组织缺损较大、修复后组织水肿会严重、肥胖(咽腔较窄的患者，平时睡眠打鼾严重)的患者、老年患者(ASA 分级Ⅲ～Ⅳ)，以及可能发生呼吸道梗阻的患者建议手术后行气管切开术。双侧颈淋巴结清扫术，不保留颈内静脉的患者也应考虑气管切开。因为双侧颈淋巴结清扫术，不保留颈内静脉会出现严重的双侧颈静脉回流障碍，术后口腔、咽部、颌面、颈部水肿严重导致呼吸道梗阻。双侧颈静脉回流障碍还可使颅内压升高，同时若出现呼吸道梗阻，会威胁患者的生命安全。手术后保留气管内插管数日，至水肿消退后再拔管也是可行的办法，可以避免气管切开。但对保留气管内插管患者的术后护理一定要重视，最好在重症监护病房内管理。应及时抽吸、清理气管导管内的痰或分泌物。口腔颌面部手术多使用异型气管内导管，这种导管的长度比普通气管导管要长，而且弯曲多，痰或分泌物极容易结痂堵塞气管导管，发生导管阻塞导致的呼吸道梗阻。异型导管的护理难度增加，应定时往导管内注射盐水、定时吸痰，防止堵塞。对保留气管内插管的患者要严格约束，防止其自行将导管拔除。否则，抢救时会因插管困难出现措手不及。保留气管内插管的患者床旁，应备有紧急插管、紧急环甲膜穿刺及气管切开的准备，以备发生意外时急救用。

口底、舌根咽旁肿瘤会出现疼痛、流涎、进食困难，营养障碍和水电解质紊乱（低钾、低钠），水、电解质紊乱和营养障碍应尽量在手术前予以纠正。

神经纤维瘤出血多，术前动脉栓塞有助于减少术中出血。舌体巨大海绵状血管瘤的患者会存在舌体大，气管插管的难度大，可根据情况考虑鼻咽纤维镜插管或气管切开，保持呼吸道通畅，防止血液吸入堵塞气道。血管丰富，手术出血多应行控制性降压，减少出血且便于手术操作。还可应用低温麻醉，减轻低血压对心脑肾的缺血缺氧性损害，保证手术的安全性。颈部大血管手术，也应气管内插管全身麻醉，术中控制性降压，低温麻醉（警惕偏瘫，甚至死亡），降低脑氧耗，术前应行颈总动脉夹闭试验。颈动脉体瘤术前应进行颈动脉压迫阻断训练（Matas 试验），并备好输血的准备。颈动脉体瘤并发高血压（分泌儿茶酚胺性副节瘤，化学感受器肿瘤），应术前常规测定儿茶酚胺。术中可能有压力感受器症状。化学感受器肿瘤，如颈动脉体瘤或颈静脉球瘤，术前应检查儿茶酚胺，手术刺激时易出现心动过缓，术中渗血多，需行控制性降压。

咽喉部肿物阻塞呼吸道或咽部，情况不详时应考虑保持呼吸条件下的气管内插管，不要采用快速诱导，特别是使用长效肌肉松弛药打掉呼吸的情况下，插管和通气又有困难时会有很大的危险。

颈淋巴结清扫术后，可由于手术切口出血、水肿、敷料包扎过紧、气管软化、塌陷、声带麻痹、气管炎、喉痉挛、喉头水肿和呼吸道分泌物等原因发生慢性或急性呼吸道梗阻，会危及病人的生命，应紧急施行人工呼吸、气管内插管或气管切开，或环甲膜切开术。

近年来，口腔颌面部肿瘤手术切除后组织缺损较重的患者，多采用同期带血管蒂的组织瓣进行修复。肿瘤切除＋皮瓣修复的患者在术后 2～3 天可出现谵妄，谵妄的发生率为 14.6%。术后谵妄是外科手术后严重的并发症，好发于老年患者，表现为意识、注意力、认识力和感知力短暂性障碍。术后谵妄时会增加护理难度和并发症的发生影响预后和皮瓣的存活。高龄、术后疼痛、药物等多种因素与术后谵妄有关，皮瓣修复手术时间长、创伤大，术后制动、气管切开等特点使术后谵妄的危险因素更加复杂。酗酒、术后睡眠紊乱和高龄是术后谵妄的独立危险因素。高龄老年人应激能力降低，对异常代谢的适应能力减退，同时中枢性胆碱能神经元减少，感知能力下降因而更易发生术后谵妄。有酗酒史的患者发生术后谵妄可能与酒精戒断有关，术后视觉、空间感觉等认知功能较无酗酒史的患者明显下降。因而对于有酗酒史的患者应特别重视术后谵妄的发生，应及早给予预防性治疗。睡眠质量下降或睡眠缺失在外科术后患者很常见，皮瓣修复术后的头部制动、伤口疼痛、口腔分泌物增多、环境噪声、夜间监测和护理等多种因素可影响到患者的精神状态，导致认知功能受损，呈易激惹、焦虑的状态，易发生术后谵妄。术后谵妄患者又可表现出睡眠周期紊乱，进而形成恶性循环。睡眠紊乱导致的术后谵妄在老年患者中尤为突出，可能与乙酰胆碱、多巴胺等神经介质的失衡有关。调节睡眠生理周期的褪黑素分泌下降也可能是导致术后谵妄的原因之一。改变室内光线等非药物方法有利于调节患者的睡眠周期，避免谵妄。术后疼痛、痰多、制动与谵妄无关，但对术后恢复的影响不能忽视。对这些问题的重视有利于改善患者的睡眠，而减少谵妄的发生。

三、正颌外科手术麻醉

牙颌面畸形（oral and maxillofacial deformities）是由遗传因素、胚胎发育障碍、系统疾病、不良习惯、创伤、肿瘤等因素引起的颌骨发育异常所致的颌骨形态、体积的异常，上下颌骨关系及颌骨与颅面其他骨骼的关系异常。同时伴有牙齿关系、咀嚼功能和颜面形态的异常。正颌外科学（orthognathic surgery）是以研究和诊治牙颌面畸形为主要内容的学科。牙颌面畸形分为颅面发育异常综合征、颌骨发育畸形和后天获得性畸形三大类。颌骨发育畸形是正颌外科治疗的主要对象。颌骨发育畸形包括上下颌的前突或后缩、颏后缩，长面或短面综合征，下颌角或嚼肌肥大，下颌偏斜，颜面发育不足或肥大，髁突肥大及牙齿关系畸形。正颌外科的手术主要解决颌骨移动、矫正咬合关系及改善颜面畸形的问题。正颌外科常用的手术方法也是现代正颌外科的标准术式，有 Lefort Ⅰ型截骨术、下颌升支矢状劈开截骨术、口内入路水平截骨颏成形术。口内入路的下颌升支矢状劈开截骨术矫正下颌骨畸形是正颌外科的经典术式。

正颌外科手术患者因功能和美观的原因，要求手术进行矫正。患者对治疗的期望值较高，对麻醉和手术的耐受性差。因此，手术前访视病人时应多做解释工作，争取患者对麻醉操作的配合。

正颌外科手术的患者需采用经鼻腔气管内插管，不能采用经口腔气管内插管。因为，手术中外科医师要靠矫正上下颌牙齿的咬合关系来矫正颌骨的位置，经口腔插管会妨碍上下颌牙齿咬在一起，无法参照上下颌牙齿的咬合关系来矫正颌骨的位置，而影响手术效果。

正颌外科手术复杂，手术时间较长，上下颌截骨时出血较多，上颌 Lefort Ⅰ型截骨术较大血管的出血主要发生在上颌结节后方的上牙槽后动脉、上颌窦后壁和内壁交界处的腭降动脉，甚至是翼上颌裂进入的颌内动脉。下颌升支矢状劈开截骨术中的出血是由于骨钻、骨凿和牵开器使用不当导致的颌内动脉、颈外动脉、下牙槽血管以及面后静脉的损伤。一般性出血多因颊动脉切断引起。上颌 LefortⅠ型截骨时，出血多且只有在完全截骨后才能止血完善，截骨时间的长短决定了出血量的多少。上颌骨的血液循环丰富，手术时渗血明显，长时间的渗血也会发生失血性休克。因此，正颌外科手术中应当严格计算失血量。减少出血的方法包括切口周围可以用含有肾上腺素的局麻药进行浸润来减少出血并获得清晰的术野。术中采用控制性降压技术能够将术中小血管出血和毛细血管渗血的血量控制在最低限度。术中可用控制性降压技术使术中收缩压维持在 10.6～12kPa(80～90mmHg)或平均动脉压在55～60mmHg，可明显减少截骨时的出血。实施控制性降压麻醉时应同时进行有创血压监测和尿量的监测，可以实时监测血压变化和重要脏器的血流量(尿量/小时)。

正颌外科手术大多是在口腔内操作，术中及术后的出血可因患者吞咽而进入胃内，手术后易发生恶心、呕吐和误吸。呕吐物可为胃液与陈旧性血液的混合物。为减少术后的呕吐及误吸，正颌外科手术患者术前可置入胃管，手术后可经胃管将胃内容物吸出，减少术后恶心、呕吐和误吸。手术后麻醉恢复期间，上下颌牙齿已行颌间结扎的患者，因不能张口，影响患者张口吐出呕吐物，呕吐时易发生误吸和窒息，应在术后保留胃管进行及时的抽吸，最好在重症监护室内加强管理，并在床旁备有钢丝剪和急救复苏设备，以便发生威胁生命的紧急情况时可以剪开上下颌结扎的钢丝，使患者能够张口，便于急救。

颏成形术创伤大时导致的口底血肿、严重舌后坠可引起通气困难甚至窒息。小下颌畸形、颏后缩或手术使下颌后移过多的患者术后可能发生舌后坠、打鼾。矫正下颌前突的手术时若使下颌后移过多会使肥大的舌体和口底组织一起后移，再加之术后的水肿，患者也会有通气障碍或不适应产生的窒息感。此类患者拔管时可将经鼻的气管内插管拔至声门外1cm左右，留作鼻咽通气道，防止舌后坠。对术后苏醒期不能自主维持气道通畅的正颌外科患者，可留置气管内插管至完全清醒后或患者自己可以维持气道通畅时再拔除。因正颌外科手术患者对美观的要求较高，气管切开的考虑应慎重。

控制性降压技术：疼痛会使心率加快、血压升高，特别是Lefort Ⅰ型截骨时心率、血压的变化更明显，应首先对疼痛进行足够强度的控制，在全身麻醉的基础上，可以使用舒芬太尼和瑞芬太尼。对于大多数患者特别是女性患者，基本能够达到满意的血压控制。若加深麻醉和使用麻醉性镇痛药仍不能达到理想的血压控制时，可考虑使用尼卡地平(佩尔)或硝普钠进行控制性降压。尼卡地平可给予小剂量10～30μg/kg分次小壶内静脉给药或5～6μg/kg稀释后注射泵输注给药。硝普钠可给予1～2.5μg/min或0.5～8μg/(kg·min)应稀释后注射泵输注给药，并从小剂量开始滴定给药。大剂量、长时间给入硝普钠可导致氰化物中毒。控制性降压时需要持续血压监测和尿量监测，最好是进行有创测压。尼卡地平或硝普钠降压时会有反射性的心率增快。高龄、具有严重心脑血管等重要器官的疾病患者不适用控制性降压。

四、颞下颌关节强直手术麻醉

因器质性病变导致长期开口困难或完全不能开口者，称为颞下颌关节强直(ankylosis of the temporomandibular joint)。颞下颌关节强直多数发生在15岁以下的儿童，临床上分为关节内强直、关节外强直或混合性强直。病理学变化又分为纤维性强直和骨性强直。颞下颌关节强直可由感染和关节创伤的原因造成。感染可由中耳炎、下颌骨髓炎或肺炎、败血症等感染邻近扩散波及或经血液循环播散影响到颞下颌关节而发生关节强直。创伤可由产钳损伤、下颌骨损伤等，特别是颏部的对冲性损伤，直接外力损伤到颞下颌关节而造成关节强直。关节强直后患者会出现开口困难、下颌骨发育障碍、牙齿的咬合关系错乱及下颌骨的髁状突活动减弱或消失。因下颌骨的生长发育中心在髁状突，关节强直后下颌骨会停止发育，以及咀嚼功能的减弱，患儿会出现小颌畸形、颏后缩。关节强直发生的年龄越小，小颌畸形就越明显，在出生后至几岁内发生的关节强直可伴有严重的小颌畸形、颏后缩。儿童6～7岁以后发生的关节强直可以小颌畸形很轻微或不伴有小颌畸形。严重的小颌畸形、颏后缩会使舌、舌骨后缩，上气道变窄，睡眠后呼吸困难，多数患者伴有睡眠呼吸暂停综合征(OSAS)。关节强直后张口困难，患者会出现进食困难，营养不良，全身营养发育差，体重和身高都会低于同龄患儿。颞下颌关节强直患者因张口困难不能进行口呼吸，感冒和鼻塞时会有呼吸窘迫现象。伴有睡眠呼吸暂停综合征的关节强直患者还会因长期慢性缺氧造成心肺功能障碍。颞下颌关节强直患者麻醉上的难题是患者张口困难，不能行经口插管，意识消失后容易出现舌后坠和窒息。麻醉诱导应避免使用快速诱导的方式。麻醉时只能行经鼻腔的气管内插管。成人可行清醒经鼻腔气管内插管。儿童则应使其睡眠后保持呼吸的条件下行经鼻腔气管内插管，但应注意，在患儿意识消失后如果插管的时机还不成熟，应尽早将气管内插管经鼻腔置入至咽部，起到通气道的作用，防止舌后坠和窒息。待麻醉加深后或插管时机成熟后再将其插入气管内。鼻咽纤维镜或气管插管镜可以帮助颞下颌关节强直患者的气管内插管。颞下颌关节强直患者多数是行关节成形术来解决张口问题，但在手术结束时，小颌畸形并没有改善，加之手术后的肿胀，术后的气道维持有一定的难度，常常需要留置气管内插管至完全清醒后(多在术后次日晨)，患者可自行调整气道的通畅时再拔管。小颌畸形不严重，没有睡眠呼吸暂停问题的患者可在术后完全清醒，呼之睁眼后拔管或留置鼻咽通气道，留置鼻咽通气道可以防止舌后坠，待患者完全清醒后再将通气道拔除。

近年来，对颞下颌关节强直伴有小颌畸形

的患者，经常是运用内置式颌骨牵引成骨技术治疗，先行下颌骨手术植入骨牵引器（也叫骨延长器），经过数月的骨牵引后，小颌畸形得到改善，再行使张口改善的关节成形术。手术年龄多在 4 岁以后的较小年龄。因此在骨牵引器植入术后的苏醒期内，患者的病情在此刻没有比术前改善，仍存在张口困难和小颌畸形，再加上术后的组织肿胀，气道梗阻风险是高于术前的。因此植入骨牵引器的关节强直、小颌畸形患者，术后也应留置气管内插管至术后次日早晨，确定患者可以自行维持气道通畅时再拔除气管插管。

颞下颌关节强直伴有小颌畸形的患者及植入骨牵引器的关节强直患者术后都应在重症监护室内加强管理。床旁还应备有紧急气管切开、紧急环甲膜切开或紧急环甲膜穿刺的准备。

五、阻塞性睡眠呼吸暂停综合征病人的麻醉

阻塞性睡眠呼吸暂停综合征（obstructive sleep apnea syndrome，OSAS）是一种有潜在致死性的睡眠呼吸紊乱性疾病。发病率为 1%～4%，65 岁以上年龄的发病率可达 20%～40%。口腔颌面外科手术治疗的阻塞性睡眠呼吸暂停综合征主要是由关节强直和骨发育障碍造成的下颌后缩畸形及小颌畸形。睡眠呼吸暂停的定义是睡眠中口鼻气流中止超过 10 秒以上。根据原因和表现不同分为：①阻塞性睡眠呼吸暂停：由上气道阻塞引起，口鼻气流停止而胸腹呼吸动作存在。②中枢性睡眠呼吸暂停：口鼻气流和胸腹呼吸动作同时停止。③混合性睡眠呼吸暂停：口鼻气流停止胸腹呼吸动作存在与口鼻气流和胸腹呼吸动作同时停止的情况并存。

严重的小颌畸形、下颌后缩的患者存在面部畸形、咬合错乱与张口受限（如腭裂伴有小颌畸形、颞下颌关节强直等），以及口咽部的肿瘤等，都可同时伴有上呼吸道狭窄所致的阻塞性睡眠呼吸暂停综合征。主要表现为睡眠时严重打鼾（声音大、有间断）、睡眠惊醒、日间极度嗜睡和低通气与呼吸暂停反复发作引起的低氧血症，二氧化碳增高等症状。患者由于长期缺氧、低氧血症和二氧化碳增高还可同时伴有心、肺、脑、肝、肾等重要脏器受损的现象，可出现心律失常、血流动力学改变、肺动脉高压甚至肺心病及中枢神经系统损害，甚至发生睡眠中猝死。

多导睡眠图仪（polysomnography，PSG）监测是诊断 OSAS 最有效的方法。睡眠时口鼻气流停止≥10 秒，每小时呼吸暂停加低通气 5 次以上，即睡眠呼吸紊乱指数（respiratory disturbance index，RDI；正常 RDI<5）>5，每晚 7 小时呼吸暂停加低通气达 30 次以上就可诊为 OSAS，包括低通气（潮气量减少 50%，同时 SaO_2 下降 40%以上）和呼吸暂停的次数。轻度 OSAS：RDI5～20；SaO_2 >85%；中度 OSAS：RDI20～50；SaO_2 70%～85%；重度 OSAS：RDI >50；SaO_2 <70%。

X 线头影测量可间接了解气道及检查气道的阻塞部位，可协助 OSAS 的诊断。舌根至咽后壁之间的距离代表咽后间隙（后气道间隙，PAS），也称为生命间隙。PAS≥9.15mm 时，RDI 的 95%可<5，若 PAS≤4.62mm 时，RDI 的 95%可>5。鼻咽纤维镜检查也可协助 OSAS 的诊断。

口腔颌面外科的阻塞性睡眠呼吸暂停综合征患者多为严重的 OSAS 病人。术前2～3 周采用持续正压通气（CPAP）治疗，可改善患者的缺氧状态及低氧引起的重要脏器的功能损害程度，提高病人对麻醉和手术的耐受性。严重小颌畸形、下颌后缩的病人，伴有 OSAS 时手术前应了解睡眠情况、打鼾程度、有无睡眠惊醒、睡眠时的体位及有无呼吸暂停、日间是否嗜睡；了解 X 线胸片、ECG 及肝肾功能检查结果；了解 PSG 和 X 线头影测量的检查结果。口腔颌面外科常见的睡眠呼吸暂停多为阻塞性的，由颌面外科疾病造成的上气道狭窄所致。但也有少部分为混合性的，除阻塞性睡眠呼吸暂停外还同时伴有中枢性睡眠呼吸暂停。这是由于慢性缺氧所致的中枢神经系统损害，呼吸中枢受损后出现中枢性呼吸暂停。

对于此类病人要格外小心,应加强麻醉管理,手术后要考虑呼吸支持。OSAS 患者的麻醉前用药应在手术室给予,不要在病房给药,应在麻醉医师监护下有复苏条件才能给药。对 OSAS 患者应用中枢性镇静催眠药或麻醉性镇痛药是危险的。OSAS 患者伴有上气道狭窄、小颌畸形及下颌后缩,麻醉诱导应采用清醒状态下的经鼻腔气管内插管,切勿使用快速诱导加肌松条件下进行气管内插管,否则会出现气道阻塞和插管困难。小儿常采用麻醉后保持自主呼吸的情况下行经鼻的气管内插管,但应在实施麻醉使意识消失后尽早置入经鼻的气管内导管至咽部,来防止舌后坠并保障通气,待插管条件成熟后再进行气管内插管。OSAS 患者手术后应完全清醒后再拔除气管内插管并留置咽通气道。严重的 OSAS 患者术后应保留气管内插管至手术后次日晨或保留 2～3 日后至水肿消退后再拔管。OSAS 患者虽经手术矫正欲使上气道改善,但在手术结束后的即刻,上气道并非马上改善。因手术后水肿使上气道可能比原来还要窄(舌根至咽后壁的距离),气道维持的难度要高于手术前,手术后更容易发生呼吸道梗阻。因此,术后留置鼻咽通气道或保留气管内插管可以使患者安全度过手术后反应期。OSAS 患者术后在没有监护的情况下禁止使用镇静药和麻醉性镇痛药。保留气管内插管时及有呼吸支持时可以使用镇静催眠药和麻醉性镇痛药。OSAS 患者术后最好在监护病房管理。

六、口腔颌面部急诊手术的麻醉

急诊医疗服务体系包括院前急救、院内急诊和危重病监护这样三位一体的急诊发展模式。口腔颌面部急诊手术的麻醉主要承担的是院内急救的任务。口腔颌面部急诊手术有口腔颌面部创伤,脓肿切开引流,术后出血紧急止血等手术,严重时也有颈部血管损伤的严重出血、颅颌面损伤及严重多器官的复合伤。道路交通事故伤居创伤的首位,窒息和出血性休克是口腔颌面部创伤的主要致死原因。

由于口腔颌面部解剖功能上的特点,口腔是呼吸道的开口处,口腔颌面部血液循环丰富。开放损伤出血多,闭合损伤易形成血肿。口腔颌面部急诊手术患者可因感染(牙源性感染、颌骨骨髓炎、面颈部淋巴结炎、颜面部疖痈、颌面部间隙感染及感染的严重并发症)、出血、创伤造成血液进入呼吸道,导致误吸,或血肿、脓肿造成窒息。颌面部组织创伤后水肿、血肿、组织移位或组织脱落,都可阻塞呼吸道,并使气管插管困难。血液也可进入消化道,胃内的血液可使病人出现胃部不适、恶心和呕吐,并使出血量难以估计,易发生失血性休克。因此,口腔颌面部急诊手术的麻醉也有其特殊性。

(一)麻醉前对病情的评估

1. 判断呼吸是否存在 口腔颌面部急诊病人就诊时应首先尽快判断病人的生命体征是否稳定,呼吸是否存在,有无呼吸减弱和呼吸困难,有无低氧血症。口腔颌面部急诊的病人因颅脑、颈椎或胸部损伤,可能会出现呼吸无力、呼吸困难或呼吸暂停。可因口腔颌面部及颈部的感染造成张口受限、气道梗阻,呼吸困难。

2. 有无上呼吸道梗阻 口腔颌面部急诊的病人可因口腔内分泌物、脓液、血液(新鲜出血或血凝块)、呕吐物(陈旧性血液、食物)、异物(泥土、假牙或脱落牙齿等)和移位的组织阻塞呼吸道,还可因骨折后组织水肿或血肿造成舌后坠。双侧颏部骨折可使颏部后缩移位造成舌后坠堵塞呼吸道。舌根、口底、颌下区、咽旁和上颈部的血肿、水肿及脓肿可将咽侧壁推向对侧,使呼吸道变窄甚至发生窒息。上颌骨的严重骨折可使颅面分离,上颌骨下坠堵塞呼吸道。

3. 张口受限或完全不能张口 上颌后部骨折、颧骨颧弓骨折及下颌骨骨折(下颌角、升支、髁突及喙突骨折)时会出现张口困难。张口困难是由于骨折伴有咀嚼肌肌肉损伤或骨折片压迫喙突的原因造成的。张口受限的病人不利于维持呼吸道通畅并使气管内插管困难。

4. 存在部分呼吸道梗阻 口腔颌面颈部严重感染和创伤可使咽部、舌根、口底、颌下区及上颈部发生脓肿、血肿或严重水肿，可造成呼吸道的梗阻，尤其是伴有小下颌畸形、严重颏后缩时。血肿或水肿可使舌根及口底组织向后移位，使咽腔（舌根至咽后壁的间隙）变窄。咽部、颌下区及上颈部的脓肿、血肿可使咽侧壁向内移位，也使咽腔变窄，造成呼吸道梗阻，使病人出现呼吸困难。颌颈部血肿还可将气管推向一侧，使气管移位，出现呼吸困难。

5. 头后仰受限 口腔颌面颈部创伤合并颈椎骨折或脱位麻醉插管时头部位置应稳定，避免头后仰。头后仰受限的病人，麻醉插管时不易暴露声门，出现插管困难。头后仰受限的病人可采用经鼻盲探气管内插管或使用鼻咽纤维镜进行气管内插管。

6. 口腔内出血 口腔颌面颈部创伤或口腔内血管瘤破裂病人可有紧急口腔内大出血现象。口腔大出血可使病人窒息并使气管内插管困难。儿童和不能配合的病人（如精神病人自残、舌咬伤时）常需全麻下止血。上下颌骨开放性骨折及软组织损伤、口腔颌面部出血明显或同时伴有咽、口底、舌根及颈部血肿时，气管内插管相当困难。往往需要有相当经验的医师或是一个团队才能化险为夷。应考虑的原则是：立即准备吸引器和吸痰管，防止血液误吸造成的窒息（填塞纱布止血时应避免血液倒流入气管内），防止呼吸道梗阻，尽快建立人工呼吸道（在出血的间隔期尽快行经口或经鼻的气管内插管），对抢救的病人尽早考虑气管切开。对口腔内大出血的病人，维持呼吸道通畅应先于血容量补充。

7. 再次手术的病人 口腔颌面部急诊病人原有颌面部畸形存在时或手术后解剖关系改变又需再次紧急处理的病人与外伤后畸形需行手术矫正的病人，都伴有口腔颌面部组织的解剖位置改变或组织缺损造成的明显畸形。麻醉时可因张口受限、气管移位、面部塌陷所致的面罩漏气及下颌托起困难等，而使麻醉及气管内插管出现困难。

8. 口腔颌面部血液循环丰富，创伤大出血的病人 常出血较多，伴有血容量不足。应立即测量血压并估计失血量，口腔内出血后病人可将血液咽入胃内，可能会使失血量估计不足。

9. 口腔颌面部创伤病人常合并颅脑损伤 可有脑挫裂伤、颅底骨折、颅内出血、硬膜外血肿。脑挫裂伤的病人头痛提示颅内压增高，病人有耳、鼻的脑脊液漏提示颅底骨折，病人有昏迷-清醒-昏迷史提示硬膜外血肿，双侧瞳孔不等大、呼吸、心跳骤停提示脑疝。创伤患者还应判断有无肢体麻痹、活动受限：合并脊髓损伤的病人可能出现截瘫或运动障碍，颈椎脱位、骨折可有头晕、运动不协调，严重的病人会有高位截瘫。

（二）麻醉前准备

维持呼吸道通畅及给氧：应立即备好吸引器、吸痰管，清理病人口腔内的分泌物、血液、呕吐物和异物，维持呼吸道通畅。口腔颌面部急诊同时伴有气道梗阻的病人可合并低氧血症，应经面罩或导管给予氧气吸入。

（三）口腔颌面部急诊手术的麻醉

口腔颌面部急诊手术的麻醉可根据手术范围的大小及病人的配合程度实施局部麻醉和全身麻醉，局部麻醉可实施局部浸润麻醉和神经阻滞麻醉。

1. 气管内插管 呼吸道不能保持通畅和需要全麻下手术的病人应进行气管内插管术。口腔内没有出血，呼吸道能够保持通畅的病人可进行快速诱导下的经口或经鼻腔气管内插管。病人口腔内有活动出血、血肿、水肿及组织移位，存在部分呼吸道梗阻时应进行清醒气管内插管，鼻腔完好的病人可进行经鼻腔气管内插管或经纤维鼻咽镜（或气管镜）行鼻腔气管内插管。若鼻腔毁损严重的病人，可在保持呼吸的条件下，进行经口腔盲探气管内插管或经纤维鼻咽镜行口腔气管内插管。放置经口腔或经鼻腔的通气道也可解除急性呼吸道梗阻。应注意：颅脑损伤及颈椎骨折病人插管时头部不要过度后仰，应保持头部和颈椎稳定的位置,避免继发的神经损伤。

2. 气管切开术 口腔颌面部创伤或感染严重的病人,伴有急性呼吸道梗阻且插管困难或意识丧失的病人,应行气管切开术。也可行微创气管切开术。紧急环甲膜穿刺或紧急环甲膜切开都可解除急性呼吸道梗阻。

3. 饱胃病人的处理 口腔颌面部急诊的病人紧急就诊时可能存在饱胃。饱胃病人麻醉或急救时容易出现呕吐,造成误吸或窒息,呕吐物进入呼吸道还可引起化学性肺炎。饱胃的病人可先置入胃管抽吸胃液,但对食物残渣无效。饱胃病人最好行清醒气管内插管,若需要快速诱导时应压住喉头向后使食道口关闭防止返流。尽管采取以上方法,饱胃的病人仍有发生呕吐、误吸的可能。

4. 口腔颌面部急诊病人术后呼吸道的管理

(1)术后拔管:口腔颌面部急诊手术病人手术后应根据情况,最好完全清醒后再拔除气管内插管。手术后由于颌面部解剖位置发生改变、脓肿、水肿及血肿等影响,拔管后病人多需留置口咽或鼻咽通气道,个别病人需保留气管内插管。对疑有呼吸道问题的病人,床旁要备有紧急环甲膜穿刺、环甲膜切开及气管切开的准备。

(2)留置经口、经鼻的咽通气道:口腔颌面部急诊手术后的病人,手术后由于麻醉作用的影响,或组织水肿、脓肿及血肿,可能存在舌后坠、打鼾,使呼吸道不通畅。可在气管内插管拔除后留置经口或经鼻的咽通气道,使呼吸道保持通畅。还可经通气道吸痰或给氧,使术后护理更方便。随着麻醉作用的消失,病人苏醒时间延长,待病人完全清醒后不能耐受通气道时即可拔除。此时病人完全清醒,可主动咳嗽或吞咽,即使有口咽部的轻度水肿,病人可自行调整,来维持呼吸道的通畅。应当注意的是:经口或经鼻的咽通气道可被血块和分泌物堵塞,此时,便不能起到维持呼吸道通畅的作用。应加强术后管理,严密观察病人,及时吸出分泌物或血块,维持呼吸通畅。

(3)术后保留气管插管:口腔颌面部急诊手术后病情较严重的病人,在麻醉苏醒期呼吸道不易保持通畅但在完全清醒后可维持呼吸道通畅的病人,肥胖或小下颌的病人术后可暂时保留气管插管。保留气管内插管的时间可根据病人的情况留管至完全清醒后,手术后次日清晨或水肿完全消退后(术后 2～3 天)再拔除气管内插管。应当注意的是:保留气管插管的术后管理很麻烦,应加强护理,勤吸痰,定期向插管内注射生理盐水,以防分泌物黏稠、不易吸除而黏在导管壁内堵塞管腔使内径变小,出现呼吸道梗阻。在病人情况允许时,拔除插管前,应松开气囊,可通过气囊周围的漏气情况来判断拔管后呼吸道是否通畅。估计拔管后的病人可维持呼吸道通畅,并且准备好氧气、气管内插管等复苏条件时再拔除气管插管。若拔管后出现呼吸道梗阻,应立即给病人吸氧,加压人工呼吸或重新气管内插管。

(4)气管切开:口腔颌面部急诊手术后不能维持呼吸道通畅的病人,可在急救时考虑气管切开术,或在全身麻醉后拔管前考虑气管切开术。麻醉苏醒期及手术后发生呼吸道梗阻,用其他方法不能解除的也应考虑气管切开术。

5. 口腔颌面部急诊病人应注意的问题

口腔颌面部急诊手术全身麻醉时,由于麻醉及手术前准备不足、麻醉药物的影响、麻醉操作和手术的创伤及不良的神经反射都可导致麻醉并发症。如不及时处理会危及病人的生命。

(1)恶心、呕吐和误吸:麻醉诱导时发生恶心、呕吐多见于小儿或饱食病人。全身麻醉前应严格禁食水。若在术前进较多不易消化的食物,即使禁食 8 小时仍有发生呕吐的可能。口腔颌面部急诊或创伤也会使胃排空时间延长。麻醉后拔管时发生呕吐的病人多见于胃液较多或饱胃的病人和受伤后或手术中咽下血液的病人。

麻醉时发生呕吐,病人会将呕吐物误吸入或被给氧时吹入呼吸道内,造成呼吸道梗阻、吸入性肺炎或肺不张。因此,手术前病人应严格禁食水,饱食病人应行清醒气管内插管。颌面外科手术后病人可于拔管前反复吸痰刺激其呕吐后再拔管，对可能咽下血液的病人应经胃管抽吸干净后再拔除气管内插管。

(2)颌面部间隙感染及严重并发症：口腔颌面部间隙感染也称蜂窝织炎，指口腔、颌骨周围、颜面、颈上部肌肉、筋膜、皮下组织中的弥散性、急性、化脓性炎症。表现为病变区域的红肿、发热、疼痛，皮温高及张口受限、吞咽困难和呼吸道梗阻等症状。全身会有感染、中毒的反应。实验室检查有白细胞升高、核左移或脓毒颗粒。根据发生的部位可又有眶下间隙感染、颊间隙感染、咀嚼肌间隙感染、翼颌间隙感染、咽旁间隙感染、颞下间隙感染等，口底蜂窝织炎是最严重的间隙感染，感染可波及颏下、颌下、舌下多个间隙，可以是化脓性的也可以是腐败坏死性的感染。严重时还可波及整个颈部及胸部，使气管切开都很困难。在严重感染的病人中高血糖或糖尿病人多见，使得病情更加复杂。口腔颌面部感染可因严重并发症，如败血症、脓毒血症、休克、颅内海绵窦化脓性血栓性静脉炎、肺脓肿、肝脓肿及脑脓肿，甚至多器官衰竭导致死亡。

急诊行间隙感染切开引流时，患者的症状重，多合并糖尿病，可能出现衰竭，会有呼吸道梗阻，老年人会有意识模糊、谵妄、嗜睡。此时应尽快明确诊断，多科室协作进行抢救。

(3)面颈部血管畸形出血：面颈部血管畸形出血时止血也会相当困难，麻醉时应注意补充血容量，同时还要控制血压。波及颅内的动脉瘤手术麻醉时，采取低温脱水降低颅内压，缩小脑体积，有利于动脉瘤的显露和手术操作，同时可减轻脑缺氧，有效的预防术中、术后脑水肿。可采取蛛网膜下隙置管引流脑脊液，降低颅内压，注意引流滴速不要过快，防止脑压突然下降引起脑疝。应保持循环稳定，组织灌流良好，降低颅内压和脑的氧耗，避免苏醒期的躁动和恶心、呕吐。

上颈部感染、颈动脉瘤破裂出血；应保持呼吸道通畅，颈部肿胀会影响呼吸道，应加强输血、输液、补充血容量，选择气管插管或气管切开。

(4)舌咽、颈部贯通伤会阻塞口咽部，出现呼吸困难。损伤部位大血管多易出血，应考虑全身麻醉，保持呼吸通畅，尽快行经口或经鼻的气管内插管，如果插管困难，尽快行气管切开，建立人工通气的通道。麻醉诱导及插管时要在体位上对病人让步，考虑病人的安全性和伤势的可能性。开放两条静脉保证输血、输液，术中可行颈外动脉结扎来止血。

七、口腔颌面外科的气管内插管困难

口腔颌面外科手术时，会使麻醉处理时的气管内插管相当复杂，可能存在很多较难解决的技术问题。

(一)清醒经鼻腔气管内插管技术

适应证：经口腔气管内插管有困难的病人，如口腔颌面部感染、脓肿或蜂窝织炎及颌面部骨折后张口困难的病人，口咽部及颈部血肿、脓肿或水肿造成部分呼吸道梗阻的病人，颅脑损伤或颈椎骨折使仰头受限病人，放射治疗后组织硬化也可使张口受限和头后仰受限，会使得气管插管相当困难。口腔颌面部急诊时口腔内有出血的病人。

清醒气管内插管的条件：①合适的镇静药：给药后病人镇静，表情淡漠，可以耐受经鼻腔气管内插管的操作，可以保持自主的、有规律地呼吸与操作者配合，手术后病人又可将插管的过程遗忘，这样的镇静药即达到了最佳的给药效果。②完善的表面麻醉：1%～2%丁卡因(或4%～7%的利多卡因)加1%麻黄碱喷鼻3次后，行1%～2%丁卡因(或4%～7%的利多卡因)2ml环甲膜内注射，可达到很好的表面麻醉效果。病人可耐受气管插管而不呛咳。喷鼻及环甲膜注射的操作要规范，喷药要充分。若环甲膜穿刺失败，应重新操作，任何环节都不可忽视。表面麻醉应确切、可靠，病人才可在插管时耐受操作。儿童不选择环甲膜注射。③经鼻腔盲探气管内插管操作前应向病人解释清楚，争取病人的配合。

经鼻腔盲探气管内插管的三头位方法：①正常头位：气管插管自鼻腔插入后出后鼻孔至咽腔时，采用正常头位，病人仰卧，头部放平。②仰头位:气管插管从咽腔至插入声门时应首选仰头位,这样插管的尖端可以上抬,对正声门。个别病人在仰头位时,插管不能进入声门应考虑采用低头位或正常头位。③低头位:插管进入声门后至插入到气管内适当深度时应采用低头位,使导管与气管长轴方向一致,减少气管内黏膜的损伤。

(二)清醒经口腔气管内插管术

适应证:手术要求口腔内插管的病人或只能行经口插管的病人,伴有小口畸形、张口受限、口腔内出血、上颌骨和鼻腔损伤严重或部分气道梗阻的病人,不能行快速诱导又不能行经鼻气管内插管的病人都要采用经口腔盲探气管内插管。

清醒经口腔气管内插管的条件:基本同经鼻腔盲探气管内插管术,也需要合适的镇静药的给予和确切可靠的表面麻醉,并争取病人的主动配合。口咽部及环甲膜只用1%～2%丁卡因(或4%～7%的利多卡因)做表面麻醉,不应做麻黄碱喷雾。

操作方法:经口腔盲探气管内插管时可使病人头部后仰;插入气管插管至口咽部,凭借呼吸气流调整导管位置至呼吸气流量最大时插入声门。若管尖上提不够时可借助管芯将管尖翘起,对正声门,在病人吸气时将插管插入气管内,再使病人呈低头位将插管插入至适当深度。

(三)经纤维插管镜或纤维鼻咽镜引导下的气管内插管

适应证:经口腔明视气管内插管困难的病人,张口受限、头后仰受限的病人。

经纤维镜行气管内插管的条件:①合适的镇静药:给药后病人镇静,病人可耐受鼻咽纤维镜的操作。②完善的表面麻醉:1%～2%丁卡因(或4%～7%的利多卡因)加1%麻黄碱喷鼻3次后,行1%～2%丁卡因(或4%～7%的利多卡因)2ml环甲膜内注射,达到很好的表面麻醉效果。病人可耐受操作而不呛咳。③鼻咽纤维镜引导气管内插管操作前应向病人解释清楚,争取病人的配合。

操作方法:将鼻咽纤维镜涂上润滑剂后放入气管导管内,引导导管经鼻腔或经口腔插入气管内后,将鼻咽纤维镜退出,将气管导管插入适当深度。口咽部分泌物多或出血时会使视野模糊影响操作;气管导管的内径与鼻咽纤维镜的内径接近时会限制鼻咽纤维镜的活动度而影响操作;鼻咽纤维镜应有比气管导管长出一段距离的工作长度。病人的声门口与鼻咽纤维镜的插管路径呈一定的角度时,虽鼻咽纤维镜进入了声门、气管内,但仍会有不能引导气管插管顺利进入的情况。

(四)经颏(颌)下气管内插管

全面骨骨折是颌面部多骨的复杂骨折,手术涉及上下颌骨、颧骨、颧弓、鼻筛骨、眶周骨的复位和固定,多采用头皮冠状瓣显露进行手术,术中要兼顾恢复咬合关系、面部的对称性、眶整复、鼻骨骨折复位及鼻外形的矫正。经鼻导管换到经口,术中易污染,手术时间长,还会有生命危险。有时需行气管切开,会有呼吸道感染、瘢痕遗留等问题。1986年Altemir首先经颌下置管。

经颏(颌)下气管内插管:首先经口明视下或经口盲探或纤维鼻咽镜经口腔插入气管插管,保持自主呼吸,常规消毒颌面部、气管导管及连接部分,在下颌下缘下方1cm处、下颌前磨牙对应部位做1.5cm的横切口,用弯血管钳沿下颌骨的内侧面钝性分离舌骨肌等口底肌群,在口内颌舌沟黏膜处穿出,形成隧道,用钳子夹持气管导管远端引出导管至颌下切口外,经衔接管与麻醉机回路连接缝合颌下切口以固定气管导管。手术结束后将导管抽回口腔内,颌下切口缝合2～3针。口内黏膜可不作处理,待自行愈合。

全面骨骨折手术病人应用经颌下气管置管技术满足了手术要求又避免了气管切开,对手术中咬合关系的调整,鼻骨、鼻部软组织的修复都不产生干扰,导管位置远离术区又不影响手术操作。麻醉后将导管自口腔引出的时间在30～60秒内完成,不会引起患者的生理变化。建议此前应吸入 100%的纯氧，避免引出导管时的弥散性缺氧。

经颌下气管置管可能引起口底感染、明显瘢痕和口底器官损伤，严格操作的情况下发生的可能性很小。严格导管及术区消毒，导管留置时间不宜过长，钳子分离口底时应尽量靠近颌骨的内侧面，都可避免并发症。

（刘克英）

参考文献

刘俊杰，赵俊 . 1996. 现代麻醉学 . 第 2 版，北京：人民卫生出版社，733～743

谢荣 . 1994. 麻醉学 . 第 3 版，北京：科学出版社，733～743

Charles DD. 1996. Clinical Notes for the FRCA. UK：Churchill livingstone Inc. ，30～38

Collins VJ. 1993. Principles of Anesthesiology：General and Regional Anesthesia. 3rd ed. Pennsylvania：US：Lea and Febiger Inc. ，1182～1189

Firestone LL. 1998. Clinical Anesthesia Procedures of the Massachusetts General Hospital. 5th ed. US：Little，Brown and Company Inc. ，447～461

第55章　颈、胸壁手术麻醉

由于颈部手术牵涉颈部丰富的血管、神经丛、气管及甲状腺，加之病变组织对机体全身功能的影响，如颈部巨大肿瘤压迫气管影响呼吸功能，麻醉手术对呼吸功能的潜在影响，甲状腺、甲状旁腺功能改变对全身内分泌系统及心血管系统的影响等，使得麻醉管理方面具有一些特点。

一、颈部手术麻醉特点

（一）对呼吸功能的影响

颈前部巨大肿瘤可压迫气管而致呼吸道部分阻塞，麻醉后，由于颈部肌肉对肿瘤的承托作用消失，气管压迫症状将进一步加重。对于此类病人，麻醉前应作好充分准备。

颈前部手术操作时，对气管可产生牵拉、压迫等动作，不仅影响正常的通气功能，还可诱发喉及气管痉挛。如病人已行气管插管，则气管与气管导管间的反复拖曳摩擦很易损伤气管黏膜而致喉及气管水肿。

由于手术部位的原因，麻醉中对病人面色、呼吸状况、呼吸通路的连接情况观察不便，不易发现呼吸系统异常情况的发生。

（二）对循环功能的影响

颈部大血管众多，如颈、动静脉系统和甲状腺动、静脉系统，它们交织而成丰富的颈部血管网。因此，手术中出血机会大增；颈部静脉系统压力低，损伤后空气吸入有造成气栓的可能；尤为重要的是，颈总动脉分叉处存在颈总动脉窦，是机体调节循环功能稳定的压力感受器之所在，手术操作如刺激该部位，可导致严重的反射性心血管反应。

（三）重要腺体病变对机体的影响

甲状腺功能亢进对全身的心血管和代谢功能具有很重要的影响。术前如甲亢症状控制不佳，术中、术后易出现甲状腺功能亢进危象和严重心血管功能的紊乱。而对于甲状腺功能减退的病人，机体的代谢水平低下，对手术、麻醉的耐受性减低。甲状旁腺病变时机体的钙磷代谢产生障碍，血浆电解质水平发生异常，对洋地黄的反应亦出现异常。因此，麻醉前应深入了解病情，重视对机体全身功能紊乱的纠正。

（四）颈部神经损伤或阻滞后的影响

颈部手术牵扯到激惹多类神经（如喉返神经、迷走神经、副神经等），易致声门痉挛及心血管功能的改变。颈交感神经节阻滞或损伤后可导致霍纳综合征，表现为同侧瞳孔缩小、眼球内凹、面部潮红、出汗等症状；喉上神经、喉返神经阻滞或损伤可导致声音嘶哑甚至呼吸困难；膈神经受刺激可诱发严重的膈肌痉挛。手术麻醉中应注意避免这些不良反应的发生。

二、麻醉处理

（一）麻醉前准备

充分了解病变的局部情况及其对全身的影响，了解病人全身状况、手术部位和范围、有无声带麻痹、病变是否导致气管受压、气管软化及对通气功能的影响，结合病情、手术类型及麻醉者的自身条件，制订合适的麻醉方案。

术前用药：根据疾病的性质、病人的全身状况及麻醉方法考虑术前用药。如病人呼吸功能存在障碍，则术中应避免用可抑制呼吸的药物；甲亢病人术前镇静药的用量应适当加大，但阿托品可增快心率，应减量或换用东莨菪碱；甲状腺功能减退病人术前用量应酌减；选择全身麻醉和硬膜外麻醉的病人，应尽可能应用术前药，以增强麻醉效果，并减少手术麻醉中并发症的发生。

（二）麻醉选择

可视情况选择局部麻醉、神经阻滞麻醉（如颈丛阻滞）、颈部硬膜外麻醉和全身麻醉。颈部硬膜外穿刺点可选择胸 6～7 或颈 7～胸 1 椎间隙，头向置管，选用1.0%～1.5%利多卡因或 0.25%～0.5%布比卡因或罗哌卡因。术前伴有呼吸道压迫症状或手术体位病人难以耐受者、病人高度紧张或手术范围广、手术操作可能引起气胸者，则应选择气管内全身麻醉。预计插管困难者或气道压迫症状存在者则应考虑清醒气管内插管。麻醉的选择应根据实际情况灵活应用。如可联合应用两种麻醉方法（颈丛阻滞麻醉＋局部浸润麻醉，局部麻醉或神经阻滞麻醉辅以少量静脉麻醉药等）。但无论选用何种麻醉，均需保证在必要时能迅速实施呼吸管理和循环支持。

（三）麻醉管理原则

（1）保证呼吸道通畅，防止气管压迫和呕吐误吸。充分供氧，避免缺氧和二氧化碳蓄积。

（2）完善的镇痛和充分的麻醉，尽量避免不良神经性反射的发生。

（3）维持循环系统稳定，避免血压、心率的大幅度波动。麻醉中应始终保持静脉通道畅通，补足有效循环血容量。

（4）防治喉痉挛。预防喉痉挛的措施有：维持足够的麻醉深度和肌松程度，咽喉部使用局部麻醉药。治疗喉痉挛的措施有：去除刺激因素；采用面罩作间歇纯氧正压呼吸；局部气管利多卡因喷雾效果显著，但利多卡因可迅速被吸收入周身循环，因此用量应控制在 4 mg/kg；使用速效肌松药（如琥珀胆碱等）。

（5）严密监测机体重要参数的变化，尤其是循环和呼吸两大系统参数的改变，视情况监测血压、心率、心电图、潮气量、呼吸道内压、氧饱和度、终末气二氧化碳分压、尿量等的改变，对特定病人如甲状腺功能亢进、甲状腺功能减退病人还应监测体温的改变。甲状旁腺病人应监测血清电解质改变。颈总（内）动脉手术病人应监测脑血流的改变，以便及时发现脑供血不足、脑缺血。其他监测项目，如血气分析、血流动力学参数测定和血生化测定等亦应酌情考虑选用。麻醉中还应注意病人体征的变化，如面色改变、精神状态改变、呼吸动度改变等。

（6）手术结束后麻醉清醒期间，仍应密切观察病人，颈部手术由于伤口渗血或手术操作损伤喉返神经及气管软化等原因，易发生呼吸道梗阻。甲状腺功能亢进手术中或术后易发生甲状腺危象，而颈动脉手术可能因脑内供血不足而出现中枢神经系统症状与体征。必须准备好相应的急救药品与器械，一旦发生上述情况，即可进行抢救。

三、颈部主要手术的麻醉概述

（一）颈动脉手术的麻醉

颈动脉手术包括颈动脉狭窄病人的颈动脉内膜剥脱手术、颈动脉窦或颈动脉体肿瘤切除手术。

麻醉处理的目的包括防止心脑缺血性损伤、维持心率和血压稳定、控制手术疼痛和应激反应，通常需要病人在手术结束时完全清醒以便评估神经系统功能。可根据具体情况选择气管插管全身麻醉或区域阻滞麻醉。区域阻滞麻醉期间可应用少量镇静药物，但应保证病人配合满意，以持续评估病人神经系统功能。应注意的是，颈动脉狭窄病人往往伴有全身其他器官，如冠状动脉、肾动脉的狭窄，术前应加强对诸如心脏、肾等重要器官功能的检查，麻醉中应充分给氧，严密监测，注意预防心脏等器官的缺血发生。

虽然手术刺激较小，但术中常发生血流动力学的波动。尽可能采用短效药物（艾司洛尔、去氧肾上腺素、硝酸甘油和硝普钠）来控制血压和心率。颈动脉操作时有可能刺激颈动脉窦，而引起反射性心血管反应，必要时应提醒术者中断手术操作，因此麻醉深度应足够，并可在手术局部区域实施局麻药浸润，以阻滞或减轻此种反射。此类手术需暂时阻断患侧的颈总或颈内动脉，阻断时间不应超过 20 分钟。在阻断颈总（内）动脉期间，应监测脑血流量及中枢神经功能的改变，通常将血压维持于正常高限以增加脑灌注和防止脑缺血，对侧颈内动脉闭塞或严重狭窄病人的血压应控制在高于基础值 10%～20%水平。脑干诱发电位、脑血流多普勒测定仪、颅脑近红外线波谱仪、颈内静脉血氧分压测定等均为评价脑血流灌注有价值的手段。苏醒期和拔管期间常会出现高血压和心动过速，需积极予以药物治疗，为防止发生意外，该阶段需要维持血流动力学的稳定。

（二）甲状腺功能亢进（甲亢）手术的麻醉

甲状腺素的主要生理功能为促进细胞的氧化过程，增进机体的代谢。甲状腺功能亢进是指甲状腺素分泌过多，导致出现一系列的甲亢症状。主要表现为：①基础代谢率上升，表现为食欲亢进、消瘦、易出汗。②高动力性循环系统反应：表现为心动过速、血压增高、脉压增宽，严重者可出现房颤、心力衰竭等。③机体（尤其是心血管系统）对肾上腺素的敏感性增加。

此类病人麻醉中的主要问题是：①甲状腺危象：一般发生在手术后。开始时为精神激动、手颤、血压升高、心率加速、体温也随之上升，继续发展则病人出现谵妄、昏迷、大小便失禁。危象如发生于手术中，则主要表现为难以解释的血压升高、心率增加和体温显著升高，而其他的症状往往易被掩盖。②心血管功能抑制：表现为血压降低、心动过速、心律失常、心力衰竭等。上述两类并发症的发生均与手术前准备不足或不妥有关。

1. 术前准备　甲亢病人的术前准备极为重要。重点拟解决下列几个问题：

（1）控制甲状腺素（T_3、T_4）于正常水平。可应用丙硫氧嘧啶（propylthiouracil）和甲巯咪唑（methimazole）以抑制甲状腺素的生成。此外，还可应用 Lugol 碘液，以抑制甲状腺球蛋白的生成和碘化，减少甲状腺的血管床，使腺体变小、变硬。宜手术前 10～14 日服用，不宜久用，否则效果适得其反。

（2）控制心血管症状：少数病人经上述治疗病情改善不大，可应用普萘洛尔（心得安）等β受体阻滞药或钙通道阻滞药治疗，以控制心率，降低血压，控制心血管症状。由于甲状腺素半衰期为 7 天，故上述药物的治疗应延续至术后 1 周左右。

当术前病人的基础代谢率不高于正常值的 20%，心率不超过 90 次/分，全身症状改善后，则可考虑行手术治疗。

2. 麻醉选择　目前常用的方法是在气管插管或喉罩下实施全身麻醉。术中须维持满意的麻醉深度以防止手术刺激诱发的过度应激反应，同时避免应用刺激交感神经系统的药物。

（1）全身麻醉：气管插管全身麻醉用于甲亢病人较为安全，不过喉罩的应用也在不断增加。麻醉诱导期间困难气管插管的发生率为 5%～8%，气管插管时须做好处理困难气道的准备。术中可应用吸入麻醉药（恩氟烷、异氟烷、七氟烷、地氟烷、N_2O 等）以及复合静脉麻醉药（阿片类麻醉药、丙泊酚、咪达唑仑等），但应避免应用氯胺酮和泮库溴铵，因其具有拟交感作用。为保持一定的麻醉深度，麻醉用药量可能较大，以尽可能地消除应激反应。

（2）颈部硬膜外麻醉：镇痛效果较完善，同时因其交感阻滞效应，对预防甲状腺危象的发生有一定益处，麻醉中可适当辅助应用少量静脉麻醉药，如哌替啶、芬太尼、氟哌啶等以减轻手术的牵拉不适。但应注意这些药物对呼吸抑制的潜在危害。

(3)神经阻滞麻醉:由于病人精神紧张,情绪十分不稳定,很易诱发甲状腺危象,因此局部浸润麻醉一般很少应用。颈丛阻滞效果较局部浸润麻醉为好,可实施一侧颈深、浅丛阻滞加另一侧颈浅丛阻滞麻醉,但仍难克服上述缺点。

无论应用局部浸润麻醉、颈丛阻滞麻醉或颈部硬膜外麻醉,均需应用静脉麻醉药稳定病人情绪。同时术中应常规吸 O_2,必要时行面罩辅助呼吸。术中常规监测血压、心率、血氧饱和度、体温、呼吸情况及病人意识,尤其是呼吸的监测至关重要。密切注意有无出现甲状腺危象的征象。

3. 甲状腺危象的处理　必须与嗜铬细胞瘤、恶性高热和麻醉过浅进行鉴别诊断。主要是对症处理:①控制心血管症象,可应用普萘洛尔等β受体阻滞药或钙通道阻滞药。②降低体温,体表降温是最直接、最简单的方法,可用酒精擦浴,敷冰块等方法,并可应用丹曲林(dantrolene),此药可选择性地抑制钙离子进入肌质网,是治疗恶性高热的有效药物,近来也尝试用于脑缺血的治疗,用于控制甲状腺危象也取得良好效果。③应用大剂量丙硫氧嘧啶。④应用大剂量肾上腺皮质激素。⑤稳定情绪,可应用氟哌啶类、异丙嗪类、安定类药物。

(三)甲状腺功能减退(甲减)手术的麻醉

甲状腺功能减退较为常见(成年人发病率为0.5%～0.8%),可由于甲状腺组织本身疾病(或手术)所致,也可继发于下丘脑或垂体前叶功能异常。病人主要表现为畏寒、易疲乏、心动过缓和心排血量降低等,如作血清甲状腺含量测定,则显示血中甲状腺素含量偏低。

术前应口服甲状腺素至少10天以上,血中甲状腺素水平才能正常。术前还应给予肾上腺皮质激素治疗。此类病人对麻醉药的耐受力较差,恢复时间较长,循环系统不稳定的发生率较高,无论术前给药,还是麻醉中用药,剂量都应偏小。可选用局麻或神经阻滞麻醉,有报道建议麻醉诱导应用氯胺酮较佳,不过临床实践表明多种麻醉药物均可用于麻醉诱导,麻醉维持可选用 N_2O/O_2、氟类吸入麻醉药(异氟烷、恩氟烷、七氟烷、地氟烷等)或静脉麻醉药物,肌松药可选用维库溴铵和泮库溴铵等。麻醉中应注意保温,密切监测心功能的改变,防止充血性心力衰竭的发生。气管导管宜于病人清醒且体温正常后拔除。

(四)甲状旁腺手术的麻醉

甲状旁腺激素(PTH)的作用在于调节血钙浓度。PTH分泌增多,则血钙上升,PTH作用于肾小管,促进肾小管对钙离子的再吸收,同时增加磷酸盐的排出,使血钙升高,血磷酸盐下降。

甲状旁腺功能亢进于发病初期多无明显临床症状,病史久者可有与心血管、胃肠或中枢神经系统有关的临床症状出现。术前准备的重点是使其血容量恢复正常并使其血钙浓度降低。高血钙常致多尿,从而减少血容量。但如血容量并未降低时,病人可呈现高血压,心电图可见QT间期缩短。可先输液扩容,再利尿排钙,最好使用保钾类利尿药。利尿期间应注意血钾及血镁的变化,防止出现低钾血症和低镁血症。由于PTH可动员骨钙进入血液循环,造成骨组织内钙含量下降,骨质脱钙而致疏松。搬运、安置病人体位及进行麻醉操作(如气管插管)时,应注意避免发生病理性骨折。

术前重点是纠正容量不足和电解质紊乱,尤其重要的是评估慢性高血钙病人心脏、肾脏和中枢神经系统的功能状态,术前钙离子浓度过高时可静脉给予生理盐水、呋塞米(速尿)、降钙素和糖皮质激素等。一般最常采用全身麻醉,亦可考虑采用局部麻醉或神经阻滞麻醉(颈丛或硬膜外麻醉)。氯胺酮不宜用于甲状旁腺功能亢进病人。由于高血钙的缘由,病人对去极化类肌松药可能出现高敏,而对非去极化类肌松药表现为抵抗。由于此类病人的血钙往往较高,术中应慎用洋地黄。术中应保持输液充足。术后病人由于降钙素较甲状腺素相对占优势,有可能出现血钙降低而致抽搐。

严重者可发生全身低钙性惊厥、喉痉挛等,术后应监测血钙并及时予以补充。术后双侧喉返神经损伤较为少见,如果出现时需要紧急气管插管。

(五)颈部巨大肿物合并呼吸道梗阻手术的麻醉

颈部肿物,如甲状腺癌、巨大甲状腺瘤或囊肿常压迫周围邻近的组织器官,如气管、食管、动脉、静脉及喉返神经等。压迫气管可引起呼吸道梗阻;压迫颈部大静脉可引起头颈部静脉回流障碍而导致病人颜面部水肿、发绀;压迫喉返神经则可出现一侧或双侧声带麻痹、声音嘶哑。气道梗阻部位多位于胸骨柄上部水平,病人平时基本能保持正常呼吸,但如让病人头部尽量后仰则可出现呼吸道梗阻症状。X线摄片可显示气管位置及受压情况。术前最好行血气分析,以了解呼吸功能的情况。

麻醉方法:采用清醒气管插管,喉头采用利多卡因喷雾,可视情况反复多次,亦可使用适量镇静药(如咪达唑仑、丙泊酚、乙醚酯类)使病人意识消失。但应注意,麻醉诱导后,尤其是使用肌松药后,颈部肌肉的支持依托作用消失,有加重呼吸道梗阻的可能。因此,清醒插管较快速诱导插管更为安全。对于呼吸道严重梗阻或完全不能平卧而无法实施气管插管术者,则可在股动脉-股静脉转流下完成手术。

插管时应注意:①气管壁由于长期压迫而软化,在麻醉后可因承托力消失而致气管塌陷发生窒息,可选择不易被压瘪的内衬金属环丝的导管。②估计声门显露有困难时,可在纤维光导支气管镜引导下插管。纤维喉镜有助于显露声门,提高插管的成功率。但使用时应注意,纤维喉镜所窥视的范围很小,使用时有赖于正常解剖标志的判断。因此,如在反复插管导致咽喉部水肿、分泌物增多、出血等情形下,解剖标志不清楚,则纤维喉镜的使用就失去了意义。所以,纤维喉镜的使用要早,而不应作为最后的措施使用。③应多准备几种型号的导管,以免插管困难。④导管应插至越过梗阻部位。一般导管越过梗阻部位时,有插管阻力减小的感觉,必要时可经X线予以证实。⑤插管动作应轻柔,防止对气管壁造成损伤。因受压迫的导管局部可能有软化、变薄的可能。

建立呼吸通道后,麻醉维持无特殊之处。术中应密切监测通气情况,注意有无气管导管受压征象,尤其在手术操作搬动甲状腺时更应注意。麻醉剂量较一般手术为小,因病人较长时期处于缺氧、高二氧化碳状态,一旦置于正常的氧、二氧化碳状态或高氧状态,则对麻醉的敏感性显著增加,并需警惕二氧化碳排出综合征发生。术中如喉返神经损伤,尤其是双侧损伤,可引起声门痉挛致窒息,此时声带呈内收状态,可应用肌肉松弛药后行气管插管。如术中发现气管已软化,则术后应作气管切开。

术后拔管时机很重要,拔管时应警惕有无气管塌陷的可能。对拔管后有可能出现气管塌陷者,应延迟拔管时间或作预防性气管切开,或首先将气管导管退至声门下,然后仔细观察病人是否有呼吸道梗阻,如果出现气管塌陷症状则立即将退至声门下的导管重新插入气管内。

(六)颈椎管狭窄椎板切除减压术的麻醉

颈部椎管狭窄多因颈椎病或后纵韧带骨化引起,压迫颈脊髓,出现程度不等的神经功能障碍症状,甚或出现不完全性高位截瘫。手术治疗需广泛切除椎板和部分椎弓,以解除对脊髓的压迫,恢复神经功能。如手术径路为后入路,则手术取俯卧头高体位。对循环呼吸影响均较大,宜选择气管内插管全身麻醉。颈椎病病人由于颈椎活动受限,过度活动又可压迫脊髓或脊神经,可使气管内插管困难。应作好相应准备。如手术径路为前入路时,可选用气管内全麻,亦可选用局部麻醉(如颈丛阻滞)或颈部硬膜外麻醉,穿刺点为C_6～C_7或C_7～T_1,头向置管,选用1.5%利多卡因,术中、后应注意呼吸的管理。

四、胸壁手术的麻醉

胸壁手术主要包括胸壁的手术(肿瘤、结

核、炎症、外伤等)及乳腺手术(乳腺良、恶性肿瘤,隆乳术等)。虽然胸壁手术位置较浅,但由于一些病变或手术可累及胸腔,导致严重呼吸、循环功能紊乱。麻醉期间应加强监测并采取必要的措施,维持重要脏器的生理功能。胸壁外伤常合并其他重要脏器损伤,病情往往严重。而胸壁结核、慢性感染者,因病程长,病人全身情况差,手术前必须尽可能改善病人全身状况,然后实施手术及麻醉。

麻醉选择:根据手术种类、范围、时间长短、病人全身状况、麻醉者自身条件而选择局麻、胸部硬膜外麻醉或全身麻醉(气管插管或喉罩或不插管)。表浅而小的良性肿瘤,如脂肪瘤,可在局部浸润麻醉下完成手术。手术范围较大的纤维瘤或纤维肉瘤,可选择硬膜外阻滞、肋间神经阻滞或全身麻醉。硬膜外麻醉穿刺点根据手术部位选择第2~5胸椎间隙,使用1.5%利多卡因或0.5%布比卡因和罗哌卡因,肋间呼吸肌抑制当不致严重,即使胸式呼吸减弱,只要膈肌功能完好,病人仍可利用腹式呼吸而维持正常呼吸。全身麻醉目前应用较普遍,如手术范围不大,时间不长,可实施不作气管插管的全身麻醉,复合应用丙泊酚、N_2O、氯胺酮和氟芬合剂等。麻醉中应密切监测血压、心率、心电图、呼吸情况、血氧饱和度的改变。无论作胸部硬膜外麻醉或非气管插管的全身麻醉,均应常规给病人氧气吸入,N_2O吸入浓度应不高于66%,必要时行数次面罩辅助呼吸。同时备好气管内插管用具及人工呼吸装置,以便一旦出现呼吸严重抑制时或手术进入胸腔导致气胸后能及时处置。术中还应加强对失血量的监测,必要时输血。

如手术范围广而复杂,耗时长,则应选择气管插管全身麻醉,麻醉管理与一般气管插管全身麻醉无异。

手术结束后应将病人送至苏醒室密切观察,直至呼吸、循环功能稳定。手术后有许多因素影响呼吸功能,如高位硬膜外阻滞、全身麻醉药的残余作用和胸部敷料包扎压迫等均影响病人肺通气与换气功能。此外,术后应给患者充分镇痛,以利于病人早日康复。待病人完全清醒,呼吸交换量正常,血氧饱和度在吸入空气情况下基本恢复至术前水平时方可送回病房。

(刘鲲鹏 李成辉 贾乃光)

参考文献

谢荣. 1994. 麻醉学. 第3版. 北京:科学出版社,733~743

庄心良、曾因明、陈伯銮. 2003. 现代麻醉学. 第3版. 北京:人民卫生出版社,1189~1202

Barash PG, Cullen BF, Stoelting RK, et al. 2009. Clinical Anesthesia. 6th ed. Philidelphia: Wolters Kluwer Lippincott WW. ,1280~1304

Charles DD. 1996. Clinical Notes for the FRCA. London: Churchill Livingstone Inc. ,30~38

Collins VJ. 1993. Principles of Anesthesiology: General and Regional Anesthesia. 3th ed. Pennsylvania: Lea and Febiger Inc. ,1182~1189

Miller RD. 2009. Miller's Anesthesia. 7th ed. Philadelphia, PA: Elsevier Churchill Livingstone. ,2026~2034

第 56 章　胸内手术麻醉

麻醉及手术中需考虑三个重要的影响因素:①体位改变对血流分布与通气的影响。②开胸后呼吸、循环生理的改变。③单肺通气(OLV)的病理生理学改变。唯有对以上问题有清晰明确之了解,方能得心应手处理好此类病人的麻醉。

第一节　开胸手术对机体病理生理的影响

一、体位改变对血流分布与通气的影响

当人处直立位静息状态时,肺内血液受重力影响,分布至肺底部的较肺尖的为多,而胸膜腔的压力决定了肺泡的大小,胸膜腔内的压力自肺尖至肺底逐渐增加(即负压逐渐减小)。因此,肺尖部位的肺泡体积大于肺底部位的肺泡。在清醒平卧位的条件下,由于腹内压增大,腹腔脏器可压迫膈肌使之向头移位 4 cm,引起肺功能残气量(FRC)下降 0.8 L 左右。

侧卧位时,如病人自主呼吸存在,在呼吸时下部膈肌的收缩幅度较上部大,同时胸膜腔压力梯度的改变也使下侧肺通气较好,所以下侧肺的通气量稍大于上侧肺;而肺血流的灌注受重力因素影响较大,相对而言下侧肺的灌流量较大,这样,上、下侧肺通气量和肺血流灌注量的相对变化基本一致,从而使得在此条件下的通气/灌流比率仍可保持新的平衡。

全身麻醉诱导并不导致血流分布的明显改变,但是对通气分布有重要影响。在麻醉状态下病人取侧卧位时,肺的 FRC 进一步减少,双侧肺的 FRC 将下降 1.2 L,通气亦减少。由于腹腔脏器压迫下部膈肌向头侧移位的幅度更大,并且纵隔压迫、手术床限制等因素均会影响下侧肺的膨胀,因此下侧肺通气量的减少更显著,此时上侧肺的通气明显优于下侧肺,而肺灌流仍表现为下侧肺大于上侧肺,由此导

致通气/血流比率失调和肺内分流的增加。

二、开胸对呼吸循环生理的影响

(一)呼吸生理的改变

开胸后,开胸侧胸腔内负压不复存在,等于大气压。而非开胸侧胸腔仍为负压,此种压力梯度将使纵隔向对侧移位压迫。如病人自主呼吸仍保留,则随着自主呼吸的节律运动,胸腔内压力呈现周期性变化,使纵隔出现左右(或上下运动,侧卧位时)运动,临床称之为纵隔摆动。纵隔摆动不仅大大减少通气量,并可严重影响静脉血液回流,减少心排血量,加之所诱发的心脏神经反射,对血流动力学的干扰十分严重。与此同时,胸腔的密闭性被打破,胸内负压消失。由于肺的弹性回缩力的影响,开胸侧肺逐渐萎缩。吸气时开胸侧肺内压等于大气压,而非开胸侧肺内压为负压,肺内气体由开胸侧向非开胸侧移动;同时,呼气时非开胸侧肺内压又转为正压,开胸侧肺内压仍等于大气压,气体又向开胸侧肺转移。这样,就造成了气体在两肺间往复运动的无效呼吸,临床上称之为矛盾呼吸。由此可见,要消除开胸后的这些病理生理改变(如纵隔摆动,矛盾呼吸),必须作气管内插管行控制性正压通气。

但开胸后作控制性正压通气亦有其缺陷,主要为双肺通气不均。

侧卧位时,由于上侧的开胸肺开放于空气,胸壁对肺的限制消失,肺不再受胸廓的束缚而活动度增加,顺应性也增加。人工通气时,肺很易膨胀,通气阻力也减小;而非开胸肺位于下部,由于胸廓动度受限而相对不易膨胀,在相同的呼吸道压力下,上侧肺的通气量较下侧肺明显增加;与对肺通气的影响不同,开胸本身对于肺灌流的影响很小,由于受重力的影响,上侧肺灌流相对不足,肺循环的血液大部分流经下侧肺,因此,下侧肺的血液灌注量要显著多于上侧肺。这样,上侧肺获得的通气量较多,而血液灌注量较少,形成过度通气低灌注;而下侧肺通气量较少但血液灌注量较多,形成低通气过度灌注。尽管总的通气/灌注量并无明显改变,但却在器官水平造成了通气/灌流比值的失衡。如因手术操作的原因,必须使开胸侧肺萎陷,则开胸侧肺泡通气严重不足,而肺血流却未能相应减少,静脉血掺杂增多,结果开胸侧肺的通气血流比率失衡进一步加重。而全身麻醉后非开胸侧肺受腹腔内容物、纵隔压迫等因素的影响进一步削弱了肺通气,同样增加了通气血流比率的失衡。

(二)循环生理的改变

开胸侧胸腔的负压消失,转为正压,使得增加回心血量的作用减少。如手术中操作压迫或干扰了心脏,则影响心排血量,很易引起低血压。由此可见,开胸后对心血管系统的影响主要体现在回心血量减少和心脏搏血功能降低。

三、单肺通气的生理改变

单肺通气即在麻醉过程中采用特殊的方法(如进行支气管插管)将病人的两肺分隔开,必要时可对一侧肺通气,而使另一侧肺萎陷。其目的:①防止患侧肺的液体如分泌物、脓肿液、血液和组织块向对侧扩散;②保证手术过程中健侧肺的正常通气;③某些手术中往往需要单肺通气,以扩大视野、利于手术操作。

单肺通气的不良影响是低氧血症。因为单肺通气时,上侧肺不再通气而萎陷,这样单侧肺通气较双侧肺通气量减少可达22%,血氧饱和度下降1.2%～3.6%。早期报道,单肺通气期间经常发生低氧血症(血氧饱和度<90%),发生率为20%～25%,20世纪90年代低氧血症的发生率已经减少至10%以下。近来有报道指出单肺通气期间低氧血症的发生率低于1%。发生率的改善归因于几个因素:肺隔离技术的改进、麻醉技术的进步和对单肺通气期间病理生理变化更好的了解。低氧血症发生机制主要如下:

(一)开胸侧肺肺内分流(Q_s/Q_t)增加

开胸侧肺肺泡萎陷,肺泡通气不足,而肺血流未能相应减少,血液灌注仍继续进行,肺内分流大幅度增加,总的肺内分流量可达25%～

40%，结果这部分未经过氧合的血液经肺静脉汇入左心房后，造成静脉血掺杂增多，必将降低总的动脉血氧分压和氧饱和度。

(二)通气侧肺通气/灌流(V_A/Q_C)比值异常

由于重力的作用，侧卧位时下侧肺内血流分布较上侧肺多，但通气量受纵隔和心脏重力压迫、膈肌上升等影响，并不能相应增加，遂形成通气不足而血流偏多，V_A/Q_C异常(<0.8)；通气不足可发生肺小叶不张，残气量减少，导致 PaO_2下降。因此，必须有足够的通气量以消除这种不良影响。

单肺通气 10 分钟肺内分流量增加，30 分钟时达高峰。分流量最大可达心排血量的 20%，远小于该侧肺正常的血灌流量。这种情况的发生与机体本身的代偿机制有关，在一定程度减弱了血液向无通气肺的灌流(如重力的因素，使血液向非开胸肺转移)，减少了上侧肺的血液灌注；此外反射性低氧性肺血管收缩(hypoxic pulmonary vasoconstriction，HPV)也是一个重要因素。

四、反射性低氧性肺血管收缩(HPV)

HPV 是肺血管在应付肺区域性低氧血症时的一种自动收缩反应，是机体一种极为有效的代偿机制，可减少缺氧部位的肺血流量，从而降低肺内分流。HPV 的刺激因素主要是肺泡氧分压，当对机体行低氧混合气体通气时，可反射性地减少肺血流量 30%～40%；当一侧肺(或一叶肺)萎陷时，萎陷侧肺由于局部性肺泡低氧血症而导致主动性的肺血管收缩，使得萎陷肺的肺血管阻力增加，则原应灌注该部位肺的 50%～60%血流将转而灌注非缺氧区域的肺组织。通过这种自主性反射调节活动，减少了跨肺间的血液分流。使得机体的动脉氧分压不致降低过多，并对已失衡的通气-灌注比进行一定程度的调整。例如，当一侧肺萎陷时，按照纯生理情况推论，萎陷肺的血液分流量将约占心排血量的 40%～50%，而实际上由于反射性低氧肺血管收缩的参与，萎陷肺的血液分流量可减少约 50%，至心排血量的 20%～25%。

有关 HPV 的发生机制尚未完全明确，研究表明，HPV 的体液机制有重要意义。可能与 NO 和(或)环氧化酶合成受到抑制有关；还可能与肺泡缺氧时所产生的血管活性物质如儿茶酚胺、前列腺素类(PGs)、血小板激活因子(PAF)等作用于血管平滑肌有关，这些血管活性物质可引起肺动脉收缩，使肺血管阻力增加，这些因素均可导致低氧性肺血管收缩(HPV)。

这种反射性低氧性肺血管收缩调节机制受多种因素的影响。所有抑制 HPV 的因素皆可使机体缺氧加重，任何能扩张血管、降低肺血管阻力的因素，均对此反射性效应起到一定的抑制作用，如血管扩张药(硝酸甘油、硝普钠等)的应用，低碳酸血症及萎陷肺内存在感染等。吸入性挥发性麻醉药(如七氟烷、恩氟烷、异氟烷、地氟烷等)对此类反射可能有轻微的抑制作用，但对总的氧分压和氧饱和度尚未发现有明显影响。这可能与此类药物对肺循环的其他效应有关。此外，氨茶碱、异丙肾上腺素均有抑制 HPV 的效应，增加肺内分流。胸部硬膜外麻醉阻滞交感神经对 HPV 并无直接影响，但如果胸部硬膜外麻醉导致血压和心排血量降低，会间接影响单肺通气期间的氧合。

如若在手术中，夹闭或直接压迫手术侧肺血管，则可有效地促进肺血流从萎陷侧肺流向非手术侧肺。当一侧肺切除或一侧肺动脉结扎后 PaO_2 可迅速升高，Q_s/Q_t 比值及 A-aDO_2 显著改善。研究还表明，在动物模型，通气侧肺选择性给予血管扩张药前列腺素 E_1 或一氧化氮合酶抑制剂(L-NAME)可改善肺血流再分布，不过目前尚未应用于临床。在 ICU，联合应用 NO 和肺血管收缩剂(如去氧肾上腺素)可改善 ARDs 病人机械通气期间的氧合，亦可在单肺通气 OLV 期间应用。

对于行肺脏手术的病人，由于病变侧本身的肺血管床及间质受损严重，肺血管阻力增加，血流减少，故单肺通气时不易发生低氧血症。而非肺脏手术病人(如食管癌病人)由于双肺本身功能较健全，手术中上侧肺血液灌流较多，行单肺通气时易产生较大的肺内分流而致低氧血症。

通气肺的通气方式对分流量亦有重要影响，如呼气末正压通气（PEEP）的应用在防止非通气肺的肺不张发生、改善通气的同时也增加了通气肺的血管阻力，增加分流量。再如，高浓度氧可扩张非手术肺的血管，减少非通气肺的分流；但另一方面高浓度氧可致局灶性吸收性肺不张及抑制 HPV 而加重低氧血症。

第二节　开胸手术的麻醉处理

一、术前评估

随着手术技术和麻醉技术的发展，胸科手术病人的范围也在不断扩大。麻醉医师必须对病人全身状况有充分的了解，尤应注意与呼吸系统并发症有关的一些风险因素。此外，对一些胸科手术病人评估时还需特别注意两个方面：肺隔离难易程度和单肺通气期间是否可能出现低氧血症。术前评估可从以下几方面进行了解：

（一）临床表现

呼吸困难：了解呼吸困难程度、时间长短、诱发因素及有无减轻的方法，口唇和指甲床的青紫程度、呼吸肌动度等。轻微活动后即伴有呼吸困难或伴有气喘，说明呼吸功能不佳。

咳嗽、咯血：咳嗽的诱因、持续时间及严重程度，咳痰的量、色、黏稠程度，尤其应注意痰量的多少，及是否伴有哮喘、胸痛等。

肺部听诊：注意肺部啰音的性质、范围、程度等。

循环系统：是否存在因慢性肺部疾病而引发右心室衰竭？如外周水肿、肝肿大、颈静脉怒张等。充血性心衰往往伴有肝出血，可致血尿素氮和血肌酐含量上升。是否合并冠心病及其严重程度？病人的左心室功能如何？其他并发症如糖尿病、肾功能不全、心律失常等。肺组织的切除减少了可利用的肺血管床，因此，可引起术后右心室和右心房的扩大，导致肺水肿，术后心律失常的发生率也因而增加，并与病人年龄和所切除的肺组织成正比。

（二）实验室检查

1. 肺功能检查　反映容量的主要指标有潮气量（VT）、残气量（RV）、功能残气量（FRC）、肺活量（FVC）和最大通气量（MVV）。反映气道病变的指标有：用力呼气一秒率（FEV_1）、呼气中期流速（MMFR）和呼气高峰流率（PEFR）。上述参数可以占预计值的百分数表示，预计值则以年龄、性别、身高校正后得出（如 $FEV_1\%$）。FEV_1 与 FVC 比率正常为 80%～85%。如为限制性肺疾患，则比值增加，而阻塞性肺疾患比值下降。

手术类型对肺功能影响很大，术前应充分考虑，估计病人术后的耐受能力，肺切除病人术前均进行基本的肺功能测定。以下是肺外科手术对肺功能的影响：一叶肺切除，可使术后肺功能（以 FEV_1 和 FVC 为代表）减少 20%；左肺切除，可使术后肺功能减少 40%；右肺切除，可使术后肺功能减少 60%。如术前 $FEV_1 > 1.5$ L，则可以行肺切除术；如 FVC 低于预计值的 50%，术后可能需呼吸机支持；进行有效的咳嗽运动 FVC 至少应达到 VT 的 3 倍；MVV 如低于预计值的 50%，则预后较差，极易合并肺不张和肺部感染。术后 FEV_1 预计值 < 0.8L，则病人术后将依赖呼吸机，因此，此类切除手术应视为禁忌。

术后预计 $FEV_1\%$（$ppoFEV_1\%$）对肺切除手术后呼吸系统并发症发生情况具有重要的参考价值。计算公式如下：$ppoFEV_1\% =$ 术前 $FEV_1\% \times (1-$功能性肺组织切除量$/100)$。估计功能性肺组织百分比的方法是将两肺分为 42 段，右肺上、中、下叶各有 6、4、12 段，左肺上下叶各有 10 段。$ppoFEV_1$ 大于 40%的病人术后呼吸系统并发症发生风险较低，$ppoFEV_1$ 小于 40%的病人术后呼吸系统并发症发生风险明显增加，$ppoFEV_1$ 小于 30%的病人呼吸系统并发症的风险相当高。

肺功能的解释有时并不容易，也不准确，但一般来说，如 FVC、FEV_1/FVC 和反映通气功能的指标低于预计值的 50%，则预后往往不佳。

2. 血气分析 术前血气分析也有助于对肺功能的判断，若 $PaO_2 \leqslant 8.66$ kPa（65 mmHg），$PaCO_2 > 6.0$ kPa(45 mmHg)，说明已存在肺的通气不足，或说明阻塞性肺部疾患较为严重。

3. 肺血管功能检查 慢性阻塞性疾病病人，由于长期肺内压增加，常导致肺血管收缩和血管压力相应升高，久之则表现为肺血管阻力（PVR）增高，右心室肥大与扩张，这又进一步加重肺组织的缺血缺氧，50%以上病人伴有右心室功能失常。术后静息状态肺动脉压应低于 3.33 kPa(25 mmHg)，否则提示术后并发症的机会大增。

4. 其他检查 术前查阅胸部 X 线片和 CT 扫描有助于了解病人是否会出现困难气管插管和术中肺隔离的难易程度。前后位和侧位 X 线摄片及 CT 扫描、心电图检查、运动试验及超声心动图检查有助于对病人心血管系统危险性的判断，如发现心肌缺血性改变，则术中发生心脏合并症的危险性增大。

二、术前准备

胸腔手术病人极易出现术后并发症，其术后呼吸系统的并发症与术前呼吸功能的受损程度成正比。因此，术前准备是否充分极为重要。术前准备措施能大大减少胸腔手术病人的术后并发症，减少死亡率。

（一）术前戒烟

吸烟可增加呼吸道分泌物，抑制支气管黏膜上皮细胞的纤毛运动，使呼吸道分泌物不易排出。并使血红蛋白-氧解离曲线左移，从而减少向组织的供氧能力。吸烟还可使碳氧血红蛋白含量增高，血液氧合能力下降。病人戒烟 12 小时，碳氧血红蛋白的浓度就会下降，术前戒烟 4 周，术后肺部并发症的发生率就会降低，时间越长，肺部并发症发生率越低。

（二）控制肺部感染

炎症是诱发哮喘及影响术后肺功能恢复的重要因素，应结合广谱抗生素的使用，控制肺部炎症。

（三）祛痰解痉

应采用物理、药物等方法促进痰液的排出，如气管内雾化吸入。此外，应用支气管解痉药控制支气管痉挛，如氨茶碱、色甘酸等。肾上腺皮质激素的应用也具有减轻支气管黏膜水肿的间接效应。拟交感药物（异丙肾上腺素类药物）作用可靠，但存在耐受性，此外，该类药物存在潜在的诱发心肌缺血及诱发心律失常的不良反应，应谨慎使用。

（四）深呼吸和咳嗽运动

指导病人进行有效的呼吸和用力咳嗽的方法，并在精神上给予安慰，以减轻病人的紧张和焦虑。如病人术前必须吸氧，则病人在转运入手术室途中及麻醉前都仍需持续吸入同一浓度的氧。

三、术前用药

对于无肺功能障碍的病人，术前一般采用阿片类镇痛药（如哌替啶）复合镇静类药，如安定、苯巴比妥钠等。如病人合并低氧血症（在呼吸空气的情况下 $PaO_2 < 70$ mmHg）或高碳酸血症（$PaCO_2 > 45$ mmHg），则术前药应减少或免除，否则，易加重呼吸抑制；抗胆碱类药物有可能使此类病人的呼吸道干燥，从而使得分泌物难以排出，故而一般不倾向使用。肺切除手术病人术前可不常规应用镇静药物或镇痛药物，而改为在实施有创监测前（如桡动脉穿刺置管）经静脉给予咪达唑仑等短效苯二氮䓬类药物。对于某些胸科手术，如食管反流手术等，术前应常规口服抗酸药物、H_2 受体阻滞药或质子泵抑制剂。

肺心病人尽管有指征应用洋地黄类强心药，但由于该类病人往往合并低氧血症、高碳酸血症和酸血症，很易导致洋地黄中毒，因此，使用该类药物时应慎重。如术前已使用维持剂量的洋地黄，则应在手术当日停药，否则，术后如出现心律失常很难判断是否因洋地黄中毒所致。其他的心血管用药和治疗并发疾病的药物(如支气管扩张剂)可持续应用到手术前。

四、监测

大多数开胸手术均为持续时间较长的手术,因此术中均应严密监测、注意保温并维持容量稳定。

(一)常规监测

呼吸系统:潮气量、呼吸频率、经皮氧饱和度(SpO_2)。

循环系统:血压、心率、心电图。

(二)特殊监测

呼气终末 CO_2 浓度($P_{ET}CO_2$)、血气分析、中心静脉压(CVP)、采用肺动脉导管测定肺动脉压(PAP)、肺毛细血管楔嵌压(PCWP)、心排血量(CO)、周围血管阻力(SVR)及肺血管阻力(PVR)、经食管超声心动图(TEE)等。

血压、心电图、脉搏、氧饱和度为胸外科手术的常规监测手段。术者压迫心脏或大血管时会导致短暂严重低血压,因此除一般状况较好病人实施较小手术外,大多数病人应动脉置管以便进行直接动脉测压和血气分析。呼气末二氧化碳分压对了解肺泡通气量及 CO_2 排出具有很大帮助。其他监测如 CVP、PAP、PCWP、CO 等监测,则根据病人的实际需要和可能出现的并发症而予考虑。监测 CVP 有助于判断术中或术后液体治疗是否满意,对全肺切除术病人尤为重要。在伴有严重心、肾疾病病人或胸膜外肺切除术等大手术病人可常规放置肺动脉导管。术中 TEE 可持续、实时监测和评估心脏功能和心脏前负荷状况,对心包积液、空气栓塞、血流动力学不稳定和肺移植等病人可采用 TEE 进行监测。

五、麻醉处理

一般采用气管插管全身麻醉,亦可采用气管插管全身麻醉复合胸部硬膜外麻醉。胸部硬膜外麻醉的目的是加强麻醉效果,增强肌松效应,减少全身麻醉用药量,并可用于术后硬膜外镇痛。

麻醉诱导:可在芬太尼(3～5 μg/kg)基础选用咪达唑仑(0.05～0.2 mg/kg)、乙醚酯(0.2～0.3 mg/kg)或丙泊酚(2～3 mg/kg),复合肌松药(司可宁、阿曲库铵或维库溴铵)进行麻醉诱导作气管内或支气管内插管。

麻醉维持:可选用吸入麻醉药(恩氟烷、异氟烷、七氟烷或地氟烷)复合静脉麻醉药(咪达唑仑、芬太尼、舒芬太尼、瑞芬太尼、丙泊酚)维持麻醉。为控制病人的呼吸,便于术中的呼吸管理,术中应使用足量的肌松剂(阿曲库铵或维库溴铵等)。

六、单侧肺通气临床应用方法

分隔双肺的主要方法包括双腔气管导管法、支气管堵塞法和单腔支气管导管法。双腔气管导管法是目前最常用的方法,最后一种方法很少用于成年人,偶尔用于小儿。本章主要阐述双腔气管导管法和支气管堵塞法。

(一)双腔气管导管法

1. 双腔气管导管(DLT)　双腔气管导管具有一管二腔,管远端两个开口及两个套囊。一个导管开口于总气管,另一导管的开口处恰好位于非插管的支气管开口部位。导管的支气管和总气管部各有一气囊,充气后便可使两肺分隔开,方便地对双肺分别进行通气和吸除分泌物。

1950 年,Carlens 双腔气管导管用于肺切除术是胸科麻醉发展道路上的里程碑。该导管是橡胶制品,带有隆突钩,以便插管时隆突钩恰好骑跨于支气管隆突部位。但是,此类管管腔较小,且带有隆突钩,插管操作不便,在插管过程中易造成声门损伤,术中吸痰有时较为困难。20 世纪 80 年代,Robertshaw 对双腔气管导管进行了改良,发明了一次性聚氯乙烯双腔气管导管,包括左、右侧双腔气管导管,分不同型号,不带隆突钩,支气管侧导管配有低容、低压蓝色套囊以方便纤维支气管镜(FOB)对导管进行定位。此后 Mallinckrodt 还对左双腔气管导管做过进一步的改良以增加其安全性,包括减小支气管腔与主体的角度，缩短支气管套囊的长度等。

支气管隆突距左上肺叶为 5 cm，而距右支气管开口较近，为 2.5 cm，尽管在导管设计上考虑到此点，但临床插入右侧双腔支气管导管时右上肺肺不张的发生概率仍较高，所以左双腔支气管导管应用较为普遍。

2. 双腔管的插管指征

(1)绝对适应证：①气囊之下有液性物质，如肺脓疡、肺脓肿、囊肿、支气管扩张症等。防止病侧肺内容物进入健侧肺。②气囊之上有气体外泄，如气管-食管瘘、支气管胸膜瘘、单侧肺大疱或巨大肺囊肿、包囊破裂等。为了便于控制通气。

(2)相对适应证：全肺切除术、肺叶切除术等，以及需外科显露清楚的手术，如胸腔镜手术、食管癌切除术、纵隔手术、胸主动脉瘤等。

3. 导管的选择 行右肺(侧)手术，选左向的双腔管。行左肺(侧)手术，选右向的双腔管。

成年女性病人，选择 F35、F37 号的 Robertshaw 双腔管，成年男性病人，选择 F39、F41 号 Robertshaw 双腔管，青少年病人可选择更小型号的双腔管。胸部 X 片和 CT 扫描可评估气管支气管解剖是否异常，还有助于判定 DLT 的型号，插管前应予以查阅。必须注意，双腔气管导管的外径较单腔气管导管大，遇到明显阻力时不应强行推进。另外，插右向的双腔管应略偏大，反之亦然。

4. 分隔双肺的方法 插管操作应注意定位准确，隔离良好，常用检查步骤如下：

(1)总气囊充气，检查双侧肺是否一致，如果不一致或一侧无通气则说明导管插入过深，应当拔出 2～3 cm，然后重新检查。

(2)夹闭一侧支气管，检查另一侧的呼吸音。此时通气侧肺部听诊应闻及呼吸音而夹闭侧则无，反之亦然。有时 DLT 确难于到达准确位置，应考虑退至总气管内或改用普通气管导管为宜。单独听诊有时并不可靠，必须借助 FOB 来判断 DLT 位置是否准确。当病人体位改变后，须再次检查导管的安置是否在位。

5. 插管并发症

(1)插管操作时，对喉、声带和气管或支气管产生损伤。双腔气管导管型号不合适可能导致气道损伤，表现为漏气、皮下气肿、气道出血或术者在术野意外发现气管或支气管套囊，此时需进行支气管镜检查或手术修补。

(2)导管定位不妥或手术中操作的压迫、牵拉因素使得导管位置移位及肺的隔离失效。单肺通气期间可能会出现低氧血症，应采用纤维支气管镜进行检查和重新定位。

(二)支气管阻塞法

1. 支气管阻塞器 支气管阻塞器可阻塞支气管使远端肺萎陷，必要时还可选择性阻塞一侧肺的某些肺叶。应用支气管阻塞器可以克服双腔气管插管的一些限制，如困难气道病人和小儿病人。目前有几种不同的支气管阻塞器，各有特点，适用于不同胸内手术。

(1)Univent 支气管阻塞器：Univent 支气管阻塞器是将支气管阻塞导管与单腔气管导管结合在一起，可阻塞左、右主支气管或任何下一级支气管，其套囊为高压低容型。该阻塞器优点是易于插入和定位，术后机械通气时不需要换管，可选择性地阻塞一侧肺的某些肺叶，而且术中需要时可对非通气侧肺给予持续气道正压通气(CPAP)。但是，Univent 支气管阻塞器材质较硬，容易损伤气道，阻塞器内径较小，导致手术侧肺萎陷慢，且支气管内血及分泌物不易吸出。

(2)Arndt 支气管阻塞器：Arndt 支气管阻塞器是一种配有引导线的阻塞器，远端套囊为低压高容型，管腔内有一根柔软的尼龙金属丝，从近端一直通向远端，形成一个柔性钢丝套圈。钢丝圈可与纤维支气管镜伴行并在其引导下插入目标支气管内，随后将引导线退出，其管腔可用于吸痰及加速肺萎陷。这种阻塞器主要的缺点是，引导线一旦拔出，就不可能再放回原位。如果因体位变化或术中牵拉导致导管位置发生改变，将很难复位。

(3)Cohen 支气管阻塞器：Cohen 支气管阻塞器近端有一可旋转小轮，逆时针旋转小轮可使头部弯曲 90°以上。通过调节小轮的方向就可将阻塞器顺利地插入目标支气管，可在纤维支气管镜引导下予以定位。阻塞器内腔可用于吸引分泌物，还可用于对萎陷肺进行吹氧以纠正术中低氧血症。

2. 支气管阻塞法的并发症　早期支气管阻塞法有多种并发症的报道，如支气管阻塞器发生折断，气管内壁撕裂导致支气管内误吸等，目前相关并发症较为少见。如病人存在解剖变异可能因支气管无法密封而导致肺隔离失败。此外，也有右上肺叶切除时将支气管阻塞器意外缝扎的报道，所以应告知外科医生术野一侧有支气管阻塞器。另一个潜在危险是充气气囊移位导致不能通气，病人可出现低氧和心血管意外，此时须快速判断原因并将阻塞器套囊放气。

(三)单肺通气的管理原则

(1)定位准确，隔离良好。

(2)保持气道通畅，保证供 O_2 充分，预防低 O_2 和 CO_2 潴留。吸入氧浓度(FiO_2)设置为 0.5，如长期应用纯氧吸入，会由于去氮作用而致通气肺产生局灶性肺不张。双肺通气的初始阶段，设置潮气量 8～10 ml/kg，通气频率 10～12 次/分，吸呼比 1∶(1.5～2.0)。气道内压维持在 10～15 cmH_2O。然后依据血气值逐步调整通气频率，使 $PaCO_2$ 保持于 5.33 kPa(40 mmHg)左右，呼气终末气 CO_2 分压应不高于 6.0kPa(45 mmHg)。

(3)保持循环功能恒定。

(4)维持合适的麻醉深度，除应用40%～60% N_2O 外，还应辅助应用吸入性挥发麻醉药，例如恩氟烷、异氟烷、七氟烷或地氟烷等。应用肌松药保持足够的肌肉松弛度。

(5)尽可能多地实施双侧肺通气，直至胸腔被打开。

(四)预防和处理低氧血症

开胸手术的上侧肺萎陷而致通气不足，初期 HPV 未能有效地减少其血流量，因而低氧血症发生率颇高。通常动脉血氧分压降至 9 kPa(此时血氧饱和度约 90%)尚可短时间耐受。为了提升血氧，可采用一些措施：①潮气量增至 15ml/kg；②短暂增加 FiO_2 至 1.0；③下侧肺加用呼气末正压通气(PEEP)，也可考虑上侧肺持续正压给氧(CPAP)、下侧肺 PEEP 同时采用；④吹张上肺 4～5 次，如有可能行双肺通气予以过渡；⑤夹闭手术侧肺血管，可有效地促进肺血流从萎陷侧肺流向非手术侧肺。PaO_2 可迅速升高。Q_s/Q_t 比值及 A-aDO_2 显著改善。下列因素对机体的氧合功能有一定影响：

1. 潮气量(VT)　单肺通气时，二氧化碳的排出值得关注。如果通气量足够或稍大，则 CO_2 排出当无大碍。一般而言，单肺通气时，潮气量应定为 8～12 ml/kg，分钟通气量应略大于单肺通气实施前，以使得 $PaCO_2$ 水平处于 40 mmHg 左右。有研究表明，当潮气量达到整个肺容量的 16%时，可明显改善 PaO_2，并减少 Q_s/Q_t，而对心排血量无明显不良影响。

2. 吸入氧浓度(FiO_2)　单肺通气时吸入何种程度氧浓度为好看法不一，所报道结果也大相径庭。临床实践中不少麻醉者在单肺通气时仍选择高浓度甚至 100%氧，企望借此改善机体的低氧血症。但理论上分析，分流所引起的低氧血症是不能靠增加 FiO_2 纠正的，相反，高于 60%的氧浓度减少了正常的反射性低氧缩血管反射，使得肺内分流增加；此外，吸入高浓度氧可引起吸收性肺不张，有可能加重低氧血症。鉴于此，有人认为，吸入氧浓度以 50%为宜，不应低于 40%，但也不宜高于 60%。可减少因氧及麻醉气体吸收所致的局域性肺萎陷。术中常规监测血氧饱和度有助于发现低氧血症的倾向。定期取动脉血进行血气分析是了解病人氧合状态的最精确方法。

3. 呼气末正压通气(PEEP)　单肺通气时通气的下肺容量往往降低，造成分流量增加，PEEP 曾被期望能增加下侧肺的功能残气量，使肺容量恢复而改善动脉氧合水平。但实际上，通气肺加用 PEEP 可增加萎陷肺的肺泡内压，压迫肺泡毛细血管，增加肺毛细血管阻力，使血流向非通气肺转移而增加分流。在使用该方法时应注意采用合适的 PEEP 量，即在增加肺容量的同时不增加分流量。0.490 kPa (5 cmH_2O) PEEP 用于通气肺有益，但超过 10 cmH_2O则适得其反。对萎陷肺应用低压 PEEP(0.3～0.5 kPa，3～5 cmH_2O)，或应用高频通气法(HFPV)，对增加非通气侧肺的功能性残气量及增加动脉血氧合程度或许有所裨益。

(五)循环系统的维持

手术操作刺激或探查纵隔、肺门时，易发生反射性心律失常，血压下降等血流动力学紊乱。因此，术中应加强心电、血压的监测，及时处理循环系统并发症。此外，术中应注意补液、输血的量和速度，必要时在 CVP 或 TEE 等的监测下，指导液体的应用。

第三节 特殊病人手术麻醉处理要点

一、湿肺

湿肺指有大量脓痰的病人，如肺脓肿、支气管扩张症、脓胸等。麻醉处理的关键是做到两肺隔离完全，防止脓痰液流入健侧肺造成感染扩散及堵塞气道。麻醉处理要点为：①快速诱导麻醉，保持足够肌松程度，最好行双腔导管插管，便于吸引污染物或分泌物。防止插管期咳嗽，痰液涌出堵塞气管，插管后体位改侧卧位时，脓液可顺体位流出。②术中应经常进行气管内吸引，吸痰管两侧应分开，防止污染健侧肺。③在满足拔管条件前提下，鼓励早期拔管。

二、广泛肺出血的麻醉

多见于外伤、支气管扩张症、肺癌或空洞性肺结核。麻醉处理：①可选用 DLT 插管或支气管阻塞器，以便于隔离出血肺。若出血部位不确定亦可首先插入单腔气管导管，以便于快速吸除血液及供氧，随后再进行 DLT 置换。在急性肺出血时，FOB 常不能辅助对 DLT 或支气管阻塞器进行定位，此时主要依靠听诊来确定肺隔离是否满意。②根据病情危急程度选择快速诱导下插管或清醒气管插管。③于头高位行气管插管操作。④良好的监测，如直接动脉测压、血气分析等。⑤建立良好的静脉通路，维持有效循环血容量。⑥麻醉维持以静脉麻醉为主，避免反复气管内吸引对麻醉深度的影响。

三、肺气肿、肺大疱病人的麻醉

巨大肺大疱易破裂发生张力性气胸，导致呼吸与循环严重影响。麻醉要点：①麻醉诱导平稳。如肺大疱位于一侧，可考虑在自主呼吸下行清醒双腔支气管插管，良好隔离。②辅助或人工通气压力不宜过高，潮气量不宜过大，呼吸压力不超过 1.96 kPa (15 cmH_2O)，尤其对有两侧肺大疱者更应注意，以免肺大疱破裂，致张力性气胸发生。③保持气道畅通，吸入氧浓度要适当提高，呼气时间应充足，以利 CO_2 排出，麻醉期间宜监测 ET-CO_2。④维持足够麻醉深度与肌松，防止支气管痉挛或咳嗽使胸内压增加，导致肺大疱破裂。⑤免用 N_2O，以免N_2O积存于气泡内，致体积进一步增大，导致肺大疱破裂。因为 N_2O 在血中的溶解度较低，易逸出进入肺大疱。

四、肺包虫囊肿

巨大肺包虫囊肿可压迫心肺致心肺功能不全。麻醉中应注意：①选用双腔支气管导管插管为宜，术中行两肺隔离，使患侧肺萎陷，行健侧单肺通气。②全麻诱导宜平稳，充分肌松，控制呼吸压力不宜过大，以免囊肿破裂。

五、气管(支气管)胸膜瘘

气管胸膜瘘常发生于肺切除手术后，也可与肿瘤、囊肿、脓肿的侵袭、破裂有关。麻醉的关键在于诱导插管期。可考虑快速插管，但应了解气管是否因上次肺切除手术而变形，以免插管困难。清醒插管较为稳妥，但麻醉深度应掌握合适。如为支气管胸膜瘘则最好行双腔管插管，作单肺通气。也可在麻醉诱导前放置胸导管以避免在正压通气时发生张力性气胸。术中应注意吸引气道内脓痰液。多发性支气管胸膜瘘病人也可采用高频振荡通气，以获得较低的气道峰压，避免气压伤和减少漏气。在保证安全的前提下，鼓励早期拔管，避免术后机械正压通气。

六、气管肿物及气管部分切除术

如何防止气管部分阻塞进一步加重是麻醉者关注的问题。抑制呼吸的术前药应减量或免用，术前应了解肿物的部位、大小及阻塞气管的程度。最安全的诱导方法是清醒气管插管，估计气管导管能通过狭窄部位者，可行快速诱导插管。麻醉诱导插管及气管阻塞段被切除前这一阶段应尽可能保留病人呼吸，因为通气效率在很大程度上仍需依赖病人的自主呼吸作功。麻醉诱导应十分小心，诱导进程应放慢，尽可能选用清醒插管或不抑制自主呼吸的插管方式，不可贸然应用肌松药，否则病人的呼吸肌有可能被松弛，而人工通气却不奏效。只有在阻塞去除后，方可放心使用肌松药。术中须进行动脉置管以测量血压和动脉血气。如果术中需要建立体外循环，术前应插入中心静脉导管和肺动脉导管。

当气管切断后，让手术者从气管断开近心段放置临时无菌气管导管，连接呼吸机继续通气，将原来的气管导管回抽一段待用。当气管吻合口后壁缝合完毕后，抽出临时气管导管，并将原来的导管向下推进，并越过吻合口，连接呼吸机恢复通气。其他可用于维持氧合的方式包括高频喷射通气(HFJV)、高频正压通气(HFPPV)和体外循环(CPB)，可根据具体情况加以选择。

七、食管肿瘤手术

如果肿瘤位于食管下部，则手术常取左侧进胸；如肿瘤位于中段，则取右侧进胸更为便利。这类病人往往体质状况较差，常伴有低蛋白血症、贫血症、水、电解质紊乱等。肺功能可能亦受到一定的影响。此外，如病人术前曾使用过化疗，应注意化疗药物对心脏的毒性作用。分离食管时应注意迷走神经受刺激所致的心动过缓。手术操作的牵拉、压迫可能对心脏血流动力学有一定影响，手术损伤胸膜可致气胸等，对此应有警觉。由于食管手术病人双肺功能均相对较好，故行单侧通气时，常易致较严重动静脉血分流而产生低氧血症。随着手术技术的发展，目前有在腔镜和机器人辅助下实施的微创食管手术，优点是失血较少、疼痛较轻和住院时间较短，但手术耗时较长。术中需注意确保肺隔离效果、维持氧合并注意预防机器设备导致的损伤。

八、食管贲门成形术

该类病人因食管下段贲门痉挛，引起食管扩张而致食物潴留，食管内容物易反流入肺而致吸入性肺炎。麻醉处理应注意避免呕吐误吸，可选择快速序贯诱导或在 FOB 辅助下进行清醒气管插管。

九、食管裂孔疝和膈疝

食管裂孔疝可通过左侧开胸术行食管裂孔疝的修补。麻醉需注意的是：①因食管下段括约肌失控，这类病人往往伴有胃内容物的反流，术前应给予抗酸药和 H_2 受体阻滞药以提高胃液的 pH。诱导时应按压环状软骨以减少胃液反流的机会。②一般多选用普通气管导管插管行双侧通气，亦可作双腔支气管插管行单侧右肺通气。由于该类病人双肺均健全，让左肺萎陷后所致的肺内分流很大，术中低氧血症相对较严重。

膈疝多见于新生儿，成人多为创伤性。膈疝时小肠挤入胸腔，压迫肺而影响肺功能，此外，小肠梗阻而导致水和电解质紊乱。如呕吐严重甚至可导致胃内容物误吸入肺。

十、胸腺瘤

胸腺瘤最常见合并症为重症肌无力，此病属于自身免疫性疾病，系横纹肌的运动终板异常所致。这类病人麻醉处理的关键在于：术中维持适度的肌松程度，以满足手术的需要；术后提供必要的呼吸支持，以等待病人呼吸肌功能的恢复。

麻醉前应行新斯的明试验，如给新斯的明

后肌张力能恢复或提高者，则麻醉处理较易。术前应常规给予新斯的明治疗。术前药慎用或免用，麻醉插管时，肌松药剂量可减少。一般而言，病人对非去极化类肌松药十分敏感，应减量应用。麻醉诱导时也可不给予肌松药，而仅使用丙泊酚、瑞芬太尼，气道充分表面麻醉，还应用吸入麻醉药如七氟烷等。术中根据病人肌松情况，酌情加用或免用肌松药。如有条件，术中应行肌松程度测定，以指导术中肌松药的用量及术后评估病人肌松恢复程度。

十一、纵隔肿瘤

麻醉处理同一般胸腔内手术，但应注意以下几个方面：①注意病人是否有呼吸道压迫、仰卧位呼吸困难症状或咳嗽等症状，术前应认真查阅胸部 X 线片和 CT 扫描，如估计应用肌松药后可能致呼吸肌麻痹而加压给氧不一定奏效时，则宜选用清醒插管。②根据肿瘤的性质(是否需要两肺隔离)选用气管插管或支气管插管。③注意手术操作对心脏的刺激及由此而致的血流动力学异常。④术中监测呼吸参数及气道内压。气管导管应超过导管受压部位，如术中出现气管导管受压时应及时处置。术中发生气道受压危及生命时应首先尝试调整病人体位或使用硬质支气管镜进入阻塞侧远端进行通气。此外预备 CPB 也是一种可供选择的方法，但也可能气道受压后没有充分时间来建立 CPB，导致病人出现缺氧性脑损害。

十二、激光手术

应注意以下几点：①使用专用气管导管，外覆有铝箔的导管或不锈钢导管，以防术中气管导管被激光损坏。②气囊应有两个，以防止激光射穿上套囊。③套囊应充水，而不是充气，因水对激光的吸收优于空气。④尽可能减少 O_2 的浓度，FiO_2 应小于 0.40(氧和 N_2O 均为助燃剂，N_2O 的助燃性低于氧)。如有可能，在吸入气中加入氮气。⑤用盐水纱布保护周围的组织免受激光伤害。⑥该手术室的所有人员应穿戴防护服。

十三、支气管肺灌洗术

支气管肺灌洗术用于肺泡蛋白质沉积症、尘肺、哮喘、囊性纤维化等疾病的外科治疗。气管插管一般采用左侧双腔气管导管，须采用 FOB 定位以保证肺隔离效果满意。术中监测标准同肺切除术，还可置入肺动脉导管或采用 TEE 进行监测。麻醉诱导和维持一般采用静脉全身麻醉，以方便术中吸引和支气管检查等操作。术中由于灌洗液对肺血流的影响可造成血氧饱和度的下降，一般持续时间较短，病人可满意耐受。灌洗中引流液中出现气泡、灌洗液量与引流液量出现差异、通气肺出现水泡音伴动脉氧饱和度下降提示发生渗漏，应立即改变病人体位将灌洗液尽快排出，彻底吸引双肺并充气。渗漏不多的情况下经上述处理后氧饱和度可迅速上升，重新调整双腔管位置保证肺隔离良好后继续手术。但渗漏严重经引流、吸引、充气处理后氧合仍不良的病人应终止灌洗，改单腔气管导管通气，并给予 PEEP 通气支持。灌洗结束后应彻底吸引灌洗肺，进行大潮气量肺通气促进灌洗肺肺泡的重新膨胀，术后一般常规在 ICU 观察 24 小时。

十四、肺移植手术

肺移植手术是终末期肺病病人的最终治疗方法。病人一般情况常较差，麻醉前应对病人病史、检查结果进行全面了解，重点了解肺功能与氧供需状况和心功能状况。麻醉前应建立全面监测，包括有创动脉压、肺动脉导管和 TEE。TEE 有助于观察心脏活动和大血管情况。气道管理应插入双腔气管导管，并确保肺隔离满意，以便术中对双肺进行吸引、维持氧合和检查支气管吻合情况。由于术中经常需要对气道进行吸引和支气管镜检查，因此麻醉维持主要以静脉药物为主。阻断肺动脉时可能引起剧烈的循环波动，应严密监测。供体肺植入后应逐渐轻轻膨胀肺，开放时由于供体肺内缺血再灌注损伤物质及进入循环可引起血压一过性明显下降，可用补充容量和升压药来处理。当估计通气不能提供足够的氧供以满足机体氧耗时，应在CPB下进行手术。CPB可增加术中失血，延长术后机械通气时间，但病人短期和长期死亡率并未降低。

（刘鲲鹏 李成辉 贾乃光）

参考文献

谢荣.1994.麻醉学.第3版.北京:科学出版社，547～567

庄心良，曾因明，陈伯銮.2003.现代麻醉学.第3版.北京:人民卫生出版社，1204～1218

Barash PG, Cullen BF, Stoelting RK, et al. 2009. Clinical Anesthesia. 6th ed. Philidelphia: Wolters Kluwer Lippincott WW.，1033～1070

Charles DD. 1996. Clinical Notes for the FRCA. London: Churchill Livingstone Inc.，41～47

Collins VJ. 1993. Principles of Anesthesiology: General and Regional Anesthesia. 3th ed. Pennsylvania: Lea and Febiger Inc.，597～617

Miller RD. 2009. Miller's Anesthesia. 7th ed. Philadelphia, PA: Elsevier Churchill Livingstone.，1819～1888

第 57 章　心血管手术麻醉

第一节　缩窄性心包炎手术的麻醉

当心包发生急性炎症后未能及时控制而迁延成慢性，逐渐使脏层与壁层心包严重粘连机化纤维化，甚至钙化，形成一个包裹心脏的硬壳，严重地压迫心脏并妨碍心脏正常的收缩与舒张，结果引起一系列的症状和体征。

一、病因

(1)结核是该病最常见的病因，据 20 世纪 70 年代胡秉忠统计为 40%以上。

(2)化脓性心包炎，常由邻近脏器的化脓性感染(如肺炎、脓胸或纵隔感染)直接蔓延所致。也有因其他部位软组织感染引起败血症而引起的心包感染。

(3)病毒性心包炎。

(4)结缔组织疾病(如类风湿关节炎)所致的心包炎。

(5)外伤或手术后所致的心包积血未及时清除而机化后形成的缩窄。

(6)纵隔放射治疗所引起的心包缩窄等。

二、病理生理改变

主要的病理生理改变是心脏不能满意地被充盈。由于整个心脏几乎被纤维钙化的硬壳所包裹,所以左、右心功能所受的限制几乎是相同的。4个心腔的舒张压均升高,无论是静息时或活动时,相互间上下不超过0.667kPa(5mmHg)。右房平均压大多在3.33kPa(25mmHg)以下,右室平均压在4～10.7kPa(30～80mmHg),肺动脉平均压在1.6～6.67kPa(12～50mmHg)。心房的压力曲线并不像正常人那样随呼吸而变动。

由于以上病理改变,大多数病人的心指数与心搏指数均明显降低,由于每搏量的受限,并且是固定不变的,因此,为了维持心排血量主要依靠增加心率。这类病人射血分数可以是正常的,但严重者可以明显降低。左室舒张末压明显增高,但其舒张末容量是下降的。如无纤维组织侵入心肌,心肌收缩力的等容期及射血期是正常的,否则心肌收缩指数常常很低。

这类病人循环时间普遍延长,为了代偿循环功能的障碍,血浆容量、血细胞比容及总循环血容量均有所增加。与此同时还会产生大量的胸水和腹水,结果使肺活量降低,加之心内压上升,肺淤血,而使肺通气与换气功能明显受到影响。为了代偿,通气量往往是上升的,所以肺泡及呼出气CO_2是下降的。此外,由于静脉压高导致肝脏阻塞性充血,长时期肝脏慢性充血可导致肝细胞缺氧、萎缩,甚至发生局限性出血和坏死,使肝功能受损,而不能使胆红质原完全转化成游离的胆红质,故病人常出现黄疸。

三、症状和体征

由于上述的病理生理改变,病人可出现程度不同的疲乏、呼吸困难、末梢水肿、胸水、腹水、颈静脉怒张及肝大。虽然有半数病人有端坐呼吸,但很少发生阵发性夜间呼吸窘迫或肺水肿,这与左心衰有所不同。病人脉搏纤细,脉压变小,并常有奇脉(吸气时脉搏弱甚至消失)。由于产生大量的胸液和腹水,血浆蛋白尤其是白蛋白明显下降。又由于术前采用低盐饮食和利尿治疗,而引起电解质紊乱如K^+、Na^+、Cl^-均可能偏低。

四、术前准备

这类病人术前准备十分重要,应着重以下几个方面。

(1)查明病原,针对病因进行内科治疗,待炎症完全控制,病情基本平稳,大约需1～3个月。

(2)支持疗法,由于这类病人病史长,消耗严重,体质很弱,尤其对有大量胸水及腹水病人,血浆蛋白很低,所以必须加强营养,设法改善消化系统功能,多吃高蛋白及富含多种维生素的食物,必要时可静脉输注水解蛋白或少量多次输血,也可给予适量的白蛋白以提高血浆的渗透压,减轻水肿和胸、腹水。

(3)加强利尿,为了减轻组织水肿及胸、腹水,但必须注意电解质平衡,并准确记录出入量。

(4)排放胸、腹水,经上述各项准备,多数病人胸、腹水及组织水肿均有所改善,但少数病例仍不能控制胸水及腹水的生长,故在术前1～2天可进行多次胸、腹腔穿刺,尽量放出胸水和适量的腹水,以减轻对呼吸的影响。更重要的是术后心脏被解放之后,循环改善了,大量液体进入血循环而引起急性心力衰竭,应注意预防。

五、麻醉处理

缩窄性心包炎病人的心、肺及其他重要脏器的功能均受到程度不同的损害,因此麻醉的实施十分困难。

(一)术前询访

术前一天应详阅病历,并仔细询问病人当

前的心、肺功能状况。向病人说明手术的必要性，以及术前、术后应注意的事项，解除病人的恐惧和顾虑。

（二）正确判断病情

一般来说，病情与以下情况呈正相关：水肿和胸、腹水的程度；病史的长短。而与下列情况呈负相关：脉压的宽窄；血红蛋白的高低及血浆蛋白的含量。

（三）术前用药

这类病人术前用药量宜偏小，不应像常人那样按千克体重计算给药，因这类病人水分较多，故实际体重远较所测的体重轻，以免发生呼吸、循环的抑制。

（四）麻醉选择

这类病人心脏功能严重受到影响，由于以上的病理改变使心脏的收缩及舒张功能严重受损，心肌萎缩变薄，收缩力严重下降，对麻醉药的耐受力很差，因此对麻醉方法选择尤为重要。早期由于麻醉药的种类缺乏，所有常用的麻醉药对心肌均有较强的抑制作用。为了减轻麻醉药对心脏的抑制，曾试用过局麻和针麻。由于镇痛不全，术中病人躁动，严重影响手术的进行，更重要的是病人通气没有保障，经常发生缺 O_2 和 CO_2 蓄积，严重危害病人的生命安全。为了确保充分的供 O_2 及气体交换，曾采用过气管内插管，行气管内吸入全麻。但是，所有的吸入麻醉药均有较强的心肌抑制作用，麻醉不易加深，对强烈的手术刺激，应激反应仍十分明显。

近年来，随着科学技术的发展，新的麻醉药不断出现，如与硫喷妥钠比较对心肌抑制较轻的地西泮、依托咪酯、丙泊酚等，另外还有具兴奋心血管系统（交感神经兴奋作用）的氯胺酮和对心脏几乎没有明显抑制作用的麻醉镇痛药，如吗啡、芬太尼等，这样就扩大了缩窄性心包炎麻醉的选择范围。近年来常选用静脉复合麻醉较为理想。

（五）麻醉诱导与维持

缩窄性心包炎由于心脏功能严重受损，对麻醉的耐受力极差，因此无论是诱导或麻醉维持均应将对心脏的抑制降至最低限度，又要达到理想的麻醉深度。由于这类病人循环时间普遍延长，所以给药时麻醉征象出现较晚，忽略时常易过量，而导致血压下降。

1. 诱导 诱导前首先开放一外周静脉，同时行左侧桡动脉穿刺。在监测动脉压的情况下进行麻醉诱导。硫喷妥钠现已少用，常用地西泮或依托咪酯 0.1～0.2mg/kg，注药的同时密切注意动脉压和病人的意识变化，待意识消失后停止给药，同时面罩加压给 O_2，而后给芬太尼 5～10μg/kg＋氯胺酮 0.5～1.0mg/kg＋潘库溴铵 0.1～0.2mg/kg 的混合液静脉推注，同时并应注意观察血压变化。给药后约 5 分钟待肌肉完全松弛后行快速气管内插管。

2. 麻醉维持 维持药可用芬太尼 30～50μg＋氯胺酮 3～5mg/kg 加入 5％葡萄糖溶液 100ml 内持续静脉滴注。由于氯胺酮有交感神经兴奋作用而使心率增快，血压升高，虽然能使心肌氧耗增加，但它可增加心排血量，这对缩窄性心包炎病人是有利的。

3. 中心静脉穿刺 在麻醉诱导后即行中心静脉穿刺，放置双腔导管，以便术中给药和监测中心静脉压的变化。

（六）术中管理

手术开始后应密切监测血流动力学的变化，尤其是劈开胸骨后，当发现动脉压急剧或持续下降时，可能是由于胸骨牵开过度使心包过度绷紧而影响心室的充盈引起血压下降。应及时与术者联系，让其适度撑开胸骨，先小部分显露心包进行剥离切除，而后逐步扩大，最终达到满意为止。随着心脏的包裹逐渐解除，脉压就逐渐增宽，静脉压亦有所下降。一般这类手术出血不多，可以不输血，而且还应严格控制液体入量。如果损伤心脏发生大出血，应适量补充血液，以维持满意的动脉压。术中完全机械控制呼吸，维持血气在正常范围。

(七)术后处理

缩窄性心包炎，当心脏解放之后可用适量的洋地黄(术中可给适量的毛花苷 C)以增强心肌收缩力，改善循环功能。由于这类病人体内液体量较多(胸水、腹水及外周水肿)，当循环改善之后会有大量液体进入血液循环，所以术后仍需严格控制液体入量，以免过度增加心脏负担，引起急性心衰甚至死亡。由于长期的肺内血液淤滞及大量腹水和胸水影响肺的顺应性和通气、换气功能，故术后仍需用呼吸机实行控制呼吸，并间断进行血气分析，确保达到正常指标。当病人完全清醒，循环情况完全稳定，呼吸功能亦已恢复，可试停呼吸机，待 30～60 分钟后血气仍保持正常，方可充分吸痰之后拔除气管插管。

(王廷杰)

第二节　非紫绀型先天性心脏病手术的麻醉

先天性心脏病(简称先心病)是新生儿和儿童期常见病，其发病率仅次于风湿性心脏病及冠心病，居第三位。确切发病原因尚不清楚，与胚胎期发育异常、环境或遗传因素等有关。目前已知的先天性心脏病有 100 多种，临床较常见者有 10 余种(表 57-1)。

表 57-1　婴幼儿各种心脏缺损的近似发病构成

先天性心脏病(CHD)病种	构成比(%)
室间隔缺损(VSD)	20～59
房间隔缺损(ASD)	8～10
动脉导管未闭(PDA)	9～10
法洛四联症(TOF)	5～8
肺动脉瓣狭窄(PS)	5～8
主动脉缩窄(COA)	1～7
主动脉瓣狭窄(AS)	0.5～6
大动脉转位(TGA)	1～4
永存动脉干(PTA)	0.5～2
三尖瓣闭锁(TA)	0.5～1
其他	5～16

先心病分类方法很多，一般先根据先心病血流动力学特点进行分类，如心内、心外是否存在分流、肺血流和全身血流是增加还是减少、瓣膜周围是否存在异常导致血流梗阻或减少等。临床上常先将先心病分为紫绀型和非紫绀型两类(表 57-2)。紫绀型先心病通常存在右向左分流或以右向左为主的双向分流，包括法洛四联症(TOF)、肺动脉闭锁(合并 VSD)、二尖瓣闭锁(合并 ASD 或卵圆孔未闭)及艾森曼格综合征。此类的特点系因肺血管或右心室流出道阻力大于体循环阻力，而使一部分血液未经肺血管流入左心，致肺血流减少及心室压力负荷过重；又因流入主动脉的血流未完全氧合而发生低氧血症，重症伴有发绀、酸中毒和红细胞增多。在非紫绀型先心病中，以室间隔缺损(VSD)、动脉导管未闭(PDA)和房间隔缺损(ASD)最为常见。此类特点是在左、右心房或心室之间存在间隔缺损，或在主、肺动脉之间有未闭的导管。因左心压力和阻力高于右心而使一部分血液经异常通道流入右心或肺动脉，而致心室容量负荷过重和肺血增多，甚至可发生肺动脉高压和充血性心衰。

表 57-2　先心病根据发绀的分类

紫绀型先心病	非紫绀型先心病
	无分流组
肺动脉瓣狭窄或闭锁伴房缺或室缺	主动脉缩窄
法洛四联症	主动脉瓣狭窄
大动脉转位	异常血管环
单心室	有分流组
完全性肺静脉畸形引流	房间隔缺损
三尖瓣闭锁	室间隔缺损
艾伯斯坦(Ebstein)畸形	心内膜垫缺损(ECD)
肺动脉瓣狭窄	动脉导管未闭
	永存动脉干
	主动脉肺动脉间隔缺损

根据心脏血流动力学特点和缺氧原因，先心病又可分为：①左或右心室压力超负荷；②心

室或心房容量超负荷;③肺血流梗阻性低血氧;④共同心腔性低血氧;⑤体、肺循环隔离性低血氧。分流性缺损血流的主要改变在肺循环,肺血流增多导致肺循环容量或压力超负荷;异常分流或肺血流梗阻使肺血流减少导致全身血液氧合较差。梗阻性病变虽然心内和心外血液无异常分流,但常导致心肌做功增加、心室肥厚、顺应性降低及氧耗增加。

先天性心脏缺损常引起患儿心血管系统的发育异常,每一种心脏缺损在麻醉中均有其特殊问题。因此,对心脏缺损的病理解剖、病理生理及各种麻醉药物对心肌功能、肺循环、体循环和交感神经系统张力影响的全面了解,是先心病手术麻醉管理的基础。

一、先心病对小儿心血管功能和发育的影响

(一)生后循环系统调整

(1)出生后肺脏取代了作为胎儿气体交换器官的胎盘,小儿心脏和循环系统开始从胎儿型向成人型过渡。过渡期由平行循环(胎儿型)和连续循环(成人型)组成。过渡型循环模式在出生后的最初几天属正常,通常健康新生儿在出生时可很好地耐受这些变化,并通过自身调节适应正常发育过程中出现的变化。如存在先天性心脏缺损、心脏发育不成熟、麻醉、缺氧、高碳酸血症、酸中毒、感染和低温等因素,可延缓胎儿循环向成人循环的过渡,有的通过动脉导管和卵圆孔可出现右向左分流而转回胎儿循环。但是,过渡循环在某些先心病也可能是患儿维持生命的保证。

(2)出生后胎儿型循环转变为成人型循环,是平行循环向连续循环的过渡。有六条通路必须关闭,即两根脐动脉、一根脐静脉、静脉导管、卵圆孔及动脉导管。

1)出生后脐胎盘循环即终止。肺泡内充气,肺血管张开、阻力下降,肺动脉血流入,肺循环建立。开始时通过卵圆孔的右向左分流持续存在,直到肺血管阻力(PVR)和右心室顺应性降低,肺血流和左心房压增高,卵圆孔功能性关闭。胎盘循环的终止,使流经静脉导管的血流减少,3~7天后静脉导管被动关闭。

2)当 PVR 接近体血管阻力(SVR)时,动脉导管出现双向血液分流,当 PVR 继续降低时,以左向右分流为主。随着血液动脉氧分压(PaO_2)的正常化和维持动脉导管开放的前列腺素浓度降低,动脉导管收缩,几小时内功能性关闭。前列腺素浓度降低是由于失去了主要来源(胎盘),而且循环中的前列腺素被肺脏代谢。在生后数周内动脉导管解剖性关闭。使用前列腺素 E_1(PGE_1)可延迟导管功能性关闭或使导管重新开放,服用吲哚美辛(消炎痛)可促进导管关闭。

(3)某些病理状态,需要维持动脉导管的开放。在右心血流完全梗阻的情况下(如三尖瓣或肺动脉瓣闭锁),肺血流和能否存活则完全依赖通过动脉导管左向右的分流。维持动脉导管开放对左心血流完全梗阻者也非常重要(如二尖瓣闭锁、严重的主动脉瓣狭窄、主动脉缩窄或左心发育不良综合征等),这种情况下全身血流依赖通过动脉导管右向左分流。

(4)正常成人循环是由肺循环和体循环组成的连续循环。全部体循环回流血液被右心室射入肺循环,全部肺静脉回流血液被左心室射入体循环。虽然两心室泵出的血液量基本相同,但左心室更肌性化,因左心室血液射入高阻力的体循环而右心室血液射入低阻力的肺循环。

(二)生后肺血管床发育

随着新生儿开始呼吸,肺间质水分开始吸收,肺泡氧分压(P_AO_2)增高使肺血管平滑肌扩张,肺血管阻力迅速降低,而肺血流则迅速增加。肺动脉压力在生后 24 小时由 9.33/6.0kPa(70/45mmHg)降到 6.67/4.0 kPa(50/30mmHg),数天后降到 4.0/1.6 kPa(30/12mmHg),肺动脉大小和数量在生后两个月内迅速增加,同时肺泡数量也迅速增加。在 3 月龄时接近成人正常值,并在数年内持续缓慢的降低。这一缓慢的肺血管阻力(PVR)降低过程与肺血管床的发育成熟和分支有关。随着肺小动脉与肺泡比例的增加,PVR 不断

降低。

出生后婴幼儿肺血管阻力降低，如存在房间隔缺损或室间隔缺损可出现左向右分流。肺血流和压力的增加影响了肺动脉床发育并引起肺动脉中层进行性肥厚、内膜增厚和肺血管阻力增高。如果持续发展肺动脉可持续永久性改变，导致不可逆性肺高压。肺血流增多较明显者如大动脉共干，新生儿期即可持续肺动脉高压；肺血流增多不明显者，肺高压出现较晚。

肺血流异常减少的先心病患儿，肺血管床正常发育分支延迟，肺动脉小且肌性化程度低，肺泡和小动脉的数量也少；但 PVR 增高也可见于肺血流减少的病人。因此肺血流的增加与减少均可抑制肺血管床的发育。与成人相比，未发育成熟或异常的肺血管床反应性增高。在先心病病人非反应性肺动脉高压(器质性肺动脉高压)常常是致命性的危险因素。

(三)新生儿与成人心脏的生理差异

新生儿和成人循环系统生理差异较大，主要有以下几个方面：

(1)心脏自主神经的支配在出生时不平衡。副交感神经系统几乎完全成熟，而交感神经系统发育不成熟。如果婴幼儿心脏受到抑制，心脏自主神经系统的发育程度决定了其是否出现心动过缓。心脏交感刺激主要来自体液中的儿茶酚胺。

(2)出生时右心室重量接近于左心室重量，如果肺血管阻力正常下降，左、右心室重量之比在 4 月龄时可达到 2∶1。

(3)未成熟心室由于非弹性组织相对较多和缺乏收缩性组织，与成人心脏相比心室顺应性较差。

(4)与成人心脏相比新生儿心室缺乏收缩性组织，意味着其每搏量受后负荷影响较大；同时表明新生儿心脏储备较低，对心肌抑制(包括麻醉)较敏感。

(5)由于两侧心室大小接近，一侧心室衰竭常导致扩张和室间隔移动而影响另一侧心室每搏量，因此新生儿双室衰竭较常见。

小儿心血管和肺发育成熟有赖于正常体、肺循环血流和压力。先心病患儿体、肺循环血流和阻力异常，严重影响心血管系统发育并降低心脏储备。容量和压力负荷过重使心肌纤维退化，心脏储备进一步降低。

(四)先心病对心脏发育的影响

1. 容量负荷过重　慢性容量超负荷性先心病，使心脏扩张、肥厚和增生，在充血性心力衰竭症状出现前心脏储备常已受损，畸形纠正后心室功能紊乱恢复程度尚不清楚。动脉导管未闭大量左向右分流的早产儿，在早期结扎导管后不影响心血管发育。室间隔缺损患儿 1 岁以前进行修补后，小儿左心室容量、室壁重量和射血分数均可恢复正常。但是在儿童期进行缺损修补的小儿，其左心室扩大、肥厚和左心室功能受损常不易恢复。因此，心脏缺损应尽早修补，以减少残余心室功能紊乱。

2. 压力负荷过重　先天性心室流出道狭窄常引起心室肥厚、心排血量降低和充血性心力衰竭，其严重程度与狭窄类型和程度有关。这类小儿即使在无症状期或早期做畸形纠正，其心功能紊乱也不能完全恢复。肺动脉瓣狭窄在儿童期进行修补者，成年后可能无症状，但其运动耐受试验结果往往不正常。幼儿期行主动脉缩窄修补术的小儿，成年后 20%～25%残存左心室肥厚和高血压。

幼儿期行马斯塔德(Mustard)或森宁(Senning)术的大动脉转位(TGA)患儿，血流在心房水平改变方向，右心室在功能上是体循环心室。由于体循环后负荷较高，常导致右心室极度缺血、肥厚；另外右心室本身解剖和形态特点也不能适应过高的后负荷，因此常出现右心室功能紊乱。

3. 手术本身对心肌和血管功能的影响　除缺损本身外，术中切开心室、心室缺血性损伤瘢痕的形成和纤维化，也可导致术后心肌功能紊乱。流出道跨环补片、不带瓣通道、瓣切开和瓣成形术等均可导致瓣膜关闭不全、心室容量负荷增加。同样，手术本身及房内或室内异常肌小梁，也可导致心室流入道或流出道梗阻，病人即使无症状心脏储备功能也轻度受损。

4. 术后心脏传导紊乱 切开心房可能损伤窦房结和房内传导系统，切开心室可能损伤室内传导系统，出现右束枝传导阻滞或完全性传导阻滞。法洛四联症(TOF)、室间隔缺损(VSD)和完全性心内膜垫缺损(TECD)修补术后，较易出现室性心律失常和传导紊乱。室上性心律失常和窦房结功能紊乱如病窦综合征，常见于大动脉转位和室缺术后。除直接损伤传导系统外，营养性冠状动脉和淋巴管损伤也可引起电生理紊乱。

二、麻醉与先天性心脏病血流动力学的变化

(一)麻醉对血流动力学的影响

1. 影响因素 麻醉中许多因素可以影响先心病患儿血流-压力-阻力之间的关系，导致复杂的病理生理改变。

(1)增加体、肺循环血流的因素：增加容量负荷；使用正性肌力或变时性药物；使用血管扩张药物(容量足够)；对左、右室流出道梗阻性缺损，如特发性肥厚性主动脉瓣下狭窄或法洛四联症，使用挥发性麻醉药或β受体阻滞药。

(2)降低体、肺循环血流的因素：低血容量、心律失常和心肌缺血；使用血管扩张药物(容量不足)；使用挥发性麻醉药、钙慢通道阻滞药；气道压力增高(容量不足)。

2. 麻醉对心肌的抑制作用 麻醉用药可抑制左、右心室泵血能力，影响心室收缩，从而改变左、右心腔间的压差。但是，麻醉对心肌收缩性的抑制，并不总是产生不利的病理生理改变，适度抑制心肌收缩力有助于缓解心室流出道肥厚引起的血流梗阻，如法洛四联症漏斗部肌性流出道肥厚狭窄的小儿。通过对漏斗部梗阻的调节，可改变前向血流和心肌氧平衡，而心动过速和低血容量通过降低心室大小和心肌过度收缩，可加重漏斗部右心室流出道梗阻。全身血管扩张通过反射性增加心率和心肌收缩性，也可加重漏斗部右心室流出道梗阻。在这种情况下应避免交感张力过高、保证足够的静脉回流并控制全身血管阻力。负性频率及肌力作用的麻醉药物和β肾上腺素能拮抗药有助于肌性右心室流出道梗阻。

3. 麻醉对血管的作用 可以引起肺循环阻力(PVR)和体循环阻力(SVR)的变化，而PVR/SVR之间平衡的改变，直接影响到血流(心内分流)方向。

(1)增加 PVR 因素：低氧血症、高碳酸血症或酸中毒；气道压力增高；交感神经刺激、使用α受体激动药；血容量过多。

(2)降低 PVR 因素：麻醉药物；纯氧通气、低碳酸血症或碱血症；血管扩张药物；α受体阻滞药。

(3)增加 SVR 因素：交感神经刺激、使用α受体激动药。

(4)降低 SVR 因素：麻醉药物；血管扩张药物；α受体阻滞药；β受体激动药；钙通道阻滞药。

4. 理想的血流动力学状态 麻醉应针对先心病不同的病理生理，制定出合理的麻醉方案，通过选择适当的麻醉药物、麻醉方法和正确的处理措施，使血流动力学参数朝理想的方向发展(表 57-3)，从而维持各项生命体征。

表 57-3 先心病麻醉中理想的血流动力学变化

缺损	前负荷	PVR	SVR	心率	心肌收缩性
左向右分流					
房间隔缺损	↑	↑	↓	不变	不变
室间隔缺损	↑	↑	↓	不变	不变
动脉导管未闭	↑	↑	↓	不变	不变

续表

缺损	前负荷	PVR	SVR	心率	心肌收缩性
右向左分流					
TOF(漏斗部狭窄)	↑	↓	↑	不变-↓	不变-↓
大动脉共干	↑	不变	↑	↑	↑
大动脉转位	不变	↓	不变	↑	不变
TOF(无漏斗部狭窄)	↑	↓	↑	↑	不变-↑
完全性肺静脉异位引流	↑	↑	↓	不变	不变
血流梗阻性缺损					
主动脉瓣狭窄	↑	不变	↑	↓	不变
特发性肥厚性主动脉瓣下狭窄	↑	不变	不变-↑	↓	↓
肺动脉瓣狭窄	↑	↓-不变	不变	↑	不变
肺动脉漏斗部狭窄	↑	↓	不变	↓	↓
二尖瓣狭窄	↑	↓	不变		不变
主动脉瓣缩窄	↑	不变	↓	不变	不变
三尖瓣狭窄	↑	不变	↑	↓-不变	不变
肺动脉环	↑	↓-不变	不变	↑	不变
血流反流性缺损					
主动脉瓣反流	↑	不变	↓	↑	不变
二尖瓣反流	↓-不变	↓	↓	↑-不变	不变
艾伯斯坦畸形	↑	↓	不变	↑-不变	不变

(二)麻醉用药的选择

全面理解先心病病理生理和血流动力学特点，是麻醉管理和麻醉用药的基础。选择麻醉用药除考虑理想血流动力学变化外，还需综合考虑其他因素如疾病严重程度、心血管功能状态、年龄、有无静脉通路、入室时精神状态和有无气道梗阻等。挥发性麻醉药引起心肌抑制，降低心排血量，使心室排空能力受限。心肌抑制使心室不能产生有效心内压，心腔间压差发生改变，从而改变分流的方向和性质。另一方面这种心肌抑制有时可产生有益的血流动力学作用，如在法洛四联症肌性流出道肥厚梗阻患儿使用氟烷麻醉，由于氟烷抑制心肌收缩力、减慢心率，因此可缓解右心室流出道梗阻、改善肺血流、缓解缺氧程度。心动过速和低血容量时心腔充盈度减小，心肌过度收缩可加重肌性流出道梗阻。

尽管许多药物在先心病患儿麻醉中有特殊效应，但没有一种麻醉药十分理想。因此掌握各种麻醉药血流动力学效应特点，相互配伍取长补短，是提高麻醉安全的保证。

1. 挥发性麻醉药　可用于许多先心病患儿，特别是心功能较好的患儿；但心功能严重受损者应慎用或不用。目前，异氟烷、地氟烷和七氟烷，是临床常用的三种挥发性麻醉药。这三种麻醉药对心肌的抑制程度类似，并均表现出剂量相关性的血管扩张作用，能够降低血压和外周血管阻力。

氟烷对心肌的抑制作用显著，一般情况下仅用于小儿麻醉诱导。它的主要优点是作用迅速，小儿可在不知不觉中很快入睡。主要缺点是心功能受损的病人可出现心血管“虚脱”。由于心肌收缩功能受抑制，使左心室每搏排血量减少和血压降低。恩氟烷引起的心肌抑制作用与等剂量的氟烷相同，其程度也与剂量相关。恩氟烷在深麻醉中至重度低碳酸血症时，可诱发癫痫活动。目前氟烷和恩氟烷已很少用于心脏手术麻醉。

异氟烷对心血管系统的抑制作用较恩氟烷轻，引起低血压的程度与单位时间内的吸入量成正比，血压的改变可能是由于前、后负荷改变所致。异氟烷常引起成年人心率增快，但在小儿大部分却表现为心率减慢。麻醉诱导时异氟烷有诱发喉痉挛倾向。

七氟烷的优点是对呼吸道的刺激作用小，可用于小儿的麻醉诱导，特别是心功能不佳的患儿。需要特别注意的是，七氟烷在高温下分解迅速，可产生大量的代谢产物，对肝肾具有潜在毒性作用。

地氟烷是目前起效和苏醒最快的吸入麻醉药。因为其呼吸道刺激作用是吸入麻醉药中最强的，所以不适用于心脏病病人的麻醉诱导，只能用于麻醉维持。在调节麻醉深度时需注意，不可调节幅度过大，以免引起血压波动。应用地氟烷麻醉的关键是要牢记其苏醒极为迅速，手术结束前不必减浅麻醉，应先拮抗肌肉松弛药的残余作用，再给予少量的镇痛药物，待手术结束自主呼吸恢复后再关闭吸入麻醉药的挥发器。

2. 氯胺酮 因其独特血流动力学效应、可肌肉给药、可保持自主呼吸，常用于发绀性先天性心脏病患儿的麻醉诱导和心导管检查的麻醉。氯胺酮对呼吸系统抑制较轻，并可松弛支气管平滑肌。理论上氯胺酮的交感兴奋作用使心率增快心肌收缩力加强，对肺动脉漏斗部狭窄的患儿可能有不利作用，但临床使用时未见这种危险。据报道小儿心导管检查使用氯胺酮对平均心率、血压、肺动脉压、肺毛细血管楔压、肺循环、体循环血流比率和动脉血氧分压等无明显影响。使用氯胺酮时只要保持气道通畅维持足够通气量，对肺血管阻力无明显影响；但如存在气道梗阻，肺血管阻力将增高，梗阻解除后肺血管阻力可恢复到原有水平。气道梗阻在婴幼儿较易出现，氯胺酮静脉给药过快可引起小婴儿窒息。术前给予阿托品或东莨菪碱可避免氯胺酮分泌物增多而引起的喉痉挛。口服氯胺酮作为术前用药时，可不用阿托品或东莨菪碱。

氯胺酮的相对禁忌证有冠状动脉异常和严重主动脉瓣狭窄致冠状动脉血流不足者、左心发育不良伴主动脉瓣闭锁和降主动脉发育不良等。由于冠状动脉相对缺血易出现室颤，氯胺酮引起的心动过速和儿茶酚胺释放使室颤危险增加。术后呕吐是氯胺酮最常见的副作用，其发生率为1/3。术中和术后做梦和幻觉在年长儿童较多见，与东莨菪碱或安定类合用时可减少其发生。

3. 大剂量阿片类药物 可用于所有严重先心病患儿心脏手术。常用药物包括芬太尼、舒芬太尼、阿芬太尼等。芬太尼麻醉在新生儿和婴幼儿可提供稳定的血流动力学状态，并可抑制神经体液应激反应。芬太尼或其他麻醉性镇痛剂与笑气(N_2O)合用时，可表现出笑气的负性肌力作用，特别是在较重的患儿。早产儿行动脉导管结扎时，大剂量芬太尼麻醉效果较好。在高危足月新生儿和严重充血性心衰月龄较大婴儿，大剂量芬太尼(可高达75μg/kg)和泮库溴铵合用麻醉中血流动力学改变很小，对手术刺激仅有轻度反应。泮库溴铵的迷走阻断作用与芬太尼的迷走兴奋作用抵消，因此二者合用效果满意。使用大剂量麻醉性镇痛剂(芬太尼和舒芬太尼)时，术后需注意呼吸支持。

舒芬太尼的作用与芬太尼基本类似，强度是芬太尼的10多倍，是近年来心血管手术中受欢迎的麻醉镇痛药，其用法基本同芬太尼，一般用于麻醉维持。阿芬太尼的清除半衰期短，作用持续时间短，多用于术后镇痛，也可在心导管检查中用于辅助镇痛。

4. 肌松药 去极化肌松药氯琥珀胆碱(司可林)常用于辅助气管内插管。由于婴儿细胞外液体间隙与成人相比较大，婴儿插管时需要2mg/kg。用药后心动过缓是该药最大的副作用，反复用药时较多见。

非去极化肌松药用于气管插管及术中维

持肌肉松弛。肌松药的选择通常以血流动力学效应、起效时间、作用持续时间、副作用及患儿疾病和治疗用药等为依据。各种肌松药间的比较见表 57-4。对小婴儿增快心率有益，可选用泮库溴铵或戈拉碘铵；在使用体表低温麻醉时，这两种肌松药在某种程度上也可拮抗低温时的心率减慢。泮库溴铵在小儿应用较多，缓慢滴注时心率和血压无明显变化。用于快速气管插管时可引起心动过速使心排量增加。

表 57-4　各种肌松药在新生儿、婴幼儿、儿童和成人有效剂量[ED_{95}(μg/kg)]

肌松剂	新生儿	婴幼儿	儿童	成人
琥珀胆碱(succinylcholine)	620	729	423	290
阿曲库铵(atracurium)	120	156～175	170～350	110～280
维库溴铵(vecuronium)	47	42～47	56～80	27～56
筒箭毒碱(d-tubocurarine)	340	320	320～600	290～510
美多寇林(metocurine)		180	180～340	180～280
泮库溴铵(pancuronium)		55	55～81	50～70
多沙寇林(doxacurium)			27～32	14～19
哌库溴铵(pipecuronium)	46	48	49～79	42～59
米库氨铵(mivacurium)			89～103	58～120

5. 丙泊酚　在心功能差的病人，应用丙泊酚进行麻醉诱导可引起严重低血压，故不主张在心脏手术中应用丙泊酚进行麻醉诱导。对于心功能较好的病人，可酌情应用丙泊酚辅助麻醉。在手术开始后采用微量泵进行持续静脉注射，或在切皮前静脉推注 0.5～1mg/kg，以在强烈手术刺激前加深麻醉，或当血压升高、心率增快时静脉推注 0.5～1mg/kg，以便调节麻醉深度和维持麻醉平稳。

三、特殊心脏缺损的麻醉

(一)压力超负荷性缺损

1. 主动脉缩窄(COA)

(1)病理解剖：主动脉缩窄好发于动脉导管近端部位和主动脉峡部(左锁骨下动脉和动脉导管之间)。动脉导管近端缩窄者很少伴有其他心内缺损。峡部极度缩窄即为主动脉闭锁或中断，常见于左颈总动脉和动脉导管之间，常伴有其他心内缺损。

主动脉缩窄的范围通常比较局限，狭窄的程度不一，临床通常根据狭窄的发生部位分为导管前型和导管后型。前者狭窄位于动脉导管前，动脉导管多呈开放状态，狭窄范围广，侧支循环不丰富，常合并其他心内畸形；后者狭窄位于动脉导管后，动脉导管多闭合，狭窄范围局限，侧支循环建立充分，较少合并其他畸形。

(2)病理生理：动脉导管近端缩窄对血流动力学的影响与缩窄的程度有关。胎儿期血流通过动脉导管流向降主动脉，由于不受缩窄的影响，因此侧支循环并不出现。出生后动脉导管开放的新生儿，血液通过动脉导管右向左分流到降主动脉，血流仅轻度梗阻。当导管收缩时通向降主动脉血流只能流经缩窄的主动脉，因此降主动脉血流严重受损，左心室后负荷剧烈增高。通常在缩窄的上部表现为收缩期高血压，而在缩窄的下部表现为全身性低血压。新生儿心室顺应性相对较差没有能力克服压力负荷的急剧增高，如梗阻严重可能出现左心室衰竭。一般左心室衰竭在生后 3～6 个月未出现者，以后也不会出现。如梗阻相对较轻或发展较慢，则会形成降主动脉的侧支循环，因此年龄较大的小儿可见左心室肥厚和侧支循环的形成。峡部缩窄或主动脉中断者常合并室间隔缺损，降主动脉血流经动脉导管来自肺动脉。严重主动脉梗阻者，如果动脉导管闭合会出现严重酸中毒、少尿或无尿及严重心力衰竭。

(3)麻醉要点

1)术前:合并左心衰竭的新生儿,输注 PGE_1 可以维持远端血流和减少酸中毒。如果已经气管插管,要过度通气和给予碳酸氢钠。扩血管药要持续给药。

2)术中:动脉压监测应对右桡动脉和下肢动脉同时进行直接测压。阻断升主动脉时,可以引起上部高血压、颅内压升高,而下部远端可以出现低灌注、酸中毒或脊髓缺血。在阻断以前就应该开始应用硝普钠等血管扩张药,以控制血压升高和维持下部侧支循环。适度的浅低温(34℃)可能有助于减少神经并发症。

年龄较大的主动脉缩窄小儿,一般不会出现心力衰竭,可以选用吸入麻醉药。术中高血压可用普萘洛尔等β受体阻滞药治疗。

3)术后:宜早期气管拔管,可以避免气管内插管引起的高血压。

2. 肺动脉瓣狭窄(PS)

(1)病理解剖:单纯肺动脉瓣狭窄指室间隔完整,由肺动脉瓣本身的发育不良所致的膜部狭窄,可同时合并或不合并右心室漏斗部的狭窄。通常是由于肺动脉瓣的三个交界相互融合,使半月瓣开放受限,结果造成瓣口狭窄。肺动脉瓣狭窄临床分为轻、中和重度狭窄三型。轻度狭窄右心室收缩压<75mmHg,右心室肺动脉压差<50mmHg;中度狭窄右心室收缩压75~100mmHg,右心室肺动脉压差50~80mmHg;重度狭窄右心室收缩压>100mmHg,右心室肺动脉压差>80mmHg。轻度和中度狭窄多能见到完整的瓣叶结构,瓣环一般不窄。重度狭窄者肺动脉瓣多发育不良且常伴有瓣环的狭窄。

(2)病理生理:肺动脉瓣狭窄对循环的影响与狭窄程度与是否伴有心内缺损有关。轻度肺动脉瓣狭窄对循环功能影响较小,重度狭窄在婴儿期即可出现右心室衰竭。出生时肺动脉瓣狭窄较重者,肺血流依赖动脉导管分流维持。轻度狭窄者在动脉导管闭合后也能维持一定的肺血流,但右心室压力明显增高,生后数月可能出现右心衰竭,由于右心室肺动脉压差较小,右心室壁轻度肥厚;中、重度狭窄者右心室壁肥厚且右心室腔减小,如右心室压持续增高导致右心房压增高,通过卵圆孔可引起右向左分流。右心室后负荷增加,使右心室壁向心性肥厚,长期的右心室内高压,可导致三尖瓣关闭不全。重度狭窄时,心排血量降低,临床表现经常性晕厥和周围型发绀。

正常情况下小儿主要依靠增快心率增加心排血量,肺动脉瓣狭窄者,右心室肥厚心腔变小,每搏量相对固定,由于通过狭窄瓣膜的血流量与跨瓣压差平方根成正比,心动过速时收缩期时间缩短使右心室收缩压增高,但降低了右心室冠状动脉血流。因此,肺动脉瓣狭窄也使心率增快的代偿能力受限。

(3)麻醉要点

1)任何年龄右心室压力超负荷的小儿,须维持稳定的心率、充足的充盈压和心肌收缩力。心率的维持在不同年龄小儿不同,而且与心脏功能受损程度有关。因此,右心梗阻性缺损小儿不能耐受心率减慢。

2)从开胸至建立体外循环要迅速,尽量避免发生室颤。

3)严重肺动脉瓣狭窄的新生儿,充血性心力衰竭儿茶酚胺耗竭很快,最好不用抑制心肌收缩力的药物如氟烷,麻醉以阿片类药和肌松药为主。由于该类小儿对前、后负荷剧变的耐受较差,因此用药应缓慢。

4)机械通气时适当过度换气,降低肺血管阻力,维持体循环阻力,使肺血流增多。

3. 主动脉瓣狭窄

(1)病理解剖:动脉瓣狭窄有三种,瓣、瓣上和瓣下狭窄。瓣膜二瓣化狭窄最常见,瓣上狭窄见于瓣膜附着处的正上方,主动脉瓣环下有一薄膜或纤维环常导致瓣下狭窄。

(2)病理生理:出生后严重狭窄者瓣环常较小、左心室壁增厚和左心室腔变小。血流通过狭窄瓣膜受限,全身血流由通过动脉导管的右向左分流维持,当导管闭合时全身血流严重受损。轻度瓣狭窄者如在生后6个月内不出现心力衰竭,到6岁左右一般不会有症状。年龄较大的患儿运动耐受能力较差，常出现晕厥，有时会出现心绞痛。血流动力学特点同肺动脉瓣狭窄。为了维持全身血流左心室压常明显增高，因此也不能耐受心率增快。

(3)麻醉要点

1)维持稳定的心率、充足的充盈压和心肌收缩力。心率的维持在不同年龄患儿不同，而且与心脏功能受损程度有关，须避免心率过慢导致冠状动脉灌注降低以及心率过快引起的心肌氧耗增加。

2)严重主动脉瓣狭窄的患儿，左心室严重梗阻充血性心力衰竭儿茶酚胺耗竭很快。最好不用抑制心肌收缩力的药物如氟烷，麻醉以麻醉性镇痛剂和肌松剂为主。由于该类患儿对前、后负荷剧变的耐受较差，因此麻醉剂应缓慢注射。

3)麻醉诱导和维持的过程中，须积极治疗体循环低血压，可选用强效 α 肾上腺素受体激动药如去氧肾上腺素。

4. 左心发育不良综合征

(1)病理解剖：左心发育不良综合征(hypoplastic left heart syndrome，HLHS)是左心梗阻性缺损中最常见的一种，畸形包括主动脉瓣闭锁和左心室与二尖瓣发育不良。在胚胎期由于没有血流通过主动脉瓣，因此降主动脉也发育不良。出生后全身血流通过开方的动脉导管维持。

(2)病理生理：出生后随着动脉导管开始闭合，全身血流大为减少或完全中断导致严重酸中毒。PGE_1 常用来维持动脉导管开放以改善全身血流。外科治疗常先作减状手术在肺动脉和降主动脉间建立通道，后期进行心脏移植。

(3)麻醉要点

1)为避免或尽可能地减少对心肌的抑制作用，不用术前药。麻醉诱导和维持以阿片类为优。

2)维持 PVR 和 SVR 间的平衡，保证足够的氧合和体循环灌注是麻醉处理之关键。当体循环动脉血氧饱和度为 75%～80%时，表明 Q_p/Q_s 接近(1～2)∶1，估计混合静脉血氧饱和度为 50%。如果采用降低 PVR 措施，如过度通气、吸入高浓度氧等，SaO_2 可增加到 85%～90%，但肺血流的增加势必要减少体循环血流，Q_p/Q_s 增加到(4～5)∶1，从而导致体循环灌注不足和代谢性酸中毒。因此，维持 SaO_2 在近 80%比较理想。

3)需要正性肌力药支持心肌。如果冠状动脉血流处于临界状态，心肌应激性可能会很高。有时可能存在肾衰竭使处理复杂化。

4)术后早期维持适度过度通气，增加肺血流。维持 SaO_2 在 80%～85%的前提下，将吸入氧浓度(FiO_2)降到最低。通过采用大潮气量低频率机械通气方式，使 $PaCO_2$ 逐渐正常，同时监测对 SaO_2 的影响，预防肺血流过多。另外，可采用 CO_2 重复吸入，增加 PVR，以调节 PVR 与 SVR 的平衡。适度镇静可预防出现肺动脉高压危象。

(二)容量超负荷性缺损

1. 室间隔缺损(VSD)

(1)病理解剖：室间隔缺损是最常见的一种先天性心脏缺损。因室间隔在胚胎期发育不全，形成异常通道，在室水平产生左向右分流。可以单独存在，也可以合并其他心脏畸形。缺损可见于室间隔的任何部位，以膜周部最常见。临床通常分为膜部、漏斗部和肌部缺损。膜部缺损有单纯膜部、嵴下和隔瓣下型，漏斗部缺损有干下和嵴内型，肌部缺损比较少见。

(2)病理生理：正常情况下，左心室收缩压可达 120mmHg，而右心室收缩压仅 30mmHg，压差悬殊。因此，当室间隔缺损存在会产生左向右的分流。分流量的大小和分流方向取决于缺损的大小、两心室的压力差和肺血管的阻力。

血流通过 VSD 形成左向右分流(简单分流)，引起肺血流、左心房容量和左心室做功增加。如果 VSD 较大，左向右血液分流量取决于 PVR/SVR 比值。由于左、右心室间存在压差，分流量在较小的 VSD 受口径的限制，因此 PVR/SVR 比值影响较小。肺血流增多，导致肺顺应性降低，呼吸做功增加，并有可能引起呼吸衰竭。肺血流增多的肺高压[如 $Q_p/Q_s=(2\sim4):1$]，以及 PVR 正常到中度增高者，与肺血流较低的肺高压(肺血管阻塞性改变)相比，缺损修补后肺动脉压较易恢复正常。肺血管阻力增加，导致右心室肥厚。不可逆性肺血管改变，可见于较大的 VSD。当肺循环阻力等于体循环阻力时，左向右分流变为双向分流，临床出现发绀，即艾森曼格综合征。一般在生后一年内，应进行 VSD 手术修补。

(3)麻醉要点

1)术前用药取决于心室功能，目的在于使小儿进入手术室时处于睡眠状态，哭闹和挣扎可以进一步加重对循环系统的损害。严重肺高压术前用药剂量减少或取消，因为呼吸抑制引起的 $PaCO_2$ 升高，可进一步增高肺动脉压，并减少肺血流量。在使用术前药的同时应注意给氧。

2)心室功能较差者可用氯胺酮或阿片类麻醉诱导，能耐受一定程度心肌抑制的小儿，可考虑使用吸入麻醉诱导。麻醉后应注意补充静脉容量。如 VSD 为非限制性且肺血流增多，应维持正常二氧化碳分压并限制吸入氧浓度，以预防 PVR 降低引起肺血流进一步增加(肺窃血)，而体循环血流减少。

3)原有肺高压、右心室功能紊乱以及需要切开心室进行修补的小儿，脱离体外循环时可能困难，可以联合使用正性肌力药和血管扩张药。在脱离体外循环前应设法降低 PVR，维持最低的右室后负荷。脱离体外循环时特别困难，应考虑是否存在多发 VSD(通常在肌部)或分流(PDA)等因素。

4)房室传导阻滞时有发生，通常与手术操作引起传导系统周围水肿、缝合部位不当、不正确的缝合技术有关。短暂者可以使用山莨菪碱、阿托品或异丙肾上腺素等纠正，通常需要使用临时起搏器。

5)肺动脉高压：体外循环后可以采取以下措施，降低肺血管阻力，维持血流动力学的稳定。

A. 维持一定的麻醉深度，加强镇痛和镇静，降低肺血管的反应性。

B. 吸氧，防止缺氧性肺血管收缩。过度通气，维持 $PaCO_2$ 在 25～28mmHg。吸入 0.05～80ppm 的 NO。

C. 选用血管扩张药：硝普钠 0.1～8μg/(kg·min)；硝酸甘油 0.1～7μg/(kg·min)；PGE_1 0.05～4μg/(kg·min)结合去甲肾上腺素(NE)左心房输注；酚妥拉明 1～20μg/(kg·min)；异丙肾上腺素 0.02～20μg/(kg·min)。

D. 右心衰竭选用：多巴酚丁胺 2～20μg/(kg·min)；多巴胺 3～6μg/(kg·min)；氨力农 5～20μg/(kg·min)；米力农 0.5～0.75μg/(kg·min)；右心辅助。

E. 术后镇痛通常选择芬太尼 1～10μg/kg 单次负荷剂量后，开始输注速度以 5～10μg/(kg·h)维持。由于芬太尼可引起胸壁强直，应同时使用肌松药(如泮库溴铵、维库溴铵和哌库溴铵等)。病人对芬太尼往往很快适应，有时需要每天增加用药剂量。芬太尼可减缓气管内吸引所致的肺(体)血管反应。对已知肺血管反应性较高的病人，可在气管内吸引前追加芬太尼。镇静常用的是咪达唑仑和地西泮(安定)等。

2. 房间隔缺损(ASD)

(1)病理解剖：ASD 指原始心房间隔在发生、吸收和融合时出现异常，左、右心房之间存在交通。通常分为原发孔缺损和继发孔缺损，具有相同的病理生理改变，前者常合并二尖瓣关闭不全。

ASD 有三种类型：①中央型缺损(最常见)位于房间隔中部是隔膜原发孔处的缺损。②上腔型缺损邻近房室瓣。③下腔型缺损又称静脉窦型缺损位于腔静脉、心房连接处，而且常常合并部分肺静脉畸形引流。

(2)病理生理：ASD 基本的血流动力学特点是房水平左向右分流，右心室容量超负荷。分流量的大小取决于缺损大小和左、右心房间的压力差(简单分流生理)。房水平左向右分流，流经右心和肺部的血液远较左心为多，使右心房、室和肺动脉扩大，而左心房、室和主动脉相应较小。

早期由于右心室顺应性相对较差，分流量较少，随着左心室顺应性的改变和 PVR 的降低，分流量增加。一般 ASD 肺动脉压仅轻度增高，分流引起明显肺血管改变较少见，但 ASD 的存在增加了心内膜炎和异常栓子的发生率，应尽早进行手术修补。缺损较大的 ASD，左向右分流量大，随年龄增长肺小动脉发生痉挛，内膜和中层增生，肺动脉压力会逐渐增加，左向右分流量会逐渐减少，当右心房压力升高到一定限度时，将出现右向左分流和发绀。由于肺动脉高压形成，右心室后负荷增加，最终可以引起右心衰竭。

(3)麻醉要点

1)可根据年龄选择术前用药。麻醉诱导可选用多种药物包括硫喷妥钠。麻醉维持应考虑对术后拔管的影响。

2)尽管 ASD 分流为左向右，也应注意避免静脉气栓。许多麻醉操作(如正压通气)可一过性出现右心房压高于左心房压，导致血液分流方向短暂的逆转。

3)缺损修补后房水平左向右分流消失，在血流动力学满意心室充盈饱满情况下，与术前相比中心静脉压往往较低，应注意体外循环后输血输液时不要过快，以避免左心室容量负荷过重，否则容易引起急性左心衰。

4)体外循环时间通常不超过 1 小时。脱离体外循环一般较顺利，困难时应考虑是否存在其他心内缺损。体外循环结束时应限制追加阿片类药物，以免影响术后拔管。如果病人满足拔管条件也可在手术室拔管。

5)术后房性心律失常可用维拉帕米(异搏定)或地高辛治疗。

3. 动脉导管未闭(PDA)

(1)病理解剖：动脉导管为胎儿时期主动脉与肺动脉之间的生理性血流通道，通常在生后 2～3 周自动关闭，如持续开放即为动脉导管未闭。动脉导管未闭可以单独存在，也可以与其他畸形合并存在。按形态分为管型、漏斗型和窗型。

(2)病理生理：由于 PDA 的存在，主、肺动脉之间构成异常交通，产生左向右分流，分流量的大小随导管的粗细和肺循环的阻力而变化。左向右分流，使左心室容量负荷增加，逐步导致左心室的增大和肥厚；肺血流的增加导致肺动脉压力增加，右心室后负荷增加，使右心室逐渐肥厚；当主、肺动脉舒张压相等时，仅见收缩期左向右分流；当肺动脉压超过主动脉压时，产生双向分流，进一步发展，可以成为艾森曼格综合征(Eisenmenger's syndrome)。

PDA 的病程发展因动脉导管的粗细、分流量的大小而不同，左向右分流类似于 VSD 的发展，主要并发症为肺动脉高压和心力衰竭。

(3)麻醉要点

1)因发育不良和肺部疾病，容易导致缺氧，术前应吸氧、限制液体入量。

2)新生儿有时只需用阿片类药和肌松药气管插管。年龄较大者，可以在手术室内拔管。非体外循环者麻醉维持可以选择异氟烷吸入，辅助控制性降压，利于早期气管拔管。

3)术中应进行直接动脉测压、ECG、SpO_2、温度和 $P_{ET}CO_2$ 监测。挤压术侧肺有时可以引起缺氧，应维持 SpO_2 在 95%以上。控制性降压期间密切注意 ECG、SpO_2 的变化，可反映降压时外周和心肌的灌注状况。

4)常温结扎时可以用硝普钠或硝酸甘油降压，平均动脉压在结扎或切断时可以暂时控制在 40～50mmHg。结扎后由于分流到肺的血流重新分布到外周，可出现舒张压升高和脉压差缩小。

5)低流量体外循环经肺动脉缝闭时，应注意警惕主动脉进气，采取头低位利于头部灌注和防止气栓。

4. 心内膜垫缺损(TECD)或房室通道(atrioventricular canal)

(1)病理解剖：指房室瓣水平上下的间隔组织发育不全或缺如，同时伴有不同程度的房室瓣异常，使心腔之间相互交通。部分型心内膜垫缺损为原发孔 ASD 合并二尖瓣大瓣裂。完全型心内膜垫缺损为原发孔 ASD、二尖瓣大瓣和三尖瓣隔瓣发育不全及 VSD 并存。

(2)病理生理：血流动力学特点为缺损存在于房间隔下部(原发孔 ASD)、室间隔入口和房室瓣。完全性房室通道仅有一个共用房室瓣,部分性房室通道房室瓣可有一个连续体,从一个共用瓣膜到通常的两瓣排列,房室瓣通常是完整的,瓣膜反流对预后不利。由于四个心腔间均有交通,房、室间交叉分流与房室水平双向分流及房室瓣反流,病理改变差别各不相同。通常引起肺血流增多,右心室负荷过重,早期即可出现肺动脉高压或心力衰竭。由于缺损的非限制性,血液分流的方向和程度,完全取决于 SVR 与 PVR 之比和舒张期心室充盈的差异。

心内膜垫缺损有大约 50%伴有 Down 综合征。

(3)麻醉要点

1)合并 Down 综合征,因镇静效果往往较强,术前用药应减量。

2)选用静脉麻醉诱导以避免对心肌的抑制和出现低血压。

3)体外循环前应设法降低过多的肺血流,同时应避免 SVR 急剧升高以免引起肺血流进一步增多,吸入氧浓度以 50%为宜。

4)婴幼儿可采用深低温停循环或低流量方法。

5)脱离体外循环时会有心室功能紊乱、PVR 高及房室瓣反流的可能。应给予正性肌力药物并设法降低 PVR。房室传导出现问题时通常需要使用房室起搏器。

6)肺血管反应性增高者,特别是 Down 综合征,术后应持续镇静和采用机械通气。

5. 主动脉-肺动脉间隔缺损(A-PSD)

(1)病理解剖:主动脉—肺动脉间隔缺损是一种较罕见的畸形。由于胚胎期动脉干前端的主动脉囊发育障碍,主动脉与肺动脉间隔分隔不完全,在升主动脉和肺动脉相当于半月瓣上方遗留的缺损。缺损可见于间隔的任何部位,应注意与动脉导管未闭和室间隔缺损等鉴别诊断。

(2)病理生理:病理生理改变与动脉导管未闭类似。左向右分流量与缺损大小和主动脉肺动脉间的压差有关。一般分流量较大,肺血管病变及整个病程发展较快。由于体肺循环直接交通,如不及时手术治疗肺血管阻力会很快增高,早期(2 岁以内)常死于心衰、肺血管梗阻性疾病或心内膜炎。肺血管破裂也是其潜在危险因素之一。

(3)麻醉处理原则

1)避免气泡栓塞:在任何左、右心存在异常交通的先天性心脏缺损,均存在气泡栓塞体循环的可能性,因此临床操作时应注意排除静脉系统气泡。

2)理论上左向右分流加速了挥发性麻醉药肺泡与吸入气浓度平衡,从而使吸入麻醉诱导加快特别是溶解度高的麻醉药;相反,由于药物在肺内反复循环使静脉诱导减慢。但在临床实践中分流对麻醉诱导的影响效果不明显。

3)容量超负荷程度、心肌失代偿程度和患儿年龄是制定麻醉方案的根据。存在严重左心衰时应注意保护或加强心肌收缩力。例如,体重 900g 严重充血性心力衰竭的早产儿,施行动脉导管结扎术时常不能耐受强力挥发性麻醉药;2 岁患儿行择期动脉导管结扎术时可很好的耐受吸入氟烷麻醉。小婴儿主要靠心率维持心排血量,因此肌松药宜选用戈拉碘铵或泮库溴铵。

4)由于心内缺损如室缺左心室严重衰竭的患儿,术前可用机械通气改善因小气道闭合和肺水肿所致的肺内分流性低氧血症。机械通气也可降低代谢率和肺血流,并为术前加强营养提供一段时间。

四、先天性心脏病合并肺动脉高压的麻醉处理

肺动脉高压是先天性心脏病比较常见且危害严重的并发症,对患者手术效果和预后有直接影响。正常情况下肺血管阻力低于 150dyn·s/cm^5。除不足两周的新生儿外,临床上当肺动脉收缩压超过 30mmHg 或肺动脉平均压超过 20mmHg 时,即可诊断肺动脉高压。肺动脉高压常见于肺血流增多的先天性心脏缺损,如 VSD、PDA、TECD 及 A-PSD 等,其发生率和严重程度与缺损性质有关。巨大 VSD 患儿常在

婴儿期末或刚进入儿童期时肺血管阻力即进行性增高。在 2 岁内闭合缺损者其肺血管病变可恢复，如手术推迟时间过长肺血管病变不可逆，肺动脉压将随着年龄而逐渐增高。肺动脉高压出现早晚和严重程度，不同病种间和个体间的差异较大，如大量分流的房间隔缺损引起肺动脉高压一般多在 30 岁以后，室间隔缺损在婴幼儿期即可引起严重的肺动脉高压，甚至发展至不可逆阶段。

右心功能肺循环与左心功能体循环是相互影响的，一侧心室功能不全最终会导致双侧心室衰竭。肺血流增多的早期左心室容量负荷增加，而体循环血流相对较少，左心室代偿性扩张肥厚，严重者可出现心力衰竭。肺血流长期增多，肺动脉代偿性收缩压力增高，继而发生组织学改变成为不可逆器质性肺动脉高压。肺血管阻力升高增加了右心室后负荷，右心室出现肥厚、扩张甚至衰竭，降低了右心室排血量和左心室前负荷，从而降低左心室排血量。肺血管阻力升高的患者，肺顺应性降低气道阻力升高，导致肺气体交换受累。因此，肺血流增多的左向右分流性先心病，应做到早发现、早诊断和早治疗。

麻醉及手术中许多因素可引起肺血管阻力增高，如手术刺激、交感紧张、肺泡缺氧、高碳酸血症、酸中毒、功能残气量、低温、血管活性药及一些炎性介质等。因此，在保证供氧和维持足够麻醉深度的前提下，麻醉的重点是减少肺动脉压力波动，维持心血管功能稳定。无论是肺泡氧张力降低还是混合静脉氧张力降低，均可导致缺氧性肺血管收缩。当肺容量降低时由于肺血管扭曲或低血氧，血管阻力增高；当肺容量增加时，肺泡小血管受压，肺血管阻力增高。动脉血二氧化碳张力稍低于正常时，有助于降低肺血管阻力。

肺动脉压正常情况下，心排血量主要受左心前负荷及全身血管阻力的影响。出现严重肺高压时，由于右心后负荷过重使右心功能受限，从而限制左心排血量，此时相应的前负荷为右心室充盈量，后负荷为肺血管阻力。因此，严重肺动脉高压患儿应以中心静脉压调节血容量而不是肺毛细血管楔压，中度肺动脉高压者心排血量受左、右室功能影响最好同时监测中心静脉压和肺毛细血管楔压。

术后右心衰竭是肺动脉高压患儿常见的死亡原因之一，选择性控制肺血管阻力降低后负荷是控制术后死亡的关键。硝基扩血管药物如硝普钠和硝酸甘油等用于控制肺血管阻力缺乏选择性，不能有效的控制肺动脉高压且常导致全身低血压。前列腺素 E_1（PGE_1）是具有相对选择性的肺血管扩张剂，该药的药代动力学研究表明当 PGE_1 首次通过肺循环时，大约 60%～90% 被代谢，部分代谢产物仍具有 PGE_1 相似的生物活性。当大剂量输入时，未被代谢的 PGE_1 及其活性代谢产物增加，进入体循环使血管扩张，可引起血压下降。临床上 PGE_1 的使用剂量为 10～100ng/(kg · min)。在治疗过程中视患儿对该药的反应和体循环压力的高低来调节。

近年来一氧化氮（NO）被作为治疗肺动脉高压的新药，NO 是内皮细胞以 L-精氨酸为底物合成的具有扩张血管作用的生物活性因子，吸入一氧化氮能直接扩张肺血管，降低肺动脉压力。现在很多治疗中心已将 NO 应用于心脏病手术患者肺动脉高压的治疗。对部分合并肺动脉高压的先心病患儿，术前施行吸入低浓度（40 ppm）一氧化氮（NO）试验，对筛选患儿能否接受手术具有判断价值。吸入 NO 后，如果肺血管出现可逆性变化，提示具有手术指征，从而增添了肺动脉高压患儿的手术救治机会。NO 也适于围手术期肺动脉高压的治疗，具有减轻肺血管阻力，改善心功能不全，创造脱离 CPB 机条件等功效。临床上 NO 治疗的浓度范围为 0.05～80ppm。在吸入 NO 时需持续监测吸入氧浓度、一氧化氮浓度、二氧化氮浓度，并定时监测血气和血高铁血红蛋白浓度。

（林培容　张东亚）

第三节　紫绀型先天性心脏病手术的麻醉

紫绀型心脏病是一类病情严重而复杂的

先天性心脏病，以发绀为临床特征，病人血流动力学存在着右向左分流或以右向左为主的双向分流。其发病率大约占先天性心脏病的15%，以法洛四联症（F_4）最常见，约占10%。病人心血管畸形大多复杂多样化，常数种畸形并存，对血流动力学影响很大，临床症状重，易致心肺功能衰竭；并常合并其他心外畸形，如唐氏综合征（Down's syndrome）的智力低下和先天愚型面孔合并法洛四联症（F_4）或心内膜垫缺损（ECD）；默比厄斯综合征（Mobius's syndrome）的双侧面瘫和眼外展神经麻痹合并大动脉转位（TGA）等，使麻醉难度增加。近十年来，心血管外科对紫绀型心脏病主张出生后早期即行一次性根治手术。因此，麻醉医师面临的多为婴幼儿，甚至新生儿，在低温体外循环甚至深低温停循环下行心内直视根治术，手术时间长，低温时间长，阻断或停循环时间长，生理干扰大，麻醉操作和管理难，这不得不说是对麻醉医师技术的严峻考验。

一、麻醉前访问和病情评估

麻醉医师在制定麻醉计划前，应全面掌握病人病变和右向左分流所造成的血流动力学变化以及影响因素；目前的心肺功能和全身情况；并与外科医师共同商讨手术方案以及了解术后可能出现的心血管情况（心肌、瓣膜和电生理）和血流动力学改变对心肺功能及其全身的影响。

（一）了解病史

向病人本人或其父母询问病史时，应详细了解发绀出现的时间和程度，有无易发作紫绀型缺氧危象，蹲踞或压迫股动脉能否缓解。这些动作增加体循环阻力，减少右向左分流，从而改善氧合。气促和呼吸困难可能提示充血性心力衰竭。完全型肺静脉畸形引流（TAPVC）病人常早期即出现右心衰竭和反复肺部感染。临床上往往很难区别呼吸困难是由肺部感染或是由充血性心力衰竭引起。大龄儿童可诉说胸痛、心悸、易疲倦等症状。病人术前可能服用多种药物，包括地高辛、利尿剂、抗心律失常药、β受体阻滞药、血管活性药等。麻醉医师应注意正在服用的药物种类和剂量、近期停用的药物种类和停药时间。在制定麻醉计划时，应考虑这些因素的影响。

紫绀型心脏病患儿易发生脑血管意外、脑脓肿和紫绀型缺氧危象而导致神经系统损伤。严重右向左分流的患儿，细菌随血流绕过肺毛细血管床的吞噬滤过作用而直接进入脑组织，加上脑组织灌注差，缺氧又为脓肿形成提供了条件。任何右向左分流的患儿出现局灶性神经系统症状和体征时，都应考虑脑脓肿。据国外报道20%的紫绀型心脏病患儿有脑电图异常，多为局灶性。对100例紫绀型心脏病患儿尸检也发现，除急慢性缺氧改变外，11%有脑毛细血管扩张和钙化。曾行减状手术的患儿过去可能接受过深低温和体外循环甚至停循环手术，这些方法导致的神经系统后遗症包括脑卒中、弥漫性脑缺血缺氧性损伤、颅内出血、迟发性手足舞蹈徐动症和脊髓损伤。磁共振显像扫描（MRIS）曾报道，患儿体外循环后可出现弥漫性脑皮质萎缩。所以，询问病史时，不应忽视患儿智力发育情况和有无瘫痪、失语、失聪以及四肢不自主运动等症状。此外，对于曾行分流手术（如Blalock-Taussig分流术）的儿童，应了解活动量是否受限，分流手术虽可增加肺血流量，改善氧合，减轻长期严重缺氧造成的神经系统损伤，但从动脉来的肺血流过大、过猛时，将严重限制病人的活动和正常神经发育。

一些伴随的心外畸形值得麻醉医师严重关注，如克利佩尔-费尔综合征（Klippel-Feil syndrome）因先天性颈椎缺少或融合，出现颈短和颈部活动受限，可致气管插管或颈内静脉穿刺变得出奇困难。

（二）体格检查

除了解发绀程度外，应注意病人生长发育情况。严重低氧血症常导致病人生长发育迟缓。慢性充血性心力衰竭也可造成生长发育不良，病人体重明显低于同龄人。因内源性儿茶酚胺增加和血流重新分配以确保重要器官血供而出现心率增快，皮肤湿冷，临床还伴有气促，呼气时喘鸣，毛细血管充盈时间延长，肺部弥漫性干啰音，心界扩大，肝大等。

应常规检查病人四肢血压，以排除主动脉弓病变。如果锁骨下动脉曾行 Blalock-Taussig 分流手术，手术侧上肢血压不能反映患者的真实血压，应以对侧血压为准。并同时检查双手肌力，分流术多年后，手术侧手握力可减弱。应做双侧桡动脉 Allen 试验，并了解动、静脉穿刺部位有无皮肤破损、感染或手术瘢痕。

心脏检查主要包括心前区活动，心界大小，震颤和心脏杂音的位置、范围，有无心音亢进、分裂或减弱，从而了解病人心脏畸形和心功能。呼吸系统应注意有无急性感染、支气管痉挛或合并其他与气道异常有关的疾病，如比埃-洛宾综合征（Pierre-Robin syndrome），除心脏畸形外，伴小下颌、腭裂、舌下垂以及无咽反射，将给气管插管和呼吸管理带来困难。系统的神经功能检查十分必要，特别是那些严重发绀、高血细胞比容或曾行低温体外循环手术的患者，应注意有无弥漫性或局灶性神经系统损伤的体征。

（三）实验室资料

发绀病人为改善携氧能力常伴红细胞增多症，麻醉医师应了解红细胞增多症和血黏滞度增高对心室后负荷的影响。在患者铁贮备足够时，根据血红蛋白浓度和氧饱和度相关性的回归方程可判断慢性缺氧反应是否失代偿。一般而言，8 岁以下儿童如果氧饱和度在 80% 以上，通常血浆中红细胞生成素不高，血红蛋白水平多在 180g/L 以下，血黏滞度增高不明显，为慢性缺氧代偿期；如果氧饱和度在 75% 以下，血浆中红细胞生成素常增高，红细胞中 2,3-二磷酸甘油酸（2,3-DPG）浓度升高，血黏滞性增加，易发生高黏滞性综合征，应特别注意预防这类病人脱水，否则他们极易发生脑和肾血栓形成。

发绀病人因血纤维蛋白原过少和血小板减少而致的凝血功能障碍与低氧血症程度有关。病人多伴有血小板功能低下。因此，不宜选择硬膜外麻醉方法去加强全身麻醉，以免发生局部血肿，特别是硬膜外血肿的危险。

肝功能检查：研究和临床均发现肝功能异常与低氧血症、全身静脉淤血和低心排血量等心功能不全有关。凝血酶原时间延长、凝血酶原活动度降低也是肝功能异常的反应。尿常规不应忽略。因发绀病人易发生肾小球损伤，病理改变包括肾小球肿胀、充血和毛细血管扩张，局灶性肾小球硬化及其肾小球基底膜弥漫性增厚。这些形态学改变将导致肾小球滤过率和有效肾血流减少的功能性改变，临床出现蛋白尿。红细胞增多症者，降低血细胞比容后，可使蛋白尿消失。

此外，严重低氧血症或心排血量不足可引起代谢性酸中毒。新生儿和危重患儿应警惕低血钙和低血糖。使用利尿剂时可出现低血钾、低血氯性代谢性碱中毒、血尿素氮和肌酐升高。

（四）胸部 X 线和 ECG

胸片显示多为肺血减少，小肺动脉和肺血管影仅延伸到中肺野，病人可伴有心脏位置异常——右位心或右旋心，还可伴内脏异位。出现心功能不全时，心脏可扩大。麻醉医师从胸片中应注意有无异常的左上腔静脉影。左上腔静脉存在时，锁骨下静脉穿刺失败率明显升高。此外，还应从胸片中了解有无肺实变、肺不张、胸腔积液、积气或有无气道受压、移位。

ECG 虽不能确诊任何一种心脏病，但能提供有关心率、心律以及心脏扩大和肥厚的有用资料，根据 ST 段和 T 波改变，可评估心室劳损类型，压力还是容量超负荷引起。

（五）超声心动图和心导管造影

过去 20 年来，心脏超声技术不断进展。今天，绝大多数先天性心脏病，包括紫绀型心脏病病人可从超声心动图检查中获得确诊。但超声检查目前尚不能完全替代心导管造影检查，心导管造影检查仍是诊断复杂先天性心脏病的重要手段。

二、麻醉前准备和麻醉前用药

对于大龄儿童和成年病人,术前访视时应安慰病人,消除紧张不安情绪,取得病人积极主动配合。手术前注意饮水。手术前夜常规清洁灌肠,高血细胞比容者宜静脉输液以防脱水。术前12～18小时可预防性使用抗生素防止细菌性心内膜炎,常用药物为青霉素类和先锋霉素类。麻醉前6～8小时禁食、禁饮,新生儿和哺乳婴儿可在麻醉前2～3小时喂5%葡萄糖液。如果手术不在清晨开始,必须给病人静脉输液,以免发生脱水和低血糖。

麻醉前给药的目的是使病人入手术室时保持安静,又不产生呼吸抑制;使麻醉诱导平稳,并减少诱导剂量,从而减少低血压危险;有助于避免患儿诱导期哭闹和挣扎,否则将增加右向左分流而加重缺氧。剂量应根据年龄和生理情况决定。新生儿和小婴儿一般不需要镇静剂,以免影响呼吸,但应给予抗胆碱药,如阿托品(0.01mg/kg)或东莨菪碱(0.006mg/kg),麻醉前0.5小时肌内注射。因为小儿心脏每搏量不能增加,心排血量增加完全靠心率增快,术前抗胆碱药将有助于避免心率减慢。麻醉性镇痛药如吗啡(0.2mg/kg)和抗胆碱药如东莨菪碱联合使用效果好。青少年可口服咪达唑仑(0.2～0.3mg/kg)、地西泮(0.2mg/kg)或戊巴比妥钠(4mg/kg)以替代吗啡,尤其是咪达唑仑、地西泮除镇静、催眠、抗焦虑外,能产生顺行性遗忘作用,可使病人术后对入手术室前后的紧张、恐惧以及动静脉穿刺带来的疼痛不适等不愉快事件全无记忆。危重病人,麻醉前用药应减量,并在麻醉医师严密监护下进行。

三、麻醉诱导

由于病人心血管畸形多种多样化,甚至数种畸形并存,心、肺、肾、脑功能不一,或合并其他疾病以及年龄、生长发育因素等,麻醉计划最好实行个体化,切勿盲目追求统一、常规。

麻醉诱导期监测应根据患儿一般情况和合作程度来决定。患儿哭闹、扭动,诱导前可能仅允许安放心前区听诊器和脉搏氧饱和仪电极。一旦诱导完成,应立即监测心电图和袖带血压,尽快建立静脉通路和动脉内置管直接测压。估计术后需长期呼吸支持的患儿,最好选择经鼻气管插管,以便术后不妨碍进食。但发绀病人体循环静脉淤血,管壁曲张菲薄,极易破损出血,所以千万注意动作轻柔,防止术中肝素化后鼻出血。插管后听诊两侧呼吸音,监测呼吸频率、潮气量、分钟通气量、气道压和终末CO_2浓度。中心静脉穿刺宜放置双腔或三腔导管以减少穿刺次数和并发症。术前疑有左上腔静脉的病人,最好行双侧颈内或锁骨下静脉穿刺置管,以利术中测压判断两侧上腔静脉间有无交通,从而决定是否结扎单侧血管。重症病人有条件时可放置Swan-Ganz导管,以备术中、术后测定肺动脉压力、混合静脉血氧含量和心排血量。二维经食管超声心动图(TEE)除及时评价手术效果外,可用于监测心室功能、评价前负荷以指导术中容量和心肌应力药物的使用,在复杂先心病手术监测中应用越来越普遍。由于它的微创性,有望取代Swan-Ganz导管。

(一)肌内注射用药

患儿年幼不合作、严重发绀、充血性心力衰竭伴右心压力明显增高或新生儿无静脉通路,无疑使麻醉诱导极为困难,最好选用氯胺酮(4～7mg/kg)肌内注射。氯胺酮增快心率,升高血压,增加心排血量,从而维持循环稳定;对右向左分流的发绀患儿,氯胺酮还能通过增加全身血管阻力来维持肺血流量和氧饱和。已有研究表明,儿童在维持通气和给氧的条件下,氯胺酮并不引起肺血管阻力增高而减少肺血流量。

(二)静脉注射用药

选择诱导方法应考虑病人年龄、合作程度、麻醉前用药量、有无静脉通路、病人病变和心血管功能以及对不同麻醉剂的可能反应等因素。如果病人非婴幼儿,合作,入手术室后安静,静脉穿刺条件好,由技术娴熟的护士或医师开放静脉后行麻醉诱导。此方法最为舒适、便捷、确切,多为首选。婴幼儿来手术室时备有静脉通路,也可采用此法。病情轻、无严重低氧血症和明显心功能损害的病人,麻醉药选择范围大,许多静脉药物如硫喷妥钠(2～5mg/kg)、氯胺酮(1～2mg/kg)、羟丁酸钠(50～80mg/kg)、依托咪酯(0.2～0.4mg/kg)、咪达唑仑(0.05～0.1mg/kg)、地西泮(0.1～0.2mg/kg)、芬太尼(5～20μg/kg)等都能使病人安全度过诱导期。但应注意:硫喷妥钠明显抑制循环系统;羟丁酸钠起效缓慢,使诱导时间延长;苯二氮䓬类诱导效果不确实,需伍用麻醉性镇痛药;依托咪酯很少引起血流动力学改变,也不影响心肌氧供需平衡,但此药可抑制肾上腺皮质功能,诱导后宜给予地塞米松或甲泼尼龙。心脏病病人诱导时,多加用芬太尼(5～20μg/kg),以加强诱导效果和抑制气管插管时的心血管反应。芬太尼引起心率减慢,可用抗胆碱药潘库溴铵、阿托品或山莨菪碱预防。直肠给予硫喷妥钠或戊炔巴比妥钠在不合作的轻症患儿也是一种可接受的方法,但存在心肌抑制和因肠道吸收差异大而使效果不确切的缺点。还需注意的是发绀病人因右向左分流,药物经体静脉绕过肺循环直接进入体循环,使静脉诱导起效时间缩短。

(三)吸入药

对于那些不合作或静脉穿刺困难,而心脏储备良好的患儿,可选择强效麻醉药进行吸入诱导。发绀病人因肺血少,麻醉药由肺泡向血内弥散进入体循环速度减慢;加之体静脉血右向左分流进入动脉循环进一步降低动脉血麻醉药分压,从而延搁脑内麻醉药分压上升的速度,因此麻醉诱导速度缓慢。提高麻醉药吸入浓度,选用易溶解的麻醉药和增加每分通气量,可加快诱导速度。氟烷无呼吸道刺激性,易被患儿接受;七氟烷、地氟烷血气分配系数低,诱导速度快,最近备受推荐。但心脏储备受限的患儿,不宜用强效麻醉药,否则将迅速导致心排血量下降,灌注减少,代谢性酸中毒,肺血管阻力增高,低氧血症和心血管衰竭等严重后果。新生儿和婴儿心血管系统未成熟,对强效麻醉药敏感性明显增加,文献报道无心脏病的婴儿接受氟烷和异氟烷诱导时,50%出现血压低和心率慢;38%发生心室功能降低,每搏量和射血分数下降,所以,强效麻醉药诱导对小婴儿可能并不合适。氧化亚氮诱导用于紫绀型心脏病病人尚有争议。氧化亚氮增加血管内气栓的危险和使成人心排血量降低,动脉压下降,心率减慢,肺血管阻力增高是其问题所在。

(四)肌松药

去极化肌松药琥珀胆碱(1.5～2mg/kg)抑制窦房结使心率减慢,不宜与芬太尼或苏芬太尼伍用。非去极化肌松药维库溴铵(0.1～0.2mg/kg)无心血管副作用,可用于严重心脏储备受限的病人,但此药与芬太尼同时使用常发生严重心动过缓,需及时用抗胆碱药拮抗。其他如罗库溴铵(0.6～1mg/kg)、阿曲库铵(0.5～0.75mg/kg)、米库氯铵(0.15～0.25mg/kg)、哌库溴铵(0.1～0.15mg/kg)也可选用。泮库溴铵(0.1～0.15mg/kg)有轻度阻滞心脏毒蕈碱样受体作用,使心率增快,与芬太尼合用不失为一种理想的选择。非去极化肌松药可采用先给预置量,再给全量的方法来缩短起效时间。

诱导后宜静脉注射地塞米松(0.2～0.4mg/kg),以预防患儿喉头水肿和抗炎、抗过敏反应;深低温停循环患儿改用甲泼尼龙(15mg/kg)以保护脑功能。静脉注射抗生素以防感染。

四、麻醉维持

麻醉维持取决于发绀病人术中发生的情况、对诱导的反应和手术要求以及术前状态。一旦完成诱导插管,应在呼吸和血流动力学严密监测下,根据每个病人对药物的反应、术中发生的情况和术后计划,使用吸入麻醉药、麻醉性镇痛药或其他静脉麻醉药。

(一)吸入麻醉药为主

吸入麻醉药比较适合于心血管储备较好的发绀患儿,诱导后,在确保通气和血流动力学平稳时,吸入低浓度以维持麻醉和控制高血压反应。术后要求及早清醒拔管的患儿术中可选择七氟烷或地氟烷;也可在体外循环前吸入恩氟烷或异氟烷，而体外循环后改用七氟烷或地氟烷以缩短术后苏醒时间。小婴儿或心脏储备严重受限的患儿应慎用吸入麻醉药。氟烷对婴儿具有明显心肌抑制作用，加之体内吸收较成人快，在低氧状态下氟烷代谢产物更多、毒性更大，不宜作为发绀患儿麻醉维持药。

(二)大剂量芬太尼为主

麻醉性镇痛药特别是芬太尼、苏芬太尼、阿芬太尼、雷米芬太尼等具有无心肌抑制、血压下降等副作用，具有强效、快效等优点，已成为心血管麻醉首选药物，可用于那些不能耐受强效吸入麻醉药、苯二氮䓬类或巴比妥类的病人。据报道，对严重发绀的婴幼儿采用芬太尼(25～75μg/kg)、阿芬太尼(100～150μg/kg)和苏芬太尼(5～20μg/kg)静脉麻醉时，肺和体循环血流动力学无明显变化。阜外心血管病医院的经验也表明大剂量芬太尼对发绀患儿非常安全，可增高动脉氧饱和度，很适合病情严重、术后计划呼吸支持的患儿。一般芬太尼总量为30～50μg/kg，静脉分次注射或持续输入，手术时间过长，必要时追加芬太尼10～20μg/kg。发绀与非发绀患儿对芬太尼有不同反应，阜外心血管病医院曾在16例患儿中进行观察对比，非发绀组为房、室间隔缺损，发绀组为法洛四联症，麻醉方法两组相同：诱导用地西泮0.1～0.2mg/kg，芬太尼10μg/kg，泮库溴铵0.2mg/kg，麻醉维持用芬太尼每分钟1μg/kg，辅以0.5%～2%恩氟烷吸入。在5个时点取血查芬太尼浓度，从表57-5中可看出，发绀组芬太尼浓度在各时点几乎均为非发绀组的1/2，有明显差别，这种差别的原因，笔者发现与红细胞浓度有关，并且在一组离体实验中得到证实。离体实验取正常血液，稀释成不同浓度的血细胞比容与芬太尼结合试验，见表57-6。结果表明，血细胞比容越高、红细胞含量越多，与芬太尼结合越多。证实了发绀患儿在用同等剂量芬太尼时，其血内浓度较非发绀患儿低。

表 57-5 血内芬太尼浓度测定(ng/ml)

	注芬太尼后1分钟	气管插管	切皮	CPB 10分钟	关胸
非发绀组	23.35	16.2±6.8	13.2±6.6	4.2±3.4	6.6±6.1
发绀组	12.0	9.0±4.5	7.1±2.0	2.4±1.7	3.7±3.2

表 57-6 离体红细胞与芬太尼结合试验

HCT	稀释倍数	百分率(%)
0.50		43.26±1.03
0.25	×2	36.11±1.56
0.20	×2.5	23.91±0.12
0.10	×5	14.57±0.60
0.05	×10	11.67±0.95

体外循环时其管道可吸附大量芬太尼，使血药浓度明显下降；与成人比较，小儿下降幅度更大，可能由于小儿体外循环稀释较大有关，所以，体外循环期间有必要加用芬太尼或其他麻醉药，如地西泮(0.2～0.3mg/kg)、咪达唑仑(0.1～0.2mg/kg)、氟哌利多(0.1～0.2mg/kg)或氯胺酮(1～2mg/kg)，也可向体外循环管道内吹入吸入麻醉药。但与苯二氮䓬类合用在重症者对血流动力学有明显抑制，应慎重。术中单用芬太尼，即使大剂量在小儿也不能完全抑制应激反应，为确保遗忘、防止觉醒，应辅加其他药物。

泮库溴铵与芬太尼联合应用的优点已如前所述，在每搏量固定，希望靠心率支持心排血量的婴儿选用泮库溴铵(0.02～0.06mg/kg)单次静脉注射。新的长效肌松药，如杜什库铵(0.02～0.05mg/kg)和哌库溴铵(0.02～0.05mg/kg)因无组胺释放和自主神经节阻断作用，效果不错。但有报道哌库溴铵在新生儿、婴儿应用时表现为中效肌松药，术中应及时追加。术毕计划拔管的病人可选择阿曲库铵(0.125～0.25mg/kg)或维库溴铵(0.02～

0.03mg/kg)单次静脉注射;也可采用静脉持续输入阿曲库铵[6～10μg/(kg · min)]或维库溴铵[1μg/(kg · min)]的方法,根据预计术毕时间提前撤药,多能达到目的而不必进行拮抗。

(三)改善缺氧、酸中毒

发钳病人术中麻醉管理的重点在于防止右向左分流增加而出现频发性动脉氧饱和度降低和血压下降。低氧、高碳酸血症、酸中毒、过度膨肺、肺不张、低温、交感神经兴奋、高血细胞比容等,都可引起肺血管阻力增高,肺血流减少,发绀加重。术中维持气道通畅,给氧,及时吸痰,防止肺部并发症十分重要,这在新生儿和小婴儿尤其需要特别强调。体外循环前后保温,维持适当麻醉深度,防止麻醉偏浅造成交感神经活跃或麻醉过深抑制心肌。高血细胞比容患儿因血黏滞度高,血流慢,加重组织缺氧,一旦建立静脉通路,宜适量补充液体。大龄儿童和成人可行血液稀释。我们曾对 77 例发绀患儿麻醉后进行血液稀释,年龄最小出生后 62 天,最大 14 岁。法洛四联症 68 例,占 88.3%,术前血红蛋白浓度最高 280g/L,77 例麻醉后放出自体血共 26.455L,放血量 60～1400ml,平均每例放血 344ml。放血量根据血红蛋白浓度,如 150～200g/L,放血 15～20ml/kg;>200g/L,放血 20～25ml/kg。与放血同时输入液体,包括晶体及胶体液,为放出血液量的 2～3 倍。血液稀释在肝素化前结束,放出血液保存于室温下,CPB 后输入体内。全组患儿放血后循环稳定,心电图无改变,皮肤微循环维持放血前功能,无一例需用正性肌力药物或血管加压药物,改变了以往严重发绀患儿麻醉后常用正性肌力药或血管加压药的情况,提高了患儿对麻醉和手术的耐力。发绀患儿常存在代谢性酸中毒,应根据血气值补充碳酸氢钠,计算公式为 5%$NaHCO_3$(ml)=1/3×体重(kg)×(0－BE 值),先补充 1/2 计算量,然后查动脉血气。新生儿体外循环前后宜补充葡萄糖液以预防低血糖;但在儿童则不需要。发绀病人侧支循环丰富,凝血功能和血小板功能障碍,创面渗血多,可于体外循环前、中、后使用抑肽酶以减少出血。液体管理需小心防止气体随静脉通过右向左分流直接进入体循环产生气栓。

(四)体外循环

发绀病人多畸形复杂,需体外循环时间长,冠状动脉缺血时间长,最好选用膜肺。预充中应注意适度的血液稀释,但发绀病人因 HCT 较高,血液中血浆成分较少,血液稀释后,胶体渗透压下降明显,易发生组织水肿,特别是肺水肿,所以预充中还要注意预充胶体如血浆和白蛋白。

低温低流量灌注是发绀病人体外循环的特点。一定要注意变温均匀,鼻咽温和直肠温度差值不要超过 12℃,否则易出现肾功能不全。变温时如果温差过大应暂停变温,等其平衡后,再行复温或降温。变温时要注意水温和血温差不要过大。降温时,水温过低(5～8℃),血液迅速冷却,注入体内可导致心室颤动。复温时,水温和血液温差应小于 10℃,避免低温溶解于血液中气体在高温时溢出。复温时要注意鼻咽温度和直肠温差不要过大,必要时等待稍平衡后再行复温,否则在停机后体温再次下降,发绀患儿在体外循环后通过变温毯继续复温很有必要,因为小儿相对体表面积大,皮肤血管调节能力差,变温毯复温可保证婴幼儿体温在 37℃左右。低温是为了实施低流量灌注以降低肺侧支循环如支气管动脉的血流,从而减少心内回血,提供较为清晰的手术视野。

对于体重小或畸形复杂的患儿,可采用深低温停循环技术,使术中心脏无插管,以扩大手术视野,并使术野干净无血。具体方法是麻醉诱导后尽早头部放置冰袋,全身变温毯体表降温至 32℃左右。升主动脉、右心房单根静脉插管,体外循环并行使鼻咽温降至 15℃,肛温降至 20℃,停循环时先停主动脉,术者挤压患儿腹部,静脉放血至氧合器内,再阻断腔静脉,拔除右心房插管进行心内手术。恢复循环时,患儿头低位,心内排气后开放升主动脉,缓慢灌注血流,开放静脉引流,逐渐提高灌注流量。

复温后给利尿药、加库存血、滤水等方法提高HCT。恢复循环时加用甲泼尼龙15mg/kg，同时辅用甘露醇0.5g/kg，以减轻脑组织水肿。由于停循环对神经组织可能造成损伤，深低温低流量应用越来越普遍。深低温低流量的优点在于使回心血量明显减少，保证手术视野清晰；减少非冠状动脉的侧支循环血量以保护心肌；减少右心吸引以减轻血液有形成分的机械性破坏；呼吸静止时肺内血流减少，白细胞在肺内聚集减少，有利于肺部保护；基本保证了脑代谢、氧和营养物质的供应，避免脑的缺血、缺氧。

体外循环期间灌注压不能太低，冠状动脉循环阻断时应尽量维持在4kPa(30mmHg)以上(低流量除外)。如果体外循环初期低血压时间较长(25分钟)，可考虑应用缩血管剂，即α受体兴奋药，使用时要遵循少量、观察、追加的原则。在开放升主动脉钳时，血压应提高到6.67kPa(50mmHg)左右。体外循环中后期多数病人出现血压升高的趋势，这是因为麻醉偏浅和缩血管物质增加的原因。体外循环中麻醉变浅不可避免已如前述，如吸入麻醉药因血液在氧合器中的气体交换而挥发；静脉麻醉药大量吸附至氧合器和体外循环物品表面。体外循环加压物质增加主要表现在肾素-血管紧张素系统、血管加压素系统和儿茶酚胺系统的兴奋分泌。此外，血栓素、内皮素等物质增加，从而导致血管阻力增加，不利于组织灌注，应加深麻醉和使用短效温和降压药。心脏复苏后，根据血流动力学情况辅以正性肌力药和血管活性药。恢复机械通气前应特别注意充分吸痰、手控多次膨肺以纠正点片状肺不张。辅助循环时间一般为冠状动脉阻断时间的1/4～1/3。在温度、血气、电解质均达到正常、HCT大于0.27可考虑从机械灌注到完全心脏射血的过渡。首先试控静脉给予心脏一定的前负荷，同时灌注流量相对减少，如果静脉压升高，动脉压增高，说明心脏收缩功能良好。如果静脉压升高，动脉压下降，说明心脏收缩无力，可适当加大正性肌力药剂量。体外循环后输血，一定要注意少量多次，同时注意左、右房压的监测。小儿心脏切勿过胀，否则可使心肌微结构牵长，破坏收缩的链状结构，造成手术后严重的心力衰竭。

(五)体外循环后管理

体外循环后如果血红蛋白值不高，静脉输血最好选择新鲜全血(<48小时)，其优点是血小板功能较浓缩红细胞、血小板或冻干血浆好。血红蛋白高者可静脉输入新鲜血浆。鱼精蛋白中和肝素二者之比为(1～1.5)∶1，首次给予半量或2/3，余量分次静脉注射。首次给药前可缓慢静脉注射苯海拉明(0.5～1mg/kg)、西咪替丁(4～8mg/kg)和葡萄糖酸钙(10～20mg/kg)以预防可能出现的过敏反应；重度肺动脉高压或心功能差者，最好从主动脉根部给药。严重发绀患者体外循环后可输入浓缩血小板或新鲜血浆以增强止血功能。止血困难时还可考虑给予酚磺乙胺、氨甲环酸和凝血酶。尿量多、血钾低于3.0mmol/L时，由中心静脉补充3‰～6‰氯化钾溶液。尿少时，静脉注射呋塞米(0.5～1mg/kg)利尿，严重血红蛋白尿应适当补充碳酸氢钠碱化尿液和利尿。关胸后，婴幼儿引流管过细易被凝血块堵塞造成心脏压塞，或因纵隔小，压迫外通道，所以必须严密观察血流动力学变化。

术毕搬运患者应注意防止气管导管、动静脉管道脱出；运送途中应连续监测动脉压和脉搏氧饱和度；危重者应持续供氧，并维持血管活性药和正性肌力药浓度。

五、特殊疾病麻醉处理

(一)法洛四联症

病人因右心室流出道梗阻迫使静脉回流血经室间隔缺损右向左分流进入主动脉，导致动脉氧饱和度下降，肺血流减少。右向左分流量随右心室流出道梗阻程度和体循环阻力而变化。全身血管舒张和漏斗部肌肉痉挛将加剧右向左分流，导致致命的低氧血症。麻醉中应防治这种缺氧危象。

麻醉前镇静药宜选择吗啡，除镇静外，可降低血中儿茶酚胺水平以部分解除漏斗部痉挛。重症患儿给药时需要有专人护理，以免给药时疼痛紧张诱发缺氧危象，给药后立即用面罩供氧。

麻醉中应维持体循环阻力，降低肺血管阻力，提供轻度心肌抑制和较慢的心率来减少右向左分流和降低动力型右心室流出道梗阻。病人入手术室后即面罩吸纯氧，置膝胸位，开放静脉通路以保证足够的循环血量。麻醉维持选择大剂量芬太尼以减慢心率和降低儿茶酚胺水平，辅以低浓度吸入麻醉药。如果术中出现缺氧危象，可静脉注射去氧肾上腺素0.5～1μg/kg 或 0.1μg/(kg · min)持续输入，手术前也可压迫腹主动脉来提高体循环阻力；艾司洛尔 0.02～0.05mg/kg 可减慢心率和降低收缩力。术中不宜使用大剂量吗啡以防组胺释放，降低前负荷。

畸形矫正后，处理原则为支持右心功能和降低肺血管阻力。右心室切口损伤、体外循环中心肌缺氧或流出道疏通不满意，均可导致右心衰竭。心脏复跳后，根据情况可给予多巴胺[2～10μg/(kg · min)]或多巴酚丁胺[5～15μg/(kg · min)]。过度通气，防止肺部并发症。术后及早利尿或强心。残余室间隔缺损、右心梗阻、房室传导阻滞以及心律失常的处理同其他手术。

法洛四联症合并肺动脉闭锁的麻醉处理与法洛四联症基本相同，但因不存在发绀危象，无需减慢心率。大量体-肺侧支存在时，将发生动脉“偷漏”现象，应用正性肌力药物支持和延长机械通气时间。

(二)大动脉转位(TGA)

完全型大动脉转位的麻醉处理依手术方式不同而各异：①心房矫正术如 Mustard 和 Senning 手术后可发生体和肺静脉回流梗阻，前者表现为中心静脉压增高和腔静脉综合征，后者出现气体交换差、肺水肿、呼吸衰竭，严重者从气管导管内涌出大量血性液体，需不停吸痰及呼气末正压通气，需正性肌力药物如异丙肾上腺素[0.01～0.1μg/(kg · min)]、多巴胺、多巴酚丁胺或肾上腺素[0.5～2μg/(kg · min)]支持。房性心律失常、窦房结损害或病态窦房结综合征时，需安置起搏器；②解剖矫正术(Switch)后可出现左心衰，需用正性肌力药和升压药。心肌缺血或梗死发生时，可用正性肌力药维持较高冠脉灌注压和控制心率，必要时硝酸甘油[0.2～5μg/(kg · min)]治疗；③Rastelli 手术后并发症主要为左心室流出道和外通道梗阻以及传导阻滞，应给予对症处理。

部分型大动脉转位的右心室双出口(DORV)行 Rastelli 或心房矫正术，麻醉处理同完全型。如果行室间隔缺损修补和右心室流出道疏通，麻醉原则同法洛四联症。伴肺动脉高压者，复温后可给予硝普钠[0.2～5μg/(kg · min)]或一氧化氮治疗。

(三)完全型肺静脉畸形引流(TAPVC)

本病为双向分流，既有全部肺静脉血引流至右心房，形成左向右分流，又有肺、体静脉血在右心房内混合，部分经房间交通入左心房室维持体循环，造成右向左分流。肺静脉无明显狭窄时，大部分右心房混合血经右心室入肺循环，造成肺血流明显增多，右心和肺动脉容量和压力超负荷，临床出现反复发生肺炎和右心衰；如果存在肺静脉回流梗阻，将引起肺血管阻力增高、肺静脉充血，病情极重，严重低氧血症、肺水肿和重度肺动脉高压。术前控制感染，强心利尿，不宜使用增加肺血流的药物如 PGE_1，以免加重肺水肿。术中过度通气，必要时气道内正压呼吸，避免心肌抑制。体外循环后联合应用正性肌力药和硝普钠以防止右心功能不全和降低肺动脉高压。此外，病人常左心发育不良，容积小，易出现左心衰和肺水肿，所以停机前后动脉输血时应监测左房压或肺毛细血管楔嵌压。除正性肌力药物外，术中、术后应控制输液，早期强心利尿。术后不宜早期拔管。

(四)三尖瓣下移(Ebstein)

本病右心损害的程度与右心室房化程度明显相关。术后常右心衰，需正性肌力药物支持；常合并预激综合征或术中传导系统损伤，术后易出现室上性、室性心律失常，及时对症处理；若残余三尖瓣狭窄或反流，应重新矫正。

（五）共同动脉干

重点在于控制肺血流量和心室支持。麻醉后使肺血流量进一步增加，导致心肌缺血和急性心衰，此时增加肺血管阻力，如果不见肺血流量减少，应环缩肺动脉或用止血带结扎一侧肺动脉来限制肺血流量和恢复全身灌注压直到建立体外循环。体外循环后，持续肺动脉高压和右心衰时，应给予正性肌力药支持和降低肺血管阻力。

（六）改良 Fontan

本手术适合于三尖瓣闭锁、单心室、肺动脉闭锁伴室间隔完整等右心室发育不良或无功能而肺血管阻力和肺动脉低压的病人。麻醉处理原则是降低肺血管阻力和维持心室功能，使稍高的右心房压能维持血液流向肺动脉。选择麻醉剂、正性肌力药或其他处理时，必须仔细考虑其对右心后负荷的影响。脱机前后应适量输血或胶体，维持中心静脉压在 1.47～2.16kPa（15～22cmH_2O）左右，同时维持平均动脉压和尿量。必要时可给予小剂量异丙肾上腺素增加心排血量和降低肺、体循环阻力。注意维持足够循环血量，避免中心静脉压和平均动脉压下降。小剂量多巴胺与硝普钠或一氧化氮合用，利用多巴胺加强心肌收缩力和增加肾血流量，但剂量不宜过大，否则增高肺血管阻力，硝普钠可降低肺血管阻力，同时也降低平均动脉压和中心静脉压。术中注意观察尿量，利尿以防肾衰。心律失常可增高左心房压，必须及时处理，单心室易发生传导阻滞，需安起搏器。术中、术后不用正压通气，防止气道压力增高，可适当增加呼吸频率。如果持续体静脉高压，应考虑重新体外循环行房间隔造口即部分 Fontan 术，以降低体静脉压力和改善心排血量，否则将发生肝功能不全、肠病、腔静脉综合征及脑病。注意房间隔造口过大可出现低氧血症。如果术后病人清醒、气体交换良好、血流动力学平稳、无出血征象时，应尽早恢复自主呼吸和拔除气管插管。

早期单心室行分隔术后常出现低心排血量，需用正性肌力药和血管活性药，或用 IABP。肺动脉闭锁行成形术的患儿，应严密监测氧饱和度，一旦下降，应输入 PGE_1 和紧急行分流术。

（七）分流术

分流术除改善缺氧外，还提高肺血流量，刺激肺动脉发育，为以后行 Fontan 或其他根治术做准备。常用于肺血流极度梗阻又无法立即行根治术的患儿，如三尖瓣闭锁、肺动脉闭锁伴室间隔完整或单心室伴肺动脉重度狭窄等。但分流术及姑息手术的某些并发症可使日后根治术变得困难或无法进行。

分流术后肺血流不足而致低氧血症，可能是由于吻合口小、移植血管扭折、血栓形成或肺内血管收缩，应去除病因，采用过度通气来降低肺血管阻力和改善气体交换，恢复肺血流量。肺血流过大时可致肺水肿，常为单侧，并伴有脉压差大、舒张压低和全身灌注不良。增高肺血管阻力，虽可一定程度限制肺血流量，但迟早需重做分流术。其他并发症为肺动脉变形、Horner 综合征、乳糜胸和上肢急性缺血。

（伍丽明）

第四节　心脏瓣膜置换术的麻醉

在我国，心脏瓣膜病主要由风湿性心脏病引起。风湿性心脏瓣膜病多累及高压系统的左侧心脏瓣膜，如二尖瓣受累率为 95%～98%，主动脉瓣为 20%～35%，而三尖瓣为 5%，肺动脉瓣仅 1%。我国现在施行的心血管手术中，瓣膜置换术约占 40%。可见熟练掌握左侧心脏瓣膜病变的特点是心血管麻醉医师的基本功。

心脏瓣膜病变的共同起始点都是通过瓣膜的血流发生异常引起心腔的（容量和压力）负荷异常，进一步发展而导致心排血量下降，而机体则通过各种代偿机制尽量维持有效的心排血量。

要做好心脏瓣膜置换术的麻醉管理工作，麻醉医师必须充分了解：①受损瓣膜引起的心腔容量和压力负荷异常；②为维持有效的前向心排血量，心脏在结构上和功能上的代偿机制；③提示心脏代偿受限的表现，如心律失常、缺血和心力衰竭；④继之而来的并发症，如心内膜炎和栓塞等。

心脏瓣膜置换术麻醉管理的原则就是要在围手术期避免加重已经异常的容量和(或)压力负荷，利用和保护机体的各种代偿机制，尽量维持有效的前向心排血量，并注意尽可能减少并发症的发生。

一、二尖瓣狭窄(MS)

(一)病理生理学改变

正常成人的二尖瓣口面积为 4～6cm²(二尖瓣指数 4.0～4.5cm²/m²)，休息时每分钟约有 5L 血流通过瓣口。风湿性炎症可引起二尖瓣瓣叶游离缘的瘢痕形成和纤维化；瓣膜联合部的融合、进行性的瓣叶瘢痕形成和腱索挛缩形成漏斗形的二尖瓣；并导致继发性的钙化，这些病变造成二尖瓣狭窄逐渐加重。风湿性炎症和左房的压力负荷增加使左房扩大，左房壁心肌纤维化及肌束排列紊乱，引起心电传导异常而致房颤。左房扩大和血流减慢易致血栓形成。

二尖瓣狭窄引起左房压力和容量负荷增加，肺循环回流受阻。一般而言，左房压升高至 2.4kPa(18mmHg)可出现肺淤血，3.33～4.0kPa(25～30mmHg)时可发生肺水肿。肺静脉高压引起被动性肺动脉压升高、肺小动脉痉挛、内膜增生和肌层肥厚，造成慢性肺动脉高压，继而导致右室肥厚扩大。扩大的右室可使室间隔左突，限制已经减小的左室大小，而进一步减少左室射血。随着右室进一步扩大，出现三尖瓣反流，右房扩大，右房压升高，出现右心功能不全，致体循环淤血。

由于从左房到左室的血流受限，二尖瓣狭窄的病人左室舒张末容量和压力降低，左室收缩末容量也减少，实际每搏量下降，这完全是因为左室充盈不足造成的。在二尖瓣狭窄时左房收缩占左室充盈的 30%，所以房颤的出现可引起心排血量明显下降。慢性的充盈不足可引起心室收缩力降低，甚至舒张顺应性也下降。在二尖瓣狭窄的晚期，左室收缩力降低可导致严重的充血性心力衰竭。右室收缩力降低限制了左房充盈，最终也影响到心排血量。

(二)术前探视

麻醉医师应重点了解以下病情。

1. 二尖瓣口面积 应用超声心动图可测得。二尖瓣口面积 1.5～2.0cm² 为轻度狭窄，1.0～1.5cm² 为中度狭窄，＜1.0cm² 为重度狭窄。

2. 肺动脉高压 可通过听诊、X 线平片、超声心动图、呼吸功能测定和临床表现来了解。

3. 房颤与左房血栓 房颤病人易形成左房血栓，并有继发脑和全身栓塞的危险。麻醉医师应警惕有左房血栓的病人对肝素的耐药倾向。

4. 心功能 反复发作的肺水肿、呼吸困难、夜间阵发性呼吸困难、疲劳、胸痛、心悸、咯血以及因扩大的左房和增粗的肺动脉压迫喉返神经而引起的声嘶等症状都有助于了解病人心功能的状态。

5. 凝血功能 有左房血栓的病人易出现凝血功能的异常。另外，右心衰竭引起的肝淤血可使凝血功能下降。

6. 高心排血量状态 应注意有无甲状腺毒症、妊娠、贫血或发热等可引发高心排血量状态的情况。此时，氧需增加可引起左房和肺动脉压力的突然增高，从而导致严重的充血性心力衰竭。

(三)围手术期血流动力学管理

1. 左室前负荷 前向血流通过狭窄的二尖瓣口有赖于足够的前负荷。另一方面，二尖瓣狭窄病人已有左房压升高，输液过多很容易使已处于充血性心力衰竭边缘的病人发生急性肺水肿，故应在有肺动脉压和肺毛细血管楔嵌压监测的情况下补充足够的液体。

2. 心率 血流在心室舒张期通过二尖瓣。为使血流在心房收缩期间有足够的时间通过狭窄的二尖瓣，0.15～0.20ms 的 PR 间期是最为合适的。心动过速可缩短舒张期，PR 间期缩短将减少舒张期血流而引起心排血量下降。所以在心率增快时，必须增加通过二尖瓣口的流速以维持相同的心排血量水平。根据普瓦泽伊(Poiseuille)定律，房室压差与通过二尖瓣口的瞬时血流的四次幂成正比，所以，任何瞬时血流的增多，都需要左房压大大增加。另外，房颤病人丧失了心房收缩的作用。因此，应尽量维持窦性心律，房颤时注意控制心室率，以保证左室有足够的充盈时间。

3. 心肌收缩力 足够的前向血流有赖于足够的心肌收缩力。然而，慢性的充盈不足可引起心室收缩力降低，在二尖瓣狭窄的晚期，右室收缩力也降低。所以，许多病人在体外循环前特别是体外循环后需要正性肌力药物的支持。

4. 体循环阻力 为了在心排血量受限的情况下维持血压，二尖瓣狭窄病人通常有体循环阻力增高。由于限制心排血量的因素是二尖瓣狭窄，所以降低后负荷对改善前向血流是没有帮助的。对于这种病人，建议维持后负荷在正常水平。

5. 肺循环阻力 这种病人通常有肺血管阻力增高，在缺氧时易发生严重的肺血管收缩。特别应注意的是要避免任何原因引起的肺动脉压升高，特别是氧化亚氮、酸中毒、高碳酸血症或低氧血症。

(四)麻醉技术

1. 术前用药 原则是在不影响病人呼吸循环功能的前提下，给病人以充分的镇静。过分镇静可引起急性的前负荷降低或低氧血症和高碳酸血症；用量不足，病人(特别是有房颤者)易发生心动过速而致肺水肿。应考虑使用东莨菪碱而不是阿托品以避免心动过速。

2. 术前控制心率 继续使用洋地黄控制心率直至术晨。

3. 稳定血流动力学 避免使用可以引起心动过速、增加肺血管阻力、降低前负荷或抑制心肌收缩力的药物。特别是心动过速，无论是窦性的还是房颤引起的，必须积极治疗。任何时候都应尽量维持窦性心律。对于这种病人通常应选用麻醉性镇痛药麻醉并吸入高浓度氧。

4. 肺动脉导管 在围手术期的管理中应常规使用。因为肺动脉扩张，导管置入通常较正常为深，且置入导管时应特别小心肺动脉破裂的危险。从导管获得的压力数据必须仔细分析，由于显著的肺动脉高压，肺动脉舒张压常常不能准确反映左房压。即使肺毛细血管楔嵌压能反映左房压，但由于狭窄的二尖瓣，可使左室充盈压估计过高。

5. 术中处理 体外循环后应采取增加前负荷降低后负荷的措施以改善前向血流。以前有慢性房颤的病人可在体外循环后转复为窦性心律，应尽可能长地使用心房起搏以维持窦性机制。

6. 术后治疗 在术后第 1 天，成功的手术使肺血管阻力、肺动脉压和左房压下降，而心排血量增加。但是，即使是在术前左室功能看似正常的病人，由于他们经历了缺血造成的心肌损伤，体外循环后可出现一种严重的心肌收缩力抑制。这些病人通常需要正性肌力药物的支持。

术后随着时间的推移，在大多数病人肺血管阻力将持续下降。肺动脉压下降通常表明有不可逆的肺高压和可能有不可逆的左室功能不全，这提示病人预后不良。

在瓣膜置换术后最初几天可能发生的一个灾难性的并发症就是房室破裂。可帮助避免这一并发症的方法是在维持足够心排血量的前提下尽量降低左室舒张末压。对于左室顺应性相对很差的老年病人，在术后，由于舒张期左室壁的张力增加，更有房室破裂的危险。因此，在体外循环后正性肌力药物有两个方面的作用：①增加心肌收缩力；②减小左室大小和室壁张力。

二、二尖瓣关闭不全(MI)

(一)病理生理学改变

在发生二尖瓣关闭不全的初期，左室逐渐发生偏心性肥厚(扩大和肥厚)而突入左胸腔。尽管左室舒张末容量显著增加，但由于左室扩大而使左室舒张末压力维持在相对正常的水平。前向心排血量由于总的左室每搏量(前向每搏量和反流每搏量的总和)整体增加而得以维持。左房也增大膨胀，这可使左房压在有大量反流的情况下维持基本正常，有助于保护肺血管床。75%的病例最终会出现房颤。

随着左室为代偿反流量的增多而继续扩大和肥厚，最终可影响到前向每搏量。持续的左房扩大可引起二尖瓣环扩张而进一步增大反流量。此时可出现前向心力衰竭的症状，包括明显的易疲劳和全身虚弱。一旦反流分数超过60%，将发生充血性心力衰竭。由于可以较容易地将血液反向射入压力较低的肺循环，二尖瓣关闭不全病人的左室射血分数通常增高。在这种病人，射血分数低于50%表明有明显的左室功能不全存在。

左室功能不全可致前向心排血量持续严重的下降，并引起左房压的进一步增高，肺动脉压升高，最终导致右室衰竭。另外，左室功能持续恶化，严重者甚至在瓣膜置换术后亦难以恢复。

有些病人可发生突然的二尖瓣关闭不全，引起明显的左房容量超负荷。这多因心肌缺血导致乳头肌功能不全所致。乳头肌功能不全的发生率在有间隔后部心肌梗死的病人约为40%，而在有间隔前部心肌梗死的病人为20%。由于左房顺应性正常，突然的左房容量超负荷导致显著的左房压升高，并累及肺循环。由于对心排血量降低迅速的代偿作用，交感刺激使心肌收缩力增加并引起心动过速。另外，由于左室容量增加，左室功能处在弗兰克-斯塔林(Frank-Starling)曲线的一个较高部分，左房压和肺动脉压的急剧升高可导致肺淤血和水肿。应当注意，代偿性的交感刺激可使已经因左室舒张末压增高和心内膜下血流减少而缺血的心肌的氧耗增加，并可使外周血管收缩而进一步减少体循环血流。

细菌性心内膜炎亦可引起二尖瓣关闭不全。

(二)术前探视

麻醉医师应重点了解以下病情。

1. 并发疾病 单纯风湿性二尖瓣关闭不全很少见，它通常与二尖瓣狭窄并发，有时尚有主动脉瓣关闭不全和(或)狭窄并存。

2. 左房扩大与房颤 X线平片可发现中重度的左房增大。有房颤的患者须警惕左房血栓形成及体循环栓塞的危险。

3. 肺动脉高压 病人出现明显的肺动脉高压表明有左心功能不全存在，并应注意病人是否有右心功能不全的表现。

4. 心功能 疲劳、呼吸困难、端坐呼吸以及肺动脉高压均提示有心功能不全。这些症状的出现预示病变处在逐渐恶化的过程中，应尽早手术。

5. 后发疾病 细菌性心内膜炎和体循环栓塞等可导致临床症状的急剧恶化，须特别注意。

(三)围手术期血流动力学管理

1. 左室前负荷 增加和维持前负荷对确保足够的前向心排血量常常是有帮助的，但由于在一些病人左房和左室腔的扩大增大了二尖瓣环和反流分数，所以增加前负荷不能普遍适用。对个别病人前负荷增加到最佳程度的估计应以病人对液体负荷的临床反应为基础。

2. 心率 心动过缓对于二尖瓣关闭不全的病人是有害的，因其可引起左室容量增加、前向心排血量减少和反流分数增加。在这些病人，心率应维持在正常或较高的水平。在二尖瓣关闭不全的病人，心房对前负荷的作用不如其在二尖瓣狭窄的病人那么重要。许多病人，特别是那些慢性二尖瓣关闭不全的病人，手术时都有房颤存在。

3. 心肌收缩力 前向每搏量的维持取决于肥厚左室的功能。心肌收缩力的抑制可导致严重的左室功能不全和临床症状恶化。能够增加心肌收缩力的正性肌力药物可增加前向血流并因其能缩小二尖瓣环而减少反流。

4. 体循环阻力　后负荷增加引起反流分数增加和前向心排血量减少。因此，需要降低后负荷，并应避免使用α肾上腺素能受体兴奋药。硝普钠可降低左室充盈压并引起明显的前向心排血量增加。但对于缺血性乳头肌功能不全引起的急性二尖瓣关闭不全的病人，可选用硝酸甘油。

5. 肺循环阻力　大部分大量二尖瓣反流的病人会有肺循环压力升高，甚至出现右心衰竭。一定要注意避免高碳酸血症、低氧血症、氧化亚氮和任何可以引起肺血管收缩反应的药物或其他治疗。

(四)麻醉技术

1. 术前用药　应谨慎给予，因为过分镇静可导致高碳酸血症和显著的肺血管阻力增加，且引发心动过缓可造成左室容量增加、前向心排血量减少和反流分数增加。

2. 维持心肌收缩力　应避免使用可抑制心肌收缩力的药物。通常多选用大剂量有血管舒张作用的麻醉性镇痛药。

3. 肺动脉压和肺毛细血管楔嵌压　肺动脉导管对指导围手术期液体管理是非常有帮助的，它可用于评价病人临床状态的变化和反流的意义。反流波形的大小或“巨大室波”取决于左房顺应性、肺血管床顺应性、肺静脉回流量和反流量，而不是简单地与二尖瓣反流的严重程度成正比。在突发二尖瓣关闭不全的患者，因左房相对无顺应性而可有大的室波。而在慢性二尖瓣关闭不全的患者，左房顺应性较大，可接受反流血液而没有压力波传向肺循环。

在有巨大室波或反流波的病人，区分肺动脉压波形与肺毛细血管楔嵌压波形是很困难的。但一个容易的区分办法是将肺动脉波形与动脉波形重叠在一起。通常，肺动脉波形的上升支发生在体循环动脉波形的上升支稍前，但当导管到达嵌顿位置时，立刻可以观察到其上升支和波峰右移到巨大室波的位置，晚于动脉压波形的上升支。因此，当在二尖瓣关闭不全或有巨大室波的病人放置肺动脉导管时，进行同步的肺动脉和体循环动脉波形的观察是绝对必要的。

4. 气囊反搏　术前置入主动脉内气囊反搏对继发于缺血性乳头肌功能不全的二尖瓣关闭不全病人常常是有帮助的。

5. 术中处理和术后治疗　瓣膜置换术后，左房压和肺动脉压降低。长期二尖瓣反流的病人将继续需要一个较大的左房压以维持足够的前向血流，关键问题是瓣膜置换后需维持左室做功。一旦瓣膜置换后，左室将不得不把整个每搏量泵入主动脉，而没有低压的左房保护。其结果是左室壁张力增加而使射血分数降低。所以，在体外循环后，必须经常使用正性肌力药物或主动脉内气囊反搏的支持以增强左室做功，直到左室能够适应新的血流动力学状态。慢性房颤的病人在刚停体外循环后，偶尔会短时间地回复到窦性心律，应使用超律心房起搏和普鲁卡因胺治疗以尽量维持病人的窦性心律。

三、主动脉瓣狭窄(AS)

(一)病理生理学改变

正常成人主动脉瓣口面积为2.6～3.5cm^2(主动脉瓣指数为2cm^2/m^2)。当出现主动脉瓣狭窄时，左室收缩末压增高，跨主动脉瓣压差增大保障了正常的每搏量。左室收缩压可高达40kPa(300mmHg)而主动脉收缩压和每搏量保持相对正常。这种较高的压差导致心肌压力做功增加及代偿性向心性左室肥厚。在左室代偿的早期，左室舒张末压力和容积增高，而左室收缩末容积保持相对正常。左室舒张末压增高不是左室收缩功能不全或衰竭的表现，而是左室舒张功能下降或顺应性降低的表现。

主动脉瓣口面积与跨瓣血流量成正比。在瓣口面积不变的情况下，较小的心排血量变化可对跨瓣压差产生明显的作用。当瓣口面积减小时，流经主动脉瓣口的血流也相应减少，但一般流经主动脉瓣口的血流不会受到明显的影响。当狭窄严重到瓣口面积为0.7～0.9cm²(主动脉瓣指数0.5cm²/m²)时，可出现心脏扩大和心室肥厚，导致左室舒张末容积和压力升高，最终导致左室收缩末容积升高和射血分数下降，每搏量降低，表明左室收缩功能受损。所有这些变化，特别是心室压力增高，增加了已经受损心肌的氧耗。

左室舒张末容积和压力增高导致心肌做功和需氧增加。在此情况下，心肌氧需的两个主要因素(收缩的心肌和收缩时限)均增加。同时由于左室舒张末压升高，造成冠脉灌注压下降，因而心肌供氧减少。最后，冠状动脉血流的文丘里(Venturi)作用可以实际上降低冠状动脉口的压力致使收缩期冠状动脉血液反流。这些因素使得病人即使在不并发冠心病的情况下也特别容易发生心肌缺血和猝死。

正常人大约每搏量的20%有赖于心房收缩。然而，由于心室顺应性降低和左室舒张末压力增高使心室被动充盈减少，主动脉瓣狭窄病人的心房收缩可提供高达40%的心室充盈量。而这些病人的最初症状常常是房颤。因此，窦性心律和心房对心排血量作用的丧失可使临床表现急剧恶化。

病情持续发展，主动脉瓣指数降至0.5cm²/m²以下导致进一步的射血分数下降和左室舒张末压升高。当左房压超过3.33～4.0kPa(25～30mmHg)可导致肺水肿，常会出现猝死。对于存活的病人，进行性的肺动脉高压最终将导致右室衰竭。

(二)术前探视

麻醉医师应重点了解以下病情。

1. 主动脉瓣口面积　一般成人主动脉瓣狭窄至瓣口面积0.9cm²时可出现临床症状。

2. 心绞痛　50%～70%的严重主动脉瓣狭窄患者的首发症状是心绞痛，其原因是：①有冠状动脉疾病并存；②在肥厚的左室壁心肌氧供与氧耗差增大。主动脉瓣狭窄患者发生心内膜下缺血和室性心律失常的危险性增大。单纯继发于主动脉瓣狭窄的心绞痛几乎都是劳力性心绞痛。休息时发生心绞痛提示有冠状动脉疾病并存。

3. 晕厥　晕厥是15%～30%主动脉瓣狭窄病人的首发症状。一旦出现晕厥，其平均寿命为3～4年。

4. 充血性心力衰竭　呼吸困难、端坐呼吸和夜间阵发性呼吸困难说明有充血性心力衰竭，并可很快发展成水肿、肝大和颈静脉怒张。一旦出现充血性心力衰竭症状，平均寿命仅1～2年。

所有主动脉瓣狭窄的病人都有猝死的危险。当狭窄发展到收缩峰压差大于6.67kPa(50mmHg)或有效主动脉瓣口面积小于0.7cm²，仅18%的病人能存活5年以上。

5. 动脉压力　在严重的主动脉瓣狭窄动脉脉搏压通常降至6.67kPa(50mmHg)以下。收缩压上升延迟并伴有波峰滞后和显著的单波切迹。当狭窄达到严重的程度，在动脉压力波形的上升支单波切迹变低。二重波切迹相对变小或消失。

(三)围手术期血流动力学管理

1. 左室前负荷　由于左室顺应性降低及左室舒张末容量和压力升高，需要增加前负荷以维持正常的每搏量，而使用硝酸甘油可降低心排血量至危险的程度。

2. 心率　主动脉瓣狭窄的病人不能很好地耐受心率过快或过慢。心率过快可导致冠脉灌流减少；而在这些每搏量受限的病人，过慢的心率可限制心排血量。但如果必须作出选择的话，稍慢的心率(50～60次/分)较偏快的心率(超过90次/分)为好，因其可留有一定的收缩时间来射血通过狭窄的主动脉瓣。应积极治疗快速室上性心律失常，因为心动过速和有效心房收缩的丧失均可导致病情的严重恶化。心室兴奋性增高也应积极予以治疗，因为对于严重心律失常乃至室颤的病人电复律很难成功。

3. 心肌收缩力　每搏量通过心肌收缩状态增高而得以维持。病人不能很好地耐受β肾上腺素能受体阻滞药，因其可引起左室舒张末容量增高和显著的心排血量下降，导致临床状态严重恶化。

4. 体循环阻力 左室射血的后负荷大部分来自狭窄的主动脉瓣，因而是固定的。体循环血压降低对减小左室后负荷作用甚微。然而，主动脉瓣狭窄病人的肥厚心肌极易发生内膜下缺血。冠脉灌流有赖于足够的体循环舒张期灌注压的维持。虽然用α肾上腺素能受体兴奋药提升血压对总的前向血流几乎毫无作用（心室射血的主要阻抗来自主动脉瓣），但它可以增加冠脉灌流，防止严重血压下降引起的猝死。

5. 肺循环阻力 除了晚期的主动脉瓣狭窄，肺动脉压保持相对正常。不必对肺血管阻力进行专门处理。

（四）麻醉技术

1. 术前用药 较小量的术前用药可使病人安静且不伴有心动过速。应避免使用较大剂量的可显著降低前后负荷的药物作为术前用药。吗啡 0.05～0.10mg/kg 加东莨菪碱 0.2～0.3mg 肌内注射可考虑用作术前用药，因其很少产生不利的血流动力学作用。

2. 肺动脉导管 心排血量的测定对评价修补主动脉瓣前病人的心排血量是有帮助的。但对左室顺应性较差的病人，肺毛细血管嵌顿压可能会对其真正的左室舒张末压力估计偏低。由于左室舒张末压升高，二尖瓣环张力增大，肺毛细血管楔嵌压可观察到明显的室波；但随着疾病的进展和左房肥厚的加重，一个明显的房波会成为显著特征。

在肺动脉导管经过心室时，有可能出现心律失常。若在置入肺动脉导管的过程中出现心律失常，应将导管尖端停留在中心静脉位置，直至修补主动脉瓣完成。

3. 维持血流动力学稳定 任何可引起心肌抑制、血压下降、心动过速或其他心律失常的麻醉药均应小心使用。这些变化可导致病情突然和急剧的恶化。因此，通常选择以麻醉性镇痛药为主的麻醉方法。

在麻醉诱导和维持的过程中，应准备好强效的α肾上腺素能兴奋药如去氧肾上腺素，以便及早和积极地治疗体循环收缩压或舒张压降低。如果病人出现缺血的症状或体征，应小心使用硝酸甘油，因其对前负荷和动脉压的作用可能会使实际情况变得更糟。

室上性心律失常应积极地用直流电除颤来治疗。室性异位心律也应积极予以治疗，因为如果病人心律恶化成室颤，通常无法复苏成功。

4. 紧急体外循环 麻醉诱导前应有一名有经验的外科医生在场，灌注师应做好准备，因为急性的心血管病情恶化需紧急实施体外循环。

5. 心肌保护 在有心肌肥厚的情况下，用冷停跳液进行充分的心肌保护对于防止心肌缺血引起的心肌“挛缩”或“石头心”是非常必要的。

6. 术中处理和术后治疗 主动脉瓣置换术后，肺毛细血管楔嵌压和左室舒张末压随即降低，而每搏量升高。心肌功能迅速改善，但肥厚的心室仍需要较高的前负荷以维持其正常的功能。几个月内，左室肥厚可以恢复。在术前没有心室功能不全和冠脉疾病的情况下，体外循环后通常不需要正性肌力药物的支持，因为瓣膜置换降低了心室的后负荷。必须记住，换瓣后可有 0.93～2.53kPa(7～19mmHg)的残余压差存在。如果术中心肌保护充分，病人术后恢复良好。

四、主动脉瓣关闭不全(AI)

（一）病理生理学改变

主动脉瓣关闭不全的出现引起左室收缩容量和舒张容量超负荷，容量负荷的增加导致左室偏心性肥厚（室壁厚度增加和室腔扩大）。这使得左室舒张末容积和收缩末容积大大增加。因为左室舒张末容积增加缓慢，左室顺应性增加，可使左室舒张末压力保持相对正常。由于这种代偿机制，每搏量可基本维持。因为容量做功比压力做功在代谢上较为节省，因而即使射血分数增加，心肌氧需并没有明显增加。在轻度主动脉瓣关闭不全的病人，随着每搏量增大，外周血管慢慢舒张，有助于前向血流。只要反流分数少于每搏量的 40%，几乎没有症状出现。

当主动脉瓣反流量超过每搏量的 60%时，可出现持续的左室扩大和肥厚，最终导致不可逆的左室心肌组织损害。这些变化的早期症状是左室舒张末压增高，超过 2.67kPa (20mmHg)表明有左室功能不全。随后出现肺动脉压增高并伴有呼吸困难和充血性心力衰竭的症状。

随着症状的出现，左室功能不全持续发展，最终变为不可逆。症状发展迅速，在这一点上，外科治疗并不是总可以奏效。由于主动脉舒张压降低引起舒张期冠脉灌注减少、心室扩大导致室壁张力增大以及左室肥厚，可以发生心绞痛。因为对心排血量和冠脉灌注不足的代偿，出现外周的交感性收缩，导致心排血量进一步降低。

而突发的主动脉瓣关闭不全是在左室顺应性正常的情况下，突然加上一个容量负荷，这导致左室舒张末容量和收缩末容量的增加。由于左室没有时间通过偏心性肥厚来代偿，故其结果是左室舒张末压力突然增高。为维持足够的前向血流而产生的即刻的代偿机制是增加交感张力、产生心动过速和增强收缩状态。液体潴留导致前负荷增加。左室舒张末容量的增加以及总的每搏量和心率的增加亦不足以维持正常的心排血量。可发生左室功能的急剧恶化，需紧急外科手术。

(二)术前探视

麻醉医师应重点了解以下病情。

1. 病因　主动脉瓣关闭不全可由许多不同的原因所引起。除风湿性心脏瓣膜病外，细菌性心内膜炎、创伤、主动脉夹层动脉瘤以及可引起异常胶原蛋白形成的各种先天性疾病正成为越来越常见的原因。

2. 心绞痛　心绞痛通常是晚期症状，且是不良预兆。

3. 心功能　慢性主动脉瓣关闭不全的病人可以长达 20 年没有症状，一旦出现呼吸困难、疲劳和心悸等症状，表明有心功能不全存在，病情可快速发展。另一方面，急性主动脉瓣关闭不全的病人病情快速恶化，须警惕预后。

4. 重波脉　主动脉瓣关闭不全的病人表现为脉压增宽，压力快速上升，收缩峰压增高，舒张压降低。脉压差可达 10.7～13.3kPa(80～100mmHg)。快速上升支是由于每搏量增大，而快速下降支则是由于血液从主动脉反流入心室和舒张的外周血管。由于回流波的出现，重波脉很常见。

(三)围手术期血流动力学管理

1. 左室前负荷　由于左室容量的增加，前向血流的维持有赖于前负荷的增加。在这种病人，可引起静脉舒张的药物因其可降低前负荷而致心排血量减少，应避免使用。

2. 心率　主动脉瓣关闭不全的病人随着心率的增加前向心排血量明显增加。心率增快使舒张期缩短而使反流分数降低。由于可保证较高的体循环舒张压和较低的左室舒张末压力，心率增快实际上使心内膜下血流得到改善。这可以解释为什么休息时有症状的病人运动后症状可以改善。另一方面，心动过缓可使舒张期延长，反流增加。90 次/分的心率应该是最理想的，可改善心排血量而不引起缺血。窦性心律的维持不如在主动脉瓣狭窄病人那么重要，房颤很常见。

3. 心肌收缩力　必须维持左室收缩力。在左室功能受损的患者，使用纯 β 肾上腺素能受体兴奋药可通过舒张外周血管和增强心肌收缩力而使每搏量增加。

4. 体循环阻力　在正常情况下，慢性主动脉瓣关闭不全的病人通过外周小动脉舒张可基本代偿心排血量的受限。降低后负荷可使前向心指数进一步得到改善。后负荷增加可降低每搏做功并显著增加左室舒张末压力。对于左室受损的晚期主动脉瓣关闭不全病人，降低后负荷最为有益。

5. 肺循环阻力　除非伴有严重左室功能不全的晚期主动脉瓣关闭不全病人，肺血管压力皆可维持相对正常。

(四)麻醉技术

1. 术前用药 应避免任何可引起容量血管舒张的药物作为术前用药。为维持心肌收缩力和心率建议使用较小量的术前用药,因为心率偏快对病人确有帮助。但镇静不足引起的体循环阻力增高是有害的。

2. 麻醉用药 麻醉诱导与维持用药的选择应针对保持病人前负荷、维持外周血管舒张、改善正常的心肌收缩力和保持心率在90次/分左右。除非病人处在伴有心室功能减低的晚期情况,联合使用异氟烷和哌库溴铵加之液体补充是合适的。晚期病人对合成的麻醉性镇痛药和哌库溴铵联合用药可较好耐受。

3. 肺动脉导管 在急性主动脉瓣关闭不全伴有心室顺应性很差的病人,左室压力可很快升高,足以使二尖瓣在舒张期结束前关闭。在这种情况下,持续的血液反流使左室舒张末压升高而超过左房压,肺毛细血管楔嵌压可明显过低地反映左室舒张末压。

通常,二尖瓣环的扩大引起功能性二尖瓣反流,肺毛细血管楔嵌压波形出现显著的室波,在急性反流和有左室衰竭时室波更为明显。

4. 禁用气囊反搏 主动脉瓣关闭不全是主动脉内气囊反搏的禁忌证,因为舒张压增高可增加反流量。

5. 术中处理和术后治疗 主动脉瓣置换术后,左室舒张末压力和容量随即下降。但左室肥厚和扩大依然存在。体外循环停机后,必须保证较高的前负荷以维持扩大左室的充盈。术后早期,由于左室功能低下,可能需要正性肌力药物或主动脉内气囊反搏的支持。若出现严重的左室功能不全后才手术,则病人预后不良。术后6个月内心脏大小未恢复到相对正常的病人,其5年生存率仅43%。若及早手术,心脏将恢复到相对的正常大小,6年的长期生存率可望达85%。常见瓣膜病变的血流动力学处理原则参见表57-7。

表 57-7 常见瓣膜病变的血流动力学处理原则

瓣膜病变	左室前负荷	心率	心肌收缩力	体循环阻力	肺循环阻力
二尖瓣狭窄(MS)	↑	↓	↔,↓	↔	↓
二尖瓣关闭不全(MI)	↑,↓	↑,↔	↔,↑	↓	↓
主动脉瓣狭窄(AS)	↑	↓(窦性),↔	↔	↑	↔
主动脉瓣关闭不全	↑	↑	↔,↑	↓	↔
MS+MI	↑	↔	↔,↑	↓,↔	↓
MS+AS	↑	↓,↔	↔	↑	↓
MS+AI	↑	↔	↔,↑	↓	↓
MI+AS	↑	↔	↔	↔	↓
MI+AI	↑	↑	↔,↑	↓	↔
AS+AI	↑	↔	↔	↔,↑	↔

注:↑使升高;↓使降低;↔保持不变或正常。

(陈 雷 刘 进)

第五节 缺血性心脏病手术的麻醉

冠状动脉旁路移植术(CABG)近年来在我国迅速发展。虽然手术例数仅为美国CABG手术例数的0.2%,但由于我国人口基数大,将来的手术例数必会大大增加。

一、冠心病病人的术前危险因素

CABG病人的年龄较大,病情多较复杂,一般认为,下列因素为冠心病病人手术麻醉的危险因素。

(1)年龄>70 岁。

(2)女性:冠状动脉细小,吻合困难,畅通率低。

(3)肥胖。

(4)不稳定型心绞痛。

(5)充血性心力衰竭。

(6)EF<40%。

(7)LVEDP>2.40kPa(18mmHg)。

(8)左室室壁瘤。

(9)冠状动脉左主干狭窄>90%。

(10)PTCA 后急症手术或心肌梗死后 7 天内手术。

(11)合并高血压和(或)糖尿病。

(12)合并肾功能不全。

(13)合并肺疾患。

(14)合并瓣膜疾患。

(15)再次手术。

1989 年,Parsonnet 等把上述危险因素以分值表示,各危险因素的分值见表 57-8。

20 世纪 80 年代,危险因素分值与手术死亡率的关系见表 57-9。

20 世纪 90 年代,由于对冠心病病理生理认识的深入及围手术期处理的进步,上述分值较高的病人手术死亡率也明显下降。现欧美较大的心脏中心 CABG 的病死率已降至 1% 左右。

表 57-8　危险因素分值表

危险因素	分值
女性	1
肥胖	3
糖尿病	3
高血压	3
射血分数(%)	
≥50	0
30~40	2
<30	4
年龄(岁)	
70~74	7
75~79	12
>80	20
手术次数	
再次	10
术前用 IABP	2
左室室壁瘤	5
PTCA 后急症手术或心肌梗死后 7 天内手术	10
肾功能不全依赖于透析	10
灾难性状态(如急性室间隔穿孔、心源性休克、肾衰)	10~50
其他情况(如截瘫、依赖起搏器、肺疾患)	2~10
合并瓣膜疾患	
二尖瓣	5
PA>8.0kPa(60mmHg)	8
主动脉瓣	5
压差≥16.0kPa(120mmHg)	7

表 57-9　危险因素分值与手术死亡率

分值	病死率(%)
0~4	1
5~9	5
10~14	9
15~19	17
>20	31

阜外心血管病医院 1995 年 CABG 的手术死亡率为 1.83%,1996 年降至 0.84%,1997 年为 0.75%。

二、麻醉处理原则

冠心病的麻醉及围手术期血流动力学管理的原则为维持心肌氧的供需平衡,避免加重心肌缺血。

(一)避免增加心肌氧需(氧耗)的因素

术中心肌氧需增加通常是由于血压升高和(或)心率增快所致。临床上常以 RPP(收缩压×心率)来反映心肌耗氧,一般要求 RPP 不超过 12 000。术中由于麻醉和失血等多种因素均可降低血压,在无明显心动过速的情况下,RPP 一般均低于术前,超过 12 000 者并不多见。术中由于冠状动脉张力的变化、侧支循环灌注压力的下降、冠脉血流从心内膜向心外膜的重新分布等均可在任何 RPP 水平发生心肌缺血，故 RPP 在缺血性心脏病围手术期的价值并不可靠。另一方面，血压升高虽增加氧耗，但同时也可增加心肌的血流供应，故对影响心肌氧耗的两个主要因素心率和血压变化的意义必须分别考虑。

在增加心肌氧耗的诸因素中，心率增快对心肌缺血的影响最重。心率增快除增加心肌氧耗外，也影响心肌血流的自动调节。动物实验提示：在心率正常的情况下，心内膜血流自动调节的压力低限为 5.07kPa(38mmHg)，而当心率增快 1 倍时，则自动调节的压力低限升至 8.13kPa(61mmHg)。另外心率增快时左室舒张时间缩短，冠脉血流下降。因此，围手术期心率维持稳定，避免心率增快，控制心率在术前安静状态下的水平(体外循环前心率慢于 70 次/分，停机和术后心率一般不超过 90 次/分)，则明显有利于心肌氧的供氧平衡。临床资料显示，心率慢于 70 次/分的病人，心肌缺血的概率明显下降。从阜外心血病医院 CABG 手术的麻醉管理来看，1990 年以前心率偏快的所占比例较大，其麻醉经过不平稳，手术死亡率较高。1990 年以后严格控制了心率，麻醉经过和术后恢复均较顺利，手术死亡率大幅度下降，1995 年以后的死亡率已达国际先进水平。虽然 CABG 手术死亡率受多种因素的影响，但围手术期维持稳定的心率，避免加重心肌缺血，起了非常重要的作用。

(二)避免减少心肌氧供

心肌的摄氧率平时即达 60%～65%，当心肌氧耗增加时，只有通过增加冠脉血流的方式来提供，但对缺血性心脏病病人来说则难以完成。缺血性心脏病病人心肌血流灌注的自动调节机制可能受到破坏，心肌的血流量呈压力依赖性，故围手术期的血压应维持在较高水平，尤其对合并高血压者更应如此。一般来说，围手术期血压应尽量维持在术前水平。

由于围手术期麻醉、手术等诸因素均明显影响心率和血压，心率和血压的变化又直接关系着心肌的氧供需是否平衡，故维持心率和血压二者之间的关系对缺血性心脏病的氧供需平衡非常重要。要维持心肌氧的供需平衡应力求做到：①血压的变化(升高或降低)不应超过术前数值的 20%；② MAP − PCWP > 7.33kPa(55mmHg)；③MAP 和心率的比值>1，CPB 前大于 1.2；④维持收缩压在 12.0kPa(90mmHg)以上；⑤尤其应避免在心率增快的同时血压下降。

欲获得满意的血流动力学参数、良好的心率和血压之间的关系，麻醉管理必须注意维持充足的循环血量，避免心肌功能受到严重抑制。对术前心率在 80 次/分以上者，肌松药不宜使用潘库溴铵，尤应避免单独给药，可选用维库溴铵、哌库溴铵(阿端)。对严重心功能不全的病人，麻醉诱导应以芬太尼为主，镇静药或安定药的剂量不宜大，以能使病人入睡即可。以芬太尼和恩氟烷维持麻醉，一般不引起心律失常，但对术前有陈旧性心肌梗死、室壁运动异常、冠脉阻塞病变广泛者，恩氟烷的吸入浓度不宜大，以免造成对心肌收缩力的严重抑制。以丙泊酚复合芬太尼麻醉，既可避免对心肌收缩力的严重抑制，又可有效地降低外周阻力，不失为一良好的维持方法。

要维持心肌氧供，除维持稳定、满意的血压外，必须充分重视血液的携氧能力。由于 CABG 创伤大、出血多，尤其对取乳内动脉者，出血更多，需注意及时补充血液。从 CABG 临床实践来看，即使术前病人体重在 70kg 以上，血红蛋白>120g/L，转流中多数血红蛋白降至 60～70g/L。如在此种水平下停心肺转流，让心脏自行负担满足全身氧供的需要，则心率必然增快。以一简单数学模式计算：在血红蛋白 120g/L 时，心率 65 次/分可维持机体氧的供需平衡。如血红蛋白降至 60g/L，心率则需达到 130 次/分方可为机体提供同样多的氧，仅其一项心肌氧耗要增加 1 倍，心肌氧的供需平衡势必难以维持。因此，在维持足够循环血容量的同时，必须注意血红蛋白的含量。即使无心肌缺血的老年病人，对失血的耐受性也较差。

三、围手术期血流动力学监测

(一)食管超声心动图(TEE)

心肌缺血的最早表现为心肌舒张功能受损及室壁节段运动异常(SWMAs)。完全阻断冠脉血运后10～15秒,节段心肌即表现为运动减弱。临床上,PTCA的病人,当球囊扩张使血流减少50%时,节段心肌便表现为运动减弱。而心电图ST段的变化在冠脉血流减少20%～80%时比SWMAs晚出现10分钟,在血流减少>80%时晚出现2分钟,当血流为0时晚出现15秒,故TEE对监测心肌缺血是当前极受推崇的方法。

(二)Swan-Ganz导管监测能比较正确地反映心功能和较早地反映心肌缺血

围手术期心肌缺血时,PCWP的变化早于ECG改变(Haggmark的标准是A、V波高于PCWP的平均值0.667kPa或5mmHg以上)。从肺动脉取血测定混合静脉血氧饱和度,在一定程度上可反映组织灌注。测定CO,计算SVR、PVR、心脏做功指数等,有助于判断病人的心脏功能,指导血管扩张药和正性肌力药、β受体阻滞药和钙通道阻滞药的治疗。使用连续心排血量/混合静脉血氧饱和度(CCO/SvO_2)监测,可连续观察循环动力学各项指标及混合静脉血氧饱和度的变化,更为方便。但不必常规应用。

四、围手术期血管扩张药、β受体阻滞药、钙通道阻滞药的使用

在血管扩张药的使用方面,虽仍有学者在CABG围手术期使用硝普钠,但多数学者认为,硝普钠对冠脉血流的窃血作用不利于冠心病病人。硝酸甘油扩张狭窄的冠状动脉及降低心肌氧耗的作用越来越得到人们的认可。硝酸甘油不仅有效地降低肺动脉压和PCWP,增加到一定剂量也可有效地控制体循环压力,其安全性和副作用均远远优于硝普钠。围手术期硝酸甘油治疗的指征为:①动脉压超过基础压20%;②PCWP>2.13kPa(16mmHg);③PCWP波形上A和V波>2.40kPa(18mmHg)或A、V波高于PCWP平均值0.667kPa(5mmHg)以上;④ST段改变大于1mm;⑤区域性室壁运动异常;⑥急性左或右室功能失常;⑦冠状动脉痉挛。但应用中必须注意硝酸甘油易发生早期耐受性,而且随着病人年龄的增长,效力也逐渐减弱。

β受体阻滞药对冠心病病人的有益作用已被充分肯定。新的超短效、具有选择性的β_1受体阻滞作用的艾司洛尔(esmolol),即使在心功能中度减弱时也安全有效。美托洛尔(metprolol)也是选择性β_1受体阻滞药,但消除半衰期为3.7小时,明显长于艾司洛尔,使用时需注意蓄积作用。由于β受体阻滞药的负性肌力作用,对于高度依赖交感张力或快速心率来维持心排血量的病人能促发心力衰竭,对严重窦房结功能不全者能导致窦性停搏,故应在严密的监测下,以高度稀释,小剂量叠加,从深静脉(颈内或锁骨下)途径缓慢给药,一旦心率出现下降趋势即刻停药,如此可避免对心脏的明显的抑制作用。

钙通道阻滞药能明显扩张冠状动脉,防治冠脉痉挛,增加冠脉血流,改善心肌缺血。以硫氮唑酮为首选,因其在扩张冠状动脉的同时,不明显抑制心肌收缩力,并可减慢房室传导,使心率下降。静脉给药的常用剂量为1～3μg/(kg·min)。

五、正性肌力药的使用

缺血性心脏病病人由于心肌缺血、心肌梗死、室壁瘤等原因,往往存在有不同程度的心功能不全,使得在麻醉处理中担心心功能受抑制,常投以正性肌力药来增强心肌收缩力。任何正性肌力药均增加心肌耗氧,从所谓"安全"、"保险"角度,常规或预防性使用正性肌力药,对病人并无益处。1990～1994年阜外心血管病医院CABG术中使用正性肌力药物的比例约占25%,1995年仅约占10%,1996年后又继续下降。应用正性肌力药的指征为:PCWP>2.13kPa(16mmHg),而MAP<9.33kPa(70mmHg)或收缩压<12.0kPa(90mmHg),CI<2.2L/(min·m^2),SvO_2<65%。正性肌力药

可选用多巴酚丁胺、多巴胺、肾上腺素等。

六、麻醉诱导

冠心病病人需投以重量术前药，以消除其紧张情绪并使其充分镇静，避免入室时心率增快（术前紧张导致心绞痛）。为使诱导适度以抑制气管插管的应激反应，又不发生低血压，须在心电图和直接动脉测压的监测下，缓慢、间断地给药，加快输液速度对防治诱导期低血压也很重要。如适度麻醉降低了病人的代谢，抑制了应激反应，血压轻度下降也是常见现象，同时心率减慢更有助于心肌氧的供需平衡和储备。对诱导期低血压的药物处理：静脉注射微量去氧肾上腺素（0.05～0.1mg/次）可获满意效果。不提倡静脉注射多巴胺来升高血压，因临床上曾有静脉注射多巴胺后心率增快，导致心肌急性缺血，甚至发生室颤的教训。

七、心肌保护和脏器灌注

广义的心肌保护系在围手术期维持稳定、满意的血流动力学参数，防治冠脉痉挛以使心肌氧的供需维持平衡，避免加重心肌缺血。体外循环中的心肌保护则需外科、麻醉、灌注的密切协作。转流开始后由于多种因素的影响，冠心病病人极易室颤，而此时灌注压往往较低，为4.0～5.33kPa(30～40mmHg)。据非系统观察，从室颤开始到阻断升主动脉，短者约15分钟，长者可达35～40分钟（外科探查冠状动脉）。如此长时间的心肌缺血对继后冷晶体停跳液、冷血、温血等各种形式的心肌保护的效果均带来严重影响，甚至可致心内膜下梗死。体外循环中要获得良好的心肌保护：①避免在阻断升主动脉前发生室颤；②维持较高的灌注压6.67～10.7kPa(50～80mmHg)；③阻断升主动脉前不过早降温；④如转流开始血压明显下降，此时仅靠增加灌流量难以使血压回升，可从人工肺给单纯α受体兴奋药，如去氧肾上腺素1～2mg/次，往往可获得满意效果。如在室颤下探查冠状动脉，则应引空心脏，使灌注压＞8.0kPa(60mmHg)。

冠心病病人多数年龄较大，常合并高血压及全身动脉硬化，转流中应维持较高的流量[2.4～2.7L/(min·m^2)]和较高的灌注压，灌注压应接近转前MAP。

八、停机前后的处理

停机前后的处理是冠心病麻醉处理中最重要的环节之一。欲顺利脱机和停机后维持稳定的血流动力学，须注意以下几点：

(1)心脏复跳后即注意预防心跳增快。对缓慢的心跳（30～40次/分）不宜急于处理，往往在钳夹主动脉侧壁，进行主动脉侧壁口吻合期间，心率即可自行增快。

(2)主动脉侧壁口吻合期间，应维持满意的灌注压。如灌注压超过术前的MAP值，可用硝酸甘油、尼卡地平、丙泊酚等处理，不宜轻易地降低灌流量。如灌注压较低，除增加灌流量外，应适当减少静脉引流量。血压仍不回升，可从人工肺给麻黄碱、去氧肾上腺素、间羟胺等提升血压。

(3)主动脉侧壁口吻合完毕，冠脉血流开始恢复。如每搏量满意，将会出现良好的动脉波形，此时可逐渐减少灌流量，缓慢回输血液。在ECG和循环动力学指标满意的情况下缓慢脱机。

（李立环）

第六节　大血管手术的麻醉

大血管病主要包括主动脉瘤、主动脉夹层(aortic dissection，AD)、主动脉-双侧股动脉病及主动脉缩窄与主动脉弓中断等。

大血管手术对麻醉是严重挑战。近年来由于手术和麻醉的进步，大血管手术死亡率已由9.6%降至3.9%～1.4%，但动脉瘤破裂急症手术的死亡率仍高达35%～50%。如果合并心、肺、肾功能损害或病态肥胖者手术死亡率仍在22%～66%。降主动脉瘤根治术死亡率为9%，截瘫为0.9%。动脉瘤直径＞5cm者，其破裂危险性每年为10%，＞7cm者为40%。故应争取早期手术。

一、围手术期的评估与危险性

大血管手术病人常有动脉粥样硬化，大多数病人许多脏器系统有显性或隐性的血管疾病，据报道50％～70％病人有冠心病或至少1支冠状动脉有严重狭窄，其中40％～50％有过心肌梗死（MI），10％～20％有心绞痛，还有30％～60％无症状。据报道原有MI的发生时间在术前3个月，3～6个月和6个月以上者，围手术期再梗死的危险性分别为5.8％～37％，2.3％～16％和1.7％～6％。行腹主动脉瘤根治术的病人有37％术后发生不同程度的充血性心力衰竭（CHF）。

患主动脉疾患的病人40％～60％有高血压，有的还有慢性阻塞性肺疾患（COPD）、糖尿病、高龄和多器官功能减退等。危险性的评估可以影响麻醉和手术的决策，Fleisher等在决定腹主动脉瘤根治术之前是否先行冠状动脉搭桥或其他治疗时主要衡量3点：①腹主动脉瘤手术的心脏病死率；②冠状动脉搭桥术的病死率；③冠心病病人实施动脉瘤手术的心脏病死率。结果表明，未矫治冠心病病人实施动脉瘤手术的心脏病死率可低于7.5％。他认为术前检查均无助于改善转归，应大幅度减少这些检查从而降低住院费用。相反围手术期处理对降低总病死率具有重要的意义，围手术期充分的器官灌注可以减少患病率和病死率。麻醉的目标是减少和消除外科的应激反应，降低围手术期的高凝状态，保护免疫功能，以及减少心肌缺血等。

二、麻醉前检查要点与准备

（一）检查要点

（1）通过体检及X线片、CT片等明确病变性质、部位、严重程度及手术方式。

（2）先询问病史，有无心绞痛及心肌梗死史。

（3）ECG检查及运动试验，有无心肌缺血与心律失常。即使ECG正常且无症状，也不能完全除外冠心病的可能。估计有20％～25％病人为无症状型缺血（哑型缺血），而哑型缺血是主动脉手术后MI的重要预兆。因此所有病人术前均应做双嘧达莫（潘生丁）-铊非运动试验，以估计发生MI的危险性。

（4）询问是否有一过性脑缺血发作或卒中史，除外与颈动脉疾病有关的脑灌注异常。

（5）是否合并高血压，其严重程度如何。

（6）通过病史、体检（胸部听诊）及胸部X线片，确定是否合并COPD。

（7）进行血气分析，是否有低氧血症或酸碱失衡。

（8）检测肌酐、尿素氮等，查明有无肾功能障碍。

（9）检测血糖与尿糖，必要时查酮体。

（10）检测血浆电解质。

（二）麻醉前准备

按心血管手术进行准备，须注意以下几点：

（1）术前提早禁烟。凡术前使用抗心律失常药、抗心绞痛药或正性肌力药者，均应继续用至术日晨，以加强心肌保护。

（2）控制高血压，使舒张压大于10.7kPa（80mmHg），小于13.0kPa（100mmHg）。术前不要停用抗高血压药，对于血压难以控制的择期手术病人，睡前可口服甲基多巴250～500mg，夜间输注1～1.5倍于正常生理需要量的平衡盐液。术日晨重复口服1次甲基多巴，以维持心血管功能的稳定性。

（3）对近期（3个月内）有心肌梗死史者，非紧急手术应推迟。

（4）凡有不稳定型、变异型或静息心绞痛者，在行主动脉手术之前可考虑先作冠脉搭桥术。

（5）维持心肌氧供需平衡，防止心动过速和后负荷增加。术前慎重地使用β_1受体阻滞药，可减少心肌缺血的危险。

（6）COPD病人，支气管扩张药可用至术前。

（7）已作肾动脉造影者，围手术期可发生急性肾衰。应于血管手术前夜静脉输液，维持血浆正常容量和尿量。

(8)低氧血症者,应予吸氧。

(9)凡有脑灌注不足者,术前应设法保持其稳定而不致加重。

(10)纠正电解质与酸碱失衡。

(三)麻醉前用药

吗啡 0.2mg/kg、东莨菪碱 0.01mg/kg 术前 30 分钟肌内注射。对精神紧张者术前 1 小时可加服地西泮 10mg。

三、主动脉阻断的生理及病理生理

(一)血压

主动脉阻断引起的高血压,其程度因阻断部位,侧支循环代偿程度及阻塞前的主动脉血流而异,有主动脉阻塞的病人,在肾以下阻断实际上并不引起血压升高,因为阻断前的血流就是零。通常肾动脉以下阻断只产生很小的血压升高,而腹腔动脉以上的阻断常引起血压的显著升高。

(二)静脉回流和心排血量

由于大动脉通道的急性阻断使阻力升高,心排血量应该下降,但是由于神经反射,静脉回流和左心功能等多重复杂的生理学机制问题并非如此简单。当降主动脉被阻断同时下腔静脉的血流也被切断时,由于静脉回流减少一半,心排血量便随之减少一半。此时也只有一半数目的动脉血管床接收血流,这样它对血流的阻力就翻倍。结果一半心排血量流入阻力倍增的血管,每搏量和每搏功也减半。这说明在主动脉阻断期间引起血流动力学变化,绝不是单纯后负荷对心室射血影响的结果,实际上在很多情况下是前负荷静脉回流占据了主导地位,因此没有必要在意每搏量和每搏功的降低,也不要认为心功能参数下降就是心功能的抑制,因为其可以保证余下一半组织的灌注。

但是也有证据表明,主动脉的阻断使回心血量和心排血量增加。这是由于从阻断下方血管床"自动输血"进入有效循环之故。因为阻断下方容量血管床的初始压力等于平均动脉压,能够将容量血管中的血液释放进入有效循环直到其压力等于右心房压,从而暂时保持心排血量。其条件是心室能够克服提高的后负荷,阻断下方的血管床张力稳定,如果动脉血流继续受阻,组织缺氧随之发生,最终导致血管床的松弛和容量的再摄取与增加。

对于胸主动脉阻断后心排血量增加还提出了另外的一些机制,如可以增加心脏收缩的主动脉-心反射,慢时间常数血管床(内脏血管)从循环中消除以及释放神经介质等。这样又趋于使心排血量增加。关于心排血量下降还是增加的差别与阻断主动脉时是否给予血管扩张药、麻醉背景以及心功能如何都有一定关系。

(三)对心功能和心肌的影响

在没有收缩功能和冠状动脉血流紊乱的情况下,心脏可以经受住很高的动脉压。虽然后负荷升高,心室舒张末压力增加(前负荷保护机制),但同时冠状动脉灌注压也升高,因此,对健康的心脏不会发生泵衰和心肌缺血。但实际上心室扩大可导致瓣膜关闭不全,使左心室严重超负荷,而对已经抑制的心肌再施加高的后负荷,就可能导致心肌缺血和进一步衰竭。这种缺血机制可能是心脏在舒张和收缩过程中,心室压力升高导致内膜下缺血,而冠状动脉狭窄会进一步使血流减少。此时如给予药物,通过降低前负荷来控制高血压,就可以最大程度地减少左心室缺血和心功能不全。因此与降低后负荷相比,在获得相同血压情况下,前一方法使舒张末期容积及室壁张力降低会优于后者。

(四)代谢的改变

阻断主动脉有两个基本并联的代谢变化:①降低全身的氧化代谢和氧耗量(VO_2);②阻断下方低灌注部位转化为无氧代谢。主动脉阻断对混合静脉血氧饱和度(S_vO_2)和分压的影响取决于控制血压的治疗方法,如果以扩张小动脉为主要治疗,那么需氧代谢的组织血流过载,氧的摄取能力下降,最终导致 S_vO_2 和氧分压明显升高。相反，采用降低前负荷的方法则能保持 S_vO_2 和氧的摄取率在阻断前水平。

阻断下方组织无氧代谢产生的乳酸可通过侧支循环到达近端循环，使血液中的乳酸水平进行性升高。对于肾下型的主动脉阻断，在阻断过程中体循环乳酸水平的升高和开放后的释放是显著的，但临床上没有意义。然而在腹腔动脉以上阻断，不仅无氧代谢的组织增加，而且会因为将肝和肾排除在外，大大削弱乳酸的清除能力。因此，在高位胸主动脉阻断过程中，乳酸浓度迅速升高而且进行性升高。

但奇怪的是在阻断期间采集的动脉血气标本没有显示 pH 的变化。原因是在阻断后仍保持同样的每分通气量，及因 CO_2 产生的明显减少而相对过度通气，这种表现为低碳酸血症的呼吸性碱中毒，正好可以中和代谢性的酸中毒，因此 pH 没有变化。

四、麻醉的选择与监测

大血管手术的麻醉主要有两种选择，一种是全身麻醉，另一种是全身麻醉加硬膜外阻滞。但无论哪一种麻醉方法都要以“简明”为原则，防止多次的频繁给药，因为脆弱的心血管系统可能经不起多种药物的“联合攻击”。

大血管手术均需暂时阻断病变局部近心端与远心端血流，造成阻断以远的区域缺血，故应尽量缩短阻断时间。如能保持股动脉平均压不低于 4.67～5.33kPa(35～40mmHg)，且阻断时间不超过 40 分钟，可在常温下阻断循环。需长时间阻断者宜并用浅低温。体温 30℃时，在左锁骨下动脉与第 7 胸椎之间可阻断降主动脉 1 小时而无脊髓损害，在第 7 胸椎与膈肌之间，可阻断 1～1.5 小时而不发生肝、肾损害；在膈与肾动脉之间阻断 1～2 小时可保障肾以上内脏无损害；若在肾动脉以下部位阻断，一般不需要低温。

若阻断部位在左锁骨下动脉与心脏之间，或必须超过上述时限者，则应安置旁路灌注或在阻断部位上、下端分别灌注，如实施右锁骨下动脉和股动脉插管灌注，最好建立体外循环。由于阻断后上半身血流量增多，血压升高，为防止不良后果应行控制性降压。

(一)全身麻醉

目前多主张采用静吸复合麻醉，即吸入性麻醉药、阿片类镇痛药和肌松药三者的复合应用。诱导用小剂量硫喷妥钠(3～4mg/kg)或咪达唑仑(0.1mg/kg)，并用泮库溴铵(0.2mg/kg)行气管内插管；再吸入低浓度挥发性麻醉药(氟烷、异氟烷或恩氟烷)，用氧气通气。也可辅用 N_2O 和芬太尼(累计总量 20～50μg/kg)或舒芬太尼(0.2～0.5μg/kg)。

氟烷能较好地抑制喉反射，是优良的脑血管扩张药，能提供良好的大脑灌注，术中也很少需要用血管加压药。如病人出现高血压，增加吸入浓度也容易使之下降。但也有主张用异氟烷，因为它使脑氧耗量($CMRO_2$)明显下降，理论上有脑保护作用。但它较少抑制咽喉反射，由于使小动脉扩张可导致低血压。

术中应用大剂量芬太尼或舒芬太尼者，会导致长时间呼吸抑制并延迟拔管时间。术后继续人工通气，对广泛的胸-腹主动脉瘤手术或主动脉瘤破裂和主动脉夹层急症修补术的病人是必要的。但对择期性腹主动脉瘤，尤其是肾动脉以下的手术就不一定需用机械通气。凡手术要求尽早拔管者，当以吸入麻醉为主，适当静脉注射芬太尼或吗啡，以便术终前将吸入药排出。

为了控制高血流动力反应，常用硝普钠(SNP)或硝酸甘油(NTG)。SNP 的起始剂量为 0.5～1μg/(kg·min)，但最大不要超过 8～10μg/(kg·min)以防中毒。SNP 主要扩张小动脉降低后负荷，在降压同时它增加心室的 dP/dt 和心率，增加心室的射血速率，会使主动脉夹层血肿蔓延扩大，故需同时加用 β_1 受体阻滞药(美托洛尔或艾司洛尔)，以便降低心率和心肌收缩力。NTG 主要扩张小静脉降低前负荷，用它可降低充盈压和心排血量，但降压效果不如 SNP。

大血管手术也可采用静脉复合麻醉，即同时输注静脉麻醉药(丙泊酚)、阿片类药(芬太尼或瑞芬太尼)和肌松药(泮库溴铵)的麻醉方法。病人用氧或氧/空气通气，不用 N_2O，这种麻醉可保持心血管系统的稳定性，术后意识恢复迅速而且能产生足够镇痛作用。

(二)全身麻醉加硬膜外阻滞

全身麻醉与覆盖适当神经节段的硬膜外阻滞结合可提供以下作用：①同时阻滞由术野(躯体和内脏)传入的有害刺激；②抑制此种刺激产生的交感-肾上腺反应；③减少全身麻醉药和肌松药用量；④术后镇痛。加用硬膜外阻滞不仅可提供比单纯全身麻醉更完善的麻醉，还可使病人苏醒快而又有较强的镇痛作用。如腹主动脉手术时经 $T_9 \sim T_{10}$ 置入硬膜外导管，注入局麻药 4～5ml，便可使 $T_6 \sim L_1$ 的躯体节段阻滞，并可阻断内脏大、小神经($T_5 \sim T_9$)的传入和胸交感神经的传出纤维，也可部分阻滞交感神经向骨盆和腿部的传出纤维。这种交感神经阻滞与经腰段广泛的硬膜外阻滞相比，血流动力学扰乱较少。

但是，大血管病人多依赖完整的交感神经系统才能保持血压的稳定。如交感神经受到广泛阻滞，血压就会不稳，因而需要更多的静脉输液，甚至需使用血管收缩药。有作者主张术前留置硬膜外导管，术中不用，以防止对心血管系统产生严重影响。待手术接近结束而减浅全身麻醉时，才开始向硬膜外腔注药。

(三)监测

(1)常规的监测有血压计袖带，ECG(Ⅱ或 V_5)，温度计，脉搏血氧仪，CO_2 图像和记录仪，食管听诊器及 Foley 导尿管等，这些都属于非介入性的。

(2)一般经左侧桡动脉穿刺置管监测动脉压，但预计术中需阻断降主动脉同时会阻断左锁骨下动脉者，则应穿刺右侧桡动脉。预计行右锁骨下动脉插管灌注头部者则必须穿刺左侧。如阻断降主动脉期间采用上、下分别灌注的体外循环方法，则应加用右股动脉穿刺，同步监测上、下肢血压进行对比。

(3)凡需阻断主动脉的手术有条件者可使用肺动脉(PA)插管，因为阻断时心排血量(CO)下降 15%～35%，外周阻力(SVR)上升约 40%，而肺楔压(PCWP)和平均动脉压(MAP)及心脏做功均增加。据 Ansley 等报告无论病人左心室功能好坏如何，PCWP 与中心静脉压(CVP)往往无一致关系。此外，PA 波形出现"V"波可能代表心肌缺血，而且比 ECG 出现的改变早而明显。

(4)食管双维超声(TEE)对评价室壁运动改变有用，因为它也是心肌缺血的证据之一。

(5)用躯体感觉诱发电位(SSEP)可监测脊髓血供的受损情况，但 SSEP 只能描记感觉传导路的完整性，不能发现运动障碍。

(6)在升主动脉或主动脉弓病变修补时，特别是在深低温停循环下手术时用 EEG 监测中枢神经系统(CVS)有一定价值。低温下 EEG 呈慢波，循环完全停止时 EEG 在 20 秒内变平。但 EEG 常不能反映皮质或皮质下损害，特别是病人原先有 CVS 损害者。

五、腹主动脉瘤血管内修复术

腹主动脉瘤血管内修复术(endovascular repair of abdominal aortic aneurysm, EVR)是指在动脉瘤管腔内放置一可扩张的人工血管(带膜支架)，使瘤壁血液循环隔绝，减少其破裂的危险，从而达到治疗目的。通常先切开股动脉或通过经皮穿刺放置鞘管，在透视指引下再置入血管内支架。与常规腹主动脉瘤修复术相比，EVR 术中失血少，各种术后并发症如肺部、心血管和肾并发症等也相应降低。EVR 术的应用可减少患者术后进入 ICU 的概率，能早期活动并缩短住院时间。

1991 年，Parod 首次在 1 例肾下腹主动脉瘤患者实施了 EVR 术。最初这种手术只用于病情较重不适合开腹的患者，现在随着支架设计的改进和外科技术的提高，这种方法已得到广泛应用。

(一)术前准备

(1)对围手术期有高危险心肌缺血或梗死的患者，要常规预防性应用 β 受体阻滞药，有人建议在术前 7～37 天开始使用，并一直用至术前2～4小时，不要停药。术后6小时要尽快恢复治疗，以获得最大的心肌保护作用，减少围手术期心脏事件。一般在收缩压<100mmHg或心率<50次/分时才考虑停药，术中心率以<75次/分为目标。与β受体阻滞药、他汀类药及阿司匹林等药物治疗相比，先行冠状动脉重建术，并未能改善血管手术的远期生存率和预后，反而会延误腹主动脉瘤的手术时机，增加两次手术的风险。

(2)他汀类药物除具有降低血脂作用外，还有抗炎作用，可通过多种机制改善血管内皮功能，稳定斑块及抗氧化作用，降低术后死亡风险，因为围手术期停用他汀类药物治疗，可使发生心肌梗死的风险增加3倍，所以对围手术期使用他汀类药物要给予足够的重视。

(3)由于腹主动脉瘤EVR术多在放射科透视下进行，术前应准备好充足的复苏设备如麻醉机、血细胞回收机和快速输血设备等，要按照心血管手术的条件，准备监护仪和抢救复苏的一切药品。

(二)麻醉方法

腹主动脉瘤EVR术，可采用硬膜外麻醉或腰硬联合麻醉，但目前从安全出发，多主张用静吸复合全身麻醉。全身麻醉的优点是病人意识丧失，消除恐惧，术中便于呼吸管理和供氧，可进行控制性降压，降低手术风险，而且在腔内修复失败转为开腹手术时，也无需改变麻醉方法。使用氯吡格雷或低分子肝素的病人，不宜行硬膜外麻醉，以防止硬膜外穿刺置管时出血，导致硬膜外血肿。

(1)麻醉诱导前，要先行桡动脉穿刺置管，监测有创血压，同时开通大管径的静脉通路。备好麻醉诱导药物、升压药和血管扩张药。

(2)麻醉诱导时缓慢谨慎的给予催眠药、麻醉性镇痛药及肌松药，降低应激反应，插管时应尽量避免血压的剧烈波动。对血压偏低的病人，可用依托咪酯诱导，发生低血压时可给予间羟胺0.25～0.5mg，并加快胶体液的输注。对发生高血压者，可给予乌拉地尔10～15mg或尼卡地平0.1～0.2mg进行处理。

(3)麻醉维持可用静吸复合麻醉，持续输注丙泊酚与瑞芬太尼，并吸入2%～4%七氟烷。根据血压高低调节静脉麻醉药与吸入麻醉药的比例，血压偏低的病人一般以静脉麻醉为主，血压偏高的病人则以吸入麻醉为主，静吸互辅可以减少血压波动。

(4)麻醉诱导后，应立即开始输注胶体液，实施预防性扩容和血液稀释。早期充填法可以稀释病人血红蛋白，扩充血容量，以抵消术中失血，减少输血量。根据输血指征给予红细胞悬液、新鲜冰冻血浆及血小板等血制品。

(5)为防止肾功能衰竭，可通过补充晶体液，给予甘露醇和非诺多泮，以维持尿量。

(三)并发症

尽管EVR术创伤小，但仍有严重的并发症。麻醉医生应充分关注外科问题，以便预防潜在的问题。

1. 支架置入困难　严重动脉粥样硬化的患者，可能使血管内支架置入困难。支架置入困难时如强行通过，可能会导致腹膜后血肿，并导致出血死亡。经皮穿刺不适合肥胖病人，或腹股沟曾行手术者，可能须行腹股沟切开和股动脉切开术。

2. 内漏　内漏是指支架覆膜与瘤体之间仍存在持续的血流交通，其结果可能会导致动脉瘤的破裂。内漏是最常见的并发症，有报道其发生率>30%，内漏共分4型：Ⅰ型是支架未能与瘤体密切贴合，没有将体循环血流与瘤体隔绝，形成邻近支架的高流量漏；Ⅱ型是支架已将体循环血流隔绝，但动脉分支开口仍在瘤体内(如肠系膜下动脉，腰大动脉等)；Ⅲ型内漏乃支架本身问题或发生在两个支架的连接部；Ⅳ型内漏乃由支架本身的微孔造成。

Ⅰ型内漏需立即纠正治疗。Ⅱ型内漏需栓塞相关分支治疗。Ⅲ型需即刻确认和纠正。Ⅳ型通常在凝血功能恢复后消失。

3. 腔内修复失败　支架术后早期(30天内)需转为开腹手术，多与Ⅰ型内漏有关，30天之后再次开腹手术，则多与瘤体持续增大或持续内漏有关，还有一部分是因为动脉瘤破裂。

30 天以内开腹手术死亡率为 18%，围手术期死亡率为 27%，如发生动脉瘤破裂，死亡率可达 50%。

4. 其他并发症 动脉入路支架移位或支架位置异常，肾动脉、肠系膜动脉或其他分支阻塞，以及造影剂引起的肾病和主动脉破裂等。

(四)腔内修复和开腹手术的比较

(1)巨大腹主动脉瘤是采用血管内支架或开腹手术，取决于腹主动脉瘤的大小、形态及手术风险三个因素，主动脉的直径可以作为衡量指标之一。虽然有 37% 肾以下腹主动脉瘤患者不适合腔内修复术，但由于有新的较小模块支架，90% 以上的患者经仔细评估后，血管内支架得到成功放置。

(2)肾下主动脉直径＞2cm 的患者，发生冠心病的风险增加，死亡率也增加。不支持用开腹手术治疗较小的腹主动脉瘤。

(3)腔内修复术是一项微创技术，与开腹手术相比，更适合合并多种疾病的患者。腔内修复术 30 天后和生存率占优势，但 1 年后二者并发症和生存率无差异。目前尚无随机试验证明：腔内修复术一定优于开腹手术，但 EVR 应用越来越普遍。

六、器官的保护与特殊处理

(一)心脏保护

1. 阻断主动脉 阻断主动脉会严重影响心脏和动脉系统，血流动力学的即刻反应是收缩压和舒张压同时上升，而每搏量和心排血量下降。射血阻抗增加，导致左心室张力上升和心肌摄取氧增加。由于动脉压升高反射地使上半身小动脉扩张，阻力下降，一般在阻断后 5～10分钟正常心脏就会适应这种改变，故不必用药物使小动脉更加扩张。

但波及肾动脉以上和腹腔动脉干的动脉瘤则问题较大，因肾血管系统在动脉系统中属阻抗很低的部分，突然阻断时对左心室射血的阻抗影响较大。为了减少心肌缺血和(或)左心室衰竭的可能性，建议在钳闭主动脉前 5～10 分钟输注硝酸甘油(NTG)0.5～3.0μg/(kg · min)，而且应缓慢地进行阻断。如果 NTG 不能降低血管阻力则换用硝普钠(SNP)，或两药同时输注。阻断主动脉危险最大者，是有明显症状的冠心病和充血性心衰病人。因阻断时左室张力增加，75% 的冠心病病人可诱发心肌缺血，TEE 可显示室壁受损，病人如有明显或早期左室衰竭，舒张末容量已经升高，对 Starling 定律可不起反应，PCWP 常急剧上升而导致肺水肿。有左心室肥厚或心肌缺血而舒张顺应性下降的病人，左心室壁张力上升和舒张的进一步受损，会进而损害冠状动脉灌注。

对此类病人主动脉的钳闭更应缓慢，若 PCWP 上升超过 2.67kPa (20mmHg)，则应再开放主动脉钳并静脉输注 NTG 1～2μg/(kg · min)，其目的是：①扩张小静脉，减少肺充血和左心室充盈量及压力；②扩张小动脉，减少左心室射血阻抗；③扩张冠状动脉。而后再缓慢阻断主动脉，使心室有时间适应负荷的增加。

2. 主动脉阻断期间 在主动脉阻断期间，位于主动脉阻断以远的血管床因进行性低氧血症和酸中毒而发生最大限度的扩张。尽管血液在这些血管中滞留和隐匿，但背部从动脉瘤内来自腰动脉的出血可能十分严重。该失血量应尽可能回收并快速输回，并使 CVP 或 PCWP 比阻断前高出约 0.4～0.53kPa(3～4mmHg)，必须通过保持血管内容量来预防和防止开放后的低血压。手术应当仔细止血，也可静脉输注 SNP 或用硬膜外阻滞适当降压。为有效调控血压，SNP 或 NTG 的输注均应放在上肢或通过中心静脉插管，禁忌用下肢静脉。

3. 开放主动脉 在开放之前麻醉医师应停用一切降压药物并加快输血输液。在即将开放之际静脉注射去氧肾上腺素 1～2mg 或甲氧明 2～5mg 以收缩全身血管，增加静脉回流。缓慢开放主动脉钳并控制超越阻断钳的血流，注意动脉波形的变化。如果突然开放，心脏便向阻抗很低的血管部位射血而致全身动脉压急剧下降，如此时血容量已经补足，则低血压持续时间不应超过 5 分钟。一旦动脉压恢复，心排血量就会高于主动脉阻断期间。

开放肾下的阻断钳时，乳酸值明显升高，但这种变化无临床意义。在腹腔动脉以上阻断(平均 45 分钟)，开放后乳酸可能会额外增加 3.6mmol/L。阻断时间越长，乳酸值越高。在肝脏血流完全恢复和不再继续产生大量乳酸后，乳酸浓度便很快降至正常。

开放后动脉和静脉的 CO_2 水平升高，并反映在呼气末 CO_2 分压($P_{ET}CO_2$)上。CO_2 主要有两个来源：①有氧代谢的终末产物；②来自再灌注中洗出的有机酸，经碳酸途径缓冲的产物。$PaCO_2$ 升高虽可消除呼吸性碱中毒，但与大量乳酸汇合可使氢离子浓度增加。以前临床上常在开放后使用大量碳酸氢钠如 5%的碳酸氢钠 100～200ml(1～2mg/kg)来缓冲降低的 pH，然而外源性碳酸氢盐缓冲后产生的额外 CO_2 将大大提高 $PaCO_2$ 值，使 $P_{ET}CO_2$ 暂时升高，而 CO_2 易弥散透过细胞膜加重细胞内酸中毒，导致心肌传导和收缩功能紊乱，此时应增加通气量以排除过多的 CO_2。有人主张在阻断中需要碳酸氢钠，最好在开放前给予。

(二)肺保护

升主动脉、主动脉弓和腹主动脉手术时，病人通常仰卧，可常规插管使两肺进行正常通气。但降主动脉手术时需右侧卧位，经左侧开胸将肺压缩显露术野。为满足术者要求可插双腔管，术中行右侧单肺通气和氧合，即下肺用机械通气上肺开放。如动脉瘤压迫气管使之右移，Carlen 双腔管的隆突钩无法骑跨在气管分叉外，则应换用向右侧的 White 双腔管或右单侧单腔支气管插管。

侧卧下单肺通气易导致缺氧，其原因是通气/灌注(V/Q)失调和对缺氧性肺血管收缩(HPV)的干扰等。强效吸入麻醉药和血管扩张药都抑制 HPV。另一方面左肺长时间压缩可导致严重肺损伤和出血，出血量大时可出现大量血性泡沫状黏稠液体自左侧支气管插管口涌出，难以吸尽。此时会损失大量血液和血浆，需注意补充。手术结束后病人改仰卧位，需更换单腔管以利术后通气和吸痰。

此类病人术中应当用脉搏血氧仪监测 SpO_2，连续监测动脉血气。由于 V/Q 已失去匹配，用 $P_{ET}CO_2$ 估计 $PaCO_2$ 并不可靠。心功能不好者需用 PA 导管监测。术后立即摄 X 线胸片观察肺损伤情况，进行机械通气并延期拔管。

(三)脑保护

为了减少和防止脑的缺氧性损害，能不停循环尽量不停，并应尽量缩短停循环时间。经右锁骨下动脉插管的体外循环可以保持脑灌注不停顿，也可以缩短低流量时间和减小低温的深度。

低温是脑保护的主要措施，温度每下降 1℃大脑 O_2 代谢率($CMRO_2$)大约下降 7%，主动脉弓移植术常需在体外循环和深低温停循环下进行，停循环的耐受时间 30℃时为 8 分钟，22℃时为 16 分钟，16℃时可阻断 30 分钟以上。为了缩短停循环时间，可以先进行主动脉瓣替换术和升主动脉近心端的移植，再停循环做主动脉弓或无名动脉的移植吻合术。

脑保护的辅助措施尚有：①增加头部冰枕和冰袋的重点保护；②硫喷妥钠、丙泊酚和氯胺酮对大脑局部缺血有潜在保护作用，在停循环前可在心血管功能允许的前提下适当增加用量；③头低 30°可以防止空气栓塞；④在深低温停循环前后可给予甲泼尼龙 30mg/kg，以稳定大脑细胞膜，减少溶酶体的释放；⑤在急性缺氧发生 24 小时内给予钙通道阻滞药尼莫地平，以改善神经系统转归；⑥在缺血期要减少或避免葡萄糖的输入，防止神经系统转归的恶化。据报道镁、去铁铵、超氧化物歧化酶、苯二氮䓬类和利多卡因等对大脑都有不同程度的保护。

(四)肾保护

在主动脉手术中和术后，肾功能的保护一般不成问题，首先应补充丧失的液体，保障肾的充分灌注，同时要避免动脉压和心排血量过低。用硬膜外阻滞内脏神经的传入和传出纤维，有利于防止肾输入小动脉的关闭。但即使在肾以下阻断时，肾脏的某些功能也会下降。虽然心排血量可能没有改变，但肾血流(CRBF)、肾小球滤过率(GFR)和尿量均减少25%～30%。这些改变事先用硬膜外阻滞不能预防，不过肾动脉以下阻断并不会造成永久性损伤。

输注多巴胺0.5～3μg/(kg·min)，通过多巴胺受体可增加肾血流量(RBF)和尿量，但如输注剂量达3～10μg/(kg·min)则只兴奋β_1和α_1受体，使心率加快和肾血管收缩。目前尚无证据表明，常规使用小剂量多巴胺能改变主动脉手术后肾功的转归。有人主张在阻断主动脉之前30分钟给予甘露醇25g，以增加肾皮质血流促进尿的产生。也有人主张在长时间阻断肾动脉之前10分钟肌内注射肌苷250～500mg，此剂量无毒副作用，动物离体肾的研究有良好治疗效果。

择期性腹主动脉瘤根治术术后肾衰发生率约5%，但急症手术可达18%～20%。有20%腹主动脉瘤病人可能发生1个或多个肾动脉狭窄。多数作者建议术中保持足够尿量[0.5～1ml/(kg·h)]。由于脊髓和肾的热缺血时间大约为30分钟，有人建议经股动脉对肾进行逆行灌注。由于主动脉阻断期间刺激兴奋了肾素-血管紧张素系统，使肾血流动力学恶化，并且在开放后1小时仍继续存在，因此，在肾缺血前应用钙拮抗药维拉帕米或肾素拮抗药可减轻上述作用的强度和持续时间。

(五)脊髓保护

脊髓供血的75%来自前脊椎动脉，25%来自后脊椎动脉。此二动脉系统均起源于椎动脉，同时大量接受根动脉供血。供给前脊椎动脉的主要根动脉是椎弓大动脉(Adamkiewicz动脉)，它的起源变异较大(高至T_5，低至T_{10})，此外脊髓原有侧支灌注的程度也因人而异，因此切断肋间动脉或腰动脉的支数越少越好。故脊髓的转归常难以预料，令人担心。

(六)血液保护

大血管手术失血多，阻断与开放主动脉时体内血流变动较大，故需监测CVP或PCWP以评估血容量。主动脉阻断前的失血多为静脉出血，此阶段失血应按晶体液与失血量3∶1补充，也可补充6%羟乙基淀粉或明胶类如万汶或佳乐施。输注30ml/kg一般不影响凝血指标。应避免用葡萄糖液，因主动脉阻断后随即发生低氧血症，葡萄糖会增加乳酸生成。

为了保证大量出血的回收，可利用体外循环机回流室作简单回收系统，过滤后再经动脉泵直接从股动脉或颈内静脉快速输回，使之跟上出血量。也可以用洗血细胞机(cell saver)回收洗涤后回输高血细胞比容的红细胞，但后者设备和费用昂贵，不如简单回收系统便捷。回输自体血使大血管手术每人少输库血甚至不输血起到前所未有的节约效果，操作中需注意几个问题：①回收血液时肝素用量应保持较低水平，在回收的吸引装置上每500ml生理盐水中，肝素量不要超过6250U；②术中监测激活全血凝固时间(ACT)并使之<250秒，以防术中术后大量渗血；③术中要适时用鱼精蛋白拮抗，并适当使用止血药物；④回输的自体血及库血应当用加温器保温，防止大量冷血使体温骤降甚至导致心室颤动等严重并发症。病人身下最好先放有变温毯保温，使肛温不低于30℃。

对常温下阻断主动脉的手术，常规给予半量肝素化(200U/kg)以防止血栓形成，但对体外循环下的手术则应全量肝素化(400U/kg)，同时给予大剂量抑肽酶或氨甲苯酸(止血芳酸)，抑制纤溶系统，保护血小板，减少术后渗血。对局部渗血还可使用医用生物蛋白胶封闭。

大量失血时(1个血容量以上)会发生凝血病，包括消耗性凝血病或稀释性凝血病，以后者为常见。为区别这两种凝血病需作一系列凝血检查，包括凝血酶原时间(PT)、部分凝血活酶时间(PTT)、血小板、纤维蛋白原及其降解产物(FDP)或栓溶二聚体(D-Dimers)试验等。对DIC最特异的试验是D-Dimers，它可以检出纤维蛋白降解后散落的亚单位。DIC还表现为低纤维蛋白血症、血小板减少症及PT

和 PTT 延长。稀释性凝血病也表现为血小板减少症,低纤维蛋白血症及 PT 和 PTT 延长,但 D-Dimer 试验阴性。DIC 的 FDP 虽比稀释性凝血病高,对 DIC 也较敏感,但不如 D-Dimers 试验特异。上述检查可以指导成分输血,如血小板减少症可输用血小板,凝血因子缺乏可输用新鲜冰冻血浆(FFP)和冷沉淀物。冷沉淀物富含Ⅷ因子和纤维蛋白原。

(七)主动脉的紧急手术

遇动脉瘤破裂或主动脉夹层病人急症手术时,麻醉需快速诱导,使外科医生能迅速在破口以上阻断主动脉。因病人有严重低血压,应避免用抑制心血管的麻醉药。紧急时只能进行无创血压、ECG 和 SpO_2 监测。尽快置入粗孔径静脉套管针并立即给病人吸氧,在快速输注胶体液同时给予氯胺酮 1.5mg/kg,继而用维库溴铵 10mg,置喉镜前压迫环状软骨行气管内插管。一旦插管成功,即用纯氧通气直至外科医生控制出血。待血压上升后行动脉穿刺插管监测,此时可注射芬太尼 0.1~0.5mg 增强镇痛效果,也可吸入低浓度挥发性麻醉药或 N_2O。如情况进一步稳定,则经右颈内静脉插管测量 CVP 和(或)PA 插管监测 PCWP。

七、术后处理

主动脉手术后的病人需保持血流动力学稳定,有足够的通气氧合和组织灌注及有效的镇痛等。对有严重冠心病(CAD)或其他心肺疾病的病人(尤其是急症),应实施持续重症监测和人工通气。

(一)保持血流动力学稳定

这类病人主要的问题是低血压,其次是高血压及心律失常。低血压尤其是合并心动过速者应积极处理,因为 CAD 病人不能同时耐受这二者,而且易导致心肌缺血。如快速输注晶体液 250ml 或胶体液后,CVP 与血压同步上升,则提示低血压来自低血容量。但低血压也可能来自硬膜外阻滞引起的广泛交感神经阻滞。

如病人用了硬膜外阻滞或术后有足够止痛,高血压非常少见。如出现高血压应考虑其他不常见的原因和导尿管堵塞导致膀胱胀满,引起反射性高血压。在排除其他原因之后可静脉注射 α、β 受体阻滞药拉贝洛尔 5~25mg。

对房颤或少见的室上性心律失常,应积极治疗心动过速(心率> 90 次/分),因为心率快时心房失去充盈,可引起严重低血压和心肌缺血。用小剂量 β_1 受体阻滞药美托洛尔 0.5~1mg 或艾司洛尔 10~20mg,可使心率降至 70~90次/分。

(二)术后止痛

疼痛是应激的主要成分,控制应激反应可以降低术后心脏发病率,因此减轻疼痛是术后处理的重要部分。一个极端的做法是使用大剂量吗啡和镇静药并使用一夜的机械通气,但病人最终都要脱机,太多的镇静会引起呼吸抑制。

应用节段性胸部硬膜外阻滞可使术后几天得到持续镇痛,能做深呼吸,咳嗽,然后在床上活动。一些作者建议在动脉瘤病人术后使用硬膜外吗啡和局麻药来减轻疼痛,一项调查表明术前硬膜外给予吗啡 0.1mg/kg,可使术后肾上腺素和去甲肾上腺素以及血压处于比较低的水平。另一研究表明,硬膜外吗啡可以降低术后心动过速,异位室性心律和心肌缺血的发生率。

胸部硬膜外阻滞与常规阿片类止痛药相比,能使术后肺功能、神经内分泌和代谢反应以及转归得到较好改善。要达到 T_6~T_{12} 或 L_2 相应节段的阻滞,需 0.5%布比卡因 4~6ml。这样可使病人靠腿部血容量来代偿内脏的血管扩张,以保持足够的动脉压。

间断肌内注射阿片类药物的效果不充分,不如连续静脉输注吗啡的镇痛效果恒定,但是中枢性和阻塞性呼吸暂停的发生率高于硬膜外阻滞病人。也可用静脉或硬膜外的病人自控性镇痛(PCA),让每人自己掌握阿片类药的实际需要量。

(邓硕曾)

参 考 文 献

李立环,陈雷,刘白玲．1995. 冠心病外科手术麻醉的若干问题的探讨．中国循环杂志,10:424

李立环,付家红,陈海林,等．1998. 冠状动脉旁路移植术中连接心排血量及混合静脉血氧饱和度的监测．中华麻醉学杂志,18:245

刘俊杰,赵俊．1987. 现代麻醉学．北京:人民卫生出版社,719～727

谢荣．1994. 麻醉学．第 3 版．北京:科学出版社,579～582,781～783

朱晓乐,薛淦兴．1990. 心脏外科指南．北京:世界图书出版公司,189～193

Barash PG, Cullen BF, Stoelting RK. 1991. Handbook of Clinical Anesthesia. Philadelphia: JB Lippincott Company

Beattie C. 1996. Anesthesia for major vascular surgery. Canadian J Anesth, 43(5): R3

Cote CJ, Ryan JF, Todres ID, et al. 1993. Apractice of Anesthesia for Infants and Children. Pennsylvania: WB Saunders

Hensley Jr FA, Martin DE. 1995. A Practical Approach to Cardiac Anesthesia. Boston: Little, Brown and Company

Kaplan JA. 1993. Cardiac Anesthesia. 3rd ed. Philadelphia: Saunders, 261～385, 681～757

Lake CL. 1993. Pediatric Cardiac Anesthesia. Virginia: Appleton & Lange

Marschall KE. 1996. Anesthesia for aortic surgery. IARS Review Cowvle Lectures, 81

Priano LL. 1993. Anesthesia for vascular surgery-patient assessment and anesthetic delvery, The 67th congress of Inter national anesthesia research society. Review Coures Lectures, 113

Prys RC. 1992. Anesthesia for major vascular surgery, refresher course lectures, 10th World Congress of Anesthe Siologists, Hanue, Nether lands, B302(1～6)

Simpson JI. 1993. Anesthesia and the Patient with Co-Existing Disease. Boston: Little Brown

Thomas SJ, Kramer JL. 1993. Manual of Cardiac Anesthesia. New York: Churchill Livingstone

第58章　腹部、泌尿科手术麻醉

腹部、泌尿外科麻醉在临床上最常见，其手术及麻醉的数量也最大，采用的多是麻醉的基本操作。由于所涉及病人年龄面广，手术种类多样，病情多变，也是比较复杂的麻醉操作。根据不同病人、病理生理的特点及手术要求，如何选择适当的麻醉方法及麻醉深度，以保证病人安全无痛，提供良好的手术操作条件(如肌肉松弛良好，避免腹腔反射等)，是麻醉者的主要责任。

第一节　腹部外科手术麻醉

一、一般特点

(1)腹部内脏的主要功能为消化和代谢，消化道器官受累，可造成脱水、电解质紊乱、血容量减少、贫血、营养不良。因此，术前应充分估计，调整治疗，及时进行适当的处理和纠正，以改善全身情况。腹部手术中急腹症较为多见，如消化道穿孔、肠穿孔、肠梗阻、腹膜炎、胆道感染及肝、脾、肠破裂等，病情危重；存在感染、血容量不足或出血性休克等，麻醉危险性及并发症发生率要明显增高，术前麻醉医生应尽可能在短时间内对病情作出全面估计和准备，以选择适当的麻醉方法及术前用药，确保病人安全和手术顺利进行。

(2)肝、胆疾病常伴有感染、阻塞性黄疸、出血及肝损害，麻醉时应注意维持血容量及电解质平衡，出凝血机制异常及自主神经系统功能紊乱的防治及肝肾功能的维护。肝功能严重障碍，血清白蛋白明显降低者，应先改善全身情况。

(3)腹腔内肿瘤、消化道溃疡出血、门静脉高压后食管胃底静脉曲张病人，都可有大出血，失血量常难以估计，麻醉前应根据血红蛋白、血细胞比容、尿量、尿比重、脉率、血压、中心静脉压等指标补充血容量，细胞外液量，并准备好大量输血。

(4)腹腔内器官为自主神经支配，牵拉腹腔内脏器易反射性产生腹肌紧张、鼓肠、恶心、呕吐、呼吸波动、反射性喉痉挛等症状，造成血压下降、脉率减慢等改变，麻醉时应密切观察，及时处理。为消除结肠脾曲以上肠胃等内脏的牵拉反应，椎管内阻滞平面要在 $T_4 \sim L_1$ 方可阻滞内脏神经交感神经支，但不能阻滞迷走神经。局部内脏神经阻滞可辅助消除结肠脾曲以上肠胃等内脏牵拉反应。维持良好的肌松配合以充分满足手术需要的浅全身麻醉应是麻醉处理的原则。

(5)腹部手术时应注意由于大量腹水排出腹胀解除，搬动摘除巨大肿瘤等使腹压骤然下降而产生血流动力学改变和呼吸影响，应防止缺氧、二氧化碳蓄积和休克发生。

(6)腹部胃肠手术麻醉时呕吐和误吸是很值得重视的问题。尤以急诊、术前准备不充分的病人，由于疾病及恐惧的影响，胃排空常显著延长，虽已禁食4小时以上，但仍有呕吐及误吸的机会。可采用减低胃内压(置入胃管减压引流)；麻醉诱导时充分去氮氧合后使用肌松药待腹压解除再行气管插管；使呼吸道保持密闭(置入充气导管阻塞食管,压迫气管环状软骨);清醒麻醉诱导和中和胃酸等办法,麻醉者应根据病情和技术条件选择。

二、腹部外科手术常用麻醉方法

腹部手术麻醉选择较为复杂,病情相差多,年龄跨度大,应根据病情、手术要求及麻醉设备条件及麻醉技术熟练程度来综合考虑。以往多选用硬膜外阻滞,具有简便、镇痛好、腹部肌肉松弛等优点,更适用于下腹部、盆腔及腹壁手术。上腹部手术采用高平面硬膜外阻滞对血流动力学和通气影响较全麻明显,对于低血容量病人影响更为显著,内脏牵拉反应也较明显,胆道手术发生胆心反射的概率也较全麻为多,给麻醉管理带来诸多不便。近年来,由于手术种类和手术范围的不断扩大,麻醉设备技术条件的不断完善,全身麻醉已日趋增多。

(一)全身麻醉

常用方法可采用全身静脉麻醉、静吸复合麻醉、硬膜外阻滞复合全麻等,可依病情、重要脏器损害程度的差异选择麻醉药物和方法。适用于腹部外科较为复杂,病变侵犯较大或长时的手术;有严重脱水,低血容量或休克的急腹症病人;以及伴有冠心病、呼吸功能不全等病人。

腹部手术使用肌松药的目的在于达到腹肌松弛,创造良好的手术条件,但应充分了解各种肌松药的药理作用,并注意有无严重电解质紊乱(尤以低血钾症为甚)的存在,术毕前30分钟应忌用长时间肌松药。腹腔手术后呼吸功能均受到一定程度的抑制,易引起呼吸道并发症,应避免过深麻醉,呼吸抑制延长,不恰当使用肌松药拮抗剂,力求达到麻醉后迅速清醒。

(二)硬膜外阻滞

有简便、止痛完善、肌松满意、可用于术后止痛等优点,适用于腹壁、下腹部及盆腔手术,也可适用于手术简单的胃肠、胆道择期手术及无休克、低血容量的急腹症手术。但在术中使用辅助用药镇静、镇痛时应注意呼吸抑制,血压、心率下降等并发症。

(三)局部麻醉

适用于短小、简单手术,如腹壁手术,疝、阑尾炎手术,痔、瘘切除术及严重休克、高度黄疸病人进行胆囊造瘘等急诊手术。局麻方法可采用浸润麻醉、区域阻滞麻醉和肋间神经阻滞麻醉。

腹腔内手术中,可采用肠系膜根部和腹腔神经丛阻滞,以减轻内脏牵引痛。

(四)蛛网膜下隙阻滞

适用于下腹部及肛门会阴部手术,其止痛阻滞良好,肌松完善,但由于脊麻后头痛及尿潴留的发生率高,基本为硬膜外阻滞所取代。

三、常见腹腔手术的麻醉

(一)胃肠手术的麻醉

1. 阑尾切除术 可采用局部麻醉、硬膜外阻滞。小儿或特殊病例可施行全身麻醉。局麻时可行阑尾系膜浸润,但未能完全消除牵引痛,硬膜外阻滞平面应在 T_4 水平方可大部减轻牵引痛。

2. 胃、十二指肠及结肠手术 目前多采用全身麻醉,宜选用诱导平稳、良好肌松、清醒快的麻醉方法,注意合理使用肌松药,维持呼吸、循环及水、电解质平衡。若采用硬膜外阻滞,麻醉平面在胃及十二指肠手术以 $T_4 \sim L_1$ 为宜,右半结肠手术以 $T_4 \sim L_2$ 为宜,左半结肠手术以 $T_4 \sim S_4$ 为宜。麻醉中要防止过高平面影响胸式呼吸,同时辅助使用大量镇静、镇痛药而显著影响通气出现缺氧及二氧化碳蓄积。结肠手术应先注意术前反复清洁灌肠后血容量及血钾变化。

3. 直肠癌根治术 此种手术多需取截石位腹会阴联合入路,手术时间较长,对肌松要求较高,手术过程对神经刺激大,易引起休克、出血。硬膜外阻滞麻醉可采用双管法,取 $T_{11} \sim T_{12}$ 或 $T_{12} \sim L_1$ 间隙和 $L_3 \sim L_4$ 或 $T_4 \sim T_5$ 间隙分别向上及向下放入导管，阻滞平面达 T_6～S_4，加用适当辅助药（哌替啶、地西泮、氟哌利多等）可满足手术需要。全身麻醉优点是易于手术后期控制，尤其在病人情况恶化时仍可给予浅麻醉以保证病人安全平稳。麻醉中应注意体位对呼吸的影响，及时计算出血量并予以补充。

（二）胆道、胆囊手术

可在全身麻醉或硬膜外阻滞（阻滞平面 T_4～T_{12}）下进行，此类疾病病人属迷走过敏型，其程度与黄疸的轻重成正比。胆道部位迷走神经分布密集，游离胆囊及探查胆总管时，可发生胆心反射和迷走-迷走反射，出现牵引痛，反射性冠状动脉痉挛，心肌缺血而导致心律失常、血压下降。据报道，胆心反射发生率在硬膜外阻滞下较全麻为多，可采用局部神经阻滞，及时应用阿托品保持心率在60次/分以上。胆道手术病人尤以阻塞性黄疸伴肝损害者，应禁用对肝肾有损害的药物并注意凝血机制的变化。吗啡、芬太尼可引起胆总管扩约肌及十二指肠乳头部痉挛，麻醉前应禁用。

（三）脾脏及门静脉高压症手术的麻醉

病人多有贫血、肝功能减退，有时合并腹水及黄疸。腹水除表示肝功能障碍外，还使腹内压增高限制呼吸，腹水较多病人术前2天应腹腔穿刺，使腹水尽量放出。严重贫血和低蛋白血症、血小板减少，出凝血时间及凝血酶原时间延长者，术前应给予纠正。

无明显出血倾向及出凝血时间正常者，可选用连续硬膜外阻滞，有明显出血倾向者则应禁用。全身麻醉可选用静脉复合或吸入麻醉。麻醉的选择和处理应以保护肝功能为原则。因多数麻醉药都经肝脏代谢，可使肝血流减少，故应采用最小有效剂量。手术难度大，手术刺激损伤重，大失血都是这类手术常遇到的问题，处理上要注意充分供氧，维持有效循环血量，及时纠正水、电解质、酸碱失衡，保持血浆蛋白量，补充凝血因子。

（四）肝脏手术麻醉

肝脏肿瘤、创伤及各种原因引起的肝脏疾病均可进行肝叶或肝部分手术治疗。病情多复杂，常伴有贫血、腹水、肝功能障碍，造成复杂的病理生理改变。术中易出血，为止血常要阻断肝循环，常温下不得超过20分钟，低温麻醉下延长肝脏对缺氧的耐受时间。麻醉处理应尽可能保护肝功能，选择对肝脏毒性低的麻醉药，以减少对肝血流的影响，有利于维持循环功能，保证组织氧合及内环境稳定为原则，并密切注意血糖、血钙、血钾及体温变化，防止酸中毒、凝血机制障碍等。静脉麻醉药可选择如依托咪酯、氯胺酮、羟丁酸钠、芬太尼、肌松药阿曲库铵、维库溴铵或琥珀胆碱均可应用；吸入麻醉药可采用恩氟烷和异氟烷，后者因体内分解代谢率低而更为有利。

（五）经腹腔镜下外科手术

具有创伤小，术后疼痛轻，并发症少及恢复快等独特优点，近年来已在腹部外科广为开展，其中以腹腔镜下胆囊切除开展最趋成熟。

手术过程中影响血流动力学的因素主要有麻醉、体位、体内二氧化碳水平以及增高的腹内压，其最终结果取决于诸因素的综合影响。当采用二氧化碳腹腔充气时，开始腹压<1.33kPa（10mmHg）时压迫腹腔脏器增加回心血量，进一步增加腹压使下腔静脉受压，则回心血流受阻，致心排血量减少，每搏指数和心指数降低，在头低位不太明显，但头高位时则出现明显低血压。当腹压达2kPa（15mmHg）时外周阻力增加，并可引起迷走神经反射使心率减慢。腹内吹气还可刺激腹膜牵张感受器引起迷走神经反射而导致心律失常，如房室分离、结性心律、窦性心动过缓和停跳等。亦有报道术中心率可增加20%，为手术应激反应，高 $PaCO_2$ 对交感的兴奋作用及肌体对 CO_2 降低的代偿所致。充入腹腔的 CO_2 可经腹膜吸收入血，其吸收受气腹压力的影响，气腹还可造成膈肌抬高，通气功能下降，体内 CO_2 排出减少，引起高碳酸血症。若腹内压达2.7kPa

(20mmHg)可增加肾血管阻力，降低肾小管滤过压差，减少心排血量，使肾血流和肾小球滤过率下降，损害肾功能。CO_2 误入血管可造成 CO_2 栓塞；操作中损伤膈肌胸膜可造成气胸、皮下气肿。气腹也可引起胃肠道反流，有发生术后恶心、呕吐的危险。手术操作也可能造成内脏损伤、出血、胆汁漏出、腹腔感染等并发症。采用头低位时，上腔静脉回流受阻，有脑静脉淤血、颅内压和眼内压升高的可能。

腹腔镜下外科手术，虽手术创伤小，但生理影响大，适合选择全身麻醉。采用气管插管人工通气充分供氧并防止误吸，增加呼吸频率而不增加潮气量以增加 CO_2 排出。应用肌松药可增加肺胸顺应性，利于通气，防止气道压过高，避免肺损伤，并降低腹腔压力，改善手术条件。麻醉期间应加强术中监测，对 ASA Ⅰ～Ⅱ级的病人，常规采用无创血压、心电图、脉搏血氧饱和度、气道压力、$ETCO_2$ 监测。在心肺功能不全、贫血、低血容量等危重病人，除维持腹内压稳定外，还可考虑有创血压监测及飘浮导管的使用，利于监测血压微小变化并及时监测血气，可测定更多的心血管指标。只要对 CO_2 气腹的病理生理影响十分了解，麻醉管理得当，适当选择麻醉用药，加强术中血流动力学和 $P_{ET}CO_2$、PO_2 及气道压监测，是完全可以减少对生理的干扰和避免发生并发症。

第二节　泌尿外科手术麻醉

一、一般特点

(1)泌尿外科手术涉及老年人与小儿相当多，故麻醉医师应熟练掌握老年麻醉和小儿麻醉的特点。

(2)泌尿系统疾病尤以肾脏疾病往往伴有肾功能损害，导致水、电解质和酸碱失衡，伴有心血管系统及代谢、内分泌和造血系统的病变。麻醉医师要给以充分的重视，麻醉前应对慢性肾功能不全所致高血压、尿毒症、贫血、低蛋白血症及水、电解质和酸碱失衡、凝血机制异常进行治疗。对术前 3 个月内接受激素治疗者也应给予激素准备。

(3)泌尿外科手术需采取特殊体位，有时还要在手术室外特定环境进行，应加强麻醉中呼吸、循环的管理和监测。

二、泌尿外科手术常用麻醉方法

行膀胱镜检查、尿道扩张术及输尿管造影的麻醉，除小儿及精神紧张者，可采用尿道黏膜表面麻醉。对于精神紧张和特殊需要者，可采用椎管内阻滞，可选骶管内阻滞、鞍区麻醉，或硬膜外阻滞。全身麻醉多采用于小儿及有椎管内阻滞麻醉禁忌者，对小儿常采用基础或吸入麻醉。

肾、输尿管、膀胱及前列腺手术可选用连续硬膜外阻滞。尿道、阴囊、睾丸、会阴部手术可选用脊麻、硬膜外阻滞或骶管阻滞。泌尿外科手术所需麻醉阻滞范围见表 58-1。表浅会阴手术，成人可在局麻下完成。

表 58-1　泌尿科手术所需麻醉阻滞范围

手术部位	阻滞范围	手术部位	阻滞范围
肾	T_5～L_2	膀胱	T_{10}～S_4
输尿管	上部：T_5～L_2	前列腺	T_{10}～S_4
	下部：T_{10}～S_4	睾丸	T_{10}～S_4

气管内全麻用于病情较为复杂、危重，手术范围较大(如胸腹联合切口)，有硬膜外阻滞禁忌，或特殊需要者，有时可采用硬膜外阻滞复合全身麻醉，取硬膜外阻滞止痛完善及肌松满意的优点，并气管内插管浅麻醉保证通气，维持循环稳定，减少全身麻醉药使用量，以利于对肾功能的保护。

对需要阻断腹主动脉、下腔静脉的肾血管手术，为保护肾、脊髓和肠道等功能，可适用于低温(30～32℃)全麻，有时还需在体外循环辅助下进行。

前列腺肥大或前列腺肿瘤病人多为老年人，常合并心血管疾病、糖尿病或慢性阻塞性肺疾病，肾功能也常有不同程度损害，麻醉时应谨慎处理。经腹前列腺切除，应注意前列腺摘除前后大量快速失血问题，以及挤压前列腺促使腺体内含有的胞浆素原活化，大量进入血内转化为胞浆素，从而产生血纤维蛋白溶解胞质，一旦发生应及时输新鲜血或纤维蛋白原，给予治疗。经尿道前列腺切除术有安全、侵袭小，出血少，性功能影响小及恢复快的优点，但由于显露术野的需要，必须用透明的不含离子的液体作膀胱灌注使其膨胀，而此液体从创面吸收入血可导致水中毒，麻醉中应严密观察动脉压、脉搏、中心静脉压及血电解质、血细胞比容及游离血红蛋白。一旦发现水中毒，静脉注入呋塞米或高渗盐液（5％氯化钠）静脉滴注。术中还应观察病人以防膀胱穿孔等并发症。术中头高头低体位变化及截石位恢复平卧时如已有低血容量均可引起血压变化，应及时发现处理。

膀胱肿瘤施行膀胱全切、回肠代膀胱术手术时间长、创伤大、出血多，应加强麻醉管理，防止创伤性出血性休克的发生，适当掌握输血、输液，维持水、电解质、酸碱平衡。

肾脏手术为减轻牵拉肾脏及肾蒂的反应，硬膜外阻滞平面上界最好达 T_4，并提前给予镇痛镇静药物。麻醉中应密切观察病情，以便及时发现损伤胸膜造成气胸；损伤肾动静脉或下腔静脉而发生大出血；肾癌（尤以右肾）术中发生癌栓脱落造成肺栓塞；巨大肾肿瘤探查中导致持续低血压等；做好应急抢救复苏的准备。

肾血管成形术麻醉处理应以控制高血压、防止高血压危象，维护心、肾功能为重。肾循环阻断达 20～30 分钟以上，必须采用保护肾功能措施，可局部或全身降温。

体外冲击波碎石术病人一般无施行麻醉的必要，但震动碎石过程病人局部皮肤可感不适或疼痛，有时由于体位要求和复杂的操作使病人精神紧张不能自制，可考虑给予麻醉。一般只需要使用一些镇静镇痛药即可，如哌替啶、芬太尼、氟哌利多或苯巴比妥钠、地西泮等。个别病人需要使用硬膜外阻滞时应注意穿刺点的密封，防止被污染。

（陈知进）

参考文献

蔡捍东，刘雄华．1994．经腹腔镜胆囊切除术对生理的影响．国外医学·麻醉与复苏分册，15(6)：371～373

黄志强．1994．现代腹腔镜外科学．北京：人民军医出版社

李树人．1987．腹部，妇科和泌尿科手术麻醉．见：刘俊杰，赵俊主编．现代麻醉学．北京：人民卫生出版社，756～764

盛卓人．1996．实用临床麻醉学．第 3 版．沈阳：辽宁科学技术出版社，554～560，560～564

谢荣．1994．腹腔内器官手术的麻醉．见：谢荣主编．麻醉学．第 3 版．北京：科学出版社，475～487

第59章　妇产科手术麻醉

妇产科麻醉包括妇科麻醉及产科麻醉。妇科手术所涉及的子宫与附件皆位于盆腔的深处，且活动性小，手术时需要良好的肌肉松弛；而产科因妊娠及母体变化，麻醉必须考虑母子安全。因此，妇科麻醉与产科麻醉各具有不同特点与要求。

第一节　妇科麻醉

一、妇科手术麻醉特点与要求

(1)妇科手术以盆腔内器官为其对象，经腹腔行手术为其主要径路，由于手术部位深，视野小，为便于手术操作，要求麻醉有充分的镇痛和完善的肌肉松弛。

(2)妇科手术常用头低臀高仰卧位，手术时为求得手术野良好的显露，又用大棉垫将胃肠向膈肌排挤，手术期间应注意特殊体位对呼吸、循环及血流动力学的影响。

(3)妇科手术的病人多系中老年，除患有妇科疾病外，常并存高血压、冠心病、糖尿病等多种疾病，或继发贫血、低蛋白血症和电解质紊乱，由于妇科手术大多数属于择期手术，麻醉前应予治疗和纠正。

(4)子宫癌、卵巢癌及外阴癌等需行根治性手术时，手术范围大，时间长，出血多，麻醉前应做好充分准备。

(5)女性生殖器官的神经支配比较复杂，以盆腔神经丛为主。盆腔神经丛是由腹下神经丛、交感神经的骶部及第2～4骶神经(包括副交感神经骶部纤维)所组成。腹下神经丛位于肠系膜上、下神经丛之间，并与腹腔神经丛相连，大、小内脏神经，来自第5～10胸神经，进入腹腔神经丛。子宫体的运动神经纤维主要来自脊髓的T_5～T_{10}，子宫体的感觉神经纤维是经盆腔神经丛、腹下神经丛和主动脉神经丛，经T_{11}～T_{12}段向中枢传入，子宫颈运动神经来自S_2～S_4节段的副交感神经，子宫颈感觉神经是经S_2～S_4节段向脊髓传入。施行椎管内麻醉时须熟悉这些神经支配关系，才能取得良好的麻醉效果。

二、妇科手术的麻醉选择

妇科手术径路以下腹及阴道两种形式，麻醉选择应根据病情及手术方式加以考虑。局部麻醉具有安全、简便的特点，仅用于短小手术。妇科手术以椎管内麻醉较为适宜，其中多选用连续硬膜外阻滞，既可达到满意的麻醉效果，又能连续间断分次给药，对病人生理扰乱较小，术后恢复快。经腹手术可经L_2～L_3间隙穿刺，向头侧置管。麻醉阻滞平面达T_8～S_4。经阴道手术则应向尾侧置管，麻醉阻滞平

面达 T_{12}～S_4 为宜。两点穿刺法适用于宫颈癌扩大根治术等，一点可经 T_{12}～L_1 间隙穿刺，向头侧置管；另一点经 L_3～L_4 间隙穿刺，向尾侧置管，阻滞平面控制在 T_6～S_4。

目前有文献报道，在妇科施行宫颈癌、卵巢癌根治术等切除范围广、手术时间长，且骶神经反射重的手术采用脊麻与硬膜外联合阻滞(CSEA)。操作时一般选用 L_2～L_3 椎间隙行硬膜外穿刺，成功后退出针芯，经硬膜外穿刺针的针腔插入超长 26 号脊膜穿刺针，通过硬膜外顶端勺状面小孔，刺破硬脊膜和蛛网膜后见脑脊液回流将局麻药注入蛛网膜下隙，注毕退出脊穿针，向头侧置入硬膜外导管备用。CSEA 的给药方式主要有两种：①有人主张用较大的脊麻药剂量(0.5%重比重布比卡因 8～10mg)提供完善的脊髓麻醉，而联合硬膜外技术仅用于确保麻醉效果及术后镇痛；②另有人愿意用较少的脊麻药(0.5%重比重布比卡因 5～7.5mg)提供一个快速而有限的阻滞范围，用硬膜外技术进一步扩展麻醉平面和加大麻醉深度。多数学者认为，CSEA 在于将蛛网膜下隙阻滞的可靠性与硬膜外阻滞的灵活性相结合，取长补短，使麻醉更加完善，既保留了蛛网膜下隙阻滞起效快、麻醉效果确切的优点，又可经硬膜外导管追加局麻药，弥补蛛网膜下隙阻滞平面不足或阻滞时间的限制。但文献仍有穿破蛛网膜、脊麻失败及硬膜外导管误入蛛网膜下隙的报道，说明 CSEA 操作具有一定难度，应用时应予以注意。

仅少数妇科病人因心肺功能受到严重损害或手术范围较广泛，出血多或对硬膜外阻滞有禁忌者，可选用气管内全身麻醉。

三、常见妇科手术的麻醉

(一)人工流产

人工流产一般在门诊进行，不需麻醉，也可应用适量镇痛药物。为了防止扩宫颈时血压下降、心率减慢及出冷汗等不良反应，术前宜给以适量的阿托品。对未产及未婚的妇女，因操作能引起明显疼痛，可考虑采用短效静脉麻醉药，如丙泊酚 2.5mg/kg 静脉注入，待意识消失后开始手术，再根据病人对手术刺激反应的情况，必要时分次静脉注入 30～50mg，以维持适当的麻醉深度。该药起效快，术后恢复完全而迅速，但随着药物注射速度过快和剂量增大，可引起呼吸抑制，麻醉期间应吸氧。少数病人在手术中可出现肢体不自主活动等现象。

(二)输卵管妊娠破裂

输卵管妊娠一旦破裂可发生严重的出血，甚至引起休克，休克的严重程度是和失血量及失血的速度有直接关系，因此，一旦确诊应立即手术治疗。

麻醉处理主要取决于失血的程度。处于休克前期或轻度休克的病人，经术前扩容，血容量得到一定程度的纠正后，可考虑连续硬膜外阻滞。处于重度休克病人，应采取边抢救边治疗的原则，立即准备手术，重点是迅速补充血容量。经输血、输液而血压仍不稳定者，可选用局部麻醉或全身麻醉。如选用气管内全身麻醉时，宜选用对心血管抑制较轻的羟丁酸钠、氯胺酮、依托咪酯、芬太尼及琥珀胆碱、泮库溴铵等复合麻醉。

(三)卵巢囊肿切除术

麻醉选择取决于病人囊肿大小及心肺功能，对体积不大的卵巢囊肿手术时，可采用蛛网膜下隙阻滞或硬膜外阻滞。若巨大卵巢囊肿手术时，因囊肿体积过大，限制膈肌活动，肺舒缩受限，通气功能降低，可使病人处于慢性缺氧和 CO_2 潴留状态。其次，巨大囊肿还可能压迫腔静脉、腹主动脉，使回心血量减少，心脏后负荷增加，另外，巨大囊肿压迫胃肠道，可造成病人营养不良、消瘦虚弱、继发贫血、低蛋白血症和电解质紊乱，对麻醉及手术耐受力明显降低。因此，巨大囊肿兼有心肺功能不全者以选用气管内全身麻醉较为安全。输血、输液以上肢较妥。术中探查、囊肿放液及搬动囊肿操作时，要严密监测血压及心率的变化，搬出囊肿后应立即作腹部加压，以防止因腹内压骤然消失，右心回血量突然增加，使肺循环淤血导致前负荷增加而诱发急性肺水肿；另一方面，又可能因腹主动脉压解除，后负荷突然降低而导致血压骤降，心率加快。因此手术中应准确判断心脏前、后负荷的增减，术前应置入中心静脉导管，根据动脉压、心率及中心静脉压的变化，及时调整输血、输液速度，调节血容量平衡。

（四）子宫及附件切除术

多选用连续硬膜外阻滞，阻滞范围应从T_8～S_5，约15对脊神经，才能使腹肌松弛，肠管塌陷，牵拉子宫及阴道时病人无痛，亦无恶心呕吐或鼓肠等反应，但广泛的交感神经阻滞，可因血管扩张，回心血量减少导致血压下降，麻醉前应开始静脉输液，补充血容量。硬膜外阻滞一般采用一点穿刺，有时可发生骶神经阻滞不全，在牵拉子宫和阴道时仍有疼痛不良反应，可引起迷走神经反射，出现心率减慢及血压下降，应暂停手术，用阿托品0.5mg静脉注射纠正缓脉，用麻黄碱15mg静脉注射升压。在麻醉效果比较满意的情况下，为使病人手术中安静并减轻牵拉反应，可给予镇静和镇痛药物。近年来文献介绍，应用脊麻与硬膜外联合阻滞收到良好的麻醉效果。

（五）卵巢癌细胞减灭术

近年来对晚期卵巢癌行最大限度肿瘤细胞减灭术，即经盆腔腹膜外切除内生殖器、盆腔内肿瘤及盆腔腹膜，同时切除上腹部转移瘤、大网膜、受累器官以及腹膜后肿大的淋巴结，尽可能减少肿瘤的体积，使残余灶<2cm，适用于Ⅲ～Ⅳ期卵巢癌伴盆腔肿块及盆腔腹膜广泛种植播散者。

该手术的难度较大，技术条件也较高，术中干扰部位较多，创面大，出血多，手术时间也长，给麻醉管理带来一定难度。麻醉选择一般采用气管内全身麻醉为宜，术中应保持2条静脉通路，其中一条最好置入中心静脉导管，既可保持静脉通路，又可监测中心静脉压。为预防开腹后因大量腹水排放，腹内压下降引起血压降低，关键在于开腹前应补充血容量，在放腹水时仍应继续快速补液。由于术中出血量较多，术中可能输入大量库存血，要即时补充凝血因子或新鲜血液。

（六）妇科腹腔镜检查术

妇科腹腔镜检查时为了充分显露盆腔常常采取头低脚高位，腹腔内脏器被推向横膈，人工气腹进一步限制横膈运动，胸廓的顺应性下降、呼吸阻力增加，机械性压迫肺脏，使得部分肺泡不能扩张参与气体交换。硬膜外阻滞可使肋间肌麻痹，进一步削弱呼吸肌的力量，造成严重通气障碍。但硬膜外阻滞时若腹腔内压<1.33kPa（10mmHg），上述变化多能很好地被代偿，以每分钟进气1L的速度，即使腹腔压到达2.66kPa(20mmHg)，通常也能耐受，超过此界限易出现低氧血症。

充入腹腔的CO_2很快被腹膜吸收入血。文献报道CO_2气腹15分钟时CO_2吸收率为(42.1±5.1)ml/min，30分钟时CO_2吸收率为70ml/min，30～90分钟时为90ml/min，导致$PaCO_2$升高，pH下降，后者刺激颈动脉和主动脉化学感受器以及脑干呼吸中枢，通过过度呼吸排出CO_2，恢复$PaCO_2$水平。在腹腔镜检查时，一旦通气受限不能有效地将过多CO_2从肺部排出，结果$PaCO_2$增高，而$PaCO_2$每上升0.13kPa(1mmHg)，体内CO_2储量将增加2ml/kg，CO_2可刺激中枢神经系统，增加交感活性，导致心肌收缩力增加、血压上升及心率加快，由于CO_2的直接作用又可扩张末梢小动脉，抑制心肌收缩力，诱发心律失常甚至心跳骤停。

麻醉选择主要根据病人心肺功能及盆腔病变程度和麻醉医师素质等。一般情况多选用气管内全身麻醉，但也有采用局部麻醉或硬膜外阻滞，因病人神志清醒，在腹腔充气后病人常常感觉腹胀不适、肩痛及牵拉器官时的疼痛，常需辅助镇痛药和静脉麻醉药，必然加重病人因气腹和头低位给通气功能带来一系列的影响，值得临床重视。

第二节　产科麻醉

一、产科手术麻醉特点与要求

(1)妊娠妇女在神经内分泌的影响下，全

身各系统发生一系列生理的变化，以适应妊娠的需要，并为胎儿生长发育及其分娩准备条件。熟悉这些变化对于正确处理与临床麻醉的关系，并为孕妇和胎儿提供安全保障都是十分重要的。

(2)任何麻醉药都能通过胎盘影响胎儿，因此，应慎重考虑麻醉前用药和麻醉药对母子的影响。

(3)妊娠妇女合并心脏病、糖尿病或妊娠期高血压疾病等时，在妊娠末期或分娩过程中，这些合并症易趋恶化而威胁母子安全，也给麻醉管理带来困难。

(4)产科急诊手术时，除全面估计母胎状态，正确选择麻醉方法外，还应强调做好麻醉前的准备和各种急救措施。

二、妊娠期母体生理的变化

(一)呼吸系统

由于胎儿发育，子宫的体积和重量逐渐增大，膈肌被推向上方，使肺底部受压，肺的移动受到限制，但由于胸廓向两侧扩张，孕妇主要有赖于胸式呼吸的增强来加以代偿。正常情况下当胸式呼吸遭受抑制时，膈肌即能代偿，但孕妇这一代偿机制已遭削弱，因此，麻醉期间呼吸管理极应重视。

足月时，每分通气量增加50%，大多是由潮气量增加，而呼吸频率无或极小变化的结果。由于每分通气量增加，$PaCO_2$ 从5.33kPa(40mmHg)降至4kPa(30mmHg)，因为肾脏排泄碳酸氢根增加，导致血液中碳酸氢根浓度降低，使动脉血pH保持正常。在分娩期间强烈的宫缩疼痛和情绪紧张，可致每分通气量高达20～25L，而 $PaCO_2$ 可显著降至3.3kPa(25mmHg)以下，pH7.5以上，这种极度的过度通气和呼吸性碱中毒，可引起子宫血流和胎儿血供减少，对胎儿极不利。另外，碱血症使孕妇在宫缩期间换气不足，而造成间断性低氧血症。因此，适当采用分娩镇痛对母子均有益。

随着子宫增大膈肌上升，导致呼吸储备和残气量下降，残气量的降低意味着在分娩阶段若吸入麻醉药时，很少被肺内气体稀释，肺泡内麻醉药浓度较高，加速了肺泡内吸入麻醉药浓度向体内转移速度，诱导显著加快。由于孕妇耗氧量增加和残气量的下降，氧储备能力降低，麻醉期间持续吸氧至关重要。

妊娠期间呼吸道毛细血管黏膜充血，组织水肿，在上呼吸道操作如气管插管、吸痰等均应轻柔，以免造成损伤和出血。

(二)心血管系统

从妊娠10周左右开始，孕妇循环血容量逐渐上升，到28～32周达高峰，一般可增加20%～50%，其中血浆成分约占45%，红细胞约占20%，出现稀释性贫血。血容量增加可增强母体在分娩期失血的耐受力。

妊娠足月时，孕妇每搏量增加27%，心率增快17%，血管阻力降低21%，心排血量可增加30%～50%。分娩进入第一产程时，由于子宫收缩对子宫窦的挤压，每次宫缩约有300～500ml血液进入血液循环，回心血量增加，心排血量可暂时增加20%，同时右心房压力增高，左心室做功增大。在第二产程时除子宫收缩外，腹肌与骨骼肌都参加活动，使周围血管阻力增大，产妇用力屏气时使肺内压显著增高，右心室压力亦增高，同时，因腹内压增加迫使内脏血液涌向心脏，故心脏负担明显加大。第三产程中因胎儿娩出使子宫缩小，腹内压骤降，血液回流到内脏的血管床。其次，产后子宫收缩，血液从子宫窦突然进入血循环，血容量又有增加，心排血量可增加45%。在分娩过程中血流动力学的急骤变化使心脏负荷显著增加，对健康孕妇影响不大，但对合并心脏病的孕妇有可能引起心力衰竭。

足月孕妇中约有10%发生仰卧位低血压综合征。临床表现为孕妇仰卧后血压下降、心率增快、微弱，并伴有头晕、眼花甚至晕厥等症状。这是由于增大的子宫压迫下腔静脉，从而引起受压的静脉远端回心血量减少，心排血量下降，最后发生低血压。在一般情况下，只要及时改变体位，解除下腔静脉压迫，血压即可回升。产妇在椎管内麻醉后，由侧卧转向仰卧时可出现循环虚脱。首先是麻醉后可引起交感神经麻痹而导致低血压，但下腔静脉回流受阻无疑是进一步加重低血压的原因，大多数孕妇下腔静脉压迫是可以通过交感神经紧张度的增加和全身血管的代偿收缩维持平衡。然而，椎管内麻醉后，这种代偿功能亦随之削弱或消失。血管扩张加上回流受阻，二者构成协同的低血压，往往是产妇发生心血管虚脱的主要原因。

妊娠末期子宫血流量由非孕期 50ml/min 增至 500～1000ml，其中 20%供给子宫肌层，80%供胎盘，子宫血流与平均灌注压成正比，与子宫血管阻力成反比。当母体发生低血压时，胎盘绒毛间隙的血流灌注量即明显下降。如低血压不迅速纠正，胎儿因摄氧不足代偿失调，胎心率有可能减慢，发生胎儿宫内窒息、酸中毒以及新生儿受到抑制。预防和治疗方法为麻醉前应常规开放上肢静脉，给予预防性输液 500～1000ml，椎管内麻醉时要控制麻醉平面及范围，麻醉后保持产妇 30°左侧卧位，常规面罩吸氧，当产妇血压低于 13.3kPa (100mmHg)，或原有高血压的产妇血压下降 20%以上时，除加快输液外应酌情静脉注射麻黄碱 10～15mg。

(三)消化系统

随着妊娠进度，胃肠道受增大子宫的推挤，胃的位置胎高，幽门移向左侧。其次胎盘分泌大量孕酮引起全身平滑肌普遍松弛，使胃肠道张力降低、蠕动减弱、胃排空时间及肠运输时间延长。另外胃贲门括约肌松弛及腹内压增加，易导致胃内容物反流至食管。麻醉后低血压亦可诱发呕吐，故产妇在麻醉中发生呕吐与误吸机会较其他病人为多。

胃内容物侵入呼吸道的后果与胃内容物的性质、量和酸碱值有密切关系。饭粒和蔬菜纤维能堵塞气道，造成呼吸困难和缺氧，如不及时解除，可以致死。胃酸引起的吸入性肺炎其严重程度与吸入量和胃内容物的酸碱值有关。文献报道当吸入的量超过 0.4ml/kg，酸碱值低于 2.5 时，病死率可高达 70%。研究表明，有 55%的临产妇胃内容物超过 40ml，其中 42%酸碱值低于 2.5。对每一产妇，不论其临产前是否进食，均有发生呕吐与误吸的机会，对此应保持高度警惕。

产妇分娩前血浆胆碱酯酶比非孕时减少 25%，但不影响琥珀胆碱和普鲁卡因作用时间，只有在胆碱酯酶活性下降超过 50%时，才会对作用时间产生影响。

(四)中枢神经系统

妊娠期间孕酮及内源性内啡肽水平增高，使孕妇吸入麻醉药最低肺泡气有效浓度(MAC)明显降低，通常情况下，氟烷可下降 25%；异氟烷可下降 40%。因此，产妇对吸入麻醉药的敏感性增加，诱导速度加快，同等剂量的吸入麻醉药就可以达到较深的麻醉。

孕妇为了维持体位的平衡，腰椎发生代偿性前曲，脊柱的胸曲坡增加，在腹内压增加及子宫收缩时，脑脊液可向头侧逆流，椎管内药物极易向头侧弥散，故蛛网膜下隙阻滞时药量宜减少 30%～50%。随着妊娠的进度，硬膜外腔内组织水分潴留，又由于下半身静脉压增高，硬膜外腔内静脉丛扩张，腔隙也相应变小，在硬膜外阻滞穿刺时，穿刺针及导管较易误入血管，增加硬膜外腔出血或局麻药毒性反应发生的机会。由于硬脊膜外腔变窄，容积变小，单位容量的局麻药扩散节段增多，故局麻药的剂量可减至平时用药时的 1/2～2/3。孕妇硬膜外腔压力比非妊娠妇女增高，尤其是临产时，子宫收缩，产妇的呻吟、屏气等使胸腔、腹腔内压力急剧上升，使硬膜外腔压力进一步升高，因此，硬膜外穿刺时，感觉比负压的出现更为重要。

三、麻醉药对母体及胎儿的影响

几乎所有的麻醉药都能通过胎盘屏障作用于胎儿，只是药物通过胎盘的量和速度不同。首先取决于该药的分子质量，分子质量＜500Da 的药物能迅速地通过胎盘至胎儿，分子质量＞1000Da 基本不能通过胎盘，而多数药物分子质量介于 250～500Da。其次，胎盘膜由磷质构成，具有蛋白质性质，药物的脂溶性越高，越能迅速通过胎盘；离子化程度越低，透过胎盘速度越快，临床上许多常用的麻醉药即属此类。此外，母血与胎血的药物浓度差越大，透过胎盘的量也越多。

药物一般通过两种方式对胎儿产生不良的影响：一是药物通过胎盘经胎儿循环直接抑制胎儿的呼吸和循环中枢；二是通过药物对产妇呼吸和循环的抑制作用，使产妇发生缺氧、低血压或高碳酸血症，继而影响胎儿。因此，在分娩镇痛和麻醉期间用药时，必须慎重考虑药物种类、剂量、给药时间和方法，以及胎儿和产妇的全身情况。

(一)麻醉性镇痛药

1. 哌替啶　为临床常用于分娩镇痛和麻醉时辅助药物，能很快通过胎盘。母体静脉注射后，90秒即可在胎儿血中出现，6分钟后母血与胎血内的药物浓度达到平衡。母体肌内注射哌替啶时，在胎儿血中出现较静脉用药稍延迟，浓度也较低。哌替啶一般适用于第一产程，常用量50～100mg，为避免呼吸抑制，常采用肌内注射，给药后15～20秒开始出现止痛效果，1～1.5小时达高峰，2小时后逐渐消退。分娩前1小时肌内注射该药，对胎儿影响较轻，娩出前2～3小时肌内注射常用量，则对新生儿的呼吸出现明显抑制现象。因此，胎儿娩出前尽量避免使用该药，如必须使用者，应在胎儿娩出前1小时以内或4小时以上使用较为安全。若确由于麻醉性镇痛药引起新生儿呼吸抑制时，可通过脐静脉给予40～100μg纳洛酮与之拮抗。

2. 吗啡　该药的镇痛作用是哌替啶的10倍，母体用药后，对胎儿娩出前后的呼吸不但有抑制作用，且产妇会出现头晕、恶心、呕吐等副作用。目前主要用椎管内给药分娩镇痛而不用于产科分娩。

3. 芬太尼　该药极易通过胎盘，对胎儿同样具有呼吸抑制作用。在产科全麻诱导给予0.1μg/kg时，对胎儿、新生儿影响较轻，但随剂量的增加新生儿Apgar评分中呼吸评分可降低。在分娩第二产程经硬膜外注射芬太尼0.1mg，可收到良好的镇痛效果。

(二)镇静安定药

地西泮：该药容易透过胎盘。静脉注射10mg在30～60秒内，或10～20mg肌内注射时3～5分钟内即可进入胎儿，对子宫收缩无影响，不延长产程，对新生儿影响较轻。若在分娩过程中超过30mg时，因药物及其代谢产物的药理活性至少在新生儿体内持续1周时间，并使新生儿产生肌张力下降、嗜睡、厌食及低体温等症状。因此，作为产妇分娩镇静并非理想，目前在产科多用于子痫前期或子痫的治疗。

(三)局麻药

常用的局麻药都能通过胎盘作用于胎儿。目前产科多使用酰胺类局麻药中的利多卡因和布比卡因，前者分子质量为270.79Da，后者为324.89Da，脂溶性分别为29和28，与母体血中的蛋白结合率分别为63%和92%，因此，胎盘通透性分别为40%和23%。最近研究表明，在产科硬膜外阻滞时，既没有发现利多卡因和布比卡因之间有任何差异，也没有发现对新生儿各种行为的影响，故利多卡因作为时效短、布比卡因作为时效长的局麻药广泛应用于产科麻醉。但产妇在应用布比卡因时，其心肌毒性增强，可能与妊娠期间黄体酮增加有关，故应用于硬膜外阻滞时最高浓度不能超过0.5%。为了减少母体对局麻药的吸收，在局麻药内可酌情添加1∶20万肾上腺素。

(四)静脉麻醉药

1. 硫喷妥钠　多用于全麻的诱导。该药脂溶性高，极易通过胎盘。静脉注射后，30秒在脐血中即可检出，1分钟在脐静脉和2～3分钟在脐动脉达峰值，但脐动脉药物浓度明显低于脐静脉，5分钟胎盘中硫喷妥钠药物浓度与产妇体内达平衡，10分钟后随药物重新分布，可使胎儿体内药物浓度逐渐下降。但由于药物在母体内重新分布和在胎儿体内被稀释，诱导量在

<4mg/kg时，对新生儿无明显影响，但剂量>8mg/kg时，对新生儿可产生明显抑制。

2. 氯胺酮 氯胺酮在60～90秒内即可通过胎盘，当注入量低于1mg/kg时，很少引起胎儿抑制，当剂量>2mg/kg时，胎儿抑制的发生率较高，且由于新生儿的胸壁肌肉强直常需采取复苏措施。对患有精神病史、妊娠中毒症或先兆子宫破裂的孕妇应禁用。

3. 丙泊酚 是一种新的起效快、短效静脉麻醉药。该药脂溶性较高，可通过胎盘，用量超过2.5mg/kg，输注丙泊酚时间过长或输注速度过快[150μg/(kg·min)]可抑制新生儿呼吸。虽有人报道丙泊酚用于剖宫产术有许多优点，但丙泊酚用于全麻诱导或维持时，很多产妇发生低血压，故应慎重。其次是产妇应用丙泊酚后，母乳中可有丙泊酚出现，虽比透过胎盘的药物浓度要低得多，但对新生儿安全仍有顾虑。

(五)吸入性麻醉药

1. 氧化亚氮 该药味甜，对呼吸道无刺激性，作用迅速，苏醒也快。对产妇呼吸、循环系统无显著抑制作用，对子宫及胎儿无影响。目前，在产科分娩多取半紧闭法作间隙吸入，可在第一产程末宫缩前20～30秒吸入，氧化亚氮用3L/min，氧用3L/min。氧化亚氮吸入最高浓度不应超过70%。

2. 含氟吸入麻醉药 临床上常用0.5%氟烷、1%恩氟烷及0.75%异氟烷作为氧化亚氮的辅助药物而使用。浅麻醉时对产妇及胎儿影响较小，深麻醉时均可影响子宫张力，有可能增加产后出血，同时对胎儿也不利。地氟烷可提供良好的镇痛，但吸入6%地氟烷组有28%的新生儿娩出后呼吸暂停时间大于90秒，而3%地氟烷组仅有4%，因此认为3%地氟烷用于剖宫产更适宜。

(六)肌肉松弛药

肌肉松弛药多数为低脂溶性，故仅有少量通过胎盘。目前常用的肌肉松弛药有：琥珀胆碱分子质量为361.3Da，其脂溶性低，且被胆碱酯酶迅速分解，故在常用剂量时极少向胎儿移行，但使用剂量超过300mg时，仍会移行至胎儿。泮库溴铵分子质量为723.7Da，母体静脉注射后，脐静脉血中也可测到，胎儿与母体血药浓度比平均为21%，而且这种比值随时间而增加，但如剂量不超过常规剂量，且不重复应用，则新生儿无箭毒化之虞。法扎溴铵分子质量最小(阳离子量为416)，在静脉注射1mg/kg后，脐静脉血药浓度仅及母体1/5～1/4，故孕妇亦可安全使用。阿曲库铵能高度离子化，脂溶性低，与血浆蛋白结合达81.9%，故限制其通过胎盘。维库溴铵有30%与血浆蛋白结合，剖宫产时用0.04mg/kg静脉注射，脐静脉血中浓度为8.5～26.4ng/ml，妊娠时该药血浆清除率增快，总之，阿曲库铵和维库溴铵脐静脉血的浓度是母血的1/10，可安全地用于剖宫产。

四、常见产科手术的麻醉

(一)剖宫产术

1. 局部浸润麻醉 方法简单安全，特别适用于饱胃产妇。然而因镇痛不全，宫缩仍存在，肌肉不够松弛，使手术操作不便。局麻药用量过大有引起母婴中毒的可能，特别对子痫及高血压产妇，中毒发生率较高，临床现已较少应用。

2. 蛛网膜下隙阻滞 操作简单，麻醉作用快，对急诊剖宫产更为适宜。缺点是局麻药在脑脊液中扩散的预见性差，麻醉上限不易控制，术中易骤发低血压，术后有可能发生头痛，因此临床未普遍应用。

3. 硬膜外阻滞 为近年来国内外施行剖宫产术首选的麻醉方法。止痛效果可靠，麻醉平面和血压控制较容易，麻醉平面控制在T_8以下，宫缩痛可获解除而宫缩无明显抑制，腹壁肌肉松弛，对胎儿无抑制。穿刺点多选第2～3腰椎间隙，向头端置管，局麻药常用1.5%～2%利多卡因、0.5%布比卡因，临床上也采用几种局麻药组成合剂，以增高麻醉效果和减少并发症。为减缓局麻药的吸收，延长其作用时间，增强麻醉效果，局麻药内均添加1∶20万肾上腺素。用药剂量可比非孕妇减少1/3。

4. 脊麻与硬膜外联合阻滞(CSEA) 由于

CSEA分两阶段给药,脊麻选择较低剂量局麻药,如平面低,再经硬膜外导管扩展平面,机体代偿时间充分,低血压发生弛缓,有利于及时处理,对高危产妇有利。与妇科病人相比,产科病人对脊麻所需用药量相对较少,一般认为0.5%重比重布比卡因5~7.5mg是CSEA用于剖宫产时较理想的脊麻剂量。

5. 全身麻醉 剖宫产施用全身麻醉比例较小,仅在硬膜外阻滞和局部浸润麻醉有禁忌时方可采用。目前国外通用的方法为:硫喷妥钠(4mg/kg)、琥珀胆碱(1mg/kg)静脉注射,快速诱导气管内插管,继以50%~70%氧化亚氮复合低浓度含氟吸入麻醉药,如0.5%氟烷、1%恩氟烷或0.7%异氟烷维持浅麻醉。氧化亚氮能很快透过胎盘,但到达脐动脉时浓度明显降低,然而,长时间吸入氧化亚氮仍可使脐动脉内浓度逐渐升高,对胎儿的抑制也逐渐加深,因此,氧化亚氮麻醉时间应尽可能缩短。在手术结束前5~10分钟应停用麻醉药,用高流量氧"冲洗"肺泡加速产妇苏醒。

为预防全身麻醉后呕吐、反流和误吸,除术前禁食外,麻醉前宜常规肌内注射阿托品0.5mg,静脉注射格隆溴铵0.2mg以增强食管括约肌张力。快速诱导时,先给泮库溴铵1mg以消除琥珀胆碱引起的肌颤,诱导时应避免过度正压通气外,熟练的麻醉技术也至关重要,待产妇彻底苏醒后方可拔出气管导管。

剖宫产手术无论选择何种麻醉,均经上肢采用18号粗针开放静脉,尤其是椎管内麻醉时可在麻醉前至胎儿娩出时输注500~1000ml平衡液或血浆代用品,一般情况下可不输葡萄糖。麻醉后产妇应常规面罩给氧。当产妇发生低血压时应立即右侧垫高15°~30°体位或用手将妊娠子宫推移至左侧,加快输液,必要时以麻黄碱纠正。

(二)合并心脏病产妇的麻醉处理

妊娠期间,孕产妇体内产生一系列生理变化,心血管负荷明显加重,如果孕妇原有心脏病,心功能有下降,则妊娠及分娩期给予心脏的额外负担可能诱发心力衰竭。患心脏病的产妇,心功能Ⅰ~Ⅱ级,无风湿活动,无心房颤动,无心力衰竭及产科并发症,在应用适当镇痛药物辅助下,可考虑阴道分娩并以阴道助产缩短第二产程。心功能Ⅲ~Ⅳ级,合并心房颤动,以及过去有心衰史,或心率增快,肺部有湿啰音,应先接受内科治疗尽量改善心功能后适时考虑剖宫产术。

麻醉时可采用硬膜外阻滞,因交感神经阻滞后血管扩张,回心血量减少,可减轻肺循环淤血,防止充血性心力衰竭。同时可减轻频繁的宫缩和屏气引起的心力衰竭。在麻醉管理上应注意:①严格控制麻醉平面,勿使血压大幅度下降;②局麻药内不加或少加肾上腺素;③给产妇吸氧;④监测中心静脉压;⑤准备好各种心脏急救药物,麻醉期间如产妇有呼吸困难,肺底出现湿啰音,心率超过120次/分,呼吸次数超过24次/分,中心静脉压升高,表示心衰即将来临,应积极治疗。

(三)妊娠合并糖尿病的麻醉处理

妊娠合并糖尿病包括糖尿病合并妊娠,即糖尿病发生于妊娠之前和妊娠期发生或发现糖尿病,称妊娠期糖尿病。

糖尿病本身并非剖宫产指征,但临产时产妇体力消耗,易致酮症酸中毒,胎儿耐受缺氧能力低,易致胎儿宫内窘迫,甚至胎死宫内。

剖宫产时间应尽可能安排在早晨,便于母体血糖控制,分娩期间母体血糖应控制在正常水平,一般要求血糖低于6.7mmol/L。如高于此值可用正规胰岛素10U溶于生理盐水100ml静脉滴注,血糖为6.72~7.5mmol/L,胰岛素给1U/h;7.6~8.4mmol/L,则给2U/h;8.4~9.2mmol/L时给3U/h。

麻醉选择应采用糖代谢影响较小的麻醉药及麻醉方法,一般认为硬膜外阻滞引起机体的变化较全身麻醉轻。硬膜外阻滞可以阻断交感神经、减轻手术引起的肾上腺皮质与高血糖反应,还可以抑制术中内源性儿茶酚胺的分泌。麻醉管理应注意以下几点:①严格无菌技术,以防感染;②重症糖尿病患者因脱水及粥样硬化,麻醉后易引起低血压,应妥善处理;

③局麻药中应禁止添加肾上腺素，以防血糖升高；④硬膜外阻滞应严格控制麻醉平面，以防血压骤降；⑤麻醉期间应每小时监测血糖一次，既要防止高血糖，又要避免发生低血糖。

(四)妊娠期高血压疾病的麻醉管理

妊娠期高血压疾病是妊娠期间严重威胁母子安全的疾病之一。其临床特征为妊娠24周后出现浮肿、高血压、蛋白尿，严重时可发生抽搐或昏迷，可并发心衰、肾衰、胎盘早剥或导致弥散性血管内凝血。其病因尚未明确，终止妊娠往往是治疗本病最有效的手段。

实践证明，在充分内科治疗下，连续硬膜外阻滞是比较理想的麻醉方法，既可达到麻醉目的又兼有降压，改进肾功能的作用。对于抽搐频繁难以制止的产妇，可考虑在全身麻醉下使用肌松药以制止抽搐，且迅速取出胎儿结束分娩。

麻醉管理应注意以下几点：①为了达到镇静、镇惊及控制高血压目的，手术前常用大剂量硫酸镁治疗，虽临床上取得较好的效果，但高镁血症可引起呼吸和心肌抑制的副作用，应予重视，必要时静脉注射葡萄糖酸钙予以拮抗；②对已采用肝素治疗的产妇，禁用硬膜外阻滞，以免发生硬膜外血肿，压迫脊髓造成截瘫；③虽然此类产妇术前已有高血压，但不能除外由于利尿或小动脉痉挛，同时也有低血容量存在，因此，硬膜外阻滞时应严格控制平面，防止麻醉范围过广和小动脉痉挛解除而致的低血压，一旦发生应及时正确给予纠正，因这类病人对血管收缩药很敏感，故应慎用，必要时给予小剂量麻黄碱；④该病可诱发胎盘早剥而需行剖宫产时，术中应警惕羊水栓塞的并发，并由此引起弥散性血管内凝血，导致产后大出血；⑤由于胎盘病变，功能减退，产妇娩出的新生儿可能为早产或营养不良，体重不足，或有宫内窘迫，或受药物抑制，因此，均应视为高危儿，应有专人监护和护理。

五、分娩镇痛

(一)产程与分娩疼痛

分娩分为三个产程，第一产程是指从规律性宫缩开始到子宫颈口开全，第二产程从子宫颈开全到胎儿娩出，第三产程从胎儿娩出到胎盘娩出。

在第一产程中，疼痛主要来自子宫收缩和宫颈扩张，疼痛冲动系通过内脏传入纤维与交感神经一并在 T_{10}～L_1 节段传入脊髓。疼痛部位主要在下腹部、腰部，有时髋骶部也会出现牵拉感。第二产程致痛的原因，主要为子宫持续性收缩以及胎儿先露部分下降，引起会阴部的组织扩张。产妇感觉背部、大腿、小腿疼痛及会阴部胀痛，并会出现强烈的不自主“排便感”。第三产程时，子宫容积缩小，宫内压力下降，会阴部牵拉感消失，疼痛也骤然减轻。

(二)分娩疼痛对产妇及胎儿的影响

在分娩过程中，产妇无论在精神或生理上都处于应激状态，疼痛使病人焦虑、恐惧、血中肾上腺皮质激素和儿茶酚胺均增加，过度通气，低碳酸血症，这些反应不仅使子宫血流减少，且影响胎儿心率减慢及氧离曲线左移，供氧能力降低，导致胎儿窘迫和酸碱平衡紊乱。因此，在分娩过程中，适量应用镇痛药物将给母子带来安全。

(三)分娩镇痛法

为了更好地解除分娩中的疼痛，一个多世纪以来人们都在不断地进行研究和探索，各种药物和方法虽屡有报道，但各有利弊，时至今日，尚没有一种既能使分娩完全无痛又不影响母子安全的方法，本节仅简介常用的麻醉镇痛法。

1. 局部浸润麻醉 该法用于分娩镇痛不抑制胎儿，不影响宫缩，不延长产程，只要局麻药的浓度及剂量掌握适当，且注射时又没有误入血管内，局部麻醉是比较安全的。外阴及会阴部局部浸润主要用于消除会阴痛和会阴切开缝合术。宫颈旁阻滞常用于第一产程。阴部神经阻滞多用于第二产程，以解除阴道下部和会阴部疼痛。

2. 硬膜外阻滞 是目前认为消除分娩疼痛较好的方法。合理应用硬膜外阻滞不仅可消除疼痛，还可得到产妇主动配合，避免母胎抑制，减少全麻误吸的危险，但硬膜外阻滞时，如果局麻药使用不当，阻滞平面超过 T_{10}，则子宫收缩减弱，使第一产程延长。第二产程中如阻滞平面超过 T_6，因腹直肌和肛提肌松弛，产妇往往屏气无力，亦可使第二产程明显延长，助产率显著增加。因此，选用硬膜外阻滞进行分娩镇痛时必须密切配合产程的进展合理应用局麻药，严格控制阻滞平面不超过 T_{10}。

临床上有单管法或双管法。单管法常选择第3～4腰椎或第4～5腰椎间隙穿刺，向头端置管3cm。双管法一点选择第1～2腰椎间隙，向头端置管2～3cm；另一点选择第4～5腰椎间隙，向尾侧置管3cm。临床常用局麻药有0.12%～0.25%布比卡因，也可选用1%利多卡因。第一产程中，初产妇宫口开5～6cm，经产妇宫口开至3～4cm时方可用药，以免用药过早，引起宫缩停止。采用双管法的产妇，第一产程初期从上管给药3～5ml，可阻滞 T_{10}～L_2 脊神经，以解除宫缩痛；第一产程后半期下管给药1次，3～4ml，可阻滞 S_2～S_4 脊神经。单管法每次注药4～6ml。进入第二产程时，双管法下管给药，每次4～5ml；单管法给药8～10ml，取半卧位，使局麻药尽量向骶部扩散。

由于连续硬膜外阻滞是间断给药，常因局麻药追加不及时，往往影响其效果。近年来，有人应用连续硬膜外滴注给药法，常用0.12%～0.25%布比卡因，滴注速度为5～10ml/h，这种方法在第一产程中可产生良好的镇痛效果，但第二产程时则镇痛效果较差。

3. 椎管内镇痛　目前常以硬膜外途径注入阿片类药物，但其效果不如治疗急慢性疼痛理想。硬膜外注射吗啡的分娩镇痛剂量为7.5～10mg，以生理盐水10ml稀释后注入，宜在宫口开在2～3cm时开始用药，其缺点为起效慢，镇痛效果较差，作用时间长和副作用相对较多等，临床慎用。硬膜外注入哌替啶50mg，维持时间100分钟，镇痛优良率约50%，如加入1∶20万肾上腺素，优良率可提高到80%。硬膜外注入芬太尼剂量为100μg，6分钟见效，维持时间140分钟。哌替啶和芬太尼的共同缺点是作用维持时间短，在产程中需要多次用药，容易蓄积，有抑制呼吸之虑，故不单独用于分娩镇痛。

4. 硬膜外局麻药与镇痛药联合应用　即芬太尼100μg加入0.125%～0.25%布比卡因5ml中，经硬膜外导管缓慢注入。小剂量阿片类药物作用于脊髓受体，低浓度局麻药阻断感觉神经的传导，二者混合应用具有协同作用，可提高分娩镇痛效果，副作用也显著减少。

分娩镇痛期间，须高度重视且严密观察各种药物及方法对母体或新生儿的不良影响，因此对产妇要进行必要的血压、心率、SpO_2 及呼吸的监测，如出现异常情况，立即对症处理。

（潘贤俶）

第三节　妊娠病人实施非产科手术的麻醉

妊娠病人在麻醉上实施手术是对麻醉医师的重大挑战。每年大约有0.75%的妊娠妇女需要接受手术，涉及麻醉7.5万人次。最常见的手术原因包括创伤、卵巢囊肿、阑尾炎、乳腺肿瘤和子宫颈功能不良等。已有妊娠妇女于控制降压下施行颅内手术和在体外循环下施行心脏手术以及进行肝脏移植手术成功的报道。在妊娠妇女实施麻醉时，必须同时顾及母亲和胎儿的安全。为此必须注意以下问题：①麻醉药可能致畸作用；②子宫血流灌注的维持和麻醉对胎儿的影响；③防止胎儿早产死亡。

一、麻醉药的致畸作用和安全性

在妊娠第15～90天，器官分化出现，胎儿对致畸药物的敏感性最高。在第3个月器官分化完成后，药物对胎儿的影响主要是发育迟缓或功能性作用，而不导致明显的组织结构缺陷。

有关麻醉药致畸或致流产作用的研究有3种类型：①小动物研究（鼠、鸡胚）；②在长期接触亚麻醉浓度吸入麻醉药的手术室或牙科工作人员进行的流行病学研究；③在接受手术妊娠期妇女进行的研究。

(一)小动物研究

小动物研究发现,大量麻醉药物在妊娠期可安全使用。即使应用极大剂量,如吗啡、芬太尼、阿芬太尼、硫喷妥钠、甲己炔巴比妥、依托咪酯和氯胺酮,也无副作用。0.75%MAC的氟烷或异氟烷无致畸作用。在受孕前和整个妊娠期,应用利多卡因50mg/(kg·d),无致畸作用和不良生殖反应。

(二)有关N_2O的研究

N_2O在妊娠妇女的应用仍有争议。焦点之一是,N_2O能抑制蛋氨酸合成酶(MS),从而可影响快速发育胎儿DNA的合成。在Sprague-Dawley鼠的研究发现,于受孕第9天吸入75%的N_2O 24小时,流产发生率增加4倍,器官畸形发生率增加7倍,骨骼系统成熟延迟。但该研究的N_2O接触方式有别于手术室的应用方式,也无控制动物心血管和呼吸功能的变化,并且是在妊娠的关键时期接触N_2O。另外,应用75%N_2O的鼠也不能摄食。但此项研究使N_2O在人体妊娠期的应用得到关注。研究发现,虽然应用<10%的N_2O即可使蛋氨酸合成酶活性灭活,但N_2O致畸作用的阈浓度为>25%。焦点之二是,N_2O对肾上腺素能张力的影响。N_2O能增强肾上腺素能张力和引起血管收缩,当N_2O与卤化吸入麻醉药联用时,尽管蛋氨酸合成酶抑制程度类似于单用N_2O,但可防止先天性畸形和流产的发生。据推测,氟烷和氟醚的解交感作用能消除N_2O所致的肾上腺素能张力增强,从而维持子宫血流。因此,N_2O的致畸作用可能与其能增强肾上腺素能张力和降低子宫血流的作用有关,而非对蛋氨酸合成酶活性的影响。因为在此种情况下,蛋氨酸合成酶抑制不可能是解释N_2O致畸作用的单一或主要因素。

最近研究证实,早期妊娠妇女应用60%~70%N_2O 4小时后,血浆蛋氨酸浓度无明显改变,对胎儿也无不良影响。

(三)职业性接触

早期有研究报道,在长期接触低浓度气体麻醉药的手术室或牙科工作人员,自发流产和胎儿先天性畸形的发生率增加,生育能力降低。但早期研究未能满意控制以下指标:①选择研究对象的标准;②接触麻醉药的浓度、类型(如小儿面罩全麻或局麻)和时间;③病例的类型;④麻醉设备;⑤废气清除系统的有效性等。另外,研究者也忽略了其他影响因素,如应激性刺激、放射性接触、既往产科病史或伴发疾病(如糖尿病)等,从而使其结果与对照组比较相当困难。

晚近的研究,通过严格控制上述因素,将手术室护士和具有同样工作强度的病房护士相比较,胎儿流产、先天畸形、体重降低或围生期死亡的发生率均无明显差别。目前,手术室已常规安装麻醉废气清除系统,无确切证据说明妊娠过程中在手术室职业性接触麻醉药对健康有害。

(四)孕妇手术后的结果

在两项分别包括2500例和5400例接受各种手术孕妇的研究表明,妊娠1~3个月或3~6个月时于全麻下实施手术,不增加胎儿先天性畸形的发生率,但自发性流产的危险性和低体重婴儿的出生率增加。由于早产胎儿生存能力低下,胎儿死亡率增高。自发性流产的危险性与手术部位有关,腹腔内、盆腔和子宫病变对妊娠的危险性最高,危险比率在妇科手术时为2.0,在其他部位手术时为1.54。在未使用麻醉药或使用脊麻和局麻的孕妇,流产的危险性无明显增加。因在98%的全麻中应用了N_2O,所以也支持N_2O不是胎儿致畸因素的研究结论。

常见的致畸性药物有ACE抑制剂、乙醇、雄激素、抗甲状腺药物、化疗药物、可卡因、香豆素、己烯雌酚、铅、锂、汞、苯、链霉素、反应停、三甲双酮、丙戊酸。总之,除可卡因外,其他麻醉药在人体无直接致畸作用。此对保证麻醉医师在妊娠妇女合理用药至关重要。

二、麻醉中影响胎儿安全的其他因素

许多其他因素归因于麻醉的潜在致畸性。

麻醉药物的细胞毒性与其生物降解密切相关，因机体的氧合状态和肝血流量可影响麻醉药物的生物降解，所以麻醉并发症，如母体缺氧、低血压、应用血管收缩药、高碳酸血症、电解质紊乱等的致畸作用均可能超过所用药物。在鸡胚已确切证实缺氧具有致畸作用；母体糖类代谢异常对胚胎发育也有影响，在孕期为 7、9 和 11 天的鼠，禁食 48 小时和应用胰岛素均可导致许多骨骼异常。

虽然满意的子宫胎盘灌注对维持胎儿的正常状态至关重要，但极易受药物和麻醉的影响。如椎管内阻滞、平卧体位时下腔静脉受压和出血等因素导致母体低血压时，胎盘绒毛间隙的血流灌注降低。同样，子宫活动增加也降低胎盘灌注。因应用 α 肾上腺素能药物治疗低血压和应用麻醉药物氯胺酮(＞1mg/kg)均增加子宫肌张力，从而可威胁胎儿安全。研究发现，母体过度高通气亦可使子宫胎盘血流降低。

三、妊娠病人的麻醉处理

(一)麻醉处理原则

1. 妊娠＜16 周孕妇的麻醉处理原则　①如果可能应推迟手术至妊娠 3～6 个月时进行；②术前应由产科医师对孕妇的妊娠状态进行评估；③术前讨论病情；④用非特异性抗酸药预防误吸；⑤监测并维持母体氧合、CO_2 分压、血压和血糖于正常范围；⑥如果病情允许，应尽可能采用局部麻醉；⑦全麻中尽量避免使用高浓度 N_2O(仍有争议)；⑧术前和术后记录胎儿心音。

2. 妊娠＞16 周孕妇的麻醉处理原则　①术前讨论病情；②与产科医师讨论保胎药的预防性使用；③选择预防误吸的措施；④术前、术中和术后保持子宫于左侧位；⑤监测并维持母体的氧合、CO_2 分压、血压和血糖于正常范围；⑥在可能的情况下，术中采用胎儿监测，以保持满意的子宫内环境；⑦术后监测子宫收缩。

(二)术前准备

术前探视中，全部育龄妇女均应被问及是否有怀孕的可能，因为大约 50％的妊娠属非计划性。如果怀疑妊娠，应做妊娠试验，在麻醉记录中应记载上次月经期。如果可能，择期手术应推迟至妊娠 3～6 个月期间进行，以免胎儿在器官分化期接触药物。另外，在妊娠 3～6 个月接受手术，早产的危险性也低于妊娠末期，因为子宫的应激性在妊娠末期更强。

术前评估中，麻醉医生和手术医生应讨论对胎儿的危险性和流产的可能性，应保证所用麻醉药物或方法对胎儿的危险性最低。满意的术前用药可消除焦虑，使病人更为舒适，并能预防内源性儿茶酚胺升高。焦虑和儿茶酚胺升高均能降低子宫灌注。妊娠早期，可安全使用阿片类药物或巴比妥类药物。

术前药中应包括预防误吸的药物，如联用非特异性抗酸药、H_2 受体阻滞药和(或)甲氧氯普胺等。应仔细评估气道，因为插管失败在妊娠病人更为常见。尽管阿托品和格隆溴铵对胎儿均有影响，但格隆溴铵在母体无中枢作用，所以，如果拟用止涎药，应首选格隆溴铵。

产科医师可能主张预防性应用保胎药物，吲哚美辛栓最常用，且对麻醉无影响。但是，如果选用 β 受体兴奋药或硫酸镁，必须考虑血流动力学效应及其与麻醉药物的相互作用。应教导病人早产的征兆如背痛，以利于术后早期诊断。另外，如果孕期超过 24 周，在向手术室转运中应保持侧卧，以防下腔静脉受压。

(三)麻醉处理

1. 全身麻醉　全麻开始应予吸氧，以防止快速动脉脱氧饱和。为减少胎儿损害，特别在早期妊娠的 1～3 个月内，应优先选取安全应用多年的药物，如硫喷妥钠、吗啡、哌替啶、琥珀胆碱和筒箭毒碱等。硫喷妥钠和依托咪酯能用于麻醉诱导；如果选用氯胺酮作为麻醉诱导药，在早期妊娠病人的用量应＜2mg/kg，以防子宫张力增加；在妊娠末期，氯胺酮则不增加子宫张力。快速静脉麻醉诱导中压迫环状软骨能降低误吸的危险性。

麻醉中，通常使用吸入麻醉药降低子宫张力和抑制其收缩，此在盆腔或腹内手术中尤为理想，但无研究证实应用吸入麻醉药可降低早产的发生率。在>2.0MAC时，吸入麻醉药能降低血压和心排血量，从而导致胎儿酸中毒。因为N_2O可降低子宫血流和抑制蛋氨酸合成酶活性，一些人认为在早期妊娠的1～3个月内应避免使用N_2O。麻醉中应持续吸入高浓度的氧。

非去极化肌松药的转复药新斯的明、吡斯的明和依酚氯胺均是四价化合物，不能通过胎盘或引起胎儿心动过缓。但是，从理论上讲，转复药通过增加乙酰胆碱释放可间接增加子宫张力，所以应缓慢使用，并最好与抗胆碱药物，如格隆溴铵联用。总之，妊娠病人采用全麻时，应使用快速麻醉诱导、吸入高浓度的氧以及合理联用阿片类药、吸入麻醉药和肌松药。

2. 局部麻醉 采用局部麻醉方法时，尤其是脊麻，胎儿的药物接触机会最小，此在妊娠前3个月内实施手术的孕妇具有明显的优点，应优先考虑使用。此方法适宜于早期妊娠中的许多手术，如宫颈环扎术。满意的液体预充和保持子宫左侧移位可避免发生低血压。

在妊娠1～3个月时，局麻药的需要量明显降低。如果需用升压药，应使用麻黄碱，以更好地维持子宫血流。在剖宫产病人，已成功使用去氧肾上腺素，且无副作用。

3. 监测 麻醉中必须监测病人的血压、氧合(F_iO_2)、氧饱和度(S_pO_2)、通气($P_{ET}CO_2$)和体温。在孕期16～20周后，在不影响手术野的情况下，应采用体外多普勒装置监测胎儿心率，用分娩力计监测子宫收缩。通过监测胎儿能够及时了解子宫内环境是否满意，例如，胎儿心率减慢常提示术中意外性母体缺氧，吸入高浓度氧和调整气管内导管位置可得以纠正。胎儿心率减慢也可预示子宫灌注不良，进一步左移子宫、输液和应用血管加压药可使胎儿心率恢复。

如果手术中应用控制性低血压或体外循环，胎儿是评估母体灌流满意度的良好监测手段。但需注意，应用阿片类药物、巴比妥类药物和其他麻醉药后，胎儿心率的变异程度降低，使其不能敏感反映子宫内环境的变化，该作用可持续至术后母体恢复且胎儿完全将药物排除后，从而也可使术后期的胎儿监测发生困难。为避免母体高通气，围手术期应监测动脉血气或$P_{ET}CO_2$。

(四)术后期

在恢复室，应持续监测胎儿心率和子宫活动，必要时需由熟悉这些特殊监测的产科护士来进行此项工作。因残余麻醉药或术后镇痛药可消除或减轻术后子宫收缩性疼痛，子宫监测应至少持续24小时，以早期发现和治疗早产。术后硬膜外间隙或蛛网膜下间隙应用阿片类药物不仅能获得良好的术后镇痛作用，而且无明显母体镇静作用，另外对胎儿心率亦无明显影响。在32周妊娠后，应避免使用非甾体抗炎药，因为其可导致输卵管闭塞。

总之，妊娠妇女实施非产科手术必须极为谨慎，但并不可怕，麻醉药的致畸危险性极低或无。妊娠中手术时，最重要的方面是安全、熟练的麻醉处理，而非采用任何特殊的药物或方法。

（薛富善）

参考文献

陈良国．1997. 硬膜外麻醉下妇科腹腔镜手术时对呼吸循环参数的影响．麻醉与重症监测治疗，3(1)：46

冷金花，郎景和．1993. 妊娠合并心脏病的病理生理变化．中国实用妇科与产科杂志，9(5)：273

李树人．1997. 产科麻醉．见：刘俊杰，赵俊主编．现代麻醉学．第2版．北京：人民卫生出版社

潘贤伀，杜新民，焦洪馥，等．1991. 硬膜外阻滞行剖宫产时产妇及胎儿血中利多卡因浓度测定．中华麻醉学杂志，11(3)：154

潘贤伀，祝青璇，杜新民．1987. 术中产妇吸氧对胎儿脐血氧分压的影响．中华麻醉学杂志，7(5)：286

薛富善，廖旭．1998. 妊娠病人实施非产科手术的麻醉．麻醉与临床相关杂志，2：14

尹大光．1994. 妇科及产科手术的麻醉．见：谢荣主编．麻醉学．第3版．北京：科学出版社

宋玉生．1994．妊娠合并糖尿病．中国实用妇科与产科杂志，10(5)：301

Aitkenhead AR，Smith G. 1990. Obstetric anesthesia and analgesia. In：Textbook of Anesthesia. London & New York：Churchill Livingstone，541～553

Finster M. 1994. Anesthesia for the pregnant surgical-patients. IARS Review Course Lectures. Orlando，Florida，93

Hawkins JL. 1997. Anesthesia for the obstetric Patient for non-obstetric surgery. IARS Review Course Lectures. San Francisoco，60

Khoo SS，Miller F，Doan T，et al. 1982. Materal，fetal andneonatal responses after epidural anesthesia with bupivacaine，2- chloroprocaine，or lidocaine. Anaesth Analg，61：638

Kim KC，Noueihed R，Kuhnert BR，et al. 1983. Epidural bupivacaine，chloroprocaine，or lidocaine for cesarean sectionmaternal and neonatal effects. Anesth Analg，62：914

Robson SC，Dunlop W，Boys RJ，et al. 1987. Cardiac output during labour. Br Med J，295；1169

Shah JL，Baguley L. 1987. Extradural pressure during labour. Br J Anaesth，59：127

Shnider SM & Levinso G. 1993. Anesthesia for obstetrics. In：Miller RD. Anesthesia. 3rd ed. London：Wmam & Wilkins

第60章　骨科手术麻醉

骨科手术范围包括四肢、脊柱、骨关节、肌肉等部位。手术目的主要在于祛除病灶，解除疼痛，恢复或改善某些运动器官的功能，预防及矫正畸形。

第一节　骨科麻醉管理特点

(1)骨科手术可见于任何年龄。先天性疾患而要求手术者，年龄偏小，但骨关节病和骨折手术中，老年人逐渐增多，由于老年人常合并慢性心、肺疾患或伴高血压而长期服用降压药，术前应把高血压降至适当水平，且继续服用至手术日晨，防止停用药物后高血压反跳，因此，术前须做好全面检查及充分准备。

(2)某些骨关节疾患病人，可能全身或局部应用糖皮质激素，达到消炎、消肿、止痛和改善功能的作用，但长期大量使用可导致肾上腺皮质功能减退，术中易出现原因不明的低血压、苏醒延迟或呼吸抑制延长等表现，因此，在围手术期应适当补充激素，提高病人应激能力，预防低血压的发生。

(3)骨组织的血运丰富，创面渗血较多，尤以骨断面或骨髓腔明显，往往渗血难止。手术部位、手术时间、患者凝血功能、手术者的技巧和麻醉技术皆可影响手术出血量，而且出血量也各不相同，时间越长出血越多，术后伤口有可能继续渗血，因此术前对此应有充分估计和准备。四肢手术虽可在止血带下进行，以减少手术野失血而便于手术操作，但放松止血带时，因局部血管扩张，出血量也不可低估，骨科手术中根据纱布及吸引瓶内出血量估计失血量较为容易，但对院前创伤性骨折出血的患者，则失血量估计较难，因此，在临床上应结合病人表现及检查给予血容量的补充。

(4)手术时体位：骨科手术方式复杂多变，不同的术式对患者的体位要求也不同，肩部手术多取头高位；髋关节手术多取侧卧位；脊柱手术多取俯卧位，体位不当会导致多种问题的出现，如气管内插管发生扭折及脱出、空气栓塞、神经损伤、血液回流障碍或局部组织压迫性缺血坏死等，其中以气管内插管发生扭折及脱出和神经损伤较多见。气管内全身麻醉时，最好选用带金属的气管内插管(螺旋丝增强型气管导管 armored tube),其管壁内镶有螺旋形金属圈,可防止因体位改变引起气管导管的扭折,还要注意气管导管脱出或滑入,在体位改变后应再次检查导管位置,确保呼吸道通畅。

(5)有些骨科患者术中行内固定,或手术后尚需做石膏固定的患者,如全麻病人过早清醒可引起躁动而影响手术整复的效果,因此待石膏塑形或敷料包扎完毕后,再使病人清醒,清醒时严防患者躁动。

(6)骨科围手术期,应加强防治深静脉血栓形成和肺栓塞等严重并发症,尤其是高龄病人下肢骨折后因活动受限,长期卧床,血流缓慢及血液浓缩极易引起下肢静脉炎及深静脉血栓形成。麻醉后,特别是椎管内麻醉后,神经根被阻滞,下肢肌肉松弛,血管扩张,使存在于下肢静脉内原先的栓子松动和脱落,可诱发急性肺栓塞;另外,术者抬高患肢行手术野消毒及使用驱血带等原因,增加患肢活动,也有可能促进血管内栓子松动及脱落,发生急性肺栓塞,引起致命后果,因此有条件时,术前应行下肢深静脉超声检查,十分必要。

第二节　术前对骨科特殊情况的评估

类风湿关节炎的患者是免疫介导的慢性进行性滑膜炎,可对全身关节造成破坏而发生畸形和关节不稳定,并累及心血管系统可造成心脏瓣膜病变、心包炎、心肌病或呼吸系统导致胸膜炎或肺间质纤维化等。类风湿关节炎可导致寰枢椎不稳定,当颈部弯曲时可能引起半脱位,急性寰枢椎半脱位会导致脊髓受压,甚至发生脊髓动脉压迫引起四肢瘫痪或突然死亡。当影响到颞下颌关节时使下颌活动受限,张口度减少,使气管插管的难度增加。声嘶或吸气喘鸣提示可能有环杓关节炎所致的声门狭窄,应选择相对较细的气管导管,并注意防止拔管后气道梗阻的发生。类风湿关节炎的患者长期服用非选择性非甾体抗炎药($NSAID_S$)治疗疼痛,这类药物具有一些副作用,如胃肠道出血、肾毒性及血小板功能障碍等。

强直性脊柱炎多见于男性,主要由于骨附着处韧带、关节软骨及椎间盘逐渐骨化,最终引起整个脊柱僵硬,呈竹节样变,胸椎驼背畸形、颈腰椎生理曲线变直、脊柱强直、严重活动障碍。麻醉前应考虑注意以下问题:①对脊柱骨折和颈椎不稳定者,在患者清醒时先选择好最合适的手术体位;②上肢手术若用臂丛阻滞,应采用腋路法而不用肌间沟法;③颈部不能活动的患者,椎管往往已融合,施行椎管内麻醉很困难,甚至不可能,应选用全身麻醉。当颈部不能活动和颈椎不稳定的患者或张口困难者,可采取清醒插管法,或借助纤维支气管镜经鼻进行气管内插管。有条件时可采用视频喉镜,视频喉镜是含有微型视频的新型气管插管装置,能够使操作者间接显露声门。在强直性脊柱炎患者,Glidescope 视频喉镜可较 Macintosh 喉镜提供更好的喉显露视野,并允许大多数患者成功完成经鼻气管插管。在颈椎固定患者进行的一项研究证明,与 Macintosh 喉镜相比,Glidescope 视频喉镜可降低气管插管困难评分,改善喉显露的 C/L 分级,便于气管内插管,提高气管内插管成功率。对于颈部活动度尚可的病人,椎骨的融合可能是不完全的,可考虑实施椎管内麻醉。

第三节　骨科手术麻醉的选择

骨科手术麻醉的选择应根据手术部位、体位、手术时间长短及病人的全身情况,选择最熟练和最有效的麻醉方法。目前国内麻醉医师常用的麻醉方法包括外周神经阻滞、椎管内神经阻滞和全身麻醉。其中各种技术近十年来都有了新的发展,包括神经刺激定位仪,超声神经定位;腰麻硬膜外联合穿刺针以及声门上通气技术的广泛应用。与此同时,克服困难插管的各种工具不断出现,大大提高了麻醉工作效率,降低了麻醉风险,改善了麻醉质量。因此,麻醉技术和理念也不断更新,麻醉医师有了更多选择;有时麻醉医师会根据临床情况将上述麻醉方法进行复合使用，发挥更大优势。

一、上肢手术麻醉选择

上肢手术可采用臂丛神经阻滞，臂丛神经由C_5～T_1脊神经的前支组成，上述神经在椎间孔分出后，在前、中斜角肌之后形成上、中、下干，上干由C_5～C_6前支，中干由C_7，下干由C_8～T_1构成，三条神经干穿过前、中斜角间隙，向前外、下方向伸展，到锁骨后第1肋骨中外缘，每个神经干分成前、后两股，通过第1肋骨和锁骨中点，再经腋窝顶进入腋窝，在腋窝各神经干的前、后两股再组成束，根据它们与腋动脉的部位关系，3个后股在腋动脉后侧合成后束，最后延续为桡神经；上干和下干的前股在腋动脉外侧组成外侧束，最后延续为正中神经；下干的前股延伸为内侧束，最后延续为尺神经。

1. 肩部手术麻醉 肩区神经支配为C_3～C_6神经根，来自颈神经丛C_3～C_4分支支配肩项皮肤；其余皮肤和肩部深层组织由C_5、C_6支配，故肩部手术需阻滞C_3～C_6，包括颈丛和臂丛，因颈丛和臂丛在一平面而相互连续，肌间沟阻滞局麻药可以在C_6脊椎平面上、下扩散，因此，肩部或上臂手术可选用肌间沟法，若切口延到腋窝可补充皮下局麻药浸润。肘部以下手术可选用腋路法，应同时在腋下阻滞T_1～T_2支配的肋间臂内侧皮神经，使麻醉效果更完善。手和前臂内侧为C_7～C_8和T_1支配，肌间沟法有时阻滞不全，最好采用腋路法。操作时应避免盲目反复穿刺，防止损伤血管引起局部血肿，避免局麻药误注入血管内引起毒性反应。肌间沟法有可能误入椎管内造成高位硬膜外阻滞或全脊髓麻醉的危险，锁骨上法有损伤胸膜并发气胸的可能，应警惕。对手术时间长或双侧上肢同时进行手术时，最好应用气管内全身麻醉。

2. 上肢周围神经阻滞 包括尺神经阻滞、正中神经阻滞、桡神经阻滞、指神经阻滞。在临床上肢周围神经行单支阻滞其作用有限，较大手术需多点注射并辅助局部浸润麻醉。现主要作为臂丛神经阻滞不全时的补充手段或为手部短小手术提供镇痛。

二、下肢手术麻醉选择

常选用蛛网膜下隙阻滞、硬膜外阻滞或腰麻硬膜外联合阻滞。蛛网膜下隙阻滞具有起效迅速、镇痛完善、肌肉松弛好等优点，在老年或高血压患者，谨防麻醉平面过广引起低血压。硬膜外阻滞行下肢手术时可在L_2～L_3或L_3～L_4间隙穿刺，由于下肢神经主要来自腰、骶神经丛，为使下肢麻醉完善，需保证腰骶丛神经阻滞良好，但L_5～S_1神经较粗大，局麻药渗入较慢，可出现阻滞不全，如果适当加大局麻药用量和浓度，常可获得满意效果。腰麻硬膜外联合阻滞(CSEA)目前在骨科手术应用较多。操作时可选用L_3～L_4椎间隙行硬膜外穿刺，成功后退出针芯，经硬膜外穿刺针腔插入25号腰麻穿刺针，通过硬膜外穿刺针顶端勺状面小孔，刺破硬脊膜和蛛网膜后见脑脊液回流将局麻药注入蛛网膜下隙，注毕退出腰麻穿刺针。向头侧置入硬膜外导管备用。目前，腰麻穿刺针有了很大改进，普遍使用针内针技术，从而使针芯更细，减轻了硬膜的损伤程度，同时避免了和皮肤的直接接触，减少了感染的机会；采用笔尖式针芯，针孔侧置使针芯不像传统的斜面式穿刺针那样切开硬脊膜，而是分开硬脊膜，对硬脊膜的损伤更小，且容易愈合，明显减少脑脊液的外漏等，大大减少术后头痛。腰麻硬膜外联合阻滞将蛛网膜下隙阻滞的可靠性与硬膜外阻滞的灵活性相结合，取长补短，使麻醉更加完善，既保留了蛛网膜下隙阻滞起效快、麻醉效果确切的优点，又可经硬膜外导管追加局麻药，弥补蛛网膜下隙阻滞平面不足或阻滞时间的有限。

神经定位技术的改进：由于椎管内阻滞可提供完善的麻醉，因此临床应用下肢周围神经阻滞相对较少。但近十余年来，下肢外周神经阻滞技术取得了极大进展，一方面得益于这种技术起效快、麻醉效果好，对全身影响小、严重并发症的发生率少、恢复迅速以及术后镇痛维持时间较长等优点，另一方面是神经刺激器和超声技术方面的飞速发展，提高了外周神经阻滞成功率和神经阻滞的质量。神经阻滞的关键是如何准确定位所阻滞的神经或神经丛，如果说从传统的异感定位到神经刺激器定位是外周神经阻滞定位的进步，那么超声引导定位外周神经则是区域阻滞领域的巨大变革。超声引导定位技术为麻醉医师直接观察外周神经及其周围组织提供了可能，在可视情况下更直观地阻滞外周神经，有助于操作者观察局麻药在神经周围的扩散情况和导管的置入位置，从而提高了外周神经阻滞的成功率，减少并发症。与神经刺激器相比，超声引导技术的优点为避免了穿刺针误入血管、体腔以及神经内注射的风险，提高了神经阻滞成功率。在肥胖患者或对于下肢及中轴神经阻滞，由于神经组织周围肌肉及脂肪组织丰富，位置较深，有时神经组织不能在超声图像上清晰显像时，现有研究推荐应用超声联合神经刺激器定位技术，这样可以精确地定位目标神经，确保麻醉的成功率。

下肢最主要神经支配来自于腰神经丛和骶神经丛。腰丛由 T_{12} 前支一部分及 $L_1 \sim L_3$ 前支和 L_4 前支一部分组成。腰丛上端的三支神经是髂腹下神经、髂腹股沟神经和生殖股神经，支配髋部和腹股沟区皮肤；腰丛下端三支神经为股外侧皮神经、股神经及闭孔神经。骶丛由腰骶干（L_4 的余下部分及 L_5 前支合成）及骶尾神经前支组成。其分支为臀上神经、臀下神经、股后皮神经和坐骨神经。下肢神经支配为：大腿外侧为股外侧皮神经，前面为股神经，内侧为闭孔神经和生殖股神经，后面为骶神经的小分支；小腿和足绝大部分由坐骨神经支配，只有前内侧小部分由股神经延续的隐神经支配。因此，在髋部手术时，麻醉需阻滞除髂腹下神经和髂腹股沟神经以外的全部腰神经丛，最简便的方法是腰大肌间隙腰神经丛阻滞。在大腿手术需阻滞股外侧皮神经、股神经、闭孔神经及坐骨神经，可行腰大肌间隙腰神经丛阻滞并联合坐骨神经阻滞。膝部手术时，可采用腹股沟血管旁腰丛阻滞或股神经及坐骨神经联合阻滞，可提供有效的麻醉，以满足膝关节镜手术的需要。但在开放性膝关节手术时，最好选用腰丛和坐骨神经联合阻滞。膝远端手术需阻滞坐骨神经及股神经的分支隐神经。单纯足部手术可采用踝关节处阻滞或坐骨神经阻滞。

1. 腰大肌间隙腰神经丛阻滞　$L_1 \sim L_4$ 神经根自相应的椎间孔穿出后，其前支合并构成腰丛。腰丛三根主要分支股神经、闭孔神经及股外侧皮神经都包裹在腰大肌后内方的筋膜间隙中，即腰大肌间隙，其内侧为脊柱腰段，后方为腰方肌，前方为腰大肌，腰大肌间隙阻滞即是将局麻药液注入该间隙内，以达到阻滞腰丛的目的。

腰大肌间隙腰丛阻滞定位：操作时患者侧卧，腰部弯曲，患侧在上。以 L_4 的棘突沿中轴向骶部方向绘一条长 3cm 的直线，从该直线末端向阻滞患侧绘一条长 5cm 的垂直线，该垂直线的外侧即为腰丛阻滞穿刺点，通常是位于髂嵴的内侧缘（图 60-1）。操作步骤：经皮丘垂直进针直达 L_4 横突，然后将穿刺针向尾部倾斜，并滑过 L_4 横突上缘，再前进 0.5cm，待有明显脱空感后，表明穿刺针已进入腰大肌间隙，回抽无血液，即可注入局麻药。该法有可能发生硬膜外阻滞的危险，因此，腰丛阻滞要给予试验量，全量需分次注入，并加强观察。

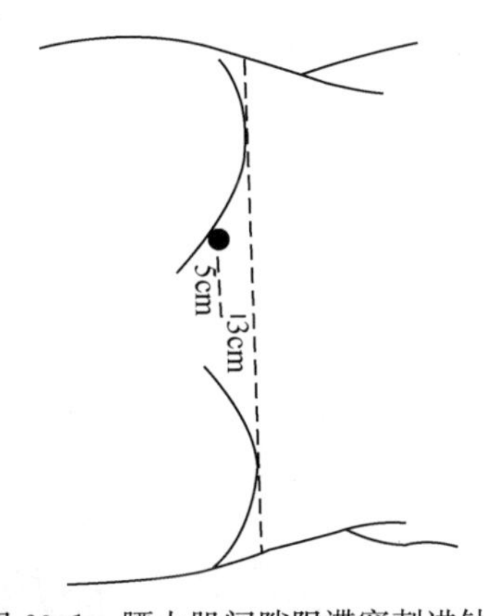

图 60-1　腰大肌间隙阻滞穿刺进针点

2. 腹股沟血管旁腰丛阻滞（三合一神经联合阻滞）　该法是经前方进入腰大肌间隙。指阻滞股神经、闭孔神经及股外侧皮神经的三种阻滞一次完成。腰丛是被“夹在”腰大肌、腰方肌和髂肌之间，周围被这些肌肉的筋膜所包裹，随股神经下行，延伸到腹股沟韧带以下，所以在腹股沟韧带水平注入一定容量的局麻药可以阻滞腰丛。腹股沟血管旁腰丛阻滞成功的关键是将局麻药注射到髂筋膜下方，因为当股神经在腰大肌和髂肌之间下降至大腿前侧，它被前面的髂肌膜所束缚，故在髂肌膜腔隙内注入一定量的局麻药后，可向腰肌方向扩散，由于股神经和股外侧皮神经距离较近，股外侧皮神经和闭孔神经的神经根均在筋膜下，所以它们同时被上述部位注射的局麻药阻滞。

腹股沟血管旁腰丛阻滞定位：患者平卧，在腹股沟韧带下方扪摸股动脉搏动，用手指将股动脉推向内侧，在其外缘 1cm 做皮丘（图 60-2）。操作步骤：经皮丘以 45°角向头端刺入推进，通常有两次突破感，第一次突破感表明穿刺针已穿过阔筋膜，第二次突破感时表明穿刺针已经到达髂筋膜下（图 60-3），此时大多数能够刺激股神经出现异感，或应用神经刺激器诱发出股四头肌颤搐反应。回抽无血液，可注入局麻药，同时在穿刺点远端加压，促使局麻药向腰丛近端扩散。

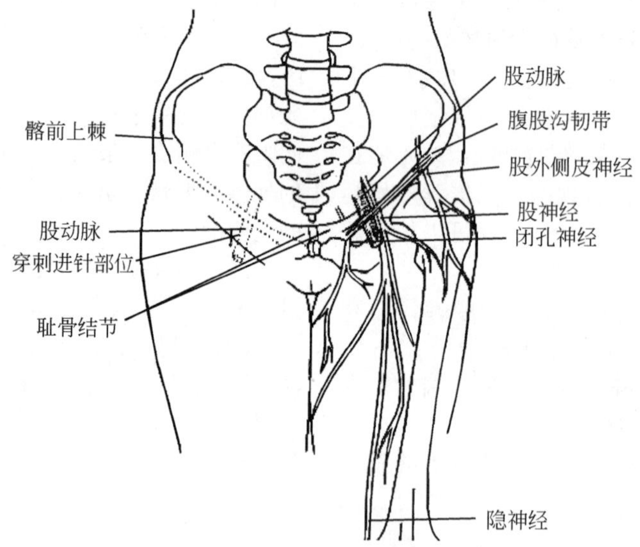

图 60-2 腹股沟血管旁腰丛阻滞

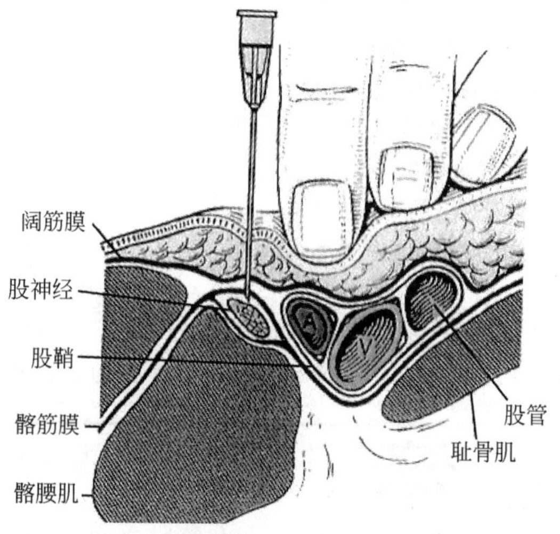

图 60-3 腹股沟血管旁腰丛阻滞注入局麻药的部位

3. 坐骨神经阻滞(后侧入路)　坐骨神经发自骶丛，由 L_4、L_5 和 $S_{1\sim}S_3$ 神经根前支组成，这些相互融合的神经根从梨状肌下缘的坐骨大孔出骨盆，然后经股骨大转子和坐骨结节之间进入下肢的后面，在臀大肌下缘处，坐骨神经走行位置表浅，在沿大腿后面走行一直到腘窝部位，并分为胫神经和腓总神经。

坐骨神经阻滞(后侧入路)定位：患者侧卧，阻滞侧在上，屈髋屈膝位，非阻滞侧下肢伸直，将骶髂关节、股骨大转子及骶裂孔三点作标记，由大转子至髂后上嵴作一连线，连线中点作一垂直线，垂直线与股骨大转子与骶裂孔连线的交点作为坐骨神经穿刺点(图 60-4)。操作步骤：取 8～10cm 22G 长的穿刺针经穿刺点垂直进针直至出现异感，若无异感而触到骨质(乃髂骨后壁)，针可略偏向内侧再穿刺，直到滑过骨质而抵达坐骨神经切迹，出现异感后退针数毫米，回抽无血液，可注入局麻药。

穿刺点确定后可采用神经刺激器电流定于 1～2mA，频率 2Hz 与穿刺针相连，通过电流刺激引起相应肌群产生有节律的收缩后(腰丛和股神经以股四头肌颤搐为准，坐骨神经以腘肌或腓肠肌收缩，足屈或趾屈为准)，逐渐降低刺激电流强度到 0.3～0.5mA，如仍有肌肉收缩时，说明针尖已相当靠近目标的神经，此时已达注药点，回抽无血液及脑脊液后即可注射局麻药。此时不仅阻滞成功率提高，而且药物弥散过程明显缩短。神经阻滞成功的关键在于周围神经定位的准确性，神经刺激器仅仅是神经定位的辅助工具，因此，麻醉医生仍需要有神经阻滞熟练的解剖和神经阻滞操作的技术。另外，采用神经刺激器定位外周神经阻滞技术时，由于电流刺激引起相应肌群收缩会给患者带来不适，麻醉实施前可给予适量镇静药以提供一定程度的镇静，同时还需加强生命指征的监测。

4. 踝部神经阻滞　支配下肢的主干神经共发出 5 个终末分支，即胫神经、腓肠神经、腓浅神经、隐神经和腓深神经，单纯足部手术可在踝关节处对这些神经分别实施阻滞(图 60-5)。操作步骤：先在内踝后一横指处进针，做扇形封闭以阻滞胫后神经，在外踝平面紧靠跟腱进针，并向外踝方向推进，做扇形封闭以阻滞腓肠神经，在胫距关节平面附近的伸蹬肌内侧缘进针，便可阻滞胫前神经，并用不含肾上腺素的局麻药注射于两踝关节之间的皮下并扇形浸润至骨膜，以阻滞许多细小的感觉神经，踝部阻滞可适用于足部手术。

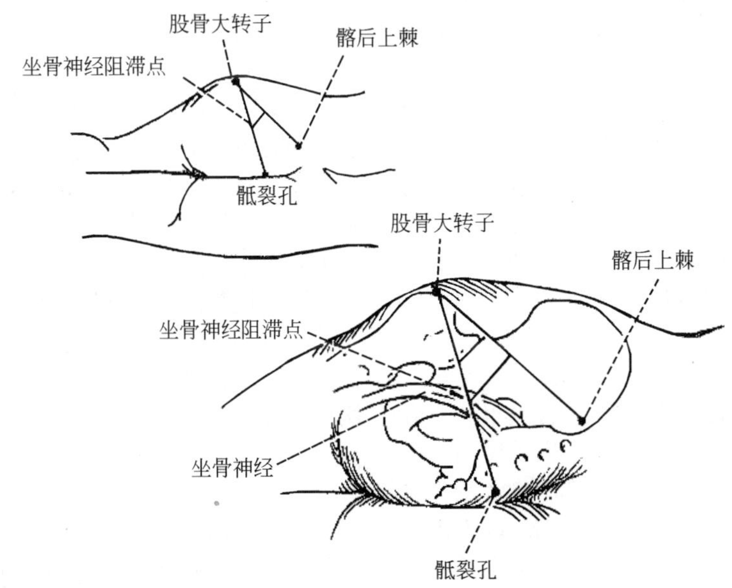

图 60-4　坐骨神经后侧入路阻滞穿刺进针点

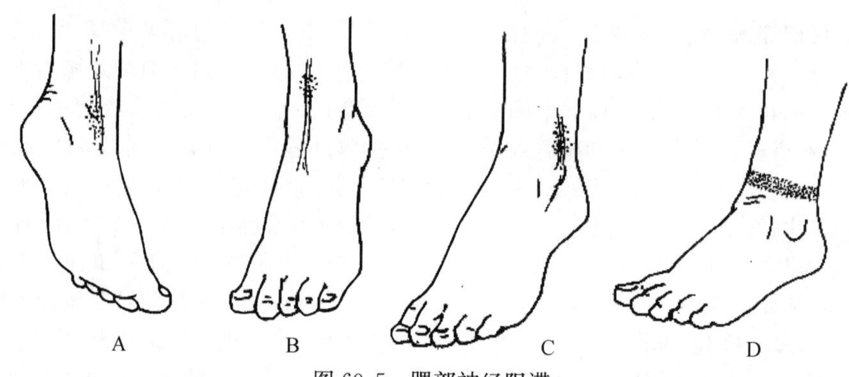

图 60-5 踝部神经阻滞

A. 胫后神经阻滞；B. 胫前神经阻滞；C. 腓肠神经阻滞；D. 环形阻滞细小感觉神经

5. 趾神经阻滞 趾神经阻滞可在跖骨水平或趾骨根部实施，仅适用于单趾或两趾手术。局麻药液中不应加用肾上腺素，而且药液容量不宜过大，以免影响足趾的血液供应而导致组织坏死。

三、脊柱手术麻醉选择

常取俯卧位、侧卧位及头低位。在腰间盘摘除术、腰椎管狭窄减压术等可采用硬膜外阻滞，当前上述手术还同时行椎弓根内固定及植骨术，目前我们多应用气管内全身麻醉。如脊柱结核病灶清除及减压手术、椎体肿瘤切除术、脊柱侧弯矫正术，或手术复杂、创面大、出血多、手术时间长或破坏性手术，更需要选用气管内全身麻醉，不仅易于保持呼吸道通畅，维持呼吸功能，而且有利于麻醉维持及管理。对于气管插管困难者，可采取清醒插管法，或借助纤维光导喉镜引导插管。气管内全身麻醉时，最好选用带金属的气管内插管，可防止因体位改变引起气管导管的扭折，还要注意气管内插管的脱出或滑入，在体位改变后应再次检查导管位置，确保呼吸道通畅。

喉罩在骨科手术麻醉的应用：

喉罩通常分为普通喉罩、插管喉罩和双管喉罩。其优点是：①困难气道中很重要的一个处理手段，尤其对面罩通气困难的患者是首选的紧急而有效的通气方法。喉罩置入，不需要使用喉镜显露声门，操作简便。如果喉罩通气成功，可以直接在喉罩通气下进行短时间手术。②喉罩不需要插入气管内，避免了对气管刺激所造成的一系列并发症，如常规气管插管和拔管时血压、心率剧烈波动，喉头水肿，术后声嘶等。

由于骨科四肢手术等对肌松要求不高，麻醉深度比较恒定，越来越多的临床经验证明了喉罩通气在骨科手术麻醉的优越性。

现已推广使用的 Proseal 型喉罩(双管喉罩)，相对于其他类型喉罩具有以下特点：①有两个充气囊，密闭性更好；②增加引流管，帮助插入胃管。用于正压通气时更为有效和安全，减少胃胀、反流和误吸的发生率。

但是，在临床上气道梗阻和漏气仍然是喉罩在全身麻醉中无法完全避免的问题。这与气道压力过高、分泌物多、病人出现吞咽动作和喉罩移位等因素有关。一旦发生气道梗阻或漏气，可以在吸出分泌物和加深麻醉后调整喉罩位置等对症处理，或者重新置入喉罩。如果喉罩选择不合适或特殊原因，不能保证安全通气，需要考虑改行气管内插管或其他气道通气方式。

下列情况应视为喉罩使用禁忌：①有呕吐反流误吸高度危险的患者，如饱胃、腹内压过高、肥胖、肠梗阻等；②多处或大的创伤，急性胸腹部外伤；③咽喉部存在感染或肺顺应性降低的患者；④呼吸道活动性出血的患者，肺部合并严重疾患者；

此外，喉罩一般用于 2～3 小时的手术，喉罩长时间压迫咽部，可能造成咽部黏膜损伤。

总之，喉罩是一种安全有效的气道维持方法，是气管内插管的补充。在临床麻醉的应用中既可作为独立的麻醉方式，也可复合其他麻醉，如外周神经阻滞、椎管内阻滞等，提高麻醉成功率，提供良好的手术环境，也有效避免了全麻气管插管对机体的不良影响，同时解除了辅助镇痛、镇静药物呼吸抑制的顾虑，并能提供更好的肌松效果。

第四节　骨科几种特殊手术的麻醉

一、全髋关节置换术的麻醉

全髋关节置换术（THR），即切除构成髋关节的两个组成部分，用人工全髋关节、人工股骨头和人工髋臼来替代。主要适用于：①髋关节骨关节炎；②类风湿髋关节强直；③强直性脊柱炎；④因创伤或长期服用激素后引起的股骨头无菌性坏死等。经全髋关节置换后，大多数病人术后可达到减轻疼痛和改善关节活动的目的。

髋关节骨关节炎多为老年病人，常合并心血管疾患，如高血压、冠心病等，必要的术前检查及准备是麻醉、手术成功的前提。因长期服用激素致股骨头无菌性坏死者，木前要了解肾上腺皮质功能情况，围手术期内应给予激素，以免发生急性肾上腺皮质功能不全。对类风湿髋关节强直患者，需了解腰椎活动情况，是否有强直性脊椎炎，可增加硬膜外麻醉穿刺的困难，类风湿关节炎患者可导致寰枢椎的不稳定，当颈部弯曲时可能引起半脱位，导致脊髓受压。因此，在麻醉处理上必须避免颈部弯曲，并保持颈部稳定；当下颌关节受影响可导致下颌活动受限，张口度减少，都给气管内插管带来一定难度。强直性脊柱炎的患者由于骨附着处韧带骨化，椎骨往往已融合，最终导致整个脊柱僵硬，施行椎管内麻醉很困难。强直性脊柱炎的患者少数有寰枢椎的不稳定或半脱位，当颈部弯曲时可能引起或加重半脱位，在头颈部不能活动，下颌关节受累致患者张口困难者，都给气管内插管带来相当的难度。上述术前长期卧床的患者，有可能存在深静脉血栓，术中应注意有发生肺栓塞的危险。

全髋关节置换术的麻醉目前国内仍以椎管内神经阻滞为首选，以 L_2～L_3 或 L_3～L_4 间隙穿刺。向头侧置管，阻滞平面控制在 T_{10}～S_5。在老年病人局麻药应小剂量，分次注射，以免因阻滞范围广导致严重低血压。类风湿关节炎、强直性脊柱炎等病人因脊柱病变无法施行硬膜外穿刺者，以及肺功能差的病人，可选用气管内全身麻醉。术前应了解患者颈部活动及张口情况，无异常情况者可用静脉快速诱导气管内插管，对颈部活动受限或张口困难者，应采用表面麻醉在保持患者清醒的情况下经鼻插管或借助纤维支气管镜行气管内插管。

全髋关节置换术对组织的创伤大，当手术截除股骨头头颈部，扩大股骨髓腔和整复髋臼时，出血较多，患者对失血和麻醉的耐受能力差，应及时补充失血量，维持有效血容量。

全髋关节置换术时为加强人工关节的稳定性，增加髋关节的负重力和促进病人术后早期活动，在人工假体置入前，常先将骨黏合剂填入骨髓腔内，临床发现当骨黏合剂充填并将人工假体置入髓腔后，约有 5％的病人血压下降，尤其对原有存在血容量不足或高血压的病人，血压降低则更明显，甚至心跳停止，需提高警惕，采取预防措施。麻醉期间应常规监测心电图、血压、心率及 SpO_2 的变化，填塞骨黏合剂前血压要调整到正常安全范围，应用骨黏合剂后引起的低血压要及时使用缩血管药物及补充血容量，常规吸氧，追加硬膜外药物至少应在填塞骨黏合剂前 30 分钟，尽量避免硬膜外给药引起血压下降与骨黏合剂的副作用相重叠；另外，由于在手术中截除的骨面使一些静脉窦开放，以往在骨水泥充填髓腔时，是从髓腔断端由上向下封闭性充填，此时髓腔内处于密封状态，使髓腔内压急剧上升，可使气体、脂肪或髓腔内颗粒等被挤入静脉而抵达肺循环，引起肺栓塞。目前应用骨水泥枪高压冲洗，是从底层向上开放性去除碎屑，且骨水泥是从底层向上开始分层填满髓腔，由于髓腔是处于开放状态，这使髓腔内脂肪、空气、微栓子及骨髓颗粒，从髓内底层向上逸出，以减少肺栓塞的发病率。

二、髋部骨折手术的麻醉

老年人骨骼有机成分减少，无机成分增加，骨弹性及抗外力作用减弱；另外，肌肉均有不同程度的萎缩，使对骨骼保护作用降低，再加上内分泌功能紊乱或某些慢性疾患使病人骨质疏松，轻微外力即可造成骨折。多数患者需复位内固定手术治疗，因为骨折时股骨头颈血运被破坏，骨折不易愈合。据统计，骨折不易愈合占15%～25%，股骨头缺血性坏死占25～40%。

髋部骨折包括囊内骨折（股骨头、股骨颈骨折）和囊外骨折（股骨颈基底部、粗隆间和粗隆下骨折），为老年人常见病。60岁以上者约占58%，多数需复位内固定手术治疗，骨折愈合率可达70%～80%，骨折复位内固定后有利于早期活动，避免长期卧床引起肺部感染、褥疮、血栓形成等并发症。部分股骨颈骨折闭合复位现多采用在C臂机透视下行空心钉内固定术，但手术过程中需要反复透视，以确定空心钉内固定位置，要注意自我防护的意识。另外，手术时间有时难以估计，病人常卧于专用骨科手术台上进行，且患肢常需作牵引，术中需要良好的肌肉松弛。

目前多数采用连续硬膜外阻滞，或腰麻硬膜外联合阻滞，也有应用全身麻醉。一些研究表明，在硬膜外阻滞下能改善患者下肢血流，阻断因创伤引起的应激反应而改善血液高凝状态，术后并发深静脉血栓的发生率明显低于全麻。由于老年人循环系统的代偿调节能力较差，其次，因创伤引起的血肿、局部水肿及入量不足，常是导致术前低血容量的主要原因，因此，麻醉平面应控制 T_{10} 以下，防止平面过高出现低血压。年龄越大，局麻药用量需相应减少，有时仅用5～6ml局麻药即可获得良好的麻醉效果。在硬膜外阻滞前开放静脉，适当补充血容量，以策安全；术中保持气道通畅，并常规面罩吸氧，有助于维持较高的动脉血氧饱和度，避免发生低氧血症。

三、全膝关节置换术的麻醉

膝关节是下肢的主要关节，其结构功能是人体关节中最复杂的。膝关节由股骨髁、胫骨平台、髌骨及其周围滑膜、关节囊、韧带、半月板和肌肉等组织共同构成。

全膝关节置换术（TKR）主要用于严重的膝关节疼痛、不稳、畸形、日常生活活动严重障碍，经过保守治疗无效或效果不显著的患者，包括：①膝关节各种炎症性关节炎，如类风湿关节炎、骨关节炎、血友病关节炎等；②少数创伤性关节炎；③少数老年人的髌股关节炎；④静息的感染性关节炎（包括结核）。全膝关节置换术的目的是解除疼痛，恢复膝关节的运动功能和稳定性，纠正畸形。

全膝关节置换术多选用腰麻硬膜外联合阻滞或连续硬膜外阻滞，也有应用下肢外周神经联合阻滞。

膝关节炎多为双侧病变，如行一次性双侧膝关节置换术，手术时较长，出血较多，需要加强围手术期监测。当胫骨和股骨腔内置入骨黏合剂时，急性血流动力学改变并不常见，然而大范围扩髓后嵌入长干的股骨假体时仍可发生。小幅度的扩髓可以减少栓塞的发生率。

全膝关节置换术中因使用止血带而出血相对较少，但在伤口缝合包扎完毕后放松止血带时，可引致突然出血，术后引流量可达500～1000ml，因此术后最初几小时低血压较为常见，术后应注意血容量的补充。目前我们在手术缝合创口前在切口内放入引流管，连接美国Stryker公司的CBCⅡ自体血液回输器，回输器为一封闭式血液回收系统（以直空方式收集血液），包括引流管、排液管、带滤过器的储血罐、800ml血袋，用于在术后采集过滤自体血。当放松止血带后，开始收集术后切口内的引流血液，经引流管流入储血罐，然后按压储血罐上操作按钮将采集的血液经一层滤膜除去大颗粒物质，如骨、骨水泥碎屑、脂肪颗粒后，流入到储血袋内，直接回输给病人。术后引流血袋可在常温下搁置，不需降温。在回收术后引流血时一定要加强无菌操作，严防引流期间血液被污染，且随着放置时间延长，其有效成分如纤维蛋白原、血小板等凝血因子大量消耗，所以必须严格掌握血液回输的时间，一般仅回输术后6小时内的引流血。此法简单、安全，能够减少术后异体输血量，减少输异体血的并发症，促进患者早日康复。

全膝关节置换术患者与全髋关节置换术的患者相比，前者疼痛更加明显。全膝关节置换术后的疼痛在本质上是一种急性伤害感受性疼痛。疼痛的产生一方面是由于手术对骨和软组织的损伤及假体植入，另一方面是由于术后早期功能锻炼所致。手术创伤导致周围性痛觉过敏和中枢致敏，从而改变神经系统的应答，使术后痛觉过敏，致使损伤组织和周围未损伤组织部位的痛阈降低，影响到术后早期功能康复锻炼，进而影响到患者手术后的满意程度。因此，术后提供良好的镇痛，使患者能最大限度地活动肢体，促进早期物理康复，预防术后关节粘连，大大改善了患者膝关节术后功能康复情况。

目前较为流行的全膝关节置换术后镇痛概念，主要有超前镇痛和多模式镇痛。超前镇痛是指在脊髓发生疼痛传递之前，应用各种镇痛方法阻止或减轻手术过程中中枢神经的致敏作用以及感受伤害的传入，降低中枢神经系统的痛觉敏化。多模式镇痛即采用不同镇痛药物或镇痛方法的相加或协同，以期达到充分的镇痛效果。全膝关节置换术围手术期传统的多模式镇痛手段有口服或静脉注射阿片药物、患者自控静脉镇痛或自控硬膜外镇痛、单次或连续股神经阻滞。近年来，随着镇痛方法的不断改进，新的多模式镇痛方法和给药途径不断涌现；这些方法包括患者自控硬膜外镇痛联合单次或连续股神经阻滞、智能注射泵系统、一些非侵入途径如盐酸芬太尼透皮电刺激及患者自控经鼻给药等。全膝关节置换术后镇痛的总体发展趋势是将不同给药途径的药物联合应用，或联合应用多种镇痛方式。其目的是在全膝关节置换术围手术期达到全程镇痛、改善静息痛的同时最大限度改善运动疼痛、减少深静脉血栓的发生，预防外周和中枢的敏化及有效预防术后慢性疼痛的发生。

四、脊柱侧凸畸形矫正术的麻醉

正常情况下，无论从身体的前面看还是后面看，脊柱无侧向弯曲。应用Cobb法测量站立正位X线片的脊柱侧方弯曲，Cobb角为头侧端椎上缘垂线与尾侧端椎下缘垂线的交角，当Cobb角>10°即可诊断为脊柱侧凸(scoliosis)。

脊柱侧凸畸形分为结构性和非结构性两种，非结构性侧凸是脊柱及其支持组织无内在病变，在病因治疗后能自然恢复及纠正。结构性侧凸又分特发性脊柱侧凸或后天性脊柱侧凸，临床常见的是特发性脊柱侧凸，占整个脊柱侧凸的80%。原因不明，可能与遗传家族因素有关，多见于青春期的女性，通常为右侧凸，包括第7～10椎体旋转，超过40°的侧凸，即为严重侧凸，往往伴随心生理功能紊乱，如>45°的患者一般需手术治疗。根据年龄又分婴儿型(0～3岁)、幼儿型(3～10岁)、青少年型(10岁以后)。手术目的是利用矫正杠撑开矫正侧凸，防止侧凸继续发展和纠正部分畸形，预防心肺功能进一步恶化。

结构性侧凸常伴有旋转结构固定的侧方弯曲，引起肋骨扭曲和胸廓畸形，病人常因脊柱弯形，使胸廓、肺发育及活动受限，胸、肺顺应性降低，大部分表现为限制性通气功能障碍，减少最多的是肺活量、肺总量和功能残气量，呼吸系统容量和顺应性的变化与侧凸的角度成正比。经常呼吸道感染及不能耐受长时间活动的病人，提示心肺功能明显减退，术中及术后发生呼吸衰竭的机会增加。因此，术前应进行肺功能测定及血气分析，以评价患者的肺功能状态，这对判断其能否耐受手术和预后有重要意义。对可疑有心功能异常病人除术前进行心电图检查外，还应做超声心动图检查等，有助于对心功能的进一步评价。一般认为脊柱侧凸程度越重对心肺功能影响越大，预后也越差。

手术常采用俯卧位，麻醉最好选用气管内全身麻醉，有利于气道通畅及气体交换，可选用快速诱导，最好采用带金属的气管内插管，可防止因体位改变引起气管导管的扭折，插管后要妥善固定好气管导管，以防术中导管脱落。麻醉维持应用各种麻醉药的组合方式很多，因术中需施行唤醒试验，麻醉不宜维持太深，一般可用七氟烷-氧化亚氮-氧复合麻醉性镇痛药和肌松药维持麻醉，一般认为以挥发性吸入麻醉药为佳，因为使用吸入麻醉时麻醉深度容易控制，有利于术中唤醒试验。若因手术创伤大、切口长、范围广、失血多，必须及时补充血容量。目前我们在手术期间应用血液回收机将术中流出的血液回收，经过离心、洗涤、浓缩，再将红细胞回输给患者，回收的红细胞中血小板和血浆含量较低。

Mack首次报道应用电视辅助进行胸腔手术技术(VATS)行脊柱疾患及损伤治疗。近年来，随着胸腔镜器械的不断更新和操作的逐渐熟练，一些学者开始尝试在胸腔镜下行胸椎侧凸畸形的矫正、植骨融合和内固定术，取得较理想的效果。施行微创手术时，如经腹腔镜下行脊柱手术多采用垂头仰卧位，经胸腔镜手术时则采用侧卧位及术侧肺的塌陷，故麻醉诱导时，应插予双腔气管导管，术中行单肺通气，其目的是扩大手术野便于手术操作，保持呼吸道畅通，维持良好通气。

术中麻醉管理要点：

(1)脊柱侧凸畸形矫正术的主要危险是脊髓受损，轻者留下神经并发症，严重者可造成截瘫，其原因是由于术中脊柱位置的改变或牵引过度，或因直接压迫脊髓，使脊髓供血障碍而导致脊髓功能的受损；因此，手术期间为避免因手术操作对脊髓的损伤，术中应对脊髓功能进行监测，目前国内常用有两种方法，即皮质体感诱发电位(CSEP)和术中唤醒试验。前者虽然比较敏感，但要求特殊的设备且影响因素较多。目前我们应用 CSEP，术中由专业人员行监护工作，使手术后医源性截瘫发生率显著降低，较唤醒试验更科学、更有价值，此外，CSEP 监测操作简单，重复性强，结果可靠，无创伤，不干扰手术。术中应用 CSEP 时刺激电极常置于胫后神经，记录电极可置于头皮，通常以第一个向下的波峰称为第一阳性波，用 P 表示；第一个向上的波峰称为阴性波，用 N 表示。应用皮质体感诱发电位监测脊髓功能，需在手术前对脊髓导出标准电位，再将手术过程中所测的电位与其进行比较，根据振幅(以 μV 为单位）和潜伏期(用 ms 表示)的变化来判断脊髓的功能，振幅反映脊髓电位的强度，潜伏期反映传导速度，二者结合起来可作为判断脊髓功能的重要测量标志。术中 CSEP 若完全消失，则脊髓完全性损伤的可能性极大；若可记录到异常 CSEP，则提示脊髓上传的神经纤维功能尚存在或部分存在，并可依椐潜伏期延长多少及波幅下降的幅度判断脊髓受损伤的严重程度；手术中牵拉脊髓后，若潜伏期大于 12.5ms 或波幅低于正常 1/2，10 分钟后仍未恢复至术前水平，则术后可能加重原有的损伤。目前 CSEP 已成为诊断脊髓损伤和评价脊髓功能的重要手段。目前常用吸入麻醉药物对皮质体感诱发电位的影响通常与麻醉药剂量有关，因此，临床上常应用低浓度吸入麻醉剂以及连续输注阿片类药物以获得满意的麻醉，肌肉松弛剂对皮质体感诱发电位无影响。

术中唤醒试验在临床应用也较广泛，为了掌握好唤醒试验时机，麻醉医师应对手术全过程有较详细的了解并与术者保持密切联系，在唤醒前 30 分钟术者通知麻醉医生进行唤前准备，主要包括逐步减浅麻醉，恢复神经肌肉传导功能，直到病人能应答并活动其足部，在哈灵顿棒安放好后，让病人活动双足双趾，唤醒试验成功后，立即静脉注射麻醉药以加深麻醉，继续进行手术。唤醒试验不宜用各种拮抗或催醒药，以免病人突然清醒而发生躁动。为使唤醒试验成功，在术前访视病人时做好解释工作，并进行唤醒试验训练，以争取病人充分主动合作。在麻醉期间行麻醉深度监测，如脑电功率谱双频指数监测等，通过这些监测，根据手术的进程，适时调整用药，能更精确地控制唤醒病人。

(2)脊柱矫形手术在安装完螺钉和固定棒，在实施固定棒加压的时候，最容易因拉伸脊髓造成急性脊髓损伤甚至“脊髓休克”。不论是完全性或不完全脊髓损伤，在急性期均可发生“脊髓休克” 现象，临床表现为损伤节段以下交感张力丧失、血管张力降低、前负荷减小，导致严重的低血压，高位颈脊髓损伤时交感神经系统处于瘫痪状态，迷走神经处于优势状态，还可出现心动过缓。

(3)预防空气栓塞的发生：多节段俯卧位腰椎内固定手术具有静脉气栓发生的高危性，因手术野与右心房存在 5.0cm H_2O 的压力梯度。脊柱后凸、腹部压力减低、机械通气潮气量过大、控制性低血压、大量出血均是气栓形成的危险因素，空气最可能从开放的硬膜外静脉、椎旁静脉和去皮质的静脉窦进入血液。如果怀疑空气栓塞，应立即在手术野灌注盐水，防止空气继续进入血液内；提高中心静脉压以减小开放的静脉与右心室之间的压力梯度；也可通过中心静脉导管排除空气或直接进行心内吸引排出空气；出现循环骤停时应立即进行心肺复苏。

(4)术毕应保持病人安静，减少躁动，避免内固定松动移位。术后有中至重度疼痛，多数需要镇痛 3～4 天。

(5)肠系膜上动脉综合征：由于矫正脊柱侧凸畸形后脊柱前方的肠系膜上动脉被拉紧受压所致，表现为术后腹胀、恶心、呕吐等，严重者可出现肠梗阻症状，应严密观察及进行必要的处理。

(6)注意防止眼及其他部位软组织受压，术后失明是脊柱手术的一种罕见严重并发症。角膜擦伤是最常见的眼睛损伤。

五、脊髓损伤患者的麻醉

脊髓损伤多由脊柱骨折、脱位所致。最常见的原因是交通事故，其次是运动及坠落伤，还有暴力损伤或畸形所致。常发生在颈中段和胸腹段的部位，以 16～30 岁男性多见。根据损伤情况有的取保守治疗，有的需行骨折复位手术以解除脊髓受压，恢复脊髓功能和保持脊柱的稳定。

(一)脊髓损伤的病理

脊髓损伤的病理生理变化是一个动态过程，临床上可分为急性和慢性两种。

1. 急性期　此期称“脊髓休克期”或“脊髓震荡期”。损伤后数小时，受损的组织常由于水肿、缺血及脊髓受压使损伤范围进行性扩大，致脊髓功能受到严重抑制，病人呈现弛缓性瘫痪，损伤平面以下的感觉、运动及脊髓反射完全丧失，同时伴有大小便潴留、血压下降、心动过缓及心电图异常。这是脊髓神经细胞遭受强烈震荡后的一过性功能障碍，一般持续 1～3 周。假如不伴脊髓实质性损伤，有时脊髓休克期的恢复也较快；如果合并脊髓实质性损伤，则于脊髓休克期可能出现各种不同的严重征象。若系颈髓损伤，病人可出现四肢瘫痪，肋间肌麻痹，有效通气量常显不足，呼吸困难，氧耗剧增，呼吸道防御反射和消除呼吸道分泌物的能力消失，患者极易缺氧。吸入性肺炎及 ARDS 等严重并发症是颈髓损伤休克期的主要死亡原因。如系下胸腰段脊髓或圆锥、尾部损伤，可出现下肢弛缓性麻痹，节段性感觉、运动消失，尿失禁，有时下肢可出现放射性疼痛。

2. 慢性期　损伤后数周(一般认为 3 个月后)即进入慢性期，脊髓反射逐渐恢复，主要表现为骨骼肌不随意痉挛，腱反射亢进，交感神经系统异常兴奋，出现损伤平面以下的脊神经根性疼痛或幻觉痛，肺泡通气量不足，自主神经反射亢进。

自主神经反射亢进是指慢性脊髓损伤的一种综合征，特征是严重的阵发性高血压伴心动过缓、室性早搏和不同程度的传导阻滞。触发这种不良反射部位有皮肤本体感受器和内脏(如扩张膀胱或直肠)，该综合征的发生率与脊髓损伤平面有关，一般认为损伤平面在 T_6 以上者，85%的病人可因截瘫平面以下的皮肤和内脏受到刺激时，尤其是膀胱和直肠膨胀，外伤或手术疼痛刺激而出现无法控制的自主神经反射亢进。表现为截瘫平面以上血管扩张，截瘫平面以下的血管出现广泛性持续收缩，从而出现高血压、心律失常、短暂性意识消失或癫痫；颈动脉窦受高血压的刺激，可引起心动过缓。阵发性高血压可能引起视网膜出血、脑及蛛网膜下隙出血等。

(二)急性脊髓损伤的麻醉处理

脊柱骨折行切开复位减压手术时,由于多采用俯卧位、呼吸功能易受累、呼吸道易发生梗阻、手术时间较长、创伤较大,而且患者胃排空延迟,易发生反流误吸,故一般首选气管内全身麻醉,术前应适当扩容,避免诱导时的低血压。预先给予阿托品,尤其对术前静息心率低于60次/分,增高交感张力,防止心动过缓。对非颈部损伤的患者可采用快速诱导插管,其药物可酌情选用芬太尼、舒芬太尼、丙泊酚、依托咪酯及咪达唑仑等,由于血容量减少与肌肉废退造成组织减少,静脉麻醉药的分布容积减少,因此静脉诱导时患者敏感性增高,而且在急性脊髓损伤的患者大多数很快进入低血压期,并且维持时间较长,可能是由于颈胸段脊髓损伤后造成高级中枢对心脏交感支配抑制的后果;其次是部分患者合并创伤性失血以及脱水利尿药物应用等造成血容量减少。因此,在诱导或加深麻醉时特别要警惕由此而引起的严重低血压,故用药剂量应根据病情可适当减小,给药速度都应减慢,以防循环系统过度抑制。在患者颈椎不稳定的情况下,头颈部活动往往会加重脊髓的损伤,气管内插管时以采用表面麻醉,在自然头位下应用视频喉镜、纤维喉镜或带光源的经口、鼻插管最为理想,避免静脉快速诱导和气管插管时头部过度后仰位,加重脊髓损伤。麻醉维持常用吸入麻醉药,也可采用静脉麻醉药物等。

急性脊髓损伤患者均应视为饱胃患者,防止呕吐及误吸;正常胃排空时间是4～6小时,由于创伤疼痛、休克,高位脊髓损伤时胃肠功能失调都可使胃排空延长。如饱食后1～2小时受伤,即使创伤并不严重,8～10小时后仍有胃内容物滞留;若饱食后15分钟受伤,则胃排空时间可延迟至12小时,由此可见进食至受伤的时间较进食至麻醉开始时间更为重要。

脊髓损伤后,由于肌纤维失去神经支配致使接头外肌膜胆碱能受体增加,这些异常受体遍布肌膜表面,产生对去极化肌松药物的超敏感现象,当注入琥珀胆碱后会产生肌肉同步去极化,大量的细胞内钾转移到细胞外,从而大量的钾进入血液循环,产生严重的高血钾,甚至心跳骤停。所以,急性脊髓损伤后的患者应避免使用琥珀胆碱,可改选应用非去极化肌松药为好。麻醉期间应保持呼吸道通畅,维持有效通气量,预防或纠正低氧血症,麻醉中保持正常的$PaCO_2$,过度通气可引起低碳酸血症,进而会减少脊髓血流,进一步影响脊髓功能。手术创伤大,失血往往较多,所以入手术室后建立较通畅静脉通路,行颈内/锁骨下静脉穿刺置管,既可保证及时补充血容量,避免发生低血压,又可监测中心静脉压。为了减少诱导后低血压,可先适当补充液体。高位截瘫患者心血管代偿能力减弱,单纯以补充液体治疗脊髓休克时,由于心血管系统没有能力对液体负荷做出代偿性反应,势必会导致肺水肿。同样这类患者对失血的耐受力低,骤然变化体位也可能导致低血压。因此,在自主神经稳定性差的高位截瘫患者,手术过程中应及时合理地使用直接作用于血管的收缩药扩张药和正/负性心脏频率药物。在C_4节段以上高位脊髓损伤患者,术后往往需要采用机械通气方式来支持一段时间,维持正常呼吸功能。

(三)慢性脊髓损伤的麻醉处理

脊髓损伤3个月以后通常进入慢性期,除自主反射亢进外主要的并发症有尿路感染、深静脉血栓、肺栓塞、胃肠出血、电解质紊乱、骨质疏松及褥疮溃疡等,术前应注意相关变化,术中应及时处理。

麻醉期间除防止心肺功能恶化和加强术中监测以外,应重视慢性期出现的自主神经反射亢进。治疗包括消除刺激,控制血压和纠正心律失常等。术中加深麻醉能有效地控制其发生,同时找出原因并去除后,血压很快恢复正常。若不能恢复,可给予硝苯地平10mg或酚妥拉明2～10mg,必要时也可采用静脉滴注硝普钠或静脉注射乌拉地尔(压宁定)。伴有痉挛发作时,可给予可乐定。对于长期使用糖皮质激素的病人,在围手术期要适当补充皮质激素,以增高机体的应激能力。

慢性脊髓完全损伤的患者，可以引起相应节段的感觉和运动功能丧失，临床切勿无需麻醉行损伤平面以下的手术，虽无疼痛，但部分患者术中有明显不适，如损伤平面以上的肢动、血流动力参数的波动、躁动及情绪改变等。说明脊髓损伤患者在无麻醉情况下行损伤平面以下手术时存在明显的应激反应。如果得不到充分认识和正确处理，可产生高血压危象，引起惊厥、心肌缺血和脑出血。尽管手术范围内没有感觉和运动功能，若要避免不良自主神经反射的发生，就必须对脊髓完全损伤的患者实施麻醉，阻滞触发感受器的功能，区域麻醉和全身麻醉同样有效。

六、骨肿瘤手术的麻醉

原发性骨骼与软骨组织肿瘤并不常见，但多种多样，可发生人体任何部位，常常好发于下肢及骶骨；最为常见的大多是骨转移瘤，好发于肋骨、骨盆、脊椎以及下肢的长骨干。恶性骨肿瘤往往发展较快，恶性骨肿瘤患者多呈慢性消耗病容，一般情况差，常合并贫血、低血容量及低蛋白血症或因肿瘤液化及毒素吸收而出现厌食、体重减轻、发热及心率加快等中毒症状。术前应尽可能改善全身情况，为麻醉及手术创造良好条件。

脊柱、骶部、髋部及肩部等肿瘤，手术具有创伤大、时间长、出血多、迅猛的特点，一般均选用气管内全身麻醉。肢体远端肿瘤，可在硬膜外阻滞或腰麻硬膜外联合阻滞下完成。

骨肿瘤手术突出的问题是控制失血或及时补充血容量，防止失血性休克。除术前应有足够血源的准备外，术中至少开放两条静脉，并确保通畅，其中应开放一条锁骨下静脉或颈内静脉，除可经此通路输血、输液外，还可监测中心静脉压，确保病人安全。由于外科手术的不断扩大，大量输血已成为保证病人手术成功的重要措施，但大量输血常带来心血管并发症、凝血异常、低温、枸橼酸中毒、高血钾及酸碱平衡紊乱等，给麻醉管理增加难度。术中应监测心电图、中心静脉压、有创动脉压及脉搏血氧饱和度等，并随时做血气分析，了解氧合及酸碱平衡情况。对于因大量输血出现的并发症，应从预防着手，并根据出现的问题，及时对症治疗。

第五节　骨科手术期间常见并发症

一、骨黏合剂引起并发症

1. 发生机制　全髋关节置换术时为加强人工关节前稳定性，增加髋关节的负重力和促进病人术后早期活动，在人工假体置入前常先将骨黏合剂填入骨髓腔内。骨黏合剂为高分子聚合物，由粉剂的聚甲基丙烯酸甲酯(PMMA)与液状的甲基丙烯酸甲酯单体(MMA)构成，在临用时将粉剂与液状单体相混合成面团状，置入骨髓腔及髋臼内，数分钟即能固化而起固定作用。单体成分复杂，给动物静脉注射单体时，可出现周围血管扩张、低血压和心动过速，剂量较大时可引起肺水肿和出血，甚至死亡。为了减少单体吸收量，在混合过程中必须充分搅拌。

2. 临床表现　在临床上应用骨黏合剂时，有部分患者在1～2分钟内出现一过性低血压，5～6分钟可恢复。对原存在血容量不足或高血压的病人，血压降低则更为显著，须提高警惕。

3. 处理　根据笔者的体会，在麻醉期间应监测血压、心率、SpO_2及心电图等，严格控制硬膜外阻滞范围，术中常规吸氧，在填塞骨黏合剂前应常规补充血容量，使血压调整到术前水平，另外硬膜外追加局麻药物，至少在填塞骨黏合剂前30分钟，尽量避免硬膜外给药引起血压下降与骨黏合剂的不良反应相重叠等，一般情况下较少发生低血压。若应用骨黏合剂或发生血压下降，要及时使用缩血管药物及补充血容量。由于临床使用的剂量仅为实验中毒量的1/40～1/30，而置入骨髓腔与髋臼的面团状骨黏合剂，其中单体大部分聚合，只有小部分尚未完全聚合的单体可被吸收入血，因此临床使用仍然具有较好的安全性。

手术中截除的骨面使一些静脉窦开放，当

骨水泥充填髓腔时，以往骨水泥是术者用手从髓腔断端由上向下封闭式充填，因此髓腔内处于封闭状态，使髓内压急剧上升，其压力可达1900mmHg(253kPa)，使得髓腔内脂肪、气体或髓腔颗粒被挤入静脉进入肺循环，引起肺栓塞。为了减少髓内压上升所致的并发症，目前临床上广泛采用骨水泥枪高压冲洗以去除碎屑，由于是开放式，从底层开始向上将骨水泥分层填满髓腔，这样易使髓腔内脂肪、气体或髓腔颗粒从髓内向外逸出，以减少肺栓塞的发生率。

4. 典型病例 患者，男性，72岁，80kg，因右侧股骨颈骨折入某院。既往有冠心病史，拟在连续硬膜外阻滞下行全髋置换术。下午3:00入手术室，血压130/80mmHg，心率90次/分，SpO_2 98%，在L_2～L_3椎间隙穿刺，注入1.5%利多卡因和0.25%布比卡因合剂10ml，10分钟后麻醉阻滞平面上界达T_{10}～T_{11}时开始手术，术中生命体征平稳，面罩吸氧(3L/min)，SpO_2 98%，手术进行1小时在股骨髓腔内填塞骨黏合剂2分钟后，病人躁动、呼吸急促，频率在30～40次/分，血压从110/60mmHg下降至70/30mmHg，心率从100次/分降至30次/分，立即静脉注射肾上腺素1mg和麻黄碱20mg，血压逐渐上升至150/100mmHg，心率增快至120～140次/分，虽加大面罩吸氧(5～10L/min)，但SpO_2仍为88%～90%，听诊右肺呼吸音稍弱，X线胸片未见异常，查血气pH7.35、$PaCO_2$ 29mmHg、PaO_2 84mmHg、SaO_2 96%、BE8mmol/L、$P(A-a)O_2$(肺泡-动脉氧分压差)36mmHg，诊断为急性肺栓塞。因当时该院条件有限，除维持呼吸及循环功能外，给予地塞米松、氨茶碱、东莨菪碱等，病人神志逐渐清醒，血压维持110/70mmHg，心率在120～130次/分，但呼吸仍急促，30次/分，面罩给氧(5L/min)，SaO_2 90%～93%，术后24小时病情没有明显好转，且发现右侧呼吸音明显减弱，右侧颈静脉怒张，与家属协商同意将患者转至上级医院，经螺旋CT证实，该患者75%肺血管发生栓塞，正在准备治疗时病人突然心跳呼吸停止，经抢救无效死亡。

二、高钾血症

1. 原因 在烧伤、严重四肢创伤、神经肌肉疾患(尤其截瘫患者)等患者应用琥珀胆碱后有引起高血钾而导致严重心律失常，甚至心搏骤停的危险。笔者所在医院在20世纪70年代曾对一例截瘫患者进行硫喷妥钠及琥珀胆碱快速诱导气管插管时发生心搏骤停，经开胸心脏按压2分钟后心跳恢复，7小时后患者清醒，12小时拔除气管内插管，经抢救病人复苏成功。分析其原因，可能与琥珀胆碱应用有关。

2. 发生机制 琥珀胆碱是去极化肌松药。通常临床剂量的琥珀胆碱对一般病人只引起一过性、轻微血钾升高，一般为0.5mmol/L左右，无临床意义。但一组截瘫病人应用琥珀胆碱后，与用药前比较，则血钾有显著的升高，其中60%病人血钾升高＞0.5mmol/L，全组有20%＞lmmol/L，其中一例注射前为3.5mmol/L，注射后2分钟升至7.5mmol/L，较注射前升高117.14%。Stone对脊髓横断和双侧神经切断的犬注射琥珀胆碱后，犬下腔静脉血钾明显升高(4.6mmol/L)，而上腔静脉血钾升高较少(1.5mmol/L)。Tobey报道1例截瘫病人注射琥珀胆碱后，下腔静脉血钾达13.6mmol/L，而上腔静脉仅为7.2mmol/L，这些都表明高血钾来自失神经支配的肌肉。截瘫病人应用琥珀胆碱后血钾升高的机制尚未明确，可能是由于肌肉失神经支配后，肌细胞膜对离子的通透性发生变化，使整个细胞膜对琥珀胆碱的反应像运动终板的反应一样，导致对琥珀胆碱的敏感区域增大，注入琥珀胆碱后产生肌肉同步除极化，大量的细胞内钾离子逸出细胞外并进入血液循环，产生严重高血压。

3. 处理 截瘫病人超过24小时后应避免使用琥珀胆碱，损伤后2～3周至3个月内为敏感期，危险性极大，损伤后3～8个月时使用高血钾的危险性减少，但不能完全避免。临床可改用非去极化肌松药，如维库溴铵、潘库溴铵、罗库溴铵等药物。如截瘫患者不慎注入琥珀胆碱，心电图出现高血钾表现时，应给予葡萄糖和胰岛素(5g葡萄糖+1～2U正规胰岛素)，给予10%葡萄糖酸钙5～10ml以拮抗钾对细胞膜的影响。

三、脂肪栓塞综合征

脂肪栓塞(fat embolism，FE)是指骨折或严重创伤后肺实质内或外周循环中存在脂肪颗粒，可不伴有临床症状，是一种病理诊断。脂肪栓塞综合征(fat embolism syndrome，FES)是脂肪颗粒进入血液循环后阻塞血管腔而引起的一系列病理生理改变致低氧血症、神经系统病变和皮肤黏膜出血为主的一种综合征。

1. 临床表现　脂肪栓塞综合征好发于脂肪含量丰富的长管状骨折和严重创伤的病人，其发生率为1%～5%。据测量，一根成人股骨脂肪含量为120～170g，足可导致肺血管系统机械性阻塞，严重减少肺灌注和气体交换。闭合性骨折明显多于开放性骨折，在骨盆粉碎性骨折的发生率可高达5%～10%。脂肪栓塞综合征一般多发生创伤后12～72小时，但在髋和膝的人工关节置换术中，也有发生脂肪栓塞综合征的可能，笔者曾在院外会诊1例，必须予以高度重视。主要临床表现如下：

(1)呼吸异常：最为常见，有85%的患者出现呼吸过快、呼吸困难、心动过速，常伴有低氧血症，严重时最终发展为呼吸衰竭。

(2)神经系统症状：起始症状为谵妄不安、嗜睡和意识模糊，甚至昏迷。如治疗及时大部分患者可完全恢复。

(3)皮肤黏膜表现：有50%～60%的患者在伤后24～48小时内出现，皮肤黏膜瘀点，常出现在腋部、胸部前外侧、颈前部、脐周、皮肤黏膜和口腔黏膜等处。

2. 临床诊断标准　20世纪70年代Gurd和Wilson提出诊断标准。

(1)主要标准：①呼吸急促>35次/分，胸部X线片有双肺暴风雪状阴影；②皮肤出血点；③非颅脑外伤性的脑部症状。

(2)次要标准：①动脉血PaO_2<60mmHg；②血红蛋白<100g/L。

(3)参考标准：①心动过速>120次/分；②高热>38℃；③血小板突然下降<150×10^9/L；④尿中有脂肪滴；⑤血沉快>70mm/h；⑥血清脂肪酶上升；⑦血中出现游离脂肪滴。

凡具备主要标准2项以上或主要标准1项及次要标准或参考标准4项以上即可确诊。如无主要标准，只有次要标准1项和参考标准4项以上者，可拟为隐性脂肪栓塞综合征。

3. 处理　脂肪栓塞综合征目前尚无特效治疗方法，主要根据其病理生理改变和临床表现，采取针对性或支持性治疗措施。包括吸氧、呼吸支持、早期应用糖皮质激素、高压氧治疗、维持循环功能、改善微循环、增强机体免疫力等综合措施。

四、肺血栓栓塞症

肺血栓栓塞症(pulmonary thrombo embolism，PTE)指来自静脉系统或右心的血栓阻塞肺动脉或其分支所致肺循环和呼吸功能障碍疾病，即通常所称的肺栓塞。肺血栓栓塞症(PTE)与深静脉血栓形成(deep venous-thrombosis，DVT)实际上是一个疾病的两个方面，因为肺血栓栓塞症的血栓主要来源于深静脉血栓形成，因此，人们倾向将二者合称为静脉血栓栓塞症(venous thromboembolism，VTE)。对麻醉医师来说，对术中发生肺栓塞要有足够的警惕，肺栓塞发病极其凶险，病人死亡率高，而且容易与其他原因引起的心跳停止相混淆。

1. 原因　导致静脉血栓形成的因素是：①静脉血流缓慢淤滞；②高凝状态；③血管内皮损伤。骨盆与下肢骨折患者，骨科大手术后患者常需卧床休息，因肌肉活动减少，降低了对静脉血液驱动力，导致血液运动减慢淤滞，促进血管内凝血，激活凝血系统而触发血栓形成，其次是下肢骨折和骨科大手术通常可造成静脉壁损伤，使患者更容易形成血栓。高龄、肥胖、糖尿病、肿瘤、心房颤动等都是肺血栓栓塞症的诱发因素。据Liew等报道，1996～2002年亚洲人骨科术后深静脉血栓形成发生率为 10%～63%。余楠生等报道 2001～2005 年髋关节置换术后深静脉血栓形成发生率为 20.6%(83/402),膝关节置换术后为 58.2%(109/187)。骨科大手术后 7 天内是深静脉血栓形成的高危阶段,少数可造成肺栓塞导致死亡。

尽管麻醉期间肺血栓栓塞症颇为罕见,但在骨科大手术期间仍有报道。笔者曾遇见一例在硬膜外麻醉行髋关节置换的患者,一例在硬膜外麻醉行下肢胫骨平台骨折患者在麻醉期间发生肺血栓栓塞症,一例复苏失败,一例复苏成功。

2. 病理生理 深静脉血栓形成的主要危害是由于血栓破碎、脱落引起肺血栓栓塞症。肺血栓栓塞症引起的呼吸生理改变包括:①肺泡死腔增加,栓塞区域无血流灌注的肺泡不能进行气体交换而成为无效通气;②通气改变:由于栓塞导致肺内组胺和 5-羟色胺等介质释放,激发支气管痉挛,肺不张及肺顺应性下降均可使通气量减少;③通气/血流(V/Q)比例失调导致低氧血症;④肺动脉升高。当肺大动脉干或其主要分支发生栓塞后,肺小动脉发生反射性痉挛收缩,肺动脉压升高,心排血量下降。通常肺血管床横断面积阻塞达 30%～50%,可发生一过性肺动脉高压;阻塞 50%～70%则可出现持续性肺动脉高压;如阻塞达 85%,则会导致猝死。有时肺动脉收缩压可超过 70～80mmHg,心排血量急剧下降,导致低血压和休克;周围血管灌注不足,组织缺氧,易发生乳酸酸中毒。

3. 临床表现 为突然发作呼吸困难、气促、发绀、经吸氧后低氧血症无明显改善、大汗淋漓、四肢厥冷、烦躁不安、意识不清、血压下降、心率加快甚至心跳呼吸停止。由于发病突然,病情极其凶险,大多数病例常因抢救无效可在数分钟或 1～2 小时内死亡,故常常被误诊为麻醉意外。因此,对术中可能发生肺血栓栓塞症的患者,麻醉医生应有足够的警惕。

4. 处理 一经发现应及时处理,根据当时病情可采取抗休克、心肺复苏措施和抗凝及溶栓疗法。经研究表明,硬膜外阻滞和蛛网膜下隙阻滞后的病人,其术后深静脉血栓形成的发生率显著低于全麻病人,其原因可能是椎管内麻醉使交感阻滞,血管扩张,不仅动脉血流增加,而且静脉排空率也增加,以及减少血液黏滞度,而全麻可致下肢血流减少 50%。其次,椎管内麻醉减低了血液的凝血活性。另外,有人证明,局麻药可抑制血小板黏附、聚集和释放,并可抑制白细胞的移动和聚集,而这些皆可防止静脉血栓的形成。基于以上原因,对那些高危病人,尽可能首选硬膜外阻滞。

术后应强调的预防深静脉血栓的措施有:①机械方法:常用的有弹力长袜、足底静脉泵、下肢持续被动活动、早期在床上活动肢体及下地活动;②药物方法:应用低分子量肝素、小剂量华法林或阿司匹林。

5. 典型病例 患者,男性,58 岁,因右下肢胫骨平台骨折入院,入院后餐前血糖 10.32mmol/L,经 1 周治疗后血糖降至 9.2mmol/L,余各项检查未见异常,在连续硬膜外阻滞下行切开复位内固定术。入室后血压 160/90mmHg,心率 120 次/分,SpO_2 94%,于 L_2～L_3 穿刺,向头侧置管,注入 1.33%利多卡因和 0.17%丁卡因合剂分次注入 15ml,5 分钟后麻醉平面为 T_{10}～S_5,外科医生开始抬腿消毒,硬膜外给药后 30 分钟开始下肢驱血,扎止血带后血压开始下降,约 15 分钟后降至 80/50mmHg,患者主诉胸闷、恶心,随之大汗淋漓、心率 130 次/分、SpO_2 90%,给予吸氧、加快输液,静脉注射麻黄碱,胸前粘贴硝酸甘油膜处理后,效果不佳。随后患者发绀、意识消失,立即气管内插管行机械通气,此时发现心电图无波形,心音消失,行胸外按压,静脉注射肾上腺素 3mg 并静脉滴注多巴胺,4～5 分钟心跳恢复。此时给予激素,并予纠酸、脱水、冰帽降温,血压维持在 100/60mmHg,心率 120 次/分,SpO_2 90%,动脉血气氧分压 100mmHg。心电图出现Ⅰ导联 S 波、Ⅲ导联出现 Q 波及 T 波;胸片右心明显增大、超声心动图显示右心明显增大、肺动脉压力为 50mmHg;查血纤维蛋白降解产物(D-二聚体)≥2μg/ml(正常值<0.3μg/ml),CVP25cmH_2O,即诊断急性肺栓

塞，紧急溶栓给予组织纤溶酶激活物（r-PA）100mg，2 小时后 SpO_2 98%，血气逐渐恢复正常，血压 100/58mmHg，心率 100 次/分，送 ICU 继续治疗，次日拔出气管内导管，由于本例发现及时，抢救得力，该患者术后未遗留任何并发症。

至于硬膜外麻醉在肺血栓栓塞症中起什么作用，可能是由于硬膜外麻醉后，神经根被阻滞，下肢肌肉松弛、血管扩张，使存在于下肢静脉内原先的栓子松动和脱落；其次，麻醉后因手术野消毒及使用驱血带等原因，增加肢体活动，也有可能使血管内栓子松动、脱落，进入血液循环，引起急性肺栓塞。

五、恶性高热

恶性高热（malignant hyperthermia，MH）是一种具有家族遗传性的亚临床肌肉病，表现为挥发性吸入麻醉药和去极化肌肉松弛药等所触发的骨骼肌异常高代谢状态。恶性高热没有种族特异性，在麻醉期间发病率为 1∶5000～1∶100 000，儿童发病率高于成人，男性多于女性（2∶1）。恶性高热以先天性疾病如特发性脊柱侧弯、全身肌无力、斜视、上睑下垂、脐疝等多见，但在其他外科疾病中也有散在报道。以往该病多见欧美人，近几年我国陆续有恶性高热病例报道，这可能与目前国内全身吸入麻醉比例和数量显著增加有关。恶性高热的发病凶险，死亡率极高，据王颖林统计国内报道的 34 例恶性高热患者中有 25 例死亡（占 73.5%）。

1. 原因　恶性高热多发生于麻醉诱导及手术期，但手术后早期也有发生的报道。恶性高热易感者并不一定在每次麻醉时都有恶性高热发生，可在第 2 或第 3 甚至第 12 次手术麻醉时发生，这可能与所用麻醉药物的种类、剂量及突变的基因位点不同有关。

2. 临床表现　恶性高热的临床症状与体征表现多种多样，从轻微症状到急性危象。恶性高热的发生时间主要取决于麻醉诱导所采用的挥发性吸入麻醉药种类及是否应用琥珀胆碱有关，若麻醉诱导时应用琥珀胆碱辅助气管插管，则恶性高热出现的时间较早。

3. 分型　可分三型。

（1）暴发型：突然发生的高碳酸血症和高钾血症、快速心律失常、严重缺氧和酸中毒、体温急剧升高、骨骼肌僵直，多数病人在数小时内死于顽固性心律失常和循环衰竭，即使早期抢救成功，病人也往往死于严重 DIC 和继发肌红蛋白尿引起肾功能衰竭。

（2）咬肌痉挛型：咬肌痉挛是唯一的症状。

（3）流产型：仅表现出轻微症状，如咬肌痉挛及其他症状。

4. 典型病例　患者，男性，15 岁，体重 47kg，2 年前无明显诱因出现双侧腓骨肌萎缩并发双足下垂畸形，于 2009 年 7 月 14 日在全麻下行右跟腱松解、跖腱膜切断、截骨矫形术。6 岁时曾在全麻下行耳部成形术。患者 8：00 入室，8：35 静脉注射咪达唑仑 3mg，舒芬太尼 20μg，丙泊酚 80mg，罗库溴铵 30mg 行静脉诱导，气管插管后机械控制呼吸，吸入七氟烷、静脉泵入瑞芬太尼 250～300μg/h 维持麻醉。9：17开始手术，血压为 100/60mmHg、心率 75 次/分、呼气末 CO_2 为 34mmHg。10：00 血压 100/60mmHg，但心率从 80 次/分上升至 120 次/分，此时发现呼气末 CO_2 从 35mmHg 上升至 62mmHg，体温 38.5℃，全身肌肉僵硬，怀疑可能恶性高热，立即停止吸入七氟烷，更换麻醉机及钠石炭，用纯氧加强通气，行全身降温（头部及大血管处放置冰袋、冰盐水全身擦洗）和冰盐水灌肠及膀胱灌注。静脉注射 5%碳酸氢钠、呋塞米及肾上腺皮质激素。10：15 心率为 140 次/分，血压开始下降，用去氧肾上腺素静脉滴注，呼气末 CO_2 为 82mmHg，体温为 39.5℃。10：30 心率 170 次/分，血压 50/30mmHg，呼气末 CO_2 为 88mmHg，体温为 41.3～41.9℃。11：00 心率 160 次/分，血压逐渐恢复 90/60mmHg，呼气末 CO_2 为 53mmHg，体温为 40° C，患侧全身肌肉僵硬有所缓解。12：00 血压 90/60mmHg，心率 150 次/分，体温 38.5℃，呼气末 CO_2 40mmHg，全身肌肉松弛，送回 ICU 继续监护及治疗。

从患者入手术室到送回 ICU 4 小时内，入量为 1400ml,尿量 1000ml。

7月15日(术后第一天)上午患者完全清醒,拔除气管内插管,改面罩吸氧。7月17日送回骨科病房。7月23日患者要求回家行右足康复功能锻炼而出院。8月上旬电话采访患者,自述全身情况良好,在当地医院实验室行酶学检查上述各项指标已恢复正常。实验室检查见表60-1和表60-2。

表 60-1 典型病例血气及电解质等检查结果

时间	pH	PCO_2	PO_2	BE	Na^+	K^+	Ca^{2+}	Glu	Lac
7月14日9:50	7.24	60	384	−2.7	143	4.1	1.15	6.2	3.9
10:30	7.10	75	482	−7.8	145	4.4	1.117	6.2	7.9
11:00	7.20	52	520	−7.8	145	4.7	1.09	4.4	8.5
12:00	7.31	41	576	−5.4	144	4.5	0.97	3.5	6.7
送回ICU12:30	7.35	37.2	194.9	−3.6	148	3.73	1.05		7.1
14:30	7.62	27	218	+9.0	148	2.86	1.01	5.2	3.5
19:30	7.53	28.8	214.3	+2.4	147	2.61	1.0	6.9	1.5
22:30	7.5	28.7	206.2	+3.4	143.9	3.0	1.13		2.5
7月15日6:00	7.6	25.4	196.4	+4.9	142	3.25	1.19	8.8	2.8

表 60-2 典型病例酶学检查结果

项目	7月14日10:20	7月14日13:00	7月15日	7月19日	参考值
肌酸激酶	352	486	8078	3184	25～195U/L
肌酸激酶同工酶	270	360	116.0	41	0～25U/L
碱性磷酸酶	195	188	196	128	20～110U/L
谷丙转氨酶		17	41.0	77	0～40U/L
谷草转氨酶		23	347	111	0～40U/L
乳酸脱氢酶		197	146	367	114～240U/L
血清肌红蛋白定量	957.0	896.0	965.0	901.0	0～90ng/ml

本例临床表现典型,发病过程及实验室检查均支持恶性高热的诊断。

(1)主要特点

1)年轻男性,患有双侧腓骨肌萎缩并发两足下垂畸形。

2)全麻后2小时出现心动过速、呼气末CO_2急剧升高、体温升高、四肢肌肉僵直等。

3)血气结果显示有代谢性及呼吸性酸中毒、高乳酸血症。

4)血清酶学检查:肌酸激酶、肌酸激酶同工酶、碱性磷酸酶、血清肌红蛋白定量均增高。

(2)主要措施:根据对本例的抢救,笔者体会到应立即采取下列措施。

1)立即停用挥发性吸入麻醉药,更换麻醉机及钠石炭。

2)纯氧过度通气,排出体内过量产生的CO_2及体内残留的吸入麻醉药。

3)立即降温,包括全身物理降温、静脉输注冷盐水,胃内、直肠及膀胱内冷盐水灌注,采用多种途径控制患者体温并使之下降。

4)迅速建立有创动脉血压、中心静脉压的监测,同时加强血气及酶学等检查,以指导治疗。

5)静脉注射碳酸氢钠纠正酸中毒,最初剂量为2～4mmol/kg,应加强换气,并根据血气结果做进一步调整。

6)监测尿量、保护肾功能,在抢救过程中应维持尿量在2ml/(kg · h)以上,必要时可静脉注射呋塞米。

7)及时扩容、补液和血管活性药物的应用,维持血流动力学稳定,同时给予肾上腺皮质激素。

8)在治疗室性心律失常时,应首先应用普鲁卡因胺,按2～3mg/kg给药,在抢救过程,禁用利多卡因,因可加强恶性高热的发作;治疗高血钾时,禁用钙剂,可加重恶性高热的危象。

9)最有效的治疗是尽早使用丹曲林(dantrolene),首次2mg/kg,可每5～15分钟追加1次,直至症状消失,总量可达10～20mg/kg,但目前我国尚无此药。

10)恶性高热发病后,24～48小时可能再次发作,术后应加强监护,确保患者安全度过围手术期。

六、气胸

麻醉过程和手术后病人发生气胸与麻醉或手术操作失误,又未能及时正确处理损伤的胸膜有关。麻醉在锁骨上路臂丛阻滞、肋间神经阻滞,经颈内或锁骨下静脉穿刺时,都可损伤胸膜、肺组织引起气胸,但外科手术操作引起气胸的因素也不少,如胸椎结核的病人行病灶清除术时,术中因剥破胸膜引起气胸的病例,文献也有报道。

值得注意的是,当术中损伤胸膜时,有人采用简单抽气缝合胸膜的方法继续手术,如果抽气效果不佳,缝合胸膜后使开放气胸变为闭合性气胸,如果肺组织又有损伤可导致张力性气胸。清醒病人可出现胸闷、呼吸困难,胸部叩诊为鼓音,肺呼吸音减弱,血压降低、脉压变窄、心率加快,X线检查可明确诊断。气胸的治疗可根据病情进行胸穿抽气或闭式引流术。

七、止血带并发症

四肢手术一般都可在气囊充气止血带下进行,以达到手术野无血的目的,便于手术操作。止血带使用不当可产生严重的并发症。首先放置止血带的部位应正确,上肢者应以在上臂中上1/3处;下肢者应放在大腿根近腹股沟部;足部手术应用止血带的袖带最好超过小腿,固定在大腿部位,以防将小腿的深静脉损伤。使用前须对止血带仔细检查,观察气囊接触皮肤的面是否平整,否则充气后可引起皮肤水疱,其次检查充气囊是否漏气等。充气前应先抬高肢体,并用驱血带驱血,驱血必须彻底。止血带充气的压力一般上肢需高于收缩压30～50mmHg (46.7kPa),下肢须高于50～70mmHg (6.7～9.3kPa)。止血带充气时间上肢为1小时,下肢以1.5小时为限,若须继续使用,应先松气15分钟再充气,二次止血带阻断血流时间最长不超过首次时间的1/2,以免发生神经并发症或肌球蛋白血症。若止血带充气压力过大,时间过久,尤其是骶神经阻滞不全时,大腿后侧和阴部仍有疼痛,如果此时使用止血带,极易出现止血带疼痛,多数病人难以忍受,烦躁不安,即使使用镇静和镇痛药物也难以控制,因此,使用止血带的患者,在阻滞范围应包括T_{10}～S_5,使患肢获得充分满意的麻醉。术中需使用预防性抗生素时,应在气囊止血带之前给予,使手术期间切口的抗生素已达到一定的浓度。对下肢如果出现深静脉血栓形成的患者,不适于使用驱血带,避免肺栓塞的发生。另外,松止血带时由于驱血肢体血管床突然扩大及无氧代谢产物经静脉回流循环,抑制心肌收缩,偶出现“止血带休克”,临床表现出汗、恶心、血压降低、脉搏增快,周围血管阻力降低、血钾升高和代谢性酸中毒。此时除补充血容量外,必要时给予缩血管药物。

第六节　骨科手术后并发症

一、失明

术后失明(postoperative blind)是颈椎手术的一种罕见并发症。最近国外报道有增加的趋势,其发生率在0～1%。其发病机制不详,最主要的是由于前部或后部缺血性视神经病(AION,PION)所致。有些不常见的手术并发症如中心视网膜动脉或静脉堵塞也可导致失明。造成缺血性视神经病(ION)的原因有全身的低灌注、血液黏滞度高、血流阻力增加、氧携带能力严重不足、局部动脉疾病、眼内压增加等。

围手术期可以采取防范措施：①病人体位，应避免眼部受压，减轻头部下垂的程度，对手术时间长的手术更应注意；②识别高危病人，术中注意保持这类病人满意的血细胞比容和血压水平；③术后尽早检查病人的视觉变化。术后缺血性视神经病发生后，目前尚无确切有效的治疗方法，而且术后失明往往会持续存在。视神经减压已经证明是无效的，少数研究者支持给予类固醇制剂和利尿药。

二、认知功能障碍

术后认知功能障碍（postoperative cognitive dysfunction，POCD）是术后急性或较早期出现的以认知功能减退为特征的脑功能失调。认知就是大脑获取信息、记忆信息和处理信息的过程，通过认知人们可以学习知识，解决问题，计划未来。认知功能障碍就是这些过程受损。术后认知功能障碍是老年患者手术后的人格、社交能力及认知能力和技巧的变化。表现为手术后记忆力和集中力下降的智力功能的退化。尽管由于医疗技术水平的提高使围手术期病死率和严重并发症的发生率大大降低，但术后认知功能障碍的发生率未见明显改善。在骨科方面，Bickel 及 Brauer 等报道髋部骨折术后认知功能障碍的发生率为10%～20%，王鑫等报道的髋部骨折术后认知功能障碍发生率为 11.7%。早期一过性的术后认知功能障碍对大多数患者来说是可逆的，但影响患者术后恢复，延长住院时间，还可能演变为长期的术后认知功能障碍，这将会严重影响老年患者的生活质量，也会对家庭及社会造成负担。

笔者所在医院近几年在髋部骨折术后有 3 例 70～80 岁高龄患者术后发生认知功能障碍，均发生在全身麻醉术后第一天晚上，表现为烦躁和恐惧行为、意识错乱、胡言乱语、语言零乱、无逻辑性、幻觉、幻听，不合作，常要自行拔除引流管、导尿管及吸氧导管，病情是波动的，有不规则的间歇期，症状常有昼轻夜重的特点。给予镇痛药及镇静药物治疗后症状有所减轻，经 3～4 天的治疗后基本好转，1 周后恢复。

对术后认知功能障碍的发病机制至今还不清楚，目前认为术后认知功能障碍是在老年病人中枢神经系统退化的基础上，由于手术和麻醉诱发，多种因素联合作用所致的神经功能减退。

由于发病原因尚未明确，对术后发生认知功能障碍的预防和处理较为困难：①老龄患者是术后发生认知功能障碍的高危因素之一，尤其是术前有不同程度的情感障碍的患者。要求在术前应对患者做好心理干预，减轻患者焦虑及恐惧心理，使其对手术建立较强信心，创造舒适安静的住院环境，对照顾患者的家属应进行讲解，减轻他们焦虑及自身的心理压力，促进患者的恢复。②术后一旦发现患者出现认知功能障碍，可尝试应用一些催眠镇静药如地西泮和哌替啶来定时应用于人工干预制造睡眠—清醒节律或应用褪黑素处理。对躁动的患者，在监护、吸氧和加强心理疏导的前提下，应给镇静药物，如咪达唑仑或氟哌啶醇。目前最好的治疗药物可能是氟哌啶醇（haloperidol），它具有较强的抗精神病作用，且较持久，对精神病的躁狂症状有明显效果，通常 0.5～1mg 口服或肌内注射，必要时可 4 小时 1 次。氟哌啶醇不良反应是易引起锥体外系反应，有时肌内注射或静脉注射仅 5mg 亦可发生，可用苯海拉明、东莨菪碱或地西泮静脉注射对症治疗，能迅速好转。

三、肺部并发症

1. 临床特点 肺部并发症（postope-rative pulmonary complications，PPC）是指术后发生的有临床表现并对疾病进程产生负面影响的肺部异常，包括肺不张、肺部感染、肺栓塞和急性肺损伤等，其发生率高达 30%。随着社会的老龄化，老年患者日益增加，在外科手术患者中，老年人所占的比例越来越高，老年人由于机体各个重要脏器的退行性病变及功能低下，当机体接受麻醉及手术打击后，老年人术后最先出现及最危险的是肺部并发症，临床表现为低氧血症，如果处理不及时，患者可因肺部感染发展为多器官功能衰竭而死亡。楼慧玲等报道在髋部骨折 316 例中围手术期病死率为 2.5%（8/316），多因肺部并发症所致（6/8），且围手术期需抢救患者也与肺部并发症密切相关（36/62），最多发生的是肺部感染及呼吸衰竭，所以精心的围手术期处理，尤其肺部并发症的防治是手术治疗成功的关键。

2. 原因　据文献报道老年人术后极易发生肺部感染，原因是多方面的，可能与以下几点有关。

（1）肺组织易受侵袭和损伤的特点：肺是一个开放性器官，是机体与外界交换最多的内脏器官，与外界交换的频率和数量远大于消化系统及泌尿系统，因此极易受到外界致病因子的侵袭，呼吸道在解剖位置上与鼻腔、口腔、咽部、食管相交通，这四个部位都有寄生的定植菌，而下呼吸道却无菌、湿润，有利细菌生长的环境，在会厌反射减退或机体抵抗力减弱时，细菌极易侵入下呼吸道。

（2）肺的结构或功能：在 30 岁以后开始老化，出现退行性变，60 岁以后，呼吸系统结构与功能的老化日趋明显。不少患者术前合并呼吸系统及心血管系统疾病，对手术创伤的耐受性差及麻醉药代谢清除减慢，术后易并发低氧血症。

（3）整体功能退行性改变：是引起肺部感染的重要原因之一，尤其是防御反射的减退，表现在咽反射迟钝、吞咽不协调、进食吞咽时易误入气管，特别是在心脑血管病人更是如此，甚至睡眠时也易将口鼻分泌物吸入气管而不能排出。因此，老年患者手术后肺部感染的主要原因可能是误吸。

（4）其他：长期吸烟的病人，常并有慢性气管炎，呼吸道分泌物多；当术后应用各种镇痛和镇静药物时可抑制呼吸道的排痰功能；伤口疼痛和长期卧床的患者不但影响咳嗽能力而且使肺的扩张受影响。肺部感染造成的呼吸功能障碍可直接造成其他器官的氧供不足，最后发生多器官功能衰竭而死亡。

3. 预防　对老年患者术前应改善原有肺部不良状况，包括戒烟，一般认为术前应停止吸烟 4～8 周、净化呼吸道、必要时选用敏感抗生素治疗，待感染控制稳定 1～2 周后再手术。同时术前应让患者学会有效的咳嗽方法，能排出呼吸道的分泌物。

4. 注意事项

（1）根据病情可能，尽早取半坐卧位，术后勤翻身，避免长时间仰卧位及肢体不活动。

（2）术后应予氧气吸入，必要时同时雾化吸入以助排痰。

（3）正确掌握输液量，防止补液过多，特别是晶体液。

（4）鼓励病人咳嗽、咳痰及深呼吸，有利于排出气道分泌物及进行气体交换，防止肺不张。因为肺不张是术后肺炎发生的重要危险因素，如果肺不张持续 72 小时以上，几乎可以肯定发展成肺炎，而肺炎又是引起多器官功能衰竭的主要原因。

（5）伤口疼痛常常影响病人有效咳嗽、排出气道分泌物及气体交换，术后应适当给予镇痛药物。

（6）当患者确实排痰困难时，可经导管行气管内吸痰，或纤维支气管镜下直视下吸出黏稠痰液。

（7）根据病情，尽早开始营养支持。

（8）根据药敏试验结果，给予敏感的抗生素是控制术后肺部感染的重要治疗措施。目前笔者所在医院关于在麻醉诱导时静脉滴注抗生素的预防性应用已基本达成共识。

（9）如果患者合并有呼吸衰竭时，及时请有关科室会诊，建立人工气道，行机械通气治疗。

附：椎管内麻醉镇痛与抗凝

随着社会老龄化，老龄患者手术逐渐增多，其中有相当部分病人常合并心脑血管疾患，多半是血栓形成后阻塞血管引起心脑供血障碍，抗凝就成为预防和治疗某些心脑血管疾病的重要部分。其次，由于围手术期深静脉血栓栓塞并非罕见，且后果极为严重，抗凝治疗以预防深静脉血栓形成在许多国家已成为围手术期的常规治疗。因此，有部分手术患者在手术前接受一定的抗凝药物。另外，还有部分骨科手术患者术后常规应用抗凝治疗。有资料提示，硬膜外腔穿刺、置管伴随有2.8%～11.5%的硬膜外腔内血管损伤。通常硬膜外腔内血管损伤除引起少量出血外，均能自愈，并不产生严重后果。但是，如果这种患者在术前接受抗凝治疗，则显著增加损伤血管的出血，形成硬膜外腔内血肿的可能性。对已经接受抗凝治疗和将要接受抗凝治疗，以及凝血功能异常的患者，是否能够或何时能够使用椎管内麻醉和镇痛是麻醉科和外科医生所关注的问题。如果选择和处理不当，进行常规椎管内穿刺、硬膜外腔内置管和拔管，就有可能造成硬膜外腔血肿，导致极为严重的后果。为了有效实施椎管内阻滞和术后镇痛，保证患者从椎管内阻滞中获得最大的益处又不致出现硬膜外腔血肿，美国局部麻醉和疼痛医学协会于2003年5月发布了椎管内阻滞用于接受抗凝治疗患者的指南，现将中华医学会麻醉学分会指南汇总关于围手术期抗凝药物治疗患者椎管内血肿的预防原则摘至如下，供同道们参考。

1. 普通肝素

(1)静脉注射肝素：至少停药4小时、凝血指标恢复正常之后，方可行椎管内穿刺、置管或拔管；椎管内穿刺、置管或拔管1小时后方可静脉应用肝素；抗凝治疗的延长，特别是与其他的抗凝剂和溶栓剂联合应用，会增加椎管内血肿形成的风险。

(2)皮下注射肝素：每日小于10 000U的小剂量肝素，椎管内阻滞无禁忌，但在衰弱的患者，应特别加以注意；每日大于10 000U则处理同静脉注射肝素，皮下注射肝素5天以上应于椎管内阻滞和导管拔除之前进行血小板测定，保证血小板计数正常。

2. 低分子量肝素

(1)低分子量肝素与抗血小板药物或口服抗凝剂联合应用增加椎管内血肿的风险。

(2)术前应用低分子量肝素的患者，施行单次腰麻是最安全的椎管内阻滞方法。至少在血栓预防剂量低分子量肝素给药后12小时或治疗剂量低分子量肝素给药后24小时，方可施行椎管内阻滞(穿刺、置管或拔管)。术前2小时应用低分子量肝素的患者抗凝活性正值高峰，应避免施行椎管内阻滞。

(3)术后应用低分子量肝素预防血栓形成的患者，应于椎管内穿刺24小时以后，且导管拔除2小时以上，方可开始应用。

3. 口服抗凝剂

(1)椎管内阻滞前应停用口服抗凝剂，并确认凝血酶原时间(PT)和国际标准化比值(INR)恢复正常。

(2)术前口服华法林治疗超过36小时者，应每日监测PT和INR。长期口服华法林的患者停药后3～5天，PT和INR方可恢复正常。

(3)术前36小时内开始华法林治疗者，不影响患者的凝血状态。

(4)拔除椎管内留置导管时机为INR<1.5。

4. 抗血小板药物

(1)单独服用阿司匹林或非甾体抗炎药(NSAID)的患者，不增加椎管内阻滞血肿发生的风险，可以施行椎管内麻醉和镇痛，但阿司匹林或非甾体抗炎药与其他抗凝药物(如肝素、低分子量肝素、口服抗凝剂)联合应用则增加出血并发症的风险。

(2)施行椎管内阻滞前推荐停药时间如下：塞氯吡啶(ticlopidine)应停药14天、氯吡格雷(clopidogrel)为7天、血小板糖蛋白Ⅱb/Ⅲa受体拮抗药依替非巴酞(eptifibatide)和替罗非班(tirofiban)为8小时、abciximab为48小时。

但也有人认为，择期手术前应停服阿司匹林至少1周(编者认为，这样可避免许多不必要的医疗纠纷)，麻醉方法选择无禁忌证 。因阿司匹林不可逆地抑制血小板膜上的环氧化酶，使血小板中血栓素A_2(TXA_2)的合成和释放减少，抑制了TXA_2诱发的血小板积聚。虽阿司匹林的半衰期仅20分钟，但每天服用小剂量即30～50mg，连续7天后，即可完全抑制机体中的血小板环氧化酶的活性，这种抑制却是不可逆的。

阿司匹林致血小板数目不一定减少，但其功能明显受抑制。在血小板的生存期内（8～10 天），其功能始终处于抑制状态，直至有新产生的血小板，才能恢复环氧化酶的功能。

5. 中草药　如大蒜、银杏、人参等，不增加椎管内阻滞血肿发生的风险；但这些中草药与其他抗凝药物联合应用，如口服抗凝剂或肝素，会增加出血并发症的风险。

6. 溶栓药　消除半衰期仅数小时，但其溶栓作用则可持续数日。除特殊情况外，应用溶栓药和纤溶药的患者尽量避免施行椎管内麻醉。一般认为接受溶栓治疗的患者 10 天内椎管内阻滞应视为禁忌。椎管内阻滞后 10 天应避免应用该类药物。对已施行椎管内阻滞者，应至少每隔 2 小时进行神经功能的评估；如应用连续硬膜外腔阻滞，应使做到最小有效的感觉和运动阻滞，以利于对神经功能的评估，何时拔出椎管内留置导管可参考纤维蛋白原的测定结果，有人指出，停止溶栓治疗至少 24 小时后，才能够拔除硬膜外腔内导管。

麻醉科医师在为曾经或将要使用抗凝药物的患者进行椎管内阻滞和镇痛时，应该在完成手术椎管内阻滞作用消退后，使用低浓度、低剂量局麻药和麻醉性镇痛药行术后镇痛，必须定期监测病人神经系统的功能。感觉已恢复但运动未恢复，通常是由于椎前动脉痉挛或堵塞的结果：感觉和运动均未能恢复，应考虑椎管内血肿形成。必须积极地诊断（MRI）和及时处理（8 小时内清除血肿），避免发生严重的不良后果。为完全避免出现椎管内血肿，可以使用其他麻醉方式完成手术和术后采用静脉镇痛等。

（潘贤俶　张生锁）

参考文献

崔苏扬．2005. 脊柱外科麻醉学．上海：第二军医大学出版社，231～244

侯立朝，熊利泽，王一楠，等．2007. 高龄患者重度肺部感染治疗策略的回顾性研究．麻醉与监护论坛，14(4)：219

楼慧玲，深剑，郭奇峰．2004. 老年人髋部骨折围手术期肺部并发症的防治．实用医学杂志，20(8)：9045

吴新民，王俊科，庄心良等．2010. 围手术期抗凝药物治疗患者椎管内血肿的预防原则．见中华医学会麻醉学分会指南汇总．北京

徐澄，陈学丽，张子莲．2001. 骨盆与四肢手术的麻醉．见：徐澄，王大柱，邓廼封主编．骨科麻醉学．天津：天津科学技术出版社，118～120

徐患茅．2003. 脊柱、四肢手术麻醉．见：庄心良，曾因明，陈伯銮主编，现代麻醉学．第 3 版，北京：人民卫生出版社

薛富善．2005. 临床局部麻醉技术．北京：人民军医出版社

Antognini JF，Atherley R，Carstens E. 2003. Isoflurane action in spinal cord indirectly depresses cortical a ctivity associated with electrical stimulation of the reticular formation. Anesth Analg 96：999～1003

Farny J，Girard M，Drolet P. 1994. Posterior approach to the lumbar plexus combined with a sciatic nerve block using lidocaine. Can J Anesth，41：486～491

Guha A，Tator CH. 1988. Acula cardiovascutar effects of experimental spinal cord injury. Trauma，28(4)：481

Gurd AR，Wilson RI. 1974. The fat enbolisne J Bone Joint Surg Am，56B(3)：408～416

Lam AM. 1991. Acute spinal cord injury：monitoring and anaesthetic implications. Can J Anaesth，38(4)：60

Modig J，Borg T，Karlstrom G，et al. 1983. Thromboembolistn after total hip replacement：Role of epidural and general anesthesia. Anesth Analg，62：174

Nakstad AR，Sanbbrg M. 2009. The Glidescope Ranger video laryngoscopean can be useful in airway management of ntrapped patients. Acta Anaesthesiol Scand，53：1257～1261

Olivecrona C，Tidermark J，Hamberg P，et al. 2006. Skin protection undemeath the pneumatic toumiquet during total knee arthroplasty；a randomized controlled trial of 92 patients Acta orthop，77(3)：519～523

Petrozza PH. 1998. Anesthetic considerations for the patient with acute spinal cord injury. Anesth Analg，86(Suppl)：85

Qverend TL, Anderson CM, Lucy SD, et al. 2001. The effect of Incentive spirometry on postoperative pulmonary complications: asystematic review. Chest, 120(3),971

Stone WA. 1970. Succinychline-induced hyperkalemia in dogs with tranected sciatic nerves or spinal cords anesthesiology,32:513

Tobey RE. 1970. Paraplcgia succinychline and cardiac arrest anesthesiology,32:358

Yadeau JT, Cahill JB, Zawadsk MW, et al. 2005. the effects of femoral nerve bockade in conjunction with epidural analgesia after total knee arthroplasty. Anesth Analg,101(3):891～895

第61章　器官移植手术麻醉

随着医学科学技术的发展，替换人体器官的设想，有些已经实现，有的正在努力探索。20世纪60年代以来，随着医学免疫学，人体组织相容性抗原，免疫抑制药与治疗的进展，随着离体脏器功能的保护，移植手术方法的改进以及麻醉与免疫，麻醉药物对器官功能的影响等各方面的研究进展，器官移植有了迅速发展。特别是20世纪80年代环孢素的广泛应用，使器官移植后的感染、排斥反应发生率及病死率明显下降；另外，排斥反应的早期诊断方法及术中、术后监测与治疗日趋完善，使该学科飞速发展。

第一节　概　　述

一、器官移植病人麻醉特点

(1)器官移植的病人，多数长期患有重要器官疾病，加之原脏器已基本丧失功能，使机体发生一系列病理生理改变，并发症较多，全身状况差，甚至威胁病人生命。因此，该类病人对各种麻醉方法或药物的耐受性较差，麻醉管理有其特殊要求。

(2)器官移植手术有的创伤较大，手术时间较长，术中管理问题较多。因此，麻醉者对以下问题要有较全面的了解：如与器官移植有关的基础理论；技术知识，手术步骤，麻醉过程中可能发生的问题及其预防和处理等。

(3)器官移植麻醉。有时关系到受者与供者两个机体生命的安全和手术的顺利进行。保护供者与受者移植器官的功能和成活，已成为麻醉管理的重要任务之一。

(4)感染是器官移植病人术后死亡的主要原因之一。因此，麻醉过程中对所有麻醉用具、器械、药品、输血、输液等操作无菌要求极为严格。

(5)关于麻醉与免疫的关系,麻醉对器官成活的影响,已有较多研究,尽管现有理论知识尚有限,亦应在现有知识范围内予以重视。

二、影响器官移植成功的主要问题

(一)供体器官的功能状态

供体器官切除前必须保证良好的循环灌注;缩短热和冷缺血的时间;离体器官需合理冷冻保存。供体器官质量是移植成功的先决条件。确保移植器官的功能需要麻醉与手术医师的密切配合。移植器官的存活率主要与抗感染及免疫抑制剂治疗密切相关。

(二)感染

细菌感染、真菌感染及双重感染等,与无菌操作不严、广谱抗生素及免疫抑制药治疗有关。

(三)排斥反应

超急性排斥反应;移植物抗宿主反应;急性排斥反应,经免疫冲击治疗无效后,为移植失败。可等待再次移植。

三、麻醉处理原则

(一)麻醉前准备

(1)全面评估全身各器官功能状态。

(2)认真参加麻醉手术前讨论,设计好麻醉方莱。

(3)了解供体情况,血型、组织相容性检查情况。

(4)调整病人机体功能,使之处于最佳状态。

(5)麻醉用具无菌处理。

(6)麻醉选择以对病人安全,保证手术需要为原则。

(二)麻醉期间用药

(1)对移植器官无毒副作用。

(2)掌握特殊用药方法:如胰腺移植胰岛素的应用;血友病甲脾移植抗血友病球蛋白的应用等。

(3)免疫抑制药的应用:根据移植器官的不同,依要求按时、定量给予免疫抑制药。

(三)麻醉术中管理

总的要求为保持循环稳定;氧供、氧合良好;保持体液、电解质、酸碱平衡;麻醉过程平稳。依移植手术特点给予相应处理,保证机体生理功能,使移植手术顺利进行。

麻醉中常规监测为血压、心电图、心率、体温、中心静脉压、SpO_2、动脉血气分析加电解质。特殊监测依移植器官的要求按需进行。

(四)麻醉手术后处理

(1)病房环境消毒与容器灭菌应严格要求。

(2)继续进行抗感染治疗与免疫抑制治疗,常用免疫抑制药为环孢素、硫唑嘌呤、甲泼尼龙。但应用方法与剂量有所不同。

(3)全身麻醉后气管插管拔除时间,应依病情需要决定。

(4)有关排斥反应诊断与防治,应按移植器官的不同加强监护。

(5)术后镇痛依病情与需要施行。

(6)移植器官无功能的时间有所不同,在尽力保持机体内环境稳定的条件下,尽快恢复移植器官的功能,缩短初期无功能时间。

第二节　心脏移植的麻醉

早在1905年Alexi Carrel就做过异体心脏移植的实验研究,直到1953年Nepture才在低温麻醉下进行了原位心脏移植和心肺联合移植的实验研究,但均未取得较长期的存活。随着人工心肺机、低温、移植免疫、移植心脏代谢、心功能监测、体外心脏保存等大量研究的进展,为心脏移植的临床应用提供了条件。1967年12月南非的Barnard医师首次将同种原位心脏移植应用于临床,1968年9月15日美国Cooley医师将同种原位心脏移植术用于病人。我国1978年在上海进行了首例原位心脏移植术，存活了 109 天。1992 年北京、哈尔滨等相继开展并获得成功。目前，5 年成活率达 84%。提高移植成活率的措施主要是：进一步完善供、受者的选择标准；免疫抑制药的更新换代；排斥反应的早期诊断；经静脉做右心内膜活检以诊断排斥反应的程度等。

一、同种原位心脏移植的方法

（一）单独心脏移植

供者心脏从左、右心室流出道切断（即从动脉，肺动脉瓣的远端离断）。左、右心房流入处的离断部位有以下 3 种方法。

（1）自左、右心房壁（Shumway 法）。

（2）自上下腔静脉与左心房（Golberg 法）。

（3）自上下腔静脉与左右肺静脉（Webb 法）。

（二）心肺联合移植

分为心脏双肺移植与心脏右肺移植两种。

（三）受者循环维持方法

（1）人工心肺体外循环（低温30～28℃）。

（2）深低温停循环。

（3）间断部分阻断循环。

目前常用的 3 种组合方法：左右心房流出处从左右心房壁离断加人工心肺体外循环法（Lowe-Shumway 法）；从上下腔静脉与左心房离断加人工心肺体外循环法（Golberg Willman 法）；以及低温麻醉停止循环法。

二、影响移植心功能的因素

主要影响有：①移植操作过程中停止冠状血流造成的心肌缺血的影响；②切断支配心脏神经的影响；③切断淋巴管的影响；④离断、缝合的机械损伤；⑤出血、低温、体外循环对机体的影响及合并症的间接影响；⑥排斥反应的影响。

三、心脏移植复跳后常见问题

（1）房室传导阻滞。

（2）心律失常。

（3）低心排血量综合征。

四、麻醉前准备

同心内直视手术的麻醉前准备。特点为接受该手术病人的病情都极重。多为心脏病晚期（如心肌缺血性疾病伴广泛多发室壁瘤），严重心脏传导性损害，瓣膜病晚期，不能修复的心外伤，先天性心脏畸形不能用常规手术修复者，心脏原发肿瘤，手术时不可逆心脏死亡或术后不可逆心功能不全等。多数病人有左右心力衰竭合并肺动脉高压，心脏指数低下。有的术前需半坐位吸氧。麻醉诱导常需采取同样体位，吸氧入睡后平卧。多数病人长期服用洋地黄药物、利尿药或 β 受体阻滞药等。因此，在麻醉前，应根据病人心导管检查、冠状动脉造影、左室造影、心电图、超声心动图和血液生化检查等资料，全面估计病人对麻醉手术的耐受性和危险性，采用适合病人的麻醉药物及麻醉方式，并做好处理意外的各项准备。

五、心脏移植的麻醉选择及管理特点

（一）心脏特点和麻醉选择

接受心脏移植手术的病人心功能都受到严重的损害，其代偿储备能力比一般心内直视手术的病人更差，有的术前即已采用辅助循环的措施，如主动脉内气囊反搏治疗。因而对各种麻醉药物的耐受性，对缺氧、二氧化碳蓄积、电解质紊乱和各种应激反应的耐受力都很差，故对麻醉药物的选择，麻醉管理的要求更加严格。随着麻醉药物对体、肺循环血流动力学影响研究的进展，目前多采用以咪达唑仑、芬太尼、氯胺酮、神经安定镇痛为主，辅以低浓度吸入麻醉（氧化亚氮、异氟烷、七氟烷等）的方法，肌松药以选用潘库溴铵和哌库溴铵为常用。病人在麻醉诱导和体外循环转机前，常遇到的问题主要是低血压和心律失常。应根据各项生理监测和动脉血气与电解质分析结果予以适当处理。

体外循环目前多采用血液稀释，血液循环降温，转流时的氧合给氧加用 2%二氧化碳，灌注压应保持在 6.7～13.3kPa(50～100torr)之间。转流中根据血气分析、血钾、血细胞比容等检查结果,予以即时调整处理。尿量<1～2ml/min,应给予利尿剂。

移植心脏应低温灌注保护(4℃)。心脏缝合时间约 1～1.5 小时。移植手术结束后心脏经电除颤或自行复跳。停止转流的初期只给 100%的氧,不用任何麻醉药,因多数病人仅用 50%氧化亚氮即可出现低血压。所有病人都需持续而缓慢地泵入异丙肾上腺素,以维持良好的心律和心功能。常规安置心脏起搏器,备需要时维持心率。移植手术在停止转流后,对血容量不足的耐受力极差,故应根据左房压和中心静脉压测定值,即时调整前负荷。用鱼精蛋白应缓慢滴入,并密切监测动脉压。

阿托品、甲氧明对去神经心脏的心率无作用,但对直接作用的儿茶酚胺(肾上腺素、去甲肾上腺素、异丙肾上腺素)高度敏感。对间接作用的药物(麻黄碱、美芬丁胺、间羟胺等)敏感性较低,因此在选用时应考虑此特点。

洋地黄应慎用,它可掩盖排斥反应的早期征象——心室衰竭。术终应保留气管插管继续机械辅助呼吸,送至术后重症监护病房。

(二)移植心脏心电图特点

采用 Shumway 法离断和缝合的心脏,90%显示窦性心律。但可有各种心律失常,如结性心律、心房颤动、室性期前收缩、房室传导阻滞等。但有逐渐恢复的倾向,心率在 1 周内为 100～150 次/分。1 周后恢复到 70～90 次/分,如有兴奋,体温上升,疼痛刺激,可有 20%～40%的波动。心电图表现为小 P 波,PQ 间期正常,QRS 波无明显变化。

(三)移植后循环动脉的变化

根据斯坦福大学的报道,移植后的心脏可有心排血量下降,末梢阻力增加,左心室 dp/dt 低下,但 1～4 天后即可恢复或接近正常。心导管检查和血管造影结果在正常范围。如有心功能不全表现,则说明已有严重排斥反应。

(四)移植后神经再支配

由于移植心脏的神经已完全切断,虽可维持一般功能,但对刺激的迅速反应能力很差。该状态的时间,根据 Willman、Gong 在犬自家心脏移植后的观察,术后 12 个月内可恢复迷走、交感神经的再支配状态,后经 Peiss 观察,术后 26 天可出现迷走神经的作用,74 天交感、迷走神经试验阳性。但阳性病例的表现程度有差别,从开始表现到完全阳性需数月时间(通过对颈左迷走神经电刺激时的缓脉,低血压反射和星状神经节电刺激时的频脉,高血压反射的观察)。

六、供体麻醉管理注意事项

目前供体选择绝大多数为中青年因交通事故、外伤所致不可逆脑损害者。除血型相同,免疫相容性即淋巴细胞交叉配对阴性外,应无高血压、冠心病、糖尿病、感染、恶性肿瘤等全身性疾病。麻醉手术应在无菌条件下进行。为使供心在最佳状态下保存,麻醉手术过程应维护好供体的良好呼吸和循环功能,以保证足够的心脏氧供需平衡。

麻醉应选用气管内插管,高浓度氧人工通气,收缩压不低于 10.6kPa(80mmHg),否则应给予去氧肾上腺素或晶体扩容,以维持血流动力学稳定。切开心包时静脉注射肝素 2mg/kg;静脉注射先锋霉素 1g,甲泼尼龙 30mg/kg。阻断升主动脉后从根部注入 4℃心脏停搏液 1000ml,使心室颤动完全停止,并将心肌内血液冲洗干净。供心摘除后立即放入 4℃冷停液中并置入无菌袋内,埋入冰屑容器中保存备用。

第三节 肺移植术的麻醉

近年来,心脏移植术获得进展,但临床肺移植的效果进展缓慢。主要原因为感染、支气管吻合口瘘及两肺通气/灌流比失衡。肺移植目前分为单侧肺移植和心肺合并移植。后者成功的临床报道已显示其发展趋向。

在高压氧下经低温,肺灌注,换气处理保

存移植肺，已取得较好效果，但临床移植的成功率仍较差。1972 年 Castaneda 等使实验心肺移植动物长期存活获得成功。他们对 25 只平均体重为 18.14kg 的狒狒进行自身心肺移植，有 23 只能有节律性地进行自主呼吸，有 5 只存活 6 个月至 2 年以上。证实灵长类动物能耐受心肺完全去神经手术，并且肺功能检查可正常。1968 年首次报道心肺移植，直到 1981 年方由美国斯坦福医学中心报道了长期存活的经验。随着移植技术的改进和环孢素的应用，心肺移植的成功率远超过肺移植，其 1 年存活率达 70%～80%，2 年存活率达 60%左右。

一、适应证

原发性肺动脉高压，Eisenmenger 综合征及伴严重低氧血症，终末期支气管肺疾病伴心衰，预计寿命不超过半年，年龄宜在 50 岁以下。

二、供体的麻醉管理

维护供体的循环和呼吸功能，行控制呼吸保持 PaO_2 及 $PaCO_2$ 在正常范围，以利尿和 PEEP 预防肺水肿。肺动脉灌注前静脉注射前列腺素 E_1 以解除肺血管收缩反应，同时采用低压通气以促使肺灌注液的均匀分布。

三、受体的麻醉前准备与管理要点

(一)术前口服免疫抑制药

环孢素 10mg/kg 和硫唑嘌呤 2mg/kg；术前药宜给予小量镇静剂和抗胆碱类药，如咪达唑仑 0.1mg/kg，东莨菪碱 0.15～0.3mg；麻醉用具应严格无菌消毒。

(一)麻醉监测与麻醉诱导

1. 必备监测项目　桡动脉穿刺测动脉压；颈内静脉置入 S-W 管测肺动脉压、肺毛细血管楔压、中心静脉压；监测心电图及 SpO_2、血气分析、中心温度、电解质、尿量、$P_{ET}CO_2$ 等。

2. 麻醉诱导注意事项　麻醉诱导用药应保证避免循环抑制，充分供氧，保持 PaO_2、$PaCO_2$ 稳定，预防气管插管时的心血管反应，插管深度应位于气管离断的远端，可供选择的诱导药有咪达唑仑、芬太尼、依托咪酯乳剂、维库溴铵、哌库溴铵等。小儿可在氯胺酮基础麻醉下，吸入笑气、七氟烷诱导。

(三)麻醉维持与术中管理

麻醉维持宜采用静吸复合，但应避免肺分流的增加和心肌抑制。应用低通气量控制呼吸，维持正常 $PaCO_2$、PaO_2，防止低血压，必要时应给予血管活性药，扩张肺血管药、α 肾上腺能兴奋药、氨茶碱、喘定等。保持正常的外周血管阻力，降低右至左分流，以保证体外循环转机前的循环稳定。心肺切除过程中出、渗血较多，应备有自体血回收装置，采用自体输血。手术应避免膈、喉返、迷走神经损伤。移植肺经灌注并吸除灌注液后，于气管隆突上方行气管吻合，吻合后应吸除气管内分泌物，用 4.0kPa (30mmHg)压力测试吻合口是否漏气，然后以 IPPV 加 PEEP 0.49～0.98kPa(5～10cmH_2O)通气，吸入氧浓度低于 50%，PaO_2 维持 12.0kPa (90mmHg)以上，以防止肺萎陷和氧中毒。机械通气后如遇有支气管痉挛，移植肺过度膨胀，可喷入异丙肾上腺素或 β 肾上腺能兴奋药或氨茶碱等。主动脉吻合完成后静脉注射甲泼尼龙 15mg/kg，开放主动脉时常需儿茶酚胺类药支持循环。右心房吻合后开始复温。移植心肺出现窦性心律，血流动力学稳定，电解质及酸碱平衡，体温正常后可试停体外循环。

麻醉手术中可能遇到的其他问题：①肺水肿，可能与肺毛细血管通透性增高，肺淋巴管损伤破裂有关。处理原则为吸入高浓度氧，控制体液，保持体液负平衡。②低氧血症：吸入高浓度氧，加用 PEEP，但气道压不可过高。③心排血量低：调整心脏前、后负荷，应用正性变力性药物支持。④外周血管阻力下降：可能与移植肺对血管紧张素Ⅰ转化为血管紧张素Ⅱ的功能抑制有关，应给予缩血管药。

四、术后管理应注意的问题

(1)保持呼吸道通畅，预防肺水肿：持续应用 PEEP 至病人呼吸功能恢复正常。输液量与速度应控制，术后前12小时按0.5ml/(kg·h)，以后按1ml/(kg·h)。维持尿量不少于0.5ml/(kg·h)，否则应给予利尿药。

(2)移植肺除病人残留的气管外无咳嗽反射。因此应强调吸引，体位引流，胸部理疗。

(3)肺部感染是移植术后死亡的主因。应定时摄X线胸片，做痰培养，气管吸引，支气管镜检查，支气管肺泡灌洗，经皮肺穿刺活检。

(4)心肺排斥反应多见于术后1～3周。诊断较困难，通过定时拍胸片，心内膜活检，支气管肺泡灌洗等方法排除感染，协助诊断。慢性排斥反应可发生肺功能不全。

第四节　肝移植术的麻醉

肝是人体单一的重要器官，其功能既复杂又多样。肝脏受到严重损害后，如晚期肝硬化、肝癌、先天性胆道闭锁等，根治率极低，但施行肝移植是有希望的疗法。肝脏与肾、心等脏器不同，其复杂与特殊性有：

(1)肝有多种重要生理功能，目前无一种人工器官能代替，因此丧失功能就意味死亡。

(2)肝细胞对缺氧耐受性差。

(3)肝脏受肝动脉和门静脉双重血液供应，手术吻合部位多，时间长，而且在膈下操作手术难度较大。

(4)肝脏有多种凝血因子合成作用，手术时可发生出血倾向或异常出血。

(5)肝脏富于网状内皮系统结构，免疫活性亦强。

(6)多数免疫抑制药对肝脏都有损害和胆汁淤滞作用。

(7)肝脏内常有细菌存在，移植后一旦发生败血症是术后死亡的主要原因。

(8)肝移植后，排斥反应的早期诊断较困难。因此，1963年Moore和Starzl才将肝移植应用于临床。目前肝移植数仅次于肾移植。我国于1977年开始应用于临床，全国有13个省市18家单位开展过肝移植。

一、供体与肝脏的处理

供体多来自“脑死亡”病例，在气管插管控制呼吸下，维持供体呼吸与循环功能。钳夹腹主动脉于1～2分钟内开始对肝充分灌洗，降温，45分钟内切除供肝低温保存，冷缺血时间不宜超过6小时。

二、受体麻醉选择与管理注意事项

(一)麻醉选择

麻醉选择的原则是所用麻醉药物对肝应无毒性；麻醉方法对肝血流影响小；麻醉过程不发生缺氧和二氧化碳蓄积及内脏血管收缩等。使用的药物应从减轻移植肝的负荷，主因刚移植的肝脏受缺血、缺氧、低温、长时间手术及低血压、代谢性酸血症和电解质紊乱等的影响，肝细胞的功能必受较大影响。因此，对麻醉药物的选择和麻醉中的管理，应为移植肝的存活创造条件。氟烷、恩氟烷应慎用或禁用，对镇痛药和肌松药的应用剂量亦应严格掌握。

目前采用的麻醉多为神经安定复合麻醉或硬膜外加浅静脉复合麻醉，均给予气管内插管。目前认为连续硬膜外阻滞加静脉复合麻醉具有镇痛完全，肌肉松弛度好，便于管理，可充分供氧，对机体无明显不良影响等优点。术后保留硬膜外导管行术后镇痛，避免使用镇痛药，易于咳痰，减少肺部并发症。

可供选择的麻醉药为咪达唑仑、羟基丁酸钠、依托咪酯、丙泊酚、氟哌利多、芬太尼、异氟烷、阿曲库铵、哌库溴铵、潘库溴铵等。有些药虽在肝内降解，但对肝均无损害。琥珀胆碱可用于麻醉诱导插管，其用量不超过100mg。即使呼吸延迟恢复，由于手术时间长，加上术中输入新鲜血液，血内含有正常功能的假性胆碱酯酶，足以消除琥珀胆碱的作用，不会影响术终呼吸恢复。

(二)麻醉管理

麻醉中管理按以下4期病理生理与生化改变特点进行。

1. 病肝分离期　自手术开始至阻断上下腔静脉为病肝分离期。此期的主要特点为分离病肝时会发生出、渗血。如病肝粘连较多，出血量较大，如输血、输液不及时可发生低血压、休克与酸血症。大量输血亦会引起有关并发症。病肝切除后应给予20%甘露醇，以预防肝肾综合征的少尿现象，同时也有利于麻醉药的排泄。

2. 无肝期　从阻断上下腔静脉，切除病肝至移植肝与受体肝上下腔静脉吻合完毕，血流开放止。该期管理特点是病肝已切除。而供肝血循环尚未与受体建立。阻断下腔和门静脉时，下半身和门静脉系统回心血量骤降，可引起血流动力学急剧改变。体温下降，血糖下降，凝血因子减少。因此可出现中度到重度血压下降和酸血症，故阻断前应快速行上肢或颈内静脉输血，使血压与中心静脉压维持正常或维持在生理允许的最低范围以上。血压下降的其他原因尚有：凝血机制紊乱，创面出、渗血多，凝血因子合成明显减少，肝脏清除激活的凝血因子能力消失；前一期输入大量库血而发生DIC，凝血酶原时间延长，血小板减少。

该期体温可能下降至34～32℃，该期主张静脉滴注10%～25%葡萄糖，预防血糖下降，补充糖原。血钾下降程度应予监测，必要时适量补充。无肝期时间约60～100分钟不等。

3. 移植肝部分循环恢复期　即肝上、下腔静脉和门静脉吻合完毕，移植肝有大部分血液与受体相通的时期，管理中可能遇有以下问题：

(1)高钾血症：移植肝经缺氧、低灌注之后肝内含钾较高，有时可达25mmol/L。血管开放后，移植肝内钾离子进入受体发生高钾血症，如处理不及时可引起室颤。为预防此危险，应在开放血管前借用门静脉血流的冲洗，从肝上、下腔静脉放出含高钾的肝脏血约100ml，然后再开放上、下腔静脉。

(2)酸血症进一步加重：肝上、下腔静脉和门静脉开放后，移植肝和门静脉系统的缺氧代谢产物进入循环，该期应及时做血气分析，根据pH、BE和$PaCO_2$值即时加以调整，直至肝动脉吻合后，酸血症才会逐渐好转。

(3)体温继续下降：虽经前一段保温和升温措施，体温仍会继续下降。主因经冷却灌注的移植肝放入体内(10℃左右的冷却)置入原肝部位，并且部分血管吻合后血液流经肝脏，近似于血流降温。因此，该期的保温、升温更加重要。当移植肝活力恢复时，体温会逐渐回升。

(4)继续出现凝血障碍：原因为移植肝缺血时间较长，功能不佳。临床观察表明移植肝转氨酶均增高。热缺血时间为5分钟左右，冷缺血时间可达7小时以上。为此不能提供正常的凝血因子。有的亦可发生纤维蛋白溶解或弥散性血管内凝血。

4. 肝上、下腔静脉开放期　当下腔静脉开放后，下半身回心血量突然增加，导致血压升高，中心静脉压上升。该期应控制输血输液量，预防急性心力衰竭。另外，下半身淤血缺氧代谢产物进入循环，酸血症可继续存在并加重。如供肝条件不佳，或缺血时间过长，可继发低纤维蛋白溶解，表现为血液不凝，出、渗血增加。

总之，肝移植麻醉的管理，术中对病人生理、生化改变的监测与调控，供肝的条件和活力，手术技巧的熟练等都将直接影响移植肝的成活率。

三、麻醉手术中特殊用药

近年来对出、渗血较多的手术，应用大剂量抑肽酶，临床证实可减少失血，减少输血量40%～50%，并可使无肝期极少出现纤溶活性，再灌注期不出现纤溶且可抑制高纤溶。用法为麻醉诱导后静脉注射200万KIU，术中静脉滴注50万KIU/h维持。其他用药有多巴胺、环孢素、甲泼尼龙、氨甲苯酸、抗生素等。

四、术后处理

1. 机械呼吸　严密消毒隔离，保留气管插管行机械呼吸，保持PaO_2与$PaCO_2$在正常范围，多在24小时后拔管。

2. 加强监测　除循环、呼吸监测并维持稳定外，应注意出入量监测，每日做痰培养，常规胸片检查。

3. 预防感染

4. 术后镇痛　行静脉、硬膜外病人自控镇痛，或胸膜间及肋间神经阻滞，具体方法可依病人情况选择。

5. 营养补充 术后72小时后，移植肝功能恢复应给予静脉高营养。

6. 免疫抑制治疗 术后3周内易发生急性排斥反应或感染败血症而导致肝功能丧失，应注意早期诊断。抗免疫药的应用以最小有效剂量为原则，如有肾损害，更应减量使用。

第五节 肾移植的麻醉

肾移植的动物实验研究开始于1902年，1950年后曾多次用于临床，多因排斥反应而失败。20世纪60年代后随医学研究的发展，逐步取得较好的效果。我国肾移植的实验研究开始于1956年。1960年曾施行2例同种异体肾移植，均因排斥反应而失败。1972年才取得临床移植的发展。据我们1700例肾移植的统计，1年生存率为87%，5年生存率为68%，成活最长者达20年以上。肾移植术的主要对象为各种慢性肾病的肾功能衰竭，偶用于意外损伤或外伤而丧失孤立肾与双肾者。最适于手术的年龄为15～50岁。据临床总结<5岁和>55岁者，移植成活率明显下降。目前肾移植主要为同种异位肾移植，供肾来源主要为尸体肾移植；以及同种活体肾移植。移植肾的保护均采用低温灌注的方法。

一、肾移植病人麻醉的术前准备

(一)活体供肾者的术前准备

目前供肾者多为病人的父母、兄弟、姐妹。麻醉手术前应根据临床全面检查资料，对供肾者的全身情况做出评价，做好确保安全与防止意外的准备。在保证充足输液和尿量的前提下，于取肾前5～7小时静脉注入甲泼尼龙5mg，环磷酰胺5～7g以减轻供肾的抗原性。术前应仔细检查有无感染灶，并给予预防和抗感染治疗。

(二)受肾者的麻醉前准备

拟行肾移植的病人，由于长期慢性肾功能衰竭，病情都较严重。术前重点准备如下：

(1)肾衰病人多有明显尿毒症，水及电解质、酸碱平衡紊乱，如有高钾血症、低钠、不同程度的代谢性酸中毒等。有上述合并症时术前应进行人工透析治疗，使尿毒症有所改善，水、电解质平衡，特别是高钾血症得到纠正，并用碱性药纠正酸中毒。

(2)肾衰病人都合并有高血压、水潴留以及中毒性心肌改变而导致不同程度的心功能不全、心脏肥大、心包积液、肺水肿和胸、腹水等。术前应依病人具体情况进行饮食调整和药物等综合治疗。例如采取强心、利尿、降压、减轻前后负荷的治疗措施，尽力使心功能有所改善。

(3)慢性肾衰病人多有严重贫血、低蛋白血症、出血倾向、维生素缺乏、缺钙等。术前除应用叶酸、多种维生素、钙剂、止血剂以改善贫血等外，必要时应输血。既往有人提出血红蛋白在50～60g/L以上者可不输血，如输血应给予去除白细胞血。目前认为输全血可提高移植肾的成活率。在血液透析治疗时，对于输血可引起的血钾增高和尿素氮增加，可不必顾虑。输全血可以改善病人的全身情况。

(4)肾衰病人易合并感染，而感染又是术后死亡的原因之一。因此，麻醉手术前尤应重视控制和预防感染。

综上所述，从麻醉管理方面直接威胁病人生命的是循环功能代偿不全和高钾血症，对此术前应给予充分的估价和准备。

二、肾移植手术的麻醉选择与管理特点

(一)供肾者的麻醉选择与管理

成人供肾者国内多采用连续硬膜外加适量辅助用药，以解除其紧张情绪和处理肾蒂的牵拉反应。对过度紧张者可选用全身麻醉。

麻醉要求：麻醉作用应满意，以使供肾者无痛苦，全力维护其生命安全。为保证肾脏的功能，应注意维持正常的血容量和呼吸、循环功能的稳定。术中做好输血的准备，以防因游离肾动、静脉而发生意外出血。

(二)受肾者的麻醉选择和管理

同种异位肾移植，可选用连续硬膜外或全身麻醉。术前有心肺功能不全者以选用硬膜外阻滞为佳。连续硬膜外的穿刺点多为 T_{12}～L_1，向头置管，阻滞范围为 T_6 至骶段。对多次肾移植多次麻醉者，以选用脊麻硬膜外联合阻滞法效果较佳。

全身麻醉药物的选择以不损害肾功能为原则。多采用神经安定镇痛麻醉及氧化亚氮、氧(1∶1)，或选静脉麻醉诱导，气管插管，静吸复合维持麻醉。

(三)麻醉选择与管理应注意的问题

(1)选择麻醉药物和术中用药，应考虑慢性肾衰所特有的病理生理改变。受肾者的肾脏，已有严重损害或完全失去功能，已丧失对许多药物的排除能力；而移植肾的功能在早期并不好，不应选用对肾有害和主要由肾排泄的药物，避免对呼吸和循环的抑制作用。

吗啡、哌替啶、短效巴比妥等药物可使肾小球滤过减少，但仅有小部分经肾排泄，因此，如肝功能良好，可根据需要使用。长效巴比妥主要经肾排除，应禁用。丙嗪类药物用于治疗时可抑制抗利尿激素，增加尿量并使尿比重下降。东莨菪碱、阿托品极少影响肾功能。地西泮、咪达唑仑基本由肝离解，以代谢产物经肾排出体外。全身麻醉无例外地随麻醉渗度的增加对肾功能产生抑制作用，部分原因是药物对血流动力学抑制所造成。凡引起交感兴奋的因素，都会使肾小球滤过率和肾血流减少。氧化亚氮对肾影响最小，但需充分供氧。乙醚对肾功能影响较大，应慎用。氟烷易导致血压下降，心率减慢，肾血流减少。恩氟烷代谢时转化生成的无机氟较少，但对肾功能严重损害者仍有危险。异氟烷、七氟烷对肾功能影响极小。目前临床应用的肌肉松弛药经肾排出率<15%，临床均可应用，但使用剂量应减小。应对可延长肌松作用时间的抗生素的应用提高警惕，如发生呼吸延迟恢复，使用新斯的明时用量应酌减，因其经肾排出量为 20%～60%。加拉碘铵临床已少用，对肾衰病人应禁用。

(2)受肾者术前都经过多次血液透析，因透析必用抗凝药，故透析时间最好在术前 1～2 天。肾衰尿毒症对骨髓有抑制作用，术中渗血的可能性较大。肾血管吻合处亦可能出血，加上在血管吻合开放前多用利尿剂，因此，对病人术中出入量的掌握是肾移植术麻醉管理的主要问题之一。输液种类应以全血和平衡液为主。

(3)肾衰病人的病理生理、生化改变，特别是高血压、高血钾、低血钠、高血磷、低血钙和代谢性酸中毒，术前虽可纠正，但麻醉时仍应重视并依病人具体情况给予处理。特别是尸体肾移植，受肾者未经充分术前准备，尤应加强上述问题的管理。

(4)受肾者常有严重高血压，甚至有心、肺、脑血管的并发症。麻醉中维护好循环、呼吸功能，避免发生低血压是肾移植麻醉管理的重要问题。

(四)麻醉中常用并发症

1. 低血压　近期血透的病人血容量多有不足。受肾者多有严重贫血。椎管内麻醉时如阻滞范围过广；全身麻醉药物对心血管功能的抑制；血管吻合部出血均可导致低血压，应即时发现，即时处理。

2. 心律失常或心跳骤停　肾衰病人多有严重贫血、低蛋白血症、胆碱酯酶减少，对各种麻醉药物耐受较差，如发生低血压、缺氧、二氧化碳蓄积；应用琥珀胆碱时除作用时间延长外，亦可因高钾血症而导致心律失常或心跳骤停。

3. 出血　可由于凝血机制紊乱引起或肾动静脉吻合部发生出血。

(五)麻醉时常见监测

监测心电图、血压、心率，血氧饱和度，血气分析和血细胞比容，电解质。

三、术后处理

(1)严格消毒隔离，预防感染。

(2)观察移植肾功能的恢复：术后早期应持续吸氧，以防低氧血症。术后前2天可持续静脉滴注小剂量多巴胺以增加肾血流。注意记录出入量，维持血浆晶胶体渗透压在正常范围，必要时给予白蛋白。注意电解质与酸碱平衡，维持血压高于正常水平，以利于肾灌流。

(3)免疫抑制药治疗：俟移植肾功能基本恢复正常后给予。常规为环孢素血浓度维持在400～700ng/ml；硫唑嘌呤、甲泼尼龙按常规应用。

(4)术后镇痛依情况选用。

第六节　胰腺、胰岛细胞、胰肾联合移植的麻醉

同种异体胰腺移植首次报道于1966年，目前胰腺、胰岛、胰肾联合移植的存活率达70%以上，主要用于治疗终末期胰岛素依赖型糖尿病。我国于20世纪70年代末报道了胰岛移植的研究，80年代已用于临床。胰肾联合移植已在我国临床应用。国外，目前约有3/4的病人施行胰腺肾脏联合移植；1/4病人在肾移植后再行胰腺移植或仅施行胰腺移植。

一、麻醉手术前准备

根据1型糖尿病的严重程度和重要器官损害程度及伴随疾病，全面予以病情评估。根据血糖变化调整胰岛素治疗，并给予预防性环孢素免疫抑制治疗。

二、麻醉选择

多选用全身麻醉，亦可选用连续硬膜外阻滞。药物选择的原则以不影响血糖和肾功能为主。全麻药可选用硫喷妥钠、依托咪酯、丙泊酚、芬太尼、舒芬太尼、琥珀胆碱、阿曲库铵等不同组合诱导，气管插管。麻醉维持可选用异氟烷、七氟烷、芬太尼及肌松药等。

硬膜外可选用一点法（T_{11}～T_{12}或T_{12}～L_1）或两点法（T_{11}～T_{12}向头置管，L_3～L_4向尾置管）。局麻药中禁加肾上腺素。

三、麻醉管理

开放两条静脉通道，一条用于CVP监测，不输液，另一条用于输血。输液用不含糖的平衡液250ml加入普通胰岛素25U静脉滴注。于麻醉前，重建循环前每30分钟检测血糖1次；建立循环后每10分钟检测1次血糖，共测6次；1小时后每30分钟检测血糖1次。并依血糖值调整静脉胰岛素剂量及输液。麻醉时其他监测有生命体征监测、CVP、ECG、SpO_2。血气分析于麻醉诱导、移植循环开放前、移植循环后10分钟各检测1次。

麻醉手术中管理重点为保持血流动力学稳定和呼吸功能稳定。依血糖测定调整胰岛素用量，以保持血糖浓度及维护肾功能。术中免疫抑制药治疗用甲泼尼龙和硫唑嘌呤静脉注射。

四、麻醉手术后处理

(1)严格消毒隔离：加强抗感染治疗，防治下尿路感染。

(2)加强循环监测：收缩压>24kPa或低于13.3kPa应积极处理；心率维持在60～120次/分；CVP维持正常范围；EKG应注意有无静息心肌缺血，注意ST、T波、QT间期。常规吸氧48小时。

(3)加强呼吸监测：除SpO_2外应定时做血气分析。

(4)持续胃肠减压，注意引流液性质，胃液pH应保持在>4，故应每天监测4次。伤口引流量应<100ml/h。

(5)维持血糖稳定，每4～6小时测定1次。

(6)免疫抑制药治疗：常规用环孢素加硫唑嘌呤加甲泼尼龙加抗淋巴细胞抗血清球蛋白或抗胸腺细胞抗血清球蛋白。联合移植术使用15天，单纯胰腺移植使用7天。治疗期间应注意白细胞变化，使之在4.5×10^9/L以上。CsA应在血清肌酐达30mg/L后应用，血药浓度应在150～200ng/ml，2个月后应维持在80～150ng/ml。

(7)注意排斥反应的早期诊断与处理：重点检查尿pH；尿淀粉酶测定如测定值低于基

础值的 25%以下，即可诊断为急性排斥反应。

五、胰岛移植

胰岛移植术创伤小，可在硬膜外或局麻下完成。目前多经门静脉注射移植，成功率最高。注射其他部位亦有报道。移植后常规应用免疫抑制治疗。该移植主要用于早期 1 型糖尿病。

（李树人）

参考文献

李树人．1990．器官移植术的麻醉(综述)．友谊医刊，2～3

刘俊杰，赵俊．1997．现代麻醉学．第 2 版．北京：人民卫生出版社，828～837

Flye MW. 1989. Principles of Organ Transplantation. Philadelphia：WB. Sanders company

第 62 章　战创伤病人的麻醉

平时与战时创伤病人的麻醉涉及术前急救、术中麻醉处理与监测、术后复苏或重症监护等整个救治过程。病人创伤程度轻重不一，创伤部位不尽相同，病情突发、情况紧急，术前准备不充分等因素，使麻醉的难度增大。与平时创伤相比，战时创伤救治受环境条件、救治时间、抢救设施等诸多不利因素所限，早期救治的困难性更大。

第一节　伤情评估与麻醉前处理

一、战创伤病人早期救治特点

(一)致伤特点

1. 突发性　平时意外灾害、事故以及战争或军事冲突常为突发情况，现场急救条件甚差，伤员难以获得及时、良好的早期救护。伤情的复杂性或严重性也可能超过救护人员具备的处理能力，尤其是成批伤员同时救治时。

2. 伤情复杂严重　现代工业和交通业的迅速发展，以及现代化战争中武器杀伤力不断增强和新型武器的应用，伤型伤类更趋复杂，表现为"五多"，即多处伤多，多发伤多，冲击伤多，烧伤多，复合伤多。重伤伤员比例增高，而且伤情严重。休克的发生率高达25%～30%。

3. 致伤因素多样　平时创伤多见于交通事故、高空坠落、挤压伤等。战时除火器伤外，烧伤、冲击波、核辐射、化学毒剂与生物武器以及如激光、微波、次声等"新概念武器"均可能成为战时致伤物。

(二)分级救治

平时创伤病人的救治多数可能在一个医疗机构完成整个救治过程，但战争条件下，对伤员(尤其是重伤员)的救治过程必须从时间、地点上分开，由多个救治机构分工实施，共同完成。分级救治是战伤救治的一个基本原则。其实质是：医疗与后送相结合。即救治上的分级分工，前后连续；技术上的由低到高，逐渐完善。

二、战创伤病人的术前评估

(一)伤情分析与评估

1. 了解病史　麻醉前应详细询问致伤史与既往健康状况。

2. 症状与体征　麻醉医师应注意受伤部位、范围、程度以及全身和重要脏器并发的情况。对闭合性损伤的伤员，不要忽视对内脏损伤程度的判断。对头、颈或胸部外伤者应作X线摄片以明确颈椎是否有骨折或脱位以及是否存在血气胸等。

3. 创伤计分与伤员分类　麻醉医生应掌握伤员分类原则及至少一种创伤计分方法，以便正确判断伤情、选择麻醉方法与药物。伤员分类是提高和保证成批伤员救治效率的关键。正确的伤员分类能充分利用有限的医护人员和救治力量，使那些能从现场初期救护中获得最大医疗效果的伤员获得优先处理。

(二)血容量的评估与补充

1. 失血量的估计方法

(1)根据临床表现估计：通常分为4级。

Ⅰ级：失血量约占体内总血容量的15%(>750ml)。主要临床表现为脉搏增快，血压、呼吸正常。

Ⅱ级：失血量达体内总血量的15%～30%(750～1500ml)。病人烦躁不安，脉率>120次/分，呼吸加快，收缩压下降，脉压差减小，毛细血管再充盈试验>2秒，尿量正常。

Ⅲ级：失血量达总血容量的30%～40%(1500～2000ml)。临床症状较Ⅱ级为重，出现神志改变，少尿等。

Ⅳ级：失血量达体内总血量40%以上(>2000ml)。病人常表现为嗜睡、精神错乱甚至昏迷，血压低于7kPa或测不出，无尿。

(2)根据骨折部位估计：不同部位单侧闭合性骨折时一般导致的失血量约为：①骨盆：1500～2000ml；②髂骨：500～1000ml；③股骨：800～1200ml；④胫骨：350～500ml；⑤肱骨：200～500ml；⑥尺、桡骨：300ml；⑦单根肋骨：100～150ml。对开放性创伤或多处伤的病人应适当增加。

(3)根据胸部X线片：可估计血胸出血量，病人于站立位或坐位摄片，若一侧肋膈角消失，提示出血量约为500ml；若一侧上界达肺门水平，则出血量达500～1000ml；若达一侧胸腔顶部，出血量约达1500～2000ml。

(4)根据创面大小和深度：一般认为，一只手面积的表面外伤或一拳头的深部创伤失血量相当于血容量的10%。

2. 血容量的补充

(1)时间、量与种类：容量复苏开始的时间与补充的量比输液种类更为重要。创伤救治早期应尽早输入1000～2000ml平衡液(或乳酸钠林格液)，既可补充血容量，又可补充功能性细胞外液，治疗低钠血症，并纠正酸中毒。

创伤病人对早期晶体溶液容量复苏如反应不明显，应考虑补充血液代用品等胶体溶液或全血，如羟乙基淀粉、明胶、白蛋白、右旋糖酐等。

(2)高渗溶液：高渗氯化钠具有扩容作用迅速，血流动力学改善明显，输注量小，携带方便等优点，在院前救治尤为适用。一般用量为7.5%NaCl 200ml左右(3～4mg/kg)。短时间内一般不宜重复应用。近年来主张与中分子右旋糖酐或琥珀明胶制剂合用，以增强并延长其治疗作用。

(3)碱性药物的应用：创伤早期容量复苏中，碳酸氢钠的使用并非常规。血气分析证实有严重酸中毒的情况下，才有必要应用碱性药物。

(4)手术时机：麻醉前应尽可能使病人血容量维持在循环平稳、能耐受麻醉和手术的程度。但遇严重出血或出血用非手术方法难以控制的情况下，可在抗休克的同时尽早手术。

三、战创伤病人的麻醉前处理

(一)早期处理

1. 一般措施　包括动、静脉穿刺置管、输血、输液、供氧、监测血压和心电及其他术前准备。

2. 呼吸管理

(1)维持呼吸道通畅：清理口腔，吸出血块或呕吐物；头后仰及托起下颌；放置口咽通气道；昏迷病人，颈部、颌面部外伤或颈椎外伤者应早做气管插管或气管切开。对存在严重缺氧和二氧化碳潴留病人，应在先做气管插管的情况下行气管切开术较为安全。情况紧急时可用粗针头做环甲膜穿刺或应用快速环甲膜切开器切开置管。

(2)饱胃的处理：创伤病人因惊恐、疼痛、休克等因素影响，胃排空迟缓。进食至受伤期间的时间越短，其胃内容物存留越多，甚至有的病人受伤后胃排空活动完全停止，伤后24小时仍有未消化的胃内容物呕出。因此，创伤病人(尤其是中重度创伤时)在麻醉前均应视为“饱胃”并做必要的处理，如：①在伤情允许的情况下，延缓手术并禁食；②置入粗胃管(内径>7mm),通过吸引排空胃内容物;③促进胃排空的药物,如甲氧氯普胺(灭吐灵)、昂丹司琼等既能抑制呕吐反射,又能促进胃排空。

饱胃的危险性在于胃内容物的呕吐或反流引起误吸,导致急性呼吸道梗阻和吸入性肺炎,病死率甚高。

(3)误吸的预防:麻醉诱导期是呕吐及误吸的易发时期。可采用以下方法予以预防。①术前给予抑制胃液分泌的药物:如枸橼酸钠、格隆溴铵(胃长宁)、水化铝酸镁、H_2 受体拮抗药西咪替丁和雷尼替丁等,可使病人胃液量减少,pH 升高,以减少误吸后胃酸对呼吸道的损伤。②机械性填塞呕吐通道,如使用喉罩、带食管套囊的通气导管。平卧位行快速诱导时,将环状软骨压向颈椎,以使食管受压闭合,也可防止反流。③清醒气管插管,表面麻醉后插入气管导管,并将导管套囊充气,封闭气道,此方法安全有效。插管前及麻醉期间应注意检查套囊漏气与否,以免胃液反流后流入气管及肺内。④适当的头低位可使反流的胃内容物滞留于咽部,便于吸引清除及减少被误吸的机会。⑤术毕待完全清醒并清除口咽分泌物后再拔除气管导管,以防拔管后误吸。

3. 血气胸的处理 伴有血气胸时,应先做闭式引流,再做加压通气,麻醉诱导。

4. 致伤物的处理 有些嵌顿或贯通身体关键部位的致伤物(如凶器、铁棍等)不要轻易拔动,以免加重损伤或引起难以控制的出血。

(二)早期镇痛

疼痛是一种与组织损伤或潜在组织损伤有关的主观感受。创伤引起的疼痛不但增加伤员的痛苦,而且能引起机体产生强烈的应激反应,影响病人的正常生理和心理功能,使病人情绪紧张、兴奋不安、失眠、剧烈的血压波动和脉搏改变、呼吸加快、呼吸幅度变浅、咳嗽无力等,不利于病人术后的恢复。

常用的镇痛药有吗啡、哌替啶、芬太尼、双氢埃托啡以及利多卡因、丁卡因和布比卡因等局部麻醉药;可通过口服、含化、肌内或静脉注射、局部与区域阻滞等方法给药。近年来,在国内已开始应用的病人自控药泵止痛(patient control analgesia,PCA)装置适用于病人转送期间或术后镇痛。

第二节 战创伤病人的麻醉

一、麻醉前准备

1. 麻醉前用药 应根据:①病人伤情及全身状况;②手术时间;③转送期间是否用过有关药物等因素决定应用与否。对于有些伤情较重或存在呼吸障碍的病人,使用镇静或镇痛药应慎重,因可能引起呼吸抑制。用药后要密切观察。一般可在术前静脉注射芬太尼(0.05~0.1μg)、阿托品或东莨菪碱。

2. 麻醉方法的选择 不论平时或战时,创伤病人的麻醉方法及药物的选择原则首先取决于受伤部位、程度以及手术方式,其次还要考虑所具备的麻醉设施、监测条件、麻醉医师的临床经验和理论知识。

战争状况下,战创伤伤员的早期救治并不能及时到达有良好条件的正规医院进行。野战条件下对伤员的麻醉、镇痛与复苏是一个值得研究的问题。野战麻醉的基本要求是:①效果确实;②操作简便;③安全范围大;④器材轻便;⑤起效迅速、苏醒快、麻醉后遗影响小。

战伤救治医学认识及技术水平的发展对麻醉方法的选择和应用有明显的影响。如 20 世纪 50 年代我军抗美援朝期间,师团救护所早期手术以清创为主,大部分采用普鲁卡因局麻;60 年代中印边境反击战的情况,变化不大;70 年代末边境反击战,由于卫勤保障加强,专科手术队前移,后送条件改善,一线医院手术种类增多,主要采用氯胺酮-东莨菪碱静脉复合麻醉,而局部麻醉明显减少,吸入麻醉基本未用。海湾战争等现代化高科技条件下的局部战争,战创伤救治与平时创伤救治的差距正趋缩小。

二、不同部位创伤的麻醉处理

(一)颅脑外伤病人的麻醉

1. 临床特点 颅脑外伤可导致急性硬脑

膜外血肿、急性或慢性硬膜下血肿、脑内血肿等。除伤及延髓或濒死者，单纯颅脑外伤一般不发生休克。若出现低血压，应首先考虑有无伴有其他部位，尤其是胸腹腔脏器损伤所致内出血。

2. 麻醉处理 轻微颅脑外伤或简单且表浅的手术可在局麻下进行。开颅手术，不论病人清醒与否，均应行气管插管术。深昏迷病人可能不需用全麻药，仅用肌松药便可行气管插管，甚至施行手术。对伴有颈椎骨折的伤员，气管插管时不要使头部过度屈伸或摇动。高血压多系颅内压增高的反应，不需处理。如用降压药治疗可能导致脑灌注下降，从而引起脑缺氧，适得其反。颅骨瓣打开后，脑减压过程中，可能导致血压骤降，之前应做好输血准备，维持充足血容量。颅内高压合并低血压可加重脑缺血，应及时纠正失血引起的休克。对需要补充血容量的病人，宜选用白蛋白、血液或血浆代用品等，胶体类溶液优于晶体溶液，可以减少脑含水量，降低颅内压。

麻醉诱导和维持中，药物的选择要考虑其对颅内压的影响，挥发性麻醉药和氯胺酮能使脑血流增加，从而使颅内压增高。可在用药的同时采用过度通气，以使颅内压不至明显增加。琥珀胆碱可升高颅内压和增加血钾浓度，对颅内压明显升高，或伴有瘫痪和血钾增高的病人可选用维库溴铵。芬太尼可使颅内压降低，常与氟哌利多合用。羟基丁酸钠具有延长麻醉作用和减少喉头及咳嗽反应的作用，有助于术中保持病人的安静。手术医生为减少头皮出血，通常在头皮内注射含肾上腺素的0.5%～1%普鲁卡因，可使全麻药用量减少。脑内手术操作时疼痛刺激较轻，麻醉不需太深。

颅脑伤后早期可能出现癫痫，多表现为强直痉挛型，如非反复连续发作，可不予处理。必要时静脉注射地西泮 5～10mg，不能控制时可重复给药，最大剂量不超过 30mg。或静脉注射苯妥英钠 10～17mg/kg，可有效控制癫痫。

(二)颌面外伤病人的麻醉

1. 临床特点 颌面部血液循环丰富，伤后出血多，容易形成血肿和组织水肿，极易造成呼吸道不畅甚至窒息。咽部血液或分泌物以及组织碎片、断牙或假牙等异物，易造成误吸或气管插管时影响声门的暴露。

2. 麻醉处理 单纯颌面外伤可在局部浸润和神经阻滞麻醉下施行手术。对于呼吸正常、插管不困难的伤员，可按通常方法进行麻醉诱导。但对呼吸道难以保持通畅或事先估计插管难度大的伤员，则以镇静加表面麻醉为主的清醒插管方法为宜。肌松药的应用对于无把握保持呼吸道通畅者应极为慎重。遇鼻骨、上颌骨及颅底骨折时，经鼻插管可能加重损伤，引起大出血或将异物带入气管内。为防止术中血液流至气管内，应选用带套囊的导管或用纱条填塞咽腔，以防止误吸。

(三)颈部创伤病人的麻醉

1. 临床特点 颈部严重外伤可引起喉、气管、食管、动静脉、神经以及颈椎骨折所致的高位截瘫，从而导致上呼吸道梗阻、呼吸困难、窒息、大出血、空气栓塞、误吸等。

2. 麻醉处理 颈部外伤的手术处理如气管切开术、血管结扎等紧急治疗一般在局麻下进行，有条件时应尽可能先行气管插管控制呼吸，建立静脉通道补充血容量。对气管横断伤的病人，可先直接经断口插入导管人工通气。插管困难或来不及做气管切开时，可采用环甲膜穿刺或切开以确保呼吸通畅，或经切口置入内径为 6.0～8.0mm 气管导管连接呼吸囊或呼吸机，以暂时通气和实施麻醉。

颈部外伤伴有颈椎骨折时，务必注意头部牵引和制动，避免伤员头部左右摇摆或过度屈伸而加重颈椎脊髓损伤。麻醉诱导时，气管插管动作轻柔，必要时采用经鼻插管可防止头后仰。术后气管导管拔除时机的确定十分重要。

(四)胸部外伤的麻醉

1. 临床特点 由于疼痛、血气胸压迫、膈肌破裂等因素的影响，通气功能都将受到影响。气胸严重时可致纵隔移位或摆动，影响呼吸及循环。气管导管内有明显血液常提示肺实质损伤,应及时清除以改善通气。

胸部外伤中,约有2%的伤员合并心脏创伤,病死率极高。典型的心脏创伤都有明确的外伤史,并伴胸痛、心悸、气短、咯血或心源性休克、心音弱、心界增大、中心静脉压增高等症状和体征。心脏创伤后80%~90%的病例可出现心脏压塞,这是危及伤员生命的最主要因素。

2. 麻醉处理 多采用气管内插管的全身麻醉,有条件时最好使用双腔气管内导管。存在血气胸时,麻醉前必须先施行胸腔穿刺闭式引流;对有心脏压塞的病人,应先在局麻下行心包穿刺减压,诱导时不宜使用硫喷妥钠等对心肌有抑制作用的药物。

麻醉诱导可选用地西泮(0.1mg/kg)、咪达唑仑(0.2~0.4mg/kg),或依托咪酯(0.3~0.5mg/kg)加芬太尼(5μg/kg)加肌松药。麻醉维持可采用全凭静脉麻醉或静脉-吸入复合麻醉。吸入性麻醉药可选用异氟烷、恩氟烷等;有气胸或纵隔气肿时不宜用笑气。

对伴有肺部挫伤者或行全肺切除时,应严格限制术中输血、输液,避免肺水肿发生。侧卧位时,患侧肺、支气管内痰液、分泌物、血液可倒流入位置较低的健侧肺,引起支气管阻塞或肺不张。麻醉期间要定期听诊肺部呼吸音、吸痰。关胸前应膨肺并检查有无漏气。膨肺之前,务必先行气管内吸引,以防止血凝块、分泌物被吸入小气道或肺泡中。

(五)腹部创伤病人的麻醉

1. 临床特点 包括开放伤或闭合伤两类,均有手术探查指征。伴内出血者,手术治疗应越早越好,不宜过分强调血压正常再实行麻醉和手术。

2. 麻醉处理 对于单纯胃肠道创伤或无休克症状的病人,可选用连续硬膜外阻滞。对伴明显休克症状的腹部创伤伤员的麻醉以肌松为主的浅全身麻醉为宜。休克得到改善后应逐步加深麻醉。腹腔内出血尚未止住前,宜尽量输注平衡液,止血后再输以全血;对未被污染的体腔血可收集过滤后再回输。

气管插管前应置放胃管并吸引胃内容,以防呕吐、反流致误吸。

(六)脊柱损伤病人的麻醉

1. 临床特点 脊柱骨折、脱位常伴脊髓损伤,而且常合其他部位的损伤,出现休克时需鉴别系失血性休克抑或脊髓休克所致。如系失血性休克,应及时输血、输液。伤后1~2小时内给予山莨菪碱(654-2)、纳洛酮、尼莫地平等药物有改善微循环痉挛、减轻脊髓继发性缺血损伤的作用。

脊柱损伤早期手术治疗主要是切开复位、内固定及椎板切开减压等。

2. 麻醉处理 对于无合并其他部位损伤的闭合性脊柱伤伤员,可以选择局部麻醉或硬膜外阻滞。穿刺点有明显肿痛、破损或伴有肢体瘫痪及其他部位合并伤时,为避免加重脊髓损伤及影响术后对伤情的早期观察,宜选用全身麻醉。卧床时间长、截瘫病人麻醉诱导中避免应用琥珀胆碱类肌松剂,以免导致血钾浓度增高而引起心跳骤停。变动体位时血流动力学变化较大,也应密切监测。

(七)四肢创伤病人的麻醉

1. 临床特点 伤情复杂多样,失血量较大,常伴有骨折或神经损伤。如处理不当可能造成肢体缺血坏死或筋膜间隙综合征。长骨骨干损伤可能引起脂肪栓塞。常需使用止血带,应注意检查止血效果和使用时间。

2. 麻醉处理 单纯肢体创伤、骨折的伤员,若无明显的失血性休克,可采用局部浸润、神经阻滞或椎管内阻滞方法实施麻醉。对伴有休克、多发伤或不便穿刺的伤员则应选用全身麻醉。

断肢(指)再植可选用臂丛或硬膜外阻滞。在显微镜下操作时保持术野静止十分重要,若阻滞麻醉止痛不完善,或维持时间较短、病人长时间体位固定等因素病人难以忍受而躁动时,常需加辅助用药,如杜非合剂、杜氟合剂或依诺伐;或以小剂量丙泊酚(1~2mg/kg)持续静脉滴注,但应密切观察呼吸,以防意外。必要时可选用全身麻醉；术中尽可能不应用升压药，局麻药中也不宜滴加肾上腺素，保持合适的室温，以防血管痉挛，影响血管吻合的操作及再植肢体的血供。

松解止血带时要密切注意血压的变化。

第三节　战创伤病人的麻醉监测

围麻醉期监测的目的主要有两个，一是判断麻醉深度，二是了解病人基本生命体征和重要器官功能的变化。

野战条件下，伤员的监测除依靠麻醉医师的直接观察外，有条件时应尽可能采用可利用的监测项目和设施。

一、基本监测

(一)心电监测

可了解心率、心律、心肌供血及电解质情况。

(二)血压

通常采用间接测听血压法。对低血容量性休克或估计手术创伤大、失血多、肢体受伤而不便测听血压者，应采用直接测压法。

(三)中心静脉压

主要了解血容量及右心对排出回心血量的能力。

(四)脉搏氧饱和度

经皮测定脉搏氧饱和度能及时反映通气、氧合及心率的改变，对心跳、呼吸骤停等意外情况的预防、危重病人的救治十分有利。

(五)休克指数与血压脉搏差

休克指数＝脉率÷收缩压，正常值为0.5；血压脉率差＝收缩压－脉率，血容量正常时为正值；若CVP＜0.98kPa(10cmH_2O)，休克指数＞0.5或1，血压脉率差为－10以上时均可提示血容量不足。

(六)尿量

中重度创伤术前应放置导尿管，以便连续观察和记录尿量，了解肾功能并指导补液。术中应维持尿量在50ml/h以上。

(七)体温

创伤、大量输血输液、创面暴露均可致体温下降，危重病人中心体温与皮温的温差增加，并随病情改善而缩小，因此，对伤情严重的病人除测表浅体温外，还应测食管、鼻咽或直肠等中心体温。

(八)呼吸监测

包括呼吸深度、频率、呼吸道通畅与否、两肺呼吸音。麻醉期间保留自主呼吸的病人要继续观察上述内容的变化。应用呼吸机的病人还应注意监测吸入氧浓度、通气量、气道阻力或压力等指标。必要时可进行胸部X线摄片了解肺部情况及血气分析。

(九)常规化验检查

包括血、尿、生化、电解质、脏器功能、细菌学等常规检查。注意定期复查，以便对照和分析病情的发展与转归。对大量输血输液的伤员，动态测定血细胞比容或血红蛋白有助于对血液稀释程度予以及时判断，预防血液携氧能力下降而导致组织供氧不足。血乳酸盐含量增加提示组织血液灌注不良，动态监测乳酸盐含量有助于休克和危重病人治疗效果的判断。pH可用于循环状况的判断。若pH下降，$PaCO_2$正常或偏低，可认为是循环容量不足的表现。

电解质异常常与心律异常有关。

二、脏器功能的监测

(一)肾功能

包括：①尿量、尿比重及尿液镜检；②尿素氮、肌酐或肌酐清除率；③尿钠浓度和钠排泄分数可用于评估肾小管重吸收功能。

(二)胃肠功能

伤后及早放置胃管,密切观察胃液性状有助于应激性溃疡的早期诊断。近年来,在临床开始应用的肠黏膜 pH 监测技术可早期了解肠黏膜屏障功能。

(三)肝功能监测

(四)中枢神经系统的监测

包括:①意识状态;②瞳孔大小、形状和对光反应;③眼球活动;④颅内压,有助于及早判断脑受压、出血或脑水肿等,以及观察脱水治疗效果和进行麻醉深度的判断;⑤脑电图或频谱分析;⑥脑血流量;⑦神经肌肉传递功能等。

(五)心功能监测

(1)置放漂浮导管监测中心静脉压(CVP)、右房压(RAP)、肺动脉压(PAP)、肺毛细血管楔状压(PCWP)和心排血量(CO)。并根据这些参数计算周围循环阻力、肺循环阻力等指标。

(2)无创连续心排血量监测。

(3)光导纤维导管连续监测混合静脉血氧饱和度(SvO_2)。

(4)食管多普勒超声心动图可以动态观察心脏功能。

(5)经胃肠黏膜 pH、CO_2 浓度测定可及时了解组织灌流情况。

(六)凝血及纤溶系统功能监测

(葛衡江)

参考文献

杭燕南.1994. 当代麻醉与复苏.上海:上海科学技术出版社,362～485

刘俊杰,赵俊.1997. 现代麻醉学.第2版.北京:人民卫生出版社,811～820

苏鸿熙,刘世恒.1993. 现代多发伤治疗.北京:人民军医出版社,125～134

谢荣.1994. 麻醉学.第3版.北京:科学出版社,170～379

Blitt CD. 1990. Monitoring in Anesthesia and Critical Care Medicine. New York: Churchill Livingstone, 29～539

High KA, Roberts HR. 1995. Molecular Basis of Thrombosis and Hemostasis. New York: Marcel Dekker, 35～50

Miller RD. 1986. Anesthesia. New York: Churchill Livingstone, 411～1836

Shoemakeer WC, Peitzman AB, Bellamy R, et al. 1996. Resuscitation from severee hemorrhage. Crit Care Med, 24(2). S12

第63章　烧伤病人的麻醉

20世纪最初20年间,英国的医疗团体就已经意识到烧伤及烧伤引起的死亡已经是一件严重的公共卫生事件,有记录显示烫伤和烧伤主要发生在儿童中。然而随着人口老龄化发展,烧伤在老年人当中较高的发病率也受到越来越多的重视,人到老年机体反应能力减慢,对各种伤害的反应迟钝,容易发生烧烫伤;特别是对于患有一些慢性病的老年人糖尿病并发周围神经病变皮肤感觉减退,脑血管病后遗症肢体瘫痪,帕金森病等,由于对温度敏感性差、活动障碍等原因容易发生烧烫伤。另外残疾人、战时军人都是烧伤的高发人群。烧伤高发人群的特殊性、大面积烧伤(烧伤面积计算见表63-1)造成的困难气道、动静脉穿刺困难、水电解质紊乱、体温调节中枢功能受损、败血症等一系列因素无不给临床麻醉带来极大的挑战。

表63-1　烧伤面积计算

部位			占成人体表(%)	占儿童体表(%)
头颈	发部	3	9	9+(12-年龄)
	面部	3		
	颈部	3		
双上肢	双上臂	7	9×2	9×2
	双前臂	6		
	双手	5		
躯干	躯干前	13	9×3	9×3
	躯干后	13		
	会阴	1		
双下肢	双臀	5	9×5+1	9×5+1-(12-年龄)
	双大腿	21		
	双小腿	13		
	双足	7		

注:成年女性臀部和双足各占6%。

第一节　麻醉相关的病理生理改变

一、烧伤的临床过程与分期

烧伤后整个病程的发生发展呈现一定的规律性、阶段性,目前大多将烧伤临床过程分为四期:体液渗出期、急性感染期、创面修复期、康复期。不同时期病人的病理生理情况不同,麻醉监护着重点也不同。

(一)体液渗出期(休克期)

烧伤后烧伤组织的毛细血管通透性增加,使血管内血浆性液体很快渗入组织间隙或渗出创面,形成组织水肿、渗出液或水疱。在严重烧伤病人,非烧伤区组织的毛细血管通透性也增加,进一步增加了血管内液体的丢失。大量水分从失去屏障功能的皮肤蒸发,更加重了体液丧失程度。大量的体液丧失可导致低血容量休克。所以体液渗出期又称休克期。

烧伤休克的发生发展，与其他原因所致的低血容量休克不尽相同，尽管体液丢失于伤后立即发生，但有一渐进累积过程，一般需 6～12 小时达到高潮。休克高潮出现的迟早以及休克过程的长短，与烧伤严重程度密切相关。烧伤越严重，高潮出现越早，持续时间也越长。休克的整个过程一般持续 36～48 小时，血流动力学才逐渐趋于稳定。另外，早期处理正确与否，有无复合伤或中毒，以及年龄、伤前健康情况等均可影响烧伤休克的严重程度。因此这一期的重点是补充血容量，纠正水电解质、酸碱紊乱。

(二)急性感染期

急性感染期系指烧伤后短期内所发生的局部和(或)全身的急性感染，一般在伤后 1～2 周内发生，此时创面肉芽屏障未形成，全身系统器官功能尚未从严重休克打击后完全调整和恢复过来，而烧伤创面存在大量坏死组织、渗出物和血循环有障碍的组织，适于细菌繁殖。肠源性感染是早期细菌全身性播散的另一重要途径。目前多主张早期切削痂植皮，尽量减少细菌繁殖与感染威胁，减少坏死组织及毒素的吸收，缩短疗程，促进功能恢复。每次切除面积一般在 15%～30%，个别病例一次切除达 40%～50%。此期也是手术麻醉处理的关键时期，在手术中要注意血液丢失(表 63-2)。

表 63-2 植皮过程中预测血液丢失

烧伤面积>30%	每切除 $1cm^2$
伤后 0～1 天	0.41ml
伤后 2～16 天	0.72ml
伤后>19 天	0.49ml
烧伤面积<30%	
伤后所有时间	1.2ml

(三)创面修复期

此时由于肉芽组织的出现，机体已初步形成一道防御线，细菌自创面入侵的机会较早期减少。由于仍有创面存在，并常合并水电解质平衡失调、低蛋白血症、贫血等。此期的中心环节是营养支持、积极消灭创面。实施麻醉时应注意高代谢状态对机体所造成的影响。

(四)康复期

此期因烧伤区形成大片瘢痕挛缩，导致各种不同的功能障碍，常须多次整形修复。此期特别需要对困难气道状况进行评估。

二、烧伤对机体的影响

烧伤对机体的影响是全身性的，这里主要叙述一些对临床麻醉较为关键的影响。

(一)烧伤对机体循环系统的影响

烧伤早期以血管通透性增高为其主要特征，血管内血浆样液体迅速而持续地溢出血管外。如果烧伤面积超过 25%，大量液体丢失造成循环血量减少和血液浓缩，导致低血容量性休克，使心排血量减少，血灌流量不足，引起组织缺血缺氧，若不予治疗，则血管收缩，外周阻力升高，皮肤及肾、肌肉、胃肠道和肝脏的血流量进一步降低，血液重分布，以保证心脑组织的灌流量。

烧伤后心排血量迅速下降，其原因主要为有效血容量和回心血量减少。某些血管活性物质，如儿茶酚胺、肾素、血管紧张素等，伤后很快增多，使血管阻力增加，加重后负荷，同时伤后产生某些抑制心肌的物质，如心肌抑制因子，降低心肌收缩能力，加以低灌流使心肌本身发生缺氧性损害，从而造成烧伤早期心排血量下降。

(二)烧伤对呼吸系统的影响

烧伤后对呼吸功能的损害程度与烧伤部位、面积、深度密切相关。合并吸入伤或不合并吸入伤都可能损伤肺功能。大面积烧伤病人由于诸多体液因素的作用，可使未受到直接损害的肺组织发生功能不全。合并吸入性损伤时，对呼吸系统的影响更为明显。导致吸入伤的主要因素为热力损伤和化学性损伤，后者的主要致伤物质是烟雾。热能可直接损伤呼吸道黏膜和肺实质，而烟雾中化学物质含量达几十种之多，通过复杂的作用机制导致肺损伤。吸入伤早期危害主要是缺氧，稍后并发肺水肿、肺萎陷等而发生急性呼吸功能衰竭，随后出现肺部感染。吸入伤后肺泡表面活性物质减少，表面张力增大；气管黏膜充血水肿，黏膜剥脱、溃疡和假膜形成及分泌物淤滞，致使气道阻力增加。颈部环形烧伤，组织水肿易压迫气管或移位，使管腔变细，阻力增加；胸部盔甲样焦痂，增加非弹性阻力，严重影响病人的呼吸运动，造成通气功能障碍。另外，伤后通气灌流比失调，肺灌流量减少，同时气道阻塞，肺萎陷或不张、肺水肿等，造成换气功能障碍。

(三)烧伤对肝肾功能的影响

严重烧伤后，无论是烧伤病人或者实验动物，血清中某些酶的活性增高，如谷草转氨酶、谷丙转氨酶、鸟氨酸转氨酶等。鸟氨转氨酶是唯一存在于肝细胞线粒体内的酶，是肝细胞损害专一性指示酶。烧伤后 4～5 天可出现鸟氨酸转氨酶浓度增高，5 天以后达峰值。特别是严重电烧伤后，鸟氨酸转氨酶伤后 24 小时可升高至极高水平，增加约 80 倍，表明电流通过肝脏时可对肝细胞造成严重损害。有研究发现，在烧伤急性期，肝脏灌注不足、缺血-再灌注损伤、循环中促炎因子等一系列因素可以导致肝细胞凋亡。

在正常情况下，肾血流量约占心排血量的 20%。严重烧伤后，大量血浆丢失，血容量减少，心排血量下降，肾血管强烈收缩，导致肾血流量不足，引起急性肾功能不全。由于热力对红细胞以及肌肉组织的损伤，大量血红蛋白和肌红蛋白可被释放入血，经肾小球滤过后，对肾缺血或酸中毒的肾小管有明显的损害作用，并形成蛋白管型。另外，微血栓形成以及各种肾毒性物质等，均可引致肾功能损害。需要当心的是，烧伤病人常合并挤压伤，特别是电烧伤，当出现血红蛋白尿时须考虑到挤压综合征的预防。

(四)烧伤对药代学及药动学的影响

烧伤对机体药代学及药动学的影响主要发生在渗出期和感染期。①烧伤渗出期大量体液的丢失，导致血液浓缩、低蛋白血症和酸碱平衡紊乱，引起麻醉药物分布容积减少，血药浓度增加，药物效应增强。但随着液体复苏时输注大量液体，导致药物分布容积明显增加。②肝肾及其他组织血液灌注减少，使得药物肝代谢和肝外代谢减少，经肾排除减少，引起药物清除半衰期延长、清除率下降。③烧伤渗出期全身处于抑制状态，麻醉药物的抑制作用增强，易出现循环和呼吸抑制；当进入感染期时高代谢高动力循环状态时，麻醉药物起效加快、效应降低、维持时间缩短。

烧伤面积超过 40%时，对非去极化类肌松药如箭毒、泮库溴铵、维库溴铵、阿曲库铵等的敏感性降低，用量需增大 5 倍。此现象自伤后 2 周开始，持续可长达一年。去极化类肌松药琥珀酰胆碱极易使烧伤病人产生一过性高血钾，当血钾高于 8mmol/L 时，可引起心脏骤停。高血钾的程度与药物剂量、烧伤面积及深度以及肌肉损伤程度等有关。高血钾反应自烧伤后数日开始，可持续伤后 2 年时间，故一般认为烧伤病人禁用去极化类肌松药。但研究认为琥珀酰胆碱可用于烧伤 24 小时内快速插管。值得注意的是，烧伤病人 nAChR7α、nAChRγ 明显上调，且不随时间下调。

(五)其他

烧伤引起的低灌注、局部缺血、促炎因子大量释放等因素损伤肠黏膜，使细菌及内毒素大量进入血液，是烧伤引起败血症的常见原因。早期肠内营养可以减少肠源性内毒素血症发生，降低 TNF-α 等促炎因子血浓度。烧伤强烈的应激反应可造成消化道应激性溃疡。

近年来，烧伤对神经系统的影响引起人们重视。大约有 1.5%烧伤病人并发癫痫。主要与低钠血症、低氧、败血症、用药等有关。另外烧伤引起的低氧可以永久性损伤病人认知功能。

值得注意的是，重度烧伤病人容易并发腹腔间隔室综合征（abdominal compartment syndrome，ACS）。ACS 是指腹腔压力（intra-abdominal pressure，IAP）出现稳定升高并且＞20mmHg，同时合并有新的器官功能障碍和衰竭。临床大面积烧伤经大量液体输入病例并发气道高压、出现少尿或无尿时应警惕 ACS。

第二节 烧伤麻醉管理

一、麻醉前准备

烧伤病人麻醉具有以下特点：严重烧伤后可引起全身广泛的病理生理改变；大面积烧伤后病程较长，常需多次施行手术治疗，给伤病员在精神上、体力上、经济上造成沉重的负担；烧伤后常伴有低血容量、低蛋白血症、贫血和水电解质紊乱，术前需积极纠正，以提高机体耐受力；减轻腹胀，改善呼吸功能；对头颈或呼吸道烧伤病人，术中必须注意保持呼吸道通畅和肺通气换气功能正常，必要时麻醉前须作气管切开插管；全身麻醉后迅速清醒，有利于术后恢复及营养支持；广泛的烧伤创面以及包扎敷料所限，建立外周静脉通道存在较大难度，可考虑利用阴茎静脉等特殊部位的血管，必要时作深静脉穿刺置管；烧伤麻醉常采用全身麻醉，阿托品或东莨菪碱常作为麻醉前用药，以减少气管支气管黏液的分泌、降低迷走神经应激性。针对上述特点合理选择安全有效、经济实惠的麻醉药物与方法，并做好充分的准备工作是保证病人安全的重要前提。

值得注意的是烧伤病人新陈代谢加快，对热量需求加大，据报道烧伤病人代谢加快可持续到伤口愈合后 9～12 个月，其加快程度主要与烧伤面积呈正相关。另外烧伤病人常出现低镁，低钙血症。因此，围手术期营养供给应该尽可能延长。但烧伤病人胃肠道功能常发生紊乱，胃排空时间延长，胃肠蠕动减慢，故手术的禁食时间又应适当延长。可事先放置胃管，防止麻醉过程中误吸。有研究表明术前鼻饲禁食小于 2 小时不会增加术中误吸危险，但这项结论的安全性尚缺乏足够证据。

二、常用麻醉药物与方法

（一）全身麻醉

1. 全麻气道管理 全身麻醉可以进行有效的气道管理，因而是首选的方法。气管插管依然是气道管理最有效的方法，值得注意的是，有报道认为烧伤科的重度烧伤儿童如果术后需要较长时间机械辅助通气，必须用带套囊的气管导管，因为病人依从性较差，需要较高的通气压力，使用不带套囊的气管导管容易造成泄漏。除了气管插管，喉罩也适用于取头皮植皮等烧伤科一部分手术。另外，在一些极度畸形头面部烧伤病人，体外膜肺也是一种选择。

近年来有关困难气道处理的方法很多，相关器具五花八门，麻醉医师可根据临床实际情况选择使用。

2. 静脉全身麻醉 相比于吸入麻醉，静脉麻醉具有诱导平稳、迅速，病人舒适，无诱导期兴奋和躁动，苏醒期可预测，苏醒平稳，苏醒期恶心、呕吐发生率低，对手术室环境无污染，苏醒过程比较被动等优点。目前临床可采用全凭静脉麻醉（TIVA），即麻醉药物全部采用静脉麻醉药。

丙泊酚是目前临床上最常用的静脉麻醉药之一，具有起效迅速、作用时间短、苏醒迅速而完全、长时间使用体内无蓄积、清醒快而完全、副作用少等优点。靶控输注系统（target controlled infusion，TCI）是以药代动力学和药效动力学原理为基础，以血浆或效应室的药物浓度为指标，由计算机根据药代动力学模型自动计算并控制输注速率，达到按临床需要调节麻醉、镇静和镇痛深度的目的。丙泊酚的药代动力学及临床特性使其适用于 TCI，丙泊酚 TCI 使麻醉诱导、麻醉维持到苏醒是一个连续过程，操作简单，易于调控。因此，目前丙泊酚是烧伤病人最常用的静脉麻醉药之一。

氯胺酮依然是烧伤手术最常用的静脉麻醉药之一。大多数烧伤手术部位表浅，除切削痂和取皮时间外，疼痛刺激不明显，术中不要求肌肉松弛。氯胺酮诱导迅速，苏醒较快，镇痛能力强，术中不作气管插管亦可维持呼吸道通畅和咽喉反射；通过促使儿茶酚胺释放，使血压升高，心排血量增加；体位改变对循环影响较小；对胃肠道影响较轻微，清醒后即能进食；给药方便，静脉注射、肌内注射均可迅速达到满意麻醉，这在小儿或不易建立静脉通道的烧伤病人特别有利；并可用于烧伤清创和交换敷料等床旁操作以减少病痛。除了这些传统优势，近年来研究发现，氯胺酮还有抗炎，增强机体热休克反应及应急能力等优点。因此，Ceber 等在给 Anesthesiology 编辑的一封信中认为氯胺酮是用于烧伤病人最合适的麻醉药。然而氯胺酮的缺点为注药速度过快可产生一过性呼吸抑制、呼吸道分泌物增多、心率增快。苏醒期出现的幻觉、噩梦等精神症状常常给病人造成极大的心理障碍，是限制其被广泛应用的主要因素之一。

3. 吸入全身麻醉　目前常用的吸入麻醉药具有麻醉效能强、呼吸道刺激小、作用迅速、麻醉深度易控制等特点，被广泛应用于各类手术，如果具备必要条件，可选作烧伤病人的麻醉，如与氧化亚氮-氧合用，可减少吸入麻醉药浓度。烧伤手术时，常用高浓度肾上腺素置于敷料或注入头皮供皮区，作创面止血用，血内浓度可达正常10倍。临床应用氟烷麻醉时并无引起心律失常的报道，推测可能与烧伤后血内儿茶酚胺浓度增加，使相关受体数量与亲和性改变，使药效作用减少有关。不管怎样，氟烷麻醉时应限用肾上腺素，以免引起心肌激惹。恩氟烷代谢后，血内氟浓度升高，对肾脏有一定影响，肾功能不良时应改用异氟烷为佳。七氟烷(sevoflurane)肺泡浓度上升快，F_A/F_I 达0.5时所需时间为32秒。麻醉后清醒迅速，清醒时间成人平均为10分钟。小儿为8.6分钟。苏醒过程平稳，恶心和呕吐的发生率低。但在钠石灰中和温度升高时可发生分解。地氟烷(desflurane)麻醉性能较弱。MAC为6.0%～7.25%，几乎全部由肺排出，其体内代谢率极低，因而其肝、肾毒性很低。

(二)局部麻醉

上肢手术，原则上应选用臂丛神经阻滞。椎管内麻醉常因背部穿刺点或其附近的皮肤已经烧伤或感染而不宜采用，并且术中容易导致低血压，在烧伤早期选用的机会较少，一般仅限于烧伤晚期的整形手术，或全身情况良好，下肢中小面积的烧伤。

在神经刺激器和(或)超声引导下，可极大提高神经阻滞的成功率，减少神经损伤等并发症的发生。目前在临床逐渐被广泛采用，也非常适合在高原环境下用于上肢和下肢手术的麻醉。

(三)烧伤麻醉管理

1. 呼吸系统的监测与管理　头颈部烧伤致组织肿胀，病人的张口程度和颈部活动度受到限制，气管插管和呼吸管理存在相当的困难，应在麻醉前先施行气管切开插管。胸背部焦痂影响胸廓活动时，于麻醉前作“十”字形切开，以解除对胸廓活动的限制。烧伤休克期后，即转入较长时期的高代谢状态，表现为心排血量显著高于正常、心动过速、呼吸增快、氧耗增加、负氮平衡、体重下降。麻醉时应提高吸入气氧浓度和每分通气量，促使二氧化碳排出。

2. 循环系统的监测与管理　早期切痂植皮术多在伤后2～3天施行，此时休克期刚过，大多数伤病员仍存在低血容量，加上术中的失血和失液，极易出现低血压或休克。

(1)血压：四肢烧伤常无法常规测定血压，可应用搏动法自动血压计。即使覆盖有少量敷料，仍可得出正确数值。在病情危重或其他特殊情况下，应作动脉直接穿刺测压。一般选用桡动脉、尺动脉、足背动脉、颞动脉穿刺。避免使用无吻合支的肱动脉、股动脉，一旦栓塞，后果严重。必要时可通过创面进行穿刺，并可保留1～2天。

(2)心电图：心电监测可连续观察心率、心律变化，了解心肌供血状况。对于心肌受损如电击伤，和原有心肌供血障碍的病人尤为重要。如果遇到胸部大面积烧伤病人，放置电极困难，可供选择的替代部位有耳垂、口腔黏膜、舌头、食管等。

(3)有创血流动力学监测:病情危重烧伤病人应放置 SWAN-GANZ 漂浮导管或中心静脉导管进行有创血流动力学监测,以便更准确全面地了解血流动力学变化的性质和程度。特殊情况下,可通过烧伤创面进行穿刺置管,临床经验表明导管保留 72 小时以内所造成的严重并发症尚不多。若需超过 72 小时,则应更换管道,否则感染机会大增。

(4)尿量:监测尿量可了解肾灌注状况,并可间接反映全身灌注情况。术中应保持尿量在 0.5～1ml/(kg·h),若低于此值,说明灌注不良,此时应加速输血输液速度,少用利尿药物。后者可使尿量增加,但不表明灌注有所改善。

3. 围手术期镇痛 围手术期烧伤病人镇痛包括背景疼、操作疼、术后疼。术前有效控制背景疼,有利于术中控制操作疼。

烧伤病人对阿片类镇痛药物需求量较大,既有烧伤引起的病人药代动力学改变的原因,也有病人对疼痛承受力下降的原因。值得注意的是,由于烧伤病人药代动力学改变,个体差异较大,所有围手术期药物都应采取滴定的方式。除了静脉给药,神经阻滞在烧伤科病人止痛中运用也有较好效果。

为了减少病人对阿片类药物需求量,可以联合运用对乙酰氨基酚、氯胺酮、可乐定等药物。近年来心理疗法在止痛方面的运用,为烧伤病人疼痛治疗提供了新的途径。研究发现在烧伤病人换药和理疗时采用虚拟现实疗法(VR)配合止痛药可以明显降低病人疼痛。

4. 其他注意事项

(1)体温:由于烧伤及手术创面蒸发失热,全身麻醉使机体代谢降低,产热减少,术中输入大量液体和库存血液。因此,广泛切削痂术后常引起体温降低,术后清醒期延长,小儿尤其明显。体温下降可引起全身血管收缩、寒战或心律失常,而且容易导致肺部并发症。因此,术中室温至少在 25℃以上,并尽可能利用其他保温措施,包括输血加温、使用变温毯、红外线辐射仪、充气暖被等。

(2)输血输液:切削痂手术难于用常规方法止血,术中失血量极多,临床一般用含高浓度肾上腺素敷料压迫止血。躯干部手术由于无法用止血带出血量更甚。有报道 1%削痂面积预计输血 100ml。大面积烧伤造成红细胞大量破坏,多数病人处于贫血状态,对麻醉和手术耐受性下降。术前应建立良好输血通道,手术创面较大时应保持两个以上输液通道。必要时可通过创面穿刺,使用多腔中心静脉导管深静脉置管。并根据术中失血量及时补充血容量。

三、特殊烧伤病人麻醉相关注意事项

(一)吸入性损伤病人的麻醉

头面部烧伤易引起高热和脑水肿,颈部组织水肿常造成不同程度的通气障碍,另外头面部烧伤常合并吸入性损伤。吸入性损伤的严重程度差别很大,纤维支气管镜、CT 有助于判断吸入伤严重程度。轻者可无明显症状和体征,重者伤后可迅速并发急性肺功能衰竭,且极易继发感染和呼吸功能不全,是目前造成严重烧伤后死亡原因之一。麻醉重点应保持气道通畅,有呼吸困难和梗阻症状者,须麻醉前作气管切开插管,术中避免使用加重肺功能损害和对呼吸道有刺激性的药物和方法。据一项调查显示合并吸入伤增加烧伤死亡率 13%。虽然烧伤合并吸入性损伤比单纯烧伤增加了液体复苏量,但液体复苏量与复合性烧伤严重度与死亡率之间没有明确的关联。如果吸入性损伤并发肺炎,死亡率明显上升。

部分短小手术未进行气管插管的全身麻醉病人,要密切观察呼吸道通畅与否,必要时采用口咽、鼻咽通气道和喉罩可保证气道通畅,对于下呼吸道烧伤的病人因坏死物脱落引起的肺不张及肺水肿,则需及时行气道吸引,必要时在纤维支气管镜下行支气管内坏死物清除。

需要注意的是,病人合并吸入伤时要警惕一氧化碳(CO)中毒,氰化物中毒,应尽量了解病人损伤环境,必要时须做相关检查以排除各种有毒气体中毒。

(二)颈部瘢痕整形手术的麻醉

颈部瘢痕,如颌胸瘢痕挛缩,常使呼吸道不易控制,麻醉必须进行气管插管。气管插管困难者,可选用表面麻醉清醒盲探或用纤维支气管镜引导插管,不得已时可先在局麻下行瘢痕松解后再行气管插管。严格拔管条件,宜晚不宜早。随着麻醉技术的进步,目前有很多方法被应用于困难气道的处理。这些技术包括:①清醒插管;②前端可调镜片喉镜插管;③光索引导插管;④食管气道联合插管;⑤纤维支气管镜辅助插管;⑥硬质可塑纤维支气管镜插管;⑦视频喉镜插管;⑧喉罩通气或喉罩引导插管;⑨逆行气管插管;⑩经皮气管切开。熟练掌握以上技术,针对不同病人选择适宜的方法,是正确处理各种困难气道,保障病人安全的前提。

(李文瑶　陶国才)

参考文献

黎鳌,杨宗城,马利,等. 1997. 烧伤治疗学. 第2版. 北京:人民卫生出版社

刘俊杰,赵俊,史誉吾,等. 1997. 现代麻醉学. 第2版. 北京:人民卫生出版社

BrowneAL, Andrews R, Schug SA, et al. 2011. Persistent pain outcomes and patient satisfaction with pain management after burn injury. Clin J Pain, 27(2): 136～145

Ceber M, Salihoglu D. 2006. Ketamine may be the first choice for anesthesia in burn patients. Journal of Burn Care & Research, 27(5): 760～762.

Fessenmeyer C, Taleb A, Aidan K, et al. 2011. Burn resulting from use of a forced air- warming device outside of themanufacturer guidelines. Ann Fr Anesth Reanim, 30(2): 159～160

Fidkowski CW, Fuzaylov G, Sheridan RL, et al. 2009. Inhalation burn injury in children. Pediatric Anesthesia, 19 (1): 147～154

Fuzaylov G, Fidkowski CW. 2009. Anesthetic considerations for major burn injury in pediatric patients, Pediatric Anesthesia, 19(3), 202～211

Morris LD, Louw QA, Grimmer- Somers K, et al. 2009. The effectiveness of virtual reality on reducing pain and anxiety in burn injury patients: a systematic review. Clin J Pain, 25(9): 815～826

Osta WA, El-Osta MA, Pezhman EA, et al. 2010. Nicotinic acetylcholine receptor gene expression is altered in burn patients. Anesth Analg, 110(5): 1355～1359

Sebbane M, Chanques G, Cisse MF, et al. 2010. Laryngeal mask airway use during surgical burn management with head mobilisation: A feasibility study. Ann Fr Anesth Reanim, 29(4): 269～273

第 64 章　意外灾害病人的麻醉

灾害是指客观条件异变给人类社会造成人员伤亡、财产损失、生态破坏的现象。灾害包括自然灾害及人为灾害两大类。各种灾害给人类带来的许多不良后果，其中最具危险的是对人的伤害。对受灾人员实施紧急卫生保障、抢救生命、医伤治病是救灾工作的首要任务。

第一节　意外灾害及灾害救治

一、灾害与灾害医学

(一)灾害的定义、分类、分级

1. 定义　灾害是一种具有突发性特点并超出受影响社区自救和承受能力的自然或人为破坏性事件。

2. 分类　灾害可以根据其发生原因、方式、性质、地点及先后关系分为不同种类。

(1)根据灾害的原因可分为：①自然灾害，如地震、洪涝、风暴等；②人为灾害，如车祸、核事故、战争等。

(2)根据灾害的方式可分为：①突发性灾害，如地震、火山爆发等；②渐进性灾害，如环境污染、核辐射等。

(3)根据灾害的性质可分为：①气象性；②地质性；③海象性；④疫病性；⑤环境性；⑥交通性；⑦社会性等。

3. 分级　灾害的严重程度或等级与受影响区域的承受能力与自救能力相关，简称为灾度。灾度通常以人口的直接死亡数和经济损失数分为 A、B、C、D、E 5 级，分别表示巨灾、大灾、中灾、小灾、微灾。

(二)灾害的影响

1. 灾害的形成及发展趋势　灾害的发生既决定于自然条件异变的性质与程度，又与人类对自然因素的破坏性有关。世界人口膨胀、城市化、工业和交通的发展、不合理或过度的资源开发利用，使人类的生存环境日益恶化。自然灾害与人为灾害日趋严重。其主要表现在：①环境污染；②化学与辐射；③交通事故等。

2. 灾害对人类及社会的影响　灾害能造成人员大量伤亡及经济巨大损失，也能引起社会秩序混乱、生产停顿、经济挫折等。灾害的损失很大程度上取决于社会因素。随着社会经济的发展，备灾能力逐渐增强，社会面对灾害所表现出的脆弱性将逐渐减轻。

(三)灾害医学

1. 定义　灾害医学是研究人为或自然灾害与人类生命或健康的关系、影响及其规律，寻求和提供有效的医学救难和卫生保护的对策与措施。灾害医学是涉及许多学科的一门高度综合性学科，它的形成与发展是人类对灾害由被动转为主动防御的重要标志。

2. 主要任务与特点　包括现场急救、灾区卫生防疫、组织医疗救护网络等。灾害对人的刺激能产生强烈的心理效应和精神创伤，如悲哀、焦虑、恐慌等一过性反应性精神病。灾后精神创伤的防治也是灾害医学的重要工作。

3. 灾害救治的主要特点是　①组织机构的临时性；②工作环境条件艰苦；③伤情复杂多样；④成批伤员同时救治。

二、麻醉医师在灾害救治中的作用

1. 早期紧急救治　包括呼吸管理、氧疗、气管插管术、心脏按压术、除颤、容量复苏、脑复苏等。

2. 镇痛与麻醉　疼痛的缓解有利于减轻灾害刺激对机体的不良影响，促进创伤的康复。安全有效的麻醉为早期手术治疗提供合适的机会。

3. 转送与监护　危重病人转送途中需继续实施不间断的抢救与复苏、重症监测和治疗。

三、意外灾害救治中的注意事项

1. 灾前预防与备灾　虽然灾害通常是一种不可避免的意外事件，但通过动员仍有可能使其对人类的危害减小到最低限度。主要预防措施包括必要的应急培训、救治措施及物质、器材的准备以及灾情的预测预报。

2. 自救互救　意外灾害发生后的最初数小时内受灾人员的自救能力及水平是提高早期生存的重要保证。这种早期救护能力取决于平时训练。

3. 高效便捷的通信联络　既能通报病人状况，又能及时联系外援。

第二节　意外灾害致伤特点

一、主要灾害的特点及伤情特征

(一)地震

地震灾害具有突发性、范围广、破坏严重等特点。除房屋倒塌、地面破坏造成的直接伤害以外，地震时伴发的火灾、水灾、山体滑坡、泥石流等次生灾害也是对人体伤害的重要原因。一次地震所造成的伤亡严重程度取决于地震震级、人口密度、建筑物的性状以及发生时间等因素。

地震对人的伤害包括直接和继发灾害所致两个方面。前者主要是地震时建筑物破坏对人的损伤，是地震早期致伤主要原因。续发灾害是指由于地震导致的次生灾害对人的损伤，如燃烧、爆炸、毒气泄漏、放射性污染、山崩、滑坡等。因此，地震灾害可造成多种复合伤，如砸伤、挤压伤、烧伤、淹溺、中毒和触电等。另外，地震的恐慌导致盲目跳楼、摔伤以及原有疾病(如心脏病、高血压病等)突然发作等也是地震灾害造成的间接损害。

建筑物及各种设施倒塌造成的砸、压、埋等直接性损伤占地震伤的 95%左右，其中约 40%的伤员为多发伤。早期死亡多由于颅脑、胸部创伤及窒息所致。四肢伤约为人体各部位伤总数的 50%，以闭合性骨折多见，多伴有血管及周围神经损伤。脊柱骨折约占各类骨折的 25%，其中 1/3 以上的病人可能是由于直接或搬动不当所造成的脊髓损伤。

挤压伤在地震中极常见。人体(尤其是肌肉较多的肢体)被重压数小时后因缺血而坏死，轻者伤肢日后被瘢痕组织逐渐代替、挛缩而发生功能障碍；重者常发生在解除压迫后，受压区坏死组织释放大量有害物质进入血循环而引起休克和肾功能障碍，即挤压综合征。部分伤员可能因血钾浓度急剧升高而导致心跳骤停。

完全性饥饿是指受困于地震废墟中的人员由于缺乏食物而依靠消耗自身营养物质维持生命的状况。正常人在不进食，能获得饮水的情况下，仅能维持 14～18 天。

休克在地震伤中发生率较高，主要原因有严重创伤、出血(包括闭合性出血)、饥饿、脱水、疲劳、精神创伤、挤压综合征等。

(二)洪涝、风暴

1. 洪涝　通常由暴雨成灾，其发生次数及受灾面积虽略少于干旱，但灾情却比干旱更为严重。因为暴雨洪涝具有突发性强、破坏性大的特点。

洪涝水灾对人的主要危害包括溺水、房屋倒塌压埋窒息等。电击伤，毒蛇、虫咬伤以及因食品短缺所致的完全性饥饿状态也很常见。

2. 台风 也称热带气旋，是地球上气象灾害中破坏性最大的一种天气系统。其发生频率高，受灾范围广，可同时引起风灾、水灾和潮灾等。对人的直接伤害主要有砸伤、淹溺、土埋窒息和电击伤。

(三)泥石流

泥石流是产生于山区的一种严重地质灾害，通常因暴雨、冰雪等诱发，形成含有大量泥沙石块的特殊洪流。泥石流若发生在人口稠密、生活设施和建筑物集中的山区城镇或厂矿，可造成重大伤亡及财产损失。泥石流可造成人体各部位的不同伤害，如外伤、骨折、挤压伤、掩埋、呼吸窒息、死亡等。

(四)火山爆发

火山爆发的危害程度取决于其类型及强度，以及其次生灾害的性质。受并发的熔岩流或泥石流袭击的人员通常难以拯救。部分处于其边缘地带的人员可能造成严重创伤。火山砾撞击或坍塌可致骨折或挫伤；热蒸气可引起呼吸道烧伤；吸入火山灰或一氧化碳、二氧化碳、二氧化硫、氢氟酸等有毒气体等可致窒息。

(五)冰雹

直径≥1cm 的颗粒状固体降水，称之为冰雹。雹块的大小是冰雹直接破坏力和能否造成灾害的主要原因。通常认为，直径在 3～5cm 以上的大冰雹便可能造成灾害，其次，还与降雹数量及持续时间有关。冰雹，尤其是特大雹灾对人的伤害主要在于野外劳作或行人等来不及躲避，多为受雹块直接打击致伤。由于人员多为直立状态下受伤，因此头面部易被击中而发生颌面损伤及颅脑损伤。如头皮擦伤、挫伤或裂伤、闭合性头皮血肿、颅骨凹陷性骨折、颅底骨折并伴对冲性脑挫裂伤；严重者可引起脑震荡、脑挫裂伤、脑干损伤及颅内血肿。

其次，特大雹灾同时常伴发洪涝及寒冷等，可能造成人员溺水、冻伤。

(六)海啸

海啸是指由于海底地震时地壳移位或海底火山爆发引起的水体振动。强烈的海啸破坏性大，可导致各种程度的淹溺病人；在巨浪的冲击下，由于建筑物倒塌而产生大量的挤压伤或不同部位的创伤。

海水淹溺的病理生理过程与淡水大致相同，其共同特点是引起脑水肿、酸中毒与循环衰竭。由于海水含盐成分高，与血液之间的渗透压差比淡水大。吸入肺内后可致血液中水分和蛋白析出渗入肺泡中，从而引起急性肺水肿、血液浓缩、血容量下降，甚至休克致死。

(七)空难

空难具有突发性、大量伤亡、死亡率高的特点。多发生于起飞或着陆阶段，空难事故引起的损伤，主要系突然减速、舱内起火、物体撞击、窒息等所致。头部创伤发生率最高，约72%，也是最常见的致死原因。与安全带对头、颈及上半身无束缚和保护有关。脊柱与下肢骨折、挫裂伤甚至肢体离断、胸腹腔脏器损伤也较常见。空难创伤性损伤常为严重的多发伤或复合伤。在火灾性空难中，除直接对人员的烧伤外，飞机内壁材料燃烧后产生的大量氮氧化物，被人体吸入后可致呼吸道烧灼伤，形成黏膜坏死性假膜脱落或肺实变而致死。

(八)交通事故

1. 铁路事故 最常见的是由运动导致的外伤。高速行进中的列车相撞，或紧急制动、颠覆、脱轨等，可使人体遭受多方面的暴力而导致多个部位、多个脏器和多种类型的损伤。由于头颅的减速落后于躯体，头部强力前伸、碰撞，以及颅颈交界处韧带、关节、骨骼移位导致脊髓损伤，因此颅脑伤、颈椎骨折发生率较高。由于惯性、挤压、坠落及燃烧等致伤因素作用，复合伤、多发伤极为常见。

2. 道路交通事故　损伤与受累及人员的不同而有不同的特征。如行人损伤中，头部及下肢伤多见；驾乘人员以头、胸、腹部损伤多见。肋骨骨折、颈椎骨折和安全带对胸、腹、骨盆、颈等部位的损伤十分常见。摩托车骑车人损伤除颅脑伤外，下肢损伤明显增多。

二、灾害心理创伤与治疗

各种灾害不仅严重危害人体的生命安全，而且还造成受灾人员心理创伤。这种心理创伤有时可能持续相当长的时间，并导致精神障碍。

(一)常见的心理障碍

1.“类休克状态”　多见于受灾初期。表现为受灾后意外的镇静，痛苦而无呻吟，寡言少语、表情冷漠、呆板、麻木、不知所措等，大多数人事后常不能回忆这段时间的情况，这种灾后即刻的急性心理创伤被称为“类休克状态”，是一种心理防御性反应。此期间各种心理反应阈值升高，反应速度明显迟钝，它虽然能防止急性焦虑、惊恐等反应的发生，但实质上病人正经受着心理创伤最为沉重的阶段。

2. 焦虑　初期的“类休克状态”之后，受害者对自身的伤残产生极度的担忧、紧张不安、孤独和失落感；严重者可能对治疗产生怀疑、回避或拒绝。

3. 忧郁　常与伤残程度、社会环境、与家庭状况、亲人的态度、病前性格素质等有关。多见于灾害创伤治疗的后期，病人对伤残的后果、未来失去信心，产生严重的自卑心理。

(二)灾害救治中的心理治疗

1. 对症心理护理　对受灾初期处于心理“类休克状态”的病人，医护人员应尽力为病人提供一个安静、有条不紊的救治环境，给病人以信赖感和安全感，以及提供一些必要的治疗信息，以坦然的态度对待病人的伤残，帮助其树立战胜疾病的勇气。安排一些适当的劳动和活动，充实精神生活，转移病人的注意力，使其精神得到置换与升华。

2. 专业性心理治疗　适用于心理创伤较重，难以自身调节、适应或用一般心理护理无效的病人。通过有目的、有意识的心理治疗，调动病人自我保护、自我调节等自我心理防御机制。常用的心理转化机制包括暗示法、疏泄法、转移替代法、升华法等。常用的心理疗法有催眠疗法、精神分析法、生物反馈疗法和行为疗法。

第三节　意外灾害病人的麻醉

各种意外灾害、事故所致创伤病人的麻醉处理同样涉及术前急救、术中麻醉、术后复苏3个方面。与平时创伤病人的救治情况相比，灾害所致创伤救治的主要特点在于：①现场急救难度大、任务重及环境条件差；②大量伤员需同时救治；③及时、安全地转送。

一、麻醉前准备

(一)伤情评估

只有对创伤作出正确的初步判断，才有可能正确、安全地实施麻醉。术前应尽可能了解致伤史，并根据受伤部位、主要症状及可疑征象、手术方法等制定麻醉计划。

(二)呼吸管理

许多创伤病人伴发程度不一的低氧血症，如遇昏迷、舌后坠、呕吐、口咽异物或组织水肿、出血，以及镇静、镇痛等药物的应用，极易导致呼吸抑制或呼吸道梗阻，甚至窒息致死。术前应尽早采取有效措施保持呼吸道通畅，充分供氧，避免由于缺氧加重而导致心跳骤停、脑水肿或颅内压力增高而死亡。

(三)容量扩充

伴有创伤性休克的病人最重要的问题是血容量不足。一般在开始抢救时常用晶体溶液如乳酸钠林格液等，既能扩充血容量，又能减少输血。此外，一定程度的血液稀释还能改善微循环和氧的运输，有利于重要脏器的保护。若对晶体容量复苏效果不明显，说明需补充全血或其他胶体溶液。对出血量＞20％的病人应在补充晶体液的同时输注全血或红细胞，使血细胞比容维持在 0.35 左右，CVP 在 0.8～1.2kPa，尿量＞1ml/(kg·h)。pH 有助于循环状态的判断，如 pH 下降，$PaCO_2$ 正常或偏低，可认为是容量不足的表现。

(四)麻醉前用药

主要根据病人创伤程度及全身状况而确定是否应用。用药的目的主要在于：①解除焦虑；②减少呼吸道分泌物；③提高痛阈，减轻创伤后不良反应等。

二、麻醉方法

麻醉方法的选择可依据创伤部位、全身情况、手术性质以及救治条件等因素而定。

1. 局部麻醉与神经阻滞 因为麻醉作用以局部为主，对全身各系统影响较小，能使病人保持清醒，不需气管插管，操作较简单，便于管理，但仅适用于创伤范围小、失血少的上肢、颌面、颈部手术。

2. 椎管内阻滞 对于轻、中度的下肢创伤或损伤情况较明确的腹部手术可采用硬膜外麻醉。但对已伴有休克或存在明显血容量不足的病人则不应采用。蛛网膜下隙麻醉因为其操作无菌技术要求严，术后并发症较多而一般不采用，尤其是对于需要转运、搬动的病人更不宜采用。

3. 全身麻醉 适用于全身各部位创伤的手术。尤其是对于颅脑、胸、腹部及脊柱创伤，以及伴有明显休克或心肺疾患的严重创伤病人、小儿、精神异常等不配合的病人，采用全身麻醉为宜。全身麻醉期间，由于呼吸能得到有效控制，病人的不良反射较轻等因素，麻醉药物合理应用，其安全性更大。

三、麻醉用药

对于严重创伤病人，常伴有不同程度的心、肺、脑功能障碍，诱导时注意药量减少，避免对心脏的抑制。

(一)镇静药

常用地西泮、咪达唑仑、依托咪酯及硫喷妥钠、丙泊酚等。丙泊酚和硫喷妥钠能引起心肌抑制而致血压下降，尤其是快速推注时。对低血容量病人应减量并缓慢注射。氟哌利多能使血管扩张而引起低血压。

(二)镇痛药

如芬太尼、哌替啶、氯胺酮等。芬太尼适宜用于心功能较差的病人。氯胺酮能使血压升高，多主张用于危重病人或伴有休克时。但氯胺酮对心肌仍有抑制作用，应用于严重低血容量病人时应慎重，密切观察、及时处理。吸入麻醉药现多采用异氟烷、恩氟烷和地氟烷等。低流量吸入麻醉能适用于大多数创伤病人。

(三)肌松药

肌松药的应用对加强麻醉，减少麻醉药物的用量极为有利。琥珀胆碱具有增加眼内压、颅内压、胃内压，以及血钾浓度等缺点，尤其是对严重创伤、肢体瘫痪、体质弱的病人应当注意。

四、麻醉监测

良好、全面的术中监测有助于对病情变化的及时了解和麻醉深度的判断。在灾害早期救治中，围麻醉期监测的重点在于心电图、血压、中心静脉压、脉搏氧饱和度测定、血气分析、呼吸功能、尿量、血细胞比容、凝血时间、体温等。有条件时应采用有创或无创方法监测心功能、脑功能或颅内压、肝功能等。

(葛衡江)

参考文献

杭燕南．1994．当代麻醉与复苏．上海：上海科学技术出版社，362～485

刘俊杰，赵俊．1997．现代麻醉学．第 2 版．北京：人民卫生出版社，811～820

谢荣．1994. 麻醉学．第3版．北京:科学出版社，170～379

张鸿祺,周国泰,张俞．1993. 灾难医学．北京:北京医科大学、中国协和医科大学联合出版社,125～134

Baskett P, Weller R. 1988. Medicine for Disasters. London:Wrighht,41～83

Blitt CD. 1990. Monitoring in Anesthesia and Critical Care Medicine. New York: Churchill Livingstone,29～539

第 65 章　高原病人的麻醉

第一节　我国高原及其环境特点

随着我国高原地区的快速发展，高原长期居住人口、短期旅游人口都出现快速上升。高原医疗保健也因此受到越来越多的重视。海拔 3000m 以上的地区常有高原特发病发生，所以，一般将海拔 3000m 以上的高原称之为医学高原。由于高原环境的特殊性，高原医学与平原也有很多不同。麻醉医生担负着高原急症的抢救以及手术室临床麻醉的责任，应该熟练掌握高原麻醉的特殊性。

高原的自然环境具有以下特点：空气稀薄、寒冷、风速高、干燥和日辐射强等。其中低气压、低温、低湿是高原环境影响人体的主要因素。

一、低气压

海平面的大气压为 760mmHg（101kPa），其中氧分压为 159mmHg（20.65kPa），占大气压的 20.93%。海拔高度每上升 100m，大气压约降低 1kPa，大气氧分压、肺泡氧分压和动脉血氧分压亦随之降低，毛细血管与组织细胞线粒体之间氧分压差也随之缩小，氧分压过低便可造成低氧性缺氧。

二、低温

海拔每升高 150m，气温下降约 1℃。加上高原上风速大，造成人体热量大量丧失，促使机体代谢率与耗氧量增高，不利于机体对高原低氧环境的适应。

三、低湿

大气中的水分随海拔高度的增加而减少。海拔 3000m 高度大气中水分相当于平原的 1/3，海拔 6000m 高原大气中水分仅为平原的 5%。加上高原风速大，进一步增加体表水分的丧失，尤以劳动或剧烈活动时更甚。

第二节　麻醉相关的病理生理改变及高原特发病

在高原环境中，机体所发生的一系列病理生理改变可分为两类。一类是代偿适应性的改变，如人体为适应低氧环境使肺动脉压增高、红细胞增生和血红蛋白量增加，有益于氧的交换和运输；另一类是失代偿性的改变，如低氧使心室扩大，心肌变性坏死，红细胞过度增生可影响血液循环的正常进行时，则出现多器官的病理损害。高原低氧环境对人体的影响几乎涉及各个系统，其中与麻醉关系紧密的主要是对呼吸、循环、血液等系统的影响。

一、麻醉相关的病理生理改变

(一)高原环境对呼吸系统的影响

1. 对肺通气功能的影响 过度通气是机体对缺氧的一种重要的通气反应。初入高原，由于动脉血氧分压降低，刺激颈动脉体和主动脉体的化学感觉器，反射性兴奋呼吸中枢，引起肺通气量增加。呼吸加深，可把原来未参与换气的肺泡调动起来，增大呼吸面积，提高氧的弥散，使动脉血氧饱和度增加；呼吸增快，使更多的空气进入肺泡，置换肺泡内原有的氮气和水蒸气，从而提高肺泡气氧分压，降低二氧化碳分压；另外，呼吸深快时胸廓动度增大，胸腔负压增加，回心血量增多，使肺血流量及心排血量增加，有利于气体在肺内的交换和氧在血液内的运输。但是，过度的深快呼吸也排出较多的二氧化碳，使血中二氧化碳减少，pH 增高，严重时可引起呼吸性碱中毒。尽管机体可以通过肾排出过多的碳酸盐，使血液氢离子浓度逐步恢复正常，但其代偿较缓慢。使用药物乙酰唑胺或其他碳酸酐酶抑制剂可以加快这种代偿反应。

一般高原世居人通气量约比平原人高 25%～35%。久居高原，呼吸代偿逐渐居于次要地位，缺氧性通气反应降低，逐步被其他相对更为完善的适应机制所代替，因此高原世居人对缺氧较平原世居人不敏感。

2. 对肺弥散功能的影响 肺弥散功能增加，对机体适应高原低氧环境无疑是有利的。通过增加肺总量和功能残气量，使肺保持在较高的膨胀状态，从而使肺泡表面积增大，扩大气体交换面积，有助于氧的弥散。另一方面，绝大多数移居高原者都存在不同程度的肺动脉高压，从而使正常情况下相对灌注不足的肺尖等区域血流灌注增加，从而增大气体交换面积，提高弥散功能。然而高原上弥散功能的增加是有限的。功能残气量增加会影响潮气量，使通气功能降低。肺动脉压过高，右心室的负荷过重将导致高原心脏病。同时严重缺氧又可引起高原肺水肿，使肺弥散功能下降。

(二)高原环境对循环系统的影响

1. 心率、血压的变化 人体进入高原初期，心率随海拔高度的增加而加快。进入适应阶段后，心率逐渐减慢，但在海拔 3600m 以上地区仍高于平原值。

初入高原，部分人血压有不同程度的可逆性升高，多数人血压变化不大。长期居住高原后，左心室射血增加，部分人血压升高，部分人血压反而降低，主要是由于舒血管物质分泌增多，一项调查研究发现长居西藏者一氧化氮(NO)表达比起平原者增加 10 倍。返回平原一段时间后，一般可恢复到原来水平。

2. 肺循环的改变 机体对高原缺氧环境适应会产生缺氧性肺血管收缩（hypoxic pulmonary vasoconstriction，HPV）。HPV 使肺小动脉收缩，肺动脉压升高，这对于高原适应有一定的意义。一方面可使灌流不足的肺尖或肺其他区域得到较多的血液，另一方面使关闭的肺毛细血管开放和使肺毛细血管扩张，从而改善肺部血流灌注及扩大肺部气体弥散面积，有利于氧的摄取和二氧化碳的排出，改善机体氧的供应。但 HPV 可增加肺血管阻力达 50%～300%。持续性肺动脉压力增高可导致右心室负荷过重，发生右心室肥大。在此基础上如有过劳、感染或其他原因使机体缺氧加重时，则肺动脉压力进一步增高，就有可能发生心功能的代偿失调，引起心力衰竭。高原肺动脉高压经吸氧后可立即部分恢复，如较长时间移居平原，则可完全恢复。

3. 冠状动脉循环的改变 急性高原缺氧可使冠状动脉血管扩张，血流量增加，心肌供氧增多。慢性高原缺氧对冠状动脉血管及其血流量的影响目前尚无定论，但在慢性缺氧的动物试验中，可见心肌毛细血管密度增加，有利于供氧。

4. 脑循环的改变 动脉血氧分压低于 50mmHg(6.67kPa)时，脑血管扩张，脑组织的血流灌注量增加，这在一定程度上对脑组织具有良好的保护作用。在高原缺氧情况下血氧分压降低，如合并高碳酸血症时，可进一步加重脑血管扩张，脑血流量过度增多，脑血管通透性增加，水分可渗出到脑实质，形成脑水肿，致使颅内压升高，脑细胞受压。

(三)高原环境对血液及造血系统的影响

1. 红细胞及血红蛋白 进入高原初期红细胞和血红蛋白增加，是高原反应致血液浓缩的结果，慢性缺氧则是促红细胞生成素含量增加所致。缺氧时红细胞数目及血红蛋白量的增多，可以提高血氧含量和氧容量，增强血液的携氧能力，有利于氧向组织弥散，对人体适应高原有重要意义。但红细胞过度增生，可使血液黏滞性增加，血流阻力增大，血流缓慢，组织血流量减少，反而加重组织缺氧。严重时可发生高原红细胞增多症及其并发症。而红细胞比容超过75%的临界值时，由于血流缓慢，加之缺氧使小动脉紧张度增高，造成循环阻力增加，加重心脏的负荷，促使高原心室肥大和高原心脏病的形成，同时也增加了血栓形成的可能性。

2. 氧解离曲线 缺氧时氧解离曲线右移，有利于从血液向组织内释氧，同时也降低肺毛细血管中血红蛋白与氧的结合力。因此，缺氧时氧解离曲线右移对机体的利弊关系，与吸入气、肺泡气和动脉血氧分压变化程度关系密切。缺氧时，氧解离曲线右移，主要是由于红细胞内2,3-二磷酸甘油酸(2,3-DPG)含量增加所致。

二、麻醉相关的高原特发病

高原麻醉成功主要与所处环境及病人合并的高原病(high-altitude illness，HAI)或其他疾病相关。HAI主要包括急性高原反应(acute high altitude reaction, AHAR)、高原脑水肿(high-altitude cerebral edema，HACE)、高原肺水肿(high altitude pulmonary edema，HAPE)、高原心脏病(high altitude heart disease，HAHD)和高原红细胞增多症(high altitude erythrocytosis，HAPC)等。

(一)急性高原反应(AHAR)

急性高原反应是指短时间内由平原进入高原地区，或由高原进入海拔更高的地区时，由于适应机制尚未建立，机体在短时间内发生的一系列急性缺氧表现。缺氧是发生本病的根本原因，上呼吸道感染、睡眠不足、饥饿、晕车、恐惧、精神紧张、劳累等是诱发因素。多数人能够耐受，一般坚持5～10天即可恢复。

(二)高原脑水肿(HACE)

高原脑水肿是由急性缺氧引起的中枢神经系统功能严重障碍。其特点为发病急，临床表现以严重头痛、呕吐、共济失调、进行性意识障碍为特征。病理改变主要有脑组织缺血或缺氧性损伤，脑循环障碍，因而发生脑水肿，颅内压增高。若治疗不当，常危及生命。国内以往多称为高山(原)昏迷，脑性高山病，急性高原脑病和高原脑缺氧综合征等。高原脑水肿发病机制很复杂，治疗以高浓度氧吸入、利尿、静脉使用糖皮质激素、降温等为主，如有条件，对病情严重者应及早转送至低海拔处为妥。本病发病时间较短，得到及时治疗者在12～24小时苏醒。不留后遗症，一般预后良好。

(三)高原肺水肿(HAPE)

高原肺水肿是在急性高原反应的基础上发病的，发病过程中有一亚临床型肺水肿阶段。绝大多数进入高原的人都会出现亚临床型肺水肿。本病起病急，进展快，变化急骤，多在进入高原后1周内发病，经及时正确治疗后可于短期内康复，如处理不当将导致不良后果。

缺氧是高原肺水肿的根本原因，其发病机制与缺氧性肺动脉压升高和肺毛细血管通透性增高密切相关。缺氧性肺毛细血管收缩、肺静脉回流阻力增加、肺循环血量增加、肺血管内微血栓形成、肺内血液灌流不匀等可引起肺动脉压升高；缺氧直接损害呼吸膜的组织结构、肺泡表面活性物质分泌减少、局部组织酸性代谢产物增多、呼吸道感染等可造成肺毛细血管通透性增高。另外，缺氧性脑损害以及个体的敏感性(遗传因素)也起到一定作用。

(四)高原心脏病(HAHD)

高原心脏病是指正常人移居高原后,在低氧等自然环境的影响下,使肺小动脉功能性和器质性改变,引起肺动脉高压,致右心室负荷性肥厚,最后导致心力衰竭的一类心脏病。随着移居时间的延长患病率逐渐增高。其发病机制为肺动脉高压、缺氧对心肌的直接影响、循环阻力增加、肺血管栓塞。

(五)高原红细胞增多症(HAPC)

高原红细胞增多症是指人体长期在高原低氧环境下生活,由于慢性缺氧引起的红细胞增生过度。临床表现为红细胞、血红蛋白、红细胞比容增高。病理改变为各脏器及组织充血,血液淤滞及缺氧性损害。其发病机制为呼吸中枢及外周化学感觉器敏感性降低、缺氧时肾对红细胞生成的调节、缺氧时机体对铁的吸收率增加等。红细胞增多症在慢性高山病(chronic mountain sickness,CMS)发病机制中有重要作用,但不影响短期旅游者。

第三节　高原地区病人的麻醉

高原环境恶劣,医疗设施简陋,且氧流量监测仪与二氧化碳监测仪常常不能准确反映病人机体实际氧含量及二氧化碳含量,这就要求麻醉医生能够根据病人情况综合判断。且由于高原病人围手术期病理生理及环境的特殊性,高原麻醉相对更困难,风险更大,严格掌握高原麻醉的特殊性对高原麻醉成功至关重要。如非必要,最好能将病人转移至平原进行麻醉手术。过去认为高原地区只要保证病人供氧,麻醉并无更大特殊风险,其已被大量临床研究报道证实是错误的。

一、麻醉前准备

高原环境恶劣、交通不便、设备条件差、技术力量薄弱,更应充分作好麻醉前准备。对一般健康人来讲,在一定的海拔高度内,高原缺氧因素在手术麻醉过程中的危险性似乎并无明显增加,绝大多数病人对手术创伤和麻醉药物的刺激能够耐受。但是对于一些急性缺氧以及重危病人所表现的缺氧症状,较平原地区的病人严重。例如,呼吸道梗阻而造成急性缺氧,引起的心跳骤停发生速度快;因休克或心跳骤停引起的脑缺氧、脑水肿的程度严重;由疾病本身引起缺氧,或因环境缺氧加重病情引起的代谢性酸中毒的病人多而且严重,病情恶化速度也较快。即使是健康人,在海拔超过一定高度后,缺氧状况仍然严重。另外长期低氧导致红细胞增多、心脏肥大、肺动脉高压等,可能给麻醉的顺利实施带来一定的困难。此外,高原环境常出现营养失调和营养吸收障碍,随之而来的体重减轻也已得到证实。因此术前病人营养状况要引起重视。因此,麻醉医生要在熟悉高原环境对人体所造成危害的基础上,对病人全身状态做出恰当评估,对于低氧可能引起的并发症的预防和治疗做到心中有数,麻醉前对病人作必要的解释工作,消除其顾虑和恐惧,可根据病人精神状态、体质、麻醉和手术有目的地选择麻醉前用药。

二、常用麻醉方法

(一)局部麻醉

局部麻醉包括神经丛、神经干阻滞等,其方法简单实用。局麻药中利多卡因对血小板功能起抑制作用,还可通过减少血浆蛋白的聚集提高红细胞膜的稳定性,从而减少红细胞的聚集,最终降低全血黏度。但局部麻醉病人处于清醒状态,不能消除病人的紧张与恐惧心理,如果阻滞不全时,可使机体耗氧量增加,加重机体缺氧。另外,高原低氧使血管扩张,应严格控制局麻药浓度、用量。

在神经刺激器和(或)超声引导下,可极大提高神经阻滞的成功率,减少神经损伤等并发症的发生。目前神经刺激器和(或)超声引导在临床逐渐被广泛采用,也非常适合在高原环境下用于上肢和下肢手术的麻醉。

（二）椎管内麻醉

椎管内麻醉包括硬脊膜外腔和蛛网膜下隙阻滞麻醉。防止平面过宽，特别是上腹部手术。机体肺总量和功能残气量代偿性增加，当平面过宽，肋间肌阻滞后，呼吸功能缺乏进一步代偿的能力，易发生缺氧。故中上腹以上手术慎用椎管内麻醉。

（三）全身麻醉

全身麻醉插管对于高原麻醉仍然是最安全的麻醉方法。全身麻醉时，吸入麻醉药和高浓度氧气可降低红细胞聚集性和变形性，静脉麻醉药丙泊酚可使红细胞比容（HCT）显著降低。另一方面全身麻醉时血液中纤维蛋白原降解增多，红细胞桥形成减少，有利于血黏度的降低。全身麻醉可以根据病情选用合适的静脉、吸入复合麻醉，充分发挥各自优点，互补不足。气管内插管后可以随意控制病人呼吸、调节吸入气中氧气浓度等。

高原进行吸入麻醉应注意低气压、低温的影响。氧化亚氮（N_2O，笑气）在高原使用分压下降，麻醉效果下降，且氧化亚氮麻醉不利于提高吸入气中氧气浓度，因此不推荐在高原地区使用氧化亚氮。应注意麻醉药分压主要受温度影响而非气压，因此在高原极冷的环境下，某些麻醉药需求量上升。研究发现卤代烃类吸入麻醉药使用不受海拔影响，但地氟烷例外。高原上麻醉药的呼吸抑制作用须高度重视，例如，苯二氮䓬类在平原使用抑制呼吸不明显，但在高原抑制呼吸与用药量成正比。有关于高原产后大出血病人使用氯胺酮后出现窒息现象的报道，因此认为高原上使用氯胺酮不安全，特别是在低血容量情况下。推荐除非不得已，否则尽量不用。据报道长期居住高原者丙泊酚需求量上升。而低氧可以减少阿片类药物需求量，一项报道发现长期生活在高原的小孩比平原上的小孩手术时使用阿片类药物用药量下降，但是是否因缺氧还是有别的原因还不清楚。因此建议高原上所有静脉麻醉药都使用滴定法。

高原病人在手术时处于低氧环境中，麻醉人员应严格正规操作，重视麻醉诱导前给氧去氮，麻醉面罩（文丘里）可以安全使用，充分提高肺泡气氧浓度。高原胃排空明显减慢，因此所有高原病人都应考虑到误吸危险，尽量缩短气管插管时的缺氧时间。应注意高原环境使气管导管气囊内压力上升，可能对气管黏膜造成损伤，而病人转运至平原又可致泄漏。高原气压较低，挥发器输出的实际麻醉蒸气浓度及各种气体实际流量略偏高，海拔每升高 450m，实际流量可提高 1%。

（四）控制性降压与低温

高原缺氧造成红细胞增多，血液黏度增大，血流缓慢，控制性降压更易促使血栓形成，故慎用控制性降压。低温仅适用于心脏直视手术或心肺脑复苏。

三、高原麻醉管理

（一）监测

已有大量关于高原监护仪不能正确反映病人情况的报道，特别是氧气监测和二氧化碳监测。据一项研究发现，在海拔 5050m 的高原，健康成年人中枢氧饱和度明显低于外周氧饱和度。因此外周氧饱和度不能正确反映中枢氧含量。低氧可明显损伤高原病人大脑，包括皮层萎缩和不可逆的皮质损伤。这就要求麻醉医生不仅要在使用仪器前校准仪器，还要密切关注病人表现，但麻醉医生因注意到自身的精神反应、注意力、判断力在高原地区可能出现改变。因此对病情复杂的择期手术，特别是在极高海拔情况下，应尽可能将病人转移到海拔较低的地区施术。

（二）输血输液

无论哪种麻醉方法，高原麻醉围手术期补液是关键。由于高原空气干燥低湿，机体非显性失水增多，血细胞比容增大，血浆含量减少，加上术中失血及水分蒸发增加，以及麻醉对循环的影响，术中必须保持静脉通道通畅，及时补充水分。

高原地区，血源供应极为困难，术中尽量减少出血。失血在 500ml 以内，主要补充液体。失血超过 500ml 以上，仍需输血、代血浆或平衡液补充有效循环血量。条件许可，可行自体血回输。高原人群长期处于低氧环境，红细胞数量增多，血液流变学变化大，血液黏度高而手术应激反应又会导致高原人群血浆黏度进一步升高。故术中采用血液稀释法，既可改善红细胞增多所造成的血液黏度和周围循环阻力的增加，同时又减少了病人自身血液的丢失，也节约库血输用，还可减少术中、术后出血、渗血等并发症。所以在高原地区使用血液稀释值得推荐。一般术中稀释度以红细胞比容维持在 30%左右为宜。

（三）氧疗

在高原低氧环境下施行手术和麻醉，适当的氧疗可提高肺泡及动脉氧分压，改善组织缺氧，预防和纠正缺氧引起的低氧血症。针对不同情况，采用鼻咽导管法，辅助呼吸或控制呼吸。停氧时，应缓慢降低流量、浓度，逐渐停止，避免突然停氧，动脉氧分压迅速下降，导致病人因缺氧而出现意外。应注意在高原 21%的氧流量相对不足。

（四）保暖

低温可导致凝血障碍和血管收缩，掩盖血容量不足。冻伤在高原地区发病率较高。应充分利用火炉、电炉、电暖器等保持室内合适的温度，利用棉被、毛毯、热水袋等为病人保暖，减少低温引起的一系列并发症。

（五）术后观察与处理

高原地区施行手术麻醉后，较平原恢复慢，并发症明显多于平原地区，应加强术后观察与护理，确保呼吸道通畅和各项治疗的顺利实施，密切观察病情，及时发现问题，尽早处理。麻醉苏醒后，必须继续氧治疗 24～48 小时，以预防低氧血症和低血压等并发症。对术后呼吸困难的病人可酌情少量应用呼吸兴奋剂。由于高原病人血液相对高凝，术后抗血栓治疗相对平原更重要。

（李文瑶　陶国才）

参考文献

李同方，牛广政，张西洲，等．1991. 高原疾病防治．北京：人民军医出版社

刘俊杰，赵俊，史誉吾，等．1997. 现代麻醉学．第 2 版，北京：人民卫生出版社

孙秉庸，李楚杰，赵修竹，等．1993. 病理生理学进展（五）. 北京：科学技术文献出版社

张彦博，汪源，刘学良，等．1982. 高原疾病．西宁：青海人民出版社

Grocott MP, Johannson L. 2007. Ketamine for emergency anaesthesia at very high altitude (4243 m above sea-level). Anaesthesia, 62(9): 959～962

Leissner KB, Mahmood FU. 2009. Physiology and pathophysiology at high altitude: considerations for the anesthesiologist. J Anesth, 23(4): 543～553

Puri GD, Jayant A, Dorje M, et al. 2008. Propofol-fentanyl anaesthesia at high altitude: anaesthetic requirements and haemodynamic variationswhen compared with anaesthesia at low altitude. Acta Anaesthesiol Scand, 52(3): 427～431

Rabbitts JA, Groenewald CB, Dietz NM, et al. 2010. Perioperative opioid requirements are decreased inhypoxic children living at altitude. Paediatr Anaesth, 20(12): 1078～1083

Stoneham MD. 1995. Anaesthesia and resuscitation at altitude. Eur J Anesthesiol, 12(3): 249～257.

第 66 章　航海病人的麻醉

航海时，特别是远航中，常可遇到一些紧急情况，如发生外科急腹症或外伤，又无条件后送，需进行当时条件所允许的急救手术挽救病人的生命。在船舶锚泊，或靠码头时进行手术如无海况的影响，手术、麻醉基本上与陆地上相似，但在海上航行时，由于海况的影响、船舶航行对人体的生理扰乱，都会给手术或麻醉带来诸多不良影响和困难。因此有必要对此作一讨论，以了解航海中的一些特殊情况以及解决航行时手术、麻醉带来的各种困难的方法，从而保证手术安全进行和病人顺利康复。

根据历史资料，在航海时进行手术的病人虽然不多，但一般都比较紧急，1980 年我国首次向太平洋发射远程火箭试验期间，在海上编队的远洋打捞救生船和油水综合补给船上分别施行阑尾切除术各 1 例，1984 年我国首次赴南极的考察船，也曾在硬膜外麻醉下行阑尾切除术 3 例，其中两例是在船体摇荡 17°～20°下进行的。我国远洋考察船和测量船如“远望号”航天测量船，先后 5 次在船上施行阑尾切除术、肠梗阻松解术等，均取得成功。在我国远洋客货轮上则未见有手术的报道。有些先进国家，早在第二次世界大战期间已有医院船，在船上进行各种战伤手术。随着我国航海事业的发展和强大海军的建设，已有国产各种类型战舰，以及供应海上运输、游轮等之大型船舶，我国海军也已有医院船。因此，海上的医疗保障工作越来越重要，航行中的手术、麻醉问题必然要提到议事日程上来。

第一节　航行中的环境特点及其影响

一、海况对船舶航行的影响

海况是指海面风与浪的状况。众所周知，海浪大小对船舶航行是有一定影响的。海浪可分为风浪、涌和近岸波三种，风吹在海面上，通过摩擦作用将能量传给海水，就形成浪，由风直接吹刮而产生的浪叫海浪；海浪还会传播到无海风的海区，这种浪称为涌。在形态上浪和涌是有显著差别的，浪的特点是背风面较迎风面陡，两侧不对称，周期较短，波高和波长的大小参差不齐，波峰短，波顶常有破碎的浪花，此起彼伏，变化不已。涌的特点是，波面平缓，两侧对称，周期较长，波峰也长，波顶无浪花，有明显的规律性。近岸波是海水波或浪冲击至岸边所引起，实质上是一种余波，一般对船舶影响不大。浪和涌都可影响船舶的航行和稳定性，也是人体产生晕船的主要因素，特别是涌影响更大。

二、船舶中的微小气候

船舶中的微小气候是指在船舶范围内的空气物理状况，它不仅受船舶本身各种因素的影响，而且受外界气候的影响，形成特有的局部气候环境。船上的气候环境变动很大，夏季高温、高湿，冬季寒冷、潮湿，自然通风差，空气污浊，舱室间温度不平衡，甲板上温度受热辐射的影响，可以是炎热不堪或是寒风刺骨。船舶上的小气候环境可分为四种：

(一)空调区

可以人为控制温、湿度，如住舱、公共场所、指挥室、作战室、会议室、俱乐部等。

(二)高温区

主要是动力设备区，受设备影响很大，如主、辅机舱，厨房等，有时温度可达 40～50℃以上。

(三)外露区

主要是露天甲板，它的微小气候受外界气候变化影响较大，但仍有其局部的特性。

(四)非控制区

主要是一些货舱、贮藏室和无人居住的区域，常受外界气温、海水温度和邻近舱室条件的影响。

有些地方属于过渡地区，如走廊、楼梯和过道等，其微小气候更为复杂。舱室内外、舱室之间有时温差可以很大，值得注意。

这些微小气候的变化对人体的影响主要表现为感觉疲劳、注意力不易集中，有时温差过大极易引起感冒等症状，甚至出现上呼吸道感染等。这些都是增加术后肺部并发症发生率的因素。

三、晕船

晕船是一种运动病，为常见的航海疾病，近年来大多数现代化船舶已有减少船舶摇荡装置，使晕船的发生率有所下降，但在大风大浪的气候条件下，仍有不少人有晕船现象。晕船虽然一般无生命危险，但能使航行中的人们异常不适和烦恼，不能正常进食，呕吐频繁，失水现象时有发生，因此导致机体抵抗力下降，反应迟钝，工作效率低下，这些对船员和医务人员都有影响。晕船的临床表现主要是由于船舶航行或停泊时，由于波浪引起船体摇荡，使人体前庭平衡器官受到异常刺激，从而产生眩晕和皮肤苍白、出冷汗、流涎、上腹部不适甚至恶心呕吐等一系列自主神经反应等症状。虽然晕船的发病机制尚不完全清楚，但抗晕船的药物已有不少，其中包括抗胆碱药、拟交感神经药、抗组胺药和钙拮抗药，以及多种药物的复合制剂。这些药物的个体差异很大，机体的反应不一，嗜睡、反应迟钝是普遍现象，在手术、麻醉时应予以注意。

第二节　船舶航行对人体的影响

船舶在航行中除受海况影响外，船舶本身由于动力机器的启动，可产生噪声和振动，对人体也有一定的影响。由于现代船舶结构上的改进，这些影响已大为减少，但在船舶的某些部位影响仍很大。

一、噪声

随着船舶排水量和航速的增加，其动力系统与机械装置的改变，船舶上噪声对人体的影响有所增加，有时已成为船员的威胁，影响到身体健康。船舶噪声的性质可分为空气噪声、结构噪声和水下噪声，按声源来分可有机械噪声、螺旋桨噪声和水动噪声，以上噪声都可通过空气传导而合成为综合的噪声。噪声的主要来源是机械噪声，如柴油机、汽轮机、电机和其他的轮机，还有各种泵等发出的噪声。高压管道、排气系统以及各种音响信号也是噪声的重要来源。船舶上噪声的分布并不一致，有些部位多些，有些部位少些，机舱内噪声最大，声源复杂，性质各异，有稳态噪声，也有间断噪声。在音频分布上来看，既有高频噪声，也有低频噪声，有宽带噪声，又有窄带噪声。

这些噪声对人体不无影响，首先噪声可带来烦恼、疲惫，这些影响不仅与噪声的强度及性质有关，而且与人员的心理状态有密切关系。噪声可以影响语言交谈和通信，由于噪声的干扰，在船舶上有时要采用手语来联络。噪声对睡眠影响很大，还可降低工作效率。噪声对机体的损害主要在听觉系统，造成噪声性耳聋，发生情况与暴露时间、噪声大小及噪声的频谱等有关。高、中频噪声对人体的影响早已有所了解，近来，特别是低频噪声对人体的影响已受到人们所重视。

二、振动

振动是物体沿直线或曲线所进行的一种周期性往复性运动，是工程结构和机械中广泛存在的一种物理现象。船舶在各种干扰力和外力的作用下可产生全船或局部的振动，这种振动通过与人体的接触部位作用到全身引起全身性振动，其主要频率范围为 1～80Hz。船舶在航行中船体的摇荡实质上也是一种振动，但其频率在 0.1～0.63Hz。船舶上振动的来源主要有螺旋桨、主机、辅机和海浪效应。在上述情况下，船舶可产生各种振动，有垂直振动、水平振动、纵向振动和扭转振动，其中以垂直振动最为重要，其次为水平振动。

振动对人体的影响也是多方面的，对神经肌肉活动影响比较明显，在振动的作用下，人体静态的肌群可转为持续紧张状态，消耗大量能量，常可出现全身疲劳。对心血管和呼吸系统也有不同程度的影响，时间长虽可有相对的适应，但也可以是发生高血压的原因之一。另外，对感官系统也有一定影响。长期在振动情况下作业，可因慢性振动的损伤，促使脊柱永久性退行性变。

第三节　航行中手术病人麻醉方法的选择

一、航行中展开手术的基本条件

(一)人员的技术要求

由于船舶上医务人员编制少，一般船上只有船医一名，兼管内外各科，不可能配备专职的麻醉医师，有时作编队远航时，可能组织有医疗队，负责船队的所有医疗任务，可配有麻醉医师，医院船常有麻醉医师的编制。船医应对可行手术的麻醉方法有所了解，一般作些局部麻醉和某些神经阻滞，医疗队和医院船的麻醉医师应具有较熟练的麻醉技术，应变能力强，能适应船舶上及航行中遇到的各种情况，有抗晕船能力者更好。

(二)设备

因船舶上位置有限，设备力求简单，除一般静脉、神经阻滞穿刺用具外，麻醉机是必要的配备，可以是比较简单型，能适合一般应用即可；氧气是必备的，吸引器也是不可或缺的，各种监测仪可根据实际情况来配备，但脉搏氧饱和度仪和无创自动血压计是必需的；因为在船上灯光设备不一，有时对发现发绀有一定影响，在船体振动和噪声下，有时用听诊法测量血压不无困难。静脉穿刺应为头皮针或套管针，以免针头在手术中滑出。医院船的手术室配置已很先进，高档全能麻醉机、多功能监护仪等一应俱全。

(三)环境条件

由于船体在航行中常有摇荡，一些物品可以随之移动，因此物品适当固定很有必要，麻醉机应有制动装置，氧气瓶尽可能固定在室壁上。至于手术室位置应尽量在船舶的中部，手术床应与船体平行，以减少对病人身体、头部的摇摆，减少直立性低血压的发生。

二、可选择的麻醉方法

在船舶航行中进行手术，麻醉方法力求简便、安全、可靠，还应根据麻醉人员的技术水平及当时的条件来选择。首先要根据手术的部位来选择合适的麻醉方法，其次要尽量选择麻醉人员最熟练的麻醉方法，最后还要根据病人当时的具体情况，如失血、休克等综合考虑。

(一)局部麻醉

局部麻醉操作简单，对人体影响小，节省人力，常可由手术医师自行操作，但对较复杂手术有一定困难，故有一定局限性。

（二）神经阻滞术

对某些肢体手术比较适合，特别是上肢和颈部手术效果较好。手外伤是船舶上常见的创伤，因此臂丛神经阻滞是常用的麻醉方法。锁骨上径路有误刺破胸膜之虞，尤其在船舶摇荡时发生率大为增加；肌沟径路虽较安全，但穿刺技术要求略高，在船舶摇荡时穿刺的深度较难掌握，易发生误入蛛网膜下隙的意外；腋路臂丛阻滞较为方便和安全，应用较多。长时间手术也可采用套管针，作连续阻滞。

（三）蛛网膜下隙神经阻滞术

过去认为，由于船舶在航行中常有摇荡，可使体位发生改变，容易使阻滞平面不稳定，有时可以出现高平面阻滞，发生意外，有时也可出现阻滞平面不够，因此常作为禁忌。近年来海军麻醉专科中心对此进行了系列研究，研究发现：使用“等比重”0.75％罗哌卡因或0.5％布比卡因行蛛网膜下隙阻滞，体位急剧改变虽可使阻滞平面有所上升，但上升幅度有限，且可在一定范围内调控，对血流动力学影响甚少，也未发现因体位急剧改变而致腰麻后头痛、恶心呕吐、呼吸困难及尿潴留等副作用增多现象。作者认为，在船舶航行中使用蛛网膜下隙阻滞应是可行的，尤其是用于下肢手术时无困难。0.75％罗哌卡因更具优势。

（四）硬膜外腔神经阻滞

硬膜外腔神经阻滞为目前临床常用的麻醉方法，在船体摇荡时应用，要求操作技术娴熟，有研究证实，在船体摇摆10度以内，操作应无困难，船体摇荡过剧，则要根据麻醉者的操作熟练程度来决定，亦有报道船体摇摆30度时穿刺仍有可能成功，而不发生意外。

（五）全身麻醉

因船舶上空间比较狭窄，易燃易爆的吸入麻醉药容易发生意外，因此并不适宜。半开放式吸入麻醉对室内污染较大，也不甚合适，一般以循环紧闭法为佳。高浓度氧化亚氮有助燃作用，而且需特殊装置和监测仪，一般少用。恩氟烷、异氟烷和七氟烷是目前常用的吸入麻醉药，都可应用。海军麻醉专科中心最近研究发现：模拟航海运动病大鼠吸入异氟烷或七氟烷麻醉，其麻醉敏感性明显增加，大鼠达到麻醉状态所需异氟烷和七氟烷浓度分别降低11.06％和11.30％，使用中应予注意。近年来静脉麻醉药发展较快，已有氯胺酮、依托咪酯、丙泊酚等，长、短效肌肉松弛药也不少，静脉镇痛药如芬太尼、阿芬太尼、瑞芬太尼等均可作短时或较长时间的全凭静脉麻醉、靶控输注或静吸复合麻醉，效果确实，丙泊酚复合瑞芬太尼静脉靶控输注较适合船舶上快通道麻醉。普鲁卡因静脉复合麻醉要占用静脉，在船舶摇荡时静脉穿刺比较困难，针头固定亦有问题，容易滑出，可能并不适宜。

三、航行中手术、麻醉注意事项

（1）由于船舱内活动空间较小，病人的运送有诸多不便，因此要求在手术后病人即能处于清醒状态，以利病人的搬运，尤其是当有大量伤员时更为重要，此点值得麻醉人员重视。

（2）航行中船体摇荡是必然的，手术、麻醉中一切物品都要做好相应的固定，尤其如麻醉机、氧气瓶等较重的物品更应注意。

（3）船体的摇荡是受风浪影响的，如在旁浪时船体左右摇荡可能增加，顶风顶浪，可使船舶上下摇荡，顺风顺浪，则摇荡较少。因此，适当改变航向，常可使船体摇荡减少，所以在手术、麻醉时，应与船上指挥员做好联系，取得他们的配合，在不影响整个航行计划下，将航线作些变更，将是有益的。

（4）静脉输注在麻醉中极为重要，为保证静脉输注畅通，采用头皮针或套管针是必要的，输注液体最好采用塑料瓶或袋装，以免在船体摇荡时跌落打破。

（5）麻醉选择应以麻醉者最熟练的麻醉方法为佳，同时要紧密结合当时的设备条件。

（6）作各种穿刺时注意，要与船体摇荡的方向同步进行，使针头进入顺利，若作相反方向进针，常可发生进针过速和超过所要深度，所有操作宜在坐位进行，力求“稳妥”。另外，操作还需风浪的周期同步，减少操作失误。

(7)由于航行中有时病人会服有抗胆碱类等抗晕药，所以在用药时要考虑到这一情况。

（吴新文　王忠懋）

参考文献

曹云飞，李建玉，吴新文，等．2006. 0.75%罗哌卡因用于蛛网膜下隙阻滞的量效关系．广东医学，27(11)：1627～1629

龚锦涵．1996. 航海医学．北京：人民军医出版社，582

李建玉，曹云飞，吴新文，等．2005. 模拟舰船摇摆状态对0.75%罗哌卡因蛛网膜下隙阻滞的影响．中华航海医学与高气压医学杂志，12(10)：201～204

李建玉，吴新文，曹云飞，等．2006. 0.75%罗哌卡因和0.5%布比卡因用于摇摆状态下蛛网膜下隙阻滞的比较研究．解放军医学杂志，31(6)：629～631

李建玉，辛博，吴新文，等．2007. 头高位对0.75%罗哌卡因蛛网膜下隙阻滞平面的影响．四川大学学报，38(4)：739～741.

王秀才，李泽，劳英武，等．1995. 船舶航行中阑尾切除与麻醉体会．中华航海医学杂志，2(3)：64

王忠懋，林志刚，吴新文．1988. 体位急剧改变对等比重布比卡因蛛网膜下隙阻滞的影响．解放军医学杂志，13(3)：203

王忠懋．1980. 战时海上麻醉问题的探讨．人民军医，(10)：15

吴新文，王忠懋，钟少平．1995. 脑脊液特性及躯干长度对等比重布比卡因蛛网膜下隙阻滞平面的影响．临床麻醉学杂志，11(4)：193～194

吴新文，王忠懋．1990. 头高位对0.5%布比卡因蛛网膜下隙阻滞平面的影响．临床麻醉学杂志，6：239

许汉维，宋光，梁权．1994. 在船舶航行中施行硬膜外麻醉的体会(附3例报告)．中华航海医学杂志，1(3)：175

第67章　航空病人的麻醉

第一节　航空环境因素对人体影响

飞机在飞行中受到各种航空环境因素的影响，包括高空缺氧、低气压、加速度、晕机、振动和噪声等因素的影响，现分述如下。

一、高空缺氧

由于人在高空环境中吸入气的氧分压降低而导致缺氧，所以高空缺氧又称低压缺氧。随着飞行高度的上升，大气压力、吸入气中的氧分压、肺泡气氧分压与动脉血氧饱和度等均出现有规律性的下降(表67-1)。

在海平面高度大气压力为101.31kPa(760mmHg)，吸入气氧分压为21.19kPa(159mmHg)，肺泡气氧分压为13.73kPa(103mmHg)，动脉血氧饱和度为92%～98%。人体不会发生缺氧。升高到2 000m高度时，空气中的氧分压为16.66kPa(125mmHg)，肺泡内的氧分压9.33kPa(70mmHg)，动脉血氧饱和度为92%。在2000m高度上可出现轻微视觉症状与脑电图改变。升高到3000～4000m时动脉血氧饱和度下降到90%～85%，开始出现各种缺氧症状，4000m以上时动脉血氧饱和度下降到85%以下，这时必须供氧才能保证安全和工作效率。升高到6000～7000m以上，动脉血氧饱和度下降到70%～60%以下，将出现严重缺氧，失去工作能力，生命受到威胁，升高到10 000m高空则吸入气氧分压下降到5.47kPa(41mmHg)，动脉血氧饱和度下降到20%～40%。由于极度严重缺氧，人在1分钟内可丧失意识，生命处于危险状态，亟待给氧急救。

高空缺氧时人体各系统的变化。

表 67-1 随飞行高度上升吸入气氧分压等的变化

飞行高度(m)	大气压力 kPa(mmHg)	吸入气氧分压 kPa(mmHg)	肺泡气氧分压 kPa(mmHg)	动脉血氧饱和度(%)
0	101.31(760)	21.19(159)	13.73(103)	92～98
1000	90.64(680)	18.66(140)	11.99(90)	94
2000	79.98(600)	16.66(125)	9.33(70)	92
3000	70.65(530)	14.66(110)	8.26(62)	90
4000	61.32(460)	13.06(98)	6.67(50)	85
5000	53.99(405)	11.33(85)	5.99(45)	75
7000	41.32(310)	8.66(65)	4.66(35)	60
8000	35.99(270)	7.46(56)	3.99(30)	50
9000	30.66(230)	6.39(48)	<3.33(25)	20～40
10 000	26.66(200)	5.47(41)		5～10
11 000	22.66(170)	4.79(36)		≈0

(一)呼吸系统

由于缺氧可反射性地提高呼吸中枢的兴奋性,从而引起呼吸加深加快。在 3000m 高度肺通气量增加 5%～10%,5 000m 高度增加 20%～25%,7000～8000m 高度肺通气量可增加 100%。由于过度换气可使机体过多地排除二氧化碳,造成血液中二氧化碳含量及二氧化碳分压显著下降,导致血液的 pH 上升,加重机体缺氧症状。

(二)循环系统

1. 心率 在所有心功能当中心率的改变明显,规律性较强,1500～3000m 的高度心率开始增加,但多数人是在 3000m 左右开始增快,4000m 高度达到显著水平,在 5000m 以上几乎所有的人心率均增加到显著水平,在 6000～7000m 高度上较在 5000m 的高度上又分别增加 19%～35.8%。缺氧时心率加快可随缺氧时间的延长而稍有所减慢,这是一种适应现象,如果心率突然明显减慢,则可能为循环功能失代偿而出现衰竭的先兆,如出现这种情况应立即给氧气吸入或飞机下降到 4000m 以下的高度。

2. 心排血量 心排血量能够比较更多地如实反映缺氧效应,因为它实际上是代表循环功能的一项综合性指标,但由于测定方法不同,文献报道有较大分歧。根据我国航天医学工程研究所报道,在 4000m 与 5000m 的高度上心排血量平均值减少,这主要是由于每搏量过度减少所致。但在各种高度随着时间改变心排血量的变化上看,当达到 5000m 高度时增加显著,5 分钟增加量减少,10 分钟稍低于对照值,以后逐渐降低,在 6000m 高度停留 10 分钟增加明显,15 分钟增加达到顶点,以后呈波动性减少,50 分钟后低于对照值,但平均值增加 3%,在 7000m 高度上每搏量反而稍有增加,致使心排血量增加显著。

3. 血压 高空缺氧对血压的影响个体差异较大,中等度缺氧一般变化不大,4000～5000m 高度时收缩压略有上升的倾向,上升 1.3～2.0kPa(10～15mmHg),舒张压没有什么变化,6000m 以上舒张压往往有轻度下降。高空缺氧时如收缩压下降,舒张压上升,脉压差显著减少,可认为是对高空适应不良的表现。

4. 心电图与心律失常 在高空急性缺氧状态下,T 波与 ST、段的幅度与形态的改变最明显，中度以下的缺氧时，T 波幅度降低，在 5000m 与 6000m 高度时，T 波幅度分别降低 57%与 40%，随着高度上升 T 波幅度继续降低，出现双向或倒置，ST 段的改变迟于 T 波，即使在缺氧的极限高度 7500m。ST 段仍未显示明显改变。

急性高空缺氧引起的心律失常有两种情况，一种是在循环功能代偿良好的基础上产生的，占 11.40%，主要有窦房结内游走心律，窦性心律不齐，房性期前收缩与各别出现室性期前收缩。另一种情况是在循环功能代偿障碍过程中产生的，在 5000m、6000m 高度出现结性心律，不完全房室分离，心室夺获与窦房结-房室结游走心律等，分别占 90.0%、91.0%。

(三)中枢神经系统

在人体各系统中，中枢神经系统对缺氧最敏感，特别是脑对缺氧极其敏感，脑的重量虽然仅占体重的 1/50，但其血流量却占心排血量的 1/6，氧耗量占全部氧耗量的 1/5，缺氧可出现嗜睡，精神萎靡，注意力不集中，记忆力下降，判断力下降，计算能力降低，协调动作与动作准确性降低，工作能力降低，易出差错。随着缺氧程度的加重，上述高级神经活动的抑制也越来越明显。值得注意的是人们对缺氧的自觉症状存在很大差异，有时缺氧已发展到相当严重程度，但有人却无任何不适感觉，在无任何先兆的情况下突然发生意识丧失，对这一点必须引起特别注意。

缺氧时随着大脑抑制程度的增加，脑电图亦有不同程度的改变，首先表现的是 α 波向 θ 波转化，各导主频率逐渐变慢，由每秒 11Hz 逐渐减到 10、9、8Hz，在 6000m 高度出现以慢波为主时，主频率可逐渐减到每秒 7、4 甚至 3、2Hz，慢波的出现是意识丧失的前兆，意识丧失时脑电完全消失，这时如给予氧吸入，约 10～20 秒后脑电可重新恢复到正常节律。

(四)感觉系统

高空缺氧对感觉的影响比较明显，尤其是以视觉障碍为甚。2000m 高度开始视觉功能下降，随着高度上升视觉障碍越来越重，在 4000～5000m 高度达到明显程度。主要表现为视力下降，在低照明度条件下非常明显，在低压舱观察色觉变化，当上升到 4500～6000m 时，可发生颜色变浅甚至失去色度，尤以蓝、绿色变化最为显著，听觉和前庭迷路分析器对缺氧的反应发生比较晚，一般要 4000m 以上才能显示出来，表现为听觉锐敏度下降。前庭分析器功能的变化，只有在严重缺氧时才会表现出来，表现为眼震持续时间延长，亦有人在不同程度缺氧的情况下出现出冷汗、面色苍白、恶心、呕吐等前庭自主神经功能紊乱症状。

(五)消化系统

缺氧抑制消化腺分泌，胃肠运动减慢，排空时间延长，已为低压舱实验观察证实，3600～4200m 高空，胃排空时间可延长 2～2.5 倍。

现代飞机活动空域高达 30km，高空飞行最大的威胁是缺氧，轻则降低飞行效率，重则危及生命，飞机乘员发生急性缺氧的原因有①是非密闭坐舱飞行；②是增压坐舱因故减压；③是供氧装备失灵或使用不当，国内外曾发生过多起，应引起重视。

二、低气压

地球周围的压力环境根据生理影响可分为 4 区：即生理区，生理缺陷区，空间等值区和空间。从海平面到 3048m 为生理区，是人类能很好适应的压力区，从 3048～15 240m高度，除了气压降低引起氧不足造成高空缺氧之外，由于环境压力降低人体含气空腔脏器的气体发生体积膨胀，溶解于组织和体液中的气体有游离出来形成气泡的趋势，甚至产生体液沸腾形成大量蒸汽，导致机体发生各种功能障碍。在此区内必须使用保护性供氧装备，在 15 240～75 000m高度为空间等值区，压力从 11.6kPa (87mmHg)进行性减低到 0.133kPa(1mmHg)，在此区域飞行必须有密闭座舱或全压服防护，75 000m 以上高度为地球外层空间。

低气压对伤病员的影响，根据国内外大量统计资料表明，空运伤病员一般在 2000～

4500m 高度进行，其中多在 3000m 左右高度空运后送，在这一高度上飞行低气压对伤病员的影响主要是气体体积膨胀对伤病员空腔脏器的不良作用。随着高度升高气压降低则空腔脏器内的气体体积膨胀愈大(表 67-2)。

表 67-2 飞行高度与体腔内气体体积的关系

飞行高度(m)	体腔内相对体积
海平面	1.0
1 500	1.2
3 000	1.5
4 500	1.9
5 400	2.0

(一)对气胸的影响

低气压对患有气胸(血气胸)的伤员带来严重影响，可使本来被压缩的肺组织进一步受压，并可使纵隔明显的向对侧移位，使肺的通气量严重下降，造成呼吸困难加重缺氧。我国有一组报道，运送 107 例血气胸伤员，均在 1700～2000m 高度飞行，无一例在机上死亡，但有 1/4 伤员出现呼吸困难，根据我军在“两山”作战空运伤员的经验，对血气胸伤员空运前要常规透视，证明血液尤其是气体已基本吸收或肺组织压缩不超过 1/3 时空运后送是比较安全的，如不能满足此条件又必须后送，飞行高度应限在 3000m 以下。

(二)对中耳损伤的影响

当飞机上升大气压力降低，中耳腔内气体膨胀到一定程度，气体冲开咽鼓管口，经口腔与外界相通，以保持鼓室腔内外气压的平衡，如伤病员因外伤或疾病咽鼓管严重狭窄或阻塞时，则中耳腔内压力增高的气体不能顺利排出，当压力增高到 2～4kPa(15～30mmHg)时，可出现耳内不适感，或有耳鸣，耳痛和轻度眩晕感，当压力增高到 6.67～13.3kPa(50～100mmHg)时，则耳鸣，耳痛与眩晕加重到不能忍耐的程度，飞机下降时，外界大气压力增高，必须主动做咽鼓管通气动作，如吞咽，张口和捏鼻鼓气才能使外界气体进入中耳，以保持内外气压的平衡，而昏迷伤病员不能做咽鼓管开放动作，则可产生中耳气压性损伤，常见中耳损伤多发生在 4000m 以下，尤其是 1000～2000m 高度为多。

(三)对鼻窦损伤的影响

鼻窦在正常情况下，无论飞机上升或下降，大气压力降低或升高，空气均可自由出入鼻窦口，当鼻骨等外伤骨折，或鼻息肉、鼻腔慢性感染、鼻中隔偏曲等时，均可引起鼻黏膜肿胀或形成赘生物阻塞窦口，使鼻腔内外压力失去平衡，则易发生鼻窦气压损伤。

(四)对腹部外伤与胃肠疾病的影响

在正常情况下人体胃肠道内含有约 1000ml 左右的气体，当飞行高度增加胃肠道内气体就会随着大气压力的降低而膨胀(表 67-3)，对胃肠道贯通伤的病人如气体排出不畅或完全受阻，有突然发生出血，穿孔，形成腹膜炎而危及生命的危险，消化性溃疡病人可突然发生出血或穿孔。肠梗阻，肠扭转病人，气体膨胀可影响肠壁血液循环，并有引起肠壁破裂的危险。

表 67-3 不同高度胃肠道内气体膨胀情况

高度(m)	胃肠道内气体相对体积
海平面	1.0
2000	1.2
4000	1.6
6000	2.0
8000	2.6
10 000	3.4

(五)对创伤和骨折的影响

低气压可使伤肢局部渗出增多，骨折用管状石膏及绷带固定过紧，则含气的肢体在高空可产生膨胀，受压，导致血液循环障碍而产生疼痛，甚至导致肢体坏死。骨盆，脊椎骨折用石膏固定超过伤员腹部给伤员带来痛苦，应考虑飞行前是否将石膏打开。

(六)对其他方面的影响

当飞行高度上升，低气压的影响会发生在

各种充气的医疗器械上，如冲气夹板，食管、胃、气管内导管的套囊，使用中必须根据飞行高度密切观察并随时调整，静脉输液装置与各种引流管，要随时注意液面的变化，要随时注意滴入与排出的液体，以避免液体外溢与反流。

三、晕机

晕机症是指人在飞行中前庭器官反复受到俯仰，侧滑，倾斜或上下运动的影响，超过其耐受限度时，出现颜面苍白，出冷汗，流涎，恶心，呕吐等症状的总称。对昏迷，休克，上下颌用金属丝固定颌面外伤伤员及其他危重伤员，由于晕机引起呕吐时，因口腔不能及时张开，呕吐物易被吸入气管而引起窒息危及生命，晕机症频繁呕吐，可使伤病员脱水与电解质紊乱，晕机症强烈呕吐时腹压增高与胃壁强烈收缩和蠕动，可使胃溃疡穿孔，出血，对心肺功能受损病人，在高空缺氧与低气压的影响下负担已经很大，如同时发生晕机呕吐，可使耗氧量增加，心肺负担加重，冠心病病人可诱发心绞痛，心衰病人会使病情进一步加重。

四、振动、噪声的影响

(一)振动对伤病员的影响

一般会感到不适，嗜睡，注意力分散等，比较敏感的人会出现头晕、头痛，若振动强度加大，作用时间较长可导致出汗，发音不清，空间定向障碍，严重者甚至发生耳鸣，胸腹痛。振动对呼吸系统的影响是导致过度换气，对心血管系统的影响是引起心率加快，心排血量增加，血压上升，脉压增大，与外周血管收缩等。对中枢神经产生抑制作用，引起一系列高级神经活动障碍，0.1～1.0Hz的振动常促使飞机乘员产生晕机症状，轻微的振动即能对视力产生损害，引起视觉功能障碍。

直升机的振动频率比较低，但它对伤病员的影响比高频的飞机要大得多，一般机舱内的振动频率多高于10Hz，4～8Hz的振动频率对人体最为敏感，耐受力也最低，易使胸腹腔脏器摆动移位引起牵拉性疼痛，振动影响静脉穿刺，气管内插管等的准确性，振动还影响机上的电子医疗仪器的正常工作，出现伪差或不显示。

(二)噪声对伤病员的影响

噪声除对伤病员的听觉器官危害外，还会对其他器官产生干扰和破坏，噪声对伤病员除了各种不良影响外还可使耳冲击伤伤员的鼓膜损伤加重，直升机的噪声一般为112～118dB，运输机的噪声一般为95～104dB。噪声易使伤员产生烦躁和精神紧张。噪声强度超过65dB对机舱内人员交谈产生严重干扰，从而影响机上医务人员与伤病员之间的对话。空军第四研究所新近研制了“机上对话器”较好地解决了在噪声环境下的对话问题。噪声也使某些常规医疗操作无法进行，如心肺听诊与测量血压等。

第二节　民航客机的医疗急救

近年来由于航空事业的发达与海外旅游事业的繁荣，搭乘民航客机的人数有逐年增加的趋势。对大多数乘客来讲，飞机是高速、安全、舒适的交通工具，可平安无事的到达目的地。但其中亦有突然发病或负伤，经抢救而入院或不幸死亡者。1995年5月由香港飞往伦敦的英国客机内突然有一名乘客发生呼吸困难，参加抢救的2名医生诊断为气胸，用餐刀叉子等做了胸腔引流术而救了一命，在报纸上做了报道，引起人们对客机内发生伤病急症抢救工作的重视。

一、客机飞行中发生伤病者的情况

客机飞行中究竟发生哪些需要急救的伤病者情况，据中国民航客机急救事件的医学分析称：由于民航客机内“低气压”的特殊环境和飞机起飞降落及气流颠簸的加速度可引发一些疾病与伤害，而且随着航班数量在逐年增加。据2006～2008年国航机上事故航班的分析，事故航班机上急救返航备降机上急救发生率2006年、2007年、2008年分别为39%、35%、51%。在急救航班上，因机上特殊环境引发的疾病占50%～62%；在急救航班上轻微外伤占32%～47%；在急救航班上，重病登机机上死亡率占4%～6%。医学分析：①外伤：多见Ⅰ度烫伤、轻度扭伤、气流颠簸的碰伤，砸伤等。②与客机机舱内低气压环境和加速度颠簸等引发的航空医学疾病，如心、脑细胞缺氧，高空胃肠胀气、高血压、前庭功能不良乘客出现头晕、恶心、呕吐等晕机症状。③国航的国际航班上曾发生气管异物，血管性晕厥，癫痫发作。低气压环境会诱发会厌失灵，导致气管异物，而低气压、恐惧、焦虑会诱发癫痫发作。

根据日本航空1996年1月的报道，他们统计1988年4月～1995年3月，7年间在日本航空的客机内每年约有160～300个航班发生需要急救的伤病者。7年间共发生1522例。其中国际航班1104例，占72.5%，其中飞行9小时以上者630例，占57.0%。飞行9小时以内者474例，占43.0%。伤病者的症状：意识障碍258例，创伤、扭伤、骨折、刀伤258例。腹痛背痛139例。烧伤、烫伤126例、情绪烦躁119例，胸痛、胸部不适115例、腹泻、呕吐102例，呼吸困难87例，痉挛70例，头痛35例，行动异常35例，急性乙醇中毒35例，不正性器出血、先兆流产13例，其他60例。上述伤病者是非医务人员根据症状分类的。就此可以看出7年间以意识障碍与创伤、骨折等小外伤为最多，其次是腹痛、背痛、烧伤、情绪烦躁与呼吸困难等。此外也有特殊症例，有用拐杖勒紧喉部而窒息，亦有自杀未遂者，还有在机内分娩的妇女等多种多样的情况发生。

从1989年4月～1995年3月，6年期间，受到医务工作者或与医务有关人员救治的例数每年都有80～130例。其中国际航线发生的例数约为国内航线的5倍。7年间在飞机飞行中因发生需要紧急抢救而中途迫降者，国际航线30次，国内航线5次，平均每年发生2～7例次。此外于飞机飞行中或在其后3日内死亡的伤病者，国际航线22例，国内航线2例。显然是国际航线的死亡率为多。其导致死亡的疾病是脑卒中、心脏病与恶性肿瘤等。英国《新科学家》周刊最近报道，旅客乘飞机死于心脏病和其他突发病的人数，比死亡飞行意外的人数为多。美国所有的航空公司平均每天发生15起突发病变事故。每年约有350名乘客在机上死亡。乘客人数增加，尤其是老年乘客增加，乘客携带大量行李和旅行时的兴奋是心脏病发病增多的原因。

二、客机飞行中的医疗急救措施

（一）对客机的机组人员进行初期救护的基础知识教育与培训

由于客机内突然发生伤病者，首先得到的是机组人员的救护。故对机组人员进行航空知识与客机飞行中常见的多发伤病的抢救措施的培训非常必要。如对各部位创伤、骨折、出血的包扎、止血、固定，对胸痛、胸部不适、呼吸困难，对晕机、呕吐，对情绪烦躁不安、意识障碍，对头痛、行动异常，对腹痛、腹泻等的处理，特别是对突然发生晕厥、呼吸、脉搏微弱或处于严重休克状态，甚至严重时出现呼吸、心跳骤停的病人，必须争分夺秒的施行抢救休克或心肺复苏。进行口对口的人工呼吸、体外心脏按压、应用体外除颤器除颤，以使病人复苏。偶尔旅客出现急腹症，如急性阑尾炎或将要穿孔、胃溃疡穿孔等。因机上无手术室设备、无外科医生，在这种情况下只有与邻近机场联系，飞机迫降病人送医院治疗。

（二）充实机内携带的医疗急救装备

根据民航客机旅客在旅途中可能发生的伤病，在医疗急救上应装备创伤救护箱、医疗药品箱与急救复苏箱。

1. 创伤救护箱 应包括三角巾急救包、绷带急救包、四肢通用夹板，手术刀、止血钳、缝合针线、持针器、乳胶医用手套、敷布、碘酒、酒精、纱布、压缩脱脂棉、纱布绷带、止血带、胶布、创可贴、表式血压计、听诊器等。

2. 医疗药品箱 包括肾上腺素注射液、多巴胺注射液、间羟胺注射液、地西泮注射液、咪达唑仑注射液、可待因片，苯巴比妥注射液、阿托品注射液、尼可刹米注射液、洛贝林注射液、毛花苷 C 注射液、维拉帕米注射液、硝酸甘油片、硝苯地平片、呋塞米注射液、利多卡因注射液、布桂嗪注射液、氨茶碱注射液、卡马西平片、黄连素片、去痛片、颠茄片等，以及 0.9%生理盐水、5%碳酸氢钠注射液、5%葡萄糖注射液、输液瓶，5ml、10ml、20 ml 注射器，输液导管、翼状针与静脉留针等。

3. 急救复苏器械箱 应包括开口器、舌钳、口咽导气管、麻醉咽喉镜、气管导管(36 号、38 号、40 号、42 号)、简易人工呼吸器、多参数监护仪(心电、呼吸、脉搏、血压、动脉血氧饱和度等)、体外除颤器。

第三节 机场空难的急救

一、空难多发生在飞机起飞与进近着陆阶段

飞机失事多发生在飞机起飞与进近着陆阶段。起飞阶段(3 分钟)与进近着陆阶段(8 分钟)是航空飞行器最易发生事故阶段，航空人员将视它为“危险的 11 分钟”。我国近年来空难亦多发生在起飞与进近着陆阶段。亦即在机场范围或机场附近地区。8 次飞行事故 4 次发生在起飞阶段。4 次发生在进近着陆阶段(表 67-4)。

表 67-4 近年我国民航飞行事故

日期	机场	机型	飞行阶段	总人数	死亡人数	幸存负伤人数	未负伤与失踪人数	小计
1989.8.15	上海虹桥	安-24	起飞	40	34	6	—	40
1990.10.20	广州白云	737、757	着陆迫降二机相撞	243	128	52	63	243
1992.7.31	南京机场	雅克-42 型	起飞冲出跑道	126	107	19	—	126
1993.7.23	银川机场	BAe146	起飞冲入水塘	55	55	—	—	55
1997.5.8	深圳机场	波音 737-300	进近着陆阶段	74	35	39	—	74
2002.4.15	釜山机场	CA-129	进近着陆阶段	166	122	38	6 失踪	166
2004.11.21	包头机场	庞巴迪 CRJ200	起飞后不久坠毁	55	55	—	—	55
2010.8.24	伊春林都机场	VD-8387	进近着陆阶段	96	42	54	—	96
合计 / %				855 / 100	578 / 67.60	208 / 24.32	69 / 8.07	855 / 100

据报道美国自 1990 年 12 月 3 日至 1999 年 6 月 2 日，10 年期间发生严重空难 11 起，均发生在起飞与进近着陆阶段，其中 3 起发生在起飞阶段，7 起发生在进近着陆阶段，另一起事故是在机场内一滑行飞机被起飞飞机撞毁。

此外，国际民航组织统计，全世界 1970～1989 年的 20 年间发生在机场与机场周边地区的飞行事故，1692 起，其中 1617 起(95%以上)事故中有幸存者，但对这些幸存者如不能及时抢救医疗，肯定还会有许多人死亡。为了抢救这些人的生命，机场必须有一个完整的抢救预案，救援机构、救援人员与足够的抢救医疗设备。

二、空难事故的损伤

(一)创伤性损伤

(1)头部损伤率占 72%。

(2)脊柱损伤亦多见，脊柱损伤加上肢骨折占骨损伤的 75%。

(3)内脏损伤主要是胸腔、腹腔脏器损伤。内脏损伤如得不到及时抢救治疗可导致死亡。

(4)四肢损伤多因固定肢体的甩打或与飞机的结构相撞所致。创伤性损伤多发或复合的较多。可遍及全身,损伤是严重的。

(二)烧伤

飞机失事,爆炸起火燃烧后机上人员如未能及时破门而出脱离机舱,都可能被烧伤或烧焦而死亡。

(三)吸入性损伤

飞机起火燃烧后,机舱内壁可产生大量氮氧化物,包括一氧化氮、二氧化氮与三氧化氮等,在气管内与水合成硝酸根,使气管、支气管上皮坏死,形成无功能的假膜,如侵及肺泡可使之坏死,窒息而死亡。根据我国202号航班(1982年12月)飞机于空中起火的经验,吸入氮氧化物的暂时幸存者,即使当时脱离飞机,如无适当处理12小时内即可发病,24小时内可导致死亡。

三、机场的医疗急救措施与设备

由于空难多发生在起飞与进近着陆阶段,即发生在机场或机场附近地区,所以机场不论大小均应有急救预案和充分的人员物质准备。

(一)急救设备

应有担架与伤员初期处理包扎止血固定等全套器材。

(二)医疗设备

应包括对各部位创伤、烧伤的初期处理,创伤休克、失血休克、呼吸道梗阻、气胸、血气胸、严重心律失常、呼吸心跳骤停等实施急救、复苏的药物、器材。

(三)麻醉设备

麻醉设备应包括麻醉机、供氧设备、气管插管的全套设备,可根据各部位手术的需要,施行局部麻醉,神经阻滞麻醉,蛛网膜下隙麻醉,硬膜外麻醉。气管插管吸入全身麻醉(恩氟烷、异氟烷、七氟烷、地氟烷等),静脉全身麻醉(氯胺酮、依托咪酯、丙泊酚等)或静吸复合全身麻醉,神经安定镇痛麻醉等。

(四)复苏设备

复苏设备应包括简易人工呼吸器、供氧设备、各型口罩、喉罩(laryngeal mask)麻醉咽喉镜,气管导管(34#、36#、38#、40#、42#)、人工呼吸机,气管切开,静脉切开,各种急救药品,还应备有除颤器,据悉2006年北京首都机场2号航站楼内安装了11台体外除颤器。2007年10月北京首都国际机场1号航站楼又安装9台全自动体外除颤器,是国内首个安装心脏急救设备的公共场所。

(五)监测设备

多功能监测仪(应包括心电、呼吸、脉搏、血压与动脉血氧饱和度等)。

(六)通讯设备

通讯设备包括手提式扬声器,便携式或固定式无线电话,国际民航组织要求在发生事故后,急救人员必须在接到通知后3分钟(最好2分钟)到达现场,所以机场平时应与参加急救单位之间建立"会议"电话或"串联"电话的通讯网。以备事故发生后迅速急救救援。

第四节 航空医疗后送

航空医疗后送具有迅速、安全、机动灵活,缩短后送时间,降低死亡率等优点。

一、战时伤病员的空运后送

第二次世界大战期间航空医疗后送得到广泛的应用。我军战时较大规模的航空医疗后送,是1979年西南边境作战空运后送数百名严重伤员。1984～1988年云南老山者阴山地区西南边境作战中向战区外空运后送数千名伤病员。其中包括我军某部空运医疗队于1985年历时3个月出动直升机

282 架次，空运伤员 1052 人次。

二、自然灾害时伤病员的空运后送

地震救援，2008 年 5 月 12 日我国四川汶川地区发生了里氏 8.0 级地震，给当地人民的生命财产造成重大损失，除地震遇难人数外，受伤人数突破 40 万，需住院治疗伤员超过 8 万，2008 年 5 月 20～31 日中国民航共执行航空医疗后送伤员包机 99 架次，后送伤员 3495 人，后送伤员陪伴家属 3168 人，随机医务人员 941 人，分别将伤员空运后送到广州、深圳、南京等 19 个医疗条件较好的城市接受治疗。汶川地震发生后，中国空军出动伊尔-76，运 8，“超美洲豹”等多型多架次飞机及直升机，在灾区近 40 万平方千米的土地上空投、伞投各类物质超过 1100 吨，飞行超过 470 架次，极大地缓解了灾区对药品、食品和饮用水的需求。军队和民航联合抽调飞机、先后从洛阳运送 5000 名解放军官兵，从全国 28 省（市、自治区）的 30 个机场运送 7450 名消防、特警和医疗救护人员至成都执行抗震救灾任务。

三、航空医疗后送的基本条件与要求

空运后送的基本条件除了空运后送组织机构之外，主要要有用于空运后送的飞机、飞机起落的场地与飞行活动所需要的各项保障条件。

(一)空运后送飞机

一种是专用于空运后送的飞机，是专门用于空运后送伤病员的卫生飞机，这类飞机一般在原有机型的基础上，根据后送的需要对机身本身进行大规模的改动，机上有外科手术舱、重症监护舱(ICU)、重症(担架)伤员舱、检查化验舱等，备有各种医疗设备、急救药品器材，设备先进，功能齐全，是平时战时医疗后送的理想工具。另一种是通用型的空运后送飞机，是指对临时承担空运后送伤病员任务的直升机或运输机（通常用货机机型）经过简单的改装的卫生飞机。为了运送伤员通常是在机舱内装上担架支架、吊挂带和担架固定装置，同时再将制式的成套便携式机上卫生装备装上飞机，但不在飞机上永久性的固定，待执行任务完成后将机上全套卫生设备取下来，恢复飞机的原有功能。我国现阶段空运后送主要采用这种通用型空运后送飞机。

用于空运后送的机型，直升机有直-8、米-8、米-17、米-26、米-171、AC-313 等(表 67-2)；运输机有运-8、运-12、伊尔-76 等(表 67-3)；民航客机有：运-10、伊尔-62、波音 737、波音-747 等(表 67-4)。空运后送最理想的机型是“卫生飞机”。大型直升机直-8、米-26、米-171、AC-313，大型运输机运-8、伊尔-76 等可根据该机的构造、性能、机舱容积等改装成不同规格的“卫生飞机”(或称飞行医院)。苏联与阿富汗战争年代曾将两架伊尔-76 改造成“卫生飞机”，即于货舱内装备了外科手术舱、危重伤员监护舱、担架伤员舱等。两架“卫生飞机”编号为伊尔-76MD、伊尔-76MT，后来又有一架伊尔-76TD 也按照这个标准改造第三架“卫生飞机”用于苏联解体后国内战争。

此外，有装载或吊挂能力的大型直升机或运输机，亦可运载或吊挂预先装备好了的“野战手术方舱”、“重症监护方舱”或重症伤病员方舱等。方舱随飞机到达目的地。直升机米-26、米-171，运输机伊尔-76 在汶川地震，玉树地震时，空运大量物质，后送大量伤员，吊运大型机械设备抢救堰塞湖险情等发挥了巨大作用，深受人们的关注。

参阅表 67-5～表 67-7 了解各机型的参数。组织空运后送人员或参加机上抢救护送的医务人员应了解各机型的巡航时速，升限、续航时间、最大航程与装载伤员数等参数，以便更有效地完成伤员的空运后送任务。

表 67-5 几种直升机运载伤员有关参数

机型	巡航时速(km/h)	升限(m)	续航时间(h)	最大航程(km)	运担架伤员	运坐位伤员	混合装载
直-5	160	6500	5.0	800	6	10	9
直-8	255	6000	4.6	800	15	27	22
直-9	280	4570	4.5	860	4	12	7
米-6	230	4500	4.0	1040	41	60	—
米-8	225	4500	3.0	685	12	24	18
米-17	240	5000	2.1	495	12	24	16
米-26	255	4600		800	60	80	85
米-171	240	5000		495	12	20～26	
超黄蜂	230	3150	6.5	1500	15	37	24
黑鹰	268	5790	2.3	600	4	11	8
超美洲豹	260	4600	3.5	635	6	17	12
AC-313		6000		9000	15	27	

表 67-6 几种运输机运载伤员有关参数

机型	巡航时速(km/h)	升限(m)	续航时间(h)	最大航程(km)	运担架伤员	运坐位伤员	混合装载
运 5	180	5000	8.0	1200	6	10	9
运 7	450	900	6.5	2400	25	50	35
运 8	550	11000	11.0	6000	60	96	70
运 12	180	7000		1440	12	16	14
伊尔 12	280	9200	13.0	3300	30	32	40
伊尔 14	320	9200	8.0	1785	30	32	40
伊尔-76	780	12000		3800		140 士兵 125 伞兵	
里二	240	6400	12.0	2650	18	14	20
安-26	435	8350	5.0	2400	24	38	31

表 67-7 几种民航客机运载伤员有关参数

参数	伊尔 18	伊尔 62	图 124	图 154	三叉戟	波音 707	波音 737	波音 747	运 10
巡航时速(km)	650	970	860	900	930	883	927	930	917
升限(m)	10000	13000	11300	12000	12200	12800	10060	13700	12300
续航时间(h)	11	10	3	7.5	5	12	5	15	5
最大航程(km)	6200	9200	2000	6900	4025	11119	4448	13000	4930
可装载坐位伤员数	90	182	56	169	128	148	130	291	178

(二)空运后送飞机的一般要求

(1)机舱舱门要适合各型担架的进出，担架有可靠的悬吊固定系统。

(2)座舱要有医务人员进行观察、治疗、护理伤员的空间。

(3)机上医务人员要有与机组和地面通话的双向通话设备与能力。

(4)供氧充足并能经过湿化装置。

(5)照明应满足手术、夜航急救治疗的需要。

(6)机载医疗设备应与机上用电、通讯、导航仪表等不相干扰或解决二者的兼容性。

(7)采用通风、增压式座舱(密封、增压座舱),由飞机环境控制系统对座舱增压通风。

(8)玻璃输液容器要有防碰撞装置。

(三)空运后送飞机的卫生装备

1. 通用空运后送飞机　当前我国空运后送主要采用通用型飞机,机上卫生装备以能满足伤员空运后送为原则,要求系列化,即实现一套装备多种功能;要求便携式,即小型轻便便于携行;要求通用型,即卫生设备的安放和展开不破坏机舱原来结构,并能在多种飞机上使用。

我国空军航空医学研究所曾研制出空运后送配套设备"KY-1型航空医疗箱",由航空救治车、航空急救箱、供氧吸引箱与担架吊椅箱组成。可根据机种、后送任务、后送人数等不同情况进行有效的组合配套。

(1)航空治疗车:药品有地西泮、哌替啶、多巴胺、间羟胺、洛贝林、毛花苷C、阿托品、利多卡因、5%葡萄糖溶液等28种药物。医疗器械有静脉切开包、导尿包、胸腔穿刺包、闭式引流包、气管切开包、环甲膜切开器、麻醉咽喉镜、气管导管与人工呼吸器等。

(2)航空急救箱:有供氧装置、开口器、舌钳、口咽导气管、环甲膜切开器等30种器材与肾上腺素。尼可刹米、洛贝林、利多卡因、维拉帕米、亚硝酸异戊酯等13种药品。

(3)供氧吸引箱:有供氧设备与脚踏吸引器等。

(4)担架吊椅箱:有海军担架、直升机吊椅等。

根据机型及空运后送任务的需要,还可携带简易人工呼吸器或轻便麻醉机,可做局部麻醉、神经阻滞麻醉或短时间的全身麻醉。

2. 专用型空运后送飞机　多用大型直升机或运输机改装成卫生飞机(飞行医院)。如可将直升机米-26、运输机伊尔-76等飞机改装成卫生飞机。根据机舱容积,可设置外科手术舱、重症监护舱、重症伤员舱、检查化验舱、X线超声波舱等。与地面上三甲医院的相关各科室同样配有各种医疗设备,药品与急救复苏器材。设备齐全轻巧性能好。

第五节　空运后送中伤员的麻醉

一、对麻醉的要求

首先要考虑到飞机在高空飞行中受到高空缺氧、高空低气压、高空低温、加速度、噪声、气流颠簸等影响。还要考虑到机上手术舱的麻醉与监测设备。麻醉要求效果确实,安全不发生意外,操作简便,麻醉诱导快、起效快、苏醒快。麻醉人员要根据自己的临床麻醉经验、基础理论知识,选择最熟练的、得心应手的麻醉方法。麻醉的主题是保障伤员在麻醉与手术中无痛、安全、平稳、顺利地实施。

二、伤员伤情的评估

麻醉前应对伤员的伤情和伤后对全身重要器官功能的影响做全面的评估。要关注失血量,任何部位的创伤均伴有失血,失血量与创伤的部位、类型、轻重程度等有关。据报道一个手掌大小创面的开放性创伤的失血量约为500ml。中等程度的闭合性创伤,创伤在上肢者,估计失血500ml,在小腿者500ml,在大腿者1000ml,在骨盆者1000ml,在腹部者(疑有肝、脾破裂)1000ml;在胸部者1000ml,而重度各部位创伤的失血量是前述中等程度创伤的2倍,甚至3～4倍或更多。当失血量不大或失血早期处于代偿期时,有的伤员的血压尚可维持正常或接近正常,但麻醉时一旦变动体位或麻醉诱导血压可骤然下降,甚至发生意外。所以在麻醉准备阶段或麻醉诱导前,必须开放两条静脉通道,及时合理的输液,输血补充血容量。

伤后24小时不论禁食与否均应接饱胃处理。伤员伤后胃排空时间延长，甚至有的伤员伤后胃排空活动完全停止，24小时后胃内仍有未消化排空的食物，尤其是中重伤员。所以伤员伤后24小时不论禁食与否均应按饱胃处理。由于在机上受时间限制、采用机械性填塞呕吐通道的方法，使用喉罩、带食管套囊的通气导管。平卧位快速诱导时，将环状软骨压向颈椎，以使食管受压闭合防止反流。还可清醒气管插管，即在表面麻醉后插入气管，导管套囊充气封闭气道，是较简便易行的方法。血气胸伤员：必须先做胸腔闭式引流，方可加压给氧麻醉诱导。

三、麻醉的选择

（一）麻醉前用药

对严重伤员在不影响呼吸、血压的前提下，麻醉前应给予镇静、镇痛药。垂危、昏迷伤员只给抗胆碱药。

（二）局部麻醉

多用于小范围表浅软组织清创缝合、轻微颅脑外伤，或简单表浅的手术可局部麻醉下进行，有时还可辅助全身麻醉，如胸部手术行全身麻醉，可同时用局部麻醉行肋间神经阻滞，可完善麻醉效果，又可减少全身麻醉的药量。

（三）神经丛阻滞麻醉

上臂中1/3部位以下的创伤可选用臂丛神经阻滞麻醉。三种阻滞方法：经销骨上法，易刺破胸膜、肺尖而发生气胸或张力性气胸；肌间沟法有误入硬膜外腔，出现高位硬膜外阻滞，误入蛛网膜下隙出现全脊髓麻醉；腋路阻滞法最大的问题是针尖刺入腋鞘内血管。麻醉给药后尚需等待起效时间5～20分钟，效果不佳或失败，只有采取其他补救措施，故应谨慎采用。

（四）椎管内阻滞麻醉

1. 蛛网膜下隙阻滞麻醉 创伤、战伤伤员，特别是重症伤员失血量较多，当前血压虽能维持在正常或接近正常水平，但在实施麻醉时，首先要摆体位呈侧卧位，血压可能会明显下降，空运中给药受加速度、气流颠簸等影响，如麻醉平面失控，可使血压急骤下降发生意外，故不宜采用。

2. 硬膜外腔阻滞麻醉 对下肢严重的创伤战伤的手术，在充分输液输血补充血容量的前提下采用阻滞平面不超过 T_{10} 的低位硬膜外阻滞麻醉。如果在摆侧卧位麻醉体位或给药后，再次出现血压下降，说明血容量补充的不足，急需继续补充血容量，还可给适量的麻黄碱，以防心跳骤停。

（五）全身麻醉

1. 吸入全身麻醉

（1）恩氟烷吸入麻醉：恩氟烷化学性质稳定，不燃烧不爆炸，麻醉诱导苏醒迅速，不刺激呼吸道，肌肉松弛良好，术中可用低浓度肾上腺素。

麻醉诱导前去“氮”，可采用循环紧闭麻醉机面罩，开启逸气活瓣，吸入高流量氧（8～10L/min）3～5分钟，将肺内氮全部置换，在此基础上采取循环紧闭法麻醉。

麻醉诱导与维持，多采用快速诱导法，①2.5％硫喷妥钠8～15ml，琥珀胆碱80～100mg（或泮库溴铵4mg，或维库溴铵0.08～0.12mg/kg或阿曲库铵0.6～0.8mg/kg）静脉诱导后插管。②恩氟烷与氧吸入诱导，用半紧闭法，单纯恩氟烷吸入浓度3％～4％，在去氮后开启蒸发器，由低浓度缓慢增加吸入浓度，以每分钟增加一次吸入浓度为宜。如初吸0.5％，1分钟后再增加0.5％，又一分钟再增加0.5％，如此递增约经3～5分钟可增至4％～6％，达到麻醉浓度，维持浓度为1％～3％（0.5％～3.5％）。恩氟烷麻醉诱导时，如加用70％氧化亚氮或其他麻醉药，如氯胺酮、地西泮等诱导速度可加快，MAC值下降。麻醉维持用低流量循环紧闭法，时刻观察麻醉深浅变化以随时调整。循环紧闭法的优点：可减轻机上手术舱的空气污染，减少易燃易爆麻醉药的燃烧爆炸。可减少体热丧失，保持呼吸道的温度与湿度，减少麻醉药的用量与氧的用量。易于调整麻醉深度维持麻醉平稳，可随时了解潮气量的变化与呼吸道的阻力，便于随时手法扶助或控制呼吸。还可利用碱石灰罐装入活性炭吸收残余的麻醉药。

恩氟烷的不良反应与注意事项：对呼吸循环的抑制作用较强，尤以深麻醉时明显，应控制吸入麻醉药浓度以防麻醉过深。肝损害低于氟烷，但不宜反复使用恩氟烷以免发生严重肝损害。在吸入高浓度恩氟烷 $PaCO_2$ 降低时可产生惊厥，有癫痫史或颅内压增高伤员不能用。麻醉期间必须随时监测动脉血氧饱和度（SaO_2）以防缺 O_2。

此外，应关注麻醉中所用蒸发器受大气压及温度等影响。受大气压的影响：在温度和气体流动相同的情况下，不同的大气压力可使输出蒸汽的输出 vol%不同，如氟烷蒸发器，在 1 个大气压时能输出 3vol%氟烷蒸气。而在高压（3 个大气压）氧舱中只能输出 1vol%氟烷蒸气，同样，恩氟烷、异氟烷等挥发性吸入麻醉药，在高空低气压的条件下，会比在地面大气压的条件下输出更多 vol%的恩氟烷、异氟烷。蒸发器受温度的影响，即温度升高输出的 vol%也升高，而高空气温降低输出 vol%亦降低，应引起注意。各种挥发性麻醉药一般均有各自专用的蒸发器（品牌很多），对受压力温度等影响的变数或已采用补偿措施的变数会有说明可供参考。

（2）异氟烷吸入麻醉：异氟烷化学性质稳定，不燃烧不爆炸，麻醉诱导苏醒迅速，不使心肌对儿茶酚胺敏感，心律稳定，肌肉松弛良好，对肝肾无明显影响，无中枢兴奋性，无抽搐和惊厥，亦可用于颅内压增高伤员。

麻醉诱导前"去氮"麻醉诱导。快速诱导法：①硫喷妥钠、琥珀胆碱（或其他肌松剂），静脉诱导后插管。②丙泊酚静脉诱导：芬太尼 1～2μg/kg 静脉注射，维库溴胺 0.08～0.12mg/kg（或阿曲库铵 0.6～0.8 mg/kg），丙泊酚 1～1.5 mg/kg 静脉注射，待伤员意识丧失后 2 分钟气管插管。③异氟烷与氧吸入诱导，单纯异氟烷吸入浓度 1.5%～3.5%，去氮后开启蒸发器，由低浓度开始缓慢增加，直到所需麻醉后深气管插管。麻醉维持浓度用低流量循环紧闭法，异氟烷维持浓度 0.7%～2.1%。待伤员眼球在中间位置固定并停止转动，手术刺激不引起血压、心率增升，呼吸自主存在无显著波动，说明麻醉已进入手术的适当时期。

不良反应及注意事项：气味对呼吸道有一定刺激性，但不至造成诱导困难，苏醒期偶见肢体活动和寒战，恶心呕吐少见。麻醉过深可至呼吸循环明显抑制。

（3）氧化亚氮（N_2O）吸入麻醉：氧化亚氮在常温常压下为略带甜味的气体，化学性质稳定，不燃烧、不爆炸，能助燃，与重金属、碱石灰等不起反应。

临床作用：全身麻醉效应低，单用难以超过三期一级，MAC 高达 105%，镇痛作用强，30%～50%即有镇痛作用。血气分配系数低仅 0.47，故麻醉诱导、苏醒均迅速。可增高颅内压、脑代谢，无肌松作用。单用时对呼吸系统抑制轻、无刺激作用。对心肌有轻度直接抑制作用。由于它可兴奋交感神经使心率、每搏量、心排血量、血压、外周血管阻力等不受影响或略有增加，它还可减轻含氟吸入挥发性麻醉药，如恩氟烷、异氟烷等对心血管的抑制作用。由于 N_2O 容易被摄取入血，而产生第二气体效应，加速复合应用的挥发性吸入麻醉药，如恩氟烷、异氟烷等麻醉药的摄取。

麻醉诱导与维持：N_2O 必须与 O_2 按规定的比例同时应用，吸入的混合气体中 N_2O 浓度不得超过 70%，氧浓度不得低于 30%或 N_2O 与 O_2 的比例分别为 50%∶50%或 60%∶40%。采用高流量半紧闭法吸入 N_2O-O_2 时，总气体流量必须保持6～8L/min，其中 O_2 流量不得低于 3L/min，采用低流量紧闭法吸入 N_2O-O_2 时，总流量需保持 1L/min。70%以下的 N_2O-O_2 吸入达不到外科手术对麻醉的要求，所以必须与其他麻醉药复合应用。常与强效含氟挥发性吸入麻醉药，如低浓度的恩氟烷、异氟烷等复合应用，亦可与静脉麻醉药氯胺酮、丙泊酚等复合应用。手术开始初期亦可给予适量的麻醉性镇痛药，如氟哌啶、芬太尼合剂，哌替啶、异丙嗪合剂等，术中可定时辅用肌松剂，如泮库溴铵、维库溴铵、阿曲库铵等。

N_2O-O_2麻醉的优点：在氧供充分的条件下无毒，易于达到MAC，作用起效快，镇痛作用强，30%～50%即有镇痛作用，对呼吸、循环系统抑制轻微。临床应用的范围广，可适用于全身各部位手术，亦可用于重症创伤、休克伤员等。

不良反应及注意事项：

1)休内闭合空腔增大：由于N_2O的血液溶解度大，比氮大32倍，故当高流量N_2O吸入后，可迅速大量的弥散入体内含气空腔，使空腔成倍增长，因此N_2O不能用于肠梗阻、气胸、纵隔气肿、肺大疱、空气栓塞(可能)等原有闭合空腔增大的伤员。闭合空腔增大严重时可导致肠管破裂，发生张力性气胸，可使纵隔向对侧移位，使肺组织进一步受压，造成呼吸困难，缺氧加重，甚至出现严重后果。

2)弥散性缺氧：常发生在N_2O麻醉停止N_2O吸入后数分钟内，体内大量N_2O迅速从血液、组织溢出进入肺泡，使肺泡内O_2被大量稀释，导致氧分压下降，出现缺氧症状，称“弥散性缺氧”因此麻醉完毕停吸N_2O后，必须立刻吸入纯O_2，以防缺氧。

3)N_2O麻醉，要求所用麻醉机上的N_2O流量表，O_2流量表，精确完好无误。或利用另外专门用于N_2O与O_2等监测的仪表不间断地监测，随时查看动脉血氧饱和度，严防缺氧。

2. 静脉全身麻醉

(1)氯胺酮静脉麻醉：氯胺酮静脉麻醉适用于各种短暂的体表手术，如烧伤创面清创，更换敷料。软组织及浅表手术，如外伤缝合，切开引流，骨折复位等。氧胺酮具有镇痛效果确实、作用迅速、安全，苏醒快，给药方便，操作简便，无需特殊设备等优点，被广泛应用于临床，尤其是战伤麻醉。

1)麻醉

A. 麻醉前用药，给足够剂量阿托品，地西泮10mg术前1小时肌内注射。

B. 氯胺酮单次静脉给药法：用1%溶液，按0.5～2mg/kg给药，1/2～1分钟后入睡开始手术，单次注射可维持10～20分钟，追加剂量为首次剂量的1/2～1，总量少于6mg/kg。

C. 静脉滴注法：将氯胺酮100mg以加入到5%葡萄糖溶液100mg中，配成1%的溶液，先以2mg/kg静脉注射诱导，继之以20～40滴/分速度滴入。也可用于较长时间的手术。

D. 辅助用药：为防止氧胺酮给药剂量过大，蓄积。对时间较长的手术应该辅助其他药物，以减少其用量还可预防术后出现精神症状。常用辅助用药：①地西泮；地西泮0.2～0.4mg/kg静脉注射，可酌情分次追加，剂量为首次剂量的1/2。②芬氟合剂：芬太尼0.1mg，氟哌啶2.5～5mg静脉注射，追加剂量为首次剂量的1/2。给药后可减少麻醉后幻觉反应。③地西泮、琥珀胆碱：氯胺酮50～100mg，地西泮10～20mg、琥珀胆碱50～100mg静脉注射，麻醉诱导后气管插管。麻醉维持：5%的葡萄糖500ml，氯胺酮500mg，地西泮50mg，琥珀胆碱200mg，静脉滴注。

2)注意事项

A. 氯胺酮可使血压增高、颅内压增高、眼压增高，故不宜用于严重高血压、颅内压增高、眼压增高的伤员。

B. 加强呼吸管理，麻醉期间多因给药过速，剂量过大而出现呼吸抑制情况并不少见，应严密观察，注意呼吸道通畅。

C. 苏醒中如出现谵语，幻觉或兴奋躁动不安，可静脉注射地西泮或氟哌啶。

(2)丙泊酚静脉麻醉：丙泊酚是起效快，维持时间短，麻醉诱导、苏醒迅速，平稳，安全度高的静脉麻醉药。前臂注射1mg/kg，诱导时间30秒，注射2～2.5mg/kg诱导时间约11秒。与硫喷妥钠等效量的诱导时间大致相同。苏醒时间4～7分钟，快于硫喷妥钠。麻醉后能较早进食，有对脑缺血缺氧损害的保护作用。能降低脑血流量、脑氧耗量，可抑制脑缺氧引起的抽搐，能降低颅内高压，对降低伤员颅内压的效力尤为显著。

1)常用的麻醉方法

A. 麻醉诱导：①丙泊酚1～2mg/kg，咪达唑仑 0.1～0.2mg/kg，芬太尼 2～5μg/kg 或 0.1mg，阿曲库铵 0.5mg/kg（或维库溴铵0.1～0.15mg/kg 或泮库溴铵 0.1mg/kg）静脉注射。1%丁卡因咽喉黏膜表面麻醉后气管内插管。②静脉注射丙泊酚 2.5～3.2mg/kg，芬太尼 2～5μg/kg，琥珀胆碱 1.5～2.0mg/kg。控制呼吸，气管插管。

B. 麻醉维持：①丙泊酚 4～12mg/(kg · h) 持续输入，间断静脉注射芬太尼 0.05～0.1mg，阿曲库铵 12.5～25mg。②静脉注射丙泊酚 2.5mg/kg，30 秒后静脉注射氯胺酮 1mg/kg，或丙泊酚 400mg，氯胺酮 300mg 加入到 5%葡萄糖溶液 500ml 中，微量泵输注。③静脉注射丙泊酚 2.5mg/kg，芬太尼 5μg /kg，阿曲库铵 0.5mg/kg，气管插管，连接麻醉机吸入恩氟烷-氧-N_2O，必要时间断追加阿曲库铵。

2）不良反应及注意事项：①呼吸抑制引起呼吸变浅，频率变慢，呼吸停顿，SaO_2 下降，应密切注意。②循环抑制，可出现低血压，心率减慢，可与用药量大、注射速度快、联合用药及伤情有关。③丙泊酚乳剂对静脉的刺激性轻微，可选择前臂粗些的静脉注射或输注。为减少对输注静脉血管的刺激可事先于同一静脉内注入利多卡因，或与利多卡因 20～40mg 混合后静脉注射，输注效果好，可预防疼痛。

第六节　航空医疗后送工作的特点

一、空中工作环境特殊

飞机起飞降落，空中气流影响颠簸、震荡，为此手术舱内所有的医疗仪器、设备均需与舱内地面或舱壁连接固定，以防移动碰撞、破损。医务人员的工作空间非常有限，给医疗护理操作带来困难。输液用悬吊式玻璃瓶非常不便，主张用塑料输液袋代替输液瓶，飞机噪声使在机上无法有效地用听诊器，测血压，听诊心脏、肺部等。颠簸震荡与机上通讯，仪表等的干扰可使一些监测用的电子医疗仪器出现误差或故障。

二、伤员伤情变化迅速

航空环境各种不良因素同时作用于伤员，可使伤员特别是危重伤员的伤情，瞬息万变，观察抢救不及时发生意外不可避免。要求机上医疗后送人员时刻密切关注伤员的伤情与其主要生命体征的变化。

三、空中输血输液

飞机起飞后高空气体膨胀可使玻璃瓶内液体回流到通气管或外流，为了防止液体外流可将通气管加粗（内径 3mm）加长，或使其瓶外一端的高度远远超过输液瓶的液面，亦可在飞机上升时用输液调节器或止血钳夹往通气管，在达到飞行高度 5 分钟后取下，还可夹住输液管暂停输液。空中输液宜用塑料袋，受气压影响变化小，当需要快速输液时还可用手加压，输液快输完时要密切观察严防发生气栓。

四、延续性治疗

伤员特别是重伤员登机时经常将在地面上的一切治疗带上飞机。最常见的是输血，输液和各种管道（如胸腔闭式引流管、腹腔引流管、留置导尿管、气管导管、鼻导管等）。空中要维持这些治疗措施的延续性。

五、紧急抢救处理

伤员出现严重心律失常或呼吸心跳骤停，如为后者应立即进行抢救，做口对口或简易人工呼吸器的人工呼吸以及胸壁外心脏接压，或胸壁外电除颤器除颤，同时迅速建立静脉通道输液给药。有条件及时进行气管内插管，连接简易人工呼吸器（或麻醉机）提供氧气。

六、空中供氧

直升机巡航高度不超过 2500m 或运输机密闭座舱，大部分伤员可忍受，但一些特殊部位的伤员如胸部伤，严重颅脑伤，创伤休克，以及其他一些在地面上有缺氧症状伤员，必须给氧。按缺氧的轻、中、重程度可按国际惯例 1L/min、2～4L/min、4～6L/min 以上给氧，对在地面上就有缺氧症状的伤员，为使其在空运途中达到并保持动脉血氧饱和度在90％以上的水平，不仅需要考虑地面所需供氧量，而且还要考虑在飞行的不同高度所需补偿的供氧量。不同高度所需补偿的氧流量可参阅表67-8。

表67-8 不同飞行高度需补偿的氧流量

高度(km)	0	1	2	3	4	6	8	10
补偿氧流量(L/min)	0	0.5	0.9	1.3	1.7	2.5	3.2	3.9

根据表67-5举例，如在地面上中等度缺氧伤病员供氧量为2～4L/min，当飞机飞到4000m高空其补偿氧流量为1.7L/min，总的供氧流量应为3.7～5.7L/min，结合缺氧的症状和体征改善的情况调整补氧供氧流量。

（吴家瑞）

参考文献

贾司光．1989. 航空航天缺氧与供氧．北京：人民军医出版社

刘俊杰，赵俊．1997. 现代麻醉学．第2版．北京：人民卫生出版社，954～963

石明海，杨海平，越伯诚．2010. 直升机医学救护及救援．北京：人民军医出版社，13～22

孙巍．1992. 航空医疗后送．航空医学．北京：人民军医出版社

孙巍．1994. 伤病员空运后送．航空医学．北京：人民军医出版社

温陆叶．中国国际航空股份有限公司航卫中心. 2009-7-16

吴家瑞．1997. 胸部手术的麻醉. 见：黄孝迈，秦文瀚，孙玉鹗．现代胸外科学．第2版．北京：人民卫生出版社，130～150

吴家瑞．2001. 纵隔手术的麻醉. 见：段德溥，秦文瀚. 现代纵隔外科．北京：人民军医出版社，90～107

于耕，等．2009. 航空应急救援．北京：航空工业出版社，46～50

张有漠，张鸿棋，周国泰，等．1993. 灾难医学．北京：北京医科大学，中国协和医科大学联合出版社

赵影．2009. 民航乘务服务教程．北京：中国人民大学出版社，103～105

安藤秀树．1996. 航空机内急救患者发生とその对策．宇宙航空环境医学，日本宇宙航空环境医学会，33(1)：9

菊池 雷三．1996. 空港内に於ける急救医疗に对する10年间の考察．宇宙航空环境医学，日本宇宙航空环境医学会，33(1)：5

潼口 雅博．1996. 航空机による患者搬送の现状と将来．宇宙航空环境医学，日本航空环境医学会，33(1)：43

第 68 章　门、急诊病人的麻醉

第一节　门诊手术病人的麻醉

近几年随着外科手术技术的提高,麻醉检测及新药的发展,住院医疗费用的增高使门诊手术的病人例数不断增多。一些原来认为只能住院手术的病人转为门诊手术,既节约了医疗费用、降低院内获得性感染率,又使病人不影响正常工作,免除与亲人分离的痛苦。

一、病人的选择及准备

(一)选择病人

为了保证门诊手术的安全,外科医生必须在手术前数日对病人进行选择,通过询问病史和体检化验,明确适应证与禁忌证,必要时请麻醉医师会诊。有麻醉门诊的医院也可直接在麻醉门诊由医生检查。

门诊麻醉的适应证应以病情平稳为主要条件,包括:①全身状况属 ASA 分类Ⅰ～Ⅱ级,若为Ⅲ级病人,其内科情况应该已有良好控制;②选择估计时间不过长,术中不用输血,术后不会发生严重并发症且能早期离床活动的手术;③病人年龄应不过高,因高龄病人术后易并发呼吸道感染、心脑血管意外等疾病;④病人及家属对术前、术后医嘱能充分理解者。尊此原则:眼科、口腔科、耳鼻喉科、皮肤科、整形美容科、妇科、骨科、泌尿科及普通外科等许多手术均可在门诊进行,但新生儿及小婴儿仅以做表浅手术为妥。

(二)术前准备

选定病人后,要对其本人及家属说明术前、术后的准备及护理事项。术前禁食禁饮可避免术中、术后恶心呕吐的发生。减少误吸的危险,特别是肥胖、妊娠晚期、糖尿病等胃排空易延长的病人急需做全身麻醉者或小儿患者更要严格强调常规禁食 6～8 小时。但小儿胃排空较快,进食后术前 2 小时可少量饮水,早产儿及新生儿不耐空腹,宜静脉滴注葡萄糖液予以补充。术前是否用抗酸药,目前无统一规定。有人主张用西咪替丁 300mg 或雷尼替丁 150mg 口服或肌内注射,减少胃酸的分泌。为使麻醉后能迅速苏醒和早期离院,成人一般可不麻醉前用药,尤其是短小手术更不宜用吗啡类镇静药,对少数过分紧张者,可给适量短效镇静药(如咪达唑仑、地西泮术前 2 小时口服)。1 岁以下婴儿尚无与父母分离的恐惧感,可不予麻醉前用药。对较大儿童为减少其与父母分离的畏惧感及对手术麻醉的焦虑情绪应该给予麻醉前用药或基础麻醉。

传统的肌内注射给药虽然药物吸收及作用良好,但易使病儿产生恐惧和血压、呼吸、心率等一系列生理值反应性增高。故近几年来有报道主张口服麻醉前给药,因给药时家长在身边陪伴,大多数儿童乐于接受,对保护儿童心理健康有明显益处,为麻醉前准备及实施麻醉创造了有利条件。常用的口服麻醉药有:咪达唑仑 0.5mg/kg、水合氯醛 6～20mg/kg、地西泮

0.1～0.3mg/kg、异丙嗪 0.5～1.5mg/kg、氯胺酮 6～12mg/kg 加入 0.2mg/kg 液体中术前 30～40 分钟口服，均效果可靠。经鼻滴入咪达唑仑 0.1mg/kg 或经直肠灌注咪达唑仑 0.3～1.0mg/kg 也均有良好效果。

二、麻醉选择

门诊麻醉要求平稳、迅速、术中痛觉完全消失，麻醉恢复期短，无明显毒副作用。故以部位麻醉为最佳选择。麻醉药应选用起效快、半衰期短及降解产物无不良作用者。常用的有黏膜表面麻醉、局部浸润、区域阻滞麻醉。神经阻滞要求有一定经验的麻醉医师进行，以保证完善的效果和安全。上肢较长时间的手术可选用臂丛神经阻滞，应避免双侧同时阻滞，但间隔 1 小时阻滞对侧也有呼吸抑制的可能，应予注意。四肢所需时间短的小浅表手术以静脉内区域阻滞或局部神经阻滞易行有效。下肢或会阴区手术可选用硬膜外阻滞或骶管阻滞。胸腹部表浅手术（如整形美容外科的隆胸、吸脂等）也可选用中高位硬膜外阻滞，但要注意麻醉药浓度、剂量不宜过高过大。蛛网膜下隙阻滞即使用最细穿刺针进行，仍难避免术后头痛的发生，故门诊一般禁忌。

部位麻醉必须重视预防局麻药毒性反应。骶管阻滞时因骶部静脉丰富，穿刺如误入或误伤静脉则可引起急性毒性反应。布比卡因因其心脏毒性（不易复跳）在门诊应慎用。

对部位麻醉下行手术的门诊病人如过分紧张或体位不适可辅助短效镇静镇痛药。常用药有芬太尼，近年来瑞芬太尼以其镇痛可靠、快速起效、快速消失的特点而广泛应用于门诊。咪达唑仑以其无注射部位疼痛、起效快、半衰期短、记忆缺失较地西泮更完全而越来越多地应用于门诊手术的辅助用药。剂量成人 2.5mg 术前 5～10 分钟静脉注入，需要时追加 1mg。年老或体弱者初量为 1～1.5mg，多数 1 小时可苏醒，如果病人术后未醒，可用氟马西尼拮抗苯二氮䓬类药，使其中枢作用迅速解除，病人可于给药后数十秒清醒，约 1 分钟后定向力完全恢复。用量 0.1～0.3mg/次，分次静脉注射，每隔 1～5 分钟 1 次直至苏醒或总量达 2mg。这样更能加强门诊手术的安全性。

门诊手术需要全身麻醉者多为小儿，尤其是学龄前儿童；不能合作的成年人；有创的诊断性检查、治疗；估计局部麻醉不能满足手术要求者。术中监护设备应与住院病人麻醉一样，至少应有血压、心电图、SaO_2 监测。以往常用 1.25%～2.5%硫喷妥钠 4～6mg 静脉缓慢注射做短小表浅的手术，儿童用氯胺酮肌内注射 4～10mg/kg 或静脉注射 1～3mg/kg。目前成人与儿童常用丙泊酚作为麻醉诱导（1～2.5mg/kg），也可用输液泵输注[4～12mg/(kg·h)]维持麻醉。其起效快（30～60 秒），停药后 5～10 分钟内即可完全苏醒，定向力不受影响，恶心呕吐发生率低，可被氟马西尼拮抗，故适用于门诊手术。但注射局部疼痛发生率较高（10%～58%），预注利多卡因 10～20mg 可明显减轻疼痛；偶有出现四肢抽搐，加深麻醉可消失；有药物过敏史者应提前给予抗过敏药，预防对该药过敏；有精神疾病者丙泊酚有可能诱发精神症状，建议慎用或不用，可用依托咪酯（0.1～0.3mg/kg）替代。由于丙泊酚快速静脉注射可引起呼吸抑制、血压下降，故建议开始注射速度要慢，另外与芬太尼类的镇痛药如芬太尼、舒芬太尼尤其是短效的瑞芬太尼合用可减少丙泊酚用量，加强镇痛作用，不影响术后及时苏醒，减轻呼吸抑制。

吸入麻醉在门诊手术中仍应用较广，除以往的 N_2O-O_2 和氟烷吸入外，近年出现的地氟烷、七氟烷因其起效快、刺激性小、苏醒快的优点而受到重视，尤其是七氟醚和纯氧混合预充呼吸环路进行快速麻醉诱导在小儿手术中效果可靠应用广泛。但地氟烷在小儿诱导可产生严重的呼吸道刺激症状，故不主张用于小儿麻醉诱导，另外恢复期常见恶心呕吐（10%～54%）、寒战（13%）、小儿谵妄（50%）。而恩氟烷因对呼吸道无刺激、无味，口罩诱导迅速（3～5 分钟即可入睡），易被小儿接受。

为减少全身麻醉药用量，加快术后苏醒及

镇痛，门诊病人宜采用全身麻醉复合各型局部麻醉，或应用镇静、镇痛、肌松药物都以短效作用为宜，目前针对全射麻醉各类药物的拮抗药物的发展，也为门诊麻醉提供了安全保障。

肌肉松弛药宜选用中、短效非去极化类药物，如阿曲库铵、维库溴铵，主要因其残余作用可用新斯的明等迅速逆转。近来超短效非去极化肌松药美维库铵用于临床，无需用新斯的明逆转。而新型维库溴铵衍生物罗库溴铵起效更迅速，类似琥珀胆碱的效应，还可用于维持术中肌松作用，停药后作用消失快，已被普遍应用于临床。

三、术后处理

(一)镇痛

术后镇痛对住院病人可采用硬膜外阻滞、静脉镇痛泵、皮下埋植镇痛泵等多种方法，但对门诊手术来说这些方法可延迟离院时间，增加恶心呕吐、头晕的发生率，故不宜采用。而是以口服方式为主，除常用的非甾体类抗炎药外，曲马多是纯阿片受体激动药，为较强镇痛药，其不易成瘾，口服用量 50mg(1～1.5mg/kg)，每日用量不超过 400mg，与安定类药物并用时可延长镇痛时间。

(二)离院

门诊麻醉的特殊之处是病人术后要尽早离院。除短小手术外，多数病人特别是全身麻醉或椎管内麻醉病人虽已完全清醒，但数小时或 24 小时内完全恢复自理难以达到，故要求病人离院前应保证重要脏器功能无恙、神志清醒、下肢的感觉及肌张力基本恢复，坐起与走动后无明显眩晕及显著恶心呕吐、手术切口无渗血。此时可在有人陪伴下离院。病人清醒后如非胃肠道手术也无恶心者可以进饮，以后少量多餐。如有恶心呕吐则应禁食，否则会加重症状。

(三)术后随访

麻醉医生应加强术后随访，可通过电话或信函了解病人的情况，必要时亲自去病人家中探视，有问题应及时诊断处理。

第二节 急诊手术病人的麻醉

急症手术病人大多数年龄不同，病情差异大，特别是一些高龄或重要脏器损伤者往往除自身伤情重外还伴有其他系统的并发症，有时并发症的严重程度超过需做手术的疾病，但共同点是需要短时间内紧急手术。因此，麻醉处理上须结合具体情况做好麻醉前准备、麻醉方法及药物的选择。正确估价麻醉中随时可能发生的意外并做好物质准备，是急诊手术麻醉的关键。

一、麻醉前准备

(一)一般检查

急诊手术因术前没有充分时间做细致检查，对病情及重要脏器功能的掌握可能不充分，但除非手术为抢救而刻不容缓，否则还应该做下述检查：①了解简要病史和既往史、手术史及药物过敏史；②心肺听诊；③神志及定向力；④有无脱水及休克症，尿量及进食情况，是否饱胃；⑤血尿常规；⑥胸腹 X 线透视、心电图等。

(二)水电解质平衡失调的纠正

水电解质平衡失调容易导致休克，故急诊手术前应根据各原发疾病造成的病理特点尽早补液，合理安排晶胶比例。有条件依据血气分析或二氧化碳结合力测定结果判断电解质失衡的性质、程度，并据此做适当纠正。

(三)饱胃病人的处理

饱胃病人麻醉后极易发生反流或呕吐，严重者可引起窒息猝死。为此急诊病人均应按饱胃者对待，麻醉医师也应了解影响胃排空的因素，主要影响麻醉的因素有以下几点：①食物的性质，高糖高脂食物易产生酸性胃液并延迟排空时间；②进食和疾病，外伤或疼痛发作之间的间隔时间如果短也影响排空；③呼吸窘迫或过度通气，因同时咽下气体、产生急性胃扩张而易产生反流或呕吐；④所有分娩产妇因疼痛和忧虑可引起其吞咽气体，腹内容物向胃贲门括约肌施加压力可促使反流和呕吐；⑤昏迷或半清醒病人应特别注意误吸的防治。

预防措施：①禁食，急症病人一旦决定手术就尽早禁食；②胃肠减压，尤其是腹部手术者，以降低胃肠内压力预防呕吐；③应用抗酸药能减少吸入性肺炎，如口服西咪替丁 300mg 可显著提高病人胃内的 pH 和降低胃内容量；④对要行剖宫产的产妇无论是否禁食都应按饱食对待，预防性地应用 5-HT_3受体拮抗剂或 H_2受体拮抗剂可有效地防止术中呕吐的发生；⑤选择适当的麻醉方法及麻醉技术，如全身麻醉插管时，采用环状软骨压迫法对预防误吸有效。

(四)抗休克

对已有休克前期或休克症状的病人，应根据其程度作适当纠正再实施麻醉。一般休克早期只需快速输入相当于失血量 2～3 倍的平衡液，再配合其他抗休克措施即可麻醉。休克中、晚期除快速输入平衡液外，还应适当输入血浆、红细胞或全血，待血压回升，脉搏减慢，全身状况好转即可麻醉。如果休克原因不解除有些症状难以改善，也应选用对循环干扰小的综合麻醉方法，在综合抗休克措施的支持下边手术边治疗。要注意对创伤或出血性休克需大量输入平衡液者，应保持红细胞比容在 28%～30%为安全。对于小儿、老年或伴有心脏疾患者，还应注意输液速度，最好有中心静脉压监测，防止急性左心衰竭。

(五)特殊合并症的处理

对有内科合并症的病人实施麻醉应兼顾原发症与合并症的关系，影响麻醉的合并症如高血压、心脏病、糖尿病等要适当处理，必要时请专科医生协助。

1. 高血压 需特殊处理的高血压主要指超出病人平时水平较高，可能影响或已造成心、肾、脑功能失调的情况。术中高血压的处理要综合考虑，只要防止心肌缺血缺氧，保持心电图无异常和尿量充分的血压水平即可。

高血压病人行硬膜外麻醉因交感神经的阻滞可以引起部分血压下降，但要防止血压过低。一些全身麻醉诱导药、吸入麻醉药因其心血管抑制作用，造成血压下降，而气管插管或拔管期又可引起血压骤升，为维持血流动力学平稳，除保持一定的麻醉深度外，可适当应用降压药。常用的有硝酸甘油静脉滴注或滴鼻，硝普钠静脉滴注。近来盐酸乌拉地尔(压宁定)具有外周和中枢双重的作用机制，其针剂 25mg/次，隔 5 分钟效果不理想可追加 25mg，对高血压危象、围手术期高血压及难治性者降压效果明显，且有一定安全范围，尤其是降压的同时抑制了中枢交感神经张力，所以对心率影响小，减轻了心脏负荷。降压同时能维持心脑肾的血液供应，不增加颅内压、不影响水电平衡，尤其适用于并发冠心病的高血压病人，对于预防全身麻醉诱导期插管及拔管期的高血压尤为有效，已广泛应用于围手术期的降压。近年，一种超短效的选择性 β_1受体阻滞药盐酸艾司洛尔因具有作用缓和、起效迅速(1～2 分钟)、作用时间短(半衰期仅 9.2 分钟)的特点被逐渐应用在围手术期心动过速、高血压危象的救治。多主张采用艾司洛尔 100mg 单次静脉注射，或按 0.5mg/kg 气管插管前静脉注射，可有效预防全身麻醉诱导气管插管应激反应和围手术期窦性心动过速。也可按 0.1mg/(kg · min)持续输注，达到有效控制心率，维持血流动力学稳定。

2. 心脏病 无论何种心脏病造成心功能Ⅲ级以上或心律失常者术中术后都应严格监视处理，备好常用的心血管活性药物，减少对心血管抑制药的剂量，但也要防止麻醉过浅对机体的刺激反应，控制输液速度。

3. 糖尿病 对既往饮食、非胰岛素药物控制较好者，术中无需特殊处理，只是不输高糖液体即可，而对胰岛素依赖型病人，术中应继续按 1：(4～5)比例给胰岛素，但要依血糖、尿糖水平调整，无需将血糖降至正常人水平，只需保持血糖不高于 110mmol/L 或尿糖不超过

＋＋即可,因为术中低血糖较高血糖的不利影响更严重。

4. 呼吸系统疾病　主要指有慢性阻塞性肺疾患(COPD)或急性肺部感染、哮喘发作等情况。除止咳平喘、抗炎的治疗外,麻醉选择宜以局部麻醉、椎管内阻滞或神经阻滞为主,如需全身麻醉尽量采用静脉麻醉,避免应用有组胺释放作用的麻醉药(如吗啡、筒箭毒碱)。哮喘病人麻醉诱导应避免硫喷妥钠,可首选氯胺酮,因它通过兴奋 β_2 受体使支气管扩张,防止或逆转组胺引起的小支气管扩张。其次,可用丙泊酚,也有支气管扩张作用。肌松药宜用无或很少引起组胺释放的泮库溴铵、维库溴铵或罗库溴铵。也可吸入恩氟烷等加深麻醉缓解哮喘。

(六)术前用药

以往认为一般情况好的病人,行椎管内麻醉的术前予苯巴比妥类药物即可。需全身麻醉者,如果无呼吸道阻塞、呼吸功能障碍或脑损伤者,可予阿托品或东莨菪碱加吗啡或哌替啶。而有呼吸循环受损者,只单纯予抗胆碱药。小儿手术 1 岁以下者可不用术前镇痛药,而给基础麻醉加抗胆碱药。但目前多数意见认为可以不给术前用药,主要担心给药后有些患者出现呼吸抑制,在病房未能及时发现而出现意外,因而主张进手术室后开放静脉再给予镇静药,有严密的监护比较安全。

二、不同急症手术麻醉的处理原则

(一)颅脑急症手术麻醉的处理原则

颅脑急症手术主要是脑外伤和脑血管病所致的脑出血或栓塞两大类,无论何种原因,凡是影响脑血流、脑代谢、脑脊液循环等因素的改变都将引起颅内压的改变,进而影响呼吸、循环功能,因此术前除常规检查外,要特别注意观察病人意识状况、瞳孔大小、对称性、言语对答、呼吸循环状况、运动反应以及颅内压的情况。

麻醉的处理原则要从以下三方面考虑:

1. 麻醉方法的选择　以病变部位、手术难易程度、病人情况为依据。轻度的颅脑损伤、局限性的颅内血肿等急症,病人清醒合作可在局部麻醉下或局部麻醉加强化麻醉下完成。已有昏迷,血压、呼吸不稳定或伴颅内高压者、颅脑损伤后躁动、惊厥者、不合作的小儿以气管内插管的全身麻醉为安全。

2. 麻醉药物的选择　以不增加颅内压,对病人生命体征影响小,可提供良好术野的药物为宜。常用的有硫喷妥钠、丙泊酚诱导,丙泊酚静脉输注维持或复合吸入全身麻醉药、肌肉松弛药。氯胺酮可引起颅内压增高不宜应用。

3. 颅内压的控制　颅脑急症多数病情变化快,颅内压增高是造成这些变化的主要原因,具体措施如下:

(1)维持呼吸道通畅:呼吸道梗阻可导致静脉或椎静脉丛压力升高,进而导致颅内静脉压升高时颅内压增高,造成脑组织迅速膨胀,术野出血增多。缺氧和二氧化碳蓄积,可直接引起脑血管怒张和脑实质增大,导致毛细血管通透性增加,并使脑细胞液体含量增加,颅内压随之上升。因此,大多数手术特别是不需深麻醉时,肌肉松弛和有效地控制呼吸最为理想,但麻醉诱导插管与拔管时应尽力避免咳嗽、呕吐等可使颅内压增高的情况。术毕如果病人因脑病变苏醒困难,不宜拔除气管内插管,应转入 ICU 进行机械通气。

(2)对颅内压已增高或并发脑疝者,应在切开硬脑膜之前由静脉快速输入(15 分钟内)20%甘露醇 1～2g/kg,极严重的颅脑高压可并用呋塞米等利尿药更能显效,同时限制输液量。

(3)激素在颅脑手术中是恢复和维护血脑屏障,防止脑水肿的重要物质。一般常用地塞米松与氢化可的松等,地塞米松疗效好,副作用小,为首选药物,成人初量可为 10mg,维持剂量为初量的 1/3～1/2,1 次/4～8 小时,3 天后逐渐减量。

(4)过度通气有助于脑组织松弛,可更好地暴露深部脑组织和减少出血,但要注意其潜在的有害影响,如心排血量降低,脑血管收缩可能导致脑缺氧。

(5)利多卡因 1.5～2.0mg/kg 静脉注射能使颅内压显著降低,且无中枢抑制和呼吸抑制的缺点。

4. 后颅凹手术的特殊性 后颅凹手术中因病变和手术操作常涉及脑干的生命中枢,为便于观察手术操作对循环、呼吸的影响,麻醉中多不用肌松药。如出现心律不齐、呼吸减弱、血压骤降、脉压缩小等症状应立即告诉术者暂停手术,同时对症处理。除非心律失常危及生命,一般不采用抗心律失常药物治疗,因其可妨碍对不良刺激的发现,可能增加对脑干生命中枢的手术误伤。另外,对儿童应监测体温,脑干和丘脑部位的血栓形成,常可发生严重高热。

关于颅脑损伤及颅脑血管疾患手术的麻醉,详见第 51 章。

(二)五官、颌面颈部急诊麻醉的处理原则

五官、颌面颈部创伤的麻醉处理依据创伤面积、程度决定麻醉方式。一般范围小的颌面、颈、五官外伤可行局部麻醉、神经阻滞麻醉或黏膜表面麻醉,小儿配合基础麻醉或氯胺酮静脉麻醉进行。五官、颌面、颈部严重损伤常伴有口或鼻腔内出血,口底、咽侧壁水肿、血肿,颌骨下塌及移位,可导致呼吸道堵塞和窒息,或伴有颈椎骨折,颅脑或胸腹脏器损伤等合并症。颈部严重外伤可损伤重要的颈部血管造成大出血或涉及咽喉部或颈段气管。因此,术前必须明确病人已存在何种并发症,如果合并颅脑损伤,应按颅脑外伤处理。为保持呼吸道通畅常需行气管内插管,经口或鼻腔插管应依受伤部位决定,如果插管有困难,应行低位气管切开,插管前后都应用较粗的吸引管吸出口咽腔分泌物。麻醉维持可根据病情决定。术毕应保留气管内插管或气管切开导管,直至病人完全清醒不会误吸再予拔除。

(三)胸部急诊手术麻醉的处理原则

胸部急诊绝大多数是创伤,单纯胸壁软组织损伤、肋骨骨折、自发性气胸等在局部浸润肋间神经阻滞麻醉下均能完成。如合并胸腔内损伤必须注意胸内负压情况选择全身麻醉,常规采用气管内或支气管内插管静脉或静吸复合麻醉。对有大量血气胸者,应先于局部麻醉下胸骨旁第 2 肋间穿刺排气或行胸腔闭式引流,解决患肺受压情况后再边抗休克边麻醉。对开放性气胸应立即封闭胸壁的伤口,将开放性气胸变为闭合性气胸,防止反常呼吸及纵隔摆动引起的肺通气量减少及血压下降,然后正压全身麻醉下细心检查伤口并加之处理。如果气管或总支气管断裂伤的病人合并有张力性气胸、进行性皮下气肿,在未确诊时,麻醉应先插入单腔管行有效吸引抢救窒息。如已确诊气管断裂位于隆突部位,仍以用双腔支气管插管为宜,麻醉宜按照气管或支气管肿物切除吻合术做准备。

心脏损伤者多数病情危重,有心脏压塞症状者必须争分夺秒开胸止血。如病人已完全昏迷,开始时可不用麻醉,做气管内插管给氧。若病人神志不清并伴有休克,最好先在局部麻醉及肋间神经阻滞下开始手术,以避免全身麻醉对呼吸、循环的抑制。解除心脏压塞后,可进行人工呼吸或辅助呼吸,因为未解除心脏压塞之前做正压呼吸可使胸腔内压力增加,加重心脏压塞症状,使原已明显减少的心排血量进一步减少,甚至可造成死亡。如病人循环情况比较稳定,手术开始前即可行气管内插管,在浅麻醉(阿片类复合小量依托咪酯或氯胺酮、咪达唑仑、肌松剂)下手术。出血控制前不宜大量输血输液,一旦出血控制即可积极输血。

(四)腹部急诊手术麻醉的处理原则

腹部急诊可分为炎症性、梗阻性、出血性、创伤性等几类。普外科常见的疾病有:胆道炎症和梗阻,胃肠道出血、梗阻和穿孔,肝脾破裂出血等。妇产科常见的有:异位妊娠破裂出血,卵巢囊肿蒂扭转、剖宫产、产后各种原因引起的大出血等疾病。泌尿外科常见的有:外伤性肾、膀胱、尿道损伤,急性尿潴留等疾病。早期病例因病情局限,对全身影响小,麻醉处理

多无特殊问题，硬膜外、全身麻醉均可实施 。而当晚期影响全身尤以合并中毒性、出血性或创伤性休克，甚至存在急性呼吸窘迫综合征（ARDS）或急性肾功能衰竭时，麻醉处理较为复杂。

1. 急腹症合并休克的病人，麻醉选择以浅全身麻醉为宜，诱导过程中注意防止反流误吸，采用对循环抑制轻的诱导药如氯胺酮、咪达唑仑、依托咪酯等。丙泊酚在血容量不足情况下对循环抑制，明显不宜应用。麻醉过程中应特别注意以下几点：

（1）输血输液的量及速度除根据出血量大致估计外，最好有中心静脉压及尿量监测，防止肺水肿或容量不足。对伴有心肺疾患者，还可通过漂浮导管测定CVP、肺动脉压、肺嵌入压来监测心功能。

（2）低血压时不要过早盲目应用升压药，而要纠正血容量、缺氧、酸中毒等原因。因为泛用滥用升压药只会加重心肌耗能，使内脏小动脉痉挛而加重重要脏器的缺血缺氧，尤以出现急性肾衰竭最严重。

（3）注意纠正电解质及酸碱平衡。休克时多伴有不同程度的酸中毒，可根据血气分析或二氧化碳结合力予以补充碱性药物，如有低钾在休克纠正有尿后可补钾。

（4）保持良好的通气，维护有效的呼吸功能：目前认为严重休克病人的死亡原因多与ARDS有关。缺氧与二氧化碳蓄积会加重循环损害。因此，术中应控制呼吸，术后有条件应继续辅助呼吸一段时间。

（5）适当应用肾上腺皮质激素，激素具有抗炎、抗毒、保护血管内膜完整，减少毛细血管渗透性，促进糖代谢、增加心肌收缩力及提高血管对升压药的敏感性，维持血管张力的作用，尤其适合伴中毒性休克病人。一般术前或术中可静脉滴入氢化可的松100～300mg或地塞米松20～40mg分次静脉滴注。

（6）适当降温对伴高热的中毒性休克病人很重要。主要是在头颈、腋、腹股沟等浅表大血管处放置冰袋，降温速度不要过快，维持体温35℃左右即可，一直持续至血压、脉搏稳定为止。

（7）尽早应用有效足量的抗生素，以预防或控制感染。

2. 产科急诊手术多数是剖宫产术，以往多为连续硬膜外阻滞麻醉，近几年以脊麻加连续硬膜外联合麻醉为主，其阻滞起效快、麻醉效果完善。如果存在椎管内麻醉操作可能会困难（如肥胖、脊柱侧弯、既往腰椎手术史），或伴有胎盘早剥、前置胎盘、严重妊娠高血压子痫前期或子痫的高危孕产妇可选用全身麻醉，但不论何种麻醉方式要注意麻醉药对胎儿的影响及做好新生儿复苏的准备，同时每一位患者在手术台上的体位均应最有利于气道管理。常用的脊麻麻醉药有：布比卡因、罗哌卡因、左布比卡因7.5～12mg；硬膜外用药剂量可比非孕妇减少1/3量；采用全身麻醉气管插管者快速序贯诱导加助手环状软骨压迫是常用方法，任何诱导药物包括丙泊酚（2～3mg/kg）、依托咪酯（0.2～0.3mg/kg）或氯胺酮（1～2mg/kg）均可用到，如果应用琥珀胆碱有禁忌，可选用罗库溴铵（与非妊娠剂量相比，应减少30%～50%）。在胎儿取出之前减少镇静药剂量，不用芬太尼类镇痛药以防止抑制胎儿呼吸，胎儿取出后再常规用药。为预防仰卧位低血压综合征，可采用产妇左侧倾斜30度体位，以减轻巨大子宫对腹壁后大血管的压迫。脊麻平面控制在T_6以下，可避免血压的明显下降，对合并妊娠高血压的病人尤其要防止血压骤降，同时也要注意不用麦角碱类缩宫药，因其可升高血压，特别是妊娠合并高血压者更为明显。

3. 泌尿外科急诊中创伤性器官损伤需手术者多以局部或区域阻滞为主，严重者可予全身麻醉同时抗休克、抗感染。前列腺肥大引起的急性尿潴留病人多为老年人，常伴有其他系统的疾病，麻醉过程中要综合处理。

（五）四肢创烧伤急诊麻醉的处理原则

四肢创伤一般按部位、受伤程度、有无其他脏器联合损伤决定麻醉方式。单纯的肢体软组织损伤没有骨折、肌腱断裂可在局部麻醉下完成。较复杂的损伤，上肢可在臂丛神经阻

滞或 C_7～T_1 高位硬膜外阻滞下完成，但要注意局部麻醉药浓度不宜过高，容量不宜过大。现在对这类手术多采用全身麻醉完成，因高位硬膜外风险较大。术程较长的手术，在臂丛阻滞作用消失后可重新行臂丛神经阻滞，也可经腋路送管做连续臂丛神经阻滞。下肢手术以硬膜外阻滞或腰硬联合阻滞为主，如果有上下肢联合伤或合并其他脏器损伤则应在全身麻醉下实施手术。

对伴有明显活动性出血的骨折病人，首先应采取有效止血措施，同时估计骨折造成的失血量来合理补充液体，预防和纠正出血性休克。失血量的估计可参考下列数据。闭合性骨折失血量：轻度肿胀的足骨折 250～500ml；轻度肿胀的小腿骨折 500～1000ml；股骨干骨折 500～2000ml；膝关节骨折可达 2000ml；前臂骨折 500～700ml；肩和肱骨骨折可达 2000ml。输液首选平衡盐溶液，因其成分与细胞外液相近，可有效地改善循环功能，纠正酸中毒。如果失血量达体循环的 30%以上，应输部分血液或血浆代用品（如羟乙基淀粉、琥珀酰明胶等），但短时间大量输入平衡液有引起低蛋白血症及间质水肿的可能，应予注意，必要时行锁骨下或颈内静脉穿刺测中心静脉压，留置尿管，观察每小时尿量。大量输库血要注意保温，防止酸中毒、血钾过高，预防措施应每输 800～1000ml 血给予葡萄糖酸钙或氯化钙 1g。

急诊烧伤病人因大面积皮肤缺损，温度调节能力受损，加之毛细血管壁通透性增加或被破坏，大量液体转移，而继发产生低血容量。由损伤组织释放的毒素，还可以加重低血压甚至损害肾功能。组织细胞的破坏又导致高血钾。因此大面积烧伤的早期清创、焦痂切除、取皮植皮等手术麻醉过程中应注意补液，预防或纠正烧伤性休克。补液一般是晶体、胶体并用，计算公式有多样，可参考本书中相关章节。

烧伤麻醉以氯胺酮复合麻醉或神经安定镇痛术为主。如伴有呼吸道烧伤出现梗阻或头颈面部烧伤不易托下颌或面罩给氧者均应早期做气管切开，不然长期慢性缺氧易诱发呼吸衰竭或心跳停止。需行气管内插管的病人应注意在烧伤后 18～60 天内禁用琥珀酰胆碱，防止心跳骤停发生，而用非去极化肌松药较为安全。

（王心怡）

参考文献

冯艺主译．2008．避免麻醉常见错误．北京：人民卫生出版社，654～656

高玉英．1997．地氟醚的临床使用近况．国外医学麻醉与复苏分册，2(18)：70

王明才．1982．实用外科急腹症学．西宁：青海人民出版社，33～38

谢柏樟．1990．麻醉手册．第 2 版．北京：人民卫生出版社，602～606

许强，武庆平．2011．父母陪伴对患儿七氟醚麻醉诱导时焦虑状态的影响．中华麻醉学杂志，31(6)：674～676

Howanrd BG. 1992. Oral ketamine preanesthetic medication in children. Anesthesiology，76：28

第69章　特殊检查治疗病人的麻醉

第一节　概　　述

近年来随着医疗器械的发展更新，临床诊疗手段有了迅速提高，行各种内镜、影像学检查的病人日渐增多。

一、诊断检查的分类

(一)内镜检查

内镜直视诊断、活检和治疗，如支气管镜、胸腔镜、食管镜、胃肠镜等。

(二)影像学检查

如心导管检查和造影、脑血管造影、支气管造影、介入治疗(包括脑血栓的溶栓、肝癌的肝动脉灌注化疗、无菌性股骨头坏死的治疗等)、CT、MRI检查等。

二、麻醉特点

(一)麻醉目的与方法

麻醉医师通过术前病情估计，选用适当的镇静催眠药，消除某些情绪紧张不能自控的成年人或病情危重、不合作小儿的不良情绪和检查中的不适感，保证诊断检查的顺利进行，维护病人生命体征的平稳和及时有效地处理各种意外并发症。麻醉方法因人而异，可选用基础麻醉、神经安定镇痛术或全身麻醉，但要尽可能避免麻醉用药、器械及方法对检查结果的干扰。

(二)工作环境特殊

诊断性检查多在手术室以外进行，室内光线暗，各种麻醉设备、监测设备不如手术室，增加了麻醉医师对病人观察的困难及抢救复苏的难度。

(三)特殊并发症的防治

影像学检查多需应用造影剂，要注意防止造影剂引起的心血管抑制及药物过敏反应。对内镜如食管镜、直肠镜等引起的脏器穿孔、心导管插入引起的血管病损伤等意外也要做好抢救准备。

第二节　特殊检查病人的麻醉

一、内镜检查的麻醉

(一)支气管镜检查的麻醉

支气管镜检查用于诊断和治疗，前者主要为诊断疾病，在病变部位采集组织标本、痰培养等，危险性小。后者多为气道异物取出和支气管系吸引排痰等，常用于小儿，又多为急症，危险性较大。

1. 麻醉前准备　①术前禁食；②术前用药，成人予阿托品0.5mg，小儿除阿托品

0.02mg/kg 外，可肌内注射氯丙嗪、异丙嗪各 1mg/kg，或水合氯醛灌肛；③充分吸氧。

2. 麻醉处理 表面麻醉可用于成人合作者；也适用于危重而青紫明显的小儿，但要限制用量，防止黏膜吸收过多中毒。目前常用苯二氮䓬类（咪达唑仑和劳拉西泮）与阿片类药物联合应用，可减少局部麻醉药的用量，并可获得更好的镇咳效果，对操作的耐受性明显增加，应备好纳洛酮以便及早处理阿片类药物的不良反应。还可用丙泊酚 1～2mg/kg 静脉注射，辅以喉部表面麻醉，或辅以芬太尼类药物，有下颌松弛良好，可保持自主呼吸，便于暴露喉头的优点，有研究表明丙泊酚组患者恢复时间明显短于咪达唑仑组（分别为 5 分钟和 10 分钟）。婴儿可单独用吸入麻醉。术中要持续供氧，监测心率和脉搏。

3. 并发症 ①心律失常。可有窦性心动过速、心动过缓，甚至心搏骤停。重在及时发现及时处理。②喉痉挛、喉水肿，发生率较高，尤其是小儿因喉头细小、组织疏松造成喉头肿胀梗阻呼吸道。常规应用地塞米松 2～4mg 静脉或肌内给药作预防性治疗。③呕吐，有误吸危险，要积极预防。

（二）食管镜检查的麻醉

食管镜检查主要用于异物取出或食管扩张术和疾病的诊断。

1. 麻醉前准备 ①禁食；②术前用药：成人阿托品和哌替啶术前 30 分钟肌内注射；小儿用阿托品 0.02mg/kg 加氯丙嗪、异丙嗪各 1mg/kg 肌内注射。

2. 麻醉处理 成人合作者采用黏膜表面麻醉。小儿全身状况良好，估计镜检时间短者可用静脉注射氯胺酮 2mg/kg 后表面麻醉喉部镜检，也可用丙泊酚。估计时间较长者，可作气管插管用丙泊酚-氧化亚氮及短效非去极化肌松药。注意监测生命体征。

3. 并发症 ①婴幼儿镜检中因压迫气管后壁，易发生呼吸道梗阻。一旦出现呼吸困难、青紫时，应立即退镜，吸氧改善后再重新操作，否则易造成心搏骤停。②机械损伤：食管黏膜擦伤、食管穿孔，继发纵隔炎，甚至死亡。预防方法主要是术者操作要仔细，同时麻醉者应保证小儿安静不躁动。

（三）胸腔镜检查的麻醉

胸腔镜检查适用于有气胸或胸水，而胸水细胞学检查阴性者；对肺周围型病变难辨其性质时可行活检；还可行某些治疗，如对胸膜粘连电灼分离，肺外周性小包块楔形切除等。

1. 麻醉前准备 ①禁食；②术前用药：成人阿托品和哌替啶术前 30 分钟肌内注射；③要排除隐形呼吸道阻塞、上腔静脉梗阻等异常病情；④为防治检查期间的大出血等危险，应备好血源，做好一切急救准备。

2. 麻醉方法 一般检查多以侧胸壁第 5 肋间进镜，故可采用局部浸润加切口上下两个肋间神经阻滞麻醉，但如果再加上星状神经节阻滞就能有效地减轻刺激胸膜、肺门引起的呛咳反射。如果拟在胸腔镜下实施手术，则应选择全身麻醉，应用肌松药控制呼吸，为防止手术侧肺过度膨胀而影响视野，要常规用双腔支气管内插管或单侧支气管插管。

3. 并发症 并不多见，可有出血、感染、癌种植等，只要细心操作是可以防治的。

（四）胃镜检查的麻醉

胃镜检查是诊断各种胃食管病变及查寻上消化道出血病因的可靠方法之一，多为择期检查。

1. 麻醉前准备 麻醉前禁食，一般无需术前用药，对有明显心动过缓者，可给予阿托品 0.5mg 肌内注射。

2. 麻醉方法 大多数成人术前用咽部黏膜喷雾麻醉后可行检查，但对精神过度紧张的成人或不合作的小儿，近年来用咪达唑仑 0.07～0.1mg/kg 静脉注射或肌内注射，病人入睡快、遗忘效果好，作用有效时间 20～40 分钟。检查完毕后如果病人未完全清醒，可用氟马西尼（苯二氮䓬类拮抗药）0.1～0.3mg/次催醒，效果可靠。也可单独用丙泊酚 1～2mg/kg 静脉注射，或辅以瑞芬太尼或咪达唑仑少量。

但都要注意呼吸，保障气道的通畅。

(五)肠镜检查的麻醉

肠镜检查是诊断各种肠道疾病的可靠方法之一，多为择期检查。麻醉前准备及方法与胃镜基本相同。

常用药物为：丙泊酚 1～2mg/kg 静脉注射＋芬太尼每次 50～100μg 或舒芬太尼每次 10μg 或瑞芬太尼 0.05～0.1μg/(kg·min)输注，很少引起明显呼吸抑制，但要注意呼吸道的管理。芬太尼类的药物镇痛作用强，不良反应与剂量有关，要防止芬太尼注射速度过快导致的肌肉张力增高或僵直，还可能出现迟发性呼吸抑制的危险。

二、影像学检查的麻醉

(一)脊髓造影术的麻醉

脊髓造影术是经腰椎穿刺达蛛网膜下隙后注入气体或碘油(常用碘苯酯)在 X 线下显示病变的诊断方法。主要用于诊断：椎管内占位性病变、椎间盘脱出、蛛网膜粘连、脊椎外伤所致的脊髓受压以及部分脊髓变性疾病等。随着 CT、MRI 检查的普及，目前这种方法的应用已明显减少，只用于某些不适应做 MRI 检查的病人。

麻醉处理：成人在局部麻醉下可完成检查，小儿穿刺不合作者可用氯胺酮肌内注射。如采用头高或头低倾斜位或采用延髓池注药时，常用气管内插管麻醉的方法。穿刺过程中要防止刺入静脉丛内，造成出血或气体栓塞。

(二)脑血管造影术的麻醉

通过颈内静脉或椎动脉穿刺，注入造影剂(常用泛影酸钠、泛影葡胺、碘肽葡胺等)，拍摄头颅片显示脑血管形态，为诊断颅内病变的常用方法，分急症和择期两类。前者多为颅内占位性病变病情恶化有脑疝或颅脑外伤的病例，多属紧急危重，但因颅脑 CT、MRI 的发展，急症脑血管造影检查已较少。择期检查多为颅内肿瘤或脑血管疾病，一般状况良好。

1. 麻醉前准备　禁食；术前 30 分钟肌内注射苯巴比妥钠和阿托品，或于术前 1 小时皮下注射罂粟碱 0.03g，以防血管痉挛。

2. 麻醉处理　①成人在局部麻醉下可实施脑血管造影术，但因注入造影剂的瞬间病人可有“轰”一下或局部发热，应嘱病人的头部不要转动，以免影响摄片效果。②儿童选用基础麻醉或全身麻醉。水合氯醛灌肠，氯丙嗪、异丙嗪、哌替啶各 1mg/kg 肌内注射，对有颅内高压者禁用氯胺酮，可用神经安定镇痛术。③对危重、衰竭或呼吸近停止的病人无论成人或儿童均应在气管内麻醉下施行脑血管造影术。麻醉中要充分吸氧，控制呼吸，避免血压下降。

3. 并发症防治　①颈动脉血肿，如有压迫气管引起呼吸困难时，应切开清除血肿或压迫止血。②失血，对成人量少可不处理，而婴幼儿需补相应量全血。③低血压，主要为造影剂刺激血管扩张所致，静脉注射高渗糖可恢复。④脑水肿、暂时性意识丧失和一过性颜面潮红，颅内动脉血栓形成致失明，或长时间呼吸抑制，甚至心搏骤停，术前均要备好各种抢救物品及药品。

(三)CT 和 MRI 检查的麻醉

CT 应用电离辐射，通过 X 线断层照相的方法获得一系列影像，对脑、纵隔疾病、肾、肾上腺、腹膜后、肝、胰疾病以及脊椎椎管病变有独到价值，特别是对颅内肿瘤、脑外伤、脑梗死、脑出血等病变的准确诊断，使其基本取代了脑血管造影和脑室造影术，也可以用于活检和神经阻滞穿刺针的定位。MRI 能清晰地显示 CT 片中某些被骨质遮盖而无法显示的病变，尤其在中枢神经系统、五官科和盆腔疾病的诊断上更胜 CT。

1. 麻醉前准备　CT 及 MRI 检查一般无痛苦，不需麻醉，但对颅内高压伴躁动、抽搐、呕吐等病人应先降颅内压，并禁食，或术前肌内注射阿托品，备好抢救、监测设备。

2. 麻醉方法　为保证图像的清晰及组织密度测量的可靠性，必须保证病人安静不动，同时要防止呼吸、循环抑制或增高颅内压的因素。

(1)CT 检查：时间较短(约 10 分钟)，潜在危险性小。小儿可用水合氯醛 50～100mg/kg 直肠灌注，或肌内注射苯巴比妥钠、地西泮、咪达唑仑，还可用 1.25%～2.5%硫喷妥钠 15～20mg/kg 肌内注射，无颅内高压者可用氯胺酮。如使用喉罩可避免气管插管，用丙泊酚 2.5mg/kg 诱导，然后输注维持，保留自主呼吸。研究发现丙泊酚提供的检查状态优于硫喷妥钠。对躁动不合作成人单次静脉注射丙泊酚或硫喷妥钠也可。总之，以不影响呼吸、作用快、实效短、苏醒快的药物为宜。

(2)MRI 检查：时间较长(约 30～50 分钟)，要求病人保持长时间不动，麻醉必须有一定深度，而工作环境在高磁场范围内不允许任何含铁成分或铁磁性物质接近扫描机，相对难以接近病人，造成监测和呼吸道管理的困难，潜在危险性较大。目前专用 MRI 检查设计的非铁磁性麻醉机及监测仪已经问世，将为病人安全提供保证。麻醉用药与 CT 检查麻醉基本一致，小儿可在肌内注射地西泮或咪达唑仑入睡后再肌内注射氯胺酮 3～6mg/kg，无论何种麻醉，关键是保持整个检查过程不动，保证呼吸道通畅。

3. 并发症 可有呼吸道梗阻、呼吸抑制、反流误吸、循环抑制及颅内压增高等，多与术前病情估计不足、镇静药相对逾量有关。抢救设备应该放在扫描区附近，随手可得，病人一旦出现危急情况，最安全的做法是将病人从磁铁中搬到复苏区。

(四)心导管检查和心血管造影的麻醉

心导管检查是将特殊导管送到心脏或大血管，在指定的部位测定压力、血氧含量或注射某种指示剂，以达到检查目的。分为右心和左心导管两大类，前者用于诊断先天性心脏病，以婴幼儿和青少年为主，多数循环代偿功能良好。后者主要用于诊断后天性心脏病及大血管病变，大多数需同时进行造影术，确定诊断主动脉狭窄、瓣膜病或冠状动脉病变的部位及程度，多数是成年人，循环功能代偿差，心脏对导管的刺激较敏感，有一定的危险性。

1. 麻醉前准备 术前要禁食。麻醉前用药：成人肌内注射苯巴比妥钠、哌替啶或地西泮；小儿 1 岁以上可肌内注射哌替啶 1mg/kg、异丙嗪 1mg/kg 混合液；发绀型先天性心脏病人，可改用吗啡 0.1mg/kg 和阿托品 0.02mg/kg。伴肺动脉高压婴儿可不用术前药。

2. 麻醉处理 麻醉主要是针对小儿病人，使其安静无痛，用药以保持循环稳定，呼吸道通畅，避免缺氧为目的。

(1)成人、部分儿童和新生儿可用局部麻醉，必要时静脉注射地西泮或咪达唑仑 0.2～0.3mg/kg。新生儿可不用镇静药，用橡皮奶头涂上 10%葡萄糖让其吸吮可以达到镇静目的。

(2)对不合作的病人及导管检查时间较长者可予基础麻醉、神经安定镇痛术或全身麻醉。静脉注射地西泮、咪达唑仑或丙泊酚，切口辅助局部麻醉。小儿用地西泮 0.2mg/kg 加氯胺酮 5～7mg/kg 肌内注射；或罂粟碱 0.4mg/kg 加东莨菪碱 0.008mg/kg 静脉注射；或芬太尼 2μg/kg 加地西泮 0.2mg/kg 缓慢静脉注射，均可达到满意的镇静及近期遗忘效果。但氯胺酮静脉注射可使病儿血压升高，影响检查结果不可取。

采用面罩高气流量进行浅全身麻醉也是维持病人生理功能稳定的方法之一，小儿可吸入全身麻醉药恩氟烷或七氟烷，出现镇静时，就吸入空气或氧气，能使病人安静，对心血管系统的抑制作用最轻。对一些造影病人，在面罩吸入高浓度氧数分钟后，自心导管中注入 1%～1.25%硫喷妥钠 2～3mg/kg 及琥珀胆碱 0.5～1mg/kg，立即控制呼吸，持续加正压，既有利于减轻快速推注造影剂引起病人的不适感或并发症，也有利于提高肺内压力和肺循环阻力，减慢静脉回心血流速度，延长造影剂在心腔内的存留时间，使造影图像更清晰。一般病人呼吸在 5 分钟后恢复，意识在 5～20 分钟完全清醒。对全身情况差或发绀型婴幼儿以气管内插管全身麻醉最安全。

3. 并发症的防治

(1)心律失常：较常见，多为导管或造影剂直接刺激心内膜所致，故要严密观察心电图变化。若偶尔出现期前收缩，可给予利多卡因

50～100mg或0.5%普鲁卡因10～20ml，从导管内注入，若仍不能控制心律失常，应暂停检查，并撤出导管，心律失常常可恢复正常。如果仍不能改善，且有严重趋势如出现多源性室性期前收缩，Ⅲ度房室传导阻滞，提示极易发展成室颤或心搏骤停，必须立即停止检查，密切监测血压、呼吸，并吸入高浓度氧。一旦发生室颤，应立即进行心肺复苏。

(2)低血压：因缺氧、麻醉过深、失血或导管刺激后心律失常等所引起，应针对不同原因予以处理。

(3)心力衰竭、急性肺水肿：对于某些严重的二尖瓣狭窄病人，因精神紧张，导管刺激心内膜，或加压注入造影剂促使左心室舒张压急剧上升可诱发左心衰竭和肺水肿。已有充血性心力衰竭及发绀型的婴幼儿，在心导管内的液体注入过多可诱发心力衰竭和肺水肿。并存急性肺栓塞的病人，对任何原因所致的周围血管扩张和右心负荷减轻都特别敏感，易发生心力衰竭。

(4)心肌梗死：主要发生于冠状动脉造影术中，特别是近期有心肌梗死或心绞痛的病人发生率更高。预防方法为在术前尽量纠正心律不齐、心肌缺血，术中维持血压、心率的稳定及充足供氧。

(5)呼吸抑制：主要为麻醉不当所致，预防应注意药物剂量、配伍及给药间隔时间，一旦出现呼吸抑制，应立即托下颌面罩加压供氧。

(6)急性脑缺氧性晕厥：在肺动脉高度狭窄、法洛四联症、三联症病人，当导管通过狭窄的右心流出道而堵塞血流时，或因缺氧诱发漏斗部痉挛时，可引起急性脑缺氧性晕厥。应立即将导管撤离心脏停止检查，并使病人头低位、吸氧，静脉注射阿托品。如果病人发生全身性抽搐时，立即静脉注射2.5%硫喷妥钠3～5ml，或丙泊酚，处理不及时可引起死亡。

(7)体温过低：主要是对新生儿和婴幼儿而言，因体温调节中枢发育不健全，加之环境温度控制不好或术中输入较凉的液体造成。低温可引起通气不足、心律失常和低血压，故要求合适体温。

第三节　特殊治疗病人的麻醉

一、心脏电复律术的麻醉

(一)适应证

同步直流心脏电复律主要用于某些异位心律失常的治疗，包括心房颤动、心房扑动、室上性心动过速(用刺激迷走神经方法或经一般药物治疗无效者，特别是伴有充血性心衰或休克时，疗效迅速；在预激症候群基础上并发心动过速，药物治疗不理想者)、室性心动过速。

(二)麻醉处理

心脏电复律操作时间虽短暂，但要求有一定麻醉深度，使病人充分镇静、无痛感和有短暂的遗忘。在电击前10分钟给予面罩吸氧，同时静脉缓慢注射地西泮0.3～0.4mg/kg，如果病人血压不高，也可用氯胺酮1～2mg/kg静脉注射。近年来，用咪达唑仑0.1～0.15mg/kg或丙泊酚1.5～2.0mg/kg缓慢静脉注射直至病人处于深睡状态的方法增多，但前者术后昏睡时间较长，即使应用催醒宁拮抗，仍可能再度入睡。而后者虽无镇痛作用，但催眠作用好，起效快，时效短，苏醒快，且苏醒质量高，不良反应少。

(三)注意事项

(1)电击前备好人工呼吸机及供氧装置，电击后严密观察病人的血压、呼吸、心律、心率等，直至清醒为止。

(2)电击后可能出现心律失常，如频发期前收缩，甚至室颤，应立即加以处理。前者可用利多卡因，后者即行直流电非同步除颤，同时给予碱性药物。

二、人工流产术的麻醉

人工流产术是妇产科最为常用的诊断、治疗手段，以往以局部黏膜表面麻醉或无麻醉下进行，病人痛苦较大，常会出现“人流综合征”，或对行手术者造成恐惧或心理障碍。近几年随着生活水平的提高，病人需求的增加及麻醉药物的发展，城市中的大医院广泛开展麻醉下无痛手术。

(一)麻醉处理

术日晨禁食，无需麻醉术前药。摆好体位并手术区消毒后，静脉 20～40 秒注入诱导量丙泊酚 2～2.5mg/kg，病人意识消失后开始手术，术中根据需要可追加丙泊酚 30～50mg。也可在开放静脉后先给予芬太尼类镇痛药，再给予丙泊酚联合麻醉。其中瑞芬太尼因具有血脑平衡时间短、起效迅速、作用消退快、镇痛作用强而无蓄积等优点，在人流手术中与丙泊酚联合应用渐受推荐，停用后即可苏醒，不影响病人离院时间。目前也有用氟马西尼 0.1～0.3mg 术后拮抗丙泊酚作用，以加快病人清醒的速度，效果可靠。

(二)注意事项

在静脉注射丙泊酚过程中需监测生命体征，可能有一过性的血压、血氧饱和度下降，或一过性的呼吸抑制，要及时处理保持呼吸道的通畅。另外，单纯丙泊酚静脉注射静脉疼痛的发生率较高，可加 10～20mg 利多卡因同时静脉注射可减少疼痛的发生率。术后病人一定要完全清醒，定向力恢复方可离开手术室。

三、ICU 人工呼吸机治疗病人的镇静

ICU 镇静的主要目的是增加病人舒适感、消除焦虑、促进睡眠和减少对呼吸机的对抗。

临床上以往常用的药物有：阿片类药与苯二氮䓬类药联合应用；芬太尼与氟哌利多合用；咪达唑仑 1.5～3.0μg/(kg · min)及丙泊酚30～38μg/(kg · min)静脉输注，病人能舒适地处于睡眠状态，后者还具有停药后不久即清醒的特点。

近十年来国外有报道将右旋美托咪定用于 ICU 中气管插管或机械通气的成年患者。因为该药是相对选择性的 α_2-肾上腺素能受体激动药(与可乐定相比对 α_2-肾上腺素能受体的选择性高 8 倍)，而半衰期更短(静脉注射为 2 小时)，其不通过阿片受体产生镇痛，不抑制呼吸，所以可在重症监护室用于镇静，避免长时间使用丙泊酚镇静后造成的“丙泊酚输注综合征”。推荐剂量：右旋美托咪定的负荷量为 1μg/kg，10～20 分钟给完，维持剂量 0.2～0.7μg/(kg · h)，总用药时间不超过 24 小时。

四、特殊泌尿外科治疗病人的麻醉

(一)体外冲击波碎石术的麻醉

该手术多在门诊进行，多数病人无需麻醉。但为了减轻病人的紧张情绪可适当给予一些镇静镇痛药，如哌替啶 1～2mg/kg，或苯巴比妥钠 0.1g 或咪达唑仑 0.1～0.2mg/kg 术前 30 分钟肌内注射。或地西泮 10～15mg 口服。个别需在连续硬膜外阻滞下手术的病人，应注意于阻滞平面固定后进行手术，另外穿刺点一定要密封好，以防污染。

(二)膀胱镜检查和输尿管逆行造影的麻醉

膀胱镜检查及输尿管逆行造影者，多在门诊及 X 线暗室内进行，要求麻醉简便、安全，吸入麻醉用药应不燃、不爆。除小儿和精神紧张者外，均可在尿道黏膜表面麻醉下进行。

表面麻醉常用 0.5%～1.0%丁卡因 40～80mg，也可用 2%利多卡因 200～400mg，但由于尿道黏膜下的静脉窦极为丰富，易被器械损伤，使局部麻醉药吸收过快引起中毒，故遇有尿道损伤或出血的病人应慎用或不用。椎管内麻醉常用于精神过度紧张或不宜用表面麻醉者，及特殊需要者。小儿多采用基础麻醉。

五、其他

CT 引导下行经皮肝穿刺微波治疗肝癌是近几年发展起来的手术室外诊疗项目，麻醉方法有中位硬膜外麻醉和全凭静脉麻醉两种。但前者穿刺风险大，起效较慢，麻醉管理较为困难，故以全身麻醉为多。主要采用舒芬太尼或瑞芬太尼复合丙泊酚或咪达唑仑，但芬太尼

类药物用量大可能引起呼吸抑制。近年有报道右美托咪啶是一种 α_2 肾上腺素能受体激动药，具有中度镇静镇痛作用，可减少阿片类药物的用量，且无呼吸抑制作用，效果优于舒芬太尼复合咪达唑仑。

（王心怡）

参考文献

马艺主译．2008. 避免麻醉常见错误．北京：人民卫生出版社，217～221

李昭，刘坤鹏，李成辉．2011. 纤维支气管镜检查镇静药物的选择．临床麻醉学杂志，27（5）：215～517

刘俊杰，赵俊．1997. 现代麻醉学．第 2 版．北京：人民卫生出版社，947～953

马玉节译．1993. 关于安全使用全身麻醉用药的实际建议．国外医学·麻醉与复苏分册，14(3)：145

王恕成，赵斌江．1992. 麻醉与恶性疾病．北京：北京科学技术出版社，227～235

吴晓丹，陈彦青，邹聪化．2011. 右美托咪啶与咪达唑仑复合舒芬太尼用于肝癌微波治疗术患者麻醉效果的比较．中华麻醉学杂志，31（6）：664～666

杨艳．1993. 新降压药乌拉地尔及其在围手术期的应用．国外医学·麻醉与复苏分册，14(3)：140

余淑珍，刘宝江．2004. 瑞芬太尼的药理作用、临床研究和应用进展．国外医学·麻醉与复苏分册，25：356～358

Smith I，Write PF，Nathanson M，et al. 1994. Propofol：An updateOnit'sclinicaluse，Anesthesiology，81（4）：1005

第 70 章　小 儿 麻 醉

近年来小儿麻醉有了很大的发展，监测技术的进步，新挥发性麻醉药（如异氟烷、七氟烷等）以及静脉麻醉药（丙泊酚、短效阿片类麻醉药与肌松药等）的临床应用；喉罩的发明，门诊短小手术麻醉的改进等均降低了麻醉的风险性，但是，必须充分从理论上理解相关的小儿解剖、生理和药理特点，并把握这些特点，为手术提供理想的条件，使小儿麻醉期间保持稳定的生理内环境，小儿麻醉安全才能保证。

第一节　小儿解剖生理特点及其与成人的差异

小儿尤其新生儿、婴儿和成人最大的差异是与形体大小有关的因素，Harris（1957）指出：一个体重 3kg 的新生儿，与成人相比，其大小是成人的 1/33，体重是成人的 1/21，而体表面积却是成人的 1/9（图 70-1）。从局部解剖看，与麻醉有关的主要为新生儿和婴儿头大、舌大，会厌呈 V 形，新生儿气管仅长 4cm（每增 1kg 延长 1cm），气管和左右总支气管分支

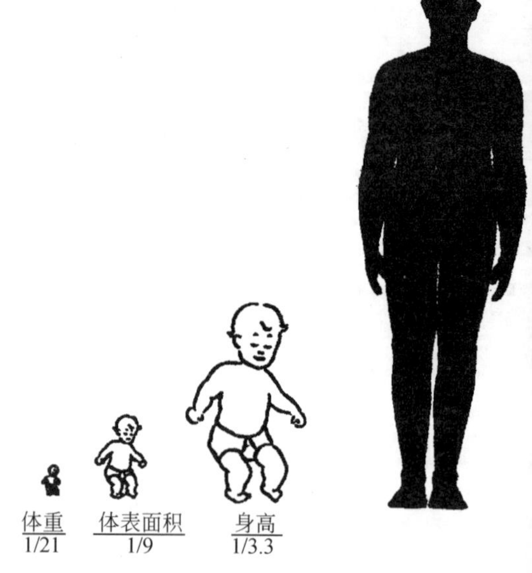

图 70-1　新生儿与成人在大小等方面比例的差异
引自 Smith's Anesthesia for Infant and Children. 1996，6

处称为 Louis 角，两侧所呈的角度基本相同，所以，如果气管插管插入太深，导管进入左右侧总支气管的机会相等；声门位置相当于第

3～4颈椎高度，气道最狭窄处不是声门而是环状软骨，小儿尤其婴儿舌大，会厌短，喉头位置较高，舌骨、甲状软骨等均未完全钙化，有时声门不容易显露，婴儿与成人呼吸道解剖的差异见图70-2。由于声带1/2是软骨，周围是疏松的蜂窝组织，所以容易受损并产生声门水肿。

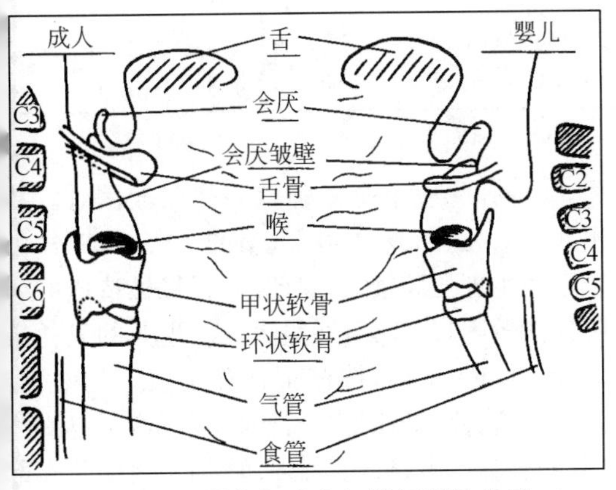

图70-2 婴儿与成人气管解剖的差异

引自Charlotte Bell et al. 1997. The Pediatric Handbook, 111

一、心血管系统

正常情况下动脉导管一般在出生后10～12小时功能性关闭，到出生后5～7个月形成解剖学上的关闭，如果动脉导管不能关闭，出现右向左分流，导致低氧血症，甚至发生肺水肿及充血性心力衰竭。不同年龄小儿心血管变量的正常值见表70-1。

新生儿心肌收缩成分少，按体重计算仅有30%心肌收缩组织，而成人则有60%左右，所以小儿心肌张力低，顺应性差，这种差异反映在新生儿和成人心脏-容量对比关系上。婴幼儿心脏神经调节功能不全，交感神经分布不足，明显地改变了对活性药物的反应，例如对多巴胺几乎无效，对大出血的血管收缩能力也较差。

新生儿和婴幼儿比成人心率快、血压低，一般心率要到6岁以后，血压要到3岁左右，才逐渐接近成人的数值，需要注意的是，小儿血压的测量与袖带的宽窄有很大关系（表70-2）。

表70-1 小儿不同年龄心血管变量的正常值

年龄	心率（次/分）	每搏量（ml/次）	心排血量（L/min）	心指数[L/(min·m²)]	血压		中心静脉压（kPa）	心电轴（度）	耗氧量[ml/(kg·min)]
					收缩压（kPa）	舒张压（kPa）			
早产儿	150±20	—	—	—	(50±3)×0.13	(30±2)×0.13	(5±3)×0.10	—	8±1.4
新生儿	133±18	5±5	0.4±0.1	2.5±0.6	(67±3)×0.13	(42+4)×0.13	(5±3)×0.10	135	6±1.3
6个月	120±20	7±2	0.8±0.2	2.0±0.5	(89±29)×0.13	(60±10)×0.13	(6±2)×0.10	65	5±0.9
12个月	120±20	12±3	1.1±0.3	2.5±0.6	(96±30)×0.13	(66±25)×0.13	—	65	5±1.0
2岁	105±25	17±6	1.7±0.4	3.1±0.7	(99±25)×0.13	(64±25)×0.13	—	55	6±1.2
3岁	105±15	21±6	2.1±0.5	—	(100±25)×0.13	(67±23)×0.13	—	55	6±1.1
5岁	90±10	28±8	2.7±0.7	3.7±0.9	(94±14)×0.13	(55±9)×0.13	(5±2)×0.10	60	6±1.1

续表

年龄	心率(次/分)	每搏量(ml/次)	心排血量(L/min)	心指数[L/(min·m²)]	血压		中心静脉压(kPa)	心电轴(度)	耗氧量[ml/(kg·min)]
					收缩压(kPa)	舒张压(kPa)			
12 岁	70±17	54±14	4.5±1.0	4.3±1.1	(100±16)×0.13	(58±9)×0.13	(6±2)×0.10	65	3±0.6
23 岁	77±5	86±6	6.5±0.5	3.7±0.3	(122±30)×0.13	(75±20)×0.13	(10±6)×0.10	50	35±0.6

引自 Miller RD. 1986. Anesthesia. 2nd ed. New York:Churchill Livingstone.

表 70-2　小儿血压表袖带尺寸

年龄(岁)	袖带宽(cm)
0～1	2.5
1～4	5.0
4～13	8～9

袖带太窄,测到的血压数值偏高,相反,如果袖带太宽测得的血压数值偏低。正确的尺寸应该是,袖带内的充气囊缠绕小儿上臂长度的 2/3。小儿目前常用超声血流仪测血压,数值比较准确。小儿的中心静脉压与成人基本相同,大约为 0.39～1.18kPa(4～12cmH_2O);新生儿的全身血容量是 85ml/kg,婴儿血容量是 80ml/kg,到 14 岁时则为65～75 ml/kg,所以,小儿不耐受失血,麻醉中应注意及时输血。新生儿第 1 个月血容量的增加,主要是由于红细胞增加所致,到第 3 个月时,红细胞数通常下降到最低水平,血细胞比容在 0.25～0.30。

二、呼吸系统

小儿与麻醉有关的呼吸解剖和生理有 4 个特点:①气管内径细小,婴儿气管的半径与成人比只有 1/3,如因炎症或分泌物多很容易形成梗阻。②喉管更细,容易发生痉挛和水肿。③新生儿肺泡壁薄,肺泡数量较少,加上胸壁柔软无力,如遇肺膨胀不全则肺重新膨胀较困难。新生儿无效死腔大,约为潮气量的 40%～50%,由于自身生理死腔较大,因此,对于机械造成的死腔代偿较困难。④氧耗量大。新生儿的氧耗量>6ml/(kg·min),按体重计算是成人的 2 倍,为满足这种高氧耗量,分钟通气量亦为成人的 2 倍,如有肺疾患,氧耗量还要增加。婴幼儿腹部相对较大,肋间肌发育差,肋骨的排列呈水平位置,这种解剖结构决定了小儿增加通气量不是通过潮气量,而是通过增加呼吸频率来增加肺泡通气量。为此,麻醉呼吸管理时,可按下列公式计算:分钟通气量=体重(kg)×2.2×3×平均呼吸频率(平均潮气量=分钟通气呼吸频率)。不同年龄小儿肺功能的正常值见表 70-3。

新生儿的中枢神经系统发育不成熟,所以,对呼吸的调节功能不全,临床麻醉时新生儿常表现为当吸入低氧和高二氧化碳混合的气体时,先表现为短暂的过度通气,继而出现持续的通气不足,对年长儿则只表现为过度通气。高碳酸血症可有效刺激成人和儿童的呼吸并引起过度通气,对早产儿却又成了抑制呼吸的因素。总之,新生儿和婴幼儿呼吸中枢发育不全,经常是导致小儿麻醉手术后期呼吸抑制的重要因素。

表 70-3　不同年龄肺功能的正常值

肺功能指标	新生儿	6 个月	12 个月	3 岁	5 岁	12 岁	成人
呼吸频率(次/分)	50±10	30±5	24±6	24±6	23±5	18±5	12±3
潮气量(ml)	21	45	78	112	270	480	575

续表

肺功能指标	新生儿	6个月	12个月	3岁	5岁	12岁	成人
分通气量(L/min)	1.05	1.35	1.78	2.46	5.5	6.2	6.4
肺泡通气量(ml/min)	665	—	1245	1760	1800	3000	3100
无效腔气量/潮气量	0.3	0.3	0.3	0.3	0.3	0.3	0.3
耗氧量[ml/(kg·min)]	6～8						3～4
肺活量(ml)	120			870	1160	3100	4000
功能残气量(ml)	80			490	680	1970	3000
肺总容量(ml)	160			1100	1500	4000	6000
闭合容量与肺活量的百分比					20	8	4
肺泡数目(终末肺单位$\times 10^6$)	30	112	129	257	280		300
特殊顺应性(CL/FRCml/cmH_2O·L)	0.04	−0.038			0.06		0.05
小气道特殊传导率(ml/s/cmH_2O·g)	0.02		3.1	1.7	1.2	8.2	13.4
血细胞比容(%)	55±7	37±335	2.5	40±3	40±2	42±2	48～48
pH	7.30～7.40		7.35～7.45			7.35～7.45	
$PaCO_2$(kPa)	4.0～4.67		4.0～5.33			4.0～5.33	
PaO_2(kPa)	8.0～12.0		10.67～13.33			10.67～13.33	

引自 Miller RD. 1986. Anesthesia. 2nd ed. New York:Charchill Livingstone.

三、术中输液

小儿水含量及细胞外液在体重中所占的比例比成人大,成人总含水量为60%,细胞补液20%,细胞内液40%;儿童分别为70%、30%、40%;婴儿分别为75%、40%、35%。小儿换水率(turnover rate)达100ml/(kg·d),几乎比成人大2～3倍,因此很容易脱水。肾功能正常的小儿排钠无困难,肾浓缩、稀释和排泄功能均属正常,故术中既要补充水也需要补充钠。电解质按每天每千克需要量计:钠、钾、氯分别均为0.5～2.0mmol,钙20～100mg;手术期间临床常用含5%葡萄糖的平衡液,一般8～10ml/(kg·h)。小儿基础代谢高,耗氧量大,效应器官反应较迟钝,药物代谢速度相对也慢,因此,术中除需要吸氧外,用药剂量亦应控制。

四、体温调节

小儿尤其是新生儿和婴儿体温调节机制发育不全,常借环境温度维持体温,由于自身体表面积大、皮下脂肪少、产热能力低、周围血管舒缩能力差等特点,特别在全麻情况下,室温低、长时间外科手术,体腔暴露,体温散失,如果再输入冷库血,易于引起体温下降。体温过低可伴发呼吸抑制、低血糖、酸中毒、硬皮病等,并且也增加了循环的负担,相反,室温过高,术前有感染、脱水等诱因,麻醉前用了抑制汗腺的阿托品、东莨菪碱类药物以及覆盖过多手术单的情况下,均可发生体温升高,应针对原因处理。

第二节 小儿与成人的药理学差异及常用的麻醉药

一、药代动力学

小儿器官重量所占体重的百分比随年龄不同而有差异,成人骨骼肌、心、肝、肾所占的百分比分别为40%、0.4%、2.0%、0.5%;新生儿则分别为 0.5%、5.0%、1.0%、12%。身体各部分的成分小儿与成人也不同,身体总含水量、细胞外液含量等前面已叙述,至于血容量成人占体重的量为 70ml/kg,婴儿则为 85～105ml/kg;肌肉和脂肪成人占体重的百分比分别为 50%和 18%,而婴儿则为 20%和 12%。器官重量以及身体组成的成分不同影响着药物的分布,药物对组织的渗透能力也随着年龄的增长而改变。新生儿和婴儿肝脏和肾脏清除药物的能力都较差,不同年龄对药物的反应有差异,因此,用于新生儿的药物应降低其有效浓度。新生儿血-脑屏障发育不全,有些麻醉性药物在中枢神经系统的蓄积量比成人高 20%～100%。新生儿肌肉和皮肤在出生后的 2 周内才逐渐发育,血流缓慢,在肌群部位吸收药物的能力很差,因此药物注射时吸收较慢。

多数药物都是通过肝脏代谢和肾脏排出或通过氧化酶、还原、水解等多种途径代谢,但新生儿药物代谢途径发育不全,尤以氧化、还原更为突出,例如,地西泮的排泄半衰期新生儿为 31 小时,早产儿为 75 小时,儿童仅为 18 小时。

二、常用麻醉药

(一)静脉麻醉药

1. 镇静催眠药类 各种镇静催眠药可用于麻醉前用药或麻醉诱导,通常多用戊巴比妥,可以口服或肌内注射,临床常用于麻醉前用药或麻醉诱导。该药只有镇静作用,不产生遗忘和镇痛作用,对于剧痛的患儿有时可出现烦躁不安的抗镇痛现象。戊巴比妥对呼吸、循环均无显著影响。口服 2～3mg/kg,肌内注射 3～4mg/kg。

2. 短效巴比妥类 硫喷妥钠是常用于婴儿和儿童的短效巴比妥类药,一般静脉注射后与琥珀胆碱复合作为麻醉诱导并气管内插管。该药催眠迅速,一次臂-脑循环时间,大约 10 秒即可发挥作用,但没有镇痛和肌肉松弛作用,作用时间很短,苏醒迅速,恶心的发生率很低。临床静脉注射用 2.5%的浓度,用量 3～5mg/kg,推注时要注意勿将药液注入皮下,否则容易发生皮肤坏死。研究表明,硫喷妥钠可明显降低脑脊液压力及眼内压,故常用于小儿神经外科手术的麻醉。此药有明显的呼吸抑制作用,对循环也有一定影响。小儿基础麻醉用 2.5%硫喷妥钠,常用剂量为 15～20mg/kg,臀部深部肌内注射。

3. 苯二氮䓬类和拮抗药

(1)地西泮在小儿麻醉中很常用,它作用于中枢边缘系统、杏仁核和脊髓的多突触通路产生抑制作用,对儿童有很好的安定镇静效果。静脉注射 0.2～0.3mg/kg,通常可产生催眠作用,但也有个体差异,1 个月～5 岁静脉注射用量介于 0.2～0.5mg/kg,最大量 5mg,5 岁以上最大用量 10mg。如作为麻醉前用药,可口服 0.1～0.2mg/kg;肌内注射 0.3～0.4mg/kg,可引起局部痛;临床剂量的地西泮呼吸无明显影响,大剂量应用有一过性的呼吸抑制;在小儿麻醉中地西泮还常与氯胺酮复合作为全身麻醉,应用非常广泛,地西泮可减轻氯胺酮的高血压反应。地西泮的清除半衰期成人为 20～40 小时,儿童的清除半衰期要比成人短,但早产儿地西泮的排出比较慢。

(2)咪达唑仑(midazolam):是一种新的水溶性短效苯二氮䓬类药,用药后的特点表现为有良好的镇静并有遗忘作用,持续时间很短;心血管稳定,呼吸有短暂轻度的抑制,静脉注射有轻度的刺激作用。咪达唑仑在肝脏代谢,约 1%随尿排出,最终排出相范围为 1～4 小时。

小儿应用咪达唑仑对心血管和呼吸影响均不显著。据报道成人应用咪达唑仑后,收缩压降低 5%～10%,降低血管收缩阻力 15%～30%,增加心率 20%,对左右心的充盈压无太大影响。Reeves 观察患有缺血性心脏病的病人用咪达唑仑 0.2mg/kg,对血流动力学的影响轻微。健康人用咪达唑仑 0.25mg/kg,施行麻醉诱导,与应用硫喷妥钠 4mg/kg 时的血流动力学改变几乎相似,一般变化不大。咪达唑仑对呼吸的影响不明显,但与剂量以及注射速度密切相关。

咪达唑仑作为小儿镇静的剂量，肌内注射0.07～0.08mg/kg，静脉注射0.03mg/kg，鼻腔滴入0.2mg/kg；如果作为小儿麻醉诱导则需用0.2～0.3mg/kg。Salonen报道用咪达唑仑诱导即便用量达0.6mg/kg，其麻醉效果也不如硫喷妥钠满意。所以，咪达唑仑常作为术前用药和在ICU中作为镇静用。

4. 非巴比妥和非苯二氮䓬类药

(1)依托咪酯(etomidate)：是一种短效的非巴妥类镇静安眠药，给药后经一次臂-脑循环时间即可产生中枢抑制，其作用强度12倍于硫喷妥钠。既可用于麻醉诱导，亦可用于麻醉维持。依托咪酯起效和恢复均非常迅速，分布半衰期(2.81±1.64)min，消除半衰期(3.88±1.11)h，但用于危重患儿能延长镇静时间。依托咪酯不释放组胺，它在肝内降解，仅2%以原形随尿排出。

有关依托咪酯在婴儿和儿童的应用可供参考的资料不多，Gooding报道依托咪酯对心血管功能改变比巴比妥类药小，静脉注射依托咪酯后心率与心指数增加分别为9%和14%，左室舒张末压和平均动脉压无改变，冠状血流增加接近2%；对呼吸抑制比硫喷妥钠轻微，仅轻度减少呼吸频率和分钟通气量。依托咪酯在肝内代谢，通过肾脏排出。Ghonheim和Yamanda通过肌电活动观察依托咪酯静脉注射后，肌震颤的发生率为30%～75%，但肌震颤对人体无害，此外，有10%～63%的病人注射部位痛，Horrigan提出在给依托咪酯前注射适量哌替啶或芬太尼可减少肌震颤与注射部位痛的发生率；依托咪酯对新生儿和小儿的肾上腺皮质功能也有一定抑制作用，但用依托咪酯的产妇分娩后，新生儿的血浆皮质醇水平虽有明显下降，但不影响Apgar评分。

为10岁以上儿童作麻醉诱导，静脉注射依托咪酯0.3mg/kg，30秒起效，持续3～12分钟，苏醒比硫喷妥钠快。

(2)丙泊酚(propofol)：自1986年在欧洲第一届小儿麻醉会议上作丙泊酚临床报道以后，近年来丙泊酚已广泛用于儿科临床，过去该药仅用于3岁以上小儿，对用于3岁以下婴幼儿特别是新生儿仍有分歧意见，现在这一年龄限制已被打破，用于新生儿同样安全；小儿用药有明显的量效关系，用药不当容易发生毒性作用，所以，要依照药物的药效和药代动力学开展丙泊酚麻醉。从药代学上看，丙泊酚与成人比较主要其药代动力学各参数与年龄及体重各有相关性(表70-4)，因此，小儿丙泊酚初始量应用于诱导时比成人大50%左右，平衡后的维持量增加25%～50%，才能达到麻醉稳定，反射消失的目的。

诱导剂量2.5mg/kg，诱导时间22～125秒，故而诱导剂量推荐静脉注射2.5～3.0mg/kg，也有主张用2.5～3.5mg/kg；维持量静脉滴注50～200μg/(kg·min)，也有主张9～15mg/(kg·h)，总之，血药浓度要维持在1～5μg/ml才能维持比较稳定的麻醉。丙泊酚用于小儿最大的特点是起效快而平稳，一次臂-脑循环时间即可发挥作用；苏醒也非常迅速而且功能恢复完善。研究表明，给药2分钟时，血中经标记的丙泊酚浓度为94%，10分钟后为39%，1小时后仅剩5%，清除率为(1.80±0.13)～(2.2±0.21)L/min，清除率之快超过肝血流量，也提示有肝外器官参与清除。丙泊酚麻醉醒后无其他麻醉药常见的恶心呕吐等副作用。

表70-4 丙泊酚药代动力学参数

参数	小儿	成人
中央室分布容积(V_1)(L/kg)	0.52	0.27
稳态分布容积(V_d)(L/kg)	9.7	3.81
代谢清除率(Cl)(ml/kg)	34.0	25.9
$t_{1/2\alpha}$(min)	2.0	2.7
$t_{1/2\beta}$(min)	27.0	23.6
$t_{1/2\gamma}$7(min)	329.0	28.1

引自国外医学·麻醉学与复苏分册.1996，17(5)，276.

静脉注射丙泊酚会使收缩压下降4.0kPa(30mmHg)，对心率影响不大；丙泊酚对呼吸的影响与硫赍妥钠类似，2.5mg/kg静脉注射后13%～83%患儿可发生呼吸抑制甚至呼吸停止。因此，丙泊酚用于3岁以下婴幼儿，尤其是新生儿应严密观察呼吸变化，选择心功能正常的患儿施行麻醉,否则,易致心肌抑制,引起严重循环紊乱与低氧血症。丙泊酚静脉注射时应选择大静脉注射,在小静脉注射时有28%～90%的病人主诉局部有痛感或有体动反应、哭闹等表现,如在注射丙泊酚前先注射芬太尼 5μg/kg 或药液中加入利多卡因 40mg,可减轻痛反应。

(3)氯胺酮(ketamin):它是一种非巴比妥类有催眠、镇痛作用的麻醉药,对大脑联络径路和丘脑新皮质系统有抑制作用,兴奋边缘系统,对脑干和网状结构作用比较小,由于选择性抑制中枢神经,成人应用该药引起幻觉、噩梦、谵妄等精神症状的发生率较高,而用于小儿精神症状的发生率只有 5%～30%,如果复合地西泮,几乎可以不发生幻觉等精神症状,所以广泛用于小儿麻醉。Schwedler 等经动物实验研究发现,颅内压并不增加,监测早产儿前囟压力,间接观察颅内压,发现行机械通气的早产儿静脉注射氯胺酮 1mg/kg,前囟压力降低约 10%。许多作者均报道氯胺酮对儿童和新生儿的心血管影响不大,对血流动力学、循环阻力等改变很小;Greeley 等测定肌内注射氯胺酮 6mg/kg 的小儿行麻醉诱导,与氟烷/氧化亚氮麻醉诱导比较其脉搏氧饱和度,结果易发绀的儿童两种诱导方法动脉血氧饱和度均增加;早产儿麻醉诱导常并发低血压,比较用氯胺酮(2mg/kg)、芬太尼(20μg/kg)、氟烷(0.5%)、异氟烷(0.75%)进行诱导,氯胺酮低血压的发生率较低。氯胺酮轻微抑制呼吸,但与剂量相关,儿童用氯胺酮对功能残气量、分钟通气量和潮气量等影响不明显,即使哮喘的儿童也可以用氯胺酮治疗或气管插管。不同年龄的病人清除半衰期各异,成人为 107.3 分钟、3 个月以下婴儿为 184.7 分钟、4～12 个月婴儿为 65.1 分钟、1～4 岁为 31.6 分钟;氯胺酮用于儿科苏醒反应极少,比咪达唑仑和地西泮苏醒快。小儿用于麻醉诱导静脉注射 1～3mg/kg,肌内注射 5～10mg/kg,用于镇痛 0.2～0.5mg/kg;口服可用 6mg/kg。

(4)羟丁酸钠(γ-OH):是小儿麻醉常用的一种催眠性全麻辅助药,它抑制中枢,静脉注射后 3～5 分钟逐渐入睡,20～30 分钟达高峰,持续 1 小时以上;静脉注射后循环系统呈轻度兴奋现象,血压、心排血量变化不大,心率明显减缓,但无心率失常,末梢循环良好;对呼吸无明显抑制,呼吸频率略减缓,但呼吸加深,潮气量稍增加,通气量无太大变化;对咽及气管反射有明显抑制,下颌松弛,因此,气管插管或气管内镜操作时呛咳反射不明显。此药用药后唾液分泌增加,有时有锥体外系症状。该药毒性甚低,小儿麻醉用量多为 80～100mg/kg,稀释后缓慢静脉注射,并且常复合一些氯胺酮或其他麻醉性镇痛药进行全身麻醉。

5. 麻醉性镇痛药(nacotics) 此类药品中最主要的就是阿片类药,其代表性药物是吗啡,使用吗啡诱导可能发生低血压和支气管痉挛,尤其是无论在成人或小儿均发生严重的呼吸抑制,有一段时期麻醉临床很少应用,但吗啡对心血管系统影响轻微并降低全身血管阻力,所以在小儿心脏手术麻醉与肺水肿等抢救方面仍有一定地位。小儿麻醉吗啡已逐渐被哌替啶所代替,近年来,许多新型阿片类药的出现,如芬太尼、阿芬太尼(alfentanil)、舒芬太尼(sufentanil)等,使小儿心脏手术、一般外科手术甚至短小的门诊手术,均根据其药效、药代特点选用其中某种新型麻醉性药物。其常用剂量、用法和副作用等见表 70-5,对这些麻醉性镇痛药的效能比较,如果吗啡的效能为 1,其他药物则分别为:哌替啶 0.1、芬太尼 150、阿芬太尼 40、舒芬太尼 1500。基于上述药理特点,芬太尼、舒芬太尼主要用于小儿麻醉的补充或完全作为麻醉药应用,研究表明舒芬太尼与等剂量的芬太尼比较,能明显降低高血压的发生率,所以常用于心内直视手术的麻醉。阿芬太尼不仅强度低而且起效快,作用时间短,小儿麻醉时既可用于诱导亦可用于麻醉的补充,由于它是特效的阿片类药,所以特别适用于短小的手术。但它毕竟是阿片类药,而且仍处于研究阶段,用于小儿麻醉仍应高度重视呼吸管理。

表 70-5 阿片类药的用法、用量

药品名称	用法用量	指征	副作用
吗啡	肌内注射或静脉：0.1～0.2mg/kg	镇痛	低血压、呼吸抑制、恶心呕吐、心动过缓
哌替啶	肌内注射：1～2mg，静脉：1～1.5mg/kg	镇痛	低血压、呼吸抑制
芬太尼	静脉：1～5μg/kg 10～100μg/kg 1～3μg/(kg·h)滴注	镇痛 麻醉+N_2O	呼吸抑制、心动过缓
阿芬太尼	静脉：10～50μg/kg 1次注入 2.5～5μg/(kg·min)滴注	麻醉	肌僵硬、心动过缓
舒芬太尼	0.1～0.5μg/kg一次注入 5～10μg/kg(心血管手术) 0.01～0.05μg/(kg·min)滴注 滴鼻：1～2μg/kg镇静	麻醉+N_2O 麻醉(无N_2O)	呼吸抑制、肌僵硬

(二)局部麻醉药

小儿局部麻醉药目前国内仍以酯类的普鲁卡因、丁卡因和酰胺类的利多卡因、丁吡卡因为常用，其中丁哌卡因虽有作用时效长的优点，但毒性也大，况且小儿短小手术多，所以部位及神经阻滞多选用前三者，而少用丁哌卡因，文献报道椎管内阻滞用0.75%丁哌卡因施行剖宫产有引起产妇心搏骤停或胎儿心动过缓、缺氧、窒息等情况，小儿神经阻滞的用药浓度也很重要，局部浸润常用0.5%普鲁卡因，一次最大剂量不超过10mg/kg；或0.25%～0.5%利多卡因，一次最大剂量不超过5mg/kg，一般均可加入1∶20万肾上腺素。蛛网膜下隙阻滞可用于5岁以上小儿的下腹部或下肢手术，一般配成重比重溶液，普鲁卡因8mg/岁，丁卡因0.8mg/岁；硬膜外阻滞常用药物为0.7%～1.5%利多卡因，用量按8～10mg/kg计算；或0.1%～0.2%丁卡因，用量按1.2～1.5mg/kg计算。小儿麻醉应十分重视用药浓度与剂量，硬膜外阻滞推荐使用等量2%利多卡因和0.3%丁卡因混合液，即配成1%利多卡因与0.15%丁卡因溶液比较满意。其有关药代动力学的参数见表70-6。

表 70-6 3种局麻药的药代动力学有关参数

局麻药	p*K*a	脂溶性	蛋白结合	婴儿半衰期(min)	起效	作用	毒性
酯类：普鲁卡因	8.9	低	低	54～114	慢	短	1
丁卡因	8.2	高	高	—	快	中、长	10
胺类：利多卡因	7.9	中	中	180	快	中	2

摘自国外医学·麻醉学与复苏分册.1991,15(2):2

(三)吸入性麻醉药

小儿应用吸入性麻醉，原则上与成人相同，但一定既要根据药代、药效动力学特点，又要针对小儿年龄和病理情况用药。吸入性麻醉药麻醉性能强，可逆性好，是小儿手术理想的麻醉药，在保证充分供氧的前提下，是小儿很好的吸入性气体麻醉药，氧化亚氮(nitrous oxide)对中枢有明确的“剂量-效应”关系，30%～50%氧化亚氮-氧混合气体对ECG的波幅有进行性抑制，它复合适量的麻醉性镇痛药、挥发性吸入麻醉药即可对手术刺激无动作反应，而对血压、心率、心排血量等循环系统影响不大，但氧化亚氮与强效全麻药复合，均产生交感兴奋作用，容易掩盖低血压。

新生儿、婴儿与成人的肺功能不同（表70-7），由于存在这种差别，因此吸入氟烃类挥发性麻醉药时，达到有效麻醉的MAC也不同（表70-8）。

表70-7 新生儿、婴儿与成人肺功能的比较

呼吸参数	新生儿	成人
潮气量（V_T，ml）	17	500
频率（RR，次/分）	34	12
有效肺泡通气量（V_A，ml/min）	385	4140
功能残气量（FRC，ml）	75	3030
肺活量（VC，ml）	100	4620

引自 Smith's Anesthesia for Infant and Children. 1996

表70-8 吸入性麻醉剂MAC新生儿与成人的差异

MAC	氟烷	恩氟烷	异氟烷	七氟烷	地氟烷
MAC（成人）	0.75	1.7	1.2	2.05	7.0
MAC（新生儿）	0.87	—	1.60	3.3	9.2

引自 Smith's Anesthesia for Infant and Children. 1996

目前，常用的挥发性麻醉药氟烷（halothane）、恩氟烷（enflurane）、异氟烷（isoflurane）、七氟烷（sevoflurane）、地氟烷（desflurane），上述5种挥发性麻醉剂其MAC（不同年龄各异）分别为：氟烷0.8、恩氟烷1.6、异氟烷1.3、七氟烷2.0、地氟烷5.0。

氟烷刺激性气味小，是小儿麻醉很好的吸入性麻醉诱导剂，但氟烷干扰压力感受器和血管运动中枢功能，降低交感兴奋和儿茶酚胺分泌，有直接负性变时性效应，并且减少心脏每搏量，易引起血压降低，但心率变化不大，小儿麻醉时应予以充分注意；挥发性麻醉药均发生与剂量相关的低血压，对心肌的抑制，其顺序为恩氟烷＞氟烷＞七氟烷＞异氟烷和地氟烷，但后者不增加心率，故也常用于小儿麻醉。挥发性麻醉药均显著抑制呼吸，其顺序为地氟烷＞七氟烷＞恩氟烷＞异氟烷＞氟烷，主要表现为潮气量下降和呼吸频率减少，氟烷则使呼吸频率增加，故呼吸抑制最轻。总之，自Stephen提出理想的吸入麻醉药标准以来，以氟烷为代表的一些药物已接近这一水平，在小儿麻醉中氟烷被认为是最安全可靠的吸入性麻醉药，不产生氟烷性肝炎；恩氟烷可能引起心动过速，尤其儿童可能产生肾毒性；七氟烷除诱导迅速外，不比异氟烷有更多优点，且七氟烷与钠石灰作用产生的物质可能构成问题；地氟烷基本无肝、肾毒性，诱导、恢复均迅速，小儿麻醉可选择使用。1990年10月全美麻醉年会上有许多地氟烷用于小儿麻醉的临床研究，地氟烷可单独加氧气用于麻醉诱导，亦可加用60％氧化亚氮和（或）静脉麻醉药同用；地氟烷的特点是组织溶解度低，诱导快，苏醒早，并且恶心、呕吐发生率很低，所以常用于小儿门诊手术。

（四）神经肌肉阻滞药（nuromuscular blocking agents）

新生儿出生后肌纤维无论厚度、长度均不如成人，随着生长发育，肌纤维逐渐增厚、变长；小儿麻醉也需要肌松药，甚至有的小儿对肌松药的敏感性与成人相同。

1. 去极化肌松药琥珀胆碱（sch） 常在有反流、误吸危险的患儿需要气管插管时选用，对内镜等操作亦可应用，剂量为1.0mg/kg；按体重计算剂量，小儿的药效低于成人，新生儿、婴儿和儿童其90％有效量与成人比，其比值分别为1.8、1.8和1.2，其阻滞效应与剂量相关；正常单次静脉注射1～2mg/kg（肌内注射4～5mg/kg），静脉注药不超过2.0mg/kg不易出现Ⅱ相阻滞。在氟烷、恩氟烷和芬太尼麻醉下，反复推注琥珀胆碱，当累积剂量分别达到4.4mg/kg、5.1mg/kg和6.4mg/kg时，亦可发生Ⅱ相阻滞；琥珀胆碱静脉注射后，可因兴奋心脏胆碱能受体引起心动过缓，小儿麻醉前可用阿托品预防之；琥珀胆碱如果用量不足，可出现咬肌痉挛，如果用量已足，还发生咬肌痉挛，则预示恶性高热的早期体征，小儿麻醉时应予充分注意。此外，婴儿用量要小，肝功能不好的患儿勿用。静脉注射后30～60秒起效，肌内注射2～3分钟起效；静脉注射持续10～15分钟，肌内注射10～30分钟；该药由假性胆碱酯酶代谢，经肾排出。

2. 非去极化肌松药

(1)潘库溴铵(pancuronium)：应用于儿童应根据不同年龄用药，新生儿较敏感，初量为0.05～0.1mg/kg，维持量为初量的1/5。婴幼儿初量为0.12mg/kg，儿童为0.1mg/kg，维持量为初量的1/4，有效作用高峰在2～3分钟，持续35～55分钟，该药作用快，无蓄积，没有筒箭毒的缺点，不释放组胺；对心血管无抑制作用，不影响肝、肾功能。少量在肝内代谢，只有20%由肝排出，80%通过肾脏排出，清除半衰期1～2小时。由于阻滞心脏受体和抑制迷走神经，可能发生心动过速。

(2)维库溴铵(vecuronium)：诱导插管静脉注射0.05～0.1mg/kg，婴儿1.5分钟起效，儿童2.4分钟起效，婴儿持续73分钟，儿童持续35分钟；8.0%经肝脏代谢，与潘库溴铵比，其只有20%由肾排出。除非剂量超过0.2mg/kg或有肝功能衰竭，清除半衰期才会延长。如果没有使用大剂量强效麻醉药，一般不发生循环抑制。

(3)阿曲库铵(atracurium，卡肌宁)：用于诱导插管时，静脉注射0.5mg/kg，维持量静脉注射0.25mg/kg；静脉滴注6μg/(kg·h)，注药后1～2分钟起效，持续20～30分钟，儿童和成人用药的时效关系相接近，用药中可因迷走神经反射引起心动过缓。该药经胆汁和肾排出。用了3倍95%有效量时才会引起组胺释放。

罗库溴铵(rocuronium)为中效肌松药，气管插管剂量为0.6mg/kg，静脉注射后60～90秒即可插管，一般没有声带活跃和呛咳反射。罗库溴铵主要被肝脏摄取，原形随胆汁分泌排泄，肝、胆排泄分别占注射量的75%和86%，经尿排泄只占8.7%，提示肾功能不全仍可安全使用，但肝功能不全者应注意。

(4)米库氯铵(美维松，mivacurium)：为新合成的非去极化肌松药，它具有起效快，作用时间短，恢复迅速，无蓄积作用及对自主神经和心血管的不良反应，临床应用可避免琥珀胆碱的肌纤维成束收缩、高血钾、恶性高热以及心律失常等多种不良反应。小儿应用米库氯铵与成人有显著差异，婴儿对米库氯铵较敏感，呼气末1%氟烷麻醉下婴儿应用米库氯铵65～75μg/kg可达95%有效量，儿童用量相对较大，2～12岁用量达51μg/kg才能达到95%有效量。米库氯铵的起效时间与剂量有关，上述用量起效时间为(3±0.2)分钟，用量增至200μg/kg时起效时间可缩短至(1.8±0.1)分钟。婴儿和儿童的恢复时间相似，分别为7分钟和8分钟左右。米库氯铵可被血浆胆碱酯酶快速水解，也可能还有其他代谢和排泄的途径。总之，小儿对米库氯铵有很好的耐受力，当剂量增至250μg/kg时才偶有皮肤潮红、轻度血压下降等反应。关于米库氯铵的拮抗，婴儿用新斯的明20μg/kg，儿童用新斯的明40～60μg/kg拮抗；所以，米库氯铵有替代琥珀胆碱的趋势。术毕时对肌松药的残余作用应用药物拮抗，以免术后通气不足和低氧血症，当拮抗后TOF比值>0.7～0.75时，患儿能睁眼、握拳、抬头，肺活量平均达到17ml/kg时，才可以气管拔管。

常用神经肌肉阻滞拮抗药临床剂量见表70-9。

表70-9 神经肌肉阻滞拮抗药的临床应用

神经肌肉阻滞深度	TOF计数	新斯的明(格隆溴铵)(μg/kg)	吡斯的明(格隆溴铵)(μg/kg)	依酚氯铵(阿托品)(μg/kg)
轻度	4	25	100	500
		(5)	(5)	100
中度	2～3	50	200	1000
		(10)	(10)	(10)
重度	0～1	75	300	
		(15)	(15)	

引自国外医学·麻醉与复苏分册.1993,14(5):267

第三节 小儿麻醉的有关问题

一、术前准备

小儿手术特别是选择性的重大手术，麻醉前麻醉医师应经常到病房访视患儿，尤其婴幼儿和学龄儿童，在心理上与成人有很大差异，对陌生的医护人员存有戒心，所以，麻醉人员应做到同他们“交朋友”，谈论小儿喜欢的话题，例如谈玩具、谈动物等，做到友好相处，起码可以说对手术、麻醉的成功就有了良好的心理准备。

无论手术大小，均应全面了解患儿病史、完善检验项目、进行全身体检，注意有无并存疾病，对小儿容易并存的脱水、腹泻、电解质紊乱、缺钙、贫血、呼吸道感染、先心病等重点予以关注，并纳入麻醉计划，术前进行有效治疗和纠正。特殊重大的手术麻醉应按常规进行特殊项目的检查，包括特殊检验、CT、B超等检查。

关于术前禁食时间，目前趋向放宽禁食时间，以免长时间禁食引起患儿不适，增加低血容量甚至低血糖的发生。研究表明，儿童麻醉前2～3小时口服“清淡”液体不但不增加胃内容积或酸度，反而降低胃内容和酸度；目前，主张术前禁食固体食物，但可以于术前2～3小时饮用适量“清淡”液体，对某些有胃排空延缓的患儿，还是应该完全禁饮食。

小儿麻醉要不要在病房给予术前用药目前仍有分歧，过去术前30分钟肌内注射术前用药，多采用肌内注射阿托品或镇静剂，现在正尝试将各种药物如咪达唑仑、氯胺酮、舒芬太尼等药物经鼻腔（氯胺酮3～6mg/kg、咪达唑仑0.2～0.3mg/kg、地西泮0.2～0.3mg/kg、舒芬太尼1.5～3μg/kg）或肛门灌注（咪达唑仑0.3～1.0mg/kg、地西泮0.5～0.75mg/kg、氨胺酮5～10mg/kg）等途径给药，用这些方法用药，使小儿能很容易地离开父母，当然，到了手术室后用皮肤表面麻醉药或吸入氧化亚氮，小儿入睡后再静脉注射阿托品也可以。

二、麻醉设备与监测

（一）麻醉装置与器具

小儿麻醉以全身麻醉为主，除了一部分小手术和门诊手术无需气管插管外，均需施行气管内插管、辅助呼吸或控制呼吸，因此，主要的麻醉装置是适于小儿使用的麻醉机和呼吸机。体重10kg以上小儿均可安全使用循环紧闭麻醉机，与成人麻醉机不同之处：一是贮气囊容量大小要适应不同年龄小儿的需要；二是呼吸管（螺纹管）直径大小与长度要符合小儿的标准；三是挥发罐标定准确，各种气体流量计要更精确。呼吸机一般使用容量预调通气机，要求气囊风箱的通气功能可适应婴幼儿，乃至新生儿的需要，而且弹性回路顺应性要好。除循环紧闭回路外，小儿麻醉经常使用Bain回路、Jackson-Rees等回路，见图70-3～图70-5，无论使用何种回路，必须能达到预知吸入麻醉气体和氧气的浓度，能有效控制肺通气量与排尽二氧化碳等基本标准。其他器具包括麻醉喉镜、气管导管等均应适应不同年龄小儿的需要。椎管内阻滞与神经阻滞等所用的器具基本与成人相似，只是穿刺针、导管等，粗细、长短与成人有些区别罢了。

（二）监测仪器

小儿麻醉基本的监测仪器应包括无创血压（或超声多普勒）、听诊器（包括食管听诊器）、心电图、脉搏氧饱和度、呼气末二氧化碳、体温等监测仪；如果使用了肌松药，则应有周围神经刺激器；如果是心内直视手术等一些重大手术的麻醉，起码还应该有中心静脉压、有创动脉压等仪器；目前很多单位已经有麻醉气体监测仪，有条件时均可应用。

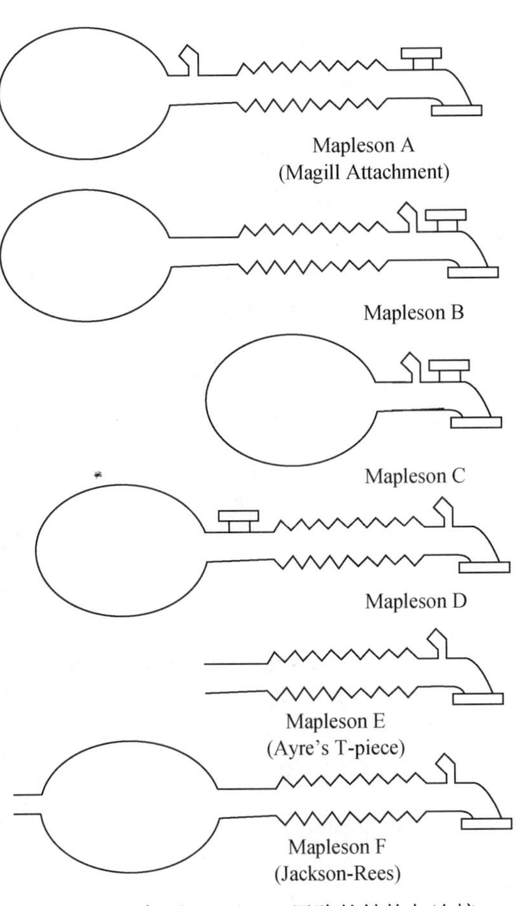

图 70-3 各型 Mapleson 回路的结构与连接
引自 Smith's Anesthesia for Infant and Children. 1996,231

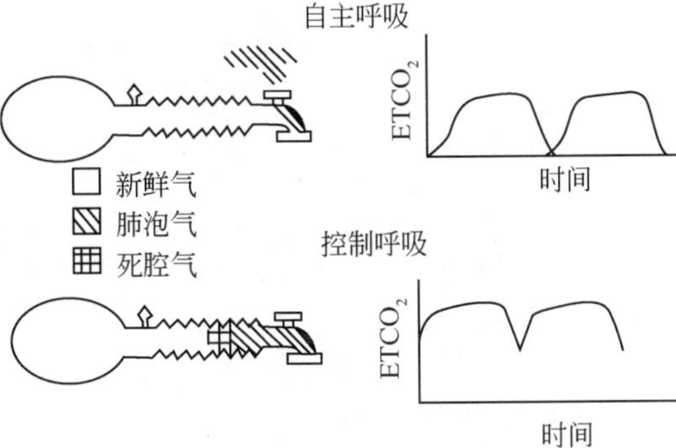

图 70-4 不同类型呼吸时，Mapleson 回路气体交换量及 CO_2 复吸量
引自 Smith's Anesthesia for Infant and Children. 1996,232

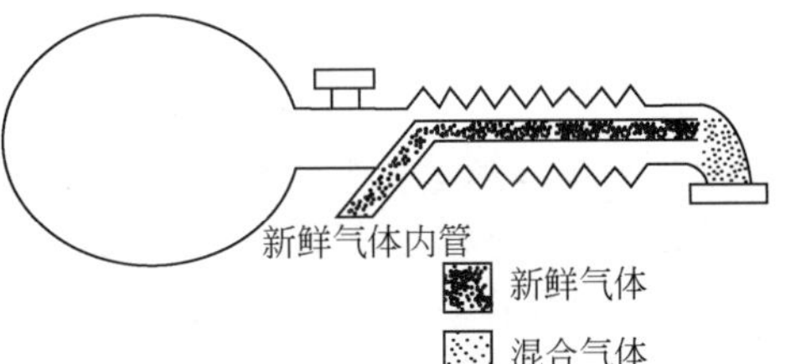

图 70-5 Bain 回路的结构与连接
引自 Smith's Anesthesia for Infant and Children. 1996,234

第四节 麻醉诱导与气管内插管

一、全麻诱导

全麻诱导方法很多，一般分为吸入、静脉注射、肌内注射和肛门直肠灌注等，应依据年龄、病情、手术种类和手术时间长短等不同情况，根据指征选用不同的方法，关于全麻药的临床应用，请见前述。以下仅介绍几种常用的诱导方法。

(一)吸入诱导

用于小儿是一种较理想的方法，为了能顺利地使患儿接受吸入面罩，有条件时可使用大小适合的"香型彩色"吸入面罩，可以在小儿未发觉的情况下，吸入高流量(70%) N_2O，吸入1～2分钟入睡后平卧，在监测下，由小到大，吸入0.5 %～4%浓度的挥发性麻醉药，可迅速达到满意的诱导目的(吸入浓度以及是否应用肌松药，均应根据年龄、病情等决定)，气管插管后即可将氧化亚氮的浓度降至50%，挥发性麻醉药的浓度降至1%～2%的维持剂量。

(二)静脉诱导

可用于静脉诱导的药物很多，上面已详述。理想的方法是按上述方法先吸入 N_2O-O_2，入睡后开通静脉通路，然后酌情选择静脉麻醉剂、麻醉性镇痛催眠药和肌松药等通过静脉亦可迅速达到诱导的目的。

(三)肌内注射

也是小儿尤其是新生儿和婴幼儿常用的方法,最多用的是氯胺酮和苯二氮䓬类药,作臀部深部肌内注射。

(四)肛门直肠灌注

例如,用 2.5%硫喷妥钠 20~30mg/kg 直肠灌注。

二、喉罩气道

喉罩气道(laryngeal mask airway, LMA)是 1983 年 Brain 发明的,近年来在我国推广使用,小儿麻醉应用 LMA 也取得了较好的效果,小儿 LMA 共分 5 号,即 1、2、2.5、3 和 4 号,见图 70-6。

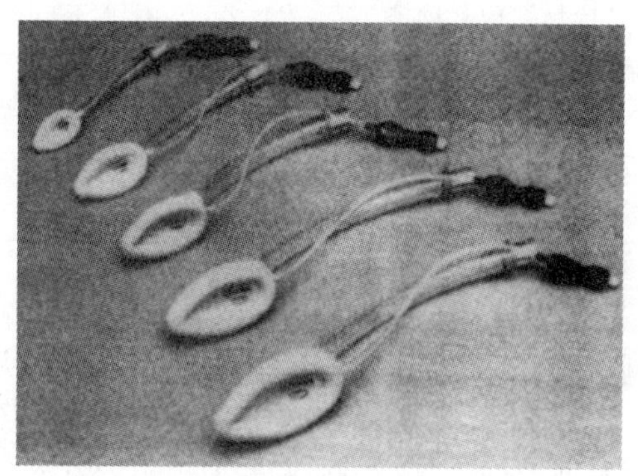

图 70-6 喉罩号码

引自 Smith's Anesthesia for Infant and Children. 1996,291

不同体重的患儿使用不同号码的 LMA(表 70-10)。

表 70-10 喉罩号码

罩号	体重(kg)	内径(cm)	长度(cm)	套囊容量(ml)
1	<6.5	5.25	10	2~5
2	6.5~20	7.0	11.5	7~10
$2_{1/2}$	20~30	8.4	12.5	14
3	30~70	10	19	15~20
4	>70	12	19	25~30

引自 Smith's Anesthesia for Infant and Children. 1996,296

诱导方法基本与气管插管相似,不强调使用或不使用肌松药,即使是新生儿和婴幼儿,插入 LMA 并不困难,一般单纯的氯胺酮麻醉加以咽喉部表面麻醉(有时辅以地西泮)即可完成。插入 LMA 前抽尽罩囊内气体,于其上涂以润滑胶,在麻醉喉镜明视下进入咽喉部,一般在遇到阻力,不能再推进时,即为 LMA 包围住气道的部位,见图 70-7;根据不同体重,插入不同大小号码的 LMA,进入的深度(mm)和罩囊的充气量见表 70-10;如果 LMA 放置的位置正确,在 IPPV 加压至 1.47~1.96kPa(15~20cmH_2O)有时也不漏气,如有漏气,应该调整 LMA 的位置。应用 LMA 对咽喉刺激引起的应激反应较轻,血压、心率不会有很大的改变;小儿短小手术占的比例不少,以 LMA 替代气管导管有很大优点,如果遇到插管有困难的患儿,选用 LMA 不失是一个上策,但 LMA 仍存在一些问题,例如需要伏卧位、侧卧位手术的患儿,就很难使用 LMA;此外,应用 LMA 仍应高度警惕误吸、气管阻塞等危险,所以应用中要注意掌握其指征。

三、气管内插管

气管内插管是保证小儿麻醉安全的关键,凡重大、危重、时间长的手术均应选用气管插管,为提高插管的成功率,必须有一套小儿标准

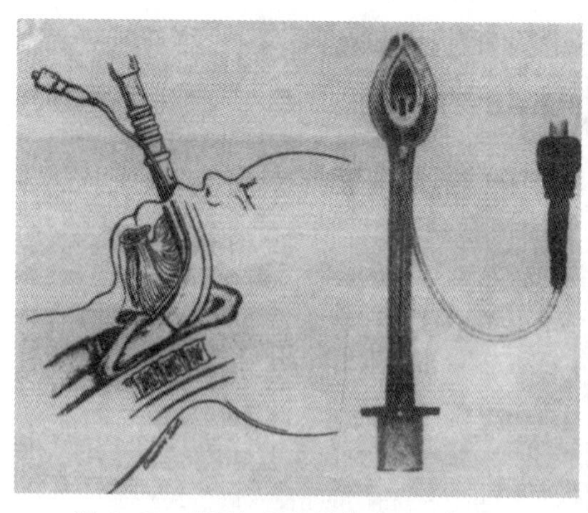

图 70-7 喉通气罩包围住喉的通气入口

引自 Smith's Anesthesia for Infant and Children. 1996,242

麻醉喉镜和镜片尖端有不同弯度、适于婴儿使用的喉镜(婴儿喉头位置高),目前,喉镜的光源也有很大改进,即光导喉镜,保证了操作时的光源。不同年龄的小儿应使用不同规格的导管,见表70-11。导管直径太大,容易损伤声带引起声门水肿,新生儿和婴幼儿一般不用带充气套囊的导管;为了适应经口手术与术后长时间保留导管的需要,小儿插管还经常选用形状类似L形的RAE管(1975年Ring Adair和Elwyn推广使用),这种导管的推广使用,极大地方便了手术和麻醉操作。完成插管后应常规听诊两肺,因为小儿插管容易进入一侧总支气管,如果插入太深,应稍退出之后再固定,同时进行其他项目的常规监测。

表70-11 气管内导管号码

年龄	体重(kg)	内径(mm)	经口长(cm)	经鼻长(cm)	吸引管长(F)
早产儿	0.7～1.0	2.5	7～8	9	5
早产儿	1.0～2.5	3.0	8～9	9～10	5
新生儿	2.5～3.5	3.5	9～10	11～12	6
3个月	3.5～5.0	3.5	10～11	12	6
3～9个月	3.0～8.0	3.5～4.0	11～12	13～14	6
9～18个月	8.0～11.0	4.0～4.5	12～13	14～15	8
1.5～3岁	11.0～15.0	4.5～5.0	12～14	16～17	8
4～5岁	15.0～18.0	5.0～5.5	14～16	18～19	10
6～7岁	19.0～23.0	5.5～6.0	16～18	19～20	10
8～10岁	24.0～30.0	6.0～6.5	17～19	21～23	10
10～11岁	30.0～35.0	6.0～6.5	18～20	22～24	12
12～13岁	35.0～40.0	6.5～7.0	19～21	23～25	12
14～16岁	45.0～55.0	7.0～7.5	10～22	24～25	12

四、术中管理

小儿特别是6个月以下的婴儿,对麻醉、创伤、失血均容易引起反应,而且瞬息多变,应加强如下管理。

(1)插管后早期,要注意保证气管通畅,1岁以下的小儿,头大、颈软,头位不适容易构成气道梗阻;小儿分泌物多,易因误吸造成肺不张,故应及时吸尽气道内的分泌物;插管后摆放手术体位,容易将导管拖拽出来,麻醉者应注意保护,以免增加危险。

(2)注意保护眼睛,以免发生巩膜炎和睑缘炎。

(3)使用留置针,建立可靠的静脉通路。

(4)婴儿和年龄小的儿童使用Bain或Jacson-Rees回路,年龄大的儿童使用循环紧闭回路,以保证肺泡通气,Bain和Spoerel发现氧气流量70ml/kg,一般可保证小儿血碳酸正常;体重10～35kg的儿童,氧气流量3.5L/min,10kg以下小儿用2L/min氧气流量即可,总之,小儿麻醉应根据不同年龄和所使用的回路,给以足够的新鲜气流量并注意监测,方可保证正常通气。

(5)体温的维持对于小儿麻醉有很大意义,气候寒冷、室温过低以及输入冰冷的液体(或血液),都容易造成小儿低温,应采取相应的措施,维持体温于36～37.5℃为最理想。

(6)术中液体的维持,对于小儿特别是婴幼儿非常重要,主要应考虑补足其量和质,也就是说要补够小儿每天需要的热量并维持其电解质平衡。不主张输入10%葡萄糖溶液,因为高血糖会导致脑缺血、脑损害,一般主张输入含5%葡萄糖的平衡液，即可补足其热量和维持钾、钠、氯等电解质平衡。小儿输液还要注意避免过量，否则，会增加心脏负担，输液量见表70-12；较大的手术均应密切监测尿量与失血量。3个月至1岁的小儿血容量仅75～80ml/kg，3～6岁血容量为70～75mg/kg，因此，新生儿与婴幼儿对失血的耐受力均很差。

表70-12 术中液体需要量

1. 估计液体需要量(EFR)每小时维持液量	0～10kg=4ml/(kg·h) + 10～12kg=2ml/(kg·h) + >20kg=1ml/(kg·h)	
2. 估计术前液体丢失量(EFD)	若干小时×EFR 第1小时输1/2EFD+EFR 第2小时输1/4EFD+EFR 第3小时输1/4EFD+EFR	
3. 不显性丧失(IL)	小手术	3～5ml/(kg·h)
	中手术并暴露内脏	5～10ml/(kg·h)
	大手术并暴露肠管	8～20ml/(kg·h)
4. 估计失血(EBL)	估计失血及输血、输液情况	
5. 术中总输入量	EFR+EFD+IL+EBL	

引自 Charlotte Bell et al. The Pediatric Anethesia Handbook. 1997,76

(7)注意麻醉深度的监测，根据应用不同的麻醉药予以掌握。

第五节 部位麻醉

临床常用的方法基本与成人相同，即蛛网膜下隙、硬膜外、骶管阻滞和臂丛神经阻滞等；部位麻醉需要熟练的操作技术，否则，不如全身麻醉安全。局麻多用0.5%普鲁卡因(10mg/kg以下)或0.25%～0.5%利多卡因(5mg/kg以下)；蛛网膜下隙阻滞用普鲁卡因(8mg/岁)或丁卡因(0.8mg/岁)，配成重比重的溶液进行阻滞；硬膜外阻滞常用0.7%～1.5%利多卡因(8～10mg/kg)或0.15%丁卡因(1.2～1.5mg/kg)；臂丛神经多用1%利多卡因阻滞。小儿部位麻醉不宜使用多种、大量辅助药，否则，容易增加麻醉的复杂性与危险性。

第六节 小儿若干手术的麻醉问题

小儿各系统的手术，根据其疾病的病理变化特点，麻醉处理也各有不同，但总的临床麻醉处理原则是一致的，以下就几个手术种类的麻醉具体处理作简要叙述。

一、心血管手术麻醉

小儿常见的心血管手术，如左向右分流的房间隔缺损(ASD)、室间隔缺损(VSD)、动脉导管未闭(PDA)等手术，右向左分流最常见的是法洛四联症的手术；临床1岁左右婴儿因PDA导致心力衰竭者不少；ASD、VSD合并肺动脉高压者更多；以上情况给麻醉带来很多困难，如果是法洛四联症，一般均有严重低血氧症，麻醉风险更大。麻醉处理中首先要正确估计病情，术前药：阿托品术前30分钟肌内注射或麻醉前通过静脉给予均可，允许吸入氧化亚氮可吸入后开放静脉，否则，给予适量氯胺酮后再开放静脉亦可；麻醉以选择静脉芬太尼复合麻醉为最佳，诱导开始前，先面罩吸氧去氮后，分别静脉注射地西泮(或咪达唑仑)、芬太尼以及肌松药(用量见前述)并快速气管插管。先静脉注射地西泮的目的，既可镇静催眠，又可消除芬太尼引起的肌肉僵硬现象；芬太尼的用量见前述，但作者采用芬太尼静脉一次剂量负荷法：手术时间(min)÷10=μg/kg×患儿体重(kg)=μg(芬太尼用量)，例如，VSD患儿，体重20kg，估计手术时间180分钟，则芬太尼用量=180÷10×20=360μg。所得芬太尼用量在诱导时一次静脉注射，如果所得用量较大，亦可以其部分诱导，余量切皮以前静脉注射。手术后期如果麻醉变浅，不可再追加芬太尼和肌松药，而以吸入少量挥发性麻醉药为好。此法的最大优点为血流动力学稳定。

二、新生儿麻醉

出生28天以内的小儿称为新生儿，新生儿包括婴儿初期，在生理、解剖上有许多特点，与较大儿童差别很大,麻醉前应充分了解分娩史以及有无先天性疾病,这对于估计病情、选择麻醉非常重要。分娩时有窒息史的新生儿脑循环自身调节能力很差,并且还可能存在低血压、低血糖、低血钙、凝血障碍和咽反射缺失等情况,麻醉时可因清醒插管,颅内压增高导致脑室出血,亦可因麻醉药的作用发生低血压或引起气道阻塞;新生儿心肌收缩成分比儿童少30%,交感神经支配也不全,所以容易因麻醉药作用引起心排血量不足导致循环障碍和低血氧症;新生儿特别是早产儿功能残气量(FRC)较成人小,而且对二氧化碳的反应也弱,麻醉过程中容易发生通气不足、低氧血症,甚至右心衰竭,因此,术中需要辅助呼吸以提高通气指标;新生儿血红蛋白低于100g/L者有时仍应输血,以使血红蛋白达到140g/L;凡有低血糖或低血钙的新生儿术前亦应予以纠正。

新生儿麻醉术前的胃肠准备不能采用整夜禁食的方法,否则易引起无症状性低血糖,一般主张术前4小时最后一次喂奶,术前2小时喂清淡流质;术前药予以阿托品预防心动过缓。一般小儿的麻醉方法均可应用,但在无禁忌的情况下,可以用清醒插管,氯胺酮肌内注射后再施行咽喉表面麻醉、气管插管,也是一种好的诱导方法;吸入麻醉之后静脉注射1~2mg/kg琥珀胆碱,可以提前插管而减少麻醉药的吸入;术后需保留气管导管并继续肺通气的患儿,诱导可用地西泮、芬太尼麻醉;肌松药在新生儿的应用一直有争议,因为已知小儿出生后12周神经肌肉接头才成熟,所以,在此之前新生儿神经肌肉贮备很小,不宜应用。

三、耳鼻喉科手术

耳鼻喉科手术种类繁多,本节仅对虽然是常见病、多发病,但在国内麻醉方法还时常有分歧的扁桃体切除术和气管异物摘除术的麻醉予以扼要叙述,其实这两种手术时间均很短,麻醉也并不困难,但由于耳鼻喉科医师施行扁桃体切除术习惯于在非气管插管、无通气管理的条件下进行,因此,增加了麻醉的困难与风险,尤其在基层医院,这两种既常见又简单的手术麻醉,仍未得到很好的解决,为了能较一致地解决这两种手术的麻醉操作问题,必须重申麻醉的一些基本原则,即术中既要确保病人安全又要最大限度地减轻病人痛苦,并为手术创造良好条件,满足手术的要求。欲达到上述两个基本原则,麻醉医师操作中必须控制呼吸道并施行有效的通气管理。

(一)扁桃体和腺样体切除术的麻醉

术前必须注意患儿的口腔卫生,防止上呼吸道感染,注意有无松动的牙齿,以免术中脱落;较大儿童术前口服地西泮予以适当镇静并静脉注射阿托品,以减少口腔分泌和咽反射。麻醉有两种方法,一是用硫喷妥钠(4~5mg/kg)及短作用的肌松药静脉注射后,经鼻插入RAE管,随即控制呼吸并吸入异氟烷或恩氟烷,手术结束,肌松作用消失,完全恢复自主呼吸,吸尽分泌物后即可拔管,拔管前静脉注射利多卡因(1~2mg/kg),可预防术后喉痉挛的发生率,术后吸入纯氧,这种方法麻醉安全性大;另一种方法是适应手术的要求在非气管插管麻醉下手术,麻醉诱导静脉注射氯胺酮2mg/kg后,缓慢推注丙泊酚2.5~3mg/kg,下颌松弛即可放置开口器,以丙泊酚8~12mg/(kg·h)用微型静脉推注泵推注,一般不引起呼吸抑制,口腔内的血液与分泌物由术者负责吸引,但这种麻醉下一般患儿血压稍高、心率偏快,对这种麻醉应有选择性,对于大体重、肥胖儿童不宜应用。

(二)气管异物摘除术的麻醉

气管异物常见于1~3岁的儿童,右总支气管异物比左总支气管异物多,患儿出现呛咳、哮喘和低氧血症等临床表现;近年来,多采用低浓度氟烷或地氟烷和短效肌松药诱导,小时以上的异物取出术也有用长效肌松药者;诱导还有用丙泊酚和短效肌松药静脉注射,下颌松弛后迅速置入内镜,并在支气管镜的侧孔连接麻醉回路,进行手法控制呼吸。

有些病例出现急性呼吸困难和严重低氧

血症,可于坐位面罩吸氧并吸入氟烷或地氟烷,任何方法的麻醉均应在心电图、脉搏氧饱和度、血压等监测下施行气管异物摘除术;凡有气道梗阻的,禁用肌松药,在有效通气的情况下方可使用硫喷妥钠(4～6mg/kg)或丙泊酚(2～4mg/kg)或少量芬太尼(1～2μg/kg)以及短效肌松药,有利于异物的取出,术毕退出支气管镜换插气管导管,等待自主呼吸恢复后拔管,回病房后继续吸氧。

还有一种麻醉方法亦可应用,诱导时静脉注射羟丁酸钠(60～80mg/kg),随即静脉注射丙泊酚(2.5～3.5mg/kg)并施行咽喉表面麻醉,下颌松弛后置入支气管镜,术中必要时追加半量或全量丙泊酚,通过内镜侧孔吸入3～5L/min氧气,万一呼吸停止,应马上接上高频通气。

四、食管闭锁和食管气管瘘

食管闭锁和食管气管瘘(esophageal atresia and tracheoesophageal fistula, EA & TEF)常见于1～24天,平均4.2天的新生儿,患儿由于误吸引起呛咳、发绀、呼吸困难甚至窒息;患儿往往还有肺炎、硬肿症、先心病等并发症;早产儿的病死率可达80%,体重在2.75kg以上且无严重合并症者,病死率可降至25%,近年来,由于手术方案和时机选择合理,重视全身情况纠正和护理水平的提高,治愈率也有了很大的提高。

麻醉有几种方法,可以吸入N_2O-O_2、氟烷和安定镇痛麻醉;也可以用清醒插管并肌内注射氯胺酮,一般不发生喉痉挛、窒息和肢体扭动,而且呼吸、循环稳定,麻醉装置可用改良的Arye回路,手法控制呼吸。EA、TEF的患儿应在严格保温下送至手术室,手术室温度应维持在35℃左右。气管导管应插至气管中段,对高位瘘者导管前端应越过瘘口,以免通气时引起腹胀。气管插管前后均应时常反复吸引分泌物,但每次吸引时间不可太长。由于不用肌松剂,术毕患儿一般很快恢复苏醒。

（王大柱　苗　克）

参考文献

邓硕曾.李太富.1994.阿片类麻醉在心血管手术的应用与评价.国外医学·麻醉学与复苏分册,15(2):65

李军.1996.丙泊酚在小儿麻醉中的应用.国外医学·麻醉学与复苏分册,17(5):276

王祥瑞.1993.非去极化肌松药的拮抗机制和方法.国外医学·麻醉学与复苏分册,14(5):265

Bell C, Kain Z N. 1997. The Pediatric Anesthesia Handbook. 2nd ed. Philadelphia: LWW

Miller RD. 1986. Anesthesia. 2nd ed. New York Churchill Livingsyone

Motoyama E K, Davis P J. 1996. Smith's Anesthesia for Infant and Children. 6th ed. London: Mosby

第 71 章　老 年 麻 醉

随着我国人民生活水平的提高及卫生保健事业的发展,老年人口比率迅速增长。北京、上海、四川等省市已提前进入老龄社会。Miller 估计美国 50%的 65 岁以上老人在死亡前要经受 1 次手术。我国不少城市的大医院老年麻醉已占麻醉总数的15%～20%。尽管外科和麻醉技术的进步,使老年手术病人的死亡率大大降低,但仍高出青年死亡率的 2～4 倍。因此,深入探讨衰老的病理生理和药理学变化,了解围手术期的主要危险因素和防治措施,提高麻醉管理技术,降低老年麻醉的并发症和病死率,是麻醉工作者的重任。

第一节　衰老的生理变化对麻醉的影响

众所周知,衰老与年龄并不完全同步,同一病人各脏器的衰老程度也不完全相同,因此,评估老年病人的生理变化时,其"生理年龄"比"时间年龄"更为重要,一定要具体病人具体评估。

一、中枢神经

大脑皮质随年龄呈进行性萎缩,脑重量逐年减轻,灰质由 20 岁时占脑重量的 4.5%降至 80 岁时的 3.5%;神经元的数量在 65 岁时比 20 岁年轻人减少 10%～35%,90 岁时只剩下 1/3;中枢内受体及神经递质也相应减少,致老年人记忆力减退,反应迟钝,对中枢神经抑制药的敏感性增加,如吸入麻醉药的 MAC 从 40 岁起每 10 年下降 4%;硫喷妥钠使意识消失剂量由青年人的 2.5mg/kg 降至 65 岁老人的 1.8～1.2mg/kg;老年人丙泊酚诱导量仅为青年人的一半(1mg/kg)。同时,由于随年龄增加,自主神经兴奋性降低,机体对儿茶酚胺及抑制 β 肾上腺素能兴奋的能力减弱,导致心血管对应激反应的调控能力降低,术中血压、心率易于波动。

二、循环系统

衰老引起的心血管生理变化对麻醉影响最大。心肌间质纤维的增生使心脏顺应性降低,加之维持心脏收缩的酶和 ATP 逐年减少,致心肌收缩力减弱。Miller 报道心排血量从 30 岁以后每年减少 1ml,80 岁时为 20 岁人的 1/2。尽管临床发现多数无重度心血管并存疾病的老人其心排血量和射血分数仍维持在正常范围内,但由于其贮备力不足,遇运动、发热、贫血、术中应激反应等即可出现心排血量下降,心肌供血不足的症状。因此,麻醉中要小心维护这狭小的心脏贮备功能。副交感神经对固有心律起调控作用,随年龄增加副交感神经张力增高和心脏起搏细胞的减少,导致老年人心率普遍减慢,对变率性药物的反应也比年轻人差,而心率的减慢又直接影响心排血量。高位硬膜外阻滞,缺氧和高碳酸血症时老年人心率减慢更显著,常是导致术中心搏骤停的原因。麻醉者应高度警惕。衰老过程中大血管和小动脉弹性逐渐丧失,外周血管阻力增加,是导致血压升高和左心肥厚的主要因素,左室压力/容量曲线变陡,需更大的充盈压才能保证每搏量和心排血量。围手术期血压急剧升高或输液稍逾量,易发生急性左心衰和肺水肿。但舒张压又不可过低(<8.0kPa,或 60mmHg),否则可致冠状动脉灌注压低下,引起心肌缺血。

三、呼吸系统

增龄使肺纤维组织增生,肋间肌萎缩及椎间隙变窄,导致胸肺顺应性下降。肺总量虽然可无变化,但从 20 岁以后时间肺活量每岁下降 20～30ml,残气量每岁增加 10～20ml,残气/肺总量之比可由 20 岁的 25%增至 70 岁时的 40%。解剖死腔随大、中支气管黏膜的萎缩而增大。而终末细支气管则随肺泡弹性回缩力的降低而易早闭,导致闭合容量增加,当闭合容量大于功能残气量时,则出现气体陷闭,通气/血流不均,PaO_2 下降。此外,由于老年人肺泡及开放的毛细血管数目减少,弥散功能降低,肺泡氧合和 CO_2 排出能力均下降,PaO_2 每岁降低 0.31mmHg,$P_{A-a}DO_2$ 在 70 岁时比 20 岁增加 1.07～1.33kPa(8～10mmHg)。因此,围手术期呼吸管理尤为重要,稍有不当即可导致重度低氧和高碳酸血症。

四、肝脏

老年人肝细胞呈退行性变,80 岁时肝细胞约减少 40%～50%。肝血流和功能亦逐年下降,从 30 岁起肝功能每岁下降 1%,肝血流每岁减少 0.5%～1.5%。与麻醉密切相关的是肝微粒体酶系统功能的改变,使解毒能力降低,经肝生物转化的麻醉药降解减慢,半衰期延长。若遇缺氧、低血压甚至输血等均可致肝损害,故麻醉管理既要考虑药物的选择,更要注意预防缺氧和维护血流动力学的稳定,保证肝细胞的供氧和灌注。

五、肾脏

增龄使肾体积缩小,80 岁时有功能的肾小球已减少 30%。由于心排血量的减少和肾血管硬化,65 岁时肾血流量减少 40%～50%;肾小球滤过率从 30 岁起每岁减少 1%～2%,90 岁时为 20 岁年轻人的 46%;肌酐清除率每 10 岁下降 6.5ml/(min · 1.7m²);血浆肾素(renin)浓度和活性至 70 岁时已降低 30%～50%,且常伴有醛固酮的不足,故老年人易发生高钾血症。衰老使肾小管再吸收功能低下,80 岁老人尿的浓缩力只相当于年轻人的 70%。根据肾功能的改变在麻醉管理上应注意下列两方面:①必须加强水与电解质平衡的监测,由于老年人体内水分不显性蒸发高于年轻人,每日约 600ml,手术冗长或失血较多易致脱水;输液过多又加重心肺负担;利尿不当会致电解质紊乱。②经肾排出的麻醉药和肌松药半衰期延长,必须根据每例老年病人的肾功能选择麻醉用药,避免术后药物残余作用的潜在危险。

第二节　药效及药代动力学变化

大量研究表明,老年人对麻醉药的摄取和起效时间虽与青年人有差异,但无实际的临床意义。增龄对麻醉用药的影响主要在下列两方面:

一、药物效应增加

由于中枢神经和外周受体随增龄逐渐减少，各靶器官受体部位药物浓度相应增高，使药效增强。此外，由于老年人血浆白蛋白质和量的变化，使血浆内游离型药物增多，迅速分布到靶器官，引起超常的药理作用。Christensen等报道70岁以上老年人静脉注射哌替啶后，血浆游离型哌替啶为30岁人的2倍。临床实践也发现欲使老人意识消失所需的硫喷妥钠量比年轻人减少25%，地西泮入睡量减少1/2～1/3。麻醉药的呼吸循环抑制作用亦比青年人明显增强，静脉注射2～3mg地西泮或咪达唑仑，可引起血压明显下降，甚至呼吸暂停。吸入麻醉药的MAC也随增龄而逐渐降低(表71-1)。

表71-1 不同年龄吸入麻醉药的MAC(%浓度)

药名	20～40岁	60岁	>80岁
氟烷	0.84	0.7	0.64
恩氟烷	1.68	1.55	1.4
异氟烷	1.28	1.18	0.97
七氟烷	2.2	1.8	1.48
地氟烷	7.25	6.0	4.35

二、消除半衰期($t_{1/2}\beta$)延长

消除半衰期由该药在体内的稳态分布容积(V_d)和血浆清除率(Cl)来计算，V_d增加和Cl减少，均使$t_{1/2}\beta$延长。V_d与脂肪组织有关，Cl与肝肾功能相关。65岁后脂肪组织在体内的比重由年轻时的20%增至40%，脂溶性麻醉药蓄积增多，V_d增加。衰老的肝肾结构和功能变化，促使血浆清除率减慢，导致药物的半衰期延长。即使像阿曲库铵(卡肌宁)经Hoffman消除的肌松药，老年人的作用时间亦比青年人长，可能与其代谢产物laudonesine在肝内清除延长有关。因此，推荐老年人麻醉用药的初始量应比青年人的常规量减少1/3～1/2，出现药效后再决定追加剂量和给药间隔时间(表71-2)。

表71-2 青年与老年麻醉常用药的$t_{1/2}\beta$比较

药名	20～40岁	>65岁
硫喷妥钠	6～42h	2～25h
地西泮	20h	70h
咪达唑仑	(2.1±0.8)h	4.3h
双异丙酚	52.4min	69.5min
哌替啶	3.2h	7.5h
吗啡	2.9h	4.5h
芬太尼	4.5h	15.5h
阿芬太尼	50min	(117±24)min
阿曲库铵	(15.7±2.5)min	(21.8±3.3)min
潘库溴铵	107min	201min
箭毒	173min	268min
美多寇林	265min	530min
维库溴铵	(78+21)min	(125±55)min

第三节 老年麻醉的危险因素及术前准备

一、并存疾病多

单纯高龄并非手术的禁忌证，麻醉风险主要与并存疾病多少及严重程度密切相关。有并存病者术后病死率为青年人的4倍，急症手术可增至10倍。Palo等(1995)报道167例80岁以上手术病人中，术前均有多种并存病，主要为心血管病(88.2%)、高血压病(50.8%)、慢性阻塞性肺疾患(19.1%)、糖尿病(12.5%)、肝肾功能不全(9.9%)。解放军总医院统计126例80岁以上粗隆间骨折施行手术病人，均同时并存2～3种疾病，其中50%并存3种以上疾患。普胸65岁以上手术病人，92%并存2种重要脏器疾患。Stephen报道1000例70岁以上老年病人，术后病死率为5.8%，死亡病人中84%术前并存3种以上疾病。但大量实践证明，术前积极治疗并存病，改善重要脏器功能，制定合理的麻醉方案，围手术期加强监护和预防并发

症，绝大多数多种并存病的老年病人可顺利度过手术和麻醉关。

二、缺血性心脏病

缺血性心脏病是老年麻醉的又一危险因素，围手术期死亡为一般人的2～3倍。其危险因素如下：

(一)原有心肌梗死病史

Shak报道(1990)有心肌梗死病史者围手术期再梗死率为7.3%，尤以6个月内的心肌梗死病人再梗死率高。但近年来，随着心肌梗死后积极开展溶栓或冠脉成形治疗，心肌梗死后的手术时间间隔已不再是主要的限制。美国心脏协会提出(1996)心肌梗死少于30天为高危因素，30天后根据临床表现和运动耐受性来判断，若仍有心绞痛发作或活动量受限，心动超声图见有室壁异常运动，应视为高危病人，不宜行非急症手术，遇急症或癌症必须手术治疗者，可先行经皮冠状动脉成形术。血流动力学不稳者应先放置主动脉内囊反搏导管，以备围手术期出现低心排血量之急需。但多数心肌梗死3个月内的急症病人，只要围手术期严密监护和及时处理心肌缺血，也能较平稳地度过麻醉和手术。

(二)不稳定型心绞痛

不稳定型心绞痛是指近月内有心绞痛发作，或绞痛程度和次数逐渐增加，静息心电图ST段≥1mm或T波在各导联均倒置。此类病人手术危险性亦高。Shak等证实有不稳定型心绞痛病人，围手术期心肌梗死率为28%。非急症手术应待心肌缺血症状和心电图改善后进行，急症手术按上述心肌梗死后高危期病人处理。对稳定型心绞痛病人，以运动试验作为危险性的判断标准。平板运动试验阳性或步行1500m即有气短、胸痛，甚至出现低血压，提示应激状态下心肌氧的供需失衡。此类病人虽非手术禁忌证，但必须加强术前的内科治疗，术中要保证足够的麻醉深度，术后加强镇痛和监测，尽可能降低围手术期的应激反应。

(三)缺血性心脏病合并高血压、左室肥厚、糖尿病亦是常见的危险因素

Hallenberg等(1992)提出心肌缺血的5种危险因素：①左室肥厚；②高血压；③需药物控制的糖尿病；④冠心病；⑤正用地高辛治疗者。对高血压病人既往过分强调舒张压的重要性，现研究证实，65岁以后舒张压的增值已达峰限，而收缩压仍可继续升高。Kanel指出脑出血、冠心病及心衰病人，以单纯收缩压高者居多。许多老年人随增龄舒张压反而下降，此乃动脉顺应性丧失所致，其死亡率反而增加。冠心病合并左室肥厚，除增加心肌氧耗外，更增加冠状动脉血管床容量，加重心内膜下心肌缺血，术前需积极进行抗高血压治疗，逆转或减轻左室肥厚的危害。糖尿病最危险的并发症是动脉硬化，约占糖尿病人病死率的50%。冠心病病人合并糖尿病的病死率比非糖尿病者高37倍。若并发糖尿病性自主神经功能紊乱，术后3天内的猝死率高达17%。因此，术前一定要查清重要脏器功能损害程度，应将空腹血糖控制在8.3mmol/L(150mg/dl)以下，加强术中和术后监测，维持尿糖勿高于“+”，输葡萄糖时应加胰岛素，一般按2.5～6g葡萄糖加1U胰岛素。

三、慢性呼吸系统疾患

高龄病人多数伴有程度不同的慢性阻塞性呼吸道疾患和肺气肿，是仅次于心脏并发症的术后死亡原因之一。Hotchsiss(1988)提出呼吸系统的危险指标是：最大通气量(MVV)＜预计值的50%，1秒最大呼出量(FEV_1)＜0.5L，FEV_1＜肺活量70%，择期手术应暂缓。特别是FEV_1＜0.5L者术后生存率低，50%在1年半内死亡。但Milledge报道12例FEV_1＜0.5L者，术后仅3例发生呼衰，他提出应以平静状态下$PaCO_2$＞8.0kPa(60mmHg)为危险指标。实践中我们的体会是尚需根据胸部X线片、活动量、痰量结合肺功能检查和血气分析综合评定。在一定程度上老年人的血气分

析可能更准确，简便易行，作为围手术期监测指标，其动态变化对判断肺功能更有实际的临床意义。近年由于呼吸支持治疗特别是呼吸机的发展，术前呼吸功能不良虽然已不是手术的禁忌证，但强调术前积极治疗慢性呼吸系统疾患，包括戒烟，抗感染，解除支气管痉挛，止咳化痰和理疗等，仍是改善肺功能，减少术后肺部并发症的重要措施。

第四节　麻醉方法的选择和管理

一、术前用药

衰老的一系列病理生理变化，使老年人的疼痛阈值增高和对麻醉性镇静镇痛药的耐受性降低，因而术前用药量应比青年人减少1/2～1/3。心肺贮备功能较好的高血压病人，可于术前30分钟肌内注射地西泮5mg、哌替啶50mg，以减轻精神紧张的交感反应。70岁以上的多数老人，术前只需进行心理安抚，不必加用药物镇静，以免造成呼吸循环的抑制。老年人迷走神经张力明显增高，术前应常规肌内注射阿托品，既利于麻醉又利于调整心率。东莨菪碱可引起兴奋谵妄，应属禁忌。

二、全身麻醉

随着新一代短效、速效、镇痛良好、心血管抑制轻、体内代谢少的吸入和静脉全麻药、肌松药的不断出现，麻醉机功能和监测技术的不断完善，使认为全麻并发症多的传统概念受到冲击。相反，由于气管内全麻可充分供氧，能保证气道通畅，且可多种药物复合应用，完善止痛和降低机体应激反应，使全身麻醉的安全性大大提高，更有利于术中根据老年病人的病情变化调控麻醉深浅和术后进行呼吸支持治疗，故全麻已逐渐成为当代老年麻醉的主要方法。

(一)诱导方法

诱导仍力求平稳，减少气管插管时的心血管应激反应。但老年人牙齿松动，面部骨质凹凸不平或肥胖颈短，多数术前存在心肺功能不全，诱导中若发生缺氧或气管插管困难，易导致心跳骤停，且复苏困难。因此，应根据具体病情选择诱导方法和诱导用药。

1. 快速诱导　面罩吸氧去氮的情况下，缓慢静脉推注哌替啶(25～50mg)或芬太尼(0.05mg)，待3分钟后再注硫喷妥钠(≤2mg/kg)或丙泊酚(≤1mg/kg)，或地西泮、咪达唑仑(2～3mg)加少量氯胺酮(20～30mg)，意识消失后，改注琥珀胆碱(1mg/kg)或维库溴铵(0.08mg/kg)，肌肉松弛完善后行气管插管。此法诱导迅速，病人舒适，插管条件满意。适用于估计无插管困难，高血压及精神紧张的病人。

2. 慢诱导法　即将健忘药与麻醉性镇痛药适当组合，在完善的咽喉气管内表面麻醉下行气管插管。具体实施步骤如下：人手术室建立静脉通路后，静脉注射地西泮(1～2mg)及氟哌啶(1.25～2.5mg)、哌替啶(1mg/kg)，面罩吸氧3分钟，经环甲膜注入2%丁卡因或4%利多卡因2ml，继续吸氧约5分钟，视病人嗜睡(应能叫醒)程度，插管前酌情追加地西泮或咪达唑仑(1～2mg)，即可进行气管插管。此法的优点在于保留自主呼吸，可避免插管困难时的意外；由于有完善的咽喉气管内表面麻醉，插管后血流动力学和心率波动极少，基本消除了高血压等应激反应，操作轻柔者可使95%以上病人对插管或不适无记忆。特别适用于肥胖、肺功能差、低血压及估计气管插管困难的老年病人。

(二)麻醉维持

原则上应选时效短、脏器毒性轻、麻醉深浅可调性强、术后苏醒快的多种药物小剂量复合。至于选用哪些药物组成一个麻醉方案，应根据病情、手术时间的长短、所在医院的麻醉设备和麻醉医生的经验来决定。目前国内外广泛施行的是静吸复合麻醉。即以吸入麻醉药为主(50% N_2O∶50%O_2＋低浓度氟化醚类麻药)，辅以间断静脉注射麻醉性镇痛药(芬太尼、苏芬太尼)和非去极化肌肉松弛药(潘库溴铵、维库溴铵、阿曲库铵)维持麻醉。亦可在吸入麻醉的基础上,根据血压选择双异丙酚[5mg/(kg·h)]或1%普鲁卡因静脉持续滴入,以降低氟化醚的吸入浓度。由于氟化醚类麻醉药的血/气系数和药理作用存在一些差异,故对各脏器的影响程度亦有所不同,如在相同MAC下,对心血管抑制程度的顺序为:恩氟烷>七氟烷>异氟烷>地氟烷;对呼吸抑制程度如地氟烷>七氟烷>恩氟烷>异氟烷;对肝毒性如地氟烷和异氟烷<七氟烷和恩氟烷;其肾毒性顺序为恩氟烷>七氟烷>异氟烷>地氟烷。综合比较,地氟烷更能满足老年麻醉的需要。但它的昂贵价格和需要特制蒸发罐及对呼吸道的刺激性,使其推广应用受限。目前,国内仍以异氟烷为老年全麻的首选药,只要吸入浓度勿长时间高于2MAC,临床非但未见"冠状窃血"表现,反见由于降低心脏后负荷,冠心病病人吸入后其心电图的ST-T得到改善。

(三)全麻管理要点

(1)必要的监测比选择麻醉药物更为重要,它是判断麻醉深浅,早期发现重要器官功能异常,指导治疗的客观依据。基本监测应包括心电示波、无创血压、脉搏血氧饱和度、尿量、气道压和潮气量或通气量。有呼气末CO_2和氧浓度监测仪者应给予监测。对心功能Ⅲ～Ⅳ级施行较大手术的老年病人,最好放置漂浮导管监测CVP、PCWP和CO,以利于及时了解左右心功能,指导输液和强心药的使用。

(2)由于90%以上的老年人可能存在程度不同的冠状动脉狭窄,麻醉诱导前于胸部常规贴硝酸甘油贴膜,有益而无害。诱导前血压过高者,用硝酸甘油(2～4μg/kg)或硝苯地平(1～2mg)点鼻,3分钟内起效,且降压不会过低,并减少诱导药量。对术中麻醉深度合适后血压仍高者,可静脉持续滴注硝酸甘油,避免过量用麻醉药降压引起术后苏醒延迟或肝肾功能损害。

(3)老年人心动过缓属正常的生理变化,但若心率<50次/分,静脉注射阿托品1mg反应不佳者(仍<70次/分),应考虑并存病态窦房结综合征;若术前心电图示双束支阻滞合并MobitzⅡ型传导阻滞或三度房室传导阻滞者,应先放置临时起搏器。临床和动物实验证实,术中用双极电刀不损害起搏器,禁用一般的单极电刀。

(4)保证呼吸道通畅,严防缺氧和二氧化碳蓄积:麻醉中吸入氧浓度不应低于50%,$SpO_2 \geq 98\%$,$ETCO_2$维持于4.0～5.33kPa(30～40mmHg)。尚应注意气道峰压变化,维持于1.47～1.96kPa(15～20cmH_2O),超过2.45kPa(25cmH_2O)可使回心血量下降,应立即查找原因,排除机械因素后(痰堵,导管扭曲或贴壁等),及时用支气管扩张药。

(5)麻醉用具(喉镜片、气管导管、导管芯、吸痰管)必须消毒,使用一次性吸痰管,吸痰时用无菌镊操作,严禁用手持吸痰管。麻醉机螺纹管及呼吸囊每次用后以肥皂水冲洗晾干,尽可能每周消毒1次,最好于螺纹管前加过滤器。大量调查表明,严格的呼吸道无菌管理,可显著降低术后肺部并发症。

(6)注意保暖:65岁老人的基础代谢比30岁年轻人降低1/3,体温调节能力减弱,麻醉状态下是散热大于产热,尤其输入冷藏库血后。而术中低温易出现深麻醉效应,体温每降低1℃,MAC约下降5%;术后苏醒延迟;术中低温引起心律失常和降低机体免疫力,增加术后呼吸系统并发症,故麻醉诱导时应盖被,皮肤消毒尽可能快,输血应加温(血温接近体温),最好手术台垫调温毯,低温时及时升温。

三、椎管内阻滞麻醉

(一)蛛网膜下隙阻滞

由于老年人心肺贮备功能差,阻滞平面难以控制,易出现严重低血压和呼吸抑制,故不推荐用于老年麻醉。

(二)硬膜外阻滞

具有比全麻术中失血少,不抑制免疫机制,术后呼吸系统并发症和静脉血栓发生率低,且可留管术后继续镇痛。但老年人硬膜外腔注药后阻滞平面易扩散,即使分次少量注药，其低血压和心动过缓的发生率仍高达80%，尤其在上腹部手术探查和牵拉时。若遇阻滞不全给予镇静或镇痛药，易发生呼吸抑制，而慢性缺氧和CO_2潴留是术中心跳骤停的重要原因之一。尽管近年一些国外学者提出，硬膜外阻滞加气管插管浅全麻用于老年麻醉可发挥硬膜外阻滞的优点，又利于防止缺氧和CO_2潴留及保持病人安静入睡，且硬膜外阻滞下心脏前后负荷降低，适当扩容维持MAP不低于8.0kPa(60mmHg)，冠心病病人的心肌供血反而得到改善。但这都必须在完善的监测下由具有较丰富经验的麻醉医师来完成。对不稳定型心绞痛和心功能差者仍不适用。因此，权衡利弊，仍不如全身麻醉安全、可靠。对心肺功能较好的老年病人施行下腹部以下手术，硬膜外阻滞仍是一种较好的麻醉方法。麻醉管理应着重注意下列特点：

(1)老年性骨质增生及椎间盘退化常使脊椎间隙变窄，硬膜外穿刺困难甚至失败。临床实践体会是采用旁正中进针法成功机会多，术后腰痛发生率低。

(2)随增龄所需局麻药量减少，20岁以后阻滞1个节段所需局麻药量呈线性下降，60～80岁阻滞1个节段只需1ml，80岁以后更减少，但应注意个体差异。如髋关节手术有的老人注入2%利多卡因5～7ml，阻滞平面可达T_8，而有的同年龄段老人注10～15ml，平面仍在T_{10}以下。因此，老人不推荐单次注药，应以少量分次注药为安全。

(3)由于老年人药效学的变化，使局麻药的作用强度和时间延长。Veering比较一组20岁与80岁老人，发现80岁组注布比卡因后，起效时间缩短和镇痛作用延长，特别是下肢运动神经纤维阻滞的发生率比青年组高。因此，老人硬膜外腔追加药的间隔时间应延长。

(4)麻醉全程密切监测心电示波和血压、脉搏氧饱和度。老年人阻滞平面高于T_6，首先出现心率减慢，继之才有血压下降和临床症状表现(恶心、呕吐、冷汗等)。麻醉前应抽好阿托品及麻黄碱，以备急用。

(5)老年人呼吸功能均有不同程度的降低，吸空气下SpO_2常<95%。麻醉全程应持续低流量吸氧，维持SpO_2>95%。术中给予镇静或镇痛药后，更应密切观察呼吸频率和幅度的变化，一旦发现呼吸抑制，立即面罩辅助呼吸。严防缺O_2和CO_2蓄积。

(6)防治硬膜外阻滞发生低血压的措施，仍是控制阻滞范围和扩充血容量。阻滞范围可通过选择合适的穿刺点和少量分次注药得到解决。硬膜外阻滞下由于血管扩张，血容量存在相对不足，即使心功能差者亦能耐受一定量的液体负荷。硬膜外腔注药后30分钟内较快速度输入250～500ml乳酸林格液或代血浆，既可维持血压和心排血量，亦不致发生肺水肿。一旦血压稳定后立即减慢输液速度。若血压急剧下降或降至基础值2/3以下时，则需静脉推注麻黄碱10～15mg，无效时改注间羟胺1～2mg。迅速纠正低血压是预防心跳骤停的关键。

四、神经阻滞

(一)臂丛神经阻滞

臂丛神经阻滞是上肢手术首选的麻醉方法。由于老年人呼吸系统的病理生理变化及颈短或活动受限，采用腋路阻滞法为安全，可避免肌间沟或锁骨上进针可能引起的气胸或膈神经阻滞的并发症，一旦发生，危险性极大。

(二)颈丛神经阻滞

常用于甲状腺手术。老年人痛阈升高，采用双侧浅颈丛阻滞即能满足手术要求。若加深颈丛阻滞，一侧局麻药注入量勿超过5ml，药液中不加肾上腺素，以免引起心血管反应。对心肺功能不良或巨大甲状腺肿物或气管受压移位者，仍以选用气管内全身麻醉为安全。

第五节 术后早期并发症的防治

老年病人术前常并存多种疾病，加之麻醉和手术创伤的影响，机体免疫功能大大降低，术后极易发生并发症，尤以呼吸、循环系统并发症危及病人的生命，故术后 72 小时内应严密监测，积极防治并发症。

一、预防缺氧和肺部感染

老年人药物排泄半衰期延长，麻醉中应用的镇痛药和肌松药，均可能残留于术后，引起轻重不等的呼吸抑制；伤口疼痛，胸腹包扎过紧，腹胀，咳嗽无力及气道分泌物潴留，可发生缺氧和 CO_2 蓄积，处理不及时，常可致严重的心血管意外，故老年病人术后应常规鼻导管吸氧，维持 $SpO_2 \geqslant 94\%$。防治肺炎除使用抗生素外，鼓励咳嗽，勤翻身叩背及雾化吸入，加强空气湿化，促进排痰，尽早改半坐位增加功能残气量和咳嗽能力，是改善低氧血症和预防肺炎的重要措施。

二、预防心肌梗死

围手术期心肌梗死发生率的顺序是术后>术中>术前。术后多发生于 48 小时内，病死率>50%，因此，术后加强监护至为重要。预防的关键是维持心肌氧的供需平衡，高血压、心动过速、兴奋躁动及寒战增加心肌氧耗量；而低血压又可致冠状动脉灌注压低下；疼痛、缺氧和 CO_2 潴留等易诱发冠状动脉痉挛。这些都是导致心肌缺血和心梗的因素。术后必须维持血流动力学稳定，高血压者可静脉滴注硝酸甘油调控，伴心动过速时可选 β 受体阻滞药艾司洛尔，既减慢心率，降压又不致过低，常用量为 300～500μg/kg。难以纠正的低血压，应放置 Swang-Gang 导管或中心静脉导管，密切监测左右心功能下，补充血容量和使用血管活性药。室性心律失常和快速性房颤或室上性心动过速必须迅速纠正。一旦确诊心肌梗死，应在心脏内科协助下积极治疗，切勿延误抢救时机。

三、防治术后低温

老年病人低温发生率为 1/2，全麻比椎管内阻滞后多见。术后低温末梢血管收缩，血浆去甲肾上腺素水平升高，导致高血压。低温常伴寒战，机体氧耗增加 2～4 倍，加重心肌缺血和心绞痛发生率。低温下机体免疫功能下降，是呼吸系统感染的重要因素之一。因此，老年人术后应监测体温，勿使低于 36℃。术后注意保温，输血应加温，避免寒战。若输血用地塞米松预防过敏反应，量宜少，否则大量出汗亦可导致低温。

四、其他并发症

术后水、电解质平衡紊乱，亦常威胁病人的生命，尤以低血钾是造成顽固性心律失常不可忽视的原因之一，必须注意纠正。尿量不仅反映肾功能，也反映心排血量和全身组织灌注，应维持尿量 0.5ml/(kg·h)以上。老年人多有血管硬化，纤维蛋白溶解活性降低和血小板聚集力增加，加之手术创伤促使血小板破坏释放凝血因子等，均易导致术后高凝状态。若发生心、脑、肺栓塞或 DIC，则危及生命。因此，术后尽早在床上活动，行下肢按摩，输液尽量选上肢静脉。怀疑高凝状态时，及早应用小剂量肝素防治。

（宋运琴）

参考文献

刘俊杰，赵俊．1997．现代麻醉学．第 2 版．北京：人民卫生出版社，852～861

盛卓人．1996．实用临床麻醉学．第 3 版．沈阳：辽宁科学技术出版社，620～624

Barash PG. 1996. Monitory myocardial ischemia：A sequential clinical approach. ASA 1996 Annual Refresher Course Lectures，222/1～4

Bennett JA，Lingraju N，Horrow JC，et al. 1992. Elderly patients recovery more rapidly from desflurane than from isoflurae anesthesia. J Clinic Anesthesiology，4：378

Conzen P，Peter K. 1995. Inhalation anesthesia at the extremes of age：Geriatric anesthesia. Anesthesia，50(sup)：29

Cristensen JA，Andreasen F，Jansen JA. 1983. Thiopentone sensitivity in young and elder women. Br J Anesth，55：33

Ellis IE. 1996. Myocardial ischemia and postoperative management. ASA 1996 Annual Refresher Course Lectures. New Orleans，154/1～6

Fleisher LA. 1996. Perioperative managemant of the cardiac patient undergoing noncardiac surgery. American Society of Anesthesiologists (ASA) 1996 Annual Refresher Course Lectures, 223/1～6

Gold MI, Abello D, Herringten O, et al. 1993. Minimun alveoler concentration of desflurane in patients old then 65yr. Anesthsiology, 79(4): 710

Hartman JC, Kampine JP, Schmeling WT, et al. 1991. Alteration in collteral blood flow produced by isoflurane in A chromically instrumented canine model of multivessel coronary artery disease. Anesthesiology, 74: 120

Hartman JC, Pagel PS, Kampine JP, et al. 1991. Influrence of desflurane on regional distribution of coronary blood flow in a chronically instrumented canine model of muhivessel corinary artery obstruction. Analth Analg, 72: 289

Holhnber M, Mangan DT, Browner WS, et al. 1992. Predictive of postoperative myocardial ischemia in patients undergoing noncardiac surgery. JAMA, 268(2): 205

Hotchkiss RS. 1988. Perioperative mangement of patient with chronic obstructive pulmonary disease. Inter Anesth Clinic, 26(2): 134

Johansen JW, Flaishon R, Sebel PS, et al. 1997. Esmonol reduces anesthetic requirement for skin incision during propofol/nitrous oxid/morphine anesthesia. Anesthesiology, 86: 364

Kannel WB. 1996. Blood Pressure: A cardiovascular risk factors. JAMA, 275: 1571

Kitts JB, Fisher DM, Canfell PC, et al. 1990. Pharmacokinetic and pharmacodynamics of atrcunium in the elderly. Anesth Analg, 72(2): 272

Lennon RL, Hosking MP, Conover MA, et al. 1990. Evaluation of forced-air system for warmmg hypothermic postoperative patients. Anesth Analg, 70: 424

Lien CA, Matteo RS, Orntein E, et al. 1991. Distribution, elimination and action of vecuronium in the elderly. Anesth Analg, 73: 39

Mcleskey CH. 1986. Anesthesia for the elderly patient. Anesth Analg, (Supp): 133

Milaskiewicz RM. 1992. Diabetes and anesthesia. Br J Anesth, 68: 198

Milld RD. 1986. Anesthesia. 2nd ed. New York: Churchill Livingstone Inc, 1801～1816

Palo SD, Giangreco L, Vignali A, et al. 1995. Surgery in the very old patient: Evaluation of factors linked to postoperative morbidity and mortality. Aging Clin Exp Res, 7: 110

Ragnod CB. 1996. General versus riginal anesthesia for the elderly patient. ASA 1996 Annual Refresher Course Lectures. New Orleans, 235/1～5

Saada M, Cateire P, Bonnet F, et al. 1992. Effect of thoracic epidural anesthesia combined with general anesthesia on segmental wall motion as sessed by transesophageal. Anesth Analg, 75(3): 329

Shak KB, Kleinman BS, Rao Tlk, et al. 1990. Angina and other risk factors in patients with cardiac disease undergoing noncardiac operations. Anesth Analg, 70(3): 240

Tasch MD. 1988. The autonomic nervous system and geriatric anesthesia. Inter Anesth Clinic, 26(2): 143

Veering BT, Burm AG, Vellter AA, et al. 1992. The effect of age on the systemic obserPtion and pharmacokinet of bupivacaine after epidural administration. Clin Pharmacokinet, 22(2): 75

Wahba WM. 1983. Influence of aging on lung function- clinical significance of change from age twenty. Anesth Analg, 62: 764

第72章 高血压病人的麻醉

高血压是指以动脉血压持续升高为特征的进行性“心血管综合征”，常伴有其他危险因素、靶器官损害和临床疾病。2002年我国成人高血压患病率为18.8%，与1991年比较，患病率上升31%，并且逐年增加。其中90%以上高血压病人为原发性高血压，简称高血压。继发性高血压比例为5%～10%，需要与原发性高血压作鉴别。继发性高血压的病因可明确诊断，如嗜铬细胞瘤、原发性醛固酮增多症、大动脉狭窄、颅内肿瘤、妊娠高血压综合征、睡眠呼吸暂停综合征、药物性高血压等，确诊后部分病人可以手术治疗，麻醉医生应熟悉各种原发疾病的病理生理特点，给予相应的处理。本章主要介绍原发性高血压病人的麻醉。

根据《中国高血压防治指南》(2005年修订版)按血压水平分类，血压分为正常、正常高值及高血压，见表72-1。

表72-1 《中国高血压防治指南》对血压水平的定义和分类(2005年版)

类别	收缩压(mmHg)	舒张压(mmHg)
正常血压	<120	<80
正常高值	120～139	80～89
高血压	≥140	≥90
1级高血压(轻度)	140～159	90～99
2级高血压(中度)	160～179	100～109
3级高血压(重度)	≥180	≥110
单纯收缩期高血压	≥140	<90

注：病人的收缩压与舒张压分属不同级别时，以较高的分级为准；单纯收缩期高血压也按收缩压水平分1、2、3级。

第一节 病理生理特点和心血管危险分层

高血压病人的早期病变主要表现为周围小动脉痉挛，循环阻力增加。根据Poiseuille定律，血流阻力与血管半径的4次方成反比。因此，管径稍有缩小，阻力就显著增加。随病情发展，血管内皮细胞的结构发生改变，小动脉内皮细胞增厚，弹力纤维增生，管壁增厚，管腔狭窄，动脉硬化形成。此时虽循环阻力增加，心排血量尚能维持正常。高血压后期，小动脉纤维化，发生玻璃样变，微血管闭锁和减少，组织灌注不良，甚至小动脉坏死，脏器供血不足，尤其心、脑、肾等脏器均表现为功能代偿，如体循环阻力增加，迫使心脏做功增加，造成左心室肥厚和扩张，心肌收缩力下降，出现左心衰竭，继而左心房受累，导致肺淤血，心脏负荷过重，其结果因右心室肥厚和扩张出现心力衰竭，同时因冠状动脉粥样硬化，心肌供血不足，发生缺血性心脏病；高血压脑动脉的痉挛，促使脑动脉粥样硬化和动脉血栓形成，发生脑梗死或脑出血；高血压使肾组织呈退行性改变，肾功能减退，导致肾衰竭；早期高血压病人的眼底视网膜小动脉呈痉挛状态，随病情发展可出现视网膜渗出、出血和视乳头水肿。高血压、动脉硬化还可导致大动脉病变，如主动脉夹层动脉瘤等。由于高血压导致心、脑、肾等重要靶器官受损，因而造成靶器官的功能衰竭。

2011 年我国重新发表《中国高血压防治指南》(2010 年版)。根据病人血压水平、现存危险因素、靶器官损害及并发症进行危险分层。将病人分为低危、中危、高危 3 层(表 72-2)。

表 72-2　高血压心血管危险分层

危险因素＼血压分类(mmHg)	正常高值 130～139/85～89	1 级(轻度) 140～159/90～99	2 级(中度) 160～179/100～109	3 级(重度) ≥180/≥110
第一层　无危险因素发生	低危	低危	中危	高危
第二层　除糖尿病以外,有 1～2 个危险因素,有代谢综合征(MS)	中危	中危	高危	高危
第三层　糖尿病、CKD、靶器官损害、有 3 个以上危险因素	高危	高危	高危	高危

低危:1 级高血压,无其他危险因素。

中危:2 级高血压;1 级高血压伴有 1～2 个危险因素。

高危:3 级高血压;高血压 1 或 2 级伴有≥3 个危险因素;高血压(任何级别)伴任何一项靶器官损害(左心室肥厚、颈动脉内膜增厚、肾功能受损);高血压(任何级别)并存任何一项临床疾病(心脏病、脑血管病、肾脏病、周围血管病、糖尿病等)。

危险因素包括:①血压升高:收缩压和舒张压水平 1～3 级。②男性>55 岁、女性>65 岁。③吸烟。④血脂异常:TC≥5.7mmol/L(220mg/dl);或 LDL-C>3.6mmol/L(140mg/dl);或 HDL-C<1.0mmol/L(40mg/dl)。⑤血糖异常:IGT(2 小时血糖 7.8～11.0mmol/L)和(或)空腹血糖异常(6.1～6.9mmol/L)。⑥早发心血管病家族史:一级亲属发病年龄<50 岁。⑦腹型肥胖或肥胖:男性腰围>90cm、女性腰围>85cm,体重指数(BMI)≥25。⑧缺乏体力活动。⑨炎症标记物:高敏 C 反应蛋白≥3mg/L 或 C 反应蛋白≥10mg/L。

1. 靶器官损害

(1)左心室肥厚:心电图证据、超声心动图室壁增厚,左心室质量指数(LVMI)增加,或胸部 X 线证据。

(2)动脉壁增厚:颈动脉超声显示颈动脉内膜中层厚度(IMT)≥0.9mm,或有动脉粥样硬化性斑块形成。

(3)血清肌酐轻度升高:男性 115～133μmol/L(1.3～1.5mg/dl);女性 107～124μmol/L(1.2～1.4mg/dl)。

(4)微量白蛋白尿:尿白蛋白 30～300mg/24h;白蛋白/肌酐比:男性≥22mg/g(2.5mg/mmol);女性≥31mg/g(3.5mg/mmol)。

2. 高血压并发症

(1)心脏疾病:陈旧性心肌梗死、心绞痛、冠状动脉血运重建、充血性心力衰竭。

(2)脑血管病:缺血性脑卒中、脑出血、短暂性脑缺血发作。

(3)糖尿病。

(4)慢性肾脏病(CKD)有其中一项:①血清肌酐:男性>133μmol/L(1.5mg/dl)、女性>124μmol/L(1.4mg/dl);②肾小球率过滤(GFR)<60ml/min;③蛋白尿>300mg/24h。

(5)外周血管病:主动脉夹层、四肢动脉闭塞性粥样硬化。

(6)视网膜病变:渗出、出血或视乳头水肿。

第二节　高血压心血管综合征对麻醉的影响

高血压低危病人对麻醉的耐受程度与一般病人无明显区别。高血压中危病人的麻醉危险随靶器官损害程度相应增加，高血压高危病人的手术耐受性差，有报道高血压高危病人未经治疗者，30%以上可能在手术中发生心脑血管意外。舒张压高于 115mmHg 的高血压病人，麻醉危险更高。高血压病人中 50%～70%患有冠心病，应注意近期患心肌梗死的病人，择期手术需延期 6 个月。伴有脑血管病变者，麻醉中有可能发生脑血管意外。伴有左心室肥厚者，术中易发生室性心律失常、心肌缺血和心力衰竭。伴有糖尿病者，可因酮症或电解质异常在术中出现代谢紊乱，麻醉管理困难，高血压伴严重肥胖症者，因麻醉操作技术难度大而成为麻醉诱导期和麻醉苏醒期极高危病人。麻醉前需详细询问病史，完善体检、X 线、心电图、超声心动图和各项生化检查，充分估计病情，做好麻醉前准备，术中加强麻醉管理，可明显降低高血压病人麻醉危险。

第三节　抗高血压药与麻醉

常用抗高血压药主要有 5 类：①钙通道阻滞药(CCB)；②血管紧张素转换酶抑制药(ACEI)；③血管紧张素Ⅱ受体拮抗药(ARB)；④噻嗪类利尿药(HCTZ)；⑤β 受体阻滞药。此外，还有 α 受体阻滞药和其他降压药，包括固定复方制剂。目前，抗高血压药有百余种，WHO 推荐有数十种。结果能使 95%以上高血压病人的血压得到控制，并呈可逆性改善。由于各类抗高血压药的作用部位与作用机制不同，用药后在麻醉中可有不同反应。如作用于交感神经的抗高血压药利血平、降压灵、胍乙啶等主要作用于外周交感神经，作用缓慢持久，并因耗竭交感递质，麻醉中可能发生严重低血压。作用于中枢的抗高血压药可乐定(clonidine)，作用于延髓血管运动中枢，不消耗体内儿茶酚胺，术前突然停药可在麻醉苏醒期出现高血压危象。长期用利尿药可致低钾血症，这种低钾在应激状态下，或使用β受体激动药时可诱发危险性室性心律失常。有报道高血压病人血钾低于 3.6mmol/L，术中心律失常发生率为 30%。单胺氧化酶抑制药(MAOI)优降宁通过形成伪介质，干扰去甲肾上腺素的作用，并有中枢兴奋作用，如同时使用哌替啶和美沙芬(dextromethorphan)有发生 5-羟色胺能综合征的危险，如发热、痉挛、昏迷甚至死亡；如与麻黄碱等升压药同用，促使体内去甲肾上腺素大量释放，发生高血压危象；与镇静药也有协同作用，易发生呼吸抑制、低血压和昏迷。β 受体阻滞药可增强抗心律失常药的不良反应，如加重心肌抑制、低血压、心动过缓、房室传导阻滞、心力衰竭。有报道冠状动脉手术病人术前用普萘洛尔(propranolol)术中发生左心衰竭的情况，如果突然停用，会使已降低的心肌氧耗量骤增，冠状循环不良，心绞痛发作，甚至心肌梗死。美托洛尔(metopzolol)或普萘洛尔等 β 受体阻滞药可降低利多卡因的排除，增加利多卡因的毒性，普萘洛尔增加氯丙嗪的血药浓度。

第四节　高血压病人的麻醉

一、麻醉原则

高血压病人的麻醉，应根据病人的实际情况和手术需要，选择对循环影响轻微的麻醉方法与麻醉药物，注意各药物之间的相互作用。围手术期尽可能将血压的波动范围控制在病人术前可耐受的程度，防止血压骤升或骤降。保持呼吸道通畅，各脏器充分供氧。维持循环血容量和水、电解质平衡。观察血液黏度变化，尤其是老年高血压病人，其血流动力学改变多为低流量，高阻力型，应防止血压过度降低，血液黏度增高导致血栓形成。

二、麻醉前用药

(一)降压药的应用

术前应用降压药，首先了解病史和用药史，控制血压正常或接近正常，逆转危险因素，避免心血管事件发生。对重度高血压病人，为防止血压剧烈波动，减轻药物副作用，可联合用药。实施个体化治疗、危险因素综合治疗的方法。

过去对长期使用降压药者，术前是否停用存有争议。目前认为已用药者一般不需停药，未用药者，只要血压稳定，术前不必加用抗高血压药。为防止低钾血症应停用利尿药，一次检查血钾在正常范围不能说明无低钾血症。体内可交换的钾中98%在细胞内液，麻醉中过度通气造成的呼吸性碱血症可引起细胞内外钾的移动，导致低钾血症。术前血钾低于3.5mmol/L时，应给予纠正。优降宁应在术前2～3周停用，而其他抗高血压药如β受体阻滞药或钙通道阻滞药均应持续用药到手术当日，如血压稳定可酌情减量而不应停药。对有心力衰竭、传导阻滞、支气管哮喘的病人，术前禁用β受体阻滞药。使用洋地黄类药的病人，如地高辛等，钙通道阻滞药可增加其毒性反应。

欧洲《ESC/ESH2007年指南》推荐抗高血压药联合用药方法如图72-1所示，图中实线为抗高血压首选药并可联合用药。其中CCB、ACEI和ARB类药都作为一线首选药，可单用或联用。

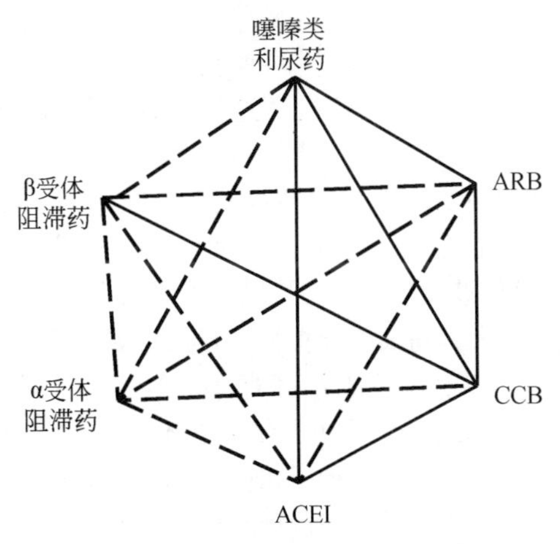

图72-1　《ESC/ESH2007年指南》

二氢吡啶(dihydropyridine; DHP)类CCB无绝对禁忌证，可单药或与其他4类药联用。首选第三代长效DHP类CCB，如氨氯地平(amlodipine)、左旋氨氯地平、拉西地平(lacidipine)。适用于老年高血压、单纯收缩期高血压、稳定性心绞痛、冠状或颈动脉粥样硬化。常用的还有长效硝苯地平(nifedipine)、尼群地平(nitrendipine)和对脑血管有选择作用的尼莫地平(nimodipine)、尼卡地平(nicardipine)。

ACEI抑制血管紧张素转换酶(ACE)，可以使血管紧张素Ⅱ的生成和缓激肽的降解减少，产生降压和保护心脑肾血管的作用。适用范围包括高血压、左心室肥厚、心力衰竭、左心室功能异常、动脉粥样硬化、稳定性冠心病、心肌梗死后、房颤、糖尿病、慢性肾病、蛋白尿或微量蛋白尿、代谢综合征等。缓激肽的增加是ACEI干咳的原因。缓激肽增加使肾小球压力降低和肾清除率增加，肾功能下降。对肾动脉硬化所致的双侧肾动脉狭窄可加重肾动脉损伤，因血浆肌酐水平上升产生氮质血症，因此，双侧肾动脉狭窄病人禁用。ACEI首选第三代福辛普利(fosinopril)、西拉普利(cilazapril)、培哚普利(perindopril)、雷米普利(ramipril)等。第一代卡托普利(captopril)仍因价廉用于临床。

ARB常用药有氯沙坦(losartan)、缬沙坦(valsartan)和坎地沙坦(candesartan)、厄贝沙坦(irbesartan)。氯沙坦具有较强的促尿酸代谢作用，适合于高血压高尿酸血症病人。缬沙坦、坎地沙坦都适用于高血压慢性心力衰竭病人。ARB不影响缓激肽的生成。

目前，HCTZ不作为一线药单独给药，推荐与ACEI或ARB等联用，组成固定剂量的复方制剂，药效稳定，副作用小，近年备受关注。如小剂量氢氯噻嗪12.5mg联合用药，适用于老年高血压病人。目前常用：氯沙坦钾50mg＋氢氯噻嗪12.5mg；厄贝沙坦15mg＋氢氯噻嗪12.5mg；以及降压0号(氢氯噻嗪12.5mg，氨苯蝶啶12.5mg，硫酸双肼屈嗪12.5mg，利血平0.1mg)。

β受体阻滞药适用于高血压冠心病、心力衰竭、震颤、偏头痛和应激反应诱发的心律失常，尤其是焦虑和应激状态时，β受体阻滞药在降低血压的同时可减轻因焦虑导致的躯体症状，如震颤、出汗、心动过速等。常用药有美托洛尔(甲氧乙心安 metoprolol; 倍他乐克 betaloc)、比索洛尔(bisoprolol)、卡维地洛

(carvedilol)、阿罗洛尔(arotinolol)和第三代的奈必洛尔(nebivolol)。

α_1受体阻滞药适用于伴有高脂血症和糖耐量低下的高血压病人。常用第二代药多沙唑嗪(doxazosin)、特拉唑嗪(terazosin)和乌拉地尔(压宁定;urapidil)。

(二)术前用药

高血压病人麻醉前应充分安定、镇静,防止焦虑,术前药以不抑制呼吸、循环为原则,加强精神安慰。术前晚口服地西泮 10mg,保证睡眠质量。术前肌内注射东莨菪碱 0.3mg,心率缓慢者改用阿托品 0.5mg;可肌内注射哌替啶 25~50mg 或吗啡 5~10mg。

三、麻醉选择

(一)麻醉方法的选择

高血压病人的麻醉方法应根据病情和手术要求作选择。不论哪种方法,只要能使病人安全达到镇静、镇痛、肌肉松弛和平稳的循环状态既是高血压病人的理想麻醉方法。如短小、局限性手术可选择局部麻醉或神经阻滞,阻滞效果须完善,为消除紧张可给予强化药或神经安定镇痛药辅助。蛛网膜下隙阻滞因麻醉平面不易控制,有血压剧烈波动倾向不宜采用,中下腹部手术、会阴及下肢手术多选择连续硬膜外麻醉,而上腹部手术须慎用,硬膜外麻醉与抗高血压药有协同作用。近年,椎管内联合麻醉(腰硬联合阻滞)方法得到普及,经蛛网膜下隙给药浓度低,剂量小,阻滞范围易于控制,血压控制稳定的高血压病人下腹部或下肢手术均可选用。凡手术范围广、创伤大的复杂手术以选择全身麻醉为宜。

(二)麻醉药的选择

高血压病人的局部麻醉药中不宜加肾上腺素。利多卡因、布比卡因均有一定的房室传导阻滞作用,用β受体阻滞药的病人,使用剂量应减少。

氟哌啶、氯丙嗪与抗高血压药有协同作用,氟哌啶对高血压血容量不足的病人,降压作用明显。

吸入麻醉药中除乙醚有交感神经兴奋作用,升高血压外,其他吸入麻醉药如氟烷、恩氟烷、异氟烷、七氟烷、地氟烷等均有血管扩张和心肌抑制作用,因此有降压作用,其作用与吸入浓度成正比。异氟烷、七氟烷和地氟烷对心肌的抑制作用比氟烷和恩氟烷轻,术后苏醒也快。吸入麻醉药能加重β受体阻滞药的心肌抑制作用。术前服用维拉帕米(verapamil),术中并用氟烷可出现房室传导阻滞。氧化亚氮虽对心血管影响轻微,但与其他麻醉药均有协同作用,因此一起伍用的麻醉药应减量。

咪达唑仑、地西泮、依托咪酯(etomidate)及芬太尼为较安全的复合全身麻醉诱导药,硫喷妥钠只要控制剂量与缓慢注射也为安全的诱导药。丙泊酚(propofol;diprivan)为快速、短效静脉麻醉诱导药,具有高亲脂性,乳剂中含卵磷脂和大豆脂,从血液到中枢神经系统和周围组织分布迅速,对高血压伴脂质代谢异常或肥胖病人,麻醉诱导剂量应酌减,尤其重度肥胖症,诱导剂量以小剂量分次给药为宜。首次剂量不以实际体重计算,而是根据标准体重给药剂量的 2/3 计算,给药过程要有心电图和血压监测,酌情追加用药。循环血容量正常的病人使用丙泊酚麻醉诱导对血压影响小;而麻醉前循环血容量不足的病人使用丙泊酚麻醉诱导,血压波动明显,尤其血容量不足的老年高血压病人容易发生严重低血压反应,对此,应予重视。由于氯胺酮可使眼压、颅内压、血压升高,心率增快,心肌耗氧量增加不宜单独应用。羟丁酸钠有副交感神经兴奋作用,且降低血钾,对高血压高危病人和低钾血症病人不利。

常用肌松药中,去极化肌松药琥珀胆碱可使血钾升高,对长期使用保钾利尿药螺内酯者,琥珀胆碱可使血钾进一步升高,应慎用。非去极化肌松药中右旋筒箭毒碱有促组胺释放作用,对循环不稳定或哮喘病人不宜使用;泮库溴铵(pancuronium)因其阻滞心脏毒蕈碱受体产生心动过速和血压轻度升高,对高血压高危病人不适用。维库溴铵(vecuronium)、哌库溴铵(pipecuronium)和阿曲库铵

(atracurium)对心血管无不良反应，适合高血压病人。

四、麻醉管理

高血压病人麻醉管理的关键在于保持血压平稳，防止血压剧烈波动，尤其在麻醉诱导期的插管过程和苏醒期的吸痰拔管阶段，以及变换体位过程中，应注意防止心血管不良反应。

(一)诱导期

一般选择静脉快速诱导，常用安定镇静药中咪达唑仑临床效果优于地西泮；静脉麻醉药中依托咪酯诱导对心血管较为安全，丙泊酚诱导舒适，恢复平稳。镇痛药中阿芬太尼(alfentanil)、舒芬太尼(sufentanil)为速效、强效镇痛药，用于麻醉诱导起效快，镇痛效果比芬太尼强 7～10 倍，心血管稳定效应明显，适用于高血压病人。但是作用时间短，必须掌握镇痛时效，一旦作用消失可出现剧痛反应，对高血压病人不利，须及时补充用药。

吸入麻醉药七氟烷用于麻醉诱导起效迅速，苏醒快，麻醉深度容易控制，不良反应小。诱导期麻醉深度必须适度，持续吸氧，维持有效的控制呼吸，避免屏气和呛咳。诱导期应连续监测血压及心电图。

(二)维持期

手术中的血压波动常是由于手术的强刺激(如切皮、开胸、骨膜剥离、内脏牵引)和麻醉深度控制不当造成，或因缺氧导致低氧血症所引起。麻醉维持应注意及时调整麻醉深度，在手术强刺激之前即将镇静、镇痛、肌松剂适量补充，保持良好的通气，维持循环血容量，将血压维持于病人平时静息状态下可耐受的程度，既要防止麻醉过浅造成手术不良刺激，又要防止麻醉过深导致循环抑制。用于麻醉维持药物种类繁多，此处不作列举。采用静吸复合的方法维持麻醉，有利于麻醉管理。

(三)术中监测

麻醉监测系统随科技发展在不断完善，其中无创血压监测，连续心电图、血氧饱和度、呼气末二氧化碳和体温等监测，都使麻醉安全性提高。术中应注意出血量、尿量及水、电解质平衡。对重度高血压病人做复杂大手术，进行有创监测如中心静脉压和动脉血气分析等都是必要的。

(四)恢复期

麻醉减浅，病人意识逐渐恢复，此时疼痛刺激，吸痰拔管，呛咳、屏气，低氧或高碳酸血症，均可引起强烈的心血管反应，若不及时处理可对病人产生严重危害。麻醉恢复期应完全消除肌松药的作用，在不影响呼吸的原则下，保留镇痛效果。麻醉减浅血压过高时，宜选择起效迅速、作用短暂、易于调控血压水平的静脉降压药，如硝酸甘油、乌拉地尔、艾司洛尔、尼卡地平等均为可选择药，维持血压稳定后再吸痰拔管。高血压高危病人的麻醉恢复期不要急于拮抗镇痛、镇静药的作用，因高血压病人对某些拮抗药的交感神经兴奋作用反应强烈，可能增加调控血压的难度。尤其是短小手术的病人，即使手术时间短暂，而麻醉并非简单，与大手术相比较，同样经历诱导期、维持期和苏醒恢复期，唯有不同的是对复合麻醉药的使用剂量和对药物时效的控制，要求更加严格和准确。当麻醉用药与麻醉管理趋向合理化时，方可获得恢复期的平稳。

全身麻醉插管的病人在麻醉恢复期，即使已经拔管，仍需对循环系统进行监测，包括血压、心电图、血氧饱和度监测，必要时，监测肌松药的残余作用，直至平稳渡过恢复期。为了避免因术后疼痛引发重症高血压，对手术创伤大或者疼痛阈值低的高血压病人，围手术期有必要实施术后镇痛。

第五节　围手术期高血压的处理

围手术期血压升高的原因除术前病人情绪紧张、疲劳使血压升高以外，多为术中镇痛不全，麻醉过浅，手术强烈刺激所引起，此外输液过量、尿潴留、缺氧、二氧化碳蓄积及不适当用药均可使血压剧增。偶有术前未发现的嗜铬细胞瘤，术中血压可急剧升高。血压异常升高时，应立即分析原因及时处理，防止出现并发症或高血压危象。

(一)高血压危象的临床诊断

高血压危象(hypertensive crisis)是以血压急剧升高，眼底视乳头水肿伴急性肾功能不全为主要表现，可有烦躁、头痛(42%)视力障碍(35%)或有呼吸困难、乏力、恶心、呕吐、水肿、少尿等。

根据靶器官功能状况，高血压危象又分高血压急症(hypertensive emergencies)和高血压危症(hypertensive emergency)。重度高血压无靶器官损害，发生血压急剧升高称为高血压急症，包括围手术期发生的重度高血压。术前已确诊为重度高血压病人，在血压急剧升高的同时伴有急剧的进行性靶器官损害称为高血压危症。

围手术期高血压危象病人，有可能进一步恶化，发展为恶性高血压(malignant hypertension;MHPT)，主要表现为血压急剧升高，舒张压130mmHg以上。且临床表现进展迅速，视力迅速下降视乳头水肿或出血，很快出现蛋白尿、血尿、氮质血症或尿毒症，可有脑损害症状或并发脑梗死、脑出血，短期内可出现心力衰竭、呼吸困难，多数病人因心肌梗死而死亡。

(二)临床检查

收缩压>200mmHg，常有眼底改变、蛋白尿、ECG异常、心胸比例改变和血液生化学异常。

(三)处理原则

迅速控制性降低血压，阻断和逆转靶器官的损害。降低血压目标值取决于高血压危象的表现类型，实施个体化治疗。多数病例的降压目标是在数分钟至数小时之内将舒张压降至100mmHg，或者将平均动脉压降低20%，降压幅度应<25%。

(四)围手术期常用降压药的应用

(1)硝普钠(nipride;SNP)：本药直接扩张动、静脉，降低心脏前后负荷，改善左心室功能。特点是起效快，作用强，维持时间短，是最有效的降压药物之一。给药方法：避光使用，25～50mg溶于5%葡萄糖液250～500ml内，浓度为100μg/ml，静脉滴注，因个体差异大，剂量范围2～200μg/min，从小剂量开始，持续监测血压。

(2)乌拉地尔(压宁定；urapidil；ebrantil ®)：本药对中枢和外周具有双重的作用机制，在中枢兴奋5-羟色胺1A受体，调节心血管中枢，在外周阻断突触后α_1受体，降低血管阻力，扩张动、静脉血管，降低心脏前后负荷，增加心排血量，不影响心率，不干扰糖、脂代谢，不增加颅内压，起效快，作用缓和，无血压反跳，适用于各种急、重症高血压及围手术期高血压的治疗与预防，对肾脏无损害。给药方法：0.3～0.4mg /kg，首剂为12.5～25mg静脉注射，观察2～5分钟，必要时重复注射12.5～25mg，可获满意效果。为维持疗效或缓慢降压，将50～100mg溶于250～500ml液体内，静脉滴注速度为100～400μg/min。

(3)硝酸甘油(trinitrin)：本药松弛血管平滑肌，扩张静脉的作用强于扩张微动脉，首先降低心脏前负荷，并使冠状血管扩张。起效快，作用消失亦快。给药方法：①硝酸甘油5～10mg加入5%葡萄糖液250～500ml，按30～50μg/min速度静脉滴注，监测血压。②硝酸甘油软膏，含硝酸甘油10～30mg，于麻醉前1小时和拔管前30分钟表皮局部涂敷，有较好的降压作用。③硝酸甘油5mg溶于生理盐水至5ml，方法为诱导前和拔管前，分次鼻腔滴入0.5mg。注意：有鼻出血的病人，勿用硝酸甘油滴鼻。另外，硝酸甘油可使颅内压增高，脑血管意外的病人慎用。

(4)酚妥拉明(苄胺唑啉，phentolamine;regitine)：本品为非选择性α受体阻滞药，适合于循环中儿茶酚胺增高的病人，尤其是嗜铬细胞瘤或MAOI所致者，以及突然停用可乐定后的血压反跳。给药方法：酚妥拉明1～2mg静脉注射或10mg/100ml，速度以0.1mg/min静脉滴注，监测血压，调整滴速。如果伴有心动过速，可给予β受体阻滞药。

(5)维拉帕米(verapamil)：本品为钙拮抗药。适用于高血压室上性心动过速病人。给药方法：维拉帕米5mg加入5%葡萄糖20ml缓慢静脉注射，5分钟后血压下降，维持作用30～60分钟。因本药降低心率，病窦综合征或房室传导阻滞病人禁用，因有负性肌力作用，对心力衰竭者不用。

(6)尼卡地平(nicardipine)：亦称佩尔地平(perdipine)，本品为钙拮抗药。主要扩张小动脉，不抑制心肌和传导系统，用于高血压急症病人。特点是起效快(2分钟)，作用时间短(7分钟)。给药方法：小剂量开始，5mg静脉注射，每15分钟增加1～2.5mg，总量<15mg；或5～15mg/h静脉滴注。主要副作用为增加心率，周围血管扩张，面部潮红。脑出血、颅内压增高、心动过速病人禁用，肝、肾功能异常和主动脉狭窄的病人慎用。近年，尼卡地平用于嗜铬细胞瘤控制降压临床效果确定，认为其作用机制是阻滞突触后膜α_2受体，以及抑制儿茶酚胺从肿瘤中释放。高血压脑病给予尼卡地平，降低血压，不降低脑血流量。

(7)硝苯地平(nifedipine)：此药对血管的作用强于对心脏的作用。给药方法：10mg舌下含可预防喉镜的升压反应。或10mg/生理盐水2ml，咽部喷药，每次2mg，可快速有效控制高血压，适用于气管拔管时的血压升高。

(8)拉贝洛尔(labetalol)：本品为α、β受体阻滞药，降压迅速平稳，但严重心力衰竭、房室传导阻滞、哮喘和COPD病人禁用。给药方法：初始剂量20mg/10%葡萄糖20ml，5mg/min静脉注射。5～10分钟起效降压，每10～20分钟重复静脉注射，直至血压降至目标值。拉贝洛尔治疗高血压脑出血时，血肿周围的脑血管痉挛，因脑水肿致颅内压增高，此时需要较高的动脉压维持脑灌注，血压<180/105mmHg不必急于降压，血压>190/115mmHg谨慎降压，并且缓慢降压。

(9)艾司洛尔(esmolol)：本品为超短效选择性β_1受体阻滞药。起效迅速，消除半衰期9分钟，降低收缩压、减慢心率使心肌耗氧量降低。适用于围手术期的高血压心动过速，如插管时的心血管反应。给药方法：插管前2分钟静脉注射1～2mg/kg(静脉注射时间30～60秒)；对术中、术后高血压心动过速，静脉注射0.25～0.5mg/kg(静脉注射时间30～60秒)，需要时重复静脉注射1次。本药对心动过缓、房室传导阻滞、心源性休克、重度心力衰竭病人禁用。

(10)依那普利拉(enalaprilat)：本品是唯一用于静脉给药的ACEI类药，适用于高血压危象伴有慢性心力衰竭的病人。给药方法：1.25mg加入生理盐水稀释后>5分钟缓慢静脉注射，每6小时给药1次，肾功能不全病人剂量减半。

(11)二氮嗪(低压嗪，diazoxide)：此药化学结构与噻嗪类利尿药相似，静脉注射降压效果迅速，作用强，无利尿作用。主要用于高血压急症。给药方法：每次50～75mg，不稀释10～15秒内静脉注射，10～15分钟一次，总剂量<300mg。降压持续时间>12小时。

(12)甘露醇(mannitol)：使用20%高渗溶液，治疗高血压脑水肿。静脉给药后使血浆渗透压升高，组织间液向血浆移动，经肾代谢，产生脱水利尿作用，同时脑组织脱水，颅内压降低。大量静脉注射血压下降。常用剂量：初始剂量12.5～25g(20%溶液62.5～125ml)，最大剂量0.5g/kg，对血容量明显不足的病人应注意及时补充容量。

(五)围手术期低血压的处理

高血压病人对低血压的耐受能力很差，如不及时纠正可导致严重并发症，如心肌梗死或血栓形成。高血压病人降压幅度不应超过原水平的30%。造成低血压的原因多为循环血容量不足，麻醉过深，心肌抑制，心律失常，心排血量减少或交感神经广泛阻滞，以及突然改变体位。麻醉中一旦出现低血压，应立即停止麻醉用药，必要时暂停手术操作，针对原因，及时处理。在严密监测下及时补充血容量，适当使用升压药，增强心肌收缩力，将血压升至安全范围，应防止使用升压药过量造成血压剧烈波动。如遇到难以纠正的低血压，应考虑到可能存在心肌梗死或夹层动脉瘤破裂等严重并发症，因此要持续监测心电图，注意有无心肌缺血的改变。

（陈　愉）

参考文献

《中国高血压防治指南》修订委员会．2006. 中国高血压防治指南(2005 年修订版)．北京：人民卫生出版社，1～2

黄振文，张菲斐．2010. 高血压．上海：上海交通大学出版社，478～490

霍勇．2011. 从指南更新要点看高血压管理新变化．中国医学论坛报，5. 26

张廷杰，伍悦蕾．2009. 从欧洲 2007 ESH/ESC 高血压指南看高血压防治趋势．中华老年多器官疾病杂志，8(5)：477～480

第 73 章　心脏病人行非心脏手术的麻醉

近来，由于心脏生理、病理生理研究的进步以及心脏血管药物的更新与发展，心脏病人施行非心脏手术的麻醉处理已有迅速进展。

麻醉医师应深入了解有关心脏的病理生理，术前病人应有妥善的准备，术中进行正确的麻醉处理，才能使心脏病人安全渡过手术，顺利完成手术治疗。

第一节　心脏病人的病理生理

一、心脏功能的最佳条件

为保持心脏功能处于最佳状态，必须保证下列各项条件：

(1)正常的心肌。

(2)对心脏的血运、营养供应正常。

(3)心脏各瓣膜功能正常。

(4)心脏节律和心率正常。

(5)泵血方向正常，没有短路。

(6)血管阻力正常。

(7)循环血容量、通气量、血液氧含量、血清电解质、血液成分、酸碱平衡正常。

心脏病人常有上述各种因素的异常。同样，上述各种因素异常，常可导致心脏病变或功能不全。处理心脏病人麻醉时，首先应针对上述各种因素进行深入探讨，了解其异常的程度和对心脏功能损害的程度，以进行适当的纠正治疗，保持心脏功能接近于最佳状态。

二、心肌异常

(一)心肌收缩力降低

(1)心肌收缩力降低是心肌功能受损的主要改变，结果可使泵血压力降低和心搏量降低，心室充盈压升高。通常以心室舒张末期压力和心房压表示心室充盈压，当心室舒张末期心室内血流量增加时，前二者均升高。即心肌功能降低时，搏出血流量减少，心室内剩余血流量增多，舒张末期心室内血流量增加，心室内压力上升。

(2)导致心肌收缩力降低的最常见的原因是冠心病。冠心病引起的心肌改变有 3 种类型：①发生心肌梗死使心肌立即丧失收缩功能；②梗死愈合形成瘢痕后仍没有收缩功能；③心肌严重缺血导致收缩功能受损。心梗后的瘢痕可因不能承受心内压而向外膨出，形成室壁瘤。此种室壁瘤表现为收缩期向外膨出增大，舒张期回缩变小，形成反常搏动(paradoxical pulsation)，使心搏量锐减。

(3)其他如病毒性心肌炎、细菌性心肌炎或风湿性心肌炎，也都可导致心肌收缩力降低。长期的心脏瓣膜病变，由于承受的慢性负荷加重，也损害心肌的正常收缩能力。例如，接受主动脉瓣换瓣手术的主动脉瓣闭锁不全病人，由于心肌收缩力降低，换瓣术后虽然血动力学状态和病人一般状态有所改善，但心肌收缩力并无明显改变。

(二)心肌的营养供应

(1)心肌营养供应主要依赖冠状动脉。冠状动脉一般分左、右两支。左右冠状动脉各开口于主动脉的左、右冠状动脉窦。冠心病病人中，如心脏传导系统发生供血不足，可引起心律失常。分布至心肌的血管属末端血管，既无侧支循环，也没有血管吻合支。血管系由心外膜向心内膜方向走行。心内膜下区系接受血液供应的终端组织，心室内膜下组织的组织压高于外膜下组织，血流量也低。因此，心内膜下组织最容易因供血不足而出现缺血状态。

(2)冠状动脉主要是在心脏的舒张期接受来自主动脉的血液。因此，舒张期血压是决定冠脉血流量的主要因素之一。在一般情况下，心脏的氧消耗量大于其他脏器的氧消耗量。许多因素可影响心肌氧消耗量，如表 73-1 所示。

表 73-1 影响心肌氧供与氧耗的各种因素

增加心肌氧耗量的生理因素
1. 心率增快
2. 心肌收缩力增强
3. 心肌张力升高
前负荷增加(静脉回流量增加)
后负荷增加(末梢血管阻抗升高)
4. 基础代谢率
影响心肌氧需要量的各种临床因素
1. 高血压
2. 心脏容积增加(如左或右心房压力增加)
3. 心肌收缩力增加(如由于儿茶酚胺、洋地黄类药物的作用)
4. 心动过速
5. 发热
6. 寒战
7. 末梢血管收缩
8. 主动脉瓣狭窄

续表

减少心肌氧供的各种临床因素
1. 低血压
2. 冠脉痉挛
3. 低氧血症
4. 血液黏度增加
5. 冠状动脉血管狭窄
6. 低血容量

当氧的供应不能充分满足心肌对氧的需要时，即可发生心肌梗死。在缺血的心肌中，有氧代谢三羧酸循环失去作用，心脏耐受无氧代谢的能力降低，如再有氧的供应减少容易发生心肌坏死。为增加心肌氧的供应，正常机体可借扩张冠状动脉以增加冠脉血流量，但在冠脉硬化时，血管不能扩张，血流量难以增加。

(3)冠心病多并发左室功能不全，由于右心功能没有损害，所以右心充盈压力、中心静脉压不能直接反映左心功能状态，所以参考价值较小。此时只有监测肺毛细血管楔压(PCWP)，才能了解左心功能状态。

(三)瓣膜功能异常

1. 房室瓣(二尖瓣与三尖瓣) 系低压条件下活动的定向瓣膜。房室瓣发生狭窄时，血流进入心室受阻，心房压力上升，继而心房扩张，心房肥厚。如发生心律失常，很容易发生心房颤动。左房压力升高后，由于逆行传导，使肺动脉压升高。因而使肺内水分增加。进而使肺动脉压进一步升高，继而使右心室、右心房压力也都上升。长期的肺动脉高压可引起毛细血管的器质性改变，即使行人工换瓣膜后也仍遗留有不可逆性病理改变。

2. 二尖瓣关闭不全 由于左室容量负荷过重，泵血做功增加，重症病人常发生充血性心力衰竭。慢性病人对手术的耐受能力较好，但在心肌梗死所引起的急性二尖瓣关闭不全时，可发生严重肺水肿和心力衰竭。风湿性心脏瓣膜病时，偶可发生腱索断裂，冠心病时偶可发生乳头肌断裂，均属危险的瓣膜并发症。

3. 主动脉瓣狭窄和肺动脉瓣狭窄 由于

瓣膜口狭窄，都可使心脏泵血的阻抗增加，心脏做功增加，导致心室肥厚，心室顺应性降低。如同时并发冠心病，更易因心肌供血不足而诱发心绞痛发作。

如主动脉瓣狭窄同时有心动过速，心肌需氧量增加，而心脏舒张期缩短，冠状动脉灌注时间缩短，使血流量减少，尤为危险。并发冠心病的主动脉瓣狭窄比单纯主动脉瓣狭窄者更为危险。

4. 主动脉瓣关闭不全　轻度到中度主动脉瓣关闭不全病人一般危险不大，但有心衰及心脏显著肥厚者危险性增加。

三、心律失常

(一)健康人中可以出现的心律失常

1. 室性期前收缩　期前收缩常出现在饮用浓茶、咖啡或过度吸烟、情绪激动时。为了鉴别期前收缩是否由于器质性心脏病所致，可行运动试验。一般而论，频发的多源性室性期前收缩可能因器质性心脏病所致。如果在安静睡眠时或心率慢时出现心律失常、期前收缩，而在运动试验后消失，同时没有其他物理检查的心脏阳性体征，多无器质性心脏病。

2. 房性期前收缩　较室性期前收缩少见，也见于器质性心脏病人。表现为二联律、三联律、偶发的房性期前收缩。多无症状，一般无需治疗。频发的房性期前收缩如发生在有器质性心脏病者，常为房颤的前兆。

3. 交界区心律　交界区性期前收缩较少见。连续出现时，可能有心脏病存在。

4. 房室传导阻滞　一度房室传导阻滞可见于正常人。二度房室传导阻滞多见于心脏病人。

5. 预激综合征　一般不影响血流动力学，无临床症状。其中 60%～70%的病人无器质性心脏病，无须特殊处理。但可诱发阵发性心动过速。术前应避免交感神经兴奋。

(二)病理性心律失常

(1)频发的多源性或连续发作的室性期前收缩，术前应进行检查，注意有无器质性心脏病、电解质紊乱、洋地黄中毒等。多发的房性期前收缩为房颤的前兆。而多发室性期前收缩，每分钟超过 5 次，特别是多源性室性期前收缩，R 波与 T 波相重叠的室性期前收缩，容易导致心室颤动。术前应以药物控制。

(2)二度以上的房室传导阻滞，或双束支阻滞，都有发展成完全性心脏传导阻滞的可能，甚至发生猝死，术前应做好安置心脏起搏器的准备。

(3)房颤与房扑：术前如控制心室率在 80 次/分以下，麻醉危险性不致增加，否则危险性增加。

四、常用药物的心脏效应

见表 73-2。

表 73-2　常用药物的心脏效应

增加肺循环阻力
1. 缺氧
2. 异丙嗪(promethazine)
3. 乙醚
4. CO_2 蓄积
减少肺循环阻力
1. 氧
2. 妥拉唑林(tolazoline)
3. 一氧化氮
增加周身循环阻力
1. 去氧肾上腺素
2. 甲氧明
3. 麻黄碱
4. 氯胺酮
减少周身循环阻力
1. 氟烷
2. 硫喷妥钠
3. 蛛网膜下隙阻滞
4. 妥拉唑林
5. 异丙肾上腺素
6. 硝普钠
增加心肌收缩性
1. 洋地黄糖苷
2. 异丙肾上腺素
3. 多巴胺
抑制心肌收缩
1. 普萘洛尔
2. 氯胺酮(由于心动过速)
3. 卤化吸入麻醉药

第二节 麻醉的选择与管理

一、心脏病人麻醉选择

(1)要求止痛效果满意,循环功能稳定,心肌氧耗量降低,适当通气与给氧充分,苏醒平顺。全麻深度宜保持稳定适中,避免麻醉忽浅忽深。

(2)凡手术时间长、创伤程度严重者应采用全身麻醉,诱导酌情采用小剂量硫喷妥钠、丙泊酚或咪达唑仑缓慢静脉注射,以防血压下降。待病人入睡后,再静脉注射琥珀胆碱 1～2mg/kg 行气管内插管。可视情况给以小剂量地西泮、芬太尼、氯胺酮静脉注射,以减少硫喷妥钠用量和增加镇痛效果。术中可以低浓度恩氟烷、异氟烷或七氟烷吸入,复合以氧化亚氮吸入(50%)或芬太尼分次静脉注射维持。为避免麻醉过深,多并用肌肉松弛药,以阿曲库铵为可取,因该药不影响血压,没有释放组胺的效应。

二、心脏病人麻醉维持

(1)应力求使血压、心率稳定,避免血压剧烈波动和心率增快与减慢。心律失常可使心排血量减少和心肌氧耗量增加,因此应极力避免。

(2)术中应保持通气得当,防止缺氧与 CO_2 蓄积或 $PaCO_2$ 长期低于 4.6kPa(35mmHg)。

(3)注意掌握输血、输液量,不宜过多或不足。

(4)对电解质紊乱与酸碱平衡失调均应随时纠正。

(5)应同时注意维护脑、肾、肺等重要脏器的功能。

(6)对心脏病人手术时,应尽可能缩短手术时间和减少手术创伤的程度。

三、麻醉中的监测处理

为了及时了解循环功能动态改变,适当调整麻醉深度,在行大手术时应做好下列准备。

(1)应事先做好动脉置管测定血压。

(2)经锁骨下静脉或颈内静脉置管测定中心静脉压。

(3)静脉穿刺置管以保证输血输液通路通畅。

(4)备妥微量或快速输血输液泵、血液加温器、去颤器、起搏器以及各种必要的药物与液体等。

四、芬太尼麻醉

近年已日益广泛用于心脏病人。此法有以下一些优点:镇痛作用良好,病人术后对术中情况无记忆。对循环动力学影响较轻,可用于重危病人。作用时间短,可调性好,便于掌握,与泮库溴铵合用可抵消其心率减慢作用,不增加呼吸道分泌,不影响呼吸功能。不影响肾功能,可用于肾移植病人而无不良后果。不升高动脉血压,可用于高血压病人而无心脑血管意外之虑。

芬太尼麻醉的常用剂量为 50μg/kg 静脉注射,可同时静脉注射泮库溴铵。术中可酌情补充,剂量为 5～10μg/kg。术后如遗留长时间呼吸抑制,可给以纳洛酮或烯丙吗啡、丙烯去甲左吗南等拮抗药。

第三节 常见合并心脏病病人手术的麻醉

一、合并冠心病病人手术的麻醉

由于人口寿命明显延长,冠状动脉硬化性心脏病(以下简称冠心病)已成为主要死亡原因之一。目前我国冠心病病人,男性为 137.11/10 万人,女性为 75.4/10 万人。占成年人心脏病死亡率的第一位。由于冠心病的发病年龄越来越年轻,一般而言,对 40 岁以上的病人都应考虑有无冠心病而进行必要的检查,如 24 小时动态心电图或超声心动图等。尽管麻醉中监测技术的进步,如心电图 ST 段的监测直至新近引用的食管超声心动图(TEE)可连续监测心脏功能,但对麻醉医师来说,如何发现潜在的冠心病,手术时施以妥善的麻醉处理,仍然是值得不断探索的课题。因为一部分冠心病病人病情可以潜在发展。临床上无症状,一旦出现症状,有的可导致猝然死亡。据Kannel 20年随访结果,冠心病病人死亡中猝死率竟高达50%。因此,对这类手术病人围手术期麻醉处理,冠心病对手术麻醉预后的影响,应引起足够的重视。

(一)麻醉、手术危险的评估

并发冠心病的手术病人,麻醉与手术死亡率和并发症发生率明显增加。麻醉与手术危险的程度是冠状动脉功能不全的严重程度和有无心肌梗死的函数。冠心病病人冠脉阻塞和心肌梗死的发生率是对照组的10倍。尽管近年来麻醉与监测技术已有长足进步,如在发生心梗后6个月以内施行手术,发生再梗死的危险依然很高。据Tarhan报道,术前3个月内有梗死病史者,术后发生心梗者占37%,而3~6个月者占16%。于梗死后半年行手术者,梗死复发率降至4%~5%。近10年来,由于外科的进步,特别是麻醉处理技术的进步,已使术后心梗复发率大为减少。最新的报道认为,有陈旧性心梗的病人,一般而言手术危险性不大,但在近3周内有心梗者,手术死亡率高于非心脏病人25%。因此,除非抢救性手术,均应推迟手术日期。据研究证明,任一心肌梗死的恢复,从血管新生到瘢痕组织形成,约需3个月才能完成。因此,通常都以3个月作为新鲜心梗病人手术适应证的临界期。除非急症手术,择期手术均应推迟至心梗发生后3个月再做。

(二)术前准备

(1)术前应详问有无心绞痛病史等与冠心病有关的发病因素。典型的心绞痛发作表现常常是胸部疼痛,沉重感与压迫感,一般限于胸骨前区。体力负荷增加、精神激动、饱餐常可诱发其发作。而减少体力活动或服用硝酸甘油可使心绞痛缓解。

(2)许多易感因素可促进冠心病的发展。主要有冠心病家族史、高血压、阻塞性血管意外、吸烟、肥胖、糖尿病、精神创伤、缺乏体力活动、高脂血症和高胆固醇血症等。这些因素的存在可增加发生冠心病的可能。

(3)临床检查冠心病病人可发现有第四心音、左室扩大(胸部X线片可显示心影增大),心尖收缩微弱。心绞痛发作时,多能发现有高血压和奔马律。较严重的冠心病(特别是发生心梗之后)可出现左室衰竭的征象。

(4)早期冠心病病人的心绞痛发作间歇期,心电图可以完全正常。甚至在3支主要冠脉血管腔隙已阻塞50%以上时,仍可以有16%的病人休息时心电图正常。因此,休息时检查心电图正常并不能排除严重冠心病。然而,心电图异常者仍属多数。还可发现有左室肥厚、束支传导阻滞,心肌缺血引起的Q波、ST段和T波改变等。如果在急性心肌梗死后ST段持续抬高数周或数月,提示可能有心室壁动脉瘤存在。麻醉与手术的危险大为增加。

(5)凡并发严重心动过缓,心率在40次/分以下,二度以上房室传导阻滞,双束支阻滞并发阿-斯综合征者,应尽可能在术前植入起搏器。

(6)某些现代无创检测技术,如二维超声心动图、放射性核素心脏成像检查(ECT)、食管超声心动图(TEE)已有可能检测左心室壁运动。借这些检查技术可查出心肌运动功能的异常或运动功能不全的区域,从而使麻醉医师能辨识病人左室功能不全的程度。

(三)冠心病病人手术时的麻醉处理

冠心病病人手术时麻醉处理的关键是尽可能维持心肌供氧与需氧之间的平衡,以保证循环功能稳定。麻醉中应注意维护心肌供氧。因此应使冠状动脉血流量和氧的释放量充分。如低血压、心动过速、低氧血症、血氧离解曲线左移、血液黏度增加等都可减少冠状动脉血流量和氧的供应量,应极力避免。许多因素可增加心肌氧需要量,如血压高导致后负荷增加,心肌收缩力增强,心动过速等,也都应极力避免。

手术中,有抑制循环作用的麻醉药,对有

冠心病的手术病人更为不利。恩氟烷深麻醉抑制心肌收缩力可致血压下降。吗啡、巴比妥类如硫喷妥钠、丙泊酚、氟烷、高位腰麻、广泛的硬膜外阻滞都有降低血压的效应。此种血压下降是心肌收缩力减弱而使心排血量减少和末梢血管扩张而使末梢血管阻力降低的结果。动脉血压下降可致冠脉血流量减少。这在正常人可依赖于冠脉血管扩张而得以补偿。但有冠状动脉硬化的冠心病病人丧失了这种能力，使冠脉供血不足加重，心肌收缩更加无力，导致血压进一步下降，形成病理的恶性循环。这是处理冠心病病人麻醉时应特别注意的。

收缩期血压与脉率的乘积值(RPP)，可作为反映心肌供需氧之间动态平衡的指标。RPP 正常值为 12 000 左右。如 RPP>12 000，心率在 90 次/分以上，即表明有心肌缺血性改变。如 RPP<12 000，心率<90 次/分，表明心肌无明显的缺血性改变。因此，术中应力求调控 RPP 值接近术前值。

术前应使病人充分镇静，避免血压升高与心动过速。除非并发心动过缓，术前药应避免用阿托品。麻醉诱导前，为预防气管内插管升压反应，应先静脉注射芬太尼 4μg/kg。也可酌情采用舌下含服硝酸甘油 1 片或经鼻滴注硝酸甘油 0.5～1mg。可视病人情况酌情选用咪达唑仑、丙泊酚或硫喷妥钠静脉诱导。为防止对循环功能的影响，应以维库溴铵或阿曲库铵为首选肌松药。麻醉中严密监测血压、心率的改变。凡收缩期血压高于 21.3kPa(160mmHg)时，即可酌情静脉注射降压药乌拉地尔 12.5～25mg，一般多可使血压回落至 21.3kPa(160mmHg)以下。降压效果不满意时，再经鼻滴入硝酸甘油 0.5～1mg，血压多能降至正常范围。血压波动频繁，同时心率不超过 100 次/分者，也可酌情静脉滴注 0.01%硝酸甘油溶液，给药速度掌握在 1μg/(kg · min)左右。如此处理既可控制血压过度上升，又可使冠状动脉扩张，有利于保护心肌。如血压升高同时有心率增快，则静脉注射维拉帕米 0.05～0.1mg/kg，也多可使血压回降和心率减慢。

诚然，除麻醉处理外，手术创伤程度，操作的粗暴与轻柔，引起应激反应强度，时间长短等对冠心病病人耐受麻醉、手术的能力也都有明显影响，非麻醉处理所能完全防止。所以对冠心病病人手术时必须各个环节谨慎从事，严格掌握。

综上所述，冠心病病人手术时麻醉处理要点可归纳为以下 3 点。

1. 术前准备中了解循环功能状态极为重要

(1)病人如有心绞痛，应选择其发作后时期施行麻醉手术较为稳妥，应极力避免诱发心绞痛发作。

(2)如有心梗，应尽可能在心梗发作后 6 个月以上再行麻醉手术。

(3)应注意有无高血压和糖尿病等并发症，并给以妥善治疗。

(4)心绞痛或心梗发作时的心电图和超声心动图都有参考价值。

(5)术前应继续服用亚硝酸盐类药物、钙拮抗药、β 受体阻滞药等。

2. 麻醉管理中，以控制循环功能动态最为重要

(1)术前药应充分发挥效用。

(2)应连接心电图和动脉血压监测装置。

(3)以芬太尼或丙泊酚行麻醉诱导。

(4)气管内插管时并用喉、气管表麻，以 1%丁卡因喷雾。

(5)以恩氟烷、异氟烷或七氟烷维持麻醉。

(6)血压升高时，可分次小剂量静脉注射乌拉地尔或持续静脉滴注硝酸甘油。

(7)血压下降时，可酌情分次静脉注射多巴胺、多巴酚丁胺、间羟胺等提升血压。

(8)出现心律失常时，可酌情给以利多卡因、维拉帕米、普萘洛尔或艾司洛尔等静脉注射。

(9)严格掌握适量输血输液。

(10)尽可能减轻手术损伤程度和缩短手术时间。

3. 术后管理中的循环功能监测最重要

(1)原则上应在苏醒后拔去气管内导管再回病房。

(2)至少应吸氧12小时以上。

(3)心电图监测应持续24小时以上。

(4)疼痛时给以镇痛药。

(5)继续术前的药物治疗。

二、瓣膜性心脏病病人的麻醉

多数瓣膜性心脏病病人没有发绀症状。病变主要有狭窄、关闭不全或二者兼有。

(一)主动脉瓣狭窄

正常主动脉瓣系三尖瓣,可因胚胎发育不良而形成单尖或双尖瓣,成为主动脉瓣狭窄的原因。如狭窄严重,常使后负荷明显增加而致心室肥厚。

冠脉血流在舒张期流进心肌。每克心脏组织的供血量取决于冠脉扩张的程度、心肌的厚度以及主动脉舒张压和左室舒张压之间的压差梯度。

如系轻度主动脉瓣狭窄,一般问题不大。反之,如瓣膜狭窄严重,左室射血量锐减,而肥厚的心肌又得不到充分灌注。在麻醉和手术的应激状态下,对此必须充分重视。因此时末梢需氧量增加,而主动脉瓣狭窄导致心搏量固定,难以相应地增加以满足周身的需要。因此,心排血量既有绝对地也有相对地减少。因心脏组织的氧供应减少,心排血量也相对减少,肥厚的心肌,特别是内膜下区处于低灌注状态,即缺血状态。结果可发生一定程度的心力衰竭,使心室舒张期压力增高。于是,主动脉和左心室舒张压压差梯度降低,冠脉血流减少,导致内膜下缺血加重。这一恶性循环可导致心肌严重缺血,或心肌应激性增高和心律失常。在清醒病人,由于脑缺氧或心律失常可发生晕厥。在施行择期性非心脏手术之前,首先应纠正主动脉瓣狭窄。

术前应使病人充分镇静,缓解其紧张恐惧情绪。务使诱导与气管内插管平顺。所用诱导药物硫喷妥钠或丙泊酚的剂量,以对后负荷无明显影响为度。术中应保持窦性心律,使心率、心肌收缩力与周身血管阻力都接近正常。应避免心动过速与末梢血管扩张。通常多用低浓度吸入麻醉药复合芬太尼等麻醉性镇痛药与肌松药维持麻醉。此法既便于调控心率,又可防止周身阻力降低。此种病人,一旦发生室性心动过速或心室颤动多难以救治,心肺复苏很难成功。

(二)主动脉瓣关闭不全

本病的病理生理特点是左心室射血时的心搏量有一部分在舒张期又逆流返回左心室。因此,舒张末期左室容积增加。射血分数可借每搏心排血量增加维持一段时间,但最后可发生心力衰竭。此种病人即使没有合并冠心病,也可因心室肥厚致心肌耗氧量增加和冠状动脉灌注压降低而致供氧量减少。

麻醉注意事项:

(1)术前药宜偏轻。

(2)术中应力求保持心率正常或稍有增加,以维持主动脉舒张压和冠状动脉灌注压,并降低左室舒张期终末压(LVEDP)。周身血管阻力应保持在既能维持冠状动脉灌注压,对全身射血又不致构成阻力增加的水平。

(3)全麻诱导药可选用咪达唑仑、丙泊酚、硫喷妥钠等。肌松药以阿曲库铵为首选。为改善左室功能,术中可酌情应用血管扩张药,适当调整吸入麻醉药浓度以调控血压。

(4)为增加心排血量,降低左室舒张期终末压力和心室壁张力,可酌情应用硝普钠。总之,应始终注意勿使冠脉灌注压降低至为重要。

(三)二尖瓣狭窄

由于二尖瓣口狭窄,左房排血受阻,压力升高,结果使肺静脉压和肺毛细血管压力也升高,引起呼吸困难。肺静脉压超过4.0kPa(30mmHg)时发生肺水肿。肺静脉压升高导致肺动脉压升高,结果可使右心室负荷过重而致右心衰竭。

麻醉注意事项:

(1)术前药应使病人充分镇静,以免因恐惧紧张而使肺循环阻力升高。但对心排血量已有减少的病人,术前药应偏轻。

(2)有房颤者应用洋地黄适当控制心室

率。如心率在80次/分以上，应于手术当日晨给以适量洋地黄。

(3)所用麻醉药最好是能抑制心率，并能维持窦性心律者。泮库溴铵可致心动过速或交界区心律，以避免应用为宜。维库溴铵与阿曲库铵很少影响心率，可作为首选药物。

(4)缺氧、笑气的应用、α肾上腺素能激动药、氯化钙和头低位均可使肺动脉压升高，因此均应避免。谨慎应用硝酸甘油既可使肺动脉压适度降低，又不致显著影响心率。

(5)因肺循环阻力增高而致右室衰竭者，可给以异丙肾上腺素、多巴胺或多巴酚丁胺等正性肌力药物。对严重病例，给以前列腺素E_1偶可治疗成功。

(四)二尖瓣关闭不全

风湿性二尖瓣关闭不全的主要病理是瓣叶增厚，不能正常关闭，因而在左心室收缩时，二尖瓣不能完全关闭，部分血液返回到左心房。结果导致左房血量增多，压力上升。左房扩张并肥厚。舒张期左心房流入左心室的血量增多，导致左室扩张肥厚，最后可致左心衰竭。

麻醉注意事项：

(1)术前药宜偏轻。

(2)麻醉处理应注意保持心肌收缩力和防止周身血管阻力增高，以免增加反流量。无论是麻醉性镇痛药和吸入麻醉药都不能完全满足这一要求。因而在麻醉中必须严密监测各项血流动力学指标，善加判断分析，正确运用各种药物，扬长避短，保持循环功能动态稳定。

（刘雄华）

第 74 章 呼吸系统疾病病人的麻醉

需要手术的病人伴有呼吸系统疾病者并不少见。这些病人的呼吸功能都有不同程度的损害，麻醉和手术创伤将进一步影响呼吸功能，因此，术中及术后呼吸系统并发症也相应增加。为尽可能维护此类病人的呼吸功能，对麻醉方法和药品的选择以及围手术期管理都有一些特殊要求。

第一节 病 理 生 理

呼吸系统疾病可分为阻塞性肺疾患和限制性通气障碍疾病两大类。

一、慢性阻塞性肺疾患

慢性阻塞性肺疾患(chronic obstructive pulmonary disease，COPD)其病理特点为肺泡排空受阻，常见的有肺气肿、慢性支气管炎、支气管哮喘等。它们的病理改变各异。肺气肿病人肺泡结构破坏及肺泡弹性降低导致气体滞留，此外，这些病人尚有肺泡表面面积减少、肺血管结构破坏及 V/Q 不匹配。慢性支气管炎的病理特点为气道炎症、黏液分泌增加、清除能力下降和下呼吸道水肿。支气管哮喘患者由于支气管平滑肌张力增加及气道炎症而造成气道阻塞，这些病理改变可以同时存在。

二、限制性肺部疾病

限制性肺部疾病(restrictive pulmonary disease)可分为内在的及外源的。内在的限制性肺部疾病慢性的有肺纤维化、肺泡蛋白沉积症等；急性的有肺水肿(心源性及非心源性)、肺炎及新生儿呼吸窘迫综合征等。这些疾病造成肺泡壁增厚、肺顺应性降低而使肺扩张的阻力增加。外源的限制性肺部疾病有脊柱后侧凸、肌肉营养不良、脊髓损伤和胸腔积液等。外源的限制性肺部疾病病人的肺泡结构比较正常，但由于外力的影响使肺的扩张受限。

此外，尚有一种比较少见的肺部疾病——肝肺综合征。它常发生于有严重肝病的病人，但有些轻度或中度肝病病人也可能发生。其临床特征为活动时有呼吸困难及动脉氧饱和度下降。其发病机制为肺血管扩张造成下坠肺内 V/Q 降低，从而导致缺氧。这种病人一般对氧治疗有反应，但有时也反应差。有肝病的病人发生不能解释的低氧血症时，应想到这一可能性。

第二节　术前的评估

一、病史与体检

应详细复习病史，特别要了解有无呼吸衰竭病史，呼吸道感染是否已被控制。急性感染尚未控制或控制尚不足2周者，不宜行择期手术，尤其是胸、腹部手术。

咳痰的量和性质可以辅助判断呼吸道感染被控制的程度。应了解体位改变是否有利于排痰，并鼓励病人术前努力咳痰；还应了解术前是否咯血，尤其是有无大量咯血。

体力负荷增加即引起呼吸急促、心悸甚至发绀者，提示呼吸代偿功能不全。长期吸烟，吸烟量超过10支/天者，术后肺部并发症的发生率高于正常人3～6倍；应告诫病人术前忌烟。

COPD病人表现为桶状胸、呼气时间延长，呼吸急促；听诊可闻高调笛音者，提示有呼吸道狭窄、阻力增加；可闻粗糙湿啰音者，提示有痰潴留。

支气管哮喘病人两肺均可闻哮鸣音，并有典型的发作史，血清IgE升高，X线胸片无明显肺气肿表现。

老年人随着年龄增长，肺泡总面积逐渐减小，闭合气量增加；肥胖可使肺容量减少，呼吸做功增加，因而此类病人术后肺部并发症的发生概率增加。

二、实验室检查

血红蛋白（Hb）超过160g/L，血细胞比容（HCT）超过0.50者，提示慢性缺氧，应进一步作血气分析。血气分析能提供病人的通气、氧合状态及酸碱平衡状态，说明病人肺部疾病的严重程度。术前血气分析为围手术期病人的呼吸功能状况提供基础值，可作为处理的依据。

三、呼吸功能的评价

（一）肺功能的简易评估

负荷试验是评估呼吸循环储备功能的简易方法。它包括：①屏气试验，正常人屏气时间可持续30秒以上；能持续20秒以上者，对麻醉和手术的耐受性尚好；仅能持续10秒以下者，提示心肺储备功能极差，常不能耐受手术和麻醉。②吹气试验，病人尽力吸气后能在3秒内完全呼出者，说明用力肺活量基本正常；需5秒以上才能呼完者，提示阻塞性通气障碍。

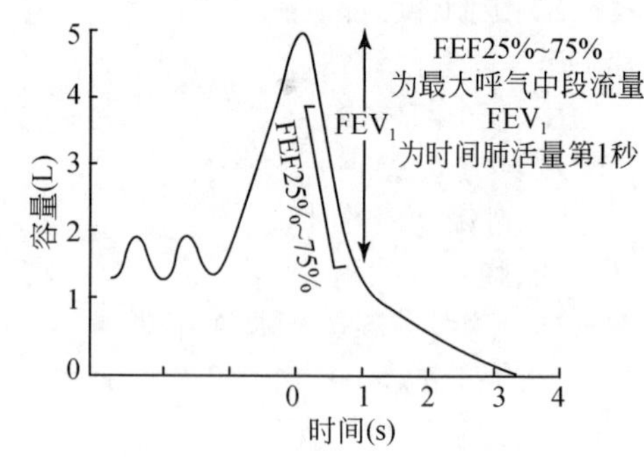

圈 74-1　正常人肺容量的测定

（二）肺功能检查

用肺量计（spirometry）测定肺容量很简单，但若结合时间，能为临床提供非常有价值的资料，包括肺部疾病的类型、严重程度及病变的可逆性。图74-1为正常人肺容量的测定。肺容量与年龄、性别、体表面积，甚至职业等因素有关，因此，肺容量各参数常用其预计值的百分比来判断它们是否正常。用力肺活量（forced vital capacity，FVC）是指深吸气后以最大速度用力呼出的最大气量。我们可以测出第1秒、第2秒和第3秒内呼出的气量——时间肺活量。正常人的FVC约在3秒内呼完。提前呼完者提示有限制性通气功能障碍。呼气时间超过3秒则提示有阻塞性障碍，其中时间肺活量第1秒（FEV_1）正常应超过80％。此外，还可以测定最大呼气中段流量（forced expiratory flow 25％～75％），即将FVC分为4等份，第一部分受主观因素影响较大，第四部分流速及流量明显减小，而中间两部分（25％～75％）的肺容量除以呼气所需的时间最能代表气道通畅的情况，并能反映小气道的功能。但由于FEV_1比FEF25％～75％更敏感，故临床上

一般仅测 FEV_1。最大通气量（maximum voluntary ventilation，MVV）为 1 分钟内最大呼吸量，通常以病人最大幅度快速呼吸 15 秒的肺容量乘以 4 来计算。它是综合反映病人呼吸道通畅程度、肺和胸廓弹性以及呼吸肌功能的指标，代表通气的动态功能，是呼吸能力考核的重要依据。其正常值男性为(104±2.31)L/min，女性为(82.5±2.17)L/min，临床上常以最大通气量百分比来表示。

$$最大通气百分比=\frac{最大通气量实测值}{最大通气量预计值}\times 100(\%)$$

MVV%＞80%为通气功能正常；60%～79%为通气功能轻度降低；40%～59%为通气功能中度降低；＜39%为通气功能重度降低。

肺功能与术后肺部并发症的危险性见表74-1。

雾化吸入支气管扩张药后再测定肺功能，可确定支气管痉挛的可逆程度。

表 74-1　肺功能检查与术后肺部并发症的危险性

参数	中度危险	高度危险
FVC	＜50%预计值	＜15ml/kg
FEV_1	＜2L	＜1L
FEV_1/FVC	＜70%预计值	＜30%预计值
MVV	＜50%预计值	—

四、胸部 X 线检查

对胸腹部大手术，X 线检查应作为常规术前检查。

第三节　麻醉前准备及术前用药

麻醉前准备的目的是为了改善病人的呼吸功能，提高其心肺代偿能力和对麻醉与手术的耐受性。准备的重点是控制呼吸道感染，解除支气管痉挛，进行必要的呼吸训练。

一、一般准备

指导病人进行呼吸训练，尤其是当胸式呼吸不能有效地增加肺通气量时，主要是训练病人进行深而慢的腹式呼吸，以此来扩大膈肌的活动范围，增加肺通气量。膈肌下降 1cm，一般可多吸入 300ml 气体。

长期吸烟者应戒烟至少 2 周，以使其支气管分泌物减少和改善通气（表 74-2）。了解哮喘的诱发因素，避免使用与其相近的药物。

表 74-2　术前停止吸烟时间长短及其好处

时间	好处
12～24 小时	血中一氧化碳及尼古丁浓度降低
48～72 小时	COHb 正常及纤毛功能改善
1～2 周	痰量减少
4～6 周	肺功能改善
6～8 周	免疫功能及药物代谢正常
8～12 周	术后并发症总发生率降低

二、控制呼吸道感染

急性呼吸道感染者，禁忌施行择期手术。支气管扩张病人应待炎症控制，痰量减少后 2 周再行择期手术；近期咯血者为相对手术禁忌，应根据痰培养和药敏试验，给予恰当的抗菌药物控制感染。

三、解除支气管痉挛

对慢性支气管炎伴哮喘发作者，除给予抗生素控制感染外，还应使用 β 受体兴奋药解除支气管痉挛。沙丁胺醇（舒喘灵）、异丙肾上腺素雾化吸入都有较好的解痉效果；但后者因其 β_1 作用可使心率增快，心肌耗氧量增加，甚至心律失常，所以禁用于心动过速、冠心病、心肌炎及甲亢病人。氨茶碱能使支气管平滑肌松弛，并能抑制组胺释放，促进肾上腺合成及释放儿茶酚胺，有效地控制哮喘；若静脉注射，应将氨茶碱 250mg 以 25%葡萄糖液稀释至20～40ml 缓慢静脉推注。肾上腺皮质激素可提高 β 受体兴奋性，减轻炎性反应，从而改善通气功能。但长期使用可引起水、钠潴留，低血钾及负氮平衡，所以只用于顽固性哮喘。

近年来的研究认为，应用钙拮抗药降低细

胞内钙浓度，可抑制支气管平滑肌痉挛，阻抑气道炎性介质形成，降低支气管敏感性及扩张支气管黏膜血管，从而发挥止喘效应。另外，还有用硝苯地平（nifedipine，心痛定）治疗哮喘，使67%的病人得到缓解的报道。

四、祛痰

用氯化铵、溴己新（必嗽平）、吐根糖浆等可使痰液稀释，乙酰半胱氨酸（痰易净，acetylcysteine）5%～10%水溶液加入糜蛋白酶雾化吸入，亦可使痰液黏稠度下降，易于咳出。

理疗、拍背、鼓励咳嗽及体位引流，可使肺内分泌物积存减少。

五、术前用药

麻醉性镇痛药中哌替啶可松弛支气管平滑肌，芬太尼有抗组胺和5-羟色胺作用，可以选用。异丙嗪有较强的镇静和抗组胺作用，宜与哌替啶合用。

巴比妥类有良好的催眠镇静作用，常用剂量对呼吸和循环无抑制。地西泮和氟哌利多有很好的镇静作用，而且可使小气道舒张，可以选用。

抗胆碱药（阿托品、东莨菪碱）能减少呼吸道分泌物，降低迷走神经反射，都可选用，但剂量不可过大，以免分泌物黏稠不易吸出。

近3～6个月内连续使用肾上腺皮质激素1个月以上者，有可能导致肾上腺皮质功能减低，对此类病人，麻醉前及术中应适当补充肾上腺皮质激素，如氢化可的松100～200mg静脉滴入，甲泼尼龙（0.5～1mg/kg）静脉滴注。

第四节　麻醉选择与管理

伴有呼吸系统疾患的病人，呼吸系统的代偿功能必然受到一定影响，应根据术前对病人呼吸和循环功能的了解，以及手术创伤大小的估计，选择麻醉，尽量避免或减少对呼吸功能的影响。

一、局麻及神经阻滞

对范围较局限的手术（如颈部、四肢、体表小手术等），局麻或神经阻滞能满足其要求者应首选此类麻醉方法。病人在术中神志清醒，能自主呼吸并主动咳出气管内分泌物，麻醉本身对呼吸功能并无影响，但要求阻滞完全，镇痛良好。

对麻醉管理，绝不能因手术小而放松警惕，仍需认真地进行呼吸及循环的监测。若镇痛不完全，必须辅以镇静及镇痛药时，要注意剂量不可过大，务必保持病人清醒，减少对呼吸的抑制，并给予吸氧，以免发生低氧血症。

二、椎管内麻醉

对下肢、下腹部、盆腔和会阴部手术，椎管内麻醉可以得到满意的止痛和肌松效果，只要阻滞平面不高于T_8，对呼吸功能的影响不大，可以首选。会阴部手术因其对麻醉范围的要求局限，可用蛛网膜下隙阻滞；对下肢、下腹部、盆腔手术，可根据手术时间的长短，选用连续硬膜外阻滞或蛛网膜下隙阻滞。

当行胸壁及上腹部手术时，因其要求麻醉范围超过T_4，甚至需要阻断全部胸神经。硬膜外麻醉虽然能较好地满足对止痛和肌松的要求，但对通气储备功能的影响较大，可使肺活量下降50%以上，所以不宜用于年迈、肥胖以及呼吸功能明显减退的病人。即使用于年轻、呼吸功能尚正常的病人，为减轻对呼吸运动的影响，局麻药浓度应减低。1.5%利多卡因、0.3%布比卡因能满足镇痛要求，对呼吸运动的影响也较小，可以选用。

椎管内麻醉对循环功能的影响与其阻滞范围相关，呼吸功能不全的病人往往循环功能也受到一定程度的影响，所以应注意麻醉范围不宜过宽。

三、全身麻醉

对呼吸功能明显减退、术前已有低氧血症的病人，以及对病情复杂、手术时间长、全身情况差的病人，应首选气管内插管全身麻醉。因为全麻不仅能完善地镇痛和肌松，还可以行机械通气，保证病人的通气，充分供氧，以及随时清除呼吸道的分泌物。其缺点是：

①长期吸入干燥气体，易使分泌物黏稠不易被吸出；②吸入麻醉药可能抑制呼吸道上皮细胞的纤毛活动，影响分泌物排出，导致小气道闭塞，肺泡萎陷；③气管导管和有些麻醉药可能刺激呼吸道，诱发支气管痉挛，或使呼吸道分泌物增加。

全麻诱导应力求平稳，避免呛咳，诱导前吸氧去氮时间宜延长，以提高 PaO_2。支气管扩张病人，尤其是有大咯血病史者，更应避免呛咳，以免诱发大咯血；完善的表面麻醉下清醒插管，对此类病人是很可取的。支气管痉挛及哮喘的病人禁用硫喷妥钠诱导，可首选氯胺酮，因为它可使内源性儿茶酚胺增加，通过兴奋 β_2 受体使支气管扩张，防止或逆转因组胺引起的小支气管扩张。其次，可用丙泊酚，它也有支气管扩张作用。肌松药忌用有明显组胺释放作用的箭毒，宜用无或很少有组胺释放的潘库溴铵和维库溴铵。

麻醉维持应选用对呼吸功能抑制较小和对呼吸道刺激较小的麻醉药。不论是卤族吸入麻醉药还是常用的静脉麻醉药（如硫喷妥钠、依托咪酯、氯胺酮、丙泊酚等），都对通气功能有一定的抑制，因此术中一定要有必要的呼吸监测。COPD 病人虽然术前 PaO_2 可以正常，但是即使在浅麻醉下也不能排除肺泡通气不足，其通气不足的程度与气道阻塞情况及 FEV_1 呈正相关，因此术中应施行辅助呼吸或控制呼吸，并保持 $PaCO_2$ 于术前的水平，以维持循环的稳定和保留呼吸中枢的兴奋性。由于 COPD 病人在呼气末就已有小气道闭合，所以应使用间歇正压（IPPV），并可适当加用 PEEP 以改善呼气期通气。呼气期宜延长，呼吸比宜用 1∶(2.5～3)。肥胖和胸廓畸形者，麻醉后更容易通气不足，若自主呼吸必然增加呼吸做功，增加氧耗，所以亦应充分供氧并行机械通气。术中出现呼吸道阻力增加并闻哮鸣音时，除考虑支气管痉挛以外，还要排除肺水肿、肺栓塞、胃内容物误吸等。静脉给予氨茶碱或氯胺酮，或将 β_2 受体兴奋药喷入麻醉机环路的吸气侧，可以改善或消除支气管痉挛。除采用机械通气外，还可采用手控呼吸克服呼吸道阻力，以防止通气不足。

术中应及时清除呼吸道分泌物，但吸痰时间不宜超过 10 秒，吸痰前应充分吸氧并适当加深麻醉，以避免缺氧、呛咳甚至支气管痉挛。术毕应使病人尽早清醒，当病人在不吸氧的情况下，自主呼吸的通气量至少恢复到麻醉诱导前的 2/3，氧饱和度维持在 90%～95%以上，才可拔管。有支气管痉挛病史者，可在较深麻醉下拔管，以免诱发支气管痉挛，但拔管后宜继续吸氧直至清醒。对术前呼吸功能严重不全、分泌物多的病人和危重病人，应保留气管导管并给予机械呼吸支持，直至完全清醒，自主呼吸能维持 SaO_2 90%以上为止。估计需要较长时间行机械呼吸者，可在术毕换用经鼻插管。

术中除注意观察病人的呼吸频率、幅度、节律、呼吸音，以及口唇、指端及甲床的颜色外，至少应有脉搏血氧饱和度监测。近代的麻醉机上都设有通气量的监测，可随时显示呼吸频率、V_T 和每分通气量（MV）。如有条件，应用呼气末二氧化碳（$ETCO_2$）监测，不仅可以在气管内插管时判断导管的位置是否正确，还可以在机械呼吸时指导选择正确的通气参数。应用旁气流通气监测（SSS）还可以对顺应性、气道压、1 秒率等进行连续监则。

第五节　麻醉后处理

手术病人伴呼吸系统疾患者，其术后死亡病例中约有 13%～25%是由于肺部并发症，因此术后处理应特别注意。

一、维护呼吸功能

麻醉及手术对呼吸功能的影响主要表现为呼吸中枢的调节功能受到一定抑制，呼吸肌力量减弱，通气量不足，这种影响在胸部及上腹部手术后比较明显，尤其是开胸手术；下腹部手术则影响不明显。术后伤口疼痛是使病人潮气量减小及咳嗽力量减弱的主要原因之一，适当的术后持续镇痛可使其有明显改善。椎管内麻醉平面过高，在麻醉作用消退前将影响通气。吗啡类镇痛药及肌松药的残余作用，对通气量、咳痰的力量均有影响。因此，应恰当地掌握麻醉的深度，术毕应给予适当的对抗剂，尽力减少上述影响。胸腹部大手术后自主呼吸时，常有低氧血症，伴 COPD、支气管哮喘、肺源性心脏病等有呼吸功能不全的病人将更明显，术后应给予必要的氧治疗及适当的机械通气支持(参见机械通气与氧疗等有关章节)。

二、清除呼吸道分泌物

手术创伤及吸入麻醉均可抑制肺泡表面活性物质，导致肺顺应性下降，肺泡萎陷；呼吸道内分泌物的潴留可引起小支气管堵塞、小叶肺不张，因此术后要鼓励病人咳痰、深呼吸、给予必要的雾化吸入，使分泌物稀释，利于排痰，必要时可利用纤维支气管镜清除痰液。对呼吸功能严重不全以及危重病人、神志恍惚或昏迷的病人，应保留气管内导管或行气管造口以利排痰，并可经此进行氧疗及机械呼吸。

三、镇痛

术后完善的镇痛可以改善病人的通气及排痰能力，应根据情况选择适当的方法给予术后镇痛，常用的有硬膜外注射 1～2mg 吗啡(稀释至 5～10ml)、0.15%～0.2%布比卡因、PCA 等(参见有关疼痛治疗的章节)。

(李　钊　金清尘)

参考文献

董声焕.1992. 呼吸衰竭基础与临床.北京:人民军医出版社,3～31,95～105

刘俊杰,赵俊.1996. 现代麻醉学.第 2 版.北京:人民出版社,993～1029

刘流,周建美,陈启智.1997. 旁气流通气法观察心内直视手术患者通气功能变化.中华麻醉学杂志,3:134

盛卓人.1996. 支气管哮喘和麻醉.中华麻醉学杂志,16(3):141

Miller RD. 1995. Anesthesia. 4h ed. New York: Churchill Livingstone

第75章　睡眠功能紊乱病人的麻醉

睡眠与觉醒是人和高等动物的普遍生理现象。在觉醒时，机体主动与外界环境密切联系，并以适当的行动来回答环境的各种变化。在睡眠时，感觉减退，意识逐渐消失，机体与环境的主动联系大大减弱，失去了对环境变化的精确适应能力。但是，睡眠时的这一切变化随着觉醒的出现而易于迅速恢复，这就是睡眠不同于麻醉和昏迷的地方。本章拟就睡眠的生理过程及其睡眠功能紊乱病人麻醉处理中的一些问题进行阐述。

第一节　睡眠生理

一、睡眠时的生理功能变化

(一)一般生理功能变化

在睡眠状态下，将出现一系列与清醒状态时不同的生理变化。如感觉功能减退、骨骼肌的反射运动和肌紧张减弱。在深睡眠的状态下，高级中枢水平的抑制加深，甚至正常成年人也可能出现脊髓反射活动失去中枢的下行控制而引起的巴宾斯基征。睡眠时，还伴有一系列自主神经功能的改变，如交感神经系统活动减弱；而副交感神经系统的活动常增加。一般表现为：呼吸减慢、呼吸道肌肉张力减低、瞳孔缩小、动脉血压下降、脉率减慢、皮肤血管扩张、胃肠道的蠕动有所增强、胃液分泌增多而唾液分泌减少、体温下降、尿量减少、发汗功能增强、基础代谢率可以下降10%～20%。睡眠时各种生理功能的变化，随睡眠的不同阶段和深度而不同。睡眠越深，各种变化越明显。

睡眠时，脑干网状结构上行激活系统的活动水平大大降低。但是，即使在深睡眠情况下，机体也并不完全阻断和周围环境复杂的感觉运动联系。几乎任何一种感觉刺激都能通过感觉传入途径，兴奋网状激活系统，传递到大脑皮质，从而使之醒转。能够中断睡眠而引起觉醒反应的最低刺激强度，叫做唤醒阈。睡眠越深，唤醒阈越高。在引起觉醒反应方面，某些类型的感觉刺激要比其他的刺激具有更强的作用，其中最强的是痛觉和躯体的本体感受性冲动。唤醒刺激的效果，似乎是刺激的“性质”，比强度更为重要。有时，一个微弱的刺激足以唤醒一个沉睡的人，而其他较强的刺激却不能。

(二)睡眠周期和睡眠时脑电图的变化

在正常清醒状态下，脑电图主要为β波，而在入睡前的觉醒期(瞌睡)，脑电图则以α波为主。根据睡眠时脑电图出现的特征性变化，可将睡眠分为4期。第1期为入睡期，脑电图的波幅普遍降低，α波减弱，频率变得不规则；第2期为浅睡期，脑电图频率进一步减慢，并出现每秒14次的睡眠梭形波及少量δ波；第3

期为中度睡眠期，脑电图中有 κ-复合波及少量 δ 波；第 4 期为深度睡眠期，脑电图中主要为 δ 波。由此可见，随着睡眠加深，δ 波在脑电图中的比例逐渐增加。

另外，根据睡眠过程中脑电图的表现和其他生理活动的不同特点，可把睡眠分为非快速眼动睡眠（N-REM）和快速眼动睡眠（REM）两种不同的状态。

1. 非快速眼动睡眠 除入睡期以外，其余脑电图出现 δ 波的各睡眠期都属于慢波睡眠范畴。这一睡眠状态的特点是，脑电图呈同步化慢波，故又称慢波睡眠或同步化睡眠。此时，循环系统、呼吸系统和交感神经系统的活动水平都有一定程度的减低。表现为呼吸平稳、心率减慢、血压下降、代谢降低、全身无快速转动性活动。

2. 快速眼动睡眠 出现在非快速眼动睡眠之后，脑电图重新出现低电压、快频率的 α 波，故又称去同步睡眠或快波睡眠。在此期，脑电图与觉醒时的模式相似，但实际上睡眠更深，更不易唤醒，从而又称异相睡眠。在此期，肌肉张力进一步降低，呈完全松弛状态，但眼球却例外，呈快速的眼球转动，50～60 次/分。此睡眠期还可出现呼吸浅快、心率加快、血压升高、脑血流增加、眼睑及四肢常有抽动等（表 75-1）。

表 75-1 睡眠中生理功能的改变

生理指标	非快速眼动睡眠（N-REM）		快速眼动睡眠（REM）	
	1～2 期	3～4 期	紧张性 REM	周期性 REM
低氧性通气反应	→	40%	60%	↓↓
高碳酸通气反应	↓	50%	70%	—
气道张力	↓	↓	↓↓	↓↓↓
PaO_2	→		↓	↓↓
$PaCO_2$	↑	↑	↑	↑↑
血压	↓	↓	↓	↓↑
心率	↓	↓	↓	↓↑
心排血量	↓→		↓↓	↓→↑

无论在非快速眼动睡眠或快速眼动睡眠中，人都可被唤醒而转入觉醒状态。但一般正常情况下，入睡总是从非快速眼动睡眠开始，而不能直接由觉醒进入快速眼动睡眠中。由于快速眼动睡眠中出现的生理活动加速和波动，可促使慢性疾病恶化或某些潜伏的疾病突然发作。

非快速眼动睡眠和快速眼动睡眠反映了脑的不同的功能状态。一般认为，非快速眼动睡眠是消除疲劳、恢复体力的主要方式，在此类睡眠期间，机体能量消耗减少，垂体的各种促激素分泌增多，特别是生长激素，在非快速眼动睡眠的中度和深度睡眠期分泌达高峰。生长激素有助于蛋白质和核酸的合成，促进全身细胞的新陈代谢，有利于体力恢复和储备，为觉醒期间的紧张活动准备条件。在快速眼动睡眠时，脑细胞处于活动增加状态，脑组织的蛋白合成率最高。据推测，这对儿童的中枢神经系统发育和成年人的突触活动都有重要意义。另外，快速眼动睡眠也可能与学习记忆功能有关。随年龄增长，每天总睡眠的时间逐渐减少，快速眼动睡眠从总睡眠持续时间中大大缩短。婴儿时期快速眼动睡眠占总睡眠时间最多，可达38%～50%，直至 1 岁后才与成人相仿，每晚共约 100 分钟，占总睡眠时间的20%～25%。

二、睡眠的机制

（一）睡眠的神经机制

近年来，根据对中枢神经系统的刺激实验

研究，一般认为睡眠是由中枢中某些特定结构进行主动功能活动的结果，即低位脑干存在着调节睡眠和觉醒的重要结构。脑桥头端的某些核团是维持觉醒的，而在延髓的某些核团则是进入睡眠所必需的。大量的研究表明，这部分核团主要包括孤束核及其附近组织、中缝核和蓝斑等。在生理条件下的慢波睡眠，可能就是在由皮质下行和脊髓上行冲动的影响下，低位脑干中与睡眠和觉醒有关结构的功能对抗发生了向睡眠转化而形成的。至于快速眼动睡眠的原因，至今尚不了解。据推测，快速眼动睡眠是由于在自然睡眠机制的基础上，附加有短期的网状激活系统的内在活动而引起的。这种附加活动是引起脑电图的去同步化和做梦，但不是使之转醒。

(二)睡眠的化学机制

1. 与睡眠和觉醒有关的神经递质　上述与睡眠和觉醒有关的中枢神经结构，在调节睡眠和觉醒交替的过程中，是与它们所释放的神经递质的动态变化密切相关的。其中最主要的是一些单胺类，如 5-羟色胺和去甲肾上腺素。研究证明，中缝核是脑内 5-羟色胺能神经主要集中的地方，其头端细胞的轴索经前脑内侧束投射至前脑，在慢波睡眠的发生和维持中，起着重要作用；中缝核尾端的 5-羟色胺能神经元在睡眠调节中则起不同的作用，可引起蓝斑中、后部的兴奋，被认为是快速眼动睡眠的“触发机制”。蓝斑中含有丰富的去甲肾上腺素能神经元，其细胞的轴索主要由去甲肾上腺素上行背束投射到间脑和大脑皮质，在维持觉醒中起着主要作用。蓝斑的中部和后部则与快速眼动睡眠中的不同现象有关；蓝斑中部支配脑桥网状结构，可引起脑桥网质-外侧膝状核-枕叶皮质周期性高幅放电和眼肌快速运动等时相性现象；蓝斑后部则通过网状脊髓束和副神经产生肌紧张减退等现象。

乙酰胆碱在睡眠和觉醒机制中与去甲肾上腺素具有协同作用：抑制非快速眼动睡眠，引起快速眼动睡眠和维持皮质觉醒。一般认为，脑内黑质-纹状体多巴胺系统不参与睡眠和觉醒的交替过程，多巴胺系统主要与觉醒时的注意行为有关，与去甲肾上腺素的脑电激醒作用存在着协同关系。

2. 睡眠肽　除了上述神经递质外，某些肽类物质在睡眠机制中的作用近年来也引起了人们的注意。如促睡眠因子（分子质量小于 500Da），将其注入动物脑室则能引起慢波睡眠；而促觉醒因子（分子质量在 500～1000Da 之间），能使接受注射动物的活动增加，睡眠减少。另外，还发现了由 9 个氨基酸组成的促睡眠多肽物质，称之 δ 致眠肽，可引起动物脑电图出现慢波。但是，关于这些物质的来源及其作用机制，目前仍在研究中。

第二节　睡眠呼吸暂停综合征病人的麻醉

一、定义和分型

呼吸暂停的定义是通气停止至少持续 10 秒。睡眠呼吸暂停综合征（SAS）的定义是在睡眠 7 小时内呼吸暂停至少有 30 次，或呼吸暂停指数（apned index，AI），即平均每小时睡眠呼吸暂停次数>5。

睡眠呼吸暂停通常分为 3 型：①阻塞性呼吸暂停（OSA），亦名梗阻性呼吸暂停或膈肌性呼吸暂停。其特点为有呼吸运动，但无气流。②中枢性呼吸暂停（CSA），亦名非阻塞性呼吸暂停。其特点为无气流，亦无呼吸动作。③混合性呼吸暂停（MSA）。其特点是开始为无呼吸运动，亦无气流，逐渐发展为阻塞性呼吸暂停，出现呼吸运动，但仍无气流。目前认为，各型呼吸暂停都有中枢神经系统功能障碍，所以单纯称其为“中枢性”或“阻塞性”是不恰当的。

二、病因和发病机制

(一)上呼吸道形态异常

患有上呼吸道病变和结构异常的病人，气道阻塞的原因是显而易见的。因上呼吸道气流动力学或内腔大小和形态改变，导致咽四壁塌陷性和上呼吸道顺应性增加，使气体流经上呼吸道的气道阻力和吸气时气道内产生的负压明显增加，久而久之可引起以阻塞性为主的呼吸紊乱或呼吸停顿。

一般认为，SAS的阻塞部位在口咽部，大约位于颏舌肌水平部位。喉和下呼吸道不是周围性气道阻塞产生的主要因素。

(二)上呼吸道肌群的功能紊乱

因大部分SAS病人清醒时气道正常，但入睡后气道发生阻塞，故有人提出阻塞是由上呼吸道肌群功能紊乱所致，尤其是颏舌肌功能不全。

正常人清醒及睡眠时，上呼吸道的持续性开放依赖于上呼吸道的形态结构。鼻腔由骨和软骨组成，喉及胸腔外段气管由软骨支持，均能维持持续开放。相比较而言，由软组织构成的咽部，是上呼吸道中较易发生塌陷的部位，因而上呼吸道开放的关键是咽部的开放，而咽部的开放又依赖于上呼吸道开放肌的收缩和吸气时胸腔负压二者的平衡。

正常情况下，一个呼吸冲动到来时，先兴奋上呼吸道辅助呼吸肌产生收缩，以增加咽四壁张力，使气道扩张、气流阻力降低；随之兴奋肋间外肌、膈肌和胸壁肌等吸气性呼吸肌产生吸气动作，保证空气以最小阻力、最大流速进入肺进行气体交换。当这种协调性受到某种原因的干扰或破坏时，就可导致上呼吸道气流动力学异常和呼吸紊乱。此外，如果上呼吸道因解剖结构异常使肌肉组织的起止点发生改变，引起肌肉组织之间相互作用的力角、向量角、收缩时限、次序和协调性紊乱，或因中枢神经系统病变(表75-2)和神经-肌肉病变，如肌病变、肌萎缩、重症肌无力、吉兰-巴雷综合征和肌萎缩性脊髓侧束硬化等病理性因素，而累及呼吸肌和辅助呼吸肌时，即可引起上述二力的失衡，造成上呼吸道闭合。

表75-2　引起SAS的常见中枢神经系统病变

病变部位	病理生理改变
高位或中位颈髓损伤	部分或完全性软腭麻痹
低位脑干损伤(如第Ⅸ、Ⅹ对脑神经)	上呼吸道舒张肌和收缩肌张力↓
影响皮脊束的高位脑干或大脑半球损伤	
Parkinson病	上呼吸道舒张肌张力↓或功能异常，但其
Huntington病	收缩力可能正常；呼吸之间的协调性破坏
低位脑干损伤	
单侧脊髓硬化	单侧腭或声带麻痹，伴吞咽障碍
背侧或腹侧呼吸神经核损伤	CSA
呼吸中枢双侧损伤	自主呼吸衰竭或Oudine's Curse
Amold-Chiari畸形	CSA、OSA或MSA
脑干变性病变：OPCA	肌无力，腭、声带麻痹，自主呼吸障碍
脑干或大脑半球病变	
双侧皮脊束损伤	舌、腭、咽肌乏力或痉挛
其他	肌无力和语言障碍

(三)诱发因素

1. 生理睡眠　正常人在睡眠期间出现的许多生理性变化,均属 SAS 的诱发因素。

(1)呼吸活动减少,呼吸频率减慢,分钟通气量降低。在 N-REM 睡眠期,肋间外肌和膈肌收缩力代偿性增强,潮气量增加;而在 REM 睡眠期,肋间外肌和胸壁肌等骨骼肌都呈松弛状态,使膈肌负荷进一步加重。

(2)呼吸中枢对化学感受器和呼吸性刺激的敏感性减弱,使气道保护性反射明显受到抑制,咳嗽刺激在睡眠期间很可能诱发呼吸停顿。

(3)睡眠可引起颏舌肌和颏舌骨肌等辅助呼吸肌张力下降,使咽四壁塌陷和上呼吸道顺应性增加,对气道梗阻的反应性降低。

(4)睡眠时呼吸肌和上呼吸道辅助肌的肌电活动明显减弱。有资料表明,颏舌肌和颏舌骨肌的肌电活动在睡眠期间呈周期性下降,而呼吸停顿恰好发生在此肌电活动的低谷。

(5)仰卧位睡眠时腭垂和舌根的下沉,使气流受阻。

2. 药物　各种镇静药、麻醉辅助药或阿片类药物,不仅可加深睡眠时出现的各种生理性变化,而且可直接或间接抑制呼吸及有关中枢,引起中枢性呼吸肌、上呼吸道辅助肌肌张力和收缩力的下降,从而延长 SAS 病人的呼吸停顿时间。

三、病理生理学改变

(一)低氧血症

低氧血症是 SAS 引起的最常见、最显著的变化,也是导致机体多系统病变的始动因素。SaO_2 下降现象在整个睡眠阶段均可发生,在 REM 睡眠期内下降最为明显,下降最大值可低于 50%,持续 30 分钟以上,下降总的时间占睡眠时间的 20%以上。

低氧血症以阻塞性呼吸暂停最为显著,中枢性最轻,可伴有或不伴有高碳酸血症。低氧血症主要引起心血管功能紊乱和神经精神方面的改变。往往有些病人因心律失常而猝死,故称低氧血症为致死性因素。

低氧血症与通气不足、通气/灌流量比值异常、睡眠时呼吸中枢对 CO_2 反应性减弱以及心功能障碍等有关。

(二)心律失常

心律失常的发生率大约为 30%～90%,低氧血症引起心律失常已被公认。心律失常发作多在早晨 3～5 时和 5～6 时,而群体常见的死亡时间也是早晨 5～6 时。由此看来,心律失常和死亡之间存在一定的关系,尽管在这些病人心律失常不是其发病和死亡的直接原因,但它潜在的危险性是不可否认的。

最常见的心律失常为窦性心律不齐。在呼吸暂停期或紧接呼吸暂停之后,可出现窦性停搏、室性期前收缩、室性心动过速、二度房室传导阻滞和纤颤,可能是心肌缺血的直接或间接的后果。有人指出,明显的特征性窦性心律失常,是阻塞性 SAS 的特异性改变,对 SAS 最简易的检查就是在睡眠时进行心电图描记。

(三)血流动力学改变

正常人睡眠时肺动脉压和肺毛细血管楔压保持正常,而体循环血压较日间为低。SAS 病人窒息发作时血压上升,待通气恢复则血压恢复到原来水平。若发作迅速,间隔时间短,血压便不能恢复到原先水平,呈逐渐上升,有些病人睡眠时的肺血管楔嵌压升高可达到引起肺水肿的程度。

血流动力学改变与夜间呼吸窒息发生的频率相关,而且阻塞性比中枢性严重。起初仅在睡眠时发生,随着病情发展,在清醒状态下也可出现肺动脉高压,甚至引起肺心病。

动脉压的升高与缺氧时交感神经兴奋、中心静脉回流增加、心率加快和心排血量增加有关,血压周期性波动可能是由于缺氧和酸中毒引起小动脉舒缩所致;缺氧、酸中毒和心排血量增加均可使肺动脉压升高。

(四)神经反射功能的改变

在 SAS 病人,通气不足使病人长期处于低

血氧和高 CO_2 环境中，呼吸中枢对 CO_2 和低氧刺激的敏感性降低，久之即可导致呼吸中枢对呼吸肌的刺激停止，自主呼吸消失，心功能低下。尤其在应用对呼吸中枢具有抑制作用的药物时，如镇静药、阿片类药等，可导致严重意外情况发生。

据报道，SAS 病人与吸气负荷有关的神经反射以及心血管自主神经反射均有明显损害。

四、围麻醉期影响 SAS 的因素

(一)术前用药

如地西泮、哌替啶、吗啡等可诱发药物性非阻塞性睡眠呼吸暂停，也可加重阻塞性睡眠呼吸暂停。

(二)体位

仰卧位时舌和软腭下沉或颈部屈曲、扭转或受压等均可诱发阻塞性睡眠呼吸暂停。

(三)麻醉用药

任何能引起下颌松弛、上气道舒张肌(如咽舒张肌、颏舌肌和颏舌骨肌)张力和收缩力下降的麻醉药和麻醉辅助药，都可触发和加重呼吸暂停，可以是阻塞性、中枢性或混合性睡眠呼吸暂停。另外，各种麻醉药、镇静药或镇痛药均可不同程度地降低气道防御反射，使机体对气道梗阻的反应性下降。

(四)胸腹式呼吸运动抑制

(1)剖腹手术直接使腹式呼吸受到破坏，仅以胸式呼吸维持肺气体交换。

(2)仰卧位时腹腔内容物使膈肌向胸腔内突入，且活动受限，使肺气体交换量减少。

(3)胸廓受压或切口疼痛使胸式呼吸减弱。

(4)广泛平面的椎管内阻滞使胸、腹式呼吸均有不同程度的抑制等。严重胸、腹式呼吸运动抑制时，可发生外周性呼吸停止。

五、SAS 病人围麻醉期的处理原则

(一)麻醉前评估和术前准备

1. 麻醉前评估 导致阻塞性睡眠呼吸暂停综合征的大部分病因均可使气管插管和拔管后气道管理发生困难。另外，SAS 病人在围手术期发生喉水肿、声嘶、气道损伤和呼吸系统感染等并发症的危险性也明显增加。因此，麻醉前应对气道进行充分的估计，并给予适当的气道准备和处理。

2. 药物治疗 甲羟孕酮对 SAS 病人的低氧血症有明显改善，清醒时的临床症状也有所减轻；但对 OSA 病人无益。

短期使用普罗替林(protriptyline)可使氧饱和度回升，白天嗜睡减少；长期使用还可使体重减轻，窒息和觉醒的频率减少，故认为它对 SAS 病人非致命性阶段的治疗是行之有效的药物。普罗替林能增强中枢神经的 5-HT、去甲肾上腺素受体的活性；并能通过抑制突触前神经末梢胺泵的活性，以阻断胺能神经的突触前膜摄取递质，从而增强 5-HT 能神经和去甲肾上腺素能神经的活性，而达到治疗目的。最近有人推荐，应用硫酸士的宁对上呼吸道肌肉具有特异的作用。

3. 非药物治疗 气道造口术用于 SAS 病人虽然疗效可靠，但由于它能带来许多术前、术后问题，故尚未被广泛接受。目前对于术前具有较重的 OSA 症状的病人，多主张采用腭垂-腭咽成形术(UPPP)，能使 OSA 病人的 AI 均值从 44 降至 20.7，并用副鼻窦手术时，AI 均值从 51 降至 7.59，疗效更为满意。此外，鼻中隔矫正术、扁桃体摘除术、披裂黏膜切除术、会厌部分切除术，以及颌骨整形术等都有成功的报道。

鼻气道持续正压法是利用能向气道加压的通气装置，驱使气体经鼻腔进入气道，维持气道在吸气时为正压，从而防止气道阻塞。短期观察疗效明显，能使 OSA 病人的夜间睡眠恢复正常，并完全防止了上呼吸道阻塞和窒息。气道正压的高低因人而异，一般在0.98～1.96kPa($10 \sim 20cmH_2O$)之间，以 0.98kPa($10cmH_2O$)为宜。正压法的治疗原理主要是调整咽部扩张肌的功能。

CSA 病人的术前治疗主要以呼吸中枢兴奋药和膈肌起搏为主。采用的药物种类很多，

如氨茶碱、咖啡因、尼可刹米、洛贝林、哌甲酯、丙咪嗪、乙酰唑胺、黄体酮和吗啉吡咯酮等均有报道。

膈肌起搏是用电刺激膈神经，使膈肌周期性收缩。有体表放置电极和置入式膈肌起搏两种。目前主要用于中枢神经缺陷引起的呼吸功能紊乱。另外，临床观察发现，氧疗和减轻体重也有助于改善病人的症状，而且氧疗可使病人的心电图改变恢复正常。

(二)麻醉诱导

麻醉诱导中因上呼吸道肌肉张力消失和舌后坠，可引起上呼吸道阻塞。在 SAS 病人，此种气道障碍远较正常人多见和严重，而且用托下颌法消除气道梗阻更为困难。SAS 病人通常肥胖、肺容量低下和代谢率高，从而麻醉诱导中无通气期脱氧饱和速率极快，病人通常有肺动脉高压和右心功能衰竭，其对缺氧和反射性血管收缩的耐受性极差。另外，此类病人的化学通气反射减弱，在缺氧和高碳酸血症程度增加时，呼吸频率和通气深度增加不明显。因为吸入麻醉药可抑制缺氧性通气反射和消除上呼吸道肌肉张力，从而在 SAS 病人应用吸入麻醉诱导极为危险。在此类病人，目前多主张采用清醒插管，尤其在保护性反射已明显减退的重症病人，应用带套囊的气管导管对保证气道开放十分重要。

应用静脉麻醉药诱导麻醉较为安全，但肌松药的应用需谨慎。在耳、鼻、咽和颌面手术应尽量少用，如果确有必要应用肌松药，短效类最合适，并且应在神经肌肉功能监测指导下采用最低有效剂量。

(三)麻醉维持

SAS 病人对缺氧和高 CO_2 血症的通气反应降低，肺容量受限，闭合气量和气道阻力增加，从而麻醉中采用自主呼吸可出现明显低通气，酸中毒加重、高碳酸血症和低氧血症；需控制呼吸和调节呼气末 CO_2 浓度以及动脉氧饱和度至术前水平。避免应用肌松药。

禁忌非消化道途径应用长效阿片类药物。在可能的情况下，可应用局麻药浸润或经消化道使用非甾体抗炎药。据报告，SAS 病人硬膜外间隙应用阿片类药十分有益、有效和安全。

全麻对 SAS 病人的主要危险是在拔管以后。尽管拔管后病人的意识已基本清醒，但麻醉药的残余作用并未完全消除，诱发呼吸停顿的潜在危险因素依然存在。因此，拔管前麻醉应完全恢复，即清醒拔管是必要的。

病人最好采取坐位或侧卧位，因为此时与麻醉诱导有关的全部有害作用不仅依然存在，而且缺氧性通气反射的完全消失可将其加重。在麻醉恢复中，满意的供氧方式是经鼻持续气道正压通气。在体外循环术后病人，即使短期应用持续气道正压通气(1 小时)也能改善肺功能。

(四)麻醉恢复期

此期的主要问题是气道梗阻和气道组织水肿的发生。经鼻持续气道正压通气是维持气道开放的最简单方法，能明显预防严重 SAS 病人气道梗阻的发生。在无条件应用经鼻持续正压气道通气的情况下，在拔管前应放置鼻咽通气道保护气道。若巨舌或舌后坠是气道梗阻的主要原因，可将舌向外拉出并适当固定。可采用上提下颌、头后仰或偏向一侧或颈背区垫一小枕等方法，以保持颈前肌群如颏舌肌、颏舌骨肌紧张，使舌和舌骨前移，咽腔前后径增大，气道通畅。另外，也可放置口咽通气道，当上述措施无效或效果不良时，可考虑采用气管切开术。术前已诊断为严重 SAS 的病人，大部分术后应在 ICU 进行持续监护，仅有轻型病人才可送回有专门护理人员的外科病房。

采用无创伤性监护方式持续监测动脉血氧饱和度、心电图和呼吸方式。如呼吸停顿时 SpO_2 较基础值下降 3% 即有诊断价值。若用阻抗法或热敏法测定呼吸波，波形显示 2 次呼吸间隔长达 10～20 秒即有参考价值。

(五)术后期

最近临床研究说明，术后 5 天内夜间最危险。其危险程度与夜间睡眠状态和呼吸的改变密切相关。即使术前无 SAS 的病人，术后期也有发生意外性短暂呼吸停顿和动脉脱氧饱和的危险，尤其在术前心肺储备功能降低的病人，如老年人。围手术期萎缩性肺不张引起的肺分流增加使病人对一过性呼吸暂停更敏感，并更可能发生低氧血症。术后萎缩性肺不张的恢复需 4 天或 4 天以上。应用具有呼吸抑制作用的镇痛药也能引起一过性低氧血症。

在施行血管手术的病人，术后无症状性心肌缺血(SMI)的发生率不仅较术前增加 2 倍，而且更为严重。SMI 的发生主要与术后睡眠中的一过性呼吸暂停有关。如果一过性 SpO_2 降至 85% 以下或脱氧饱和持续 5 分钟以上，SMI 程度加重。

阻塞性 SAS 病人术后期可能极不平稳，至少在术后 1～5 天夜间应使用脉搏氧饱和度仪监测。如果手术属治疗性，病人应同时应用经鼻持续气道正压通气 5 天。即使是轻症病人，如果有呼吸暂停发作且伴低氧血症(SpO_2 < 90%)，也应采用持续气道正压通气。在整个术后危险期，应给予氧疗。据报道，停用氧疗后，夜间心肌缺血的发作明显增加。

第三节　术后睡眠功能紊乱

一、术后睡眠紊乱的特征

研究表明，术后第 1 日晚和第 2 日晚，腹部手术病人无论在 ICU 还是在病房，从总睡眠时间和快速眼动睡眠/非快速眼动睡眠比率来看，均表现为睡眠锐减。术后第 1 日晚，总睡眠时间减少大约 80%，且有明显个体差异。在术后夜和随后 1～2 天的夜间，睡眠被分成无数个运动性唤醒和具有长时间清醒期的自发性清醒的过程。而无睡眠节律和正常的睡眠期分布。

在术后的第 1～3 天夜间，快速眼动睡眠常常消失。在随后的 2～4 天夜间，当其他睡眠异常恢复时，大部分病人出现 REM 睡眠，并且其强度和持续时间逐渐增强。在恢复期，REM 睡眠的增加主要是由于每个 REM 睡眠时间的延长，并非 REM 睡眠数的增加。REM 活动增加常常伴有窘迫和噩梦。在非心脏手术后的 1 周内，即 REM 睡眠的恢复期，噩梦发生率可高达 20%，尤其是术后第 4 天夜间。

术后第 1 至第 4 天夜间，慢波睡眠时间明显减少。在大型腹部手术病人，术后第 1 和第 2 天夜间，慢波睡眠消失，在术后第 3 或第 4 天，慢波睡眠时间开始延长(表 75-3)。

表 75-3　非心脏手术后睡眠紊乱的特征

手术各类	术后时间(d)	总睡眠时间	REM 睡眠时间	慢波睡眠时间	Ⅱ期睡眠时间	唤醒次数	睡眠节律
大型非心脏手术	1～4	↓	↓	↓	↑	0	0
腹股沟疝修补术	1,2	↓(全部)	↓	↓	↑	↑	↓
上腹部手术	1,2	↓(全部)	↓	↓	↑	↑	↓
胆囊切除术	1,2(3)	→	↓	↓	↑	↑	↓
	(3),4,5,6	→	↑(全部)	→	→	→	↓
胃成形术	1,2(3)	→	↓	↓	↑	↑	↓
	(3),4,5	→	↑(全部)	→	→	→	↓
大型腹部手术	1,(2)	→	↓	↓		→	0
	(2),3	→	↑(90%病人)	↓(80%病人) ↓(20%病人)	→	→	0

续表

手术各类	术后时间(d)	总睡眠时间	REM 睡眠时间	慢波睡眠时间	Ⅱ期睡眠时间	唤醒次数	睡眠节律
疝修复术	1,2	↓	↓	↓	↑	↑	
	3,4	→	→(6/10) ↑(4/10)	→↓(6/10) ↑(4/10)	→	↑	→
小手术	1	→	↓	↓	↑	0	0

注：↑增加；↓降低；→无改变；0 未测定。

关于术后异常睡眠形式持续时间的研究资料甚少，因无研究将脑电图监测持续至手术后 6 天以上。一般认为，在术后第 1 周内，总睡眠时间逐渐恢复至术前水平。在大部分病人术后第 3 或第 4 天，慢波睡眠逐渐恢复正常。但在胆囊切除术后第 6 天和胃手术后第 5 天，75%病人的 REM 睡眠仍延长。与年轻病人相比，老年病人术后正常睡眠的恢复需更长时间。

同样术后第 1、2 天内，病人睡眠的质量明显降低，随后大部分病人的睡眠质量在出院前恢复。在择期关节、血管或腹部手术后，大约 23%的病人出院时仍有睡眠质量降低。在这些病人中，25%病人的睡眠质量降低可持续至出院后 2 周以上。

二、术后睡眠紊乱的病因学

多种因素可能与手术后病人的睡眠形式紊乱有关(图 75-1)。手术的范围尤其重要，在大型手术后(如胃切除或迷走神经切除术)，REM 睡眠和慢波睡眠的减少以及睡眠节律的消失均较小型手术后(如疝修补)更为明显。大型手术后，睡眠紊乱的发生率最高。手术时间与手术后睡眠紊乱的持续时间有关。

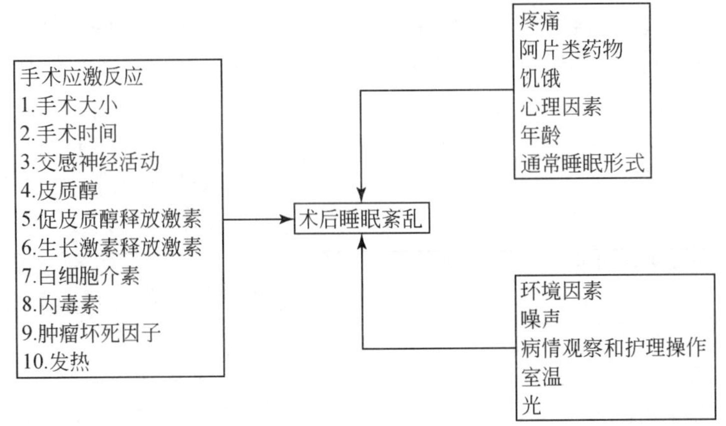

图 75-1　影响术后睡眠的因素

在应用全麻或局麻施行疝修补、小型关节手术或其他小型手术的病人，睡眠紊乱的程度相似，而与麻醉方法无关，说明全麻本身不是一重要原因。另外，在非手术自愿者，全麻 3 小时仅使第 1 天的慢波睡眠中度减少，而 REM 睡眠无变化。在急性缺血性脑卒中、急性心肌梗死、充血性心力衰竭、内科和创伤 ICU 病人等非手术病人，其睡眠形式类似手术后病人。因此，与手术创伤引起的生理应激反应相比，在术后睡眠紊乱的病因学中，全麻本身仅具有微不足道的作用。

手术创伤伴有复杂的应激反应，包括内分泌-代谢系统的激素和体液因子，免疫抑制和炎症反应。炎症反应虽属局部反应，但其伴有的代谢激素增加、合成激素减少的内分泌-代谢系统激活能引起机体高代谢，使大部分生化反应加速（包括肌肉蛋白分解），产生负氮平衡。依据手术创伤的程度和合并症的出现与否，此反应可持续数天甚至数周。

术后交感神经活动增加引起儿茶酚胺浓度增高可能与术后睡眠紊乱有关，因高水平的去甲肾上腺素能活动可维持清醒。手术创伤对胰岛素的影响呈双相，手术后早期对葡萄糖的胰岛素反应下降，随后增强，但同时伴有外周胰岛素耐受。手术内分泌反应的关键介质皮质醇，可引起健康自愿者 REM 睡眠减少和 N-REM 睡眠增加。另外，手术应激促使皮质醇释放激素增加，该激素在兔和鼠可呈剂量相关性减少 N-REM 睡眠和增加清醒时间。相反，生长激素释放激素具有睡眠诱导作用，其分泌在术后期可能增加。

给兔侧脑室应用重要创伤介质白细胞介素-1，能引起高热和 N-REM 睡眠增加，REM 睡眠抑制，即类似于术后状态。用白细胞介素-1受体拮抗药预处理可消除其引起的睡眠紊乱。给健康志愿者注射内毒素和给兔脑室内注射肿瘤坏死因子也可引起 REM 睡眠减少和 N-REM 睡眠增加，但慢波睡眠无改变。因 REM 睡眠受脑部许多区域控制，并且皮质和其他皮质下系统之间存在动力性相互作用，从而术后 REM 睡眠紊乱可能是手术应激反应对脑总体兴奋作用的表现，而非由特殊手术应激反应介质所致。

在真菌感染的鼠，出现发热可伴有 REM 睡眠减少和慢波睡眠增加。目前，仍不知道发热引起的睡眠紊乱是由细胞激动素所致，还是体温增高本身的原因。给无痛自愿者肌内注射吗啡 0.1 和 0.2mg/kg，睡眠呈剂量相关性紊乱，应用 0.1mg/kg 后，仅慢波睡眠减少；而 0.2mg/kg 后，REM 睡眠和慢波睡眠明显减少，自然清醒增加。

术后疼痛是夜间清醒的最常见原因。应用镇痛药是改善睡眠最有益的手段，但对阿片类药和非阿片类药的作用仍无比较性研究报道。此外，在病房和 ICU，噪声也是引起术后期睡眠紊乱的重要因素。其他“外部”因素，如频繁地观察和治疗，室温过高等对术后病人的睡眠形式均有不良影响。在志愿者，静脉导管不影响睡眠，但在大手术后的饥饿可伴有 REM 睡眠减少和慢波睡眠增加。

三、术后睡眠紊乱的临床意义

术后期 REM 睡眠和慢波睡眠的早期抑制及其随后恢复的临床意义仍不清楚，可能在以下几方面具有重要作用。

在术后第 1 周中期，REM 睡眠的恢复可能与睡眠性呼吸紊乱和夜间发作性低氧血症有关。在术后 REM 睡眠恢复期中，周期性低氧血症发作较其他睡眠相中更为常见。在术后恢复病人和正常人，夜间的 REM 睡眠伴有明显的交感神经激活。在正常人，REM 睡眠伴有血流动力学不稳定和 MAP 增加，在术后期，这些血流动力学改变可伴低氧血症同时发生。在无合并症的腹部手术后，一过性低氧血症伴有心肌缺血。在非手术病人，睡眠性呼吸暂停和一过性脱饱和可引起致命性心律失常。因为术后期 REM 睡眠时间和 REM 睡眠出现频率增加，且伴一过性低氧血症和血流动力学不稳定，所以术后 REM 睡眠的恢复特别危险，可导致术后心肌缺血、心肌梗死，甚至意外性术后死亡。虽然此推测有待进一步研究，但大部分术后意外性死亡发生在夜间则支持此推论。

术后记忆功能障碍是老年人的常见合并症，在大手术后的发生率为 7%～77%，最高发生率出现在术后第 1 周的中期。虽然其病因学仍未完全明确，但低氧血症和睡眠紊乱等因素可能十分重要。在非手术自愿者，剥夺睡眠能明显损害记忆功能。记忆功能的丧失与年龄和睡眠的缺失明显相关，而与睡眠成分的改变无关。剥夺睡眠也影响情绪，可出现委靡不振、倦意增加和疲乏。因术后睡眠紊乱十分明显，而且程度类似于在健康志愿者的结果，从而其可能是术后发生脑功能不全的重要原因之一。另外，术后睡眠紊乱也可能是术后疲乏现象的一个重要原因，尽管二者之间的直接关系尚待进一步证实。

四、术后睡眠紊乱的防治

因手术程度和时间明显影响术后睡眠紊乱，所以降低手术应激反应可有效减轻术后睡眠紊乱的程度。用局麻药进行神经阻滞降低应激反应有望改善术后睡眠，因疼痛和吗啡均可干扰术后睡眠，所以，应研究用局麻药阻滞神经（不含吗啡）进行持续镇痛和非甾体抗炎药对术后睡眠活动的影响。据报道，下腹部手术后第 1 天夜间，应用酮洛酸（ketorlac）能减少吗啡用量和改善睡眠质量。

噪声、夜间护理操作、饥饿和室温增加是术后期睡眠紊乱的重要原因，应尽可能避免。据报道，大约 30％的内科病人和 88％的外科病人在住院期间应用镇静药。最常用的药物是苯二氮䓬类，此类药对睡眠成分具有明显影响，可消除 REM 睡眠和慢波睡眠，增加Ⅱ期睡眠。最近的研究表明，新型镇静药 zopiclone 和 zolpidem 对睡眠成分影响轻。在已有睡眠紊乱（失眠症）的非手术病人，两药可增加 REM 睡眠和慢波睡眠至正常水平。但其对术后睡眠形式的影响仍不清楚，尚待进一步研究。

（薛富善）

参 考 文 献

屠伟峰，林桂芳，沈健藩．1994. 麻醉与睡眠呼吸暂停综合征．国外医学·麻醉学与复苏分册，2：73

王伯扬，杨伯仪．1989. 大脑皮质电活动和睡眠的生理机制．见：徐丰彦，张镜如主编．人体生理学．第 2 版．北京：人民卫生出版社，456～478

薛富善，廖旭，罗来葵．1998. 睡眠呼吸暂停综合征病人的麻醉．麻醉与临床相关医学杂志，1：27

薛富善，刘建华．1998. 术后睡眠功能紊乱及其临床的研究进展．麻醉与临床相关医学杂志，3：11

Boushra NN. 1996. Anaesthetic management of patients with sleep apnoea syndrome. Can J Anaesth，43：599

Guilleminault C，Tilkian A，Dement WC. 1976. The sleep apnoea syndromes. Ann Rev Med，27：465

Rosenberg-Adamsen S，kehlet H，Dodds DC，et al. 1996. Postoperative sleep disturbances：mechanisms and clinical implications. Br J. Anaesth，76：552

第 76 章　特殊神经系统疾病病人的麻醉

第一节　顽固性癫痫外科手术治疗的麻醉

癫痫是一种常见的神经系统疾病患病率为 0.55%～1%，其中 30%～40%的患者为药物难治性癫痫。MRI 影像学检查可发现诸如肿瘤、脑皮质发育不良、脑血管畸形和海马硬化等病变。通过切除致痫灶，约 50%的患者可以治愈。

癫痫的神经外科手术治疗主要分为三种：癫痫灶切除术、癫痫放电传导通路阻断术和提高癫痫放电阈值的手术。癫痫外科手术亦可根据是否需要脑电图(EEG)监测和电刺激分为需要 EEG 监测和电刺激、仅需要 EEG 监测和不需要 EEG 监测三种类型。手术中需要 EEG 监测和电刺激的手术主要是感觉、运动区的癫痫灶切除术和前颞叶切除术；手术中仅需要 EEG 监测的手术包括非功能区的单纯癫痫灶切除术、选择性海马杏仁核切除术、多处软脑膜下横切术；手术中不需要 EEG 监测的手术包括大脑半球切除术、胼胝体切开术、Forel 核毁损术和增强癫痫放电的手术(包括迷走神经刺激术、小脑刺激术、脑移植术等)。另外，为了配合癫痫的神经外科手术治疗，更加准确的定位癫痫灶，也常常在正式手术前 1～2 天进行相关皮质电极植入术，以进行 24 小时皮质视频脑电生理监测。

癫痫手术一般是采用全身麻醉，其优点是患者舒适、不动，循环呼吸系统监测完善，可控制颅内压(ICP)，并可同时应用诱发电位监测或是手术中唤醒麻醉技术，以观察和保护患者的感觉、运动功能。另外，切除功能区(尤其是语言功能区)占位病变引发的癫痫病灶，可采用手术中唤醒麻醉，又称为麻醉-清醒-麻醉技术。

一、癫痫外科手术麻醉的目的和方法

术中皮质脑电(electrocorticogram，ECoG)监测和功能区定位对麻醉方式提出挑战，麻醉药物可干扰 ECoG 的监测效果，甚至记录不到任何形式的痫样放电而使手术无法进行。多数镇静药物都有抑制脑皮质放电的作用，而肌松药物的影响则相对较小。丙泊酚因其起效快、半衰期短的特点，已被广泛应用于癫痫外科手术中，但随着输注剂量的增加，抑制脑电释放的作用也逐渐加强。研究发现，半衰期只有 10 分钟的新型阿片类药物瑞芬太尼具有提高致痫灶痫样放电的作用，不仅可以在术中辅

助 ECoG 监测，还可以用于术后评价癫痫恢复效果的检查。

理想的神经外科麻醉应该包括完善的术前评估、平稳的麻醉过程。术中保持心脑血流动力学稳定，术后快速苏醒，便于手术医师评价神经功能情况。而癫痫外科手术时还应满足术中 ECoG 监测和功能区定位的需要。

癫痫外科麻醉通常采用观察者镇静评价指标(observer's assessment of altertness/ sedation scale, OAA/S)和脑电双频谱指数(bispectral index, BIS)来评价麻醉深度。全身麻醉患者可保持自主呼吸或通过机械通气保证氧合，OAA/S 评分≥3 分或 BIS 值<60。针刺辅助麻醉的麻醉方式要求患者镇静、自主呼吸，能够在术中完成指令动作或对呼唤姓名等问题做出反应，通气方式可选择喉罩辅助给氧维持 OAA/S 评分<3 分或 BIS 值>60。

二、麻醉药物与癫痫患者的脑电活动

不同麻醉药物对中枢神经系统的影响各异，即使是相同种类的麻醉药物其对 EEG 的影响也存在一定的差异，加之中枢神经系统的高度复杂性，目前采用的监测手段 EEG 又相对粗糙，使得麻醉药物对中枢神经系统的影响变得错综复杂。

(一)吸入麻醉药

呈剂量依赖性抑制脑电活动，临床少见低剂量兴奋期。临床常见吸入性麻醉药对脑电活动的影响特点如下：

1. 恩氟烷　惊厥性棘波是恩氟烷深度麻醉的特征性改变，较高浓度(3%～3.5%)的恩氟烷甚至可导致阵挛性抽搐，所以癫痫患者麻醉时应慎用恩氟烷。

2. 异氟烷　不诱发惊厥样棘波活动，是癫痫灶切除患者常用的麻醉维持用药。在低浓度异氟烷麻醉时可出现广泛的βα 波，1.5 最低肺泡有效浓度(MAC)时产生突发性脑电活动抑制，超过 2MAC 时出现等电位 EEG。癫痫患者在异氟烷麻醉下，手术中皮质 EEG 棘波的频率明显低于手术前，但当手术中皮层 EEG 棘波的频率大于 1 次/分时，仍可较好地反映清醒状态下皮质 EEG 棘波出现的频率。另外，据报道异氟烷可用于控制癫痫持续状态。在临床上，1.0～1.3MAC 的异氟烷可较好地用于癫痫患者的麻醉维持。

3. 七氟烷　七氟烷适用于成年人和小儿麻醉诱导，虽然可导致癫痫样 EEG 改变，但明显弱于恩氟烷。来自北京天坛医院麻醉科的研究发现，0.7～1.3 MAC 的七氟烷可安全应用于癫痫患者的麻醉维持，目前七氟烷是笔者所在医院癫痫手术麻醉维持的常用吸入麻醉药。

4. 地氟烷　地氟烷无致癫痫作用，在浓度超过 1.25MAC 时可对 EEG 产生明显的抑制作用，并且地氟烷已成功用于癫痫持续状态的治疗。与七氟烷不同，快速增高地氟烷浓度并不导致癫痫样 EEG 改变。

5. 氧化亚氮　吸入 50%～70%氧化亚氮-氧不诱发 EEG 的明显改变，仅导致α波节律消除，出现以β波为主的快波脑电活动，伴随有θ波出现；吸入浓度达 80%时，出现高波幅慢波活动。一般认为，氧化亚氮作为麻醉维持用药对癫痫患者的棘波活动几乎无影响。但是，将 50%的氧化亚氮与 1.5MAC 的七氟烷复合用于癫痫手术患者的麻醉时，癫痫患者 EEG 棘波的频率低于单纯应用 1.5MAC 的七氟烷时。

(二)静脉麻醉药

1. 巴比妥类药物　由于巴比妥类药物的副作用较大，目前大多数药物已不再用于镇静和催眠。但是，在临床麻醉中，一些超短效巴比妥类药物例如硫喷妥钠仍在应用，长效巴比妥类药物仍应用于癫痫的治疗。应用巴比妥类药物后，正常的α波常被快速的β波替代，进一步增大剂量可出现δ波，随后出现突发的抑制和电静止。低浓度时硫喷妥钠具有一定的致癫痫作用，可使癫痫患者产生突发性快棘波，大剂量时则具有抗癫痫作用。硫喷妥钠和苯巴比妥钠均可用于治疗手术后癫痫和癫痫持续状态，但不改变远期疗效。

2. 丙泊酚　丙泊酚麻醉诱导对 EEG 的影

响存在剂量相关性,低浓度时β波增多,此后可出现高频率的δ波和突发性抑制。丙泊酚具有起效快、作用时间短、解痉镇静的抗癫痫效应。在癫痫患者,抑制 EEG 棘慢波出现所需的丙泊酚血浆浓度为 6.3μg/ml,此时可出现 EEG 的暴发性抑制。当慢速静脉注射丙泊酚产生镇静作用时,EEG 的常见表现是β波活动增多,低剂量丙泊酚对癫痫和非癫痫患者均具有一定的致癫痫性,可激发癫痫波,并可用于手术中癫痫灶的定位。丙泊酚可有效用于对地西泮治疗无效的癫痫持续状态。在北京天坛医院,丙泊酚是癫痫手术患者麻醉维持的主要静脉麻醉药之一。

3. 依托咪酯　依托咪酯是一种超短效的咪唑酯类镇静药物,麻醉中 60%～87%的患者可出现神经兴奋症状,并可出现癫痫棘波或症状,在癫痫患者可诱发癫痫样 EEG 改变和症状,可用于手术中癫痫灶的定位。对于有癫痫病史的患者,应用依托咪酯则要谨慎,只有在大剂量时依托咪酯才具有抗癫痫作用。

4. 苯二氮䓬类药物　苯二氮䓬类药物是用于抗癫痫活动的主要药物之一,特别是地西泮类药物应用最多,目前尚未见其在麻醉中或麻醉后出现癫痫。地西泮是通过抑制癫痫灶放电电位向皮质扩散,不能消除癫痫灶的放电。皮质脑电监测发现,地西泮用量为 0.5mg/kg 时,未见对癫痫灶电位具有抑制作用。地西泮能够抑制癫痫灶电位向皮质广泛扩散,有助于癫痫灶定位和确定切除范围。咪达唑仑具有抗癫痫作用,持续静脉输注可有效应用于控制癫痫持续状态。

5. 阿片类药物　阿片类药物对 EEG 的影响呈剂量依赖性,大剂量可导致癫痫发作或 EEG 出现棘波。在应用阿片类药物进行麻醉诱导的患者,60%可出现癫痫样 EEG 改变,其中 40%有明显的 EEG 异常,深部脑电获得在给药后 2 分钟时最容易发生改变。所以,癫痫患者用阿片类药物需要慎重。10μg/kg 的芬太尼和 50μg/kg 的阿芬太尼均能诱发明显的癫痫样脑电活动,尤其是海马部位。单次静脉注射雷米芬太尼 2.5μg/kg 亦可诱发明显的 EEG 棘波活动,所以三种阿片类药物均可用于帮助手术中癫痫灶的定位。但是,目前尚不清楚阿片类药物致癫痫作用的机制,也不清楚所诱发的棘波是否代表癫痫灶活动。

6. 氯胺酮　一般认为,氯胺酮作为非竞争性 NMDA 受体相关性通道阻滞剂,可激发癫痫波,可用于手术中癫痫灶的定位。氯胺酮具有一定的脑保护作用,能够减少癫痫发作相关的脑损害。但是,由于氯胺酮可使中枢神经系统兴奋,有时甚至可发生肢体阵发性强直性痉挛或全身惊厥,所以用于癫痫手术患者麻醉诱导时应伍用咪达唑仑,以避免出现癫痫大发作。氯胺酮本身具有明显的抗癫痫作用,可用于癫痫持续状态的治疗。

(三)局部麻醉药

局部麻醉药对 EEG 具有双向影响,利多卡因血浆浓度低时具有抗癫痫作用,但在高浓度时则有兴奋作用,甚至可诱发癫痫发作,但诱发癫痫常常是发生在超过中毒剂量时,而且首先出现抽搐等中枢神经兴奋症状。因此,手术中进行皮质脑电生理监测时应尽可能避免应用大剂量的局部麻醉药。

(四)肌肉松弛药

一般认为神经肌肉阻滞对癫痫活动无明显影响。手术中不应用电刺激的患者可持续应用肌肉松弛药,但需要电刺激的患者在癫痫灶切除或通路切断前最好是应用中、短效肌肉松弛药,保证需要刺激时患者拇内收肌肌力可迅速恢复到正常的 90%。大部分非去极化肌肉松弛药与抗癫痫药之间具有拮抗作用,在长期接受药物治疗的癫痫患者中,非去极化肌肉松弛药的作用时间可缩短一半,这是因为大部分抗癫痫药均是肝药酶诱导剂,从而加快非去极化肌肉松弛药的代谢。同时,癫痫手术中常用的皮质类固醇药物亦可缩短肌肉松弛药的作用时间。

三、手术中癫痫灶定位

(一)麻醉药物对癫痫灶定位的影响

(1)已经证实,在较低吸入浓度(1MAC 左右)时,吸入麻醉药异氟烷、七氟烷和地氟烷对癫痫灶定位无影响。

(2)静脉麻醉药物,如丙泊酚、依托咪酯和阿片类药物在临床剂量对癫痫灶定位影响较小。氯胺酮禁用于癫痫灶定位患者。

(3)肌肉松弛药对癫痫灶定位无影响。

(4)临床用量的局部麻醉药对癫痫灶定位影响较小。

(二)皮质 EEG 描记

剪开硬脑膜后,将电极直接放置在可能的癫痫灶及其邻近的皮质部位描记 EEG,还可将微电极插入皮质或海马或杏仁核放置深部电极。

(三)药物诱发癫痫灶描记

如果皮质脑电描记不能确定癫痫灶,可应用小剂量药物诱发的方法,例如美索比妥 10～50mg、硫喷妥钠 25～50mg、丙泊酚 10～20mg 或依托咪酯 2～4mg。如果患者已经全身麻醉,可给予阿芬太尼 20～50μg/kg 或恩氟烷。

四、麻醉前准备

(一)癫痫患者施非癫痫灶治疗手术

1. 麻醉前准备　癫痫并非手术禁忌证,当患者有其他疾病需要手术治疗时,麻醉选择基本同于非癫痫患者,但手术前应特别重视抗癫痫药物治疗和手术前评估。

2. 麻醉方法的选择　根据非癫痫治疗手术需要选择麻醉方法,但必须备好抗癫痫发作的药物。

(二)癫痫患者施癫痫治疗手术

1. 麻醉前准备

(1)全身一般情况的评估和准备同一般神经外科手术评估和准备。

(2)需要特殊注意的问题

1)与癫痫相关的精神疾病。

2)应用的抗癫痫药物类型、时间、用量及相关不良反应情况。长期服用抗癫痫药物的患者可能有药物性肝损害、骨髓抑制(粒细胞减少或再生障碍性贫血)及皮疹、嗜睡等不良反应。控制癫痫的长效药物应在手术前一周开始逐渐减量或停药,此期间可选用短效抗癫痫药物(如咪达唑仑、丙泊酚或硫喷妥钠等)预防或控制癫痫发作。应用药物控制癫痫应特别注意剂量,以癫痫控制而无明显呼吸抑制为准。长时间应用抗癫痫药物可能存在凝血功能异常,较多见的是应用丙戊酸钠可能存在纤维蛋白原降低。

3)对手术中需要进行脑电生理监测的患者,除了个别癫痫发作十分频繁者,手术前一日应停用任何具有抗癫痫作用的长效镇静药物,至少于手术前 48 小时停用抗癫痫药物。

4)除非抢救性急诊手术,对手术当日麻醉前癫痫发作的患者,应延期手术。

5)注意患者癫痫发作的特征。

6)手术前脑电生理监测。

7)癫痫患者的精神状态,如焦虑等。

8)患者知情和配合,如手术中可能需要短时清醒,但是该过程短暂而无痛。

(3)手术前用药

1)一般不需要特殊手术前用药。

2)高度紧张患者可应用小剂量的镇静或镇痛药物,如咪达唑仑(0.3mg)、芬太尼(0.05mg)、盐酸戊乙奎醚(0.02mg/kg)或东莨菪碱(0.3mg)等。虽然有人认为手术前应用苯二氮䓬类药物可影响手术中脑电生理监测的结果,但是笔者的经验为小剂量咪达唑仑对脑电生理监测无明显影响。

3)不宜应用大剂量的氯丙嗪或阿托品等,因为其可诱发异常 EEG。

4)推荐手术前应用糖皮质激素,如地塞米松 10mg 或甲泼尼龙 80mg。

5)如果患者手术前出现癫痫发作,首选药物为苯巴比妥、苯妥英钠和地西泮,例如苯巴比妥 130mg 静脉注射(速度<100mg/min)。

2. 麻醉选择　根据手术特点和患者的具体情况综合考虑。

五、癫痫手术的麻醉

(一)全身麻醉

1. 基本原则　根据手术特性、手术中是否应用脑电生理监测和诱发电位监测以及患者的特点，可选用吸入麻醉、静脉麻醉和静吸复合麻醉。麻醉管理和监测的基本原则包括：①避免应用可诱发癫痫的药物；②适当增加麻醉药物用量；③长时间手术应考虑给予抗癫痫药物；④过度通气可诱发癫痫发作，除非手术需要，应尽量予以避免；⑤由于麻醉药物和手术中生理状态改变可影响抗惊厥药物的血浆浓度，手术后有发生癫痫的可能。

2. 全身麻醉的实施

(1)麻醉诱导和气管插管：癫痫手术患者的麻醉诱导大多采用复合用药的方法，基本同普通神经外科手术患者，但应适量降低影响脑电生理监测药物的用量(如苯二氮䓬类药物)，常用的药物组合是镇静催眠药物、减轻气管插管心血管反应的药物和肌肉松弛药。气管插管操作应迅速轻柔，防止血压升高和心率增快。必要时可考虑应用纤维光导喉镜实施气管插管。较大手术应进行中心静脉置管和动脉置管监测；手术中出血较多者应充分备血和准备手术中自体血液回收装置。

(2)麻醉维持：麻醉维持可选择吸入麻醉、静脉麻醉或者静脉-吸入复合麻醉方式。已经证明，应用0.7～1.3MAC七氟烷/异氟烷实施吸入麻醉是安全的，并且对脑电生理监测影响较小；丙泊酚和瑞芬太尼/芬太尼/舒芬太尼组合的全凭静脉麻醉(TIVA)是安全有效的麻醉维持方法，并且对脑电生理监测的影响小；而静吸复合麻醉则可综合二者的优势。手术中进行硬脑膜外或皮质脑电(ECoG)监测时应适当降低麻醉药物浓度。长期应用抗癫痫药物的患者可能需要增加阿片类药物的用量。手术中适量应用肌肉松弛药，以中短效非去极化肌肉松弛药为主，北京天坛医院麻醉科的经验是可酌情减量或延长追加时间。但是，必须注意，因为患者长期应用抗癫痫药物，对肌肉松弛药具有一定的拮抗作用，在浅麻醉状态下患者可能因不能耐受气管导管而出现肌肉紧张或呛咳，有导致手术失败或使患者受到伤害的可能。因此，麻醉科医师应了解常规剂量肌肉松弛药的作用时间在此类患者可明显缩短或效应明显减弱。如果需要依靠肌肉松弛药来预防肌肉强直，则应增加肌肉松弛药剂量，同时应用神经肌肉传递功能监测确定患者的肌肉松弛状态。北京天坛医院麻醉科通常是应用较大剂量的阿片类药物来减少患者体动和肌肉强直的发生。

如果手术中需要进行诱发电位监测，要适当降低麻醉药物浓度，适时停用肌肉松弛药。在等待残余肌肉松弛作用恢复或应用肌肉松弛药拮抗药期间，需严密观察患者并适当增大阿片类药物用量。手术中MRI检查需要特殊仪器，应注意防护。

手术开始前，如果采用唤醒麻醉技术，需进行耳颞神经、枕神经、颞浅神经、框上神经和滑车神经阻滞；手术切皮部位常规局部浸润阻滞；药物常用0.5%～1%罗哌卡因。另外，剪开硬脑膜前，对硬脑膜区实施局部麻醉也至关重要。

根据麻醉科的统计资料，癫痫病灶切除术患者手术中的平均出血量大约为821ml，除非肿瘤继发癫痫，手术中自体血常可全程回收。但是，由于目前手术入路和手术技巧的提高，手术中出血量有减少的趋势。

北京天坛医院麻醉科正在进行的临床研究证明，除非应用特殊抗癫痫药物或患者处于癫痫临床发作，BIS监测基本上可反映患者的麻醉深度。

手术中癫痫大发作大多是与应用皮层电刺激有关，手术中电刺激前预防性应用小剂量巴比妥类药物(如硫喷妥钠)、咪达唑仑或丙泊酚具有良好的效果；手术后癫痫发作与血液中抗癫痫药物水平改变有关，据报道癫痫患者手术后的血浆药物浓度可明显降低，所以手术后立即应用抗癫痫药物并及时监测血浆药物浓度具有重要意义。应用药物控制癫痫发作时，如果发生呼吸抑制，应立即气管插管给氧和人工呼吸，出现循环功能抑制时应酌情应用血管活性药物。

(3)麻醉苏醒：TIVA麻醉的苏醒快而平稳，有利于神经功能的观察，如果无特殊要求，可在手术室内拔管，指征同其他神经外科手术，但应注意避免过度呛咳和诱发癫痫发作。手术近结束缝合硬脑膜时，可适当应用抗呕吐药物（如昂丹司琼），必要时可追加小剂量中长效镇痛药物［如芬太尼、曲马多、氟比洛芬酯（凯纷）等］，以避免停用短效镇痛药物而引起的躁动。手术中应用肌肉松弛药的患者，手术结束时应给予适量的拮抗药，避免为恢复自主呼吸而减少通气量，导致体内二氧化碳（CO_2）过度蓄积。手术后送患者入麻醉恢复室观察，强烈建议采用患者自控静脉镇痛方式进行手术后镇痛。

（二）手术中唤醒麻醉

手术中唤醒麻醉又称麻醉-清醒-麻醉技术，是在局部麻醉基础上发展而来，需要特殊注意的问题包括：

（1）在开颅和关颅期间采用全身麻醉，控制或不控制通气，采用吸入麻醉或静脉麻醉。

（2）采用喉罩通气道或气管插管控制气道。

（3）手术中神经功能检测时，患者完全清醒，拔出气道辅助设备。

（4）切除肿瘤后，重新开始全身麻醉，置入气道辅助设备。但是，如果患者的头部固定，重新置入气道辅助设备的难度增加。

（5）大多联合应用丙泊酚和瑞芬太尼维持麻醉。

（6）BIS 监测对唤醒麻醉非常有帮助，BIS 值 70 以上常可唤醒。

（三）局部麻醉

局部麻醉即清醒镇静/神经安定镇痛麻醉，麻醉管理的基本原则包括：

（1）手术前患者良好的心理准备，并且手术医师、麻醉科医师和手术室护士均与患者进行良好的沟通。

（2）进入手术室后常规监测和吸氧。

（3）注意患者体位舒适。

（4）手术开始前进行耳颞神经、枕神经、颞浅神经、框上神经和滑车神经阻滞；手术切皮部位常规局部浸润阻滞；局部麻醉药常用 0.5%～1%罗哌卡因。

（5）手术中尽量减少输液，并避免输入含糖液体，导尿并非常规。

（6）采用短效静脉麻醉药复合阿片类药物，如静脉输注丙泊酚［25～100μg/(kg·min)］和瑞芬太尼［0.0125μg/(kg·min)］。

（7）严密观察患者的呼吸和循环功能。

（8）必要时给予抗呕吐药物（如昂丹司琼）和镇静镇痛药物（如右旋美托咪定）。

（9）手术过程的非药物治疗手段包括经常安慰患者、间断地允许患者活动、事先告知下一步可能出现的噪声或疼痛等。

（10）后备计划，如果患者不能继续合作或是出现颅内出血或癫痫持续发作等，则可选用喉罩通气道或气管插管麻醉等方案。

（11）手术接近结束时可应用苯二氮䓬类药物，以提供镇静和遗忘作用。

六、癫痫手术患者的围手术期处理

1. 手术前抗癫痫药物的应用　对于手术中不需要脑电生理监测或电刺激的癫痫患者，手术前（包括手术当日）可正常服用抗癫痫药物，并在手术前应用短效苯二氮䓬类药物或苯巴比妥类药物进行满意的镇静处理。对于手术中需要进行脑电生理监测的患者，除个别癫痫发作十分频繁者外，手术前 1 日应停用任何具有抗癫痫作用的长效镇静药物，至少在手术前 48 小时停用抗癫痫药物。除非抢救性急诊手术，对手术当日麻醉前癫痫发作的患者，应延期手术。

2. 癫痫发作的控制　由于患者在任何时候均可出现癫痫发作，特别是突然停药之后，因此手术前需要准备好抗癫痫药物。如果在麻醉诱导中出现强直-痉挛性癫痫发作，可静脉注射硫喷妥钠、丙泊酚或咪达唑仑，静脉注射困难时可肌内注射大剂量咪达唑仑。手术中癫痫大发作主要是与应用皮层电刺激有关，皮层电刺激前预防性应用小剂量巴比妥类药物（如硫喷妥钠）、咪达唑仑或丙泊酚具有良好控制癫痫发作的效果。手术后癫痫发作通常与血液中抗癫痫药物水平改变有关，据报道癫痫患者手术后的血浆药物浓度明显降低，所以手术后立即给患者应用抗癫痫药物并及时监测血浆药物浓度具有重要的意义。应用药物控制癫痫发作时，如果发生呼吸抑制，应立即进行气管插管给氧和人工呼吸，出现循环功能抑制时应酌情应用血管活性药物。

（罗 芳 吉 勇 王恩真）

第二节 脊髓损伤病人的麻醉

脊髓损伤（spinal cord injury，SCI）的发生率目前呈上升趋势，在我国尚无确切的统计资料。美国最近的统计表明每年大约有 10 000 脊髓损伤的病人，以 16～30 岁之间的单身男性多见，最常见的原因是交通事故，其次是运动及坠落伤，还有暴力损伤或畸形所致，主要发生的部位在颈中段和胸腰段。本节重点阐述 SCI 的病理生理变化和麻醉处理的进展。

一、麻醉对脊髓正常血流的影响

正常情况下，脊髓血流（SCBF）有自主调节的功能，当平均动脉压超过 6.7～10kPa（50～75mmHg）或任何改变脑脊液压力的因素如肿瘤压迫脊髓或胸主动脉瘤夹闭术引起脑脊液压力升高都能明显减少脊髓灌注。另外，脊髓循环对 $PaCO_2$ 的反应性要比脑循环差，$PaCO_2$ 在 3～11kPa（23～83mmHg）范围内每改变 0.13kPa，SCBF 则改变 0.5ml/（100g·min·m^2）。但很多情况下，如创伤、缺血或脊髓受压和低灌注时都能减少脊髓对 $PaCO_2$ 改变的反应能力。

（1）全麻药如何影响 SCBF 及代谢所知甚少，根据对脑血流的影响推断，静脉麻醉药（除氯胺酮外）可能使 SCBF 及代谢率减少，而挥发性麻醉药则可能使脊髓代谢率增加而 SCBF 增加。

（2）脊髓局部给药：Kozody 等发现蛛网膜下隙给利多卡因和丁卡因使 SCBF 增加 123%～162%，而布比卡因则使其降低 30%。有很多麻醉药通过作用于脊髓上的相应受体而奏效，如静脉注射吗啡能降低 SCBF 达 25%，但鞘内注射却无此作用。

二、脊髓损伤的病理生理及其分期

这是一个动态过程，临床上脊髓损伤可分为 4 期（表 76-1），其演变的机制尚不清楚。

表 76-1 脊髓损伤的分期

分期	临床表现
急性期（损伤后 24～48 小时）	脊髓休克（低血压，心动过缓，对刺激反应迟缓） 低血容量（绝对或相对）、饱胃 脊髓损伤的程度不断发展
亚急性期（损伤后 48 小时至 1～12 周）	脊髓休克 用琥珀胆碱后有高血钾的危险
中间期（损伤后 1～12 周）	脊髓休克恢复期 反射亢进和有可能出现痉挛 自主反射亢进 用琥珀胆碱后有严重的高钾血症 有高钙血症的可能
慢性期（损伤后 3 个月以上）	用琥珀胆碱后的高钾血症会持续 1 年 骨质疏松，高钙血症 自主反射亢进 痉挛期

最近的研究表明，在损伤开始几秒钟，平均动脉压会迅速上升，并保持 2～3 分钟，5 分钟后则进入低血压期。Faden 等报道了血浆内有大量儿茶酚胺的积聚。有人认为大量儿茶酚胺会引起脊髓微血管的痉挛，脊髓组织缺血缺氧，使神经元变性坏死。通过损伤后脊髓局部血流量、血液内氧分压的测定，脊髓微血管造影及组织荧光素染色等方法证实了 SCI 后首先引起微血管的改变，减少脊髓的血流量，激发脊髓自行破坏。

大量的研究表明，SCI 后脊髓的缺血缺氧可进一步引起生化改变，如 Ca^{2+} 内流，氧化磷酸化的解偶联，ATP 生成减少，以及膜磷脂酶的激活，自由基的形成等一系列的变化造成脊髓功能的损伤。

根据脊髓损伤水平的不同，SCI 病人的脊髓以及全身多系统的临床表现亦有所不同。

1. 脊髓横贯性损伤　病人立即出现脊髓休克综合征，从几小时持续很长时间，表现为内脏和躯体感觉完全丧失，肌肉松弛性麻痹，反射消失，尿便潴留，同时伴随收缩压下降 8～11kPa(60～83mmHg)和心动过缓。

呼吸衰竭是急性 SCI 病人早期死亡的重要原因之一(表 76-2)。

表 76-2　引起呼吸障碍的常见原因

1. T_7 平面以上脊髓损伤→膈肌和肋间肌不同程度的麻痹
2. 脊髓扩散性血肿、水肿→高位脊髓损伤
3. 胃肠潴留→膈肌上抬
4. 肺栓塞，肺水肿
5. 合并胸及气管损伤
6. 交感麻痹→咳嗽无力，增加反流

2. 循环系统　损伤后最早的升压反应在临床上较少见，因为病人很快进入低血压期。主要表现为低血压、心动过缓、心律失常等。心血管异常的机制可能是由于颈胸段损伤造成心脏交感神经的损伤，阻断高级中枢对心脏的交感支配使代偿性心率反射和心排血量改变受到抑制，同时心肌功能紊乱，心肌收缩力下降。

3. 自主反射亢进(automatic hyper- reflexia, AH)

损伤平面在 T_7 以上的病人，2～3 周后，损伤平面以下的反射可以部分恢复，一旦损伤平面以下有较强的皮肤或内脏刺激(如尿便潴留、排便、分娩)即可引发 AH。表现为阵发性高血压、心律失常、短暂意识消失或癫痫，损伤平面以下血管收缩，平面以上血管扩张。阵发性高血压可能引起视网膜出血、脑及蛛网膜下隙出血等。

三、脊髓损伤的麻醉

SCI 病人围手术期处理有其特殊性，如体位、呼吸肌麻痹、低血容量、心功能低下及电解质紊乱等都使麻醉处理变得复杂。急性 SCI 病人的麻醉前处理原则见表 76-3。

表 76-3　急性 SCI 的处理原则

1. 迅速进行初步诊断，在现场固定好病人的脊柱，并立即送往有关的治疗中心，必要时行心肺复苏
2. 保持呼吸道通畅，吸氧，防止 CO_2 潴留，必要时行气管插管并控制呼吸
3. 维持血压正常或轻度升高，避免血压波动过大
4. 进一步诊断，包括对神经节段损伤程度的估计
5. 了解损伤的并发症
6. 尽早使用药物及物理方法，保护脊髓的功能

(一)急性 SCI 麻醉的特点

术前适当扩容，避免诱导时的低血压，预先给予阿托品，提高交感张力，防止心动过缓。诱导药物可酌情选用 2.5％硫喷妥钠(5mg/kg)或丙泊酚(2mg/kg)，血压较低的病人可用氯胺酮(1～1.5mg/kg)诱导。

对于肌松药的使用仍有争议，运动神经麻痹的病人使用琥珀胆碱可能引起严重的高钾血症，但是有文献报道在损伤后的 48～72 小时内仍可使用琥珀胆碱，而在 72 小时后病人有高血钾的危险，应避免使用，可选用非去极化肌松药。也有观点反对术中使用肌松药，因为适当的肌肉紧张度有利于保持脊髓的稳定性。

在颈椎不稳定的情况下，气管插管对麻醉医师是一个挑战。头颈部的伸屈往往会加重脊髓的损伤，在术前头颈部固定的病人提倡清醒插管，采用轴向牵引，应用先进的纤维喉镜或带光源的经口盲插引导器等，后者在美国较为普及，我们也逐渐采用，并积累了一定的经验。

SCI 病人低血压的原因多为创伤出血所致。因此宜早期在有创动脉血压监测下，扩容纠正血容量不足，同时，心脏失去交感神经的调节，在大量补液后要警惕肺水肿的发生，SCI 初期体内大量儿茶酚胺释放，可能造成心功能紊乱和肺毛细血管内皮破坏，高位(T_4 以上)损伤的病人 50％可能发生肺水肿，有的伴有左室功能受损，因此，肺动脉插管、肺毛细血管楔压测定对快速补液治疗有指导意义。另外，应避免突然改变病人体位引起的直立性低血压，同时也应避免高血压，因为此时血压升高并不增加脊髓血流，反而可加重出血及水肿。

术中除血流动力学监测外，有必要进行脊髓功能的监测，包括体表诱发电位和运动诱发电位来替代传统的唤醒试验，以避免后者的增加插管脱落机会、术中出血和不能重复试验等弊病。

麻醉应选择对脊髓血流灌注影响小的方法。可以在基础麻醉下复合一些小剂量（<0.5MAC）的吸入麻醉药（异氟烷/N_2O、地氟烷和氟烷等），减少对血流动力学的影响，麻醉中保持正常的 $PaCO_2$，过度通气引起低碳酸血症进而会减少 SCBF。

局麻较少用于 SCI 病人的手术，而仅用于有严重心血管功能障碍或脊柱稳定性严重受损及脊髓功能受损严重的病人。

（二）慢性 SCI 的特点和麻醉处理

脊髓损伤 3 个月以后则进入慢性期，除 AH 外主要的并发症有尿路感染、深静脉血栓、肺栓塞、胃肠出血、电解质紊乱、骨质疏松及褥疮溃疡等。

麻醉处理的要点：除防止心肺功能恶化和加强术中监测以外，应重视慢性期主要出现的 AH。T_5 以上损伤的病人 85% 围手术期有 AH 的发作。治疗包括消除刺激，控制血压，如使用血管扩张剂和消除心律失常等。术中加深麻醉能有效地控制其发生。有人试用神经节阻断药如喷妥铵酒石酸（pentolinium）成功地阻断了术中 AH 的发作。

另外，脊髓损伤可用药物治疗，包括糖皮质激素、Ca^{2+} 通道阻断药、阿片类受体阻断药以及抗氧化药等。特别是糖皮质激素，有人提出甲泼尼龙在损伤后应尽早使用，基于高浓度的皮质激素（甲泼尼龙30～60mg/kg）有抗氧化剂的特点和膜保护活性，对抑制水肿和炎症反应，改善脊髓缺血性的改变（改变组织的乳酸和丙酮酸的代谢，膜脂的过氧化，自由基的形成）有明显的作用。也有人使用首次剂量 30mg/kg 的甲泼尼龙，随后在 23 小时内追加 4～5mg/kg 的量，对改善运动、触觉功能有一定的疗效。但对于长期使用糖皮质激素的病人，在术时要适当补充皮质激素，以提高机体的应激能力。

四、其他特殊问题的处理

（一）体温调节

四肢瘫痪以及 T_6 以上平面损伤的病人，其体温调节功能受损，体温随周围环境温度的变化而变化，从而加重循环指标的波动，因此在围手术期应保持体温的恒定。

（二）痉挛期

继发于脊髓休克恢复期的脊髓自主活动，表现为肌肉挛缩、屈肌伸肌力量不平衡。一定程度的痉挛对增加呼吸肌强度、稳定固定的脊柱有一定益处。严重的限制性痉挛症可用地西泮、骨骼肌松弛药[丹曲林（dantrolene）或巴洛芬（baclofen）]控制。

（三）高钙血症和骨质疏松

损伤后的 1～12 周后应注意测定血钙含量。骨质疏松易产生病理性骨折，在病人转运过程中要注意。

第三节　重症肌无力病人的麻醉

一、概述

自 Thomas Willis 首次描述重症肌无力（myasthenia gravis，MG）已有 300 多年，只是在 20 世纪 60 年代随着生理、药理和免疫学的发展才使人们对 MG 的认识有了突破性的提高。1959 年，Smither 率先提出可能是一免疫性疾病的概念，同时，Nastuk 提供了 MG 是由乙酰胆碱受体抗体（AchR-Ab）引起了自身免疫性疾患的实验证据，翌年，Simpson 提出 MG 是由 AchR-Ab 引起的自身免疫性疾患的假说，至

1973 年 Pantick 和 Lindstron 纯化了乙酰胆碱受体(AchR)并成功地制成人类 MG 的动物模型，1975 年将 α-银环蛇毒(α-bungarotoxin)用于本病的研究，成为有效的研究手段。目前一般认为 MG 是主要由 AchR-Ab 介导的主要累及神经肌肉接头(NMJ)突触后膜上 AchR 的自身免疫性疾病，发病率为 1/(1.5 万～3 万)。其特点是 NMJ 传导障碍引起的骨骼肌无力和易疲劳性；病人多合并胸腺瘤或胸腺增生；可产生针对骨骼肌的自身抗体或致敏淋巴细胞，血中有 AchR-Ab；由于突触后膜损害导致功能性 AchR 数目减少，病人对箭毒类非去极化肌松药异常高敏，而对去极化肌松药表现出耐药或早期Ⅱ相阻滞。

目前，除抗胆碱酯酶药和免疫抑制治疗外，胸腺切除术已成为 MG 治疗的有效手段。

由于 MG 病人术前常常不同程度地存在呼吸功能障碍，营养状况较差，易于感染，对手术麻醉期间所使用的某些药物(如吗啡、普鲁卡因、肌松药和抗生素等)的敏感性发生改变，使得该类病人的麻醉处理变得复杂，认识 MG 特有的病理生理改变、合理的麻醉管理是降低手术死亡率的重要环节。

二、MG 的发病机制

生理状态下，当神经冲动到达末梢时，末梢囊泡内的 Ach 释放至终板间隙内，Ach 与终板膜上的胆碱能烟酸类受体结合，使终板膜通透性发生改变，产生终板电位。而任何致 Ach 与 AchR 相互作用数量减少的因素均可致 NMJ 传导障碍。MG 的突触前神经末梢和突触后膜都有可能受累，但目前倾向于认为 AchR-Ab 造成的突触后膜病变在发病中起主要作用；至于 AchR-Ab 产生的原因多认为与胸腺异常和机体免疫功能紊乱引起的自身免疫损伤有关。归纳起来，MG 的免疫学机制有下述几方面。

(一)AchR-Ab 的作用机制

大量研究表明：①AchR-Ab 使得 AchR 的正常代谢失平衡，降解过程加速而合成速度减慢；②AchR-Ab 与受体结合形成复合物，在补体的参与下引起突触后膜溶解破坏，Drachman 发现 MG 病人 NMJ 处功能性 AchR 数目减少了 70%～89%，在 85%～90%的 MG 病人血清中可检出 AchR-Ab；③除受体数目减少外，抗体可阻止 AchR 活性部位与 Ach 结合，并可能妨碍 AchR 离子置换作用(translocation)而影响其功能。

(二)细胞免疫机制

MG 病人 NMJ 处有明显的淋巴细胞浸润，部分病人可观察到末梢淋巴细胞的移动抑制现象，部分病人血中可检出抗横纹肌抗体。有人认为细胞介导的免疫机制可能影响 AchR 的代谢和功能。

(三)免疫调节异常也可能在 MG 发病机制中起作用

研究表明：①MG 病人体内外淋巴细胞功能异常；②胸腺内 T、B 细胞比例改变；③有报道 MG 血清补体某种成分的波动，血清中可检出免疫复合物等。

(四)胸腺在 MG 发病学中的地位

MG 病人中 80%具有胸腺组织病理学改变，其中 15%为胸腺瘤，余 85%为生发中心形成(即胸腺组织增生)。目前认为，正常胸腺中的上皮细胞和 T 淋巴细胞由于某种病毒感染而成为具有横纹肌特征的胸腺肌样细胞(thymic myoid cell)，从而启动了针对横纹肌细胞 AchR 的自身免疫，同时，胸腺异常造成了机体免疫功能的严重紊乱，抑制性 T 细胞损害严重，而辅助性 T 细胞功能可能相对增强，T 淋巴细胞被致敏的结果，使 T/B 细胞比值改变，B 细胞增多，失去了 T 细胞对它的正常控制与调节，于是生成大量的 AchR-Ab。胸腺切除术旨在通过去除这些新的抗原决定簇和被 AchR 致敏的 T 细胞而起治疗作用。有报道术后 5 年内 90%的病人有好转或缓解，疗效较持久。

三、MG 临床特征和治疗

(一)临床特征

各种年龄均可发病，常见于年轻女性，男

女性别之比为 2∶3。表现为受累横纹肌易于疲劳,受累肌群常有特征性分布,尤其是球核区如面颈部、舌咽及眼肌等,全身其他骨骼肌亦可受累,根据受累肌群的不同,表现出不同的症状。90%的病人有眼肌受累,延髓支配肌群受累时可出现咀嚼、吞咽困难,构音障碍,严重者可因呼吸肌无力而发生呼吸肌麻痹,症状缓解与加重常反复出现。感染、水和电解质紊乱(如低钾、低钙)、月经、分娩、影响神经肌肉接点的药物和激素治疗早期都可能引起病情加重。

(二)分级

Osserman 根据肌无力受累范围及严重程度,将获得性 MG 分为 4 级。Ⅰ级(眼肌型):仅有眼肌受累的表现,如上睑下垂、复视等;Ⅱa级(全身轻型):有轻度眼肌及全身肌无力的症状;Ⅱb 级(全身中度型):有中度全身肌无力,且延髓支配肌和呼吸肌受累明显;Ⅲ级(急性暴发型):起病快,严重的全身肌无力,有呼吸肌麻痹等;Ⅳ级(晚期严重型):起病后两年以上突然或逐渐病情恶化,有严重的全身和延髓支配肌无力的表现。

(三)诊断

多数病人根据其病史和临床表现即可诊断,药物试验(依酚氯铵试验或箭毒试验)、肌电图有助于明确诊断。对疑为 MG 病人,血中检测出 AchR-Ab 亦是有力的佐证。

(四)治疗

MG 治疗方法包括药物(如抗胆碱酯酶药、皮质激素及其他免疫抑制剂)、放射治疗、手术切除胸腺以及通过胸导管引流或血浆置换以去除血中 AchR-Ab 等。通常首选吡斯的明等抗胆碱酯酶药物治疗,疗效不满意者采用激素或巯基嘌呤等免疫抑制剂,近年来胸腺切除术的指征有放宽的趋势,现认为不论病人年龄大小以及是否有胸腺瘤,凡药物疗效欠佳者均适宜行胸腺切除术,至于血浆置换或胸导管引流,由于疗效短暂,仅用于 MG 危象或其他治疗无效的严重病人。

四、MG 病人的麻醉

(一)术前准备

术前准备充分是降低 MG 病人术后并发症和病死率的重要环节。其中,术前调整抗胆碱酯酶药治疗尤为重要。一般主张术前使用最小有效量的抗胆碱酯酶药以维持足够的通气功能和吞咽咳嗽能力,如术前抗胆碱酯酶药用量过大,麻醉中不使用肌松药时可增加插管的难度,若使用琥珀胆碱,则因血浆胆碱酯酶活性降低,可能出现延迟性无呼吸,并可能引起术后胆碱能危象和肺部并发症,多数人主张术前减量 1/2～1/3 或术前 1～4 天停用抗胆碱酯酶药。

(二)对 MG 病人术后是否需要机械通气的预测

Lerenthal 等对经胸骨正中劈开胸腺切除术的 MG 病人提出了一个术前评分、判断的方法,它包括 4 个严重性分级参数:①MG 的病史超过 6 年(12 分);②有与 MG 无直接关系的慢性呼吸系统疾患(10 分);③术前 48 小时每日服用吡斯的明剂量超过 750mg(8 分);④术前病人肺活量小于 2.9L(4 分)。这些危险因素按其严重程度进行评分,凡是达 10 分以上者则术后一般行 3 小时以上的机械通气,而总分 0～9 分者术后可拔管。

(三)术前用药

具有呼吸抑制作用的药物应慎用,尤应注意吗啡等药物的呼吸抑制作用可因同时使用新斯的明等而增强。阿托品、东莨菪碱可抑制呼吸道分泌,预防抗胆碱酯酶药的副作用,可常规给予,但宜小量使用,因为过量可致分泌物黏稠并掩盖吡斯的明过量所致的胆碱能危象的表现。

(四)麻醉选择

MG 病人的麻醉选择旨在防止延迟的呼吸抑制,保持足够的肺泡通气量。所选用的麻醉药物应对呼吸道无刺激性,无呼吸抑制作用或作用较轻,无箭毒样作用,诱导迅速,苏醒快等。由于 MG 病人术前服用吡斯的明等,使用普鲁卡因等给血浆胆碱酯酶水解的酯类局麻药应避免高浓度、大剂量。恩氟烷虽具有许多优点,但因其具有醚结构,具有箭毒样肌松作用,可能增加术后病人的呼吸麻痹。MG 病人通常对竞争性肌松药的敏感性增高,有报道 MG 病人对箭毒的敏感性是正常人的 20 倍,此外,病人对琥珀酰胆碱等去极化肌松药表现出耐药或早期Ⅱ相阻滞。因此,在 MG 病人麻醉中通常避免使用肌松药,或通过强效吸入麻醉药(恩氟烷、异氟烷、氟烷)等获得手术所需的肌松条件,然而深度吸入麻醉可能引起血压波动,术后延迟苏醒和呼吸肌麻痹。

随着新型中短效肌松药如阿曲库铵(卡肌宁,atracurium)、维库溴铵(万可松,vecuronium)和 4 个成串刺激(TOF)等新的监测技术的临床应用,MG 麻醉中肌松药的使用指征有放宽的趋势,研究证实小剂量中短效非去极化肌松药用于 MG 病人肌松要求较高的手术麻醉中是安全、适宜的。MG 病人使用肌松药的同时接受其他具有神经肌肉阻滞作用的药物,应特别小心。例如:①抗心律失常药,如奎宁、奎尼丁可抑制肌纤维冲动传导,普鲁卡因胺减少节后神经末梢 Ach 的释放,使症状恶化;②抗生素:链霉素、新霉素、庆大霉素和肠黏菌素等阻碍 Ach 释放,加重肌无力;③降压药:胍乙啶、六羟季胺和单胺氧化酶抑制剂均有增强非去极化肌松药的作用;④利尿药:噻嗪类和呋塞米使血钾降低而加重症状。此外,低钠、低钙和高镁亦可干扰 Ach 的释放。

(五)术后处理

MG 术后常见的死亡原因是呼吸或循环系统并发症以及抗胆碱酯酶药用量不足(肌无力危象)或过量(胆碱能危象),其中,以肺部并发症尤为突出。术后密切观察、精心护理、保证呼吸道通畅以及足够的通气量是降低术后死亡率的关键。随着呼吸治疗的进步(包括新的呼吸器,带有低压气囊气管导管和某些抗生素的临床应用),MG 病人术后死亡率已明显下降。Fodes 报道 MG 病人常伴有心肌的局灶性坏死,严重者可致猝死,因此,术后应注意维持心血管功能。胸腔或纵隔引流可引起血液、体液以及电解质的大量丢失,亦应注意纠正。

胸腺切除术后,病人对抗胆碱酯酶药的敏感性发生改变,术后这类药物用量不及或过量均可致危象发生,从而危及病人生命。术后使用抗胆碱酯酶药的目的在于重新建立有效的自主呼吸,所以对呼吸功能满意者(部分病人术后出现症状缓解)或某些原因需要给予机械通气的病人,可暂时停用抗胆碱酯酶药,仅当明确的肌无力重新出现或为了恢复咀嚼吞咽和四肢运动功能时才考虑使用抗胆碱酯酶药治疗,并提倡小剂量间歇给药,有人认为停用抗胆碱酯酶药一段时间后可使病人保持或改善对该类药物的反应性。

(黄宇光)

参 考 文 献

黄宇光,赵俊 . 1989. 重症肌无力与麻醉 . 实用麻醉杂志,2(2):30

黄宇光,罗来葵,罗爱伦 . 1990. 阿曲库铵用于重症肌无力有效剂量的操作 . 北京医学,12(3):15

Baraka A. 1992. Anaesthesia and myasthenia gravis. Can J Anaesth,39(5):476

第77章　肝功能障碍病人的麻醉

第一节　常见肝脏疾病的特点

麻醉医生应了解肝脏疾病的类型及特点，了解麻醉和手术的风险与肝脏疾病的关系。由于不同肝脏疾病临床表现有很多重叠，有时明确诊断并不容易。

肝脏疾病大致可分为以下几个类型：①急性肝实质性疾病：包括急性病毒性肝炎、药物性肝炎及肝坏死、缺血性肝炎、乙醇性肝损伤等。②胆汁阻塞性肝疾病：包括肝内外胆管梗阻。③慢性肝实质性疾病：包括各种原因引起的慢性肝炎、肝硬化及某些少见的肝病（血红蛋白沉着症、肝豆状核变性、原发性胆汁性肝硬化）。

一、病毒性肝炎

病毒性肝炎因致病病毒不同分为多种，但常具有共同的临床表现。病毒性肝炎的严重程度可以是从无症状到暴发性肝坏死之间的任何情况。典型病例是在受到病毒感染并经历一定潜伏期后，出现厌食、不适、低热等非特异性症状。几天后随着症状的减轻，可能出现黄疸，伴有尿液颜色加深，肝脏肿大、有压痛，也可有脾脏肿大。黄疸可持续数周而后逐渐消退。相当多的病人既没有症状也不出现黄疸，只是血清学检查有阳性发现。暴发性肝炎最为严重，随着肝脏功能的衰竭会出现腹水、肝性脑病，病死率很高。在病毒性肝炎的发病过程中，血清酶学检查及血、尿胆红素测定会有明显变化。在病毒性肝炎急性期，卧床休息、避免脂肪及乙醇摄入对病人非常必要。此时，若非急诊病人，不宜接受麻醉和手术，否则使肝脏功能恶化的可能性将大为增加。

在病毒性肝炎中最重要的是乙型病毒肝炎，其诊断主要靠乙型肝炎病毒标志的检查，即 HBsAg、HBeAg、抗-HBc、抗-HBe 和抗-HBs。大约10%成为慢性病毒携带者。血清学表现为 HBsAg 持续阳性：HBsAg 持续阳性具有强传染性，但如果抗-HBe 出现后则仅有很弱的传染性。病毒标志检查的结果与传染性的关系见表77-1。

表77-1　乙型肝炎血清学检查的意义

病毒标志	临床意义	传染性
· HBsAg+ HBeAg+ 抗-HBc+	潜伏期	强传染性
· HBsAg+ HBeAg+ 抗-HBc+	临床发病或慢性携带者	强传染性
· HBsAg+ 抗-HBe+ 抗-HBc+	病情好转或慢性携带者	强传染性
· HBsAg− 抗-HBs− 抗-HBe+	恢复期	无传染性
抗-HBs+	曾感染过	无传染性

二、肝硬化

肝硬化的原因很多，但其组织学改变是相似的。主要为肝细胞坏死后细胞和纤维组织的增生，表现为胶原蛋白的大量增多。肝硬化早期没有并发症出现时可无明显症状，或有肝掌、肝大及低热等表现，在此代偿期，肝功能检查可能是正常的。当病情发展至肝硬化失代偿期，就会出现相关的并发症，包括门静脉高压及与肝细胞衰竭相关的并发症。

门静脉高压的最大危险是食管静脉曲张出血，持续少量出血表现为黑粪，并可引起或加重肝性脑病。大量出血时会出现呕血和失血性休克。大出血由于肝脏灌注减少往往导致肝功能恶化，所以，大出血后出现黄疸和肝性脑病也常见，而大手术中出血过多，加之缺氧及药物影响，也会产生同样的后果。

肝硬化病人会有体内液体潴留，表现为腹水和外周水肿。其机制包括醛固酮和抗利尿激素灭活减弱、低白蛋白血症、门静脉高压、肾血流减少等。大量腹水病人会有呼吸困难，难以平卧，手术前应适量放腹水以利病人呼吸。此外，腹水病人长期服用利尿药可引起水、电解质紊乱及酸碱平衡失调，术前应予纠正。

肝硬化晚期，病人还会合并多种并发症，如贫血、脾功能亢进、凝血功能障碍、感染、肝肾综合征及肝性脑病等。对于麻醉和手术来讲，既要在术前准备过程中治疗和纠正病人存在的问题，又要减少麻醉和手术对病人的不良影响，使术后肝功能恶化及相关并发症出现的可能性减少到最低限度。

三、肝癌

肝癌是最常见的恶性肿瘤之一，大约 80％ 的肝癌发生于肝硬化病人，乙型肝炎与肝癌发生有一定关系，其机制尚不完全清楚。乙醇性肝硬化与肝癌的关系也越来越受到重视。早期肝癌病人可以没有任何症状，有时是在查体时偶然发现的。多数情况下表现为疲劳感、体重减轻、发热、右上腹疼痛。肝功能检查可见到碱性磷酸酶升高，70％～80％的肝癌病人血清甲胎蛋白增高。超声和 CT 扫描是目前常用的检查和诊断方法。肝癌病人也可有腹水，常为血性腹水，蛋白含量较高，有时细胞学检查能发现癌细胞。

肝癌在早期对肝功能影响不大，但由于多数肝癌病人原本就有肝硬化，故往往具有肝硬化的特征。一些中晚期肝癌的表现比较复杂，可以有胆管阻塞、肝硬化甚至肝功能衰竭的多种特征。肝癌病人的麻醉需要考虑的内容一般和肝硬化病人的麻醉一样，但由于肝癌手术的操作在肝脏，故对肝脏的损害更大，保证剩余肝脏的代偿能力极其重要。

第二节　术前肝功能的评估和术前准备

肝脏功能复杂，而且有很强的代偿能力。但对于有严重肝脏疾病的病人，肝功能越差，其麻醉和手术的危险性就越大。肝硬化病人的非肝脏手术，手术后的并发症和病死率均远高于肝脏正常实施同类手术的病人，行肝脏手术时，情况则更严重。术前了解和评估肝脏病人的肝脏功能对术前准备、肝脏保护和麻醉选择都有重要价值。肝脏功能检查的项目有很多种，单一的检查项目难以准确地反映肝损害的严重程度，需要将多项检查结果结合临床发现评估肝脏功能。现在临床上仍习惯于沿用 Child 提出的肝脏功能 3 级分类标准。1983 年中华外科学会也制定了我国的肝功能分级标准，这两种分类方法最常用(表 77-2)。

表 77-2 肝脏功能分级标准

检查项目	Child 分级			中华外科学会分级		
	A	B	C	Ⅰ	Ⅱ	Ⅲ
血清胆红素(mg/L)	<20	20～30	>30	<12	12～20	<20
血清白蛋白(g/L)	>35	30～35	<30	≥35	26～34	≤25
肝性脑病	无	轻度	重度	无	无	有
腹水	无	易控制	难控制	无	少量,易控制	大量,不易控制
凝血酶原时间延长(s)				1～3	4～6	>6
ALT(金氏单位)				<100	100～200	>200
(赖氏单位)				<40	40～80	>80

用上述分级法尚不能全面地反映病人对手术的耐受程度和术后肝脏功能的预后,还要结合病人的临床表现,病人的年龄、病程,手术的大小和手术部位,以及肝脏以外其他器官的功能状态进行综合评估。其他器官功能状态的评估包括中枢神经系统、心脏功能、呼吸功能、凝血机制和肾脏功能。

肝功能障碍病人的术前准备是在全面了解病人肝脏功能及全身状况的基础上,对麻醉和手术所面临的病人的病理表现在有限的时间内尽可能予以纠正和改善,特别是时间长、创伤大、出血多的手术,充分的术前准备是保证病人术中及术后安全的最重要因素。具体讲有以下几个方面。

1. 加强营养,控制腹水 提供高蛋白、高糖类、富含维生素的食物,对有明显低白蛋白血症及腹水病人,术前应静脉补充白蛋白或血浆。对大量腹水病人,可行腹腔穿刺放出适量腹水以改善症状。

2. 纠正凝血功能异常 凝血酶原、因子Ⅴ、Ⅶ、Ⅸ、Ⅹ和纤维蛋白原均由肝脏合成,因此肝脏病人可因凝血因子减少而致凝血酶原时间延长和凝血异常。慢性肝病还可有血小板减少和贫血,应输适量新鲜血或新鲜血浆,对梗阻性黄疸的病人,应给予维生素 K,纠正因维生素 K 吸收障碍造成的凝血异常。

3. 纠正水、电解质紊乱 在腹水和水肿的病人,有水、钠潴留,经利尿治疗后会出现低血钾,这些均应在术前进行检查和纠正。

第三节 麻醉选择

麻醉方法的选择主要是根据手术的类型和需要。局部麻醉和神经阻滞麻醉对肝脏无影响,但局麻药的代谢过程可能减慢,肝功能障碍病人选用无妨。椎管内麻醉只要不造成低血压,对肝脏也无明显影响。虽然椎管内麻醉能够满足很多手术的要求,但由于其常有阻滞不全的缺点,以及一些大手术的术中管理和术中安全的考虑,近年来腹腔手术特别是上腹部手术应用硬膜外麻醉越来越少,全身麻醉的比例逐渐增加。肝功能障碍病人采用全身麻醉主要考虑两个问题,第一是麻醉药物对肝脏血流(表 77-3)和肝细胞功能的影响,应选择对肝脏无影响或影响小的药物。第二是肝脏功能障碍使其药物代谢能力降低,麻醉药物的药效和作用时间均可增加,麻醉后恢复延迟,所以用药量宜减少。选用全麻辅以硬膜外阻滞对有严重肝功能障碍的病人似更有利。

表 77-3 麻醉药物对肝脏血流的影响

药物	心排血量	肝动脉血流	门静脉血流
异氟烷	→或↓	↑	↓
地氟烷	→或↓	↑	↓
七氟烷	→或↓	↑	↓
氟烷	↓	↓	↓
硫喷妥钠	↓	↑	↓
丙泊酚	→或↓	↑	↓

续表

药物	心排血量	肝动脉血流	门静脉血流
依托咪酯	→或↓	↑	↓
芬太尼	→	↑	↓
硬膜外麻醉*	→或↓	→或↓	↓
腰麻*	→或↓	→或↓	↓

*与阻滞平面宽度及病人状况有关。

全身麻醉用药可参考下述方案：术前用药仅用抗胆碱药物阿托品，如果必要，阿片类药物或神经安定类药物均宜减量使用；麻醉诱导用丙泊酚 1～2mg/kg 或小量硫喷妥钠 2～3mg/kg，也可辅以 γ-羟丁酸钠；麻醉维持首选异氟烷，也可用七氟烷；肌肉松弛剂以阿曲库铵最易耐受，维库溴铵的作用时间可能延长。

无论是麻醉性镇痛药，还是神经安定类药物，在有肝脏疾病的情况下，其体内代谢均会减慢，因而参与肝性脑病和致肝功能恶化的作用可能增大；而吸入麻醉药从体内排除快，且不受肝病本身的影响，其对肝脏的毒性作用被认为是体内生物转化过程中产生的有免疫活性的代谢产物所致，既然肝脏疾病时生物转化功能受损，就会减少代谢产物的生成，这对肝脏病人是有利的。当然，麻醉药物的选择要根据临床上具体情况综合考虑。

第四节　麻醉和术中应注意的问题

(一)保证通气，充分供氧

严重肝脏疾病患者往往有低氧血症存在，吸入高浓度氧气是必要的，为防止和纠正低氧血症，麻醉中可不用氧化亚氮。保证足够的通气，防止二氧化碳蓄积。高碳酸血症可刺激交感神经系统兴奋，增加血管阻力，降低肝脏血流。另外，过度通气，潮气量太大，或使用呼气末正压也可使肝脏血流减少。而呼吸性碱中毒能增高血氨浓度，因为碱性环境有利于 $NH_4^+ \rightarrow NH_3 + H^+$，而后者($NH_3$)容易通过血脑屏障，呼吸性碱中毒还可造成或加重低血钾。所以，麻醉过程中应监测血氧饱和度和呼气末二氧化碳浓度，将通气控制在适当范围，防止肝脏缺血缺氧造成的肝细胞损害。

(二)加强循环功能监测，防止和纠正低血压

在常规监测基础上，对于接受大手术、术中出血多的病人，如凝血机制没有问题，进行动脉和大静脉穿刺，有创监测动脉压和中心静脉压是必要的。由于肝脏疾病病人的肝脏对低血压造成的缺血缺氧损害非常敏感，而且有时还伴有肾功能不全，术中出现低血压要及时纠正，但缩血管药物尽量少用。另外，此类病人不宜采用控制性低血压。

(三)术中补液

术中应有充足的输液量以维持充足的功能性细胞间隙。严重肝脏疾病病人术中输入含钠液体应控制晶体液的补充，以平衡盐液为好，并保证术中尿量达到 1ml/(kg·h)，葡萄糖液的补充要根据血糖测定结果而定，因此类病人更易出现高血糖症。如果补液充分而尿量仍少，可输入 20%甘露醇 125～250ml 利尿，甘露醇比呋塞米更适宜。

(四)术中输血

对于实施大手术，特别是肝脏手术的病人，由于术中出血往往较多，术前除要纠正凝血功能异常，还要备足新鲜血。术中出血多应及时输血，而且尽量用新鲜血，因为大量输注晶体液和代血浆，血液过于稀释，会进一步加重肝组织缺氧和凝血功能障碍，大量输库存血也存在影响凝血功能和高血钾问题。此类病人必要时可应用止血药或输入凝血因子和冷冻血浆。

（王　刚）

参考文献

Blundell CR, Earnest DL. 1981. Medical evaluation of the patient with liver disease. In: Brown BR. Anesthesia and the Patient with Liver Disease. Philadelphia: Davis FA, 123～170

Coursin DB. 1996. Anesthetic concerns for the

patient with liver disease. In 1996 annual refresher course lecture. New Orleans,251

Howell CW. 1985. Anaesthetic problems and the liver. In: Kaufman L. Anaesthesia Review 3. Edinburgh:Churchill Livingstone,29～35

McNeil I. 1989. Gastrointestinal and liver disorders. In: Kaufman L, Betteridge J. Medicine in the Practice of Anaesthesia. London: Edward Arnold, 316～331

第78章　肾功能障碍病人的麻醉

按照病源的解剖部位，肾功能障碍可以概括分为3型：即肾前型，由循环和呼吸功能失常引起；肾型，因肾脏本身疾病导致的功能变化；肾后型，是尿路梗阻造成的肾功能损害。关于急性肾功能不全的麻醉处理，已有专门章节阐述；本章主要探讨慢性肾功能不全的麻醉问题。

第一节　肾、输尿管及肝病等导致的肾功能改变

通过对肾脏穿刺的病理观察，发现许多肾病病人的肾功能减退，都与肾皮质间质宽度增加，肾皮质和髓质外层的微血管总面积缩小有密切关系。肾皮质间质的增宽与皮质微血管总面积的减少，二者的一致性表现，只有在90%的肾小球已呈玻璃样变性时，才出现个别正常肾小球的代偿性增生。据此，以往认为慢性肾病的肾功能是依靠未受损的肾小球代偿才得以维持的假说已予否定。

镜检下可见到肾小管表皮细胞特别是髓袢(亨利袢)的升支部分，由于缺血可出现肾皮质间质纤维化和肾小管萎缩并减少。由此可致尿功能失常，渗透压梯度难以维持，发生渗透压下降和水潴留。肾小球出球微血管狭窄，乃至阻塞，可致肾小球供血减少，继而肾小球滤过率降低。肾脏浓缩尿液的功能障碍，表明全部肾单位功能受损。肾脏病理检查证明，肾小球玻璃样变的轻重与尿渗压改变之间不存在相关性。慢性肾病致肾脏丧失浓缩尿液的能力时，因肾小球滤过率减少，故不会出现多尿。

肾小球血流动力学的改变，与肾小管血流动力改变有密切关系。急性输尿管梗阻后，可出现一过性肾血流增加，而后进行性血管挛缩，入球小动脉阻力加大，肾小球毛细血管压力上升。梗阻初期的滤过率仍可保持输尿管通畅期的80%。梗阻初期的肾血流量增加，与局部分泌前列腺环素和前列腺素 E_2 有关。输尿管完全梗阻3～5小时后，血管紧张素和抗利尿激素作用于肾小球入球小动脉，使血管挛缩，同时肾内皮血管扩张因子生成减少，导致血管张力的调控平衡丧失。肾小球毛细血管压力的上升与肾小管内压力的增高，二者之间并不成比例。毛细血管梗阻4小时后压力就开始下降，到24小时可恢复到接近梗阻前水平，但肾小球滤过率却明显下降。

慢性梗阻性肾病的肾小管功能发生改变，包括水和电解质回收下降，氢和钾离子清除障碍和尿浓缩功能丧失。单侧梗阻的肾实质出现单核细胞浸润；梗阻解除后其皮质和髓质的单核细胞浸润会缓慢消退，但几天后尚不能完全恢复正常。病人单肾梗阻的排钾绝对值下降，要比双侧梗阻解除后明显。双侧梗阻解除后，其尿浓缩功能的丧失程度与单侧梗阻解除后没有区别，排钾均轻度回升，但仍比其他型肾病者差。

慢性肝炎、肝硬化都可继发肾功能障碍，出现水、钠潴留。由于皮质外层灌流降低，皮质和髓质间动静脉分流的影响，使有效循环血浆容积减少，刺激肾素-血管紧张素-醛固酮系统活性增加，促使血管痉挛，继之又引起前列腺素和缓激肽活性升高，导致血管扩张，借以缓解血管痉挛而求得平衡。施行门静脉高压

分流术后腹水的消退，对肾小球滤过率下降程度尚轻的肾功能恢复有利；而采用利尿药治疗腹水者，往往可使肾功能进一步恶化。肝硬化病人心钠素虽然增加，但不足以对抗其他血管活性物质的作用。严重肝硬化时，抗利尿激素和加压素增加，可导致水潴留；内毒素、肠血管活性多肽及肾活性物质合成的增加，都是诱发肾功能减退和恶化的因素。

第二节 术前准备

肾病后尿浓缩功能丧失比稀释功能丧失出现得早，由此使肾脏处理水负荷的能力明显减退。术前若必须输液，切忌逾量，以防加重水潴留。术前需严格控制钠摄取，但又需防止因钠大量丢失而缺钠。使用利尿药应密切监测血钾。尿量过少可致血钾升高，当接近6.5mmol/L或更高时，可随时出现严重心律失常，甚至室颤。如存在贫血、出血倾向、高血压及酸碱失衡等情况，术前应尽可能调整至最佳的好转状态。严重肾功能不全病人如果术前未经充分透析治疗，或呈具备透析指征但未透析者，则术中发生肾功能衰竭的机会更大。对肝肾综合征的病人要密切观察意识改变，并及时对症治疗。

血液透析、腹膜透析和肾移植都足以构成免疫功能缺陷。在这些治疗中，肾清除毒素能力降低，营养障碍，再加上免疫抑制药的作用，可使感染发生率及其严重程度明显增加。因此，必须严格无菌操作，并应用抗生素。需首选高效而对肾功能影响最小的药物，依靠血药浓度测定，调控有效维持量。

术前应重视钙和磷平衡的维持，防止缺钙和低磷。调节水钠平衡的同时控制细胞外液容量。轻微的肾小球滤过率下降，即可明显影响排钠过程；任何原因导致的肾血流减少，都刺激肾素和血管紧张素Ⅱ分泌而促使出球小动脉收缩，致肾血流进一步减少。当肾小球滤过率与肾血流比值上升后，肾小管周围毛细管压随之下降，而毛细管渗透压上升，由此造成水、钠回收增加。抗利尿激素和醛固酮都促进钠回收，尤其在心衰、肝硬化和肾病病人，水、钠潴留将更为严重。血容量不足可致抗利尿激素上升5～10倍；血液浓缩和交感神经兴奋都刺激肾素分泌，且直接作用于肾小管而加速钠的回收。

术前要根据病情随时调整药物治疗方案，更需警惕停药可能产生的不利影响。

第三节 麻醉及围手术期的肾保护

肾衰病人由于血浆蛋白低和贫血，特别是同时并存其他脏器功能不全的危重病人，对麻醉药的耐受较差；对血浆蛋白结合度高的药物，其游离成分将增高，因此容易用药逾量，出现毒性反应。因此，选用麻醉药应以对循环、代谢影响最小，可控性最佳，时效短的药物为原则。

围手术期保证重要脏器氧和能量的供需平衡至关重要。任何心肌抑制或(和)血管扩张而致低血压时，均可引起肾灌流下降，血管升压素上升，肾小球滤过率下降。急诊中小手术宜采用局部麻醉或低位硬膜外阻滞，务必求其效果完善。局麻药中禁用肾上腺素，以防吸收而诱发肾血流减少。硬膜外阻滞平面不应超过T_5，以控制在T_{10}以下为妥，有时即使心排血量和动脉压不变，肾血流仍会较大幅度下降。缺氧、二氧化碳蓄积或呕吐，有使肾灌流下降无法恢复的可能。全身麻醉下施行机械通气，可因回心血量减少而致肾灌流下降，肾小球滤过率减低和水、钠潴留。尽管如此，全麻的可控性还是较高平面硬膜外阻滞为好。

全身麻醉可选用半紧闭N_2O-O_2，按3L∶2L比例吸入，必要时辅以低浓度异氟烷，或分次静脉注射芬太尼0.05mg，以及加用肌松药。血细胞比容过低的危重病人应用脉搏血氧饱和度监测，有时可遇到测定数值不准的情况，应综合评估病人的氧供/氧需平衡状况。

丙泊酚麻醉时，主要靠体内再分配，有人推荐可安全用于肾衰手术病情，但应用时应注意维持血流动力学的稳定，谨防血压下降而影响肾血流灌注。如果同时需要止痛,则需配以麻醉性镇痛药。较大剂量应用芬太尼、阿芬太尼或苏芬太尼,易发生蓄积,其中以芬太尼最为明显。对肝、肾功能损害,不同病因和个体差异致肝血流改变的病人,由于对镇痛药的代谢和清除有极大的区别,故必须遵循用药原则,切忌常规选择用量。

20 世纪 90 年代的新型吸入麻醉药,经研究证明,在抑制肾血流和肾小球滤过率方面,与剂量呈正相关。七氟烷对正常肝、肾未见有明显的功能改变,但对肾功能改变者的影响尚难定论。地氟烷目前仅有少量临床经验,其稳定性较异氟烷好,且几乎完全不经肝肾转化排除,在尽可能不影响血流动力学及其继发的肾灌流减少的前提下,有可能成为肾衰病人全身麻醉的首选麻醉药。

肾衰病人对泮库溴铵的清除,仅为正常人的 1/3～1/2;维库溴铵的再分布量大,代谢也较快,清除延迟的程度较小,但随剂量增加或重复使用,其药效也将延长,且易蓄积。阿曲库铵用量大,其顾虑不在肌松药本身,而在其代谢产物 laudanosine,后者的清除半衰期明显延长。米库氯胺的药效短于维库溴铵和阿曲库铵,靠血浆胆碱酯酶而非乙酰胆碱酯酶分解,其代谢产物已无肌松效应。虽然在肾衰情况下,病人的血浆胆碱酯酶含量有所减少,但其肌松效应并不相应延长或仅稍有延长。此外,应用小量抗胆碱酯酶药拮抗米库氯铵时,其代谢率可因之减慢,因此,不宜考虑采用拮抗措施。目前常用肌松药中,米库氯铵可考虑列为肾衰病人的首选。

对肾功能不全病人围手术期良好的镇痛和合理的输液,是肾保护的重要措施。目前尚无完全抑制抗利尿激素的良策。超量补液是肾功能不全病人的大忌,易诱发 ARDS 乃至多脏器功能衰竭。在维持灌流的前提下欠量补液,则危害较小,但要防止因灌注不足和缺氧极易导致肾小管坏死而诱发急性肾功能衰竭。

围手术期的肾保护,关键在于维持足够的肾灌流和尿量。对低血容量或心衰的病人,要建立相应的监测手段加以防止,否则极易导致肾灌流不足。小剂量多巴胺是公认的能保持循环稳定、增加肾血流和有效扩张肾血管的药物,按 1～3μg/(kg · min)静脉滴注最为有效;若剂量超过 10μg/(kg · min),其扩张血管的作用则转为血管收缩,反致肾血流减少。适当保持血容量,避免水、钠摄入过量,尽力防止发生肺水肿。监测所得的数据务必与临床征象相结合进行综合分析,绝不可单纯根据监测数据进行矫正治疗,以防矫枉过正,适得其反。

少尿时,应谨慎使用甘露醇或呋塞米,以利排尿。但甘露醇禁用于无尿型肾衰病人,否则易致血容量骤增和心脏超负荷而发生心衰。血管扩张药、钙通道阻滞药经动物实验证实有改善肾灌注不足的有利作用,但尚未经临床证实。这类药物均有负性变力作用,使用稍有不当反使灌流压下降,加剧缺氧改变。选择药物要全面考虑重要脏器的相互影响及彼此之间的功能维护。

避免使用肾毒性药物。争取在肾功能损害仍处于可逆的宝贵时机,施行旨在改善肾灌流和解除尿路梗阻的有效措施,以谋求保护肾功能的最佳效果。

（靳　冰　张　宏）

参考文献

靳冰. 1997. 肾功能障碍病人的麻醉. 见:刘俊杰,赵俊主编. 现代麻醉学. 第 2 版. 北京:人民卫生出版社,921～924

Gentilini P. 1990. Renal Fnctional Impairment in Livercirrhosis in Liver Disases and Renal Complications. New York:Raven Press,311～322

Gonilk AC. 1991. Current Nephrology. St Louis:Mosby Year Book,14(Apr 7):263～267

Johnson DW,Fleming ST. 1992. The use of vaccines in renal failure. Clin Pharmacokinetics & Disease Processes,22:434

Klahr S. 1991. New insights into the consequences and mechanisms of renal impairment in obstrucrive nephropathy. Am J Kidney Dis, 18:689

Mackensen HS, Bohle A, Christensen J, et al. 1992. The consequences for renal function of widening of interstitium and changes in the tubular epithelium of the renal cortex and outer medulla in various renal diseases. Clin Nephrol,37 (2):70

Nyberg G, Nilsson B, Hallste G, et al. 1993. Renal transplantation in elderly patients: survial and complications. Transplantation Proceedings, 25 (1):1062

Pollard BJ. 1992. Neuromuscular blocking drugs and renal failure (Editorial). Br J Anesth,68:545

Sipe S. Body G,Battito M,et al. 1992. High "failure" rate for pulse oximeter in patients with chronic renal failue. Crit Care Med,20(Suppl):S21

Sweny P. 1991. Is postoperative oliguria avoidable? Br J Anesth,67:137

第79章　血液病病人的麻醉

血液病是指原发于或者主要发生于血液和造血组织并以血液学异常为主要表现的疾病。近年来随着血液生物化学、分子生物学、细胞生物学和免疫学等的发展，以及对疾病本质的认识不断深入，突破了单纯以血液有形成分作为血液病分类基础的传统，有人主张有些疾病可以归为造血干细胞疾病、恶性血液病，并将免疫缺陷病和免疫球蛋白异常性疾患另辟一类。但为了便于读者更清楚地了解血液病患者病理、生理改变对手术和麻醉的影响，本章仍以血液的有形成分作为血液病分类基础，将血液病分为红细胞疾患、白细胞疾患、血小板与出凝血机制异常性疾患。

有些血液病如遗传性球形红细胞增多症，脾切除是最有效的治疗方法，患者生理状态相对稳定；有些血液病如白血病，往往病情严重需要长期卧床或合并有重要脏器的病变，如合并有外科疾病尚需手术麻醉处理，患者生理状态相对较差，因此，应熟悉患者病理生理改变，做好围手术期的一切准备工作，避免合并症的发生。

第一节　血液系统常见病

一、红细胞系疾病

根据红细胞数量的多少，红细胞疾病可以划分成贫血和红细胞增多症。贫血使血液的携氧能力减低，直接后果是组织缺氧；红细胞增多症的不良后果则与血液的黏度增大和血容量过大相关。在临床实践中贫血最常见，下面介绍三种在治疗中以脾切除作为重要治疗手段的红细胞疾病。

(一)再生障碍性贫血

再生障碍性贫血(aplastic anemia AA)分为先天性和获得性两大类，先天性再生障碍性贫血甚罕见，其主要类型为Fanconi贫血，以获得性再生障碍性贫血占绝大多数。再生障碍性贫血临床表现主要为贫血、出血、感染。临床表现的轻重取决于血红蛋白、白细胞、血小板减少的程度及临床类型。

急性再生障碍性贫血的特点为起病急、进展迅速、病程短,发病初期贫血常不明显,但随着病程进展,贫血进行性加重,虽经大量输血贫血也难以改善。出血和感染常为起病时的主要症状。

慢性再生障碍性贫血的特点为起病缓、病程进展较慢、病程较长。贫血为首起和主要表现,输血可改善乏力、头晕、心悸等贫血症状。出血一般较轻,多为皮肤、黏膜等体表出血,深部出血甚少见。病程中可有轻度感染、发热,以呼吸道感染多见,较易得到控制。

(二)红细胞膜先天异常致溶血性贫血

遗传性球形红细胞增多症(hereditary spherocytosis,HS)是一种家族遗传性溶血性疾病。临床特点为程度不一的溶血性贫血和脾肿大,外周血中可见到许多小球形红细胞,红细胞渗透脆性增高,脾切除能明显改善症状。

HS最常见临床表现——贫血、黄疸、脾肿大,三者可同时存在,也可单一发生。HS在任何年龄均可发病,临床表现轻重不一,从无症状至危及生命的贫血。25%的HS症状轻微,虽然有溶血,但由于骨髓红细胞系代偿性增生,可无贫血,黄疸轻或无,脾肿大轻或无。贫血加重最常见的诱因为感染,持久的重体力活动也可以加重溶血,原因为运动增加脾血流量。大约2/3患者具有轻中度贫血、中度脾肿大和间歇性黄疸。极少数的HS也可发生持续的严重贫血,需要定期输血,生长发育和骨骼发育也可受影响。

(三)免疫性溶血性贫血

由抗体参与的溶血反应所致的贫血,称为免疫性贫血。这种特异性免疫反应,即称为第Ⅱ型过敏反应。根据病因学分类,免疫性溶血性贫血可分为:

1. 同种免疫 红细胞(抗原)或针对患者红细胞的抗体从他人转移给患者而发生溶血,如输注血型不合的红细胞导致的溶血。

2. 药物免疫 药物性免疫,导致有抗体参与的溶血反应。

3. 自身免疫 由于人体免疫反应发生变异而产生自身抗体和(或)补体,结合于红细胞表面,导致破坏增速而发生贫血。抗球蛋白试验多数阳性。

(四)自身免疫性溶血性贫血

自身免疫性溶血性贫血(autoimmune hemolytic anemia,AIHA)是由于免疫功能紊乱产生自身抗体,结合在红细胞表面或游离在血清中,使红细胞致敏,或激活补体,导致红细胞被破坏而发生溶血性贫血。分型根据抗体作用于红细胞所需温度不同,可分为温抗体型和冷抗体型两种。

1. 温抗体型AIHA 温抗体一般在37℃时最活跃,此型多发生血管外溶血,当此型溶血反复、长期发生时,单核巨噬细胞系统就会反应性增殖,出现肝、脾大,适合行脾切除治疗。

2. 冷抗体型AIHA 冷抗体在20℃时作用最活跃,抗体在血管内与红细胞结合,引起红细胞凝集并同时结合、激活补体;补体直接破坏红细胞,进而引起血管内溶血。

二、白细胞系疾病

白血病(leukemia)是一种造血系统恶性肿瘤。它是由于血细胞,主要是白细胞中某一系列细胞异常克隆,并在骨髓、肝、脾、淋巴结等各脏器广泛浸润,外周血中白细胞有质和量的异常,红细胞与血小板数量减少,导致贫血、出血、感染和浸润等征象。

按起病的缓急可分为急、慢性白血病。急性白血病细胞分化停滞在早期阶段,以原始及早幼细胞为主,疾病发展迅速,病程数个月。慢性白血病细胞分化较好,以成熟细胞为主,发展缓慢,病程数年。按病变细胞系列分类包括髓系的粒、单、红、巨核系和淋巴系的T和B细胞系。临床上常将白血病分为急性淋巴细胞白血病、急性非淋巴细胞白血病、慢性粒细胞白血病、慢性淋巴细胞白血病。

(一)急性白血病临床表现

起病可急骤或缓慢。起病急骤的病例,往

往以高热、进行性贫血、显著出血倾向或关节疼痛为早期症状。起病缓慢的病例，往往以较长时间的乏力、虚弱、苍白、劳动后气短、体重减轻、食欲不振或体内某处疼痛或肿胀等症状开始。起病缓慢的病例，一旦症状明显，病情常急转直下，与起病急骤病例相似。

1. 发热和感染　一半以上患者由发热起病，可为低热或高热。无论治疗前或治疗中发热患者多数合并感染，感染可发生在体内任何部位，但以咽峡炎、口腔炎最多见，上呼吸道及肺部感染、肛周炎、肛旁脓肿和胃肠炎较常见。

2. 贫血　常较早出现并逐渐加重，表现苍白、无力、头晕、心悸、厌食和水肿等。患者的贫血程度与出血量往往不成比例。

3. 出血　约半数病例有不同程度出血。出血的发生一般稍晚于贫血，常见出血有皮肤出血点、紫斑、鼻出血、牙龈和口腔黏膜出血，月经增多等；严重时可出现血尿、消化道出血，视网膜出血可致视力障碍，甚者可发生颅内出血，常危及生命。

4. 急性淋巴细胞白血病浸润表现　骨和骨膜的白血病浸润引起骨痛，可为肢体或背部的弥漫性疼痛，亦可局限于关节痛。1/3患者有胸骨压痛，此征有助于本病诊断。轻、中度肝脾肿大为多见，一般不超过肋下4～6cm。中枢神经系统浸润常出现在急性淋巴细胞白血病缓解期，初诊患者相对少见。重症者有头痛、呕吐、项强、视乳头水肿，甚至抽搐、昏迷等颅内压增高的典型表现，类似颅内出血。

(二)慢性粒细胞白血病临床表现

起病缓慢，早期常无自觉症状，患者可以很长时间内都没有任何不适的感觉，多因健康检查或因其他疾病就医时发现血象异常或脾肿大，才被确诊。检查时可发现患者面色、甲床、口唇苍白，最为突出的是脾肿大，往往就医时已达脐平面。病情可稳定1～4年，之后进入加速期，迅速出现贫血及更多症状。过后便转变为急性髓细胞白血病。

三、出血性疾病

正常的血管、血小板和凝血因子是保证止、凝血功能的必要条件。正常的抗凝及纤溶活性是防止血栓形成的必需生理过程。止、凝血功能障碍，或抗凝、纤溶过度是引起出血性疾病的基本原因。一般说来，不存在生理性抗凝功能过度引起出血的疾病，但在血液循环中可出现病理性抗凝物质，导致出血。根据发病原理，出血性疾病可分为六大类：血小板因素所引起的出血、凝血因子异常所引起的出血、血管因素所引起的出血、病理性循环抗凝物质所致出血、纤溶亢进或过强所引起的出血、综合因素所引起的出血。

(一)血小板因素所引起的出血

血小板数量异常和功能缺陷都能引起出血，在此介绍血小板数量减少的疾患——特发性血小板减少性紫癜(ITP)。

特发性血小板减少性紫癜是血小板免疫性破坏、外周血中血小板减少的出血性疾病。以广泛皮肤黏膜或内脏出血、血小板减少、骨髓巨核细胞发育、成熟障碍、血小板生存时间切除缩短及抗血小板自身抗体出现等为特征。临床可分为急性型和慢性型，前者多见于儿童，后者好发于40岁以下的女性，女:男约为4∶1。

1. 急性型　80%以上在发病前1～2周有上呼吸道等感染史，特别是病毒感染史。起病急骤，鼻出血、牙龈出血、口腔黏膜及舌出血常见，损伤及注射部位可渗血不止或形成大片瘀斑。当血小板低于$20\times10^{9}/L$时，可有内脏出血，如呕血、黑粪、咯血、尿血、阴道出血等，颅内出血可致意识障碍、瘫痪及抽搐。

2. 慢性型　多见于40岁以下之青年女性，起病隐袭，一般无前驱症状。多有皮肤、黏膜出血，如瘀点、瘀斑及外伤后止血不易等，鼻出血、牙龈出血亦甚常见，内脏出血较少见，但月经过多甚常见。

(二)凝血因子异常所引起的出血

1. 甲型血友病　甲型血友病(A-hemophilia)又称抗血友病球蛋白缺乏症或先天性或遗传性因子Ⅷ缺乏症，本病为X连锁隐性遗传。主要表现为出血倾向，其出血特点为:①缓慢持续渗血,急性大出血甚为少见;②多发生于轻微创伤之后;③出血部位广泛,常反复发生,可形成血肿,关节变形,死因多为颅内出血。

2. 乙型血友病 乙型血友病(B-hemophilia)又名血浆凝血活酶成分缺乏症或第Ⅸ因子缺乏症。此型临床表现酷似甲型,但发病率较低,遗传方式亦为X连锁隐性遗传。乙型血友病在临床表现上很难与甲型血友病相区别,大多表现为轻度出血症状,自发性出血较少见。一般是外科手术出血不止,但严重出血少见。关节腔出血和其他部位的血肿亦是乙型血友病的特征,以此可与因血小板质和量异常所致出血相鉴别。

第二节 血液病病人麻醉特点

贫血是症状,不是一种病,它可以发生于多种疾病。影响贫血症状有无及其轻重有多种因素:产生贫血的原因及原发病、贫血发生的快慢、血容量有无减少、血红蛋白减少的程度、心血管代偿的能力(老年人心血管功能不好,症状比年轻人重)。

贫血造成的直接后果是组织缺氧,但有不少症状、体征是身体对缺氧的代偿功能的表现。所谓缺氧就是当毛细血管内的氧扩散压力过低,以致距离较远的细胞不能得到足够的氧以维持正常的代谢活动。在正常情况下,靠近动脉一端的毛细血管内的氧压力约为13.3kPa,而靠近静脉一端的毛细血管内的氧压力为10.6kPa(肾)至0kPa(心肌)。身体对缺氧状态有如下多种代偿作用:

一、组织增加氧的摄取

组织缺氧时,组织增加氧的摄取,并非简单地多吸收一些氧;若是如此,势必使远端的组织缺氧更加严重。组织摄氧增加主要依靠血红蛋白与氧的亲和力减低——血红蛋白的氧离曲线右移,这样使得组织在氧分压降低的情况下能摄取更多的氧。红细胞内的2,3-二磷酸甘油酸(2,3-DPG)增加促使血红蛋白在不增加氧分压的条件下能释放出更多的氧供组织摄取利用。慢性贫血患者所以能耐受较重程度的贫血,主要就是依靠红细胞中2,3-DPG浓度增高而增强这一代偿功能。

二、器官、组织中血流的重新分布

除了急性大失血后短时间内,一般贫血患者的血液总量并无多大改变,只是血红蛋白浓度降低。慢性贫血时,为了保证氧需要量高的重要器官(心、脑)的血液供应,身体能自动减少需氧量较低的器官或组织(肾脏、皮肤)的血液供应。肾动静脉血氧差只有1.4vol%,而心肌的差别可以高达20vol%。贫血时动脉血氧含量虽然减少,但对肾功能的影响不大。严重贫血的情况下,即使肾血流再减少50%,对肾的排泄功能影响还是较轻。贫血患者可出现多尿、尿比重降低、蛋白尿及肾小球滤过功能和肾小管分泌回收功能障碍。

三、心血管的代偿功能

贫血时由于组织缺氧心跳加速,心排血量增加,外周微血管代偿性扩张,阻力减低,形成“高排低阻”现象,脉压差加大。由于血流速度快而在各瓣膜区,特别是二尖瓣区和肺动脉瓣区形成收缩期杂音。不过这种代偿功能本身要消耗能量,会消耗更多的氧,因而贫血较轻时,休息时心脏的排血量并不增大,只有在体力活动增加时心排血量才会增加。如果在休息时,心脏的排血量也增大,则贫血较重,血红蛋白浓度多半在70g/L以下。

血红蛋白浓度低于30g/L,持续3个以上可发生贫血性心脏病,心脏扩大,或因心室扩大,二尖瓣或三尖瓣环未随之扩大可形成相对狭窄的隆隆样杂音,或因瓣膜扩大超过心室扩大可形成较粗糙的吹风样杂音。心电图可以出现窦性心动过速、窦性心律不齐、S-T段降低,T波低平或倒置,有时可出现心室肥厚的心电图改变。所有这些表现在贫血治愈后均可恢复正常。

正常的心肌能耐受较长时间持续的过高活动,但如贫血太严重,持续时间过久或本来就有冠状动脉疾病，以致冠状动脉供氧不足，则可以出现高排血量的心力衰竭及心绞痛。心力衰竭时，血浆容量增加，这又加重心脏的负担而使心力衰竭更加严重。此时，心血管已经失去了上述代偿功能。

四、肺的代偿功能

贫血患者在体力活动时常有呼吸加快、加深的现象。其实，贫血患者的血液在肺内的氧合作用，并不受影响，动脉血中氧的压力与正常人没有什么区别。因此，增加呼吸并不能使患者得到更多的氧。呼吸增强是对组织缺氧不适应的反应，在某些情况，可能与潜在心力衰竭有关。

五、红细胞生成功能增强

骨髓功能正常的情况下，在红细胞生成素的作用下，骨髓能加速红细胞的生成，这是身体对贫血最直接而适宜的代偿作用。促红细胞生成素主要由肾分泌产生，由于组织缺氧的刺激，促红细胞生成素生成增加。中度贫血患者血清中红细胞生成素的生成可增至正常的5～10倍。

六、出血

出血是临床常见的症状，可以由血液系统病引起，也可由外伤、手术等因素诱发或促发。出血的原因可从两方面去寻找：局部原因引起、出血性疾病引起。局部原因所致出血，由局部炎症、溃烂、外伤等原因所致小血管破裂或手术时血管结扎不当或脱落引起，诊断一般并不困难。出血性疾病可以是原发性、先天性或遗传性的，或继发于各种疾病（肝硬化、肾衰），或作为一个病理过程成为并发症，或是有些疾病的早期或后期的表现，发病机制不同，处理方法、麻醉注意事项也不同。

（一）皮肤瘀点

皮下小出血点，大小如针尖，有时成细点状，不高出皮肤，色红或紫红，压之不退色，可分布在四肢及躯干，面部较少。若不在原位再出血，则瘀点可自行消退，不留痕迹。皮肤瘀点常伴毛细血管脆性试验阳性及牙龈、黏膜等处出血。瘀点发生的机制是由于血小板数量减少，一般低于 50×10^9/L，或其功能障碍，致使毛细血管脆性增高，红细胞漏出或渗出毛细血管外。皮肤瘀点主要见于各种原因所引起的血小板减少、血小板无力症等血小板功能缺陷性疾病，以及有些血管因素所引起的出血，如流行性出血热、过敏性紫癜。过敏性紫癜的出血点常高于皮肤，因伴血管通透性增高，色暗红，常伴荨麻疹样皮疹，分布在下肢及躯干下垂部位。

（二）皮肤瘀斑

皮下呈小片状出血、大小不一，不高出于皮肤，呈紫红色，压之不退色。可分布于四肢或躯干，受压或碰撞的部位更容易出现。有时只出现于下肢，出现前局部作痛（如见于单纯紫癜）。消退时，紫红色转变为黄褐色，然后全部消失，不留痕迹。瘀斑的发生机制是由于毛细血管脆性增高、少量红细胞外渗，常是血管性紫癜的临床表现，有时也见于严重血小板减少性紫癜。

（三）黏膜瘀点、出血

表现为鼻出血、牙龈渗血，口腔面颊、上颚、舌黏膜出血点和血疱，发生机制及意义与皮肤瘀点相同，但一般见于严重血小板减少性紫癜。

（四）皮下大片状出血

皮下出现大片片状出血，则一般是血液循环中出现抗凝物质（肝素样抗凝物质、肝素用量过大）或纤溶亢进（原发性或继发性纤溶酶形成过多）所引发的。

（五）肌肉血肿

肌肉内出血引起，一般由于凝血因子严重缺乏（低于正常的1%～2%）所致，如见于重型血友病甲及乙。常发生于用力过猛或过久的肌群，或在外伤后发生血肿。血液循环中存在抗凝物质而严重影响凝血功能时也可伴肌肉出血，如见于肝素过量，但此时皮肤、黏膜出血很明显。

(六)关节出血

一般情况仅见于遗传性重型血友病甲及乙，因此关节出血成为这两种严重凝血因子缺乏症的特征性表现，发生率60%～70%，重型者几乎都有关节出血。

(七)器官出血

消化道、泌尿道出血，无特征性意义，可见于各种出血性疾病。颅内出血发生在严重血小板减少症，一般少于20×10^9/L常是这类出血性疾病的致死原因。凝血因子严重缺乏、血液循环中有抗凝物质、纤溶亢进等也可引起颅内出血，使患者昏迷、惊厥，导致死亡。

(八)手术创伤出血

静脉穿刺后局部渗血不止，可发生在血小板严重减少、血液中有抗凝物质、纤溶亢进、弥散性血管内凝血。小手术如拔牙后渗血不止，若压迫后止血，则一般系血管或血小板因素引起的出血。若创伤后不出血，数小时后反而出血不止，则常是凝血因子减少的表现，因创伤后的初期止血功能是由血小板和血管因素来完成的，凝血因子虽减少，但血小板并不减少，因此可在局部形成血小板血栓，起止血作用，但这种止血不牢固，需要有纤维蛋白产生，才能形成牢固的止血栓。若手术后短时间不出血，过10～24小时，手术创口或局部又出血不止，则常为遗传性因子ⅩⅢ缺乏或纤溶系统亢进所致。前种情况，开始在创口局部形成纤维蛋白，由于缺乏因子，所形成的血栓是未交联的纤维蛋白单体，因此连接不牢固，经过一段时间后，血栓脱落，不能起到后期止血作用。后种情况，由于纤溶活性亢进，牢固的血栓虽形成，但仍能在过度纤溶作用下而溶解，引起迟发性出血。术中突然发生创口渗血不止及其他部位出血，应考虑溶血等原因所致弥散性血管内凝血。现将各种因素所致出血特点列于表79-1。

表79-1 各种因素所致出血特点

分类	皮肤黏膜瘀点	瘀斑	肌肉出血	关节出血	术后迟发出血	月经过多	颅内出血
初期止血功能障碍							
血管因素	+	++	−	−	−	−	
血小板因素	++	+	−	−	−	+	+
后期止血功能障碍							
重型	−	少见	++	++	++	+	+
轻型	−	少见	±	±	++	±	±
抗凝物质	−	皮下片状	+	−	−	+	+
纤溶亢进	−	皮下片状	+	−	++	+	+
综合因素(DIC)	+	+	+	−	−	+	+

第三节 血液病人手术的麻醉选择及围手术期处理

血液病人手术麻醉选择，麻醉前应全面了解病人的病史、职业、家族史，实验室检查外周血象、血细胞分类及计数、血细胞形态观察，物理检查各生理系统变化，临床诊断、治疗详细过程、用药、输血史，对手术麻醉前病情进行详尽地估计，然后选择安全可行的麻醉计划，以提高麻醉质量。妥善的术前准备、适合的麻醉方式可以将一般认为“血液病病人颇为棘手的麻醉”变为简而易行，关键在术前充分准备。

一、麻醉选择

血液病人经术前纠正贫血，血红蛋白在60～90g/L 以上，一般对手术麻醉无更多禁忌，无出血或脑出血征可按常规给药，如为急症手术有脑出血征应避免吗啡类药物。

最难选择的是有出血倾向及出血危险的患者，行硬膜外麻醉或局部神经阻滞麻醉有局部出血、血肿之虞，尤其连续硬膜外麻醉有硬膜外血肿的风险；行静吸复合麻醉有呼吸道黏膜出血导致呼吸道梗阻（尤其气管插管拔出后）的风险。因此，在麻醉的选择上，要综合患者的生理状态、各项检查指标、手术方式等多种因素进行选择。为便于同行参考，将笔者所在医院的经验总结进行介绍。

止血功能障碍与血小板计数关系最密切，血小板计数必须动态观察，如甲、乙两位患者血小板计数同为 20×10^9/L，但甲是慢性再生障碍性贫血患者血小板持续维持在这个水平，乙为急性再生障碍性贫血患者血小板计数从正常迅速降低到目前水平，乙选择硬膜外麻醉风险远高于甲：由于血小板计数长期降低，甲的止血能力远高于乙；乙血小板计数处于下行通道，还有继续下降的风险。血小板计数的参考值，血小板计数低于 20×10^9/L 往往有较明显的出血，为安全起见应禁行硬膜外麻醉或局部神经阻滞；低于 50×10^9/L 创伤或手术时会有异常渗血，慎行硬膜外麻醉或局部神经阻滞；高于 50×10^9/L 一般手术、麻醉基本安全。凝血功能障碍最常见的血液病是血友病，将专题介绍。

无论选择何种麻醉方法，对于止血、凝血障碍的患者操作都必须轻柔。硬膜外麻醉操作必须熟练准确，选用稍细穿刺针，力求穿刺一次成功，避免反复穿刺，硬膜外置管避免过深。行气管插管时，注意复合用药的相互作用，保持良好的肌松和麻醉深度，减少患者呛咳，避免蛮力插管造成黏膜出血；拔出气管插管时，在不影响潮气量、吞咽反射条件下尽量保持一定的麻醉深度，吸痰动作一定轻柔，减少呛咳、呼吸道黏膜损伤。

二、血小板减少的常见处理方法

1. 血小板输注　有些血液病病人因经常反复输血或输血小板，由于免疫或非免疫因素导致血小板无效输注。1990 年中国医学科学院血液病医院曾对本院 86 名血液病患者随机输注血小板情况进行调查分析，发现血小板无效输注率为达 69.77%。2008 年调查了 105 名患者输注配型相合（微量淋巴细胞毒方法进行配型）血小板悬液后的情况并进行效果分析，结果显示无效率降为 27.62%。因此，为提高血小板输注的有效率提倡输注配型血小板。

输注的血小板必须用采集 6 小时内新鲜血制备的浓缩血小板，血小板输入受者体内可生存 24～72 小时。血小板输注时间最好在即将手术前 2 小时，输注 10～20 单位，血小板数可升至（40～60）$\times10^9$/L，以达到止血的目的。

2. 静脉输注大剂量丙种球蛋白　丙种球蛋白的作用机制为抑制网状内皮系统吞噬细胞受体功能，抑制自身抗体的产生，保护血小板免被血小板抗体侵袭破坏。剂量按 0.4g/(kg · d)静脉注射，术前连续输注 5 天，对大多数特发性血小板减少性紫癜患者都有效，作用时间可达 10～18 天。

三、白细胞减少

临床上将白细胞低于 4×10^9/L 称为“白细胞减少症”，中心粒细胞低于 1.5×10^9/L 称为粒细胞减少症。当中心粒细胞在（1～1.5）$\times10^9$/L 时，有可能发生感染；在（0.5～1）$\times10^9$/L 时，易发生感染；低于 0.5×10^9/L，则常发生感染。一般手术要求中性粒细胞大于 1×10^9/L，大手术要求中性粒细胞在 1.5×10^9/L 以上，低于 0.5×10^9/L 时，除了脓肿切开引流外，其他手术禁忌。同样，行硬膜外穿刺时，中性粒细胞要求不低于 1×10^9/L；而易感染部位如腋窝、骶部行有创麻醉操作，中性粒细胞最好达 1.5×10^9/L 以上。

四、贫血

贫血患者在合并外科疾患手术治疗时需

纠正其贫血，术前准备以输注浓缩红细胞为佳，它不会增加心脏的循环负荷。血红蛋白水平最好提到80g/L以上，自身免疫性溶血性贫血患者输注洗涤红细胞为宜，可减少输血反应。

第四节 常见手术的麻醉

一、血液病人脾切除麻醉

脾是巨大的特殊的淋巴组织，它由淋巴组织、造血细胞及吞噬细胞共同组成。虽然正常脾仅含有20～30ml血液，但脾有巨大的淤积血小板的能力，正常情况下全身1/3的血小板储存于脾中。脾肿大时，它可淤积全身30%的红细胞及80%～90%的血小板。临床上不少血液病患者有脾肿大，脾与很多血液病有密切关系。在血液病的诸多治疗方法中，脾切除术是主要方法之一。中国医学科学院血液病医院统计1958～1988年共181例血液病脾切除手术，其中单次硬膜外27例，连续硬膜外146例，乙醚气管内麻醉6例，静脉复合麻醉2例。硬膜外麻醉下脾切除，搬脾时增加镇静剂能顺利完成手术。绝大多数病人术中皆较平顺，术后恢复良好。早期出现了2例麻醉意外，皆为ITP病人，1例为乙醚气管内麻醉，术中因呼吸道出血窒息死亡。另1例为小儿连续硬膜外麻醉，术中患儿不合作给氯胺酮、芬太尼合剂静脉滴注，突然出现呼吸抑制、心跳停止，经心肺复苏后，术后仍死于呼吸衰竭。与血液病有关的合并症有硬外穿刺点渗血，3例皆不严重，以干纱布压迫即止。近年由于新药的出现、外科医生对肌松的要求和患者对手术舒适度要求提高，我院脾切除手术全部采用静吸复合麻醉。

1. 特发性血小板减少性紫癜 此类患者主要关注两点：术前血小板计数和本病治疗使用的药物对麻醉的影响。由于脾是破坏血小板的主要器官，也是产生血小板抗体的重要场所，因此脾切除手术对70%以上的患者有效，常在手术后24～48小时内血小板明显增加，于11～14天达到高峰，所以血小板计数不必拘泥于20×10^9/L。

部分患者需要长期服用糖皮质激素维持血小板计数，出现满月脸、水牛背等库欣综合征的表现，会导致困难气道的发生，术前需对患者气道进行充分评估。

患者间断使用较大剂量糖皮质激素，会发生下丘脑-垂体-肾上腺皮质(HPA)系统暂时性功能紊乱。如突然停药可出现不良反应，如发热、恶心、无力、肌肉关节酸痛，甚至出现肾上腺皮质危象。外科手术的患者处于应激状态，机体对激素需要量增加，长期应用激素的患者都不同程度地存在HPA功能紊乱，使手术的危险性增加。因此，应在手术前3～4日加大激素的用量(泼尼松60～80mg/d)，手术后根据血小板数值逐渐减量，以防止术后骤发肾上腺皮质危象。

患者应禁用抑制血小板功能的药物，如阿司匹林、双嘧达莫(潘生丁)、右旋糖酐、巴比妥类、抗组胺类药物、前列腺素E、非类固醇类、抗炎药物、β受体阻滞药等。

2. 遗传性球形红细胞增多症(hereditary spherocytosis, HS) 接受手术患者中儿童多见，生理状态多平稳。部分病情不严重的患儿多由于上呼吸道感染诱发贫血、黄疸来就诊行脾切除手术，因此重点关注呼吸道状况和术前血红蛋白水平，应纠正到80g/L以上再手术，术中密切观察失血情况，输血、补液原则同其他儿童手术。接受手术的成年人多伴随胆结石，为了减轻患者负担，多行联合手术，麻醉选择无特殊。

3. 自身免疫性溶血性贫血(autoimmune hemolytic anemia, AIHA) 脾切除原发性温抗体性自身免疫性溶血性贫血，此类患者需重点关注的问题是输血。自身免疫性溶血性贫血患者的自身抗体有时对输入的红细胞也有致敏作用，因而输入的红细胞存活期明显缩短。当本病非常严重时，输入红细胞甚至发生显著溶血。有些自身免疫性溶血性贫血的自身抗体有明显相对特异性，它对Rh抗原的红细胞较其他有更强烈的反应，因而仅能输入缺乏这类抗原的细胞，以保持细胞的正常生命期。

4. 其他恶性血液病脾切除　脾切除的主要目的是减少血细胞的破坏，缓解临床症状如毛细胞白血病、慢性粒细胞白血病，除此之外还有诊断作用如脾淋巴瘤，原发于脾的恶性淋巴瘤即以脾肿大为主要症状。早期脾淋巴瘤患者可以无血象异常，虽然有不规则发热、疲乏、多汗、消瘦、腹部不适及皮肤瘙痒等症状，脾肿大明显，但浅表淋巴结多不肿大。此类患者脾组织与遗传性球形红细胞增多症等良性病患者的脾组织脆，手术操作过程中容易破裂出血，因此术中要密切注意循环变化。术中出血量估计还要注意，病态脾本身储血，由于手术使脾组织完整性遭破坏，储血流入腹腔，但此失血并不参与血液循环，因此用称术中纱布重量估测术中失血量与术后测血常规根据术前、术后血红蛋白变化计算得出的失血量，二者差距会很大。

二、骨髓移植的麻醉

接受大量骨髓采集的患者为急性白血病完全缓解期及健康献髓者，采髓部位首选髂后，采集量不能满足移植需要时，会增加髂前采集。一般一次采集量 1000ml 左右，异体采髓采集量与供者、受者体重，二者血型，基因相合点数有关，术前要与主管医生沟通了解采集量和备血情况。

异体采髓为了保证供髓者的安全多采取自身全血的采集储备，术中回输的方法。一般采髓前 3～7 天根据预计采髓量一次或多次从静脉采血，储存于血库冰箱内备用。采髓术皆选用持续性硬膜外麻醉，部分病人辅以镇静剂，使病人保持安静。术中鼻管吸氧，开放两条静脉，采髓开始后一条静脉输自身全血，另一条静脉输一般晶体液，根据采髓速度快慢随时调整输血速度。采髓手术时间一般 2 小时左右。自体采髓术，为了减少术后排异，多输注放射加过滤的红细胞，按理论过敏概率应降低，可是笔者经验为所有患者均出现过敏反应，表现为风团、瘙痒，少数患者有血压降低，原因还在调查中。

三、血液病患者肛肠手术

血液病由于疾病本身的原因，以及治疗过程中广泛应用免疫抑制剂，可造成患者免疫功能低下和中性粒细胞减少及其吞噬功能减弱，结果导致易于感染。肛肠是感染易发部位，痔、瘘、肛周脓肿相关手术一般选择血液病缓解期进行，虽然部分患者血常规指标低于正常人，但只要血红蛋白大于 80g/L，血小板大于 50×10^9/L，中心粒细胞大于 1.0×10^9/L，麻醉可以按正常人处理。

四、血液病并发急腹症的手术麻醉

血液病的治疗方案中普遍长期应用皮质激素，使患者免疫活性细胞及特异性抗体的合成遭受破坏，单核-巨噬细胞的吞噬作用受到抑制，而毛细血管的通透性则有所增加。这是血液病并发急腹症的病理基础。麻醉的选择主要取决于原发血液病所处的阶段。

(1)原发病尚处于早期或缓解期，血象变化不明显，发生急腹症的处理原则和麻醉选择同一般非血液病者。

(2)白细胞低下而无血小板变化时，参考本章第三节中“三、白细胞减少”内容。此类患者多存在呼吸道感染，麻醉前必须对患者呼吸系统进行全面评估；麻醉时严格无菌操作，减少患者感染概率。

(3)血小板低下而无白细胞变化时，术前、术中及术后连续多次输注单采血小板，手术、麻醉的安全性还是较大的。但为了安全，尽量减少需要有创操作的麻醉方式，选用全身麻醉。

(4)单纯血红蛋白低下而无白细胞及血小板变化，只需术前输注相应的红细胞悬液，提高血红蛋白水平即可手术。

(5)原发病进入晚期阶段，中性粒细胞及血小板均低下，术中出血及术后感染的可能性很大，宜采取保守治疗。近年由于高效抗生素及造血因子的应用，在具备严格无菌条件及血小板输注的条件下，可以创造条件实施手术和麻醉。

五、血液病患者妇科手术麻醉

月经过多，主要原因见于子宫肌瘤、功能性子宫出血；与血液病有关月经过多，表现为量多、持续时间长，多见于再生障碍性贫血、血小板减少性紫癜、白血病，少见于血友病、血管性假血友病等，由于长期慢性失血严重影响造血功能，表现为骨髓代偿功能较差，全血细胞低下。

1. 刮宫术 一般不适于血液病人。因计划生育或诊断性刮宫比子宫切除危险性更大，麻醉以小剂量镇痛性强的药物氯胺酮加丙泊酚实施 MAC。

2. 子宫切除 再生障碍性贫血或 ITP 子宫出血严重，切除子宫可挽救生命，红细胞增多症并子宫肌瘤，经子宫切除可恢复血象。有主张术前多次少量放血，硬膜外阻滞腰交感神经减少出血，但如合并有心血管异常者仍以全身麻醉为妥。

六、血友病患者手术

血友病患者凡行外科手术，不论是择期手术还是急诊手术，都应做好充分的术前准备：术前必须明确诊断，准备充足的血源和因子制剂，检测是否存在因子抑制物，术中和术后要对出凝血进行适当的监测。在充分替代治疗的条件下，血友病患者的手术、麻醉及其注意事项与正常人无太大的区别。

1. 替代治疗 血友病甲患者输注 FⅧ制剂，临床上用百分数表示因子水平，每输注 1U/kgⅧ因子，使患者Ⅷ因子水平提高 0.02，Ⅷ因子血浆半衰期约为 12 小时，因此要使Ⅷ因子水平升至 0.80，应输注Ⅷ因子浓缩制剂 40U/kg，每 12 小时 1 次；血友病乙患者每输注 1U/kgⅨ因子，使患者Ⅸ因子水平提高 0.01，Ⅸ因子半衰期约为 24 小时，因此要使Ⅸ因子水平升至 0.6，应输注Ⅸ因子浓缩制剂 60U/kg，每 24 小时 1 次。

血友病甲患者，大手术前应将Ⅷ因子水平升至 0.8～1.0，术后 10～14 天内应将Ⅷ因子水平保持在 0.3 以上；血友病乙，应将Ⅸ因子水平升至 0.6 以上，术后的10～14 天内应将Ⅸ因子水平保持在 0.2 以上。替代治疗必须进行到直至伤口完全愈合。

2. 获得性凝血因子抑制物 获得性凝血因子抑制物中最常见的是 FⅧ抑制物。大规模的调查显示血友病甲患者 FⅧ抑制物的发生率为 5%～7%，重型患者约为 12%～13%。血友病乙患者 FⅨ抑制物的发生率约为 3%，重型患者可高达 12%。血友病患者产生获得性凝血因子抑制物后，一般出血频率和严重程度并不增加，但给替代治疗带来很大困难。如果术前忽略因子抑制物的检查，患者恰已产生，将使手术和麻醉陷入非常被动的局面。

3. 血友病假肿瘤切除术 假肿瘤是血友病患者罕见但较危险的并发症，是由于骨膜下、筋膜腔和腱索等处因出血而形成的由一个或多个充满血液的小腔组成的囊肿，有时极易与骨肿瘤混淆。随着囊肿体积的增大，周围肌肉、神经和骨骼将受到压迫。唯一的治疗办法就是将其完全切除，若切除不完全，极有可能再次形成假肿瘤。在完善的术前准备的条件下，麻醉的选择与常人无差异。无论假肿瘤剥除还是截肢患者，创面大，小血管断面多，有的外科医生只关注手术速度，不注重止血，因此创面渗血严重，加之手术时间长，容易造成患者大量失血，术中应重点监测循环变化。

（王海龙　佟永生）

参考文献

陈灏珠，李宗明．1999．内科学．第 4 版．北京：人民卫生出版社，529

陈喜存．2001．小儿血液病患者脾切除术麻醉观察．实用医药杂志，(14)1：15

邓家栋，杨崇礼．2001．邓家栋临床血液学．上海：上海科学技术出版社

黄丰．1998．血液病病人外科手术的围手术期处理．辽宁医学杂志，(12)2：62～63

钱林生．1998．血液病与脾切除．中国实用内科杂志，(18)9：515

佟永生．1980．133 例血液病患者手术麻醉观察．中华血液学杂志，1：384

佟永生．1997．血液病病人的麻醉．见：刘俊杰，赵

俊主编．现代麻醉学．第 2 版．北京：人民卫生出版社，925～930

佟永生．2000. 血液病病人的麻醉．见：赵俊主编．新编麻醉学．北京：人民军医出版社，903～910

阎石．2010. 血液病患者输注配型血小板效果分析. 中国输血杂志，(23)5：391

杨仁池．1998. 血友病患者的手术．中国实用内科杂志，(18)9：517～518

杨仁池．2006. 血友病的诊断及治疗进展．继续医学教育，4：88

杨晓凤．1998. 慢性特发性血小板减少性紫癜．中国实用内科杂志，(18)9：525～526

Cheng Y，Wong RSM，Soo YOY，et al. 2003. Initial treatment of immune thrombocytopenic purpura with high-dose dexame thasone. N Engl J Med, 349(9)：831～836

Gigot JF, de Ville de Goyet, Van Beers BE, et al. 1996. Laparoscopic splenectomy in adults and chidren：experience with 31 patients. Surgery，119(4)：384

Thomas W. 1981. Feeley Bleeding complicationgs. In：Ronald D. Miller. Anaesthesia. USA Ist Ed. Churchill Livingslone，1356

第 80 章　肥胖病人的麻醉

肥胖是一个相对的概念，通常是对理想体重而言。常用的体重指数（body mass index，BMI）是指体重被身高的平方（m^2）除所得的结果。如果实际体重超过理想体重 20%或 BMI>28，则称为肥胖。正常人群中约 10%～15%的人达到此标准。特别肥胖者，又称病理性肥胖，实际体重应超过理想体重 45kg 或 BMI>35。

多数肥胖者合并有解剖、生理、生化等功能上的变化，这些变化会引起体内各个系统的功能改变，给健康带来危害，给麻醉带来新问题。

每个人的脂肪分布没有完全相同的，不同的脂肪分布有不同的病理、生理变化。脂肪主要分布在躯干者，如男、女的腰围与臀围比例分别为 0.9 或 0.8，氧耗增加，易患心血管疾病。脂肪呈典型女性分布者心血管病变的危险较前者降低。脂肪呈腹腔内分布者，也具心血管疾病倾向，常合并左心室功能不良。

第一节　肥胖的病理生理

一、呼吸系统的变化

肥胖者要克服更多的呼吸功，它们主要用于移动沉重的胸腔、腹腔，并维持较高的每分通气量去排除大量生成的二氧化碳等，因此，他们的氧耗及二氧化碳生成量均增加。锻炼时，这种变化较正常人要明显得多。基础代谢率因与体表面积有关，通常还在正常范围内。

由于大量脂肪产生的重压作用，胸壁顺应性降低，但肺顺应性还相对正常，这种组织的重压作用也引起静态时肺容量降低。直立位时，残气量仍然正常，但呼气贮备容量及功能残气量（FRC）减少，导致潮气量的通气范围落入闭合容量（CC）限度内，继而发生通气/灌流比例失调、右向左分流及低氧。仰卧位时，组织的重压作用加剧，FRC 可能小于闭合容量，缺氧进一步加重（图 80-1）。其他临床常用呼吸

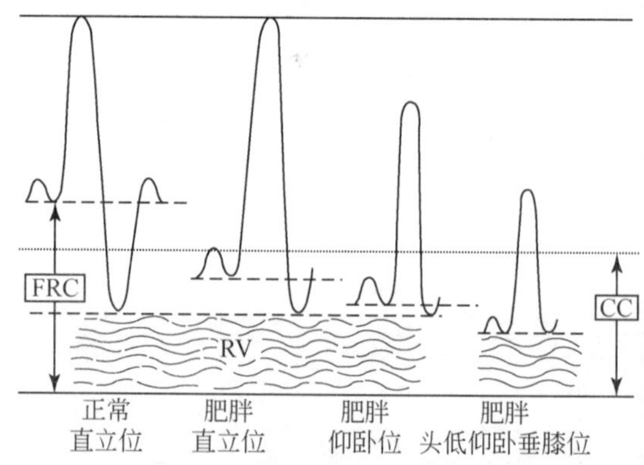

图 80-1　正常人与肥胖者体位变化时肺容量改变

功能指标，如用力肺活量（FVC）、一秒用力呼气容积（FEV_1）、呼气高峰流量（PEFR），在健康肥胖者中可能正常。

肥胖者最主要的问题是维持正常每分通气量，这样才能维持体内正常二氧化碳及呼吸中枢对二氧化碳的敏感反应。但是肥胖者往往在体重进展和（或）合并其他疾病时，生理状况恶化，常发生肥胖性低通气综合征，表现为深度嗜睡、睡眠性呼吸暂停、潜在性或明显呼吸道梗阻、二氧化碳反应敏感性下降等。最终导致匹克威克综合征（Pickwickian syndrome），主要症状为高碳酸血症、低氧、红细胞增多症、肺动脉高压及全心功能衰竭，危险极大。肥胖引起的心肺功能变化可见图 80-2。

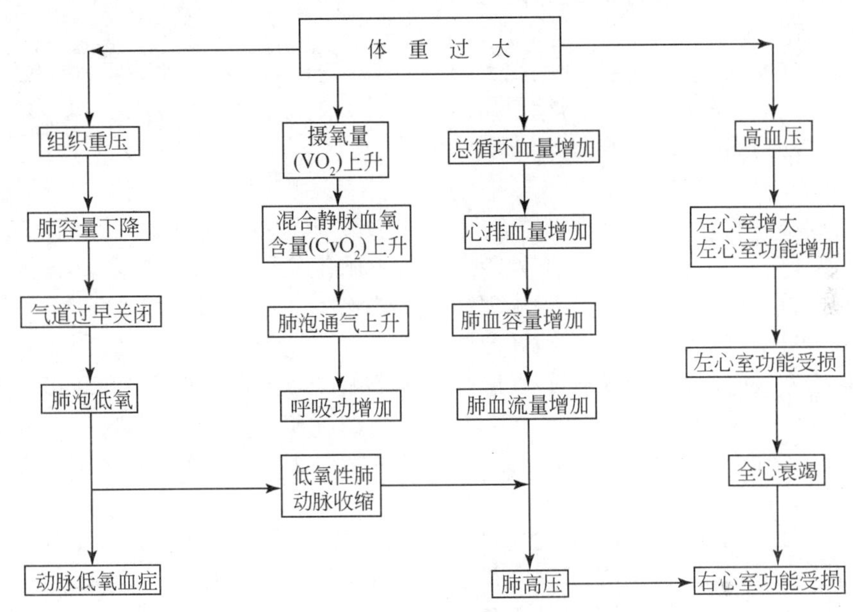

图 80-2　肥胖对心肺功能的影响

二、循环系统的变化

肥胖病人的循环血容量、血浆容量及心排血量均随体重、氧耗量的增加按比例上升，脑、肾血流与正常人差别不大，内脏血流较正常人高出 20%。休息时，每 100g 脂肪所需血流约 2～3ml/min，这意味着 50kg 的脂肪将额外增加心排血量约 1.5～2.0L/min。因肥胖病人心率通常正常，只是每搏量增加，心排血量与氧耗平行增长，所以动-静脉血氧分压差仍正常或轻度高于正常。

病理性肥胖人群中高血压病人很多，中度高血压占 50%，重度病人占 5%～10%。这类病人运动后心排血量陡增，且可伴有左心室舒张末期压力及肺毛细血管楔压增高，类似的反应在围手术期常可见到，因此，任何程度的心血管损害无疑增加了这些病人围手术期的危险性。

总之，病理性肥胖病人在心功能上的病理生理变化是复杂的。通常血压正常者不一定有冠状动脉病变，心功能可以正常，但前、后负荷均会增加。20%～25%的人合并有心脏扩大，其中多数并不影响左心室功能。血压高者常有心肌肥厚，但左心室功能受影响程度不一。早期研究报道，左心室肥厚合并有左心室扩大者能维持左心室正常的收缩功能以适应循环负荷增加，而左心室未出现肥厚者常有左心室功能受损的迹象。近年研究表明，病理性肥胖合并有左心室肥厚者，虽没有其他心脏疾病的证据，休息时的射血分散在正常范围内，但运动试验表明左心代偿功能明显被抑制。因此，对老年肥胖病人又合并有心脏疾病者的心功能测试也应严格掌握适应证。

随肺血流量增加，肺循环压力增高，而且肥胖病人的静态肺容量降低所致的低氧性肺血管收缩更加重了肺循环压力增高趋势。

三、内分泌及代谢的变化

为维持恒定体重，病理性肥胖病人要获取更多的热量，但氧耗量并未明显增加，这是因为氧耗主要与体表面积相关。

病理性肥胖病人常伴有胰岛细胞肥大及高胰岛素血症，糖耐受能力受损，为糖尿病高发人群。另外，血脂较高，也是缺血性心脏病的高发人群。

四、消化系统的变化

由于体重增加，腹内压随之增加，病理性肥胖病人有合并裂孔疝的倾向。病理性肥胖病人行择期手术，即使禁食足够时间，在麻醉诱导期仍有 90％的病人胃容量超过 25ml，pH 低于 2.5，大大增加了吸入性肺损伤的危险，而孕妇的危险性更大。

90％的病理性肥胖病人肝内脂肪量增加，这种变化与肥胖的时间有关，与肥胖程度并不一定相关。曾行小肠改道手术的病理性肥胖病人，常有肝功能受损的表现，但行胃分隔术者是否有肝功能损害尚不清楚。

五、气道的变化

肥胖可引起解剖形态上的许多改变，有些直接影响到气道，如颈部的弯曲度和颈椎连接部的活动均会受到颈部赘肉、胸颈部脂肪的影响。颌下脂肪可影响张口程度，硕舌、腭、咽及上喉部丰满的软组织将使气道变得很窄。喉裂隙常呈高而前的婴儿型。这类病人很容易发生梗阻性窒息。麻醉时插管困难应是意料中的事情。

六、心理变化

从总体讲，肥胖人群的心理状况与正常人群并无两样，但病理性肥胖会造成某些心理损害。在医疗行为中表现为缺乏忍耐和合作，容易发脾气或歇斯底里发作。这些问题是来源于肥胖本身还是由于个体对周围环境反应的差异不得而知。事实上，人们往往因肥胖自小就被歧视，持偏见者往往视肥胖为丑陋、懒惰、缺乏自律的象征，常使他们产生抑郁情绪，表现为自卑和不自然，甚至某些医师也未能摆脱这些偏见，显然，肥胖人群中某些人的心理损害和此有关。

第二节　肥胖病人的药代动力学特征

有关肥胖病人药代动力学特征的直接资料较少，某些推论是基于其病理生理的改变而来。肥胖病人体内脂肪较多，体内水分和肌肉所占比例较正常人少。而且药物在体内的生物利用度常会受到肝病、糖尿病、内脏血流量变化的影响，肾小球滤过率的改变可影响肾对药物的排泄，肥胖病人中多发的胆石症、胰腺炎等也影响药物自胆汁排泄，高脂血症通常会影响药物的结合。

脂溶性静脉药物，如苯二氮䓬类和硫喷妥钠等在肥胖病人中的分布容积增加，主要贮存于脂肪中，清除半衰期延长。但在脂溶性吸入麻醉药的临床研究中并没有发现这种差别，理论性的研究仅仅证实在吸入期长达 24 小时时才会有恢复延迟。

在肥胖病人中按千克体重给予芬太尼，其药代动力学参数与正常体重组相似。而舒芬太尼在肥胖病人中的分布容积较大，清除半衰期与正常体重组无差别，均表现出个体差异较大的特点。阿芬太尼在肥胖病人中的分布容积与正常体重者类似，但清除率降低，清除半衰期延长。

亲水性药物在肥胖病人中使用时，其分布容积、清除半衰期、清除时间等与正常人无明显差别。病理性肥胖常伴有假性胆碱酯酶活性增高，琥珀胆碱用量酌情增加。在同等肌肉松弛条件下，病理性肥胖病人所需非去极化类肌松药剂量略有不同。如按千克体重给予泮库溴铵，则剂量相对较大，但按体表面积计算与正常体重者相似。按同样标准给予维库溴铵时，则会使肌肉松弛恢复时间延长。相比之下，使用阿曲库铵时，虽然肥胖病人恢复期血药浓度较高，但并不影响恢复速度，在各类人群中差别不大。

第三节　术前评估

肥胖病人的围手术期管理会给我们带来许多困难，因此，术前对这类病人的正确评估就特别重要。为减少潜在的困难和危险，应特别尊重他们的主诉，除了以往经过的麻醉手术经历及合并症外，还应关注他们自己的感觉、体位姿态、心理状况等。尽量充分讨论围手术期可能出现的情况，减少他们的顾虑，应允许他们发表对治疗计划的意见。

一、心血管系统

主要应将注意力集中在循环系统的病理改变上，如高血压、左心功能情况、右心衰竭等。要仔细分析心电图及胸部 X 线片，确定是否存在心室肥厚，观察心脏大小及肺充血的情况。以上如有不正常表现可酌情作进一步检查，常用的有运动心电图、超声心动图等，也有需要行肺动脉导管检查者。如果肥胖病人又同时合并有低通气或匹克威克(Pickwickian)综合征时，应请专科医师会诊以确定病变的程度，及时帮助治疗调整，以便使病人心肺功能在术前获得较佳状态。

二、呼吸系统

肥胖病人呼吸系统功能发生严重病变的表现主要有端坐呼吸、低通气综合征、睡眠呼吸暂停综合征及上呼吸道梗阻等，后者通常出现在对以往麻醉手术经历的主诉中。在年轻的病理性肥胖病人中肺功能测定的某些指标可以是正常的，如 FVC、FEV_1、PEFR 等。但在肥胖的老年或嗜烟病人中常有潜在性支气管痉挛之虑。对肥胖病人来说，术前检查血气及拍胸部 X 线片尤为重要，应强调不同体位的影响，除在坐位情况下检查外，不应忽略仰卧位时的呼吸功能改变。这样才能使我们全面了解病人的通气与氧合状况，以便在围手术期的不同阶段采取相应的呼吸治疗措施。众所周知，术后病人的肺功能均会有不同程度的损害。因此，已有严重肺功能损伤的病人应作进一步检查，并尽可能在术前调整至较佳状态。

三、内分泌、代谢及胃肠系统

在肥胖病人中，空腹血糖及尿酮体应作为常规检查项目，如有糖耐量下降的症状，要警惕糖尿病和酮症，一旦证实，不论是择期手术还是急诊手术病人都应在术前作适当治疗处理。肝功能也是常规检查项目之一。另外，在肥胖病人的病史询问中还要了解是否有食管反流及有关治疗食管反流的情况，有助于麻醉中对气道的管理。

四、气道

肥胖病人麻醉中的呼吸道管理是一个重要问题，应从病人或已有的病历中了解以往手术中气道管理中的问题及解决措施。术前访视病人时应询问是否有睡眠中发生的梗阻性呼吸暂停或严重的打鼾现象，这往往能预示神志受到抑制时是否发生气道梗阻，可帮助判断病人在镇静后气道通畅的程度。凡具有这类病史的病人，或曾经因此而行气管切开术、咽成形术者要特别注意气道管理问题。

在物理检查中，应注意头颈部各关节的活动程度、开口大小、下颌与甲状软骨的距离。同时还应观察口腔内变化，包括舌体大小、是否看见腭垂(悬雍垂)、两颊软组织丰满程度等。根据需要，还可进一步行咽、后咽、气管的 CT 检查，直接了解腔隙的大小。必要时可请耳鼻喉科医师会诊，帮助判定气道管理的困难程度。

第四节　围手术期管理

一、术前用药

肥胖病人接受手术时，如果给予术前用药，应经过静脉或口服途径。这是因为对他们来说，通常的肌内注射往往成为脂肪内注射，由于脂肪内吸收的特点，很难预计用药的效果。另外，病理性肥胖病人并发呼吸系统疾病或呼吸功能低下的概率较高，而多数术前药有中枢抑制作用，这些均给病人带来一定危险，因此，对这类病人不主张用术前药，直至抵达安全地带(如手术室)，在监测手段设定后才可开始用药。除镇静镇痛药外，还应用抗胆碱能药物以减少气道的分泌。因为肥胖病人中胃肠道反流发生率较高，所以在可疑的饱胃病人(如急诊病人)中应强调放胃管排空胃内容物，再行麻醉手术。择期手术病人应给予抗酸药或 H_2 受体拮抗药，可提高胃内容物的 pH，同时减低胃容量，减少误吸及误吸并发症。一般在术前 1 小时经静脉给药，通常使用的药物与剂量是：甲氧氯普胺 10mg 或西咪替丁 300mg 或雷尼替丁 50mg。

二、手术室内病人的保护与监测

应保证运送病人的轮车、手术床、截石位的脚蹬等坚实可靠，以免摔伤病人。这类病人的身体突出部分，如脚后跟、臀部、肩部较正常人更易发生压迫性伤害，应该用软垫将其保护。脂肪的异常分布，也会使体位处于易伤害位置，如仰卧位时，肩背部的特大脂肪垫会使上臂过度外展，长时间则引起臂丛神经损伤。

对肥胖病人来说，常用的血压计袖带相对过小，应选择合适的袖带(充气部分长度至少需达到上臂臂围的 3/4)。除短小简单手术外，凡使用袖带式血压计有困难或怀疑读数不准者，为保证病人术中的安全，应行有创性(动脉内置管)血压监测，虽然在肥胖病人中行静脉穿刺较正常人困难得多，但动脉置管术并不太难。心电图监测中应考虑使用 V_5 导联，严重左心室功能损伤或伴有肺动脉高压者可使用肺动脉导管术。

低氧血症是肥胖病人在围手术期经常出现的问题，应常规监测血氧饱和度(SpO_2)、呼气末二氧化碳($ETCO_2$)，同时间断进行动脉血气检查以核对其准确性，确保机械通气的氧合和通气效率。

凡使用非去极化肌肉松弛药者，需应用外周神经刺激器监测神经肌肉接头功能，并延续到手术结束拮抗残余肌松作用后，以确定神经肌肉功能恢复的程度。由于肥胖者皮下组织较厚，往往影响皮肤电极信号的传导，为获得可靠信息，常将皮肤电极换成皮下针型电极。

肥胖病人术中易发生体温丢失，要注意体温的监测与维持，否则术后恢复期的寒战可增加氧耗，引发低氧血症。

三、麻醉手术中呼吸道的管理

即使在择期手术病人中实施较短的手术，一旦使用全身麻醉，就应行气管内插管，这是完全必要的。因为在肥胖病人全身麻醉中，仅用面罩维持通气极不可靠；而且肥胖病人发生误吸的概率比正常人高得多；全身麻醉下靠自主呼吸往往通气不足，易发生低氧及二氧化碳潴留。只有机械通气可调节到较佳状态。

要充分估计到插管的困难，麻醉医师在术前访视病人时应详细了解病史并全面评估插管时可能发生的问题。插管前应将各种器具准备好，包括不同大小的喉镜片、鼻咽通气道、口咽通气道、导丝、纤维支气管镜等。根据情况应决定是在清醒状况下插管还是待麻醉诱导后再插管。病理性肥胖病人中插管困难者约占 13%，许多人主张在实际体重超过理想体重 75%时，均应采取清醒插管方式。一般认为，如开口看不见腭垂，则预示插管有一定困难。

对一个清醒病人来说，经口、咽、喉及上气道黏膜表面麻醉后插入合适的喉镜，如能看见会厌和喉，则预示可在麻醉诱导后进行气管插管术，如果看不见，则应采用清醒插管术，如有怀疑，为求稳妥仍应选用清醒插管术。即使在清醒插管术时也应考虑使用纤维喉镜或纤维支气管镜，任何中枢系统抑制药应遵循“宁少勿多”的原则，且需密切监测其作用。另外，应始终给予氧气吸入，保持整个插管期的良好氧合。

合并有睡眠呼吸暂停综合征的病人或有困难插管史者应特别注意，如采用麻醉诱导方式插管，常常会引起麻烦，如面罩给氧不充分、插管失败直至严重缺氧等。为确保安全，对这些病人最好还是选择清醒插管技术。

对肥胖病人采用麻醉诱导后插管，应该至少有两位经验丰富的麻醉医师在场，如果第一次插管失败，一人必须立即管理呼吸道，保持气道通畅，另一人负责捏气囊供气。有时可能还需要其他人帮忙。主要目的是避免缺氧、避免呕吐或消化道反流引起的误吸。所有病人均应采用甲状软骨按压法。由于肥胖病人的 FRC 相对较小、氧耗较大、插管时间又较长，所以在插管前，尽管按常规方法吸氧去氮 3 分钟，仍有缺氧的可能。鉴于此，在整个过程中必须采用氧饱和度监测技术，以及时发现低氧问题。气管导管置入后，应核对其位置，由于胸壁过分厚实，往往使听诊效果不确切，此时应使用潮气末二氧化碳监测技术判定，或借助纤维支气管镜核准导管位置。

四、麻醉选择

(一)全身麻醉

肥胖病人全身麻醉药的诱导剂量相对较高，如硫喷妥钠可达 7.5mg/kg，但必须注意用药剂量应随心功能状况酌情增减。从理论上说 N_2O 的脂溶性不强，代谢率低，可以在肥胖病人中使用，但病理性肥胖病人麻醉中的氧供要求 FiO_2 不低于 50%，从此角度看，使用 N_2O 的作用有限。

吸入麻醉药在肥胖病人中代谢较正常体重者为多，使用甲氧氟烷、氟烷、恩氟烷后的血内 F^- 浓度及使用氟烷后血内 Br^- 浓度在肥胖病人中均高于正常体重者。所谓“氟烷性肝炎”据说在肥胖病人中发生也较多，这与氟烷在肝脏的代谢路径有关，在这类病人中应慎重使用。异氟烷在肥胖病人中代谢较低，可选用。凡脂溶性吸入麻醉药在肥胖病人中使用均会延长其作用时间。

阿片类药物的副作用应引起特别的警惕，术后病人呼吸的管理是关键，在恢复室内最易发生的早期合并症是缺氧和二氧化碳蓄积，为避免病人术后早期管理的麻烦，聪明的麻醉医师应在手术中恰到好处地掌握阿片类药物的用量(最低有效剂量)。

肌肉松弛药可因肥胖病人体内代谢改变而影响其药代动力学和药效动力学，一般说来，病人在临床的变化多为药量相对过大所致。如罗库溴铵、维库溴铵等按实际体重给药时，肥胖病人起效较快，时效也延长。若按肌肉组织重量给药，其药效动力学参数与正常人相似。但阿曲库铵按体重给药时其作用时间在二者间无差别。

全身麻醉后的肥胖病人受影响最大的是呼吸功能变化进一步加剧，使已经改变的 FRC-CC(闭合容量)关系更趋恶化，继而影响通气/灌流比例，发生严重的右向左分流效应，吸入麻醉药对肺血管低氧性收缩效应有抑制作用，这将加重上面提及的肺功能和循环功能的改变。为此，建议吸入氧浓度应根据 SpO_2 和 SaO_2 的情况，从 $FiO_2=1.0$ 逐渐降低，有时为改善氧合能力，可采用 PEEP，尤其在手术体位改变时，如截石位、俯卧位或特殊手术体位，更应注意氧合问题。尽管如此，在肥胖病人开胸手术中采用单肺通气技术并不列为禁忌。

全身麻醉后的低通气在肥胖病人身上表现尤为突出，应采用机械通气方式解决。而 $PaCO_2$ 不应低于 4.0kPa(30mmHg)，否则会增加分流效应。

手术结束时，应在监测外周神经功能的情况下，核对肌肉松弛药残余效应拮抗程度。拔管前应保证病人神志清醒及合作，以避免拔管后的气道梗阻和误吸发生。同时呼吸功能参数应达到正常标准，不应有缺氧表现。

(二)局部麻醉

局部麻醉可以避免某些全身麻醉的并发症，但其也有自身的困难之处，肥胖常使体表的骨性标志不清晰，增加了阻滞的困难。为解决这一问题，有人采用一种绝缘针和外周神经刺激器确定神经阻滞的位置，可解决给药的准确性问题。

由于侧卧位时背部脂肪随重力下垂，很难确定脊柱的位置，使椎管内阻滞发生困难，因此，人们建议在这些病人中取坐位行椎管内穿刺术。穿刺针比正常人使用的要长，在蛛网膜下隙阻滞时，在一定年龄和身高范围内所需局部麻醉药约为正常人的75%～80%，而且个体差异比正常人群大，阻滞平面的预计性也较差，达到稳定时间较慢，约30分钟。阻滞平面过高可以抑制呼吸功能，特别是在已使用镇静药的病人中危险性更大。一般认为，无明显肺部疾患者阻滞平面低于T_5时，对肺通气和血气不会有太大影响。如自主神经阻滞水平过高，还将影响到循环功能。为安全起见，可以使用连续输注蛛网膜下隙阻滞法，既可保持局部麻醉的优点，又可逐步、安全地获得预定的阻滞平面，避免单次给药的不稳定性。

硬膜外腔阻滞也是常用的麻醉方式，特别适用于腹部手术中，多采用腰部及胸部椎间隙穿刺，令阻滞平面呈节段式。有时也与浅全身麻醉合并使用，这样可节省吸入麻醉药，甚至不用肌肉松弛药，术后恢复迅速，而硬膜外阻滞本身也有许多优点，包括减少左向右分流量、降低左心室做功、降低氧耗等，其在肥胖病人身上的用药量约为正常人的75%～80%。还可将硬膜外导管在术后留滞一段时间用于镇痛，不论是局部麻醉药还是阿片类药物，在肥胖病人中的使用量与正常人相似。

如果局部麻醉效果不良或引起呼吸、循环抑制，应改用全身麻醉。

五、手术后管理

肥胖病人发生术后呼吸抑制的概率较高，尤其是在合并有呼吸系统疾病（如匹克威克综合征）时或在大的胸腹部手术后更应特别注意。明智的选择是使这些病人术后送往PICU或ICU，与常规麻醉和手术一样，在那里同样有装备精良的仪器设备和技术精湛的医务人员，在医务人员的密切监护下恢复。

（一）呼吸功能

健康的肥胖病人在术后发生低氧也非常普遍，在由手术室往PICU或ICU转运过程中应供给氧气，并监测SpO_2，必要时可进一步检查血气，需证实没有低氧血症后才允许转入普通病房。腹部手术后的低氧常持续4～6天，直切口比横切口的低氧程度严重，因此，即使回病房后的病人还应给予一段时间的氧治疗。有人认为术后使用镇痛技术的病人呼吸系统合并症减少。

（二）血管合并症

肥胖病人术后深静脉血栓及肺栓塞发生率很高，使用小剂量肝素或下肢间歇性加压都是有效的。应建议病人术后作适当活动。椎管内阻滞后的病人深静脉血栓及肺栓塞发生较少。

（三）术后镇痛

肥胖病人所需镇痛药较正常人少。如上所述，阿片类药物对其副作用较大，肌内注射疗效又难评估，在需要使用时，可由PCA泵经静脉给药，但有报道提及在合并梗阻性睡眠窒息的病人中使用PCA也应格外小心。

经硬膜外导管给予局部麻醉药或阿片类药物均可止痛，用药量与正常人相似。除了阿片类药物可能引起延迟性呼吸抑制外，局部麻醉药很少发生呼吸抑制。但不论如何，在用药期间应给予肥胖病人密切的监护。

（徐建青　叶铁虎）

参考文献

Jense HG, Dubin SA, Silverstein PI, et al. 1991. Effect of obesity on safe duration of apnea in anesthetized humans. Anesth Analg, 72:89

McCarroll SM, Bras PJ, Edmiston LK, et al. 1990. A prospective study to identify the features associated with difficulty at laryngoscopy and intubation in the obese patient. Anesth Analg, 70:S261

Taivainen T, Euominen M, Rosenberg PH. 1990. Influence of obesity on the spread of spinal analgesia after injection of plain 0.5% Bupivacaine at the L3-4 or L4-5 interspace. Br J Anaesth, 64:542

VanDercar DH, Martinez AP, De Lisser EA. 1991. Sleep apnea syndromes: A potential contraindication for patient-controlled analgesia. Anesthesiology, 74:623

第81章 糖尿病及胰岛素瘤病人的麻醉

第一节 糖尿病病人手术的麻醉

糖尿病是由于体内胰岛素分泌不足而引起的糖代谢紊乱性疾病，其主要特征是高血糖和糖尿。糖尿病的病因目前尚不十分清楚，患病率约占2%，在外科手术病人中约占20%，是手术病人中最常见的内分泌疾患之一。由于糖尿病常并发多个系统和脏器病变，而手术和麻醉也可能使糖尿病病情加重或恶化，如术前病情严重或控制不满意时，围手术期可能出现一系列严重意外及并发症，据统计，糖尿病病人围手术期病死率为非糖尿病人的2倍。因此，术前应对糖尿病病人进行全面评估和充分准备，加强围手术期血糖监测和管理。

一、糖尿病的病理生理特点

由于糖尿病病人胰岛β细胞分泌功能减弱或缺乏，使胰岛素分泌绝对或相对不足，而引起糖、蛋白质和脂肪代谢紊乱。

(一)糖代谢异常

胰岛素是调节和维持血糖正常的激素，其主要作用是促进糖原合成，抑制糖原分解和糖原异生，加速组织细胞对葡萄糖的吸收和利用。糖尿病时，由于胰岛素减少而使肝糖原合成减少，而分解和异生增多，肌肉及脂肪对葡萄糖的利用减少，使血糖增高；当血糖水平超过10mmol/L(180mg/dl)时就可出现糖尿。

(二)蛋白质代谢异常

胰岛素能促进蛋白质的合成，抑制蛋白质的分解和阻止氨基酸的释放。糖尿病时由于胰岛素不足，蛋白质分解代谢增快，而合成受到抑制；同时由于糖原异生作用增强，大量氨基酸转变为糖，呈现负氮平衡。血中氨基酸及非蛋白氮浓度增加，尿氮及有机酸排出增加，就会出现水及酸碱平衡失调。

(三)脂肪代谢紊乱

胰岛素具有促进脂肪合成，抑制脂肪分解，减少脂肪酸从脂肪组织中的释放和酮体生成的作用。糖尿病时由于胰岛素缺乏，使脂肪合成减少，分解加强。在糖供应不足的条件下，为满足能量需要，机体就动员脂肪大量分解，由于糖酵解异常，使脂肪分解代谢产物未能充分氧化，而转化为大量酮体进入血液。由于酮体生成过快，来不及氧化而形成酮血症和酮尿，临床上出现酮症酸中毒症状，严重时发生糖尿性酮症昏迷。最近认为，酮体产生增加的原因，主要与胰高血糖素增多或胰高血糖素与胰岛素比值增加有关。

二、糖尿病的分期及分型

(一)糖尿病的分期

根据糖尿病的发生发展过程,可将糖尿病分为 4 期。

1. 糖尿病前期　多见于父母有糖尿病或糖尿病的同卵孪生病人,可有小血管病和代谢异常,有患糖尿病的倾向。

2. 隐性糖尿病或称潜在性糖尿病　病人平时无糖代谢异常表现,糖耐量也可正常。常于妊娠和应激情况下发生糖耐量降低。妊娠糖尿病多在产后完全缓解。

3. 化学性糖尿病或称糖耐量减低期　病人没有糖尿病症状,空腹血糖正常,但餐后可出现高血糖和糖尿,这种病人糖耐量下降。有的病人会出现糖尿病并发症。

4. 临床糖尿病期　特点是具有典型糖尿病症状,空腹血糖增高或正常,但餐后血糖显著增高。

需注意的是隐性糖尿病和化学性糖尿病,这种病人虽平时无临床症状,但在手术和麻醉等应激情况下可发生临床糖尿病。

(二)糖尿病的分型

根据病因及发病机制的不同,世界卫生组织于 1985 年将糖尿病分为 4 种临床类型。

1. 胰岛素依赖型(IDDM)　简称为 1 型糖尿病,约占糖尿病病人总数的 10%,发病年龄多在 30 岁以下,见于儿童与青少年,此类病人胰岛 β 细胞分泌胰岛素极少或全无。若未能及时获得外源胰岛素治疗,则易发生酮症酸中毒。

2. 非胰岛素依赖型(NIDDM)　简称为 2 型糖尿病,约占糖尿病病人总数的近 90%。发病年龄多在中年以后。起病缓慢、隐匿,部分病人是在体检或检查其他疾病时发现高血糖。病人胰岛尚能分泌一定量的胰岛素,多肥胖体型,无明显酮症倾向。多数病人在饮食控制及口服降糖药治疗下可稳定控制血糖,少数病人需用胰岛素治疗。需注意的是,这类病人在创伤及感染等应激状态下可能发生酮症酸中毒,需用胰岛素治疗。

3. 营养不良有关的糖尿病　与营养状况有关。病人以青年男性居多,长期营养缺乏,显著消瘦。部分病人腹部 X 线片显示胰腺钙化。由于胰岛 β 细胞尚可分泌小量胰岛素,虽有显著高血糖,却较少发生酮症。需接受外源胰岛素治疗。

4. 其他类型糖尿病　为继发于胰腺疾病和某些内分泌疾病如肢端肥大症、库欣综合征、嗜铬细胞瘤、原发性醛固酮增多症及胰高血糖素瘤等疾病后的糖尿病。糖尿病亦可继发于一些药物使用后,也可是某些遗传综合征的一部分。

三、糖尿病的临床表现及诊断

(一)临床表现

糖尿病的典型症状为“三多一少”,即尿量增加(约占 58%～78%)、饮水量增加(约占 58%～67%)、饮食量增加(约占 50%)及体重下降。在胰岛素依赖型糖尿病上述症状较显著,如未得到及时诊断和处理,则会发生酮症酸中毒,部分病人以酮症酸中毒为首发症状。非胰岛素依赖型糖尿病起病缓慢、隐匿,有的病人只具有上述 1 或 2 种症状,有的无任何糖尿病症状。部分病人只在体检或发生其他疾病或并发症时才发现高血糖。另外,糖尿病病人会出现皮肤及会阴部瘙痒、视物模糊、性欲减退及月经失调等症状。

(二)诊断

糖尿病的诊断应依据临床症状及血糖水平。临床症状系指尿量增加、饮水增多、易饥多食及体重减轻。无临床症状者,可根据实验室检查作出诊断。

按照 1980 及 1985 年世界卫生组织制定的标准,有下列情形之一者即可诊断糖尿病:①具有糖尿病症状,空腹血糖超过 7.8mmol/L(140mg/dl),2 次以上;②具有糖尿病症状,任意时间血糖超过 11.1mmol/L(200mg/dl);③空腹血糖低于 7.8mmol/L,疑有糖尿病者应接受 75g 葡萄糖耐量试验。服糖后 2 小时血糖超过 11.1mmol/L。糖耐量低减的诊断标准为：空腹血糖低于 7.8mmol/L，糖负荷后 2 小时血糖在 7.8～11.1mmol/L。以上血糖为静脉血浆葡萄糖浓度。另外，妊娠糖尿病的诊断依赖于对每位孕妇进行糖负荷筛选试验。

四、糖尿病的慢性并发症

由于糖尿病发病过程中常并发全身脏器和组织的病理改变，临床上表现为各相应脏器及系统的并发症，其严重程度与糖尿病病程长短及血糖控制情况有关。由于胰岛素及抗生素的广泛应用，由糖尿病本身引起的死亡例数已明显减少，而糖尿病的慢性并发症已成为糖尿病病人的主要死亡原因。我国 1980 年的一项调查结果表明，糖尿病病人冠心病发病率为正常人的 2 倍，脑血管病变及间歇性跛行也明显高于正常人。糖尿病的主要慢性并发症如下：

（一）糖尿病性心脏病

包括冠状动脉硬化性心脏病（冠心病）、糖尿病性心肌病变、糖尿病性心脏自主神经病变和高血压心脏病。尤其是冠心病发病率高，发病年龄提前，病情较重，病死率高。糖尿病性心肌病变可导致心室功能衰竭。

（二）高血压

糖尿病病人中有 30％～60％患高血压，发病率明显高于非糖尿病病人，由此所致的病死率也比非糖尿病者高。这类病人易发生心肌梗死、脑血管意外及大血管病，同时还可加速微血管并发症的发生和发展。

（三）糖尿病性肾病

糖尿病性肾病即糖尿病结节性及弥漫性肾小球硬化，是糖尿病常见而难治的微血管并发症。糖尿病肾病多见于胰岛素依赖型糖尿病。在非胰岛素依赖型糖尿病病人中，随年龄增长及病程延长，形成糖尿病肾病的危险性也随之增加。此外，糖尿病病人易合并的肾盂肾炎、肾乳头坏死等，均可引起和加重糖尿病病人的肾功能衰竭。

（四）糖尿病性神经病变

也是糖尿病的常见并发症，约占糖尿病病人总数的 4％～6％。病变可累及周围神经、自主神经、脊髓及脑。其中自主神经系统病变与围手术期关系较密切，其心血管表现是静息性心动过速和心率固定，对某些刺激因素无反应，直立性低血压，无痛性心肌梗死，严重者可发生心搏骤停或猝死。由于糖尿病病人的压力反射功能障碍，对血压变化的有效调节能力下降，对由麻醉药物引起的心血管抑制更加敏感，对于失血及各种原因的血管扩张等引起的血压变化的耐受性也较非糖尿病病人差，在以上情况下易出现较严重的低血压。

（五）感染及伤口愈合不良

糖尿病病人由于巨噬细胞功能下降，免疫力低下，常并发各种感染，而脓毒血症是围手术期的主要死亡原因之一。另外，在糖尿病控制不满意的病人，由于愈合中的伤口组织强度不足及感染等原因，常导致术后伤口愈合不良。

（六）呼吸系统影响

糖尿病发作时 FEV_1 和 FVC 降低，肺部感染和慢性阻塞性呼吸道疾病发病率增加，尤其在肥胖病人。

（七）其他

糖尿病视网膜病变是最常见的糖尿病微血管并发症，临床上多与糖尿病性肾病和神经病变同时存在。其他还有糖尿病性足损害、骨关节和皮肤病变等。

五、糖尿病病人的术前评价和准备

国外一项研究发现，在拟行择期和急诊手术的病人中，23％入院时存在明显的高血糖。对于择期手术的糖尿病病人，术前应有充足的时间进行术前评价和准备，尽量使病人血糖控制在正常范围并有正常的糖原储备。目前对糖尿病病人术前血糖应控制到多少较为理想还没有一致的意见，一般不要求控制到完全正常水平，以免发生低血糖。通常认为空腹血糖3.9～8.3mmol/L(70～150mg/dl)，或餐后血糖在13.9mmol/L(250mg/dl)较为恰当。术前如发现有需进一步治疗的特殊问题应延期手术。需要强调的是，2型或先前没有发现的高血糖病人可能由于住院或手术造成的紧张和焦虑而使病情加重。据统计，约25%拟行手术的糖尿病病人是在术前新诊断的，这些病人可能需要较长的准备期使病情稳定。

对糖尿病病人的术前评价应包括以下几方面。

(一)详细了解糖尿病病史和治疗情况

如是否应用降糖药物及所用降糖药的种类及剂量，尤其是目前血糖控制情况。糖尿病的主要观察指标包括空腹血糖、饭后血糖、糖化血红蛋白(HbA1 c)、尿糖浓度及血脂检查、体重指数及血压。控制程度分为满意、良好、尚可及较差。控制满意的标准为空腹血糖<6.1mmol/L(110mg/dl)，饭后血糖<7.8mmol/L(140mg/dl)，糖化血红蛋白4%～6%，尿糖为0；如空腹血糖>10mmol/L(180mg/dl)，饭后血糖>12.8mmol/L(230mg/dl)，糖化血红蛋白>10%，尿糖>2.8mmol(0.5g/dl)，胆固醇及三酰甘油等显著增高，血压及体重指数明显高于正常，提示糖尿病控制较差。如病人最近或反复出现过酮症酸中毒，或进食较少，或具有糖尿病代偿失调症状如多尿、腹泻、体重下降等，很可能是糖尿病控制不满意。这类病人糖原储备很低，可能存在电解质紊乱和低血钾等，围手术期出现并发症的可能性很大；如术前血糖超过11.1mmol/L(200mg/dl)，术中可能出现更严重的高血糖。对于糖尿病控制不良的择期手术病人应延期手术，直到高血糖、腹泻和酸中毒等症状有所纠正。

(二)并发症的详细检查

由于糖尿病病人循环、肾脏、神经和免疫系统并发症发生率很高，术前应对这些系统进行仔细的检查和评价。应常规询问最近是否出现感染、直立性低血压、眼部病变及其他有关情况。

(三)糖尿病病人的常规实验室检查

除血、尿糖检查外，应包括血、尿常规，电解质，尿素氮，肌酐及血气等，以了解病人的一般情况和肾功能状态；必要时进行尿培养以了解是否存在泌尿系统感染。无论病人年龄大小，术前都应做心电图检查，因为糖尿病病人无症状心梗的发生率高于正常人，有的手术病人可能有新近发生的心梗而并不知晓，这是围手术期的一个潜在危险因素。因此，应尽量取得术前1周内的心电图结果。另外，有条件的病人术前定期自测血糖对术前病情估计是有帮助的。

尿糖测定是糖尿病检查较为简单的方法，正常人尿糖测定为阴性。糖尿一般是指每日尿中排糖超过150mg，糖尿病病人尿糖含量为5～50g/L(0.5～5g/dl，++～+++)，高者可高达100g/L(10g/dl)。尿糖浓度最高是在饭后2小时，此时尿糖检查阳性率高。轻症病人仅于餐后或在感染等应激情况下出现糖尿。肾糖阈一般为8.9mmol/L(160mg/dl)，在肾糖阈正常的病人，尿糖的多少与血糖水平一致。老年病人可由于肾糖阈增高，在血糖浓度增高时并不出现糖尿。

六、糖尿病病人的围手术期血糖管理

由于手术及麻醉等各种应激性刺激因素的影响，临床上难以将围手术期的血糖浓度控制在一个很狭窄的范围之内。通常认为围手术期可接受的血糖范围是在其低限时不会引起低血糖发作，高限时不会引起渗透性利尿和高渗性昏迷的血糖浓度。Woerlee等认为，临床上可接受的血糖范围为3～20mmol/L(54～350mg/dl)，如果围手术期血糖浓度在此范围内，一般可不予特殊处理；而Oyama认为5.51～16.7mmol/L(100～300mg/dl)较合适。

糖尿病病人的血糖调节方式有3种，即饮食调节、口服降糖药加饮食调节及胰岛素加饮食调节。围手术期血糖调节应根据病情、术前血糖调节方式，尤其是围手术期血尿糖监测结果等综合考虑。

(一)术前单纯饮食控制的糖尿病病人

围手术期一般能够很好耐受麻醉和手术刺激而不需特殊处理。静脉输液可采用不含糖的林格液等，有条件的情况下术中也应进行血、尿糖监测。如果出现高血糖，可在5%葡萄糖液中加入胰岛素静脉滴注(比例配方见表81-1)。

表81-1　围手术期胰岛素-葡萄糖混合输入方案

血浆血糖浓度		每500ml 5%葡萄糖加入胰岛素量(U)	胰岛素输入速率(U/h)
(mmol/L)	(mg/dl)		
<5	<90	0	0
5～10	90～180	4～8	0.5～1.5
10～20	180～360	8～12	1.5～2.0
>20	>360	12～16	2.0～3.0

注：①将胰岛素加入5%葡萄糖液中，输入速率为83ml/h；②如果胰岛素输入速率达3U/h血糖控制仍不满意，按照每2～3小时增加1U/h的剂量递增胰岛素用量，直至血糖得到控制。

(二)除饮食调节外还需口服降糖药治疗的糖尿病病人

围手术期发生高血糖的可能性较大，应予以重视和积极治疗。治疗方案可根据手术大小决定，对于接受局部麻醉下小手术的病人，只需手术当日停用口服降糖药即可。如果拟行较大手术，应在术前几天停用口服降糖药而改用正规胰岛素治疗，胰岛素用法与胰岛素依赖型病人相似。另一种意见是在手术当日停用降糖药物，并测定早6时的空腹血糖，于8时开始输入5%葡萄糖并加入正规胰岛素，输液速度为83ml/h，胰岛素的用量根据早6时的血糖测定结果而定。目前对于围手术期静脉胰岛素的输入速率各家观点不一，比较公认的方案见表81-1。开始输入含胰岛素的葡萄糖液后每2～3小时，或每当改变输入速率时应及时测定血尿糖水平，必要时按表81-1比例调节胰岛素用量。

(三)胰岛素依赖型糖尿病病人

应于术前1～3日停用长效胰岛素而改用相当剂量的正规胰岛素皮下或静脉给药。由于手术和麻醉的刺激常导致皮肤和肌肉的血管收缩而妨碍胰岛素的吸收，因此，围手术期胰岛素以静脉给药较好，并以持续性静脉输入较为理想，这样能保证持续的血浆胰岛素浓度。静脉胰岛素用量可根据术前用量，或先按胰岛素1U与葡萄糖4～6g之比开始给药。有人认为用输液泵输入正规胰岛素而与葡萄糖液分开，更能获得稳定的血浆胰岛素浓度，也较安全。术中应定期(如每2～3小时)测定血糖及尿糖，尤其是在手术时间较长(3小时以上)或术前病情控制不稳定的病人，术中应反复测定血糖、尿糖并根据所测定的数值，及时调整胰岛素用量。根据血糖测定结果调节胰岛素用量可参考表81-1方法；无条件及时测定血糖时，可按尿糖每增加1个+而增加胰岛素4U给药，以维持尿糖在±或+较为理想。

(四)术后血糖管理

对所有病情稳定的病人，术后早期应继续输入葡萄糖液，并定期测定血、尿糖及酮体，及时调整胰岛素用量。以往根据尿糖变化调节胰岛素用量的方法在术后较常用，具体做法是每4～6小时测定尿糖，根据测定结果皮下应用胰岛素，用量如下：+不需应用，++皮下5U，+++皮下10U，++++皮下15U。需注意的是，只有在肾糖阈正常的病人，尿糖才能精确反映当时血糖浓度，这种根据尿糖调节胰岛素用量的方法是以假设病人肾糖阈正常为前提，其实许多糖尿病病人，尤其是病程较长、肾脏并发症较重的病人肾糖阈是增高的，应以血糖测定结果为准。有人认为术中已接受胰岛素持续静脉输入的病人，术后可将胰岛素输入速率减至0.5U/h继续输入，并根据血、尿糖测定随时调节胰岛素输入速率。当病人恢复正常饮食后即可恢复原先的胰岛素用量。

七、糖尿病病人的麻醉

（一）手术和麻醉对血糖代谢的影响

在非糖尿病病人，手术可引起血糖浓度增高，并出现糖耐量试验异常。手术对糖代谢影响的程度与手术和创伤的大小成正比关系。针对创伤性血糖增高及糖耐量异常的原因已进行了许多研究，发现创伤引起的主要糖代谢变化包括：①正常成人每小时消耗约6～10g葡萄糖，较大的创伤或手术可使机体对糖的利用高于正常人的3倍，而且葡萄糖的消耗量与创伤或手术的大小成正比；②创伤和手术也使肝糖原和肌糖原分解生成葡萄糖增加；③创伤和手术过程中血浆胰岛素水平无明显变化。而创伤和手术过程中由于肝糖原和肌糖原分解生成葡萄糖的速度超过了周围组织对糖的摄取和利用的速度，导致血糖增高。

虽然与创伤和手术相比，麻醉对糖代谢的影响较小，但仍应予以重视。首先，麻醉过程中不适当地输入含糖液体或乳酸林格液可使高血糖加重；有些麻醉药可引起血糖升高，以乙醚和氟烷较为显著。乙醚能促进肝糖原分解，降低组织对糖的利用，并使肾的排糖能力下降，可引起高血糖和酮症酸中毒。乙醚麻醉现已少用。氟烷对血糖的影响较乙醚轻，有研究发现，现有的麻醉药对基础胰岛素分泌影响较小，氟烷通过抑制由葡萄糖刺激引起的胰岛素分泌反应而引起麻醉中糖耐量降低。其他吸入麻醉药对血糖无明显影响。常用的静脉麻醉药中氯胺酮有时可使血糖轻度增高；丙泊酚麻醉后血糖轻度增高，其原因及临床意义不明；吗啡由于兴奋交感神经中枢，促使肾上腺素释放，引起糖原分解增加，导致血糖升高。实际上，在适当的麻醉深度下，阿片类药及很多静脉麻醉药可通过降低创伤引起的应激反应而减少血糖增高的程度。

与全麻相比，腰麻及硬膜外阻滞对血糖的影响明显减小。研究表明，腰麻可预防手术及麻醉刺激引起的儿茶酚胺升高；而高位腰麻（如感觉平面在T_7以上）可能抑制由葡萄糖输入引起的胰岛素分泌反应。硬膜外阻滞对胰岛素分泌和葡萄糖耐量无明显影响，并能阻断肾上腺皮质对手术刺激的反应，可预防手术时血糖升高。其他因素也对血糖变化有一定影响，如缺氧能抑制β肾上腺素能受体的作用，使胰岛素分泌减少，引起血糖增高。低温使胰岛素分泌受到明显抑制，但对血糖影响不大。

在糖尿病病人，手术和麻醉也会引起与非糖尿病病人相同的糖代谢变化。但由于糖尿病病人胰岛β细胞分泌胰岛素很少甚至全无，手术、麻醉及感染等能引起更严重的高血糖。

（二）麻醉选择

如上所述，手术刺激可引起机体应激反应使血糖增高，而精神紧张、疼痛、出血、缺氧及CO_2增高等因素能加重病人的应激反应而加重高血糖反应。理想的麻醉应能有效抑制紧张、疼痛等有害刺激，减少应激反应的发生。麻醉方法的选择应根据手术部位和范围、病人情况及外科要求等因素决定，在满足手术要求的前提下，尽可能选用对糖代谢影响较小的麻醉方法和麻醉药物。

1. 局部麻醉、神经阻滞、椎管内阻滞对糖代谢影响较小，而且可减少深静脉血栓的发生和恶化，在可能的情况下应首选。值得注意的是，术前已存在血管硬化及压力反射系统损害的病人，由于缺乏有效的压力反射调节功能，在接受腰麻和硬膜外阻滞时可能出现比正常人更明显的血压下降。由于糖尿病病人对感染抵抗力差，应严格无菌操作。局麻药中尽量不加或少加肾上腺素，必要时可用麻黄碱代替。另外，还应注意病人施行麻醉前是否已存在周围神经病变，以便与某些麻醉并发症相鉴别。

2. 除乙醚等少数全身麻醉药对糖代谢影响较大外，与手术刺激相比，全麻本身只有轻度升高血糖的作用。如需要采用全身麻醉，应选用对糖代谢影响较小的药物。糖尿病病人的全麻方法并没有固定模式，而需强调的是，适当的、能有效抑制手术引起的应激反应的麻醉深度对于防止术中血糖增高更为重要。

(三)麻醉管理要点

(1)除非是与胰岛素一同输入或治疗低血糖时，糖尿病病人术中一般不输含糖液体，以避免出现严重高血糖。可选用生理盐水或林格液，因乳酸林格液用于糖尿病病人可引起比正常人明显的血糖升高，一般不主张应用。

(2)由于糖尿病病人常并发心血管疾病，在应用对心血管有抑制作用的麻醉药、血管扩张药及失血时易出现血压下降且程度较重；另一方面，这种病人对儿茶酚胺的敏感性增加，当刺激较强或应用某些血管活性药物时，又会出现较剧烈的血压升高。因此，当上述一种或多种因素存在时，会出现较明显的血压波动，尤其是病程较长者。麻醉操作及用药应小心谨慎，避免出现剧烈的血流动力学变化。

(3)如糖尿病病人全麻后出现清醒延迟，在能找到其他原因之前应考虑低血糖的可能，并尽快对症处理。应立即停止胰岛素输入，快速输入葡萄糖液并立即测定血糖，待取得新的血糖结果后再决定下一步治疗。

(4)在输入含胰岛素的葡萄糖液时可能会出现低血钾，尤其在低血糖时更易发生。然而，在输液中常规补钾可能会使一些病人出现高血钾。因此，术中应定期测定血钾，低血钾时及时予以补充。

(5)对存在心脑血管及肾脏等并发症的病人，术中应加强心血管系统及尿量的监测，并根据监测结果必要时给予对症处理。另外，应加强对糖尿病病人的呼吸管理，避免缺氧及 CO_2 蓄积，维持适当的过度通气是有益的。

八、糖尿病病人急诊手术的麻醉

对于急诊手术的糖尿病病人，在病情允许的情况下应进行必要的术前准备，包括检查血糖、尿糖、尿酮体、肾功能、血气、电解质及心电图等，并根据结果进行必要的治疗。

(1)对于已确诊为糖尿病并在入院时病情稳定的病人，可输入含胰岛素的葡萄糖液，胰岛素用量应从小剂量开始(如 4～6g 葡萄糖加 1U 胰岛素)。术中应严密监测血糖变化，并根据血糖、尿糖测定结果及时调整胰岛素用量。

(2)对于糖尿病控制不良而患有急需手术的外科疾病(如消化道穿孔、较大的创伤等)的病人，术前糖尿病的治疗应与手术准备同时进行，力争避免出现严重的高血糖和酮症酸中毒，使水、电解质失衡得到部分纠正。

(3)存在酮症酸中毒症的急诊病人，原则上应先延缓手术，立即应用胰岛素并补充液体和电解质以纠正高血糖及酸中毒。最好将血糖维持在 8.3～11.1mmol/L(150～200mg/dl)，尿酮体消失，酸中毒纠正后再行手术。但应注意在有些情况下，只有外科疾病如感染等得到治疗后酮症才能得到良好控制。

(4)因糖尿病病人常伴有心脑血管及肾脏并发症，术前应尽可能全面了解病情并进行必要的辅助检查；术中除积极治疗糖尿病外，应针对各脏器功能障碍进行对症治疗。

九、糖尿病并发症的诊治

(一)低血糖症

低血糖症是指血糖水平低于 2.8mmol/L(50mg/dl)同时伴有临床症状。严重低血糖(血浆血糖低于 1.4～1.7mmol/L，或 25～30mg/dl)时可出现低血糖昏迷。围手术期低血糖症的原因主要有：①术前口服降糖药或胰岛素用量过大，或术前禁食病人临时停用半衰期较长的降糖药，尤其在长期应用口服降糖药或肾衰病人，药物作用时间可能延长；②围手术期应用中、长效胰岛素；③围手术期胰岛素用量过大或与葡萄糖输入比例不当。

低血糖症的临床表现与血糖水平、病因、病人年龄、个体差异及血糖下降速度等因素有关。当血糖由高到低快速下降时，病人可在血糖高于 5.6mmol/L(100mg/dl)时即出现明显的症状和体征。低血糖的症状和体征包括：

(1)交感神经兴奋的表现，此组症状在血糖下降较快、肾上腺素分泌较多时更为明显。主要表现为大汗、颤抖、视物模糊、饥饿、软弱无力，以及紧张、面色苍白、心悸、恶心、呕吐、四肢震颤等。

(2)中枢神经受抑制的表现，此组症状在血糖下降较慢而持久者更为常见。临床表现多种多样，主要是中枢神经缺氧缺糖症候群。中枢神经越高级，受抑制越早，恢复越迟。①大脑皮质受抑制表现为意识蒙眬，定向力及识别力下降，头晕、头痛，甚至昏迷跌倒，健忘，语言障碍，嗜睡，有时精神失常、恐惧、慌乱、幻觉、狂躁等。②皮质下中枢受抑制表现为神志不清，躁动不安，可有阵挛性、舞蹈性或幼稚性动作，心动过速，瞳孔散大，阵发性惊厥，锥体束征阳性等。③延髓受抑制表现为深度昏迷，去大脑强直，各种反射消失，呼吸浅弱，血压下降，瞳孔缩小。如果脑组织长期处于严重低血糖状态下，可发生细胞坏死与液化，病人常有记忆力下降、智力减退、性格改变或精神失常等表现。

(3)混合性表现，即病人兼有以上两种表现，临床上此型更为多见。

低血糖症诊断的关键在于保持对此症高度警惕，而使用药物治疗的糖尿病病人有发生低血糖的危险，因此，围手术期清醒病人如果出现上述一种或多种症状和体征，应高度怀疑低血糖症，并应立即按低血糖处理直到获得新的血糖测定结果。全身麻醉的病人情形比较复杂，一方面交感活性增加也可由除低血糖以外的其他原因引起，如全身麻醉深度不够及镇痛不全、低血容量、高碳酸血症和心衰等。另一方面，由于麻醉使病人处于无意识或深度镇静状态，不能主诉有关症状，为及时诊断带来一定困难。另外，应用神经节阻滞药和β受体阻滞药的病人可能不会出现由低血糖引起的交感兴奋症状。

由于低血糖造成的危害较大，围手术期应尽量维持病人血糖在正常或稍高水平，避免出现低血糖。如怀疑低血糖症时应及时测定血糖，并根据结果迅速进行处理。处理低血糖症的有效方法是快速补糖，轻者只加快葡萄糖液输注速度即可，如果血糖低于 5.5mmol/L (100mg/dl)，应静脉注射 50%葡萄糖液 40～100ml，然后继续输入 5%～10%葡萄糖液 300～400ml/h直到血糖维持稳定。其他治疗包括对重症病人应用胰升血糖素、糖皮质激素及对脑水肿病人使用甘露醇。

(二)酮症酸中毒症

糖尿病病人由于胰岛素不足，糖代谢不能充分进行，而脂肪和蛋白质分解代谢显著增高，肝脏产生大量酮体超过体内氧化和排出的能力。体内有机酸和酮体的大量堆积形成代谢性酸中毒。血酮聚积的增加，超过 50mg/L 就会出现酮尿。发生酮症酸中毒的原因和诱因较多，主要有：①糖摄入过少，如饥饿禁食、呕吐、手术麻醉中输糖太少等；②糖利用减少，如胰岛素缺乏时，不仅酮体生成过多，而且肝外组织对酮体的利用也减少；③大量糖的丢失如肾性糖尿病；④糖代谢增加造成的糖相对缺乏，如妊娠、泌乳、创伤愈合、剧烈运动、甲亢等；⑤应激状态，如急性感染、外伤、手术麻醉、精神紧张、心脑血管意外等。另有 11%～30%的病人无明显诱因而出现酮症。

酮症酸中毒症病程多为数日至数周，少数病人发病数小时即出现昏迷。病人糖尿病症状加重，并有食欲不振、恶心呕吐等胃肠道症状；轻度酸中毒时呼吸增快，中度时呼吸幅度也增大，呈过度呼吸，严重时出现潮式呼吸，病人呼气中可有酮味；病人可出现脱水和休克，严重时出现循环衰竭；重症病人可出现嗜睡、烦躁不安等神志变化，严重时陷于昏迷。实验室检查可发现血糖高达 16.7～44.4mmol/L (300～800mg/dl)或更高，血酮体增高，尿酮阳性，血气 pH 及 CO_2 结合力均降低，碱剩余为负值，血非蛋白氮及尿素氮增高，白细胞计数明显增高，血清钠、氯降低，钾在初期可正常或偏高。

治疗目的主要是通过胰岛素的应用及液体和电解质的补充，纠正由于代谢紊乱引起的水、电解质及酸碱平衡失调。早期即应补充大量生理盐水或复方氯化钠液以扩充血容量，第1小时输入750～1000ml，以后根据缺失量调节输液量。胰岛素用量可根据酮症酸中毒程度、血糖、血压及神志情况及既往胰岛素用量等因素综合决定。可皮下或肌内注射短效胰岛素，也可静脉给药或皮下与静脉结合用药，重度酸中毒病人可选静脉注射胰岛素40～50U，继之皮下注射或静脉滴注40～50U；中度酸中毒可分别静脉和皮下注射30U；有酮症而无明显酸中毒者可皮下注射20～40U。治疗期间应每小时测定血气、血糖及血钾，并监测心电图、CVP和尿量，当酸中毒纠正，血糖降至10mmol/L(180mg/dl)时，以100ml/h输入5%葡萄糖液。虽然初期血钾偏高，但体内总钾量不足，钾会由于葡萄糖和胰岛素应用向细胞内转移，血钾降低在输液治疗后24～48小时表现较明显。因此，应根据心电图及血钾监测积极补钾。一般不需要使用碱性液体，如存在严重酸中毒(如pH＜7.1)时，可先给予5% $NaHCO_3$ 2～4ml/kg体重，然后根据血气结果进一步调整。

(三)高渗性非酮症性糖尿病昏迷

本病为糖尿病较严重的急性并发症。临床上较少见，一般只发生在糖尿病控制不良的病人，如老年病人、未诊断的糖尿病或2型糖尿病在应激情况下未及时使用胰岛素治疗者。主要诱因有感染、严重创伤、长期输入葡萄糖及静脉高营养液、长期使用激素等药物等。高渗性非酮症性糖尿病昏迷的主要特征为高血糖，血糖高于33mmol/L(600mg/dl)，最高可达222mmol/L(4000mg/dl)；有效血浆渗透浓度高于320mmol/L；尿糖＋＋＋＋，但无酮症酸中毒。早期症状有烦渴多尿，头晕、无力及呕吐等，进一步发展为严重脱水时可出现四肢颤抖、烦躁不安、定向力障碍、神志淡漠甚至昏迷。少数病人出现癫痫等神经系统症状和病理体征。病情较重者可由于血容量不足出现血压下降乃至休克。

诊断为高渗性非酮症性糖尿病昏迷后应立即治疗。一方面要用胰岛素控制高血糖，同时迅速补液，纠正脱水和血液高渗状态。胰岛素用量一般比酮症酸中毒要少，在已有低血压的病人，以不超过20U为宜；待血压恢复正常、水和电解质失衡得到纠正后，再根据血糖结果酌情增加胰岛素用量。如血浆处于高渗状态，血糖33.3mmol/L（600mg/dl）以上，血钠145mmol/L以上，应酌情输入低渗溶液，如0.45%生理盐水或2.3%～3%葡萄糖液，可按100ml/kg计算总量，将其1/3在4小时内输入，其余的2/3在12～24小时内输完。如不能肯定血浆是否高渗状态，则不宜输入低渗液，应首先输入生理盐水500～1000ml，同时测定血糖和血钠。应监测CVP及血细胞比容等，防止液体输入过量；测定血钾，低钾时及时予以补充。

第二节　胰岛素瘤手术的麻醉

胰岛素瘤是胰腺β细胞组成的肿瘤，由于β细胞分泌胰岛素，大量的胰岛素释放入血，引起以低血糖为主的一系列症状。胰岛素瘤体积一般较小，90%直径在0.5～5.0cm，多为单发，瘤体平均分布于胰头、体、尾，有近1%位于胰腺外。本病也可为多发性内分泌腺瘤Ⅰ型的表现之一。

一、临床特点

本病以中年男性多见，病人多肥胖，可有家族史。主要表现为发作性低血糖症(详见本章第一节中低血糖症)，发作间歇可无任何异常。病程可长可短，多呈进行性加重。临床上常有Whipple三联征：即空腹发病，发作时血糖低于2.2mmol/L(40mg/dl)，静脉注射葡萄糖可立即缓解症状。

胰岛素瘤病人空腹血糖常低于2.8mmol/L(50mg/dl)，血浆胰岛素水平多高于10μU/ml，血胰岛素与血糖比值多≥0.3，胰岛素释放指数常高于150，胰岛素原在总胰岛素样免疫活性中的比例常大于25%，甚至可大于50%。禁食试验及激发试验多为阳性，抑制试验多为阴性。定位检查的方法包括胰腺B超、CT和MRI、选择性腹腔动脉血管造影以及经皮肝穿插管胰腺分段取血测定胰岛素等。

二、术前准备

对于已诊断明确的胰岛素瘤病人，术前准备包括：

(1)如发作急性低血糖症应给予对症处理，主要是快速补充葡萄糖液以控制或缓解低血糖症状(详见本章第一节中低血糖症)。

(2)内科治疗包括嘱病人少量多餐(如每2～3小时进餐1次)和夜间加餐，以减少低血糖症的发作。可供选择的药物有二氮嗪(低压唑)、苯并噻二嗪、苯妥英钠、SMS-201-995、糖类皮质激素等。

(3)术前禁食期间，根据病人平时低血糖发作情况，必要时口服或静脉补充葡萄糖液，以避免发生严重低血糖。但应注意补充葡萄糖液的时间，尽量不晚于手术开始前2～3小时，用量也不宜过大，以免影响术中血糖监测结果。

三、麻醉选择

由于胰腺位于上腹部较深位置，瘤体较小且常需探查，手术切口常较大，任何麻醉方法应能满足这种手术及探查操作的基本要求，维持足够的麻醉深度和良好的肌松。连续硬膜外阻滞的优点是可保持病人清醒，便于及时观察低血糖症的出现，对血糖影响较小，如能调节好麻醉平面，基本上可满足手术要求，其缺点是阻滞不全时病人会有牵拉反应等不适感觉，平面较高、较广时可能出现低血压及呼吸困难等并发症，应予注意。全身麻醉由于具有能提供良好的麻醉和肌松，易于呼吸管理等优点，用于术前症状发作频繁不易控制、精神紧张不易合作、高度肥胖、肿瘤多发或定位不明需扩大探查范围等病人更为合适，可选择对血糖影响较小的全身麻醉药物，全身麻醉方法并无特殊。由于全身麻醉下病人意识丧失，对低血糖所致的精神症状及昏迷不易早期发现，术中应进行严密的血糖监测。

四、麻醉中血糖的监测和管理

对胰岛素瘤进行术中血糖监测的目的，一是便于及时发现肿瘤切除前的低血糖和切除后的高血糖，并给予及时处理；二是作为判断肿瘤是否切除干净的手段，一般在肿瘤切除干净后1小时内，血糖会有明显升高。当然，如有条件经门静脉取血行血清胰岛素快速测定，结果更为可靠。

对于术中葡萄糖的应用，则应根据手术要求及血糖监测结果综合考虑。如手术需要根据血糖监测判断肿瘤切除是否彻底，在肿瘤切除前应控制葡萄糖液的输入。北京协和医院多年来应用术中血糖监测作为判断手术效果的指标，在多数病例取得满意效果。要点如下：

(1)在肿瘤切除前静脉输入生理盐水或林格液，不常规输葡萄糖液；必要时可用输液泵定量输入5%葡萄糖液，通过调整输入速度，使血糖维持在恒定水平(2.8～3.3mmol/L，或50～60mg/dl)。

(2)术中多次测定血糖，如在切皮前、开腹后、开始切除肿瘤以及肿瘤切除后每15～20分钟测定血糖。

(3)在清醒病人密切观察是否出现低血糖症状，如出现低血糖症状或血糖过低(低于1.1mmol/L，或20mg/dl)时，可静脉注入50%葡萄糖液20ml使血糖升高(一般经过30～40分钟可下降)。

(4)血糖测定持续至肿瘤切除后60～90分钟，如血糖上升到正常水平或较切瘤前显著增高，即可认为肿瘤已完全切除。如手术不要求限制输糖者，可在术中输入葡萄糖液，并在肿瘤切除前后定时测定血糖，调整输糖量，以免出现低血糖症状。近年来，国外使用电子计算机控制的血糖监测分析和输入系统，可使术中血糖始终保持在一定水平。

(王　玲　高文华)

参考文献

方圻.1995.现代内科学.北京：人民军医出版社，

2705～2750

高文华 . 1982. 胰岛素瘤手术的麻醉处理(76 例经验总结). 中华外科杂志,(20):344

刘俊杰,赵俊 . 1997. 现代麻醉学 . 第 2 版 . 北京:人民卫生出版社,895～903

裘法祖 . 1986. 曾宪九论文选集 . 北京:科学技术文献出版社,89～151

Craft TM, Upton PM. 1995. Key Topics in Anesthesia. 2nd ed. Colchester: BIOS Scientific Publishers Limited,78～80

Woerlee GM. 1988. Common Perioperitvie Problems and the Anaesthetist. Philadalphia: Kluwer Academic Publishers. 268～277

第82章　肾上腺疾病手术病人的麻醉

肾上腺疾病的手术应根据肾上腺的解剖、生理及病理生理变化，结合肾上腺手术的操作要求，选择较为安全有效的麻醉方法及麻醉用药，同时密切观察，及时处理麻醉及手术过程中出现的特殊情况。

第一节　肾上腺生理及病理生理特点

一、肾上腺的解剖及生理

肾上腺位于肾上极的内上方，左右各一，左侧为半月形，贴近胰腺尾，右侧为三角形，贴近下腔静脉和肝脏。肾上腺包括肾上腺皮质和髓质两个在形态发生、生理功能上很不相同的部分，外层皮质占90%，中央髓质占10%。肾上腺皮质分为3层：最外层为球状带，约占15%，合成和分泌醛固酮，调节电解质和水代谢，又称盐皮质激素；中间为束状带，约占78%，主要合成及分泌糖皮质激素，调节糖及蛋白质的代谢；内层为网状带，约占7%，合成及分泌性激素。肾上腺髓质主要由嗜铬细胞构成，间有少量交感神经细胞。这些细胞还存在于胸、腹椎旁神经节及心、脑、脾、前列腺、卵巢、膀胱等处。

肾上腺皮质和髓质实际上是两个独立的内分泌腺体，所分泌的激素及其生理功能截然不同。肾上腺皮质合成和分泌多种激素，具有广泛的生理功能，为机体维持正常的生命所必需。肾上腺皮质分泌的激素以甾体化合物为主，其结构与胆固醇近似，所以统称为类固醇激素。盐皮质激素以醛固酮为代表，在维持体内钠和钾离子平衡方面起主要作用，醛固酮能明显增加肾远曲小管对钠离子的重吸收和钾离子、氢离子的分泌作用，从而导致细胞外液中钠离子浓度及细胞外液容量增高，维持正常的血钾浓度。另外，与糖皮质激素一样，盐皮质激素可增强血管对儿茶酚胺的敏感性。盐皮质激素的分泌与肾血流量和血中钠浓度有关。当肾血流不足或血钠浓度下降时，引起肾小球旁细胞分泌肾素，肾素促使血液中血管紧张素原转变为血管紧张素Ⅰ，然后在血浆转换酶的作用下转变为血管紧张素Ⅱ，血管紧张素Ⅱ直接作用于肾上腺皮质，促进醛固酮分泌。糖皮质激素主要是皮质醇（氢化可的松）和少量皮质酮，其作用极其广泛，可调节各种物质代谢，从而维持内环境的平衡。糖皮质激素主要作用有：①促进蛋白分解，抑制其合成，加强糖原异生，同时肾上腺皮质激素有抗胰岛素作用，出现血糖增高、负氮平衡、肌肉无力、骨质疏松；②具有一些盐皮质激素保钠排钾的作用，对体内水的排除有一定的影响；③促进脂肪分解，血胆固醇增高，但对不同部位的脂肪作用不同，四肢脂肪分解增加，而腹、面、两肩及背部脂肪合成增加；④去肾上腺的动物骨骼肌松弛无力，糖皮质激素可使肌力恢复。肾上腺皮质分泌的性激素主要是具有弱雄性激素作用的脱氢表雄酮和雄烯二酮，仅有少量的睾酮和雌二醇，正常情况下与青春期的发育有关。一般情况下肾上腺皮质分泌性激素的量很小。

肾上腺髓质受交感神经胆碱能节前纤维直接支配，分泌和储存肾上腺素和去甲肾上腺素，都属于儿茶酚胺。另一种儿茶酚胺物质多巴胺，在肾上腺髓质内分泌量很小。胎儿时期肾上腺髓质内只含去甲肾上腺素，出生后则肾上腺素的含量迅速上升。成年时肾上腺髓质内主要含肾上腺素（约占 80%），其余为去甲肾上腺素（18%）及少量多巴胺（2%）。髓质中肾上腺素与去甲肾上腺素的比例大约为 4∶1，但根据情况不同，分泌的比例可以有所不同。肾上腺髓质激素通过组织中的肾上腺素能受体而产生作用，调节心血管、中枢神经系统及自主神经，对糖、脂肪代谢均有重要的生理意义。肾上腺素能受体分为 α 和 β 受体，两种受体对各种交感神经兴奋药和各种交感神经阻滞药反应是不同的。α 受体兴奋时血管平滑肌收缩，主要是小动脉和小静脉收缩，末梢血管阻力明显升高，收缩压与舒张压均升高；β 受体兴奋时骨骼肌血管扩张，支气管平滑肌松弛，心肌收缩力增强。心率加快、传导加速，心排血量增大，收缩压升高而舒张压升高不明显。肾上腺素对 α、β 受体都有作用，心率加快，血压升高，能解除支气管痉挛，促进糖原分解，升高血糖，促进脂肪分解，并可刺激下丘脑和垂体引起促肾上腺皮质激素和促甲状腺素的分泌。而去甲肾上腺素主要作用于 α 受体，血管收缩，特别是小动脉和小静脉都收缩，外周血管阻力明显升高，心脏兴奋作用较肾上腺素弱，对平滑肌、代谢等方面的影响也较小。

二、肾上腺疾病及病理生理

肾上腺疾病包括肾上腺皮质及肾上腺髓质疾病。肾上腺皮质疾病主要是皮质功能亢进和皮质功能低下，肾上腺皮质功能亢进除继发于垂体功能异常外，肾上腺皮质细胞增生、肿瘤或癌均可导致肾上腺皮质激素分泌过多。因分泌激素不同而分为：①皮质醇增多症；②原发性醛固酮增多症；③肾上腺性征异常症。若肾上腺皮质细胞萎缩、功能低下或受到破坏，分泌激素量减少，产生肾上腺皮质功能低下，又称艾迪生病。也可以继发于垂体或下丘脑的疾病，如鞍区肿瘤，或产后大出血引起的希恩综合征等。肾上腺髓质疾病主要是嗜铬细胞瘤，其中约有 1/3 的肿瘤是良性神经节细胞瘤或恶性神经母细胞瘤，分泌大量肾上腺素和（或）去甲肾上腺素而引起一系列的临床表现。肾上腺髓质增生也可产生类似嗜铬细胞瘤的临床表现。

（一）糖皮质激素分泌过多

垂体病变及肾上腺皮质肿瘤或增生等原因使肾上腺皮质激素分泌增多时，皮质醇分泌增多可引起一系列的代谢紊乱和相应的临床症状，称为皮质醇增多症。其临床表现为肝糖原增加，血糖增高；蛋白质分解代谢增加，出现肌肉无力、皮肤较薄、骨质疏松；脂肪代谢加强，血胆固醇增高，脂肪重新分布，呈现四肢细弱、满月脸、水牛背等向心性肥胖症状；循环容量增多，高血压。如果糖皮质激素分泌不足，则可出现纳差、乏力、低血压、低血钠、低血容量等肾上腺皮质功能低下的表现，严重者可危及生命。

（二）盐皮质激素分泌过多

盐皮质激素分泌过多，产生醛固酮增多症。醛固酮分泌过多使钠的重吸收加强和钾、氢离子的排出，从而引起钠和水的潴留，使细胞外液及血容量增加，出现高血压，但不依赖肾素含量，尿中大量丢失钾，使细胞外液的钾浓度降低,一般血钾浓度在3mmol/L以下,神经肌肉应激性下降,发生肌无力,甚至周期性四肢麻痹或抽搐,并伴有碱中毒和细胞内酸中毒。长期失钾可引起肾小管上皮细胞功能严重紊乱,肾功能减退。

(三)皮质性激素分泌过多

可能是由于分泌大量雄性激素的肾上腺肿瘤。也可能是某种酶的先天性缺陷而引起的肾上腺皮质雄性激素的大量分泌,如21-羟化酶或11β-羟化酶缺陷引起的先天性肾上腺皮质增生,引起肾上腺性征异常症。一般是以雄激素增多引起的临床表现为主,所以男孩出现性早熟,女孩出现男性化。

(四)肾上腺髓质功能亢进

主要是由于嗜铬细胞瘤分泌大量儿茶酚胺,引起血中儿茶酚胺浓度增高,使心排血量增加、心率加快、外周血管收缩,血压升高;中枢神经系统及交感神经兴奋,耗氧量增加,基础代谢率增加;脂肪分解加快,出现消瘦;加快糖原分解,血糖增加,可出现尿糖。肾上腺髓质增生也可出现与嗜铬细胞瘤相似的临床症状。

第二节 原发性醛固酮增多症

原发性醛固酮增多症是由于肾上腺皮质病变导致醛固酮分泌过多所引起的一系列临床症状。常见病因为肾上腺皮质产生分泌醛固酮的腺瘤,绝大多数为单侧(70%～80%),偶有双侧腺瘤(1%～2%);其次为双侧肾上腺皮质增生(20%～30%),主要为球状带弥漫性增生,偶尔为局灶性或结节性增生。高发年龄为30～50岁,女性略多于男性。主要临床表现为:①高血压,约占高血压病人总数的0.05%～2%,一般为中度高血压,少数病人血压很高,对一般降压药不敏感;②低血钾,血钾低于正常,出现骨骼肌肉无力、疲劳,甚至典型的周期性麻痹,累及心肌时可出现期前收缩等心律失常,心电图表现为QT间期延长、ST-T改变及明显的U波;③碱中毒;④肾功能障碍,长期低钾引起肾小管病变,使尿浓缩障碍,出现多尿、夜尿、烦渴等。

原发性醛固酮增多症病人长期的高血压可使心肌劳损,而低血钾则使心血管组织的营养发生障碍,代偿能力降低,心肌对洋地黄类强心药反应不良。低血钾往往伴有代谢性碱中毒的存在,pH偏高。低血钾使肾小管细胞的再吸收功能发生紊乱,使水的代谢无法维持平衡。病人往往经过高血压治疗,如已服用利尿药,则低血钾程度更为严重。

一、术前准备

其目的是纠正电解质异常,使血钾尽可能恢复至正常。因此,至少术前1周应停用利尿药(克尿噻类),并给以大量的钾口服(6～8g/d)。螺内酯(spironolactone),又称安体舒通,是对抗醛固酮的利尿药,排钠、氯而利尿,减少钾的排出,为保钾利尿药,对原发性醛固酮增多症的病人术前准备十分重要。在使用螺内酯时低血钾情况较易纠正,否则有时虽每日摄入钾的剂量已达10g之多,但低血钾仍无好转或改善。但应用螺内酯时应注意观察血钾变化,以防止出现高血钾。对高血压的病人,应给以低盐饮食,一般不用使体内儿茶酚胺耗损的降压药,如利血平类药物,以防手术中血压降低。

二、麻醉方法及麻醉用药

通常根据具体病情、手术方式选择麻醉方法。可选择硬膜外阻滞麻醉,也可选择全身麻醉。对于麻醉前血钾已纠正,血压基本正常,无明显肝、肾功能障碍的病人,其麻醉方法与一般手术麻醉基本相同。但麻醉用药剂量宜偏小,多数病人使用较小的药量即可达满意的麻醉深度及范围,特别是年龄较大的病人更明显。硬膜外阻滞麻醉可以满足大部分病人手术的要求,肌松满意,术中平稳,术后并发症少。但由于肾上腺位置较深,血运丰富,出血时不易止血;硬膜外阻滞麻醉有可能不完善;另外,体位的影响使病人不适;平面过高及药物作用可能引起呼吸抑制，所以全身麻醉能更好地进行有效的呼吸管理，维持循环平稳，并使病人舒适。恩氟烷可使醛固酮的分泌增加，理论上不宜应用于此类病人。但临床上已有恩氟烷用于原发性醛固酮增多症病人的手术麻醉。由于低血钾症和代谢性碱中毒，神经-肌接头去极化容易受到抑制，肌松药作用增强，使用肌松药时应注意。

三、术中注意事项

术中应密切观察循环系统的变化，特别是对有心律失常或心肌病变的病人，应注意心电图监测。此类病人血压常常较高，但麻醉过程中并无降压的必要。麻醉期间应注意血压的波动，尤其是硬膜外阻滞麻醉时，可因周围血管扩张，回心血量减少，使心排血量降低，病人出现低血压。此时应及时补充血容量，并适当使用缩血管药。但对于老年人、高血压合并动脉硬化的病人应特别注意，由于心血管代偿功能差，硬膜外阻滞麻醉常导致血压剧降。长期高血压可使心肌受累，病人全身麻醉时对麻醉药耐量小，深麻醉易抑制循环功能。另外，应注意呼吸管理，必要时进行扶助或控制呼吸。如病人已有低血钾及碱中毒存在，机械通气时应防止过度通气。术后则可能出现高血钾症或低血钠症，宜及时进行调整。

第三节　皮质醇增多症

皮质醇增多症又称库欣综合征（Cushing's syndrome），由于肾上腺功能亢进，分泌过多的皮质醇引起一系列病理生理变化。皮质醇增多症中约有70%的病人是由于垂体分泌过多的促肾上腺皮质激素（ACTH），使双侧肾上腺皮质增生，从而分泌过量的皮质醇；约占20%的病人为肾上腺皮质肿瘤，其中腺瘤多于腺癌，二者均为自主分泌的肿瘤，大多为单个，偶尔累及双侧肾上腺，双侧肾上腺非肿瘤部分呈萎缩状态；少数病人（约占10%）为垂体以外的肿瘤分泌的ACTH导致皮质醇增多，异位的ACTH肿瘤以肺癌为常见，其次为胸腺瘤、胰岛细胞瘤、类癌，偶见于甲状腺髓样癌、嗜铬细胞瘤等。皮质醇增多症可发生于任何年龄，以10～40岁多见，女性明显多于男性，男女之比为1∶（2～4）。典型的临床表现为：①脂肪代谢紊乱及脂肪分布异常引起向心性肥胖、满月脸、水牛背、躯干肥胖而四肢细弱；②蛋白质分解增多、合成减少引起皮肤薄、紫纹、瘀斑、肌肉萎缩无力、骨质疏松和病理性骨折及伤口愈合困难；③糖代谢紊乱而致糖耐量降低以至糖尿病；④钠潴留及钾的排出导致高血压、水肿、多尿及低血钾；⑤性腺功能受抑制而出现月经紊乱或闭经，男性出现阳痿；⑥雄性激素分泌过多而出现痤疮、多毛和脱发；⑦其他还可有病人抵抗力下降，易于感染及精神障碍等。

一、术前准备

皮质醇增多症的病人对手术麻醉的耐受性差，术前准备的重点是控制血压、纠正电解质及代谢紊乱，控制感染。应以蛋白质代谢、电解质平衡以及皮质激素的补充为重点，除术前应给以高蛋白质饮食外，必要时可同时给适量的丙种睾酮或其他合成代谢激素，尤其是病情严重的病人。此类病人水和钠的潴留以及低血钾不仅常见，而且还相当严重。术前大剂量氯化钾的摄入及适当地给以一般利尿药可使病情较轻的病人得到改善。使用螺内酯既能利尿，又能使血钾浓度趋于恢复正常。皮质醇增多症的病人心血管功能极其脆弱，如果术前未能纠正电解质异常，麻醉时心血管的代偿能力将更加削弱。对于血糖升高的病人，需要控制饮食，必要时使用胰岛素治疗。病人往往对胰岛素不敏感，在严密监测下可增加胰岛素的剂量，若已用胰岛素治疗者，在术前1天应停药以防术后发生低血糖。值得注意的是，在肾上腺切除后有可能出现低血糖，所以有人主张一般情况下不用胰岛素。

肾上腺大部分或全部切除后体内糖皮质激素水平急剧下降，如不及时补充，可发生急性肾上腺皮质功能衰竭，严重者可危及生命。肾上腺肿瘤病人对侧肾上腺常呈萎缩及功能低下状态，而需要行双侧肾上腺切除的病人，术中及术后肾上腺皮质激素分泌不能满足需要，在术前、术中及术后补充糖皮质激素。在术前3～4日即开始补充肾上腺皮质激素，可给醋酸可的松100mg肌内注射或氢化可的松100mg静脉滴注。少数病人给药后呈现血压剧增、水肿加重等症状，此时即应调整剂量，或停药。

二、麻醉方法

皮质醇增多症病人对手术麻醉的应激能力低，耐受性差。因此麻醉药物的用量较正常病人相对要小，要尽量减少对心血管、呼吸功能的影响及对肾上腺皮质功能的干扰。注意维持循环动力学平稳，加强呼吸管理，减少术后并发症。

麻醉前用药宜使用较小量，否则呼吸极易抑制。对所有的全身麻醉药的耐量皆减弱，与病情严重程度成正比。由于体型极度肥胖且肌张力极弱，麻醉诱导中呼吸抑制难免，呼吸道梗阻(舌后坠)经常发生。由于下颌脂肪堆起，难以托起下颌，往往需要使用口咽导气管以保持呼吸道的通畅。由于病人颈短肥胖，可能出现气管插管困难。氧化亚氮、硫喷妥钠对肾上腺皮质功能影响小，丙泊酚、依托咪酯均能抑制肾上腺皮质功能。苯二氮䓬类药物如咪达唑仑不抑制肾上腺皮质功能。氯胺酮与γ-羟丁酸钠可使血浆ACTH及皮质醇浓度升高。氟烷、甲氧氟烷抑制肾上腺皮质功能，氟烷作用强于甲氧氟烷，恩氟烷、异氟烷及七氟烷对肾上腺皮质功能无影响，但有报道挥发性吸入麻醉药对肾上腺皮质均有抑制作用。常用的肌松药不影响肾上腺皮质激素的分泌。目前，临床上多采用复合麻醉，静脉注射硫喷妥钠-肌松药诱导，行气管内插管，以恩氟烷或异氟烷、氧化亚氮-肌松药维持麻醉。使用硫喷妥钠时剂量应适当减少，诱导过程中宜密切观察血压的变化。此类病人对所有肌松药的耐量均有减弱(包括去极化与非去极化肌松药)。琥珀胆碱无肌颤表现，不宜以肌颤作为其发生作用的指征。另外，皮质醇增多症的病人肌张力弱，肌松药所需剂量应减少。全身麻醉可消除手术操作及体位等引起的病人不适，气管内插管便于呼吸管理，而且麻醉及手术过程中循环较稳定，血压下降较硬膜外阻滞麻醉少，程度亦较轻。

硬膜外阻滞麻醉基本上也能满足手术的需要。多数研究表明硬膜外阻滞麻醉时血浆ACTH及皮质醇均无显著变化。硬膜外阻滞麻醉对肾上腺皮质功能干扰小，麻醉并发症少，病人恢复快，方法较全麻简单。但病人多肥胖，有时硬膜外穿刺及定位较为困难，并且对血压影响明显，加之手术体位及操作使病人不适，因此仅适用于单侧肾上腺肿瘤切除病人。合并心血管系统疾病、呼吸功能明显减低及硬膜外穿刺部位有炎症的病人，以及不合作或不愿意接受硬膜外阻滞麻醉方法的病人，不宜选用。

三、麻醉中注意事项

麻醉的危险在于切除肾上腺时，血压可能急剧下降，其下降程度取决于病人的病情、术前激素治疗是否适当以及肾上腺切除的情况等因素。一侧肾上腺大部分或全部切除，但另一侧肾上腺仍保留者，血压波动小；双侧肾上腺切除，无论分期或一次性施行，当最后一侧肾上腺切除时，血压的波动较易发生，其程度亦较剧烈，应予以注意。当发生血压急剧下降时，纠正血压的措施应以去甲肾上腺素及皮质激素为重点，适当输血、输液，必要时使用洋地黄类药物配合。因此类病人心脏代偿功能较差，对低血压的耐受性亦较差，必须及时纠正。去甲肾上腺素可有迅速的升压作用，但对术后血压的平稳则主要依靠肾上腺皮质激素的作用，因此术后即以肾上腺皮质激素的治疗为根本措施，如病人对肾上腺激素反应不良时，除易于导致休克的一般因素如失血及手术创伤等外，更应考虑是否有电解质等因素(低钠、低钾或高钾)，应试予纠正。应注意的是，此类病人在麻醉及手术中又容易激发血压过高，甚至发生颅内出血或心力衰竭，应根据实际情况及时处理，如适当加深麻醉或给予镇痛药，必要时用硝普钠或硝酸甘油控制血压至术前能耐受的水平。

双侧肾上腺切除的病人，术后必须给予长期的肾上腺皮质激素治疗。肾上腺大部切除术的病人，术后数日给以肾上腺皮质激素之外，同时宜给予促肾上腺皮质激素，以促进余留的肾上腺皮质功能的恢复。肾上腺肿瘤切除的病人，虽然对侧肾上腺仍保留，但由于对侧肾上腺往往萎缩，所以手术后也需要补充肾上腺皮质激素及促肾上腺皮质激素。

手术麻醉中重点是呼吸、循环的管理。因病人肥胖，颈部短粗，加之肌力减弱，在全麻诱导时及麻醉结束时拔出气管后易出现呼吸道梗阻，应给予注意并及时采取措施，可使用口咽通气道维持呼吸道通畅。此类病人呼吸贮备及代偿功能较差，对缺氧的耐受性差，手术时病人的体位、手术操作及麻醉过深等均可影响病人的通气，因此，应严密观察通气情况，注意维持呼吸道通畅，进行必要的呼吸支持，以防缺氧和二氧化碳蓄积。

此类病人对失血的耐受性差，即使出血量不多，也可能出现血压降低，加上麻醉药物、体位等影响，血压降低更明显，应及时补充血容量。当出现原因不明的低血压、休克、心动过速、发绀、高热时，应首先考虑是否有急性肾上腺皮质功能不全，除一般性处理（如输血输液、静脉注射升压药）外，应静脉输注氢化可的松100～300mg，并于术后继续使用皮质激素。

病人有骨质疏松，可发生病理性骨折，而且病人皮肤菲薄，有出血倾向，所以在手术及麻醉操作过程中应注意保护皮肤和固定肢体，动作轻柔。应注意严格无菌操作，由于病人的抗感染能力较差，可加用抗生素予以预防和治疗。

第四节　肾上腺性征异常症

一、病情特点

肾上腺性征异常症是指肾上腺分泌过多的雄性激素而致女性男性化或男性假性性早熟。肾上腺性征异常症主要为先天性肾上腺皮质增生，如21-羟化酶或11β-羟化酶缺陷症，以及肾上腺皮质分泌雄性激素的肿瘤。后者以女性多见，可发生于任何年龄，但以成年妇女多见。

二、麻醉前准备及麻醉方法

由于病人往往有肾上腺皮质功能不足的情况，应在术前给予补充肾上腺皮质激素，以防病人在手术及麻醉中出现肾上腺皮质功能低下。

如病人无肾上肾皮质功能改变，麻醉方法及麻醉处理一般无特殊；若病人有肾上腺皮质功能低下，术前、术中及术后应注意及时补充肾上腺皮质激素。

第五节　嗜铬细胞瘤手术的麻醉

嗜铬细胞瘤（pheochromocytoma）是机体嗜铬组织内生长出来的一种分泌儿茶酚胺的肿瘤，通常发生于肾上腺髓质（约占90%），少数（10%）位于肾上腺以外，可发生于交感神经系统的嗜铬细胞，如腹腔内、肠系膜、下腹部、睾丸及椎旁交感神经丛，但多见于腹腔内（95%）。多发、肾上腺以外的肿瘤多见于儿童（占35%），而成人仅有8%。嗜铬细胞瘤大部分为良性（约90%），可以外科手术治疗，肿瘤为恶性或有转移者不足10%。大部分为单侧（85%～90%），并通常在右侧，成人约有9%、儿童约有25%为双侧。5%的病人有家族史，并有可能是多发性内分泌腺瘤的一部分，双侧多见（75%）。嗜铬细胞瘤可见于任何年龄，但好发年龄为40～50岁，女性（55%～60%）略高于男性，10%发生于儿童，其中大约70%发生于男孩。由于肿瘤细胞分泌大量肾上腺素和去甲肾上腺素，临床上出现高血压、心律失常及代谢异常等一系列临床症状，其临床表现与儿茶酚胺分泌的量和质有关。无分泌功能的嗜铬细胞瘤多以局部肿块或对周围组织压迫时才被发现。

嗜铬细胞瘤病人在手术期间，由于麻醉及手术操作和挤压肿瘤，可使血中儿茶酚胺浓度急剧增高，血压骤升，当肿瘤血运阻断或切除肿瘤后血压又可能急降。因此，其麻醉处理较困难，手术麻醉的危险性较大。术前对病情应有正确的估计，做好充分准备，术中加强监测，仔细观察，及时处理，麻醉方法及用药选择适当，可以提高手术麻醉的安全性。

一、病理生理及临床症状

嗜铬细胞瘤是分泌和贮存儿茶酚胺激素的场所，包括肾上腺素和去甲肾上腺素，通过组织中的肾上腺素能受体而产生作用。肾上腺素能受体分为α和β受体，α受体兴奋时血管及肠道平滑肌收缩，收缩压与舒张压均升高；β受体兴奋时骨骼肌血管扩张，支气管平滑肌松弛，心率增快，心肌收缩力加强，收缩压升高而舒张压升高不明显。肾上腺素对α、β受体均有作用，故临床表现为总的外周阻力降低，心率、心排血量增加，脉压增宽，并兴奋糖代谢，故病人出现心动过速、心律失常、基础代谢率高、高血糖、糖耐量试验阳性和尿糖。去甲肾上腺素主要作用于α受体，表现为血管收缩、外周阻力增加、血压升高(收缩压与舒张压均升高)。

嗜铬细胞瘤主要症状为高血压，占高血压病例的不足0.5%。过去一直认为嗜铬细胞瘤病人有发作性或持续性高血压，是循环中儿茶酚胺浓度增加所致。但约有15%的病人血压是正常的，而这些血压正常的病人血中儿茶酚胺浓度也高于正常。新近研究证实，有若干因素可影响血管平滑肌对儿茶酚胺的反应。其一是血容量，低血容量可以减弱血管平滑肌对加压物质的升压反应，约有50%的嗜铬细胞瘤病人可发生低血容量；其二是脱敏感或快速耐受，即肾上腺素长期刺激可以减弱组织对儿茶酚胺的反应性。此外，交感神经系统在维持嗜铬细胞瘤病人的高血压中具有重要作用。尽管如此，高血压仍是嗜铬细胞瘤的主要症状，表现为阵发性或持续性高血压(约1/3为阵发性，2/3为持续性高血压)、发作性头痛、出汗、头晕、紧张、苍白、软弱无力，有时伴有恶心、呕吐、腹痛等症状，严重时有心律失常、儿茶酚胺性心肌病、肺水肿、休克或脑出血等。病程长者可出现高血压所致的并发症，如左心室肥厚、冠状动脉硬化及肾功能损害、视网膜动脉硬化。如果嗜铬细胞瘤分泌以肾上腺素为主，临床表现除高血压外，还有代谢紊乱，手术及麻醉的处理比较复杂，麻醉的危险性也相对较大；如果嗜铬细胞瘤分泌以去甲肾上腺素为主，临床表现主要为高血压，麻醉处理较简单。嗜铬细胞瘤分泌儿茶酚胺以去甲肾上腺素为主，仅15%的肿瘤以分泌肾上腺素为主。肾上腺内的嗜铬细胞瘤分泌肾上腺素和去甲肾上腺素，以去甲肾上腺素为主。肾上腺以外的肿瘤只分泌去甲肾上腺素。

嗜铬细胞瘤病人由于基础代谢率增高、糖耐量降低，可出现发热、消瘦、甲状腺功能亢进的表现，以及血糖增高，甚至尿糖的现象。在儿童，腹痛、便秘、出汗、视物模糊较为突出，也有平时无症状者。

嗜铬细胞瘤病人也可能出现其他内分泌腺病变的症状，如甲状旁腺增生或腺瘤，病人出现高血钙、骨质疏松，甚至骨折等。这时嗜铬细胞瘤可作为多发性内分泌腺瘤病(multiple endocrine neoplasia, MEN)的一部分。

二、术前准备

充分的术前准备是非常重要的，20世纪50年代选择性嗜铬细胞瘤切除术的病人围手术期病死率>50%，而自从50年代α受体阻滞药用于嗜铬细胞瘤病人的术前准备，病死率已大大降低(0～3%)。对于术前未诊断出的嗜铬细胞瘤病人有严重的潜在性危险，可因药物、麻醉、手术等因素诱发高血压危象或休克，即使是简单的手术，手术死亡率也较高(约50%)。控制血压和补充血容量可明显减少围手术期的并发症及病死率。因此，对嗜铬细胞瘤的诊断是十分重要的。麻醉前应全面了解病史，进行必要的检查与试验。如高血压病人，年龄较轻或合并代谢方面的改变，或基础代谢增高，而无甲亢或糖尿病的其他症状者，应考虑嗜铬细胞瘤的可能性。有些病人高血压症状轻，而表现为代谢方面的改变和血糖、基础代谢的升高，易误诊为糖尿病、甲亢等。

血和尿中儿茶酚胺及其代谢产物（如 3-甲氧基-4-羟基扁桃酸，vanil-lylmandelic acid，VMA）十分有助于诊断。尤其是尿中去甲肾上腺素和肾上腺素的测定最为敏感。临床高度怀疑嗜铬细胞瘤，但血浆儿茶酚胺浓度＜1000ng/L，且血压仅轻度增高 21.3/13.3kPa（160/100mmHg）时，常使用激发试验。血浆儿茶酚胺中度增加（1000～2000ng/L）时应做抑制试验。可乐定（clondine）试验可用于鉴别诊断，口服可乐定可抑制原发性高血压病人的血浆儿茶酚胺分泌，而不抑制嗜铬细胞瘤分泌儿茶酚胺。另外，酚妥拉明抑制试验及组胺激发试验也用于嗜铬细胞瘤的鉴别诊断。近年来应用^{131}I-间位碘苄胍（^{131}I-mIBG）造影，对诊断和定位极有帮助，还可以提供功能诊断。

（一）治疗和控制高血压

对于术前明确诊断的嗜铬细胞瘤病人，应给以适当的α受体阻滞药治疗和控制高血压。最常用的药物是长效非竞争性α受体阻滞药酚苄明（pheoxybenzamine），又称酚苄胺，术前 2～3 周开始口服酚苄明 10mg，2 次/天，逐渐增加剂量至高血压得以控制，大部分病人用药量为 80～200mg/d。该药起效慢，服用 24～36 小时发挥药效。其作用强而持久，半衰期为 24 小时。副作用包括直立性低血压、反射性心动过速、恶心、鼻塞等。短效α受体阻滞药哌唑嗪（1mg，3 次/天，共 2 周）也已成功地用于临床。酚妥拉明（phentolamine）又称立其丁，是短效α受体阻滞药，起效快、作用持续时间短（5～10 分钟），除用于高血压危象外，主要用于术中控制高血压，单次静脉注射（1～3mg）或静脉滴注（0.1～0.5mg/min）。拉贝洛尔（labetalol）曾被认为有效，因其具有α和β肾上腺素能神经双重阻滞作用，但其α受体阻滞作用较β受体阻滞作用弱，α受体阻滞作用相当于酚妥拉明的 1/10，β受体阻滞作用与普萘洛尔作用相似，因此，单独使用拉贝洛尔有可能使血压升高，故不适用于嗜铬细胞瘤，并且它还干扰儿茶酚胺及其代谢产物的化学测定。最近钙通道阻滞药已显示出了是一类有前途的药物，不仅能有效地控制血压，而且还有利于控制心血管并发症，能减弱对去甲肾上腺素的升压反应，可以预防儿茶酚胺诱导的冠脉痉挛和心肌炎，而且没有长期使用α受体阻滞药的并发症。但有作者提出术前仅用钙通道阻滞药，并不能控制儿茶酚胺释放引起的血压升高，应同时使用α受体阻滞药，以减少术中血压波动。近年来北京协和医院成功地使用乌拉地尔（urapidil，又名哌脲啶）作为嗜铬细胞瘤病人术前控制血压用药，术中病人血压较平稳。乌拉地尔主要作用于外周突触后α_1受体及中枢 5-羟色胺 1A 受体而降低血压，可使平均动脉压、收缩压及舒张压均明显降低。乌拉地尔可显著降低外周阻力，对心率影响小，心率基本不变或一过性增快。其副作用为眩晕、直立性低血压、头痛、恶心等，但程度均较轻。一般的意见是酚苄明等降压药用至术日早晨，有作者建议术前 24 小时停用酚苄明。

一些病人也使用β受体阻滞药，如普萘洛尔（propranolol）或美托洛尔（metoprolol）。β受体阻断药应该用于病人使用α受体阻滞药后，出现反射性心动过速、心律失常时，可给普萘洛尔 10mg，3 次/天。阿替洛尔（atenolol）也有效地用于这类病人。单独使用β受体阻滞药（或先于α受体阻滞药之前使用）可引起严重高血压、充血性心力衰竭，尤其是儿茶酚胺性心肌病的病人更应注意。α受体和β受体阻滞药的应用剂量及用药时间应根据病人血压及心率变化而随时调整。

出现高血压危象时应给以静脉滴注硝普钠（nitroprusside）或酚妥拉明，快速控制血压。酚妥拉明可分次注射（2～5mg），也可静脉连续滴注。出现心动过速时可静脉单次注射普萘洛尔（1mg/次），也可连续滴注超短效、选择性β受体阻滞药艾司洛尔（esmolol）。

（二）纠正血容量

嗜铬细胞瘤病人血容量通常减少，这是由于儿茶酚胺引起血管收缩，血管内压力增高，水分从毛细血管壁外渗，使循环容量减少，病人血细胞比容往往超过 0.45，在肿瘤切除后容易发生低血压，并且单独使用去甲肾上腺素等缩血管药物后血压往往难以维持平稳。因此，液体治疗与 α 受体阻滞药同样重要，在应用 α 受体阻滞药扩张血管的同时适当扩容，使血细胞比容降低至 0.40 左右，这样可使肿瘤切除后血压较平稳。但应注意的是 58% 的嗜铬细胞瘤病人有临床明显的心肌病，应避免负荷过重。

（三）麻醉前用药

术前用药应使病人在进入手术室之前镇静，消除焦虑。儿科病人可于术前 2 小时用苯巴比妥钠（pentobarbital sodium）2mg/kg 直肠给药，或地西泮 0.3mg/kg 口服。理论上讲，吗啡因能释放组胺，可诱发儿茶酚胺释放，故不太合适。但少量使用吗啡血中儿茶酚胺不增高。使用阿托品时应注意，有可能引起交感神经兴奋、心动过速及严重高血压，因此一般只有在心动过缓伴有低血压时才使用阿托品。可选用东莨菪碱。

三、麻醉方法

麻醉方法要依据手术部位、范围及病情而定。

（一）硬膜外麻醉

肾上腺手术时，硬膜外阻滞麻醉血中儿茶酚胺较低，并能抑制术中儿茶酚胺分泌。硬膜外阻滞麻醉止痛完善、肌松良好、对机体干扰轻微、术后恢复快。由于硬膜外阻滞麻醉广泛阻滞了交感神经节前纤维，可以阻断嗜铬细胞瘤病人反射性因素所引起的肿瘤释放儿茶酚胺，加上局麻药物的全身作用，有助于心血管稳定。但硬膜外阻滞常不能耐受牵拉反应，也不能完全消除病人精神紧张，导致血压波动。如果适当加用安定、镇静、镇痛药物，可取得较好的效果，如果与全麻联合使用，可以取长补短，使病人术中循环系统平稳，血压波动小，术后恢复快。应用硬膜外阻滞麻醉时，探查及处理肿瘤时血压也会上升，肿瘤切除后低血压发生率较全麻多，应及时补充液体，维持充足的循环容量，并准备好 α 受体阻滞药、兴奋药，及时给予药物治疗，维持循环稳定。

（二）全麻

全身麻醉是嗜铬细胞瘤病人手术的首选麻醉方法，尤其是肿瘤定位不确切、异位时，以及精神紧张的病人、不合作的小儿。全麻可以避免或减轻手术探查、肿瘤切除前后由于血压剧烈波动引起病人紧张、不适及其他不良反应。同时也便于较好地管理呼吸和维持循环平稳。麻醉诱导力求平稳，并尽快达到较深的麻醉程度，所选用的药物应尽可能地不增加交感神经的兴奋，不增加心肌对儿茶酚胺的敏感性。硫喷妥钠、地西泮、咪达唑仑、丙泊酚等均可用于麻醉诱导。丙泊酚有强烈的扩张血管和降压作用，用于麻醉诱导较好。可采用静吸复合麻醉诱导，先静脉注射芬太尼 2～5μg/kg，然后静脉注射硫喷妥钠，气管插管前可吸入异氟烷或恩氟烷＋氧化亚氮-氧气加深麻醉，并可静脉注射利多卡因 1.5mg/kg 以减轻置入喉镜引起的交感神经反应。理论上，琥珀胆碱由于能刺激节后交感神经元及引起肌纤维成束收缩增高腹内压，机械性挤压肿瘤诱发儿茶酚胺释放而不使用。若应用时，应先给予非去极化肌松药进行处理，防止骨骼肌震颤，防止儿茶酚胺释放。泮库溴铵由于刺激交感神经系统可引起严重高血压。阿曲库铵和维库溴铵无交感神经刺激作用均可使用。维库溴铵可用作术中维持肌松，无组胺释放，是较为理想的肌松药。苯磺阿曲库铵尽管有组胺释放作用，也已安全用于这类病人。恩氟烷、异氟烷、七氟烷及地氟烷不增加心肌对儿茶酚胺敏感性，均可使用。氟烷因增加心肌对儿茶酚胺的敏感性，引起心律失常，不推荐使用。恩氟烷、异氟烷有抑制交感神经的作用。有作者发现七氟烷用于恶性嗜铬细胞瘤手术中血浆儿茶酚胺浓度无变化。术中应用氟哌利多仍有争议，有作者认为氟哌利多可对抗儿茶酚胺的加压作用，降低心律不齐的发生，也有报道可引起儿茶酚胺释放，发生高血压，因此应特别注意。

四、麻醉管理

嗜铬细胞瘤手术病人术中的危险主要是在麻醉诱导期间、肿瘤处理过程中及肿瘤血运阻断之后即刻，发生急剧血流动力学改变，血压急升骤降和心律失常。因此，麻醉诱导前应开放较大的静脉，建立静脉通路，并在局麻下行桡动脉穿刺、置管，进行直接动脉血压监测。并常规准备以下药物，以便术中及时应用：①血管扩张药及缩血管药，如硝普钠、酚妥拉明、硝酸甘油及多巴胺、去氧肾上腺素、肾上腺素和去甲肾上腺素等；②β受体阻滞药，如普萘洛尔、艾司洛尔等；③抗心律失常药，如利多卡因等。麻醉过程中最重要的是维持循环动力学平稳，因此术中麻醉管理极为重要。

(一)术中监测

除常规监测(包括心电图、无创血压、尿量)外，还应做桡动脉穿刺、置管测定直接动脉压和抽取血样做血气分析，颈内静脉或锁骨下静脉穿刺置管监测中心静脉压(CVP)。如果怀疑病人有儿茶酚胺心肌病、左室功能受限，应置入漂浮导管(Swan-Ganz管)测定肺动脉压、肺毛细血管楔嵌压，能准确地反映左心功能。

(二)加强呼吸管理

无论全麻，还是硬膜外阻滞麻醉，均应注意病人的呼吸管理，防止发生缺氧和二氧化碳蓄积。术前应更换钠石灰，术中应行呼吸末二氧化碳浓度监测，或进行血气分析。

(三)术中输血输液

嗜铬细胞瘤病人术中输血输液较为复杂。由于病人术前存在不同程度的低血容量和血液浓缩，因此术中应根据中心静脉压补充晶体液及胶体液，扩大血容量。如果病人心功能较好，在肿瘤切除前可尽量逾量补液1000ml左右，有利于维持血压平稳。肿瘤切除后，儿茶酚胺浓度急剧减少，胰岛素分泌很快升高，使糖原及脂肪分解减少，多在3小时后出现低血糖，甚至低血糖休克，应及时补充葡萄糖和输血，必要时使用缩血管药维持血压，以保证脑血流灌注。

(四)血管活性药物的准备和使用

1. 硝普钠　静脉滴注(浓度为0.01%)或静脉输液泵输注，当出现高血压时立即应用。它起效快，作用时间短，对动静脉血管均有扩张作用，心指数不变或稍增。按1～3μg/(kg·min)静脉滴注，迅速呈现血压降低，停药后血压很快回升，5分钟后血压可回到原水平。可用于控制性降压和治疗高血压危象，反射性心动过速作用小于硝酸甘油。硝普钠滴注速度应小于8μg/(kg·min)，全量不得超过1～1.5mg/kg。

2. 酚妥拉明　起效略慢，作用时间稍长于硝普钠，静脉注射1～5mg/次，用药后阻力血管扩张，血压和肺动脉压下降，周围血管阻力降低。其扩血管机制是阻断α受体及直接扩张血管平滑肌，可引起反射性心率加快，甚至心律失常，也可出现血压过低等不良反应。

3. 硝酸甘油　主要扩张静脉血管(容量血管)，使心脏前负荷减轻，增加周围血管容积，降低心室壁紧张度，减少心肌耗氧。大剂量或静脉注射也能使动脉血管的紧张性下降，从而降低左室舒张末期压，有利于血流由心外膜下区和侧支向缺血区流动，而无窃血现象。硝酸甘油扩张血管，缓和降压，作用时间短，毒性小，无停药后高血压。但可出现心率反射性增快、快速耐受，其增高颅内压作用大于硝普钠。因用药量较大，有时降压效果不稳定，较少用于嗜铬细胞瘤手术中。常用静脉滴注浓度为0.01%，根据需要随时调整滴入速度。

4. β受体阻滞药　静脉注射普萘洛尔其作用大约30～45分钟，可持续至肿瘤切除后，引起低血压和心肌抑制，甚至发生术中肺水肿。超短效、选择性β_1受体阻滞药艾司洛尔起效快、作用持续时间短，适用于术中使用。

5. 缩血管药物　肿瘤血管结扎后，循环中高浓度的儿茶酚胺(主要是去甲肾上腺素)急剧下降，如果容量补充不及时，可出现血压下降，积极扩容也可减少血压下降概率及程度。如果经输血、输液后血压仍低，可给予缩血管药物，如去氧肾上腺素、多巴胺或去甲肾上腺素。去氧肾上腺素又名苯肾上腺素、新福林，是人工合成品，是较纯的α受体兴奋药，虽能促使去甲肾上腺素释放，但效能极弱，主要作用为直接兴奋突触后膜的α受体，使全身的血管收缩，皮肤、黏膜、肺、肾及四肢血流均减少。由于血压升高，反射性地提高迷走神经活性，使心率减慢，但增强心肌收缩力作用微弱。

(五)高血压危象

阵发性或持续性血压增高超过 33.3kPa (250mmHg)以上，持续 1 分钟即可称为高血压危象。心电图可出现心动过速、心律失常，严重者可出现室颤或心跳骤停。对于高血压危象应积极预防，及时处理。

(1)充分的术前准备，术前 2 周应用α受体阻滞药使血压维持在 20/10.7kPa(150/80mmHg)。出现心动过速时加用β受体阻滞药。如病人对肾上腺阻滞药不能耐受，也可使用酪氨酸氢氧化酶抑制药控制儿茶酚胺的合成。

(2)手术中维持适当的麻醉深度，防止缺氧及二氧化碳蓄积。

(3)密切观察血压、心率及心电图变化，了解手术方案及进程。

(4)在气管插管前、肿瘤探查前，可静脉注射酚妥拉明 1mg/次。当血压升高超过原水平的 1/3 或 26.7kPa(200mmHg)时，应立即采取措施，静脉注射酚妥拉明 1～2mg 或静脉滴注硝普钠，快速有效地控制血压。

(六)心律失常

由于手术及麻醉操作刺激儿茶酚胺大量释放、血压剧烈波动及麻醉药、缺氧及二氧化碳蓄积等因素的影响，可出现心律失常。处理原则首先应注意控制血压，并可适当应用β受体阻滞药治疗心动过速，减少心肌耗氧量，也可考虑应用利多卡因治疗心律失常，同时维持适宜的麻醉深度，避免或及时纠正缺氧或二氧化碳蓄积。

(七)低血压

在结扎肿瘤血管或肿瘤切除后，循环内儿茶酚胺浓度急剧降低，外周血管阻力下降，如再存在血容量不足、使用肾上腺素能阻滞药、心功能代偿不全等因素时可发生低血压。处理时应分析原因，如循环容量不足时可加快输液输血，对于心功能正常的嗜铬细胞瘤病人，术中可采用适当逾量输液，以减少低血压发生。如心功能代偿不全而出现低血压时，可强心、利尿；如外周血管扩张，除输液外可加用缩血管药物。

五、术后处理

术后并发症主要有高血压、低血压和低血糖。因此，应继续严密观察循环动力学变化，及时处理，维持循环平稳。约 50%的病人术后仍有高血压，血浆儿茶酚胺水平在 72 小时内仍高于正常，可能是残存的或转移性的嗜铬细胞瘤所致，可口服可乐定以了解是否为神经源性的。低血压可能因手术切除肿瘤，减少了儿茶酚胺的来源，继发动静脉显著扩张和减弱了受体对内源性儿茶酚胺的敏感性所致，主要的处理措施是扩充血容量，根据血容量缺失情况输入晶体液和(或)胶体液及血液。值得注意的是，腹腔内手术可引起明显的“第三间隙”液体丢失，而且术前应用α受体阻滞药，外周血管广泛扩张，因此可耐受更多的输液量。大量补充晶体液的优点是可以维持机体内环境的相对稳定。术中应保持尿量在 50ml/h 以上，以防止术后肾功能衰竭的发生。必要时可给予升压药，以维持循环动力学相对稳定。低血糖是因为术前胰岛素的分泌被高浓度的儿茶酚胺所抑制，而肿瘤切除后血浆儿茶酚胺降低解除了对胰腺的抑制，胰岛素分泌增加，术后可能表现出低血糖症状，尤其应注意的是有些低血糖仅表现为持续性低血压，且对加压药和补液无效。

(张秀华　罗爱伦)

参考文献

刘俊杰，赵俊．1997．现代麻醉学．第 2 版．北京：人民卫生出版社

盛卓人，王俊科．1996．实用临床麻醉学．第 3 版．沈阳：辽宁科学技术出版社

王明德，朱新侠综述．1993．嗜铬细胞瘤的研究进展．国外医学·麻醉学复苏分册，14：338

吴阶平，裘法祖．1990．黄家驷外科学．第 5 版．北京：人民卫生出版社

周衍椒，张镜如．1989．生理学．第 3 版．北京：人民卫生出版社

Jon P，Sigmund E J，Willianson B. 1988. Anaesthesia for Phaeo- Chromocytoma. Can J Anaesth，35(5)：526

Paul GB，Brice F，Robert KS. 1992. Clinical Anesthesia. 2nd ed. Philadelphia：Lippincott J B company

第83章　特殊内分泌疾病病人的麻醉

第一节　垂体腺瘤手术的麻醉

垂体腺瘤是神经外科常见的良性肿瘤，大约占颅内肿瘤的8%～15%，发病率在15%～20%，仅次于胶质瘤和脑膜瘤，占颅内肿瘤的第三位。垂体腺瘤多数为良性，男：女＝1：2，多见于青壮年成人，青春期前发病者罕见。

垂体腺瘤按照分泌激素类型可分为高功能垂体腺瘤和无功能垂体腺瘤，前者可有颅内占位病变的症状和神经内分泌功能改变，后者仅有颅内占位病变的症状。高功能垂体腺瘤又包括生长激素型垂体腺瘤、泌乳素型垂体腺瘤、皮质激素型垂体腺瘤、生殖激素型垂体腺瘤、甲状腺素型垂体腺瘤。相当部分的垂体腺瘤分泌两种或两种以上种类的激素，目前通常选取分泌水平占相对优势的激素类型为临床诊断依据。

垂体腺瘤的临床表现不能一概而论，在垂体腺瘤早期，常常因肿瘤较小患者可无任何颅内占位症状，仅仅出现内分泌功能紊乱的症状，从而容易被患者所忽视。随着瘤体的增大，内分泌功能改变症状更加明显，主要表现为三大症候群：①垂体本身受压的症候群，造成其他垂体促激素分泌减少和相应周围靶腺体萎缩，表现为生殖功能低下和(或)继发性甲状腺功能低下以及(或)继发性肾上腺皮质功能低下等。②垂体周围组织受压的症候群，主要是压迫视交叉，患者可能存在颅内高压，主要表现为视力减退、视野缺损和眼底改变等。另外，还可因肿瘤生长到鞍外压迫颈内动脉和Willis动脉环等组织产生血管神经性头痛。③垂体前叶功能亢进症候群，以高泌乳素血症、肢端肥大症和皮质醇增多症多见。

手术切除是治疗的最好方法，经鼻蝶窦入路的微创手术，是目前应用最广泛的垂体瘤手术方法，并发症及出血少，恢复快。垂体瘤病人多伴有不同程度的内分泌异常，在麻醉的处理上有一定的特殊性。虽然垂体腺瘤患者内分泌功能紊乱所致的独特表现(例如库欣病和肢端肥大症)很容易被发现，但是满意的麻醉处理常常需要是以对每位患者的内分泌功能紊乱及其复杂的病理生理改变的充分理解为前提。所有患者均需要进行全面、认真的手术前评估；虽然有很多麻醉方案可供选择，但是麻醉药物的最终选择应该根据每位患者的具体情况而做出必要的调整。

一、麻醉前评估

垂体瘤病人可以诱发库欣病、糖尿病、高血压等，术前应进行对症治疗控制基本正常后再手术为宜。病人若伴有肾上腺皮质或垂体功能不足或伴有内分泌代谢亢进者，则表现为对麻醉药的耐受性不同，影响术后苏醒。术前应详细了解病人病情，避免麻醉药量过大或不足，力求麻醉平稳。①根据精神状态、症状和血浆激素水平，估计病人对麻醉用药和手术的耐受力；垂体瘤病人可并发皮质类固醇激素不足，为避免麻醉及手术中应激反应降低带来意外，诱导前我们选择性静脉注射地塞米松10mg。②根据病人特有的外貌特征（如GH腺瘤病人的厚嘴唇、高宽鼻子、下颌骨前伸宽大、舌体肥厚、声门增厚及声门下狭窄、肢端肥大；ACTH腺瘤的库欣综合征体型），估计气管插管的难易程度，备妥相应的插管用具。③详细了解各种类型腺瘤本身所致的合并症，恰当评估，备妥治疗药物；高血糖、高血压病人术前控制在合适水平。术前、术中、术后连续监测血糖，使术中血糖控制在5.6～11.1mmol/L，如血糖＞13.9mmol/L，可静脉注射胰岛素5～10U，血糖低于5.6mmol/L可加快含糖液的输入。因手术麻醉本身对病人是一个应激反应，伴有一系列神经和体液改变，常有血糖浓度升高，故一般情况下手术中不用含糖液体，多选用平衡盐和胶体。经鼻蝶窦切除手术考虑到骨膜和鼻黏膜的出血，外科医生一般手术时需要用蘸有麻黄碱或肾上腺素的纱布压迫止血，对有高血压或动脉硬化的病人进行血压控制提出更高的要求。④垂体腺瘤手术病人对麻醉用药无特殊要求，但尽可能选用不增加循环负担的药物，用药量多数偏小；TSH腺瘤病人如果甲亢症状未能很好控制，麻醉诱导及手术强刺激易引起循环系统激惹，麻醉用药量偏大。

二、麻醉处理

（一）气管插管

一般都可在快速诱导下完成气管插管。对GH腺瘤病人，有时可遇到气管插管困难，诱导中易发生严重呼吸道梗阻、通气障碍、$PaCO_2$升高，应选用大号口咽通气管和喉镜，偶尔仍嫌其长度不够而遇到声门显露困难。根据作者的经验，建议采用下列插管方法之一：①施行清醒气管插管。②静脉注射羟丁酸钠待入睡后，施行咽喉、气管表面麻醉，完成插管。③对估计插管困难病例，采用纤维光导喉镜或气管镜完成插管。④GH腺瘤病人声门及声门下可能存在肥厚狭窄，气管导管应选稍小一号尺寸，以防损伤声门、气管壁。气管插管后要注意插管的深度，不易过浅，以免滑出。⑤气管套囊要充满，防止手术过程中的血水、渗液及分泌物进入气道，减少术后呼吸道并发症的发生。

（二）呼吸管理

（1）常规机械通气，通气量10ml/(kg·min)。GH腺瘤患者由于结缔组织增生，全身内脏增大增厚，肺容量增大，血管壁增厚，可能存在通气/血流比例失调。ACTH腺瘤病人对缺氧耐受差。TSH腺瘤病人组织氧耗略大。术中都应动态监测血气分析，随时调整控制呼吸条件，以尽量符合生理状态。

（2）术中无论是经额开颅（因额窦开放）还是经蝶手术，均可能有血水流入口腔；术后伤口渗液也可能流入口腔，故应选用带套囊的气管导管。

（3）术毕拔管指征，通气量接近术前水平，$P_{ET}CO_2$＜35mmHg，SpO_2＞95%，肌力恢复，完全清醒，不存在呼吸道梗阻隐患，吞咽反射良好。由于手术在显微镜下进行，因此麻醉应维持达到一定的深度，防止术中发生呛咳，出现意外。在深麻醉状态下吸引气道，用喉镜直视下把口咽的血液、分泌物等清除干净，待拔管前则可以减少吸引，避免刺激。病人术后鼻孔要用纱条填塞，故术前应与病人做好沟通解释工作，利于术后配合，另外可选择作用快、代谢迅速的药物，病人可以尽快恢复咳嗽吞咽反射。

（三）监测及处理

（1）由于垂体腺瘤对ACTH细胞的挤压，

术前ACTH水平已明显降低，病人多数表现精神差、淡漠、少语；麻醉药对ACTH及皮质醇有一定的抑制作用，因此在术中、术后应动态监测ACTH或皮质醇的变化，可在手术开始时先给地塞米松10mg，以后根据循环状况和手术进展再适量增用。ACTH腺瘤病人在切除肿瘤后，ACTH水平降低，应及时补充ACTH。

(2)不少垂体腺瘤病人术前合并糖代谢紊乱，血糖和尿糖均增高，但术后可下降，除术中减少含糖液输入外，应动态监测血糖和尿糖变化，血糖过高可适量注射胰岛素。

(四)各型垂体瘤的特点

泌乳素型垂体腺瘤患者，由于相关激素合成或分泌不足，可导致不同程度的代谢异常和有关脏器功能障碍，应激水平相对低下，对手术和麻醉的耐受性差。因此，手术前应补充糖皮质激素，以提高机体对药物的反应性。麻醉诱导和维持可适当减少镇静、镇痛药物的剂量，手术中亦可补充应用糖皮质激素。泌乳素型垂体腺瘤患者的麻醉苏醒期较其他类型垂体腺瘤患者长。

生长激素型垂体腺瘤患者手术前访视应充分评估患者的气道，准备困难气道处理的相关措施。由于舌体肥厚、会厌宽垂，还有下颌骨过度增长，导致咬合不正、颅骨变形，即使应用最大号喉镜片也不能充分推开舌体，并且全部插入喉镜片提起会厌亦较困难，因此常常发生声门显露困难。应激反应主要由交感神经-肾上腺髓质系统和下丘脑-垂体-肾上腺皮质系统参与，可见垂体是应激反应的重要环节。生长激素型垂体腺瘤患者的麻醉诱导和麻醉维持对镇静、镇痛的要求均较高，可能与高生长激素血症、高代谢有关，也可能与骨质增厚导致外科有创操作困难和耗时长久有关。因垂体占位病变造成中枢性内分泌激素分泌异常，患者可出现糖尿病的临床表现。也有人认为垂体瘤性高糖血症是由抗激素因子所致。糖代谢紊乱是影响神经功能恢复的重要因素，高糖血症可加重乳酸酸中毒，造成脑组织的继发性损害。因此，手术中需要动态监测患者的血糖水平，必要时应用胰岛素进行干预，以促进手术中脑保护和手术后脑功能的恢复。

皮质激素垂体腺瘤患者的麻醉与生长激素型垂体腺瘤患者的麻醉处理基本一致，但此类患者的应激反应更剧烈，需要增强麻醉深度，并辅以尼莫地平、艾司洛尔等维护循环系统稳定。手术中将应激反应控制在一定程度内、保证内环境稳定、减少内分泌并发症和避免过强过久应激反应导致机体损伤是麻醉处理的重点所在。手术中需要动态监测患者的血糖水平，将血糖水平控制在12mmol/L以内，加深麻醉以削弱手术操作所致的强烈应激反应，降低交感神经-下丘脑-肾上腺轴的反应，使糖异生减少，抑制无氧酵解增强导致乳酸生成过多；逆转应激状态下机体胰岛素受体敏感性降低，减弱血糖水平升高的趋势，稳定机体糖代谢，以利于手术后脑功能的恢复。

此外，巨人症或肢端肥大症者对麻醉药耐受性较大，用药量应酌情增加。垂体瘤病人经鼻蝶窦切除，创伤小，出血少，手术时间短，需在显微镜下进行，术野要求稳定，防止术中呛咳，要求麻醉镇静镇痛充分，降低颅内压和脑代谢，停药后清醒迅速而无躁动，无呼吸抑制和残余药物作用，因此必须把握好麻醉用药量。瑞芬太尼作用时间短，恢复迅速，无蓄积，可有效抑制插管反应，且有明显的呼吸抑制作用，病人可以耐受气管导管和机械通气，可以少用或者早停用肌松药。丙泊酚、瑞芬太尼靶控输注既利用丙泊酚镇静充分、苏醒迅速，能够有效地控制喉镜及气管插管的血压反应，又利用瑞芬太尼镇痛起效快，半衰期短的特点，使麻醉达到满意的效果，手术结束前可静脉注射小剂量舒芬太尼术后镇痛是必要的。

（王恩真）

第二节　多发性内分泌腺瘤的临床特征及其麻醉特点

一、概述

多发性内分泌腺瘤（multiple endocrine

neoplasia，MEN）是临床少见的，遗传基因改变引起的 2 个或 2 个以上内分泌腺体同时受累的内分泌疾患，多见于垂体、甲状腺、甲状旁腺、肾上腺、胰岛细胞以及黏膜病变等，受累腺体病理改变分别为腺体增生、腺瘤甚或腺癌，由于临床相应内分泌功能的改变，临床表现为同时有 2 个或更多的内分泌腺体功能亢进。

二、MEN 的临床分型及其特征

现已知 MEN 有 3 种不同的类型(表 83-1)。

表 83-1　多发性内分泌腺瘤 3 种类型

类型	腺体受累	临床表现
MEN Ⅰ型 (Wermer 综合征)	甲状旁腺增生 胰岛细胞瘤或癌 垂体腺瘤或增生	甲旁亢 反复低血糖(昏迷) GH，ACTH 升高，肢端肥大症 儿茶酚胺性心肌病，高血糖
MENⅡ型 (Sipple 综合征)	甲状腺髓样癌 嗜铬细胞瘤	甲状腺功能改变 阵发性高血压(头痛) 心律失常，直立性低血压 儿茶酚胺性心肌病
	甲状旁腺增生	血、尿钙偏高，血磷低 PTH 增高
MENⅡ型 (MEN 2b，多发性黏膜神经瘤综合征)	甲状腺髓样癌 嗜铬细胞瘤 多发性黏膜神经瘤	甲状腺功能改变 甲状腺功能改变 黏膜肿瘤或马方体征

Wermer(1954)和 Sipple 最早分别报道了两组不同的 MEN 病例，即 MENⅠ和Ⅱ型，其中，MEN Ⅰ型是常染色体遗传的多内分泌腺受累的疾患，受累器官通常包括垂体、甲状旁腺和胰腺内分泌细胞；MENⅡ型的受累腺体为甲状腺、甲状旁腺以及肾上腺髓质；MENⅢ型则是在出现甲亢和嗜铬细胞瘤的同时，合并有多发性神经黏膜病变或马方体征。

近年临床又有报道同时合并Ⅰ和Ⅱ型 MEN 的病例，现称之为 MEN 混合型。

在 MEN Ⅰ型中，最为致命的损害是内分泌性胰岛细胞瘤，可导致 MENⅠ型 80%的病人死亡。在对 16 个家庭的 108 例病人的研究中发现，55 例为 MENⅠ型，其中垂体损害占 42%，甲状旁腺受累占 89%，胰岛细胞瘤占 58.%。甲旁亢是 MENⅠ型中最常见的表现，可引起高钙血症、尿结石、骨和骨骼肌异常、全身无力甚至精神状态改变。MENⅠ型有关的甲旁亢治疗主要是手术，目前已经可以通过 DNA 重组来识别 MENⅠ型病人体内特殊的基因损害。治疗包括切除甲状旁腺、胰岛细胞瘤，药物治疗可采用化疗、干扰素和生长激素抑制因子衍生物(somatostatin analogue，SMS 201-995)。

三、MEN 的诊断

由于成功的治疗有赖于早期诊断，在高危人群进行适当的普查和随访是必要的，临床上发现有内分泌疾病家族史及多发性内分泌疾病时，应对病人及整个家族进行相应的检查，对 MEN 高危病人，每年应检查基础和刺激后的血浆儿茶酚胺水平，血浆钙、PTH 和 CEA 水平，以及 24 小时尿中去甲肾上腺素、肾上腺素、metanephrine、多巴胺和 VMA 的排泄速率，最近有报道采用 DNA 基因的识别，大大地简化了 MEN 的诊治，现已明确 MEN Ⅰ型基因定位于染色体 11，而 MENⅡ型基因分析定位于染色体 10。

四、MEN 病人麻醉处理的特点

麻醉处理原则：由于 MEN 病人术前病理生理变化较为复杂，麻醉处理应从受累内分泌腺体病变所引起的全身内环境紊乱着手，现将各内分泌腺体疾患病人的麻醉要点简介如下，临床上需根据不同类型 MEN 病人综合考虑，进行相应的处理。

(一)甲亢病人的术前准备及围手术期的并发症

(1)丙硫氧嘧啶(抑制甲状腺素的合成和转化)。

(2)无机碘(抑制释放)。

(3)β肾上腺素能拮抗药(迅速逆转快速心动过速和焦虑)。

(4)甲状腺危象(类似恶性高热)。

(5)气管塌陷，呼吸道梗阻。

(6)喉返神经损伤(声音嘶哑)。

(7)甲状旁腺功能低下(术后 24～48 小时发生低钙血症甚至喉痉挛)。

(二)甲旁亢麻醉注意事项

(1)术前输生理盐水和 furosemide 可降低血钙。

(2)神经肌接头处的高钙状态：应用肌松药注意剂量及必要的监测。

(3)甲旁亢病人多有不同程度的骨质疏松，变动体位应注意避免可能的病理性骨折。

(三)肾上腺髓质嗜铬细胞瘤麻醉处理要点

(1)充分的术前准备(药物治疗)。

(2)创伤性监测(动脉和肺动脉置管测压)。

(3)麻醉诱导插管期间应注意足够的麻醉深度。

(4)麻醉维持：阿片类镇痛药或异氟烷/恩氟烷。

(5)选择心血管影响小的肌松药：维库溴铵、阿曲库铵。

(6)控制血压波动：硝普钠。

(7)控制快速心律失常：普萘洛尔、艾司洛尔、拉贝洛尔。

(8)注意阻断肿瘤静脉血供后的低血压危象：扩容及血管活性药物。

(四)垂体瘤麻醉的注意事项

(1)酌情补充激素。

(2)可能的气管插管困难，保持呼吸道通畅。

(3)纠正术前可能存在的内环境紊乱。

(4)维持术中心血管功能的平稳。

(五)胰岛素瘤手术的麻醉特点

(1)血糖监测：麻醉及术中分阶段定点测定血糖，及早发现切除肿瘤前后的血糖波动，有助于术中肿瘤定位，判断手术效果。

(2)低血糖防治：①应用糖皮质激素；②酌情补糖；③注意防治术中探查、挤压肿瘤时的低血糖反应。

(3)高血糖防治：发生于肿瘤切除后，注意限制糖入量。

第三节 类癌综合征病人的麻醉

类癌综合征(carcinoid syndrome，CS)是由类癌组织产生分泌多种血管活性肽类引起的以皮肤潮红、腹泻、支气管痉挛和心脏瓣膜病变为临床表现的症候群。

一、类癌和类癌综合征的临床特征及其发病基础

(一)类癌的分类

1909 年，Oberndorfer 首先对类癌(carcinoid tumor)进行了描述，1954 年，Thorson 对一小肠类癌伴肝转移的病例作了报道，该病例表现为血流动力学改变，无法解释的支气管痉挛和右心瓣膜病变。

类癌起源于消化道的嗜银细胞，人群发病率大约为 1.5/10 万。75%以上类癌见于胃肠

道，其中最常见于回盲部(75.6%)，胃肠道以外的类癌可见于支气管及肺(9.9%)、性腺(0.5%)等，此外，心脏受累时通常局限于右侧心脏瓣膜，其原因尚不清楚。根据类癌发病部位的不同，可将类癌分为 3 种类型(表 83-2)：第一类发生于胃、十二指肠头部，可产生 5-羟色胺(5-HT)、ACTH、GH、GRH，临床表现为异位内分泌综合征；第二类发生于十二指肠尾部及右半结肠，亦可产生 5-HT、激肽、神经肽、前列腺素等，临床可出现肠梗阻或全身症状；第三类发生于横结肠或直肠，通常仅表现为肿瘤局部症状。

表 83-2　类癌的分类

部位	产生的胺类和多肽	临床表现
前肠 (胃、十二指肠部位)	5- HT、ACTH、GH、GRH、胃泌素等	类癌综合征，异位内分泌综合征
中肠 (十二指肠尾部及右半结肠)	5-HT、激肽、神经肽、前列腺素	类癌综合征，肠梗阻
后肠 (横结肠、直肠)	通常无活性物质	局部症状

类癌综合征则是由于肿瘤分泌 5- HT、P 物质、组胺、多巴胺和神经肽 K 等物质所致，并非所有病人都有 CS 的表现。研究表明，仅 7%～18%的病人有 CS 的表现，其中皮肤潮红 74%～84%，腹泻 68%～79%，心脏瓣膜病变 37%～41%，喘鸣或支气管痉挛 18%等。

(二)发病机制

有人认为临床上小肠类癌常常转移至肝脏，假设肝脏可以清除肿瘤释放的中介因子，而这一清除机制障碍(由于肿瘤转移所致)导致了 CS 的出现。影响上述症状的因素包括肿瘤的部位及其分泌激素的种类。类癌细胞可产生 20 多种具有生物活性的胺类、多肽以及激素(表 83-3)。目前认为 5- HT 在发病中起着主要的作用，5- HT 可引起皮肤潮红，胃肠蠕动亢进，支气管痉挛以及心血管副作用，体内长期高水平的 5- HT 与右心内膜纤维化和瓣膜病变有关。5-HT 在体内代谢过程见图 83-1，其中，5- HT 代谢产物 5- 羟吲哚乙酸(5-HIAA)从尿中排泄。

表 83-3　类癌细胞产生的生物活性物质

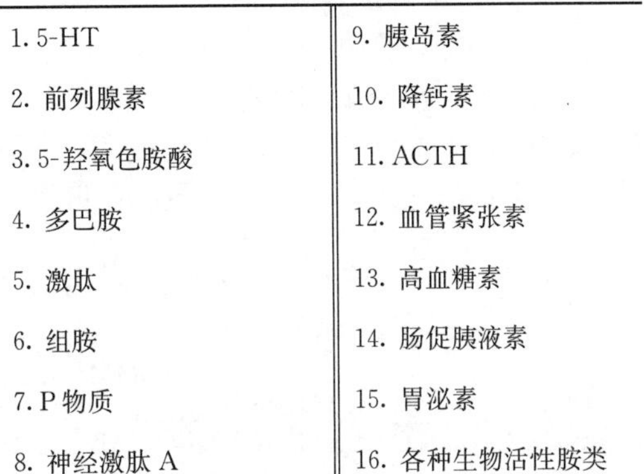

1. 5-HT	9. 胰岛素
2. 前列腺素	10. 降钙素
3. 5-羟氧色胺酸	11. ACTH
4. 多巴胺	12. 血管紧张素
5. 激肽	13. 高血糖素
6. 组胺	14. 肠促胰液素
7. P 物质	15. 胃泌素
8. 神经激肽 A	16. 各种生物活性胺类

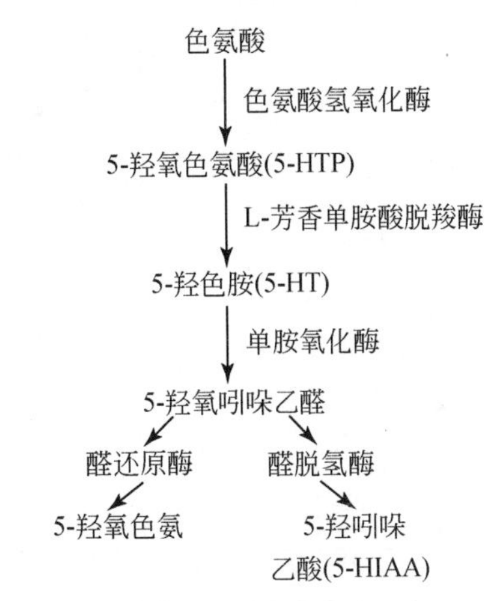

图 83-1　5-HT 体内代谢过程

二、实验室检查

影像学和激素放射免疫测定等检测技术的发展使类癌和消化道内分泌肿瘤的临床诊断水平大为提高。CS 诊断主要依据典型的临床表现，24 小时尿中高水平的 5- HIAA 以及上述多种生物活性胺、肽类水平的测定，CT 和影像学检查有助于定位。

1. 24 小时尿 5-羟吲哚乙酸和血清素测定　5-羟吲哚乙酸(5- HIAA)＞9mg 为临床可疑，＞50mg 有确诊意义，类癌综合征时血清内血清素＞3mg/L(3/μg/ml)。

2. 尿组胺　正常 24 小时尿组胺含量为

23～90μg，胃类癌可高达 4.5mg。

3. 促发试验 尿 5-HIAA 不增加，但临床疑为类癌者，可选用肾上腺促发试验，静脉注射肾上腺素 1mg，注射后 1 分钟左右有皮肤潮红发作，甚或伴有低血压和心动过速者为阳性；无反应者，剂量增至 5～10mg 重复试验。亦可采用葡萄糖酸钙激发试验，剂量为5～10mg/kg，静脉 4 小时内滴完，血钙升高可促发类癌发作，血清内血清素和尿 5-HIAA 值异常增高。

三、CS 的治疗

(一)外科手术切除原发病灶是治疗 CS 的主要方法

药物治疗可通过抑制此类病人体内血管活性肽类的合成，抑制其释放或阻断靶器官而奏效(表 83-4)，如甲基多巴可抑制 5-HT 合成；抑肽酶抑制缓激肽合成；酚苄明阻止 5-HT 的释放，生长激素抑制因子衍生物可阻止缓激肽的释放。还有受体拮抗药如艾司洛尔等。

表 83-4 防治类癌综合征的药物

药物	抑制合成	防止释放	受体拮抗药
5-HT	甲基多巴	酚卡明	ketanserin pizotifen methysergide cyproheptadine
组胺			氯苯那敏 西咪替丁 雷尼替丁
缓激肽	抑肽酶	生长激素 抑制因子 衍生物 (octreotide)	
儿茶酚胺			肾上腺素能阻滞药

(二)生长激素抑制因子(somatostatin，SS)及其衍生物 octreotide 的临床应用大大改善了治疗效果

最近 Quinlivan 等报道术中采用 octreotide 可有效地控制麻醉期间出现的顽固性支气管痉挛，对治疗腹泻等其他症状同样有效，可能成为 CS 病人的主要治疗药物。

儿茶酚胺通过刺激肿瘤释放活性物质从而加重症状，应避免使用。化疗药物如氟尿嘧啶，白细胞干扰素也用于 CS 治疗。

(三)围手术期的对症治疗包括

1. 腹泻和吸收不良的处理

(1)血清素拮抗药：甲基麦角酰胺 2～4mg，每日 4 次。赛庚啶 4～12mg，1 次/6 小时。

(2)甲基多巴 250～500mg，1 次/6 小时。

(3)纠正水、电解质、酸碱平衡紊乱。

2. 减少皮肤潮红 氯丙嗪 25～50mg，4 次/天；泼尼松 10～40mg/d。

3. 支气管哮喘的处理 小剂量异丙肾上腺素或肾上腺皮质激素有效。

四、CS 病人的麻醉处理

此类病人麻醉和围手术期间的并发症包括严重低血压或高血压、支气管痉挛和原发性水、电解质紊乱等，麻醉用药和处理的要点是尽可能避免上述并发症的出现，一旦出现予以及时有效的处理。

(一)术前准备和用药

CS病人术前准备与嗜铬细胞瘤有相似之处,术前可加用SS衍生物 octreotide 50～500μg,1次/8小时或术前1小时给药,必要时术中静脉追加10～20μg,术前镇静药物宜稍重。术前应对病人心肺功能、电解质以及全身状况作出评估,因人而异地制定麻醉计划。

(二)麻醉用药和术中监测

平稳的麻醉诱导至关重要,麻醉用药应避免引起血压的剧烈波动或支气管痉挛等,新近有报道在CS病人分别采用依托咪酯、丙泊酚或硫喷妥钠,其中依托咪酯对循环功能影响小,无组胺释放,但与丙泊酚比较,依托咪酯可引起高血压,而丙泊酚可较有效地避免插管时的心血管反应,是CS病人较为理想的诱导药物,亦可连续静脉泵入维持麻醉。硫喷妥钠对循环功能抑制明显,尚可引起体内组胺释放,在心脏受累的CS病人应慎用。理论上,琥珀胆碱因引起肌颤,压迫肿瘤,诱发血管活性物质的释放,应避免使用。肌松药中以维库溴铵较为理想。

麻醉维持应选用对循环抑制较轻和无肝毒性的药物,吸入麻醉药异氟烷和镇痛药中的芬太尼适用于CS病人。目前对CS病人是否选用硬膜外麻醉有不同意见,硬膜外麻醉可能引起低血压,而当扩容处理无效时,又不能采用交感肾上腺素能药物,因此采用硬膜外麻醉时应注意适当的阻滞平面。对肝功能损害的病人行硬膜外麻醉前必须进行凝血功能检查。

监测:由于此类病人在麻醉诱导和术中探查挤压肿瘤时可能引起血压的明显波动,有必要强调麻醉期间采取直接动脉测压,中心静脉压监测。对心脏受累及心功能差的病人,必要时可采用肺动脉漂浮导管监测。由于术中病人可能发生严重的支气管痉挛,所以麻醉期间应注意监测气道压力、SaO_2 和 $ETCO_2$ 等指标的变化。

(三)麻醉期间可能的并发症及其处理

1. 低血压　围手术期低血压是最常见的并发症,引起低血压的原因包括:①肿瘤因子的释放引起的外周血管扩张;②术前反复腹泻引起病人不同程度的脱水和低血容量;③麻醉药物对心肌的抑制及血管扩张作用;④术中探查挤压肿瘤促使血管活性肽类释放。笔者所在医院曾在1例CS病人采用硬膜外麻醉,当术中探查挤压肿瘤时,血压急剧下降至7.33/5.33kPa(55/40mmHg),并出现发绀,给甲氧明3mg静脉注射,静脉滴注抑肽酶,吸氧等处理后好转;⑤手术本身的影响,如姑息性肠切除术可能增加液体和蛋白的丢失,治疗性肝动脉结扎可能增加循环血中肿瘤坏死因子的水平;⑥低血压本身也可能通过反射性交感兴奋机制,刺激肿瘤因子的释放。

低血压处理的方法包括:①在必要的监测下(如CVP、PCWP和尿量),适当进行输液治疗;②SS衍生物 octreotide 可迅速(5～10分钟内)有效地纠正低血压;③必要时酌情追加血管紧张素1.5mg/kg静脉给予,而交感肾上腺素能药物应避免。

2. 心动过速和高血压　CS病人术中高血压可能亦是由于肿瘤释放的5-HT所引起,但较低血压少见且易于纠正。多数病人经加深麻醉后血压可恢复正常。治疗高血压的药物包括:①预防性给予5-HT受体拮抗药 ketanserin;②拉贝洛尔(labetolol);③β受体拮抗药艾司洛尔(esmolol);④硝普钠等。

3. 类癌性心脏病引起的右心衰　CS病人中约有1/3的病人可能心脏受累,典型的损害是右心瓣膜纤维斑块形成,造成三尖瓣脱垂或狭窄,肺动脉瓣膜也常受累,严重者术中可能出现急性右心衰,应予注意。

4. 支气管痉挛　CS病人尤其是有哮喘史的病人可能在麻醉期间发生支气管痉挛,且多伴有血压波动、心动过速和皮肤潮红等症状。作者曾遇1例病人,给予硫喷妥钠、阿曲库铵诱导后即出现头颈及前胸部皮肤红色斑片状潮红,插管后呼吸道阻力大,峰压>4.67kPa(35mmH_2O),听诊满肺哮鸣音,大剂量氢化可的松(30mg/kg)疗效不明显,40分钟后自行缓解。抑肽酶可缓解支气管痉挛的症状。SS及

octreotide 临床疗效较好，可以在麻醉诱导前给药，并在围手术期行皮下注射。氟烷、氯胺酮等也有一定的解痉作用。

5. 血糖和电解质的变化 类癌与胰岛细胞瘤在组织学方面有相似之处，围手术期有可能出现严重的低血糖，有的病例可能发生酸碱、电解质紊乱等，应及时纠正。

(四)术后镇痛

应尽量避免此类病人术后疼痛刺激，病人自控镇痛(patient controlled analgesia，PCA)技术已在临床日益普及，成为有效的镇痛手段。总之，由于 CS 属于少见病例，此类病人的麻醉处理尚无系统、随机性研究以提供更为成熟的经验，因此，了解 CS 的病理生理改变对合理的麻醉设计将十分重要，及时有效地处理麻醉期间可能出现的并发症是降低此类病人围手术期病死率的重要环节。

第四节 舒血管肠肽瘤的麻醉特点

舒血管肠肽瘤(vipoma)是一组以水样腹泻、低钾血症和胃酸缺乏或低下为特征的临床综合征，简称 VIP 瘤或 WDHA 综合征。

本病为胰腺血管活性肠肽细胞肿瘤或增生所引起。高浓度的舒血管肠肽(VIP)或多肽(PP)抑制胃酸分泌，促进小肠黏膜水、电解质分泌显著增加，部分病例可表现为前列腺素 E_2(PGE_2)增高，从而抑制肠道对水、电解质的吸收，并引起周围血管扩张、高血钙、胃酸减少和血糖增高。

一、实验室检查

(一)VIP、PP 和 PGE_2 测定

应用放射免疫法测定的血浆 VIP 可达正常人的(<200ng/L)数倍至数十倍；少数病人 PP 和 PGE 异常增高。

(二)低血钾

血钾降至 2mmol/L 左右。

(三)胃酸及组胺刺激试验

胃液呈无酸或低酸状态，胃酸分泌对磷酸组胺或五肽胃泌素无明显反应。

二、VIP 瘤病人的临床特征及其麻醉处理

此类病人临床表现特点为间隙发作性水样泻，严重时水样腹泻可达 10 次/天以上，水样便每日排出量可达 3000～10 000ml，病人迅速出现脱水，同时顽固性腹泻造成大量水、电解质尤其是钾盐丢失，病人出现恶心呕吐、全身萎软、嗜睡等低血钾表现，静脉补充常常难以纠正。部分病例出现代谢性酸中毒。长期低钾可使肾小管严重受损，甚至导致肾功能衰竭。因此在麻醉围手术期应采取紧急补液措施，纠正水、电解质和酸碱平衡紊乱。补液量应为丢失量加上每日生理需要量，每日酌情分批补钾 20～40g，补液应以生理盐水和葡萄糖氯化钠液为主，补液速度应视脱水情况及心肺功能而定。肾上腺皮质激素如泼尼松 10mg 和吲哚美辛 25mg 对控制腹泻，纠正水、电解质紊乱有辅助作用，并适当纠正代谢性酸中毒。

(黄宇光)

参 考 文 献

胡小琴．1997．心血管麻醉及体外循环．北京：人民卫生出版社，884～896

Barash PG，Cullen BF，Stoelting RK. 1992. Clinical Anesthesia. 2nd ed. Philadelphia：Lippincott JB Company

Wilson and Foster. 1992. Williams Textbook of Endocrinology. 8th ed. Philadelphia：Saunders WB Company

第 84 章　麻醉的危险性及严重并发症

由于麻醉学的进步，药品、监测技术的发展，麻醉队伍质量的提高，今天绝大多数的麻醉都得以安全进行。但麻醉对人体各器官系统产生抑制作用的特点，决定了其固有的危险性。在这个问题上两种偏差必须避免，一是麻醉的需要仅仅产生于外科的需要，手术中外科和麻醉两个因素都同时对病人产生影响，因而分开这两个因素评价危险性是不明智的。毫无疑问，高水平的手术医生，可以减少麻醉的危险性；同样，有经验的麻醉医师也可以大大降低手术死亡。二是很多手术的危险性及并发症，目前看来似乎与麻醉技术没有联系，但断然声称麻醉与它们毫无关系也是愚蠢的。麻醉医生应该认识到，只有在宏观上对手术的所有问题负责，才能在社会中获得相应的权威及地位。

另一方面，麻醉学的进步大大推动了外科学的发展，使越来越多 ASAⅢ、Ⅳ级的病人可以耐受麻醉手术，越来越多带有多种合并症的病人能够接受麻醉手术，越来越多涉及生命禁区的治疗得以在麻醉手术下完成。这也势必造成麻醉并发症的增多。

第一节　麻醉的危险性

正确地认识各种麻醉危险性和并发症，掌握其预防对策，是每个麻醉医师必须具备的基本知识和技能。

一、麻醉死亡率

按不同的麻醉死亡率定义，有许多不同的数字报道。根据 Harrison 医师 20 年(1968～1988)的统计资料，总的麻醉死亡率为 0.19‰(1.9/万)，其中 20 世纪 50 年代麻醉死亡率为 0.43‰(4.3/万)，80 年代为 0.07‰(0.7/万)，表现出明显的下降趋势。美、英两国有关麻醉死亡率的最新报道为 1/万左右。我国卫生部在三甲医院标准中明确规定，三甲医院的麻醉死亡率不得超过 0.02%(2/万)。

二、麻醉纠纷

麻醉医师在工作中可能会遇到医疗纠纷，

正确地认识它们，有利于提高预防、处理及自我保护的能力。根据国务院 1987 年颁布的《医疗事故处理办法》，医疗纠纷包括事故、差错、意外、并发症。①“医疗事故分为责任事故和技术事故”。“责任事故是指医务人员因违反规章制度、诊疗护理常规等失职行为所致的事故”；“技术事故是指医务人员因技术过失所致的事故”。这两种事故根据其后果分别分为一、二、三级。②“医疗差错是指虽有诊疗护理上的错误，但没有造成病人死亡、残废和功能障碍”。医疗差错分为一般差错和严重差错。③“医疗意外是指由于病情或病人体质特殊而发生难以预料和防范的不良后果”。④并发症是指“某一疾病在治疗过程中，发生了与这种疾病有关的另一种或几种疾病，而这些疾病的发生是医务人员在诊疗过程中难以预料和防范的”。在上述第③、④类情况中，医务人员不对后果承担责任。2002 年国务院颁布了《医疗事故处理条例》，已自 2002 年 9 月 1 日起施行。

三、麻醉惊险及相关因素

按照上述 4 类情况的定义，在麻醉过程中，由于“某种原因”发生病人生理功能失代偿或生命体征不平稳，需要积极进行处理，以挽救病人生命的，可以统称为麻醉惊险。造成麻醉惊险的因素包括病人本身的病理生理状态以及麻醉医师的经验不足及失误。应充分认识麻醉医师的素质在麻醉惊险中的重要性，麻醉惊险经过积极有效处理可以不给病人留下任何不良影响，如果发现及处理不及时，则往往发展成为灾难性后果。

在高危病人（ASAⅢ级以上）出现麻醉惊险更容易发展为器质性损害，因为他们已有严重病理生理改变，安全余地较小。麻醉医师正面临越来越多需要外科手术的高危病人，使麻醉处理的复杂性大大增加，麻醉惊险的发生率也会同时增加。

麻醉惊险的发生原因对大多数麻醉医师都非常熟悉，文献上反复出现的事件包括机械通气时呼吸回路脱落、注射器拿错、气体流量调错、药物过量、气管插管入食管、液体输入不足等。

对麻醉重大惊险的研究表明，很少由单一的原因造成严重后果。一些不起眼的小问题、小差错、仪器设备无关紧要的故障等因素掺杂在一起，在某些特殊条件下连锁发生，酿成悲剧。这些相关掺杂因素出现较多的包括：经验不足；对设备未进行常规检查；心不在焉，对惊险的发生没注意；对设备不熟悉，造成错误使用；仓促实施麻醉，准备不足等。

这些同样的小问题、小差错，有时候的确微不足道，对麻醉毫无影响，而有时候就导致惊险发生，甚至灾难性后果。每次惊险的发生平均都可能涉及 3～4 个相关因素，这些因素相互影响，诱发惊险的发生或掩盖惊险被迅速发现。

发生麻醉惊险的过程一般比较复杂，不完全能够预料，但文献报道倾向一致的结论是，至少 80%的麻醉惊险是人为错误造成的，是可以预防的。

最简单的常规麻醉，也可以产生危险，但是有经验的麻醉医师常常能够预见到其行为的后果，因而能在操作中自觉地下意识地避免危险和并发症的发生。这种能力很难定义，也很难通过学校或训练来传授。有些事故实际上在以前已重复过多次。有的人只有通过痛苦的教训才能认识到。

研究还表明，麻醉过程中换人对减少差错发生有积极作用。长时间的紧张观察、疲劳、心情不畅都可能使一线麻醉医师的警觉性降低，并且人们通常难以发现自己的错误；二线医师临时替换，进行常规交接班，相当于再进行二次检查，而可能早期发现问题。

麻醉惊险可在围手术期各个阶段发生，但较多发生于手术中期（40%），其次是麻醉诱导期（20%）。

四、麻醉事故的预防

麻醉事故的发生过程如图 84-1 所示，有多种因素在不同的环节参与。麻醉事故预防的重点主要在 A、B、C 这些环节。

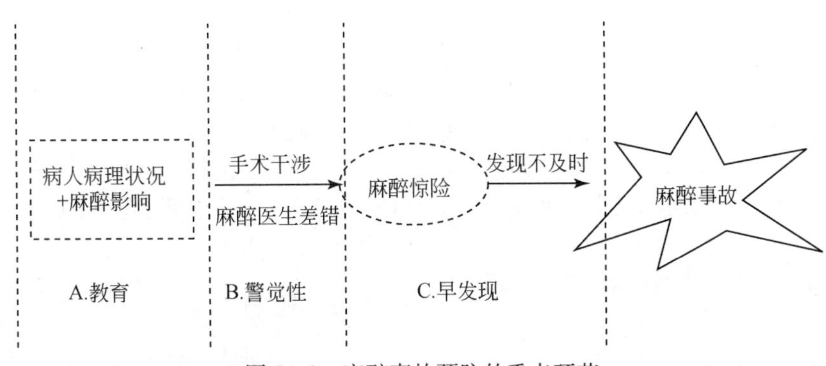

图 84-1　麻醉事故预防的重点环节

(一)加强培训，提高麻醉医师的专业素质

根据病人的具体情况，采用合理的麻醉技术、麻醉药物，减轻麻醉对病人生理状况的影响。麻醉前对病人、对麻醉设备做好充分的检查和准备。确保必要的抢救药物及器械随时可用。

把如何避免麻醉事故作为专业训练的内容之一。

(二)避免差错

1. 保持对差错的警觉性　谨慎对待每一步操作，这应当成为麻醉医师的基本素质。所有人都不可避免出纰漏，这是人类认识功能的必然。麻醉医师必须充分意识到自己和普通人一样有可能出差错，这是走向预防差错，防止麻醉惊险和事故发生的第一步。

2. 纠正习以为常的"小问题"　麻醉学的进步降低了一些固有的危险，但它的相对安全性也许正是它的最大潜在危险。有的人可能习惯于那些小差错、小问题，认为自己在这些小差错、小问题情况下从来没有造成严重后果，自认为干得还不错。事故总是由许多因素造成的。麻醉医师消除的激发点或潜在因素越多，事故形成的可能性就越小。

(三)早期发现问题

1. 加强监督检查　麻醉医师在手术中过长时间观察、疲劳，会降低其警觉性；通常人们发现自己的错误较为困难；低年资医师缺乏对差错的敏感性。因而设立高年资医师在麻醉中巡回检查，有助于早期发现问题。

2. 配备监测仪器　基本监测仪应包括血压计、血氧饱和度仪、气道压力监测。谁都有注意力不集中的时候，可靠的监测仪是对麻醉医师失误的弥补。监测仪可以比人的感觉更早发现问题，可以使麻醉医师集中精力处理病人的生理变化，还可以使麻醉医师更快地积累经验，并把经验上升为理论。但监测仪不能代替有经验麻醉医师的临床观察、判断、早期预防处理及第六感觉的特殊警觉。

(四)完善各项规章制度

用严格、完善的规章制度规范麻醉过程，是避免麻醉惊险发生的重要措施。其重要性无论怎么强调都不过分。国外先进国家近几年积极推行的质量保障(quality assurance)、风险控制(risk management)，其中心步骤就是通过制定、完善各项麻醉过程的标准、规程、准则、协定等制度，来减少麻醉的事故及并发症，提高麻醉质量。

(五)健全麻醉惊险发生时的紧急反应协定

面对重大麻醉惊险的适当态度是清醒而果断。不幸的是，当事人处于那样的突发情况，意外、恐惧、不知所措，很难保持头脑冷静。因而，紧急反应协定的第一条应是"叫人帮忙"。让足够的同事来帮助查找原因，纠正处理，是转危为安的良策。

有的人明明看到麻醉惊险发生，怕叫人帮助会丢面子，试图独自处理那些紧急危重的事故，而不让别人知道危险的发生。这很可能使那些本来可以挽救的局面变得不可收拾。这是危险的想法，也应视为是违反制度的行为。

第二节　呼吸系统并发症

一、误吸及呕吐

(一)原因

只要麻醉时病人胃内容物＞25ml(约0.4ml/kg)，胃液 pH 小于 2.5，就具有误吸的危险。一般认为下列病人有较大的误吸倾向。

1. 意识不清　颅脑疾病、昏迷、麻醉、乙醇中毒、癫痫发作。

2. 解剖异常　食管裂孔疝、放有胃肠减压管、气管创伤。

3. 其他　饱胃、腹部及消化道疾病，如胃出血、急性肠梗阻、幽门梗阻、腹胀等。应用具有兴奋呕吐中枢的药物。探查挤压胃肠等操作。妊娠、酮症酸中毒病人、肥胖、高龄、急诊手术。

(二)症状

(1)出现呕吐，并常伴有恶心，唾液增多，频繁吞咽动作，痉挛性呼吸，面色苍白和瞳孔扩大等。麻醉中反流很少引起明显误吸。

(2)呼吸道梗阻，误吸异物储留于上呼吸道，发生部分或完全性梗阻，出现呼吸困难，鼻翼煽动，颈静脉怒张，发绀，呼吸音消失，用面罩加压有阻力。血压上升，心率增快，严重者心搏停止。

(3)误吸综合征(mendelson 综合征)，由于吸入酸性胃液，可引起哮喘样发作。表现为发绀，呼吸浅速，心率增快，呼吸困难，支气管痉挛。肺听诊有哮鸣音和啰音；泡沫样血性痰。X 线检查示肺野呈不规则模糊的斑状阴影，肺水肿征象(常发生于右下叶)。严重者肺通气量减低，低氧血症，休克而昏迷。

(4)吸入性肺不张，吸入物阻塞细支气管，出现胸痛、咳嗽、咳痰、呼吸增快。患侧呼吸音减弱或消失。X 线检查示气管和纵隔向患侧移位，膈肌上升，肺不张区域不透光。

(5)吸入性肺炎，出现支气管痉挛、哮喘、呼吸快、发绀、肺内啰音。X 线片呈散在模糊片状不规则阴影。

(三)防治

(1)对择期性手术，麻醉前禁食。饱胃病人应延迟手术。

(2)急症手术，产妇，术前已进食或估计有胃排空延迟病人，应按饱胃病人处理，一旦确定手术立即禁食。

(3)饱胃病人处理：①麻醉前给阿托品以减少分泌物和胃肠道蠕动；②术前放置粗口径(7mm)胃管吸引减压，必要时洗胃；③可服用枸橼酸钠中和胃酸，西咪替丁减少胃酸分泌；静脉给予氟哌利多，或甲氧氯普胺，或昂丹司琼抗呕吐；④采用带套囊胃管堵塞食管；⑤可酌情用催吐药。

(4)全身麻醉注意：①表面麻醉下清醒气管内插管。②或采用静脉快速诱导气管内插管，同时压迫环状软骨以闭合食管；诱导时给予足够的麻醉深度，充分肌松后再行插管操作。③取头低足高位，以避免呕吐物被吸入气管内。④选用低压高容量套囊气管导管，防止胃内容物吸入。⑤麻醉后等病人清醒，咳嗽反射恢复再行气管拔管。

(5)误吸后处理：①病人取左侧头低位，因右侧肺易先受累；②喉镜暴露咽喉，用吸引器清除异物；③对确诊胃液吸入肺内的，可于气管插管后，用 6～10ml 生理盐水注入气管内，边注边吸反复冲洗，直至吸出液变为清亮；④用100%O_2 施行呼气末加压通气(PEEP)，可应用扩支气管药物；⑤维持循环稳定；⑥肺不张行支气管镜检查，清除异物。

二、喉痉挛及支气管痉挛

(一)原因

病人多伴有慢性呼吸道炎症或其他过敏

性疾病、支气管哮喘等。使用具有迷走神经兴奋或组胺释放作用的药物，如硫喷妥钠、γ-羟丁酸钠、筒箭毒碱、普萘洛尔等。

浅麻醉下受到恶性刺激，如气管内插管、喉咽部分泌物潴留吸引、吸入高浓度恩氟烷等刺激性麻醉药，手术操作刺激胸、腹腔脏器、骨膜、胸膜、肛门等部位。麻醉期间各种原因导致缺氧和二氧化碳蓄积。输血、输液反应及药物过敏反应。

喉痉挛应注意与声门水肿、上呼吸道异物等相区别。支气管痉挛应注意与肺炎相区别。

(二)症状

(1)迅速发生呼吸困难，喉鸣音或(支气管痉挛时)支气管哮鸣音，胸部听诊呼吸音消失或肺底部背部啰音和呼气哮鸣音。胸廓上凹下陷。加压通气困难。

(2)完全痉挛时呼吸音消失，发绀。

(3)出现缺氧、二氧化碳蓄积、酸中毒。

(三)防治

(1)对手术前有哮喘或过敏史病人和慢性呼吸道感染病人进行对症治疗。麻醉手术时尽量避免用可以诱发痉挛的药物。

(2)麻醉诱导及维持应达到一定深度再进行气管内插管或手术操作。

(3)发生喉痉挛后应立即去除刺激；加压吸纯氧；通过静脉药加深麻醉。

(4)完全痉挛 1～2 分钟未缓解，可用小剂量琥珀胆碱(0.2～0.4mg/kg)松弛喉部肌群，如无肌松药的情况，可用 15 号粗针头于环甲膜穿刺给氧吸入，必要时行气管切开术。

(5)支气管痉挛或哮喘发作时：①异丙肾上腺素(喘息定)或沙丁胺醇喷雾吸入；②氨茶碱 0.25～0.5g 用葡萄糖液稀释静脉滴入；③氢化可的松 100～200mg 静脉滴注。

三、张力性气胸

(一)原因

(1)病人合并有肺大疱、肺气肿、支气管扩张等症易发生。

(2)神经阻滞如锁骨上臂丛神经阻滞、肋间神经阻滞、椎旁神经阻滞、椎管内胸段阻滞穿刺时，穿刺针误入胸腔。

(3)颈内静脉穿刺误入胸腔。

(4)气管内插管咽部损伤；插管后过大压力进行辅助或控制呼吸。

(5)颈部气管造口术或甲状腺手术；纵隔及胸内手术；肾及肾上腺手术均可损伤胸膜发生张力性气胸。

(二)症状

(1)轻度可无症状或不明显，仅有咳嗽、屏气等症状，易被忽略。

(2)经纵隔或颈部损伤发生皮下气肿，颈部、胸壁或腹壁皮下有捻发音，纵隔气肿压迫心脏和大血管发生心力衰竭。

(3)明显的张力性气胸或双侧气胸。可出现呼吸困难，纵隔移位，胸廓呼吸运动减弱或消失。语颤和呼吸音降低或消失，床旁 X 线检查可确定诊断。

(三)防治

(1)麻醉前详细了解病人肺部情况，特别是老年或合并有肺大疱等病人，麻醉诱导及插管避免呛咳及局部损伤。

(2)神经阻滞及手术操作应小心谨慎，防止误入或穿破胸膜。

(3)麻醉手术过程中如发生呼吸变化，应考虑有无可能发生张力性气胸，利用听诊或 X 线检查确定诊断。

(4)确诊后立即关闭 N_2O，进行胸腔穿刺吸引，如抽气后仍不缓解时需反复进行抽气，必要时胸腔放置引流管并进行辅助呼吸将萎陷肺吹张，术终进行闭式负压吸引。

四、急性呼吸抑制或停止

(一)原因

(1)麻醉药、阿片类镇痛药、镇静催眠药过量。

(2)椎管内阻滞麻醉平面过高、范围过广。

(3)颅内占位性病变、感染、创伤等中枢性缺氧。

(4)神经肌肉病变,高位截瘫,重症肌无力等病变;电击;肌松药引起的呼吸肌麻痹。

(5)胸部挤压伤,多发肋骨骨折。

(6)上、下呼吸道梗阻。

(7)肺部感染、败血症、肺栓塞、肺不张等病变。

(8)胆道化脓性炎症、坏死性胰腺炎、绞窄性肠梗阻。

(9)妊娠中毒症、羊水栓塞。

(10)输血、输液反应。

(11)创伤性、出血性休克,DIC,ARDS等。

(12)低碳酸血症。

(二)症状

(1)呼吸减弱变慢或呼吸急促(药物抑制时不明显),呼吸困难,发绀。

(2)急性缺氧症状,如躁动不安、神志不清、面色苍白、出汗、血压升高、脉速、心律不齐。

(3)动脉血气检查,$PaO_2 < 8.0kPa$(60mmHg),BE及pH可正常或下降。

(4)肺功能测定,通气量及呼吸储备量如潮气量、每分通气量、肺活量等减低。

(三)防治

应尽快确定原因。

(1)保持呼吸道通畅:①手法仰头抬颈;②安放口咽通气道;③长时间昏迷的病人行气管内插管;④气管造口术;⑤清除呼吸道分泌物及血、痰等异物。

(2)纠正缺氧:①用简易呼吸器加压吸氧;②机械通气,采用间歇指令通气(IMV),有换气障碍者行呼气末正压通气(PEEP)。

(3)肌松药或阿片类镇痛药所致呼吸抑制的病人,术终采用拮抗药。

(4)大量琥珀酰胆碱或胆碱酯酶缺乏造成的双向阻滞,可机械通气2~4小时,等待自行逆转。可同时利尿加快药物排泄。

(5)纠正低血容量、低蛋白血症、低排血量及各种休克治疗。

(6)其他综合性治疗:①纠正水、电解质、酸碱失衡;②控制感染;③改善营养;④加强肺部疾病的治疗与护理。

第三节　循环系统并发症

一、高血压危象

(一)原因

1. 病人并发高血压疾病　①原发性高血压;②肾性高血压;③内分泌疾病如嗜铬细胞瘤、皮质醇增多症等;④神经系统疾病,颅内压增高;⑤心血管疾病如动脉狭窄等;⑥妊娠中毒症。

2. 手术麻醉诱发因素　①麻醉太浅;②插管及疼痛刺激;③内脏牵拉反应或肾上腺受挤压;④用肾上腺素等血管收缩药;⑤缺氧和二氧化碳蓄积。

3. 术后　疼痛、呼吸抑制、术中所用血管收缩药的残余作用、逆转镇痛药所用纳洛酮的作用、寒战、尿潴留等。

(二)症状

(1)血压升高,尤以收缩压明显升高,脉压增宽,脉率增快,静脉压升高。

(2)高血压脑病症状,头痛、出汗、心悸、面色苍白或潮红、恶心、呕吐、抽搐甚至昏迷。

(3)神经系统出现过性感觉障碍,知觉过敏,半身麻木,偏瘫失语等脑血管痉挛缺血症状。

(4)局部血管痉挛,如视网膜血管痉挛,阵发性腹绞痛,冠状血管痉挛,发生心绞痛等。

(5)严重者发生心力衰竭,心肌梗死、脑出血等。

(三)防治

(1)麻醉前针对不同原因进行降压治疗,争取麻醉前血压相对稳定:①安静卧床;②禁烟禁酒;③降压药的应用有肾上腺素能阻滞药利血平、氟哌利多,血管扩张药硝普钠,钙拮抗药维拉帕米等;④妊娠毒血症,25%~30%硫酸镁 10ml 肌内注射；⑤肾性高血压，脱水利尿药甘露醇、哌唑嗪等。

（2）麻醉力求平稳，椎管内阻滞调整好麻醉平面范围，全麻时诱导及维持均应有足够的麻醉深度，可以防止和减轻高血压的发生。

（3）术后的高血压要首先对疼痛及呼吸抑制的程度进行判断，并实施相应的镇痛或辅助呼吸处理。呼吸抑制造成的血压升高，应找出引起呼吸抑制的原因。

（4）高血压危象：①神经节阻滞药樟磺咪芬（阿弗那）0.1%溶液静脉滴注；②肾上腺素能 α 受体阻滞药酚妥拉明 0.1mg/min 静脉滴注；③血管平滑肌松弛药硝普钠 0.01%药液按 0.5～1.5μg/(kg · min)静脉滴注；④钙通道阻滞药维拉帕米 5mg 稀释后静脉注射。

（5）氧疗，机械通气，纠正缺氧和二氧化碳蓄积。

（6）高血压并发症如肺水肿、脑出血、心肌梗死的对症处理。

二、心肌梗死

（一）原因

（1）患冠心病、高血压特别是老年病人。

（2）诱因有：①心血管或胸部手术；②精神紧张、恐惧、疼痛（特别是术后）；③手术麻醉期间血压的波动；④麻醉药对心肌的抑制，如氟烷、硫喷妥钠等；⑤缺氧和二氧化碳蓄积。

（3）原有心肌梗死病人二次手术麻醉。

（二）症状

（1）胸前区痛可放射至上腹或左肩部。

（2）严重低血压、心力衰竭、心源性休克。

（3）恶心、呕吐、出汗、心悸、乏力、焦虑、头晕、昏厥、发绀、呼吸困难、肺部干湿啰音。

（4）心率增快或减慢，心电图 QRS 及 ST-T 明显改变。

（5）体温升高、白细胞增多、红细胞沉降速率增快。

（6）血清酶如肌酸磷酸激酶（CPK）、乳酸脱氢酶（LDH）早期均增高。

（7）严重者发生休克、心力衰竭、猝死。

（三）防治

（1）麻醉前对冠心病、高血压、糖尿病、高血脂、心绞痛等病人进行详细检查和对症治疗：①停止吸烟饮酒；②避免剧烈活动；③消除紧张、疼痛；④对急性心肌梗死病人，进行择期手术。

（2）麻醉力求平顺：①避免发生低血容量，低血压和缺氧；②防止高血压和心动过速；③纠正水与电解质紊乱，尤其是脱水和低血钾；④充分给氧；⑤加强心电及血压等监测。

（3）麻醉或术后发生急性心肌梗死者：①吸氧、进行辅助或控制呼吸；②多巴胺，提高冠状血管灌注压；③硝酸甘油、硝普钠，降低后前负荷；④吗啡、哌替啶；⑤维拉帕米、普萘洛尔减慢心率；⑥葡萄糖、钾、胰岛素注射提供能量；⑦机械性辅助循环。

三、肺动脉栓塞

（一）原因

1. 血栓　①来源于下肢、盆腔静脉。发生于下肢静脉曲张、静脉炎、盆腔及前列腺术后、产后等；②心瓣膜病等，尤以长期卧床后活动。

2. 脂肪栓　①股骨等长骨骨折；②骨盆骨折手术。

3. 气栓　①颈胸脊髓手术；②颅后窝坐位手术；③腹膜后注气造影；④中心静脉穿刺；⑤加压输血等。

4. 羊水　分娩时羊水进入子宫静脉窦。

5. 瘤栓　右心房黏液瘤，肝脏肿瘤等。

6. 细菌性栓　化脓性静脉炎、感染性心内膜炎等。

（二）症状

（1）急性呼吸困难、咳嗽、胸痛。大块栓塞或多发性肺梗死时，呼吸极度困难、发绀、冷汗淋漓、四肢厥冷、昏厥、抽搐。

（2）脉搏血氧饱和度降低，给予 100% O_2 通气对氧饱和度无改善。

（3）心动过速、心房扑动或颤动等心律失常。

（4）血气检查、肺泡通气与血流比发生改

变，引起低氧和高碳酸血症。

(5)呼气末 CO_2 降低。

(6)栓塞发生于右室肺动脉开口处，引起右心衰竭。颈静脉压升高。

(7)严重者发生休克、心力衰竭死亡。

(8)气栓时胸前听诊可闻及典型的风车样杂音。

(三)防治

(1)术前病人尽量避免长期卧床。

(2)下肢静脉曲张病人及血栓性静脉炎病人避免在下肢静脉输液。

(3)临床高度怀疑急性肺栓塞又无抗凝药禁忌者，应用肝素、链激酶、尿激酶等抗凝和溶血栓治疗。

(4)气栓发生时，应立即避免气体进一步进入；病人置于右侧卧头低位；如已放有中心静脉导管，可通过该导管从右心房抽吸空气。

(5)发生肺栓塞后立即进行：①吸氧，关闭 N_2O，机械通气；②阿托品 0.5～1mg 静脉给予，改善肺血管痉挛；③补液抗休克治疗，间羟胺等血管收缩药静脉滴注；④镇痛药，吗啡 5mg 或哌替啶 50mg 肌内注射；⑤强心药，治疗心力衰竭；⑥心肺复苏；⑦高压氧治疗；⑧微量 NO 吸入扩张肺动脉；⑨做血管内切除术；⑩经股动-静脉体外循环。

第四节 中枢神经系统并发症

一、苏醒延迟、昏迷

(一)原因

1. 苏醒延迟 ①全身麻醉药用量过大或相对过量(病人有肝、肾功能障碍，药物排泄减慢)。②麻醉期间辅助应用镇痛、镇静、安定类等药物过多或相对过量。③手术麻醉期间合并有低氧、二氧化碳蓄积、低血压、贫血、低血糖、高热或严重低温。④颅脑手术，脑水肿或麻醉手术中出现脑血管意外。⑤内分泌功能障碍，如垂体、甲状腺、肾上腺皮质功能障碍；水、电解质、酸碱失衡。

2. 昏迷 ①麻醉药、镇痛药、安眠药、镇静药等中枢抑制药物中毒。②麻醉手术严重缺氧、二氧化碳蓄积、大出血休克、弥散性血管内凝血、水和电解质严重紊乱。③多器官功能衰竭。④水中毒、糖尿病酮症或非酮症酸中毒、碱中毒、血氨增高等。⑤颅脑手术、颅脑损伤、颅内高压、脑水肿、心肺复苏后脑缺氧后遗症。

(二)症状

(1)麻醉手术后可根据病人不同反应表现予以区别。①清醒状态，病人能自动睁眼，准确回答问题，按照指示作出准确的反应动作。②半清醒状态，病人处于麻醉睡眠状态，对呼唤或疼痛刺激有反应，对提问的回答含糊、不确切。③昏迷状态，病人昏睡，对言语及局部刺激无反应。

(2)根据不同病因，伴发各种症状。可通过神经检查、血气、电解质、血糖检查来辅助诊断。

(三)防治

(1)应根据麻醉手术期间的病情变化，分析发生的原因，对症处理，如休克治疗，纠正缺氧及高碳酸血症，改善肝、肾功能，维持水、电解质、酸碱平衡，治疗脑水肿、酸中毒等。

(2)麻醉药过量或麻醉过深，安定镇静、镇痛等药物的影响，可以在维持病人正常呼吸、循环的基础上，加强观察护理治疗，促进病人自然清醒，同时应用某些有效的拮抗药物促其清醒。药物包括：①麻醉催醒药；②吗啡类镇痛药拮抗药；③肌松药拮抗药等。

二、躁动、抽搐、惊厥

(一)原因

主要发生在麻醉恢复期。

(1)癫痫病人。

(2)室温过高，机体散热受到影响，以小儿较多见。

(3)氯胺酮、恩氟烷等药物的影响。

(4)水、电解质紊乱，低血钙、低钠血症；低血糖。

(5)中枢神经疾病、脑水肿、脑缺氧后遗

症、颅内感染。

(6)脑损伤、颅内出血。

(7)全麻时钠石灰过热，二氧化碳蓄积；恶性高热。

(8)局部麻醉药中毒。

(9)中枢性兴奋药。

(10)不完全清醒状态下发生缺氧、疼痛、尿潴留。

(二)症状

(1)高热，体温升高 40℃以上。

(2)肌肉抽搐，严重时僵直。

(3)躁动、全身惊厥、角弓反张。

(4)心动过速或其他心律失常，血压升高。

(5)呼吸深快，屏气、发绀。

(6)高血钾、代谢性酸中毒。

(7)严重者循环衰竭死亡。

(三)防治

(1)麻醉前合并高热、感染病人，应采取降温措施，积极降低体温。

(2)纠正脱水、酸中毒及其他水、电解质紊乱。

(3)适当选择麻醉药物，控制用量，防止发生过量中毒。

(4)手术间通风换气降温。

(5)针对病因对症治疗：①高热时，体表降温；②低血钙，补充钙剂；③适当应用镇静、镇痛药；④控制抽搐惊厥，静脉注射地西泮或硫喷妥钠；⑤输血补液，维持循环功能；⑥供氧吸入，维持正常通气。

第五节　内分泌系统并发症

一、垂体前叶功能减退危象

(一)原因

(1)垂体肿瘤、炎症、增生、供血障碍及先天性发育不全。

(2)垂体手术切除或放射治疗后。

(3)产后垂体前叶坏死或萎缩(希恩病)。

(4)下丘脑及周围病变，发生垂体卒中(出血)。

(5)在垂体功能不足的基础上存在以下诱因：①呼吸、泌尿、胃肠胆道感染；②手术创伤、出血、精神刺激；③麻醉药、镇静药、镇痛药等；④饥饿、失水、寒冷、呕吐、腹泻。

(二)症状

1. 垂体前叶激素分泌不足或缺乏　①生长激素缺乏，儿童侏儒症，成人不明显；②催乳素缺乏，产后无乳汁分泌；③促甲状腺皮质激素不足，表情淡漠，反应迟钝，心率缓慢，头晕目眩，出汗、心慌；④促肾上腺皮质激素不足，全身无力，食欲不振，体重减轻；⑤促性腺激素分泌不足，闭经等性腺功能减退。

2. 垂体功能减退危象　①精神委靡不振，淡漠嗜睡，低血压，低体温或高热；②用镇静药、麻醉药后诱发昏迷，或因其他病因发生低血糖性昏迷、感染性昏迷、水中毒性昏迷、低温型昏迷、失钠型昏迷等；③实验室检查：血 GH、ACTH、LH 及 FSH 明显低于正常，血红蛋白、血糖、血钠氯等降低，血胆固醇增高。

(三)防治

(1)迅速查明发病原因及诱因进行对症处理。

(2)纠正低血糖，静脉输注 50%葡萄糖液 40～60ml，然后静脉滴注 10%葡萄糖液。

(3)纠正水、电解质紊乱。

(4)补充血容量，纠正休克。

(5)补充肾上腺皮质激素，静脉注射氢化可的松 100～500mg/24h。

(6)对吗啡类、巴比妥类、吩噻嗪等药慎用或禁用。

(7)全麻时控制麻醉药剂量浓度，防止发生缺氧、二氧化碳蓄积。

二、肾上腺危象(急性肾上腺皮质功能衰竭)

(一)原因

(1)慢性肾上腺皮质功能不足病人，因感

染、创伤、手术、麻醉等应激情况下发生。

(2)长期应用大剂量肾上腺皮质激素中断用药后，发生各种应激情况。

(3)急性肾上腺出血、坏死。

(4)肾上腺手术切除后。

(5)先天性肾上腺皮质综合征。

(二)症状

(1)慢性肾上腺皮质功能减退症状，面部、四肢色素沉着，头晕眼花，衰弱无力，厌食，恶心、呕吐，腹痛、腹泻等。

(2)低血压，心率快，脉压差小，周围循环衰竭，苍白，四肢厥冷。

(3)神志淡漠、精神委靡、嗜睡、烦躁不安、谵妄、昏迷。

(4)低温或高热40℃以上、脱水。

(5)实验室检查：血皮质醇降低，低血糖，白细胞计数增高，低血钠，高血钾，尿素氮增高。

(三)防治

(1)对慢性肾上腺皮质功能减退病人，慎用镇静镇痛类药物。

(2)麻醉前及麻醉期间，静脉输注氢化可的松100～200mg溶于50%葡萄糖液中。严重低血压经一般抗休克治疗效果不显著者，应加大氢化可的松剂量至300～500mg。

(3)有低血钠时给予盐皮质激素，醋酸去氧皮质酮(DOCA)1～3mg肌内注射，1～2次/天。

(4)纠正脱水和电解质紊乱，一般24小时补液3000ml，常用5%葡萄糖盐水溶液。低血钾时补钾。当尿量超过30ml/h，在1000ml液体中加入2g氯化钾静脉滴注。

(5)防治低血糖，综合抗休克治疗。

第六节 恶性高热

(一)原因

(1)家族遗传因素和诱发因素相结合而发病。

(2)病人有先天性骨骼肌异常，如脊柱侧弯、肌肉抽搐、眼睑下垂、斜视等肌肉疾病。

(3)麻醉药物如氟烷、琥珀胆碱、甲氧氟烷、恩氟烷等。

(二)症状

出现下列任何表现，应高度怀疑本病。

(1)肌肉僵直，用琥珀胆碱后肌肉颤搐强直，不松弛。

(2)心率增快，血压升高，室性期前收缩等心律失常，急性左心衰竭。

(3)颜面潮红、发绀或皮肤干燥苍白。

(4)呼吸增快变深，碱石灰过热。

(5)体温急剧上升，在麻醉后数分钟或几小时出现体温升高，每15分钟可上升0.5℃，最高可达45℃以上，出现惊厥、凝血障碍、昏迷。高热是最后出现的症状，且预后不好。

(6)实验室检查：①血气$PaCO_2$升高、PaO_2降低，pH减低；②血清钾升高，血钙降低；③血浆肌酸磷酸激酶(CPK)、乳酸脱氢酶(LDH)、谷草转氨酶(GOT)均增高。

(三)防治

(1)详细询问病史，有无先天性疾病、麻醉后高热等个人及家族史。

(2)对可疑有恶性高热史的病人，麻醉方法的选择尽量选用局麻或神经阻滞，并选用普鲁卡因。全麻药用硫喷妥钠、氯胺酮、神经安定镇痛等麻醉。

(3)全麻诱导用琥珀胆碱时，注意有无异常肌强直，麻醉手术过程中严密监测体温、脉搏、血压、心电图等变化。

(4)确诊后立即中止吸入麻醉药和肌松药，尽快完成手术，针对恶性高热进行有效治疗。

1)特殊治疗：丹曲林，1～2mg/kg静脉注射，直到肌肉不僵直，体温正常。

2)充分供氧，进行过度换气。

3)积极降温，可用冰袋、冰水浴，乙醇擦澡等快速降温。冷生理盐水冲洗体腔(手术切开的胸、腹腔)或经脏器内冷盐水灌洗，有条件时，可采用体外循环降温。

4)纠正酸中毒及高钾。

5)对肌强直可用 1%普鲁卡因或普鲁卡因胺静脉滴注,剂量为 0.5～1mg/(kg · min),在心电图监测下进行。

6)大剂量肾上腺皮质激素。

7)适当应用升压药、脱水利尿药等。

第七节　药物过敏

(一)原因

高敏体质,有药物过敏史,有麻醉史,精神紧张,都可能对各种麻醉药过敏。

(二)症状

(1)皮肤:红斑、风团、潮红。

(2)低血压及心动过速。

(3)注药的同时出现单次呛咳。

(4)支气管痉挛及低氧血症、哮喘音、喉头水肿、肺顺应性降低、暴发性肺水肿甚至急性呼吸窘迫。

(5)肠蠕动亢进。

(6)心跳骤停。

(7)嗜碱粒细胞消失,IgE 抗体及补体滴度增高。

(三)防治

(1)充分术前镇静。

(2)预防应用色甘酸钠、硫酸沙丁胺醇等。

(3)尽可能应用吸入药,避免静脉用药。

(4)避免使用人工胶体液。

(5)补液扩容,纠正低血压,吸入 100%氧,正压通气。

(6)肾上腺素,必要时给予去甲肾上腺素及异丙肾上腺素、氨茶碱。

(7)纠正心律失常、酸中毒。

第八节　术中知晓

(一)原因

(1)脑内麻醉药浓度不足,可由于吸入麻醉药浓度太低或静脉麻醉药用量太少导致。

(2)麻醉作用消失。

(二)症状

病人术后能回忆术中某阶段的难受及疼痛,术中血压升高,心率增加,出汗,流泪。

(三)防治

(1)检查麻醉管路不漏气,挥发器输出准确。

(2)诱导时应给予足够静脉麻醉药,并能维持足够时间使插管的刺激不让病人知晓。

(3)术中给予足够的麻醉深度及镇静药,经常检查病人的情况,检查挥发器及麻醉回路的功能。

(4)手术结束时应保持手术室安静,避免大声议论,提倡给病人戴上耳机播放音乐。

第九节　其他并发症

其他并发症:

(1)心跳骤停。

(2)休克。

(3)心律失常。

(4)呼吸窘迫综合征。

(5)肺不张。

(6)少尿、无尿。

(7)多器官功能衰竭。

(8)输血反应。

(9)电解质紊乱。

(10)低血糖。

(11)有创监测并发症。

(12)手术体位并发症。

以上严重并发症,请参见本书有关章节。

(安　刚　赵　俊)

参考文献

Aitkonhead AR. 1990. Awareness during anaesthesia: what should the patient be told? Anaesthesia, 45:351

Chopra V, Bovill JG, Spierdijk J. 1990. Accidents, near accidents and complications during anaesthesia: a retrospective analysis of a 10-year period in a teaching hospital. Anaesthesia, 45: 3

Chopra V, Bovill JG, Spierdijk J. 1992. A prospective analysis of reported significant observations during anaesthesia. Br J Anaesth, 68: 13

Cooper JB, Newbower RS, Kitz RJ. 1984. An analysis of major errors and equipment failures in anaesthesia management: considerations for prevention and detection. Anesthesiology, 60: 34

Craig J, Wilson ME. 1981. A survey of anaesthetic mishaps. Anaesthesia, 36: 933

Dehring DJ, Anens JF. 1990. Pulmonary thromboembolism: disease recognition and patient management. Anesthesiology, 73: 146

Duncan PG, Cohen MM. 1987. Post-operative complications: factors of significance to anaesthetic practice. Can J Anaesth, 34: 2

Feldman S, Griffiths WH, Hirsch N. 1989. Problems in Anaesthesia: Analysis and Management. London: Heinemann Professional Publishing Ltd

Gronerty GA. 1980. Malignant hyperthermia. Anesthesiology, 53: 395

Lebowitz PW. 1987. Emergencies complicating anesthesia. In: Firestone LL ed. Clinical Anesthesia Procedures of the Massachusetts General Hospital. 3re ed. Boston: Little, Brown and Company, 470～480

Zeitlin GL. 1989. Possible decrease in mortality associated with anaesthesia: a comparison of two time periods in Massaehusetts, USA. Anaesthesia, 44: 432

Zelcer J, Wells DG. 1987. Anaesthetic-related recovery room complications. Anaesth Intensive Care, 15: 168

第 85 章　手术室和麻醉的安全

围手术麻醉期间，如何预防医源性(iatrogenic)伤害事故的发生，关系到病人、医务人员的安危，也关系到国家财产的安全，是医院管理部门和参与手术麻醉工作的全体医务人员不可忽视的重要问题。

消除手术室内不安全因素，应从以下几个方面进行：①加强手术室环境管理，防止医源性污染；②安全用电，防止医源性火灾与电击；③安全配备医疗管道，防止医源性无氧事故；④其他意外伤害事故的预防；⑤加强医务人员素质培养，提高手术和麻醉的安全性。

第一节　手术室环境管理和医源性污染

一、手术室环境管理

手术室在环境管理方面有着特殊的要求，必须清洁、易消毒，并要有防噪声、防污染设施。

(一)外环境

手术室应建在锅炉房的上风方位，周围有绿化，房间为双层窗结构。手术室应远离公厕、畜牧场、化工厂，远离公路、铁路，并要消灭蟑螂和鼠害。我国有文献报道，手术后发生破伤风杆菌感染 28 例，究其原因为手术器械污染，或肠线污染所造成。其中 2 例因手术室天花板有粪尿渗漏污染和有鼠害活动痕迹，提示手术器械和手术野均有直接污染的可能。由此可见手术室环境管理的重要性。

(二)内环境

手术室分污染区和洁净区两部分，二者必须隔离。20 世纪 80 年代前手术室高度在 4m 以上，安装普通空调，以较大的空间降低室内麻醉气体浓度。现代手术室高度在 3m 以上，根据 2002 年我国制定的《医院洁净手术部建设标准》，装置空气净化配套设施，维持室内空气清新无菌、恒温、恒湿，温度 22～25℃，相对湿度 40%～60%。手术室内部环境，净化室内空气必不可少，消除麻醉废气、减少噪声，实施现代化人员流动管理也很重要。

1. 空气净化

(1)洁净手术室空气净化标准：洁净手术室分 4 个级别(表 85-1)。Ⅰ级：特别洁净手术室(百级)；Ⅱ级：标准洁净手术室(千级)；Ⅲ级：一般洁净手术室(万级)；Ⅳ级：准洁净手术室(十万级)。其中，每一级别的标准是指手术区域的空气洁净度，而手术区域以外周边区域的空气洁净度可以比手术区域降低一个级别。准洁净手术室标准包括手术部(手术间外部)的一切辅助区域。

表 85-1 洁净手术室的等级标准

等级	手术室名称	空气洁净度级别		表面最大染菌密度（个/cm^2）	细菌最大平均浓度	
		手术区	周边区		手术区	周边区
					［个/(30min · Φ90 皿)］	
Ⅰ	特别洁净手术室	百级	千级	5	0.2(5 个/m^2)	0.4(10 个/m^2)
Ⅱ	标准洁净手术室	千级	万级	5	0.75(25 个/m^2)	1.5(50 个/m^2)
Ⅲ	一般洁净手术室	万级	十万级	5	2(75 个/m^2)	4(150 个/m^2)
Ⅳ	准洁净手术室	三十万级		5	5(175 个/m^2)	5(175 个/m^2)

(2)洁净手术室空气净化方式：根据气流流动方式将洁净手术室分为：①垂直层流手术室(图 85-1)；②横向层流手术室(图 85-2)；③乱流洁净手术室(图 85-3)。图中箭头所示为气流方向。

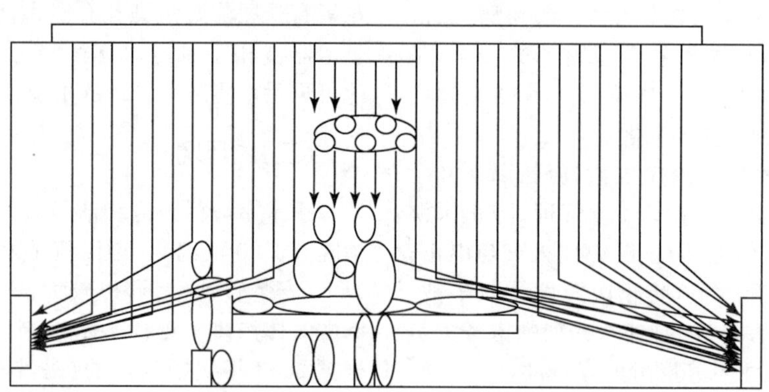

图 85-1 垂直层流手术室气流方向

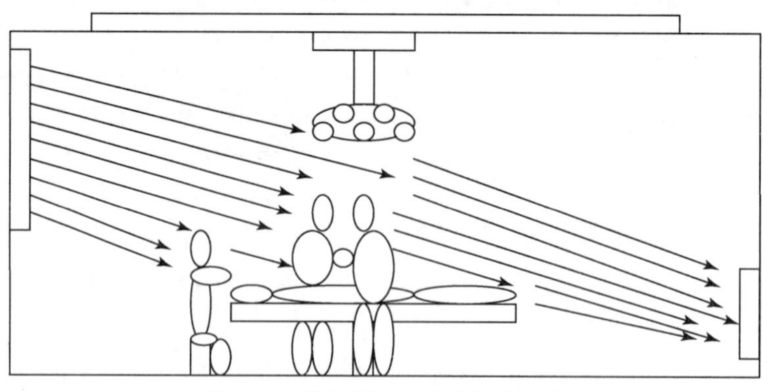

图 85-2 横向层流手术室气流方向

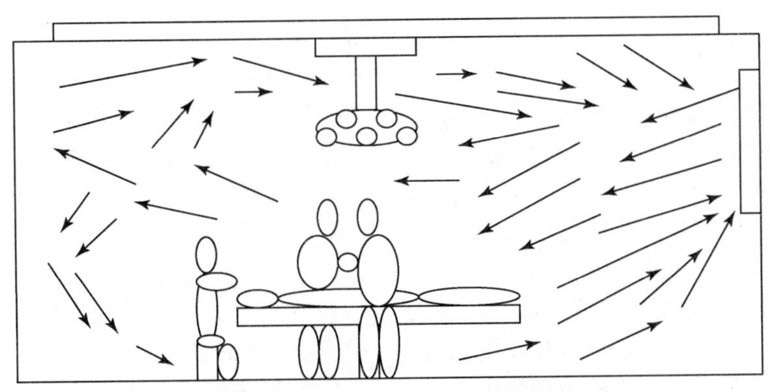

图 85-3　乱流洁净手术室气流方向

洁净手术室要求空调设施定风量地将室外清新空气通过高效过滤器单方向、层流式输入手术室内。目前，国产高效能空气过滤器对 0.3μm 尘埃的过滤效应为 99.97%，对附着在尘埃上的细菌可达到有效过滤。为了防止污染空气反流，空调配备自动关闭风门。

1）垂直层流手术室：特点是将无菌的清新气流从无影灯上面的天花板处垂直向下形成流线型气流，直接流向手术区域后，再从四周墙角的出风口处排出。达到 100%非循环式供气，流速为 0.25～0.30m/s，换气次数高达 250～400次/小时，随时排除室内产生的浮游菌，维护费用昂贵，一般在百级手术室应用。为避免影响垂直层流的效果，室内必须使用支架镂空式无影灯、非贝壳式无影灯。

2）横向层流手术室：特点是无菌气流从一侧墙壁上端流入室内，横向式流动形成流线型气流，途径手术台后，再从对侧墙壁下端的出风口处排出，这种供气方式也属非循环式，维护费用低于垂直层流。常用于千级以下手术室。

3）乱流洁净手术室：使用循环式空调（普通空调）对室内空气过滤和稀释，以减少室内空气污染。优点是成本低，但是空气净化效果低于层流净化。

2. 麻醉气体排除　使用麻醉气体排除装置，将麻醉机排出的废余气体，通过活性炭吸附有机物后，再经专用管道将废气从手术室排出。使用这种装置，对无层流净化的手术室特别有利。

3. 消减噪声　手术室内凡影响病人情绪和干扰医务人员正常工作的声音，即令人感觉不舒服和不需要的声音，均称为噪声。噪声的强度一般以声压级单位：分贝（dB）表示。通过生理学测试，认为噪声高于 45dB 时，人会出现明显的烦躁。手术室内环境噪声最高值应<60dB。按国际噪声标准，手术室噪声级别为 38dB。经测试，距普通人说话声源 5m 处，声压级高达70～75dB。手术室内的噪声多源于桌椅挪动、门窗撞击、电动吸引器、冲水声、脚步声和大声喧哗等。病人受到噪声侵扰，影响睡眠，使术中局部麻醉药和镇静药的使用剂量增加。工作人员在噪声的刺激下，容易出现心情烦躁、精力分散、差错事故增多的现象。因此，在手术室内要降低语音，避免不必要的交谈，做到走路轻，动作轻，以减少噪声声源。

4. 现代化的人员流动管理　手术室内人员的流动，无疑会使浮游菌增加。因此，不提倡学生入室见习参观。现代手术部的手术室内外均配备多媒体设备，其中摄像系统得到普及。其优点：①监控、记录室内外工作情况，促进完善的制度管理。②实施多媒体教学，学生在室外观看手术操作，效果更佳，对重要手术步骤可重复观看。③实时监护病人，必要时可进行网络会诊和治疗。

二、手术室内医源性污染

手术室内医源性污染，主要来源于以下几个方面：①化学消毒药；②麻醉气体；③医源性放射线；④血污物品。

(一)化学消毒药物污染

各种化学消毒药被日益广泛地应用于手术室空气、器械和敷料的消毒。这些化学消毒药所释放的污染物可对室内空气造成污染。

1. 污染状况 1996 年我国已有报道,对手术室空气污染情况进行调查、监测。结果显示:术前室内超标污染物有甲醛、苯酚、环氧乙烷和乙醇 4 种,术后超标污染物有环氧乙烷、乙醇、苯酚、甲醛和臭氧。这些污染物中,以甲醛、苯酚、环氧乙烷对人体损害最严重。

高浓度甲醛直接刺激呼吸道和人体角膜,可引起支气管炎、哮喘和角膜病变。长期接触混合污染气体后,有致敏、致畸和致癌的危险。20 世纪 80 年代初,有关于大鼠吸入甲醛蒸气引起鼻腔癌的实验报道。1995 年我国曾报道 3 例全身麻醉后早期并发气管内纤维肉芽肿增生,均与甲醛液浸泡气管导管刺激气管黏膜有关。环氧乙烷易燃、有毒、与皮肤接触可致灼伤。

2. 预防措施 ①提高防污意识;②改善手术室通风条件;③加强管理,严格选用化学消毒药;④准确计算化学消毒药的浓度,防止浓度过高增加污染;⑤经化学消毒药熏蒸后的物品,应置于无菌、通风良好的室内。如甲醛蒸熏的物品、需置放 30 分钟后方可使用。环氧乙烷消毒的物品应通风置放 1 周以上。

(二)麻醉气体的污染

1. 污染状况 目前国内已淘汰了乙醚、甲氧氟烷等吸入全身麻醉药,取而代之的是恩氟烷、异氟烷、七氟烷和地氟烷等吸入全身麻醉药。另外,氧化亚氮仍被广泛使用。在各种吸入麻醉药中,以气体分配系数小的七氟烷为例,由于麻醉诱导迅速,清醒快而易于使用。但是,因其最低肺泡气有效浓度(MAC)高,吸入浓度亦高,所以有可能造成手术室内麻醉气体污染和麻醉医生长期吸入低浓度七氟烷的现象。目前,国内尚无这方面的研究报道。1995 年武田等曾对 31 名麻醉科医生进行了七氟烷和异氟烷的代谢产物无机氟的血中和尿中浓度监测,发现尿中无机氟浓度(36.2±17.1)μmol/L,而正常尿中无机氟浓度为(13.9±2.2)μmol/L。这一现象提示在麻醉气体污染的环境下,长期工作的医务人员体内无机氟浓度有上升的可能,更值得关注的是今后可能产生的问题。

国外报道,手术室麻醉护士因慢性吸入麻醉气体(氟烷、氧化亚氮),流产率高达 28%,而一般护士为 9%。英国、芬兰均发现女麻醉医生中流产率较高。

2. 污染原因 主要是麻醉机剩余气体的排出、麻醉回路的泄漏、麻醉苏醒恢复期从病人呼吸道的排泄和术中手术野的排泄所造成。

3. 预防措施 使用麻醉剩余气体排除装置和使用空气净化设施。

(三)医源性放射线污染

1. 手术室使用射线仪器现状 手术室内使用的射线仪器有 X 线、紫外线、氩离子和红宝石、蓝宝石激光器等。X 线对人体的损害,早已被人们所重视,并且随着射线防护技术的进步,使射线对人体的损害机会和程度明显减少。但是,手术室内使用射线的安全问题往往被忽略。X 线可使空气电离,产生臭氧和氮氧化合物,X 线直接照射和经周围反折的射线均对人体有害。激光对人体的影响,主要是超安全阈值(MPE)的激光束对眼和皮肤的损害,另外也会对神经系统和内脏产生伤害,有些特定的波长可能是致癌和诱癌的因素。据统计,我国 1976～1980 年,由激光对眼或皮肤造成的损伤事故有近百例报道。原因多为疏忽大意或好奇,不了解其危害,随意触及所致。

2. 预防措施

(1)X 线防护措施:①现代大型医院的手术室应设有专供 X 线诊断治疗的手术间,其周围墙壁、天花板和地板应有 1mm 铅当量的防护厚度。室内应有足够的空间供操作,并减少反射对人体的影响;②使用防护用品;③保持良好的通风;④反复接触 X 线后,应洗澡更衣,以减轻射线对皮肤的影响。

(2)激光的防护措施:①凡使用激光器的人员,应进行安全教育和训练;②使用中、高功率激光器的手术间门口，应设明显的警告标志；③室内人员应配戴性能与激光器相匹配的防护眼镜，不以普通墨镜代替激光防护镜。

(四)血污物品

由于肝炎、艾滋病等经血液感染和传播的疾病对人类造成极大威胁，因此在国际上受到广泛关注。手术室内污染血液源于已受感染的病人。虽然，择期手术术前均做血液学检测，但是，各种检测方法尚未完善，其检出率和期望值存有差距。另外，对大部分急诊手术病人做全面的血液学检测存在困难。因此，会有部分血液感染的病人未能及时发现。手术过程中，手术野、手术器械、敷料、使用过的医疗仪器和设备均会遭受血液污染，如果处理不当可造成医源性感染。为此，应加强对医护人员个人的防护措施，如配备防护镜、防护服等，并在发生意外伤害时(如被污染的缝针、注射器针头刺伤或手术刀片割伤等)，给予最及时的处理，预防继发性感染。严格处理所有的血液污染物品，凡有血液污染的废弃物品，必须与其他废弃物品严格分开，并做特殊消毒和(或)焚烧处理。

第二节　安全用电，防止医源性火灾与电击

一、安全用电

(一)电源常识

三相四线制供电：从三相交流电源变压器的三个线圈的端头引出三根导线供电，称为三相三线制供电。在此基础上，从星形连接电路的公共点处再引出一根导线，这根导线称为中性线，亦称零线。这种引出四根导线的供电方式称为三相四线制供电。医院用电多为三相四线制，其线电压为 380V，相电压为 220V。

(二)用电安全保护

1. 零线的作用　零线可使相电压保持平衡。如果零线断路，相电压失衡，将影响各相负载的正常运行。

2. 接地保护和接零保护　将电器设备不带电的金属外壳与接地体连接，称为接地保护。这种方法适用于三相三线制供电系统。将金属外壳与变压器零线连接，称为接零保护(图 85-4)。接零保护时，电器一旦发生漏电，立即造成短路，使保险丝熔断，或者开关自动跳开(跳闸)，切断电源，避免触电危险。接零保护比接地保护更安全。在同一供电系统中，接零保护和接地保护不应同时使用。

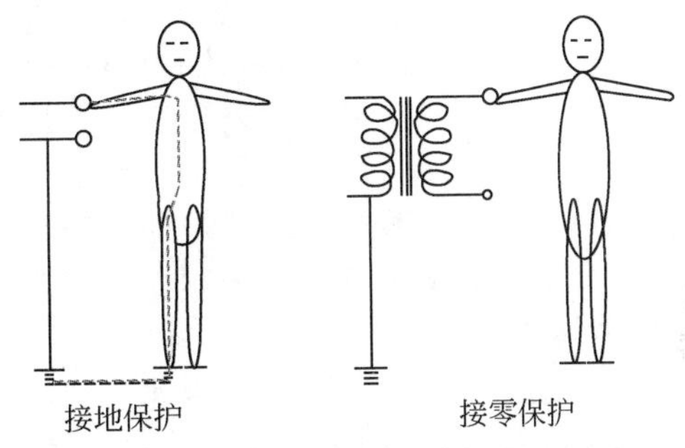

图 85-4　接地保护与接零保护示意图

3. 切断保护　是国内、外广泛应用的防漏电保护装置。分电压型触电保护和电流型触电保护。当漏电压、漏电流接近人体安全阈值时，可立即切断电源，安全可靠。

4. 安全电压　是使用 36V 以内的低电压，即使有漏电发生，其电流亦在安全范围，流经人体一般不造成危害。

(三)造成触电危险的主要因素

1. 电流种类与频率　交流电比直流电危险。频率在 50～60Hz 危险最大，大于或小于此频率，危险性降低。220V 电源频率为 50Hz。

2. 触电电流　电流越强越危险。一般人体接触电流，如在 10mA 以下，有麻痹感，但可自行摆脱，称为“摆脱电流”；20mA 不易摆脱，可发生灼伤；50mA 有生命危险；100mA 足以致死，称为“致命电流”。

3. 触电时间　触电时间越长，越易发生室颤。

4. 触电电压　电压越高则电流越强，危险亦越大。

5. 人体电阻 人体电阻范围一般为1000～2000 Ω，电阻越高，触电危险越小，当出汗、潮湿、皮肤损伤后人体电阻降低。

6. 电流流经人体途径 以流经心脏最危险。

(四)防止触电的安全措施

(1)使用电器之前，必须查验电源种类、频率、电压及耗电功率。插头座、保险丝、导线均不允许超负荷使用。

(2)电源线路的相线、零线应标志明确，并与仪器的接线保持一致。国外连接导线的方法：零线为蓝色或黑色；火线为褐色；地线为黄色或绿色。我国三眼插座线的辨别方法是单眼在上为接地中线，即零线，一般地线在左，相线(火线)在右。

(3)禁止将接地线随意接到自来水、暖气、煤气或其他管道上。禁止用铜丝代替保险丝。医用胶布不能代替电工胶布。

(4)不用拽导线的方法拔插头，不用湿手触摸电器。电线、电缆应防止扭曲、打结和重压。老化电线应及时更换。不在潮湿之处摆放电源插座盒。

二、医源性火灾与电击

(一)手术室发生医源性火灾的原因

随着易燃麻醉药品的淘汰使用，由吸入麻醉药引起的燃炸性火灾已属罕见。但是，手术室内仍有局部发生医源性火灾的现象。这是因为手术室内存在下述燃火条件。

1. 明火现象 如电炉、火炉取暖，使用乙醇灯、电灼器、电器漏电打火和静电打火等。

2. 助燃剂 如氧气和氧化亚氮均有助燃作用。

3. 可燃物质 手术室内易燃物品很多，如棉织物、乙醇、橡胶、化纤、塑料等，接触火源即可燃烧。

(二)医源性火灾的预防措施

1. 杜绝明火现象

(1)手术室内使用高压氧气筒开放吸氧或吸入可燃性全身麻醉药时禁用电炉、火炉取暖。高浓度氧环境下，禁用乙醇灯、电灼器。1995年中筋等报道：气管插管后用电刀行气管切开术，因电刀在高浓度氧环境下切开气管，发生气管内导管燃烧，病人遭受严重的气道烧伤。

(2)使用电刀过程中，手术野范围禁用大量乙醇擦拭消毒，防止引燃无菌布巾。

(3)电器电源开关应采用绝缘橡胶密封，并要经常检查，防止短路打火。

(4)定点置放灭火器。

2. 防止静电起火 两种物质相互摩擦即可产生静电。其产生静电荷的大小取决于物质绝缘程度和周围环境的相对湿度。室内湿度越低，空气越干燥，越容易产生静电。物质的绝缘性能越好，摩擦后产生的静电荷越高。静电电荷的大量蓄积可形成放电火花，遇到高浓度易燃气体如乙醚或乙醇蒸气，即可发生燃炸性火灾。预防静电起火应注意：①室内保持良好的通风，如果室内相对湿度低于50%，应及时纠正；②手术室的地面应有良好的传导性能，室内各种设施、仪器应有良好的接地，以使静电荷及时泄放；③工作服的穿着应为吸水性强的纯棉布。

(三)医源性电击、电灼伤

手术室内发生医源性电击、电灼伤的原因，多是由于错误使用医疗仪器而引起。另外，因仪器老化漏电也可发生电击、电灼伤。各种仪器中以电刀事故最为多见。分析原因为：①对医疗仪器的使用、保管和定期检修没有形成制度；②接线标志不明显；③安全措施不完善；④使用者不了解电刀的构造、性能、接线位置和操作程序，造成操作失误；⑤使用前未做性能试验。

使用电刀时应注意以下事项：

(1)遵守安全用电防范措施。

(2)同时使用两种以上医疗仪器时，注意防止相互流入异常电流。防止皮肤接触其他金属物。

(3)正确连接刀柄端的接线和对电极板端

的接线，二者必须分清。

(4)放电极板的位置，最好是置于臀部或大腿处，并要充分密接和固定。

(5)电极板应平整，不使用过小的电极板，即使是小儿，也不要用特别小的电极板。

(6)病人身体周围避免潮湿。

(7)在有易燃麻醉气体或高浓度氧气的环境中，不使用电刀。

(8)对已安装起搏器的病人，一般不使用电刀，尤其禁用单极电刀，防止电刀产生的电磁干扰起搏器。必须使用电刀(电凝器)时，应了解起搏器的类型，以不影响起搏器程序功能为原则：①使用双极电凝器；②双极板粘贴位置远离起搏器的传感器；③与电刀(电凝器)无关的电极不能贴在传感器与双极板之间；④距离传感器<15cm处，不可使用电刀；⑤降低电凝器输出功率；⑥减少电凝器的使用频率和连续使用时间；⑦备好异丙肾上腺素，当起搏器失效时，可立即静脉用药。⑧因电磁感应导致起搏器程序发生改变时，安全的方法是请专业技术人员对起搏器程序重新设定。

(9)电刀应定期检修，使用前应再做两次以上的性能试验。

(10)使用时严格控制输出电流量。

(四)医源性微电击

由医疗仪器造成电击的危险，不在于电压，而是流经人体的电流强度。根据欧姆定律，相同的电压，电阻大时，电流就小，电阻小，则电流大。人体皮肤潮湿时，电阻小，触电时电流强度大。从皮肤导入体内的电流向体表电击称为大电击(macro-shock)，而通过医疗导管将电流直接流向心脏造成的电击称为医源性的微电击(micro-shock)。大电击时，经皮肤流入体内的电流因部分流经心脏，所以电流强度在100mA时才发生心室颤动。而微电击时，电阻很小，直接流入心脏的电流强度在35μA以上就会发生心室颤动。因此，国际上规定用于医疗的微电击允许阈值为10μA，赋予体内的最大电压不得超过5mV。

第三节　安全配备医疗气体管道设施

所谓医疗气体管道设施是指将氧气、氧化亚氮、压缩空气、负压吸引等医疗气体的管道配置于手术室、病房等部门的管道设备。这些设备输送的医疗气体直接应用于病人。一旦发生错误，即可发生重大事故。1987年日本国立嬉野医院曾因管道配备错误，发生死亡事故。为防止类似事故发生，必须实行安全管理。

现代医疗气体管道设施的配备，参照国际标准(ISO)规定的非互换性医疗气体管道系统进行实施。实施要求：

(1)使用的器材必须是特定的，非互换性的。

(2)使用的管道材料及其构件必须清洁，并能耐受一定的压力。通常耐压度应为使用气体最高压力的1.5倍以上。

(3)备有紧急气体供应设备。

(4)有完善的警报系统。

(5)有明确的气体类别显示标志。

(6)对设备进行试验性检查。

(7)建立安全实施管理组织。

以下介绍实施过程中的注意事项。

一、供气源

供气源设备包括：移动式容器(有高压氧气筒或其他气体容器，如LGC)、固定式超低温液化气贮存器(CE)和空气压缩机等。为保证安全应注意以下事项：

(一)实行标准压力

各种气源均有标准压力。用氮气驱动手术器械压力比空气驱动压力低，使用过程中压力可调节。用于医疗的气体混合器，其本身的设计对吸入两种以上的混合气体能保持均衡压力。但是在维持各气压的平衡中，有时气体混合器的回止阀作用不完全，压力可有细微差别，为了避免异种气体的逆流混入，氧压稍微高一些就可避免缺氧。一般氧压比压缩空气和氧化亚氮的压力高 0.3kgf/cm^2。氧压过高会向空气管道逆流。关于呼吸机治疗的很多报道是氧浓度过高造成氧中毒。

(二)供气装置的容量和供气能力

气体储存量应能满足 7～10 日的使用。并且还应有 1 日以上的氧气应急贮存量。使用连接式高压氧气瓶或 CE 装置时，应能维持标准最大流量的送气能力。使用空气压缩机和吸引器时，应有两台以上的机器供使用，并且中止其中一台使用时，也要保证有标准最大流量的供应。

(三)防止供气失调的措施

(1)在超低温液化气体供应装置(CE 和 LGC)的气体输入口处预设紧急供气装置。

(2)对特殊医疗部门(麻醉手术室、ICU、CCU 等)预设紧急医疗气体(氧气、空气和吸引器)输入口，利用阀门控制其他区域。

(3)预设应急供电系统。

(四)用于医疗的空气质量标准

按 ISO 的标准规定用于医疗的空气质量标准如下：

(1)含油量为 0.5mg/m^{3}以下。

(2)含水量：在不低于 5℃时，管道内应无水滴现象。

(3)CO 含量为 1/500 万(V/V)以下。

(4)CO_2含量为 1/1000 万(V/V)以下。

(五)中心吸引器的安装应注意

(1)应配备除菌装置，防止核医学治疗的污染和各种感染性的污染扩散。

(2)与麻醉气体排除装置并用时，在设计上要求有充足的容量和防止麻醉气体污染装置。

(六)供气设备的安置环境

室内应有良好的通风条件，一般室温不应超过 40℃和不低于 0℃。贮存氧化亚氮的室温不应超过 35℃和不低于 0℃。

二、警报系统

警报系统包括供气源警报和输送管道警报装置。警报形式有警示灯闪烁和蜂鸣器报警。警报设置注意事项：

(1)各使用部门应有明确的标准压力监测显示器。

(2)警报信号必须同时有可视信号和可闻及信号，信号发报时间必须持续，直至确认原因恢复正常为止。

(3)信号回路故障时，如监测器与显示屏发生回路故障或断线，显示屏上应发出异常信号。

(4)警报系统要有应急电源。

(5)可视信号颜色显示：绿色为正常，白色为开通电源，红色为紧急状态，黄色为补充检查和信号回路故障。

三、送气管道和管道接口

(1)送气管道和软管道连接器上应有气体流向显示、气体种类识别颜色、气体名称和气体化学名称符号显示(表 85-2)。

(2)压缩空气的管道温度应不高于 35℃和不低于 5℃，防止温度过低管道内露珠凝集。

(3)为保证安全，管道接口处严禁涂抹润滑油。

表 85-2 气体识别显示

气体种类	识别颜色 ISO7396	气体名称	符号
氧气	绿	氧气	O_2
氧化亚氮	蓝	笑气	N_2O
治疗空气	黄	空气	AIR
吸引	黑	吸引	VAC

续表

气体种类	识别颜色 ISO7396	气体名称	符号
氮气	灰	氮气	N_2
驱动空气	褐	驱动空气	STA
麻醉气体排除	赤	排气	AGS

(4)送气管道终端设施:管道终端设施的安装分墙壁式安装和软管式安装两种。为区别气体种类,管道的接口都设计为特殊结构。目的是防止维修拆卸时发生错误衔接。

不论采取哪一种连接方式,接口处均按氧气、笑气、空气、吸引的顺序排列,排列顺序的原则是:①水平排列时,以氧气在左排列。②上下排列时,氧气在上,依次排列。③圆形排列时,以氧气为先,依次按顺时针方向排列。④吊顶垂悬式时,应从房间中央观看,以氧气开始从左向右顺序排列。

第四节　其他意外伤害事故的预防

围手术麻醉期其他意外伤害的预防应注意以下事项。

(一)防止术中错误诊断

现代科技为临床麻醉提供了各种监测仪器,方便了麻醉医生。但是,麻醉医生不能单纯依赖监测仪器。应注意监测仪数据的准确性。为防止发生意外,麻醉中应把直接的临床症状和生命体征放在第一位,各种监测结果仅供参考。

(二)防止空气栓塞

发生在心、肺、脑动脉的少量气栓,都可引起生命危险。静脉气栓超过 50ml 即可致死,少量的动脉气栓(4～10ml)也可引起死亡。5ml 的动脉气栓可以闭塞冠状动脉,使心脏立即停搏。

1. 气栓的临床表现　突然发病,可有咳嗽样呼气和频繁深呼气,或喘息样呼吸、发绀、血压下降、脉细速,心脏听诊可闻及水轮样杂音。病人可迅速出现意识丧失和呼吸停止,或因呼吸衰竭死亡。脑气栓病人可出现强直性或阵挛性抽搐。气栓特有的体征有视网膜血管气泡,皮肤出现大理石样斑纹和气栓性出血,舌部可呈局部或半边苍白。

2. 气栓的预防　中心静脉穿刺插管时,应取头低位;输液注意认真排气;加压输液、输血时避免经管加药,经常检查输液管道;心脏手术时注意头低位;使用自制吸引器前需检查负压,防止出现正压。

(三)防止麻醉后烫伤

麻醉后的病人可有暂时性感觉障碍,应防止被热水袋或电器取暖所烫伤。

(四)防止测试血压导致肢体血栓

因连续测试血压引起一侧肢体局部血栓形成,发生肢体坏死的案例已有报道。为防止再次发生应注意:血压袖带的缠绕勿过紧,缠绕后的袖带内应能容纳一个手指;测试血压后,气囊应彻底排气,避免不间断的用袖带测试血压。必要时,选择动脉血管内的血压监测。

(五)防止手术室内发生意外摔伤

病人进入手术室后,应有护士专人看管,病人行走、过床时注意防止发生坠床、摔倒。

第五节　加强医务人员素质培养,提高手术麻醉的安全性

临床麻醉的主要任务之一,是采用各种相应的方法和措施,提高病人对手术或其他侵袭的耐受能力并增强机体的防御能力。为此,现代麻醉学科管理范围和麻醉医生理应掌握的相关学科包括以下几方面:①复苏;②急诊医学;③手术室环境管理;④与手术相关医学;

⑤电子医疗设备应用；⑥ICU；⑦疼痛治疗；⑧熟悉对呼吸、循环、代谢、输液、输血、检验以及其他方面的管理。目前，在临床医学学科中，麻醉科应用的现代化电子医疗仪器设备最多，使用频率最高。

现代医学的进步，使更多、更复杂的病人有可能经过手术治疗，不仅求得生存，而且能提高生活质量(QoL)。目前，接受麻醉和手术年龄最低的病人，是实施宫内手术治疗先天性疾病的胎儿。麻醉是双重的，选择可透过胎盘屏障的麻醉药物，对孕妇麻醉的同时，监测胎儿麻醉状态。在接受麻醉年龄最高的手术病人中，百岁老人不是个案。这些病人的治疗，需要有新的医疗仪器设备和现代化手术室的安全运营，更需要麻醉医生的不懈努力。

围手术麻醉期，一旦发生麻醉事故(anesthesia accidents)，一般都要检查是否存在人为错误(human error)。而真正发生术前不可预测的事件很少，被称为麻醉意外(anesthesia accident)。有报道：日本东京、大阪发生的276例医疗诉讼案例中与麻醉相关案例只有4例，其中，气道通气案例2例，神经阻滞案例2例。2002年，日本麻醉学会(JSA)开始对医疗过失纠纷案例进行调研，在2008年，非公开索赔(closed claims project，CCP)部门的案例报告中，关于神经阻滞、硬膜外麻醉索赔案例最多，占44%，其次是包括有误吸在内的气道困难占33%，因麻醉意外发生心跳骤停案例中，原因最多的是用药问题，占5%。

近30年来，发达国家的麻醉死亡率显著下降。美国麻醉死亡率从2.16/万(1938～1964年)下降至0.16/万(1977～1984年)，英国的麻醉死亡率从1∶2680(1948～1952年)下降至1∶185056(1987年)。1994年JSA对177所麻醉教学医院进行本年度麻醉意外病例调查，其结果：麻醉中发生心跳骤停率为5.85/万，死亡率为3.44/万，其中纯麻醉因素所致的心跳骤停率为1.17/万，死亡率为0.25/万。麻醉中其他的意外发生率为21.90/万，死亡率2.24/万。

另外，JSA对1999～2003年期间，发生麻醉意外病例的原因进行调查(表85-3)，认为许多意外事故的发生，多属于人为失误，可以避免。目前，单纯因麻醉导致病人死亡的发生率为十万分之一。

表85-3　发生麻醉意外病例的主要原因

- 气道管理失误
- 安瓿与注射器内药物不符，用药错误
- 呼吸回路脱离、漏气
- 回路连接错误
- 输血、补液不及时
- 气管插管误插食管
- 气管内导管位置不当
- 麻醉机、监测仪或其他医疗仪器故障或缺陷
- 对换气量不足判断失误
- 吸入麻醉气体的流量调节失误
- 错误的气体供给事故
- 静脉通路不流畅或脱落
- 全身麻醉过早拔管
- 高位的脊髓蛛网膜下隙阻滞
- 局部麻醉药中毒
- 大出血、心律失常、误吸等

和以往相比较，近年来增加麻醉危险的原因主要有以下几方面：①手术适应范围不断扩展。②麻醉病人ASA评估级别上升。③由于①、②两项造成麻醉数量不断增加，使生物学的安全度下降。④相对是麻醉专业人员匮乏，麻醉工作量增加，麻醉医生的职业疲劳也可导致麻醉危险上升。而实际情况是麻醉死亡率和麻醉并发症在逐年下降。这是由于：①麻醉学科加强了人员素质的培养和专业人员数量有所增加。②现代医疗技术及新仪器的应用。③科技进步和医学知识的更新。

虽然麻醉死亡率逐年下降，但与医疗相关的诉讼案例却在增加。这一点，应引起麻醉科医师注意。在守护病人生命安全的同时，也要加强自我保护观念。提高法律意识，对麻醉风险性，可能发生的并发症，涉及生命安全等问题都要提前向病人或其亲属明确交代，取得理解，并有组织地完善各项应对措施，避免不必要的诉讼和经济损失。

总之，多方面的加强医务人员的素质培养，依靠科学的进步，预防医源性伤害事故的

发生，才能进一步提高手术和麻醉的安全性。

（陈　愉）

参考文献

付由池，高志清．1991．手术后破伤风2例．第四军医大学学报，12(1)：17

姜允申．1992．医护人员的职业危害及预防．中华劳动卫生职业病杂志，10(6)：363

李松义，侯顺元，王景阳．1982．手术室内有关触电和电灼伤的预防．中华麻醉杂志，2(3)：174

王禹元．1996．化学消毒剂对手术室空气的污染．中华护理杂志，31(10)：568

中华人民共和国国家标准．GB50333-2002．医院洁净手术部建筑技术规范

高桥成輔．1985．より安全な麻醉のにめの人的要素．麻醉，34(1)：116

崎尾秀彰，臼井義人，坂田正幸ほか．1988．駆血帯ゑ用いた下肢手术時のトロンボキサンA_2放出について．麻醉，37(10)：1224

日本麻醉学会手术室安全对策委员会．1996．麻醉关连偶発症例调查．1994について．麻醉，45(12)：1538

武田纯三，佐藤真人，岛田宗明ほか．1995．麻醉科医の无机フッ素浓度．麻醉，44(7)：1041

医療机器センタ— 医療ガス配管规格委员会．1993．JIS7101医療ガス配管设备について：解说．麻醉，42(5)：770

依田建吾．2010．麻醉事故．急救医療，72

織田俊介，谷口一男，本田 逊ほか．1985．医療ガス供给システムに対する安全対策．麻醉，34(11)：1521

第 86 章　麻醉恢复室

第一节　概　　述

麻醉恢复室简称恢复室，是正规麻醉科必须具备的功能单位。这是多年来麻醉工作者达成的共识，具有减少麻醉后并发症的重要功能。也是评估一个麻醉科的重要指标。

麻醉工作大致可以区分为诱导、维持及苏醒 3 个阶段。其中诱导与维持阶段均有良好的管理，但是苏醒阶段常被忽视。若将尚未清醒的病人直接送回病房，由于缺乏有经验的专业人员进行管理，病人实际处于高度危险状态，不少的医疗纠纷由此而起，这就是麻醉恢复室必须设立的理由。

一、历史与现状

全身麻醉已有 100 余年的历史，国外恢复室的广泛建立是在第二次世界大战期间，当时护理人员奇缺，建立集中的麻醉恢复室能有效地提供良好的苏醒条件，提高麻醉质量与安全性。有文献报道，术后 24 小时内死亡病例中，一半是可以避免的，其中 1/3 只需加强术后管理即可改观。在这种认识下，一个现代麻醉科没有麻醉恢复室是不合理的。在国外每个手术较多的医院中这是必须设立的功能单位，包括门诊手术麻醉，均设有麻醉恢复室。我国目前已重视此项工作，在等级医院的评审过程中，三级甲等医院麻醉科有无麻醉恢复室是评估麻醉科功能是否健全的一项指标。

二、收治对象

麻醉恢复室一般收治全身情况较好的全麻病人，清醒后即返回病房。这是它的主要功能，随着手术范围的扩大，病人情况的复杂化，术后苏醒室逐渐也收治需要呼吸、循环支持的病人，成为具有术后重危病房 PACU 的性质。

第二节　麻醉恢复室人员及场地设施

一、人员与装备

麻醉恢复室病床数应参照手术床数量而定，国外因全麻所占比例较大，恢复床与手术床之比为 1∶2。国内全麻比例较小，可按 1∶(3～4)为好，可以按 24 小时有 4 次手术设 1 张床计算比较合乎实际。

麻醉护士应有丰富的麻醉经验，具有呼吸循环及麻醉药理的基本知识，能够管理和使用监测仪，有心肺复苏的知识与技能。护士与病床的比例可根据病人严重程度而定，可以考虑

1∶(1～4)的比例。麻醉恢复室由麻醉科领导,可以设立专职麻醉医生进行管理,也可以在原麻醉医生指导下进行麻醉后常规工作。

麻醉恢复室位置应靠近手术室,最好是一大房间,护士站可以看到每张病床,必要时可以用垂帘分隔。有条件或手术量较大的麻醉恢复室可以设立单独的隔离房间。各床位均需有中心供氧,高低负压吸引和多个电源插座,墙上应能放置监护仪。病床应有轮子,可以自由移动,最好能与普通病房观察室通用,尽可能少搬动病人。床边应有可升降护拦,防止病人坠床,病床应能调节体位。病房门应有足够空间,以利病床通过。

二、基本设备

每张床位应有监护仪,能测量心电和脉搏氧饱和度,间断测量无创血压。其中一台能测量有创血压,若心血管手术较多,应配有除颤起搏器。最好每张床配有一台简易呼吸机,对于不能在手术室内拔管的病人可以增加麻醉的安全性。

室内应有急救车,备常规急救设备如麻醉气管插管成套装置、紧急气管切开工具、简易急救呼吸囊、氧气面罩、开口器、鼻咽与口咽通气道、吸引导管、导尿管等。

三、基本药物

麻醉恢复室应有自己的小药库,其中应有以下药物。

1. 心血管活性类　毛花苷 C、毒毛子苷 K、肾上腺素、去甲肾上腺素、麻黄碱、异丙肾上腺素、甲氧明。

2. 血管扩张药　硝酸甘油、硝普钠、酚妥拉明。

3. 抗心律失常药　利多卡因、苯妥英钠、维拉帕米。

4. 抗高血压药　乌拉地尔、肼屈嗪。

5. β 阻滞类药　美托洛尔、艾司洛尔(esmolol)。

6. 利尿药　呋塞米、甘露醇。

7. 激素　氢化可的松、地塞米松。

8. 支气管扩张药　氨茶碱。

9. 抗组胺药　苯海拉明。

10. 颠茄类药　阿托品、东莨菪碱。

11. 镇静止痛药　地西泮、咪达唑仑、吗啡、哌替啶。

12. 吗啡对抗药　纳洛酮。

13. 抗胆碱酯酶药　新斯的明、依酚氯铵。

第三节　管　　理

一、入室交接

麻醉者送病人入室时应交代病人在术中情况,包括手术名称,输血输液量,麻醉药,肌松药,吗啡类药物应用情况,循环呼吸状态及其他特殊情况。包括术前重要的合并症,术中胸腔及其他引流管的情况。麻醉护士应立即检查血压、脉搏、呼吸次数及意识状态,做好记录。连接心电和脉搏氧饱和度计作连续监测。如果气管导管尚未拔除,应立即接上呼吸机进行呼吸支持。管理好液体通道和出入量。气管导管的拔除时机应由麻醉医生决定或根据科内常规处理。一般应等到该病人意识状态良好,肌力恢复正常,呼吸次数满意,停止呼吸机有相当时间而氧饱和度在正常范围时再进行较好。

二、出室标准

拟定出室标准,便于协调科室关系,明确各自责任,便于管理。病人出室标准应着重意识状态、呼吸与循环情况,肌力强弱最为重要。意识应具有定向力;呼吸次数应正常,气道通畅,循环基本稳定;肌力达到能抬头抵抗重力。

有的单位用评分法进行量化:将意识、呼吸、循环、肌力 4 项最高各定为 3 分,达 12 分时才能出室。

第四节　常见并发症

一、缺氧

缺氧是麻醉后常见并发症。原因大致可

分为气道阻塞、呼吸抑制和肺部病变三类。

(一)气道阻塞

气道阻塞是麻醉后常见并发症,是缺氧的重要原因。常因意识尚未清醒,咽部肌肉张力尚未恢复,舌根后坠压迫咽后壁,造成阻塞。可有鼾声或胸腹反常呼吸动作,较易判断,可用通气道或调整头的位置处理。

(二)呼吸抑制

呼吸抑制亦是麻醉后常发生的并发症,可因呼吸中枢抑制或肌力不强所致,前者主要表现为呼吸变慢,后者主要表现为潮气量不足。二者均造成分钟通气量不足,除有氧分压降低外尚有二氧化碳升高。人工通气是解决的途径。如果只用吸氧的办法只能提高氧分压而不能降低二氧化碳分压,因此没有彻底解决问题。在肌松药的残余作用下,肌力尚未恢复,咽部肌肉及呼吸肌均受累,叠加作用的结果使潮气量降低。用神经刺激器可以作出正确的判断。治疗以上二者均以呼吸机支持较安全,也可用新斯的明进行对抗以缩短呼吸支持的时间。

(三)肺部病变

肺部情况是造成低氧血症的重要原因,右到左分流量增加是其病理生理学基础。其中平卧或全麻后,可使功能性残气量减少到等于或少于肺闭合容量,使得在呼吸周期的部分或全部时间内处于不张状态。通过此部肺泡微血管的血液未与氧气接触与交换,以静脉血的状态回到左心,降低动脉血的氧分压,扩大了肺泡动脉氧分压差,使得部分病人在呼吸空气时发生低氧血症。若分流量>30%,则吸氧亦不能有效地提高血氧浓度,必须从根本上加以处理才有作用。有的时候由于术中潮气量不足或有液体或误吸物,引起部分肺泡不张或通气相对不足,也是造成右到左分流的原因。有右到左分流量增加的时候只用吸氧是不解决问题的,根本的办法是要使肺泡扩张,因此,除了在使用呼吸机时要用较大潮气量外,尽可能用0.49kPa(5cmH_2O)的PEEP。

二、低血压

术后苏醒室内发生的低血压最常见的原因是血容量不足,可能是输血输液不足或血管扩张引起相对血容量不足。其中前者应特别要引起重视。外科医生常偏向过低估计术中出血量,对于输血量的掌握有时会与麻醉医生发生矛盾。中心静脉压的测定常有助于正确得出结论。此外,手术后体腔内继续出血是一个特别需要注意的问题,要尽力找出内出血的证据,包括引流量与理化检查的结果,加以综合判断。有时需要手术干预,不要发生延误手术时机的情况。如果是血容量相对不足,这常是麻醉的残余作用没有消失的结果。这种情况一般不很麻烦,常常只表现为单纯的血压偏低,不伴有外周血管收缩、出汗、尿少等交感神经兴奋现象。处理相对比较单纯,适当补充液体或试用血管收缩类药物,可能解决问题。其他特殊原因如心源性休克、张力性气胸、严重低血糖等均有其他症状和病史可作参考,只要小心谨慎,诊断一般没有困难。

三、高血压

有的病人术后不宜有高血压,如颅内动脉瘤、冠状动脉、主动脉瘤术后,若血压过高可造成术后出血,出现并发症,严重者使手术失败。常常是上述病人易于发生这种情况。血压过高又可以使左室壁张力升高,造成心肌缺血,也可以因心肌纤维被拉长而发生心律失常,血压过高可造成颅内压升高或脑水肿,同时也可能是眼内压升高的原因。若血压超过正常30%,并有头痛、出血、ST段及其他心肌缺血的表现,或有其他危险因素如眼球开放性损伤、颅内出血等情况,应采取积极态度加以处理。常见原因可能有几个方面,CNS处于兴奋状态如疼痛、缺氧、气管导管的刺激、膀胱膨胀,或有高碳酸血症、颅内压升高等不正常情况均可促使其发生。术前已有高血压的因素,如动脉硬化,或本身为早期高血压病人,术后出现血压升高也不少见。处理原则首先应解除其原因，如解除CNS兴奋的原因，其次，进行对症治疗，降低血压。静脉用药可以避免吸收延迟等问题，可以先考虑用肼屈嗪和美托洛尔，使心率和血压均缓慢下降，使用拉贝洛尔亦有同样作用。甲基多巴静脉注射都可以维持较长时间，并能转成口服制剂，较为方便。作用较强的血管扩张药如硝普钠或硝酸甘油，只是在紧急情况下应用，作短时间处理。通过上述处理一般血压均可得到控制。

四、清醒延迟

现代麻醉方法与药物如地氟烷、氧化亚氮、丙泊酚等作平衡麻醉，停药后几分钟后病人即能初醒。如果用上述方法停药后超出半个小时仍然没有反应，一般可认为不正常。通常的原因是体温过低，如室温过低，大量输入低温的液体或血液，长时间脏器暴露在空气中等，一方面体温散失过多，另一方面麻醉后肌肉松弛产热来源减少，有时可造成较严重问题。一般体温低于33℃即可出现症状。其中表现之一为反应迟钝，包括意识与反射，体温低于30℃时可发生瞳孔散大，对光反应消失的昏迷状态。这是低温对中枢神经系统造成抑制和对肌松药作用延长的结果。上述情况，只需提高体温后即能解决。

延迟清醒另外的原因是术中的镇静和吗啡类药物的残余作用，除非用了超常剂量，一般应在进入术后苏醒室60～90分钟内能够消除。若仍然迟钝，可以考虑用小剂量静脉注射纳洛酮，0.02mg/min，直到0.2mg为止。必要时，可以用其他催醒药。如无呼吸或意识方面的改进时应考虑麻醉以外的可能性。肌松药使用过量应有特殊表现，如自发呼吸，有意识的活动，虽然动作较弱，但足以作出判断。此时要注意一些特殊原因如脑血管意外、低血糖或术中长时间低血压造成脑血流灌注不足，应做进一步检查，如血糖、电解质、渗透压，以除外低血钠、低血钙、低血糖、低渗透压、高血钙、高血镁等，需分原因区别对待。若怀疑有低血糖的可能时，可以应用少量高张糖静脉注射作试验性治疗。必要时，应邀请神经内科作检查，除外颅内情况，尤其在心脏和大血管术后。颅内手术后的手术并发症，自然更应考虑。

五、恶心与呕吐

全麻后病人常发生上述情况，尤其是妇女与儿童。恶心呕吐常是麻醉药物对化学感受器刺激的结果。腹腔手术的刺激或吞入大量空气与血液也是重要原因。恶心呕吐可造成病人的不适，其自主神经的反应，如血压升高、心跳加快也可能造成一些并发症如脑出血、心血管意外。腹内压升高可造成伤口缝线断裂，有时可造成眼科手术失败。虽然并无公认良好的预防与治疗方法，有些措施还是可以考虑应用。术中应用氟哌利多可以减少其发生率。一旦出现症状也可分次小量静脉注射氟哌利多作治疗。但应注意血容量的情况，以免发生低血压。为了减少前庭神经刺激，应避免头部作激烈摆动。若过去有术后严重恶心呕吐的病史，应考虑应用神经阻滞以代替阿片类药物作术后止痛之用。

六、泌尿系功能障碍

若用尿量来判断血容量常是不可靠的，受很多因素影响，如阿片类药物，手术造成自主神经系的不平衡等。而对于术中有液体大量的进出，心肾功能处于边缘状态的病人又是非常需要的信息。尿的理化分析有时可提供有用资料，因此应予以重视。尿的颜色对于判断肾脏浓缩功能，虽然只能提供有限的信息，但是对于有无血尿、血红蛋白尿是有很大的帮助。尿渗透性分析相对比尿比重更能反映肾小管的功能状态，若渗透压＞450mmol/L可以说明肾小管的浓缩功能是良好的。血钠、血钾与尿钾、钠的比例及血与尿渗透压之比均是估计肾小管的良好指标。尿钠远低于或尿钾远高于血浆浓度，说明肾小管活性良好。此外，尿液过于偏酸或偏碱亦需有活性的肾小管参与。

每小时每千克体重尿量在0.5ml以下的情况，在术后苏醒室病人中时常发生，由于肾前因素所致者较多，真正由于肾小管的损伤所致者较少。当术中有严重低血压，大量输血或手术操作可能造成输尿管损伤或肾脏缺血时应严重关注尿量变化。首先应使血压保持在合理水平，然后考虑快速输入 300～500ml 液体或 5mg 呋塞米以观察反应。对于肾脏的保护，除了保持血压和一定液体量外，应用呋塞米、低浓度多巴胺可能有一定好处，当然要针对原因作必要处理。

（毕　敏）

第三篇

临 床 监 测

第 87 章　全身麻醉深度的判断

麻醉学已经经历了一个半多世纪的发展，但是学科的最基本问题仍未得到解决，这就是全身麻醉深度的定义和监测。在肌肉松弛药应用于临床之前，麻醉科医师常担心麻醉过深所带来的危险。在肌肉松弛药应用于临床之后，平衡麻醉的诞生，全身麻醉深度趋于偏浅，麻醉科医师又常常担心手术中知晓等并发症。随着时代的进步和患者对医疗服务期望值的增高，人们不仅要求麻醉科医师在全身麻醉中保证患者意识消失、无痛、肌肉松弛和避免手术中知晓等并发症，还要求能够精确地应用适量的麻醉药物以缩短患者在麻醉后恢复室滞留的时间或出院时间，并达到最佳的麻醉恢复质量和降低术后死亡率。近年研究发现麻醉过深与术后死亡率增加有关。全身麻醉深度的精确监测和判断成为了一项亟待解决的课题。

第一节　全身麻醉和麻醉深度

一、全身麻醉的定义

全身麻醉和麻醉深度的定义是麻醉学领域争议较多且极富感情色彩和主观性的一个题目。近年来，许多学者从历史、临床、科学、理论和哲学的角度对其进行了思辨，使我们对该问题的理解更深了一层。事实上，关于如何定义全身麻醉一直存有争议，不同学者使用不同的定义。

（一）全身麻醉的语义和历史定义

乙醚麻醉的发现是人们努力寻求使患者摆脱对伤害性刺激的疼痛感受和反应方法的结果。最初只有使用“乙醚化”（etherization）这个词来描述患者吸入乙醚后的药理学表现，而没有其他的术语可以采用。不久，人们引入希腊语“麻醉”（anesthesia）和“昏迷”（narcosis）来描述“乙醚化”。希腊语“麻醉”的含义是感觉缺失（without feeling），“昏迷”的含义是昏睡（stupor）和麻痹（paralysis）。这些术语所要描述的内容包含两方面即乙醚化使患者无体动且同时没有不愉快的伤害性感受。

Antonini 认为，最初的手术患者除了要求无痛之外，对意识是否消失并无更高的期望。然而，乙醚、氯仿和许多随后在临床中应用的吸入麻醉药随着吸入浓度增加患者的意识首先消失，然后才产生明显的或完全的镇痛作用。意识消失很快被认为是全身麻醉重要的和所希望的结果之一，因为从临床角度看无意识的患者在手术中不会焦虑也不会记住疼痛，这不仅有益于患者，而且可促进手术的进行。

在乙醚麻醉发明 50 年后，Overton 又认为“昏迷”的内容还应包括患者对外科手术刺激不受伤害，即全身麻醉应包括无意识、镇痛和对外科手术刺激不产生伤害性反射。1993 年

Green 认为现存的有关术语范围太窄，应从150年前所用的术语中解放出来，建议使用术语 metesthesia（包含超出 anesthesia 的含义）。然而 Saidman 认为，随着对全身麻醉研究的深入，全身麻醉新的内涵不断增加，metesthesia 和 anesthesia 均不足以描述全身麻醉这个整体，他建议采用术语"围手术期医学和疼痛管理（perioperative medicine and pain management）"来代替全身麻醉。虽然我们与术语的"搏斗"一直持续到今天，但是可以肯定的是过去的定义和术语均存在明显不足。

（二）全身麻醉的临床定义

1. 从职业、专业的角度定义全身麻醉 美国麻醉科医师协会（ASA）提供了麻醉学的现代定义，即麻醉学是一门为外科手术、产科、治疗和诊断性检查提供无痛的临床医学，包括在围手术期监测和恢复患者的生理稳态（即保证患者在围手术期不受伤害）。无痛亦可由局部麻醉提供。在全身麻醉下，患者是无意识、无知晓或其他感觉的，而且患者是由麻醉医师仔细地监护、控制和治疗。

2. 通过麻醉药物的临床效应定义全身麻醉 采用全身麻醉所必需的成分（临床效应）来定义全身麻醉似乎是一个较好的途径。最初使用的两个术语"麻醉"和"昏迷"来描述乙醚麻醉的效应就已表明全身麻醉不止是由一个成分组成。Overton 认为，这两个术语包括无体动、镇痛、无意识和患者不受伤害四个成分。Eger 认为，全身麻醉成分中只有遗忘和无体动是全身麻醉所必需的，原因有二：患者能动时手术无法进行；能记住手术中疼痛经历的患者不可能再次接受手术，也会劝阻其他患者不接受手术。Antognini 和 Heinke 对此则持反对态度，他们认为全身麻醉应定义为无意识、遗忘和无体动（无伤害性刺激反应）。Antognini 将镇痛和血流动力学反应抑制排除在全身麻醉的绝对必需成分之外，他认为疼痛是对伤害性刺激的有意识的知晓，如果被麻醉的患者是无意识的，他们就不会感觉到疼痛。但是 Antognini 忽视了一个重要的方面，虽然无意识的患者对伤害性刺激无外显记忆，但是仍可能存在有内隐记忆，同样可导致心理创伤或手术后慢性疼痛。而且，作为对组织损伤的反应，不仅疼痛受体可发生改变，而且大量的化学介质亦可从细胞释放，例如细胞因子、生长因子、激肽、嘌呤、胺类、前列腺素类化合物和离子，这些化学介质均不利于机体的恢复。Hug 从临床角度出发，认为全身麻醉的目标包括三方面，即无意识、肌肉松弛和抑制对伤害性手术刺激的反射。

综上所述，学者们对全身麻醉的几个组成成分已基本有了共识，争议的要点是这些组成成分中哪些是必需的？1993 年 Kissin 对全身麻醉作了总体定义——全身麻醉是用于防止手术创伤所引起的心理和躯体副作用的一种药理学干预手段，同时也包括为手术提供便利的条件。虽然我们对此可能没有异议，但是具体到细节问题就出现了争议。全身麻醉是药物所诱导的一种生理状态，但这个生理状态即药理效应谱不是单一的，它包括了许多成分，例如无意识、反射抑制、遗忘、心血管系统功能、呕吐、颤抖、体动、兴奋的抑制等（前已述及）。这些成分有我们希望获得的效应，也有我们希望避免的药物副作用。在我们希望获得的效应中，哪些是全身麻醉所必需的成分？哪些虽不是必须的但可锦上添花？如何区分这两种成分？Antognini 指出这些问题的答案取决于定义者本人，实际上这间接说明从麻醉药物的临床效应定义全身麻醉，主观性太强。

3. 通过临床麻醉方法和过程定义全身麻醉 根据上面的讨论可以看出，从麻醉药物的基本临床效应角度定义全身麻醉很难取得共识。也许我们不得不通过描述全身麻醉的方法和过程来定义全身麻醉。事实上，在最初尚无术语用于描述"乙醚化"时，"乙醚化"这个词本身就是从方法和过程的角度对全身麻醉进行了定义。虽然麻醉学界一直为麻醉的定义所困扰，但是经过 150 多年的发展，麻醉药物和麻醉方法均获得极大的进步。现代全身麻醉方法已经演化为吸入麻醉、平衡麻醉和全静脉麻醉三足鼎立。麻醉用药也不再单一，而是采用联合应用催眠药物、镇痛药物和肌肉松弛药的技术。联合应用这些药物不仅能够达到遗忘、无体动、无痛和无意识，而且还能维持满意的手术中生理稳态。但是，必须指出，虽然采用麻醉方法和过程定义全身麻醉不会让人感觉到模棱两可，但是现代麻醉方法的多样性可导致全身麻醉的定义不止一个。这也是我们所不愿意看到的。比较不同的麻醉方法为达到同样的麻醉目标点（endpoints），例如遗忘或无体动，而采取的措施并加以归纳综合似乎能把各个不同的定义统一起来。

4. 乙醚麻醉——金标准　Urban等认为，上述试图定义全身麻醉的努力均忽视了一个一直令人非常迷惑的方面：一个单一的化学物质能够获得临床全身麻醉所有的必需成分（虽然必需成分尚存在争议）。乙醚和氯仿作为单一的麻醉药物用于临床长达100年，它们可产生无意识、镇痛、遗忘、应激反应和血流动力学抑制（对伤害性刺激的反应）。实际上，最初的术语"麻醉"（anesthesia）是用于描述乙醚化过程的。Urban等认为，在目前缺乏别的公认的测量全身麻醉的数量化手段下，务实地采用以下的全身麻醉定义是非常有用的：全身麻醉是由一系列可辨识的生理状态谱所组成，这些生理状态与乙醚所产生的效应具有可比性，并适合人类手术。这个定义不依赖于任何机制，而是采用将全身麻醉的概念引入医学的一种化学物质——乙醚作为参照物或者金标准。未来的全身麻醉理论能从所有细节上解释乙醚麻醉的效应，目前采用乙醚作为参照物或者金标准是非常务实的。

二、麻醉深度的概念

乙醚麻醉成功是外科学历史上的重要里程碑，并使人们很快意识到麻醉绝非想象的那么简单。恐惧麻醉后醒不过来，担心麻醉下呼吸和循环功能抑制，害怕麻醉意外，甚至死亡等。在1937年，Guedel提出了经典的乙醚麻醉分期，从而使人们对麻醉深度的掌握有了一个规范化的认识。然而，随着现代麻醉学的发展，尤其是20世纪40年代以后肌肉松弛药的临床应用，以及随后平衡麻醉概念的出现，使乙醚麻醉分期失去了临床意义。麻醉被分解为四个要素：无意识、无痛、肌肉松弛和抑制不良的自主反应。平衡麻醉和肌肉松弛药的临床应用使手术能够在较浅的麻醉下得以完成，提高了麻醉的安全性。然而，人们却对麻醉到底还有无深度的概念产生了疑问。

一些学者认为麻醉是一种药物诱导的意识消失状态，在这种状态下，患者既不能感知又不能回忆伤害性刺激。因此，麻醉的目的仅是消除意识，至于无痛、肌肉松弛和抑制不良的自主反应仅能被视作麻醉状态的辅助部分。而意识消失又是全或无的，因此麻醉没有深度概念可言。但是，即使现代平衡麻醉是采用多种药物来达到不同的麻醉成分，但是各自仍然保留着"深度"这一临床特征，例如清醒程度（镇静评分）和脑的认知功能（外显记忆、指令反应、内隐记忆）随着麻醉药浓度的增加而呈逐级变化；伤害性刺激诱发的血流动力学反应和神经肌肉阻滞的程度也都存在剂量依赖性特征。

现代全身麻醉大多是联合应用镇痛药物、催眠药物和肌肉松弛药。各种药物的使用剂量相对独立，单一的参数不再足以判断麻醉是否合适。因此全身麻醉深度的概念在现代麻醉下受到了挑战。虽然目前已经发明了一些仪器来评价全身麻醉过程中的意识成分，但是试图通过监测手段来预测对伤害性刺激的反应却遇到了极大的困难。所以，麻醉科医师的个人临床经验显得十分重要。随着麻醉方法的不同，各个麻醉效应的成分如肌肉松弛、应激反应抑制和催眠等，必须分别同时加以监测，以保证达到临床麻醉的目标。但是，目前尚无客观标准用于量化现代麻醉下的一整套临床麻醉目标。因此，在现代麻醉方法下，麻醉深度的定义尚不能被简单化和统一化。

麻醉深度定义的复杂性给监测麻醉深度带来了巨大的困难。虽然目前尚无共同认可的麻醉深度定义，但是在临床麻醉中已经有达成共识的临床麻醉目标，即无意识、无痛、肌肉松弛和自主反射稳定等。在无公认的现代麻醉深度定义的情况下，有关麻醉深度监测的研究实际上是研究监测指标与临床麻醉各个目标点的关系。从总体上看，这些研究存在有两方面困难：其一，以临床麻醉各个目标点为标准来评价监测指标的效能，虽然给麻醉深度监测带来了一线希望，但是这些临床目标点的生理来源不一，具有异质性，不能成为一个统一的实体，监测一个目标点很有效的指标不能用于另一个目标点的监测，或者监测效能很弱。这就决定了该监测指标仅能局部反映麻醉深度并在一定条件下才有意义。其二，研究中所使用的有关术语缺乏固定的准确内涵，例如意识、知晓的定义至今仍存在争议，它们与指令反应、手术后记忆的关系常常被混淆。从而使得不同研究之间很难进行横向比较，也限制了对该领域的进一步深入研究。虽然存在这两方面困难，学者们还是进行了艰辛的探索，在临床麻醉和实验研究中发展了一些指标并试图揭开麻醉深度的神秘面纱。

三、如何监测麻醉深度

理想的麻醉深度监测方法应具有以下特点：①能持续、实时和无创的显示麻醉深度的变化；②能很好地反映麻醉药物浓度的变化；③能反映手术刺激的变化；④不依赖于所用的麻醉药物；⑤简单实用，不易受各种干扰，适合手术室使用等。目前尚无一种麻醉深度监测技术和方法能够达到上述的全部条件。随着研究的深入和研究手段的增多，预计将出现更多的监测理论和监测方法。就目前而言，只能对麻醉的各个效应成分，例如意识消失、肌肉松弛和应激反应抑制等，分别同时加以监测才能保证达到临床麻醉目标(麻醉深度)。

肌肉松弛监测目前已经有非常客观的监测方法。从临床角度出发，要达到满意的麻醉深度至少还要确保另外两个方面：①丧失意识和记忆(无知晓)；②丧失对伤害性刺激的不良反应。

近年来神经电生理技术的迅速发展，计算机技术、信号处理技术和脑电信号相结合，产生了许多定量脑电和诱发电位指标，例如脑电双频谱指数(BIS)、听觉诱发电位(auditory evoked potentials, AEP)、脑电熵指数(entropy)、Narcotrend 等。然而，这些神经电生理指标通常仅能反映麻醉的镇静程度，并不能全面反映麻醉深度。而反映伤害性刺激强度的指标，例如通过外周灌注指数和心率变异性变化加权分析产生的手术应激指数(surgical stress index, SSI)尚在研究中。

(王　云　岳　云)

第二节　麻醉中意识的监测

麻醉中监测患者意识状态的目的是确保患者在麻醉中意识消失，以防止患者在手术中产生记忆和不良回忆，即无手术中知晓。

虽然神经电生理技术日新月异，但是这些技术毕竟只是分析手段的变化，并未跳出脑电波活动的范畴。而脑电信息的指标并不能直接评测患者有无意识，并且目前尚无能够对记忆形成、储存和提取过程进行评估的监测仪。因此，在麻醉深度监测方面并无革命性突破。但是，神经电生理指标给麻醉科医师提供了一个相对客观的患者反馈指标——脑功能状态水平。

一、意识状态的临床判断

意识是被定义为患者能够在他所处的环境下处理外界信息的一种状态。麻醉科医师判断患者的意识是否存在，通常是观察患者对各类刺激是否出现有目的的反应。例如，对指令反应的睁眼和对疼痛刺激的体动。但是，如果使用了肌肉松弛药，患者的这种有目的的反应则将很难被观察到。

意识状态可通过临床工具进行评价，例如修正的观察者觉醒/镇静(Modified Observer's Assessment of Alertness/Sedation Scale, MOAA/S)评分(表 87-1)。

表 87-1　修正的观察者警觉/镇静评分量表（MOAA/S）

评分	反应状态
5	反应清晰，并能以正常的音调讲话
4	反应不够清晰，昏睡状态，但能以正常的音调讲话
3	只有在名字被重复大声呼叫后才有反应
2	只有在被轻微地戳刺或摇晃后才有反应
1	只有在很重地对斜方肌捏掐后才有反应
0	即使很重地对斜方肌捏掐后也无反应

但是，正如前文所提到的那样，麻醉下意识的定义包括清醒程度和认知功能，因此监测麻醉下意识是否消失不能仅仅以指令反应（呼之睁眼）消失为标准，而是应该包含麻醉中有无记忆发生，以确保患者无知晓。

手术中知晓是全身麻醉患者在手术过程中出现了有意识的状态，并且在手术后可以回忆起手术中发生的与手术相关联的事件。临床判断手术中知晓的困难在于：手术中麻醉科医师无法判断患者有无知晓发生。手术中知晓更广泛的定义可以包括做梦。做梦通常认为是浅麻醉的征象，但更多是出现在麻醉苏醒期和恢复期。Crowford 认为，不愉快的梦境能够反映手术中知晓，因为这二者总是联系在一起的。也有学者认为，即使患者的梦境内容与手术中的事件可以建立联系，梦境也并非全部是不愉快的。

评估麻醉患者的意识水平对麻醉科医师来讲仍然是一项挑战，因为临床指征不可靠。在近年发展起来的神经电生理监测仪中，针对意识的监测缺乏敏感性和特异性。例如，脑电双频谱指数（BIS）监测的目标是其数值＜60，此通常被推荐用于预防手术中知晓。但是并不能百分之百的防止麻醉下知晓的发生，说明并不能准确地预测麻醉下个体的意识水平。

二、意识状态的神经电生理学监测

（一）脑电双频谱指数

双谱分析是在功率谱分析基础上加上脑电相干函数谱分析。脑电功率谱分析仅包括了频率和功率（振幅），几乎未包含节律、同步、波形和谐波的有关信息。双谱分析既测定 EEG 的线性成分（频率和功率），又分析 EEG 成分波之间的非线性关系（位相和谐波），包含了 EEG 信号的全部信息。

BIS 算法的早期版本是尝试在异氟烷/氧、丙泊酚/氧化亚氮或丙泊酚/阿芬太尼麻醉下建立 BIS 变化与预测切皮体动反应之间的关系。当丙泊酚或异氟烷用作主要麻醉药物时，预测切皮体动的发生率与脑电 BIS 值之间存在明显的相关性。然而，当应用大剂量的阿片类药物时，脑电 BIS 值与患者体动发生率之间则无明显的相关性。认识到切皮后有意识的体动是外界刺激对脊髓作用而并非对皮层的作用，从而把脑电 BIS 算法的研究重心集中到麻醉药物催眠镇静的作用分析，特别是对意识和记忆的临床评估。

志愿者证实脑电 BIS 的变化与测定的药物浓度和临床评估的镇静状态相关良好。脑电 BIS 能够准确追踪从中等剂量咪达唑仑（4mg）到大剂量咪达唑仑（20mg）作用下的临床镇静程度。大声呼唤患者能够产生反应的 BIS 值是 87±6，术后回忆率大约是 40%；患者对轻微刺激无相应反应时的 BIS 值是 81±8，并且术后完全无回忆；咪达唑仑使患者无反应时的 BIS 值是 69.2±13.9。有关丙泊酚和七氟烷的临床试验也获得了类似结果。脑电 BIS 数值和呼气末七氟烷浓度与患者临床镇静评分之间具有较好的相关性。脑电 BIS 数值在从中位数 95 降低至 45 的过程中，呼气末七氟烷浓度几乎是以线性关系从 0.2% 递增到了 1.4%。当呼气末浓度超过 1.4% 时，七氟烷对脑电 BIS 数值的降低作用有限。BIS 对低浓度的阿片类镇痛药物反应不敏感。

Flaishon 等验证了外科手术患者接受单次静脉注射丙泊酚 2mg/kg 或硫喷妥钠 4mg/kg、同时静脉应用肌肉松弛药时的脑电 BIS 数值变化，并且应用隔离上臂技术来辨别患者的意识丧失和恢复。结果脑电 BIS 数值低于 58 时，所有患者都处于无意识的状态；当脑电 BIS 数值低于65时，患者在50秒内恢复意识的可能性低于5%。在全身麻醉期间，一般推荐脑电BIS数值应低于55。

（二）熵指数

由于脑电图显示的信号是混乱状态或者是非线性状态，所以它似乎适合应用非线性动力学理论的方法来进行分析。熵（entropy）是热力学中的一个物理量，用来表示某种物质系统状态的一种量度，或说明其可能出现的程度。在信息理论中，熵被定义为是一种对不确定性的度量。信息量越大，不确定性就越大，熵就越大；信息量越小，不确定性就越小，熵也越小。2003年上市的GE Healthcare熵监测模块（Datex-Ohmeda M-熵）将熵指数的概念第一次作为监测的一种手段提供给麻醉医师，从而使其真正在临床得以实践。

熵指数分析脑电图和前额肌电图信号的复杂性。在信号分析中，熵指数描述了信号的不规则性和不可预测性。当熵指数用于描述脑电图信号的分析技术时，它可用来描述脑电图的复杂性或"秩序性"。麻醉深度增加时，脑电图数据变得更可预测或包含更多的"秩序性"，更多的秩序性代表复杂性更小，熵指数更低。而当麻醉深度减浅时，脑电图数据出现秩序性降低，不规则性增加。熵指数不依赖于脑电图的绝对频率和幅度范围。由此可见，与BIS运算法则不同，熵指数的运算法则是以所测患者的生理状况为分析基础。

熵指数模块有两个指标：状态熵（state entropy，SE，数值0～91）和反应熵（response entropy，RE，数值0～100）。面部肌电的变化频率>20Hz，与传统的"脑电变化范围"（0.8～32Hz）之间存在有交叉，因此可干扰皮质脑电活动分析。另外，面部肌电的变化可因意识水平变化和应用肌肉松弛药物而发生改变。但是，肌电分析是粗略的，不能像麻醉深度监测那样成功地被监测。某些权威人士认为，肌电变化可能与镇痛药物需要有关。熵指数模块通过创建两个参数来探索这种变化。状态熵是从脑电中0.8～32Hz范围内的变化数值计算而来，并且主要包含脑电中镇静催眠成分的变化；反应熵是从脑电中0.8～47Hz范围内的变化数值计算而来，包括了面部肌电变化数值。因此，当肌电变化活动很低时，状态熵和反应熵应该是相同的；但是，当唤醒和面部肌电变化增加时，反应熵则增加。对这种监测仪进行的初始临床研究表明，在镇静剂量静脉麻醉药和吸入麻醉药的作用下，熵监测仪与脑电BIS监测仪具有相似的功能。状态熵的数值是从0（脑电等电位时）到91（完全清醒时）；反应熵的数值是从0～100。麻醉状态下的数值的变化范围是40～60，如果状态熵的数值变化超出该范围，需要对镇静药物的剂量进行调整；然而，如果状态熵数值的变化在该范围内，但反应熵较状态熵大10个数值，则可能是需要应用更大剂量的镇痛药物。目前尚缺乏对这种建议的良好证据。

（三）Narcotrend监测仪

Narcotrend是由德国Hannover大学医学院的一个研究组开发的脑电监测系统。Narcotrend能将麻醉下的脑电图进行自动分析并分级，从而显示麻醉深度。这种思想来源于1937年Loomis等对人类睡眠期间脑电变化的系统描述，他们将脑电的变化分为5个级别A～E加以区分。1981年Kugler扩展了Loomis的分级，定义了若干亚级别并应用到麻醉下脑电图的分级中。2000年Schultz等开始使用带有亚级别的分级系统对不同吸入和静脉麻醉药下的脑电图进行视觉分析分类，并把这种分级称为Narcotrend分级。后来又发展了Narcotrend脑电自动分级系统，将Narcotrend脑电自动分级系统转化为类似BIS的一个无量纲的数值，称为Narcotrend指数（NI），范围为0～100。

Narcotrend监测仪应用Kugler多参数统计分析方法，对原始脑电信号进行计算机处理，基于大量处理过的脑电参数进行脑电自动分析，通过计算NI对意识状态和麻醉深度进行分级，共分A～F 6个级别，表示从觉醒到深度麻醉再到脑电暴发抑制期间脑电信号的连续性变化，其中 B、C、D、E 级又各分为 0、1、2 三个亚级别，B、C 级表示镇静，D、E 级表示麻醉，每个级别均对应于一定的数值(NI)，与 BIS 相似，从 100 到 0 定量反映意识的连续性变化。研究表明，NT 在 D2 时，对应的 BIS 值 95%的可信区间在 52～39(表 87-2)。

表 87-2　Kugler 的镇静和脑电分级

清醒	A_0
亚警醒	A_1/A_2
非常浅的睡眠(镇静)	$B_0/B_1/B_2$
浅睡眠(浅麻醉)	$C_0/C_1/C_2$
中等深的睡眠(全身麻醉)	$D_0/D_1/D_2$
非常深的睡眠(深麻醉)	E
昏迷	F

Narcotrend 分级显示剂量依赖性变化。Schmidt 等的研究表明 Narcotrend 分级和 BIS 可作为丙泊酚、瑞芬太尼麻醉期间评价麻醉状态的可靠指标，但 Narcotrend 分级和 BIS 不能反映麻醉深度中的镇痛成分。Narcotrend 分级还可预测丙泊酚镇静的不同水平，预测概率(P_k)达 0.92。Kreuer 等研究了丙泊酚麻醉期间的 BIS 和 Narcotrend 指数的变化，发现 Narcotrend 指数预测丙泊酚效应室浓度的 P_k 为 0.88±0.03，而 BIS 的 P_k 为 0.85±0.04，在丙泊酚浓度较低时 Narcotrend 指数的读数高于 BIS，而在丙泊酚浓度较高时 Narcotrend 指数的读数低于 BIS。Narcotrend 监测仪与脑电 BIS 监测仪的功效相似。

(四)其他以脑电变化为基础的监测仪

目前市场上尚有许多其他以脑电变化为基础的麻醉深度监测仪。这些监测仪或多或少与以前描述的监测仪在应用原理方面具有相似之处。例如，脑电 SNAP 指数(EEG-derived SNAPTM index)和脑状态指数(brain status index)。

(五)以诱发反应作为麻醉深度变化的监测仪

中潜伏期听觉诱发电位(MLAEP)是皮层事件相关电位(ERP)的早期波形。因为发生时段早于记忆形成的时段，不能反映记忆过程；但仍被广泛应用于有关麻醉的研究。MLAEP 虽然不能代表记忆过程，但它与全身麻醉状态下记忆的形成有联系。MLAEP 监测的是听觉而不是对声音的感知(需要认知和记忆过程参与)。在一定麻醉深度时，试验对象意识丧失不能感受声音，但其对声音的反应还在，因此 MLAEP 成为监测麻醉深度的可靠指标。

A-line 监测仪[听觉诱发电位指数(auditory evoked potential index，AEPI 或 AAI)]与脑电 BIS 数值一样，指数的范围是从 100(清醒状态)到 0(深镇静状态)，推荐的手术麻醉 AAI 指数变化范围是 15～25。目前二代的听觉诱发电位监测仪，也应用脑电变化数据来补充听觉诱发电位的数据。

脑电监测有许多局限性。例如氧化亚氮麻醉期间脑电 BIS 值可不变甚至升高。静脉麻醉药氯胺酮亦可升高脑电 BIS 值，这可能是氯胺酮增加脑电功率波谱中 β 波成分的结果。氯胺酮和氧化亚氮主要是通过 N-甲基-D-天门冬氨酸(NMDA)受体产生作用的，气体麻醉剂——氙的麻醉作用，也是通过这一受体系统产生的，其变化同样不能被脑电 BIS 值所反映。更加引人深思的是，氯胺酮能升高脑电功率谱和脑电 BIS 值，而作用机制相似的氧化亚氮却减少状态熵和反应熵的数值。这些不足意味着目前的麻醉深度监测仪与意识的神经生理机制变化并不太一致，还需要做更多细致的研究工作。

三、防止麻醉下知晓

从临床角度出发，要达到满意的麻醉深度应该至少：①丧失意识和记忆(无知晓)；②丧失伤害性刺激的不良反应。全身麻醉下知晓为什么至今仍是全球麻醉学界所面临的难题，主要是病人在麻醉中是否发生知晓在当时是不可知的，只能靠术后对病人调查来确定是否术中有知晓发生；传统意义上的意识消失并不能保证术中无知晓；尚无一种方法或指标能在术中就提示麻醉医生病人是否处于知晓的危险状态。

术中知晓发生率在国外为 0.1%～0.2%。美国知晓率为 0.13%。2009 年发表在 *Acta Anaesthesiol Scand* 杂志上一项国内大样本多中心术中知晓调查显示，明确判定有知晓是 0.41%(46 例/10931 例)，说明我国术中知晓的发生率高于国际水平。并证实 ASA 分级 3～4级，既往有手术麻醉史，使用全凭静脉麻醉的病人知晓风险较高。术中知晓是一项严重的全身麻醉并发症，会对病人造成严重影响，甚至发展为创伤后应激障碍(PTSD)。国外针对麻醉医生的诉讼有 2%是关于术中知晓。

常规麻醉深度监测，包括麻醉药物的剂量、浓度；病人体征(有无出汗、流泪、体动、瞳孔大小等)、血压、心率等。不敏感而且缺乏特异性，用来预防知晓作用甚微。

全身麻醉药作用的靶器官——大脑，是人的意识与记忆产生的生物学基础。神经电生理学指标监测主要源于脑电图数据的分析，如前文所述。其中 BIS、AAI、Narcotrend 已经先后获得 FDA 的批准，用于麻醉镇静程度的监测。美国麻醉医师协会(ASA)“关于术中知晓和脑功能监测的指导意见”提倡多种监护方法，常规监测和脑功能监测综合判断麻醉深度。但脑功能监测并非常规进行，应该先评估病人是否存在知晓风险，再决定有无应用此类监测的必要。

BIS 监测 2003 年作为预防知晓的设备批准上市。因此相关临床研究开展最多，其他麻醉深度监测手段也常与之进行比较。

研究已表明 BIS 与许多麻醉药物(丙泊酚、咪达唑仑、异氟烷、七氟烷、地氟烷等)的浓度有良好的相关性，其中与丙泊酚的相关性最好。BIS 可以很好地预测以对指令和触觉刺激的反应来判断镇静深度。

BIS 是唯一进行过预防术中知晓大样本研究并证明有效的麻醉深度监测。Ekman 等的 BIS 预防知晓研究表明，知晓率由 0.18%(历史对照)明显降至 0.04%。Myles 的 B-Aware 研究，将 BIS 用于有知晓风险的病人指导麻醉，结果较对照组知晓率下降了 82%(2/1238 比 11/1225)。国内一项即将发表的关于 BIS 监测预防全静脉麻醉知晓的多中心、大样本的研究也证实可以将术中知晓发生率降低 80%左右。

美国华盛顿大学(圣路易斯)发表在 *New England Journal of Medicine* 上一项研究，对比 BIS 监测(维持 BIS 40～60)和呼气末麻醉气体浓度(ETAG)监测(维持 ETAG 0.7～1.3MAC)在吸入麻醉中预防知晓的作用，两组术中知晓发生率无统计学差异(2/967 比 2/974)。维持吸入麻醉浓度在 0.7MAC 以上，在预防术中知晓方面与保持脑电 BIS 值<60 的效果没有差别。此项研究样本例数偏少，不足 2000 例。最近，该研究者进行了一项 30 000 例大样本比较 BIS 和 ETAG 监测预防知晓效果的研究，而且加入了预警机制(BIS>60 或 MAC<0.5)。同时，还有一项 6000 例高知晓风险病人应用 BIS 和 ETAG 监测预防知晓的调查作为补充，结果值得期待。

维持 BIS 在 40～60 并不能完全避免术中知晓。BIS 是整合了脑电的能量和位相信息，经特殊的演算方法得到的从 0～100 的线性指数。它是通过使用镇静药达到显著区别镇静状态的大样本人群的脑电参数得来的。因此，BIS 在监测意识消失和恢复时，存在个体差异，在 BIS 值显示较深麻醉时仍有出现知晓的报道。BIS 受到麻醉药综合作用的影响，也就是由不同麻醉方案得到相同的 BIS 值，并不意味着有相同的麻醉深度。BIS 还受到术中很多因素的影响，如肌松药，体位，低温，应用麻黄碱、肾上腺素、异丙肾上腺素等有中枢兴奋作用的药物。BIS 值的得出由于需要一定时间对原始脑电图进行数学处理，有滞后性。

岳云牵头的一项国内多中心临床研究发表在 2009 年 *Anesth Analg*，发现中国人丙泊酚靶控输注下意识消失界点对应的丙泊酚血浆和效应室 EC_{50} 分别是 3.8 和 2.2μg/ml。50%患者意识消失的 BIS 是 58.4。而 Kenny 报道的白种人意识消失的丙泊酚血浆和效应室

EC_{50}分别为 5.2 和 2.8μg/ml，50％患者意识消失的 BIS 是 70.9。中国人意识消失界点对应的丙泊酚效应室和血浆 EC_{50}明显低于国外白种人相同实验条件下的结果。中国人达到意识消失时的 BIS 值也明显比白种人低。在完全相同的实验条件和研究方法下，中国人在较“浅”的血浆浓度和效应室浓度下（明显低于国外白种人的报道）就达到了较“深”的麻醉镇静状态（BIS 也较国外结果为低）。本研究与 Kenny 研究组的结果在界定意识消失的标准上是一致的，如果以此作为临床麻醉目标点（end-point），是否可以推测在 BIS 监测麻醉镇静深度方面，中国人与白种人之间也存在差异。适合中国人的 BIS 麻醉镇静范围也尚待进一步研究和确定。根据 BIS 的工作原理，这一推断是完全可以成立的。

脑电监测技术是否能有效地降低小儿术中知晓的发生率尚需求索。小儿脑电图与成人脑电图存在明显不同，BIS 运算法则由成人脑电资料发展而来。岳云等的研究证实，在相同的丙泊酚血浆和效应室浓度下，小儿与成人之间 BIS 值差距较大。在意识消失和意识恢复时，幼儿组 BIS 值明显高于成人组。提示用于成人的 BIS 监测仪用于小儿时存在较大偏差。

其他脑功能监测指标只是分析手段的变化，而并未跳出脑电波活动的范畴。在麻醉深度监测上没有带来革命性的突破。由于麻醉中知晓的发生率较低，要验证一个神经电生理监测指标预防知晓是否有效，需要上万的样本量。耗费人力物力较大，伦理委员会可能不会再批准与 BIS 监测指标类似的研究。因此缺少大样本、随机、对照的研究来验证其预防术中知晓的作用。

目前，还没有一种麻醉深度监测指标能明确判断针对每个病人的意识清醒和意识消失的界限。因此，准确发现全身麻醉中的知晓仍是一项艰巨的挑战。

认为预防知晓只需简单加深麻醉的观点显然是不全面的。病人有无必要去耐受一个深麻醉？近来已关注麻醉过深会增加手术后死亡率，过度镇静与术后死亡率高有关联。Monk 研究表明，过深的镇静是非心脏手术术后一年死亡率增高的危险因素。Lindholm 等（2009）研究证实术后 1 年死亡率与 BIS＜45 之间有统计学关系，这一结果可以扩展至术后 2 年的死亡率（n＝4087）。Myles 的 B-Aware 研究的进一步分析结果提示，尽管 BIS 监测本身不影响重要的结果，但是将 BIS 维持在 40～60 能够降低死亡率和发病率。

这个问题也说明了 BIS 的局限性。高危病人对麻醉药的敏感性可能比较为健康的病人更高，低 BIS 只是并存疾病和死亡临近的一个标志。优化术中的 BIS 水平未必能改善高危病人的预后。但是通过术中低 BIS 值可以辨别出需要加强术后管理来改善预后的病人。

麻醉药物在亚催眠剂量下产生的遗忘作用是防止手术中知晓的有效措施。在亚催眠剂量下，苯二氮䓬类药物咪达唑仑和静脉麻醉药丙泊酚主要是通过影响长期记忆的存储或提取而发生作用。当咪达唑仑的血浆浓度达到 40ng/ml 或丙泊酚的血浆浓度达到 0.9μg/ml 时，虽然人能够在 15～30 分钟内进行记忆的编码和存储，但是这些记忆在形成永久性记忆之前就会丢失。在人类的研究发现，当吸入麻醉药浓度为 MAC 的 25％时，记忆的形成即受到损害。在啮齿类动物的研究中，当吸入麻醉药浓度为 MAC 的 50％时，记忆的形成可被损害。

（岳　云）

第三节　应激反应程度的监测

一、应激反应的基本概念

（一）应激反应的定义和生理基础

应激反应是指机体在受到各种内、外环境刺激时所出现的非特异性全身反应。任何躯体或心理刺激，只要达到一定的强度，除了引起与刺激直接相关的特异性改变之外，还可引起一组与刺激性质无直接关系的全身性非特异性反应。在生理学范畴内，适度的应激反应对机体具有保护作用。但是，过度的应激反应则可引起多器官功能损害，甚至危及患者的生命，属于病理生理学范围。

创伤性应激反应是指机体受到伤害性刺激时，产生以交感神经兴奋、垂体-肾上腺皮质激素分泌增加为主的一系列神经内分泌反应，并由此引起机体功能和代谢改变的过程。严格地讲，创伤性应激反应是属于病理生理学反应，它对机体既有保护作用，又可产生一定的伤害性影响。应激原的强度和持续时间以及应激反应发生时机体的自身状态等，均可对应激反应的程度产生影响，所谓的“适度应激”和“过度应激”是没有截然分界的。

对麻醉科医师来讲，正确理解应激反应与创伤性应激反应的关系主要有两方面的重要意义。首先，它是理解“麻醉深度”这一概念的基础。目前的观点认为，对于麻醉深度的定义，要从麻醉药物引起的无意识状态和麻醉药物对伤害性刺激的调制方面来理解。在伤害性刺激调制方面，由于手术过程中的不同操作和不同时段所致的伤害性刺激程度各异，所以对麻醉药物的应用也必须进行相应地调整。因此，麻醉深度的改变实际上是对“伤害性刺激程度变化-调整麻醉药物用量”这一动态平衡的反映。换个角度讲，就是麻醉科医师对手术刺激-机体应激反应的调节。其次，它是麻醉监测的基础，所有监测指标的改变，无一不是刺激-反应这一平衡被打破的结果。维持监测指标平稳的过程，实际上就是麻醉科医师不断重新建立新的刺激-反应平衡的过程。从临床角度来讲，由于应激反应本身的复杂性和监测手段的限制，很难对应激反应程度进行分级，麻醉科医师能够做到的只是尽量维持重要生命体征平稳，并保护重要脏器的功能不受或少受手术和麻醉的伤害。

当机体遭受强烈刺激时，应激反应启动，包括下丘脑-垂体-肾上腺皮质系统和交感神经-肾上腺髓质系统的强烈神经内分泌反应，反应的范围几乎涉及全身各个系统。血浆肾上腺素和去甲肾上腺素水平迅速升高，从而心排血量增加和血液再分布；呼吸增强和糖原分解增加，以对抗应激原的影响；同时下丘脑-垂体-肾上腺皮质系统兴奋使血浆糖皮质激素浓度和血糖浓度升高，发挥保护机体的作用。虽然这些防御和代偿反应对维持机体生存具有重要意义，但是同时亦可引起内脏缺血、机体能量快速消耗等一系列不良影响。如果创伤性应激反应过于强烈或持续时间过长，则可导致机体功能失代偿，进而发展成为功能衰竭。

（二）全身麻醉控制创伤性应激反应的目标和方法

全身麻醉的要素，即意识消失、镇痛完善、满意的肌肉松弛和消除不良神经反射，事实上也是调控应激反应的必要因素。实现上述目标可采用多种不同的药物组合和麻醉方案，并且吸入麻醉、全凭静脉麻醉和静吸复合麻醉等均可很好地实现上述目标和要求。但是，无论选择何种药物组合和麻醉方案，满意的镇静和镇痛处理始终是控制创伤性应激反应的核心要素。

现代麻醉学认为，肌肉松弛是为了提供良好的手术条件，而非麻醉所必需，所以麻醉深度的定义中不应有肌肉松弛的成分。虽然将肌肉松弛作为麻醉成分似乎并不合适，但是肌肉松弛对调控创伤性应激反应却非常重要。例如在腹腔镜手术时，尽管镇静镇痛完善，但是腹肌紧张则可导致人工气腹压力增高，而过高的气腹压力可成为一个应激刺激源，导致心率增快和血压升高，同时迫使膈肌上升、胸内压和气道压增高，进一步影响患者的呼吸和循环功能。因此，当手术中出现上述情况时，如果麻醉科医师判断镇静镇痛效果满意，给予适量的肌肉松弛药即可满意控制这一应激反应。

毋庸置疑，全身麻醉能够有效减少或消除不良神经反射。然而，由于缺少对手术中不良神经反射的有效监测手段，所以在实际工作中常常是在其发生后采取相应的措施进行处理。不良神经反射的发生大多是由手术刺激所致，其与手术部位、手术种类、手术医师的操作技术和熟练程度等因素密切相关，而且患者的全身状态和麻醉用药对其亦具有一定的影响。在全身麻醉的四要素中，消除不良神经反射其实是最困难的要素。麻醉科医师常常是根据经验应用一些能够影响自主神经功能的辅助药物，但是治疗效果具有一定的不确切性。

二、全身麻醉下创伤性应激反应的监测

采用麻醉手段对手术中的创伤性应激反应进行合理地调控，是保证患者安全的重要前提。综上所述，麻醉深度调节事实上就是麻醉科医师对创伤性应激反应-麻醉药物应用这一动态平衡的一个总体把握过程。机体的应激反应极其复杂，并且目前对创伤性应激反应的监测仍处于客观指征与经验相结合的阶段，所以我们不可能也无必要对创伤性应激反应进行“全面”的监测。然而，对于全身麻醉下一些能够反映伤害性刺激强度的主观和客观指标，则应能够进行正确的解读。

清醒状态下机体受到外来伤害性刺激时可出现疼痛感觉、情绪改变和主动躲避反应(体动)，同时呼吸频率增加、心率增快和血压升高，有时亦伴随有瞳孔扩张和发汗反应。另外，血液中的儿茶酚胺水平在短时间内快速升高。在全身麻醉下，虽然有时亦可观察到患者不自主的体动反应，但是在绝大多数的患者，意识消失、满意的镇痛处理和肌肉松弛药的应用可消除体动反应。在这种不能观察机体主动反应的情况下，只能根据客观指标进行判断。然而需要强调的是，所有的客观指征，即最终反映到监护设备上的指标，均是多种因素综合作用的结果，并非总是与应激反应强度相平行。以下介绍一些常规和非常规应用的应激反应监测手段，并对其临床应用价值予以评估。

(一)血压和心率

监测血压和心率这两个重要生命体征不仅是保证患者围手术期安全的需要，而且它们常常也是反映机体应激反应强度的良好指标。一般情况下，麻醉药物能够降低血压和心率，而手术刺激则可导致血压升高和心率增快。对于一些较大的手术，可以进行有创动脉血压监测，因为其能够较无创血压监测更及时和更准确地反映伤害性刺激的强度。但是，手术中血压和心率的变化不仅受麻醉和手术的影响，而且还与患者的基础疾病以及手术中失血量、补液量、输血量和辅助用药等因素有关。另外，血压和心率之间也会产生相互影响。因此，麻醉科医师对患者血压和心率的变化必须进行综合考虑和分析。例如，在抢救血压低和心率快的急性失血性休克患者时，常常是在血容量不足的情况下即开始急诊手术，此时一方面要考虑休克患者对麻醉的耐受程度降低，应适当减少麻醉药物用量；另一方面也不能过度减少麻醉药物的用量，以防止手术中知晓的发生。血压过低时，可在快速扩容的同时应用血管活性药物，消除或部分减轻麻醉药物的影响。因此，麻醉科医师需要在休克状态、手术刺激、麻醉用药、血容量扩充和血管活性药物等多种因素之间进行平衡，并作出适当的处理方案。然而，由于治疗过程中血压和心率的连续变化是上述因素共同作用的结果，所以麻醉科医师必须能够正确解读其变化趋势，并在整个手术过程中不断调整治疗方案。换言之，血压和心率监测仅可部分反映患者的情况和治疗效果，麻醉科医师应充分了解多种因素对患者的复杂影响，并遵循相关的治疗原则进行调整，以达到满意的治疗目标，此乃麻醉管理的关键所在。

(二)脑电双频谱指数

脑电双频谱指数(BIS)监测将麻醉药物对脑电活动的影响进行了量化处理，其数值变化范围为 0～100。一般认为，麻醉状态下脑电 BIS 数值在 60 以下时，患者基本是处于无意识状态；适宜的镇静强度是维持脑电 BIS 数值在 40～60；脑电 BIS 数值小于 40 为深度镇静。伤害性刺激和阿片类药物对脑电 BIS 值有无影响尚有争议。普遍意见认为 BIS 在反映伤害性刺激方面不敏感，或没有价值。例如，麻醉诱导时，气管插管所致的强烈的伤害性刺激可引起明显的血流动力学改变，但是脑电 BIS 值基本保持不变或变化很小。尽管存在上述争议，但

是脑电 BIS 监测用于个体患者时，与血流动力学指标一起进行综合观察和分析，对临床麻醉用药肯定具有一定的参考意义。

（三）心率变异性分析

心率变异性分析（heart rate variability，HRV）是指每次心跳间期的微小变异，由于这种变异是体现自主神经对心脏的调节功能，所以 HRV 可反映交感神经和副交感神经的张力。麻醉药物可降低自主神经系统的张力，使总功率显著降低，并且中频抑制明显。然而，当麻醉镇痛不满意或手术刺激过强时，HRV 的总功率、中频以及低频/高频比值升高，反映交感神经兴奋性增强。通过自身比较，HRV 的变化趋势（而非具体数值）对判断麻醉深度具有一定的意义。一般认为，HRV 可作为全身麻醉下镇痛强度的一个参考指标，但是 HRV 可受多种因素的影响。例如由于青壮年患者的自主神经张力较高，所以对应用麻醉药物的反应较好；然而，在老年患者 HRV 对应用麻醉药物的反应则相对差些；在心功能不全、心功能衰竭患者，手术中的 HRV 变化趋势常常与伤害性刺激的强度不平行。在实际应用中 HRV 容易受手术室用电设备的干扰而产生偏差。另外，自主神经功能紊乱和手术中应用改变交感神经张力的药物对 HRV 的具体影响至今尚缺乏确凿的证据。这些情况和其他一些因素无疑限制了 HRV 的临床应用。

（四）末梢灌注指数和外科应激指数

末梢灌注指数（tip perfusion index，TPI）与外科应激指数（surgical stress index，SSI）可反映机体的应激状态。伤害性刺激可引起机体交感神经张力的改变，进而引发心血管系统应激反应。在应激反应的初始阶段，机体的末梢小动脉即可因交感神经缩血管纤维张力增高而发生收缩，导致末梢血流灌注降低。脉搏血氧饱和度仪监测可随动脉搏动生成正弦波，其容积波幅代表动脉血容量的大小，通过监测末梢小动脉的血流灌注情况，将指端探头采集的容积波形通过数学方法经计算机处理后转化为 0～100 的指数，就是 TPI。TPI 反映交感神经缩血管纤维的张力，从而可评估交感神经的紧张度，并间接反映机体的应激状态。但是 TPI 容易受外界因素的干扰，将其与反映心脏交感神经张力的指标 HRV 结合起来，能够更准确地反映自主神经的张力，这一指标就是 SSI。

TPI 和 SSI 在反映麻醉镇痛程度方面还处于研究阶段。与有创动脉血压比较，TPI 和 SSI 对伤害性刺激均能迅速出现反应，敏感性明显高于动脉血压，但是二者变化的幅度似乎与刺激强度无明显的相关性，具有部分全或无的性质。而动脉压监测，尤其是收缩压的波动幅度则与刺激强度具有良好的相关性。此外，TPI 和 SSI 可为麻醉科医师判断患者的镇痛程度提供参考，但需要结合临床，除外其他影响血管床和交感张力的因素进行综合判断。

（五）体动反应

患者对手术刺激是否产生体动反应是判断麻醉是否满意的一个重要观察指标，MAC 就是根据这一指标而制订的。但是，由于肌肉松弛药在全身麻醉中的普遍应用，即使患者存在镇静和镇痛效果不满意，也难以观察到患者的体动反应。在短小手术应用静脉或吸入麻醉而不应用肌肉松弛药时，体动反应可作为一项观察麻醉效果的良好指标。

（六）眼征和发汗反应

眼征曾经是判断吸入麻醉深度的重要指征，例如瞳孔大小、有无对光反射、眼球是否固定和流泪反射等。但是，随着麻醉用药和辅助用药的复杂化，许多因素可影响眼征的变化，再加上麻醉监测手段的进步，眼征在判断麻醉深度方面的作用已逐渐变得不明显。

麻醉镇痛效果不满意而导致交感神经兴奋增强时，患者有时可见发汗反应。另外，发汗反应亦可见于一些发热患者。出汗的部位大多是头面部和手掌。由于出汗后体表的皮肤电阻值降低，所以曾经有人设想利用这一原理来监测手术中应激反应的强度。但是，因为影响因素较多且难以量化，故目前还只是一个理论假设而已。

总之，创伤性应激反应是一种几乎涉及全身各个系统的复杂反应过程，并且其中的一些反应具有"全或无"或部分"全或无"的特性。因此，全身麻醉手术中不可能对其进行全面监测。满意控制创伤性应激反应要求麻醉科医师具有一定的预见性，例如通过熟悉患者的病史、了解外科疾病本身和并发症可能的影响以及熟知手术操作步骤等，适当提前加深或减浅麻醉深度，并注意麻醉联合用药的相关影响。在一般情况下，一个受过严格训练的麻醉科医师，根据手术前对患者情况和手术方式的详细了解，依靠常规监测就能够达到满意的麻醉效果。然而，在患者病情和(或)手术复杂的情况下，则可根据实际情况适当加强监测。然而，正如适度应激与过度应激反应难以截然分开一样，在全身麻醉过程中不会存在"最适合"的衡量麻醉是否适度的绝对标准，麻醉科医师常常需要根据患者情况、手术刺激、液体平衡、所用的麻醉药物种类和剂量等，对各项监测指标的变化趋势进行综合解读，才能做出正确的判断和处理。当然，这需要麻醉科医师具有一定的麻醉管理经验。

目前仍有很多专家学者对如何更加有效地监测全身麻醉下机体的应激反应进行不懈的探索，并且已经提出了一些设想。但是，鉴于应激反应的高度复杂性，可以预见在未来很长的一段时间内，对全身麻醉下创伤性应激反应程度的判断很大程度上仍然需要依靠麻醉科医师的临床经验。

（温　洪　岳　云）

参考文献

岳云．2005．脑功能监测．见：佘守章，岳云．临床监测学．北京：人民卫生出版社

ASA House of Delegates. 2006. Practice advisory for intraoperative awareness and brain function monitoring. Anesthesiology, 104:847～864

Avidan MS, Zhang L, Burnside BA, et al. 2008. Anesthesia awareness and the bispectral index. N Engl J Med, 358:1097～1098

Chisholm CJ, Zurica J, Mironov D, et al. 2006. Comparison of electrophysiologic monitors with clinical assessment of level of sedation. Mayo Clin Proc, 81:46～52

Gelb AW, Leslie K, Stanski DR, et al. 2010. Monitoring the depth of anesthesia. In: Miller RD. Miller's Anesthesia. 7th ed. Philadeiphia: Churchill Livingstone

Jeanne M, Logier R, De Jonckheere J, et al. 2009. Heart rate variability during total intravenous anesthesia: effects of nociception and analgesia. Auton Neurosci, 147:91～96

Mashour GA, Esaki RK, Tremper KK, et al. 2010. A novel classification instrument for intraoperative awareness events. Anesth Analg, 110(3):813～815

Myles PS, Leslie K, McNeil J, et al. 2004. Bispectral index monitoring to prevent awareness during anaesthesia: The B-aware randomised controlled trial. Lancet, 363:1757～1763

Ogawa Y, Iwasaki K, Shibata S, et al. 2006. Different effects on circulatory control during volatile induction and maintenance of anesthesia and total intravenous anesthesia: autonomic nervous activity and arterial cardiac baroreflex function evaluated by blood pressure and heart rate variability analysis. J Clin Anesth, 18:87～95

Schmidt G, Bischoff P, Standl T, et al. 2004. Comparative evaluation of the Datex-Ohmeda S/5 entropy module and the Bispectral Index monitor during propofol-remifentanil anesthesia. Anesthesiology, 101:1283～1290

Schmidt GN, Bischoff P, Standl T, et al. 2004. Comparative evaluation of Narcotrend, bispectral index, and classical electroencephalographic variables during induction, maintenance, and emergence of a propofol/remifentanil anesthesia. Anesth Analg, 98:1346～1353

Xu L, Wu AS, Yue Y. 2009. The incidence of intraoperative awareness during general anesthesia in China: a multi-center observational study. Acta Anaesthesiol Scand, 53: 873～882

第 88 章　治疗药物监测

第一节　概　　述

治疗药物监测(TDM)是最近 20 年来在治疗医学领域内崛起的一门新的边缘学科,其目标是通过测定血液中药物浓度,并利用药代动力学的原理和公式使给药方案个体化,以提高药物的疗效,避免或减少毒性反应,同时也为药物过量中毒的诊断和处理提供有价值的实验依据。

从医生临床用药到药物对机体发挥治疗作用或产生不良反应要经过药剂过程、药代动力学过程、药效学过程和治疗作用过程等 4 个不同过程。药剂过程的监测解决药物是否进入体内,主要涉及药物剂型和给药途径;药代动力学过程的监测解决药物是否到达作用部位的问题,包括机体对药物吸收、分布、生物转化和排泄等过程;药效的监测解决药物在作用部位是否产生预期的药理作用。而治疗作用的监测解决药物作用是否转化为治疗作用的问题。TDM 是通过测定血药浓度而对药物治疗进行监测的。实质上它主要是对药代动力学过程和一部分药剂过程的监测,并不针对药效过程和治疗作用过程进行监测,所以,治疗药物监测也被称为药代动力学的监测或血药浓度监测。

TDM 的内容为测定血液中药物浓度,观察临床药效,考察药物治疗的效果。由于临床用药存在诸多问题,如药剂质量表现为生物利用度低下或不稳定;剂量不因人而异,对多数人常常偏小;给药间隔不当或不均匀,致使血药浓度波动过大;对具有非线性动力学的药物易致中毒反应;忽略合并用药的相互作用。因此,努力开展 TDM,将提高临床用药的有效性与安全性,以及合理用药水平。

TDM 是现代科学发展的产物,它需要具备先进的分析技术、熟悉临床药理和药代动力学的理论,应用电子计算机技术,并引用和渗透了药物分析、药代动力学的新理论和新技术。本章介绍包括麻醉药物监测的基本问题、测定技术及临床应用。

一、给药个体化

TDM 很重要的目标是给药方案个体化。药物剂量和药理作用强度有很大的个体差异,并受许多因素影响。大多数药物常用剂量对某些病人疗效甚微,但对另一些病人可导致严重中毒。若能调整剂量,使临床用药更安全有效,则应给药个体化。其实,给药个体化不是一个新问题,临床医生治疗用药往往是经验式的,所以准确性和可靠性差。给药个体化的特点是通过监测药物疗效和毒性反应来调整剂量或给药间隔,设法使用药适合每个病人的需要。例如,以凝血酶原时间延长为指标,调整每个病人华法林的剂量；根据血压下降和副作用来调整胍乙啶剂量。有时不同病人，药物有效剂量的差异可达上百倍。除了抗凝药、抗高血压药外，镇痛药、催眠药、利尿药、血管收缩药、降血糖药、降血脂药和激素类药物都可根据药理反应，确定适合于个体的给药方案。但很多药物对临床症状的控制不能作为定量指标，如苯妥因钠治疗癫痫的常规剂量为每日300mg，对部分病人无效，另一部分病人表现出神经系统毒性反应，这就是为什么苯妥因钠不能靠临床症状，而要靠血药浓度进行给药个体化的原因，以往临床医生常常在达不到疗效时，联用其他抗惊厥药，而不是调整剂量。与此相类似，当用洋地黄抗心力衰竭、奎尼丁抗心律失常和三环类抗抑郁药治疗抑郁症时，仅凭临床表现，也难以判断所用剂量是否恰当，药物剂量是否过大或过小，此时需要测定血药浓度。总之，血药浓度的监测不仅对没有定量药理指标的药物有益，而且比单凭临床经验的方法更具有准确性和科学性。

病人经明确诊断，并确定用某种药物后，临床医生拟订药物的使用剂量和给药间隔时间；病人给药后，间隔一定时间采取若干次数的血标本，测定血药浓度，然后根据血药浓度-时间的数据，求出病人的药代动力学参数，选择适宜的药物治疗水平（峰水平和谷水平），调整给药剂量和给药间隔时间，如有必要，重复上述过程。

二、血药浓度与药理效应

当药物经各种途径进入体内，血液则成为药物在体内转运的途径，绝大多数药物通过血液运输到作用部位或受体部位，药物达到一定浓度后，产生药理效应。

药物在体内分布是不均匀的，在某些组织、器官内药物浓度高，而在另一些组织、器官内浓度低，但它们之间的浓度比值基本上是恒定的，这也是测定血药浓度来预测作用部位、药物浓度及其药理作用的依据。造成分布不均匀的原因，一则是各部位的血液灌流量不同，甚至差异很大，例如肾脏血流量可达4.0ml/(min·g)，而脂肪为0.03ml/(min·g)，二则是蛋白结合率不同，使药物局限于各部位亦不相同。

药理作用及其持续时间，理论上取决于受体部位活性型药物的浓度，由于药物可以从细胞外液进入组织与受体作用，因此，大部分药物其药理作用的强弱与细胞外液的药物浓度成正比；而组织中细胞外液药物浓度又与血浆药物浓度相平衡，所以血浆药物浓度间接地反映了受体部位药物浓度。血液中药物部分以血浆蛋白结合型存在，另一部分处于游离状态，只有后者才通过膜进入细胞外液及作用部位，为测定方便，人们常以药物血浆总浓度作为观察指标。

一般来说，若药物作用部位在细胞表面如抗心律失常药，且药物依靠被动扩散到达该部位，则血浆药物浓度与作用部位药物浓度的相关性很好；若药物靠主动转运到达作用部位如胍乙啶，由于涉及运载体等类似酶的机制参与，较易出现个体差异；若药物作用于细胞内如肾上腺皮质类固醇，则要考虑体液 pH 改变可能会影响药物在组织的分布。

用药个体化中，剂量-血药浓度-效应的关系，在多数情况下，不能单靠剂量来预测药理效应。例如，在一定剂量范围内，苯妥因钠的剂量与血浆浓度呈线性关系，若剂量增大超过此范围，药物在体内清除半衰期大大延长，导致血浆中药物浓度显著增高，称为非线性动力学或饱和动力学，这是由于药物代谢酶的功能有限所致。因此，实施 TDM 能控制血药浓度在安全有效的范围内，实行给药个体化。

大量结果证明，许多药物的血浆浓度与药效之间的联系，比剂量与药效之间的关系更加密切。因此，测定血药浓度已成为指导制订给药方案和监测某些药物疗效的重要手段。

三、有效血药浓度范围的确定

对一个药物实施 TDM 的前提是已知该药安全、有效的血药浓度范围，而建立有效血药浓度范围并不是一件容易的工作，这需要选定药物有效和毒性反应的指标；熟练的临床判断经验；对一部分病人作密切观察。

然而，凡是需要实施 TDM 的药物，常常为不容易或者不能很快明确其疗效的药物，确定其有效血药浓度范围十分困难。以抗精神病药物为例，由于精神病的诊断和疗效缺乏精确的客观指标，因此，诊断分型的失误往往将不属于某药适应证的病人作为研究对象，从而难以确定有效浓度范围。

当正常志愿者和病人在血药浓度与药理效应的强度间不能表现相关性时，应认真谨慎地分析原因，包括不适当的诊断标准（病人对任何浓度药物都无反应性）；治疗效果与毒性反应不能精密定量；不正确的血药浓度测定方法；血药浓度与作用部位的浓度达平衡的时间不够；以及浓度-效应数据不能用有关的数学模型，如算术的、对数的、双指数项或多指数项等拟合。

四、影响血药浓度的因素

影响血药浓度的因素包括药物对机体的影响和机体对药理效应的影响两方面，前者主要是药物的生物利用度；后者为生理、病理、遗传、环境因素和药物间的相互作用等。

（一）生物利用度

这是属于生物药剂学的范畴。实践证明，化学上等价并不等于生物学上等效。不同药物制剂在药理作用上的显著差异，可能是由于给药部位吸收的药量与吸收速率存在差异，即制剂的生物利用度不同。药剂方面因素如剂型、药物的理化性质、药方中的辅料、制剂的工艺过程等影响生物利用度，从而改变吸收速率常数（K_a）及吸收分数（F），造成血药浓度变化。

（二）生理因素

生理因素包括年龄、性别、妊娠和运动等。

婴儿出生 8 周内，肝微粒体酶活力较低，氧化药物的速度减慢，葡萄糖酸化物的形成减小，另外，排泄功能也不完全。例如青霉素排出主要靠肾小球滤过和肾小管主动排泌两个过程。而婴儿越小，此功能越不健全，因此排出越慢。又如水溶性维生素 K 可引起新生儿核黄疸和溶血性贫血。

儿童期各种功能已经健全，可以按体重给药，但对某些药物的消除反比成人快。生物半衰期 $t_{1/2}$ 比成人短。例如磺胺药磺胺甲噁唑的 $t_{1/2}$ 和表现分布容积（V_d）比成人小。

老年人肝、肾功能减退，体重改变可引起 V_d 的变化。如使用相同药量时，老年人用哌替啶的血药浓度高于年轻人 2 倍。

一般认为，女性对药物敏感性高于男性。动物实验表明，雄性大鼠对药物排泄比雌性快。又如男性病人对磺胺二甲嘧啶的清除要比女性强。

（三）病理因素

1. 肾功能受损 药物在体内主要由肾脏清除。肾脏疾患时，肾小球滤过功能和肾小管分泌功能障碍，机体清除药物减慢，使药物在体内积蓄，血药浓度增高。因此，肾功能损害时，经肾脏清除的药物容易出现毒副作用。

主要由肾脏清除的常用药物有氨基糖苷类（如庆大霉素、卡那霉素、妥布霉素）、氨苄西林、头孢霉素Ⅱ、Ⅳ、Ⅴ及地高辛、乙胺丁醇、碳酸锂、甲氨蝶呤、普鲁卡因胺、磺吡酮、磺胺和四环素等。

应该指出，许多测定血药浓度的方法并不能测定药物的代谢产物，因此，如果药物具有的活性代谢产物在体内积聚时，单纯的血药浓度测定不能反映实际的药效。例如，心力衰竭病人通常伴有不同程度的肾功能损害，地高辛治疗时会引起蓄积中毒，需根据肾功能调整剂量。

肾功能衰竭时，血透治疗会严重影响 $t_{1/2}$，如氨苄西林血透时 $t_{1/2}$ 为 4.3 小时，血透停止时为 14.6 小时。因此，肾功能衰竭病人应酌情减量，但在血透时应补加剂量。

2. 肝功能受损 某些药物如普萘洛尔、利多卡因、奎尼丁、苯妥英钠、丙戊酸、卡马西平、茶碱等主要通过肝脏清除，其肝清除率几乎相当于药物的总清除率。这些药物主要被肝药酶催化。此外，药物与血浆蛋白的结合力是有限的，当剂量增加到一定程度，与血浆蛋白的结合达到饱和，血浆游离药物浓度急剧升高。肝功能不全时，药物清除速率常发生改变；肝药酶活性下降，药物不能充分在肝内代谢，稳态血药浓度上升；慢性肝脏疾患引起血清白蛋白合成减少，降低药物与白蛋白的结合率，以致游离血药浓度升高，直接影响疗效。

3. 心功能障碍 心肌梗死和充血性心力衰竭引起血流动力学改变，脏器血流量减少，从而影响药物的药代动力学过程。对肝摄取率高的药物如哌替啶、吗啡等，几乎全部从肝脏清除，且清除率主要与肝血流量有关，当心力衰竭使肝脏血流量减少时，其 V_d 和 K_a 发生改变，引起血药浓度的变化。对肝摄取率低的药物如苯二氮䓬类、苯胺类、奎尼丁、甲苯磺丁脲和华法林等主要靠肝药酶清除。若肝充血致肝细胞损害，则肝脏代谢灭活药物的功能下降。因此，心力衰竭病人用药时需进行 TDM。

4. 胃肠功能障碍 胃肠系统病变能明显改变 K_a 和 F，影响血药浓度，其作用机制是胃排空速率增加、胃肠道 pH 改变、吸收面积减少、肠壁通透性增加、消化酶活力变化等，从而加速或延缓药物吸收。

(四)遗传因素

曾有报道，在一组 7 对单卵性孪生者和一组 7 对双卵性孪生者的实验中，分别给予安替匹林、保泰松、双香豆素，测定 $t_{1/2}$ 的结果表明，每对单卵性孪生者之间 $t_{1/2}$ 十分相似，而每对双卵性孪生者之间 $t_{1/2}$ 有明显差异，提示影响血药浓度的个体差异因素中，遗传起重要作用。

某些经 N-乙酰化酶(N-acetyl transferase)代谢的药物如异烟肼、肼屈嗪(hydralazine)、普鲁卡因胺、苯乙肼、氨苯砜和一些磺胺类药物，人群对这类药物乙酰化作用速率呈双峰分布，分为乙酰化快型和慢型两类，乙酰化快型者为常染色体显性遗传；乙酰化慢型者为常染色体隐性遗传。例如，乙酰化慢型者服用异烟肼容易蓄积中毒，可见个体对药物处置的基础状态取决于遗传基因。

(五)环境因素

昼夜、季节、大气压、职业接触如重金属、杀虫剂、有机溶剂(影响肝、肾功能的物质)等。

(六)药物相互作用

药物相互作用的机制十分复杂。药代动力学的相互作用指某种药物吸收、分布、清除受其他药物影响。药效学的相互作用指一种药物直接改变另一种药物的分子、细胞或生理作用。药物相互作用的结果可能使药理效应增加、减弱或发生改变。已知两种药物之间有不利的相互影响，并不一定要停用其中一种，多数情况下能够通过血药浓度监测、调整给药方案，达到合理用药的目的，完全有可能安全有效地同时接受这两种药物的治疗。

1. 容易产生相互影响的药物 一些药物容易使机体影响其他药物的代谢，另一些药物容易受其他药物的影响，这两类药物各具特色。

(1)影响其他药物代谢的药物：①与血浆蛋白结合率高的药物，如阿司匹林、保泰松、三氯磺酸和水合氯醛等，容易在血浆蛋白结合上置换其他药物。②诱导肝药酶的药物，如苯妥因钠、苯巴比妥、卡马西平、利福平等，加快其他药物生物转化速率。③抑制肝药酶的药物，如甲硝唑、西咪替丁、氯霉素、保泰松、单胺氧化酶(MAO)抑制剂等，延缓其他药物的代谢速率。④影响肾功能的药物，如利尿剂和丙磺舒(probenecid)等，能改变其他药物的清除率。

(2)易受其他药物影响药理效应的药物：剂量-效应曲线陡峭的药物或有效浓度范围窄的药物容易受其他药物影响而发生药效的改变，因为血药浓度较小的变化就可能使疗效下降或发生毒性反应。这类药物常用的有抗癫痫药物、抗心律失常药物、强心苷、氨基糖苷类抗生素、降压药、降糖药、口服避孕药和作用于中枢神经系统的药物。在联合用药时需加强对这类药物血药浓度的监测。

2. 药物相互作用的机制

(1)药代动力学的相互作用:①药物在胃肠道内的相互作用:阿托品、溴丙胺太林可延长胃排空时间、延缓药物的吸收。抗酸药中 Ca^{2+}、Mg^{2+} A 和 Al^{3+} 可与四环素形成不溶解的络合物,影响四环素的吸收,联合用药时,二者应相隔 1～2 小时服用。考来烯胺(cholestyramie)能减少华法林和地高辛吸收,联合用药时华法林或地高辛剂量需相应增加。②两种药物与血浆蛋白的竞争性结合:血浆蛋白结合率高(>90%)、分布容积小的药物在血浆蛋白结合点上容易被其他药物置换,例如,华法林蛋白结合率为 99%,分布容积为 9L,与保泰松或阿司匹林联合使用时,可将华法林从血浆蛋白置换下来,增强抗凝效果。又如,水杨酸可以取代甲氨蝶呤,使后者与蛋白结合率降低,增加毒性反应。③诱导肝药酶活性:许多药物可以诱导肝药酶合成,加速其他药物代谢,使其半衰期缩短,血药浓度降低,药效减弱。肝药酶诱导剂以苯巴比妥和利福平作用较强。若苯巴比妥与口服抗凝药合用,应根据凝血酶原时间,适当增加抗凝药的剂量。④抑制肝药酶活性:肝药酶抑制药分为非特异性酶抑制药和特异性酶抑制药两类,前者如氯霉素、甲硝唑抑制双香豆素的代谢;后者如别嘌醇抑制代谢巯嘌呤(6-MP)的黄嘌呤氧化酶,二者联用引起巯嘌呤的血药浓度增高,导致严重的骨髓造血功能障碍。⑤影响药物的排泄:某些药物改变肾脏功能而影响其他药物的排泄。青霉素、水杨酸类、保泰松、丙磺舒、噻嗪类等药物都是通过肾小管主动转运机制从肾小管分泌排出的,若联用这些药物,因竞争同一转运机制而影响另一药物的分泌排泄。例如,奎尼丁抑制肾小管分泌地高辛,地高辛血药浓度显著增加。呋塞米可能改变庆大霉素的排泄,而加重肾脏的毒性反应。

(2)药效学的相互作用:联合应用的药物可能在作用部位发生相互作用而影响药效。例如,纳洛酮(naloxone)在作用部位与麻醉性镇痛药如吗啡等竞争阿片受体,发挥拮抗作用,可作为吗啡成瘾或过量中毒的急救药。又如噻嗪类利尿药具有降低血钾作用,低血钾会加强洋地黄强心苷的毒性作用。

必须指出,TDM 不能发现药物在作用部位的相互作用。

五、哪些药物在什么情况下需要监测

若所有药物在各种情况下都进行监测,一方面不易做到,另一方面有许多药物临床应用毒性小、安全性好,如果进行 TDM 势必造成临床工作量和医疗费用的增加。

(一)需要进行 TDM 监测

1. 治疗指数低、安全范围窄、毒副作用强的药物 如地高辛安全而有效的血清浓度范围为 0.9～1.8ng/ml,且有效浓度和中毒浓度比较接近,由于本品制剂生物利用度的差异及病人个体的差异,服用常规剂量时,有的病人出现毒性,有的病人还不能控制症状。

2. 具有非线性药代动力学特征 在体内清除速率常数与剂量有依赖关系的药物,尤其非线性发生在有效浓度范围内或小于最低有效血药浓度时。如阿司匹林、苯妥因钠、保泰松等的半衰期都随剂量的增加而延长,机体对药物的清除功能已达饱和状态,当剂量增加到一定程度时,再稍有增加,即可引起血药浓度的很大变化。

3. 药代动力学的个体差异很大 特别是由于遗传特性,造成药物代谢速率明显差异,如普鲁卡因胺的乙酰化代谢。

4. 患有心、肝、肾和胃肠道疾病时 常会引起药代动力学参数的显著变化。如心功能不全病人心排血量降低,造成肝、肾血流减少和血容量重新分布等改变,药物清除减少;肝功能损害时,应用利多卡因或茶碱等药物的代谢速率减慢或药物和血浆蛋白的结合减少;肾功能损害时,药物如氨基糖苷类抗生素从肾脏排泄减少;胃肠功能不全者,口服药物吸收不完全等。

5. 中毒症状容易和疾病本身的症状相混淆的药物 如苯妥因钠中毒引起抽搐与癫痫

发作不易区分，地高辛控制心律失常时，药物过量也可引起心律失常。

6. 一些需长期使用的药物　易产生耐药性的药物或诱导（或抑制）肝药酶活性的药物，引起药效降低（或升高），以及原因不明的变化，如抗结核药物异烟肼长期使用易产生耐药性；苯巴比妥治疗原发性胆汁性肝硬化时，可诱导肝药酶使药效降低。

（二）不需要 TDM 监测

（1）当有效血药浓度范围很大，而剂量不需要个体化时。

（2）药效在临床上能被定量测定时。

（3）当血药浓度与效应间没有定量关系，或当血药浓度不能预测药理作用强度时。

六、血药浓度测定的必备条件

体内药物分析又称生物药物分析，采用一定方法对动物或人体的体液或组织中药物及其代谢进行分离、鉴定和浓度测定，重点是血液中药物浓度测定。血液中药物浓度简称血药浓度或药物血浓度，指各种途径给药后，未经分解代谢的原形药物在血浆或血清中的浓度。原形药物在血液中常以游离状态和血浆蛋白结合状态存在。游离型的原形药能与受体结合发挥药理效应，但与蛋白结合的原形药不能与受体结合。血药浓度以血液中游离的原形药浓度来表示更合理，但因游离的原形药在血液中的浓度往往较低且其量常有变化，目前测定方法的灵敏度尚存一定限制，所以，还用原形药物游离型和血浆蛋白结合型二者的总浓度来表示，该总浓度对某一个体及某一时间是恒定的。血药总浓度高，游离药物的浓度相对提高，到达受体的药物也相应增加。

临床药理学的迅速发展与测定血药浓度的分析方法的发展密切相关；临床药理学的发展促进体内药物分析方法的研究，国外已形成“生物药物分析”这门学科，其首要任务是研究、改进并提供灵敏、准确、专一可靠的测定方法，为临床药理学开展药代动力学、药效学和毒理学的研究及临床用药过程中实施 TDM，进行个体用药方案的调整等工作，创造了血药浓度测定的条件。

（一）血药浓度测定方法的建立

血药浓度测定实验数据可信性依赖于正确的实验设计、可靠的样品采集与测定方法，为了保证测定方法的可靠性，则测定方法必须有一定的灵敏性、精密性、专一性、准确性与回收率，保证对结果解释的正确性。

1. 灵敏性　衡量测定方法灵敏性的标准是灵敏度（sensitivity），灵敏度指空白对照发生有统计意义的信号变化的最小测定物质的量；或测定物质的单位量所产生信号变化的大小，可用标准曲线的斜率计算，常用 S 表示，通常用最低检测限量和最低检测浓度。最低检测限量是表示某药物可检测的最小绝对值，取决于被测药物的本性、仪器的性能及所设测定条件。最低检测浓度是单位体积样本中能检测药物的最低量。最低检测限量越小或最低检测浓度越低，表示方法越灵敏。

2. 精密性　精密性用精密度来衡量。精密度指各项测定值与平均值（$\bar{x}$）间的误差，常用误差、标准误差或变异系数[CV（%）]表示。有时也用测量差值范围（R）即测量最大值与最小值之间的差值表示。这些误差越小，表示方法越精密。不同血药浓度测定结果，对平均精密度的要求可能有所不同。对每毫升血浆含原药在 μg 级时，要求 CV 在 2%～5%；含原药在 ng 级时，要求在 10%左右；含原药在 pg 级以下时，允许在 20%～30%。因此，当标准曲线的浓度范围跨几个数量级时，往往取上、中、下 3 种不同浓度，分别测定它们的精密度。

3. 专一性　测量方法的专一性（specificity）又称专属性、选择性或特异性，指在所用仪器和设定的测定条件下，测得信号属于被测物质所特有，可用于评价杂质、药物代谢物和合用药物对被测药物干扰的程度，有时可用空白基质校正而消除干扰。对于体内药物分析方法是否专一性可着重考虑下列方面。

（1）代谢产物是否干扰原药的测定，可利用给药数次后病人的尿液（含代谢物）进行试验。

(2)生物样品内源性物质如蛋白质、多肽、类脂、脂肪酸、色素等干扰,需进行净化处理。

(3)在临床药物监测时,要考虑合并用药的干扰,若有干扰需改用高分离能力和专一性强的方法进行。

4. 准确性 准确性的程度用准确度(accuracy)衡量。测量方法的准确性常用药物的回收率衡量,在血药浓度的线性范围内,取高、中、低3种不同浓度,药物纯品加至空白或将给药的动物血浆中,测得量与加入量比较,若回收率接近而变异系数又较低,说明方法既准确又精密。但常用药品组分复杂,含量低,处理步骤多时就很难达到高回收率。对于同一种分析方法的回收率,更为重要的是每次测定保持稳定。

5. 与标准方法的比较 如果某药物血药浓度测定已有方法,经证明是可靠的,新建的方法应与该法比较,在一定浓度范围内求其相关性。

6. 质控在血药浓度测定中的应用 准确测定结果极为重要,错误结果常比不测定还要坏,质控是十分重要的。质控分内部质控和外部质控,内部质控可以定义为实验室内长期、连续地对一种分析方法进行评价,减少实验室内误差,外部质控是实验室之间的质控,可以考核某分析方法和性能是否需要改进。因此,TDM实验室测定血药浓度结果的可靠性是建立在有效的质量控制系统上的。

(二)血药浓度测定方法的选择

可选择的血药浓度测定方法很多,每种药物都有几种测定方法,各种方法都有优点和缺点。测定血药浓度的方法很多,并且不断发展,可以根据下列原则选择测定方法。

(1)分光光度法包括可见光-紫外光吸收光谱法(UV)和荧光发射光谱法(FL)等,由于其专一性差,容易受血液中其他组分的干扰,在测定前必须进行抽取、分离和化学反应,主要为显色反应或生成荧光物质,重复性差,周期长,使其单独用于测定血药浓度受到限制。如与层析法结合使用,可以大大提高其专属性,不易受其他药物或内源性代谢的干扰。由于分光光度法操作简便,费用低廉,在一定条件下仍有实用价值。原子吸收分光光度法可用于测定含金属元素(如锂、铂、锌、铜、镁)的药物浓度。这些方法准确、特异、简便,有条件的实验室都可以进行。

(2)色谱法包括薄层色谱法(TLC)、气相色谱法(GC)和高效液相色谱法(HPLC)等,其共同特点是分离度高,专一性强,常可同时测定几种药物。选择不同的检测器,不仅能改善选择性,也能提高灵敏度,尤其高效液相色谱法能测定除个别药物外几乎所有需要测定的药物,既能作常规测定,又适用于药代动力学和开拓新药的研究。气相色谱-质谱-电子计算机联网,具有迅速进行定性和定量分析而不需要标准品的独特优点。本法缺点:仪器专有性强,一台仪器在同一时间内只能测定一种或一类药物;使用的技术性要求高,熟练的操作者需要相当的训练,测定成本高。

(3)免疫分析法包括放射免疫法(RIA)、酶免疫法(EIA)和各种荧光免疫法(FIA)等,其优点是灵敏度高,取样少,操作简单,不需分离。荧光免疫法在TDM应用甚为普遍,国外已有许多商品试剂盒供应,测定方法多已实现自动化。RIA应用液体闪烁仪或γ-质谱仪测定放射性强度,适于批量测定,缺点是有放射性核素污染,需有防护设备。而EIA不用放射性核素,成本低,测定速度快。而新发展起来的FIA和荧光偏振免疫法改善了EIA的稳定性,故极为引人注目。本法的缺点是易受代谢物等干扰。

(4)其他还有微生物测定法和放射性核素测定法等。

测定血药浓度的方法很多,并且不断发展,可以根据下列原理选择测定方法:

1. 根据药物的理化性质

(1)脂溶性:以供判断是否可以用有机溶媒提取,用什么溶剂提取更好。

(2)弱酸或弱碱性药物 pK_a:用有机溶剂提取前,先将样品调节到最适pH。

(3)挥发性：考虑直接应用气相色谱法，或者需要制备成有一定挥发性衍生物再采用气相色谱法。

(4)紫外吸收、荧光和电化学特性：确定能否应用光谱法，或在 HPLC 测定时应选择何种检测器，或薄层扫描时选用何种光源。

(5)了解在整个储备过程和测定过程中药物的稳定性，以便采用适当措施保证药物的稳定和测定结果的可靠性。

2. 方法的灵敏度与血药水平相适应　各种药物血清浓度的差别很大，可有几个数量级之差。血药浓度高低可以所用药物的剂量来判断，通常剂量越大，血药浓度越高，与药物吸收、表观分布容积大小有关。血药浓度低时，不能采用增加采血量来弥补，只有选择更灵敏的方法；但盲目选用过分灵敏的方法，而在操作上不采取必要的措施，将会带来更大的误差。

(三)血样本的预处理

在血药浓度测定前，大多数方法需要经过去除样本中蛋白质，以及提取、消化待测组分等处理。

1. 蛋白质去除　常用蛋白质沉淀剂有10%三氯醋酸、6% $HClO_4$、钨酸盐及磺基水杨酸等，它们不仅使血样中蛋白质沉淀，在沉淀过程中能使与蛋白质疏松结合的药物被释放出来。三氯醋酸常含有不易分离的荧光性杂质，用荧光法检测时不宜采用；该分子含氯，负电性大，也不宜作电子捕获检测法的预处理试剂。6% $HClO_4$ 沉淀蛋白质的效率较高。此外，极性有机溶剂如乙腈、丙醇、乙醇、甲醇等亦是较好的蛋白质沉淀剂，一般能去除 98%以上的蛋白质。去除蛋白质以后的样本可直接用于测定血药浓度。

2. 生物标本的简单提取法

(1)溶剂提取：血浆或血清可先除去蛋白质后提取，也可在提取的同时将蛋白质分离。一些与水不溶的有机溶剂在提取药物时，能同时使蛋白质变性沉淀而将药物释放出来。所以第二种方法更为简便、常用。

溶剂的选择：根据相似者相溶原则，亲脂性药物可选用极性较小的烃类试剂；极性药物用极性试剂提取。常用的溶剂按极性大小有水、乙腈、甲醇、乙醇、异丙醇、丙酮、乙酸乙酯、乙醚、二氯甲烷、氯仿、苯、甲苯、环乙烷、乙烷、庚烷等。有时使用混合溶剂，如烃类溶剂中加入少量醇可以增加不同极性药物的提取率；加入少量异丙醇可以减少玻璃壁对药物的吸附。

水相 pH 的选择：提取液水相 pH 的选择以使药物能呈分子状态存在，便于溶于有机溶剂为前提。最佳 pH 的选择与药物 pK_a 值有关：对碱性药物要高于其 pK_a 值 1～2 个单位；对中性药物可在 pH 7 附近提取，也可在 pH 4～9 的介质中用氯仿和异丙醇试剂提取。为了保持 pH 稳定，都采用缓冲液，可提高提取的重现性。此外，血样中加入 NaCl、$NaSO_4$ 等中性盐，通过盐析可增加提取回收率；又能破坏胶体，使含有蛋白质的水层和有机层分离清楚，减少乳化。例如，取血样 0.5ml 于具塞试管中，加缓冲液，调节所需 pH，加入一定体积的有机溶剂，旋涡混合或振摇，离心。取有机层一定量置于试管中，在 40～50℃水浴中，用干燥了的氮气或干燥的空气流吹干溶剂。残渣中加入 50～100μl 流动相或合适溶剂，重组溶液，用色谱法测定。也可增加重组溶液的体积，用光学法定量。简单溶剂提取法适用于色谱法的分离测定。

(2)离子对提取：在血样中，某些药物呈离子形态，如两性化合物、氨基酸、强酸、强碱，水溶性很大，几乎不易溶于有机溶剂中。但若加入含有有机阳离子或阴离子的离子对试剂后形成大分子缔合物而极性减小，增加其在有机溶剂的溶解度而被提取。离子对提取的规律：酸性药物可将 pH 调至碱性，使其电离成负离子(A^-)，用十六烷基三甲基季铵盐或四丁基季铵盐(R_4N^+)等作试剂；碱性药物调节 pH 到酸性，使其呈正离子(B^+)存在，用辛烷或庚烷磺酸钠等作试剂，形成的缔合物常用二氯甲烷或氯仿提取。

(3)液固提取：根据吸附色谱法的原理，将试样和固体吸附剂接触，通过被测组分与吸附剂及洗脱剂之间的亲和力不同，将组分从试样中分离出来。一般用柱分离法，常用吸附剂有活性炭、硅藻土等。

(4)冷冻干燥：一些极性很强或易电离的药物，不易被有机溶剂提取，可用冷冻干燥处理，既可分离杂质又使待测药物干燥。

(5)消化：测定试样中微量元素时，其预处理常用消化法。例如，取 0.5ml 肝或肾脏匀浆稀释后的混悬液，置于 10ml 刻度试管中，加入 10%四甲基氢胺 1.5ml，加水至 2.5ml。室温放置 30 分钟，再在 60℃水浴中保温 25 分钟，每 5 分钟旋涡搅拌一次，冷却，加去离子水 5ml，即可进行测定。

第二节　常用血药物浓度测定技术和临床应用

一、分光光度法

(一)可见紫外吸收光谱法

可见-紫外吸收光谱法是根据物质在可见和紫外光源中吸光特性所设计的一类光学法。因测定时用紫外分光光度计进行，又称可见-紫外分光光度法。

基本原理：用分光光度计将不同波长的光连续照射到一定浓度的样品溶液时，获得波长相对应的吸收强度。以波长(λ)为横坐标，吸收强度(A)为纵坐标，就可绘出该物质的吸收光谱曲线。利用该曲线进行药物的定性、定量分析。用可见光源测定有色物质的方法称为可见分光光度法；用紫外光源测定无色物质的方法称为紫外分光光度法。所用的仪器称为分光光度计。分光光度法用单色器提供入射光源，谱带窄，光纯度高，提供连续的各种波长单色光，故能绘制出吸收曲线，反映药物选择性吸收全貌，有利于选择最适合的波长来测定。其灵敏度可达 $10^{-4}\sim10^{-7}$g/ml，精确度可达 0.2%。在药物分析中常用于药物鉴别、含量测定等；药理研究中对药物吸收、代谢和排泄等体内过程进行研究。

(1)吸收光谱：光是电磁波，其波长(λ)和频率(v)的关系为：$v=C/\lambda$。C 为常数，代表光速，$C=3\times10^{10}$ cm/s。光频率与光量子的能量直接相关，按照量子理论，光是光量子的一种粒子组成的，光的波长越短，频率越高，其能量也越大；相反，波长越长，频率越低，其能量也越小。

药物分子能量具有量子化的特征。当分子从低能阶的基态(E_1)跃迁到各不同高能阶激发态(E_2)时，它能吸收等于两能阶间差的光量子能量(ΔE)，从而形成了吸收光谱。吸收光谱以物质在光源各波长处透射百分率或吸收度来表示，反映了物质在不同光谱区吸收能量的分布。将吸光强度对每个波长作图，就得到吸收光谱，谱上有 1 个到几十个最强或较强的吸收波长，用 max 表示。不同分子结构的物质具有不同的吸收光谱，是药物定性、定量的依据。

(2)定量分析：在血药浓度测定中本法主要用于定量分析。药物溶液吸光强度 I 与浓度间的关系可用 Lambert-Beer 定律表示。当一束强度为 I_0 的平行光垂直射到测定池上，由于池内浓度为 C 的溶液中药物分子吸收 I_0 的部分光能，使通过溶液的强度降低至 I_0，透过光强度的相对百分率的负对数值与血药浓度 bC 成正比。

$$-\lg I/I_0=KbC \qquad \text{公式(88-1)}$$

式中 I/I_0 计算透光率，用 T 表示，$-\lg T$算吸光度，用 A 表示，K 为吸收系数。

$$A=-\lg T=KbC \qquad \text{公式(88-2)}$$

溶液的吸光度 A 和浓度 C 呈线性关系，溶液 C 越大，A 值越大；T 越小，A 值越大。可见-紫外分光度定量分析采用标准曲线法或比例法。两种方法都需用待测药物的标准品作为对照，将标准品用给药个体的空白血浆或血清(即未给药前)配制一系列适当浓度(C)的溶液，以空白血浆或血清溶液做对照，在 max 处测定 A 值，得出一系列不同浓度(C)相应的 A 值。以 A 与 C 做直线回归，得标准曲线和回归方程。对给药后的血样本，再以同样条件测得样品的 A 值，从标准曲线或回归方程求得血药浓度。当标准曲线通过或接近坐标原点(即截距接近零)时,可用与待测血药浓度接近的标准浓度 Cs,测定标准吸光度 As,样品血药浓度 Cx 可由未知吸光度 Ax 及下式计算:

$$Cx=\frac{Ax}{As}\times Cs \qquad \text{公式(88-3)}$$

(二)荧光发射光谱法

基本原理:

(1)荧光的发生:某些芳香环、芳香杂环和一些具有长的共轭双键化合物除具有吸收光谱特性外,还具有发射荧光的特性,这是由于某些药物吸收一定波长后,共轭双键上的电子跃迁到激发态;由于分子振动,电子回到能量较低的第一电子激发态的最低振动能阶,然后以光量子的形式发射能量,使电子回到原来的基态。所发射的光量子就是荧光。

(2)激发光谱与荧光光谱:物质在发射荧光之前先吸收一定波长的光能。如果用单色器将混合光色散,分光后的单色光源依次通过荧光物质,测定每个波长照射下的荧光强度 F。以 F 为纵坐标,各个波长(λ)的光源为横坐标,组成 F- 的光谱图,此即激发光谱,其中发射荧光最强的波长,称为荧光物质的最强激发波长,用 λex 表示。激发光谱常与该药物的紫外吸收光谱相近似。若保持激发光的波长(一般为 λex)与强度不变,转动荧光单色器至不同波长,所得到荧光强度和荧光波长的关系曲线,即为荧光光谱。其中一个波长的荧光强度最强,称为最强荧光发射波长,用 λex 表示。

在血药浓度测定中,如要提高荧光分光光度法的灵敏度,则应选择 λex 作光源,λem 作测定波长。λex 和 λem 的数值由荧光物质的分子结构特征所决定。

(3)荧光量子产率:凡有吸光特性的物质不是都能发射荧光,凡能发射荧光的物质产生荧光强度也不同。衡量物质发射荧光强弱用荧光量子产率(f)表示。

$$f=\frac{\text{发射荧光的量子数}}{\text{吸收的光量子总数}} \qquad \text{公式(88-4)}$$

f 越大,物质发射荧光概率越大,荧光亦越强;反之则弱。f 等于零时不发生荧光,f 值应在 0～1.0 之间。

(4)定量测定:荧光发射光谱法的定量关系是发射荧光强度 F 和药物浓度 C 呈线性关系,同一药物,当激发光光源强度 I_0、摩尔吸光系数 E 及荧光量子产率 f 固定,在同一池中测定,荧光强度 F 与浓度 C 成正比关系。

$$F=2.3\cdot I_0\cdot f\cdot EbC \qquad \text{公式(88-5)}$$

影响荧光强度的因素有药物分子结构、波长的选择、荧光分子所处的环境如温度、溶剂、pH、杂质、杂光等,故某种药物荧光测定方法的条件一旦确定,不易变动。

本法定量分析与可见紫外吸收光谱法相同,可用标准曲线法或比例法,但另行测定荧光溶液的空白值,计算时必须将样品溶液的测定值扣除空白值。

二、色谱法

色谱法特点是用一个固定相和一个流动相,各物质在这两相之间的分配系数不同,经一定时间的不断分配过程,能将不同物质相互分离,然后逐个检测和定量。色谱法能对血样中不同物质同时进行分离分析,在血药浓度测定中,血样只需简单处理,即可进行测定。常用的色谱法是气相色谱法和高效液相色谱法。

(一)气相色谱法(GC)

1. 基本原理　当样品被注射到汽化室后,在一定温度下,样品组分被瞬间汽化,并有载气(移动相)把汽化的组分带入色谱柱内。各组分在固定相和流动相之间进行溶解(或吸附)、分配,在一定温度的色谱条件下,分配系数 K 值是一个常数,根据 K 值大小,决定出峰的先后顺序,色谱峰的保留时间是化合物定性的指标。柱中流出化合物浓度与检测器的电信号成正比,是化合物定量的依据。目前,所用固定相绝大多数是较难挥发的液膜,故这类 GC 实质上是一种气- 液色谱系统(gas- liquid chromatography,GLC)。

由于 GLC 分离是在物质的气态进行,因此,待测物(或其衍生物)具有低熔点、易汽化、热稳定性好的特点。随着固定相质量的提高,可选择固定相种类的多样化,各种衍生物化技术的应用，GC法因具有的高分离度和高灵敏度而广泛用于体内药物分析，但其主要缺点是操作比HPLC法复杂，对样品预处理要求高。

2. GLC装置 GLC装置包括5个主要部件，如载气、电热进样口、色谱柱、检测器和记录仪或微处理机。

(1)载气：常用的载气或称流动相有氮、氢、氦、氩等气体，载气中的氧烃类和水分等杂质必须处理尽，或只允许一定限量。

(2)电热进样口：新式GC仪器配有多个进样口，即有填充柱。填充柱的进样口由电热加温，其温度比柱温至少高50℃。通常用微量注射针头穿过一层合成橡胶隔热，将样品注入进样口内。样品在进样口内立即汽化，随后进入色谱法。

(3)电热恒温炉，内装色谱柱：恒温炉的目的是使色谱柱均匀受热。新式色谱仪都准确控温，并具备高性能的程序升温控制系统。

色谱柱一般用不锈钢或玻璃柱，固定相装在色谱柱中，液态固定相是涂渍在惰性、多孔性细粒状担体上，使液相表面积大大增加，利于物质在气-液两相间分配。

固定液的涂渍方法，以使用OV-17为例说明，称取占担体为3%的OV-17，溶于乙醚或氯仿中，将称好的担体一次加入，迅速搅拌，放在通风处，待溶剂完全挥发，加热老化以彻底除去残余试剂和挥发性杂质，并促使固定液牢固均匀地分布在担体表面和毛细孔洞中。

(4)检测器：经过预处理的试样，取1～10μl，注入仪器的进样口，速度宜快，否则影响混合，每次进样必须准确一致，保证出峰的重现性。由载气将组分带到检测器。检测器能将组分的浓度或质量转变为容易测量的电信号，以峰的形式记录或显示。GC仪检测器对样品的检测极限、线性范围和分析精度都很重要，适用于血药浓度测定的检测器有下列几种：①氢火焰离子化检测器(FID)，对有机物质的检测限为20～50ng；②电子捕获检测器(ECD)，对负电性有机物的检测限为pg级；③氮-磷检测器，对含氮磷化合物的检测限为ng级；④质谱检测器(mass-selective detector，MSD)：作为气相色谱仪的特殊检测器，常和GLC联用形成GC/MS系统，若将特殊碎片重复扫描几百次，获得由强度和扫描时间组成的色谱-质谱峰，检测限在ng-pg级。

3. 定性定量测定

(1)定性测定：组分出峰后用这个组分的标准品对照它的保留时间；然后将标准品和试样配在一起，进样，若测定的峰面积或峰高成比例增加，则该峰的组分与其中标准品可能相同，最好另选择一种固定液和层析条件，如仍出现二者叠加，考虑为相同物质。在研究血液中药物代谢物时，可先用此法做初步鉴定，然后将出峰的待测组分和标准品作质谱鉴定。

(2)定量测定：当实验条件恒定时，色谱峰面积或峰高与组分的含量成正比。

外标法：用待测组分的标准品，在空白的血浆或血清中配制成一定浓度，经预处理后进样，测量峰面积或峰高，以此各浓度做标准曲线或直线回归方程，由此可求得待测组分的浓度。如果直线截距接近于零，如同分光光度法一样，用比例法测血药浓度。

内标法：取一系列不同量的待测组分的标准品，各加入一定量的内标。内标的选择要求是和组分的结构、性质、保留时间相似的纯品。在空白血样中混匀，经预处理后进样，测量各组分峰面积As或峰高hs，和各内标峰的面积Ai或峰高hi。以组分和内标峰面积之比(As/Ai)或峰高之比(hs/hi)为纵坐标，组分标准品的各浓度为横坐标作直线回归。取一定量试样，加入相同量内标，经预处理后进样，测量试样中待测组分的峰面积Ax或峰高hx，以及内标物的峰面积Ai或峰高hi。以Ax/Ax或hx/hi，由标准曲线或代入直线方程求得待测组分各试样中的量。如果上述直线的截距接近于零，也可用比例法测定。

(二)高效液相色谱(HPLC)

HPLC法是取经典的液相色谱法(LC)和GC法的优点发展起来，它采用广泛被选择的液体流动相和能使流动相高压进入色谱柱的泵技术，增加了分离效能，缩短了层析时间，扩大应用范围，一些高熔点、低挥发、极性显著甚至对热不稳定的药物，一般不易用气相色谱法分离，但均可用 HPLC 法。HPLC 法适用范围很广，目前被公认为需要检测的药物中除地高辛和锂盐之外，都可采用 HPLC 法进行分析，在新药的血药浓度测定中，HPLC 法常作为首选的方法。HPLC 法也是免疫分析法的主要参考方法，故所有 TDM 实验室最好都备有 HPLC 仪。

1. 仪器装置 一套完整的 HPLC 仪器装置，主要由输液系统、进样系统、色谱柱、检测器、数据处理仪及其辅助部分组成。

HPLC 应用较多的检测器有如下 3 种：

(1)可变波长紫外检测器(UC 检测器)：具有生物活性的物质，大部分在紫外区吸收，因此，首选 UC 检测器，其灵敏度高，可达 10^{-9}，线性动态范围较广，可用于定性和定量测定。正相色谱由于某些有机溶剂在紫外区吸收，因此使用梯度洗脱时会出现基线漂移。反相色谱使用的溶剂如甲醇、乙腈和四氢呋喃等对常用波长无吸收，梯度洗脱效果良好。如无其他检测器可选用，分离紫外区无吸收的物质也可采用柱前衍生的方法，使其与紫外衍生试剂反应生成紫外吸收物质再分离测定。

(2)荧光检测器：优点是专一性高，灵敏度可达 10^{-11}g。缺点是线性动态范围小(两个数量级)，对流动相中少量荧光物质很敏感，产生噪音和漂移。在实际应用中，还可用适当的衍生试剂与待测药物反应产生具有荧光特性的物质进行检测。

(3)电化学检测器(ECD)：电化学检测器的特点：①灵敏度高，在工作状态良好时可达 10^{-12}g。②选择性好，可在大量非电活性物质存在时测定痕量的电活性物质，因此血样本不需复杂的预处理。③线性范围广，一般 4～5 个数量级。④操作简便。

数据处理仪是 HPLC 分析自动化中不可缺少的部分，它不仅可记录色谱图、各峰的保留时间，还可对各种峰形和完全分离峰、不完全分离峰、拖尾峰、负峰等按不同方式处理，测量峰面积(峰高)，用内标或外标法进行定量计算，并打印出结果。

2. 分离方法 HPLC 法按分离机制分为吸附、分配、离子交换、离子对、分子排组和亲和色谱 6 种类型。

HPLC 法所用的固定相颗粒较小，要求在 5～10μm，才能使流动相流经层析柱压力增加到一定指标，提高柱的分离效果。流动相溶剂可排成一个极性由小到大的梯度系列，可供被分离组分获得最佳分离度的选择。固定相和流动相则因不同方法类型而异。

(1)吸附色谱法：本法固定相是具有活性位点的吸附剂如硅胶，另一种固定相是以硅胶做基体，与各种不同的有机极性基团如—OH、—NH_2、—CH 和—COOH 等进行化学键合，形成极性键合固定相，极性键合相的吸附作用通过氢键力实现，故对有氢键作用的样品，氢键力越大，容量因子越大。

本法的流动相为有机溶剂，最常用为混合溶剂，由底剂和洗脱剂两部分组成。底剂常采用低极性溶剂如正己烷、苯、氯仿等；洗脱剂根据待测组分性质，选择极性较强的溶剂如醚、酯、酮、醇和酸类等。

吸附色谱法流出色谱中极性小的组分先出峰，极性大的组分后出峰，称它为正相色谱。

(2)分配色谱法：固定相为非极性键合相，它是用硅胶做基体，与烷基如十八烃基、辛烷基等三氯硅化合物进行化学键合，其表面是极性很小的烷烃，具有较好的耐热性和化学稳定性。流动相为极性很强的水、甲醇、乙腈、四氢呋喃和缓冲液。在流动相中，加入一些有机溶剂使组分的保留时间延长。非极性键合相流出色谱中，极性大的组分先出峰，极性小的组分后出峰，称为反相色谱。

(3)离子交换色谱法：固定相用离子性键合相，流动相是 pH 2～8 的水溶液。在分离有机酸碱时，流动相 pH 最好选择在酸碱 pK_a 值附近。

(4)反相离子对色谱法：当待测组分是较强的电解质时，如强酸、强碱或强亲水性的弱酸弱碱时，单靠离子抑制不能在柱上产生足够的保留。若在流动相系统中加入一种带有与被分析离子相反电荷的“反离子”(X^-)生成中性的离子对化合物，便可在非极性的反相固定相的表面发生疏水缔合而被保留。

(5)分子排阻色谱法：用没有吸附和离子交换作用的化学惰性多孔性有机凝胶作固定物，具有分子筛作用。当小分子渗入微孔而大分子受排阻，大、小分子在固定物上滞留时间不同，各组分按分子质量大小程序洗脱。流动相为水溶液。本法适用于分离各种分子质量不同的物质，常用于蛋白质分离。

(6)亲和色谱法：适用于酶和底物、抗原与抗体、激素和受体等配对分子的一方分离测定。当配对物一方键合在担体上作固定相时，另一方溶于一定 pH 的水溶液中作流动相，当它流经固定相时，双方结合成整体而滞留在层析柱上，然后再选择适当溶剂洗脱。

3. 定性定量测定 HPLC 法的定性定量测定同 GLC，不再重复。

三、免疫分析法

1959 年，美国 Yalow 和 Berson 首创用放射免疫分析法测定血浆胰岛素浓度以来，免疫分析法有很大飞跃，能定量测定许多微量物质，其灵敏度达到 pg(10^{-12})水平，且特异性高的抗血清能保证测定的特异性。免疫分析法新技术与日俱增，标准化、商品化的试剂盒(kit)已达 300 余种，并成功地运用于血药浓度测定，便于临床进行 TDM。

目前，测定血药浓度的免疫分析法所用的标记物有放射性核素、酶和荧光剂，其测定技术分别为 RIA、EIA 和 FIA。近年来，也有用散射比浊抑制免疫分析和发光免疫分析测定血药浓度。

测定血药浓度的免疫分析法的基本原理是竞争免疫分析，分析中有 3 种成分：①血样中的非标记药物作为 Ag；②试剂中的标记药物以 Ag^* 表示；③特异性抗体简称 Ab。Ag 和 Ag^* 竞争性与 Ab 结合，生成药物-抗体复合物(Ag-Ab 和 Ag^*-Ab)。比较非标记药物(包括被测药物和标准)对标记药物与抗体结合的抑制程度，求出待测药物的浓度。

药物的分子较小，要使其具有免疫原性，需先将药物与载体蛋白共价连接，免疫动物获得有抗体的血清即抗血清(antiserum)抗体的质和量取决于它的亲和力和特异性，抗体亲和力大，则抗原抗体结合较牢，在反应中结合速度快，而解离度小，特异性则表现在抗体和抗原之间结合力很强，而和其他类似物质的结合力弱。

(一)放射免疫分析(RIA)

RIA 用放射性核素标记抗原或抗体后进行竞争性结合免疫分析，其优点是灵敏度高，测定血药中超微量药物。RIA 一般需 3 种反应物即 Ab(其数量固定)、Ag(待测药物的标准品或含待测药物的标本)和标记抗原(即标记药物，其含量固定)。

1. 基本原理 RIA 是将放射性核素测量的敏感性和抗原抗体反应的特异性相结合，而兼具有二者特点的测量方法。

Ag^* 为放射性核素标记的抗原，与 Ag 非标 记性抗原有相同的免疫活性，二者竞争性地与特异性抗体 Ab 相结合而形成 Ag^*-Ab 和 Ag-Ab 复合物，反应一定时间后到达动态平衡，当反应系统中加入 Ag^* 和 Ab 量恒定时，而且 Ag^* 和 Ab 量之和大于 Ab 的有效结合点的数量，则生成 Ag^*-Ab 量受 Ag 量影响，即当 Ag 量增多时，Ag-Ab 生成量增多，而 Ag^{角标=1} *^{角标=0)-Ab 生成量减少，游离 Ag^* 量增多，因此，Ag- Ab 量与 Ag 量呈一定函数关系，采用某种方法将 Ag^*-Ab、Ag-Ab 复合物(bound，B)与游离的 Ag^*、Ag(free，F)分离，测定 B 或 F 放射活性。样品中 Ag 量增多时，B 的放射活性降低，F 的放射活性增高，也即 Ag 量与 B 的放射活性成反比关系，计算出 B/F 或 B/T(T=B+F)，即加入标记抗原的总放射性强度，反映了样品中 Ag 的含量。

当抗原抗体反应达动态平衡时，如标记抗原和抗体量不变，结合率(B/T 或 B/F)随非标记抗原量增加而相应地降低，依次取一系列标准非标记抗原的浓度，即可制出 B/T(或 B/F)对 Ag 量的 S 形关系曲线图，称之为竞争抑制曲线或标准曲线。它反映了标记抗原结合程度与未标记抗原量的函数关系，这一曲线就是对未知样品进行定量测定的依据。

2. 标记抗原　标记抗原常用的放射性核素有^{3}H、^{14}C、^{125}I、^{131}I等，较多的是^{125}I和^{3}H。要求有较高的放射性比度和纯度，标记后的抗原保持原有的免疫活性和稳定性。目前常用^{125}I标记，其含量高（>95%），半衰期长（60天）。^{3}H、^{14}C标记抗原比度太低，且需用液体闪烁仪测定而不易推广。标记的方法采用氯胺T法、连接标记法、乳过氧化物酶法和葡萄糖氧化酶（GO）碘化法等。

3. 分离　RIA中，抗原抗体结合后，需要测定B或F放射性强度，因此，需将这两部分的标记物进行分离。此时，注意不能破坏抗原抗体平衡，否则影响测定的精确度和灵敏度，测定结果产生误差。

常用分离技术分为液相法和固相法两类，液相法包括双抗体法、吸附法和沉淀法。双抗体法采用第二抗体沉淀可溶性抗原抗体复合物，使B分子质量增大而从溶液中沉淀，与F分离，其分离效果好，操作简单。吸附法是利用分子质量较小的标记抗原能被葡聚糖凝胶或清蛋白衣活性炭吸附，而分子质量较大的标记物B不被吸附的原理，实现F和B的分离。沉淀法在反应系统中加入适当浓度的硫酸铵、乙醇或聚乙二醇等试剂使B沉淀，与上清液容易分离。固相法是将抗体结合到固相物（称为免疫吸附剂）表面，与抗原反应后，结合的抗原部分吸附到固相物中，而游离抗原留在溶剂中，经过离心或洗涤弃去上清液，使二者分离。免疫吸附剂的制备方法有两种：一则是物理涂敷法，例如在偏碱性溶液中，抗体能吸附在聚乙烯、聚苯乙烯或烯丙烯管壁上；二则是化学结合法，如溴化氰、羰二亚胺、戊二醛等，使抗体结合到固相物上。

4. 操作的基本步骤

（1）加入血样或一系列不同浓度的标准抗原及放射性标记的药物。

（2）加入一定量抗血清，一般置4℃或37℃，保温2～24小时。

（3）将反应液中结合在抗体上的药物（B）与游离药物（F）分离。

（4）测定F或B的放射性强度。

（5）绘制标准曲线，计算待测药物的浓度。

（二）酶免疫分析法（EIA）

EIA法原理和RIA法相似，但标记物不是放射性核素而是一个稳定的酶，还有的用酶作用的基质和辅基作标记物，亦属于EIA。EIA分为多相和匀相两大类。

1. 多相酶免疫分析法　在分析过程中需要分离游离和结合的酶标抗原或抗体的酶免疫分析称为多相酶免疫分析法。为了保持酶的活性，分离步骤多采用固相法，主要为酶联免疫吸附分析（ELISA）。主要用于大分子蛋白的检测。

2. 匀相酶免疫分析法

（1）基本原理：匀相酶免疫分析法（EMIT）是将酶标记在药物分子上，加入一定量抗体形成酶标记药物与抗体的复合物，此时底物不能进入结合物分子中的酶活性部分，酶的活性受限。在加入待测药物后，产生竞争反应，使一部分酶标记药物从预先的结合物上游离出来，此时底物能进入酶的活性部位，发生酶促反应。

（2）EMIT法：检测溶液中小分子的半抗原如激素、抗生素和药物等，不需分离游离和结合的酶标记药物。虽然其灵敏度比ELISA法低，但本法操作简单，准确性和重复性好，检测速度快，为TDM提供了有用的检测手段。

（三）荧光免疫分析（FIA）

1. 基本原理　荧光物质是免疫分析的一种很好的标记物，小分子的荧光物质与抗原或抗体偶联且在反应中不影响抗原抗体的亲和力。荧光物质的分子在特定的条件下，吸收辐射光（激发光）后，分子中电子被激发呈激发态，激发光子分子极不稳定，迅即回到基态，在这个过程中放出能量，以发射光来表现。用荧光免疫分析的荧光物质分子应具有以下特点：①高度稳定性；②在可见光谱内有高摩尔吸光值；③有高的光子效率（quantum efficiency）；④非特异性结合率低（如与血清蛋白、玻璃、塑料等物质的结合)。

在 FIA 法中最常用的荧光化合物是荧光素及 7-羟基香豆素的衍生物。

2. FPIA 荧光谱振免疫分析技术(FPIA) 在血药浓度测定中发展迅速,可测定几十种药物的血浓度,方法简便、快速。

FPIA 法利用荧光偏振和抗原、抗体竞争结合的免疫反应原理,从而测定血药浓度。即荧光体经单一平面的偏振光(蓝光,波长 485nm)照射后,吸收光能跃入激发态,然后释放能量还原,发出单一平面的偏振荧光(绿光,波长 525nm)。荧光偏振程度的大小与荧光体受激发时分子转动速度成反比。另外,荧光标记的药物与血样中荧光共同竞争抗体。若血样中药物浓度低时,标记物与抗体结合多,因抗体分子大,复合物转移减慢,荧光偏振强度增高;若血药浓度高时,标记物与抗体结合少,因标记物转动快,荧光偏振强度弱。因此,血药浓度与荧光偏振强度成反比关系。

四、常用麻醉药物检测实例

(一)改良荧光法测定非去极化肌松药泮库溴铵血药浓度

Kersten 和 Wingard 等报道采用荧光法测定泮库溴铵的血药浓度,邹勤等对其某些步骤进行了改进,用于测定血药浓度,使方法更为稳定、完善、简便。

1. 试剂 泮库溴铵,以 0.01M 盐酸配制成工作液(0.01mg/ml);四氯四碘荧光素,使用前需纯化;0.2M 碳酸缓冲液;pH 10.5;氯仿;比丙酮。

2. 器材 RF-450 荧光光度计;ZD-2 型调速往返式水平震荡器;液体混合器;FL-20 型高速冷冻离心管;15ML 带塞玻璃试管及离心管;微量加样器。

3. 方法

(1)血浆制备:肝素抗凝全血,以每分钟 4000 转离心 10 分钟,吸取上清血浆,保存于 -20℃备用。

(2)生化测定步骤:①加样:选用 40ml 带帽塑料离心管,依次加入内含泮库溴铵的标准液或血浆 1ml、碳酸缓冲液 1ml、荧光素工作液 0.5ml、氯仿 7ml。每加入 1 种试剂后均充分混匀。②震荡:将塑料离心管置水平震荡器上震荡 30 分钟,震荡速度以液体震荡幅度较大为宜。③离心:将塑料离心管放置高速离心机中,选择每分钟 10 000 转 10℃条件离心 10 分钟。④提取:吸弃上清水相,精确吸取有机相 0.5ml,置于含有 3.5ml 丙酮的有塞玻璃管内,充分混匀后待测试。⑤荧光测定:选择激发/发射波长为 546nm/570nm,狭缝 10nm。⑥标准曲线绘制及计算:选择药物浓度为 0.05～0.8μg/ml,以药物浓度为横坐标,荧光强度为纵坐标,绘制泮库溴铵水溶液及血浆浓度曲线,并用最小二乘法计算出该曲线的回归方程。

$$血浆药物浓度:X=\frac{Y-0.1402}{8.5858}$$

公式(88-6)

Y 为样本所测荧光强度。单位,μg/ml。

4. 结果

(1)特异性:本法所测泮库溴铵荧光强度为药物母体和代谢产物强度的总和。

(2)线性关系:在 0.05～100μg/ml 血浆浓度呈线性关系。回归方程:$Y=0.1402+8.5858X$,$r=0.998$。

(3)敏感性:本法能测出泮库溴铵的最低浓度为 0.02μg/ml。

(4)分辨率:本法测定药物浓度分辨能力为 0.01μg/ml 血浆($P<0.01$)。

(5)重复性:分别取低、中、高 3 种浓度血浆标本各 10 份做重复性测定。在 0.05～1μg/ml 浓度范围内,变异系数为 2.4～13.47。

(6)回收率:为(84.17±11.98)%。

(7)正常人药代曲线:其特点为典型的多房室模型药代动力学。

上述方法的特点:①具有线性好、分辨率高,回收率亦满意;②步骤简化,方法稳定,重复性及敏感性好,适于临床及科研应用。

(二)吸入麻醉药常用的监测方法及新观点

1. 吸入麻醉药监测技术

(1)多导质谱仪:是测定吸入全麻药第一

台常用的仪器。通过采集病人的呼吸气体进入质谱仪分析。多道质谱仪与工业质谱仪相似，质谱仪可接收分析各种气体分子，测定吸入和呼出气中氧化亚氮、二氧化碳、氧、氮、氟烷、恩氟烷以及异氟烷的浓度。

(2)红外线吸收：采用红外线吸收法测定吸入麻醉药的浓度较为常用，根据所测定的不同药物选择不同的波长，这类仪器具有测定不同吸入药物的键钮可供临床医师选择，通常可测定氟烷、恩氟烷、异氟烷、氧化亚氮、二氧化碳等。新的吸入麻醉药地氟烷和其他吸入麻醉药具有相似的红外吸收的特点，可用红外分析仪进行测定。

(3)Raman 散射原理：利用物质分子对光散射的原理，该仪器可应用于激光散射测定呼吸和麻醉气体。当入射光通过气体分子，根据物质的分子特点可产生特定的散射光频率偏移。Raman 分析仪可分析各种质谱仪能测定的气体。

(4)其他方法：包括快速气相色谱仪、紫外光吸收等。

(5)吸入气体监测以及呼气末气体监测：在低流量或循环紧闭麻醉时，监测吸入气体的浓度可以及时了解进入病人体内的药物状况。而测定呼气末吸入药的浓度，可以更为准确地了解病人脑部的药物浓度。分析吸入和呼出气药物的浓度变化趋势，可了解麻醉药在体内的摄取和分布情况，对临床麻醉医师调控理想的麻醉深度十分有益。

2. 吸入全身麻醉的新趋势及对最低肺泡有效浓度(MAC)的争议　多年来，人们一直采用最低肺泡有效浓度(MAC)来评估吸入全身麻醉的深度，然而近年来美国芝加哥大学林重远教授等对吸入全身麻醉的作用机制、药物在体内摄取过程提出了新的看法，他认为：①吸入麻醉药的体内摄入过程是在一定吸入浓度之下，体内摄入量不会因时间的延长而改变很多；②吸入麻醉药透过肺泡的体内摄取过程是依照 Fick 原理，也就是说体内摄取量取决于吸入浓度；③过去所用的 MAC 观念不能代表麻醉深度，因为肺泡浓度(MAC)无法代表动脉血中浓度和脑内浓度；④MAC 定义内并未包含任何时间的观察，如肺泡浓度、动脉血浓度、脑部浓度都要达到一个相同点时，一定不能忽略时间因素；⑤近年研究显示，吸入药物的肺泡浓度与动脉血浓度并不完全等同，其次，血中浓度与脑部浓度达到平衡需要较长的时间。鉴于上述的论点，林重远提倡以新的观念“有效血中浓度”来代替既往的 MAC。

林重远提出：利用 Fick 原理，可以采用一种不采血即可得到混合静脉血的方法，把肺简单化之后体内的摄取量在口部可以算是 CI-CE，吸入与呼出浓度之差 CI-CE 乘上呼吸量(V)。在肺泡膜的水平体内摄取率是利用 Fick 原理，膜的透过率是：

$$DAK/\times(P_1-P_2)V \text{ 或 } DAK/\times(CI-CB)V \quad \text{公式(88-7)}$$

P_1-P_2 代表呼吸膜两侧压力梯度；CI 为吸入气药浓度，CB 为混合静脉血中麻醉药浓度。

把 DAK/X 当作膜系数 M 时，可改写成 M(CI－CB)V，因为前面两方程式代表体内的摄取率在不同水平的关系，联结之后成为：

$$(CI-CE)=M(CI-CB) \quad \text{公式(88-8)}$$

改写把 M 提出时成为：

$$M=CI-CE/CI-CB \quad \text{公式(88-9)}$$

当功能残气量(FRC)洗入进程(Washin)完全时，CB 可为“0”，M＝1－CI－CE 成为摄取分率($=1-F_A/F_I$)，F_A/F_I 为肺泡气与吸入气之比。

血浓度应为：$CB=[CI(M-I)+CE]/M$　公式(88-10)

也就是在麻醉任何时间点，可以由吸入呼出浓度差，得到混合动脉血中浓度。通常膜的系数虽然随着不同的吸入麻醉剂而改变，但同一吸入麻醉药的膜系数是固定的，如恩氟烷是 0.4，氟烷是 0.5，地氟烷为 0.2。

(黄宇光)

参考文献

李家泰．1991．临床药理学．北京：人民卫生出版社，297～345

林重远. 1997. 紧闭循环麻醉与吸入麻醉的新趋势. 第 11 届世界麻醉学术会议(悉尼,1996)资料. 见:余守章主编. 临床监测学. 广州:广东科技出版社,374~406

卓海运,陈刚. 1985. 气相色谱测定血药浓度时样品的预处理. 药学通报,20(4):218

邹勤,张利平,孙伯华,等. 1996. 改良荧光法测定泮库溴铵血药浓度. 中华麻醉学杂志,16(6):284

第 89 章 脑功能监测

人脑的功能是最复杂和最精密的。脑又是对缺氧最敏感的器官。脑功能监测的重要性和必要性毋庸置疑。然而现实却是如果不包括医护人员的临床观察和判断，脑功能监测在临床上几乎是空白。其原因是人类对自己的脑功能还知之甚少，更缺乏探讨和判断脑功能的科学手段。

第一节 脑功能监测的概念和临床价值

一、脑功能监测的概念

脑功能极其奥妙。从感觉到运动，从学习到记忆，从语言到思维，从觉醒到睡眠，没有人能完全解释清楚。因此尽管近年临床上监测大脑的技术和设备发展很快，但是严格地说都还谈不上监测脑的功能。充其量是对围手术期大脑发生生理状态紊乱的一种预警，或称为脑功能障碍监测更为准确。

目前临床上能够直接监测脑功能状态变化的仍是神经电生理监测，包括自发脑电和诱发脑电，如脑电图（EEG）、定量脑电图（qEEG），后者又包括频域分析、时域分析、双谱分析、非线性分析，以及诱发电位等。其他与脑功能生理变化密切相关的脑监测方法有近红外光谱（NIRS）、局部脑氧饱和度（$rScO_2$）、经颅多普勒超声（TCD）、颅内压监测（ICP）以及活体脑微透析技术等。更先进和强有力的脑功能研究工具——正电子发射断层扫描（PET）和功能型磁共振成像（MRI）提供了研究各种刺激条件下和认知过程中局部脑功能的变化。但是这些复杂的研究工具尚不适用于麻醉下的脑功能监测。

监测脑功能还是可望而不可即的事。就目前科学技术的发展，我们能监测哪些方面的脑功能，特别是与麻醉和围手术期事件相关的脑功能？主要体现在麻醉深度的监测，包括意识、记忆、术中知晓；脑缺血/氧的监测，包括脑血流、局部脑氧饱和度、脑代谢的监测；术后大脑高级功能的改变，如术后谵妄、术后认知功能障碍等，但是严格来说这不属于监测范畴，是临床判断或心理学测试。

二、脑功能监测的范畴

（一）麻醉深度的监测

脑是麻醉药作用的靶器官。麻醉深度的监测成为目前脑功能监测的研究重点。

1. 意识 是麻醉深度监测的重要组成。而人们很少认识到，意识是人类大脑最大的奥秘和最高的成就之一。不同的领域，对意识的理解是不同的。麻醉下意识的消失定义为清醒程度和脑的认知功能包括对环境的知觉、思考、注意和记忆等的可逆性改变。产生意识的生理过程和相关解剖结构，以及麻醉药如何影响意识仍处于研究之中。

意识所涉及的是注意和短时记忆相结合的神经机制。

这里提到两个要素：注意力和记忆。注意

力意味着觉醒。脑干、间脑和基底前脑的结构是睡眠-觉醒环路的基础；这些结构维持觉醒状态，但意识产生于大脑皮层。睡眠与觉醒是对立统一体，睡眠作为第一需要仍保持神秘。持续睡眠缺失导致体温调节、代谢和免疫功能受损，最终导致死亡。睡眠在进化方面有迄今仍不明确的好处。同时对觉醒状态的精确调控有助于维持生存，猎食动物如果在追逐中睡着将会饿死；而被捕食动物在不适当的时候入睡也会遭遇一样的命运。

皮层事件相关电位(P3 波)长期以来受到科学家们的关注，是因为它代表着大脑对重复信号突然发生变化时的反应，这种反应对物种生存的意义十分重大，这是因为动物大脑不断接受单调的重复信号刺激，但却需要迅速对可能代表着某种危险或机遇的异常信号作出反应。

2. 记忆 很多人认为思维是意识的标志。计算机能够模拟思维，但计算机没有意识。但是，意识又与思维、记忆有相互作用关系。没有思维，意识就不可能产生；没有意识，思维不可能发展到高级。如果没有思维时，大脑里只能记忆。这些记忆只能用两种形式记录：一种是现在人们还不能解读的大脑信息代码；另一种是用对感觉信号简化后形成的知觉(即形象)。因此意识离不开记忆，意识生成后，通过对记忆的认识，使记忆在意识的控制下得到改进、提高。

记忆是人类认知功能中最核心和最重要的脑功能。记忆是将获得的知识储存(record)和读出(recall)的神经过程。记忆不是单一的神经过程，从不同角度有不同分类。根据信息储存和读出的方式，记忆可分为陈述性记忆和非陈述性记忆。记忆又是随时间而变化的神经过程，可将记忆过程分为短期记忆和长期记忆。短期记忆和长期记忆是整个记忆过程的不同阶段。短期记忆持续几秒或几分；长期记忆持续数小时直至永久。短期记忆的读出机制容易受影响，转入长期记忆后就相对稳定。短期记忆和长期记忆由不同的神经机制和不同的神经结构产生；边缘系统如海马和杏仁核对记忆形成起重要作用，并与麻醉药诱导的遗忘有关。

目前证实，脑内突触连接是信息传递和加工的重要环节，记忆过程中突触可发生某些形态和功能的变化——突触的可塑性的改变。短期记忆的神经基础仅仅是一种电流性变化，是正在工作的神经元活动以电流形式的变化将信息储存下来，学习和记忆过程存在突触传递的增强和减弱。长期记忆则需上升为生物化学变化和形态学变化，首先把来自外界的刺激换成电流信号，再以生化学的变化来接收信号，生成新的神经突触。因此长期记忆与脑内某些永久性功能和结构变化有关，需要合成新的 mRNA 和蛋白质分子。

记忆可以是无意识的和下意识的(如内隐记忆)。记忆是天生的功能，很多是在意识生成前就有的，意识生成后也可以处于无意识状态。例如，在你眼睛看到东西的时候，不用意识控制，对这个东西就产生记忆。这种记忆有时因为记忆深刻，意识控制的回忆可以回忆出它的样子。有时记忆不很深刻，意识控制的回忆竟然回忆不出它的样子来。只有再次接触类似东西时，你对它的记忆才被激发起来。这种现象不是记忆的遗忘，而是由于一些无意识状态的记忆不能被意识回忆的缘故。

3. 术中知晓 术中知晓的定义是全身麻醉下的病人在手术过程中出现了有意识的状态，并且在术后可以回忆(recall)起术中发生的与手术相关联的事件。证实麻醉下有意识的记忆比较简单，如果病人手术后有明确的记忆，反映在麻醉中听到或回忆起不良言语和感觉，并经主管麻醉医生证实，可以确定病人在麻醉下存在记忆。术中知晓之所以难以控制和消除，主要是我们当时并不知道其在麻醉中是否发生，而只能靠术后调查。

4. 听觉和听觉诱发电位 麻醉下听觉是最后消失的感觉。因此听觉也是接受术中事件的最重要通道。听觉刺激产生的脑听觉诱发电位(AEP)成为研究麻醉下知晓的重要手段。AEP 包括短潜伏期、中潜伏期和长潜伏期听觉诱发电位。

短潜伏期听觉诱发电位又称脑干听觉诱发电位(BAEP)。大多数麻醉药对 BAEP 作用很小或根本无作用。因此可以认为麻醉下听觉信息可以传递到脑干以上的部位。

中潜伏期听觉诱发电位(MLAEP)是皮质事件相关电位(ERP)的早期波形。因为发生时段早于记忆形成的时段,故不能反映记忆过程;但仍被广泛应用于有关麻醉的研究。MLAEP 虽然不能代表记忆过程,但其与全身麻醉状态下记忆的形成有关。MLAEP 监测的是听觉而不是对声音的感知(需要认知和记忆过程参与)。在一定麻醉深度时,试验对象意识丧失不能感受声音,但其对声音的反应还在,因此 MLAEP 成为监测麻醉深度的可靠指标。

长潜伏期听觉诱发电位(LLAEP)属皮质事件相关电位(ERP)。在志愿者研究时发现麻醉下给予听刺激(词汇),麻醉后心理学测试的结果证实麻醉中确实接受了这个听刺激。同时发现,当麻醉中志愿者的意识消失后,ERP 的外源性成分 N1 波仍保持在麻醉前水平,从而进一步证实麻醉下听觉信息可以通过感觉传入通道传至大脑皮层。工作记忆的开始与 P3 波有密切联系,虽然 P3 波是大脑对异常刺激的反应,但它在学习与记忆机制研究中有重要意义。被大脑记住和没有被记住的材料在编码阶段的 ERP 反应就是不同的。P3 波振幅与记忆能力之间关系密切,振幅增大代表记忆能力增强。如果 P3 波消失,说明大脑皮层已不能对传入信息进行有意识的加工处理。

如何实时监测麻醉期间的脑功能状态以确保丧失意识和记忆(无知晓)是一个尚待解决的问题。近年神经电生理技术迅猛发展,计算机技术、信号处理技术和脑电相结合,产生了许多定量脑电和诱发电位指标。如脑电双频谱指数(BIS)、脑听觉诱发电位(AEP)、脑电熵指数(entropy)、Narcotrend 等。多数研究证实这些神经电生理指标与镇静程度之间具有良好的相关性。然而目前没有一种麻醉深度监测指标能明确判断针对每个病人的意识清醒和意识消失的界限。因此监测意识,准确发现术中知晓仍是艰巨的挑战。迄今只有 BIS 通过大样本、多中心的临床验证。用 BIS 监测与不用 BIS 监测可以将麻醉中知晓的发生率降低 80%以上。

(二)脑缺血/氧的监测

1. 脑代谢 脑电图(EEG)作为大脑代谢状态的反映,除监测麻醉和(或)镇静深度;可以监测术中,特别是麻醉下无意识的病人全脑或局部脑缺血、缺氧的发生。

EEG 主要由脑皮质锥体细胞产生,锥体细胞对缺血选择性的相对易损性,是 EEG 对脑缺血特别敏感的基础。脑可以耐受一定程度(大约 50%)的脑血流量(CBF)减少。CBF20～25ml/(100g·min)时,EEG 活动开始变慢;16～17ml/(100g·min)时,自发脑电活动衰竭,诱发脑电(EP)波幅进行性降低;12～15ml/(100g·min)时,诱发脑电消失;能量衰竭则在 CBF＜10ml/(100g·min)时才发生;而在脑皮质发生不可逆损害之前,EEG 已变成等电位。

原始 EEG 大量的资料和分析上的复杂性使非脑电专业人员不敢去解释它。定量脑电图(qEEG)技术将原始 EEG 经计算机处理,保留了原始 EEG 的全部信息,显示方式简明、直观、连续、实时。几乎就像心电图和脉搏氧饱和度那样简便,为非脑电专业人员打开了方便之门。同时作为监测技术和资料贮存,计算机能高速采集和处理大量数据,将脑电检测与分析推上高科技阶段。

EEG 与脑代谢密切相关。而脑代谢又受众多因素的影响,这些成分中任何一个或多个障碍都会导致 EEG 异常。因此 EEG 具有很高的敏感性。如脑缺氧早期 ATP 含量尚保持正常,EEG 已开始出现异常,并与组织乳酸含量升高相关。EEG 的弱点是,如不结合临床,其将成为一个特异性不强的脑功能障碍的指标。例如,麻醉、低温与低氧和脑缺血的 EEG 改变相类似,难以区别。但是监测往往是目的明确和有针对性的,而且是个体自身动态的前后对照。结合临床不难识别麻醉或低温下的急性脑缺氧改变。

脑电双频谱指数(BIS)对脑缺血的敏感程度已得到认可。BIS可以发现体外循环中低氧所致的脑功能抑制。体外循环下BIS随体温下降而减少。在深低温停循环前,可以通过BIS监护仪计算的暴发抑制率和对脑皮层静止状态的判断来提示脑保护的满意程度。BIS在颈内动脉内膜剥脱术中监测脑缺血的价值尚有争议。可能与脑内侧支循环状况不同有关。

2. 脑血流 临床上监测脑血流量(CBF)的重要性已不言而喻。就其目的大致可分为两类。一是预防脑缺血(氧)的发生,这类监测并不能定量的测定CBF,但由于脑缺血是阈值性的,一旦CBF减少引起脑氧合、氧代谢、脑功能发生改变,就可以通过一些间接的非定量的CBF监测手段反映出来,如EEG、局部脑氧饱和度($rScO_2$)、颈静脉球血氧饱和度(SjO_2)等。另一类是直接测量CBF和局部脑血流量(rCBF)的技术。rCBF定量监测为研究CBF的调节、脑功能和脑代谢的关系提供了重要手段,但许多方法,例如放射性核素标记微球法,只能用于动物实验,并不能用于临床。尽管临床CBF的测定技术和方法已有了很大发展。但是迄今为止,CBF的监测问题仍未完全解决。直接定量监测CBF和rCBF的方法已被近年采用无损伤性及短半衰期放射性核素技术所解决,用^{133}Xe吸入或静脉注射可以在手术中直接定量测量rCBF。虽然这种测定在术中可以重复数次,但仍不能做到连续监测。间接的非定量的监测CBF或脑缺血,包括已公认的EEG对CBF的监测和近年发展起来的新技术,如近红外光光谱技术和经颅多普勒超声(TCD)。EEG目前仍是术中监测脑缺血(氧)的"金标准",尽管脑电活动与脑血流和脑代谢之间密切相关,但EEG对脑缺血的监测是一种阈值性的,而并非定量性的。近红外光光谱技术通过红外光示踪剂可测定脑循环功能,通过测定局部脑皮质氧饱和度可监测脑缺氧(血)。同样它们仍不是定量的CBF指标。TCD用于手术室内监测CBF是近年的成果。虽然TCD监测的仍不是脑血流量,而是脑动脉的血流速度,但是TCD检测的脑血流速能够反映CBF变化的许多生理特性。最突出的特点是,TCD是目前唯一无创伤、连续性的适用于围手术期临床CBF监测的简便技术,为手术室内监测CBF提供了方便。因此下节将重点介绍有希望成为手术室内CBF监测的简便技术——经颅多普勒超声(TCD)。

3. 脑氧合 近红外光谱(NIRS)监测大脑氧供是一种极有前途的技术,最早用于新生儿脑重症监测,目前该技术已日臻完善,可连续、无创监测局部脑氧饱和度($rScO_2$)和脑血流动力学变化。利用脑红外光谱仪测量脑氧饱和度的信号以静脉成分为主,所以主要测得的是大脑静脉氧饱和度(SvO_2)。由于脑SvO_2是良好的脑氧供(DO_2)指标,因此,脑血氧仪能反映脑DO_2的满意程度。另外,由于血红蛋白测定不单指动脉或静脉,而是局部脑组织内的血红蛋白,所以测得的饱和度实质上也是局部大脑血红蛋白的氧饱和度。

一般认为$rScO_2$的正常值为(64±3.4)%,低于55%应视为异常。在低温条件下,$rScO_2$一般应大于40%。$rScO_2$小于35%时脑组织氧储耗尽,将导致脑组织损害。

$rScO_2$由于80%信号来自静脉血,故不受低温引起的动脉血管收缩影响,也不受无搏动血流、低血压甚至循环停止的影响,为深低温停循环手术期间提供脑氧代谢和氧耗的连续监测。McCormick报道8例深低温(15℃)停循环(12~62分钟)动脉瘤修补术中监测$rScO_2$变化,停循环结束时平均最低$rScO_2$(45±12)%,两例病人出现脑缺血神经并发症,这两例$rScO_2$最低点都低于均值(分别为30%和32%)。作者认为深低温停循环期间$rScO_2$<38%意味着脑氧合不足,可对缺O_2提供预警。另有作者在后颅窝动脉瘤修补术中用$rScO_2$监测指导停循环时间,$rScO_2$降至危险水平时,间断用氧合血再循环以增加O_2储备,然后再安全地进行手术。

选择性脑灌注常用于主动脉弓手术中作为脑保护的措施。用NIRS监测证实选择性脑灌注是一种安全可靠的脑保护方法。

脑氧饱和度监测在手术室、恢复室和急诊

室快速诊断脑缺氧和脑缺血，具有无创伤、连续、方法简便，价格低廉的特点，而且灵敏度高，在低血压、脉搏搏动减弱、低温，甚至心跳骤停等情况下使用不受限制。在脑缺氧的诊断上与脑电图相比，反应更迅速且较少受药物影响。

（三）术后大脑高级功能的改变

术后大脑高级功能的改变，如术后谵妄、术后认知功能障碍等，严格来说不属于监测范畴，属临床判断或心理学测试。并将在本书其他章节介绍。

第二节　脑功能监测的临床常用方法

一、脑电监测

现代医学和科学技术的发展将计算机技术、信号处理技术与传统的常规 EEG 检测技术相结合，产生了定量脑电图（qEEG）。qEEG 包括以脑电功率谱分析为主的频域分析；以波形识别为主的时域分析；功率谱分析结合测定 EEG 信号的位相耦合或谐波的双谱分析；以及各种非线性分析和所有利用计算机计算、显示的自发脑电和诱发脑电（诱发电位，EP）。qEEG 脑监测的特征：①最大限度地保留原始脑电活动的信息；②EEG 变化有了量化和（或）指数化标准；③显示方式简明、直观、连续、实时；④能在可逆阶段检测出中枢神经系统的异常和功能障碍，多数情况下早于临床体征的出现；⑤不受病人意识障碍与麻醉状态的影响；⑥预测中枢神经系统的功能改变和转归；⑦结合诱发电位可监测中枢神经系统结构和功能的完整性以及对不同神经节段上的可能变化进行定位分析。

（一）脑电双频谱指数

双谱分析是在功率谱分析基础上加上脑电相干函数谱（位相和谐波）分析，真正包含了 EEG 信号的全部信息。因为脑电功率谱分析仅包括了频率和功率（振幅），几乎未包含节律、同步、波形和谐波的有关信息。已证实在清醒和麻醉下，皮层下与皮层结构的电活动之间存在相干性。因此，双谱分析既测定 EEG 的线性成分（频率和功率），又分析 EEG 成分波之间的非线性关系（位相和谐波）。通过分析各频率中高阶谐波的相互关系，进行 EEG 信号频率间位相耦合的定量测定。清醒人在 EEG 频率带上有显著的位相耦合（或位相锁定）。

根据 EEG 的特性，当频率作为独立的变量，EEG 的特点可被两个函数来表达。振幅对应着频率，位相对应着频率。振幅作为频率的函数是功率谱。它从频域角度有效地反映了信号的二阶信息，却丢失了包括位相信息在内的高阶信息。高阶信息对 EEG 信号分析有重要价值。从理论上说高阶谱可以包含信号的全部信息，双谱分析是其中最基本的一种。在数学上，对三个一组的频率（f_1，f_2，f_1+f_2）的大小和相位分析可以鉴定在频率总和（f_1+f_2）的成分中是否有一个非线性的关系存在于原始频率（f_1 和 f_2）之间或独立存在于原始频率之外。双频分析检测了 EEG 中各成分间的第一次非线性关系。分析量化了 EEG 之中所有三个一组的频率（f_1，f_2，f_1+f_2）之间的关系。量化了位相耦合（即双相干性）、能量耦合（真正的三维产物），以及位相对能量耦合中的排除作用（即双频谱）。

已证实在清醒和麻醉下，皮层下与皮层结构的电活动之间存在相干性。清醒人在 EEG 频率带上有显著的位相耦合（或位相锁定）。位相耦合是通过任何两段频率与第三段频率（谐波）之间的相加或相减来进行定量的。两段频率之间耦合的程度（bicoherence）可以为 0%～100%，0%说明没有产生谐波；100%则表示此期间存在位相耦合的谐波频率成分，这种谐波的存在表明 EEG 的同步化增加。因此双谱分析对来自傅里叶分析的信息进行了更清楚的表达。双谱的综合特性（频率、功率、位相）指标可以捕捉到通常无法获得的脑电细微变化并寻获这些变化的起因。

双谱的变量是通过多变量数学回归方程

计算产生的双频谱指数(BIS)—— 一个单一变量的概率函数。BIS是一个统计数值,它来源于对大样本接受不同麻醉药物(包括异氟烷、丙泊酚、咪达唑仑和硫喷妥钠,辅以阿片药、氧化亚氮)输注的受试者的双额脑电图的记录,所有被记录的脑电图及其相联系的意识状态和镇静水平(临床麻醉目标点)组成数据库。计算数据库中脑电图的双谱和能量谱参数(傅里叶转换),并与相关的临床资料(临床麻醉目标点,1.0版本采用MAC和血流动力学为目标点,2.0以上版本采用意识和知晓为目标点)进行相关分析,将最能区分临床麻醉目标点的双谱和能量谱参数如脑电图的爆发抑制比例(时域特性)、相对α/β比例(频域特性)和单个脑电图间的相干性组合起来,并使用多因素回归模型将每个特性参数在达到临床麻醉目标点中的相对作用转换为线性数字化指数即BIS,范围从0(等电位脑电图)到100(完全清醒)。BIS的算法是随原始脑电图的样本量的增加不断更新的,软件版本升级也较快。迄今已有超过数百万麻醉病例使用了BIS监测。BIS也是第一个通过美国FDA认证的针对麻醉药物对大脑效应的测量手段。

(二)脑电熵指数

非线性科学已成功运用到生命医学的许多学科当中,成为当今活跃的学科之一。利用非线性动力学研究和分析EEG是近年的新进展。

由于脑电显示的信号是混乱状态或者是非线性状态,所以它似乎适合应用非线性动力学理论的方法来进行分析。熵(entropy)是热力学中的一个物理量,用来表示某种物质系统状态的一种量度,或说明其可能出现的程度,1865年由德国物理学家Clausius首先引入。Shannon于1948年在信息理论中给出了熵的概率解释,在信息理论中,熵被定义为一种对不确定性的度量。信息量越大,不确定性就越大,熵就越大;信息量越小,不确定性就越小,熵也越小。

同一EEG信号的熵,有不同的计算方法。从时域分析角度来看,有近似熵(approximate entropy,ApEn)及Shannon熵;从频域分析角度计算有频谱熵。近似熵是源于Kolmogorov-Sinai熵公式的统计学参数,是一种相对简便的复杂性和系统不规则性的测量方法。近似熵量化了通过前面已知的EEG振幅预测随后的EEG振幅的预测能力。Shannon熵是一种离散数据的概率密度的量化方法。Shannon熵以在信号中已观察到的振幅值的可能分布情况为基础,量化了对未来EEG的可预测性。但是,Shannon熵没有经过EEG总功率的标准化过程。因此,它的绝对值可能因信号强度个体差异的存在而不同。这限制了Shannon熵的临床应用。频谱熵的出现克服了这一缺陷。

频谱熵是通过对EEG及额肌电图(FEMG)的采集,将Shannon熵的概念运用到经过傅里叶转换的EEG信号的功率分布中计算得出的,其应用了傅里叶分析中的时域分析(即暴发性抑制)和频域分析。这种方法已经被命名为“时间-频率平衡的谱熵分析法”。2003年上市的GE Healthcare熵监测模块(Datex-Ohmeda M-熵),将熵指数的概念第一次作为监测的一种手段提供给麻醉医师,使其真正在临床得以实践。

(三)Narcotrend监测仪

Narcotrend监测仪与脑电BIS监测仪的功效相似。Narcotrend监测仪的参数与预测的丙泊酚浓度具有良好的相关性。临床研究发现,在丙泊酚和瑞芬太尼麻醉下,Narcotrend指数与脑电BIS数值的相关性良好。在监测异氟烷麻醉深度变化方面,脑电BIS监测仪和Narcotrend监测仪也显示出了相似的作用。

Narcotrend监测仪的相关介绍具体参见第87章第二节二(三)中内容。

(四)诱发电位

外界发生的事件以不同形式刺激人的感官并发生神经冲动,该冲动经特殊的感觉通路传入大脑皮层进行整合加工,并做出适当的反映。在神经冲动传导的不同节段上,有关的神经元结构都会产生自身的电位活动,如果在头皮或身体特定的部位安放检测电极,这些电位活动可以被记录下来,记录下的电活动就是诱发电位(evoked potential,EP)。所以诱发电位就是中枢神经系统在感受外在或内在刺激过程中产生的生物电活动。诱发电位是与自发脑电活动相比较而言,可能由传入神经的动作电位和突触后电位组成,其基本特征是与刺激存在明显的锁时关系,重复刺激时波形及幅度基本相同,而自发脑电却无极性亦不规律,呈现杂乱的电位变化。

诱发电位波幅很小,约为 0.1～20μV,与自发脑电、各种伪迹和干扰波难以分辨。为把诱发电位信号从噪声中分离出来,现今最为广泛应用的方法是叠加技术和平均技术。由于诱发电位的波形及振幅较为固定,而背景电活动无极性亦不规律,随着叠加次数的增加,诱发电位波形愈加明显,而噪声正负极性互相抵消,然后,再用平均技术使诱发电位波形恢复原貌。

围手术期监测主要应用感觉 EP。按感觉刺激的模式分类有:①躯体感觉诱发电位(SEP):以微弱电流刺激被试者肢体或指(趾)端所引起的 EP。②听觉诱发电位(AEP):以各种音响刺激、多为短声刺激所引起的 EP。③视觉诱发电位(VEP):以闪光,各种图像和文字等视觉刺激所引起的 EP。

按潜伏期分类可分为:①短潜伏期 EP:神经发生源与刺激点近,麻醉药对其影响小,潜伏期和波的形状比中、长潜伏期稳定,目前临床监测中常用。②中潜伏期 EP:发生于脑皮质特异的感觉区,当相关的脑皮质区域有损伤危险时有很大监测意义;可被麻醉药或过度通气等生理因素改变,已在麻醉深度研究方面引起重视。③长潜伏期 EP:与注意力、期望、失落等情绪状态以及疼痛密切相关,可被全身麻醉药明显削弱,主要用于临床研究。

多数 EP 的神经发生源已相对明确,可根据临床需要进行目的监测和定位分析神经系统传导通路上不同层次的变化。如皮质 EP、皮质下 EP、脑干 EP、脊髓 EP 以及外周(脑)神经 EP。

1. 脊髓监测 常用于矫形外科和神经外科手术对脊髓传导通路的监测和大血管外科对脊髓缺血的监测。动物研究表明至少 3/4 脊髓受损害,SEP 皮质电位才持续消失。脊髓受压时,脊髓 EP 比脑皮层 EP 更早出现改变,如波幅下降 50%或其中一个负波完全消失,则术后有神经系统损伤。主动脉阻断后,如 SEP 消失 15～45 分钟,脊髓发生永久性损害。SEP 无变化时仍有可能出现运动功能受损,因为 SEP 仅观察脊髓上行纤维的情况,不反映运动束的变化,因此运动诱发电位(MEP)有时比 SEP 更敏感。

2. 脑干监测 脑干听觉诱发电位(BAEP)是 AEP 中比较稳定的部分,不易受药物的影响,是监测脑干功能的可靠指标。其Ⅰ、Ⅲ、Ⅴ波分别来自听神经、脑桥上橄榄核和中脑下丘。如Ⅰ～Ⅴ波峰间期延长或Ⅴ波波幅降低(50%),表明脑干功能异常。脑干监测在判断昏迷病人的预后和判断脑死亡方面有一定价值。

3. 皮质监测 躯体感觉诱发电位(SEP)的早期成分比较固定,起源于脑干内侧丘系或楔束核特异性丘脑-皮质投射系统和大脑皮质躯体感觉区,SEP 的 N20、P40 可基本反映皮质功能状态。皮质下结构损害的特征是中枢传导时(CCT)延长伴 N20～P25 波幅降低。而皮质损害仅引起 N20～P25 的变化,CCT 正常。SEP 对脑缺血也相当敏感,大脑半球灰质 rCBF 的降低与同侧 SEP 的波幅降低相对应,潜伏期随 rCBF 降低逐渐延长,波幅比潜伏期变化更明显。一般以 N20～P25 波幅降低大于 50%为有诊断意义。视觉诱发电位(VEP)对脑功能早期损害的反应比 EEG 敏感,其 N2 波的潜伏期与颅内压的变化呈线性相关,为无创伤监测颅内压提供了重要手段。

4. 神经心理活动分析 事件相关电位(event-related potential,ERP)属于长潜伏期听觉诱发电位,成为揭示神经心理活动一种公认的重要指标和新的手段。ERP 是受试者对刺激信息进行认知加工时从头颅表面特定部位记录到的脑诱发电位。经典的 ERP 成分包括 P1、N1、P2、N2、P3(P300),其中 P1、N1、P2 为 ERP 的外源性(生理性)成分,受刺激物理特性影响,N1、P2 代表受试者的注意力及合作程度;N2、P3 为 ERP 的内源性(心理性)成分,不受刺激物理特性的影响,依赖于靶刺激的信息内容,与被试者的精神状态和注意力有关。N2 为刺激以后 200ms 左右出现的负向波,反映大脑对刺激识别加工的准备期,来源于颞上回外侧区。P3 为 ERP 波群的主要成分,成年人一般在 300～350ms 处引出,代表感知信息加工的后续阶段,其潜伏期代表大脑对刺激事件进行识别、分类、编码的速度,客观反映大脑认知和感知功能等高级、复杂、多层次思维活动。P3 波幅大小反映注意信息数量的多少。

EP 在监测中枢神经系统结构和功能的完整性方面具有很大优势。

EP 可根据临床需要定位分析神经系统传导通路上不同层次的变化,特别是事件相关电位(ERP)可以反映和分析大脑的认知功能活动。例如,P3 波的产生与醒觉状态及被试者主动参与或被动接受的注意状态有关,波幅与潜伏期呈负相关,潜伏期长短取决于刺激辨认速度和决定过程,波幅高低取决于接受信息的量和注意程度的变化。P3 存在说明刺激通过感觉传导通路传递至皮质并被有意识地识别加工,在麻醉状态下反应时间延长表明其信息加工过程减慢,波幅降低表示警觉程度降低,对刺激反应准确率下降,提示 P3 波形变化反映大脑皮质功能抑制水平。

二、脑血流监测

经颅多普勒超声(TCD)是目前唯一无创伤、连续性的适用于围手术期临床 CBF 监测的简便技术,为手术室内监测 CBF 提供了方便。

常规的多普勒超声不能对颅内血管进行血流动力学的检测。TCD 是将脉冲多普勒技术与低发射频率相结合,从而使超声波能够穿透颅骨较薄的部位进入颅内,直接获得脑底血管多普勒信号,进行脑底动脉血流速度的测定。TCD 这一新技术的特点是可以无创伤、连续、动态地监测脑血流动力学,为临床监测脑血流(速)提供简便易行的方法技术。

为了监测颅内动脉的血流速度,超声束必须通过头颅的三层结构。造成超声波衰减和散射的主要结构在中层(板障),因此主要取决于颅骨的厚度,特别是当颅骨的厚度直径与所用的波长相同时。选择颅骨骨质较薄的部位,透射的超声波可无严重衰减,这些部位称为 TCD 窗口,如颞骨窗口、眼眶窗口和枕骨大孔窗口。

颞窗位于颧弓上方,从眼眶外侧至耳之间的区域内。可以观察大脑前动脉、前交通动脉、大脑中动脉、颈内动脉终束段、后交通动脉、大脑后动脉和基底动脉分叉处。是最常用的监测窗口,几乎可以观察到每条颅内动脉。

脑血管多普勒信号的检出率差别很大。有 3%～42%找不到颞窗,其中以老年女性病人的检出率最低。抗心磷脂抗体(ACA)的检出率较低,仅达 79.5%。TCD 用于监测,由于技术上的原因,据报道失败率达5%～27%。

TCD 脑血流动力学参数包括脑动脉血流速度和脑血管阻力指数。

收缩峰血流速度(V_{sys})、舒张末期血流速度(V_{dia})和平均血流速度(V_{mean})可以间接反映动脉系统的压力、流量。V_{mean}是最常用的参数,因其较少依赖于心率、每搏量和动脉顺应性。V_{mean}与脑灌注的相关性强于V_{sys}。

脑动脉血流速度的正常参考值见表 89-1。TCD 的正常值有相当大的变异,主要是脑动脉的直径不同和年龄的差异。大脑中动脉V_{mean}在 6～10 岁的儿童最高(97cm/s),70 岁以上的老人最低(47cm/s)。老年人脑血流明显减少。正常女性比男性有稍高的脑血流,表现在大脑中动脉的V_{mean}上也高出约 4%。说明大脑中动脉的V_{mean}与脑血流之间的相关性。血流速度以大脑中动脉最高,依次是大脑前动脉、基底动脉、大脑后动脉和椎动脉。左右两侧相应动脉的V_{mean}没有明显差别。

表 89-1　脑动脉血流速度正常参考值（cm/s）

	n	V_{mean}	V_{sys}	V_{dia}
MCA	50	65±17	94±23	46±12
ACA	50	50±13	71±18	34±10
PCA	50	40±9	56±12	27±7
BA	50	39±9	56±13	27±7

脑血管阻力指数是通过脑动脉血流速度计算出来的两个反映脑外周血管阻力的指数：搏动指数（pulsatility index，PI）和阻力指数（resistance index，RI）。

$PI=(V_{sys}-V_{dia})/V_{mean}$（正常范围 0.65～1.10）

$RI=(V_{sys}-V_{dia})/V_{sys}$（正常范围 0.54±0.06）

从 TCD 资料推断 CBF 的变化需要下列假设，即动脉直径、入射角度、血细胞比容和血黏滞性保持不变，这在临床实际中是不现实的。尽管 TCD 不能定量地监测 CBF，但可以判断 CBF 急性变化的程度。此外，TCD 监测脑血流速也可以定量地提供由于脑灌注压下降所致的脑灌注不足的信息。当颅内压升高超过舒张期脑灌注压时，会出现一个特定的波形，此时舒张末血流速度为 0。而且这一参数已不再依赖上述假设的限制。

TCD 于近年来才用于手术室内监护。它满足了临床所需要的无创伤、连续和实时地 CBF 监测。而且可以测定单个脑血管的血流速度，反映局部脑灌注的变化。但是 TCD 测定的是脑动脉的血流速度，而不是 CBF。通过脑底动脉的血流速度（最常用大脑中动脉）来反映脑皮质的 CBF 的前提是多普勒探头的入射角度不变和脑动脉的直径不变。在此前提下，维持一定的血流速度，可以保证满意的 CBF。

研究发现，TCD 的脑血流速度能反映 CBF 变化的许多生理特性，通过监测脑动脉的 V_{mean} 可以反映该动脉供应区脑灌注的变化，包括局部血流分布、自动调节反应和对 CO_2 的反应性，从而提供重要的脑血流和血流动力学资料。如同任何监测技术一样，TCD 技术有优势也有自身的局限性。TCD 脑血流速度的变化应作为一个相对指数而不是绝对值来观察 CBF 的变化。

三、脑氧饱和度监测

近红外光谱（NIRS）监测脑氧供是一种极有前途的技术，最早用于新生儿脑重症监测，目前该技术已日臻完善，可连续、无创监测局部脑氧饱和度（$rScO_2$）和脑血流动力学变化，具有便携、实时、操作简单、相对廉价等特点，为重症监护、麻醉和神经科学研究提供了又一有力手段。

近红外光（650～1100nm）的基本特性对人体组织有良好的穿透性，能穿过头皮、颅骨深达颅内几个厘米，其在颅内衰减的程度与脑内容物有关。其次，光在组织中的衰减只与几种性质稳定的光吸收分子（色基）有关，如氧合血红蛋白、去氧合血红蛋白及氧化的细胞色素 C。虽然还有其他色基存在，但因为氧合和去氧合血红蛋白特殊的吸收模式及在脑内相对大的含量（小分子范围），是唯一适合红外线光谱仪检测的色基。第三，脑的入射光强和接收到的透射光强之间可以建立光学联系，分析简便。第四，经动脉注入红外光示踪剂（色基），可定量测量局部脑组织的血流量。

光束由入射点进入脑组织，光子在反射器与接收器之间走过一条抛物线状的路径，呈典型的“香蕉样”播散，透射深度大约相当于接收器与光源距离的一半。接收器感受反射光强并输出到信号处理器进行加工。接收器到光源的距离是一个特别重要的参数，决定采样的部位。距离越大，采样的部位越深，反之亦然。可通过计算调节适当的距离，以采集不同脑组织深度的样本信息。由于接收器与光源的距离决定组织采样的深度，探头上两个接收器分别接收来自表层（头皮、头骨）和深部脑组织的信息，从光强总衰减中减去表浅组织的衰减即是深部组织的衰减成分。

MeCormic 对 7 名受试者在严密监测下吸入 7% 的 O_2 造成短暂的低氧性缺氧。监测 EEG、SaO_2、SpO_2 和 $rScO_2$，维持正常的 $ETCO_2$。当 $SpO_2 \leqslant 50\%$，EEG 出现进行性 $\delta-\theta$ 活动和 $rScO_2$ 下降低于基础值 3 个标准差

时，终止实验，FiO_2 增至 1.0。结果发现脑血氧饱和度的下降与吸入氧浓度的变化几乎同时发生。低氧后(22±12)秒，$rScO_2$ 出现显著性下降，比 EEG 变化早(113±59)秒。用回顾性 EEG 分析，证实每位受试者第一个 δ-θ 波形改变的时间(即 EEG 诊断脑缺氧开始的时间)恰好在 $rScO_2$ 下降 3 个标准差之后，平均为(132±60)秒。脑血氧饱和度仪在检测病人脑氧输送减少上与 EEG 一样可靠，并具有更灵敏的反应性。因为 $rScO_2$ 是脑组织氧含量的直接测量值，而 EEG 异常是脑氧含量降低的继发表现。

心血管手术及深低温停循环时一个首要问题就是脑保护。常规监测参数不能反映 $rScO_2$ 变化。在生理范围内，$rScO_2$ 与 MAP、SvO_2、SpO_2 均相关不良。而 $rScO_2$ 可敏感地测定脑氧输送和(或)消耗上的改变，甚至当其他参数都在正常范围时，即可检测出突发的脑缺血。

$rScO_2$ 由于 80%信号来自静脉血，故不受低温引起的动脉血管收缩影响，也不受无搏动血流、低血压甚至循环停止的影响。具有无创伤、连续、方法简便，价格低廉的特点，而且灵敏度高，在低血压、脉搏搏动减弱、低温，甚至心跳骤停等情况下使用不受限制。在脑缺氧的诊断上与脑电图相比，反应更迅速且较少受药物影响。

(岳　云)

参考文献

岳云 . 2005. 脑功能监测 . 见：佘守章，岳云主编 . 临床监测学 . 北京：人民卫生出版社

Bittner E A, Yue Y, Xie Z C. 2011. Brief review: Anesthetic neurotoxicity in the elderly, cognitive dysfunction and Alzheimer's disease. Can J Anesth, 58(2):216～223

Bowed DW, Houlden DA, Burkholder LM, et al. 2004. Comparison of monitoring techniques for intraoperative cerebral ischemia. Can J Neuro Sci, 31:347

Kelz MB, Mashour GA, Abel TG, et al. 2010. Sleep, memory, and consciousness. In: Miller RD. Miller's Anesthesia. 7th ed. Philadeiphia: Churchill Livingstone

London MJ. 2004. Cerebral function monitor during pediatric cardiac surgery: Can they make a difference? J Cardiothorac Vasc Anesth, 18:645

Murkin JM, Adams SJ, Novick RJ. 2007. Monitoring brain oxygen saturation during coronary bypass surgery: A randomized prospective study. Anesth Analg, 104:51

Myles PS, Daly D, Trials GCC, et al. 2009. Prediction of neurological outcome using bispectral index monitoring in patients with severe ischemic-hypoxic brain injury undergoing emergency Surgery. Anesthesiology, 110:1106

Seder DB, Fraser GL, Robbins T, et al. 2010. The bispectral index and suppression ratio are very early predictors of neurological outcome during therapeutic hypothermia after cardiac arrest. Intensive Care Med, 36:281～288

Stammet P, Werer C, Mertens L, et al. 2009. Bispectral index (BIS) helps predicting bad neurological outcome in comatose survivors after cardiac arrest and induced therapeutic hypothermia. Resuscitation, 80:437

Taillefer MC, Denault AY. 2005. Cerebral near-infrared spectroscopy in adult heart surgery: systematic review of its clinical efficacy. Can J Anesth, 52:79

Trouiller P, Fangio P, Paugam-Burtz C, et al. 2009. Frequency and clinical impact of preserved bispectral index activity during deep sedation in mechanically ventilated ICU patients. Intensive Care Medicine, 35:2096

Xu L, Wu AS, Yue Y. 2009. The incidence of intra-operative awareness during general anesthesia in China: a multi-center observational study. Acta Anaesthesiol Scand, 53:873～882

第 90 章　心血管功能监测

第一节　听诊器

使用听诊器(stethoscopy)进行心肺听诊监测是临床麻醉中除视诊、触诊外最简单的心血管功能监测。1819 年 Laennec 发明经胸听诊的“硬管”装置。1901 年 Bowles 通过隔膜共振使声音增大。20 世纪 60 年代初，听诊器真正体现出在手术室内使用的重要性，被称为“麻醉医师最好的朋友”。普通听诊器可以进行简单的胸壁和心前区监听，多功能(食管)听诊器的出现扩展了听诊器的功能。

心肺听诊为麻醉医师与病人之间提供直接、持续的联系。尽管通过听诊器得到的信息非常有限，但监听心音、心率和心律等细微变化，有经验的麻醉医师仍然可以辅助判断循环功能状态。监听心音得到的信息有心率的增快和减慢，如心动过速、过缓或停搏；某些房性或室性心律失常，如室性期前收缩和心房颤动；与心排血量降低有关的心脏声音的微弱和消失；急性稀释性贫血时出现收缩期血流杂音；突然肺动脉高压时肺动脉第二心音亢进等。而呼吸监测信息仅局限于局部。

一、普通听诊器

用普通听诊器进行心前区监测简单、便宜、容易，是麻醉医师必备的最基本工具。经胸壁普通听诊器的共振频率可达 70Hz，大多数人的听觉频率在 70Hz 以下，当第一心音频率大于 70Hz 和第二心音频率大于 140Hz 时，声音强度减弱。高速血流杂音的频率范围较高，不容易监听。使用电子听诊器通过对心音的放大或过滤，使麻醉医师更容易获得心脏的相关信息。

二、食管听诊器

食管听诊器简单、价廉，距心脏更近，心音较响，部位固定，且不受开胸限制，但须在气管插管后使用。常用于新生儿和危重小儿监测。由于婴幼儿食管脆嫩狭小，插入较硬的听诊器，容易损伤食管，甚至压迫气道造成阻塞，随着现代监测方法的增多和进步，只有必要时才考虑选用。食管听诊器有 12、18 和 24F 三种大小型号(图 90-1)。现在的食管听诊器可以具有多项功能，通常带有温度监测探头、多普勒超声传感器和食管心电图导联等。

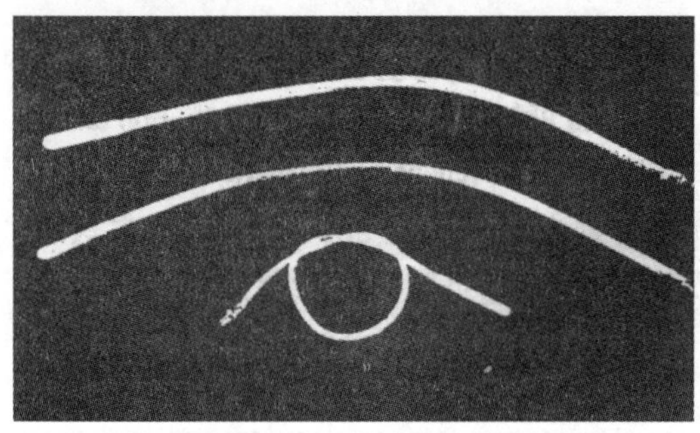

图 90-1　三种不同型号的食管听诊器

第二节　心电图

围手术期心电图(electrocardiogram, ECG)监测是麻醉科的标准和常规监测，所有进行麻醉和手术的病人都要监测 ECG，而不仅仅是对心血管麻醉而言。正常心电活动始发于窦房结区域，沿特殊的传导系统下传，先后兴奋心房和心室，引起心脏机械收缩，完成射血功能。这些先后有序的心脏生物电活动传到体表，在身体表面不同部位产生电位差。通过 ECG 监测设备，在身体适当部位拾取、检测、放大、识别、显示和记录这些电位变化，即形成 ECG 监测。现代电子计算机技术的发展，使其具有计算机辅助诊断、自动分析、记忆重现、遥测等多项功能。

一、国际通用的标准导联

理论上将探测电极安置在体表具有一定距离的任意两点，均可测出心脏生物电的电位差变化，此两点即可构成一个导联。临床基本采纳由 Einthoven 创立的国际通用标准导联，即三个标准肢体导联、三个单极加压肢体导联和六个胸前导联，构成标准 12 导联系统(图 90-2)。

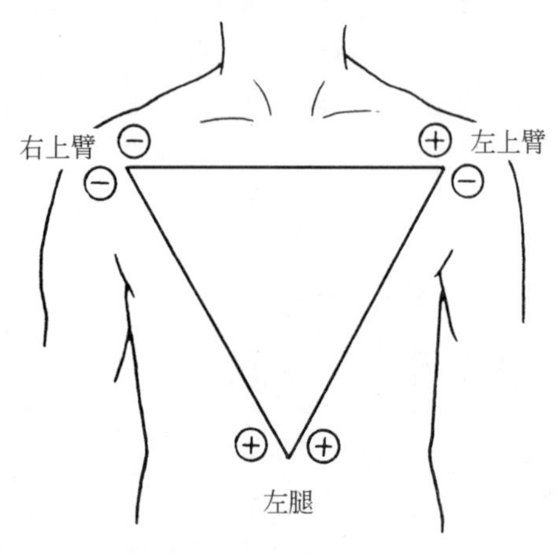

图 90-2　Einthoven 三角

(一)标准肢体导联

标准肢体导联为双极导联，测量一对电极之间的电位差。

1. 导联Ⅰ　左上肢接正极，右上肢接负极。

2. 导联Ⅱ　左下肢接正极，右上肢接负极。麻醉监测中最常选用的导联，容易监测 P 波，便于发现心律失常，也可发现下壁缺血。但对心血管外科而言单个导联远远不够。

3. 导联Ⅲ　左下肢接正极，左上肢接负极。

(二)单极加压肢体导联

让每个电极通过 5 000Ω 的电阻再连接，构成“中心电端”或称“无干电极”，因接近“零电位"而被设定为导联负极，同代表实际电位的正电极之间，形成单极加压肢体导联。

1. aVR　右上肢接正极，左上肢和左下肢共同接负极。

2. aVL　左上肢接正极，右上肢和左上肢共同接负极。

3. aVF　左下肢接正极，左上肢和右上肢共同接负极。

(三)胸前导联

胸前导联属单极导联。标准肢体导联构成的"无干电极"设定为导联负极，正电极则放在心前区胸壁的固定部位(图 90-3)，形成心前区单极导联。

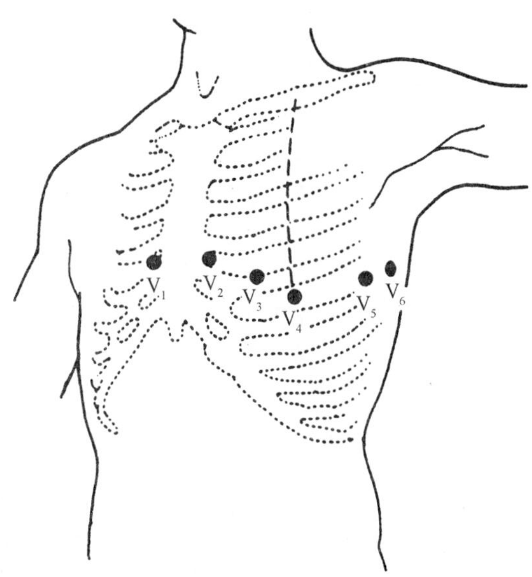

图 90-3　标准胸前单极导联的位置

1. V_1　胸骨右缘第 4 肋间。

2. V_2　胸骨左缘第 4 肋间。

3. V_3　V_2 和 V_4之中点。

4. V_4　胸骨左缘第 5 肋间锁骨中线。

5. V_5　和 V_4 同一水平左腋前线。因为大部分左心室心肌对应该导联，可以监测心肌缺血。

6. V_6　和 V_4、V_5 同一水平左腋中线。在特殊情况下，探测电极放在与胸前导联 V_3、V_4、V_5 对称的右侧胸壁则构成 V_{3R}、V_{4R}、V_{5R}。

二、常用监测电极系统

(一)三电极系统

用三个电极，分别放置在右上肢、左上肢和左下肢。记录两个电极之间的电位差，而第三个电极作为地线。通过在监测电极之间的选择，不用改变电极的位置，可以监测导联Ⅰ、Ⅱ、Ⅲ、aVR、aVL、aVF。导联Ⅰ和 aVL 监测侧壁，导联Ⅱ、Ⅲ和 aVF 监测下壁，但不能监测前壁。简单、方便，目前国内大多数医院所采用，但对诊断心肌缺血提供的信息有限。

(二)改良三电极系统

对标准双极肢体导联进行改良(表 90-1)。主要有 MCL_1、CS_5、CB_5、CM_5 和 CC_5 等(图 90-4)。改良导联可以增大 P 波高度，利于诊断房性心律失常，增加监测前壁和侧壁心肌缺血的敏感性。临床研究表明，这些改良导联对诊断围手术期缺血可能比标准 V_5 导联更敏感。

(三)五电极系统

用五个电极，即四个肢体电极加一个心前区电极。可以记录六个标准肢体导联和一个心前区导联(Ⅰ、Ⅱ、Ⅲ、aVR、aVL、aVF、V_5)。所有肢体导联作为心前区单极导联的共同地线，心前区电极通常放在 V_5 的位置。只加了两个电极片，同时可以监测七个不同导联。有助于监测心肌缺血和房室传导阻滞，尤其是后壁心肌缺血，利于鉴别诊断房性或室性心律失常。对冠心病病人用 ECG 多导联监测，可以发现 90%的缺血事件，尤其是分析 V_5 导联。同时监测标准导联Ⅱ和 V_5 导联，可以使监测心肌缺血的敏感性提高到 80%以上。因 V_5 电极位置可能干扰开胸手术，左侧开胸时不能用。此系统的连接并不复杂，四个肢体电极可放在肩背部和臀部，在大多数情况下也不妨碍心脏手术操作。因此，建议在心血管外科常规使用五电极系统监测。

(四) 侵入性 ECG

心脏的电信号不但通过体表 ECG 可以测

表 90-1 三电极系统及其改良导联

导联标识	右上肢电极	左上肢电极	左下肢电极	导联选择	优点
Ⅰ	右上肢	左上肢	地线	Ⅰ	监测侧壁缺血
Ⅱ	右上肢	地线	左下肢	Ⅱ	监测心律失常、P 波和 QRS 波高度良好、下壁心肌缺血
Ⅲ	地线	左上肢	左下肢	Ⅲ	监测下壁心肌缺血
aVR	右上肢	共同地线	共同地线	aVR	
aVL	共同地线	左上肢	共同地线	aVL	监测侧壁缺血
aVF	共同地线	共同地线	左下肢	aVF	监测下壁缺血
MCL_1	地线	左锁骨下	V_1 位置	Ⅲ	监测心律失常、P 波和 QRS 波高度良好
CS_5	右锁骨下	V_5 位置	地线	Ⅰ	监测前壁缺血
CM_5	胸骨柄	V_5 位置	地线	Ⅰ	监测前壁缺血
CB_5	右肩胛骨中心	V_5 位置	地线	Ⅰ	监测前壁缺血和心律失常、P 波良好
CC_5	右腋前线	V_5 位置	地线	Ⅰ	监测缺血

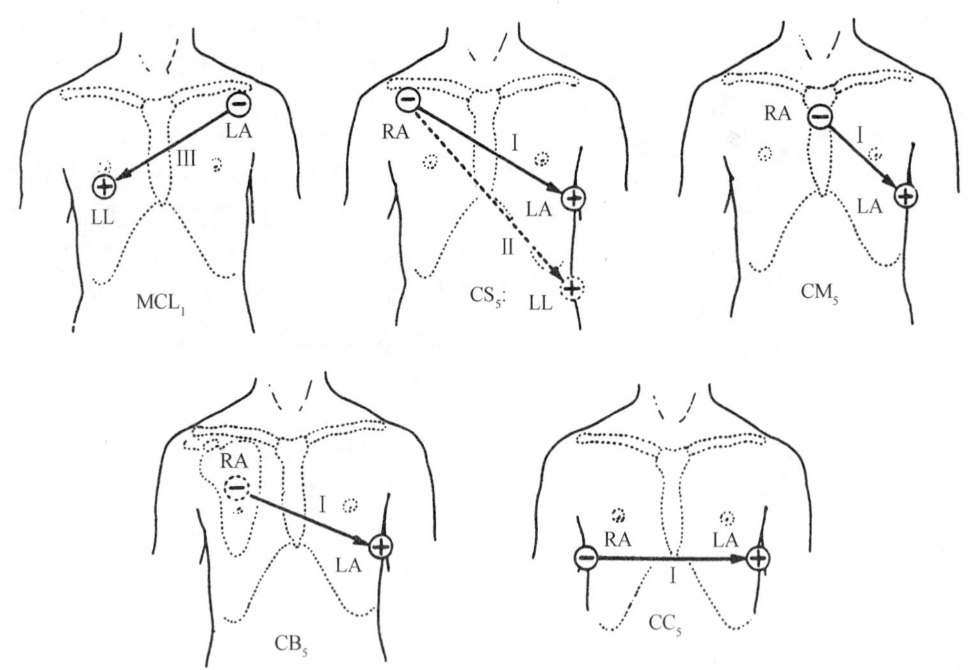

图 90-4 改良双极肢体导联

量，而且可以通过靠近心脏的体腔和心脏本身获得。

1. 食管 ECG 食管电极相对易放和安全，可以用食管镜或食管听诊器。双极食管 ECG 可以将另一电极放在左或右上肢，选择导联Ⅰ。食管 ECG 对诊断房性心律失常准确性可达 100%，而标准导联Ⅱ为 54%，V_5 导联为 42%。对监测后壁心肌缺血也非常敏感。

2. 气管内 ECG 气管导管带有两个 ECG 电极。只有在体表或食管 ECG 不能进行监测时才使用。在小儿心脏外科诊断房性心律失常非常敏感。

3. 多功能肺动脉导管　具有标准肺动脉导管特征，另外带有三个心房和两个心室电极，这些电极不但可以记录心腔内 ECG，而且可以记录心房或房室起搏。选择不同导联可以诊断房性、室性或房室结性心律失常和传导阻滞。

4. 心外膜电极　一般通过心脏外科医师用起搏导线放在心房或心室的外膜，主要用于体外循环后期房室起搏，也可以记录心房或心室外膜的 EEG。这些导联对诊断术后复杂性传导异常和心律失常非常敏感。

(五)其他

Holter ECG 监测可进行围手术期心肌缺血和心律失常的动态评价，ECG 信息被两个导联记录到磁带上，可以采集 48 小时并能重放，用现代的计算机系统，可以自动分析和确认缺血和心律失常。Q-MED 装置较小，可以持续记录和自动分析 ECG，能选择性的储存异常事件，并且可以恢复，发生异常 ECG 类型时可以报警。

三、正常 ECG 的基本特征

正常 ECG 波形包括 P 波、PR 间期、QRS 波群、ST 段、J 点、T 波、QT 间期和 U 波等(图 90-5)。

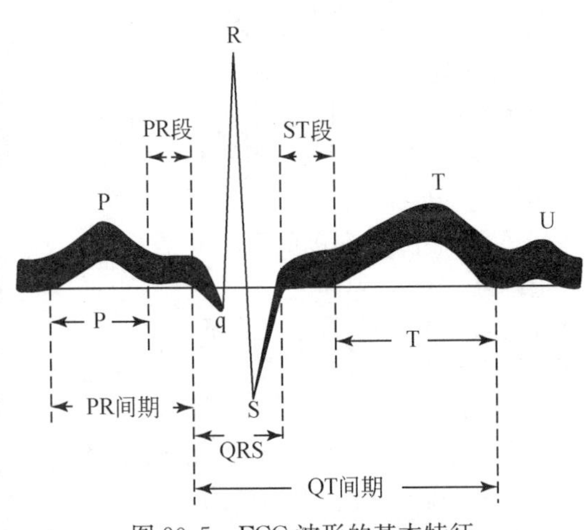

图 90-5　ECG 波形的基本特征

(一)P 波

P 波为心房除极波。P 波形态在大部分导联一般呈钝圆形，有时有轻度切迹。P 波时间一般<0.11 秒。P 波振幅在肢体导联<0.25 mV，胸导联<0.21mV。P 波方向，在Ⅰ、Ⅱ、aVF 导联直立，aVR 导联倒置，Ⅲ、aVL 可以直立、倒置或双向，V_3～V_6 导联直立，V_1、V_2 导联双向、倒置或低平。

(二)PR 间期

PR 间期为 P 波起点到 QRS 波群起点的时间。正常成人 PR 间期在 0.12～0.20 秒，而小儿 PR 间期相应缩短。

(三)QRS 波群

QRS 波群代表心室完全的除极过程。时间为 0.06～0.10 秒。QRS 波群振幅在各个导联中不同，肢体导联每个 QRS 波幅低于 0.5mV 或胸导联低于 0.8mV，即为低电压。Ⅰ、Ⅱ、V_1～V_6 导联 R 波直立，aVR 导联 R 波倒置。V_1、V_2 导联无 Q 波，但可能有 QS 波，其他导联 Q 波宽度不应超过 0.04 秒，深度不应超过 R 波的 1/4。

(四)ST 段

自 QRS 波群终点至 T 波的起点。正常 ST 段为等电位线，可以轻度向上或向下偏移，但任何导联 ST 段下移不超过 0.05mV，抬高在 V_1、V_2 不超过 0.3mV，V_3 不超过 0.5mV，其他导联不应超过 0.1mV。

(五)J 点

QRS 波群的终末与 ST 段起始之交接点，又称“结合点”。大多在等电位线上，通常随 ST 段的偏移而发生移位。

(六)T 波

T 波是心室的复极波。通常在 ST 段后出现的钝圆且占时较长的波。T 波的方向与 QRS 波群的主波方向相同，在Ⅰ、Ⅱ、V_4～V_6

导联直立，aVR 导联倒置，Ⅲ、aVL、aVF、V_1～V_3 导联可以直立、倒置或双向。正常情况下，除Ⅲ、aVL、aVF 、V_1～V_3 外，振幅不低于 R 波振幅的 1/10。

(七)QT 间期

QT 间期为心室除极和复极过程所需时间。正常应为 0.32～0.44 秒，其长短与心率的快慢密切相关。

(八)U 波

U 波是在 T 波后 0.02～0.04 秒出现的振幅很小的波。U 波方向与 T 波一致，在肢体导联上不易辨认，在胸导联较清楚，可达 0.2～0.3mV，时间约 0.07～0.3 秒。

(九)起搏 ECG

起搏器信号代表脉冲发生器释放的脉冲电流，在 ECG 基线上出现的一个陡直的电位偏转，多表现为基线上钉样垂直线。心房起搏在刺激信号后有 P 波，并跟有 QRS 波群；心室起搏则由刺激信号和其后的 QRS 波群组成；二者分别是起搏器刺激夺获心房和心室的 ECG 表现。

四、临床应用

ECG 最初只用于监测高危病人术中心律失常。由于麻醉工作者的不断努力，尤其在心血管外科的深入研究，逐步扩大了应用范围。包括围手术期心律失常的诊断；心肌缺血和心肌梗死的诊断；传导紊乱的诊断；电解质紊乱的诊断等。由于在镇静和麻醉状态下，病人对症状不能诉说，更显得尤为重要。需要牢记的是 ECG 信号并不能保证有心肌收缩或血液流动，即并不能直接反映心脏的泵血功能。

(一)心律失常的监测

围手术期可以发生各种心律失常，是最为常见的 ECG 表现，引起的原因各种各样。在心脏外科围手术期除原有心脏疾病的 ECG 表现以外，心律失常的发生率几乎达 100%，大部分需要及时处理。除术前原有的心律失常之外，其他常见原因如下。

1. 麻醉和治疗药物 氟类吸入麻醉药(如氟烷和恩氟烷)与体内儿茶酚胺相互作用，升高心肌对内源性和外源性儿茶酚胺的敏感性，可以产生室性心律失常，影响心脏的传导系统，引起交接区心律，与折返机制相关。氯胺酮可能通过阻止去甲肾上腺素的再摄取而加强肾上腺素引起的心律失常。高剂量心脏正性肌力药，如多巴胺可以引起快速型心律失常。药物过敏，如抑肽酶过敏可引起心脏骤停。

2. 血气、电解质和酸碱平衡异常 缺氧或二氧化碳蓄积，使体内儿茶酚胺增加，过度通气降低血钾。低钾时心肌自律性增强，当血钾低于 2.5 mmol/L 可以引起严重心律失常，甚至室颤。低镁血症也是诱发快速型心律失常的常见原因。

3. 麻醉和手术操作等 气管插管和拔管、中心静脉穿刺置管、外科操作对心脏的刺激、低温体外循环和心肌保护不良再灌注损伤等。

4. 神经反射、中枢神经系统的刺激和自主神经的功能紊乱 迷走神经刺激可以引起窦性心动过缓和心室逸搏，在颈动脉外科与直接牵拉和压迫迷走神经和颈动脉窦反射有关。

(二)心肌缺血的监测

围手术期心肌缺血在冠心病病人最为常见，任何导致心肌供氧/需氧平衡的破坏，都会引起心肌缺血，并发生 ECG 的变化。ECG 是围手术期最常用和最方便的监测。用多导联监测可以提高敏感性，12 导联 ECG 监测，最敏感的导联为 V_4 和 V_5，联用Ⅱ、V_5 和 V_{4R} 可使敏感性进一步提高。

ST 段监测在先进的手术室监测系统，可以追踪其变化趋势，通过多变量分析，可以定性和定量诊断。ST 段抬高或下移超过 0.1mV 即提示心肌缺血。由于 ST 段受许多因素的影响，应仔细鉴别。

心肌梗死(MI)的监测主要依据新 Q 波和损伤性 ST 段的变化。新 Q 波宽度≥0.03 秒，或原 Q 波增宽和新 QS 下移，均提示 MI。但这种诊断标准使大量无 Q 波的 MI 漏诊，无 Q 波 MI 的发生率约占 MI 的 1/3，而通过体表记录的 Q 波又较心外膜记录的 Q 波少得多，因此降低了这一标准的敏感性。Q 波标准无高度特异性，部分原因是 Q 波可能不是来自新 MI，而是由于旧 MI 的显露。新 Q 波，尤其在下肢导联变化更大，QRS 的变化超过一定的时间，就可能消退，在头两个月 QRS 的变化，心脏手术 MI 后较非心脏手术 MI 后消退更快，之后两组消退的速度相似。当 ST 段抬高伴有 Q 波时，通常表示 MI 后室壁运动异常和冠状动脉完全阻塞。无 Q 波的 MI 通常伴发新 ST 段抬高或下移，并在几小时内达稳定状态，它与 Q 波不同，后者可能无限期存留。因为围手术期 ST 段的变化可由药物、体位、低温、除颤、体外循环后短暂的心脏传导紊乱、水、电解质和酸碱平衡紊乱、低血糖、胰腺炎和心包炎等引起，故与 Q 波相比，ST 段抬高对 MI 的诊断特异性较低。

ECG 的许多特征对 MI 检出的特异性和敏感性都较低，如出现高尖、双向、低平或倒置 T 波，R 波振幅消失，心脏传导异常，QRS 轴偏移和室性心律失常等。另外，安放心脏起搏器的病人不能发现 MI。

五、注意事项

虽然现代 ECG 监测设备的性能和抗干扰能力都很强，但手术室内干扰因素很多，需要认真鉴别。

1. 病人的干扰　从心脏传导到体表的电信号很弱，只有 0.5～2mV，而皮肤电阻甚至可达 1000kΩ。因此，皮肤和电极接触的地方应该用酒精清洁，去掉皮屑，减少电阻，保证电极和皮肤之间的良好接触。

2. 电极、导联和导线　常用的氯化银电极片要符合标准，保持湿润和有效。电极松动、导联断裂、导线绝缘性差、导联和导线不固定、其他交叉导线的干扰，如脉搏氧都可以使 ECG 产生变化。

3. 电的干扰　尽管导联线有抗干扰的过滤设备，但手术室内的许多设备如灯光电源线、外科设备（电刀、电锯）、体外循环机、除颤仪等都能干扰 ECG。所以，手术室内大部分设备应安装地线。

4. 滤波系统　为降低环境的干扰，许多 ECG 监测设备带有滤波器，对信号进行过滤放大。通常有两种方式，监测方式频率在 0.5～40Hz，排除徘徊在基线的高频和低频人工干扰波，但是可以影响 QRS 波形高度和 ST 段变化。诊断方式频率为 0.05～100Hz，不能排除较高频率的干扰波，但对 ST 段监测缺血比较准确。

第三节　动脉压

因心脏和血管之间的相互作用，使血液产生动能和势能，从而产生血压（blood pressure，BP）。血压或动脉压测量有 100 多年历史。动脉血压是评估心血管系统最常用的方法，是重要的循环监测指标，其数值由心排血量（cardiac output，CO）和外周阻力（systemic vascular resistance，SVR）来决定，而 BP、CO 和 SVR 之间的关系类似于欧姆定律（Ohm's law），即 BP ≃CO×SVR。尽管血压是心血管功能最容易监测的指标，但也是心血管功能状态的间接反映。平均动脉压（mean arterial pressure，MAP）是估计除心脏以外的器官灌注的最有用参数，而舒张压（diastolic blood pressure，DBP）对决定冠状动脉的灌注可能更重要。MAP ＝（SBP＋2DBP）/3 或 MAP＝DBP＋1/3（SBP－DBP），SBP 为收缩压，SBP－DBP 为脉压。BP 是麻醉围手术期必须持续监测的指标。血压的测量有间接（无创）和直接（有创）两种方法。

一、无创血压监测

无创血压监测是估计心血管功能最基本、最方便的方法。除体外循环心血管手术以外，对大部分普通外科麻醉，无创血压监测仍然是最快速、最简捷的测量动脉压方法。同时可作为与直接动脉测压相互对照判定血压数值偏移的参考。

（一）测量方法

最早的里瓦-罗契袖带血压计（Riva-Rocci

sphygmomanometer)于1896年问世。1903年Harvey Cushing在神经外科麻醉中使其发展和完善，即后来的汞柱血压计。基本原理为首先使袖带充气，压迫动脉使搏动消失，再缓慢放气，通过阻塞的方法达到测量血压的目的。后来发展的各种无创血压测量仪器，基本都是以此原理为基础。

1. 袖带测压法 袖带测量血压最常用的部位为左上肢肱动脉，测量的工具为汞柱或弹簧表血压计。要使血压测量准确，袖带的最小宽度必须大于被测肢体直径的20%(表90-2)。袖带太窄测得的血压值偏高，太宽则血压值偏低。汞柱血压表必须校对和准确定标，误差不大于±3%，袖带松紧合适。

(1)触诊法：是通过触摸脉搏获得SBP最容易的方法。在低血压、休克或其他听诊有困难的病人可用此法。袖带充气压迫动脉使脉搏消失，再缓慢放气直到第一次触到脉搏，也可以用多普勒探头或脉搏血氧仪提示第一个脉搏出现。在年龄小于1岁的小儿，当袖带压力小于SBP时，可以出现肢体变红。此种方法只能测定SBP。

(2)听诊法：听诊柯氏音(Korotkoff sound)测量血压是手术室外最常用的方法。在血压计袖带缓慢放气后，听诊器在其远端开始听到响亮的柯氏音，即为SBP，柯氏音音调变低时为DBP，继而消失。需要缓慢放气，否则，SBP可能估计过低，而DBP可能过高或过低。另外，存在其他潜在的不准确性。动脉粥样硬化病人由于动脉壁僵硬，可能因无法完全阻塞(lead-pipe syndrome)动脉而导致SBP估计过高；低血压、低血容量性休克和血管收缩药物可引起肢体的低灌注，使BP估计过低。

表90-2 血压计袖带宽度标准

年龄(岁)	袖带宽度(cm)
1岁以下	4
1～4	6
4～8	8
成人	12

2. 搏动测压法 搏动血压计(Oscillotonometer)在1931年由Von Recklinghausen介绍。该装置带有双袖带，近端袖带阻断动脉血流，远端袖带测量动脉搏动，当近端袖带放气到SBP以下时，远端袖带开始感受到搏动，近端袖带在MAP时，出现最大搏动，这种方法不容易测到DBP。除利用柯氏音原理设计的自动测压装置外，许多厂家制造了自动搏动BP测量装置，通常称为电子血压计。与搏动血压计不同，只有一个袖带，通过活瓣控制袖带的放气，通过短暂的固定袖带的容量记录搏动的幅度。袖带从高于SBP时开始放气，测量至少两个心动周期的搏动和多个袖带容量的压力。由计算机分析不同袖带压力下的搏动类型，搏动迅速升高时点为SBP，搏动迅速减低时点为DBP，最大搏动时点为MAP。将动脉搏动的振荡波经换能器用数字显示，并有报警和自动记录装置。自动搏动BP装置跟有创血压比较，在房颤、被测肢体活动、心动过缓等脉搏不规律时，测定时间延长，在低血压时通常保持其准确性，在严重低血容量和血管严重收缩时可能导致测量失败。

3. 体积描记法 基本原理依靠指动脉壁的压力波形，测定装置包括指压力袖带和红外线体积描记图仪。根据反馈控制机制，通过指袖带压力的变化，维持袖带远端红外线吸收恒定。指压力袖带产生的波形与动脉压力波形相关良好，测量的血压与听诊法或直接动脉内测压相关良好。该法可能导致指神经损伤和指缺血损伤，但经长期使用尚无明显不良副作用。该方法的准确性与外周血管收缩的程度有关，严重外周血管收缩(例如高量的血管收缩药物)和严重外周血管疾病将妨碍其使用。

4. 超声多普勒法 多普勒超声血压计根据多普勒效应(Doppler effect)原理，探头将充气袖带远端动脉壁运动的声波频率反射，通过传感器传入处理器分析，从而间接测量血压。同小儿动脉内直接测压相比较，SBP的测量相关良好，但是轻微降低。优点为利于小儿和低容量状态下血压的测量。缺点是MAP和DBP不容易测量，运动、电干扰和多普勒探头位置变化，影响其准确性。

(二)临床特点

无创血压监测通常能满足大部分外科手术病人的需要，其优点为简单方便、迅速，可自动测量。通常情况下比较准确，且无感染等风险。但无创血压监测在心脏外科远远不够，在体外循环期间不能监测。测量周期一般至少需要 1～2 分钟的间断时间。需要有波动性血流。其他缺点包括：高血压或低血压时准确性差；袖带充气时间过长或频率太快，可能导致组织缺血或神经损伤，有因电子血压计袖带压迫尺神经沟引起尺神经麻痹的报道；心血管外科病人常存在心律失常或有外周动脉壁僵硬(动脉硬化)，故具有潜在不准确性；由于其不准确性可能导致医生判断处理失误。

二、有创血压监测

有创血压即直接动脉内测量血压。通常通过外周动脉置入导管测量，特殊需要时放入心室内或大血管内测压。早期用弹簧血压计测压，只能提供平均动脉压。现在多用压力换能器监测，比间接测量血压可以得到更准确和更详细的血压数值，并可得到直观的血压波形。随着一次性压力传感器的普及，动脉内直接测压也变得越来越简单。

(一)适应证

直接动脉测压可以提供许多信息。即时、准确和直观的血压变化；心率和心律的变化，尤其在 ECG 受到干扰时；脉压可以反映血容量状态和主动脉瓣膜的关闭情况，如紧急心脏压塞时，脉压可以很小，脉压增大可能存在主动脉关闭不全；可反映呼吸和容量之间的关系，在正压通气时，收缩压下降，可能存在低血容量；通过观察压力波形，可以间接估计血容量、心肌收缩力、心排血量等，估计体外循环停机困难程度，是否需要正性肌力药物等。因此，在心血管外科和 ICU 中广泛使用。

(1)心血管外科：心血管外科通常需要通过外周动脉置入导管测压，有时需要放入心室内或大血管内测压。体外循环由于无波动性灌注更需要直接测压。

(2)胸腹部大手术和器官移植：有可能引起围手术期血流动力学剧烈变化，如嗜铬细胞瘤切除术。

(3)各种危重病人、严重创伤、严重低血压、休克和控制性降压等：此类病人往往需要反复测量血压，用间接测压比较困难，需要持续监测动脉压。

(4)需反复动脉采样者：如长时间机械通气、酸碱或水电解质失衡、呼吸系统疾病、需要大量血管活性药物、持续血药浓度监测等。既减少动脉采样困难，又能进行血压监测。

(二) 压力监测系统的基本特性

动脉压力测量需要将机械能转变为电信号，这一功能需要机械电传感器来完成。血管内压力监测系统一般由血管内导管、动脉延长管、压力换能器、分析和显示几个部分组成。血管内压力的转换由传感器的动力反应和压力波形的频率所决定。

1. 压力波形　由心脏产生的压力波形不是简单的正弦波，而是由一系列不同幅度和频率的简单正弦波综合的复杂波，代表了基本频率的自然谐波。从复杂波中提取正弦波的数学计算(图 90-6)叫傅里叶分析。基本频率或称第一谐波，测量其每秒产生的压力波动的次数就是心率。心率是 120 次/分时，基本频率为 2Hz，而心率在 60 次/分时，基本频率为 1Hz。动脉波形的基本信息，包含在第一个十谐波内。血管内压力测量的基本原理，即对融合波的准确分析，需要自然频率或频率响应保持固定，以发现整个测量波的频率范围。

2. 频率特性　在生物医学测量仪器中，频率特性非常重要。动脉压力波形实际上是一系列不同幅度和频率的正弦波的综合。要准确地记录信号，需要作频率成分分析，要求监测仪器有某些频率特性。

(1)频率响应(frequency response)：或称为幅度比。任何仪器都有一系列性能指标，对于大多数监测仪都应考虑频率响应问题。频率响应是指在整个频率变化范围内，输入信号幅

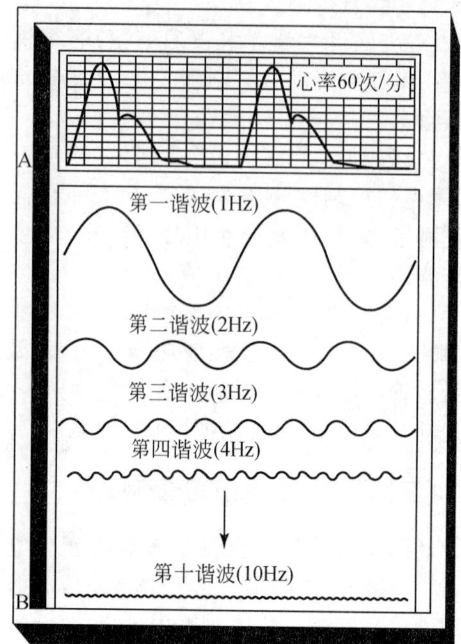

图 90-6 动脉压波形及其分析

A. 动脉压波形；B. 动脉压波形的谐波分解

度恒定的情况下，输出幅值与频率之间的关系。即在特定频率范围内，测量幅度相对于信号输入幅度的比值。在性能优良的监测系统，频率响应应该固定在理想的输入频率范围之内，即信号不被扩大和衰减。理想的幅度比应该接近于基频。血管内压力波形信号频率范围决定于心率。如果病人心率为 120 次/分，基频为 2Hz，由于最初 10 个谐波决定动脉波形，在此心率下，频率达 20Hz 则决定了动脉波的形态。

（2）自然频率（natural frequency）：亦称固有频率。指监测仪在无阻尼状态下的共振频率，即监测系统本身信号的共振和放大频率。监测系统的自然频率（f_n）与导管内径（D）成正比，与导管长度（L）、系统顺应性（$\Delta V/\Delta P$）和液体密度（δ）的平方根成反比。即公式：

$$f_n \propto D \cdot L^{-1/2} \cdot (\Delta V/\Delta P)^{-1/2} \cdot \delta^{-1/2}$$

因此，要得到较高的自然频率和降低误差，则导管长度要短，内径要大，导管内液体密度要小，管道的顺应性要低，不能残留气泡。理想的监测系统，自然频率至少为 10 倍基频，以产生压力波形的最初 10 谐频，而没有误差。临床上大部分测量系统的自然频率范围在 10～20Hz。如果输入频率接近系统的自然频率，系统的响应频率将被放大，为减少误差，需要调整仪器在最佳阻尼状态。

3. 阻尼系数（damping coefficient） 反映了压力波形能量的逸散率。无阻尼系统受到外界因素影响，很容易产生振荡和共振，因此，无阻尼状态系统不能用于测量。最佳阻尼系数，即使在传感器的自然频率点上，也不会出现共振。阻尼过大或欠阻尼状态，则响应频率均会受到影响。当某一自然频率的压力监测系统，完全复制相同的接近于系统自然频率的最初 10 谐波的任何一个复杂波形时，如果传感部分的阻尼不正确，将导致放大。当心率快时，如小儿或快速房律，输入频率增加导致系统的需要增加。压力监测系统的阻尼正确，将不会影响到系统的自然频率。

4. 压力测量的误差来源

（1）低频传感反应：超过输出与输入幅度比值。低频反应是指低频的范围。如果系统的自然频率较低，则频率反应也低。在临床麻醉中应用的大多数传感器，基本上是低自然频率的低阻尼系统。因此，应避免降低反应的任何情况。传感系统内气泡是引起误差的最常见原因。因为气泡的压缩性，气泡不仅降低系统反应，而且导致系统的高阻尼，从而使压力测量不准确。减小自然频率的其次原因是冲洗装置，导管内有血栓形成。

（2）传感器远端至动脉导管：导管打结或扭曲，可以产生明确的压力漂移。肺动脉导管或左心房导管常见，外周动脉导管较少见。三通、延长管、动脉穿刺针、血凝块等均可影响压力测量数值。

（3）外周血管的共振：外周动脉插管测得的收缩压可以比中心主动脉压高约 20～50mmHg，而舒张压从中心到外周却越来越低。这是由血液从左心室射入主动脉后的许多复杂相互作用所致。随着动脉越来越细，血管壁的弹性亦越来越小。

（4）传感器的电特性：电平衡或电零点，是指传感器惠斯登电桥(Wheatstone bridge)的调节,使到探测器的零电流在零电压。漂移是膜-额偶联现象,压力幅度的漂移。传感器在测量过程的周期性和电平衡,因为零点的漂移而变化,例如室温变化。所以,传感器应定时通大气校对。如果压力传感系统存在基线漂移,压力波形可以一点也不改变,而给出的却是错误的数值。

(5)传感器位置:按规定血流动力学监测的参考零位点在右心房水平,一般位于腋中线位置。一旦零水平建立,传感器应该保持在同一水平。如果位置改变,压力数值就会改变。在测量中心静脉压(CVP)、肺毛细血管嵌楔压(PCWP)和肺动脉压等数值较小的压力时,可能导致较大的误差。平面低于右心房水平,数值偏高,高于右心房水平数值偏低。因此,在体位变换时,要及时的调整监测零点。

(三)直接动脉测压的建立

1. 测压部位　外周动脉压监测最常用的部位是弱利手桡动脉,优点为方便容易,并发症少。股动脉穿刺在小儿最为常用,因为比较容易,但并发症相对较多,对心血管外科左心室功能不良病人而言,体外循环前加股动脉插管,不仅仅获得血压的比较,也保证了必要时主动脉球囊反搏(IABP)的最快实施。其他部位包括足背动脉、肱动脉、腋动脉、尺动脉等。主动脉根部很少用,有时心脏外科需要外科医师协助。一般应掌握先外周后中心的穿刺原则。

2. 动脉穿刺　有穿透法和直入法两种,也可以说是一种方法的两个阶段。动脉穿刺主要靠手指的正确感觉。桡动脉的穿刺步骤如图 90-7 所示。固定手腕,用胶带固定四指。皮肤消毒。用 0.5%的利多卡因 1ml 局部浸润麻醉,防止动脉痉挛。成人选择 20G、小儿选择 22G、婴幼儿选择 24G 号穿刺针,长度 2～3cm。用 18G 针头刺皮,防止导管送入困难。呈 10°～30°角穿刺,速度稍快,每次进针 1～2mm 至针尾回血,此时再进针 1mm 仍然回血,送入外套管,即为直入法。如果不再回血则已穿透,再进针少许,退出针心,缓慢回吸退针,当回血通畅,送入外套管,即为穿透法。去掉导管气泡,连接延长管至传感器。

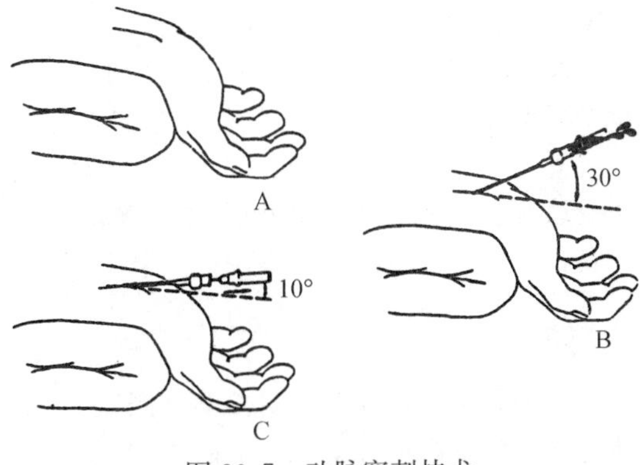

图 90-7　动脉穿刺技术

A. 位置;B. 穿刺法;C. 直入法

(四)并发症

1. 缺血　由于穿刺针较细和存在侧支循环,大部分穿刺血管可以保持通畅,一般不会影响远端的血运,缺血事件很罕见。尽管对其临床意义到底有多大持怀疑态度,但对某些高危人群(如糖尿病患者或有外周血管疾病时),还是要桡动脉的 Allen 实验,压住尺动脉和桡动脉,同时让病人抬起手臂,连续握拳数次,驱除手部血液,放开尺动脉,观察手部毛细血管重新恢复血液的时间,一般不超过 5 秒,超过 15 秒为阳性,提示尺动脉供血不足,可以用脉搏血氧仪辅助判断。但可能发生指尖短暂麻木等,常与气泡或血栓有关。

2. 血栓形成　尽管血栓形成发生率较高,但没有明显的不良后果。随着导管留置时间延长,血栓形成发生率增高,有报道可高达 50%。大部分动脉可以再通。但在糖尿病或严重外周血管疾病,应特别注意。导管要定时用肝素盐水冲洗,肝素盐水的配置一般在 500ml 生理盐水中加肝素 500～1000U。

3. 感染　强调无菌操作,感染发生率很少。保留导管时间较长者,感染发生率增加。股动脉穿刺部位的感染发生率较桡动脉多。导管留置一般不要超过 1 周,局部出现感染征象时,要及时拔除。

4. 出血和血肿 尽管穿刺针孔很小，但肝素化或存在出血性疾病时可能引起较大出血。因此，拔管后应注意压迫止血。尤其是股动脉穿刺，穿刺过深可造成后腹膜血肿。

5. 神经损伤 反复多次穿刺或形成血肿，尽管罕见，但可以造成神经损伤。尤其当神经和血管共处一鞘时或局限在同一肌间隙内，例如腋动脉和臂神经丛，前臂的肱动脉和正中神经。

(五) 注意事项

1. 不同部位的压差 直接动脉测压，在不同的部位存在着压力差。从主动脉、大动脉及其分支到外周动脉，收缩压逐渐升高，而舒张压逐渐降低，脉压相应的增宽，而平均动脉压逐渐降低。体外循环后部分病人(有报道高达72%)可发生桡动脉收缩压与主动脉收缩压的逆转，通常桡动脉收缩压比主动脉收缩压低10～40mmHg，平均压差别较小，约为5～10mmHg，原因尚不清楚。复温后继发前壁血管扩张，可能导致动静脉分流，引起5～30分钟或更长的窃血现象。另有研究表明，可能与低血容量和血管收缩有关。

2. 直接与间接测压比较 直接与间接测压数值有一定的差异。一般认为直接测得的动脉压较间接法稍高。如果出现间接测得的动脉压较直接法高，首先要排除压力监测系统故障，观察压力波形的变化，在此基础上要充分相信直接监测的结果。

3. IABP时的血压监测 IABP是机械辅助循环的方法，通过动脉系统置入带气囊导管至降主动脉内左锁骨下动脉开口远端，在心脏舒张期，气囊充气，主动脉舒张压升高，冠状动脉灌注压升高，心脏收缩前气囊放气，利于心脏射血。桡动脉测得的压力与IABP有差别，"真正的"舒张压大于显示的舒张压。

4. 外科等方面考虑 某些情况下需要上下肢分别测压，如主动脉缩窄、胸主动脉瘤手术，前者需要比较手术前后上下肢压力差，后者阻断后上肢监测上半身血压而下肢监测下半身血压。

第四节 中心静脉压

中心静脉压(CVP)是测量右心房或靠近右心房的上、下腔静脉的压力，反映静脉回流与右心室排血量之间的平衡关系。主要决定因素有循环血容量、静脉血管张力和右心室功能等。由于操作简单方便，不需要特殊设备，临床上应用很广。中心静脉压的正常值为6～12cmH_2O。CVP的测量应结合液体负荷、尿量、心脏功能，连续动态观测才有意义。不能片面地强调数值的高低，以免引起输液超负荷。

一、适应证

1. 监测 主要是监测心脏前负荷，即容量负荷。由于心血管外科血容量可以发生巨大变化，CVP是心血管外科体外循环手术的必备监测。对于某些较难置入肺动脉导管的病人，如先天性心脏病复杂畸形，可以先放入CVP导管，需要时可以通过外科医生协助或畸形矫正后，较容易和安全地放入肺动脉导管。凡危险性较大手术或需要大量、快速输血补液，CVP监测可以随时指导调节输入量和速度，如创伤、休克、胸腹部大手术、肾功能衰竭、心功能不全等。

2. 液体和药物治疗 通过CVP导管输血和补液，快速给予血管活性药物，或进行静脉高营养。在不能建立外周静脉时，可以进行中心静脉插管。

3. 其他 经中心静脉导管安置心脏起搏器。临床科研收集有关资料，需要频繁抽取静脉血样。

二、中心静脉通路的建立

(一)静脉选择

通过选择不同部位的周围静脉，插入静脉导管至中心静脉，利用简单的水柱测压装置或连接压力传感器，即可建立中心静脉压监测。目前临床上主要选择右颈内静脉和右锁骨下静脉入路。

1. 颈内静脉　是心脏麻醉最常用的途径。颈内静脉定位和穿刺容易，从颈内静脉到上腔静脉的路径较直，导管到位率可达 100%。因为左侧穿刺容易损伤胸导管，一般选择右侧颈内静脉穿刺。相对禁忌证包括上腔静脉阻塞、颈部血管疾病、局部感染和颈部外科术后等。

2. 颈外静脉　通过颈外静脉可以进入颈内静脉或锁骨下动脉。由于存在静脉瓣，导管置入成功率为 75%～90%。由于较颈内静脉穿刺容易，在术前肝素治疗或颈内静脉穿刺失败后可以选择。但测量的静脉压数值可能不准确。

3. 锁骨下静脉　由于双腔或多腔静脉导管的使用，麻醉期选择锁骨下静脉穿刺逐渐减少。锁骨下静脉穿刺的优点为穿刺相对容易，便于固定。缺点为血气胸发生率较高，有时胸廓牵开器可能影响其准确性甚至不通，容易损伤锁骨下动脉。左侧插管可能损伤胸导管。通过右锁骨下静脉建立中心静脉通路的成功率较右颈内静脉低。据阜外心血管病医院麻醉科报道，成人锁骨下静脉穿刺置管到位率为 84%，而小儿到位率只有 40%，其中大部分进入颈内静脉(61%)。

4. 股静脉　建立 CVP 监测在成人很少使用，但在小儿或紧急情况下可以选择，穿刺容易，成功率高。主要监测下腔静脉的压力。

(二) 静脉穿刺

1. 颈内静脉　颈内静脉穿刺可以采取多种途径，简单地归纳为下列四种。基本操作步骤：首先建立 ECG 和脉搏氧饱和度监测，及时发现缺氧或心律失常。去枕平卧，头转向对侧，颈部垫高，定位标记。多采取头低位，静脉充盈利于穿刺，但有充血性心力衰竭时，应注意可能加重病情。消毒，铺无菌巾。清醒病人应该镇静和局部麻醉。可以先用细针头试穿。记住穿刺方向，边进针边回抽，见静脉回血后停止进针，再回吸确认静脉。如果误穿动脉，压迫至少 5 分钟。送入导丝，再通过导丝引导送入静脉导管。导管的置入深度成人为 8～13cm，小儿为 6～8cm。

(1)前路(图 90-8)：在胸锁乳突肌的内侧缘中点，平环状软骨水平，先触摸到颈总动脉搏动，靠其外侧，穿刺方向朝向同侧乳头或同侧腋窝方向。进针一般不超过 2～3cm。在小儿比较容易成功，缺点为容易误穿动脉。

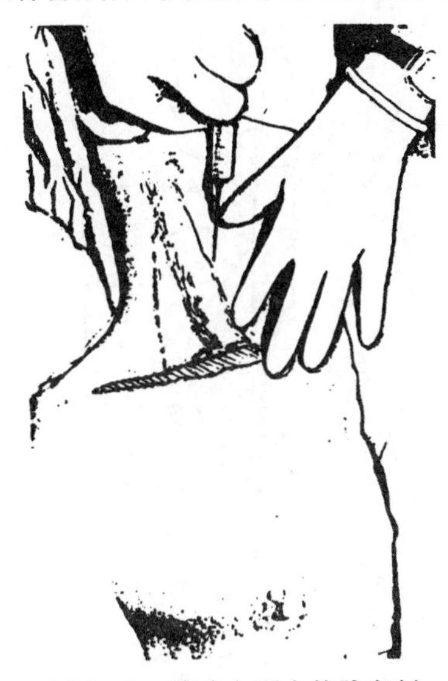

图 90-8　前路右颈内静脉穿刺

(2)中路(图 90-9)：在胸锁乳突肌的锁骨头、胸骨头和锁骨形成的三角顶端，先触摸一下颈总动脉搏动，有时可以摸不到搏动，穿刺方向朝向同侧乳头方向，成扇形从外向内扫描。进针一般在 1～2cm。成人常用。

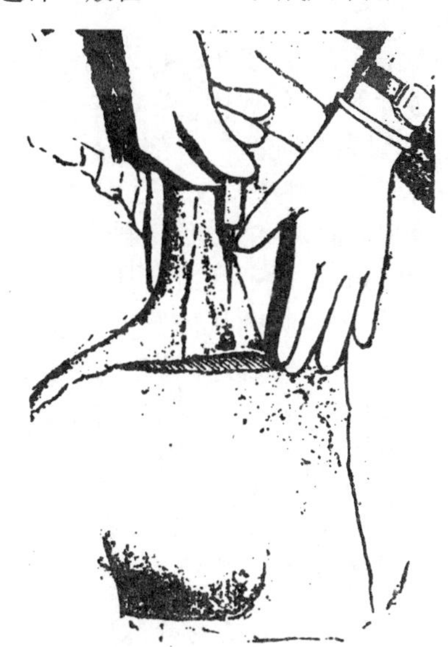

图 90-9　中路右颈内静脉穿刺

(3)后路(图 90-10):在胸锁乳突肌的锁骨头外缘,下颌角下 2～3cm,穿刺方向顺胸锁乳突肌外缘方向向内,角度较直。进针一般不超过 2～3cm。在前路和中路很难接近时可以选择。掌握不好,成功率较低。

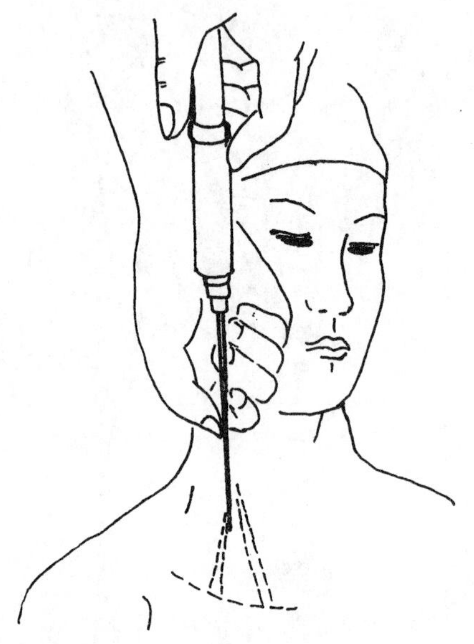

图 90-10 后路右颈内静脉穿刺

(4)低位(锁骨上路):在锁骨上切迹上方 1～2cm,胸锁乳突肌锁骨头、胸骨头和锁骨形成的三角内,穿刺方向向内指向剑突或垂直于锁骨。进针一般不超过 2～3cm。在小儿穿刺较易成功。

2. 锁骨下静脉(图 90-11) 锁骨下静脉位于第 1 肋骨下面,位置固定,管腔较大。病人取头低位,使静脉充盈。肩部垫高,双臂下垂紧贴躯体。在锁骨中 1/3 下方 1cm 处。穿刺针朝胸骨角方向,在第 1 肋骨和锁骨之间,呈 30°～40°角进针。边进针边回抽,见静脉回血后停止进针,再回吸确认静脉内。送入导丝,再通过导丝引导送入静脉导管。导管的置入深度成人为8～15cm,小儿为6～10cm。

三、并发症

(一)误穿动脉

误穿动脉是最常见的静脉穿刺并发症。因为静脉常常与动脉伴行,静脉的解剖变异也

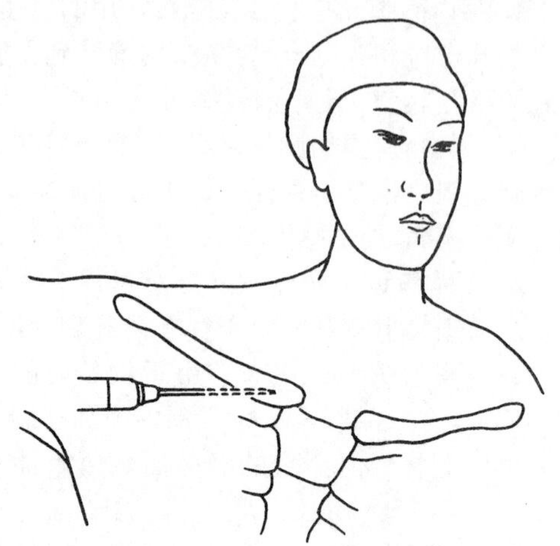

图 90-11 锁骨下静脉穿刺

较大。阜外心血管病医院麻醉科用二维超声,对先天性心脏病小儿颈内静脉检查,发现麻醉后头正位时环状软骨水平,有 3%静脉位于动脉上方或内侧,头转向对侧后可达 6%,误穿的可能性增大。误穿动脉在某些情况下较难鉴别,如发绀型先天性心脏病,有时需要通过压力和血气鉴别。由于穿刺器具的不断改进和穿刺技术的熟练,形成明显血肿的比率不断减少。一旦误穿动脉,必须注意压迫止血。

(二)血气胸

血气胸多见于锁骨下静脉穿刺,低位颈内静脉有时也可见到。穿刺针单纯刺破胸腔,可能不会产生严重的后果。如果同时刺破肺尖,可以形成活瓣,气体逐渐增多,从而产生气胸。由于误穿锁骨下动脉时,不能有效的压迫,如果同时刺破胸膜,肝素化后可以形成血气胸。在穿刺不顺利,病人出现血压、脉搏氧饱和度和血细胞比容等变化时,或体外循环中血红蛋白较低,转后同侧肺呈漂浮状,有时停机困难,要及时打开胸腔检查止血。有时甚至由于判断错误,输入大量液体而形成水胸。

(三)乳糜胸

左侧颈内静脉和左侧锁骨下静脉穿刺,有引起乳糜胸的报道。这种并发症比较严重,常常需要外科治疗。所以,应尽量选择右侧静脉

穿刺。

(四)心脏穿孔或心脏压塞

此种情况多与导管插入过深、导管过硬有关，或由导丝质量不佳或导丝反复使用所致。阜外心血管病医院麻醉科曾发生 1 例，由于使用旧导丝，导丝穿透挂在下腔静脉拔不出来，只好在心脏手术时取出。现在多应用 J 形导丝，并且一次性使用，已经罕见。

(五)气栓、血栓

在清醒病人穿刺时，尤其病人在半卧位时，应注意吸气期静脉可能进气，静脉插管时，可以让病人暂时屏气。在吸气性呼吸道阻塞时，由于胸内负压增大，气栓危险性增加。存在右向左分流的先天性心脏病病人，气栓或血栓可以经过分流，进入动脉系统。静脉导管保存时间较长，皮下可以形成窦道，拔除导管时要注意进气。血栓多由于抽血后不及时冲洗，或置入导管后不及时拔除导丝所致，血栓可以进入肺循环系统。

(六)其他

包括感染、周围组织损伤，如神经损伤等。颈内静脉穿刺有引起霍纳综合征（Horner's syndrome）的报道。

四、临床应用

1. 估计容量负荷和右心室功能　反映右心室功能和回心血量之间的平衡，是对右心室充盈压的直接测量，指导调节液体输入量和速度。临床上影响 CVP 的因素很多，尤其是在心脏病人，除了指导容量治疗外，很难找到更恰当的模式作为处理时的依据，在容量输注过程中，中心静脉压不高，表明右心室能排出回心血量，可作为判断心脏对液体负荷的安全指标。监测中心静脉压的目的是提供适当的充盈压以保证心排血量。但在指导治疗的过程中，且不可追求维持所谓的正常值而引起容量超负荷，而需要强调的是连续观察其动态的变化更有临床价值。

2. 左心室充盈压　无肺动脉高压或二尖瓣病变，而左心室功能良好（射血分数大于 40%、无室壁运动异常），可以间接反映左心室充盈情况。心肺疾病时，正常压力容积发生改变，CVP 不能反映左心室的充盈压。

3. 体外循环　指导外科操作，间接反映颅内压的变化。当阻断上腔静脉时，出现持续性升高，提示静脉回路梗阻，病人颜面部会变暗，静脉血管充盈，同时灌注医师会发现回流血液减少，应及时处理，防止脑水肿。

4. 液体和药物治疗　通过 CVP 导管输血和补液，快速给予血管活性药物，或进行静脉高营养。紧急情况下，在不能建立外周静脉时，可以进行中心静脉插管。也是安置心脏起搏器和频繁抽取静脉血样的途径。

5. 波形　通过压力传感器可以监测 CVP 的波形。正常 CVP 压力波形包括三个升支波（A 波、C 波和 V 波）和两个降支波（X 波和 Y 波）。波形与心脏活动和心电图之间有恒定的关系（图 90-12）。可以了解右心室功能和三尖瓣关闭情况。房颤时 A 波消失；结性心律、房室分离和室性心律失常时，AC 波分离，因右心房收缩时三尖瓣关闭，产生一个“巨大”A 波；在三尖瓣关闭不全时，收缩期血液通过三尖瓣反流，产生右心房压升高，出现异常 V 波；当右心室衰竭时，V 波增大，接近于右心室波形，出现“方形波”。由于在测量过程中影响因素颇多，容易发生显著偏差，目前主要用于科研，在临床上仅做参考。

图中反映 CVP 与 ECG 之间的关系。A 波相对应 ECG 的 P 波，代表心房的收缩；C 波相对应 QRS 波，代表右心室收缩使三尖瓣凸向右心房；X 降波表示在心室收缩末期，三尖瓣被拉脱下移；V 波发生在 T 波之后，代表在三尖瓣打开之前右心房的充盈；Y 降波代表三尖瓣打开，右心房血液进入右心室。

五、注意事项

(一)测压装置

由于中心静脉压属低压值，用换能器测压，因 CVP 数值较小，传感器零点水平的任何

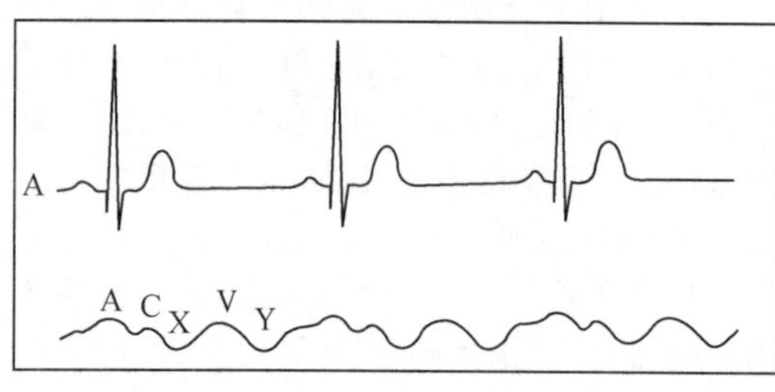

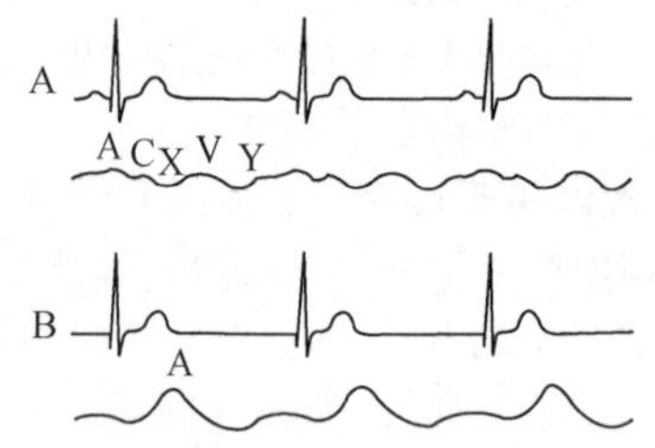

图 90-12 中心静脉压力波与心电图之间的关系
A. 正常 CVP 波形；B. "加农"A 波

微小变化，均可以引起数值的较大变化。用水柱简单测量装置，需要两个三通开关，简单实用。以上两种均需要准确确定零点。仰卧时，一般位于腋中线第 4 肋间，相当于右心房水平。侧卧时，则相当于胸骨右缘第 4 肋间水平。确定零点后要固定，体位改变后要随时调整零点。任何的测压装置，均要保持通畅，要经常冲洗，防止血液回流形成血凝块。

(二) 导管的位置

测量中心静脉压的导管尖端必须位于右心房或靠近右心房的上、下腔静脉。非心脏手术或体外循环不需要阻断上、下腔静脉的心脏手术，如冠状动脉旁路移植术，置入的导管要达适当深度。通过颈内静脉置入导管，基本上可以保证导管准确到位。术后 X 线摄片可以检查导管头端的位置。导管插入的深度，可根据病人的身高和静脉穿刺部位估计。

(三)胸内压

胸内压明显影响中心静脉压的数值。临床上可以见到测压水柱随呼吸变化而上下搏动。正压机械通气时，胸内压升高，影响右心充盈，从而引起中心静脉压变化。当开胸时，胸内负压消失，右心充盈减少，周围静脉张力升高，中心静脉压升高。当病人咳嗽、屏气、呼吸道梗阻等均可影响胸内压，使中心静脉压数值发生改变。

第五节 左心房压

左心房压(left atrial pressure，LAP)是指直接通过左心房置管来监测左心房压力，较通过肺动脉导管监测肺动脉嵌楔压(pulmonary capillary wedge pressure，PCWP)准确。如果病人无二尖瓣病变，左心房压基本可以反映左心室舒张末期压(left ventricular end diastolic pressure，LVEDP)，是左心室前负荷的可靠指标。左心房压的正常值为 6～12mmHg。

一、临床意义

LAP 代表左心室前负荷，正确反映左心室血容量的变化，灵敏地反映 LVEDP，如心功能正常，LAP 与 LVEDP 基本一致，因此左心房压是左心室前负荷的更可靠指标，更利于观察病情和指导治疗。左心房压过高，表明左心功能不全，可致肺水增多，重者引起肺水肿；左心房压低，表明回左心血容量不足。

二、适应证

(1)左心室功能严重损害或巨大心脏瓣膜置换循环不稳定，脱离体外循环机困难者。

(2)严重肺动脉高压并右心衰竭，需要通过左心房置管使用收缩血管药物者。

(3)复杂性先心病或左心室发育不良者矫治术。完全性大动脉转位、完全性心内膜垫缺损、完全性肺静脉畸形引流、右心室双出口等。

三、操作技术

(1)在体外循环心脏手术时通过左心房插管可以直接估测左心房压，但只能保留到鱼精蛋白中和以前。必要时在关胸前经左心耳或右上肺静脉用内径 1mm(20G)导管插入左心房，用内荷包缝合固定，经胸壁引出皮肤，连接直接测压装置。

(2)在小儿可以术前通过右颈内静脉或右

锁骨下静脉置入足够长(10～15cm)的右心房管(18G或20G),体外循环结束缝合右心房时,通过房间隔放入左心房。

四、并发症及其预防

1. 气栓 管道内要持续保持液体且无气泡。

2. 血栓 严防形成血凝块,导管保留时间要短。通过静脉置入的左心房管在肝素盐水(3～10ml/h)持续冲洗的情况下,一般不要超过3～5天。

3. 出血 经左心耳或肺静脉置管者,要在拔除胸腔引流以前拔除导管。

第六节 肺动脉导管

肺动脉导管(PAC或Swan－Ganz导管)是近几十年来心血管功能监测的重要进展。最早可以追溯到1844年Claude Bernard最初在动物(马)身上进行心脏导管检查。1929年Werner Forsmann通过X线透视指引,将心脏导管从自己的上肢静脉插入右心房。1949年Dexter通过测量肺毛细血管嵌楔压准确地估计左心房压。自1970年Swan和Ganz在《新英格兰医学杂志》首次介绍引入临床以来,肺动脉导管由最初主要用来监测肺动脉压,经过设计的几次重大改进,特别是对尖端的整合和调整,发展成现在利用Swan-Ganz导管进行心脏起搏及心排血量、混合静脉血氧饱和度(mixed venous oxygen saturation,SvO_2)、右心室射血分数和连续心排血量测定等多种功能。尽管随着医学电子计算机、影像及生物技术的迅猛发展,使原来需借助Swan-Ganz导管获得的数据和资料,可以通过无创和微创方法获得,如经食管超声心动图(TEE)等,临床上对肺动脉导管的应用需要重新评估,但就Swan-Ganz导管来说要完全替代尚待时日。近年来对肺动脉导管的更新、改进,使功能上的多样化等,进一步提高了其临床应用价值。因此,肺动脉导管的使用要本着科学的态度,依据病人需要而选择性的应用,而其使用价值主要取决于使用者从Swan-Ganz导管获得的数据资料,正确的贯彻到对病人的诊断和治疗中。

一、肺动脉导管类型

现代技术的发展,临床上肺动脉导管有各种类型。20世纪70年代Swan和Ganz发展的肺动脉导管,最初由双腔组成,主腔开口在头端,供测压和采血,与其平行的侧腔与套囊相通,供注气漂浮。逐渐发展为现在标准的Swan-Ganz漂浮导管。

1. 标准Swan-Ganz导管 标准成人(7或7.5F)导管长110cm,其主腔开口在头端,用于监测肺动脉压和PCWP,另一腔在距离管口30cm处侧开口,当导管头端位于肺动脉内时,侧孔正好在右心房部位,用于监测右心房压。头端气囊供注气后漂浮和测PCWP用。如果在离管口3.5～4cm处置热敏感电阻探头,可以测定心排血量。

2. 其他改良 近年,肺动脉导管不断得到改进。通过改进PAC的装置,衍生出起搏PAC导管、混合静脉血氧饱和度导管、右心室射血分数导管和连续心排血量导管等。其中含有光导纤维的飘浮导管可持续测定混合静脉血氧饱和度(SvO_2);而带有快反应热敏电阻的飘浮导管可测定右心室射血分数(RVEF);相当于在右心室处装置热释放器连续释放热能,使血液升温,导管头端有温度感受器,感受血温变化,通过温度稀释曲线,可以连续监测心排血量;在飘浮导管上安装超声探头,可连续地测定肺动脉血流。

(1)起搏导管:某些肺动脉导管可以带有心内起搏导管。装有心房和心室的双极起搏电极,必要时建立心房或心室的起搏,或进行心房、心室和房室结的电生理方面的研究。离头端19cm处带有管腔开口,位于右心室,必要时通过此腔放于消毒好的专用起搏导线,通过右心室内膜进行右心室起搏。

(2)混合静脉血氧饱和度导管:依据光的吸收和反射原理,某些肺动脉导管带有光导纤维,连续测量混合静脉血氧饱和度(SvO_2)。正常值为75%,升高或下降超过5%～10%才有意义。明显降低有下列原因：灌注下降，而氧摄取率增加。代谢率增加，由于氧供下降和动脉氧饱和度下降。

(3)射血分数导管：带有快反应热敏电阻，对热稀释快速反应。可以计算右心室的每搏量、舒张末期容量和收缩末期容量，从而计算右心室射血分数。

(4)经胸导管：由两部分组成，在穿刺困难或紧急情况来不及穿刺，由外科医生直接从右心室流出道放入，没有套囊不能监测PCWP，另一部分放到右心房内。

(5)持续心排血量监测导管：导管在相当于右心室处装置热释放器，在安全范围内连续将热能释放入血，经右心室血液稀释后，血流流到导管头端，由温度感受器感受血温的变化，通过温度稀释曲线，持续监测心排血量。

二、插管技术

置入肺动脉导管，应坚持一些基本原则。首先连接好换能器，并测试、校正和调零。备好急救药品和急救设备。建立必要的监测，如ECG、脉搏氧饱和度等，属放入肺动脉导管的基本监测。尽量在麻醉气管插管以后操作。对清醒病人镇静时肺动脉导管置入一部分，尤其在消毒后，大块治疗巾覆盖在病人头部，病人感觉更加紧张，要充分镇静，并随时与病人交谈，消除其紧张情绪。严格无菌操作。目前临床上多选用右颈内或锁骨下静脉插管，最优途径为右颈内静脉，最直接通路容易接近，成功率高。肺动脉导管气囊等在插管前要仔细检查。气囊尽管充气用CO_2为最好，在血液中溶解度大，气囊破裂可以吸收，但临床多以空气注入。根据压力、波形和插管的深度，判断导管所到达的位置(图90-13)。对鞘管的放置，同CVP导管的置入。肺动脉导管的置入步骤如下。

(1)建立监测，袖带或有创血压、ECG、SpO_2等，监测缺血、缺氧和心律失常。

(2)局部麻醉清醒病人鼻导管吸氧，避免镇静病人采取头低位缺氧。

(3)穿刺中心静脉。

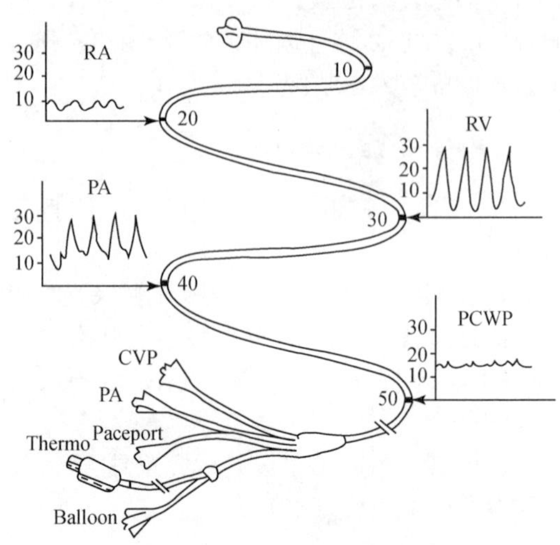

图90-13 Swan-Ganz导管及其监测波形
随着肺动脉导管的插入深度，其压力及波形发生相应的变化
RA. 右心房；RV. 右心室；PA. 肺动脉；PCWP. 肺动脉嵌楔压；Paceport. 起搏器接口；Thermo. 测温接口；Balloon. 气囊

(4)取出肺动脉导管，穿好外保护套，有时套鞘可能损伤套囊。

(5)将远端递予助手，连接传感器，调零点，助手用肝素盐水冲洗导管排气。

(6)检查套囊，检查传感器，抬高或摇动头端，压力监测出现波形。

(7)插入肺动脉导管至20cm处，相当于右心房水平，气囊充气1.5ml。

(8)缓慢进入，观察右心房压、右心室压、肺动脉压、PCWP变化。

(9)当到达右心室时，插入速度稍快，避免心律失常，但有时需要缓慢插入，才能到达肺动脉。当较难进入右心室时，可以让病人深呼吸增加肺血流，抬高头部或左右调节体位，用冷盐水冲洗管道使其变硬等。在心脏外科可暂时放于右心房，待心脏手术中由外科医师协助置入。

(10)进入肺动脉后，缓慢进入，嵌顿后放气，观察波形变化，确证进入肺动脉。在气囊未放气时，禁止后退，以免肺动脉和三尖瓣撕裂、套囊破裂。

三、肺动脉导管监测参数

通过肺动脉导管各途径所得参数有直接测得和计算推导测得。肺动脉导管测量数值及其衍生指标见表90-3。

表90-3　肺动脉导管测量数值及其衍生指标

名称	计算公式	正常值
右心房压	平均	≤6 mmHg
中心静脉压(CVP)	平均	6～12 cmH_2O
右心室压	收缩压/舒张末期压	15～30/0～6 mmHg
肺动脉压	收缩压/舒张压(平均)	18～30/6～12(10～20)mmHg
肺动脉嵌楔压(PCWP)	平均	8～12 mmHg
心排血量(CO)	SV×心率	4～8 L/min
心指数(CI)	CO/BSA	2.5～4.0 L/(min·m^2)
体血管阻力(SVR)	(MAP－CVP)/CO×80	700～1600 dyn·s /cm^5
肺血管阻力(PVR)	(MPAP－PCWP)/CO×80	50～150 dyn·s /cm^5
每搏量指数(SVI)	CI/心率	0.04～0.06 L/(beat·m^2)
左心室每搏功指数(LVSWI)	SVI×(MAP－PCWP)×0.0136	45～60 g·m /m^2
右心室每搏功指数(RVSWI)	SVI×(MPAP－CVP)×0.0136	5～10 g·m /m^2
右心室舒张末容积(RVEDV)	SV/EF	100～160 ml
右心室收缩末容积(RVESV)	EDV－SV	50～100 ml
右心室射血分数(RVEF)	SV/EDV	0.4～0.6

注：MPAP. 平均肺动脉压；MAP. 平均动脉压；BSA. 体表面积；SV. 每搏量；EDV. 舒张末期容量。

鉴于1mmHg＝1333dyn/cm^2，而1 L/min＝1000cm^3/60s，所以，1mmHg /(L·min)＝80dyn·s/cm^5。因此，将上述单位乘以80，即可换算成单位 kPa/(s·L)[(dyn·s /cm^5)]。例如，正常值70～160 kPa/(s·L)(700～1600 dyn·s/cm^5)。

1. 肺动脉压(PAP)　反映了右心室功能、肺血管阻力和左心房充盈压。

2. PCWP　由气囊充气测得远端的肺动脉压，因左心房和肺动脉远端存在无瓣的流体静力学，是对左心房充盈压的更直接测量。反映左心室前负荷。

3. 中心静脉压(CVP)　肺动脉导管右心房位置有孔，可以测量CVP。

4. 心排血量(cardiac output，CO)　肺动脉导管的头端带有温度探头，用温度稀释法可以测量右心排血量。如果不存在心内分流，其数值应等于左心排血量。

5. 血温　温度探头可以持续监测血液温度，反映中心温度。

6. 推算参数　经过推导公式将有关监测参数进行计算，得出系列参数，可以反映心室功能和血管状态。

(1)外周血管阻力(SVR)：反映了体血管的阻力。

(2)肺血管阻力(PVR)：反映肺循环的阻力。

(3)心脏指数(CI)：单位体表面积(BSA)的心排血量。

(4)每搏量指数(SVI)：反映容量和心室收缩力。

(5)左心室每搏功指数(LVSWI)：估计左心室做功，反映收缩状态。

(6)右心室每搏功指数(RVSWI)：估计右心室做功，反映收缩状态。

四、临床应用

(一)适应证

国外少数医疗机构将成人体外循环心脏外科视为肺动导管监测的普遍指征。应用肺动脉导管可以区别左心室和右心室功能，提供左右两侧循环的丰富资料，指导治疗和帮助诊断。但肺动脉导管对预后和转归的影响尚存在争论。许多医疗单位认为大部分病人并不需要肺动脉导管的监测。普遍认为下列病人可以考虑进行肺动脉导管监测。

1. 心血管外科 冠状动脉旁路移植术(CABG),左心室功能差,EF＜0.4,LVEDP＞18mmHg;室壁运动异常;近期心肌梗死(＜6个月),或有心肌梗死并发症;严重心绞痛;明显左主干狭窄(＞75%)。双瓣膜替换术或严重瓣膜病。严重肺动脉高压。冠心病合并瓣膜病。复杂性先天性心脏病。高龄患者＞65岁。有重要脏器合并症。大血管外科需要阻断大动脉者。

2. 心脏病人非心脏外科 手术创伤较大,需要大量输血补液。近期心肌梗死或不稳定型心绞痛。心脏功能较差,存在不同程度心力衰竭。

3. 其他 低血容量、心源性、感染性休克,或多脏器损害。严重多发性创伤。肺动脉高压、右心衰竭、或肺动脉栓塞。需要较高水平的呼气末正压通气(PEEP)。血流动力学不稳定,需要高量正性肌力药或 IABP 者以及肝脏移植病人等。

(二) 禁忌证

除静脉穿刺禁忌证外,尚要注意下列情况。

1. 三尖瓣或肺动脉瓣狭窄 导管不容易通过瓣膜口,可以造成对血流的阻塞加重。

2. 右心房或右心室肿物 导管可以造成肿块脱落,引起栓塞。

3. 法洛四联症 因右心室流出道阻塞,流出道可能痉挛,引起“缺氧发作”。

4. 严重心律失常 正常情况下,置入肺动脉导管,可以引起短暂的房性或室性心律失常。对存在恶性心律失常危险的病人应慎重选用。

5. 新近置入起搏导线 置入或拔出导管对起搏导线造成危害。

(三)并发症

肺动脉监测并发症可以分为静脉穿刺、置入导管和监测并发症。静脉穿刺并发症与 CVP 监测时静脉穿刺相同。其他并发症介绍如下。

1. 心律失常 置入肺动脉导管最常见的并发症。以室性期前收缩最多见,发生率约10%,尽管存在争议,可以使用利多卡因预防和治疗。致命性心律失常罕见报道,据阜外心血管病医院待发表资料,使用 4985 例肺动脉导管,放置过程中发生 14 例恶性心律失常,发生率 0.028%,其中 2 例死亡。据报道,置入导管时头稍抬高(5°),右侧倾斜体位,成功率高,能降低恶性心律失常的发病率。合并有左束支传导阻滞的病人,由于肺动脉导管对右束支的压迫,可能引起暂时性完全性房室传导阻滞。据国外报道,肺动脉导管监测,暂时性右束支传导阻滞发生率可高达 3%,应引起重视。

2. 肺动脉破裂 由于肺动脉破裂,引起气管内出血,国外报道发生率为 0.064%～0.2%。而死亡率高达 46%,其中 75%发生在抗凝治疗的病人。临床表现为突然咳嗽,气管内出血。肺动脉破裂的危险因素:高龄、女性、肺动脉高压、二尖瓣狭窄、凝血障碍、导管插入过深和气囊充气过度等。一旦发生,应同侧卧位。进行气管插管单肺通气。PEEP 机械通气。通过纤维支气管镜阻塞或止血,肺动脉导管气囊充气,或进行手术切除。

3. 肺梗死 通常较小而无明显症状。发生原因有气栓、血栓和肺动脉导管阻塞。由于心脏收缩和血流的推动,导管头端向前推移,造成肺动脉栓塞。保留肺动脉导管期间,如果自动出现了 PCWP,表示导管头端已嵌顿,应及时后退,以避免发生肺梗死。

4. 监测并发症 由于导管位置、传感器,或监测仪器等错误原因,提供了不正确的信息,致使判断失误,导致临床处理错误。

5. 其他并发症 包括心内血栓形成、导管缠圈和打结、损伤肺动脉瓣或三尖瓣、心内膜炎和败血症、心脏穿孔、套囊破裂、出血等。

(四)临床意义

1. 估计左心室前负荷 研究证明,当气囊阻塞肺动脉分支,从导管尖端所测得的压力与用心导管在 X 线下把导管真正插至肺小动脉的楔入部位测得的压力，即肺毛细血管楔压并无显著不同，从而为临床应用漂浮导管提供了依据。因左心房与肺循环相通，当导管气囊充气后随血流送入肺动脉分支阻断血流，管端所测得的压力是从左心房逆流经肺静脉和肺毛细血管所传递的压力。当左心室和二尖瓣功能正常时，肺毛细血管嵌楔压（PCWP）仅比左心房压高 1～2 mmHg。因此肺毛细血管楔压可用于估计肺循环状态和左心室功能，特别是对左心室的前负荷。因此，临床上可以用 PCWP 来代替左心室前负荷（LVEDP）。

据心脏外科病人同时测 PCWP 和 LAP，二者相差在±4mmHg 之内。业已证明，在无肺血管病变时，肺动脉舒张末期压仅较肺毛细血管楔压高 1～3mmHg，且 LVEDP 和 LAP 有很好的一致性，故可以用肺动脉舒张末期压表示上述各部位的压力。当气囊飘浮导管留置过程中一旦气囊破裂，仍可保留导管于肺动脉内监测肺动脉舒张末期压以替代肺毛细血管楔压，此亦为应用微导管进行监测提供依据。正常肺动脉收缩压 15～30mmHg，舒张压 6～12mmHg，平均动脉压（MPAP）9～17mmHg，PCWP 5～12mmHg。

2. 估计左心室功能　排除其他原因如缺血、二尖瓣病变，通过 PCWP 可以估计左心室功能。当 PCWP 超过 20mmHg 时，LVEDP 显著升高，表明左心室功能不全。在左心室功能不全，室壁的顺应性降低，左心室舒张末期压显著升高，此时由 PCWP 或肺动脉舒张末期压表示左心室舒张期末压就未必恰当。此外，导管端在肺野的位置和胸内压的改变均会影响 PCWP 的测值。在间歇正压或呼气末正压通气时，要考虑由此而引起胸内压和肺泡压改变的影响。当肺泡压低于左心房压时，测出的 PCWP 才能准确地反映左心房压。如呼气末正压超过 10cmH_2O，就有可能造成肺泡压大于左心房压，使测出的肺毛细血管楔压仅反映肺泡内压。因此若病人情况允许，测量 PCWP 时，最好暂时停用呼气末正压。临床上，所测得的 PCWP 数值高于实际左心室舒张末期压力的现象还见于慢性阻塞性肺疾病、二尖瓣狭窄、梗阻或反流及心内有左向右分流的患者。所测得的 PCWP 数值低于实际左心室舒张末期压力还可见于主动脉瓣反流、肺栓塞及肺切除患者。因此，在使用时应结合临床加以鉴别和判断。

病人左心室功能不全为主时，中心静脉压不能反映左心室的功能情况，此时应作肺动脉压或 PCWP 监测。目前认为当 PCWP 超过20～24mmHg 时，表明左心室功能欠佳。由于 90%以上的心肌梗死发生在左心，常会造成急性左心功能不全和肺水肿，此时 PCWP 的高低和肺水肿的发生有密切的关系。PCWP 在 18～20mmHg，肺开始充血，21～25mmHg 肺轻至中度充血，26～30mmHg 中至重度充血，大于 30mmHg 开始出现肺水肿。临床和 X 线检查显示有肺水肿的病人，PCWP 均上升，并超过 20～25mmHg。但肺水肿的临床和 X 线表现常比 PCWP 升高为延迟，有时甚至可延迟到 12 小时以上；肺水肿 X 线表现的消失又比 PCWP 下降明显推迟，由于液体再吸收缓慢有时可长达数日。此外，在急性心肌梗死后出现低血压的病人中有少数伴有 PCWP 较低，但病人肺部可有异常 X 线表现和明显的肺水肿，此类病人在严密监测下可谨慎地适当扩充血容量。

3. 估计右心室前负荷和右心功能　通过 PAC 导管将左、右心分开，右心房压结合 PCWP，对准确估计血容量有益。当右心衰竭时，右心房压增高，MPAP 与 CVP 差距下降。

4. 诊断肺动脉高压　肺动脉舒张压增高，提示肺动脉高压。

5. 估计瓣膜病变　通过测量跨瓣膜压差，可以辅助诊断三尖瓣和肺动脉瓣狭窄。PCWP 的波形有 a 及 V 波，心房收缩产生 a 波，心室收缩后期产生 V 波。若 PCWP 超过肺动脉舒张压，并有高大的 V 波，常提示急性二尖瓣反流。

6. 发现心肌缺血　心肌缺血与 LVEDP 或 PCWP 升高有明显相关性。

7. 测量心排血量（CO）　通过测量心排血量（CO）和其他衍生参数，评估循环状态，正确指导正性肌力药、血管扩张药和液体治疗。通常使用Swan-Ganz导管，用室温（15～25℃）或冰冷（0～5℃）的生理盐水作为指示剂，使用温度稀释法就可迅速、方便地测定心排血量。病人不同的病理状态可影响心排血量测定的准确性。在伴有三尖瓣反流或心内双向分流的病人中，心排血量的测定值通常偏低，而房颤病人因每搏心排血量的变化很大，需要在一段时间内反复多次测定，并取其平均值。危重病人在测定PCWP的同时测定心排血量并依据二者之间的相互关系，参考其他血流动力学指标，来判断循环功能状态，以期采取正确的治疗措施。

8. 区别心源性和非心源性肺水肿 肺栓塞、慢性肺纤维化，以及任何原因引起肺血管阻力增加时，肺动脉收缩压和舒张压均增高，而PCWP正常或降低。当肺动脉舒张压和PCWP之间的压差达到6mmHg以上，表示有原发性肺部病变存在。若再结合动静脉血氧差，便可鉴别心源性或肺源性的肺水肿。

9. 混合静脉血氧饱和度（SvO_2）连续测定 在传统的气囊漂浮导管内安装光导纤维即成为光纤肺动脉导管。首先由发射器发射的脉冲进入发光二极管，后者发出三个不同波长的脉冲光波交替激发红光和红外线。光波通过光导纤维传至肺动脉端，分别由红细胞内的氧合血红蛋白（HbO_2）和还原血红蛋白（Hb）吸收，再由光导纤维传回并进入光波检测器。经光波检测器检测后的光波信号再传至微处理机，区分各种不同的发光百分比，最终显示出氧合血红蛋白的含量即SvO_2。从肺动脉内采血可获真正的混合静脉血标本。但当导管位于肺动脉的较远端，又快速地从导管内采血时，则可混合有从毛细血管床内经过氧合的反流血液，从而引起混合静脉血的氧张力值假性增高。因此采血速度不宜超过3ml/min。测量上腔、右心房、右心室和肺动脉之间的血氧差，就可对心内左向右分流情况作出判断。近年来危重病人的整体氧供（DO_2）和氧耗（VO_2）关系颇受重视。根据动脉血和混合静脉血氧含量差（$Ca\text{-}vO_2$）与心排血量，即可知晓病人的实际氧耗量，可以间接的评估氧供/需平衡。

10. 右心室射血分数 使用右心室射血分数导管，计算右心室射血分数和舒张末容积。当怀疑右心室功能损害时，推荐使用。

11. 记录心腔内心电图和心室内临时起搏 在导管壁表面一定部位安放电极即可用作监测心腔内心电图。离管端11cm和12cm安装白金电极可用于监测右心室腔内心电图；若电极离管端26cm和28cm，可记录右心房内心电图，对心律失常的诊断有帮助。在导管端近气囊处安装白金电极，插管时由此电极记录心电图，以了解导管尖端的位置，当出现右心室心电图后，气囊立即排气，不使导管入肺动脉而嵌入右心尖，可用作床旁临时紧急起搏。

五、影响因素

1. 通气 通气可以影响肺动脉的压力数值。由于气道和跨胸压通过肺血管传递，对右侧循环的影响较大。病人自主呼吸，吸气时胸腔负压，肺动脉舒张压、PCWP和CVP均可受到影响。正压通气时，压力对血管床的传递，肺动脉压力抬高。因此，呼气末数值较准确。

2. 导管头端位置 肺动脉压的测量依靠导管头端所处的肺血管分支位置，如果位于通气良好而灌注较差的区域，如West Ⅰ带，其数值容易受呼吸道压力变化的影响。即使位于合适的中下肺段，在PEEP较大时（>10mmHg），肺动脉压力数值也会受到较大影响。

3. 置管时间 对左心室功能良好者，是否麻醉诱导以前放置肺动脉导管，存在争议。有人认为麻醉诱导前置入，常因为病人不适而引起血流动力学变化，并且诱导前大部分病人近期血流动力学资料已经存在，无必要再采集。有人认为充分镇静下，放置肺动脉导管不会引起明显血流动力学变化，近期的血流动力学资料不能反映当时的状态。应权衡利弊慎重考虑。

4. 原发疾病 慢性阻塞性肺病、二尖瓣病变、先天性心脏病存在心内分流、主动脉瓣病变、肺栓塞和肺切除病人，PCWP数值不能准确的反映左心室前负荷。因此，临床上应仔细判断。

第七节　心排血量

心排血量(cardiac output,CO)是指心脏每分钟输出到体循环或肺循环的血量也是反映心泵功能的重要指标,受心率、心肌收缩性、前负荷和后负荷等因素影响。正常值 4～8L/min。CO 监测不仅可评估整个循环系统的功能状态,而且通过计算出有关血流动力学指标,绘制心功能曲线,指导针对循环系统的各种治疗,包括药物、输血、补液等。因此,在临床麻醉和 ICU 中,特别在危重病人及心脏病人治疗中很有价值。心排血量的监测方法有无创和有创监测两大类。有创 CO 监测的方法有温度稀释法(热释法)、染料稀释法、连续温度稀释法。无创 CO 监测法有心阻抗血流图和超声多普勒等。临床上最常用和较准确的方法仍然是通过肺动脉导管的温度稀释法。

一、Fick 法

(一)基本原理

理论基础是由 Adolph Fick 于 19 世纪 70 年代提出,认为器官对某种物质的摄取和释放取决于流经该器官的血流,即该物质在动脉、静脉之间含量的差值。Fick 法以氧气作为被测定的物质,以肺作为代谢器官,通过测定动脉、静脉的氧含量,以获得动-静脉氧含量差值($a\text{-}vO_2$),通过吸入和呼出的氧含量差值和通气频率可以计算氧耗量(VO_2)。根据 Fick 原理,机体的氧供等于氧耗(VO_2),CO 由 VO_2 和动脉与混合静脉氧含量差来决定。动静脉氧含量差(CaO_2-CvO_2)可以用动脉血氧含量减去混合静脉氧含量来估计。VO_2 可以通过呼吸气体的分析来计算。公式:

$$CO=10\times[VO_2/(CaO_2-CvO_2)]$$

公式(90-1)

单位:CO 为 L/min,VO_2 为 O_2 ml/min,CaO_2 为 O_2 ml/100ml 血,CvO_2 为 O_2 ml/100ml 血,10 为单位换算因子。

Fick 法的前提为机体处于氧代谢的供需平衡状态,机体氧摄取等于肺的氧摄取量。由于临床上通过呼吸气体测量氧耗量非常困难,Fick 法测量 CO 很少应用。尽管如此,因为重复性和准确性较高,仍然常被看作测量 CO 的金标准。

由于质谱仪的广泛使用,通过 Fick 原理测量 CO 有可能得到发展,从而在围手术期得到应用。二氧化碳无创心排血量测定就是利用二氧化碳弥散能力强的特点作为指示剂,根据 Fick 原理来测定心排血量,其测定方法很多,常用的方法有平衡法、指数法、单次或多次法、三次呼吸法等测定方法。不管采用何种方法,其计算心排血量的基本公式如下:$CO=VCO_2/(CvCO_2-CaCO_2)$。除监测心排血量外,同时可监测肺功能相关指标,使心肺功能监测联系起来。

(二)影响因素

1. 采样误差　由于难以控制血流动力学和呼吸功能的稳定,可以发生气体采样误差。例如,没有采到真正的呼气气样、呼出气体量不准确等。如果肺动脉导管头端插入过深,可以抽出毛细血管血液,混合静脉血气就接近动脉血气。

2. 氧耗　因为氧耗量是靠肺来计算,而不是靠组织。如果肺容量变化,例如机械通气、肺不张或肺破裂等,就会引起明显误差。

3. 需要组织氧摄取量　等于肺氧摄取量,并且处于稳定状态。费时并且需要一定的设备,不利于在手术室中进行。

二、指示剂稀释法

(一)基本原理

理论基础是 19 世纪 90 年代由 Stewart 提出,经 Hamilton 修订得到的 Steward-Hamilton 方程。

1. 染料稀释法(dye dilution method)　用无毒染料,例如吲哚花青绿(indocyanine green)或亚甲蓝(methylene),经中心静脉注入,通过肺循环混合进入动脉系统。可以连续动脉采样,通过分光光度计的光密度分析测定浓度,从而作出时间-浓度曲线。用微积分法求出曲线下面积，即得出 CO。染料稀释法的曲线还可用于诊断心内分流，如果病人存在心内分流，此法在时间-浓度曲线上可以反映出来。存在左向右分流，则曲线峰浓度降低，消失时间延长，再循环峰消失。存在右向左分流，则曲线峰浓度前移。

2. 温度稀释法(thermodilution method) 临床上传统的温度稀释测量方法，通过借助 Swan-Ganz 导管能方便、迅速地得到 CO 的数值。最早 1954 年 Fegler 就产生温度指示剂的想法，通过对狗注射冷溶液，成功得到了典型的时间-浓度曲线，并且断定这种方法较染料指示剂更好。1968 年 Branthwaite 和 Bradley 最早应用此原理测定人的 CO 值。在 20 世纪 70 年代早期，Swan 和 Ganz 证明了温度稀释法测量 CO 的可靠性和可重复性，使该法逐渐成为临床实践中的“金标准”。将冷盐水(0～5℃)快速注入右心房，盐水随血液流动而稀释，温度逐渐与血温相一致。肺动脉导管头端的温度感受器，探测到流经肺动脉的盐水温度变化，即温度稀释的过程，得到温度-时间稀释曲线。通过 Steward－Hamilton 方程计算出 CO。公式：

$$CO=\frac{V(T_B-T_I)\times K_1\times K_2}{\int \Delta T_B(t)\mathrm{d}t}$$

公式(90-2)

式中，V 为注入盐水的量(ml)，T_B 为血液温度(℃)，T_I 为指示剂温度(℃)，K_1 为密度因素，K_2 为计算常数，$\int \Delta T_B(t)\mathrm{d}t$ 为血液温度变化的积分。

心排血量功能监测仪内有微机，通过此公式计算得出心排血量。此法优点为快速、容易操作、可以反复测量。

3. 连续心排血量测定(continous cardiac output, CCO) 基于温度稀释法同样的理论基础，但工作原理不同，使用改良的 Swan-Ganz 导管和新的连续心排血量测定装置，目前已有数项技术在使用。脉冲温度稀释(pulsed thermodilution)技术是通过肺动脉导管在右心房和右心室之间的卷曲热敏导丝(10cm)连续向血液内发放小的脉冲能量，可使周围血温度升高，通过 PAC 末端的热敏感受器探测血温的变化，发放的能量曲线与血温的变化之间存在相关性，从而得到温度稀释曲线，加热间断进行，每 30 秒一次，故可经由获得的温度-时间曲线来测定心排血量，开机 3～5 分钟即可测出心排出量，以后每 30 秒报出以前所采集的 3～6 分钟的平均数据，成为连续监测；另一项技术是加热位于 PAC 末端的热敏电阻，而通过右心室血流的连续冷却稀释，温度的变化与右心室血流导致的温度降低呈比例。二者均通过 Steward-Hamilton 修正方程计算。CCO 的优点为快速连续、容易操作、不需要注射盐水，避免了间断注射法出现的很多相关误差，可以连续监测 CO 的趋势变化。将 Swan-Ganz 导管进一步改进，增加右心房注射孔道、使用快速反应的热敏感受器和更为复杂的计算，通过分析肺动脉温度随数个心动周期的指数衰减情况，计算出每次心搏的射血比例，可以计算右心室射血分数和舒张末容积。临床上可以用于监测围手术期右心室功能损害。此项技术与体外测量技术相比较具有良好相关性，房颤和三尖瓣反流影响其准确度。

(二)影响因素

1. 染料稀释法

(1)分流：正常染料稀释曲线为染料浓度快速上升曲线，继之平滑指数曲线的下降。在曲线末期，可以出现小的再循环峰值。存在左向右分流，引起再循环提前，表现为指数曲线的下降相出现峰丘。存在右向左分流，少量染料不经过肺循环而直接到达体循环，在最初的上升曲线上产生一个小的峰值。这些异常峰值对诊断先天性缺损和判定修补后效果有一定辅助作用。

(2)重复测量：由于血流中可以存在上次的染料，其浓度会明显影响重复测量的准确性。因此，此法不宜重复测量。

(3)其他：染料注射的容量、速度影响其准确性。此法需要建立动脉采样通路，但不受呼吸的影响。

2. 温度稀释法 传统间断注射法临床上最常用，影响因素很多。

(1)注射盐水量:微机对 CO 的计算与注射盐水的量有关,注射容量必须准确。如果注射容量少于微机规定,测量数值可能较高。临床上有 3、5、10ml 多种注入量,研究证明在 0℃和室温下,以 10ml 注入量的可重复性最好。

(2)注射液温度:关于注射冰盐水还是室温盐水,争议很大。过去认为注射盐水温度与血液温度之间的差值越大,准确性越高。现在的研究结果不支持这一观点,认为如果测定温度与实际温度有别,则数值较大。例如,升高 1℃,则 CO 估计过高达 3%。因此,室温盐水(15～25℃)较冰盐水可能有更高的准确性,目前临床上多采用此法。但注射盐水的温度必须保持准确和恒定。

(3)分流:心内存在分流,将导致 CO 值不准确,右向左分流(如法洛四联症)测得的 CO 值偏低,左向右分流无明显影响。肺循环和体循环中存在交通,此项技术则不能使用。当用温度稀释法测量的 CO 值与临床不符合时,应考虑是否存在分流。

(4)准确性及可重复性:准确性指测量值反映真实心排血量的能力。可重复性指测量值的稳定性。据国内外严格对照研究,证明其准确性变动在±7%～±10%的范围。总的趋势是 CO 测得值比实际值高约 5%～10%,即使严格控制体外因素,其准确度只有 87%～93%。按普遍接受原则,温度稀释法的技术误差不应超过 10%。对温度稀释法的可重复性,国外作了大量的试验研究,临床上多采用 3 次注入法,即取曲线相关良好的 3 次数值的平均值,或 5 次注入法,去掉最大和最小值的平均值。

(5)其他:呼吸的影响可以导致 10%的差别,与肺血流的变化有关。肺动脉导管的位置必须到位,否则将得不到准确的曲线。同时输入静脉液体、微机计算方法、病人体位、注射速度等,均影响 CO 的准确性。

三、超声多普勒法

超声多普勒法的基本原理是利用超声波的多普勒效应,无创性地对主动脉血管的血流速度进行检测,同时测量主动脉的横截面积,从而计算出心排血量,即心排血量=平均血流速度×横截面积。

超声监测设备主要由带有探头、主机处理器和输出设备(显示器和打印机)三部分组成。多普勒超声探头作为超声波的发射器和接收器,主机自动将多普勒频移值换算为血流速度。主动脉的横截面积通过探头发射脉冲多普勒来测定。探头不断的发射超声波,通过主机的接受换算,连续的显示心排血量值,并可测得某段时间的平均值。

用超声多普勒技术可以测量通过心脏瓣膜的血流量及瓣膜面积,从而计算出心排血量。因为包括冠状动脉血流量,理论上,经瓣膜测量得到的心排血量更接近于实际值。

(一)经气管多普勒(TTD)

可以连续监测心排血量,输入平均动脉压和中心静脉压等数值,可以计算外周血管阻力等其他血流动力学指标。因探头安置在气管导管故需要进行气管插管。通过监听多普勒声音和观察多普勒信号,将 TTD 导管固定在气管隆突上方,靠近主动脉弓下方的位置,即升主动脉血流速度最大的部位,以获得最佳的多普勒信号。套囊要充气良好,使探头和气管壁有良好接触。最佳信号导管位置的平均深度,男性为 21～24cm,女性为 20～23cm。可用于不适合使用肺动脉导管者。病人必须气管插管;清醒和烦躁者影响其准确性;操作要熟练,需要反复调整导管位置,费时;可靠性和敏感性较热稀释法差;胸骨切开后和心脏手术操作时牵涉主动脉,影响其准确性;在主动脉瘤等大血管外科手术中不能使用等。

(二)肺动脉导管多普勒

肺动脉导管带有超声传感器。超声探测器与肺动脉壁直接接触,用多普勒技术测定肺动脉内血流速度,并计算出 CO。该法与热稀释法和 Fick 法比较,相关性良好(相关系数 0.76),准确性较高。

(三)经食管或锁骨上窝超声法

胸骨上窝超声可探测到升主动脉。食管

超声可探测到降主动脉。通过测量主动脉截面积及血流速度，计算出心排血量、射血分数和其他许多参数。与热稀释法等其他心排血量测量方法比较相关良好。

四、其他无创或微创测量

(一)通过连续测量动脉脉波来测量连续心排出量

1904 年 Erlanger 和 Hooker 建立了心排血量与动脉脉搏压力成正比的理论。1983 年 Wesseling 建立了通过循环动脉脉搏波形下面积计算每搏输出量的公式，通过整合计算脉搏曲线下面积的积分值而获得心搏出量，由心搏出量与心率而得到心排血量。

1. 动脉脉搏波形法(APCO) APCO 由 2005 年诞生，由 Flotrac 传感器和 Vigileo 监测仪两部分组成。该法通过 Flotrac 传感器采集患者外周动脉压力波形，结合患者年龄、性别、身高、体重、体表面积所得到的每搏量(SV)进行运算分析，从而得到心排血量/心排指数(CO/CI)、每搏量/每搏指数(SV/SVI)、外周血管阻力/外周血管阻力指数(SVR/SVRI)、每搏量变异度(SVV)等血流动力学指标。

2. 动脉脉搏波形结合温度稀释法(PiCCO) PiCCO 监测的工作原理结合了经肺温度稀释技术和动脉脉搏波形曲线下面积分析技术。CO 在连续监测时通过动脉脉搏来测量，间断时通过经肺热稀释技术得到。临床上使用 PiCCO 监测设备来进行脉搏容积分析，要获得最初的标准值，PiCCO 使用动脉热稀释法以方便此测量，不需置入肺动脉导管，只要由一条中央静脉导管快速注入一定量的冰生理盐水(温度 5～10℃约 10ml)，再由另一条动脉热稀释导管(置于股动脉)可得热稀释的波形，此步骤重复三次，PiCCO 设备将自行记录这几次的结果并算出一个标准值，PiCCO 以此标准值，再根据病人的脉搏、心率通过上述公式而持续算出心搏出量。此外，PiCCO 系统可以监测心率、收缩压和舒张压及由此得到的平均动脉压，分析热稀释曲线得到的平均传输时间(MTt)和下降时间(DSt)用于测量血管内(ITBV)和血管外的液体容量(EVLW)，而 ITBV 已被证明是一项可重复、敏感，而且能比较准确地反映心脏前负荷的指标。如果输入了病人的身高和体重，PiCCO 系统可以显示根据体表面积(BSA)或体重(BW)计算得出的各个参数指标。

(二)胸阻抗血流图

胸阻抗血流图(impedance cardiogram，ICG)是利用心动周期心室射血期间胸部阻抗的搏动性变化，来测定左心室收缩时间(systolic time interval)并计算出每搏量，然后再演算出一系列心功能参数。1986 年 Sramek 提出胸腔是锥台形，通过改良 Kubicek 公式，使用 8 只电极分别安置在颈根部和剑突水平，测量胸部电阻抗变化，通过微处理机自动计算 CO，连续显示或打印 CO。ICG 是一项无创伤性技术，特点为简单快速，可连续监测 CO 及与其有关的血流动力学参数，电极放置不当是错误的重要来源。由于抗干扰能力差，测量结果略大于温度稀释法测定值。临床上尚未被广泛接受。

五、准确性及其评价

准确性指测量值反映真实心排血量的能力。可重复性指测量值的稳定性。意味着需要与“金标准”测量相比较。在不同 CO 测量方法之间比较，很难确定谁为“金标准”。表 90-4 为各种测量心排血量方法比较。

表 90-4 几种测量心排血量方法准确性比较

测量方法	金标准	准确性和可重复性
Fick 法	电磁流量计，探头放置在肺动脉	良好
温度稀释法	Fick 法	测量值约高 5%～10%。可重复性差，重复测量则提高

续表

测量方法	金标准	准确性和可重复性
染料稀释法	Fick法 温度稀释法	测量值较低。可重复性良好
超声多普勒	温度稀释法	如果最初血管内径测量准确，准确性良好。探头容易移动，可重复性差
经食管超声	心室造影	良好

临床常用的温度稀释法，据国内外严格对照研究，证明其准确性变动在±7%～±10%的范围。总的趋势是CO测得值比实际值高约5%～10%，即使严格控制体外因素，其准确度只有87%～93%。按普遍接受原则，温度稀释法的技术误差不应超过10%。对温度稀释法的可重复性，国外作了大量的试验研究。1978年经典Hoel的研究证明，CO测量误差小于5%的概率达95%，需要重复注射7次；而重复注射3次，误差小于10%的概率为89%（表90-5）。临床上多采用3次注入法，曲线相关良好的3次数值的平均值；或5次注入法，去掉最大和最小值的平均值。

表90-5 温度稀释法测量CO的概率

注射次数	10%误差概率(%)	5%误差概率(%)
2	70	49
3	89	70
4	96	81
5	98	87
6	—	92
7	—	95
8	—	96

研究证明超声多普勒法测定CO与肺动脉导管温度稀释法相关性良好。但以食管超声法相关最好，而TTD法二者相关系数在0.5～0.9，变异最大。原因是共同的，测量探头不容易固定，血管内径的测量数值易变，可重复性差。

第八节 超声心动图

近20年来超声心动图(echocardiography)进展迅速。用二维超声心动图与彩色多普勒相结合，不仅可以探测心脏的解剖结构和瓣膜功能，而且可以进行较为精确的心脏功能测定。尤其是经食管超声心动图(transesophageal echocardiograpy，TEE)技术的发展，是近年心血管外科围手术期心脏功能监测的重大进展，为麻醉医师开拓了新的领域。

一、基本原理

超声心动图是利用雷达扫描技术和声波反射特性，通过发射范围在2.5～10MHz的超声波，接收和显示超声波穿过心脏各层结构时发生的反射，从而获得对心脏结构和功能的信息。超声心动图仪一般由探头(即换能器)、示波管和显示系统等部分组成。探头由压电晶体制成，振动压电晶体产生或接收超声波。通过声波穿透生物结构的时间和反射波密度，提供生物的结构形态和密度信息。由于压电晶体振动的频率很快，可以获得移动结构的信号。另外，结合多普勒频移分析，可以提供血流的速度和方向信息。

二、显像技术

根据探头结构和工作原理，超声心动图显像技术大体可以分为下面几种类型。

1. M型超声心动图 用单和窄的超声束，观察对心脏结构提供的一维图像。Y轴表示距离和程度，X轴表示时间，由X和Y轴共同组成图像。心脏结构在心脏周期的移动，在屏幕上产生心脏结构图。由于超声束方向固定，扫描线集中，连续记录时可显示多个心动周期的变化，与心电图、心音图、心内压力曲线和多普勒信号等同步记录，可以进行波形分析、血流动力学研究、观察心脏舒缩变化、计测心腔缩短分数和射血分数等。而对心脏切面轮廓、结构空间方位及其周邻关系的认识和判断存在困难,有一定局限性。

2. 二维(或称切面)型 克服了M型探头的一维限制。探头沿着一个平面,快速改变超声束的方向和位置,并且在体内快速连续地重复扫查,则声束所扫过的组织结构平面,显示为二维图像。主要有机械扇形超声扫描和相控阵超声扫描两种,后一种由极小的压电晶体片组成,可以用很小的传感器进行食管超声心动图检查。

3. 双平面 用第二个二维切面垂直于二维探头探测的横向切面,因此而提供了更完全的心脏结构图像。多平面超声心动图,探头具有连续旋转晶片,使换能器探测角度旋转0°~180°,而探头位置不变,从而提供多切面图像。用双平面探头,0°时为横轴切面,90°时为纵轴切面。

4. 多普勒超声心动图 通过血细胞对超声波的反射,利用多普勒效应和多普勒频移(doppler shift)可以计算血流速度。多普勒超声心动图可以与二维和M型超声心动图结合。多普勒技术有以下几种。

(1) 脉冲多普勒(pulsed doppler,PW):PW是按一定规律间歇发射和接收超声波,发射与接收之间有时间延迟,探查物质的运动速度值受到脉冲重复频率(pulse repetition frequency)的限制。高频脉冲多普勒经超声换能器换成超声脉冲,通过接收血细胞对超声脉冲的散射回波,反映不同深度的血流随时间变化的特性。主要测定血流的速度和方向。

(2) 连续波多普勒(continuous-wave doppler,CW):CW探头具有两个传感器,一个连续发射超声波,一个连续接收反射波,发射和接收之间无时间延迟。故不能定位诊断,但对高速血流测量准确。CW可以测定心排血量等血流动力学指标。这种技术在TEE中应用,可以准确地测量主动脉血流速度和每搏量。

(3) 彩色血流多普勒(color-flow mapping):用二维和PW结合,可以在真实时间内彩色显示和测量心脏组织结构和血流。彩色血流多普勒主要有三种基本颜色,即红色、蓝色和绿色。对着探头方向的血流为红色,背离方向血流为蓝色。这种技术可以进行血流定位,测量血流方向、速度和加速度。

5. 对比超声心动图 近期发展而来。声波对照剂如微泡对超声波反射良好。对比剂进入左心室或主动脉根部,出现在冠状循环和微循环,心肌灌注良好的区域与灌注不良区域形成对比。诊断心肌缺血性改变的特异性和敏感性较好。

三、经食管超声心动图

虽然TEE历史较短,但进展很快。尤其是TEE探头的研究和改进,从M型探头发展到双平面相控阵探头、多平面相控阵探头、Panoramic(全景)探头,直到出现经食管超声三维重建和小儿专用探头。换能器包含32~64个压电晶片,图像扫描速度、旋转角度和功能更好。因此,放置一个食管探头,可以解决几乎全部问题。TEE与经胸超声心动图比较,有许多优点:

(1)由于探头紧靠左心房后壁,直接通过食管和心包探测心脏,功能更加拓展,图像更为清晰和准确。

(2) 探头与食管腔紧密接触,换能器位置固定,敏感性和特异性增加,监测指标准确可靠。

(3) 在心血管外科麻醉围手术期持续监测。

(4) 除监测心脏功能、心肌缺血和心肌梗死外,即时对手术进行指导和评价。

围手术期TEE的使用几乎可以涵盖心脏外科的所有病例。在冠心病等心脏外科监测心室功能、心肌缺血和心肌梗死,指导麻醉处理和治疗;心血管外科术前即刻诊断,补充提供实时心脏结构和血流信息;心脏外科手术中监测指导瓣膜修补、替换和成形,监测指导缺损修补、畸形矫治,评价手术后即时效果;心血管外科术后ICU监护,及时发现和处理心肌缺血、左心功能不全、低血容量及心脏压塞等并发症；各种心血管疾病在经胸超声心动图检查图像不清晰、深部结构难以观察诊断不明者；监测血流动力学的变化，进行生理、药理等临床研究。

严格地讲 TEE 属半无创性监测。相对禁忌证有：不合作者；有活动性上消化道出血、近期胃食管外科、吞咽困难、纵隔放疗病史；食管炎、食管狭窄、食管肿瘤、食管憩室、食管静脉曲张、食管瘘和食管硬皮病等食管疾病；出血性疾病等。尽管 TEE 监测非常安全，但心脏疾病本身容易突发意外，不容忽视但非常重要的问题是 TEE 检查时，另一个麻醉医生必须密切观察病人，而不能被精彩的图像所吸引。其可能的并发症包括：咽喉部或食管出血、腮腺肿胀、暂时性喉返神经麻痹、食管穿孔、严重心律失常、误吸、支气管痉挛、高血压或心衰、气道梗阻、大血管受压等。

以下是常用的 TEE 监测心功能切面（图 90-14）。

（1）横轴切面：即经食管多平面扫描定在 0°，由换能器横向扫描获得。基本视图（basal view）：检查心脏的基本结构，圆环形的主动脉根部回声位于正中，能显示冠状动脉和房间隔。特别有用的图像为主动脉瓣，可以估计瓣叶的运动和钙化程度，观察主动脉口处结构与血流情况。食管中段视图（midesophageal view）：即四腔心切面。显示左心房、左心室、右心房和右心室结构。可以探测房室腔形状、室壁活动和心内气泡。应用多普勒可以估计二尖瓣功能。房间隔显示清晰，对判断缺损和分流有很大帮助。经胃视图（transgastric view）：即左心室短轴切面。探头位于胃部，主要显示左心室及其附近结构。显示三支冠状动脉的血供心肌。因此，用来监测整个左心室功能和心肌缺血引起的室壁运动异常。

（2）纵轴切面：即经食管多平面扫描定在 90°，由换能器纵向扫描获得。基本视图：主要显示三尖瓣、右心室流出道、肺动脉瓣，以及主肺动脉结构和血流。此切面可以帮助置入肺动脉导管。食管中段视图：显示二尖瓣的解剖，包括乳头肌结构。观察左心房情况，有助于左心房血栓的诊断。结合脉冲波多普勒超声心动图（PW）可以观察左上肺静脉和评估二尖瓣关闭不全的程度。纵轴经胃视图：显示左心房、二尖瓣和左心室结构和血流。估计左心室前壁和下壁的室壁运动情况。

（3）胸主动脉切面：在横轴和纵轴切面均可以探查胸主动脉。探头从胃底部逐渐撤退至主动脉弓位，旋转晶片扫描 0°～90°。可依次显示主动脉根部短轴、升主动脉、主动脉弓和降主动脉切面。有助于诊断主动脉病变和测量主动脉血流。

四、心功能监测

1. 心脏收缩功能　左心室整体收缩功能可以通过二维扫描区域迅速估测。如果心肌收缩受到抑制，则心肌纤维呈最大限度伸展，舒张末期容量增加。观察收缩期室壁运动的类型也可以估计左心室功能。心脏正常收缩，左心室内膜表面向中心移动，室壁厚度增加。如果存在收缩功能下降、心肌梗死或心肌病，则左心室室壁会出现一个或多个区域运动异常、室壁厚度不增加或甚至变薄。通过测量左心室腔、壁和血流变化，可以量化心脏收缩功能。常用指标如下。

（1）左心室缩短分数（FS）：M 型超声心动图可以测量左心室舒张末期内径（LVIDd）和左心室收缩末期内径（LVIDs），从而计算 FS：

$$FS(\%) = 100 \times (LVIDd - LVIDs)/LVIDd \quad \text{公式(90-3)}$$

正常值：平均为 30%，下限为 25%。FS 可以反映心肌收缩力，临床意义相当于左心室射血分数。如果存在心室收缩明显不协调，则不准确。

（2）平均左心室周径缩短速率（mVCF）：收缩期左心室短轴圆周变化速度，反映左心室收缩状态。mVCF 等于舒张末期与收缩末期圆周之差（Dd－Ds）除以左心室射血时间（LVET）。即：

$$mVCF = (Dd - Ds)/Dd \times LVET \quad \text{公式(90-4)}$$

正常值：平均为 1.3 周/秒，下限为 1 周/秒。

反映左心室心肌的收缩力。

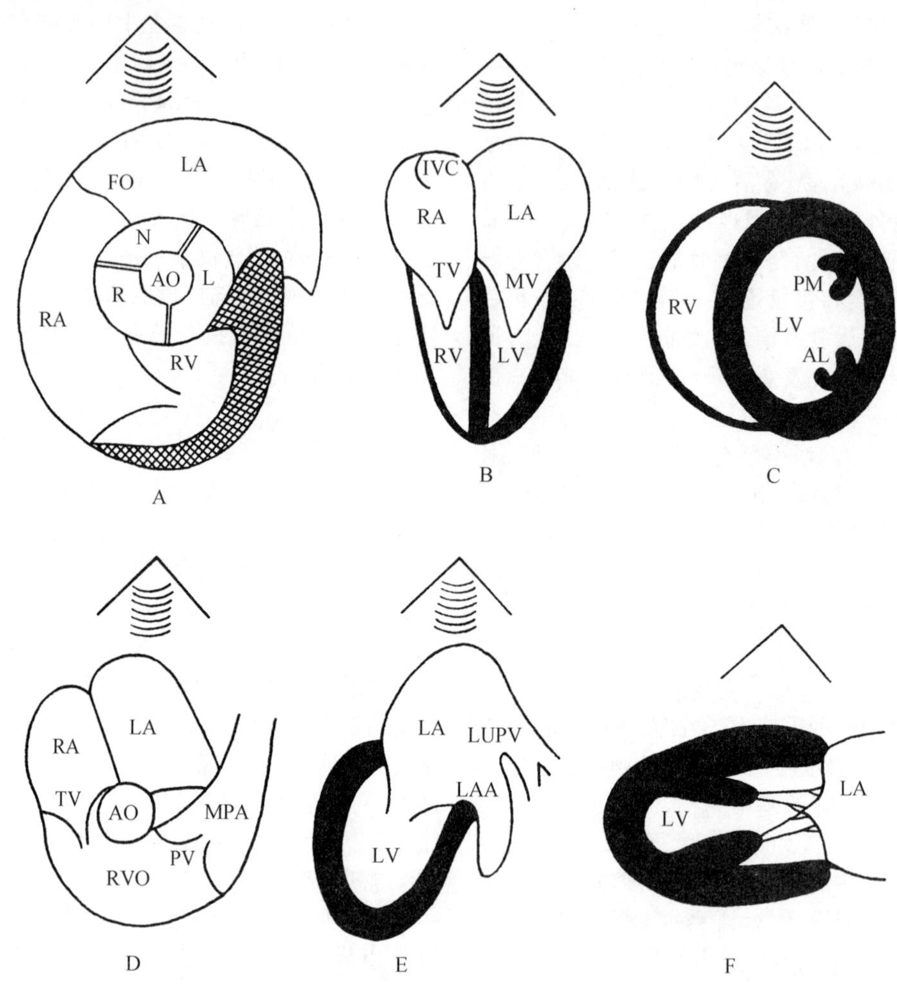

图 90-14 常用切面示意图

A. 横轴切面基本视图；B. 横轴切面食管中段视图；C. 横轴切面经胃视图；D. 纵轴切面基本视图；E. 纵轴切面食管中段视图；F. 纵轴切面经胃视图

LA. 左心房；RA. 右心房；LV. 左心室；RV. 右心室；MV. 二尖瓣；TV. 三尖瓣；L. 左冠状瓣；R. 右冠状瓣；N. 无冠瓣；AO. 主动脉；FO. 卵圆孔未闭；IVC. 上腔静脉；PM. 后乳头肌；AL. 前乳头肌；RVO. 右室流出道；MPA. 主肺动脉；LUPV. 肺静脉；LAA. 左心耳；PV. 肺动脉瓣

(3)面积射血分数：通过测量左心室收缩末期切面面积(LVESA)和舒张末期切面面积(LVEDA)来计算面积射血分数(EFA)。

EFA(%)＝(LVEDA－LVESA)/LVEDA。 公式(90-5)

研究表明，面积射血分数相当于左心室射血分数，反映左心室整体收缩功能较心排血量更敏感，同心室造影比较二者相关良好。LVEDA 可以反映左心室前负荷。在心脏外科手术中，通过监测 EFA 和 LVEDA 的变化，指导正确的麻醉处理。例如，LVEDA 减少而 EFA 增大，低血压的原因可能为低血容量。相反，LVEDA 增大而 EFA 减少，表明心肌收缩力下降，应使用正性肌力药物和减少左心室前负荷。有研究表明，经 TEE 提供的 LVEDA 和 EFA 信息，对指导临床决策优于 PCWP。如果存在缺损、室壁运动异常、解剖异常(如主动脉瘤)会产生估计偏差。为了降低误差，可以测量数个短轴切面的面积，分别计算并加以平均，但费时不适合临床。另外，通过面积可以计算容量，再得出容量射血分数。

(4) 主动脉血流加速度(ACVm)：用多普勒超声测定，从血流起始点至最大峰值之时间除收缩期血流最大速度(V_{max})。正常值 7.4～13.2 m/s。是评估左心室心肌收缩力的敏感指标。

(5) 二尖瓣-室间隔夹角：快速估测左心室收缩功能的半定量指标。通过测量舒张期二尖瓣前叶与室间隔夹角来评价左心室收缩功能。左心室收缩功能减退，由于左心室舒张末期容量增大，二尖瓣血流量减低，二尖瓣-室间隔夹角增大。在 TEE 四腔心切面，如夹角大于 30°，左心室射血分数往往低于 50%。

2. 心脏舒张功能　研究表明，心脏舒张功能降低往往是心功能降低的早期表现。目前临床上除超声外，尚无评估心脏舒张功能的可行办法，下面几个测量指标是评价心脏舒张功能的重要依据。

(1) 舒张期二尖瓣血流速度：通过测量舒张期跨二尖瓣血流速度，估计心脏舒张功能。在心脏舒张期，脉冲多普勒束直接对二尖瓣口探测。在正常充盈舒张早期，产生特征性血流(E 波)。随后，跨瓣血流为零直到舒张末期。当心房收缩产生第二个血流(A 波)。E 波和 A 波血流速度及面积峰值比值(E/A)，可以反映心室的舒张功能(心室顺应性)、二尖瓣病变的程度和心律对心室充盈特性的影响等。

在心室舒张功能减退，有两种基本充盈异常：一种是 E 波高尖，E 波减速时间缩短，A 波减小或消失，E ∶ A＞2 ∶ 1。常见于扩张型心肌病、缩窄型心包炎、限制性心肌病和左心室收缩功能衰竭。反映了舒张早期左心房充盈压和舒张晚期左心室充盈压的明显升高，左心室舒张功能的基本异常是左室僵硬度的增加。另一种表现为 E 波减小，E 波减速时间延长，A 波增高，E/A＜1。常见于肥厚型心肌病、高血压性心脏病、主动脉瓣狭窄、冠心病等。反映了舒张早期左心室充盈压升高，左心室舒张功能的基本异常是左心室松弛性降低。

(2)左心室心肌松弛时间常数：左心室松弛时间常数是心导管技术测定左心室心肌主动松弛功能的指标。据国内张运等研究发现，对二尖瓣反流者，采用 CW 技术由反流频谱中测量这一指标，其方法：①在反流频谱的减速支中将各点反流速度按简化的贝努利方程转化为反流压差；②计算反流压差的最大下降速率($-dPG/dt_{max}$)；③将最大下降速率时间点的反流压差(ΔPG)加上估测的左心房压(LAP)，后者可由肱动脉收缩压减去二尖瓣最大反流压差得出；④计算左心室心肌松弛时间常数(T)：$T=(\Delta PG+LAP)/(-dPG/dt_{max})$。经此法计算的 T 值与心导管测量的 T 值比较，有高度相关($r=0.94$)。

T 值的正常值为 40ms，大于此值表明左心室心肌松弛性减退。常见于心肌肥厚和心肌缺血，如高血压心脏病、主动脉瓣狭窄、肥厚型心肌病、冠心病和糖尿病等。

3. 心排血量　用多普勒超声心动图的体积血流测量技术，可准确测量心搏量和心排血量。原理即流量(Q)等于流速(V)与管腔截面积(A)的乘积：$Q = AV$。测量部位通常选择主动脉瓣膜的瓣环。用二维超声测量瓣环面积，PW 测量一次心动周期流经瓣环的流速积分，相乘即得心搏量，再乘以心率即得出心排血量。用 TEE 技术监测主动脉或二尖瓣血流量计算心搏量和心排血量，进一步提高了可靠性和准确性。

4. 前负荷　用舒张末期面积(EDA)来估计舒张末期容量(EDV)是提示前负荷的良好指标。用多平面 TEE 和声学定量技术，通过对心室腔的直接观察，可以提供左心室舒张末期容量、收缩末期容量和射血分数。研究表明，TEE 提供的 EDA、EDV 与心排血量相关性，比 PCWP 与心排血量相关性要好。

5. 后负荷　用超声心动图单独不能确定后负荷，但通过测量收缩末期室壁厚度(WT)、舒张末期心腔内径(LVEDD)和收缩期动脉压(P)等参数，可以计算收缩末期室壁应力(end-systolic wall stree，ESWS)，ESWS 是提示后负荷的指标。根据 Laplace 定律，单位心肌断面积所承受的力与心腔半径成正比，与室壁厚度成反比。计算公式：ESWS =（1.33 × P × LVEDD）/4WT（1 + WT/LVEDD）。经改良：ESWS =（P×LVEDD）/WT。

正常参考值：（179 ± 11）× 10^3 dyn/cm^2。ESWS增加可见于体循环高血压、主动脉狭窄、主动脉反流等。当每搏量不等于心室射血总量，如存在二尖瓣反流或室间隔缺损时，ESWS比外周血管阻力更能代表后负荷。在血管外科，由于ESWS与心肌氧耗量之间的密切关系，值得进一步深究。

6. 局部室壁运动异常 TEE对检查局部室壁运动异常（regional wall motion abnormality，RWMA）非常敏感。室壁运动的急性变化与血供密切相关。缺血性RWMA的类型：运动功能减退、运动不能和反常运动。可使用5级评分法：①0分，正常。当心室收缩时，半径缩短>30%，室壁明显增厚。②1分，轻度运动减弱。半径缩短10%～30%，室壁增厚降低。③2分，重度运动减弱。半径缩短<10%，室壁无明显增厚。④3分，无运动。无半径缩短，无室壁增厚。⑤4分，反常运动。当心室收缩时，室壁膨出变薄。如果评分≥2分，持续≥1分钟，即提示发生心肌缺血。RWMA监测心肌缺血和心肌梗死较ECG敏感。

7. 其他 心脏外科对心功能和血流动力学的持续监测。判断外科手术的效果，如瓣膜的修复、缺损的修补、判断血流流出道梗阻、肥厚型梗阻性心肌病的矫正等。心内手术时检查心内残余气泡，协助左心排气。

（于钦军 袁 素 刘 进）

参考文献

于钦军．2005. 麻醉监测．见：于钦军，李立环．临床心血管麻醉实践．北京：人民卫生出版社，41～74

张运．1997. 心功能监测．见：李治安．经食管超声心动图学．北京：人民卫生出版社，56～62

Bainbridge D. 2005. Preoperative monitoring in cardiac anesthesia. In. Cheng CHD, David TE. Perioperative Care in Cardiac Anesthesia and Surgery. Toronto：Lippincott Williams & Wilkins，99～104

Lake CL, Edmonds HL. 2005. Monitoring of pediatric patient. In：Pediatric Cardiac Anesthesia. 4th ed, Philadelphia：Lippincott Williams & Wilkins，190～227

Reich DL, Moskowitz DM, Kaplan JA. 1999. Hemodynamic monitoring. In：Kaplan JA, Reich DL, Konstadt SN. Cardiac Anesthesia. 4th ed. Philadelphia：W. B. Saunders Company，321～358

Skeehan TM, Jopling M. 2003. Monitoring the cardiac surgical patient. In：Hensley Jr. FA, Martin DE, Gravlee GP. A Practical Approach to Cardiac Anesthesia. 3rd ed. Philadelphia：Lippincott Williams & Wilkins，98～140

第 91 章　呼吸功能监测

手术过程中许多因素如体位、麻醉技术、麻醉药及手术操作都可以影响病人的通气，故术中应连续监测病人的通气和氧合情况，以便及时发现问题，及时处理，保证手术的安全。临床观察呼吸频率、胸腹部呼吸的幅度、有无发绀等，不应忽视，尤其是在局麻下保持自主呼吸的病人如椎管内麻醉期间。现代高科技为我们提供了许多新的监测技术，使我们有可能更精确地监测病人呼吸功能各方面的变化。

第一节　机械通气时常监测的呼吸参数

现代的麻醉机都附有气道压力、呼出气量、频率和每分通气量的监测装置。

一、气道压力

气道压力可以反映气道阻力的变化。当发生气道阻塞、导管扭曲和支气管痉挛等时，气道阻力增加，气道压力升高。无呼吸系统疾患者，气道压力在间歇正压通气（IPPV）时<1.9613kPa(20cmH_2O)。

二、潮气量、每分通气量及呼吸频率

所测潮气量应该是呼出气量，它代表呼吸机压入肺泡内的气量，正常值为 8～12ml/kg。呼吸频率的设置应根据血气 $PaCO_2$ 值，一般在 10～14 次/分。

第二节　动脉血气分析

详见血气监测。

第三节　脉搏血氧饱和度(SpO_2)

利用血红蛋白（Hb）和氧合血红蛋白（HbO_2）对光的吸收特性不同而测得 SpO_2，前者吸收红光（波长 660nm），后者吸收红外光（波长 940nm），用红光和红外光分别照射组织，当两束入射光经过手指或耳郭时，被血液及组织部分吸收，这些被吸收的光强度，除搏动性动脉血的光吸收因动脉压力波的变化而变化外，其他组织所吸收的光强度都不会随时间改变，并且保持相对稳定（图 91-1、图 91-2）。动脉床的搏动性膨胀使光传导路程增大，因而光吸收作用增强，形成光吸收脉搏。经微机处理光信号，得出血氧饱和度和脉率。这种方法可以连续监测末梢部位的血氧饱和度和脉率，所测得的 SpO_2 与经动脉采血所测得的血氧饱和度（SaO_2）有很好的相关性（r=0.98），而且方法简便、无创，已在临床广泛应用，被视为麻醉和术中监测的必备设备。由于这种监测仪还可以在屏幕上连续显示末梢循环容量的曲

线图，其搏动幅度可以直观地反映末梢循环血流量的变化，对了解病人循环状态很有帮助。

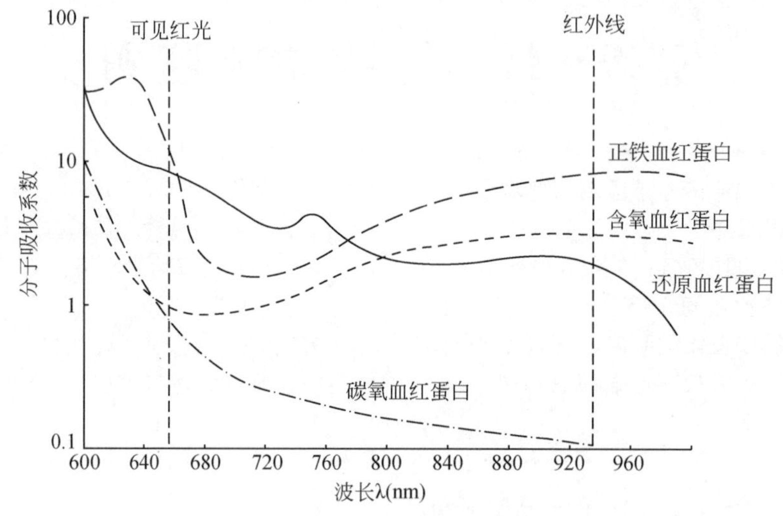

图 91-1　血红蛋白吸收曲线

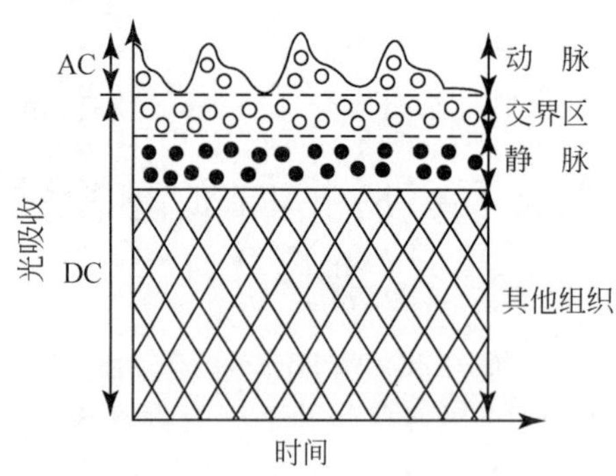

图 91-2　组织对光的吸收示意图

有些因素可以影响检测结果，如吸烟者的一氧化碳血红蛋白（CO-Hb）达5%～15%，使测得的 SpO_2 偏高；黄疸病人和血液内有诊断用色素者，测得的 SpO_2 偏低；室内强光或蓝光可干扰检测结果；肌肉活动可造成低 SpO_2 和高脉率的假象；动脉受压、末梢温度过低都可使测得结果偏低。

第四节　呼出气二氧化碳（$ETCO_2$）监测

机体的 CO_2 生成量、肺泡通气量和肺血流灌注量都影响肺泡 CO_2 的浓度或分压，因为 CO_2 的弥散力很强，所以，肺泡气和动脉血的 CO_2 很快即达到平衡，因此正常人的呼出气 CO_2 分压（$P_{ET}CO_2$）与肺泡气 CO_2 分压（P_ACO_2）以及动脉血 CO_2 分压（$PaCO_2$）几乎相等。只有在病理状态下，肺泡通气与灌流比（V/Q）及分流（Q_s/Q_t）异常，$P_{ET}CO_2$ 才不能代表 $PaCO_2$。

利用 CO_2 吸收红外线量与其浓度成正比的特性，可以测得呼吸过程中不同时相的 CO_2 浓度，并可描记成图，即呼气二氧化碳浓度曲线图（图 91-3）。

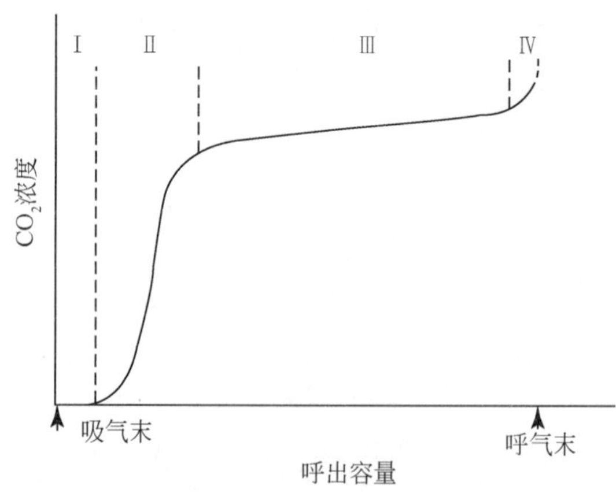

图 91-3　呼气 CO_2 浓度图

根据传感器在气流中位置的不同，二氧化

碳监测仪可分为主流取样和侧孔取样两种。主流取样的优点是传感器与呼出气流直接接触，反应快，气道内分泌物或水蒸气对测定结果影响小，但可使读数窗模糊，需随时清除黏液及微粒，以免读数错误；缺点是传感器质量较大，增加了额外的死腔量，不能用于未插气管导管的病人。侧流取样可以从呼吸回路的侧方持续取样，取样的流率一般校准为 50～200ml/min；由于传感器不直接接在回路中，所以不增加机械死腔，也可以用于未插气管导管的病人。其缺点是采样系统（采样管、水收集器）有多个连接点，容易损坏而漏气，且水蒸气易在此凝结，影响测定结果；由于采样系统与检测系统有一定距离，而且采集的气体要达到一定容量才能检测，所以可使识别反应滞后；如果采样流率大于呼出气流率，采取的样本就会混入新鲜气流而影响测定结果。目前，多采用侧孔取样法。

$ETCO_2$ 能无创、连续监测肺通气功能。临床上常见的 $ETCO_2$ 曲线有以下几种。

一、标准 $ETCO_2$ 波形

呼气开始时所呼出的气体来自解剖死腔，没有 CO_2（图 91-3Ⅰ）；接着呼出的气体来自肺泡，富含 CO_2（图 91-3Ⅱ）；第Ⅲ相称之为肺泡平台（图 91-3Ⅲ），代表肺各区混合后的肺泡气，其终点代表呼气末的 CO_2 浓度（或分压）。正常人的 $P_{ET}CO_2$ 只比 $PaCO_2$ 低 0.267～0.40kPa（2～3mmHg）；如果呼气延长，并使肺容量低于关闭容量，就可能出现 CO_2 浓度再度升高，出现第Ⅳ相（图 91-3Ⅳ）。$ETCO_2$ 的下降支代表吸气（图 91-4A1）。

二、肺泡平台缓慢上升

常见于呼气慢的病人，如急性哮喘状态、慢性阻塞性肺疾患和侧卧位开胸等，因为，此类病人的肺各部分的 V_A/Q 比率异常，不同部位肺泡中的 CO_2 浓度不同，采样初期的 CO_2 浓度低于采样后期呼出气的 CO_2 浓度（图 91-4A2）。

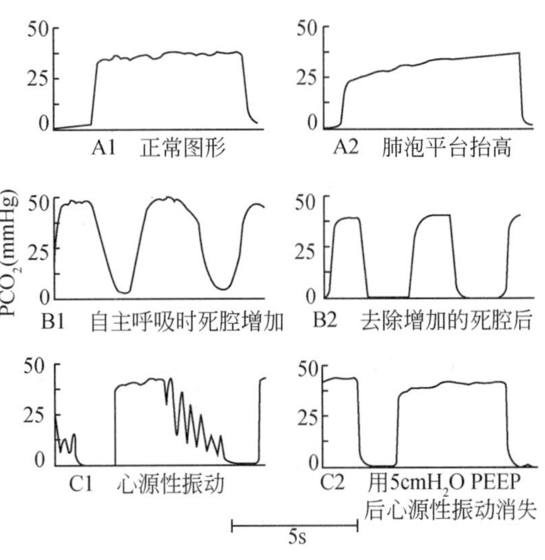

图 91-4　几种典型的 CO_2 图形

（1mmHg=0.1333kPa，1cmH₂O=0.0981kPa）

三、吸气末 CO_2 水平高于基线

这可能是由机械死腔大、新鲜气流少、CO_2 吸收剂失效等造成吸入气 CO_2 浓度升高，纠正以上影响因素后 $ETCO_2$ 即恢复正常（图 91-4 B1、B2）。

四、心源性振动波

见于呼吸频率太慢（如呼吸中枢抑制、机械呼吸频率太慢）时心跳拍击肺所致（图 91-4 C1）。用 PEEP 后使肺容量增大则可使之消失（图 91-4 C2）。

正常的 $P_{ET}CO_2$ 为 4.67～6.00kPa（35～45mmHg）。高于此值提示：①机械呼吸不当，应调整呼吸频率及潮气量。②如果机械呼吸参数正常，就应考虑到 CO_2 产生过多，如高热和恶性高热时。③$P_{ET}CO_2$ 瞬时增高可见于主动脉夹留再开放和放松止血带对，静脉滴注碳酸氢钠（图 91-5）和腹腔镜手术期间向腹腔充气时。④中枢性疾患或因麻醉性镇痛药导致的呼吸抑制。

$P_{ET}CO_2$ 低于正常提示：①通气过度，应调整机械呼吸参数。②也可能是 V/Q 比率不正常，如肺梗死、血压严重降低。因为没有血流的肺泡排出的气体不含 CO_2，使呼出气的 CO_2

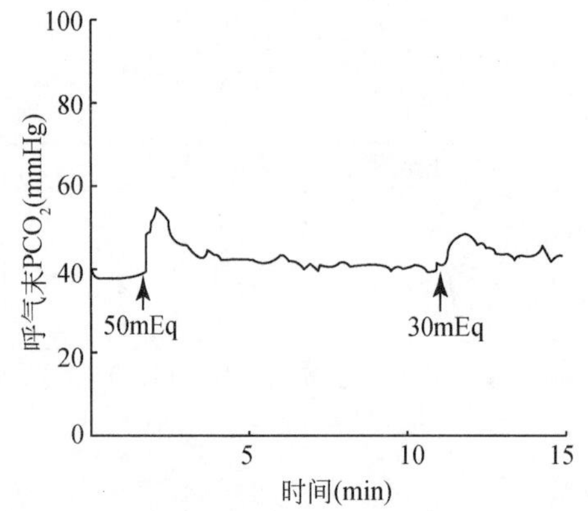

图 91-5 静脉滴注 $NaHCO_3$ 对 $ETCO_2$ 的影响
(1mmHg=0.1333kPa)

被稀释，此时 $P_{ET}CO_2$ 与 $PaCO_2$ 之差增大。③体温过低或严重休克时产生 CO_2 过少，心跳停止时 $P_{ET}CO_2$ 等于零，以及中枢性通气过度等。④$P_{ET}CO_2$ 突然降低至极低水平甚至为零，多提示技术故障，如取样管扭曲、分析仪故障、气管导管脱出或与呼吸机脱离。⑤$P_{ET}CO_2$ 明显下降，呼吸道阻力升高，提示呼吸道梗阻。

呼吸平台不规则可见于呼吸节律紊乱，喘息性呼吸，自主呼吸恢复与机械呼吸对抗(图 91-6)，术者压迫病人胸部，来自手术区突然的强刺激使呼吸兴奋等。此时，应根据具体情况补充肌松药，加深或减浅麻醉。

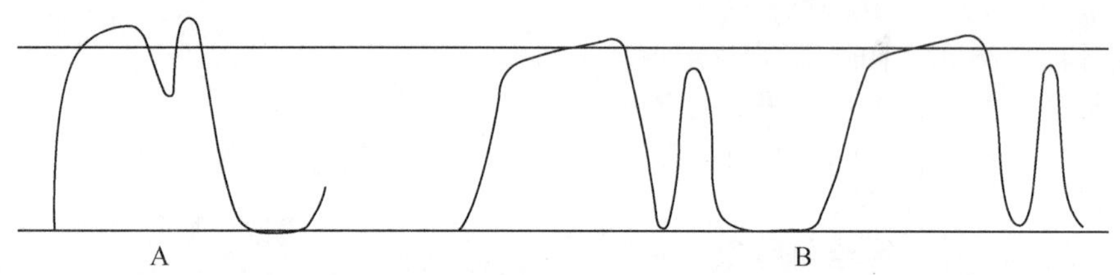

图 91-6 肌松药残余作用(A)和自主呼吸与呼吸机对抗(B)时的 $ETCO_2$ 图形

五、容量二氧化碳描记图

若同时测量呼出气容量和 PCO_2，可将呼出气 PCO_2 与呼出气容量关系作图(图 91-7)。其优点是，可以将 CO_2 图像积分，获得每次呼出 CO_2 的量，既能实时测量 CO_2，还能观察到传统时间二氧化碳描记图无法探测到的呼吸波形的显著形态改变，而且还能将死腔分成不同的部分进行分析。因此，总生理死腔(V_{DPHYS})可以通过动脉 PCO_2 与方程式 $V_{DPHYS}=V_T(1-P_ECO_2/P_ACO_2)$ 计算得到。解剖死腔(V_{DANAT})，包括呼吸环路中重复呼吸的气体，可以直接通过容量二氧化碳描记图得到(图 91-7B)。目前已有市售的结合容量二氧化碳测定的监测仪。

第五节 旁气流通气监测

1991 年 Datex 公司研制的旁气流通气监测仪(side stream spirometry，SSS)在多种条件下都能应用，如气管插管、面罩吸 O_2、各种呼吸回路。因为它的传感器(图 91-8)能接在离呼吸道最近处，不受环路内压缩气体和新鲜气流的影响，所测得的结果及时、准确。能连续监测 14 项通气指标，即流率、吸气及呼气潮气量、每分钟吸气和呼气通气量、1 秒率、气道峰压、平台压、呼气末压、呼吸频率、吸呼比、顺应性、顺应性环(压力-容量环，PV 环)、阻力环(流速-容量环，FV)等。近年来，国内外关于应用旁气流通气法监测的报道较多。这些报道证明，根据 PV 环和 FV 环及其他各项指标的变化，可以比 SpO_2 更早地发现低氧血症，对纠正气管导管的位置(图 91-9、图 91-10)，及早发现肺移植反应，观察 PEEP 治疗 POPD 的效果，可靠地诊断气胸，指导心肺复苏等都有参考价值，是目前较理想的呼吸功能监测手段，尤其对开胸、腹腔镜和特殊体位的手术以及在 ICU 中对有严重肺部疾患的病人、过度肥胖病人和小儿的监测有独特的优越性。

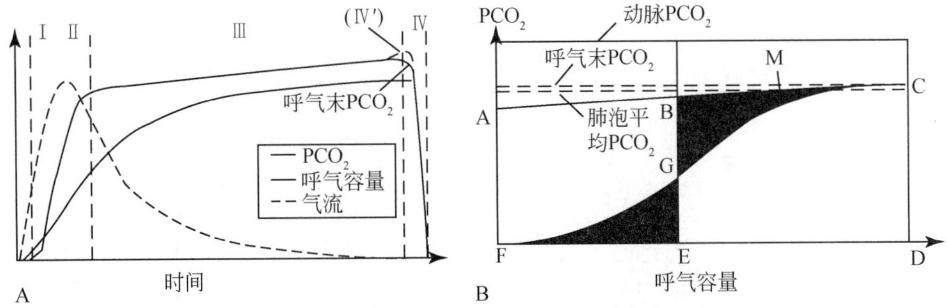

图 91-7　时间和容量二氧化碳描记图

A. 呼气 PCO_2 与时间关系曲线(即标准时间二氧化碳描记图)。通常将波形分为几相。Ⅰ相:气体由大气道呼出,$PCO_2=0$。Ⅱ相:气道气体向肺泡气体转变。Ⅲ相(即肺泡平台期):通常较平坦,但若出现 V_A/Q 比例失调,则出现上斜形曲线。Ⅳ相:二氧化碳描记图出现下降支,往往表示吸气开始。但有时在肺泡平台期末端会出现小的上升波,常为气道梗阻的表现(图中用虚线表示,标为Ⅳ′)。在单一惰性气体洗出曲线上也常发生这样的现象,这个上升波归于Ⅳ期。呼气结束时 PCO_2 值为呼气末 PCO_2($P_{ET}CO_2$)。图中同时表示了呼气流速与流量。B. 容量二氧化碳描记图。这种二氧化碳描记图表示的是呼气 PCO_2 与呼气容量的关系。通过测量二氧化碳描记图曲线下面积可以得到每一次呼吸的混合呼气 PCO_2。通过测量动脉 PCO_2 并利用 Bohr 方程(假设 $P_ACO_2=PaCO_2$),可以得到总生理死腔量(V_{DPHYS})。AC 连线是肺泡平台终末部分的切线。垂线 BE 使两个阴影部分(EFG 与 BCG)的面积相等。FE 表示解剖死腔(V_{DANAT}),包括气管、大气道及呼吸环路中呼出气体被重复吸入部分的容量,如气管导管、被动湿化装置、Y 形接头等。V_{DPHYS}与 V_{DANAT}的差为肺泡死腔(V_{DALV})。四边形 BCDE 等于每一次呼吸呼出的 CO_2 容量,BC 段中点(M 点)为平均肺泡 PCO_2

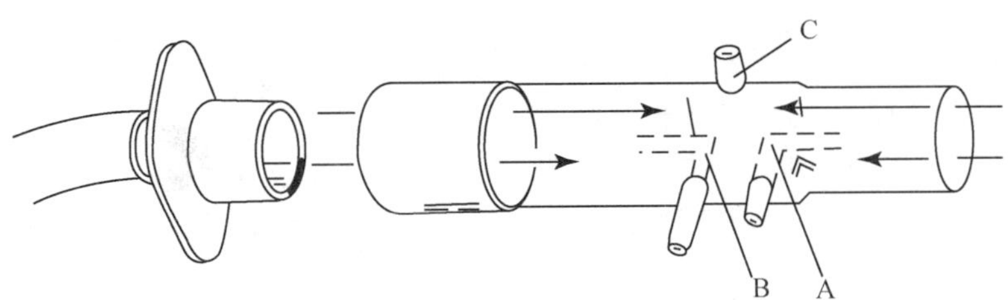

图 91-8　旁气流通气监测仪 D-Lite 传感器

A、B. 测压小管;C. 采样小管

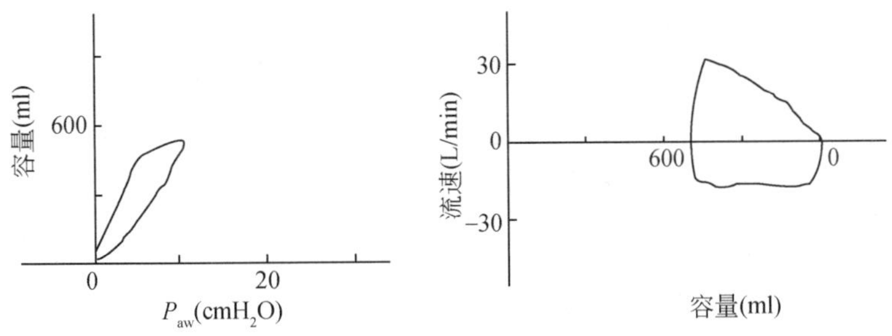

图 91-9　正常的压力-容量和流速-容量曲线

($1cmH_2O=0.0981kPa$)

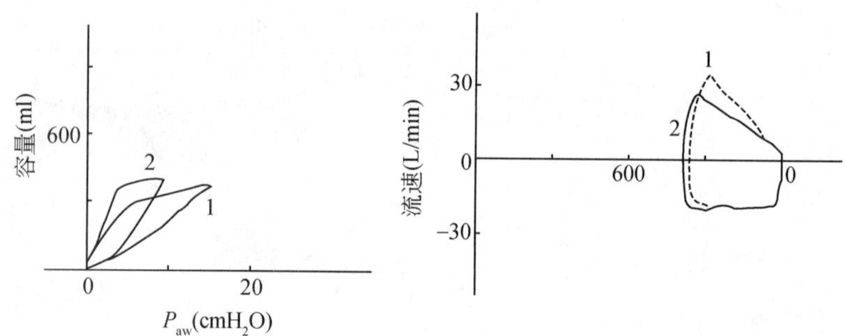

图 91-10　气管导管误入右支气管时(1)与导管位于气管内时(2)的压力-容量曲线和流速-容量曲线的比较
($1cmH_2O=0.0981kPa$)

旁气流通气的局限性是不能测量肺活量、深吸气量、功能残气量和全肺容量；对 20kg 以下的小儿还需用特殊的传感器。

另外，采样管内的水蒸气，与旁流式监测仪相连接的，经鼻气管导管若被唾液或黏液堵塞，对检测结果将有影响。

第六节　呼吸力学监测

呼吸力学是通过测定压力和流量的相关变化对肺功能监测的一种方法。通过这些监测数据，可以得出一系列与肺功能相关的指标，如容量、顺应性、阻力和呼吸做功。将呼吸力学监测所得到的某一参数与时间或其他参数用函数关系描绘，就可以得出呼吸力学图，如量化的压力-时间图、流量-时间图、容量-时间图以及流量-容量环和压力-容量环。现代的麻醉机和呼吸机都具有呼吸力学和图形的实时监测功能。

(李　钊　金清尘)

参考文献

董声焕 . 1992. 呼吸衰竭基础与临床 . 北京：人民军医出版社，3～31，95～105

樊志胜 . 1994. 临床常用肺功能检查 . 见：俞森详，张进川主编 . 当代呼吸疗法 . 北京：北京医科大学、中国协和医科大学联合出版社，18～31

刘俊杰，赵俊 . 1996. 现代麻醉学 . 第 2 版 . 北京：人民卫生出版社，993～1029

刘流，周建美，陈启智 . 1997. 旁气流通气法观察心内直视手术患者通气功能变化 . 中华麻醉学杂志，3：134

佘守章 . 1995. 旁气流通气监测的临床应用与评价. 临床麻醉学杂志，11(2)：268

史誉吾 . 1993. 旁气流通气监测 . 临床麻醉学杂志，9：262

万宗明 . 1995. 旁气流通气监测法在腹腔镜手术中的应用 . 临床麻醉学杂志，11(2)：112

Bardoczky G I, Engelgan E, D'Hollanger. 1993. Continuous spirometry: An aid to monitoring ventilation during operation. Br J Anaesth, 71: 747

Miller R D. 1955. Anesthesia. 4th ed. New York: Churchill Livingstone

Simon B A, Hurfore W E, Alfille P H, et al. 1992. An aid in the diagnosis of malpositioned double-lumen tubes. Anesthesiology, 76: 862

第 92 章　血 气 监 测

在维持机体内稳态平衡的监护医学领域中，有显著贡献的一个生物医学进展就是血气分析。现代麻醉要求麻醉医师在麻醉和抢救重危病人过程中，必须正确利用和掌握血气分析方法，以使病人在气体交换效能、肺泡通气量以及酸碱状态皆处于正常生理范围，这对于维护机体各系统功能、减少麻醉意外、提高抢救危重病人的成功率都至为重要。

第一节　血气监测的目的和方法

一、血气监测的目的

血气分析仪主要测定血液的酸碱度(pH)和以物理方式溶解在血浆中的氧和二氧化碳的含量并据此计算其分压(PO_2 和 PCO_2)。此三项为直接参数。根据“三量”相关方程式(即 Henderson-Hasselbalch 方程式)计算出 HCO_3^- 的含量。因此，不难理解血气监测的目的就是要了解病人此时气体交换和血液酸碱状况，此二者为维护机体内稳态平衡，使细胞得以生存的重要条件。如果发生紊乱，又得不到及时有效的纠正，任何药物将起效甚微，疗效也就无从谈及，最终可危及生命。在对上述病变的诊断治疗中，临床症状和体征固然不容忽视，但利用血气监测分析手段则更加一目了然，并对指导进一步治疗方针和对疗效的评价，皆提出了科学依据，避免盲目性。因而血气监测已成为麻醉及抢救危重病人过程中不可缺少的组成部分，是增加麻醉安全和抢救成功率的重要措施。

二、血气监测的方法

血气监测的方法很多，可直接抽取动脉血、混合静脉血。此种方法虽为有创，但结果最为可靠(分析仪要精确)。无创方法有经皮测定 PaO_2 和 $PaCO_2$(1972 年应用于临床，婴幼儿误差较小)；脉搏氧饱和度(SpO_2，简便，反应灵敏)；呼气末二氧化碳分压($P_{ET}CO_2$，以此来估计 $PaCO_2$ 之值)。无创监测虽有简便、易行的优点，但都较局限和缺乏准确性，因此，除利用其作为连续监测(很有价值)参考外，仍以直接抽血，通过良好性能的血气分析仪求得各项参数最为可靠。目前，有的血气分析仪尚可测定 Na^+、K^+、Cl^-、Ca^{2+} 及葡萄糖在血浆中的含量，虽已不属血气范围，但有更大的临床意义。

(一)抽血方法

(1)取血用玻璃制空针(阻力小，动脉血易顶出)吸 1∶1250U 肝素液(1 支肝素液溶在 10ml 注射用水中)0.5ml，反复冲洗针筒内壁，然后推出备用。肝素浓度过低易凝血，纯肝素(酸性强)可使所测的 pH 偏低。抽血完毕，如若进空气，迅速将其排出(微小气泡无碍)，将针尖插入橡皮塞内隔绝空气，立即送检。或者放置于 4℃冰箱内，测定前在室温下使其温度回升，充分混匀后再测定，可使误差减小到不致影响正确诊断分析的程度。

(2)抽血部位以桡动脉为首选，其次为股动脉、足背动脉。股动脉虽较粗大，但往往易误抽股静脉之血。如放有动脉直接测压装置，可从三通延长管处抽血，唯要充分将延长管内液体和被稀释的血液吸净，保证吸出之血完全是纯动脉血才可，故延长管应越短越好。动脉穿刺针导管末端放置肝素帽仅适于短时间内抽血。混合静脉血血气对判断机体氧耗情况和肺分流大小是不可缺少的重要参数。根据笔者临床监测血气结果认为：右心室血与肺动脉血相比，PO_2 稍低 0.133～0.4kPa(1～3mmHg)(氧含量之差不超过 0.5ml/dl，如肺动脉氧含量为 15ml/dl，则右心室氧含量不低于 14.5ml/dl)，上腔静脉血比肺动脉血低约 0.667～1.33kPa(5～10mmHg)。因此，如将导管根据波形置入右心室(临床证实自右锁骨下静脉或右颈内静脉置管至右心室长约 18～25cm)，所取之血可以代表混合静脉血，唯有时抽取不易，特别是导管质太软时，受右心室收缩时的外压力影响，使抽血更加困难。1981 年美国推出一种新型纤维光导血氧定量计，将其放置于肺动脉，能够连续精确地测定混合静脉血氧饱和度，其正常范围为 68%～70%。

(二)脉搏血氧饱和度(SpO_2)

脉搏血氧饱和度利用脉搏血氧饱和度监测仪(pulse oximeter)监测，原理是以分光光度测定法对每次随心搏进入手指以及其他血管丰富组织中有搏动的血液内的血红蛋白(氧合或还原的血红蛋白)进行光学和容积测定。方法简便，无创。自 20 世纪 80 年代初应用于临床后，取得良好效果，迅速得以推广。SpO_2 和血气分析仪所测之 SO_2 显著相关，相关系数为 r=0.9～0.98。缺点是受各种因素影响较多，且当氧饱和度高于 98%时，动脉血氧分压确实数值将不得而知。即使如此，SpO_2 对提示机体有无低氧血症已大有利于临床。

(三)呼气末二氧化碳分压($P_{ET}CO_2$)

呼气末二氧化碳分压，由于呼气末的气体主要由肺泡气所组成，故该气体 CO_2 含量已达呼气中峰值，其值肯定小于 $PaCO_2$，差值大小由死腔通气量(V_D/V_T≈0.3)和肺内分流量(Q_s/Q_t≈2%～5%)来决定，并与其呈正比关系。当这两项指标稳定时，$P_{a\text{-}ET}CO_2$ 值亦无变化。$P_{ET}CO_2$ 个体差异较大，临床应用时，最好先测出其差值，以后再根据 $P_{ET}CO_2$ 无创连续测定法来估计 $PaCO_2$ 值的高低，较为准确。

第二节　血气监测的内容和意义

血气每项内容皆由规定好的符号代表，首先用英文大写字母标项目(如压力用 P，饱和度用 S，含量用 C)，其次在项目的右下角用小写标部位(如动脉用 a，静脉用 v，特别是肺泡，因欲与动脉 a 区别，故标大写 A 字)，最后标气体名称(如 O_2、CO_2)。例如，PaO_2 即意为动脉血氧分压，$P_{A\text{-}a}O_2$ 为肺泡-动脉血氧分压差。

一、氧

(一)氧分压(PO_2)

干燥空气是由 79%氮、20.9%氧和 0.04%二氧化碳等气体混合所组成。根据 Dolton 定律，干燥空气中的氧分压应为 21kPa(100kPa×0.21，或 159mmHg)。肺泡气中含有水蒸气，水蒸气压力在 37℃时为 6.25kPa(47mmHg)，故肺泡气的氧分压(P_AO_2)亦相应下降为 14kPa(105mmHg)。肺动脉为混合静脉血，混合静脉血氧分压($P\bar{v}O_2$)平均为 5.3kPa(40mmHg)。肺动脉血流经肺泡毛细血管时间约 0.75 秒，在 0.2 秒时间内即可完成气体交换而变为动脉血，动脉血氧分压(PaO_2)为 13～13.3kPa(98～100mmHg)。P_AO_2 和 PaO_2 之差为 $P_{A\text{-}a}DO_2$，是换气功能好坏的唯一指标，吸空气时，此值为 0.7～3kPa(5～22mmHg)，超过 3.3kPa(25 mmHg)应认为有换气功能障碍。因此，在获得 PaO_2 数值之后，必须知道 P_AO_2 之值。根据计算和临床经验，吸入气体氧分压(PiO_2)可简计为吸入氧浓度(FiO_2)乘以 7(mmHg)。FiO_2 值为 20%～100%，当利用机械通气时，应由测氧仪测定。鼻导管给氧时，以氧流量为

1L/min能增加 FiO_2 4%来计算(如氧流量为2L/min,则 FiO_2 为21%+8%=29%)。P_AO_2 $=PiO_2-50-(PaCO_2-40)mmHg=PiO_2-6.67-(PaCO_2-5.33)kPa$。

举例,FiO_2 为30%,P_AO_2 是多少? FiO_2 为30%时 PiO_2 为30×7=210mmHg=28kPa,此时如 $PaCO_2$ 为40mmHg=5.33kPa,PaO_2 为150mmHg=20kPa,则 P_AO_2=210−50=160mmHg=21.33kPa,$P_{A-a}DO_2$=160−150=10mmHg=1.33kPa,肺气体交换功能良好。但若 PaO_2 为90mmHg,则 $P_{A-a}DO_2$ 为70mmHg。此时,病人虽无缺氧,但肺内分流量(静脉血掺入量)显然增大,此时的右至左分流量(Q_s/Q_t)接近20%。结论是肺部气体交换功能不良。

氧分压和氧饱和度之间的关系称之为氧合血红蛋白解离曲线(oxygen dissociation curve, ODC)。曲线性能有利于血红蛋白在肺泡内携氧和在组织间放氧。动、静脉血氧饱和度分别以 SaO_2 和 SvO_2 表示。由于体内各器官耗氧不同,故由该器官流出之静脉血氧分压和饱和度也有很大差异,PvO_2 可为3~8.4kPa(23~63mmHg)。全身混合后的静脉血氧分压($P\bar{v}O_2$)为5.3kPa(40mmHg),根据ODC,则 $S\bar{v}O_2$ 为75%。P_{50} 意为在血红蛋白氧饱和度为50%的氧分压。此时的氧分压越低,说明氧与血红蛋白结合越紧,不易放氧,氧的解离曲线向左上方移动(曲线左移),反之为右移。血液酸碱度对此影响很大,当pH为7.4时,P_{50} 为3.54kPa(26.6mmHg)。pH为7.1时(酸血症),P_{50} 为4.93kPa(37.1mmHg),有利于放氧。pH为7.7时(碱血症),P_{50} 为2.4kPa(18.1mmHg),不利于放氧,故在麻醉和抢救危重病人过程中,碱血症的危害要比酸血症为大,只要pH≥7.32,对机体可谓无所损害。另外,低碳酸血症、输库存血过多(2,3-DPG含量下降)、低温麻醉皆可使氧解离曲线发生左移。

(二)氧含量

氧在血中主要以与血红蛋白结合的方式存在。由于氧在血浆中的溶解系数为0.003ml/100ml(在0.133kPa或1mmHg压力时),故物理溶解于血中的氧含量在正常氧分压和血红蛋白的情况下仅占总氧含量的1%~2%。氧含量主要决定于氧合血红蛋白的多少。1g完全被氧合的血红蛋白(100%饱和)能结合1.39ml氧(1mol血红蛋白可结合4mol氧气)。决定组织氧供是否充分的首要条件为动脉氧含量(CaO_2),如Hb为140g/L,PaO_2 为13.3kPa(100mmHg),SaO_2 为98%,则 $CaO_2=14\times0.98\times1.39+100\times0.003=193.7ml/L$(19.37ml/dl)。每100ml动脉血可释放流动氧量为4~6ml,相当于动脉氧含量的25%,如按心排血量(CO)为4~5L/min计算,每分钟总供氧量为800~1000ml,与静止时每分钟氧耗量250ml相比,可知体内氧贮备极其有限。麻醉中任何可致低氧血症的原因都应极力避免。病人肺泡毛细血管膜弥散氧的能力,正常的通气灌流比率($V/Q\approx0.8$)以及血红蛋白含量都是维持正常 PaO_2 和 CaO_2 的重要条件。

二、二氧化碳

(一)二氧化碳分压(PCO_2)

以物理方式溶解于血液中的 CO_2 含量虽然不大,但由于其溶解系数较氧大约22倍,因此,CO_2 无论是从静脉血弥散入肺泡被排出体外或是在毛细血管动脉端与细胞组织接触而接受 CO_2 时,尽管两边的分压差较氧显著为小,但其弥散程度都比氧快。当发生病变时,也是先有低氧血症,如伴高碳酸血症,常表示病情已较严重。决定 CO_2 高低主要在于肺的通气功能。成人肺泡通气量(分钟通气量×2/3)为4L/min时,$PaCO_2$ 为5.3kPa(40mmHg),6L/min时为3.3kPa(25mmHg),1.6L/min时为13.3kPa(100mmHg)。在此范围内,分钟通气量(MV)×$PaCO_2$=240(常数),临床可用此公式来调节分钟通气量以达预期 $PaCO_2$ 之值(详见第10章第二节)。

为了能连续观察 $PaCO_2$ 的变化,许多学者研究了正常人和病理状态下,在全麻期间呼气末 CO_2 分压和 $PaCO_2$ 之差($P_{a-ET}CO_2$)及其影响因素,普遍认为肺的通气血流比率失调和生

理死腔的改变可使 $P_{a-ET}CO_2$ 值增大，正常值为(0.34±0.28)kPa 或(2.55±2.11)mmHg。

(二)二氧化碳总量(TCO_2)

TCO_2 是指存在于血浆中二氧化碳的总和，常用单位为 mmol/L。以溶解和结合两种方式存在于血液中，其中以结合为 HCO_3^- 形式较多，占总量的 88%，静脉 TCO_2 高于动脉 TCO_2。

当血液 pH 为 7.40、PCO_2 为 5.33kPa(40mmHg)、血温为 37℃时，TCO_2 包括以下成分：

〔HCO_3^-〕　24mmol/L
〔蛋白质氨基甲酸酯〕　0.17mmol/L
〔CO_3^{2-}〕　0.03mmol/L
〔CO_2(D)〕　1.2mmol/L
〔H_2CO_3〕　0.0017mmol/L
TCO_2　25.4017mmol/L

(三)碳酸氢根(HCO_3^-)

SB(standard bicarbonate)为标准重碳酸盐，是指血温在 37℃，血红蛋白 100%氧饱和条件下，经用 PCO_2 为 5.33kPa(40mmHg)的气体平衡后，所测得的重碳酸盐浓度，因其不受呼吸的影响，故为判断代谢性改变的可靠指标(正常值为 24mmol/L)。AB(actual bicarbonate)为真实碳酸盐，是由病人实际 PCO_2 值经 H-H“三量”相关公式计算而来，因此，它包括了具体条件下呼吸因素的影响。由于机体的代偿机制，当呼酸时，AB 必然增加而 > SB。呼碱时 AB < SB。但当 $PaCO_2$ 为 5.3kPa(40mmHg)时，如 SB<24mmol/L 时为代酸，SB>24mmol/L 时则为代碱。为了能直接得出碱剩余的情况，血气报告可直接给出 BE(base excess，正值)和 BD(base deficit，负值)，正常在±3mmol/L 范围内。当代酸时，可作为补充碱性药量的依据。

三、pH

血 pH 可直接指示血液的酸碱状态，>7.45为碱血症，<7.35 为酸血症，属何性质(呼吸性还是代谢性，或二者兼而有之)可参考血气的其他资料进行分析(详见第 10 章体液酸碱平衡与失常)。pH 和体温呈反比，即体温升高，pH 下降，反之则上升。纠正系数为每升高或下降 1℃时，pH 变化为 0.015(37℃时 pH 为 7.4)，机体生存范围的 pH 在 6.9～7.7。

第三节　血气监测在麻醉中的应用

(一)防治低氧血症和高碳酸血症

麻醉中和麻醉恢复期间发生心跳骤停约有 60%是因低氧血症和高碳酸血症所致，故缺氧和二氧化碳蓄积为麻醉中之一大禁忌。血气的监测使之能及时发现并加以解决，从而避免麻醉意外的发生。

(二)维持正常的通气量

浅全麻加肌松药，同时行机械通气已成为全麻的常用方法，但如何使 $PaCO_2$ 维持在 4.65～5.3kPa(35～40mmHg)，个体差异较大，可按预定好的通气量通气半小时后查血气。根据 $PaCO_2$ 值按前述公式调节分钟通气量即可。

(三)血气监测在人工通气和手术中的应用

单肺通气法、高频通气法、体外循环心内直视手术、喉头及气管内的手术等于麻醉过程中都需要行血气监测，才能保障病人的安全。

(四)利用血气资料指导输液

对病人酸碱状态予以正确的估计和分析，以指导合理输液，对有酸碱紊乱者能得以迅速纠正(详见第 10 章)。

(五)为全麻术后能否拔除气管导管的可靠指征

一般利用无创方法：SpO_2 和(或)$P_{ET}CO_2$。对肺功能有严重损害病变者，需查动脉血气，如需术后使用机械通气，则保留气管导管。

(六)利用 $P_{A-a}DO_2$ 之差别来判断肺泡右至左的分流量

吸入 100% O_2，此差值如超过 47kPa (350mmHg)，表明分流量已达 20%，分流量如 >40%，即使增加吸入氧浓度至 100% 亦无法提高 PaO_2，表明呼衰严重，应机械通气，血气分析还可确定呼衰类型(通气衰竭、换气衰竭或二者兼而有之)，有利于治疗。

在行氧治疗或机械通气治疗的过程中，应根据血气值，及时调整治疗方案，故血气监测必不可少，否则将使治疗带有盲目性，影响疗效。

(尹大光)

参考文献

穆魁津，林友华. 1993. 肺功能测定原理与临床应用. 北京：北京医科大学、中国协和医科大学联合出版社，205～227

沈七襄节译. 1988. 连续监测混合静脉血氧饱和度. 国外医学·麻醉学与复苏分册，(2)：120

谢荣. 1994. 麻醉学. 第 3 版. 北京：科学出版社，6～16

第 93 章　体 温 监 测

随着现代外科学的快速发展，尤其是进入新世纪后的十年，各种新技术、新材料和新方法被广泛应用于临床，使手术难度显著增大，因而对围手术期的监测提出了更高、更全面的要求。最为基本的体温监测也越来越显示出其重要性。

众所周知，麻醉和手术减弱了机体的自我调节能力，其中包括对体温的调节，而温度的变化也使机体产生一定的应激反应，从而对病人产生一定的影响，轻则影响病人的康复，重则可危及病人生命。因此，在麻醉状态下对某些病人进行体温监测就显得十分必要，如体外循环下的心内手术、常温下冠状动脉搭桥手术、婴幼儿和老年人的各类手术、低温手术、肝癌冷冻治疗等。对麻醉医师来说，了解正常体温调节和围手术期体温的变化是十分必要的。

第一节　体温调节的生理学

体温的恒定是维持机体各项生理功能的基本保证，机体通过产热和散热的方式维持中心温度在 37℃±0.2℃，如有较大的偏差将引起代谢功能的紊乱甚至发生死亡。在一定范围内，酶的催化反应速度随温度升高而加快。许多生物反应都有一个 10℃ 的 2 倍系数 (Q_{10})。即温度升高 10℃，反应速度增快 2 倍。而超过此范围，则因蛋白酶变性导致活性下降。在哺乳动物，体内温度达到或超过 42℃ 时，蛋白质开始变性。反之，体内温度过低，也会影响生命器官功能。如人体内温度降至 30℃时，便会丧失意识，而降至 25℃以下，则会发生心室颤动而导致死亡。因此，机体靠产热和散热的平衡使体温总是维持在一个恒定的范围内。

一、产热与散热

(一)恒温动物的定义

不管环境温度如何变化，动物的中心温度始终保持在一个恒定的体内温度±2℃范围内，在自然界中，只有哺乳类动物和鸟类符合此定义。恒温动物能够感知环境温度和体内温度变化，并调控机体的产热和散热以维持体温的稳定。在人类为37℃。

(二)产热

产热包括基础代谢产热[产生167.36J/h或40cal/(m^2·h)]、进食产热，储存和生长发育产热等。产热的主要来源是肌肉运动，轻微的运动，如步行可较基础代谢率增加3～5倍。而重体力活动可增加20倍。寒战也可使产热增加4～6倍。

(三)散热

散热是机体通过与环境接触，即通过皮肤和呼吸进行的。在安静状态下，75%是通过对流、传导和辐射由体表进行散热。而不显性出汗和呼吸散热占余下的25%。

二、温度调节

温度调节是一个闭合的环状系统，包括温度感受器、传入传出偶联和体温调节中枢。温度调节反应具有阈值(threshold)、增益(gain)和最大强度(maximum intensity)三个特性。触发体温调节反应时的中心温度称为阈值，反应强度与传入阈值温度差之比的斜率为增益，中心温度进一步偏离时反应强度不再增加的强度称为最大(反应)强度。

(一)温度感受器

温度感受器存在于体内许多器官中，可按部位分为：

1. 外周温度感受器　在全身皮肤和某些黏膜上存在着温度感受器，按功能区分有温觉感受器和冷觉感受器两种，分别感受热或冷的温度信号，一般认为，皮肤温度在30℃时引起冷感，35℃时产生温觉，感受体表和环境的温度，由皮神经传入，冷冲动通过A-δ纤维，热冲动通过无髓鞘的C纤维传导。

2. 中心温度感受器　感受体内的中心温度，广泛分布于下丘脑、中脑、脑干下部和腹腔脏器内。

(二)传入传出偶联

利用泛化的非特异性的传入传出偶联，一种刺激可诱发出几种不同效应器的反应。如动物实验中，冷刺激能引起动物的行为反应，自动去寻找温暖的环境，也可引起自发的寒战反应。

(三)体温调节中枢

位于下丘脑，某些脊髓节段也有温度整合作用。

第二节　麻醉及手术对体温的影响

病人进入手术室后，体温可受到多种因素的影响。

一、环境温度

环境温度直接影响病人的体温，如手术室内温度超过32℃时，手术超过3小时，全身麻醉病人体温升至38℃者可达75%～85%。但是在同样室温下，非全身麻醉病人体温升至38℃者则仅占1.7%，说明当环境温度较高时，除了室温较高不利于散热外，体温调节中枢的抑制是重要原因。婴幼儿由于体温调节中枢的发育尚不完善，当在高温高湿条件下进行全身麻醉手术时，则更易出现体温升高，有报道1小时即可升高2℃。所以，婴幼儿手术时，体温监测是必需的。

以前普遍认为室温在21℃时，除医护人员感觉比较舒适外，病人体温稍有降低，也有利于减少氧耗。后来发现病人在21℃的环境中时间过长，体温常常低于36℃，术后易出现血管收缩和寒战。因此，提出手术室室温应以24～25℃更为合适。

二、各种操作过程的影响

静脉快速大量输入温度较低的液体，尤其是冷藏库血，往往使病人体温下降。所以，对于低温液体和(或)冷藏库血，应在室温下放置后再输入，最好加温后再输入。加温可用温水浴，也可用各种输液加热器。

如环境温度较低，病人术野皮肤暴露面积较大，再用碘酊、酒精或其他冷消毒液进行皮肤消毒，或者胸、腹腔暴露面积大、时间长，以及术中使用室温液体冲洗体腔，同样可造成病人体温下降。

三、麻醉对体温的影响

全身麻醉时，因体温调节中枢功能受到抑制，机体自身的温度调节能力随之减弱。行为反应的消失、代谢率的降低、效应器官反应减弱或消失等，均可使病人体温发生变化。除氯胺酮外，几乎所有的麻醉药均可影响温度调节。如丙泊酚、阿芬太尼和右美托咪定能增加出汗阈值和显著降低血管收缩和寒战的阈值，并呈线性关系。而吸入麻醉药如异氟烷和地氟烷可轻微增加出汗阈值，呈线性关系，但对寒冷反应的降低呈非线性关系，低浓度时抑制血管收缩和寒战的程度低于丙泊酚，高浓度时强于丙泊酚。氟烷或恩氟烷联合应用氧化亚氮和芬太尼时可降低血管收缩阈值，但对出汗和寒战无影响。大剂量阿片类药物不但抑制下丘脑，而且干扰机体随环境温度变化的体液转移反应。巴比妥类药物也有类似作用。可乐定能同步降低冷反应阈值而轻微增加寒战阈值，氧化亚氮降低血管收缩阈值程度低于挥发性吸入麻醉药，也降低寒战的阈值。试验证明咪达唑仑对体温调节的影响最轻。肌松药也可使体温降低。另外，长时间的机械通气时吸入气体未经加温加湿，也可使散热增加而导致体温下降。

局部麻醉时，体温调节中枢虽然保持完整，但自主性温度调节功能减弱，也可使得术中体温降低。而病人却无法明显感觉到这种低温，但可诱发寒战。硬膜外麻醉和蛛网膜下隙麻醉降低触发血管收缩与寒战的阈值约0.6℃。由于椎管内麻醉一般不监测中心温度，因此这类患者实际上常常出现低体温而未被发现。

其他辅助用药也可对病人的体温造成影响，如颠茄类药物可抑制下丘脑功能，同时又阻滞节后胆碱能神经，使汗腺分泌减少，呼吸道黏膜干燥，散热减少，导致体温升高。

四、其他因素

手术中使用的一些特殊装置，如体外循环中的变温器、变温毯、辐射加热器等均可使病人体温发生变化。无影灯光长时间照射、手术铺巾的长时间覆盖等也可使局部或全身温度升高。另外，某些病情本身也会引起体温变化，如全身性感染、甲状腺功能亢进、破伤风或其他惊厥性疾病、颅脑损伤、恶性高热等等。输血输液反应等也会使体温升高。其他如使用骨水泥时，局部温度可升高到50℃，也可能会使某些病人的体温升高。肝癌冷冻治疗时，则可能使某些病人体温降低。

第三节　体温变化对机体的影响

众所周知，当体温降低时，代谢率也降低，氧耗减少。如术中非全身麻醉病人体温降低时，机体就会通过增加产热、减少散热来维持正常体温，病人会出现寒战。适度低温(34℃)有利于组织保护，根据 Van't Hoff 定律，温度每降低1℃代谢率下降8%，当温度在28℃时代谢率降低50%。低温一方面能降低器官的氧需和氧耗，稳定细胞膜，减少毒性产物的产生，有利于器官的保护；另一方面，当低温引起器官血流量的明显减少时亦会产生一些无氧代谢的产物，如乳酸等。

一、对心血管系统的影响

低温直接抑制窦房结功能，减慢传导，心率、心排血量随体温下降而降低，循环时间延长，心肌耗氧量减少，当温度降至28℃以下时可产生严重的心律失常，如结性逸搏、室性期前收缩、房室传导阻滞等，当温度降至25℃以下时，随时可发生室颤，且电除颤一般无效，其机制可能与心脏应激性增加，窦房结抑制，不应期延长及酸碱、电解质改变等多种因素有关。低温能减少心脏做功，对心肌缺血性改变不明显，低温可增加外周血管阻力，使周围循环灌注降低，使乳酸增加而出现酸中毒。

二、对呼吸系统的影响

低温对呼吸的调节反映在呼吸节律随体温下降而变慢变深，表现为呼吸频率和分钟通气量减少，并降低呼吸中枢对低氧和高二氧化碳的通气反应；使氧离曲线左移。

三、对神经系统的影响

低温可降低中枢神经系统的氧耗和氧需，减少脑血流量，降低颅内压，但动静脉氧分压差不变，中心温度在33℃时不影响脑功能，28℃以下意识丧失，25℃以上时呕吐反射、缩瞳反射、单突触反射等仍保留。在外周可阻断神经纤维的兴奋性和传导功能，特别是粗大的和有髓鞘的A纤维，比C纤维和交感神经更易阻断，传导功能降低同时肌张力增高，常出现肌强直和阵发性肌痉挛。脑电波抑制，波幅下降，当中心温度在33℃或以上时体感或听觉诱发电位已不能反映脑电波的活动情况。

四、对血液系统的影响

低温可使血液黏度增加，血浆浓缩，血容量减少，血细胞比容增加，低温下血小板功能受损，凝血因子的酶活性受抑制，因此低温下手术失血量相对增加。

五、对肾脏的影响

低温使肾脏血流量下降最明显，在18～37℃时，肾动静脉氧含量差不变，提示肾血流量下降主要是氧需减少所致，尿量在低温早期由于交感神经兴奋、血压增高等原因可能会增加，但持续低体温使尿量减少。尽管低温时肾血流量下降，肾小球滤过率减少，但复温后仍能保持良好的肾功能。

六、对内分泌系统的影响

低温能抑制胰岛素分泌，麻醉中易发生高血糖，甲状腺素和促甲状腺素分泌增加，肾上腺素、多巴胺等儿茶酚胺水平随温度降低而增加。

七、对酸碱平衡和电解质的影响

如前所述，低温使氧离曲线左移，氧对血红蛋白的亲和力增加，体温每下降1℃亲和力增加5.7%，不利于氧的释放，但同时代谢率也下降8%，故不至于发生组织缺氧。低温使pH升高（每下降1℃pH升高0.017单位）。对酸碱平衡和电解质的影响较复杂，有报道低温时可出现代谢性酸中毒。低温本身对电解质影响不大，当病人出现寒战、呼吸加快、pH升高等时可间接影响电解质改变，高热常伴有代谢性酸中毒合并呼吸性碱中毒以及高钾血症。

八、对麻醉药物代谢的影响

中心温度下降2℃可使维库溴铵作用延长2倍以上，主要是药代动力学的改变而不是药效学的改变。阿曲库铵对中心温度的依赖较少，中心温度下降3℃，作用时效仅增加60%。低温能增加丙泊酚的血浆浓度，降低吸入麻醉药的最低肺泡有效浓度（MAC）约5%，由于药物代谢变慢，苏醒延迟，故病人在麻醉恢复室的停留时间延长。

九、对其他系统的影响

低温可降低机体免疫功能及导致外周血管收缩血流量减少，增加术后伤口感染的发生率，有报道低温可使结肠手术伤口感染率增加2倍，因此，延长伤口愈合和住院时间。低温可使手术后病人感觉不适，甚至产生术后疼痛，

第四节 体温监测

一、体温监测设备

临床上，最为常见的是玻璃管型水银温度计，主要是在病房时用，在术中应用极为不便。目前术中使用的主要是各种电子温度计，以热敏电阻温度计和温差电偶温度计最为常用，其误差为±0.1～±0.2℃，精确度已能充分满足临床需要。

(一) 热敏电阻温度计

热敏电阻温度计的原理是利用半导体的电阻随温度变化而改变的特性来制作的。镍、钴、镁等金属的氧化物合金制成的热敏电阻，温度升高时其电阻值显著降低。这是目前临床术中使用最为广泛的一类。

(二) 温差电偶温度计

温差电偶温度计又称为热电偶温度计，其原理是利用温差电现象来测定温度。

其他如深部温度计、红外线鼓膜温度计、液晶温度计和零梯度耳温度计等，由于各种原因，在临床均较少使用。

二、体温监测部位

身体各部位的温度是不一样的，机体深部温度即中心温度相对较为恒定，血液循环丰富的器官，如大脑、心脏、肝脏、肾脏较高，接近38℃，而其他脏器温度略低，血液温度可作为内部脏器温度的平均值。体表各部位的温差更大，当环境温度为23℃时，足部温度为27℃，手的温度为30℃，躯干的温度为32℃，头部的温度为33℃。出于不同的监测目的，临床有以下部位可供监测体温时选用。

(一)腋窝

腋窝是最经典的测温部位，比口腔温度低0.3～0.5℃，比直肠温度低0.55℃。在病房和ICU使用最多，无创伤、且操作简便，病人最易接受。术中也可选用，但费时、易脱落、结果易受干扰。

(二)鼻咽部

因下鼻甲后部软腭上仅隔一层很薄的筛板与颅底相邻，故此部位可间接反映颅内温度。反应较为迅速，操作简便，接近中心温度。方法是将探头通过鼻前庭置入下鼻甲后部，深度为同侧鼻翼至耳垂的距离。此处可受呼吸气流温度的影响。另外，放置温度探头时动作必须轻柔，以避免损伤鼻黏膜，尤其是体外循环手术，肝素化后的鼻腔出血并不少见。

(三)口腔

将温度计置于舌下测温是病房和ICU常用于清醒病人的方法，术中较少使用，但有时可将探头置于咽后壁，用于无法测定鼻咽温度者或婴幼儿。缺点是位置不固定，低于鼻咽温。同样受呼吸气流温度的影响。

(四)食管

食管下1/3段，与心脏后部紧邻，如果不打开胸腔，可以由此反映主动脉血温或中心温度，而且能迅速反映大血管内血温的变化。温度电极应置于食管听诊器听到的心音最强处。但如果心脏手术时于心包腔置冰屑以局部降温，则此处不能正确反映身体中心温度。食管测温也不适于清醒病人。

(五)直肠

虽然直肠测温不太准确，但仍然是目前测定中心温度最常用的部位。直肠温度一般偏高0.5～1℃。在体内温度变化较快的时候(如体外循环降温和复温时)，其反应速度较慢，同时，可受肠道菌群产热、下肢静脉回流以及温度探头被粪便包埋等因素的影响。直肠温度探头应置于齿状线以上，一般至少应距肛门6cm。

(六)鼓膜

鼓膜及外耳道温度能较快地准确反映出下丘脑温度，与食管温度有良好的相关性。同时，有实验证明，鼓膜温度与血管运动反应、心率等的变化密切相关。监测操作简单，清醒病人也能较好地耐受。有报道鼓膜温度电极可引起外耳道出血和鼓膜穿孔，但发生率低于3%。

(七)膀胱

将温度探头置于留置导尿管中，用于测定中心温度，较直肠温度更为准确，但成本较高，而且，当尿量少于270ml/h时，反应速度也变慢。

(八)血液

由于血液不停地在全身循环，所以，血液温度可作为全身重要脏器的平均温度。进行血液温度测定比较困难，一般不常用。测定血温可用肺动脉漂浮导管，该导管尖端装有温度探头，可用来持续测定混合静脉血温度，以此来反映中心温度。体外循环时也可通过静脉回流管道来测定血液温度。

(九)气管

近年来有报道通过气管测定中心温度，反应迅速，能准确地反映中心温度，与食管温度有良好的相关性。但具体要求较高，且需要维持吸入气体的温度、流速等恒定，目前在临床还没有使用。

(十)肌肉

有实验证实，恶性高热发生前，肌肉温度的升高往往先于身体其他部位。用特殊设计的细针探头刺入三角肌，可持续监测肌肉温度的变化。但目前认为，呼末二氧化碳分压的变化更能及时准确地提示恶性高热的发生。

(十一)皮肤

皮肤温度往往受诸多因素的影响，如局部血运、环境温度以及散热等。但可用多点测温后计算其平均值，仍有临床价值。准确计算平均皮肤温度常需10点以上，往往是12点或16点。Ramanathan将其改良为4点，与15点相比较，在33℃，95%的可信限为0.2℃，使平均皮肤温度的测定更简单，使用更可靠。平均体温的计算可按下列公式：

平均体温＝(0.66×中心温度)＋(0.34×平均皮肤温度)

计算平均皮肤温度可按照下列公式：

平均皮肤温度＝0.3(胸壁皮温 ＋ 上臂皮温)＋0.2(大腿皮温 ＋ 小腿皮温)

综上所述，将各测温部位及其优缺点列于表93-1。

表93-1 温度监测部位

监测部位	优点	缺点
腋窝	操作简便病人易接受	术中易脱落，易受干扰
鼻咽部	反应迅速、接近中心温度	受呼吸气流影响，可有鼻黏膜出血
口腔	操作简便	欠准确，受呼吸气流的影响
食管	准确、反应迅速	受心表局部降温的影响
直肠	操作简便、能反映复温情况	反应慢，受粪便影响，易污染
鼓膜	反应迅速、接近中心温度	外耳道损伤、鼓膜穿孔、出血
膀胱	优于直肠测温、避免探头污染	成本较高，受尿量影响
血液	反应迅速、准确	操作复杂、成本高、有创性
气管	反应迅速、准确	技术要求高，尚不普及
肌肉	用于恶性高热	有创性
皮肤	方便易得	欠准确，各部位差异大

第五节 围手术期控制体温的方法

一、手术室温度

有研究报道，如手术室的温度保持在24℃以上，所有病人在麻醉中的体温均保持正常(食管温度高于36℃)。在环境温度低于21℃时，所有病人体温均下降。在21～24℃时，有70%的病人体温正常。故可通过调节手术室内温度，减少病人对环境温度的应激反应。另外，手术室的湿度也很重要。手术室温度对保持病人的体温非常重要，增加手术室温度可减少人体辐射和对流，防止体温下降，但一般在成人不宜超过23℃，婴儿不超过26℃，否则会引起工作人员的不适感，为此，简单的方法是在病人体表保温，如棉絮、毛毯、垫子、塑料床单等，由于热量的丧失与体表面积有关，一般而言，四肢保温更为重要。上述被动加温对防止体温下降有限，约在30%～50%。还可应用主动加温方法，红外线加温器效果一般，水循环和空压加温器效果较好，尤其后者更适用于小儿，加温效果最佳。

二、气体加温加湿器

水蒸发热为2448kJ/L(585cal/ml)。干燥的气体须在肺内湿化，而导致机体失热6.44J/(h·分钟通气量)[1.54cal/(h·分钟通气量)]。这部分失热可通过吸入气体的加热加湿而避免。麻醉机上安装并使用气体加温加湿器，可减少机体该部分热能的损失。麻醉中经气道散热变化不大而主要由切口蒸发大量热量，因此，皮肤表面保温较气体加温和湿化更为重要。临床上常用的冷凝湿化器和人工鼻能保持气道内的部分热量，但效果不如主动气道内加温和湿化。

三、变温水箱及变温毯

体外循环时使用的变温水箱，通过直接对血液温度的调节，可很好地满足手术时对体温的要求。而变温毯由于与身体的接触面积有限，使变温效果大大减弱。近来，又出现了塑型变温毯和热汽床垫，通过增加接触面积来改善变温效能。电热毯由于有漏电的危险，最好不要用于手术过程中。

四、辐射加热器

辐射加热器主要用于术后ICU复温和防止病人寒战，每小时能提供热能74.1J(17.7cal)。对体外循环术后的病人使用辐射加热器照射，其中心温度上升较快，可有效地防止寒战的发生，从而可减少氧耗和防止外周血管的收缩。

五、食管加热器

近年来，国外出现了食管加热器，其原理是将特殊导管插入食管，用热水循环，通过食管与热水之间的热交换来达到提高体温的目的，但临床还较少应用。

六、血液和液体加温器

室温下输注一个单位冷冻血浆或1000ml液体，可使平均体温降低约0.25℃，输液加温器可最大程度地减少这部分热能损失。目前的加温装置一般采用电加热，也有报道用微波加热的。

总之，当全身麻醉超过30分钟，手术时间大于1小时，均应作体温监测，在局部麻醉时，一旦出现体温下降的趋势或怀疑有低体温时同样应作体温监测，除非有特殊的临床需要，手术中的中心温度应维持在36℃以上。

（张　毅　李立环）

参考文献

潘耀东.1990. 体温监测. 见：刘俊杰，赵俊主编. 现代麻醉学. 第2版. 北京：人民卫生出版社，1098～1101

Baall C, Westhorpe RN. 2010. Temperature monitoring. Anaesth Intensive Care, 38(3): 413

Cattaneo CG, Frank SM, Hesel TW, et al. 2000. The accuracy and precision of body temperature monitoring methods during regional and general anesthesia. Anesth Analg, 90: 938～945

Daniel Sessler. 2007. 温度监测. 米勒麻醉学. 第6版. 北京：北京大学医学出版社，1591～1618

Davie A, Amoore J. 2010. Best practice in the measurement of body temperature. Nurs Stand, 24(42): 42

George G, Mishra S. 2009. Routin axillary temperature monitoring in neonates cared under radiant warmer-is it necessary? Indian J Pediatr, 76(12): 1281

Holtzclaw BJ. 1993. Monitoring body temperature. AACN Clin Issues Crit Care Nurs, 4(1): 44

Imrie RH, Hall JM. 1990. Body temperature and anaesthesia. Br J Anaeesth, 64: 346

Jean-Mary MB, Dicanzio J, Shaw J, et al. 2002. Limited accuracy and reliability of infrared axillary and aural thermometers in a pediatric outpatient population. J Pediatr, 141: 671～676

Kimberger O, Cohen D, Illievich U, et al. 2007. Temporal artery versus bladder thermometry during perioperative and intensive care unit monitoring. Anesth Analg, 105: 1042～1047

Kitamura K, Zhu X, Chen W, et al. 2010. Development of a new method for the noninvasive measurement of deep body temperature without a heater. Med Eng Phys, 32(1): 1～6

Leite LR, Santos SN, Maia H, et al. 2011. Luminal esophageal temperature monitoring with a deflectable esophageal temperature probe and intracardiac echocardiography may reduce esophageal injury during atrial fibrillation ablation procedures: results of a pilot study. Circ Aeehythm Electrophysiol, 4(2): 149

Marsh ML, Sessler DI. 1996. Failure of intraoperative liquid crystal temperature monitoring. Anesth Analg, 82(5): 1102

Masamune T, Yamauchi M, Wada K, et al. 2011. The usefulness of an earphone-type infrared tympanic thermometer during cardiac surgery with cardiopulmonary bypass: clinical report. J Anesth, 26

Peron P. 2010. The choice of the method for body temperature measurement in intensive care patients: a literature review. Prof Inferm, 63(2): 99

Schey BM, Williams DY, Bucknall T. 2010. Skin temperature and core- peripheral temperature gradient as markers of hemodynamic status in critically ill patients: a review. Heart Lung, 39(1): 27

Suleman MI, Doufas AG, Akca O, et al. 2002. Insufficiency in a new temporal- artery thermometer for adult and pediatric patients. Anesth Analg, 95: 67

Suleman MI, Doufas AG, Akca O, et al. 2002. Insufficiency in a new temporal- artery thermometer for adult and pediatric patients. Anesth Analg, 95: 67～71

Zsigmond EK. 1981. Routine temperature monitoring during anesthesia. JAMA, 246(23): 2678

第 94 章　凝血功能监测

在临床麻醉工作中，常常遇到伴有凝血功能异常的病人需要施行麻醉的情况。例如进行肾移植的尿毒症病人，除存在尿毒症所引起的全身大器官功能障碍外，还常伴有血小板及凝血因子减少、纤溶功能的异常，因而临床上常表现为出血倾向。严重肝胆管系统阻塞性疾病病人，常由于维生素 K 的吸收、利用障碍和肝细胞的损害，而发生凝血因子减少，主要有因子Ⅱ、Ⅶ、Ⅸ、Ⅹ等，手术中常有明显的出血倾向。体外循环下心脏直视手术，术中需要全身肝素化，术毕要用硫酸鱼精蛋白拮抗肝素的残余作用。肝素化的充分与否及其后拮抗得是否完全，直接关系到病人的安危，这也需要及时的凝血指标监测，等等。对这类病人的麻醉，除了要了解病人全身及各脏器功能等麻醉者应掌握的常规情况外，凝血功能状况也是术前要了解的重要内容，进行凝血功能监测很有必要。

第一节　血小板数量及功能监测

一、血小板计数

除用仪器自动进行血小板计数（blood platelet count，BPC）的激光法、电阻法外，国内目前仍以目视计数法为主。最常用的方法为复方尿素溶血直接目测计数法（许汝和法）和草酸铵溶血直接计数法，使用位相显微镜较一般光学显微镜更为准确。

（一）正常参考值

正常值为（100～300）×10^9/L。应当注意，由于血小板计数误差较大，方法不一，所以各家报告的参考值范围很不一致，各检验室最好建立自己的参考值范围。有人建议，血小板＜100×10^9/L 或＞400×10^9/L 才考虑其异常。

（二）临床意义

1. 生理性变化　正常人每天血小板数有6%～10%的波动，剧烈活动、饱餐后升高，休息后降低；一天中午后略高于晨间。另外，高原居民高于平原居民，新生儿血小板水平 3 个月后才能达正常人水平，妇女经前血小板降低，经期后逐渐上升。妊娠中晚期升高，分娩后降低。

2. 病理性变化　血小板数减少可分为两种情况，一是生成减少，如急性白血病、再生障碍性贫血及药物影响等；二是破坏或消耗过多，如免疫性或继发性血小板减少性紫癜、脾功能亢进、弥散性血管内凝血等。血小板数增多见于慢性粒细胞白血病、急性红细胞增多症、急性化脓性感染、急性出血后以及脾切除术后等。

二、血小板功能检测

血小板的激活包括血小板的黏附、聚集、释放几个过程。测定血小板黏附、聚集及释放反应的指标，可以对血小板功能的变化有较全面的了解。

(一)血小板黏附试验(PAdT)

常用的方法有玻球法、玻珠柱法及玻璃滤器法。主要原理是利用血小板具有黏附于伤口或异物表面的生理特性，使一定量的血小板与一定表面积的异物(玻球、玻珠柱或玻璃滤器)接触后，由于一定数量的血小板被黏附、接触前后的血小板数有差异，由此可计算出血小板的黏附率或滞留率。

1. 正常参考值　玻球法　男性：(34.9±6.0)%；女性：(39.4±5.2)%。女性值明显高于男性。玻珠柱法(62.5±8.6)%；玻璃滤器法(31.9±10.9)%。

2. 临床意义

(1)血小板黏附率降低：见于血管性假血友病、巨大血小板综合征、肝硬化、尿毒症、血小板抑制药等。

(2)血小板黏附率增高：见于高凝状态和血栓性疾病，如心肌梗死、心绞痛、脑血管疾病、糖尿病、深静脉血栓形成、肾小球肾炎、妊娠期高血压疾病等

(二)血小板聚集试验(PAgT)

常用方法为比浊法，是在一定的持续搅拌条件下，于富血小板血浆(platelet rich plasma，PRP)中加入 ADP、肾上腺素等诱导剂，因血小板发生聚集，PRP 的浊度发生改变，此变化被转换为电讯号予以记录。根据记录曲线可计算出血小板聚集的程度和速度。其参数包括最大聚集率、坡度及 5 分钟解聚率。不同的诱导剂种类及浓度有不同的正常值。

1. 正常参考值　①浓度 6×10^{-6} mol/L 的 ADP 引起的最大聚集率为(35.2±13.5)%，坡度为(63.9±22.2)°。②浓度 4.5×10^{-6} mol/L 的肾上腺素的第一相最大聚集率为(20.3±4.8)%，坡度为(61.9±32.9)°。

2. 临床意义

(1)血小板聚集率降低：见于血小板无力症、巨大血小板综合征、低(无)纤维蛋白血症、尿毒症、肝硬化、维生素 B_1 缺乏症、感染性心内膜炎、血小板抑制药等。

(2)血小板聚集率增高：见于高凝状态和血栓性疾病，如心绞痛、急性心肌梗死、糖尿病、深静脉血栓、先天性紫绀型心脏病、人工瓣膜、高脂饮食及吸烟等。

(三)血小板释放试验

血小板受诱导刺激后，可释放出多种生物活性物质，包括 ADP、5-羟色胺(5-HT)、β-血小板球蛋白(β-TG)、血小板第四因子(PF_4)、儿茶酚胺、多种水解酶等。血小板的释放试验包括上述指标的测定，从不同的侧面反映血小板被活化后的释放功能。

1. 正常参考值

(1)三磷腺苷(ATP)释放量：①加 ADP(3.6×10^{-6} mol/L)时，三磷腺苷释放量为(1.8±0.8)μmol/10^{11} 血小板；②加肾上腺素(9×10^{-6} mol/L)时，三磷腺苷释放量为(1.7±0.4)μmol/10^{11} 血小板。

(2)5-HT 含量(荧光光度法)：血浆中含量(54±1.8)ng/L，血小板中含量为(603±14)ng/10^9 血小板。

(3)β-TG 和 PF_4 含量(放射免疫法)：血浆 β-TG 含量为(25.3±3.0)μg/L，PF_4(3.2±0.8)μg/L。

2. 临床意义

(1)血小板三磷腺苷释放量减少见于骨髓增生综合征、原发性血小板减少性紫癜、霍奇金病及抗血小板药物。

(2)血浆中 5-HT 水平增高见于血小板增多症、胰岛细胞瘤、甲状腺髓样癌等，水平降低则见于各种贮藏池病和花生四烯酸代谢障碍性疾病。

(四)血块收缩试验

有血浆法和定量法两种方法。血浆法是在 PRP 中加入钙或凝血酶使之形成血浆凝块，而定量法则是通过全血自发凝固形成血凝块。血小板收缩蛋白可使血小板伸出伪足，抛锚于血凝块的纤维蛋白索上，血小板的向心性收缩

使纤维蛋白网眼缩小，血清析出。分别测定析出血清占全血浆的体积比即可得出结果，能反映血小板血块收缩的能力。

1. 正常参考值 血浆法>40%，定量法为48%～64%。

2. 临床意义 血块收缩低于正常表明血块收缩不佳，见于血小板无力症或减少症、低纤维蛋白血症、严重凝血障碍等。

(五)血小板代谢活性检测

包括 TXB_2、白三烯 B_4(LTB_4)、cAMP 及 cGMP 等指标的检测。

1. 正常参考值

(1)TXB_2：①放射免疫法为(136.0±81.8)ng/L；②ELISA 法为(76.3±48.1)ng/L。

(2)LTB_4：HPLC 法为(462.14±172.99)ng/10^7 PMNL。

(3)cAMP：放射免疫法为(15.18±7.24)pmol/10^9 血小板。

(4)cGMP：放射免疫法为(0.46±0.24)pmol/10^9 血小板。

2. 临床意义

(1)TXB_2 含量增高见于动脉粥样硬化、血栓栓塞性疾病、糖尿病等，TXB_2 含量降低多见于先天性血小板花生四烯酸代谢障碍性疾病或服用阿司匹林等非甾体抗炎药。

(2)LTB_4 为重要炎性介质，在炎症、脑血栓、急性心肌梗死等时增高。

(3)在血栓性疾病时血小板的 cAMP 降低，cGMP 升高。

第二节 凝血因子及抗凝物质监测

参与血液凝固的因子至少有 14 种，即 12 种经典的凝血因子以及激肽系统的激肽释放酶原和高分子量激肽原。除因子Ⅳ为无机物(钙离子)外，其余都是蛋白质；除因子Ⅲ(组织因子)外，都存在于新鲜血浆中。凝血过程是一系列凝血因子相继被激活，最后形成纤维蛋白凝块的过程，是一个不断放大的“瀑布效应”，分为内源性凝血途径和外源性凝血途径及共同的凝血途径。内源性凝血途径指从因子Ⅻ的激活到因子 $Ⅹ_a$ 形成的过程，外源性凝血途径指组织因子与因子 $Ⅶ_a$ 至生成 $Ⅹ_a$ 的过程，而共同的凝血途径指因子 $Ⅹ_a$ 形成后至纤维蛋白形成的过程，该过程是内源和外源凝血途径共同必经的途径。

一、凝血因子的监测

(一)内源系统凝血因子筛选试验

包括全血凝固时间测定(CT)、复钙时间测定(RT)、硅管凝血时间测定(SCT)、活化凝血时间测定(ACT)、活化部分凝血活酶时间(APTT)等。

全血凝固时间(试管法)利用的是全血与玻璃试管接触后其Ⅻ及内源性凝血系统被激活而致血液凝固；复钙时间测定则是在已去 Ca^{2+} 的血浆中重新加入适量的钙，从而使内源性凝血过程得以进行，最后形成纤维蛋白原所需要的时间；硅管凝血时间的方法同玻管法全血凝固时间，区别只在于所用玻璃管经硅化处理，血液凝固更接近生理条件；活化凝血时间及活化部分凝血活酶时间都是利用白陶土激活凝血因子Ⅻ和Ⅺ，并用脑磷脂为凝血反应提供丰富的催化表面来促进内源性凝血系统的激活，测定全血(前者)或血浆(后者)的凝固时间，测定 APTT 时尚需加入钙离子。

1. 正常参考值 ①全血凝固时间：5～10 分钟；②复钙时间：2.2～3.8 分钟；③硅管凝血时间：15.49～32.08 分钟；④活化凝血时间：1.14～2.05 分钟；⑤活化部分凝血活酶时间：男性 31.5～43.6 秒，女性 32～43 秒，受检者的测定值较正常对照值延长>10 秒才有病理意义。

2. 临床意义 上述时间延长主要见于血友病、肝脏疾患、阻塞性黄疸、新生儿出血症、肠道灭菌综合征、应用肝素及低(无)纤维蛋白原血症、纤溶亢进、血中存在抗凝物质等；缩短见于高凝状态(如 DIC 高凝期)、血栓性疾病(如心肌梗死、心绞痛、肺梗死、深静脉血栓、妊娠期高血压疾病等)。其中 ACT 常用于监测体外循环中肝素用量，各试验的敏感度依次递增。

(二)外源系统凝血因子筛选试验

以血浆凝血酶原时间(PT)最为常用，方法为测定在血浆中加入过量的组织凝血活酶浸出液和钙后，凝血酶原转变为凝血酶，后者进而使纤维蛋白原转变为纤维蛋白所需的时间。

1. 正常参考值　(12±1)秒，超过正常值3秒为异常。

2. 临床意义　PT 延长多见于 DIC、原发性纤溶症、维生素 K 缺乏、肝病及应用抗凝药等，也可见于先天性因子Ⅱ、Ⅴ、Ⅶ、Ⅹ缺乏症和低纤维蛋白血症。PT 缩短则见于高凝状态、血栓性疾病及口服避孕药。

(三)凝血因子活性及抗原的检测

在进行凝血因子筛选试验初步了解凝血功能异常属于内源性或外源性凝血系统之后，若有必要，可以进一步检测相应凝血因子活性或抗原水平。常见的凝血因子活性检测有因子Ⅷ(Ⅷ:C)、Ⅸ(Ⅸ:C)、Ⅺ(Ⅺ:C)、Ⅻ(Ⅻ:C)、Ⅱ(Ⅱ:C)、Ⅴ(Ⅴ:C)、Ⅶ(Ⅶ:C)、Ⅹ(Ⅹ:C)等。依据其检测原理的不同，可分为一期法、二期法及发色底物法，以一期法最为多用。凝血因子抗原的检测主要有凝血因子Ⅱ(Ⅱ:Ag)、Ⅷ:C(FⅧ:CAg)、Ⅸ(Ⅸ:Ag)及纤维蛋白原(Fbg)含量和抗原(Fg:Ag)等。凝血因子的抗原检测最常用的方法为 Laurell 免疫电泳法，Fbg 含量测定多用双缩脲法。

1. 正常参考值　见表 94-1。

2. 临床意义　血浆中上述凝血因子活性水平增高，主要见于高凝状态和血栓性疾病，尤其是静脉血栓形成性疾病，如深静脉血栓(DVT)、肺栓塞。也见于妊娠期高血压疾病、恶性肿瘤等。血浆中Ⅷ:C 减低见于血友病甲、VWD 及 DIC；Ⅸ:C 减低见于血友病乙、肝脏疾病和 DIC；Ⅻ:C 减低见于 DIC、肝病及先天性因子Ⅻ缺乏症；Ⅱ:C、Ⅴ:C、Ⅶ:C、Ⅹ:C 的减低常见于维生素 K 缺乏症、肝脏疾病、DIC 和口服抗凝药等。在肝脏疾病时，最多和最先减低的是因子Ⅶ，其次是因子Ⅱ和Ⅹ，最后是因子Ⅴ。Ⅱ:Ag、FⅧ:CAg、Ⅸ:Ag 水平的增减意义与相应因子活性水平增减意义相一致，主要通过其与相应因子活性变化水平的比较，了解该因子缺乏是分子结构异常或是合成量减少所致。纤维蛋白原是一种急性期反应蛋白，其含量增高(＞4g/L)见于创伤、休克、大手术后、败血症、急性感染、烧伤、恶性肿瘤及妊娠晚期等，其含量的减少(＜1.5g/L)见于 DIC 和原发性纤溶症、重症肝炎和肝硬化等。

表 94-1　凝血因子活性及抗原的正常值

一期法凝血因子活性	凝血因子抗原
Ⅷ:C1.03±0.26	Ⅱ:Ag0.99±0.16
Ⅸ:C0.98±0.30	FⅧ:CAg0.96±0.28
Ⅺ:C1.00±0.18	Ⅸ:Ag0.98±0.30
Ⅻ:C0.92±0.21	Fbg 含量 24g/L
Ⅱ:C0.98±0.17	Fg:Ag(2.9±0.7)g/L
Ⅴ:C1.02±0.31	
Ⅶ:C1.03±0.17	
Ⅹ:C1.03±0.19	

二、抗凝物质检测

抗凝物质在此指在生理和病理情况下，体内生成的对抗或灭活凝血因子的物质。生理性的抗凝物质主要有抗凝血酶Ⅲ(AT Ⅲ)、肝素辅因子Ⅱ(HC-Ⅱ)、蛋白 C(PC)、蛋白 S(PS)等。病理性抗凝物质包括类肝素抗凝物质、狼疮性抗凝物质和凝血因子Ⅷ抑制物等。在此仅对生理性抗凝物质的检测及意义作一简述。

(一)抗凝血酶Ⅲ(ATⅢ)的活性及抗原测定

ATⅢ是由肝脏合成的糖蛋白，与肝素结合成复合物后，ATⅢ的精氨酸残基与凝血因子的丝氨酸活性反应中心结合，从而使后者灭活，这类凝血因子包括因子$Ⅷ_a$、$Ⅸ_a$、$Ⅹ_a$、$Ⅻ_a$和$Ⅱ_a$等。

ATⅢ的检测分为抗原测定和活性测定。前者多用 Laurell 免疫火箭电泳法，后者多用凝胶空斑法或发色底物法。

1. 正常参考值 ①ATⅢ抗原(ATⅢ:Ag):(290±30.2)g/L;②ATⅢ活性(ATⅢ:A):0.90±0.13(凝胶法);③1.08±0.05(发色底物法)。

2. 临床意义 ATⅢ抗原或活性的增高见于血友病、口服抗凝剂、应用黄体酮等。临床上意义更大的是抗原或活性水平的降低,主要见于肝脏疾病、DIC、外科手术后以及血栓前期和血栓性疾病,如心绞痛、心肌梗死、脑血管疾病、肾小球疾病、DVT、肺梗死等。ATⅢ抗原或活性的降低也可见于先天性ATⅢ缺陷者。

(二)肝素辅因子Ⅱ(HC-Ⅱ)活性测定

HC-Ⅱ系肝脏合成的糖蛋白,与凝血酶以1:1形成复合物,从而灭活凝血酶。该作用在肝素存在下可加快1000倍。HC-Ⅱ对因子$Ⅹ_a$的灭活缓慢,且不受肝素的影响。

1. 正常参考值 1.00±0.15(发色底物法)。

2. 临床意义 HC-Ⅱ减少见于DIC和重型肝炎,且与ATⅢ有平行关系。少数(约占1%)为先天性缺乏。

(三)蛋白C的活性及抗原测定

蛋白C是肝脏合成的双链糖蛋白,合成时需依赖维生素K。在凝血酶与TM所形成复合物的作用下转变为活性的APC。APC可抑制活化的因子$Ⅴ_a$、$Ⅷ_a$,抑制内皮细胞释放组织纤溶酶原激活物抑制物(PAI),从而增强纤溶活性,还可抑制因子$Ⅹ_a$结合于血小板膜磷脂,故表现为抗凝作用。

PC抗原(PC:Ag)测定,可用Laurell免疫火箭电泳法或放射免疫法,PC活性(PC:A)测定,可用白陶土部分凝血活酶时间法或发色底物法。

1. 正常参考值

(1)PC:Ag:①Laurell免疫火箭电泳法1.02±0.20;②放射免疫法(3.1±0.5)μg/ml。

(2)PC:A:白陶土部分凝血活酶时间法1.00±0.13。

2. 临床意义 PC抗原及活性的降低多见于DIC、ARDS、肝功能不全、手术后及口服双香豆素抗凝剂等。少数可见于先天性PC缺陷,患者表现为反复的原因不明的血栓形成。PC抗原及活性增加多见于冠心病、糖尿病、肾病综合征及妊娠后期等。

(四)蛋白S抗原测定

蛋白S(PS)是由肝脏及内皮细胞合成的糖蛋白,也需依赖维生素K。PS是PC的辅因子,起加速APC灭活因子$Ⅴ_a$、$Ⅷ_a$的作用;另外,PS尚通过与C 4b结合蛋白结合成复合物,在补体系统的激活中起调节作用。

蛋白S抗原的测定,可分为测定总蛋白(TPS)和游离蛋白(FPS)两种,可用Laurell免疫火箭电泳法进行。

1. 正常参考值 ①TPS 0.98±0.10;②FPS 1.01±0.29。

2. 临床意义 蛋白S是蛋白C的辅因子,对$Ⅴ_a$、$Ⅷ_a$有灭活作用。其降低多见于肝脏功能障碍、口服双香豆素类抗凝药。先天性的蛋白S缺陷者常伴发严重的深静脉血栓。

第三节 纤溶系统监测

纤维蛋白溶解(简称纤溶)系统是体内重要的生理抗凝机制之一。正常情况下,机体的凝血系统和纤溶系统维持着动态的平衡。体内不断形成的微小血栓可通过纤溶系统的激活而被不断溶解清除,使之不至于对机体造成损害。若因某种原因造成纤溶系统功能的抑制或过度亢进,机体可表现为血栓形成或出血倾向。纤溶系统的激活,可分为纤溶酶原(PLG)的激活和纤维蛋白(原)的降解两个阶段。

一、PLG的激活

(一)内激活途径

由内源性凝血途径中的$Ⅻ_a$和激肽释放酶(K)裂解PLG而形成纤溶酶(plasmin,PL)的过程。这是继发性纤溶的主要途径。

(二)外激活途径

由组织和内皮细胞分泌的组织纤溶酶原激活物(t-PA)和由肾分泌的尿激酶(UK)裂解PLG而形成PL的过程。这是原发性纤溶的主要途径。

(三)外源激活途径

以药物治疗的方式使用链激酶(SK)、UK和t-PA裂解PLG而形成PL的过程。

二、纤维蛋白(原)的降解

PLG激活后形成的PL活性极强,可水解纤维蛋白原和纤维蛋白形成多种降解产物,包括纤维蛋白肽A(FPA)和肽B(FPB)、碎片X(X′)、Y(Y′)、D、E(E′)和D二聚体等。这些降解产物多具有对抗血液凝固的作用。

(一)纤溶活性检测

1. 优球蛋白溶解时间测定(ELT)　优球蛋白中包括纤维蛋白原、纤溶酶和纤溶酶原激活物等,而不含纤溶酶抑制物。通过观察加钙后优球蛋白凝块完全溶解所需时间,可以反映机体的纤溶活性。

(1)正常参考值:>120分钟。

(2)临床意义:ELT缩短(<70分钟),表明纤溶活性增强,见于原发性和继发性纤溶亢进;ELT延长,表明纤溶活性减低,见于血栓形成前期和血栓性疾病。

2. 组织纤溶酶原激活物活性(t-PA:A)及抗原(t-PA:Ag)测定　t-PA是由527个氨基酸组成的蛋白水解酶,由内皮细胞及组织合成。其作用为激活PLG形成PL,PL再水解纤维蛋白(原),从而使血栓溶解。t-PA的活性测定可用发色底物法,抗原测定可用ELISA法。

(1)正常参考值:①t-PA:A(1.9±0.7)IU/ml;②t-PA:Ag(1±12)μg/L。

(2)临床意义:t-PA:A增高,表明纤溶活性亢进,见于原发性和继发性纤溶,如DIC等;t-PA:A降低,表明纤溶活性减弱,见于高凝状态和血栓性疾病。

t-PA含量增高见于年龄增长、剧烈运动和应激反应、静脉滞留;降低则见于肥胖、冠心病、心肌梗死、动脉血栓形成、缺血性脑卒中等。

3. 纤溶酶原活性(PLG:A)和抗原(PLG:Ag)测定　纤溶酶原是纤溶酶的前体,可以通过上述3种途径被激活而产生纤溶酶,后者再降解纤维蛋白(原)。测定纤溶酶原的活性和抗原水平的高低,可以间接反映出其产物纤溶酶的水平,从而反映纤溶系统的激活状况。纤溶酶原活性可用发色底物法测定,而其抗原水平可用免疫扩散法或ELISA法测定。

(1)正常参考值:①PLG:A(94.5±9.0)%;②PLG:Ag(286±56)mg/L(免疫扩散法);③(220±30)mg/L(ELISA法)。

(2)临床意义:PLG:A增高,表示纤溶活性降低,见于高凝状态和血栓性疾病;PLG:A降低,表示纤溶活性增高,见于原发性和继发性纤溶症及先天性纤溶酶原缺乏症。

PLG:Ag降低,表示其激活物的活性增强而使纤溶酶原过多地转化为纤溶酶,见于原发性纤溶、肝脏疾病、大型手术、胎盘早剥、严重感染和DIC等。

4. 纤溶酶活性测定　测定血中纤溶酶的活性,可直接反映出体内纤溶活性的高低。由于在体外血浆中的纤溶酶可继续发挥酶的作用而消耗,故采血后应立即测定或仅于低温下短期保存。纤溶酶活性的测定方法有刚果红显色法和发色底物法。

(1)正常参考值:①刚果红显色法为(35±7)U;②发色底物法为(85.55±27.83)%。

(2)临床意义:纤溶酶活性增高见于原发性和继发性纤溶症;降低则见于高凝状态和血栓形成、DIC等。

(二)纤溶抑制物测定

纤溶系统主要有两种抑制物,即纤溶酶原激活物的抑制物(PAI)和α_2-纤溶酶抑制剂(α_2-PI)。前者又主要包括由血管内皮细胞合成释放的PAI-1和由胎盘产生的PAI-2。后者由肝合成,主要抑制纤溶酶和激肽释放酶,也可抑制纤溶酶与纤维蛋白的结合。纤溶系统的活性，不但取决于纤溶系统的激活途径中各酶的活性，而且与纤溶系统抑制物的水平密切相关。

1. 纤溶酶原激活物抑制物活性(PAI:A)及抗原(PAI:Ag)测定 PAI包括PAI-1、PAI-2和蛋白酶连接抑制素，主要由血管内皮细胞、血小板、胎盘等分泌，对不同类型的PA发挥抑制作用。PAI活性及抗原的测定可用发色底物法和免疫火箭电泳法进行。

(1)正常参考值:①PAI活性:发色底物法为(6.4±2.6)U/ml;②PAI抗原:免疫火箭电泳法为<1U/ml。

(2)临床意义:PAI活性或抗原水平增高，见于高凝状态和血栓性疾病;PAI活性或抗原水平降低则见于原发性及继发性纤溶症。

2. α_2-纤溶酶抑制物(α_2-PI)活性及抗原测定 α_2-PI的活性测定可用发色底物法，抗原测定可用ELISA法进行。

(1)正常参考值:①α_2-PI:A:(0.8～1.2)抑制单位/ml;②α_2-PI:Ag(1.5±0.3)抑制单位/ml。

(2)临床意义:α_2-PI:A或α_2-PI:Ag增高见于血栓形成、恶性肿瘤、分娩后等;降低则见于肝脏疾病、手术后、DIC及先天性缺乏患者。

(三)纤维蛋白单体(FM)测定

纤维蛋白原在凝血酶作用下释放出肽A和肽B后形成纤维蛋白单体(FM),FM与纤维蛋白的降解产物fdp形成可溶性复合物。硫酸鱼精蛋白可使FM从复合物中游离出来，聚合成纤维状、絮状或胶冻状，故可用血浆硫酸鱼精蛋白副凝试验(3P试验)间接反映出血浆中fdp的存在。另外，尚可用醛化红细胞凝集试验直接判定血浆中是否有FM的存在。

1. 正常参考值 ①血浆硫酸鱼精蛋白副凝试验(3P试验)为定性试验，结果分为阴性、弱阳性、阳性和强阳性4种。②醛化红细胞凝集试验也是定性试验，有红细胞聚集为阳性反应，否则为阴性反应。

2. 临床意义

(1)正常人3P试验为阴性,DIC晚期和原发性纤溶也是阴性。阳性见于DIC的早期和中期，在大出血、创伤、手术等可出现假阳性。

(2)正常人FM测定为阴性。阳性结果见于各种可诱发高凝状态的疾病，如败血症、感染性疾病、休克及由急性胰腺炎、肿瘤、肝炎等造成的组织损伤。DIC患者为强阳性反应。

(四)纤维蛋白(原)降解产物(FDP)检测

纤维蛋白和纤维蛋白原均可被纤溶酶所降解，通常将纤维蛋白原的降解产物称为FgDP,将纤维蛋白的降解产物称为fdp,而将二者的降解产物统称为FDP。这些降解产物具有抗凝作用。

1. 凝血酶时间(TT)测定 指在血浆中加入标准化的凝血酶溶液后血浆凝固所需要的时间。

(1)正常参考值:16～18秒，超过对照3秒以上者为异常。

(2)临床意义:TT延长见于肝素增多或类肝素物质的存在、低(无)纤维蛋白原血症、异常纤维蛋白原血症、FDP增多等。

2. FDP测定 方法较多，包括红细胞凝集抑制试验、葡萄球菌聚集试验(SCT)、乳胶凝集试验(Fi试验)、反向血凝试验、FDP酶联免疫吸附试验和FDP火箭免疫电泳法测定等。不同方法有各自不同的正常参考值。

(1)正常参考值:①红细胞凝集抑制试验1～5U/ml;②葡萄球菌聚集试验(SCT)玻片法为阴性;③试管法0～2μg/ml;④乳胶凝集试验(Fi试验)血清含量<10μg/ml,尿液含量为0;⑤反向血凝试验<10mg/L;⑥FDP酶联免疫吸附试验(28±17)μg/ml(尿)。

(2)临床意义:FDP增高见于:①原发性纤溶亢进;②因各种原因导致的继发性纤溶亢进，包括深静脉血栓、高凝状态、DIC、休克、溶栓治疗后等;③尿中FDP增高多见于肾脏疾病、肾移植后的排斥反应。

3. D-二聚体测定 D-二聚体测定(D-dimer)是纤溶酶水解交联纤维蛋白而产生的碎片，测定D-二聚体敏感性好，特异性高，可在早期得到阳性结果。D-二聚体在继发性纤溶时为阳性，而在原发性纤溶时为阴性，此为鉴别原、继发纤溶的重要指标。目前多通过抗 D-二聚体单克隆抗体来进行测定，方法包括乳胶凝集法、ELISA 法，前者只能定性，后者可定量。

(1)正常参考值：①乳胶凝集法：正常人为阴性；②ELISA 法：<75ng/ml。

(2)临床意义：D-二聚体增高见于高凝状态、血栓性疾病和 DIC，是诊断 DIC 的重要依据。

附：

血栓弹力描记仪(TEG)检测全血的凝血过程。它测定连续形成的纤维蛋白的剪切弹性，分析凝血所含各种细胞和凝血因子的相互作用。有助于凝血病的鉴别诊断，指导治疗(图 94-1，图 94-2)。

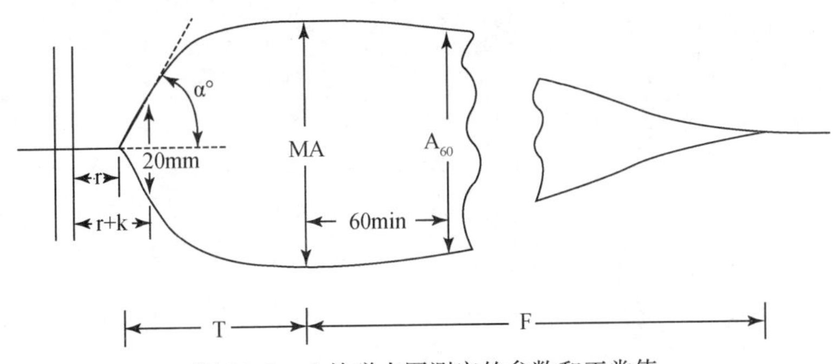

图 94-1　血栓弹力图测定的参数和正常值

α＝血块形成速率；r＝反应时间；MA＝最大的幅度；T＝时间；F＝纤溶时间；A_{60}＝最大幅度后 60 分钟的幅度

r(5～7min)、k(1～3min)，α(53°～67°)，MA(59～68mm)

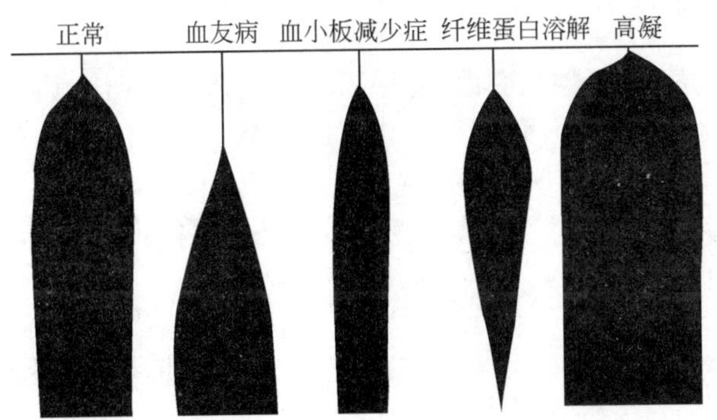

图 94-2　正常和疾病状态的血栓弹力图

(罗富荣　刘怀琼)

参考文献

包承鑫．1987．血小板聚集试验．见：阮长耿主编．血小板——基础与临床．上海：上海科学技术出版社．239～241

邓家栋，杨崇礼，杨天楹．1985．血液病实验诊断．天津：天津科学技术出版社

徐涛．1986．止血和凝血功能检查．见：徐涛，王荣廷主编．临床检验基础．北京：人民卫生出版社，78～102

张家华，刘兰平，陈泊等．1994．止血与凝血障碍检查．见：张家华，黄平主编．现代临床实验诊断手册．北京：人民军医出版社，141～215

第 95 章　内分泌功能检查

第一节　内分泌功能检查的分类

从临床表现的不同角度出发，可将内分泌功能检查分为以下几类。

一、代谢紊乱指标

代谢紊乱常表现为尿糖、血糖的变化，血电解质钾、钠、钙、镁、磷、氯及血脂的变化等。相应的检查主要包括各种物质的代谢平衡试验，如水、钠、钾、钙、镁、氯、磷平衡试验，还有糖耐量试验、钙负荷试验等，有些试验目前已少用，如基础代谢率测定。

二、激素分泌异常指标

这些指标的测定主要通过尿内、血内激素的含量或其他代谢产物含量来测定。

尿内测定指标有 17-羟皮质类固醇、17-酮类固醇、17-生酮类固醇、游离皮质醇、醛固酮、雌二醇、孕酮、孕二醇、VMA、儿茶酚胺、C 肽等。

血内常测指标有 T_4、T_3、rT_3、FT_4、FT_3、GH、TSH、PRL、ACTH、FSH、LH、胰岛素、胰高血糖素、PTH、皮质醇、醛固酮等。

有些激素呈周期性分泌，如日夜周期、月经周期等，应结合其分泌特点测定，才能判定其临床意义。

三、内分泌腺功能测试

根据病情及测试目的不同可区分为如下几类：

1. 兴奋试验　如 ACTH、CRH、GRH、LRH、TRH、TSH 兴奋试验等。

2. 抑制试验　如地塞米松、T_3 抑制试验等。

3. 激发试验　如胰岛素低血糖试验、L-DOPA、甲氧氯普胺、西咪替丁、胰高糖素、D_{860} 试验等。

4. 拮抗试验　如抗醛固酮试验、苄胺唑啉试验等。

5. 负荷试验　如水、钠、钾负荷试验等。

6. 考验试验　如禁水、饥饿试验等。

四、放射性核素检查

包括有甲状腺摄 ^{131}I 率试验、^{125}I-T_3 红细胞或树脂吸附试验、内分泌腺放射性核素扫描，如甲状腺、肾上腺扫描等，以及受体数和亲和力放射免疫法测定等。

其他还有间接指标如细胞学检查，常用的有阴道涂片、精液检查等。

第二节　内分泌功能检查

内分泌腺功能与麻醉及手术有密切关系，麻醉手术前了解病人内分泌功能的状态，以便做好麻醉期与围手术期病人管理的准备，防止各种合并症发生。现仅将有关的内分泌功能检查作一简述。

一、垂体功能检查

(一)垂体前叶功能检查

1. 身高体重测定　根据年龄测量身高、体重是衡量营养、发育的一个指标，正常发育与遗传、内分泌、营养代谢、生活环境均有密切关系。在垂体、甲状腺、肾上腺、胰岛、性腺等功能发生障碍或病变时，可引起体重、身高的变化，这常是内分泌功能异常时的一个明显体征。如下丘脑垂体功能异常可出现肢端肥大或侏儒症等，儿童期甲状腺功能异常可引起体格发育超常或克汀病，性腺异常可呈现性早熟、性器官异常等。

正常参考值见表95-1。大于标准体重10%称为超重，大于标准体重20%以上者称为肥胖。

表95-1　儿童及成人身高、体重正常参考值

	身高(cm)	体重(kg)
新生儿	50	3
1岁	75	9
2岁以后	年龄×5+75	年龄×2+8

成年标准体重：

女性(kg)=[身高(cm)-105]±10%

男性(kg)=[身高(cm)-100]±10%

2. 生长激素(GH)测定　GH的分泌直接影响机体的生长，促进蛋白的合成，抑制糖的利用，促进脂肪分解和钙磷代谢，刺激肌肉及骨骼的生长。临床上采用放射免疫法测定。由于GH受饮食、活动、手术等影响，测定时应保持病人有良好睡眠，清晨空腹取血，采血量为2～3ml，不用抗凝，因在基础状态下测定，故又称基础值。

正常参考值：成人基础值男性为<2μg/L(<2ng/ml)，女性为<10μg/L(<10ng/ml)；新生儿为1.5～40μg/L(1.5～40ng/ml)；儿童为<20μg/L(<20ng/ml)。

临床上GH不足可见于垂体性侏儒症、垂体前叶功能减退症等。在这类病人中，因GH浓度很低，需经兴奋试验后如GH仍不上升始能确定。当患有肢端肥大、巨人症时，则GH升高，GH可>20μg/L，高者可达200μg/L。因为影响GH的因素较多，如基础值升高，应做抑制试验才能确定诊断。手术可使GH明显升高。

(1)GH兴奋试验：在GH测定过低时，为作出鉴别，可采用此试验。先运用运动试验或可乐定试验行筛选，再行确诊试验。确诊试验包括左旋多巴试验、精氨酸试验和胰岛素低血糖试验。正常人在试验后GH峰值应≥7μg/L(7ng/ml)，或较兴奋前增加5μg/L(5ng/ml)以上。

(2)GH葡萄糖抑制试验：正常人血糖和GH水平密切相关，当服葡萄糖后通过下丘脑受体调节使GH下降。而肢端肥大症、巨人症病人因其GH的分泌来自肿瘤，不完全受下丘脑控制，所以血内高水平的GH不被高血糖抑制。

试验方法为前1日晚餐后禁食，次晨空腹服葡萄糖100g溶于200ml水中，测服糖前、服糖后30、60、120、180分钟时的血糖及GH值。正常人服糖后GH下降至<3μg/I(3ng/ml)，如>3μg/L(3ng/ml)，则属异常，为GH分泌过多。一般在临床上将此法作为评判肢端肥大症治疗效果或复发的参考。

(3)GH对促甲状腺素释放激素(TRH)刺激试验：TRH对正常人的GH无影响，但对垂体GH瘤病人可引起GH释放，同时引起TSH、PRL、ACTH的释放。

测试方法为静脉注射TRH 200μg(溶于2ml生理盐水)，分别比较注射前30分钟和注射后20、30、60、120、180分钟血样中GH及其他相应激素如TSH、PRL、N-pomc等的浓度水平。

正常人在注射后GH无反应，异常者则>6.0μg/L或比基值升高50%以上。

3. 促甲状腺激素(TSH)测定　血清促甲状腺激素(TSH)浓度测定：可用放射免疫法测

定。正常参考值在儿童为 3.6～4.5mU/L（3.6～4.5μU/ml）；成人为 2～10mU/L（2～10μU/ml）。

TSH 可促进甲状腺对葡萄糖、氨基酸的摄取，加强蛋白质合成，刺激甲状腺对碘化物摄取，T_3、T_4 的合成和释放，促进脂肪分解。TSH 值升高＞10mU/L 常见于原发性甲状腺功能减退、慢性淋巴性甲状腺炎、缺碘性甲状腺肿、甲亢手术或放射性核素治疗后。TSH 减低可见于继发性甲状腺功能低下、甲亢及大剂量应用皮质激素或甲状腺素后。全麻药物如硫喷妥钠、氯胺酮等对 TSH 影响不大，有报道硬膜外阻滞时减少。

4. 促甲状腺素释放激素（TRH）兴奋试验　TRH 能刺激垂体分泌和合成 TSH，TRH 兴奋试验可估价垂体 TSH 的储备状况，鉴别原发或继发性甲低。在测定时应使病人安静休息、禁食，先取血测 TSH 基础值，然后静脉注射 TRH 200μg（3～4μg/kg），分别于注射后 0、15、30、45、60 分钟取血测定 TSH 值。

正常人峰值/基础值为 1.6～6.7，其中大部分人（约 91.7%）应＞2。正常人在注射 TRH 后 30 分钟 TSH 可达到峰值，正常反应者 TSH 浓度在儿童应为 11～35mU/L（11～35μU/ml）；成年男性为 15～30mU/L（15～30μU/ml）；女性为 20～40mU/L（20～40μU/ml）。垂体瘤、希恩（Sheehan's syndrome）综合征病人因 TSH 储备不足，注射 TRH 后 TSH 高峰值低于 10mU/L。原发性甲低时注射后 20 分钟＞30mU/L 为过强反应，但继发垂体的甲低在注射后 20 分钟＜2mU/L，呈低反应或负反应。甲亢时呈负反应或无反应。

5. 促肾上腺皮质激素（ACTH）测定与试验

（1）ACTH 测定：用放射免疫法测定，因其随昼夜周期变化，通常需测定清晨（最高）及午夜（最低）值。正常参考值在早 8 时为 1.1～11.0pmol/L（5～50pg/ml）；晚 12 时＜2.2pmol/L（10pg/ml）。

ACTH 具有促进肾上腺皮质合成和释放皮质醇激素功能，促进脂肪组织释放脂肪酸。血浆 ACTH 增高见于垂体皮质醇增多症、异位 ACTH 分泌综合征、手术创伤、低血糖应激反应后、双侧肾上腺全切或次全切后的尼尔森综合征等。相反，血浆 ACTH 降低可见于垂体前叶功能减退、希恩综合征、垂体瘤切除或放疗后、肾上腺皮质肿瘤、原发性艾迪生病及长期大量使用皮质激素等情况。

（2）血浆原胺基端肽（N-pomc）测定：N-pomc 是一种从垂体中分离出来的 76 氨基酸的糖肽，由于 N-pomc 比 ACTH 在血中的半衰期长，外周血中比 ACTH 高出 3～10 倍，而且二者相关较好，临床上可以用 N-pomc 水平反映 ACTH 水平。用放射免疫法测定。

正常参考值为（182.9±78.2）pmol/L（100～394pg/ml）。库欣综合征病人上午 8 时，N-pomc 值明显高于正常人，且失去昼夜节律，亦不被（小剂量）地塞米松抑制。艾迪生病及希恩综合征的病人低于正常。手术和全身麻醉均可使 N-pomc 升高。

（3）促肾上腺皮质激素兴奋试验：见肾上腺功能检查一节。

（4）地塞米松抑制试验：见肾上腺功能检查一节。

（5）泌乳激素（PRL）测定：采用放射免疫法测定，正常参考值在男性为＜20μg/l，（20ng/ml）；女性在卵胞期＜23μg/L（23ng/ml）；黄体期＜40μg/L（40ng/ml）。

PRL 具有增殖黄体刺激孕酮分泌及促进乳腺增生功能，使已发育的乳腺分泌乳汁。PRL 增高可见于下丘脑垂体病变，垂体泌乳素瘤病人＞300μg/L；妊娠、哺乳期、患高泌乳素血症者可达 200μg/L；其他疾病如肢端肥大症、皮质醇增多症、卵巢肿瘤；还有某些药物如雌激素、酚噻嗪类、阿托品等均可影响 PRL 的血中水平。PRL 降低见于垂体功能减退或药物所致，如左旋多巴、麦角碱的影响等。

（6）垂体促性激素测定：包括血内卵泡刺激素（FSH）、促黄体生成素（LH）、尿内垂体促性腺素（LPG）测定及黄体生成素释放激素（LRH）兴奋试验。主要鉴别性发育不良或性功能减退是否来源于垂体。

(二)垂体后叶功能检查

1. 抗利尿激素(ADH)测定　ADH 又称加压素,具有外周小动脉和毛细血管收缩功能,促进肾小管水的重吸收,有抗利尿作用。增加细胞外液量,减少尿量,同时增高体循环血压。临床上可测定血内或尿内的 ADH 浓度,采用放射免疫法。

血正常值为 1～1.5ng/L(1～1.5pg/ml),在水负荷或脱水情况下 ADH 有一定变化范围,为 0 ～ 22μU/ml。尿正常值为 11～30mU/24h,平均为 28.9mU/24h。

临床中 ADH 排出减少常见于尿崩症,且对兴奋试验无反应。ADH 分泌过多症时,ADH 排出量增加。经乙醇或苯妥英钠抑制后 ADH 降至正常者为下丘脑功能紊乱引起的 ADH 分泌过多。

2. 抗利尿激素(ADH)试验

(1)高渗盐水兴奋试验:主要根据以高渗盐水增加血浆渗透压,刺激下丘脑渗透压感受器,释放 ADH。通过测定尿量、尿比重、渗透压,用以诊断真性尿崩症。

正常人或非尿崩症病人尿量较用高渗盐水前减少 70%以上,尿比重>1.012。尿崩症病人尿量无明显减少,比重也不上升。

(2)限水试验:是在限制饮水条件下,同样刺激下丘脑渗透压感受器使尿渗透压升高。但尿崩症病人因缺乏 ADH 而继续排尿,尿渗透压减低。

正常人在限水后,尿量明显减少,比重>1.020,尿渗透性>700mmol/L。垂体性尿崩症时尿量仍多,比重<1.010,尿渗透性在 70～280mmol/L。肾性尿崩症时渗透性<700mmol/L。

(3)垂体加压素试验:主要用于鉴别肾性尿崩症。肾小管病变时对 ADH 不敏感,注射 5U 的加压素后,观察尿量、比重、渗透压变化可判断肾脏对此反应是否正常。

正常人中有 95%尿渗透性升高,肾性尿崩症病人注射后基本无反应,垂体尿崩症病人 50%以上尿渗透性增高,尿比重>1.016。

二、肾上腺功能检查

肾上腺分皮质与髓质两部分,因胚胎发源不同,而生理作用不同,临床上对其功能的描述常分为两部分。

(一)肾上腺皮质功能检查

肾上腺皮质激素由环戊烷多氢菲核构成,其中有 3 个 6 碳环 1 个 5 碳环。按其生理作用又可分为 3 种。

(1)糖皮质激素:以 17-羟肾上腺皮质酮(hydraoxycorticosterone)或皮质醇(cortisol)为代表,商品名是氢化可的松(hydrocortisone),主要作用在于调节糖、蛋白及脂肪代谢,影响全身,特别是肝、心、脑、肌肉等器官。在正常人,血浆皮质醇的分泌率约为 20mg/d。

(2)盐类皮质激素:以醛固酮(aldosterone)为代表,主要作用于钾、钠、氯及水的代谢。其平均分泌率约为 100～200μg/d,因其与血浆蛋白结合微弱,所以半衰期短(20 分钟),代谢清除率高(1500L/d)。

(3)性激素类(氮类)皮质激素:以脱氢表雄酮(dehydroepiandrosterone,DHEA)为代表,主要作用于肌肉、毛发及第二性征等,在体内有合成氮的作用。

因为多数肾上腺皮质激素的分泌受 ACTH 影响,而 ACTH 的分泌呈昼夜节律变化,因此肾上腺皮质激素的分泌也呈现节律性改变。现将临床有关肾上腺皮质功能试验简述如下。

1. 24 小时尿测定　尿中皮质激素常有以下 5 种。

(1) 24 小时尿中 17-羟类固醇(17-OHCS):可采用 Porter-Silber 生色团法测定。主要是其中的“苯肼”部分与含有“二羟丙酮”侧链的激素发生黄色反应。

正常参考值:0～1 岁时为 1.4～2.8μmol/24h(5.0 ～ 1.0mg/24h);儿童为 2.8 ～ 15.5μmol/24h(1.0～5.6mg/24h);成人男性是 8.3～27.6μmol/24h(3～10mg/24h),女性为 5.5～22.1μmol/24h(2～8mg/24h)。一般

40 岁以后有逐渐下降趋势。

(2)24 小时尿 17 酮类固醇(17-KS)：17-KS 是指皮质激素或性激素中 C17 位上有酮基者，可与 m-二硝基苯起反应(Zimmermen 反应)而测定。17-KS 中约有 2/3 来自肾上腺皮质，1/3 来自睾丸。其排泄量随年龄渐增，至 40 岁左右后渐降。

正常参考值：男性为 27.8～76.3μmol/24h(8～22mg/24h)；女性为 20.8～52.0μmol/24h(6～15mg/24h)。

(3)24 小时尿 17-生酮类固醇(17-KGS)：17-KGS 是指含 C21 的类固醇激素经氧化其侧链断裂后在体外可生成 17-KCS 者。

正常参考值：0～1 岁时为 3.5μmol/24h(＜1.0mg/24h)；当 1～10 岁时则＜17μmol/24h(＜5.0mg/24h)；11～14 岁时＜42μmol/24h(＜12.0mg/24h)；成年男性为 17～80μmol/24h(5.0～23.0mg/24h)，女性为 10～52μmol/24h(3.0～15.0mg/24h)。

(4)24 小时尿游离皮质醇(UFC)：可更精确地反映皮质醇分泌功能，正常人排泄量为 28～276nmol/24h(10～100μg/24h)。

(5)24 小时尿中醛固酮排出量：在标准饮食钠(100mmol/d)、钾(60～100mmol/d)量的摄入时，其排泄量为 2.8～27.7nmol/24h(1～10μg/24h)。

本组资料证实皮质激素排泄量随年龄、性别、体重、尿量及昼夜的变化波动较大，因此，在临床上衡量皮质功能时必须综合分析。

2. 血浆测定

(1)总皮质醇：有多种测定方法，以放射免疫法最敏感，可显示昼夜周期性波动，以早晨最高，午夜最低，昼夜周期变化呈 V 字形循环反复。正常参考值以上午 8～9 时最高，为(442±276)nmol/L[(16±10)μg/dl]，午后 3～4 时有所下降，为(221±166)nmol/L[(8±6)μg/dl]。正常参考值男性为 193～524nmol/L(7～19μg/dl)，女性为 248～580nmol/L(9～21μg/dl)。

(2)醛固酮：可用放射免疫法测定，在标准钠、钾饮食条件下，直立位时正常参考值为 138～415pmol/L(5～15ng/dl)，如卧位者则为 27.7～138.5pmol/L(1～5ng/dl)。

(3)肾素-血管紧张素：在标准钠、钾饮食条件下卧位时，血管肾素活性的正常范围为 1.0～2.5pg/(ml·h)；血管紧张素Ⅱ的正常参考值为 10～30pg/ml。

3. 下丘脑-垂体-肾上腺皮质轴功能试验 此实验常有以下方法。

(1)ACTH 兴奋试验：常用于鉴定皮质储备功能，区别原发性和继发性垂体功能减退、垂体分泌过多的皮质增生或皮质本身有分泌倾向的肿瘤所引起的功能亢进、肾上腺源性或性腺源性的男性化、单纯性肥胖或皮质醇增多症性肥胖。

试验方法是采用 ACTH 水剂 25U 加入 500ml 生理盐水中，自清晨 8 时缓缓经静脉滴入，需用时间为 8 小时，连续 2 天。正常人第 1 日时尿中 17-OHCS 增高 15mg(5～25mg)，或高于基值 1～3 倍。第 2 日增高 25mg(15～35mg)，或高于基值 3～5 倍。17-KS 每日约增高 4～8mg，或总共高于基值 1.5～2.5 倍。有时可使试验延续 4～5 日，以便区别原发或继发性的功能减退。在试验过程中应警惕 ACTH 的过敏反应，同时还需注意制剂中含有 ADH 而引起的尿潴留问题。尿中游离皮质醇在兴奋试验后增高反应可达 10～20 倍，比较敏感，对诊断皮质增生帮助更大。

(2)地塞米松抑制试验：临床常用 3 种方法。①2 日口服法抑制试验：又有小、大剂量两种之分。小剂量地塞米松抑制试验为每 8 小时口服 0.75mg，连续 2 天，测定口服前、后的尿中 17-OHCS 及 17-KS，此法可用于鉴别单纯肥胖和皮质醇增多症，正常人或单纯肥胖者 17-OHCS 可抑制到＜12.4μmol/d(＜4.5mg/d)，但皮质醇增多症则不被抑制。正常人的 17-KS 可被抑制 30%～40%，增生及患有腺瘤者也有轻度抑制，但癌肿病人不被抑制。大剂量法常用来鉴别皮质增生或肿瘤，由下丘脑-垂体引起的增生者 17-OHCS 分泌抑制到对照值的 50%以下，但肿瘤者往往不被抑制，尤其是皮质癌肿或异源 ACTH 癌肿者则完全不被抑制。通常是每 6 小时口服 2mg，连续 2 日。②1mg 抑制法：是指在午夜口服 1mg 地塞米松，服药当日晨 8 时及次日晨 8 时取血测定皮质醇或自 7～12 时测定 5 小时尿内的 17-OHCS。正常人或肥胖者抑制可到达＞80%，但皮质增生者抑制＜30%。诊断符合率可达 95%左右。③静脉注射抑制法：每小时静脉注射 1mg，连续 3 小时，对比用药前后血浆皮质醇浓度，正常人中下降应＞50%。

(3)美替拉酮(SU4885)试验：美替拉酮可抑制 11-β 羟化酶，使皮质醇合成受到抑制，停留于 11-去氧皮质醇阶段。另一方面，由于皮质醇减少，反馈抑制减弱，ACTH 释放增多，使 11-去氧皮质醇增加，可反映在尿内 17-OHCS 含量升高。口服法为每 4 小时给予 600～750mg 美替拉酮，连续 2 日。对比口服前、时、后各 2 日的 24 小时尿中 17-OHCS 或 17-KGS，正常人可增高 2～4 倍，皮质增生者可有轻度升高，但患肿瘤者则不受影响。也可使用静脉法测定，按 30mg/kg 或 1～2g 的美替拉酮量经静脉 4 小时内输入，对比输入前后 11-去氧皮质醇，正常人常增长 2 倍以上。

(二)肾上腺髓质功能检查

肾上腺髓质重约 1g，几乎完全由分泌邻苯二酚胺的细胞组成，其可被重铬酸钾染色，所以又称为嗜铬细胞。肾上腺髓质起源于神经嵴，与交感神经同源，能合成、储藏、分泌邻苯二酚胺。人体内肾上腺素的 85%来自肾上腺髓质。

1. 化学测定　临床肾上腺髓质功能化学测定主要包括血或尿中儿茶酚胺及其代谢产物含量的检测，对其分泌异常者可通过如下方法测定。

(1)24 小时尿中 3-甲氧基 4 羟基苦杏仁酸(3-methoxy-4hydroxy-mandelic acid，VMA)测定，正常值为 5.0～45.4nmol/24h(1～9mg/24h)。嗜铬细胞瘤一般可达 10～250mg/24h。原发性高血压或正常人在应激状态下也可以增高。测定中要注意 MAO 抑制剂可减少排出量，氯贝丁酯可引起假性减少，奈啶酸(nalidix acid)可引起排出量假性增多。

(2)24 小时尿儿茶酚胺测定：采用荧光法，正常值各实验室不一，一般来讲，儿茶酚胺及其代谢产物正常浓度如下：多巴胺在 1～4 岁时为 261～1697nmol/24h (40～60μg/24h)，4 岁以后为 424～2612nmol/24h(65～400μg/24h)；去甲肾上腺素在 1～4 岁时为 0～170nmol/24h(0～29μg/24h)，4～10 岁时为 47～384nmol/24h(8～65μg/24h)，10～15 岁为 89～470nmol/24h(15～80μg/24h)，成人是 0～590nmol/24h(0～100μg/24h)；肾上腺素在 1～4 岁为 0～33nmol/24h(0～6μg/24h)，4～10 岁时为 0～55nmol/24h(0～10μg/24h)，10～15 岁时为 2.7～109nmol/24h(0.5～20.0μg/24h)，成人为 0～82nmol/24h(0～15μg/24h)。用 HPLC 法测尿去甲肾上腺素正常人＜80μg/24h，肾上腺素＜20μg/24h。

(3)24 小时尿甲氧基肾上腺素及去甲氧基肾上腺素测定：正常参考值为排出总量＜1.3mg/24h(60μg/h)，嗜铬细胞瘤病人可明显增高。使用甲基多巴或 MAO 抑制剂者可有假阳性增高。

(4)血儿茶酚胺测定：用放射酶学或高压液相法测定。正常人应＜5.91nmol/L(1ng/ml)。嗜铬细胞瘤病人增高，一般＞11.82nmol/L(＞2ng/ml)。测定期间应避免进食有荧光反应的物质，如香蕉、香草类、水杨酸、氯丙嗪等，对某些降压药如利血平、可乐定等可产生干涉性代谢产物，也应停用，以免影响结果的真实性。

2. 药理测定　临床为检测某些肾上腺髓质疾病往往需行药物诱发或抑制试验，方法较多，现介绍常用的几种。因其有假阴性或假阳性的可能，又有一定的危险性，目前已有减少使用的趋势。

(1)激发试验：应在血压低于 22.7/14.7kPa(170/110mmHg)时进行，否则会发生危险。试前应先做冷加压试验，以便对照。

组胺试验：为防止反应过于激烈，可先给予小剂量磷酸组胺 0.01mg 静脉注射，如反应不明显，再使用 0.025～0.05mg 的试验剂量加

0.5ml 盐水静脉注射。以后每 30 秒测血压 1 次,共 10 次,再以后每 2 分钟测血压 1 次,直到恢复基础值。正常人或原发性高血压者在注射后血压下降、面部潮红、头痛、恶心等,嗜铬细胞瘤病人则表现为血压骤升,注入后 2 分钟内如收缩压上升大于 8kPa(60mmHg),舒张压上升>5.3kPa(40mmHg)时,或血压超过冷加压试验 2.6/1.3kPa(20/10mmHg),则称试验阳性。同时也可测定用药前后的血浆中儿茶酚胺值对照。如试验中血压超过 40kPa (300mmHg),应立即静脉注射 5mg 苄胺唑啉中止反应,血压迅速下降有助于对本病的诊断。高龄病人要慎用。

胰高糖素试验:用 0.5~1.0mg 静脉注射,副作用及假阳性较少。

酪胺试验:每次 1mg,较安全,有 3%的假阳性。试验期禁用 MAO 抑制剂,以防诱发高血压危象。

冷压试验:正常人受冷刺激后血管收缩以致血压升高。方法为将病人手臂浸入0~4℃冰水中,然后连续测压。

正常人血压上升 1.6/1.5kPa(12/11mmHg)。嗜铬细胞瘤病人反应较剧,应在血压低于 22.7/14.7kPa(170/110mmHg)时进行,如较基础血压上升 4.0/3.3kPa(30/25mmHg),应停止试验,并酌情处理。

(2)阻滞试验:宜用于血压持续高于 22.7/14.7kPa(170/110mmHg)者。如患有嗜铬细胞瘤的病人。

苄胺唑啉(regitine)试验:苄胺唑啉是肾上腺素 α 受体阻滞药。每次静脉注射1~5mg,一般初次可从 1mg 开始。注射后 3 分钟内每 30 秒测血压 1 次,以后每 2 分钟测 1 次,共 15~30 分钟,直至血压恢复到基础值。如用药 2 分钟后血压下降>4.7/3.3kPa(35/25mmHg),且持续 3~5 分钟者为试验阳性。一度下降又迅速回升者为假阳性。正常人或一般高血压病人血压下降不超过 4.0kPa(30mmHg)。为避免假阳性结果,试验前 8~10 日应停用有影响的镇静药、麻醉药、降压药等。

可乐定(clonidine)试验:可乐定通过减少中枢神经递质儿茶酚胺生成,使嗜铬细胞瘤病人及其他高血压病人血压降低,但前者血、尿中的儿茶酚胺量并不减少。试验时一般在晚 9 时给予可乐定 0.3mg,收集安睡后 9pm~9am 的尿及血测定儿茶酚胺量,与用药前上午 9 时~下午 9 时的尿及血中的儿茶酚胺值进行比较。

三、甲状腺功能检查

(一)甲状腺激素测定

1. 血清总甲状腺素(TT_4)测定 应用竞争蛋白结合分析法或放射免疫法测定。原理是在正常人血清中加入一定量^{125}I-T_4,制成^{125}I-T_4-TBG 试剂,测定时将此试剂加入样品血清中,非标记的 T_4 把试剂中与甲状腺蛋白(TBG)结合的^{126}I-T_4 置换出来,因其置换量与样品内 T_4 含量呈正比,所以测量结合型的^{125}I-T_4 的放射量,即可推算样品中 T_4 含量。

正常参考值在新生儿为 130~273nmol/L (10~21μg/dl);5~10 岁时为 83~173nmol/L (6.4~13.3μg/dl);成人男性为 65~130nmol/L(5.0~10.0μg/dl),女性为 72~136nmol/L (5.5~10.5μg/dl)。

在临床 TT_4 的测定主要用于诊断甲亢或甲低,与摄^{131}I 试验相比,优点为不受含碘食物、药物、造影剂的影响,对病人无放射性损害,适用于哺乳期妇女及年幼儿童。

2. 三碘甲状腺原氨酸(TT_3)测定 采用放射免疫法测定,但测定远较 TT_4 困难,这是因为血清 T_3 浓度较 T_4 低得多(正常人 T_3 : T_4≈1 : 66)。

正常参考值在新生儿为 1.4~2.6nmol/L (90~170ng/dl);5~10 岁时为 1.4~3.7nmol/L(90~240ng/dl);成年男性为 1.6~2.7nmol/L(105~175ng/dl),女性为1.7~3.2nmol/L (108~205ng/dl)。各家医院测定的标准不一,正常值多在 100~200ng/dl。临床上在 20 岁以下者中如 T_3>270ng/dl,或 20 岁以上者 T_3>230ng/dl 则可认为甲亢。

3. 血清 T_3 树脂摄取(T_3RU)比值 根据血液中 T_3 与 TBG 结合不如 T_4 牢固,易被 T_4

取代的原理，利用 TBG 和树脂二者对[125]I-T_3竞争性结合的道理，可测出血清树脂摄取百分率与正常人摄取百分率比值。

正常参考值为 0.85～1.1，高于 1.1 为甲亢。

4. 游离甲状腺素(FT_4,FT_3)浓度测定

(1)血清中游离 T_4(FT_4)测定：是指测定血清中未与甲状腺结合蛋白结合的 T_4，可反映出甲状腺功能情况，不受血中 TGB 浓度或结合力改变的影响。

测定方法有平衡透析法，这是在血清中加入已知示踪量的标记 T_4 后，置其于半透膜透析袋中，然后在缓冲液中透析。还有放射免疫法，目前主要采用英国 Amersham 公司的 Amerlex M FT_4RIA 试剂盒为主。

正常参考值为 0.86～2.02μg/L[(1.44±0.29)μg/L]。

(2)游离三碘甲状腺原氨酸(FT_3)浓度测定：FT_3 对甲亢的诊断非常敏感，例如早期或复发的 Ggraves 病，当 FT_4 还处于临界值时，FT_3 已升高。目前国内外主要采用英国 Amersham 公司的 Amerlex M FT_3RIA 试剂盒为主。

正常值与年龄有关，儿童为 3.5～11.0pmol/L；青少年为 3.5～9.5pmol/L；＜25 岁的成人为 3.0～8.5pmol/L；＞25 岁的成人为 3.0～7.5pmol/L。

(3)游离甲状腺素指数(FT_4I)测定：此指数与血清 FT_4 水平呈正比，可代表 FT_4 的相对值，从而消除了 TBG 不正常的影响。是[125]IT_3 摄取值与血清 T_4 值的乘积。

正常参考值为 4.6～9.8，当＞12.8 时为甲亢，低于 3.3 时为甲低。

(二)甲状腺摄[131]I 功能试验

甲状腺具有高度吸碘功能，其摄取碘离子的数量和速度与功能密切相关。给予示踪[131]I 后，利用其放出的 γ 射线，可探测甲状腺部位对[131]I 的摄取率，从而反映甲状腺的功能状态。

正常甲状腺吸[131]I 曲线呈逐渐上升状，吸碘 3 小时及 24 小时后摄入率分别为 5%～25%和 20%～45%，24 小时达高峰。甲亢时[131]I 吸收曲线高峰前移，上升快，而且最高吸[131]I 率超过正常高限。甲低时甲状腺最高吸[131]I 率＜25%。摄碘率的正常值因不同地区的饮食、饮水等碘含量多寡而有所差异，故各地区应有自己的正常值。

(三)基础代谢率(BMR)

BMR 是指机体在安静清醒状态下的能量消耗率，反映了甲状腺激素的外周代谢情况，故是甲状腺功能测定的指标之一，但最大缺点是受生理、病理改变或药物影响后使结果升高，易与甲亢混淆。因此一个低于正常值的结果可能更有临床意义。测定方法可按氧耗量计算或间接计算(BMR＝脉搏＋脉压－111)。

正常参考值为－10%～＋10%。甲亢时 BMR＞＋25%，＜＋30%时为轻度，＋30%～＋60%为中度，＞＋60%为重度。其他情况如高热、贫血、垂体及肾上腺功能亢进或精神紧张等也可使 BMR 升高。甲低时 BMR＜－10%，黏液性水肿患者 BMR 往往＜－10%～－45%。

(四)T_3 抑制试验

正常人垂体-甲状腺轴呈反馈调节关系，故给予外源性 T_3 后通过负反馈抑制内源性 TSH 合成与分泌，从而甲状腺摄碘率下降。

甲状腺功能正常者服用 T_3 后，吸碘率明显抑制，吸碘率降至 25%以下，抑制率＞45%。而甲亢者吸碘率无抑制，个别病人吸碘率反较服 T_3 前升高。

四、甲状旁腺功能检查

(一)甲状旁腺素(PTH)测定

通常采用放射免疫法测定。甲状旁腺素具有调节钙磷代谢作用，使血钙增高，血磷降低。原发性甲旁亢或甲状旁腺恶性肿瘤可使血 PTH 升高，同时伴有血钙增高。正常值为＜25ng/L(25pg/ml)。

(二)降钙素(CT)测定

降钙素可以刺激 PTH 的分泌，可能通过降低血钙刺激甲状旁腺所致。可用放射免疫法测定。血清降钙素正常值在男性者为0～14ng/L(0～14pg/ml)；女性者为0～28ng/L(0～28pg/ml)。

甲状腺髓样癌或伴有甲状腺髓样癌的甲旁亢、嗜铬细胞瘤等可能会有降钙素增高。如钙摄取量增加或胰高血糖素及胃泌素等均可刺激降钙素分泌增加。临床应注意鉴别。

(三)血钙磷测定

正常值:血钙为2.1～2.55mmol/L(8.5～10.8mg/dl)；血磷为0.87～1.45mmol/L(2.3～4.3mg/dl)。

为了解甲状旁腺功能和有关疾病，还可以做磷廓清试验、肾小管重吸收磷试验及低钙试验等，不在此赘述。

五、胰岛功能检查

(一)血尿糖测定

1. 血糖测定　常用葡萄糖氧化酶法。

正常参考值，在空腹时为3.9～5.6mmol/L(60～100mg/dl)，餐后2小时<6.7mmol/L(120mg/dl)。WHO对糖尿病的诊断标准如下：

(1)有症状的糖尿病病人:①空腹血糖≥7.8mmol/L(140mg/dl)；②1日中任何时间的血糖≥11.1mmol/L(200mg/dl)；符合以上条件之一者可诊断为糖尿病。

(2)无症状的糖尿病病人:①空腹血糖至少2次≥7.8mmol/L(140mg/dl)；②餐后2小时血糖至少2次≥11.1mmol/L(200mg/dl)；③空腹血糖≥7.8mmol/L(140mg/dl)，同时餐后2小时血糖≥11.1mmol/L(200mg/dl)者。

手术麻醉应激状态下血糖升高。

2. 尿糖测定　常用班氏法及葡萄糖氧化酶法。正常情况下，尿糖应是阴性，定量测定为0.56～5.00mmol/24h(100～900mg/24h)。当尿糖为++～++++时，尿糖定量约为0.5～5.0g/dl，最大可达到15g/dl。

垂体、甲状腺、肾上腺皮质亢进时尿中也可能有糖。

(二)血浆胰岛素及C肽测定

1. 血浆胰岛素测定　用放射免疫法测定，可反映胰岛β细胞分泌功能。

正常参考值，在空腹时为7～24mU/L(7～24μU/ml)，餐后30～60分钟峰值是空腹的5～10倍。临床上患胰岛素瘤、肢端肥大症、库欣综合征、嗜铬细胞瘤、甲亢疾病者，血浆胰岛素增高。糖尿病、胰腺炎、胰腺摘除后降低。

2. C肽测定　C肽即连接肽(connective peptide)，可用放射免疫法测定，反映胰岛β细胞分泌功能。空腹时血浓度正常值为[0.32±0.14(0.14～0.54)]pmol/ml，餐后1小时为(2.37±0.88)pmol/ml。其临床意义同胰岛素测定。

3. 胰高血糖素测定　用放射免疫法测定，了解胰岛α细胞功能。空腹血正常值为14.3～43.0pmol/L(50～150pg/ml)。临床上胰高血糖素瘤、糖尿病、急性胰腺炎、库欣综合征、败血症病人可能增高，胰高血糖素缺乏症、慢性胰腺炎、胰腺全摘时降低。

4. 葡萄糖耐量试验(OGTT)　增加葡萄糖负荷，观察血糖上升的水平及恢复的速度，了解机体对葡萄糖利用的状况，以推测胰岛β细胞的储备功能。方法为5分钟内口服75g葡萄糖，溶于300～350ml水中。或按0.5g/kg静脉给予20%的葡萄糖溶液，30分钟内输完。测定0.5、1、2、3小时后的血糖浓度。正常人空腹血糖为3.9～5.6mmol/L(60～100mg/dl)，给糖后0.5小时应<9.4mmol/L(170mg/dl)；1小时后应<8.9mmol/L(160mg/dl)；2小时后应<6.7mmol/L(120mg/dl)；3小时后恢复空腹水平。WHO给糖尿病定出标准为：OGTT后1小时及2小时如血糖均≥11.1mmol/L(200mg/dl)，或重复2次OGTT后血糖均≥11.1mmol/L(200mg/dl)。

5. 皮质素葡萄糖耐量试验　根据皮质素能促进蛋白质水解，增加糖原异生的作用原理，以此方法提高糖耐量试验的敏感性。常用于葡萄糖耐量试验正常，但疑有糖尿病的病人中。具体方法为空腹口服泼尼松龙10mg，2小时后再口服葡萄糖100g,然后查血糖。正常人空腹血糖为3.9～5.6 mmol/L(60～100mg/dl),1小时为11.1mmol/L(200mg/dl),2小时为7.8mmol/L(140mg/dl)。>7.8mmol/L(140mg/dl)为糖耐量降低,有诊断为糖尿病的可能。

（叶铁虎）

参 考 文 献

戴自英.1993.实用内科学.第9版.北京:人民卫生出版社,1814～2010

刘俊杰,赵俊.1996.现代麻醉学.第2版.麻醉与内分泌.北京:人民卫生出版社,102～113

Paul G B, Bruce F, Robert KS. 1992. Clinical Anesthesia. 2nd ed. Philadelphia: Lippincott JB Company,1237～1267

第 96 章　胃肠黏膜内 pH 的监测

第一节　胃肠黏膜内 pH 的监测原理

胃肠黏膜内 pH(pHi)的监测是近年来提出的一种新的灵敏可靠的内脏和黏膜灌注及氧合状态的测定手段，它直接与重症病人，尤其是围手术期的重症病人康复过程有关，具有一定的临床意义。

一、胃肠黏膜低灌注与术后多器官功能不全综合征

尽管麻醉和 ICU 的治疗技术已得到了很大发展，但多器官功能不全综合征(MODS)仍然是许多重大手术后病人的并发症和死亡的常见原因。近来的研究认为，在 MODS 发生过程中，胃肠黏膜低灌注起着重要的作用。Mythen 等将当今有关这方面的假说用流程图作了全面扼要的归纳(图 96-1)。根本的问题还是如何看待组织的氧供和组织细胞氧合的问题，这直接关系到病人的生存质量。

二、胃肠黏膜灌注的监测

虽然有很多方法有助于临床医师对胃肠黏膜灌注状态作出诊断，但在围手术期实际使用的很少。如肠黏膜内镜图像不能发现缺血，除非已发生广泛的黏膜坏死。脉管造影术能显示大血管，但不能显示微血管的异常状态。肝静脉插管能测量内脏总血流量、氧饱和度和乳酸，但不能说明微妙的区域性差别。激光多普勒血流探针和组织 PO_2 测量计虽可用，但测定的氧输送情况不能说明氧利用的状况。精确测量细胞氧利用程度的代谢性指标如 ADP/ATP、乳酸和组织 pH 等均较 pHi 反应为晚。

三、胃肠 pHi 与胃肠黏膜低灌注

胃肠 pHi 不仅可直接反映胃肠黏膜的血液灌注状态，而且比传统评价内脏灌注和氧合状态的指标更为灵敏可靠。

病人在休克、缺氧、感染等病理情况下，需要将血液分流到重要生命器官如心、脑，这时对这种全身低氧状态作出较早代偿反应的是内脏血管收缩。心衰和(或)低血容量引起的内脏血容量下降与其他部位的相比显得更为严重，在心源性休克的动物模型中，测得次级血管阻力增加的程度是总血管阻力的 4 倍以上。Price 等在志愿者中发现循环血量下降 15%，尽管心率、血压和心排血量维持不变，但是内脏血容量已降低 40%。当组织内线粒体利用的氧降低到代谢所需水平以下时，内脏表现为缺氧，而胃肠道是发生最早的脏器，可能与胃肠道黏膜绒毛内存在动静脉逆向流动系统(counter-current system)和绒毛营养血管呈直角走向有关，出现血液输送中的血细胞“跳跃”。因此，组织内的低氧代谢首先出现在胃肠黏膜中，pHi 的下降恰恰反映了这种早期变化。

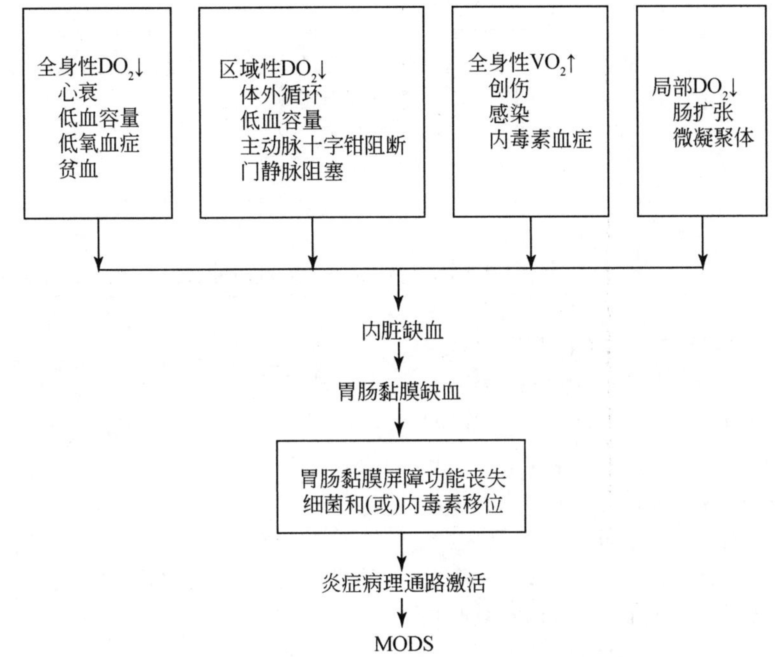

图 96-1　组织低灌注与器官功能不全综合征关系流程图

DO_2. 氧供；VO_2. 氧耗

许多研究发现，pHi 异常降低与其他常用的组织氧合评价指标（如 DO_2、VO_2、SvO_2、经皮 PO_2 等）的异常提前数小时出现，某些病例中，甚至比其他参数变化要提前数天。创伤后最严重的低 pHi 发生在最初 12～24 小时，而最低的 BE 要出现在 24 小时后。

有人研究脓毒症合并发生 MODS 的病人，发现 pHi、pHa、混合静脉血 pH 均显著下降，但 VO_2、DO_2 并不异常。在急性循环衰竭的病人中 pHi 不仅与 pHa、SBE 和混合静脉血乳酸浓度变化显著相关，而且较其他敏感。临床常见动脉血乳酸浓度正常的某些重症病人中，实际已存在以 pHi 降低为特征的胃肠道黏膜组织低灌注。因创伤而死亡的病人中虽然大多数的 DO_2、VO_2 经治疗可达到所需水平，但 pHi 始终低于 7.30，而且至少在死亡前 72 小时已有 pHi 下降。一般认为 pHi 降低能提示区域性血流不足。

四、胃肠 pHi 监测原理

众所周知，内脏空腔（消化道、胆囊、膀胱）内液体的气体分压用于估计周围组织气体分压的原理是基于 CO_2 和 O_2 在分压梯度下的弥散特性，最终达到黏膜与肠腔液之间的平衡。pHi 经胃肠液体分压计（tonometer）测定，此分压计是改型的鼻胃管，其前端附加一个可透过气体的硅酮球囊。通过硅酮球囊内液体与胃肠腔液气体分压的平衡后，测得 CO_2 分压，代表黏膜内分压 PCO_2S，用动脉血 HCO_3^- 浓度代表黏膜内 HCO_3^- 浓度，然后，经修改的 Henderson- Hasselbalch 公式计算 pHi。

有关计算 pHi 的公式有多种（表 96-1）。

计算 pHi 的众多公式中，笔者认为以下公式表达较为准确，即 $pHi = 6.1 + \log10([CHCO_3A]/[F \times 0.03 \times PCO_2S])$。其中 6.1 为 HCO_3^-/PCO_2 系统的 pK，HCO_3A 为动脉血 HCO_3^- 浓度，F 为制造商提供的标本不完全均衡化的时间依赖性因子，用于校正 PCO_2S，通常由厂家附在相应的液体分压计上。PCO_2S 为液体分压计盐水标本的 PCO_2。

表 96-1　文献中计算 pHi 的公式

作者	年份	公式
Heard SO	1991	pHi＝6.1＋log 10(HCO_3A/〔PCO_2S·0.03〕)
Doglio GR	1991	pHi＝6.1＋log(〔HCO_3A〕/〔1.16×0.03×PCO_2S〕)
Gutierrez G	1992	pHi＝6.1＋log 10(HCO_3A/〔PCO_2S×F〕)
Gutierrez G	1994	pHi＝6.1＋log 10(HCO_3A)/(F×0.03×PCO_2S)
Roumen RMH	1994	pHi＝6.1＋log 10(HCO_3A/PCO_2S×0.03)
Mythen MG	1995	pHi＝6.1＋log 10(〔HCO_3A〕/PCO_2S×K)

pHi 最常用的测定部位是胃，其次是乙状结肠，也有采用回肠和空肠的。哪个部位更好，尚未定论。可能与病种有关，如乙状结肠 pHi 在腹主动脉手术后预测严重并发症优于胃 pHi。置管前仔细检查球囊有无破损，并排除其内所有空气，然后经鼻将液体分压计插到胃腔内。在球囊内注满生理盐水（一般为 2.5ml），经 30～90 分钟的平衡期使胃液内的 CO_2 充分弥散到球囊盐水内。其后，在隔绝空气的条件下抽取球囊盐水，取剩余的 1ml 作为测定标本，同时抽取动脉血作血气分析，经有关公式计算。

许多因素均可影响临床胃肠液体分压计测定的准确性（表 96-2）。

表 96-2　影响胃肠液体分压计测定准确性的因素

血气分析仪有偏差
胃酸与十二指肠碳酸氢盐在局部产生 CO_2
严重呼吸性酸中毒或碱中毒
摄入 CO_2（碳酸盐饮料）
全身给予碳酸氢盐
胃酸产生期间的碱潮
肾衰或糖尿病酮症酸中毒
胃内进食等

一般认为 pHi≥7.35 为正常，多数对 ICU 病人研究中以 pHi＝7.35 作为正常低限，以＜7.32 作为黏膜酸中毒的诊断标准，少数则以 7.30 作为诊断标准。

胃肠 pHi 测量简单，它不仅直接反映胃肠黏膜的灌注状况，而且比传统测量指标能更早地反映内脏灌注和氧合状况，是一个无创性的实用性指标。但在儿科危重病人中，pHi 的监测价值还有待进一步探讨。

第二节　胃肠黏膜内 pH 监测的临床应用

内脏尤其胃肠黏膜低灌注在病人发生严重并发症（如 MODS）和死亡中起重要作用。手术结束时胃肠黏膜低灌注的发生率为 24%～63%。因此，胃肠 pHi 的监测在 ICU、外科以及其他医学领域尤其是危重病医学的应用已引起重视，并在判断预后、指导治疗、评价疗效、探讨发病机制等方面有许多研究和应用。

一、预测严重并发症和病死率

（一）在危重病人的应用

临床证实入院时的危重病人中发生低胃肠 pHi 者病死率比正常者高。急性循环衰竭的病人也有类似的结果，虽然他们均表现为 HR 增快、MAP 降低、动脉 pH 降低、BE 降低和血乳酸升高，但 pHi 的改变预测死亡的敏感性（88%）和可能性比（2.32）最高。在儿科脓毒性休克病人中胃 pHi 降低者的存活率也显著降低。胃肠 pHi 可能是预测危重病人转归的一个指标。同时也可作为发生严重并发症的报警信号。同样，严重钝性创伤病人，pHi 降低的病人中发生严重并发症和死亡者较多，而 pHi 始终正常的病人恢复过程顺利。在重危病人中持续性低 pHi 常是菌血症、小肠坏疽或坏疽前、消化道吻合口瘘、腹内高压和腹腔脓肿等并发症的早发征象。发生全身性炎症反应综合征（SIRS）的创伤病人如合并持续降低的 pHi，预后往往不良，最初 24 小时的 pHi 变化在预测疾病转归上有一定意义。

(二)在手术病人的应用

在重大手术中监测胃肠道 pHi 对病情预报有一定意义,腹主动脉手术病人中如果乙状结肠 pHi 持续降低,常预示有严重并发症如缺血性结肠炎,甚至死亡,如在数小时逆转,多无严重并发症发生。在重大腹部手术或严重创伤病人中,如胃 pHi<7.30,且持续超过 24 小时,病人发生死亡的概率增加。增加严重并发症,如感染、急性肾衰、胃肠道出血等。在体外循环心脏手术后,胃黏膜缺血程度和持续时间增加时,3 天发生危及生命的并发症及死亡也会增加。

因此,有人将 pHi 降低或其降低的幅度(>0.10)作为接受进一步治疗的指标,结果有利于提高病人的存活率。

二、其他方面的应用

由于 pHi 的变化可反映出胃肠黏膜组织的灌注状态,对出血性休克病人复苏早期治疗措施如补充容量等有较敏感的反应,因此,有助于对这类病人复苏效果的判断。并可应用于探讨某些病理性黏膜低灌注发生的机制。还有人发现慢性肾功能衰竭病人的胃出血与黏膜缺血有关。

综上所述,胃肠 pHi 的监测确实有其一定的临床应用价值。使临床医师了解在不同的病理情况下胃肠道黏膜组织灌注与氧合的状况。而且对预测随后发生严重并发症有一定参考价值。另外,某些研究发现胃肠 pHi 在指导、评价临床治疗,探讨发病机制等方面也有一定意义。

近来有人在 pHi 的基础上提出黏膜或内脏缺血也可反映在动脉 CO_2 分压与胃肠黏膜 CO_2 分压的差值变化上,即直接的 Pa CO_2-PCO_2S 和间接的 pHa-pHi,并认为这是反映黏膜缺血的较好指标。虽然,胃是监测 pHi 的最常用部位,但也有报道乙状结肠 pHi 在预测术后严重并发症方面优于胃 pHi。另外,食管也是测量 pHi 的较好部位,其优点是不易受胃酸与十二指肠碳酸氢盐、食物残渣的影响,且由于其仅靠一动脉终末支供血,更易遭受早期缺血的影响。由于 pHi 能及时反映黏膜或内脏灌注状态,所以 pHi 的监测不仅在危重症和严重并发症防治方面有临床意义,而且在危重病人的麻醉中也有一定应用价值。

(叶铁虎　吕建农)

参 考 文 献

Bitzani M, Ravani I, Roletsos K, et al. 1995. Does intramucosal pH (pHi) have a better prognostic value than Apache Ⅱ? Intensive Care Med, 21(Suppl 1): s102

Gardeback M, Settergren G, Ohquist G, et al. 1995. Effect of dopexamine on caleulated low gastric intramucosal pH following valve replacement. Acta Anaesthesiol Scand, 39: 599

Gomersall CD, Buekley TA, Freebaim RC, et al. 1995. pHi guided resuscitation- prehminary report. Intensive Care Med, 21(Suppl 1): s104

James B Y, Scott W J. 1994. Use of gastric intramucosal pH as a monitor during hemorrhagic shock. Circ Shock, 43: 44

Jeannear C. 1995. Comparison of gastric intramucosal pH and standard perfusional measurement in pediatric septic shock. Chest, 108: 220

Mohsenifar Z, Angela H, Jeffrey H, et al. 1993. Gastric intramucosal pH as a predictor of success or failure in weaning patients from mechanical ventilation. Ann Inter Ned, 119: 794

Mythan MG. Webb AR. 1994. The role of gut mucosal hypoperfusion in the pathegenesis of postoperative organ dysfunction. Intensive Care Med, 20: 203

Mythen MG, Webb AR. 1995. Perioperative plasma volune expansion reduces the incidence of gut mucosal hypoperfusion. Arch Sury, 130: 423

Nicholas M, David B, Richard B, et al. 1993. Assessment of splanchnic of Oxygenation by gastric tonometry in patients with acute circulatory failure. JAMA, 270: 1203

Radermacher P, Buhl R, Sawtak B, et al. 1995. The effects of prostaglandin on gastric intramucosal pH in patients with septic shock. Intensive Care Med, 21: 414

Soong CV, Halliday MI, Hood JM, et al. 1995. Effect of lowdose dopamine on sigmoid colonic intramucosal pH in patients undergoing elective abdominal aortic aneurysm repair. Br J Surg, 82:912

Sunit K O, Jenny B, Sohn B, et al. 1994. Effects of cardiopulmonary bypass on gut blood flow oxygen utilization and intramucosal pH. Ann Thorac Surg, 57:1193

第 97 章　肝功能检查

肝脏是人体最大的实质性器官，具有很多重要的生理功能。如物质代谢、合成贮存、分泌排泄、生物转化及免疫防卫等。所以，肝脏内进行的生化反应十分复杂，而单一检测项目难以对肝脏进行全面评估。对于任何疾病导致的肝脏结构和功能发生异常改变，临床上常采用多种生化检查来判定其受害程度及治疗效果，并辅助诊断各种肝脏疾病。肝功能试验虽很多，但常用的仅一二十种。

第一节　胆红素、胆汁酸

一、胆红素

只要是影响了胆红素的生成、摄取、贮存、代谢和排泄过程的疾病都可引起血清胆红素含量增高。在不同疾病情况下，结合胆红素和非结合胆红素增高变化可能是不同的。

(1)使血清总胆红素增高的疾病包括因炎症、毒性或肿瘤所致的肝细胞损害，影响了肝脏对胆红素的摄取及代谢；肝内或肝外胆管阻塞；溶血使胆红素生成增多。

(2)使血清结合胆红素增高的疾病主要有肝内外胆管阻塞，肝细胞损害后期，肝硬化等造成肝细胞分泌胆汁减少，也使血清结合胆红素升高。

(3)非结合胆红素增高主要见于溶血性黄疸、新生儿生理性黄疸等。

参考值：血清总胆红素 6～18μmol/L(0.3～1.0mg/dl)；血清结合胆红素 0～6μmol/L(0～0.35mg/dl)。

二、胆汁酸

胆汁酸在肝功能检查中虽有重要理论意义，但临床上没有把胆汁酸测定列入常规肝功能检查项目。胆汁酸的生成及代谢与肝脏功能关系密切，胆汁酸也是由肝细胞摄取和分泌，血清胆汁酸水平能反映肝实质性肝损害，尤其是在急性肝炎、慢性活动性肝炎、乙醇性肝损害和肝硬化，是较血清胆红素测定更敏感的指标。

第二节　蛋白质代谢功能

肝脏是合成血浆蛋白的主要器官，在严重肝病或长期慢性肝损害，血浆蛋白含量会发生明显变化。临床检查血清蛋白质所用的血清浊度试验中，除麝香草酚浊度试验外，均已淘汰。

一、白蛋白

血清白蛋白(ALB)在肝脏中合成,半衰期为20天,主要功能是维持血浆胶体渗透压,结合疏水分子如胆红素等。在体内具有转运各种离子、酶类、脂溶性物质、激素和药物的功能,对机体的营养状况也有影响。成人体内蛋白质约为500g,肝脏每天合成约12g白蛋白;在肝脏疾病如肝硬化伴有腹水时,体内蛋白质增加,白蛋白量可增至2000~3000g,每天白蛋白合成多达30g。肝脏受损时,血清白蛋白的改变出现较迟,即使白蛋白的合成完全停止,在8天以后血浆白蛋白浓度仅降低25%,故不能反映急性肝损害的程度,只能提示肝脏的储备功能。慢性活动性肝炎和肝硬化时,白蛋白降低,γ球蛋白增高,经治疗后,若白蛋白回升,提示预后较好。

二、前白蛋白

前白蛋白(PA)在肝脏合成,半衰期只有1.9天,故血清前白蛋白浓度能敏感地反映其在肝脏合成和分解代谢的情况,是一项早期肝功能损害的指标。多数肝脏病人在白蛋白未改变前,前白蛋白已明显下降,而且随病情恢复而上升,观察其动态变化,有助于判断肝病预后。

三、球蛋白

1. α_1 球蛋白 其中一部分是黏蛋白,发生肝脏疾病时其浓度下降,与血浆白蛋白浓度平行。

2. α_2 和 β_2 球蛋白 包括前β和β脂蛋白,在肝内外胆汁淤积和伴有高脂血症时,可明显增高。在暴发性肝坏死时,α_2 和β球蛋白可能显著降低。

3. γ球蛋白 系免疫球蛋白,由B淋巴细胞系统的浆细胞所生成。在多数肝胆疾病,γ球蛋白因免疫刺激而增多,虽然血浆白蛋白降低,但总蛋白量可正常。

四、甲胎蛋白

甲胎蛋白(AFP)是胎儿血液中的一种正常成分,由胎儿肝细胞产生,健康成人血液中含量极微。原发性肝癌患者血清甲胎蛋白阳性率约70%~80%,其他恶性肿瘤、肝脏疾病及孕妇等血清甲胎蛋白含量也可升高。因此,检测甲胎蛋白对原发性肝癌虽有重要的辅助诊断价值,但仍不能作为特异性诊断指标。

五、麝香草酚浊度试验

急性肝炎时,其阳性率较转氨酶低,且出现较晚。但如出现阳性,恢复也常晚于转氨酶。如果急性肝炎后浊度试验持续阳性,提示慢性化趋势。在慢性活动性肝炎时常明显呈阳性。肝硬化有持续性肝细胞损害时,也常呈阳性。

六、血氨测定

人体内的血氨是蛋白质代谢过程中通过氨基酸脱氨基,肾脏使谷氨酰胺分解和肠道内细菌的作用而生成。大部分氨在肝内通过鸟氨酸循环合成尿素,一部分被用于酮酸的氨基化,合成谷氨酰胺,在肾脏形成胺盐从尿中排泄。正常人体内血氨的产生与清除保持动态平衡,血氨增高原因不外乎是其产生增多或清除减少。肝性脑病时由于肝功能不全,清除氨的能力减退甚至丧失或因侧支循环直接进入体循环,导致血氨升高,正常情况下,98%的氨是离子型(NH_4^+),不易透过血脑屏障,氨易通过血脑屏障,脑细胞对氨极为敏感。氨对脑组织的毒性作用主要是干扰脑的能量代谢。血氨增高可作为判断肝性脑病的生化指标。

参考值:离子交换树脂波氏反应法:血浆氨的参考平均值37.5μmol/L,范围17~50μmol/L。谷氨酸脱氨酶法:男性16.6~47.3μmol/L,女性11.5~38.0μmol/L。

七、凝血因子

肝脏是合成凝血因子的重要器官,在严重肝脏疾病或慢性肝病晚期可出现出血或凝血障碍。当肝脏合成的凝血因子Ⅰ(纤维蛋白原)、Ⅱ(凝血酶原)、Ⅴ、Ⅶ、Ⅹ中有1个或多个因子缺乏时,就会导致凝血酶原时间延长。所以凝血酶原时间可用来检测肝脏的合成功能。在慢性阻塞性黄疸时，由于胆汁排泄异常，脂溶性维生素吸收降低，维生素 K 的缺乏可影响因子Ⅱ、Ⅶ、Ⅸ、Ⅹ的合成。如果注射维生素 K 5～10mg，24 小时后延长的凝血酶原时间得以纠正或改善超过 30%，说明维生素 K 缺乏是造成凝血酶原时间延长的主要原因，否则是由于肝脏功能障碍或其他原因所致。由于因子Ⅴ在肝脏合成，又不依赖维生素 K，在梗阻性黄疸时测定因子Ⅴ也有助于区分肝细胞损害和维生素 K 缺乏引起的凝血异常。

凝血酶原时间并不是肝脏疾病的敏感指标，只是当肝脏损害非常严重了，凝血酶原时间才出现异常。在大多数急性肝损害和轻度慢性肝病，凝血酶原时间都是正常的。凝血酶原时间测定也缺乏特异性。对于麻醉医生来讲，凝血酶原时间和凝血酶原活动度仍是肝脏病人术前评估的重要内容。

第三节　酶类测定

一、丙氨酸氨基转移酶

丙氨酸氨基转移酶（ALT，SGPT）存在于肝细胞胞质及线粒体，正常情况下，肝细胞膜能将细胞内的酶保持在细胞内，当肝炎病毒或其他有机化合物侵害肝细胞，引起肝细胞损害或膜通透性改变，胞质内的 ALT 就会释入外周血中，造成血中酶活性水平升高。ALT 灵敏度较高，是急性肝炎黄疸前期最早出现的异常指标。此外，心脏、骨骼肌等组织 ALT 含量也较高，这些组织受损时 ALT 也可升高。

参考值：连续检测法：男性＜40U/L（37℃）；女性＜35U/L（37℃）。

二、天冬氨酸氨基转移酶

天冬氨酸氨基转移酶（AST，SGOT）广泛存在于人体器官中。心肌、肝和骨骼肌含量较多，其中心肌含量最高。肝细胞内的 AST 有胞质 AST 及线粒体 AST 两种同工酶，后者活性高，占肝细胞总 AST 活性的 70%，但血清 AST 主要来自胞质。肝细胞损害时，AST 和 ALT 一样明显升高，急性期由于 ALT 清除速率较慢（ALT 在血中的平均半衰期为 47 小时，胞质 AST 为 17 小时），往往 ALT 酶活性大于 AST。恢复时也是 ALT 较慢，AST/ALT 比值＜1。如转氨酶升高，且比值＞1，常说明有慢性肝炎可能，肝硬化时此比值可＞2，原发性肝癌时可＞3。

参考值：连续检测法：男性＜40U/L（37℃）；女性＜35U/L（37℃）。

三、谷胱甘肽 S-转移酶

谷胱甘肽 S-转移酶（GST）是一组具有催化和结合功能的同工酶。其分子质量小（45 000～50 000Da），在细胞质中含量高，肝损害时容易快速释放到血液中去。GST 半衰期短（约 90 分钟），当肝损害急性期已过，血浆 GST 迅速恢复正常，而转氨酶活性异常可能持续更长时间。血浆 GST 浓度与肝组织学的相关性比转氨酶更密切。这些特点表明，GST 测定在研究急性肝损害中比传统的肝脏酶类具有特殊优点。

GST 测定方法有酶活性法和放射免疫法。前者测定血清 GST 的总活力，后者测定血浆 GST-B 含量。由于 GST-B 占肝脏 GST 的 90%，故两种方法意义相近。但放射免疫法可避免酶活性法易受血清中胆红素及红细胞同工酶影响的缺点，结果更可靠。

四、碱性磷酸酶

正常血清中的碱性磷酸酶（ALP）主要来自肝脏和骨骼，肝中主要存在于肝细胞毛细胆管的质膜上，随胆汁分泌。黄疸病人同时测定 ALP 和丙氨酸氨基转移酶（ALT）有助于黄疸的鉴别诊断。梗阻性黄疸时 ALP 明显升高达正常上限的 3 倍以上，而 ALT 则轻度升高；肝细胞性黄疸 ALT 很高而 ALP 正常或稍高；肿瘤所致的肝内局部胆道阻塞 ALP 升高而胆红素正常；毛细胆管炎肝炎 ALP 和 ALT 均明显升高。溶血性黄疸时 ALP 和 ALT 多正常。

参考值：金氏磷酸苯二钠比色法：成人 3～13U（金氏）；儿童 5～28U（金氏）。

五、γ-谷氨酰转移酶

血清中γ-谷氨酰转移酶(GGT)主要来源于肝胆系统，肝脏中GGT主要位于胆小管内上皮细胞及肝细胞的滑面内质网。在肝、胆、胰腺肿瘤时血清GGT常增高，但在其他很多疾病如肝炎、梗阻性黄疸、胆道感染、急性胰腺炎等情况下，也都可以升高，所以其特异性差。

六、血清胆碱酯酶

血清胆碱酯酶(SChE)在肝细胞合成，在病毒性肝炎、肝硬化、肿瘤时，SChE可能降低，长期酶活性低提示预后不良。而在肝外梗阻性黄疸时SChE正常，有助于肝内、外梗阻性黄疸的鉴别。

第四节　吲哚氰绿排泄试验

吲哚氰绿(ICG)是一种三碳花青色素，经静脉注入后，与血中脂蛋白和白蛋白结合，几乎全部被肝细胞摄取，在肝细胞内无结合，以原药形式排入胆汁。ICG的测定方法是静脉注射ICG 0.5mg/kg，于注射后0、5、10、15及20分钟取血，用分光光度计比色测定血中浓度。ICG从血中清除的速度由肝血流、肝细胞功能及胆道的通畅程度决定。ICG不被肝外组织吸收排泄，不参与肠肝循环，本身无毒性，副作用少。所以，ICG排泄试验是一项较理想的肝功能检查，主要反映肝细胞的总体功能及肝病的严重程度，并以此估计预后。对肝硬化的诊断也有帮助。目前ICG排泄试验已取代以往所用的磺溴酞钠(BSP)排泄试验。

参考值：15分钟ICG滞留率(R_{15}ICG)为0～10%；ICG消失率为16.8%～20.6%。

第五节　血清Ⅳ型胶原测定

胶原蛋白占人体总蛋白的1/3，在肝脏内胶原蛋白占蛋白总量的5%～10%。当肝脏发生纤维化时，胶原蛋白可增加到50%左右。由于肝炎转入慢性期后的肝内胶原合成增多，过量沉积基底膜增生，破坏了正常的肝小叶结构，而导致肝脏的纤维化或肝硬化。血清Ⅳ型胶原作为已发现的肝脏5种胶原成分中的一种，可灵敏地反映肝纤维化的程度，有助于肝纤维化或肝硬化的早期诊断。

参考值：95%的健康人Ⅳ型胶原含量上限值为142μg/L。

（王　刚）

参考文献

冯仁丰．1996．实用医学检验学．上海：上海科学技术出版社，473

Fortson WC, Tedesco FJ. 1985. Marked elevation of serum transaminase activity associated with extra-hepatic: biliary tract disease. J Clin Gastroenterol, 7:502

Merkel C, Gatta A, Zoli M, et al. 1991. Prognostic value of galactose elimination capacity, aminopyrine breath test, and ICG clearance in patients with cirrhosis. Comparison with the Pugh score. Dig Dis Sci, 36:1197

Rothschild MA, Oratz M, Schreiber SS, et al. 1988. Serum albumin. Hepatology, 8:385

Taketa K. 1990. Alpha-fetoprotein: reevaluation in hepatology. Hepatology, 12:1420

第 98 章　肾功能检查

肾脏的生理功能主要包括：①泌尿功能；②调节水、电解质和酸碱平衡；③内分泌功能。健全的肾功能状态是维持机体内环境稳定的根本条件。

第一节　实用肾功能检查项目

一、肾小球滤过功能

(一)血浆清除率

血浆清除率指在单位时间内肾脏能将多少毫升血浆中所含的某种物质完全清除出去，即称为该物质的血浆清除率。计算公式为：

$$C=U\times V/P \qquad \text{公式(98-1)}$$

C：为清除率，以 ml/min 表示，U：尿中某物质的浓度(mg/L)，V：每分钟尿量(ml/min)，P：血浆中某物质浓度(mg/L)。测定肾小球滤过率的常用物质有菊粉、尿素、肌酐等。

1. 菊粉清除率　菊粉为一种果糖的多聚体，经肾小球滤过后既不被肾小管重吸收，也不从肾小管分泌，因此，菊粉的血浆清除率就是肾小球滤过率。正常值为120～140ml/min(2.0～2.3ml/s)。由于该方法操作繁琐，且需由静脉注入，易致高热反应，故在临床上多以尿素或内生肌酐清除率取而代之。

2. 尿素清除率　正常肾脏具有清除血浆中尿素的能力，尿素是由肾小球将其从血浆中滤进肾小管的。虽然肾小管对尿素有重吸收作用，但重吸收量较少，故测定单位时间内肾脏清除尿素的量，能判断肾小球的滤过能力。尿素清除率的标准值为 40～65ml/min(0.7～1.1ml/s)，最高清除率为 60～95ml/min(1.0～1.6ml/s)。由于血浆尿素浓度受食物影响，故临床亦已少用。

3. 内生肌酐清除率　内生肌酐是一新陈代谢产物，分子质量小，由肾小球滤过后不被肾小管重吸收，故肌酐清除率基本上比较完整地反映了肾小球滤过率。

$$24\text{小时内生肌酐清除率}=\frac{\text{尿肌酐浓度(mg/L)}\times 24\text{小时尿量(L)}}{\text{血肌酐浓度(mg/L)}} \qquad \text{公式(98-2)}$$

正常 24 小时内生肌酐清除率为 80～120ml/min(1.3～1.7ml/s)。该法较菊粉简单，且血中浓度及尿中排泄均较稳定，临床上以此作为肾小球滤过功能测定的重要指标。

(二)血浆氮质代谢产物浓度测定

血浆的非蛋白氮是指机体内蛋白质代谢产物尿素、尿酸、肌酐、氨基酸、氨等所含的氮而言，主要成分是尿素氮(占 50%)。正常情况下，这些代谢产物主要是经肾小球滤过而排除。当肾脏有病时，由于肾小球滤过率下降，致使血中浓度增高。因此，测定血中非蛋白氮、尿素氮、肌酐的含量，可评估肾脏，主要是肾小球的功能状态。正常血浆内含非蛋白氮 14.3～25mmol/L(20～35mg/dl)、尿素氮 2.9～7.5mmol/L(9～20mg/dl)、肌酐 53～106/μmol/L(0.6～1.2mg/dl)。

(三)肾血流量测定

判断肾脏的血流量，可反映肾脏的功能。

测定肾血流量的方法与前述血浆清除率的原理相仿。肾血流量测定是有意识地将某种几乎全部或大部分被肾脏排泄的物质注入体内，观察一定时间内该物质的排泄量，从而估算出一定时间内流经肾脏的血流量。常用作肾血流量测定的物质有碘锐特和对氨马尿酸钠，这两种物质的肾清除率平均为660ml/min，能准确地反映肾血流量，表明肾血流量为660ml/min。一般血浆量占全血量的55%，则肾有效血流量为1200ml/min。

近年，亦有人试用放射性核素氪(^{85}Kr)直接测定肾血流量，这种方法的可靠性较高。

(四)其他

其余反映肾小球滤过功能的肾功能试验还有β_2微球蛋白测试，本法在晚期尿毒症时估计肾小球滤过率比内生肌酐清除率更准确。

肾脏对大分子物质滤过情况检查方法有：选择性蛋白尿，测定不同孔径的右旋糖酐70清除试验，可以清楚地了解滤过膜上大小孔径损害情况。如果配合检查带不同电荷和分子质量的内源性蛋白(常用白蛋白、IgG等)，则不仅可了解孔径损害情况，还可了解电荷损害情况。

二、肾小管重吸收功能

从尿量和尿比重的变化，可评估肾小管的重吸收功能。正常情况下24小时尿量为1000～2000ml，昼尿量与夜尿量之比为(3～4)∶1，12小时夜尿量≤750ml。正常尿比重为1.003～1.030，晨尿比重略高。

(一)尿浓缩试验

在限制饮水后，观察肾小管在进水量减少的情况下，是否有浓缩尿液的能力。肾小管重吸收功能良好时，由于进水量减少，远曲小管和集合管对水的重吸收增加，则尿量减少，比重增加，尿液浓缩。

(二)尿稀释试验

在短时间内大量饮水的情况下，肾远曲小管和集合管对水的重吸收减少，排尿增多，尿液稀释，尿比重降低。

三、肾小管分泌排泄功能

评估肾小管分泌功能最常用的方法是酚磺肽试验(即酚红排泄试验，PSP试验)。酚磺肽是一种无毒、无刺激性染料，静脉注射后90%以上由肾小管分泌排出。在肾功能检测时，根据定时观察尿中酚磺肽排出情况，即可判断肾小管分泌排泄功能的状态。正常人，15分钟时排出量为总量的35%，30分钟时为15%，60分钟时为10%。通常2小时内酚磺肽排出总量应在55%～80%的水平，否则说明肾小管分泌功能有障碍。但此法并非特异性检查方法，其分泌量在很大程度上受肾血流量影响。

四、其他检查方法

(一)尿液常规检查

此项检查项目包括尿的颜色、尿量、尿比重、气味、透明度和尿沉淀等。尿量是观察肾功能的镜子，急性肾功能衰竭时描述尿量的名词及含义为：24小时尿量<100ml为无尿，24小时尿量100～400ml为少尿，400～2000ml为相对多尿，>2000ml为绝对多尿。

尿沉淀包括白细胞、红细胞和管型等，尤其是管型的出现，常提示肾小管有病变。

(二)尿液生化检查

机体内代谢产物的排泄、主要是经肾由尿排出，尿中排出量的变化，常提示肾功能的调节状态。24小时尿中正常排出量为：氮总量12g(857mmol)，尿素氮10～15g(357～535mmol)，尿素12～36g(200～600mmol)，尿酸0.4～1.0g(2.38～5.95mmol)，肌酸0～80mg(0～608μmol)。

(三)滤过钠排泄分数

滤过钠排泄分数(FE_{Na})为尿-血浆钠和肌酐比率之商乘以100%而得。公式为：

$$FE_{Na}=\frac{U/P_{Na}}{U/P_{cr}}\times 100\%$$ 公式(98-3)

U 和 P 分别表示尿和血浆浓度，Cr 为肌酐。

测定 FE_{Na} 作为肾功能检测，尤其是作为鉴别肾前性氮质血症和急性肾小管坏死（ATN）的可靠指标。其优点为：①测定生理性钠重吸收，是一种最敏感的肾功能指标；②计算肌酐生钠的清除率，可估计钠的滤过和重吸收；③少尿期之前即可有 FE_{Na} 的增加，故可用作肾衰早期的预测；④其测定为非侵入性的，简单、快速。一般认为，$FE_{Na}<10\%$ 提示为肾前性氮质血症或急性肾小球肾炎，而 $FE_{Na}>1\%\sim3\%$ 提示为 ATN。

(四)X 线检查法

判断肾功能的 X 线检查方法，最常用的是排泄性尿路造影术，即利用一些无毒的有机碘作造影剂，由静脉注入机体后经肾至输尿管、膀胱。肾功能正常时，造影剂应在 1～3 分钟由肾脏排泄，根据显影情况，可观察左、右肾功能。

(五)放射性核素肾图检查

用邻 ^{131}I 马尿酸钠中放射性 ^{131}I 取代邻碘马尿酸钠分子中的碘原子而制成的放射性物质做示踪剂测定肾脏排泄该放射性核素物质的能力。

正常放射性核素肾图是以曲线表示，一般可分 3 段：a 段为示踪剂出现段，代表肾血流循环状态；b 段为聚集段，代表肾小管的分泌功能；c 段为排泄段，代表尿流通畅情况。

肾功能受损时，肾图曲线可显示异常，临床上大致分为梗阻性肾图、梗阻缺血性肾图、缺血性肾图 3 类，这种测定方法也能分别检测左、右两侧肾功能。

第二节　肾功能试验的临床判断

临床上，应用肾功能试验判断肾功能状态是个很复杂的问题。常用试验方法本身即非敏感，亦非特异性方法，且实际上至少在正常肾脏受损一半以上才能显示肾功能试验异常。许多因素的相互影响常干扰对肾功能的准确判断。

1. 代谢产物内生水平变化的影响　机体对某些代谢产物清除水平的高低，不仅受肾血流或肾小球滤过率的影响，也取决于其产生率和再吸收率，如尿素氮。因高蛋白饮食或胃肠道出血时，尿素的生成率增加；有发热疾病时，分解代谢增加，在肾小球滤过率正常时，血浆尿素氮浓度亦可增高。相反，在低蛋白饮食下，如饥饿或血液透析的病人，尽管肾小球滤过率明显下降，血尿素氮水平仍可维持正常。

2. 骨骼肌群对血浆肌酐浓度的影响　肌肉发达的男性血浆肌酐正常值高于女性。相反，在 25～65 岁间，即使肾小球滤过率每年进行性减退 1%～2%，但因随年龄增加骨骼肌群减少，老年人血肌酐浓度仍可维持正常。事实上，当老年人血浆肌酐轻度增加时，已提示有明显的肾功能损害。

3. 机体生理改变的影响　妊娠、老年人等因血液稀释、肾血流量改变以及肌肉萎缩等，肌酐水平明显下降，在判断肾功能时应注意。

4. 疾病状态的影响　在有酸中毒或体内需要排出过多需从肾小管分泌的代谢产物（外源性或内源性），由于排泄竞争，肾小管分泌的肌酐比例大大减少，使血肌酐在短期内上升，但这并不意味着肾功能有改变。

5. 试验方法的影响　某些检测方法对标本采集的要求较高，其准确性直接影响检查结果。选择血肌酐浓度判断肾功能受损程度时，尚需估计到肾小球滤过率的急性减少，24～72 小时后才能用肌酐浓度测量法测出，尤其在发生后同时快速输液时，患者如无高分解代谢，血浆肌酐浓度上升不会快于 10～20mg/L(1～2mg/dl)。

因此，临床上对肾功能状态的实际评估，务必根据病人的疾病状态、脏器相关情况、药物治疗的个体差异以及针对性地选择相关检测项目作综合分析，必要时连续重复检测数据，动态观察功能变化。

（张　宏）

参考文献

盛卓人．1996．肾功能试验．实用临床麻醉学．沈阳：辽宁科学技术出版社，66

徐启明，李俊成．1994．肾脏功能和肾脏功能的评估．麻醉生理学，上海：上海科学技术文献出版社，110

严海燕．1986．滤过钠排泄分数的诊断价值．国外医学·泌尿外科分册，6(1)：32

Preisig. 1991. Basolateral membrane H^+/HCO_3^- transportin renal tubules. Kidney Int，39：1077

Stein JH. 1990. Regulation of the renal circulation. Kidney Int，38：571

第 99 章　神经肌肉传导功能检查

监测神经肌肉的传导是刺激大的运动神经并记录该神经支配肌肉产生的效应。这被定义为间接刺激，它是和直接刺激肌肉相对而言的。对运动神经的刺激应该考虑如下因素。

第一节　神经刺激的条件

神经刺激器发出的刺激脉冲波形是单向矩形波（即方波），刺激脉冲持续时间通常为 0.2～0.3ms，更宽的脉冲（>0.5ms）可能引起组织损伤。氯化银电极放置在清洁的皮肤上（非瘢痕处）给予 0.2ms 脉冲，电压在 90mV 和 140mV 之间，电流约 40～60mA，可以获得超强刺激。

不管什么刺激模式，重要的是必须证实是超强刺激。对于每一个肌纤维是“全或无”的效应，肌肉收缩的力量是由收缩的肌纤维数决定的，因此，必须确定在整个实验的时间里，所给予的刺激是足以引起被刺激神经支配的所有肌纤维都能产生反应的刺激，即超强刺激。刺激神经测定到相关肌肉收缩的力量，所反映的是收缩肌纤维的数目。超强刺激后颤搐反应减弱，就意味着某些运动单位没有反应，而还有一些运动单位有反应，这是由于肌肉松弛药存在时，较敏感的神经纤维被阻滞，使得运动终板不能产生足够的去极化以触发动作电位，随着进一步阻断神经肌肉的传导，越来越多的神经肌肉结合部将不能够传递神经冲动，肌肉收缩的力量将进一步减弱。在长时间的手术过程中，核实刺激仍然是超强刺激是重要的。

刺激的频率对肌肉收缩力的影响在强直刺激时是很明显的，但是刺激频率在 0.1Hz 和 0.5Hz 之间所产生的影响差别很小。如果允许肌肉标本稳定在这样的刺激频率下，这些差别没有意义。如果刺激频率>0.5Hz，就将更多地涉及突触前的机制，刺激频率从 0.1Hz 增加到 1.0Hz 时，罗库溴铵神经肌肉传导阻滞起效的时间从 90 秒减少到 48 秒，就说明这一点。一般较快的刺激频率缩短神经肌肉传导阻滞的起效时间和消退时间。

第二节　刺激的方式

一、单个颤搐刺激

刺激频率选用 0.1Hz，超强刺激电流为 40～60mA，刺激脉冲持续时间 0.2ms，间隔 10～20 秒刺激 1 次。使用单个颤搐刺激须确定参照值，即未给肌肉松弛药前颤搐刺激的反应高度，将此反应高度定为 100%。给肌肉松弛药到颤搐刺激反应高度减少到参照值的 25%为肌肉松弛药的起效时间，维持这个参照值 25%到颤搐刺激反应高度开始大于参照值 25%的时间为肌肉松弛药的作用时间，颤搐刺激反应高度从参照值的 25%恢复到参照值 75%的时间为肌肉松弛药的恢复指数。

单个颤搐刺激的优点是简单、无明显不适感，可无顾虑地用于清醒或麻醉后苏醒病人。其缺点是敏感性差，当颤搐刺激反应高度恢复到参照值时，仅能说明突触后膜烟碱样受体可能仅完全恢复了25%。单个颤搐刺激只能监测神经肌肉阻滞的程度，而不能辨别神经肌肉阻滞的性质是属于去极化还是非去极化阻滞。

二、强直刺激

刺激频率为30Hz、50Hz或100Hz，超强刺激电流为50～60mA，刺激持续时间为5秒。对强直刺激神经肌肉传导的反应不能维持在同一水平即发生了衰减，衰减的程度取决于神经肌肉传导阻滞的程度以及刺激的频率。在部分非去极化阻滞应用强直刺激后，乙酰胆碱的合成、移动及释放显著加快，肌肉颤搐反应幅度明显高于强直刺激前，这就是强直后易化现象，强直后易化现象的持续时间取决于神经肌肉传导阻滞的深度，一般在60秒后消失。

当存在某种程度的去极化阻滞进行强直刺激时，尽管乙酰胆碱因大量释放而减少，但突触前膜乙酰胆碱释放的正反馈机制不受去极化肌肉松弛药的影响，这样乙酰胆碱的动员、补充速度能显著增快，致使立即可释放的乙酰胆碱量得到及时补充，故强直刺激的反应可维持不出现衰减。

强直刺激的灵敏度高，50Hz强直刺激无衰减，表示至少30%的受体已经恢复正常，100Hz强直刺激无衰减时，表明至少50%的受体已经恢复正常。另外，强直刺激可以区分神经肌肉传导阻滞的性质。其缺点主要是可致较难忍受的疼痛，清醒或麻醉后的病人不愿意接受；强直刺激后神经肌肉的传导至少需要间隔6～10分钟才能恢复正常，故此法不宜做连续动态监测。

三、强直刺激后计数

先给频率1Hz的单次颤搐刺激，继之用50Hz强直刺激5秒，停顿3秒后再改用频率1Hz的单个颤搐刺激16次，记录强直刺激后单个颤搐刺激反应的次数，即为强直刺激后计数。强直刺激后计数越小，表示神经肌肉传导阻滞的程度越深，一般强直刺激后计数少于10次时四联刺激不可能出现反应。强直刺激后计数需每隔6分钟检测一次，以利于神经肌肉结合部的功能恢复。

强直刺激后计数主要用于监测对单个颤搐刺激和四联刺激无反应的深度非去极化阻滞，以判断神经肌肉传导阻滞可能开始恢复的时间，更重要的是保证足够的阻滞深度以防止进行神经外科、显微外科和眼科等精细手术时，病人突然出现随意的运动。其缺点是不可能进行连续的监测。

四、四联刺激

四联刺激是介于单个颤搐刺激和强直刺激之间的一种刺激方式。1970年，Ali等首先介绍了用四联刺激检测残留神经肌肉传导阻滞的程度，并且Ali和Savarese证实了人的四联刺激反应和残留肌肉松弛作用之间的关系，同时观察到了强直刺激衰减和四联刺激衰减之间的平行关系。

四联刺激是4次超强刺激组合为一组，每个超强刺激的电流为40～60mA，刺激的持续时间0.2ms，刺激的频率2Hz，每组刺激的时间共2秒（每0.5秒刺激1次），两组刺激间隔的时间12秒。

去极化阻滞时，4次刺激反应的颤搐高度同时减弱或同时消失。非去极化阻滞时，四联刺激出现衰减，4次刺激反应的颤搐高度按4、3、2、1的顺序减弱或消失。4次刺激都无反应时，指示神经肌肉传导阻滞程度达100%，4次刺激时，4、3、2消失指示阻滞达90%以上，4、3消失指示阻滞达80%，4消失表示阻滞达75%。四联刺激中第4个刺激颤搐高度与第1个刺激颤搐高度的比值（T_4/T_1）恢复至<0.6时，仍有明显的肌肉收缩无力，T_4/T_1恢复至0.7时，潮气量、肺活量、最大通气量和最大吸气力可接近或达到正常值，全麻后可拔除气管导管，但咳嗽、吞咽的呼吸道保护功能可能仍有不同程度的减弱，尤其是老年、儿童及体质衰弱者。

用T_4与T_1的比值来测定四联刺激衰减是一种监测残留肌肉松弛作用方便的方法，并可连续、准确地监测神经肌肉传导阻滞的程度，在未给予肌肉松弛药前对照值时仍可以了解神经肌肉传导阻滞的程度，四联刺激还可用于区分神经肌肉传导阻滞的性质。清醒病人虽因超强刺激有不适感，但仍可耐受。不过其检测的敏感性明显不如强直刺激，当四联刺激的颤搐高度已经完全恢复时，可能仅是30%的突触后烟碱样受体功能恢复正常。另外，四联刺激衰减主要反映的是突触前烟碱样受体正反馈机制出现了障碍，引起储存的乙酰胆碱移动减少，从而不能完全满足持续神经刺激的需要，但是四联刺激衰减并不能像50Hz 5秒强直刺激衰减那样，清楚地表示存在着突触前受体阻滞。

五、双重暴发刺激

双重暴发刺激是Engbeck等在1989年提出的最新一种神经刺激方式，它允许不用记录装置检测少量的神经肌肉传导残留阻滞。双重暴发刺激是由两组刺激组成，每一组含有3个50Hz强直刺激，每1个强直刺激持续0.2ms，每一组中3个强直刺激彼此间隔20ms，一组刺激与另一组刺激间隔750ms。强直刺激较单个刺激能更敏感地检测出残留神经肌肉传导阻滞作用。单个刺激引起的颤搐反应完全恢复时，可能仍有79%的突触后烟碱样受体为肌肉松弛药的分子所占据，给予100Hz强直刺激肌肉收缩无衰减时，表明至少有50%的突触后烟碱样受体已经恢复正常的功能。但是因为疼痛，清醒病人难以忍受较长时间、较快频率的强直刺激。双重暴发刺激既可为清醒病人耐受，又可在无记录装置时，迅速判断病人神经肌肉传导功能的恢复情况，它比四联刺激衰减更容易识别。比较两组强直刺激所引起的肌肉收缩有无衰减，如果无衰减，即表示已无临床意义的神经肌肉传导阻滞存在。

第三节　记录肌肉反应的方法

在实验室里使用肌电图可以监测和记录单个肌纤维的去极化。对于整体动物和病人通常是测量刺激神经时肌肉收缩所形成的张力或该神经支配的所有肌纤维去极化产生的总电动势即复合肌电图。大多数情况下这两种方法都能得到相似的结果和相似的趋势，并且都同样能够容易地被解释，但是应该知道它们所测量的是神经肌肉传导的不同形式，这两种方法各有优缺点。

肌力法是使用一定的仪器测定间接刺激引起肌肉收缩所产生的力量。最广泛使用的是，腕部刺激尺神经测定拇指内收肌的收缩力。肌力法是直接检测肌肉的收缩力，可确切了解肌肉松弛的程度，它不受高频电器的干扰。但由于换能器对所测力的方向比较敏感，受检部位的任何移动，都将明显干扰检测结果。

肌肉收缩的力量受到其初长度的影响，像心肌一样，服从Starling定律。肌肉被拉长，其收缩力量将增加，直到肌动蛋白-肌球蛋白失去偶联，出现肌肉收缩障碍。因此，必须在肌肉相似的张力条件下进行比较。通常监测肌肉力量传感器的前负荷对于人是200g，对于小动物肌肉标本(例如鼠膈肌)是20g。

肌电图是测量刺激神经时所研究的肌肉两个记录电极之间产生的电活动。有些肌纤维可能没有收缩但是出现了电活动，这样肌电图是所有肌纤维电活动的复合，它不受肌纤维收缩特性的影响，能较准确地反映神经肌肉传导阻滞的程度和性质，受检部位或肢端不需要特殊固定，检测结果比较稳定，但是肌电图不能直接反映肌肉的收缩力，易受高频电器的干扰。

临床上测定肌松药作用满意消退拔除气管导管的标准应该是：能睁大眼睛，抬头达5秒以上，握拳有力，吸气达－1.96～－2.45kPa(－20～－25cmH_2O)，潮气量＞5mg/kg，分钟通气量15～20ml/kg，单个刺激颤搐反应恢复，四联刺激 $T_4/T_1>0.7$，无强直刺激的衰减现象。

(吴新民)

参考文献

Ali HH, Savarese JJ. 1976. Monitoring neuromuscular

function. Anesthesiology, 45: 216

Ali HH, Utting JE, Cray C. 1970. Stimulus frequency in the detection of neuromuscular blocks in humans. Br J Anaesth, 42: 967

Campkin NTA, Hood JR, Feldman SA. 1993. A modified bonded strain gauge for adductor pollicis mechanomyography. Anaesthesia, 48: 83

Campkin NTA, Hood JR, Feldman SA. 1993. Train of four and 50 Hz tetanus during recovery from neuromuscular block. Anesth Analg, 76: S33

Engbeck J, Ostergaard D, Viby Mogensen J. 1989. Double burst stimulation(DBS). A new pattern of nerve stimulation to identify residual curarization. Br J Anaesth, 62: 274

Harper NJ. 1994. Neuromuscular blockade, measurement and monitoring. In: Pollard BJ ed. Applied Neuromuscular Pharmacology, Oxford: Oxford University Press, 326

Katz RL. 1965. Comparison of electrical and mechanical recording of spontaneous and evoked muscle activity. Anesthesiology, 26: 204

McCoy EP, Connolly F, Loan PB, et al. 1994. Influence of duration of stimulation on measurement of the onset of neuromuscular block. Br J Anaesth, 73: 264

Nastuk WL. 1953. The electrical activity of the muscle cell membrane at the neuromuscular junction. J Cell Comp Physiol, 42: 249

Redai I, England AJ, Feldman SA. 1995. The time taden for stabilization of the muscle twitch does not necessarily affect onset and offset of atracurium. Br J Anaesth, 74: 474

Tyrrell MF. 1969. The measurement of force of thumb adduction. Anaesthesia, 24: 626

Viby Mogensen J. 1982. Clinical assessment of neuromuscular transmission. Br J Anaesth, 54: 209

第四篇
麻醉治疗

第 100 章　呼吸道管理

呼吸道管理的重要性突出表现在麻醉、复苏或重症治疗过程中。呼吸道管理主要是通过托下颌、放喉罩，或气管插管等方法来保持上呼吸道的通畅。呼吸道管理的技巧不仅仅是熟练地掌握气管插管技术，操作者还必须充分理解气管插管的生理反应及并发症，必须能够辨认可能出现的困难气管插管情况，从而正确选择运用适当的方法。

上呼吸道的开放由骨及周围肌的张力来维持。有关的骨及软组织在结构、位置方面的异常，或不成比例的增多，在麻醉时或病理状态下，肌张力消失后，就会对上呼吸道的开放造成不同程度的影响，也使气管插管变得困难。其困难原因按解剖特点可分为 4 类（表 100-1）。上呼吸道的反射对防止异物进入气管起着关键作用，正确地运用抑制与保持这种反射对成功的呼吸道管理有重大的意义。

表 100-1　呼吸道管理困难的解剖分类

原因	机制	病种举例
头后仰受限	各轴线不能重叠*	颈椎关节炎，颌胸瘢痕挛缩
张口受限	各轴线不能重叠*	颞颌关节强直，口周瘢痕
小颌畸形	舌相对过大、喉头靠上	Pierre-Robin 综合征，小颌畸形
上呼吸道肿物	呼吸道变小	口腔肿瘤，喉头肿瘤

*参见图 100-8 所示。

用直接喉镜显露喉部，声门可见程度分为 4 度：Ⅰ度能见到整个声门；Ⅱ度只能见到声门的后半部；Ⅲ度仅能见到会厌；Ⅳ度则只可见软腭舌根部（图 100-1）。

第一节　托下颌及面罩通气

上呼吸道阻塞主要位于咽喉部。当病人

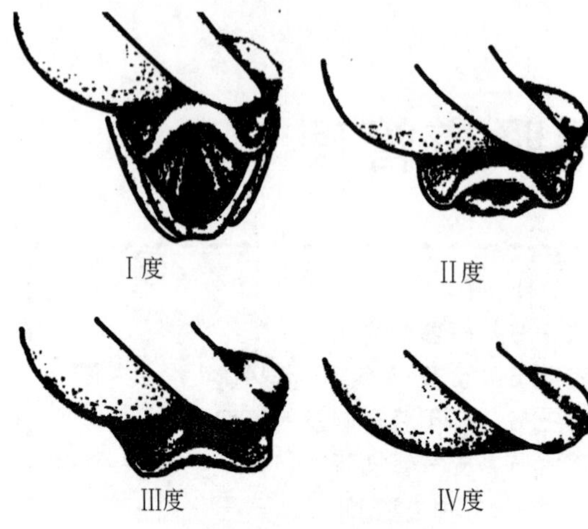

图 100-1 喉部显露分度

意识消失后，下颌及舌肌松弛，后坠入喉部。这时麻醉医师应让病人头适当后仰，用手从下颌角下向上托下颌可帮助并维持头后仰，可使舌骨及会厌上升；托下颌时让下颌牙突出到上颌牙前，让颞下颌关节滑动部分向前半脱位，可使舌骨及舌远离咽后壁；部分病人在肌松后呼气时鼻咽部会被软腭阻塞，这时应让其口唇微微张开，以保证呼气通畅。上述 3 点称为呼吸道通畅三手法，应用得当，可使病人咽喉前后壁距离伸展开，避免上呼吸道阻塞。

保持上呼吸道通畅也可采用放入口咽或鼻咽通气道的方法。口咽、鼻咽通气道各有不同的大小。一般口咽通气道选择(在口外)大约从门齿到下颌角长度，鼻咽通气道选择(在口外)大约从鼻外孔到下颌角长度。口咽通气道主要用于昏迷病人或麻醉诱导达一定深度时；鼻咽通气道对舌根刺激较小，因而在麻醉恢复时或病人半清醒状态下应用。但鼻咽通气道插入时易损伤黏膜造成出血。

面罩给氧是全麻的一部分。麻醉医师一般左手持面罩，右手加压呼吸囊供氧，为了保证面罩与面部密闭，左手的拇指与食指从面罩上面向病人面部压紧，中指、无名指及小指分别放在下颌骨下及下颌角后。注意不要压迫颈部软组织。有些时候，麻醉医师必须双手压紧面罩托下颌，由另一人员帮助加压呼吸囊。但饱胃情况下，应避免这种加压通气。如果面罩通气困难，应设法解除上呼吸道的阻塞。

对于插管困难的病人，插管成功前让其意识消失，不免有面罩给氧困难的忧虑。研究表明，Ⅱ、Ⅲ度插管困难的病人，只要托下颌的手法正确(有时需加用口咽或鼻咽通气道)，尽管用了肌松药，用面罩加压通气给氧也是没有问题的，不会出现呼吸道不通畅。而Ⅳ度插管困难的病人，麻醉到一定深度，靠托下颌及放通气道往往很难保持呼吸道通畅。因此，对这类病人麻醉诱导时必须保留病人的自主呼吸，在意识消失后，麻醉达到一定深度(最好加用利多卡因 3～4mg/kg 静脉应用)，用较硬的铜丝在导管内作为管芯，将导管弯成 L 形，折弯前端 6～8cm，提拉起舌根部，而导管既起着保护喉软组织避免提拉损伤黏膜的作用，又具有通气道的作用，即可满意地保持呼吸道通畅。

呼吸道阻塞也可由于喉痉挛引起。这种情况常发生在浅麻醉时，由于喉部异物或身体疼痛的刺激而发生。解除喉痉挛的办法是去除喉部异物及刺激，用 100%的氧加压通气，同时用力托下颌。如果上述措施无效，则应给予肌松药。

第二节 气管内插管

气管内插管目的有四，符合其中之一，即是气管插管的指征。

(1)保障上呼吸道开放，如头颈手术的病人、俯卧位或坐位手术的病人、呼吸道畸形的病人。

(2)避免胃内容物误吸，如饱胃全麻病人。

(3)需要较长时间正压通气，如开胸手术病人、需用肌松药的病人、呼衰的病人。

(4)需要反复吸除气管内分泌物，如呼衰的病人。

气管插管可通过多种方法完成，应根据病人及手术的情况选择，如果经口明视插管过程中发现声门显露困难，3 次试插不能完成插管，最好让病人迅速清醒，在清醒状态下选择一合适的插管方法。

一、插管前检查及评估

(一)复习病史

如气短、声嘶的症状提示可能喉头有肿

物。过去麻醉病史记录有插管困难的，更应注意。

(二)舌相对于咽部大小的评估

舌是口咽腔最大的物体，舌根部紧靠喉头开口，它与喉头的邻近关系及相对大小对插管有非常实际的意义。评估方法：病人坐直，头位于正中，口尽量张大，让舌尽量外伸，不要求发音，重复 2 次观察以避免假阳性或假阴性。观察咽部结构，即腭垂、咽腭弓、软腭。根据观察情况，分为 4 级：一级，可见腭垂、咽腭弓、软腭；二级，腭垂被舌面遮盖，只可见咽腭弓、软腭；三级，只可见软腭；四级，仅可见硬腭（图 100-2）。

(三)下颌间隙的评估

下颌骨为口基底提供骨架，也为舌及喉提供嵌入的空间。决定这个空间内容量的两个最重要的因素是下颌骨的水平长度及宽度。当这个空间相对较小（或舌相对较大），舌组织不得不挤压喉头，使舌根部从后面挡住喉头，咽轴与喉轴变成较锐的角。评估这个间隙的方法是：让病人头后仰，用尺子测量甲状软骨上切迹到下颏的距离，或测量下颌骨的水平长度。甲-颏距离＞6cm 或下颌骨水平长度＞9cm 表明容易插管，反之，插管困难（图 100-3）。

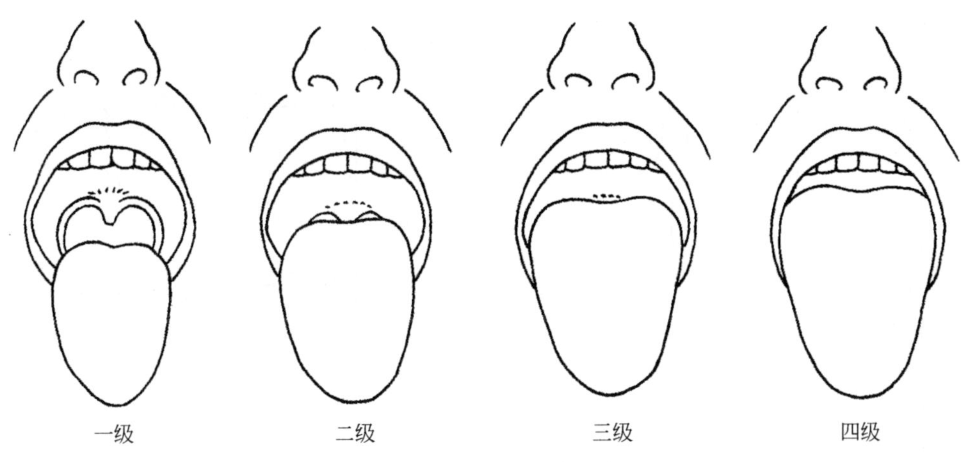

图 100-2　口咽部可见状况分级

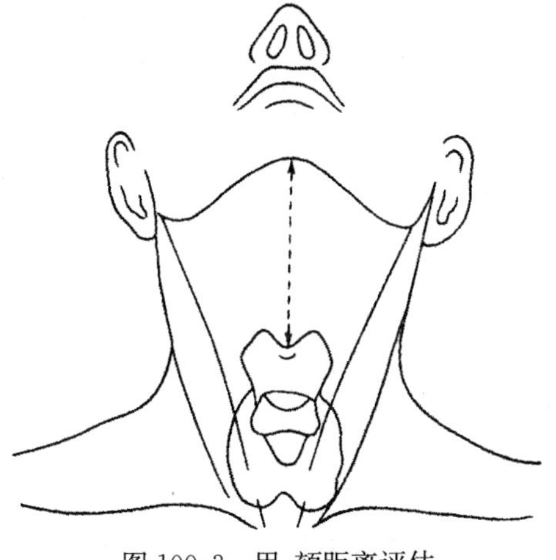

图 100-3　甲-颏距离评估

(四)关节活动度的评估

除了颞颌关节部位的活动性外，上呼吸道的空间还受头颈的移动所控制，特别是枕寰关节的活动。长跑时人们保持头略后仰位，因为这个头位咽部气道更宽畅。这是我们理解呼吸道管理的关键，也是声门显露困难与否的关键。

正常情况下，头在枕寰关节处仰伸度为 35°。这个活动范围可因几种情况而减少，如短粗颈、先天性 C_1 棘突突出或枕寰间隙降低、类风湿关节炎、颈部瘢痕挛缩等。如果强行头部后仰会使颈椎中段前凸，使喉头向前移位，喉头暴露更加困难。评估方法:病人身体保持正中位,尽力头后仰后屈枕寰关节,然后测量上齿咬殆面与水平面的角度(图 100-4)。

床旁估计则可以病房门窗垂直框作为参照物,目测病人头后仰时头部矢状面与之所成的夹角(图 100-5)。后仰角度不低于 25°为Ⅰ、Ⅱ级难度,25°～15°为Ⅲ级,<15°为Ⅳ级插管难度。

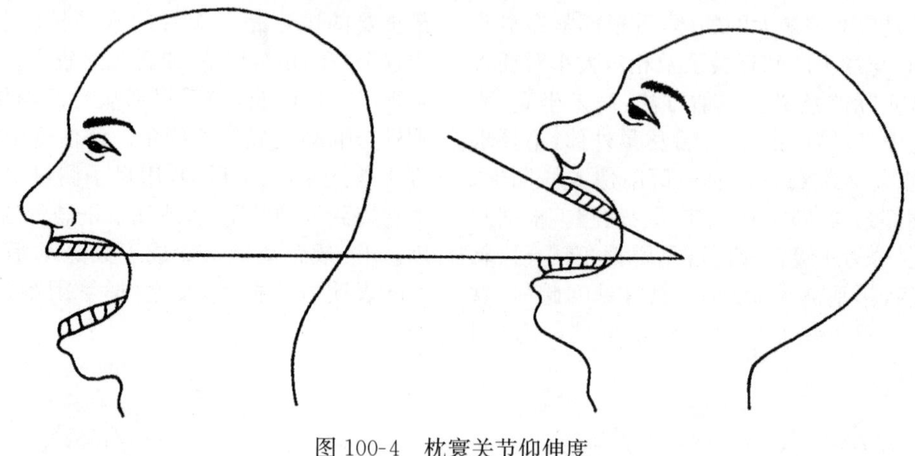

图 100-4 枕寰关节仰伸度

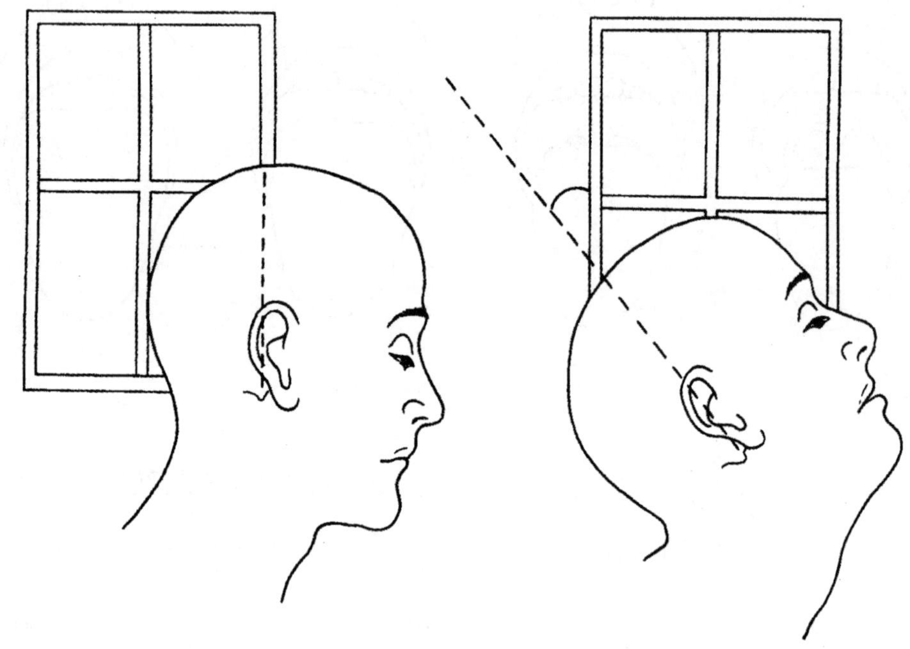

图 100-5 枕寰关节仰伸床旁评估

(五)一般外观

颈短粗、包牙、张口度<3cm 为异常,注意观察颈部有无瘢痕、肿物、气管是否移位。

(六)直接喉镜估计

麻醉前在舌根部表面麻醉后,轻轻置入插管喉镜,迅速挑起舌根观察会厌及声门的可见情况。所见情况一般比较接近实际插管的难度。

二、插管前准备

气管插管前,除了准备及检查必要的监测仪器,还必须全面准备及检查气管插管的设备。准备的设备应与病人身体大小相适应。一般情况下，应保证各种设备不同尺寸的用具随手可得，随时可用。

常用设备(图 100-6)包括面罩、口咽通气道、鼻咽通气道、气管导管、插管钳、管芯、喉镜(图 100-7)。有条件的科室应备有喉罩、特殊喉镜、特殊气管导管以及纤维光导气管镜，甚至气管穿刺设备和气管切开包，必要时应准备喷射通气设备。同时还应检查吸引装置、麻醉机及供氧通道，保证其工作正常。

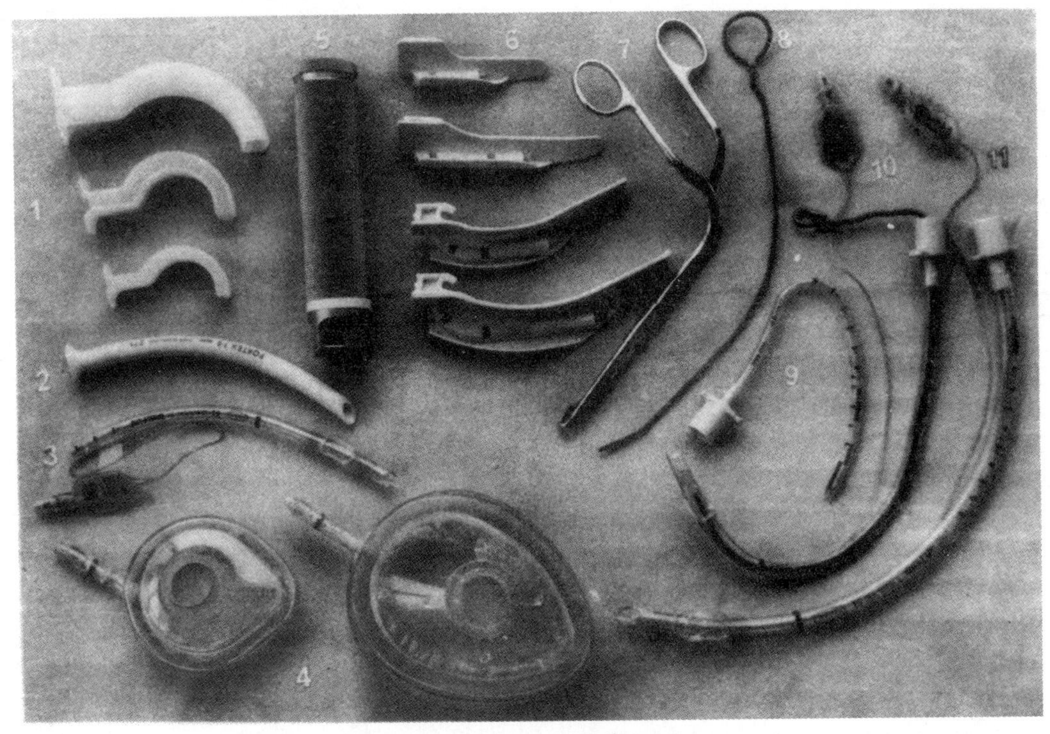

图 100-6　插管前准备常用设备

1. 口咽通气道；2. 鼻咽通气道；3. 气管导管剪断成鼻咽通气道；4. 面罩；5. 喉镜柄；6. 不同的喉镜片；7. 插管钳；8. 管芯；9. 成形气管导管；10. 放管芯后塑性的气管导管；11. 气管导管

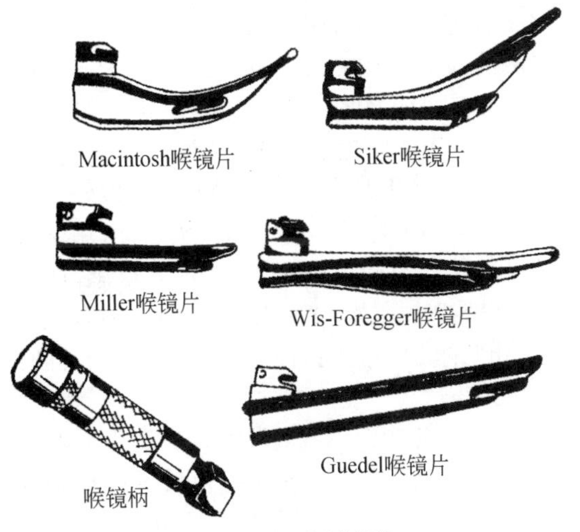

图 100-7　常用喉镜

气管导管按导管内径(mm)作为编号，病人年龄与导管的大小及长度的关系参见表 100-2。准备导管时除按标准准备外，还应准备 1 根小一号的备用导管。有些麻醉医师认为小儿气管导管与小儿自己小指差不多粗细比较合适，有的认为小儿的声门下狭窄与小儿鼻孔大小差不多。

>1 岁的小儿可按下列公式计算：

导管号(内径)＝年龄(岁)/4＋4

导管插入长度(到门齿)＝年龄/2＋12

成年女性通常用 7.0～8.0 的导管，插入约 21cm 的长度。成年男性通常用 7.5～8.5 的导管，插入约 22cm 的长度。鼻插管应比上述口插导管标准长度增加 3cm。8 岁以下的小

表 100-2　气管导管型号及长度选择参考表

年龄		内径(mm)	外径(mm)	口插长度(cm)
新生儿	＜1.0kg	2.5	3.4	7.5
	1.1～1.5kg			8.0
	1.6～2.0kg			8.5
	2.1～2.5kg	3.0	4.2	9.0
	2.6～3.0kg			9.5
	＞3.0kg			10.5
0～3 个月		3.0	4.2	11
3～6 个月		3.5	4.8	12
6～12 个月		4.0	5.4	12.5
2 岁		4.5	6.2	13.0
3 岁				13.5
4 岁		5.0	6.8	14.0
5 岁				14.5
6 岁		5.5	7.4	15.0
7 岁		6.0	8.2	15.5
8 岁		6.0	8.2	16.0
9 岁				16.5
10 岁		6.5	8.8	17.0
11 岁				17.5
12 岁		7.0	9.6	18.0
13 岁				18.5
14 岁		7.5	10.2	21.0
成年女性		7.0～8.0	9.6～11.0	21.0
成年男性		7.5～8.5	10.2～11.6	22.0

儿一般用不带套囊的导管，以避免造成声门下水肿；小儿的声门下狭窄区本身就形成很好的密封，如用带套囊管则必须用小一号的导管。如需要导管在气管内保留较长时间，多主张用低压高容量套囊导管。

三、插管前的麻醉

(一)清醒插管的表面麻醉

对于预测插管困难或饱胃的病人，最好采用清醒插管的方法，以有利于保持呼吸道的通畅。对接受清醒插管的病人应给予适当的镇静药，咪达唑仑是较理想的首选药，其次是小剂量应用芬太尼，一旦镇静过度，可以用对抗剂。

清醒插管前充分的局部麻醉是成功的前提。必须注意局麻药在口咽部吸收快，因而应严格掌握用药量。另外，必须注意就是表面麻醉前 20 分钟可静脉给予一定量抗唾液分泌药，以有利于局麻药起效。

(1)舌及咽部的表面麻醉可以直接用饱浸局麻药的小棉签涂抹，一般认为可卡因是较好的表面麻醉药，利多卡因雾化喷入是一种较简单有效的上呼吸道表面麻醉方法。

(2)经环甲膜穿刺注喷局麻药可以使声门前后都得到很好的麻醉。病人头后仰，用套管针接注射器经环甲膜穿刺，出现落空感，回抽有空气，拔出管芯，接上装 2%～4%利多卡因 3～5ml 的注射器，嘱病人吸气，然后注药，同时让病人咳嗽。

(3)在两侧舌甲膜处注射局麻药阻滞喉上神经及在两侧舌腭弓处注射阻滞舌腭神经也是可用的有利于清醒插管的局麻方法。

(二)快速诱导麻醉

快速诱导有利于减少胃内容物反流及误吸。诱导前病人需吸氧 3～5 分钟。但病人 30 秒内深吸纯氧 4 次可达到吸氧 3～5 分钟的效果。为了避免琥珀胆碱的肌颤以及肌颤造成的胃内压增加,可在麻醉诱导前先给非去极化肌松药。对饱胃病人,诱导时助手可在病人的环状软骨处加压关闭食管,直至插管完成、导管套囊充气为止。

麻醉后、插管前这段时间保持呼吸道通畅的有关问题参见“面罩通气”节。

(三)插管时心血管反射的预防

呼吸道的操作,特别是放置喉镜及气管内插管,可引起强烈的心血管反射。在婴幼儿,主要表现为心动过缓,喉痉挛,支气管痉挛;在成人主要表现为高血压及心动过速,颅内压增高,对某些病人可造成心肌缺血,以及脑血管或主动脉血管的破裂。其预防措施如下。

1. 加深麻醉　就麻醉诱导来说,依托咪酯可以提供足够深的麻醉,有效抑制插管的心血管反应而不会产生明显低血压。相反,硫喷妥钠、丙泊酚及咪达唑仑,在抑制血流动力学对插管反应的剂量下,都会产生显著低血压,损害冠脉和脑的灌注。

至于吸入麻醉药,避免气管插管所致呛咳的肺泡浓度约为 1.3MAC,阻断插管所致心血管反应的剂量应再增加 50%。但那样就会产生严重的心血管抑制及显著的脑血管扩张。对某些病人,这显然是无法接受的。

鉴于上述原因,出现了使用不同辅助药来强化浅麻醉的方法。芬太尼可以有效减弱刺激引起的血流动力学反应,在硫喷妥钠和琥珀胆碱快诱插管时,静脉应用 6μg/kg 芬太尼就可以满意预防高血压及心动过速,静脉应用 15μg/kg 几乎完全抑制插管的血流动力学反应。

2. 静脉应用利多卡因　静脉给予利多卡因可以有效抑制喉部反射。当给予 1.5mg/kg 的负荷量时,它增加大约 0.3MAC 麻醉强度;用 3mg/kg 作为硫喷妥钠诱导的辅助药则可以明显降低插管的血流动力学反应;其全麻特性可有效地预防插管期间的颅内压增高。

3. 表面麻醉及神经阻滞　上呼吸道的表面麻醉及神经阻滞也是减轻气管插管心血管反应的有效措施,但表面麻醉的效果必然没有全身用利多卡因好。

4. 静脉用血管活性药物　改变心血管对插管反应的最后方法是在插管前应用血管扩张药或肾上腺受体阻滞药。这些药包括硝普钠、硝酸甘油、拉贝洛尔、艾司洛尔和可乐定,它们和安慰药比较,都有很明显的效果;这些药之间比较,没有明显差别。但对颅内高压的病人,应避免用血管扩张药。

四、经口气管插管

对成人,应使头垫高 10cm,颈中度向前弯曲(25°～35°),头在枕寰关节处尽量仰伸(嗅花位),使口轴、咽轴、喉轴接近成直线。口尽量张开可有利于病人口、咽、喉轴线重叠,声门容易暴露(图 100-8)。

喉镜自病人右侧口角置入,镜片前进时自然把舌体扒向左侧。用弯镜片时,前端置入舌根与会厌间的会厌谷,向上向前方向(约与病人身体成 45°角)提喉镜柄,使声门暴露。如用直镜片时,镜片前端应置入会厌下,挑起会厌,使声门显露。镜片置入过深过浅,均会使声门显露不良。一般认为,弯镜片对牙齿会厌损伤较小,并有利于在口腔提供更大的视野,而直镜片对长会厌、下垂会厌的情况可以获得更好的声门显露。初学者的常见错误是,通过以上切牙为支点上撬镜片前端来显露声门,以及置喉镜时使下唇卷入在下切牙与镜片之间,造成上切牙损坏或下唇破损。

声门暴露后应明视气管导管进入声门,确保进入一定的深度。成人一般套囊通过声门后再进入 2cm。助手可在颈部向后向上推甲状软骨,有利于声门的显露。Ⅱ～Ⅳ度的声门显露为气管插管困难。对于Ⅱ、Ⅲ度显露的声门,可采用会厌下盲探插管法。即在导管内插入管芯,管芯不要伸出导管前口,使导管前端

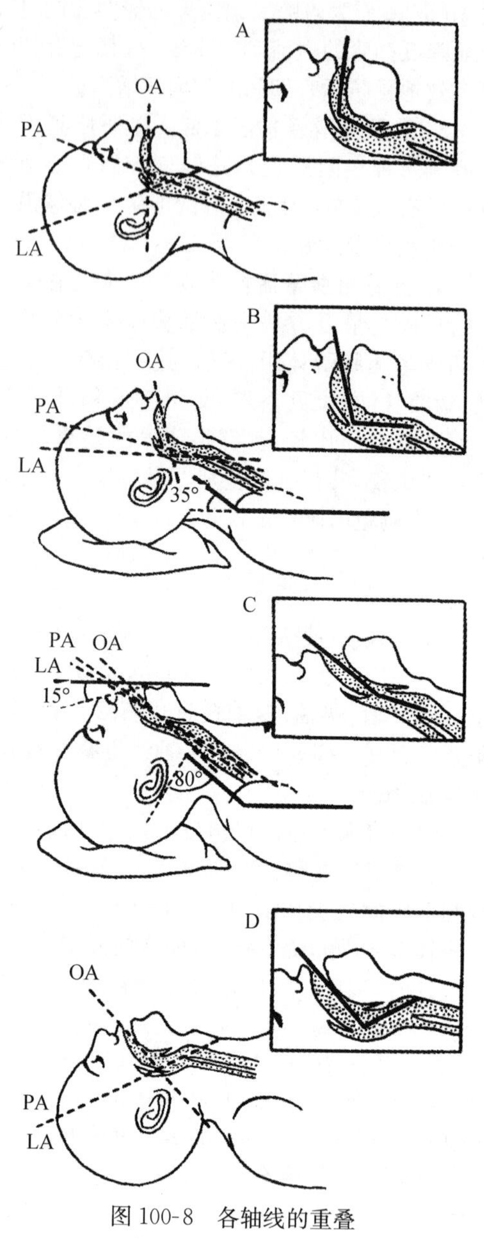

图 100-8 各轴线的重叠
OA. 口轴线;LA. 咽轴线;PA. 喉轴线

5～8cm 处弯曲成一定弧度,控制导管尖端紧贴会厌下,向上前方探入,可以较容易插入声门,然后拔出管芯,再继续前进导管到适当位置。

五、经鼻气管插管

对于口内手术、某些气管插管困难或需长期机械通气的病人,可选用经鼻插管。经鼻插管可在直视下,也可盲探进行。先选择病人通气较好的鼻孔,滴入麻黄碱使鼻黏膜血管收缩,如果清醒插管还应滴入表面麻醉药。导管前端斜口应面对鼻甲,以减少对鼻甲的损伤。也可先放入小一号的鼻咽通气道,扩张鼻道;把导管用热水加温变软,并涂上医用润滑油,有利于通过鼻咽间的弯曲。直视插管可在快速诱导全麻下进行。病人意识消失,给氧后,导管从选定的鼻孔插入,与面部平面垂直,导管在鼻咽后壁处可能会遇到阻力,这时应使头尽量后仰,如还不能通过,可先在导管内放入管芯,把导管弯曲成半圆形,帮助导管尖端通过鼻咽弯曲部,然后拔出管芯,再用喉镜显露声门,明视导管前端,通过调节病人头位,使导管对准声门推入导管,或用插管钳夹持导管前端送入声门。

盲插时必须保持病人的自主呼吸,以呼吸声作为导管接近声门的引导。常用方法是当导管尖端通过鼻后孔以后,插管者便缓缓推进导管,用耳靠近导管口倾听呼吸气流声,根据气流的大小来判断导管前端的方向及位置;一手持导管调整导管的进出及左右旋转,另一手托住病人的枕部调整头位;导管尖偏向一侧时可感到阻力,并能从颈部看到该侧皮下隆起,可稍退导管;反时针扭转导管使导管尖端向左侧移动,顺时针扭转导管使导管尖端向右侧移动;如果导管尖置入会厌上间隙导管受阻,能从颈正中甲状软骨上方看到皮下隆起,可退少许导管,让头略前屈再进导管;如果导管进入食管,则呼吸音消失,推导管无阻力;可后退导管,让头后仰些,再送导管。

笔者在作经鼻盲插时,喜欢采用后退法(图 100-9),即先把病人头前屈,把导管直接送入食管,然后使病人保持头正中位后仰,一边慢慢退导管,一边听呼吸音,当导管一退出食管,导管尖端一般总是位于会厌下,即可听到响亮呼吸音,再顺势推进导管即可进入声门。

六、逆行引导插管

对于插管困难的病人,可选用逆行引导插

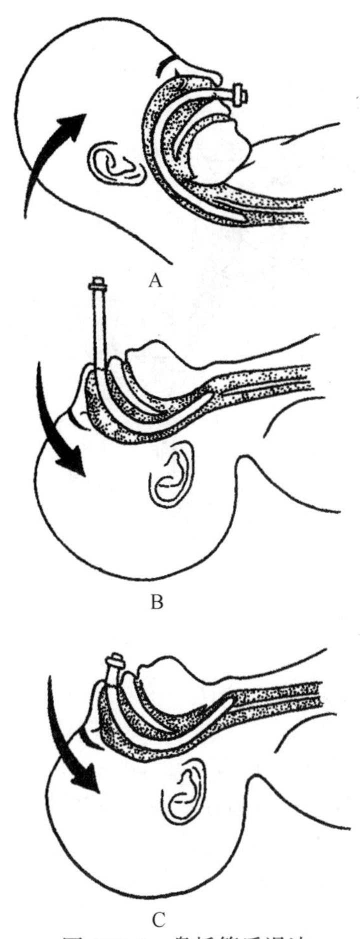

图 100-9 鼻插管后退法

A. 导管送入食管；B. 导管退出食管；C. 导管送入声门

管。操作时病人头后仰位，给予病人适当镇静。在环甲膜处皮肤消毒做浸润麻醉，并穿刺注药做气管内表面麻醉。经典方法是用 17 号勺状针穿刺，用硬膜外导管引导。现在改良方法是用套管针穿刺，用导丝及导丝外套管作引导。改良方法的优点是对气管创伤小，导丝易控制方向，较易穿出口腔或鼻腔。一般用 18 号套管针垂直穿透环甲膜，确认回抽有气后，套管针向头端倾斜推进并拔出针芯；导丝的尖端送入套管，直至从口腔出来，然后退出套管；用止血钳夹住颈外的导丝，从口外导丝套入引导管；引导管可以是纤维支气管镜、鼻胃管、吸痰管等；把引导管从口腔沿导丝送入到气管内环甲膜处，然后再把气管导管套入导丝外引导管，送入气管内，最后抽出导丝及引导管。

七、纤维光导气管镜引导气管插管

用纤维光导气管镜(fiberoptic bronchoscope，FOB)引导作气管插管可以使某些特别困难的气管插管成为可能，但它是一项需要技巧及熟练的技术。虽然在表面麻醉清醒插管情况下，FOB 插管对心血管反射刺激比直接喉镜插管的刺激小，但与常规全麻直接喉镜经口明视插管比较，FOB 清醒插管对血流动力学影响更明显，并需要更多的时间。

应用 FOB 前先调好焦距，用油使镜干润滑，镜头涂上防雾剂。通过镜干通气孔持续给氧，有利于避免分泌物附着镜头。先将气管导管放入口腔或鼻腔内一定位置，FOB 通过导管内接近会厌。经口插管时可在口腔放入起引导作用的专用通气道，便于纤维镜接近声门。在寻找声门以及推送 FOB 接近、进入声门时，除了调节 FOB 头端，还应同鼻插管一样调节病人的头位。进入气管后，可见明显的气管环，然后将套在镜干外的气管导管推入声门(图 100-10)。因为口咽部与气管之间存在一定角度，而鼻咽部弧度使导管自然朝向声门，所以经口比经鼻要困难一些。

在某些插管困难的病人，可先用直接喉镜暴露喉头，虽然不可见声门，但可在明视下把 FOB 前端放在会厌下或舌根后，另一麻醉医师操作 FOB 进入声门。也可先放入喉罩，确认呼吸气流通过喉罩后，再从喉罩管内插入适当大小的气管导管，FOB 从气管导管内通过，寻找声门以及推送 FOB 接近、进入声门。进入声门后再沿 FOB 送入气管导管，可以提高成功率。

纤维光导软喉镜在应用中应注意，因为软喉镜到达喉咽部时，虽然软镜头端可以弯曲，常常可以从喉镜里看到会厌后上方的声门，但从口外部向里推送软镜干时，则无法使软镜头端垂直向上移动到达声门，在气管插管困难的病人尤其如此。

使用纤维光导硬喉镜进行困难气管插管，它较之软镜有两大优点：一是可以起着管芯和拉钩作用，插管时可以提拉舌根以保持病人呼

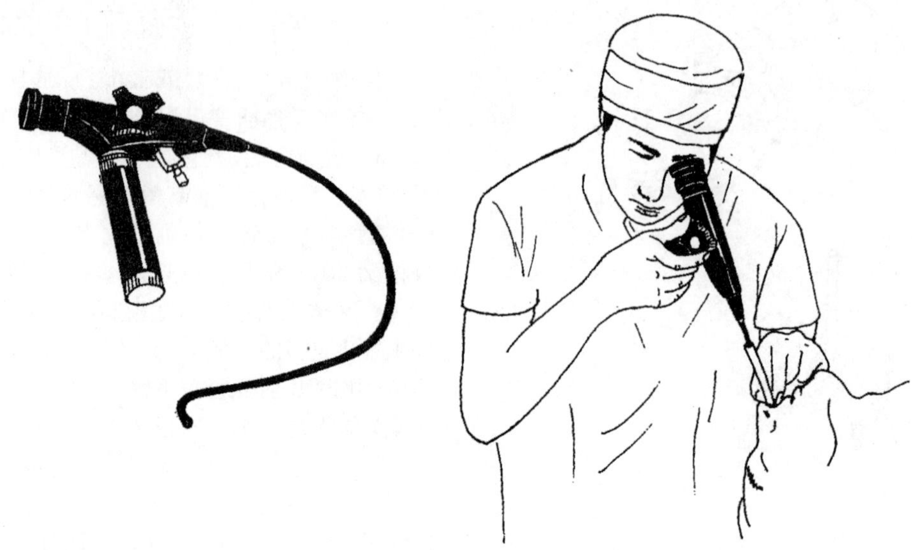

图 100-10　纤维光导气管镜引导气管内插管

吸道通畅。二是在口外操作就可以使镜干头端在喉咽部按所需方向任意移动进退，很容易地进入声门。因而具有明显的优点，可以大大提高成功率，缩短插管时间。目前市售的 Bullard 喉镜就属于此类。在应用时，应由助手满意地托起下颌，以保证呼吸道通畅；另外将舌体拉出口外和及时清除口腔分泌物是保证有良好视野的前提条件。

八、导管插入气管的确认

(一)间接征象

(1)双肺呼吸音。

(2)胃内无呼吸声。

(3)胃无充气膨胀。

(4)胸有呼吸起伏。

(5)吸气时肋间隙饱满。

(6)自主呼出较大的潮气量。

(7)呼气时导管管壁出现雾气，吸气时雾气消失。

(8)按压胸廓时能从气管导管听到气流排出。

(9)自主呼吸时呼吸囊有相应的起伏。

(10)脉搏氧饱和度良好。

(二)直接征象

(1)明视导管在声带之间。

(2)纤维气管镜视气管环及气管隆突。

(3)二氧化碳呼吸波。

(4)气管指示球迅速膨胀。

九、拔管

停止麻醉后，病人生命体征平稳，自主呼吸恢复就可准备拔管。拔管前应吸净口腔及气管内的分泌物，气管内吸引时应用较细的吸痰管，直径不超过气管内径一半，吸引时间一般不超过 50 秒，以免造成肺不张。然后给予中等过度通气，并间断给予几次叹息式通气，即通气用较高的压力 2.94～3.92kPa(30～40cmH$_2$O)，持续 3～5 秒充分地扩张肺。

拔管时机的掌握应根据病人的情况及麻醉医师自己的经验。一般来说，病人应基本清醒，已渡过麻醉恢复时的兴奋期(麻醉恢复是麻醉诱导的逆过程)，肌松药的作用已完全消失，病人自主呼吸有足够的通气，各种生理反射已基本恢复。对呼吸道高敏感的病人(易喉痉挛、哮喘)或为了避免过强的刺激造成心血管反应及颅内高压，麻醉诱导时呼吸道管理无异常的病人，也可以在较深的麻醉下拔管。值得强调的是，对于饱胃病人、插管困难的病人，以及口腔手术仍有渗血的病人，或上下颌做了钢丝固定的病人等特殊情况，应等病人完全清醒后再拔管。

拔管前一刻，病人应吸纯氧 3 分钟以上，气管套囊放气后在病人吸气末时轻轻抽出导管；或在病人吸气时略挤压呼吸囊，给予 1.47～1.96kPa（15～20cmH_2O）的压力，然后轻轻抽出导管。这样做是：①有利于病人拔管后即刻有足够肺容量进行咳嗽，而不必做深吸气；②可以有效减少喉痉挛。

对于插管困难的病人，拔管时先通过气管导管放入所谓导管交换器（或用胃管代替，或放入纤维气管镜），拔出气管导管后保留导管交换器在气管内，根据病人呼吸道情况决定接着拔出导管交换器还是顺着导管交换器重新插入气管导管。

十、并发症

鼻插管造成鼻甲损伤或（及）鼻咽部黏膜损伤。

经口插管常出现牙损伤、声门损伤、误吸、食管插管、喉部损伤、支气管插管、气管创伤、气压伤、喉痉挛、支气管痉挛、咳嗽及呛咳、屏气、呕吐。

与插管中有关的并发症主要是气道阻塞，如导管扭折、被牙咬住、分泌物异物阻塞等。

拔管有关的并发症：导管意外脱出、拔管引起的心血管反射、呛咳、屏气、喉痉挛、负压性肺水肿、误吸等。

第三节　喉罩的应用

喉罩是介于面罩及气管内插管之间的保持上呼吸道通畅的装置。与面罩相比，喉罩能更好保持呼吸道通畅，使麻醉医师解放双手并减少疲劳；与气管内插管相比，放置喉罩时不要肌松，不要喉镜，置入时对心血管反射的刺激小，恢复时能更好地耐受导管，不刺激分泌物增加。由于喉罩是反复应用装置，使用前应进行仔细的消毒，并检查其气垫是否漏气。检查时充气容量应大于推荐使用容量的 50%，如喉罩气垫有漏气、气疝，该喉罩就不合格。

置入喉罩前先将喉罩凹面朝向一干净平面上，从后略加压，同时抽气垫里的气，气垫会形成一平盘状，边缘朝向背面，在背面涂上润滑油剂。喉罩插入时，不需要肌松药，一般认为丙泊酚 2.0～2.5mg/kg 静脉麻醉后，就可获得满意的插入喉罩的条件（足够的麻醉深度）。让病人头处嗅花位，把准备好的喉罩放入口内，喉罩背面紧贴硬腭向下送，注意不要让喉罩尖端打折；喉罩通过舌根到达喉部后，可以感到一定的阻力；然后给喉罩充气，充气时可见到喉罩管略向外冒出，最后固定喉罩管于口周（图 100-11）。

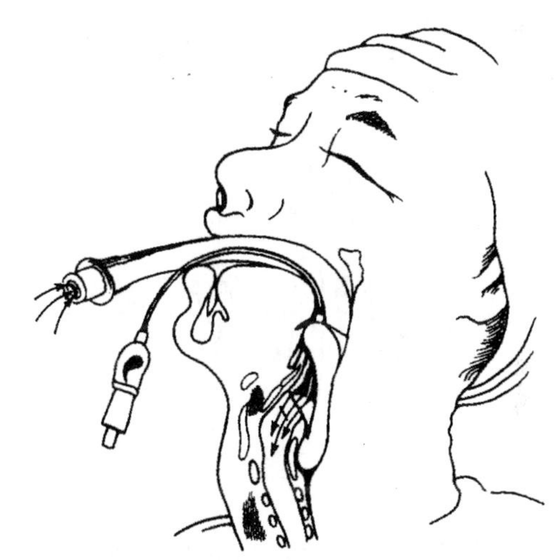

图 100-11　喉罩的位置

第四节　食管-气管联合导气管

这是一种双腔管，由食管腔及气管腔并行排列组成。食管腔是一盲端，但在管中部正对喉咽部水平有许多开孔；而气管腔在远端开放；两个腔互不相通。在咽部水平有一套囊在充气后密闭口、鼻腔；远端有一套囊可密封食管或气管。使用时将联合导管直接从口腔向下送，直至导管预定刻度处达到门齿，然后将口咽套囊充气 100ml，远端套囊充气 5～15ml。

盲插时，联合导管多半进入食管，因此，先通过食管腔（蓝色长管）通气；由于口、鼻及食管已被套囊密封，气体从联合管咽部开孔通过声门进入气管；加压吸气时胃部听诊无吹气声，可证实导管的通畅，就继续通过该管通气；如果双肺听不到呼吸音，而胃内有充气音，说明联合导管置入气管内；这时仅改变通气途径到联合导管的气管腔（透明的短管），再听诊确认后，可放掉口咽套囊的气体，继续通过气管腔通气（图 100-12）。

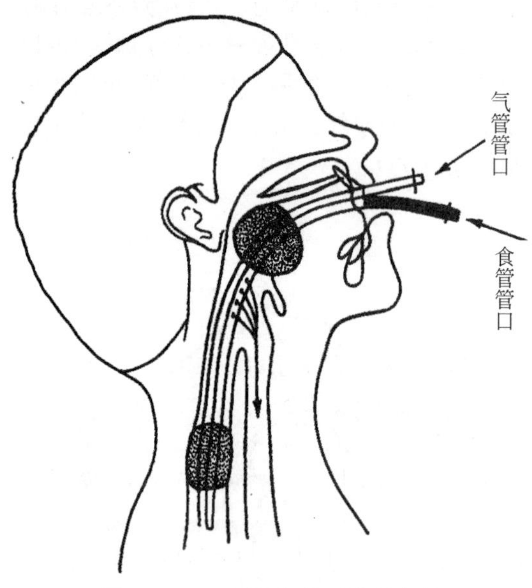

图 100-12 食管-气管联合导气管

第五节 环甲膜穿刺及气管切开

偶尔，麻醉医师可能遇到麻醉或外伤昏迷病人，面罩通气及插管都很困难，病人出现严重缺氧。紧急处理办法就只有环甲膜穿刺或气管切开。

有很多方法完成环甲膜穿刺及气管切开，大致可分为如下 3 类：第一类是用针或套管针直接行环甲膜穿刺，创伤小，但通气量有限，需要特殊高压气源以提供足够通气；第二类是在皮肤上做一小切口，用套管针在环甲膜穿刺后置入导丝，再通过导丝插入一带扩张器的导管，因而导管有较大的内径，用常规呼吸方式就可保证足够通气；现在常用这类方法，已有多种环甲膜扩张穿刺器出售；第三类为经环甲膜气管切开，置入需要大小的导管；这类方法创伤大，操作复杂。

第六节 支气管插管

支气管插管的目的是将两肺分隔开进行控制通气，以避免病肺的脓性或血性溢出物涌入健肺，或为了避免某些情况下通气不均匀（如支气管胸膜瘘或支气管切开手术），或为了单侧支气管肺灌洗，或为了便于手术暴露使某侧肺萎陷等。

双腔支气管导管（DLT）可为两侧肺分别提供单肺通气和吸引的条件，且能隔离两侧肺，防止病菌和癌细胞向对侧肺的播散，健侧肺单侧通气，使手术侧肺萎陷，为胸内手术提供无通气的静止肺，大大方便手术操作，既可提高手术质量，又使手术时间大为缩短，因此，DLT 已不仅用在肺脓肿、支气管扩张、支气管胸膜瘘等湿肺病例和肺切除手术。近年来，已愈益广泛用于食管、纵隔等胸内手术，获得满意效果，因此，DLT 在麻醉中的应用已有逐渐推广普及之势。

早在 1949 年，Carlens 设计一种双腔导管用于支气管肺量测定，因无需 X 线透视或支气管镜检查，使用十分方便。此后即称此导管为 Carlens DLT，这就是 DLT 的由来。1950 年，Carlens 和 Bjork 对化脓性肺病变的患者用 DLT 防止肺切除时感染的播散，获得满意效果。1957 年 Jenkins 和 Clark、1961 年 Newman 等都曾提倡在肺手术时常规使用 Carlens DLT。理由是：①可使痰液局限于手术肺一侧；②支气管胸膜瘘病人也可获得满意的通气；③方便手术操作，手术野清晰，便于肺门解剖；④可开放进行支气管成形术或缝闭支气管，但由于插管困难，特别是隆突有变异时，更难成功，而且呼吸道阻力大，所以没有被采用，更没有被常规用于胸科手术麻醉。直到 1962 年，出现 Robertshaw DLT，对采用 DLT 的反对意见才大为减少，此种导管有许多优点：腔大，低阻，便于吸痰，没有隆突钩，插管技术不难掌握。于是，有许多学者主张在胸科手术中常规采用 DLT。有学者认为术中无须全肺萎陷，气体交换反而优于气管内麻醉。

尽管有许多学者极力推荐，但改进后的 DLT 管，即 Robertshaw DLT 也还没有被广泛采用。其原因，除了习惯势力对 DLT 不易适应外，当年妨碍 Carlens DLT 推广的旧经验，还在影响人们对 DLT 的评价。第一，认为麻醉人员在熟练掌握本法之前，必须积累大量的经验，仅在个别病例应用容易失败；第二，由于对 Robertshaw 导管报道介绍不够，麻醉医生对其许多优点了解不够，而应用 Carlens DLT 的反面经验却已根深蒂固，甚至形成偏见，从而影响 Robertshaw DLT 的推广应用；最后，真正的顾虑是认为此法并非对每一病例都安全可靠。例如，对一些低肺功能病人能否承受一侧肺动静脉分流，而不致导致低氧血症表示怀疑。近年来，由于大量临床实践，积累了应用 DLT 的丰富经验，加之 DLT 制造工艺不断改进，使之日臻完善，从而使应用范围日益扩大。有些医院中，对胸科手术已常规采用 DLT。经验证明，只要掌握得当，DLT 的应用，对胸外科手术的麻醉与手术操作都有实用价值，可使麻醉手术质量提高，减少并发症的发生。

一、各种类型 DLT

（一）Carlens DLT

系用红橡胶制成，两侧管腔并列呈 D 字形，管腔较窄小，因而呼吸道阻力增加，而且也难以使用较粗的吸痰管。该导管有一隆突钩，虽便于插管后正确定位，但它在通过声门时常遇到困难，从而增加插管困难，不便于推广普及。有 4 种规格：35、37、39、41F。前两种用于妇女和少年，后两种用于男性病人。用于右侧的此种 DLT 称 White 导管。

（二）Bryce-Smith 导管

也有左侧与右侧两种，两侧管腔均呈圆形，共同合成断面呈卵圆形的 DLT。导管置入喉与气管后，气管腔位于前方，支气管腔位于后方，以避免两腔横向排列，从而减轻喉损伤。此种导管有 3 种规格，内腔直径分别为 6、6.5 和 7mm。

（三）Robertshaw DLT

该导管也有左侧与右侧两种。有的有隆突钩，有的没有隆突钩，导管表面有长度刻度标志，便于插管时掌握深度。支气管套囊与近端接口部分均为蓝色，对侧为无色透明，两侧管腔也是呈 D 字形并列，在设计上注意做到外径相同时，内径较大，从而使气流阻力小于 Carlens DLT。由于管腔较宽大，也容易通过吸痰管吸除痰液，克服前述的许多缺点，使 DLT 的应用大为改观。

（四）Broncho-Cath DLT

系目前广为应用的 DLT，由 Mallinckrodt 厂出品，设计上与 Robertshaw DLT 类似，由透明塑料制成，供一次性使用，其材质曾经过生物相容性试验。气管套囊与支气管套囊均系高容量低压套囊，可减轻对气管支气管黏膜的压迫。为了克服右侧双腔管右肺上叶常有通气不畅的缺点，设计上注意使支气管套囊离开导管上叶裂隙边缘，使之既有良好的封闭性能，又不致使套囊膨胀后阻碍右上叶通气。此外，该导管在气管侧和支气管侧开口处，均有不透过 X 线的显影线，以供 X 线验证位置之用。无论左侧或右侧导管，在前端近侧 4cm 处，也都有一显影线环绕，右侧导管上叶开口裂隙边缘也是可显影的，此种导管的规格有 28、35、37、39 和 41 号 5 种规格。

一般而论，与 Carlens 导管比较，Robertshaw 或 Broncho-Cath 导管有以下一些优点：①管腔宽大，可以通过较大的吸痰管，并可减少呼吸道阻力；②没有隆突钩，容易经喉插管；③右侧导管支气管套囊经改进后，右肺上叶通气大为改善，右肺隔离效果也大为改进；④导管近端与远端造型曲线，在解剖学上更加顺应口咽与支气管特点，减少折闭危险。

双腔支气管插管已成为胸科大手术分隔肺的常规选择。其单侧吸引的功能，对不通气的手术肺给予持续正气道压的功能是其他方式无法比拟的。但有两个缺点，对于气管支气管解剖变异较大的病人，可能无法使双腔管到位；在手术结束，把双腔管换成单腔管时，可能非常困难，会有大量血及液体涌入健侧肺的危险。

二、DLT 插管操作

（一）双腔管放置部位

一般推荐双腔管放入非手术的主支气管，即右肺手术时放左侧双腔管，左侧手术时放右侧双腔管（图 100-13）。但肺上叶开口常有变异，右侧双腔管的位置常难以准确到位，因而人们对需单侧通气的病人，偏爱使用左侧双腔管。如果术中需要夹闭左支气管时，只要将双腔管退回气管即可，只需把支气管腔的套囊放气，用双腔对右肺通气。对既定病人确定双腔管的大小，一般以双腔管支气管支套囊的充气量来定。插管后套囊充气在 1～3ml，如果＜1ml，则说明双腔管太粗，可能会损伤支气管壁；如果＞3ml 则说明双腔管太细。过多往套囊注气会使套囊高压，造成支气管黏膜缺血。

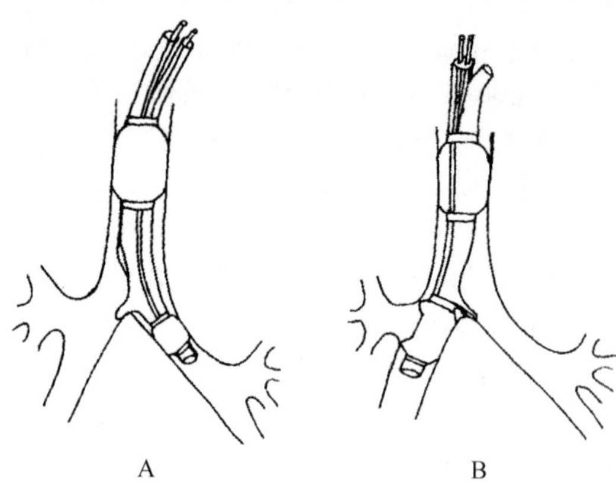

图 100-13 左、右双腔导管插管
A. Carlens 导管；B. White 导管

（二）插管方法

插管前，必须检查特制双腔接头，套囊和管芯是否完好和可用，充分显露喉头声门是插管成功的关键。通常是先用全麻诱导，给以肌肉松弛药，对喉气管进行表面麻醉之后再行插管。一般仍用 Macintosh 喉镜显露声门，但插管困难的病人则采用其他的插管方式。用带有隆突钩的双腔管时，应先让导管尖端弯曲凹面朝前，隆突钩朝后进入声门；导管尖端进入声门后，将导管旋转 180°，使隆突钩转向朝前送入声门；隆突钩进入声门后，顺时针方向（Cartens 导管）或逆时针方向旋转 90°（White 导管）推进，以使隆突钩正确到位并骑跨于隆突处。如使用管芯时，导管一经进入气管，即应拔去管芯。导管外涂滑润胶，使病人头颈仰伸，都有利于插管成功。向深部送管时，决不能用力过猛，而应轻柔推进，一旦遇有阻力，表明已进入主支气管，并骑跨于隆突处。据笔者经验，通常的插管深度多为（30 ± 2）cm。Robertshaw 或 Broncho-Cath 双腔导管因没有隆突钩，已使插管技术大为便捷，插管方法基本与气管内单腔导管一致。凡有气管内插管经验者，多能很快熟练掌握，插管不难成功。插入左侧 Broncho-Cath 双腔导管时，右手持导管，将导管顺时针旋转 90°，使支气管导管的凹面向前，在两侧声带之间插入，然后一边向左旋转导管 90°，一边向下推送导管，使之进入左侧主支气管。常用的 Robertshaw 双腔管没有隆突钩，当其弯曲的尖端凹面朝前进入声门后，将导管旋转 90°，使弯曲尖端指向相应的主支气管侧，向前送管，直至进入适当的深度，即支气管腔管的套囊刚好通过隆突分叉（图 100-14）。对 170cm 高的男女病人，双腔管进入的平均深度应为 29cm，身长每增减 10cm，双腔管可相应增减 1cm。

（三）双腔管插管后定位

插管后，确定导管是否正确到位至关重要，有 3 种方法可资运用。

（1）物理检查，包括：①胸部听诊；②观察胸壁运动；③通气肺气道压力峰值改变。

（2）经气管侧管腔置入光导纤维支气管镜检查。

（3）拍摄 X 线胸片。

物理检查是最常用的方法，如肺内没有病

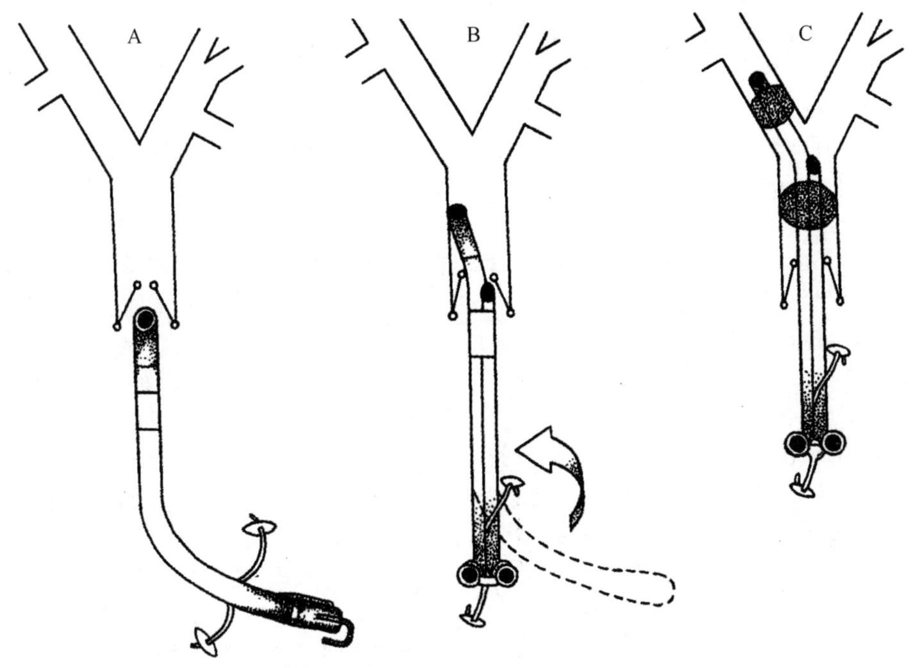

图 100-14　Robertshaw 左双腔管的置入

变，也是最可信的。只要导管前端已进入相应的主支气管，即应将套囊充气和进行正压呼吸，以验证导管的位置是否正确和两肺的隔离效果如何。为核定导管位置是否正确，应按一定的顺序进行物理检查。以左侧双腔管为例，插管后，首先以2～3ml 空气充气支气管导管套囊，将支气管导管侧与麻醉机连接，行正压呼吸。由于气管导管套囊没有充气，如果支气管导管套囊有任何漏气，可立即发现，从而能判断两侧隔离效果是否满意。此时，可在插管侧见到单侧胸廓运动，听到呼吸音，而在对侧听不到呼吸音，证明支气管插管已正确到位。如果在插管侧通气后，在两侧肺都能听到呼吸音，提示支气管导管套囊位于隆突以上，插管深度不够，可深插导管后再重复支气管导管通气。如果在支气管导管通气后，左侧听不到呼吸音，只能在右侧听到呼吸音，提示支气管导管左右错位，左侧支气管双腔管意外地误入右侧主支气管，应后撤导管至声门下，重新插入。

在核定支气管导管确已正确到位后，再充气管导管套囊，将支气管导管侧与麻醉机连接，以对侧肺通气。如果此时，在未插管侧观察到胸廓运动，听到呼吸音，手法挤压呼吸袋很容易进行人工通气。这些都证明气管导管开口在隆突上方，导管确已正确到位。如果通过气管侧通气阻力增高，而支气管导管侧通气正常，有两种可能：①支气管导管进入过深，以致气管导管侧开口超过隆突，阻碍气体进入对侧支气管；②支气管导管没有充分进入主支气管，充气套囊有一部分突出至隆突，阻碍气体进入对侧支气管。此时，将支气管导管套囊放气，继续以气管侧通气，多不难查出其原因何在。在第一种情况时，即支气管导管插入过深时，主要在插管侧听到呼吸音，而对侧呼吸音减弱或听不到呼吸音，在第二种情况时，只要支气管导管套囊放气，就可在两肺都能听到呼吸音，此时再稍深插导管，即可使导管正确到位。使用 Broncho-Cath 导管时，如果插管侧呼吸正常，而气管导管侧呼吸异常，常常是由于导管进入支气管过深所致，外撤导管常可使之改善。

经气管侧管腔置入气管镜观察隆突，有助于判断双腔管位置是否正确。某些一侧或两侧肺内有病变使呼吸音和顺应性的检查结果难以解释时，此法尤为有用。同样，当支气管导管段进入过深，气管侧开口刚好在隆突的上方时，此法也很有用。使用 Broncho-Cath 导管最常发生此种情况。例如，使用左侧 Broncho-Cath 导管，气管侧开口中点与支气管导管远端之间距离只有 6～6.5cm，当气管侧开口远端位于隆突处时，支气管导管开口可能位于左上叶开口以下，结果可使该叶部分或完全不张。此时在右侧仍可听到呼吸音，这一情况具有潜在的危险。如在右侧开胸时，支气管导管如在非开胸侧，极易发生左上叶不张，从而加重低氧血症，如系左侧开胸，同时又采用左侧支气管双腔导管，支气管导管是在手术开胸侧，可以直观看到肺萎陷，便于及时调整导管深度。

此外，如果病人已摆好侧卧体位，而且手术已经开始，可用光导支气管镜再行检查导管位置是否正确，使用光导支气管镜确证双腔管的位置并非难事，可经气管侧导管置入小儿用光导镜，此镜外径 3.6mm，吸引用通道 1.2mm，可用于 35～41F 的 Broncho-Cath 导管。

如胸部物理检查不能判断，而又不具备小儿用光导镜时，可用胸部 X 线验定支气管导管与气管导管开口和隆突与上叶的关系。Broncho-Cath 导管的前端，距前端 4cm 处，气管套囊远端与隆突处均有显影标志。

三、DLT 的并发症

(一)使用双腔管的并发症

主要是由于导管没有正确到位导致通气不畅，必须强调的是，导管位置不当危险性很大，它可加重单肺通气时的低氧血症，如不及时纠正，可导致术中死亡。

(二)喉炎

使用大口径双腔导管，有可能使术后喉炎的发生率增加。在一组使用 Carlens 导管的胸科手术病人中，喉炎的发生率达 3%。

(三)双腔管插管后，发生气管支气管破裂

这是一种少见的并发症。在使用 Carlens、White 和 Robertshaw 导管中，文献都有发生此种并发症的报道。容易发生破裂的因素包括：使用不适当的大号导管，使用管芯时插管用力粗暴过猛，支气管导管套囊充气过快和管端错位，经验证明，使用红橡胶制双腔管，低容量(潜在的高压力)套囊充气时向四周膨胀可能不均匀，从而使气管扩张或迫使导管前端嵌入支气管壁。因此，使用大容量低压套囊，充气时缓慢注入 2～3ml 空气，将减少发生此种并发症的危险。在使用导管之前，应先检测套囊注气多少为适当，值得注意的是，套囊充气后，如系使用氧化亚氮麻醉，套囊的容积和压力可随麻醉时间延长而逐渐增加，应采取相应措施防止气管支气管套囊过度膨胀。

(四)术中将导管缝合于支气管中

如双腔管的支气管段插入手术侧，肺手术切除支气管时，手术医生可能在无意中将导管与支气管一并缝合，从而导致拔管困难。在拔管前，应排除这种可能性，如确属一并缝合，应考虑再次开胸拆线纠正。为避免此种并发症，在缝闭支气管前，应提醒手术医生，支气管导管位于支气管内，此时如能后撤导管，当可防止此种并发症。

四、单肺通气

应用 DLT 可使健侧肺单侧通气，术侧肺萎陷，方便手术操作，但单肺通气时，常使萎陷肺分流量增加，导致 PaO_2 下降，因此，必须熟悉单肺通气时的生理改善，善加调理，以保持 PaO_2 稳定在正常范围。正常肺内通气/血流比值(V_a/Q)为 0.8，即肺泡通气为 4L/min，总灌流量为 5L/min。全麻，侧卧位，开胸，手术操作和单肺通气均可改变这一通气灌流比值。

单肺通气时，影响氧合的各种原因：①单

肺通气时，仍有大量血流通过无气肺，未经氧合，导致静脉血掺杂，SpO_2 下降；②病肺血管阻塞或收缩可减少灌注量，减少手术侧肺内分流量；③肺萎陷和缺氧性肺血管收缩（HPV）也可减少手术侧肺内灌流量；④侧卧位，由于重力作用可减少手术侧肺内分流；⑤为监测单肺通气时氧合是否充分，应行血气分析和 SaO_2 监护，单肺通气时，应使 $PaCO_2$ 保持约 5.33kPa(40mmHg)。为防止单肺通气时 SaO_2 下降，应采取以下措施：①$FiO_2=1$。②VT=10ml/kg，若 VT<10ml/kg，可使健侧肺萎陷或不张，加重 SaO_2 降低；若 VT>10ml/kg，可使健侧肺血管阻力（PVC）和气道阻力增加，术侧分流量增加，缺氧性肺血管收缩（HPV）减轻。③调节呼吸频率，保持 $PaCO_2$ 约 5.33kPa(40mmHg)。④术侧肺间断吸 O_2。⑤术侧用低值 PEEP(0.49～0.98kPa 或 5～10cmH_2O) 或 CPAP(1.47kPa 或 15cmH_2O)。⑥术侧用高频喷射通气（HFJV）。⑦如上述处理均不能纠正 SaO_2 降低，钳闭术侧肺动脉，减少分流，SaO_2 多可立即回升。⑧如上述处理均无效，只有恢复双肺通气，小心手法通气，避免过度膨肺，麻醉医师与手术者共同协作，完成手术。

五、Univent 管

近年来报道用 Univent 管作支气管阻塞来分隔肺的方法逐渐增多，Univent 管是一个单腔管，在腔的前内壁，有 1 根带套囊又可从管外端操纵前后滑动约 8cm 的吸痰管，当这个吸痰管放入预定的支气管并将套囊充气后，就作为支气管的阻塞管（不充气时可进行双肺通气）。这种方法特别适用于小儿。阻塞管的放入最好借助于纤维支气管镜的引导（图 100-15）。这种管有明显的优点，首先插管与常规的单腔气管插管一样，可以很容易快速地分隔两肺，其次是术中变换体位或术后机械通气时不需要更换导管。

（安　刚　刘雄华）

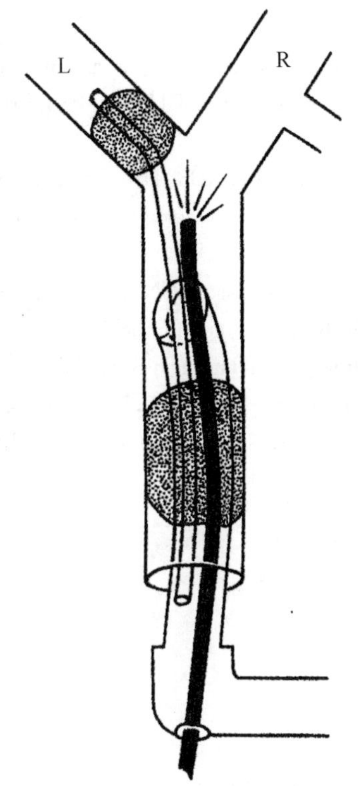

图 100-15　纤维镜辅助插入 Univent 管的阻塞管

参考文献

Benumos JL. 1991. Management of the difficult airway: with special emphasis on awake trachealintubation. Anesthesiology, 75: 1087

Biodin MP. 1985. Airway patience in the unconscious patient. Br J Anaesth, 57: 306

Brodsky JB, Benumof JL, Ehrenwerth J, et al. 1991. Depth of placement of left double-lumen endobroncheal tubes. Anesth Analg, 73: 570

Ciaglia P, Firsching R, Syniec C. 1985. Elective percutaneous dilatalional tracheotomy: a new sirmple bedside procedure-preliminary report. Chest, 87: 715

Frass MET. 1989. Esophageal tracheal combitube (ETC) for emergence intubation: anatomical evalutltion of ETC placement by radiography. Resuscitation, 18: 95

Horton WA, Fahy L, Charters P. 1989. Defining a standard intubating position using "angle finder". Br J Anaesth, 62: 6

Katz JA, Fairley HB. 1987. Pulmonary surgery. In: Marshall BE ed. Anesthesia for Thoracic Pro cedures. Boston: Blackwell Scientific Publica tions,368～400

Macgillivray RG. 1988. Evalustion of a new tracheal tube with a movable bronchus blocker. Anaes thesia, 43:687

Pennant JH, White PF. 1993. The laryngeal mask airway: its uses in anesthesiology. Anesthesiol ogy, 79:144

Read Rc, Friday CD, Eason CN. 1977. Prospective studv of Robertshaw endobronchial catheter in thoracic surgery, Am Thoracic Surg, 24:156

Samsoon GLT, Young JKB. 1987. Difficult tracheal intubation: a retrospective study. Anaesthesia, 42:487

Thomson DF, Campbell D. 1973. Changes in arterial oxygen tension during one-lung anaesthesia. Br J Anaesth, 45:61

Williams KN, Carli F, Cormack RS. 1991. Unexpected, difficult laryngoscopy: a prospective survey in routine general surgery. Br J Anaesth, 66:38

Wood RE, Campbell D, Razzuk MA, et al. 1972. Surgical advantages of selective unilateral ventilation. Ann Thorac Surg, 14:173

Zeitlin GL, Short DH, Ryder GH. 1965. An assessment of Robertshaw double-tumen tube. Br Anaesth, 37:858

第 101 章　心肺脑复苏

第一节　基本概念

(一)心脏停搏

心脏停搏是指心脏突然停止搏动,血液循环停止,全身器官处于无血流或极低血流状态;临床上表现为无脉搏、无呼吸、无意识,呈死亡外观。

(二)临床死亡

临床死亡是指心脏停搏后一个短暂的阶段,临床上虽然呈死亡外观,全身器官处于完全性缺血缺氧状态,但其生命活力尚是可逆的,若能及时抢救,有可能恢复各生命器官的功能,病人可以继续生存。

(三)脑死亡

脑死亡是指包括脑干在内的全脑功能不可逆的丧失。此时,病人的个体生命已经死亡,但心、肺、肝、肾等器官的生命活力在短时间内尚保存,经适当处理可用于器官移植。

(四)生物死亡

生物死亡是指临床死亡的持续。在出现临床死亡后,若未能及时抢救,或抢救不成功,未恢复自主的循环和呼吸,组织缺血缺氧状态持续较长时间,脑和心脏等生命器官产生了不可逆的损坏,最后导致组织坏死,器官功能完全丧失,机体永久性不可逆死亡。

(五)心肺复苏

心肺复苏(CPR)是对临床死亡者采取心肺功能的抢救措施,以期恢复其自主的循环和呼吸功能,挽救生命。包括基础生命支持、进一步生命支持、复苏后处理等一系列技术和方法。

(六)心肺脑复苏

心肺脑复苏(CPCR)是指在心肺复苏的同时或在病人初步恢复自主循环呼吸后采取脑复苏的措施,以尽量避免或减轻脑的损害,达到病人复苏后有较好的脑神经功能。

第二节 心脏停搏的病因

一、病因

心肺复苏的对象是各种原因引起的心脏停搏病人。从病理生理角度,以下 4 个方面的原因都可以引起心脏骤停。

(一)肺氧合不足

由于各种原因引起的气道阻塞,使通气困难,或因呼吸动作障碍,或因肺疾患所致气体交换障碍都可引起肺氧合不足,造成低氧血症,使心肌缺氧,影响心脏功能,严重时可引起心脏骤停。

(二)氧携带不足

低血容量、低血红蛋白或一氧化碳中毒皆可使机体因氧携带不足而缺氧,进而引起心脏骤停。

(三)心泵功能不足

各种原因引起的心肌收缩无力或节律异常,最后可导致心脏泵衰,引起心搏骤停。

(四)中枢神经系统损伤

由于损伤直接或间接影响到呼吸、循环中枢,可直接引起心搏、呼吸骤停。

二、引起心脏停搏的疾病

从心脏停搏的疾病分类,可分为心源性和非心源性。

(一)心源性疾病

有缺血性心脏病、心肌梗死、心肌病、心肌炎、急性循环阻塞(心房黏液瘤、球瓣血栓、修复瓣血栓形成)、心脏破裂、心脏压塞、严重肺动脉高压、瓣膜病(二尖瓣脱垂、主动脉或肺动脉瓣狭窄)、缩窄性心包炎、严重的心律失常、传导系统疾病。

(二)非心源性疾病

有低氧血症,出血,溺水,触电,低温,药物中毒,电解质紊乱,严重气栓、肺栓塞,高碳酸血症,心导管、心血管造影时迷走神经反应,急性应激反应、血中儿茶酚胺急剧上升。

以上所列疾病(或病因)皆可引起心脏停搏。在北美和西欧,80%～90%的心脏猝死是由于缺血性心脏病,在我国比例较低,但缺血性心脏病仍为首要病因。据阜外心血管病医院统计,冠心病猝死占心脏性猝死的 61.7%,居首位。Timermen 对一心脏病医院 1978～1983 年 557 例心搏骤停病人的统计表明,引起心脏停搏的疾病以冠心病、心肌病和瓣膜性心脏病发病频率最高,心脏停搏前 55.8%有心衰,17.2%有原发性心律失常。

第三节 成人心肺复苏的程序和方法

一、基础生命支持(BLS)

凡发现无意识(昏迷)、无呼吸、无脉搏的病人,即表明发生了心搏骤停,应迅速通知急救单位,发现者应立即开始 CPR。首先,病人应放于平而坚固的表面,若在病床上,应在病人背部放一宽度超过床沿、长度超过头和腰的平板,保持头、颈和躯干在一个平面上,仰卧,手臂放于身体两侧,施救者位于病人一侧,以便于进行人工呼吸和胸部按压。

(一)开放气道

昏迷后肌肉失去张力,仰卧时舌和会厌很容易后坠造成气道阻塞,舌肌连于下颌骨,当将下颌骨向上抬起时,舌根即可离开咽后壁而使气道开放。若口中有异物或呕吐物,在开放气道前应先除去,以防误吸入气管。若无头颈部创伤,则采用头后仰、抬下颌的方法开放气道。具体手法是将一只手放于病人前额,向下用力使头后仰,另一只手的中指钩住下颏向上用力,使下颌抬起(图 101-1)。若病人有头颈部创伤,则要采用推下颌的方法,即施救者位于病人的头部前方，双手手掌扶持住病人头部，用双手食指和中指托住病人的两下颌角，向上推下颌骨以开放气道，这样可保持头不后仰也不转动。

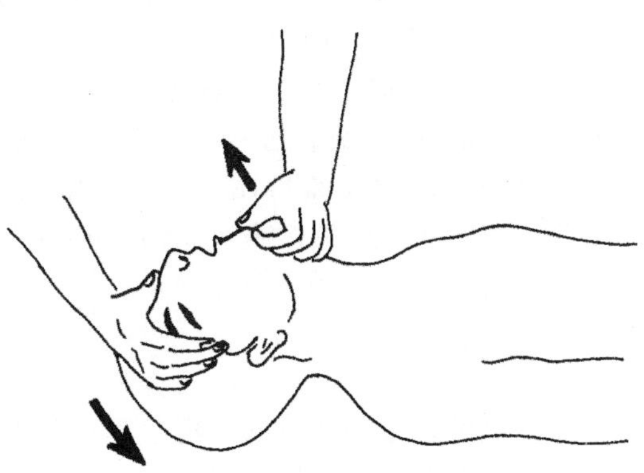

图 101-1 头后仰抬下颌法

(二)人工呼吸

口对口吹气是最简单而有效的紧急供氧方法。对于成人需吹入 800～1200ml 方可使胸廓抬起，频率为 10～12 次/分，每次吹气要持续 1.5～2 秒，注意不要用力过猛，以免将气吹入胃内。口对口吹气时，用一只手的拇指和食指捏住病人鼻翼，使鼻孔闭住。若病人口不能张开或口部有创伤不能行口对口吹气时，可用口对鼻吹气的方法。

(三)循环支持

胸部按压是紧急的循环支持措施。胸部按压前应摸颈动脉脉搏，检查是否确实无脉搏，若有脉搏而给予胸部按压会造成严重的并发症。胸部按压的方法是将手掌根部放于病人胸骨下 1/2 处，两手相叠、手指连锁、手臂伸直，用上半身的力量有节奏地下压和抬起，下压要使胸骨下陷 4～5cm，抬起时手不离开病人胸部，按压频率为 80～100 次/分，按压和抬起所占时间各 50%，每按压 15 次给 2 次口对口吹气，按压 60 次后，检查病人脉搏和自主呼吸是否恢复，若已恢复则暂停按压并密切观察，若未恢复则继续 CPR 操作(图 101-2)。若有两名施救者，则一人给人工呼吸，一人行胸部按压，可以每按压 5 次，口对口吹气 1 次。一段时间后两人交换，使 CPR 能持续而确实有效地进行(图 101-3)。

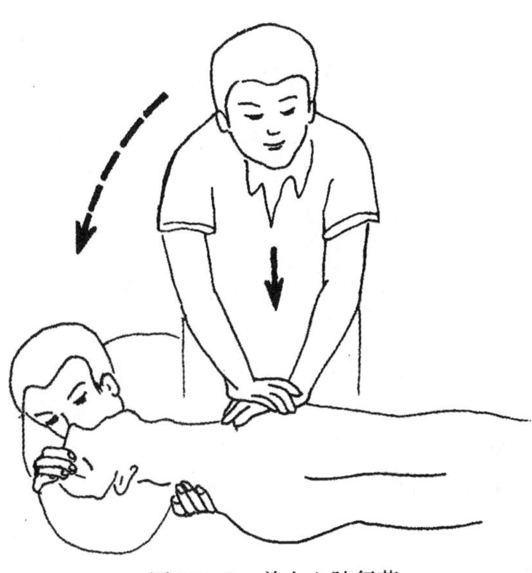

图 101-2 单人心肺复苏

心脏按压：口对口呼吸为 15：2

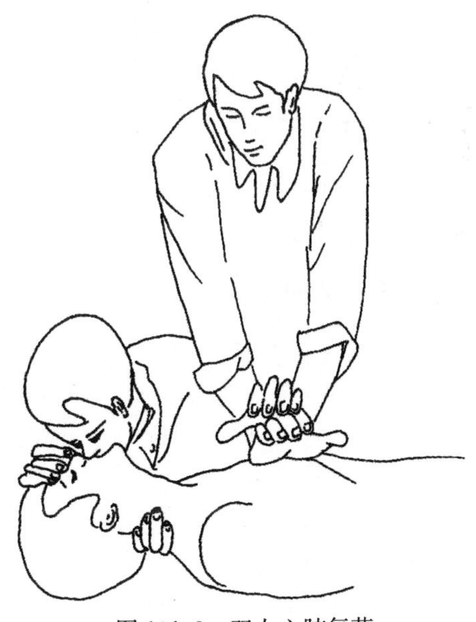

图 101-3 双人心肺复苏

心脏按压：口对口呼吸为 5：1

二、加强生命支持(ALS)

当急救专业人员到达现场或病人已送达

急诊室后，应立即开始进一步加强生命支持(ALS)。包括：①继续 BLS；②建立人工通气；③ECG 监测；④建立静脉通道；⑤对病人进行急症治疗。

(一)在未建立机械呼吸前

口对口吹气和胸外按压应继续进行，不能中断。

(二)心电监测

对所有突然昏迷或怀疑心脏病发作的病人应立即建立心电监测，并在除颤器电极板上涂导电胶以便能立即使用，避免延误。经验表明大多数死亡是由于心律失常。对心律异常的辨认应结合呼吸、脉搏、血压、意识水平等情况综合判断。急救人员应熟悉 ECG 监测设备，并能辨认出各种心律异常和掌握其特定的治疗方法。

(三)建立人工通气

迅速进行气管插管，接呼吸机行机械呼吸，100%氧吸入，吸呼比为 1∶(1.5～2)，呼吸频率 12～16 次/分。

(四)机械人工按压

若有机械的 CPR 装置，可用来代替人工胸部按压，以便能持续较长时间。

(五)开胸心脏按压

当胸外按压及其他必要措施(除颤、给药物)采用后仍不能使心脏复苏时，可考虑开胸直接心脏按压，它可以给脑和心脏提供近乎正常的灌注，从而提高复苏率，改善存活率。开胸心脏按压的指征：①贯通性胸部外伤；②心搏骤停是由于低温、肺栓塞、心脏压塞或腹腔出血，导致心脏停搏；③胸部畸形不能实施闭式胸部按压；④穿通性腹部创伤病情恶化并出现心脏停搏；⑤钝伤并发生心脏停搏。开胸应尽早进行，若心脏停跳时间超过 25 分钟，则很难有效。

(六)急症体外循环

近年来有人主张，进行急症体外循环作为心搏骤停病人的循环呼吸支持。具体方法是从股动、静脉分别插管送达主动脉和右房而不需要开胸，体外循环血流量逐步升高到最大，然后监测桡动脉压和血气、尿量及呼气末二氧化碳，通气和氧流量调节到正常动脉氧分压和二氧化碳分压。ACT 维持在 200 秒。临床研究表明，CPB 用于某些心搏骤停病人是可行的，可改善血流动力学和存活率。

(七)除颤

迅速除颤是室颤造成的心搏骤停病人存活的决定性因素。在成人，身体大小和所需能量之间的确切关系尚不清楚，胸壁的阻抗起重要作用。

能达到除颤目的的最佳电流为 30～40A。电流大小取决于所用能量和胸壁阻抗的大小。影响透壁阻抗的因素很多，包括电极的大小、接触皮肤的材料(导电胶)、除颤的次数和时间、换气的时相、电极间距离(胸的大小)和加于电极上的压力等。成人的胸壁阻抗平均为 70～80Ω，若透壁阻抗高，则低电能往往失败。为减少阻抗，电极要用手紧压于胸壁上，电极与胸壁间要涂以导电胶，或垫以盐水浸湿的纱布垫，用裸电极直接按于胸壁时阻抗很高。电极的位置要置于能让最大电流通过心脏。标准位置是一个电极置于胸骨上部右侧锁骨下，另一个电极置于乳头的左侧腋中线；或者一个电极置于心前区(或心尖)，另一个电极置于右肩胛下(心脏后部)。导电胶涂抹时不要使两电极产生短路，否则电流仅通过胸壁而不通过心脏。对带有起搏器的病人行电复律或除颤时，应避免电极靠近起搏器，以免使起搏器失灵，除颤后要检查起搏器的阈值。成人使用的电极直径为 13cm，儿童为 8～10cm，婴儿为 4.5～5cm。

第 1 次除颤应从 200J 开始，第 2 次用 200～300J，若 2 次仍不成功，第 3 次用 360J，若室颤终止后又复发，则再用相同的电量除颤，若 3 次除颤不成功，则应继续进行 BLS 和 ALS 操作。同时要建立静脉通道，并给予肾上腺素，然后再除颤。对于房颤开始电量为 100J，对于心房扑动和阵发性心动过速开始用 50J，若不成功再逐步增加电量。

当除颤器不能立即提供时，可用心前区捶击的手法，对少数病例有时也可终止室颤。但不能因此延误电除颤。心前区捶击不能用于有脉搏的室速病人，因为它可使室速转为心缩不全、室颤或电机械分离，反而使病情恶化。

(八)给药途径

心搏骤停时，首先进行 BLS、除颤和合适的人工通气，接着尽快建立静脉通道和给药治疗。

若在心搏骤停前没有建立静脉通道，首先要选择外周静脉(肘前或颈外静脉)穿刺。通过外周静脉注射药物需要 1～2 分钟才能到达中心循环。所以注射药物应快速一次推注，并且随后用 20ml 注射器推注 20ml 生理盐水，并尽量抬高注射药物的上肢末端，以驱使药物尽快到达中心循环。

若通过外周静脉给药未恢复自主循环，可建立中心静脉通道，当然，若有顽固的或反复出现的室颤、室速，除颤应优先于建立中心静脉通道。中心静脉穿刺可通过颈内静脉或锁骨下静脉，对胸部按压的干扰小。中心静脉穿刺时需暂停胸部按压，所以动作要迅速、准确。也可以通过股静脉穿刺放置一个长的导管送到膈上到达中心静脉。需注意接受溶栓治疗的病人放置中心静脉导管增加了并发症的危险。

若已进行了气管插管，而静脉通道尚未建立，肾上腺素、利多卡因和阿托品可以通过气管导管给予，药物剂量应按静脉注射剂量的 2～2.5 倍，稀释于 10ml 生理盐水中，用导管通过气管插管的尖端将药液迅速喷到气管内，给药时停止胸部按压。

(九)药物治疗

1. 给氧　对所有心搏骤停的病人应尽快给予 100%氧，以纠正低氧血症。

2. 输液　急性失血病人需要紧急扩充血容量，可用全血、晶体液或胶体液，输液还可以保持静脉通道以便药物的投予。心搏骤停病人若有高血糖其神经学预后不良，所以应避免使用葡萄糖。

3. 肾上腺素　心搏骤停病人，使用肾上腺素由于兴奋 α 肾上腺能受体可增加心肌和脑的血流，有利于复苏。标准剂量为 1.0mg(1：10 000 溶液 10ml)静脉注射，复苏期间可每3～5 分钟给一次，每次于外周静脉注射后，接着推注 20ml 液体，以使药物达到中心部位。肾上腺素经气管给予也有很好的生物活性，虽然经气管给予的最佳剂量不清楚，但至少需要静脉注射剂量的 2～2.5 倍。

心脏内注射只用于开胸心脏按压时，不主张从胸外进行心内注射，因为容易划破冠状血管造成心脏压塞和有气胸的危险，而且心内注射还干扰了胸外按压和人工呼吸。

肾上腺素还可静脉连续滴注，剂量参照静脉注射剂量(1mg/3～5min)。

过去认为心搏骤停时，机体由于无氧糖酵解而乳酸堆积产生酸中毒，因此常规给予碳酸氢钠。近来研究发现，给予碳酸氢钠可能有害，它可造成渗透压增加和二氧化碳的释放，使细胞内和脑内二氧化碳进一步升高，加重了细胞的损害和酸中毒。统计表明，CPR 时输注 1mmol/kg 以上碳酸氢钠者与不输注者相比，并不增加存活率，相反，长期存活率与输注量呈负相关。另外，使用碳酸氢钠者，在 CPR 后发生高钠血症、高渗透压和代谢性碱中毒都有报告。因此，仅在出现高钾血症时，才是使用碳酸氢钠的适应证。

4. 复苏中其他常用药物　复苏中其他常用药物见表 101-1。

表 101-1 复苏中常用药物

药物	适应证	剂量	给药途径	注意事项
盐酸吗啡	急性心肌梗死时的镇痛,急性肺水肿(Ⅱb)	1～3mg,1次/5分钟	静脉	可能出现严重的呼吸抑制或低血压
利多卡因	室异位的室速和室颤	1.0～1.5mg/kg,若需要每5～10分钟再给0.5～1.0mg/kg,总量3mg/kg	静脉,气管内(剂量增加2～2.5倍)	毒性反应包括说话不清楚、意识改变、肌肉抽动和癫痫发作。若发现毒性作用必须立即停药或减低剂量
阿托品	症状性窦性心动过缓(Ⅰ),结水平A-V阻滞或室性收缩不全(Ⅱa)	0.5～1mg每3～5分钟1次,总量不超过0.04mg/kg	静脉,气管内(剂量增加2～2.5倍)	急性心肌梗死病人慎用,Ⅱ型A-V阻滞和有宽QRS波的三度A-V阻滞病人禁用
硫酸镁	低镁血症,急性心肌梗死	8～12g/24h	静脉滴注	
多巴胺	症状性心动过缓,恢复心跳后低血压	5～20μg/(kg·min)	静脉滴注	用药不能突然停止,可逐渐减少。不能和碳酸氢钠混用
多巴酚丁胺	心衰	2～20μg/(kg·min)	静脉滴注	使用中要监测血流动力学状况
硝普钠	心衰和高血压	0.1～5μg/(kg·min)	静脉滴注	溶液避光保存,主要并发症为低血压和代谢产物硫氰酸盐中毒
呋塞米	脑水肿,急性肺水肿	0.5～1.0mg/kg	静脉缓注	

注:Ⅰ. 肯定有效;Ⅱa. 可以接受,很可能有效;Ⅱb. 可以接受,可能有效。

三、延续生命支持(复苏后处理,PLS)

复苏后处理的直接目标是:①继续提供呼吸循环支持,使组织特别是脑得到良好的灌注;②查明引起心搏骤停的原因,针对病因进一步治疗;③采取措施预防心搏骤停复发。

(一)呼吸系统

自主呼吸恢复后,病人可表现为不同程度的呼吸功能不全。有些病人不能脱离机械呼吸和充分给氧。对所有病人要做全面的临床检查并复习胸片,特别要注意可能存在的复苏并发症,如气胸和气管插管位置不正确。根据血气分析、呼吸频率和呼吸功来判断机械呼吸水平。

(二)心血管系统

根据全面的临床检查、各生命指征和尿量等情况对心血管系统作出评价。如有可能应与过去的12导联ECG进行比较。胸部X线片,血电解质水平,包括钙和镁水平,心脏酶和同工酶水平等都应测定。非创伤性血压测定对于低心排血量和用过血管收缩药的病人可能不准确,这些病人采用创伤性血压测定可保证测量的正确性并可用来判定用药的剂量和疗效。

(三)肾系统

留置导尿管以便测定每小时尿量,建立输入输出记录(输出包括尿、吸出的胃分泌物、腹泻的液体和呕吐物等)。在尿少病人,测定肺动脉楔压和心排血量的同时要测尿沉渣和尿电解质，这对判定肾衰和肾前原因有帮助。若肾衰有所发展（血尿素氮逐步上升，肌酐水平逐渐升高或存在高钾血症），应考虑透析治疗。

（四）中枢神经系统

健康的脑是心肺脑复苏的根本目标，所有措施都必须有利于脑的保护。中断循环 10 秒引起意识丧失，2～4 分钟后脑中贮存的糖原耗尽，4～5 分钟后 ATP 也枯竭，持续低血氧或高二氧化碳或二者同时存在，脑血流的自动调节功能丧失，则脑血流取决于脑灌注压（平均动脉压减颅内压）。自主循环恢复后有短时间脑血流减少（无复流现象），即使脑灌注压正常这种现象也会出现。颅内压升高或平均动脉压减少都可减少脑灌注压并进而影响到脑血流。应维持正常或稍高的平均动脉压，以保持最佳脑灌注压，若有颅内压升高应设法降低。缺氧后脑水肿几乎不可避免，应尽早脱水治疗，用甘露醇可使颅内压下降 43%～66%，其他如呋塞米、利尿酸钠等利尿作用强，效果也好。高体温和癫痫发作增加脑的氧耗，可用苯巴比妥、苯妥英钠或地西泮。头抬高 30°以增加脑静脉引流。气管吸引时要特别小心，因为会增加颅内压，吸引前先给予 100%氧能预防吸引时的低氧血症。许多用于脑复苏的药物虽有较好的实验资料，但临床上尚无肯定疗效，因而未能常规使用。

（五）胃肠系统

若无肠鸣音，则需要下鼻胃管，应激性胃肠溃疡和胃肠出血的发生率很高，复苏后期要常规预防性使用抑酸药、H_2 受体阻滞剂或硫糖铝。

第四节　小儿心肺复苏程序和方法

小儿心肺复苏基本原理和成人相同，但由于小儿处于生长发育之中，解剖生理与成人有不少差异，在进行 CPR 时，要了解这些差异，从而掌握与成人 CPR 不同之处，并针对不同年龄的患儿采取不同的手法。

一、基础生命支持（BLS）

不管任何原因，凡遇有昏迷、无呼吸、无脉搏的患儿，即表明发生了心搏呼吸骤停，应立即开始心肺复苏。心肺复苏的目的是尽快恢复呼吸和循环，恢复对心、脑等生命器官的灌注，解除缺血缺氧状态。基础生命支持是由发现患儿的人员在现场立即进行，其主要技术和程序见表 101-2，8 岁以上小儿基本和成人相同。

表 101-2　小儿 CPR-BLS

操作	婴儿（<1 岁）	小儿（1～8 岁）	小儿（>8 岁）
通畅气道	仰头抬颏（无创伤者），推下颌、口张开	仰头抬颏（无创伤者），推下颌、口张开	仰头抬颏（无创伤者），推下颌、口张开
呼吸支持	口对口鼻	口对口	口对口
开始	吹 2 次，每次 1～2 秒	吹 2 次，每次 1～2 秒	吹 2 次，每次 1.5～2 秒
随后	每分钟 20 次	每分钟 20 次	每分钟 12 次
循环支持			
摸脉	臂动脉或股动脉	颈动脉	颈动脉
按压部位	胸骨下 1/3	胸骨下 1/3	胸骨下 1/2
按压方式	2 或 3 个指头	一只手掌根部	双手重叠，用掌根
按压深度	1.3～2.5cm	2.5～4cm	4～5cm
按压频率	每分钟至少 100 次	每分钟 100 次	每分钟 80～100 次
按压换气比例	5∶1	5∶1	15∶2
异物气道阻塞	拍背、冲胸	Heimlich 手法	Heimlich 手法

(一)通畅气道

上呼吸道阻塞在婴儿心肺骤停中占有很大比例,尤其是幼小婴儿。儿科中因异物吸入而死亡者90%以上发生在5岁以下儿童,65%为1岁以下婴儿。吸入物有玩具零件、小物件或食品,若小儿突然发生呼吸困难伴有咳嗽,张口说不出话或喘鸣,应怀疑有异物吸入气道。气道阻塞的体征和症状同样可由感染引起,如会厌炎等可引起气道水肿造成阻塞。若患儿有发热,伴有咽部充血、声音嘶哑、昏睡或倦怠无力应怀疑有感染,感染引起的气道阻塞应按气道感染处理。当有证据或高度怀疑是异物吸入,在行人工呼吸前应清除呼吸道异物。若患儿有意识,应鼓励其连续自主地咳嗽,以咳出异物,若不能咳出或患儿已无意识,对婴儿推荐使用拍背和冲胸手法以排出异物,1岁以上儿童建议使用Heimlich手法和卧位腹部冲压法。

1. 拍背和冲胸手法 拍背法,用一手拍背部,另一手掏口内异物,见图101-4。冲胸法,作口对口鼻呼吸,并按压心脏,见图101-5。

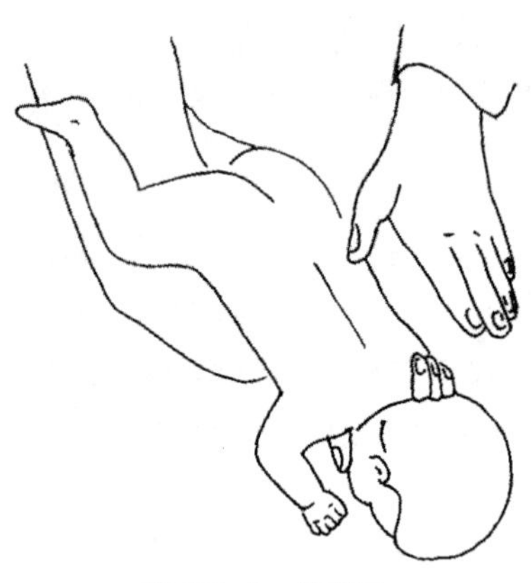

图101-4 拍背法

(1)救者取坐位,婴儿俯卧于救者前臂上,前臂放于大腿上,手指张开托住患儿的嘴并固定患儿的头,保持头低于躯干。

(2)用另一只手的掌根部在婴儿肩胛之间进行5次有力的拍打。

(3)拍背后将空闲的手放于婴儿背部,手指贴在头颈部,此时患儿处于两手之间。

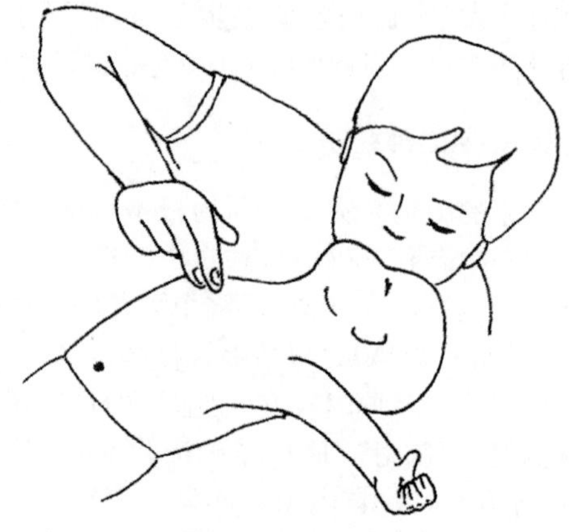

图101-5 冲胸法

(4)当头、颈托住后,小心地将婴儿翻转过来,使其仰卧于另一只手的前臂上,手臂置于大腿上,继续维持头低位。

(5)用另一只手的中指和无名指施行5次快速的胸部冲压,位置与胸部按压相同(胸骨下1/3处),即乳头连线下一指宽处,冲压与按压不同之处在于持续时间较短促,利用肺内压力突然增高将异物冲出(如同咳嗽一样)。若救者手较小或婴儿较大,可将婴儿置于救者大腿上,头于膝部,用手可靠地固定住头部并保持头低位,在行5次拍背后,翻转过来进行5次胸部冲压。

(6)若能见到患儿口或鼻中有异物,将其除去。

2. Heimlich 手法

(1)患儿(神志清醒者)取站位或坐位,救者站于患儿背后,用双臂从患儿腋下围抱住胸部。

(2)将一只手握成拳头,其拇指侧对着患儿的腹部中线脐的上方,放在剑突的下面。

(3)用另一只手握住这个拳头,施行5次快速的冲压,注意不要碰到剑突或肋骨的下缘,以免伤及内部器官。

(4)冲压应是间断确切的动作,以排出异物解除阻塞,冲压应连续进行直到异物排出。

3. 卧位腹部冲压法

(1)将患儿置于仰卧位,救者双膝位于患

儿一侧或跨骑于患儿髋部。

(2)一只手的掌根放于小儿腹部正中线脐稍上方剑突下，另一只手压在这个手上。

(3)两手同时用力在腹部快速冲压，冲压方向向头侧而不要向腹部两侧，每次要确切，间断地运动。

(4)若异物可以看到从口腔取出。

在婴儿和儿童不要盲目地用手指去清除异物，以免将异物推向气道深部，造成进一步阻塞。对于无意识、无呼吸的患儿，施行胸部冲压或腹部冲压时，打开患儿嘴用拇指和食指捏住其舌和下颏并抬高，一方面可以使后坠的舌离开咽后壁，部分缓解阻塞；另一方面使异物容易排出，当看见异物时，小心地取出。

(二)呼吸支持

小儿潮气量小，口鼻也小，用口对口鼻吹气可以使小儿肺膨起并提供适当的氧气。随小儿年龄不同，潮气量也不同(表 101-3)，一般以胸部抬起为度。吹气频率应在 20 次/分以上，每次吹气持续时间为 1～1.5 秒，吹气不可太猛，时间不能太短，以避免损伤小儿幼嫩的肺泡或将气吹入胃内，使膈肌上升，阻碍呼吸。

表 101-3　不同年龄呼吸正常值

年龄	呼吸频率(次/分)	潮气量(ml)	每分通气量(L/min)
新生儿	50±10	21	1.05
6 个月	30±5	45	1.35
1 岁	24±6	78	1.87
3 岁	24±6	112	2.68
5 岁	23.5±5	270±80	6.35
12 岁	18.5±5	476±90	8.80
成人	12.5±3.5	575±10	7.19

(三)循环支持

一旦气道通畅并提供 2 次人工呼吸后，救者要决定是否实行胸部按压以提供循环支持。

1. 摸脉搏　1 岁以上小儿，可摸颈动脉搏动，1 岁以下小儿，颈部短而圆胖，颈动脉难于很快找到，可摸肱动脉或股动脉搏动。若脉搏摸不到，应立即开始胸部按压，摸脉搏的时间不超过 5 秒，不要把时间浪费在反复摸找脉搏上。

2. 胸部按压　为了有效地按压，小儿应放在一个硬的平面上，对于婴儿，可用救者的前臂或手掌支持婴儿的背部，婴儿的头和颈由救者的手托住，小心保持婴儿的头不要高于身体并让头轻度后仰，处于呼吸道通畅的位置，救者的另一只手施行胸部按压，按压后行口对口鼻吹气。

婴儿胸部按压法(适于 1 岁以下小儿)：

(1)按压区为胸骨下 1/3 处，救者食指放在紧靠两乳头连线下，中指和无名指即位于胸骨下 1/3 处，抬起食指，用中指和无名指进行按压，注意避免按压剑突。

(2)救者的另一只手维持患儿头部位置，用 2 或 3 个指头(视小儿大小而定)按压胸骨，使其下陷 1.3～2.5cm，按压频率每分钟 100 次，最少 80 次，并配合人工呼吸进行。

(3)每次按压终了，手指不要离开胸骨，松弛时让胸骨回复到正常位置，节奏要均匀，不要忽快忽慢，按压和松弛所占的时间大致相同，最好按压时间占 60%。

儿童胸部按压法(适用于 1～8 岁小儿)：

(1)救者中指沿肋缘向上摸到肋骨和胸骨交界处，中指放于交界处，食指靠近中指，其上即为胸骨下 1/3 处。

(2)用同一只手的掌根部置于食指所指示的位置上，掌的横轴与胸骨平行，手指抬起离开肋骨，仅手掌根保持和胸骨接触，另一只手保持患儿头位，这样可在按压后进行人工呼吸而不需重摆头位。

(3)按压要轻柔，胸壁压下 2.5～4cm，每分钟按压 100 次，并伴随人工呼吸，每次按压后让胸壁回复到自然位置，但手不离开胸骨，按压和松弛所占时间相等。

8 岁以上小儿胸部按压方法基本和成人相同。

二、加强生命支持(ALS)

小儿进一步加强生命支持是在急救单位

由医护人员实施，目的是恢复心肺功能，避免恶化。主要内容：①建立和维持有效的通气和灌注；②进行心电监测并识别异常心律及时处理；③建立并维持静脉或骨内通道，进行输液和给药；④针对心肺的急症治疗。现将与成人CPR不同之处分述如下。

（一）儿童气道不同于成人

小儿舌头相对较大，气道按比例较小，气道最狭窄部位不在声带而在声带下环状软骨处，这是气管插管时最狭窄的地方。8岁以下儿童一般用无套囊插管，8岁以上小儿可用带套囊插管。根据年龄选择适宜的插管（表101-4）。

表 101-4 不同年龄气管插管和吸引管

年龄	插管内径(mm)	插管号(F)	吸引管号(F)
新生儿	3.0	14	6
6个月	3.5	16	8
18个月	4.0	18	8
3岁	4.5	20	8
5岁	5.0	22	10
6岁	5.5	24	10
8岁	6.0	26	10
10岁	6.5	28	10
12岁	6.5	28	10
16岁	7.0	30	10

1岁以上患儿所需插管内径（mm）也可用下列公式计算：

插管内径（mm）＝年龄（岁）/4＋4

选择插管尺寸不只看年龄，应根据个体情况有所增减，一般应准备3根连号的导管，如5岁小儿应准备20F、22F、24F 3个气管导管，暴露声门后，视声门大小，再确定最合适的导管号码。

（二）开胸直接心脏按压

成人开胸行直接心脏按压比闭式胸部按压提供较多的心排血量，可增加脑和心肌的血流量，但在婴儿和小儿，因胸廓较小且顺应性较好，闭式胸部按压和开胸心脏直接挤压所提供的心排血量相差不多，因此在儿科心肺复苏中，一般不推荐开胸心脏直接挤压法（开心术后除外）。

（三）膜肺支持疗法（ECMO）

自1975年ECMO成功地用于抢救新生儿呼吸衰竭以来，1988～1993年国外统计有7000例以上新生儿用ECMO抢救，每年1 000例以上，总存活率为81%。用于心衰的抢救开始较晚，1993年美国统计了625例急性心血管衰竭的儿童采用了膜肺支持疗法，其中90%是先心病外科术后，总存活率为47%。

（四）骨内通道

在婴儿和6岁以下儿童，有时静脉穿刺很困难，若在3次穿刺或90秒内未能建立可靠的静脉通道，应使用骨内通道。亦可暂时先使用气管内通道给予脂溶性复苏药物（包括肾上腺素）。

骨内血管通道在20世纪40年代就有报道，复苏时可以提供一个安全、快速的给药输液途径。美国1992年全国CPR会议强调并推荐这一方法。具体方法是用一根硬针，最好是专门的骨内针或Jamshidi型骨髓穿刺针，将针刺入胫前骨髓内，通过不会塌瘪的髓静脉丛提供通道，骨内血管通道可以在30～60秒内完成。急救药物、液体和血液都可以通过骨内通道安全地给予，也可以进行连续有效的肾上腺素输注。有报道认为在CPR时通过骨内通道给药的作用和血药浓度与中心静脉给药相似。为了大容量和快速地给予液体或液体黏度较大，可以用输液泵加压给予，以克服骨内血管的阻力。骨内输注的并发症发生率据报道低于1%，并发症包括胫骨骨折和骨髓炎，这些并发症是可以避免的。动物实验表明骨内输注对骨髓的局部作用很小，虽然显微镜下肺脂肪和骨髓栓塞曾有报道，但无临床重要性。

三、复苏后处理（PLS）

患儿在急诊室或急救单位经过CPR抢救

复苏，在病情稳定和心肺功能得到改善的情况下，转送到儿科重症监护病房（ICU），为保证转送途中的安全，应由经过专门训练的人员护送，其中要有一名儿科医生负责。

儿科 ICU 中由经过专门训练的医务人员负责。主要内容为确定病因，进行对因治疗；反复评价各生命体征，及时采取相应措施，避免病情反复；注意患儿精神状态，进行脑保护和脑复苏，减少脑并发症，争取良好的神经学预后；避免继发性器官损伤，监测和处理多器官衰竭。

（一）呼吸系统

复苏后，所有患儿要给 100%氧，所有患儿应予插管和机械呼吸，气管插管必须安全可靠，深度合适，并用 X 线摄片确定其位置，血氧状况和 ECG 必须连续监测，并反复测定血压、呼吸音，观察皮肤颜色，对躁动患儿应给予镇静药（咪达唑仑或地西泮）、镇痛药（吗啡或芬太尼）或肌松药（维库溴铵或泮库溴铵），这样可保持最佳换气并减少气压伤和气管导管脱出的意外发生。

机械呼吸开始时频率婴儿为每分钟20～30 次，小儿 16～20 次，若肺本身有疾患或存在颅内高压，换气频率应增加，若患儿有气喘或支气管炎，则需较低频率以延长呼气时间。开始提供的潮气量为 10～15ml/kg，以保证胸部足够膨起。呼吸机峰值吸入压开始为 1.96～2.94kPa（20～30cmH_2O），然后逐渐缓慢地增加到胸部膨起和两侧呼吸音对称。有肺疾患时要提高吸入压。吸入时间 0.5～1.0 秒，终末呼出压开始为 0.196～0.392kPa（2～4cmH_2O）。若有弥漫性肺泡疾患或伴有低氧血症、存在显著换气-灌注不足，则需要增加终末呼出压。机械呼吸 10～15 分钟后进行动脉血气分析，并据此调节呼吸机的输出。

（二）心血管系统

复苏后常可见到顽固的循环功能不全，临床表现包括毛细血管再充盈减少、末梢脉搏缺乏或强度减弱、精神状态改变、肢体发凉、尿量减少和低血压等。心排血量不足或休克可继发于血容量不足、外周血管张力丧失或心肌功能不全，应该补充液体或给予血管活性药物治疗。要连续监测心率、血压、血氧。小儿袖套血压计测定结果可能不正确，对于持续存在心血管障碍的患儿应尽快建立直接动脉压监测，排尿量是最简单、最敏感的指标，外周灌注、心率和精神状况都是非特异性指标，可受环境温度、疼痛、恐怖或神经功能的影响。实验室检查包括动脉血气分析和血清电解质、糖、钙的水平。若存在代谢性酸中毒，提示心排血量不足，胸部 X 线片上观察心脏大小可以帮助评价血容量，大心脏为血容量过多或心功能不全。

（三）中枢神经系统

心肺骤停可以引起中枢神经系统功能障碍。患儿若存在严重的中枢神经系统障碍，应该保留气管插管，$PaCO_2$ 维持在 2.93～3.60kPa（22～27mmHg），一直到颅内压恢复正常。维持血压、平均动脉压以保证足够的脑灌注压最重要。

（四）肾系统

尿量每小时少于 1.0ml/kg 即为尿量减少，它可以是肾前原因，如灌注不足、肾缺血或二者并存。应尽快测定血清尿素氮和肌酸肌酐值以便评价肾功能。尿量不足要补充液体，心肌功能不全可用儿茶酚胺，有肾毒性或通过肾排泄的药物应避免使用或谨慎地投予直到肾状态好转。

（五）胃肠系统

若肠鸣音消失，有腹胀或患儿需要机械呼吸，都要插胃管以预防和处理胃膨胀，有严重面部创伤的患儿禁忌盲目经鼻插入胃管，因为可误入颅内。

（六）一般护理

一旦病情稳定，经骨输液改为经静脉，保持 2 个固定良好的静脉通路（1 个中心静脉），外在的骨折应该用夹板固定，心搏骤停的原因若已清楚，应对因治疗，低温和低血糖很常见，所以血糖水平和中心体温应经常监测，及时纠正。

第五节 脑 复 苏

心脏停搏者经心肺复苏后，仅有 50%能恢复自主心跳和呼吸，最后不足 30%的病人能存活。出院后长期存活者中10%～40%遗留有不同程度的脑神经损伤。自 20 世纪 70 年代以来，研究者们进行了大量脑复苏的研究，结果表明，在心肺复苏的同时应重视和开始脑的复苏，争取病人不但恢复心肺功能，而且脑功能也得到较好的恢复，从而将心肺复苏扩展为心肺脑复苏。遗憾的是，经过 20 多年的努力，虽然对脑的缺血及再灌注损伤的病理生理变化有了许多深入的认识，但在脑复苏的防治措施方面仍无大的突破。

心肺复苏后脑的损伤，即脑缺血及再灌注损伤发生机制十分复杂，至少涉及 10 个方面：能量耗竭，离子泵衰，酸中毒，细胞内钙超载，无复流现象，持续低灌流，自由基增多，微循环障碍，兴奋性介质毒性，细胞凋亡启动。这些机制又是相互联系相互影响的，如果只针对某一方面单独治疗往往无效。

针对上述机制，目前脑复苏的措施主要有 3 方面：低温、促进脑血流和药物治疗。现分述如下。

一、低温

低温对脑的缺血及再灌注损伤具有保护和治疗作用。低温通过降低脑代谢率和耗氧量，可改善脑组织氧的供需平衡，减轻细胞内酸中毒，抑制氧自由基的产生和脂质过氧化反应，减轻脑缺血再灌注损伤。低温还抑制兴奋性氨基酸的合成和释放，抑制破坏性酶反应，稳定细胞膜，减少钙内流，消除脑水肿，减轻有害代谢产物的聚积。因而对脑细胞的保护和治疗作用是多方面的。根据 Safar 建议，治疗用低温分为不同水平：34～36℃ 为浅低温，28～32℃ 为中低温，15～25℃ 为深低温，<15℃为超低温。在心外科和神经外科中脑保护常用中低温或深低温，而对心搏骤停时浅低温效果最好。Sterz(1991 年)报道在犬室颤心搏骤停模型上，无血流 10 分钟后实施 CPR，实验分为 3 组，每组 10 只犬。一组，常温对照(37.5℃)，复苏后 9 只处于昏迷或严重脑功能障碍，1 只中等脑功能障碍；二组，在恢复自主循环后开始浅低温(34℃)，复苏后 5 只有严重脑功能障碍，3 只中等脑功能障碍，2 只恢复了正常脑功能；三组，在 CPR 同时实施浅低温(34℃)，结果最好，复苏后 4 只有严重脑功能障碍，2 只中等脑功能障碍，4 只恢复正常脑功能。从以上结果可以看出，浅低温可明显改善心肺复苏后的脑功能，有的甚至可达到完全恢复正常的程度，而且越早采取浅低温措施效果越好。

在动物实验中曾采用多种降温方法，如头、颈和躯干表面降温，鼻咽部冷灌洗，食管和胃冷灌注，腹腔冷灌注，静脉冷灌注，颈动脉冷灌注，以及用体外循环降温。若单独头颈部放置冰袋，鼓膜温度监测表明，降温仅 0.15℃/min，若采用腹腔注入 2L 4℃林格液，降温可达 0.3℃/min，10 分钟内可使鼓膜温度达 33～34℃。

1988 年，在美国匹兹堡大学国际复苏研究中心 Safar、Tisherman、Capone 等开始进行保存生命的研究，探索用药物和(或)低温的方法使临床死亡的机体保存生命较长时间，以便在无脉情况下运送并进行复苏外科，随后进行延迟的复苏使机体完全恢复。1991 年报道，他们已做到在常温出血性休克的犬，采用超低温(5～10℃)停循环 1 小时后进行复苏，动物存活且各器官功能完全恢复，脑也没有组织学损伤。目前保存生命已成为复苏研究中的一个新的领域，试图将保存生命的时间超过 1 小时，并探索用于战伤或意外伤害抢救的可能性。

二、促进脑血流

心搏骤停引起暂时性全脑缺血，心肺复苏后脑的局部可出现无再灌流现象，如不能及时克服将导致永久性损伤。因此，脑复苏时要设法促进脑血流以克服无再灌流现象。具体方法是提高灌注压、血液稀释和保持血中正常 CO_2 分压。

Safar 等(1996 年)报道在犬的模型上，联合使用低温和促进脑血流的方法，获得 20 多年脑复苏研究以来从未有过的最佳效果。方法是将犬在常温下造成室颤(无血流)11 分钟，随后用常温 CPB 低流量灌注，模拟 CPR 时的低灌流量及低 PaO_2 条件进行复苏，实验分为两组：对照组 8 只犬始终保持常温(37.5℃)，在恢复自主循环后，静脉使用去甲肾上腺素或樟磺咪芬(trimethaphan)使 MAP 维持在(14.6±2.7)kPa[(110±20)mmHg]持续 20 小时，控制呼吸使 $PaCO_2$ 维持在 4.0kPa(30mmHg)，Hct 控制在 0.40%，加强护理至 96 小时。实验组 8 只犬在 CPB 灌注开始即在头颈部用冰袋降温，恢复心跳后立即向腹腔内灌注 4℃林格液 2L，当鼓膜温度达到 35℃时，将腹腔内液体利用重力引流出来，同时将头颈部冰袋移去，鼓膜温度维持在(34.0±0.5)℃12 小时，12 小时后体表加温至鼓膜温度 37.5℃。复苏开始即静脉使用去甲肾上腺素使收缩压＞26.6kPa(200mmHg)1～5 分钟以上，然后维持 MAP(18.6±1.3)kPa[(140±10)mmHg]4 小时，以后降至(14.6±2.7)kPa[(110±20)mmHg]直到 20 小时；复苏开始 $PaCO_2$ 维持在 4.0kPa(30mmHg)3 小时，以后维持在 5.3kPa(40mmHg)直到 20 小时，恢复心跳后立即静脉注射 10%右旋糖酐 40ml 使 Hct 降至 0.30 持续 12 小时，加强护理至 96 小时。二组动物在经过 1～3 次除颤及 CPB 后均恢复心跳，5 分钟时均脱离 CPB，96 小时均存活，但脑神经功能的恢复两组差别非常显著，对照组 8 只犬中 6 只处于昏迷，2 只有严重脑功能障碍；而实验组 8 只犬中仅 1 只有严重脑功能障碍，1 只中度功能障碍，6 只脑功能均恢复正常。96 小时神经学缺陷评分，对照组为(38±10)%，实验组为(8±9)%($P<0.001$)(100%为脑死亡，0 为完全正常)。实验证明，联合使用浅低温及促进脑血流比单独采用一种措施效果要好。Safar 等认为，上述方法可推广应用到临床病人的抢救，首先要监测脑温(以鼓膜温或鼻咽温代表)及心脏温(以食管温代表)，目标是达到脑温 34℃，同时防止心脏温低于 30℃，以免引起心律不齐及不利于心脏复苏。降温方法采用全身浸在冰水里是不可行的，头颈部表面降温只有辅助作用，腹腔冷灌注临床上是可行的，也是迅速降温的手段，要注意的是腹腔冷灌注时核心温度比鼓膜温度降得快，要严格控制心脏温度，并适当给予药物预防寒战。在出现自主心跳后应尽早开始降温，维持 12 小时脑浅低温对脑复苏十分有益而且安全。

三、药物

针对脑缺血再灌注损伤的病理生理机制，一些药物如钙通道阻滞药、自由基清除药、兴奋性毒性拮抗药等在动物实验中都得到一定的脑保护效果，但在临床实验上尚未得到阳性结果。1979 年由 Safar 倡导的随机对照脑复苏临床实验在 7 个国家 20 家医院协作开展，1979～1984 年观察了硫喷妥钠负荷疗法的作用，1985～1989 年观察了钙通道阻滞药疗法的作用，都没有得到统计学显著的结果，若从亚组进行统计处理则可看出有一些效果。如用利多氟嗪治疗心搏骤停病人得到好的脑功能预后者(CPC1、2 级)，安慰剂对照组为 23%($n=257$)，治疗组为 24%($n=259$)；对没有复苏后低血压或再停跳者，则对照组为 29%($n=103$)，治疗组为 46%($n=79$，$P=0.02$)，用尼莫地平治疗结果是：安慰剂对照组为 36%($n=80$)，治疗组为 40%($n=75$)；对 ALS 超过 10 分钟者，则对照组为 8%($n=26$)，治疗组为 47%($n=17$，$P<0.05$)。Nussmeler 的研究表明，硫喷妥钠在心外科缺血侵袭前使用有效，可显著减少心瓣膜手术后脑卒中发生率(对照组为 6.5%，治疗组为 0)，但在心搏骤停后或溺水后投予没有看到改善预后的效果，而且副作用明显，因此，目前不主张于缺血后使用。

在 Pittsburgh 于室颤犬预后模型上已经实验过不少单剂或复方，如抗再氧合损伤复方、NMDA 受体阻断剂等，结果都没有发现有脑复苏作用。总之，对于心搏骤停造成的全脑缺血，目前尚无脑复苏的有效治疗药剂。

第六节　心肺脑复苏病人预后的判断和脑死亡

心肺脑复苏病人的预后即神经功能恢复与否或恢复程度为临床工作者所关注，判断其预后无疑是对病人、家庭和社会都是有益的，诊断脑死亡也是决定器官移植和复苏持续时间所必需的。因此，能够早期判断心肺脑复苏病人的预后极其重要，因为持续的时间越长，脑外各器官功能越趋于稳定，放弃救治病人的决定从感情上是困难的，亦即在脑以外各器官功能未稳定之前已知道脑死亡从而放弃治疗是合理的。但这种决定只能待复苏后48～72小时才能做出，因为神经细胞损害需在缺血后第2～5天才趋稳定。

一、脑缺血的转归

全脑缺血经过积极治疗，脑功能的恢复基本符合自尾端向上发展的规律，大致为心跳→呼吸→对光反应→吞咽反射→角膜反射→咳嗽反射→痛觉反应→头部转动→四肢活动→听觉反应→意识恢复→视觉恢复。凡心跳恢复后，自主呼吸迟迟不出现，瞳孔持续扩大，肌肉无张力，对光反射、咳嗽反射均消失，循环依靠高深度升压药维持，往往提示病人预后不良。脑完全性缺血可有如下转归：①完全恢复，神志完全恢复，无神经后遗症，能恢复正常工作；②意识恢复，但有智力减退、共济失调、运动障碍等后遗症；③皮质下生存，意识丧失，但有呼吸及脑干功能；④脑死亡，指全部脑组织（包括脑干）的不可逆性损害。

二、判断心肺复苏后脑功能恢复的指标

（一）心跳呼吸停止时间

在心肺复苏后要了解心跳呼吸骤停时间及心肺复苏时间，长于心跳停止时间极限，或心肺复苏时间过长，脑血流严重低灌注，脑缺血程度越严重，预后越差。

复苏史上虽然有过各种的时限主张，但历史也一再证明其局限性。20世纪60年代，多数学者认为大脑细胞所能耐受的心跳停止的时限不超过4～6分钟，若超过这个时限，即使心肺复苏成功，大脑细胞仍难免遭受不可逆损害而坏死，一切脑复苏的努力都属徒劳，可以放弃不救。有人分析了1000多例复苏成功的资料，94%循环骤停的时间在4分钟以内，虽有6%病例超过4分钟，但均有神经系统的后遗症。近20年来，临床医学和复苏术的发展，使循环骤停复苏成功的时间几乎延长了1倍左右。已有多例循环骤停8分钟以上的病人经综合应用人工低温、药物性脑保护、脱水疗法、冬眠疗法和呼吸管理等综合治疗后，获得了脑复苏的成功。因此，将超过4、6、8分钟循环骤停的时间，看成不可逾越的绝对界限显然不对，然而超越现实，无视时间因素则也是错误的。

（二）心跳停止前的病情和影响因素

心跳停搏前身体状况差降低了长期存活的机会；中毒及代谢疾病致心跳呼吸骤停预后较好（长期存活率21%）；创伤、失血过多、溺水、败血症等预后差（长期存活率1%～3%）；心脏病所致的心跳停止与呼吸疾病引起的心跳停止的预后相似；心跳停止发生在家中预后差（长期存活率5%）；院外室颤复苏预后较心脏停跳好（前者长期存活率77%，后者4%）；心跳停止是室颤类型或呼吸骤停是气喘类型预后好。这可能是不同病因的病理生理改变不同，发生脑缺血的程度不一，导致脑复苏预后的不同。

George等采用心跳停止前病情记分法（PAMI），表101-5分析了140例病人复苏后生存情况，结果得出PAMI与复苏成功可能性（$r=-0.738$，$P<0.002$）及复苏后短期生存［即指病人出院，（$r=-0.849$，$P<0.002$）］和长期生存［即指出院后生存3个月以上，（$r=-0.872$，$P<0.002$）］呈负相关。PAMI≥7者生存可能性极低（<15%）；>8无病人出院。

ICU 与普通病房病人的复苏成功率无差异，但前者复苏后短期生存率比后者低。这进一步证实 PAMI 决定着病人的预后，急性心肌梗死病人心脏停跳前血流动力学干扰小且多无其他系统疾患易于复苏成功。心跳停止前有肺炎、低血压、肾衰、肿瘤、活动受限时，复苏后病死率高。有报道，58 例肺炎及 179 例心肺复苏需时＞30 分钟者无一生存。

表 101-5　心跳停止前病情评分

临床特征	记分
低血压(收缩压≤12.0kPa 或 90mmHg)	3
氮质血症	3
恶性肿瘤	3
肺炎	3
活动受限	3
心绞痛	1
急性心肌梗死	1
心衰(心功能Ⅲ、Ⅳ级)	1
少尿(300ml/d)	1
脓毒症	1
机械通气	1
近期脑血管疾患	1
昏迷	1
肝硬化	1

(三)昏迷持续时间和意识水平

昏迷的持续时间对评价脑外伤病人预后可能无意义，临床上不难见到昏迷长达数月、数年的这类病人偶然还会清醒。而对心跳停止复苏后昏迷病人，昏迷时间长短对评价预后有意义。Safar 在 40 年的临床经历中，未遇到 1 例病人复苏后昏迷＞10 天脑功能还能恢复正常；昏迷达 3 天的 124 例病人，恢复良好者为 6%；而昏迷长达 1 周的 38 例病人仅 1 例良好恢复；昏迷＞2 周的 12 例病人无一例良好恢复。Snyder 等回顾性研究了 34 例复苏生存者，21 例恢复良好(F 组)；13 例有严重神经功能受损(I 组)。F 组有 9 例病人心肺复苏后立即清醒或能唤醒；90%的病人复苏 18 小时内恢复清醒；而 I 组 9 例病人(69.2%)复苏后呈深昏迷，由此提出，复苏后昏迷＜24 小时可能预后较好；昏迷≥3 天者预后较差。

据报道，在复苏后 2 天内依据复苏后意识水平(LOC，见表 101-6)能可靠判断病人预后。复苏后平均 9 小时评估，LOC≥4 的 16 例病人，11 例良好恢复；复苏后平均 4 小时评估，LOC≤3 的 47 例病人，13 例(28%)良好恢复。2 天时 LOC 与生存率显著相关，LOC≥5 的 29 例病人 23 例(79%)生存，相反，LOC≤4 的 27 例病人仅有 2 例(7%)生存。

表 101-6　复苏后意识水平

LOC	意识状态
6	正常清醒状态
5	昏睡、模糊、对声音有反应
4	对痛刺激有保护反应、物理刺激能唤醒
3	不能唤醒、对痛刺激无保护反应
2	痛刺激呈屈肌反应(去皮质)
1	痛刺激呈伸肌反应(去大脑)
0	对痛刺激无反应

复苏后 24 小时内出现去皮质、去大脑强直的昏迷病人，仅 7%神志转清醒，但在第 3、4 天中仍有这些抽搐，则很少存活，或留有严重的后遗症，但是，如果病人昏迷是镇静药、低温或长期抽搐所致，那么，这种意识延迟恢复的病人常可在复苏后 5～10 天恢复意识，但这些因素必须得到证实和纠正，否则这种延迟性清醒的病人预后差。另外，复苏后于任何阶段出现意识障碍程度继续加重，均示预后凶险，约 15%的病人存活。

(四)神经反射

心肺复苏后观察病人神经反射的恢复情况，对判断预后帮助很大，脑干反射异常经常出现在心肺复苏后早期，病人的死亡及存活状态与脑干反射是否存在密切相关，特别是瞳孔对光反射、角膜反射、反射性眼球运动(头水平旋转和头俯仰时眼球动)、眼前庭反射、自发性眼球运动和吞咽反射以及对这些脑干反射的动态观察是判断脑缺血病人预后的重要指征。心肺复苏后6小时无这些脑干反射者则很少存活。据报道缺乏脑干反射的复苏昏迷病人病死率89%，其中缺乏瞳孔对光反射、角膜反射和前庭反射明显与死亡相关（$P<0.001$），大部分存活者复苏后6小时皆出现脑干反射，亦有少数存活者复苏后1天出现脑干反射或自主性眼球运动，预后良好，3天后出现脑干反射预后差，多有后遗症。如开始出现的脑干反射以后又消失了，多见于死亡者。无脑干反射者预后差。

Levy等用计算机分析得出了复苏后3、7和14天区分预后好坏的神经功能恢复顺序的标准（表101-7）。

表101-7　神经功能恢复顺序

心跳停止后时间	临床症状
	病人没有机会恢复独立生活能力
起始	无瞳孔对光反射
1天	无屈肌反应和定向或同向协调眼运动
3天	无屈肌运动反应
1周	命令和自主眼球运动、无自主睁眼反应
2周	眼头反射正常，运动反应和眼运动未改善至2级
	病人有机会恢复
起始	瞳孔对光反射存在，屈伸肌反应存在，眼定向或协调运动存在
1天	有目的的运动反应，睁眼改善至少达2级
3天	运动反应和自主眼球运动达正常
1周	服从命令的运动
2周	眼头运动反应正常

有人发现，心跳停止病人复苏后1小时对疼痛刺激有反应的都生存且无神经功能受损，而对疼痛刺激无反应的病人以死亡或智力严重受损为结局。

（五）抽搐

复苏后癫痫的发生率约30%。发作的类型有全身型强直性抽搐、部分复杂性发作、局灶运动发作及肌阵挛抽搐。最常见的类型是后3种，其他类型少见。有些病人可有1种以上类型的发作，复苏后24小时内发生癫痫的可能性最大。据报道，有癫痫的复苏病人的存活率为32%，而无癫痫发作的存活率为43%，复苏后6个月内癫痫反复发作者无一存活。出现肌阵挛样抽搐使生存可能性降低17%，而无肌阵挛发作的生存可能性为43%。但也有人认为癫痫与临床预后无关。

（六）脑电图

复苏后早期的脑电图类型对预示存活的状态、脑损害的程度、是否发生癫痫以及脑死亡是有意义的。复苏后开始的几小时，脑电图改善对提示预后好很有价值。Hockaday等发现近乎正常或明显异常的脑电图在预测生存与死亡的可靠性上各约80%。某些脑电图类型对昏迷病人预后的判断很有价值，α昏迷预后极差，尤其α昏迷持续24小时或更长时间；纺锤型昏迷活动提示上段脑干功能障碍及预后差；周期性脑电图提示病死率较高。

有研究对125例心跳停止复苏成功病人进行了EEG监测和神经体征观察，发现病人恢复程度与EEG和相关神经体征恢复时间呈序列顺序关系（表101-8）。

表 101-8　神经功能不同恢复水平、临床体征和 EEG 出现时间

临床体征和 EEG	神经功能恢复	恢复清醒	1 年完全恢复
呼吸动作	15 分钟	7 分钟	
瞳孔对光反射	28 分钟	12 分钟	
咳嗽、吞咽反射	58 分钟	23 分钟	
眼前庭反射	15 小时	2.75 小时	
去皮质姿势	9 小时	3 小时	
原始反应	7.5 小时	3 小时	
EEG-间断出现	7.5 小时	3.3 小时	3 小时
EEG-连续出现	17 小时	10.5 小时	
清醒			2 天
语言			6.5 天
生活自理			2 周

Binnie 等认为，EEG 可作为心肺脑复苏病人的常规监测，并能用来评估病人生存的可能性，预示病人预后不良的 EEG 特征有：①重复性电波；②阵发性电活动；③持续的低幅波，如为 10～20μV；④波幅短暂下降；⑤单相或双相及长时尖峰波；⑥对称波，缺乏 θ 和 α 活动，缺乏对痛和听觉刺激的 EEG 表现。

(七)诱发电位

心跳停止复苏后早期昏迷病人的脊髓体感诱发电位（SSEP）出现中枢传导时间延长（N_{20}～N_{14}延长）和（或）皮质波丧失以及脑干听觉诱发电位（BAEP）Ⅰ～Ⅴ波间潜伏期延长者，其中大部分病人于昏迷 8 周内死亡；植物状态病人的 SSEP 示中枢传导时间延长，N_{20}波幅降低，诱发电位正常的复苏后昏迷病人常于 7～14 天神志清醒；在昏迷 4 周内 SSEP、BAEP 正常的病人于数月内病情逐渐恢复，说明诱发电位可用以判断脑复苏病人的预后。多数学者认为 SSEP 对于预后的判断要比 BAEP 敏感。

日本学者曾应用多级别诱发电位来判断心肺脑复苏病人预后，包括皮质体感诱发电位（SECP）、脑干听觉诱发电位（BAEP）、脑干体感诱发电位（SEBP）、砧骨眼反射（OOR）及脊髓体感诱发电位（SSEP）和单突触反射（SMR），认为 SECP 对评价预后较敏感，预后好者 SECP 的 P_1 至 N_3 波距＜100ms，而预后差者 P_1 至 N_3＞100ms。作者认为，诱发电位不仅可以判断预后，而且还可以评价治疗效果。

(八)脑脊液检查

复苏后脑脊液（CSF）中 K^+ 及乳酸盐增高，其增高值与中枢神经系统损伤程度有关。但和组织中乳酸盐的相应变化相比，CSF 中的变化缓慢，而且在脑缺氧性损害恢复过程中，CSF 中乳酸盐的消失也比较慢。另外，脑缺氧时 CSF 的 pH 降低，乳酸/丙酮酸比值升高。

脑缺氧合并昏迷病人，CSF pH 低于无昏迷病人；在脑外伤和脑卒中病人，CSF 乳酸中毒的程度和脑电图的改变与昏迷程度呈直接相关；意识丧失 2 小时，不伴有任何特殊脑损害病人，CSF-动脉乳酸平均差为 0.2786mmol/L（2.51mg%）；在意识丧失 2～24 小时，轻度脑损害伴有暂时性局灶体征的病人，CSF-动脉乳酸平均差为 0.6715mmol/L（6.05mg%）；在意识丧失 24 小时至 4 天，去脑强直＜12 小时的病人，CSF-动脉血乳酸的平均差为 1.8093mmol/L（16.3mg%）。一般认为，若 CSF 中乳酸＞3.33mmol/L（30mg%）或 CSF-动脉血乳酸浓度平均差＞1.11mmol/L（10mg%），提示预后不良。

心肺脑复苏病人，测定 CSF 中肌酸激酶脑型同工酶（CKBB）活性的变化对于判断脑损害的范围、治疗效果及预后均具有极大价值。心脏复跳后，凡 CSF 中 CKBB 活性＞11U/L 的持续昏迷病人，最后全部死亡；CSF 中 CKBB 活性＜11U/L 的病人，都能恢复意识；遗留永久性中枢神经功能损害的病人，CSF 中 CKBB 活性＞7.5U/L；而 CSF 中 CKBB 活性＜5U/L 的病人，最终均完全恢复。心跳停止后，CSF 中 CKBB 浓度的最高值与脑组织损害的范围和程度之间呈曲线性相关。CSF 中 CKBB 活性＜4U/L 可反映无脑组织学损伤；CKBB 活性在

4～10U/L反映部分脑区有轻至中度脑损害，CSF中CKBB活性＞10U/L的病人常处于深度昏迷，额叶皮质、丘脑、海马和小脑均有神经元坏死。

(九)其他预测因素

1. 血液检查 动物实验和临床观察都发现血糖水平与神经功能恢复有关。心肺复苏后4～76小时，血中糖水平在死亡组病人高，而恢复组病人血糖基本正常。一般认为，血糖高于16.65mmol/L(300mg%)病人的预后差。

临床研究也发现，复苏后1小时动脉血乳酸对判断预后有价值，当乳酸＜4.5mmol/L，47例病人有43例(91%)生存，当＞6.5mmol/L时，23例病人无一生存。

2. 年龄 个别作者提出年龄是影响预后的重要因素，随年龄增加各系统生理功能下降，特别是在应激状态下，因而预后差，但多数作者的研究结果不支持这一观点。

3. 再发心跳停止 生存可能性很小。

4. 头颅CT 复苏病人于24～48小时内做头颅CT可见多灶性脑梗死，或脑水肿，或正常表现等。早期CT所见与脑复苏病人预后无关。

三、脑死亡

脑死亡是指脑不可逆性的严重功能丧失，脑循环终止，神经系统已不再能维持机体内环境的稳定性。脑功能不仅指大脑半球的功能，而且包括脑干的功能，但并不包括脊髓，这是脑死亡定义上的一种解释。另一种解释为脑死亡的脑，只指大脑皮质和大脑半球而言。前一种观点，是将人体作为有机体，重视自主神经功能的观点；后一种观点，是将人作为人类，重视高级神经功能的观点。尽管目前支持前一种观点者占多数，但也应重视后一种观点。在脑干功能中尤为重要的是呼吸和血管运动中枢，脑死亡时无疑自主呼吸消失，至于在临床上如何评价血管运动中枢的功能，是较困难的问题。

(一)脑死亡的病理

脑死亡的病人尸检时，90%的脑有肉眼可见的病理形态变化，10%的脑死亡标本外观正常，应用人工呼吸机超过24小时者，60%可发现皮质异常，如细胞周围水肿、坏死、神经元消失、出血、梗死。大约40%的病例有特征性的“呼吸机脑”的改变，其特征是脑变软，不易从颅腔内移出，弥漫性肿胀，脑呈半液化状态，用甲醛溶液固定亦很难使其硬化，脑皮质充血，小脑坏死，其碎片可被挤入脊髓蛛网膜下隙。在显微镜下观察时，所有切片中神经细胞的胞质固缩，有极少或竟无炎症反应，神经元稀疏或丧失，并有胶质细胞、小胶质细胞和血管的病变。

(二)脑死亡的判断方法

随着医疗技术的发展和器官移植的广泛应用，脑死亡的判断标准正引起人们的重视，临床医师理应对脑死亡以前的病人进行积极的复苏，然而对于脑死亡的病人，目前国际上趋向不必再进行徒劳的治疗。关于判断脑死亡的标准，目前已超过30多条，现将其重点综述如下。

1. 深昏迷 对外界刺激无反应，在已经深昏迷的病人中，一切自主活动消失，即便给予强刺激也不会产生，如果这种状态持续24小时仍无改善，便可诊断为脑死亡。然而，脑死亡的病人脊髓反射未必消失，Mohanda等认为可能与脊髓仍有血液循环有关。

2. 自主呼吸消失 有人认为自主呼吸停止3～30分钟就可作为脑死亡。在已经应用机械通气的病人中，比较一致的看法是如果病人在脱离呼吸机3～4分钟后仍无自主呼吸动作，即可诊断为自主呼吸停止。Pitt和Black等认为严重的无自主呼吸的脑损伤病人中，脱离呼吸机后可以造成更危险的缺氧，可以使部分可逆性脑损伤转变为不可逆性脑损伤，故主张在脱离呼吸机后应当持续吸入低流量的纯氧，或在脱离呼吸机前先用呼气末正压呼吸(PEEP)以提高氧分压，如果在此期间仍无自主呼吸即可诊断为脑死亡,这样既可诊断脑死亡,又能避免医源性因素所造成的危害。

3. 脑干反射消失 Perel 认为脑干反射消失是脑死亡的一项重要体征,脑死亡时可以出现单项和多项脑干反射消失的体征,脑干反射消失的越多,脑功能不可逆损害程度越严重。常见的脑干反射有:瞳孔散大与固定、角膜反射、睫脊反射、头眼反射、前庭反射、吞咽反射、咽反射等。

4. 脑电图检查 脑电图是一项判断脑死亡的重要客观指标,其实用价值及其可靠性已被临床所证实,如脑电图呈平坦型或等电位脑电图,说明脑神经的电活动已趋于停止,即可诊断脑死亡,目前认为,如果出现等电位不超过 2μV 的脑电图改变,也可作为脑死亡的标准。

为了使记录标准化和减少误差,美国脑电图学会规定必须遵守下述要求:①至少要具备 8 个电极及耳部的参考电极;②电极间阻抗在 100～10 000Ω;③记录系统完备,应排除人工伪迹;④电极间距离至少 10cm;⑤增益范围调至每毫米 7～2μV;⑥记录时的时间常数为 0.3～0.4 秒;⑦采用监护仪如心电图仪和其他仪器,以测定脑外的人工干扰;⑧施加强刺激时如疼痛、喧闹声和强光时,脑电图无反应;⑨记录时间至少 30 分钟;⑩要求由熟练的技术员操作;⑪有可疑时应重复记录脑电图;⑫不使用电话传送的脑电图。

进行脑电图检查时,病人应保持在稳定状态下,因为休克或低温可以抑制记录的波幅,而且还要排除一些药物的影响,有些药物常引起脑电沉默,如巴比妥类药、地西泮、甲丙氨酯、三氯乙烯等。但有些药物虽达到中毒量仍不产生电沉默,如吩噻嗪、海洛咯英、格鲁米特等。如有上述药物存在的可能时,必须等待这些药物的血浓度降至中毒量以下时再进行脑电图检查,脑死亡的诊断才可靠。

5. 脑血流量的测定 目前用于脑死亡的脑血流检查方法不外乎脑血管造影、放射性核素扫描和经颅多普勒技术。但总的结果提示:当颈总动脉的血液全部流向颈外动脉甚至颈内动脉血液也反流到颈外动脉时,提示脑内血液循环已经停止,即可诊断为脑死亡。或者颅底动脉血流低速,其主要分支动脉内根本无血流时也可诊断为脑死亡。

6. 药物实验 Korine 等提出给病人一次静脉注射阿托品 2mg,观察 5～15 分钟,若心率较原来增加 20%～40%则证明延髓迷走背核功能存在;反之,则是延髓死亡的标志。因延髓在脑组织中耐受缺氧的时限最长,对弥漫性脑病变者,延髓的死亡意味着其他脑组织早已死亡,当然,此实验对病态窦房结综合征者并不适用。

7. 实验室检查 Black 等认为抽取颈内动脉虹吸部血液与静脉的氧分压比较,如无氧分压差或甚微,即可作为一项脑死亡的判断标准。Voisin 等介绍把血液和脑脊液中酶和乳酸的变化作为估价病人预后的指标,但是酶和乳酸的变化需要一定的时间过程,而且在每个病人其变化程度也不尽相同,所以在判断脑死亡时一定要结合其他指标综合分析。

8. 其他 脑超声波检查(中线脑搏动波消失)、前庭变温试验(耳内灌注冰水,无眼震出现)、心电图(ST-T 改变)、颅内压测定(>13.3kPa 或 100mmHg)、脑温(脑温<直肠温度)等对脑死亡诊断都有一定的价值。

(三)脑死亡的诊断

真正的脑死亡,必须具备两个要素。

1. 必须具备 4 类基本征象

(1)意识和所有自发运动完全消失。

(2)脑神经支配区的所有反应均消失:①恐吓时无眨眼动作;②对噪声、捏夹或其他强刺激三叉神经分布区的皮肤无反应;③角膜反射消失;④头-眼反射及眼前庭反射消失;⑤睫脊反射消失;⑥两侧瞳孔扩大固定,对光反射消失;⑦吞咽反射消失;⑧咽反射消失。

(3)自主呼吸消失:在室内空气条件下,关闭呼吸机 3 分钟,血中 PCO_2 达5.3～6.0kPa,仍无自主呼吸,或脱离呼吸机后吸入低流量的纯氧,在高碳酸血症而无低氧血症的状态下,仍无自主呼吸者。

(4)脑电图呈平坦型或等电位脑电图。

2. 排除“脑死亡样”状态　上述基本征象必须持续一段时间,方能排除“脑死亡样”状态。在现代复苏技术的救治下,呼吸和心跳停止者并不表明其必然死亡,而有可能得以复苏存活。

由于意外事故处于深低温或在人工深低温状态下持续数小时的病人亦可产生酷似脑死亡的临床和脑电图征象,尤其是体温低于20℃以下的病人,心脏传导系统受到严重抑制,呼吸停止,脑干沉默,但并不出现脑死亡。现代的超深低温麻醉,病人的脑或全身处于无氧状态,血流停止长达5小时,此时出现循环停止,自主呼吸消失,瞳孔固定及对光反应消失,心电图及脑电图检查无反应,生命体征完全消失,但决非病人死亡,经复温后生命仍可以完全恢复。

有些中枢神经抑制药物(如巴比妥类药物)过量服用可发生深昏迷、呼吸及心跳停止、脑干反射消失、脑电消失,也酷似死亡。1967年Goulon等报道7例由于药物过量而引起深度昏迷者,其脑干功能暂时丧失,呼吸停止,血压仅靠大剂量的升压药维持,体温在30℃左右,脑电消失,但数天后,所有病人均完全恢复。因此,应该强调,在诊断脑死亡时一定要检测血或尿中的中枢神经系统抑制药的浓度,以排除脑死亡样状态或假死状态。某些严重疾病如肝性脑病、高渗性昏迷、尿毒症等也能引起深度昏迷,必须认真检查排除。

诊断5岁以下儿童的脑死亡时需特别谨慎,因小儿对脑损伤的耐力较成人为大,即使神经系统检查已出现无反应状态,某些重要的脑功能仍可恢复。

上述诊断要素的持续时限问题,至今意见尚不一致,有人主张24小时,有人主张12小时,也有人主张6小时不等。无论如何,各种基本征象必须持续一定时间对判断才有意义。

国际上尚无统一的脑死亡标准,现提出一些国外标准供参考。

美国1981年公布的死亡判定标准有二:①循环和呼吸功能不可逆的丧失,可认定为生命个体的死亡;②包括脑干在内的全脑功能不可逆的丧失,可认定为生命个体的死亡。以上两条任一条成立皆为生命个体的死亡。

日本1985年脑死亡研究班提出的脑死亡判定标准如下。

(1)深昏迷,对语言呼唤和颜面疼痛刺激毫无反应。

(2)无自主呼吸。

(3)瞳孔固定,直径两侧都在4mm以上。

(4)无自主运动,肌肉无张力。

(5)脑干反射消失,包括对光、角膜、睫脊、头颈眼、前庭、咽、咳嗽等反射皆消失。

(6)脑电波平坦,最少要做4项导出检查,30分钟持续记录。

(7)以上1～6条经过6小时的观察未发现任何变化。

除以上7条外,还有以下注意事项。

(1)需除外有中枢神经抑制药、肌肉松弛药的影响。

(2)对儿童病例(尤以6岁以下)要特别慎重,需延长观察时间。

(3)低体温情况下(直肠温32℃以下),神经反应性可能降低,但脑组织对缺氧的耐受性却有所增加,要仔细判定。

(4)需排除代谢或内分泌障碍引起的昏睡或昏迷,此时虽无自主呼吸但尚有治疗的可能。

(胡小琴　何原文　薛富善)

参考文献

陈在嘉.1994.冠心病猝死.见:陈在嘉等主编.临床冠心病学.北京:人民军医出版社,563～564

刘增垣译.1990.日本1985年脑死亡研究报告.医学与哲学,12:49

马大青,周源.1993.心肺脑复苏病人的预后判断.国外医学·麻醉学与复苏分册,14:367

谢惠君,周广智.1992.心跳呼吸骤停复苏后脑功能恢复的估计与进展.国外医学·神经外科分册,19:258

周燕春,脑复苏.1992.见:临床麻醉学编写组主编.临床麻醉学.天津:天津科学技术出版社,441～448

Baskett PJF. 1989. The history of resuscitation. In: Baskett PJF ed. Cardiopulmonary Resuscitation. Amsterdam: Elsevier Science Publishers BV, 1～14

Debehnke D. 1994. Resuscitation time limits in experimental pulseless electrical activity cardiac atrest using cardiopulmonary bypass. Resuscitation, 27:221

Emergency Cardiac Care Committee and Sub committees, American Heart Association. 1992. Guidelines for cardiopulmonary resuscitation and emergency cardiac care. JAMA, 268:2172

Gilston A. 1993. Fifteen minutes and cardiac arrest. Resuscitation, 25:181

Jastramski MS. 1993. In-hospital cardiac arrest. Ann Emerg Med, 22:113

McGrath RB. 1987. In-house CPR-after a quarter of a century. Ann Emerg Med, 16:1365

Omato JP. 1993. Hemodynamic monitoring during CPR. Ann Emerg Med, 22(pt2):289

Robertson C, Holmberg S. 1992. Compression techniques and blood flow during cardiopulmonary resuscitation. Resuscitation, 24:123

Safar P. 1988. Resuscitation from clinical death: Pathophysiologic limits and therapentials. Crit Care Med, 16:923

Safar P. 1993. Cerebral resuscitation after cardiac arrest: Research initiatives and future directions. Ann Emerg Med, 22(pt2):324

Schumacher RE. 1993. Extracorporeal membrane oxygenation, Ped Clin Nor Am, 40:1005

Timerman A, Piegas LS, Sousa EMR. 1989. Results of CPR in a cardiology hospital. Resuscitation. 18:75

第 102 章　新生儿复苏

新生儿复苏与儿童和成人心肺复苏有一定的区别，新生儿复苏以窒息缺氧为主，主要需行正压通气，少数其他原因引起心肺抑制的新生儿亦有需行心脏按压术者。新生儿复苏工作常在产房、手术室和新生儿加强监测治疗室(NICU)进行，因此，麻醉医师必须正确熟练掌握新生儿复苏的诊治技术。

第一节　基本概念

一、呼吸暂停

有原发性和继发性之分，前者常见于胎儿宫内窒息，先是快速呼吸，如果窒息持续则呼吸暂停，心率减慢，称为原发性呼吸暂停；新生儿在经历了快速呼吸、呼吸暂停之后，继而发生不规则喘息、续发呼吸暂停，称为继发性呼吸暂停。新生儿自发性呼吸暂停 30 秒以上未及时处理，病情可迅速发展乃至不治，所以，临床上难以区别原发性和继发性呼吸暂停，均应按继发性呼吸暂停处理。

二、胎儿和新生儿窒息

窒息是胎儿和新生儿心肺抑制的常见原因之一。如脐带受压、脐带脱垂、前置胎盘、胎盘早剥等可引起宫内胎儿窒息；新生儿娩出后 1 分钟内尚无自主呼吸者称为新生儿窒息，常见的有分娩时新生儿被羊水、血液、胎粪或脐带压迫梗阻而引起窒息。

三、其他新生儿心肺抑制的因素

除上述原因外，母体、胎儿、新生儿的许多因素可引起心肺抑制。例如产妇心血管、肺疾患，分娩异常和分娩期间应用麻醉性镇痛药等；新生儿呼吸窘迫综合征，多见于早产儿，系因肺发育不成熟，肺泡表面活性物质生成不足，致肺泡广泛萎陷，引起呼吸困难及衰竭；如果新生儿罹受低温、低血氧、酸中毒、高碳酸血症、低血容量或休克时，可因反复胎儿循环而出现新生儿发绀。总之，根据不同心肺抑制因素采取措施，方可有效进行新生儿复苏。

四、肺血流灌注与新生儿窒息

新生儿的呼吸有赖于肺泡和肺循环的肺血流灌注，但是，胎儿肺内不含气体，而是充满肺液，胎儿的氧供来自胎盘；分娩时新生儿进行头几次呼吸，逐渐排出肺液，肺膨胀充满气体并且肺小动脉由关闭变为开放，原来胎儿时通过动脉导管分流的血液，现流经肺后将氧气带到全身各器官、组织，终致动脉导管功能性关闭。但是，要清除肺液和扩张肺泡，需要比正常呼吸大 2～3 倍的压力，而无呼吸或呼吸减弱的新生儿因此易致新生儿窒息。

第二节　新生儿窒息及心肺抑制的评估

有效的新生儿复苏，必先有一个及时、正确的评估，而且这个是否需要进行复苏的判断应在出生后的第 1 分钟内迅速作出。1953 年 Apgar 提出用心率、呼吸、肌张力、神经反射及肤色等 5 项指标判断新生儿出生时情况，但通常 Apgar 评分是出生后 1 分钟一评，5 分钟二评，如果 1 分钟后才开始复苏措施，必将延误抢救时机，所以，Apgar 评分不是判断是否需要进行复苏唯一有用的指征，但它可用于评价复苏是否有效以及指导继续复苏的重要指标。能够迅速有效地进行评估主要应基于呼吸、心率和肤色等 3 个指征。

一、反复评估 3 个体征

从新生儿娩出时起，尤其是第 1 分钟内，即应对新生儿的呼吸、心率和肤色反复进行评估，如果新生儿娩出后经给予刺激仍无呼吸时，即应予以人工通气；如有呼吸应进一步对心率作出评估(心前区听诊或脐动脉搏动)，如果心率≤100 次/分，则应继续气囊面罩，人工通气；心率>100 次/分，如有自主呼吸，则停止通气，肤色应该变红，若肤色仍青紫，则需要吸氧，如此反复评估。

二、Apgar 评分是评价复苏的重要指标

评分 8～10 分提示新生儿情况良好；5～7 分为轻度抑制；3～4 分为中度抑制；0～2 分为严重抑制。有中度以上抑制时均应立即气管插管复苏，Apgar 评分见表 102-1。

表 102-1　新生儿 Apgar 评分

指征	0 分	1 分	2 分
心率(次/分)	无	<100	>100
呼吸情况	无	浅表，哭声弱	佳，哭声响
肌张力	松弛	四肢屈曲	四肢自主活动
神经反射(足底或口咽反射)	无反应	有动作皱眉	哭，喷嚏
皮肤色泽	青紫、苍白	躯干红四肢紫	全身红润

注：出生后 1 分钟评分，5 分钟二次评分。

第三节　复苏的 ABC 原则

新生儿复苏同样应按 ABC 原则进行，即 A (airway controlled)开放并保证呼吸道通畅；B (breathing support)建立有效的呼吸；C (circulation support)建立并维持有效的血液循环。

一、开放并保证呼吸道通畅

(1)注意保温，迅速擦干全身羊水，把新生儿置于正确体位，头略后仰(图 102-1B)。

(2)先后吸净口腔和鼻腔的羊水、血性分泌物，如有胎粪吸入，则应通过喉镜直接吸引。

(3)拍打新生儿足底 1～2 次并观察呼吸(图 102-1A)。

(4)作进一步评估并决定下一复苏措施。

二、建立有效的呼吸

(1)新生儿经过清理呼吸道和刺激后仍无反应者，要立即进行气囊面罩正压通气。

(2)正压通气用 2～4kPa 压力，40 次/分频率。

(3)面罩通气持续 2 分钟以上，应经口置入胃管以免胃胀气并防止误吸。

(4)较长时间的正压通气应改用气管插管。

(5)经进一步评估，如果自主呼吸恢复，心率>100 次/分，肤色正常，可以停止正压通气；如果呼吸虽恢复，但心率<100 次/分，仍应继续正压通气；倘若呼吸、心率均正常，只是仍有中心性发绀，则应继续吸氧。

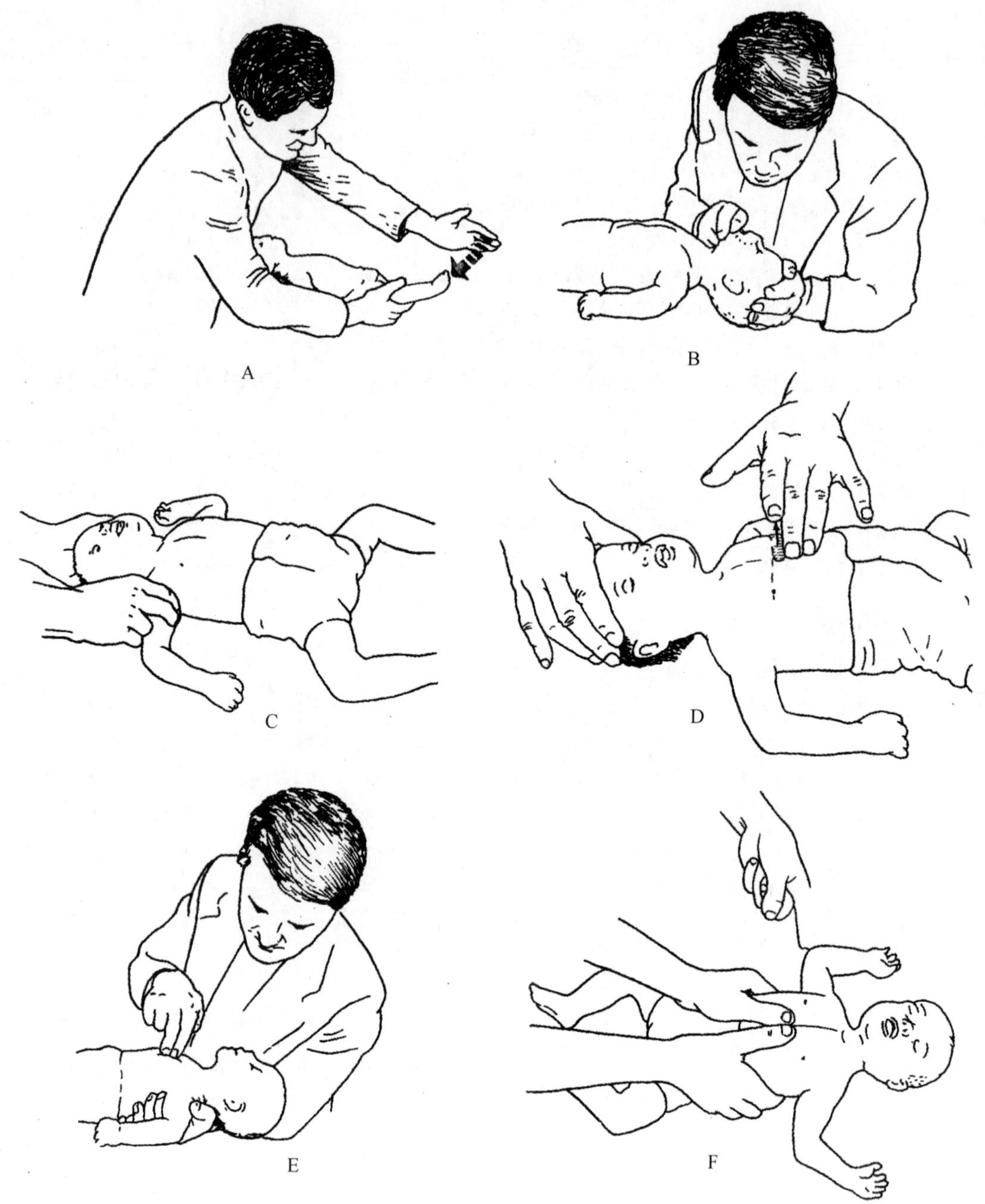

图 102-1　新生儿复苏心脏按压

三、建立并维持有效的血液循环

(1)心跳骤停或心率＜80 次/分时应在 100％氧正压通气下进行心脏按压以建立有效的血液循环。心脏按压部位在乳头连线下方，相当于胸骨下 1/3(图 102-1D)。

(2)以 2 个拇指并列，压向胸骨下 1/3，手环绕胸廓，其余手指撑在背部(拇指法)，见图 102-1F，或用一手中指和食指的指尖垂直压迫于胸骨下 1/3(两指法)，见图 102-1E，进行心脏按压。

(3)按压频率 100～120 次/分，压迫深度

1.5～2cm。

(4)进一步评估以决定下一步复苏措施。(见图 102-1)。

四、新生儿的进一步救生

包括 D(drugs and fluids)用药和输液、E(evaluation and environment)评估和环境温度保暖。当用 100%氧进行正压通气、心脏按压无反应的新生儿应该用药，见图 102-2。

用药的目的在于刺激心脏，增加组织灌注，纠正酸碱平衡。常用的药物除肾上腺素和阿托品外，如果因长时间窒息有代谢性酸中毒时，应静脉输入 0.6mM/ml(5%碳酸氢钠溶液)2mmol/kg(3.5ml/kg)至少>2 分钟以上缓慢静脉注射；如果新生儿表现有血压降低，血容量不足，可选择全血或血浆代用品或林格乳酸钠溶液扩容，一般 10ml/kg 10 分钟静脉输入；如果考虑母亲在分娩前 4 小时曾用过麻醉药以至呼吸抑制，则可用 0.4mg/ml 的纳洛酮 0.1mg/kg 体重，静脉注射或肌内注射。上述措施仍不能纠正低血压时，可用多巴胺 5～50μg/(kg·min)静脉注射。

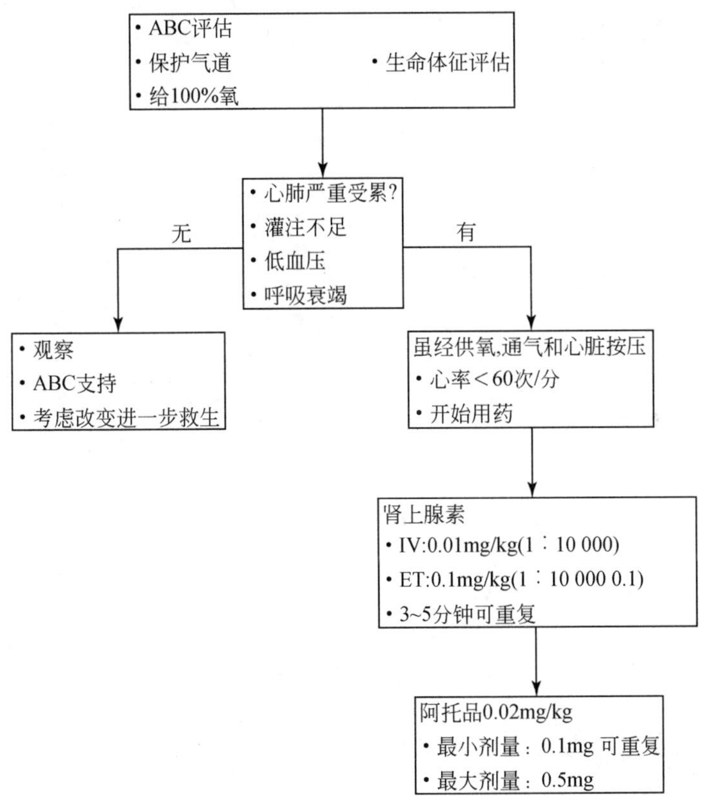

图 102-2　新生儿复苏用药

(引自 Smith's Anesthesia for Infant and Children. 1996,881)

新生儿复苏过程中，应注意监测并反复评估，新生儿身上有羊水，如用心电图应采用针电极；血气分析可通过脐动脉采集血样本。提高周围环境温度，注意保暖，如在产房可把新生儿置于远红外辐射台上，对于提高新生儿复苏率有很大意义。

五、其他有关问题

(1)复苏时的给药途径以中央血管给药为好，即采用脐动脉或脐静脉给药，脐动脉插管不仅可提供给药或输液的途径，且也便于采集血标本；如经脐静脉置管，一旦复苏成功后应尽快撤除，以免感染和形成静脉血栓；某些药物还可以通过气管导管直接注入支气管。

(2)新生儿循环停止常是缺氧和通气不足的后果，用药只起辅助作用，决不能代替有效通气和心脏按压；新生儿复苏同样应该针对病因治疗，例如新生儿呼吸窘迫综合征（RDS）又称肺透明膜病，多见于早产儿，与肺发育不成熟，肺表面活性物质生成不足致肺泡广泛萎陷有关，患儿常因呼吸衰竭致死，持续正压通气有时可能挽救生命。

(3)关于何时放弃抢救的问题，有的学者主张，出生后30分钟仍未建立呼吸者，预后不良，由于严重窘迫儿经长时间复苏，即使存活也会遗留严重病残，给家庭和社会带来沉重的负担。因此，主张做好预防胎儿窘迫，加强孕期监护工作，及早发现高危因素并予以处理。

（王大柱　苗　克）

参考文献

陈伯銮 . 1985. 新生儿心肺抑制的复苏 . 国外医学・麻醉学与复苏分册，3：131

黄济宁 . 1990. 新生儿复苏进展 . 国外医学・麻醉学与复苏分册，1：31

李松 . 1993. 新生儿复苏 . 北京：北京医科大学、中国协和医科大学联合出版社，1～207

麻醉学专业教材编写委员会 . 1992. 临床麻醉学 . 北京：中国医药科技出版社，315～319

Etsuro K, Motoyama PJ. 1996. Smith's Anesthesia for Infant and Children. 6th ed. London: Mosby Year Book，878～882

第 103 章 机械通气的临床应用

机械通气是应用呼吸机进行人工呼吸的一种方法，其目的是改善病人的氧合和通气，纠正低氧血症和高碳酸血症，同时可减轻病人的呼吸做功和氧耗。近年来，由于生理研究的深入以及电子和计算机技术的进步，监测手段的不断提高，具有呼吸功能监测和报警装置及各类通气方式的多功能现代呼吸机问世，使得机械通气在麻醉、急救复苏、ICU 和呼吸治疗等临床学科中的应用越来越广泛，是支持呼吸和循环功能及防治呼吸功能不全的重要手段。

第一节 常用的机械通气方式

一、机械控制呼吸(CMV)

CMV 是机械通气中最基本和最常用的支持呼吸的方式，选择此方式时，呼吸机完全按照预置的通气参数进行通气，与病人的呼吸周期无关。

间歇正压通气(IPPV)是 CMV 的一种形式，吸气期时由呼吸机产生正压，将气体送入肺内，气道压升高，呼气时肺内气体靠胸廓和肺的弹性回缩排出体外，气道压回复至零，完成一次呼吸周期。

CMV 的优点是呼吸机结构简单，易于操作，主要用于无自主呼吸或自主呼吸非常微弱以及全身麻醉手术期间。用于容量过多的心衰病人呼吸支持时，可减少静脉回心血量。缺点是当病人有自主呼吸时，可发生人机对抗，影响通气，不利于自主呼吸的锻炼。

二、辅助控制呼吸(A/C)

A/C 通气方式也称机械辅助呼吸(AMV)，是现代呼吸机的基本通气方式，当病人有微弱的自主呼吸时，吸气时气道内压降至负值，呼吸机依靠其触发装置带动呼吸机工作，将气体送入病人肺内，完成同步吸气；而当病人的自主呼吸消失或减弱，或自主呼吸的呼吸频率低于呼吸机预置的频率时，则自动转换成控制呼吸。目前最常用的触发方式有压力和流量两种。

(一)压力触发

压力触发又称触发敏感度，一般用负值表示。值越大，越敏感，病人有微弱的呼吸即可触发机械通气。触发敏感度应根据病人的不同情况来调节，可调范围一般为 0～－1.96kPa(0～－20cmH$_2$O)。

(二)流量触发

呼吸机在呼气期从吸气管道输送一慢而恒定的持续气流，在呼气初期，通过位于呼气管道上的呼气流量传感器的气流包括呼出气和预置的持续气流，而在呼气末期只有后者，此时如果病人自主吸气，必然吸进一部分持续气流，这样通过呼气流量传感器的气流减少，信号迅速传至微机，当达到预调值时，微机调控气路立即停止呼气，转向吸气期。流量触发与压力触发不同，具有反应时间快，触发敏感度高，病人自觉舒服，可用于所有的呼吸模式，在有少量气道漏气时也可应用等特点。

三、呼气末正压和持续气道正压通气

呼气末正压通气(PEEP)是指病人没有自主呼吸时，呼气终末气道内的压力高于大气压。持续气道正压通气(CPAP)是在自主呼吸的基础上由呼吸机在吸气期和呼气期向气道内输送恒定正压，使整个呼吸周期气道内压均高于大气压。二者之间的区别见表 103-1。

表 103-1 PEEP 和 CPAP 的区别

	PEEP	CPAP
与自主呼吸的关系	用于控制呼吸时	用于自主呼吸时
正压存在的时相	呼气终末正压	吸呼相均呈持续正压压力波动小
压力状态	静态正压	动态正压
功能残气量	增加较少	增加较多
对血流动力学的影响	影响较大	影响较小

PEEP 的主要作用是可以防治肺泡萎陷，利于 CO_2 的排出，增加功能残气量，改善肺顺应性，减小肺内分流，提高 PaO_2，主要适应证为低氧血症，尤其是 ARDS，单靠提高 FiO_2 不能明显改善氧合者。肺炎、肺水肿的病人加用 PEEP 除可以增加氧合外，还有利于水肿和炎症的消退。常用 PEEP 的范围为 0.39～1.37kPa(4～14cmH$_2$O)，一般很少超过 1.96kPa(20cmH$_2$O)，如果所使用的 PEEP 值对循环无不良影响而又能达到最大的肺顺应性，最小的肺内分流，最高的氧运输，最低的 FiO_2 时的最小 PEEP 值即称为最佳 PEEP 水平。一般为 0～0.98kPa(0～10cmH$_2$O)。对于采取各种治疗手段均不能使 PaO_2 升高的呼吸衰竭病人，可以使用高水平的 PEEP，压力 2.45～3.92kPa(25～40cmH$_2$O)，以试图改善氧合。

四、指令通气

(一)间歇指令通气(IMV)

IMV 是指在病人自主呼吸的基础上，给病人有规律和间歇地触发指令的潮气量，即自主呼吸＋IPPV。自主呼吸的气流由呼吸机持续大流量恒流供给，指令的呼吸由呼吸机按预调的频率、潮气量、吸气时间等供给，可以落在呼吸周期的任何地方，可能会出现人机对抗是其缺点。

(二)同步间歇指令通气(SIMV)

自主呼吸的呼吸频率和潮气量由病人控制，所间隙指令的通气与自主呼吸同步，实际上是自主呼吸与控制呼吸的有机结合，使病人容易从机械通气过渡到自主呼吸。目前已成为撤离呼吸机前的必用手段。

不管是 IMV 还是 SIMV 均可与 PEEP/CPAP 联合应用。当 IMV 或 SIMV 的呼吸频率由大到小逐步降至 2～6 次/分，可逐渐停用呼吸机。

（三）分钟指令通气（MMV）

MMV 时可根据病人的情况预调最小的每分通气量，由呼吸机自动进行调节，若在单位时间内自主通气量小于应该达到的通气量时，呼吸机自动机械辅助一个预调的潮气量或预定压力或吸气时间的控制通气，不论病人自主呼吸如何变化，总能维持预定的分钟通气量。若自主呼吸停止，呼吸机便以控制通气的方式按预调的分钟通气量给病人进行通气。

MMV 是较高级的呼吸机才设有的一种通气方式，要求呼吸机带有微电脑，有分析功能，而且对病人自主通气量的预测要准确，否则将不能保证 MMV 量的供给。

五、反比通气

反比通气（IRV）是一种延长吸气时间，吸气（I）与呼气（E）时间比值＞1∶1 的通气方式。常规通气时 I∶E 为1∶1～1∶4，而 IRV 时 I∶E 则为（1～4）∶1。由于吸气时间延长，气体在肺内停留的时间就长，同时呼气时间缩短，可产生类似 PEEP 的作用，所以 IRV 可以改善病人的氧合，防止肺泡萎陷。但由于 IRV 时平均气道压升高，可能会影响心排血量，产生气胸或呼吸道气压伤的危险。目前主要用于其他通气方式无法提高 PaO_2 的 ARDS 病人。同时在使用时要注意监测氧的输送。

六、压力支持通气

压力支持通气（PSV）病人自主呼吸的吸气力可触发呼吸机送气，并使气道压迅速上升到预置的压力值，并维持气道压在这一水平，当自主吸气流速降到最高吸气流速的 25％时，送气停止，病人开始呼气。主要呼吸参数由病人控制。潮气量的多少取决于预置的压力水平和自主吸气的强度。PSV 的主要优点是可明显减少病人的呼吸做功，有利于呼吸肌疲劳的恢复。适用于长期机械通气及呼吸力量还不足时的术后病人，也可作为撤离呼吸机的一种手段。PSV 的不足之处是作为一种辅助通气方式，预置压力水平较困难。当病人自主呼吸的频率、力量和吸气时间发生改变时，有可能发生通气不足或过度。呼吸运动或肺功能不稳定者不宜单独使用，可与 SIMV、MMV 等联合使用。

七、压力调节容量控制通气

压力调节容量控制通气（PRVC）是西门子公司伺服 300 型呼吸机所特有的一种新型通气方式。第 1 次通气时，呼吸机以 0.49kPa（$5cmH_2O$）的吸气压力进行试验性通气，在吸气过程中微电脑测算出胸/肺顺应性，同时计算出下一次通气要达到预设潮气量所需的吸气压力。第 2 次通气实际吸气压力为上述计算值的 75％，并再次测定顺应性，计算出下一次通气要达到预设潮气量所需的吸气压力。第 3 次通气实际吸气压力仍为前一次通气测定出吸气压力的 75％，以后依次类推。一般在第 5 次通气时已能达到预设的潮气量，此后呼吸机仍然要在每次通气时测量容量/压力变化与预置值对比，决定下一次增加或减少控制呼吸的压力，使实际的潮气量与预置值相符。当实际潮气量超过预置值 50％时，呼吸机立即转向呼气。PRVC 是结合了容量控制通气和压力控制通气优点，避免了一些缺点的一种智能化的新型通气模式，呼吸机始终能以最低的气道压力来完成预置的潮气量，气压伤的危险性明显减少。同时还具有对心血管系统影响小，病人自觉舒适，镇静及肌松药的使用量减少至最小程度，在 ICU 停留的时间缩短等优点。可适用于所有无自主呼吸能力的病人。

八、容量支持通气

容量支持通气（VSV）也是西门子公司伺

服300型呼吸机所特有的一种新型通气方式，用于自主呼吸的辅助通气，尤其是撤离呼吸机前的病人。通气原理与PRVC相似，同样采用通气→测量顺应性→计算、调节→通气的方式来维持潮气量/分钟通气量与预置值相符。与PRVC的主要区别在于VSV需由病人吸气触发，呼吸频率和吸气时间由病人控制，当两次呼吸间隔超过窒息报警限时，呼吸机可自动转为PRVC方式。

最新型的西门子伺服300A型呼吸机当使用自动通气方式时，容量控制与容量支持，压力调节容量控制与容量支持，压力控制与压力支持之间，可以根据病人自主呼吸的快慢、强弱自动相互转换，从而使呼吸机的操作更趋容易和安全，病人更觉舒适。无论病人自主呼吸的力量如何变化，呼吸机均能保证预置呼吸参数的准确性。

九、双相气道正压通气

双相气道正压通气(BIPAP)是指两个不同气道压力水平上存在有自主呼吸的压力控制模式，两个压力水平P_{high}和P_{low}、两个时间T_{high}和T_{low}可分别进行调节。P_{high}相当于IPPV中的平台压P_{plat}，P_{low}相当于IPPV中的PEEP。T_{high}相当于吸气时间，T_{low}相当于呼气时间。BIPAP通气提供了从完全机械通气到单纯自主呼吸的广泛范围，涵盖了从气管插管到脱机整个治疗过程，被称为“万能通气模式”。临床用途较广，可根据不同的要求灵活调节出多种通气方式，同时解决了使用呼吸机时常见的人机对抗的难题，减少了镇静剂的使用，大大缩短了脱机时间，因此，BIPAP通气是一种较新的、有开发前景的通气方式。

十、高频通气

高频通气(HFV)是指通气频率超过正常呼吸频率数倍的机械通气。其优点除能提供足够的肺气体交换外，还具有对循环系统功能影响小，气道压力较低不易产生肺气压伤，病人易于接受，不与自主呼吸对抗，能减少镇静药和肌松药的用量，产生类似PEEP的作用等。主要适用于气道开放或人工气道严重漏气的病人，如支气管胸膜瘘，支气管镜检查，支气管、气管手术，气管插管困难时等。对于尚不需要施行气管插管控制通气的低氧血症病人，也可首先采用HFV。最大的缺点是容易引起CO_2潴留。

HFV目前可分为3种通气类型。

(一)高频正压通气(HFPPV)

通气频率为60～100次/分，潮气量3～5ml/kg，I∶E<0.3。

(二)高频喷射通气(HFJV)

通过电磁阀控制喷射的频率，由工作压和喷嘴的大小决定喷射气量和流速，喷嘴于气管插管接头之连接不能封闭，以便于高速喷射气流将导管周围的空气带入气道。喷射的频率范围为100～400次/分，常用频率为100～200次/分。

(三)高频振荡通气(HFOV)

由活塞泵或其他方法而产生高频振荡波，使气道内气柱出现相应运动，从而起到促进通气的作用。频率可高达500～3000次/分，但HFOV的最佳频率有人认为为600～900次/分。

其他通气方式，如分隔肺通气(DLV，ILV)是指双腔气管插管后两侧肺分别进行通气的方法。双肺可分别进行不同方式的通气，主要适用于一侧肺实变，另一侧肺正常的病人。气道压力释放通气(APPV)是指在吸气期气道压力逐渐上升至预调值并维持气道内正压，短时间内释放压力到较低水平的一种通气方式。叹息呼吸(sigh)是在机械通气过程中，每隔一定的时间由呼吸机提供一个1～2倍潮气量的深吸气，可手控或自动产生。当呼吸机自动叹息时，常为每100次呼吸叹息一次。对于长期施行机械通气的病人，通过有规则的深吸气，能使肺泡定时膨胀，改善气体的交换，防止肺不张的发生。

图103-1～图103-10为各种通气方式的压力、流速曲线。

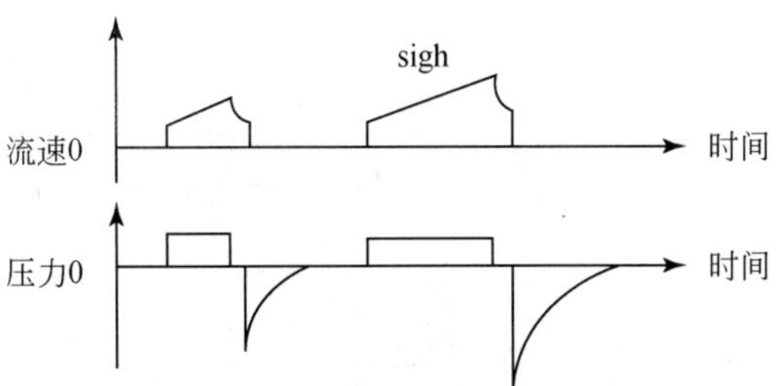

图 103-1　容量控制及 sigh 的压力、流速曲线

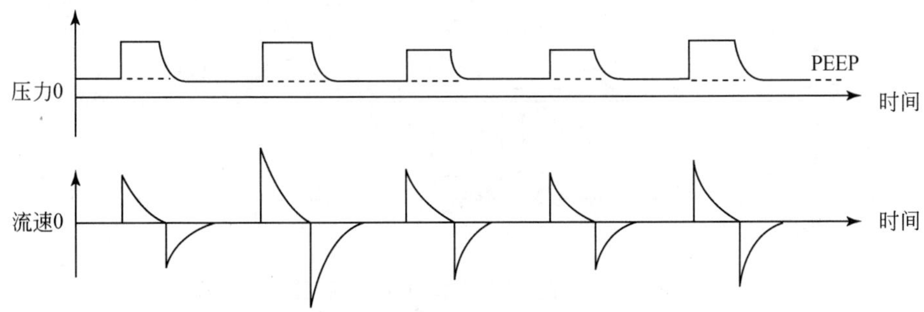

图 103-2　PRVC 的压力、流速曲线

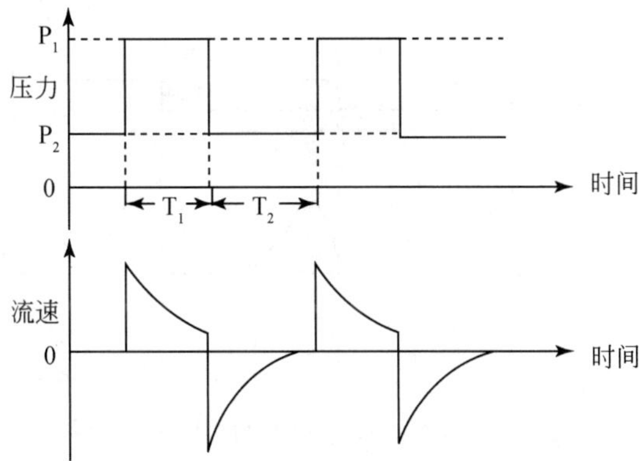

图 103-3　BiPAP 的压力、流速曲线

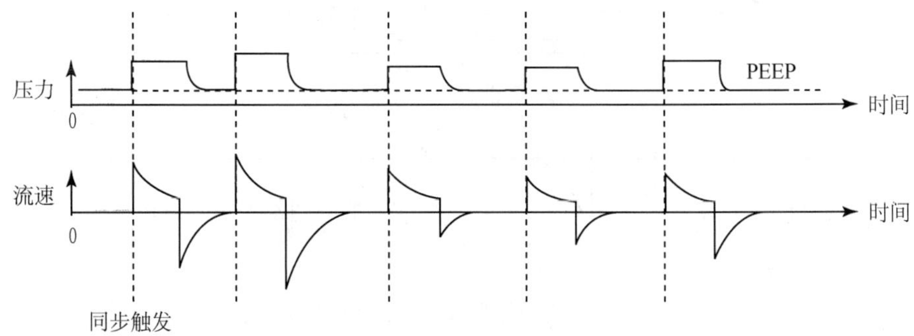

图 103-4　容量支持通气的压力、流速曲线

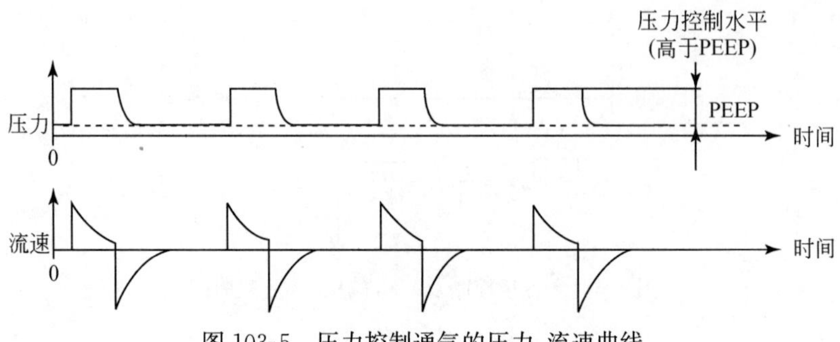

图 103-5　压力控制通气的压力、流速曲线

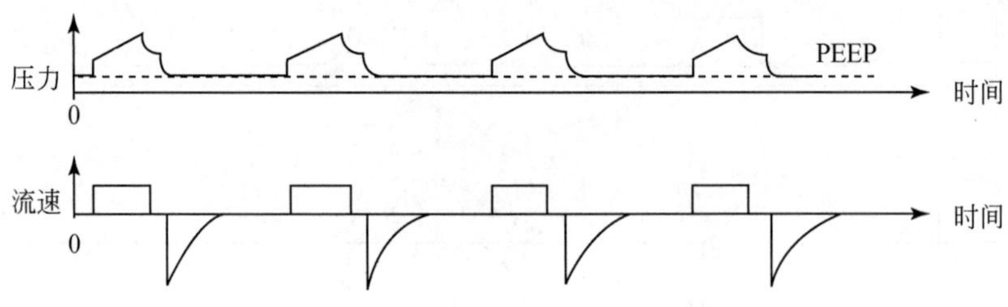

图 103-6　容量控制通气的压力、流速曲线

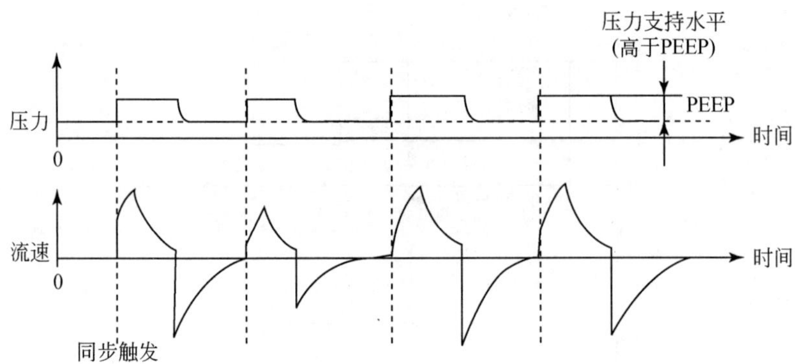

图 103-7　压力支持通气/cPAP 的压力、流速曲线

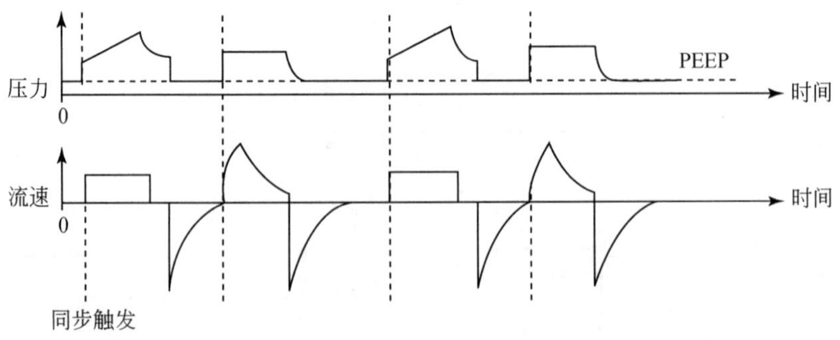

图 103-8　SIMV(容量控制)及压力支持的压力、流速曲线

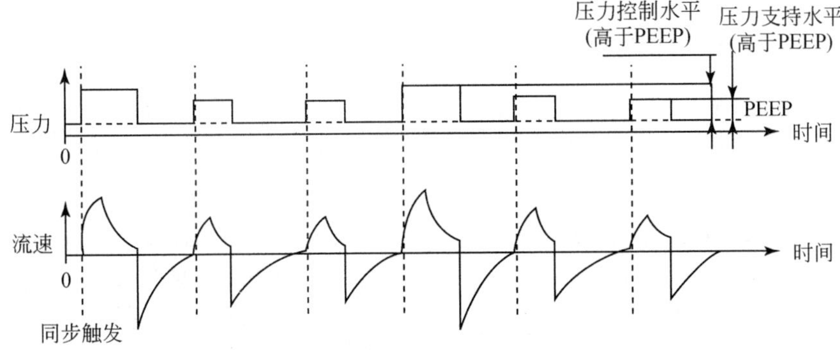

图 103-9　SIMV(压力控制)及压力支持的压力、流速曲线

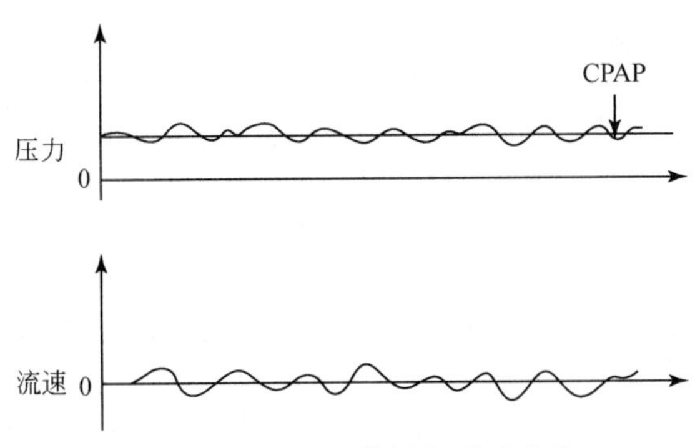

图 103-10　cPAP 的压力、流速曲线

第二节　机械通气的适应证、禁忌证及常见的并发症

一、应用机械通气的呼吸生理指标

临床上,凡达到下列呼吸生理指标任何一项的所有的病人,都需施行机械通气。

(1)自主呼吸频率>35 次/分或<正常的 1/3 者。

(2)自主呼吸的潮气量<正常的 1/3 者。

(3)肺活量<10～15ml/kg 者。

(4)自主呼吸状态下,动脉血气分析结果,PaO_2 < 8.0kPa(60mmHg),$PaCO_2$ > 8.0kPa(60mmHg)且有继续升高趋势者。

(5)最大吸气负压不能达到－1.96kPa(－20cmH_2O)者。

(6)生理无效腔/潮气量>0.6 者。

结合每个病人的原发病,症状、体征等具体情况,对于使用机械通气指征的掌握宜宽不宜严,可进行机械通气,也可不进行时应及时决定应用之,以免延误治疗时机。

二、应用机械通气的具体适应证

进行机械通气的主要目的是为了维持有效的气体交换,改善氧合,保证适当的通气量,减少呼吸肌做功,便于某些疾病的治疗等。因此,机械通气适用于以下几种情况。

(1)麻醉和手术中可进行辅助或控制呼吸。

(2)外科疾病及手术后呼吸支持

1)严重的胸部外伤、多发性肋骨骨折、膈肌破裂,以及颅脑、腹部等多发性创伤引起的呼吸功能不全。

2)体外循环心内直视手术及危重急症手术后。

3)重症肌无力施行胸腺手术后发生呼吸困难和缺氧等危象。

4)全肺切除及较大创伤性手术后呼吸功能不全。

5)全身麻醉后呼吸功能尚未完全恢复。

(3)需要施行机械通气进行治疗的疾病。

1)ARDS。

2)新生儿肺透明膜病。

3)心力衰竭、肺水肿、肺高压、肺炎、肺栓塞、肺不张等。

4)慢性肺部疾病,如支气管哮喘、肺气肿等。

5)神经肌肉疾病及中枢神经功能障碍。

6)心肺复苏后的呼吸支持。

(4)需要预防性应用机械通气的疾病。

1)血流动力学状态不稳定。

2)全身衰竭,恶病质,严重营养不良病人术后初期。

3)反流误吸危险性高的病人。

三、应用机械通气的禁忌证

严格来说,应用机械通气没有绝对的禁忌证。凡是出现呼吸衰竭,呼吸生理指标达到上述任何一项的病人都应进行机械通气。但对于一些特殊的疾病,采用机械通气或某些特殊的通气方式时,会给病人带来不利影响。

(1)未经闭式胸腔引流后的张力性气胸病人,应用机械通气会加重气胸的程度。

(2)血容量不足的休克病人,应用机械通气,尤其是采用 PEEP 时,将会导致严重的低血压,应在补充血容量的同时使用机械通气。

(3)伴有肺大疱的呼吸衰竭病人,应用机械通气可能会引起肺大疱破裂,产生自发性张力气胸的危险,应慎重使用,避免应用 PEEP。

(4)大咯血或严重误吸引起的窒息性呼吸衰竭,应用机械通气可能会将血块、误吸物压入小支气管而发生肺不张,应在尽快吸出血块或误吸物后再进行通气。

(5)心肌梗死并发呼吸衰竭时,由于机械通气能增加心脏负担,减少心排血量,使血压下降,应用机械通气时应尽可能选择对循环系统影响最小的通气方式,同时要严密监测血流动力学变化。

(6)对机械通气缺乏了解,呼吸机的使用缺乏经验者,盲目、轻易使用会产生严重的后果,也应列为禁忌。

四、应用机械通气常见的并发症

机械通气当中出现的并发症,多因对呼吸参数的调节不当,或呼吸机发生故障和护理不当所致,常见的并发症如下:

1. 通气不足及通气过度 通气不足主要是由于设置的通气量不够,气管插管的套囊或管道漏气,明显的人机对抗,气道阻塞等原因所引起,通气过度则主要因控制或辅助呼吸时通气量过大所致。

2. 气压伤 表现为纵隔气肿、气胸、皮下气肿、空气栓塞等。主要因为气道压过高或通气量过大所致。在患有肺气肿、肺大疱、支气管哮喘、支气管扩张的病人更易出现。

3. 心血管系统的并发症 正压通气使胸腔内压力升高,静脉回心血量及心排血量减少,血压下降,尤其是使用 PEEP 或病人的心血管功能减退,血容量不足时更易发生。

4. 肺不张 通气不足,导管插入过深,肺部感染或痰块阻塞,长期使用固定的潮气量进行通气而没有加用叹息呼吸等都是引起肺不张的常见原因。

5. 上消化道出血 主要原因包括呼吸衰竭时应激反应,正压通气影响静脉回流使胃肠道黏膜充血,或病人原有胃炎、胃溃疡。因此,凡进行机械通气的病人,应在早期给予抗酸性药物如西咪替丁等静脉滴注处理,以预防消化道出血的发生。

6. 肺部感染 是机械通气过程中最常发生的并发症,也是加重病情,导致病人最终死亡的原因之一。因此,对于长期施行机械通气的病人,应采取积极的防治措施,如预防性抗生素的使用,严格的无菌操作,定期的呼吸机管道消毒,室内空气消毒,防止交叉感染,注意呼吸道的雾化和湿化,使用一次性吸痰管等。一旦发生肺部感染,应进行痰培养和药敏试验,以便选择有效的抗生素。

7. 其他 如胃肠胀气、颅内压升高、高浓度氧对肺的损害等。

第三节　呼吸机参数的调节

一、吸入气氧浓度(FiO_2)

可调节的范围为 21%～100%。通常使用的 FiO_2 为 40%～60%。调节的原则是以最低的 FiO_2 来达到理想的 PaO_2[8.0～12.0kPa(60～90mmHg)]。最初使用机械通气时，严重的急性缺氧，心肺复苏最初阶段，可在短时间内吸入 100%的氧，以后根据动脉血气分析结果逐步将 FiO_2 调节至满意的程度。在进行气道吸引或冲洗治疗前后，可吸入 100%的氧进行短暂通气，以预防治疗时发生低氧血症。一般吸入纯氧的时间不宜超过 6 小时，否则会发生氧中毒，导致肺充血，水肿，肺泡内出血，纤维蛋白和透明膜形成，以及纤维性变和肺泡细胞增生，反而影响气体交换。

二、分钟通气量、潮气量

正确调节通气量是保证有效机械通气的基本条件。每分通气量＝呼吸频率×潮气量。成人每分通气量可按体重(kg)×100ml 计算，儿童为 120～130ml/kg，婴儿为 130～150ml/kg。成人潮气量可按 7～12ml/kg 计算。

三、呼吸频率

成人呼吸频率一般控制在 8～20 次/分。最常采用的呼吸频率为 10～16 次/分。年龄越小则通气频率越快，儿童的呼吸频率可设于 20～30 次/分，婴幼儿可设于30～40 次/分。

在呼吸机的临床使用中，通气量的最终选择应根据动脉血气分析结果随时进行调整，通气量与呼吸频率之间要依不同的呼吸生理特点进行合理搭配，如成人采用较大的潮气量和较慢的呼吸频率搭配就具有一定的优点：①易于控制微弱的自主呼吸，减轻人机对抗；②呼气时间相对延长，CO_2 易于排出，也有利于静脉回流；③呼吸周期延长，送气流速减慢，气流阻力降低，有利于气体的均匀分布，易于肺泡扩张，降低肺不张的发生率，同时使通气/血流比值得以改善。但潮气量过大时，气道压较高，对血流动力学影响大，而且易致气道漏气和气压伤。当病人的气道阻力较大，气道压较高时，可通过增快呼吸频率减少潮气量，保持分钟通气量不变来降低气道压，以减少气压伤的发生和减轻正压通气对血流动力学的影响。

四、吸/呼比值(I∶E)

可调范围一般为 1∶1～1∶(3～4)，有的呼吸机 I∶E 的范围为 6∶1～1∶6，具有反比呼吸功能。有的呼吸机 I∶E 固定在1∶2，也有些呼吸机的 I∶E 是通过调节潮气量、呼吸频率和峰流量来共同决定的，通常使用的 I∶E 为 1∶1.5～1∶2，或直接设于 1∶2，对于慢性阻塞性肺部疾病及高碳酸血症的病人，呼气时间可适当延长，I∶E 可调到 1∶(2.5～4)，以利于 CO_2 排出，对于限制性呼吸功能障碍及碱中毒的病人，I∶E 可调至 1∶1。

五、通气压力

对于定压型呼吸机来说，通气压力设置的高低直接决定通气量的大小，通常可设定在 0.98～1.96kPa(10～20cmH_2O)，但应经常监测病人的潮气量。

六、加温湿化器

一般设于 32～35℃，不宜超过 40℃。

第四节　施行机械通气的几个具体问题

一、使用前对呼吸机须进行全面、系统、细致的检查

重点注意以下几个问题。

(1)气源是否充足，接头是否合适，回路是否漏气。

(2)根据病人的具体情况，确定控制呼吸或辅助呼吸以及机械通气的方式。

(3)采用模拟肺对各项呼吸参数进行预调，注意送气压力，呼吸频率，吸/呼比值及潮气量是否准确、合理。

(4)湿化设备是否完善，雾化性能如何。

(5)同步性能是否灵敏。

(6)报警界限的设定是否合理,报警是否准确。

二、气道的建立

建立通畅的气道,是进行机械通气的先决条件,虽然在一些情况下采用紧闭面罩、喉罩、食管阻塞通气管也能达到与呼吸机连接的目的,但弊大于利,目前以经口或经鼻气管内插管或气管切开建立人工气道最为常用。

短期或危急情况下进行机械通气时,应首选经口气管内插管。因为气管插管简便迅速,采用的导管管腔相对较大,吸痰容易,气道阻力小,呼吸机治疗效果好,但常影响病人的进食,清醒的病人不易长时间耐受,需用较大剂量的镇静药,容易损伤咽喉部,口腔护理不方便等。所以凡长期进行机械通气时,或口腔插管留置时间超过 3 天以上者,应改用经鼻腔气管插管或气管切开插管。目前所采用的高容量、低压套囊塑料气管导管,可保留鼻插管 2 周至 1 个月或更长。经鼻腔气管插管的优点是病人易耐受,导管易固定不易脱出,便于口腔护理,发生咽喉部损伤的可能性较经口插管少。但经鼻插管时易发生鼻出血或鼻骨骨折,且由于导管管腔相对较小,不易吸痰,气道阻力较大,当分泌物多时易引起导管阻塞,应注意经常吸痰,气道冲洗和加强护理。气管切开的优点是死腔量明显减小,气道阻力小,便于清除气管、支气管内的分泌物,病人可以进饮进食,容易耐受,不需使用较多的镇静药物等,最大的缺点是增加了感染的机会,并需要进行特殊护理。

三、气道冲洗

在机械通气过程中,经常进行气道吸引是防止发生气道堵塞的方法之一,但当加温湿化效果不佳或痰液黏稠时,稠厚的分泌物或血块可能会黏着于气管、支气管的表面或气管导管的内壁,引起气道狭窄,气道压升高,甚至气道堵塞,此时可采用生理盐水内加入抗生素、激素、糜蛋白酶或小剂量肝素等配制成复合液,每次 5～10ml 注入气道进行冲洗,但要注意在冲洗前后需吸入一段时间 100%的 O_2,注入气道后 5 分钟左右再将冲洗液连同痂皮、血块吸引干净,吸引的时间不宜太长,经过反复多次的冲洗吸引后,气道压力和阻力即可降低,病人的通气和氧合情况就可得到改善。

四、自主呼吸与机械通气相互对抗的处理

对自主呼吸完全消失或很微弱的病人进行控制呼吸多无困难,但当病人的自主呼吸较强进行辅助呼吸时,常常会发生人机对抗,反而会影响通气的效果,加重缺氧和二氧化碳的潴留,因此,应及时找出人机对抗的原因,采取适当的处理措施,以确保呼吸机治疗的效果。

(1)神志清醒的病人,在使用呼吸机之前应详细向病人说明呼吸机治疗的目的、意义、方法与具体要求,以取得病人密切合作。

(2)选择不易发生人机对抗的通气方式,如 SIMV、SIMV+PSV、CPAP、BIPAP、VSV 等。

(3)选用同步性能好的呼吸机,如流量触发比压力触发灵敏度高,不易发生人机对抗。

(4)将呼吸机的频率调到与病人自主呼吸合拍,适应后再逐渐将呼吸频率调到正常范围,或者先采用慢频率(3～5 次/分),低潮气量(5～6ml/kg)辅助呼吸,随着病人的适应,逐渐增加到正常的参数。

(5)用手法过度通气,将 CO_2 分压降低,使自主呼吸变弱,然后再接上呼吸机,并保持合适的潮气量。

(6)对于严重的人机对抗,应注意是否有张力性气胸、大片肺不张、肺部感染等合并症,并应及时处理。

(7)应用镇静、镇痛及肌松药,其中镇静药以地西泮和咪达唑仑为首选,镇痛药以吗啡和芬太尼为首选。新型的静脉麻醉药丙泊酚(propofol)具有镇静和记忆消失作用,可应用于人机对抗时,一般以 1.5～2.0mg/kg 诱导,以 25～75μg/(kg · min)持续静脉滴注维持,并根据病人的反应随时调整给药速度。丙泊酚注射速度过快有抑制心血管的作用,应引起注意。肌松药一般多选择非去极化肌松药如泮

库溴铵、维库溴铵、阿曲库铵等。

第五节　呼吸机的撤离

一、撤离呼吸机的指征

1. 撤离呼吸机的基本指征　①病人全身情况好转和稳定，感染控制，呼吸功能明显改善；②病人神志清楚，安静而无汗；③循环功能平稳，末梢红润；④血气分析在一段时间内保持稳定；⑤水、电解质和酸碱平衡失调得到纠正；⑥肾功能基本恢复正常。

2. 撤离呼吸机的呼吸生理指标　①自主呼吸频率＜25 次/分；②用力吸气负压＞－1.96kPa（$-20cmH_2O$）；③自主潮气量＞5ml/kg，深吸气量＞10ml/kg；④肺活量＞10～15ml/kg；⑤ FiO_2＜40％时，PaO_2＞8.0kPa（60mmHg），$PaCO_2$＜6.67kPa（50mmHg）；⑥无效腔/潮气量＜0.6。

二、撤离呼吸机的方法

常用的撤离呼吸机的方法有以下几种。

1. 直接撤机　对于短期内进行机械通气，如全麻及术后呼吸支持的病人，可直接撤离呼吸机，让病人自主呼吸。待达到拔管的指征后拔除气管内导管，必要时继续用面罩或鼻导管吸氧。

2. 间断 T 形管吸氧撤机　当病人的自主呼吸良好，有撤机指征时，间断断离呼吸机，用 T 形管接于气管导管进行供氧，或者直接采用细塑料吸氧导管插入气管导管内 5～10cm 吸氧。断离呼吸机的时间应根据病人的具体情况和血气分析结果而定，并应逐步延长撤机时间，直到最后完全撤机。

3. 采用呼吸机所提供的辅助通气方式过渡撤机　如 SIMV、PSV、CPAP、SIMV＋PSV、VSV、MMV 等，其中当使用 SIMV 过渡撤机时，应随着自主呼吸的逐步改善，逐渐减少 SIMV 的频率，若减至 2～3 次/分，动脉血气分析仍能保持正常水平时即可停用呼吸机，改用 T 形管或鼻导管吸氧。当采用 PSV 撤机时，应随潮气量的增加，逐步减少 PSV 压力水平直至完全取消，改用 SIMV 2～5 次/分，维持一定的时间，最后再改用 T 形管或气管导管内吸氧。BIPAP 通气提供了从完全机械通气到单纯自主呼吸的广泛范围，从上机到撤机的整个治疗过程，可以使撤机更为灵活，时间明显缩短。

4. 人工手法辅助撤机　对于呼吸机结构简单，性能不够完善，不具备上述辅助通气方式的基层单位而言可采用呼吸囊手法辅助，以利于呼吸机的撤离。

三、撤离呼吸机时应注意的问题

撤离呼吸机失败的主要原因包括：病人的心理因素，疾病尚未完全恢复，仓促撤机，正在使用镇痛、镇静药物等。因此，在撤离呼吸机时务必注意以下事项。

(1)呼吸、循环等功能必须具备上述撤机条件。

(2)应事先做好病人的思想工作，力争病人的积极配合。

(3)在镇痛、镇静和肌松药作用完全消失后方可撤机。

(4)撤机应在上午人多时，严密观察和监测下进行，一旦病情加重，应立即恢复机械通气。

(5)长期使用机械通气的病人，撤离前应耐心训练呼吸肌的功能，加强营养和全身支持疗法，可以缩短机械通气的时间，便于撤机。

(6)撤机后应继续吸氧。

（赵斌江）

参考文献

董声焕．1992. 呼吸衰竭基础与临床．北京：人民军医出版社

范从源，郑方．1996. 麻醉物理学．上海：上海科学技术文献出版社

杭燕南．1994. 当代麻醉与复苏．上海：上海科学技术出版社

盛卓人．1996. 实用临床麻醉学．第 3 版．沈阳：辽宁科学技术出版社

王保国．1994. 实用呼吸机治疗学．北京：人民卫生出版社

第104章 输血及血浆代用品

第一节 血液保护

一、血液保护与安全用血

血液保护(blood conservation)就是保护血液,防止其丢失、破坏和传染,并且有计划和科学地用好这一天然资源(红色资源)。血液保护的目的是少出血、少输血、不输血,自体输血和成分输血,科学用血和循证输血(evidence-based transfusion medicine),使输血工作从粗放型走向集约型,由开放型走向限制型,防止输血的不良反应。把血液当做一个组织系统加以保护(红色保护),并与心肌保护、脑保护、肺保护和肾保护并列为五大保护,是当今医务工作者包括麻醉、外科和输血科医师的重大责任。

血液保护不仅仅是为了节约用血。血液保护不反对输血,但输血必须安全合理。2002年世界卫生日的主题是“血液安全从我做起”,并提出三大战略:①从低危献血者中采血;②严格筛查血液;③临床合理用血。前两项主要是卫生主管部门和中心血站的工作,后一项是我们临床医生的责任。

血液保护与安全用血是一个钱币的两面,血液保护首先要为病人做些事情(first do something),采取综合的血液保护措施,而安全用血则是不要做有害病人的事情(first do no harm),减少不必要的输血。血液保护好了,输血就会减少。因此血液保护与安全用血是一个系统工程,它包括:无偿献血/全民教育,血液检测/疾病传播,输血指征/限制性输血,容量治疗/血液稀释,自体输血/血液回收,微创外科/控制性降压,造血药/止血药,去白细胞血/血制品,血浆代用品/胶体液,血液代用品/血液消毒等十个方面。

二、无偿献血与全民教育

无偿献血是血液保护的基石,更是防止血液传播性疾病的根本保证。1998年我国颁布了献血法,使我国从有偿献血、义务献血迈入无偿献血、自愿无偿献血的先进行列,实现了13亿人口无偿献血的世纪跨越,血液质量明显提高,用血安全有了基本保障,目前全世界有54个国家达到100%的无偿献血。我们不仅严厉打击非法采血行为,而且在人民群众中开展了输血风险教育。由于输血仍然具有风险,术前仍需病人签输血同意书,告知输血可能带来的危害和并发症,从而提高医护人员和病人的警惕。过去医学教育只讲如何输血,现在我们要讲如何不输和少输,讲输血的替代方法,使临床输血逐渐实现科学化、成分化。

但是,由于我国器官移植和老年肿瘤手术

的增多，心血管手术已上升至每年 13 万例。全年用血量正以 10%～20%增长，采血量已由《献血法》实施前 800 吨上升至 2009 年的 3600 吨。2010 年北京市年用血量已上升至 142 吨，预计五年后将超过 200 吨。许多城市仍不时出现季节性“血荒”或个别血型的短缺，如何应对大自然灾害和突发事件，也是对我们的较大挑战，因此减少不必要输血，防止血资源浪费，也是血液保护的重要责任。

NATA（Network for Advancement of Transfusion Alternatives）是推进输血替代方法推广的国际网络，它吸引献身于血液保护的麻醉、外科和血库工作者参加。2011 年 7 月中华医学会麻醉学分会输血与血液保护学组成立，他们定期召开血液保护的经验交流会，与 NATA 的职能相似，为中国安全合理用血写下新篇章。

三、血液检测/疾病传播

血液传播病原体已知的有 10 种，新发现的也有 10 种（表 104-1）。目前同种输血危险已明显下降，据报道 HIV 和 HCV 按每单位血感染率已降至 1：2000000U，但 HBV 感染率为 1：200000U。HBV 仍是我国输血性疾病的主要危险，因为我国是肝炎大国，HBV 感染率达 10%。HCV90%经输血传播，会给病人肝脏带来严重危害，增加肝硬化和肝癌发病率。HIV 在我国感染率占采供血 5.5%，是传播艾滋病的第二途径，中国有同性恋 3000 万人，其中女性 1000 万，男性同性恋及男性双性恋感染 HIV 几率是总人群 50 倍，2008 年我国经输血传播三例 HIV 都来自男性同性恋。因此供血者 HBV、HCV、HIV 及梅毒仍是供血和受血者的必检项目。

表 104-1　输血传播的病原体

已知的	新发现的
（1）细菌	（1）戊肝病毒（HEV）
（2）梅毒螺旋体	（2）庚肝病毒（HFV）
（3）疟原虫	（3）微小 B19 病毒（Parvo B19）
（4）乙肝病毒（HBV）	（4）人疱疹病毒（HHV）
（5）丙肝病毒（HCV）	（5）TT 病毒（TTV）
（6）人类免疫缺陷病毒（HIV）	（6）变异型克雅病（vCJD，又称疯牛病）
（7）人类嗜淋巴病毒（HTLV）	（7）西尼罗河病毒（WNV）
（8）丁肝病毒（HDV）	（8）南美洲锥虫病（Chagas）
（9）甲肝病毒（HAV）	（9）巴贝虫病（Babesiosis）
（10）巨细胞病毒（CMV）	（10）利什曼病（Leishmaniasis）

由于病毒核酸试验（NAT）的开展，应用核酸扩增技术（PCR）可使 HBV 窗口期自 56 天缩短至 33 天，HCV 自 82 天缩短至 20 天，HIV 自 22 天缩短至 11 天，但由于窗口期的存在，病毒基因变异，献血员中无血清转化现象（无抗体产生）以及实验室误差等，输血安全仍不能放松警惕。尽管 HBV、HCV 和 HIV 的感染率有所下降，但新出现的感染病原体如 WNV、vCJD、锥虫病和利什曼病等也令人担忧，目前对其尚无常规检测方法。

由于悬浮红细胞，新鲜冰冻血浆（FFP）和单人份浓缩血小板属于中度感染危险血制品，多人份浓缩血小板、冷沉淀和纤维蛋白原属高度感染危险血制品，政府应加大县以上中心血站投入，更新检测设备，采用 NAT 技术严格筛查血液，加大血液采集、加工和储存管理力度，防止输血传播性疾病。

第二节　输血指征

一、血红蛋白输血指征

血红蛋白输血指征（Hb-based transfusion trigger）是血液保护和合理用血的核心。1996 年美国麻醉医师协会（ASA）在输血指南中提出，红细胞（RBC）输血指征为 Hb<60g/L，很少超过 Hb<100g/L。十年后，2006 年 ASA 再次修订指南，更明确支持 Hb<60g/L 为输血指征。2007 年美国胸外科医师协会和心血管

麻醉医师协会联合发布心外科围手术期输血和血液保护指南，再次明确公布 ASA 成人 RBC 输血指南(表 104-2)。这充分说明对体外循环的心脏手术病人其输血指南并未放宽。

2000 年我国卫生部正式颁布《临床输血技术规范》，这是我国临床的第一部输血法规，其中明确规定了手术及创伤输血指南(表 104-3)。

由于病人在手术室/ICU 处于麻醉或麻醉恢复期，有气管插管或喉罩纯氧通气，氧供充分，氧耗减少，但回到病房后已完全清醒，脱离了纯氧，氧耗也明显增加，因此在手术室/ICU 对 Hb 要求可以比病房低 10g/L 左右，回到病房应相应提高。但无论何种病情基于 Hb 输血指征都不应超过 100g/L(表 104-4)。

表 104-2 ASA 成人红细胞输血指南

- 体外循环病人 Hb≤60g/L 要输血
- Hb≤70g/L，年龄>65 岁和长期患心血管病或肺疾病病人应当输血
- Hb 介于 70～100g/L 病情稳定病人输血的好处尚不清楚
- 急性失血>1500ml 或失血量>30%病人建议输血
- 快速失血未立即控制者应当输血

表 104-3 我国手术及创伤红细胞输血指南

• Hb>100g/L	不必输血
• Hb<70g/L	应考虑输入浓缩红细胞
• Hb 70～100g/L	根据患者代偿能力、一般情况和病情决定
• 急性大出血(出血量>自身血容量 30%)可输入安全用血	

表 104-4 手术室/ICU 与病房 Hb 的输血指征

病人	手术室/ICU	病房
全部病人	60～70g/L	70～80g/L
>80 岁	70～80g/L	80～90g/L
严重冠心病	80g/L	80～90g/L
充血性心衰	80g/L	80～90g/L
脑血管疾病	80g/L	80～90g/L
SaO_2<90%	80～90g/L	90g/L

二、生理学输血指征

应用单一 Hb 输血指征的主要缺陷是没有考虑到病人重要生理学和外科手术对机体的影响。为了使输血更加个体化，因而提出生理学输血指征(physiological transfusion trigger)，见表 104-5。

生理学输血指征还包括 VO_2(氧耗量)下降>10%，O_2ER(氧提取率)上升>50%以及 PvO_2(混合静脉氧分压)下降<32mmHg 等。有人建议用生理学输血指征取代 Hb 输血指征，但作者以为如果只有生理学输血指征，则输血量就会扩大化，如果只有 Hb 输血指征，则输血又会缺少个体化，因此应以 Hb 输血指征为基础，再结合病人生理及手术对组织氧合的影响，进行综合判断，作出 RBC 的输血决策(图

104-1)。

三、血红蛋白/血细胞比容(Hb/Hct)监测

Hb/Hct 是输血指征的"眼睛"。为了在手术室和 ICU 更好执行 RBC 输血指征,减少不必要输血,及时掌握病人氧供情况,应配备床旁 Hb/Hct 监测仪,通过监测作出输血决策。麻醉医师掌握着病人生命体征,应该是术中输血重要决策者,当手术麻醉医师与外科医师发生输血分歧时,应根据 Hb/Hct 监测结果进行讨论。

表 104-5　生理学输血指征

- 相对心动过速
  心率>120%~130%基础值
  心率>110~130 次/分
- 相对低血压
  平均动脉压<70%~80%基础值
  平均动脉压<60(50)mmHg
  平均动脉压<70~80mmHg(冠心病、脑血管病、高血压)
- ST 段改变
  ST 段下降>0.1mV, ST 段抬高>0.2 mV
- 食管超声心动图
  出现新的室壁运动异常

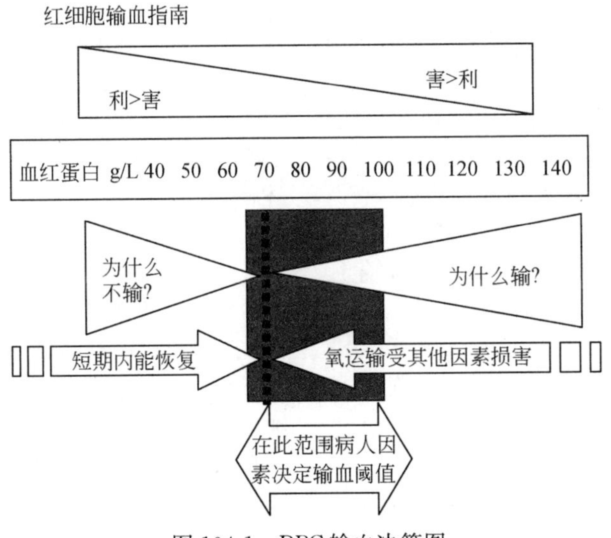

图 104-1　RBC 输血决策图

1. Masimo Radical 脉搏血氧仪　此仪器无创/连续/即刻监测到病人的 Hb(SpHb)和脉搏氧饱和度(SpO_2),迅速发现急性或慢性贫血,早期发现隐蔽出血和有效处理 RBC 输血。同时还能监测到碳氧血红蛋白(SpCO)和还原血红蛋白(SpMet)。

此仪器还能通过体积描记(Pleth)波形变化,监测血流灌注指数(PI)和 Pleth 变异指数(PVI),自动评估对液体治疗的反应(图 104-2)。

2. 血气分析仪　此仪器可直接快速检测动脉血或静脉血的 Hb/Hct、PaO_2(SaO_2)、PvO_2(SvO_2)、pH 值以及乳酸盐和电解质等,全面分析病人氧合代谢情况。

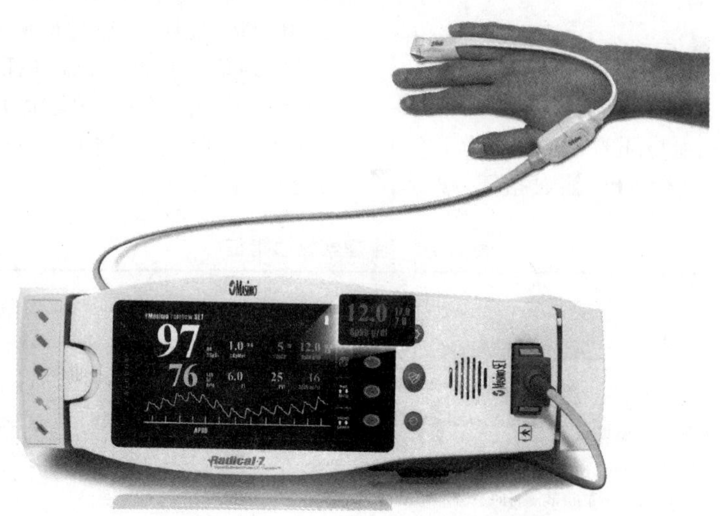

图 104-2 Masimo Radical 脉搏血氧仪

第三节 去白细胞输血

白细胞是亲病毒细胞，是 HIV、CMV 和 HILV 的媒介物。1998 年英国担心变异型克雅病(vCJD)传播，采取去白细胞输血的预防措施，并于 1999 年在全国执行。之后我国已逐步推广去白细胞(Leukocyte depletion)。去白细胞血的意义在于：①避免白细胞携带 HIV、CMV 和 HTLV 传染；②有效预防非溶血性输血发热反应；③降低全身炎症反应综合征(SIRS)和多器官功能障碍综合征(MODS)危险性；④不增加组胺、白介素-1β(IL-1β)和白介素-8(IL-8)浓度；⑤预防人体白细胞抗原(HLA)同种异体免疫反应；⑥防止输血相关性移植物抗宿主病(TA-GVHD)。

一、血液储存的损伤

储存血(库血)随着储存时间延长，质量都会有不同程度下降，不仅红细胞膜受损变硬，RBC 存活数减少 30%，RBC、2,3-DPG 下降，对氧运输和释放不利，而且会产生溶血和不可逆细胞损伤，如胆红素，乳酸脱氢酶(LDH)，血清铁升高、钾含量升高等。游离铁可引发自由基，加重病理改变。

大量输注库存血(与储血期长短有关)，是 ARDS 和 MODS 的危险因素。血液储存中可发生细胞因子积聚，导致非溶血性发热反应，出现发热反应、低血压、潮红，并诱发中性粒细胞增多症。由于血管活性物质(组胺、激肽)释放，可引起低血压和血压不稳。储存血会产生微聚物，由于凝血因子激活和消耗，可导致弥散性血管内凝血(DIC)和静脉血栓栓塞(VTE)。储存前去白细胞可最大限度减少上述情况发生。

二、白细胞引起的免疫反应

受血者暴露于人体白细胞抗原(HLA)时可能产生 HLA 抗体，导致某些输血反应及血小板输注无效。因为输入含白细胞 HLA 抗原血液，能激活受血者效应细胞或细胞产生抗体，引起某些严重的输血反应，而血制品中抗体(有时是细胞)，也可以直接和受血者体内相关抗原起反应而引起输血反应。

1. 非溶血性发热性输血反应(NHFTR) NHFTR 常发生于 HLA 抗体受血者，HLA 抗体能与血制品中白细胞起反应，但最近发现，输入血中所含的细胞因子：IL-1β、TNF-α、IL-6、IL-8 也可能引起 NHFTR。

2. 输血相关性急性肺损伤(TRALI) 急性肺损伤(acute lung injury，ALI)是一种综合征，其特点是低氧血症，肺僵硬和肺浸润等。

其定义为急性发作，$PaO_2/FiO_2 \leqslant 300mmHg$，胸片有肺浸润，以及肺动脉楔压≤18mmHg或无左心房压升高。ARDS是ALI最严重的形式，其定义为，$PaO_2/FiO_2 \leqslant 200mmHg$。

输血相关性急性肺损伤（transfusion-related ALI，TRALI）是威胁生命的输血并发症，死亡率达5%～25%。假如病人在输血6小时内或输血中，或输血后1～2小时即出现呼吸浅快、短促、呼吸费力及发绀等，听诊双肺呼吸音低且出现中小啰音，可伴随发热和低血压。实验室检查有明显低氧血症，$PaO_2/FiO_2 \leqslant 300mmHg$，同时有中性粒细胞增多症。胸片证实有肺水肿，双侧呈弥漫性、绒毛状浸润，但心功能正常。TRALI与ARDS完全相似，是输血制品导致的ALI，其肺功能因输血而明显变坏，这种恶化代表TRALI。TRALI与ARDS/ALI的重叠和影响因素不会妨碍对其诊断。

TRALI的发病机制是供血者血中含有白细胞抗体（如抗HLA-1、抗HLA-2），它们与受血者白细胞起反应并激活补体，激活中性粒细胞黏附和肺内聚集，导致内皮损伤和毛细血管渗漏，产生ALI。大量输血，体外循环心脏手术和血液病因输血和化疗，都是发生TRALI危险因素。但也有5%～10%病例是由受者白细胞抗体与供者起反应的结果。白细胞抗体属于IgM或IgG类，输入多人份混合浓缩血小板时，不同供血者之间抗原抗体反应也可引起TRALI。

据报道，继续使用全血的国家，TRALI发生率高于单用红细胞，而输用新鲜冰冻血浆（FFP）发生率又高于红细胞，尤其是输用经产妇的FFP。TRALI不仅与输入白细胞量有关，而且与输入速度也有一定关系。由于重症病人常输用FFP，更易发生TRALI。

3. 输血相关性移植物抗宿主病（TA-GVHD） TA-GVHD是一种罕见但严重致命的反应，发生率0.01%～0.1%，病死率达84%～100%。它主要发生在免疫力低下病人，因为输了含白细胞血液后，由于血制品中存在具有免疫活性的T淋巴细胞，这些细胞在受血者体内植活，并能识别受血者细胞上的HLA抗原，从而诱发GVHD。

4. 抑制免疫功能增加感染机会 输入血液中白细胞可抑制受血者免疫功能，增加医院内感染并导致器官衰竭和死亡。新生儿免疫系统尚未成熟，更易受输入白细胞影响。研究表明，存储前去除白细胞能改善早产儿临床转归。

总之，血液储存会使存活红细胞质量下降，还可能因储存引起“毒性作用”，使未去白细胞的红细胞在7～10天后发生明显改变。白细胞是血液储存损伤主要原因，广泛应用储存前去白细胞能有效减少输血不良反应，每单位血中白细胞阈值$<5\times10^6$，可预防潜伏的HIV感染、TA-GVHD、HLA同种免疫、去白细胞相关病毒传播、血小板输注无效，以及输血相关免疫抑制等。白细胞阈值$<5\times10^8$，可预防非溶血性发热反应和细菌污染性输血反应。

红细胞储存日期近年来也引起人们关注，由于衰老红细胞含有更多促炎介质，红细胞中ATP下降，输注后存活率低，存活时间短，易产生溶血，游离Hb与一氧化氮（NO）结合使血管收缩。储存红细胞变性能力低，会损害微循环和氧利用，加之衰老红细胞2，3-DPG下降，氧离曲线左移。故红细胞储存最好不超过14天。

第四节 血浆代用品

一、容量治疗新观点

容量治疗又叫液体治疗或液体复苏，它是血液保护第一道防线。手术和创伤失血处理首先是补充血容量，而不是急于输血，因为补足容量的病人，能够耐受一定程度贫血（Hb≥70g/L），当失血量达到20%～30%时，一般只需输入血浆代用品和晶体液，失血40%时需补充红细胞。树立容量第一的观点是减少输血的指导思想之一，麻醉后预扩容已成为中等以上手术替代输血的重要措施。

1988年Shoemaker最先提出了目标导向

液体治疗(goal-directed fluid therapy),随着胶体液发展,进而又发展为目标导向胶体液治疗方案(goal-directed colloid fluid regimen)。液体治疗重心从晶体液向胶体液转移。由于晶体液不含大分子,单输晶体液会使胶体渗透压下降,使晶体液从血管内向间质扩散。输用0.9%生理盐水或平衡液500ml,血管内仅扩容107ml,需要4倍晶体液才能达到胶体液治疗效果,而且易导致组织水肿,因此容量治疗应以胶体液为主,晶体液为辅,胶晶联合,先胶后晶,即容量治疗新观点。

早在1999年Haljamae针对围手术期容量治疗目的进行分析,其中输注胶体液占六项:①维持正常血容量和血流动力学稳定;②促进微循环血流;③维持足够血浆渗透压;④保证组织细胞氧运输(+红细胞);⑤防止自由基导致细胞再灌注损伤;⑥防止、延缓凝血系统激活及创伤导致血液高凝状态。输注晶体液占3项:①提供每日基础液体需要量;②补充间质和细胞内液丢失量;③促进利尿保护肾功能。因此胶晶输注比为6/3,即2∶1,胶体液在胶晶联合输注中已成为主流。

二、血液稀释生理学基础

在麻醉下实施正常容量血液稀释(麻醉后预扩容或早期填充)应以胶体液为主,胶体液是血液稀释首选液体,因为它扩容效果好,持续时间长,能保持血流动力学稳定,增加组织氧合,使术中血管内细胞成分丢失相对或绝对减少,不仅使“纯血”丢失减少,而且也使输血减少,是较理想的血液稀释液。

20世纪60年代一般认为失血就会引起贫血,而贫血就应按正常值纠正。至70年代,Messmer等提出了完全不同理论,他们认为等容血液稀释有若干良好代偿机制:①增加心排血量(CO)和心脏指数(CI);②降低血液黏稠度,增加组织灌注和氧合;③氧离曲线右移,使血红蛋白与氧亲和力下降,P_{50}(血氧饱和度为50%的氧分压)增加;④使静脉氧饱和度(SvO_2)下降,组织可以从微循环中提取更多氧;⑤活化微循环,使组织氧供(DO_2)不变或增加。在血液稀释过程中,只要血压和心率稳定,即使Hct降至20%,动脉氧含量(CaO_2)下降,仍能保证组织氧合(图104-3)。

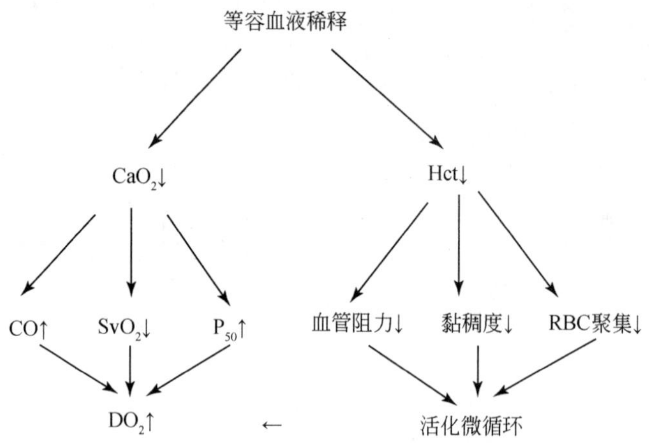

图104-3 血液稀释对氧运输的影响

三、血浆代用品

理想血浆代用品不仅仅是扩容,除扩容外还具备以下条件:①无毒性、无抗原性、无致热原及无致癌、致畸和致突变副作用,无致疯牛病(克雅病)和阿尔茨海默病作用;②输入血管后能存留适当时间,对血容量能产生有效稀释和替代作用,半衰期较长;③与血浆有相似渗透压、电解质、黏稠度和pH值;④对凝血因子和血小板无不良影响,不影响凝血功能,可减少失血;⑤能改善微循环和组织氧合能力,减轻内皮肿胀;⑥抑制炎症反应,降低内皮激活和黏附分子释放；⑦可防止毛细血管渗漏和组织水肿；⑧可用于婴幼儿和老年病人；⑨不影响血型和血液交叉配型；⑩理化性质稳定，可长期保存，无过敏和类过敏反应等。

常用血浆代用品有两种人工胶体：明胶类和羟乙基淀粉类，现分述如下。

1. 明胶代血浆 明胶（gelatins）是一种蛋白质，自 20 世纪 50 年代改进工艺之后，明胶代血浆便受到重视。明胶是从精制的牛皮、牛骨、肌腱中的胶原，经水解后提取的多肽产物，它含有大量羟脯氨酸。根据工艺不同，目前有两种明胶代血浆可供临床使用，即 4%琥珀明胶（佳乐施）和 3.5%尿联明胶（菲克雪浓）。琥珀明胶中胶原蛋白，经 160°高温和强酸强碱处理，再经琥珀酰化学修饰加载大量负电荷，其负电荷与毛细血管内皮细胞的负电荷相互排斥，增加了空间结构和扩容效果，延长了在血管内持续时间。避免了肾脏将小分子的佳乐施迅速排除，它既拥有大分子胶体扩容效果，又避免体内组织蓄积，其平均分子量在 30000～35000，扩容效应达 70%，扩容时间为 2～4 小时。

佳乐施分子量小，90%通过肾脏排泄，5%通过粪便，未排除部分通过蛋白质水解破坏，不会造成肾脏堵塞和蓄积，即使肾脏衰竭也不会蓄积。佳乐施对凝血因子和血小板功能，对止血、凝血和血液配型均无影响。它没有药物原因的剂量限制，在少数抢救病例中，24 小时给予 10～15L 未发现剂量相关副作用，在网状内皮系统滞留时间为 24～48 小时。佳乐施具有毛细血管堵漏作用，可用于感染患者和伴发多器官功能不全风险的病人。

佳乐施属于牛制品，其过敏反应率为 0.345%。

2. 羟乙基淀粉 羟乙基淀粉（hydroxyethyl starches）由蜡质玉米或马铃薯提取的支链淀粉合成，并在碱性催化剂作用下通过烯氧键进行羟乙基化或羟乙基取代，使葡萄糖亚单位与羟乙基基团相连接，这种连接增加了淀粉在水中溶解度，同时也不同程度抑制淀粉酶对淀粉破坏速度，延长在血管内停留时间。羟乙基化程度用克分子取代级（MS）表示。如 MS＝0.7，说明每 10 个葡萄糖亚单位上有 7 个羟乙基基团，用这个水平取代淀粉叫七聚淀粉，其他尚有六聚淀粉（MS＝0.6）、五聚淀粉（MS＝0.5）和四聚淀粉（MS＝0.4）。

羟乙基淀粉的方式也明显影响药动学性质。葡萄糖亚单位羟乙基化是按碳原子 C_2/C_6 占优势多少界定的，在 C_2 原子上羟乙基基团比 C_6 上的羟乙基基团更能阻止 α-淀粉酶接近，因此 C_2/C_6 比值越大，降解就越缓慢。MS 和 C_2/C_6 比值主要影响羟乙基淀粉代谢和排泄，而决定扩容效果主要靠平均分子量（MW），较大分子保留时间相对较长，扩容效力强，低于肾阈的小分子（45～60kD）则迅速从尿排除。

羟乙基淀粉（HES）产品只用 MW 和 MS 表示，如第二代五聚淀粉贺斯用 HES200/0.5 表示，第三代四聚淀粉万汶用 HES130/0.4 表示，现将万汶与贺斯理化性质比较如表 104-6。

表 104-6 万汶与贺斯理化性质的比较

	万汶（HES130/0.4）	贺斯（HES200/0.5）
浓度	6%万汶＋0.9%氯化钠	6%贺斯＋0.9%氯化钠
平均分子量	130000D	200000D
最低分子量	15000D	13000D
最高分子量	380000D	780000D
取代级（MS）	0.38～0.45	0.43～0.55
C2：C6	＞8：1(9/1)	＜8：1(6/1)
水结合力	21ml/g	＞21ml/g
扩容效力	4～6 小时	4～8 小时
胶体渗透压	36mmHg	68/36mmHg
理论渗透浓度	308mmol/L	308mmol/L
pH	4.0～5.0	3.5～6.0

尽管第三代万汶比第二代贺斯，其 MW 下降了 70000D，MS 下降仅 0.1，但其生化和药代动力学已发生较大差异，MS 变小对凝血系统和肾功能有较好影响。万汶不仅显著提高了安全性，而且扩容效果下降有限。万汶克服了贺斯缺点，使 HES 在升级换代中发挥了新优势，不仅可与明胶媲美，而且成为较理想血浆代用品，现介绍如下。

(1)万汶突破了贺斯剂量限制：贺斯推荐剂量不超过 33ml/kg，主要是担心对凝血和肾功能不利影响。据 Kasper 等研究，在冠状动脉搭桥手术时可大量输用万汶，其推荐剂量为 50ml/kg，且不增加失血和输血量。Waitininger 等研究每天给健康志愿者输注 10%万汶 500ml，连续 10 天，结果 10 天后万汶肾排除率与第一天相同，而且不在血浆中积蓄。

(2)万汶对凝血无不良影响：据 Stogermnller 等报道，贺斯减少血小板受体 GPⅡ/Ⅲa 表达，降低血栓弹力图(TEG)最大振幅(MA)，并延长血小板分析仪终止时间。尽管它不影响 GPⅡb 和 P-选择素的表达，但仍有抗凝作用。但 Woessner 等最近报道，大量输注万汶后，血小板、PT、APTT、Ⅷ:C 及 vWF 等凝血参数均在正常范围内。因为万汶清除动力学优越，组织蓄积少，长时间使用不会造成凝血功能损害。

据 Jungheinrich 等研究，万汶能使敏感的凝血指标如Ⅷ因子和 vWF 在术后 5 小时更快恢复至基线水平，因而使围手术期失血量及输血量减少，其原因可能是万汶体内分子量较低以及肾脏排除较快。据 Boldt 报道，腹部大手术中输用万汶(2430±310)ml，与输用明胶(2830±350)ml 相比，到术后第一天清晨为止，两组的凝血检测包括改良的 TEG 均未发现止血功能受损。

(3)万汶对肾功能无影响：输用贺斯主要顾虑是对肾功能的影响，尤其是有中到高度肾功能不全病人，用量一般不超过 500ml。但万汶对肾功能影响很小，对肾功能不全者与用明胶类一样安全。Boldt 等研究了万汶与明胶对老年心脏手术病人肾功能影响，结果显示老年人输注万汶后肾功能没有变化，两组术后肌酐清除率也没有明显差异，但明胶组需要量高于万汶组。Jungheinrich 等研究发现，只要有尿，万汶峰浓度和半衰期不受肾功能影响，即使严重肾损伤肌酐清除率＜50ml/min 的病人，也可安全使用万汶，不会造成体内蓄积。

(4)万汶有很好的抗炎堵漏作用：微血管系统是炎症反应主战场，内皮细胞在调节炎症反应中起主导作用。万汶改善微循环和器官功能，对内皮细胞具有直接和特殊药物效应。万汶对创伤和严重感染者，都能增加心脏指数，增加氧供和氧耗，与白蛋白相比有统计学意义。万汶与贺斯一样，其分子大小和形状，可以堵塞和防治毛细血管渗漏综合征(CLS)，对微循环有保护作用。据徐建国等研究，在生物化学方面万汶能抑制炎性介质表达，减少白细胞与内皮细胞相互作用，防止中性粒细胞黏附。Lang 等研究发现，万汶组细胞因子 IL-6、IL-8 及血浆可溶性黏附因子 SICAM-1 浓度，均显著低于乳酸林格液组，其根基在于改善微循环，减少内皮激活和损伤。

(5)万汶可安全用于婴幼儿：婴幼儿及儿童选择何种胶体液是人们普遍关心的问题。Lochbuhler 等在 82 例小于 24 个月龄婴幼儿的研究证实，万汶与白蛋白一样安全而且对凝血无不良影响。2004 年 1 月欧洲已正式批准万汶在儿童中应用。

2007 年 12 月美国 FDA 已批准万汶在美国上市。美国和中国都批准用于儿童，是目前唯一可用于两岁以下儿童的人工胶体。

(6)万汶(HES130/0.4)与文诺方汀(HES130/0.42)不同：万汶来自于蜡质玉米，其支链淀粉含量达 100%，碱性磷酸基团含量为 7ppm，淀粉颗粒大小 6～25μm。文诺方汀来源于马铃薯，其支链淀粉含量为 75%，扩容效力和扩容时间较万汶略差，由于碱性磷酸基团含量高达 875ppm，会影响血液凝固和肝代谢，对凝血功能的影响与贺斯(HES200/0.5)相同，禁忌用于肝功能损伤患者。由于其淀粉颗粒大为 25～100μm，易导致抗原性、致敏性和炎性反应，因此万汶优于文诺方汀。

万汶和文诺方汀基础溶液(载液)均为生理盐水，最近这两种羟乙基淀粉又各自推出载液为平衡液的 Volulyte 和 Tetraspan，目的是避免大容量输注万汶或文诺方汀引起的氯负荷和高氯血症，减少炎症反应和内皮激活，但无论载液是生理盐水或平衡液，其安全转归似乎无显著差别，因一般大容量输注很少超过 2L。

(邓硕曾)

参考文献

邓硕曾，刘进．2009. 我国血液保护的世纪跨越与差距．中华医学杂志，87:1297

邓硕曾，秦莉．2005. 输血相关性急性肺损伤．中国输血杂志，18:254

邓硕曾，宋海波，刘进．2006. 循证输血和输血指南．中国输血杂志，19:263

邓硕曾，宋海波，刘进．2007. 容量治疗是节约用血的第一道防线．临床麻醉学杂志，23:519

邓硕曾，叶菱，刘进．2009. 输血指征与容量治疗．临床麻醉学杂志，87:1297

邓硕曾．1999. 麻醉医师应站在血液保护的第一线．临床麻醉学杂志，15:18

邓硕曾．2000. 重视危重患者的输血指征．临床麻醉学杂志，16:239

邓硕曾．2001. 新世纪血液保护的展望．临床麻醉学杂志，17:351

邓硕曾．2005. 血液制品的安全性与合理利用．药物不良反应杂志，7:111

邓硕曾．2007. 去白细胞的临床意义和应用//黄长顺，曹伟，陈骏萍主编．围手术期血液保护．杭州：浙江大学出版社，352

ASA Task Force. 2006. Practice guidelines for perioperative blood transfusion and adjuvant therapies: an update report by the American Society of Anesthesiologists Task Force on perioperative blood transfusion and adjuvant therapies. Anesthesiology, 105:198

Hebert PC, Well G, Blaychman MA, et al. 1999. A multi-center, randomized, controlled clinical trial of transfusion requirements in critical care. N Engl J Med, 340:409

Isbister JP. 2002. Decision masking in perioperative transfusion. Transfusion and Apheresis Science, 27;19

Spahn DR, Madjdpour C. 2006. Physiological transfusion trigger: do we have to use (our) brain? Anesthesiology, 104:905

Spahn DR. 2004. Strategies for transfusion therapy. Best Pract Res Clin Anesth, 18:661

STS Task Force and SCA Task Force. 2007. Perioperative blood transfusion and blood conservation in cardiac surgery: the STS and SCA clinical practice guideline. Ann Thorac Surgery, 83:S27

Warner MA. 2009. Hydroxyethyl starches. Anesthesiology, 111:187

第 105 章　氧疗及高压氧治疗

缺氧是指机体氧合不足，其原因有低氧血症，氧运输不良，贫血以及组织氧利用异常等。目前对低氧血症的监测方法有脉搏血氧饱和度监测(SpO_2)、经皮氧测定和动脉血气分析等，以上方法能够了解血中氧含量，但不能反映组织供氧充分与否，要了解这方面情况，还要有混合静脉血氧饱和度测定(SvO_2)，然后计算出动－静脉血氧含量差(CaO_2-CvO_2)和氧摄取量或氧耗量(VO_2)。

第一节　与氧疗有关的生理学上的问题

一、氧饱和度(SO_2)及氧分压(PO_2)

血红蛋白与氧结合是可逆的，SO_2是氧合血红蛋白(HbO_2)量除以总的血红蛋白量，其中包括 HbO_2和还原血红蛋白(Hb)。SO_2与PO_2是两种不同的概念，二者呈"S"形曲线(氧离曲线)的关系(图 105-1)。当 PO_2 在 90mmHg 时，SO_2 为 97%，PO_2 下降至 60mmHg 时，SO_2可降至 92%，前者下降 33%，而后者仅下降 5%。其临床意义是：当动脉 PO_2(PaO_2)下降时，可以保护动脉侧 SO_2(SaO_2)不会发生大幅度的改变。PCO_2升高或 pH 下降，血红蛋白对氧亲和力降低，曲线右移；反之，曲线左移。静脉血 PO_2(PvO_2)约为 40mmHg，毛细血管 SO_2为 75%，当 PvO_2有少许改变，SO_2可有大幅度改变，此与动脉侧截然不同。氧离曲线还与温度、红细胞二磷酸甘油含量(2,3-DPG)、血红蛋白结构和功能的变异等有关。

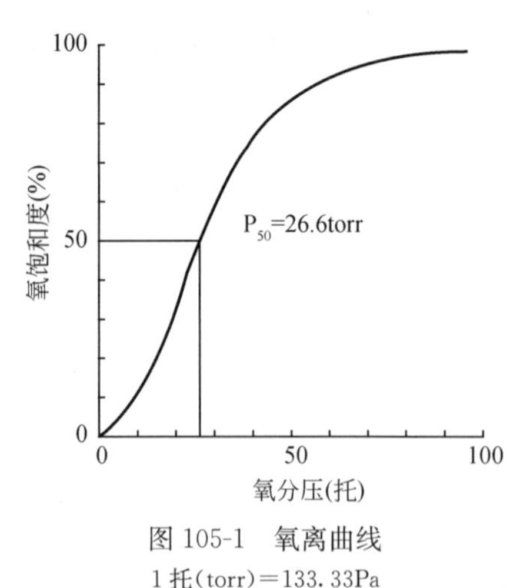

图 105-1　氧离曲线

1 托(torr)＝133.33Pa

PO_2是指氧在各种条件下氧的分压，可有吸入气氧分压(P_IO_2)、肺泡气氧分压(P_AO_2)、PaO_2及 PvO_2等。由于有解剖死腔量的存在，

P_IO_2与P_AO_2间常有一差值。氧通过肺泡进入血液与动脉血氧合，其中物理溶解的氧量是与其溶解度与肺泡内分压相平衡，从理论上来说，PaO_2与P_AO_2应该基本相同，而实际上二者之间常有差值($P_{A-a}DO_2$)，PaO_2常略低于P_AO_2，这与动-静脉分流(Q_s/Q_t)和肺泡膜的特性等有关。

二、氧含量(CaO_2)

氧含量实际包括溶解的及与血红蛋白相结合的氧量。氧溶解系数为 0.0031，100ml 血液溶解氧量为 0.3ml，每克血红蛋白可与 1.38ml 氧相结合(当 100%饱和时)，故与血红蛋白相结合氧可以血红蛋白量乘 1.38 再乘饱和度。正常人血红蛋白 150g/L(15mg/dl)，SaO_2 97%，血红蛋白结合氧量为 20.1ml，故 100ml 血中氧含量为 20.4ml。

低氧(hypoxia)是氧供与氧耗不平衡，细胞代谢处于乏氧状态，比低氧血症(anoxemia，hypoxaemia)有更广泛的含义。组织细胞氧合不足也可能PaO_2正常，相反PaO_2虽有下降，细胞仍可进行有氧代谢而无缺氧表现。

HbO_2呈鲜红色，Hb 略呈蓝色。发绀决定于 Hb 在毛细血管的绝对浓度，只要 Hb 浓度达 5g%以上，就可出现发绀。因此，血红蛋白低于 5g%的病人无发绀倾向。当皮肤血流速度减慢或停滞时，也可使局部 Hb 浓度达到发绀程度。某些药物的作用或中毒致亚铁血红蛋白氧化成正铁血红蛋白(MetHb)，也可出现发绀，因为 MetHb 也呈蓝色。一氧化碳中毒时碳氧血红蛋白(COHb)增高，HbO_2减少，PaO_2下降，而 COHb 本身呈鲜红色，故皮肤、黏膜并无发绀现象，而实际上已存在有严重低氧。

三、氧运输(DO_2)

组织的氧需由心脏输出，每分钟运输到组织中氧量即氧释出量，可以心排血量(CO)乘CaO_2计算，一般为 1000ml 左右。氧运输量决定于两个因素，氧含量和心排血量，因为CaO_2的变化不可能太大，而心泵功能有很大代偿潜力，换句话说，影响氧运输量的主要因素是 CO。

四、氧耗量(VO_2)

氧耗量即机体每分钟所消耗的氧量，可从心脏运输到组织的动脉血氧含量减去从组织回到心脏的静脉血氧含量来计算。其公式如下：

VO_2＝动脉血氧运输量－静脉血氧运输量

$=10\times CO\times CaO_2-10\times CO\times CvO_2$

$=10\times CO\times(CaO_2-CvO_2)$

$=10\times CO\times\{(Hb\times1.38\times SaO_2)-(Hb\times1.38\times SvO_2)\}$

$=CO\times Hb\times1.38\times(SaO_2-SvO_2)$

例：正常情况　$VO_2=5\times15\times13.8\times(0.97-0.75)=228$ ml/min

由于溶解氧含量很少，故式中不予计算。

影响VO_2的因素有三个：血红蛋白、SaO_2及 CO，而机体的代偿机制有两个步骤，第一增加 CO，正常人在活动增加时 CO 可以增加三倍以上。第二从毛细血管中摄取更多的氧，使SvO_2下降，正常的SvO_2为 75%，SaO_2为 97%，动静脉血氧饱和度差为 22%，正常人运动时SvO_2可降至 31%，动静脉氧饱和度差可从 22%增加到 66%，也增加三倍。因此，机体对VO_2最大代偿能力如下：

$VO_2=5\times15\times13.8\times(0.97-0.31)=2049$ ml/min

休克时：$VO_2=1.6\times13.8\times(0.97-0.31)=218$ ml/min

贫血：$VO_2=15\times1.6\times13.8\times(0.97-0.31)=218$ ml/min

低氧血症：$VO_2=15\times15\times13.8\times(0.38-0.31)=217$ ml/min

正常情况，机体的氧耗量与氧需量是相等的，在休克后期，心泵功能都有所下降，就要以SvO_2降低来代偿，以保证组织不缺氧。当机体氧需量与氧释放系统不平衡时，亦即氧耗量低于氧需量即可导致乳酸酸中毒，如果不纠正，预后欠佳。

血红蛋白下降也是影响 VO_2 的一个因素。贫血患者常是以增加心排血量来代偿，实践证明，当血红蛋白由 150g/L 下降到 16g/L，CO 达到最大代偿，SvO_2 降低至最低限度，VO_2 仍可保持正常，所以临床上贫血病人，当血红蛋白降低至 40～60g/L(4～6g/dl)时，并无乳酸酸中毒的并发症，机体都能获得良好代偿。

当 SaO_2 从 97％下降至 38％，只要心泵功能良好，VO_2 仍可经过代偿而维持正常。在慢性肺部疾患中 PaO_2 降至 35mmHg，SaO_2 65％～76％，也可能不发生乳酸酸中毒。然而当心泵功能不能代偿时，问题就比较严重。

动脉血经过毛细血管后氧被组织所摄取，然后回复至静脉血，因此动脉血与静脉血之间可有一差值，即动脉-静脉氧分压差($Pa\text{-}vO_2$)，也就是机体的实际氧耗量。各种组织间的氧耗量并不是相同的，所以 PvO_2 必须采用混合静脉血的氧分压。$Pa\text{-}vO_2$ 是随氧耗量改变而改变，在平静的情况下，氧耗量是相对稳定的，$Pa\text{-}vO_2$ 通常在 40～50mmHg，或 5～6 vol％。

第二节 氧 治 疗

氧治疗(氧疗)主要是通过提高吸入氧浓度(FiO_2)来提高组织细胞可利用的氧浓度，达到预防低氧血症所致的各种并发症，但并不能解除低氧血症的原因，因此绝不能代替低氧血症病因的治疗。

一、氧疗的适应证

理论上说，凡存在低氧血症便有氧疗指征，但实际应用时有其一定的适应证。当 PaO_2 降至 60mmHg，氧离曲线正常，血红蛋白可达到 90％的饱和，组织氧供下降甚少，病人常可耐受而不需氧疗。当 PaO_2 低于 60mmHg 时，组织氧供大为减少，才应积极氧疗，使病人 PaO_2 能维持在 70～90mmHg。

对无明显肺功能障碍病人，氧疗中吸氧浓度并无顾虑，然而在一些呼吸功能受限，特别是慢性肺部疾患病人，由于 $PaCO_2$ 过高，呼吸由低氧所代偿，一旦高浓度吸氧后，低氧状态可能获得改善，而呼吸中枢失去低氧的刺激，呼吸立即受到抑制，故对这类病人应采用有控制的给氧。在氧疗时还应根据病人的反应作出给氧方法上的更改。

(一)急性肺部感染

氧疗能增加氧透过肺泡膜的能力，弥补因感染而减小的肺泡有效面积。

(二)急性肺水肿

肺水肿时不仅增加了氧弥散距离，而且毛细血管壁通透性增加，大量液体渗出毛细血管，常可形成恶性循环。

(三)脑外伤

尤其是严重脑外伤病人，颅内氧饱和度可减少 34％～44％，颅内压升高以后，循环更加迟滞，缺氧加重。同时还常伴有体温升高或休克，机体氧耗量增加，有时呼吸中枢也可能受到严重抑制，急需氧疗或机械通气。

(四)胸部外伤

这类病人受疼痛的影响而不能做深呼吸，或因肺挫伤、肺充血水肿等，气体交换障碍，氧疗有利于防治低氧血症。若肺泡或胸膜有破裂，在行加压吸氧或机械通气时，应注意给氧的压力，防止发生张力性气胸。

(五)急性心肌梗死或循环衰竭

保持良好的氧合是抢救的必要措施，可给予较高浓度的氧吸入。

(六)手术后

特别是年老、心肺功能欠佳及肥胖病人，术后呼吸循环功能尚未稳定，肌松药、麻醉药或麻醉性镇痛药作用尚未完全消失，手术切口疼痛或躯干包扎过紧，术后镇痛药逾量等，是术后低氧血症的常见原因，术后最好能早期吸氧。

(七)慢性肺部疾患

这类病人常有通气功能异常，$PaCO_2$ 升高，

呼吸中枢对 CO_2 的敏感性降低，呼吸主要依靠缺氧兴奋来维持，在氧疗过程中可能会发生渐进性通气量不足，一般以控制性氧疗为好。

(八)其他

甲状腺功能亢进、高热等基础代谢增加的病人，氧耗量增高。利用氧吸入将药物带入呼吸道以治疗某些呼吸道疾患亦是氧疗的适应证之一。有人用氧疗对肠梗阻、纵隔气肿及脑室空气造影作气体置换治疗，即吸氧后可以将这些腔内空气中的氮气替换出来，然后氧又可被机体所吸收，减少腔内压力。

二、氧疗的方法

(一)非控制性氧疗

非控制性氧疗是临床上常用的吸氧方法，适用于无通气障碍、吸入氧浓度不需严格控制的病人。

1. 鼻导管法　用一细的橡胶或塑料导管经鼻腔置入口咽部供氧。导管置入的深度相当于病人耳垂至鼻翼的距离，置管后令病人张口检查，导管末端应位于腭垂的后方。导管末端宜有数个小孔以减少气流阻力和病人不适，现已有专用导管供应。若病人呼吸道有暂不能移除的梗阻物，鼻部有急性感染不宜使用本法。鼻导管应每 8 小时取出洗净消毒再用。

眼镜架式给氧法是鼻导管法的变型，是以塑料管成形为眼镜架式，架上的两导管末端的两个小嘴可插入鼻腔，通过此导管输入氧，对于清醒病人，是较舒适而易于被接受的方法。另一方法是利用鼻塞给氧，即于导管末端接一类似听诊器耳塞形状的鼻塞，将其塞入鼻腔给氧。

鼻导管法给氧是利用病人的鼻咽腔作为氧的储备腔，容积约 150ml，基本固定不变，所以 FiO_2 主要随吸入氧流量的变化而变化。一般来说，氧流量每增加 1L，FiO_2 大约增加 4%，常用流量为每分钟 2～3L，FiO_2 在 30% 以下(表 105-1)。若氧流量大于每分钟 3L，病人常感到不适而难以接受。

表 105-1　鼻导管吸氧时吸入气氧浓度

氧流量(L/min)	吸入气中氧浓度(FiO_2%)
1	24
2	28
3	32
4	36
5	40
6	44

2. 面罩法　该法无鼻导管法对病人鼻咽部的刺激，较大流量时病人亦不会感到不适，可用于需要较高浓度的氧治疗。面罩法增加了功能性机械死腔量，在防漏的条件下，每分钟给氧必须在 5L 以上，否则呼出气体便聚积在面罩内而被重复吸入，导致 CO_2 蓄积。氧流量 5～6L/min 时，FiO_2 大约为 40%，氧流量每增加 1L，FiO_2 大约增加 10%，但氧流量超过 8L/min 时，由于储备腔未变，FiO_2 增加很少。若需使 FiO_2 超过 60%，必须增加氧的储备腔，即在面罩后接一储气囊，应用时应将面罩系紧，并保持储气囊内有适当的氧使囊充盈。储气囊上端的两侧有两个圆形的橡胶海绵体，呼气时 CO_2 由此逸出，应用时应随时检查这两个海绵体是否干燥，因为呼出的水蒸气可以使它潮湿，阻碍 CO_2 的排出。该法的优点是能以少量的氧而获得高浓度的氧吸入。

(二)控制性氧疗

有些患有慢性肺部疾病、呼吸衰竭的病人，呼吸中枢对 CO_2 的改变已不敏感，若无控制地吸入高浓度氧，低氧血症虽可暂时缓解，但通气量会进一步降低。对这类病人进行氧疗，必须将氧浓度控制在一定范围内。

1. 氧帐法　将病人置于含有一定氧浓度的帐篷内，其优点是病人较为舒适，对于氧的流量、二氧化碳的排出及帐内的温度、湿度等能有较好的控制。但氧帐法必须有较精密的换气和降温装置，必须给予高流量的氧气才能提高帐内氧浓度，成本较高，现已少用。

2. 富氧高气量(high air flow with enrichment, HAFOE)法　需有特制的面罩，按

通气原理，氧以喷射状进入面罩，空气通过文丘里原理，从面罩侧面开口处或喷射器开口处进入，随着氧流量增加，进入空气量也相应增加，可以调节空气卷入口大小而保持吸入气中的氧浓度(图105-2)。常用的通气面罩总流量为40L/min，氧浓度为24%的面罩，氧流量为2L/min，进入的氧气/空气比例为1∶20，氧浓度为28%的面罩，氧流量为4L/min，进入的氧气/空气比例为1∶10。由于气流量大，不断冲洗面罩以排出CO_2，保证每次呼吸周期吸入的都是新鲜混合气体。由于气流量大，面罩放置位置也不那么严格，面部不断有冷空气吹拂，病人也会感到舒适。

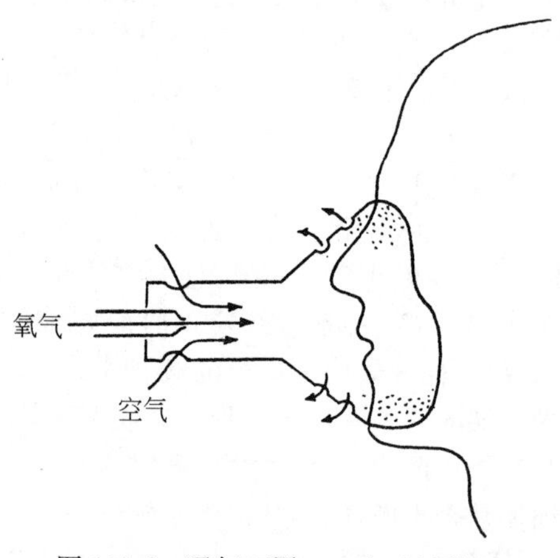

图105-2 通气面罩——文丘里装置

一般认为，SaO_2在40%以下是危险水平，而在70%是最低安全水平，SaO_2 40%～70%处于氧离曲线的陡直部，只要将PaO_2从25mmHg提高到40mmHg，即提高15mmHg，就能使SaO_2增加30%而到达70%。据研究，增加F_AO_2 2%，便能提高PaO_2，而要提高FiO_2 4%，才能使F_AO_2增加2%，所以控制性氧疗的FiO_2多从24%开始。如果希望再提高一些FiO_2，而保持$PaCO_2$上升的幅度不超过20mmHg，增加FiO_2 7%即近于此要求(表105-2)。

表105-2 面罩吸氧时吸入气氧浓度

氧流量(L/min)	吸入气中氧浓度(FiO_2%)
面罩吸氧	
5～6	40
6～7	50
7～8	60
加气囊面罩	
6	60
7	70
8	80
9	90
10	99

(三)机械通气

详见第103章相关内容介绍

三、氧疗的并发症

(一)二氧化碳蓄积

如前所述，某些慢性肺部疾患、呼吸衰竭病人，一旦吸入高浓度氧，低氧血症虽可暂时缓解，但通气量会进一步低落，$PaCO_2$进一步上升，甚至有CO_2麻醉的危险。当然，这类病人并不是氧疗的禁忌证，只是吸氧浓度应予控制。

(二)吸收性肺不张

呼吸道不完全阻塞病人，如慢性支气管、肺部疾患或急性呼吸衰竭病人，吸氧后，在V/Q低落的肺泡内，大部分氮被吸入的氧所替代，由于肺泡内氧迅速弥散至循环，肺循环吸收氧的速度超过吸入氧进入肺泡的速度，而致呼吸道部分阻塞的肺泡萎陷形成不张。吸收性肺不张与FiO_2有关，即FiO_2越高，肺不张发生率越高，所以，FiO_2应尽可能不要超过60%，鼓励咳痰亦是预防措施之一。

(三)氧中毒

虽然氧是机体代谢中的必需物质，但在高浓度氧的暴露因其可产生不良反应而受到了限制，早在1878年Paul Bert已知影响这些不良反应是与氧分压及其暴露时间有密切相关(图105-3)。这种不良反应称为氧中毒，其中主要包括有呼吸系统、中枢神经系统以及视觉系统的一些病理生理反应。1968 年 Haugard 从生物化学角度提出氧中毒的机制，1978 年开始对氧中毒的肺改变作出了许多研究，对氧中毒有了更深入的了解。

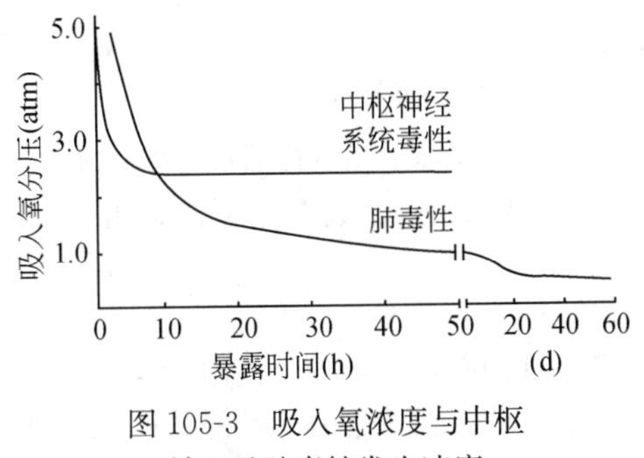

图 105-3　吸入氧浓度与中枢神经及肺毒性发生速度

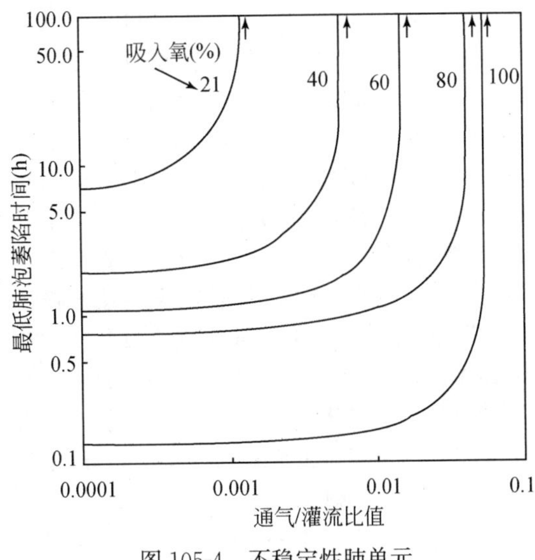

图 105-4　不稳定性肺单元萎陷与氧浓度的关系

1. 氧中毒的病理生理

(1)氧中毒引起的肺损害在病理上的改变并无特异性，可有“急性呼吸窘迫综合征”或“休克肺”的病理改变。肺损害的特点是呼吸系统受高浓度氧的刺激性反应和肺毛细血管充血，肺泡膜增厚，间质和肺泡内水肿，肺不张，毛细血管退性变，最后肺泡内出血。

动物实验和临床研究发现，在高氧分压下首先可有肺或部分肺的萎陷，主要原因是肺泡内的氧是可被吸收的，当肺泡内氧吸收后缺乏其他惰性气体对肺泡的支撑，可造成功能残气量(FRC)的下降，长时间后肺的交换面积缩小而发生一系列的改变。有临床报道，在肺正常的条件下，这些影响是短暂的、可逆的，但是当病人患有肺部慢性疾病时 FRC 的下降比较明显，产生的后果也比较严重。在高氧分压下，血红蛋白都已氧合，其缓冲作用下降，CO_2 携带能力减少，可产生高碳酸血症，特别在慢性阻塞性肺疾病中尤为明显。另外，肺通气/灌流(V/Q)的失调也是导致肺功能低下的重要因素，在高氧分压下肺动脉收缩，部分血液转向低氧分压的气泡，分流量(Q_s/Q_t)加大，即所谓“高氧血症性分流”。Q_s/Q_t 达到临界值的因素有：年龄、氧分压、暴露时间与原有疾病等(图 105-4)。总的来说，肺部的改变主要是动脉血氧分压而不是吸入氧浓度引起的。

动物实验表明，急性肺损害在细胞形态学上主要有一阶段性变化过程，即早期的渗出以及晚期继发的增生变化。在渗出期主要有肺泡Ⅰ型上皮细胞的损害，间质渗出性水肿和发展至肺泡内水肿，肺泡萎陷。肺泡Ⅱ型上皮细胞对氧的耐受性较好，但至后期也可发生增生现象，表面活性物质产生减少，使肺顺应性降低，氧转运功能障碍。有人认为这种改变还与交感肾上腺系统的活性有关。有实验证明，有些因素可以促使和加重高氧下肺部的改变，如 ACTH，吸入 CO_2，肾上腺素及拟交感神经药，甲状腺素，高温等，也有些因素可减轻或延迟肺部并发症的发生，如 γ—氨基丁酸(GABA)，抗氧自由基药物维生素 E、C，麻醉药，肾上腺素阻断药等。

(2)在一个大气压(1ATA)自主呼吸中吸氧，心排血量可下降 10%～15%，2ATA 时下降 17%，3ATA 时下降 20%～25%，心排血量下降的原因主要是每搏量和心率的减少，而平均动脉压一般无改变。然而在动物实验中发现，虽然心肌收缩力受到抑制，但发生左心室衰竭的概率不多。高氧分压可使血管收缩，包括肢体、肾和肝的血管，但一般认为临床上并不重要，而在 1ATA 和 2ATA 下吸入 100%氧可使脑血流量分别下降 10%和 20%，是产生神经系统症状的主要原因。高压氧可有心肌抑制作用，但临床实践对心肌梗死病人，在2ATA下不增加梗死范围，相反由于高压氧的压力效应而可改善梗死周围组织的氧合。

(3)氧中毒的发病机制十分复杂，虽然目前尚不完全清楚，但多数学者认为，氧自由基的生物毒性作用可能是主要原因。氧在组织内主要是通过细胞色素及氧化还原系统被还原，正常情况下仅产生少量的氧自由基(OFR)如超氧阴离子(O_2^-)、羟自由基(·OH)、单线态氧(O_2)、过氧化氢(H_2O_2)等，由于机体有"抗氧化防御体系"如超氧化物歧化酶(SOD)、过氧化氢酶(CAT)、谷胱甘肽过氧化物酶(GSH-px)及α-生育酚(即维生素E)等，少量的OFR不致对机体造成大的危害。高氧可增加肺组织细胞、细胞核膜、线粒体和微粒体等产生OFR，OFR通过：①灭活细胞内各种带巯基的酶；②攻击DNA或RNA产生遗传信息的变异；③促进细胞膜、线粒体膜、微粒体膜的脂质过氧化，细胞膜上受体和离子泵都将丧失其生物功能，最终导致细胞死亡。线粒体呼吸链的NADH脱氢酶复合物和泛醌-细胞色素b部位是高氧时OFR增加的主要来源，聚集到肺内激活的中性粒细胞产生的OFR及其他毒性产物可能亦参与了肺损伤的破坏作用。

2. 氧中毒的临床表现

(1)呼吸系统：正常人常压下吸入70%～100%氧24小时即可出现氧中毒症状，开始表现为气管隆凸区轻度刺激感，同时出现偶发性咳嗽，深吸气胸骨后痛。继续吸氧，疼痛变重，性质可能为灼痛，也可能为刺痛，当咳嗽或深呼吸时疼痛加剧，然后出现渐进性呼吸困难及阵发性咳嗽。出现上述症状时并无明显体征，体检及X线检查均正常。

(2)中枢神经系统：中枢神经系统的毒性反应仅在压力超过2.5ATA时可能发生，是由于动脉氧分压升高所致，而与氧含量无关。高氧分压下对神经系统影响的原因主要是由于脑血管收缩、局部缺血以及细胞的物质和能量代谢受到影响所致。氧中毒的临床表现主要为神经系统高级部位功能障碍，其中痉挛、癫痫样发作，突然意识消失，可持续十余秒钟，间断1～2分钟，再次发作，情况极为危险，压力降低后症状可以消失，有无后遗症则取决于氧分压和暴露时间，当然这些现象的个体差异也很大，一般认为在3ATA下1～2小时痉挛发作机会不多。其他症状可有恶心呕吐，眩晕，口唇颤动，嗜睡，反应迟钝，精神错乱以及一些自主神经功能紊乱的症状等。

(3)视觉系统：晶状体后纤维组织形成，视网膜上未成熟的血管易遭受氧的损害，实验证明初生动物，吸35%氧在数分钟内视网膜上毛细血管均收缩，动脉、小动脉及小静脉出现狭窄，造成视网膜严重缺血；停止吸氧10～15分钟后，血管收缩现象消失；若持续吸氧3天以上，会造成不可逆的改变，双目失明。因为视网膜的血管改变不仅与PaO_2高有关，而且与血管未成熟有关，所以本症好发于新生儿，除极个别病例外，成人一般不易发生。有报道384例新生儿在保温箱内呼吸较高浓度的氧，检查发现68例有不同程度的晶状体后纤维组织形成。据认为新生儿PaO_2＞100mmHg时此并发症发生率最高。为此，新生儿吸氧应注意FiO_2不要大于40%，经常监测视网膜血管直径的改变。

(4)其他：如心血管方面的症状，已如上述。

3. 氧中毒的预防 动物实验及临床观察表明，氧中毒肺部损害的早期变化是可逆的，及时治疗可以痊愈，但若有延误，后果严重。肺部损害使动脉血氧合不全，而治疗又需要提高FiO_2以解除低氧血症，可使肺组织进一步遭受损害。当最大限度地提高FiO_2尚不能使动脉血氧合完全时，最终将会导致病人死亡。治疗氧中毒的关键是预防高浓度氧对肺泡的损害。一般来说，氧疗没必要长时间吸入过高浓度的氧，也没必要使PaO_2超过60～90mmHg，临床上吸入30%～50%的氧，足以使PaO_2达到60mmHg的水平，已可满足治疗要求。为预防肺部氧中毒的损害，氧疗时应注意：①长期氧疗时，吸氧不要超过50%。②弥漫性肺部充血、水肿并有严重缺氧时，因治疗需要，可短时间吸入 60%的氧，同时应积极治疗肺水肿及炎性变化，使 FiO_2 保持在安全水平下，或利用 PEEP，有助于改善气体交换，在较低的氧浓度下达到较好的动脉血氧合作用。

四、氧疗注意事项

（一）辅助治疗

氧疗主要是通过提高 FiO_2 来增加组织细胞可利用的氧浓度，能否达到氧疗目的取决于多种变量，凡影响 DO_2 和 VO_2 的因素都可影响氧疗的效果，所以在行氧疗时应积极采取相应的辅助治疗。

1. 改善呼吸功能，增加肺泡分钟通气量。常用方法如理疗，控制肺部感染，充血性心力衰竭病人可用强心、利尿剂，支气管哮喘病人可用支气管扩张药，某些特殊病人，气管内插管或气管切开行机械通气时，可根据需要采用 IPPV、PEEP、CPAP 等通气模式。

2. 提高心排血量。主要是强心和改善前、后负荷，如输液，必要时使用地高辛、多巴胺及血管扩张药等。

3. 提高血红蛋白量。在无明显心血管功能障碍的病人，将血红蛋白量提高到 100g/L 或血细胞比容 35%以上。

4. 纠正酸碱失衡，改善微循环，维持氧离曲线正常或稍右移。

（二）选择合适的 FiO_2

FiO_2 是决定氧疗效果的主要因素之一，同时又是引起氧疗并发症的主要诱因，因此氧疗时一般应控制氧浓度，从低浓度（24%～28%）开始，长时间氧疗浓度以不超过 40%为宜，若氧浓度必须高于 40%，应采取其他措施如加用 PEEP 等，若氧浓度大于 60%，其持续时间不应超过 24～48 小时。

（三）吸入气的湿化

鼻咽导管给氧或经人工气道给氧，干燥气体未经上呼吸道生理湿化区而直接进入下呼吸道，可使分泌物黏稠，呼吸道纤毛运动减弱，易造成呼吸道阻塞或肺部感染，因此，长时间氧疗时吸入气应充分湿化。常用的鼓泡式湿化器其湿化效率较低。水蒸气发生器，掠过蒸发面的吸入气温在 45～55℃，使吸入气绝对湿度明显提高，此种吸入气经吸气回路到达气管内的过程中，温度逐渐降低，相对湿度提高。当温度在 37℃ 左右，相对湿度可达 75%～90%，但该蒸发器要加温，使用不便。目前超声雾化气，也可符合吸入气湿化的要求，使用方便，但要求使用蒸馏水，若误用生理盐水可能导致不良后果。也可用一细管向气管内滴入无菌生理盐水，滴速为 15 滴/分钟。

第三节　高压氧治疗

高压氧治疗是目前临床对某些疾病综合治疗措施之一，甚至对某一疾病的某一阶段有特殊治疗意义。高压氧的基本概念是在超过一个绝对压时吸入氧，高压氧治疗必须在特殊装置下进行，该装置必须能耐受一定的高压，称之为高压舱或高压氧舱。

正常的大气压为一个大气压（1ATA），高压氧治疗时的压力常用绝对压来表示，如在正常的气压上增加一个大气压，即为 2ATA 或两个大气压。高压氧治疗时给氧的方法有两种，全舱给氧和面罩给氧。前者是采用舱内纯氧加压，舱内气体为纯氧，由机体自由吸入；后者是采用空气给舱内加压，舱内氧浓度仍为 21%，间断用面罩吸入纯氧。由于纯氧舱耗用氧气太多，浪费太大，而且易发生燃烧和爆炸，又有氧中毒的危险，故目前已少用或不用。

一、高压氧治疗的基本原理

（一）提高机体氧含量

高压氧下血氧含量有所增加，氧经过肺泡进入血液，血液携带氧主要通过两种方式，即与血红蛋白的化学结合和血浆中的物理溶解。与血红蛋白相结合的氧量为氧饱和度（SO_2），取决于氧分压，一般认为当 PaO_2 达 200mmHg 后 SO_2 已达 100%，即使 PaO_2 继续升高，SO_2 也不可能再增加。而物理溶解氧量则是根据 Henry 定律，随气体的分压增加而增多，当

PaO_2在 266.66kPa(1kPa=7.5mmHg)时，其溶解量为 6 vol%，可补偿 15g/L 饱和血红蛋白携氧量。当吸入 3ATA 氧时，因为机体的动－静脉氧分压差($Pa-vO_2$)为 5～6 vol%，溶解的氧量已可满足机体的需要，也有动物实验证实，无红细胞的动物在 3ATA 吸氧时，机体同样可以获得所需之氧。不同吸入氧分压下，血中氧含量变化见表 105-3。

表 105-3 不同吸入氧分压下血中氧含量变化(100 ml)

压力 (ATA)	吸入气体	P_AO_2 (mmHg)	动脉血				
			PaO_2 (mmHg)	SaO_2 (%)	结合氧量 (ml)	溶解氧量 (ml)	CaO_2 (ml)
1	空气	102	100	97	19.5	0.3	19.8
1	氧	673	650	100	20.1	2.0	22.1
2	氧	1433	1400	100	20.1	4.2	24.3
2.5	氧	1813	1770	100	20.1	5.3	25.4
3	氧	2193	2160	100	20.1	6.5	26.6

注：血红蛋白量为 14g%；高压氧能提高血液的氧含量，当全身或局部血流量减少和血红蛋白低下时，具有极好的作用。

(二)增加组织的氧含量和氧储备

动脉血中氧分压高于组织中的氧分压，二者间形成一梯度差，血浆中的氧弥散到组织中去，血浆中氧减少后又从血红蛋白中游离出氧至血浆中，如此反复形成了供氧的方式。由于不同的组织、器官循环血量不同，在相同的氧分压下溶解度不一，以及氧耗量也不可能一样，因此不同组织的 $Pa\text{-}vO_2$也有所不同。例如肾小球的血流量很大，但其本身的氧耗量有限；肌肉在静息时，不仅血循环量少，其氧耗量也可能接近零，当运动时，可有大量血液供应，氧摄取量和氧耗量都明显增加；心肌和脑组织的氧耗量极大，当然对缺氧十分敏感。所以凡氧耗量大的组织，其 $Pa\text{-}vO_2$ 亦大，反之就少。高压氧治疗时，PaO_2 明显增高，加大了动脉血与组织间梯度差，组织中的溶解量也有所增多，组织中的氧含量增加，在血流减少和由于某些疾病引起组织供血不良时，这一现象对组织的氧供是有益的。

机体在氧供与氧需间常处于动态平衡，经常保持有一定的余量氧，此为组织的氧储备，这种储备主要是备作应急之用，在特殊情况下，用于延长组织和生命维持时间。平时除肺、血液和肌肉组织有较多的氧储备外，其余组织内的氧储备很少，在常温常压下，平均每 1 kg 组织的氧储备量约 13ml，氧耗量约 3 ～4 ml/min，按理论上计算，循环停止时间应为 3～4 分钟。在 3ATA 吸氧时，平均每 1 kg 组织氧储备可增至 53ml，循环停止时间可延长至 8～10 分钟。在低温下，不但组织的氧耗量可以减少，而且氧物理溶解量可以增加，有利于延长循环阻断时间。

(三)提高组织中的氧弥散能力

在正常情况下，肺泡氧分压高于静脉血中氧分压，因此氧能够弥散入血液，肺泡氧分压每高于毛细血管氧分压 1 mmHg，每分钟弥散入血的氧约 15～20ml，肺泡氧分压与静脉血氧分压差常达 60mmHg，所以肺泡弥散至血液的氧量可高达 900～1000ml。弥散入血的氧主要与血红蛋白相结合，使血液中氧分压不致升高太快，肺泡与血液间的氧分压差不致很快缩小，有利于肺泡将氧继续向血液弥散。在高压氧下，肺泡氧分压明显升高，与血液中氧分压梯度差加大，氧弥散入血的速度和量也相应增加。同样，当血液将氧带至组织时，也有血液与组织间的氧分压梯度差，使氧从血液中弥散至组织，一旦血液中溶解氧弥散后，血红蛋白中结合氧立即离解至血液中成为溶解氧，这样就使血液中的氧分压不致下降，血液与组织间的氧分压梯度差依然存在，有利于氧可以继续向组织弥散，直至二者达到平衡。高压氧下，血液中氧分压升高，血液与组织间的氧分压梯度差加大，使氧弥散至组织的速度与量也相应增加。

在弥散过程中，距毛细血管越远的组织，其氧分压也越低，从毛细血管开始，氧垂直于血流而离开毛细血管向组织弥散的距离为"有效弥散距离"。此距离实际上是以毛细血管为轴心的半径，称为"有效弥散半径"。高压氧下，氧的有效弥散半径延伸，弥散范围扩大，当氧分压在 100mmHg 时氧的弥散半径为 30μm，在 3ATA 时，有效弥散半径可延伸至 100μm，可以克服由于毛细血管损伤、组织水肿、微循环功能障碍等引起的毛细血管与组织细胞间的距离加大的影响。

(四)二氧化碳排出发生障碍

正常情况下 CO_2 以三种形式存在于血液中，一是碳酸氢根离子，占 88%；二是氨基甲酸血红蛋白，占 6%；三是物理溶解状态，占 6%，所以 CO_2 在体内主要是以结合形式来运输的。这两种结合的特点是每结合一个分子 CO_2，同时产生一个分子氢离子，这氢离子必须及时移去，否则将影响到 pH 和继续与 CO_2 分子的结合。在高压氧时，组织所需的氧主要来自溶解的氧，很少动用氧合血红蛋白，此时血红蛋白缓冲氢离子的能力明显下降，同时氧合血红蛋白不易与 CO_2 相结合。因此，在高压氧下机体对 CO_2 的排出将受到影响，造成动脉二氧化碳($PaCO_2$)升高，一般认为当超过 3ATA 时，必然引起 CO_2 潴留。

高压氧治疗时虽可使 CO_2 运输发生障碍，由于 CO_2 容易弥散，机体的缓冲能力也很强，因此对正常人的呼吸和酸碱内稳态影响不会太大，也不会引起严重的病理改变。但在某些呼吸衰竭已伴有 CO_2 潴留的病人影响则很大，如果必须应用时，压力不宜过高，时间不宜太长，可作低压、多次短时治疗。对脑血管疾病患者，CO_2 可使脑血管扩张，血流增加，在高压氧治疗中是有利的。

(五)对组织中气泡的影响

高压氧可使气泡体积相应缩小，氧还可将气泡内惰性气体置换出来，促进气泡内气体的溶解，加速气泡的消失。

二、高压氧治疗对机体的影响

(一)呼吸系统

在高压氧下由于血液氧含量增加，颈动脉体和主动脉体化学感受器以及呼吸中枢受抑制，致呼吸频率减慢，而高压氧可使 CO_2 排出发生障碍，引起 CO_2 潴留，兴奋呼吸中枢，特别在高压力下尤为明显，所以造成呼吸兴奋和抑制作用同时存在。一般来说，2～3ATA 时对呼吸影响不太明显。高压氧下，气体的密度增高，黏滞性加大，阻力增加，肺的弹性回缩力不能克服这一阻力，使被动的呼气转为主动式呼气，呼气阻力大于吸气阻力，呼吸做功增加。因此，在肺功能不良者，尤其在通气功能障碍的病人，一般不宜作高压氧治疗。

对呼吸的另一影响是潮气量增大，而分钟通气量则根据压力大小而上升或下降，有报道在 4ATA 时分钟通气量可下降一半左右。肺泡与肺毛细血管间的气体交换是有改善的。

由于气体密度改变，气道阻力的增加，语音可变为带鼻音。

(二)心血管系统

高压氧下可有心率减慢，心电图 P-Q 间期延长，S-T 段抬高或心律不齐，减压后可自行恢复，一般无临床实际意义。由于心率减慢而致心排血量减少，收缩压可以下降，周围血管收缩可使舒张压上升，结果导致脉压缩小，这些现象常与压力大小，机体的反应有关。一般来说，加压过程中血压趋于上升，稳压时血压可有波动，减压过程中血压趋于下降。因此，高血压者行高压氧治疗升压时要做好观察。

有实验证明在 2ATA 高氧压下 30 分钟，

心肌平均氧耗量下降 20%，3 小时后，下降至 30%。有人在 6ATA 下对 532 名潜水员进行 1982 人次检查，发现心率明显减慢，74.9%人次收缩压下降 12mmHg，66%人次舒张压平均升高 10mmHg。在 2ATA 下 1.5 小时冠状动脉血流量下降 20%，心肌血流量下降 30%；脑血流量趋于减少，可减少 19%，颅内压降低 36%；在 3.5ATA 时，脑血流减少 25%，颅内压降低 40%～50%，但脑的氧供仍显著增加。

(三)神经系统

在常规高压氧下神经系统无明显改变和不良影响，但在较高压力时，由于各种气体分压的增高可产生一些神经系统的反应，如高分压氮可产生某些氮麻醉现象、氧中毒、CO_2过高等均可使脑皮质受到抑制，表现为嗜睡、迟钝、智力下降，动作失调等，也偶有自主神经系统的影响。有报道高压氧有助于某些神经官能症、老年记忆力减退的治疗，可能与脑部氧供增加，血液黏度降低有关。

(四)消化系统

胃肠道分泌减少，而且与压力呈正比，故在高压氧治疗中病人常主诉有口渴。由于胃肠道内气体被压缩，胃肠道平滑肌张力增加，肠蠕动增强，可发生便意。由于肝的氧供获得改善，有利于肝功能的改善，因此有人认为高压氧可以用于治疗急、慢肝功能衰竭，也有研究报道在肝血流图中发现，高压氧可使肝功能有所改善。

(五)血液系统

气压越高，时间越长，红细胞和血红蛋白量减少越明显，若气压不超过 2ATA，在停止高压氧治疗后 2～3 天红细胞即可恢复正常，但血红蛋白恢复稍慢，此与高压氧下的机体保护机制有关。高压氧时，氧分压增加，氧溶解量增加，红细胞的需要量减少，机体使一部分红细胞储藏于脾脏，另一部分因受细胞膜未饱和的类脂质过度氧化，使细胞膜脆性增加而易于破坏，红细胞和血红蛋白减少。

白细胞总数增多，中性粒细胞升高，淋巴细胞降低，且与压力相关。血液黏度下降，出凝血时间延长，血小板减少20%～30%。

(六)泌尿系统

血压正常时，1ATA 吸氧时比 1ATA 吸空气时肾血流量下降 17%～19%，在 2ATA 吸氧可降低 32%～33%，此为高压氧使肾血管收缩所致，但氧供是增加的。有报道认为高压氧下，肾滤过率增高，尿量增加，但有人认为有减少，临床实践提示，多数人尿量无变化，少数人尿量增多，动物实验表明，在 2～3ATA 时尿量减少，3～6ATA 下尿量增多。

(七)其他

高压氧可引起垂体－肾上腺皮质系统和交感－肾上腺髓质系统的改变，使皮质激素和肾上腺素水平增高，产生一系列应激反应。另外，甲状腺功能增强，促进了新陈代谢。

三、适应证与禁忌证

高压氧治疗除对一氧化碳(CO)中毒为绝对适应证外，其他疾病都可作为相对适应证来处理。

(一)适应证

当前国际上大致将适应证分为 4 类：①高压氧作为首选的方法，属特效，为绝对适应证，如一氧化碳中毒，作为有效的辅助治疗如气性坏疽；②动物实验及临床研究结果较明确，有值得注目的效果，但资料尚不多，经验不如前一类，如急性脑水肿；③动物实验和临床已有报道，也有一定的理论依据，但与其他疗法比较，要评价其疗效，资料还不够充分，需进一步研究证实，如出血性、血栓性脑血管意外；④尚缺乏深入的基础理论依据，需进一步审议者，如多发性硬化症等。

1. 疗效好的疾病

(1)一氧化碳(CO)中毒：当 CO 吸入后与血红蛋白相结合形成碳氧血红蛋白(COHb)，CO 对血红蛋白的亲和力较氧大 200～300 倍，其离解速度又较氧合血红蛋白慢 1/3600，吸入 0.1% CO 1 小时 COHb 可达 50%～60%，大量的 COHb 可阻止血红蛋白与氧的结合，造成严重的低氧血症，当 COHb 达到 50%～60% 时，意识消失，达到 70%时呼吸停止，危及生命。高压氧是治疗 CO 中毒的最好方法，高压氧下，物理溶解的氧可迅速纠正低氧血症，当呼吸2～2.5ATA 高压氧时，血中溶解氧量可达 42ml/L，可以向组织供氧。高压氧下肺泡与血中 CO 的梯度差加大，能使血中 COHb 迅速离解，通常在常压下吸入 100%氧第 1 小时可排出 COHb 50%，要全部排出，需数小时甚至 24 小时以上。有动物实验证实，在 3ATA 纯氧下，5 分钟时 COHb 即下降，10 分钟时减少一半，0.5 小时时仅有 11.6%，1 小时后尚有 3.2%。据用高压氧治疗 CO 中毒的 109 例的报道，其中有各种神经系统并发症 39 例，经治疗后，痊愈者 90 例，显著好转者 9 例，好转 8 例，无效 2 例。应用高压氧治疗 CO 中毒，不但可以挽救重危病人的生命，降低死亡率，还可缩短疗程，防止或减轻神经系统的并发症和后遗症，而且中毒后治疗越早越好。虽然目前高压氧治疗方案尚未统一，但大多主张使用的压力要高些(3～3.5ATA)，每次吸氧时间要长些，吸入次数要多些，最初每日两次，每次吸氧 80 分钟，连续 10～30 天。

(2)气性坏疽：在治疗厌氧菌感染的气性坏疽时，由于在高压氧条件下，厌氧菌生长可以完全停止，但在回到常压后，毒性很大的卵磷脂酶 α 毒素又可逐渐产生，所以要在短时间内反复治疗。目前国际上推荐 3 天 7 次方案，即在 3ATA 下，每次吸氧 90 分钟，第 1 天 3 次，第 2、3 天各 2 次，有良好的效果。

(3)减压病，气栓：为高压氧的绝对适应证，采用高压氧使气泡压缩和再溶解，然后按减压方案逐渐减压，使气体逐步排出。

2. 疗效较好的疾病　脑水肿，复苏后急性脑缺氧，断肢再植，冠心病，血栓闭塞性脉管炎，视网膜栓塞等。

3. 有一定疗效的疾病　脑缺血疾病，脑炎和中毒性脑炎，急性颅脑损伤等。

(二)禁忌证

高压氧在伴有以下情况时不能发挥其纠正缺氧的作用：①组织微循环功能障碍；②组织排出二氧化碳有障碍；③阻塞性呼吸道疾病；④机体处于无呼吸状态(除外机械通气)；⑤肺泡膜增厚氧弥散功能存在障碍；⑥肺泡气体交换不均匀；⑦组织不能利用氧等。

1. 绝对禁忌证　未经处理或已转移的恶性肿瘤和气胸。

2. 相对禁忌证　肺部感染，出血，肺大疱或有自发性气胸，严重肺气肿，上呼吸道感染，咽鼓管不畅通，颅内活动性出血，严重高血压，窦性心动过速，凝血机制障碍，眼压过高，不明原因的高热，妊娠、月经期以及有氧中毒史者等。

四、高压氧治疗方法

高压氧是采用压缩气体供给加压舱，加入的气体可以是空气也可是氧气，由于国内纯氧舱发生爆炸事件已有多起，目前已极少再用纯氧加压，而多以空气加压。气体以一定速度加压，使舱内压力升高至拟定之压力，然后维持一定时间，在此时间内给予病人各种治疗，包括吸氧治疗，治疗结束后，进行有计划减压。

(一)加压

1. 加压舱的种类　可分为大型加压舱和小型单人加压舱，其中大型加压舱又可根据其可耐受压力大小、体积容量来分型。一般大型舱可一次对几个或更多病人进行治疗，特大舱内还可进行手术治疗，大型舱多有过渡舱，以处理某些紧急情况。单人舱过去多采用纯氧加压，每次只能一个人进舱治疗。目前加压治疗的范围是 2～3 ATA，有些减压病专用舱则可耐受很高的压力如 20ATA，甚至更高的压力。

2. 加压的速度　一般来说，只要在舱内人员的咽鼓管通畅情况下，宜尽快加压至所需压力，当病人感到有耳痛等咽鼓管欠通时，应将加压速度暂停或减慢，以免发生耳气压伤。根据实践经验，一般附加压加至 0.6kg/cm^{2}后，即可加快升压速度。当加压到 2.5～3ATA 时病人说话声常呈鼻音，在加压过程中舱内温度可以相应上升。由于加压过程中是全身均匀的加压，在气腔室内压随时与外界压力相平衡，机体不会有任何不适。从开始加压到升至预定压的时间为加压时间，此时间要包括中间暂停升压时间。

(二)高压下停留

在加压舱内上升至预定值后，使该压力保持不变，称为高压下停留，从停留开始至压力开始下降的时间为高压下停留时间。在此时间内可以按计划给予吸氧治疗，一般病人无任何不适，即使危重和老年病人亦然。在停留时间内如何搞好通风是一重要问题，通风的目的是降低二氧化碳和氧浓度，更换新鲜气体。通风的方式有“连续通风”和“间断通风”两种，前者由于噪声太大而不常采用，后者是常用的方法。通风量和时间应根据舱内人员多少、吸入空气或氧气以及舱内的绝对压力来计算，以保持舱内二氧化碳浓度不超过相当于常压下的 1.5%，氧浓度不超过 25%。

(三)高压下吸氧

高压下吸氧在清醒病人多采用面罩给氧，并加有贮气囊，流量一般应在 8～10L/min，以使储气囊保持不塌陷和胀满为度，面罩与面部结合尽量紧密，以减少漏气为宜。其他的吸氧方法如鼻导管给氧等，由于氧浓度不高无高压氧之意义。每次吸氧时间在 30 分钟，休息 10～30 分钟，然后再吸，间歇期内吸入舱内压缩空气，舱内压力越高，吸氧时间要越短，休息时间越长，要避免长时间吸氧而发生氧中毒。在吸氧过程中如病人出现有氧中毒早期症状时，应立即除去面罩，改吸舱内空气，同时加强通风，以降低舱内的氧浓度。

高压氧舱内进行麻醉作某些治疗已有开展，但在高压氧舱内进行手术麻醉虽可延长循环阻断时间，但操作比较复杂，而且优越性不大，目前已多采用体外循环来解决。高压氧舱内麻醉的选择，一般以静脉麻醉为主，氧化亚氮吸入后在减压时容易产生气泡，而发生气栓，同时发生弥散性缺氧的趋势增加，因此，不宜应用。其他吸入麻醉药除有可能爆炸者外都可选择，如恩氟烷、异氟烷、七氟烷等，麻醉的监测亦与常压时相同。

(四)减压

在高压氧舱内停留后至减到常压过程时为减压。减压的时间应根据舱内压力大小、停留时间和病人的年龄、体质等来决定，在潜水和治疗减压病时均有一“减压表”，但一般在 2～3ATA 时减压速度尚无严格的规定。高压氧治疗时，从预防的角度来说，适当控制减压速度是有好处的，均匀缓慢减压，机体组织和体液中氧分压与外界的气体绝对压的梯度差较小，机体可能保留一部分氧储备，相反若减压过快，压力梯度差大，氧排出速度也快，氧在机体中尚未利用就被排出，特别是一些惰性气体如氮气来不及排出而形成气泡，可以发生轻度减压病的症状。下列高压氧治疗减压表可作参考(表 105-4)。

表 105-4 高压氧治疗减压表

压力	高压下时间(min)			吸氧方式(min)		吸氧次数	减压时间	治疗总时间
(ATA)	加压时间	停留时间	总时间	空气	纯氧		(min)	(min)
2.0	10	60	70	10	30	3	15	85
2.5	10	60	70	10	30	3	20	90
2.5	10	90	100	10	30	3	30	130
2.5	10	120	130	10	30	3	40	170
3.0	15	60	75	10	30	3	40	115
3.0	15	120	135	10	30	3	70	205

五、不良反应及其预防

高压氧治疗的不良反应主要是压力改变所引起的机械性损伤，减压过程中的生理病理改变以及氧中毒。

(一)加压过程中的不良反应

由于加压过快或压力过高，机体未能适应新的情况，可发生一些不良反应。当病人咽鼓管不通畅时，加压过程中常有耳痛、耳鸣，有时还可发生鼓膜损伤导致出血。由于压力的影响，肠道内气体被压缩，肠蠕动增强，病人可有腹痛、腹胀、便意等。加压过快和压力过高也可使肺泡撕裂造成气胸。高压氧下也可出现一些神经系统症状如嗜睡、头痛等。因此，对入舱治疗的病人，首先要教其在加压过程中多作吞咽动作和捏鼻屏气以保持咽鼓管通畅，对昏迷或不能配合的病人，全身麻醉病人，应事先作好鼓膜穿刺。病人进舱前尽可能不吃或少吃，解好大小便，以防不适。对疑有肺大疱或肺泡可能破裂或气胸病人除要严格掌握适应证外，事先作好胸腔闭式引流是重要的预防方法。

(二)减压过程中的不良反应

减压应按照规定进行，减压过快可能造成不同程度的减压病，有报道在一般治疗压力下，过快减压也可发生气泡形成，应予注意。一般减压速度应控制在每分钟 $1kgf/cm^3$。在减压过程中气体压力下降，可使体内气体膨胀，产生张力性气胸、急性胃肠道扩张等，所以在减压时要注意作好引流。

(三)氧中毒

为预防氧中毒，要求每次治疗总吸氧时间不宜超过 90 分钟，因为在 2.5ATA 吸氧 2 小时就有氧中毒的危险。舱内的氧浓度常因多人吸氧，将多余的氧排入舱内而升高，因此加强通风极为重要。有关氧中毒的病理生理学已有叙述，不再赘述。

六、注意事项

(1)高压氧治疗除 CO 中毒时为特效治疗方法外，对其他一些疾病的治疗是一种重要措施，但多属辅助治疗，故严格掌握适应证和禁忌证很有必要，治疗前作好应有的检查，全面了解病情极为重要。

(2)临床应用高压氧治疗压力可在 2～3ATA，面罩间断吸氧，2ATA 每次治疗不超过 4～6 小时，3ATA 不超过 2 小时，以预防氧中毒。

(3)在舱内应密切观察病人的各种主诉和表现，在加压和减压过程中尤为重要，应根据当时情况及时调整处理方案，以免发生意外。

(4)气管插管病人导管的气囊应充水，不应充气，以免在加压、减压时套囊内压力与容量发生改变而造成不良反应。

(5)高压氧舱加压过程中可以使温度上升，减压过程可有温度下降，要及时处理好。

(吴新文 王忠懋)

参考文献

陈瑗，周玫．1991．自由基医学．北京：人民军医出版社，393～395

房文才．1995．临床高压氧医学．北京：华文出版社，41

龚锦涵．1995．进一步提高我国高压氧临床治疗水平的几个问题．中华航海医学杂志，2(1)：9

关永家．1992．高气压医学．北京：人民卫生出版社，225

黄明，王有存，崔勤莉，等．1996．健康人高压氧暴露前后心功能彩超观察．中华航海医学杂志，3(1)：29

刘俊杰，赵俊．1987．现代麻醉学．北京：人民卫生出版社，1251，1264，1272

吴新文．1996．氧自由基与心肌缺血再灌注损伤．国外医学麻醉与复苏分册，17(1)：3～36

谢荣．麻醉学．1994．北京：科学出版社，410～417

叶平安．1986．应用麻醉学．西安：陕西科学技术出版社，85，560

Leigh J M. 1980. Methods of oxygen therapy. In: Gray TC, Nunn JF, Utting JE. General Anaesthesia. London Boston, 531～548

Smith G. 1980. Oxygen toxicity. In: Gray TC, Nunn JF, Utting JE. General Anaesthesia. London: Elsevier, 551～568

第 106 章　休克的治疗

休克是以组织血液灌注不足和细胞代谢异常为特征的一种临床综合征。尽管病因不同，但临床表现及病理生理变化相似，因此，各类休克的治疗既有共性，也有特殊性。在努力恢复充足的组织灌注基础上，应针对不同病因及休克的不同阶段引起的病理生理变化，予以相应的特殊处理。

休克的治疗效果受环境条件和诊疗水平影响，在一定程度上取决于对休克病因机制的了解和可能给病人提供的治疗措施。虽然，近年在休克治疗上已取得进步，但重症休克的病死率仍然很高，某些治疗方面医源性失策、失机、失衡及休克本身病情危重、复杂、多变的特点也是造成休克治疗失败的重要原因。

第一节　治 疗 原 则

各类休克的发生、发展有共同规律，恢复组织器官正常血流灌注，纠正氧供需失衡，改善细胞功能，减少休克并发症是治疗休克总的原则和最终目的。其内容包括：

1. 积极院前救治　院前妥善的处理是预防休克发生和进一步发展的前提。在无良好的急救条件下，对出血或创伤性休克病人，应因时、因地制宜，控制活动性出血，保持合理的体位，抓紧时间积极转送，同时注意维持呼吸道通畅、保暖、吸氧，根据情况适当镇静镇痛。

2. 有效控制病因　为治疗休克的根本措施。病因可独立存在，也可多种因素并存。在引起休克的主要因素被纠正后，休克表现仍不能根本缓解，应积极寻找病因。

3. 补充有效循环血量　积极扩容是保证组织器官灌流迅速恢复的条件，是达到抗休克最终目的的最有效的措施。不同类型的休克对容量扩充需求不一样，应在输液种类、速度和量上区别对待。

4. 改善微循环　在补足容量基础上，合理、适时地应用血管活性药物调节微循环血管状态和纠正酸中毒，是有效提高组织灌注量的关键。不正确地使用血管活性药物和碱性药物会造成事与愿违的后果，使休克进一步恶化。

5. 增进心功能　良好的心功能是维持血流动力学稳定的保证。任何休克都可使心肌受到抑制，因而需要适当应用增强心肌的正性肌力药物。对心源性休克，必要时需使用机械循环辅助装置支持心脏功能。

6. 纠正异常代谢　纠正异常代谢必须以恢复组织灌注为前提，变无氧代谢为有氧代谢，利用药物阻断某些异常代谢的环路，减少或抑制有害代谢产物的生成，促进受损细胞尽快恢复。

第二节　治疗的基本措施

一、病因治疗

引起休克的原因较明显，在有条件的情况下均应积极治疗，这是处理休克病人的根本措施。失血性休克应及时、有效地控制活动性出血，外出血可采用局部加压包扎、大血管临时结扎、应用止血带和手术清创等方法止血，内出血若诊断成立，应尽快手术控制出血，不需手术者可用内科方法止血，根据病情可先抗休克再止血或抗休克与手术止血同时进行。感染性休克中控制感染是关键环节，必须尽早清除感染病灶，在此基础上联合使用足量抗生素或其他药物。创伤性休克引起的原因具有多元性，应分析并针对主要的因素进行处理。原发心脏疾病是心源性休克发生发展的主导因素，通过治疗可使某些休克得到缓解或治愈，如急性心脏压塞或严重心律失常引起的休克，但有些却不能立刻奏效，此时应注意标本兼治。

二、液体复苏

(一)液体复苏的生理效应

1. 增加血容量　毛细血管壁通透性正常时，输入每克胶体平均可增加 20ml；等渗晶体液增加输入量的 1/3～1/4；7.5%氯化钠溶液每 1ml 可增加 1～2ml，若加入 6%右旋糖酐 70，则能使血容量增加输入量的 3～4 倍。

2. 提高心室舒张末期容积　随容量的补充逐渐增加，根据 Frank-Starling 定律，心肌收缩力和心排血量亦随之增加。

3. 改善微循环　通过血液稀释降低血液黏稠度，减小循环阻力，加速血流速度，预防或消除血小板和红细胞在微血管内的聚集。

4. 恢复细胞正常生理环境，促进体液交换　扩容的同时，增加了功能性细胞外液，促使血管内液和组织间液之间物质交换，以及细胞内外液之间液体交换的逐渐恢复，维持细胞功能赖以的内环境如电解质浓度、渗透压和酸碱度得到调整。

5. 增加组织氧供，维持氧供需平衡　氧供由心排血量和动脉血氧含量决定，后者又受血红蛋白、动脉血氧饱和度及动脉血氧分压影响，它们的增加均可提高组织的氧供。但休克状态下，依靠增加血红蛋白和血氧饱和度来提高氧的输送有一定限度，因此，通过体液治疗提高心排血量是增加组织氧供最简单、有效的途径。

(二)液体的选用

休克体液治疗中最理想的液体是能在短时间内最安全、有效地恢复血管内容量，维持组织灌注，并在休克纠正后迅速排出体外。

1. 晶体液　适合除心源性休克外各类休克的初期治疗。通过增加细胞外液总量来提高血容量，对维持有效循环血量，降低血液黏稠度，改善微循环，缓冲组织酸性物质，保护肾功能均有重要作用。在治疗休克特别是低血容量休克，需要同时兼顾补充血容量和组织间液时，晶体液可满足这个要求。输入后在血管内半衰期不足 15 分钟，扩容作用为输入量的 1/3～1/4，维持时间 1 小时左右，因此，初期复苏需用量较大，常超过丢失量的 3～4 倍，须在严密监测条件下持续输注，才可能获得稳定的血流动力学状态。对晶体液的担心主要是引起肺水肿的可能性。目前研究表明，休克早期，毛细血管通透性未发生改变前，输入 3～4 倍失血量的晶体液并未表现明显增加肺水含量和肺内分流现象；而在休克中晚期，毛细血管通透性已发生明显改变，大量晶体液输注有 80%以上都蓄积在组织间隙，则有引起或加重肺间质水肿的可能，同时因肠黏膜水肿降低肠屏障作用，促使肠内毒素和细菌进入血液循环，可增加休克复苏后病人感染和多器官功能衰竭的发生率。常用的晶体液包括乳酸林格液、林格液、生理盐水和一些其他的平衡盐液，这些液体均为等渗性，副作用少，特别适合低血容量性休克的早期治疗，其中以乳酸林格液效果最好。对晚期休克和老年病人，不主张大量输入晶体液。有肝功能损害者可选用醋酸钠林格液或碳酸氢钠林格液。伴代谢性碱中毒病人可用生理盐水，一般不超过 1.5L 为宜。在休克未纠正前，尽量少用或不用等渗葡萄糖液，以免因高血糖症造成渗透性利尿，加重水和电解质的丢失。

2. 胶体液　靠提高血浆胶体渗透压(COP)将组织间液水分吸入到血管内，能迅速、有效、较长时间地维持循环血容量和心排血量，降低血管阻力，改善和恢复组织器官微循环灌注和氧转运，增加休克病人复苏存活率。临床常用胶体液包括全血、血浆、人体白蛋白、右旋糖酐、羟乙基淀粉氯化钠和明胶多肽（尿联明胶——血代及琥珀明胶——血定安）等。血浆用于烧伤等因血浆大量丢失的病人有益，对其他休克病人则不宜使用。白蛋白，理论上主要的优点是暂时增加毛细血管胶体渗透压，扩充循环容量，防止间质性肺水肿发生。但观察表明，补充了白蛋白的病人其肾小球滤过率、钠清除和尿排出量均下降。白蛋白可迅速跨过正常肺毛细血管膜到组织间隙，若血管通透性增加，白蛋白外渗可引起肺组织间液 COP 明显升高，加上钠水潴留的作用，促使间质性肺水肿形成，损害肺功能。此外，休克病人使用白蛋白还存在复苏后高血压、阻止必要的组织间液回收以增加血管内容量、降低循环免疫球蛋白及抑制白蛋白合成等缺点。因此，除非存在明显的低蛋白血症和胶体渗透压降低，最好不使用白蛋白。右旋糖酐或羟乙基淀粉溶液价廉、效果好，临床应用广泛，但 24 小时用量不应超过 1～1.5L，大量使用可产生凝血功能障碍、单核巨噬系统抑制、脱水、肾功能损害及发生过敏反应等副作用。目前，明胶多肽溶液在临床使用逐渐增多，血代和血定安除具有一般胶体液的共同特性外，其容量效应较好，能恢复血管内液与组织间液的平衡，改善组织灌注并促进利尿，不引起组织脱水及单核巨噬系统蓄积，对凝血因子影响小，且不受使用量的限制。最大的副作用是释放组胺和激活补体产生类过敏反应。

3. 高渗盐溶液　大量临床和动物实验已经表明，高渗盐溶液对休克初期复苏有效。单纯 7.5％氯化钠溶液作用维持时间短暂，现多和 6％右旋糖酐 70 组成高渗氯化钠右旋糖酐液（HSD）使用，以增强和延长抗休克效应。其临床作用如下：

（1）扩充容量，维持血流动力学稳定：HSD 使血容量扩充输入量的 3～5 倍，维持 4 小时。

（2）增加心肌收缩力：可能与高钠促进钙离子摄入及扩张冠状血管增加心肌血流有关。

（3）改善微循环：通过直接扩张小动脉，降低全身血管阻力，使肿胀的血管内皮细胞回缩，增加毛细血管血流量，尤对改善心、肾、肝和肠系膜微循环极为有效。

（4）增加氧输送和利用，平衡氧供需关系，提高生存率。

高渗盐溶液的作用机制主要与增加钠离子负荷引起内源性体液再分布及钠离子本身的生理效应有关。与平衡盐液比较，当复苏病人血流动力学达到同一终点时，用 HSD 的病人可见到的变化是游离水负荷降低。HSD 的缺点包括影响凝血机制、增加活动性出血病人的出血、低钾血症及静脉损伤等。目前认为，HSD 作为一种“小容量复苏”溶液对急救包括战伤休克有应用前景，特点是用于伴颅脑外伤的低容量性休克具有很大的优点。一般按 4ml/kg 或出血量的 1/10 静脉输注，一次用量不超过 250ml 为妥。

4. 全血或血液成分　输血具有保持血容量、提高携氧量、补充血浆蛋白、纠正凝血机制及提供多种抗体等功用。心功能正常的人可耐受血容量减少 10％，血携氧能力降低 20％，凝血因子丧失 40％。除大量失血外，一般休克病人不必输血。休克早期液体复苏能重新恢复组织灌流，降低血液黏度，利于微循环改善，维持最高氧供能力。血细胞比容过高和黏度过大，不利于氧的转运。过早或盲目输血不仅浪费血源，而且库血的低温、高钾、酸中毒等因素还可加重血流再灌后无氧代谢产物进入冠状动脉产生的心肌抑制，导致不良后果。

（三）不同类型休克对液体复苏的要求

各类休克均有液体复苏的适应证。由于发病机制不同，对液体的需求存在差异。

1. 低血容量性休克　是血容量的绝对不足，强调及时、快速、足量的液体复苏。休克初期首选晶体液，其次是胶体液。在失血性休克活动性出血期，宜首先快速输入平衡液 1～2L，若循环状况未迅速恢复，可按（2～3）：1 的晶胶比例继续快速输入平衡液和胶体液，或适当使用 HSD，若血细胞比容＜0.30、血红蛋白＜

100g/L,应考虑输血及有关的血液成分;强制性细胞外液扣押期,应在监测条件下继续输入平衡液并补充红细胞使血红蛋白浓度接近100g/L,同时注意心功能和呼吸支持,维持肾血流灌注;到血管内再充盈和利尿期,应减慢输液速度,适当利尿。创伤性休克除恢复血容量外,还应注意补充功能性细胞外液,倾向于晶体液和胶体液合用。烧伤后休克,必要时可适当使用血浆,而HSD未见突出疗效。

2. 感染性休克　主要是体液分布异常,并非血容量绝对减少。液体复苏着重补充第三间隙丢失的体液和充盈极度扩张的血管。休克早期快速输入乳酸林格液 1～2L,在此基础上,继续输入平衡液及适量的低分子右旋糖酐维持。若有毛细血管损害,则胶体液不能输入过多。感染性休克复苏的第一个 24 小时可能需要大量液体,应注意液体超负荷对肺产生的不良影响。

3. 心源性休克　因心排血量减少导致有效循环血量不足。液体复苏的目的是保证左室充盈压达到最佳前负荷,以增加心排血量。由于心肌收缩无力,扩容应特别慎重,过多过快的液体会加重心脏负担,因此,强调必要的监测来指导液体复苏治疗。液体首选低分子右旋糖酐,其优点在于能较快扩张血容量并迅速从血管中排出,不至于产生过度扩容的危险;降低血黏度,抑制或解除血细胞和血小板聚集,具有改善微循环和防止血栓形成的作用。

4. 神经源性休克　因动、静脉血管张力降低,大量血液淤积在微循环血管内,使回心血量急剧减少,心排血量降低,是血管容积和容量之间平衡失调的结果。液体复苏重点在于恢复血管容积和容量之间的平衡,保证适当的心室舒张末容量。一般用平衡盐液。低血压时,通过快速输液逐步充盈扩张的血管床,能使动脉血压和心排血量逐渐升高,但中心静脉压变化可不明显,在判断输液量时应予注意。

(四)液体复苏效果评估

以休克病人血流动力学等生理指标改善为主要依据。监测项目依条件而定。动态观察尿量、颈外静脉充盈度、休克指数是判断液体复苏效果简单有效的指标。经液体复苏后,若尿量>0.5ml/(kg · h),休克指数接近 0.5,一般提示循环容量和功能已近正常。准确的判断应借助中心静脉压(CVP)和肺毛细血管楔压(PCWP)测定,使之尽量维持 CVP 在 0.79～1.18kPa(8～12cmH_2O)或 PCWP 在 1.6～2.4kPa 水平。但这两项压力指标反映液体复苏后的容量情况也有局限性,只有当静脉和肺动脉血管处于被动地对容量变化产生反应时才具有较好的指导意义。因此,最近提出用最大静脉血氧饱和度(SvO_2 · max)来监测补足血容量,即在心排血量依赖于前负荷的情况下,只要增加容量负荷能使 SvO_2(正常人 75%,血容量每减少 100ml 使之降低 1%)增加,就应持续补充容量,直到补充容量不再增加 SvO_2 为止。

三、血管活性药物的使用

包括血管收缩药和血管扩张药。前者通过增加外周血管阻力升高血压,使临床征象暂时改善,是过去治疗休克的主要措施。由于这种血压升高以牺牲组织灌注为代价,可进一步加重休克的损伤效应,在现代抗休克疗法中主要用于由血管广泛扩张引起的休克或休克微循环扩张期。后者通过扩张微血管改善循环和组织器官血液灌注,主要用于休克微循环痉挛期。治疗休克,目前似乎对血管扩张药更感兴趣,但须注意用药的时机和药物选择的正确性。

(一)使用时机

1. 低血容量性休克　一般忌用血管收缩药,但以下情况可考虑使用:①发生心脏停跳;②血压下降已有明显心脑血管供血不足,暂时无补足血容量的条件;③低血容量持续时间较长才开始补液或病因明确但短时间内难以完全纠正的低血容量,如肠梗阻;④充分扩容后休克仍不能彻底纠正,并有微循环扩张的表现。所有情况均为权宜之计,不应长时间和反复使用，同时严格控制用量，避免血管过度收缩。

在血容量未补足前禁用血管扩张药。因其扩张无选择性，休克时各脏器血管收缩程度不一，用药后所有血管均扩张，使非生命器官血液灌流得到改善，反而使生命器官血流减少；若血容量未补足，血管容积进一步增大，更使有效血容量减少，加剧组织血液灌流不足。只有在休克后期补足血容量后，CVP或PCWP增高，但血压、脉搏及脉压差仍未正常，或外周血管呈持续收缩及并发肺水肿或肾功能衰竭时，应用扩张药，方可有益。

2. 感染性休克　分高排低阻和低排高阻两型，临床以后者多见。高排低阻型因动静脉短路开放，一般最好不用血管收缩药，以免加重组织缺氧，仅在血管扩张极为明显，体循环阻力指数SVRI＜每平方米10kPa·s/L时，可适当选用；低排高阻型禁用。血管扩张药是治疗低排高阻型感染性休克的重要措施之一，在补充血容量，纠正酸中毒，甚至去除病因后休克仍未见好转，PaO_2 正常而 SpO_2 较低时应及时使用。休克晚期，几乎均有心肌收缩力减弱和心排血量降低，可与强心药联合应用。

3. 心源性休克　补足血容量后，外周阻力和平均动脉压仍低，作为一种维持动脉压并保证适当冠状血管灌注的暂时措施，可使用拟肾上腺素类血管活性药物。应用血管扩张药须十分谨慎，最好在监测条件下进行，下列情况使用可能有利休克改善：①扩容后，平均动脉压接近正常，但左室舒张末期压（LVEDP）、PCWP及全身血管阻力（SVR）仍明显增高，心脏指数（CI）低于正常；②急性心肌梗死合并泵衰竭的心源性休克；③因急性心肌梗死并发二尖瓣严重反流的心源性休克；④拟与能有效支持动脉压的药物或措施合用。

4. 神经源性休克　快速补液后血压无很好反应，应及时应用血管收缩药，迅速恢复静脉张力，升高血压和增加心排血量。稍微过度的扩容比过多使用血管收缩药的副作用小，后者在液体补充不足时可进一步降低器官灌流，尤其是脊髓损伤造成的神经源性休克。

（二）常用药物的选用

1. 血管收缩药

（1）多巴胺：有兴奋α、β和多巴胺受体多种作用。对循环的影响主要取决于剂量，＜10μg/(kg·min)可增加心肌收缩力和选择性扩张内脏血管；＞15～20μg/(kg·min)则引起大部分血管收缩。临床主要用于补足血容量后仍有低排高阻或尿量减少的各类休克，是目前常用的一线血管活性药物，一般用20～40mg多巴胺加入5%葡萄糖溶液250ml内静脉滴注。严重休克晚期若体内贮存的儿茶酚胺已经耗竭，其效果不好，应改用其他药物。

（2）去氧肾上腺素（新福林）：纯α受体兴奋药。主要用于血管扩张及儿茶酚胺耗竭所引起的休克或低容量性休克的暂时急救。常用10mg加入5%葡萄糖液100ml中静脉滴注，急救时0.5～2mg静脉推注。

（3）间羟胺（阿拉明）：间接兴奋α、β受体，通过置换储存型去甲肾上腺素向循环内释放产生作用，但作用较去甲肾上腺素缓和持久，对肾血管影响轻微，是临床常用的缩血管药物。该药不宜长时间使用，对儿茶酚胺已经耗竭的病人，使用无效。休克治疗时一般用10～20mg溶于5%葡萄糖溶液100ml内静脉滴注，紧急情况可2～5mg肌内或静脉注射。

（4）去甲肾上腺素：以兴奋α受体为主，同时兴奋β受体，作用短暂，是目前最强的血管收缩药。用于其他升压药不能奏效的严重过敏性、心源性和神经源性休克，常用1～2mg溶于5%葡萄糖溶液100ml中静脉滴注。

2. 血管扩张药

（1）酚妥拉明：α受体阻滞药，以扩张动脉为主。因扩血管作用强，停药后作用持续约1小时，一般以1～10μg/(kg·min)开始，逐渐增量，但不超过20μg/(kg·min)为宜，当末梢循环改善，尿量增加，可维持此时药量。

（2）硝酸甘油：扩张血管平滑肌，以扩张静脉容量血管为主。开始用量1μg/(kg·min)，再根据效应调节滴速。

（3）硝普钠：直接扩张血管平滑肌，对动、静脉均有强烈的扩张作用。作用迅速、短暂。临床应用主张小剂量，可按0.5～5μg/(kg・min)开始，至达到理想的血流动力学后再用该剂量维持。

(4)抗胆碱药：阿托品、东莨菪碱及山莨菪碱等，因能解除小动脉痉挛，改善微循环及组织血液灌注，适于治疗低排高阻尤其是感染性休克。常用东莨菪碱0.01～0.02mg/kg 或山莨菪碱 0.4mg/kg 每 15～30 分钟静脉注射 1 次，直至微循环改善，若用 5 次以上仍无效应停用。

(三)使用注意事项

包括：正确判断微循环状况；以低浓度、小剂量、慢速开始，切忌忽快忽慢；必须在补足血容量基础上使用；用药无效勿盲目加大剂量，有心功能不全应加用强心剂；注意纠正酸碱和电解质紊乱；必要时扩张药和收缩药联合应用，以取长补短，减少副作用，如多巴胺、间羟胺与酚妥拉明或硝普钠合用。

四、心肺功能支持

严重休克和休克晚期心脏可表现为心肌收缩力明显降低，应围绕这一特点进行心功能支持。首先血容量的补充，勿矫枉过正，以免给疲惫的心肌增加更重的负担。当容量指标已近正常而血压仍低或有心功能不全表现时，应及时使用强心药。选择强心药以不增加微血管收缩、心率和心肌氧耗为宜，目前临床仍以多巴胺和多巴酚丁胺 5～10μg/(kg・min)静脉滴注最常用，若效果不好可根据条件换用新型强心药如多培沙明(dopexamine)0.25～1.0μg/(kg・min)、氨力农(amrinone)10～20μg/(kg・min)、米力农(railrinone)0.375～0.75μg/(kg・min)和胰高血糖素 4mg/h 静脉滴注。洋地黄类因增加心肌氧耗，故不宜作为感染性休克的强心药。细胞代谢障碍和细胞损伤是心肌收缩力降低的重要原因，对其纠正应予重视。纳洛酮因能消除休克应激反应释放内啡肽产生的心肌抑制，稳定溶酶体膜和减少心肌抑制因子释放，稀释后静脉缓注 0.4～0.8mg 在某些病人已取得良好效果；ATP-$MgCl_2$ 通过扩张血管恢复局部血流，增加细胞内能量，促进钠-钾泵恢复，消除细胞肿胀，25μmol/kg 可提高实验动物的生存率；1,6-二磷酸果糖及 GIK 极化液对补充心肌能量和改善血流动力学指标已肯定有明显的临床效果。充分供氧、纠正酸中毒及适时利尿也是休克病人心功能支持综合治疗的重要内容。

肺是生命的重要器官，也是休克发生、发展最容易受累的部位，在处理休克时应随时注意肺功能的变化并予相应的支持。休克早期，常因创伤或疼痛引起过度通气，导致低碳酸血症和呼吸性碱中毒，产生脑、肺血管收缩反应；继之，由于交感-肾上腺髓质系统兴奋和其他血管活性药物的作用，使肺血管阻力进一步升高，肺微循环短路增加，造成通气/灌流比例失调；休克晚期，如肺低灌流状态持续较久或治疗措施不力，可促使休克肺形成。因此，早期应注意保持呼吸道通畅，适当镇静、镇痛和吸氧，以控制病人呼吸频率，维持接近正常的 PaO_2 和 $PaCO_2$；若休克严重，难以保证正常呼吸，应及时气管内插管，进行辅助或控制呼吸；一旦有肺水肿或急性呼吸功能衰竭征象，可选用呼吸末正压呼吸(PEEP)治疗，其作用在于：①增加肺的功能残气量、顺应性和 PaO_2；②增加通气/灌流比；③减少肺分流。肺功能支持除做好呼吸系统管理外，还需重视原发病的处理，扩容治疗和应用血管扩张药恰到好处，吸氧浓度合理(40%～60%为宜)，避免因休克治疗不当发生的肺部并发症。

五、皮质类固醇的应用

休克病人是否用皮质类固醇的观点不尽一致。少数认为休克时不必使用，因为低血容量可最大刺激肾上腺皮质激素生成，血中皮质类固醇水平并未减少，用药后不仅阻遏肾上腺皮质的正常应答反应，抑制免疫功能，还可能产生高血糖、消化道溃疡、抑制发热反应及失钾等并发症；但多数认为，应用皮质类固醇可改善休克病人的血流动力学，明显提高休克治愈率。①促进并增强心肌收缩效应，增加有效循环血量；②大剂量有扩血管效应，利于改善微循环和降低肺血管阻力；③直接恢复和促进房室结传导效应；④增强中枢神经系统应激反应，提高机体反应力；⑤通过抑制纤维细胞活力，阻止中性细胞脱颗粒，降低毛细血管通透性，抑制氧自由基释放，增加细胞氧摄取和保护内皮细胞完整性，减轻休克全身性反应；⑥稳定线粒体膜和溶酶体膜，减少细胞损害。

不同类型休克对皮质类固醇的要求也不相同：失血性休克除老年病人或有特殊肾上腺皮质疾病外，一般不必使用；对创伤性休克因可抑制白细胞激活，减少具有免疫调理活性的血浆型 Fn 消耗，减少自由基产生和释放等效应而主张使用；对感染性休克因具抗感染、抗内毒素和补充肾上腺皮质不足等作用已广泛用于临床；心源性休克应用有争议，认为大剂量既可增加心排血量和减低周围血管阻力、增加冠脉血流，但也能引致炎症扩散，影响心肌梗死愈合，提高代谢率和增加耗能，故应视原发病情况区别对待；由于有稳定溶酶体膜和抗变态反应的作用，对过敏性休克的治疗较为肯定。

研究表明，生理剂量的皮质类固醇无抗休克作用，药理剂量则有明显的抗休克效果，因此，目前多主张早期、短程、大剂量使用，特别是感染性休克，即首次地塞米松 40mg 快速静脉滴注，以后每隔 6 小时再追加 20mg，使用时间最好不超过 48 小时。

六、体液因子的拮抗性治疗

体液因子生成释放增加是休克发生、发展的重要机制，除儿茶酚胺、肾素-血管紧张素系统、血管加压素、组胺和激肽等体液因子外，近年研究发现的前列环素（PGI_2）、血栓素 A_2（TXA_2）、白三烯、内啡肽、氧自由基、内毒素、肿瘤坏死因子 α（TNF-α）、白介素-1（IL-1）、血小板活化因子（PAF）和一氧化氮（NO）等炎性介质也起到很重要的作用。这些介质对机体代偿意义小，损伤效应大，尤其与感染性休克和多器官功能衰竭有密切联系。因此，阻止这些介质产生并抑制其活性，已成为近年休克治疗特别是感染性休克治疗的重要课题。

（一）药物治疗

药物治疗具有特异性和非特异性。尽管有一些药物尚处于试用阶段，但已显示出一定的抗休克效应，值得进一步探索。

1. 一般药物　肾上腺能受体阻滞药是减轻儿茶酚胺效应的主要药物，但实验与临床治疗疗效报道不一；卡托普利用于拮抗肾素-血管紧张素系统，试验表明可改善失血性休克血液灌流，使血压回升；组胺 H_2 受体阻断药苯海拉明和 H_2 受体兴奋剂通过扩张微血管和增强心肌收缩力而具抗休克作用；抑肽酶能减少缓激肽的生成；皮质激素不仅通过抑制磷脂酶 A_2 减少前列腺素和白三烯的生成，也能减少 PAF 和 NO 的生成；阿司匹林、吲哚美辛、布洛芬则是抑制环氧合酶来减少前列腺素生成；纳洛酮可拮抗内啡肽；己酮可可碱可抑制中性粒细胞聚集、附壁与激活，抑制 TNFα 和 IL-1 活性；SOD 和别嘌醇均能减少氧自由基对机体的损伤。

2. 特殊药物

（1）内毒素核心糖脂抗体：目前用于临床的有单克隆和多克隆抗体，前者的保护机制是封闭循环中内毒素毒性，包括诱导和释放导致组织损伤和休克的介质，后者则可能是与内毒素抗原决定簇结合并中和其毒性；使用后能改善感染性休克的预后，降低病死率。

（2）抗 TNF-α 单克隆抗体：可反转白细胞减少，减少肺内中性粒细胞的扣押和使白细胞 CD8 黏附受体下调，改善严重代谢性酸中毒，减轻肺部损害和降低病死率。

（3）PAF 受体拮抗药：减轻内毒素血症的临床症状和代谢失调，抑制 PAF 诱致的血小板聚集。

（4）IL-1 受体拮抗药：通过和 IL-1 竞争在淋巴细胞、中性粒细胞和上皮细胞上的受体，拮抗其生物活性，可提高存活率。

（5）重组高密度脂蛋白：与内毒素脂多糖结合成复合物使内毒素的生物活性降低，改变脂多糖的致炎信号，可减少 TNFα 和 IL-1 合成与释放。

(6)一氧化氮合成酶(NOS)抑制药：最近认为，感染性休克中血压下降主要与NO大量释放导致外周血管扩张有关，其中诱导性NOS激活起决定作用，故抑制诱导性NOS，保持结构性NOS正常功能，有利于休克状况的改善，对此研究较多的药物包括L-NAME(N-nitro-L-arginine methyl ester)、L-NMMA(NG-monmethyl-L-arginine)和糖皮质激素等，但其应用效果和使用方法尚待进一步研究。

(二)血液滤过

血液滤过是一种模仿正常人肾小球滤过原理，以对流方式清除血液中水分和溶质的方法。对炎性介质能否清除目前看法不一，普遍认为主要取决于这些介质和滤过膜本身的特性。滤过膜上孔径一般能通过质量为20～30KU(20～30kDa)的分子，炎性介质的清除可能包括膜滤过及吸附两方面的作用。研究表明，TNF单体的分子质量为17KU(17kDa)，而血中主要以三聚体形式存在，分子质量为45～55KU(45～55kDa)；IL-1β分子质量为17KU(17kDa)，因此，TNFα的清除可能以膜吸附为主，而IL-1β则可能主要由滤过清除。由于介质半衰期短且以局部组织浓度较高，尽管多数实验结果表明血液滤过对介质降低的程度不理想，只有反复多次滤过才能达到目的，但经过滤过的病人其血流动力学和肺氧合功能均能得到较大的改善，病死率降低，故仍有临床使用的价值。

(史　忠)

参考文献

李晓林，李守朝.1991. 临床休克. 西安：陕西科学技术出版社

刘怀琼.1996. 国外医学·麻醉学与复苏分册，17(1)：45

Hardaway RM, Williams CH, Sun YJ. 1996. A new approach to the treatment of experimental septic shock. Surg Res, 61(2)：311

Mei JM, Hui SC, Xiao N, et al. 1995. Effects of small-volume infusion of 7.5% hypertonic saline/6% dextran-70 on the cardiovascular function of traumatic-hemorrhagic shock rats at high altitude. Shock, 4(6)：421

Shires Ⅲ GT, Shires GT, Carrico CJ. 1994. Shock. In：Schwartz ST, Shires GT, Spencer FC ed. Principles of Surgery. 6th ed. New York：McGrawHill, 119～1442

Shoemaker Wc, Peitzman AB, Bellamy R, et al. 1996. Resuscitation from severe hemorrhage. Crit Care Med, 24(2 suppl)：s12

第 107 章　急性心力衰竭的治疗

第一节　病因和临床特点

急性心力衰竭是指由于(某些原因使得心脏不能有效的排出回心血量以)满足全身代谢需要的病理生理状态。急性心力衰竭有三种表现形式:新发生的急性心力衰竭、慢性心力衰竭急性失代偿、终末期顽固性心力衰竭。急性心力衰竭的患者平均年龄 75 岁,女性占 50%以上。病因中高血压占 70%,冠心病占 60%,糖尿病占 40%。合并房颤和肾功能不全的患者分别各有 30%。收缩压大于 140mmHg 占 50%,收缩压在 90～140mmHg 占 45%,仅 5%的收缩压小于 90mmHg。

国内临床上根据血流动力学特点,分为急性左心衰竭和急性右心衰竭。全心衰竭则同时有左、右心力衰竭的表现。国外如美国以血压为基础分为:收缩压高、收缩压正常、收缩压低、心源性休克、急性肺水肿、单纯右心衰竭、急性冠状动脉综合征伴有的急性心力衰竭,便于治疗决策的制定。欧洲的分类:新发生的急性心力衰竭、慢性心力衰竭急性失代偿;这两种又都细分为:失代偿性急性心力衰竭、急性肺水肿、高血压性急性心力衰竭、心源性休克、急性右心衰竭和高心排血量性急性心力衰竭。

急性心力衰竭的住院死亡率约为 4%～7%。出院后 2～3 个月间,约 24%～31%的患者再次入院,其间死亡率在 6.5%～9%。心源性休克的死亡率最高,接近 40%,高血压伴有的急性心力衰竭死亡率最低。急性心力衰竭住院死亡率的预测有多种方法:简单的根据 BUN＞43mg/ml,收缩压＜110mmHg,肌酐＞2.75mg/ml 的是或否,死亡率为 2.14%～21.94%不等。影响急性心力衰竭预后的主要危险因素有血压、血钠水平、BUN、肌钙蛋白和淤血状态。除了急性冠状动脉综合征伴有的急性心力衰竭肌钙蛋白水平升高外,急性心力衰竭时低血压、神经内分泌的激活等因素均可造成心肌的损伤,肌钙蛋白升高的患者预后差。肺毛细管楔嵌压升高的患者、低钠血症的患者预后差。

B 类利钠肽的检测有助于急性心力衰竭的诊断,美国 FDA 批准用于鉴别心力衰竭和其他原因的呼吸困难的 BNP 水平是 100pg/ml。非心源性呼吸困难 BNP＜100pg/ml。BNP 水平随着心力衰竭程度的加重而升高,通常 BNP＞400pg/ml,可确诊为心力衰竭,介于 100～400pg/ml,可能在心功能不全的基础上同时存在肺部疾患,如慢性肺心病、急性肺栓塞等,如果没有肺部疾病,则为心力衰竭所致。NT-proBNP＞300pg/ml 意义与 BNP＞100pg/ml 相同。BNP 和 NT-proBNP 的水平不高则为急性心力衰竭的可能性小。欧洲心脏病学会诊断急性心力衰竭的标准是 BNP＞200pg/ml,BNP 水平与急性心力衰竭的预后有关,水平越高死亡越多。BNP 引导的治疗能够提高存活率。

胸内阻抗的检测有助于了解肺部淤血的状况,肺部无淤血时,胸内阻抗高,患者预后相对较好。肺部淤血,胸内阻抗低,患者预后差。

一、病因

理论上心排血量的大小取决于心率(律)、前负荷、后负荷和心肌收缩力。机体通过内在机制(神经、体液、自身调节)将此 4 个因素紧密联系在一起,其中任何一个因素急性改变时机体都试图通过改变其他因素而得到代偿,而心肌收缩力是心脏代偿的基础。心肌收缩力是心肌细胞的内在特性,它表现为在给定负荷下心肌的做功大小。当心肌收缩力不能满足做功需要时可导致急性心力衰竭。在致病因素作用下心肌收缩力明显受损时心脏代偿能力急剧下降,此时其他 3 个因素轻微改变都可能导致急性心力衰竭。任何导致心率(律)、前负荷、后负荷和心肌收缩力急性改变或在原改变基础上急性加重的因素都可能引起急性心力衰竭。其常见病因可归纳为心脏性和非心脏性病因两大类。

(一)心脏性病因

1. 急性心律失常　室性心动过速、室颤可导致全心衰竭。窦性心动过缓、房一室传导阻滞(心室率过慢时)本身也可引起全心衰竭,如同时伴有严重主动脉瓣或二尖瓣关闭不全极易导致左心衰竭,如同时伴有肺动脉瓣或三尖瓣关闭不全极易导致右心衰竭。室上性心动过速或快速房颤伴严重主动脉瓣狭窄、左心室流出道肥厚或梗阻、二尖瓣狭窄时易导致急性左心衰竭,而伴有肺动脉瓣狭窄或右心室流出道狭窄、梗阻时极易导致急性右心衰竭。

2. 急性心肌缺血、梗死和炎症　如冠状动脉痉挛、冠状动脉栓塞(气栓、血栓、粥样斑块和组织碎片等)和血栓形成、低血压、急性心肌炎等。体外循环中心肌保护不良容易导致复跳后心肌收缩无力致急性心力衰竭。

3. 急性瓣膜损伤　如二尖瓣、主动脉瓣狭窄和(或)关闭不全、急性腱索或乳突肌断裂、瓣膜撕裂穿孔、瓣膜重度脱垂、人工瓣膜损坏等。

4. 药物作用　有些药物如 β 受体阻滞药、钙通道阻滞药使用不当,特别是联合用药时有明显的负性肌力作用,在有些心肌收缩功能不全的病人可导致急性心力衰竭,体外循环后的鱼精蛋白过敏反应可引起急性右心衰竭。

(二)非心脏性病因

1. 后负荷急剧增加　如高血压病发生高血压危象时、血管收缩药用量不当,外周血管床的骤然减少等,可引起急性左心衰竭。急性肺动脉栓塞、老年性慢性支气管炎和支气管哮喘急性发作、急性缺氧、急性呼吸衰竭、急性左心衰竭和血管收缩药使用不当等均可使肺动脉压急剧升高而导致急性右心衰竭。

2. 前负荷的急剧增加　在老年和慢性病及心功能不全病人,如短时间内大量输液、体位改变使回心血量突然增加及高渗脱水药应用不当,使血管内容量骤然增加可导致急性左心衰竭。巨大房间隔缺损、重度二尖瓣狭窄患者在体外循环停机时由于回心血量骤然增加容易发生急性左心衰竭。

3. 循环系统高动力状态　常见原因是在伴有体循环动静脉瘘、贫血性心脏病、维生素 B_1 缺乏性心脏病、甲状腺功能亢进性心脏病等疾病的基础上出现的急性前、后负荷增加,导致急性心脏泵功能衰竭。另外临床及各种原因导致的持续性体循环阻力降低,为维持机体有效灌注压必须增加心排血量,因此使心脏做功持续增加,最后可导致心功能失代偿而诱发急性心力衰竭。

4. 急性心室舒张受限　如急性心肌缺血导致的心室舒张功能障碍,急性心包积液、心脏压塞等。

二、临床表现

除严重心律失常、急性心肌缺血、瓣膜急性损伤等所致急性心力衰竭外,大多数急性心力衰竭发生于已有慢性心功能不全的心脏病病人。已有心脏收缩或舒张功能障碍尚无心力衰竭症状的部分心脏病人在某些诱因下可突然发生急性心力衰竭。因此,这类病人在发生急性心力衰竭时往往伴有慢性心功能不全的表现,在此不做叙述。

(一)急性左心衰竭

除原发病的表现外，肺循环急性淤血、肺水肿是急性左心衰竭的重要临床特点。液体由肺毛细血管内溢出到肺间质、肺泡，影响气体交换是临床产生呼吸困难、咳嗽、泡沫痰的病理生理基础。常表现为突然发生的呼吸困难、焦虑不安、端坐呼吸，间质性肺水肿者咳无泡沫痰，肺部听诊哮鸣音伴细湿啰音；肺泡水肿时咳嗽频繁、咳粉红色泡沫样痰、肺部听诊双肺布满大、中水泡音伴哮鸣音，心率加速，可有奔马律。皮肤苍白、湿冷或发绀，严重者意识模糊、甚至昏迷。血压在早期常有升高，继之血压下降甚至休克。X线正位胸片可见不同程度的肺水肿征象。动脉血气常有低氧和酸中毒。在心脏X线透视下可见左心饱胀、收缩无力、收缩幅度明显减弱。

(二)急性右心衰竭

急性右心衰竭的主要临床表现为急性体循环淤血，表现为静脉压突然升高，颈外静脉怒张、搏动增强，肝脏淤血肿大伴包膜牵拉，可引起右上腹疼痛，右心室呈抬举性搏动，听诊常可闻及右心室奔马律和肺动脉瓣第二心音，如无慢性右心功能不全病史可无胸、腹水和全身性水肿。在心脏X线透视下可见右心饱胀、收缩无力、收缩幅度明显减弱。

(三)急性全心衰竭

同时具有急性左、右心衰竭的特点，在临床上急性全心衰竭往往是由一侧心室衰竭发展而来，急性左心衰竭引起的急性全心衰竭较为常见，在急性左心衰竭时左心房压急剧增高可达4.0～8.0kPa(30～60mmHg)进而肺动脉压急剧增高，从而诱发右心衰竭导致全心衰竭，在小儿或心室腔扩大的心脏，由于室间隔薄弱，当发生急性右心衰竭时，右心室内压急剧上升将室间隔推向左侧导致心室排血受限而发展为全心衰竭。正常情况下左、右心室处于串联关系，其排血量处于平衡状态，当左心排血量减少而右心排血量不变时发生肺循环淤血，反之，发生体循环淤血，因此，急性左心衰竭引起急性全心衰竭时肺淤血将有所改善，而急性右心衰竭导致全心衰竭时，体循环淤血将有所改善，而此时低心排量将明显加重。由急性心律失常(如室性心动过速、室颤)引起的全心衰竭仅表现为心排量的急剧下降，而无体、肺循环淤血。

(四)高动力性心力衰竭

常表现为乏力、水肿、活动时气短和心悸。除导致高排血量的各种病因具备的独特体征外。低血压、心率加快、中心静脉压增高、尿量正常或减少、末梢皮肤温暖、血乳酸水平正常或增高是其主要特征。血流动力学监测表现为高排低阻状态。

第二节　治疗原则和方法

急性心力衰竭是危及病人生命安全的临床急症，在临床上引起急性心力衰竭的病因多种多样，因而治疗在不同的病人也有本质的差别，快速查找心力衰竭的病因和诱因，同时维持重要的生命体征平稳，尽可能的消除病因。根据不同病因，利用现有的病理生理和药理知识，对症处理是治疗成功的关键。

一、急性左心衰竭的治疗

(一)迅速有效的纠正低氧血症

鼻导管或面罩高浓度、大流量(＞5L/min)吸氧，效果不好或有大量粉红色泡沫样痰时可行气管内插管机械通气，同时给予5～8mmHg的呼气末正压通气，以减少静脉回流和增加肺泡内压，减少肺毛细血管内液体向肺间质转移，缓解肺水肿，维持血气正常。有泡沫痰时在湿化瓶内加入30％～70％乙醇以消除泡沫。

(二)镇静、减慢呼吸

吗啡5～10mg静脉注射，可使病人减轻由于呼吸困难而产生的恐惧、焦虑，抑制肺反射以减慢呼吸及诱导睡眠，从而降低耗氧量，必要时也可给予地西泮(安定)10mg肌内注射，哮鸣音明显的病人可将氨茶碱 0.1g 溶于 5%葡萄糖 20ml 中缓慢静脉注射或氨茶碱 0.5g 溶于 5%葡萄糖 250ml 中静脉滴注。

(三)减轻心脏负荷

1. 合理的体位治疗　取半卧位或坐位垂腿可立即减少静脉回心血量,降低前负荷。

2. 利尿药　通过抑制水、钠重吸收而降低前负荷、减轻肺淤血、改善左心室功能,一般首次给予呋塞米 20mg 静脉推注,以后视尿量可重复使用,每次最大剂量可达 80mg。使用强心苷的患者给予呋塞米后应预防低钾血症的发生。

3. 血管扩张药的应用　血管扩张药通过扩张容量血管和外周阻力血管而减轻心脏前、后负荷,减轻心肌耗氧,改善心室功能。如有血容量不足或低外周血管阻力时禁用血管扩张药,以保障重要脏器的有效灌注压。

(1)适应证:①以降低心脏容量负荷为目标的治疗,硝酸甘油为首选。②以纠正体循环高阻力状态为目标的治疗,硝普钠和 α_1 受体阻滞药为首选。如用药前病人血压正常或有低血压,应与正性肌力药合并应用,以防止低血压导致低灌注。③以改善冠状动脉痉挛、心肌缺血为目标的治疗,硝酸甘油为首选,但同时应预防体循环低阻。④以降低肺血管阻力为目标的治疗,前列腺素 E_1 或前列环素为首选。

(2)禁忌证:血容量不足和低体循环阻力为血管扩张药的禁忌证。

(3)使用方法:一般以硝普钠和硝酸甘油最为常用。硝普钠扩张小动脉的作用比扩张静脉作用强,因而降低后负荷的作用强,使用后可明显改善心排血量。而硝酸甘油扩张静脉的作用比扩张小动脉的作用强,降低前负荷的作用明显,心力衰竭伴血压高低心排者首选硝普钠,起始剂量 0.5μg/(kg·min),以后根据疗效和动脉血压进行调整。如疗效不满意可联合 α_1 受体阻滞药或钙通道阻滞药。心力衰竭伴高容量负荷时首选硝酸甘油,起始剂量 1μg/(kg·min),效果不理想时考虑体位调整、利尿或透析治疗。

(四)正性肌力药的应用

1. 洋地黄类

(1)作用机制:抑制心肌细胞膜 Na^+-K^+-ATP 酶,使细胞内 Na^+ 水平升高,转而促进 Na^+-Ca^{2+} 交换,使细胞内 Ca^{2+} 水平升高,而有正性肌力作用。急性心力衰竭患者增加心肌收缩力的同时,降低交感神经系统和肾素-血管紧张素系统的活性,恢复压力感受器对来自中枢的交感神经冲动的抑制作用,降低外周阻力,减轻前、后负荷,从而对心力衰竭发挥治疗作用。

(2)适应证:①心功能Ⅲ级以上的收缩性心力衰竭;②心房颤动伴快速室率的心力衰竭。

(3)禁忌证:①预激综合征合并心房颤动,洋地黄可缩短旁路不应期而导致室颤;②Ⅱ度或高度房室传导阻滞;③病态窦房结综合征(无起搏器保护者);④单纯舒张性心力衰竭,如高血压左心室肥厚、肥厚型梗阻性心肌病、主动脉瓣狭窄并左心室肥厚、缺血性心脏病等。

(4)临床应用:在急性心力衰竭病人应首选快速作用制剂:①毛花苷 C 静脉注射每次 0.2～0.4mg,24 小时总量 1.0～1.6mg。一般注射后 5～30 分钟起效,1～2 小时达高峰;②毒毛花苷 K,0.125～0.25mg 静脉注射,5～15 分钟起效,1～2 小时达高峰。

(5)注意事项:①老年病人或肾功能减退者应减量;②心肌缺血、缺氧或有急性病变及重度充血性心力衰竭的病人易产生洋地黄中毒;③病人有低钾、低镁血症或剂量过大时易诱发心律失常;④与交感胺类正性肌力药相比洋地黄类药物具有正性肌力作用较弱、药物剂量-效应关系不确定、体内药物半衰期长等缺点。

2. 交感胺类正性肌力药

(1)作用机制:β受体激动药与心肌细胞膜β受体结合,通过 G 蛋白偶联(G_s),激活腺苷酸环化酶(AC),催化 ATP 生成 cAMP。cAMP 使 L 型钙通道内的 Ca^{2+} 内流增加,细胞内

Ca^{2+}水平增加而有正性肌力作用。此外,肌质网对Ca^{2+}的摄取增加,细胞内Ca^{2+}水平迅速下降而具有正性松弛作用。另外,β_2受体还具有外周血管扩张作用。α_1受体兴奋可通过另一G蛋白(G_q)偶联,催化磷脂酶C(PLC)使胞质钙增加发挥正性肌力作用,其与β受体激动药不同的是α_1受体兴奋不增加心率。

(2)适应证:适宜于下列情况短期支持应用,一般不作为长期用药。①心脏手术后心肌抑制所致的急性收缩性心力衰竭;②心力衰竭的终末期;③慢性充血性心力衰竭急性恶化时;④急性心力衰竭病人对利尿剂、洋地黄类和血管扩张药联合治疗无效时。

(3)注意事项:①对肥厚型梗阻性心肌病、主动脉瓣及瓣下狭窄、高血压左心室肥厚、冠心病等单纯舒张性心力衰竭病人,除非病情进入终末期(心率减慢、心肌收缩明显无力),其他综合治疗无效时,可慎重使用,否则禁用。因为其β效应可加重流出道梗阻和心肌缺血;②长期应用时β受体密度下调,疗效减弱,因此仅适用于短期支持;③大剂量时可诱发严重室性心律失常。

(4)临床应用:①肾上腺素:肾上腺素为强效正性肌力药,在成人1～2μg/min时以β受体作用为主,2～10μg/min时同时有α、β受体作用,10～20μg/min时以α受体作用为主。在急性左心衰竭病人单次给予2～8μg可产生较强的心脏兴奋作用,持续1～5分钟,以0.03～0.1μg/(kg·min)速度持续输注可用于其他交感胺类正性肌力药效果不佳时。1～3mg静脉注射用于心脏复苏时。其不良反应为心动过速、心律失常和持续外周血管收缩所引起的外周组织低灌注,在临床常与血管扩张药合用以克服外周组织低灌注。②去甲肾上腺素:为体内主要的交感胺,与肾上腺素相比有更强的α受体兴奋作用,临床一般较少使用,只有当外周阻力极低且使用肾上腺素后平均动脉压还不足以维持有效脏器灌注时可考虑短期使用。一般剂量为0.03～0.1μg/(kg·min),当平均动脉压达到60～70mmHg应考虑改用其他交感胺类正性肌力药,其不良反应为α受体强烈兴奋所导致的后果。③异丙肾上腺素:为人工合成的β受体兴奋药,有较强的β受体兴奋作用,可用于急性心动过缓或房室传导阻滞所引起的急性心力衰竭。一般1～4μg单次静脉注射或1～4μg/min持续输注。其不良反应为明显增加心肌耗氧和室性心律失常。④多巴酚丁胺:为人工合成的交感胺,其通过兴奋心肌β_1和α_1受体增加心肌收缩力,其外周的α_1受体兴奋导致的血管收缩作用被其β_2受体兴奋导致的血管扩张作用所抵消,因而表现为弱的血管扩张作用。临床多用于心脏手术后急性心力衰竭及慢性充血性心力衰竭急性恶化时。临床观察表明,在治疗急性心力衰竭时与多巴胺相比在相同的剂量下,多巴酚丁胺增加心肌收缩力、降低外周血管阻力与心室壁张力的作用比多巴胺要强。与肾上腺素相比等效剂量[5μg/(kg·min)比0.03μg/(kg·min)]的多巴酚丁胺增加心率的作用比肾上腺素强。⑤多巴胺:多巴胺为体内合成肾上腺素与去甲肾上腺素的前体,其通过β_1受体产生正性肌力作用,通过直接兴奋外周α_1受体而发挥强的血管收缩作用,由于多巴胺不作用于外周β_2受体,因而外周血管收缩作用不能被β_2受体兴奋作用所抵消。另外在体内肾脏、实质脏器和冠状动脉血管有特异性多巴胺受体,其介导血管扩张。多巴胺的作用与剂量相关,0.5～1.0μg/(kg·min)时作用于多巴胺受体,2～3μg/(kg·min)时作用最强,2～6μg/(kg·min)时心脏β_1受体作用表现明显,>5μg/(kg·min)外周α_1受体作用表现明显,其克服多巴胺受体的扩血管作用而变现为血管收缩,因此临床上多巴胺一般用于既需要强心又需要收缩血管的心力衰竭病人。⑥多培沙明(dopexamine):为人工合成的短效儿茶酚胺类药物,直接兴奋β_2受体和多巴胺受体,间接通过去甲肾上腺素激活β_1受体,其与β_2受体的亲和力比β_1受体大9.8倍,几乎无α_1和α_2受体活性。多培沙明的肾血管扩张作用较强,使肾血流增加,灌注改善,尿量增加。其血流动力学效应为后负荷降低,心排血量增加,心率增快,血压下降或无明显变化。适用于低心排综合征时。其半衰期 6～11 分钟，临床常用剂量为 0.5～4.0μg/(kg · min)。剂量＞4.0μg/(kg · min)时增加心率和氧耗，对缺血性心脏病患者应慎重使用。多培沙明增加内脏血流及肾血流，具有肾功能保护作用，适用于低排高阻性心衰的治疗，但应注意其较强的扩血管及降压作用。

3. 磷酸二酯酶抑制剂　是一类主要通过抑制磷酸二酯酶Ⅲ(PDEⅢ)使细胞内 cAMP 增加而产生强心作用的药物，这类药物既有强的正性肌力作用同时也有直接扩张小动脉和小静脉的作用。

(1)氨力农(amrinone)：在心肌，通过抑制 PDEⅢ使心肌细胞内 cAMP 增加而增加心肌胞质钙，在大剂量时直接促进心肌胞浆钙的转运和心肌对钙的敏感性，起正性肌力作用。在外周血管通过使平滑肌细胞内 cAMP 增加，细胞膜 Na^{+}-K^{+}-ATP 酶的活性增强，促进肌质网对 Ca^{2+} 的再摄取，而减少血管平滑肌胞质钙浓度，起扩血管作用。其在增加心肌收缩力的同时降低心脏前、后负荷和心肌耗氧量，对心率无明显影响。临床主要用于顽固性心力衰竭和心脏手术后的急性心力衰竭(尤其是β受体功能下调，对交感胺类药物效果不佳时)。在急性心力衰竭时的常用方法为：首次负荷剂量为 2mg/kg 静脉推注(10 分钟内推完)，继之以 5～10μg/(kg · min)的速度持续输注。在此首剂量下应注意低血压的发生，当发生低血压时可通过扩容来纠正。

(2)米力农(milrinone)：作用机制和临床特点与氨力农相似，只是药效为氨力农的 15 倍，在急性心力衰竭时的常用方法为，首次负荷剂量为 50μg/kg 静脉推注(10 分钟内推完)，继之以 0.375～0.75μg/(kg · min)的速度持续输注。

4. 其他

(1)左西孟丹：左西孟丹是一种钙增敏性正性肌力药，同时具有正性肌力作用及扩血管作用，其正性肌力作用与增强肌钙蛋白 C 对钙离子的敏感性从而增加心肌收缩力有关，对体循环、肺循环、冠状动脉及全身静脉的扩血管作用与其激活血管平滑肌的 ATP 敏感钾通道有关。左西孟丹增加心排血量、冠状动脉与肾脏血供，增加心率，减少心脏的前后负荷，左西孟丹也具有抗心律失常作用及逆转心肌顿抑作用。左西孟丹增加心肌收缩力与其他正性肌力药不同，正性肌力作用并不需要胞质游离钙浓度增加，其增加心肌收缩力的同时并不增加心肌氧耗。而后者，如β受体激动药或磷酸二酯酶Ⅲ抑制剂通过兴奋β受体增加细胞内 cAMP 浓度或者通过抑制磷酸二酯酶抑制 cAMP 的降解，从而增加细胞内游离钙离子的浓度，增加心肌收缩力，但同时心肌氧耗增加，增加心肌缺血与心律失常的危险。左西孟丹的用法为负荷剂量 12μg/kg 静脉泵注 10 分钟，维持剂量为 0.1～0.3μg/(kg · min)。临床上左西孟丹可以增加心力衰竭患者的心排血量，降低肺毛细血管楔压，副作用为心率增快与血压降低。由于在心肌缺血时使用左西孟丹的安全性高，其短期治疗失代偿性心力衰竭具有较大临床价值。

(2)脑钠肽(brain natriuretic peptide, BNP)：是心脏分泌的利尿钠肽家族的一员，由 32 个氨基酸残基组成的多肽。首先在猪脑中发现，故名脑钠肽。BNP 广泛分布于脑、脊髓、心肺等组织，以心脏含量最高，其中心室以分泌 BNP 为主，心房以分泌房钠肽(ANP)为主。BNP 具有重要的病理生理学意义，其可以促进排钠、排尿，具有较强的舒张血管作用，可对抗肾素-血管紧张素-醛固酮系统(RAAS)的缩血管作用，同 ANP 一样是人体抵御容量负荷过重及高血压的一个主要内分泌物质。心功能障碍时激活利钠肽系统，心室负荷增加导致 BNP 释放。BNP 同 ANP 均是肾素血管紧张素-醛固酮系统(RAAS)的天然拮抗剂，拮抗加压素系统及交感神经系统的保钠保水、升高血压作用，参与血压、血容量以及水盐平衡的调节，提高肾小球滤过率，利钠利尿，扩张血管，降低体循环血管阻力及血浆容量，起维护心功能作用。血浆 BNP 水平与心力衰竭程度显著正相关，目前 BNP 已经成为诊断心力衰竭的简单指标。近年来重组人脑钠肽 Nesiritide 已经用于慢性心力衰竭急性失代偿的治疗，其负荷剂量 2μg/kg，维持剂量 0.01～0.03μg/(kg·min)可降低肺毛细管楔嵌压，降低右心房压与体循环阻力，尿钠增加，明显增加心排血量与每搏指数，由于 Nesiritide 并没有正性肌力作用，其增加心排血量的作用与其降低心脏后负荷有关。Nesiritide 拮抗肾素-血管紧张素-醛固酮系统，刺激 cGMP 导致血管平滑肌舒张。适用于慢性心力衰竭急性失代偿伴呼吸困难的患者。其副作用有低血压、头痛、恶心及心动过缓等。

(五)机械辅助

当上述治疗无效或效果不佳时，在有条件的情况下可考虑主动脉内球囊反搏(IABP)或左心辅助(LVAD)治疗。

(六)超滤

顽固性液体负荷过重的急性心力衰竭患者可考虑超滤，超滤能够减轻肺水肿和外周水肿，改善血流动力学及肺机械功能，阻断神经内分泌的恶性循环，恢复对利尿剂的治疗反应，临床症状好转。外周插入小型超滤装置近年来已经用于治疗急性心力衰竭伴有严重液体潴留，利尿剂治疗效果不佳的患者。

(七)心脏再同步化治疗心力衰竭(CRT)

心脏再同步化作为治疗心力衰竭的重要技术，每位医师不仅需知一二，还应比较熟知，尤其是治疗机制，只有认识深刻才能运用自如，使这项新技术造福于更多的心力衰竭患者。左心房、左心室的同步是心功能更重要的因素，临床医生早已认识到房室同步对心功能的重要性，深知心房辅助泵在窦性心律时才能充分发挥作用。但未能认识到窦性心律时的 PR 间期只代表右心房、右心室的同步性，未能认识到左心房、左心室的同步性是心功能更重要的决定因素。当患者存在房间阻滞时左心房的电和机械活动将严重后移；左束支阻滞时，左心室的电和机械活动严重后移，这些都可能造成窦性心律的患者发生隐匿性左心房、左心室功能的不同步。充血性心力衰竭患者的舒张功能障碍得到明显纠正，临床医师早已认识到舒张功能对心功能的影响，严重者可发生舒张功能衰竭。但对舒张功能障碍的认识相对狭窄，只停留在左心房压正常时，左心室不能正常扩张及充盈则为舒张功能不全，而对充血性心力衰竭患者舒张功能下降的另外表现形式认识不足，即心力衰竭患者舒张功能的减退常表现为舒张期持续时间明显缩短；等容舒张期相对延长，而有效舒张期更为短缩，甚至形成有效舒张期 A 峰或 E 峰被切尾，或 E、A 两峰融合。

1998 年，Daubert 开创了经心脏静脉植入左心室外膜起搏电极的技术，实现了左右心室的同步起搏，通过植入的双室同步起搏的三腔起搏器，直接程控右心房到左心室的起搏间期，相当于调整了左心房、左心室的激动间期，这一调整可使舒张期的 E 峰和 A 峰的持续时间明显延长，心室有效舒张功能的各项指标得到恢复，心脏前负荷的提高使整个心功能得到改善。为此，起搏治疗心力衰竭从Ⅱb 类适应证提高到Ⅱa 类(2002 年)。关于心力衰竭患者左心室收缩功能的直接调整与提高，过去对左、右心室收缩的同步性认识不足，心脏再同步化治疗时，通过 VV 间期能够程控的新型双室同步起搏器的应用，逐渐认识到不同个体左心室和右心室收缩的起始并不同时，可以是某个心室的收缩在前，另一心室的收缩在后。正常时，两室收缩的起始时间相差＜40ms，当二者收缩起始时间差值＞130ms时，则为明显的双室不同步，＞180ms时为严重的双室不同步。

新一代起搏器的问世，大大提高了心脏同步化治疗心力衰竭的临床疗效，其不仅能改善心力衰竭患者的功能性指标，还能降低患者 36％的总死亡率。这些惊人的结果使心脏再同步起搏治疗心力衰竭从Ⅱa 类指证上升到Ⅰ类(2005 年)。因此，起搏治疗心力衰竭适应证的不断升级与起搏技术的快速进展直接相关，并与心力衰竭认识的不断加深直接相关。纠正后乳头肌功能不全，减少二尖瓣反流，严重心力衰竭患者常伴中到重度的二尖瓣反流，发生机制常被认为左心室严重的扩张使二尖瓣环扩张，进而造成二尖瓣叶的相对关闭不全及反流。近年的研究发现，引起心力衰竭患者二尖瓣反流的更重要机制是左心室后乳头肌功能不全，尤其存在左束支阻滞时更是这样。

目前认为，左心室收缩时，左心室内压力急剧增高，犹如一阵风将二尖瓣前、后叶吹向左心房，但与此同时拉紧的腱索、乳头肌牵拉着二尖瓣前、后叶防止被吹向左心房，结果“压力”与“拉力”平衡，二尖瓣叶可恰当关闭。存在左束支阻滞时，左心室后侧壁基底部的心肌电活动和机械活动严重推迟，而后乳头肌就位于这一部位，结果形成后乳头肌功能不全，使二尖瓣后叶脱垂而形成二尖瓣反流。心脏再同步化治疗时的左心室起搏电极插入的部位位于或靠近左心室侧后壁的基底部，使该部位的电和机械活动提前，纠正了后乳头肌功能不全，二尖瓣反流明显减少或消失，进而改善了心功能。减少室内分流，逆转左心室重构，心室重构是心力衰竭发生后的严重结果，又是心力衰竭进一步加重的一个起因。引起心室重构的病理因素很多，而室内分流是其中一个重要的机制。正常心脏做功时都以长轴为主，以短轴为辅，结果正常心脏的形态一直保持为椭圆形。另外，正常心脏的不同部位电和机械活动的起始时间不同：常常间隔最早，心尖在后，左心室前壁其次，左心室侧后壁的基底部为最后，但上述不同部位心肌的收缩速率达峰的时间相同，并产生较高的室内压，冲开主动脉瓣完成射血，因此左心室向主动脉的射血是不同部位心肌共同工作的结果。重构的心脏却不同，变为短轴做功的比例增大，使心力衰竭心脏逐渐变为球形。尤其是左束支阻滞的患者，其左心室后侧壁的电和机械活动不属于生理性靠后，而是病理性滞后，这使该部位的心肌收缩速率达峰时间（VIT）明显比其他部位延迟，结果当左心室内压达峰并冲开主动脉瓣射血时，收缩还未达峰的左心室侧后壁处的局部压力较低，使心内压力高的血流能向左心室侧壁发生室内分流，逐渐引起心脏的横向重构并形成球形心。心脏再同步化治疗的左心室起搏电极就是植到这一部位，使后侧壁的心脏电活动和机械活动明显提前而达同步，进而减少室内分流，久而久之，左心室已发生的重构可以部分逆转，表现为心力衰竭患者再同步化起搏治疗后心脏的缩小，重构的逆转。

心脏再同步化治疗心力衰竭的可能机制，以及给我们的启迪和崭新的知识点远不止这些。关于电和机械功能延迟偶联现象的纠正，过去对心脏电与机械功能之间偶联关系的认识尚存机械论，认为二者之间的关系呈全或无的规律。正常时，电和机械活动有序的偶联，电活动在前，机械活动紧跟其后，二者间的偶联间期 40～60ms。危重情况时，尤其患者临终前可以出现二者的脱偶联，形成电机械分离，即只存在心电活动，而无心脏的机械活动，使心音消失，血压为零。心脏再同步化的治疗使临床医师认识到还存在电与机械活动延迟偶联的情况，使病态心肌的电与机械活动的偶联间期大大超过 60ms，因而心室的电活动可能处于同步状态，除极形成的 QRS 波时限还在正常范围，但经超声心动图证实机械活动可能存在病理性延迟，以及阶段不同心肌的不同步。延迟偶联部位的再同步化后能使心功能得到改善。心肌电与机械延迟偶联的理论还能解释为什么心脏再同步化可使某些 QRS 波正常的心力衰竭患者获益。

对心脏再同步化治疗心力衰竭的上述机制的认识一直处于不断深化，不断提高中，这不仅能促进和提高这项新技术的应用水平，还能不断暴发出新的知识点、新的理论、新的概念、新的思路，使临床医师在理论上不断拓宽、更新和提高。深入认识心脏再同步化治疗心力衰竭的机制有重要的临床意义，其可使更多医师确信心脏再同步化治疗的可靠性、有效性，进而动员更多的心力衰竭病人接受这一治疗。此外，其还能直接提高参与心脏再同步化治疗医师的理论与实践水平，更加清楚左心室电极对不同患者的最佳位置的不同，激励这些医师学习更多的超声心动图知识，以便做好植入后的随访与程控，促进对患者术后的综合治疗，将合理的药物与最佳的再同步化起搏结合在一起，使心力衰竭患者最大程度的获益。

二、急性右心衰竭的治疗

由呼吸系统疾病引起的急性右心衰竭，应积极治疗原发病，如肺心病和肺血增加的先天性心脏病等合并肺部感染时，由于缺氧和二氧化碳蓄积可导致肺动脉压急剧增高诱发急性右心衰竭，此时给予面罩吸氧，必要时可行气管内插管机械通气，纠正缺氧和二氧化碳蓄积，降低肺血管阻力。急性右心衰竭的药物治疗还存在一些争议，具体措施可分为下列几方面：①容量负荷；②正性肌力；③扩血管；④收缩血管；⑤机械通气。

(一)容量负荷

右心室有较高的顺应性，当右心室容量负荷不足时，增加容量负荷可明显增加右心收缩力，但过多的容量负荷(超过最佳前负荷)反而导致心肌收缩力下降。在一些危重病人，如心肌缺血、右心室肥厚扩大等，由于心室顺应性的改变中心静脉压并不能很好地反映右心室容量负荷。带有右心室舒张末容量和右心室射血分数监测的连续血流动力学监测在临床是一良好的工具，其可通过右心室舒张末容量和右心室射血分数的变化而找到右心室最佳前负荷。在调整容量负荷效果不理想时应考虑应用正性肌力药。

(二)正性肌力药

儿茶酚胺类药可用于右心衰竭患者，当右心衰竭主要由心肌收缩力减弱所致时，所有具有 β_1 受体激动作用的药物均有效，如肾上腺素、异丙肾上腺素、多巴胺和多巴酚丁胺等。当右心衰竭合并有肺动脉高压时，应选用既有强心作用又有扩肺血管作用的药物，如异丙肾上腺素、多巴酚丁胺、磷酸二酯酶抑制剂、左西孟丹等。使用这些药物时应注意发生体循环低血压。

(三)血管扩张药

血管扩张药通过降低右心后负荷而改善右心功能，但所有血管扩张药均可降低左心室前、后负荷和导致体循环低血压，因而在临床使用相对选择性的肺血管扩张药尤为重要。实验和临床证明所有神经节阻断药对降低肺血管阻力无明显疗效，一般不主张使用。硝普钠虽可降低肺循环阻力，但对体循环的影响更为明显，一般也不主张使用。硝酸甘油、前列腺素 E_1 和前列环素为相对选择性肺血管扩张剂，常用于急性右心衰竭的治疗。有时为了防止血管扩张药引起的体循环低血压，往往通过右心使用血管扩张药，同时通过左心房使用缩血管药，或通过气道雾化吸入扩血管药来减少其对体循环的影响。近年来，一氧化氮(NO)被广泛应用于高选择性的降低肺血管阻力，治疗右心衰竭。一般通过呼吸道吸入 5～10ppm 浓度就可明显降低肺血管阻力，而对体循环阻力无影响，临床使用剂量为 5～80ppm 浓度，高浓度长期使用有可能引起肺损伤和高铁血红蛋白血症。

(四)血管收缩药

在右心缺血导致的右心衰竭的病人，如右冠状动脉痉挛、血栓形成或心脏手术中的气栓等，此时其左心功能如果正常，使用血管收缩药如去氧肾上腺素、去甲肾上腺素往往可以通过提高冠状动脉灌注压，改善右心室心肌缺血而起到良好的治疗作用。在右心衰竭合并高排低阻的病人，应用缩血管药可纠正高排低阻状态、降低心排血量、维持动脉灌注压、降低右心做功、改善右心功能。

(五)机械辅助

当上述治疗无效或效果不佳时，在有条件的情况下可考虑右心辅助(RVAD)或体外膜肺氧合(ECMO)治疗。

三、急性全心衰竭的治疗

由各种原因导致的心跳骤停，按心肺复苏处理，在此不再叙述，有急性心律失常导致的急性全心衰竭的治疗请参阅抗心律失常有关章节。除此之外，在临床上，一般急性全心衰竭往往由一侧心力衰竭发展而来，但其临床症状和病理生理并不是二者的简单叠加，因而在治疗上应根据病人病因、临床表现等具体情况，抓住主要矛盾，首先从上述治疗急性左、右心力衰竭的方法中选用对左、右心衰竭都有作用的治疗方法。然后根据疗效和主要问题针对性治疗。

四、高动力性心力衰竭的治疗

高动力性心力衰竭是以高心排量和低外周阻力为血流动力学特点的一类心力衰竭。在各种因素导致的心功能不全基础上如合并血管麻痹综合征即可诱发高动力性心力衰竭，在心力衰竭早期心排血量可正常或增高，血压可维持正常，仅表现为体、肺循环淤血的症状，随着心力衰竭的进展，心排血量下降出现顽固性低血压和外周组织灌注不良，尿量减少或无尿。这类病人的治疗原则是调整并维持满足机体代谢所需要的最低心排量，避免心排血量过高和过低。调整并维持正常偏低的体循环阻力，避免体循环压力过高而增加心脏做功，同时应避免体循环压力过低而影响组织灌注。通过容量和正性肌力药调整心排血量。通过缩血管药调整体循环阻力，常用去甲肾上腺素 0.05～0.2μg/(kg · min)持续泵注。有的患者对去甲肾上腺素不敏感，可以再加用精氨酸加压素，一般输注速度 0.01～0.03U/min，根据血压调整到0.08～0.1U/min。由于国内精氨酸加压素尚未上市，可以使用垂体后叶素替代，其用法为 0.5～1U/min 持续泵注。其治疗有效标准为 MAP＞60～70mmHg，CI 维持正常，尿量增加达到 1ml/min 以上，血气示酸碱代谢氧合改善，血乳酸浓度降低。

（董秀华　程卫平）

参考文献

Buerkem B, Lemm H, Krohe K, et al. 2010. Levosimendan in the treatment of cardiogenic shock. Minerva Cardioangiol, 58:519～530

Galla JD, Silvay G, Griepp RB, et al. 1993. Right ventricular performance. In: Kaplan JA ed. Cardiac anesthesia. 3nd ed, New York: Saunders WB company, 1095

Kaplan JA, Guffin AV. 1993. Treatment of perioperative left ventricular failure. In: Kaplan JA ed, Cardiac anesthesia. 3nd ed. New York: Saunders WB Company, 1058

Lindenfeld J, Albert NM, Boehmer JP, et al. HFSA 2010 Comprehensive Heart Failure Practice Guideline. J Card Fail, 16: e1～194

Russell JA. 2010. Vasopressin, levosimendan, and cardiovascular function in septic shock. Crit Care Med, 38:2071～2073

第 108 章　严重心律失常的治疗

第一节　心律失常的治疗方法

临床上心律失常的治疗分药物与非药物治疗两大类。抗心律失常药物归为 4 类：Ⅰ类是以抑制快通道钠内流为特点的药物。Ⅱ类为阻断肾上腺素受体的抗心律失常药。Ⅲ类药物特点是延长动作电位时间。Ⅳ类为阻断慢钙通道药。心律失常的非药物治疗，包括电复律和电除颤、心脏起搏、导管消融及外科手术。

一、抗心律失常的药物治疗

详见第 33 章。

二、抗心律失常的非药物治疗

(一)电复律和电除颤

电复律是指将一定强度的电流通过心脏，以消除某些心律失常而使其恢复正常的方法。电除颤通过外部电流瞬间使心脏全部除极，造成心脏停搏而使窦房结重新成为心脏起搏点，恢复窦性心律。

1. 分类

(1)按电流不同分：①交流电除颤：放电量大，放电时间长，故易致心肌损伤及严重心律失常。它兴奋交感神经，放电后易出现房性和室性心动过速。②直流电除颤：直流电同步除颤用于房颤、房扑、室上性心动过速、室性心动过速；直流电非同步除颤用于室颤。直流电除颤放电量小，放电时间短，可反复除颤。它主要兴奋副交感神经，放电后易出现窦缓、窦性停搏及房室传导阻滞。

(2)按部位分：①体内除颤：一电极板放心尖部，另一电极板放在右室面，心肌表面洒满盐水，电极板直接紧贴心室壁。除颤电能：房颤：5Ws，室颤：成人 20～30Ws；小儿 5～10Ws。②体外除颤：电极安放位置分三种。前后位：一电极板放胸骨左缘第 1、2 肋间水平，另一电极板置于左肩胛角下。尖后位：一电极板置心尖部，另一电极板置于右肩胛角。尖前位：一电极板置心尖部，另一电极板放胸骨右缘第 2、3 肋间。除颤电能：房颤 75～150Ws，最高可达 200～250Ws。房扑 50～100Ws，最高可达 200Ws。室上性心动过速 100～150Ws，可增至 200～250Ws。室性心动过速 20～200Ws，一般用 100Ws。室颤 300～400Ws。小儿适当减量。③经食管内低能电复律(食管调搏)：用于终止室上性心动过速、房扑及房颤。

2. 并发症　诱发各种心律失常、急性肺水肿、低血压、心脏损伤、栓塞等。

3. 术中电转复的禁忌证　①地高辛中毒引起的心律失常：直流电转复易引起室性期前收缩、室性心动过速甚至室颤；②房颤但室率慢，疑有房室传导阻滞或病态窦房结综合征者；③3 个月以内曾发生栓塞病人。

(二)心脏起搏

1. 适应证　①严重房室传导阻滞；②风湿性心脏病室率过慢(房颤转结性心律或窦性心律后心率过慢)；③病态窦房结综合征；④室率过慢致反复室颤者；⑤过速性心律失常(房室折返性室上性心动过速、房扑、房颤、室性心动过速)；⑥洋地黄中毒致心动过缓。

2. 起搏器代码简介

(1)三位代码：第一位代表起搏的心腔，A：心房；B：心室；D：心房和室。第二位代表感知心腔，A：心房；B：心室；D：心房和室；O：无感知。第三位指感知后的反应方式，I：抑制；T：触发；D：触发和抑制；O：无反应。

(2)五位代码：前三位同上。第四位指程控功能，P：有程控功能；M：多项程控功能。第五位指抗心动过速的功能，B：连发脉冲刺激；N：正常竞争频率；S：扫描刺激。

(三)导管消融治疗

导管消融治疗是指利用放入心脏的电极发放一定的物理能量以破坏病灶，达到治疗心律失常的目的。它分直流电消融和射频消融两种。

(四)外科手术治疗适应证

(1)预激综合征(WPW 综合征)。

(2)室性心动过速。

(3)房扑等。

第二节　术前存在的严重心律失常治疗

病人术前因各种原因可能已存在严重心律失常，择期手术和急症手术的不同，使麻醉医生面临的心律失常处理状态及术中治疗方法的选用有所不同。

一、病态窦房结综合征

病态窦房结综合征又称“心动过缓-心动过速综合征”或“快慢综合征”。它是窦房结功能不良或窦房结与心房组织间传导阻滞而引起的一系列心律失常。主要表现为严重窦性心动过缓甚至停搏、窦房传导阻滞，可伴有阵发性室上速、阵发性房颤或房扑。

(一)病因

洋地黄中毒、高血钾、缺氧、缺血性心脏病及心肌梗死、心肌炎和心肌病、外伤等。

(二)治疗

纠正高血钾及缺氧。

1. 纠正高血钾及缺氧

2. 药物　当心率慢时可选用阿托品、麻黄碱、异丙肾上腺素。而心率过快时选用洋地黄、普萘洛尔及维拉帕米等均需慎重。

3. 人工起搏器　是最有效的方法。心房起搏优越。起搏频率：心率慢者选 70～80 次/分。心率慢—快交替病人频率 80～110 次/分。当使用起搏后出现室上速心动过速，可无顾虑地给予药物治疗。如有心衰应给洋地黄。

二、预激综合征

预激综合征(WPW 综合征)指窦房结发出的冲动不仅通过正常的房室传导系统下传到心室，而且经异常旁路(附加束)前传引起心室提前激动(逆传型)和经旁路逆传引起心房期前激动(顺传型)所发生的心律失常。

(一)合并的心律失常类型

1. 房室折返性心动过速　①顺传型：激动经旁路逆传至心房再由房室结下传引起的心动过速；②逆传型：心房激动经旁路下传心室再经房室结逆传而激动心房所致的心动过速。

2. 房扑和房颤　心房激动大都沿旁路下传到心室而使室率过快，严重时可转变为室颤或功能性心脏停搏。

(二)治疗

采用异氟烷麻醉将延长旁路有效不应期及心室和心房有效不应期,有利于WPW综合征病人心律失常的预防和治疗。

1. 药物治疗

(1)房室折返性心动过速的处理:顺传与逆传型由于发病机制不同,其对药物的反应和选用将有一些原则上的差异。顺传型:选用延长正常房室传导或旁路传导的药物。首选维拉帕米5～10mg于1～2分钟静脉注入或ATP 10～20mg静脉注入。另外,可采用静脉给予普罗帕酮(心律平)或普鲁卡因胺以及兴奋迷走神经的药物。此类病人药物治疗大都有效。逆传型:对延长正常房室传导的药物无效。应选用延长旁路传导的药物,首选普鲁卡因胺。忌用加速旁路传导的药物如维拉帕米和地高辛。

(2)房扑和房颤的治疗:选用普鲁卡因胺、普罗帕酮或胺碘酮。忌用兴奋迷走神经的药物及毛花苷C和维拉帕米。不用利多卡因。

2. 同步直流电转复 药物处理无效或有血流动力学改变的房室折返性心动过速以及室率很快或有低血压的房扑和房颤。

3. 临时起搏 行快速心室或心房起搏以终止房室折返性心动过速。

三、配带起搏器病人

术前因各种原因而安装了起搏器的病人,因起搏器的目的和工作方式不同,术中电灼等电干扰而导致对心律及心率的危害不同。VOO类型(心室固定频率起搏器)病人,由于无感知,术中电干扰经起搏器传导可落在T波上而形成RonT,诱发室颤。VVI型(R波抑制型按需起搏器)术中可感知一定强度电信号而停止发放冲动,出现停搏。各种起搏器均可因电流经起搏器传导烧伤心肌而使起搏阈值增高,出现停搏。

(一)预防及处理

1. VOO型 调慢起搏频率,使心肌不应期延长,减少室颤发生。

2. VVI型 将感知度下调至20mV,变为固定频率起搏,对<20mV电灼不感应,不发生起搏脱落。为减少由此带来的类似VOO型缺点,应减慢起搏频率,若有可能则将VVI转变为VVT方式。

3. 停用起搏器 若有可能应暂时关闭起搏器,减少因电流经起搏器传导而烧伤心肌的情况发生。尤其是临时起搏器,因电极低阻抗,与心内膜直接接触,微小的电流即可通过电极造成电击或发生室颤。

(二)注意事项

(1)术中需除颤时,电极板安放应远离脉冲发生口5英寸(1英寸=0.0254米)。体外起搏器,除颤时应关闭脉冲发生器。

(2)抗心动过速起搏病人,发生感知不足或感知过度时均会诱发起搏器心动过速。

四、安装植入型自动复律/除颤器(AICD)的病人

这类病人逐渐增多,除颤阈值为2～20J[平均(16±3)J],术中一般无特殊。但需注意,存在低血钾和使用胺碘酮可使其除颤阈值增高。应纠正电解质异常及调整药物。

五、房颤

(一)病因

(1)风湿性心脏病、心肌炎、冠心病(尤其心肌梗死)、甲亢、糖尿病酸中毒。

(2)心脏外伤。

(3)药物中毒:如洋地黄、奎尼丁、普鲁卡因胺、肾上腺素及锑剂。

(4)低血钾及高血钾。

(二)治疗

(1)病因处理。

(2)药物治疗:当室率过快时,镇静及加深麻醉,心功能差者则给毛花苷C 4mg静脉注射。必要时给予减慢室率的药物,包括艾司洛尔1μg/kg静脉注射、维拉帕米、普鲁卡因胺及

胺碘酮等。

六、洋地黄引起的心律失常

因洋地黄中毒或洋地黄中毒样反应所致。前者洋地黄血药浓度过高；后者血药浓度未达中毒量，但因并存低血钾、缺氧或心肌损伤而引起心律失常。

(一)严重过速性心律失常与药物治疗

1. 严重过速性心律失常　包括房性心动过速(可伴房室传导阻滞)、结性非阵发性心动过速、室性心动过速、室颤。

2. 治疗　①停用洋地黄；②适当补钾；③苯妥英钠 250mg＋生理盐水 20ml 静脉缓慢注射(25mg/min)，治疗室性及室上性心动过速，无效可再用 100mg；④普萘洛尔(有心衰时忌用)；⑤利多卡因：用于室性心动过速及室颤。

(二)严重过缓性心律失常与药物治疗

(1)窦性停搏、高度房室传导阻滞。

(2)治疗：①停用洋地黄；②阿托品。

(三)非药物治疗

药物治疗无效时采用：①室上性心动过速：快速超速起搏；②室性心动过速、室颤：心室调搏与人工起搏；③窦性停搏、高度房室传导阻滞：人工起搏。

(四)注意事项

(1)禁用直流电转复：洋地黄可使室速的直流电阈值下降，而易引起室速甚至室颤。

(2)禁用异丙肾上腺素，否则易引起严重的心律失常。

第三节　术中出现的严重心律失常治疗

一、阵发性室上性心动过速

阵发性室上性心动过速(PSVT)其心率为 150～250 次/分。

(一)原因

(1)心脏病、全身性疾病、甲亢、洋地黄中毒、肺栓塞等。

(2)精神紧张、浅麻醉。

(二)治疗

(1)给予镇静药，全麻时加深麻醉。

(2)单侧颈动脉窦压迫等兴奋迷走神经的手法处理。

(3)药物治疗：①心功能差，给毛花苷 C 0.4mg 静脉注射；②ATP5～10mg 快速静脉注射(中心静脉通路)，无效，则 12mg 快速单次给予；③维拉帕米 2.5～10mg 单次静脉注射；④艾司洛尔 1mg/kg 单次或 50～200μg/(kg·min)静脉泵入；⑤普萘洛尔：0.5mg 静脉单次注射；⑥依酚氯铵：5～10mg 静脉单次注射；⑦去氧肾上腺素：50～10μg 静脉单次注射(用于血压低的 PSVT)；⑧胺碘酮。

(4)快速超速起搏。

(5)经胸壁同步电复律。

二、房颤

(一)原因

低温、心脏等外科手术、高血钾及低血钾。

(二)治疗

(1)纠正低温及电解质紊乱。

(2)同步直流电除颤。

(3)食管调搏。

(4)药物减慢室率：如毛花苷丙、艾司洛尔、维拉帕米及胺碘酮等。

三、室性心动过速

(一)术中常见类型与药物治疗

1. 加速性室性自搏心律型心动过速　由心室潜在起搏点异常兴奋所致。①特点：心率 60～100 次/分，当其超过窦性心率时便表现出来，可在长的心动周期之后发生。②病因：常见为急性心肌梗死及洋地黄中毒。③治疗：对因治疗；室率较慢者，给阿托品或异丙肾上腺素增快心率；室率过快者，用抗心律失常药，如利多卡因等。

2. 持续性室速 心率≥100 次/分，室速发作持续时间>30 秒。治疗：胺碘酮。

3. 非持续性室速 心率≥100 次/分，室速发作在 30 秒内自动中止。治疗：普鲁卡因胺、普萘洛尔。

(二)常见病因与药物治疗

1. 冠心病 首先利多卡因 1～2mg/kg 静脉注射，总量可达 300～400mg。无效时选用普鲁卡因胺 100～200mg 于 5～10 分钟内静脉注射，总量可达 1g。若无效，选用美西律(慢心律)、普罗帕酮(心功能差时慎用)，也可用胺碘酮。

2. 二尖瓣脱垂 用普萘洛尔。

3. 阻塞性心肌病 普萘洛尔或维拉帕米治疗。

4. 非阻塞性心肌病 选用普鲁卡因胺。

5. 洋地黄中毒治疗 停洋地黄，选用苯妥英钠、普萘洛尔(有心衰时忌用)、利多卡因。

6. 低血钾 补钾。

7. 低温 维持正常温度。

(三)同步直流电转复

药物治疗无效时。洋地黄中毒者禁用。

(四)心室调搏与人工起搏

心室超速抑制调搏法——起搏器频率超过室速的心率，几分钟后突然停止起搏，室速受到超速抑制而终止。心率慢诱发的室速及低血钾所致，采用人工起搏，起搏心率≥100 次/分可终止室速，以后逐渐减慢起搏频率。

(五)安装植入型自动复律/除颤器(AICD)

用于药物治疗无效，非药物治疗后反复发作病人。

四、室颤

(一)病因

(1)心肌缺血、缺氧。

(2)心肌缺血再灌注。

(3)低温。

(4)电解质紊乱(高血钾、低血钾)。

(5)药物中毒：洋地黄、奎尼丁、普鲁卡因胺及锑剂。

(6)外科手术、气管插管、心脏外伤等。

(二)治疗

(1)电除颤为唯一的紧急有效治疗手段。

(2)对因治疗。

(三)心脏手术复苏期间顽固室颤的处理

(1)心肌松软、室颤波细小：肾上腺素 100～200μg 静脉注射＋电除颤。

(2)心肌不松软、室颤波粗大：利多卡因 100mg 静脉注射＋电除颤。若无效，则：①开放升主动脉后，表现为顽固 VF 不复跳时，再阻断升主动脉，灌注心停跳液使心脏停跳，待开放升主动脉后，心脏自动复跳或加电除颤复跳，或者采用利多卡因-普罗帕酮联合用药＋电除颤；②开放升主动脉心脏复跳，后又转为顽固 VF 时，采用利多卡因-维拉帕米或利多卡因-普罗帕酮-维拉帕米联合用药＋电除颤有效；③因心率过慢而反复出现室颤时，用异丙肾上腺素或人工起搏维持心率，使其下传激发心室电活动而终止室颤。

五、高度房室传导阻滞

(一)病因

(1)缺血性心脏病及心肌梗死。

(2)地高辛中毒。

(3)房间隔缺损及室间隔缺损修补术后。

(二)治疗

(1)药物治疗：异丙肾上腺素 2～5μg 单次静脉注射，可重复给药，有效后用微量泵维持。

(2)人工起搏：药物治疗无效或维持困难时。

六、心动过缓性交界性节律

风湿性心脏瓣膜病伴有房颤的病人，换瓣

术后房颤转结性心律(窦房结功能低下),心率往往过慢,使心肌收缩无力而血压下降,常需处理。

(一)药物治疗

(1)阿托品。

(2)多巴胺:心肌收缩无力时应首选。

(3)肾上腺素。

(4)异丙肾上腺素。

(5)在氟烷或恩氟烷麻醉下,可使结性转窦性心律。

(二)人工起搏

(赵晓琴)

参考文献

A. 希尼维斯著 . 1988. 抗心律失常药 . 心血管疾病内科治疗学 . 北京:人民卫生出版社,409～410

Bhandari AK, Rahimtoola SH. 1984. Indications for cardiac pacing in patients with bradyarrhythmias. JAMA, 252:1327

Chun EK. 1980. Sick sinus syndrome. Current views. Mod Concepts Cardiovas, 49:61

Falkoff MD, Barold SS, Goodfriend MA, et al. 1986. Long- term management of ventricular trachycardia by implantable automatic burst tachvcardia-terminating pacemaker. PACE, 9:885

Fujimura O, Klein GJ, Yee R, et al. 1990. Mode of onset of atrial fibrillation in the Wolff-Parkinson-White synfrome: How important is the accessory pathway? J Am Coil Cardiol, 15:1082

Garratt C, Antonionu A, Ward D, et al. 1989. Misuse of verapamil in pre-excited atrial fibrillation. Lacent, 1 (8634):367

Garratt C, Linker N, Griffith M, et al. 1989. Comparison of adenosine and verapamil for termination of paroxysmal junctional tachycardia. Am J Cardiol, 64:1310

Hirata A, Kitagawa H, Komoda Y, et al. 1994. Sick sinus syndrome discovered after induction of general anesthesia in a patient with normal preoperative holter ECG. Masui, 43:1098

Larbuisson R. , Venneman I, Stiels B, et al. 1996. The efficacy and safety of intravenous propafenone versus intravenous amiodarone in the conversion of atrial fibrillation or flutter after cardiac surgery. J Cardiothorae Vasc Anesth, 10:229

Moorman JR, Pritehett EL. 1985. The arrhytmias of digitalis intoxication. Areh Intern Med, 146:1289

Murakawa T, Kubota T, Matsuki A. 1997. Therapeutic drug monitoring in perioperative period management of atrial fibrillation in a patient with bradyeardia due to relative overdose of digitalis. Masui, 46:521

Rogove HJ, Hughes CM. 1992. Defibrillation and cardioversion. Crit Care Clin, 8:839

Schnittger I, Lee JT, Hargis T, et al. 1989. Longterm results of antitachycardia pacing in patients with supraventricular tachycardia. PACE, 12:936

Suttorp MJ, Kingrna JH, Lie-A-Huen L, et al. 1989. Intravenous flecainide versus verapamil for acute conversion of paroxysmal atrial fibrillation or flutter to sinus rhythm. Am J Cardiol, 63:693

Wit AL. 1982. Electrophysiological mechanisms of ventrieular tachycardia caused by myoeardial isehemia and infarction in experimental animals. In: Mark E Josephson ed. Ventricular Tachycardia Mechanisms and Management. Mount Kisco, New York: Futura Publishing Company, 60～67

第 109 章　急性呼吸衰竭的治疗

肺脏具有维持机体内环境稳定的许多功能，如许多物质的产生与代谢、体液与温度的调节，以及还参与免疫反应等。但肺的最主要的功能是使机体能与外环境进行氧气和二氧化碳交换。一旦这一功能因某些致病因素而异常，就会导致机体缺氧和二氧化碳异常，当严重到一定程度时，就称之为呼吸衰竭（简称呼衰）。急性呼衰是临床医生经常在工作中需紧急处理的危及生命的综合征。

第一节　基本概念

一、定义

呼吸功能衰竭判定的客观指标是动脉氧分压（PaO_2）和二氧化碳（$PaCO_2$）分压的水平。临床公认，在排除心内分流的情况下，当 PaO_2 在平静地吸入空气时低于 8.0kPa(60mmHg) 或 $PaCO_2$＞6.67kPa(50mmHg)时就被认定为呼吸衰竭。这个定义没有涉及病因和造成 PaO_2 和 $PaCO_2$ 变化的机制。从病程进展的角度呼衰有急、慢性之分。二者的鉴别，除病史外，血气分析检查十分必要。慢性呼衰的病人，如患有慢性阻塞性肺疾病者，由于病史长机体以代碱代偿呼吸性酸中毒，故动脉血 pH 常可维持在正常范围；而急性呼衰则来不及进行有效的代偿，pH 迅速降低。

二、急性呼吸衰竭的分类及病因

根据 PaO_2 和 $PaCO_2$ 可将呼吸衰竭分成两类：Ⅰ型（又称非通气型，或低 CO_2 型或正常 CO_2 型），指在低氧血症时，$PaCO_2$ 正常或低于正常。此型呼衰意味病变累及肺本身，如急性肺损伤和成人呼吸窘迫综合征。Ⅱ型（又称通气型或高碳酸血症型），指既有低氧血症又有高碳酸血症。此型呼衰由肺泡通气降低引起，常见的病因有中枢性呼吸抑制或慢性阻塞性肺病（COPD）。正常的呼吸有赖于一系列器官、系统功能的健全。它们包括脑、脊髓、神经-肌肉系统、胸廓和胸膜、上呼吸道、心血管系统、下呼吸道和肺泡。凡是累及这些器官、系统的疾病都可能造成呼衰。根据呼衰的分型将一部分病因列入如下：

（一）Ⅰ型或Ⅱ型呼衰

1. 上呼吸道

(1)腭垂炎、咽气管炎。
(2)气管梗阻。
(3)声带麻痹。
(4)气管插管后咽部水肿。

2. 心血管系统

(1)心源性肺水肿。
(2)肺栓塞。
(3)尿毒症。

(4)毒蛇咬伤。

3. 下呼吸道和肺泡

(1)ARDS。

(2)吸入性肺炎。

(3)哮喘。

(4)肺不张。

(5)气管炎。

(6)慢性阻塞性肺病。

(7)胰腺炎。

(8)败血症。

(9)放射病。

(10)肺间质疾病。

(11)双侧大面积肺炎。

(12)肺叶切除。

(二)Ⅱ型呼衰

1. 脑

(1)脑卒中。

(2)麻醉性镇痛药、安眠药过量。

(3)脑疝。

(4)术后麻醉药物。

2. 脊髓

(1)脊髓创伤。

(2)Guillain-Barre 综合征。

3. 神经-肌肉

(1)重症肌无力。

(2)黏液水肿。

(3)多发硬化症。

(4)外周性神经炎。

(5)低钾麻痹。

(6)破伤风。

4. 胸廓和胸膜

(1)肌营养不良。

(2)过度肥胖。

(3)胸膜渗出、纤维化。

(4)气胸。

(5)创伤。

三、呼吸衰竭的机制

机体气体交换异常的基本机制是：低通气、通气-灌流失匹配、肺内分流增加和气体弥散障碍。呼衰可以是这 4 个机制中的 1 个、2 个或更多的复合在一起而造成。低通气必然导致 $PaCO_2$ 增高；而通气-灌流失匹配、肺内分流增加和气体弥散障碍则导致低氧血症，当没有低通气伴随时 $PaCO_2$ 可以正常或降低。仅以气体弥散障碍而导致呼衰非常少见。区别呼衰的机制，对其治疗有一定意义。

(一)低通气

当肺泡通气量不足以将组织代谢产生的二氧化碳清除时，机体内二氧化碳蓄积，$PaCO_2$ 升高，即为低通气。$PaCO_2$ 升高将导致肺泡二氧化碳分压($PaCO_2$)升高，后者又导致肺泡氧分压(PAO_2)下降，最终会产生低氧血症。低通气的常见原因是中枢性呼吸抑制和神经-肌肉功能异常。如果肺本身功能正常，$PaCO_2$ 的上升将伴随相应程度的 PaO_2 的下降。例如，一名青壮年，静息时呼吸空气，如果 $PaCO_2$ 是 6.67kPa(50mmHg)，$PaCO_2$ 是 10.7kPa(80mmHg)，二者均自其正常值下降或上升了 5.33kPa(40mmHg)，则呼衰是“纯粹的”低通气所致。如果 PaO_2 为 4.0kPa(30mmHg)，$PaCO_2$ 仍为 10.7kPa(80mmHg)，仅以低通气就不能解释如此严重的低氧血症，一定还伴随氧转运方面的异常。氧转运的效率可用肺泡-动脉氧分压差〔$P_{A\text{-}a}O_2$〕判断，先利用下面的公式计算 P_AO_2。

$$P_AO_2 = PiO_2 - (PaCO_2/R)$$

式中的 R 为呼吸商，一般为 0.8。从此公式可以看出，当吸入氧分压(PiO_2)不变时，$PaCO_2$ 增高，使 P_AO_2 降低。此公式对判断低通气者是否伴随氧转运异常非常有用。将计算出的 P_AO_2 减去测得的 PaO_2，就得到肺泡-动脉氧分压差，青壮年的 $P_{A\text{-}a}O_2$ 的均值为 1.07kPa(8mmHg)，随年龄而逐渐增加至 2.13kPa(16mmHg，61～75 岁)。当 $P_{A\text{-}a}O_2 > 2.67$kPa(20mmHg)时，表明有氧转运异常，临床医生需要进一步寻找低氧血症的原因，如是否有急性肺损伤、肺炎、肺水肿或其他慢性肺疾病。

(二)通气-灌流失衡

通气的肺泡必须有血流灌注才能实现气

体交换。试想如果肺通气仅限于一侧肺，而血流灌注仅限于另一侧肺，即使肺通气和心排血量都正常，病人也会立即发生呼衰。因此，肺通气-灌流的平衡状态直接关系到肺-血气体交换的效率，失衡时既会产生低氧血症也会产生二氧化碳蓄积。正常人可存在轻度的通气-血流失衡，在疾病状态失衡更为严重，尤其在慢性阻塞性肺疾病的病人。通气-灌流失衡所致的二氧化碳蓄积会使肺泡通气量反射性增加，使二氧化碳排除增加，逐渐趋向正常水平，但不能对 PaO_2 有明显的改善。轻度的通气-灌流失衡，稍加提高氧吸入浓度即可纠正低氧血症。若失衡严重($V/Q=2.0$)，须吸入 70%以上的氧才能使 PaO_2 明显增加。要注意的是，提高吸入氧浓度会增加肺的分流率，使 $P_{A-a}O_2$值增加，从而减低了连续测定此值以判定气体交换能力的价值。而动脉-肺泡氧分压之比(a/APO_2)不受吸入氧浓度变化的影响，比较稳定。连续观察此指标，可对气体交换能力进行判断。此值的正常值至少为 0.8，若降低表示气体交换能力恶化。

(三)分流

通过肺但未能进行气体交换，混合静脉血从右心向左心的分流是急性呼衰的主要原因。常见的病因有心源性和非心源性肺水肿、肺栓塞。分流造成的低氧血症不伴有二氧化碳蓄积，但病人的肺通气会因低氧血症反射性增加而造成 $PaCO_2$ 低于正常。与严重的通气-灌流失衡者相似，分流严重时肺通气的增加并不能升高 PaO_2。当分流量为心排血量的 50%时，即使吸入纯氧，PaO_2 也不能达到令人能接受的程度。肺分流(Q_s/Q_t)的计算可通过公式：

$$Q_s/Q_t=(Cc'O_2-CaO_2)/(Cc'O_2-CvO_2)$$

式中 $Cc'O_2$ 为肺毛细血管氧含量，CaO_2 为动脉氧含量，CvO_2 为混合静脉氧含量。因涉及混合静脉血氧分压的测定，需要放置漂浮导管。分流率还可进行简单的估算，令病人吸入纯氧 15 分钟，计算出 $P_{A-a}O_2$，此值每增加 2.0kPa(15mmHg)，分流量增加 1%。正常人的肺分流量仅为心排血量的 2%～3%。分流所致的低氧血症需极大地提高吸入氧浓度才可能纠正。

(四)弥散障碍

当流经肺毛细血管的血不能与肺泡气充分平衡时，即为弥散障碍。弥散障碍只导致 $P_{A-a}O_2$ 轻度增加。单纯的弥散障碍而导致低氧血症的极其罕见，这是因为肺毛细血管血与肺泡气体的平衡非常快，仅用其流经肺时间的 1/3 就完成了。据研究，当弥散能力低于正常值的 20%时，PaO_2 才有降低。因此，有人根本否认单纯的弥散障碍能导致低氧血症；即使存在，仅提高吸入氧浓度即可纠正。

第二节　急性呼吸衰竭的治疗

急性呼衰的治疗原则为：①确定是否为慢性阻塞性肺疾病(COPD)所致的急性呼衰；②保持足够的氧合，血氧饱和度至少达到 92%，$PaO_2>8.0kPa$(60mmHg)；③如果有必要，纠正酸碱平衡紊乱；④保持足够的心排血量；⑤治疗原发病；⑥避免并发症。

一、COPD 伴急性呼衰

患有 COPD 的病人伴发急性呼衰在急性呼衰病人中为数不少。患此病的人如突然发生如下现象之一，应怀疑有急性呼吸衰竭：①排痰增多或减少，但伴有呼吸困难；②心血管系统症状，如心率增加、血压波动；③中枢神经系统症状，定向力障碍、兴奋、嗜睡、昏迷；④血气分析结果 PaO_2 和 $PaCO_2$ 分别比原水平突然降低和升高，据此可确诊。

治疗 COPD 合并急性呼衰的原则是控制肺感染、治疗右心衰竭、解除支气管痉挛和适当的氧治疗。只要治疗得当，病人一般不需进行气管插管和机械通气。

对这类病人进行吸氧治疗有特殊性，掌握不当会引起严重后果。这类病人由于长期经受呼衰，低氧血症伴有二氧化碳蓄积，呼吸中枢对高二氧化碳的刺激不敏感，呼吸兴奋靠低氧血症激励，一旦给病人吸入高浓度氧，低氧血症得到改善，病人的自发呼吸即被抑制，会进一步加重二氧化碳的蓄积和 PaO_2 的突然下降。这类病人进行吸氧治疗，吸氧浓度要从低开始，根据血气结果逐渐增加。最好以面罩（文丘里面罩，吸入氧浓度 0.24～0.28），而不是鼻管吸氧。鼻管的吸入氧浓度，随病人自主呼吸的潮气量而变化，潮气量越小，吸入氧浓度越高。病人原本通气不足，一旦通气量进一步下降，可能吸入氧浓度就能上升到足以使病人达到呼吸停止的水平。面罩为高流量，吸入氧浓度恒定，不会有这样的危险。但无论用哪种，都要密切观察病人的呼吸情况。

二、保持机体足够的氧合

为了保证机体的充分氧合，临床采取的措施为吸氧疗法和机械肺通气。

(一)吸氧疗法

分为低流量和高流量两种，表 109-1 为氧流量与 FiO_2 的关系。

1. 低流量法　吸入峰流量一般是分钟通气量的 4～5 倍，当供氧流量低于吸入峰流量时，称为低流量供氧。

(1)鼻咽导管：导管经鼻腔置入腭垂附近供氧。优点是使用简单，缺点是鼻腔易干燥。

(2)鼻腔双导管：将双导管插入鼻腔内进行供氧。本方法有使用简单、病人舒适、不妨碍病人进食和谈话的优点。缺点是鼻塞、病人依靠口呼吸时供氧效果差，而且即使氧流量达到 6L/min，吸入氧浓度也只能达到 44%。

(3)面罩：将面罩覆盖在病人的口鼻上进行供氧。本方法的优点是使用简单，能获得比前两种方法更高的吸入氧浓度。缺点是不利病人进食，为了防止二氧化碳的再吸入，必须使用 5L/min 以上的氧流量；即使是 8L/min 的流量，也只能提供 50%～60%的吸入氧浓度。

上述的低流量供氧，病人在吸入时都混进空气，难以达到较高的氧吸入浓度，故无氧中毒之虑。要达到较高的吸氧浓度必须使用贮气囊面罩。

(4)贮气面罩：在面罩的下面附有一个贮气囊，吸氧时，混入的室内空气很少，使吸入氧浓度几乎达到 100%，但有二氧化碳蓄积的危险。如果使用带防止再吸入活瓣的贮气面罩，则不会产生二氧化碳蓄积。

表 109-1　氧流量与 FiO_2 的关系

方法	O_2 流量(L/min)	FiO_2
鼻导管		
	1	0.24
	2	0.28
	3	0.32
	4	0.36
	5	0.40
	6	0.44
面罩		
	5～6	0.40
	6～7	0.50
	7～8	0.60
贮气囊面罩		
	6	0.60
	7	0.70
	8	0.80
	9	0.90
	10	近似 1.0

2. 高流量法　高流量的概念是供氧流量能够满足病人的吸气峰流量。优点是因面罩局部环境流量很高，而防止了室内空气混入吸入气流，因此病人的吸入氧浓度恒定。吸入氧浓度在 0.24～0.5 可调。缺点是高流量造成病人的不适，不能提供近 100%的吸入氧浓度。

高流量通过运用贝努里(Bernoulli)原理制造的特殊面罩达到。这种面罩下有一特制的适配器(adapter)，氧流量通过此处时，流出通道突然变细，气体流速加快，造成流出道侧壁压力下降，当低于大气压时，周围的空气就会从侧壁的开口被卷入流出道，与氧气混合后进入面罩，从而获得高流量。调节氧流量、侧壁孔径的大小(空气卷入流量)，就可以得到所需要的总流量和吸入氧浓度。它们之间的定量关系可根据下面的公式算出：

$$A=X(1-FiO_2)/(FiO_2-0.21)$$

式中 A 是空气卷入流量，X 为氧(驱动)流量，FiO_2 为吸入氧浓度。下面的表 109-2 给出具体的定量关系。

表 109-2 吸入氧浓度与氧流量的关系

FiO_2 (%)	卷入空气量 (L空气/L氧)	氧流量 (L/min)	总气流量 (L/min)
24	25.3	4	105
28	10.3	6	68
31	6.9	8	63
35	4.6	10	56
40	3.2	12	50
50	1.7	12	33

利用 Bernoulli 原理制造的文丘里面罩，使吸入氧浓度在 0.24～0.4 可调，它在慢性阻塞性肺疾患病人的氧疗中有重要的应用。

3. 其他 氧帐：使病人的上半身或全身置于充满氧的帐篷内，此法的优点是病人舒适，帐内的温度、湿度可调节。缺点是为了维持帐内的 CO_2 浓度在 1%以下，须 10～15L/min 的氧流量持续吹入，不太经济；开闭氧帐会使氧浓度发生显著的变化是此方法的最大缺点。

(二)机械肺通气

1. 决定使用呼吸机的指标 是否使用呼吸机决定于吸氧治疗后病人的反应，具体可用血气分析结果和临床所见来判断。一般的原则是对严重的低氧血症应给予高度重视，因其在短时间可危及生命；对慢性二氧化碳蓄积的病人(COPD)，在保证 PaO_2 最低安全限度的情况下要密切观察其神志的变化和动脉血 pH 的变化，不一定急于插管进行机械通气。

(1)动脉血气分析：当病人自主呼吸空气时，PaO_2 在 6.67～8.0kPa(50～60mmHg)，$PaCO_2$<6.0kPa(45mmHg)时，可将吸入氧浓度逐级提高(间隔 30 分钟，做血气分析)以使 PaO_2 维持在 8.0kPa(60mmHg)以上；当同时伴有 $PaCO_2$>6.67kPa(50mmHg)时，考虑进行呼吸机通气。如果将 FiO_2 提高近 100%仍不能使 PaO_2 维持在 8.0kPa(60mmHg)以上，这时如果 $PaCO_2$<6.0kPa(45mmHg)、病人神志清楚呼吸道有自我保护能力、有鼻胃管，可尝试面罩 CPAP(详见第 18 章成人呼吸窘迫综合征)，可逐渐将气道压提高到 1.96kPa(20cmH_2O)，如果 PaO_2 仍<8.0kPa(60mmHg)或有 $PaCO_2$>6.0kPa(45mmHg)时，应进行呼吸机通气。不论其他情况如何，当 PaO_2<6.67kPa(50mmHg)、$PaCO_2$>6.67kPa(50mmHg)、伴有 pH<7.3 则是呼吸机通气的绝对适应证。即使 PaO_2 和 $PaCO_2$ 还未达到上述标准，如有进行性的酸中毒也是机械通气的适应证。

(2)临床所见：若不能进行血气分析，只能根据临床症状判断是否需要使用呼吸机。无自主呼吸是绝对适应证。呼吸浅快、使用辅助呼吸肌、脉快、大汗淋漓时也应使用机械通气。

2. 机械通气疗效的判定指标

(1)动脉血气分析：PaO_2 > 8.0kPa(60mmHg)、$PaCO_2$ = 5.33kPa(40mmHg)、Hb 应>100g/L，这样才能保证机体必需的氧供。

(2)生命指征：血压、脉搏稳定。

3. 肺病变的动态观察指标

(1)纯氧吸入试验：当 FiO_2 = 1.0(纯氧)时，PaO_2 的变化与肺内分流率的大小有关；当 PaO_2 为 13.3kPa(100mmHg)时，分流率约为 20%；当 PaO_2 为 5.33～6.67kPa(40～50mmHg)时，分流率为 50%。分流率的变化比肺部 X 线所见早约 24 小时。动态观察分流率的变化就可知道肺病变的演变。

(2)肺有效动力性顺应性(effective dynamic compliance)：所谓顺应性是指一定压力变化下的肺容积的变化。肺顺应性的变化与肺不张、肺水肿、肺炎的程度一致。肺顺应性测定要在静止的状态下进行，在临床测定有困难。使用呼吸机通气的病人代之以肺有效动力性顺应性的测定。

有效动力性肺顺应性 = VT/(PIP − PEEP)

VT 为潮气量，PIP 为最大吸气压，PEEP 为呼气末正压。

4. 机械通气的撤离 呼衰纠正、肺功能一旦稳定就应尽早撤离机械通气。决定撤离机械通气的根据一是临床经验、二是以下的参考标准(表 109-3)。能否成功地撤离机械通气与其说是科学,不如说是经验更为恰当。长期机械通气的病人,呼吸肌会失用性萎缩,或再伴有长期的营养不良、12 小时内使用过镇静药和肌松药等因素都会使脱机失败。脱机的过渡方法有许多,常用的有间歇指令通气(IMV)、同步间歇指令通气(SIMV)、压力支持通气(PSV)和 T 形管方式,可根据操作者的经验采用。

S(secretion):气道内分泌物不多,否则不能拔管。

O(oxygenation):氧合要充分,否则病人血流动力学不稳定、大汗淋漓、烦躁。

A(airway):即使拔管病人也应有保持呼吸道通畅的能力。以病人是否能握拳来判断,并不够。应嘱病人抬头,能做出这个动作说明拔管后能保持呼吸道通畅。老年人即使不能抬头,但能将肘部抬离床面,也视为有保持呼吸道通畅的能力。

表 109-3　撤离机械通气的标准(SOAP 标准)

S(secretion):分泌物不多
O(oxygenation):氧合良好
A(airway):拔管后可保持呼吸道通畅
Parameters:应满足如下参数
　(1)呼吸贮备
　　肺活量>15ml/kg
　　安静时通气量<10L/min
　　吸气负压<−1.96kPa(−20cmH_2O)
　(2)氧合能力
　　$P_{A-a}O_2$<46.7kPa(350mmHg)
　　分流率(Q_s/Q_t)<20%
　　通气死腔率(VD/VT)<0.6

P(parameters):肺活量在临床测定不太方便,可以用气道压力表来初步判断。病人受刺激后,于 20 秒内吸气时的负压<−1.96kPa(−20cmH_2O)时被认为肺活量可达 15ml/kg。肺泡-动脉氧分压差,可根据公式 $P_{A-a}O_2 = P_AO_2 - PaO_2$ 计算。如果是吸入室内空气,可根据 $P_AO_2 = 150 - 1.2 \times PaCO_2$ 算出 P_AO_2;如果吸入的是纯氧,则根据 $P_AO_2 = 713 - PaCO_2$ 计算。Q_s/Q_t 的测定需要置入漂浮导管,测定混合静脉氧含量后,根据公式算出。呼吸死腔比值根据公式 $VD/VT = (PaCO_2 - P_{ET}CO_2)/PaCO_2$,$P_{ET}CO_2$ 是呼气末 CO_2 分压。

这里再附 ABCD/PS 机械通气撤离标准(表 109-4),以供参考。

三、纠正酸碱平衡紊乱

急性呼衰可造成各种类型的机体酸碱平衡紊乱。当非常严重时需要积极治疗。酸碱平衡紊乱对机体的危害取决于机体(动脉)pH 的水平,复合型的呼吸性酸中毒+代谢性碱中毒可使 pH 基本保持在正常范围,没有立即纠正的必要,而是要进行病因治疗。如果 pH 在危险的水平(<7.10 或>7.60),就会产生严重的心血管、神经-肌肉效应,应立即采取措施纠正。有关酸碱平衡紊乱的纠正方法详见第 10 章有关章节,这里只介绍需特别注意的问题。

表 109-4　ABCD/PS 标准

A(airway):拔管后可保证呼吸道通畅
B(blood gas):血气满足以下条件
　$FiO_2 = 0.4$,PEEP 0～5cmH_2O
　$PaO_2 \geqslant$ 10.7kPa(80mmHg),$PaCO_2 \leqslant$ 6.0kPa(45mmHg)
C(consciousness and Circulation):病人神清,血流动力学稳定
D(dyspnea):无呼吸窘迫
P(perspiration and parameters):病人无出汗,参数满足以下条件
　VC(肺活量)>15ml/kg
　VT(潮气量)>5ml/kg
　f(呼吸频率)<20 次/分
　VE(分钟通气量)<10L/min
　A-aDO_2<46.7kPa(350mmHg)
S(secretion):气道内分泌物不多

呼吸性酸中毒+代谢性酸中毒:根据二氧化碳在体内的蓄积速度可分为急性和慢性两种。慢性呼衰使二氧化碳缓慢蓄积,如 COPD 病人在氧治疗的状态下,即使 $PaCO_2$ > 13.3kPa(100mmHg)也不会产生精神症状;但若急性增加超过 10.7kPa(80mmHg)就会使病人意识模糊、呼吸抑制。当 pH 低于 7.20 时须

紧急处理，除针对病因治疗外，对有精神症状者须进行机械通气治疗，如 $PaCO_2$ 下降后，pH 仍低于 7.20，需要积极补充体内的碱贮备。

呼吸性碱中毒＋代谢性碱中毒：发生原因是由于通气过度、呼吸性酸中毒机体长期代偿性地增加血浆 HCO_3^- 后机械通气使 $PaCO_2$ 骤然降低、因某些原因而致低 Cl^- 血症。单纯的过度通气很难造成严重的碱血症，因而只是针对原发病因治疗。呼吸性酸中毒进行机械通气时，要严密监测 $PaCO_2$，使其逐渐缓慢下降，注意是否有低血氯的发生，避免使用排氯的利尿药，如有必要须补充 KCl 和生理盐水。

四、保持足够的心排血量

保证机体氧合只是维持了足够的氧合血红蛋白，但治疗的最终目的是保持机体充分的氧供。要实现这一目标，还要保持足够的血红蛋白浓度和心排血量。临床上一般认为 80g/L 的血红蛋白浓度是避免机体发生氧债的最低可接受浓度，最好保持在 100g/L 以上。为了保证足够的心排血量，要积极治疗脱水，必要时使用正性肌力药物增加心排血量。

五、治疗原发病

原发病的治疗可参见有关专著，本章不再赘述。

六、防治急性呼衰并发症

急性呼衰所致的并发症直接关系到病人的预后。现代化的氧治疗和机械通气手段，使呼衰病人死于低氧血症和呼吸性酸中毒的比例很低，病人大部分死于原发病或呼衰并发症。因此，要特别重视原发病和呼衰并发症的防治。常见的并发症有以下几种：

(一)心律失常

诱发原因很多，包括并存的缺血性心脏病、低氧血症、酸碱平衡紊乱、电解质平衡紊乱、应激反应、洋地黄药物中毒等。各种类型的心律失常都可发生，以窦性心动过速、室上性心动过速、各种早搏最为常见。心律失常的治疗原则为：

(1)以电转复或抗心律失常药积极治疗危及生命的心律失常(详见有关章节)。

(2)确定是否有代谢紊乱，如检查血气、电解质，是否有感染、心衰、洋地黄中毒。

(3)除非是危及生命的紧急情况，药物治疗应在心律失常病因被纠正后应用。

(二)肺栓塞

肺栓塞是急性呼衰病人的常见并发症，尸检报告发生率为 20%～27%。诱发肺栓塞的危险因素有：血容量不足、长期卧床、正压机械通气、PEEP、右心衰竭。临床对肺栓塞的诊断很困难，症状没有特异性，往往被呼衰的症状掩盖。肺栓塞的主要症状是呼吸困难、呼吸快、心动过速。确诊还要依靠肺血管造影。大多数肺栓塞栓子来源于下肢的静脉系统。肺栓塞的死亡率据报道为 12%～15%。对肺栓塞主要侧重在预防，如无禁忌，小剂量皮下注射肝素5000U，每 12 小时一次，能有效降低肺栓塞的发生率。

(三)肺气压伤

由正压机械通气引起，可表现为纵隔气肿、气胸、皮下气肿等。据报道发生率为 8%，与吸气峰压(PIP)呈正相关。当 PIP＞6.86kPa ($70cmH_2O$) 时，气压伤的发生率为 43%，在 4.90～6.86kPa ($50～70cmH_2O$)时，发生率为 8%。另外，高 PEEP、大潮气量可能也是危险因素。恰当地选择机械通气的方式可有效地降低气压伤的发生率。据报道，使用间歇指令通气(IMV)方式和控制机械方式(CMV)，气压伤的发生率分别为 7%和 22%，而且 IMV 还伴有比 CMV 更高的 PIP 和持续呼吸道正压(CPAP)。气压伤的治疗很明确，对皮下气肿无须处理；纵隔气肿如影响循环稳定，须在纵隔放置导管引流；机械通气治疗中的病人发生气胸，应放置胸腔引流，以防张力性气胸的发生。

(四)胃肠道并发症

胃肠道可因电解质紊乱而发生麻痹性肠

梗阻；吞入空气而发生胃扩张；最严重的并发症是胃肠道出血。

胃肠道出血的发病率为 20%。发生原因为应激性溃疡、胃炎、食管炎、消化性溃疡病。上消化道出血最为多见。病情危重、凝血障碍、使用类固醇激素、肝素都增加胃肠道出血的危险。抗酸药和 H_2 受体拮抗药可有效防止胃肠道出血的发生，据报道前者的效果更好。每 1 或 2 小时给一次抗酸药，使胃液 pH 保持在 4.0 以上可显著降低胃肠道出血的发生率。使用抗酸药的副作用有腹泻、低磷、镁血症。

（五）肾功能衰竭

低氧血症（PaO_2＜5.33kPa 或 40mmHg）和高碳酸血症（$PaCO_2$＞8.66kPa 或 65mmHg）本身就可使尿量减低。机械通气时的高 PEEP 刺激抗利尿激素的分泌，使钠水贮留也是诱因之一。肾衰导致体液容量增加会促进或加重肺水肿的发生，使呼衰恶化，病死率高达 65%～80%。肾衰早期使用透析治疗有助于降低病死率。肾衰的预防措施包括：预防胃肠道出血所致的低血容量休克、积极治疗原发疾病如败血症、保持体液平衡、避免使用有肾损害的抗生素等。

（六）其他

需要注意的其他并发症有：经口、鼻气管插管、气管切开导致的呼吸道感染、狭窄、颅内感染、咽部水肿等。涉及漂浮导管的并发症有肺梗死、心律失常、穿破肺动脉、心内感染等。

（七）氧中毒

长时间、高浓度吸入氧气，会对机体造成损伤，此为氧中毒。其造成的病理损害，分成两大部分，生理的改变和组织损伤。

1. 生理改变　①肺通气下降；②红细胞生成减少；③心排血量减少；④肺血管扩张；⑤周围血管收缩。

2. 组织损伤

（1）肺损伤（正常大气压下）：①吸收性肺不张；②气管、支气管炎；③ ARDS；④支气管、肺纤维增生。

（2）眼损伤（正常大气压下）：①晶状体后纤维增生；②近视。

（3）中枢神经系统（高压氧）：①惊厥；②瘫痪。

正常志愿者吸入 100% O_2，持续 6～24 小时，开始出现胸骨下胸痛和轻度呼吸困难。若继续下去，一般可耐受 3 天，以后则有致病危险。曾有 1 名志愿者，持续吸入 100% O_2 长达 110 小时，结果造成明显的肺功能下降和呼吸困难。人类氧中毒造成的病理变化与原有的肺病变很难区分开，但一般认为应与灵长类动物氧中毒的变化相似：有肺淋巴管扩张、肺泡间质水肿、急性炎症细胞浸润；1 周后，肺泡Ⅱ型细胞增生、成纤维细胞浸润、肺纤维化。氧中毒造成的生理变化为 24 小时后，PaO_2 开始下降，$P_{A-a}O_2$ 增大，60 小时后肺活量开始下降，这是因为肺泡上皮细胞损伤后有肺水肿和肺不张造成。氧中毒的机制是氧自由基所致的肺泡上皮细胞和血管内皮细胞的损伤，白细胞被激活起非常重要的作用。氧中毒的临床诊断几乎不可能，肺部的原发病症掩盖了氧中毒毫无特异性的症状，只能根据病史进行判断。目前没有药物可以治疗。作为自由基清除剂的维生素 E 和 SOD 可能有一定的治疗作用。对氧中毒重在预防，即在进行氧疗法时，在任何时候都要遵循最低有效吸氧浓度的原则。一旦吸入氧浓度＞0.60 时，PaO_2 仍不能＞8.0kPa（60mmHg），就应采取其他措施，如使用 PEEP、提高氧供（增加心排血量、纠正贫血）、减少机体耗氧量（退热）等。

大量的临床实践和动物研究确定：①吸入 100% O_2 持续 24 小时，不会有明显的临床症状和危险。仅有呼吸道黏膜的排痰功能和巨噬细胞的功能受到影响。②吸入 60% O_2 持续 1 周，对肺功能无影响，但会有轻度的病理变化。③长期吸入低浓度的 O_2（24%～28%）会使肺有轻度病理改变，但对肺功能几乎没有影响。④肺脏病变会增加对氧中毒的敏感性。

（许　幸）

参 考 文 献

Harris SK, Bone RC, Ruth WE. 1975. Gastointestinal hemorrhage in patients in a RICU. Chest, 67:458

Kilburn KH, Dowell AR. 1981. Renal function in respiratory failure. Arch intern Med, 127:754

Kilburn KH. 1965. Neurological manifestations. of respiratory failure. Arch Intern Med, 116:409

Kraman S, Khan F, Patel S, et al. 1979. Renal failure in the respiratory intensive care unit. Crit Care Med, 7:263

Mathru M, Rao LK, Venus B. 1983. Ventilator-induced barotrauma in controlled mechanical ventilation versus intermittent mandatory ventilation. Crit Care Med, 11:359

Montgomery AB, Stager MA, Carrico CJ, et al. 1985. Causes of mortality in patients with the adult respiratory distress syndrome. Am Rev Respir, Dis, 132:485

Moser KM, LeMoine JR, Nachtwey FJ, et al. 1981. Deep venous thrombosis and pulmonary embolism, frequency in a respiratory intensive care unit. JAMA, 246:1422

Neff TA, Petty TL. 1972. Tolerance and survival in severe chronic hypercapnia. Arch Intern Med, 129:591

Neuhaus A, Bentz RR, Weg VZ. 1978. Pulmonary embolism in respiratory failure. Chest, 73:460

Petersen AW, Baier H. 1983. Incidence of pulmonary barotrauma in a medical CU. Crit Care Med, 11:67

Pingleton SK, Bone RC, Pingleton WW, et al. 1981. The efficacy of low dose heparin in the prevention of pulmonary embolism in a respiratory intensive care unit. Chest, 79:647

Sasahara AA, Sharma GURK, Parisi AF. 1979. New developments in the detection and prevention of venous thromoembolism. Am J Cardiol, 43:1214

Sweet SJ, Glenney CU, Fitzgibbons JP, et al. 1979. Synergistic effect of acute renal failure in the surgical intensive care unit. Am J Surg, 141:492

Wagner PD. 1977. Diffusion and chemical reaction in pulmonary gas exchenge. Physiol Rev, 57:257

Winter PM, Smith G. 1972. The foxicity of oxygen. Anesthesiology, 37:210

Zinner MJ, Zuidema GD, Smith PL, et al. 1981. The prevention of upper gastrointestinal bleeding in patients in an intensive care unit. Surg Gynecol Obstet, 153:214

第110章　急性肝功能衰竭的治疗

急性肝功能衰竭(acute liver failure,ALF)是因肝细胞大量坏死,肝功能严重受损导致黄疸急剧加深、肝性脑病、脑水肿、肝肾综合征、心肺功能衰竭或并发严重感染的一组以多器官功能衰竭为特征的临床综合征。急性肝功能衰竭病因有多种,临床过程变化多样,病死率甚高。伴有3~4级肝性脑病的病人生存率仅10%~40%。目前内科治疗无特效方法,肝移植能明显提高其生存率。

第一节　病　　因

急性肝功能衰竭的病因可分为4种。①病毒感染:包括甲型、乙型、丙型、丁型和戊型肝炎病毒,尤其是乙型肝炎病毒与丙型或戊型肝炎病毒的重叠感染更为严重。另外,还有EB病毒、巨细胞病毒、疱疹病毒、柯萨奇病毒等。②毒物、化学物质和药物:有毒蕈属、对乙酰氨基酚、四环素、磷、氟烷、异烟肼、甲基多巴、单胺氧化酶抑制剂等。③缺血缺氧:肝血管阻塞、感染性休克、充血性心衰、心脏压塞等。④各种代谢异常:妊娠急性脂肪肝、Reye综合征、半乳糖血症等。

急性肝功能衰竭可以发生于先前无肝脏疾病的个体,称为暴发性肝衰竭,也可以是慢性肝病急性加重,在原来肝病基础上发生急性肝功能衰竭。前者的有些病因对于后者,往往成为肝病加重乃至肝功能衰竭的诱发因素。其他诱因还有:①肝炎病人未适当休息甚至进行重体力劳动使病情迅速加重。②大量饮酒。③合并其他疾病如肺炎、腹膜炎、糖尿病等。④肝炎病毒重叠感染。⑤病程中进行手术、麻醉和手术创伤使肝病加重。⑥因其他疾病使用对肝脏有损害的药物等。

第二节　发病机制

暴发性肝炎的肝脏上未见明显的炎性反应,提示其肝细胞坏死可能是病毒的直接细胞毒性所致。但有证据表明免疫反应也介入了肝炎病毒所致的肝细胞坏死,经研究推断,暴发性甲型肝炎的发生依赖于特异性免疫反应的靶目标的大小,很可能是肝细胞内甲肝病毒的含量。在暴发性乙肝,免疫反应起主要作用,在未进展到暴发性乙肝之前,血中病毒抗原的量及血清学反应与非暴发性乙肝相似,但随着病情发展,乙肝病毒感染的血清学反应明显加剧,这时的HBsAg滴度可能降低。关于药物所致的肝细胞损害既与药物剂量有关,也与个体的敏感性有关。一个重要机制是,药物的代谢产物与细胞的大分子成分共价结合形成免疫原性物质,任何对肝脏药物代谢酶有诱导作用的因素均可增强这种作用。

近来的研究表明,肝库普弗细胞与暴发性

肝衰竭关系密切。正常时库普弗细胞以其所在的位置,能积极参与并有效清除血液中的有毒物质如细菌、内毒素、活化的凝血因子、溶解的免疫复合物等。受到这些物质的大量刺激,库普弗细胞可释放多种细胞因子或介质,通过复杂的协同作用与连续反应,造成肝细胞坏死。在创伤、感染、缺血情况下,库普弗细胞的过度激活,造成中性多核白细胞的大量集中,白细胞附着肝窦毛细血管内皮和浸润,其所分泌的蛋白分解酶、肿瘤坏死因子等可能是缺血-再灌注和脓毒血症时肝细胞损害和多器官功能衰竭的原因。

第三节　复杂的临床表现——并发症

急性肝功能衰竭病人均表现有一系列的肝功能衰竭所致的严重并发症。

一、肝性脑病

因肝病原因、肝功能损害程度及诱发因素的不同,肝性脑病的表现也不尽相同。意识障碍为早期症状,常有睡眠形式的改变。同时可出现情感、思维和行为的异常。在昏迷前期经过治疗可以好转,如进一步发展,则会出现昏迷。肝性脑病的发病机制主要是由于肝脏失去了对毒性物质(氨、硫醇、脂肪酸等)的清除能力,这些物质直接或间接地影响中枢神经系统功能而发生脑病。临床上将肝性脑病分为4级。

二、脑水肿

暴发性肝衰竭病人,特别是年轻病人,脑水肿发生率高达80%以上。脑水肿是区别于肝性脑病的另一并发症。在有3~4级肝性脑病的病人中,50%~85%合并有脑水肿,此乃导致病人早期死亡的重要原因。颅内压超过4.0kPa(30mmHg),病人就会出现脑水肿的临床症状,表现为呕吐、烦躁、血压升高、肌张力增大。常因脑疝出现呼吸骤停而死亡。脑水肿发生机制包括:①脑内毛细血管内皮细胞间隙增大,血管内水分跨越血脑屏障向脑组织转移增多。②由于毒素或缺氧作用,线粒体氧化磷酸化障碍导致钠泵功能衰竭,引起脑细胞渗透调节失灵。③体内液体过负荷导致脑间质水肿或脑积水。

三、凝血异常

在急性肝功能衰竭病人,凝血异常和出血倾向很常见。这是由于凝血因子的合成减少以及凝血因子的耗竭所致。半衰期最短的Ⅶ因子最早减少,Ⅴ因子也随后减少,凝血酶原时间延长。如无外源性凝血因子的补充,测定凝血酶原时间可以了解肝脏功能好转还是恶化。与多数凝血因子减少相反,因子Ⅷ因不在肝内合成,故可以正常甚至增高。另外,还有血小板数量的减少和功能异常,80%以上的病人血小板计数<100×10^9/L。由于纤维蛋白溶解因子与激活因子抑制物的减少,行凝血检查有时提示病人已发生弥散性血管内凝血。

四、肝肾综合征

肝肾综合征是暴发性肝衰竭的常见并发症,发生率为30%~75%。表现为进行性少尿、氮质血症及水、钠潴留。严重肝病包括晚期肝硬化、重症肝炎及晚期肝癌均可发生,其诱因有大量利尿、大量放腹水、消化道大出血、腹泻、脓毒血症、手术创伤等。其发生机制目前认为主要是由于肝病晚期严重影响肾脏的血流动力学,如有效血流量减少,通过交感神经作用或体液因素引起肾血管痉挛,肾皮质缺血,而发生少尿和氮质血症。肝肾综合征的特点是如果肝功能不改善,肾功能也难以改善,且对利尿药不敏感。

肾功能衰竭有两种,一是较多见的功能性肾功能衰竭,尿常规检查基本正常,尿比重正常或增高,尿钠<20mmol/L;较少见的肾小管坏死肾功能衰竭,尿常规有较多蛋白、细胞及管型,尿比重低而固定,尿钠>20mmol/L。

五、电解质及酸碱平衡紊乱

在急性肝功能衰竭病人,体内钠总量正常

或增加，低钠血症的表现通常是由于对游离水的清除降低所致。肝功能衰竭病人早期常会出现低血钾，这与病人早期过度换气产生呼吸性碱中毒有关。另外，利尿、呕吐也使钾的排出增多。病人同时可能有代谢性碱中毒，这是由于低血钾、失去碱化尿液能力以及胃管吸引胃酸丢失所致。

六、血流动力学异常和组织缺氧

急性肝功能衰竭伴有的血流动力学异常包括全身血管阻力降低伴心排血量代偿性增加。循环功能失代偿将导致严重低血压，多见于 4 级脑病的晚期病人。微循环的改变导致血液分流，组织对氧的获取量减少，增加组织的乏氧代谢和乳酸蓄积。组织缺氧会进一步加重多器官功能衰竭。

七、感染

细菌感染和真菌感染是急性肝功能衰竭的常见合并症。多数感染发生在入院 3 天内，而且往往没有发热和白细胞增多表现。急性肝功能衰竭病人由于白细胞和补体水平低下，而机体暴露开放的机会又增加，容易发生感染。有些病人使用了糖皮质激素，发生细菌和真菌感染的机会明显增大。有报道预防性应用抗生素能显著降低感染率，但也有的报道则不然，认为没有必要预防性使用抗生素。

八、低血糖

急性肝功能衰竭病人容易发生低血糖，从而进一步导致精神状态的异常，故血糖测定很重要，特别是对于肝性脑病昏迷的病人，每 2～3 小时就应测 1 次血糖，以便及时发现和纠正低血糖。易发生低血糖的原因可能是肝糖原耗竭、肝糖原生成减少以及组织缺氧使乏氧代谢增加。

第四节　治　　疗

一、加强监护

由于急性肝功能衰竭的治疗效果差，其病死率一直很高。在 20 世纪四五十年代，暴发性肝衰竭的生存率不到 10%。近年来，由于加强监护病房（ICU）的建立和使用，即使是 3～4 级脑病的病人，生存率也达到了 20%以上，而这并非是由于有了某种新的治疗方法，而是加强监护为早期发现急性肝功能衰竭的并发症并采取有针对性的治疗措施发挥了重要作用。

急性肝功能衰竭的监护内容包括：①放置鼻胃管，间断行负压吸引，以便及时发现上消化道出血；②放置导尿管；③大静脉穿刺置管于上腔静脉，用于测定中心静脉压、采取血标本以及输液；④观察血压、脉搏、体温及意识变化，记录液体出入量；⑤连续双极 EEG 监测，判定肝性脑病的程度；⑥用查体及超声方法测量肝脏大小；⑦有规律地进行各种有关的血、尿常规及生化检查、凝血功能测定、微生物培养等。

二、并发症的治疗

(一)肝性脑病

1. 去除诱因　许多因素都可以诱发肝性脑病，如消化道出血，蛋白质摄入过多、利尿治疗、低血压、便秘等。

2. 纠正氨中毒

(1)灌肠或应用泻药：用生理盐水 1～2L，内加弱酸（常用食醋 100ml）灌肠，清除肠内物及细菌，减少氨的产生和吸收。忌用肥皂水灌肠。也可口服或鼻饲 25%硫酸镁 30～60ml 导泻。

(2)抑制肠道细菌：口服肠道不易吸收的新霉素 0.5～1.5g，4 次/天，或用 1%水溶液 100ml 保留灌肠，新霉素有一定的耳毒性和肾毒性。另外，可选择的有卡那霉素和巴龙霉素。甲硝唑可抑制革兰阴性厌氧菌，口服 0.2g，4 次/天，可取得与新霉素相同的效果。

(3)减少肠道产氨及其吸收：乳果糖口服不被小肠双糖酶水解，在结肠内乳果糖被分解为乳酸、乙酸和少量蚁酸，可使结肠内 pH 降低，并有渗透性腹泻作用，从而减少肠内氨的形成和吸收。开始时剂量 30～50ml（67g/100ml），3 次/天，口服或鼻饲，以后调整剂量以保持每日排 2 次软便为宜。也可用 15%的乳果糖 100ml 作直肠内滴注灌肠。需注意的是出现高钠血症。

3. 降氨药物 谷氨酸或精氨酸加入葡萄糖液体中静脉滴注，用于降低血氨浓度，其临床效果尚难肯定。

此外，用于治疗肝性脑病的药物还有很多，如支链氨基酸、左旋多巴、溴隐亭等，随着临床研究的进展，对各种药物治疗作用的认识也更加深刻，一些曾使用过的药物也正在被否定。

（二）脑水肿

监测颅内压有助于指导脑水肿的治疗。脑水肿病人头部抬高 20°～30°可降低颅内压，抬高再多，反使颅内压升高。当颅内压＞4.0kPa(30mmHg)或缺乏颅内压监测而临床提示脑水肿时，给予 20％甘露醇 1g/kg 快速静脉输入，能提高病人生存率。对有肾功能衰竭的病人，应测定血浆渗透压，以便应用血滤或超滤防止高渗透压和液体过负荷。如果颅内压＞8.0kPa(60mmHg)，甘露醇对颅内压无影响甚至增加颅内压。

皮质类固醇激素对急性肝功能衰竭发生的脑水肿无效。过度通气可使颅内压暂时降低，但并不减少脑水肿的发生。

脑水肿时应控制液体输入量。

（三）凝血异常

对于凝血异常有出血倾向的病人，可针对性地补充凝血因子及血小板。输入新鲜冰冻血浆要注意出现水钠过负荷。给予维生素 K 纠正维生素 K 缺乏所致的凝血因子减少。不提倡预防性应用浓缩凝血因子，因其中缺乏某些因子，却可能含有促进血管内凝血的激活因子，故仅应用于出血和手术前的病人。预防和治疗上消化道出血可应用 H_2 受体拮抗剂，常用的有雷尼替丁和西咪替丁，使胃内 pH 在 5 以上。雷尼替丁的用量是 150mg 口服或 50mg 缓慢静脉注射，2 次/天。H^+，K^+-ATP 酶拮抗剂奥美拉唑可能比 H_2 受体拮抗剂更有效，口服或静脉注射，每日量 20～120mg，如剂量超过 60mg/d，可分 2 次给药。急性肝功能衰竭病人合并血管内凝血多数不严重，而且肝素本身也可致出血，故一般不用肝素。

（四）肝肾综合征

急性肝功能衰竭时并发肾功能不全，宜采用血液透析或血液超滤。对于液体过负荷如肺水肿、心衰等，以及高钾血症、氮质血症、严重酸中毒、肝性脑病等，血液透析往往可使病情得以改善。透析时应用肝素会增加出血的危险，可优先考虑无肝素透析。

（五）感染

急性肝功能衰竭病人抵抗力低下，容易发生呼吸道、泌尿系及肠道感染，也容易发生腹膜炎和菌血症。有时临床表现不典型，不伴有发热和白细胞升高，所以应行微生物监测，每天对血、尿、痰进行细菌培养。一旦有感染的证据出现，应尽快应用抗生素治疗，最好通过药敏试验筛选抗生素。

（六）暂时性肝脏支持疗法

应用暂时性肝脏支持疗法在理论上是基于保持暴发性肝衰病人生存使其受到可逆性损害的肝细胞有足够的时间进行再生，以期肝功能得以恢复。但对于慢性不可逆性肝脏损害如肝硬化，除非是等待施行肝移植，暂时性肝脏支持疗法没有意义。具体方法有换血性输血、离体人肝脏或动物肝脏血液灌注、与供体交叉循环、血液透析等。

（七）肝移植

急性肝功能衰竭病人接受肝移植手术，生存率可明显提高，最高可达 60％～70％。由于供体肝脏来源的不定时性，肝移植时机的掌握相当困难。虽然暂时性肝脏支持使暴发性肝衰竭病人有更长的时间等待移植，但仍有相当多的病人因来不及移植而死亡。目前在我国，肝移植还远不像肾移植一样普遍，靠肝移植提高急性肝功能衰竭的整体生存率不太可能，所以更应重视加强监护治疗的开展，通过综合治疗，纠正和控制并发症，改善急性肝功能衰竭的治疗效果。

除此之外，人们还尝试了很多治疗方法，如胰岛素-胰高血糖素疗法、皮质类固醇激素治疗等，但效果均不确切。

（王　刚）

参考文献

黄昌霞．1988．肝性昏迷治疗的现状．北京医学，10：230

张清泉．1985．暴发性肝衰竭．见：叶维法主编．临床肝胆病学．天津：天津科学技术出版社，606

Caraceni P，Van Thiel DH. 1995. Acute liver failure. Lancet，345：163

Jones EA，Schafer DF. 1990. Fulminant hepatic failure. In：Zakim D，Boyer TD eds. Hepatology. 2nd ed. Philadelphia：Saunders W B. Company，460～492

Lee WM. 1994. Acute liver failure. Am J Med，96（suppl）：3S

第111章　急性肾功能衰竭的治疗

急性肾功能衰竭(ARF)是以肾功能在数小时到几天内急剧恶化,导致肾脏排除氮质代谢产物的能力及维持体内水、电解质稳定之功能丧失为特征的急性肾脏病变。现代医学对ARF的深入研究,使人们对其病因及分类、病理生理改变及治疗的理论基础和ARF的处理都有了新的认识,介绍如下。

第一节　急性肾功能衰竭的病因及分类

按病理生理机制的不同,ARF可分为肾前性、肾性及肾后性3大类。由于各种原因造成肾脏灌注不足,使肾脏清除率受到影响导致的肾衰为肾前性肾衰;由于尿路梗阻造成的为肾后性肾衰;由于肾脏本身病变造成的ARF为肾实质性肾衰。而实际上,这3种因素常可互相重叠,互相转化。

一、肾前性因素

肾前性ARF主要是指由于血容量减少(如呕吐、腹泻、高热、液体摄入不足、过度利尿及大量失血等)或有效血容量减少(如心源性休克及感染性休克等)导致的肾血流量急剧下降及肾功能障碍。此时,肾功能的改变主要是由肾血管强烈收缩,肾组织血液灌注不足所引起,肾小球滤过率降低并没有肾血流量降低那么显著,所以滤过分数增加,肾实质未受损害或损害不明显。如果原发病因被及时纠正,则肾功能可逆转恢复,否则将会加重肾缺血,导致缺血性急性肾小管坏死。

二、肾性因素

许多肾实质性疾病都可以发生ARF,包括肾小管坏死、间质性肾炎、血管性疾病或肾小球肾炎。缺血和中毒是肾小管损伤最常见的原因,急性肾小管损伤时,由于上皮细胞脱落,肾小管受阻造成尿量减少和管内高压致肾小球滤过率下降。尽管大多数情况下原发因素被纠正后肾缺血是可以逆转的,但如果缺血严重或持续时间长,特别是发生血管内凝血时,则可发生不可逆转的肾皮质坏死。许多药物可以通过直接损伤肾小管细胞或其他途径如免疫反应、影响肾血流动力学等综合作用引起ARF。肾小球肾炎病人也可能出现急性或亚急性肾功能衰竭(急进性肾炎)。血清学和肾组织免疫病理检查可鉴别这些急进性肾炎的类型。

三、肾后性因素

各种原因造成的急性尿路梗阻都可以引起 ARF。梗阻可由于：

1. 肾外梗阻　大多由于前列腺肥大、前列腺或子宫肿瘤以及腹膜后的病变压迫尿路所致。神经源性膀胱可造成功能性梗阻。肾外梗阻引起的肾后性 ARF 其损害程度与梗阻部位、持续时间以及范围有关。

2. 肾内梗阻　各种盐类结晶包括尿酸盐、草酸钙、药物结晶等有可能造成肾内肾小管梗阻，使管腔内压明显上升，最终接近或超过肾小球滤过压，导致 GRF 下降。迅速去除肾后性因素是十分重要的，因为肾功能恢复的可能性与梗阻持续的时间呈负相关，故临床上正确诊断、及时处理肾后性 ARF 的意义重大。

第二节　急性肾功能衰竭的诊断

ARF 通常用的诊断标准为在数小时或几天的短时间内肾小球滤过率较基础值降低 50%，或血清肌酐较正常值上升 50%，或肾功能急剧减退到需要透析的程度。但目前对 ARF 的诊断标准尚较混乱，尤其是对“急性肾小管坏死”这一病理诊断名词的认识尚不够全面。应当注意的是，缺血及中毒可以出现急性肾小管坏死，但并非各种原因引起的 ARF 都会出现肾小管坏死的病理改变，有些病变如溶血尿毒综合征、新月体肾炎等则是以肾皮质坏死或新月体形成为特征的，其治疗及预后均有别于肾缺血及中毒引起的肾小管坏死。

一、病史及体检的重要性

详细的病史及体检常可提供肾衰的病因，如应用肾毒性药物史、近期动脉造影史等。横纹肌溶解病时可见上肢或下肢缺血征象，肾后性 ARF 可能出现无尿，紫癜性肾炎可伴皮疹，动脉血栓引起的肾功能衰竭可伴下肢栓塞的征象等。

二、尿检

尿液检查及尿指数计算是诊断 ARF 迅速简便的常规筛查方法。尿中血红蛋白检查阳性而无红细胞存在，提示尿中有肌红蛋白或血红蛋白，支持临床输血反应或横纹肌溶解症的诊断。管型的特征对诊断亦有参考价值：缺血或中毒性 ARF 可见典型的色素颗粒管型；间质性肾炎时可出现白细胞管型；红细胞管型多见于肾小球肾炎。

尿渗透压、尿钠浓度及钠滤过分数等尿液指数测定有助于肾前性与肾小管坏死造成的肾性病变的鉴别。

三、血液检查

除血尿素氮、血肌酐外，还有一些血液学检查有助于 ARF 的鉴别诊断，如高血钙及高尿钙提示 ARF 可能与某些恶性病变有关；肌酸磷酸激酶升高提示横纹肌溶解；血清免疫电泳检查异常提示骨髓瘤；嗜酸细胞计数异常提示过敏性间质性肾炎等。

四、ARF 时肾活检的作用

一般来说，ARF 的诊断及治疗的确立不需要肾活检。但当病史、临床特点及实验室检查排除了肾前性及肾后性因素，提示肾脏原发性病变而非缺血、中毒引起的 ARF 时，则应行肾活检以确立诊断并指导治疗。

第三节　缺血性 ARF 的病理生理及治疗的理论基础

一、血管因素及血管扩张药在 ARF 治疗中的应用

各种原因造成的肾有效血容量下降，将破坏作用于肾小血管的全身或局部血管舒张及收缩因子的平衡，导致肾内血管收缩，肾组织缺血。缺血将直接改变内皮细胞的功能，减少舒血管物质的产生及血管对舒血管物质的反应性。目前对于可直接减缓肾血管收缩的药物已进行了一些研究。

(一)多巴胺

多巴胺扩张肾动脉,增加肾血流量及肾小球滤过率。小剂量多巴胺单独或与呋塞米联合应用对 ARF 有一定改善作用。小剂量多巴胺在肾脏低灌流时,刺激肾内多巴胺能特异受体,产生皮质血管扩张。呋塞米诱导血管前列腺素的合成。多巴胺扩张血管的作用使得呋塞米转入亨氏袢而起作用,同时钠水通过致密斑的增加阻断了血管紧张素轴,两药之间联合应用的优势有助于少尿病人病情的缓解。

(二)钙通道阻滞药

钙通道阻滞药用于 ARF 的主要作用:①增加肾血流,改善肾小球滤过率,减轻肾脏缺血性损害。②使肾脏细胞内线粒体中的 Ca^{2+} 减少。③对抗外源性血管紧张素Ⅱ对肾小球滤过率和肾血流的影响。其中以地尔硫䓬作用最明显,硝苯地平对某些病人有使肾功能恶化的倾向,尼群地平、尼卡地平、维拉帕米对肾小球滤过率、有效肾血流量和肾血管阻力的作用不明显。

(三)利钠肽

动物实验发现,具有舒张血管作用的心房利钠肽(ANP)能减轻肾衰的严重程度,即使是缺血后给药也具有促进肾功能恢复的作用。

(四)内皮素

肾血管对内皮素十分敏感,可使肾血流量及肾小球滤过率降低。在动物实验中,给予内皮素抗体及内皮素受体抗体能预防缺血性 ARF,但目前尚未用于临床。

二、髓质缺氧

缺血性 ARF 的病理生理特点与肾内血流分布特点有关,在接近肾皮质的髓质区肾小管对缺氧尤其敏感。缺血可致肾小管和内皮细胞肿胀,并且引起中性粒细胞与毛细血管及小静脉壁的黏附,这些改变使血管充血,血流量降低,破坏了氧分子供需之间精细的平衡关系,同时还造成血管舒缩因子如舒张血管的一氧化氮与收缩血管的内皮素之间的不平衡,使髓质的肾血流量减少造成肾小管坏死。

三、肾小管细胞损伤

肾小管细胞损伤与死亡是缺血与中毒性 ARF 的特征,造成肾小管上皮细胞坏死及损伤的过程相当复杂,至今尚未完全明了。

(一)结构变化

缺血引起的早期形态学变化包括近端肾小管上皮细胞顶部出现空泡、刷状缘脱落、细胞极性消失、连接破坏等,这可能是肌动蛋白及作为细胞骨架的微管发生变化的结果。此外,Na^+-K^+-ATP 酶自肾小管上皮细胞基底侧向管腔面的重新分布,Na^+ 及 Na^+ 协同运转的减少,黏附分子在管腔面重新分布,细胞脱落至管腔,形成管型,管型阻塞小管腔使腔内压力上升,肾小球滤过率下降。另外,上皮细胞屏障作用及细胞紧密连接的破坏可导致肾小球滤液的回漏,使有效 GFR 进一步下降。

基于预防肾小管上皮细胞、增加肾小管内液的流量可能减轻肾小管梗阻,减缓肾功能不全的理论,甘露醇及袢利尿药已被应用于 ARF 的研究。尽管动物实验结果已显示甘露醇及呋塞米有助于防止肾脏的缺血性损伤,但大多数临床观察尚未证明其在预防或治疗缺血性 ARF 的有效作用。

(二)生物化学变化

活性氧:部分还原氧分子可以引起显著的组织损伤,缺血后恢复氧供可迅速引起氧化剂的大量产生,这些肾内氧化剂的来源包括环氧化酶、线粒体电子转运、胞质内质网的多功能酶、黄嘌呤氧化酶系列及中性粒细胞等。活性氧在缺血性 ARF 中的作用尚未完全明了,实验发现抗氧化剂或活性氧清除剂能保护肾组织免受损伤。

四、移植肾 ARF

供肾的缺血性损伤可导致移植肾肾功能的延迟恢复。肾缺血可造成广泛的淋巴因子释放,补体活化,而且在缺血局部产生的肿瘤坏死因子(TNF)和补体片段还促使内皮细胞上的选择性表达。对血小板活化因子拮抗剂的初步研究显示，血小板活化及淋巴细胞-内皮细胞间的相互作用可能是移植肾肾衰及排斥反应早期的重要反应。在不远的将来，预防移植肾缺血损伤及排斥反应的制剂还可能包括补体抑制剂、淋巴因子拮抗剂或内皮素拮抗剂等。

第四节　急性肾功能衰竭的治疗

一、基本原则

(一)病因治疗

ARF的治疗首先应去除病因，控制发病环节，纠正水、电解质紊乱，同时积极预防并治疗可能出现的各种并发症。具体措施可包括：①及时纠正低血容量、改善微循环灌流。注意维持尿量＞40ml/h以上，尿比重1.015～1.020。②建立必要的侵入性监测，如中心静脉压测定，正确判断及调节容量平衡。注意适时确定补液或利尿脱水方案，避免这两种截然不同的处理方法如应用不当而对机体造成损害。③解除肾血管痉挛。可选用小剂量多巴胺1～2μg/(kg·min)，或山莨菪碱(654-2)、酚妥拉明等。④避免或中止肾毒性因素的影响，解除肾小管阻塞。⑤伴DIC者，应用小剂量肝素静脉滴注，并同时监测凝血时间。

(二)少尿期治疗

少尿指尿量＜15ml/h。少尿虽然是肾功能不全的重要指标，但也是低血容量的正常反应，而且尿量正常并不能完全表示肾功能正常，应注意观察区别。

少尿期应注意调节体液平衡，严格控制入液量，严格掌握“量出为入，宁少勿多”的原则，以防止因水分过多而引起肺水肿、脑水肿、心衰等并发症。

处理高钾血症时应采取紧急措施：①按3g葡萄糖加1U胰岛素的比例滴注25％或50％葡萄糖，以促进糖原合成，使钾离子转入细胞内。②输注碳酸氢钠以减轻酸血症，有利于钾转入细胞内，并能促进钾排泄。③钙剂治疗。④钠型阳离子交换树脂，间接使钾浓度下降。⑤难治性或危及生命的重度高血钾可行透析治疗。

肾功能不全引起的代谢性酸中毒可应用碳酸氢钠纠正，经肾脏排出或透析清除的药物剂量应折算在内。

由于感染是ARF死亡的最常见原因之一，故应积极预防及治疗感染并发症。注意选用无肾毒性抗生素。

二、替代治疗

在过去的40余年间，间歇性透析仍是重症ARF的常规替代治疗方法。急诊透析的适应证包括容量过负荷、高血钾、代谢性酸中毒及严重的尿毒症症状及体征。除间歇性血液透析外，近年又出现了连续性血液净化疗法(静脉-静脉，动脉-静脉)，其优点在于对体液及代谢的调节更为精确，减少了血流动力学的不稳定性，而且还增加了去除损伤性细胞因子的可能性以及使ARF病人能够接受非限制性营养支持。但抗凝时间延长及需要复杂的临床监护系统，使连续性血液净化疗法的应用受到一定的限制。腹膜透析对于血流动力学不稳定的ARF病人或在血透技术设备欠缺的时候亦是一种有效的替代疗法。目前替代疗法的选择仍主要依据当地的医疗设备条件及病人血流动力学的稳定性。

(张　宏)

参考文献

Bonbventre JV. 1993. Mechanisms of ischemic acute renal failure. Kidney Int, 43: 1160

Kaufman J. 1991. Community-acquired acute renal failure. Am J Kid Dis, 17: 191

Nouis BK. 1994. Association of preoperative factors with postoperative acute renal failure. Anesth Analg, 78: 143

Rahman SN. 1994. Effect of atrial natriuetic peptide in clinical caute renal failure. Kidney Int, 45: 1731

Wilkes BM. 1986. Acute renal failure: Pathogenesis and prevention. Am J Med, 80: 1129

第 112 章　多器官功能障碍综合征的治疗

第一节　概　　述

20 世纪 70 年代，Filneg 等报道了主动脉瘤破裂后出现序贯性系统衰竭后，医学界提出了一个新的综合征：多器官功能衰竭(MOF 或 MSOF)。90 年代，人类对 MOF 的研究取得了令人瞩目的进展。首先表现在其命名的变化上，1992 年美国胸科医师学会和危重急救医学会共同倡议将沿用多年的 MSOF 更名为多器官功能障碍综合征(multiple organ dysfunction syndrome，MODS)。1995 年 10 月，庐山全国危重病急救医学会上，中华医学会急诊学会和中西医结合急救医学专业委员会也正式决定用 MODS 代替 MSOF。这一转变表明，人们对这一综合征的概念更趋统一，更能反映它的动态演变过程，比较合理，MSOF 则是它的晚期表现。采用 MODS 这一概念，还可避免只看晚期而忽视早期的病程割裂偏向。再者，对 MODS 认识的进步也表现在诊断标准的变化上，提出了全身炎性反应综合征(SIRS)的新概念，一致认为 MODS 是 SIRS 的常见并发症，并且界定了 SIRS 在有或无感染的情况下均可发生。还有在发病机制研究方面，人们一致认为 MODS 的发病机制是在失控的全身炎症基础上发生的。目前，随着研究的深入又有了许多新的学说，如 Deitch 等提出“二次打击”假说，我国学者也在一些学说的基础上提出了“双相预激”学说等。

总之，目前通过对 MODS 最新认识和最新研究成果，对于 MODS 的含义可认为是：MODS 是一类发病机制还不十分明确，但与创伤、休克和感染等应激打击关系密切，很可能是由失控的全身炎症和组织高代谢障碍引起的急性全身性器官功能损害，以致衰竭，这一认识随着医学科学的进步将会不断更新和发展。

当然，对于 MODS 的发病病因及机制、病理生理变化、早期临床表现的诊断标准和有效治疗方案，目前都尚无明确结论，未取得实质性突破，有许多问题亟待研究解决。但因发病已不在少数，且死亡率极高，一般情况下，出现 3 个或 3 个以上器官衰竭，且持续 4 天以上者，无一例能存活。创伤伤员晚期死亡者中，50% 以上有 MODS。因此要及早识别，并能意识到病情的发展可能会导致 MODS，以采取正确的治疗措施。只有这样才能最终提高 MODS 的成活率。

第二节　多器官功能障碍综合征的病因和发病机制

MODS 的发病机制非常复杂，目前虽已有了一些认识，但尚需深入研究和证实。从现有的资料来看，尽管引起 MODS 的原发疾病是多种多样的，如严重感染、各种类型的休克、全身性低氧血症、复苏不完全、吸入性肺炎、肺损伤、挤压伤后肾衰、多次输血后呼衰和凝血机制紊乱及创伤、烧伤、手术意外等，但导致 MODS 发生发展的机制是共同的，在本质上 MODS 是一个失控的全身自我破坏性炎症反应过程，即由于 SIRS 导致 MODS 最终成为 MSOF。全身性炎症反应综合征（SIRS）表现为高代谢状态、高动力循环状态及过度炎症反应，这种 SIRS 如发现于早期，治疗得当或致病因素消除而不复存在，往往可以恢复。反之，则可呈现失控的全身炎性症状而导致 MSOF。它们之间的关系如图 112-1 所示。

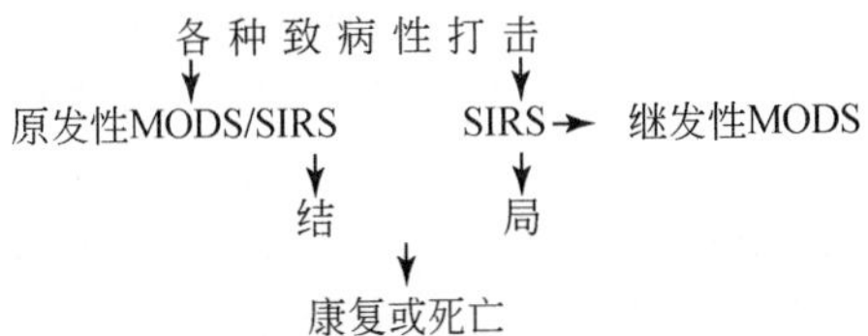

图 112-1　SIRS 与 MODS 及其结局相互关系

失控的全身炎性症状导致了 MODS，那么失控的机制是什么？

如果能够透彻了解，将极大推动治疗而提高抢救成功率。迄今为止，虽然国内外学者对 MODS 的发病机制做了大量的临床观察和研究，但尚未取得明确认同，比较受重视的学说或相关因素有以下几种。

一、细胞肽过量产生

在原发致病因素直接或（与）间接作用下，体内巨噬细胞、库普弗细胞等多种细胞可以生成细胞肽（cytokines，细胞因子）。细胞肽是一个超家族，与 MODS 发生有关的细胞肽包括肿瘤坏死因子（TNF-α），白介素-1（IL-1）、白介素-2（IL-2）与白介素-6（IL-6）等，均有一定的促炎作用。通常炎症是机体对侵入的外源颗粒、异构细胞的防卫反应，在时间与空间上均呈自限性，对正常组织与远在器官并无明显损害。但如果炎性细胞肽过量产生，则可造成全身性多器官广泛受损。在这些细胞肽中，TNF 居于首位。因为在致病因素作用后，循环中 TNF 升高最快，并达高峰最早。TNF 还可刺激其他几种促炎性细胞肽的生成。注入超大剂量 TNF 可引起典型的全身炎性反应综合征（SIRS），并引起 MODS，导致 MSOF。在败血性休克模型中，早期应用 TNF-α 单克隆抗体或可溶性 TNF-α 受体，可以对抗血中 TNF 的升高，同时能够抑制 IL-1 和 IL-6 的增加，防止 MODS 的发生，降低病死率。

二、补体过量活化

补体系统在体液免疫中居中心地位。在败血症、内毒素血症、创伤、烧伤等多种病理条件下，均有补体系统激活。补体活化产物（C3a、C3b、C5a 等）可刺激巨噬细胞和中性粒细胞。巨噬细胞可释放细胞肽（以 TNF-α 为主），中性粒细胞可产生活性氧与释放溶酶。此外，补体活化产物还与花生四烯酸代谢产物（如血栓素 A_2、白三烯）及血小板活化因子产生有关，这些活性物质也可引起与加重炎症反应。如果上述病理条件治疗不及时或治疗不合理，持续地过量活化补体，就可能发展成为失控的自身破坏性炎症反应，从而引起 MODS 的发生发展。

三、肠道内细菌与内毒素易位

内毒素血症和 MODS 的发生有直接密切的关系。危重病人内毒素血症的来源有 3 个方面：①感染病灶的细菌；②细菌感染经杀菌性抗生素治疗后；③肠道内细菌与内毒素易位。后者虽然较为普遍存在，但未能引起临床医师的足够重视。肠道黏膜屏障功能的损害和肝脏库普弗细胞清除功能被阻断，是肠道内细菌和内毒素易位必须具备的两个病理条件。能破坏肠道黏膜屏障功能的因素很多，如肠道运动麻痹，H_2 受体阻断剂使胃酸分泌减少，应用抗生素引起的肠道菌群失调，肠道黏膜的供血减少等。如果全身血容量减少 10％就可导致全肠道血流减少 40％，从而发生肠黏膜及绒毛的缺血性损害，输液扩容后又会出现再灌注损伤，使肠道黏膜失去屏障功能，致使肠道内细菌及内毒素易位。肝脏的库普弗细胞能处理经肠壁入门静脉的细菌和毒素，如果该细胞功能良好，可以将其消除。

肠源性内毒素血症可以激活体内的巨噬细胞、单核细胞、白细胞、血管内皮细胞及血小板等释放各种细胞因子，如，TNF-α、IL-1、IL-6、PAF 等，这些细胞因子可使肺、肾、肝、肠道等脏器的微循环内皮细胞广泛损害，凝血因子及补体旁路激活，最终导致 MODS 的发生。

四、二次打击学说与双相预激学说

国外学者认为，在第一次致病因素引起机体初次损害的基础上，如果受到第二次致病因素的再次打击，机体将出现更重的、更为广泛的损害。如缺血再灌注损伤后，存在着细胞保护性蛋白功能表达障碍，机体抗炎机制减弱，免疫细胞出现凋亡现象以及细胞对内毒素的敏感性增强。在此基础上，如果机体再次遭受致病因素的侵袭，则可构成二次打击导致炎症失控，发生 MODS。

我国学者在二次打击学说的基础上，提出了 MODS 发病过程的“双相预激”学说。该学说认为，创伤后 MODS 的发病经历了二次打击和(或)应激过程，即缺血-再灌注损伤和失控的全身炎症。首次打击引起的炎症细胞活化、肠道屏障功能损害、体内抗炎机制减弱、过度的应激反应以及坏死组织的存留等能为失控的全身炎症提供持续的刺激，为第二次打击导致脓毒血症和器官衰竭起了预激作用。根据“双相预激”学说，可将 MODS 的发病过程概括如图 112-2 所示。

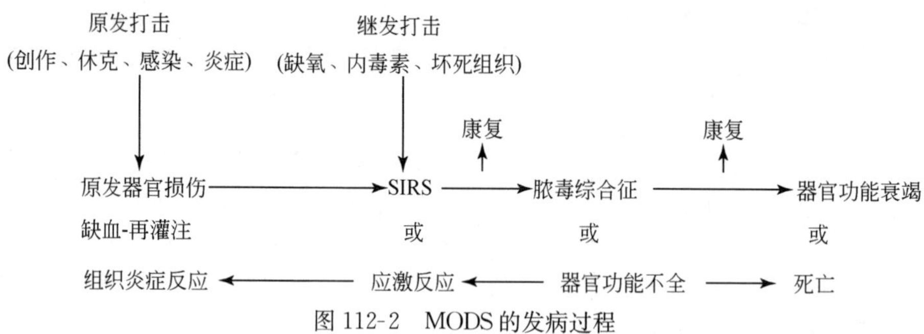

图 112-2 MODS 的发病过程

五、微循环障碍学说

微循环障碍学说的主要机制包括：组织细胞缺氧性损伤、缺血后的再灌注性损伤和内皮细胞与中性粒细胞反应所致的损伤。组织细胞缺氧可迅速引起细胞功能障碍，继而出现细胞变性坏死。组织缺血可导致黄嘌呤氧化酶及儿茶酚胺氧化产物大量堆积，线粒体功能受损，在血液再灌流时产生大量的氧自由基与中性粒细胞产生的氧自由基共同作用，引起细胞膜的脂质过氧化反应，导致组织损伤和微血管损伤。血管内皮细胞与中性粒细胞相互作用是导致组织损伤的重要途径之一，在 TNF-α、内毒素、IL-1 等介质的作用下，使血管内皮细胞表型发生变化，并激活中性粒细胞，促使中性粒细胞与血管内皮细胞发生黏附。激活的中性粒细胞还可释放 IL-1、PAF 等炎性介质，加重炎症反应，促进血管内皮的损伤和微血栓形成，最终引起 MODS。

六、感染性学说

20 世纪 70 年代后期，曾将 MSOF 看做是感染的并发症，现在已知感染只是 MODS 的众多原因之一。临床抗生素等治疗虽然对控制感染有效，但并不能减少 MODS 的发病率和病死率。说明感染引起的 MODS 的发病与创伤和休克一样，也是启动了机体的炎症介质反应，引起不可控制性全身炎症反应的结果。

综上所述，在 SIRS 基础上发生 MODS，又发展为 MSOF 的病因及机制很复杂，但都是一个统一的、动态连续过程。相信随着医学的不断进展，这种过程将被搞清楚。

第三节　多器官功能障碍综合征的病理生理

MODS 的病理生理基础是机体对致病因素的强烈反应，它以高代谢、高动力型循环和过度免疫状态为特征。其病理生理变化牵连到体内的几乎所有组织和器官，并且是一连续的病理生理学变化过程。因此相当复杂，也有不少问题尚不清楚，有待进一步深入研究。虽然已知全身性炎症反应综合征（SIRS）与 MODS 有着直接关系，但各器官之间发生剧烈应激情况的相互变化尚未完全了解，这里通过几个方面来探讨。

一、氧代谢障碍

MODS 初期的主要变化是需氧量增加，随病情的发展而出现细胞氧利用障碍。实验结果显示，在 SIRS 早期，体循环的氧消耗（VO_2）和氧摄取（O_2ext）都显著增加，这一方面说明组织具备一定的用氧能力，此时，在神经体液因素的影响下，全身组织代谢亢进，处于功能代偿阶段。另一方面，机体可能处于潜在的能源危机状态，此时虽然大量耗氧，但由于线粒体氧化磷酸化解偶联的作用，只有少量 ATP 的生成，这种潜在的能源危机构成了细胞功能失代谢的基础。在 SIRS 后期出现的 DO_2、VO_2 和 O_2ext 显著降低，以及动脉血乳酸升高，提示机体供氧及细胞用氧能力均发生障碍，导致代谢衰竭。

二、不配合的氧化磷酸化

上面已提到的线粒体氧化磷酸化解偶联作用，可导致细胞产生能源缺乏。氧继续成为三羟循环中还原的烟酸胺腺嘌呤二核苷酸（NADH）和黄素腺嘌呤二核苷酸（FADH）平衡的最终电子接收者，但线粒体内并未发生 ATP 的脂化作用，严重影响能源供应。这种不配合现象原因不清。

三、凝血机制

各种致病因素作用于凝血系统、补体系统、激肽系统以及纤溶系统，使以上系统被激活。血小板及白细胞在微血管中聚集、黏附，纤维蛋白沉积形成微血栓，使体循环中血小板数进行性下降，凝血因子消耗，于是发生弥散性血管内凝血（DIC），它又转而加剧了各器官功能损伤，促进 MODS 的发生。

四、细胞因子、炎性物质和免疫系统

在各种致病因素的作用下，如机体发生较明显的创伤等时，会引起巨噬细胞、单核细胞、内皮细胞、T 淋巴细胞等释放各种细胞因子。细胞因子是一类具有多种生物活性的微小蛋白质，极低浓度即有活性；作用于不同类型的细胞，与靶细胞表面特异性受体结合发挥作用，常影响其他细胞因子的合成；来源广泛，效应多有重叠；介导和调节免疫和炎症反应，具有旁分泌、自分泌和内分泌功能等，其中 TNF-α、IL-1、IL-2、IL-6 等几种与 MODS 的病理生理变化有关。TNF-α 可激活 PMNLS，能直接损坏内皮细胞。实验室研究发现败血症和

MODS的病理生理中，TNF-α是个重要因素，同时在感染性休克早期的病人血液中能发现大量TNF-α。IL-1、IL-2和IL-6也参与了MODS的发病。其中IL-1是应激反应的重要介质，可引起发热。TNF-α、内毒素可促使IL-1释放。有些IL-1的效应，如发热、骨骼肌分解代谢加速等是由类前列腺素(prostanoids)促成的。至今IL-1的作用利弊难辨，无明确结论。IL-2由辅助T细胞合成，调节免疫系统的多数补体。注入IL-2到人体静脉后，可出现心动过速、动脉血压下降、左心室射血分数降低等败血症样血流动力反应，但在MODS的病理生理变化中究竟起多大作用尚不清楚。IL-6是免疫系统的一种介质，可致发热，在烧伤或败血症病人的血浆内其含量均增高，并与病人发热程度和病死率呈正相关。细胞损伤可引起凝血、补体、纤维蛋白溶解和激肽的瀑布反应。同时，还释放花生四烯酸及其代谢产物，如前列腺素(PG_s)、血栓素A_2和白三烯等。大量PGE_2可抑制T细胞功能，而PGI_2可抑制血小板聚积和对内皮细胞的黏附，并且是一种强力血管扩张剂。血栓素A_2是一种血管收缩剂，可引起血小板聚积、黏附和增强血管通透性。中性粒细胞在炎性反应中具有重要作用，表现为积聚于某些小血管而使血液分布异常，同时可释放出白三烯B_4、PGE_2、溶酶体酶、纤维蛋白溶解酶和反应性氧代谢产物，特别是过氧化物。除中性粒细胞外，还有多种细胞可产生反应性氧代谢产物，这些物质可引起许多器官(肠、胃、肾、肝、心、皮肤和脑)的再灌注损伤。氧自由基可激活很多不该激活的酶，使体内代谢过程遭到严重破坏。当然，在病理生理变化中，各种因素的确切作用还未完全明了，有待进一步认识。

五、一氧化氮(NO)

近10年来对NO给予了充分的重视。NO大多由血管内皮细胞产生，是血管弛张因子，具有很强的血管扩张作用。脓毒症时，可降低血管阻力和引起低血压。NO虽然具有消灭多种病原菌的免疫能力，但大量的NO的生成，可同时非特异性杀死或抑制病原菌和宿主细胞。确切机制尚不明了，但目前已知，过多的NO能伤害宿主，过少又可引起免疫功能缺乏。因此，NO在MODS的病理生理变化中起着某些重要作用。

六、激素

在创伤的代谢反应中，几乎所有的激素均有反应，如皮质醇、肾素/血管紧张素、醛固酮、内啡呔、肾上腺素和去甲肾上腺素、胰岛素、抗利尿激素、高血糖素和生长激素等。脓毒症时，丙酮酸盐脱氢酶受抑制，由此使丙酮酸氧化减少，葡萄糖更新增多，丙氨酸、支链氨基酸和乳酸盐从骨骼肌中释放增多。这些激素的改变，如过于激烈，均能促使发生MODS。

第四节　多器官功能障碍综合征的诊断标准

一、多器官功能障碍综合征的早期诊断依据

根据对多器官功能障碍综合征概念、发病过程和临床特征的重新认识，有作者提出了MODS的早期诊断依据为诱发因素＋全身炎性反应综合征(SIRS)＋器官功能不全，也就是说早期诊断MODS必须具备：①有严重创伤、感染、休克、手术、病理产科等诱发因素存在；②有持续高代谢和高动力循环等全身炎症反应或脓毒症的表现及相应的临床症状存在；③存在有2个以上的器官功能不全。其中诱发因素应有相应的病史和临床表现；持续高代谢和高动力循环状态可通过血流动力学和氧代谢监测得知；过度炎症反应可动态监测病人血浆内毒素、补体C5a和细胞因子(TNF、IL-1、IL-6、IL-8)水平；器官功能不全常较早发生的是肺和屏障功能障碍，相继出现心、肝、肾功能不全和DIC。肺功能不全常表现为ARDS，早期表现以肺微血管的损伤为主。血清血管紧张素转换酶(ACE)和Ⅷ因子W抗原(vWF：Ag)是目前认为反映肺微血管内皮损伤的两个

指标。而胃肠屏障功能障碍的早期诊断指标可根据胃肠黏膜 pHi 和尿中乳果糖/甘露醇比值进行判断。

二、小儿多器官功能障碍综合征的诊断标准

1995 年，中华急诊医学会儿科组与中华儿科学会急诊组，制定了关于婴儿（<12 个月）和儿童（≥12 个月）系统、器官功能衰竭的诊断，其标准如下。

（一）心血管系统

1. 血压（收缩压） 婴儿<5.3kPa（40mmHg）；儿童<6.7kPa（50mmHg）。

或须持续静脉输入药物，如多巴胺[>5μg/（kg · min）]，以维持血压在上述标准以上者。

2. 心率 体温正常，安静状态下，连续测定 1 分钟。婴儿<60 次/分或>200 次/分；儿童<50 次/分或>180 次/分。

3. 心搏骤停

4. 血清 pH<7.2（$PaCO_2$ 不高于正常值）。

（二）呼吸系统

（1）呼吸频率：体温正常，安静状态下，连续测定 1 分钟。婴儿<15 次/分或>90 次/分；儿童<10 次/分或>70 次/分。

（2）$PaCO_2$>8.7kPa（65mmHg）。

（3）PaO_2<5.3kPa（40mmHg）（吸入空气情况下，除外紫绀型心脏病）。

（4）需进行机械通气（不包括手术后 24 小时内的患儿）。

（5）PaO_2/FiO_2<26.7kPa（200mmHg），除外紫绀型心脏病。

（三）神经系统

（1）Glasgow 昏迷评分≤7。

（2）瞳孔固定、散大，除外药物影响。

（四）血液系统

1. 急性贫血危象 血红蛋白<50g/L（5g/dl）。

2. 白细胞计数 ≤2×10^9/L（2000/mm^3）。

3. 血小板计数 ≤20×10^9/L（20 000/mm^3）。

（五）肾脏系统

（1）血清 BUN≥35.7mmol/L（100mg/dl）。

（2）血清肌酐（Cr）≥176.8μmol/L（2.0mg/dl），既往无肾脏疾病。

（3）因肾功能不良需透析者。

（六）胃肠系统

（1）应激性溃疡出血需输血者。

（2）出现中毒性肠麻痹，有高度腹胀者。

（七）肝脏系统

总胆红素>85.5μmol/L（>50ml/dl），SGPT 或 LDH 为正常值的 2 倍以上（无溶血），肝性脑病≥Ⅱ级。

凡符合上述诊断标准中任何 1 项标准者，该系统器官功能衰竭的诊断成立，同时存在 2 个或 2 个以上器官功能衰竭即可诊断为多系统器官衰竭，该诊断标准不适用于新生儿。

三、成人多器官功能障碍综合征的诊断标准及严重程度评分标准

1995 年 10 月，庐山全国危重病急救医学学术会上，讨论通过了多器官功能障碍综合征病情分期诊断及严重程度评分标准。其重要意义在于使早期诊断的依据规范化，便于早期治疗，有可能降低其病死率，同时又符合我国实际，简明，易于在高级医院及基层单位推广使用。评分标准能清楚地反映病情的严重程度，功能受损期定为 1 分，衰竭早期定为 2 分，衰竭期定为 3 分。在评分过程中，若 2 个或 2 个以上脏器，每个脏器都评定为 3 分，其他脏器有的评定为 2 分，有的评定为 1 分，可诊断为 MODS 若干脏器器官衰竭期伴若干脏器衰竭早期及若干脏器功能受损期。依此类推。MODS 的病情分期诊断及严重程度评分标准见表 112-1，国外对 MODS 的评分标准见表 112-2。

表 112-1　MODS 病情分期诊断及严重程度评分标准

受累脏器	诊断依据与评分		
	1	2	3
外周循环	无血容量不足；MAP⊆7.98kPa（⊆60mmHg）；尿量⊆40ml/h。低血压时间持续 4 小时以上	无血容量不足；MAP＜7.98kPa（＜60mmHg），＞6.65kPa（＞50mmHg）；尿量＜40ml/h，＞20ml/h；肢端冷或暖；无意识障碍	无血容量不足；MAP＜6.65kPa（＜50mmHg）；尿量＜20ml/h；肢端湿冷或暖；多有意识恍惚
心脏	心动过速；体温升高 1℃；心率升高 15～20 次/分；心肌酶正常	心动过速；心肌酶（CPK，GOP，LDH）异常	室性心动过速；室颤；二至三度 A-V 传导阻滞；心跳骤停
肺脏	RR20～25 次/分；吸空气 PaO_2≤9.31kPa（70mmHg），＞7.98kPa（60mmHg）；PaO_2/FiO_2≥39.9kPa（300mmHg）；$P_{A-a}DO_2$（$FiO_2$1.0）3.33～6.65kPa（25～50mmHg）；X 线胸片正常（具备 5 项中的 3 项即可确诊）	RR＞28 次/分；吸空气 PaO_2≤7.98kPa（60mmHg），＞6.67kPa（50mmHg）；$PaCO_2$＜4.65kPa（35mmHg）；PaO_2/FiO_2≤39.9kPa（300mgHg），＞26.6kPa（200mmHg）；13.3kPa（100mmHg）＜$P_{A-a}DO_2$（$FiO_2$1.0）＜26.6kPa（200mmHg）；X 线胸片示肺泡无实变或实变≤1/2 肺野（具备 6 项中的 3 项即可确诊）	呼吸窘迫，RR＞28 次/分；吸空气 PaO_2≤6.6kPa（50mmHg）；$PaCO_2$＞5.98kPa（45mmHg）；PaO_2/FiO_2≤26.6kPa（200mmHg）；$P_{A-a}DO_2$（$FiO_2$1.0）＞26.6kPa（200mmHg）；X 线胸片示肺泡实变≥1/2 肺野（具备 6 项中的 3 项即可确诊）
肾脏	无血容量不足；尿量⊆40ml/h；尿 Na^+、血肌酐正常	无血容量不足；尿量＜40ml/h；＞20ml/h；利尿剂冲击后尿量可增多；尿 Na^+ 20～30mmol/L（20～30mEq/L）；血肌酐⊆176.8μmol/L（2.0mg/dl）	无血容量不足；无尿或少尿（＜20ml/h 持续 6 小时以上）；利尿剂冲击后尿量不增多；尿 Na^+＞40mmol/L（40mEq/L）；血肌酐＞176.8μmol/L（2.0mg/dl）。非少尿肾衰者：尿量＞600ml/24h，但血肌酐＞176.8μmol/L（72.0mg/L），尿比重≤1.012
肝脏	SGPT＞正常值 2 倍以上，血清总胆红素＞17.1μmol/L（1.0mg/dl），＜34.2μmol/L（2.0mg/dl）	SGPT＞正常值 2 部以上；血清总胆红素＞34.2μmol/L（2.0mg/dl）	肝性脑病
胃肠道	腹部胀气；肠鸣音减弱	高度腹部胀气；肠鸣音近于消失	麻痹性肠梗阻；应激性溃疡出血（具备 2 项中 1 项即可确诊）
凝血机制	血小板计数＜100×10^9/L；纤维蛋白原正常；PT 及 TT 正常	血小板计数＜100×10^9/L；纤维蛋白原≥2.0～4.0g/L；PT 及 TT 比正常值延长≃3 秒；优球蛋白溶解试验＞2 小时；全身性出血不明显	血小板计数＜50×10^9/L；纤维蛋白原＜2.0g/L；PT 及 TT 比正常值延长＞3 秒；优球蛋白溶解试验＜2 小时；全身性出血表现明显

续表

受累脏器	诊断依据与评分		
	1	2	3
脑	兴奋及嗜睡；语言呼唤能睁眼；能交谈；有定向障碍；能听从指令	疼痛刺激能睁眼；不能交谈、语无伦次；疼痛刺激有屈曲或伸展反应	对语言无反应；对疼痛刺激无反应
代谢	血糖＜3.9mmol/L 或＞5.6mmol/L；血 Na^+ ＜135mmol/L 或＞145mmol/L；pH＜7.35 或＞7.45。以上标准均需持续 12 小时以上	血糖＜3.5mmol/L 或＞6.5mmol/L；血 Na^+ ＜130mmol/L 或＞150mmol/L；pH＜7.20 或＞7.50	血糖＜2.5mmol/L 或＞7.5mmol/L；血 Na^+ ＜125mmol/L 或＞155mmol/L；pH＜7.10 或＞7.55

表 112-2　MODS 的国外评分标准

项目	指标	0	1	2	3	4
肾	血肌酐(μmol/L)	≤100	101～200	201～350	351～500	＞500
肝	血胆红素(μmol/L)	≤20	21～60	61～120	121～240	≥240
呼吸	PO_2/FiO_2	＞300	266～300	151～225	76～150	≤75
心血管	PAR*	≤10.0	10.1～15.0	15.1～20.0	20.1～30.0	＞30.0
血液	血小板($\times10^9$/L)	＞120	80～120	51～80	21～50	≤20.8
神志	Glasgow 评分	15	13～14	10～12	7～9	≤6

* PAR＝心率×右心房(中心静脉)压/平均血压。

第五节　多器官功能障碍综合征的防治

关于 MODS 的处理较为棘手，重在预防与早期诊断、早期积极治疗。治疗的目的是消除诱发因素，控制原发病灶，治疗衰竭的脏器和支持疗法等。

一、控制原发病

原发病是病程进展为 MODS 的根本原因。典型的 MODS 病人，首先有一个原发性损伤，经过治疗，原发性损伤好转，但间隔一段时间后出现序惯性、远离部位器官功能障碍或衰竭。及时、正常、彻底地治疗原发病能有效地防止病程进展到 MODS。持续存在的原发病或诱发因素能明显增加脏器功能衰竭的发生率与病死率。原发病的治疗包括长骨骨折的对位、固定，及时清除坏死组织、脓肿切开引流，手术中彻底止血，血肿清除，覆盖烧伤面等。对有腹腔内脓肿、弥漫性腹膜炎的病人，应在综合治疗的同时手术处理原发病灶。

二、控制感染

感染与 MODS 之间极为密切，是 MODS 的主要诱因之一，同时 MODS 的病人机体免疫功能减退，防御能力降低，感染的机会增加，或极易发生院内感染。积极有效地控制感染，对于制止 MODS 的发生和发展至关重要。一般认为导致 MODS 的感染多为革兰阴性杆菌及混合感染，因此，应联合应用广谱抗生素，如选择氨苄西林、先锋霉素、头孢霉素中 2 种联合静脉滴注，疑有厌氧菌感染再联合应用甲硝唑。抗生素的应用还要根据细菌培养结果和药敏试验合理使用。

对于有些危重病人来说，抗生素的应用以及机体免疫功能的低下等因素常常会导致肠道菌群失调，胃肠道屏障功能破坏造成肠道革兰阴性杆菌不断入侵门、体循环，导致肠源性感染，胃肠道即成为一个隐匿的、经久不愈的MODS感染病原体的来源，可采用口服肠道不吸收的抗生素，如多黏菌素B、妥布霉素、两性霉素B_1、头孢噻肟等，选择性清除肠道革兰阴性菌如念珠菌属，能明显降低MODS病人重复感染的发生率。氧自由基清除剂如维生素C、别嘌醇等对肠黏膜屏障有明显保护作用。

三、各器官衰竭的治疗与支持疗法

(一)呼吸衰竭的治疗与支持疗法

呼吸衰竭的治疗主要是针对ARDS的治疗，根据病程进展采取相应的治疗措施。

1. 吸氧 有自主呼吸的病人可采用鼻导管、面罩吸氧或通过密闭面罩实施持续气道正压(CPAP)及间隙正压通气，增加功能性残气量，改进肺的顺应性，提高气体交换率，改善氧合。多做深呼吸及咳嗽动作，随时清除呼吸道分泌物。

2. 防治肺水肿 宜使用利尿药物，限制液体入量，甚至用超滤法以减少通过受损的肺泡毛细血管膜的液体滤过量，维持液体的负平衡，降低肺毛细血管楔压。一般可根据中心静脉压、尿量、胸片和血气分析结果决定输液量与性质。

3. 肾上腺皮质激素的作用 肾上腺皮质激素有减轻肺毛细血管通透性的作用，对呼吸衰竭治疗有益，但也有不同的意见。可在短期内使用，如地塞米松20～40mg/d或氢化可的松200～300mg/d。

4. 呼吸机支持疗法 呼吸机的使用宜早不宜迟，对适应证的掌握宜宽不宜窄。$PaO_2/FiO_2<200$，呼吸频率＞30～40次/分，或FiO_2为0.4仍不能使动脉血氧分压达到10.7kPa(80mmHg)，肺的顺应性降低50%，病人则需及时进行经鼻、口气管内插管或气管切开，改用机械控制通气。通气方式可采用间歇正压通气(IPPV)或辅助/控制(A/C)通气联合呼气末正压(PEEP)通气，也可采用反比通气(IRV)。PEEP和IRV均可增加功能残气量，防止肺泡萎陷。缺点是影响静脉回心血量，使心排血量减少，使用时应监测血流动力学。PEEP以0.49～0.73kPa(5～7.5cmH_2O)为宜。

(二)循环衰竭的治疗与支持疗法

维持和支持正常的循环功能，是保证充分的组织灌注，恢复所有衰竭器官功能的基础。

1. 维持有效循环血容量 通过持续监测血压、脉搏、中心静脉压和尿量，给病人适当输血、输液，补足血容量，力求维持理想的血容量和心排血量。以CVP维持在0.78～0.98kPa(8～10cmH_2O)为宜。有条件时可插置漂浮导管，监测心排血量和肺毛细血管楔压(PCWP)，使PCWP维持在1.33～1.56kPa(10～12mmHg)。

2. 控制血压、心律和心率 密切监测血压、心律和心率，血容量纠正后，循环尚不稳定，血压极低的情况下，均需使用升压药物如多巴胺或多巴酚丁胺；血压稳定，末梢循环仍不佳时，可使用血管扩张药物如山莨菪碱。利用药物控制心律及心率，防治严重的心律失常。必要时应用强心药物以提高心排血量、降低心肌耗氧。

3. 其他循环功能支持疗法 经精心药物治疗仍难以维持有效循环功能的病人，可采用主动脉内气囊反搏、人工机械泵血装置(如体外循环、离心泵、左心辅助装置等)、直接机械心室辅助、全人工心脏等手术。目的是暂时和较长时间地支持病人的循环功能，保证组织灌注，维持病人的生命，等待心脏功能得以恢复。

(三)肝功能衰竭的治疗与支持疗法

应尽快恢复有效循环血量，加强支持疗法。

1. 供给维生素 供给足够的维生素如维生素B_1、B_6、C等。

2. 补充能量 每日静脉滴注高渗葡萄糖，加ATP40mg，辅酶A100U，细胞色素C100mg，胰岛素8～12U，氯化钾3～4g，以保证热量的供给，减少组织蛋白分解，防止血氨增高。

3. 其他支持疗法　补充血浆、新鲜全血、白蛋白、水解蛋白质等，尤其是输入高浓度的支链氨基酸（40%BCAA），对保护肝脏，促进肝细胞合成蛋白及稳定内环境具有重要意义。还可使用激素促进病人的食欲。

（四）肾功能衰竭的治疗与支持疗法

维持适当的动脉血氧分压、血压、血容量和尿量（25～40ml/h），血容量补充后，每小时尿量仍少于 0.5ml/kg 时，应及早使用利尿药和血管扩张药，如呋塞米或利尿合剂。严格控制液体入量，每日 700～800ml，加上呕吐等额外损失，或前 1 日的尿量再加 500ml 左右的液体。对大剂量利尿剂没有效应的病人应严密观察血尿素和血肌酐的变化，尽早进行腹膜或血液透析治疗。避免使用对肾脏有损害的药物如庆大霉素等。注意控制电解质和酸碱平衡，出现高血钾时（血钾＞7mmol/L），必须紧急处理，立即静脉注射 10% 氯化钙 10ml，11.2%乳酸钠液 60～80ml，或 5% 碳酸氢钠 100～200ml 缓慢静脉滴入，以及 10% 葡萄糖 500ml 加 1∶(3～5)的胰岛素静脉滴注。

（五）血液系统衰竭的治疗与支持疗法

由于凝血因子缺乏或血小板大幅度下降引起的出血，可输新鲜全血或输浓缩血小板 4～10U。当纤维蛋白原＜1g/L 时，应补充纤维蛋白原 2～4g。对 DIC 高凝状态的病人则可静脉滴注低分子右旋糖酐 750ml/d 或肌内注射莨菪碱各 20mg，每日 3 次。必要时可考虑使用肝素 0.5～1mg/kg，每 4～6 小时静脉注射或 30～50mg/d 静脉滴注。以维持试管法凝血时间在 20～25 分钟。使用 FOY 200～700g/d，可阻止肌蛋白的崩解。抑肽酶 10 万～50 万 U/d，能改善血液灌注及调节毛细血管的通透性。

（六）中枢神经系统衰竭的治疗与支持疗法

主要包括吸氧或高压氧舱治疗。使用甘露醇及肾上腺糖皮质激素以降低颅内压，防止脑水肿，同时使用保护脑细胞的药物等。

（七）消化系统功能衰竭的治疗与支持疗法

主要是针对消化道出血而采取的措施。包括 H_2 受体拮抗剂的应用；输入新鲜血；持续胃肠减压防止胃扩张；用冰盐水或肾上腺素盐水洗胃；在内镜下电灼止血。经胃管给予生大黄粉 12g，每 6 小时 1 次，能有效促进胃肠蠕动，保护胃肠黏膜，防止应激性胃黏膜病变，改善胃肠黏膜血流灌注，促进胃肠黏膜细胞消化分泌和吸收功能的恢复，提高对胃肠营养的耐受性。同时大黄对多种致病微生物有抑制作用，有利于肠道菌群平衡。

（八）代谢与营养支持疗法

1. 提高氧输送，改善组织缺氧　是治疗 MODS 的重要环节之一。氧输送不足在器官功能衰竭的发生与发展过程中有重要意义。生理状态下，即使氧输送中度下降或氧耗中度增加，组织器官仍可通过增加氧的摄取来代偿这种代谢改变。但对 MODS 病人而言，组织的氧耗则取决于氧的输送量。因此，持续保持系统氧输送量高于生理需要量，是治疗 MODS 的有效措施，能提高此类病人的存活率。

2. 营养支持疗法　营养支持是 MODS 综合治疗中的一个重要方面。MODS 病人往往处于高代谢和负氮平衡状态，对热能的需要量显著增加。因此，应给予充分的营养支持，其目的是既要提供足够的热卡以满足代谢的需要，又必须供给足够的外源性氨基酸，以减少肌蛋白的分解，促进蛋白质的合成。应保证供给每日热量 104.7～146.5kJ/kg，其中蛋白质 1.5～2g/(kg·d)，糖类每日至少 300g，以减少负氮平衡。营养支持的途径包括经胃肠道营养和全胃肠外营养，经胃肠道营养更符合生理需要，可促进分泌型 IgA 的生成，维持正常肠道菌群，促进胃肠蠕动，保护胃肠黏膜完整，减少应激性溃疡和肠麻痹的发生，改善肝功能，促进肝细胞的再生，提高全身免疫力，降低感染发生率。动物实验表明，经胃肠营养存活率高于全胃肠外营养。因此,应尽可能地采用经胃肠途径补充营养物质。

对于有肝昏迷先兆的病人,应严格限制蛋白质的用量,每日 18～20g。出现少尿、水肿、腹水的病人应限制钠盐摄入。

四、免疫调整疗法

MODS 的病人全身免疫功能低下,包括网状内皮系统、单核巨噬系统、调理蛋白等。因此,可试用各种免疫调整剂或免疫增强剂,配合营养支持,以改善脏器功能,提高 MODS 病人的生存率。其中有新鲜冷冻血浆、冷沉淀以及针对产生内毒素(脂多糖)的革兰阴性菌各种特异性免疫血清。冷沉淀可提供大量纤维蛋白连接素,改善脓毒症病人的心肺功能。

五、抑制失控的炎症反应

主要是通过消除或拮抗有毒的炎性介质或内毒素,阻断炎症反应病理通路,从而达到减轻或消除炎症反应的目的。主要治疗手段包括:①乳果糖有直接对抗内毒素的作用,并能改变肠道内 pH 及增强库普弗细胞的活力。可用于治疗内毒素血症。乳果糖与巴龙霉素联合应用效果更佳。②肠道不吸收抗生素如新霉素,对杀灭肠道内细菌,减少内毒素来源有一定的疗效。③采用穿心莲、蒲公英、板蓝根和玄参等 4 种中药制成的抗炎 6 号注射液,以菌毒并治的原则,对内毒素有明显拮抗作用。④特异性内毒素单克隆抗体已成为防治感染及内毒素血症的新型武器。⑤粒细胞-巨噬细胞克隆刺激因子(GM-CSF)为一种能增强人体抗感染能力的细胞因子,可提高白细胞和巨噬细胞数量,增强其吞噬能力。⑥IL-1 受体拮抗剂和 TNF-α 抗体在清除体内微生物,促进创面愈合,稳定内环境方面有重要作用。⑦PAF 受体拮抗剂有良好的抑制血小板凝集,减少毛细血管通透性,避免低血压和肺损害的作用。⑧己酮可可碱为甲基黄嘌呤的一种衍生物,有扩张血管和改善循环的作用,同时还可引起前列腺素释放,增强红细胞变形力,降低中性粒细胞的黏附性。⑨非甾体抗炎药如吲哚美辛、布洛芬的使用。⑩氧自由基抑制剂和清除剂,复方丹参对减轻组织缺氧后的再灌注损伤具有重要意义。

第六节　多器官功能障碍综合征的预后

多年以来,人类为战胜 MODS 作出了不懈的努力,并取得了可喜的成绩,但遗憾的是尽管通过各种积极的预防和治疗措施,MODS 的病死率仍居高不下,预后极差。MODS 的病死率随衰竭器官的数目增加而增高,累及 1 个脏器,病死率为 30%;累及 2 个脏器,病死率为 50%～60%;累及 3 个脏器,病死率为 72%～100%;累及 4 个脏器,病死率为 85%～100%;累及 5 个脏器,病死率为 100%。此外,病死率还与病人的年龄、MODS 的诱发因素、基础病等有关。老年、腹腔有严重感染、绞窄性肠梗阻的病人,发生 MODS 时则预后更差。术前患有慢性肺功能不全、心血管疾病、肥胖、肝硬化、肾功能减退、糖尿病的病人,手术后 MODS 的发病率高,且预后不良。

(赵斌江　云　虹)

参考文献

陈德昌,陈学云 . 1996. 多系统器官功能衰竭的预防和治疗进展 . 中国急救医学,16(4):55

贺石林 . 1995. 多器官衰竭的发病机制 . 中国危重病急救医学,7(6):333

胡森,盛志勇,林洪远等 . 1996. 多器官功能障碍综合征早期诊断依据和实验室预警指标的探讨 . 解放军医学杂志,21(1):13

邵孝铁,马遂 . 1997. 成人多器官功能衰竭 . 见:邵孝铁主编 . 现代急诊医学 . 北京:北京医科大学、中国协和医科大学联合出版社,185～194

盛志勇 . 1996. 多器官功能障碍综合征的回顾与展望 . 解放军医学杂志,21(1):3

王今达,王宝恩 . 1995. 多脏器功能失常综合征(MODS)病情分期诊断及严重程度评分标准 . 中国危重病急救医学,7(6):346

王正国 . 1995. 创伤与多器官衰竭 . 中国危重病急救医学,7(6):335

吴宇芬．1997. 多系统脏器功能衰竭的征兆和支持疗法．中国实用妇科与产科杂志，13(1)：10
曾邦雄，石碧明．1997. 多系统器官功能衰竭．见：刘俊杰，赵俊主编．现代麻醉学．第 2 版．北京：人民卫生出版社，1219～1226
赵祥文．1995. 小儿多系统器官功能衰竭．中国危重病急救医学，7(6)：340
Deitch EA. 1990. Multiple Organ Failure. New York：Thieme Medical Publishers，Inc. 172～240
Marshall JC. 1995. Scoring systems for multiple organ dysfunction. Arch Surg，115(9)：136

第 113 章　中毒的救治

第一节　中毒的诊疗原则

中毒的诊疗原则包括：①通过病史、体格检查和实验室检查明确诊断；②清除尚未吸收的毒物如催吐、洗胃、导泻等；③阻止毒物的吸收如采用沉淀剂、氧化剂、吸附剂等；④加速毒物的排泄如利尿、血液净化等；⑤应用特殊解毒药如亚甲蓝、阿托品、碘解磷定、二巯丙醇等；⑥全身对症与支持治疗。

第二节　食 物 中 毒

食物中毒具有潜伏期短，暴发流行，不洁饮食史，胃肠道症状为主要表现等特点。

一、肉毒中毒

(一)中毒机制

由于进食肉毒杆菌外毒素污染的食物而中毒。肉毒毒素是一种嗜神经性毒素，经肠道吸收后，作用于中枢的颅脑神经核、神经-肌肉接头和自主神经末梢，阻碍胆碱能神经末梢释放乙酰胆碱，导致骨骼肌麻痹。

(二)临床表现

进食污染食品后 6～36 小时突然发病，消化道症状较轻而神经系统症状突出，表现为全身乏力，眼睑下垂，瞳孔散大，复视，咀嚼、吞咽困难，言语障碍，呼吸困难，但意识清楚，严重者呼吸循环衰竭而死亡。

(三)治疗

1. 排除体内毒物　尽早用水或 1∶4000 高锰酸钾溶液或 5%碳酸氢钠溶液洗胃，高位灌肠或导泻等。

2. 抗毒素治疗　为本病的特效治疗，尽早注射同型或多价抗毒素。同型抗毒素 1 万～2 万 U 或 A、B、E3 型多价抗毒素 1 万～2 万 U 静脉滴注或肌内注射，5～10 小时后再注射 1 万～2 万 U，以后逐渐减量注射。用药前应做皮试，过敏者应做脱敏处理。

3. 呼吸支持治疗　保持气道通畅，必要时呼吸机辅助呼吸。

4. 维持水、电解质及酸碱平衡

5. 防治感染

二、沙门菌性食物中毒

(一)中毒机制

食入被沙门菌污染的食物,致大量活菌及内毒素进入体内而致病,本中毒属感染性。

(二)临床表现

进食后 4～24 小时发病,消化道症状明显,如恶心、呕吐、腹痛、腹泻,多数伴有畏寒、发热。严重吐泻病人可发生脱水、酸中毒、休克。

(三)治疗

(1)纠正水、电解质及酸碱失衡。

(2)控制肠道感染:给予呋喃唑酮(痢特灵)、小檗碱(黄连素)、氯霉素、诺氟沙星等。

(3)对症治疗。

三、毒蕈中毒

(一)中毒机制

毒蕈的种类繁多,所含毒性物质主要有毒肽、毒伞肽、毒蝇碱、蟾蜍素、蘑菇酸、胍啶和鹿花菌素等,毒性物质不仅能引起胃肠道症状,而且可致肝脏、神经损害和溶血。

(二)临床表现

食毒蕈后数小时或十几个小时发病,胃肠道症状明显,表现为恶心、呕吐、腹痛、腹泻,严重者出现脱水、电解质紊乱、休克等。部分病人神经精神症状突出,如躁动不安,精神错乱,肢体麻木和活动障碍。部分病人有溶血表现。

(三)治疗

(1)排除体内毒物:洗胃、导泻、利尿等。

(2)维持水、电解质及酸碱平衡。

(3)解毒剂:①巯基络合剂,可保护巯基酶的活性,打断毒素分子的硫醚键,降低毒力。5%二巯基丙磺酸钠 5ml,肌内注射,每 6 小时重复 1 次,症状改善后减量。②阿托品,可控制副交感神经过度兴奋症状。

(4)肾上腺皮质激素:对毒蕈引起的溶血性贫血有较好疗效。

(5)对症及脏器功能支持治疗。

第三节　药 物 中 毒

一、镇静、催眠类药物中毒

(一)巴比妥类药物中毒

1. 中毒机制　大剂量巴比妥类药物可抑制延脑呼吸和血管运动中枢,损害大脑皮质及基底神经节,导致呼吸循环衰竭。

2. 临床表现　主要表现为中枢神经系统抑制症状如意识、语言障碍,震颤,瞳孔缩小,腱反射消失,病理征阳性。严重者呼吸循环衰竭。

3. 治疗　①排除体内毒物,可给予洗胃、导泻、碱化尿液和利尿,必要时行透析治疗。②呼吸支持治疗,保持气道通畅,必要时气管插管或切开,呼吸机支持呼吸。③呼吸中枢兴奋药,中毒严重,呼吸缓慢而气道通畅时才考虑使用。④防治感染。⑤对症及器官系统支持治疗。

(二)氯丙嗪中毒

1. 中毒机制　氯丙嗪主要通过抑制皮质下部位,阻断多巴胺受体和肾上腺素能 α 受体,直接扩张血管而致意识障碍和血压下降等。

2. 临床表现　氯丙嗪中毒主要表现为神经系统和心血管系统症状如意识障碍、烦躁不安、瞳孔缩小、肌张力减弱、腱反射消失、震颤、大小便失禁、四肢发冷、直立性低血压甚至休克。部分表现为呼吸困难、肝脏肿大、黄疸等。

3. 治疗　①排除体内毒物;②防治中枢神经系统抑制,给予呼吸机辅助呼吸或中枢兴奋药;③纠正低血压或休克,静脉滴注去甲肾上腺素,不宜给予肾上腺素;④防治感染;⑤对症支持治疗。

(三)地西泮(安定)类药物中毒

1. 中毒机制　主要对中枢神经系统产生

抑制作用。对胃肠道也有刺激作用。

2. 临床表现 主要表现为头昏、眩晕、共济失调、精神错乱、昏迷，严重者呼吸抑制、呼吸暂停。

3. 治疗 ①洗胃、导泻等措施排除体内毒物。②对症及器官系统支持治疗。③防治感染。

二、中枢兴奋药中毒

(一)咖啡因中毒

1. 中毒机制 咖啡因广泛兴奋大脑、延髓、脊髓，导致局部或全身惊厥，甚至呼吸循环衰竭。直接作用于心肌，使心率加快，心肌收缩力增强。可刺激胃肠黏膜，增加胃酸分泌，致胃或十二指肠溃疡等。

2. 临床表现 主要表现为恶心、呕吐、头痛、头晕、烦躁不安、肌肉震颤、惊厥、昏迷等，严重者呼吸循环衰竭。

3. 治疗 ①催吐、洗胃、导泻以排出体内毒物。②控制躁动不安或惊厥，静脉注射或肌内注射地西泮等。③对症及支持治疗。

(二)士的宁中毒

1. 中毒机制 士的宁对中枢神经系统，尤其是脊髓有高度兴奋作用，导致骨骼肌强直性收缩，呼吸增强，严重者延髓麻痹，呼吸循环衰竭。

2. 临床表现 主要表现为惊厥，早期呈阵发性惊厥，继而呈强直性、持续性惊厥。发作时意识清楚，声音、光线等刺激可诱发其发作。

3. 治疗 ①立即停用士的宁，1∶5000 高锰酸钾溶液洗胃；②控制惊厥，静脉注射戊巴比妥钠 0.3～0.4g 或异戊巴比妥钠 0.5g，必要时使用肌松药；③对症及器官系统支持治疗如气管插管或切开，呼吸机辅助呼吸等；④避免声音、光线等刺激。

三、阿片类药物中毒

阿片是罂粟科植物罂粟的未成熟果壳渗出浆汁的干燥物，含有 20 余种生物碱。常用的阿片类药物主要有吗啡、可待因、阿片全碱、哌替啶等。

(一)中毒机制

阿片类药物的主要作用是抑制中枢神经系统，对延髓呼吸中枢有明显的选择性抑制作用，可致呼吸衰竭。

(二)临床表现

主要表现为恶心、呕吐、眩晕、呼吸浅慢、发绀、瞳孔极度缩小。晚期可出现瞳孔散大，血压降低，各种反射减弱或消失，昏迷，最后呼吸衰竭而死亡。

(三)治疗

1. 排出体内毒物 1∶2000 高锰酸钾溶液洗胃，然后给予硫酸钠导泻。

2. 呼吸支持治疗 吸氧，必要时气管插管呼吸机辅助呼吸。

3. 阿片受体拮抗药 ①纳洛酮，0.4～0.8mg/次，肌内注射或静脉注射，必要时 30 分钟后重复给药。②烯丙吗啡，10mg/次，静脉注射或肌内注射，必要时 20 分钟后可重复给药。

4. 对症及支持治疗

5. 禁用药物 救治期间禁用阿扑吗啡催吐，士的宁或印防己毒素兴奋呼吸中枢。

四、麻醉药中毒

(一)氯胺酮中毒

1. 中毒机制 氯胺酮是一种非巴比妥类静脉麻醉剂，可选择性地抑制大脑联络径路及丘脑向新皮质的投射，可使肌张力增高。过量使用可致呼吸抑制，甚至呼吸停止。可兴奋交感神经，抑制副交感神经致心率增快，血压升高等。

2. 临床表现 可表现为幻觉、谵妄、肌肉痉挛、惊厥。严重者呼吸困难，呼吸停止，心律失常等。

3. 治疗 ①控制惊厥，静脉注射地西泮等。②呼吸支持治疗，气管插管呼吸机辅助呼吸。③立即停用氯胺酮。④对症治疗。

(二)普鲁卡因中毒

1. 中毒机制　若使用过量或大量快速注入血管时,可发生急性中毒。主要作用为兴奋中枢神经系统和扩张周围血管等。

2. 临床表现　主要表现为恶心、呕吐,颜面潮红,呼吸困难,抽搐,惊厥,心率增快,血压降低等。

3. 治疗　①立即停用普鲁卡因。②控制抽搐、惊厥,静脉注射地西泮等。③呼吸支持治疗,气管插管呼吸机辅助呼吸等。④循环支持治疗,可给予多巴胺、间羟胺、麻黄碱等。

第四节　工农业毒物中毒

一、有机磷农药中毒

有机磷农药是农业生产和日常生活中应用最广泛的高效杀虫剂,按其毒性大小可分为剧毒类如甲拌磷、内吸磷、对硫磷等,高毒类如甲基对硫磷、甲胺磷、氧乐果、敌敌畏等,中度毒类如乐果、碘依可酯(乙硫磷)、美曲膦酯(敌百虫)等,低毒类如马拉硫磷等。有机磷农药可通过胃肠道、呼吸道、皮肤及黏膜吸收中毒。

(一)中毒机制

有机磷农药进入体内后与乙酰胆碱酯酶结合,生成较稳定的磷酰化胆碱酯酶,失去分解乙酰胆碱的能力,导致胆碱能神经末梢释放的乙酰胆碱大量积聚,引起胆碱能神经先兴奋后抑制,继而麻痹并产生中毒症状。

(二)临床表现

有机磷农药中毒后,经过一定的潜伏期即出现临床症状,主要表现为毒蕈碱样、烟碱样、中枢神经系统症状三大症候群。

1. 毒草碱样症状　主要由副交感神经异常兴奋所致,表现为平滑肌收缩和腺体分泌增加。临床表现主要有恶心、呕吐、腹痛、腹泻,大、小便失禁,多汗、流涎,瞳孔缩小、视物模糊,心率减慢,支气管痉挛和分泌物增加、呼吸困难甚至出现肺水肿。

2. 烟碱样症状　主要有交感神经、运动神经异常兴奋致交感神经节和横纹肌兴奋的症状,表现为肌纤维束颤动,强直性痉挛,呼吸肌麻痹和呼吸衰竭,血压升高,心率加快和心律失常。

3. 中枢神经系统症状　中枢神经系统受乙酰胆碱刺激所致,主要表现为头痛、头昏、乏力、共济失调、烦躁不安、谵妄、抽搐和昏迷。

临床上一般将有机磷农药中毒分为轻、中、重 3 度,有毒蕈碱样症状和一般神经系统症状者为轻度中毒,出现肌肉震颤、轻度呼吸困难、意识模糊者为中度中毒,出现昏迷、肺水肿、脑水肿、呼吸麻痹者为重度中毒。

(三)诊断

根据有机磷农药接触史,典型的临床表现如呼出气有蒜臭味,瞳孔针尖样大小,汗多,流涎,肌纤维颤动,意识障碍等和全血胆碱酯酶活力降低即可作出诊断,但注意与中暑、急性胃肠炎、脑炎鉴别。

(四)治疗

(1)清除进入体内的毒物,防止毒物继续吸入。中毒者撤离中毒环境,脱去污染的衣物,用肥皂水清洗污染的皮肤、毛发和指甲。经消化道中毒者,用 2%～3%碳酸氢钠溶液(美曲膦酯中毒忌用碱性溶液),1∶5000 高锰酸钾溶液(对硫磷忌用)彻底洗胃,然后经胃管注入硫酸镁或硫酸钠30～50g 导泻。眼睛污染时可用生理盐水或 2%碳酸氢钠溶液反复冲洗。

(2)使用解毒药物

1)胆碱酯酶复能药:胆碱酯酶复能药可夺取磷酰化胆碱酯酶中的磷形成结合物,从而恢复胆碱酯酶活性。胆碱酯酶复能药主要解除烟碱样症状,应尽早或与阿托品联合应用。常用的药物有碘解磷定、氯磷定、双复磷、双解磷,其用法为:轻度中毒首次肌内注射氯磷定 0.25～0.5g,2～4 小时后重复 1 次;中度中毒首次肌内注射氯磷定 0.5～0.75g,以后每 2 小时肌内注射 1 次,每次 0.5g,共 3 次;重度中毒首次静脉注射氯磷定 1g,半小时可重复注射 1

次,以后每小时静脉滴注 0.25g,24 小时总量不超过 4.0g。

2)抗胆碱能药物:阿托品可拮抗毒蕈碱样症状,抑制腺体分泌和平滑肌兴奋,缓解中枢神经系统症状。阿托品应早期、足量、反复使用,直至毒蕈碱样症状明显好转或阿托品化。阿托品用法为:

轻度中毒:首剂 1～2mg,肌内注射,每 1～2小时 1 次,阿托品化后改为 0.5～1mg,肌内注射,每 4～6 小时 1 次。

中度中毒:首剂 2～4mg,静脉注射,每 15～30 分钟 1 次,阿托品化后减为 1～2mg,每 2～4 小时 1 次。

重度中毒:首剂 5～10mg,静脉注射,每 10～30 分钟 1 次,阿托品化后减为 2～5mg,每 1～2 小时 1 次。

阿托品化的指征:①颜面潮红,皮肤干燥;②口干无汗;③瞳孔扩大不再缩小;④心率加快;⑤肺部啰音减少或消失。

(3)防治并发症和对症治疗:有机磷农药中毒的主要死亡原因是急性呼吸衰竭、急性肺水肿、急性脑水肿、心跳骤停等。注意保持呼吸道通畅,给氧,呼吸机辅助或控制呼吸,肺水肿用阿托品,脑水肿用脱水剂和糖皮质激素,必要时输新鲜全血或采用换血疗法。

二、有机氮杀虫药中毒

有机氮杀虫药主要有杀虫脒、杀螨脒、双甲脒、去甲杀虫脒等,可通过皮肤接触,呼吸道和消化道等途径进入体内而引起中毒。

(一)中毒机制

杀虫脒及其代谢产物的化学结构类似利多卡因,故有麻醉作用,它可抑制心肌收缩和血管运动中枢致血压下降,使体内的正常血红蛋白变成高铁血红蛋白导致组织缺氧,经肾脏排出可损伤泌尿道黏膜致出血性膀胱炎,抑制单胺氧化酶的活性致脑内 5-羟色胺浓度增高,加之脑组织缺氧、脑水肿导致病人意识障碍。

(二)临床表现

杀虫脒中毒主要表现为嗜睡、发绀、出血性膀胱炎。

1. 高铁血红蛋白血症 表现为皮肤、黏膜四肢末端明显发绀,但无明显气促。

2. 神经系统症状 头痛、头昏、昏睡、精神恍惚、反应迟钝、瞳孔不等大等。

3. 出血性膀胱炎 尿频、尿急、尿痛、血尿等。

4. 心血管症状 心率减慢,血压下降,心律失常,甚至休克、心力衰竭等。

(三)诊断

根据有杀虫脒接触史,典型的临床表现如意识障碍、发绀、出血性膀胱炎等,尿中检测出杀虫脒及其代谢产物 4-氯-邻甲苯胺,血中高铁血红蛋白增高即可作出诊断,但注意与有机磷农药中毒、肠源性发绀病、食物中毒、中暑、乙脑、泌尿道感染等相鉴别。

(四)治疗

1. 加速毒物排泄,阻止毒物继续吸收 脱离现场,脱去污染的衣服,用肥皂水清洗皮肤,1%～2%碳酸氢钠溶液反复洗胃,50%硫酸镁 60ml 导泻,加强输液和利尿等。

2. 解毒药 亚甲蓝可解除杀虫脒中毒时的高铁血红蛋白血症,剂量为 1～2mg/kg,稀释后缓慢静脉注射,必要时 1～2 小时后可重复半量。大剂量亚甲蓝(10mg/kg)则引起氧化反应,加重高铁血红蛋白血症。

3. 对症治疗 保持气道通畅,防止缺氧。对出血性膀胱炎者碱化尿液。抗生素防治感染。维持水、电解质及酸碱平衡。

三、一氧化碳中毒

一氧化碳为无色、无味、无刺激性气体,比重为 0.967。一氧化碳中毒的常见原因为在通气不良的室内烧煤取暖,使用热水器,在封闭的车内长时间开放空调等。

(一)中毒机制

一氧化碳吸入体内后,与血液中的血红蛋白结合,形成稳定的碳氧血红蛋白,失去携氧能力，造成组织缺氧。一氧化碳还能与细胞中细胞色素氧化酶的铁离子结合，使细胞呼吸抑制，引起细胞内缺氧，由此导致各器官损害，功能障碍，其中中枢神经系统的损害最重。

（二）临床表现

临床症状与血液中碳氧血红蛋白的浓度密切相关。轻者表现为头痛、头昏、乏力、恶心、呕吐，皮肤黏膜呈樱桃红色、烦躁、惊叫甚至浅昏迷，严重者呈深昏迷，各种反射消失，呈去皮质状态。呼吸浅快，血压下降，瞳孔散大，最后出现呼吸、循环衰竭。

（三）诊断

根据高浓度一氧化碳接触史，临床症状和血液碳氧血红蛋白浓度增高即可作出诊断，但注意与脑血管意外、脑膜炎、糖尿病酮症酸中毒昏迷相鉴别。

（四）治疗

1. 保持呼吸道通畅　立即将病人搬离现场到空气新鲜场所。

2. 纠正缺氧　吸氧，有条件者给予高压氧治疗，呼吸停止者应行气管插管，呼吸机控制呼吸。

3. 防治脑水肿　降温，脱水，肾上腺皮质激素等治疗。

4. 对症处理

四、硫化氢中毒

硫化氢为无色、带臭鸡蛋气味的气体，多为工业生产中排放的废气，有机物腐败也可产生。

（一）中毒机制

硫化氢主要通过呼吸道吸入中毒。硫化氢在体内与细胞呼吸酶的三价铁结合，使细胞的氧化还原过程障碍，导致细胞内窒息。硫化氢还可与血红蛋白结合形成硫化血红蛋白，失去携氧功能。硫化氢对中枢神经系统有强烈的麻痹作用，致脑组织充血、水肿、变性。

（二）临床表现

吸入低浓度的硫化氢可致头痛、头昏、视物模糊、恶心、呕吐、腹泻、咳嗽、呼吸困难、呼气带臭鸡蛋味，甚至出现抽搐、肺水肿等表现。吸入高浓度的硫化氢可立即出现昏迷、抽搐，大小便失禁，呼吸浅快，血压下降，可呈“闪电型”死亡。

（三）诊断

根据与硫化氢接触史，临床症状如呼吸困难，呼气带臭鸡蛋味等即可诊断。

（四）治疗

（1）立即脱离现场到空气新鲜处，呼吸停止者行人工呼吸。

（2）解毒药：①静脉注射亚甲蓝（10mg/kg，1次）或吸入亚硝酸异戊酯，可使血中高铁血红蛋白浓度增加并与血中硫化氢结合，减少对细胞呼吸的毒性作用。②硫代硫酸钠4g静脉注射。

（3）严重中毒者可行输血、换血治疗。

（4）对症及支持治疗。

第五节　化学战剂中毒

化学战剂主要是利用化学弹药中的毒剂杀伤对方的有生力量，化学战剂可分为致死性毒剂和非致死性毒剂，致死性毒剂又分神经性毒剂、糜烂性毒剂、全身中毒性毒剂和窒息性毒剂。非致死性毒剂又分失能剂和刺激剂。本节重点阐述神经性毒剂和全身中毒性毒剂。

一、神经性毒剂

神经性毒剂主要包括沙林、VX、梭曼和塔崩，它们都是有机磷酸酯化合物，中毒机制与有机磷农药基本相同，但毒性大许多倍甚至十倍以上。

（一）中毒机制

神经性毒剂主要与乙酰胆碱酯酶的酯解部位结合形成稳定的磷酰酶，失去水解乙酰胆碱的能力，导致乙酰胆碱在突触部位及神经末梢大量蓄积，引起效应器官的异常兴奋，出现胆碱能神经功能紊乱的各种症状。

神经性毒剂可作用于胆碱能受体发挥直接的毒性效应，乙酰胆碱受体是位于细胞膜上的一种糖蛋白，可分为毒蕈碱样胆碱能受体、烟碱样胆碱能受体和混合型胆碱能受体，因此，神经性毒剂的主要毒理作用表现为毒蕈碱样作用、烟碱样作用和中枢神经系统作用。

(二)临床表现

毒剂的战斗状态和侵入途径的不同，临床症状出现的先后顺序也不一样。气态或气溶胶态中毒，首先出现眼和呼吸道症状；液滴态皮肤吸收中毒，首先在染毒处出现肌颤和出汗；经口中毒者首先出现胃肠道症状。各种途径的中毒均可引起不同程度的全身中毒症状。全身中毒可分为轻、中、重3度。

1. 轻度中毒 主要表现为毒蕈碱样症状和轻度中枢神经系统症状，如流涎、多汗、腹痛、恶心、呕吐、瞳孔缩小、心动过缓或过速、头昏、眩晕、躁动不安等。乙酰胆碱酯酶活力下降至70%左右。

2. 中度中毒 毒蕈碱样症状，中枢神经系统症状加重并出现烟碱样症状，如全身肌颤、视物模糊、呼吸困难、嗜睡、反应迟钝、腹痛、腹泻、出大汗等，胆碱酯酶活力下降至正常值的30%～70%。

3. 重度中毒 中枢神经系统症状尤为突出，表现为昏迷、抽搐、大小便失禁、肺水肿、脑水肿、呼吸循环衰竭等，胆碱酯酶活力下降至正常值的30%以下。

(三)诊断

根据中毒史，临床症状如汗多、流涎、瞳孔缩小、肌颤、呼吸困难等，血胆碱酯酶活力降低等即可作出诊断，但注意与氢氰酸、一氧化碳、光气、双光气中毒相鉴别。

(四)治疗

(1)毒区内伤员立即戴上面具，尽快离开毒区，脱去染毒服装和外衣，进行局部或全身洗消。

(2)解毒药的应用：目前主要有解胆碱能药物和酶复合剂。

1)解胆碱能药物：能有效地对抗毒蕈碱样症状和改善呼吸中枢功能，不能对抗烟碱样症状。常用的药物有阿托品、东莨菪碱、苯那辛、洋金花、天仙子等，解胆碱能药物要早期、足量、反复使用，最好与酶复合剂联合使用。阿托品的用法如下。

轻度中毒：首次1～2mg，肌内注射，每30分钟左右重复肌内注射0.5～2mg。

中度中毒：首次3～5mg，静脉注射，每15～30分钟重复静脉注射1～5mg。

重度中毒：首次5～10mg，静脉注射，每5～10分钟静脉注射3～10mg。

2)酶复合剂：主要指肟类化合物，包括氯磷定、碘解磷定、双复磷、双磷定、甲磺酸磷定等，它可对抗烟碱样作用。酶复合剂应早期、足量、反复和与阿托品联合用药。

(3)对症支持治疗：保持呼吸道通畅，维持呼吸循环功能，控制抽搐，防治感染，维持水、电解质和酸碱平衡。

二、全身中毒性毒剂

全身中毒性毒剂主要有氢氰酸(HCN)和氯化氰(CNCI)，其毒性作用极快，人员暴露于一定浓度的HCN蒸气中迅即死亡。

(一)中毒机制

1. 抑制酶活性 HCN、CNCI中所含的氰根极易与氧化型细胞色素氧化酶中的三价铁结合形成氰化细胞色素氧化酶，失去接受电子和传递电子的能力，使细胞氧化磷酸化过程受阻，有氧代谢转变为无氧代谢。

2. 氰类毒剂对中枢神经系统的直接作用 氰根(—CN)使大脑皮质首先兴奋，继而出现广泛的抑制和麻痹。

3. 氰类毒剂致呼吸衰竭 小剂量氰离子引起呼吸兴奋，大剂量则先兴奋后抑制，最终呼吸停止。氰离子引起呼吸衰竭的主要作用为;①对呼吸中枢的作用;②反射作用;③缺氧和能量代谢障碍;④呼吸肌痉挛和麻痹。

4. 氰类毒剂致循环衰竭　氰类毒剂致心排血量减少,血压下降,心跳停止的原因主要有:①氰离子对心血管运动中枢的直接作用;②对心脏的直接作用;③对外周血管的作用;④呼吸抑制、缺氧等。

(二)临床表现

氰类毒剂中毒可引起闪电型死亡,突然出现意识丧失,昏倒,惊厥,瞳孔扩大,呼吸心跳停止,但一般可出现下列典型过程。

1. 前驱期　舌尖麻木,口内有金属味,眼和上呼吸道的刺激症状明显并有心跳加快、恶心、呕吐、头痛、头晕等。

2. 呼吸困难期　呼吸困难,由快变慢,皮肤黏膜呈鲜红色,神志模糊。

3. 惊厥期　意识丧失,强直性痉挛,呼吸慢、无节律,反射迟钝。

4. 麻痹期　全身肌肉松弛,反射消失,大小便失禁,呼吸脉搏微弱,甚至呼吸心跳停止。

(三)诊断

主要根据中毒史,临床表现如闻有苦杏仁味,口内有金属味,呼吸由深快转为浅慢而不规则,皮肤黏膜鲜红,惊厥等即可作出诊断。

(四)治疗

(1)戴防毒面具,离开毒区。

(2)维持呼吸循环功能。

(3)使用解毒药

1)吸入亚硝酸异戊酯。

2)静脉注射 3%亚硝酸钠 10ml,接着再静脉注射 25%硫代硫酸钠 30～50ml,亚硝酸类化合物能使血红蛋白转变为高铁血红蛋白,后者与氰根结合形成氰化高铁血红蛋白从而解除氰根对细胞色素氧化酶的抑制作用,但此反应是可逆的,因此注入硫代硫酸钠提供硫,在硫氰酸生成酶的催化下与氰离子形成无毒的硫氰酸盐,随尿排出。

(3)有机钴如乙二胺四醋酸二钴、羟钴胺、组氨酸钴等,钴离子与氰根结合形成负离子而解毒。

(文　亮)

参考文献

程天民. 1992. 创伤战伤病理学. 北京:解放军出版社,429～500

崔乃杰,刘兵. 1993. 实用危重病急救医学. 天津:天津科技翻译出版社,318～325

杨晓敏,刘高生,任建生. 1994. 实用急性中毒手册. 第 2 版. 成都:四川科学技术出版社

张文武,李燕,张炳勇等. 1996. 危重病医学. 天津:天津科技翻译出版社,770～826

第 114 章　意外伤害的救治

第一节　溺　　水

溺水是人淹没于水中，水堵塞呼吸道和肺部引起窒息和缺氧，进而导致血流动力学和血液生化的改变，严重者呼吸、心跳停止。

一、发病机制

人淹没于水中首先出现反应性屏气，防止水进入呼吸道，若不能及时救治则大量水进入呼吸道和肺部，阻塞气道，引起缺氧和二氧化碳潴留。由于水的渗透压不同，引起的病变也不同。淡水为低渗，吸入肺泡后很快进入血液循环，导致血容量过多，血管内溶血，血液电解质被稀释等。海水为高渗液，吸入肺泡后使水分从血管内移向肺泡导致肺水肿，血管量减少，并可出现高钙血症、高镁血症。

溺水引起全身性缺氧可致脑水肿、急性呼吸窘迫综合征、DIC、急性肾衰等。

二、临床表现

轻者出现呼吸不规则或呼吸暂停，反射性喉痉挛，意识模糊，血压下降，心率减慢。重者意识昏迷，瞳孔散大，抽搐，发绀，呼吸心跳微弱或停止。胃内充满积水而致上腹部膨隆，可出现各种类型的心律失常、心力衰竭、肺水肿。从溺水到死亡一般为 5～6 分钟。

实验室检查：血气分析可有低氧血症、酸中毒。血钾、钠、氯可轻度降低，溶血时血钾升高，尿中出现游离血红蛋白，海水淹溺者血钙、血镁增高。

三、诊断

根据病史、临床表现即可作出诊断。

四、治疗

(一)恢复呼吸道通畅

清除口、鼻中的杂物，将病人置于抢救者屈膝的大腿上，头部向下，按压背部迫使呼吸道和胃内的水倒出。

(二)心肺复苏

心跳呼吸停止者立即口对口人工呼吸和胸外心脏按压。尽早行气管插管呼吸机控制或辅助呼吸。

(三)对症治疗

防治脑水肿,急性肾功能衰竭,纠正水、电解质及酸碱紊乱,防止感染等。

第二节　触　　电

一定量的电流或电能量(静电)通过人体引起组织损伤或功能障碍,甚至死亡称为触电或电击伤。雷击属电击伤。

一、病因与发病机制

触电的常见原因是电源直接与人体接触,在高电压或超高电压的电场下,电流可击穿空气或其他介质,致全身或局部电击伤。

触电的损伤程度与电流强度、电压高低、直流电或交流电、频率高低、触电部位的电阻、接触时间等有关。低电压和高电压都可引起器官的生物电节律周期变化,低频交流电最危险,尤其是 50～60Hz 的家用电,易落在心脏易损期,引起心室颤动。电流可使细胞膜内外的离子平衡发生变化,引起肌细胞膜去极化,导致肌肉强烈收缩。小于 100mA 的电流即可阻断神经传导,若累及脑干可致呼吸停止。闪电为一种静电放电,其电能量在半秒内以 100 亿 V 的静电压放电,峰值电流可达 200 万 mA,可击毙电路中的任何生物。

二、临床表现

(一)全身表现

轻者有头晕、心悸、乏力、精神紧张,甚至晕倒。重者昏迷、抽搐、呼吸停止、血压下降、心律失常甚至心脏停跳。有时触电后呈呼吸和心跳极其微弱的“假死状态”,这可能是延髓受抑制所致。

(二)局部表现

主要表现为电灼伤,电流入口处比出口处严重,肢体软组织缺血、坏死。闪电损伤者皮肤和血管收缩呈网状图案。

(三)并发症的表现

触电可致永久性失明、耳聋,精神失常,肢体瘫痪,高钾血症,急性肾衰,心律失常,肠穿孔,胆囊、胰腺坏死等。

三、治疗

(一)立即切断电源

(二)心肺复苏

对呼吸心跳微弱或停止者立即行人工呼吸和胸外心脏按压,尽早行气管插管呼吸机控制或辅助呼吸。有时需坚持数小时的人工呼吸和心脏按压,直至患者清醒或死亡为止。

(三)心电监护

由于心脏的损害和内环境的紊乱,可致心律失常和循环衰竭,应将病人送入 ICU 进行监护治疗。

(四)防治并发症

(1)处理电灼伤的创面,若肢体发生血液循环障碍或已坏死,应行筋膜松解术或截肢。

(2)纠正水、电解质及酸碱紊乱。

(3)防治感染。

(4)防治脑水肿和急性肾功能衰竭。

第三节　中　　暑

中暑是指在高温环境中或烈日曝晒下所致的一组急性疾病或临床症候群,根据发病机制和临床表现主要分为中暑高热、中暑衰竭、中暑痉挛和日射病。

一、病因和发病机制

在高温环境下(室温超过 35℃)或者在烈日暴晒下劳动一定的时间而无足够的防暑降温措施,易导致体温调节中枢功能失调,引起中暑。容易引起中暑的因素有湿度较高,年老体弱,疲劳饥饿,患有甲亢、糖尿病、心血管病、皮肤病及应用抗胆碱能药物的病人等。

中暑高热主要是人体在高温条件下劳动强度过大，体温调节中枢功能障碍，产热过多或散热功能障碍以至汗闭，使体内热蓄积，体温升高，体温达42℃以上可使蛋白质变性，50℃以上可使细胞死亡。强烈的日光直接暴晒头部，可见光线、红外线穿透头皮和颅骨引起脑组织充血、水肿，导致日射病。高温使人体大量出汗，汗中含0.3%～0.5%的氯化钠，由于盐的过多丢失，引起肌肉痉挛和疼痛，同时伴有血管扩张，循环血量不足，引起虚脱或短暂晕厥，导致中暑痉挛和中暑衰竭。

二、临床表现

(一)中暑高热

主要表现为高热、无汗和意识障碍。可有先兆中暑的表现，也可突然发生。体温高达40～42℃，头痛、头晕、呕吐、惊厥、皮肤干燥无汗、嗜睡、谵妄、昏迷，严重者出现心功能不全、肺水肿、脑水肿、肝肾功能损害、DIC等。中暑高热预后严重，死亡率高。

(二)中暑痉挛

主要表现为肌肉痉挛和疼痛，以腓肠肌痉挛最显著，重者波及腹直肌、肠平滑肌和膈肌，致腹痛和呃逆，体温大多正常。

(三)中暑衰竭

主要表现为循环衰竭，可有头痛、头晕、面色苍白、皮肤湿冷、脉搏细数、呼吸浅快、血压下降、昏迷等。体温正常或低于正常。

(四)日射病

主要表现为剧烈头痛、头晕、眼花、耳鸣、烦躁不安、惊厥、昏迷等。

三、诊断

根据发病时的环境和临床表现诊断并不困难，但注意与脑炎、脑膜炎、中毒性菌痢、中毒性肺炎、脑型疟疾及各种急腹症鉴别。

四、治疗

(一)脱离高温环境

病人移至通风阴凉处休息，口服清凉含盐饮料。

(二)纠正水、电解质平衡紊乱和循环衰竭

(三)降温治疗

对日射病、中暑高热者迅速降温。

1. 物理降温 在颈、四肢及大血管分布区域放置冰袋，头戴冰帽，全身乙醇擦浴。也可用冰盐水灌肠或4℃冰水浸浴。高热垂危伴休克者可从动脉内输入4℃糖盐水。

2. 药物降温 常用药物是氯丙嗪，25～50mg加入500ml液体中静脉滴注。氯丙嗪可调节体温中枢功能，扩张血管，松弛肌肉，降低氧耗。

(四)对症治疗

烦躁不安或抽搐者可静脉注射地西泮等。应用脱水剂纠正脑水肿。防治感染。

第四节 冻　　伤

冻伤是温度过低所致的局部组织损伤，主要表现在四肢和面部。

一、病因与发病机制

低温寒冷是造成冻伤的主要原因，影响冻伤发生的因素主要有空气的湿度、局部血液循环情况和全身抵抗力等，穿着过紧或潮湿的鞋靴、营养不良、饥饿、疲劳、酗酒者易发生冻伤。

冻伤主要是局部温度过低，使局部血管先收缩后扩张，毛细血管壁通透性增加，血浆渗出，组织水肿，血管壁损害和血液浓缩，血栓形成引起组织坏死所致。病变可仅限于皮肤，也可累及深部组织如肌肉、骨骼等。

二、临床表现

冻伤先有寒冷感、麻木、皮肤苍白、针刺样痛，继之知觉丧失。根据损害程度分为 4 度，Ⅰ、Ⅱ度主要为组织血液循环障碍，Ⅲ、Ⅳ度有不同深度的组织坏死。

(一)Ⅰ度冻伤

伤及表皮层，受冻部位红肿充血，自觉热、痒、痛，愈合后不留瘢痕。

(二)Ⅱ度冻伤

损伤达真皮层，红肿明显，出现水疱，局部疼痛剧烈但感觉迟钝，疱破后易感染。若无感染，2～3 周后水疱干枯结痂。

(三)Ⅲ度冻伤

损伤累及皮肤全层和皮下组织，皮肤变为蓝色、黑色，感觉消失，局部组织坏死脱落并形成溃疡，易继发感染，愈合后可留瘢痕。

(四)Ⅳ度冻伤

损伤累及皮肤、皮下组织、肌肉甚至骨骼，局部表现为暗灰色，可有水肿和水疱，感觉、运动消失，可形成干性或湿性坏疽，愈合后常留有伤残和功能障碍。

三、治疗

(一)迅速将病人移至温暖处

(二)复温

可用毛毯、热水袋，40～42℃恒温热水浸泡复温，一般肛温升至 32℃左右即可停止复温。

(三)对症治疗

心跳呼吸停止者给予心肺复苏，纠正缺氧和电解质紊乱，预防血栓形成，防治感染、脑水肿、器官衰竭等。

(四)局部处理

用温肥皂水清洗患部，拭干后用无菌纱布棉垫包扎保暖。若出现水疱，用注射器将水疱液吸尽后再包扎。若皮肤坏死发黑，局部消毒后采用暴露疗法，待分界线清楚后给予坏死组织切除或截肢。创面可植皮，以加速愈合。

第五节　毒蛇、毒虫咬伤

一、毒蛇咬伤

我国常见的毒蛇主要有金环蛇、银环蛇、眼镜蛇、眼镜王蛇、海蛇、蝰蛇、蝮蛇、五步蛇等。毒蛇头部有毒牙、排毒导管和毒腺，毒蛇咬人时毒液经排毒导管输送到毒牙，注入咬伤的伤口内，经淋巴和血液循环扩散，引起局部和全身中毒症状。病情的严重程度与进入身体的毒素量的多少有关。

(一)中毒机制

毒蛇产生的毒液主要由多肽、低分子毒性蛋白质、脂类、酶类和一些无机离子如锌、钙等组成，毒性作用主要为神经毒、血液毒和混合毒。

1. 神经毒　主要阻断神经肌肉接头，引起呼吸麻痹和肌肉瘫痪。其机制为：①作用于突触后膜上的 N 型乙酰胆碱受体，阻断乙酰胆碱的去极化作用，引起神经肌肉传导障碍。②作用于运动神经末梢突触前，抑制线粒体对 Ca^{2+} 的积聚，抑制小泡释放乙酰胆碱，引起神经肌肉传导障碍。③抑制延髓呼吸和血管运动中枢，引起呼吸、循环衰竭。④作用于自主神经系统，抑制颈动脉窦化学感受器，兴奋肾上腺髓质中神经受体，抑制胃肠道平滑肌的兴奋性。

2. 血液毒　主要为溶蛋白酶和磷脂组成，包括凝血毒、抗凝血毒、溶血毒、出血毒、心脏毒、磷脂酶 A_2、蛋白水解酶等。具有强烈的溶组织、溶血、抗凝作用。对局部组织、全身血管内皮细胞、血细胞有严重破坏作用，可致心肌变性、坏死和肾功能损害。蛇毒中的透明质酸酶可溶解细胞和纤维间的透明质酸，加快蛇毒在体内的扩散。

3. 混合毒　含有神经毒和血液毒两种毒。

(二)临床表现

毒蛇咬伤后,局部有牙痕、疼痛和肿胀,早期的全身症状可有头痛、恶心、呕吐、腹痛、腹泻等,其后由于蛇毒的性质不同而出现不同的临床症状。

1. 神经毒症状 主要由金环蛇、银环蛇、海蛇、眼镜蛇引起。局部症状轻,仅有麻木感,并向肢体近侧蔓延。0.5～2小时后出现全身症状,表现为视物模糊,眼睑下垂,步态不稳,牙关紧闭,共济失调等,严重者呼吸困难、惊厥、昏迷、休克、全身瘫痪、呼吸麻痹、心力衰竭等。神经毒吸收快,危险性大,但渡过1～2日的危险期后神经系统症状大多消失,少有后遗症。

2. 血液毒症状 主要由竹叶青、蝰蛇、五步蛇咬伤所致。局部症状出现早而且重,剧痛、肿胀、出血、坏死,有明显的淋巴结炎及淋巴管炎。全身症状表现为发热,恶心、呕吐,心悸,谵妄,血尿,便血,少尿、无尿等,全身皮肤出现瘀点、瘀斑、黄疸等,严重者出现肺出血、颅内出血、循环衰竭、肾功能衰竭等。血液毒引起的症状出现早,症状重,但经过早期治疗后,死亡率反较神经毒低。

3. 混合毒 主要由眼镜蛇、眼镜王蛇、蝮蛇咬伤所致。局部症状明显,全身症状发展较快,但致死的主要原因仍为神经毒。

(三)诊断

根据蛇咬伤史,伤口处有牙痕和临床症状即可作出蛇咬伤的诊断。用乳凝抑制试验、放射免疫法和酶联免疫吸附试验进行何种毒蛇咬伤的鉴别诊断。

(四)治疗

治疗的主要目的是迅速排除毒液,防止其吸收和扩散,尽可能减少局部损害。

1. 伤口局部处理 ①伤口近心端绑扎伤肢。②排除伤口内毒液,以牙痕为中心或在两牙痕之间切开伤口进行冲洗和吸毒。③破坏存留在伤口内的蛇毒,在牙痕周围注射胰蛋白酶2000～5000U加0.5%普鲁卡因10ml。④局部降温。⑤伤肢休息。

2. 血清疗法 抗蛇毒血清是中和蛇毒的特效解毒药,有单价和多价抗蛇毒血清两种,使用前应做皮肤过敏试验,反应阴性才可使用。国产抗蛇毒血清及其用量为抗蝮蛇毒血清8000U,抗五步蛇毒血清10 000U,抗银环蛇毒血清10 000U,抗眼镜蛇毒血清10 000U,抗金环蛇毒血清5000U,抗蝰蛇毒血清5000U,溶于5%葡萄糖盐水中静脉缓慢注射。

3. 中草药治疗 中药蛇药由多种植物和动物药材组成,具有解毒、消炎、止血、强心、利尿、抗溶血等作用。内服可控制中毒症状,局部外敷可利于毒液排出,肿胀消退,伤口愈合等。常用的中草药蛇药有:①南通蛇药片,对蝮蛇、竹叶青、眼镜蛇、五步蛇的治疗效果较好。②广州(何晓生)蛇药,主治蝮蛇咬伤。③其他蛇药如上海蛇药治疗蝮蛇咬伤,湛江蛇药治疗眼镜蛇和银环蛇咬伤,红卫蛇药治疗五步蛇咬伤。

4. 对症支持治疗 ①静脉滴注激素以减轻毒血症和组织损伤。②利尿以促使毒液的排出。③呼吸衰竭者应及早行气管插管或气管切开,呼吸机辅助或控制呼吸。④补充血容量,纠正酸中毒,必要时使用血管活性药物以防治循环衰竭。⑤心跳骤停者给予心肺复苏。⑥肾功能衰竭者给予透析治疗。

二、毒虫咬伤

能分泌毒液的毒虫咬伤后可引起局部和全身症状,其严重程度与毒液的性质、进入体内的量、人体的敏感性和作用的靶器官有关。本节仅介绍几种常用的毒虫咬伤。

(一)蜂类蜇伤

主要的蜂类有蜜蜂、黄蜂和胡蜂。蜜蜂的毒液呈酸性,黄蜂的毒液呈碱性,毒液中主要含有蚁酸、神经毒素、透明质酸酶、磷脂酶A_1组胺样物质等。

蜂类刺伤后主要表现为局部的红肿、疼痛,数小时后即可自行消退,很少出现全身中毒症状。如果被群蜂蜇伤,可出现全身中毒症状，如头晕、恶心、呕吐、腹泻、发热、肌肉痉挛、血红蛋白尿、急性肾功能衰竭等。对蜂毒过敏者可立即出现荨麻疹、喉头水肿、气管痉挛、过敏性休克、窒息等。

蜂类刺伤的局部用弱酸性如醋、0.1%稀盐酸或弱碱性如3%氨水、2%～3%碳酸氢钠、肥皂水等溶液冲洗和冷敷。有毒刺和毒囊遗留者用针挑出。全身中毒症状重者给予输液、防治肾功能衰竭、休克等处理。全身过敏者给予肾上腺皮质激素和抗组胺药物治疗。

(二)毒蜘蛛蜇伤

多数蜘蛛并不伤人，少数蜘蛛蜇伤后仅出现局部红肿、疼痛，很快就消失。毒蜘蛛如黑寡妇蛛蛛、狼蜘蛛、褐蜘蛛可分泌神经毒素和坏死毒素，注入人体后可致局部红肿、疼痛、麻木、起疱，甚至缺血性坏死，形成溃疡。重者除局部组织坏死外，全身症状也较明显，如寒战、发热、头痛、头晕、呕吐、四肢软弱、大汗、流涎、呼吸困难、全身肌肉痉挛，甚至急性肾功能衰竭、弥散性血管内凝血和呼吸衰竭。

伤后用0.5%普鲁卡因作局部环形封闭，切开伤口并冲洗以排除毒液。伤口近侧端绑扎。口服或外敷蛇药。用钙剂控制肌肉痉挛，肾上腺皮质激素减轻全身中毒症状。防治急性肾功能衰竭和DIC。

(三)蚂蟥咬伤

蚂蟥又叫水蛭，一般栖于浅水中。蚂蟥主要以吸盘吸附在皮肤上并逐渐深入皮内而致伤。局部症状主要为水肿性丘疹，中心有一瘀点，伤口流血较多。局部症状很快就消失，不会导致严重后果。

蚂蟥已吸附在皮肤上，可用手轻拍或用醋、酒、盐水、清凉油涂抹，蚂蟥即自然脱出。钻入鼻腔、上呼吸道、尿道的蚂蟥用浓盐水冲洗，小心取出。

（文　亮）

参 考 文 献

李宗浩．1993．现代急救医学．杭州：浙江科学技术出版社，453～461

刘德坤，杜明，牟瑞起等．1991．内科危重病诊治与护理．济南：山东科学技术出版社，351～354

朱明德．1994．临床治疗学．上海：上海科学技术出版社，1093～1099

第 115 章　核武器损伤的救治

第一节　核武器概述

一、原子能

原子能是原子核变化过程中所放出的能量,也叫原子核能或核能。它比一般物理、化学变化过程中放出的能量要巨大得多。如1000 克^{235}U全部衰变放出的能量大约相当于50 吨高质煤完全燃烧时放出的总能量。

原子核变化时会释放巨大数量的原子能,为人类利用新的能源开辟了广阔的途径。然而要获取利用自然状态的原子能却非易事。如^{235}U 衰变极慢,半衰期约7 亿年,就是100 万千克的^{235}U 每天通过其中原子核发生衰变而放出的能量还不够发 1 度电。因此,要在较短时间内获取大量的原子能,必须寻找新的途径,即新型的原子核变化。目前已发现了获取大量原子能的两个途径,就是重核裂变反应和轻核聚变反应。

二、重核裂变反应和原子弹

一些重元素如^{233}U 、^{235}U 或^{239}Pu 原子核,在中子的轰击下能分裂成 2 个核裂碎片,同时释放 2～3 个中子和γ射线。这些核裂碎片、中子和γ射线都具有较大的能量。这种重原子核分裂成 2 个质量相近的碎片的变化,叫重核裂变反应,简称核分裂。核分裂时释放的原子能比核衰变时释放的原子能要大得多。如1000 克^{235}U 全部裂变时放出的能量相当于 50 倍核衰变时放出的能量,即 2500 吨高质煤全部燃烧时放出的能量,或相当于 2 万吨左右 TNT(黄色炸药)爆炸时放出的能量。

铀核裂变时平均释放 2～3 个中子,每个中子又可轰击另外 1 个铀核,引起新的铀核裂变。如此连续作用,1000 克^{235}U 大约只需 200 代就可全部裂变。一次核裂变仅需 1 亿分之 1 秒,如此只需百万分之几秒,1000 克^{235}U 就可放出相当于 2 万吨 TNT 炸药爆炸时所放出的巨大能量,必然引起猛烈的爆炸。这种自动连续进行的核裂变反应叫做链式反应。

如果铀块太小,大部分中子可能飞过各原子核之间的空隙而穿出,链式反应就不能继续下去。为使链式反应能充分进行,裂变物质必须大于一定的临界体积或临界质量。另外,在裂变物质外层包上一层反射中子的外壳如铍、石墨等可提高裂变中子利用率,降低裂变物质的链式反应临界体积。

原子弹是利用重核裂变在瞬间释放出的巨大能量起杀伤破坏作用的一种爆炸性核武

器。主要由核装料(^{233}U、^{235}U 或^{239}Pu)、引爆装置、炸药、中子反射层、中子源和弹壳组成。按核装料的构造原理不同可分为分装式和内爆式两种。

分装式原子弹的核装料可以是 2 块或多块，每块质量都小于临界质量。引爆装置中起爆雷管引起炸药爆炸后产生挤压作用，使分开的核装料迅速合拢，总体积大于临界体积，弹体内中子源源不断地放出中子，就引起了核装料裂变的链式反应，发生核爆炸。

内爆式原子弹的核装料为粉状的^{235}U 或^{239}Pu 装入球状壳内，其外装有多聚能炸药。引爆装置使炸药爆炸后，巨大压力使粉状核装料受到急剧压缩，造成核装料超临界质量状态，在中子作用下实现核爆炸。

三、轻核聚变反应和氢弹

2 个轻原子核在一定条件下结合成较重的原子核的反应，同时放出巨大的能量，称为轻核聚变反应。如：$_1$氘^2 + $_1$氚^3 → $_2$氦^4 + 中子 + 能量。反应产生的氦核和中子都具有较大的能量。常温下把氘、氚两气体混合在一起并不发生聚变反应，当温度高达上千万度时，聚变反应才能大量进行，所以聚变反应又称热核反应。它放出的能量比重核裂变反应放出的能量要大得多。

氢弹是利用轻核聚变反应产生巨大能量的爆炸性武器。氢弹的热核装料一般是氘化锂。氘化锂的反应过程为：锂^6 + 中子 → 氚^3 + 氦^4；氘^2 + 氚^3 → 氦^4 + 中子。

氘、氚聚变反应所需要的上千万度高温，通常在原子弹爆炸时才能获得。氢弹结构中主要含引爆装置，内爆式原子弹、氘化锂、弹体。另有一种氢弹在氘化锂外再包一层^{238}U 或天然铀。^{238}U 的成本较低，裂变反应产生的中子能量较低，多不能使之裂变。而氘、氚聚变可放出大量能量极高的中子，可使^{238}U 发生裂变。这种氢弹有 3 种核装料，核反应分三步进行，又称三项弹或超铀氢弹：原子弹核装料裂变 → 氘、氚聚变 → ^{238}U 裂变。

超铀氢弹所产生的巨大能量中，^{238}U 裂变所产生的能量占相当大的比例，有的可达 80%。氢弹的核装料没有临界体积的限制，理论上可以做得很大，所以其爆炸威力可以很大。

四、核武器爆炸方式和景象

核武器于第二次世界大战末期出现。现代军事领域按战斗使用方法将其分为战略核武器和战术核武器。战略核武器包括陆基、核潜艇发射的弹道导弹，远程飞行运载导弹，巡航导弹核航弹；战术核武器包括地面、海上和飞机上发射的中短程核弹头导弹、巡航导弹、核航弹，以及核大炮、核地雷、核水雷和核鱼雷等。核武器的发展趋势是：增强灵活使用能力，向核弹小型化、弹种多样化、当量可调化发展。

核武器爆炸的威力用 TNT 当量(简称当量)表示，即核爆炸放出的能量相当于多少重量(吨)的 TNT 炸药爆炸所放出的能量。按当量大小分为百吨级、千吨级、万吨级、十万吨级、百万吨级和千万吨级。

根据爆心距地面(水面)的高度和深度不同，核爆炸方式分为地面(水面)爆炸、空中爆炸和地下(水下)爆炸。

(一)空中核爆炸

空中核爆炸(空爆)是指火球不触及地面(水面)的核爆炸，它又分为低空爆炸、高空爆炸和超高空爆炸。

低空爆炸外观景象依次为闪光、火球、蘑菇状烟云，在一定的距离上，还能听到核爆炸的巨大响声。闪光持续时间仅千分之几秒到十分之几秒，可以在几十公里甚至几百公里的范围内观察到。闪光过后，爆炸处立即出现一个明亮的高温高压火球，迅速膨胀、上升、变暗。由于地面反射冲击波作用，火球迅速从圆球变成扁球形。火球发光时间从十分之几秒到二三十秒不等，直径为几十米到几千米。火球冷却后，变成灰白或棕褐色的烟云。烟云连续上升，不断膨胀扩大，并从地面吸起一股尘柱，迅速与烟云相连，形成高大的蘑菇状烟云。

核爆炸几分钟内，烟云可上升几公里至二三十公里。

高空爆炸时火球初期呈球形，仅到后期才变成扁球形。尘柱与烟云通常不相连接。

(二)地面(水面)核爆炸

地面(水面)核爆炸指火球触及地面(水面)的核爆炸。

地面核爆炸(地爆)外观景象与空爆相似，不同的是火球与地面接触，近似半球形烟云颜色深暗，尘柱粗大，始终和烟云相连，爆炸后遗有弹坑。

(三)地下核爆炸

地下核爆炸通常看不到闪光和火球。火球在土壤中猛烈地膨胀，产生强烈的地震波，在一定的距离上能感到强烈的地震。浅层地下核爆炸也能形成分散状的尘柱。尘柱回降形成放射性基尘，可顺风散开。

(四)水下核爆炸

水下核爆炸时，火球的光辐射大部分被水吸收，发光时间极短，近距离上可以看到一个明亮的发光区。火球迅速冷却成高温高压的气泡，向外猛烈膨胀，形成水中冲击波。气泡冲出水面时形成空中冲击波，并大量掀起，形成烟囱型空心水柱。空泡内的气体(蒸汽)通过空心水柱中心上升，形成如菜花状的云团。水柱回落时，在水面形成环状的具有强烈放射性的云雾，称为基雾。

第二节　核武器损伤特点及防护

一、核武器的致伤因素

在核爆炸的全部能量中，光辐射约占35%，冲击波约占50%，早期核辐射约占5%，放射性沾染约10%。前3种致伤因素在爆炸后几秒钟到几十秒内起作用，称为瞬时杀伤破坏因素。放射性沾染则在较长的时间内起杀伤作用。

(一)光辐射

光辐射又称热辐射。是核爆炸的闪光以及高温火球辐射出来的强光和热。持续时间约为1～10秒。核爆炸当量越大，火球发光时间越长。光辐射的性质与太阳光相似，由可见光、紫外线和红外线组成，在空气中传播时逐渐减弱。光辐射杀伤破坏作用的主要参数是光冲量，指光辐射在整个辐射时间内，投射到与光线垂直的单位表面积上的能量。其单位是 cal/cm^2(1cal＝4.184J)。光冲量与爆炸当量成正比，与离爆心距离的平方成反比。大气能见度越小，光冲量衰减越快。

爆炸方式对光冲量影响很大。在离爆心投影点较远的距离上，空爆光冲量大于地爆光冲量；在较近的距离上，空爆小于地爆；水面上空核爆炸时，由于水面的反射作用，将增强光辐射对目标的作用；地下、水下核爆炸时光辐射的作用可忽略不计。

光辐射照射在人员和物体表现上，有一部分被反射，一部分被吸收。光辐射被吸收后，光能转变成热能，使皮肤表面温度升高，引起直接的烧伤，又称光辐射烧伤。周围物体温度过高或引燃起火后还可造成人员间接烧伤，即火焰烧伤。

光辐射烧伤深度取决于人体所受光冲量的大小。2 cal/cm^2 以上可引起Ⅰ度烧伤，11 cal/cm^2 以上则可造成Ⅲ度烧伤。由于眼球有聚焦作用，0.1 cal/cm^2 以上就可引起视网膜烧伤。闪光盲即强光作用于人眼，使视网膜上感光的化学物质(视紫质)被漂白，造成视觉功能暂时性紊乱，出现视力下降，严重者暂时失明，可持续2～3小时。

(二)冲击波

空中核爆炸瞬间，火球温度可达几千万度，压强达几百亿个大气压。这个极大的压强促使火球猛烈地向外膨胀，压缩周围空气，在火球周围形成一个空气密度很大的压缩区。空气急剧向外压缩的同时，中心会出现一个低于大气压的稀散区。压缩区和稀散区紧密相连,形成在空气中迅速传播的高压高速空气流,即核爆炸冲击波。压缩区的气流方向和冲击波前进方向一致,稀散区则相反。

冲击波是核爆炸主要的杀伤破坏因素。它主要由压缩区超压对人员、物体的骤然挤压和动压对人员、物体的抛掷等直接作用造成损害。稀散区作用为负压作用,持续时间为超压的 4～6 倍,在一定程度上有加重杀伤破坏的作用。由于工事、建筑物的倒塌,石块、玻璃碎片的飞散,可引起人员的间接杀伤。野战条件下冲击波的直接杀伤是主要的;而城市、居住地和森林地带的人员主要受间接杀伤，且杀伤范围较大。

(三)早期核辐射

早期核辐射又名贯穿辐射。指核爆炸后最初十几秒钟产生的强大的 γ 射线、中子流,穿过很厚的空气层到达地面杀伤人员,它们是核武器特有的杀伤破坏因素。早期核辐射中子流的来源除核反应时产生的大量中子外,某些核裂碎片衰变时也能释放出中子。γ 射线来源有三个:大量半衰期短的核裂碎片衰变时放出的 γ 射线;空气中的氮原子核对中子的俘获反应也会释放出 γ 射线,即 ^{14}N＋中子→^{15}N＋γ 射线;核装料裂变过程中放出 γ 射线。

核爆炸十几秒钟后,大量半衰期短的核裂碎片的放射性强度迅速减弱,且核裂碎片集中在火球(烟云)中。当水球迅速上升时,作用到地面的早期核辐射越来越分散,被空气削弱得越来越多,因此在核爆炸十几秒钟后,早期核辐射在地面造成的剂量就小得可以忽略了。

γ 射线和中子流可以贯穿到人体内部,引起细胞和各种器官的生理功能失调,发生急性放射病。病情轻重取决于人员受照射剂量的大小。一般 1～2Gy(100～200 拉德)辐射剂量引起轻度放射病;2～3Gy 引起中度放射病;3.5～5.5Gy 发生重度放射病;＞5.5Gy 可致极重度放射病。

(四)放射性沾染

放射性沾染亦称放射性落下灰。核爆炸时产生大量的放射性灰尘,随蘑菇状烟云和尘柱向四周飘散,沉降在爆区和云迹区的地面、水中、粮秣及武器等多种物体上,或悬浮在空气中。地面爆炸时,火球的高温使附近的土壤熔化,放射性物质溶于其中,形成大量放射性熔渣。早期核辐射中子流作用于土壤和武器装备,还会产生感生放射性。上述这些都称为核爆炸的放射性沾染。地爆时造成地面沾染的主要成分是放射性落下灰。放射性沾染也是核爆炸特有的杀伤破坏因素,它是通过释放 β、γ 射线(α 射线比例很少)对人体的电离作用而引起放射病的。辐射途径有体外照射、内照射以及沾染皮肤引起 β 射线烧伤。放射性沾染比瞬时杀伤破坏因素的作用时间长,作用范围广,伤害途径多,但并不像瞬时杀伤破坏因素那样具有速效性。这是因为放射性沾染需要一定时间沉降和扩散,衰变较快,在爆后半小时至半年时间内,其放射性强度按“六倍规律”衰减,即爆后时间每增加 6 倍,照射量率约降低 10 倍。

空爆时地面沾染的特点是沾染轻,范围小。原因是火球未接触地面,不会产生大颗粒的放射性熔渣;烟云中放射性灰尘很小,长时间飘浮高空,可被风吹散到很远的地方。空爆时地面沾染主要由于感生放射性造成,核爆炸中子流可以穿透地面以下 1 米左右的土壤层而产生感生放射性,并且在 3～10cm 的深度出现最大值。这是因为核爆炸中子流中快中子占大多数,穿入土壤表层后被减速;3～10cm 深土壤处慢中子通量最大,产生最强的感生放射性。

沾染区内暴露的或未掩盖好的粮食、食品可能沾染上放射性落下灰。处于爆心附近的粮食和熟品,凡是在不足 1m 厚的掩盖层下存放的,由于中子流的作用,都可能产生感生放射性。大米、面粉、鱼、肉、蔬菜等感生放射性并不强,只是含食盐、碱等较多的食物(如咸鱼、咸菜、馒头、面包等)感生放射性较强。

二、核武器损伤的伤情分类

核武器的 4 种杀伤因素单一地或合并地作用于人体,使人员发生不同类型的损伤统称为核武器损伤。主要的损伤分类概括如图 115-1 所示。

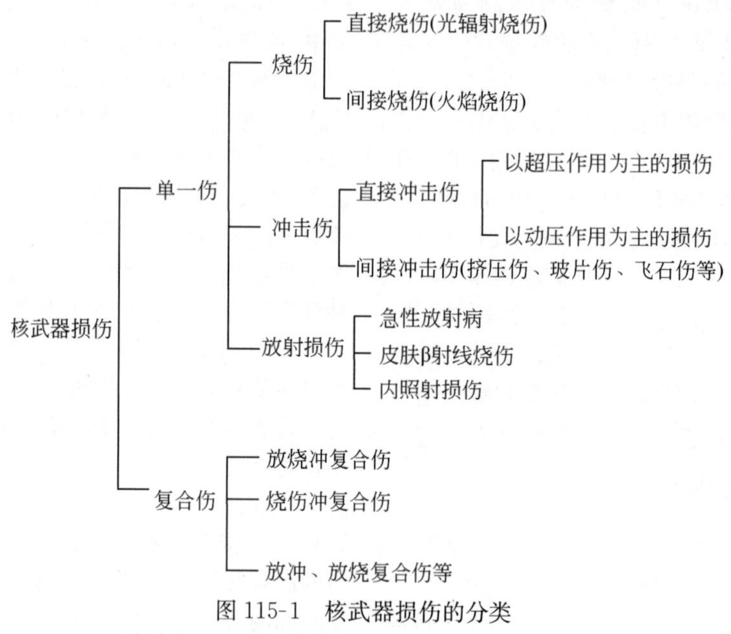

图 115-1 核武器损伤的分类

复合伤名称中各损伤的排列次序重者在前、轻者在后

各类单一伤和复合伤，按不同严重程度又可区分为极重度、重度、中度和轻度四级。极重度损伤的伤员当即丧失战斗力，经大力救治可部分治愈；重度损伤的伤员，将立即或很快丧失战斗力，经积极救治大部分可治愈；中度损伤病员多需住院治疗，预后良好；轻度损伤病员一般不丧失战斗力，可不住院治疗，但要进行必要的医疗处理和照顾。

三、核武器损伤的防护

(一)核武器损伤防护的概念

核武器是一种大规模杀伤的武器，但是若能充分准备，熟悉并应用某些防御的基本原则，就能够在一定范围内减轻或避免某些损伤。“尽可能地保存自己的力量，消灭敌人的力量”是在敌人突然使用核武器袭击时我军民防核的总原则。广义地理解核武器损伤的防护，包括预防人员遭受杀伤、消除袭击后果以及损伤救治等措施。为了搞好防核工作，必须做到四个结合，即卫生防护与其他各种防护措施相结合，军队防护与人民群众防护相结合，群众性的防护与专业技术相结合，使用技术装备防护和广泛开展简易防护相结合。

(二)核武器损伤防护的措施

对核武器的防护有几个方面的措施，如部队和群众的疏散、隐蔽和伪装、构筑防护工事，利用地形地物以及使用医药卫生手段等。后一方面的措施是由卫生部门进行的，称为卫生防护。对核武器的防护，主要依靠前几种措施，目前卫生防护只是辅助的。各种防护措施如能互相补充，则可增强防护效果。

平时的防原工作、防原教育和演练对战时核武器损伤的防护是至关重要的。在各种防护措施中，工事防护最为重要和有效。这是因为核武器 4 种杀伤破坏因素中，冲击波是最主要的损害力量。战前大型兵器(如坦克、舰艇、飞机等)、防原工事(如永备工事、地下铁道、人防工事、掩蔽部、崖孔、战壕等)、预防放射性沾染的个人装备及公用设施网络的设立和常备不懈对预防核武器损伤有非常积极的效果。

个人防护动作具有一定的防护效果。在得到敌人进行核袭击的信号或已发现核爆炸闪光后，所有人员应沉着、机智、灵活地采取正确的防护动作：立即利用地形地物隐蔽或背向爆心卧倒，可以减少承受冲击波压力的面积。可利用的地形地物包括背向爆心的山脚、陡坡、山洞、弹坑、森林等，潜水也有较强的减轻损害作用。另外，雨衣、耳塞、口罩的使用，尤其是颜面部、眼睛的隐蔽防护均非常重要。迅速闪眼可防止眼烧伤；当感到周围空气高热时，暂时憋气或用湿手巾掩口，可防止呼吸道烧伤。

(三)对放射性沾染的药物预防

由于核袭击的突然性和预防药物作用时间的短暂性，在核袭击之前使用预防药物避免或减轻早期核辐射损伤甚为困难。药物预防实际上更多地用于减轻放射性沾染的危害。

动物实验证明对预防外照射有效的药物有氨基硫醇类化合物、色胺类化合物、雌激素类药物、生物制剂以及一些中草药。盐酸胱胺、软脂酸胱胺(氨基硫醇类)使用方便，效果确实，前者口服量 1g 以上后有消化道副作用，后者口服用药量较大(每次 3g)，二者均有实用价值。

进入沾染区前，口服碘化钾 100mg 可明显减少落下灰中放射性碘在甲状腺内的沉积和该器官受照射剂量。

第三节　核武器损伤的临床表现及救治

一、分级救治原则

核袭击后不仅大批军民遭受损伤，医疗设施可能也受到破坏，卫生人员也有可能受到杀伤。加上建筑物倒塌，水电交通阻断，有时还有放射性沾染，这些都给救治工作增加很多困难。如何克服困难，积极救治，最大限度地减少核武器损伤所造成的后果，维护军民有生力量，是一个非常重要的研究课题。与战伤救护一样，分级救治也是最适合核武器损伤抢救和治疗的原则。根据杀伤区位置和救治机构配置一般将整个救治工作分为杀伤区抢救、早期救治机构和后方医院救治三级。

(一)杀伤区的抢救

遭受核袭击后，应在军政首长的统一领导下，由卫生专业人员、有关勤务分队和广大群众相结合，迅速组织抢救队，进入杀伤区，按计划分片分段地进行抢救。抢救伤员和灭火、挖掘被掩埋人员、消除路障等工作配合进行。以平时训练为基础，开展自救互救工作，包括包扎外伤伤口、烧伤创面，服用预防和急救药物，初期消除放射性沾染等简易方法。杀伤区的医疗抢救，应按先重后轻原则，进行最紧急的抢救措施之后，尽快撤离沾染区，缩短在沾染区逗留时间。

(二)早期救治机构救治

部队师医院和当地附近地方医院是核武器损伤伤员的早期救治机构，对急性放射病和以放射病为主的复合伤，要早期诊断，积极采取抗感染、抗出血等防治措施，特别要注意“外轻内重”的闭合性冲击伤。确诊为中度以上放射病或复合伤者，应尽可能在病程极期前后送。

(三)后方医院的救治

包括驻军医院、中心医院、总医院和部分地方医院的救治工作。后方医院在及时派遣医疗队加强杀伤区早期救治工作的同时，应对核武器损伤伤员伤情分类作出明确诊断，进行完善的医疗处理。

二、急性放射病救治

(一)急性放射病临床特点

人员遭受早期核辐射或放射性沾染外照射时，接受剂量一次超过 258×10^4 c/kg(100伦)以上即可发生外照射急性放射病。辐射剂量越大，机体受累的器官就越多，损伤也越重。当然照射剂量与疾病严重程度的依存关系并不是绝对的，有一定个体差异。照射剂量小的时候，病情个体差异体现明显，剂量大时这种差异就比较小。

急性放射病分类方法很多，如按射线作用

于机体的途径可分为外照射放射病(X射线、^{60}Coγ射线外照射)、内照射放射病或同时遭受内、外照射所引起的放射病;依射线作用范围可分为全身射线损伤、局部射线损伤;依发病急缓可分为急、慢性放射病;依疾病严重程度可分为轻度急性放射病为(258～516)×10^{4} c/kg(100～200伦)照射;中度急性放射病为(516～1032)×10^{4} c/kg(200～400伦)照射,症状较重,极期时出血、感染,治疗后多能痊愈;重度急性放射病为(1032～1548)×10^{4} c/kg(400～600伦)照射,临床阶段性病程明显,造血障碍、出血、发热、感染明显,预后不良;极重度急性放射病为>1548×10^{4} c/kg(600伦)照射,不经大力救治往往较早死亡。

依临床症状通常把急性放射病分为3型。

1. 造血型(骨髓型)放射病 通常在全致死剂量全身照射后发生,是一种以全血细胞减少为主的造血功能障碍综合征。由于造血功能障碍而使外周血液中白细胞大量减少,同时淋巴细胞遭到破坏,抗体生成受到抑制,加之照射后组织通透性增高,细菌容易侵入,导致感染并发症。主要表现为出血坏死性扁桃体炎、咽喉炎、口腔及皮肤溃疡、出血坏死性肠炎、败血症或脓毒血症等。早期上呼吸道多为革兰阳性球菌感染,晚期可为肠道革兰阴性杆菌,也可为铜绿假单胞菌,变形杆菌感染。由于造血抑制,血小板减少,同时血管脆性及通透性增加,凝血功能失调,可导致出血征候群。造血抑制,红细胞生成减少,加之溶血和广泛出血,可造成贫血。出血征候群开始至发热的间隔时间,可标志伤情的轻重,受照射剂量越小,伤情越轻,体表开始出血的时间越早于发热时间。反之,如发热早于出血则标志所受辐射剂量大,伤情重。感染发热是病情进入极期的标志,肺炎和败血症是常见的致死直接原因。而出血的后果取决于出血部位和出血程度。重要部位的出血如心壁、肺脏、颅内出血可以成为死亡的主要原因。造血型放射病的病程一般经历10～45天。

2. 肠型放射病 接受超致死剂量至数千伦的全身或腹部照射后,往往发生肠型放射病。主要表现为胃肠道损伤综合征。辐射后数小时内出现头痛、恶心、呕吐等,数天后进入极期,上吐下泻,一般止泻药不易控制。腹泻主要为血水便或果酱样稀便,里急后重甚至大便失禁。有时可出现腹痛或肠梗阻症状,外周血白细胞急剧下降,体温升高,血压下降或中毒性休克。病程一般10天左右,短的3～4天即可死亡。

3. 脑型放射病 受数千伦以上全身或头部照射,往往发生脑型放射病。主要损及脑干、下视丘、小脑和大脑,表现出中枢神经系统功能障碍为主的综合征。照射后立即发生顽固性呕吐、腹泻、血压下降、心跳过速、体温下降、意识障碍或共济失调、抽搐痉挛、狂躁等。白细胞和骨髓有核细胞急剧减少,淋巴细胞可在数小时内完全消失。病人在几小时或1～2天内于惊厥和休克状态中死亡。

(二)放射病的临床分期

射线对机体全身照射,可同时累及各种组织、器官,使其功能、结构和代谢发生故障。因此放射病人临床症状和体征是多方面的。中、重度急性放射病典型的阶段性病程分为四部分。

1. 初期反应 从出现症状到症状缓解或消退的一段时间。照射剂量越大,初期反应出现越早,持续时间越长。初期反应的主要症状表现在神经系统和消化系统两方面,如兴奋、头昏、头痛、乏力、嗜睡、舌和手指颤抖、畏光、听觉和嗅觉异常、腱反射亢进、眼结膜充血、口渴咽干、食欲不振、恶心、呕吐、腹泻等。周围血中淋巴细胞数减少,白细胞总数增多。症状持续1～3天。特大剂量照射下,生物也可发生射线下死亡。

2. 假愈期 初期反应后出现一定的临床症状缓解或平息时期是机体神经系统代偿性反应的结果。短者持续10天左右,长者3～4周。外周血白细胞下降,可有脱发、皮肤黏膜出血现象。

3. 极期 表现为全身衰弱,精神淡漠、乏力、昏眩、头痛等,外周血白细胞数可降低至全部消失，出现出血征候群、内源性和外源性感染，严重时高热不退，发生菌血症或败血症导致死亡。此时期持续 1～4 周不等。

4. 恢复期　机体各方面逐步向正常恢复。不同个体及器官后遗反应不尽一致，有些趋于营养不良性萎缩，有些趋于增生。个别器官的萎缩或增生常常是衰老或肿瘤的先兆。

(三)急性放射病的诊断

急性放射病诊断的任务是及早确定：①伤员有否受到射线照射？②是外照射还是内照射？③估计受照射剂量如何？④可能是哪一型？正处于哪一期？预后怎样？

为了及时而正确地作出诊断，在伤员来到前，应对敌人使用的核武器情况（如当量大小、爆炸方式、爆心位置等）有个初步了解。伤员来到后，详细询问或收集病史，仔细进行体格检查及有关化验检查，在综合分析这些材料的基础上，不难得出正确的结论。

(四)急性放射病治疗

急性放射病人整个机体很多组织和器官均发生不同程度的损伤，因此在治疗措施上就不可能是单一性的，而需采取综合治疗。主要是帮助机体发挥修复功能，促进机体战胜放射损伤，达到治愈的目的。

1. 轻、中度急性放射病治疗　轻度放射病症状轻微，只要采取一般的对症治疗措施，注意营养和休息即可恢复健康。中度放射病初期可采用对症治疗。假愈期以预防感染为主，如口服长效抗生素。极期中应用抗菌药物以控制感染，出血时可给予止血药物。加强营养，恢复体力有助于早日康复。

2. 重度放射病治疗　初期恶心呕吐时可口服止吐药或肌内注射盐酸氯丙嗪 50mg，皮下注射阿托品 1mg。呕吐量大时注意维持水、电解质平衡。兴奋失眠时可给予甲丙氨酯、异戊巴比妥钠等镇静催眠。假愈期应加强营养补充，给予维生素 C、芦丁，酌情选用 B 族维生素、叶酸、肌苷、单核苷酸等。白细胞下降到 2×10^9/L以下、皮肤黏膜出血、有发热趋势时，可使用抗菌药物如青霉素、链霉素等，并间断输入新鲜全血或血液成分制品。极期是放射病最危重的阶段，直接关系到病情转归。强力抗感染药物及防感染护理、抗出血药物（如凝血酶、止血粉，女性月经前可用丙酸睾酮）的应用必须及时。维生素、蛋白质的补充及水、电解质紊乱的纠正也非常必要。输液量不可过多，防止肺水肿发生。恢复期主要增强体力，减少或停用抗菌药物，及时补充营养成分，输注血液制品，防止机体衰弱后感染及其他并发症的再生。

3. 极重度放射病的治疗　除按重症放射病人的处理原则治疗外，还应使用强心药、血管活性药物维持循环稳定；有脑水肿症状时注意利尿，真菌感染的可使用制霉菌素 200 万～600 万单位/天。有条件时可反复输注全血、白细胞悬液、血小板悬液、白蛋白等。骨髓移植的成功则可大大增加康复机会。

三、慢性放射病（落下灰致伤）的救治

核爆炸产生的放射性落下灰除有外照射作用外，还可通过消化道、呼吸道及皮肤创口进入体内，产生内照射作用。辐射剂量较大时可发生急性放射病，但多数情况下落下灰或放射性核素为小剂量多次进入体内，临床表现为慢性内照射放射损伤。

(一)落下灰内照射的特点

(1)β 粒子引起组织电离作用为主，其穿透力比 γ 射线弱，主要在沉积部位发生效应。

(2)内照射作用持续发生，剂量逐渐累积。

(3)内照射剂量的分布不均匀，如放射性^{131}Ⅰ分布在甲状腺的剂量要比血浆大 1000 倍以上。亲骨性核素锶、亲单核巨噬系统组织的核素铈、亲肾性核素钌等都具有明显选择性损伤。临床表现为放射性物质所主要危害的器官损伤症状。

(4)在生物学上有效作用的核素质量极为微小，微居里或毫居里水平即可引起生物效应，而微居里或毫居里的放射性核素的化学质

量是“不可称量的”。

(5)体内放射性物质只能通过特殊方式将其从沉积的器官或组织清除，不能用化学方法将其“中和”或“解毒”。

早期落下灰内照射损伤临床表现分期不明显，无初期反应期，经一定潜伏期后开始出现症状。潜伏期从数月至数年。临床上常有明显的局部损伤，发生于落下灰停留的部位及进入、排出的途径。如眼部沾染引起眼结合膜炎；经呼吸道进入时引起支气管炎、支气管肺炎及肺脓肿，经消化道进入、排出时有胃肠功能失调、黏膜溃烂、胃肠炎、胃肠出血、大肠损伤等；经皮肤进入时可引起皮肤β烧伤。

落下灰内照射放射损伤的诊断主要根据人员接触落下灰历史、时间、剂量及相应的临床表现和化验检查结果，进行综合判断。防治原则是以预防为主，结合早期急救处理和综合治疗。

(二)落下灰致伤的预防

辐射侦察是对放射性沾染防护的重要措施。其任务是利用辐射探测仪器实地查明地面沾染范围和剂量率分布、沾染区内各种物体和水源的沾染程度及其动态变化，并选择和标志通道等。辐射侦察由各级指挥员组织实施，通常由防化部队负责完成。卫生部门在辐射侦察中的主要任务：①对救护所或医院的展开地域进行辐射侦察；②对进出沾染区人员进行剂量监测和沾染检查；③对食物、饮水和医疗器械、成年人药品等的沾染检查，并提出能否使用的建议；④对疑有放射性内污染人员，测定甲状腺、血尿、粪便的放射性，概略估算体内污染量，及时提出救治建议。

进入沾染区前，在手部、面部及可能遭沾染的部位涂抹凡士林软膏，离开时用去污剂或肥皂水反复冲刷全身，以不擦破皮肤为度。有皮肤创口时通常要扩创，切去污染组织。

进入放射性沾染区时，应穿戴个人防护用具。严禁吸烟，进食时必须对食物进行去沾染处理。离开工作场所时要洗澡、漱口。有可能摄入^{131}I时应在24小时前预服碘化钾100mg。有可能吸入^{239}Pu气溶胶前，喷雾吸入20% DTPA(二乙烯三氨五醋酸)溶液4分钟。

(三)落下灰致伤的急救

放射性物质经口进入时应催吐，用混有活性炭的温水反复洗胃，也可用生理盐水或微碱性液体洗胃，然后口服吸附药如活性炭、磷酸钙等。硫酸镁和硫酸钠可以和锶结合成硫酸锶而沉淀下来。另外，适当口服缓泻剂如蓖麻油、双醋酚酊及褐藻酸钠、磷酸铝凝胶对放射性锶均有较好的阻吸作用。吸入放射性物质时，可向上呼吸道喷0.25%肾上腺素溶液后用生理盐水冲漱或进行洗肺疗法。应用祛痰剂可使部分残留于呼吸道的放射性物质随痰排出。

早期放射性物质尚未沉积在相应内脏器官时，或与组织结合不牢固时应促其排出。络合剂如依地酸钙钠(乙烯二氨四醋酸-EDTA)及DTPA静脉滴注对钍、钚及稀土元素排出有明显效果。枸橼酸、氯化铵对锶的促排，二巯丙醇(BAL)及2,3-二巯基丙烷磺酸钠对^{210}PO的促排，早期注入柠檬酸锆对钚的促排效果均较好。

慢性放射病的治疗包括针对体弱、失眠、自主神经功能失调的对症处理，提升外周血白细胞、血小板，及对内分泌器官如肾上腺皮质、甲状腺性腺等功能下降的对应处理措施。

四、核爆炸烧伤的救治

核爆炸光辐射可在短时间造成大批人员烧伤，包括皮肤、眼睛和呼吸道的烧伤。光辐射烧伤比平时烧伤均匀，一般不会在某一处烧得特别深，而且烧伤处与周围组织的界线比较明显，边缘整齐。烧伤以Ⅱ度为多，创面干燥，水肿较轻。当光冲量很高的辐射突然照射皮肤时，可使皮肤温度骤然上升，组织内液体立即汽化，在烧伤焦痂表面形成很多特有的气疱，与普通Ⅱ度烧伤后出现的水疱迥然不同。皮肤光辐射烧伤在颜面和手部的发生率较高，宜采用暴露疗法，其他处理与普通烧伤基本相同。

眼烧伤多由光辐射直接引起。由于眼睑

和瞳孔迅速反射性闭合和缩小，故角膜和眼底烧伤发生率较低，而眼睑烧伤发生率较高。角膜由透明的结缔组织构成，外复有上皮细胞，表面有泪水湿润，对光线吸收甚少，故致伤所需的光冲量值较皮肤高。角膜上皮再生能力强，愈合较快。烧伤较重或伴有严重感染者可发生云翳或白斑，影响视力。角膜烧伤后要注意清洁，拭去分泌物，涂以抗菌药水或眼膏防止感染。用阿托品扩瞳，局部麻醉药镇痛，晚期用1%乙基吗啡(狄奥宁)促进瘢痕吸收。

由于眼球晶体有聚焦作用，眼底单位面积上所受到的光冲量要比体表接受者大得多，故不到造成皮肤光辐射烧伤的光冲量也可能引起眼底烧伤。眼底镜检查可发生在视网膜黄斑附近相当于火球成像区，有一圆形凝固坏死病灶，表面呈灰白色，境界分明，周围有水肿环，严重者中央部分可发生出血和裂洞。眼底烧伤早期急性炎症至伤后两天达高峰，以后炎症水肿逐渐消退，后期可形成瘢痕，约 1 个月病灶趋于稳定。其对视力的影响程度取决于伤情和部位。

眼底烧伤尚无特殊疗法，可于早期应用抑制炎症和促进水肿吸收的药物(如糖皮质激素、血管扩张药，高渗葡萄糖药等)。

闪光盲是由于核爆炸时闪光和火球表面强光照射引起的视网膜功能障碍(视网膜感光物质被漂白)，发生暂时性视力下降。轻者数秒钟恢复，重者可持续数小时，一般不留后遗症。因闪光盲对指挥、飞行、观察和驾驶人员工作有重要影响，必须采取适当的防护措施。

核爆炸时吸入高温热气流、炽热尘土或火焰可发生呼吸道烧伤。干热空气和火焰经过呼吸道到达气管时温度迅速降低，主要在喉头以上部位产生损伤效应；而蒸气吸入时温度降低慢，损伤常可达气管下。因此，湿热空气比干燥空气更易造成呼吸道烧伤。其病理改变，临床过程和救治原则同普通情况下呼吸道烧伤。

五、核爆炸冲击伤救治

核爆炸时由冲击波直接或间接作用于机体所造成的各种损伤都称为冲击伤。遭遇核袭击时，冲击伤伤员多，伤情复杂，常合并其他损伤(如烧伤、放射损伤等)，是早期减员的重要原因，也是早期救治的重点。

冲击伤致伤方式多种多样。大多数损伤是房屋倒塌、玻片和其他飞射物体间接致伤，很少一部分由暴风直接造成。冲击波动压可通过冲击人体，将人吹倒、推移或抛掷出去再跌落地面，撞击物体致伤；冲击波超压达到一定峰值可挤压身体，传入体内造成人员鼓膜破损、内耳及心肺等内脏损伤。肺组织损伤后还可引起血液中气栓形成。

冲击伤中开放伤、挫裂伤发生率高，鼓膜破裂、骨折和脱臼等发生率较低。临床诊治一般按损伤部位分为头部、胸部、腹部、骨关节伤和软组织伤等类型。头部伤多见脑震荡、脑挫伤、颅内出血、颅骨骨折、脑血管气栓以及鼓膜破裂、听小骨骨折、鼓室内出血，甚至损伤内耳和前庭功能。胸部伤多见多发性肋骨骨折、气胸、血胸和肺充血、出血、水肿、气肿，心肌出血、心肌纤维断裂、坏死和心壁血管气栓，心肺损伤可互相加重。核爆炸扬起的大量尘土进入呼吸道可引起窒息。腹部伤在水下核爆炸时发生率更高一些，主要是肝脾破裂、被膜下出血，胃肠道和膀胱损伤，尤其在脏器充盈时较易发生损伤。肠穿孔多见于大肠，肠道和系膜连接处易发生撕裂。

冲击伤急救一般按战伤急救原则进行止血、包扎、骨折固定和抗休克等。首先迅速将工事、房屋内伤员抢救出来，重点检查外伤及内脏损伤程度和危及生命的征象，迅速分类，按先重后轻的原则救治。注意清理呼吸道，保持呼吸通畅，吸氧和止血、止痛。伤口内碎片不必急于取出。

六、核爆炸复合伤救治

核爆炸时，人员同时或相继地遭受两种以上杀伤因素作用而引起的复合损伤，称为核爆炸复合伤。其发生率很高，伤情复杂，几种损伤之间互相影响、互相加重，是医疗救治的主要对象。

核爆炸复合伤的病理变化特点可概括为

"一伤为主"和"互相加重"两个方面。"一伤为主"指复合伤基本病理变化由其中的一种主要损伤决定，如放烧冲、放烧、放冲复合伤主要是放射损伤的病理改变；烧冲、烧放冲等复合伤主要是烧伤的病理变化；冲放、冲烧等复合伤则主要是冲击伤的病理变化。当然复合伤也包括次要损伤的病变，且各损伤互相加重，死亡率往往高于各单一伤死亡率相加的总和。

核爆炸复合伤的救治措施是在单一伤的治疗原则上发展起来的，但有时会发生一些治疗上的矛盾，如早期抗休克补液与肺部冲击伤的矛盾，烧伤创面切痂植皮与极期治疗的矛盾等。因此复合伤治疗必须从复合伤类型、伤情程度和临床表现的实际情况出发，正确处理好治疗主要损伤和治疗次要损伤的矛盾，局部处理和全身治疗的关系。

（一）休克防治

休克可引发 DIC 及多种脏器功能损害，积极预防休克发生和纠正休克状态对病情控制非常重要。首先应设法控制和消除诱发休克的不良因素，如创伤疼痛、失血、脱水、呼吸不畅、精神紧张和疲劳等。复合伤处理时将危及生命的创伤救治置于首位，并尽早给予循环和呼吸的支持治疗。休克发生或将要发生的伤员均应卧床休息，原则上机体缺什么补什么，在短时间内使之恢复应有的循环有效容量，但要避免引起心力衰竭和肺水肿。血管活性药物、强心剂、呼吸机支持应尽早使用，在保障重要脏器供血供氧的基础上纠正休克原因。

（二）麻醉实施

放射性复合伤伤员易发生休克、水电解质及酸碱平衡紊乱、感染等，严重者复合心肺、胃肠等内脏病变，伤情复杂，对麻醉药物的耐受性也随之降低，因此，麻醉药物、方法及剂量的选择、控制必须慎重进行，尽量做到最优化，避免或减少对重要器官的不利影响。局部浸润麻醉，丙泊酚、咪达唑仑、羟基丁酸钠、氯胺酮、神经安定镇痛麻醉及异氟烷、七氟烷吸入麻醉等均可酌情使用。慎用椎管内麻醉。麻醉用药量按一般原则酌减，术中尤应注意充分氧合。

（三）外科处理

外科处理的主要任务是尽量使沾染的创伤转变为清洁的创伤，开放伤转为闭合伤，重伤转为轻伤，争取病员早日康复。

放射性复合伤的手术时机与一般战伤不同。假愈期和恢复期对手术的耐受性比初期强，而极期的耐受性很差，因此伤后必要的手术应在初期和假愈期内进行，并力争创面和伤口在严重症状出现前愈合。极期原则上禁止施行手术，即使为挽救生命所需要，也必须充分准备，术式力求简单，并做好准备对付可能因手术而造成的极期提前和加重。初期清创的时间比普通战伤、外伤要求提前，主张休克后尽早进行。

放射性复合伤软组织伤口一般主张按战伤原则处理。先用肥皂水、生理盐水、EDTA 盐液或用稀释的抗菌药溶液，大量反复冲洗伤口，同时以棉花，纱布轻轻擦洗。扩创的范围可稍大，扩创后再反复冲洗伤口。如扩创伤口内放射性物质已低于允许水平，伤口可按一般外伤处理；如果仍高于允许水平则伤口应延期缝合。复合烧伤创面在抗休克过程中应用无菌单保护，以防再污染。休克稳定后即可在镇痛和无菌条件下清洗创面，清除游离表皮。根据具体情况采用暴露疗法或包扎疗法。深度烧伤后早期自体植皮结果不如单纯烧伤时理想，手术后全身情况较易恶化，供皮区较易感染和愈合延缓，自体皮片生长率也低。可采用杀菌和收敛作用的保痂药物（碘酊、磺胺灭脓剂等）行早期保痂，同时加强全身抗感染治疗，到恢复期脱痂植皮。

处理放射性复合伤时外科手术应在指定的手术室或手术台上进行，用过的绷带、纱布、棉球和冲洗液应按放射性废物处理。所用器械要与非放射病伤员使用的器械分开，用后以肥皂及热水刷洗，或用 0.5%～1%的柠檬酸盐或盐酸洗涤，再经流水冲洗。放射性复合伤病员应安置在专门病房处理，医护人员应遵守放射性物质沾染工作的基本防护规则。

（聂发传）

第116章　加强治疗病室

医学的进步使多数原来不能治的疾病变得可治或相对可治；工业和交通事故的增多；一些自然疫源性新疾病的不断发现；交通的便利使原来少有救治机会的边远地区危重病人也能到达条件较好的城市医院。以上因素使医院尤其是城市大医院里，住院病人中危重病人绝对数和占总住院病人数的相对数都提高。在发达国家的一般中等规模以上医院中，危重病人占总住院人数的比例约是10％。医院疾病谱向危重病方向转移已是一明显事实，危重病人占医院总住院数的比例以及他们的救治成功率已是衡量一个国家和地区经济实力和医疗健康水平的标志之一，这要求医院在结构和功能上作出相应的安排。

临床医学的特征之一是对自然科学和其他领域技术的依赖性。近年来，科技的巨大进步，尤其是计算机和传感器技术的许多成功应用使临床医学得到了长足的发展，救治危重病症的技术手段极大丰富，许多概念也得到更新；社会和医院经济条件的改善使医院已有可能使用新的技术和装备。需求和可能使医院在对付危重病的手段发生了变化，新的病房——加强治疗病室、新的专业——危重病医学专业应运而生。

将危重病人在医院中相对集中地安排，可减少与普通病人间的相互干扰，同时也可集中医院中各门类专家共同工作。于是，国内外许多医院专门设置了危重病救治区，在西方被称为intensive care unit（ICU），在我国一般称加强治疗病室或重症监护治疗病房，简称ICU，在中国香港称深切治疗部，日本称集中治疗部，加强、深切、集中加在一起较全面地反映了这种新病房的特点。在这样的病房中工作的、以研究疾病在危重阶段的特点为己任并协调各科救治的新专业就是危重病医学专业。现在，ICU和这样专业的存在已是现代医院尤其是城市大医院医疗体系中不可缺少的组成部分。

第一节　加强治疗病室的收治对象

危重病医学将人体粗分为10个功能性“脏器”，它们分别是：①循环（包括心脏、大血管，微循环）；②呼吸；③肾；④肝功能；⑤胃肠；⑥中枢神经系统；⑦出凝血；⑧代谢（包括酸碱、电解质、内分泌）；⑨营养；⑩感染免疫等。临床危重病的病程演进有急性、慢性、亚急性之分。现在讨论的加强医疗主要向各种急性危重症病人提供的医疗服务。

一、收治对象

（1）呼吸衰竭、必须做呼吸管理的病人。

（2）急性心力衰竭病人。

（3）严重心律失常或极可能发生严重心律

失常的病人。

(4)急性心肌梗死。

(5)各类休克。

(6)严重感染、全身性感染反应综合征(SIRS)。

(7)严重创伤、烧伤,尤其是复合伤。

(8)意识障碍尤其是频发痉挛的病人。

(9)各种肌无力危象。

(10)破伤风。

(11)急性中毒,包括药物中毒。

(12)急性肾功能不全。

(13)重症代谢障碍。

(14)急性大出血。

(15)脏器移植病人。

(16)各种术后重症,尤其是已有或很可能发生严重合并症者。

(17)其他经短期强化治疗可望恢复的急性衰竭病人等。

二、非适应证病人

据现有经验和手段无论怎样努力也没有逆转可能的病人不是适应证,如:

(1)已脑死亡病人。

(2)并无急性症状的慢性病病人。

(3)恶性肿瘤晚期。

(4)老龄自然死亡过程。

(5)其他无望或因某种原因放弃治疗的病人。

第二节　加强治疗病室的分类

危重病人的多样性也产生了各有特点的ICU。它们大致可分为专科和综合两类。

一、专科加强治疗病室

各医疗专科建在自己专业范围内的加强病室是专科ICU(special ICU),如:

(1)心血管内科的CCU,它在有些医院是指专收冠心病、主要是急性心肌梗死(AMI)病人的加强治疗病室(CCU),但在另一些医院则可能是各种心脏病重症都收的加强医疗病室(CCU)。

(2)呼吸内科的RICU(Unit)。

(3)新生儿的(NICU)

(4)心胸外科的(TICU)。

(5)麻醉科的术后恢复室(RR),也称麻醉后加强治疗病室(PACU)。

(6)急诊科的抢救室。

(7)烧伤ICU。

(8)神经科ICU。

(9)免疫ICU。

(10)脏器移植ICU。

(11)加强代谢病室。

(12)血液ICU等,都属于这类专科ICU。

专科ICU由专科管理,通常就由负责病房的医师负责。如病房事务多,ICU也大,则也可由科里另外指派1名高年专科医师固定或轮流负责,专科ICU中病人由原负责的专科住院医师继续直接管理。院内专事危重病医学专业的医师以访问的方式参与治疗。专科ICU中,专科医师能及时对发自本专科的原发病进行治疗,又应用本专科特长的加强医疗技术进行脏器支持,如肾科病人作血液净化、心脏科病人接受血流动力学监测和循环辅助、呼吸专科ICU中对呼吸衰竭病人实施机械通气等。它们实际是专科治疗在高技术水平上的延续,这样的ICU从专业说仍属于专科医疗的范畴,有利于专科问题的解决,专科医师也乐于这样管理。这对于原发病、专科问题仍突出地是主要问题的病人,这里是最合理、适当的治疗场所。但当危重病发展到一定阶段时专科问题虽仍存在,但多脏器累及、全身恶化成为病人主要矛盾时,单纯的专科治疗这时不免顾此失彼,甚至互相矛盾。

二、综合加强治疗病室

全院性综合加强病室(综合ICU)补充专科ICU的不足,收治的病人更重。不论病人原发病是什么,到病程一定时期,最终都将以多个脏器功能衰竭为共同特点,这是疾病危重期发展的共同通路。这时的病人不仅表现原发病脏器的征候，而且还突出地表现各脏器功能间的相互影响和联系。多脏器协调支持已成为这时临床突出的工作内容。这种支持也应用各专科的加强医疗技术，但不是它们简单的相加。它强调干预治疗的强有力，但更强调干预中须特别注意各脏器功能间的平衡协调。

生命活动是平衡中的活动，需要组成机体的各个脏器功能间相互协调。危重病人各脏器功能都有不同程度的损害，而且相互间失去平衡。支持衰竭的脏器功能、帮助病人恢复平衡、争取对原发病的治疗时间是加强医疗在治疗思想上的突出特点。各种治疗措施都影响平衡，越是强有力的治疗措施对平衡的影响也越大，得当的加强医疗可望得到显著的治疗效果，但用得不得当也可能帮倒忙。在这个意义上，加强医疗与“无为而治”可说是对立统一、互为补充、共成一体。也就是说，临床对某一多脏器损害病人，未必是各种加强医疗手段无所不用其极就是好，为与不为，强与不强，是危重病医学上临床经常讨论的课题。

在这样的概念下，综合 ICU 中除需要有各专科专家的介入外，还要有医生脱出原有的以单一脏器为基础的专科界限，研究多脏器，从整体上协调各科关系，这样才能将医院各科能力综合协调、发挥得淋漓尽致，真正体现出该医院的最高救治水平。

麻醉科医师历来重视整体，不以单一脏器为自己的专业，与危重病专业有着天然联系。许多发达国家医院中首批危重病医学专业医师就来自麻醉科。

由于跨专科，综合 ICU 可以医院中一个独立科室的形式存在，或如日本，与急诊医学结合成“救命救急中心”；或如西方国家多见的，与麻醉科结合成为麻醉加强医疗科。综合 ICU 由专职危重病医学专业医师管理，现在欧美流行的 Intensivist 就是这样的专业医师。这样的管理对多脏器问题为主的病人是重要的，但需同时十分强调的是 ICU 必须开放，必须吸引各专科医师的积极参与。在我国现行体制和趋于封闭的观念下，容易发生各专业间相互割裂，专科医师不愿将危重病人交给 ICU，或交给 ICU 后就不管了；ICU 里的危重病医师也可能不愿意再听各专科的“说三道四”等。现代的医学分科思想已经变得比较开放了，各专业间的互有专长又相互渗透、相互协作是现代临床医学分科思想的特点，而我们有些跟不上。开放会比封闭有更多的争论，有些人认为这是麻烦，其实医师们从各自角度发表不同意见是经常也是正常的，对病人有好处，是好事，既然目标一致，又有实践验证，每一个争论问题的解决必将是临床经验的积累和医学的进步，每位医师都可从中受益。已有些医院将这种全院参与 ICU 的需求以制度的方式固定下来是很正确的。

第三节　加强治疗病室的组织管理

综合 ICU 中危重病专业医师的人数视病房规模和工作量而定。高年医师一般相对固定，通常设 1 名主任，1～2 名主治医师；住院医师则作为训练，主要来自各科轮转。

内科、外科等一些大科设立的 ICU 近年比较常见，这是介乎专科 ICU 与综合 ICU 之间的加强医疗病房，这对许多医院不失为一种好的选择。但据国内外经验，这样的 ICU 随不同医院的不同人事基础，容易逐渐偏向某一专科或领域。以我国现状，危重病救治的资源有限而重病人多，大科 ICU 似宜多向综合方向发展更为合理。

各科、各种 ICU 收治的病人有侧重，管理隶属也各有特点，但共同特点是都处理危重病人，工作内容手段相近，它们都为医院和病人所需要，在医院中互相分工又互相补充，都需要危重病医师与专科医师密切合作。所以，在一个医院里，各种 ICU 在地理位置上最好相连接，并与麻醉科、手术室、急诊科、透析室、血库等毗邻，这样的安排有利于将全院的加强医疗结合成一个整体，共同组成医院的危重病区域，集中发挥院内各种加强医疗的优势；也有利于各科间相互渗透、互相协作。集中设置也有利于人力、物力的经济搭配，集中使用临床实验室、X线、超声及其他设备如呼吸机、血气检测仪、各种治疗用泵等，可提高使用效率。也有利于管理和维修。

危重病区域里各不同ICU工作各自独立，管理上也自有纵向隶属的体系。这时如有一危重病管理委员会，主要负责协调相互见面、组织共同感兴趣的业务活动、集中组织复杂的抢救等，这将对事业发展有好处。

一、加强治疗病室的工作内容

所有危重病都有自然恶化的趋势，但也存在另一面，即在适当条件下疾病即使危重病也有好转的可能。因此，加强医疗的任务是替病人寻找和创造适当的恢复条件。ICU中经常的工作是对全身各脏器的功能和原发病作加强的监测和治疗，它采用大量复杂的监测仪器，许多原来生理学教科书中的概念已可在床边测定。如床边监测仪已是各种ICU的基础设备，它除持续提供心电图及心律失常自动分析、ST段分析等外，还随时提供病人的呼吸频率、体温、血氧饱和度等指标，此外还有无创和有创的动脉血压测定，肺动脉压、中心静脉压测定，热稀释心排血量测定等，以及众多的循环监测数据。彩色多普勒食管探头超声心动仪提供心脏室壁和瓣膜运动情况并可据此估计心室容量和推算射血分数；又有仪器应用双稀释技术可测定血管外肺水；肺机械特性监测仪可实时提供肺的容量、压力、流速，描绘胸肺顺应性曲线，推算出每个呼吸周期的吸气呼气阻力和做功等机械力学指标。血气氧浓度计，呼气末二氧化碳测定等进一步提供了机体气体交换和代谢状态的线索；对肾脏可以根据测定算出肾小球滤过率、钠排泌分数；以及监测中枢神经系统的颅内压测定仪等。计算机的使用和新软件的开发将许多生理改变的相互关系以及与时间的关联在图像上表现出来。

治疗方面也有大量设备极大丰富了我们的治疗手段和强度，如输液输血泵、注射器泵、主动脉内气囊反搏仪、心脏机械辅助装置、呼吸机、雾化器、人工鼻、湿化器、麻醉机、吸氧面罩、氧帐，人工气道、人工气道内正压（CPAP）装置，支持肾功能的不同技术，血液净化装置，如腹膜透析用品、持续动静脉血液滤过（CAVH）装置、血浆置换、血液透析技术和装置等。出于病情需要，加强医疗还大量应用一次性医疗消耗品。

先进监测仪器的引入丰富了对病人病情的了解，但再多的仪器也只能描述病人病情的一小部，它们永远不能代替医护人员自己的临床观察，对此需有清醒的认识。否则，如对仪器和数据陷入盲目，增强的信息反使医护脱离病人，还自以为了解病情，这是十分危险的。加强医疗虽有较多仪器，但病人重、变化快，比一般病房更强调丰富的经验、紧密的第一手观察、整体地掌握病情和科学的分析，要时时问自己，病人现在最需要什么，提供治疗要讲究时机和适当的强度，当强则强，当弱则弱，每一个危重病人都是对医务人员知识和能力的挑战，每一个病人也都是一本教科书，临床医学是科学，但它更是一门艺术。

二、加强治疗病室的规模和设计

一个ICU的规模以8～12张床为宜，至少4张，床位太少会造成人力、物力的浪费，床位太多又容易使一个医疗组顾此失彼，影响质量。如果一个医院危重病人很多又有足够的能力，应作出规划适当划分，分成不同种类的ICU，由不同的医疗组管理。

每张危重病床位应有15～18m^{2}的面积，此外，还要有差不多相同面积的支持区域，作为实验室、办公室、中心监测站、值班室、导管室、家属接待室、设备室、被服、净物与污物处理、走廊、卫生间、更衣室等。

ICU除需要医护人员外，还需要多种人才，如呼吸治疗师、仪器工程师、放射诊断医师和放射技术员、营养治疗师、院内感染的管理人员、药剂师、实验室技术员、计算机工作人员、护理员、清洁工等，他们不一定专职，但需要他们的固定介入。

ICU内病人病情重、人流量大，是院内感染的重点区域，消毒隔离的要求比一般病房高。但除血液、免疫、脏器移植、烧伤等特殊

ICU 外，不必做成完全隔离的病房，主要强调接触隔离和通风，国外的 ICU 使部分房间内气压可调，并设专用通风环路，但运转代价高。紫外线消毒作用对装有许多物品的房间并不适用。对外科 ICU 等容易污染的病房可采用定时扫除和 4%甲醛蒸气熏蒸的方法。院内感染控制委员会应在这里重点监测和指导。抗生素的合理使用和限制在 ICU 留住时间是控制院内获得性感染的主要手段。

一个医院的危重病区域总床位数可根据需要逐渐调整增加，在一些发达国家的大医院里，目前 ICU 床位数大约占全院总床位数的 10%～15%。

三、加强治疗病室医疗的代价和效益

加强医疗的出现适应了社会需要，利用了自然科学进步的最新科技成果，如收治适应证掌握得当，ICU 的救治成功率是高的，一般高达 90%左右，这对原先很难救治的病人是一很大的改观，因此有显著的社会效益。经过加强医疗，许多原来看不见的后期表现显露出来了，如急性呼吸窘迫综合征（ARDS）、弥散性血管内凝血（DIC）、多脏器功能衰竭（MOF）等，这有力推动了临床和实验室研究工作，从对凝血因子、前列腺素、白介素、肿瘤坏死因子、内毒素、内皮素、一氧化氮等的广泛研究，人们在分子水平上加深了对许多重症疾病病理基础的认识，更新了许多观念，极大促进了医学的整体发展。

效益是明显的，世界各国发展加强医疗的势头方兴未艾，但另一方面，加强医疗是十分昂贵的。在西方国家住一天 ICU，费用 5000 美元并不少见。有的药物，如生物制品单克隆抗体 1 支就要数千美元。即使最富有的国家，资源也是有限的，我国经济刚刚起步，国家还有很多困难，医疗卫生事业是公益性福利事业，许多地方基本医疗尚有不足，ICU 高昂的费用对经济的压力就更加突出。因此，我国的 ICU 尤其要在提高投资效益上多下工夫。要科学制订收治适应证，加强 ICU 与一般病房间的衔接，确已无望的病人应退出 ICU；确定我国目前应主要发展综合 ICU；教育医师们合理选择药物，尤其要减少对高档进口药的迷信，必要时采取行政措施限制使用；鼓励发展国产危重病医疗设备等。提高投资效益比，更多的是管理问题，是各级医疗行政部门的责任。如能做到资源的高效利用，则 ICU 服务可望在我国成为既有效又是支付得起的一种医疗服务。

四、加强治疗病室中的伦理问题

危重病人住在 ICU，随时有死亡的可能。病情有可能进展到这样的程度：再进一步的加强医疗只能延长病人的死亡过程，这对病人是肉体和精神的双重痛苦，对家属也是心理和经济的双重负担，这时的治疗应当怎样进行？在目前没有立法的条件下，这是个困难的问题。医学问题与社会问题纠结，成为医学伦理学中的一大难题。没有结论，只有提示：医师这时的责任是维系家属、单位、病人治疗各有关方面利益的平衡。

伦理问题的另一方面是 ICU 工作人员应比一般病房更重视对病人精神情绪的保护。病人面对着死亡的威胁，住在一个举目无亲的环境里，见到的只是陌生的穿白大衣的医务人员，各种发着不同亮光和刺耳警报声的仪器包围着他/她，每个邻床的病情变化都会使他/她心惊肉跳，病人自然会感到恐惧和压抑，称为“加强医疗综合征”。医护人员要充分尊重和理解病人的这种感受，应从人道主义出发，多与他们交流，想方设法帮助他们缓解紧张的情绪。和蔼的态度，实事求是地向病人交代病情，事先介绍病房的环境可取得病人的亲近感，轻松的色彩、柔和的音乐、避免高声和噪声，避免当着清醒病人的面讨论病情（即使是其他病人的病情），尽量多设单间，缩短 ICU 居留时间，每日允许家属陪伴一段时间、心理治疗师的介入等都有助于缓和病人的心理压力。

（马　遂）

第 117 章　疼痛治疗

疼痛是由于机体受到其内、外的伤害性刺激所产生的一种临床症状，也是一种有助于保护机体免于伤害的示警信号。疼痛是机体的主观感觉，它要受到精神、心理、情绪及经验等诸多因素的影响，同时产生一系列与心理反应相关的包括有生理性保护反射在内的各种生理反应。疼痛的生理反应含有疼痛感觉和疼痛反应。疼痛反应可以是局部的，也可以是全身的。每个人在不同的周围环境、不同的机体状态以及不同的心理活动状态下，其感受和表现均不相同。尽管随着时代的发展，人类对疼痛的认识程度越加深入，但直到今天仍未完全明了其作用的诸多机制。由于机体对疼痛的感觉和反应的个体差异性很大，因而也增加了临床治疗的复杂性。

第一节　疼痛治疗的解剖学基础及生理机制

一、疼痛的引发

(一)受伤害感受器

受伤害感受器是感受机械、化学及热等伤害性刺激的最初级的基本功能单位。它们实际上是散布于身体组织中的游离神经末梢。在伤害出现时，感受器接受来自身体内、外的伤害性刺激，并通过神经纤维将冲动信号传入中枢，由此产生一系列与疼痛相关的生理、病理性活动。目前认为，与疼痛有关的神经纤维主要是小直径的 A-δ 有髓神经纤维和无髓 C 神经纤维。根据受伤害初级传入纤维的神经末梢所在的位置不同，将受伤害感受器分为 3 个层次。

(1)表浅层受伤害感受器(主要为 A-δ 纤维)，它们存在于皮肤、皮下及筋膜层。

(2)深层体神经受伤害感受器，它们提供骨(无髓 C 纤维和 A-δ 纤维)、骨骼肌及肌腱(大部分为无髓 C 纤维，一小部分为 A-δ 纤维)、关节、关节囊及韧带(无髓 C 纤维和 A-δ 纤维)和深部组织筋膜、血管壁等处的伤害感觉，这层也包括有牙齿(无髓 C 纤维和 A-δ 纤维)和角膜(无髓 C 纤维和 A-δ 纤维)神经分布。

(3)内脏受伤害感受器(以无髓 C 纤维为主)，主要分布于内脏器官的被膜、腔室壁、组织间及进入内脏器官组织的血管壁上。内脏疼痛与其他组织相比有其特殊性质：①对刺激的感觉缓慢、持续、定位不精确及对刺激的分辨力差，内脏痛还常伴有不愉快或不安、恐惧等所谓伤害性感觉；②能使躯体感觉神经兴奋的切割、烧灼等刺激，作用于内脏不一定产生疼痛，但是对机械性牵拉、缺血、痉挛及炎症较敏感，这些刺激可引起剧烈的疼痛。

疼痛的二重性，充分表明在痛觉传导途径上存在着不同传导速度的神经纤维，即刺激作用于皮肤达到一定强度时可先后出现两种不同性质的疼痛，即快痛和慢痛。快痛是一种尖锐且定位清楚的“锐痛”，刺激时即发生，撤除时很快消失；慢痛是一种定位不清楚的“钝痛”，刺激时延迟 0.5～1.0 秒才能被感觉到，疼痛强烈而难以忍受，撤除刺激后还持续几秒钟，并伴有情绪反应及心血管和呼吸等方面的变化。快痛传导的纤维主要是 A-δ 纤维，兴奋阈较低。慢痛传导纤维主要是无髓 C 纤维，兴奋阈较高。通常认为对这些感受器的化学因素刺激包括 K^+、H^+、组胺、5-HT、缓激肽、前列腺素和 P 物质，低氧对肌肉也是一种伤害性刺激。伤害性刺激可以由皮肤、血管、关节囊和肌肉发出，局部创伤伴随的肌肉痉挛也可作为一种伤害信号传入脊髓后角，经前联合至脊髓丘脑束上升到丘脑；一部分分支到达前角细胞，引起肌肉的进一步痉挛性收缩、乳酸堆积等，产生恶性循环。

(二)痛觉的周围神经传导

1. 躯体痛觉传导的周围神经 躯干、四肢及头面部的痛觉传导神经属于躯体感觉神经，是由脊神经相应节段的后根进入脊髓后角。头面部的痛觉是随三叉神经、迷走神经和舌咽神经分别传入三叉神经感觉核和孤束核。

2. 内脏痛觉的周围神经传导 内脏痛觉的传入神经主要是交感神经和副交感神经，来自内脏的疼痛神经冲动是由交感神经中的无髓C纤维传导的。其中，交感神经受伤害感受器的传入沿交感神经纤维经椎旁交感神经节行于白交通支，自后根进入 T_1～L_3 节段脊髓后角。副交感神经纤维在内脏器官的腔壁层神经节处换神经元。其上部内脏神经纤维沿迷走神经进入颅内达迷走神经核，下部纤维经腹部神经节换神经元后进入 S_2～S_4 的副交感神经核。体表感觉是按皮节分布的，一个皮节是 2～3cm 宽的带状区域。但内脏感觉没有这种相关性。如从脊髓各节段发出的腹腔内脏传入神经纤维先集中分布于内脏的动脉起始部，形成与动脉同名的神经丛，而后伴随各动脉的分支到各部位。由 T_5～L_2 的 10 个脊髓节段的交感神经纤维汇合成为与腹腔动脉、肠系膜上和下动脉及髂内动脉同行的四群神经。

(三)痛觉冲动的中枢传入

脊髓后角接收伤害性冲动信号传入，此处既有躯体痛觉冲动也有内脏痛觉冲动的传入。强烈的表皮刺激可影响脊髓侧角自主神经节前神经元的活动，交感神经长时间放电也能激发运动系统肌肉的收缩，当这种收缩因持续而变为痉挛时，它也就变为一种伤害性刺激的源地。两种类型的受伤害感受器纤维(快、慢)均向中枢传入痛觉冲动，但 80%的传导痛觉冲动的纤维是无髓 C 纤维。无髓 C 纤维的传导速度较慢，进入脊髓后角后立即换神经元，经脊髓前联合交叉到对侧，而后通过脊髓丘脑束上升至丘脑。其余传导痛觉刺激的神经纤维是小直径的有髓 A-δ 神经纤维，并通过外侧脊髓丘脑侧束上升到丘脑。许多感觉冲动都是通过外侧脊髓丘脑束传导的，其中 54%为痛觉，46%为温度觉。大直径有髓神经纤维传递触觉、温度觉及本体感觉等机械性刺激。在周围感觉纤维中，不仅 C 纤维的数量比 A-δ 纤维多，而且传入中枢的方式不同。A-δ 纤维基本上是单神经元的突触联系方式；而被传入的 C 纤维则是有许多短节段性神经元的多突触联系，此种神经元通过多级上行系统(MAS)联系通路传入中枢。

在脊髓中至少有两个主要通路向中枢传导疼痛信息：脊髓丘脑束和脊髓网状丘脑束。二者沿同样途径在脊髓内上升，但脊髓网状丘脑束在脑干分出，与网状系统形成突触联系。后者所分出的路径据认为与疼痛的精神及情感因素有关。这些传导束都各自止于丘脑的不同位置。脊髓网状丘脑束多在内侧，而脊髓丘脑束则投射到丘脑的外侧、腹侧及尾叶。两侧丘脑各区再投射到大脑皮质的不同位置。

不同的冲动传导速度决定了疼痛传递的类型。A-δ 纤维传导速度快，传递锐痛；而 C 纤维传导速度慢，传递钝性和长时持续性疼痛。在头部和面部的疼痛中，三叉神经所含纤维传递锐痛，并携带疼痛信息到丘脑外侧和三叉神经半月神经节，止于丘脑腹基底神经核。

多级上行系统的上升纤维与丘脑的神经元形成突触联系，而后由此发出纤维到中脑的网状系统。且所有脑神经，包括大脑皮质在内的上运动-感觉系统、下丘脑及边缘系统均与网状系统发生联系。

丘脑分为两个系统：多级上行系统和腹基底神经核。后者包括外侧和后侧神经核，它们接收快速传导的冲动，并与面、头及躯体的特殊位点的感觉接收有关，即所谓地形图样的特定组织分布。多级上行系统的神经元无特殊的感觉定位组合，它们投射到大脑皮质和边缘系统，这与情感和记忆有关。

二、疼痛的调节

进入脊髓后角的传入纤维传递伤害性刺激信息，这类纤维被称为投射或传导纤维。这些纤维传递的信息是复合的。它们同时接受伤害性和非伤害性两种冲动。在脊髓后根中，除无髓感觉纤维携带伤害性刺激冲动外，还有有髓传入纤维，它们携带抑制性冲动进入后角。进入后角的大的有髓纤维减缓或抑制经无髓C纤维传递的伤害性冲动。这表明经皮电神经刺激方法的效用，此刺激信号是由大的无髓纤维所携带的。如果大的无髓纤维被阻断，则伤害性冲动便不受抑制，可导致疼痛加剧。这说明外周刺激，包括伤害性和非伤害性刺激，达到脊髓后角后，在该处进行调整。当经过有髓和无髓神经纤维传导的伤害性刺激被传导到脊髓后角时，这些感觉在脊髓水平都必须经过调整。这就是所谓的“闸门学说”。此理论认为调整发生在后角水平，但目前已知这种调整也发生在后根水平和更高的中脑水平。

体内存在着调节疼痛的许多内在因素。内源性阿片类物质目前认为是由神经细胞合成并存在于其细胞内，它们具有麻醉催眠和镇痛作用。已知脑内有3类阿片肽具有吗啡样镇痛作用，它们是脑啡肽（enkephalin）、内啡肽（endorphin）及强啡肽（dynorphin）。这些物质是机体内源性疼痛抑制系统的组成部分。由于神经解剖技术的进一步深入，现已阐明在下丘脑、中脑、导水管灰质区等组织内疼痛调节过程的化学性和生理性特点。如内源性阿片肽既作用于周围神经部位，同时也作用于脊髓后根、脊髓、中脑、下丘脑、导水管灰质区等处。通常认为作用于脊髓后角的N-去甲基-D-天冬氨酸（NMDA）受体是一些氨基酸（谷氨酸和天冬氨酸）。中枢受体的超活跃性可以被C纤维电刺激所抑制，这表明它是通过NMDA受体发生的。高兴奋性可通过使用D-CPP NMDA受体拮抗剂得以预防。氯胺酮就是一种非竞争性NMMDA受体拮抗药，已被认为是可有效地减弱术后疼痛的药物。

其他从受损组织释放出的神经性化学介质已发现具有激发中枢神经超兴奋性的作用。5-羟色胺（serotonin）就是其中之一。它被分为3个型，每型又具有一个受体亚型。中脑的背侧缝处5-羟色胺1a型受体浓度很高。

下丘脑可能是偏头痛和丛集样头痛的激发位置。包含有调节自主神经系统功能细胞的丘脑后部与包含有上交叉核的下丘脑前部密切相关。这些核控制着哺乳类动物的主要以24小时为周期的生理和行为功能。这可以解释许多疼痛发生的频率特点，下丘脑的这个节律点是通过5-羟色胺系统中介的。

第二节　疼痛治疗总则

对于疼痛机制的分析和疼痛的评价，目的在于对临床各类型疼痛进行治疗。疼痛治疗包括有对因治疗和对症治疗；其治疗内容有药理性的、物理性的、心理性的，甚至饮食治疗。对于疼痛的治疗大多是综合性的，每一治疗方案是基于各器官、组织疼痛的不同特点而具体确定的。

一、药物治疗

药物治疗是疼痛治疗中的一个十分重要的内容，也是一种可以在医师指导下进行自我控制疼痛的治疗方法。给药途径可根据不同需要行口服给药、直肠给药、肌内注射、静脉给药、椎管给药、黏膜给药及局部用药。依疼痛的不同原因而选择不同类型的药物或多种类型的药物组合。各类型药物均有不同的药理特点,使用得当可产生良好的镇痛效果。相反,如用药种类、使用时间、给药途径不当,则不但不能产生或维持有效镇痛,反而会出现无效镇痛及其他毒副作用。

临床镇痛治疗中常用的药物有以下几类:麻醉性镇痛药、非麻醉性镇痛药、局部麻醉药、安定催眠抗焦虑药、解痉药、扩血管、活血药、钙制剂、激素等。根据具体情况进行病因及症状治疗。按照国际卫生组织(WHO)的疼痛三阶梯治疗原则,使镇痛药的使用进一步规范化,具有非常实际的临床指导意义。

(一)非麻醉性镇痛药

其代表药物为阿司匹林(乙酰水杨酸,aspirin)。这类药物的镇痛原理在于抑制环氧化酶,从而减少了参与刺激神经末梢兴奋,并对其他镇痛物质具有增敏作用的前列腺素的合成和释放,由此产生镇痛效果。此类药物大体分为以下7类。

1. 水杨酸类 如阿司匹林。

2. 苯胺类 如对乙酰氨基酚。

3. 吡唑酮类 如保泰松。

4. 吲哚乙酸类 吲哚美辛(消炎痛)、舒林酸(硫茚酸)。

5. 灭酸类 如双氯酚酸(双氯灭痛)。

6. 丙酸类 如布洛芬、萘普生。

7. 昔康类 吡罗昔康(炎痛喜康)。

它们对轻、中度、慢性钝痛效果显著,但对创伤性剧痛和内脏平滑肌绞痛无效。

(二)麻醉性镇痛药

其代表药物为吗啡。该类药物与中枢神经系统内的阿片受体结合产生镇痛作用。根据药物与体内阿片受体所产生的不同效应将其分为3类。

1. 吗啡受体激动药 如吗啡、可待因、哌替啶、芬太尼等,与受体结合产生吗啡样作用。

2. 部分激动药 如喷他佐辛(镇痛新)、丁苯诺啡等,与受体结合后产生受体激动和拮抗双重作用。

3. 拮抗药 如纳洛酮,与受体结合后产生拮抗作用。其中第三类无镇痛作用。

吗啡类镇痛药的一般共同特点是:①具有镇痛效力;②具有耐受、依赖、成瘾及呼吸抑制等副作用。因此,在临床使用中必须在专科医师的严格指导下进行镇痛治疗,特别是慢性疼痛病人。

(三)安定催眠抗焦虑药

此类药物在临床的急、慢性疼痛治疗中多有应用。临床一般将它们分为:①安定类药,即苯二氮䓬类药物。该类药物具有镇静、遗忘、抗焦虑及肌松作用,故常用于急性疼痛伴焦虑、肌痉挛或失眠病人。②吩噻嗪和丁酰苯类药,如氯丙嗪、异丙嗪及氟哌利多等。它们具有较明显的中枢神经系统抑制作用,并能增强催眠、镇痛及麻醉药物的作用,临床可用于慢性疼痛、癌性疼痛、神经性疼痛的治疗。

(四)解痉药

此类药物以阿托品、山莨菪碱为临床常用。对于解除平滑肌痉挛,如内脏胃肠道绞痛、输尿管绞痛、小血管痉挛等有效。阿托品与哌替啶合用对治疗胆绞痛和肾绞痛效果良好。

(五)其他

包括有激素、消炎药、钙制剂、扩血管药及透明质酸酶等,在临床疼痛治疗中是控制病因的有效药物。

二、神经阻滞治疗

神经阻滞是疼痛治疗中的重要手段,其目的是阻断伤害性冲动传入中枢,从而阻止了由于疼痛引起的血管收缩、肌肉痉挛、局部组织缺血缺氧等恶性循环,减少疼痛所致各种并发症及全身各器官生理功能的紊乱。此方法也可用于有效的诊断性治疗，通过阻断神经的传入和传出以确定受损组织器官的位置。

神经阻滞的使用药物大体有 4 种：①局麻药，如普鲁卡因、利多卡因及布比卡因；②维生素 B_{12}，它具有促进核酸合成的作用及促进糖代谢作用，是有效的神经营养药。③激素，具有抗炎、消除水肿、减少炎症增生、粘连的作用；④神经破坏药，临床上常用的是乙醇和苯酚，两种药物对周围神经产生破坏作用，使神经细胞脱水、变性，传导功能消失，故产生较长时间的镇痛作用。

神经阻滞的类型很多，如有单次阻滞、间断多次阻滞、持续神经阻滞等方法。神经阻滞的基本类型包括：①脑神经阻滞，如三叉神经、面神经等的阻滞；②脊神经干支阻滞，如臂丛神经、肋间神经阻滞及腰骶丛神经干支阻滞等；③椎管内神经阻滞，如硬膜外神经阻滞、蛛网膜下隙阻滞；④交感神经阻滞，如星状神经节阻滞、胸腰交感神经阻滞等；⑤局部神经阻滞（参见第 45 章神经阻滞麻醉）。

神经阻滞所需的时间长短、采用间断或持续方式、治疗用药的种类及药量大小等均依疼痛的原因、发病及持续时间、疼痛程度及受累范围而具体选择治疗方案。

三、物理康复治疗

在临床镇痛治疗中，物理康复治疗常结合其他疗法共同使用，彼此可相互弥补。它们包括天然物理能源和人工物理能源两大类。前者如日光疗法、海水疗法及矿泉水疗法等；后者如电疗、光疗、水疗、超声波治疗、磁疗、传导热疗法及冷疗法等，另外还包括康复锻炼治疗。物理康复治疗的主要作用有：①消炎作用，用以治疗各种急、慢性炎症；②镇痛解痉作用，用以治疗神经、肌肉、关节疼痛及内脏痉挛性疼痛；③镇静催眠作用等。

四、心理治疗

主要有生物反馈疗法和催眠术等。

五、中医治疗

包括针灸、按摩等。

六、手术疗法

即通过各种手术及仪器切断传导伤害性刺激冲动的神经传导，以达到镇痛作用。

七、其他

电刺激疗法、小针刀疗法及针灸治疗等。

第三节　疼痛治疗

一、头面部疼痛

（一）三叉神经痛

1. 解剖　三叉神经是第Ⅴ对脑神经，也是最大的一对脑神经。自脑桥腹外侧面发出，为躯体运动、感觉混合神经（参见图 45-1）。

（1）感觉通路：该神经第一级感觉神经元的细胞体位于半月神经节，其周围突组成 3 大支：第一支，即眼支。经眶上裂进入眼眶，分布于黏膜、角膜、上睑、鼻根、前额、头顶部的皮肤及泪腺和一部分鼻黏膜和额窦。第二支，即上颌支。经圆孔出颅，经眶下裂进入眼眶，再出眶下孔，分布于下睑、颧部面颊、鼻旁的皮肤、腭垂、硬腭、鼻咽部、下部鼻腔的黏膜及上颌牙齿。第三支，即下颌支。经卵圆孔出颅，分布于颞部、下颌、耳郭前部、外耳道的皮肤及舌、下颌牙齿、齿龈、口腔黏膜，其返回支（脑膜支）传入颅前、中窝脑膜的感受刺激。半月神经节中枢突进入脑桥后分成上行和下行纤维：上行纤维传导触觉及咬肌的深感觉和牙周黏膜感觉；下行纤维司痛温觉。三叉神经的第二级神经元自三叉神经脊束核、中脑核及主核发出交叉至对侧，上行至丘脑后内侧腹核。其第三级神经元位于丘脑，其纤维经内囊而终止于中央后回的下部。

（2）运动通路：来源于脑桥中部近第四脑室底部的三叉神经运动核，发出的神经经卵圆孔出颅合并于下颌支内，支配咬肌、颞肌、翼内肌、翼外肌等。三叉神经运动核同时接受两侧中央前回下传的皮质脊髓束的支配，故一侧核上纤维损害不会出现咀嚼肌瘫痪。

2. 临床特点

(1)原发性三叉神经痛:由面部或颊黏膜触发区的非伤害性刺激引起的一种严重的、突发性的、短暂的撕裂样、电灼样疼痛。疼痛局限在一个或多个分支区,通常为单侧,在两次发作间歇期无痛感。常无伴发症状及临床体征,偶有一过性面部潮红。在发作间歇期无任何神经体征。

眼支:单发或混合发病率约占三叉神经痛的20%。疼痛位于前额和眼部,或位于鼻根部和内眼角。

上颌支:单发或混合发病率约占三叉神经痛的45%。疼痛位于上颌支支配区,如上唇、颧部面颊、鼻侧皮肤、上颌牙齿等,激发点常在上唇,很少在齿龈和腭部。

下颌支:单发或混合发病率约占三叉神经痛的35%。疼痛在下颌支支配区,如下唇、下颌、下颌牙齿及齿龈、耳周及颏部等,激发点常在下唇,很少在齿龈和黏膜。

(2)继发性三叉神经痛:①三叉神经痛继发于肿瘤,发病率较低,一般低于2%。疼痛可位于1个或多个神经分支区域,呈突发性、剧烈而短暂性刀割样疼痛。常伴有非阵发性钝痛、刺痛,并可在程度上进行性加重。受累神经支配区出现感觉异常,角膜反射消失、运动受累。X线及CT检查可发现肿瘤存在征象。②三叉神经痛继发于创伤,颅骨或面部的肿瘤,各种骨炎、窦炎等:呈中、重度持续性烧灼样、针刺样疼痛,偶可在1个至多个神经分支区域伴有阵发性的剧烈、短暂撕裂样疼痛。受累神经支配区出现感觉异常,运动障碍,并出现生理体征,如红、肿、压痛等。X线检查可进一步明确诊断。③三叉神经痛继发于急性带状疱疹:在受累神经支配区出现烧灼样、偶伴有撕裂样疼痛,同时可见该区域皮肤的急性带状疱疹损害。④三叉神经痛继发于慢性带状疱疹后遗神经痛:受累神经支配区出现烧灼样疼痛,并伴有该区域皮肤瘙痒、感觉迟钝、感觉过敏及感觉异常等现象。也常出现撕裂样疼痛。受损皮肤可见损害后瘢痕,失去正常皮肤颜色。

3. 治疗

(1)药物治疗:卡马西平(carbamazepine,tegretol)开始服用0.1~0.2g每日1~2次,逐渐加量至每日0.4~0.6g。副作用有眩晕、思睡、恶心、皮疹、白细胞减少及肝损害等。苯妥英钠(dilantin)单独使用效果较卡马西平为差,剂量一般为0.1~0.2g,每日3次,若与苯二氮䓬类药物合用可增加疗效。镇痛药,包括麻醉性和非麻醉性镇痛药,可缓解症状。

(2)神经阻滞:根据症状对三叉神经出颅孔后的受累分支进行局麻药或无水乙醇阻滞治疗。也可考虑半月神经节的无水乙醇注射和射频电凝治疗。

(3)对继发性三叉神经痛要在治疗原发病的同时给予镇痛辅助治疗。

(二)膝状神经痛(Ramsay-Hunt综合征)

1. 解剖 面神经的感觉支起自膝状神经节,为单极细胞,其周围突来自舌前2/3味蕾,沿舌神经、鼓索及面神经到达神经节,其中少许纤维来自外耳道传导躯体感觉;其中枢突组成中间神经,终止于脑桥孤束核的上部。

2. 临床特点 在耳内和下颌关节后区域出现剧烈的、短暂性的撕裂样疼痛。疼痛可由诸如耳道或咀嚼或谈话等非伤害性刺激激发;发作间歇期无疼痛感受;很少合并三叉神经痛。一般无神经系统异常体征;有些病人在疼痛发作时可有流涎、味觉苦涩、耳鸣及眩晕症状。如由带状疱疹引起,则可见耳道、鼓室、耳郭及下颌关节后区域出现带状疱疹性皮肤损害。

3. 治疗 药物治疗的方法基本同三叉神经的治疗原则。如药物治疗无效,可考虑手术治疗,包括神经减压术、神经切断术等。

(三)舌咽神经痛

1. 解剖 舌咽神经经颈静脉孔出颅。该神经含感觉、运动和副交感神经纤维。感觉纤维起自岩神经节细胞。其周围突传导舌后1/3味觉和中耳及耳咽管的一般感觉,少量一般感觉纤维尚传导外耳感觉;其中枢突终止于延髓孤束核，通过孤束核纤维与上岩核细胞联系，完成唾液分泌的反射过程。副交感神经纤维起自下岩核并走向中耳，经岩小浅神经达到耳神经节，其节后纤维分布于腮腺。运动纤维来自延髓疑核，支配茎突咽肌。

2. 临床特点 在舌根部、扁桃体隐窝、咽部等神经支配区出现突发性、短暂性、剧烈的撕裂样疼痛，常常向内耳、下颌角及颈部放射。可因吞咽、打哈欠、清理咽喉及讲话而诱发疼痛。

3. 治疗 药物治疗的方法基本同三叉神经的治疗原则。如药物治疗无效，可考虑手术治疗，包括神经减压术、神经切断术或舌咽神经阻滞等(参见图 45-10)。

(四)迷走神经和喉上神经痛

1. 解剖 迷走神经为最长的脑神经，与舌咽神经一道经颈静脉孔出颅。一般感觉的细胞体位于颈神经节，其周围突分布于外耳及颅后部的硬脑膜，其中枢突终止于延髓的三叉神经脊束核。内脏感觉的细胞体位于结状神经节，周围突分布于咽、喉、气管、食管及其他胸腹部内脏，中枢突终止于延髓孤束核。副交感神经纤维起自迷走神经背核，走向迷走神经丛副交感神经节，节后纤维支配气管、食管、心、胃、肠的平滑肌运动。随意运动纤维起自疑核，支配软腭、咽及喉部的横纹肌。

2. 临床特点 于甲状软骨、梨状窝、下颌角，少见于耳部出现突发性、短暂性、剧烈的撕裂样电击样疼痛。激发带通常在喉部。

3. 治疗 药物治疗的方法基本同三叉神经的治疗原则。如药物治疗无效，可考虑手术治疗，包括神经减压术、神经切断术等。

(五)枕大神经痛

1. 解剖 枕大神经起自第 2 颈神经后支的内侧支，与枕动脉伴行，支配枕部皮肤。

2. 临床特点 于下枕部出现持续性、针刺样剧烈疼痛，并向头皮后、外侧放射。通常无激发点，但触压神经可使疼痛加重。神经痛常与损伤有关；受累神经支配区可出现感觉变化。

3. 治疗 除服用镇痛药外，神经阻滞效果较佳，多可控制病情(参见图 45-16)。

(六)头痛

头痛是头颈部受伤害感受器受到刺激所致的一类临床症状和综合征。颅内痛敏感成分：静脉窦及其回流静脉、颅底部硬脑膜、硬脑膜动脉和脑底部动脉，经第Ⅴ、Ⅸ、Ⅹ对脑神经和第 2～3 对颈神经；颅外痛敏感成分：皮肤、肌肉、韧带、帽状腱膜、骨膜、动脉以及眼、耳、鼻、口腔，伤害性冲动传导除与颅内的一样外，尚有第Ⅶ对脑神经传导，此外还有交感神经参与传导。其余颅骨、脑组织、大部分软脑膜、蛛网膜、室管膜、脉络丛等均对疼痛不敏感。头痛产生的主要机制包括：①颅内外血管的扩张(血管性头痛)；②颅内痛觉敏感组织被牵拉或移位(牵引性头痛)；③颅外肌肉组织的收缩(肌缩性头痛)；④颅内外痛觉敏感组织发生炎症；⑤传导伤害性冲动的神经直接受损或发生炎症(神经炎性头痛)；⑥五官病变的伤害性刺激的扩散(牵涉性头痛)。

1. 血管性头痛 其特点为呈搏动性痛或胀痛；颅外血管明显扩张(颞动脉隆起，搏动增强)；压迫颈动脉后头痛可稍减轻；头低位或受热后常使头痛加重。

(1)偏头痛

临床特点：常在青春期发病，可有家族史；诱发因素与劳累、情绪、经期有关；典型偏头痛有先兆症状；常见的有眼前闪光、暗点、偏盲及面、舌、肢体麻木等(系颅内血管痉挛所致)；先兆过后 10～20 分钟后出现颅外血管扩张，管壁过敏，一侧或双侧头部剧烈搏动性跳痛或胀痛，多伴面色苍白、肢冷、嗜睡、恶心、呕吐；持续时间为数小时至 1 天恢复；可反复发作；间歇期不等。无先兆症状者称为普通型偏头痛，较多见，发作出现可达数天，家族史不明显。

治疗：①发作期：口服麦角胺咖啡因，或肌内注射麦角新碱；服用安定镇静药；服用甲氧氯普胺等止吐药；星状神经节阻滞(参见图

45-33)。②间歇期:可服用谷维素、麦角胺咖啡因、阿司匹林、β受体阻滞药、钙通道阻滞药、星状神经节阻滞等。

(2)丛集性头痛

临床特点:成年男性多见,以一侧眶上、眶周为主的突发性剧烈头痛,伴有痛侧流涕、鼻阻、颜面充血发热等;持续时间为半小时至 2 小时,迅速缓解,常在每天同一时间以同一方式多次发作。

治疗:发作时可服用麦角制剂或采用星状神经节阻滞(参见图 45-33)。间歇期可选用麦角制剂、钙通道阻滞药、激素顿服及星状神经节阻滞等方法。

(3)颈椎性偏头痛

临床特点:与颈椎急、慢性疾病所致发作性椎动脉供血不足有关。颈部活动可诱发头痛;症状呈典型偏头痛表现形式,但头痛偏枕部的为多,同时伴有患侧上肢麻木、疼痛、无力及椎动脉痉挛所产生的眩晕、耳鸣、猝倒等脑干供血不足症状。

治疗:可按照颈椎病的治疗原则对原发病因进行处理,同时也可采用星状神经节阻滞疗法。

2. 牵引性头痛　见于颅内肿物、颅内高压症及颅内低压症。

临床特点:颅内高压者,阵发性头痛,剧烈时伴呕吐;咳嗽用力时头痛加重;可出现视乳头水肿。颅内低压症者,头痛与体位有密切关系,头低位或平卧时头痛缓解而直立时加重;脑脊液压力低于 5.88kPa($60cmH_2O$)常见于腰穿后。

治疗:主要对原发病进行治疗,余对症处理。

3. 肌缩性头痛　系头颈肌肉收缩所致。

临床特点:常表现为双侧颈部及枕颈部持续性钝痛、紧缩痛,或头顶重压感,颈部活动不适;头痛处肌肉有压痛,肩背部也可有疼痛和压痛。

治疗:按摩、理疗或服用安定类药物。局部痛点阻滞常有较好疗效。

4. 炎症刺激性头痛　见于脑膜炎及蛛网膜下隙出血。

临床特点:多为全头部痛,并因神经根刺激而引起腰肌痉挛、颈项强直、颈枕部及腰部疼痛;可伴有神经系统症状和脑脊液异常。

治疗:主要对原发病进行治疗,辅助以对症处理。

5. 神经炎性头痛

临床特点:即头颈部的神经痛,以眶上、枕神经、耳大神经多见;常因受寒、感染、外伤和颈椎病变等引起。发作时出现受累区针刺样、刀割样疼痛,可间歇或持续发生。

治疗:除按神经炎原则处理外,可在受累神经处行痛点阻滞。

6. 牵涉性头痛　系由五官病变的伤害性刺激扩散所致。

临床特点:疼痛多以原发病灶为主,并伴有原发病的症状和体征;疼痛主要部位:额窦炎在额部,上颌窦炎在颊部,筛窦炎在眶周及鼻梁部,蝶窦炎在头的深部、眼后及枕部。

治疗:以治疗原发病为主,辅以对症处理。

7. 癫痫性头痛

临床特点:多见于青少年及儿童;疼痛多在额颞区,为突然发作和终止的剧烈搏动性或炸裂样疼痛;发作持续数秒至数十分钟,偶可长达 1 天,每天次数不等;疼痛时可伴有恶心、呕吐、眩晕、面色苍白、流泪、腹痛、意识障碍等;脑电图可有异常发现。

治疗:以治疗原发病为主,辅以对症处理。

二、颈、肩、上肢疼痛

(一)颈部

1. 创伤

(1)颈扭伤

临床特点:扭伤数天后出现颈部的轻度或中度疼痛,并向枕区放射。棘突及横突上压痛,局部肌肉痉挛、变硬、肿胀、惧碰,颈部外观畸形。放射学及神经系统检查阴性。

治疗:服用非麻醉性镇痛药,必要时可使用可待因等弱阿片类药物;理疗,轻柔按摩;局部痛点阻滞;严重时可使用颈托固定;恢复期进行颈椎主动和被动练习。

(2)颈椎过伸或过屈损伤

临床特点:损伤后数分钟即出现上颈部中度或重度疼痛,并向枕区放射,疼痛进行性加重,可因头部活动至恶化。主诉有明显外伤史。颈部活动受限,尤其在颈伸位。该处肌肉压痛、痉挛、吞咽困难,并出现所涉及自主神经的特殊综合征。

治疗:休息;服用镇痛药;颈托固定;理疗;局部痛点阻滞;恢复期功能练习。

(3)肌筋膜综合征:主要涉及胸锁乳突肌、斜方肌、多裂肌、提肩胛肌等。

临床特点:它们的共同特点是依据各肌肉的不同部位出现轻度至中度的持续性钝痛、针刺样疼痛及烧灼痛,常放射至头部和肩部。受累肌肉各有不同的触发点,可触诊定位。肌肉痉挛、僵直、不自主活动、创伤或轻伤史(包括劳损)等是诊断的重要依据。

治疗:局部痛点阻滞十分有效;其余包括服用镇痛消炎药、理疗、按摩、纠正不正确姿势及减少劳损因素;功能练习。

2. 感染、炎症及退行性疾患

(1)骨髓炎

临床特点:不同程度的持续性钝痛或尖锐性疼痛,并伴有持续性枕区和肩部放射。椎旁压痛明显,严重肌肉痉挛,实验室检查及放射学检查可协助确诊。

治疗:治疗原发病为主,辅以对症处理。

(2)骨关节炎

临床特点:中度或重度的颈部疼痛,常为单侧发病,因活动而加重。临床可出现颈部僵直、肌肉痉挛以及所涉及脊髓节段和神经根的相关体征和综合征。

治疗:避免颈部疲劳及损伤,纠正不正确姿势;理疗或轻柔按摩;服用镇痛消炎药;局部痛点阻滞;高位硬膜外或星状神经节阻滞(参见图 45-33)。

(3)类风湿关节炎(上颈椎)

临床特点:颈部疼痛并向颞及眶后区域放射。临床可出现感觉异常、感觉过敏、四肢无力、眩晕、眼球震颤等,实验室检查协助诊断。

治疗:在治疗原发病的同时进行镇痛治疗,包括服用镇痛消炎药;理疗颈托功能位固定;痛点明确者可行阻滞治疗。

(4)强直性脊柱炎

临床特点:颈部进行性出现持续性钝痛,晨起颈僵直,运动锻炼后改善。该病可累及脊柱全长,但尤以颈椎为甚。颈椎活动减少,压痛点集中,前屈受限明显。

治疗:原则上同类风湿关节炎治疗。

3. 神经源性疼痛 除颈痛外,伴有肩及上肢的放射性疼痛。

(1)髓外神经根性受损:这一类疾病包括:①颈椎病(骨关节炎);②颈椎间盘突出症;③椎体骨折脱位($C_4 \sim T_1$);④急性带状疱疹;⑤治疗后神经痛;⑥创伤性撕脱、肿瘤、炎症等。

临床特点:临床常出现颈肩、上臂、前臂及手部的节段性疼痛(神经根痛)。疼痛区域依受累神经根的不同而异。扩展、劳损、颈部过度活动都可使疼痛加重。牵引可使其缓解。受累神经节段皮肤感觉障碍,如主观感觉麻木,客观感觉过敏。受累运动支配区肌力减弱或肌无力,神经放射异常(亢进或减弱)。放射学检查具有重要意义。

治疗:治疗原发病;同时可行理疗、痛点局部阻滞、高位肌沟神经阻滞及星状神经节阻滞(参见图 45-33);高位硬膜外神经阻滞;手术治疗。

(2)神经干丛受损(臂丛神经痛):常见于胸廓出口综合征。

临床特点:颈部、肩部、上臂内侧、前臂及手出现疼痛。受压局部压痛,如斜角肌肌沟处。相关区域感觉和运动障碍,上肢超外展时可因锁骨下动脉受压致桡动脉搏动无力或消失。Adeson 试验或 Allen 试验及放射学检查可确诊。

治疗:斜角肌肌沟处阻滞对斜角肌综合征病人尚有一定疗效。但手术治疗是去除病因的唯一方法。

(二)肩部及上臂

1. 肩旋转肌群肌腱病变

(1)急性钙化性肌腱炎(岗上、下肌、肩峰下滑囊炎)

临床特点:肩关节突发性、局限性的剧烈疼痛,受累肌腱局部明显压痛、肿胀,该肌肉反射性痉挛,肩部运动受限。

治疗:早期休息;局部痛点阻滞;肩胛上神经阻滞(参见图45-19)加肱骨大结节上或肩峰下注射效果较好,可以缓解肌肉痉挛及产生局部作用;理疗及物理康复锻炼;服用必要的镇痛药。

(2)旋转肌群撕伤

临床特点:肩袖三角肌附着点疼痛,并放射到整个肩关节及上臂。可呈缓慢发病或急性突发。肌肉反射性痉挛,于抬高和外展上肢时无力。撕伤处压痛,关节X线片阴性。

治疗:尽管局部阻滞可以缓解疼痛,但外科手术修复对肩关节后期的功能恢复十分有利,避免肩袖损伤后肌肉萎缩,肩肱关节退变。

2. 肱二头肌腱病变

(1)二头肌肌腱炎

临床特点:疼痛在肩关节前外侧二头肌腱沟(结节间沟)处,并放射到上臂,有时至前臂。上臂屈曲、前臂抗阻力旋后时疼痛加重。二头肌肌腱上明显压痛,三角肌、斜方肌和斜角肌反射性痉挛。

治疗:痛点局部阻滞(结节间沟处);痛点小针刀治疗;按摩及康复运动治疗;辅以镇痛药。

(2)二头肌长头撕脱

临床特点:急性创伤后(或因局部退行性改变,二头肌突然强烈收缩)肩关节前部出现突发性(慢性微小损伤可缓慢发病)、剧烈锐痛。可及撕脱肌腱肿块,并明显无力。

治疗:青年人急性期以手术修复为好,争取功能恢复。慢性断裂者或老年人,一般对功能影响不大,故无需手术。疼痛严重者可行痛点阻滞,功能障碍严重者再考虑手术治疗。

3. 肩关节囊病变 冻结肩(肩周炎、粘连性关节囊炎)。

临床特点:肩部持续性钝痛,肩关节僵直,运动进行性受限。疼痛在肩关节活动范围尽点(屈曲、外旋、内旋、过胸内收)明显加重。

治疗:神经阻滞,肩胛上神经阻滞(参见图45-19)、肌间沟神经阻滞(参见图45-18)等;肩关节周围注射,如肱骨结节间沟、肩峰下及大结节上等处;理疗、按摩及康复运动治疗;小针刀治疗;必要时服用镇痛消炎药。

4. 肌筋膜疼痛综合征 这一组疾病包括斜角肌、冈上肌、冈下肌、三角肌,胸大、小肌,大、小圆肌,肩胛下肌,肱二头、三头肌。

临床特点:此类疾病依受累肌肉而出现肩部和上臂的疼痛,疼痛程度从轻度到重度各异,运动受限的程度,也根据受累肌肉及病变范围的大小而不同。病变肌肉可以找到疼痛触发点,肩关节活动范围受限。

治疗:避免劳损,纠正不正确的姿势;受累肌肉痛点阻滞;理疗及按摩;康复运动治疗。

(三)肘关节

1. 肱骨外上髁炎(网球肘)

临床特点:外上髁局部出现轻度到中度或重度疼痛,抓握动作、抗阻力伸腕或前臂旋后均可使疼痛加重。按压髁部疼痛剧烈。

治疗:避免过劳和再损伤;痛点阻滞;理疗及按摩;小针刀治疗;康复运动治疗。

2. 肱骨内上髁炎(高尔夫球肘)

临床特点:内上髁疼痛,且局部压痛明显。腕和前臂屈曲旋前时疼痛加重。

治疗:避免过劳和再损伤;痛点阻滞;理疗及按摩;小针刀治疗;康复运动治疗。

3. 尺骨鹰嘴滑囊炎

临床特点:局部持续性钝痛,伴有鹰嘴滑囊肿胀。病变可继发于创伤或感染。

治疗:滑囊抽液加注射消炎药物,后加压包扎;理疗;手术滑囊切除。

(四)腕关节病变

1. 腕管综合征

临床特点:其为一种正中神经卡压综合

征，腕掌侧出现疼痛，手指正中神经区感觉异常，麻木、疼痛；大鱼际可萎缩。按压腕掌侧或过度被动屈腕时症状加重。

治疗：理疗；腕管阻滞；手术切开减压。

2. 扭伤及劳损

临床特点：创伤或过度使用后出现腕关节内持续性钝痛，可因运动而加重，伤侧局部压痛。

治疗：避免过劳及再损伤；理疗及按摩；痛点阻滞；弹力绷带保护和支持腕关节。

3. 桡骨茎突狭窄性腱鞘炎

临床特点：桡骨茎突处疼痛，并向腕桡侧及拇指放射。局部压痛明显。Finkelstein 征阳性。

治疗：理疗及按摩；局部痛点阻滞（桡骨茎突处）；理疗及按摩；小针刀治疗；手术治疗。

（五）手部病变

1. 屈肌腱腱鞘炎

临床特点：掌指关节疼痛、肿胀，压痛明显，常可及肿胀增厚的腱鞘。屈指后困难或不能主动伸直，并伴有弹响。

治疗：局部阻滞；小针刀治疗；理疗；避免过劳及寒冷；按摩；手术切开腱鞘松解。

2. 腱鞘囊肿

临床特点：一般认为是由于过度使用或扭伤等因素所致。好发于腕背侧、腕掌侧，无明显疼痛。局部可见肿物，轻压痛。

治疗：囊肿抽液加局部阻滞；局部挤压至囊肿破裂加局部阻滞；小针刀治疗；手术切除。

3. 类风湿关节炎

临床特点：手部可见明显畸形，用力活动时疼痛，全身其他关节也可见受累症状。实验室检查可协助诊断。

治疗：以类风湿疾病的全身治疗为主，辅以局部对症处理。

4. 骨关节炎

临床特点：受累关节出现持续性钝痛，通常以远端指间关节为多见。近端指间关节和掌指关节很少累及。

治疗：避免用手过劳或寒冷；理疗；必要时口服镇痛消炎药。

5. 扭伤和劳损

临床特点：损伤或过度使用后出现 1 个或多个手指的疼痛。重复受伤姿势或用力活动使疼痛加重。关节可出现肿胀。

治疗：休息，避免继续损伤；理疗；尽量避免用力按揉指间关节；必要时可服用镇痛药或采用局部阻滞治疗。

三、胸、腹部疼痛

（一）肋间神经痛

1. 临床特点 该病为临床常见疾患，多为继发性。以下疾病常可导致肋间神经痛。

（1）胸部疾患：各种因素导致的胸膜炎、肺癌侵犯胸膜、肋骨骨折或肿瘤、胸部手术后等。

（2）脊柱病变：脊柱结核、肿瘤、椎间盘突出侵犯或压迫神经所致。

（3）其他：带状疱疹、糖尿病、肾炎等。疼痛为刺痛或呈烧灼样，持续性或阵发性发作，并沿肋间神经走行放射，常伴有该神经支配区的感觉异常、肌肉痉挛。

2. 治疗 在治疗原发病的同时可行肋间神经阻滞（参见图 45-25）。神经阻滞包括肋缘下、椎旁神经阻滞；硬膜外阻滞；胸膜腔阻滞。余可辅以口服镇痛药。

（二）心绞痛

1. 临床特点 心绞痛是心肌急性一过性缺血、缺氧所导致的临床症状。突发性胸骨后、心前区阵发性压榨性疼痛，可向左上肢或右上肢或双上肢、上腹部、肩胛间区、颈部放射。疼痛可持续数分钟或数十分钟，常因劳累、严重精神压力所诱发，使用硝酸甘油及休息可减轻或缓解疼痛。病史、体征及心电图、冠状动脉造影等可协助确诊。

2. 治疗 在配合专科治疗的同时，可考虑行星状神经节阻滞（参见图 45-33）或上胸段硬膜外阻滞，以利缓解心绞痛，改善心肌冠脉供血。

（三）急性胰腺炎

1. 临床特点 该病以腹部疼痛为主要临

床症状，位置多在上腹部或脐周，呈持续性、剧烈胀痛或绞痛，阵发性加重，向背部、胸部、下腹部等处放射，并伴有恶心、呕吐、腹胀、急性黄疸等。实验室检查有助于诊断。

2. 治疗 明确诊断后，在专科治疗的同时，可以采用辅助镇痛，如静脉、肌肉及硬膜外途径给药。

(四)胆绞痛

1. 临床特点 胆绞痛是胆囊管梗阻、胆囊痉挛所致的一种临床症状。胆道系统结石或蛔虫症一旦阻塞胆囊管，便可引起突发性、剧烈绞痛，并向右肩部放射，疼痛可持续数小时，多能自行消失。放射学检查及B超有助于确诊。

2. 治疗 急性期首先考虑应用哌替啶加阿托品肌内注射以缓解疼痛；而后再根据情况对原发病采用非手术或手术治疗。

(五)肾及输尿管绞痛

1. 临床特点 肾及输尿管因急性结石梗阻可导致突发性剧烈绞痛，疼痛向下腹部、腹股沟及会阴部放射。发作时血尿是该病的重要临床体征。放谢学检查可协助诊断。

2. 治疗 使用镇痛药及解痉药缓解症状；明确诊断后治疗原发病。

四、下腰部、髋部及下肢疼痛

(一)下腰部疼痛

1. 无下肢放射痛的腰骶部疾患

(1)腰扭伤

临床特点：外伤后出现腰部弥漫性、持续性钝痛或锐痛，活动后加重。腰部僵直，压痛区域不集中，患侧肌肉痉挛，放射学检查阴性。

治疗：卧床休息；急性期过后可行物理治疗；痛点局部阻滞或腰椎椎板注射常有较好的镇痛效果。

(2)腰骶部劳损

临床特点：在腰骶连接处出现疼痛、压痛，活动时加重，可突然发病，疼痛程度轻重各异。放射学检查可见腰骶角过大。

治疗：急性期卧床休息，过后可行理疗及功能锻炼。痛点阻滞可缓解症状。腰围可有一定的支持和治疗作用。

(3)肌筋膜炎

临床特点：此病是一种综合征，临床常出现下腰部的弥漫性疼痛，在肌腱或韧带的骨附着处有压痛点。休息后腰部僵直，活动明显受限，活动后症状有所减轻。放射学检查阴性。

治疗：纠正和改变不正确的坐、站姿势和负重姿势；加强肌肉的功能练习；理疗及按摩；痛点阻滞或腰椎椎板注射。

(4)退行性骨关节炎

临床特点：于下腰部深层出现持续性钝痛，腰椎前、侧屈及后伸时疼痛加重，放射学检查可见腰椎的退行性改变。

治疗：加强腰部的支持和保护，避免外伤和过劳，纠正不正确的姿势；理疗；痛点阻滞或腰椎椎板注射。

2. 伴有下肢放射痛的腰骶部疾患

(1)腰椎间盘突出症

临床特点：常有外伤后腰痛史；出现腰痛伴股神经区或坐骨神经区的疼痛，腹压增加或腰部活动时疼痛加重，严重时可使鞍区麻木，大小便困难和双足麻痹；腰椎姿势异常，肌肉痉挛，运动受限；出现典型的神经压迫体征。放射学检查可明确诊断。

治疗：保守治疗包括卧硬床休息，理疗，按摩，腰部的支持和保护，腰背肌肉锻炼；硬膜外单次注射或连续冲击疗法对症状有一定的缓解作用；化学融核术及手术治疗应掌握好适应证和时机。

(2)腰椎椎管狭窄症

临床特点：该病是一种骨性神经卡压综合征，临床以老年人退行性因素为多见。腰痛伴间歇性跛行；腹压增加时疼痛并不加重；肌肉痉挛，腰部活动受限；受损神经支配区域出现异常神经体征；放射学检查可明确诊断。

治疗：保守治疗基本同腰椎间盘突出的治疗原则。硬膜外注射治疗可缓解症状。严重者可行椎管减压术。

(二)髋部疼痛

1. 创伤性疾患 老年病人的骨折。

(1)临床特点:外伤,甚至于轻微的损伤后即刻在大粗隆、腹股沟、臀部出现剧烈的持续性锐痛、烧灼样疼痛,可向大腿及膝部放射。患侧不能负重,局部压痛,肌肉痉挛。放射学检查可明确诊断。

(2)治疗:在骨科专科治疗的同时,镇痛治疗十分重要。口服或肌内注射镇痛药可达到一定的效果;硬膜外镇痛是一种理想的方法。镇静安定药物辅助使用。

2. 关节炎症

(1)急性关节炎(风湿热、细菌性炎症)

临床特点:髋关节中重度急性疼痛,活动时加重,常放射到膝部。髋关节腹股沟处肿胀、压痛,实验室及放射学检查有助于诊断。

治疗:主要治疗原发病,可辅助镇痛。

(2)类风湿关节炎

临床特点:髋部、臀部及腹股沟处出现持续性轻中度钝痛,向大腿和膝部放射,活动后加重,休息后缓解。髋关节运动受限,不同程度的肌肉痉挛。实验室及放射学检查可协助确诊。

治疗:主要治疗原发病,可辅助镇痛。

(3)骨关节炎

临床特点:常发于老年人,髋部出现钝痛,逐渐发病。早期运动后加重,休息后缓解;随病情发展,休息时也出现疼痛。放射学检查可见关节间隙变窄,或消失等。

治疗:主要治疗原发病,可辅助镇痛。

(三)股部疾患

1. 肌肉骨骼系统疾患

(1)肌筋膜综合征(包括髋关节各运动方向的肌肉)

临床特点:①臀中肌、臀小肌、梨状肌、股外侧肌、股二头肌:在大腿后侧出现程度不同的持续性疼痛,按压患处疼痛加重。一般有创伤、劳损、过力等病史,局部压痛,肌肉痉挛,有触发点。局部封闭后可缓解。②臀小肌、股外侧肌、阔筋膜张肌:在大腿外侧区域出现疼痛、压痛及肌肉痉挛,痛点封闭后可缓解。③内收肌群、股中间肌及股内侧肌:于大腿前侧出现疼痛、压痛、肌肉痉挛,痛点封闭后缓解。

治疗:避免过劳,休息;局部理疗;局部痛点阻滞常效果显著。

(2)股骨肿瘤

临床特点:股部的轻度至深部持续性钝痛,随病情渐加重,通常运动受限,夜间疼痛较白天为甚。一般表现为肿胀。放射学及实验室检查可协助诊断。

治疗:除治疗原发病以外,镇痛治疗常常不可忽视。以综合治疗为最好。

(3)股骨感染性疾患(骨髓炎、结核等)

临床特点:大腿可出现中重度搏动性疼痛,常向两端放射,夜间更为明显。临床证据如发热、实验室及放射学检查有助于诊断。

治疗:当以治疗原发病为主,并辅以对症处理。

2. 神经源性疼痛

(1)股外侧皮神经痛

临床特点:该神经来自第2、3腰神经前支的后股,从腰大肌外侧缘出现,在髂肌前面斜向外下方,于髂前上棘内侧经腹股沟韧带深面到股部,分布到大腿前、外侧皮肤。临床可出现大腿前外侧面烧灼样疼痛或麻刺感。站立、走路可加重症状,卧床或屈髋可使其缓解。按压髂前上棘神经处局部或沿该神经放射。

治疗:①病人应避免穿紧身衣裤,减少对局部的挤压;②神经阻滞(参见图45-32)尚有一定的治疗作用;③手术减压或神经切断术疗效不肯定。

(2)股神经痛

临床特点:该神经受损时大腿前内侧可出现持续性烧灼样疼痛或撕裂样疼痛,大腿过伸时症状加重。但疼痛并非是股神经卡压的常见症状。它的主要表现是股四头肌无力,伴有严重的步态异常,以及神经支配区感觉减退。

治疗:由于该病几乎都是因病理性损害侵犯神经所致,故主要在于治疗原发病损害。神经阻滞(参见图45-31)仅可暂时缓解疼痛。

(3)坐骨神经痛

临床特点:坐骨神经痛是一个症状而不是诊断,许多原因都可引起该症。常为持续烧灼样疼痛或撕裂样疼痛,并沿坐骨神经走行放射,伸膝屈髋使疼痛加重。神经干上压痛,神经支配区运动、感觉及放射异常。

治疗:明确诊断、找出原因是治疗的前提。①卧床休息;②进行原发病的治疗;③可适用理疗方法,但有时也会加重;④慎用大手法按摩、牵伸,特别是急性期;⑤神经阻滞(参见图45-30)可缓解和治疗疾病(腰大肌肌间隙阻滞、硬膜外神经阻滞及神经干阻滞),如腰椎间盘突出症、椎管狭窄症、梨状肌综合征等。

(4)闭孔神经痛

临床特点:病人出现大腿内上侧持续烧灼样或撕裂样疼痛,并可能伴有大腿内侧感觉消失和内收肌无力。

治疗:多数是由于原发疾病损害所致,故治疗中主要对原发病的处理。单纯闭孔膜卡压所致可行手术。神经阻滞是缓解疼痛的有效方法。

(四)膝部疾患

1. 创伤性疾患

(1)韧带或关节囊损伤

临床特点:轻度扭伤,出现轻到中度的疼痛,局部按压或重复损伤姿势加重疼痛;中度扭伤,较剧烈的疼痛,并出现一定程度的感觉不稳定;重度扭伤,较剧烈的尖锐性疼痛。除轻扭伤痛有感觉局部压痛和肿胀,中度或重度扭伤还具有关节交锁、不稳定、关节渗出或关节积血。还可出现运动障碍。

治疗:①轻度扭伤:服用非甾体镇痛消炎药;关节制动;弹力绷带支持和保护关节。②中度扭伤:关节完全制动,卧床或轮椅,抬高患肢;进行必要的镇痛治疗;伤后48~72小时冰袋治疗,直至疼痛和渗出停止方可行热疗。③严重扭伤:由于有韧带撕裂,导致关节不稳定,故保守治疗应延长时间,或手术修复,另外使用适合的镇痛方法和镇痛剂。

(2)半月板损伤

临床特点:膝关节半月板是一种纤维软骨组织,充填于股骨髁与胫骨髁之间。它具有增强膝关节稳定性的作用。半月板损伤后出现突发性膝关节内或外侧的尖锐性疼痛,渐发展成为持续性钝痛,但挤压半月板时仍可产生尖锐性疼痛。损伤侧膝眼沿关节间隙有固定和局限压痛,运动中关节交锁是其典型体征,旋转挤压试验阳性。

治疗:一经诊断明确,首先采用保守治疗,包括关节保护,减少关节活动的强度,特别是半屈曲状态下的负重活动;理疗,以缓解关节的创伤性炎症;关节腔穿刺、注射,抽除滑膜积液并注入消炎镇痛药物。对于严重的半月板损伤,临床目前仍主张尽早手术治疗,以避免继发性关节创伤的出现。术前、术后的股四头肌锻炼十分重要。

2. 关节炎

(1)类风湿关节炎

临床特点:该病是一种以关节病变为主的全身性疾病,膝关节受累者并不少见。开始以关节滑膜病变为主,逐步侵袭肌腱、韧带等结缔组织,后期发生软骨和骨的破坏,并出现关节强直和畸形。除全身症状外,关节有持续性锐性的跳痛,常常放射到大腿、髋部及小腿。关节活动时症状加重,休息后缓解。各种实验室检查、关节滑膜活检病理学检查及和放射学检查可协助诊断。

治疗:除全身治疗外,局部治疗包括理疗和预防畸形;关节腔药物注射常可产生较好的镇痛和抗风湿作用。手术治疗的目的在于改善关节功能,如人工关节置换术。

(2)骨关节炎

临床特点:早期无特殊症状,待到出现滑膜炎后可伴有轻度疼痛,后期出现炎症表现,膝关节周围常常表现为中度的持续性钝痛,过力后疼痛加重。晨起关节僵直,运动后改善,关节活动受限,股四头肌萎缩、无力,屈膝时有摩擦音。晚期病变韧带及肌肉失去对关节的支持作用,导致关节不稳定,出现膝内翻或外翻。

治疗：保守治疗包括服用非麻醉性镇痛药；理疗；不负重状态下关节活动度锻炼；股四头肌肌力锻炼；关节腔穿刺注射消炎镇痛药物；肥胖病人减轻体重有助于病情缓解。对于膝关节严重疼痛、功能受限、关节畸形者可考虑手术治疗。

3. 滑囊炎（髌前滑囊炎、髌下滑囊炎及Baker囊肿）

临床特点：急性滑囊炎可出现受累部位的中、重度疼痛；而慢性者常常出现轻度的钝痛，膝关节屈曲或直接挤压滑囊时疼痛加重。局部压痛，受累滑囊肿胀。

治疗：髌前、髌下滑囊炎可行穿刺抽除积液，并注入抗炎药，后加压包扎，一般多可治愈。Baker囊肿以手术治疗效果为好。

4. 髌骨软化

临床特点：髌骨内侧或髌下出现中、重度疼痛，髌骨与股骨相对运动时疼痛加重，如膝关节半屈位伸直时。髌内侧可有压痛，活动时可及髌骨上摩擦感。髌研磨试验阳性。

治疗：①避免髌股关节面过度受压，进行直腿抬高锻炼股四头肌肌力，进而行抗阻力直腿抬高锻炼；②理疗；③髌股关节面药物注射；④一般无效可考虑手术治疗。

（五）小腿疾患

1. 隐神经痛

临床特点：为股神经中最长的感觉支，其自股三角内、后进入收肌管下行，在缝匠肌和股薄肌腱止处穿出，伴大隐静脉下行，分布于髌下、小腿内侧面和足内侧缘皮肤。该神经痛则出现神经支配区的烧灼样疼痛，局部皮肤检查有感觉异常、痛觉过敏或迟钝。

治疗：由于收肌管内挤压所致神经卡压症状，有效的治疗是将该神经自收肌管内游离、减压。因膝部手术致神经出口卡压者，则行出口减压即可见效。

2. 腓神经痛

临床特点：该神经是坐骨神经的分支，与胫神经分离后，沿腘窝外侧壁到腓骨小头的前下方，穿腓骨长肌分为腓深神经和腓浅神经。腓骨颈神经卡压后出现膝远端外侧、小腿前外侧及足背部的烧灼样疼痛，小腿外侧和足背慢性进行性感觉减退，足背屈肌力减弱。

治疗：明确的腓神经卡压（如腓骨小头处骨折、骨肿瘤或外源性压迫等），手术减压可获得满意效果，疼痛解除，神经功能恢复。

3. 胫神经痛

临床特点：为坐骨神经的分支，与腘血管同行，在小腿后面深、浅层肌群之间下至内踝的后面，在分裂韧带的深面至足底。腓肠肌卡压神经出现小腿后外侧、足外侧烧灼样疼痛。神经支配区感觉异常，跖屈肌力减弱。

治疗：手术减压是有效的治疗手段。

（六）踝及足部疾患

1. 踝部韧带扭伤

临床特点：踝关节韧带损伤较为常见，以外踝前距腓韧带为多。急性期伤后立即出现中度或重度疼痛，呈撕裂样疼痛或钝痛。重复受伤姿势疼痛加重。慢性期的韧带劳损通常源于急性期治疗不当延误而致。踝关节局部出现持续性或间歇性钝痛，疲劳后加重，局部可有肿胀，压痛。

治疗：①急性期：关节制动，对症止痛治疗，严重者可行手术修复。②慢性期：避免踝关节再损伤；减少疲劳性活动；局部使用弹力绷带加强并保护关节；理疗及可局部封闭。

2. 跟痛症（老年性）

临床特点：足跟部持续性钝痛，负重或久坐突然站起时疼痛加重，稍活动后疼痛可逐渐减轻，但走路较多时疼痛又渐加重。

治疗：①减少站立和走路，并穿软底鞋；②局部热浴、理疗；③局部痛点阻滞；④手术包括跟骨骨刺或滑囊切除术。

3. 跖痛症

临床特点：跖骨头挤压趾神经致前足（跖部）疼痛，呈中度或重度疼痛，局部压痛，跖骨头挤压检查、足部负重及行走可加重疼痛。

治疗：①首先应去除病因，减少加重疾病的因素，如休息、减少足部负重；②局部进行热浴、理疗，以协助受损组织恢复；③改变足横弓的塌陷状态，以矫形鞋或鞋垫治疗；④加强足部的肌肉功能练习，提高维持正常足横弓状态的外因条件；⑤第2、3、4跖骨头局部趾神经阻滞，可缓解疼痛；对严重足横弓塌陷及趾总神经瘤者可采用手术治疗。

（李彦平 李树人）

参考文献

赵俊.1994.疼痛的基础理论.见：赵俊，张立生主编.疼痛治疗学.北京：华夏出版社，723

Jes Olesen，John J. Bonica. 1990. Headache. In：John J. Bonica. The Management of Pain. 2nd ed. Philadelphia，LEA & Febiger，687～724

John D. Loeser. 1990. Cranial neuralgias. In：John J. Bonica. The Management of Pain. 2nd ed. Philadelphia：LEA & Febiger，676～686

John J. Bonica. 1990. Anatomic and physiologic basis of nociception and pain. In：The Management of Pain. 2nd ed. Philadelphia：LEA & Febiger，28～90

Rene Caillet. 1993. Neuroanatomy of pain mechanisms. In：Pain：Mechanisms and Management. Philadelphia：Davis FA Company，1～26

第118章　阿片类药物依赖的治疗

阿片类药物指天然或人工合成的阿片受体激动药和拮抗药。激动药如阿片、吗啡、可待因、二醋吗啡(海洛因)、哌替啶、二氢埃托啡、美沙酮、芬太尼等。拮抗药如纳洛酮、纳曲酮、纳美酚等。兼具激动和拮抗活性的化合物称激动拮抗药,或部分激动药,如烯丙吗啡、喷他佐辛、丁丙诺啡等。能形成依赖的主要是激动药。部分激动药虽久用也有一定依赖性,但较轻。拮抗药不会引起依赖。因此,本章主要讨论阿片受体激动药的依赖问题。

依赖俗称成瘾。依赖分身体依赖和精神依赖两方面。前者指依赖者骤然停药后会出现有躯体指征的戒断症状。后者指依赖者对应用阿片类激动药的心理渴求和觅药行为。阿片类激动药的致欣快作用会导致用药者为追求欣快而重复用药,称正性强化作用。依赖者惧怕停药后的戒断症状也会导致重复用药,称负性强化作用。正性强化作用和负性强化作用都导致依赖者滥用药物,即吸毒。

阿片类激动药都有二重性。既是药,也是毒。用以治病是药,用以过瘾是毒。因医疗需要而久用成瘾者称医源性成瘾。直接为追求欣快而用药成瘾者则称吸毒。

吸毒现已成为世界性公害。全球每年毒品交易额已超过5000亿美元,仅次于军火交易。在我国20世纪80年代中期后毒品滥用又沉渣泛起,发展迅猛。截止1998年底,我国政府对外正式公布的吸毒人数已达59.6万。流行趋势还在上升。开始几年主要是毒品过境的几个沿海省份受害,后来逐渐向内地蔓延。吸毒者的年龄越来越小,毒品的强度越来越烈,毒品的种类越来越多,吸毒的方式越来越向静脉注射发展,由此而来的艾滋病感染者越来越多,吸毒构成的犯罪率越来越高。

禁毒是无比艰巨的。古今中外,人类历史上取得禁毒斗争胜利的只有一次,那就是解放初期的中国。至今,任何国家,不论科学多发达,技术多先进,经济多繁荣,都没有解决人类自己作践自己而形成的这个毒瘤。贩毒者为追逐高额利润铤而走险,吸毒者为图欣快,怕戒断无力自拔。由此烟毒就成为人类社会的特殊顽症。如不迅速净化环境,综合治理,毒魔还将进一步毒化社会。

戒毒是禁毒中的重要一环。“一旦吸毒,十年戒毒,终身想毒”,这已成共识。吸毒者一旦染上毒瘾,脱毒已属不易,更有甚者,95%以上已脱毒者不出半年就又再吸。复吸率如此之高,令人心寒。一些不负责任的宣传常吹嘘某种药物或复方能“断瘾”,事实上都是指早期脱毒,而不是彻底断瘾。只顾早期脱毒,不管后期康复和防止复吸,戒了又吸,吸了又戒,再戒再吸,徒劳无功。因此必须建立从脱毒、康复、预防到社会管理一整套科学的戒毒方法。

第一节　毒瘾机制

关于阿片类依赖形成机制的研究已有很长历史。基本上可以以阿片受体被发现、证实前和后分成两个阶段。在 20 世纪 70 年代初期以前，曾有过多种理论和假设。如双重作用理论、废用超敏理论、药理性去神经超敏理论、内隐态理论、酶扩展理论、内稳态与多余信息理论、代谢缺陷假说等。这些理论或假说反映了当时科学认识的水平，也反映了成瘾过程中的部分现象。但要全面解释成瘾的本质问题，还是有困难的。这里就不再展开介绍了。

20 世纪 70 年代以后，成瘾机制的研究主要围绕阿片受体展开。其中又分为两个阶段。第一阶段主要在阿片受体上研究，第二阶段主要在阿片受体后研究。受体上的研究指依赖形成过程中阿片受体亲和力的变化及数量的增减，即上调与下调。尽管各国不同实验室在体外细胞、离体器官和整体动物上开展了大量工作。但结果十分零乱，而且矛盾很多。这就使很多研究者感到灰心，觉得阿片受体的发现并没有解决成瘾机制问题，因而第二阶段的工作重点就转向受体后的研究。其实这两个阶段的工作并不是矛盾的，而是发展衔接的。依赖形成是一个极为复杂的过程，绝不是简单的阿片受体数量或亲和力的变化所能表述的。但鉴于阿片受体极高的选择性、灵敏度和立体异构性，依赖形成的起始部位，即始作俑者毕竟还是阿片受体。只是不仅仅是阿片受体本身，而与阿片受体后一系列复杂的细胞内效应有关。现在围绕受体后的探索又成为研究成瘾机制的热点。信息量逐年激增，但尚处于广泛探索和信息积累阶段。突破性的发现还谈不上，因而在认识上也还没有取得基本的一致。现在研究得比较多的领域有肾上腺素能系统活性亢进问题，从而导致可乐定、洛非西丁等 α_2 受体激动药的应用；胆碱能系统功能亢进问题，从而导致东莨菪碱等解胆碱能药的应用。在神经内分泌调节方面，吸毒后有肯定的紊乱，尤其以垂体性腺系统和甲状腺系统为明显。在脑神经定位上，以往对蓝斑核关心较多，近年来又将注意力转向副核、缰核、隔核和中脑边缘多巴胺系统等部位。在研究脑神经核定位的同时，与依赖形成有关的神经通路的研究也相应展开。在细胞内信号转导方面，最早在 cAMP 系统的研究较多，也得到了一些重要的资料。近年来，围绕 G 蛋白家族，特别是 Gi 和 Gs 等变化的研究更活跃起来。由于细胞内信号转导的网络十分复杂，各实验室选择的材料、方法和指标也不尽相同，所得结果自然也都只是零星的发现，还很难形成被普遍接受的解释。

20 世纪 90 年代以来，随着 μ、δ 和 κ-受体相继克隆成功，自然会使人考虑吸毒者阿片受体的分子结构会不会有什么特征或缺陷。这方面的考虑当然是合乎逻辑的。但要有确定性的发现还要有相当多的工作需做。首先，人群中阿片受体分子结构的正常变异还不清楚，因此，应该开展不同人群大样本的本底调查。吸毒不是遗传病，如强制给药，不论动物，还是人，100%都可形成依赖。因而在阿片受体分子结构上未必能像高血压、糖尿病和阿尔茨海默病等有遗传倾向的疾病那样找得出肯定的变化或缺陷。因而，也未必能确证存在易于成瘾的人格因素。当然，吸毒成瘾后的人格障碍那是肯定的。

很多学者，主要是临床医学家和流行病学家从心理社会学角度进行了很多调查研究和分析，提出过不少理论和假设。如条件反射和学习理论、精神分析理论等心理学理论；行为失范论、分化联系论、非行亚文化论等社会学理论和家庭理论。也提出过滥用的内因外因说、内心冲突学说等心理社会理论假说。这些理论和假说都有相当的材料根据和立论基础，都各从一个方面探讨依赖现象的发生因素，但对依赖机制的本质理解还有相当距离。

近年来，对阿片类化合物镇痛、耐受和依赖的可分离性问题也有广泛的探讨。尤其是我国在二氢埃托啡的研究过程中发现，二氢埃托啡有极强的镇痛作用，在等镇痛剂量下的身体依赖性却比吗啡明显轻。但精神依赖性则很强，因而有严重的滥用倾向。后又经美、日学者证实。从这里不仅看到，镇痛与身体依赖的分离，而且看到身体依赖和精神依赖的分离。近年来，国外在 NMDA 拮抗药和 NO 合酶抑制药的研究中发现了吗啡镇痛作用和耐受性发展的不平行现象，从而对今后设计合成镇痛作用强而耐受性和依赖性小的阿片类化合物指出了方向。

尽管依赖的机制错综复杂，对依赖机制的假说也众说纷纭。但对其中若干基本原则还是取得了大致相近的认识。现归纳介绍如下。

自20世纪70年代发现阿片受体后，一般认为，机体内有内源性阿片样多肽作用于阿片受体，通过受体后多种信号传导系统调节体内诸如去甲肾上腺素系统、多巴胺系统、5-HT系统、胆碱能系统、组胺系统、垂体-性腺系统、甲状腺系统、钙离子等离子通道及跨膜转导系统、AC-cAMP系统和G蛋白家族系统等的正常功能，以保证内环境恒定。

吸毒者若从体外大量摄入外源性阿片样化合物，如海洛因等，后者进入体内也像内源性阿片肽一样调节并保持着体内各系统之间的功能平衡。所不同的是大量外源性阿片肽进入机体后，根据生物负反馈定则，势必扼制体内正常内源性阿片肽的形成和释放。另外，阿片受体对外源性阿片肽能很快产生耐受性，这就迫使吸毒者必须采用更多的毒品才能保持体内平衡。结果使吸毒者无法保证提供日益增长的毒品需求，体内平衡逐渐倾斜，终致依赖者产生各种并发症，体质日差。

如果骤然中断毒品供给，顿时内源性阿片肽和外源性阿片肽都缺乏，阿片受体便无法通过其阿片肽系统继续保持体内平衡，从中枢到外周各系统的正常运行秩序完全搅乱，病人将出现各种各样的戒断症状，痛苦不堪。其中尤以去甲肾上腺素能系统和胆碱能系统的功能紊乱更为明显。

但这一过程有自限性，当外源性阿片肽停止进入体内后，内源性阿片肽的形成和释放又逐渐恢复正常，最终达到康复的目的。当然，康复期由于各系统恢复过程不平衡所引起的种种稽延性症状还会持续相当长一段时间。而且症状的表现形式、程度、持续时间都因人而异。稽延性症状对病人的困扰是导致脱毒后早期复吸的主要原因之一。

掌握了以上机制，阿片类毒瘾的诊断、治疗和预防就不难理解了。

第二节 依赖的诊断

阿片类依赖的诊断要靠3种手段综合运用。①吸毒史及临床症状与体征，根据DSM-Ⅳ-R的诊断标准；②尿液毒品分析；③纳洛酮催瘾试验。

纳洛酮是阿片受体纯拮抗药，它能在受体部位阻断外源性阿片肽的作用，造成人为的骤然中断毒品，诱发各种戒断症状，作为诊断的依据。纳洛酮作用时间短，仅1～4小时，使用方便，有较好的灵敏度和专一性。现用0.4～0.8mg肌内注射，剂量不大，不至于造成严重的戒断反应，因此，是比较符合诊断要求的一个试剂。但本试验应与尿液毒品分析同时进行，相互参照，以排除各种假阳性与假阴性的干扰。

在正规的戒毒机构诊断阿片类药物依赖并不困难。但一般医院，缺乏以上3种综合手段。有时病人因其他普通疾病入院，不愿暴露吸毒史。医生在诊治中病人突然发瘾，使原有病征变得异常复杂。为鉴别有无毒瘾，可以试注1支吗啡或哌替啶。如症状能奇迹般地消失，即为戒断症状，可转戒毒机构作进一步脱毒治疗。如不受影响，则可初步摒除药物依赖，积极按其他普通疾病诊治。

第三节 依赖的治疗

阿片类毒瘾的解除，即戒毒，包括早期脱毒和后期康复两个阶段。依赖的治疗理应包括这两个阶段，但目前国内还仅停留在早期脱毒阶段，即在10天左右使病人脱离毒品，渡过严重的撤药戒断症状，消除身体依赖性。由于中断毒品后的戒断症状有其自限性，因而脱毒药物事实上仅是减轻戒断症状的药物，远非根治性药物。

一、脱毒

阿片类依赖的治疗药物文献报道很多，但

说到底不外乎两类，即阿片受体激动药和非阿片受体激动药。阿片受体激动药的作用原理是在阿片受体水平替代突然中断的外源性阿片肽，在替代过程中使内源性阿片肽的形成和释放逐渐恢复。一般常用口服长效的弱激动药。美沙酮是最经典，也是沿用至今的替代脱毒药物。由于是在同一受体部位的替代，因此控制症状彻底，无明显不良反应。如能掌握好药量，坚持逐步递减，脱毒过程可以平稳地完成。但应及时停药，以免以瘾代瘾。

前几年，作者研究过二氢埃托啡作为替代脱毒药的临床效能。二氢埃托啡虽能迅速有效地控制戒断症状，但有效时间短，精神依赖性明显，病人应用后有欣快感，停药后有明显的索药行为。后来社会上出现了严重的滥用现象，倒卖、偷盗二氢埃托啡的事件时有发生，情况严重，故不宜作为戒毒药推广。

在临床研究中发现，二氢埃托啡与美沙酮两药或二氢埃托啡与美沙酮、丁丙诺啡三药联合应用可缩短各药使用时间，减少用量，从而能减少对各药的依赖。以上临床实践证实了作者提出的"阿片受体激动药在控制戒断症状方面可以互相替代，但依赖性并不叠加"的假设，并由此可以设计出很多新的联合用药方案。而且可以不用二氢埃托啡，直接用美沙酮作第一线治疗药。

阿片受体部分激动药丁丙诺啡是兼具激动和拮抗活性的阿片类化合物，它的激动活性可用来作为替代治疗，缓解戒断症状。它的拮抗活性决定了它的依赖性比纯激动药明显为轻。有注射和舌下 2 种剂型，使用方便，有效时间较长。对轻、中度戒断症状可基本控制，对重度戒断症状也能部分缓解，因而是有应用价值的治疗药物。

非阿片受体激动药的品种更多，主要是缓解各种症状的对症处理，如疼痛用镇痛药，焦虑不安用抗焦虑、抗抑郁等镇静安定药，流泪流涕用抗胆碱能药，腹泻用止泻药等。在这类药物中，可乐定是作用相对较全面的一个。因为它是中枢 α_2- 神经元受体激动药，这一神经元对下级交感系统行使着抑制作用，因此，它的被激动有利于控制戒断时的交感神经系统功能亢进，通过交感系统还能调节和影响其他系统。因此，它在戒断症状的形成和发展中占有较重要的地位。可乐定对轻、中度戒断症状有较好的作用，对重度戒断症状作用有限，而且它有直立性低血压等不良反应，在使用中应注意。洛非西丁的作用与可乐定相似，不良反应相对较轻。近年来，东莨菪碱用于戒毒也有发展，最近以东莨菪碱为主的综合戒毒法已在临床上应用。据报道，兼有抑制戒断症状和促进毒品排泄的双重作用。

综上所述，用激动药替代，作用很彻底，但应注意尽快递减撤药，以免"以瘾代瘾"。用其他药物对症，可避免对药物的依赖，也有一定疗效，但症状堵不胜堵。尤应注意矫枉过正，以免造成死亡。为结合各药优点，扬长避短，近年来，我们在很多戒毒单位临床实践的基础上提出了"梯度戒毒方案"。即前 3 天用阿片受体纯激动药，如美沙酮；再 3、4 天用部分激动药，如丁丙诺啡；接着 1 周用非阿片类药物如可乐定、洛非西丁及各种对症药物过渡，然后用阿片受体拮抗药，如纳曲酮预防复吸。这样，从纯激动药、部分激动药，经非阿片类到拮抗药，使所用药物对阿片受体的亲和力呈梯度递减。经过几年临床应用证明，理论上是站得住的，实践上是可行的。现国内有条件的戒毒机构已采用了这一方案。

此外，我国有些基层戒毒单位没有较好的替代药物，当毒瘾发作严重时不得已只好采用大量中枢抑制药将病人的意识剥夺，进入麻醉或冬眠状态。几天后毒品排除，就算自然脱毒成功。国内在剥夺意识疗法中，常用的药物有氯丙嗪、异丙嗪、氟哌啶醇、氟哌利多、氯氮平、东莨菪碱、山莨菪碱和各种催眠镇静安定药。但麻醉或冬眠期间饮食、大小便、呼吸道通畅的保持等都给管理工作带来较大的麻烦，而且有一定的风险。关于用剥夺意识的办法进行脱毒，国外在 20 世纪上半叶也曾尝试过，结果与我国相仿。曾因风险较大而一度终止。但近年来又迭有报道，呼声再起。主要是阿片类药物替代脱毒的办法虽然治疗前期较平稳，但停药较难，时有反跳，而且脱毒后稽延性戒断症状常较明显，一般要持续 1～2 个月，并常导致复吸。而麻醉后剥夺了意识，再严重的戒断症状病人也不感知。由于一入院即终止了阿片类药物的摄入，就不会有停用替代药物后的反跳现象，稽延性戒断症状程度减轻，持续时间缩短，更不会有对治疗药物的依赖和索药行为。国外目前常用的麻醉药物有氯胺酮，而且主张并用阿片受体拮抗药纳曲酮，以促使毒品从受体上解离。并且在意识剥夺期就可以使用纳曲酮，从而提前纳曲酮的用药时间，增加防复吸的成功率。当然这种方案必须由麻醉科医师掌握，在特护条件下进行。

二、康复

脱毒不易，康复更难。我国目前以盈利为目的的脱毒机构林立，脱毒药物泛滥。但真正的康复工作开展极少。除极个别有特殊经费资助的单位进行一些康复试点外，几乎都没有进行。兹介绍美、欧康复工作的一些情况。

吸毒者从早期脱毒到彻底摆脱心理渴求，完成行为矫治，常需要 1～2 年时间。美国和欧洲等国将戒毒工作的重点不是放在早期脱毒阶段，而是后期康复阶段。只有完成康复，重建健全人格，能够回归社会的病人才能称为戒毒成功。这和我国当前很多人以完成脱毒为戒毒成功的理解是大相径庭的。

康复机构不能过大。一般以 20～30 人为宜。内部应组成一个治疗集体（TC）。在 TC 中将脱毒后的康复人员组织起来，行政上有分工，如主任、组长和各种成员。在业务上也有分工，如有的当炊事员，有的当清洁工，有的当工匠等。工作定期轮换，经常评比，开展批评自我批评。每天都有严密的作息制度，除工作外，组织他们学习、娱乐、祷告等。全过程约 2 年。第 1 年全封闭式管理。尤其是第 1 年第一阶段，约 4 个月，不得与各界有任何接触。第二阶段，约 4 个月，每周可让亲属探视半天。第三阶段，也约 4 个月，每周可请假 1 次回家探亲。但回院后必须进行尿毒品检测。阳性者除批评教育外倒退到前一阶段的管理层次，仿佛留级处理。第 1 年顺利通过者进入第 2 年。即假出院阶段。每月回院检查 1～2 次。如出现尿阳性，再回到前 1 年的某一阶段。因此，有些病人进进退退约3～4年才“毕业”。完成全过程康复能回归社会，重新就业的病人约有 40％。因复吸而失败者可以再回来治疗、脱毒、康复。整个治疗过程是免费的，属社会公益性事业。经费来源由政府拨款、慈善机构捐赠和病人本人的保险金。工作人员除部分医务人员外，还包括一些过去吸毒、已经戒毒而有志于帮助别人戒毒的人员。我国现在这种戒毒康复机构几乎没有，一无经费来源，二无人员保障，所以我国戒毒工作正任重道远。

第四节　依赖的预防

依赖的预防包括两个层次的问题。一是对整个社会正常人群的预防吸毒；二是对已戒毒病人的预防复吸。第一层次的问题涉及全民的教育，高危人群的防治等社会行政措施，大都是政府行为。这是从根本上的预防，不属本文讨论范围。在此，将着重讨论脱毒后的预防复吸问题。

脱毒后的复吸率极高，一般半年内均在 95％以上。复吸的主要原因有：①精神依赖没有消除，心理渴求仍将长期存在，尤其是脱毒后早期。②稽延性戒断症状在脱毒后最初的 1～2个月内还较明显，特别是焦虑、疼痛、顽固性失眠和纳差等。③环境的诱惑。脱毒后病人如不调换环境，出院后仍回到原来的环境中，一经烟友们哄诱，很容易重蹈覆辙。④负性生活事件。以往吸毒者常以毒解愁。一吸毒品，如入仙境，万念俱消。脱毒后生活中不可避免会有种种负性事件。病人首先想到的是过去吸毒时的欣快，总希望求助于毒品以摆脱痛苦。由于以上种种原因，大多数病人屡戒屡吸，难以自拔。

目前，国际上预防复吸的措施主要是靠变换环境、矫治行为等社会心理措施。在医药方面，只能作为一种次要的辅助手段。兹介绍几种国际上常用的医学干预手段。

一、美沙酮维持疗法

鉴于防复吸极度困难，某些美、欧国家或地区，正在采用阿片受体弱激动药美沙酮终身维持方案。道理很简单。既然药物依赖是病，而这种病可以用美沙酮等药物替代维持，使机体保持正常状态而不吸毒，那么就可以将美沙酮作为这一慢性病的长期甚至终身用药。就像高血压病人需要终身用抗高血压药一样。美沙酮维持疗法的优缺点都是很明显的，对这些优缺点本身也没有争议。优点是美沙酮有效，简单易行，价格便宜，能被病人接受，能减少社会毒品需求，能增加戒毒后病人的就业率。由于减少了静脉注射毒品共用注射器的机会，而减少艾滋病的传播。由于减少毒品的需求而减少因追求毒品所引起的犯罪事件。这些优点是肯定的。所以有些政府出资金、雇人员建立美沙酮定点供应站，每天免费给病人定时供药，以求社会安宁的总体效益。但美沙酮维持疗法的缺点也是明显的。首先，这是以药瘾代毒瘾，以小毒代大毒，没有从根本上解决问题。政府以普通公民缴纳的税收将吸毒者"养"起来，免费供药，于理不顺。这在经济尚不富裕的发展中国家尤其如此。吸毒者因有政府提供的美沙酮维持疗法"保驾"，有恃无恐。有钱吸毒，追求欣快；无钱用药，免受痛苦。美沙酮供应站就成了吸毒者的"避风港"。推行美沙酮维持疗法的地方，吸毒者的人数是上升的。这也是不争的事实。此外，美沙酮供应站一般都要设在居民聚居处。这样，那里就自然会变成一个吸毒者每日聚散的场所而影响周围居民。尤其是周围居民中的青少年每因好奇而被诱上恶习。因此，美沙酮供应站的设点常遭居民反对，犹如"老鼠过街，人人喊打"一般。以上这些缺点也是肯定的。优缺点本身是没有争议的，但对优缺点利弊的权衡则各国政府观点不同，因而对策也各异。凡认为利大于弊者，就采纳，如美国的有些洲、澳大利亚、加拿大、中国香港地区等。凡认为弊大于利者，就排斥，如美国的另一些洲、法国、新加坡、中国澳门地区等。我国内地目前不可能采用美沙酮维持疗法。因为根据我国国情，如推行美沙酮维持疗法则弊多利少，而且与我国政府《关于禁毒的决定》相抵触。采用美沙酮维持疗法无异于将毒品滥用合法化。

二、纳曲酮预防复吸

纳曲酮是阿片受体纯拮抗药。脱毒后如口服足够量的纳曲酮可以消除吸毒所产生的欣快感，减弱正性强化作用；也可以在吸毒后不致产生身体依赖，减弱负性强化作用。这样，就可以逐渐消除"渴求"心理，有助于达到不再复吸的目的。但事实上真正能接受并坚持纳曲酮预防的百分率并不高。这有多方面的原因。有的病人没有戒毒决心，脱毒的目的仅是为了减毒，以便再能获得对小剂量毒品的欣快感。他们当然不会老老实实地接受纳曲酮预防。有的病人在各种稽延性症状困扰下不能坚持服用纳曲酮，只想再用二醋吗啡来摆脱。有的病人自以为守得住，不想用纳曲酮预防。有的病人因工作变动、出差、迁移等原因而中断。有的病人因剂量不足而失败。有的病人因意志不坚经不起毒友的哄诱或负性生活事件的困扰而重蹈覆辙。有的病人因经济无力承受而放弃。根据作者的经验，能坚持用纳曲酮有效预防半年以上的人数约占用药人数的20%。其中病人本人的素质，有无断瘾愿望和家属能否监督用药是成败的关键。纳曲酮仅能对抗吸毒造成的后果，而对导致再吸毒的原因则无能为力。后者只有靠社会综合治理才能奏效。

应用纳曲酮的病人应由医生严格选择。由家属监督按时服药。告知服药期间如再吸毒品，则吸毒量小时不会有欣快感，量大时会出现严重中毒症状。脱毒早期的稽延症状常易误认为是纳曲酮的不良反应，需向病人交代清楚，同时给以各种抗稽延症状的对症药物，以减少对病人的困扰。但偶尔有几次少量偷吸也常是难免的，在批评教育病人的同时应给以谅解和改正错误的机会，鼓励他们继续服用，不要自暴自弃。只要能服用纳曲酮就是进步。病人往往在多次复吸后才能深知戒毒的艰苦而逐渐进步，直至彻底纠正恶习。

三、稽延性戒断症状的治疗

前几年我国研究者大都将注意力集中于急性脱毒期治疗药物的研究。这方面确已取得了长足的进步。仅就早期脱毒而言，目前我国的水平并不低于国外。但脱毒期过后，1个月内复吸率即已高达80%左右，半年内达95%以上。其中稽延性症状的困扰是导致近期复吸及不能坚持纳曲酮预防的主要原因之一。稽延性症状总的来说是病人从长期对海洛因依赖的状态下骤然解脱出来后神经内分泌系统功能不平衡的反复过程。这些症状，如顽固性失眠、焦虑、周身疼痛、纳差等虽已不如急性期那样死去活来，但却仍使病人痛苦不堪，难以自拔。目前有些单位已开始着手对稽延性症状的治疗药物进行研究。这是可喜的开端。今后若干年内应将主要的研究精力集中在解决这一问题上。对稽延性症状的治疗在实质上也是对复吸的预防。

第五节　中医药戒毒

我国大部分基层戒毒机构因得不到美沙酮、丁丙诺啡等麻醉药品或精神药品进行替代戒毒，因此纷纷采用中药复方对症，也取得了一定的进展。

西药脱毒较好，康复较难。中医药可能在康复期发挥较好的作用。如能在康复期对病人进行全面调理，消除稽延性症状，矫治病人的变态行为和人格障碍则将大有助于当前的戒毒工作。

虽然中医方面对毒瘾目前还没有一个被普遍接受的基本理论认识，但从中医古籍中对阿片毒瘾的病因病机认识也不断有人提出假说，并逐步形成了“气血津液受损说”、“脏腑瘾说”、“三焦受瘾说”等。同时也曾应用过多种中医戒毒方法。从中医药辨证分析，戒断症状多属阴阳两虚或气阴两虚，而以阳虚或气虚为主要表现。因此，有助于阳虚或气虚的药物应是首选药物。有些病例虽然表现为明显的阳虚证，但“阴中求阳”仍是值得考虑选择的原则。恢复期还应注意加用行气活血药，以改善生活质量，减轻肌痛等。同时应重视整体治疗，祛邪以治标，扶正以治本。戒毒后全身气血的继续调补，可能是减少复吸率，彻底戒毒的重要环节。

中医药的保密历来是中医药发展的一个障碍。戒毒用中医药的保密，同样是发展中医药戒毒的一个障碍。目前，全国大部分戒毒机构是用中药戒毒的，彼此保密，互不通气。因此难以求得发展和提高。解决的办法应是完善国家专利制度，健全法制，加强研究单位之间保密协议的信誉。以国家和民族利益为重，加快研究与开发的速度，推出优质药品，迅速占领市场，创名牌、得效益，走向国际。舍此，别无他途。短期效应，终非久计；分散保守，难成大器。

结　束　语

阿片类毒瘾对人类社会的祸害已十分严重。人类社会要取得防治药物滥用的有效措施还有不少工作要做。在依赖机制研究方面，虽已做过大量工作，但还缺乏对本质的认识。20世纪90年代以来，3种阿片受体克隆成功无疑会对依赖机制的研究起到有效的推动作用。从分子水平阐明依赖和脱毒、康复的根本原因应该是有希望的。

脱毒药。国外有的，我们基本上都有了。国外没有的，我们也将会有的。中西医药的优势如能在戒毒工作中相互结合，必将在国际上推出高水平的中国独创的戒毒方案和模式，争创国际先进水平。

戒毒。包括脱毒和康复。康复工作我国仅有个别单位在试点，基本上还没有开展。没有康复期治疗和预防，仅搞脱毒是徒劳无功的。因此，当务之急是应迅速建立一批正规的戒毒机构，迅速建立从脱毒、康复、预防到社会管理一整套科学的戒毒方法。

禁毒。这是更为复杂而艰苦的工作，古今

中外，人类历史上取得禁毒斗争胜利的只有解放初期的中国。此外，均未成功过。为此，我们必须坚持“禁吸、禁贩、禁种、三禁并举，堵源截流，严格执法，标本兼治”的方针。有毒必肃，贩毒必惩，种毒必究，吸毒必戒。虽然，人类未必能消灭毒品，但毒品肯定不会消灭人类。人类中有良知的总是绝大多数。相信我国医药界同仁将团结一心，共同努力，顽强拼搏，力克毒魔。

（秦伯益）

参考文献

姜佐宁 . 1995. 海洛因滥用问题的历史与现状 . 见：姜佐宁主编 . 海洛因成瘾与现代治疗 . 北京：科学出版社，1～12

秦伯益 . 1992. 阿片类化合物镇痛、耐受和依赖的可分离性 . 中国药物依赖性通报，1(1)：7

秦伯益 . 1995. 阿片受体与阿片类依赖的防治 . 中国新药杂志，4(6)：3

秦伯益 . 1999. 戒毒现状纵横谈 . 中国药物依赖性杂志，8(2)：81

王丹心 . 1995. 阿片受体分子生物学研究进展 . 国外医学·药学分册，22(6)：321

王小铁、秦伯益 . 1995. 纳曲酮防止阿片类依赖病人戒毒后复吸的研究现状 . 中国药物依赖性通报，4(3)：139

吴艳梅 . 1995. 阿片类药物依赖形成机制的探讨 . 见：姜佐宁主编 . 海洛因成瘾与现代治疗 . 北京：科学出版社，37～66

张富强、周文华、杨国栋 . 1997. 觅药行为的神经生物学机制 . 见：中国中西医结合微循环专业委员会编 . 宁波：全国中西医结合戒毒学术研讨会论文汇编，25～32

Johnson SM, Fleming WW. 1989. Mechanism of cellular adaptive sensitivity changes: applications to opioid tolerance and dependence. Pharmacol Rev, 41(4): 435

Kolesnikov YA, Maccehini ML, Pasternak GW. 1994. 1- Amino- cyclopropane carboxylic acid (ACPC) prevents mu and delta opioid tolerante. Life Sci, 55: 1393

Kolesnikov YA, Pick CG, Ciszewska G, et al. 1993. Blockade of tolerance to morphine but not kappa opioids by a nitric oxide synthase inhibitor. Proc Natl Acad Sci USA. 90: 5162

Nestler EL, Hope BT, Widnell KL. 1993. Drug addiction: a model for the molecular basis of neural plasticity. Neuron, 11: 995

Nestler EL. 1992. Molecular mechanism of drug addiction. J Neurosci, 12(7): 2439

O′ Brien CP. 1996. Drug addiction and drug abuse. In: Goodman and Gilman′s Pharmacological Basis of Therapeutics. 9th ed. London: McGraw-Hill Co, 557～577

Trujillo KA, Akil H. 1991. Inhibition of morphine tolerance and dependence by the NMDA receptor antagonist MK 801. Science, 251: 85